Laboratory Procedures & Diagnostic
Technology for Human Parasitology

人体寄生虫学
实验研究技术

第 2 版

（下册）

主 编 李朝品

人民卫生出版社
·北京·

图书在版编目（CIP）数据

人体寄生虫学实验研究技术：全 2 册 / 李朝品主编
. —2 版 . —北京：人民卫生出版社，2024.4
ISBN 978-7-117-36214-6

Ⅰ. ①人… Ⅱ. ①李… Ⅲ. ①医学 – 寄生虫学 – 实验
Ⅳ. ①R38–33

中国国家版本馆 CIP 数据核字（2024）第 073594 号

人卫智网	www.ipmph.com	医学教育、学术、考试、健康，购书智慧智能综合服务平台
人卫官网	www.pmph.com	人卫官方资讯发布平台

人体寄生虫学实验研究技术
Renti Jishengchongxue Shiyan Yanjiu Jishu
（上、下册）
第 2 版

主　　编：李朝品
出版发行：人民卫生出版社（中继线 010-59780011）
地　　址：北京市朝阳区潘家园南里 19 号
邮　　编：100021
E - mail：pmph @ pmph.com
购书热线：010-59787592　010-59787584　010-65264830
印　　刷：北京盛通印刷股份有限公司
经　　销：新华书店
开　　本：889×1194　1/16　　总印张：149
总 字 数：4720 千字
版　　次：2008 年 5 月第 1 版　　2024 年 4 月第 2 版
印　　次：2024 年 12 月第 1 次印刷
标准书号：ISBN 978-7-117-36214-6
定价（上、下册）：688.00 元

打击盗版举报电话：010-59787491　E-mail：WQ @ pmph.com
质量问题联系电话：010-59787234　E-mail：zhiliang @ pmph.com
数字融合服务电话：4001118166　E-mail：zengzhi @ pmph.com

《人体寄生虫学实验研究技术（第2版）》
编写委员会

主　编
李朝品

副主编（以姓氏笔画为序）
王中全　叶向光　杨毅梅
汪世平　沈际佳　周本江
郑葵阳　梁韶晖　董惠芬
程彦斌

编　委（以姓氏笔画为序）
王　勇　王中全　王光西
王庆林　王赛寒　叶　彬
叶向光　安春丽　李艳文
李朝品　杨毅梅　何深一
汪天平　汪世平　汪希雅
沈际佳　陈建平　邵　伟
周本江　周怀瑜　郑葵阳
赵亚娥　姜　鹏　夏　惠
夏超明　殷国荣　曹建平
崔　晶　梁韶晖　彭鸿娟
董惠芬　程　洋　程彦斌
湛孝东　蔡连顺　颜　超

编　者（以姓氏笔画为序）
马长玲　广州医科大学
王　刚　中华人民共和国杭州海关
王　英　中国人民解放军陆军军医大学
王　贺　河北医科大学
王　勇　南京医科大学
王　营　西南医科大学
王　爽　济宁医学院
王　斯　中国医科大学
王卫杰　河北医科大学
王少圣　皖南医学院

王中全　郑州大学
王光西　西南医科大学
王庆林　湖南师范大学
王国栋　皖南医学院
王海龙　山西医科大学
王雪梅　蚌埠医科大学
王赛寒　中华人民共和国合肥海关
木　兰　内蒙古医科大学
方　强　蚌埠医科大学
孔德龙　徐州医科大学
邓胜群　安徽医科大学
石　泉　中华人民共和国合肥海关
龙绍蓉　郑州大学
卢明科　厦门大学
叶　彬　重庆医科大学
叶向光　中华人民共和国合肥海关
叶明全　皖南医学院
丛　华　山东大学
冯　萌　复旦大学
司开卫　西安交通大学
朱郇悯　广州医科大学
向　征　昆明医科大学
全　芯　济宁医学院
刘　华　中国疾病预防控制中心寄生虫病预防控制所（国家热带病研究中心）
刘　芳　遵义医科大学
刘　淼　安徽医科大学
刘太平　中国人民解放军陆军军医大学
刘文亚　新疆医科大学
刘文权　温州医科大学
刘若丹　郑州大学
刘转转　徐州医科大学
刘相叶　徐州医科大学

刘道华　安徽省寄生虫病防治研究所
齐艳伟　广州医科大学
安春丽　中国医科大学
许　静　苏州大学
孙恩涛　皖南医学院
牟　荣　贵州医科大学
麦璟莹　广州医科大学
苏菊香　佳木斯大学
杜　峰　济宁医学院
杜忆南　安徽医科大学
李　苗　中国医科大学
李　娟　昆明医科大学
李士根　济宁医学院
李小宁　皖南医学院
李生吉　安徽中医药高等专科学校
李江艳　蚌埠医科大学
李金福　贵州医科大学
李美玉　中山大学
李艳文　广西医科大学
李韩建　海南医科大学
李朝品　皖南医学院
李翠英　昆明医科大学
杨　青　山东大学
杨　举　吉林大学
杨凤坤　哈尔滨医科大学
杨秋林　南华大学
杨毅梅　大理大学
吴　伟　北京大学
吴渊明　贵州医科大学
邱竞帆　南京医科大学
何　成　徐州医科大学
何深一　山东大学
邹伟浩　南方医科大学
汪　洋　西安医学院

3

《人体寄生虫学实验研究技术（第1版）》
编写委员会

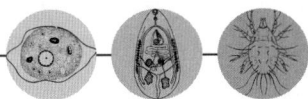

　　本书是一部较为全面、系统介绍人体寄生虫学实验研究技术的大型综合性参考书,共 12 篇 70 章:第一篇主要介绍寄生虫标本的采集、制作与保存,第二篇主要介绍寄生虫感染的诊断技术,第三篇主要介绍寄生虫人工感染的实验动物模型,第四篇主要介绍寄生虫人工培养技术,第五篇主要介绍寄生虫细胞生物学研究技术,第六篇主要介绍寄生虫分子生物学实验技术,第七篇主要介绍寄生虫疫苗研究技术,第八篇主要介绍寄生虫生物信息学研究技术,第九篇主要介绍寄生虫病流行病学研究技术与方法,第十篇主要介绍食源性寄生虫常用检测技术,第十一篇主要介绍寄生虫及其病媒生物的防控技术,第十二篇主要介绍寄生虫学研究的其他技术。为方便读者查阅国内外有关文献,除每章附有参考文献外,专业术语之后均附有英文或拉丁文。

　　本书可供从事寄生虫学教学与科研的师生、人体寄生虫病防治研究工作的科技人员、临床医务工作者、疾病控制和医疗卫生防疫人员,海关从事检验检疫专业人员;从事预防医学、流行病学、传染病学等研究的专业人员参考和学习提高之用,是医学、卫生、生物、畜牧兽医等专业大专院校、科研单位、防疫机构必备的大型参考书、工具书。

Introduction

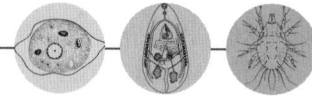

This is a large-scale reference book that comprehensively and systematically describes the techniques for experimental research of human parasitology. The book enclosed in 70 chapters out of 12 parts. The contents presented in individual part are: Part 1, the techniques for collection, preparation and preservation of the specimens for various parasites; Part 2, major technology available currently for diagnosis of parasitic infections; Part 3, ways to develop experimental animal models with parasitic infection; Part 4, the techniques for artificial cultivation of parasites; Part 5, the important technology in study of the parasites on cell biology basis; Part 6, major molecular biology associated with experimental research of parasites; Part 7, the technology for developing vaccines against parasites; Part 8, application of bioinformatics in the research of parasites; Part 9, investigation methods and techniques for parasites on epidemiology basis; Part 10, common detection techniques for food-borne parasites; Part 11, technology in prevention and control of the parasites and their vectors; and Part 12, other techniques used for the research of parasites. In order to facilitate quick access of readers to the relevant literatures published at home and abroad, the terminologies are annexed at the back of the book in English or in Latin besides the references listed in each chapter.

This book can be read by teachers and students specializing in teaching or learning of parasitology and research of the parasites, professionals in prevention and control as well as research of the human parasitic diseases, clinical medical workers, personnel working in disease control and sanitary & anti-epidemic institutions, professionals in customs in inspection and quarantine, and those specializing in the study of preventive medicine, epidemiology and infectious diseases for reference or the purpose to improve their academic performance. It is also a large necessary reference book for higher learning institutions involved in medicine, health, biology, animal husbandry and veterinary science as well as scientific organizations for research and epidemic prevention of parasites.

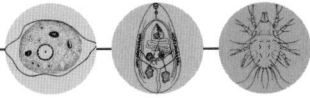

2007 年，李朝品教授邀我为《人体寄生虫学实验研究技术(第 1 版)》作序。15 年后，李朝品教授再次邀我为该书第 2 版写序，惊喜地发现这是一部高达 400 万字，包含 12 篇 70 章的巨著，内容更广、更新。动手提笔作序前，我沉思良久，或许这也是寄生虫学业界同道中十之八九会产生的一个疑惑：现如今，电子出版物如此辉煌发达，我们还需要这样一部纸质的大部头专著吗？回答当然是肯定的。此时此刻我们更需要继续维持和发扬寄生虫学专业书刊出版的热情。

不可否认，"人体寄生虫学"作为一门学科，近年来，在世界范围内似乎正经历着日渐式微的"夕阳学科"状态，其主要原因是因为随着经济和社会发展，公共卫生环境极大地改善以及科学防治的进步而致的对"人体寄生虫学"作为一门传统学科发展的"需求缩减"，甚至威胁到它独立存在的价值，特别是寄生虫病不再是发达世界科学大国的重要健康威胁，从而它的发展受到极度忽视，这种思潮甚至蔓延到寄生虫病仍然是主要公共卫生问题的发展中世界。科学上的忽视不可避免地波及寄生虫学教育、研究及相应的专业书刊出版热情。然而，同样不可否认的是，寄生虫病迄今仍然是制约发展中世界经济社会发展及人民生命健康的主要公共卫生问题之一。机会致病性寄生虫引起的疾病、食源性寄生虫病、被忽视的热带病和寄生虫病、输入性寄生虫病、新发现和再现寄生虫病仍然对人类造成严重的生命健康威胁。即或在中国，尽管疟疾、血吸虫病以至于土源性蠕虫病已处在消除或正处在消除、控制途中，但某些寄生虫病依然威胁着部分欠发展地区的人民健康，使巩固消除贫困成果更为艰难；更何况，对发展中世界的援助，践行"一带一路"倡议义务，加强以发展中国家为生源主体的留学生教育需要，以承担维护与发展全球公共卫生安全，营造人类命运共同体等大国责任及使命使然，这些要素使得寄生虫学学科教育及研究不能，更不应该被忽略。我兴奋地注意到，业内同道们都在关心寄生虫学科在新的科学时代重新振兴，尤其是系统学习并掌握了生物医学最新发展动态的年青一代，正以积极的态度和热情追寻这一领域的前沿发展。他们紧随着本领域的最新理论及研究方法，且躬身实践，进而拓宽了我们的理解，提升了专业实践能力，开发了寄生虫学研究新的生长点，并做出了足以将寄生虫学研究引入当代科学前沿领域的努力和成绩。但在实际研究工作中，若要进行寄生虫标本制作、实验动物建模、人工培养、流行病学调查和医学节肢动物控制时，就需要一部能将传统与现代有机结合，全面反映人体寄生虫学实验研究技术的参考书，以期在感染/传染病领域的基础研究方面追踪国际先进水平，争取获得新的科学发现和原始创新，并为传染病的新型控制策略、手段和工具的发展，在更高、更深的层面上提供科学依据。我提请年轻的业内同道注意，李朝品教授主编的《人体寄生虫学实验研究技术(第 2 版)》在你们创新努力中具有重要的工具价值。

记得我在该书初版序中曾将该书定位为一本颇具特色，非常具有创意地融"诊断寄生虫学"和"实验寄生虫学"为一体的大型综合性参考书。第 2 版仍具如此特点。本版既系统介绍了经典寄生虫实验研究技术，又充分吸纳了近代国内外人体寄生虫学实验研究技术的新手段、新进展，因而具有明确的时代感。我还要强调，该书从技术层面较好地反映了人体寄生虫学近十数年来的学科现代化历程，集中、系统地介绍了寄生虫感染/病实验研究技术进步成果，并在继承的基础上更新了诊断寄生虫学内容，使之不但具有非常实用的工具价值,而且这部巨著具有丰富的,不可多得的文献价值,从而决定了该书宽泛的读者范围,进一步可扩及有意撰写我国寄生虫病防治史的朋友们,必有助力。

借此机会,谨向李朝品教授和本书全体作者表达由衷的敬意。你们对寄生虫学教育的关注及为编著《人体寄生虫学实验研究技术(第 2 版)》付出的辛劳应以铭记。

吴观陵

2022 年 5 月

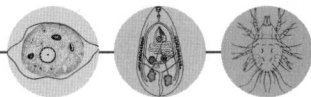

在《人体寄生虫学实验研究技术》编撰伊始，主编李朝品教授专程来访并告之该书拟从实验研究技术层面作为我所主编的《人体寄生虫学(第3版)》(人民卫生出版社，2005年3月，北京)的配套读物，并邀我作序。实际上，该书的篇幅之大，内容之丰富已经不能简单地视为一本配套读物。以我之见，该书应是近年来我国出版的众多人体寄生虫学著作中的一本颇具特色，非常具有创意地融"诊断寄生虫学"和"实验寄生虫学"为一体的大型综合性参考书，既有经典的寄生虫实验诊断技术的系统介绍，更因充分吸纳了近代国内外人体寄生虫学实验研究技术的新手段、新进展而使其具有明确的"现代感"，从而决定了该书宽泛的读者范围。

人体寄生虫学经历了19世纪末至20世纪初的辉煌发展后，于两次世界大战期间，出现了一个发展相对下降的时期，错过了其战后追踪现代生物学和生物医学研究主流的发展机遇。这一错失和滞后一直持续至第二次世界大战后，直接后果是使仍然是发展中世界主要公共卫生问题之一的寄生虫病防治技术进步处于停滞状态。自20世纪70年代中期以来，寄生虫学又进入了一个新的发展时期，最显著的特点是寄生虫学研究融入了当代生物学革命的主流，以极快的速度将现代超微技术、生物化学、免疫学、细胞生物学、分子生物学和分子遗传学等领域新的概念，理论和技术引入了寄生虫学与寄生虫病的研究，取得了令人瞩目的新发展。现代生物学和生物医学新理论与高新技术成就的渗透，不仅在微观水平上对宿主-寄生虫相互关系作出更加深刻的诠释，而且也为发展新的寄生虫病防治策略提供了新的思路，理论依据和实用技术手段与工具。李朝品教授主编的《人体寄生虫学实验研究技术》从技术层面较好地反映了人体寄生虫学近二三十年来的学科现代化历程，集中系统地介绍了实验研究技术进步成果，并在继承的基础上更新了诊断寄生虫学内容，使之具有非常实用的工具价值。正如编著者所述，"本书可供从事寄生虫学教学与科研的师生、人体寄生虫病防治研究工作的科技人员、临床医务工作者、疾病控制和医疗卫生防疫人员，从事预防医学、流行病学、传染病学等研究的专业人员参考和学习提高之用"，而我想特别强调的是，该书还从实验诊断和研究技术角度填补了寄生虫学专业硕、博士学位教育急需的系统教材空白，在此，我郑重地向各位同道推荐此书，相信它一定会在我国寄生虫病控制、人体寄生虫学与人体寄生虫病的教学、科研等方面发挥其积极作用。

李朝品教授是一位治学严谨，不断求索，极富创新意识的中青年学者，尤其令人印象深刻的是他对寄生虫学教育的关注及为此所作的一系列努力，《人体寄生虫学实验研究技术》一书出版是这一系列努力中又一卓著贡献，借此机会，谨向李朝品教授和本书全体作者表达由衷的敬意。

吴观陵
2007年9月

前　言

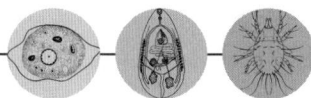

大型参考书《人体寄生虫学实验研究技术(第2版)》于2021年6月启动编写工作,参加本次修订的成员既有本学科领域的资深教授,亦有活跃在教学、科研一线的专业技术专家和中青年学者,全体作者交流经验、凝集智慧,经过一年的辛勤努力,书稿已顺利完成。本书第1版于2008年由人民卫生出版社出版,集成了我国从事人体寄生虫学教学科研专家、教授的学术成果。本次修订以第1版为基础,值此第2版付梓之际,谨向参与第1版编写的所有作者表示由衷的感谢和崇高的敬意。

第2版编写仍遵循第1版的风格与体例,但内容上作了较大的调整和补充,与第1版相比既完善了传统的人体寄生虫学实验研究技术和方法,又适当增加了本学科实验研究技术和方法的新进展。力求为教学、科研和预防工作者提供一部全面、系统介绍人体寄生虫学实验研究技术和方法的参考书。全书共十二篇。第一篇"寄生虫标本的采集、制作与保存",第二篇"寄生虫感染的诊断技术",第三篇"寄生虫人工感染的实验动物模型",第四篇"寄生虫人工培养技术",第五篇"寄生虫细胞生物学研究技术",第六篇"寄生虫分子生物学实验技术",第七篇"寄生虫疫苗研究技术",第八篇"寄生虫生物信息学研究技术",第九篇"寄生虫病流行病学研究技术与方法",第十篇"食源性寄生虫常用检测技术",第十一篇"寄生虫及其病媒生物的防控技术",第十二篇"寄生虫学研究的其他技术"。本书定位以介绍人体寄生虫的实验研究技术和密切相关的方法与经验为重点,书稿原则要求实验研究技术按实际操作的步骤进行编写,力争达到读者按本书所述技术方法就能完成实验操作的目标。本版插图由作者根据编写内容选用,一部分沿用了第1版的插图,其余部分由作者自绘或参考既往专著改编重绘。其中第六章、第七章、第八章、第十章、第十五章、第六十章的插图多数由李朝品参考既往专著绘制,韩仁瑞协助修图,其余插图来源书中均已标明。附录彩图主要引自人民卫生出版社的出版物,其余的来源均已在书中标明。正文插图和附录彩图均未标注比例尺与染色方法,敬请读者谅解。正文插图和附录彩图主要参考或引自《医学寄生虫学(第2版)》(陈心陶著)、《人体寄生虫学(第4版)》(吴观陵主编)、《医学寄生虫图鉴》(李朝品、高兴致主编)、《医学节肢动物标本制作》(李朝品主编)、《人兽共患寄生虫病学》(赵辉元主编)、《医学节肢动物学》(李朝品主编)等学者的专著,为此,向上述著作插图的作者、审者和编者深表感谢。术语和专有名词原则上以全国科学技术名词审定委员会网站公布的为标准,字词参考最新版《现代汉语词典》。在书稿统稿过程中,主编按出版社的要求对全稿进行了统筹,部分内容有增删或编排修改,请原作编者见谅。

本书开编之前,先后召开了编写筹备会、主编会,对编写提纲、编写重点、各章节内容范围进行了认真讨论,并明确了编写任务和时间。为保证编写质量,统一全书风格,编委会又召开了在线视频会议,来自全国50多所高校和研究机构的150余位专家、教授、学者在线(或线下)参加了会议。会上与会人员对各章节书稿进行了讨论,提出了一些有价值的修改意见和建议。在编写过程中,尽管作者、审者、编者同心协力,力图少出或不出错误,但插图的引用也没能具体到书中的作者而是以主编注出,资料取舍欠妥、文字风格不一等错漏之处也在所难免,敬请广大读者批评指正,以便再版时修订。

李朝品

2023年5月

致 谢

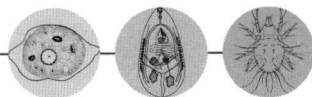

《人体寄生虫学实验研究技术(第2版)》编写工作于2021年6月启动,经过全体作者一年的共同努力,书稿已顺利完成。本次修订以第1版为基础,值此本书付梓之际,谨向参与第1版编写的所有作者表示由衷的感谢和崇高的敬意,是大家的智慧和辛劳为该书的日臻完善奠定了坚实的基础。

本书以国内外从事人体寄生虫学和寄生虫病研究的专家、教授长期研究成果为基础撰写而成,值本书付梓之际,谨向古今中外所有从事人体寄生虫学和寄生虫病研究工作的专家、教授致敬,我们将永远铭记他们辉煌的历史业绩,特别是我国近代和当代从事人体寄生虫学和寄生虫病研究工作的专家、教授所做出的重要贡献,值得我们永远传颂,并向他们致以崇高的敬意。

吴观陵教授始终关注本书的修订,并应邀为本书撰序,我谨代表编委会深表感谢。在组稿和初审过程中,沈际佳、汪世平、郑葵阳、王中全、周本江、张锡林、崔昱、崔晶、董惠芬、程训佳、杨毅梅、叶彬、周怀瑜、张建庆等专家、教授给予了无私的关心和帮助;皖南医学院教务处、科研处、基础医学院在本书编撰过程中给予了热情的关心和鼎力支持。谨此对参加和支持本书编写、编辑和出版的各单位和各位专家、教授表示诚挚的谢意。

本书修订过程中,除作者互审和复审外,部分专家对书稿不同内容进行了统筹和审校,诸如安徽医科大学沈际佳教授、中南大学湘雅医学院汪世平教授、徐州医科大学郑葵阳教授、郑州大学王中全教授、蚌埠医科大学夏惠教授、佳木斯大学蔡连顺教授、中国疾病预防控制中心寄生虫病预防控制所(国家热带病研究中心)曹建平研究员、大理大学杨毅梅教授、昆明医科大学周本江教授、武汉大学董惠芬教授、温州医科大学梁韶晖教授、西安交通大学程彦斌教授、皖南医学院湛孝东教授等,他们为本书编审付出了辛勤劳动,谨此深表感谢。

本书修订过程中,作者主要参考了《医学寄生虫学(第2版)》(陈心陶著)、《人体寄生虫学(第4版)》(吴观陵主编)、《人体寄生虫学实验研究技术》(李朝品主编)、《医学节肢动物标本制作》(李朝品主编)、《医学寄生虫图鉴》(李朝品、高兴致主编)、《人兽共患寄生虫病学》(赵辉元主编)、《食源性寄生虫病图释》(林金祥等编著)、《寄生虫病免疫学及免疫诊断》(李允鹤主编)、《现代流行病学研究方法与应用》(曾光主编)、《医学节肢动物学》(李朝品主编)、《人体寄生虫学实验指导(第3版)》(李朝品、程彦斌主编)、*Atlas of Human Parasitology*(R.Ash. Lawrence and C. Orihel.Thomas)、*Medical Parasitology*(D.T. John,W.A. Petri,Markell and Voge's)等学者的专著,谨此一并表示衷心感谢。此外,本版的插图来源由作者仿绘、拍摄,或参照国内外相关书刊或互联网资源改编重绘、仿绘,或由同行专家学者提供。为此,向上述著作和图片的作者、审者、编者和图片摄制者表示衷心感谢,并致以崇高敬意,我们将永远铭记各位专家、教授的无私奉献。

本书修订过程中恰逢新冠感染疫情肆虐,有些作者身处"抗疫一线",他们在百忙中抽空写作实在是难能可贵。本书修订筹备会在皖南医学院召开,主编会和审定稿会在线举行。会议对书稿进行了充分讨论,与会专家教授针对本书的写作各抒己见,会议取得了令人满意的效果。

在本书修订过程中,国内许多同行专家、教授、学者及广大同仁给予了热情关心和无私帮助,如果没有他们的学术成果为基础,没有广大从事人体寄生虫学教学科研和防制的专家、学者辛勤劳动所积累的资料,没有广大专家、学者的大力支持和帮助,我们是无法完成这部著作的,在此对他们表示诚挚的谢意。

感谢王先寅、王赛寒、韩仁瑞、秦元华、刘转转、姜鹏和邵伟同志在编写过程中给予的帮助!

谨以此书,献给我尊敬的父母和老师,献给养育我的祖国和人民!

李朝品

2022 年 6 月

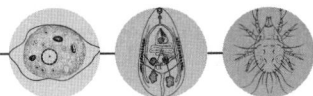

目 录

上 册

下　册

第六篇

寄生虫分子生物学实验技术

分子生物学是从分子水平上通过实验研究来阐明生命现象本质和规律的一门学科,分子生物学实验技术的建立和发展极大推动了生命科学和生物技术等方面的科学研究。分子生物学的主要研究对象是核酸、蛋白质等生物大分子的形态结构特征、生物功能及其相互作用关系,概括起来主要包括以下三个方面:①遗传信息的传递过程,即从 DNA 到 RNA,再到蛋白质的全过程;②基因表达调控研究;③生物大分子的结构和功能。

分子生物学现已完全融入到生命科学的各个学科之中,从分子水平解析各种疾病相关基因的功能、阐明疾病发病机制、筛选新药物、开发诊断新技术、探索疾病新疗法等。总之,分子生物学实验技术为各个学科的研究开辟了新的前景。分子寄生虫学是应用分子生物学技术阐明寄生虫生长发育以及其与宿主之间关系等生命活动规律的学科,即从分子和基因水平认识寄生现象。分子寄生虫学的主要研究方向包括:①寄生虫生长、发育、分化等关键因子的功能基因组学;②寄生虫感染与免疫的分子机制和疫苗研发;③寄生虫代谢系统所涉及的生物化学和遗传机制;④寄生虫表面抗原变异的遗传学和生物合成等机制;⑤药物新靶点和抗性分子的机制等,以期为预防、控制寄生虫病提供科学依据。

本篇主要描述常用分子生物学技术的基本原理及其在寄生虫学诸研究领域的应用和进展,以期为寄生虫学研究者提供寄生虫学专业领域的技术参考。在第2版中保留了第1版所编写的核酸的分离与纯化、分子杂交技术、基因研究技术、蛋白质的分离、纯化与鉴定和抗体技术章节,补充了近些年在这些领域研究的新进展,以及增添了分子展示技术章节。

(马长玲)

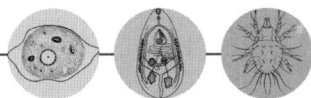

第三十七章

核酸的分离与纯化

作为遗传信息载体的核酸,是生命个体生长、繁殖、遗传、变异等过程中关键的生物分子。核酸包括DNA 和 RNA 两种分子。核酸的分离与纯化是核酸研究中最基础的工作,提取合格、符合实验要求的核酸是研究核酸结构和功能至关重要的环节。本章主要介绍质粒、细菌、真核细胞、线粒体 DNA 与真核细胞RNA 提取纯化及电泳的基本技术与方法。

提取纯化核酸的总原则:①保证核酸一级结构的完整性。核酸的一级结构不仅储存着生物全部的遗传信息,还决定其高级结构以及和其他生物大分子的结合。因此,完整的一级结构是研究核酸结构和功能的最基本要求。②要避免其他分子的污染。为此,提取纯化核酸过程中需要注意:①核酸样品中不应存在对酶有抑制作用的有机溶剂和过高浓度的金属离子;②将其他生物大分子如蛋白质、多糖和脂类的污染降低到最低程度;③排除其他核酸污染,如提取 DNA,需要去除 RNA 分子,反之亦然。

为了保证分离核酸的完整性和纯度,实验过程中需要达到:①尽量简化操作步骤,缩短提取时间,从而减少各种不利因素对核酸的破坏;②减少化学因素对核酸的降解:避免过酸、过碱对核酸链中磷酸二酯键的破坏,尽量在 pH 为 4.0~10.0 条件下进行操作;③减少机械剪切力、高温等物理因素对核酸的降解:机械剪切力主要破坏分子量大的线性 DNA 分子,如真核细胞的染色体 DNA;高温对核酸分子中的某些化学键有破坏作用,水沸腾亦有机械剪切力。因此,核酸提取过程中常规操作温度为 0~4℃;④防止核酸的生物降解:细胞内外的各种核酸酶可破坏核酸链中的磷酸二酯键,直接影响核酸的一级结构,所以在提取纯化过程中,应避免核酸酶的污染。

常规提取纯化核酸的主要步骤有:①细胞的破碎:有多种方法可去除与核酸结合的蛋白质、多糖和脂类等生物大分子。物理法采用超声波、匀浆器等;化学法和生物法是分别采用化学试剂如去污剂十二烷基硫酸钠(SDS)、聚乙二醇辛基苯基醚(Triton X-100)和溶菌酶或蛋白酶等处理,使细胞壁(膜)破裂。目前常把三种方法联合使用。②核蛋白的解聚和去除:通过破坏或降低核酸与蛋白质的结合力(包括氢键、离子键等)而把核蛋白解聚开。常用去污剂(如 SDS),它们可与蛋白质带正电的侧链结合,形成复合物,从而使核酸与蛋白质分开;当加入高浓度醋酸钾溶液,可使 SDS-蛋白质复合物沉淀。另外,还可用有机溶剂,如蛋白质变性剂酚和氯仿,与含核酸、蛋白质的水溶液振摇时,蛋白质变性而与核酸分离,经离心后分为含核酸的水相和下层的有机相,相界处是变性的蛋白质。酚/氯仿/异戊醇可使水相和有机相分层更好,操作时可依次使用酚、酚/氯仿、酚/氯仿/异戊醇三种溶液脱蛋白质。蛋白酶水解去除蛋白质的方法较温和,常用蛋白酶 K,其水解力强;蛋白酶处理后可再用酚抽提去除酶蛋白。③核酸的沉淀:核酸是水溶性的多聚阳离子,不溶于乙醇-水混合物中,最常用的核酸沉淀剂是乙醇、异丙醇等。在一定盐浓度下,加入 2 倍体积(沉淀 DNA)或 2.5 倍体积(沉淀 RNA)的无水乙醇,可将浓度大于 0.1g/ml 的核酸沉淀下来。核酸分子越小、浓度越低,沉淀所需的时间越长、温度越低,离心时要求的速度越高、离心时间越长。分子量大于 10^6 的双链 DNA 分子沉淀后常形成丝状纤维,数量多时可用玻璃棒卷出,而较小的双链 DNA 或单链DNA、RNA 则形成凝胶状,需离心收集。沉淀的核酸可用 70% 乙醇洗涤以去除盐分和其他小分子杂质,干燥后溶于适当的溶液中。对于小于 2kb 的 DNA 片段,可用聚乙二醇(PEG)进行粗放沉淀。核酸提取的方案,应根据具体的生物材料和提取的核酸分子特点而定。对于在某特定细胞器中富集的核酸分子,应先提取该细胞器,然后再提取目的核酸分子,从而使获得的核酸分子具有较好的完整性和较高的纯度。

第一节 DNA 的提取

收集与准备生物材料、选择适宜的提取与纯化方法,以期获得高产量、高纯度、具有完整性的 DNA,是研究和应用 DNA 的重要基础技术。基因组 DNA 提取和纯化亦是进行不同生物基因研究的关键步骤。因此,快速、经济地从组织标本中提取高质量的基因组 DNA 是寄生虫基因研究的首要问题。

针对经典的提取纯化 DNA 方法中存在的问题,可进行相应的改进:①采用非有机溶剂提取法,替代经典的有机溶剂提取法,以减少有机物的毒性;②采用对 DNA 无损伤的物理吸附法:如采用固态膜,通过离心方法将 DNA 选择性地吸附在固态膜,而大多数的蛋白质、糖类、脂类和盐类通过离心去除。例如提取细菌质粒 DNA,可应用树脂或硅胶材料特异性地吸附质粒 DNA,以高效率提取 DNA。采用物理吸附方法可直接从生物样品中提取基因组 DNA,提取效率可达到 70% 以上,对蛋白质清除率达 80% 以上,而且不会对 DNA 有任何损伤,也不会产生交叉污染问题。目前,DNA 提取纯化试剂盒多采用此技术;③将基因组 DNA 的提取与其他生物技术相结合,实现从样本处理到基因分析的自动化过程,如利用微型柱层析装置提取基因组 DNA,并与毛细管电泳技术、PCR 技术结合,可实现从样品处理到分析过程的自动化。

DNA 提取和纯化后,进行定量。DNA 在 260nm 波长处有最大的吸收峰,因此可用 260nm 波长分光测定 DNA 浓度。1μg/ml 的 DNA 溶液在 260nm 波长下的吸光值(OD_{260})为 0.02,大致估算 DNA 浓度($μg/ml$)$=50\times OD_{260}$。DNA 的 OD_{260}/OD_{280} 比值 ≈ 1.8,OD_{260}/OD_{230} 比值大于 2.0,提示 DNA 纯度较高。若比值低于 1.8,说明提取的 DNA 溶液中蛋白质未除尽;若比值高于 1.8,说明提取的 DNA 溶液中可能含有 RNA。当然,也会出现既含蛋白质又含 RNA 而比值为 1.8 的情况,所以还应结合电泳等方法鉴定有无 RNA 或蛋白质。紫外分光光度法只适用于测定浓度大于 0.25μg/ml 的 DNA 溶液。当双链 DNA 溶液浓度低,可用荧光分光光度法测定。其原理:荧光染料嵌入碱基对平面之间,在紫外光激发下发射出橘黄色荧光。荧光强度与溶液中 DNA 量成正比,用一系列不同浓度的 DNA 做参照标准,绘制标准曲线,再计算出被测 DNA 的含量。

分离提取的核酸在保存过程中要防止变性和降解,溶解核酸的溶液其 pH 应为 7.0~8.0,防止酸碱变性。同时该溶液要有一定的盐浓度,因在纯水中核酸双链上的磷酸根负离子互相排斥,使双链分开而变性,Na^+ 等正离子可中和磷酸根的电负性,稳定双链结构。目前,常将 DNA 溶于 TE 缓冲液,于 -20℃保存。

一、质粒 DNA 提取和纯化

质粒是一种染色体之外的稳定遗传因子,大小从 1kb 到 200kb 不等,多为双链和共价闭合的环状分子,并以超螺旋状态存在于宿主细胞中。质粒主要存在于细菌中,具有独立自行复制和转录能力,细菌质粒是重组 DNA 技术中最常用的载体,因此,质粒 DNA 的提取和纯化是一种常用的分子生物学实验基本技术。现已建立了多种经典的质粒 DNA 提纯方法,如碱裂解法、煮沸法等,其依据是利用质粒与染色体的分子大小不同而进行分离。实验操作包括 3 个基本步骤,即增殖细菌和扩增质粒、裂解细菌和分离、纯化质粒 DNA。

(一)小量质粒 DNA 的制备

1. 细菌的培养

(1)材料:LB 培养基。

(2)步骤

1)将含有目的质粒的细菌平板划线接种于含相应抗生素的 LB 固体培养基上,37℃培养过夜。

2)挑取单个菌落,接种于 5ml 含相应抗生素的 LB 液体培养基中,置于摇床,37℃振摇培养至 $OD_{600} \approx 4$。

3)将 1.2ml 菌液吸入 1.5ml 的微量离心管,于 4℃以 12 000g 离心 1 分钟,弃去上清液,将离心管倒置于吸水纸上,残留液体流尽,使细菌沉淀物尽可能干燥。

2. **细菌的裂解** 常采用溶菌酶破坏菌体细胞壁,SDS 和 Triton X-100 裂解细胞壁。经溶菌酶和 SDS 或 Triton X-100 处理后,细菌染色体 DNA 缠绕附着在细胞碎片上,且菌体染色体 DNA 大,易受机械力和核酸酶等作用而被切断成大小不等的线性片段。在高温或酸、碱处理时,细菌的线性染色体 DNA 变性,而质粒的闭合环状 DNA 的两条链不易分开。一旦外界条件恢复,线状染色体 DNA 片段难以复性,与变性的蛋白质和细胞碎片缠绕在一起,而质粒 DNA 双链可恢复原状,重新形成天然的超螺旋分子,并以溶解状态存在于液相中。

（1）碱裂解法:是最常用、最经典的制备质粒 DNA 的方法,制备的质粒 DNA 纯度可满足绝大多数的分子生物学后续实验。本方法分离质粒 DNA 和染色体 DNA 的依据是细菌染色体 DNA 被十二烷基硫酸钾（potassium dodecyl sulfate,PDS）共沉淀,而质粒 DNA 溶于水溶液中。本方法中的 NaOH 可将细胞膜的双层膜结构变成微胶粒结构而使细菌细胞破裂,从而使质粒 DNA 和细菌染色体 DNA 同时从细胞中释放出来。方法中的 SDS 可溶解细胞膜上的脂质和蛋白质,从而溶解膜蛋白破坏细胞膜、解聚细胞中的核蛋白,进而与蛋白质结合,使蛋白质变性而沉淀下来。但由于 SDS 能够抑制核糖核酸酶,在后续提取过程中必须去除,以免影响 RNA 酶活性。高浓度乙酸钾溶液（3mol/L）促进变性的大分子染色体 DNA、RNA 和 SDS-蛋白复合物凝聚而沉淀,因 K^+ 可中和核酸上的电荷,染色体 DNA 减少了相斥力而互相聚合,且 K^+ 取代 SDS 中的 Na^+ 成为溶解度更小的 PDS,从而使沉淀更为完全。

1）材料:GTE 溶液（pH 为 8.0）:50mmol/L 葡萄糖、25mmol/L Tris·HCl（pH 为 8.0）、10mmol/L EDTA（pH 为 8.0）;NaOH/SDS 溶液:0.2mol/L NaOH、1% SDS;3mol/L 乙酸钾溶液（pH 为 4.8）;TE 缓冲液（pH 为 8.0）;无水乙醇和 70% 乙醇;10mg/ml RNase A 溶液。

2）步骤:①100μl GTE 溶液重悬细菌沉淀物,剧烈振荡,室温静置 5 分钟;②加入 200μl 新配制的 NaOH/SDS 溶液,快速轻轻颠倒微量离心管数次以混合内容物,切勿振荡,冰上放置 5 分钟;③加入 150μl 预冷的乙酸钾溶液,反复颠倒微量离心管数次,温和振荡 10 秒,混匀后置冰上 5 分钟;④于 4℃,12 000g 离心 5 分钟,吸取上清液移入另一微量离心管,加入等体积的酚/氯仿,振荡混匀,于 4℃以 12 000g 离心 2 分钟;⑤将水相移入一个微量离心管,加入 2 倍体积的无水乙醇,振荡混匀,于室温静置 2 分钟或-20℃放置 20 分钟;⑥于 4℃,12 000g 离心 10 分钟,弃上清液,敞开管口,倒置于吸水纸上使残留液流尽,加入 1ml 70% 乙醇漂洗沉淀,离心后空气干燥;⑦用适量（如 20~30μl）TE 溶液溶解（含 20μg/ml RNase A 酶）沉淀,即为质粒 DNA,于-20℃保存备用。

3）注意事项:①NaOH 在室温若放置较长时间,可吸收空气中的 CO_2 而失效,因此 NaOH/SDS 溶液最好新鲜配制;②加入 NaOH/SDS 溶液后,快速温和地颠倒离心管数次即可,切勿振荡;③用酚/氯仿抽提,若纯化效果不好,可再抽提 1~2 次。

（2）煮沸法:本方法操作快捷,但制备的 DNA 质量较碱裂解法差。本方法使用的裂解液含有 Triton X-100,可使质粒 DNA 释出而染色体 DNA 被阻留在细胞内,因而通过离心染色体 DNA 与细胞的其他部分一起沉淀。

1）材料:10mg/ml 溶菌酶溶液;STET 溶液:8% 蔗糖、0.5% Triton X-100、50mmol/L EDTA、50mmol/L Tris·HCl（pH 为 8.0）;TE 缓冲液;异丙醇。

2）步骤:①取 1.5ml 细菌菌液,离心,将沉淀物重悬于 300μl 含 200μg 溶菌酶的 STET 溶液中,温和振荡混匀,冰上放置 30 秒至 10 分钟;②将微量离心管置沸水中 1~2 分钟,12 000g 离心 15~30 分钟;③吸上清液移入另一微量离心管内,加入 200μl 预冷的异丙醇,于-20℃放置 15~30 分钟;④于 4℃,12 000g 离心 10 分钟,弃上清液,空气干燥;⑤用适量（如 20~30μl）TE 溶液（含 20μg/ml RNase A 酶）溶解沉淀,于-20℃保存。

3）注意事项:此法不能使限制酶完全失活,因此表达限制酶 A 的大肠杆菌菌株（end A$^+$ 株）不宜采用煮沸法提取质粒。

（3）试剂盒法:操作简单、快速,可获得高质量质粒 DNA,已成为质粒 DNA 分离纯化最主流的方法。目前大部分质粒 DNA 提取纯化试剂盒采用碱裂解法结合硅胶柱纯化技术。即利用碱裂解中的试剂裂解细胞,将裂解后的细胞液加入硅胶柱。硅胶柱使用了特殊的玻璃纤维滤膜,该滤膜在高盐溶液中,可与核酸发生吸附反应,但在低盐溶液中,核酸可从滤膜中释放出来,蛋白质和其他杂质则不会被吸附,从而达到纯化核酸的目的。该柱的过滤吸附操作大大减少了抽提、醇沉淀的时间。具体操作见相关试剂盒操作步骤指南。

(二)质粒 DNA 的大量制备

1. **碱裂解法** 最常用的质粒制备方法,操作快捷,可获得相当纯净的粗制 DNA。

(1)材料:GTE;NaOH/SDS 溶液;3mol/L 乙酸钾溶液;异丙醇;70% 乙醇;TE 缓冲液。

(2)步骤

1)将含有相应抗生素的 500ml LB 液体培养基放入 2L 烧瓶内,加入 5ml 过夜培养的菌液,置于摇床,37℃振摇培养至 $OD_{600} \approx 4$。

2)于 4℃,6 000g 离心 15 分钟,弃上清液,倒置离心管使残留液全部流尽。

3)将细菌沉淀重悬于 4ml GTE 溶液中。

4)加入 1ml 含 25mg/ml 溶菌酶的 GTE 溶液,混匀,室温放置 10 分钟。

5)加入 10ml 新配制的 NaOH/SDS 溶液,快速轻轻颠倒离心管数次,至液体变得均一、清亮而黏稠,放置冰上 10 分钟。

6)加入 7.5ml 冰预冷乙酸钾溶液,用吸管轻轻搅拌至形成大的沉淀,放置冰上 10 分钟。

7)于 4℃,20 000g 离心 10 分钟,吸上清液移入另一离心管内。

8)加入 0.6 倍体积异丙醇,充分混匀,室温静置 10 分钟,于室温 12 000g 离心 15 分钟。

9)加入 2ml 70% 乙醇漂洗沉淀,12 000g 离心 10 分钟,去乙醇,空气干燥。

10)用适量 TE 溶解核酸沉淀,于−20℃保存。

2. **SDS 裂解法** 此法较温和,为提取大质粒(大于 15kb)的首选方法,但产量低。

(1)材料:STE 缓冲液:10mmol/L Tris·HCl(pH 为 7.5)、1mmol/L EDTA、10mmol/L NaCl;Tris-蔗糖溶液:50mmol/L Tris·Cl(pH 为 8.0)、10% 蔗糖;0.25mol/L EDTA(pH 为 8.0);10%SDS;5mol/L NaCl;酚:氯仿:1:1;无水乙醇和 70% 乙醇。

(2)步骤

1)菌体沉淀收集同碱裂解法。

2)加入 200ml 冰预冷的 STE 溶液重悬菌体沉淀,离心,去上清液。

3)加入 10ml 冰预冷的 Tris-蔗糖溶液重悬沉淀,再依次加入 2ml 新配制的 10mg/ml 溶菌酶溶液和 8ml 0.25mol/L EDTA 溶液,温和颠倒充分混匀后放置冰上 10 分钟。

4)加入 4ml 的 10% SDS,快速用玻璃棒轻轻混匀,操作尽可能温和。

5)上述溶液混匀后立即加入 6ml 5mol/L NaCl,再轻轻搅匀后,放置冰上至少 1 小时。

6)于 4℃,71 000g 离心 30 分钟,小心吸取上清液至另一离心管中,并用酚/氯仿和氯仿各抽提一次。

7)将水相转移至新离心管,加入 2 倍体积的无水乙醇,充分混匀后室温静置 1 小时,于 4℃以 5 000g 离心 20 分钟。

8)弃上清液,加入 70% 乙醇漂洗沉淀,12 000g 离心 10 分钟,去乙醇,空气干燥。

9)加入适量 TE 缓冲液溶解沉淀,于−20℃保存。

3. **试剂盒法** 基于碱裂解法,在低盐和一定 pH 条件下,质粒 DNA 和相应树脂结合,通过洗涤有效去除 RNA、蛋白质、低分子量的杂质。质粒 DNA 在高盐缓冲液中被洗脱,然后用异丙醇沉淀 DNA。操作方便快捷,所提取的质粒 DNA 适用于各种常规操作,包括酶切、PCR、测序、转化和细胞转染等试验。具体操作见相关试剂盒操作步骤指南。

(三)质粒 DNA 的纯化和保存

1. **聚乙二醇沉淀法** 此法较为简单,特别对碱裂解法提取的质粒 DNA 纯化效果较好。纯化的质粒可用于所有分子克隆中的酶学反应和转染细胞的实验,但不能有效分离带缺口的环状质粒和闭合的环状质粒。

(1)材料:PEG-MgCl$_2$/溶液:40% 聚乙二醇(PEG 8000)、30mmol/L MgCl$_2$;5mol/L LiCl;10mol/L 醋酸

铵;异丙醇;酚：氯仿:1：1;无水乙醇和 70% 乙醇;TE 缓冲液(pH 为 8.0)。

（2）步骤

1）取 3ml 粗制质粒 DNA 溶液至离心管内,加 3ml 冰预冷 5mol/L LiCl,充分混匀,于 4℃以 12 000g 离心 10 分钟。

2）转移上清液至另一离心管内,加入等体积异丙醇,混匀后室温静置 3 分钟后,12 000g 离心 10 分钟。

3）小心弃去上清液,轻轻倒置离心管使残液流尽。用 70% 乙醇洗涤沉淀,去乙醇后空气干燥。

4）用 0.5ml 含 20μg/ml 的 RNA 酶的 TE 缓冲液溶解沉淀,将溶液移至微量离心管中,室温静置 30 分钟。

5）将混合物用酚/氯仿和氯仿各抽提一次。

6）将水相移入另一微量离心管中,加 0.1ml 醋酸铵溶液充分混匀,加 2 倍体积无水乙醇混匀,室温静置 10 分钟,12 000g 离心 5 分钟。

7）将沉淀用 1ml 灭菌水溶解,再加入 0.5ml 的 PEG-MgCl$_2$,混匀。室温放置 10 分钟。

8）12 000g 离心 20 分钟,去上清液。再用 70% 乙醇漂洗沉淀,去乙醇,空气干燥。

9）用适量 TE 缓冲液溶解沉淀,分装后于 -20℃保存。

2. 氯化铯-溴化乙锭平衡离心法　此法可获得高纯度的闭环 DNA,是纯化易产生缺口的特大质粒 (>15kb)和用于生物物理测量的闭合环状质粒的首选方法。

（1）材料:TE 缓冲液(pH 为 8.0);CsCl;10mol/L 溴化乙锭(ethidium bromide,EB);Dowex AG50W-X8 阳离子交换树脂;100g/100ml CsCl/TE;TE 缓冲液(pH 为 8.0)/0.2mol/L NaCl;无水乙醇和 70% 乙醇。

（2）步骤

1）粗裂解法制备方案最后一步得到的沉淀溶于 4ml TE 缓冲液,加入 CsCl 4.4g,溶解后再加入 0.4ml 10mol/LEB。

2）将上述溶液移入 5ml 离心管内,加适量 CsCl/TE 溶液,于 20℃以 350 000g 离心 5 小时。

3）用一个 20G 针头插入离心管的顶部,用另一个带注射器的 20G 针头插入质粒带下 1cm 处,将质粒带吸出。

4）重复上述 2）、3）步骤后,除去 RNA 和染色体 DNA。

5）按 DNA/EB 液的 2 倍体积树脂装入 Dowex AG50W-X8 柱子,用数倍体积的 TE/NaCl 溶液清洗平衡柱子。

6）用注射器将吸出的混合有 EB 的质粒溶液加入树脂顶部,在加液过程中注意不能摇动柱子。

7）收集流出液,再用 2 倍上样体积的 TE/NaCl 洗脱柱子 2 次,继续收集流出液。

8）加入 2 倍体积的无水乙醇,室温或-20℃沉淀质粒 DNA,于 4℃以 10 000g 离心 10 分钟。

9）用 70% 乙醇洗涤沉淀,离心,条件同上。

10）重复 9）一次,去乙醇,空气干燥。

11）用适量 TE 缓冲液溶解沉淀,分装后-20℃保存。

3. 质粒 DNA 保存　溶于 TE 缓冲液的质粒 DNA 可在 4℃短时间保存,在-20℃或-70℃长时间保存。

二、细菌基因组 DNA 提取和纯化

常用细胞裂解方法有物理法(煮沸、反复冻融、超声波)、化学法(碱、盐、去垢剂等)和酶法(蛋白酶、溶解酶等),提取细菌 DNA 常将这些方法联合使用。经典制备细菌 DNA 方法有分别用于小量和大量细菌基因组 DNA 提取和纯化的蛋白酶-SDS-CTAB 法、氯化铯法。目前,磁珠法因操作简单、成本低、易于实现自动化操作在临床、食品、环境病原体快速检测领域具有一定的推广价值。

（一）蛋白酶-SDS-CTAB 法

溶解的细菌混合物在蛋白酶 K 的消化下去除蛋白质,十六烷基三甲基溴化铵(hexadecyl trimethyl ammonium bromide,CTAB)可选择性沉淀细胞壁碎片、多糖和残余的蛋白,存在于上清液中的相对分子量高的基因组 DNA 经异丙醇沉淀而获取。本方法可用于小量细菌基因组 DNA 的提取和纯化。

1. 材料　CTAB/NaCl 溶液:10% CTAB、0.7mol/L NaCl;10% SDS;20mg/ml 蛋白酶 K;5mol/L NaCl;氯仿:异丙醇:24:1;酚:氯仿:异丙醇:25:24:1;异丙醇;70% 乙醇;TE 缓冲液(pH 为 8.0)。

2. 步骤

（1）细菌接种于 5ml 液体培养基,培养至饱和状态,取 1.2ml 培养液离心收集菌体。

（2）沉淀物中加入 567μl TE 缓冲液,用移液器反复吹打重悬沉淀物。加入 30μl 的 10% SDS 和 3μl 的 20mg/ml 蛋白酶 K,充分混匀,于 37℃温育 1 小时。

（3）加入 100μl 的 5mol/L NaCl,充分混匀后,再加入 80μl CTAB/NaCl 溶液,充分混匀,于 65℃温育 1 小时。

（4）加入等体积氯仿/异丙醇,充分混匀后 12 000g 离心 5 分钟,离心后将上清液移入另一离心管。

（5）加入 0.6 倍体积异戊醇,轻轻混合后室温静置 1 小时,以 10 000g 离心 10 分钟。

（6）加入 70% 乙醇漂洗沉淀,快速离心,去乙醇后空气干燥。

（7）加入适量 TE 缓冲液溶液沉淀,于-20℃保存。

（二）氯化铯法

本方法可用于大量提取和纯化细菌基因组 DNA。

1. 材料　CsCl;CsCl 饱和的异丙醇或水饱和的丁醇;10mg/ml EB。

2. 步骤

（1）培养 100ml 细菌培养液至饱和状态,离心 10 分钟,去上清液收集菌体。

（2）沉淀中加入 9.5ml 的 TE 缓冲液,重悬。再加入 0.5ml 的 10% SDS 和 50μl 的 20mg/ml 蛋白酶 K,充分混匀,于 37℃温育 1 小时。

（3）加入 1.8ml 的 5mol/L NaCl,充分混匀后,再加入 1.5ml 的 CTAB/NaCl 溶液,充分混匀,于 65℃温育 20 分钟。

（4）加入等体积氯仿/异丙醇抽提,混匀后 6 000g 离心 10 分钟。将上清移入另一离心管。

（5）加入 0.6 倍体积异戊醇,轻轻混合后至 DNA 沉淀,用吸管将沉淀移至另一离心管。

（6）用 70% 乙醇漂洗沉淀,10 000g 离心 5 分钟,去上清液,加入 4ml TE 缓冲液溶解沉淀。

（7）加 4.3g CsCl,溶解后再加 200μl 10mg/ml EB,转移至另一离心管,酌情加入缓冲液配制的 CsCl (1.05g/ml),于 20℃以 420 000g 离心 4 小时。

（8）在长波紫外灯下观察梯带,用 15 号针头从管的顶端插入,再用 3ml 注射器将条带吸出。

（9）用 CsCl 饱和的异丙醇或水饱和的丁醇离心抽提。

（10）在 2L 的 TE 缓冲液中透析过夜。

（11）加 2 倍体积无水乙醇沉淀 DNA。于 4℃以 10 000g 离心 10 分钟。

（12）加 70% 乙醇漂洗沉淀,快速离心,去乙醇后空气干燥。

（13）加入适量 TE 缓冲液溶解沉淀,于-20℃保存。

（三）磁珠法

功能化磁性复合微粒是由磁性超细粉末(如 Fe_3O_4)及其他基质(主要为高分子材料)构成的具有超顺磁性的胶态复合材料。磁珠纯化核酸方法的原理是:多聚核苷酸在含有一定浓度盐、烷基和乙二醇的溶液中可以非特异可逆地结合在磁珠表面的化学基团上(如羧基等),而蛋白质分子、细胞碎片等不被吸附而留在溶液中。不同大小的核酸分子在离子浓度较高的溶液(盐离子浓度大于 0.5mol/L)中均可与磁珠相结合,随着溶液中离子浓度的降低,核酸分子同磁珠的结合力逐渐变弱,其中小片段的核酸分子在离子浓度较低的溶液中与磁珠结合的能力较大片段核酸分子更弱,因此可通过调整盐离子浓度选择性地回收不同长度的核酸片段。然后再在磁场作用下将磁性颗粒与液体分开,回收颗粒,再用低盐溶液或纯水将核酸洗脱下来。本方法可用于提取纯化质粒 DNA、基因组 DNA 和不同组织来源的 RNA,现已有相关的产品试剂盒。

与现有的其他核酸纯化方法(如酚/氯仿抽提法、高盐沉淀法和硅胶膜离心柱纯化法等)相比,该法具有以下优势:①磁性微粒粒径小,表面积大,在液相中的分散性极好,能够与溶液中的核酸充分接触反应,使得核酸最大限度地结合于磁性微粒的表面;②具有超顺磁性,在外加磁场作用下表现出磁响应性。磁性复合微粒中无机纳米粒子赋予整个磁性微球的超顺磁性,使得磁性微球在外加磁场作用下能够产生定向的移动聚集,从而实现固相和液相的快速分离;③提取的核酸纯度高,由于磁性复合微粒在溶液中分散性好,在清洗步骤中,核酸/磁性微粒复合物能够与清洗液充分接触,实现彻底去除杂质;④机械剪切作用小,得到的核酸完整性好。用磁性复合微粒纯化核酸步骤简单、无须离心,避免了过多机械剪切作用对核酸造成的损伤。同时,该方法仅仅需要一个简单的外界磁场即可实现固相和液相的简单分离,成本低廉,仪器构造简单,易于实现自动化操作。

1. 材料　磁珠;裂解液:0.05mol/L NaCl、1%Triton X-100、1%NP-40、0.05mmol/L EDTA、10mmol/L Tris·HCl(pH 为 8.0);2×结合缓冲液:2.5mol/L NaCl;洗涤液:25mmol/LTris Acetate(pH 为 7.8)、100mmol/L KOAc、10mol/L Mg_2OAc、1mmol/L DTT。

2. 步骤

(1)取 150μl 细菌培养液,于 4℃以 12 000g 离心 1 分钟,弃上清液收集菌体。

(2)加入 500μl 裂解液,混匀,室温放置 2 分钟。

(3)加入 10~20μl 磁珠(10mg/ml,$7×10^9~12×10^9$/ml)的 2×结合缓冲液,混匀,室温放置 1 分钟,磁性分离,弃上清液。

(4)用 5mol/L NaCl 洗涤 1 次,再用洗涤液温和洗涤 1 次。

(5)加入 20μl DEPC 水溶解磁珠上的核酸,室温放置 1 分钟(65℃效果更佳)。磁性分离,取上清液,测定浓度及纯度后,于-20℃保存。

三、真核细胞基因组 DNA 提取和纯化

95% 真核生物的 DNA 主要存在于细胞核中,其他 5% 为细胞器 DNA,如线粒体 DNA(mitochondrial DNA,mtDNA)。提取 DNA 的方法首先用去污剂(如 SDS)温和裂解细胞并使蛋白质变性,在 EDTA(螯合二价金属离子抑制 DNase)存在的情况下,用蛋白酶 K 消化蛋白质。然后溶解的核酸通过有机溶剂抽提得以纯化,RNA 通过 RNase 消化而清除。所提取的基因组 DNA,可用作 PCR 反应的模板,亦可用于构建基因组 DNA 文库。

(一)真核细胞基因组 DNA 的制备

1. 样品准备

材料:消化缓冲液(组织块和组织细胞):100mmol/L NaCl、10mmol/L Tris·HCl(pH 为 8.0)、25mmol/L EDTA(pH 为 8.0)、0.5%SDS、100μg/ml 蛋白酶 K;裂解缓冲液(寄生虫组织):100mmol/L Tris(pH 为 8.0)、50mmol/L EDTA-Na_2、200mmol/L NaCl、1%SDS、1mg/ml 蛋白酶 K;液氮;TE 溶液;PBS 溶液。

2. 制备

(1)组织块

1)切下组织并剪成小块(尽量去除纤维结缔组织),称重,装于冷冻管内,放入液氮。

2)取冷冻后的 0.2~1g 组织,放入预冷的研钵中,将冷冻组织磨成细粉,在研磨过程中随时添加液氮使组织保持冷冻状态。

3)每 100mg 组织加 1.2 倍体积消化缓冲液悬浮。

4)将悬液转移至 50ml 离心管,于 50℃温育 12~18 小时。

(2)组织培养细胞

1)贴壁细胞经胰酶消化后离心收集,悬浮细胞直接离心收集,500g 离心 5 分钟。

2)用预冷的 PBS 重悬沉淀的细胞,洗涤 2~3 次,离心后弃上清液,收集细胞。

3)细胞每 10^8 个/ml 加 1ml 消化缓冲液,50℃温育 12~18 小时。

(3)寄生虫和昆虫

1)收集小型寄生虫的成虫、幼虫和卵和昆虫成虫或幼虫的部分组织器官,置于离心管内。

2)用含抗生素的 PBS 洗涤,于室温 2 000g 离心 5 分钟,反复 3 次,放入冻存管,置于液氮中。

3）取出冻结后的虫体组织,放入预冷的研钵中,将冷冻组织磨成细粉,在研磨过程中随时添加液氮使组织保持冷冻状态。

4）将 10 倍体积的裂解缓冲液放入烧杯,用玻璃棒边搅动溶液边缓慢地加入组织粉末,使组织粉末浸没于液体中。

5）将悬液转移至离心管,于 37℃温育 1 小时。

注:体积大的寄生虫成虫 DNA 可按组织块方法制备。

（二）真核细胞基因组 DNA 的提取与纯化

1. **材料** 酚、氯仿、异丙醇的比例为 25∶24∶1;7.5mol/L 乙酸铵;无水乙醇和 70% 乙醇;TE 缓冲液。

2. **步骤**

（1）加入等体积酚/氯仿/异丙醇抽提样品,上下颠倒混匀,1 700g 离心 10 分钟。

（2）吸取上层水相移入至另一离心管内,重复上述步骤。

（3）吸取上层水相移入至另一离心管内,加入 0.5 倍体积的 7.5mol/L 乙酸铵和 2 倍体积无水乙醇,轻轻转动离心管至溶液混匀,置于 −20℃。若 DNA 随即沉淀,用带钩玻璃棒钩出 DNA 沉淀;若 DNA 沉淀为碎片,5 000g 离心 5 分钟。为避免对高分子量 DNA 剪切,将水相 DNA 溶液置于透析袋中,于 4℃在 TE 缓冲液中透析 24 小时以上,以除去有机溶剂和盐。

（4）用 70% 乙醇洗涤沉淀 2 次,离心去乙醇,空气干燥。

（5）加入适量 TE 缓冲液溶解,用分光光度计测 DNA 浓度,OD_{260}/OD_{280} 比值若低于 1.8,表明溶液中含有蛋白质,应将 DNA 进一步纯化。若比值大于 1.8,说明有 RNA 污染,加入 0.1% 的 SDS 和 1μg/ml 无 DNA 的 RNA 酶,37℃温育 1 小时,再重复核酸提取步骤,以除去残留的 RNA。

3. **注意事项**

（1）组织块加液氮研磨尽量研磨粉碎,动作要快速,防止 DNA 降解。

（2）蛋白质一定要去除干净,防止其干扰后续的酶切,必要时重复用蛋白酶 K 消化。

（3）酚/氯仿抽提时应避免剧烈振荡,防止基因组 DNA 断裂成小片段。酚/氯仿抽提时应避免吸到下层的有机相。

（三）寄生虫基因组 DNA 的提取与纯化

1. **材料** Sevag:含 4% 异戊醇的氯仿;无水乙醇、70% 乙醇、4mol/L NaCl;饱和酚;STE 缓冲液;酚、氯仿的比例为 1∶1;TE 缓冲液。

2. **步骤**

（1）取寄生虫组织粉末的 DNA 提取液,移至另一离心管内,于 65℃温育 20 分钟。冷至室温后,于 4℃放置 4 分钟。

（2）加 0.5 倍体积饱和酚,轻轻摇动离心管,5 000g 离心 5 分钟,用吸管小心地将水相吸入另一离心管内。若界面出现厚层白色物质,在吸去水相后再重复本步骤,重新抽提,将吸出的水相放入第一次抽提的水相管内。

（3）用酚/氯仿重复 3 次抽提后,加 0.5 体积 Sevag 到水相中,轻轻混匀,如前述离心后,吸出水相,如界面有较多泥状沉淀物,重复此步骤直到界面变清。

（4）在水相中加入 2.5 倍体积冰预冷的无水乙醇,5 000g 离心 5 分钟,去上清,用纸巾吸去残存的乙醇。

（5）加入 3 倍体积的 70% 乙醇,离心后去乙醇,再重复本步骤 1 次。

（6）于 37℃干燥 15 分钟（不要完全干燥）,加入 0.4ml 含 0.2mg/ml RNA 酶的 TE,于 37℃放置 30 分钟（如不能完全溶解,于 65℃加热 10 分钟）。

（7）加 4mol/L NaCl 至终浓度为 0.2mol/L,再加无水乙醇进行沉淀,5 000g 离心 5 分钟,去乙醇。

（8）用 70% 乙醇洗涤沉淀,按上述条件离心,空气干燥。

（9）加入 TE 溶液溶解沉淀的 DNA,用分光光度计测 DNA 浓度,方法同上。

（四）试剂盒法

目前,真核细胞基因组 DNA 提取试剂盒已得到广泛应用。市售的试剂盒多采用可特异性结合 DNA

的离心吸附柱和独特的缓冲液系统,从多种生物材料(血液、多种动物细胞和动物组织等)中提取基因组DNA。离心吸附柱中多采用硅基质材料,高效、专一吸附DNA,能有效去除杂质蛋白及细胞中其他有机化合物。提取的基因组DNA片段大,纯度高,质量稳定可靠,且快速方便。具体操作见相关试剂盒操作步骤指南。

四、线粒体 DNA 的提取

线粒体是存在于绝大多数真核细胞内的一种重要的细胞器。mtDNA是共价闭合的环状双链分子,不同物种的线粒体基因组DNA大小悬殊。原生动物线粒体基因组DNA为18.5~55kb;真菌的线粒体基因组DNA为17.6~115kb;动物线粒体基因组DNA较小,为15.7~19.5kb,其中人及大多数动物细胞的mtDNA约为l6.5kb。mtDNA能够独立地进行复制和转录,动物体每个细胞中mtDNA有1 000~10 000个拷贝,容易从组织中分离提纯。已有的mtDNA提取方法概括起来可分为密度梯度离心法、酶消化法、柱层析法、氯化铯超速离心法、碱变性法、DNase法、Triton法和改进高盐沉淀法等,其中改进高盐沉淀法具有简便、经济、易重复等优点。

(一)高盐沉淀改进法

高盐沉淀法通过SDS破坏细胞膜、核膜,使蛋白质变性,核酸游离出来。EDTA能抑制细胞中DNA酶的活性;蛋白酶K进一步将蛋白质降解成小肽;再加入饱和醋酸钠,绝大部分线性大分子量DNA和蛋白质在SDS作用下变性形成沉淀,而环状mtDNA仍为自然状态,所以通过高速离心可除去绝大部分细胞碎片、染色体DNA及蛋白质,而mtDNA仍在上清液中。本方法操作简单,易重复。

1. 材料 溶液 I:10mmol/L Tris·HCl(pH为7.5)、10mmol/L NaCl、5mmol/L $MgCl_2$;溶液 Ⅱ:10mmol/L Tris·HCl(pH为8.0)、400mmol/L NaCl、2mmol/L EDTA;饱和醋酸钠;酚、氯仿、异丙醇个比例为25：24：1;无水乙醇。

2. 步骤

(1)取 10^7 个细胞沉淀,加入5.5ml溶液 I,重悬混匀,2 000g离心10分钟,弃上清液。

(2)沉淀中加5.5ml溶液 Ⅱ,重悬混匀,3 500g离心10分钟,弃上清液。

(3)沉淀中加950μl溶液 Ⅱ,混匀后加入50μl的20mg/ml蛋白酶K和120μl 10% SDS,快速混匀。40℃孵育过夜或于50℃孵育4小时。

(4)加入300μl饱和醋酸钠,混匀,轻摇15秒,于4℃下15 000g离心15分钟。

(5)取上清液至另一离心管中,加入等体积酚/氯仿/异醇,温和振荡8分钟,于4℃以10 000g离心10分钟。取上层水相再抽提一次。

(6)小心吸取上层水相,加入2倍体积的冰冷无水乙醇,冰浴30分钟,于4℃以15 000g离心10分钟。

(7)用冰冷70%乙醇漂洗沉淀,15 000g离心2分钟,去上清,沉淀于空气中自然干燥25分钟。

(8)加入适量含20μg/ml RNA酶的TE液溶解,于-20℃保存。

(二)碱裂解法

碱裂解法是借鉴质粒快速提取法而建立的,在差速离心获得线粒体后,通过碱变性、高盐溶液复性,分离环状的mtDNA和线状的染色体DNA,从而获得mtDNA。

1. 材料 溶液 I:50mmol/L 葡萄糖、25mmol/L Tris·HCl(pH为8.0)、10mmol/L EDTA(pH为8.0);溶液 Ⅱ:0.2mol/L NaOH、1%SDS;溶液 Ⅲ:3mol/L 醋酸钾、2mol/L 醋酸;酚、氯仿的比例为1：1。

2. 步骤

(1)取 10^7 个细胞沉淀,加入冰预冷的150μl溶液 I,悬浮沉淀。

(2)加入300μl溶液 Ⅱ,轻轻将离心管颠倒数次,混匀,置冰上5分钟。

(3)加入225μl溶液 Ⅲ,轻柔混匀,置冰上20~25分钟。

(4)12 000g离心5分钟,取上清液至另一离心管中,再经酚/氯仿抽提。

(5)小心吸取上层水相,再分别用冰冷无水乙醇沉淀mtDNA和70%乙醇漂洗沉淀。

(6)加入适量含20μg/ml RNA酶(无DNA酶)的TE液溶解,于-20℃保存。

（三）Triton 法

本方法利用非离子型去污剂 Triton X-100 能溶解核被膜以外的所有细胞膜的特点,分离细胞核与细胞质,从而获取 mtDNA。本方法简单快速,对实验设备和试剂要求不高,所提取的 mtDNA 纯度和产率高,且重复性好。

1. **材料** Triton 溶解液:50mmol/L KCl、15mmol/L Tris·HCl(pH 值为 8.3)、2.5mmol/L MgCl$_2$、1% Triton X-100;酚：氯仿：异丙醇:25：24：1。

2. **步骤**

（1）取 10^7 细胞沉淀,悬浮于 5ml 的 Triton 溶解液。温和振荡片刻后,室温下放置 10 分钟。

（2）12 000g 离心 5 分钟,取上清液至另一离心管中。

（3）经饱和酚、酚/氯仿/异丙醇抽提。

（4）小心吸取上层水相,再分别用冰冷无水乙醇沉淀 mtDNA 和 70% 乙醇漂洗沉淀。

（5）加入适量含 20μg/ml RNA 酶(无 DNA 酶)的 TE 液溶解,-20℃保存。

为保证分离得到的 DNA 的完整性和纯度,需要注意:①避免内源性和外源性 DNA 酶对 DNA 的降解,应在 0~4℃低温条件下提取 DNA,以降低 DNA 酶的活性;②尽量减少振荡、搅拌、煮沸及反复冻融等操作,以减少这些操作对 DNA 产生的机械性剪切力,导致 DNA 的断裂,尤其对一些大分子量线性 DNA 分子的破坏;③操作多在溶液 pH 值为 4.0~10.0 条件下进行,以避免过酸或过碱对核酸链中磷酸二酯键的破坏作用而造成 DNA 的断裂;④提取的 DNA 在应用于其他分子生物学研究中,均不存在抑制现象。如在经典的酚抽提过程中,残留在 DNA 溶液中的酚类等有机物质对 DNA 聚合酶有抑制作用,特别是在 PCR 扩增过程中会对扩增过程产生抑制作用。⑤无交叉污染现象。在 DNA 的提取和纯化过程中,多次抽提和多次离心,容易造成交叉污染。如酚提取过程中,去污剂(SDS)破坏细胞组分后,蛋白酶 K 消化去除蛋白质,再用酚、酚/氯仿、酚/氯仿/异戊醇多次抽提,不断更换离心管,容易产生交叉污染问题。

（马长玲）

第二节　DNA 凝胶电泳

琼脂糖和聚丙烯酰胺凝胶电泳常用于分离、鉴定和纯化 DNA 片段,操作简便、快速,可以分辨用其他方法(如密度梯度离心法)所无法分离的 DNA 片段。应用低浓度的荧光嵌入染料 EB 进行凝胶染色,可在紫外光下检出 1~10ng 的 DNA 条带,从而确定 DNA 条带在凝胶中的位置,以便从凝胶中回收特定的 DNA 条带。

琼脂糖凝胶的分辨能力比聚丙烯酰胺凝胶低,但其分离范围较广。不同浓度的凝胶可分离 50bp~50kb 的 DNA。琼脂糖通常用水平电泳装置在恒定强度和方向的电场下进行电泳。聚丙烯酰胺凝胶适合分离 5~500bp 小片段 DNA,分辨率高,可分开仅相差 1bp 长度的 DNA 分子。聚丙烯酰胺凝胶电泳速度很快,且装载量远大于琼脂糖凝胶、回收的 DNA 纯度亦高,但制作和操作较琼脂糖凝胶烦琐。聚丙烯酰胺凝胶采用垂直装置进行电泳。目前,多采用琼脂糖水平凝胶电泳装置进行 DNA 电泳。

一、琼脂糖凝胶电泳

琼脂糖凝胶在 DNA 电泳中作为一种固体支持基质,其密度取决于琼脂糖的浓度。在电场中,在中性 pH 条件下带负电荷的 DNA 向正极迁移。决定 DNA 在琼脂糖凝胶中的迁移速率有多种因素,主要有:①DNA 分子大小:线状双链 DNA 分子在一定浓度的琼脂糖凝胶中的迁移速率与 DNA 分子量的对数成反比关系,即分子越大所受的阻力越大,迁移就越慢;②琼脂糖浓度:DNA 电泳迁移率的对数与凝胶浓度呈线性关系,即琼脂糖凝胶浓度越低,迁移速率越快。凝胶浓度的选择取决于 DNA 分子大小,分离小于 0.5kb 的 DNA 片段所需凝胶的浓度是 1.2%~1.5%,分离 0.5~10kb 的 DNA 片段所需凝胶的浓度是 0.8%~1.0%,分离大于 10kb 的 DNA 片段所需凝胶的浓度是 0.3%~0.7%;③电源电压:低电压时,DNA 片段迁移速率与电压成正比。但电压过大,不同分子量的 DNA 片段的迁移率以不同的幅度增长,片段越大,因场强升高引起的迁移率升高幅度就越大。因此,电压增大,凝胶分离范围反而缩小;④DNA 分子构象:相同分子量的线状、开环和超螺旋 DNA 在琼脂糖凝胶中迁移速度是不一样的,即超螺旋 DNA 迁移速度最快,线状双链 DNA 迁移速度最慢;⑤电泳缓冲液的离子强度:若电泳缓冲液无离子(如误用蒸馏水配制凝胶),电导率最小,DNA 几乎不移动;而在高离子强度的缓冲液中(如误用 10×电泳缓冲液),电导很高且产热明显,甚至可导致凝胶熔化或 DNA 变性。

(一)分离大片段 DNA 的琼脂糖凝胶电泳

此方法可分离和纯化 0.5~25kb 的 DNA 片段。

1. 材料　50×TAE 电泳缓冲液;0.5mg/ml EB 溶液;10×核酸加样缓冲液;超纯琼脂糖;DNA 分子量标准物;水平凝胶电泳装置。

2. 步骤

(1)凝胶的制备:根据所要分离的 DNA 片段的大小,配制相应浓度的凝胶。称取一定量的琼脂糖,置于锥形瓶中,加入相应量的 1×TAE 缓冲液,盖上封口膜,放入微波炉加热至琼脂糖全部熔化,取出混匀(表 37-1)。

表 37-1　分离不同大小 DNA 片段的合适琼脂糖浓度

琼脂糖/%	线性 DNA 片段的有效分离范围/kb	琼脂糖/%	线性 DNA 片段的有效分离范围/kb
0.5	1~30	1.2	0.4~7
0.7	0.8~12	1.5	0.2~3
1.0	0.5~10		

(2)冷却至 55℃后,在凝胶中加入 EB 至终浓度为 0.5μg/ml,混匀后倒入已封的凝胶灌制平台,插入样品梳。

(3)待凝胶完全凝固,去封边胶带和小心拔出样品梳,放入电泳槽。

(4)向电泳槽加入电泳缓冲液,缓冲液应稍稍高出凝胶表面。

(5)用 10×加样缓冲液制备 DNA 样品后,将样品加入样品孔内,同时在另外一个孔加入适当的 DNA 分子量标准物做参照。

(6)接通电极,使 DNA 向正级移动,在 1~10V/cm 条件下电泳,待加样缓冲液中的溴酚蓝指示剂迁移至足够分离 DNA 片段距离时,停止电泳。

(7)将凝胶置于紫外灯下观察。

3. 注意事项

(1)样品梳子不能插入导底部,应距离底部 1~2mm,否则拔梳子时易弄破凝胶。

(2)加热时不要使琼脂糖过度沸腾从而导致凝胶实际浓度变高,稍沸腾至溶液清亮即可。

(3)凝胶放入电泳槽时注意极性,避免正负极颠倒。

(4)防止强诱变剂 EB 的污染。

(5)注意对紫外线的防护。

(二)分离和纯化小片段 DNA 的琼脂糖凝胶电泳

1. DEAE-纤维素膜电泳法

本方法操作简便,利用电流使 DNA 转移至 DEAE-纤维素膜上再洗脱下来,特别适用于小于 2kb DNA 片段的分离和纯化,回收率为 50%~90%。

(1)材料:超纯琼脂糖、DEAE-纤维素膜(如 Schleicher 和 Schuell NA-45 纸);NA-45 洗脱缓冲液:1mol/L NaCl、0.05mol/L 精氨酸;缓冲液平衡酚;酚、氯仿、异戊醇的比例为 25:24:1;95% 乙醇和 70% 乙醇;TE 缓冲液。

(2)步骤

1)用限制性内切酶消化一定量的 DNA 后,加样于含 EB 的琼脂糖凝胶中。

2）在适当的电压下电泳,直到紫外灯下观察到目的 DNA 片段与杂质完全分离。

3）停止电泳,用干净的刀片在靠近目的 DNA 条带前、后的凝胶各切一细缝,然后用镊子小心分开切口,用另一干净的镊子在细缝中各插入一小片 DEAE 纤维素膜,轻压凝胶使纤维素膜与凝胶完全接触。

4）继续电泳 10 分钟,直到 DNA 转移到 DEAE 纤维素膜上,小心取出含 DNA 片段的膜,用 TE 缓冲液漂洗 3 遍。

5）将纤维素膜放入预热至 70℃的 400μl NA-45 洗脱缓冲液中,若 DNA 片段小于 500bp 放置 15 分钟;大于 1 500bp 片段放置 1 小时。

6）洗脱液再用 400μl 缓冲液平衡酚抽提 1 次,酚/氯仿/异戊醇抽提 2 次,氯仿抽提 2 次。

7）加入 1ml 95% 乙醇,置于-20℃沉淀过夜。

8）于 4℃以 10 000g 离心 5 分钟,去上清液。70% 乙醇洗涤沉淀,相同条件离心,去上清液。干燥后用适量 TE 缓冲液溶解沉淀,于-20℃保存。

（3）注意事项

1）膜与凝胶之间不能有气泡。

2）DEAE 纤维素膜剪成与目的凝胶块等大,不要用手接触。

2. 低熔点琼脂糖凝胶分离 DNA 片段

本方法可使 DNA 片段从低熔点琼脂糖凝胶制备的凝胶条中分离,无须进一步的抽提或洗脱纯化,回收率约为 70%。

（1）材料:合适的限制性内切酶及其缓冲液;低熔点琼脂糖;缓冲液平衡酚;Elutip 高盐溶液:1mol/L NaCl、20mmol/L Tris·HCl（pH 为 7.5）、1mmol/L ETDA;Elutip 低盐溶液:0.2mol/L NaCl、20mmol/L Tris·HCl（pH 为 7.5）、1mmol/L ETDA;Elutip-d 柱;TE 缓冲液。

（2）步骤

1）制备含 EB 的 1% 低熔点琼脂糖凝胶,将已被限制性内切酶消化的 DNA 进行电泳。

2）停止电泳,通过检测 EB,确定目的 DNA 的位置。用干净的刀片切下含目的条带的琼脂糖凝胶,要使切下的凝胶尽可能小,转移至 EP 管内。

3）于 65℃温育溶化凝胶条,加入 TE 缓冲液降低琼脂糖浓度至≤0.4%。

4）加等体积缓冲平衡酚,充分混合 5~10 分钟,于室温以 15 800g 离心 10 分钟。

5）收集水相至另一离心管,用等体积 TE 缓冲液重新抽提酚相及中间界面,15 000g 离心 10 分钟,合并两次抽提的水相。

6）乙醇沉淀合并的水相,加入 10~20 倍体积的 Elutip 低盐溶液溶解 DNA。

7）用 Elutip-d 柱纯化 DNA,37℃保留所有的溶液。

8）加入适量无水乙醇,放置于-20℃沉淀过夜。

9）于 4℃以 10 000g 离心 5 分钟,去上清液。70% 乙醇洗涤沉淀,相同条件离心,去上清液。干燥后用适量 TE 缓冲液溶解沉淀,于-20℃保存。

（3）注意事项

1）低熔点琼脂糖凝胶比普通的凝胶易碎,小心操作。

2）再低熔点琼脂糖电泳中,上样量要比普通琼脂糖电泳少一些。

3）电泳的电压不宜过高,防止温度过热。

3. 试剂盒法　目前,试剂盒已广泛应用于从琼脂糖凝胶中分离和回收 DNA。多采用可高效、专一结合 DNA 的硅基质材料和缓冲液系统,从 TAE 或 TBE 琼脂糖凝胶上回收 DNA 片段,同时去除蛋白质、其他有机化合物、无机盐离子及寡核苷酸引物等杂质,可回收 100bp~15kb DNA 片段,回收率高达 80%,操作简便快速。具体操作见相关试剂盒操作步骤指南。

二、聚丙烯酰胺凝胶电泳

聚丙烯酰胺凝胶是由丙烯酰胺单体和少量交联剂甲叉双丙烯酰胺通过化学催化剂（过硫酸胺）及

N,N,N',N'-四甲基乙二胺（N,N,N',N'-tetramethylethylenediamine,TEMED）作为加速剂或光催化聚合作用形成的三维空间的高聚物。聚合后的聚丙烯酰胺凝胶形成网状结构,从而具有浓缩效应、分子筛效应、电荷效应,适用于不同相对分子量物质的分离。作为电中性的介质,聚丙烯酰胺凝胶电泳可用于双链DNA和单链DNA的分离。其分离、回收的DNA纯度高,可用于后续的克隆、测序和标记等实验。常用的聚丙烯酰胺凝胶有两种,即非变性聚丙烯酰胺凝胶,用于双链DNA小片段（<1kb）的分离与纯化;变性聚丙烯酰胺凝胶,用于单链DNA片段的分离与纯化。

（一）非变性聚丙烯酰胺凝胶电泳

1. 材料　30% 丙烯酰胺:29g 丙烯酰胺、1g 亚甲双丙烯酰胺,加水至 100ml;5×TBE 电泳缓冲液;TEMED;10×加样缓冲液;洗脱缓冲液（pH 为 7.5）:0.5mol/L 乙酸铵、1mmol/L EDTA（pH 为 8.0）;DNA 分子量标准物;无水乙醇和 70% 乙醇;3mol/L 乙酸钠（pH 为 5.2）;TE 缓冲液;聚丙烯酰胺凝胶电泳装置。

2. 步骤

（1）用去污剂溶液洗涤玻璃板和间隔片,自来水充分漂洗,最后用去离子水漂洗。

（2）根据所需要分离 DNA 的量,选择玻璃片的大小和间隔片的厚度,安装玻璃和间隔片。

（3）根据分离的 DNA 分子大小,配制适当浓度的凝胶溶液,每 100ml 不同浓度凝胶的制备见表37-2。每 100ml 丙烯酰胺凝胶溶液加 35μl 的 TEMED,摇动容器以混匀液体。

表 37-2　制备不同浓度（%）丙烯酰胺凝胶所用试剂的体积（ml）

试剂	3.5%	5.0%	8.0%	12.0%	20.0%
30% 丙烯酰胺	11.6	16.6	26.6	40.0	66.6
5×TBE	20.0	20.0	20.0	20.0	20.0
10% 过硫酸铵	0.7	0.7	0.7	0.7	0.7
水	67.7	62.7	52.7	39.3	12.7

（4）用注射器吸取混合凝胶溶液,将注射器针头插入两块玻璃板之间的空隙,注入凝胶溶液,几乎注满空隙。

（5）选择合适厚度的上样梳子插入凝胶中,夹紧,确认无丙烯酰胺溶液漏出。

（6）于室温聚合 30~60 分钟,从聚合的凝胶中小心取出梳子,用 1×TBE 冲洗加样孔。将玻璃板固定在下槽盛有 1×TBE 缓冲液的电泳槽内,往上样槽中注入足以覆盖样品孔的电泳缓冲液,并用注射器针头排出凝胶底部的气泡。

（7）将 DNA 样品与上样缓冲液混合后,用微量移液器加入加样孔,接上电极,在 5V/cm 电压下进行电泳,至所需的分离度（表 37-3）。

表 37-3　DNA 在聚丙烯酰胺凝胶中有效分离范围

丙烯酰胺/%	有效分离范围/bp	溴酚蓝的迁移/bp
3.5	100~1 000	100
5.0	100~500	65
8.0	60~400	45
12.0	40~200	20
15.0	25~150	15
20.0	6~100	12

（8）电泳至标准参照染料迁移至所需位置,停止电泳。拆分玻璃平板,取凝胶在 0.5μg/ml EB 溶液中染色 10~30 分钟,在紫外仪下观察。

（9）用干净的刀片切下含目的 DNA 条带的凝胶,要使切下的凝胶尽可能小,转移至离心管内。

（10）用一次性吸头将凝胶碾碎,加入 1~2 倍体积的丙烯酰胺凝胶洗脱缓冲液,于旋转平台 37℃温育。

一般<500bp 的小片段 DNA 温育 3~4 小时,大片段 DNA 温育 12~16 小时。

(11)于 4℃以 13 400g 离心 1 分钟,小心将上清液移入另一离心管。再向沉淀物中加入 0.5 倍体积的丙烯酰胺凝胶洗脱缓冲液。再次离心,合并两次上清液。

(12)将 2 倍体积 4℃的无水乙醇加入上清液,放置冰上 30 分钟。于 4℃以 10 000g 离心 10 分钟,回收 DNA。

(13)用 100μl 缓冲液溶解 DNA,加入 10μl 的 3mol/L 乙酸钠,再加入 2 倍体积的无水乙醇,重复沉淀过程,离心去上清液。

(14)用 70% 乙醇漂洗沉淀,干燥后用适量 TE 缓冲液溶解 DNA,-20℃保存。

3. 注意事项

(1)戴手套拿取玻璃板边缘,避免油脂残留在玻璃板上。

(2)在倒胶时注意角度和速度,避免制备的凝胶有气泡。

(3)丙烯酰胺具有神经毒性作用,操作时必须戴手套。

(4)过硫酸铵容易失效,现配现用;且其一旦加入溶液即开始凝结,所以制备凝胶时动作要尽快。

(5)在电泳过程中因边道条带易变形,所以样品尽量不加在边道。

(二)变性聚丙烯酰胺凝胶电泳

1. 材料 10×TBE 和 1×TBE 电泳缓冲液;浓 NH₄OH;丙烯酰胺:亚甲双丙烯酰胺:40:2;TEMED;尿素;10% 过硫酸铵;2× 甲酰胺加样缓冲液:0.1ml 10×TBE、0.9ml 去离子甲酰胺、50μl 10% 溴酚蓝;0.3mol/L 乙酸钠(pH 为 7.5);TE 缓冲液;聚丙烯酰胺凝胶电泳装置。

2. 步骤

(1)将合成的寡核苷酸用 NH₄OH 从玻璃柱子上洗下来,于 55℃温育 5 小时后,将样品移入至另一离心管,空气干燥后,用 200μl 去离子水重悬。

(2)按实验需要配制适当浓度的丙烯酰胺溶液(表 37-4)

表 37-4 被分离的寡核苷酸长度与丙烯酰胺浓度关系

尿素丙烯酰胺/%	寡核苷酸长度/nt	溴酚蓝/nt
12	40~100	15
15	25~40	9~10
19	<25	6

注:表中数字表示与染料一起迁移的寡核苷酸的核苷酸数。

(3)凝胶配制:6ml 10×TBE,25.2g 尿素,42% 丙烯酰胺/亚甲双丙烯酰胺,加去离子水至 60ml,在真空下将混合物脱气 10 分钟,再加 30μl 的 TEMED 和 250μl 的 10% 过硫酸铵,充分混匀。

(4)灌胶,插入上样梳子,室温下聚合 30~60 分钟。

(5)从聚合的凝胶中小心取出梳子,用 1×TBE 冲洗加样孔。将玻璃板固定在下槽盛有 1×TBE 缓冲液的电泳槽内,往上样槽中注入足以覆盖样品孔的电泳缓冲液,并用注射器针头排除凝胶底部的气泡。

(6)将 DNA 样品与上样缓冲液混合后,用微量移液器加入加样孔,接上电极,在 1 500V/cm 电压下进行电泳,当溴酚蓝迁移至凝胶底部时停止电泳。

(7)取凝胶放在带有荧光指示剂的色谱板上,在紫外仪下观察。

(8)用干净的刀片切下含目的条带的凝胶,凝胶尽可能切小,转移至离心管内。用一次性吸头将凝胶碾碎,用 0.3mol/L 乙酸钠液浸泡碎片,于 37℃温育振荡过夜。

(9)于室温 10 000g 离心 10 分钟,移上清液至另一离心管内,用酚、氯仿各抽提 1 次。

(10)分别用无水乙醇、70% 乙醇沉淀 DNA,空气干燥。用适量 TE 溶解 DNA,-20℃保存。

3. 注意事项 同非变性聚丙烯酰胺凝胶电泳。

(马长玲)

第三节　真核细胞 RNA 提取

细胞中的 RNA 大部分是核糖体 RNA,即主要是 28S、18S、5.8S 和 5S 四种,占总 RNA 量的 80%~85%。转运 RNA 和小核 RNA 占 15%~20%,信使 RNA(mRNA)占 1%~5%。长度从几百碱基至几千碱基。从细胞里提取完整的 RNA 并进行纯化,是研究 RNA 功能机制的首要和关键步骤。

由于核糖核酸残基在 2' 和 3' 带有羟基,所以 RNA 比 DNA 的化学性质更加活跃,易被核糖核酸酶(RNA 酶)水解。因 RNA 酶广泛存在且稳定,发生反应亦不需要辅助因子,RNA 制剂中只要存在少量的 RNA 酶就会导致 RNA 在制备与分析过程中被降解。因此,在提取总 RNA 时要严格控制外源性 RNA 酶的污染。为避免 RNA 酶污染,实验中所有的溶液、玻璃器皿、塑料制品均需特殊处理,如戴手套、实验溶液用二乙基焦碳酸盐(diethyl pyrocarbonate,DEPC)处理、玻璃器皿 300℃干烤 4 小时、塑料制品直接从商品包装中取用,或用 0.5mol/L NaOH 中浸泡 10 分钟,然后用水彻底清洗,再灭菌等。另外,还需最大限度抑制内源性 RNA 酶活性,即通过加入 RNA 酶抑制剂,如异硫氰酸胍和 β-巯基乙醇,能显著降低 RNA 的降解速率。

RNA 提取和纯化后,可用琼脂糖凝胶电泳进行完整性的检测。RNA 在 260nm 波长处有最大的吸收峰,可用 260nm 波长分光测定 RNA 浓度。较纯 RNA 的 OD_{260}/OD_{280} 比值 1.8~2.0,若比值低于 1.8,说明有残余蛋白质、酚或其他杂质;比值高于 2.0,则提示 RNA 有降解。浓度测定方法:取一定量的 RNA 提取物,稀释 n 倍,取稀释液进行 OD_{260} 和 OD_{280} 测定,计算 RNA 浓度:终浓度(ng/μl)=(OD_{260})×(稀释倍数 n)×40。提取纯化的 RNA 可冰冻干燥或在含 0.3mol/L NaAc 的 75% 乙醇中,以沉淀形式于 -20℃保存,或将 RNA 溶于无 RNA 酶的双蒸水(RNase-Free ddH₂O),于 -80℃保存。

一、细胞总 RNA 提取

所有分离提取 RNA 的方法,首要步骤都是在能导致 RNA 变性的化学环境中裂解细胞,然后才将 RNA 从各种生物大分子分离出来,分离 RNA 时裂解细胞的缓冲液可分成两大类:①细胞裂解缓冲液含有离液试剂,如胍盐、SDS、尿素、苯酚或氯仿,离液试剂能破坏细胞膜和亚细胞器,同时使核糖核酸酶失活;②细胞裂解缓冲液含有酞菁氧钒酞(Igepel CA-630),以低渗裂解方式溶解细胞膜,能够保持细胞核的完整。采用何种制备方法取决于 RNA 的细胞来源及后续实验需要。

(一)异硫氰酸胍法

异硫氰酸胍提取 RNA,是由于异硫氰酸胍为有效的蛋白质变性剂,在裂解细胞的同时可抑制内源性 RNA 酶活性。加入氯仿可产生有机相,DNA 和蛋白质在有机相中被抽提,低 pH 的酚可使 RNA 在上层水相中,然后用异丙醇沉淀,再用乙醇漂洗沉淀,即可去除残留的蛋白质和无机盐,最终获得总 RNA。

1. 材料　单相裂解液(异硫氰酸胍裂解液):4.0mol/L 异硫氰酸胍、0.1mol/L 乙酸钠、0.2% β-巯基乙醇、50% 饱和酚;DEPC 处理的水和 75% 乙醇;PBS;异丙醇;氯仿。

2. 步骤

(1)组织样品或细胞匀浆处理:

1)组织样品:取采集的组织,剪成约 100mg 的小组织块,放入液氮,待其冻结后,置于盛有液氮的研钵中,用研棒磨碎组织成粉末状;再加入 1ml 异硫氰酸胍裂解液裂解组织细胞。

2)贴壁细胞:去除培养液,用预冷的无菌 PBS 洗涤细胞 2 次。彻底吸尽 PBS,每 10⁷ 细胞加 1ml 裂解液重悬细胞沉淀,用移液器吹打混匀,使细胞裂解完全,移入另一离心管。

3)悬浮细胞:离心收集细胞,同 2)的方法处理。

(2)样品加入裂解液后,室温放置 5 分钟,使样品充分裂解,12 000g 离心 5 分钟,取上清液。

(3)按每 ml 裂解液加入 200μl 氯仿,振荡混匀后室温放置 15 分钟,使其分相。

(4)于 4℃以 12 000g 离心 15 分钟,样品分三层,黄色为有机层,中间层和上层为水相,RNA 主要在水相。

(5)小心吸取上层水相至新的离心管,不要吸取中间界面,以免 DNA 和蛋白污染。

（6）在上清液中加入等体积冰预冷的异丙醇，-20℃放置1小时。

（7）于4℃，12 000g离心15分钟，弃上清液，RNA沉于管底。

（8）加1ml DEPC水配制的75%乙醇重悬沉淀，于4℃以8 000g离心5分钟，弃上清液。

（9）室温放置5~10分钟，让残存的乙醇挥发，用适量DEPC处理的水溶解沉淀，定量后保存RNA于-70℃。

3. 注意事项

（1）在实验过程中，尽可能在无RNA酶的环境下操作，最好有专门的场所。

（2）整个实验过程中均需戴手套操作并经常更换（使用一次性手套）。

（3）配制溶液应尽可能用0.1%的DEPC处理12小时以上。然后高压灭菌去残留的DEPC，不能高压灭菌的试剂，用DEPC处理过的无菌双蒸水配制，再用0.22μm滤膜过滤除菌。

（4）RNA样品不要过于干燥。

（二）Trizol 提取法

Trizol试剂可直接从细胞或组织中提取总RNA，它能保持细胞RNA的完整。

1. 材料　TRIzol试剂；氯仿；异丙醇；DEPC处理的水和75%乙醇。

2. 步骤

（1）按常规方法获取培养的细胞，按$4×10^6$细胞量移入离心管。

（2）加TRIzol试剂1ml，混匀后冰浴5分钟。

（3）加氯仿0.5ml，混匀后冰浴10分钟。

（4）于4℃，10 000g离心10分钟。小心吸取上层水相，移入另一离心管内，加入0.5ml异丙醇，室温放置10分钟，于4℃以10 000g离心10分钟。

（5）加1ml DEPC水配制的75%乙醇重悬沉淀，于4℃以8 000g离心5分钟。

（6）室温放置5~10分钟，用适量DEPC处理的水溶解沉淀，于-70℃保存。

（三）提取线虫总RNA

要从线虫中有效提取RNA，必须先通透或溶解胚胎的卵壳或幼虫和成虫的角质层（表皮）。在液氮中研磨虫体成粉末，然后将这些细胞物质快速溶解于强变性的RNA提取缓冲液中。亦可直接用单相裂解试剂从完整的虫体提取RNA，而不用先在液氮中研碎虫体。

要获得高质量的线虫RNA，虫体应尽可能地在含有胍盐作为离液剂的单相裂解试剂中直接裂解和物理匀浆。若不能立即完成提取，匀浆物可长期储存于-80℃。提取总RNA所需要的虫体数量，依赖于所处的虫体发育阶段，RNA产量通常根据线虫沉淀的最终体积进行标准化，而不是虫体数量。

1. 材料　单相裂解液：TRIzol试剂或异硫氰酸胍裂解液；氯仿；异丙醇；DEPC处理的水和75%乙醇；M9缓冲液：22mmol/L KH_2PO_4、22mmol/L Na_2HPO_4、85mmol/L NaCl、1mmol/L $MgSO_4$。

2. 步骤

（1）用10ml M9缓冲液洗净虫体，室温离心，沉淀线虫。反复多次，直至上清液澄清。

（2）最后一次离心后，小心除去上清液。加10倍体积单相裂解液（约1ml），室温下剧烈涡旋20分钟，溶解和裂解虫体。

（3）加1/5体积氯仿（0.2ml），室温下放置15分钟，其间不时混匀。

（4）于4℃以14 000g离心15分钟。小心吸取上层水相，移入另一离心管内，加入等体积异丙醇，颠倒离心管数次以混匀。室温放置10分钟，于4℃以14 000g离心20分钟。

（5）加1ml DEPC水配制的75%乙醇重悬沉淀，于4℃以14 000g离心5分钟。

（6）除去上清液，空气干燥沉淀1分钟。

（7）用适量DEPC处理的水溶解沉淀，在65℃加热5分钟，以助溶解RNA，室温涡旋溶液10秒。

（8）于4℃，14 000g离心1分钟，将上清液转移至另一离心管，于-70℃保存。

（四）试剂盒法

目前市售的RNA提取试剂盒可从动物组织、细菌、细胞中快速提取总RNA，且可同时处理大量不同样品。提取的总 RNA 纯度高,基本没有蛋白和其他杂质的污染。采用试剂盒提取,可快速从动物组织、细菌、细胞中提取 RNA,且提取过程无须使用 β-巯基乙醇、DTT、氯仿和酚等有毒试剂,安全低毒。具体操作见相关试剂盒操作步骤指南。

二、mRNA 制备

大多数真核细胞 mRNA 的 3' 端存在 20~30 个腺苷酸组成的 poly(A)尾,该结构为真核细胞 mRNA 的提取提供了极为方便的条件,Oligo(dT)纤维素亲和层析分离和纯化 mRNA 的方法即以此设计。

(一) oligo(dT)-纤维素亲和层析法

总 RNA 流经 Oligo(dT)纤维素柱时,在高盐缓冲液作用下,mRNA 被特异结合在柱上,在低盐溶液和蒸馏水作用下,mRNA 被洗脱。经过两次 Oligo(dT)纤维素柱后,即可得到纯度较高的 mRNA。

1. 材料　5mol/L NaOH;Oligo(dT)纤维素;DEPC 处理的水;Poly(A)加样缓冲液:0.5mol/L LiCl、10mmol/L Tris·Cl(pH 为 7.5)、1mmol/L EDTA、0.1% SDS;10mol/L LiCl(DEPC 处理);中度洗脱缓冲液:0.15mol/L LiCl、10mmol/L Tris·Cl(pH 为 7.5)、1mmol/L EDTA、0.1% SDS;3mol/L 乙酸钠缓冲液(DEPC 处理);2mmol/L EDTA/0.1% SDS;无 RNA 酶的 TE 缓冲液。

2. 步骤

(1)用 5mol/L NaOH 溶液 10ml 清洗硅化的层析柱,再用水冲洗干净,取 0.5g Oligo(dT)纤维素干粉加入 1ml 0.1mol/L 的 NaOH 溶液中,倒入柱内,用约 10ml 的水冲洗。

(2)10~20ml 加样缓冲液平衡柱子,至流出的液体 pH 约为 7.5。

(3)将含有 2mg 总 RNA 的水溶液于 70℃加热 10 分钟,再用 10mol/L LiCl 溶液调节 LiCl 终浓度为 0.5mol/L。

(4)加 RNA 溶液至 Oligo(dT)柱,并用 1ml Poly(A)加样缓冲液洗涤,将流出的液体重新上柱 2 次。

(5)用 2ml 中度洗脱缓冲液洗柱子,用装有 2ml 的 2mmol/L EDTA/0.1% SDS 试管收集洗脱的 RNA 溶液。

(6)按步骤(2)重新平衡柱子,重复步骤(2)~(4)。

(7)在收集的 RNA 溶液中,加入 3mol/L 乙酸缓冲液调节其终浓度为 0.3mol/L,再加 2.5 倍体积无水乙醇,移液体至 2 个硅化的离心管中,于-20℃过夜。

(8)于 4℃以 300 000g 离心 30 分钟沉淀 RNA。弃去乙醇,晾干沉淀,重溶于 150μl 无 RNA 酶的 TE 缓冲液中。

(9)取 5μl 样品溶液于 70℃加热 5 分钟后,在 1% 琼脂糖凝胶电泳中检查 RNA 质量。

(二) oligo(dT)磁珠法

经特殊设计偶联 Oligo(dT)的磁珠可专一性地捕获 mRNA,经过磁珠漂洗缓冲液洗涤去除非特异结合的非 mRNA,能够获得组织、细胞等总 RNA 中完整的 mRNA。该方法对于完整的总 RNA 均具有良好的 mRNA 捕获效果,所获得的 mRNA 可用于高通量测序,此外,纯化的 mRNA 也可用于随机引物 cDNA 合成或其他下游应用。目前,已开发了相关试剂盒。

1. 材料　Oligo(dT)-磁珠、DEPC 处理的水、结合缓冲液:0.5mol/L LiCl、100mmol/L Tris·Cl(pH 为 8.0)、10mmol/L EDTA、1% SDS、5mmol/L DTT;洗涤缓冲液:0.15mol/L LiCl、10mmol/L Tris·Cl(pH 为 8.0)、1mmol/L EDTA、0.1% SDS。

2. 步骤

(1)处理磁珠:吸取 200μl Oligo(dT)-磁珠至一离心管,置于磁架上 1~2 分钟,小心地完全吸弃上清。将管子从磁架上取出,加入 100μl 结合缓冲液重悬磁珠,重复上面步骤。

(2)用 DEPC 处理的水调整总 RNA 样品体积为 100μl,加入 100μl 结合缓冲液,置于 PCR 仪中 65~70℃加热 2~5 分钟后,立即置于冰上。

(3)再加入 100μl 用结合缓冲液重悬的 Oligo(dT)-磁珠。完全混匀,室温连续旋转 5 分钟。

(4)将管子置于磁架上 1~2 分钟,小心吸弃上清。

（5）将管从磁力架上拿起，用洗涤缓冲液充分清洗磁珠 3 次。

（6）加入 DEPE 处理的水充分悬浮磁珠，于 75~80℃孵育 2 分钟。从磁珠上洗脱 mRNA。把管子置于磁架上，把含有 mRNA 的上清移至一个无 RNase A 的管中。洗脱样品可立即用于 RNA 测序文库构建或其他分析，也可在-20℃保存过夜或在-80℃保存 30 天。

（马长玲）

第四节 RNA 凝胶电泳

RNA 可以使用非变性或变性琼脂糖凝胶电泳进行检测。非变性电泳，使用 1.0%~1.5% 的凝胶，虽无法判断其分子量，但既可使不同的 RNA 条带分开，也可快速检测所提总 RNA 样品的完整性；完整未降解的 RNA 制品的电泳图谱，可清晰观察到 18S rRNA、28S rRNA、5S rRNA 三条带，且 28S rRNA 的亮度应为 18S rRNA 的两倍。在完全变性的条件下，RNA 分子完全伸展，其泳动率与分子量成正比。因此，要测定 RNA 分子量时，一定要用变性琼脂糖凝胶电泳。

一、非变性琼脂糖凝胶电泳

非变性琼脂糖凝胶电泳主要用于快速检测 RNA 的完整性。

（一）材料

50×TAE 电泳缓冲液（用 DEPC 水配制及稀释）；EB 贮存液 0.5mg/ml；电泳级琼脂糖；10×核酸加样缓冲液；分子量标准物；水平凝胶电泳装置。

（二）步骤

1. 提取 RNA 所用的玻璃容器和塑料制品经常会有 RNA 酶污染，使用前须于 180℃干烤 8 小时或更长时间；或用含 0.1% DEPC 的水溶液于 37℃浸泡 2 小时，然后用灭菌水淋洗数次，100℃干烤 15 分钟，防止残留液体。用于 RNA 电泳的电泳槽用去污剂洗干净，再用乙醇干燥，然后灌满 3% 的 H_2O_2 溶液，于室温放置 10 分钟，最后用 DEPC 水彻底冲洗。

2. 配制（1%~1.5%）凝胶 将电泳缓冲液与琼脂糖加热熔化，混匀后，冷却至 60℃，加入 EB 储存液至终浓度为 0.5μg/ml，充分混匀，然后倒入已封的凝胶灌制平台，插入样品梳。

3. 凝胶凝固后，移去样品梳，放入电泳槽内，倒入缓冲液至高出凝胶 1cm。

4. 用 10×加样缓冲液处理 RNA 样品后，用移液器将样品加入样品孔内，同时加入适当的分子量标准物。

5. 在 5~10V/cm 条件下电泳 10~15 分钟，见加样缓冲液中的指示剂迁移出足够距离则停止电泳，在紫外灯下观察，拍照。

二、变性琼脂糖凝胶电泳

变性琼脂糖凝胶电泳可用于 RNA 的分离纯化及 Northern 杂交。

（一）含有氢氧化甲基汞的琼脂糖凝胶电泳

氢氧化甲基汞是一种有效的变性剂，能破坏 RNA 所有的二级结构。氢氧化甲基汞是剧毒品，且挥发性强，若所用溶液中氢氧化甲基汞浓度超过 10^{-2}mol/L，其一切操作均应在化学通风橱中进行，操作者应戴手套。

1. 材料 电泳级琼脂糖；用 DEPC 水；1×甲基汞凝胶电泳缓冲液（pH 为 8.0）；2×甲基汞凝胶加样缓冲液；0.5mol/L 乙酸铵；EB 储存液 0.5mg/ml；分子量标准物；水平凝胶电泳装置。

2. 步骤

（1）凝胶制备：大于或等于 1kb 的 RNA 用 1% 琼脂糖，小于 1kb 的 RNA 用 1.4% 琼脂糖。将琼脂糖溶于 1×甲基汞凝胶电泳缓冲液，冷却至 55℃，加氢氧化甲基汞至终浓度为 5mmol/L，充分混匀，倒入已封的凝胶灌制平台，插入样品梳，于室温放置 30 分钟或更长时间，使凝胶凝固。

（2）将等体积的 2×凝胶加样缓冲液与 RNA 溶液混匀（按每个标准的 0.6cm 加样孔加 10μg RNA）。

（3）加样，以 5~6V/cm 的电压电泳 12~16 小时。

（4）电泳完毕，用含 0.5μg/ml EB 的 0.1mol/L 乙酸铵溶液浸泡 30~45 分钟。在紫外灯下观察，拍照。

（二）乙二醛化 RNA 的琼脂糖凝胶电泳

该方法主要用于 Northern 杂交。

1. 材料　电泳级琼脂糖；DEPC 水；0.1mol/L 磷酸钠（pH 为 7.0）；3.9ml 1mol/L 磷酸二氢钠、6.1ml 1mol/L 磷酸氢二钠、90ml 水；6mol/L 乙二醛；DMSO；乙二醛-DMSO 凝胶加样缓冲液；0.5mol/L 乙酸铵；碘乙酸钠；EB 储存液 0.5mg/ml；分子量标准物；水平凝胶电泳装置。

2. 步骤

（1）在灭菌的微量离心管内分别加入 6mol/L 乙二醛 5.4μl、DMSO 16μl、0.1mol/L 磷酸钠 3.0μl、约 10μg RNA 溶液 5.4μl，混匀。

（2）将微量离心管盖严，于 50℃温育 1 小时，用冰水冷却样品，12 000g 离心 1 分钟，使管内所有液体沉至管底。

（3）于 50℃温育样品的同时，灌制琼脂糖水平凝胶，大于或等于 1kb 的 RNA 用 1% 琼脂糖，小于 1kb 的 RNA 用 1.4% 琼脂糖。将琼脂糖溶于 10mmol/L 磷酸钠（pH 为 7.0）溶液后，降温至 70℃，加碘乙酸钠固体至终浓度为 10mmol/L，再降温至 50℃，制胶，于室温放置 30 分钟或更长时间，使凝胶凝固。

（4）将 RNA 样品冷却至 0℃，加 4μl 灭菌的并经 DEPC 处理的乙二醛-DMSO 凝胶加样缓冲液，随即将样品加至凝胶加样孔内。用已知大小的乙醛酰 RNA、或 18S 和 28S 人 rRNA、兔 9S β-珠蛋白 mRNA 的染色带作为分子量标准物，分子量标准物的泳道位于凝胶边缘，便于电泳后将其切去进行 EB 染色。

（5）将凝胶浸入 10mmol/L 磷酸钠电泳液中，以 3~4V/cm 电压进行电泳，电泳时每 30 分钟换一次磷酸钠缓冲液；当溴酚蓝迁移出 8cm 时结束电泳。

（6）电泳结束后切下分子量标准物的凝胶条，用含 0.5μg/ml EB 的 0.1mol/L 乙酸铵溶液浸泡 30~45 分钟，在紫外灯下观察，拍照。

（三）甲醛化 RNA 的琼脂糖凝胶电泳

该方法主要用于 Northern 杂交。

1. 材料　电泳级琼脂糖；DEPC 水；5×甲醛凝胶电泳缓冲液（pH 为 7.0）；37% 甲醛贮存液（12.3mol/L，pH 大于 4.4）；甲酰胺；甲醛凝胶加样缓冲液；0.5mol/L 乙酸铵；EB 储存液 0.5mg/ml；分子量标准物；水平凝胶电泳装置。

2. 步骤

（1）制备凝胶：将适量琼脂糖溶于水，冷却至 60℃，加入 5×甲醛凝胶电泳缓冲液和甲醛至终浓度分别为 1× 和 2.2mol/L（将甲醛储存液、琼脂糖水溶液和 5×甲醛凝胶电泳缓冲液按 1∶3.5∶1.1 比例混合即可），灌制凝胶，于室温放置 30 分钟或更长时间，使凝胶凝固。

（2）在一个灭菌的微量离心管内混合下列液体，制备 RNA 样品：10~20μg RNA 4.5μl、5×甲醛凝胶电泳缓冲液 2.0μl、甲醛储存液 3.5μl、甲酰胺 4.5μl。

（3）上述溶液于 65℃温育 15 分钟，冰浴冷却，离心 1 分钟，使管内所有液体沉至管底。

（4）加 2μl 灭菌的并经 DEPC 处理的甲醛凝胶加样缓冲液。

（5）凝胶预电泳 5 分钟，电压为 5V/cm，加样至凝胶加样孔。用已知大小的 RNA 作为分子量标准物，其泳道一般位于凝胶边缘，便于电泳后将其切去进行 EB 染色。

（6）凝胶浸入 1×甲醛凝胶电泳缓冲液中，电压 3~4V/cm 进行电泳。电泳缓冲液不需进行持续循环，电泳 1~2 小时后，收集并混合两个液槽的缓冲液，再加入电泳槽中，即可继续进行电泳。

（7）待溴酚蓝迁移出约 8cm 时结束电泳，切下分子量标准物的凝胶条，用含 0.5μg/ml EB 液的 0.1mol/L 乙酸铵溶液浸泡 30~45 分钟，在紫外灯下观察、拍照。

（魏海霞）

参 考 文 献

[1] 金红星. 基因工程学 [M]. 北京:化学工业出版社,2021.

[2] MR 格林,J 萨姆布鲁克. 分子克隆实验指南 [M]. 贺福初,等,译. 北京:科学出版社,2017.

[3] 申煌煊. 分子生物学实验方法与技巧 [M]. 广州:中山大学出版社,2010.

[4] 高秋月,景奉香,李海燕,等. 基于磁珠的细菌基因组 DNA 快速提取方法 [J]. 安徽农业科学,2010,38(21):11071-11074.

[5] 宋凯,陈文武,吴江涛. 线粒体 DNA 及其提取方法 [J]. 现代生物医学进展,2010,10(4):777-779.

[6] FM 奥斯伯,RE 金斯顿,JG 塞德曼. 精编分子生物学实验指南 [M]. 马学军等译. 北京:科学出版社,2005.

[7] 潘卫庆,汤林华. 分子寄生虫学 [M]. 上海:上海科学技术出版社,2004.

[8] 肖建华,杨秋林. 分子寄生虫学实验指南 [M]. 长沙:湖南科学技术出版社,2004.

[9] J 萨姆布鲁克,DW 拉塞尔. 分子克隆实验指南 [M]. 黄培堂,等,译. 北京:科学出版社,2002.

[10] J 萨姆布鲁克,EF 弗里奇,T 曼尼阿蒂斯. 分子克隆实验指南 [M]. 2 版. 金冬雁,等,译. 北京:科学出版社,1992.

[11] OBERACKER P,STEPPER P,BOND DM,et al. Bio-On-Magnetic-Beads(BOMB):Open platform for high-throughput nucleic acid extraction and manipulation [J]. PLoS Biol,2019,17(1):e3000107.

第三十八章

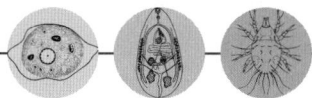

分子杂交技术

分子杂交（molecular hybridization）是一项利用分子间特异性结合的原理对核酸或蛋白质进行定性、定量分析的技术，包括核酸分子杂交和蛋白质杂交。

在分子生物学上，分子杂交一般是指核酸分子杂交，即具有一定同源序列的两条单核苷酸链（包括 DNA 与 DNA、DNA 与 RNA、RNA 与 RNA）在一定条件下按碱基互补配对原则形成双链的过程。在这一过程中，核酸分子经历了变性和复性的变化，以及在复性过程中分子间键的形成和断裂等。杂交的双方是已知核酸序列和待测核酸序列，杂交后形成的异源双链分子称为杂交分子。通常是将已知核酸序列用同位素或非同位素标记即探针（probe），以实现对待测核酸序列的检测和分析。

核酸分子杂交技术始于 20 世纪 60 年代初期，Hall 等（1961 年）用同位素标记探针与靶序列在溶液中杂交，通过平衡密度梯度离心分离杂交体。这实际为液相杂交，过程烦琐、耗时费力且不精确，但开拓了核酸分子杂交技术的研究。随后 Bolton 等（1962 年）将变性 DNA 固定在琼脂中，DNA 不能复性，但能与其他互补核酸序列杂交。典型的反应是用放射性标记的短 DNA 或 RNA 分子与凝胶中的 DNA 过夜杂交，然后漂洗凝胶，去除游离探针，在高温、低盐条件下将结合的探针洗脱，洗脱液的放射性与结合的探针量成正比。这是核酸分子杂交史上的第一种固相杂交，被称为 DNA-琼脂技术。20 世纪 60 年代中期 Nygaard 和 Brown 等应用 DNA 或 RNA 探针检测固定在硝酸纤维素（nitrocellulose，NC）膜上的 DNA 序列，奠定了现代膜杂交实验的基础。20 世纪 70 年代末期到 80 年代早期，限制性核酸内切酶的发现、质粒和噬菌体 DNA 载体的应用，使分子克隆成为可能，从而使探针的来源变得十分丰富。随后印迹技术、核酸自动合成技术、放射性与非放射性标记技术、化学发光技术等的发展和应用，一系列成熟的核酸分子杂交技术得以建立、完善和广泛应用。

由于核酸分子杂交技术具有特异性强、灵敏度高、定位准确等优点，该技术常用于分子生物学、生物化学、传染病学等领域的研究，目前已被广泛应用于基因克隆的筛选、酶切图谱的制作、基因组中特定序列的定性、定量分析以及基因突变的检测与疾病的诊断等方面。但是核酸分子杂交技术在实际应用中仍存在不少问题，比如检测单拷贝基因的敏感性有待提高，用非放射性物质代替放射性同位素探针还需完善，以及简化实验操作和缩短杂交时间等，随着这些问题的不断解决，分子杂交技术有望更加简便、快速、低廉、安全和准确。

第一节　核酸探针种类、标记和检测

从广义上讲，探针是指能与某种大分子发生特异性相互作用，并在相互作用之后可以检测出来的生物大分子。例如抗原-抗体、生物素-抗生物素蛋白、生长因子-受体等的相互作用都可以看作是探针与靶分子的相互作用。因此，探针从广义上讲可分为核酸分子探针、蛋白质分子探针和其他小分子探针。本部分着重介绍核酸分子探针。

所谓核酸分子探针则是指用放射性核素或其他标记物标记的具有特定碱基序列的核酸片段，能够与所要检测的目的核酸序列片段特异性互补结合，经过一定方法示踪后，检测待测样品中的目的基因片段。

一、探针的种类

根据核酸分子探针来源及其性质可分为 DNA 探针、RNA 探针和人工合成的寡核苷酸探针等几类。其中 DNA 探针是最常用的核酸探针,又可分为基因组 DNA 探针和 cDNA 探针。

(一)基因组 DNA 探针

基因组 DNA 探针是指长度在几百碱基对以上的 DNA 探针,目前可获取的基因组 DNA 探针种类很多,有细菌、病毒、原虫、真菌、动物和人类细胞的基因组 DNA 探针等。这类探针多为某一基因的全部或部分序列,或某一非编码序列。这些 DNA 片段必须是特异的,其制备有赖于分子克隆技术的发展和应用。

寄生虫属于真核生物,其细胞内总基因组 DNA 中只有一小部分为具有编码蛋白质功能的活性基因,大部分 DNA 为无编码功能的重复序列。在物种演化过程中,由于进化压力的选择作用,不同寄生虫虫种编码主要功能和结构蛋白质的 DNA 往往具有一定的同源性,而无编码功能的高度重复 DNA 序列则演化较快,具有种属特异性,可以作为特异性诊断或鉴定的探针序列。这些高度重复的 DNA 序列在寄生虫染色体中往往存在多个拷贝,因此能比较容易地被检测出来,其敏感性较血清学检测至少高 1 000 倍。此外,高度重复的 DNA 序列在寄生虫的个体发育过程中保持恒定,不像抗原会伴随虫体发育而发生变化,因此原则上适用于寄生虫生活史各期的检测。除上述特异性、敏感性及非期依赖性等优点外,基因组 DNA 探针普遍具有不易降解(与 RNA 相比)的特点,实验操作中能够有效抑制 DNA 酶活性,使得基因组 DNA 探针不受影响。而且基因组 DNA 探针标记技术成熟,方法多样,能够使用放射性标记和非放射性标记等多种标记方法。

由于 DNA 探针直接检测寄生虫的基因,因此检测结果较血清学方法更为可信。该方法可以诊断现症感染、判定感染度及考核疗效。同时直接检测寄生虫基因型,可以消除与寄生虫表型变异、基因型的外显率或表现度有关的虫种分类问题。

(二)cDNA 探针

cDNA 是指与 mRNA 互补的 DNA 分子,由 RNA 经逆转录酶催化产生。逆转录酶以 RNA 为模板,根据碱基配对原则,按照 RNA 的核苷酸顺序合成 DNA。由于这一过程与一般遗传信息流的方向相反,故称逆转录。合成的 DNA 与 RNA 序列互补,因此称为互补 DNA(cDNA)。目前,以 RNA 为模板合成 cDNA 探针所用的引物有两种:①Oligo(dT),本方法只能用于带 Poly(A)尾的 mRNA,并且产生的探针大多数偏向于 mRNA 3' 末端序列。②随机引物,该法可避免 Oligo(dT)引物的上述缺点,产生比活性较高的探针。但由于模板 RNA 中通常含有多种不同的 RNA 分子,所得探针的序列往往比以克隆 DNA 为模板所得的探针复杂得多,因此应预先富集 mRNA 中的目的序列。

cDNA 探针,与基因组 DNA 探针相比较,具有 DNA 探针的所有优点,同时 cDNA 探针由于不含内含子序列及其他高度重复序列,是一种较为理想的核酸分子探针,尤其适用于基因表达的检测和分离 cDNA 文库中相应的基因。

(三)RNA 探针

RNA 探针是一类很有前途的核酸探针,它既可以是标记分离的 RNA,也可以是重组质粒在 RNA 聚合酶作用下的转录产物。早期的 RNA 探针是在细胞基因转录或病毒复制过程中得到标记,标记效率往往不高,主要用于研究目的,而不是用于检测。近几年体外转录技术不断完善,相继建立了单向和双向体外转录系统。该系统主要基于一类新型载体 pSP 和 pGEM,这类载体在多克隆位点两侧分别带有 SP6 启动子和 T7 启动子,在 SP6 RNA 聚合酶或 T7 RNA 聚合酶作用下可以进行 RNA 转录。如果在多克隆位点插入外源 DNA 片段,则可以此 DNA 两条链中的一条为模板转录生成 RNA。这种体外转录反应效率很高,只要在底物中加入适量的放射性同位素或生物素标记的 NTP,则所合成的 RNA 探针即可得到高效标记。该方法能有效地控制探针的长度并可提高标记物的利用率。

RNA 探针一般都是单链,它与 cDNA 探针一样,杂交时不存在互补双链的竞争性结合,具有基因组 DNA 探针不能比拟的高杂交效率。除用于检测 DNA 和 mRNA,RNA 探针还常用来观察基因的转录情况。因为在原核和真核表达系统中均存在反转录的现象,基因通过反向转录产生反义 RNA,参与自身表达的调控。在这种情况下,要准确测定正向和反向转录水平,就不能采用双链 DNA 探针,只能应用 RNA 探针或单链 DNA 探针。此外,RNA 探针还具备以下优点:①RNA/DNA 杂交体比 DNA/DNA 杂交体有更高的稳定性,所以在杂交反应中 RNA 探针比相同比活性的 DNA 探针所产生的信号要强,杂交可在更为严格的条件下进行,杂交的特异性增强,信/噪比高;②RNA 探针多由噬菌体 SP6 或 E. coli 噬菌体 T7 或 T3 启动子的载体如 pBluescript、pGEM 等在噬菌体依赖 DNA 的 RNA 聚合酶作用下掺入标记的 rNTP 而来。而噬菌体依赖 DNA 的 RNA 聚合酶所需的 rNTP 浓度比 Klenow 片段所需的 dNTP 浓度低,因而能在较低浓度放射性底物的存在下,合成高比活性的全长探针,且 RNA 的产量比单链 DNA 高;③噬菌体依赖于 DNA 的 RNA 聚合酶不识别克隆 DNA 序列中的细菌、质粒或真核生物的启动子,对模板的要求也不高,故在异常位点起始 RNA 合成的比率很低。而在单链 DNA 探针合成中,若模板中混杂其他 DNA 片段,则会产生干扰;④RNA 中不存在高度重复序列,非特异性杂交较少,而且杂交后还可以利用 RNase 将未杂交的探针分子消化掉,因此杂交反应本底低。

综上,RNA 探针具有 DNA 探针不能比拟的高杂交效率,但 RNA 探针也存在易被降解和标记方法复杂等缺点。

(四) 寡核苷酸探针

前述三种探针均是可克隆的,另外一类重要而常用的探针是寡核苷酸探针。它是由 15~50nt 组成的短探针,可根据需要人工合成相应序列。克隆探针一般较寡核苷酸探针特异性强,复杂度也高,从统计学角度而言,较长的序列随机碰撞互补序列的机会较短序列少,杂交特异性强。此外,克隆探针较寡核苷酸探针掺入的可检测标记物更多,可获得更强的杂交信号。但这既是优点,又是缺点,较长的探针对于靶序列变异的识别能力又有所降低,尤其是单个或少数碱基不同的两个序列,克隆探针产生的杂交信号可能相当,无法区分。这种情况下,需要采用化学合成的寡核苷酸探针。

寡核苷酸探针具有以下优点:①由于探针序列短,复杂度低,分子量小,所以和等量靶位点完全杂交所需的时间比克隆探针短;②可以在短时间内大量制备;③可以在合成中进行标记制成探针;④可合成单链探针,避免了用双链 DNA 探针在杂交中自我复性,提高杂交效率;⑤寡核苷酸探针可以识别靶序列内 1 个碱基的变化,因为其片段短,只有一个核苷酸突变,碱基的错配能大幅度降低杂交体的 Tm 值。因此,在严格的杂交条件下,寡核苷酸探针可用于检测序列中单碱基对的错配。

尽管克隆探针的特异性强,但通过细心筛选序列或选择相对长的序列,也可以设计出特异性较高的寡核苷酸探针。对于合成的寡核苷酸探针可按以下原则进行筛选:①长度以 18~50 个碱基为宜,过长则杂交时间延长,合成量也低;而过短则杂交特异性较差;②碱基成分要求(G+C)含量为 40%~60%,超出此范围会增加非特异性杂交;③探针分子内不应存在互补区,否则会形成抑制探针杂交的"发夹"状结构;④应避免单一碱基的重复出现,一般不能多于 4 个;⑤合成前应将选定的寡核苷酸探针序列与核酸库进行比对,探针序列应与待检靶核酸序列互补杂交,而与非检测序列的同源性不超过 70%,不能有连续 8 个或更多碱基的同源。

目前常用的寡核苷酸探针有 3 种:①特定序列的单一寡核苷酸探针;②较短的简并性较高的成套寡核苷酸探针;③较长而简并性较低的成套寡核苷酸探针。而寡核苷酸探针的应用,主要有以下几个方面:①筛选 cDNA 或基因组 DNA 文库或其亚克隆,以获得含分离所得片段且已知序列的克隆;②利用 Southern、Northern 或斑点印迹杂交方法检测或鉴定特定基因或它们的转录体;③利用 Southern 或斑点印迹杂交方法检测基因 DNA 和 PCR 扩增的 DNA,以确定已知序列基因的突变;④筛选表达文库,以寻找编码转录因子和结合特定 DNA 序列蛋白的克隆;⑤鉴定通过定点突变技术在特定 DNA 片段中引入特定碱基变化的克隆。

综上,寡核苷酸探针特别适用于点突变的检测且杂交速度快。作为寡核苷酸探针的这段基因序列,可以选择被检测基因的正义链也可以选择反义链序列,其中正义链序列除可以检测 DNA 外还可以用于 mRNA 分析。但是,寡核苷酸探针是一个探针分子与一个 DNA 的单链分子结合,与 cDNA 探针相比,检测灵敏度低,且片段短杂交体不稳定。

(杨　青)

二、探针标记和检测

核酸分子探针是指用放射性同位素或荧光物质标记的一段 DNA 或 RNA 分子,在一定条件下按照碱基互补配对原则与互补核酸序列形成异质双链的过程。为了便于示踪,探针必须采用一定的手段加以标记,便于杂交结果的检测。理想的探针标记物应具备以下几种特性:①高灵敏度;②标记物与核酸探针分子的结合不能对碱基配对的特异性造成影响;③不影响探针分子的主要理化特性,特别是杂交特异性和杂交稳定性,杂交体的熔解温度(Tm)亦无较大改变;④当用酶促方法进行标记时,应对酶活性(Km 值)无较大影响,以保证标记反应的效率和标记产物的比活性;尤其当标记探针还需要继续作为下一步酶促反应的底物(如用于 DNA 序列测定)时,应不能影响此步骤的酶活性;⑤检测方法除要求高度灵敏性外,还应具有高度特异性,尽量减低假阳性率;⑥应具有较高的化学稳定性,标记及检测方法简单;⑦对环境无污染,对人体无损伤;⑧价格低廉等。但是这种理想的标记物很难找到,目前最常采用的探针标记物是放射性核素,另外一些非放射性标记物如生物素、地高辛和荧光素等也已经在大面积推广应用,并取得了较为理想的效果。

(一)放射性同位素核酸探针的标记和检测

放射性核素是目前应用最多的一类探针标记物,常用的有 ^{32}P、^{3}H 和 ^{35}S,亦有使用 ^{14}C、^{125}I 以及 ^{131}I 等,其灵敏度极高,可以检测到 $10^{-14} \sim 10^{-18}$g 的物质,而一般光谱分析法的检测灵敏度只能测定 10^{-9}g 的物质;放射性核素对各种酶促反应无任何影响,也不会影响碱基配对的特异性与稳定性;另外,其检测具有极高的特异性,少数的假阳性结果主要是由杂交过程本身造成,极少是因放射性核素引起的。但是放射性核素也有其自身的缺陷,主要包括:①易造成放射性污染;②当标记活性极高时,放射线可以造成核酸分子结构的破坏;③多数放射性核素的半衰期都较短,因此必须随用随标,标记后应立即使用,不能长期存放(^{3}H 与 ^{14}C 除外)。

1. 双链 DNA 探针放射性标记方法 分子生物研究中,双链 DNA 探针是最常用的探针,广泛应用于临床诊断、转基因植物拷贝数的鉴定等方面。双链 DNA 探针主要由两种方法进行合成:切口平移法和随机引物合成法。以下主要以放射性同位素 ^{32}P 为例加以介绍,其他同位素的标记方法与之相似,可以参照此方法进行。

(1)切口平移法:切口平移法(nick translation)是实验室中较为常用的一种核酸探针标记方法,其利用大肠杆菌 DNA 聚合酶 I(E. coli DNA polymerase I)的多种酶活性将标记的 dNTP 掺入到新合成 DNA 链中,从而合成高比活性的、均匀标记的 DNA 探针。线状、超螺旋及带缺口的环状双链 DNA 均可作为切口平移法的模板。

1)基本原理:利用极微量的 DNase I 在 DNA 双链上随机形成单链切口,以形成 3'-OH 末端,随后利用大肠杆菌 DNA 聚合酶 I 的 5'→3' 核酸外切酶活性在切口处将旧链从 5'-末端逐步切除形成切口。同时,在 DNA 聚合酶 I 的 5'→3' 聚合酶活性的催化下,按照碱基互补原则将 dNTP 连接到切口的 3' 末端-OH 上,从而使切口沿着 DNA 链移动,以互补的 DNA 单链为模板合成新的 DNA 单链。如果在反应液中用一种或多种放射性同位素标记的核苷酸代替原先无放射性的核苷酸,将放射性同位素逐步掺入到合成新链中,从而形成高放射活性的 DNA 探针。切口平移反应容易受以下几种因素的影响:①产物的比活性取决于[α-^{32}P]dNTP 的比活性和模板中核苷酸被置换的程度;②DNA 酶的用量和 E.coli DNA 聚合酶 I 的质量会影响产物片段的大小;③DNA 模板中的抑制物如琼脂糖会抑制酶的活性,故应使用纯化后的 DNA。

2)适用范围:最合适的切口平移片段一般为 50~500nt。各种螺旋状态(超螺旋、闭环及开环)及线性的双链 DNA 均可作为缺口平移法标记的底物,但单链 DNA 和 RNA 不能采用此方法进行标记;双链 DNA 小片段,特别是当其长度小于 100~200bp 时,也不宜用此方法进行标记。

3)材料及设备

① 10×NTB(切口平移缓冲液,Nick TransLation Buffer):

  0.5mol/L Tris·Cl(pH 7.2)

  0.1mol/L MgSO$_4$

      10mmol/L DTT

      100μg/ml BSA

② 未标记的 dNTP 溶液:dATP、dGTP、dTTP,终浓度为 20mmol/L;

③ $\alpha\text{-}^{32}P\text{-}dCTP$,800Ci/mmol,10μ Ci/μl,-20℃保存,使用前 20 分钟取出;

④ *E. coli* DNA 聚合酶Ⅰ,4U/μl;

⑤ 终止液:EDTA(200mmol/L,pH8.0);

⑥ DNase Ⅰ:贮存液浓度 1mg/ml,使用前稀释 10 000~100 000 倍,至 0.01~0.1μg/ml;

⑦ 10mol/L NH₄Ac;

⑧ 缓冲液 A:

      50mmol/L Tris·Cl(pH7.5)

      50mmol/L NaCl

      5mmol/L EDTA(pH8.0)

      10% SDS

⑨ 高速台式离心机,恒温水浴锅,有机玻璃防护屏、其他常规仪器和试剂。

4)操作步骤:

① 在核素工作室中并在有机玻璃防护屏的防护下戴手套,于冰上、灭菌离心管内建立如下反应体系:

待标记 DNA	1μg
10×NTB	5μl
dATP、dGTP、dTTP	1μl
α-³²P-dCTP	10μl
双蒸水	至 49.4μl

      短暂离心混匀;

② 加入 0.5μl 稀释的 DNase Ⅰ溶液,振荡混匀;

③ 加入 0.1μl *E. coli* DNA 聚合酶Ⅰ,混匀;

④ 14~16℃水浴中放置 1~2 小时;

⑤ 加入 5μl 200mmol/L EDTA 终止反应;

⑥ 取 1μl 反应液进行液闪计数;

⑦ Sephadex G-50 柱纯化标记的 DNA 探针。

5)注意事项

① 上述各步骤可按比例增减;

② DNA 聚合酶必须是大肠杆菌 DNA 聚合酶Ⅰ全酶,此酶的 Klenow 大片段不具有 5' → 3' 外切酶活性,所以不能替代;

③ 反应温度要控制在 14~16℃之间,温度过高会导致 DNase Ⅰ的活性增强,造成切口过多,从而使探针的长度变短;同时还会导致链延伸至末端后自身回折形成发夹状结构,影响标记和杂交的效率。而温度过低,则会导致 DNA 聚合酶活性降低,标记效率下降;

④ 反应时间一般以 1~2 小时为宜,如时间过长,DNase Ⅰ持续作用使 DNA 片段缩短,同时 DNA 聚合酶Ⅰ的 3' → 5' 外切酶作用也会使 DNA 片段降解,同时从 DNA 链上切下来的非标记核苷酸会与标记核苷酸形成交换,使标记产物放射活性反而下降;

⑤ 标记反应中 DNase Ⅰ的浓度是标记反应的最主要的限速因素之一。DNase Ⅰ浓度过大,则将导致切口过多,从而使探针长度过短,影响下一步杂交反应的效率;如 DNase Ⅰ量过小,则不足以形成足量的缺口,将会使标记效率下降。

(2)随机引物合成法:随机引物法(random priming)是近年来发展起来的一种较理想的核酸探针标记方法,它被部分研究者称为"双链 DNA 探针的标准标记方法",在实验室中大有取代缺口平移法的趋势。所谓随机引物(random primer)是含有各种可能排列顺序的寡聚核苷酸片段的混合物,可以与任意核酸序列互补。随机引物可通过小牛胸腺 DNase I 降解小牛胸腺 DNA 获得,亦可用人工合成方法获得。寡核苷酸片段长度为 6 个核苷酸残基,含有 4^6=4 096 种可能的排列顺序。

1)基本原理:将待标记的 DNA 探针片段变性后与随机引物一起退火,使寡核苷酸引物与 DNA 模板结合,然后以此寡核苷酸为引物,在大肠杆菌 DNA 聚合酶 I 大片段(E.coli DNA polymerase I Klenow Fragment)的催化下,合成与探针 DNA 互补的 DNA 链。当在反应液中含有一种或多种标记的核苷酸放射性同位素标记的单核苷酸,即将放射性同位素掺入到合成新链,形成放射性同位素标记的 DNA 探针。

与切口平移法相比,随机引物法具有以下几个优点:

① Klenow 片段没有 5' → 3' 外切酶活性,反应稳定,可以获得大量的有效探针;

② 除能进行双链 DNA 标记外,也可用于切口平移法不能标记的单链 DNA 和 RNA 探针的标记;

③ 对模板的要求不严格,用微量制备的质粒 DNA 模板也可进行反应;

④ 操作简单方便,避免了因 DNase I 浓度掌握不当所带来的一系列问题;

⑤ 标记活性高,只需 25ng 样品 DNA 可在 3 小时内使 40%~60% 以上,甚至 90% 的标记 dNTP 掺入到探针 DNA 链上,标记活性可达到 10^9cpm/μg DNA 以上;

⑥ 可直接在低熔点琼脂糖溶液中进行标记。

2)材料及设备:

① 随机引物:用 TE 配制成浓度为 75μg/ml 溶液;

② 10×RP 缓冲液:

    900mmol/L HEPES(pH 6.6)

    100mmol/L $MgCl_2$

③ 未标记的 dNTP 溶液:dATP、dGTP、dTTP,终浓度为 5mmol/L;

④ α-^{32}P-dCTP,800Ci/mmol,10μCi/μl

⑤ 缓冲液 A:

    50mmol/L Tris·Cl(pH 7.5)

    50mmol/L NaCl

    5mmol/L EDTA(pH 8.0)

    10% SDS

⑥ 5×RP 缓冲液(琼脂糖法用)

    250mol/L Tris·Cl(pH 8.0)

    25mmol/L $MgCl_2$

    5mmol/L β-mercaptoethanol(β-巯基乙醇)

    2mmol/L dATP、dGTP、dTTP

    1mmol/L HEPES(pH6.6)

  随机引物:用 TE 配制成浓度为 1mg/ml 溶液;

⑦ Klenow DNA 聚合酶 I :5U/ml;

⑧ 20mmol/L DTT;

⑨ 高速台式离心机,恒温水浴锅,有机玻璃防护屏,其他常规仪器和试剂。

3)操作步骤:

方法一:

① 200ng 双链 DNA(1μl)和 7.5ng 随机引物(1μl)混合后置于离心管内,水浴煮沸 5 分钟后,立即置于冰浴中 1 分钟;

② 与此同时,于冰浴离心管内混合下列溶液:

    20mmol/L DTT   1μl

    未标记的 dNTP 溶液   1μl

    10×RP 缓冲液   1μl

[α-³²P]dATP　　　　　　　　　3μl

双蒸水　　　　　　　　　　　　1μl

③ 将步骤①离心管中的溶液移到步骤②管中；

④ 加入 1μl Klenow DNA 聚合酶Ⅰ，充分混合，短暂离心，使所有溶液沉于试管底部，在室温下保温 3~16 小时；

⑤ 在反应液中加入 10μl 缓冲液 A 后，将放射性标记的探针保存在 -20℃ 下备用。同时计算放射比活性。

方法二：在低熔点琼脂糖溶液中进行反应

① 探针 DNA 经限制性内切酶酶切后，在低熔点琼脂糖凝胶中电泳（电泳缓冲液为 TAE），切取所需 DNA 片段；

② 将琼脂糖置于微量离心管中，每克胶加入 3ml 双蒸水；

③ 置沸水浴中 7 分钟，然后置 37℃ 水浴中；

④ 顺序加入下列溶液，混匀：

5×RP 缓冲液（琼脂糖法用）　　　10μl

BSA（10mg/ml）　　　　　　　　　2μl

DNA 琼脂糖溶液（体积不大于 32μl）　20~50ng

α-³²P-dATP　　　　　　　　　　　5μl

Klenow DNA 聚合酶Ⅰ　　　　　　1μl

加水至 50μl

⑤ 室温放置 3~12 小时；

⑥ 加入 200μl 缓冲液 A，置 -20℃ 备用。

4）注意事项

① 采用本法标记探针的活性除取决于标记核苷酸的比放射活性及掺入量外，还取决于 DNA 的拷贝数；

② 此方法得到的探针长度一般为 200~400bp，足以满足 Southern、Northern、原位杂交以及克隆筛选的需要，当需要较长片段的探针时，可适当减少随机引物的加入量；

③ 与切口平移不同的是加入的 DNA 片段本身并不能被标记；因此，当采用单链 DNA 片段或 RNA 作为模板时，所得到的标记探针并不是其本身，而是与其互补的单链 DNA 片段；如果需要其本身作为探针，则必须采用其互补链或双链 DNA 作为模板；

④ 随着比放射活性的提高，反应液体系中的放射活性的 dNTP 及标记核苷酸实际浓度随之降低，不仅使标记反应速度降低，也使得到的探针长度变短；

⑤ 反应条件控制在 pH6.6，抑制了 Klenow DNA 聚合酶的 3'→5' 外切酶活性，因此延长反应时间也不会造成 DNA 的降解；必要时可将反应时间延长到 16 小时，使更多的核苷酸掺入到 DNA 中，提高标记活性；

⑥ 此方法的核苷酸掺入率极高，因此可不经 Sephadex G-50 纯化而直接用于杂交；由于高放射性会造成 DNA 链的破坏，因此，标记的 DNA 探针应立即使用。

（3）聚合酶链反应（PCR）标记高活性 DNA 探针：PCR 技术有许多重要用途，其中之一便是用来标记高比活性 DNA 探针。PCR 技术具有很高的特异性，可以在 1~2 小时之内大量合成 DNA 片段。如果在底物中标记 dNTP，则探针 DNA 合成过程中可得到很好的标记，标记物的掺入率达到 70%~80%。因此，PCR 标记技术特别适用于大规模检测和非放射性标记。该法的缺点是需要合成一对特异性 PCR 引物。

1）材料及设备：

① 乙酸铵（10mol/L）；

② 10× 扩增缓冲液；

③ 用于乙醇沉淀放射性标记探针的载体；

④ 氯仿；

⑤ 乙醇；

⑥ TE（pH 7.6）；

⑦ 耐热的 DNA 聚合酶（如 Taq DNA 聚合酶）；

⑧ dCTP（0.1mmol/L）；

⑨ 含 dATP、dGTP 和 dTTP 各 10mmol/L 的 dNTP 溶液；

⑩ 正向引物（20μmol/L）及反向引物（20μmol/L）（水配制）；

⑪ 模板 DNA（2~10ng）；

⑫ $[\alpha\text{-}32P]$dNTP（10mCi/ml，比活性>3 000Ci/mmol）；

⑬ 正向置换进样器，自动微量进样器的屏障吸头，Sephadex G-50 离心柱，用 TE（pH 7.6）平衡，微量离心管（0.5ml，PCR 专用的薄壁小管），热循环仪。

2）操作步骤：

① 在一个 0.5ml 的薄壁微量离心管中设置下列扩增/放射性标记反应体系：

10×扩增缓冲液	5.0μl
10mmol/L dNTP 溶液	1.0μl
0.1mmol/L dCTP	1.0μl
20μmol/L 正向寡核苷酸引物	2.5μl
20μmol/L 反向寡核苷酸引物	2.5μl
模板 DNA（2~10ng）	5~10μl
10mCi/ml $[\alpha\text{-}32P]$dCTP（比活性 3 000Ci/mmol）	5.0μl
水	加至 48μl

在反应体系中加入 2.5 单位耐热 DNA 聚合酶，轻敲管壁以混合各组分；

② 将微量管放入热循环仪；

③ 通过变性、复性和聚合扩增样品，具体反应条件如下：

变性：94℃ 30~45 秒，复性：55~60℃ 30~45 秒，聚合：72℃ 1~2 分钟，30 个循环，最后一个循环设置如下，变性：94℃ 1 分钟，复性：55℃ 30 秒，聚合：72℃ 1 分钟

④ 从热循环仪中取出反应管，加入载体 tRNA（10~100μg）或糖原（5μg），用等体积的 4mol/L 乙酸铵和 2.5 体积的乙醇沉淀 DNA，放置于-20℃ 1 小时~2 小时或-70℃ 10~20 分钟，4℃ 下以最大速度离心 5~10 分钟收集沉淀的 DNA；

⑤ 将 DNA 溶于 20μl TE（pH 7.6），用 Sephadex G-75 离心柱层析除去残存未掺入的 dNTP 和寡核苷酸引物；

⑥ 用液体闪烁计数仪测定 1.0μl 离心柱外水体积的放射活性，贮存剩余的放射性标记 DNA 于-20℃ 以备用。

（4）末端标记法：末端标记法（End-labeling）是一种可快速对 DNA 进行放射性同位素标记的方法。标记过程中使用的酶只能特异性地作用于 DNA 的 3' 端或 5' 端，其特点是可得到全长 DNA 片段，DNA 片段并非均匀标记。由于标记活性不高，一般极少作为分子杂交探针的标记，主要用于 DNA 序列测定等方法所需片段的标记。而作用于双链 DNA 时，其两端都可被标记，单端标记的 DNA 片段则可以通过限制性内切酶的进一步酶切产生。目前最常用的末端标记法有两种：即利用大肠杆菌 DNA 聚合酶 I 的 Klenow 片段以及利用 T4 多聚核苷酸激酶（T4 polynucleotide kinase）对 DNA 进行标记。

1）基本原理：Klenow 片段是大肠杆菌聚合酶 I（E.coli. DNA polymerase I）的大片段（Large Fragment），保留了 DNA 聚合酶 I 的 5'→3' 聚合酶活性和 3'→5' 外切酶活性，但缺少完整的 Klenow 酶的 5'→3' 外切酶活性，因此可以对经限制性内切酶处理后产生 5' 突出末端的 DNA 分子进行标记。在含有放射性同位素标记的核苷酸的存在下，Klenow 片段以含有 5' 黏性突出末端的 DNA 单链作为模板对其互补链的 3' 端进行扩增，使放射性同位素逐步掺入到合成新链中。T4 多聚核苷酸激酶可以催化 ATP

的 γ 位磷酸基团向单链或双链 DNA、RNA、寡核苷酸或带有 3' 磷酸基团的单核苷酸的 5' 羟基转移,首选需要利用限制性酶消化获得含有 5' 黏性末端的 DNA 片段,并使用碱性磷酸酶如小牛肠碱性磷酸酶(CIP)去除 5' 末端的磷酸基团,从而使 DNA 片段的 5'-P 末端转换成 5'-OH 末端。随后,在 γ-^{32}P-ATP 以及碱性磷酸酶的作用下,将标记的磷酸基团转移到 5'-OH 末端。

方法一:Klenow 片段对 DNA 进行末端标记。

2)材料及设备

① 10×Klenow 缓冲液:200mM Tris-HCl(pH7.6)、100mM MgCl$_2$、15 mM β-mercaptoethanol、25 mMDTT;

② Klenow DNA 聚合酶 I:1U/μl,−20℃保存;

③ 合适的限制性内切酶;

④ 未标记的 dNTP 溶液:dATP、dGTP、dTTP,终浓度为 5mmol/L;

⑤ α-^{32}P-dCTP,3 000Ci/mmol,10μCi/μl;

⑥ TE 缓冲液:10mmol/L Tris·Cl(pH 7.5)、1mmol/L EDTA(pH 8.0),灭菌后室温保存;

⑦ 苯酚氯仿混合液(1∶1);

⑧ 70% 乙醇;

⑨ 5M 醋酸铵(pH 7.5),室温保存;

⑩ 高速台式离心机、恒温水浴锅、有机玻璃防护屏、其他常规仪器和试剂。

3)操作步骤

① 用合适的限制性内切酶处理 DNA(1μg);

② 于冰浴条件下在离心管内混合下列溶液:

限制性内切酶处理的 DNA	1μg
未标记的三种 dNTP	各 1μl
10×Klenow 缓冲液	5μl
[α-^{32}P]dATP	1μl
Klenow	1μl
双蒸水	add to 50μl
室温孵育 15 分钟	

③ 向体系中额外加入 1μl 未标记的 dATP 溶液,室温孵育 15 分钟;

④ 70℃加热 5 分钟,终止反应;

⑤ 向步骤②的离心管中加入 50μl TE 缓冲液混匀,然后再加入 100μl 苯酚氯仿混合液(1∶1),涡旋振荡均匀,并高速(12 000g)离心 10 分钟;

⑥ 离心后,将上层水相移到新的离心管中,加入 100μl 氯仿,涡旋振荡均匀,并高速(12 000g)离心 10 分钟,并将上层水相移到新的离心管中,因为废弃的试剂内可能含有 [α-^{32}P]dATP,因此要小心处理;

⑦ 加入 60μl(0.6vol)的 5m 醋酸铵和 200μl(2vol)的乙醇,冰上放置 5 分钟;随后高速离心(12 000g)15 分钟,小心地去除上清液,并用 70% 乙醇洗涤沉淀;

⑧ 风干 10 分钟,并用 10~100μl TE 缓冲液重悬,取 1μl 反应液进行液闪计数。

方法二:利用 T4 多聚核苷酸激酶对 DNA 进行末端标记。

4)材料及设备:

① 10×CIP 缓冲液:

100mmol Tris-HCl(pH8.3)

10mmol MgCl$_2$

10mmol ZnCl$_2$

② 小牛肠碱性磷酸酶(CIP):1U/μl,4℃保存;

③ 合适的限制性内切酶;

④ 10×Kinase 缓冲液:

　　　　700mmol Tris-HCl（pH7.6）
　　　　100mmol MgCl₂
　　　　50mmol DTT

⑤ ³²P-γ-ATP，3 000Ci/mmol；

⑥ T4 多聚核苷酸激酶：1U/μl，-20℃保存；

⑦ 未标记的 ATP：1mmol，现用现配；

⑧ 高速台式离心机，恒温水浴锅，有机玻璃防护屏，其他常规仪器和试剂。

5）操作步骤：

① 用合适的限制酶酶切 DNA（1μg）；

② 于冰浴在离心管内混合下列溶液：

限制性内切酶处理的 DNA	1 000ng
未标记的 dNTP 溶液	1μl
10×CIP 缓冲液	5μl
CIP：	1μl
双蒸水	add to 50μl

37℃孵育 30 分钟；

③ 70℃孵育 10 分钟使酶失活；

④ 加入 50μl TE 缓冲液混匀，然后再加入 100μl 苯酚氯仿混合液（1∶1），涡旋振荡均匀，并高速（12 000g）离心 10 分钟；

⑤ 离心后，将上层水相移到新的离心管中，加入 100μl 氯仿，涡旋振荡均匀，高速（12 000g）离心 10 分钟，并将上层水相移到新的离心管中；

⑥ 加入 60μl（0.6vol）的 5m 醋酸铵和 200μl（2vol）的乙醇，冰上放置 5 分钟；随后高速离心（12 000g）15 分钟，小心地去除上清液，并用 70% 乙醇洗涤沉淀，风干后加入 20μl 双蒸水重悬；

⑦ 于冰浴在离心管内混合下列溶液：

步骤⑥中纯化的 DNA	17.5μl
10×Kinase 缓冲液	2.5μl
T4 多聚核苷酸激酶	1μl
³²P-γ-ATP	5μl
双蒸水	add to 50μl

37℃孵育 30 分钟；

⑧ 加入 1μl 未标记的 ATP，37℃孵育 30 分钟；

⑨ Sephadex G-25 柱纯化标记的 DNA 探针。

6）注意事项：①本方法对 DNA 的纯度要求不很严格，少量制备的质粒也可进行末端标记合成探针；②要根据不同限制性内切酶产生的不同黏性末端选用不同标记的单核苷酸。如 EcoR I 酶切得到的粘性末端是 TTAA，可选用 ³²P 标记的 dATP 或 dTTP 进行标记；而 BamH I 酶切得到的粘性末端是 CTAG，可选用任意一种标记的 dNTP 进行标记；③方法一不能直接对 3' 突出末端 DNA 标记。对于这种模板 DNA 可先用核酸外切酶Ⅲ处理，利用其 3'→5' 外切酶活性产生 3' 残缺末端，然后利用 Klenow DNA 聚合酶的填充作用使 DNA 标记。

　　2. 单链 DNA 探针放射性标记方法

　　（1）从 M13 载体衍生序列合成单链 DNA 探针：合成单链 DNA 探针可将模板序列克隆到 M13 噬菌体载体中，以此为模板，以通用引物或人工合成的寡核苷酸为引物，在 α-³²P-dNTP 的存在下，由大肠杆菌 DNA 聚合酶 I Klenow 大片段合成放射标记探针。用适当的限制性内切酶切割这些长短不一的产物，然后通过变性凝胶电泳将探针与模板分开。双链 RF 型 M13 DNA 也可用于单链 DNA 的制备，选用 M13 通用引物即可制备正链或负链单链 DNA 探针。

1）材料及设备

① 10×Klenow 缓冲液：

0.5mol/L NaCl

0.1mol/L Tris·Cl（pH7.5）

0.1mol/L $MgCl_2$

② 0.1mol/L DTT；

③ α-^{32}P-dATP：3 000Ci/mmol，10μCi/μl；

④ 20mmol/L 和 40mmol/L dATP 溶液；

⑤ dCTP，dTTP，dGTP 各 20mmol/L 的溶液；

⑥ Klenow 片段（5U/ml）；

⑦ 适宜的限制酶，如 EcoRⅠ、HindⅢ等；

⑧ 0.5mol/L EDTA（pH8.0）；

⑨ 高速台式离心机，恒温水浴锅，有机玻璃防护屏，电泳装置，其他常规仪器和试剂。

2）操作步骤：

① 在离心管中混合如下溶液：

M13 DNA 模板（约 0.5pmol）　　1μl

M13 通用引物　　5pmol

10×Klenow 缓冲液　　3μl

加水至 20μl，混匀；

② 85℃ 5 分钟，在 30 分钟内，使离心管降到 37℃；

③ 依次加入：

0.1mol/L DTT　　2μl

α-^{32}P-dATP　　5μl

40mmol/L dATP　　1μl

dGTP，dCTP，dTTP 混合液　　1μl

混匀后，短暂离心；

④ 加 1μl Klenow DNA 聚合酶，室温下 30 分钟；

⑤ 加 1μl 20mmol/L 未标记的 dATP 溶液，室温 20 分钟；

⑥ 68℃加热 10 分钟，灭活 Klenow 片段，调整 NaCl 浓度，使之适宜于酶切；

⑦ 加入 20U 合适的限制性内切酶，酶切 1 小时；

⑧ 酚/氯仿抽提 DNA，乙醇沉淀；

⑨ 琼脂糖 NaOH 变性凝胶电泳分离，并进行放射自显影，根据放射自显影图谱回收相应 DNA 探针条带。

（2）从 RNA 合成单链 cDNA 探针：cDNA 探针由 RNA 经逆转录而来，不含有内含子序列，尤其适用于基因表达的检测和分离 cDNA 文库中相应的基因。目前，以 RNA 为模板合成 cDNA 探针所用的引物有两种：①Oligo（dT），本方法只能用于带 Poly（A）尾的 mRNA，并且产生的探针大多数偏向于 mRNA 3' 末端序列；②随机引物，该方法可避免上述缺点，产生比活性较高的探针。但由于模板 RNA 中通常含有多种不同的 RNA 分子，所得探针的序列往往比以克隆 DNA 为模板所得的探针复杂得多，应预先富集 mRNA 中的目的序列。

反转录得到的产物 RNA/DNA 杂交双链经碱变性或不含 DNase Ⅰ 的 RNase 处理后，RNA 单链可被迅速地降解成小片段，经 Sephadex G-50 柱层析即可得到单链探针。

1）材料及设备：

① 合适的引物：随机引物或 Oligo（dT）15~18nt；

② 5mmol/L dGTP，dATP，dCTP，dTTP；

③ a-^{32}P-dCTP（>3 000Ci/mmol，10mCi/μl）;

④ 反转录酶（200 000U/ml）;

⑤ 100mmol/L DTT;

⑥ 250mmol/L MgCl$_2$;

⑦ 1mol/L KCl;

⑧ 0.5mol/L EDTA（pH8.0）;

⑨ 10% SDS;

⑩ RNasin（40U/μl）;

⑪ Sephadex G-50 柱;

⑫ 高速台式离心机,恒温水浴锅,有机玻璃防护屏,电泳装置,其他常规仪器和试剂。

2）操作步骤:

① 在冰上于离心管中加入下列试剂:

已提纯的总 RNA 或 mRNA	10.0ng
1mol/L Tris·Cl（pH7.6）	2.5μl
1mol/L KCl	3.5μl
250mmol/L MgCl$_2$	2.0μl
5mmol/L dNTP	10.0μl
α-^{32}P-dCTP	10.0μl
0.1mol/L DTT	2.0μl
RNasin	20U
加水至	48μl
反转录酶（200 000U/μl）	2μl

混匀后,短暂离心,37℃保温 2 小时;

② 反应完毕后加入下列试剂:0.5mol/L EDTA（pH8.0）2ml,10% SDS 2μl;

③ 加入 3μl 3mol/L NaOH,68℃保温 30 分钟以水解 RNA;

④ 冷却至室温后,加入 10μl 1mol/L Tris·HCl（pH7.4）,混匀,然后加入 3μl 2mol/L HCl;

⑤ Sephadex G-50 柱层析或乙醇沉淀法分离标记的探针。

3）注意事项:RNA 极易降解,因而实验中的所有试剂和器皿均应用 DEPC 处理。

3. RNA 探针放射性标记方法　　RNA 探针是一类很有前途的核酸探针,一般都是单链,它既兼具单链 DNA 探针的优点,又具自身独特的优势,主要包括:①RNA/DNA 杂交体比 DNA/DNA 杂交体有更高的稳定性,所以在杂交反应中 RNA 探针比相同比活性的 DNA 探针可产生更强的信号,杂交的特异性增强,信号/噪声比提高,因此杂交可在更为严格的条件下进行;②RNA 探针多由噬菌体 SP6 或 *E. coli* 噬菌体 T7 或 T3 启动子的载体如 pBluescript、pGEM 等在噬菌体依赖 DNA 的 RNA 聚合酶作用下掺入标记的 rNTP 而来。而噬菌体依赖 DNA 的 RNA 聚合酶所需的 rNTP 浓度比 Klenow 片段所需的 dNTP 浓度低,因而能在较低浓度放射性底物的存在下,合成高比活性的全长探针,且 RNA 的产量比单链 DNA 高;③噬菌体依赖于 DNA 的 RNA 聚合酶不识别克隆 DNA 序列中的细菌、质粒或真核生物的启动子,对模板的要求也不高,故在异常位点起始 RNA 合成的比率比较低。而在单链 DNA 探针合成中,若模板中混杂其他 DNA 片段,则会产生干扰。

近几年体外转录技术不断完善,相继建立了单向和双向体外转录系统。该系统主要基于一类新型载体 pSP 和 pGEM,这类载体在多克隆位点两侧分别带有 SP6 启动子和 T7 启动子,在 SP6 RNA 聚合酶或 T7 RNA 聚合酶作用下可以进行 RNA 转录,如果在多克隆位点插入外源 DNA 片段,则可以此 DNA 两条链中的一条为模板转录生成 RNA。这种体外转录反应效率很高,只要在底物中加入适量的放射性或生物素标记的 NTP,则所合成的 RNA 即可得到高效标记。该方法能有效地控制探针的长度并可提高标记物的利用率。

（1）SP6 RNA 聚合酶体系进行 RNA 探针标记:将感兴趣的基因序列克隆到 SP6 表达载体的 SP6 启

动子下游，用适当的限制性内切酶在插入序列的下游线性化质粒。SP6 噬菌体的 RNA 聚合酶对 SP6 启动子序列具有高度的亲和性，从而启动其下游序列的转录。当在反应液中含有一种或多种标记的放射性同位素标记的单核苷酸，利用 SP6 RNA 聚合酶的转录活性，即将放射性同位素掺入到合成的新链，形成放射性同位素标记的 RNA 探针。此探针可用于 Northern 及细胞原位杂交实验。

此方法的优点是：SP6 RNA 聚合酶稳定性高；标记产物产量高，一般情况下，1μg 模板 DNA 可以得到 10μg RNA 探针；标记活性高，产物的放射活性可达 10^9 cpm/μg 以上。

1）试剂及设备：

① 含插入序列的 SP6 表达载体 DNA；

② RNasin；

③ SP6 RNA 聚合酶；

④ 无 RNase 的 DNase I（1mg/ml）；

⑤ 10× 转录缓冲液：

　　　　400mmol/L Tis·HCl（pH7.5）

　　　　60mmol/L MgCl₂

　　　　20mmol/L spermidine·HCl

　　　　50mmol/L NaCl

⑥ rNTP 溶液：配成 20mmol/L 溶液，用 5mmol/L Tris 碱调节 pH 至 7.0；

⑦ α-³²P-rGTP：3 000Ci/mmol，10μCi/μl；

⑧ 2mg/ml BSA；

⑨ 1mol/L DTT；

⑩ 高速台式离心机，恒温水浴锅，有机玻璃防护屏，电泳装置，其他常规仪器和试剂。

2）操作步骤

① 将探针 DNA 片段插入表达载体 SP6 启动子后，用适当的限制性核酸内切酶在插入序列的下游将 DNA 模板线性化；必要时，可用 Klenow 片段将 3' 突出末端填平；

② 酚/氯仿抽提，乙醇沉淀；重溶于 TE（pH7.5）中，终浓度为 250~500nmol/L；

③ 于冰上在一无菌的离心管中加入下列试剂：

无 RNAse 水	0.4μl
模板 DNA	0.2pmol
1mol/L DTT	0.1μl
5mmol/L rATP、rCTP、rUTP	1μl
10× 转录缓冲液	1μl
RNasin（10U）	0.5μl
BSA（2mg/ml）	0.5μl
α-³²P-rGTP	5μl
SP6 RNA 聚合酶	1μl

小心混匀，稍稍离心；置 40℃ 保温 1~2 小时；

④ 加入 1μl 无 RNase 的 DNase I；混匀，37℃ 保温 15 分钟；

⑤ 加入 100μl 无 RNase 水，酚/氯仿抽提；

⑥ 在上清液中加入 20μl 5mol/L 乙酸铵，混匀，加入 250μl 冰预冷的乙醇；置-20℃，30 分钟；然后于 4℃ 在 12 000g 离心 10 分钟，收集 RNA 沉淀；

⑦ 室温放置 5~15 分钟，或真空干燥 2 分钟；加 100μl 无 RNAse 水溶解 RNA 探针；加入 2 倍体积冰冷的乙醇，贮存于-70℃ 备用。

3）注意事项

① RNA 探针极易被降解，因此在操作过程中要特别注意防止 RNase 的污染；

② 模板 DNA 须线性化,因为环状 DNA 易导致从互补链的转录;应将线性 DNA 模板 3' 末端填平;

③ 由于 SP6 RNA 聚合酶对 UTP 和 GTP 的 Km 值较低、亲和性较高,因此应优先选择放射性核素标记的 GTP 和 UTP 进行标记。

（2）T7 RNA 聚合酶体系进行 RNA 探针标记:原理与 SP6 RNA 聚合酶体系基本相同。只不过由 SP6 RNA 聚合酶识别 SP6 启动子,变为由 T7 RNA 聚合酶特异性识别 T7 启动子。已有多种含有 T7 启动子序列的克隆载体可供选用,操作方法与 SP6 RNA 聚合酶体系基本相同,请参考上文。

（3）利用单链 M13 载体和 T7 RNA 聚合酶进行 RNA 探针标记:

第一种方案:当 M13 载体 DNA 模板中含有 T7 启动子序列时,可采用位于插入序列下游的通用引物作为引物,在 DNA 聚合酶的作用下形成局部双链;然后由 T7 RNA 聚合酶从 T7 启动子起始进行转录。

第二种方案:此方案是为不含 T7 启动子的 M13 载体设计的,利用了两个人工合成的寡核苷酸链。第一个寡核苷酸称为 T7 Oligo,全长 66bp,分为 4 个部分,第 1、3 部分各长 20bp 倒转互补形成 T7 启动子;第 2 部分长 6bp,形成茎环结构;第 4 部分长 20bp 的单链,可与 M13 载体上位于插入序列上游的序列杂交,从而形成局部双链而起到 T7 启动子作用。其 3' 末端掺入了 2',3'-双脱氧核苷酸（2',3'-dideoxynucleotide）以防止 Klenow DNA 聚合酶从此进行链延伸反应。第二个寡核苷酸是与 DNA 插入序列下游序列杂交的通用引物,标记时,以此通用引物为引物在 Klenow DNA 聚合酶的作用下先合成局部双链,然后利用 T7 Oligo 中的 T7 启动子启动 RNA 转录。

4. 寡核苷酸探针放射性标记方法　利用寡核苷酸自动合成仪,可很简单地合成制备寡核苷酸探针（如 15~50bp）,这类探针具有以下优点:①短的探针比长探针杂交速度快,特异性强;②可以在短时间内大量制备;③在合成中进行标记制成探针;④可合成单链探针,避免了用双链 DNA 探针在杂交中自我复性,提高杂交效率;⑤寡核苷酸探针可以检测小 DNA 片段,在严格的杂交条件下,可用于检测在序列中单碱基对的错配。

寡核苷酸探针的应用:①筛选 cDNA 或基因组 DNA 文库或其亚克隆,以获得含分离所得片段且已知序列的克隆;②利用 Southern、Northern 或斑点印迹杂交方法检测或鉴定特定基因或它们的转录体;③利用 Southern 或斑点印迹杂交方法检测基因 DNA 和 PCR 扩增的 DNA,以确定已知序列基因的突变;④筛选表达文库,以寻找编码转录因子和结合特定 DNA 序列蛋白的克隆;⑤鉴定通过定点突变技术在特定 DNA 片段中引入特定碱基变化的克隆。

常用的寡核苷酸探针有 3 种:①特定序列的单一寡核苷酸探针;②较短且简并性较高的成套寡核苷酸探针;③较长而简并性较低的成套寡核苷酸探针。多用 ^{32}P 标记寡核苷酸探针,如:通过 T_4 噬菌体多核苷酸激酶催化的磷酸化反应标记合成的寡核苷酸探针,在合成寡核苷酸时期 5' 端缺少一个磷酸基,因而易用 T_4 噬菌体多核苷酸激酶进行磷酸化反应,而将 α-^{32}P 从 [γ-^{32}P] ATP 转移至其 5' 端。这种磷酸化反应最多能使每一寡核苷酸分子中掺入一个 ^{32}P 原子。用大肠杆菌 DNA 聚合酶 I Klenow 片段标记合成的寡核苷酸探针,其比活性更高,每一寡核苷酸分子可带有若干个放射性原子,放射性比活度可高达 2×10^{10} 计数/（min·mg）。

（1）用 T4 噬菌体多核苷酸激酶标记寡核苷酸探针:合成的寡核苷酸在合成时其 5' 端缺少一个磷酸基,因而极易用 T4 噬菌体多核苷酸化反应,这种探针可达到于 γ-^{32}P 从 [γ-^{32}P] ATP 本身同样高的放射比活度,使寡核苷酸被放射性标记。以下所述反应是为对 10pmol 寡核苷酸进行高比活度的标记而设计的,通过扩大或缩小这一反应的规模便可成功地标记不同量的寡核苷酸,而各成分的浓度则可保持不变。

1）配制下列反应混合液:

① 寡核苷酸（10pmol/μl）1.0μl;

② 10×T4 噬菌体多核苷酸激酶缓冲液 2.0μl;

③ [γ-^{32}P] ATP（比活度 5 000Ci/mmol;10mCi/ml 水溶液）（10pmol）5.0μl;

④ 水 11.4μl;

⑤ 10×T4 噬菌体多核苷酸激酶缓冲液:

　　0.5mol/L Tris·HCl（pH7.6）

0.1mol/L MgCl₂

50mmol/L 二硫苏糖醇（DTT）

1mol/L 盐酸亚精胺

1mmol/L EDTA（pH8.0）

充分混匀,在一装有 10μl 10mmol/L Tris·HCl（pH8.0）的反应管内加入 0.5μl 上述反应混合液,以备步骤 3）中使用。

注:该反应所含［γ-³²P］ATP 和寡核苷酸的浓度相等,仅有 50% 的放射性标记物被转移至寡核苷酸。若将反应中寡苷酸浓度增至原来的 10 倍,可提高转移的效率,其结果导致近 90% 的放射性标记物转移至寡核苷酸;但是,寡核苷酸的放射性比活度却会降至原来的 1/5。如果对一段寡核苷酸进行高比活度标记,可以将反应中［γ-³²P］ATP 的浓度增加至原来的 3 倍（即反应混合液中使用 15μl 放射性标记物而水的体积减小至 1.4μl）;或将寡核苷酸浓度减小至 3pmol,这样仅有约 10% 的放射性标记物被转移到寡核苷酸上,但寡核苷酸放射性标记的比例却很高。

2）在反应混合液中加入 10 单位（约 1μl）T4 噬菌体多核苷酸激酶,充分混匀,于 37℃温育 1 小时。从该反应液中另取 0.5μl 加至另一装有 10μl 10mmol/L Tris·HCl（pH8.0）的反应管中,以备步骤 3）使用。于 68℃将其余的反应液加热 10 分钟,以灭活 T4 噬菌体多核苷酸激酶,将加热过的反应液保存在冰中。

3）按下列方法确定 ³²P 转移至寡核苷酸的效率并估算其比活度:

① 切下一张长约 15cm、宽约 5cm 的浸过聚乙烯亚胺（Polygram CEL 300EI:Brinkmann）的纤维素纸条;用一支软铅铅笔在距一端 2.5cm 处画一条横过纸条的细直线,在直线上做两个记号,两个记号间相距约 2.54cm;

② 在两个记号处分别点上步骤 1）、2）中备用的液体各 0.5μl,将纸条垂直置于一层析皿内,以使放射性样品处于纸条的下缘;纸条的底部应伸入一盛有高度约为 0.5cm 缓冲液（0.5mol/L 碳酸氢铵）的平皿内,盖上层析皿,使层析展开直至溶剂前沿迁移约 10.16~12.7cm;

③ 将聚乙烯亚胺-纤维素纸条包裹于 Saran 包装膜内,进行放射自显影,或将纸条水平切成窄（0.25cm）条,在液体闪烁计数仪中测量每一窄条的放射性活度;寡核苷酸仍留在起点处,而 ATP 和无机磷酸将与溶剂作同量方向移动,无机磷酸较溶剂前沿迁移得稍慢些,而 ATP 的位置几乎与起点和无机磷酸等距离;这样,如有磷酸从［γ-³²P］ATP 转移至寡核苷酸,将导致原点样处出现放射性;通过测量起点处和整张纸条的放射性活度值,便可计算出从［γ-³²P］ATP 转移至寡核苷酸的放射性标记物所占百分比;再根据反应中核苷酸和［γ-³²P］ATP 的摩尔数,便可计算出探针的比活度;在上述反应条件下,应有近 50% 的放射性活度转移至寡核苷酸,结果比活度接近 2 500Ci/mmol;转移至寡核苷酸的放射性标记亦可通过用 DE-81 滤膜吸收法来测定;寡核苷酸与带正电荷的滤膜牢固结合,而未掺入的放射性标记物则可用磷酸钠溶液反复洗涤而去除;

④ 如果探针的比活度符合要求,则继续进行放射性标记的合成寡核苷酸的纯化;如果比活度太低,则另补加 8 单位酶,继续于 37℃进一步温育 30 分钟（即共 90 分钟）,并于 68℃加热 10 分钟使酶失活,再次分析该反应的产物。

（2）用大肠杆菌 DNA 聚合酶 I Klenow 片段标记合成的寡核苷酸:在某些情况（例如用寡核苷酸作 Southern 印迹杂交的探针）下,重要的是要将寡核苷酸标记至尽可能高的放射性比活度。磷酸化反应最多能使每一寡核苷酸分子中掺入一个 ³²P 原子,但用大肠杆菌 DNA 聚合酶 I Klenow 片段合成与寡核苷酸互补的 DNA 链,则可得到比活度更高的探针。用一短引物与待标记的放射性探针序列互补的寡核苷酸探针杂交,该引物在大肠杆菌 DNA 聚合酶 I Klenow 片段的作用下延伸,从而使［γ-³²P］dNTP 在模板指导下发生掺入,反应后通过对模板和产物进行变性继而通过变性聚丙烯酰胺凝胶电泳将它们分开。用这种方法制备合成寡核苷酸探针,可以使每一寡核苷酸分子带有若干个放射性原子,其放射性比活度可高达 2×10¹⁰ 计数/（min·mg）。对该法进行改进后,可以由两段 3' 端含互补序列的寡核苷酸合成更长的探针。

在设计这些试验时,需要考虑以下几点:

1）反应中［α-³²P］dNTP 的比活度:α-磷酸已完全被 ³²P 置换的一个 dNTP 分子的比活度大约

为 9 000Ci/mmol。若低于此比活度则为 ^{32}P 标记的和未标记的分子混合物。这样,假如用比活度为 3 000Ci/mmol 的单种 dNTP 参与合成反应,而有三个位置可供核苷酸掺入终产物,那么每个探针分子应将平均只带上一个 ^{32}P 原子(即其比活度将与用 T4 噬菌体多核苷酸激酶标记的探针大致相当)。如果知道目标探针的序列和可用的反应前体的比活度,就有可能预计当 1 种、2 种、3 种和全部 4 种 dNTP 掺入反应时所得的探针的比活度;

2)反应中 dNTP 的浓度:反应中每种 dNTP 的浓度应不低于 1μmol/L,否则核苷酸的聚合就无法有效地进行。所以,确保在反应进行的过程中底物浓度始终维持在 1μmol/L(约 0.66ng/μl)或更高至关重要,假设反应中所有的单链序列都可以作为模板来计算可掺入探针的每种 dNTP 的总量,反应中每种 dNTP 的总量应为可掺入探针的量加上 0.66ng/μl 所得的和;

3)引物的长度和特异性:引物必须有足够的长度以及特异性,以便能与模板结合并在适当位置上启动合成。用于本用途的引物通常长 7~9 个核苷酸,其序列与模板寡核苷酸 3' 端或紧邻 3' 端的序列互补。由于难以预测短杂交体的稳定性,故应在开始大规模反应之前,通过实验确定引物与模板间的比率才能获得最大产量的探针;

4)终产物的长度:终产物是与模板等长或比模板稍短(这主要取决于与引物互补的序列在模板上的位置)的双链 DNA 片段,为了尽可能得到最有效的探针,必须将非标记模板链从放射性标记的互补产物中有效地分离出去,否则两条互补链将互相退火,从而遏制与所需要的靶序列的杂交。对于短于 30 个核苷酸,进行 20% 聚丙烯酰胺凝胶电泳是分离互补链的最为有效的方法。可将引物设计成与模板上毗邻最末端的核苷酸互补,假如引物与模板 3' 端 2~3 个核苷酸不能杂交,那么放射性标记引物应会比非标记的模板短一些,通过电泳进行分离的效率也就更高。不过,即使模板与产物的长度相同,两者在电泳过程中仍极可能得到一定程度的分离,因为单链核酸在凝胶中的迁移率不仅取决于链长,而且也取决于碱基组成和序列。通常在合成探针之前用无放射性的 ATP 模板或引物磷酸化,或者通过保留连在引物 5' 端的二甲氧三苯甲基,可以提高分离程度。由于无法预料究竟何种方法对于某一特定的寡核苷酸最为有效,因此通常有必要进行一系列的预实验,以确定在各种情况下产物与模板分离的效率。

具体操作如下:

1)在微量离心管中将[α-^{32}P]ATP 混匀,依据能使比活度达到要求和足以在所有模板链上进行全长合成的需要来计算[α-^{32}P]ATP 的量。切记 dNTP 浓度在反应的任何阶段都不得低于 1μmol/L。为保证诸试剂有足够高的浓度,反应体积应尽可能小;

2)向离心管内加入适量的引物和模板 DNA。为保证引物能够有效地引导反应,其摩尔数应过量,达到模板的 3~10 倍;

3)加 0.1 体积的 10×Klenow 缓冲液,充分混匀;

     10×Klenow 缓冲液:

     0.4mol/L 磷酸钾(pH7.5)

     66mmol/L MgCl$_2$

     10mmol/L β-巯基乙醇

4)按每 5μl 反应体积加入 2~4 单位大肠杆菌 DNA 聚合酶 I Klenow 片段。充分混匀。14℃下孵育 2~3 小时;

5)用等体积的凝胶加样缓冲液与产物混合,并于 80℃加热 3 分钟,随后将全部的反应液加样至变性聚丙烯酰胺凝胶(表 38-1);

表 38-1 寡核苷酸长度与最佳聚丙烯酰胺百分浓度对照表

寡核苷酸长度	聚丙烯酰胺百分浓度/%
12~15 核苷酸	20
24~40 核苷酸	15
40~100 核苷酸	12

凝胶加样缓冲液：

　　80%（w/v）甲酰胺

　　590mmol/L Tris-硼酸（pH8.0）

　　1mmol/L EDTA（pH8.0）

　　0.1%（w/v）溴酚蓝

聚丙烯酰胺凝胶通常用1×TBE（89mmol/L Tris-硼酸、2mmol/L EDTA）灌制,电泳亦在相同缓冲液中进行；

　　6）电泳结束后,卸下电泳装置,将其中一面玻璃板与凝胶分开。小心:未掺入的[α-^{32}P]ATP可能已迁移至下槽缓冲液中而使之具有放射性!将凝胶及其背面的玻璃板裹于Saran包装膜内,记下示踪染料的位置,用手提式小型探测器在凝胶上应含有寡核苷酸的部位检测放射性活度值。将一组涂有放射性墨水的黏性圆点标签纸围绕样品的边沿,黏贴在Saran包装膜上,用Scotch胶带将圆点标签纸覆盖,以防放射性墨水污染X线片夹或增感屏。将凝胶对放射自显影底片进行曝光,掺入探针的放射性相当高,数分钟后即可在胶片上得到影像。利用上述方法中圆点标签上的放射性标记定出凝胶中探针的位置。切下条带,回收放射性标记寡核苷酸。放射性墨水系少量^{32}P与防水的黑色绘图墨水混合而成,为方便起见,可将这种墨水分为3级:极热级（>2 000计数/秒,据手提式小型探器）、热级（500~2 000计数/秒,据手提式小型探测器）和冷级（50~500计数/秒,据手提式小型探测器）。用一纤维尖笔将所要求等级的墨水涂在粘性标签纸上,在该纤维尖笔上贴上放射性物质的专用提示胶带,妥善保管。

（二）非放射性同位素核酸探针的标记和检测

放射性标记核酸探针在使用中的限制,促使非放射性标记核酸探针迅速发展,在许多方面已代替放射性标记探针,推动分子杂交技术的广泛应用。目前已形成两大类非放射标记核酸技术,即酶促反应标记法和化学修饰标记法。酶促反应标记探针是用缺口平移法、随机引物法或末端加尾法等把带有修饰的核苷酸如生物素-11-dUTP掺入到探针DNA中,敏感度高于化学修饰法,但操作程序复杂、产量低、成本高。化学修饰法是将不同标记物用化学方法连接到DNA分子上,方法简单,成本低,适用于大量制备如光敏生物素标记核酸方法,不需昂贵的酶,只要光照10~20分钟,生物素就结合在DNA或RNA分子上。

非放射性标记核酸探针方法很多,现介绍常用的几种方法。

1. 生物素标记核酸探针方法　在实验室中,非放射性标记物使用较为广泛的是生物素,既能用于标记DNA探针,又能用于标记RNA探针。实验发现生物素可共价连接在嘧啶环的5位上,合成TTP或UTP的类似物。生物素标记核酸探针常用缺口平移、随机引物法或末端加尾法进行标记,具体步骤请参照前文,只需将^{32}P标记的核苷酸替代为bio-11-dTTP或bio-11-dUTP即可。

2. 光敏生物素标记核酸探针　光敏生物素有一个连接臂,一端连接生物素,另一端有芳基叠氮化合物。在可见光照射下,芳基叠氮化合物可能变成活化芳基硝基苯,易与DNA或RNA的腺嘌呤N-7位置特异结合,大约每50个碱基结合一个生物素,所以只能用于标记大于200个核苷酸的片段。光敏生物素的乙酸盐易溶于水,可与核酸形成共价结合。

此法有以下优点:方法简单易行,快速省时,不需昂贵的酶和dUTP等,只需光照,探针稳定,−20℃可保存12个月以上,国内已有试剂盒供应。适用于DNA和RNA的标记,此法标记的探针可用于原位分子杂交、斑点杂交和Southern印迹,有较高的特异性和灵敏性。

（1）试剂及设备:

1）光敏生物素,1μg/μl

2）100mmol/L Tris·HCl　pH9.0

3）3mol/L乙酸钠

4）异丙醇

5）70%乙醇及无水乙醇

6）TE（pH8.0）

7）1.0mmol/L EDTA

8）台式离心机,恒温水浴锅,其他常规仪器

（2）操作步骤如下:

1）于冰上在离心管中加待标记 DNA 5μg,暗室中加入 5μl 光敏生物素置光源下 10cm 处照射 20 分钟;

2）加入 100mmol/L Tris·HCl 与 1.0mmol/L EDTA 10μl,混匀,再加入等体积异丙醇,混匀;

3）10 000r/min 离心 1 分钟,弃去上层异丙醇。再加入异丙醇 25μl,重复提取游离的光敏生物素;

4）吸去上层无色异丙醇后,加入 5μl 3mol/L 乙酸钠,充分混匀,加入冷无水乙醇 100μl 充分混匀,沉淀标记 DNA,置-20℃过夜(或-70℃ 15 分钟),15 000r/min 离心 20 分钟,沉淀物再用 70% 乙醇洗一次,离心,抽干,溶于 TE 中,测定探针浓度,分装,保存于-20℃备用。

3. 生物素-补骨脂素(biotin-psoralen)标记法 生物素-补骨脂素是另一种生物素光敏物质,在长波长紫外线照射下与嘧啶碱基发生光化学反应,加入到 DNA 或 RNA 中,去除小分子后,得到生物素标记核酸探针。此法可标记单链或双链 DNA 或 RNA,及寡核苷酸,灵敏度与放射性探针相当。

标记方法:取 DNA 0.5μg 溶解于 50μl TE（pH8.0）中,加入 5μl 生物素-补骨脂素（1μg/μl）,溶解后,置 365nm 紫外光下距离 5cm 照射 20 分钟。加等体积 TE,移入用 TE 平衡的 Sephadex G-50 柱,离心法过柱,收集液体即为 bio-DNA 探针。

4. 生物素-α-氨基乙酸-n-羟基琥珀标记法 此法是在亚硫酸盐催化下,生物素酰肼可置换寡核苷酸探针中胞嘧啶上的氨基,使生物素结合到 DNA 分子上而生成生物素化 DNA 探针。此法优点是采用通用试剂和技术,检出敏感;在合适的条件下,可有 3%~4% 的碱基被修饰,缺点是此方法只适用于 DNA 探针的标记,适用范围较小。

（1）试剂及设备

1）亚硫酸氢钠

2）乙二胺

3）5mmol/L PBS（pH8.5）

4）10mmol/L PBS（pH7.0）

5）4mmol/L 生物素-ε-氨基乙酸-n-羟基琥珀酰亚胺酯

6）150mmol/L NaCl

7）1.0mmol/L EDTA

8）台式离心机,恒温水浴锅,其他常规仪器。

（2）操作步骤

1）配制亚硫酸氢钠-乙二胺混合液,终浓度分别为 1mol/L 和 3mol/L,调至 pH6.0;

2）加入对苯二酚,使终浓度为 1mg/ml;

3）将 DNA 用超声打成 500~800bp 长度的片段,煮沸法变性,取 1 份 DNA 与 9 份上述混合液混合,42℃水浴 3.5 小时;

4）用 5mmol/L PBS（pH8.5）在 40℃下充分透析,浓缩 DNA,再溶于 200μl 0.1mol/L PBS（pH8.5）;

5）加入 4mmol/L 生物素-ε-氨基乙酸-n-羟基琥珀酰亚胺脂,室温反应 2 小时,用含 150mmol/L NaCl、1mmol/L EDTA 的 10mmol/L PBS（pH7.0）在 40℃下充分透析,纯化后于-20℃保存备用。

5. 异羟基洋地黄毒苷(digoxigenin)标记核酸探针 通过将地高辛甙元连接至 dNTP 上,用随机引物法标记 DNA 制成探针。平均每 20~25 个核苷酸中标记一个地高辛甙元,然后用抗地高辛抗体的 Fab 片段与碱性磷酸酶的复合物和 NTB-BCIPp 底物显色检测,灵敏度达 0.1pg DNA,此种探针有高度的灵敏性和特异性,安全稳定,操作简便,可避免内源性干扰,是一种很有推广价值的非放射性标记探针。

（1）试剂及设备

1）待标记 DNA

2）Dig-dNTP（dGTP,dATP,dCTP,dTTP）,终浓度为 5mmol/L

3）大肠杆菌 DNA 聚合酶 I Klenow 片段 5U/μl

4）随机引物,用 TE 配制成浓度为 75μg/ml 溶液

5）70% 乙醇及无水乙醇

6）0.2mol/L EDTA

7）4mol/L LiCl

8）TE 溶液（pH8.0）

9）台式离心机,恒温水浴锅,其他常规仪器

（2）操作步骤

1）于冰上在一离心管中,加入待标记 1μg DNA 溶于 5μl 三蒸水,95℃变性 10 分钟,迅速移入冰中 3 分钟;

2）加入随机引物 2μl、Dig-dNTP 标记物 2μl 和三蒸水 10μl、大肠杆菌 DNA 聚合酶 I Klenow 片段 5U,瞬时离心,37℃孵育至少 60 分钟（20 小时以内）;

3）加入 2μl 0.2mol/L EDTA 中止反应;

4）再加入 2.5μl 4mol/L LiCl 和 75μl 预冷的乙醇（−20℃）,−70℃ 30 分钟或−20℃过夜;

5）离心（12 000g）10 分钟,弃上清液,再加入预冷的 70% 乙醇 40μl 漂洗 DNA 沉淀,离心,风干,再溶于 50μl TE 溶液（pH8.0）中,分装,−20℃存放备用。

6. 辣根过氧化物酶（HRP）标记法　此法利用酶促反应,将底物氧化后产生的能量转变为光能放出。杂交后与探针结合的酶催化相应的底物发光剂,经酚、萘及胺类等增强剂将光能放大,在 X 线片上显示杂交信号。此方法灵敏度与几乎同位素标记水平相当,简便快速,安全,是一种特异性较高的检测手段,具有广泛的应用前景,目前国内已有试剂盒出售。

标记方法:将待标记 DNA 用三蒸水稀释成 10ng/μl,取 20μl 放入离心管中,100℃变性 5 分钟,加入 20U HRP 标记试剂,混匀,加入戊二醛 20μl 混匀,37℃ 10 分钟,此时可立即使用,或放在冰浴中 10~15 分钟内使用,或加入 50% 去离子甘油−20℃保存供分子杂交用,可存放 6 个月。

（韩　冰）

第二节　核酸分子杂交类型

核酸分子杂交类型繁多。根据核酸分子的种类,可分为 DNA 与 DNA 杂交、DNA 与 RNA 杂交和 RNA 与 RNA 杂交。根据探针标记不同,可分为同位素杂交和非同位素杂交。根据杂交介质不同,可分为固相杂交和液相杂交,其中固相杂交又可分为 Southern 印迹杂交、Northern 印迹杂交、斑点杂交、狭缝杂交（slot hybridization）、菌落原位杂交（colony in situ hybridization）、组织原位杂交（tissue in situ hybridization）和荧光原位杂交（fluorescence in situ hybridization,FISH）等多种类型（表 38-2）。随着分子生物学技术的发展,新的分子杂交技术不断出现和完善,如基因芯片就是分子杂交技术进一步发展的产物。

表 38-2　几种常见核酸分子杂交技术

名称	靶分子	探针	优点	缺点
Southern 杂交	DNA	DNA/cDNA	确定分子量	操作比较烦琐、费时
Northern 杂交	RNA	RNA/cDNA	确定分子量	电泳+转移、操作烦琐
斑点/狭缝杂交	DNA、RNA	RNA/cDNA	简单快速、半定量	不能确定分子量
菌落原位杂交	DNA、RNA	RNA/cDNA	简单快速、不需提取核酸	探针不稳定、假阳性
组织原位杂交	DNA、RNA	RNA/cDNA	灵敏、不需提取核酸	操作较烦琐
荧光原位杂交	DNA、RNA	RNA/cDNA	直观、快速、安全、灵敏	杂交不完全

一、固相核酸分子杂交

固相核酸分子杂交简称固相杂交（solid-phase hybridization）,也称为膜上印迹杂交,是将参加反应的一条核酸链先固定在固相支持介质（硝酸纤维素膜、尼龙膜等）上,另一条参加反应的核酸链游离在溶液

中。由于固相杂交后,未杂交的游离片段易于漂洗除去,膜上留下的杂交物容易检测和能防止靶DNA自我复性等优点,所以最为常用。

固相杂交的基本流程是采用凝胶电泳方法,将待测核酸片段分离,然后用印迹技术将分离核酸片段转移到特异的固相支持介质上,转移后的核酸片段保持其原来的相对位置不变。再用标记的核酸探针与固相支持介质上的核酸片段进行杂交,洗去未杂交的游离探针分子,最后显示标记探针的位置。由于探针已与待测核酸片段的同源序列形成杂交分子,探针分子显示的位置及其量的多少,则反映出待测核酸分子中是否存在相应的基因序列及其含量与大小。

固相支持介质的种类很多,常用的有硝酸纤维素膜、尼龙膜、聚二氟乙烯膜、滤纸、乳胶颗粒、磁珠和微孔板等。理想的固相支持介质应具备以下特点:①具有较强的结合核酸分子的能力,一般要求每平方厘米结合核酸分子的量不低于10μg,最好能达到数十微克;②与核酸分子结合后,应不影响其与探针分子的杂交反应;③与核酸分子结合牢固,能经受杂交、洗膜等操作过程而不至于脱落或脱落很少;④非特异性吸附少,在洗膜条件下能将非特异性吸附在其表面的探针分子洗脱掉;⑤具有良好的机械性能,柔软性好,韧性强,便于操作。

下面介绍几种固相支持介质:①硝酸纤维素膜(nitrocellulose filter membrane,NC)具有较强的吸附单链DNA和RNA的能力,特别是高盐下达$80~100μg/cm^2$。吸附的单链DNA或RNA经真空烘干后,依靠疏水性相互作用而结合在硝酸纤维素膜上。另外,硝酸纤维素膜具有杂交本底较低的优点。虽然硝酸纤维素膜在早期应用比较广泛,但是效果并不理想。首先在于硝酸纤维素膜是依靠疏水作用结合核酸分子,因而结合并不太牢固,而且质地较脆,烘烤后更甚,操作时须特别小心,而且很难进行多轮杂交。硝酸纤维素膜与核酸结合需要较高的离子强度,而较低的离子强度将降低其与核酸的结合能力,通常采用$20×SSC$作为转移缓冲液。硝酸纤维素膜不适合于用碱性溶液进行转移,它在pH 9.0时不能结合核酸,而且长时间暴露于碱性溶液中会使膜破裂。②尼龙膜(nylon membrane)是目前比较理想的固相支持介质,结合单链DNA和RNA的能力比硝酸纤维素膜强,可达$350~500μg/cm^2$。经真空烘干或紫外线照射后,核酸分子与尼龙膜之间通过共价作用牢固结合,对于小分子的核酸片段亦有较强的结合能力,甚至短至10bp的核酸片段它也能结合。正电荷尼龙膜结合核酸的能力更强,灵敏度更高,但是价格比较昂贵,而普通尼龙膜的灵敏度较低,但可以满足一般杂交实验的要求。另外,尼龙膜的韧性比较强,操作方便,可用于多轮杂交。尼龙膜与核酸的结合条件没有硝酸纤维素膜严格,在酸性、碱性、中性高离子强度或低离子强度条件下均可,但较高的离子强度对核酸的结合更为有利一些;更为方便的是正电荷尼龙膜在碱性转移液(0.4mol/L NaOH)中即可以共价结合核酸,转移后不需要进行固定,普通的尼龙膜在碱性条件下也可以结合核酸分子,但效率相对低一些。尼龙膜缺点就是杂交信号本底较高,但是可以通过加大预杂交液中的特异性封闭试剂的方法加以克服。③纤维素滤纸有较高的湿强度,比硝酸纤维素滤膜便宜、耐用,在干燥过程中不易变形和碎裂,但结合能力较弱、杂交信号也不强,主要用于筛选一些基因文库。④化学活化膜(chemical activated membrane)是将纤维素滤纸用化学物质特殊处理而活化形成的膜(如ABM和APT纤维素膜),这种化学活化膜产生活化基团(重氮盐)与DNA或RNA分子共价结合,反复多次使用不会损耗太多。对不同大小的核酸片段都具有同等的结合能力,但核酸荷载能力较尼龙膜要低得多($2~40μg/cm^2$),活化过程也较复杂。⑤聚二氟乙烯(polyvinylidene fluoride,PVDF)膜在用非核素标记物如地高辛和生物素等标记的探针进行核酸印迹杂交中也常采用,它具有较高的强度,但背景相对较高。

转膜是指将核酸、蛋白质等生物大分子从凝胶中转移到膜上或直接将核酸点到膜上的过程。目前常用的转移方法有毛细管转移、真空转移和电转移等。①毛细管转移法,优点是简单,不需要用其他仪器。缺点是转移时间较长,转移后杂交信号较弱。②电泳转移法,用电场的电泳作用将凝胶中的DNA转移到固相支持介质上,优点是快速、简便、高效,无须进行脱嘌呤或水解处理,可直接转移较大的DNA片段。缺点是转移中电流较大,温度难以控制。通常只有当毛细管转移和真空转移无效时,才采用电泳转移。③真空转移法是近年来兴起的一种简单、快速、高效的DNA和RNA印迹法。其特点是快速,转移效率高,可在转膜的同时进行DNA的变性与中和,整个过程1小时左右。缺点是凝胶容易碎裂,并且在洗膜不严格时,其背景比毛细转移法要高。

（一）Southern 印迹杂交

Southern 印迹杂交（Southern blot）是指待检 DNA 片段经电泳分离后，从凝胶中转移到固相支持介质上，然后与探针进行杂交来检测 DNA 片段的一种技术。被检对象为 DNA，探针为 DNA 或 RNA。

Southern 印迹杂交是第一个以核酸分子杂交为基础的 DNA 分析技术，1975 年由 Edward Southern 首次创建。其基本方法是首先用一种或多种限制性内切酶消化 DNA 标本，通过琼脂糖凝胶电泳将已消化的 DNA 片段进行分离。其次，将含有 DNA 片段的琼脂糖凝胶变性，并将其中的单链 DNA 转移并固定到固相支持介质上，膜上各 DNA 片断之间的相对位置保持不变。最后，用同位素或非同位素标记的已知序列的 DNA 或 RNA 探针与固着于膜上的 DNA 进行杂交，然后用缓冲液进行洗涤以去除非特异性结合的探针，这样就只有与靶序列结合的探针仍存在于膜上，经放射自显影、显色反应或荧光信号检测模板 DNA 中所含的探针序列的位置，依据杂交片断的数目以及大小对特定基因的结构进行分析鉴定。

Southern 印迹杂交技术现已广泛应用于克隆基因的酶切图谱分析、基因组中某一基因的定性及定量分析、基因突变分析及限制性酶切片段长度多态性分析（restriction fragment length polymorphism，RFLP）等方面，而且有了明显改进：①固相支持介质的变化，尼龙膜代替了早期使用的硝酸纤维素膜，这是由于尼龙膜更加牢固和耐用，核酸结合效率高，操作方便，可用于多轮杂交的缘故；②探针的标记和检测技术的改进，除了传统的放射性同位素标记外，也可用非同位素进行标记；③转移装置的变化，传统的毛细管转移时间较长，转移后杂交信号较弱，现在多用电转移和真空转移法，具有快速、简便、转移效率高的优点。

1. **样品 DNA 的限制性酶切和电泳分离** 提取样品 DNA 要保持 DNA 的完整性，尽可能去除样品中的蛋白质、多糖和脂类等。其基本步骤包括：①在弱碱和有螯合剂的条件下进行组织匀浆，破坏细胞膜和核膜；②用去污剂 SDS 和蛋白酶 K 共同作用消化蛋白质，游离出 DNA；③用有机溶剂酚和氯仿萃取 DNA，去除残存的蛋白质等成分；④用乙醇沉淀 DNA。具体操作步骤详见有关章节。样品 DNA 只有经过限制性内切酶酶切，才能顺利地转移到固相支持介质上，而且酶切的好坏直接决定分析结果是否准确可靠。目前分离核酸片段最常用的方法是琼脂糖凝胶电泳，具有制备简单、分离范围广、实验成本低的优点。

（1）主要试剂：

1）TE 缓冲液：10mmol/L Tris-HCl，1mmol/L EDTA，pH 8.0；

2）10mg/ml 溴化乙锭（EB）：每 100ml 蒸馏水中溶入 1g 溴化乙锭。

（2）实验步骤：

1）建立 50μl 酶切反应体系。在 1.5ml 离心管中依次加入：

DNA（1μg/μl）	20.0μg
10×酶切 buffer	5.0μl
限制性内切酶（10U/μl）	5.0μl
加双蒸水	至 50.0μl

2）12 000g 离心数秒，使管壁上的液珠离心到管底，以保证反应体系体积准确；

3）37℃水浴下消化 1~5 小时；

4）加入 1/10 体积的 0.5mol/L EDTA 终止反应；

5）用等体积酚、氯仿抽提，2.5 倍体积乙醇沉淀，加少量 TE 溶解；

6）在酶切 DNA 的同时，配制合适浓度的琼脂糖凝胶，一般用 0.7%~1.0% 的琼脂糖凝胶分离基因组 DNA；

7）酶切完毕，进行琼脂糖凝胶电泳，当 DNA 迁移至凝胶全长的 2/3~3/4 处时，结束电泳。取出凝胶，用溴化乙锭染色，在紫外灯下观察电泳效果，拍摄照片。

（3）注意事项：

1）设置反应体系可根据 DNA 的含量、所加酶的量而定，一般体积为 20~30μl。考虑到加样误差和保温过程中水分蒸发的影响，可适当增大反应体积，但总体积最好不超过 50μl。

2）样品 DNA 浓度不能太高，根据实验目的决定酶切 DNA 的量。一般 Southern 杂交每一个电泳通道需要 10~30µg 的 DNA。对于克隆片段的限制性内切酶图谱分析，取 0.1~0.5µg 即可；而对于鉴定基因组 DNA 中的单拷贝基因顺序，则需要 10~20µg；当采用寡核苷酸探针或探针的比放射活性较低时，则需要多至 30~50µg。

3）酶的选择原则是酶切后应产生合适长度的、可以被检测的 DNA 片段，通过杂交能提供足够的所需信息。如果酶切后待测 DNA 片段过短，则影响其印迹的效率，因为大多数固相支持介质结合小片段的能力较差；而片段过长，不但影响其转移时的效率，而且也会影响对其分子量的准确判断。因此，较理想的片段长度为 0.5~10kb。

4）酶活性是最重要的影响因素。在进行重要样品的酶切前最好测定酶活性，以免损失样品。由于限制性内酶是保存在 50% 甘油中的，而酶只有在甘油浓度不大于 5% 的情况下才能发挥正常活性，所以加入反应体系的酶体积不能超过总体积的 1/10，否则引起酶专一性改变，产生星号活性。一般用 2~4U 的限制性内切酶消化 1µg 的 DNA。

5）如果需要两种酶消化 DNA，可依不同情况设置酶解反应。两种酶的反应条件一致，则两种酶可同时进行消化；如果反应条件不一致，则先用需要低离子强度的酶消化，然后补加盐类等物质调高反应体系的离子强度，再加第二种酶进行消化。最好使用生产厂家提供的配套缓冲液。

6）反应体系中所用的水应该是去离子水或双蒸水。

7）为了及时了解酶切反应情况，可在反应预定到一定时间时，先取出 1~2µl 酶切产物进行琼脂糖凝胶电泳，观察酶切是否完全。其结果可能有：①完全酶切的产物在泳道应呈现均匀的弥散状，其中还经常可见一些明亮条带，这是重复序列而不是电泳假象；如果靠近点样孔附近有一条明显亮带，说明酶切不完全，可以适当延长酶切时间，放大反应体积，增加酶的用量（增加至 5~10U/µg DNA）；如果仍不能奏效，可能的原因是 DNA 样品中有太多的杂质，或酶的活力下降；②如果泳道的边缘较亮，表明点样过大；③如果泳道中间变宽，下段前沿变细小，是由电压较高造成；一旦出现不正常情况，就应改变酶切或电泳条件或纯化 DNA；只有酶切彻底，才能继续后续实验。

2. 转膜与固定　转膜就是将琼脂糖凝胶中的 DNA 片段转移并固定到固相支持介质上，形成固相 DNA。转膜的目的是使固相 DNA 与液相的探针进行杂交。从凝胶中转移 DNA 到固相支持介质上的方法主要有 3 种：毛细管转移法、电转移法和真空转移法。

（1）毛细管转移法：毛细管转移法是最经典的方法，1975 年由 Southern 发明，故称为 Southern 转移（或印迹），又称虹吸印迹法。其原理是单链 DNA 通过毛细管的虹吸作用从琼脂糖凝胶转移并聚集于固相支持介质表面。

1）主要试剂

① 0.4mol/L NaOH：将 12.8g NaOH 溶于水中，定容至 800ml；

② 20% SDS：在 400ml 中加入 100g SDS，定容至 500ml；

③ 变性溶液：87.75g NaCl，20.0g NaOH，加水至 1 000ml；

④ 中和溶液：175.5g NaCl，6.7g Tris-HCl，加水至 1 000ml；

⑤ 转移缓冲液（20×SSC）：NaCl 175.3g，柠檬酸三钠 82.2g，NaOH 调 pH 至 7.0，加双蒸水定容至 1 000ml，灭菌；

⑥ 2×、1×、0.5×、0.25× 和 0.1×SSC：分别用 20×SSC 稀释配制。

2）实验步骤

① 电泳结束后，用刀片切除无用的凝胶部分，并切去凝胶一角，作为标记，将凝胶转移至塑料盒内；

② 脱嘌呤：加入数倍凝胶体积的 0.25mol/L HCl 使 DNA 脱嘌呤，置室温摇床温育 15 分钟；当胶中溴酚蓝由蓝转成橘黄时，表明胶已处理好，如果仍呈蓝色，应再温育 5 分钟；弃去 HCl，随后用蒸馏水漂洗；

③ 碱变性：加入数倍凝胶体积的变性溶液对 DNA 进行变性处理，置室温摇床温育 45 分钟，此时胶中溴酚蓝重新变蓝，小心弃去变性缓冲液，用蒸馏水稍加漂洗；

④ 中和：加入数倍凝胶体积的中和溶液，置室温摇床温育 15 分钟，轻轻摇动；

⑤ 安装转移装置：在中和凝胶时，截取一张比凝胶稍大的滤膜（硝酸纤维素膜或尼龙膜），剪去一角作

为标记,以便与凝胶对应;用蒸馏水浸湿后,浸入转移液中浸泡至少 10 分钟;在一浅盘内放置一个比凝胶大的平台,比如可倒置一凝胶盘,上面铺放 3 张经 20×SSC 饱和过的 Whatman 3 MM 滤纸,平台两侧的滤纸应浸泡在缓冲液中,用 10ml 的玻璃吸管在其表面小心滚动以赶出所有气泡,并将滤纸推平;

⑥ 从中和液中取出凝胶,翻转使其背面朝上,置于转移平台的滤纸中央,除去滤纸与凝胶之间的气泡,用保鲜膜围绕凝胶四周进行封闭,以防缓冲液从凝胶周围直接流至纸中出现虹吸短路;

⑦ 将滤膜小心覆盖在凝胶上,去除两者之间的气泡;裁三张大小合适的 Whatman 3 MM 滤纸,用 20×SSC 浸湿后铺在滤膜上,去除气泡;滤纸上放一叠吸水纸(印迹纸或纸巾),5~8cm 厚;在吸水纸之上置一块玻璃板,其上放 500~750g 的重物;静止 8~24 小时使其充分转移,每隔数小时换掉已经湿掉的吸水纸,盘内必须有足够的转移液,保证转移连续工作;

⑧ 转移结束后,小心拆卸印迹装置,弃去吸水纸和滤纸,翻转滤膜和凝胶,将其转移至干燥的滤纸上,凝胶在上,用软铅笔标记凝胶和滤膜的加样孔位置,撕去凝胶;为了估计 DNA 转移效率,凝胶用 0.5μg/L 溴化乙锭溶液染色 20~45 分钟,于紫外灯下观察转移是否完全;

⑨ 用 6×SSC 浸泡滤膜 5 分钟,以去除膜上的凝胶颗粒,将滤膜置于一张干燥的滤纸上,室温干燥 30 分钟以上;

⑩ DNA 固定:将晾干的滤膜置于两张滤纸之间,固定 DNA 到膜上;若用硝酸纤维素膜,在 80℃真空箱中烤 2 小时;若用尼龙膜,将 DNA 面朝下暴露于紫外透射仪 3~5 分钟;这时的滤膜已可用于杂交,或贮存在 4℃;硝酸纤维素膜需真空保存,尼龙膜需用塑料薄膜密封。

3）注意事项:①整个操作过程中要防止膜上沾染其他污物;②滤膜与凝胶及滤纸间不能留有气泡,以免影响转移。

（2）电转移法:电转移法是利用电场的电泳作用将凝胶中的 DNA 转移到固相支持介质上,具有快速、简便、高效的特点,无须进行脱嘌呤或水解处理,可直接转移较大的 DNA 片段,一般 2~3 小时内可转移完毕。电转移一般不选用硝酸纤维素膜作为固相支持介质。因为硝酸纤维素膜结合 DNA 依赖于高浓度盐溶液,而高盐溶液的导电性极强,会产生强大的电流使转移体系的温度急剧升高、破坏缓冲体系,从而使 DNA 受到破坏。因此,可选用化学活化膜和带电荷尼龙膜作为固相支持介质。由于电转移要求比较大的电流,温度难以控制,必须不间断地使用循环冷却水。通常只有当毛细管转移和真空转移无效时,才采用电泳转移。许多商业化的电转仪附有冷却设备,但亦有一些只可在冷室中应用。目前市场上有两种类型的电转仪可供选用,分别是以铂金丝与石墨作为电极的电转仪和电极电转仪。下面以前者作电极的电转仪为例简单介绍实验过程。

1）实验步骤

① 按常规操作步骤进行酶切、电泳、变性和中和处理;

② 将合适大小的滤纸,尼龙膜及海绵浸泡于 1×TBE 或 TAE 中;

③ 打开电转仪的凝胶支持夹,在一块有机玻璃板上依次放上海绵、滤纸、凝胶、尼龙膜、滤纸、海绵,然后放上另一块有机玻璃,夹紧,利用海绵的弹力将凝胶与尼龙膜紧贴在一起;

④ 将凝胶支持夹缓缓地放置在装有电泳缓冲液的转移槽中,使液体慢慢淹没支持夹,驱出海绵中的气泡,注意应将尼龙膜一侧置于正极,凝胶一侧置于负极;

⑤ 恒流或恒压电泳转移 4~8 小时,电转完毕,用 1×TBE 漂洗尼龙膜 5 分钟,以除去膜上的凝胶;用滤纸吸干膜表面的水分,再用紫外线照射 4 分钟,将 DNA 固定在膜上;

⑥ 此尼龙膜即可直接用于下一步杂交反应,如不立即使用,可常规保存。

2）注意事项

① 整个操作过程中均不要用手触摸尼龙膜,尼龙膜一经与凝胶接触即不可再移动;

② 滤膜与凝胶及滤纸间不能留有气泡;

③ 转移缓冲液量要大,保持转移缓冲液的温度在 12~14℃之间;

④ 不同品牌的尼龙膜需要进行不同的处理,在 DNA 固定和杂交的过程中要严格按生产厂家的说明书进行。

（3）真空转移法：真空转移法是近年来兴起的又一种简单、快速、高效的 DNA 和 RNA 印迹法。其原理是利用负压作用将转膜缓冲液从上层容器中通过凝胶抽到下层真空室中，同时带动核酸片段转移到置于凝胶下面的固相支持膜上。真空转移较之毛细管转移更为有效，而且极为快捷，可在转膜的同时进行 DNA 的变性与中和，整个过程只需约 30 分钟至 1 小时左右，转移后得到的杂交信号要比毛细管转移强 2~3 倍。

1）实验步骤

① 电泳完毕，凝胶可预先脱嘌呤、碱变性，也可以直接进行转移；

② 在真空转移仪的真空密封膜上剪一窗口，其大小略小于凝胶；剪取合适大小的 Whatman 3mm 滤纸、尼龙膜或硝酸纤维素膜，用去离子水充分湿润，依次置于真空转移仪的窗口上，排除气泡；

③ 将凝胶置于尼龙膜或硝酸纤维素膜上，排除气泡；

④ 将真空转移仪封严，用 Parafilm 封牢凝胶周围，避免漏气；

⑤ 接通真空泵，真空压约为 60cm 水柱；压力不可过高，如压力超过 60cm 水柱，则凝胶被压缩，转移效率反而会下降；用变性液覆盖满凝胶，抽气约 15 分钟；随时添加变性缓冲液；

⑥ 换用中和液，继续抽气约 15 分钟；

⑦ 转移完毕，硝酸纤维素膜或尼龙膜用去离子水漂洗，常规固定并保存。

2）注意事项

① 影响转移效率的重要因素之一是真空压力，真空压力太低影响转移效率，压力过高又容易使凝胶破碎，转移效率下降；

② 转移膜和凝胶之间不要留有气泡，否则影响转移效率，可预先用少量转移液湿润转移膜或凝胶；

③ 凝胶容易破碎，操作时应格外小心，如有凝胶破裂或凝胶周缘密封不良，应于转移前进行补救；

④ 真空泵转移系统依赖压力的单向转移，所以每次回收的液体均可重复使用，但要注意 pH 是否有改变；

⑤ 真空压力不足，主要与密封不良和凝胶渗漏有关，所以在进行脱嘌呤前应检查核准；

⑥ 所有材料用完后应清洁处理，尤其是气密圈、塑料窗口膜和多孔滤板，应认真严格清洁。

3. 杂交和洗膜　Southern 杂交一般采取液-固杂交方式，即探针为液相，被杂交 DNA 为固相。根据探针标记不同，Southern 杂交可分为同位素标记探针的杂交和非同位素标记探针的杂交。而非同位素杂交又可分为生物素标记探针的杂交、地高辛标记探针的杂交等方法。正式杂交前，一般须先用鲑鱼精 DNA、小牛胸腺 DNA 等非特异性 DNA 分子或聚蔗糖 400 和牛血清白蛋白等高分子化合物进行预杂交，封闭膜上的非特异性位点，降低杂交背景，消除非特异性信号，提高杂交特异性。

（1）同位素标记探针的杂交

1）主要试剂

① 50×Denhardt 溶液：聚蔗糖 Ficoll-400 5g，聚乙烯吡咯烷酮（PVP）5g，牛血清白蛋白组分 V（BSA）5g，加水至 500ml，过滤除菌后于-20℃储存；

② 预杂交液：6×SSC，5×Denhardt's 溶液，0.5% SDS，100μg/ml 经变性并打断的鲑鱼精 DNA，50% 甲酰胺；

③ 杂交液：预杂交溶液中加入变性探针即为杂交溶液；

④ 洗膜液：2×SSC，0.1% SDS；1×SSC，0.1% SDS；0.1×SSC，0.1% SDS。

2）实验步骤

① 配制适量的预杂交液（100μl/cm^2 膜），用 6×SSC 湿润并浸泡杂交膜 2 分钟；

② 将湿润的杂交膜装入杂交袋内，加入预杂交液，浸透杂交膜之后，尽可能去除气泡，用塑料封口机密封袋口，然后置于 42℃水浴摇床预杂交 2~6 小时；

③ 将已标记的 DNA 探针于 95~100℃加热 5~10 分钟使之变性，立即置冰浴冷却 5 分钟；

④ 剪去杂交袋一角，将预杂交液倒入 15ml 或 50ml 的 Falcon 试管中，将约 10~20ng/ml（随机引物标记的）或 50~100ng/ml（缺口平移法的）探针加到预杂交液或新鲜配制的杂交缓冲液中；一般来说，

$10^6 \sim 10^7$ cpm/ml 已足够,轻轻混匀,用一次性的塑料移液管将杂交液加到塑料袋内的滤膜上;

⑤ 尽可能去除杂交液袋内的气泡,小心封口以防杂交液漏出,置于在 65℃水浴摇床中温育或夹在两块玻璃板中置烤箱烘烤 12~16 小时;

⑥ 将杂交袋完全打开,用钝头镊子将滤膜转移至盘内,立即用缓冲液洗膜,按下列次序进行漂洗:2×SSC,0.5% SDS,室温,5~10 分钟;2×SSC,0.1% SDS,室温,10~15 分钟;0.1×SSC,0.5% SDS,42℃,30分钟;0.1×SSC,0.1% SDS,56~68℃ 30 分钟;

⑦ 用 0.1×SSC 于室温短暂漂洗滤膜,将其置于滤纸上,晾至半干,将滤膜封在薄塑料袋内或用保鲜膜包裹,准备进行放射自显影。

（2）生物素标记探针的杂交

实验步骤

① 将已固定的杂交膜湿润之后,置于干净的塑料杂交袋中,用塑料封口机封口,留一小口加液;

② 将 65℃预热的预杂交液（0.2ml/cm² 膜）加入杂交袋中,用封口机封口,置 65℃摇床预杂交 2 小时;

③ 剪一小口加入已标记好的探针,使探针浓度为 20ng/ml,重新封口,68℃水浴摇床杂交 12 小时或过夜;

④ 取出滤膜,按下列顺序洗膜:2×SSC,0.1% SDS,室温,5~10 分钟;0.2×SSC,0.1% SDS,室温,5~10分钟;0.1×SSC,0.1% SDS,60℃,30 分钟;0.1×SSC,室温,10 分钟,各两次;

⑤ 将洗好的膜晾干,准备进行显色反应。

（3）地高辛标记探针的杂交

1）实验步骤

① 将已固定的杂交膜湿润之后,置于杂交袋中;

② 加入预杂交液（200μl/cm² 膜）后,置于 68℃水浴摇床预杂交 1~2 小时,如果预杂交液中加有 50%甲酰胺,预杂交温度可为 42℃,然后弃去预杂交液;

③ 膜在 68℃或 42℃杂交液中（含 50% 甲酰胺）保温 6~12 小时;

④ 洗膜:2×SSC,0.1% SDS,室温,5 分钟,各两次;0.1×SSC,0.1% SDS,68℃,15 分钟,各两次;

⑤ 洗好的膜可以直接用于检测或空气干燥后存放待检测。

2）注意事项

① 预杂交时的液体要充足,水浴保温时,塑料袋应平整;

② 一般杂交体系采用中度离子强度,如 5×SSC 或 6×SSC,尽量减少杂交液体积,提高 DNA 的浓度;

③ 杂交后的洗膜是用不同离子强度的溶液依次漂洗杂交膜,以除去游离的及非特异性结合的探针;采用 2×SSC~0.1×SSC 的洗膜液,同时加入 0.1% SDS 以促进非特异性杂交体解离;

④ 洗膜液的温度、离子强度和时间均可影响洗膜效果,洗膜温度应该是能解离非特异性杂交体而保留特异性杂交体,一般在低于 Tm 值 5~15℃下进行;离子强度越低,洗膜越严紧;对于检测某个基因在基因组中的拷贝数时,必须进行严紧洗膜;洗膜时间可以根据洗膜情况酌情调整;

⑤ 洗膜要充分,对于放射性探针,在更换缓冲液之间,要用放射性检测仪随时检测膜上的放射强度,当放射强度较环境背景高 1~2 倍时,则停止洗膜点。

4. 检测

（1）同位素探针杂交的检测:同位素标记的探针杂交后,通过放射自显影才能检测分析结果。其原理为核酸杂交体放射出 α 射线,使 X 线片感光,随后的显影、定影过程及其原理与普通照相相同。

1）主要试剂

① 显影液:米时尔（硫酸甲基对氨基苯酚）3.5g,无水亚硫酸钠 60g,对苯二酚 9g,无水碳酸钠 40g,溴化钾 3.5g,定容至 1 000ml;

② 定影液:硫代硫酸钠 240g,无水亚硫酸钠 15g,冰乙酸（98%）15ml,硼酸 7.5g,硫酸铝钾 15g,定容至 1 000ml。

2）实验步骤

① 曝光：将封在塑料袋内的杂交膜 DNA 面朝上，放在 X 射线暗盒底部，其上放置 X 线片，增感屏常规贴在盒盖内面，关闭暗盒，在-70℃进行放射自显影过夜至两周；

② 显影：将 X 线片从暗盒中取出，用水浸湿后将曝光面朝上置于显影液中，轻轻摇动，显影 4~10 分钟，注意观察成像的变化；当达到影像预期结果时，停止显影；

③ 定影：从显影液中取出 X 线片，在清水中漂洗一下，置于定影液中，轻轻摇动 5~15 分钟；

④ 冲洗：从定影液中取出 X 线片，在水中冲洗 30 分钟，除去残留的定影液，蒸馏水淋洗后，晾干。

3）注意事项

① 由于同位素标记物具有放射性危害，另外手上可能带多种脏物污染 X 线片，故操作时要戴手套，用夹子夹取 X 线片；

② 显影、定影适宜温度为 18~25℃，避免在高温和低温中进行；

③ 从曝光到显影定影整个过程要在暗室中进行，避免 X 线片曝光；

④ 增感屏受污染后降低效率或者使本底升高，要精心呵护，及时擦净。

（2）生物素标记探针杂交的检测：以生物素-链霉抗生物素蛋白-碱性磷酸酶显色体系为例，DNA 探针上掺入的生物素与链霉抗生物素蛋白（SA）结合后，后者再与生物素化的碱性磷酸酶（BAP 或 AP）结合，AP 催化底物 5-溴-4-氯-3-吲哚酚磷酸-4-甲苯胺盐（BCIP）将其磷酸酯键水解，生成 BCI^+ 和磷酸，BCI^+ 与四氮唑蓝（NBT）结合可生成蓝紫色沉淀。

1）试剂

① 缓冲液 I：1mol/L NaCl，0.1mol/L Tris-HCl（pH7.5）；

② 缓冲液 II：牛血清白蛋白（BSA），以缓冲液 I 新鲜配制 3%（W/V）溶液；

③ 缓冲液 III：0.1mol/L NaCl，0.1mol/L Tris-HCl（pH9.5），50mmol/L $MgCl_2$；

④ 链霉抗生物素蛋白（SA）：用缓冲液 I 稀释 1 000 倍，使用浓度为 0.4μg/ml；

⑤ 生物素化的 AP（BAP）：用缓冲液 I 按 1：500 稀释；

⑥ NBT：75mg NBT 溶于 70% 二甲基甲酰胺（DMF）水溶液，-20℃保存；

⑦ BCIP-甲苯胺盐：50mg BCIP 溶于 1.0ml 二甲基甲酰胺溶液，-20℃保存；

⑧ 显色液：取 26μl BCIP 和 33μl NBT，先后加于 7.5ml 的缓冲液 III 中，加完一种混匀后再加入另一种，再混匀，使用前新鲜配制。

2）实验步骤

① 将杂交膜放入 20~30ml 缓冲液 I，浸泡 5~10 分钟；

② 取出杂交膜，吸去过多液体，小心放入杂交袋中，加入适量缓冲液 II，封口后于 42℃水浴摇床 30~60 分钟；回收缓冲液 II，4℃存放，可重复使用 2-3 次；

③ 将膜取出放入培养皿中，以 20~30ml 缓冲液 I 洗膜 3 次，每次 3 分钟；

④ 将膜再封入塑料袋中，加入稀释的 SA 液（7ml/100cm²）封袋，37℃保温 20 分钟，中间翻动数次；SA 液可回收，4℃存放，可重复使用 2~3 次；

⑤ 按第③步重复一次；

⑥ 将膜放入新袋中，加入稀释后的 AP 液（7ml/100cm²），封口，37℃保温 20 分钟，中间翻动数次；AP 液可回收，4℃存放，可重复使用 2~3 次；

⑦ 按第③步重复，用缓冲液 I 洗膜 3 次，然后用缓冲液 III 洗膜 2 次，每次 3 分钟；

⑧ 将膜再封入塑料袋中，加入显色液 7ml/100cm²，避光显色 0.5~4 小时或过夜，显色至阳性点清楚，阴性点及背景无着色时最佳；

⑨ 用 TE 洗膜，晾干后照像，可封于塑料袋中保存。

3）注意事项

① 洗膜所用缓冲液不宜过少，洗膜时间不宜过短，以免产生高背景；

② 所用试剂最好新鲜配制，回收的试剂以微孔滤膜过滤后 4℃保存；在试剂中加入 0.02% 叠氮钠

（NaN₃）具有防腐功能,并不影响 AP 显色反应;

③ 显色时要避光,不宜用力摇动,以免紫蓝色沉淀物脱落。

（3）地高辛标记探针杂交的检测:对于地高辛（DIG）标记探针的杂交检测,可选用连接有 AP、过氧化物酶、荧光素、罗丹明或是胶体金高亲和性的抗 DIG 抗体共轭物,也可选用不带任何共轭连接的抗 DIG 抗体和二级抗体。检测的灵敏度主要依赖于对不同抗 DIG 抗体共轭物显示方法的选择。以连接有 AP 的抗 DIG 抗体为例,使用 NBT 和 BCIP 做底物由酶催化显色,检测的灵敏度常规可达到 0.1pg。

1）试剂配制

① 缓冲液 I :0.15mol/L NaCl,0.1mol/L Tris-HCl（pH7.5）;

② 缓冲液 II :0.5%（W/V）脱脂奶粉加入缓冲液 I ;

③ 缓冲液 III :0.1mol/L NaCl,0.1mol/L Tris-HCl（pH9.5）,50mmol/L MgCl₂;

④ 缓冲液 IV :10mmol/L Tris-HCl（pH8.0）,1mmol/L EDTA（pH8.0）;

⑤ 显色液:45μl NBT,35μl BCIP,10ml 缓冲液 III ,新鲜配制。

2）实验步骤

① 用缓冲液 I 漂洗已与标记探针结合的杂交膜 1 分钟,室温;

② 换用缓冲液 II 洗膜 30 分钟,室温,再重复步骤①;

③ 用缓冲液 I 稀释抗体-AP 复合物至 150mU/ml（1：5 000,注意稀释的抗体溶液在 4℃仅能存放 12 小时),取 20ml 稀释的抗体液浸泡杂交膜 30 分钟,室温;

④ 用缓冲液 I 100ml 洗膜 15 分钟,2 次,除去未结合的抗体;

⑤ 用缓冲液 III 20ml 平衡膜 2 分钟;

⑥ 用 10ml 显色液封膜,避光数分钟至 1 天,当出现颜色时不要晃动;

⑦ 有斑点或条带出现时,用 50ml 缓冲液 IV 洗膜 5 分钟以终止反应;

⑧ 照相后,将杂交膜在室温下干燥或 80℃烤干,贮存。

5. 结果分析　由于 Southern 杂交整个过程很长,涉及多个步骤,而每一步骤的结果直接影响到后一步骤的实验,所以要保证每一步正确无误。影响 Southern 杂交信号检出的因素很多,包括 DNA 纯度、酶切电泳分离效果、转膜效率、探针比活性和洗膜终止点等,杂交结果可能会出现以下问题。

（1）无杂交信号或信号很弱

① 转移效率低:转移效率取决于 DNA 片段的大小和凝胶的浓度,对于较大的 DNA 片段（15kb 以上）,可在变性前预处理使其脱嘌呤;转移时凝胶的四周要封严,防止在转移过程中产生短路;转移膜或凝胶可预先用少量转移液湿润,膜与凝胶之间不要留有气泡,否则会影响转移效率;另外,脱嘌呤不完全、凝胶四周没有完全封严、转移平台欠水平或凝胶的厚度不均匀使吸水纸巾倒塌、转移缓冲液不足、转移时间不够长等是导致转移失败的常见因素;

② 滤膜结合核酸的能力不足:尼龙膜结合核酸的能力比 NC 膜强,韧性比较强,操作方便,除去探针后,可重复使用,一般尼龙膜是首选;操作中不可用手触摸滤膜,否则影响 DNA 的转移及与膜的结合;

③ 固定效果差:不同方法固定 DNA 的程度不完全一样,根据膜的种类和型号选择合适的固定方法,最好选用制造商推荐的固定方法;

④ 探针标记效率低:由于探针变性不完全,用量不足,导致信号很弱而检测不到;根据标记探针的浓度及其比活性,检查探针标记效率,完全变性,增加用量,选择不同的杂交条件及检测方法;一般使用新的同位素可获得较强的信号;对于异源探针,杂交和洗膜严紧过度,致使探针被洗脱,应在较低温度下进行杂交,同时降低洗膜严紧度;

⑤ 杂交时间不足:根据杂交液的体积确定杂交的时间,一般杂交体积越小,效果越好,因为在小体积溶液中,核酸重新配对的速度快、探针用量少,使滤膜上的 DNA 在反应中起主要作用;另外,在杂交中,必须保证有足够的杂交溶液覆盖杂交膜;

⑥ 曝光时间不够或使用过期的显影液:每次洗片时要配制新的显影液,出现沉淀或混浊时更换显影液;

⑦ DNA 用量太低或者已发生降解。

（2）背景上出现斑点：可能是封闭剂浓度过低，封闭缓冲液配制的时间过长，不能封闭杂交膜上的非特异性位点。另外，探针标记中没有除去未掺入的核苷酸，而直接结合到滤膜上，导致非特异性杂交斑点；转移后膜上残留琼脂糖颗粒或膜含有高盐时进行烘烤或紫外交联固定而吸附了探针，故应在转移后用 2×SSC 充分洗膜，以除去琼脂糖颗粒，降低盐离子。

（3）局部或普遍背景高：可能是封闭剂不足，预杂交时间不够，不能有效封闭非特异性背景。应适当延长预杂交时间，选用适宜的封闭剂，一般尼龙膜用 Denhardt 试剂比用 BLOTTO 能得到更高的信噪比。可能是杂交或洗膜过程中部分滤膜变干，应该增加杂交和洗膜液体积，始终保持滤膜的湿润。探针直接加到滤膜上是造成局部黑斑常见的原因，探针加入杂交液后，要轻轻混匀，避免探针与滤膜的直接接触。杂交膜只能用干净的钝头镊子接触，不要擦伤膜的表面，严禁用手直接接触杂交膜，否则会引起较高的背景。

（4）出现额外的杂交带：可能是 DNA 酶切不完全、探针不纯含有非特异性序列或洗膜不严谨引起，需要采取相应措施解决。

（二）Northern 印迹杂交

1977 年，Alwine 等人提出一种与 Southern 印迹杂交相类似的、用于分析细胞总 RNA 或含 poly（A）尾的 RNA 样品中特定 mRNA 分子大小和丰度的分子杂交技术，并把它诙谐地称为 Northern 杂交技术，作为一项检测特异性 RNA 最经典的方法，现在更多的是用于基因表达与调控研究中，在转录水平检测基因的表达状况，如基因的转录、mRNA 的大小及其丰度等。

Northern 杂交的原理与 Southern 的原理相同，即具有一定同源性的两条单链核酸在一定条件下按碱基互补原则退火配对形成双链。Northern 印迹杂交步骤主要包括：①RNA 的分离；②变性凝胶电泳；③转膜与固定；④探针制备；⑤杂交与结果检测等过程。被检对象为 RNA，探针为 DNA 或 RNA，分离也是采用琼脂糖凝胶电泳，但电泳是在变性条件下进行，以去除 RNA 中的二级结构，保证 RNA 完全按分子大小分离。变性电泳的方法主要有 3 种：甲醛变性电泳、乙二醛变性电泳和羟甲基汞变性电泳。电泳后的琼脂糖凝胶与 Southern 转移相同的方法将 RNA 转移到固相支持介质上，再与已标记的 DNA 或 RNA 探针进行杂交，最后进行放射自显影或酶促反应显示杂交 RNA 的大小和丰度。

1. 甲醛变性凝胶电泳 含甲醛变性的琼脂糖凝胶电泳是一种简单、方便的变性电泳方法，可分离单股 RNA，分辨率较高，电泳所需时间较短，而且不需要循环缓冲液。

（1）RNA 的分离和变性电泳：用于 Northern 杂交的 RNA 或 mRNA 要求长度完整、无降解、纯度高、不含 DNA。提取 RNA 的方法有酚-SDS 法、胍盐法和 LiCl 沉淀法，具体操作参见相关内容。RNA 在分离前常需要先变性或者经变性琼脂糖凝胶电泳分离后再转移。因为 RNA 为单链分子，链内碱基容易配对形成二级结构。不同的 RNA 分子空间结构不同，在未变性条件下，其相对分子质量与电泳移动距离没有严格的相关性。只有破坏 RNA 的空间结构，经变性电泳后，才能使 RNA 移动距离与其相对分子质量对数成正比。

1）主要试剂

① DEPC 水：在 1 000ml 双蒸水中加入 DEPC 1ml，充分振荡，37℃过夜，高压灭菌；

② 10×[3-（N-吗啉代）丙磺酸]（3-Morpholinopropanesulfonic acid，MOPS）电泳缓冲液：0.2mol/L MOPS（pH7.0），0.05mol/L NaAc，0.01mol/L EDTA（pH8.0）；

③ 甲醛凝胶上样缓冲液：50% 甘油，1mol/L EDTA（pH 8.0），0.25% 溴酚蓝；

④ 5×甲醛凝胶变性上样缓冲液：50μl 10×MOPS，90μl 甲醛，250μl 甲酰胺，50μl 上样缓冲液；

⑤ 5×甲醛凝胶电泳缓冲液：MOPS 10.3g 加 50mmol NaAc 400ml，用 2mol/L NaOH 调 pH 至 7.0，再加入 0.5mol/L EDTA 10ml，加 DEPC-H₂O 至 500ml，无菌抽滤，室温避光保存。

2）实验步骤

① 电泳槽处理：用于 RNA 电泳的电泳槽需用去污剂溶液洗净，再用清水清洗干净，乙醇干燥，然后灌满 3% 的过氧化氢于室温处理 10 分钟，最后用 DEPC 处理水彻底冲洗电泳槽；

② 变性胶制备：取琼脂糖 0.2g，加入 DEPC 处理水 12.4ml，在微波炉中融化后，冷却至 60℃，加入

5×甲醛凝胶电泳缓冲液 4.0ml、37% 甲醛 3.6ml，混匀、制胶；

③ RNA 变性：在一微量离心管中加入总 RNA 4.5μl（20~30μg）、5×甲醛凝胶变性上样缓冲液 4.0μl、37% 甲醛 3.6μl、甲酰胺 10μl，在 65℃ 变性 15 分钟，在冰上迅速冷却 5 分钟，瞬时离心收集样品；

④ 上样电泳：上样前先将凝胶置 1×甲醛凝胶电泳缓冲液中预电泳 5 分钟，随后上样，同时加 RNA 标准相对分子质量作为参照，在 3~5V/cm 条件下电泳 2~3 小时；

⑤ 染色照相：当溴酚蓝迁移至 2/3 时结束电泳，切下含 RNA 标准相对分子质量的凝胶，溴化乙锭溶液（0.5μg/ml，用 0.1mol/L 乙酸铵配制）染色 10~30 分钟；在紫外灯下，观察 RNA 的完整性，照相并记录 18S rRNA、28S rRNA 条带的位置（离加样孔的距离）。

（2）转膜与固定：转膜是将 RNA 从变性胶转移到硝酸纤维素膜或尼龙膜上，转移方法与转移 DNA 的方法相似，下面介绍的是碱法转移。

1）主要试剂

① 转移缓冲液：0.05mol/L NaOH；

② 20×SSC：NaCl 175.3g、柠檬酸三钠 88.2g，加双蒸水至 800ml，用 2mol/L NaOH 调 pH 至 7.0，再用双蒸水定容至 1 000ml，DEPC 处理、高压灭菌；

③ 2×SSC：用 20×SSC 溶液稀释，DEPC 处理，高压灭菌。

2）实验步骤

① 电泳结束后，去除多余的凝胶，并切去一角，作为凝胶方向的标记；

② 用数倍体积的 DEPC 处理水漂洗凝胶 2 次，每次 30 分钟，轻轻摇动；

③ 用数倍体积的 0.05mol/L NaOH 浸泡凝胶 15 分钟，轻轻摇动；

④ 安装转移装置，在一浅盘内放置一个比凝胶大的平台，上面铺放 3 张湿润的 3mm 滤纸，平台两侧的滤纸应浸泡在转移缓冲液中，转移缓冲液液面要低于平台；

⑤ 将凝胶用无 RNase 水淋洗后，翻转使其背面朝上，置于平台上湿润的滤纸中央，滤纸与凝胶之间不能滞留气泡；用保鲜膜围绕凝胶四周进行封闭，防止转移过程出现短路；

⑥ 剪取一张比凝胶稍大的尼龙膜，并剪去一角作为标记，以便与凝胶对应；用蒸馏水湿润尼龙膜 5~10 分钟，置于凝胶上，排除膜与凝胶之间的气泡；

⑦ 将 3 张湿润的 3mm 滤纸置于膜的上方，排除滤纸与滤膜之间的气泡；在滤纸上放一叠厚约 5cm~8cm 吸水纸巾，然后压一块玻璃板和 500~750g 的重物，其目的是建立液体自液池经凝胶向膜上行流路，以洗脱凝胶中的 RNA 并使其聚集在膜上；

⑧ 用 0.05mol/L NaOH 为转移缓冲液，转移时间 4~6 小时；在滤纸湿透后及时更换新的纸巾，盘内必须有足够的转移液，保证转移连续工作，使上述 RNA 转移持续进行 15 小时左右；

⑨ 转移结束后，弃去纸巾，翻转尼龙膜和凝胶；用 2×SSC 浸泡尼龙膜 5 分钟，以去除膜上残留的凝胶；

⑩ 取出尼龙膜，沥去溶液，置于一张滤纸上，于室温晾干；如果不立即用于杂交，可把尼龙膜置于 80℃，真空干烤 1~2 小时，烤干后的膜用塑料袋密封，4℃ 保存备用。

（3）杂交与检测：在 Northern 杂交中，探针可以是双链或单链 DNA，也可以是 RNA。探针既可放射性同位素标记，也可非同位素标记。RNA 的杂交、洗膜等条件及其影响因素与 Southern 杂交相同。由于 RNA/RNA 和 RNA/DNA 杂合体的稳定性比 DNA/DNA 杂合体高，因此杂交温度比 Tm 值低 10~15℃。

1）主要试剂：

① 50×Denhardt 试剂：聚蔗糖 0.5g，聚乙烯吡咯烷酮 0.5g，牛血清白蛋白（BSA）0.5g，加双蒸水至 50ml，无菌抽滤、分装；

② 预杂交液：20×SSC 5ml，甲酰胺 10ml，50×Denhardt 4ml，1mol/L 磷酸钠缓冲液 0.2ml（pH6.6），10% SDS 1ml，总体积 20ml；临用前加入变性鲑鱼精 DNA（10mg/ml），使终浓度为 4μl/ml；

③ 杂交液：6×SSC，2×Denhardt 试剂，0.1% SDS，100μg/ml 经打断并变性的鲑鱼精 DNA；

④ 洗膜液：2×SSC，0.1% SDS；0.2×SSC，0.1% SDS。

2）实验步骤：

① 预杂交:将尼龙膜用 6×SSC 湿润后,放入预热的预杂交液中,42℃,预杂交 1~2 小时;

② 杂交:将变性的探针(95~100℃变性 5 分钟,冰浴 5 分钟)加入预杂交液中,42℃,继续杂交 16~24 小时;

③ 洗膜:弃去杂交液,用 2×SSC 和 0.1%SDS,室温,洗膜 15 分钟,2 次;再用 0.2×SSC 和 0.1% SDS,55℃,洗膜 15 分钟,2 次;

④ 检测:取出杂交膜,沥去洗膜液,晾至半干,用保鲜膜包裹并加 X 线片,-70℃适当曝光数小时至数天。

2. 乙二醛/DMSO 变性电泳 经乙二醛和 DMSO 变性处理后的 RNA 电泳源于 McMaster 和 Carmichael(1977 年)。在 RNA 凝胶电泳前,先用乙二醛等变性剂处理 RNA,再在适宜条件下电泳,使充分变性的 RNA 直接吸印到硝酸纤维素膜上,固定后除去变性剂,然后进行杂交。乙二醛/DMSO 变性电泳比甲醛变性电泳时间长,但分辨效果好。

1)主要试剂

① 乙二醛:4mol/L(约为 30%),经过阴阳离子交换树脂纯化,使 pH 为 5.5~6.0;

② 乙二醛/DMSO 凝胶加样缓冲液:50% 甘油,10mmol/L 磷酸钠(pH7.0),0.25% 溴酚蓝,0.25% 二甲苯青 FF。

2)实验步骤

① RNA 变性:在无菌的微量离心管内加入 5.4μl 4mol/L 乙二醛、16.0μl DMSO、3.0μl 0.1mol/L 磷酸缓冲液(pH7.0)、5.4μl RNA 样品(最多 100μg),混匀,50℃水浴 1 小时后,用冰水浴冷却样品,离心 5 秒,使管内所有液体沉降至管底;

② 电泳:RNA 样品变性结束后,加入 4μl 经灭菌和 DEPC 处理的戊二醛/DMSO 凝胶加样缓冲液,混匀,随后立即将上述样品加至凝胶加样孔;将凝胶浸入 10mmol/L 磷酸钠电泳液中,以 3V/cm~5V/cm 电压电泳;电泳时每 30 分钟换一次磷酸钠缓冲液,使溶液 pH 值维持在可被接受的范围内(pH>8.0 时乙二醛将从 RNA 分子上解离);

③ 转移与固定:电泳完毕后,立即将 RNA 自琼脂糖凝胶转移并结合到硝酸纤维素膜或尼龙膜上,转移方法有以下几种:毛细管法、真空转移法和电转移法,其转移过程与 Southern 杂交相同;膜夹在两层干净滤纸中晾干后,80℃烤膜 2 小时;RNA 膜固定后,放入 20mmol/L Tris-HCl 中,100℃处理 5~10 分钟,去除乙二醛附加物,然后进行杂交;

④ 杂交和放射自显影:固定于滤膜上的 RNA 预杂交、杂交及淋膜等条件,与 Southern 杂交的相应条件基本相同;用 X 线片进行放射自显影,曝光 1~2 天。

3. 结果分析 Northern 杂交技术检测的目标是 RNA,RNA 的制备需要更严格的条件与更规范的操作,否则易于丢失或被降解。因此,从 RNA 分离到转移、固定结束之前,所有的操作必须在无 RNase 的环境中进行,并需要用 RNase 抑制剂 0.1% DEPC 水溶液处理实验用品;操作中应戴手套,防止人为造成的外源 RNase 的污染而引起的 RNA 降解。对于 Northern 杂交中 X 线片上出现的问题与 Southern 杂交基本相同。

(三)斑点杂交

斑点杂交(dot hybridization)是将待测 DNA 或 RNA 样品变性后直接点样于硝酸纤维素膜或尼龙膜上,然后与核酸探针进行杂交,以显示样品中是否存在特异的 DNA 或 RNA。其基本原理与 Southern 或 Northern 杂交相似。为使点样规范准确,可使用各种多管吸印器(manifolds),其有许多孔,将样品加到孔中,在负压下即可流到膜上,呈现点状或狭缝状。若采用狭缝点样器加样后杂交,则称为狭缝杂交(slot hybridization),其与斑点杂交的主要区别是点样点形状的不同。斑点/狭缝杂交是一种简便、快速、经济的分析 DNA 或 RNA 的方法,常用于基因分析和基因诊断,是研究基因表达的有力工具。DNA 斑点/狭缝杂交可用于分析细胞基因拷贝数的变化,而 RNA 斑点/狭缝杂交则用于观察基因转录水平。

斑点/狭缝杂交的优点是仅需要少量样品,探针直接和滤膜上的核酸杂交,无电泳与转膜过程;在一张膜上可同时分析多个样品,方便杂交条件的摸索;同一种样品经不同倍数的稀释,还可以得到半定量的结果。但是,由于目的序列未与非目的序列分离,不能了解目的序列的长度或重复的程度,尤其当本底干扰较高时,难以区分目的序列信号和干扰信号,因而特异性不高,有一定比例的假阳性,当发现阳性斑点后还要进一步做 Southern 或 Northern 杂交加以验证。

1. **DNA 斑点/狭缝杂交**　DNA 斑点/狭缝杂交可用于分析细胞基因拷贝数的变化,其实验步骤如下:

(1)将 DNA 样品溶于无菌水或 TE 中,直接置于沸水浴中变性 10 分钟,然后迅速置于冰浴中。

(2)用 0.1mol/L NaOH 清洗点样器,再用无菌水充分冲洗。将两张经 20×SSC 浸润的滤纸铺在点样器上,上面再铺上一张经 20×SSC 浸润的硝酸纤维素滤膜,加盖并夹紧,接通真空泵。

(3)用 10×SSC 清洗各样孔。每个样品一般点样 5μl(2~10μg DNA),加两倍体积的 20×SSC,混合后加样于孔中。外围几个孔中加 2μl 染料定位,缓慢抽吸。每孔用 1ml 10×SSC 清洗 2 次。继续抽吸 5 分钟,使滤膜干燥。

(4)取下滤膜,室温自然干燥,80℃真空烘干 2 小时,密封保存备用。

(5)按 Southern 或 Northern 杂交方法与放射性标记探针杂交。

2. **RNA 斑点/狭缝杂交**　RNA 斑点/狭缝杂交由 Kafatos 等(1979 年)首先提出,该法能从许多种 mRNA 中快速检测基因的转录产物,多用于多个克隆的最初鉴定。与 DNA 斑点/狭缝杂交类似,每个样品至多加 10μg 总 RNA。对于培养细胞,标本处理技术可以简化,不用提取和纯化 RNA。实验步骤如下:

(1)将 RNA 样品溶于 5μl DEPC 水中,加 20μl 甲酰胺、15μl 甲醛/SSC 缓冲液(10×SSC 中含 0.15mol/L 甲醛)使 RNA 变性。置 68℃保温 15 分钟,并迅速置于冰浴中。

(2)用 0.1mol/L NaOH 清洗点样器,然后用消毒水洗净。将两张经 20×SSC 浸润的滤纸铺在点样器上,上面再铺上一张经 20×SSC 浸润的硝酸纤维素滤膜,重新安装好加样器,并接通真空泵。

(3)用 10×SSC 清洗各样孔。每个样品一般点样 5μl,加 2 倍体积的 20×SSC,混合后加样于孔中。外围几个孔中加 2μl 染料定位,缓慢抽吸。每孔用 1ml 10×SSC 清洗两次。继续抽吸 5 分钟,使滤膜干燥。

(4)取下滤膜,室温自然干燥,80℃真空烘干 2 小时,密封保存备用。

(5)按 Southern 或 Norhtern 杂交方法与放射性标记探针杂交。

3. **完整细胞斑点杂交**　应用类似检测细菌菌落的方法,可以对细胞培养物的特异序列进行快速检测。将整个细胞点到膜上,经 NaOH 处理,使 DNA 暴露、变性和固定,再按常规方法进行杂交与检测。该法可以用于筛选大量标本,因为其是使细胞直接在膜上溶解,所以 DNA 含量比常用的提取法还高,而且不影响与放射性标记探针的杂交。但不适用于非放射性标记探针,因为 DNA 纯度不够,会产生高本底。

4. **结果分析**　从杂交斑点的大小和颜色深浅可以定性分析待鉴定 DNA 的量。在杂交过程中,整个滤膜应保持湿润,不得干涸,滤膜与滤纸之间无气泡。对 RNA 斑点/狭缝杂交,整个实验操作,要防止激活内源性 RNase。

(四) 菌落原位杂交

1975 年,Grunstein 和 Hogness 在 DNA 印迹法的基础上开发出菌落原位杂交(colony in situ hybridization)法,是一种使用原位杂交来确定携带一个特定同源序列插入 DNA 片段载体的技术。其首先将细菌菌落从培养平板转移到硝酸纤维素滤膜上,然后裂解菌落、释放 DNA、使其变性和固定后与探针杂交,检测菌落杂交信号,并与平板上的菌落对位。

1. **菌落转移**

(1)在含有选择性抗生素的琼脂平板上放一张硝酸纤维素滤膜。

(2)用无菌牙签挑取培养好的菌落依次转移至硝酸纤维素滤膜上,再转移至含有选择性抗生素但未放滤膜的琼脂主平板上,排列成方格栅,滤膜和平板上菌落位置相同。

(3)倒置平板,于 37℃培养至细菌长出合适菌落(1.0~2.0mm)。

2. **菌落原位裂解**　将长有菌落的滤膜分别放置于变性液、中和液和缓冲液中浸润,使释放的 DNA 结合于硝酸纤维素滤膜上。其具体实验步骤如下:

(1)在一张保鲜膜上制作一个装有 0.5mol/L NaOH 的小洼(0.75ml),使菌落面朝上,将滤膜放到小洼上,展平保鲜膜,使滤膜均匀湿润,让滤膜留于原处 2~3 分钟。

（2）用干纸巾从滤膜的下方吸干滤膜,用一张新的保鲜膜和新配制的 0.5mol/L NaOH 重复步骤（1）。

（3）吸干滤膜,将滤膜转移到新的带有 1mol/L Tris-HCl（pH7.4）的保鲜膜洼上,5 分钟后吸干滤膜,再重复一次该步骤。

（4）吸干滤膜,将其转移到有 1.5mol/L NaCl、0.5mol/L Tris-HCl（pH7.4）的保鲜膜小洼上,5 分钟后吸干滤膜,转移到一张干的滤纸上,置于室温 20~30 分钟,使滤膜干燥。

（5）将滤膜夹在两张干的滤纸之间,置于烘箱中,65~70℃干烤 3~4 小时,固定 DNA。

3. 杂交

（1）将制备好的滤膜置于 150ml 预杂交液中,在适宜温度（即在水溶液中杂交时用 68℃,而在 50% 甲酰胺中杂交时用 42℃）下,预杂交 1~2 小时。

（2）将 ^{32}P 标记的双链 DNA 探针于 100℃加热 5 分钟,迅速置于冰浴中。单链探针不必变性。将探针加到杂交袋中,55℃水浴摇床杂交过夜。杂交期间,盛滤膜的容器应盖严,以防液体蒸发。

4. 信号检测

（1）杂交结束后,去除杂交液,立即将滤膜置于 2×SSC 和 0.1% SDS 溶液中洗涤,轻轻振摇 5 分钟,并将滤膜至少翻转一次。重复洗涤一次,同时应避免滤膜干涸。

（2）把滤膜放在纸巾上于室温晾干,将滤膜（编号面朝上）放在一张保鲜膜上,并在保鲜膜上做好标记,以使滤膜与放射性自显影片位置对应。

（3）加 X 线片于 -70℃曝光 12~16 小时。

（4）底片显影后,在底片上贴一张透明硬纸片。在纸上标记阳性杂交信号的位置。可从底片上取下透明纸,通过对比纸上的点与琼脂上的点来鉴定阳性菌落。

（五）组织原位杂交

组织原位杂交（tissue in situ hybridization）简称原位杂交（in situ hybridization,ISH）是一项分子杂交与组织化学检测相结合的技术,1969 年由美国耶鲁大学 Gall 和 Pardue 首先创立,目前已广泛应用于基因定位、基因缺失、基因易位、转基因检测等基础研究及产前诊断、肿瘤和传染性疾病的诊断和病毒检测等临床研究,为细胞内基因表达及有关基因调控研究提供了有效工具。近年来已由定性发展到定量,方法更为完善。其优点是:①特异性高,可精确定位;②能在成分复杂的组织中进行单一细胞的研究而不受同一组织中其他成分的影响;③不需要从组织中提取核酸,对于组织中含量极低的靶序列有极高的敏感性;④可完整地保持组织与细胞的形态,更能准确地反映出组织、细胞的相互关系及功能状态等。

ISH 的本质是在一定的温度和离子浓度下,不同来源的核酸单链只要彼此之间有一定程度的互补序列就可以形成杂交双链。其基本原理是在细胞或组织结构保持不变的条件下,应用特定标记的核酸探针与组织或细胞内相应的核酸片段进行杂交,通过检测系统将其所形成的杂交体在核酸的原有位置上显示出来,使组织、细胞中的特异性核酸得到定位。用于 ISH 的探针可以是单链或双链 DNA,也可以是 RNA 探针,探针的长度通常以 100~400nt 为宜,过长则杂交效率降低。

ISH 可分为 DNA 原位杂交和 RNA 原位杂交,两者的主要区别在于:①使用探针的不同,RNA 原位杂交多采用 RNA 或寡核苷酸探针,避免了应用双链 DNA 探针在杂交反应中两条链的复性与第二条链竞争性杂交问题;RNA 杂交体性能稳定,杂交后可用 RNA 酶洗脱,特异性更强;②检测目的不同,RNA 原位杂交检测和分析以内源性基因为主,而 DNA 原位杂交以外源性基因为主;③RNA 原位杂交有较高的灵敏度,随实验技术的不断改进,RNA 原位杂交在基因定性、定位和定量分析以及在分析低丰度和罕见的mRNA 表达方面优于 DNA 原位杂交技术。ISH 的基本流程是:①杂交前准备,包括固定、取材、玻片和组织的处理等;②杂交;③杂交后处理;④结果观察与分析等。

1. DNA 原位杂交　以地高辛标记 DNA 探针检测石蜡切片中的 DNA 为例,将实验流程介绍如下。

（1）杂交前准备

1）玻片的预处理:核酸原位杂交主要在玻片上进行,因此玻片必须保持清洁并且防止外源性核酸酶的污染。将杂交用的载玻片和盖玻片分别用肥皂水刷洗,再经自来水清洗干净后,置于 60℃烤箱中烘干,再放入 1mmol/L HCl 溶液或重铬酸钾硫酸溶液浸泡 24 小时,取出后充分用自来水冲洗,用双蒸水冲洗 3

次,每次 5 分钟,置于 250℃烤箱烘烤 4~6 小时,以去除任何 RNA 酶。

为防止组织或细胞标本在杂交过程中漂起或脱落,玻片需要进行硅化处理并涂抹粘附剂。将 250℃烘烤后的玻片浸泡于 2% 氨丙基三乙氧基硅烷(APES)丙酮液浸泡 3 分钟,用双蒸水漂洗 2 次,每次 10分钟,置 60℃烤箱内过夜。粘附剂可用多聚左旋赖氨酸,涂抹玻片后再进行细胞涂片或组织切片,以保证在整个实验过程中切片不致脱落。

2)标本的固定:固定的目的是保存良好的组织细胞结构,最大限度地保存细胞内的 DNA 或 RNA 的水平,有利于探针进入组织细胞。由于 RNA 容易被酶降解,取材后应尽快予以冷冻或有效固定。常规石蜡包埋组织、切片,粘附于涂有粘附剂的玻片上,60~80℃烘烤 6~8 小时,使切片更紧粘贴于玻片。

3)组织切片的预处理:常用的原位杂交标本有石蜡切片、冰冻切片和细胞培养标本。石蜡切片必须充分脱蜡,因为未脱净的石蜡会影响探针的穿透力,而且用作脱蜡的二甲苯要新鲜。将烤好的切片用二甲苯脱蜡 3 次,每次 10 分钟,脱蜡后用逐级梯度乙醇(100%、95%、90%、70%、50%、30%)清洗各 5 分钟,然后用高压处理过的蒸馏水洗 3 分钟。

蛋白酶可以消化包围靶核酸的蛋白质、暴露被遮掩的靶核酸,促进探针渗透,从而提高杂交信号。但过度的蛋白酶消化会引起组织细胞形态结构的破坏及靶核酸的减少,也会导致标本从载玻片上的脱落。$1\mu g/ml$ 蛋白酶 K,37℃孵育 15~30 分钟。加入 0.2mol/L 甘氨酸液,室温 10 分钟,中止蛋白酶反应。4%多聚甲醛(PBS 新鲜配制),室温 20 分钟。PBS-5mmol/L $MgCl_2$ 漂洗 2 次,各 10 分钟。逐级乙醇脱水,自低浓度到高浓度至无水乙醇各 3 分钟,37℃烤干保存。

(2)预杂交和杂交

1)每张切片加预杂交液 20μl,42℃水浴半小时,以封闭非特异性杂交位点。

2)每张切片加杂交液 10~20μl,加盖硅化盖片,95℃ 10 分钟变性探针和靶 DNA,然后迅速置于冰上1~2 分钟,再将切片置于盛有 2×SSC 湿盒内,42℃过夜(16~18 小时)。

(3)杂交后漂洗

1)取出杂交玻片,用 2×SSC 液内振动移除盖片。

2)2×SSC 55℃洗 2 次,每次 10 分钟。

3)0.5×SSC 50℃洗 2 次,每次 5 分钟。

4)缓冲液 II(含 0.5% 封阻试剂,用缓冲液 I 溶解)37℃ 30 分钟。

5)室温,缓冲液 I(100mmol/L Tris-HCl,150mmol/L NaCl,pH7.5)15 分钟。

6)酶标地高辛抗体(1:5 000,应用缓冲液 I 解释)37℃ 30 分钟。

7)室温,缓冲液 I 洗 2 次,每次 15 分钟。

8)室温,缓冲液 III(100mmol/L Tris-HCl,100mmol/L NaCl,50mmol/L $MgCl_2$,pH9.5)2 分钟。

(4)杂交信号的检测

1)显色液配制:在缓冲液 III 1ml 中加入 4-5μl NBT,3-5μl BCIP。30μl/每张切片,置暗处显色 30~2小时。定时抽查切片,镜检其显色情况。

2)缓冲液 IV(10mmol/L Tris-HCl,1mmol/L EDTA,pH8.0)10 分钟终止反应,用核固红或甲绿复染 5分钟,二甲苯透明,DPX 封固,镜检。

3)杂交结果:杂交阳性信号呈紫兰色,细胞核呈红色或绿色。

4)对照试验:包括①阳性对照,用已知含靶核酸序列的组织作对照;②阴性对照,用已知不含待测靶核酸序列的组织作对照;③用免疫组化检测方法来确定杂交信号的分布;④省略标记探针;⑤DNA 酶消化靶 DNA 对照。

(5)注意事项

1)在整个杂交前处理过程中均须戴一次性手套及口罩,防止手指皮肤上的 RNA 酶的污染。

2)所有实验用玻璃器皿及镊子等均应于实验前一日置高温(250℃)烘烤以达到消除 RNA 酶的目的。

3)载玻片的粘附剂及涂片制备,要以组织切片或细胞不脱落,不干扰杂交信号,低背景,经济及制备方便为原则。

4）在杂交后漂洗过程中避免切片干燥。

2. RNA 原位杂交 以组织细胞内 mRNA 的原位杂交为例,将实验流程介绍如下。

（1）杂交前准备

1）新鲜标本的储存:将离体后组织切成 1.5cm×1.2cm 大小,其厚度不超过 0.2cm,迅速投入 4% 多聚甲醛溶液（用新鲜 0.05mol/L PBS 配制,pH7.4）内,在 4℃ 下固定 2~4 小时。再移入 30% 蔗糖 PBS 溶液内,4℃ 过夜,-80℃ 保存。

2）切片的制备:为获得高杂交信号,冰冻切片应切成 10μm,石蜡切片为 5~7μm,粘附于涂有粘附剂的载玻片上,并干燥切片。对石蜡切片要用新的二甲苯脱蜡 2 次,各 10 分钟;100%、95%、70% 乙醇逐级漂洗 5 分钟,双蒸水漂洗 2 次,各 5 分钟。

3）杂交前切片的预处理:在 37℃ 恒温箱内干燥切片。冰冻切片用 TE 缓冲液配制的不含 RNA 酶的 1μg/ml 蛋白酶 K,而石蜡切片用 TE 缓冲液配制的不含 RNA 酶的 5~20μg/ml 蛋白酶 K,在 37℃ 下通透切片 30 分钟。再用双蒸水漂洗 3 次,各 5 分钟或 4℃ 75% 乙醇漂洗 5 分钟中止蛋白酶 K 活性。切片 40℃ 2×SSC 漂洗 15 分钟,逐级乙醇脱水,自低浓度到高浓度直至无水乙醇各 3 分钟,37℃ 烤干保存。

（2）杂交

1）将标记好的探针煮沸 10 分钟,立即冰乙醇冷却,用预杂交液将探针稀释至 0.5~5ng/μl。

2）每张玻片加预杂交液 50μl,放入湿盒,42℃ 孵育 2 小时。

3）去除预杂交液,每张玻片加杂交液 50μl,置于密闭湿盒中,42℃ 杂交 12~18 小时,不能超过 24 小时。

（3）杂交后处理

1）杂交完毕后,将玻片从湿盒中取出,浸泡于 2×SSC 中,轻轻揭去盖片并洗去杂交液。

2）先后将切片置 37℃ 2×SSC、1×SSC 中振荡漂洗 15 分钟,各 2 次。

3）在 37℃ 0.1×SSC 中振荡漂洗 2 次,每次 30 分钟。

（4）检测:放射自显影或免疫检酶法显色,观察结果。

（5）注意事项

1）相关试剂均需用 0.1% DEPC 处理过的双蒸水配制,所有实验用玻璃器皿及镊子等都应防止 RNase 污染。

2）切除的新鲜标本应立即作组织固定或低温储存,以避免 mRNA 降解。

3）蛋白酶 K 消化组织切片是 RNA 原位杂交关键步骤,但蛋白酶 K 浓度过低,不能使靶核酸有效暴露,而浓度过高则组织消化过度,也会影响检测结果。

4）杂交液应新配制,并在 -20℃ 下储存,新配制杂交液能保存几个月。

5）在同一容器中不能同时放入含不同探针的切片。

（六）荧光原位杂交

荧光原位杂交（fluorescence in situ hybridization,FISH）是 20 世纪 80 年代末在放射性原位杂交技术基础上发展起来的一种新的非放射性原位杂交技术,目前已广泛应用于动、植物基因组结构研究、染色体精细结构变异分析、病毒感染分析、人类产前诊断、肿瘤遗传学和基因组进化研究等领域。其以荧光标记特异核酸探针对原位杂交样本进行检测,与传统的放射性标记原位杂交比较,FISH 具有以下优点:①操作较简便,实验周期短,杂交和检测效率高,能迅速得到结果;②敏感度高,特异性好,定位准确;③荧光试剂和探针经济、安全,探针一次标记后可在两年内使用;④对非分裂细胞和终末细胞进行分析;⑤多色 FISH 可采用计算机在同一个核中显示不同的颜色,同时检测多种序列,进行自动核型分析;⑥将细胞遗传学和细胞形态学及免疫学相联系,可确定恶性细胞的克隆起源或鉴别良、恶性细胞。但是 FISH 的缺点是不能达到 100% 杂交,特别是在应用较短的 cDNA 探针时效率明显下降。

1. FISH 的基本原理 FISH 的基本原理是利用荧光标记的单链核酸为探针与待检材料中未知的单链核酸进行退火杂交,通过在荧光显微镜或激光共聚焦显微镜下观察荧光信号,来确定与探针杂交后被染色的细胞或细胞器的形态和分布,或者是结合了荧光探针的 DNA 区域或 RNA 分子在染色体或其他细胞器中的定位。由于 DNA 分子在染色体上是沿着染色体纵轴呈线性排列,因而可用探针直接与染色体进行杂交,从而将特定的基因在染色体上定位,进行定性或定量分析。

2. FISH 的基本过程

(1)探针的制备和标记:常用的 FISH 探针信号标记的方法有:直接标记法和间接标记法。直接标记法是将荧光分子直接标记于探针 DNA/RNA 上,杂交后可直接在荧光显微镜下检测。这种方式快速简捷,结果背景干扰很少,但杂交信号较弱且不能进一步放大,目前已较少采用。间接标记法是采用一中间分子标记探针,杂交后再用荧光分子标记的中间分子的亲和物或抗体进行检测。标记后探针长度应为 200~400bp,以保证最佳的杂交效果。

(2)染色体原位杂交:杂交前对染色体标本进行变性处理,使染色体 DNA 变为部分单链 DNA,并去掉附着的 RNA 及蛋白质,变性处理经生物素或地高辛修饰的探针。变性后的探针与变性后的染色体单链 DNA 复性杂交成双链。该过程对盐浓度、温度等有特殊要求。杂交完成后,标本须经一系列洗涤,将未结合的探针 DNA 或非特异性杂交的探针全部洗净。

(3)荧光检测:清洗后的标本用荧光标记的试剂进行检测,对生物素标记的探针一般用荧光标记的卵白素检测,对于其他中间分子,主要采用荧光标记的相应抗体来检测。

(4)染色体显带:可用 Actinomycin/DAPI 显示 G 带或经溴尿嘧啶处理后再用 Hoechest 染色显示 R 带。

(5)荧光显微镜检测:荧光染料受到特定波长的光波激发便会在其所排布的位置上发光。此时选择合适的滤色镜,可在同一分裂象上观察到不同颜色的标记物。应用激光共聚焦显微镜,可通过对染色体标本的不同平面进行断层扫描,并将得到的结果经计算机处理,获得高质量的图像结果。

3. FISH 的操作步骤

(1)标本制备

1)常规原位杂交方法固定标本、石蜡包埋组织、切片,粘附于涂有粘附剂的玻片上,烘烤备用。

2)用二甲苯脱蜡 3 次,每次 5 分钟;100% 乙醇两次,每次 2 分钟;移出乙醇,斜置切片,空气干燥。

3)37℃水浴槽中预热染色缸和蛋白酶 K 溶液,37℃孵育 20 分钟;2×SSC 在室温下漂洗切片 3 次,每次 1 分钟;–20℃预冷的梯度乙醇脱水。

(2)标本变性

1)将制备好的染色体玻片标本于 50℃培养箱中烤片 2~3 小时,经 Giemsa 染色的标本需预先在固定液中退色后再烤片。

2)取出玻片标本,将其浸在 70~75℃变性液(4ml 20×SSC,8ml 蒸馏水,28ml 70% 甲酰胺,每次新鲜配制)中变性 2~3 分钟。

3)立即移入–20℃预冷 70% 乙醇的染色缸内 2 分钟,再依次移入 80%、90% 和 100% 的–20℃预冷乙醇内脱水,每次 5 分钟,然后空气干燥。

(3)杂交

1)变性探针:在 75℃恒温水浴中温育 5 分钟,立即置 0℃,5~10 分钟。

2)取 10μl 已变性的探针滴于已变性并脱水的玻片标本上,加盖玻片,用 Parafilm 封片,置于潮湿暗盒中 37℃孵育 12~16 小时。

(4)洗脱

1)用镊子小心去除盖玻片,将玻片标本置于 42~50℃预热杂交后水洗溶液 40ml 中洗涤 3 次,每次 5 分钟。

2)在已预热 42~50℃的 1×SSC 中洗涤 3 次,每次 5 分钟;在室温下,将玻片标本于 2×SSC(37℃)中轻洗一下;放入染色缸的 1×PBS 内待检测,勿使切片干燥。

(5)检测

1)从 1×PBS 中取出切片,除去过多的水分,避免标本干燥。

2)每张切片滴 30~60μl 罗丹明抗-地高辛抗体或 FITC 卵白素,加塑料盖膜,室温孵育 20 分钟。

3)去掉塑料盖膜,把切片放入含 1×PBS 的染色缸,1×PBS 室温下洗 3 次,每次 2 分钟。

4）重复步骤1）、2）、3），再于1×SSC中室温清洗一下。取出玻片,自然干燥。

5）取200μl复染溶液(PI/antifade 或 DAPI/antifade 染液)滴加在玻片标本上,盖上盖玻片。

6）先在可见光源下找到具有细胞分裂相的视野,然后打开荧光激发光源,FITC的激发波长为490nm。细胞被PI染成红色,而经FITC标记的探针所在的位置发出绿色荧光。

（6）注意事项

1）由于杂交液较少,而且杂交温度较高,持续时间又长,因此保持标本的湿润勿干。

2）封好的玻片标本可以在-70~-20℃的冰箱中的暗盒中保存数月。

（周怀瑜）

二、液相核酸分子杂交

液相核酸分子杂交是一种研究最早且操作简便的分子杂交类型。由于参加杂交反应的两条核酸链都游离在溶液中,杂交后过量的未杂交探针在溶液中除去较为困难以及误差较高,所以液相杂交不如固相杂交应用普遍。近年来,杂交检测技术的不断改进和商业性基因探针试剂盒的实际应用,推动了液相杂交技术的快速发展。

（一）液相核酸分子杂交类型

1. 吸附杂交

（1）羟基磷灰石(HAP)吸附杂交:液相杂交中最早使用的方法之一。其原理是 DNA-DNA 杂交双链在低盐条件下可特异地吸附到 HAP 上,通过离心使吸附有核酸双链 HAP 沉淀,再用缓冲液对 HAP 进行多次离心漂洗,然后将 HAP 置于计数器上进行放射性计数。

（2）亲和吸附杂交:生物素标记 DNA 探针与溶液中过量的靶 RNA 杂交,杂交物吸附到酰化亲和素包被的固相支持物上,用特异性抗 DNA:RNA 杂交物的酶标单克隆抗体与固相支持物上的杂交物反应,加入酶显色底物,可快速检测 RNA。

（3）磁珠吸附杂交:吖啶酯(acridinium ester)标记 DNA 探针,探针与靶核酸杂交后,杂交物可特异地吸附在磁化的有孔小珠(阳离子磁化微球体)上,溶液中的磁珠可用磁铁吸出,经过简单的漂洗步骤,吸附探针的小珠可用更敏感的化学发光法来检测。

2. 发光液相杂交

（1）吖啶酯标记法:吖啶酯标记探针与靶核酸杂交后,未杂交的标记探针分子上的吖啶酯可以选择性除去,所以杂交探针的化学发光是与靶核酸的量成比例。该法的缺点是检测的敏感度低,仅适用于检测扩增的靶序列,如 rRNA 或 PCR 扩增产物。

（2）能量传递法:设计两个靠得很近的探针,一个探针的一端用化学发光基团标记,另一个探针的一端用荧光物质标记。当探针与特异的靶核酸杂交后,由于这些标记物相互临近,一种标记物发射的光可被另一种标记物吸收,并重新发出不同波长的光,调节检测器使其自动记录第二次发射光的波长。由于只有在两个探针分子足够靠近时,才能产生激发光,因此这种方法具有较好的特异性。

3. 液相夹心杂交

（1）亲和杂交法:在靶核酸存在下,两个探针与靶核酸杂交,形成夹心结构。杂交完成后,杂交物可移到新的试管或凹孔中,在其中杂交物上的吸附探针可结合到固相支持物上,而杂交物上的检测探针可产生检测信号。用生物素标记吸附探针及 ^{125}I 标记检测探针,其敏感性可检测出 $4×10^6$ 靶分子,且兼具固相夹心杂交高度特异性的优点。

（2）多组合探针和化学发光检测法:第一类探针是未标记的检测探针和液相吸附探针,它们有50个碱基长,其中含有30个细菌特异序列碱基和20个碱基的单链长尾;第二类探针是固相吸附探针,它可吸附在小珠或微孔板上,未标记检测探针的单链长尾用于结合扩增多个标记探针,液相吸附探针和靶杂交物从溶液中分离并固定在小珠或微板上,一般在实验中可用10个不同的吸附探针和25个不同的检测探针。第一个标记的检测探针上附着了多种酶如碱性磷酸酶或者过氧化物酶等,可以用来对未标记探针进行扩增。另外值得注意的是,化学发光酶的底物较之显色反应酶更加敏感,其敏感性可达 $5×10^4$ 个双链 DNA

分子。

4. 复性速率液相分子杂交　由于细菌等原核生物的基因组 DNA 通常不包含重复顺序,它们在液相中复性时,同源 DNA 比异源 DNA 的复性速度要快,同源程度越多,复性速率和杂交率越快。利用这个特点,可以通过分光光度计直接测量变性 DNA 在一定条件下的复性速率,进而用理论推导的数学公式来计算 DNA-DNA 之间的杂交结合度。

(二) 液相核酸分子杂交方法

液相杂交时要根据探针的种类和待测核酸的种类不同来设计反应条件,并采用不同的杂交双链的分离方法。由于实验目的的不同,反应条件和操作方法也有一定的差异,液相杂交不能简单地确定一个固定的条件和程序。下面简单介绍目前常用的液相杂交方法:核酸酶 S1 保护分析法和 RNA 酶保护分析法。

1. 核酸酶 S1 保护分析法　核酸酶 S1 保护分析法(nuclease S1 protection assay)是一种比 Northern 印迹杂交敏感性更高的检测 RNA 的方法。由于核酸酶 S1 能专一性地降解单链 DNA 和 RNA,未与 RNA 结合的单链 DNA 被降解,DNA 中的内含子部分不能与 RNA 结合而形成游离环状,也被核酸酶 S1 降解,而 DNA/RNA 杂交双链则受到保护而不被降解,所以,核酸酶 S1 保护分析法多用于基因转录起始位点分析及内含子剪切位点分析。

操作步骤:

1) 将基因组 DNA 标记成为探针,与待测 RNA 在适当的液相条件下进行杂交,形成 DNA/RNA 杂交双链;

2) 在杂交后的反应体系中加入核酸酶 S1 进行消化;

3) 通过聚丙烯酰胺或琼脂糖凝胶电泳分析消化产物,即可确定不被降解的 DNA 片段大小。

2. RNA 酶保护分析法　RNA 酶保护分析法(RNA protection assay,RPA)是利用 RNase A 和 RNase T1 能专一性降解单链 RNA,而双链 RNA 则受到保护的特点,用体外转录合成的放射性标记的 RNA 探针与待检 mRNA 进行液相杂交,使互补序列 RNA 探针和待测 RNA 形成杂交体进行检测的方法。

操作步骤

1) 从细胞或组织中提取细胞总 RNA 或 mRNA,用紫外分光光度计测定总 RNA 或 mRNA 的含量,一般用于 RPA 的总 RNA 用量为 30-150μg;

2) 采用体外转录的方法制备和标记探针。利用克隆的 DNA 在体外进行 RNA 转录,用于这种目的的载体在多克隆酶切位点的两侧有 RNA 聚合酶的结合位点,多为 Sp6 和 T7 或 T3 启动子;

3) 待测样品 RNA 和 RNA 探针是在液相中杂交,杂交前样品和探针必须进行变性。变性在 90℃水浴 10 分钟,然后迅速移入 40℃水浴中杂交 12 小时;

4) 杂交后用 RNase T1 和 RNase A 消化单链 RNA,而形成 RNA/RNA 杂交体的双链 RNA 被保护,反应条件一般在 30℃孵育 30 分钟。回收双链 RNA 进行电泳分析,经电泳后所显示的是被保护的 RNA 探针。此法可用于 mRNA 定量、mRNA 末端定位及确定内含子在相应基因中的位置等。

(韩　冰)

参 考 文 献

[1]　李玮瑜,李姗,张洪映.基因工程实验指南[M].北京:中国农业科学技术出版社,2017.

[2]　卢圣栋.现代分子生物学实验技术[M].2 版.北京:中国协和医科大学出版社,1999.

[3]　马文丽,郑文岭.核酸分子杂交技术[M].北京:化学工业出版社,2007.

[4]　魏春红.现代分子生物学实验技术[M].2 版.北京:高等教育出版社,2012.

[5]　姜静.分子生物学实验原理与技术[M].哈尔滨:东北林业大学出版社,2003.

[6]　郭云良,谭兰,陈燕.医学生物学技术与原理[M].青岛:中国海洋大学出版社,2009.

[7]　吕建新,尹一兵.分子诊断学[M].2 版.北京:中国医药科技出版社,2010.

[8]　GREEN M,SAMBROOK J. Molecular cloning:a laboratory manual [M]. Fourth Edition. New York:Cold Spring Harbor

Laboratory,2012.

[9] GREEN MR,SAMBROOK J. Synthesis of Single-Stranded RNA Probes by In Vitro Transcription [J]. Cold Spring Harb Protoc,2020(1):100628.

[10] LEE JY,KIM BC,CHANG KJ,et al. A subtractively optimized DNA microarray using non-sequenced genomic probes for the detection of food-borne pathogens [J]. Appl Biochem Biotechnol,2011,164:183-193.

[11] MILLICAN DS,BIRD IM. Preparation of single-stranded antisense cDNA probes by asymmetric PCR [J]. Methods Mol Biol,1998,105:337-350.

[12] NOGUERA DR,WRIGHT ES,CAMEJO P,et al. Mathematical tools to optimize the design of oligonucleotide probes and primers [J]. Appl Microbiol Biotechnol,2014,98:9595-9608.

[13] O'CONNOR L,GLYNN B. Recent advances in the development of nucleic acid diagnostics [J]. Expert Rev Med Devices,2010,7(4):529-539.

第三十九章

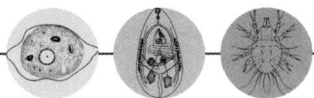

基因研究技术

20 世纪 50 年代之后,随着分子遗传学的发展,尤其是在 Watson 和 Crick 提出双螺旋结构模型以后,人们才真正认识了基因的本质,即基因是具有遗传效应的 DNA 片断。生物体的遗传信息主要储存在 DNA 的碱基排列顺序中。作为遗传的基本单位,基因是指能够编码生物活性产物(RNA 和蛋白质)的 DNA 功能片段。1958 年,F. Crick 把从基因到表达产物的流动方向总结为遗传学的中心法则(central dogma)。DNA 通过半保留复制的方式将亲代的遗传信息传递给子代;DNA 分子中包含的遗传信息通过转录转抄到 RNA 分子上;最后 mRNA 上的核苷酸序列通过翻译过程合成蛋白质。基因的结构、功能及表达产物的异常是人类多种疾病发生、发展的分子基础。因此,基因与疾病的关系始终是医学领域研究的热点问题,而两者之间关系的确定,常常需要借助基因研究相关技术。

F. Sanger 分别在 1958 年和 1980 年建立了蛋白质的氨基酸序列和 DNA 的核苷酸序列的测定技术,打开了一扇人们认识蛋白质和基因一级结构的大门。1975 年,E. Southern 建立了印迹技术,随后,多种基因研究技术如雨后春笋般层出不穷,如分子杂交、芯片技术、聚合酶链式反应(PCR)技术等。1972 年,美国的科学家 P. Berg 获得了第一个重组 DNA 分子,1973 年,美国科学家 S. N. Cohen 等成功完成了首个基因克隆实验。此后,基因重组成为基因功能研究的常用手段。研究者利用基因重组技术,可以在体外构建重组 DNA 分子,借助特定载体将其导入受体细胞,并在受体细胞内完成扩增,从而获得 DNA 的大量拷贝,进而对其功能进行深入研究。

1974 年,美国科学家 S. N. Cohen 将金黄色葡萄球菌质粒上的抗青霉素基因转到大肠杆菌体内,揭开了转基因技术应用的序幕。转基因技术(transgenic technology)通过把外源基因导入受体生物体基因组,根据生物体表现出来的生物学性状,推断基因的功能。转基因技术标志着不同种类生物的基因都能通过基因工程技术进行重组,人类可以根据自己的意愿定向地改造生物的遗传特性,创造新的生命类型。目前,转基因技术已广泛应用于医药卫生领域,如制造基因工程疫苗,基因工程胰岛素和基因工程干扰素等。

基因沉默(gene silencing)技术也是基因功能研究的有力工具,通过在转录或翻译水平特异性阻断或关闭某基因的表达,再通过观察细胞生物学行为或个体遗传性状的变化鉴定该基因的功能。RNA 干扰(RNA interference,RNAi)和 miRNA 技术是基因沉默的常用技术手段。RNAi 因其具有技术操作简单、周期较短、特异性较高等优势,已经成为一种基因功能研究的常用方法。尽管 miRNA 对基因的沉默机制与 siRNA 相似,但 miRNA 可通过与靶基因 mRNA 的不完全互补配对结合而抑制翻译,因此,一种 miRNA 可沉默多个靶基因。此外,miRNA 亦可通过与靶基因 mRNA 完全互补从而使 mRNA 降解。

随着对基因功能研究的不断深入,研究过程中所面临的技术难题也不断涌现,基因编辑(gene editing)技术的出现为基因功能的研究带来了曙光。基因编辑,作为一种新兴的基因研究技术,是能较精确地对目标基因进行定点编辑,从而实现对特定 DNA 片段修饰的一种基因工程技术。基因编辑技术依赖于特殊的核酸酶,也称"分子剪刀",可在基因组中特定位置产生位点特异性双链断裂,再诱导生物体通过非同源末端连接或同源重组的方式修复断裂,从而导致靶向突变。CRISPR/Cas 系统是细菌防止病毒感染的获得性免疫机制,目前已经被开发为一种高效、脱靶率低的基因编辑技术,广泛应用于基因功能的研究中。

综上所述,基因研究技术为疾病的研究提供了强有力的工具,是深入认识疾病发生、发展机制的不可或缺的实验技术。因此,本章将介绍目前基因研究中的一些常用技术手段。

第一节　基因工程技术

基因工程技术（genetic engineering technology）又称基因拼接技术或重组 DNA 技术（recombinant DNA technology），也称基因克隆（gene cloning）、DNA 克隆（DNA cloning）或分子克隆（molecular cloning）。

克隆（clone）是指由同一祖先无性繁殖下来的一群遗传上完全相同的 DNA 分子、细胞或个体所组成的群体。克隆化（cloning）即是指获得这些相同 DNA 分子群体、细胞群体或个体群体的具体过程。DNA 克隆是指在体外将两个或两个以上不同来源的 DNA 分子重新组合为一个新的重组 DNA 分子，并将其导入合适的受体细胞，使其在受体细胞内繁殖、扩增，从而获取大量相同 DNA 分子的过程。获得重组 DNA 后再将其导入受体细胞表达为相应蛋白质，用以研究蛋白质的结构与功能及其与其他分子的相互作用。近年来，随着非编码 RNA（non-coding RNA，ncRNA）的发现，该技术也被用于 RNA 的研究之中。DNA 重组技术是 20 世纪 70 年代发展起来的一项具有革命性意义的研究技术，从发明至今经历了三个发展阶段。第一阶段（20 世纪 70 年代初）：依赖限制性核酸内切酶和连接酶的基因克隆技术，至今仍被广泛使用。第二阶段（20 世纪 90 年代初）：不依赖连接酶的克隆方法。这种方法不需要连接酶的参与，受限制性核酸内切酶的限制，使得基因克隆更加灵活。第三阶段（21 世纪初）：应用重组酶的基因克隆技术。该技术操作更简便，靶向性更强。本节我们主要介绍经典的，依赖限制性核酸内切酶和连接酶的基因克隆技术。

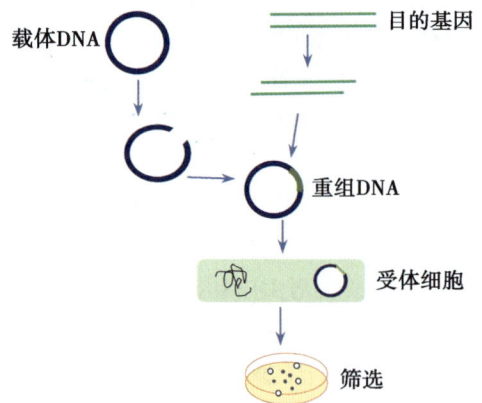

图 39-1　基因克隆技术的基本原理示意图

一、基因克隆基本原理

基因克隆是将外源目的基因与具有自主复制能力的载体 DNA 在体外重组为新的 DNA 分子，即重组子，然后将其导入合适的受体细胞，使其在细胞内扩增、繁殖，最后通过合适的筛选方法获得大量重组 DNA 分子。基本原理如图 39-1 所示。

二、基因克隆常用工具酶

在基因克隆技术中，常常需要借助一些工具酶对外源目的基因和载体 DNA 分子进行操作。如对目的基因和载体分子进行切割的限制性内切酶（restriction endonuclease，RE），连接载体和目的基因的 DNA 连接酶（DNA ligase）。除此之外，其他一些工具酶也在 DNA 重组技术中发挥着非常重要的作用。为了便于大家快速了解基因克隆技术中常用的一些工具酶及其主要功能，现将这些常用的工具酶及其功能总结如表 39-1 所示。

表 39-1　基因克隆中常用的工具酶及功能

工具酶	功能
限制性核酸内切酶	在特异位点识别并切割 DNA
DNA 连接酶	催化 3',5'-磷酸二酯键的形成，封闭 DNA 切口或连接两个 DNA 分子
DNA 聚合酶 I	具有 5'→3' 聚合酶活性、5'→3' 和 3'→5' 核酸外切酶活性 ①合成双链 cDNA 或片段连接；②缺口平移制作高比活性探针；③DNA 序列分析；④填补 3' 末端
逆转录酶	①以 RNA 为模板合成 cDNA；②代替 DNA-pol I 填补缺口；③标记或 DNA 序列分析
Taq DNA 聚合酶	用于 PCR 和 DNA 序列分析
Klenow 片段	DNA-pol I 的大片段，具有 5'→3' 聚合酶活性和 3'→5' 核酸外切酶活性，常用于合成 cDNA 的第二链、双链 DNA 的 3'-末端标记等
多聚核苷酸激酶	催化多聚核酸 5'-羟基末端磷酸化或标记探针
碱性磷酸酶	切除末端磷酸基团
末端转移酶	在 3'-羟基末端进行同质多聚物加尾

在上表常用的多种工具酶中,RE 在基因重组技术中具有极其重要的地位,鉴于此,我们将详细介绍该酶。

(一)限制性核酸内切酶(RE)

瑞士生物学家 W. Arber,美国微生物学家 D. Nathans 和 H.O.Smith 在限制性核酸内切酶的发现及其在分子遗传学中的应用研究中做出了卓越贡献,为遗传工程的产生拉开了序幕,因此获得了 1978 年的诺贝尔生理学或医学奖。RE 简称限制性内切酶或限制酶,是指能识别双链 DNA 分子的特异序列,并在识别位点或其周围切割双链 DNA 的一类核酸内切酶。限制性内切酶大多数来自于细菌体内,与相伴存在的甲基化酶共同构成细菌的限制-修饰体系,RE 仅对外源 DNA 分子进行切割,保护甲基化的自身 DNA 分子,对细菌遗传性状的稳定具有重要意义。

RE 的命名原则、分类及其特点

(1)命名:RE 的命名采用 Smith 和 Nathane 提出的属名和种名相结合的命名法,以三个斜体字母表示,第一个大写斜体字母为细菌属名的首字母;第二、三个字母小写斜体字母为细菌菌种名的首字母;第四个字母(有时无)表示细菌的特定菌株,用大写或小写;罗马数字表示 RE 在此菌种中发现的先后顺序。如,淀粉液化芽孢杆菌(*Bacillus amyloliguefaciens*)H 株中分离出的第一个限制性核酸酶,故用 *Bam*H I。*Eco*R I 表示从大肠埃希菌(*Escherichia coli*)RY13 菌株中分离的第一种酶,*Eco*R V 表示从大肠埃希菌 R 菌株中分离得到的第五种酶。

(2)分类:迄今为止,已经发现的限制性核酸内切酶有 6 000 余种,根据 RE 的组成、所需辅助因子及作用于 DNA 的方式,将 RE 分为三种类型,即 I、II 和 III 型。I 型 RE 既能催化宿主 DNA 的甲基化,又能催化非甲基化的 DNA 水解;而 II 型 RE 只能催化非甲基化的 DNA 水解;III 型 RE 具有修饰及识别切割的作用。因此,I 和 III 型 RE 为多功能酶,同时具有限制和 DNA 修饰两种作用,但其在所识别位点切割 DNA 的特异性不强;II 型 RE 能在 DNA 双链内部的特异位点识别并切割 DNA 分子,故其被广泛用作"分子剪刀",可以实现对 DNA 分子的精确切割。因此,在基因克隆技术中所说的 RE 通常是指 II 型 RE。

(3)作用特点:大多数 II 型 RE 的特异性识别位点通常是 4~6 个核苷酸组成的序列,个别 RE 的识别位点为 8 个或 8 个以上核苷酸序列。II 型 RE 识别的特异核苷酸序列通常具有特殊的回文结构(palindrome)。所谓回文结构是指在两条脱氧核苷酸的特定位点,从 5'→3' 的碱基序列相同,如被 *Eco*R I 特异识别的脱氧核苷酸序列在两条链上从 5'→3' 方向均为—GAATTC—。表 39-2 列出了部分常见 RE 的识别序列及其切割位点。

表 39-2　常见 II 型 RE 的识别序列及切割位点

名称	识别序列及切割位点	名称	识别序列及切割位点
Apa I	GGGCC'C	*Hind* III	A'AGCTT
Alu I	AG'CT	*Kpn* I	GGTAC'C
*Bam*H I	G'GATCC	*Not* I	GC'GGCCGC
Bgt II	A'GATCT	*Pst* I	CTGCA'G
Cla I	AT'CGAT	*Sma* I	CCC'GGG
*Eco*R I	G'AATTC	*Sfi* I	GGCCNNN'NGGCC

II 型 RE 从识别的特异性序列内部切割 DNA 分子,产生含 5'-P 和 3'-OH 的末端 DNA 片段,不同的 RE 切割 DNA 后产出的片段末端不同。大多数 RE 在识别序列的两条链上交错切割 DNA,形成带有 2~4 个未配对碱基的单链突出末端,称为黏性末端(sticky end 或 cohesive end)。如 *Pst* I 识别并在特异位点切割如下 DNA 分子产生 3' 突出的黏性末端。

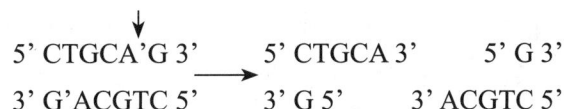

$$5' \text{ CTGCA'G } 3' \quad \longrightarrow \quad 5' \text{ CTGCA } 3' \quad 5' \text{ G } 3'$$
$$3' \text{ G'ACGTC } 5' \quad \quad\quad 3' \text{ G } 5' \quad 3' \text{ ACGTC } 5'$$

*Eco*R I 识别并切割如下 DNA 序列,产生 5' 突出的黏性末端。

$$5'\ G'AATTC\ 3'\ \longrightarrow\ 5'\ G\ 3'\qquad 5'\ AATTC\ 3'$$
$$3'\ CTTAA'G\ 5'\qquad\quad 3'\ CTTAA\ 5'\qquad 3'\ G\ 5'$$

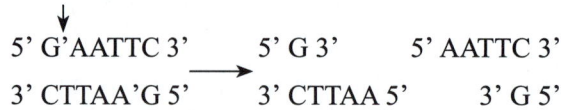

然而,还有一些 RE 在所识别特异性 DNA 序列中间切割,产生没有碱基突出的末端,称为平末端或钝末端(blunt end)。如 Sma I 识别并切割如下 DNA 分子,产生平末端。

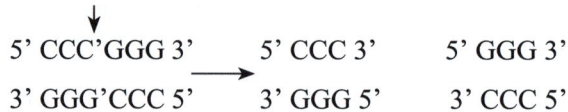

$$5'\ CCC'GGG\ 3'\ \longrightarrow\ 5'\ CCC\ 3'\qquad 5'\ GGG\ 3'$$
$$3'\ GGG'CCC\ 5'\qquad\quad 3'\ GGG\ 5'\qquad 3'\ CCC\ 5'$$

有些来源不同,但能识别相同 DNA 序列的一类 RE 称为同裂酶(isoschizomer),也称异源同工酶。在识别序列中的切割位点可以相同也可以不同。如 BamH I 和 Bst I 能识别并在同一位点切割相同的 DNA 序列 G'GATCC;Xma I 和 Sma I 能识别相同的 DNA 序列 5' GGGCCC 3',但切割位点不同,前者识别和切割位点在第一个核苷酸之后(G'GGCCC),后者的切割位点在序列中间(GGG'CCC)。还有一些 RE,虽然识别的 DNA 序列不完全相同,但切割 DNA 分子后可产生相同的黏性末端,这类酶被称为同尾酶(isocaudarner),切割产生的相同黏性末端称为配伍末端(compatible end)如:BamH I 识别和切割 G'GATCC,Bst II 识别和切割 A'GATCT,均可产生相同的 5' —GATC—黏性末端。

(二)DNA 连接酶

DNA 连接酶能够催化两条 DNA 单链之间形成 3',5'-磷酸二酯键,从而把不连续的 DNA 链,连接成完整连续的 DNA 链。连接酶在发挥催化作用时,需要一条 DNA 链提供游离的 3'-OH,另一条 DNA 链提供游离的 5'-P,且催化反应需要消耗 ATP(DNA 连接酶的催化作用如图 39-2 所示)。DNA 连接酶可以将不同来源的 DNA 分子连接在一起,形成新的重组 DNA 分子,是基因克隆技术中常用的工具酶之一。DNA 连接酶主要有 T4 DNA 连接酶和大肠埃希菌 DNA 连接酶,其中在 DNA 重组技术中应用较为广泛的是 T4 DNA 连接酶。值得注意的是,DNA 连接酶只能连接 DNA 链上的切口(nick),并不能封闭 DNA 链上的缺口(gap)。切口是指 DNA 某一条链上相邻两个核苷酸之间的磷酸二酯键被破坏所形成的单链断裂;而缺口则是指某一条 DNA 链上缺失一个或多个核苷酸所形成的单链断裂。

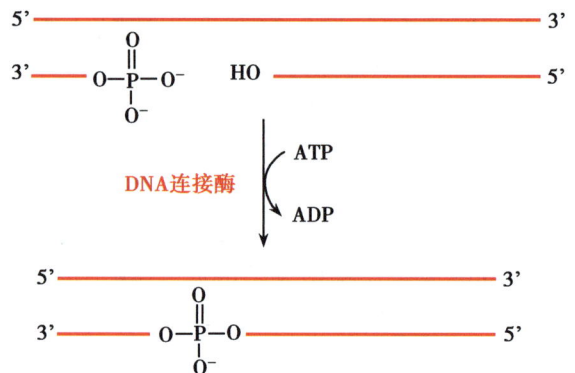

图 39-2 DNA 连接酶催化的反应

(三)其他工具酶类

基因克隆技术中,除了 RE 和 DNA 连接酶之外,DNA 聚合酶如大肠埃希菌 DNA 聚合酶 I、Klenow 片段、Taq DNA 聚合酶和很多修饰酶如碱基磷酸酶,末端脱氧核苷酸转移酶等,都在基因克隆技术中发挥重要作用(表 39-1)。

三、基因克隆常用载体

载体(vector)是指能够携带外源 DNA 分子进入受体细胞,并在受体细胞内进行扩增和表达的 DNA 分子。作为基因克隆技术中的载体 DNA 应具备以下条件:①具有自主复制能力;②含有多个单一 RE 识别位点,即多克隆位点(multiple cloning sites,MCS);③至少含有一个筛选标记;④分子量相对较小;⑤拷贝数较多;⑥具有较高的遗传稳定性。

目前可满足上述要求的载体均为人工构建,主要有质粒载体,如 pBR322、pUC18;噬菌体载体,如 M13 噬菌体和 λ 噬菌体;人工染色体载体,如酵母人工染色体(yeast artificial chromosome,YAC)和细菌人工染色体(bacteria artificial chromosome,BAC)等。载体可按照功能分为克隆载体(cloning vector)和表达载体(expression vector)两大类,但有的载体兼具克隆和表达两种功能。也可根据转染的受体细胞不同,分为原核表达载体和真核表达载体。另外还有一类载体,可在原核细胞中复制,也可在真核细胞中扩增和表达,该类载体被称为穿梭载体(shuttle vector)。

(一)克隆载体

克隆载体是指能够容纳外源 DNA 分子,具有自主复制能力,可在宿主细胞中实现外源基因扩增的 DNA 分子。作为克隆载体应具备如下基本特点:①具有自主复制能力;②至少含有一个筛选标记;③含有合适的 RE 单一酶切位点;④容易进入宿主细胞。常见的克隆载体主要有质粒载体和噬菌体载体,亦是本章重点介绍的对象。

1. **质粒载体**　质粒(plasmid)是存在于细菌染色体之外,具有自主复制能力并能稳定遗传的闭合环状双链 DNA 分子。根据细菌染色体对质粒复制的控制程度,将质粒分为严紧型质粒(stringent plasmid)和松弛型质粒(relaxed plasmid)。一个细胞中的质粒数量变化很大,有几个、几十个,甚至上百个,这主要取决于质粒的复制类型。严紧型质粒,一个细胞中通常只有一个或几个;松弛型质粒,一个细胞中可含有几十个至上百个(通常 20~200 个)。质粒 DNA 具备作为克隆载体的基本特点,是基因克隆技术中最常用的载体。质粒可以是天然存在的,也可以是人工构建的。其中天然存在的质粒大多分子质量较小,为 2~5kb,但大的亦可达数百 kb。质粒由于带有某些特殊的,不同于宿主细胞的遗传信息,当其在宿主细胞中存在时会赋予宿主一些新的遗传性状,如抗药性,这一特点也是基因克隆技术中筛选和鉴定重组质粒的依据。如 pBR322 质粒(图 39-3)是较早构建的克隆载体,由 pSC301,CoIE1 和 pSF2124 三种天然质粒构建而成,全长 4 363kb。具有如下结构特点:①带有复制起点 ori;②含有氨苄青霉素抗性(ampicillin resistance,Amp)和四环素抗性(tetracycline resistance,Tet^r)基因标记;③有多个单一 RE 位点即多克隆位点(MCS);④分子质量较小;⑤有较高的拷贝数。pUC18 质粒载体具有下列结构特点:①含有自主复制起点 ori,来自 pBR322 质粒,保证质粒能够在宿主细胞中自主复制;②含有氨苄青霉素抗性基因标记,来自 pBR322 质粒,但其 DNA 序列已不包含原来的 RE 位点,有利于重组 DNA 分子的筛选;③有多个单一 RE 位点,来自 M13 噬菌体,有利于外源 DNA 片段插入(图 39-4)。pUC18 质粒载体与 pBR322 质粒相比,具有分子量更小,拷贝数更高,更有利于重组子检测等优点。

2. **噬菌体 DNA 载体**　M13 和 λ 噬菌体亦是 DNA 重组常用的克隆载体,稍早经 λ 噬菌体 DNA 改造的载体系统有 λgt 系列和 EMBL 系列;经改造的 M13 噬菌体有 M13mp 系列和 pUC 系列。pUC 系列载体是由美国加州大学学者于 1987 年首先构建的,所以命名为 pUC 系列载体。它们是在 M13 的基因间隔区插入了大肠埃希菌的一段调节基因及 β-半乳糖苷酶(LacZ)N 端 146 个氨基酸残基的编码基因,其

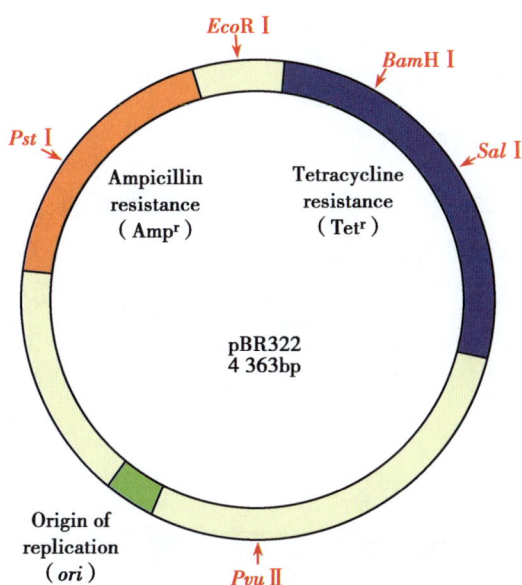

图 39-3　pBR322 质粒克隆载体图谱
(引自　查锡良)

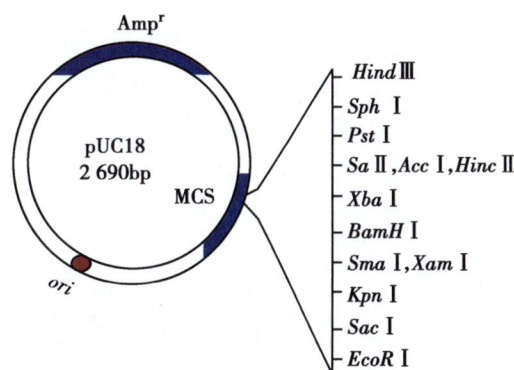

图 39-4　pUC18 质粒克隆载体图谱
(引自　周春燕、药立波)

编码产物为 β-半乳糖苷酶的 α 片段。突变的大肠埃希菌宿主(*lac⁻*)仅表达该酶的 ω 片段(酶的 C 端)。β-半乳糖苷酶的 α 片段或 ω 片段单独存在都没有酶活性,只有当携带 α 片段基因的 M13 噬菌体进入宿主细胞,宿主细胞才能同时表达 α 和 ω 片段,产生具有酶活性的 β-半乳糖苷酶,该酶能催化其特异性底物转变为蓝色化合物,即 α-互补(α-complementation)。

3. 其他克隆载体 为增加克隆载体携带较长外源 DNA 的能力,还设计有柯斯质粒(cosmid)载体、细菌人工染色体载体(BAC)和酵母人工染色体载体(YAC)等。柯斯质粒是人工构建的含 λDNA Cos 序列和质粒复制子的特殊质粒,分子量一般为 5~7kb,但其能够携带的外源 DNA 片段大小最大可达 45kb。BAC 是以大肠埃希菌性因子 F 质粒为基础构建的克隆载体,可携带的外源目的基因片段大小在 50~300kb 之间。YAC 带有酵母染色体所需的功能元件,包括一个着丝点,一个 DNA 复制起点,两个端粒。YAC 能够容纳长达 400kb 的外源 DNA。

(二)表达载体

表达载体是指用来在宿主细胞中表达外源基因的载体,主要是为了转录插入的外源 DNA 序列,并将其翻译为多肽链。表达载体是在克隆载体的基础上衍生而来,主要增加了与宿主细胞相适应的强启动子和有助于表达产物分泌、分离或纯化的元件。依据宿主细胞不同可将表达载体分为原核表达载体(prokaryotic expression vector)和真核表达载体(eukaryotic expression vector),其区别主要在于为外源基因提供的表达元件。

1. 原核表达载体 利用原核系统表达外源基因,必须使用原核表达载体。该载体由克隆载体发展而来,除具有克隆载体的基本特征如含有复制起点和筛选标记等之外,还需包含供外源基因转录和翻译的调控序列,如①启动子(promoter)及两侧的调控序列,调控外源 DNA 的转录,产生 mRNA;②S-D 序列(Shine-Dalgarno sequence),提供核糖体 16S rRNA3' 端的识别与结合位点,保证能够启动翻译;③转录终止序列,保证外源基因在细胞中高效稳定的表达;④多克隆位点,保证外源基因以正确的方向插入载体,且阅读框架保持不变。原核表达载体的基本组成如图 39-5 所示。

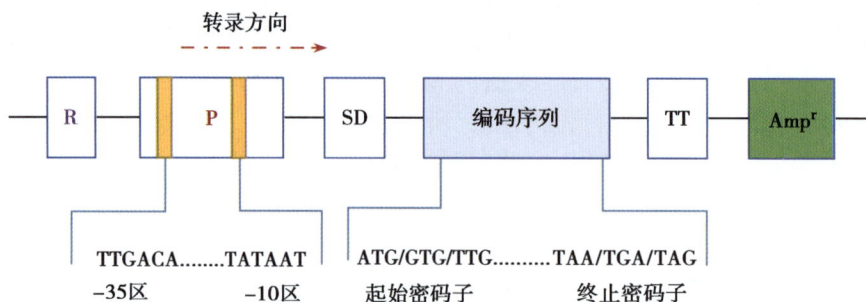

图 39-5 原核表达载体的基本结构

2. 真核表达载体 真核表达载体大多为穿梭载体,这类载体在真核细胞中表达外源基因,同样由克隆载体衍生而来,除了具备克隆载体的基本特点之外,供外源基因表达的元件均来自真核细胞。真核表达载体一般具备的特点有:①含有必不可少的原核序列,如复制起点、抗生素抗性基因、多克隆酶切位点等;②真核表达调控元件,如真核启动子、增强子、终止子、polyA 尾、剪接信号和转录终止信号等,便于在真核细胞中高效正确地表达外源 DNA;③真核复制起始序列,用于载体或基因表达框架在真核细胞中复制;④真核细胞药物抗性基因,用于载体在真核细胞中的阳性筛选。真核表达载体的基本组成如图 39-6 所示。

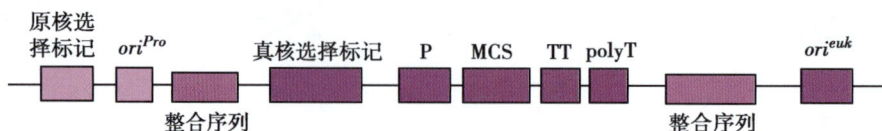

图 39-6 真核表达载体的基本组成

(引自 周春燕、药立波)

四、基因克隆的操作步骤

一个完整的基因克隆过程应包括下列五大步骤：目的基因和载体的分离与获取（分）；目的基因与载体的酶切（切）；目的基因与载体的连接（接）；重组 DNA 分子转入受体细胞（转）；重组 DNA 分子的筛选与鉴定（筛）。基因克隆操作过程模式图如 39-7 所示。

下面分别介绍基因克隆的具体操作步骤。

（一）目的基因的获得

目的基因（target DNA 或 interest DNA）是指待研究或应用的特定基因，亦即待克隆或待表达的基因，也称外源基因（foreign DNA）。目的基因获取是基因克隆的第一步，根据研究目的和基因的来源不同，可选用不同的方法获取外源基因。

1. 基因文库构建　基因文库（gene library）是指包含某一生物体全部 DNA 序列的克隆群体。根据 DNA 来源不同分为基因组文库（genomic library）和 cDNA 文库（cDNA library）。目前关于上述两种文库的构建以及从文库中筛选目的基因的方法基本已经商业化了，可根据实验需求从公司订购相关试剂盒。

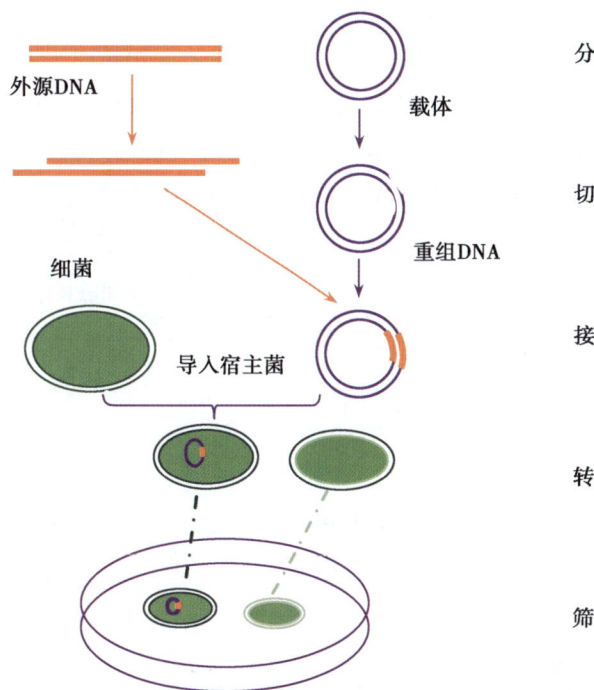

图 39-7　基因克隆基本步骤模式图

（1）基因组文库：基因组文库是指包含某一生物体全部基因组片段的重组 DNA 克隆群体，该文库储存着一个生物体的全部基因组 DNA（包括编码区和非编码区），含有基因组所有的遗传信息。基因组 DNA 文库的构建过程如下：用适当的限制性核酸内切酶消化已经纯化的细胞基因组 DNA，从而获得一定大小的 DNA 片段，再将上述 DNA 片段克隆到噬菌体载体中，感染宿主细胞后，获得一群含有不同 DNA 片段的噬菌体，即为基因组文库。

（2）cDNA 文库：cDNA 文库是指某一组织或细胞在一定条件下所表达的全部 mRNA 经逆转录合成的全部 cDNA 的克隆群体，它将细胞的基因信息以 cDNA 的形式储存在受体菌中。cDNA 文库的构建过程如下：提取、纯化组织细胞中的 mRNA，在逆转录酶的作用下逆转录生成 cDNA，再将合成的 cDNA 片段插入到质粒或噬菌体载体中，感染宿主细胞后获得的克隆群体，即为 cDNA 文库。

2. PCR 技术获取　聚合酶链反应（PCR）是一种在体外模拟体内半保留复制方式，高效特异扩增 DNA 的实验方法，在 1983 年由 K. Mullis 发明。利用 PCR 技术可将微量 DNA 片段大量扩增。每一轮 PCR 包括高温变性（94℃），低温退火（55℃）和适温延伸（72℃）三步反应。PCR 包括五个基本要素：模板、引物、Taq DNA 聚合酶、底物（四种 dNTP）和 Mg^{2+}。PCR 因为具有高度敏感性、高度特异性、高产率、可重复性和简便快捷等优点，使其迅速成为分子生物学研究领域中应用最为广泛的实验方法，也是目前实验室最常用的获取目的基因的方法。

（1）常规 PCR：以目的 DNA 为模板，以根据该序列合成的寡核苷酸为上下游引物，以四种 dNTP 为原料，在 Taq DNA 聚合酶的催化作用下，合成大量 DNA 的过程。

（2）逆转录 PCR（reverse transcript PCR，RT-PCR）：是指将 RNA 的逆转录和 PCR 反应联合应用的一种技术。以胞内总 RNA 为模板，先通过逆转录合成 cDNA，然后再以 cDNA 为模板，以合成的寡核苷酸为上下游引物，以四种 dNTP 为原料，在 Taq DNA 聚合酶的催化作用下，合成大量 DNA 的过程。是目前从组织或细胞中获取目的基因的最为有效的方法。

3. 化学合成法　假如已知目的基因的核苷酸序列，或根据其表达产物的氨基酸序列能推导出其对应的核苷酸序列，则可利用全自动 DNA 合成仪化学合成该目的基因。首先合成两条完全互补的单核苷酸链，退火后形成双链 DNA（dsDNA），然后克隆于载体。该方法对于短片段基因效率很高，故常用于小分子肽类基因的合成。

(二) 载体的选择与改建

进行基因克隆的目的主要有两个,一是获得感兴趣的目的 DNA 片段,二是获得目的 DNA 所编码的蛋白质。针对第一个目的,通常需选用克隆载体;针对第二个目的,通常需选用表达载体。除此之外,在 DNA 克隆过程中,还需要根据目的 DNA 片段的长度不同、受体细胞的种类和来源不同等,选择合适的克隆载体或表达载体、原核细胞载体或真核细胞载体,并要对选择的载体进行适当改造。总之,在 DNA 克隆技术中,实验目的不同,外源基因的性质不同,载体的选择和改建方法也不相同。下表列出了一些常用载体的克隆容量、适宜的受体细胞及主要用途,供实验过程中选择载体时参考(表 39-3)。

表 39-3 不同载体的容量、基本特征和适宜的宿主细胞

载体类型	插入 DNA 片段的适宜长度	受体细胞	主要用途
质粒	~10kb	细菌、酵母	克隆目的基因
λ 噬菌体	~20kb	细菌	构建基因组 DNA 文库
黏粒	~50kb	细菌	克隆目的基因
细菌人工染色体(BAC)	~400kb	细菌	人类基因组序列分析
酵母人工染色体(YAC)	~3Mb	酵母	绘制人类基因组物理图谱
腺病毒	2~7kb	真核细胞	基因治疗、基因表达
逆转录病毒载体	<9kb	真核细胞	基因治疗、基因表达

注:细菌人工染色体(bacteria artificial chromosome,BAC);酵母人工染色体(yeast artificial chromosome,YAC)。

分离获取的目的基因和选择改建的载体 DNA,分别在 RE 的作用下进行酶切,产生可供连接的末端(黏性末端或平端),为外源基因与载体间的连接做好准备。

(三) 目的基因与载体连接为重组 DNA

将外源目的基因插入载体 DNA 的过程,即 DNA 重组。DNA 体外重组的本质是酶促反应过程,指在 DNA 连接酶的催化作用下,将外源目的基因与载体 DNA 连接为一个重组 DNA 分子的过程。根据外源 DNA 和线性化载体末端的特点,可采用不同的连接方式。主要的连接方式如下:

1. **黏性末端连接** 目的 DNA 和载体分子分别经酶切,形成具有黏性末端的 DNA 片段,然后在 DNA 连接酶的催化作用下,连接形成重组 DNA 分子。依靠酶切后产生的黏性末端进行连接,不仅连接效率和准确性高,还具有方向性。根据酶切策略不同,常有下述几种连接方式。

(1) 单一相同黏性末端连接:目的 DNA 与载体分子在同一 RE 的作用下,切割为具有相同黏性末端的 DNA 片段,然后在 DNA 连接酶的催化作用下形成重组 DNA 分子,是 DNA 体外重组最普遍的一种连接方式。这种连接方式在连接时会产生三种结果:载体自连,载体与目的基因连接(重组 DNA)和目的基因自连。该连接方式的缺点是:除了载体和目的基因自连外,目的基因还能够双向插入载体以及多拷贝连接现象。毫无疑问,这将给后续重组 DNA 分子的筛选带来一定的困难。采用碱性磷酸酶处理线性化载体 DNA,使其去磷酸化,可有效降低载体自连。目的 DNA 反向插入载体,虽然不影响基因克隆,但影响外源目的基因的表达。具体连接过程以 BamH I 切割目的基因和载体后形成的单一相同黏性末端为例,具体连接过程如图 39-8 所示。

(2) 不同黏性末端连接:采用两种不同的 RE 分别切割外源目的基因和载体 DNA,在载体和目的 DNA 的两端均形成两个不同的黏性末端,这样不仅可以防止载体和目的基因自连,还可以让外源 DNA 分子定向插入到载体之中。我们把这种使目的 DNA 按照特定的方向插入载体分子的克隆方法称为定向克隆(directed cloning)。定向克隆也可通过一端为平端,另一端为黏性末端的连接方式实现。但由于平端的连接效率较低,因此在 DNA 重组中优先选择黏性末端连接。具体连接过程如图 39-9 所示。

(3) 人工接头连接:首先在载体或目的 DNA 的两端连接上一段人工合成的含有不同 RE 识别位点的平端双链寡核苷酸接头(adaptor 或 linker),然后用相同的 RE 切割载体和目的 DNA 上的人工接头,从而

目的基因用 *Bam* H I 切割　　　　载体DNA用*Bam* H I 切割

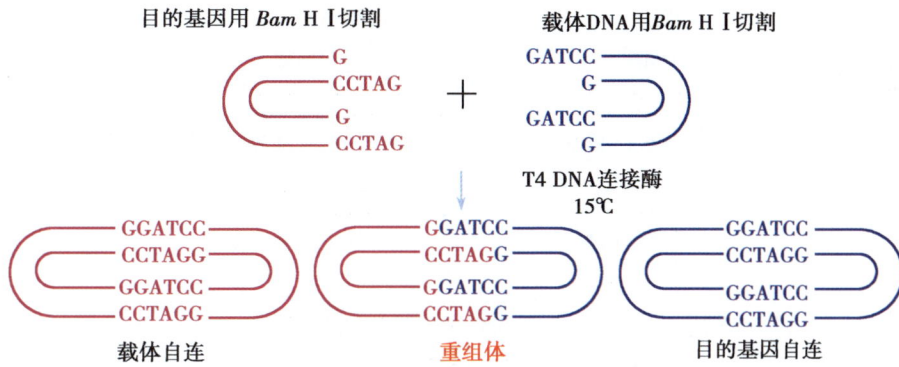

T4 DNA连接酶
15℃

载体自连　　　　　　　　重组体　　　　　　　目的基因自连

图 39-8　单一相同黏性末端连接示意图

*Eco*R I 切割位点　　*Bg* III 切割位点

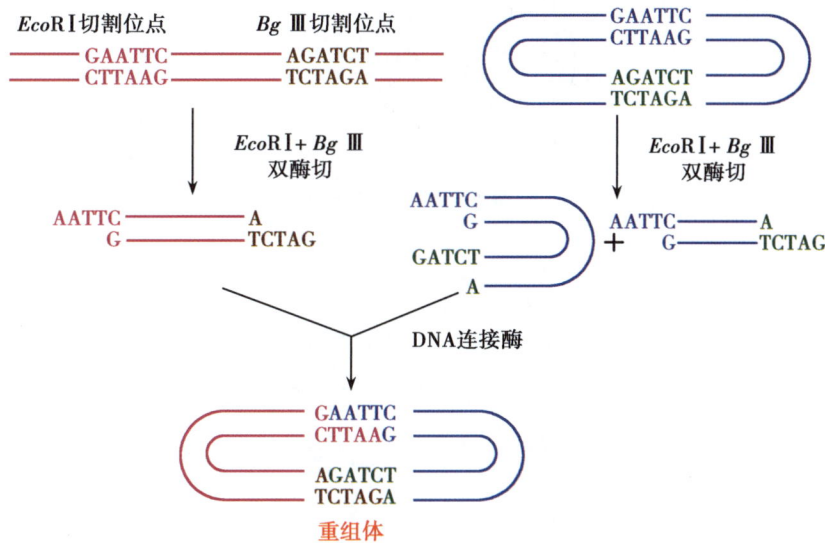

*Eco*R I+ *Bg* III
双酶切

*Eco*R I+ *Bg* III
双酶切

DNA连接酶

重组体

图 39-9　不同黏性末端连接示意图

产生黏性末端,最后在 DNA 连接酶的作用下,连接载体和目的基因产生重组 DNA 分子(图 39-10)。

（4）同聚物加尾连接:在末端转移酶的催化下,将某一核苷酸逐一添加到目的基因的 3'-OH 末端,形成同聚物尾(如同聚 dC 或 dA 尾);与此同时,将与其互补的另一核苷酸(如 dG 或 dT)添加到载体 DNA 的 3'-OH 末端,形成与目的基因末端互补的同聚物 dG 或 dT 尾。两个互补的同聚物均为黏性末端,因而可在 DNA 连接酶的催化作用下高效的连接在一起。具体过程如图 39-11 所示。

2. 平端连接　RE 对目的基因和载体分子分别切割产生平末端,在 DNA 连接酶的催化下将二者连接为重组 DNA 分子,该方式为平端连接(图 39-12)。这种连接方式不仅效率较低,也同样存在载体自连,目的基因自连,目的基因双向插入载体等现象。

3. 黏-平端连接　黏-平端连接是指目的基因与载体通过一端为平端,另一端为黏端的方式连接。采

外源DNA　　　　　+

*Eco*R I
人工接头

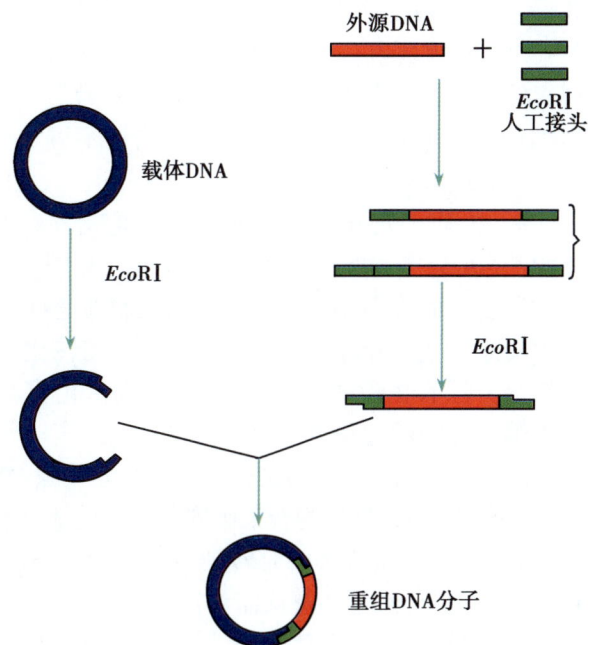

载体DNA

*Eco*R I

*Eco*R I

重组DNA分子

图 39-10　人工接头连接示意图

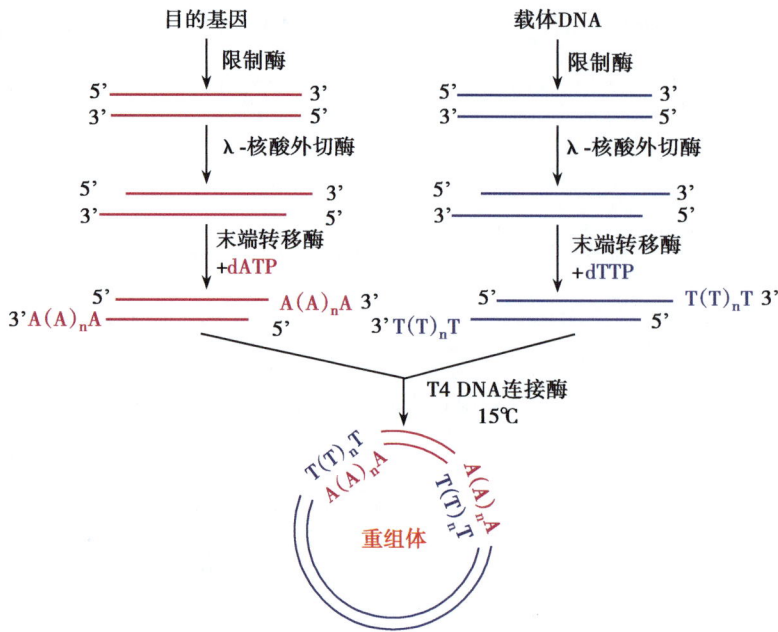

图 39-11 同聚物加尾连接示意图

用该方式连接时,目的基因被定向插入载体分子(定向克隆),连接效率介于黏性末端连接和平端连接之间。

(四)重组 DNA 导入受体细胞进行扩增

重组 DNA 分子需要转入合适的受体细胞才能进行扩增或表达。理想的受体细胞通常应具有如下特征:①DNA/蛋白质降解系统和/或重组酶缺陷株,不能降解外源 DNA 分子;②具有较强的接纳外源 DNA 的能力;③对重组载体的复制、扩增和表达无严格限制;④能表达重组分子所提供的某种表型特征。符合上述条件的理想受体细胞也称为工程细胞。针对不同的受体细胞,需采用不同的导入方法。

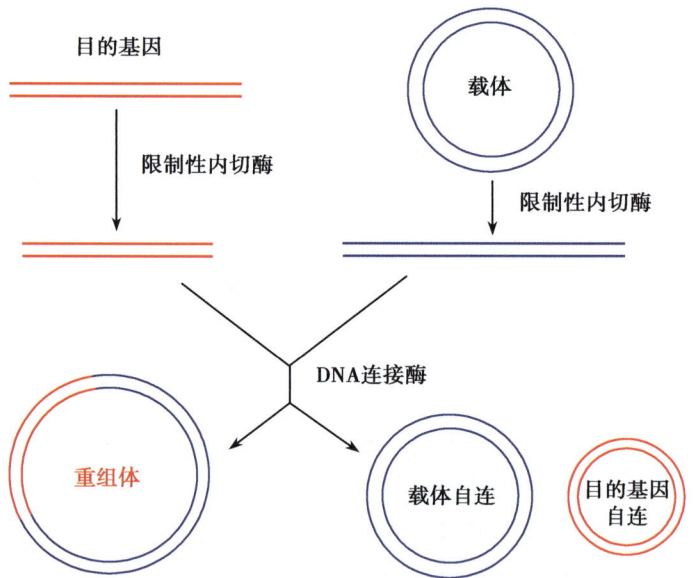

图 39-12 平端连接示意图

1. 转化 转化(transformation)是指将外源 DNA 分子直接导入细菌的过程。常用的细菌是大肠埃希菌,但是,只有细胞膜通透性增高的细菌才易于接受外源 DNA 分子。这样的细菌被称为感受态细胞(competent cells)。因此,在转化之前需要对细菌进行处理,使之转变为感受态细胞。常用的转化方法有化学诱导法(如 CaCl$_2$ 法)和电穿孔(electroporation)法。值得说明的是,将质粒 DNA 直接导入酵母细胞的过程也称为转化。

2. 转染 转染(transfection)是指将外源 DNA 直接导入真核细胞(除酵母外)的过程。已接受外源 DNA 分子的细胞被称为转染细胞。导入受体细胞的外源 DNA 分子可游离在宿主细胞染色体之外短暂地复制表达,该转染称为瞬时转染(transient transfection);导入细胞内的外源 DNA 分子也可与宿主细胞染色体发生整合,经过筛选从而获得稳定转染(stable transfection)的细胞。常用的转染方法有化学方法(如磷酸钙共沉淀法、脂质体转染法等)和物理方法(如电穿孔法、显微注射法等)。另外,将噬菌体 DNA 导入受体细菌的过程也称为转染。

3. 感染　感染（infection）是指以人工改造的噬菌体或病毒作为外源 DNA 分子的运载体,在体外包装为具有感染性的噬菌体颗粒或病毒颗粒,利用噬菌体或病毒的外壳蛋白将外源 DNA 分子注入细菌或真核细胞的过程。例如,用腺病毒作为载体构建的重组 DNA 分子,在体外包装成具有感染能力的腺病毒颗粒后导入宿主细胞。

（五）重组 DNA 的筛选和鉴定

重组 DNA 分子导入受体细胞后,可通过载体携带的选择标记或目的基因的序列特征对转化子进行筛选和鉴定,从而获得含重组 DNA 分子的受体细胞。根据不同的载体、受体细胞的特征和外源 DNA 分子的性质,选用不同的筛选和鉴定方法。

1. 借助载体的遗传标志筛选　大多数载体都含有可供重组体筛选的遗传标志,如抗生素抗性基因（如 Amp^r、Tet^r）等,可据此筛选获取重组 DNA 分子。

（1）抗生素抗性标志筛选:普通受体细胞在含有抗生素的培养基中无法生长,但含有抗生素抗性基因的重组子转化的受体细胞则可在包含相应抗生素的培养基中生长成单菌落。值得注意的是,在培养板上生长的菌落,除含重组 DNA 外,还可能含有自身环化的载体、未完全酶切的载体或非目的基因插入的载体等,因此,尚需进一步筛选鉴定。

（2）插入失活筛选:在含有两个抗生素抗性基因的载体中,当外源目的基因插入其中一个基因后,可使该抗生素抗性基因失活,用两个含有不同抗生素的平板互相对照,便可筛选出含有重组体的阳性菌落。例如 pBR322 质粒含有氨苄青霉素抗性基因（Amp^r）和四环素抗性基因（Tet^r）,假如目的基因插入到 Tet^r 中,则 Tet^r 基因失活,含有重组 DNA 的细胞只能生长在含有氨苄青霉素的培养基中,而无法在含有四环素的培养基中生长（图 39-13）。

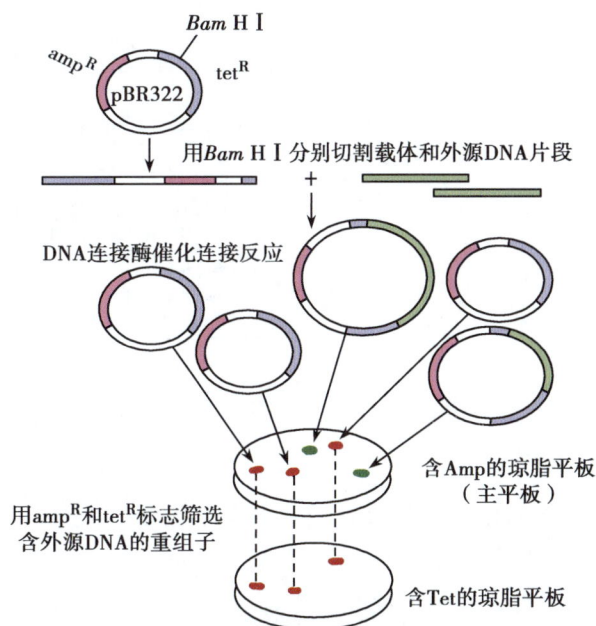

图 39-13　插入失活筛选含重组 DNA 的受体细胞
（引自　周春燕、药立波）

（3）标志补救筛选:标志补救（marker rescue）是指载体上的标志基因在受体细胞中表达时,受体细胞通过与标志基因表达产物互补,从而弥补自身的相应缺陷,最终能够在相应选择培养基中存活下来。例如,S. cerevisiae 酵母菌株,因 trp1 基因突变使其不能在缺少色氨酸的培养基中生长,但当转入带有功能性 trp1 基因的重组载体后,转化菌则可在色氨酸缺失的培养基中生长。标志补救也可用于外源 DNA 导入哺乳类细胞后阳性克隆的初步筛选。例如,将含有二氢叶酸还原酶基因（dhfr）的真核表达载体导入 dhfr 基因缺陷的哺乳类细胞后,可使细胞存活于不含胸腺嘧啶的培养基中,从而筛选出含有载体 DNA 的阳性克隆(注:二氢叶酸还原酶可催化二氢叶酸还原为四氢叶酸,后者作为一碳单位的载体,参与胸腺嘧啶的合成)。

蓝白斑筛选或 α-互补筛选也是一种标志补救筛选法。pUC 系列载体含有 LacZ 基因,可编码 β-半乳糖苷酶 N 端 146 个氨基酸残基形成的 α 片段。突变的受体细胞（LacZ⁻）仅表达该酶的 ω 片段（酶的 C 末端）。单独存在 β-半乳糖苷酶的 α 和 ω 片段都没有酶活性,只有携带 α 片段基因的载体进入受体细胞,才能与宿主细胞表达的 ω 片段互补,产生有活性的 β-半乳糖苷酶,该酶可在诱导剂 IPTG 存在时,催化其特异性底物 X-gal（5-溴-4-氯-3-吲哚-β-D-半乳糖苷）分解转变为蓝色化合物。当外源目的基因插入 LacZ 基因内部时,会干扰 LacZ 的表达,不能合成有活性的 β-半乳糖苷酶,进而无法分解底物 X-gal 产生蓝色化合物,故菌落呈白色。相反,若无外源基因插入 LacZ 基因内部,则可表达有活性的酶,能够分解底物产生蓝色物质,菌落呈蓝色,这就是蓝白筛选（图 39-14）。

（4）λ 噬菌体包装筛选:λ 噬菌体的一个重要遗传特性就是其在包装时对 λDNA 大小有严格要求,只

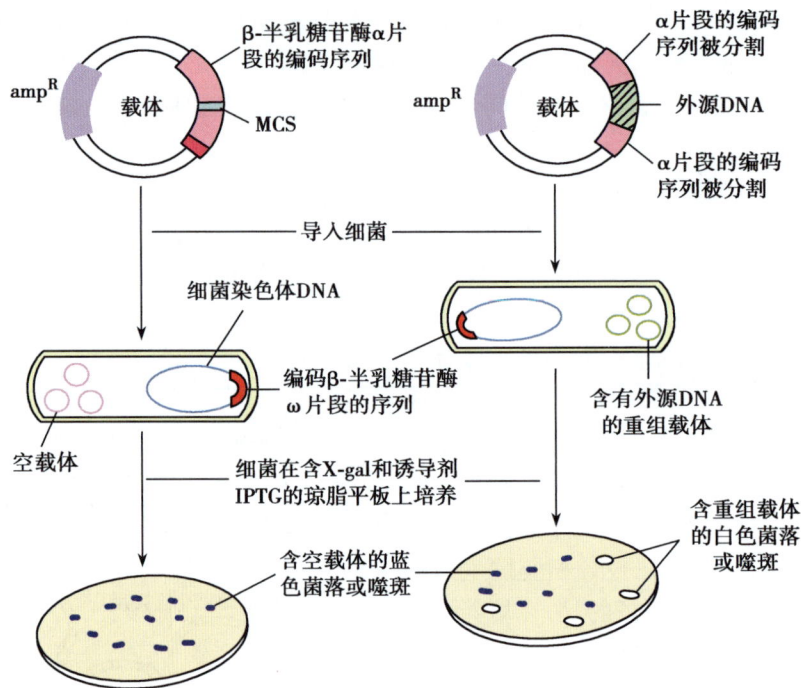

图 39-14 蓝白斑筛选

（引自 周春燕、药立波）

有当 λDNA 的长度达到其野生型长度的 75%~105% 时，才能包装成为有活性的噬菌体颗粒，进而在培养基上生长为清晰的噬菌体斑。然而，无外源 DNA 的噬菌体 DNA 不能被包装成有活性的噬菌体颗粒，故无法感染细菌形成噬菌体斑。

2. **序列特异性筛选法** 根据重组 DNA 分子的序列特异性进行筛选的常用方法有 RE 酶切法、PCR法、DNA 测序法和核酸分子杂交法等。

（1）RE 酶切法：针对初步筛选为阳性的克隆，提取其重组 DNA，用合适的 RE 进行酶切，然后进行琼脂糖凝胶电泳检测、分析，即可判断有无目的 DNA 存在。如果目的基因已经成功插入到载体中，电泳结果应显示出该插入片段。另外，根据酶切位点在插入片段内部的不对称分布，还可鉴定插入 DNA 片段在载体上的方向；也可用多种 RE 制作并分析插入片段的酶切图谱。

（2）PCR 法：PCR 的基本原理类似于 DNA 的天然复制过程，实际上是一个在模板 DNA、特异性引物和 4 种 dNTP 等存在的情况下，进行的 DNA 聚合酶依赖性的酶促反应。PCR 技术由变性—退火—延伸三个基本反应步骤构成：①模板 DNA 的变性：模板 DNA 加热至 94℃左右时，双链 DNA 解离为单链，以便它与引物结合，为下一步反应做好准备。②单链模板与引物的退火：在降低温度至 55℃左右，使特定设计合成的与模板 DNA 两端序列互补的 5' 端及 3' 端引物与模板产生互补结合（因引物一般只有 20~30 个核苷酸，较短，不易缠绕，又与模板两端序列互补，引物加入量多于模板，以使引物与模板 DNA 形成双链的概率远高于 DNA 分子的复性结合）。③DNA 链的延伸：DNA 模板与引物结合物在 DNA 聚合酶的作用下，以 4 种 dNTP 为原料，靶序列为模板，按碱基互补配对与半保留复制原理，合成一条与模板 DNA 链互补的半保留复制链，重复循环变性—退火—延伸三步反应就可获得更多的"半保留复制链"，而且这种新链又可成为下次循环的模板。每完成一轮循环需 2~4 分钟，2~3 小时就能将目的基因扩增至原来的几百万倍。

根据目的基因序列，设计合成一对特异性引物，以提取的重组载体为模板进行 PCR 扩增，若 PCR 产物与目的基因的预期长度一致，即可初步筛选出含有重组体的阳性菌落。假如利用克隆位点两侧载体序列设计引物进行 PCR 扩增，再结合序列分析，便能可靠地证实插入片段的方向、序列和开放阅读框架的正确性。

（3）DNA 序列测定法：该方法是最准确鉴定插入目的基因的方法。可检测重组体中插入的目的

DNA 序列的正确性,或揭示插入的未知 DNA 片段序列,为后续研究提供依据。

（4）核酸分子杂交法:该方法可直接筛选和鉴定含有目的基因的克隆。常用的方法是菌落或噬菌体斑(噬斑)原位杂交,基本过程如图 39-15 所示,将含有外源 DNA 的菌落或噬斑转印到硝酸纤维素膜上,溶菌后释放的 DNA 将被吸附在该膜上,将膜与标记的核酸探针杂交,最后检测探针的存在即可鉴定出含有重组 DNA 的阳性克隆。根据核酸探针标记物的不同,可采用放射自显影、显色反应、化学发光等不同的方法显示核酸探针的存在位置,即阳性克隆存在的位置。

3. 亲和筛选法　该方法使用的前提条件是重组 DNA 进入宿主细胞后能够表达出其编码产物。常用亲和筛选法的原理是基于抗原-抗体反应。利用标记的特异性抗体与目的基因的表达产物相互作用,再通过化学发光或免疫共沉淀等方法进行检测。

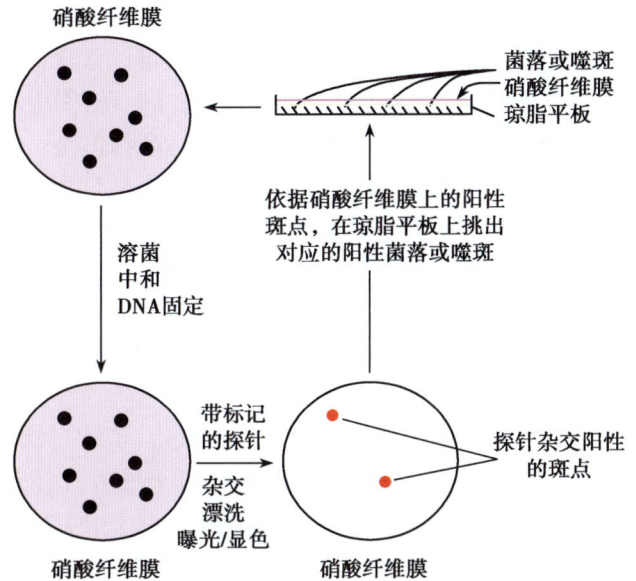

图 39-15　菌落或噬菌斑原位杂交筛选重组体
(引自　周春燕、药立波)

（六）外源基因的表达

外源目的 DNA 的表达是重组 DNA 技术的重要内容,也生命科学研究和医药目的重要研究方向。基因表达涉及目的基因的克隆、复制、转录、翻译及转录和翻译后修饰等过程,而这些过程需要在合适的表达体系中才能完成。在蛋白表达领域中,表达体系的建立包括表达载体的构建、宿主细胞的建立及表达产物的分离、纯化等技术。根据受体细胞不同,基因工程的表达体系包括原核和真核表达体系。

1. 原核表达体系　为了实现外源目的基因在原核系统中的高效表达,需要考虑的因素包括外源基因的性质、表达载体的特点及宿主细胞的调控系统等。E.coli 是最常用的原核表达系统,具有培养方法简单、迅速、经济、适合大规模生产的优点。

（1）原核表达载体的必备条件:用 E.coli 表达有功能的蛋白质,构建的表达载体必须符合以下标准:①含有 E.coli 合适的选择标志;②具备调控转录、产生 mRNA 的强启动子及两侧的调控序列;③含有合适的翻译控制序列,如 S-D 序列;④多克隆位点,保证外源基因以正确的方向插入表达载体中,且保持开放阅读框架不变;⑤转录终止序列,保证外源基因能够在原核细胞中高效、稳定的表达。

（2）对外源基因的要求:①外源基因不能包含内含子,应是 cDNA 或化学合成的基因;②外源基因需要在强启动子和 S-D 序列等元件的调控之下;③外源基因与载体分子连接为重组 DNA 分子后,必须形成正确的开放阅读框架;④转录产物 mRNA 要求相对稳定并能够被有效翻译为蛋白质产物;⑤表达的蛋白产物应对宿主无害。

（3）外源 DNA 在原核细胞中的表达:外源基因转入宿主细胞后,在细胞调控元件等的控制下,可产生融合型、非融合型和分泌型重组蛋白。融合型表达是指外源基因与编码标签肽的基因序列拼接成融合基因,进而表达为融合蛋白。其中包含的标签(tag)可通过酶解或化学降解切除。采用该方式表达时,需选用融合表达载体,如 pGEX 系列载体可表达谷胱甘肽 S 转移酶(glutathione S-transferase,GST)标签,pET 系列载体可表达组氨酸(His)标签。融合表达具有表达效率高,表达产物较稳定,融合蛋白易于分离和纯化等优点。非融合表达是指外源基因不和其他基因融合,直接从起始密码 AUG 开始,在细胞调节元件控制下表达为相应蛋白质。其表达产物的结构类似天然蛋白质的结构,但易被宿主菌的蛋白酶水解。常见的非融合表达载体为 pKK2223-3。分泌型表达是指载体表达出的外源蛋白与细菌的分泌信号肽连接在一起,可被宿主菌分泌到细胞外。分泌型表达可防止宿主蛋白酶对重组蛋白进行水解,有利于重组蛋白在胞外正确折叠和提纯。但分泌型蛋白的表达量相对较低,另外,信号肽有时也不能被正确切除。

（4）原核表达体系的不足之处:①缺乏转录后加工机制,故不适合表达真核基因组 DNA;②缺少翻译后加工机制,故真核基因的表达产物在原核表达体系中通常不能形成正确的折叠方式,也不能被糖基化、磷酸化和乙酰化等修饰;③表达的真核蛋白常常形成不溶性的包含体(inclusion body),欲使其具有相应的生物学活性,必须进行复杂的变性-复性处理;④很难用原核表达体系表达大量的可溶性蛋白;⑤原核细胞胞质中常包含多种内毒素,容易使表达产物污染。

2. 真核表达体系 在真核细胞中表达外源基因的系统称之为真核表达体系,主要有酵母、哺乳动物和高等植物系统等。不仅可以表达克隆的 cDNA,也可以表达从真核基因组 DNA 扩增的基因。真核表达体系除与原核表达体系相似之处外,通常具有自身的特点。

(1)真核表达体系的优点:①具有转录后加工系统,故可以表达真核基因组 DNA;②具有翻译后加工系统,可对表达蛋白进行糖基化、磷酸化或乙酰化等修饰;③表达的蛋白质不形成包含体(酵母除外);④表达的蛋白质不易被降解。

(2)外源基因在真核细胞中的表达:可通过病毒感染和载体转染将外源基因导入真核细胞。病毒感染是一种将外源基因导入真核细胞的天然方式,而转染则需要利用化学或物理方法将外源基因导入真核细胞。由于选用的载体不同、导入方法和受体细胞不同,外源基因在真核细胞中的表达方式也不同,主要有瞬时表达和稳定表达两大类型。应根据具体的实验目的选择不用的表达方式。

瞬时表达对细胞的影响仅能维持较短时间,随着未转染细胞的不断增殖,少量的转染细胞会很快丢失。但瞬时转染方法相对简单,不需要筛选,用时较短,各种转染方法均可使用。稳定转染是为了获取持续表达外源基因的稳转细胞株,故需要用药物进行筛选。稳定转染耗时较长,有些外源基因的表达产物可能对宿主细胞有毒性,因此不易成功。

(戚之琳)

第二节 动物转基因技术

转基因动物(transgenic animal)是指借助基因工程技术把外源目的基因导入动物的生殖细胞、胚胎干细胞,使之在受体染色体上稳定整合,并能把外源目的基因传给子代的个体。那么这个外源基因则称为转基因(transgene),这种动物即为转基因动物。转基因动物技术是在胚胎学和重组技术发展基础上产生的,是实验动物学和分子生物学紧密结合的成果。真正意义上转基因动物的问世是 1982 年美国华盛顿大学 Palmiter 等将大鼠的生长激素基因导入到小鼠体内,繁育出"超级小鼠",实现了哺乳动物间遗传物质的交换和重组。目前,转基因技术已广泛渗透到遗传学、分子生物学、发育生物学、基础医学、免疫学、制药及畜牧育种等各个学科领域,而且建立了大量的转基因动物模型。在寄生虫学领域,转基因动物主要用于寄生虫病发病机制及相关药物研发等方面的基础研究。

一、动物基因转移技术的基本原理和步骤

转基因动物的基本原理是将改建后的目的基因(或基因组片段)用显微注射等方法注入实验动物的生殖细胞(或胚胎干细胞),然后将此生殖细胞(或胚胎干细胞)再植入到受体动物内,使其发育成携带外源基因的转基因动物。动物基因转移技术的主要步骤(见图 39-16)包括:①外源目的基因的获取;②外源目

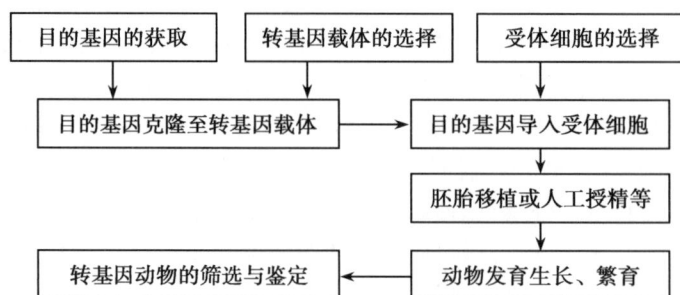

图 39-16 转基因动物制备的一般流程

的基因与带有特异性基因表达启动子、增强子等构件的载体拼接重组;③受体细胞的选择;④含外源目的基因重组载体导入受体细胞;⑤胚胎移植等;⑥转基因胚胎的发育、生长及后代转基因个体的鉴定与筛选。本节主要针对以上步骤进行——介绍。

二、外源基因获取

对于转基因动物的构建,首先需要获取基因或基因片段,即目的基因。从体内或体外分离目的基因是进行基因操作最为关键,最为基础的步骤。下面介绍几种在转基因动物制备的过程中常用的外源基因获取方式。

(一) 直接分离法

本法适用于从简单的基因组中分离目的基因,如质粒或只有数千个碱基对大小的病毒,编码的基因较少,比较容易获得。对于已知序列的 DNA 分子,只需要采用已知对应的限制性内切酶经过一次或几次酶切,即可分离纯化出所需的目的片段;对已知定位的基因,可根据目的基因两侧的已知位点进行酶切。目前的限制性内切酶可在同一个酶切体系里进行两种及两种以上酶切位点的剪切。酶切体系于 37℃ 水浴 1 小时,然后进行琼脂糖凝胶电泳分离目的基因。根据目的基因大小,配制合适浓度的琼脂糖凝胶,待凝胶充分凝固后进行电泳,使目的基因片段与质粒充分分离。在紫外灯照射下回收含目的基因的凝胶条,按照切胶回收试剂盒"实验操作说明"回收目的片段。

(二) 化学合成法

随着分子生物学和基因工程技术的迅猛发展,化学合成目基因的商业化发展使 DNA 的合成成为简单易行的事情。目前 DNA 自动合成仪基本采用固相亚磷酰胺三酯法。由于核苷酸分子带有多个能参加反应的功能基团,在连接反应中不该参与反应的功能基团(如磷酸和核糖上的—OH,碱基中的—NH$_2$)要预先用化学方法加以封闭保护,以免错连。当一轮连接反应结束后,再将保护基解脱下来,暴露需参加反应的基团,如此循环往复使核苷酸按预定顺序逐一以 3',5'-磷酸二酯键相连合成 DNA 链。如今 DNA 合成仪是采用固相合成法将基因的 3' 端的第一个核苷酸固定于不溶性的固相载体上,然后按预定顺序从该核苷酸开始与另一个核苷酸进行连接反应,其后用洗涤法除去多余的反应物和副产物,再用同样的步骤与下一个核苷酸进行反应,如此循环从而使核苷酸链不断延长,每轮循环延长一个核苷酸,当核酸链延长至所需长度时,将合成的寡核苷酸链从载体上分离、洗脱下来,去除保护基,最后一步纯化获得。化学合成基因的优点是准确性高,合成速度快;缺点是化学合成的 DNA 片段长度有限,对于较长的片段合成难度增大,成本较高。

基因化学合成的设计主要考虑以下几个方面:①划分片段的长度,通常化学合成寡聚核苷酸片段长度超过 50 个核苷酸时合成效率不易控制,而短于 30 个核苷酸时,拼接基因效率不合理,故通常除基因两头的接头外一般将基因划分成 30~50 个核苷酸片段,分别进行合成;②限制酶位点,为了使基因克隆位点不重复,通常要设法通过密码子简并性改换密码子以消除基因内部多余的限制酶位点;③排除基因内部正反向重复顺序,特别是片段与片段间的重叠区。正反向重复顺序,在基因拼接时将造成拼接效率下降,甚至造成基因的错误拼接;④选择表达宿主偏爱的密码子(在不同的宿主,特别是真核与原核生物间,动物与植物间,宿主对密码子偏爱不同),有利于基因的高效表达;⑤许多蛋白产物是通过翻译后加工形成的活性物质,设计合成这些基因时,往往要考虑加上起始及终止密码子;⑥表达因素,根据选择载体的不同,往往要考虑调整合适的阅读框,加工核糖体结合位点,真核基因还要考虑是否添加信号肽等。

(三) PCR 扩增法

PCR 是利用酶促反应在体外指导特定 DNA 序列扩增的方法,以目的 DNA 为模板,在特定引物的指导下,利用 4 种 dNTP 为原料,在 DNA 聚合酶的作用下大量扩增特定的 DNA 片段。

1. PCR 反应特点

(1) 特异性强:PCR 反应特异性的决定因素为:①引物与模板 DNA 的特异、正确结合;②碱基互补配对原则;③DNA 聚合酶合成反应的忠实性;④靶基因的特异性与保守性。其中引物与模板的正确结合是关键。引物与模板的结合及引物链的延伸遵循碱基配对原则。聚合酶合成反应的忠实性及 DNA 聚合酶耐高温性,使反应中模板与引物的结合(复性)可以在较高的温度下进行,结合的特异性大大增加,被扩增的靶基因片段也就能保持很高的正确度。再通过选择特异性和保守性高的靶基因区,其特异性程度就会更高。

(2)灵敏度高:PCR 产物的生成量是以指数方式增加的,能将皮克(pg)量级的起始待测模板扩增到微克(μg)水平。能从 100 万个细胞中检出一个靶细胞;在病毒的检测中,PCR 的灵敏度可达 3 个 RFU(空斑形成单位);在细菌学中最小检出率为 3 个细菌。

(3)简便、快速:PCR 反应用耐高温的 Taq DNA 聚合酶,一次性地将反应液加好后,即在 DNA 扩增液和水浴锅中进行变性-退火-延伸反应,一般在 2~4 小时完成扩增反应。扩增产物一般用电泳分析。

(4)对标本的纯度要求低:不需要对样本进行分离纯化,DNA 粗制品及 RNA 均可作为扩增模板。可直接用临床标本如血液、体腔液、洗漱液、毛发、细胞、活组织等的 DNA 进行扩增检测。

2. 常规 PCR

(1)常规 PCR 体系:常规 PCR 体系中通常包含 7 种成分:待扩增的基因组 DNA(模板)、一对寡聚核苷酸引物、4 种 dNTP、耐高温的 Taq DNA 聚合酶、酶所需的缓冲液、Mg^{2+} 和无菌水。

(2)PCR 扩增反应程序:在 PCR 仪上设置如下程序:1=95℃,5 分钟;2=95℃,30 秒;3=55℃,30 秒;4=72℃,40 秒;5=重复 2-4,25-35 个循环;6=72℃ 2 分钟;4℃保存。

(3)结果检测:反应结束后取 PCR 产物溶液加入到凝胶孔中,进行电泳。凝胶的种类及浓度依 DNA 的大小、目的不同区分使用。电泳后的凝胶浸入 1μg/ml 溴化乙锭(EB)溶液中 20~30 分钟,染色后紫外照射确认 DNA 条带。

(4)切胶回收目的基因:在紫外灯照射下回收含目的基因的凝胶,按照切胶回收试剂盒“实验操作说明”回收目的片段。

3. 逆转录 PCR 扩增目的基因　反转录 PCR 又叫 RT-PCR,是以 mRNA 为模板进行的特殊 PCR。逆转录 PCR 一般分两步,第一步是在 42℃以 mRNA 为模板,在逆转录酶的催化下合成 cDNA 的第一条链,第二步再以 cDNA 的第一条链为模板进行常规 PCR,从而获得双链 DNA 分子。

注:目前市面上有很多厂家生产反转录试剂盒,操作时根据相关“实验操作说明”即可。PCR 扩增反应和结果检测同常规 PCR。

4. 巢式 PCR 扩增目的基因　巢式 PCR(nested PCR)也称嵌套 PCR,是指用目的基因外侧的一对引物完成 PCR 扩增以后,以 PCR 产物为模板,根据第一对引物内侧的序列再设计一对新引物所做的 PCR。巢式 PCR 中的第二次扩增可减少或排除第一次扩增中出现的非特异性扩增,因而是提高 PCR 扩增特异性常用的方法。对于一些难以获得的基因可以采用这种方法。

5. RACE-PCR　RACE-PCR(rapid amplification of cDNA end,RACE)是指 cDNA 末端的快速扩增PCR。在 cDNA 克隆时常出现丢失末端序列的现象。不完整末端或者不确定序列的末端会给目的基因的克隆带来困难,因此,需要获得全长 cDNA 末端或者完整末端序列时,RACE-PCR 的引入能有效解决这一难题,并且可以获得大量的独立克隆。

(1)cDNA 5' 末端的快速扩增(5'-RACE):在 cDNA 克隆过程中,由于反转录酶可能没有沿 mRNA 模板合成全长的 cDNA 第一条链,常常导致克隆得到的双链 DNA 的 5' 末端不完整。5'-RACE 提供了一种快速扩增 cDNA 5' 末端的好方法。5'-RACE 的基本步骤:①首先测定已经得到的 cDNA 的核苷酸序列,根据这个序列设计一个与靠近 cDNA 第一链 3' 末端区域序列对应的特异性引物;②总 RNA 的提取(RNA质量要高,首先电泳检测 28S、18S,28S 的亮度应该是 18S 的 2 倍);③mRNA 脱磷酸反应,mRNA 脱帽反应;④用 T4 RNA ligase 连接脱帽 mRNA 至 GeneRacer RNA OLIGO(接头);⑤逆转录;⑥特异性引物和接头上引物用高保真酶进行 PCR。为了提高反应的特异性可再做一次巢式 PCR,从而获得序列完整的双链cDNA 5' 末端,通过测序可以获得 cDNA 5' 末端的序列。

(2)cDNA3' 末端的快速扩增(3'-RACE):cDNA 克隆时偶尔会得到双链 cDNA 3' 末端序列缺失的克隆,利用类似 5'-RACE 的方法,3'-RACE 可以快速扩增 cDNA 的 3' 末端序列。3'-RACE 比 5'-RACE要容易得多。3'-RACE 的基本步骤:①首先测定已经得到的 cDNA 的核苷酸序列,根据这个序列设计一个与靠近 cDNA 第一链 5' 末端区域序列对应的特异性引物;②总 RNA 的提取(RNA 质量要高,先通过电泳检测 28S 和 18S,28S 的亮度应该是 18S 的 2 倍);③连接 mRNA 至 3'-RACE adaptor(接头),逆转录;④特异性引物和接头上引物用高保真酶进行 PCR。为了提高反应的特异性可再做一次巢式 PCR,从而获得序列完整的双链 cDNA 3' 末端,通过测序可以获得 cDNA 3' 末端的序列。

三、转基因载体构建

作为动物基因工程载体必须具备以下几个功能。第一,为外源基因提供进入受体细胞的转移能力。从理论上讲,任何 DNA 分子均可以物理渗透的方式进入生物细胞内,但这种频率非常低,以至于在常规的实验中难以检测到。某些种类的载体 DNA 分子本身就具有高效转入受体细胞的生物学特性,因此由外源基因与载体所拼接的重组 DNA 分子转入受体细胞的概率比外源 DNA 片段可提高几个数量级。第二,为外源基因提供在受体细胞内复制和整合的能力。外源基因在受体细胞内面临两种选择:①直接整合在受体细胞染色体 DNA 的某个区域,作为基因组的一部分进行复制与遗传;②独立于受体细胞染色体 DNA,以附加体形式存在。第三,为外源基因在受体细胞内提供扩增和表达的能力。外源基因扩增依赖于载体分子在受体细胞中高拷贝自主复制的能力,这种能力通常由载体 DNA 的若干基因编码,同时外源基因高效表达所需的调控元件一般也由载体分子提供。

上述三大功能并非所有载体分子都必须具备,应依据实验目的不同而有所不同,但为外源基因提供复制或整合能力的特性是必不可少的。

(一) 质粒型表达载体

一般需要先构建外源目的基因的表达载体,将外源基因置于真核高效表达启动子或组织特异性启动子的控制之下。此外,目的基因的下游一般需带终止子结构。外源目的基因以这种完整的表达盒(expression cassette)形式进入动物细胞,这是在动物细胞内实现表达的基本条件。将外源目的基因构建成为重组载体的另一个作用是,由于选用的真核表达载体往往是大肠杆菌的穿梭载体,因此可以利用大肠杆菌克隆、扩增和鉴定目的基因,以便得到足够量且具有正确序列的目的基因 DNA 用于后续实验。

目的基因与质粒型表达载体连接的方法有很多,主要有黏性末端连接法和平末端连接法。黏性末端连接法是用相同的限制性内切酶分别消化目的 DNA 片段和载体 DNA,酶解后载体所产生的末端与目的 DNA 片段的末端完全匹配,再在 DNA 连接酶作用下,即可将目的 DNA 片段插入到载体中。平末端连接法有两种方法:①平法:载体和目的基因的末端为平末端或目的基因的黏性末端与载体的黏性末端无匹配位点时,可将目的基因片段和载体的末端补成平末端,然后用 T4 噬菌体 DNA 连接酶连接起来。②接头法:利用核酸合成技术,可以合成一种或多种常用限制酶识别序列的双链 DNA 片段,这类 DNA 短片段叫做接头。然后用 DNA 连接酶把接头连接到目的 DNA 的两端,再用该限制酶将接头切成具有黏性末端的单链,使其能与经过同一限制酶切割产生的黏性末端互补的载体进行连接。该方法适用于没有所需的限制酶酶切位点的目的 DNA。

目前,基于重组原理的无缝克隆连接技术的应用也越来越广泛,该技术的原理是依靠插入片段与线性化载体末端 15~25 个核苷酸同源序列,在重组酶的作用下发生重组。理论上可以将插入片段克隆至任意线性载体的任意位点,省去相对复杂的酶切连接步骤,仅需 30 分钟即可完成连接。实验步骤如下:①线性化载体的准备:通过限制性内切酶酶切使载体线性化。②插入片段的准备:插入片段在 PCR 扩增引物设计时,加上与线性化载体末端同源的 15~25 个核苷酸序列。③重组反应:将线性化载体与插入片段按比例混合,在重组酶催化作用下,37℃反应 30 分钟即可完成重组反应,实现两种线性化 DNA 的体外环化。

目的基因与载体连接后,要导入合适的受体细胞中复制扩增,再经筛选,才能获得重组 DNA 的分子克隆。以质粒为载体构建的重组体导入原核细胞的过程称为转化。在宿主细胞中经复制扩增的质粒可用于后续的实验。

经验表明,外源 DNA 的线性分子比环形质粒分子更容易整合到染色体上。原因可能与 DNA 修复酶活性有关。具有游离线性末端的外源 DNA 进入动物细胞以后,细胞内的 DNA 修复酶可断裂染色体以修复游离末端的 DNA 片段,那么外源 DNA 就可能随机插入到断裂位点的染色体上,达到整合的目的。另外,虽然载体 DNA 序列不影响外源基因的整合,但有证据表明来源于噬菌体和细菌的载体序列可能会抑制目的基因的表达,基于此,也需要将目的基因的重组载体线性化。DNA 线性化可通过限制性核酸内切酶消化实现,但是消化的时间必须很短,将顺式调控元件-目的基因完整开放阅读框(open reading frame,ORF)-终止子组成的表达盒切下,或者用超声波打断环状质粒,变成线性分子。DNA 片段的纯度要尽可能高,应完全除去提取纯化过程中使用的酚、乙醇、其他有机溶剂和酶类及可能含有的影响显微注射等操作的颗粒,同时需采用分析纯以上等级的试剂和超纯水,并尽可能用一次性容器。

(二)逆转录病毒载体

病毒感染法是将外源基因引入细胞内的高效基因转移方法。依据动物受体细胞类型的不同,可选用具有不同宿主范围和不同感染途径的病毒基因组作为转染载体。作为基因转移的病毒载体须具备以下基本条件:①携带外源基因并能包装成病毒颗粒;②介导外源基因的转移与表达;③对机体不致病。大多数野生型病毒对机体都具有致病性,因此需要对其改造后才能用于动物机体或细胞。

20 世纪 60 年代末人们发现了逆转录病毒(retrovirus),它是一类 RNA 病毒,含有逆转录酶,病毒的 RNA 进入宿主细胞后,在逆转录酶的催化下合成病毒 DNA。逆转录病毒由外壳蛋白、核心蛋白和基因组 RNA 三部分组成。由于逆转录病毒能够感染动物细胞并将自身 DNA 整合进宿主基因组,把外源基因插入病毒长末端重复序列的下游,这种重组病毒感染受精卵或早期胚胎后,就有可能获得转基因嵌合体后代,再经过一代繁殖得到转基因动物。在各种基因转移的方法中,通过逆转录病毒载体将基因整合入宿主细胞基因组,是最为有效的方法之一。

逆转录病毒感染动物细胞的过程是:首先病毒侵入细胞。病毒外壳蛋白与动物细胞表面病毒的特异受体识别并发生结合反应,使得动物细胞发生吞噬作用,将核心蛋白包裹的病毒 RNA 吞入细胞质内,而病毒外壳蛋白则留在细胞外。在逆转录酶的作用下,病毒的 RNA 基因组被反转录成双链的前病毒 DNA(复制形式 DNA)。此时前病毒 DNA 依然被核心蛋白包裹成核心蛋白复合体,不能穿过核孔进入动物细胞核。当细胞处于分裂周期时,核膜消失,此时前病毒 DNA 被传送至细胞核,并最终整合到宿主染色体上。整合后的前病毒 DNA 进而使用宿主细胞的 RNA 聚合酶转录自己。转录的 mRNA 一方面用于病毒基因组保留,另一方面作为翻译的模板合成核心蛋白与外壳蛋白,后者将基因组 RNA 重新包装,组装成新的病毒颗粒释放出来,再度感染新的宿主细胞。

逆转录病毒重组载体的构建:由于逆转录病毒具有侵入动物细胞并整合进细胞染色体 DNA 的能力,因此,逆转录病毒可以用于构建转基因动物的载体。构建逆转录病毒载体时,把病毒基因组中的结构蛋白基因(gag)、反转录酶基因(pol)和糖蛋白基因(env)三个结构基因切除掉,换接上外源目的基因和选择标记基因,但是保留逆转录病毒基因组的两个长末端重复序列(long terminal repeat,LTR)和顺式调控元件,可以将重组 DNA 转入动物细胞并高度整合到染色体上。

慢病毒载体是一种逆转录病毒载体,是人类免疫缺陷病毒-1(HIV-1)来源的一种病毒载体,慢病毒载体包含了包装、转染、稳定整合所需要的遗传信息,是慢病毒载体系统的主要组成部分。携带有外源基因的慢病毒载体在慢病毒包装质粒、细胞系的辅助下,经过病毒包装成为有感染力的病毒颗粒,通过感染细胞或活体组织,实现外源基因在细胞或活体组织中表达。因为慢病毒载体的整合和表达效率高而受到特别关注。慢病毒可有效地感染神经元细胞、肝细胞、心肌细胞、肿瘤细胞、内皮细胞、干细胞等多种类型的细胞,从而达到良好的基因治疗效果。对于一些较难转染的细胞,如原代细胞、干细胞、未分化的细胞等,使用慢病毒载体,能大大提高目的基因转染效率,且目的基因整合到宿主细胞基因组的概率大大增加,能够比较方便快捷地实现目的基因长期、稳定表达。常用的慢病毒包装质粒为 pCMV-dR 8.2 dvpr 和 pCMV-VSV-G。包装时将包装质粒和目的基因质粒采用 Lipofectamine 2000 转染试剂转染至包装细胞(如 NIH3T3,293T 等),6 小时后更换培养基,继续培养 48~72 小时收集上清液,0.45μm 滤器过滤以除去细胞碎片,即为慢病毒液,可用于感染目的细胞。

四、受体细胞选择

在基因工程中,选择受体细胞的一般原则:①易于接纳外源 DNA;②无特异的内源核酸内切酶;③载体复制、扩增不受阻；④与载体有互补性。而用于制备转基因动物的受体细胞除了满足上述要求外，还需要有分化发育全能性，可以发育成动物个体。下面介绍几种常用的受体细胞：

(一) 受精卵

精子与卵子在输卵管里会合后，形成一个受精卵。受精卵具有发育全能性，培育成个体的可能性最大，并且受精卵比一般的细胞大，方便相关操作。因此，受精卵是转基因动物技术中最常用的受体细胞之一。下面以小鼠受精卵为例进行介绍。

1. 小鼠的准备　为了保证有足够的受精卵用于注射，须制备超排卵的小鼠，超排卵的动物双亲最好是来自不同品系，杂交种受精卵对显微注射操作的忍受能力好；并且其后代具有杂交优势，生存能力、繁殖能力明显高于来源于近交雌鼠的受精卵。通常用孕马血清促性腺激素（pregnant mare serum gonadotropin，PMSG）和人绒毛膜促性腺激素（human chorionic gonadotrophin，hCG）进行腹腔注射可以诱导雌鼠超排卵。PMSG 和 hCG 的注射剂量均为每次 5U，注射时间间隔均为 42~48 小时，排卵发生在注射 hCG 后10~13 小时。小鼠以 4~6 周龄为好，3~4 周龄的小鼠虽然产卵较多，但卵细胞膜的脆性较大，在处理过程中容易破裂，而 5 周以后的母鼠产卵逐渐减少。需要注意的是，在做过超排处理之后所得到的卵的质量可能要低一些，如未受精、细胞形态不好或出现异常。超排卵处理之后，将超排雌鼠与饲养 1~2 周的公鼠交配，就可以得到超排的受精卵。每个母鼠与一个公鼠交配，将每个公鼠的交配情况加以记录。如果公鼠两次以上都不交配，那么需要更换公鼠，每个公鼠每周最好只交配一次。

2. 受精卵的分离　超排后得到的受精卵在用于注射前要经过分离和清洗处理。首先，用透明质酸酶处理分离卵丘细胞和受精卵。在超排鼠和公鼠交配后的当天（通过检测雌鼠外阴部的精霜可以判断），处死雌鼠。在无菌条件下采用外科手术剪取出输卵管，用针头刺破输卵管膨大部位，即可见由卵丘细胞包围着的受精卵移出，连同卵丘细胞一起将受精卵用微吸管转入含有 300U/ml 透明质酸酶的培养基中，以解散卵丘细胞。随后在连续 4 个培养皿中用培养基清洗受精卵，这有助于稀释透明质酸酶和其他分解碎片。

3. 确认和选择受精卵　将受精卵转移到上述最后一个清洗皿中，观察受精卵，如果没有极体则是异常卵，应去掉；如果受精，精子和卵子会形成各自的原核，即雄性原核和雌性原核，两者在形成初期没有多大差别，随着时间的延续，雄性原核开始膨大，比雌性原核大。

(二) 胚胎干细胞

胚胎干细胞（embryonic stem cell，ES）是从哺乳动物早期胚胎的内细胞团（inner cell mass，ICM）或原始生殖细胞（Primordial germ cell，PGC）中分离出来的尚未分化的胚胎细胞，经过体外培养，具有发育全能性。它具有胚胎细胞相似的形态特征及分化特性，可进行体外培养、扩增、转化和制作遗传突变型等操作，并保留了分化成包括生殖细胞在内的各种细胞和组织的潜能。利用点击法和脂质体等方法对胚胎干细胞进行转基因处理后，可通过药物筛选获得转基因胚胎干细胞系。对转基因细胞进行放大培养和分子鉴定后再进行后续的胚胎移植，可大大提高外源基因在转基因动物中的表达水平，省时省力。因此胚胎干细胞在转基因动物技术中应用非常广泛。

1. ES 细胞的形态学特点　ES 细胞来源于早期胚胎，具有与胚胎细胞相似的形态特征，细胞相对较小，细胞核明显，核质比较高，染色质比较分散，有一个或多个核仁，胞质内除游离核糖体外，其他细胞器很少；细胞呈多层集落状生长，紧密堆积在一起，无明显的界限，形似鸟巢。在体外培养的 ES 细胞集落边缘可见有少量细胞已分化为扁平上皮细胞或梭形成纤维细胞。用碱性磷酸酶染色法染色，ES 细胞呈棕红色，周围成纤维细胞则为淡黄色。小鼠胚胎干细胞的直径在 7~8μm 之间，牛、猪和羊的 ES 细胞颜色较深，直径为 12~18μm。

2. ES 细胞的建立与培养

（1）胚胎的收集和胚泡的培养：选择发情期的雌鼠与雄鼠以 2:1 合笼，第 2 天早晨检查精霜，发现精霜时记为怀孕 0.5 天，3.5 天后处死雌鼠，取出子宫角，分离胚胎。将胚胎转入含 1ml 胚胎培养基和一层饲养细胞的 10mm 培养池中，在 37℃、5% CO_2 条件下培养。每天观察，一段时间后，发育至囊胚并脱去透明带。这时鼠胚逐渐长大，最后贴壁生长。4~6 天后，ICM 增殖为一团圆柱形的细胞，这时可以离散 ICM。离散的时机很重要，它关系到离散后的细胞状态和 ES 细胞集落的出现。

（2）ICM 的离散：在体视显微镜下，从培养池内吸出培养基，加入 1ml PBS，用巴氏吸管从饲养层中吸出 ICM，注意不要弄碎细胞团；将 ICM 移至液状石蜡下的一滴 50μl 胰蛋白酶-EDTA 溶液中，室温消化 5 分钟。取一根直径接近 ICM 的 1/4~1/2 的毛细管，其内吸取少量 DMEM 培养基（内含 10% 小牛血清或 10% 胎牛血清）；再吸入少许培养液以部分中和胰蛋白酶然后用嘴叼管吹打 ICM 数次。将离散细胞移到事先接种了饲养层细胞的培养板中，用含 10% 小牛血清的 DMEM（高糖）培养基进行培养。

（3）ICM 克隆的识别：经 2 天培养后，可见 5~10 个明显的克隆形成，有几种不同形态的细胞克隆：似滋养层细胞，巨大；似上皮细胞，生长相对慢，形成由单层细胞组成的、较大、扁平状克隆；似内胚层细胞，形态较圆，克隆较散；似干细胞，较小，核大，胞质少，核内有一个或多个凸出的深色核仁结构，细胞紧靠，很难辨认单个细胞。但在克隆的边缘可见单个细胞形态，即是干细胞克隆。

3. 干细胞的收集和培养传代　内细胞团离散 5~7 天时，收集干细胞克隆。吸出培养基，换入 1ml PBS，用巴氏吸管将细胞克隆转移到一滴胰蛋白酶-EDTA 溶液中，37℃ 保持 2~3 分钟。利用巴氏吸管吹打克隆以解散克隆成单个细胞悬液。转移细胞到新鲜饲养细胞层上，37℃、5% CO$_2$ 条件下培养 4~5 天。按以下方法传代：①吸出培养基，换入 1mlPBS；②加 100μl 胰蛋白酶-EDTA 溶液，37℃，3~4 分钟；③用巴氏吸管吹打以解散细胞，将其悬液转入含有 2ml 培养基的 3cm 饲养细胞培养皿中，即为第一代，继续培养。

（三）卵母细胞

卵母细胞主要作为体细胞核移植（somatic cell nuclear transplantation，NT）技术中的受体细胞。体细胞核移植的概念是指将动物早期胚胎卵裂球或动物体细胞的细胞核移植到去核的卵母细胞胞质中，从而获得重构卵，并使其恢复细胞分裂，继续发育成与供体细胞基因型完全相同的后代的技术。核移植技术最早是为了研究细胞核的全能性和发育过程中细胞核与细胞质的相互关系而建立的，由德国胚胎学家 Spemann 于 1938 年首先提出，前期研究工作主要集中在两栖动物和鱼类。1996 年，英国科学家 Schnieke 和 Wilmut 等采用体细胞核移植技术利用绵羊乳腺细胞培育了世界上第一只体细胞克隆绵羊"多莉"（Dolly），这一成果开创了哺乳动物核移植之先河，随后各国科学家相继报道了类似的研究成果。动物体细胞核移植技术的成功表明动物体细胞的分化不是不可逆的，这是近年来人类在细胞生物学及发育生物学领域取得的最伟大的成就之一。该技术的问世也为转基因动物的研究带来了新的生机。Wilmut 研究小组于 1997 年 6 月报道用胚胎细胞为核供体，获得了表达治疗人血友病的凝血因子 IX 的转基因克隆绵羊"波莉"（Polly）。1998 年 7 月，Wakayama 等成功克隆了小鼠。他们采用的是处于自然休眠期的小鼠卵丘细胞（cumulus cell）作为核供体，结果成功率比 Wilmut 等的方法高出数倍。这一成果也使得核移植技术从实验室走向应用领域迈出了关键的一步。2018 年，我国科学家用体细胞克隆的方法成功克隆了猴。和其他动物相比，克隆猴的难度显然更大。一是实验操作的难度更大，二是细胞重编程的难度更大。克隆猴的成功，使科学家能够在短时间内获得大批遗传背景相同的猴，在疾病动物模型构建和生物学、脑科学研究上都具有重要意义。

1. 卵母细胞的选择及去核　体细胞核移植技术中，MII 期卵母细胞是应用最多的受体细胞。因为 MII 期卵母细胞细胞质中含有成熟促进因子（maturation promoting factor，MPF），它是一个由 cyclinB 和 CDK1（p34^{cdc2}）两个亚基组成的蛋白激酶，较高的 MPF 水平能够启动细胞周期由 G$_2$ 期向 M 期转变，导致核膜破裂，早熟染色体凝集，以及细胞骨架重构、纺锤体形成等核重构事件的发生。此外，MII 期卵母细胞的第一极体易于观察，而染色体就位于第一极体下方的纺锤体上，便于去核操作。受体细胞去核的方法主要有两种：机械法和化学法。机械法去核是在显微镜下利用一个微细玻璃针将第一极体连同其下的半透明的胞质区即卵母细胞的纺锤体吸出，或者用荧光染料 Hoechst33342 活体染色后在紫外光下将呈蓝色的细胞核吸出。化学法去核则是采用亚乙基葡萄吡喃糖（etopside）和放线菌酮处理，但成功率较低。1998 年，Wakayama 等采用一种被称为压电微注射（piezoelectric microinjection，PEM）的方法去核，由于受高频震动控制，较易穿过透明带，对细胞的损伤较小，大大提高了去核的成功率。目前小鼠的核移植普遍采用 PEM 方法去核和移核。

2. 核供体与受体细胞质细胞周期同步化　核供体细胞和受体细胞细胞周期同步化是核移植重构胚发育成功与否的关键，因为同步化能够维持重构胚的正常染色体倍性，而且能够诱导分化的供体核去分化,恢复全能性。当核供体细胞处于 G_0/G_1 期时,其细胞核为二倍体,移入去核的 M II 期卵母细胞后,比较容易维持正常的核二倍性。而核供体处于 G_2/M 期或 S 期时,容易导致染色体倍性异常。

3. 卵母细胞的激活　以 M II 期卵母细胞为受体的核移植过程中缺少了授精这一步骤,故必须对卵母细胞进行人工激活以促进其进一步发育。如前所述,M II 期卵母细胞中含有较高水平的 MPF,容易引起染色体倍性异常,而卵母细胞经激活后,由于胞质内钙离子浓度的升高可以降低 MPF 水平,只要核供体处于 G_0/G_1 期或 S 期,都能起始或继续 DNA 复制,产生正常染色体倍性的重构胚。卵母细胞激活的方法有电激活(牛、羊等)、乙醇(牛等)、离子霉素(羊)、钙离子载体 A23187(牛)、氯化锶(小鼠、牛)、三磷酯酰肌醇 IP3(兔)、精子提取物等。

体细胞核移植法的应用,使基因转移效率大大提高,转基因动物后代数目也迅速扩增,所需动物数大幅度减少,是显微注射法所需动物数的 60%(绵羊)。更重要的是,在胚胎移植之前,筛选阳性细胞作为核供体,这样核移植产生的胚胎是阳性,最终产生的后代个体 100% 为转基因个体。对于与性别有关的性状(生产蛋白必须是雌性个体),可以预先选择雄性或雌性性别克隆,从而预定胚胎和后代的性别。同时它可以实现大片段基因的转移,已经证明进行核转移后能够产生正常子代的体细胞是乳腺细胞、胎儿成纤维细胞和胎儿肌肉细胞。到目前为止,哺乳动物的体细胞核移植法已经在多种动物上取得成功,包括克隆小鼠、牛、山羊、猪、猫、兔、骡、马、大鼠等。科学家们还在积极地尝试,比如克隆濒危的大熊猫、绝种的印度猎豹,甚至是只能在考古中发现的古代哺乳动物猛犸象等。但体细胞克隆法也存在一些缺陷,比如操作程序复杂,对设备和技术的要求比较高。还由于体细胞核移植涉及细胞重编程、细胞核与细胞质的相互作用,因此有些转基因动物可能会表现出生理缺陷。此外,克隆效率不高,胚胎流产率高等。

（四）精子

精子载体介导法也是转基因动物制备的常用技术。精子载体介导法将外源基因与精子共培养,将外源基因导入成熟的精子中,使外源基因整合到精子染色体中,之后通过体外授精或人工授精进而将外源基因导入授精卵中,使外源基因整合到动物染色体中。目前利用该方法已获得了转基因小鼠、大鼠等。精子载体介导法操作简单方便、成本低、效率高,对卵原核无害,几乎可以应用在所有动物上。不足之处为条件难以控制,结果不稳定,重复性差。下面以小鼠精子的采集与处理为例进行介绍。

1. 小鼠采精方法　小鼠固定:利用筒式法固定小鼠,小鼠固定筒可用与小鼠体躯相似的塑料筒制成,塑料筒两端钻有插孔,一端锯有缺口。待小鼠钻入筒内后,迅速将铁钉插入插孔中,限制小鼠伸缩,即可将小鼠固定。将固定好的小鼠在筒内旋转,使其生殖器暴露在缺口中,以利精液收集。

（1）小鼠徒手法采精:小鼠保定后,用 75% 的酒精将其生殖器消毒,待酒精挥发后,用手指轻轻按摩小鼠生殖器。

（2）小鼠假阴道抽吸法采精:小鼠假阴道消毒后,用凡士林将其内侧胶膜润滑,从插管中轻轻吹入空气,待内侧胶膜充起后,迅速将插孔堵住,以防气体外逸。用手轻轻按摩小鼠生殖器,待小鼠阴茎勃起后,将阴茎迅速吸入 37℃ 预热的假阴道内,然后用手指挤压吸管胶头,小鼠阴茎便在管腔负压的作用下做活塞运动,这时可向假阴道内不断吹入气体,以增加胶膜对小鼠阴茎的压力。抽吸频率可由慢至快,直至小鼠射精。

（3）小鼠电刺激采精:75% 的酒精消毒直肠探子,用石蜡油或凡士林将其润滑,轻轻地插入小鼠直肠中,深度约 2.5~3cm。如在插入过程中遇有阻力,则表明小鼠粪便尚未排出,这时退出探子,用手指轻揉小鼠下腹部,促使小鼠排便,然后再将直肠探子插入。打开电刺激采精仪,以频率为 20Hz,起点电压为 2V,占空比为 5/5 秒通电刺激,刺激 30 秒后,电压上升 1~2V,重复以上步骤,直到小鼠生殖器充血勃起而向外突出,这时应作好集精准备。精液的收集。小鼠精液刚射出时为白色黏稠液体,但会在短时间内凝固成白色固体,因此应迅速收集精液到有稀释液的离心管中。如伴有淡黄色液体流出,则为尿液,应用灭菌纱布迅速擦干,以免污染精液。另外,在射精过程中,有透明液体伴随精液流出,可用移液枪将其收集用于后续研究。

2. 人工授精　对精子进行转基因处理后可进行人工授精。

（1）人工阴栓制作:用脱脂棉花做成 3mm×6mm 的棉花塞子,经生理盐水湿润后,蘸取雄性鼠精液腺和凝固腺的混合液,即可代替阴栓。

(2)诱导排卵:每只雌鼠腹腔注射 PMSG 51U。经 49 小时后,再注射 hCG 51U,10~12 小时即可排卵。

(3)授精:一手将雌鼠抓住、倒置。另一只手操作输精管、借助于子宫镜将针头经宫颈仲入子宫角。伸入于宫颈的深度为 1~1.5cm。将精子悬浮液缓缓注入子宫腔内。每只雌性鼠注入精子悬浮液 0.04~0.08ml。输精结束后将人工阴栓塞入雌鼠阴道深处,以防止精子悬浮液外流。

3. 体外授精 除人工授精外,对精子进行转基因处理后,牛等动物还可以进行体外授精。

(1)采卵:活体采卵是指在活体卵巢中取出卵母细胞,以产生卵子。把牛的腹壁切开,借助腹腔镜和穿刺针将牛卵母细胞吸出,但是活体采卵技术对母体伤害较大,目前并不成熟,且成本高昂,不适合用于大规模生产。从商业屠宰场获得,这是卵母细胞的主要来源,成本低,数量丰富。从屠宰场被屠宰 0.5 小时以内的母牛体内取出卵巢,在无菌条件下用穿刺针抽取卵母细胞,并在显微镜下挑取出卵丘细胞,完整的卵母细胞进行成熟培养。

(2)精子的体外获能:体外授精使用冻精作为雄性配子的来源。解冻后的精子并没有活力,经上浮或离心后,质量低的精子沉淀到下层。上浮法和离心法可提高高质量精子的数量和浓度,且操作简便。也可将解冻精液在调整精液密度后,放于二氧化碳孵育箱中培养 10~20 分钟获能。精子获能后游动有力,十分活跃。

(3)体外授精:将牛卵母细胞置于 37℃、5% CO_2 的培养箱中培养 1 天,培养液中添加血清、激素和生长因子促进卵母细胞成熟。待卵母细胞成熟后,转移至授精液中(含精子 $1×10^7~6×10^7$ 个/ml),置于二氧化碳培养箱中共同培养 2 天左右,完成授精作用。另有一种体外授精法:单精子注入法,该方法的缺点是需借助显微镜,技术要求严格,费时,且卵细胞容易受损伤,还可能破坏精子的遗传物质。在授精液加入咖啡因或肝素可提高授精率,还可以通过 X 型和 Y 型精子中 DNA 含量的不同将 XY 精子分开,以达到性别控制的目的。

五、基因转移方法

向受体细胞中转移外源基因的方法大致可以分为 3 类:物理法、化学法和生物法。下面将进行逐一介绍。

(一)物理转染法

物理转染法是一种利用机械刺激将外源 DNA 导入细胞内,从而达到基因转移目的的实验方法。常用的有电击法、超声波法和显微注射法等。

1. 电击法 电击法也叫电脉冲刺激法或电转化法。其基本原理是在外加电场的作用下,细胞膜电位发生改变,细胞质膜瞬间出现可逆性的电穿孔,从而使一定数量的外源 DNA 从细胞外扩散到细胞质和细胞核内,并进一步整合到宿主 DNA 上,达到转基因目的。1982 年 Nemmann 等首次报道了利用电击法可以将外源基因导入哺乳动物细胞之后,该方法得到了世界范围内的广泛认可,1984 年进入了实用化阶段,且此项技术已经应用于基因治疗、转基因动物生产等诸多方面,并取得了良好的实验效果。这种方法需要的 DNA 和细胞的数量都相当大。

2. 超声波法 超声波法(sonoporation)的主要机制是声波的空化效应导致细胞膜的通透性增高,而通过添加超声造影剂能降低空化域值,增强空化效应,促进外源基因进入细胞内,提高基因的转染效果。超声造影剂为内含气体的微气泡,它的蛋白质或脂质体外壳带正电,可以与带负电荷的 DNA 相结合,当声能达到一定强度时,就会导致微气泡破裂,产生空化效应,使局部毛细血管和邻近组织的细胞膜通透性增高,外源基因能更容易进入组织和细胞内。

3. 显微注射法 显微注射法(microinjection)是指将在体外构建的外源目的基因,在显微操作仪下用极细的注射针注射到受体细胞中,使之通过 DNA 复制整合到受体细胞基因组中,最后通过胚胎移植技术将注射了外源基因的受精卵移植到受体动物的子宫内继续发育,通过对后代筛选和鉴定得到转基因动物的方法。显微注射法是目前最为常用且成功率较高的一种制备转基因动物的方法。首例表达人胸苷激酶基因的转基因小鼠及表达大鼠生长激素基因的转基因"超级小鼠"都是利用显微注射方法将外源目的基因导入受精卵获得成功的。下面以质粒载体注射入受精卵细胞为例进行阐述。

显微注射法对于注射 DNA 的浓度有一定的要求。DNA 浓度不能太低,DNA 浓度低于 1ng/μl 时,转移基因在染色体上的整合率下降。但是 DNA 浓度也不能太高,如果 DNA 浓度高于 3ng/μl 时,受精卵注射 DNA 后胚胎成活率又会下降。因此,一般将回收的 DNA 片段溶于 TE 缓冲液,调整 DNA 浓度为 1ng/μl。

用显微注射法制备转基因动物,操作技术性很强。基本要求有三点,一是操作熟练,尽量缩短整个注射过程的时间;二是确保注射针真正插入雄性原核(精子细胞核)内;三是注射的量要适当。显微注射的装置包括一台倒置显微镜,两个可以实现精细三维调节的显微操作仪,其中一边的显微操作仪为受精卵显微操作仪,通过调节受精卵吸持针的移动以准确吸住受精卵使之不动。另一边的显微操作仪为 DNA 显微操作仪,用来控制装有外源 DNA 的注射针移动。受精卵吸持针与一个负压注射器相连,通过负压吸住受精卵。而 DNA 微注射针则是中空的双层极细玻璃管,注射针管里装有外源基因的 DNA 溶液,注射针的一端与一个皮克注射控制器(也叫远程注射控制器)相连。皮克注射控制器是通过调节压力的大小来调节注射针管内的 DNA 注射量的。显微注射的具体操作过程如下:①将胚胎转入石蜡油下的培养基液滴内,用带有负压的吸持针吸住一个受精卵,调整受精卵,以见雄性原核。如未见原核,鼠卵可能未受精,或鼠卵刚刚受精原核尚未形成,或受精卵原核已裂解,卵将分成两个细胞。②将外源基因的 DNA 溶液注入微注射针管中,使之达到针管尖端,插到 DNA 显微操作仪的环轴内,连接好微注射器,调整微注射管使之达到原核前方。③通过调节微注射管,使之插入受精卵,通过透明带、质膜,达到雄性原核,并慢慢注入 DNA 溶液。这时如见原核膨胀,说明注射成功。如原核没有膨胀,可能是针堵塞或未刺破卵膜。膜的可塑性较大,可在不被刺破的情况下推入卵内甚至核内。④每个受精卵注射 DNA 的量为 1~2pl。每注射一个,就转移到液滴另一侧,同样操作一组受精卵。⑤注射成功后,迅速拔针,以免核内物质或细胞质一同流出。注射针可连续反复使用。平均每根针可注射 5~10 个受精卵。⑥将所有注射过的受精卵转入另一培养液滴中,立即进行胚胎移植。

显微注射法制备转基因动物的优点是外源基因的转移率高,常能得到纯系动物,实验周期相对较短。目前,用显微注射法制备转基因的小鼠、兔、猪、绵羊、山羊及牛都获得了极大的成功。但是此法显微操作技术复杂、设备昂贵、胚胎死亡率高,大型农场动物如猪、牛等原核的定位困难。

随着加工工艺的改进,显微注射不但可以进行受精卵的微注射,还可以自动化地进行贴壁或悬浮细胞的微注射,实现动物细胞的长片段基因转移,存活下来且注射过的细胞均能瞬时表达,有 1%~30% 的细胞克隆是稳定表达的克隆。利用显微注射法将 DNA 注射到细胞核内所形成的稳定转化子的数量是注射到细胞质内的 1 000 倍。

(二)化学转染法

1. **磷酸钙法**　基于二价金属离子能促进细胞吸收外源 DNA 的特性,人们发展了简便、高效的磷酸钙共沉淀转染法。将待转染的 DNA 溶解在磷酸缓冲液中,加入 $CaCl_2$ 后,DNA 片段与磷酸钙共沉淀并形成大的颗粒;将此颗粒悬浮液加入贴壁培养的细胞中,外源 DNA 即可被靶细胞吸收,进而实现基因转移。磷酸钙法转染效率低,一般仅为 10^{-4},而且对较长(>20kb)的 DNA 片段效果更差,应用甘油或二甲基亚砜(DMSO)对靶细胞进行休克,转染效率会得到一定程度提高。该方法适用于外源基因的瞬时表达,也可用于建立稳定表达的转基因细胞系,因其操作简便、成本低廉、可大批量转染、对细胞毒性较小、无须特殊的仪器设备、效果稳定等优点,是实验室内经常使用的方法之一。

2. **脂质体法**　脂质体(lipofection)是由脂质双分子定向排列而成的直径由几微米到几毫米的人工制备的超微粒子。制备脂质体的主要材料为磷脂和类固醇,因其能够将 DNA 分子有效地转入细胞内,且可生物降解、无毒和无免疫原性,而用于动物细胞的转染。中性脂类在表面活性剂的作用下,将 DNA 包裹入脂质体内。阳离子脂类通过表面的正电荷与 DNA 或 RNA 分子骨架上带有负电荷的磷酸基团相互吸引,形成 DNA-脂质体复合物,脂质体上多余正电荷与细胞膜上的负电荷接触,通过内吞与细胞膜融合等作用,将外源 DNA 转入细胞内。

其操作原理为:将待转染的 DNA 溶液与天然或人工合成的磷脂混合,后者在表面活性剂存在下形成包埋水相 DNA 的脂质体结构。当这种脂质体悬液加入到细胞培养液中,便会与受体细胞膜发生融合,DNA 片段随即进入细胞质或细胞核内。脂质体的转染效率比磷酸钙法要高 5~100 倍。脂质体法具有效果稳定、转染效率高等优点,但成本较高、对外源基因长度有一定限制,细胞内脂类的积累对细胞生长发育会产生一定毒性,使用过程中要注意,应尽量使 DNA 与脂质体的比例达到最优化。利用脂质体包埋法已经获得了大量的转基因细胞系,如成纤维细胞、输卵管上皮细胞、骨髓间充质细胞等;有的利用脂质体包埋法生产了转基因鸡。

3. 受体介导法　所谓受体介导法是将外源 DNA 与受体分子连接后再与胚胎细胞共培养,受体可以介导外源 DNA 进入受体细胞,从而实现基因转移。1999 年,Ivanava 用受体介导法制作了转基因鼠。他首先将外源 DNA 和胰岛素-多聚赖氨酸连接在一起。将鼠及兔具完整透明带的胚胎与该连接物共育 3 小时后,用显微镜观察,证实该构建体穿过了透明带在卵裂球核旁区聚集;原核和细胞胚与构建体共育后,胚泡形成率为 70%;印迹杂交显示新生鼠基因组内有外源 DNA 的整合;并且构建体中加上腺病毒能促进外源基因在早期胚胎内的保留和表达。该实验证实了受体介导外源基因进入早期哺乳动物胚胎的可行性。早期胚胎转化中最严重的一个问题是实验中所用成分对胚胎的损伤和毒性。该实验中采用胰岛素作为介入体,因早期胚胎细胞内存在胰岛素受体,胰岛素是一种调节胚胎发育的天然因子,故对胚胎发育无恶性影响,而且外源性胰岛素可促进细胞增殖及胚胎形态发生。该法的优点是不需要显微注射,对胚胎无明显毒害作用。

(三) 逆转录病毒感染法

包装质粒和目的基因质粒在体外培养细胞中包装出高滴度病毒颗粒后,再人为感染着床前或着床后的胚胎,也可直接将胚胎与能释放逆转录病毒的单层培养细胞共孵育以达到感染的目的。当逆转录病毒的 RNA 进入细胞后,逆转录为 DNA(DNA 前病毒),依靠逆转录病毒的整合酶及其末端特异的核苷酸序列,DNA 前病毒可以整合到染色体上,从而将其携带的外源目的基因插入到靶细胞基因组中,完成基因转移。携带外源基因的反转录病毒 DNA 依靠逆转录病毒的整合酶及其末端特异性 LTR 核苷酸序列可以整合到宿主染色体上,经过杂交筛选即可获得含有目的基因的动物。

具体步骤:经 0.45μm 滤器过滤上清液获得的逆转录病毒液再加入 polybrene,使 polybrene 终浓度为 4g/L,混匀。与目的细胞放入 37℃、5%CO_2 培养箱中共培养。病毒感染细胞 3 天后,用含嘌呤霉素的 RPMI 1640 培养基换液,嘌呤霉素终浓度为 2g/L。筛出稳转靶细胞后可进行后续实验。

逆转录病毒介导的基因转移技术具有宿主范围广、操作简便、可大量感染细胞、形成单拷贝和高转化率(可达 100%)等优点。目前,此项技术已用于多种转基因动物的制备。如转基因鸡、转基因牛、转基因小鼠等。特别值得一提的是,鸡受精卵产出后已发育到桑葚胚期,不可能对其进行显微注射操作,这就显现出了逆转录病毒载体对于多细胞转化的优越性,因此,这项技术在培养转基因禽类研究中有广泛应用,而且成为目前制备转基因鸡最有效和最成功的方法,如鸡的良种培育及抗病毒感染研究等。逆转录病毒介导法的缺陷在于:①导入的外源基因较小,一般不超过 10kb;②病毒载体可能会激活原癌基因或其他有害基因,有一定的安全隐患;③病毒载体整合后,DNA 序列可能发生甲基化,导致基因表达沉默,表达率低;④病毒载体的长末端重复序列可能会抑制内源基因的表达。

六、哺乳类动物胚胎移植

胚胎移植(embryo transfer,ET),又称受精卵移植,是指将雌性动物体内的早期胚胎,或者通过体外授精及其他方式得到的胚胎,移植到同种的、生理状况相同的其他雌性动物体内,使之继续发育为新个体的技术。

胚胎移植的生理学基础为:①同种动物的供、受体的生殖器官的生理变化是相同的,为供体胚胎移入受体提供相同的生理环境。②早期胚胎在一定时间内处于游离状态,为胚胎的收集提供了可能。③受体对移入子宫的外来胚胎基本上不发生免疫排斥反应,为胚胎在受体子宫内的存活提供了可能。④供体胚胎可与受体子宫建立正常的生理和组织联系,但供体胚胎的遗传特性在孕育过程中不受任何影响。经胚胎移植产生的后代从受体得到营养发育成新个体,但其遗传物质则来自它的真正亲代,即供体动物和与之交配的公畜。胚胎移植入子宫时,妊娠成功率最高为囊胚时期。利用胚胎移植,可以开发遗传特性优良的母畜繁殖潜力,较快地扩大良种畜群,在自然情况下,牛、马等母畜通常一年产1胎,一生繁殖后代仅仅16只左右;猪也不过百头。采用胚胎移植则使优良母畜免去了冗长的妊娠期,胚胎取出后不久即可再次发情、配种和授精,从而能在一定时间内产生较多的后代。如果向母畜注射促性腺激素,还可诱发其在一个发情期中排出比自然情况下更多的卵子,取得多个胚胎供移植之用。另外,由于胚胎可长期保存和远途运输,还为家畜基因库的建立,品种资源的引进和交换,以及减少疾病传播等提供了更好的条件。实施转基因操作且经过体外培养的胚胎,囊胚期或囊胚期之前的胚胎均可进行移植,可依据早期胚胎的发育阶段和物种的不同决定移植的部位。胚胎移植是转基因动物制备过程中非常常用的技术,下面以小鼠胚胎移植为例进行阐述。

①假孕母鼠的诱导。通过注射PMSG和hCG,以及与结扎了输精管的公鼠交配来诱导产生假孕鼠,也可用玻璃棒从阴道插入并刺激子宫颈部来诱导假孕。假孕小鼠并没有自己的胎儿,但其子宫经过处理后能够膨大,利于移植胚胎的着床。假孕小鼠作为胚胎植入的受体及其后的养母,最好为6周~5个月龄,体重最好超过20g,已经产过仔并成功抚育过仔鼠的假孕母鼠最为理想。②假孕小鼠通过腹腔注射苯巴比妥钠溶液(6mg/ml,按0.6mg/10g体重的剂量注射)麻醉。③剪去鼠体后部毛发,用70%的乙醇消毒后,在小鼠脊柱左侧与最后一根肋骨平齐的地方用解剖剪剪开一个小口,用镊子撕开皮肤肌肉,使卵巢暴露。④在体视显微镜下,在卵巢略下方找到输卵管壶腹开口处,用微吸管吸取含受精卵的溶液,轻轻注入开口内,每侧移植5~6个胚胎。⑤最后缝合伤口,将手术小鼠放入笼内,按常规饲养,等待到第20天前后(19~21天),植入的受精卵将发育成小鼠而出生。

移入子宫后,大约25%的受精卵能发育成幼鼠;其中又有大约25%的幼鼠是转基因鼠。通过这样,似乎注射1000个受精卵可以得到30~50只转基因幼鼠,但是一般情况下,实际通过显微注射法获得转基因动物的成功率只有1/1 000。经过鉴定有外源基因整合的小鼠成为建立者(founder)转基因鼠。通常建立者是嵌合体,需要与正常小鼠进行杂交,才能在杂交后代筛选出转基因的杂合体和纯合体。只有生殖系细胞基因组整合有外源基因的建立者才能在杂交后代获得转基因鼠。

七、外源DNA整合的分子机制

生命极其脆弱,每天在电子辐射、紫外线、雾霾等等各种外部环境及细胞代谢产物等内源因素影响下,生命的核心DNA都会受到不同程度的损伤,其中DNA双链断裂(double strand breaks,DSBs)是损伤中最为严重的一种,然而生命却又极其强大,无时无刻不在受伤,也无时无刻不在自我修复。机体内修复DNA损伤机制主要有:同源重组和非同源末端连接。随着科学家们对这两种修复方式的深入研究和解读,两种修复机制被逐渐应用于基因编辑技术,用于定向改造基因。

(一)同源重组

同源重组(homologous recombination,HR)需要以未受伤的姐妹染色单体的同源序列(又称附着点;attachment site)作为其修复的模板,修复时通过同源交换,新基因片段可替换缺失基因片段,达到基因修复的目的。重组的发生还需要重组酶参与催化,重组酶仅能催化特异性位点间的重组,因而重组具有特异性和高度保守性。

在基因工程领域,基因打靶技术是近10年来在人工同源重组技术和转基因技术基础上发展起来的能够使外源基因定点整合的生物高新技术,其中人工同源重组方法使科学家针对基因组上某一靶基因进行精确修饰(俗称基因打靶)的愿望变为可能。具体地说,就是人工对受体细胞基因组进行剪切(目前最常用的CRISPR/Cas9技术),进而使外源DNA与受体细胞基因组上的同源序列之间发生重组,并使外源DNA整合到预定位点而不影响其他基因,从而改变细胞的遗传特性。通过基因同源重组,抗性基因和外源基因被敲入某一特定位点中,同时自杀基因被重组掉,因而在含有药物的筛选培养基中,同源重组克隆能成活,随机插入克隆由于保留了自杀基因而无法生存。这样,通过抗性基因的正筛选以及自杀基因的负筛选,保证了同源重组克隆相对于随机插入克隆的凸显。

HR修复,虽然速度较慢,效率较低,但是精准,在有模板存在的情况下,可通过同源重组的方式在剪切位点引入目的修饰基因,实现基因的定点敲进。

（二）非同源末端连接

非同源末端连接（non-homologous end joining，NHEJ）是真核生物细胞在不依赖 DNA 同源性的情况下，为了避免因 DNA 或染色体断裂（breaks）的滞留而造成的 DNA 降解或对生命力的影响，强行将两个 DNA 断端彼此连接在一起的一种特殊的 DNA 双链断裂修复机制。

理论上它可以发生于细胞周期的各个时期（phase），但实际对于处在较长 G_1 时期的细胞而言，NHEJ 占较大比例。同时，它又是和同源重组并重和相互补充的一种 DNA 双链断裂的修复手段。与 DNA 双链断裂的同源重组修复机制相比，NHEJ 不需要重组断端之间的具有严格的 DNA 之间的同源性，不是一种忠实的 DNA 双链断裂修复方式。在反应过程中首先需要把两个 DNA 断端相邻区域进行"基因沉默"（基因沉寂）处理（需要组蛋白 N 端尾部结构域 9 位赖氨酸残基的甲基化以及 Sir2/3/4 等蛋白形成异染色质）以避免出现在断端处的基因转录等，然后也需要 DNA 末端识别和结合蛋白 Ku70、Ku86 等蛋白质的保护作用，以及包括 Mre-11/Rad50-Nbs1（人类细胞）或 Srs2（酵母细胞）等具 DNA 酶活性的蛋白复合体对涉及结合有蛋白质的 DNA 断端进行的加工处理等。DNA 酶的加工主要是去除与 DNA 断端共价连接的蛋白质或因为离子辐射等造成损害的核苷酸残基，并最终制造出彼此具有"黏性"的末端，然后通过 DNA 连接酶把两者彼此连接。NHEJ 的作用机制决定了它不是一种忠实的 DNA 双链断裂修复手段。它可引发彼此毫不相干的 DNA 断端的连接，从而导致包括移位等在内的染色体之间的重排改变，对本来彼此连接的 DNA 断端的处理也会造成少数核苷酸残基的缺失突变。NHEJ 在修复 DNA 双链断裂的同时也会造成许多人类健康问题。

NHEJ 虽然迅速高效，但存在一定缺陷，可能造成部分序列缺失或插入，即不够精确。在没有模板的情况下，利用 NHEJ 修复，随机插入或缺失碱基可能会造成基因失活。

尽管可以利用这种外源 DNA 整合的分子机制，但实际工作中大部分动物外源基因整合的效率低，如针对小鼠的整合率为 6%~10%，鱼类通常可达 10%~15%，但猪和羊的整合率分别只有 0.98% 和 1%。大量研究数据证明，即使外源基因含有与宿主染色体广泛同源的序列，大多数整合仍然是随机发生的，只有少数是通过同源交换来实现重组。由于不能控制转基因的整合位点，外源基因可随机结合或随机插入位点，存在插入突变的风险，有可能造成动物严重的生理缺陷。另外，由于整合的拷贝数未知，一个转基因可形成几个基因型或显性的品系。

要进一步提高转基因的效率可以从以下几个方面入手：

（1）建立更完善的转基因方法：利用胚胎干细胞介导可进行基因表达的体外筛选，因此此法是提高转基因效率最具潜力的方法。但鉴于目前的技术水平限制，许多动物的胚胎干细胞系建立相当困难，还有待进一步研究。

（2）通过构建带有转座子序列的表达载体来实现：在小鼠和斑马鱼中，分别引进了 PB 转座子和 Tol 转座子，以提高转基因制备的成功率。

（3）利用表达效率高的启动子：许多动物的启动子都可以启动连接在其后的外源基因的表达，但不同启动子的启动效率存在很大差异。例如，动物乳汁中含有不同的乳蛋白，各种乳蛋白在乳汁中的含量差异很大，这主要是由于各自基因所连接的启动子不同，各启动子的表达效率不同所致。

（4）利用基质结合区（matrix attachment regions，MAR）序列和微卫星序列等绝缘子的活性：在目的基因表达盒的两端加上 MAR 序列或微卫星序列，可以使目的基因成为一个独立的表达单位，克服位置效应的影响。同时，由于动物染色体上也有微卫星序列，在外源片段与染色体之间可能发生同源重组，也能提高外源基因的整合率。

（5）利用基因打靶系统实现染色体定位整合：基因打靶技术是利用外源 DNA 与受体细胞染色体 DNA 上的同源序列之间发生重组，并整合在预订位点上，从而改变细胞遗传特性的方法（详见本章第三节）。基因打靶与胚胎干细胞培养系统结合，可方便地将外源基因插入宿主细胞染色体理想位点，从而大大提高外源基因在转基因动物中的表达水平。

八、转基因动物鉴定

常规的 DNA 受精卵原核注射实验的转基因成功率在 5%~40%。在大多数的情况下，外源基因在染色体上的整合发生在 G₁ 细胞时期,这时导入的外源基因将存在于小鼠的所有细胞中,但是也有高达30%的概率转基因在染色体上的整合是发生在受精卵分裂之后,这种情况下,获得的小鼠是所谓的嵌合体,即只有部分构成小鼠的细胞含有导入的基因,这类小鼠产生的后代中,转基因阳性的小鼠比例会有明显的下降,甚至得不到转基因阳性的小鼠。用 DNA 受精卵显微注射的方法建立的转基因小鼠,外源基因在小鼠染色体上的插入被认为是随机的,并且常呈现成串的头尾相连的多拷贝的插入,拷贝数可以高达数百个。外源基因在染色体上的插入位点可以是一个,也可以是多个。因此转基因小鼠需要进行鉴定。

鉴定时,小鼠 DNA 可以从小鼠尾巴组织中提取,同时为了能对小鼠进行逐一辨认,常利用小鼠的脚趾进行编号,鉴定为转基因阳性的小鼠,称为首建者(founder),由于转基因的插入是随机的,因此虽然导入的是同样的基因,但是每个转基因阳性的小鼠因为转基因插入的位置不同,拷贝数不同,彼此之间都是独立的品系。

(一)基因水平

1. **核酸探针杂交技术** 核酸探针杂交技术(nucleic acid hybridization)是指通过直接将变性的待测 DNA 样品转移到尼龙膜(或硝酸纤维素膜)等固体支持物上,然后和探针杂交,从而检测样品中是否存在目的 DNA 序列的方法。若目的基因与内源基因组 DNA 无同源性时可应用该技术。根据点样方式和样品点的形状不同可分为斑点杂交、狭缝杂交(slot hybridization)、打点杂交(spot blot hybridization)。为避免假阴性,可同时用质粒 DNA(1~10pg)作阳性对照。该方法在分析基因组 DNA 时,对样品纯度要求低、快速、简便、经济、灵敏度高(能从 2~5μg 的基因组 DNA 中检出单拷贝基因),尤其是对大批子代动物的粗筛颇具优越性,应作为首选方法。但该方法易出现假阳性。

2. **PCR 技术** PCR 技术是 DNA 体外扩增技术,在引物作用下,通过重复变性、退火、延伸过程,在短时内可将两引物间模板扩增至百万倍。PCR 技术所需样品少,灵敏度高而且操作简便,常用于转基因动物外源基因整合、表达的检测。尤其是在大型转基因动物研究中,用 PCR 先对着床前的胚胎筛选,再将已证实携带外源基因的胚胎植入母体,可极大地提高转基因的效率,减少人力物力的浪费。但该方法要求待分析的基因组 DNA 样品应尽可能纯化,否则会干扰反应,降低检测的灵敏度和可重复性;此外,用于大批量检测时,费用较为昂贵。

3. **Southern 印迹法** Southern 印迹杂交技术(Southern blot hybridization)是通过探针和已结合于硝酸纤维素膜(或尼龙膜)上的经酶切、电泳分离的变性 DNA 链杂交,检测样品中是否存在目的 DNA 序列的方法。该法不仅灵敏而且准确,因而广泛用于转基因阳性鼠的筛选和鉴定。当转入基因与内源基因组 DNA 有较高同源性时,仍可用此法。此法对样品的质量和纯度要求较高,操作烦琐,费用也较高。

4. **染色体原位杂交** 染色体原位杂交(in situ hybridization)是确定转基因在染色体上确切位置的重要手段,其原理是利用碱基互补的原则,以放射性同位素或非放射性同位素标记的 DNA 片段作探针,与染色体标本上的基因组 DNA 在"原位"进行杂交,经放射自显影或非放射性检测体系在显微镜下直接观察出目的 DNA 片段在染色体上的位置。最早同位素标记多采用放射性较低的 ³H、³⁵S 及 ¹²⁵I,它们具有定位精确的优点,但放射自显影实验时间长且操作较麻烦。随着荧光显微镜技术的发展,尤其是计算机图像处理系统的应用,增强了对荧光信号的分辨率,非同位素在染色体原位杂交中的应用取得了飞速发展,比如目前常用的荧光原位杂交技术(fluorescence in situ hybridization,FISH)。

5. **整合拷贝数的检测** 外源基因的拷贝数通常以每个单倍体细胞中整合外源基因的分子数计算。测定拷贝数的方法有斑点杂交技术和 Southern 印迹杂交等。其基本原理是在杂交实验中设置一系列阳性标准对照,然后将待测样品的结果(曝光或显色程度等)和阳性对照比较,进而确定转基因整合的拷贝数。该杂交与普通的杂交不同,是一种定量杂交,需要高度纯化和已准确定量的基因组 DNA。一般点膜量为0.5μg、1μg、2μg、4μg、8μg 基因组 DNA,然后用 1~100pg 的梯度转基因片段为阳性对照和定量标准,最后计算出每个细胞中外源基因的拷贝数。一般说来,基因水平检测可选用 Southern 印迹杂交(或在子代动物数量较少时,可直接选 Southern 杂交)结合斑点杂交和 PCR 检测。若转基因与内源性基因的同源性较小,且检测数量大,首先选斑点杂交进行粗筛,然后做 Southern 印迹杂交,以便对完整的外源基因进行鉴定和确定其是否整合,再用染色体原位杂交和定量斑点杂交分别做整合位点和拷贝数的鉴定。若同源性较高时,选用适当的限制性内切酶酶切后,也可用 Southern 杂交分析;还可设计高特异性引物,用 PCR 法做外源基因是否整合的鉴定。

(二) 转录水平

在 mRNA 水平上检测外源基因是否表达,通常有足够子代动物数量时进行。可采用 Northern 印迹法、RT-PCR、引物延伸分析、RNase 保护分析、RNaseS1 保护分析法、基因芯片等。其中最常用的为以下四种:

1. 逆转录-聚合酶链式反应 逆转录-聚合酶链式反应(RT-PCR)方法是检测转基因表达最灵敏的方法。其基本原理是以总 RNA 或 mRNA 为模板,逆转录合成 cDNA 的第一条链,以该链为模板,在有一对特异引物存在的情况下进行 PCR 检测转基因是否表达,还可进行定量。该方法可快速、精确地检测和定量分析半衰期较短和低丰富的 mRNA。该方法的不足之处在于灵敏度不高,目前通过使用荧光定量 PCR 进行检测,灵敏度可大大提高。

2. Northern 印迹法 Northern 印迹法(Northern blot hybridization)是通过探针和已结合于硝酸纤维素膜(或尼龙膜)上的 RNA 分子杂交,检测样品中是否存在目的 RNA 序列。该技术在转基因和内源基因同源性较小时,可用于转基因表达的检测。但是如果两者的同源性较大,则此方法不适用。

3. RNase 保护分析 在 RNA 探针和靶 RNA 分子杂交时,如果二者的同源性不同,则形成杂交体的结构不同。同源性 100%,杂交体完全互补成双链分子;若同源性较低,杂交体因不完全互补将产生大小不同的单链环。因此,用 RNase 处理杂交体时完全互补的杂交体不被 RNase 水解(被保护),而未杂交的单链和杂交体中的单链环则被水解。对探针分子而言,同源性不同的靶 RNA 分子对探针的保护程度不同,电泳、自显影后,可得到不同长度的带型,故可以鉴定样品中的 RNA 分子。从原理上讲,当外源基因和 RNA 及内源性 RNA 只要有一个碱基的不同,即可通过 RNase 保护分析将两者加以区分。由于该法具有高度的灵敏性,且不受同源性的限制,和 Northern 印迹法相比,本法更为准确,故被广泛应用于转基因转录水平的检测。但该方法操作步骤烦琐。

4. 基因芯片 基因芯片是指以大量人工合成的或应用常规分子生物学技术获得的核酸片段作为探针,按照特定的排列方式和特定的手段固定在硅片上。使用时先将需分析的样品标记,然后与芯片上的寡聚核苷酸探针杂交,再用激光共聚焦显微镜等设备对芯片进行扫描,配合计算机软件系统检测杂交信号的强度,从而高效且大规模地获得相关的生物信息。

(三) 蛋白质水平

获得高效表达、具有较强生物学活性的目的蛋白是转基因的主要目的之一。转基因所得到的目的蛋白有两种形式,一是表达于细胞内,可通过对组织或细胞裂解获取;二是分泌到细胞外(组织液、培养上清液、乳汁、蛋清等)可通过酶学或免疫学方法进行测定。常用以下方法进行检测:

1. 报告基因检测 动物转基因所采用的报告基因(reporter gene)又称为筛选标记基因。报告基因一般用以替换难于测定的蛋白质基因,或制备融合蛋白,或利用内部核糖体结合位点(internal ribosome entry sites,IRES)与目的蛋白形成一条 mRNA 序列,分别翻译出两种蛋白,来研究目的蛋白的功能及其表达特性。例如在转基因结构中增加绿色荧光蛋白(green fluorescent protein,GFP)报告基因,当制备的转基因细胞中有绿色荧光稳定表达时,说明该细胞已经稳定整合了外源基因。当将目的蛋白基因和 GFP 基因构建成融合蛋白基因并转入细胞内,出现绿色荧光的细胞表示转基因已经整合在基因组上,目的基因得到了很好地表达。因此通过报告基因的表达情况可以准确地反映外源基因是否整合、外源基因是否有效表达及表达水平的高低。

目前动物转基因实验中最常用的报告基因 GFP,它是从维多利亚水母中得到的,GFP 是一个生物发光标记,当暴露在蓝光(490nm)或紫光(395nm)下时,它可以发出很亮的绿色荧光。GFP 荧光非常稳定,对光漂白作用有较强的抗性,同时 GFP 没有毒性,不会影响正常的细胞活动,甚至在恶劣的环境下仍较稳定。此外,应用 GFP 基因作为报告基因,无须组织化学染色或提供外源作用因子。可作为活体报告基因,能在真实时间追踪基因表达和蛋白质定位,同时它没有种属依赖性,是一种具有明显优势的报告基因。近年来,红色荧光蛋白(RFP)基因也被广泛用于转基因动物的报告基因。GFP 不是酶,不能像荧光素酶或 GUS 等其他酶那样借助催化底物反应发光而放大检测信号,因此灵敏度不如酶类报告基因。但是 GFP 是单一蛋白依靠自身发光,这一点又比使用酶检测方便很多。为了提高 GFP 的应用范围和灵敏度,钱永健团队、Youvan 团队、StanleyFalkow 团队等先后利用易错 PCR、数字成像光谱技术、寡核苷酸定向诱变技术等对 GFP 的基因进行大量诱变,获得了青色荧光蛋白(cyan fluorescent protein,CFP)、增强型青色荧光蛋白(ECFP)、增强型绿色荧光蛋白(enhanced GFP,EGFP)、蓝色荧光蛋白(blue fluorescent protein,BFP)、增强型蓝色荧光蛋白(EBFP)以及黄色荧光蛋白(yellow fluorescent protein,YFP)等多种荧光标记,从而大大拓宽了 GFP 的应用范围,可以同时标记多个基因或不同细胞器。现在 GFP 已经是基因工程中应用最为广泛的标记基因之一。在转基因小鼠中,也有研究者尝试用酶作为报告基因。一旦转基因成功,则能测出新的酶活性。目前使用较多的主要有 3 种酶:细菌编码的氯霉素乙酰转移酶基因(chlaphericol acetyltransferase,CAT)、细菌的编码 β-半乳糖苷酶基因(lacZ)和萤火虫的编码荧光素酶基因。其中 CAT 基因作为报告基因在转基因小鼠中使用最为广泛。

2. 免疫荧光抗体法　此方法利用待检细胞株先后与第一抗体(被检蛋白的单克隆抗体或多克隆抗体)、第二抗体(荧光标记抗体)反应,再用荧光显微镜观察照相。该方法简单易行,无须特殊仪器,无须进行蛋白质的提取,适用于蛋白质的定性定位研究。

3. 免疫沉淀法　免疫沉淀法(immunoprecipitation,IP)可用于检测并定量分析多种蛋白质混合物中的靶抗原。这种方法很敏感,可检测出 100pg 的放射性标记蛋白。配合 SDS-聚丙烯酰胺凝胶电泳,即可用于分析外源基因在原核和真核宿主细胞中的表达情况。

4. Western 印迹分析　Western 印迹(Western blotting,WB)分析是 20 世纪 70 年代末 80 年代初在蛋白质凝胶电泳和固相免疫检测的基础上发展起来的,它结合了凝胶电泳分辨率高和固相免疫检测特异性强和敏感性高等多种优点。与免疫沉淀法比较,该方法无须对靶蛋白进行同位素标记,且具有从混杂抗原中检测出特定抗原,或从多克隆抗体中检测出单克隆抗体的优越性,还可以对转移到固相膜上的蛋白质进行连续分析,具有蛋白质反应均一性、固相膜保存时间长等优点,因此,该技术被广泛用于蛋白质研究、基础医学和临床医学研究。

5. 酶联免疫吸附试验　酶联免疫吸附试验(enzyme linked immunosorbent assay,ELISA)采用抗原与抗体的特异反应原理,将待测物与酶连接,然后通过酶与底物产生颜色反应,用于蛋白表达的定量测定。测定的对象可以是抗体也可以是抗原。测量时,抗原(抗体)先结合在固相载体上,但仍保留其免疫活性,然后加一种抗体(抗原)与酶结合成的偶联物(标记物),此偶联物仍保留其原免疫活性与酶活性,当偶联物与固相载体上的抗原(抗体)反应结合后,再加上酶的相应底物,发生水解或氧化还原反应而呈颜色。所生成的颜色深浅与待测的抗原(抗体)含量成正比。

该方法特异、敏感,与放射免疫法比较,具有特异性好、所需仪器设备简单、试剂价廉、无放射性危害等优点。ELISA 方法中所用的酶有辣根过氧化物(HRP)、碱性磷酸酶、β-半乳糖苷酶等。由于 HRP 活性强、价廉、性质稳定,故在 ELISA 分析中使用最广。一般来说,WB 更适用于少量样品的定性检测,而 ELISA 方法可一次检出几十甚至几百个样品。

除直接测定基因表达产物外,还可通过定性或定量测定表达产物的生物化学性质和生物学活性,来鉴定表达产物的存在。其指标有酶活力测定、受体蛋白分析和激素活性的检测等。

(四) 动物个体表型的观察

对于转基因动物来说,除了以上方法分析外,还需要从遗传学上,在动物整体水平上观察表现型的改变,分析基因型对动物整体性状和生理功能的影响,以进一步鉴定基因的性质。

综上所述,转基因动物的分子生物学检测方法有很多,根据它们各自的特点,从构建外源基因开始就需要考虑到该采取哪种转基因检测方法,在实验设计上尽可能达到精确、经济、简便易行的目的。

(魏海霞)

第三节　基因组编辑技术

基因组编辑(genome editing),又称基因编辑或基因组工程(genome engineering),广义地说,是能够较为精确的对生物体基因组特定目标基因进行改造的一系列技术体系,它们都诞生于人们在研究自然界不同生物固有的基因操纵机制所发现并发明的成果。基因组编辑技术可分为经典基因打靶技术与基于靶向核酸酶的基因编辑技术,前者出现时间较早,技术方法经典并具有独特的优点,但往往不够便利,使用门槛较高,更重要的是应用范围受限较多,后者是近十多年来发展出的数代可定制化的、利用基因组自身修复机制来完成特定位点修饰的新型技术。两者各有优缺点,可形成技术互补,都值得我们学习掌握。

一、经典基因打靶技术

经典基因打靶技术主要指自 20 世纪 80 年代不断发展的基于位点特异性重组原理的基因打靶技术,这些技术可以实现基因定点敲除、敲入、置换、倒置和组织特异性表达等功能。这些技术的最大特征是具有较高的位点特异性,并且是依赖 DNA 的重组实现对基因的精细化操作,从而为基因和基因组的结构与功能研究提供便利的研究手段。经典重组技术可以根据重组酶与 DNA 靶序列相互作用时形成共价连接的氨基酸偏好性分为酪氨酸家族(如 Cre/LoxP 重组系统和 FLP/FRT 重组系统)和丝氨酸家族(如 ΦC31 整合酶)。现就 Cre/LoxP 重组系统、FLP/FRT 重组系统和 ΦC31 整合酶这三个系统做介绍。

(一) Cre/LoxP 重组系统

1. 简介 Cre/LoxP 重组系统最早于 1981 年从 P1 噬菌体(*Escherichia coli* bacteriophage P1)中被发现,属于 λInt 酶超基因家族,其组成包括 Cre 重组酶与 LoxP 位点。Cre 重组酶能介导两个 LoxP 位点间的特异性重组,基于此重组系统的作用原理可以实现基因表达的时空调控。

2. 成分与作用机制 Cre/LoxP 重组系统的两个成分,Cre 重组酶与 LoxP 位点均来源于 P1 噬菌体。Cre 重组酶基因编码区序列全长 1 029bp,编码 343 个氨基酸组成的 38kDa 大小的蛋白质。LoxP 序列是由两个 13bp 的反向重复序列与中间间隔 8bp 的非对称序列共同构成,即全长 34bp,其中 8bp 的间隔序列决定了 LoxP 的方向。LoxP 位点中的 13bp 反向重复序列是 Cre 酶的结合区域,Cre 在催化 DNA 链交换过程中即是与该部位共价结合。

Cre 酶介导的重组发生在两个 LoxP 位点之间,这个过程是动态、可逆的。根据两个 LoxP 位点间的方向与它们所在的 DNA 链或染色体的位置可以分为三种情况:当两个 LoxP 序列位于同一条 DNA 链或染色体上且方向相同时,Cre 重组酶可将相同方向的两个 LoxP 位点之间的核苷酸序列切除成为游离态(图39-17);如果两个 LoxP 位点位于同一条 DNA 链或染色体上但方向相反时,Cre 重组酶的作用将导致两个 LoxP 间序列发生倒置;如果两个 LoxP 位点分别位于两条不同的 DNA 链或染色体上,那么作用的结果是两条 DNA 链发生易位互换。

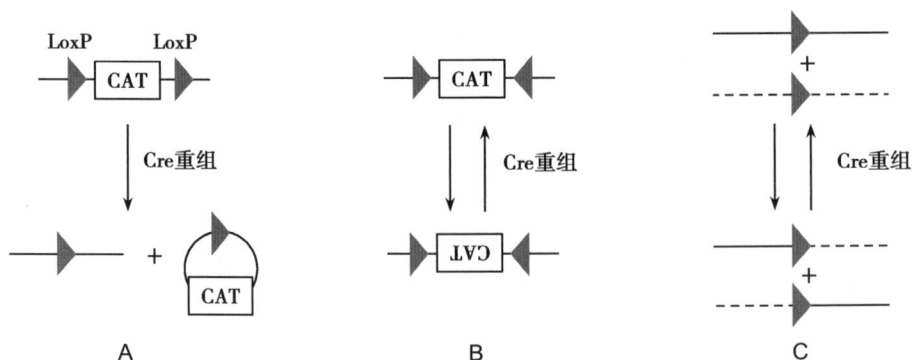

图 39-17 Cre/LoxP 重组系统的三种作用形式

从基因工程的操作普及程度上看,第一种重组方式的应用最为常见。以真核生物为例,通过组织特异性表达的 Cre 重组酶可介导位于相邻内含子之间的 LoxP 位点发生重组,并将两者间的外显子删除,从而破坏基因编码区序列,实现基因敲除。

3. 应用 Cre/LoxP 重组系统最知名的应用是用于建立条件性基因敲除的动物模型,特别是条件性基因敲除的小鼠模型。它在人体寄生虫学研究中的应用包括建立疟原虫(*Plasmodium*)、刚地弓形虫

（*Toxoplasma gondii*）、蓝氏贾第鞭毛虫（*Giardia lamblia*）、埃及伊蚊（*Aedes aegypti*）等的基因敲除系。

通常情况下，Cre/LoxP 重组系统需要其他基于靶向核酸酶的基因编辑技术如 ZFN、TALEN、CRISPR/Cas 在造成靶 DNA 双链断裂后，再通过同源重组介导的修复途径将 LoxP 定点整合至靶基因处。关于靶向核酸酶及其介导的修复途径的内容见本节"二、基于靶向核酸酶的基因编辑技术"。

LoxP 重组载体的构建是非常关键的，包括两项要点。一是在选定靶基因后，根据其基因结构决定待整合的两个 LoxP 的方向和位置。为使得两个 LoxP 能够在 Cre 酶的作用下删除两者间的序列，它们的方向应相同，且两者间的序列应包含整个靶基因或重要的外显子。当两个 LoxP 间的距离为 1.5~3.5kb 时，Cre 酶介导的重组效率可以达到 95% 以上。为使得 LoxP 在被删除前不影响基因的表达，只在 Cre 酶作用后敲除靶基因，LoxP 应位于内含子区或基因间序列；二是同源臂的长度影响打靶效率。总体上说，较长的同源臂有利于基因组分子间的同源识别和杂交 DNA 链的形成，但过长的同源臂导致打靶载体过大，影响构建和转染。同源臂的长度一般在 2~6kb 之间。在设计完毕后，通过分子克隆构建 LoxP 重组载体并测序验证无误。

Cre 表达载体的构建要点在于决定表达 Cre 酶的启动子。以疟原虫为例，其生活史复杂，不同阶段有不同的启动子被激活。可根据研究的需要构建一系列特异性启动子的 Cre 表达载体。因为其作用仅在于表达 Cre 酶，所以 Cre 表达载体可以以转基因或定点整合的形式建立虫株。

（二）FLP/FRT 重组系统

1. 简介　FLP/FRT 重组系统与 Cre/LoxP 重组系统在遗传操作的功能性上有很多相似之处，可以比较学习。FLP/FRT 重组系统最早于 1980 年在对酿酒酵母（*Saccharomyces cerevisiae*）的 2μm 双链环状质粒测序时被发现。其组成包括 FLP 重组酶与 FRT 位点。类似于 Cre/LoxP 重组系统，FLP 重组酶能介导两个 FRT 位点间的特异性重组来实现对基因表达的时空调控。

2. 成分与作用机制　FLP/FRT 重组系统的两个成分，FLP 重组酶与 FRT 位点均来源于酿酒酵母。FLP 重组酶基因编码区序列全长 1 272bp，编码 423 个氨基酸组成的 49kD 大小的蛋白质。FRT 序列是由三个 13bp 的重复序列与中间间隔 8bp 的非对称序列共同构成，即全长 47bp，其中 8bp 的间隔序列决定了 FRT 的方向。FRT 位点中 8bp 间隔序列两侧紧邻的两个 13bp 重复序列方向相反，是 FLP 酶的结合区域，FLP 在催化 DNA 链交换过程中即是与该部位共价结合。

类似于 Cre/LoxP 重组系统，FLP 酶介导的重组发生在两个 FRT 位点之间，该过程同样是动态、可逆的。根据两个 FRT 位点间的方向与它们所在的 DNA 链或染色体的位置可以分为三种情况：当两个 FRT 序列位于同一条 DNA 链或染色体上且方向相同时，FLP 重组酶可将相同方向的两个 FRT 位点之间的核苷酸序列切除成为游离态（图 39-18）；如果两个 FRT 位点位于同一条 DNA 链或染色体上但方向相反时，FLP 重组酶的作用将导致两个 FRT 间序列发生倒置；如果两个 FRT 位点分别位于两条不同的 DNA 链或染色体上，那么作用的结果是两条 DNA 链发生易位互换。

与 Cre 酶的最适反应温度 37℃不同，FLP 酶的最适反应温度是 30℃，且 FLP 酶具有热不稳定性，这导致野生型的 FLP/FRT 重组系统在哺乳动物细胞与个体中的反应效率很低。该问题在研究人员通过突

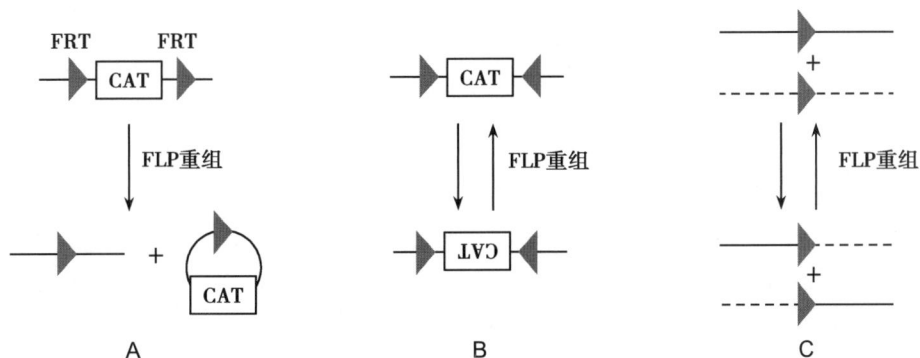

图 39-18　FLP/FRT 重组系统的三种作用形式

变获得耐热型的 FLP 酶之后得以解决。在经典同源重组条件性敲除动物模型建立中,研究人员经常将 Cre/LoxP 重组系统与 FLP/FRT 重组系统合并使用,比如 FLP/FRT 重组系统可将一同被重组至目的基因内含子供早期筛选用的药物抗性基因,在发挥药筛作用获得单克隆细胞株后删除,以尽可能地减少不相关序列对目的基因表达的影响,再由 Cre/LoxP 重组系统对目的基因的表达进行精确地时空控制。

3. 应用 FLP/FRT 重组系统被多次报道用于建立疟原虫的条件性基因突变系。因为 FLP/FRT 重组系统的作用原理与 Cre/LoxP 重组系统非常相似,这里不再赘述。

(三) ΦC31 整合酶

1. 简介 ΦC31 是链霉菌噬菌体(*Streptomyces* phage)编码的位点特异性的丝氨酸整合酶,可通过同源重组来介导链霉菌基因组中 attB 位点与链霉菌噬菌体中 attP 位点的单向整合。ΦC31 的这项特性可被应用于基因工程中,简单地说,该整合酶可将携带有 attB 序列的目的基因位点特异性整合到动物细胞基因组中。该设想最早在 2000 年通过对哺乳动物细胞的定点整合被证实为可行,随后不断得到技术上的优化,并被成功运用于在多种组织和器官中进行有效整合。因此,该系统已成为基因操作及基因治疗的一项强力技术。

2. 成分与作用机制 ΦC31 整合酶是丝氨酸催化重组酶家族的成员,这个家族包含了大肠杆菌的 γδ 与 Tn3 解离酶,以及来自噬菌体 R4、TP109 和许多其他的整合酶。这些整合酶与丝氨酸分解酶和转化酶在蛋白质氨基末端区域结构相似。然而,丝氨酸整合酶在羧基末端区域有更大的结构域(300~500 个氨基酸),因此也被称为大型丝氨酸重组酶。丝氨酸重组酶在机制和进化上都不同于另一组由酪氨酸催化的位点特异性重组酶,比如 Cre 和 FLP,以及 λ 整合酶。

在宿主细胞中,ΦC31 整合酶通过结合链霉菌噬菌体基因组上的 attP 位点精确地将其单向整合到链霉菌基因组的 attB 位点中(图 39-19)。在动物细胞中,ΦC31 整合酶可将含有 attB 位点的目的载体单向整合到动物基因组中与 attP 序列部分同源的内源位点中,以此形成位点特异性地基因敲入,而这些动物基因组中与链霉菌噬菌体基因组 attP 相似的位点被称为伪 attP 位点。研究证明,attP 位点与 attB 位点的最短有效序列大小分别为 39bp 和 36bp。attB 与 attP 的序列相似性约 50%,两者内部均包含了一小部分的回文序列,但整体序列并不完全回文,因此产生了可辨识的方向。类似于其他原核生物中的位点特异性重

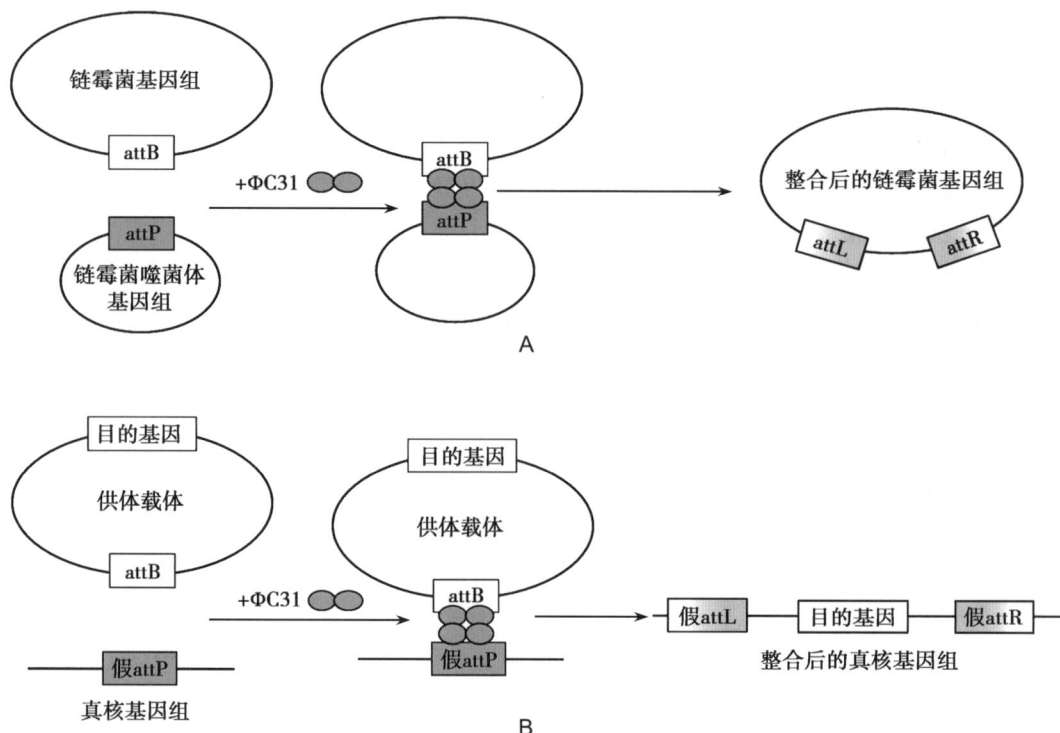

图 39-19 ΦC31 整合酶的作用示意图

组酶,ΦC31整合酶识别并结合attB与attP中的回文序列,再通过相互作用形成二聚体,最后通过剪切-旋转-连接的步骤将两条DNA链单方向地重组整合在一起。整个催化过程不需要辅助因子,原attB与attP会相互重组成为各含有一部分对方序列的杂交位点attL和attR,两者序列大小分别为36bp与37bp,且都无法再成为ΦC31整合酶的作用底物。ΦC31介导的重组反应除了有上述的位点特异性、单向性与不需要辅助因子的优点之外,它的载荷可以达到50kb,远大于现今常用的病毒载体和转座子系统的载荷极限,因此是十分有效的基因定点整合技术。

3. 应用　ΦC31整合酶广泛地应用于常见模式动物等的定点整合细胞与动物建系,但在人体寄生虫学中目前仅用于蚊。以下将以冈比亚按蚊(*Anopheles gambiae*)为例介绍ΦC31整合酶在动物建系中的应用。

(1)将目的DNA片段(如感兴趣的基因)克隆到含有荧光标记基因的attB受体载体中并验证其序列无误后,根据标准方案对该attB受体载体质粒与T7启动子转录ΦC31整合酶的质粒进行新的转化和提取,用0.1体积的3mol/L乙酸钠(sodium acetate)和2.5体积的100%乙醇沉淀质粒DNA,在-20℃下冷冻30分钟后于4℃,15 000g离心15分钟,最后用70%乙醇清洗沉淀。

(2)使用T7体外转录试剂盒,按试剂盒操作要求将带有ΦC31整合酶的质粒转录为mRNA。若注射需求为2 000个胚胎,则大约需要250μg的mRNA。使用转录后纯化试剂盒纯化mRNA。通过NanoDrop测mRNA浓度;通过凝胶电泳检测mRNA质量,观察加polyA尾是否成功以及mRNA有无污染降解。

(3)配制含有ΦC31整合酶mRNA与带有目的DNA片段的attB受体载体质粒的混合注射液,注射液母液可选用常见的商业化胚胎注射液。混合注射液中,ΦC31整合酶mRNA的最终浓度应控制在800~1 000ng/μl,带有目的DNA片段的attB受体载体质粒的最终浓度应控制在约250ng/μl,确保混合注射液总体积不少于15μl。注意:mRNA在室温下并不稳定,易降解,长期保存应放置于-80℃。

(4)蚊卵的处理过程:将一小方滤纸放在玻片上,加入一滴25mmol/L的氯化钠(NaCl)湿润纸张,在边缘留下一条细线缓冲。确保滤纸和玻片之间没有气泡。在滤纸边缘附近的玻片上再滴入25mmol/L NaCl。用精细的画笔,将大约50个蚊卵转移到NaCl滴中。将胚胎对准滤纸,滤纸应足够湿,以确保胚胎与溶液接触,但不能太湿,以免吸附过紧。将30~50只蚊卵的前极(较大的那一极)对准纸,背面(较扁平的那一面)朝上。之后,用新的滤纸吸收掉多余的溶液。轻轻取下放蚊卵的滤纸,使用盖玻片将蚊卵黏在胶带上。翻开盖玻片,立即在蚊卵上滴入25mmol/L NaCl。将盖玻片放在注射载玻片上,并将其转移到显微镜台上进行注射。

(5)蚊卵的注射一般在200倍放大视野下进行。用第三步中已配制好的3~5μl混合注射液填充注射针头,然后将其安装在微操器上。聚焦在蚊卵浮体上,轻轻放置针头,直到在同一光学场中可见。针头与水平面的夹角应在15°~30°之间。调整注射仪器与气泵的参数(包括恒定压力Pc和注射压力Pi)。它们应该根据针头大小、蚊卵不同批次的发育状况和干燥或湿润的状态来调整。一般情况下,Pc在1 000HPa左右,Pi在2 000~3 000HPa之间变化。对蚊卵腹面朝上时的后极进行注射(较薄的那一极)。在不造成损伤的情况下,注射尽可能多的注射液。根据实验需要决定一共注射多少枚蚊卵。注意:针头较细容易断,应小心操作。

(6)将支撑被注射蚊卵的盖玻片浸入至添加有1cm高度的去离子灭菌水与人工海盐的培养皿中,再将此培养皿转移至昆虫孵化环境中待幼虫孵化、饲养至三龄、四龄期。

(7)将单个幼虫置于多孔玻片的孔中,通过体视显微镜下观察和筛选有瞬时荧光表达的G_0代幼虫。一般情况下,30%~50%的幼虫可以观察到瞬时荧光。将表达瞬时荧光的幼虫转移到饲养盘中,在大约2天时间内饲养至化蛹。

(8)当G_0代发育成成虫时,分别收集G_0代的雄蚊和雌蚊,并将它们分别与野生型的雌蚊和雄蚊进行交配,获得G_1代幼虫。收集200~300条幼虫,在荧光显微镜下观察荧光表达情况以确定受体载体是否稳定整合至G_1代基因组中。将G_1代中阳性幼虫饲养至性成熟并与对应性别的野生型按蚊回交,得到G_2代。通过PCR的方式对G_2代进行基因鉴定,确定目的DNA、ΦC31重组酶、attL、attR等序列是否存在,条带大小是否与预期一致。再将 G_2 代阳性幼虫饲养至性成熟并相互交配获得 G_3 代,25% 的后代应为纯合基因型。

（9）纯合建系成功后应用于后续研究。

二、基于靶向核酸酶的基因编辑技术

基于重组的经典基因打靶技术发展较为成熟,但是因为将打靶载体整合至靶基因的效率并不高,位点选择受限制,以及操作较为烦琐,因此开发具备更高效率、更灵活、更方便的基因打靶技术是亟须的。十多年来,基于靶向核酸酶的基因编辑技术,包括巨型核酸酶(meganuclease)技术、锌指核酸酶(zinc finger nuclease,ZFN)技术、TALEN(transcription activator-like effector nuclease)技术与 CRISPR/Cas(clustered regularly interspaced short palindromic repeats/crispr-associated genes)技术不断得到发展。

基于靶向核酸酶的基因编辑技术往往具有可定制化,即可通过组装模块以自由确定靶点的优势。它们的共同作用机制是基于核酸酶引起特定 DNA 靶点的双链断裂,通过启动细胞自身的非同源末端连接修复或同源重组介导的修复途径来分别实现基因的敲除、敲入等遗传操作(图 39-20)。非同源末端连接修复是一种直接的、常见的修复方式,它通过招募一些如连接酶等蛋白将断裂的双链直接连接起来。该修复途径在修复处可能随机产生少量碱基的插入或缺失,并有一定概率会造成大片段 DNA 的插入或缺失。如果双链断裂的位点位于基因编码区,碱基的非 3 倍数的变化将会造成阅读框移码,而 3 倍数的变化依然有可能引入对蛋白构象影响剧烈的氨基酸替换或提前出现终止密码子,这些情况都将造成该基因产生乱码的、截断的、无功能的、不稳定的多肽或蛋白,由此实现了功能上的基因敲除。

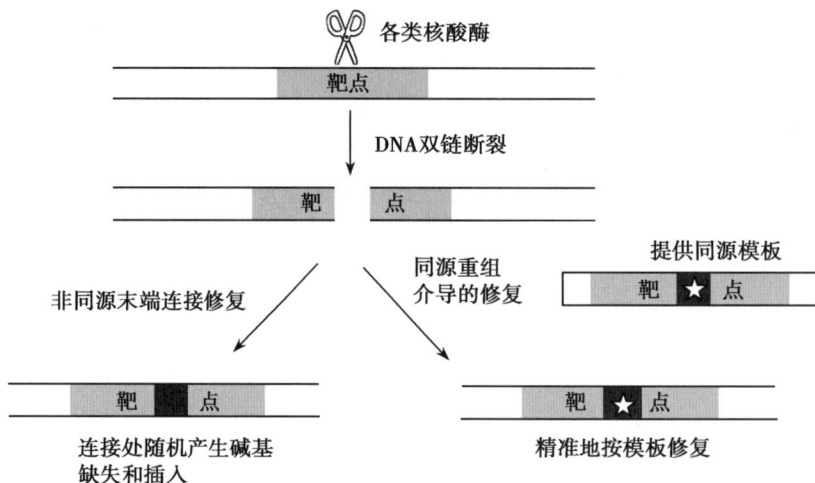

图 39-20 靶向核酸酶通过 DNA 双链断裂诱发的修复途径

如果在使用靶向核酸酶引起靶点双链断裂的同时,导入与靶点区域的 DNA 序列相似、具有两个同源臂的打靶载体,那么该断裂靶点发生同源重组的效率相比于在仅有打靶载体却没有在靶点处发生双链断裂时高出上千倍。简单地说,打靶载体两个同源臂间的序列可以置换靶点的两个同源区域之间的序列,所以这种修复的结果是精准可控的,即可以实现基因编码区单个氨基酸密码子的替换,也可以实现在编码区上下游处插入如 Flag、GFP 等构成融合蛋白。需要注意的是,靶点双链断裂和提供带有同源臂的打靶载体是启动同源重组介导的修复途径的前提条件,但即便如此,大部分的双链断裂还是会通过非同源末端连接修复途径来完成。因此,即便我们进行基因编辑的目的本身是希望基因的精准敲入等操作,但非同源末端连接修复的不可控副产物可能会存在,后续需要根据情况进行分离筛选操作。

(一) Meganuclease 技术

1. 简介 Meganuclease 是自然界中常见的内切核糖核酸酶,也被称为归巢内切酶(homing endonuclease),它们广泛存在于细菌、古细菌、噬菌体、真菌等各类生物中,已鉴定出的 Meganuclease 包括了几百种。它们的基本特征是识别位点序列长(可识别双链 DNA 序列的 12~40 个碱基对)。Meganuclease 所识别的长序列位点在任何给定的基因组中通常只出现一次,因此,我们可以将 Meganuclease 看成是自然界中最特异的限制性内切酶。

2. 成分与作用机制　Meganuclease 可根据氨基酸模体特征分为四个家族,包括 LAGLIDADG 家族、H-N-H 家族、His-Cys 盒家族与 GIY-YIG 家族。其中最为常见的,也是应用最为广泛的是 LAGLIDADG 家族的蛋白成员。LAGLIDADG 家族内核酶主要存在于真核单细胞生物的线粒体和叶绿体中。这些内核酶结构紧凑、排列紧密。在基因工程中最广泛使用的已被鉴定的 LAGLIDADG 家族内核酶包括 I-SceI (于酵母的线粒体中被发现)、I-CreI(于莱茵衣藻的叶绿体中被发现)和 I-DmoI(于脱硫球菌中被发现)。从结构上看,LAGLIDADG 家族内切酶主要是同源二聚体(如 I-CreI)或内部对称的单体(如 I-SceI)。包含催化结构域的 DNA 结合位点由切割位点两侧的两部分结构域组成。半结合位点可以极其相似并与回文或半回文 DNA 序列结合(如 I-CreI),也可以与非回文 DNA 序列结合(I-SceI)。

Meganuclease 作为靶向核酸酶的主要问题在于无可编程的特性,不能够实现根据靶点的选择来定制工具蛋白的要求。尽管自然界中存在着数百种 Meganuclease,而且每一种都能够容忍其识别位点的微小变化,但找到一种能够在理想位置切割给定基因的 Meganuclease 的可能性非常小。因此,除了继续发掘自然界中的 Meganuclease 外,有一些研究集中在对现有 Meganuclease 进行突变从而获得更为丰富多样的可识别位点,或者将其与其他种类的靶向核酸酶重组为融合蛋白以扩充其使用范围。

3. 应用　Meganuclease 在哺乳动物细胞、胚胎,植物中有广泛的应用案例。是否选用以及如何使用 Meganuclease 作为基因编辑工具,受到实验生物基因组上是否存在相应位点以及其分布的限制。在人体寄生虫学中已见报道的有利用 I-SceI 在布氏锥虫(*Trypanosoma brucei*)基因组的特定位点造成 DNA 双链断裂并引发同源重组介导的修复,和利用 I-SceI 在冈比亚按蚊(*Anopheles gambiae*)的 Y 染色体中引入 attP 整合位点。下面以 Y 染色体连锁的 attP 整合型冈比亚按蚊建系为例介绍其实验方法。关于对蚊的培养及实验操作已在 ΦC31 整合酶的应用案例中给出详细说明,这部分内容不再赘述,以下重点讲解打靶载体的构建与功能。

(1) 构建 pHome-T 载体,该载体携带眼部及神经特异性表达的 3×P3 启动子与它所转录的 GFP 基因盒(3×P3-GFP),以及在蚊幼虫肠道细胞中特异性表达的 Actin5C 启动子与它所转录的 RFP 基因盒(Actin5C-RFP)。此外,在 GFP 阅读框中包含一个 I-SceI 识别位点。3×P3-GFP 与 Actin5C-RFP 的外侧为 PiggyBac 的两个反向重复序列,用以在转座酶的作用下整合至蚊的基因组中。

(2) 通过将 pHome-T 载体与体外转录的转座酶 mRNA 显微注射蚊胚胎可获得 pHome-T 载体的转基因蚊,其幼虫期即可观察到富集在神经的绿色荧光蛋白 GFP,以及在肠道细胞的红色荧光蛋白 RFP。G_0 代蚊的后代 G_1 中若荧光个体全部为雄性,则该系中的 pHome-T 可能位于 Y 染色体。通过继续观察后代荧光个体的性别对应情况确定获得 Y 染色体上 pHome-T 整合的蚊。

(3) 构建 3×P3 [attP] RFP 载体,该载体携带 3×P3 启动子和其下游的 attP 位点与 RFP 编码区的基因盒(3×P3 [attP] RFP),该基因盒上下游序列与 pHome-T 载体 3×P3 启动子的上游序列与 RFP 编码区的下游序列同源,因此 3×P3 [attP] RFP 载体可与 Y 染色体上的 pHome-T 转基因部分发生同源重组。

(4) 将 3×P3 [attP] RFP 载体与体外转录的 I-SceI mRNA 显微注射至 Y 染色体上 pHome-T 转基因蚊的胚胎。I-SceI 对 Y 染色体上 3×P3-GFP 间的靶点切割造成 DNA 双链断裂,诱发 3×P3 [attP] RFP 载体在此处发生同源重组整合至 Y 染色体。同源重组成功的新的 G_0 代雄蚊及雄性后代可观察到富集在神经的红色荧光蛋白 RFP,且没有 GFP。由此成功建立 Y 染色体上 3×P3 [attP] RFP 整合的蚊系,可供后续研究中通过 ΦC31 整合酶在 Y 染色体上定点整合其他目的基因。

(二) ZFN 技术

1. 简介　ZFN 是由可识别 DNA 序列的锌指蛋白(zinc finger protein,ZFP)与 FokI 核酸内切酶嵌合而成的靶向内切酶,也常被视为第一代基因编辑技术。

2. 成分与作用机制　锌指蛋白是一类在转录因子中非常常见的具有手指状结构域与 Zn^{2+} 的 DNA 结合蛋白,最早于 1983 年在非洲爪蟾(*Xenopus laevis*)的转录因子 TF Ⅲ A 中被发现。锌指蛋白作为基因转录调控因子普遍存在于真核生物中,以人类基因组为例,大约有 4 000 多个锌指蛋白。ZFN 作为一种人工制造的嵌合酶,其基本原理是以成对的形式,依靠重组锌指蛋白识别并结合特定的 DNA 序列,再由二聚化后激活内切酶活性的 FokⅠ结构域发挥作用,从而引发在前面介绍的基于 DNA 双链断裂所诱导的修复途径,以实现所预期的基因编辑效果。

由于每一个锌指蛋白能够识别并结合三个连续的碱基,为达到识别更长的、作为 3 的倍数的碱基的目的,理论上只要将这些锌指蛋白串联起来即可。比如为识别某目的基因上的长度为 18 个碱基对的靶点,我们可构建一对 ZFN,两者均分别依赖三个串联的锌指蛋白识别相互邻近但处于不同单链上的 9 个碱基,从而达到了整体上特异性识别 18 个碱基的效果(图 39-21)。依据此设想,三个连续

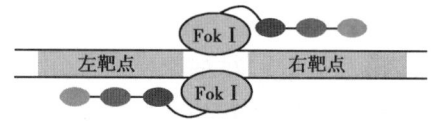

图 39-21 ZFN 靶向示意图

的碱基共有 64 种排列方式,即如果有至少 64 种单体锌指蛋白,它们分别能够特异性地识别 64 种三连碱基,那么可以以这种串联单体锌指蛋白的形式达到识别任意靶点的功能。

然而上述设想并不能真正成立。并不是每一种三连碱基都能够找到高效并排他性识别的单体锌指蛋白。此外,将多个锌指蛋白串联重组后,彼此之间会对其识别能力造成一定的影响。ZFN 的切割效率往往随着串联锌指蛋白增多至 5~6 个时而大大降低,并出现严重的脱靶情况,这不仅引起强烈的细胞毒性,也会对应用的长期安全性造成隐患。从目前的研究来看,ZFN 的这种缺陷性是内在性的,此外合成并筛选高效的锌指序列过程复杂,因此该技术逐渐被更加安全高效或更为便捷的 TALEN 与 CRISPR/Cas 所取代。因为 ZFN 本身难以使用的特点,现在关于如何获得它的设计方案主要依靠使用在线数据库与设计平台(http://zifit.partners.org/ZiFiT/)。

3. 应用 ZFN 技术可用于产生多种基因编辑模式动物以研究基因功能,包括非洲爪蟾卵细胞,秀丽隐杆线虫(*Caenorhabditis elegans*),黑腹果蝇(*Drosophila melanogaster*)及斑马鱼(*Danio rerio*)等多种动物,以下将以间日疟原虫(*Plasmodium vivax*)为例介绍其在寄生虫基因编辑的应用。

(1)设计 ZFN:模块化组装(modular assembly)的方法是目前广泛应用的 ZFN 构建方法之一,单个锌指蛋白(single finger module)识别 3 个碱基对的 DNA,将这些单个锌脂蛋白"模块"串联组装,形成的锌指蛋白阵列(ZF arrays)能够特异性识别较长的目的 DNA 序列。ZiFiT 是一个简单直观的网络在线工具,可用于 ZFN 的设计。ZiFiT 可以在 http://bindr.gdcb.iastate.edu/ZiFiT/上找到,也可以从锌指联盟网站 http://www.zincfingers.org/software-tools.htm 的软件工具下访问。

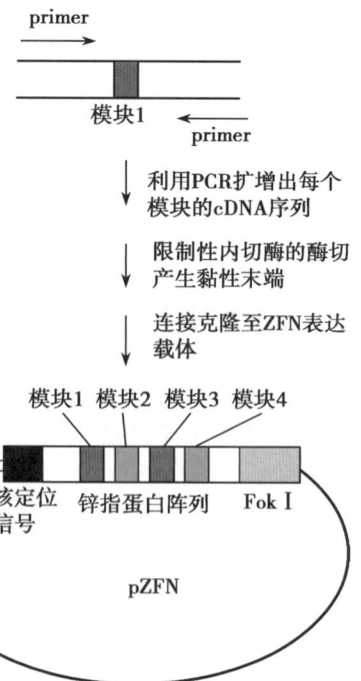

在 ZiFiT 用户界面输入目的基因(感兴趣区域)序列,设置相应参数,即可输出感兴趣区域内潜在的 ZFPs 的目标 DNA 序列,以及构建 ZFN 所需的相应的 ZF arrays,即 ZFN-L 和 ZFN-R(输出包括指定每个模块来源的信息,以及唯一标识标准化锌指联盟模块组装归档中的每个模块的参考编号)。ZiFiT 中使用的所有用于组装 ZF arrays 的单个 ZF 模块的质粒均可通过参考编号在 Addgene 获得,这些模块分别来自于 3 个独立研究小组开发的 ZF 模块集(分别为 Barbas,Sangamo,ToolGen),用户可以指定 ZF 模块从其中一个或多个模块集中选择。

(2)构建 ZFN 表达载体:ZFN 表达载体的组装过程如图所示,需要分别构建 ZFN-L 和 ZFN-R 共两个 ZFN 单体的表达载体,两个 ZFN 单体需要同时表达才能发挥功能。每个 ZFN 单体的单个锌脂蛋白"模块"通过 PCR 从相应的质粒中扩增出来,使用标准克隆程序,利用常规的限制性内切酶,将每个模块的整个编码序列酶切并连接到 ZFN 表达载体中(图 39-22)。该载体可编码核定位信号,ZF arrays,及限制性内切酶 FokⅠ的内切酶结构域。为了便于筛选出转染成功的寄生虫,通常在 ZFN 表达载体中会整合绿色

图 39-22 基于聚合酶链反应的 ZFN
组装程序示意图

荧光蛋白 GFP 的表达基因,作为载体转染成功的标签与 ZFN arrays 共表达。获得的 ZFN 表达载体进行转化和提取,分别获得可在寄生虫体内表达 ZFN-L 和 ZFN-R 的质粒,具体操作步骤同上。

（3）转染:在 5% O_2,5% CO_2,90% N_2 条件下,在含有 0.5% Albumax Ⅱ 的 RPMI 1640 培养基中,于人红细胞中繁殖无性血期寄生虫(滋养体)。若收集寄生虫感染的模式动物血液样本,以 3ml 血液为例,用 10% 肝素在室温下 800rcf 离心 3 分钟。去除血浆后,将细胞悬浮在 30ml 的 RPMI-1640 培养基中,通过白细胞去除过滤器过滤去除白细胞。红细胞用 10ml 清洗缓冲液［120mmol/L 氯化钾（KCl）,0.15mmol/L 氯化钙（$CaCl_2$）,2mmol/L 乙二醇双四乙酸（EGTA）,5mmol/L 氯化镁（$MgCl_2$）,10mmol/L 磷酸氢二钾/磷酸二氢钾（K_2HPO_4/KH_2PO_4）,25mmol/L 4-羟乙基哌嗪乙磺酸（Hepes）］清洗一次,并在相同的溶液中重悬至 1.4ml。用纯化质粒 DNA 对寄生虫进行电穿孔。

（4）测序分析:通过荧光显微镜下观察 GFP 荧光的转录表达情况以确定 ZFN 表达载体是否转染成功。收集部分疟原虫滋养体感染的红细胞并加入蛋白酶 K 进行消化。提取并纯化寄生虫基因组 DNA。通过 PCR 扩增目标位点,得到的 PCR 产物进行 Sanger 测序或全基因组测序进行分析。

（三）TALEN 技术

1. 简介　TALEN 是由可识别 DNA 序列的 TALE 蛋白（Transcription Activator-Like Effector）与 Fok Ⅰ 核酸内切酶嵌合而成的靶向内切酶,也常被视为第二代基因编辑技术。

2. 成分与作用机制　TALE 是在植物病原体黄单胞杆菌（Xanthomonas）中发现的一种可对宿主基因转录进行调控的蛋白,其能够发挥转录调控功能的原因在于 TALE 可对特异性 DNA 序列进行识别。TALE 蛋白的 N 端包含一段转运信号,C 端包括一段核定位信号和转录激活结构域,中间则是由相当多个重复单元构成的 DNA 结合结构域。类似于 ZFN 的作用原理,将 TALE C 端的转录激活结构域去除并连接 Fok Ⅰ 结构域后,我们即可获得 TALEN。TALEN 技术的作用关键在于识别 DNA 的重复单元,每个重复单元对应识别一个碱基,每个重复单元由 33~35 个氨基酸组成,而决定靶向识别哪一种碱基的关键位点是重复单元中的第 12 位和第 13 位氨基酸残基。由此,这两位氨基酸残基被称作重复可变双残基（repeat variable diresidue,RVD）。

理论上我们只需具备 4 种不同的重复单元即可涵盖对 A、T、C、G 的特异性识别,进而通过串联实现对任意长度序列的识别。目前较为常用的重复单元有 4 种 RVD,分别是用于特异性识别 A 的 NI、T 的 NG、C 的 HD 与 G 的 NN。事实上 NN 即可以识别 G 也可以识别 A,不过只要靶点的整体序列足够长,依然可以确保对应的 TALEN 在基因组中唯一地识别该靶点。还有一些其他的识别单元如 NK 识别 G,IG 识别 T 等因为结合能力较弱等原因,并不经常被使用。

不同于 ZFN,TALEN 可在包含几十个串联的重复单元时却依然保证它的识别特异性与结合高效性（图 39-23）。这种特性使得在构建 TALEN 时不需要有过多设计上的顾虑,值得注意的是,从经验上看,第零位（即在第一位 5' 方向紧邻的碱基）和重复单元所识别的最后一位碱基最好为 T。在设计 TALEN 时同样可以参考在线数据库与设计平台（https://tale-nt.cac.cornell.edu/;http://zifit.partners.org/ZiFiT/）。

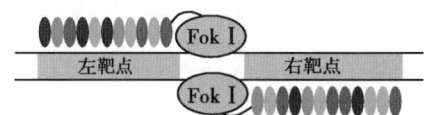

图 39-23　TALEN 靶向示意图

选择 TALEN 技术作为基因编辑的最大困难在于构建其表达载体。由于串联重复单元数量过多,且相似性极高,因此其分子克隆过程十分麻烦,对产物的验证无论是凝胶电泳还是测序都有不确定之处。目前 TALEN 的构建方法包括:将重复单元的编码序列通过连续的酶切连接进行组装、Golden Gate 克隆法、连接独立的长黏性末端序列匹配法、基于固相合成的高通量法等。需要注意的是这些方法往往对应特定的基础模块质粒库。

3. 应用　TALEN 目前已广泛应用于酵母、动植物细胞等细胞水平的,以及拟南芥、果蝇、斑马鱼及各类模式动物的基因组编辑。秀丽隐杆线虫成虫体长 1mm 左右,身体半透明。它虽非人体寄生虫,但其作为第一个被完整测序的多细胞真核生物,常作为模式动物被研究,被广泛用于构建各种生物过程的遗传研究模型,其基因操作可供线虫类人体寄生虫参考。下面以秀丽隐杆线虫为例介绍 TALEN 技术的基因组编辑应用,所用到的 TALEN 构建方法为经典的 Golden Gate 克隆法。

（1）设计 TALEN：TALEN 设计可应用在线数据库与设计平台（https：//tale-nt.cac.cornell.edu/；http：//zifit.partners.org/ZiFiT/）。根据提示用户界面输入目的基因（感兴趣区域）序列，设置相应参数，即可输出感兴趣区域内潜在的 TALEN 的目标 DNA 序列，以及构建 TALEN 所需的相应的 RVD 序列（即 TALEN-L 和 TALEN-R）。

（2）构建 TALEN 表达载体：Golden Gate 克隆法是一种主要由ⅡS 型限制性核酸内切酶（ⅡS restriction enzymes）介导的克隆策略。ⅡS 型限制性内切酶能够特异识别双链 DNA 上的靶位点，并在靶位点下游对 DNA 双链进行切割，在 DNA 双链的 5' 或 3' 端产生黏性末端。Golden Gate 克隆法是利用ⅡS 型限制性核酸内切酶在识别位点之外切开 DNA，产生含黏性末端的 DNA 片段，同时，连接酶将几个 DNA 片段按照既定的顺序连接，拼接成不含限制性内切酶识别位点的 DNA 片段，如同一个线性拼图被正确地拼接在一起，在同一个反应过程中使多个目的 DNA 片段按照设定的顺序实现无缝连接。一种ⅡS 酶切割 DNA 产生 4 个碱基的黏性末端，一共可形成 256 种不同的黏性末端，能够灵活应用于不同 DNA 片段间的酶切及连接。

设计好 TALEN 后，按照 Tomas Cermak 等报道的方法，构建 TALEN-L 和 TALEN-R 共两个 TALEN 单体的表达载体，两个 TALEN 单体需要同时表达才能发挥功能。与 ZFN 的构建原理相似，TALEN 表达载体的构建需要不同的 RVD 最终串联至同一表达载体中转录表达，其中，表达不同 RND 的模块质粒、阵列质粒等均可从 Addgene 获得。

以构建识别序列为 20 个碱基对的 TALEN 单体表达载体为例，可分为两大步骤。第一步（图 39-24），首先按照被识别 DNA 序列中 5' 端起第 1~10 位碱基对的顺序，选择所需的 1-10 共 10 种 RVD 模块质粒，与相对应的阵列质粒加入同一反应溶液，同时加入反应所需的第一种ⅡS 型限制性核酸内切酶（如：Bsa Ⅰ），T4 DNA 连接酶，及每种酶所需的缓冲溶液。在这步反应过程中，1-10 的 RVD 编码序列会被限制性内切酶分别从模块质粒中切下来，产生的 10 种含黏性末端的 DNA 片段在连接酶的作用下按照既定顺序连接，同时，产生的无缝连接长片段将与酶切产生的阵列质粒的空骨架连接，产生新的组装完成的阵列质粒 1。组装完成的阵列质粒 1 具有与模块质粒不同的抗生素抗性，且不表达 Laz 基因，可利用含不同抗生素的培养基、蓝白班筛选实验，及 Sanger 测序分析是否获得带有正确序列的阵列质粒 1。阵列质粒 2 的组装程序与阵列质粒 1 相似，但不同的是只含有识别第 11-19 位碱基对的 9 种 RVD 模块质粒，识别最后 1 位碱基对的 RVD 质粒被称为编码最后重复单元（last repeat，LR）的质粒，其用于第二步的酶切及连接反应。

第二步（图 39-25），将第一步组装成功的阵列质粒 1，阵列质粒 2 及编码 LR 的质粒加入同一反应溶液，同时加入反应所需的第二种ⅡS 型限制性核酸内切酶（如：Esp3 Ⅰ），T4 DNA 连接酶，及每种酶所需的缓冲溶液。在这步反应中，1-10 及 11-19 的 RVD 编码序列，LR 的编码序列会被限制性内切酶分别从相应质粒

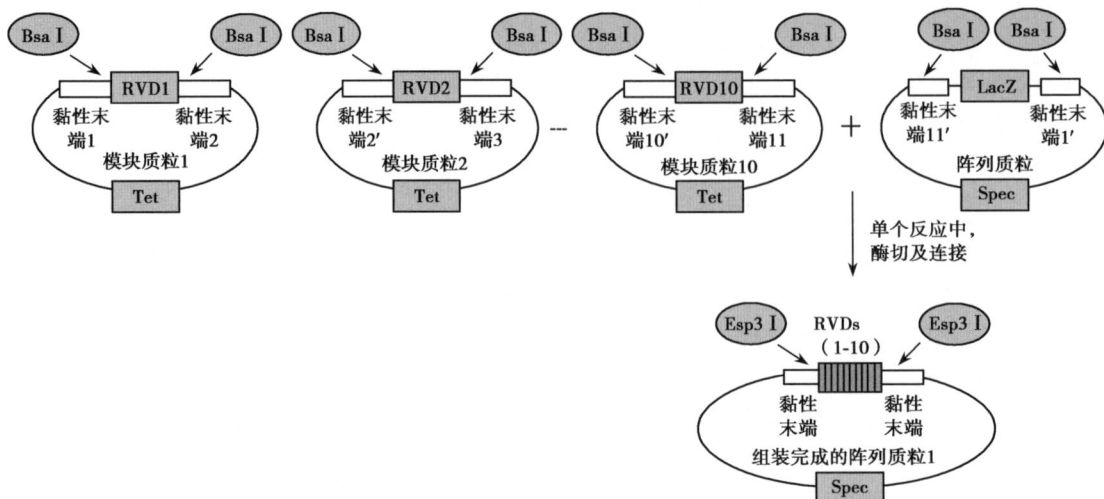

图 39-24 Golden Gate 克隆 第一步

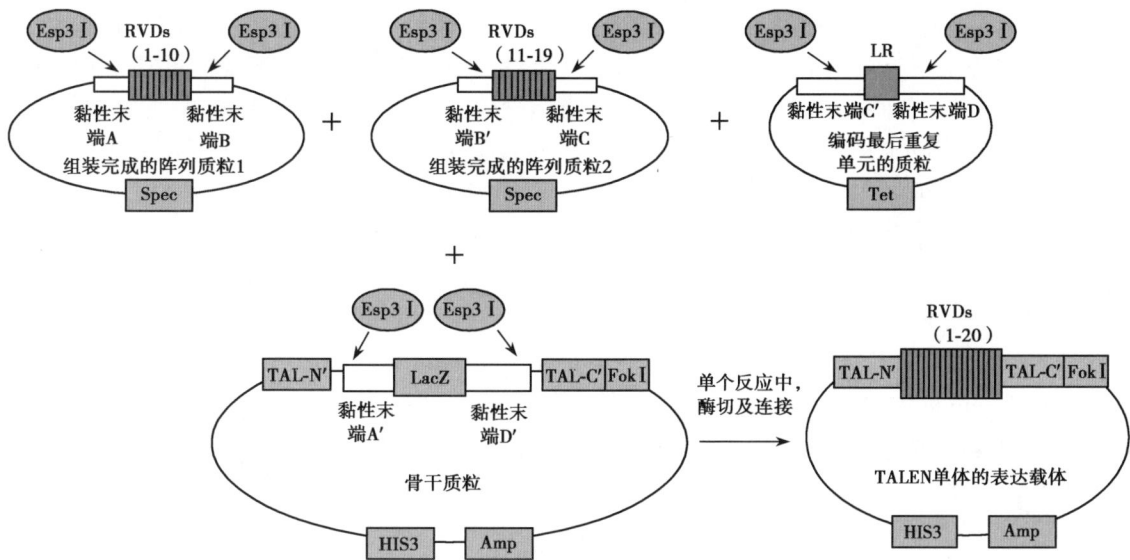

图 39-25 Golden Gate 克隆 第二步

中切下来,产生的 3 种含黏性末端的 DNA 长片段在连接酶的作用下按照既定顺序连接,无缝连接产生的最终 DNA 片段为识别 1-20 位碱基对的 RVD 编码序列,同时,在连接酶的作用下,此最终的 DNA 片段与酶切产生的骨架质粒连接,产生可编码 TALEN 单体的表达载体。组装完成的 TALEN 单体的表达载体与表达 LR 的质粒、阵列质粒的抗生素抗性不同,且不表达 Laz 基因,可利用含不同抗生素的培养基、蓝白班筛选实验,及 Sanger 测序分析是否获得带有正确序列的 TALEN 单体的表达载体。TALEN 单体的编码序列根据实验所需克隆至真核表达载体,本实验选择克隆至 pPD95.77(线虫细胞表达载体),在虫体内表达 TALEN 的同时可表达 GFP 作为发光的遗传标签。

(3)显微注射质粒:秀丽隐杆线虫可接种在涂有大肠杆菌 OP50 的线虫生长培养基上于 20℃培养。一般情况下,虫体生长发育良好,可见大量成虫和幼虫。同时把秀丽隐杆线虫虫卵接种于涂有大肠杆菌 OP50 的线虫生长培养基中,置生化培养箱内恒温培养 72 小时,观察虫体的生长发育情况,3 天左右可观察到有虫体孵化出来,获得符合试验要求的同期虫体(虫体大小相近且生长良好)。

显微注射分别表达两个 TALEN 单体的 pPD95.77 质粒。将显微注射后培养的虫体置普通显微镜下观察,成虫雌雄同体,通身半透明,头部较粗尾端较细,在固体培养基表面蠕动缓慢,但在液体中运动较快。荧光显微镜下观察到绿色荧光以确定 TALEN 质粒已在体内转录表达。

(4)测序分析:可收集部分发荧光的成虫提取并纯化寄生虫基因组 DNA。通过 PCR 扩增目标位点,得到的 PCR 产物进行 Sanger 测序或全基因组测序进行分析。

(四) CRISPR/Cas 技术

1. 简介 作为基因编辑技术的 CRISPR/Cas(领域内最常用的是 CRISPR/Cas9)是由 Cas 蛋白与向导 RNA(guide RNA)形成的复合体,通过向导 RNA 与靶 DNA 的碱基互补配对来完成识别并引导切割 DNA。与 ZFN 和 TALEN 相比,该技术在设计与合成上更为便捷,作为第三代基因编辑技术也是最新的基因编辑技术,在各类研究与应用领域中被广泛使用。

2. 成分与作用机制 CRISPR/Cas 广泛存在于细菌纲和古细菌纲中。CRISPR 最早于 1987 年在大肠杆菌中发现,但关于其功能却在很晚之后才被了解。CRISPR 包含一个前导序列、大量高度保守的重复序列、以及夹在重复序列间的间隔序列。重复序列与间隔序列交替出现。Cas 蛋白,即 CRISPR 相关蛋白,其编码区一般位于 CRISPR 下游。CRISPR/Cas 具有靶向 DNA 或 RNA 的能力,因此可以作为防御系统抵抗如病毒、转座子、质粒等各类外源核酸的侵染。其作用过程简单地说,是通过 CRISPR/Cas 系统识别并降解外源核酸并将其整合至 CRISPR 序列处形成间隔序列,以此形成免疫记忆抵抗含有同样序列的外源核酸的再次侵染。

CRISPR/Cas 系统可根据基因座结构和分布特征分为三种类型,目前作为基因编辑技术工具所使用的通常是Ⅱ型,其特点是通过名为 Cas9 的单体蛋白实现免疫。前导序列处可对下游的重复序列与间隔序列进行转录并被后续加工成 crRNA(CRISPR RNA)。以 CRISPR/Cas9 系统为例,单体 Cas9 蛋白可与记录了外源核酸序列信息的 crRNA,以及反式激活 crRNA(trans-activating crRNA,tracrRNA)组成功能复合物,靶向识别并切割具有 PAM(protospacer adjacent motif)位点并满足碱基互补配对的外源 DNA 序列。以基因工程作为出发点,我们可以针对具有 PAM 位点的任意 DNA 序列作为靶点来构建匹配的 crRNA,以此实现对任意 DNA 序列的靶向编辑(而不是仅限于细菌的外源核酸)。此外,crRNA 可与 tracrRNA 融合形成一条同样可以构成复合物并发挥功能的向导 RNA,一般将其命名为 sgRNA(single guide RNA)。最终,只需表达靶点特异性的 sgRNA 与非必需改造的 Cas9 蛋白即可实现在细胞中的基因编辑(图 39-26)。CRISPR/Cas9 系统中,决定靶向特异性的向导 RNA 的分子克隆或合成过程相较于 ZFN 和 TALEN 的构建要简单方便得多。此外,由于向导 RNA 本身及编码序列都较小,可方便地应用于多靶点基因编辑与正向高通量筛选,而这些功能是很难通过 ZFN 和 TALEN 技术实现的。

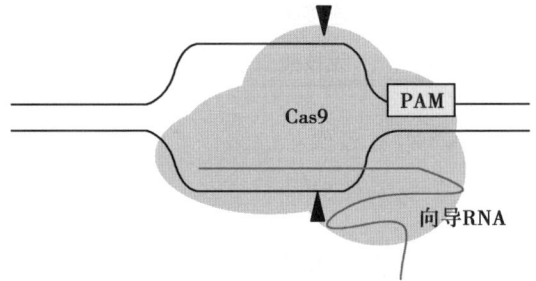

图 39-26 CRISPR/Cas9 靶向示意图

3. 应用 近年来,由于基因工程技术的突飞猛进,CRISPR/Cas9 被广泛应用于各类体内或体外遗传学改造,基因治疗及构建转基因动植物模型。在人体寄生虫学领域,CRISPR/Cas9 被应用于多种蠕虫、线虫及节肢动物的研究,以下以华支睾吸虫(*Clonorchis sinensis*)为例,介绍 CRISPR/Cas9 的具体应用。

(1)设计 sgRNA 序列:sgRNA 设计可应用在线数据库与设计平台(http://crispr.mit.edu/;http://chopchop.cbu.uib.no/)。根据提示用户界面输入目的基因(感兴趣区域)序列,设置相应参数,即可输出感兴趣区域内潜在的靶位点序列,通常为 20bp,以此确定构建 sgRNA 表达载体所需的两条寡核苷酸序列。

(2)构建 sgRNA 表达载体

1)在两条寡核苷酸序列的 5' 端分别添加 4 个碱基长度的黏性末端,以合成引物的方式得到两条单链:

上链寡核苷酸序列:5'-ACCGNNNNNNNNNNNNNNNNNNNN-3'

下链寡核苷酸序列:3'-NNNNNNNNNNNNNNNNNNNNCAAA-5'

两条单链退火形成带有黏性末端的双链 DNA 片段,退火反应体系:

成分	含量(μl)
上链寡核苷酸序列,100μmol/L	4.5
下链寡核苷酸序列,100μmol/L	4.5
退火缓冲液	1

反应温度为 95℃,5 分钟;之后缓慢冷却至 4℃。

2)准备 Bsa Ⅰ 酶切后形成匹配黏性末端的 pGL3-U6-sgRNA(带有 U6 启动子,可在载体构建完毕后高效转录 sgRNA,见图 39-27)质粒:

成分	含量
pGL3-U6-sgRNA 质粒	2g
Bsa Ⅰ	1μl
酶切缓冲液	1μl
无核酸酶水	使总体积至 50μl

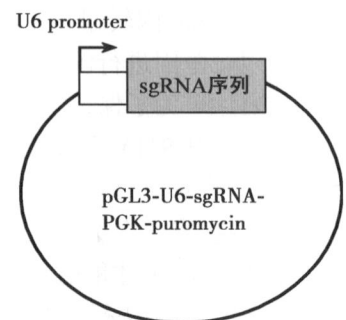

图 39-27 CRISPR/Cas9 sgRNA 载体图谱

37℃孵育 2 小时。酶切产物进行琼脂糖凝胶电泳后切胶回收,得到线性化的带有黏性末端的 pGL3-U6-sgRNA 质粒片段。

3）将第 1）步中的退火产物与第 2）步所得酶切质粒片段进行连接：

成分	含量
退火产物	2μl
酶切后 pGL3-U6-sgRNA 质粒片段	30ng
T4 DNA 连接酶	0.5μl
连接缓冲液	1μl
无核酸酶水	使总体积至 10μl

16℃孵育过夜。连接体系进行感受态细菌转化后涂板至含 Amp 的固体培养基,置培养箱培养 12 小时左右。待观察到单克隆菌落,挑单克隆进行测序验证。验证成功的 sgRNA 表达载体可进一步扩增用于后续实验。

（3）转染:收集 20 只肝吸虫。采用电穿孔法同时转染两种质粒(已构建的表达 sgRNA 的质粒、表达 Cas9 蛋白的 pST1374-CMV-Cas9 质粒)共 10mg 至 500ml RPMI-1640 培养基;在电穿孔过程中,所有肝吸虫被放入同一电转容器中。使用电转仪电击电转容器,对内部吸虫进行电穿孔,条件可采用 125V 的方波脉冲,持续 20 毫秒。之后,用 150mmol/L 氯化钠(NaCl)清洗肝吸虫数次,再用含双抗的 RPMI 1640 培养基清洗肝吸虫数次。随后将肝吸虫置入含双抗的 RPMI 1640 培养基于 37℃和 5% CO_2 条件中进行培养。分别在培养 1 天、2 天、3 天、5 天、7 天、14 天和 21 天后观察并采集成虫。

（4）测序分析:收集成虫组织提取并纯化其基因组 DNA。通过 PCR 扩增目标位点,得到的 PCR 产物可通过 Sanger 测序分析基因敲除效果。

（杜忆南）

第四节　RNA 干扰技术

RNA 干扰现象是指在进化过程中出现的,通过双链 RNA(double-stranded RNA,dsRNA)沉默靶标基因的现象。1998 年,Andrew 等和 Craig 等首次在秀丽隐杆线虫发现了该现象,随后在拟南芥、螨、虱、果蝇、斑马鱼、细菌、真菌等多种生物中均被发现。由于 RNAi 技术可以调控特定基因的表达,目前已被广泛用于多种动物、植物及其他生物的基因功能探索和基因治疗领域中。在实际应用 RNAi 技术之前,应先掌握RNA 干扰技术的原理、相关靶位的选择、siRNA 制备及导入方法,才够能收到事半功倍之效果。

一、RNA 干扰技术的原理及特点

(一) RNA 干扰的原理

RNA 干扰的基本原则是利用小干扰 RNA(small interference RNA,siRNA)产生目的 mRNA 的特异性降解,导致基因转录后沉默。前期研究表明,单独的将正义 RNA 或反义 RNA 分别转入线虫体内后不能有效对靶基因进行沉默,而 dsRNA 却对靶基因的沉默效果十分明显,提示 dsRNA 在宿主细胞基因沉默中的重要性。为了保证 RNAi 的效果,dsRNA 的长度一般大于 30bp 以上。

当外源 dsRNA 进入目的细胞后,可以被核酸内切酶 Dicer 识别。核酸内切酶 Dicer 属于 RNase Ⅲ 家族,能够以一种 ATP 依赖的方式将外源 dsRNA 切割为若干个 22bp 左右的 RNA,即 siRNA。每个 siRNA 片段 3' 端都有 2 个突出的碱基。研究表明,siRNA 的突出碱基是后续基因沉默的关键点。只有带有突出碱基的 siRNA 才能够被整合到 RNA 诱导的沉默复合物(RNA-induced silencing complex,RISC)中,而平端 siRNA 无法行使基因沉默的功能。RISC 复合体装载过程发生在 RISC 装载复合体(RISC loading complex,RLC)里。

人类细胞中 RISC 主要由三部分组成:Dicer 切割酶、Argonaute 酶以及 RNA 依赖的 RNA 聚合酶结合

1266 | 第六篇 寄生虫分子生物学实验技术

蛋白。而当 siRNA 结合到 RISC 后,则会从双链解离成单链。其中,如果 siRNA 是对称的,则留下任意一条单链的概率相等。而如果 siRNA 是不对称的,那么 5' 端的热稳定性较差的那条链就是向导链。仅含单链的 RISC 被激活后,可以在该单链的引导下通过碱基互补配对原则与靶基因结合,进而诱导靶基因的沉默。

基因的沉默主要包括两种,转录水平和转录后水平的沉默。转录水平的沉默是指在细胞核内 RNA 的合成受阻引发的基因的沉默,而转录后水平的沉默则是转基因在细胞核中能够稳定的转录,但是没有相应的 RNA。无论采用哪种基因沉默方式,RISC 皆可通过 siRNA 的特异性识别与向导链互补的 mRNA 序列特异性配对结合。并且 siRNA 能够在 RISC 作用下,将靶 mRNA 在相应的基因序列位点处被切断。当切断靶 mRNA 后,RISC 仍可继续识别并切割其他的 mRNA。而被切割的 5' 端 mRNA 在 RNA 聚合酶作用下形成新生的 dsRNA,新生的 dsRNA 能够再次被 Dicer 切割从而生成更多的 siRNA,诱导靶 mRNA 的沉默。从而可以短时间内迅速达到抑制靶基因蛋白表达的目的。

(二) RNA 干扰的特点

1. RNA 干扰的普遍性　RNA 干扰现象是普遍存在的。研究表明,将 dsRNA 转入到小鼠、斑马鱼、螨、虱、果蝇等动物的细胞中均可以诱发靶基因的沉默。甚至不止在动物,在植物、细菌、真菌中也出现过该现象。RNA 干扰的普遍性使其在功能基因组学研究、微生物学研究、基因治疗、信号传导等方面具有重要的现实意义,使其在医学领域的应用中有着广阔的前景。

2. RNA 干扰的高效性　RNA 干扰的高效性是 RNA 干扰的另一特性。Elbashir 等在研究中发现高浓度(100nmol/L)与低浓度(25nmol/L)的 dsRNA 能够在基因沉默上产生近似的结果。Holen 等也证实不同浓度的 dsRNA 浓度对基因沉默的效果是一致的。因此可以看出,微量的 dsRNA 分子就能起到完全抑制靶基因的表达的作用,且该作用是以催化放大的方式进行的。

3. RNA 干扰的特异性　RNA 干扰具有很高的特异性。dsRNA 只降解与之序列相应的同源 mRNA,而对其他 mRNA 几乎没有影响。由于 dsRNA 在被剪切为 siRNA 后本身具有序列的特异性,因此在其通过碱基互补配对原理进行靶基因的选择时,就具有明显的选择性。在 siRNA 分子中的只要有 1~2 个碱基错配则会显著地减少对靶基因的沉默,而与 3 个或 3 个以上的碱基序列的错配会使得 siRNA 的扰作用就会彻底失误。

二、RNA 干扰分子靶位的选择

目前,RNAi 目标序列的选取原则主要包括以下及部分:

1. 目标序列的的位置　选取目标序列时要注意避开 5' 和 3' 端的非翻译区(untranslated region, UTRs)。

2. 目标序列的核苷酸特征　选取目标序列需要从翻译区 mRNA 的起始密码子开始,寻找腺嘌呤二连序列(AA)后 3' 端的 19 个碱基序列。在存在多个候选靶位点时,尽量选取 GC 含量在 45%~55% 的 mRNA 序列。

3. 目标序列的筛选　选取目标序列需要和相应的基因组数据库(哺乳动物,植物等)进行比较,排除那些和其他编码表达序列标签(expressed sequence tag, EST)同源的序列。

4. 设计阴性对照　一般是将选中的 siRNA 随机打乱相关序列,并检查打乱后的序列与目的靶细胞中其他基因是否有同源性。

5. 多个 siRNA 的设计原则　可以自行设计 siRNA,一般情况下一个靶基因需要设计多种 siRNAs,以期提高成功率。当然,还可以通过设计网站直接获得 siRNA。常见的 siRNA 设计网站如下:

http://sidirect2.rnai.jp/

http://biodev.extra.cea.fr/DSIR/DSIR.html

http://sirna.wi.mit.edu/

https://portals.broadinstitute.org/gpp/public/

https://www.genscript.com/tools/sirna-target-finder

https://rnaidesigner.thermofisher.com/rnaiexpress/

三、干扰 RNA 的制备

干扰 RNA 的制备方法主要包括体外合成 siRNA 再转入体内,以及通过载体使 siRNA 在体内合成两类。

(一) 体外 siRNA 制备方法

1. 体外化学合成　体外化学合成对于确定的 siRNA 来说,是较为省力的做法。只需要将目的 siRNA 交给生物公司合成即可。与前几年相比,时间因素已不再是体外化学合成的限制因素,通常 6 天内就能够收到合成的 siRNA。但该方法需要考虑经济因素。由于该方法生产的 siRNA 中 4 OD 样品价格一般在千元左右,但如果需要合成多条 siRNA 则费用较高,因此可以根据经济条件决定是否采用该方法。

2. 体外转录法　该方法的原理是依据要生成的 siRNA,设计出对应的 DNA Oligo 并交给生物公司订制。将订制好的 DNA Oligo 作为模板通过体外转录相关试剂盒进行体外转录。反应结束后,使用 DNAse 消化模板。以试剂盒为例,具体操作步骤如下:

(1) 主要试剂:Klenow、dATP、dGTP、dCTP、dTTP、体外转录试剂盒、RNase、DNase、玻璃纤维过滤器、琼脂糖、DNA loading buffer、DNA Marker、TAE、DNase、RNase。

(2) 主要设备:恒温水浴箱、分光光度仪、离心机、干燥箱、电泳仪。

(3) 步骤

1) 通过 siRNA 序列,合成含有正义链以及反义链的 DNA Oligo。其中模板 DNA Oligo 长度为一般为 29 个核苷酸。每个寡核苷酸 3' 端的 8 个核苷酸一般为是 T7 启动子引物 5'-CCTGTCTC-3'。

2) 将含有正义链以及反义链的 DNA Oligo 分别与 T7 启动子引物杂交。杂交后 DNA 寡核苷酸的 3' 端由 DNA 聚合酶的 Klenow 片段延伸,以创建正、反义 siRNA 转录模板。具体做法是将单链模板 1μl、引物 2μl、10×Klenow 缓冲液 2μl 混匀,加水至 20μl。将离心管加热到 90℃ 5 分钟,然后逐渐下降到 37℃。离心管中加入 DTT 2μl,以及 dATP、dGTP、dCTP、dTTP 混合液 1μl 混合均匀后,1 000g 离心 5 分钟。加入 1μl 的 Klenow 酶室温下孵育 30 分钟后,68℃ 继续加热 10 分钟,使 Klenow 片段失活。

3) 正、反义 siRNA 由 T7 RNA 聚合酶体外转录产生。最初的正、反义 siRNA 由 5' 末端单链先导序列(T7 启动子中的 GGG)、一个 19nt 靶特异性 dsRNA 转录体和 3' 末端二连尿嘧啶(UU)组成。转录前需在离心管中加入 10μl 的 2×NTP、2μl 的 10×Reaction Buffer、2μl 的 DNA 模板、2μl 的转录酶混匀并加入 ddH₂O 至 20μl。37℃ 孵育 2 小时完成转录。

4) 混合液中加入 2μl 的 RNase,去除先导序列。因为 RNase 不会切割 U 残基,所以序列中的 UU 二核苷酸将保留在 siRNA 上。

5) 在混合产物中加入 2μl 的 DNase 用于去除 DNA 模板。

6) 为了保证获得的 dsRNA 大小和纯度符合实验要求,需要将 dsRNA 进行纯化。其中,可以使用玻璃纤维过滤器进行纯化。其主要目的是去除反应体系中多余的核苷酸、短低聚物、蛋白质和盐。也可以使用凝胶纯化对目标片段切胶回收,操作方法如下:称取 0.5g 琼脂糖置于锥形瓶中,加入 50ml 的 1×TAE,混匀。微波炉加热煮沸后加入核酸染料混匀后插入电泳梳,制成 1.0% 琼脂糖凝胶液。待胶凝固后,拔掉电泳梳,在加样孔中加入混合了 DNA loading buffer 5~10μl 的 DNA 待测样品以及 DNA Marker。加样后进行电泳,电泳约 35 分钟后,带上无菌手套,对照 Marker 位置,在紫外灯下用切掉目的条带,尽量去除不含条带的凝胶。将目的条带转移到 2ml 离心管中,65℃ 水浴加热使之融化。加等体积酚混匀,13 000g 离心 10 分钟。取上层水相加等体积的氯仿:异戊醇混合物混匀。13 000g 离心 10 分钟。取上层水相加入 1/10 体积的 NaAc 和两倍体积的无水乙醇后冰冻半小时。13 000g 离心 10 分钟,去沉淀加入 1/10 体积的 70% 乙醇洗涤沉淀 3 次,去上清,放入干燥箱中干燥。30 分钟后加入 20μl 的 ddH₂O 进行溶解。

7) 吸取 1-2μl 纯化后的 dsRNA 确定浓度。将浓度较高的 dsRNA 稀释(如用 RNA-free 水调整 siRNA 浓度为 1 000ng/μL),分装 −80℃ 保存备用。

3. 长链 dsRNA RNase 酶消化法　如果不希望通过设计和检验多个 siRNA 序列的方法获得效果较

好的 siRNA,可以采用长链 dsRNA RNase 酶消化法进行实验。通过 RNase Ⅲ 对长链 dsRNA 进行消化,制备出混合有各种 siRNAs 的"混合鸡尾酒"(即 siRNAs 混合库),将混合库转入目的细胞后,即可对靶基因进行沉默。该方法的优点在于省时省力,不需要设计多对 siRNA 序列。缺点在于无法明确混合库中起到关键效果的 siRNA。同时有可能会引发其他同源基因的非特异基因沉默。

(1)dsRNA 的合成,以试剂盒说明为例,具体步骤如下:

1)主要试剂:PCR 试剂盒、PCR 纯化试剂盒、体外转录试剂盒、T7 express RNAi 试剂盒、醋酸钠、乙醇、DNase、RNase。

2)主要设备:PCR 仪、干燥箱、低温冰箱。

3)步骤

① 选取目的片段,设计引物,并交给生物公司合成。

② 通过 PCR 的方法将目的片段扩增。PCR 反应体系如下:1~2μl 的 DNA 模板(约 10-100pg)、上游引物 2μl、下游引物 2μl、2×Master Mix 25μl、加入 ddH$_2$O 补至总体积 50μl。PCR 反应通常设置如下:94℃ 预热 3 分钟,30 个循环的变性退火延伸过程(94℃ 变性 30 秒,55℃ 退火 30 秒,72℃ 延伸 1 分钟),72℃ 延伸 5 分钟(保证产物完全延伸)。

③ 反应结束后,将 PCR 产物通过琼脂糖凝胶电泳进行鉴定并纯化。

④ 取纯化后的 PCR 片段约 5μl,交给生物公司测序验证。

⑤ 以纯化后的 PCR 产物 1~2μl 为模板,设计含有 5' 端连接有 T7 启动子的引物。通过 PCR 方法扩增目的基因,并通过琼脂糖凝胶电泳纯化。

⑥ 在室温条件下,将模板中加入转录酶以及 buffer 后,37℃ 水浴 2~6 小时,进行体外转录。水浴超过 6 小时不会增加转录效果,反而可能会使转录水平降低。

⑦ 在混合液中加入 2μl 的 RNase、2μl 的 DNasse 以及 2μl 的 RNase buffer 以去除单链 RNA 以及 DNA 模板。

⑧ 加入离心管中冰浴后高速离心(13 000g,10 分钟)。弃上清,取白色沉淀加入 20μl 的 70% 酒精重悬沉淀,再离心,取沉淀。

⑨ 将沉淀置于干燥箱中干燥 30 分钟后加入少许的 RNA-free 水溶解,并取 1~2μl 测定 dsRNA 浓度。

⑩ 纯化后的双链 RNA 置于 -80℃ 保存。

(2)siRNA 的制备,以试剂盒说明为例,具体步骤如下:

1)主要试剂:ShortCut RNase Ⅲ、ShortCut RNase buffer、MnCl$_2$、EDTA。

2)主要设备:恒温水浴箱。

3)步骤

① 将 10μl 纯化后的双链 RNA 片段、10μl 的 ShortCut RNase Ⅲ、10μl 的 ShortCut RNase buffer、60μl 的 ddH$_2$O 和 10μl 的 MnCl$_2$ 等按照说明书要求配制为总体积为 100μl 的混合液。

② 设立阳性对照组以及阴性对照组。将实验组、阳性对照组以及阴性对照组分别 37℃ 孵育 20 分钟。

③ 加入 10μl 的 EDTA,终止实验。

④ 取 1~2μl 混合液体,测定 siRNA 浓度。

(二)体内 siRNA 制备方法

体外 siRNA 制备方法进入细胞后产生的时效较短(一般在 1 周左右),不适合长期实验研究。因此,针对长期研究的实验可以采用质粒、病毒、外泌体类载体介导方法,使 siRNA 在体内能够持续表达。其中,质粒可以通过脂质体转染或者电转的方法进入细胞中。而病毒载体可通过感染细胞的方式进入到细胞内。常见的病毒载体有逆转录病毒载体、慢病毒载体和腺病毒载体,病毒载体可通过包装成假病毒,有效感染靶细胞。此外,由于有的病毒载体上具有抗性标记,因此可以能快速筛选出阳性克隆。

1. 病毒载体表达法(以试剂盒说明书为例)

(1)主要试剂:限制性内切酶、T4DNA 连接酶、pMD18-T 载体、DH5α 感受态细胞、慢病毒质粒、pH1 载体、pH2 载体、Polyfect-V 转染试剂、血清、培养基。

（2）主要设备:PCR仪、荧光显微镜、低温冰箱。

（3）步骤:

1）通过在线设计软件,将目的基因输入,获取2~5个目的片段。

2）设计正反链引物,注意引物片段的大小和酶切位点。

3）通过PCR的方法扩增目的片段,并通过琼脂糖凝胶电泳的方法进行鉴定及纯化。

4）纯化后的PCR与T载体连接。连接反应体系如下:10x ligation buffer 2μl、PCR产物2μl、pMD18-T载体12μl、T4DNA连接酶2μl,加入ddH$_2$O补齐到20μl,16℃过夜连接。

5）感受态细胞的制备:将单个DH5α菌落置于5ml的LB(无抗生素)培养基中,37℃,200r/min培养10小时。按照1:10的比例加入到LB(无抗生素)培养基中,37℃,200r/min大约2小时。将40ml培养基转移至分次转入15ml离心管中,冰浴10分钟,4 000r/min 4℃离心15分钟,弃上清。将菌体重悬于10ml的100mmol/L预冷的CaCl$_2$中,振荡混匀后离心。4℃,4 000r/min离心5分钟弃上清液。菌体重悬于3ml的CaCl$_2$的甘油混合液中。感受态细胞置于冰箱内保存备用。

6）将连接好的20μl质粒载体加入到装有感受态细胞的2ml离心管内。将离心管先冰浴30分钟,然后37℃水浴5分钟,最后冰浴2分钟。然后加入900μl的LB液体培养基中37℃振荡培养1小时。将菌液涂布到含有特定抗生素的培养基上。并置于37℃培养箱中恒温培养12~16小时,直至形成单克隆菌落。选取单克隆菌落加入5ml的LB液体培养基中培养8~12小时。12 000g,离心5分钟后,收集菌液提取质粒。

7）在装有T载体及病毒载体的离心管中分别加入限制性内切酶,切割目的片段与病毒载体。酶切反应体系如下(以EcoRI为例):依次加入10×QuickCut Buffer 2μl、载体0.5μg、QuickCut EcoRI酶1μl、最后加入ddH$_2$O至20μl,混匀后37℃水浴15分钟。

8）通过电泳后切胶回收的方法对切割片段与病毒载体片段进行纯化。

9）将双链DNA以及慢病毒载体按照6:1的比例混匀,并通过连接酶连接,重组为新的慢病毒载体。将构建好的载体转入大肠杆菌DH5α感受态细胞,并筛选出阳性克隆。选取单克隆菌落加入LB液体培养基中培养后,收集菌液提取重组病毒载体。

10）将构建好的重组病毒载体通过双酶切法进行鉴定。

11）293T细胞复苏:将水浴锅温度设置为38℃。从液氮灌中取出冻存的293T细胞,置于水浴锅中迅速融化,在1~2分钟内使细胞溶液完全溶解。将1ml细胞溶液加入9ml完全培养基中混匀后3 000g离心10分钟,弃上清液,用9ml完全培养基将细胞团重悬,并置于培养皿中。第二天观察细胞存活率。将原有的培养基弃掉,加入10ml新鲜培养基,继续培养。

12）293T细胞传代:当细胞生长到良好状态后,弃掉细胞上清液,加入2ml的PBS清洗3次,弃掉。加入0.25%的胰酶1ml。约1分钟后进行吹打。将细胞1 000r/min离心2分钟后,加入5ml完全培养基重悬后放入培养皿中培养。由于加入抗生素会对病毒的包装会产生一定的影响,因此,一般在包装病毒前8小时,换成无血清培养基。

13）标记离心管。在1号离心管中加入Polyfect-V转染试剂20μl及DMEM无血清培养基480μl。2号离心管中加入慢病毒载体5μg、pH1载体以及3.75μg、pH2载体1.25μg、补充DMEM无血清培养基至500μl。将2号离心管中的液体加入1号离心管中,充分混匀。

14）将混合后的病毒缓慢加入细胞培养皿中,37℃孵育10~16小时后弃掉含有未感染病毒的培养基,更换为新鲜的培养基(如果病毒基因组中有eGFP基因,可以用荧光显微镜观察含有eGFP的重组慢病毒的感染能力。如果病毒基因组中有筛选标记,则可以用如嘌呤霉素等筛选标记筛选出导入重组慢病毒的阳性293细胞)。

15）分别收集24小时、48小时、72小时以及96小时的培养基。然后将收集的293T细胞上清液转入离心管中,3 000r/min离心15分钟,离心结束后取上清液,-80℃保存。

2. 质粒载体表达法(以试剂盒说明书为例)

（1）主要试剂:限制性内切酶、T4 DNA连接酶、质粒、血清、培养基。

（2）主要设备:PCR仪、电泳仪。

（3）步骤

1）通过在线设计软件，将目的基因输入，获取 2~5 个目的片段。

2）设计引物，注意片段大小和加入酶切位点。

3）交给生物公司合成正反链引物。

4）将正反链混合后退火，形成双链 DNA。

5）通过 PCR 的方法扩增目的片段，并通过琼脂糖凝胶电泳的方法进行鉴定及纯化。

6）纯化后的 PCR 加入 T 载体连接，并将重组的 T 载体转入 DH5α 感受态大肠杆菌中。通过抗性筛选挑选出阳性克隆，加入 LB 液体培养基中培养后，收集菌液提取重组质粒载体。

7）通过加入限制性内切酶，分别切割 T 载体与转染质粒，进行电泳。

8）通过电泳后切胶回收的方法对切割片段与质粒片段进行纯化。

9）将双链 DNA 以及质粒，并通过连接酶连接，重组为新的质粒。同时需要构建对应的阴性质粒作为对照。

10）将重组质粒测序验证，并转入 DH5α 感受态细胞。通过提取质粒的方法扩增，并将扩增的质粒进行纯化。

3. 外泌体载体表达法　目前对于 RNAi 的治疗疾病的主要挑战是缺乏有效的体内传递系统。为了克服这一问题，质粒载体和病毒载体已被广泛应用于 RNAi 技术中。但是这些传统运载技术可能会存在一定的安全隐患，因此研发一种生物体自身产生的载体是未来发展的一个重要研究方向。

外泌体（exosome）是活细胞分泌的直径为 30~150nm 的小囊泡，并且为一种典型的脂质双分子层结构。大部分的细胞都可以分泌外泌体，而且它也存在与各种体液中，包括血液，唾液，尿液，脑脊液和乳汁等。由于外泌体可携带多种 RNA 和蛋白质，因此一直被认为是天然载体。张辰宇等将肝脏重编程为生物发生器，从而实现在体内合成 siRNA，使其自组装进入外泌体，再分泌至循环系统，最后将 siRNA 递送至其他组织器官中，达到抑制靶基因表达的目的。

四、干扰 RNA 的导入方法

干扰 RNA 导入方法主要包括电穿孔转染法、注射法、浸泡法、饲喂法等。四种方法各有优点，具体选择何种方法要根据研究的实验对象等多方面因素确定。

（一）电穿孔转染法

电穿孔转染法，也有人称作高压电穿孔法，简称电穿孔法。电穿孔转染法主要用于将外源基因导入真核细胞或原核细胞等。具体方法如下：

1. 主要试剂　PBS、胰酶、含有 10% 小牛血清的 DMEM、低盐浓度的电转液。

2. 主要设备　电转仪、离心机。

3. 步骤

（1）选择一次性电转杯在紫外灯下照射 2 小时。

（2）电穿孔前一天，对于可以传代的细胞要调整细胞密度，一般细胞单层融合度可以达到 70%~80%，即可开始试验。

（3）细胞使用前需要 PBS 清洗 2~3 次，并加入胰酶进行消化。通过胰酶将细胞消化成细胞悬液后，用完全培养基终止消化。

（4）室温离心（3 000g，5 分钟），将培养液弃掉。取沉淀加入 PBS 重新悬浮后再次离心，重复本步骤 2~3 次。

（5）弃上清液，根据细胞数量，加入适量的电转缓冲液重悬细胞，调整细胞浓度（如果该细胞之前没有电穿孔的相关条件报道，可预先通过预实验的方法确定细胞浓度）。

（6）加入待转染核酸至相应的终浓度（质粒的浓度一般为 20~50μg/ml，siRNA 的浓度一般为 1~5μg/ml）。

（7）使用低盐浓度的电转液将进行电转。如果反应缓冲液含有高盐，在电转前请将 DNA 样本用水或

TE 缓冲液稀释。

（8）选择合适的电转条件进行电转（如果该细胞之前没有电转条件的相关报道，可通过预实验的方法确定电转条件）。

（9）将电转后的细胞进行孵育，并检测电转结果。

（二）注射法

目前，主要采用注射法对昆虫进行 RNA 干扰。研究表明，注射法可以应用到全变态昆虫的所有生命阶段中。因此，清晰阐述昆虫的注射步骤能够为其他研究者的 RNAi 相关实验提供技术支持。以库蚊为例，具体方法如下：

1. 主要试剂　CO_2 麻醉仪、siRNA。
2. 主要设备　注射器、冰浴箱、收集盒。
3. 步骤

（1）收集羽化 3~5 天并中断糖水的库蚊，保证收集盒吸取蚊虫数量控制在 300 只左右。

（2）可采用冰冻法或 CO_2 麻醉法对蚊虫进行麻醉处理。冰冻法主要是通过将装有库蚊的收集盒放入 -30℃冰箱中进行麻醉，而 CO_2 麻醉法主要是通过向装有库蚊的吸蚊器收集盒充入 CO_2 气体进行麻醉。

（3）取适量的 siRNA 注射入蚊虫胸部，注意体积一般不超过 800ng。

（4）注射后将每个收集盒内蚊虫放置于冰上，1 小时后将培养皿中的蚊虫放置到蚊笼中回暖，并收集回暖后的蚊虫用于实验。

（三）浸泡法

浸泡法是指通过体外合成 dsRNA 后，将 dsRNA 与转染试剂混合后直接浸泡线虫等寄生虫以达到实现 RNAi 的目的。目前浸泡法在昆虫细胞系研究中应用广泛，也有少量应用于水生昆虫中。以血吸虫为例，具体方法如下：

1. 主要试剂　ddH_2O、胰蛋白酶、无血清培养基、含双抗的 RPMI1640 培养基。
2. 主要设备　培养箱、离心机、孵化箱。
3. 步骤

（1）将实验室饲养的阳性钉螺用 50ml 的 ddH_2O 清洗 5~10 次，装入 25ml 的烧杯中，每杯约 30 个钉螺，杯口罩上尼龙网，加入 10ml 的 ddH_2O，置 25~28℃孵化箱内光照 2 小时左右，尾蚴即大量逸出。

（2）将尾蚴收集后加入胰蛋白酶，调整胰蛋白酶浓度至 5%。冰浴 25 分钟左右。

（3）将含有尾蚴的混合液离心（4℃，800g，10 分钟），弃上清液。

（4）将收集到的尾蚴在含有双抗的 RPMI 1640 培养基溶液 5ml 中重悬，然后再次离心，重复本步骤 3~5 次。

（5）将收集到的尾蚴在含有双抗的 RPMI 1640 培养基溶液 2ml 中重悬。使用 5ml 注射器反复快速吹打 20~30 次断尾。

（6）将断尾后的童虫转移至离心管中，离心（4℃，800g，10 分钟），弃上清液。重复本步骤 3~5 次。

（7）将机械童接种于 12 或 24 孔板中，添加无血清新鲜的培养基。

（8）向孔板中加入适量的 siRNA，混匀。

（9）室温孵育 10 分钟后，转入培养箱培养。

（10）培养箱中培养 2 天后，进行检测。

（四）饲喂法

1998 年，Andrew 等用含有 dsRNA 的大肠杆菌来喂食线虫并实现了 RNAi 的目的。2003 年，Newmark 等发现使用含有 dsRNA 的饲料也可以诱导产生成功的 RNAi。2009 年，Walshe 等发现在刺舌采采蝇食用的血液中添加 dsRNA，同样可以诱导 RNAi 的产生。因此，饲喂法是应用比较广泛，且对寄生虫影响较小的方法。以线虫为例，具体方法如下：

1. 主要试剂　HT115 感受态细胞、IPTG、NGM 培养基。
2. 主要设备　CO_2 培养箱。

3. 步骤

（1）感受态细胞的制备：挑取一个 HT11 单菌落于 5ml 的 LB（无抗生素）培养基中，37℃，200r/min 培养 10 小时。按照 1:10 的比例加入到 LB（无抗生素）培养基中，37℃，200r/min 大约培养 2 小时。将 40ml 培养基转移至分次转入 15ml 离心管中，冰浴 10 分钟，4 000r/min 4℃离心 15 分钟，弃上清液。将菌体重悬于 10ml 的 100mmol/L 预冷的 TSS 中，振荡混匀后离心。4℃，4 000r/min 离心 10 分钟弃上清液。菌体重悬于 3ml 预冷的 TSS 中。感受态细胞置于冰箱内保存备用。

（2）将 HT11 感受态细胞从 −80℃ 拿出后，冰浴 10 分钟，待菌液融化后加入目的质粒并颠倒混匀。

（3）冰中静置 25 分钟。

（4）将菌液置于 42℃水浴中 60 秒，水浴后放入冰浴中静置 2 分钟。

（5）将菌液中加入 500μl 无抗生素的 LB 无菌培养液，37℃震动培养 1 小时。

（6）将含有菌液的离心管离心（3 000g，5 分钟），弃上清液，留 200μl 液体培养基将菌团混匀。

（7）取 20μl 菌液涂布到含相应抗生素的 LB 培养基上，过夜培养。

（8）挑取单菌落进行培养并进行筛选及鉴定。

（9）将含有阳性质粒的 HT115 菌株加入 500ml 的 LB 无菌培养液中，37℃震动培养扩增。

（10）线虫生长培养基的制备。按照说明书的相关要求称取培养基粉末 22.6g 于 1L 蒸馏水或去离子水中，加热持续煮沸 5min 使粉末彻底溶解，分装，高压灭菌 20 分钟，待液体冷却约 10 分钟至 50℃左右后，每 100ml 培养基添加 1 支 S2229 添加剂，轻轻混匀，分装，备用。

（11）在 IPTG 诱导后，将菌液均匀涂于 NGM 培养基表面，直至生长成膜状。

（12）将处于幼虫 L1 时期的线虫加入到制备好的培养基上培养，并进行鉴定。

五、RNA 干扰结果判断

（一）mRNA 分子水平

mRNA 分子水平的检测方法简单来说就是应用反转录聚合酶链反应（RT-PCR）技术检测转入靶基因的 mRNA 表达情况。以血吸虫为例，具体步骤如下：

1. 主要试剂　PBS、Trizol、异丙醇、乙醇、逆转录试剂盒。

2. 主要设备　干燥箱、离心机、分光光度仪、RT-PCR 仪。

3. 步骤

（1）所有实验物品均需要提前处理。保证塑料制品尽量为一次性的且标明 RNase-Free 的产品。

（2）将转染后的虫体收集到 1.5ml 离心管中。

（3）加入 500μl 的 PBS 洗涤虫体 3 次后离心，弃上清液。

（4）虫体加入适量液氮，反复研磨，直至形成虫体匀浆。

（5）mRNA 提取过程参考本书相关章节。

（6）反应完成后的 cDNA 样品保存于 −20℃ 备用。

（7）根据目的靶基因设计引物，通过 RT-PCR 验证转染的 siRNA 对其靶基因的抑制效果。具体步骤为依次加入 5μl 的 cDNA 模板、5μl 的 5×PCR Buffer、0.2μl 的 Taq 酶、0.2μl 的上游引物、0.2μl 的下游引物，以及 14.4μl 的 RNA-free H_2O 后混匀。PCR 反应通常设置如下：94℃ 预热 3 分钟，30 个循环的变性退火延伸过程（94℃ 变性 30 秒，55℃ 退火 30 秒，72℃ 延伸 1 分钟），72℃延伸 5 分钟（保证产物完全延伸）。

（8）反应结束后，检测 RT-PCR 结果。

（二）蛋白质表达水平

除了 mRNA 分子水平的检测方法之外，还可以通过 Western blot 的方法进行检测。以细胞蛋白提取方法为例，具体方法如下：

1. 主要试剂　PBS、裂解液、BCA 试剂盒、30% 丙烯酰胺混合液、Tris、SDS、过硫酸铵、TEMED、一抗、二抗。

2. 主要设备　离心机、分光光度计、电泳仪、转膜仪、化学发光成像仪。

3．步骤

（1）将培养的细胞加入 PBS 洗 3 次,弃上清液。

（2）加入裂解液,静置 5 分钟后,将细胞充分裂解后转入离心管中,离心后取上清液。

（3）配制蛋白标准品。

（4）各取 10μl 蛋白标准品和待测样品进行吸光度检测。

（5）计算样品蛋白浓度。

（6）配制 10% 分离胶:分别将水、30% 丙烯酰胺混合液、1mol/L Tris-HCl、10% SDS、10% 过硫酸铵和 TEMED 按照说明书中所述混匀,注意加样顺序。一般情况下需最后加入 TEMED,且混匀后应尽快使用。

（7）配制 5% 浓缩胶:分别将水、30% 丙烯酰胺混合液、1mol/L Tris-HCl、10% SDS、10% 过硫酸铵和 TEMED 按照说明书中所述混匀,注意加样顺序。一般情况下需最后加入 TEMED,且混匀后应尽快使用。

（8）先加入分离胶,聚合完全后加入浓缩胶,然后插入电泳梳。

（9）蛋白样品的处理:将蛋白样品溶于溶解液中调整浓度,一般终浓度调整到 1mg/ml 左右。然后转移到 2ml 离心管中,盖上盖子后置于 100℃ 水浴中加热 5~10 分钟,取出室温冷却后离心取上清液备用。

（10）蛋白样品上样:拔去电泳梳,按顺序向凝胶样品槽中加入蛋白 marker 和未知蛋白样品,每孔的加样量要相同,一般加样体积为 20μl,加样时枪头不要接触到浓缩胶。

（11）电泳:连接电压后,首先采用 80V 电压使样品通过浓缩胶。然后改为 120V 进行电泳,直至指示剂迁移到凝胶下沿处。

（12）蛋白质的电转移:把电泳后的凝胶从玻璃板上转移至缓冲液中,浸泡 30~60 分钟除去胶中的 SDS,然后将缓冲液冷却至 4℃。裁剪 NC 膜和滤纸,浸湿海绵后安装转移夹,转移槽中倒入转移缓冲液,电转移 4 小时。

（13）NC 膜上总蛋白的染色和脱色:将 NC 膜取出,丽春红染色 5 分钟后,用丽春红脱色液轻轻漂洗数次至红色消失。脱色后的加入封闭液,室温下封闭。封闭结束后,用洗涤液洗膜。

（14）一、二抗孵育:清洗后,加入特异性一抗,4℃ 摇床过夜或室温放摇 4 小时以上。孵育结束后用 TBST 洗膜,方法如前所述。再次清洗后,加入二抗孵育 30 分钟。孵育结束后用 TBST 洗膜。

（15）ECL 化学发光检测结果:将 ECL 的 A 液和 B 液以 1∶1 体积混合,于暗室中,取适量滴加于膜表面,孵育 1 分钟,滤纸吸去多余液体用保鲜膜包好,立即于暗室内曝光数秒,进行观察。

（三）表型变化

Skelly 等利用 RNAi 技术成功敲低了其组织蛋白酶 B1（cathepin B1,CB1）的基因表达水平。但是,在体外培养的条件下,血吸虫无法完全发育至性成熟,即便有虫卵排出,虫卵亦无活性。近年来 Correnti 等将 *CB1* 基因进行 RNA 干扰后,将童虫注人小鼠体内,结果显示 CB1 的表达量持续保持低水平,但是体内维持时间较短。因此,有必要建立有效、可行的观察日本血吸虫体内发育表型的 RNA 干扰技术。2018 年,胡薇等同样利用 *CB1* 基因作为靶基因,建立了日本血吸虫体内发育表型的 RNA 干扰技术。以日本血吸虫为例,观察 RNA 干扰的长期作用。该研究通过观察合抱率、虫体回收率以及虫体长度,观察虫体生长发育情况等判断了所干扰基因的功能。

1．主要试剂　841 培养基、70% 乙醇、DEPC 水、乙醇-甲醛-乙酸固定液、封片剂。

2．主要设备　CO_2 培养箱、CO_2 麻醉箱、固定板、显微镜。

3．步骤

（1）将转染 4 天后的童虫收集到 1.5ml 离心管中。

（2）采用预热 841 培养基清洗童虫 2 次,去除死亡虫体。使用 1ml 一次性注射器吸入 40 条童虫,总体积约 0.6ml,装上 7 号针头,置 37℃ 的 CO_2 培养箱中培养。

（3）干扰童虫过继转移手术:CB1 和 GFP 干扰组各 3 只小鼠,每只小鼠过继转移干扰后的量虫 40 条。小鼠采用 CO_2 麻醉后,腹部朝上置于固定板上,小鼠腹部剃毛,用 70% 乙醇消毒。小鼠与腹部正中切开,暴露小肠位置。选取肠系膜静脉血管位置将童虫进行注射,并在注射后给予缝合处理。小鼠术后 24 小时禁食但不禁水、此后正常饲养。

（4）过继转移成虫的收集：术后第 10 天处死小鼠，DEPC 水灌注冲虫，并记录雌雄成虫数量及合抱数，并计算成虫回收率。从每只小鼠所获的成虫中随机挑雌、雄虫分置于离心管中，用 DEPC 水清洗后，虫体移至乙醇-甲醛-乙酸固定液中过夜，常温存放，用于虫体测量及形态观察。

（5）将乙醇-甲醛-乙酸固定液中的虫体置于显微镜进行测量，固定的虫体经封片后，在显微镜下观察，比较 SCB1 和 GFP 干扰组的虫体形态。

（四）其他

除了上述方法之外，还可通过在 siRNA 中加入荧光标记，这样在转染后通过利用荧光显微镜，可以观察到虫体转染情况并计阳性虫数。这种方法能够比较直观的计算出转染效果。

1. 主要试剂　PBS、DEPC 水、封片剂。

2. 主要设备　离心机、荧光显微镜。

3. 步骤

（1）转染日本血吸虫机械童虫 12 小时后，PBS 清洗虫体 3 次，低速离心，然后用少量 DEPC 水将虫体重悬。

（2）用 DEPC 水清洗后，虫体移至乙醇-甲醛-乙酸固定液中过夜，常温存放，用于虫体测量及形态观察。

（3）将乙醇-甲醛-乙酸固定液中的虫体置于显微镜进行测量，固定的虫体经封片后，在显微镜下观察虫体形态。

（4）通过对各个孔荧光标记的阳性虫进行观察，随机计数 3 个视野中发红色荧光的虫体占所有的虫体的百分比。

六、RNA 干扰技术注意事项

为了保证 RNAi 相关实验的顺利进行，实验试剂、耗材以及实验方法都需要仔细考量。其中，重点注意以下几个方面：

（一）siRNA 的位点、大小和纯度

目前普遍认为靶位点选择启动密码子下游 50-100bp 以后效果较好，且一般针对一个靶基因会设计多对 siRNA。siRNA 大小方面，一般认为 3' 端含有突出两个尿嘧啶的 21bp 的 dsRNA 效果最好。最后，siRNA 的纯度也很重要。体外转录法获得的 dsRNA 可以使用玻璃纤维过滤器进行纯化，也可以使用凝胶纯化。

（二）避免 RNA 酶污染

为了保证实验顺利进行，实验中耗材尽量为一次性的且标明 RNase-Free 的产品。如果为非一次性产品，玻璃制品和金属器皿使用前须于 180℃ 干燥 8 小时后使用。

（三）避免使用抗生素

为了避免抗生素对转染后细胞产生毒性，一般不推荐在转染前后使用抗生素。但是需要严格遵循无菌操作的原则，以达到最好的转染效果。

（四）选择合适的转染条件

不同靶细胞的转染试剂，转染时间、转染后使用的培养基以及转染 siRNA 的含量均会对实验产生巨大影响，因此可通过设计多组平行实验获得最佳实验条件。

七、RNA 干扰技术研究进展

（一）大规模地研究基因功能

RNAi 能够针对靶基因设计 1 对或者多对的 dsRNA，并通过不同方式转入细胞或者动物体内，达到抑制基因表达的目的。由于基因被沉默后，会在表型上产生差异，因此可以鉴定出该基因的相关功能。由于 RNAi 对靶基因的降低或者抑制可设计为暂时的，而靶基因自身的信息仍是完整的，因此不会对细胞造成基因层面的损害。多年来，RNAi 在多种植物以及动物中得到广泛应用。Fraser 等与 Gonczy 等将大量的

dsRNA 转入线虫体内,从而成功地在基因组水平上大规模地筛选了线虫的功能基因。

(二) 基因治疗

研究发现,可通过使用 RNAi 技术对点突变引发的遗传性疾病进行治疗。例如,阿尔茨海默病在进行治疗时,就可以使用 RNAi 技术。通过在 RNAi 上偶联不同的脂质分子,调整它们的亲脂性,可以在中枢神经系统组织中显著降低靶基因的 mRNA 表达。

研究表明,与转移黏附、迁移以及血管内皮生长因子调节基因等都会在肿瘤的发生发展中起到重要作用,因此也可以针对相关的基因进行沉默。研究表明,利用 siRNA 的方法靶向沉默 *CRIPTO-1* 基因的表达可在抑制乳腺癌细胞的侵袭能力,进而抑制肿瘤的发生发展。

此外,化疗在肿瘤治疗及预防复发中具有重要地位。但是,肿瘤细胞的多重耐药性一直是个重要问题。因此,可以通过分析化疗药物涉及的耐药基因,并通过 RNAi 技术抑制靶基因表达,达到加强化疗效果的目的。

(三) 药物研究

RNAi 技术可以将疾病相关基因作为靶点,通过设计 dsRNA 沉默相关基因。这样一方面可以建立相关疾病的模型,另一方面也可以利用该模型进行药物筛选。Aza 等通过构建 siRNA 文库并转染 Hela 细胞,发现了能够诱导细胞凋亡的相关基因以及其相关作用机制。这对抗肿瘤药物研发具有重要的显示意义。

八、RNA 干扰技术在寄生虫学研究中的应用

(一) RNA 干扰技术在蠕虫研究中的作用

1. RNA 干扰技术在旋毛虫中的作用　旋毛虫作为一种人兽共患食源性寄生虫,可通过食入未煮熟的含有旋毛虫的猪肉及其产品感染人类,而由于感染旋毛虫而引起的疾病被称为旋毛虫病,旋毛虫病是世界性的人畜共患病,严重威胁人类健康和公共安全。为研究旋毛虫 Kazal 型丝氨酸蛋白酶抑制剂(*KaSPI*)基因的功能,可通过电转法将 *KaSPI* 基因的 dsRNA 导入旋毛虫体内进行研究。实时荧光定量 PCR 和 Western blot 检测结果显示,旋毛虫肌幼虫经 dsRNA 电转处理后 *KaSPI* 基因的转录和表达分别降低约 60%。dsRNA 组转染后幼虫死亡率可达到 50% 以上。将 dsRNA 电转处理的肌幼虫接种小鼠后,6 天肠道成虫和 35 天肌幼虫的减虫率大约为 30%。结果表明,KaSPI 沉默后可明显影响幼虫在小鼠体内的存活和发育。

2. RNA 干扰技术在日本血吸虫中的作用　血吸虫病是一种常见的寄生虫病,大约有 2 亿人被感染。目前,血吸虫病的药物疗效明显,但治疗后容易产生再感染,疗效成本高,而且容易产生抗药性虫株,因此,对血吸虫病的控制是有限的。

作为 RNA 的干扰技术热点之一,血吸虫组织蛋白酶家族早在 2003 年至今得到了广泛的应用。以往报道指出,组织蛋白酶 B 对宿主血红蛋白具有重要意义。2003 年,国内外学者对曼氏血吸虫的研究进行了研究,并提出了一种可行的试验方法,以有效地抑制组织蛋白酶 B 的表达。在导入基因的 ds RNA 6 天后,利用免疫荧光分析及 RT-PCR 分析的结果,发现组织蛋白酶 B 的活力显著降低。电穿孔是日本血吸虫的转染方法,在 dsRNA 中的应用更为有效。Correnti 等通过电穿孔法递送曼氏血吸虫组织蛋白酶 B1 特异性 dsRNA,与未处理的对照组相比,组织蛋白酶 B1 的活性抑制效果显著。试验结果显示,不仅曼氏血吸虫的生长中是必须的,且在宿主血红蛋白分解中,组织蛋白酶 B1 的作用也是非常关键的。Krautz 等采用电穿孔方法对曼氏血吸虫天冬酰胺酰肽链内切酶的表达进行了抑制,结果表明:天冬酰胺酰肽链内切酶不是曼氏血吸虫中激活组织蛋白酶 B1 的必须基因。Deleroix 等应用 RNA 干扰技术对血吸虫在分解宿主血液中的各种蛋白酶进行了分析。结果表明:血红蛋白的降解工艺主要是根据一定的顺序进行的,并且有基物特异性。在这些组织蛋白酶 D 和组织蛋白酶 B 中,分别能发挥血红蛋白和白蛋白的降解作用。Morales 等将编码曼组织蛋白酶特异性 dsRNA 注入到体外培养的曼氏血吸虫中。研究表明,RNA 的干扰会导致寄生虫的生长迟缓、天冬氨酸蛋白酶活性抑制、宿主血红蛋白分解障碍等多种表型改变。因此,他们可以根据组织蛋白酶 D 作为血吸虫的主要活性抑制靶点,可以作为抗血吸虫的药物。

3. RNA 干扰技术在棘球绦虫中的作用　棘球属绦虫是带科中虫体最小的绦虫,需要中间宿主和终末

宿主才能完成其生命周期。棘球绦虫的中绦期幼虫统称为棘球蚴,寄生于中间宿主的内脏器官,其发育形成的包囊是棘球蚴病。棘球蚴病是一种危害严重的人兽共患寄生虫病,被 WHO 列为 17 种易被忽视的热带病之一,其中绝大多数病例为感染细粒棘球蚴所致的细粒棘球蚴病(cystic echinococcosis,CE)。郑璇等采用电穿孔法将 Rad9-siRNA 转染细粒棘球蚴原头节,特异性干扰 *Rad9* 基因的表达,再以 H_2O_2 干预构建氧化损伤模型,研究 *Rad9* 基因对细粒棘球蚴原头节 DNA 氧化损伤机制的影响。其中 Rad9-siRNA-614 干扰序列对细粒棘球蚴原头节的干扰效果最好。qRT-PCR 检测干扰 *Rad9* 基因表达后细粒棘球蚴原头节 Rad9 mRNA 的表达水平变化,结果显示 Rad9 mRNA 表达水平较阴性对照组和空白对照组下调最多,提示该干扰序列对 *Rad9* 基因表达的干扰作用最为显著。

(二) RNA 干扰技术在原虫研究中的作用

1. RNA 干扰技术在刚地弓形虫中的作用 刚地弓形虫是一种严格的细胞内寄生虫,在弓形虫的生活史中,速殖子可引起中间宿主的急性感染,在这一感染性阶段主要是通过无性繁殖进行的。若无性繁殖不能收到抑制,则可以繁殖出大量的速殖子。有研究通过使用 RNA 干扰技术分析 *eIF-5A* 的基因功能。结果显示,在体外条件下,弓形虫中的 *eIF-5A* 基因表达被抑制后,能够影响宿主的免疫相关功能。而在体内实验中,*eIF-5A* 基因可作为必需基因调节虫体生长的、调控虫体繁殖。且 *eIF-5A* 基因可能通过调控 MICs 和 SAGs 的转录产物,对虫体黏附宿主细胞和侵入细胞过程产生影响。而针对 *Rab43* 基因的相关研究显示,*Rab43* 是弓形虫生长繁殖过程中的必需基因,并且其在弓形虫体内与虫体的黏附和侵入过程关系密切。当 *Rab43* 基因的表达被抑制后,无论是体内还是体外条件下,均能够对弓形虫体的繁殖产生明显的影响。

2. RNA 干扰技术在疟原虫中的作用 疟原虫作为疟疾的病原体,是一种研究危害人类健康的寄生虫,世界上约有 50% 的人口有被感染的危险。尽管在全球范围内为根除疟疾做出了巨大努力,但大约 2018 年报告了 2.28 亿例疟疾病例。疟原虫属属于顶复动物门孢子纲、真球虫目疟原虫科。常见的感染人体的疟原虫主要包括间日疟原虫、三日疟原虫、恶性疟原虫和卵形疟原虫等。有研究选取了二氢乳清酸脱氢酶(dihydroorotate dehydrogenase,DHODH)的基因片段进行了 RNA 干扰。DHODH 是虫体在红内期的关键酶,抑制 DHODH 的表达预计可干扰疟原虫的生长。结果显示,RNA 干扰后 24 小时就出现了虫体抑制。

3. RNA 干扰技术在布氏锥虫中的作用 锥虫属于肉足鞭毛门、动鞭纲、动质体目、锥虫科。布氏锥虫是引起非洲睡眠病的主要病原体,也是重要的研究模式病原生物。非洲睡眠病是世界卫生组织重点监控的六大热带病之一,若不及时治疗,将致患者死亡。该病现主要流行于非洲多个国家,但伴随商贸和旅游业的发展我国于 2015—2017 年也出现了输入性病例。布氏锥虫是使用 RNAi 试验进行基因沉默应用较广的一种寄生虫。1998 年,Ngo 等用 α 微管蛋白 dsRNA 成功地使细胞微管蛋白 mRNA 表达下调,从而使表型发生改变。此外,为了研究 *BBP1* 基因在布氏锥虫中的调控功能,研究者构建了 BBP1 RNA 干扰虫株,结果显示 BBP1 干扰 48 小时后,锥虫细胞生长明显被抑制,且动基体出现了多个细胞核的异常细胞数目增加。通过定量分析显示,当虫体 BBP1 干扰 24 小时后,其动基体 DNA 均发生了不均等分裂现象。透射电镜分析这类异常细胞发现,它们的鞭毛二聚微管及中央微管发生缺失,暗示 BBP1 对锥虫鞭毛微管蛋白的稳定或装配具有重要作用。此外,锥虫的 BBP1 蛋白缺失也导致了细胞基体 SAS6 蛋白的装配异常以及新生鞭毛从胞体脱落的异常性状。

(三) RNA 干扰技术在节肢动物研究中的作用

1. RNA 干扰技术在蚊中的作用 世界卫生组织 WHO 的相关研究表明,在媒介蚊虫防治的工作中最大的障碍莫过于蚊虫抗药性的增加。近些年来,研究人员对蚊虫抗药性的研究进展迅速。Lumjuan 等通过 RNAi 技术对 *GSTs* 基因进行了沉默。结果显示,*GSTs* 基因转录水平的改变和可能会导致埃及伊蚊对滴滴涕(DDT)的敏感性降低。Bona 等通过沉默 *VGSC422* 基因,发现蚊虫对拟除虫菊酯的敏感性提高了约 50%。提示 *vgsc422* 基因与拟除虫菊酯敏感性的提高密切相关。

不育昆虫技术是一种通过释放不育的雄蚊,以降低后代蚊虫的繁殖的技术。Whyard 等通过对雄蚊 *gas8* 基因与 *dsxF* 基因进行沉默,结果显示发育成熟的雄蚊,其中绝大多数是不育的,因此可以达到减少蚊虫数量的目的。

2. RNA 干扰技术在蜚蠊目中的作用　蜚蠊目中的某些节肢动物是世界公认的害虫,严重影响人类生活健康,采用 RNA 干技术可以减少蜚蠊目昆虫的数量以及相关疾病的传播。蜚蠊类害虫拥有极快的繁殖速度,造成了群体的增加。而且由于其粪便中携带多种过敏原,可通过与人类的接触增加人类发病率。

目前,昆虫 RNAi 技术的研究已经相当成熟,其中把"dsRNA"导入昆虫体内常用的方法有注射法和喂食法。注射方法是通过注射的形式把 dsRNA 导入昆虫体内,注射位置一般在第三腹节和第四腹节之间,根据相关文献,小蠊的头部和胸部也可以注射,但腹部注射最常见。另有研究表明,注射法能够使昆虫在注射后的 6~12 天中起到明显效果。喂食法是根据昆虫取食特点将 dsRNA 导入昆虫体内。喂食 dsRNA 方法简单,易于实现,而且对昆虫的损耗也很小,所以在大部分情况下,它是一种常用的 dsRNA 导入方式。试验中,把 dsRNA 从小蠊口器中送入到食道,并使得小肠上皮细胞吸纳 dsRNA。其中,为了避免肠液分解,广泛采用能够抵抗肠液的脂质体将 dsRNA 包裹,使得 dsRNA 可经口进入,并通过小肠上皮细胞发挥作用。

(郑敬彤)

第五节　microRNA 研究技术

microRNA(miRNA)是一类长度为 21~25 个核苷酸的 RNA,其可与特定的 mRNA 结合,在转录后水平调节靶基因表达。自 Lee 等首次在线虫中发现第一个 miRNA 分子 lin-4 之后,Reinhart 等在线虫中又发现了第 2 个异时性开关 miRNA 家族 let-7。随后人们又陆续在许多高等多细胞动物,如人、果蝇、线虫和植物中鉴定出数百个 miRNA。miRNA 不仅在真核生物基因调控中起着重要作用,广泛参与细胞增殖、分化、发育、代谢、凋亡等多种生理活动,miRNA 在寄生虫生长发育,以及寄生虫和宿主间相互作用的过程中也发挥着至关重要的调控作用。目前,在疟疾、阿米巴、弓形虫等寄生虫病感染过程中,miRNA 研究已经取得一定进展,有望成为临床诊断标志物。寄生虫 miRNA 的研究方法主要包括两大类:一是分子生物学技术,二是已成熟应用的生物信息学技术。前者侧重于 miRNA 表达的检测,后者偏重于新 miRNA 基因及 miRNA 靶基因的预测。两者相辅相成,互为补充,为深入地研究寄生虫 miRNA 的功能和分子机制提供了大量功能线索和确凿的实验证据。

一、miRNA 作用机制

miRNA 基因通常在 RNA 聚合酶 II 的作用下发生转录,生成具有帽子结构和多聚腺苷酸尾巴的初始 miRNA(pri-miRNA),长度为 300~1 000 个碱基;生成的 pri-miRNA 在 RNAase III 型的内切酶 Drosha 及其分子伴侣蛋白 DGCR8 识别下,成为 pre-miRNA 即 microRNA 前体,长度大为 70~90 个碱基;pre-miRNA 在转运蛋白 Exportin-5 的介导下由细胞核进入到细胞质中再经过 Dicer 酶酶切后,产生 22bp 的成熟 miRNA 双链结构(引导链和随从链)。其中,引导链(成熟 miRNA)进入 RISC。最后,成熟 miRNA 通过种子序列(5' 端的 2~8nt)引导 RISC 以碱基互补配对的方式与目标 mRNA 的 3' 非编码区(3'UTR)结合,进而通过抑制和降解两种方式调节靶基因的表达。

microRNA-RISC 对靶基因 mRNA 的作用主要取决于它与靶基因转录体序列互补的程度,有三种方式。第一种是抑制靶基因的翻译:作用时与靶基因不完全互补结合,进而阻遏翻译而不影响 mRNA 的稳定性,目前发现大部分 miRNA 属于此类(如线虫 lin-4),而在植物中极少数的 miRNA 通过此方式来抑制靶基因;第二种是切断靶基因的 mRNA 分子:miRNA 与靶基因完全互补结合,作用方式和功能与 siRNA 非常相似,最后切割靶 mRNA,在植物中,大部分 miRNA 都以这种方式(如拟南芥 miR-171);第三种是结合抑制,具有以上两种作用模式:当与靶基因互补结合时,直接靶向切割 mRNA;当与靶基因不完全结合时,起调节基因表达的作用(果蝇的 let-7 可直接介导 RISC 降解其靶 mRNA,而线虫的 let-7 则与靶 mRNA 3'UTR 以不完全配对的方式结合,进而抑制其靶 mRNA 的翻译)。

二、miRNA 表达的研究方法

miRNA 生物学功能研究、不同种类 miRNA 表达量的确定,以及 miRNA 作为疾病标志物在疾病的诊治中的应用都离不开 miRNA 的定量分析。已有多种不同的方法用于检测 miRNA 分子的表达,包括经典的 Northern 杂交法、原位杂交、实时定量 PCR 检测方法、以及基因芯片技术等。

(一) Northern 杂交

1977 年 Alwine 等提出了一种用于分析细胞总 RNA 样品中 mRNA 分子和丰度的分子杂交技术,即 Northern 杂交(Northern blot)。Northern 杂交采用琼脂糖凝胶电泳,将分子量大小不同的 RNA 分离开来,随后将其原位转移至固相支持物(如尼龙膜、硝酸纤维素膜等)上,再用放射性或非放射性标记的 DNA 探针或 RNA 探针,依据其同源性进行杂交,最后进行放射自显影。由于 miRNA 是一类 18~22 个碱基左右的 RNA 分子,琼脂糖电泳不能有效地将之分离,变性聚丙烯酰胺凝胶则是对小 RNA 分子进行分离的最佳方法。随后转膜、杂交,检测所得信号,评估目的 RNA 的丰度。Northern 杂交可检测 pri-miRNA,pre-miRNA 或成熟的 miRNA。此外,它还可以检测 pre-miRNA 和成熟的 miRNA 的比例,反映了 miRNA 的成熟程度。近年来,多种新颖的实验方法也可用于 RNA 丰度分析,如基因芯片、实时定量 PCR 等,此类方法虽然有其优势,但 Northern 杂交因其高度的精确性,仍是不可替代的方法。但是由于它对样品的需要量大,耗时长,灵敏度不高且不能进行高通量检测,限制了它的临床应用,目前 Northern 杂交仍主要应用于科研研究中。

实验流程如下:

1. miRNA 提取与定量

(1)用无 RNA 酶污染的 2ml Eppendorf 管收集 10^2~10^7 的细胞、0.5~250mg 的组织或者虫卵。

(2)应用 mirVana miRNA Isolation Kit,向每管中加入 300~600μl 的 Lysis/Binding Buffer,在冰上研磨充分。

(3)向每管中 1/10 体积的 miRNA Homogenate Additive(增强裂解作用),将 EP 管颠数次混匀,冰上放置 10 分钟。

(4)室温下 10 000g 离心 5 分钟,将上清转移至另一新的无 RNA 酶 EP 管中,弃沉淀。

(5)向 EP 管中加入 700μl 的 Acid-Phenol:Chloroform,漩涡振荡 30 秒混匀;室温下 12 000g 离心 15 分钟;离心后水相与有机相分层明显,用移液枪仔细吸取上层水相置另一新的 EP 管中。

(6)向 EP 管中加入 1.25 倍的 100% 的无水乙醇,颠倒数次混匀。

(7)将上述混合液分两次加入 mirVana glass fiber filter 柱中,离心,倒掉滤过液,全部过滤后,将柱子放在收集管上。

(8)向柱中分别加入 miRNA Wash Solution1/2/3,进行洗涤,离心,倒掉滤过液。

(9)将柱子放在一新的收集管中,加入事先预热的 95℃ 的 Elution Solution,离心,收集样品。

(10)用核酸测量仪测量浓度及纯度。

2. Northern blot

(1)样品处理:选择适量 RNA 样品,加入上样缓冲液混匀并于 95℃ 孵育 5 分钟,随后立即将样本放入 0℃ 冰水混合物中冰浴 2 分钟,短暂离心。

(2)电泳:配制 10ml 15% 的尿素变性聚丙烯酰胺凝胶,电泳前用无 Rnase 的水彻底清洗所有装置,尽可能地去除其中的 RNase。待凝胶完全凝固,按加样孔的位置依次加入 marker 和样本,150V 电泳 2 小时至溴芬蓝跑至胶底。电泳结束后,将胶取下放置在一盛有 1×TBE 溶液的瓶皿中,将 Marker 泳道切下并用 EB 染色,紫外灯下观察,并在白纸上标记各个条带至加样孔的距离,剩下有样品的胶准备做转印。

(3)转膜:主要有虹吸印迹法、电转移法与真空转移法。这里以电转法为例,操作步骤如下:剪取比凝胶稍大的膜和滤纸,在 0.5×TBE 中浸湿;装配电转夹,三明治夹心(按负极、2 层 3mm whatman 滤纸、凝胶、膜、2 层 3mm whatman 滤纸、正极的顺序进行放置),滤纸和膜比胶稍大,注意排除气泡;将电泳槽放在泡沫盒中,在电泳槽周围加上冰,降温;电转条件:恒流 400mA 1 小时,紫外凝胶成像观察膜和胶,分析电转情况。

（4）交联和杂交：将膜取下后放入 0.5×TBE 转印缓冲液的平皿中，保持湿润，在交联仪底层放置一层保鲜膜，将湿润的尼龙膜放上面，打开紫外交联仪，调整参数，120mj 交联 40 秒；事先将预杂交液放入 50℃水浴中预热，量取 20ml 预热的预杂交液至一杂交管中，用镊子仔细地将交联后的尼龙膜放入杂交管中，调整杂交参数，42℃，8~15r/min 预杂交 2 小时；在杂交前，事先向 20ml 杂交液中加入 8μl 地高辛标记探针，50℃水浴中预热，预杂交结束后，倒出预杂交液，另加入 20ml 已加入标记探针的杂交液，杂交仪设定为42℃，8~15r/min，杂交过夜。

（5）曝光检测：杂交结束后用镊子取出膜，放入装有 20ml 2×SSC、0.1% SDS 溶液的平皿中，室温下振荡洗涤 2 次，每次 5 分钟；随后用镊子将膜转入 0.1×SSC、0.1% SDS 溶液（事先放入 50℃水浴预热）中，50℃水浴振荡洗涤两次，每次 15 分钟；吸干液体，用镊子将膜放于暗盒中，放入 X 线片，曝光 30 分钟；曝光结束后，将 X 线片取出，放入显影液中显影 3 分钟，然后将胶片放入定影液中定影 5 分钟；将胶片取出用去离子水冲洗干净后晾干、观察、拍照。

（二）原位杂交

原位杂交是一种研究亚细胞水平的 RNA 分子空间分布的强大方法，同时也是细胞生物学技术领域的基本技术方法。在这种技术中，首先固定细胞中的目标 RNA，然后与核苷酸标记互补探针进行杂交，最后通过免疫组织化学方法进行检测。miRNA 组织原位杂交主要使用两种探针，一是丹麦 Exiqon 公司的LNA 探针，即锁定的寡核苷酸探针进行杂交，该种探针具有高度的灵敏性，杂交效率明显高于普通核酸探针；二是地高辛标记 LNA 探针。和其他非放射性标记物一样，地高辛标记较放射性标记系统更安全、方便、省时间，同时在敏感性和质量控制方面比生物素标记技术要优越。与其他 miRNA 检测方法相比，ISH的主要优势在于它能够监测细胞和亚细胞的分布，以及分析 miRNA 的时间和空间表达谱，这对阐明其生物学作用以及其在多种疾病中的病理参与具有重要意义。ISH 技术是一种可以保持 RNA 完整性并确定单个细胞或组织内 miRNA 位置的分析方法。

实验流程如下：

1. 石蜡切片脱蜡至水　二甲苯溶液浸泡 10 分钟；90% 乙醇洗涤 5 分钟；DEPC 水洗涤 5 分钟，共两次。

2. 杂交前处理　1×PBS 洗涤 5 分钟；加入蛋白酶 K（终浓度 20μg/ml），37℃消化 30 分钟；1×PBS 洗涤两次，每次 5 分钟；2×SSC 洗涤 5 分钟。

3. 预杂交　滴加预杂交缓冲液（50% 去离子甲酰胺，5×SSC 缓冲液，0.1%Tween，9.2mmol/L 的柠檬酸，50μg/ml 肝素，500μg/ml 酵母 RNA），调整 pH 至 6.0 于室温预杂交 30 分钟。

4. 杂交　使用预杂交缓冲液稀释地高辛标记的寡核苷酸探针，浓度为 20~200ng/ml；煮沸变性 10 分钟后冰浴，每张切片加入 20μl 探针溶液；组织切片置于封闭小盒中杂交，室温过夜。

5. 杂交后洗涤　2×SSC（含 0.1%SDS）洗涤三次共 30 分钟；0.1×SSC（含 0.1%SDS）洗涤三次共 30 分钟。

6. 免疫反应　将已冲洗组织切片置于 Blocking 缓冲液（含 2% 绵羊血清，2mg/ml BSA 的 PBST 缓冲液），室温 1 小时；加入碱性磷酸酶标记的抗地高辛抗体（1：500/1 000 稀释），室温 3 小时；孵育后的组织切片放入 PBST 缓冲液中，置摇床上缓慢漂洗，室温，5 次，每次 5 分钟。

7. 显色、装片及检测　将组织切片浸入 NBT/BCIP 碱性磷酸酶底物溶液中，详细底物浓度及显色反应时间视所用显色底物试剂盒和组织不同而定；已进行显色反应的组织切片放入 PBST 缓冲液，置摇床上缓慢漂洗，室温 3 次，每次 5 分钟；用 100% 甘油处理后装片，或经由 100% 无水乙醇脱水后装片，显微镜下观测。

（三）Stem-loop 实时定量 RT PCR

茎环（stem loop）实时定量 RT PCR 是一项高特异度、敏感度的检测 miRNA 表达的实验技术，包括设计具有茎环结构的反转录引物和用 miRNA 荧光标记的特异分子探针进行实时 PCR 两个关键步骤。采用茎环反转录引物有诸多优点：第一，通过 miRNA 3' 端短链逆转录引物序列的退火，可以特异的与相似的miRNA 区分开来；第二，它的双链茎环结构抑制了逆转录引物和 miRNA 前体以及其他长链 RNA 的结合；

第三,茎环部分的碱基堆积增强了 miRNA 和 DNA 杂交双链的稳定性,因为引物链(连接在 miRNA 3' 末端部分)相对较短,提高了逆转录效率;第四,茎环结构经逆转录后一旦解开,延长了 miRNA 的下游序列。这种加长的逆转录产物提供了模板,使得实时水解探针法设计更加容易控制,具有更高的扩增效率和扩增特异性,因此现在针对单个成熟 miRNA 的实时定量 PCR 检测通常采用具有茎环结构的引物。这种 PCR 方法可以在起始样本量很小的情况下进行,总 RNA 的起始量可低至 1ng,并且这种方法具有很高的特异性,可以区分只有一个碱基差别的 miRNA。实验流程如下:

1. 目标信息的获取 从数据库 Sanger Center miRNA Registr(http://www.sanger.ac.uk/Software/Rfam/mirna/index.shtml)中选取目标、引物和探针的信息。

2. 总 RNA 的抽提 目前,提取 RNA 的方法较多,常用的有酸性酚-硫氰酸胍-氯仿(TRIzol 试剂)法、热酚法及试剂盒法。为保证 RNA 提取效率及其完整性,需要在提取过程中注意以下几点:①提取前做好充分准备,去除所用设备、容器及试剂的 RNA 酶或抑制其活性,防止提取过程中 RNA 降解;②确保样本(组织、细胞或血液)被有效破碎;③使破碎后的样本充分与变性液混合,充分裂解;④有效地将 RNA 从 DNA 和蛋白混合物中分离出来。下面以 TRIzol 法为例提取组织、细胞或全血中总 RNA:

(1)样本裂解

1)组织样品:将 50~100mg 的组织样本,加入 1ml TRIzol 试剂到 1.5ml RNAase-free Eppendoffe 离心管(EP 管)中,于冰上用组织匀浆器匀浆。-80℃或者液氮贮存,备用。

2)血液样品:至少 2ml 血样,并在 2 小时内处理完毕后加入 TRIzol 试剂。

① 全血:用 EDTA 等抗凝剂处理后的样本,按每 200μl 全血加入 1ml TRIzol 试剂的比率加入足量 TRIzol,涡旋摇匀,放入干冰或者-80℃冰水箱保存,备用。

② 血浆:用 EDTA 等抗凝剂处理后的样本,4℃,4 000r/min 离心 5 分钟,上层为血浆样本,按每 200μl 血浆样本加入 1ml TRIzol 试剂的比率加入足量 TRIzol 试剂,涡旋摇匀,放入干冰或者-80℃冰箱保存,备用。

③ 血清:用非抗凝管收集血样,静置分离上层血清,按每 200μl 血清加入 1ml TRIzol 试剂的比率加入足量 TRIzol 试剂,涡旋摇匀,放入干冰或者-80℃冰箱保存,备用。

3)细胞样品

① 贴壁细胞:贴壁细胞培养或处理结束后,吸弃培养液,预冷 PBS 清洗一次;每 10^5~10^6 细胞,直接加入 0.3~0.4ml TRIzol 试剂到培养皿中,进行细胞裂解;使用移液器反复吹打,保证细胞充分裂解;将 TRIzol 细胞悬液转移至 RNAase-free 的 EP 管中;放入干冰或-80℃冰箱中保存,备用。

② 悬浮细胞:悬浮细胞培养或处理结束后,离心除去培养液;所收集的细胞用预冷的 PBS 缓冲液快速清洗一次,离心除去 PBS 缓冲液;按照每 0.25ml 样本(含 $5×10^6$~$10×10^6$ 个细胞)加 0.75ml TRIzol 试剂,涡旋振荡使细胞充分悬浮;放入干冰或-80℃冰箱中保存,备用。

(2)分层:向上述 EP 管中加入 300μl 氯仿,剧烈振荡 15 秒,室温静置 5 分钟,4℃,12 000g 离心 15 分钟,离心后分三层,上层水相为 RNA,中间层为蛋白质,下层水相为 DNA。

(3)RNA 沉淀:小心吸取上层水相约 500μl 于另一 EP 管中,宁少勿多,不触及中间蛋白质层,加入等体积异丙醇,振荡摇匀,静置 5 分钟,4℃,12 000g 离心 8 分钟,使 RNA 沉淀于管底。

(4)RNA 洗涤:弃上清液,加入 75% 乙醇 1ml,涡旋,静置 2 分钟,4℃,7 500g 离心 5 分钟。

(5)RNA 溶解:弃上清液,超净台中室温风干,加入无酶水 20μl 吹打,充分溶解 RNA 沉淀。

(6)取 2μl 用紫外分光光度计检测 RNA 质量和浓度,其余-70℃保存。

3. 逆转录合成 cDNA 应用试剂盒中含有特异性的茎-环状逆转录引物,进行逆转录反应。茎-环逆转录引物的 5' 端与 miRNA 分子的 3' 端结合,通过逆转录酶进行逆转录。

(1)购买或设计待测 miRNA 茎环 RT 引物。

(2)逆转录酶反应体系:RNA 样品,50nM 茎环 RT 引物,1×RT 缓冲液,各 0.25mM dNTPs,3.33U/μl 反向转录酶和 0.25U/μl RNA 酶抑制剂。

(3)用热循环仪在 16℃下于 96 孔板中孵育反应物 30 分钟,然后 42℃孵育 30 分钟,最后 85℃ 孵育

5 分钟,4℃保存。

4. 实时荧光定量 PCR 检测

(1) 引物设计:PCR 上游引物是以除去成熟 miRNA 序列最后 6-8 个碱基以外的序列进行设计,同时将序列中 "U" 替换成 "T";PCR 下游引物应当与茎环序列中的一段相匹配,为通用引物。设计上下游引物时还应注意:GC 含量趋于 40%~60% 之间,且 Tm 值尽量保持一致。若 miRNA 上的 GC 含量太低,可以在上游引物 5' 端加入 GC 碱基,若 miRNA 上的 GC 含量太高,可以在上游引物 5' 端或者 3' 端去掉几个碱基,使上游引物的 Tm 值与下游引物的 Tm 值保持一致,且尽量接近于 60℃,因为定量检测时扩增的片段相对较短,在 qPCR 程序设置里,可使用两步法,即 60℃作为退火延伸即可以满足扩增效率。

(2) PCR 反应:①配制 PCR 反应体系:RT 产物,1×TaqMan Universal PCR Master Mix,0.2μM TaqMan 探针,1.5μM 正向引物和 0.7μM 反向引物;②在 96 孔板中,95℃下孵育 10 分钟,然后 40 个循环(95℃ 15 秒和 60℃ 1 分钟);③为排除和减少实验误差,所有反应体系均应重复三个复孔。

(四) Poly(A)加尾的 RT-PCR 方法

Poly(A)加尾法是利用 Poly(A)聚合酶(PolyA Polymerase)将 miRNA 在体外加上 Poly(A)尾后,利用含有 Oligo dT 的通用序列作为反转录引物,Oligo dT 与 poly(A)尾互补结合,经反转录酶反转录获得 cDNA,再使用通用引物和待检测 miRNA 的特异引物进行 PCR。PCR 扩增产物可以经非变性聚丙烯酰胺凝胶电泳溴化乙锭染色观察,也可以在 PCR 扩增体系中加入荧光染料进行实时定量 PCR 分析。加尾法具有灵敏性高,且不需分离 miRNA 的特点。制备的 cDNA 是采用通用反转录引物扩增获得的,一次反转录产物可用于不同的 miRNA 分子检测,实现高通量检测分析。与茎环方法相比,具有简便、低成本的优点。实验流程如下:

1. 总 RNA Poly(A)加尾　取 1μg 总 RNA,分别加入 5μl 10×Poly(A)聚合酶缓冲液、5μl 25mmol/L MnCl₂、5μl 10mmol/L DTT、100mmol/L ATP 0.5μl、Poly(A)聚合酶 4.5U,最后加水补充至 50μl;37℃反应 30 分钟,反应后补充 50μl 无 RNA 核酸酶的水,再用等体积水饱和酚/氯仿及等体积氯仿分别抽提一次;上清液移至另一离心管中,加入 10μl 3mol/L CH₃COONa(pH5.2)及 250μl 无水乙醇,-20℃放置 60 分钟;4℃ 12 000g 离心 15 分钟,用 75% 乙醇漂洗沉淀,室温干燥后溶于无 RNA 核酸酶的水中。

2. cDNA 合成　在上述经过 Poly(A)加尾处理的 RNA 中加入 1μl(1μl/μg)RT 引物及 1μl 10mmol/L dNTP,65℃变性 5 分钟后冰上冷却,再加入 4μl 5×反转录缓冲液、1μl 0.1mol/L DTT、1μl RNaseOut 及 1μl SuperScriptⅢ,组成 20μl 的反应体系。于 50℃孵育 1 小时后,75℃处理 15 分钟以灭活反转录酶。制备的 cDNA 保存于 -20℃备用。

3. 定量检测

(1) PCR 法:取 0.5μl cDNA,再分别加入 0.5μl(10pmol)PCR 引物和 0.5μl(10pmol)miRNA 通用引物、2μl 10×PCR 缓冲液、2μl 2.5mmol/L dNTP 及 1U Taq 酶,加水至 20μl。反应条件如下:94℃ 4 分钟;94℃ 30 秒、60℃ 30 秒、72℃ 30 秒,共 30 个循环;最后 72℃ 10 分钟。PCR 产物用 12% 非变性聚丙烯酰胺凝胶电泳分离,电泳结束后用溴化乙锭染色。凝胶成像仪观察 PCR 扩增结果。成熟 miRNA 的 PCR 扩增条带位于 80bp 附近。

(2) 实时定量 PCR 法:在上述 PCR 扩增体系中加入荧光染料,如 SYBR Green Ⅰ、FAM、Tex Red、FITC 等荧光染料,即可进行 miRNA 分子的实时定量 PCR 检测。以使用 SYBR Green 染料为例,按照 QuantiTect SYBR Green PCR Master Mix 定量 PCR 试剂盒说明书配制 20μl 反应体系:10μl 2×SYBR Premix ExTaq,0.64μl 引物混合液(各 10μmol/L),0.8μl cDNA 模板,无菌水 8.56μl,混匀。反应条件:95℃ 15 分钟;95℃ 10 秒、60℃ 30 秒、72℃ 30 秒,共 40 个循环。最后熔解曲线分析:一个循环(95℃ 1 分钟、55℃ 1 分钟、95℃ 1 分钟);同时扩增 U6 snRNA 为内参对照。

(五) 基因芯片技术

基因芯片技术是一种迅速、准确、高通量检测 miRNA 基因表达的方法,它可以在短时间内同时鉴定所有已知 miRNA 的表达谱。最初的 miRNA 基因芯片,是将反义 DNA 探针点在尼龙膜上,然后再以 5' 端放射性标记的小分子量 RNA 样品杂交,最后经放射自显影获得信号。目前,大多数商品化的 miRNA

芯片都采用荧光检测,待测样品或直接与生物素等发光基团共价连接(直接标记法),或在 cDNA 合成或 PCR 扩增阶段引入标记物(间接标记法)。至今,已有很多研究组利用基因芯片的方法在不同物种的不同器官及组织中,以及从正常和患病组织的比较中,成功获得 mRNA 的表达谱。但是三个问题制约了这项技术的发展:第一是其重复性和准确性不高,所以仅能用于初筛;第二是很难区分前体 miRNAs 和成熟的 miRNAs;第三是只能对已知 miRNAs 进行测定,而不能对未知 miRNAs 进行探索,缺乏创新。miRNA 芯片方法所提供的 miRNAs 表达丰度的基本信息,可作为选择目标 miRNA 做进一步定量分析的初步筛选依据,最终确定 miRNA 表达丰度的变化主要依靠 Northern 杂交技术、RT-PCR 等定量分析技术。实验流程如下:

1. 总 RNA 提取 同 Stem-loop 实时定量 RT PCR 中 Trizol 一步法提取总 RNA。

2. RNA 的纯化 为了最大限度地去除 RNA 提取物中的蛋白质、无机盐离子及有机杂质等,通常在 RNA 用于进一步地检测和分析之前,进行 RNA 纯化。RNA 的纯化多采用试剂盒,纯化方法各有不同。例如,使用离心吸附柱纯化,吸附柱中有硅基质膜(硅胶膜)制成的吸附膜,或使用磁珠吸附技术,通过简单、快速的结合 RNA 片段,经过洗涤,在低盐条件下洗脱获得纯化的 RNA 片段。

3. 提取的 RNA 质检

(1)检测提取效率及纯度:利用核酸分析仪,测定样本在 260nm 吸光度值(OD260),确定样本中 RNA 含量;测定 280nm 吸光度值(OD280),确定样本纯度。取 1μl 提取的总 RNA 溶解液,用 RNase-free 水稀释后,使用核酸检测仪检测 260nm 和 280nm 吸光度值,测得核酸 OD260/OD280 应在 1.8~2.2 之间。OD260/OD280 在 2.0~2.2 之间,可认为 RNA 的纯度较好。用于芯片检测的 RNA 浓度要求在 500ng/μl 以上,体积大于 20μl,OD260/OD280 的比值在 1.9~2.1 之间。

(2)RNA 完整性检测:用 1.5% 的甲醛变性凝胶电泳或 1% 琼脂糖凝胶电泳(120V)15 分钟,在凝胶成像仪下检测总 RNA 中 28s 和 18s 的完整性,28s 的亮度约为 18s 的两倍。

4. 用于 miRNA 芯片分析的 RNA 反转录和体外转录

(1)First-cDNA 第一链合成:加入 2μl 2×10^5 RNA Spike control 到 500ng 总 RNA,总体积为 5μl;然后加入 5μl 下列第一链反转录组分:4μl First-Strand Buffer Mix+1μl First-Strand Enzyme Mix 涡旋混匀;在 PCR 仪中进行反转录,PCR 程序如下:25℃ 1 小时,42℃ 1 小时,4℃ 22 分钟;反应结束后,取出置于冰上,继续进行 First-cDNA 第二链合成。

(2)First-cDNA 第二链合成:制备反应体系(50μl)12.5μl Second-Strand Buffer Mix+5μl Second-Strand Enzyme Mix+32.5μl Nuclease-free water 涡旋混匀,瞬时离心;加入 First-cDNA 第一链反应体系中,再次涡旋混匀后,瞬时离心;在 PCR 仪上合成反转录第二链:16℃ 1 小时,65℃,10 分钟,4℃,2 分钟。

(3)体外转录(IVT)cRNA 合成:在 RNase-free 的 PCR 管中,室温条件下制备 IVT Master Mix 混合液(总体积 30μl):24μl IVT buffer Mix+6μl IVT Enzyme Mix,涡旋混匀后,3 000r/min 离心 5 秒;加入到 First-cDNA 第二链反应体系中,混匀后瞬时离心;置于 PCR 仪上反应过夜:40℃ 16 小时,4℃过夜;结束后继续进行纯化或-20℃储存。

(4)对体外转录获得的 cRNA 纯化:因合成的 cRNA 反应体系中含有酶、盐和多余的核酸,需要进一步纯化以保证其稳定性。以磁珠吸附技术为例,步骤如下:室温条件下配制 cRNA 结合混合物(cRNA binding mix):10μl Nucleic Acid Binding Beads+50μl Nucleic Acid Binding Buffer Concentrate;将 cRNA Binding Mix 加入到 cRNA 反应体系中,移液器反复吹打混匀,转移到含有磁珠的 U 形板中;加入 60μl 异丙醇,吹打混匀后,用封口膜封闭 U 形板,涡旋混匀 2 分钟,使磁珠与 cRNA 孵育结合;将 U 形板置于磁力架上,吸附磁珠 5 分钟,吸弃上清液;加入 100μl 洗涤溶液(nucleic acid wash solution),再次涡旋混匀后,置于磁力架吸附 5 分钟,吸弃上清;重复洗涤 1 次,干燥后,加入 40μl 55~58℃预热的洗脱液(elution solution),溶解 2 分钟,将溶解液移入新 RNase-free 的离心管中备用。

(5)2nd-cycle DNA 合成:以 cRNA 为模板,利用随机引物及含有 dUTP 适合浓度的 dTTP 反转录合成 sense-strand cDNA。反应体系及反应条件:22μl(10μg)cRNA 模板+2μl 随机引物,混匀后离心,放入 PCR 仪,反应条件如下:70℃ 5 分钟,25℃ 5 分钟,4℃ 2 分钟;取出后瞬时离心,置于冰上;配制 2nd-cycle

反应体系（2nd-cycle master mix）：8μl 2ⁿᵈ-cycle Bufer Mix+8μl 2ⁿᵈ-cycle Enzyme Mix，混匀后加入上一步反应体系 PCR 管中，再次轻混匀，瞬时离心后，放入 PCR 仪上，反应条件如下：25℃ 10 分钟，42℃，90 分钟，70℃ 10 分钟，4℃ 2 分钟；为去除 cRNA 模板，在反应体系中加入 2μl RNaseH，继续孵育，反应条件为：37℃ 45 分钟，95℃ 5 分钟，4℃ 2 分钟。

（6）2ⁿᵈ-cycle cDNA 纯化：配制 cDNA 结合混合物（cDNA binding mix）：10μl Nucleic Acid Binding Beads+50μl Nucleic Acid Binding Buffer Concentrate+18μl Nuclease-free water，移液器上下吹打混匀后，移入 U 型板；加入 120μl 无水乙醇，涡旋混匀 2 分钟，置于磁力架上吸附 5 分钟，吸弃上清液；加入洗涤溶液（nucleic acid wash solution）100μl 涡旋 1 分钟，置于磁力架上吸附 5 分钟，吸弃上清液；重复洗涤一次，干燥；加入适量 55~58℃预热的洗脱液（elution solution），孵育 2 分钟，吸取洗脱液到新离心管中，备用。

（7）cDNA 质检：取 1μl cDNA 纯化后产物，于核酸分析仪检测 260nm 波长吸光度，检测 2ⁿᵈcDNA 浓度；2% 琼脂糖凝胶电泳检验 2ⁿᵈcDNA 分布和大小。

5. 样本标记

（1）2ⁿᵈcDNA 片段化：配制 2ⁿᵈcDNA 片段化反应体系，于 PCR 仪上孵育：37℃ 60 分钟，93℃ 2 分钟，4℃ 2 分钟；反应结束后，用 2% 琼脂糖凝胶电泳，检测片段化 cDNA 的大小，应在 100bp 以下。

（2）片段化 cDNA 标记：将片段化的 cDNA 及标记试剂（TdT buffer，TdT，DNA labeling reagent）加入 RNase-free 的 PCR 管中配制成标记反应体系，置于 PCR 仪上孵育，反应条件如下：37℃ 60 分钟，70℃ 10 分钟，4℃ 2 分钟；标记结束后，用 2% 琼脂糖凝胶电泳，检测标记结果。

6. 芯片杂交　按芯片操作说明，配制杂交液反应体系，于 PCR 仪上孵育杂交液。将孵育的杂交液加入芯片中，芯片置于杂交炉中进行杂交反应（45℃ 60r/min，杂交 16 小时）。杂交结束后，用芯片洗涤溶液，按程序逐一完成芯片洗涤和洗脱过程。

7. 芯片扫描　经过最后的芯片洗脱程序后，将芯片放置于芯片扫描仪中，进行芯片扫描，并生成数据。

8. 芯片数据分析　利用分析软件进行数据分析，获得表达上调及表达下调的 miRNA 表达谱、miRNA 表达丰度等信息。

三、miRNA 靶基因的寻找和鉴定

miRNA 主要通过调控靶基因的表达从而参与多种生物学功能，因此 miRNA 靶基因预测在 miRNA 功能研究中显得尤为重要。此前，miRNA 靶基因研究方法主要是正向遗传学方法，其中包括诱变筛选、突变基因克隆等技术，但该方法存在技术周期长、突变的不确定性等缺点。随后，出现了更加优越的反向遗传学联合生物信息学的方法，其主要通过软件预测 miRNA 的靶基因。生物信息学分析尽管在一定程度上推进了这一方面的研究，但也有一定的局限性，主要是因为大多数计算程序都需要有基因组序列作为模板。虽然随着下一代测序平台的进步以及对 miRNA 深度测序成本的降低，研究者开始利用深度测序法来研究并比较各种物种的 miRNA 图谱，但其鉴定能力仍受到参考基因组以及低丰度的序列等的限制。目前，与寄生虫相关的 miRNA 研究除了集中在对生理状态下 miRNA 表达谱的鉴定外，越来越多的学者开始关注其可能作用的靶基因，参与调控寄生虫与宿主间的相互作用。

（一）生物信息学软件

常用的生物信息学分析预测方法有：TargetScan、RNAhybrid、MiRanda、DIANA-microT、Pic Tar、RNA22，都是通过利用特定的算法对靶基因样本进行评分及筛选。由于软件侧重点不同，预测能力可谓各有千秋。选择靶基因预测软件时可以重点选取两个，辅助添加一两个。一般而言，不同软件的预测交集具有更好的特异性。主要遵循以下几个原则：①miRNA 与其靶位点间的序列互补性：位于 miRNA 5' 端的种子序列（第 2~7nt）与靶基因 3'UTR 可形成 Watson-Crick 配对是所有 miRNA 靶基因预测的最重要因素。多数情况下为 7nt 匹配：第 2~7nt 与靶基因呈互补配对，外加在靶基因对应 miRNA 第一位核苷酸处为 A（7mer-1A site），或是 miRNA 第 2~8nt 与靶基因完全配对（7mer-m8 site）。而对于 miRNA 第 2~8nt 与靶基因完全配对，且外加靶基因对应 miRNA 第一位核苷酸处为 A（8mer site）这种类型，其特异性更高；

而对于仅 miRNA 第 2~7 核苷酸与靶基因完全配对（6mer site）这种方式,其用于搜索靶基因的敏感性更高,但特异性相应下降。另外,还有种子序列外的 3'supplementary site 和 3'complementary site 两种形式;②不同物种间 miRNA 靶基因的序列保守性:miRNA 结合位点在多个物种之间如果具有保守性,则该位点更可能为 miRNA 的靶位点;③miRNA 与 mRNA 形成的双链间具有热稳定性;④miRNA 与 mRNA 结合处不会有复杂的二级结构:mRNA 的二级结构会影响其与 miRNA 结合形成双链结构的能力。另外,诸如 miRNA 结合位点在 3'UTR 区的位置和相应位置的碱基分布也是在进行靶基因预测时要考虑的重要因素。

1. TargetScan　TargetScan（www.targetscan.org）是由麻省理工学院的 Lewis 等人在 2003 年开发的软件,主要用于对哺乳动物 miRNA 靶基因的预测。TargetScan 基于序列互补原则,找到与 miRNA 种子区匹配的保守位点,进一步根据热力学稳定性筛选 miRNA 的靶基因。相比于其他预测工具,TargetScan 还提供了信号噪声比来提高预测结果的准确度。TargetScan 目前能够对包括人、小鼠、斑马鱼、果蝇、线虫等共 10 种物种 miRNA 的靶基因进行预测。

2. RNAhybrid　RNAhybrid（bibiserv.techfak.uni-bielefeld.de/rnahybrid）是在 2004 年由 Rehmsmeier 开发的一种 miRNA 靶基因预测软件,该软件通过对 miRNA 及其靶基因间形成双链的二级结构进行分析从而预测 miRNA 靶基因。RNAhybrid 的特点是能够更快速而准确地计算一条短链 RNA 和一条长链 RNA 杂交时的自由能（mfe）。另外,该软件的算法禁止二聚体的形成,包括分子内、miRNA 分子之间及靶基因之间。

3. MiRanda　MiRanda（miranda.org.uk）是 2003 年由 Enright 等设计开发,最早基于生物信息学原理对 miRNA 靶基因进行预测的软件。miRanda 通过对序列匹配、miRNA 与 mRNA 双链的热稳定性以及靶位点的保守性分析而对靶基因 mRNA 的 3'UTR 进行筛选。miRanda 通过对 miRNA 靶基因的 3'UTR 进行打分,然后利用贪心算法（greedy algorithm）选取其中得分最高且自由能最低的那一对。该软件的特点是适用范围广,对于潜在的杂交位点也能给予打分。

4. DIANA-microT　DIANA-microT（http://www.microrna.gr/webServe）是 Kiriakidou 等编写的一种特殊的 miRNA 靶基因预测软件。它主要针对含单一 miRNA 结合位点的靶基因。DIANA-microT 预测算法基于以下两点来判别 miRNA 靶基因:第一是 miRNA 和靶基因间的高亲和力,主要通过结合能来衡量;第二是影响 miRNA 和靶基因所形成二聚体茎环结构环部位置和环大小的 miRNA 相关蛋白。该软件在线虫中的预测结果,成功对应了多个已验证的 miRNA 靶基因。

5. Pic Tar　Pic Tar（http://www.pictar.org/）是 Krek 和 Grum 编写的一种更为高级的 miRNA 靶基因的预测方法,可以在脊椎动物、线虫和果蝇中预测 miRNA 的靶基因。它不但预测了含单个 miRNA 结合位点的靶基因,而且预测了多个 miRNA 协同作用的靶基因,即靶基因含有多个不同 miRNA 的结合位点。Pic Tar 使用复杂的智能配对算法,以精确筛选物种间高度保守的 miRNA 结合位点,并充分考虑了 miRNA 的协同表达性。

6. RNA22　RNA22（http://cbcsrv.watson.ibm.com/rna22.html）是一种识别 miRNA 靶位点以及相应 miRNA-mRNA 异源双链的软件。RNA22 与其他 miRNA 靶基因预测软件不同。首先,RNA22 的预测不依赖于物种间的保守性,而是认为即使近亲物种不存在 miRNA 结合位点,仍有可能是 miRNA 的靶基因;其次,RNA22 与其他软件的预测方向不同,RNA22 不是从 miRNA 入手寻找它的靶基因,而是首先从感兴趣的序列入手,寻找假定的 miRNA 结合位点,再进一步确定其被哪条 miRNA 调控。

（二）生物学实验方法

随着计算机技术的发展,生物信息学方法已成为 miRNA 靶基因预测领域最主要的推动力。然而,有研究表示,miRNA 与 mRNA 间的完全互补配对,并不能成为判断两者存在相互作用的证据,正如在 miRNA 预测的靶基因中存在不具功能性的靶位。因此,在 miRNA 功能研究中,靶基因的验证显得尤为重要。目前,对 miRNA 靶基因进行实验验证的方法并不多,还没有一个快速、简便、高通量的鉴定方法。常用的方法主要有两种:一是荧光素酶报告基因法,这种方法能够对 miRNA 靶位点进行鉴定;二是利用荧光定量 PCR 及 Western blot 方法分别检测转染或敲低 miRNA 后细胞中 mRNA 水平及蛋白水平的变化,从而确定 miRNA 与靶基因的对应关系,这种方法能够直接鉴定出 miRNA 的靶基因,准确度高但不能鉴定 miRNA 的靶位点。

1. 双荧光素酶报告基因实验 双荧光素酶报告基因是通过将待验证的靶基因的 mRNA 3'UTR 连接到报告质粒载体的特定位置,即绿色荧光蛋白或荧光素酶开放阅读框序列的下游,随后通过检测荧光素酶的活性,即可判断 miRNA 与靶基因的 mRNA 3'UTR 是否发生了结合。若 miRNA 和所插入的序列结合,会抑制萤火虫荧光蛋白的翻译最终造成荧光值的下降。常用的荧光素酶报告载体为萤火虫荧光素酶载体和海肾荧光素酶载体,其中海肾荧光素酶载体为内参载体,用于消除组间转染效率差异。实验流程如下:

(1)克隆靶基因 3'UTR

1)引物设计需要遵循以下原则:①尽量扩增靶基因 mRNA 3'UTR 全长,因经过生物信息方法预测的 miRNA 与靶基因 mRNA 3'UTR 的结合位点并不能完全涵盖 miRNA 与靶基因的结合形式,即除预测的结合位点以外,还有可能存在潜在的具有调节功能的结合形式,因此,尽可能地构建靶基因 mRNA 3'UTR 全长的重组体,有助于充分评价目的 miRN 对靶基因的调控作用;②若靶基因 mRNA 3'UTR 过长,扩增全长可能引起错配发生率增加或构建重组体难度增大,也可以选择扩增包含预测的 miRNA 结合位点的 3'UTR 序列;③若靶基因 mRNA 3'UTR 中包含 miRNA 多个结合位点,可扩增包含所有结合位点的 3'UTR 片段,综合评价 miRNA 通过与多个结合位点相同概率结合,对靶基因表达的调控作用;也可选择分别扩增包含单个结合位点的 3'UTR 序列,用于分别评价各个结合位点的调节功能以及阐明其中某个结合位点在 miRNAs 对靶基因调控作用中的权重;④上游/下游引物 5' 端分别加入酶切位点(例如 SacI/HindⅢ),用于后续载体构建过程和酶切鉴定。以上原则为前提的基础上,同时遵循常规 PCR 引物设计的基本原则:①引物长度一般在 15~30bp 之间,一般以 18~22bp 为最佳;②G+C 含量在 40%~60% 之间;③碱基尽量要随机分布,避免出现重复序列,例如 GCGC、GGCC 等;④引物自身不能有连续 4 个碱基的互补;⑤引物 5' 端可以修饰;⑥引物 3' 端不可修饰;⑦引物自身或上下游引物之间避免形成茎环结构或引物二聚体。

2)提取总 RNA:通常采用 TRIzol 试剂法提取组织或细胞的总 RNA,具体操作步骤参见本节相关内容。

3)cDNA 合成:此步骤是利用反转录酶将提取的总 RNA 体外反转录成 cDNA 的过程。目前最常用的反转录酶有 SuperscriptⅡ、M-MLV 和 AMV 等。它们具有依赖于 RNA 或 DNA 的 DNA 聚合酶活性和 RNaseH 酶活性,以 RNA 分子为模板,合成出一条 DNA 链。反转录体系中,可选择使用随机引物或 Oligo(dT)进行 cDNA 合成。但两者各具优缺点,可根据扩增片段的大小及目的进行选择。①随机六聚体引物:是一种非特异引物,当特定 mRNA 由于含有使反转录酶终止的序列而难于拷贝其全长序列时,可采用随机六聚体引物来拷贝全长 mRNA。用此种方法时,体系中所有 RNA 分子全部充当了 cDNA 第一链模板,PCR 引物在扩增过程中赋予所需要的特异性。通常用此引物合成的 cDNA 中 96% 来源于 rRNA。其优点在于:由于随机引物的逆转录并不一定在 mRNA 的末端起始,而是在随机位置起始,所以它的扩增片段带有更多编码区(coding sequence,CDS)的信息。相比 Oligo(dT)获得的产物而言,其信息量更大。其不足之处在于:有可能会受到 rRNA 的干扰。②Oligo(dT):Oligo(dT)可与 mRNA 的 poly(A)尾巴可以发生特异性结合。其优点在于:oligo dT 引物扩增的产物,可以保证扩增产物包括 mRNA 的 3' 末端(减少 rRNA 的干扰),此特点优于随机引物。不足之处在于:oligo dT 引物扩增片段的长度和扩增产物所包含的信息量少于随机引物。对于需要进行较长片段的扩增时,用 oligo dT 引物扩增可能出现扩增出来的片段长度短,因 oligo dT 引物的扩增是从 mRNA 的 3' 端开始的,所以扩增产物信息多位于 3'UTR 附近,因此,对于靶基因 3'UTR 全长较长的情况,可能会发生 3'UTR 全长扩增不完整的情况。

以试剂盒法为例,介绍逆转录操作过程:配制反应体系(10μl):1μl 10×RT buffer+0.4μl dNTP Mixture(100mM)+1μl Oligo(dT)primer(2.5μm)+0.5μl MultiScribe Reverse Transcriptase+0.5μg Total RNA+RNase Free water(至 10μl),混匀后瞬时离心,置入 PCR 仪中,设置反应条件:25℃ 10 分钟,37℃,120 分钟,85℃,5 分钟,待样品内温度降至 4℃,取出产物于-20℃保存。

4)PCR 扩增:配制 PCR 反应体系:PCR Mix(2.5μl 10×PCR buffer+0.5μl 50×dNTP+0.75μl Mg2++1μl DMSO+0.5μl 50×Taqase Mix)+1μl cDNA+0.5μl Primer F+0.5μl Primer R+14.25μl H₂O,反应条件:

94℃ 1 分钟,94℃ 30 秒、68℃ 4 分钟、68℃ 5 分钟,30~35 个循环,4℃保存。

5）琼脂糖凝胶电泳分离回收 PCR 产物:①制胶:称取 0.2g 琼脂糖凝胶,加入 20ml 0.5×TBE 电泳液。置于微波炉中加热 30 秒,一旦沸腾,立刻停止加热,取出观察凝胶颗粒溶解情况,如未完全溶解,则反复沸腾,直至凝胶颗粒重复溶解。取出容器,待温度降至适宜温度时,加入溴化乙锭(EB)溶液(终浓度 0.5μg/ml),混匀后制胶。②上样:将 PCR 产物中加入 6×上样缓冲液,根据预计 PCR 产物片段的大小,选择合适大小的 DNA 标记(DNA marker)。③电泳:上样后,保持电压在 110V,电流在 40mA 以上。当条带移动到距凝胶前沿约 2cm 时(约 40 分钟),停止电泳。紫外灯下拍照并观察目的条带位置。④PCR 产物纯化胶回收:将所获得的 PCR 扩增产物进行回收并纯化,用于下一步的载体构建及测序。在紫光灯视野下,切去目的片段凝胶,放入离心管中;称量回收胶块重量,加入 3 倍体积的胶溶解缓冲液(QG buffer);50℃水浴 10 分钟(直至胶块溶解),期间每间隔 2~3 分钟,取出反复颠倒;加入 1 个体积的异丙醇;将带有滤膜的过滤器放入 2ml 收集管中;将溶解的胶溶液加入过滤器中心位置,离心 1 分钟,弃滤过液;向过滤器中加入 0.75ml PE 缓冲液,离心 1 分钟,弃滤过液;将过滤器空离心 13 000r/min,1 分钟;向滤膜中心加入 30μl DNA 洗脱液,离心 1 分钟,获得纯化的 PCR 产物。

（2）构建靶基因 3'UTR 载体:将获得的 PCR 产物构建到 pGEM®-TEasy Vector System 载体中,目的为选择合适的单克隆进一步测序,将测序后认定表达序列准确的 PCR 产物用于下一步的 Luciferase 载体构建。

1）连接:配制连接反应体系,反应体系混匀后,离心;室温孵育 1 小时或 4℃孵育过夜。

2）转化:制备菌培养板 LB/ampicillin/IPTG/X-Gal,用于筛选连接体系。−70℃取出感受态细胞 DH5α 50μl,置于冰上融化(约 5 分钟);将连接反应液 2μl 加入感受态细胞中,轻柔混合后置于冰上孵育 20 分钟;42℃热激 40~50 秒(避免摇动);热激后,立即置于冰上 2 分钟;向体系中加入 250μl SOC 培养基或 LB 培养液(无氨苄青霉素),37℃,约 150r/min 摇菌 1.5 小时。

3）增殖:将每个转化培养物涂在准备好的 LB/氨苄青霉素(100mg/L)/X-Gal(20μl 的 50mg/ml)X-Gal 细菌培养板上。37℃,约 150r/min 摇菌过夜。

4）质粒纯化:在含有 X-gal 和 IPTG 的筛选培养基上,携带载体 DNA 的转化子为蓝色菌落,而携带插入片段的重组质粒转化子为白色菌落,平板放置在 37℃培养后放于冰箱 3~4 小时可使显色反应充分,蓝色菌落明显;挑取白色单克隆,放入 5ml LB 培养基(含 75mg/L 氨苄青霉素)中;37℃,约 150r/min 摇菌过夜;室温 10 000r/min 离心 1 分钟,收集菌体;弃上清液,使用质粒提取试剂盒,提取质粒。

5）酶切鉴定:因 PCR 扩增时,上游/下游引物分别带有酶切位点(SacI/HindⅢ),将 PCR 产物用 SacI/HindⅢ进行双酶切后,判断载体是否构建成功;建立酶切反应体系,混匀、离心,37℃孵育 1 小时;使用 1% 琼脂糖凝胶电泳分离酶切产物紫光灯下观察,是否有与 PCR 扩增产物相当大小的片段;如存在,则切胶并回收目的片段;取部分质粒提取物进行测序鉴定,确保扩增序列的准确性。

（3）构建目的基因 3'UTR 荧光报告基因载体(pMir-reportor vector):采用试剂盒将鉴定后并胶回收的目的片段(靶基因 3'UTR)构建到荧光素酶报告基因载体中。

1）配制连接反应体系:0.5μl pMir-vector+4μl Insert DNA+5μl 2×liga solution+0.5μl T4 DNAase混匀,离心。室温孵育 10 分钟。

2）准备 LB 细菌培养板(含氨苄青霉素)。

3）继续进行转化、增殖、筛选单克隆、质粒纯化、酶切鉴定,步骤同前。最终获得插入目的基因 3'UTR 的荧光素酶报告基因载体。

（4）检测 miRNA 对靶基因调控功能

1）选择适宜的工具细胞,用于观察目的 miRNA 对靶基因的调节作用。本节以 HEK293 细胞系为例。采用脂质体(lipofectamine 2000™)作为转染试剂,详细介绍 Luciferase 双荧光素酶报告基因检测方法。

2）实验分组,每组设三个复孔:正常组(pMir-3'UTR 和 pMir-control 各 200~500ng);阴性对照组(pMir-3'UTR 和 pMir-control 各 200~500ng,miRNA Scramble(negative control,NC),终浓度 20μM);miRNA 组(pMir-3'UTR 和 pMir-control 各 200~500ng,miRNA,终浓度 20μM);miRNA 抑制剂组(pMir-

3'UTR 和 pMir-control 各 200~500ng，miRNA inhibitor，终浓度 20μM）；miRNA+miRNA 抑制剂组（pMir-3'UTR 和 pMir-control 各 200~500ng，miRNA 和 miRNA inhibitor 各终浓度为 20μM）。

3）细胞转染：转染前一天，将 HEK293 细胞铺板（24 孔板），加入无抗生素培养基培养，待细胞生长融合度达到 70%~80%，用于转染；吸弃培养基，PBS 洗涤两次，每孔加入 300μl 无血清培养基（Opti-MEM），置于 5%CO$_2$，37℃培养箱中；配制转染体系：A 管：取 50μl Opti-MEM® 稀释质粒（pMir-3'UTR 和 pMir-control 各 200~500ng），轻柔混匀后，室温放置 5 分钟；B 管：取 50μl Opti-MEM® 稀释 0.5μl Lipofectamine 2000^{TM} 轻柔混匀后，室温放置 5 分钟；将 A 管与 B 管混合（总体积 100μl），轻柔混匀，室温放置 20 分钟；将转染体系（100μl 混合物）加入 24 孔板中，在 5%CO$_2$、37℃培养箱中孵育 5 小时，用新鲜的完全培养基（含血清）替换含有转染复合物的培养基，继续孵育至 48 小时。

4）Luciferase 双荧光素酶报告基因活性检测：采用双荧光素酶报告基因检测试剂盒进行样品 Luciferase 活性检测。转染 48 小时后，吸弃细胞培养液，用 PBS 清洗两次，将残余液体吸净；每孔细胞加入 150μl 的细胞裂解液，全部覆盖单层细胞；24 孔板置于摇床，室温轻微振摇 15 分钟，收集细胞裂解液；使用生物发光检测仪（luminometer）检测 Luciferase 荧光：选择透光度好的 1.5ml EP 管，预先加入 100μl 工作液（LAR II），吸取 20μl 细胞裂解液加入 EP 管，用移液器反复吹打 2~3 次（注意：每次操作吹打次数保持一致，以确保各个检测样本的反应时间相同）；EP 管放入生物发光检测仪中，读取数值 2 秒，读取萤火虫荧光素酶活性值（F）；取出 EP 管，加入 100μl 终止反应液（Stop&Glo® Reagent），用移液器反复吹打 2~3 次（注意：每次操作吹打次数保持一致，以确保各个检测样本终止反应时间相同）；再次将 EP 管放入生物发光检测仪中，读取数值 2 秒，读取海肾萤光素酶活性值（R）；保存数据，计算活性倍数：活性倍数=（R/F）样品/（R/F）对照。

2. 人工合成 miRNA（artificial miRNA，amiRNA） 在细胞系中过表达和抑制 miRNA 的方法主要有体外合成 miRNA 模拟物（miRNA mimics）和抑制剂（inhibitor）分子经转染进入细胞，以及构建 miRNA 表达和抑制 miRNA 载体转染细胞。miRNA mimics 和 miRNA 表达载体转染至细胞后能够进一步增强内源 miRNA 的沉默作用，降低细胞内蛋白表达量，进行功能获得性研究；相反，使用化学合成的 miRNA inhibitors 或者 miRNA 表达抑制载体，可以特异的靶向敲除单个的 miRNA 分子，可以削弱内源 miRNA 的基因沉默效应，提高蛋白表达量，进行功能缺失性研究，用来筛选 miRNA 靶位点或者有功能性的 miRNA。

化学合成 miRNA mimics：依据选定的 miRNA 分子序列，分别化学合成两条单链 RNA 经退火获得双链 miRNA 分子的模拟物。若检测转染效率或观察 miRNA 细胞定位等，可以在合成过程中对核苷酸进行修饰，如标记生物素、荧光分子等。此外，为增强合成 miRNA 在细胞内的稳定性，可以对合成的 miRNA 进行修饰，如甲氧基、甲基修饰等。为提高 miRNA 的转染效率，同样可以对其进行化学修饰，如用胆固醇进行修饰。除了合成成熟的 miRNA，也可以合成 pre-miRNA 分子，经转染入细胞后由细胞内的 miRNA 加工机制加工生成 miRNA 分子。化学合成的 miRNA 适用于短时间的功能研究，如经过化学修饰能延长其在细胞内发挥作用的时间。

1）化学合成 miRNA 抑制剂：miRNA 的抑制剂是与 miRNA 分子互补的反义 RNA 寡聚核苷酸，为增加稳定性，通常进行 2'-甲氧基修饰。修饰的抑制剂可以较长时间抑制 miRNA。

2）酶促合成 pre-miRNA：利用基因合成的方法或设计引物从细胞或组织中进行扩增，获得需要转录的 pre-miRNA 的 DNA 模板，在末端添加 T7 或 SP6 启动子序列。利用体外转录试剂盒进行转录，经退火获得具有发夹结构的 pre-miRNA。Pre-miRNA 转染入细胞，通过细胞内的 miRNA 加工机制生成成熟的 miRNA 分子。

3）构建真核质粒表达载体：最常用的方法是从基因组上扩增出 pri-miRNA 或 pre-miRNA 序列，连接到真核表达载体上。采用 pri-miRNA 序列的多选择 200~500nt 长度，质粒载体的启动子序列通常无限制。如采用 pre-miRNA 的序列长度多在 60~100nt，可选用 RNA 聚合酶 III 型启动子，具有表达绿色荧光蛋白等的真核表达载体，有利于观察转染的效率。如果希望获得稳定转染的细胞株，可以选用具有抗性筛选标记的真核表达载体。质粒表达载体转染细胞能达到较长时间表达 miRNA 的效果。

4）构建病毒表达载体：质粒载体转染效率通常较低，为了增加转染效率，或为了进一步在动物体内表达应用,可以构建腺病毒、慢病毒表达载体。病毒表达系统是在哺乳动物细胞中瞬时表达与稳定表达外源 miRNA. 的理想工具。

5）构建抑制载体:miRNA 海绵(miRNA sponge)是一条 mRNA,其 3'UTR 包含若干个 miRNA 靶定位点,并且这些靶定位点在 RISC 切割位点包含一些错配。因此,即使 miRNA 与之结合,海绵 mRNA 也不会降解。海绵 mRNA 吸纳了 miRNA,使 miRNA 不能与真正的细胞内的靶 mRNA 结合,通过竞争性抑制作用,达到抑制 mRNA 功能的目的。mRNA 海绵上的多个 miRNA 靶定位点可以是针对同一种 miRNA 分子的,也可以是针对不同 miRNA 分子的。因此,miRNA 海绵可以同时抑制不同的 miRNA 的功能。miRNA 海绵通常是构建在质粒载体上的,也可以构建在病毒载体上。此外,还有构建可转录出具有多个发夹结构的 RNA 表达载体,其原理是转录生成的 RNA 折叠后形成稳定的多个发夹结构,发夹结构能够与细胞中 miRNA 的靶基因竞争性结合 miRNA,从而降低 miRNA 抑制靶基因的活性。另一种 miRNA 的抑制剂是基于载体表达出具有 "陷阱结构" 的 RNA,其原理是利用 RNA 转录后折叠形成一个稳定的陷阱结构,暴露出两个可以捕捉、结合靶 miRNA 的环,陷阱结构可结合两个分子 miRNA,并形成稳定的复合物,阻止了 miRNA 对靶基因的降解或者翻译抑制,上调 miRNA 靶标基因的表达。这种载体的特点是转染细胞后作用持续时间长、特异性好。

需要注意的是,无论是在细胞中转染合成的 miRNA、质粒或病毒载体,转染效率会受到许多因素的影响。例如,合适的细胞系、转染试剂、miRNA 或质粒与转染试剂的配比等。不仅如此,选择合适的对照 miRNA 和对照质粒对实验结果也十分重要。

四、miRNA 转运体

随着对 miRNA 研究的不断深入,科学家发现某些寄生虫会将虫源性 miRNA 释放到宿主组织中从而影响宿主的免疫反应。目前已被发现的细胞外 miRNAs 的转运体主要有囊泡类、脂蛋白以及 RNA 结合蛋白。在寄生虫领域研究比较广泛的主要是囊泡类,且主要集中在寄生原虫,如疟原虫、滴虫、锥虫和利什曼原虫等。胞外囊泡在许多方面发挥着重要作用,如寄生虫适应不断变化的宿主环境;囊泡分泌强度影响寄生虫感染能力;在寄生虫感染的免疫调节中胞外囊泡作为入侵信号,与不同组织和特定细胞相互作用进而调节疾病的进程;在胞外囊泡内化时直接调节宿主转录组。囊泡类转运体最初均来源于细胞膜,根据其大小、释放机制和组成成分可以分为 3 种主要类型:凋亡小体、微囊泡和外泌体。凋亡小体是最大的囊泡(50~5 000nm),由凋亡细胞的质膜向外起泡形成。微囊泡的大小为 100~1 000nm,由质膜向外萌芽形成。外泌体是直径为 30~150nm 的囊泡样小体,具有脂质双分子层结构,由细胞内的多囊泡体与细胞膜融合后释放,广泛存在于体液中。目前,关于寄生虫应用细胞外泌体作为载体传递调节性蛋白质、脂肪和核酸等到相邻细胞的研究日益增多。如疟原虫、阴道毛滴虫、锥虫、利什曼原虫、棘口吸虫、肝片吸虫、线虫和血吸虫等许多寄生虫都可产生外泌体,在寄生虫与宿主之间转移传递 miRNA 和一些其他分子(如致病因子、药物抗性基因)。

外泌体 miRNA 在寄生虫与宿主的互作中充当了重要角色,但对于阐明 miRNA 的释放及转运机制还需进一步探索。随着生物信息学、基因组学、蛋白组学等理论和技术的发展,对外泌体 miRNA 的研究不断地深入,我们相信,外泌体 miRNA 将为人与动物寄生虫感染防治提供新的策略和目标。

(李 苗)

第六节 蛋白质分子模拟技术

作为生物体内的生物大分子之一,蛋白质在生物体内各项生命活动中都扮演者重要的角色。正确的高级生物学结构是蛋白质执行生物学功能的重要前提之一。当前,在生物学结构领域,研究者主要利用高分辨率 X 射线晶体学、磁共振波谱和最近兴起的冷冻电镜等先进实验技术,对大量蛋白质的结构进行了探索,并取得了许多突破性的进展。据报道,当前,在蛋白质结构数据库中已经有超过 100 000 个蛋白质的生物学结构被解析。其中,与寄生虫蛋白质大分子有关的接近有 2 500(2 432)个,其中包括我们常见的寄生虫疟原虫、弓形虫等。虽然现在寄生虫中已被解析结构的蛋白质还不是很多,但是当前已知的这些数据已有力地推动了寄生虫领域结构生物学的发展。然而,现在由于蛋白质自身性质的原因,还有大量的蛋白质结构没有被解析。蛋白质分子模拟技术的出现,为蛋白质结构的研究提供了新的方法,在一定程度上有效解决了蛋白质结构预测和功能分析之间的难题。

一、蛋白质分子模拟的基本原理和应用

蛋白质的氨基酸序列决定了蛋白质自身独特的天然三维构象,而蛋白质的折叠构象是实现蛋白质功能的基础。有证据表明,虽然并不是所有的蛋白质在发挥功能时都处于折叠态,但是,蛋白质处于折叠态的天然构象时,其可以在热力学上保持稳定,并且在动力学上具有最低能量值的假说,已经得到了广泛的证实和认可。近年来,伴随着计算机技术的快速发展和深度学习算法的突飞猛进,现在利用计算技术,从蛋白质的一级结构出发,模拟蛋白质的三维结构已经成为可能。蛋白质结构模拟,简单来讲,就是利用计算机技术,预测蛋白质一级结构序列的可能空间构象,从中筛选出能量最低的构象,即蛋白质可能的天然态构象的过程。经过近段时间的发展,蛋白质模拟技术已经取得了长足的进步,并发展出了多种预测方法。基于目的蛋白与已知蛋白结构数据库中,同源序列数目的多少,可以分为以下 3 种:同源模拟法、穿线法和从头预测法。

1. 同源模拟法(homology modeling) 同源建模法是通过在线分析手段,对目标蛋白进行氨基酸序列比对,在蛋白质结构数据库中找到已知三维结构的蛋白作为模板,对目标蛋白进行建模的方法。通常,同源建模法包括以下四个步骤:

(1)在蛋白质结构数据库中,通过氨基酸序列比对的方法找到模板蛋白质。一般来讲,当模板蛋白与目标蛋白的序列相似度大于 30% 时,建模的效果会相对较好。

(2)将目标蛋白和模板蛋白进行序列比对。

(3)根据比对结果,对目标蛋白的同源区域和非同源区域进行模拟构建。

(4)对构建的模拟结果进行评价。

目前,基于同源模拟法已经开发了多种同源模拟软件,其中最为著名的是 MODELLER 算法。虽然同源模拟法有力地推动了未知蛋白结构生物学的发展,但是该方法要求目标蛋白必须在蛋白质结构数据库中存在高度同源的蛋白信息,从而限制了它的应用。

2. 穿线法(threading) 穿线法是一种先对目标蛋白的折叠模式进行预测,然后利用具有相同折叠模式的模板蛋白作为骨架,对目标蛋白进行结构模拟的方法。该方法对目标蛋白和模板蛋白的序列同源性的要求较低。穿线法结构预模拟包括以下两个步骤:

(1)从蛋白质结构数据库中选取一个已知的结构模型。

(2)利用序列与结构比对的信息结果,为目标蛋白序列找到合适的结构模型。

基于穿线法的模拟理论,当前也开发了多种蛋白质结构模拟算法,其中著名的算法有 TASSER 和 I-TASSER。穿线法是通过以折叠模式已知的蛋白作为模板,对目标蛋白的结构进行模拟,虽然其预测结果的准确性相对较高,但是穿线法需要基于已知的折叠模式类型才能进行结构模拟,而对含有新型折叠模式的蛋白质,则不能进行结构模拟,所以,这些不足在一定程度上也限制该方法的应用。

3. 从头预测模拟法 从头预测模拟法的原理是根据蛋白质序列中氨基酸的理化性质直接进行结构模拟的一种方法。该方法不依赖于已知结构作为模板,适合于在蛋白质结构数据库中找不到同源蛋白的目标蛋白的模拟。大体上讲,从头预测模拟法包括以下四个步骤:

(1)将目标蛋白序列切割成一定长度的连续片段。

(2)在蛋白质结构数据库中寻找这些片段的已知结构,并构建片段库。

(3)对片段库中模拟的结构片段的能量进行评估,筛选出能量最低的模拟片段结构。

(4)利用模拟迭代的方法,对目标蛋白的结构进行模拟。

依据该理论开发的模拟算法中,比较有名的是 Rosetta 模拟程序、QUARK 和 FALCON。由此可见,从头预测模拟法是没有同源蛋白作为模板的,所以该方法用到的模拟算法相对比较复杂,模拟的蛋白结构准确性也相对较低。这些缺点也不利于该方法的应用和发展。

二、蛋白质分子动力学模拟方法

蛋白质分子动力学方法是指运用经典的物理模型对蛋白质进行模拟和描述的方法,该体系中的分子势能通常依靠分子力场来计算。全原子的模拟体系一般由球形的刚性原子组成,蛋白质中每个原子都有给定的原子半径、极化率和净电荷。原子间相互作用一般被分为化学键相互作用和非化学键相互作用,利用经验力场函数和参数对其进行表示,力场函数及参数通过与实验数据和量化计算结果拟合得到,以此为基础,开发出的一套适合计算蛋白质结构的经验模型的方法。鉴于该原理比较简单,其适用范围也比较广,所以蛋白质分子动力学模拟可以节省大量的计算时间,能够处理由成千上万个原子组成的蛋白质大分子体系。蛋白质分子动力学模拟的简单流程见图 39-28。当前,比较成熟的蛋白质分子动力学模拟方法包括以下三种:拉伸分子动力学模拟,膜蛋白体系的分子动力学模拟和蛋白质与 DNA 相互作用的分子动力学模拟。下面对这三种蛋白质分子动力学模拟方法进行简单的介绍。

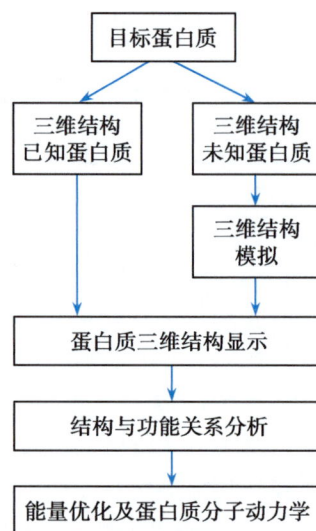

图 39-28 蛋白质分子动力学
模拟技术流程图
(仿自 刘伟等)

(一) 拉伸分子动力学模拟

拉伸分子动力学(steered molecular dynamics, SMD)模拟是随着原子力显微镜的出现而开发出来的一种计算机模拟技术,主要用来分析蛋白质与其结合的小分子或者配体之间的相互作用过程和解离过程。在该模拟过程中,通常在一个或多个原子上施加一个类似于原子力显微镜探针的外力,使被施加力量的分子或原子的运动得到加速。其中,这个被施以外力的原子或原子团的质心称为 SMD 原子(SMD atom)。拉伸分子动力学模拟可分为两种类型,恒速拉伸分子动力学模拟和恒力拉伸分子动力学模拟。鉴于当前恒速拉伸分子动力学模拟在蛋白质分子动力学模拟过程中使用的较多,使用范围也比较广泛,这里就以恒速拉伸分子动力学模拟为对象,对其进行简单介绍。在恒速拉伸分子动力学模拟过程中,存在一个重要假设,即原子的拉伸方向与复合物真实的解离方向是一致的,并且在整个拉伸过程中,该方向保持不变。然而,我们知道在生物体内,通常蛋白质与其配体的结合和解离过程都是非常复杂的,所以上述假设可能不一定与体内蛋白质与其配体的结合和解离的发生情况完全相符。

在拉伸分子动力学模拟过程中,虽然拉伸速度是恒定的,但是被拉伸的原子(SMD 原子)所受到的外力大小却不是恒定的,其所受到的外力是由连接在该原子上的虚拟弹簧的形变程度和弹性系数所决定的。在这个虚拟弹簧上,一端连接着 SMD 原子的质心,另一端连接着一个虚拟原子(dummy atom)。在拉伸分子动力学模拟过程中,由于虚拟原子的运动速度是恒定的,所以 SMD 原子在虚拟弹簧形变所产生弹力的驱动下,可以随着虚拟原子而运动。另外,由于 SMD 原子同时还受到周围环境阻力的原因,所以在恒速拉伸分子动力学模拟中,SMD 原子和其所在分子的运动速度也是不断发生变化的。通常,只有在虚拟弹簧的弹性系数比较大,并且拉伸速度(即虚拟原子的运动速度)也相对较慢的情况下,SMD 原子的运动速度才可能和虚拟原子的运动速度相近。在这种情况下,我们可以认为在拉伸分子动力学模拟过程中,虚拟弹簧所受的力满足胡克定律的条件。在实际的使用过程中,虽然拉伸分子动力学模拟也具有常规分子动力学模拟所拥有的优点,比如可以在分子水平上,提供我们观察不到的蛋白质分子与其配体之间的相互作用细节等,这在一定程度上推动了蛋白质分子动力学理论的发展。但是,目前拉伸分子动力学模拟的结果,还不能满足研究者的需要,这方面的原因主要是由于在拉伸分子动力学模拟过程中,模拟原子被拉伸的速度,由于受到计算机计算速度的限制,现在还停留在纳秒量级,这个速度太慢,不能满足正常生理条件下原子的运动速度的条件。为了克服这个瓶颈,在蛋白质结构模拟领域,拉伸分子动力学模拟还有待进一步的发展和改进。

(二) 膜蛋白体系的分子动力学模拟

膜蛋白是一类能够结合或者整合到细胞膜上的蛋白质的总称。膜蛋白在生物体内的物质跨膜运输和信号传导方面发挥着重要的作用。研究膜蛋白的结构与功能关系具有重要的科学意义与应用价值。除了常规的分子生物学方法外,现在利用计算机模拟的分子动力学方法也成为了研究膜蛋白功能的一种重要手段。虽然当前由于计算机硬件和软件的限制,分子动力学方法还不能全面的对膜蛋白的特征进行表征,但是该方法的出现,已经极大地推动了膜蛋白研究的发展。

因为细胞膜中丰富的脂质分子在调节膜蛋白的结构和功能方面也发挥着重要的作用,所以在利用分子动力学方法对膜蛋白进行模拟时,也要考虑脂质分子的因素。这在一定程度上也增加了膜蛋白分子动力学模拟体系的复杂性。针对膜蛋白分子动力学模拟体系,现在公认的模拟体系中主要包括目标蛋白质、细胞膜的脂质双分子层、水、离子等因素。另外,在构建模拟体系时,蛋白质必须要正确的插入到脂质双分子层中,而水分子则不能出现在脂质双分子层之间或者蛋白质内部的疏水环境中。在模拟的过程中,脂质双分子层与膜蛋白之间的相互作用将蛋白质紧紧包裹在脂质双分子层中,而且脂质双分子层的疏水尾部也由直链形式转变为卷曲形式,以此来增加细胞膜的稳定性。在这些过程中,如果有任何一个因素没有处理好,就有可能导致模拟体系发生变形甚至崩溃。

由于膜蛋白本身的特殊性,常规的分子动力学模拟手段已经不适用于膜蛋白的研究。为了解决这一问题,在常规分子动力学模拟方法的基础上,开发了以下四种方法来实现对膜蛋白的分子动力学体系的模拟。粗粒化分子动力学模拟:这种方法是将蛋白质中相关的几个原子合并为一个粒子,减少模拟体系的复杂度,已达到在有限的模拟时间内,对含有大量原子的膜蛋白体系进行结构功能的研究。这种方法在膜蛋白对膜弯曲能力的影响上已经得到证实是可行的。动力学重要采样方法:该方法主要用于研究蛋白质结构变化过程中的中间状态,比如蛋白质的折叠过程和构象的改变。巨动力学研究方法:该方法可用于改善对模拟体系的能量曲面进行采样,并在膜蛋白的分子动力学模拟过程中得到了应用。弹性网络模型方法:该方法将蛋白质中的每个残基当成一个粒子,相邻粒子通过弹簧连接而形成网络。该方法可用于对大体系进行大尺度的动力学模拟,已经被成功用于阐明跨膜转运蛋白的功能性运动的机制。当前,利用分子动力学模拟方法,多种膜蛋白的结构与功能关系及作用机制已经相继被阐明,其中包括外周膜蛋白、G蛋白偶联受体、膜转运蛋白、电压门控的钾离子通道蛋白和配体门控离子通道蛋白等。

膜蛋白体系分子动力学模拟的基本步骤如下:

1. 准备模拟膜蛋白的三维结构,确定其可电离残基的电离状态。已经解析结构的蛋白质可以从蛋白质数据库(http://wwwrcsb.org/pdb)中直接下载。未解析的蛋白质可以通过同源模建和从头预测方法的获得其结构。

2. 构建膜蛋白模拟体系的脂质膜。这种膜可以从VMD等模拟软件包中下载,也可以在一些膜蛋白模拟网站上直接下载。

3. 依据目标蛋白质的结构特点将蛋白质插入到脂质膜中。

4. 删除与模拟膜蛋白的原子发生重叠或过于接近的脂质分子和水分子,然后重新添加水分子和平衡离子,对膜蛋白的模拟体系进行平衡。

上述步骤也可以借助以下在线工具实现:Membrane Builder(http:www.charmm-gui.org/?doc=input/membrane)。

5. 对整个水化的膜-蛋白质体系进行能量优化和动力学模拟。

(三) 蛋白质与DNA相互作用的分子动力学模拟

蛋白质和核酸是组成生命的主要生物大分子,它们具有自身的结构特征和特定功能。研究蛋白质与DNA分子之间的相互作用,一方面可以阐明他们之间相互作用的机制,揭示生命现象的本质,另一方面也可以为与其相关药物的设计和研发提供理论基础。现在,单纯通过实验手段测定蛋白质-DNA复合物的结构还比较困难,因此,利用分子动力学模拟的方法,从理论角度对蛋白质-DNA复合物的结构进行研究,在一定程度上可以帮助我们了解蛋白质-DNA复合物的结构特点,以及它们之间相互作用的过程。

研究蛋白质-DNA相互作用的理论模型和计算方法主要分为两类,一类是基于序列的方法,这类方法主要通过生物信息学途径对蛋白质数据库中的蛋白质-DNA复合物中,蛋白质结构和序列的相似性以及DNA保守序列进行分析,实现蛋白质-DNA复合物结合模式的预测和模拟,另一类是基于结构的方法,这类方法主要是通过分子力学与分子动力学模拟以及对蛋白质-DNA 复合物进行结合自由能计算的方法，研究蛋白质-DNA 相互作用的结构特性、序列特性以及热力学和动力学特性。但由于蛋白质-DNA 相互作用的复杂性，目前在全原子水平上，研究其相互作用的详细信息仍受到计算机计算能力的限制。因此，对于蛋白质-DNA 相互作用模式进行快速准确的预测，需要将基于序列的方法和基于结构的方法结合起来。基于序列的方法可以提供一个快速的柔性分析，减少基因序列的搜索空间，继而将计算耗时的基于结构的方法应用于最后的结合位点评价。同时，基于结构的方法也可以应用于探讨蛋白质-DNA 相互作用的机制。

现在，研究人员通常联合使用分子动力学模拟、分子对接、自由能计算以及构象分析的方法对蛋白质-DNA 相互作用开展相关研究。其基本过程如下：

1. 构建 DNA 分子，通过一定的力场和电荷模型进行空间优化，即能量最小化。

2. 构建蛋白质分子模型，对其分子结构进行优化，具体包括去除水分子和盐离子、空间能量最小化等。

3. 设定适合研究体系的参数，找出蛋白质中最大以及能量最优的结合空腔。

4. 进行 DNA 分子与蛋白质分子对接，得到复合物的空间结合模型。

5. 通过对接所得的模型，确定供体和受体之间可能的氢键位置以及键长等参数。

6. 运用 CURVES 以及成簇等方法，分别对 DNA 和蛋白质体系进行详细的构象分析。

7. 利用分子动力学模拟和自由能计算的方法，综合分析体系识别方式以及体系中存在的主要作用力等信息。

然而，由于 DNA 碱基序列的复杂性以及所属物种的不同，当前蛋白质-DNA 相互作用分子模拟技术还面临着多种挑战。另外，现在所建立的对接模型主要还是基于刚性或柔性的单分子模型，还没有考虑生物体内存在的温度、酸碱度、溶剂和离子强度等多种因素。但是，在实际的作用过程中，这些因素有时候对于确定蛋白质-DNA 的相互作用类型、体系中可能存在的主要作用力以及作用力度却发挥着重要的作用。因此，为了得到一个相对比较可靠的结论，我们有必要将所得的实验数据和分子模拟结果进行适当的整合。

三、蛋白质结合位点预测

蛋白质生物学功能的发挥主要是通过其表面特定的结合部位与其他小分子或生物大分子的相互结合来实现的。通过计算的方法对蛋白质分子表面潜在的结合位点进行预测，将有利于基于蛋白质结构的计算机辅助药物和新型功能蛋白的设计。基于蛋白质结合配体的不同，蛋白质表面的结合位点可以分为两类：蛋白质-蛋白质结合位点和蛋白质-配体结合位点。蛋白质结合位点的结构及氨基酸组成与其余位点通常存在着非常明显的区别，其主要表现在序列的保守性、氨基酸的极性、二级结构的组成以及氢键的形成等。这为我们利用计算的方法对蛋白质的结合位点进行预测提供了可能。针对蛋白质接合位点预测，当前已经开发出了多种策略（表 39-4）。

表 39-4　常用蛋白质接合位点预测在线服务器网址

名称	网址	方法
DeepSite	https://www.playmolecule.com/deepsite/	采用 DCNNS（deep convolutional neural networks）的机器学习方法
DoGSiteScorer	https://www.biosolveit.de/free-to-academics/#DoGSiteScorer	基于蛋白表面口袋的 size，shape，and chemical features 进行预测
POCASA	http://g6altair.sci.hokudai.ac.jp/g6/service/pocasa/	基于滚动探针球的蛋白口袋识别算法
Fpocket	https://bioserv.rpbs.univ-paris-diderot.fr/services/fpocket/index.html	基于泰森多边形（Voronoi tessellation）的几何算法

名称	网址	方法
RaptorX-Binding Site	http://raptorx.uchicago.edu/BindingSite/	用结构模型作为辅助，从序列出发预测蛋白质结合位点
COACH	https://zhanglab.ccmb.med.umich.edu/COACH/	基于序列保守性以及结构特点进行预测
CASTp	http://sts.bioe.uic.edu/castp/calculation.html	基于泰森多边形图（Voronoi Diagram）、德罗内三角算法（Delaunay Triangulation）和阿尔法形状（Alpha Shape）的计算几何学算法进行预测
PocketDepth	http://proline.physics.iisc.ernet.in/pocketdepth/	基于深度的几何算法预测配体结合位点进行预测
InterProSurf	http://curie.utmb.edu/pdbcomplex.html	采用表面残基聚类方法，分析残基出现在界面上的倾向性以及溶剂可接触表面积进行预测
SPPIDER	http://curie.utmb.edu/pdbcomplex.html	采用神经网络方法，分析溶剂可接触表面积进行预测
Cons-ppsip	https://pipe.rcc.fsu.edu/ppisp.html	采用了神经网络方法，分析序列保守性以及溶剂可接触表面积进行预测
PRED_PPI	https://bioinformatics.leeds.ac.uk/ppi_pred/	支持向量算法，对表面形状和静电势能等进行预测
intPred	http://www.bioinf.org.uk/intpred/	基于结构特征的随机预测算法

　　目前，国际上提出的蛋白质功能位点预测方法主要包括三大类：基于序列的预测，基于结构的预测和基于理化性质的预测。以上方法各具优点，在不同类型的蛋白质功能位点预测中显示了各自的优势，但仍然没有一个通用的方法适用于各种类型的蛋白质功能位点预测。例如，在同源蛋白数量有限或者序列的相似度较低的条件下，基于序列方法的预测结果通常不是很理想。基于理化性质的预测方法很难同时适用于不同类型的复合物，例如，适用于对抗原/抗体接合位点的预测方法，很难成功应用于同源多聚体蛋白结合位点的预测。因为在这两类复合物中，对分子结合起主要作用的因素存在较大的差异，抗原/抗体体系中，其重要作用的通常是静电相互作用，而在同源多聚体蛋白体系中，疏水相互作用则显得尤为重要。基于结构的预测方法往往在预测蛋白质功能位点比较集中的情况下则显得比较有效，如酶的催化位点；但对于功能位点分布在多条链上且空间位置相距较远的体系进行预测时，常常就不能使用了。

（一）基于序列的预测方法

　　在蛋白质分子进化过程中，重要的残基通常保留着较高的序列保守性，且在空间上具有趋于成簇的特点。因此，该方法常常通过寻找同源蛋白来进行多重序列比对，并根据各重要结合位点上氨基酸残基的保守程度，赋予它们不同的分值，依据预测后获得分值的大小，来预测蛋白质可能存在的功能位点。

（二）基于结构的预测方法

　　蛋白质某些局部的特定结构是形成一定功能位点的基础，如在蛋白质空间结构中的口袋区，通常可以找到与底物或抑制剂相结合的位点。β转角和无规卷曲则由于结构的高度可变性，倾向于出现在活性部位。与β折叠相比，α螺旋由于结构的刚性，则较少出现在结合位点。另外，在蛋白质的三维结构上常常存在一定的模体（motif），并且结构相似的模体一般也具有相似的功能。

（三）基于理化性质的预测方法

　　蛋白质功能位点区域相对蛋白质表面的其他部分，在很多物理化学特性方面都存在明显的统计差异，如疏水性、极性等。基于理化性质的预测方法就是以这些差异为依据而开发的预测方法。该方法通常首先利用机器学习策略，如神经网络算法，然后通过已知功能位点的蛋白质数据进行预先训练学习，在得到一定的规律后，再进行预测。

（王　莹）

参 考 文 献

［ 1 ］ 荆新蕊,邢体坤,宋路萍,等. M2e 与 Qβ 融合原核表达载体的构建与初步评价［J］. 中国当代医药,2021,28（15）:8-11.

［ 2 ］ 雷恩,苗明三,曹艺明,等. CRISPR/Cas9 基因编辑技术在病毒感染性疾病研究中的应用［J］. 军事医学,2021,45（5）:384-389.

［ 3 ］ 韩云蕾,郐蓓蓓,何艳洁,等. CRISPR/Cas9 基因编辑技术及其在肿瘤研究中的进展［J］. 成都医学院学报,2021,16（5）:676-680.

［ 4 ］ 严娟,马洪成. 牛卵母细胞体外授精技术［J］. 吉林畜牧兽医,2021,42（5）:60.

［ 5 ］ 朱凌倩,冯欣宇,胡薇,等. miRNA 在疟原虫感染按蚊过程中的功能及作用［J］. 中国寄生虫学与寄生虫病杂志,2020,38（6）:742-748.

［ 6 ］ 黄琳,叶昌林,生燕,等. 外泌体 miRNA 在寄生虫中的进展［J］. 中国病原生物学杂志,2019,14（9）:1115-1116.

［ 7 ］ 彭若玉,任会均,杨若男,等. 寄生虫 MicroRNA 研究新进展［J］. 中国病原生物学杂志,2016,11（4）:377.

［ 8 ］ 兰泓,张玉祥. 基因克隆技术及其进展［J］. 中国医药生物技术,2015,10（5）:448-452.

［ 9 ］ 吴莉. 基因敲除技术在基因重组中的应用研究［J］. 世界最新医学信息文摘(电子版),2013,（29）:164-164.

［10］ 郑培明,吴锦雅,顾金保,等. 白纹伊蚊 miRNA 的分离、鉴定及表达谱的初步分析［J］. 南方医科大学学报,2010,30（4）:677-680.

［11］ 郑新民,李聚学,魏雁,等. 小鼠采精方法的研究［J］. 中国比较医学杂志,2005,15（2）:88-91.

［12］ 宋世钧,郑继奎,郑海洪,等. 实验用小鼠的人工授精技术研究［J］. 黑龙江动物繁殖,2000,8（3）:4.

［13］ YOU H,MAYER J U,JOHNSTON R L,et al. CRISPR/Cas9-mediated genome editing of Schistosoma mansoni acetylcholinesterase［J］. FASEB J,2021,（1）:e21205.

［14］ Paul S,Ruiz-Manriquez L M. Human microRNAs in host-parasite interaction:a review［J］. Biotech,2020,10（12）:510.

［15］ ÖZLEM ULUSAN BAĞC,AYŞE CANER. The Role of MicroRNAs in Parasitology［J］. Turkiye Parazitol Derg,2020,44（2）:102-108.

［16］ XU J H,MATHY N W,CHEN X M. Use of miRNAs to Study Host Cell-Parasite. Interactions［J］. Methods Mol Biol,2020,2052:205-218.

［17］ NORTHEY T C,ANJA BAREŠIĆ,MARTIN A C R,et al. IntPred:a structure-based predictor of protein-protein interaction sites［J］. Bioinformatics,2018,34（2）:223-229.

［18］ WEI T,CHANG C,JIE L. CASTp 3.0:computed atlas of surface topography of proteins. Nucleic acids research,2018,46（W1）:363-367.

［19］ GAO H,YANG M,YANG H,et al. Arabidopsis ENOR3 regulates RNAi-mediated antiviral defense. Journal of Genetics and Genomics,2018,45（1）:33-40.

［20］ CHEN X,LIAO S,HUANG X,et al. Targeted Chromosomal Rearrangements via Combinatorial Use of CRISPR/Cas9 and Cre/LoxP Technologies［J］.G3（Bethesda）,2018,8（8）:2697-2707.

［21］ BLEVINS T. Northern Blotting Techniques for Small RNAs［J］. Methods Mol Biol,2017,1456:141-162.

［22］ JIMÉNEZ J,DOERR S,MARTÍNEZ-ROSELL G,et al. DeepSite:protein-binding site predictor using 3D-convolutional neural networks［J］. Bioinformatics,2017,33（19）:3036-3042.

［23］ WANG C,ZHANG H,ZHENG W M,et al. FALCON@ home:a high-throughput protein structure prediction server based on remote homologue recognition［J］. Bioinformatics,2016,32（3）:462-464.

［24］ VISSERS J,MANNING S,KULKARNI A,et al. A Drosophila RNAi library modulates Hippo pathway-dependent tissue growth［J］. Nat Commun,2016,7:10368.

［25］ YANG C X,YANG X X,LI M M. et al. Construction of Trans-kingdom RNAi Bacteria by Attenuation and Red/ET Homologous Recombination［J］. Life Science Research,2016,20（3）:208-213.

［26］ EBNETER J A,HEUSSER S D,SCHRANER,E M,et al. Cyst-Wall-Protein-1 is fundamental for Golgi-like organelle neogenesis and cyst-wall biosynthesis in Giardia lamblia［J］. Nat Commun,2016,15（7）:13859.

［27］ LONG S,WANG Q,SIBLEY LD. Analysis of Noncanonical Calcium-Dependent Protein Kinases in Toxoplasma gondii by

Targeted Gene Deletion Using CRISPR/Cas9[J]. Infect Immun,2016,84(5):1262-1273.

[28] MARRAFFINI L A. CRISPR-Cas immunity in prokaryotes[J]. Nature,2015,526(7571):55-61.

[29] SI J,ZHAO R,WU R. An Overview of the Prediction of Protein DNA-Binding Sites[J]. International Journal of Molecular Sciences,2015,16(3):5194-5215.

[30] ROBERTO R M B,JUDITH S,JULIANA M S,et al. Editing the Plasmodium vivax genome,using zinc-finger nucleases [J]. J Infect Dis,2015,211(1):125-129.

[31] PONDEVILLE E,PUCHOT N,MEREDITH J M,et al. Efficient ΦC31 integrase-mediated site-specific germline transformation of Anopheles gambiae[J]. Nat Protoc,2014,(7):1698-1712.

[32] HUBBARD,ALBERT E J. FLP/FRT and Cre/lox recombination technology in C.elegans. Methods,2014,68(3):417-424.

[33] FEDERICA B,ROBERTO G,MIRIAM M,et al. Site-specific genetic engineering of the Anopheles gambiae Y chromosome[J]. Proc Natl Acad Sci USA,2014,111(21):7600-7605.

[34] ARYAN A,MYLES K M,ADELMAN Z N. Targeted genome editing in Aedes aegypti using TALENs[J]. Methods, 2014,69(1):38-45.

[35] SHEN Z,ZHANG X,CHAI Y,et al. Conditional knockouts generated by engineered CRISPR-Cas9 endonuclease reveal the roles of coronin in C. elegans neural development[J]. Dev Cell,2014,30(5):625-636.

[36] GHORBAL M,GORMAN M,MACPHERSON C R,et al Genome editing in the human malaria parasite Plasmodium falciparum using the CRISPR-Cas9 system[J]. Nat Biotechnol,2014,(8):819-821.

[37] DORN M,SILVA M B E,BURIOL L S,et al. Three-dimensional protein structure prediction:Methods and computational strategies[J]. Computational biology and chemistry,2014,53:251-276.

[38] CHENG Z,YI P,WANG X,et al. Conditional targeted genome editing using somatically expressed TALENs in C. elegans [J]. Nat Biotechnol,2013,(10):934-937.

[39] POGHOSYAN A H,ARSENYAN L H,SHAHINYAN A A. Molecular dynamics study of intermediate phase of long chain alkyl sulfonate/water systems[J]. Langmuir,2013,29(1):29-37.

[40] YANG J,ROY A,ZHANG Y. Protein-ligand binding site recognition using complementary binding-specific substructure comparison and sequence profile alignment[J]. Bioinformatics,2013,29(20):2588-2595.

[41] KÄLLBERG M,WANG H,WANG S,et al. Template-based protein structure modeling using the RaptorX web server[J]. Nature protocols,2012,7(8):1511-1522.

[42] VOLKAMER A,KUHN D,RIPPMANN F,et al. DoGSiteScorer:a web server for automatic binding site prediction, analysis and druggability assessment[J]. Bioinformatics,2012,28(15):2074-2075.

[43] PERILLA J R,BECKSTEIN O,DENNING E J,et al. Computing ensembles of transitions from stable states:Dynamic importance sampling[J]. Journal of computational chemistry,2011,32(2):196-209.

[44] DELEMOTTE L,TAREK M,KLEINET M L,et al. Intermediate states of the Kv1. 2 voltage sensor from atomistic molecular dynamics simulations [J]. Proceedings of the National Academy of Sciences,2011,108(15):6109-6114.

[45] WOOD A J,LO T W,ZEITLER B,et al. Targeted genome editing across species using ZFNs and TALENs[J]. Science, 2011,333(6040):307.

[46] LUMB C,JU H,YI X,et al. Biophysical and computational studies of membrane penetration by the GRP1 pleckstrin homology domain[J]. Structure,2011,19(9):1338-1346.

[47] LEONE V,MARINELLI F,CARLONI P,et al. Targeting biomolecular flexibility with metadynamics[J]. Current opinion in structural biology,2010,20(2):148-154.

[48] BAHAR I. On the functional significance of soft modes predicted by coarse-grained models for membrane proteins[J]. Journal of General Physiology,2010,135(6):563-573.

[49] ZHU F,Hummer G. Pore opening and closing of a pentameric ligand-gated ion channel[J]. Proceedings of the National Academy of Sciences,2010,107(46):19814-19819.

[50] BUSCH C J,VOGT A,MOCHIZUKI K,et al. Establishment of a Cre/loxP recombination system for N-terminal epitope tagging of genes in Tetrahymena[J]. BMC Microbiol,2010,10:191.

[51] SMITH M C,BROWN W R,MC E A R,et al. Site-specific recombination by phiC31 integrase and other large serine recombinases[J]. Biochem Soc Trans,2010,38(2):388-394.

[52] GUO Y,LI M,PU X,et al. PRED_PPI:a server for predicting protein-protein interactions based on sequence data with

probability assignment[J]. BMC research notes,2010,3(1):1-7.

[53] YU J,ZHOU Y,TANAKA I,et al. Roll:a new algorithm for the detection of protein pockets and cavities with a rolling probe sphere[J]. Bioinformatics,2010,26(1):46-52.

[54] VANNI S,NERI M,TAVERNELLI I,et al. Observation of "ionic lock" formation in molecular dynamics simulations of wild-type β1 and β2 adrenergic receptors[J]. Biochemistry,2009,48(22):4789-4797.

[55] VINCENT L G,PETER S,PIERRE T,et al. Fpocket:an open source platform for ligand pocket detection[J]. BMC bioinformatics,2009,10(1):1-11.

[56] COMBE A,GIOVANNINI D,CARVALHO T G,et al. Clonal conditional mutagenesis in malaria parasites[J]. Cell Host Microbe,2009,5(4):386-396.

[57] ZHANG Y. Protein structure prediction:when is it useful?[J]. Current opinion in structural biology,2009,19(2):145-155.

[58] ZHOU R,HU G,LIU J,et al. NF-kappaB p65-dependent transactivation of miRNA genes following Cryptosporidium parvum infection stimulates epithelial cell immune responses[J]. PLoS Pathog,2009,5(12):e1000681.

[59] ZENKE K,KIM K H. Novel fugu U6 promoter driven shRNA expression vector for efficient vector based RNAi in fish cell lines[J]. Biochem Biophys Res Commun,2008,71(3):480-483.

[60] KALIDAS Y,CHANDRA N. PocketDepth:a new depth based algorithm for identification of ligand binding sites in proteins[J]. Journal of structural biology,2008,161(1):31-42.

[61] JO S,KIM T,IYER V G,et al. CHARMM-GUI:a web-based graphical user interface for CHARMM[J]. Journal of computational chemistry,2008,29(11):1859-1865.

[62] HALILOGLU T,SEYREK E,ERMAN B. Prediction of Binding Sites in Receptor-Ligand Complexes with the Gaussian Network Model[J]. Physical Review Letters,2008,100(22):228102.

[63] GLOVER L,MCCULLOCH R,HORN D. Sequence homology and microhomology dominate chromosomal double-strand break repair in African trypanosomes[J]. Nucleic Acids Res,2008,36(8):2608-2618.

[64] JO S,KIM T,IM W. Automated builder and database of protein/membrane complexes for molecular dynamics simulations [J]. PloS one,2007,2(9):e880.

[65] NEGI S S,SCHEIN C H,OEZGUEN N,et al. InterProSurf:a web server for predicting interacting sites on protein surfaces [J]. Bioinformatics,2007,23(24):3397-3399.

[66] ZHOU H X,QIN S. Interaction-Site Prediction for Protein Complexes:a Critical Assessment[J]. Bioinformatics,2007,23 (17):2203-2209.

[67] SHEN J,ZHANG J,LUO X,et al. Predicting protein-protein interactions based only on sequences information[J]. Proceedings of the National Academy of Sciences,2007,104(11):4337-4341.

[68] BRETSCHER M S,MARGARET C,ZHANG S. Using single loxP sites to enhance homologous recombination:ts mutants in Sec1 of Dictyostelium discoideum[J]. PLoS One,2007 8;2(8):e724.

[69] GORDON K H J,WATERHOUSE P M. RNAi for insect-proof plants[J]. Nature,2007,25(11):1231-1232.

[70] DOUCHKOV D,DONG W,ZIEROLD U. et al. High throughput RNAi to study the interaction between barley and powdery mildew fungi[J]. J. Verbr. Lebensm,2006,1(1):117-117.

[71] POGHOSYAN A H,YEGHIAZARYAN G A,GHARABEKYAN H,et al. The GROMACS and NAMD software packages comparison[J]. Computer Physics Communications,2006,1(4):736-743.

[72] STARK A,SHKUMATOV A,RUSSELL R B. Finding functional sites in structural genomics proteins[J]. Structure, 2004,12(8):1405-1412.

[73] GAO Y,WANG R,LAI L. Structure-based method for analyzing protein-protein interfaces[J]. Journal of molecular modeling,2004,10(1):44-54.

[74] ZHANG Y,SKOLNICK J. Automated structure prediction of weakly homologous proteins on a genomic scale[J]. Proceedings of the National Academy of Sciences,2004,101(20):7594-7599.

[75] ZHANG Y,SKOLNICK J. SPICKER:a clustering approach to identify near-native protein folds[J]. Journal of computational chemistry,2004,25(6):865-871.

[76] ROHL C A,STRAUSS C E M,MISURA K M S.et al. Protein structure prediction using Rosetta[J]. Methods in enzymology,2004,383:66-93.

［77］ NEWMARK P A,REDDIEN P W,CEBRIA F,et al. A.Ingestion of bacterially expressed double-stranded RNA inhibits gene expression in planarians［J］. Proc Natl Acad Sc,2003,100:11861-11865.

［78］ JASINSKIENE N,COATES C J,ASHIKYAN A,et al,High efficiency,site-specific excision of a marker gene by the phage P1 cre-loxP system in the yellow fever mosquito,Aedes aegypti［J］. Nucleic Acids Res,2003.15;31（22）:e147.

［79］ HARDIN C,POGORELOV T V,LUTHEY-SCHULTEN Z. Ab initio protein structure prediction［J］. Current opinion in structural biology,2002,12（2）:176-181.

［80］ HOLEN T,AMARZGUIOUI M,WIIGER M T,et al. Positional effects of short interfering RNAs targeting the human coagulation trigger tissue factor［J］. Nucleic Acids Res,2002,30（8）:1757-1766.

［81］ ISRALEWITZ B,GAO M,SCHULTEN K. Steered molecular dynamics and mechanical functions of proteins［J］. Current opinion in structural biology,2001,11（2）:224-230.

［82］ FISER A,DO R K G. Modeling of loops in protein structures［J］. Protein science,2000,9（9）:1753-1773.

［83］ ELBASHIR S M,HARBORTH J,LENDECKEL W,et al. Duplexes of 21-nucleotide RNAs mediate RNA interference in cultured mammalian cells［J］. Nature,2001,411（6836）:494-498.

［84］ FIRE A,XU S,MONTGOMERY M. et al. Potent and specific genetic interference by double-stranded RNA in Caenorhabditis elegans［J］. Nature,1998,391（6669）:806-811.

［85］ JONES S,THORNTON JM. Prediction of protein-protein interaction sites using patch analysis［J］. Journal of molecular biology,1997,272（1）:133-143.

［86］ IZRAILEV S,STEPANIANTS S,BALSERA M,et al. Molecular dynamics study of unbinding of the avidin-biotin complex［J］. Biophysical journal,1997,72（4）:1568-1581.

［87］ HUMPHREY W,DALKE A,SCHULTEN K. VMD:visual molecular dynamics［J］. Journal of molecular graphics,1996,14（1）:33-38.

［88］ LICHTARGE O,BOURNE H R,COHEN F E. An evolutionary trace method defines binding surfaces common to protein families［J］. Journal of molecular biology,1996,257（2）:342-358.

［89］ ŠALI A,BLUNDELL T L. Comparative protein modelling by satisfaction of spatial restraints［J］. Journal of molecular biology,1993,234（3）:779-815.

［90］ CHOTHIA C,LESK A M. The relation between the divergence of sequence and structure in proteins［J］. The EMBO journal,1986,5（4）:823-826.

［91］ BERENDSEN H J C,POSTMA J P M,GUNSTEREN W F,et al. Molecular dynamics with coupling to an external bath［J］. The Journal of chemical physics,1984,81（8）:3684-3690.

［92］ ANFINSEN C B. The formation and stabilization of protein structure［J］. Biochemical Journal,1972,128（4）:737.

第四十章

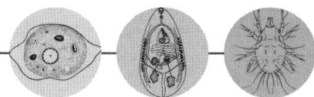

蛋白质的分离纯化与鉴定

蛋白质（protein）由一条或多条多肽链组成的生物大分子，是人体、动物、微生物等各种生物有机体的重要组成成分，是构成生命的基础物质之一。机体中的每一个细胞和所有重要组成部分都有蛋白质参与。生物体的生长、发育、遗传和繁殖等一切生命活动都离不开蛋白质，可以说没有蛋白质就没有生命。机体内的一些生理活性物质，如多肽类激素、抗体、酶、核蛋白等都是蛋白质，它们对调节生理功能、维持新陈代谢起着极其重要的作用。在生命活动中蛋白质无处不在，而且不同的蛋白质有不同的结构和功能。如果生物体内的蛋白质发生不正常变化或缺失，那么生命活动将会出现病变或停止。因此，研究蛋白质有着极为重要的生物学意义。

随着分子生物学、结构生物学、基因组学以及蛋白质组学等研究的不断深入，人们意识到仅仅依靠基因组的序列分析来分析生命活动的现象和本质是远远不够的。蛋白质水平的研究有助于更科学地掌握生命现象和活动规律，更完善地揭示生命的本质。由此许多学者将生命科学领域的研究焦点从基因转向蛋白质，使蛋白质成为揭示生命活动现象和分子生物学机制的重要研究对象。将目的蛋白从复杂的混合物中分离纯化出来是研究蛋白质首要的步骤。因此，高效的分离、纯化和鉴定技术是蛋白质研究的重要基础和关键之一。

第一节 蛋白质的分离与纯化

蛋白质纯化的总体目标是设法在高效率、高得率的条件下获得高纯度、高活性和完整的目的蛋白。目前还没有一种或一套现成的、固定的方法能把任何一种蛋白质从复杂的混合体系中分离纯化出来，对于不同的蛋白质可根据蛋白质特性及分离纯化要求选择适当的纯化方法来获得高纯度的活性蛋白质。因此，选择科学合理的纯化方法对于分离纯化目的蛋白非常重要。蛋白质的纯化工艺必须根据产物性质以及杂质的状况进行设计，将各种分离纯化的步骤加以组合，从而达到去除杂质的目的。

纯化方法的选择和确定要根据不同蛋白质样品的性质和具体的研究目的来决定。根据目的产物的性质和对产品纯度的要求不同，可选择不同的分离纯化方法和路线，但主要分为下面两个步骤：一是初步提取和浓缩蛋白质，一般采用细胞破碎、膜分离、超滤法、沉淀法、透析法等技术，将目的产物从生物体中初步分离开来；二是目标产物的纯化，这是在初级分离的基础上，通常采用层析法（如凝胶过滤、离子交换、亲和层析和疏水层析等）和电泳法（如等电聚焦、双向电泳、毛细管电泳和免疫电泳等）。这些分离纯化方法的原理主要是基于蛋白质在溶解性、带电荷性、分子量大小或亲和特异性等方面的差异。运用各种纯化手段，使产物达到预定的纯度。分离纯化工艺应满足下列要求：①条件要温和，能保持目的产物的生物活性；②方法的选择性要好，能从复杂的混合物中有效地将目的产物分离出来，达到较高纯化倍数；③蛋白质产物回收率要高；④纯化步骤之间最好能直接衔接，不需要对物料加以处理或调整，这样可以减少工艺步骤；⑤整个分离纯化过程周期短，以提高生产效率。

一、蛋白质样品的预处理

生物体内不同组织器官都含有大量的蛋白质，如何高效、快速地将生物体内的目的蛋白与表达体系中的其他组分分离,是蛋白分离纯化过程中的关键步骤。在蛋白质纯化中首先要获得蛋白质的提取液,恰当地选择蛋白质提取及分离的方法将有助于随后的纯化过程。对蛋白质样品的提取应尽量多地提取出目的蛋白,并且尽可能保持其活性,避免目的蛋白因热、pH 或存在有机溶剂、金属离子、蛋白酶等因素而损失活性。

(一) 细胞破碎

对于细胞内蛋白质,则需要采用机械方法或非机械方法对细胞进行有效的破碎。细胞破碎是获得微生物细胞内产物的中间一步,因此在设计方案时需要综合考虑上游和下游过程的影响,上游过程中细胞组织所处的生理活性状态将影响到细胞的破碎,下游过程中需考虑到破碎细胞时所产生的细胞碎片,防止其他蛋白质对产物的污染及产物的失活。选择细胞的破碎方法要考虑破碎的目的和破碎对象的类型。细胞的类型、大小、形态、生长条件、细胞壁结构及环境温度、pH 等因素都会造成细胞对不同破碎方法的敏感度也不同。对于仅仅由细胞膜包围着的细胞,比如哺乳动物细胞,破碎比较容易,如果存在聚合细胞壁结构(比如微生物细胞),破碎时就会困难些。可根据实验及以往的经验来选择破碎方法,但要注意破碎不能影响到目的蛋白产物的活性,在细胞的破碎过程中尽量避免将产物暴露在不利的条件下。破碎过程中,常常产生比较多的热量,需要预先冷却样品,在破碎过程中,应尽可能保持低温。另外,一旦细胞被破碎,就失去了代谢调节机制的控制,目的蛋白就容易被蛋白酶降解,因此需要迅速提取目的蛋白,或加入蛋白酶抑制剂,或降温以减小蛋白酶的作用。实验室中常用破碎方法包括物理法、化学法和生物法。

1. 物理法　通过各种物理因素的作用将细胞破碎,如超声波破碎法、高速匀浆法、珠磨法等。

(1)超声破碎法:超声波粉碎仪利用超声波通过液体介质而产生机械剪切压力和剧烈振荡,从而起到破碎细胞和组织的作用。强烈的超声波造成细胞悬浮液中气泡的增大和爆裂,通过机械剪切力使细菌破裂,可利用 15~25kHz 频率的超声波进行细胞破碎,该方法因效果好、所需样品数量少而在实验室广泛使用。超声破碎处理会产生大量的热量,应采取相应降温措施,必要时在冰浴条件下进行,以免蛋白质变性。破碎效率受到声频、声能、处理时间长短、细胞类型及浓度等的影响。需要根据细胞种类,控制合适的功率、时间以及超声间隔时间。该过程会产生相当的热量,可能会使蛋白质变性,加速蛋白质水解。超声破碎法应以短脉冲的方式,间隔冷却。超声波破碎法由于较难以将足够能量输送到大量体积的细胞悬浮液中,不适于大规模破碎。

(2)高速匀浆法:高速匀浆过程中,细胞受到剪切、碰撞、压力骤变等作用而被破碎,释放出目的蛋白,这是一种常用的破碎细胞的方法,比较适合于破碎酵母和细菌,也用于大规模破碎细胞。影响破碎效果的因素主要是操作压力、温度、破碎细胞的种类及其生理状态等。对于细胞膜结合的蛋白质,一般需要多次破碎才行。通常待破碎的细胞湿重与缓冲液体积之比为 1:2~1:5。操作应尽可能在低温下进行以免因为产生太多的热量而导致目的蛋白的失活。

(3)珠磨法:珠磨法是很有效的破碎细胞的方法,少量样品可以在聚乙烯试管内进行,较多的样品需高速珠磨机,该法较多用于酵母细胞的破碎。影响破碎效果的因素有细胞浓度、珠磨机的搅拌速度、珠大小及操作温度等。最佳的细胞浓度一般由实验确定,细胞浓度较低时,产生的热量较少,但是单位细胞重量的能耗增加。珠磨机的搅拌速度要限制在合适的范围内以减少产生的热量,避免造成蛋白质的失活。实验室内使用的玻璃珠或钢珠一般为 0.2mm,但是也要考虑细胞破碎对象中目的蛋白及其在细胞中处的位置。对于破碎对象,最好先预冷却后再进行细胞破碎。玻璃珠在使用前,通常也需清洗和预冷却。最合适的细胞浓度随微生物种类不同而变化,一般为细胞湿重的 30%~60%。操作温度通常限制在很窄的范围内,通常在 5~15℃,以免造成蛋白质热变性,由于在操作过程中产生热量,一般需要采用夹套方式调节操作温度。

(4)冻融法:将待破碎的细胞置于低温下(-15℃)冷冻,再在室温下融化,反复多次进行从而达到破壁的效果。该方法比较适合于细胞壁较脆弱易破的微生物菌体。但是该法也存在破碎率低的问题,有时还会造成部分蛋白质的失活。

2. 化学法　一些表面活性剂可以破坏细胞膜(裂解细胞),使细胞裂解,释放细胞内的可溶性物质,裂解后应透析除去表面活性剂,以防止蛋白质变性。常用表面活性剂,包括十二烷基硫酸钠(sodium dodecyl

sulfate,SDS）、Triton X-100、NP-40、去氧胆酸钠等。其中 SDS 是一种非常高效的表面活性剂,几乎可以使所有的蛋白质溶解。它可以破坏蛋白质的非共价键,从而使蛋白质变性,并丧失天然构象和功能。Triton X-100 是一个非离子表面活性剂的重要代表,来源于聚氧乙烯,并含有一个苯基疏水基团。Triton X-100 临界胶束浓度较低,因此不易通过透析法去除。其浊点是 64℃,在此温度下,可以观察到两相分离。

3. **渗透压冲击法**　将待破碎的细胞先置于高渗溶液中,当达到平衡后再转入低渗缓冲液或水中,由于渗透压发生变化,胞外的水分迅速渗入胞内,使细胞快速膨胀而破裂,使得细胞壁破裂,释放出胞内蛋白质产物到溶液中。该方法对于分析制备较为有用。将收集的 0.5ml 细胞悬浮于 4ml 20%（200g/L）蔗糖,30mmol/L Tris-HCl（pH8.0,1mmol/L EDTA,0.1% Triton X-100）溶液中,室温下保持 5 分钟。10 000g 离心 3 分钟,收集细胞。再悬浮于 2ml 冷水。冰浴中温和搅拌 10 分钟,4℃下 5 000g 离心 3 分钟,收集含有溶解蛋白的上清液。

4. **生物酶解法**　细菌细胞壁较厚,常用溶菌酶处理细胞,达到胞内蛋白质释出的效果。使用酶解法需要先试验,以确定合适的酶解温度、pH 及酶的用量。由于酶的成本比较高,该法目前还只限于在实验室使用。酶解法专一性强,条件温和,对降解细胞壁结构有特异性,收率高,是比较理想的方法。只需要选择合适的酶及反应条件,就可以有效地进行细胞的破碎。但是不同细胞组织需要不同的酶,而且因所处的不同生理状态,细胞对酶解的敏感程度会有明显变化,因而酶解法还没有被广泛用于规模化破碎微生物细胞,但对于价值较高、采用机械法会造成损失的产品,酶解法已经显示出了良好的应用前景。

细胞破碎过程中产生的细胞碎片必须及时除去,以免污染或者堵塞纯化层析柱,可以先进行絮凝,再通过离心法将其碎片分离出来,但对直径小于 0.5μm 颗粒的处理效果不太理想。双水相提取法也常用于分离碎细胞和细胞碎片。另外还要注意细胞破碎时,要避免剧烈的条件。尽可能在低温下进行,使用适当的缓冲液并添加适量的乙二胺四乙酸（ethylene diamine tetraacetic acid,EDTA）等以抑制蛋白酶对产物的破坏作用。

（二）固液分离

离心是固液分离的有效方法,借助于离心力,使密度不同的物质进行分离。在离心场中,利用分子之间的密度差异可以实现快速的固液分离。另外,因为不同的生物分子有不同的密度和体积,可实现在不同离心力的作用下沉降分离。由于细胞、细胞碎片、包含体和病毒颗粒的密度都大于环境液体的密度,就可以用离心机将其分离。离心分离具有速度快、分离效率高等优点,但需要专门的离心机设备。离心操作中沉降速度受到颗粒大小、颗粒与溶液的密度差、液体黏度、温度等因素的影响,通过增大固体颗粒直径或颗粒与液体的密度差,或降低液体黏度都可提高沉降速度。对于低黏度介质中的细菌,2 000~3 000g,10~15 分钟就可以离心沉降下来;在高黏度溶液中,需要高的离心力和比较长的时间,比如对细胞碎片或真菌孢子,需要高的离心力（12 000g）和比较长的时间（30~45 分钟）;对于蛋白质沉淀,15 000g、10 分钟或 5 000g,30 分钟。

过滤技术也常用于固液分离。过滤操作可以在常压或减压状态下进行。膜过滤可以除去细胞和细胞碎片,分离效率高,流速高,所需时间短,处理量大,设备可靠,简单。膜的材料有聚丙烯、醋酸纤维和硝酸纤维等。影响膜过滤的因素主要有:压力差、颗粒浓度和操作温度。膜两侧的压力差最好保持在较小且可以提供足够的驱动力水平,以保证流量在合适的范围内,压力差增加,流量也增加。但是超过一定的压力差,流量就不会增加了,过高的压力差反而会降低流量。具体内容可参考膜分离相关知识。

（三）膜分离（membrane separation）

膜是具有选择性分离功能的材料,利用半透膜的选择性透过和截留的功能,实现样品中不同组分的分离、纯化、浓缩的过程称作膜分离。膜分离具有设备简单、无化学变化、费用较低及处理效率较高等特点。用于分离的膜应具有较大的透过速度和较高的选择性,还要能耐热、耐酸、耐碱和耐细菌侵蚀,能进行杀菌处理。制造膜的材料主要有天然物质、高分子合成产物及一些特殊材料。其中以醋酸纤维素和聚砜应用最广。

1. **透析（dialysis）**　利用膜两侧的浓度差为驱动力,从溶液中分离出小分子物质的过程。在选择透析袋时,应注意袋的直径和纤维膜孔的标称孔径。由于截留的目标产物相对分子质量（Mr）是以假定的球蛋白平均大小为基础标定的,如果所需截留的目标蛋白的形状是长链的,那么即使它的 Mr 大于截留 Mr,也有可能流失。因此,应选用截留 Mr 远大于目标蛋白质 Mr 的透析袋,以免目标蛋白的损失。另外,样品的透析率与样品的扩散速率有关,扩散速率又与 Mr 有关,小分子比大分子透析得快。温度也影响透析,较高的温度可增加扩散速度,但为防止目标蛋白的失活和变性,透析通常在 4℃ 下进行。

为了提高纯化环节的效率,在纯化过程中通过透析进行除盐或更换缓冲液。将蛋白质样品放入半透膜袋中,置于所需的缓冲液中,由于袋内小分子的渗透压高于袋外的缓冲液,根据渗透压和分子自由扩散的原理,小分子物质可以自由通过半透膜,大分子物质被保留在袋内,随着时间的延长,小分子向袋外扩散的速度逐渐减慢,最后半透膜内外的分子进出速度达到平衡。注意有些透析袋需先进行预处理以除去金属物质,并保证膜孔的一致性。现在商品化的透析膜(比如日本三光纯药公司生产的无缝纤维透析膜)一般不需要预处理了,只要使用前在纯水或适当的缓冲液中浸泡几分钟即可。

2. 反渗透、超滤和微滤　反渗透(reverse osmosis)是通过外加的高于溶液渗透压的压力,使溶液中的水透过膜,而溶液中的溶质则全部被截留,从而使溶液进一步浓缩。超滤(ultrafiltration))与反渗透并无本质上的区别,只是超滤使用孔径较大的薄膜,截留的 Mr 也较大。微滤(microfiltration)则是以多孔细小的薄膜为过滤介质,使不溶物浓缩过滤的操作。因此反渗透、超滤和微滤的相同点都是以压力差为驱动力。不同点是:反渗透只允许溶剂通过,可浓缩溶质或制备纯水;超滤可根据 Mr 的大小实现大分子物质的筛分,并可同时实现截留分子的浓缩;微滤只截留不溶性的颗粒。

3. 电渗析(electroosmosis)　电渗析是电化学过程和渗析扩散过程的结合。其原理是用阴、阳离子交换膜交替排列在正负极之间,由此形成了许多独立的小单元。当溶液中的离子在电场作用下通过这些单元时,某些单元的正、负离子透过离子交换膜,其溶液被脱盐;另一些单元中的正、负离子受电场及离子交换膜的排斥作用而留在单元中,形成高盐溶液。利用电渗析法可使溶液中的蛋白与离子分离,从而达到脱盐的目的。

(四) 沉淀

沉淀法是一种传统的分离纯化蛋白质的方法,其原理是利用蛋白质在不同条件下的溶解度不同,通过某些方法降低某一蛋白质的溶解度,使它们在短时间内形成蛋白质聚集体,再用离心方法将其与溶液中其他蛋白质分离开来。目前访方法在实验室内广泛使用。该法所需设备简单,操作方便,在蛋白质纯化的早期,可以迅速减少样品体积,起到浓缩的作用,便于后续的纯化,降低纯化成本;还可以尽快将目的蛋白与杂质分开,提高目的蛋白的稳定性;通过该方法,目的蛋白的收率比较高。但由于沉淀法对提高蛋白质纯度的幅度比较有限,该法常只用于蛋白质的初步纯化。

1. 等电点沉淀法　该方法是最早使用的沉淀蛋白质的方法之一。蛋白质分子表面存在带正电荷和负电荷的基团,在等电点(isoelectric point,pI)时,蛋白质分子的正、负电荷相等,净电荷为零,分子间不再发生静电排斥,而是产生静电引力,蛋白质的溶解度最低,可以被沉淀出来。利用此原理,将蛋白质样品溶液的 pH 调节至其等电点,大大降低其溶解度,从而沉淀得到目的蛋白,再将沉淀溶解于适当的缓冲液中,用于随后的纯化。利用不同蛋白质具有不同的等电点,也可以采用该法,依次改变溶液的 pH,分离沉淀、除去杂蛋白,从而获得目的蛋白,这比较适合于沉淀过程中容易发生变性失活的目的蛋白。蛋白质分级沉淀就是基于不同的蛋白质具有不同的等电点的特性,逐渐改变其环境溶液的 pH,使具有不同等电点的蛋白质依次沉淀,从而达到不同蛋白质的分离。对于每种特殊蛋白质还需了解:pH 变化多少是可允许的,以及 pH 的变化速率等特性,以实现等电点沉淀技术,对 pH 变化敏感的目的蛋白,应避免使用此法。

2. 盐析法　低浓度的中性盐可增加电解质类物质(蛋白质、酶及其复合物)的溶解度,这被称为盐溶现象(salting in);但当盐浓度继续增加时,蛋白质的溶解度反而降低而使其沉淀出来,称为盐析(salting out)。不同蛋白质在不同的中性盐浓度下析出,利用此原理,可对溶液中的杂蛋白及目的蛋白进行分级沉淀。目前最常用的盐析剂是硫酸铵,虽然硫酸铵并不是盐析效应最好的盐类,但因其他在水溶液中的溶解度大而有利于盐析。该方法条件温和、操作简便。为了增加蛋白质的沉淀效果,盐析法常可与其他方法配合使用,如与等电点沉淀法配合使用。

盐析受到蛋白质表面疏水性的影响,疏水基团主要存在于蛋白质内部,也有一些分布在蛋白质的表面,水分子与这些基团接触,加入盐到溶液中后,随着盐浓度的提高,水分子被从蛋白质分子周围移开,蛋白质分子表面的疏水基团互相作用,导致了蛋白质的凝聚、沉淀。

蛋白质样品的组成、浓度、pH、操作温度、添加硫酸铵的速度、搅拌速度等都影响到沉淀效果。盐析操作最好在4℃进行,操作时一边搅拌一边缓慢加入沉淀剂,以免造成局部沉淀剂浓度过高。通过离心(10 000g,10分钟)或过滤可得到沉淀物。对于目的蛋白的沉淀物,可用1~2倍体积的缓冲液溶解,不溶解的部分可离心除去。采用盐析法沉淀目的蛋白,起到了浓缩及初步分离纯化蛋白质的作用,盐析条件的确定必须综合考虑原材料的来源、纯化目的、盐析后目的蛋白的收率及纯化倍数等因素。

硫酸铵的浓度多用"饱和度"表示。实际所需的硫酸铵饱和度,应通过试验来确定,可以先使蛋白质溶液达到某一硫酸铵饱和度,此时目的蛋白不发生沉淀,离心除去杂蛋白沉淀,再加入硫酸铵至更高的另一饱和度,尽量多地沉淀目的蛋白,离心后获得目的蛋白沉淀。一般操作方法:各取50ml的等量蛋白质样品溶液,放入烧杯中,预先冷却到4℃,计算出至20%、30%、40%、50%、60%、70%、80%、90%和100%饱和度时所需要的硫酸铵数量,准确称取所需的硫酸铵。将硫酸铵缓慢加入到各蛋白质溶液中,同时使用磁力搅拌器缓慢搅拌,当溶液出现浑浊时,静置1小时以上,3 000g离心30~60分钟,移去上清液,取出沉淀物。用2倍于沉淀物体积的等量缓冲液溶解沉淀物(如果还有不溶性物质,可以3 000g离心10~20分钟,除去不溶性物质)。对于溶解液中的总蛋白质含量以及目的蛋白的含量进行分析,采用Bradford方法为宜,以免受到硫酸铵的影响;或者先对蛋白质沉淀的溶解液脱盐,再分析蛋白质。以总蛋白质和目的蛋白浓度对硫酸铵饱和度作图,可以确定不沉淀目的蛋白的最高饱和度和沉淀目的蛋白的最适饱和度。

3. 有机溶剂沉淀法 有机溶剂可破坏蛋白质分子之间的某些键,使蛋白质分子的空间结构发生了变化,一些原先存在于蛋白质分子内部的疏水基团被暴露于表面,并与有机溶剂的疏水基团结合,形成了疏水层,使得蛋白质沉淀。该法的优点是有机溶剂一般不会残留在产品中,容易蒸发除去;有机溶剂密度低,与沉淀物质的密度差大,便于离心分离。选择低毒性、不与目的蛋白发生作用的水溶性有机溶剂,常用的有机溶剂是丙酮和乙醇,有时也用到甲醇和丙醇。使用有机溶剂时,需小心操作,注意安全。大多数蛋白质通过加入等体积的丙酮或4倍体积的乙醇就可以沉淀下来,但也造成了蛋白质溶液被稀释,所以蛋白质的浓度一般要在1mg/ml以上。

有机溶剂沉淀蛋白质的效率除了有机溶剂种类外,还受到操作温度、pH、蛋白质分子大小等因素的影响。温度低,沉淀比较完全,在整个沉淀蛋白质及分离沉淀的过程中,可在盐水冰浴中进行,以保持低温操作(4℃),将预先冷却过的有机溶剂缓慢加入到冷却了的蛋白质溶液中,同时不断搅拌,以避免局部有机溶剂浓度过高或升温过大而造成蛋白质失活。蛋白质溶液的pH应该选择使目的蛋白性质稳定的区域,并尽可能接近其等电点。分子量大的蛋白质可以在较低的有机溶剂浓度下沉淀。可以通过在10 000g离心5~15分钟后获得沉淀,对于离心机的转子要预冷却,离心机应在0~4℃进行操作,以防止部分沉淀重新溶解,或者蛋白质发生变性。沉淀物可以用1~2倍体积的缓冲液溶解,不溶解的部分是已经变性了的蛋白质,通过离心除去。以丙酮为例,将等体积的丙酮(已经冷却到-20℃)缓慢加入到蛋白质溶液中,同时利用冰浴进行冷却,不断地缓慢搅拌10~20分钟,在10 000g离心15分钟后获得沉淀,用2倍体积的缓冲液溶解沉淀。

有机溶剂沉淀法比盐析法,更容易使蛋白质变性,这是不足的方面。对于一些疏水性蛋白质,尤其是位于细胞膜的蛋白质,不采用此法,因为这些蛋白质不被有机溶剂沉淀,反而会被有机溶剂从细胞膜溶解下来。

4. 聚乙二醇沉淀法 许多分子量高的非离子聚合物,比如聚乙二醇(polyethylene glycol,PEG)、葡聚糖等,都可以沉淀蛋白质,常用的是PEG。一般使用分子量4 000以上的PEG。PEG无毒,不可燃,操作条件温和、简便,不像酸、碱、有机溶剂那样易使蛋白质变性,反而对蛋白质有一定的保护作用,且有一定的分段选择性。

PEG沉淀蛋白质的机制是:PEG分子在溶液中形成了网状结构,与溶液中的蛋白质分子发生空间排斥作用,使蛋白质分子凝聚、沉淀。该方法受到蛋白质的分子量、浓度、溶液的pH、离子强度、温度以及

PEG 的平均分子量等因素的影响:蛋白质的分子量越大,将蛋白质沉淀所需的 PEG 浓度越小;蛋白质浓度越高,越易于沉淀,但是蛋白质浓度也不能太高,一般要小于 10mg/ml;pH 越接近蛋白质的等电点,所需 PEG 浓度也越低;在 30℃ 以下一般都可以使用此法,只是操作时需要考虑到目的蛋白对温度的敏感性;PEG 的分子量越高,沉淀蛋白质所需的浓度越低,但是 PEG 的分子量过高,会造成溶液黏度大,不利于操作。目前多采用低聚合度 PEG 6000,其选择性却优于高聚合度的 PEG。

一般操作方法:将 100~150ml 的 50% PEG6000 溶液加入到 100ml 蛋白质样品溶液中,缓慢搅拌 60 分钟,至沉淀完全,然后在 5 000g 离心 30 分钟将所获得的沉淀部分溶解于 2 倍体积的缓冲液中。

(五) 双水相萃取

利用两种多聚物或多聚物与盐在水相中的不相溶性,形成密度不同的两相体系,可以从细胞破碎后的细胞碎片中直接分离、纯化蛋白质,同时起到浓缩蛋白质的作用。由于两相中均含有较多的水,故称为双水相。该方法比较温和,一般不造成蛋白质的变性失活,可在室温下进行,双水相中聚合物还可提高蛋白质的稳定性。

常见的双水相系统有 PEG/无机盐、PEG/葡聚糖等。当使用 PEG/无机盐提取胞内蛋白时,细胞碎片能全部进入下相(盐相),蛋白质则留在上相(如 PEG 相)中;此时,再加入一定量的 PEG,进行第二次萃取,因为多糖和核酸的亲水性较蛋白质为强,这样蛋白质继续留 PEG 相中,而多糖和核酸则进入盐相中。如此,再进行第三次萃取,使蛋白质进入盐相中,还可使蛋白质与色素分离。由于萃取所使用的条件比较温和,有利于目的蛋白的活性保持。这一技术已经成功用于 β 干扰素(IFN-β)和过氧化氢酶的分离。采用双水相系统浓缩目的蛋白,受到聚合物分子量及浓度、溶液 pH、温度、离子强度、盐类型及浓度等因素的影响,各因素之间也相互影响。以 PEG/葡聚糖系统为例,通过降低 PEG 分子量、增加葡聚糖分子量或提高 pH,都可以提高目的蛋白在 PEG 相中的分配系数。

在实验室中,可采用 5~10ml 塑料离心管试验比较合适的条件。先配制较高浓度的溶液(40%PEG 和 30% 葡聚糖),使用时按照一定比例添加,以达到在双水相系统中的预期浓度。操作时先混合蛋白质样品、PEG 和葡聚糖溶液 1 分钟,然后 3 000g 离心 5 分钟,富集在聚合物相中的目的蛋白经过滤得到。分别测定两相的体积及目的蛋白在两相中的浓度,最后确定 PEG 和葡聚糖各自合适的使用浓度。

(六) 真空冷冻干燥

人们常采用真空冷冻干燥的方法将蛋白质样品浓缩或者转化成固态保存,真空冷冻干燥是利用升华的原理使蛋白质脱水的一种干燥技术,这种方法有利于提高蛋白质样品的稳定性。冷冻干燥技术在热不稳定的蛋白质、多肽等的浓缩、保存方面有着重要作用,利用低温、低压来去除可溶性的水,它对于超滤膜不能够截留的低分子量多肽浓缩效果好。

冷冻干燥系统由干燥箱、真空系统、制冷系统组成。干燥箱通常由不锈钢制成,是压力容器,其内表面光洁性要好,以便于清洁,提高抗腐蚀性。冷冻干燥系统中最关键的是旋转式油泵。具体操作时,将需冻干的样品装入冷冻干燥烧瓶中,小玻璃瓶常用一个橡皮塞部分地塞住,在塞子上开一道槽使水蒸气逸出。小玻璃瓶放在金属托盘中放入冻干机进行浓缩。干燥后残余水的多少可能影响蛋白质的稳定性。一般将样品干燥到最低残余水的水平,再细分小瓶,在几个相对不同的湿度得到不同残余水含量的样品,进行稳定性研究,以确定合适的残余水分含量。

二、常用的蛋白质纯化技术

蛋白质纯化的总体目标是设法在高效率、高得率的条件下获得高纯度、高活性和完整的目的蛋白。目前还没有一种或一套现成的、固定的方法能把任何一种蛋白质从复杂的混合体系中分离纯化出来,对于不同的蛋白质可根据蛋白质特性及分离纯化要求选择适当的纯化方法来获得高纯度的活性蛋白质。因此,选择科学合理的纯化方法对于分离纯化目的蛋白非常重要。蛋白质的纯化工艺必须根据产物性质以及杂质的状况进行设计,将各种分离纯化的步骤加以组合,从而达到去除杂质的目的。

(一) 离子交换层析

离子交换色谱法(ion exchange chromatography,IEC)是最常用的层析方法之一,具有分辨率高、容量大、操作容易等优点,已广泛地应用于生物大分子的分离纯化,包括蛋白质、酶、核酸、病毒、噬菌体和离子多糖等的纯化和分析。纤维素是一种开放性的支持骨架,有较大的表面积,对大分子的吸附容量较大,且交换基团在纤维素上排列松散,对大分子吸附的不太牢固,用温和的条件即可达到分离不同蛋白质的目的。

1. 基本原理　生物大分子如蛋白质、核酸等是带有电荷的多价电解质。而离子交换剂是在不溶的惰性物质上(惰性载体),以其共价键结合着阳电荷功能基团的分子(阴离子交换剂),或阴电荷功能的分子(阳离子交换剂)。这些离子交换剂可与溶液中带有电荷的可溶物质(糖、蛋白、氨基酸等)靠静电引力而结合。通过带电的溶质分子与离子交换剂中可以交换的离子进行交换,从而实现分离纯化。离子交换剂与生物大分子间的亲和力取决于每个分子能够和离子交换剂形成的静电键的数目,数目愈多亲和力愈大。这种亲和力与蛋白质大分子带有的电荷数目多寡,同时也与其分子中电荷的排布有关。由于不同蛋白质的等电点不同,因此在某一特定的pH时所带的电荷也不同,从而与这些基团的结合能力亦不同,在不同浓度的反离子(counter ion)溶液中,被逐渐洗脱下来从而实现目标蛋白的分离纯化。

2. 离子交换基团的选择　首先要了解目的蛋白质保持其生物活性和可溶性的pH范围,然后根据其等电点和电泳行为,考虑大分子的带电情况,在此基础上选定合适的离子交换基团。常用的离子交换基团如表40-1所示。

对于未知等电点的物质,可等电聚焦电泳以求得其等电点。然后用两种离子交换剂分别进行预实验。通常用1ml的小柱在低盐浓度(0.005mol/L以下)下、用DEAE-纤维素(在pH8.6 Tris-HCl系统)或用CM-纤维素(在pH6.0磷酸缓冲液或pH5.5乙酸缓冲液)进行实验。在高于其等电点的pH,用阴离子交换剂,在低于其等电点的pH,用阳离子交换剂。大多数蛋白质可被二者中之一或被二者吸附。

表 40-1　几种主要的离子交换基团

类型	说明	功能基	分子式	反离子
DEAE—	弱碱性阴离子交换剂	二乙氨基乙基	$—C_2H_4N^+(C_2H_5)_2H$	Cl^-
QAE—	强碱性阴离子交换剂	二乙氨基乙基2-羟丙基	$—C_2H_4N^+(C_2H_5)_2CH_2CH(OH)CH_3$	Cl^-
CM—	弱酸性阳离子交换剂	羧甲基	$—CH_2COO^-$	Na^+
SP—	强酸性阳离子交换剂	磺丙基	$—C_3H_6SO_3^-$	Na^+

3. 洗脱方法与影响因素　洗脱是通过改变缓冲液的pH和/或离子强度,降低大分子与离子交换剂的亲和力,使原吸附的物质(如蛋白质)被洗脱下来。通常采用梯度洗脱(gradient elution)或阶段洗脱(scalary elution),梯度洗脱是连续变化的流动相(如盐溶液)对吸附样品进行洗脱的方法;阶段洗脱是用具有不同洗脱能力的缓冲液相继进行洗脱。在离子交换层析中,从交换剂上洗脱各种离子所使用的洗脱液梯度是需要控制的一种重要参数。洗脱液的体积(与柱体积之比)和洗脱液中盐浓度的变化形式都会影响层析柱的分辨率。在梯度洗脱中,缓冲液离子强度和pH的改变是逐步的、连续的,从而使混合物中的各成分先后逐个被洗脱出来。梯度的设计是通过试探法进行的。上述几个因素的确定,通常是从线性梯度开始,找出最适宜浓度,然后在线性梯度所得资料的基础上摸索出其他几个条件。

洗脱过程中,影响离子交换层析效果的因素非常多,如洗脱速率,盐离子浓度、pH、蛋白质稳定性等。

(1)洗脱的速率:由所用的交换剂来决定。样品吸附于交换剂时的流速比准备用于将其洗脱的流速慢得多。洗脱流速大于离子吸附的速率,则洗脱出的峰形会拖尾,如果流速太慢,就会出现扩散现象。这两种情况都可导致分辨率的丧失。

(2)盐离子浓度:对离子交换过程影响最为关键,若交换溶液中的盐离子浓度较高,将会干扰蛋白质分子与离子交换剂的结合,必须在上样前先将样品进行透析、稀释或用脱盐柱进行脱盐。

(3)pH:选用的pH取决于被分离物质的等电点以及稳定性和溶解度。蛋白质分子带有两种电荷,能与阴离子或阳离子交换剂都能结合,但其结合强度取决于pH。pH高,负电荷多;pH低,阳电荷多。一般是在低离子强度下,用不同pH的同种缓冲液装若干个相同的小柱,分别加等量样品;检测流过液,便可找出最佳的吸附 pH;再在最佳吸附的 pH 下,以低离子强度上柱,再用逐段升高离子强度的缓冲液洗脱,便可找出解吸的离子强度。增加离子强度的梯度,从而增大离子的竞争力,将大分子置换下来;变更 pH 的梯度,使被分离物质的解离度降低,净电荷减少,从而降低其与离子交换剂的亲和力。对于离子强度梯度,不管用何种类型交换剂,离子强度总是增加的。而在 pH 梯度中,如果用的是阳离子交换剂,则 pH 应为从低值递增,如用的是阴离子交换剂,则 pH 应为从高值递减。pH 范围,取决于 pH 对于待分离离子的影响。

(4)蛋白质稳定性:在蛋白质层析中,为稳定蛋白质,在层析过程中可加入一些甘油、蔗糖、PEG 和巯基乙醇等非离子化合物。

4. 离子交换层析步骤

(1)离子交换剂的处理:离子交换纤维素往往混有杂质,在用起始缓冲液溶胀之前必须进行酸、碱处理。两种离子交换纤维素都可采用碱-酸-碱的顺序反复洗涤。将干纤维粉放在 0.55mol/L 的 NaOH 溶液中(15ml NaOH/g 干纤维粉),浸泡 1 小时。用 10 倍体积的水稀释,使其沉降,倾去上清液,用砂心漏斗抽滤,再用水洗至滤液呈中性,加入 0.5mol/L HCl 洗,再水洗去游离的 HCl,再用 NaOH 洗,最后用充分的水漂洗至中性。

(2)平衡:离子交换剂在装柱之前,必须把离子交换剂用起始缓冲液平衡到所需的 pH 和离子强度。通常把交换剂悬浮于 2~3 倍体积的起始缓冲液中,再在搅拌下用缓冲液中酸性较强或碱性较强成分的高浓度溶液(0.2mol/L)滴定至接近所需的 pH,再用起始缓冲液洗。装柱后,需再用起始缓冲液洗脱,使之充分平衡。可测流出液和起始缓冲液的 pH 和电导率来判断是否达到平衡。

(3)装柱:充分悬浮平衡离子交换剂后,以稀胶浆装柱,一般用 1%~2%(按干重计)的胶浆液。装柱时,必须先使柱垂直,上连一梨形瓶或漏斗。先将柱的出口关闭,并在柱内注入 1/3 高的起始缓冲液,注入少量胶浆,让其沉降至床高约 1cm,打开柱出口,让缓冲液慢慢流出,陆续加入胶浆,直至达到适当的柱床体积。当装离子交换纤维素(特别是纤维型的)柱时,最好用加压装柱法:在梨形瓶上口连接加压装置(压缩氮气或空气以及调压装置)将柱按十等分画线,开始加 30.4kPa 压力,沉积床每升高 1 个刻度,再增加 7.09kPa 压力,最后达到一个大气压,立刻减压。装柱时要不时摇动梨形瓶以使悬液均匀。装好的柱必须是均匀、不含气泡、床顶部平坦的。

(4)样品的准备与加样:样品应与起始缓冲液有相同的 pH 和离子强度,可用透析、凝胶过滤或稀释法达此目的。样品中的不溶物应在透析后或凝胶过滤前以离心法除去。加样量的多少随实验目的不同及样品中目的蛋白的浓度以及亲和力的不同而有以下几种情况:当目的蛋白在混合物中含量极低,且吸附最为紧密时,为了充分浓缩富集,可以将几倍于柱床体积的样品通过柱,直到该成分饱和为止,然后解析便可得到富集的目的蛋白;当要求高分辨率时,加样时紧密吸附的区带不要超过床体积的 10%,蛋白质与纤维素比例一般为 1:10,与加样体积一般关系不大。

(5)洗脱:加样后要用足够量的起始缓冲液淋洗,使未吸附的物质被洗出并达到充分平衡;然后进行阶段洗脱或梯度洗脱。

(6)脱盐和浓缩:合并目的蛋白各组分之后,根据需要可用冷冻干燥、超滤、吸水剂处理、沉淀等方法进行脱盐和浓缩处理。

(二)凝胶过滤层析

凝胶过滤色谱法(gel filtration chromatography)又称为分子筛层析,也称排阻层析,主要用于脱盐、分级分离及 Mr 的测定。一般来说,凝胶过滤法对 Mr 大小差异较大的蛋白质之间的分离效果较好,而对那些分子大小差异较小的蛋白质的分离效果较差。影响凝胶过滤分离效果的因素有很多,主要有凝胶类型、柱塔板数、上样量及流速等。对于分离不同 Mr 范围的样品,要采用不同类型的凝胶介质。凝胶过滤法具有许多优点:①分离条件温和、简便;②分离蛋白质的 Mr 范围广,在几百到几百万之间;③凝胶是不带电荷的惰性基质,不会与溶质分子发生任何作用,因此蛋白质的回收率高,试验的重复性好;④凝胶介质可反复使用。

1. 基本原理 凝胶过滤层析所用的凝胶是一种惰性的不带电荷的具有三维空间结构的多孔网状物

质,凝胶的每个颗粒的微细结构就如一个筛子,当不同分子量的样品随流动相经过凝胶柱时,较大的分子不能进入凝胶网孔内而受到排阻,其在柱里阻力较小,与流动相一起首先被洗脱下来;而较小的分子进入部分凝胶网孔内,所以流出的速度相对较慢。凝胶过滤层析是以分子大小为基础,使分子量大小不同的化合物得以分离(图 40-1)。

2. 常用凝胶种类

(1)葡聚糖凝胶(sephadex gel):是葡聚糖的聚合物。其是珠状的具有网眼的凝胶颗粒。它是化学惰性物质,在水中能溶胀而不能溶解。现在商品葡聚糖凝胶主要有 G-10 到 G-200 等 8 种,其型号命名是从该凝胶的得水值乘以 10 得来的(如 G-10 的得水值为 1,G-200 的得水值为 20)。表 40-2 列出了 Sephadex 凝胶的物理特性。

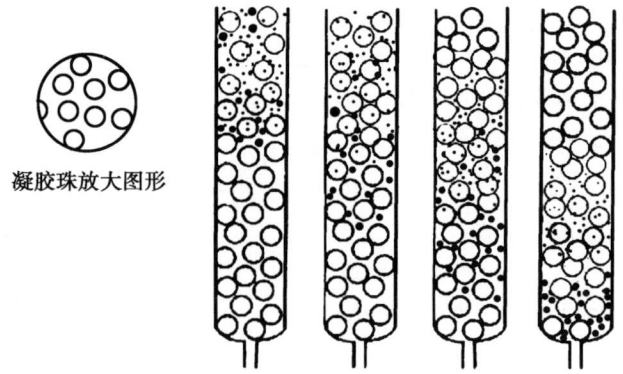

空心圆圈表示多孔凝胶分子;大的实心圆表示大分子;
小的实心圆表示小分子

图 40-1 凝胶过滤原理示意图
(引自《人体寄生虫学实验研究技术》第 1 版)

表 40-2 葡聚糖凝胶(Sephadex)物理特性

名称	颗粒人小	干胶颗粒直径/μm	最适分段分离范围(球蛋白)/Da	得水值(干胶)/(ml·g⁻¹)	床体积(十胶)/(ml·g⁻¹)	静水压/cm
G-10		40~120	700	1.0 ± 0.1	2~3	100
G-15		40~120	1 500	1.5 ± 0.2	2.5~3.5	100
G-25	粗	100~300	1 000~5 000	2.5 ± 0.2	4~6	100
	中粗	50~150				
	细	20~80				
	超细	10~40				
G-50	粗	100~300	1 500~30 000	5.0 ± 0.3	9~11	100
	中粗	50~150				
	细	20~80				
	超细	10~40				
G-75	中粗	40~120	3 000~70 000	7.5 ± 0.5	12~15	50
	超细	10~40				
G-100	中粗	40~120	4 000~150 000	10 ± 1.0	15~20	35
	超细	10~40				
G-150	中粗	40~120	5 000~400 000	15 ± 1.5	20~30	15
	超细	10~40				
G-200	中粗	40~120	5 000~800 000	20 ± 2.0	30~40	10
	超细	10~40				

葡聚糖凝胶各项物理特性中,要注意的是流体静水压,层析柱的操作压力如果超过表中所列的静水压,就会破坏 Sephadex 凝胶多孔结构,使其失去分离功能。葡聚糖凝胶的化学稳定性很强,不与常用的生化试剂、有机溶剂、弱酸弱碱以及浓的尿素和盐酸胍溶液发生反应。它不溶于所有溶剂,但过浓的洗脱液或极端的 pH 值会改变凝胶的得水值及排阻限度。当 pH 低于 2 时,糖苷键断裂;pH 高于 12 时,多糖发生碱降解。

(2)聚丙烯酰胺凝胶:由丙烯酰胺和交联剂甲叉双丙烯酰胺共聚形成的。商品聚丙烯酰胺凝胶共有 10 种,从 P-2 至 P-300,其型号的命名是根据各种凝胶大致的排阻限度除以 1 000 而得来的。如 P-2 的排阻限度约为 2 000。表 40-3 列出了聚丙烯酰胺凝胶的物理特性。聚丙烯酰胺凝胶不溶于水和一般的有机溶剂,能耐尿素和盐酸胍溶液,它在 pH1~10 范围内是稳定的。

表 40-3 聚丙烯酰胺凝胶物理特性

名称	湿颗粒大小/目	最适分段分离范围(球蛋白)/Da	得水值(干胶)/(ml·g^{-1})	床体积(干胶)/(ml·g^{-1})	静水压/cm
P-2	50~100 100~200 200~400 ~400	200~1 800	1.5	3.0	100
P-4	50~100 100~200 200~400 ~400	800~4 000	2.4	4.8	100
P-6	50~100 100~200 200~400 ~400	1 000~6 000	3.7	7.4	100
P-10	50~100 100~200 200~400 ~400	1 500~20 000	4.5	9.0	100
P-30	50~100 100~200 ~400	2 500~40 000	5.7	11.4	100
P-60	50~100 100~200 ~400	3 000~60 000	7.2	14.4	100
P-100	50~100 100~200 ~400	5 000~100 000	7.5	15.0	50
P-150	50~100 100~200 ~400	15 000~150 000	9.2	18.4	35
P-200	50~100 100~200 ~400	30 000~200 000	14.7	29.4	25

（3）琼脂糖凝胶:琼脂糖是琼脂中的线性多聚糖,由 D-半乳糖和 3,6 脱水 L-半乳糖残基组成。琼脂糖凝胶颗粒不是以共价键聚合的,而是以氢键互相维持的。琼脂糖凝胶比其他凝胶的稳定范围要窄一些,仅在 pH4.0~9.0 之间是稳定的,浓尿素和盐酸胍会减少它的使用寿命。表 40-4 列出了它的物理特性。Bio-Gel A 的各种型号,是将其分离上限除以 10^6 而得来的,如 Bio-Gel A-0.5mol/L,其分离上限为 $5×10^5$Da。琼脂糖凝胶的物理刚性要超过同等聚合度的葡聚糖凝胶和聚丙烯酰胺凝胶,因此能得到较高的流速。这三种凝胶的分离范围是部分重叠的,在重叠的范围内,葡聚糖凝胶的分辨率比琼脂糖凝胶要高。因此,除非需较高的流速,则应尽可能用葡聚糖凝胶。商品琼脂糖凝胶都是用水溶胀过的,干燥、激烈搅拌、冷冻、40℃以上温度都会破坏其结构。

表 40-4 琼脂糖凝胶（Sepharose B）物理特性

名称	琼脂糖浓度/ %	湿颗粒直径	最适分段分离范围（球蛋白）/Da	静水压/ cm
Bio-Gel A-0.5mol/L	10	50~100 目	$<10^4$~5×10^5	50
		100~200 目		
		200~400 目		
Bio-Gel A-1.5mol/L	8	50~100 目	$<10^4$~1.5×10^6	50
		100~200 目		
		200~400 目		
Bio-Gel A-5mol/L	6	50~100 目	10^4~5×10^6	50
		100~200 目		
		200~400 目		
Bio-Gel A-15mol/L	4	50~100 目	4×10^4~1.5×10^7	40
		100~200 目		
		200~400 目		
Bio-Gel A-50mol/L	2	50~100 目	10^5~5×10^7	20
		100~200 目		
Bio-Gel A-150mol/L	1	50~100 目	10^6~1.5×10^8	10
		100~200 目		
Sepharose 6B	6	40~120μm	10^4~4×10^6	50
Sepharose 4B	4	40~190μm	10^4~2×10^7	40
Sepharose 2B	2	60~250μm	10^4~2×10^7	20

3. 凝胶过滤层析步骤

（1）凝胶的水化：凝胶的水化可用沸水浴也可在室温下进行。琼脂糖凝胶和玻璃珠凝胶不需要水化。琼脂糖凝胶不能用煮沸法除去气泡，因 40℃以上琼脂糖凝胶便开始溶解。水化时应加过量洗脱剂水化葡聚糖凝胶或聚丙烯酰胺凝胶，轻轻搅拌溶液，不能激烈搅拌凝胶（特别是得水值高的凝胶），因这会使胶粒破碎。凝胶溶胀后，可用浮选法去除细颗粒（细颗粒会严重降低柱的流速），方法是：将凝胶悬浮 2~4 倍的洗脱液中，让其自然沉降，待有 90%~95% 凝胶沉下，将未沉降的凝胶和上清液吸出（不能用倾倒方法）除去细颗粒。为了防止胶床内形成气泡，可用煮沸或抽气法除去溶于凝胶内的气体。如需长时间放置，则要加入 0.02% 叠氮钠进行防腐。

（2）层析柱的选择：一般用玻璃作柱材料，胶床底部支持物可用 400 目尼龙纱。柱下端的死体积应尽量小，如死体积大，则会影响分辨率，并会稀释洗脱区带，因此常用 1mm 内径的毛细管作出液口。柱床的大小是重要的参数。过小则分离不完全；过大则会引起样品分离后的过分稀释。对于脱盐来说，柱长与直径的比应为 5：1~15：1 的范围；而分段分离则应为 20：1~100：1 的范围。增加有效柱长度（L）可增加分辨率，则分辨率随着 L 增加而增加，即 L 增加 1 倍，分辨率仅增加约 40%，而流速却至少下降 50%。实验室常用 100cm 以下的柱，因为柱过长、压力过大会损坏凝胶。

（3）装柱操作

1）将柱子固定在稳定的支架上，并保证其垂直；

2）先向柱内加满洗脱剂，再打开出液口，排出管道中的气泡，特别注意要排除床底支持物上的气泡。关闭出液口，使柱中洗脱剂的体积约占总柱体积的 15%；

3）柱顶接上胶浆贮存器，将胶浆徐徐注入柱内，注意避免产生气泡；

4）柱装好后，停 10 分钟，然后打开出液口，排出过量洗脱剂；

5）柱内胶面上部保留 2~3cm 洗脱剂。再将恒压洗脱剂瓶与柱上端相连。流过至少 2 倍柱体积的洗脱剂之后，流速开始稳定下来；

6）调节恒压洗脱剂瓶的高低位置,得到理想流速。检查静力压,不要超过规定数值。如果使用蠕动泵,注意使流速不超过稳定后利用重力调节所达到的流速,一般要低于后者10%。

（4）加样和洗脱

1）样品的准备:为了不污染胶床表面和保证正常流速,样品应当完全没有不溶物。如有,则应预先过滤或离心除去。样品浓度要高点,但样品黏度不能太大,否则区带加宽而降低分辨率。一般样品对洗脱剂的相对黏度（η_{rel}）应不超过2。图40-2显示了样品黏度对洗脱的影响。若样品相对黏度为2时,则其黏度近于血清或浓度为70mg/ml的蛋白质溶液的黏度。样品体积取决于床体积和分离类型。例如,为了脱盐,样品体积可大到床体积的10%~20%;如目的是分离大分子化合物,最适样品体积应为床体积的1%~5%。样品体积过大会使洗脱曲线的基线部分重叠;太小则会引起分离后的过分稀释。

2）加样操作:这是凝胶过滤中的关键步骤,对分辨率影响甚大。要小心把样品加到刚排干（刚刚看不到洗脱剂）的凝胶表面,加样前

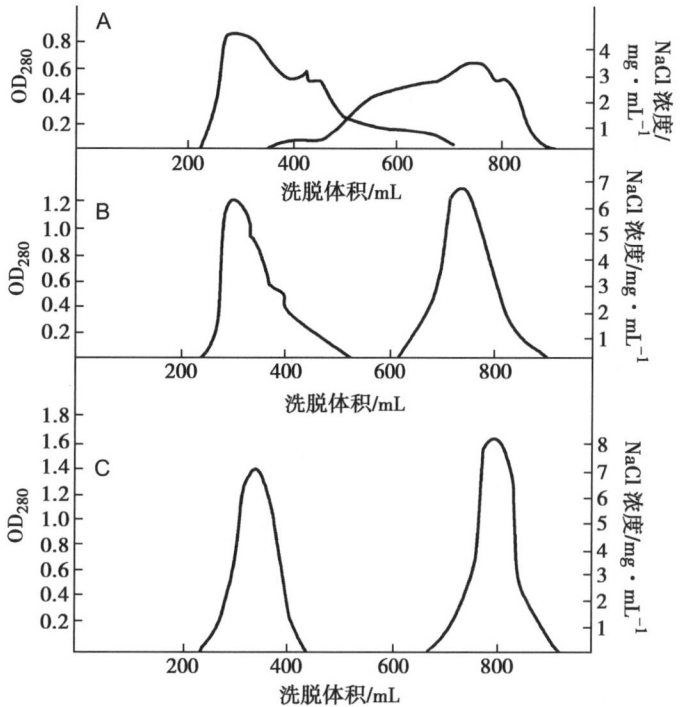

A. 样品中加入葡聚糖2 000,使其浓度为5%（$\eta_{rel}=11.8$）;
B. 样品中加入葡聚糖2 000,使其浓度为2.5%（$\eta_{rel}=4.3$）;
C. 样品中未加葡聚糖

图40-2　样品黏度对洗脱的影响

既不能在胶面上存留洗脱剂,也不要使洗脱剂流干。加样前,一定要使胶床上表面平坦均匀。加样时不能破坏胶床表面。可用玻璃吸管加样:将吸管尖部沿柱内壁、胶面上2~3cm高度,环绕排出样品。加样后打开柱出口,使样品完全进入凝胶床。再如上法加1~2次小体积洗脱剂并使其进入凝胶床,然后再在胶床上面加几厘米高的洗脱剂,并将恒压洗脱瓶与柱上端相连以进行连续洗脱。可用塑料圆片保护胶床上表面（用试剂瓶内盖剪成）。

3）洗脱:一般借助重力或蠕动泵进行洗脱。为了保持流速恒定,要使用恒压瓶。从恒压瓶通气管出口到柱出口之间的高度差形成的流体静力压便相当于操作所用的流体静力压。只要恒压瓶通气管出气口一直浸在洗脱剂中,其流体静力压就是恒定的。降低流速通常能提高分辨率,但流速太慢,并且由于纵向扩散和对流,反而限制了分辨率的提高。

（三）亲和层析法

亲和层析法（affinity chromatography）是利用固定化配基与目的蛋白之间特异的生物亲和作用进行吸附分离的技术。由于分子之间相互作用的特异性和专一性,用亲和层析技术进行分离能使大多数目的蛋白在经过一次亲和柱之后就达到很高的纯度。在亲和层析中起可逆结合作用的特异性物质称为配基（ligand）,与配基结合的支撑物称为载体。生物高分子和配基之间形成中间复合物的能力,被称为亲和力（affinity）。亲和层析具有纯化效果好、得率高的特点。其可用来纯化酶、激素、凝集素、抗体、核酸、受体蛋白等各种各样的大分子物质。

1. 基本原理　生物分子间存在很多特异性的相互作用,如抗原-抗体、酶-底物或抑制剂、激素-受体等,它们之间都能够专一而可逆的结合,这种结合力就称为亲和力。亲和层析的分离原理简单地说就是通过将具有亲和力的两个分子中一个固定在不溶性基质上,利用分子间亲和力的特异性和可逆性,对另一个分子进行分离纯化。被固定在基质上的分子称为配体,配体和基质是共价结合的,构成亲和层析的固定相,称为亲和吸附剂。亲和层析时首先选择与待分离的生物大分子有亲和力物质作为配体,例如分离酶可以选择其底物类似物或竞争性抑制剂为配体,分离抗体可以选择抗原作为配体等。并将配体共价结合在

适当的不溶性基质上,如常用的 Sepharose-4B 等。将制备的亲和吸附剂装柱平衡,当样品溶液通过亲和层析柱的时候,待分离的生物分子就与配体发生特异性的结合,从而留在固定相上;而其他杂质不能与配体结合,仍在流动相中,并随洗脱液流出,这样层析柱中就只有待分离的生物分子。通过适当的洗脱液将其从配体上洗脱下来,就得到了纯化的待分离物质。

2. 配基的固定化

（1）载体:理想载体应具有均一、坚实、多孔的网状结构,从而使其在连接配基之后仍有比较大的表面和良好的流动性。载体的大孔网状结构能使蛋白质分子无阻地顺利通过且能使连接在载体表面;应是亲水的惰性物质,对蛋白质没有非特异性吸附;具有一定条件下可被活化和改变的各种化学基团,以便可偶联各式各样的配基;具有良好的化学稳定性,能经受 pH 和温度的变化,能经受有机溶剂、蛋白质变性剂(如尿素和盐酸胍)的处理。常用的载体有琼脂糖、交联葡聚糖、聚丙烯酰胺凝胶等,其中琼脂糖最为常用。

1）琼脂糖:它是以 β-D-半乳糖和 3,6-脱水-α-L-半乳糖为基本单位,由 1,4-位相连构成的直链多糖。在凝胶状态,多糖链形成平行的双螺旋链之间由氢键连接,这些多糖交错在一起,形成多孔的网状结构(图 40-3)。

琼脂糖凝胶的商品名为 Sepharose 或 Bio-Gel A。根据琼脂糖含量的不同,有几种规格,从 1% 到 10%,相应的型号从 1B 到 10B。它们分离的分子

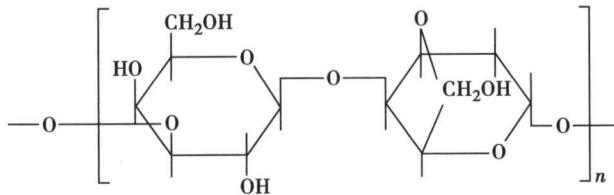

图 40-3　琼脂糖的基本单位
(引自《人体寄生虫学实验研究技术》第 1 版)

质量范围各不相同:1B 的分离范围是 1 000 000~15 000 000Da;10B 的分离范围是 10 000~500 000Da。琼脂糖凝胶的优点是多孔、流动性好、取代基团多,非专一性吸附很小,当用卤代氰活化时是很稳定的,有较大的取代容量。为了提高琼脂糖凝胶的性能,用双环氧化合物交联琼脂糖凝胶,使其具有耐高温性能,增加了化学稳定性。

2）交联葡聚糖:由葡聚糖和环氧氯丙烷交联而成的珠状凝胶。其缺点是在溴化氰活化时致使凝胶收缩,特别是高交联度的凝胶从而使酶分子难以进入孔内。

3）聚丙烯酰胺凝胶:这是由丙烯酰胺聚合而成。其状态均一、化学结构稳定,且有许多可供反应的基团,孔径小。某些特别大的分子或物质时(像细胞颗粒),不能进入多孔凝胶的胶孔,只能在颗粒间隙流动,这时聚丙烯酰胺凝胶表面的化学取代基团多,因此较有实用价值。

4）多孔玻璃:是一种无机载体,它的优点是多孔、结实、化学稳定性强、不受微生物侵蚀,其缺点是有明显的非专一性吸附特点。

（2）配基:配基应能与目的酶发生专一性结合,但又不被作用生成新的产物。可供选择有底物的类似物、效应物、辅酶因子以及某些情况下酶的底物。如选用酶的底物作为配基,则应选择适当的条件,使其与目的酶发生亲和性吸附,而又不被该酶作用而生成产物。为此所选的条件应远离目的酶与底物相作用的最适条件(如 pH、温度等)。当选择配基时,应考虑以下几点。

1）配基与酶的亲和力:配基与目的酶的结合程度,可用液态中酶-配基复合物的解离常数 Kd 值,Kd 值愈小表示配基与酶的亲和力愈大。在亲和层析中,要求配基和纯化的蛋白质之间有较强的亲和力。但是太高的亲和力会使 EL 复合物解离变得较为困难,极端的解离条件会对蛋白质造成损坏。在实践中,由于吸附、洗脱时环境的影响,很难定出普遍适用于亲和层析要求的 *Kd* 值标准。一般认为目的酶和抑制剂复合物在溶液中的 Kd 值不宜大于 5mmol/L。

2）配基与载体的结合方式:配基必须具有可与载体共价结合的化学基团,而在连接后又不致影响对目的酶的亲和吸附。配基和载体共价联结的方法包括:载体功能基团的活化;配基与活化基团的联结。要求联结的化学反应必须足够的温和,使配基和载体都能承受而不发生变性。联结后的载体须彻底洗涤,以除去任何未联结上的配基,联结上的配基需测定。

（3）引入"间隔手臂"（spacer arm）:目的酶与配基的亲和性吸附主要发生在酶活性部位与配基分子

特定部位间。这个复合物的形成不仅要求保持酶分子四级结构的完整性,而且要求有足够的空间。当配基被偶联到载体上之后,由于其固定化而不再像在溶液中那样可以自由地把其结构上的各个部位暴露于外。这时当目的酶欲与配基结合时,往往由于配基在载体上的紧密排列而造成空间障碍,从而使亲和吸附难以发生。如将配基 D-色氨酸甲基乙酯连到载体上之后用以提纯 α-糜蛋白酶是无效的,如果在配基和 agarose 之间加一个长链化合物(ω-氨己酰)作为"手臂",再对 α-糜蛋白酶进行亲和层析提纯则很有效。这种现象在低亲和力的蛋白质-配基系统中或高分子质量酶蛋白分子的条件下表现得尤为明显,如图 40-4 所示。

(4)偶联:载体本身没有活性基团,要先活化、引入"手臂"、再接配基。不同载体有不同的活化和偶联反应。

1)载体的活化与偶联(不加"手臂"):琼脂糖、交联葡聚糖最常用的活化方法是溴化氰法(CNBr),它与载体上的羟基发生作用,形成键能很高的亚胺碳酸盐(图 40-5),再与含氢基的化合物偶联。聚丙烯酰胺凝胶一般用肼和亚硝酸钠活化,多孔玻璃多采用硅烷进行活化(图 40-6)。

2)载体的活化与"手臂"、酰基的联接方式:将"手臂"胺烷基化合物[NH₂(CH₂)x·NH₂]先连到载体上(如琼脂糖)制得 ω-氨烷基琼脂糖。再以此为中心,通过一系列化学反应加长"手臂"后得到活化的

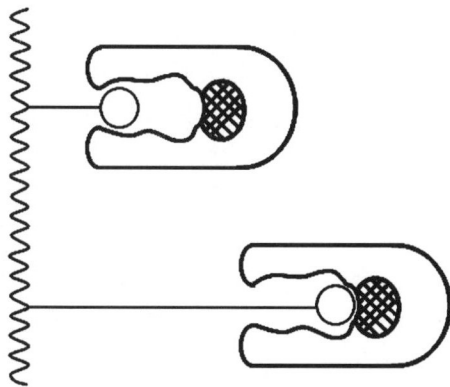

图 40-4 亲和层析中"手臂"示意图
(引自《人体寄生虫学实验研究技术》第 1 版)

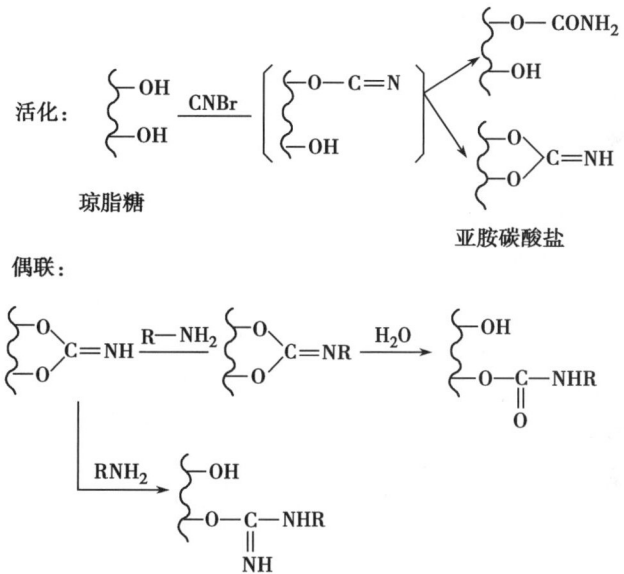

图 40-5 琼脂糖的活化与偶联
(引自《人体寄生虫学实验研究技术》第 1 版)

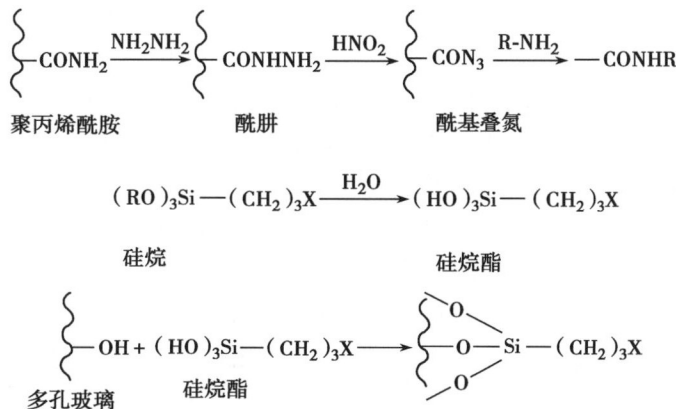

R. 芳香族化合物;X. 氨基、卤素、巯基或其他活性基团
图 40-6 聚丙烯酰胺凝胶和多孔玻璃的活化
(引自《人体寄生虫学实验研究技术》第 1 版)

中间体。最常用的中间体是 N-羟基琥珀酸亚胺衍生物(图 40-7)。它的优点是易于制备、稳定、偶联反应快。

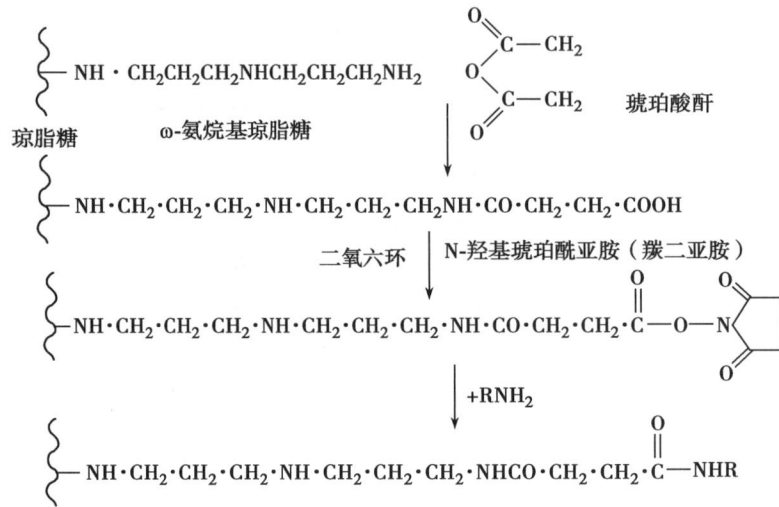

图 40-7　琼脂糖 N-羟基琥珀酰亚胺衍生物的制备及偶联作用

(引自《人体寄生虫学实验研究技术》第 1 版)

3. 吸附及洗脱

(1) 吸附:选择合适的条件,使目的酶能专一地结合到亲和吸附剂上,而其他杂蛋白则随缓冲液无阻地通过亲和柱。一般认为酶作用的最适条件并不一定是酶和配基的结合条件,必须根据酶和配基之间相互作用的性质选择缓冲液、离子强度和 pH,上柱时流速尽可能慢些,在 4℃左右进行为好。样品在上柱前应对起始级冲液充分透析。有时为了更好地达到专一性吸附的目的,需要在起始缓冲液中加入其他因子。

(2) 洗脱:样品上柱之后,用起始缓冲液把非专一吸附的蛋白质洗去,然后选择合适的条件将目的酶洗脱下来。如果酶和配基之间亲和力不高,可继续用起始缓冲液将目的酶从亲和柱上洗脱下来,但稀释倍数较大。通常是改变洗脱液的 pH、离子强度等,用类似离子交换层析的方法将目的酶洗脱下来。当目的酶与配基的亲和力很强时,可使用极端的 pH 或其他蛋白质变性剂,如尿素或盐酸胍。但洗脱后应将洗脱峰迅速中和、稀释或透析,以保持酶的自然构象。有时可向洗脱剂中加入与配基有更高亲和力的物质与目的酶竞争,而将目的酶洗脱下来;有时是加底物来瓦解目的酶与配基间的结合而将目的酶洗脱下来,但应在活性测定前除去底物。有时还可将蛋白质连同配基一起从固相支持物上分离下来,然后再选择条件将蛋白质与配基分开。

(四) 疏水作用层析

疏水作用层析(hydrophobic interaction chromatography,HIC)是采用具有适度疏水性的填料作为固定相,以含盐的水溶液作为流动相,利用溶质分子的疏水性质差异从而与固定相间疏水相互作用的强弱不同实现分离的层析方法。疏水作用层析对样品预处理方面的要求非常低,并且能够与传统的沉淀技术结合使用,使得该技术非常适合于整个纯化方案的早期阶段。而由于该技术属于典型的吸附技术,介质对吸附物的结合容量也能达到比较满意,因此该技术还非常适合在大规模工业生产过程中采用,甚至还可以摒弃传统的柱层析形式而采用分批操作过程来对样品进行分离纯化。目前该技术的主要应用领域是在蛋白质的纯化方面,成为血清蛋白、膜结合蛋白、核蛋白、受体、重组蛋白等,以及一些药物分子,甚至细胞等分离时的有效手段。

1. 基本原理

疏水作用层析基本原理是利用样品中各组分具有不同的疏水作用的性质进行分离,主要分离对象是蛋白质。疏水作用层析固定相的非极性比较弱,流动相多采用高浓度盐缓冲液进行梯度洗脱。温和的分离条件,可以避免反相层析中由于固定相较强的疏水性和有机流动相引起蛋白质的不可吸附和变性,因此特别适用于活性物质的分离与纯化。疏水作用层析的固定相表面为弱疏水性基团,它的疏水性比反相层析用的固定相低几十到几百倍,而流动相为高离子浓度的盐溶液。蛋白质分子在这样的固定相和流动相中进行分配,蛋白质分子上的疏水性基团和固定相的疏水基团作用而被保留。当用流动相洗脱时逐渐降低流动相的离子强度,洗脱能力增强。利用被分离组分分子表面的疏水区域变性后暴露出的疏水残基,或在高盐环境下暴露于分子表面的疏水残基与固定相的疏水性配体之间的作用强弱,依次用从高至低离子强度洗脱液可将疏水作用由弱到强的组分依次分离开,疏水性小的蛋白质先流出。高浓度盐与水分子发生强烈作用,导致疏水分子周围形成空穴的水分子减少,促进疏水性分子与介质的疏水配基之间发生结合。这种疏水作用的大小取决于固定相和溶质的极性、流动相的组成和浓度。由于各种蛋白质表面氨基酸残基极性不同,因此有可能通过改变固定相的极性和流动相的组成使蛋白质得到分离。

2. 疏水层析填料的选择和层析柱的准备

(1)根据分离目的选择填料:分析或小量制备就选择硅胶基体的聚醚键或改性聚醚键(酯基)填料,这种填料分离度比较好,蛋白质活性回收率也高,耐压高,可用于 HPLC。大量的制备可选用交联琼脂糖 FF 系列的疏水层析填料,主要配基是丁基、苯基和辛基。交联琼脂糖 FF 系列的疏水层析填料,耐压可满足放大制备的需要,吸附量较大,化学稳定性好,可用于大规模制备。

(2)根据样品分子的大小选择填料:根据样品分子的大小选择基体的孔径(对硅胶基体)或排阻极限(对交联琼脂糖系列)。用于生物大分子分离的硅胶孔径常用 30nm、50nm、100nm,可根据样品分子量选择。填料孔径越大,耐压越低,制备越难。交联琼脂糖 FF 系列的疏水色谱填料主要是由 4FF 和 6FF 琼脂糖微球制备的,6FF 琼脂糖微球耐压比 4FF 琼脂糖微球高,使用更方便。一般分子量在 200×10^4 以下可用 6FF 琼脂糖微球,在 200×10^4 以上可用 4FF 琼脂糖微球。

(3)根据样品分子的疏水性选择填料:样品分子的疏水性大,配基疏水性可以适当小一点,样品分子的疏水性小,配基疏水性可以适当大一点,使样品和配基疏水作用力合适,对样品分子既有一定的保留作用,又要在稀盐溶液中容易洗脱。样品疏水性很大时可选择配基密度稍小一点;相反,样品疏水性小时可选择配基密度稍大一点。交联琼脂糖 FF 系列的疏水层析填料配基常用的是正丁基、苯基和正辛基。疏水性强弱顺序,正丁基<苯基<正辛基。一般样品可先选用苯基填料,观察保留值及洗脱情况。不易保留时可以提高上样盐浓度加大保留,还不行就换用辛基填料;若不易洗脱,或洗脱的回收率太低,可换用丁基填料。分子量很大的样品要适当选择疏水性小一点的配基。

(4)层析柱的选择:柱子种类、长度和直径的选择要根据填料种类和处理量大小选择。由于疏水作用层析属于吸附层析技术,一般采用较粗而短的层析柱,其中柱长的选择一定程度上取决于所需的分辨率,而柱内径的大小与分离样品的规模有关。制备量大时,可根据填料的吸附量和每次处理量来选择柱直径,在工业化生产中有的柱子直径大到 2m,琼脂糖系列填料柱子直径增大,柱填料品种不变时装填高度不变,一般也就在 15~25cm。在蛋白质疏水层析柱子中不用套用小分子分离分析时的柱子高径比要求。

3. 流动相的选择　疏水作用层析中蛋白质在高盐浓度流动相中吸附,低盐浓度流动相中洗脱。疏水层析流动相至少有两种:一种是上样及上样前后使用的高盐浓度的 A 液,也叫平衡液;另一种是低盐浓度的缓冲液 B 液,用于洗脱,也叫洗脱液。B 液即洗脱液,是 pH 中性的缓冲溶液,如 0.02~0.05mol/L 的磷酸盐缓冲溶液,用于洗脱。A 液即平衡液,是在 pH 中性的缓冲液 B 液中加一定浓度的盐析性盐,盐析性盐溶液可以使蛋白质稳定,活性回收率高。用得最多的盐是 1~2mol/L 的 $(NH_4)_2SO_4$,因为 $(NH_4)_2SO_4$ 溶解度大,浓度变化范围大,盐析能力强,有利于蛋白质保留,不会使蛋白质在溶液中失活。

4. 疏水作用层析的步骤

(1)填料预处理:让所有的材料和试剂达到室温。按照选取的柱子及装柱的高度计算所需胶的体积。填料要沉降过夜读数,若马上要用可以在抽干后称重。琼脂糖疏水层析填料是保存在 20% 乙醇中的凝胶,用 3 号或 4 号玻璃砂芯漏斗过滤、去离子水清洗几次后装入烧杯,用去离子水或初始缓冲液配成匀浆。匀浆最好做超声脱气处理。

(2)装柱与平衡:①垂直固定好清洗过的柱子,装好下出口柱头及堵头,装上装柱器,将柱内及柱子底端用水或缓冲液润湿并保持一小段液位(液面略高于滤膜),务必使底端无气泡;②用玻璃棒引导匀浆沿着柱内壁一次性倒入柱内,注意勿使产生气泡;③打开柱子出液口,使凝胶在柱内自由沉降,连接好柱子顶端柱头;④打开泵,让缓冲液用使用时流速的 1.33 倍流过,使柱床稳定;⑤取下装柱器,刮平柱头填料,装上柱接头。若是带活动的接头的柱子,应将胶层上平面向下压 2mm 后固定;⑥用 2~3 倍柱体积的缓冲液平衡柱子。让平衡缓冲液以一定流速流过柱子,到流出液电导和 pH 不变。此时,检测到的 UV 吸收是一条平直的线,即基线。

（3）样品的准备与加样:与其他层析技术相比,HIC 在样品准备方面的要求比较低,一般来说,往层析柱中加样前无须改变样品的缓冲液体系,所需采取的措施是往样品中添加足够浓度的盐,使样品溶液中的盐浓度达到与流动相 A 中基本一致,并根据需要调节样品溶液的 pH 使其满足吸附条件。加样应注意样品液面要整体齐头向下推进,不要一边快一边慢,柱子越大越要注意,大柱子是靠柱头的分配盘来实现柱子各处上样的均匀性。上样体积较大时,可以用泵直接打入柱子;若使用整套蛋白核酸分离仪带有定量管（又叫 loop）的六通阀,则可用六通阀进样。上样后换用盐浓度大的平衡缓冲液 [0.01~0.05mol/L PBS+0.5~2.5mol/L（NH$_4$）$_2$SO$_4$] 洗柱子,洗去不被吸附而存留在填料空隙间的杂质蛋白质。

（4）洗脱:换用盐浓度小的缓冲液洗脱（如 0.01~0.05mol/L PBS）,洗下被吸附的蛋白质,并根据需要进行收集。按洗脱液成分变化有等浓度洗脱、分段洗脱和梯度洗脱三种。在柱子保留多种蛋白质的情况下,要想分离得好,梯度洗脱是最佳洗脱方式。组分差异很大时,分段洗脱也是有效的办法。等浓度洗脱不可能将柱子吸附的多种蛋白质完全分离。

（5）组分收集:收集方式大体有两种,一是将整个洗脱过程分成若干个部分按间隔一定的体积或时间收集;二是根据色谱图出峰收集。当 UV 吸收加大（即出峰）时收集,UV 吸收降低到基线时停止（很多情况下回不到基线,而是吸收下降到走平）,如此操作,出一个峰收一次样,直到洗脱完成。

（6）层析介质的再生、清洗和储存:层析操作后,必须将吸附在层析柱内的组分完全清洗下来,恢复介质原有的性能。对于不同类型的介质,再生和清洗的方法有所不同,最常规的再生方法是在洗脱过程完成后用蒸馏水清洗,如果有疏水性很强的物质如脂类、变性蛋白等牢固结合在介质上,则需要用合适的清洗剂进行清洗,NaOH 溶液是其中常用的一种清洗剂,它在清洗层析柱的同时还能使微生物钝化灭活起到消毒的效果。清洗完毕后,用至少 3 倍缓冲液平衡柱子。HIC 介质在储存时一般可以悬浮在 20% 乙醇（要高于填料上平面）中,如果在水溶液体系中保存,则需添加一定量的防腐剂,以防止微生物的生长。

（五）反相层析

反相层析（reversed phase chromatography, RPC）是根据溶质与固定相之间的疏水作用,在非极性固定相上,用极性相对较大液体作为流动相,进行物质分离分析的一种液相层析方法,它是目前高效液相层析分离中使用最广泛的一种分离模式。

1. 基本原理 反相层析的原理是基于溶质分子与固定相中键合在基质上的疏水性配基间的疏水相互作用。不同的溶质分子由于疏水性强弱的差异,分子内疏水基团分布的不同,与固定相之间作用力强弱有所不同,从而在洗脱过程中按疏水作用力由弱到强的顺序得以分离。层析时溶质在两相中的分布取决于反相介质的性质、溶质的疏水性和流动相的组成。在初始条件下,溶质从流动相中吸附至反相介质,通过改变流动相的组成使溶质在固定相上的结合强度发生变化并逐渐解吸而被洗脱。

2. 反相层析固定相 反相层析固定相由多孔基质颗粒键合疏水性的配基组成,典型的反相介质颗粒直径在 5~30μm 之间。由于具有较小的颗粒直径,反相介质填充形成的层析柱普遍有着较高的柱效。作为基质必须具备的特点是多孔性、在水相和有机相中的稳定性和不溶性、良好的化学和机械稳定性。现在 RPC 的固定相有硅胶键合相填料、苯乙烯型共聚微球填料、复合基体填料和氧化锆基质的涂层填料等类型。硅胶键合相填料是最为常用的填料品种。最常用的配基为线性的正烷烷基团（n-烷基）,如 n-辛基（C-8）、n-十八烷基（C-18）,此外也会采用 n-丙基、n-丁基、n-丙基苯基、二苯基等疏水基团。对于硅胶基质将配基键合至固定相的过程是通过三烷基氯硅烷与硅胶表面的硅醇基反应实现的。除了配基的类型,配基键合至基质的操作过程,配基的覆盖密度等都会影响到介质的选择性,因此,稳定的介质制备技术对于不同批次间层析结果的重复性至关重要。

3. 反相层析的流动相 反相层析所用流动相通常是极性有机溶剂加水,最常用的是水及与水互溶的有机溶剂,如甲醇、异丙醇、乙腈。在这些溶剂中,水的洗脱能力最弱,所以反相层析的梯度洗脱中,A 液以水为主,B 液以有机溶剂为主。洗脱过程中逐渐向流动相中添加有机溶剂,就达到了逐渐增加洗脱强度的目的。相反,如果向水中添加无机盐,则是减弱了洗脱剂的强度。增强了样品组分在柱子上的保留。反相层析中应用最广的流动相是水-甲醇、水-乙腈和水-异丙醇体系。

由于反相层析一般都是在 HPLC 系统中运行,对流动相的纯度有着非常严格的要求。用于制备流动相的所有有机溶剂、缓冲盐、离子对试剂等都必须是高纯度的,通常选用纯度级为"HPLC 级别"的。另外,流动相用所用的水也必须是不含任何金属离子的超纯水。之所以有如此高的纯度要求,是因为流动相中一旦含有杂质成分会对层析结果产生不利影响,出现额外的洗脱峰(称为"ghost"峰),并可能污染已经纯化的生物分子,同时使得层析柱的使用寿命大大下降。

流动相 pH 值的改变会引起溶质选择性和保留值的改变,其原因是流动相 pH 的改变会影响到溶质的解离状态、固定相表面残留硅醇基和其他吸附基团的解离情况,以及添加至流动相的可解离组分的离子平衡。因此,层析过程中 pH 的控制对能否获得高分辨率至关重要。反相层析所用流动相条件多在低 pH 下(通常 pH 2~4 之间),数蛋白质和肽类在低于其等电点的 pH 条件下操作可以获得更高的选择性;在低 pH 时可采用低的离子强度,更易于回收样品等。酸、碱及缓冲液作为调节流动相 pH 的添加剂,对样品而言也是一种杂质成分,在层析后需要进一步去除。如果使用挥发性的酸或缓冲盐,层析后收集得到的样品经蒸发或冻干,它们会随有机溶剂一起去除;如果使用了非挥发性的添加剂,则需要额外的脱盐步骤将其从回收样品中分离。

4. 反相层析的步骤

(1)样品的准备和加样:理想情况下应当将样品溶解于流动相 A 后进行加样,但如果样品在流动相 A 中溶解性不好,可以考虑往流动相 A 中添加有机酸、盐类等试剂来增加样品的溶解性。如果是液体样品,在体积较小时可直接加样,而体积较大时需考虑现有溶剂条件是否会影响到目标分子的吸附,若没有影响也可直接加样,若会影响目标分子与固定相的结合则必须将样品转换到流动相 A 体系中,可以将样品冻干后重新溶于流动相 A,也可以通过凝胶过滤等方法进行体系交换。加样过程也是样品组分与固定相结合的过程,包括目标分子在内的在起始条件下能与固定相结合的溶质被吸附在层析柱上,此条件下不能与固定相结合的分子则随流动相从柱下端流出,形成外水分部或称穿透峰。加样后通常用 2 个柱体积的流动相 A 通过层析柱,完成样品的吸附并且将起始条件下不吸附的物质清洗下来。

(2)洗脱:反相层析和其他吸附层析技术的洗脱模式相似,分为阶段洗脱和梯度洗脱。在一个特定的分离任务中采用何种洗脱方式,需根据样品的组成,分离的规模和目标,对目标分子保留行为的了解与否等多个因素来决定。如果在经验条件下未能达到所需分辨率,则需要对梯度的斜率进行优化。通常梯度斜率越小,分辨率越高,因此通过使用更平坦的梯度能够有效提高分辨率。

(3)样品的检测和收集:和其他层析技术一样,反相层析中最为常用的也是紫外检测,通过测定洗脱液在紫外区的吸收强度来确定溶质分子的洗脱情况。有机溶剂或添加剂等的存在总会对样品的检测产生一定的影响,主要表现为背景吸收的增加或者说层析图谱中基线的漂移。反相层析一般都在 HPLC 平台上运行,样品的收集一般都使用分部收集器按体积、时间或洗脱峰进行分部收集。经过专一性方法确定目标组分在哪个分部后,收集该分部的样品。需要特别指出的是,经反相层析后得到的目标组分溶解在含有机溶剂的洗脱液中,并且往往 pH 条件也是在酸性范围,当分离物质是多肽和蛋白质时,这样的条件很容易引起其变性,因此在收集和处理样品时需要格外小心。一个可供参考的做法是将层析后样品直接收集在具有合适 pH 的缓冲液中,这样一方面将 pH 调节至目标分子稳定的范围,另一方面也降低了有机溶剂的浓度,收集完毕再立即通过冻干等方法除去溶剂。

(4)层析介质的再生、清洗和储存:层析操作结束,在运行下一次层析前必须完成层析柱的再生。常用方法是用 2~5 个柱体积的流动相 B 流经层析柱移去残留在层析柱上的物质完成再生。反相层析柱在多次层析后需要清洗,一般采用原位清洗的方法,即使用特定的清洗剂通过层析柱来实现清洗。所使用的清洗剂一般是具有较强洗脱能力的有机溶剂,例如,对于基于有机聚合物的反相介质,由于其化学稳定性较好,可以用浓度在 0.5mol/L 以下的 NaOH 溶液进行清洗,NaOH 是非常有效的清洗剂,用几个柱体积的

NaOH 溶液通过层析柱可以有效地除去牢固吸附的杂质。反相柱长期不用时保存在有机溶剂中,例如基于硅胶的介质常保存在纯的甲醇中,基于聚苯乙烯的介质常保存在甲醇或 20% 乙醇中。

(六) 吸附层析

吸附层析(adsorption chromatography)是一种常用的分离蛋白质的技术。其主要原理是根据物质对活性物体表面吸附亲和力的差异来分离。亲和力大小主要取决于物质极性的大小。有机化合物分子中官能团要比非极性的碳链骨架对分离有更大的影响。所以吸附层析是按混合物中各物质所含极性基团的数目和类型来分离它们。

1. 基本原理　吸附剂带有正、负两种电荷基团。目前常用的吸附剂是羟基磷灰石(hydroxyapatite,HA),其分子式是:$Ca_{10}(PO_4)_6 \cdot (OH)_2$。HA 表面有 Ca^{2+} 及 PO_4^{3-} 两种带电基团,具有均一的晶形,装柱后流速很好。通常是把 HA 悬浮在 pH6.5~7.0 的磷酸钠或磷酸钾缓冲液中,装柱并用几倍于柱体积的起始缓冲液平衡,再把溶于同样缓冲液的蛋白质上柱,酸性蛋白质和中性蛋白质可结合 HA 的 Ca^{2+} 基团,而碱性蛋白质可结合 HA 的 PO_4^{3-} 基团。并用同样的缓冲液洗脱,使未被吸附的杂蛋白被充分洗下来;然后开始逐渐增加洗脱缓冲液浓度,依次把结合在吸附剂上的蛋白质置换下来,从而达到蛋白质分离的目的。

2. 吸附条件　吸附时有两种情况:一种是从混杂的蛋白溶液中吸附所需要的蛋白质(正吸附),再改变洗脱条件将目的蛋白洗脱下来。另一种是使目的蛋白质不被吸附(负吸附),以除去不需要的杂蛋白。一般是通过改变 pH,离子强度等来实现的上述目的。影响吸附的主要因素有下面几点:

(1) 蛋白质浓度:常用 1% 以下的蛋白质浓度,以减少蛋白质间的相互作用。

(2) 蛋白质与吸附剂的比:蛋白质/吸附剂=0.5~10(重量比)。

(3) 离子强度:低盐浓度有利于吸附,在上样前,将样品用低离子强度的缓冲液(0.01mol/L 或 0.005mol/L)透析,去除高价离子(如柠檬酸盐等)以免影响吸附。

(4) pH:正吸附一般在较低的 pH 下进行,常用 0.01mol/L,pH5.0~5.5 的磷酸缓冲液;负吸附可在较高 pH 及离子强度下进行。

3. 洗脱条件　常用高 pH 和/或高离子强度的磷酸缓冲液洗脱,即采用 pH7~9、0.1~1.0mol/L 磷酸缓冲液进行洗脱。也可采用与离子交换层析相类似的梯度洗脱方式将目的蛋白洗脱下来。若提高 pH 及离子强度仍达不到洗脱目的,则可用 $(NH_4)_2SO_4$ 或在磷酸缓冲液中混入适量的 $(NH_4)_2SO_4$ 来达到洗脱目的。洗脱速度一般较吸附为慢,需较长时间。

三、选择分离纯化方法的依据

纯化蛋白质通常是为了获得纯蛋白质以便深入研究蛋白质的活性、结构与功能之间的关系。首先,必须了解待纯化样品中目的蛋白及主要杂质的性质,尽可能多收集有关蛋白质的来源、性质(分子大小、等电点)和稳定性(蛋白质对温度、极端 pH、蛋白酶、氧和金属离子等的耐受性)等信息,这有助于设计蛋白质纯化。比如目的蛋白是糖蛋白或脂蛋白,它们就明显区别于大多数的杂蛋白;蛋白质是细胞内还是细胞外,可溶还是不可溶等都将影响到蛋白质提取方法和缓冲液组成,对于细胞外蛋白质,除去细胞可以有助于纯化过程,与膜结合的蛋白质需要用有机溶剂先溶解。其次,纯化开始之前必须了解最终产品的用途,从而设计蛋白质纯化过程,同时要综合考虑纯化产品的质量、数量和经济性等三个方面的要求。纯化后的蛋白质纯度要多高,纯化过程中能允许损失多少活性以及纯化过程需多少时间和成本等都受到目的蛋白用途的影响。目的蛋白纯度如果要求越高,往往所需的操作时间越长,成本越高。最后,充分了解各分离纯化技术操作单元的大量信息也很重要,比如在细胞破碎时,需要了解包括流速、搅拌器类型、操作压力、细胞浓度和种类、产品释放的碎片和大小等;设计分析吸附层析时,要了解包括层析柱特征、凝胶或其他吸附剂的性能(结合能力、解离常数、流速等)。

1. 根据产物表达形式来选择　不同的宿主细胞、不同的表达载体、不同的目标蛋白在宿主细胞中表达的形式不尽相同。分泌型表达产物的培养基的体积很大,但浓度较低,因此必须在纯化前进行浓缩,可用沉淀和超滤的方法浓缩。产物在周质表达是介于细胞内可溶性表达和分泌表达之间的一种形式,它可以避开细胞内可溶性蛋白和培养基中蛋白质类的杂质,在一定程度上有利于分离纯化。由于周质中仅有为数不多的几种分泌蛋白,同时又没有蛋白水解酶的污染,因此通常能有较高的回收率。对于可溶性表达的宿主细胞,细胞破碎后,通过离心实现固液分离,收集细胞上清液,首选亲和分离方法。如果没有可以利用的单克隆抗体或相对特异性的亲和配基,一般选用离子交换层析,处于极端等电点的蛋白质用离子交换可以得到较好的纯化效果,能去掉大部分的杂质。

2. 根据分离单元之间的衔接选择 应选择不同机制的分离单元来组成一套分离纯化工艺,尽早采用高效的分离手段先将含量最多的杂质分离除去,将费用最高、最费时的分离单元放在最后阶段,即通常先运用非特异性、低分辨率的操作单元(如沉淀、超滤和吸附等)以尽快缩小样品的体积,提高产物浓度,去除最主要的杂质(包括非蛋白质类杂质);随后采用高分辨率的操作单元(如具有高选择性的离子交换层析和亲和层析);凝胶过滤层析这类分离规模小、分离速度慢的操作单元放在最后,这样可以提高分辨效果。

层析分离次序的选择同样重要。一个合理组合的层析次序能够提高分离效率,同时对条件做较小的改变即可进行各步骤之间的过渡。当几种方法联用时,最好以不同的分离机制为基础,而且经前一种方法处理的样品应能适合于作为后一种方法的料液,不必经过脱盐、浓缩等处理。如经盐析后得到的样品,不适合于离子交换层析,但可直接应用于疏水层析。离子交换、疏水及亲和层析通常可起到蛋白质浓缩的效应,而凝胶过滤层析常常使样品稀释,在离子交换层析之后进行疏水层析就很适合,不必经过缓冲液的更换,因为多数蛋白质在高离子强度下与疏水介质结合较强。亲和层析选择性最强,但不能放在第一步。一方面因为杂质多,亲和介质易受污染,缩短使用寿命;另一方面,体积较大,需用大量的介质,而亲和层析的介质一般较贵。因此,亲和层析多放在第二步以后。有时为了防止介质污染,在其前面加一保护柱,通常为不带配基的介质。经过亲和层析后,还可能有脱落的配基存在,而且目的蛋白在分离纯化过程中会聚合成二聚体或更高的聚合物,特别是浓度较高或含有降解产物时更易形成聚合体,因此最后需经过进一步的纯化操作,纯化常使用凝胶过滤层析,也可用高效液相层析法,但费用较高。凝胶过滤层析放在最后一步,又可以直接过渡到适当的缓冲体系中,利于产品保存。

3. 根据分离纯化工艺的要求来选择 在蛋白质分离纯化过程中,通常需要综合使用多种分离纯化技术。一般来说,分离纯化工艺应遵循以下原则:

(1)具有良好的稳定性、重复性和较高的安全性:工艺的稳定性包括不受或少受发酵工艺、条件及原材料来源的影响,在任何环境下使用都应具有重复性,可生产出同一规格的产品。为保证工艺的重复性,必须明确工艺中需严格控制的步骤和技术,以及允许的变化范围。严格控制的工艺步骤和技术越少,工艺条件可变动范围越宽,工艺重复性越好。在选择后处理技术、工艺和操作条件时,要确保去除有危险的杂质,保证生产过程的安全以及产品质量和使用安全。

(2)尽可能减少组成工艺的步骤:步骤越多,产品的后处理收率越低,但必须保证产品的质量。组成工艺的各技术或步骤之间要能相互适应和协调,工艺与设备也能相互适应,从而减少各步骤之间对物料的处理和条件调整的次数。

(3)分离纯化工艺所用的时间要尽可能短:因稳定性差的产物随工艺时间的增加,收率特别是生物活性收率会降低,产物质量也会下降。

(4)工艺和技术必须高效:所采用的工艺和技术应尽可能地做到收率高、易操作、对设备要求低、能耗低。

(王国栋)

第二节 蛋白质的理化鉴定

蛋白质来源于活细胞,具有复杂的分子结构,具有固有的易变性和不确定性,因此蛋白质样品分离纯化后,首先要做蛋白质的定量分析,测定得到目标产品的含量、纯度以及杂质情况;然后要进行定性分析,通过一些理化性质分析以确定得到的产品是否是所需要的目标产品,通过测定蛋白质样品不同的理化参数,如分子量、等电点、氨基酸序列、肽谱和二硫键组成,综合分析测定的各种参数后可以确定此蛋白质是否是目标产品。蛋白含量测定是蛋白质分析的基础,蛋白质达到一定纯度后,才能进一步分析其理化性质与生物学活性。

与小分子化合物相比,蛋白质的分子量一般远大于小分子化合物,这使得很多小分子化合物的鉴别方法无法用于蛋白质。如质谱在鉴定小分子化合物方面有很高准确性,而在鉴定蛋白质时,由于电离使其气化,鉴定十分困难,直到基质辅助激光解吸电离(matrix assisted laser desorption ionization,MALDI)和电喷雾(electron spray ionization,ESI)等技术的发展才使得质谱可以应用到蛋白质的鉴定中。在鉴定的过程中,蛋白质由于结构复杂,常常需要多种检测方法。例如蛋白质可能在空间结构上存在不同,相同的氨基酸残基序列可能有不同的修饰方式。蛋白质的来源不同,杂质的性质差别较大,杂质的分析方法也不同于小分子化合物。这些问题使得蛋白质鉴定方法常常需要同时借助多种分析方法。

一、蛋白质含量的测定

蛋白质含量的测定是研究蛋白质的第一步,常用的含量测定方法有:凯氏定氮法、紫外吸收法、双缩脲法、酚试剂法(Lowry 法)、考马斯亮蓝法(Bradford 法)。需要注意的是,这些方法并非在任何条件下适用于任何样品。这些方法适用的蛋白质浓度不同,干扰物不同,测试方法和仪器不同,适用于不同的蛋白质样品。其中紫外吸收法相对来说测定最简便省时,但是精确程度不如其他方法,容易受到溶液中其他杂质或辅料的干扰;Lowry 法的灵敏度大于以上几种方法,缺点是测定时步骤较多。一般选择的蛋白质定量分析方法要求精密度好,灵敏度高,能满足定量分析需要的特异性,共存物质的干扰较少,操作简便,使用的仪器及试剂比较方便,价格不高,能适用于较多的试样形式。

1. 凯氏定氮法(Kjeldahl determination) 凯氏定氮法是蛋白质含量测定的经典方法,该方法测定的是蛋白质分子中的含氮量。蛋白质是含氮的有机化合物。各种蛋白质的含氮量非常接近,平均约为16%,即测得 1g 氮相当于 6.25g 蛋白质。蛋白质与浓硫酸和催化剂一同加热消化,使蛋白质分解,分解的氨与硫酸结合生成硫酸铵。然后碱化蒸馏使氨游离,用硼酸吸收后再以硫酸或盐酸标准溶液滴定,根据酸的消耗量乘以换算系数,并换算成蛋白质含量。凯氏定氮法测定结果比较正确,是经典的蛋白质定量方法,但操作较为烦琐,常用于校正某一蛋白质含量测定。

2. 紫外分光光度法(ultraviolet spectrophotometry) 紫外分光光度法是一种较为简便的方法。蛋白质分子中的酪氨酸、苯丙氨酸和色氨酸等芳香族氨基酸在同源的蛋白质中的含量差别一般不大,且在紫外 280nm 具有最大的光吸收值,其光吸收值在一定的浓度范围内符合朗伯-比尔定律。存在于蛋白制剂中的核酸在 280nm 也有较强的吸收值,由于核酸在 260nm 处有更强的吸收值,据此可用计算式消除核酸的影响测出蛋白质的含量。其优点是:方法简便,测定快速灵敏,样品可回收,且溶液中的硫酸铵或其他盐类不干扰此法测定。

如测定含有上述这些氨基酸比例差别较大的蛋白质,或溶液中的嘌呤和嘧啶碱基浓度较高(也有很强的光吸收),就需要用别的方法进行适当的校正,可用同类蛋白质制备标准曲线。值得注意的是,若蛋白质中含有少量核酸时,在一定程度上会干扰试验数据,此时可用下列公式去除核酸的干扰。

(1)Lowry-kalckar 公式:蛋白浓度(mg/ml)=$1.45D_{280}-0.74D_{260}$

(2)Warburg-Christian 公式:蛋白浓度(mg/ml)=$1.55D_{280}-0.76D_{260}$

3. 双缩脲法

(1)原理:蛋白分子中的肽键(—CONH—)及酪氨酸残基,在碱性溶液中与 Cu^{2+} 络合,呈紫红色反应,540nm 光吸收与蛋白质的浓度成正比。硫酸铵不干扰呈色反应,干扰此测定的物质是具氨基酸或肽的缓冲剂,例如 Tris 及 Good 缓冲剂。此法测定快速,但灵敏度较差,适用于粗制蛋白制剂的测定。

(2)双缩脲试剂的制备:$CuSO_4 \cdot 5H_2O$ 1.50g,酒石酸钾钠($NaKC_4O_6 \cdot 4H_2O$)6.00g,加 H_2O 500ml 置于 1L 的容量瓶中。溶解后加入 10%(w/v)NaOH 溶液 300ml。加 H_2O 使液体总体积至 1L。充分混匀上述溶液后置于塑料瓶中。刚配制成的双缩脲试剂应是深蓝色的,双缩脲试剂可以长期保存。若贮存瓶中有黑色沉淀出现,则弃去,另配制新鲜溶液。

(3)标准蛋白质溶液:取牛血清白蛋白标准品,准确稀释至 1mg/ml(含 0.02% 叠氮钠),为标准蛋白质贮备液。精确量取标准蛋白质贮备液 7.5ml 于 25ml 容量瓶中,用含 0.02% 叠氮钠的蒸馏水稀释至刻度,为标准蛋白质溶液（300μg/ml）。

（4）测定步骤

1）接通分光光度计或比色计的电源,按说明书的要求进行预热备用。

2）取 16mm×150mm 试管 10 支,标明号码,放置在试管架上。按下述体积小心吸取 10mg/ml 的牛血清白蛋白溶液,分别置于相应试管内:0ml、0.1ml、0.2ml、0.3ml、0.4ml、0.5ml、0.6ml、0.7ml、0.8ml 及 1.0ml。

3）向每管加入适量的蒸馏水,使管内液体的总体积为 1.0ml。

4）每管各加入双缩脲试剂 4.0ml,并将试管旋动数秒钟,以使溶液充分混匀。

5）将试管置于 37℃保温 20 分钟。

6）在波长 540nm 处,测定每管中样品的吸光率。保温完毕后所观察到的颜色在短时间内是稳定的（1~2 小时）,但几小时后,则慢慢地加深,因此,要尽快地读取样品的吸光率。

7）绘制标准曲线,测定未知样品吸光率,根据标准曲线计算样品中蛋白质的含量。

4. 酚试剂法（Lowry 法）

（1）酚试剂法原理:用于蛋白质测定的 Lowry 反应是双缩脲方法的改进。蛋白质分子的酪氨酸和色氨酸能在碱性溶液中与铜形成复合物(络合物)。这个复合物能还原酚试剂中的磷钼酸-磷钨酸,产生深蓝色。颜色的深浅与这两种氨基酸的含量成正比。对于含有这两种氨基酸比例相近的蛋白质,测定的结果较为正确。但对于含有这些氨基酸比例差别较大的蛋白质,需进行必要的校正才能获得较好的结果。酚试剂法比双缩脲法灵敏度高 100 倍,比紫外分光光度法也灵敏 10~20 倍,但要费较长的时间。对双缩脲反应发生干扰的离子同样容易干扰 Lowry 反应,而且对后者的影响还要大得多。另外,各种硫醇及许多其他化合物的存在也会引起错误的结果。当进行这个测定法时,加酚试剂（Folin 试剂）要特别小心,因为其仅在酸性 pH 条件下稳定,但上述还原反应是在 pH10 的情况下发生,故当酚试剂加到碱性的铜-蛋白质溶液中时,必须立即混匀,以便在磷钼酸-磷钨酸试剂（酚试剂）被破坏之前,还原反应即能发生。

（2）试剂

1）酚试剂制备(市场上有现成的酚试剂出售):称取 100g 钨酸钠（$Na_2WO_4 \cdot 2H_2O$）、25g 钼酸钠（$Na_2MoO_4 \cdot 2H_2O$）,置 1 500ml 烧瓶中,加入 700ml 蒸馏水,50ml 85% 磷酸及 100ml 浓盐酸,上联回流管(使用木塞或锡纸包裹的橡皮塞)微沸回流 10 小时。取下回流管,加入 150g 硫酸锂,50ml 蒸馏水,几滴溴液,煮沸约 15 分钟,去除过量的溴。冷却,加蒸馏水稀释至 1 000ml,过滤,为酚试剂贮备液。酚试剂贮备液经标准氢氧化钠液滴定,测定酸浓度,而后用蒸馏水稀释至相当 2mol/L 盐酸的浓度,即为酚试剂。置于棕色瓶密闭贮藏。

2）试剂 A 的制备:酒石酸钾 2g,Na_2CO_3 100g 溶于 1L（最终体积）的 0.5mol/L NaOH 中。

3）试剂 B 的制备:酒石酸钾 2g,$CuSO_4 \cdot 5H_2O$ 1g 溶于 20ml 0.5mol/L NaOH 中,最终体积用蒸馏水定至 100ml。

4）试剂 C 的制备:2mol/L 酚试剂 5.0ml 加蒸馏水 50ml,充分混匀。

（3）测定步骤

1）接通分光光度计或比色计的电源,并按说明书的要求预热备用。

2）取 16mm×150mm 试管 10 支,标明号码,按下述体积小心吸取 0.3mg/ml 的牛血清白蛋白溶液,分别置于相应试管内:0ml、0.1ml、0.2ml、0.3ml、0.4ml、0.5ml、0.6ml、0.7ml、0.8ml 及 1.0ml。

3）向每管加入适量的生理盐水,使管内液体的总体积为 1.0ml。

4）向每管加入试剂 A 0.9ml,充分摇匀后置于 50℃水浴保温 10 分钟、冷却。

5）向每管加入试剂 B 0.1ml,充分摇匀置于室温 10 分钟。

6）向每管加入试剂 C 3.0ml,立即混后置于 50℃水浴保温 10 分钟。

7）冷却的后以这一管为空白管,在波长 540nm 处测定每个样品的吸光率。除 540nm 外,也可以在 660nm 或 750nm 等处测定样品的吸光率。在这些较高波长下,样品的吸光率强得多。在保温结束后应尽快测定吸收率。

8）绘制标准曲线,测定未知样品吸光率,根据标准曲线计算样品中蛋白质的含量。

5. 考马斯亮蓝染色法

（1）考马斯亮蓝染色法原理：由 Bradford 首先提出，因此又称为 Bradford 法，考马斯亮蓝（Coomassie brilliant blue）G250 溶于 pH<1 的酸性溶液时，溶液呈红褐色，但当溶液中有蛋白质存在时，与蛋白质结合的考马斯亮蓝恢复为原先的蓝色，在 595nm 处有最大的光吸收。该法定量蛋白质的线性浓度范围为 1~10μg。蛋白质与考马斯亮蓝反应物在 2~5 分钟即呈现最大光吸收，至少稳定 1 小时。优点是操作简单、灵敏度高、重复性好，缺点是抗干扰能力弱、与缓冲液的相容性较差。干扰蛋白质与考马斯亮蓝染料结合的物质有：甘油、去污剂、2-巯基乙醇、乙酸、硫酸、Tris 碱和某些碱性缓冲液，此时需要对蛋白质样品作相应的处理。

（2）试剂

考马斯亮蓝 G-250 染料溶液：在 1L 的容量瓶中，用 50ml 95% 乙醇溶解 100mg 考马斯亮蓝 G-250 染料。再加入 100ml 85% 磷酸，加水至 1L。用 Whatman NO.1 滤纸过滤后，储于 4℃。现有商品试剂盒出售。

标准溶液：0.5mg/ml 牛血清白蛋白（BSA）

（3）测定步骤：

1）取 8 个空试管，分别加入 5μl、10μl、15μl、20μl 的 BSA 标准溶液，用 0.15mol/L NaCl 调节体积至 100μl。取两只空试管，加入 100μl 的 0.15mol/L NaCl 溶液，作为空白对照。

2）加 1ml 考马斯亮蓝溶液，旋涡振荡，室温下放置 2 分钟。

3）取 1cm 光径的微量比色杯（1ml），测定 595nm 的光吸收值（OD_{595}），并以 OD_{595} 对蛋白质浓度作图绘制标准曲线。未知蛋白的浓度将可在标准曲线上查出。

如果未知蛋白的浓度过高，可以将蛋白质稀释后，取一部分进行测定。也可以用较高浓度的标准蛋白（如 10~100μg）绘制标准曲线。

二、蛋白质纯度的检测

在蛋白质目标产品的质量鉴定和分离纯化工艺的评价中，常常要做蛋白质样品的纯度分析。纯度分析有很多种方法，要根据样品的具体情况、实验室条件和分析方法的适用性来选择采用的方法。目前鉴定蛋白质纯度的方法，常见的有电泳法、层析法和质谱法等，任何检测方法都有检测下限和灵敏度的限制，这是要特别注意的问题。用一种方法未检测到杂质，不能说绝对无杂质，只能说明杂质不会高于检测下限。对于不同用途的蛋白质样品，根据所要求的不同纯度，选用相宜的检测方法。一般来说，对样品的纯度要求越高，应当采用越多的检验方法。

1. 紫外光度法　此方法用于检测蛋白质样品有无核酸污染。紫外光谱检测是一种较为简单而有效的测定法。溶液在浓度 1mg/ml 时 A_{280nm}/A_{260nm} 为 1.8~2.0。而 1mg/ml 浓度的 DNA 溶液 OD_{280}/OD_{260} 约为 0.5。甚至 1% 或 3% 的核酸污染也会使蛋白质的 OD_{280}/OD_{260} 从约 2.0 分别降至 1.57 或 1.180。

2. 超速离心沉降法　纯的蛋白质在离心时以单一的沉降速度移动，在离心管中均一蛋白质溶液只形成一个界面。分段移出离心管中的样品，蛋白质检测后作图得到的样品浓度分布是一个对称分布，表明样品是均一的。用此法检测纯度所需样品用量少，时间短。但由于沉降系数主要是由分子大小和形状决定的，而与化学组成无关，因此灵敏度较差，难以检测出微量杂质。

3. 色谱法　高效液相色谱法（high performance liquid chromatography，HPLC）用于蛋白质纯度测定是有效和常用的方法。根据样品中组分间理化性质的差异选择色谱柱。如果组分间 pI 差别大，可选用离子交换色谱；若疏水性差别大，可选择疏水作用色谱和反相色谱；若分子量差异很大，可选凝胶色谱。若样品情况不明，可用尝试法。一般先用反相色谱检测，因为反相色谱分辨率最高。总体上说，分辨率由高到低是：反相色谱>离子交换色谱>疏水作用色谱>凝胶色谱。在色谱图上只出一个峰，说明样品只有一个保留值，可能是纯的；若换用其他色谱模式还是一个峰，则样品是纯的这一结论更可靠。色谱法做样品纯度检验的同时，还可以完成定量测定。

4. 电泳法　目前采用的电泳分析有聚丙烯酰胺凝胶电泳（PAGE）、毛细管电泳等。在聚丙烯酰胺凝胶电泳上显现出一条带，只说明样品在荷质比（电荷/质量）方面均一。如果一系列不同 pH 条件下的电泳都为一条带,则结果更可靠。在聚丙烯酰胺平板凝胶电泳中,最常用的是十二烷基硫酸钠(SDS)不连续凝胶电泳。SDS 不连续聚丙烯酰胺凝胶电泳是一个在缓冲液中加有 SDS,样品事先用含 SDS 的溶液作解离处理的电泳体系。

SDS-聚丙烯酰胺凝胶(SDS-PAGE)法是目前最常用的鉴定蛋白质纯度的方法。该方法首先将不同的蛋白质都带上相同量的电荷,然后在电场和凝胶作用下蛋白根据 Mr 大小分开,根据条带的情况就可判断基因工程药物的纯度。非变性 PAGE 也是一种必要的纯度检测方法,由于非变性 PAGE 的分析原理除了电场和凝胶的作用外,蛋白本身的带电情况也会影响最终的结果,这样就有可能使微量差异甚至是空间结构不同的蛋白分离开来。

(1)SDS-PAGE 电泳原理:聚丙烯酰胺凝胶由丙烯酰胺单体、亚甲基双丙烯酰胺交联剂在引发剂四甲基乙二胺和催化剂的存在下室温聚合而成。调整丙烯酰胺浓度和交联度可以有效地改变凝胶的孔径,从而对大多数大分子颗粒起到分子筛效应。在外加电场进行电泳时,蛋白质分子在电场中的泳动速度取决于它所带的净电荷的多少、颗粒的大小及形状。由于蛋白质的氨基酸组成不同,等电点不同,在同一 pH 条件下所带的净电荷不同,利用在同一电场中的迁移速度不同使各蛋白质分子相互分离。SDS 的作用就是破坏蛋白质分子间的非共价键,使蛋白质变性改变原来的构象,保证蛋白质分子与 SDS 充分结合。当蛋白质在过量的 SDS 溶液中加热时,天然蛋白质的球形状态变成线形。为了破坏二硫键还常常加入巯基乙醇等巯基试剂。变性后的蛋白质几乎是定量地 1g 蛋白质结合 1.4g SDS,使蛋白质的亚基多肽带上了大量的负电荷,此时多肽本身固有电荷的多少已无重要意义,也就是说多肽的 SDS 复合物上单位量上的电荷相等,即电荷密度相等。在电场中这种电荷密度相等的粒子严格按照其分子的大小具有不同的泳动度,样品按多肽分子量的大小分离。

(2)SDS-PAGE 电泳的操作方法

1)试剂的配制

① 30% 丙烯酰胺:用分析天平分别称取丙烯酰胺 29.0g,N,N'-亚甲双丙烯酰胺 1.0g,双蒸水溶解后定容至 100ml,4℃避光保存;

② 10% 过硫酸铵:用分析天平称取过硫酸铵 0.5g 溶解于 5.0ml 双蒸水中,振荡混匀后于 4℃保存;

③ 10% SDS:用分析天平称取 SDS1.0g 溶解于 10ml 双蒸水中,振荡混匀后室温保存;

④ 1.5mol/L Tris-HCl(pH8.8):用分析天平称取 Tris 碱 45.43g,加入 200ml 双蒸水溶解后用浓盐酸调节 pH 至 8.8,最后用双蒸水定容至 250ml;

⑤ 1.0mol/L Tris-HCl(pH6.8):用分析天平称取 Tris 碱 30.299g,加入 200ml 双蒸水溶解后用浓盐酸调节 pH 至 6.8,最后用双蒸水定容至 250ml;

⑥ 还原型 5×SDS 上样缓冲液:1.0mol/L Tris-HCl(pH6.8)0.6ml,β-巯基乙醇 0.5ml,10% SDS 2.0g,1% 溴酚蓝 1.0ml 和 50% 甘油 5.0ml 混匀后分装于 1.5ml EP 管中,4℃保存;

⑦ 5×SDS-PAGE 电泳缓冲液(1 000ml):用分析天平分别称取 Tris 15.15g,甘氨酸 72g,SDS 5g,缓慢溶解于 800ml 双蒸水中,磁力搅拌器搅拌均匀后定容到 1 000ml。使用时用双蒸水稀释 1×SDS-PAGE 电泳缓冲液。

2)蛋白质样品的准备:①若标准蛋白质或待分离的蛋白质样品是固体,称取 1mg 的样品溶解于 1ml 0.5mol/L pH6.8 Tris-HCl 缓冲液或蒸馏水中;②若样品是液体,先测定蛋白质浓度,根据样品的蛋白浓度及实验要求取等量蛋白(约 40μg)样品配成等体积蛋白混合液(不足体积用蛋白裂解液补齐)。按照 4∶1 的比例混合蛋白样品与 5×蛋白上样缓冲液,100℃加热 10 分钟,充分变性后置于冰上,可直接上样至 SDS-PAGE 胶加样孔内。

3)垂直电泳装置的安装与固定:按照仪器说明书的要求安装好灌胶模具,注意防止漏水,可以用硅胶条严封玻璃板的边和底。

4)配制分离胶:①按表 40-5 配制 10% 分离胶(10ml),注意加完 TEMED 和过硫酸铵混匀后,迅速灌入已固定好的垂直玻璃板间隙中,注意尽量避免气泡。②观察液面到达梳子玻璃板顶端约 1.5cm 处时停止灌胶,在凝胶溶液上分轻轻灌入蒸馏水,动作轻柔,尽量维持胶的上缘平整,注意避免气泡,室温条件下放置 30~60 分钟。③待聚丙烯酰胺凝胶完全聚合后可在水和胶之间出现一条清晰的折光线,倾倒去水封层的蒸馏水,用滤纸尽量吸干残留液体。

表 40-5 分离胶与浓缩胶的配制

成分	10% 分离胶/ml	5% 浓缩胶/ml
蒸馏水	4.0	2.7
30%Acr-Bis(29∶1)	3.3	0.67
1.5mol/L Tris pH 8.8	2.5	0
1mol/L Tris pH 6.8	0	0.5
10% SDS	0.1	0.04
10% 过硫酸铵	0.1	0.04
TEMED	0.004	0.004
Total	10	4

5)配制浓缩胶:按表 40-5 配制 5% 浓缩胶(4ml),混匀后迅速将浓缩胶灌入分离胶上面,立即插上洗干净的梳子,小心避免气泡,室温放置 30~40 分钟使其凝聚。

6)加样:①待浓缩胶完全聚合后,小心垂直拔出梳子。②将玻璃板固定至电泳装置中,向电泳槽与玻璃板内槽均加入 1×电泳缓冲液,液面至刚好淹没凝胶的加样孔,注意内外槽之间液体不能流通。注意去除两玻璃板之间凝胶底部的气泡,即可上样。③用微量注射器将已变性的蛋白样品按照实验设计的顺序加入到加样孔中,注意保证每组蛋白总量一致,上样量一般为 15~20μl。

7)电泳:加样完毕,盖好上盖,连接电泳仪,打开电泳仪开关后,首先以恒定电压 80V 电泳 30 分钟左右,然后将电压调整为 120V,持续电泳直至溴酚蓝指示剂接近分离胶底部,停止电泳。

8)染色、脱色:电泳结束后,关掉电源,取出玻璃板,在长短两块玻璃板下角空隙内,用刀轻轻撬动,即将胶面与一块玻璃板分开,然后轻轻将胶片托起,指示剂区带中心插入铜丝作为标志,放入大培养皿中染色,使用 0.25% 的考马斯亮蓝染液,染色 2~4 小时,必要时可过夜。弃去染色液,用蒸馏水把胶面漂洗几次,然后加入脱色液,进行扩散脱色,经常换脱色液,直至蛋白质带清晰为止。

9)结果处理:①脱色以后的蛋白条带在图像处理系统下进行凝胶扫描分析。凝胶可保存于双蒸水中或 7% 乙酸溶液中。②测定蛋白质样品的分子量:根据待测蛋白质样品的相对迁移率,从标准曲线或预染蛋白质分子量标准查得该蛋白质的相对分子量。③通过将扫描后的图片进行灰度分析,可利用 Quantity One、Totallab 等软件分析蛋白质的相对纯度。

三、蛋白质分子量的测定

实验室常用的蛋白质 Mr 的测定方法有 SDS-PAGE 法、凝胶过滤层析法和质谱法等。SDS-PAGE 法是在 SDS 存在下,蛋白质表面带有大量负电荷,在这种情况下电泳,蛋白质移动的速度只与 Mr 大小有关,而与蛋白质本身的电荷无关,聚丙烯酰胺凝胶充当了一个分子筛的功能。如加入一定量的 β-巯基乙醇,可使蛋白质的二硫键被还原,此时电泳的条带均为单一的多肽链分子。此法的缺点是电泳在变性条件下进行,若未知蛋白质是由多个亚基组成的分子,只能得到各个亚基的 Mr,还必须配合非变性凝胶电泳或其他方法,才能正确鉴定该蛋白质分子的 Mr。

凝胶过滤测定的是完整蛋白质的 Mr,因此同时采用 SDS-PAGE 和凝胶过滤测定同一种蛋白质的 Mr,可以方便地判断样品中的蛋白质是否是寡聚蛋白质。凝胶过滤层析是蛋白质纯化的一个标准色谱模式,广泛应用于生物大分子的分离、纯化、浓缩、脱盐等操作中,也可用于测定蛋白质的分子量。方法简单,样品用量少,而且可用于粗制品的测定。有关色谱基质、排阻效应及分离原理等内容已经在前文中介绍。在理想的凝胶过滤色谱中,支持介质不与溶质分子相互作用,形状相同的多聚物的分子量的对数与分配系数 Kd 之间呈直线关系。根据分子量和洗脱体积之间的关系,用几种已知分子量的蛋白质标准进行色谱分析,绘制出标准曲线。然后在同样的条件下对未知蛋白质进行色谱分析,根据洗脱体积,从标准曲线上求出此未知蛋白质对应的分子量,这就是凝胶过滤色谱法测定蛋白质的分子量的原理。要注意用凝胶过滤色谱法测定蛋白质分子量时,决定蛋白质洗脱体积的是溶质分子的大小,而非分子量。所以用球蛋白质标准所作的校准曲线不能用于其他形状的蛋白质的分子量测定。下面所述的天然蛋白分子量的凝胶过滤色谱测定条件不适用于碱性、酸性和疏水的蛋白质。

目前最为常用、最为准确的测定蛋白质 Mr 的方法是质谱法(mass spectrum)。质谱技术在近年发展迅速,基质辅助激光解吸电离飞行时间(MALDI-TOF)和电子喷雾离子化(ESI)质谱是最常用的两种方法。ESI 质谱测定的是离子形式的 Mr,待测样品经过分离装置(如高效液相层析)或其他仪器,流速一般控制在 1~8μl/min,样品流出所形成的微小液滴在外加电场作用下带电,并被吸附到质谱仪的进出口处,当溶剂挥发时,液滴被干燥,直径减小,单位面积的电荷密度增加,当电荷密度增加到一定程度时,产生的强大电场使液滴中的粒子逸出至气相中,并在外加电场的作用下运动,从荷质比(m/z)的分析就能确定待测蛋白的 Mr。目前 ESI 法测定的精确度可达万分之一,m/z 的测定值高达 2 500 或更高,样品的需求量只有数个到十几个 fmol 左右。基质辅助激光解吸电离飞行时间质谱法(MALDI-TOFMS)近年来也得到了越来越多的应用。其方法是将基质(如肉桂酸的衍生物等)加入到待测蛋白样品中,基质的浓度应大大高于待测样品的浓度。当用紫外光短脉冲(1~10ns)照射样品时,相应的基质对某波长有很强的紫外吸收,可导致基质和待测样品分子的解析及离子化。被离子化后的样品在一个很高的外加电场作用下加速,并进入一个无电场的飞行管内,此时,离子的质量可通过其在管内的飞行时间来确定。目前 Mr 在数百 kD 以内的蛋白质或其他生物大分子均可用 MALDI-TOF-MS 来测定。不同方法测定的结果准确度相差很大。采用质谱法测定时,利用不同的离子化技术形成气态蛋白质离子,根据电磁场中离子的折射程度依赖于质量来测定分子量。测定的准确度达到 0.001%,可用于检测翻译后的修饰以及进行序列分析,但是需要昂贵的特殊仪器。在大多数情况下,仅仅需要粗略估算分子大小,最常采用 SDS-PAGE 凝胶电泳和凝胶过滤色谱法来测定蛋白质的分子量,这两种方法快速简单,但测量值的误差在 5%~10%。无论采用哪种方法测定分子量,都要求蛋白样品均一,否则测定的结果不可靠。

四、蛋白质等电点的测定

等电点(pI)是蛋白质的一个物理化学常数,取决于蛋白质分子的氨基酸的组成和构象。作为两性分子的蛋白质,在不同 pH 环境中氨基酸侧链所带的电荷不同,当处于某一 pH 时,蛋白质分子的净电荷为零,这一 pH 称为该蛋白质的等电点。测定蛋白质等电点的常用方法是等电聚焦法(isoelectric focusing,IEF)。等电聚焦电泳是 20 世纪 60 年代建立的一种高分辨率的蛋白质分离分析技术。它是利用蛋白质的 pI 不同,在一个稳定、连续、线性的 pH 梯度中进行蛋白质的分离,并根据蛋白质的位置来测定蛋白质的 pI。在等电聚焦电泳中,分离仅仅取决于蛋白质的等电点,而与分子大小和形状无关。理论上来说,一种蛋白质只有一个等电点,但由于蛋白质空间构象不同可能会引起同一蛋白质的等电点有所差异。

在等电聚焦中,蛋白质只能在它的等电点位置稳定,聚焦成一条窄带,这是一个稳态过程,其分辨率大大高于常规的凝胶电泳技术。在实际电泳中,外加电场后,蛋白质的迁移和 pH 梯度的形成同时进行。等电聚焦电泳法具有分辨率高、重复性好等优点,但是由于载体两性电解质的价格昂贵,导致等电聚焦的成本很高,限制了它的应用。现今多使用超薄板等电聚焦,凝胶厚度仅为 0.15mm,以电绝缘带作为凝胶板之间的间隔。相比于传统凝胶(1~2mm 厚)的等电聚焦,大大降低了制备成本,分析材料的用量更少,染色和脱色更快捷,干胶更容易。

在等电聚焦中最常见的问题是 pH 梯度的扭曲,在聚焦模式下会产生波形条带。引起的原因各种各样,除了最常见的样品含盐量过多外,还包括:铂电极和滤纸电极条之间的电接触不良,凝胶板的厚度变化,滤纸电极条的不均匀浸润,冷却不够导致的局部发热点等。

五、蛋白质的肽图分析

肽图(peptide mapping)分析是根据蛋白质、多肽的分子量大小以及氨基酸组成特点,采用化学法或者特异的蛋白酶法,一般为内肽酶(endopeptidase)作用于特殊的肽链位点将多肽裂解成不同的小片段,通过一定的分离分析手段,获得特征性指纹图谱。肽图分析对多肽结构研究和特性鉴别具有重要意义。

肽图分析必须采用高纯度的样品(至少95%)。化学法中,常采用溴化氢、甲酸、羟胺等试剂,可以分别选择性裂解多肽链中 Met 的羧基端、Asp-Pro 之间的肽键、Asn-Gly 之间的肽键等;而蛋白酶法中,常采用胰蛋白酶、胃蛋白酶 A、Glu 蛋白内切酶、Lys 蛋白内切酶、Arg 蛋白内切酶等,它们能分别选择性酶切 Arg/Lys 的羧基端、Phe 的氨基端、Clu/Asp 的羧基端、Lys 的羧基端、Arg 的羧基端等。

蛋白质经过化学法或者蛋白酶法裂解的片段,通常采用的分离分析方法包括反相 HPLC、毛细管电泳(CE)、液质联用(LC-MS)分析等,得到精确的图谱。HPLC 主要是用高效反相色谱根据肽的长短和疏水性质来分离。如果肽亲水性强,则不能滞留住这些亲水性强的肽段;如果某些肽疏水性太强,往往会吸附在柱上难以洗脱下来,而 CE 有时可以避免这些弊端,高效毛细管电泳样品用量少;分离速度快,分析时间 1~15 分钟;分辨率很高,理论塔板数高达 $10^4 \sim 10^6/m$;灵敏度高,因此在较为常用。肽图分析可作为与天然产品、标准品或者参考品作精密比较的手段,它与序列结构资料一起,可对蛋白质一级结构(包括二硫键分布)进行精确鉴别。肽图分析得到了广泛的应用,它还可以用于点突变分析、二硫键分析和糖基化位点分析等目的。

六、蛋白质的氨基酸序列分析

蛋白质氨基酸序列分析是确定蛋白质一级结构的必要步骤。早在 1930 年就由 Abderhalden 和 Brockmann 提出用化学法测定蛋白质、多肽一级结构。他们采用异氰酸苯酯作为降解试剂,从氨基端降解蛋白质,进行一级结构的测定,但这种降解法特性不好,1950 年 Edman 改进了此方法,把降解试剂改为异硫氰酸苯酯,使此方法的特异性大大提高,从而建立了从氨基端进行蛋白质、多肽一级结构测定的 Edman 降解法。根据切割不同末端,序列分析又分为 N-端氨基酸分析和 C-端氨基酸分析。

1. N-端氨基酸序列分析 目前 N-端测序在自动氨基酸测序仪上进行,目前主要用于 Edman 降解法,另外还有在提高循环操作效率和检测灵敏度方面发展出的 DNS-Edman 法和 DABITC/PITC 双偶合法。Edman 法的第一步是偶联反应,其原理是异硫氰酸苯酯(phenyl isothiocyanate,PITC)与多肽或蛋白质的 α-氨基发生反应,生成苯氨基硫代甲酰基衍生物。此时应注意的是对于非 N-末端的酰胺基必须保护起来,且反应时的 pH 必须高于氨基端的 pK 值。第二步是环化裂解反应,在 45~55℃无水有机酸(三氟乙酸,TFA)中,苯氨基硫代甲酰基衍生物的硫原子与碳原子发生关环反应,使肽链断裂,并产生一个五元环的氨基酸衍生物——苯胺基噻唑啉酮(anilino-thiazolinone,ATZ)。第三步是转化反应,生成乙内酰硫脲(thiohydantoin)衍生物,如 PTH-氨基酸衍生物。蛋白质或者多肽和 PITC 反应,只有 N-端氨基酸的 PTH 衍生物释放出来,通过反相 HPLC 进行分离分析。而原来的多肽少了 N-端的一个氨基酸残基,开始进行下一轮的与 PITC 的反应,如此循环进行,就可以分析出 N-端氨基酸残基序列。两种不同蛋白质 N-端 15 个氨基酸残基序列完全一致的可能性很小,因此测定蛋白质 N-端 15 个氨基酸残基序列就可以很大程度上排除其他蛋白质混淆的可能。

2. C-端氨基酸序列分析 肽链的羧基末端称为 C 末端,C 末端序列信息在分子生物学中很有用,对确认表达蛋白质的 C-端是否正确以及判断在表达、纯化过程中是否发生了必不可少的加工有很大的帮助,尤其是检测已知 DNA 序列的基因表达产物的翻译后修饰。例如,真核细胞内 80% 的可溶蛋白由于翻译后修饰的结果,N 末端氨基都被封闭,难以进行 Edman 降解。此外,可用于确证初始密码子和阅读框的正确位置,设计用于筛选 cDNA 文库的寡核苷酸探针,确定蛋白质切割位置等。另一方面,当蛋白质和肽的 N 末端乙酰化、甲酰化,或者 N 末端的谷氨酸残基环化形成焦谷氨酸以及丝氨酸或苏氨酸残基的 o-酰基转移作用锁定了 Edman 降解反应,则无法从 N 末端测定序列信息。因此蛋白质在测定 N-端序列的同时,还有必要测定 C-端的几个氨基酸残基序列。

测定蛋白质和肽的 C 末端氨基酸序列的方法有化学分析法(如肼解法和重氢标记法)、酶解法(羧肽酶法)以及质谱法。相比于 N 末端序列测定的 Edman 降解法,至今还未能设计出可连续切除 C 末端残基的有效方便的化学序列分析方法。而质谱法需要分辨率极高的昂贵光谱分析仪,并要求极高的专门技术知识和丰富的操作经验。利用羧肽酶可以很容易快速获得一定的 C 末端序列信息,因而羧肽酶法是测定 C 末端氨基酸序列的主要方法。

羧肽酶是一类外切蛋白水解酶,从肽链的羧基端开始每次切除一个 L-氨基酸或残基。有许多来源于植物或动物的羧肽酶,它们在理化特性和特定氨基酸的释放速率上各不相同。有四种羧肽酶被广泛应用于蛋白质和肽的顺序测定中,它们是来源于牛胰腺的羧肽酶 A、来源于猪胰腺的羧肽酶 B、来源于橘叶的羧肽酶 C 和来源于面包酵母的羧肽酶 Y。

在测定 C 末端的氨基酸序列时,用羧肽酶消化蛋白质或肽,在不同的时间间隔中,取出一份,用氨基酸自动分析仪定量分析释放出的游离氨基酸。被释放的氨基酸数目和种类随时间发生变化,以时间为横坐标,释放出的氨基酸的量为纵坐标作图,得到氨基酸释放的动力学曲线。从每个氨基酸的相对释放速率可以推导出 C 末端序列。

在 C 末端的酶法测定中,羧肽酶 A 和 B 最先被应用。羧肽酶 A 特异性较广泛,能释放绝大多数的 C 末端氨基酸,对非极性氨基酸残基的切割最佳,但是不能释放精氨酸、脯氨酸、羟脯氨酸或赖氨酸残基。羧肽酶 B 的特异性有限,只能切割释放精氨酸和赖氨酸残基。由于羧肽酶 A 和羧肽酶 B 具有相似的最适作用 pH,并且在很大程度上特异性互补,因此羧肽酶 A 和 B 可以被一起使用但是遇到脯氨酸残基时酶解仍然被锁定。羧肽酶 C 具有广泛的特异性,可以释放所有 C 末端氨基酸,包括脯氨酸。羧肽酶 Y(CPY)和羧肽酶 C 同样具有广泛的特异性,并且它对蛋白质底物有强作用,能在存在尿素和去污剂的条件下发挥作用,它是目前在蛋白质和肽的 C 末端序列分析中常用的工具酶。

羧肽酶 Y 从肽链的 C 末端开始每次切下一个氨基酸残基,不过各个氨基酸的释放速率不同。释放速度取决于所切割的氨基酸侧链性质,还在一定程度上取决于相邻氨基酸残基的性质。当倒数第二个或末端残基为芳香族或脂肪族侧链氨基酸时释放最快,而当 C 末端为甘氨酸或天冬氨酸,以及倒数第二个位置为赖氨酸或精氨酸时,释放速率很慢。羧肽酶 Y 对三肽的切割困难,二肽完全抗水解。C 末端为脯氨酸时可以很好切除,但是若脯氨酸在甘氨酸的羧端一侧,则很可能无法释放。羧肽酶 Y 水解酸性氨基酸的最适 pH 为 5.5,而对于中性和碱性氨基酸,最适 pH 为 7.0。

另外,在蛋白质 Mr 测定中常用的质谱法,近几年来也越来越被广泛地使用在蛋白质测序中。常用的一种方法是 Edman 降解法与 MALDI-MS 联合使用。蛋白质在酶或化学裂解试剂作用下产生不同 Mr 的多肽,用 RP-HPLC 将多肽分离,再用质谱法分析其 Mr,也可结合氨基酸分析仪进行测定。各种多肽随后用 Edman 降解法测定 N-末端的氨基酸残基组成,通过人工或计算机辅助拼接出完整的多肽序列。使用几种不同的酶或化学裂解的方法可得到蛋白质的完整序列。例如用羧肽酶 Y 与 MLADI-MS 联合使用,可得到蛋白质的 C 端氨基酸残基顺序。但使用质谱法时无法区分末端的亮氨酸与异亮氨酸。

七、蛋白质的二硫键分析

二硫键是蛋白内部半胱氨酸残基形成的蛋白翻译后修饰,这共价键的形成来自半管氨酸的自由巯基集团,主要是由酶催化形成,例如蛋白二硫键异构酶和内质网氧化还原酶-1,二硫键是蛋白结构中重要组成部分,确保蛋白适当折叠,保持稳定和正常发挥功能。

蛋白质中二硫键的数量可以根据相关的半胱氨酸残基的数量,通过还原反应和烷基化反应前后的质量差异来确定,也可以通过肽图分析进行。蛋白质的二硫键的正确配对对其生物活性十分重要,对不同的蛋白质分子鉴定二硫键位置的方法也各异,可以根据其不同蛋白质分子的结构与性质来设计鉴定方法。

八、糖蛋白的分析

蛋白质中除了肽链外经常会含有其他一些配体,如聚糖基、核酸等。其连接的位点不同,最常见的有 N-聚糖和 O-聚糖两种。另外,还发现有 C-聚糖和糖基磷脂酰肌醇(GPI)锚形式的连接。

在 N-聚糖中,糖苷键连接总是在还原性糖末端的 C-1 和天冬酰胺(Asn)侧链的氨基氮之间,连接到序列 Asn-X-Ser/Thr 的天冬酰胺上,其中 X 可以是除 Pro 以外的任何氨基酸,在 O-聚糖中,糖苷键处在还原性末端糖和一个羟基氨基酸之间。由于糖基在蛋白质上取代的多样性,在凝胶电泳中糖基化蛋白通常出现典型的扩散条带或明显的拖尾,蛋白质染色时出现这类现象表明存在聚糖。另外,在 SDS-PAGE 出现了一个比表观分子量大的带,往往预示着蛋白质的糖基化,氨基酸分析中发现有氨基糖,质谱分析时出现非常宽的分子离子峰,与各个离子差异正好相当于单糖残基增加的量。这两点也说明蛋白质有糖基。当然也可以用化学显色法,如苯酚-硫酸法、3,5-二硝基水杨酸法来检查有无糖基。

蛋白质中的糖基总量测定经常是用化学方法或酶解的方法将糖与蛋白质裂解,然后测定糖的含量。酶解法是选用特定的酶,可将 N-聚糖和 O-聚糖切下。相比于化学方法,酶解法的优点是每种酶只能切除掉特定类型的聚糖;脱糖基的效率高;因为反应条件温和,对聚糖和蛋白质不产生化学修饰。酶解法需要特定的酶,成本也高,一般实验室常用化学法脱糖基。化学法脱糖基有多种方法,如腈解法、碱解法、氟化氢气体裂解法和硫酸封管水解法等。

总糖含量的测定是以葡聚糖(或葡萄糖)为标样,让糖溶液用化学方法显色后测定某波长处的吸光度定量。糖显色的方法很多,如 3,5-二硝基水杨酸(DNS)比色法、苯酚-硫酸法、蒽酮-硫酸法等为常用方法。这些方法在《糖复合物生化研究技术》一书中有详细叙述。如苯酚-硫酸试剂可与游离的或寡糖、多糖中的己糖、糖醛酸(或甲苯衍生物)起显色反应,己糖在 490nm 处(戊糖及糖醛酸在 480nm)有最大吸收,吸光度与糖含量呈线性关系。

从蛋白质上裂解下来的糖若是单糖,如硫酸封管裂解得到的样品,就可以用于单糖组成分析,以确定单糖的种类和量。由于样品中是糖的混合物,所以要使用色谱分离各种糖,然后定量。气相色谱(GC)分离度高,使用方便,分析快,既可以用于分离,又可以定量。气相色谱分析对样品的要求是样品在操作温度下能够气化,而糖是多羟基化合物,沸点高,难气化,所以要先制备成较易气化的糖衍生物再做气相色谱分析。经常将糖制备成较易气化的糖腈乙酸酯衍生物和糖醇乙酸酯衍生物。衍生化后的单糖可以用气相色谱(GC)分离,氢火焰检测器(FID)检测,与标准样保留值对照确定糖品种,由色谱峰面积确定糖含量;也可以使用气质联用仪(GC/MS),用气相色谱分离,用质谱确定糖的品种和量。这两种方法,FID 检测定量更准确,但定性要标准对照品;GC/MS 定量不如前者准确,但定性方便。

九、蛋白质中杂质的分析

(一) 内毒素

内毒素(endotoxin)是革兰氏阴性菌细胞壁上的一种脂多糖(lipopolySaccharide,LPS)和蛋白的复合物,当细菌死亡或自溶后便会释放出内毒素。内毒素大量进入血液就会引起发热反应——"热原反应"。蛋白质样品中内毒素的来源主要是表达宿主自身的脂多糖类物质,这些物质有着很高的致热性,有时微量的内毒素就可以引起人体剧烈的反应。内毒素经典的检测方法是家兔热原试验法,近年来采用鲎试剂来半定量检测内毒素的方法因其使用方便快速,应用也越来越广泛。

鲎是一种海洋节肢动物,其血液中的有核变形细胞含有凝固酶原和可凝固蛋白。将这些变形细胞冻融裂解后制成鲎变形细胞溶解物(limulus amebocyte lysate,LAL),此溶解物若与待检标本中的内毒素相遇,内毒素激活 LAL 的凝固酶原成为凝固酶,作用于可凝固蛋白,使其凝聚成凝胶状态,鲎试验是目前检测内毒素最敏感的方法之一,比家兔热原试验敏感 10~100 倍,可测出 0.01~1ng/ml 的微量内毒素。

鲎试验主要有三种方法:凝胶法、沉淀蛋白法和产色底物法。后两种方法是从凝胶法改进而来,其灵敏度比凝胶法高 5~10 倍以上,可定量测定内毒素的含量,但操作较烦琐。

(二) 宿主残留蛋白

宿主残留蛋白(host cell protein,HCP)是宿主细胞产生或编码所产生的蛋白质,宿主细胞用于生产重组治疗性蛋白,重组治疗蛋白是使用细胞培养、发酵技术由基因修饰的原核或真核宿主细胞产生的。基因工程使宿主细胞被转化以选择性地产生目的蛋白质。在重组蛋白生产过程中,宿主细胞还同时表达与正常细胞功能有关的蛋白,例如细胞生长、增殖、存活、基因转录、蛋白合成等。通常,由于细胞凋亡、死亡、裂解,除了目标蛋白外,其他非必需蛋白也可以释放到细胞培养或发酵上清液中。HCP 构成了生物制品生产工艺过程与过程相关杂质的主要组成部分。生物制品中残余 HCP 含量通常被认为是产品的关键质量属性,因为 HCP 有可能影响产品的安全性和功效。因此,监管机构的要求是在生物工艺开发过程中监测制品中残余 HCP 的去除情况。

迄今为止,HCP 主要采用免疫测定的方法进行分析。免疫测定通常以夹心酶联免疫吸附试验(ELISA)的形式出现,这种方法仍然是 HCP 测定的行业金标准,也是各国药典推荐方法。目前常用表达宿主的蛋白质残留免疫分析试剂盒都已经商品化。

(三)残留核酸

宿主细胞残留 DNA 具有潜在的致瘤和传染风险,所以各国药品监管部门对 DNA 杂质的限量要求非常严格。对核酸残留的检测方法有核酸杂交法、定量 PCR 法和利用高亲和力的 DNA 结合蛋白进行检测。前两种方法主要用于检测特定的 DNA 残留,如 HIV 核酸残留,利用高亲和力的 DNA 结合蛋白进行检测则几乎可以检测所有序列核酸残留。

1. 杂交法(hybridization-based) 根据宿主 DNA 序列设计,DNA 探针用于测定产品中配对 DNA 的数量。双链 DNA 被变性成单链后,固定在尼龙膜或硝化纤维膜上,DNA 探针被放射或荧光随机掺入标记以后,与膜上固定的样品宿主 DNA 杂交结合,并在胶片或成像仪对应位置中显现斑点。对于荧光标记的探针,斑点的光密度结果可以在仪器中定量分析。斑点光密度对应结合在目标 DNA 上的探针数,进而推测出残留 DNA 的数量。通过目测方法可以半定量地检测样品中残留 DNA,仪器读片可以对应斑点光密度绘制标准曲线,对应检测结果更加准确。

2. DNA 结合蛋白免疫阈值法(DNA-Binding Protein-Based) 这种方法使用 DNA 结合蛋白和 DNA 抗体,分四步检测。第一步,通过加热把 DNA 变性成单链 DNA,变性后 DNA 与偶联了亲和素的 DNA 结合蛋白以及偶联了尿素酶的 DNA 单克隆抗体混合反应,液相中的单链 DNA、DNA 结合蛋白、DNA 抗体共同形成序列非特异的复合物。第二步,样品混合液通过生物素标记的膜,亲和素-生物素结合把 DNA 复合物固定在膜上,洗去非特异吸附。第三步,膜放入检测仪器中与尿素溶液反应,反应产物氨改变溶液 pH 并被仪器记录变化。这种 pH 的变化直接与样品中的 DNA 数目相关。第四步,仪器软件自动分析原始数据确定样品中残留 DNA 数量。

3. 定量 PCR 法(quantitation PCR-based,qPCR) qPCR 方法以其快速、高通量的特点已经被应用于生物制药的一些领域(拷贝数检测与病毒检测)。这项技术能够确定各种样品中目标 DNA 序列的准确数量。DNA 探针的设计非常关键,这种 DNA 探针包含一端染料分子和另一端淬灭分子。当特殊设计的 DNA 引物引导 DNA 聚合酶沿着模板序列复制合成另一条对应序列时,DNA 聚合酶切断结合在目标 DNA 上的探针染料端,释放到反应液里的染料信号被仪器测量。经过数十个循环的 DNA 扩增,荧光信号与起始 DNA 模板成对应关系,对应标准曲线可以准确计算出样品中残留 DNA 的数量。

(王国栋)

第三节　蛋白质的活性鉴定

蛋白质的生物活性测定是确定该蛋白质特性的手段,分离与纯化后的蛋白质,能否保持其完整的生物活性,是整个分离与纯化过程成败与否最重要的指标,必须用生物学活性测定方法加以验证。每种蛋白质具有特定的生化功能,若丧失了其特定生物活性,就有两种可能:一是蛋白质失活;二是该蛋白质不是我们认定的品种。目前,常用的活性测定方法,可以分为生化酶促进反应测定法、体外细胞培养法、离体动物器官测定法、体内测定法和免疫测定法。不同的重组蛋白的活性测定没有统一的模式可循,需要根据产品的类型和特性来进行设计,具体可根据 2020 年版《中华人民共和国药典》第四部规定的方法进行测定。

一、生化酶促进反应测定法

酶是一种具有特异性的高效生物催化剂,绝大多数的酶是活细胞产生的蛋白质,具有催化特定化学反应的能力。酶的催化条件温和,在常温、常压下即可进行。酶催化的反应称为酶促反应,要比相应的非催化反应快 $10^3 \sim 10^7$ 倍。酶促反应动力学简称酶动力学,主要研究酶促反应的速度和底物(即反应物)浓度以及其他因素的关系。在底物浓度很低时,酶促反应是一级反应;当底物浓度处于中间范围时,是混合级反应;当底物浓度增加时,向零级反应过渡。

在生物体中,酶的含量很少。经过初步提纯的酶产品,也含有不少杂质。因此,经常用测定酶活力的办法来验证酶的种类和定量。生产各种酶制剂时,产品的产量和质量就是以酶活力为尺度的。一般来说,酶的活性越强,反应越快。测定酶活力,可用物理方法、化学方法或酶分析等方法。如在适当的条件下,把酶和底物混合,测定生成一定量产物所需的时间来确定酶活力;或将酶和底物混合后隔一定时间,间断地或连续地测定反应的连续变化,如吸光度的增加或减少;将酶与底物混合,让其反应一定时间,然后停止反应,定量测定底物减少或产物生成的量,然后计算酶活力。

许多因素可以影响酶的活性。如:温度、pH、底物浓度、抑制剂(使酶活性降低的物质)、激活剂(使酶活性增强的物质)、底物浓度的改变,对酶反应速度的影响比较复杂。在一定的酶浓度下当底物浓度较低时(底物浓度从 0 逐渐增高),反应速度与底物浓度的关系呈正比关系;随着底物浓度的增加,反应速度不再按正比升高;如果再继续加大底物浓度,反应速度却不再上升,趋向一个极限。

该方法通过直接或者间接利用蛋白质的酶学活性而设计的,适用于特定的产品,如胰蛋白酶(trypsin)。不同的蛋白酶活性测定方法不同,下面以胰蛋白酶为例,采用施韦尔特-竹中(Schwert & Takenaka)法测定胰蛋白酶活性。

（一）原理

胰蛋白酶将 N-苯酰基-L-精氨酸从 N-苯酰基-L-精氨酸乙酯(Ethyl N-benzoyl-L-argininate hydrochloride, BAEE)中释放出来,用分光光度计于 253nm 处跟踪测定由该反应引起的吸光度增大情况。一个胰蛋白酶单位相当于在规定条件下每分钟使吸光度增大 0.001 时所需的酶量。

（二）试剂配制方法

1. 底物溶液 称取 BAEE30.9mg,二水氯化钙 280mg 和三羟甲基甲烷 566mg,溶于 70ml 蒸馏水中,将 pH 值调至 7.6,定容至 100ml。

2. 盐酸(HCl) 1mmol/L。

3. 酶溶液 酶用 1mmol/L 盐酸溶解。1.0ml 配制酶溶液中应含有 150U 左右。

（三）操作步骤

用移液管将 2.8ml 底物溶液滴入 1cm 比色皿,调温至 25℃。添加 0.20ml 酶溶液,混合。用紫外分光光度计于 253nm 处以蒸馏水为参比测定吸光度,直至每分钟吸光度增大值达到恒定为止。

（四）计算

用以下公式计算活性:

$$\frac{E_{253}}{0.001 \times E_w} = U/mg$$

式中:

E_{253}——每分钟内 253nm 处吸光度的增大值;

0.001——一个酶单位每分钟使吸光度增大 0.001;

E_w——0.2ml 所用的酶溶液中含酶的重量(mg)。

二、体外细胞培养法

一些蛋白质如细胞因子(如 G-CSF、EGF、IL-2 和 TNF 等),可以促进或者抑制细胞的生长,选择适当的细胞株,可以采用体外细胞培养法测定其生物学活性。其中 MTT 法以其快速简便,不需要特殊检测仪器、无放射性同位素、适合大批量检测的特点而得到广泛的应用。

MTT 化学名为 3-(4,5-二甲基噻唑-2)-2,5-二苯基四氮唑溴盐,商品名:噻唑蓝。MTT 法是一种检测细胞存活和生长的方法。其检测原理为活细胞线粒体中的琥珀酸脱氢酶能使外源性 MTT 还原为水不溶性的蓝紫色结晶甲瓒(formazan)并沉积在细胞中,而死细胞无此功能。二甲基亚砜(dimethyl sulfoxide, DMSO)能溶解细胞中的甲瓒,用酶联免疫检测仪在 490nm 波长处测定其光吸收值,可间接反映活细胞数量。在一定细胞数范围内,MTT 结晶形成的量与细胞数成正比。该方法已广泛用于一些生物活性因子的活性检测、大规模的抗肿瘤药物筛选、细胞毒性试验以及肿瘤放射敏感性测定等。它的特点是灵敏度高、经济。缺点:由于 MTT 经还原所产生的甲䐶产物不溶于水,需被溶解后才能检测。这不仅使工作量增加,也会对实验结果的准确性产生影响,而且溶解甲䐶的有机溶剂对实验者也有损害。

MTT 最好现用现配,过滤后 4℃避光保存两周内有效,或配制成 5mg/ml(PBS 磷酸缓冲液或无酚红的培养基配制),用 0.22μm 滤膜过滤,保存在 −20℃长期保存,避免反复冻融,最好小剂量分装,用避光袋或是黑纸、锡箔纸包住避光以免分解。

下面以贴壁细胞为例,介绍 MTT 实验主要步骤:

1. 收集细胞,调整细胞悬液浓度,每孔加入 150μl,铺板使待测细胞调密度至 1 000~10 000/孔(边缘孔用无菌 PBS 填充)。

2. 5% CO_2 37℃孵育,至细胞单层铺满孔底(细胞融合 70%~80%,96 孔平底板),加入浓度梯度的药物(细胞贴壁后即可加药或过夜)设 3~6 个复孔。

3. 5% CO_2 37℃孵育 12~48 小时,倒置显微镜下观察。

4. 每孔加入 20μl MTT 溶液(5mg/ml,即 0.5% MTT),继续培养 4 小时。若药物与 MTT 能够反应,可先离心后弃去培养液,小心用 PBS 冲 2~3 遍后,再加入含 MTT 的培养液。

5. 终止培养,小心吸去孔内培养液(或将培养板倒扣于报纸吸干培养液,注意动作轻柔)。

6. 每孔加入 150μl 二甲基亚砜,置摇床上低速振荡 10 分钟,使结晶物充分溶解。在酶联免疫检测仪 OD_{490} 处测量各孔的吸光值。

7. 同时设置调零孔(培养基、MTT、二甲基亚砜),对照孔(细胞、相同浓度的药物溶解介质、培养液、MTT、二甲基亚砜)。

三、离体动物器官测定法

该方法一般不需要很复杂的仪器设备,但通常实验过程比较烦琐,影响实验结果的因素较多,对实验操作要求较高。要求待测定的蛋白质能影响离体器官功能,如采用家兔主动脉条测定脑利钠肽生物学活性、鸡胚背根神经节法测定神经生长因子的生物学活性等,一般为定量或半定量的生物学活性测定方法。

不同蛋白质由于活性不同,采用离体器官测定法测定活性的方法也不同,下面介绍鸡胚背根神经节培养法测定鼠神经生长因子生物(mouse nerve growth gactor,mNGF)学活性。

1. 鼠尾胶原的涂布　取鼠尾胶原均匀涂布于培养瓶中。将残留液吸尽后,于 37℃生化培养箱中干燥。在接种神经节前,培养瓶先用 DMEM 培养基浸洗,接种时将 DMEM 培养基倒尽。

2. 鸡胚背根神经节的分离和接种　取孵育 7~9 天鸡蛋,于超净台中,取出鸡胚置于无菌培养皿中。于解剖显微镜下,从脊柱两侧分离出背根神经节,接种置培养瓶中。每瓶至少 3 个,于 CO_2 培养箱中,37℃、5% CO_2 条件下温育至少 1 小时。

3. 实验与培养　样品组(共 6 个培养瓶)每瓶分别加入含逐级 3 倍稀释的不同终浓度鼠神经生长因子的 DMEM 培养基各 3ml;标准品组(共 5 个培养瓶)每瓶分别加入含逐级 3 倍稀释的不同终浓度鼠神经生长因子标准品的 DMEM 培养基各 3ml;阴性对照组加入 DMEM 培养基 3ml。将培养瓶放入 CO_2 培养箱中,37℃、5% CO_2 条件下培养 24 小时。

4. 结果观察　在倒置显微镜下观察,用电子目镜拍摄。依神经节突起生长不同程度分为 5 个等级。神经节突起生长 4 个象限、呈树权状为 "++++";神经节突起生长 3 个象限、呈树权状为 "+++";神经节突起生长 2 个象限者为 "++";神经节突起只有几根生长者为 "+";无突起生长者为 "−"。

5. 以神经节突起生长为 "++++" 时的样品稀释倍数计算效价(AU/ml)。

四、体内活性测定法

蛋白质的体内活性测定是指通过适合的方法对动物给药,蛋白剂量与动物器官重量或者血浆中某种激素水平的变化等,呈一定的量效关系。这种方法检测的活性才是真正的活性,缺点是操作比较麻烦,且易受人为因素影响。一般要与标准品进行比较,计算出活性单位。不同蛋白质由于作用机制不同,体内活性测定方法也不相同,下面以骨形态发生蛋白-7(bone morphogenetic protein-7,BMP-7)为例,介绍BMP-7体内活性测定方法。

BMP-7主要在骨、肾组织中表达,特别在骨发育和骨折愈合过程中高表达。BMP-7具有广泛的生物学功能,尤其是良好的骨诱导活性,临床用于骨不连、骨缺损、骨折的治疗。目前对BMP-7活性的测定方法还没有统一的方法,但作为BMP家族的成员之一,BMP-7具有强大的骨诱导活性,它能诱导小鼠肌肉未分化间充质细胞向成、软骨细胞分化,形成骨样基质,促进骨源性碱性磷酸酶和骨钙蛋白的表达。本实验在获得大量高纯度复性后的重组人骨形态发生蛋白-7(rhBMP-7)的基础上,以明胶海绵为载体制备rhBMP-7骨修复材料,采用经典的小鼠肌袋埋植实验检测rhBMP-7的体内活性,为进一步临床应用奠定基础。

1. 实验动物准备　取雄性昆明种小鼠48只,体重18~22g,适应动物房环境1周。将小鼠随机分成两组,每组24只,对照组为明胶海绵载体组、实验组为rhBMP-7/明胶海绵。

2. 手术时,对小鼠行乙醚吸入麻醉后固定于手术台,在无菌条件下切开小鼠股部前内侧皮肤,剪开深筋膜,暴露内侧肌群,将吸附rhBMP-7/明胶海绵的骨修复材料和对照组材料包埋于肌陷窝内,逐层缝合,无菌消毒,术后将小鼠放入装有无菌垫料的饲养笼中,不予抗生素处理,术后7日内每天更换无菌垫料,以后逐渐延长更换时间,正常饲养。对照组和实验组分别于术后2周、3周、4周离断颈椎处死8只小鼠,分离肌肉组织取出埋植的材料,准备进行组织切片观察、碱性磷酸酶(ALP)活性与钙含量测钙含量检测和组织病理学检查,研究rhBP-7体内异位成骨活性。

3. 一般观察　术后注意观察小鼠的行为活动、精神状态及饮食、排泄物情况。取材时注意切口有无红肿、渗出、渗液等炎症反应,有无切口撕裂,对红肿切口采用碘伏消毒处理,并更换无菌垫料。

4. 组织学观察　取材后大体观察植入材料的颜色及与周围软组织的连接情况。将标本置于10%的福尔马林固定24小时以上,依次经水洗、乙醇逐级脱水、石蜡包埋后制成切片,HE染色,光镜下观察形态特征。

5. 碱性磷酸酶(ALP)活性检测　称取50mg取材样品(植入材料),剪碎组织块,置匀浆器内加2ml冰预冷的生理盐水匀浆10分钟,吸入离心管中,4℃,5 000r/min离心10分钟,取上清100μl,加入对硝基苯磷酸盐(PNPP)底物反应液50μl,37℃孵育10分钟,加1mol/L NaOH 50μl终止反应,酶标仪比色(405nm),测定光密度(OD$_{405}$)值。以标本湿重为除数,计算ALP的单位U/mg组织(湿重)。

6. 钙含量检测　称取50mg取材样品(植入材料),剪碎组织块,置匀浆器内加5ml冰预冷的0.6mol/L HCl匀浆10分钟,室温放置24小时后,以2 000r/min离心8分钟,保留上清用蒸馏水稀释到适当浓度,按照钙含量检测试剂盒要求分别设立空白管和标准管(表40-6),蒸馏水调零,在610nm处测吸光值(OD$_{610}$),钙标准液浓度为0.1mg/ml,根据公式求得每块组织样品中钙含量(mg/块)。

表40-6　钙试剂盒方法

	空白管	标准管	测定管
MTB试剂/ml	1.0	1.0	1.0
碱性溶液/ml	2.0	2.0	2.0
去离子水/μl	50	0	0
钙标准液/μl	0	50	0
组织匀浆/μl	0	0	50
蛋白澄清剂/μl	0.1	0.1	0.1

7. rhBMP-7样品生物效价的测定　借鉴《生物技术药物研究开发和质量控制》中BMP-2效价计算公式计算。

公式:
$$A=(X_1-X_2)/Y$$

式中：

A——效价，U/mg（μg/mg）；

X_1——实验组钙含量（μg）；

X_2——对照组钙含量（μg）；

Y——实验组 rhBMP-7 含量（mg）。

五、免疫活性测定法

免疫活性测定法是常用的蛋白质检测方法之一。蛋白质本身是一种抗原，均可制备相应的抗体或单克隆抗体，因此，可以用酶联免疫吸附法（ELISA）、放射性免疫分析法（RIA）测定其免疫学性质。注意这只是免疫活性，用这种方法测活性需要建立免疫活性和生物活性的关联。另外，免疫印迹法只适合作定性分析用，检测是否存在目标蛋白，在内参蛋白如 GAPDH 为对照情况下，可以进行半定量分析。

（一）酶联免疫吸附法

酶联免疫吸附试验（ELISA）是酶免疫测定技术中应用最广的技术。其基本方法是将已知的抗原或抗体吸附在固相载体（聚苯乙烯微量反应板）表面，使酶标记的抗原抗体反应在固相表面进行，用洗涤法将液相中的游离成分洗除。常用的 ELISA 法有双抗体夹心法和间接法，前者用于检测大分子抗原，后者用于测定特异抗体。

ELISA 方法的基本原理是酶分子与抗体或抗抗体分子共价结合，此种结合不会改变抗体的免疫学特性，也不影响酶的生物学活性。此种酶标记抗体可与吸附在固相载体上的抗原或抗体发生特异性结合。滴加底物溶液后，底物可在酶作用下使其所含的供氢体由无色的还原型变成有色的氧化型，出现颜色反应。因此，可通过底物的颜色反应来判定有无相应的免疫反应，颜色反应的深浅与标本中相应抗体或抗原的量呈正比。此种显色反应可通过 ELISA 检测仪进行定量测定，这样就将酶化学反应的敏感性和抗原抗体反应的特异性结合起来，使 ELISA 方法成为一种既特异又敏感的检测方法。

双抗体夹心法是检测抗原最常用的方法，操作步骤如下：

1. 包被过程（注意设置空白对照，阴性对照）　将所用抗原用包被稀释液稀释到适当浓度，每孔抗原加入 100μl，置 37℃，4 小时，弃去孔中液体（为避免蒸发，板上应加盖或将板平放在底部有湿纱布的金属湿盒中）。

2. PBS 洗 3 次，每次 3 分钟。具体为吸干或甩干孔内反应液；用洗涤液清洗一遍（将洗涤液注满板孔后，即甩去）；浸泡，即将洗涤液注满板孔，放置 1~2 分钟，间歇摇动，浸泡时间不可随意缩短；吸干孔内液体，可甩去液体后在清洁毛巾或吸水纸上拍干，重复洗涤 3 次。

3. 加入待检测样品（建立合适的浓度梯度）　检测时一般采用 1∶50~1∶400 的稀释度，应采用较大稀释体积进行，一般保证样品吸取量>20μl。将稀释好的样品加入酶标反应孔中，每样品至少加双孔，每孔 100μl，置于 37℃，40~60 分钟。PBS 洗 3 次，每次 3 分钟。

4. 加入酶标抗体　根据酶结合物提供商提供的参考稀释度进行或建立浓度梯度，37℃，30~60 分钟，短于 30 分钟往往结果不稳定，每孔加 100μl。PBS 洗 3 次，每次 3 分钟。

5. 加入底物液（现用现配），置 37℃避光放置 20~25 分钟。

6. 终止反应　每孔加入终止液 50μl（2mol/L H_2SO_4）终止反应，此时蓝色立转黄色，于 20 分钟内测定实验结果。

7. 结果判断　可于白色背景上，直接用肉眼观察结果：反应孔内颜色越深，阳性程度越强，阴性反应为无色或极浅。也可用 ELISA 检测仪测吸光值，TMB（3,3',5,5'-四甲基联苯胺）反应产物检测需要450nm 波长，检测时一定要首先进行空白孔系统调零。用测定标本孔的吸收值与一组阴性标本测定孔平均值的比值（P/N）表示，当 P/N 大于 2 时作为抗体的效价即大于阴性对照吸光值的 2 倍（数值的大小依具体检测要求而定）。

（二）放射免疫分析法

放射免疫分析（radioimmunoassay，RIA），又称为放射免疫测定法，简称放免或放免法，是一种在无须采用生物测定方法的情况下用于检测抗原(例如,血清之中激素的水平)的实验室测定方法。RIA 的基本原理为:放射性同位素标记的抗原(简称"标记抗原")和非标记抗原(标准抗原或待测抗原)同时与数量有限的特异性抗体之间发生竞争性结合(抗原-抗体反应)。由于标记抗原与待测抗原的免疫活性完全相同,对特异性抗体具有同样的亲和力,当标记抗原和抗体为数量恒定时,待测抗原和标记抗原的总量大于抗体上的有效结合点时,标记抗原-抗体复合物的形成将随着待测抗原量的增加而减少,而非结合的或游离的标记抗原则随着待测抗原数量的增加而增加(也就是所谓的竞争结合反应),因此测定标记抗原-抗体或标记抗原即可推出待测抗原的数量。

抗原的放射性标记常常是利用碘发射 γ 射线的放射性同位素与酪氨酸结合来实现的,总体上来说,特异性抗体上结合抗原部位的数量是有限的。相对有限的抗原结合部位而言,标记抗原与待测抗原之间属于竞争关系。通过绘制结合曲线,即可计算出待测抗原的确切数量。

常用于标记抗原的放射性同位素有 ^3H、^{125}I、^{131}I 等,^3H 可以置换有机化合物中的氢,且不影响原有化学性质。^3H 半衰期长,能量低,便于防护,常用的标记化合物有 ^3H 环磷酸鸟苷、^3H 环磷腺苷、^3H 睾酮等。^{125}I 和 ^{131}I 原子的化学性质比较活泼,标记方法简便,不论多肽、蛋白质或小分子半抗原均可进行碘标记。有些半抗原不能直接用碘标记,常常接上一个酪氨酸再以碘标记,以减少标记抗原免疫化学活性的损失。

1. 液相放射免疫测定 将待检标本(例如含胰岛素抗原)与定时的同位素标记的胰岛素(抗原)和定时的抗胰岛素抗体混合,经一定作用时间后,分离收集抗原抗体复合物及游离的抗原,测定这两部分的放射活性,计算结合率。在反应系统中,待检标本的胰岛素抗原与同位素标记的胰岛素竞争性与胰岛素抗体结合。非标记的抗原越多,标记抗原与抗体形成的复合物越少。非标记抗原含量与标记抗原抗体复合物的量呈一定的函数关系。预先用标准的非标记抗原作成标准曲线后,即可查出待检标本中胰岛素的含量。

2. 固相放射免疫测定方法 将抗原或抗体吸附到固相载体表面,然后加待检标本,最后加标记抗体。测定固相载体的放射活性,常用的固相载体有溴化氰(CNBr)海豹化的纸片或聚苯乙烯小管。

(三)免疫印迹试验

免疫印迹试验(蛋白质印迹法)即 Western blot 试验。它是生物医药领域中非常常用的一种实验方法。采用的是聚丙烯酰胺凝胶电泳,被检测物是蛋白质,"探针"是抗体,"显色"用标记的二抗。经过 PAGE(聚丙烯酰胺凝胶电泳)分离的蛋白质样品,转移到固相载体(例如硝酸纤维素薄膜)上,固相载体以非共价键形式吸附蛋白质,且能保持电泳分离的多肽类型及其生物学活性不变。以固相载体上的蛋白质或多肽作为抗原,与对应的抗体起免疫反应,再与酶或同位素标记的第二抗体起反应,经过底物显色或放射自显影,以检测电泳分离的特异性目的基因表达的蛋白成分。该技术也广泛应用于检测蛋白水平的表达,可以用于蛋白质的定性与半定量分析。

1. 试剂的配制

(1)SDS-PAGE 试剂:参照本章相关内容。

(2)转膜缓冲液:甘氨酸 2.9g,Tris 5.8g,SDS 0.37g,甲醇 200ml,加双蒸水定容至 1 000ml。

(3)10×TBS(1 000ml):用分析天平分别称取 Tris 24.23g,NaCl 80.06g,缓慢溶解于 800ml 双蒸水中,用磁力搅拌器搅拌均匀,再用浓盐酸调节溶液 pH 值至 7.6,最后用双蒸水定容至 1L,室温保存。

(4)TBST:用量筒量取 0.5ml 10×TBS 溶液,用 4.5ml 双蒸水稀释为 1×TBS,再向溶液中加入 0.5ml Tween20,上下颠倒充分混匀,室温密封保存。

(5)5% 脱脂牛奶封闭液:称取脱脂牛奶 5g,溶解于 60ml 1×TBST 中,磁力搅拌均匀后于 4℃冰箱保存备用。

2. 蛋白浓度测定 参照本章相关内容。

3. SDS-PAGE 电泳 配制 SDS-PAGE 电泳凝胶、蛋白质样品的准备以及上样与电泳的方法参照本章第二节内容。

4. 转膜

(1)将电泳完毕的凝胶从玻璃板上小心剥离下来,去除浓缩胶,转至转膜缓冲液中平衡凝胶。注意玻璃板很易裂碎,要避免把分离胶刮破。

（2）按照凝胶的大小裁剪合适大小的 PVDF 膜,并将 PVDF 膜放入甲醇中活化 3~5 分钟(硝酸纤维素膜不需要放入甲醇中活化)。

（3）从负极到正极依次放入海绵→3 张专用转膜滤纸→凝胶→PVDF 膜→3 张专用转膜滤纸→海绵,排除气泡。

（4）将固定好的转膜夹插入转膜槽中,要使夹的黑面对槽的黑面,夹的白面对槽的红面。并在转膜槽中加入转膜缓冲液,将转膜槽放入冰盒中,注意电极方向,连接电源,300mA 恒流 90 分钟。

5. **封闭**　转膜结束后,小心取出 PVDF 膜,用丽春红染色液对膜进行染色,检测转膜效果,可根据目的蛋白位置对 PVDF 膜进行裁剪,用双蒸水洗去丽春红染色液。将 PVDF 膜放入封闭液中(含 5% 脱脂奶粉的 TBST 溶液),水平摇床上室温封闭 1~2 小时。

6. **一抗孵育**　用新配的封闭液将一抗按照说明书推荐的稀释比例进行稀释。将封闭后的 PVDF 膜放入含有的稀释后的一抗抗体孵育盒中,水平摇床上 4℃孵育过夜。

7. **二抗孵育**

（1）用新配的封闭液将辣根过氧化物酶(HRP)标记的羊抗兔二抗按照 1∶2 000(浓度可以根据抗体说明书进行调整)的比例稀释。

（2）取出一抗孵育过夜后的 PVDF 膜,TBST 洗涤 3 次,每次 10 分钟。

（3）将洗涤的 PVDF 膜放入含有稀释后的二抗抗体孵育盒中,室温条件下水平摇床上孵育 1~2 小时。

（4）孵育完成后,回收二抗,将 PVDF 膜放置在水平摇床上,TBST 洗涤 3 次,每次 10 分钟左右。

8. **蛋白检测**　利用化学基团发光原理,提前将 ECL 发光液 A、B 液等量混合,注意避光,用吸水纸轻轻吸去过多的液体。加适量混匀后的 ECL 化学发光液均匀覆盖 PVDF 膜,将膜放入高灵敏度化学发光仪中,通过 Image Lab 软件调整亮度、焦距及大小,并设置曝光时间及张数,将产生的图片保存至指定的文件夹中。用凝胶图像处理系统分析目标带的分子量,可进行定性和半定量分析。

（王国栋）

第四节　蛋白质相互作用研究技术

蛋白质-蛋白质相互作用(protein-protein interaction)是指两个或者两个以上蛋白分子通过非共价键形成蛋白质复合物的过程。生物体系中诸多重要的生物学过程如:DNA 合成、基因转录激活、蛋白质翻译、修饰和定位、信息传导、细胞周期调控及物质代谢等均涉及到蛋白质相互作用。随着分子生物学技术、检测手段的不断发展,传统的检测手段(如酵母双杂交、亲和层析、免疫共沉淀、细胞内共定位等技术)联合质谱检测技术、高分辨率显微成像系统的使用,可以更加全面、快速地了解蛋白质相互作用的方式、作用程度和作用效果,有助于蛋白质功能分析、生物学机制探索、疾病发生发展和药物研发等众多问题的解决。在寄生虫学研究中,蛋白质相互作用研究技术广泛应用于病原体入侵机制、病原体与宿主的相互作用以及发生在病原体内部的生物学过程等研究中。

一、酵母双杂交研究技术

酵母双杂交系统是一种以真核模式生物酵母为模型,在体内研究活细胞内蛋白质相互作用的具有高灵敏性的技术方法。该法作为经典的大规模筛选、发现和验证在活细胞体内的蛋白质与蛋白质之间的相互作用的技术平台,其在寄生虫学研究中有着广泛应用。

（一）原理

许多真核细胞的转录激活因子是组件式的,通常具有两个可分割开的结构域,即 DNA 结合结构域(DNA-binding domain, BD)和转录激活结构域(transcriptional activation domain, AD)。其 BD 可识别并结合 DNA 上游激活序列(upstream activating sequence, UAS),进而使 AD 定位于所调节的基因的上游,并可与其他参与转录激活的因子协同作用,启动其所调节的基因的转录。虽然转录因子需同时具有这两个结构域才能激活下游基因,但转录因子的这两个结构域在结构和功能上又都具有一定的独立性,即分开时仍各具功能,互不影响。因此,独立表达的 BD 和 AD 在空间位置上相互靠近时,仍可发挥转录激活作用,启动下游基因的转录。酵母双杂交系统正是基于这一基本原理设计而成的。根据酵母双杂交系统中 BD 来源的不同,其主要可分为 GAL4 系统和 LexA 系统。本节将以 GAL4 系统为例,具体介绍酵母双杂交技术。

酵母转录因子 GAL4 由两个可以分开,功能上相互独立的结构域组成,其 N 端有一个 147 个氨基酸组成的 DNA 结合域,C 端有一个由 113 个氨基酸组成的转录激活域。分离 GAL4 蛋白 N 端的 1~147 个氨基酸(BD)和 C 端的 768~881 个氨基酸(AD),分别将 BD 与已知的诱饵蛋白质 X 融合表达,构建 BD-X 质粒;AD 与 cDNA 文库,基因片段 Y 融合表达,构建 AD-Y 质粒。由于单独的 BD 可以与 GAL4 调控基因的上游序列(UAS)结合但不能引起转录,单独的 AD 则不能与 UAS 结合,只有当 BD 与 AD 的融合表达蛋白同时存在时,且两者在融合表达蛋白相互作用下而导致其在空间上相互靠近,BD 与 AD 才能与 UAS 结合,转录激活 UAS 下游基因的表达。因此,将 BD-X 和 AD-Y 共转化入经过基因工程方法改造的带有报告基因的酵母中,由于融合表达的相互作用蛋白 X 和 Y 的相互作用进而导致 BD 和 AD 在空间上的接近,从而激活 UAS 下游启动子调节的酵母菌株特定报告基因(如 ADE2,HIS3,MEL1,LacZ 等)的表达,使转化体由于特定报告基因的表达,而出现相应表型的改变。

(二)试剂材料

1. 酵母双杂交系统常用菌株信息(表 40-7)

表 40-7 酵母双杂交实验常用菌株信息

菌株	基因表型	报告基因	筛选标记
Y187	MATα,ura3-52,his3-200,ade2-101,trp1-901,leu2-3,112,gal4Δ,met-,gal80Δ,URA3∶GAL1UAS-GAL1TATA-lacZ,MEL1	lacZ,MEL1	trp1,leu2
CG-1945	MATa,ura 3-52,his3-200,lys2-801,ade2-101,trp1-901,leu2-3,112,gal4-542,gal80-538,cyhr2,LYS2∶∶GAL1UAS-GAL1TATA-HIS3URA3∶∶GAL4 17-mers(×3)-CyC1TATA-lacZ	HIS3,lacZ	trp1,leu2,cyhr2
Y190	MATa,ura 3-52,his3-200,lys2-801,ade2-101,trp1-901,leu2-3,112,gal4Δ,gal80Δ,cyhr2,LYS2∶∶GAL1UAS-HIS3TATA-HIS3URA3∶∶GAL1UAS-GAL1TATA-lacZ	HIS3,lacZ	trp1,leu2,cyhr2
AH109	MATa,trp 1-901,leu2-3,112,ura3-52,his3-200,gal4 Δ,gal80 Δ,LYS2∶∶GAL1UAS-GAL1TATA-HIS3,MEL1GAL2UAS-GAL2TATA-ADE2,URA3∶∶MEL1UAS-MEL1TATA-lacZ	HIS3,ADE2,lacZ,MEL1	trp1,leu2

2. 酵母双杂交实验中部分试剂的配制

(1)YPD 液体培养基(1L):20g/L Difco Peptone,10g/L Yeast extract,50mg/L 40% 葡萄糖,加双蒸水定容至 950ml,并调节 pH 至 5.8;YPD 固体培养基:在 YPD 液体培养基中另加入 18g/L Agar。

(2)10×DO 培养基(不含-His,-Leu,-Trp,-Ura 等成分的 10×Dropout 溶液):300mg/L L-Isoleucine,1 500mg/L L-Valine,200mg/L L-Arginine HCl,300mg/L L-Lysine HCl,200mg/L L-Methionine,500mg/L L-Phenylalanine,2 000mg/L L-Threonine,300mg/L L-Tyrosine,加双蒸水定容至 1L,高压灭菌后于 4℃保存。

(3)100×氨基酸、核苷储备液:2 000mg/L His L-histidine HCl monohydrade,2 000mg/L Trp L-Tryptohan,10g/L L-eucine,2 000mg/L Uracil,4 000mg/L Adenine,加双蒸水定容至 100ml,配制成相应的氨基酸、核苷储备液,高压灭菌后于 4℃保存。

(4)SD 培养基(100ml):1.7g/L Yeast Nitrogen Base without amino acids and Ammonium Sulfate,5g/L Ammonium sulfate,5ml 40% 葡萄糖,10ml 10×DO 培养基(不含-His,-Leu,-Trp,-Ura 等成分的 10× Dropout 溶液),加双蒸水定容至 100ml,高压灭菌后于 4℃保存;固体培养基另加入 2% 的琼脂粉。

SD 相应的缺失培养基:SD+除了缺失的氨基酸之外的其他氨基酸储备液。

(5)10×TE:0.1mol/L Tris-HCl,10mmol/L EDTA,HCl 调 pH 至 7.5,高压灭菌后于 4℃保存。

（6）10×LiAc：1mol/L LiAc，乙酸调节 pH 至 7.5，高压灭菌后于 4℃保存。

（7）1×TE/LiAc：10×TE buffer 1ml，10×LiAc buffer 1ml，双蒸水 8ml。

（8）1×PEG/LiAc：40% PEG 4000 8ml，10×TE buffer 1ml，10×LiAc buffer 1ml。

（9）Z buffer：16.1g/L $Na_2HPO_4 \cdot 7H_2O$，5.5g/L $NaH_2PO_4 \cdot H_2O$，0.75g/L KCl，0.24g/L $MgSO_4 \cdot 7H_2O$，调节 pH 至 7.0，高压灭菌，室温保存。

（10）Z buffer/X-gal 溶液：Z buffer 100ml，β-巯基乙醇 0.27ml，X-gal（20mg/ml）1.67ml。

（11）酵母裂解液：2% Triton X-100，1% SDS，100mmol/L NaCl，10mmol/L Tris-HCl（pH 8.0），1.0mmol/L EDTA。

（三）实验步骤

1. 酵母双杂交 cDNA 文库滴度的测定与扩增

（1）文库滴度的测定

1）于公司购买 cDNA 文库（大肠杆菌为宿主）。将菌液混匀后，吸取 1μl 文库原液，按 1：1 000 稀释比例加入到 1ml LB 培养液中，轻轻混匀，记为稀释液 A。

2）从稀释液 A 中取 1μl 液体，同样按 1：1 000 稀释比例加入到 1ml LB 培养液中，轻轻混匀，记为稀释液 B。

3）取 1μl 稀释液 A 加入 50μl LB 培养液中，混匀，并均匀涂布于 LB 固体平板上，记为 A。

4）将 A 平板置于 30℃条件下孵育 36~48 小时，并根据平板上菌落数计算文库滴度 D1。

5）分别取 50μl、100μl 稀释液 B 均匀涂布于 LB 固体平板上，记为 B1、B2。

6）将 B1、B2 置于 30℃条件下孵育 36~48 小时，并根据平板上菌落数计算文库滴度 D2、D3。

文库滴度（cfu/ml）：D1=A 菌落数×10^3×10^3=X1cfu/ml；D2=（B1 菌落数/铺板体积）×10^3×10^3=X2cfu/ml；D3=（B2 菌落数/铺板体积）×10^3×10^3=X3cfu/ml。取上述三个滴度的平均值作为本库的滴度。

（2）文库的扩增

1）根据文库滴度，吸取适量的文库菌液稀释铺板，使直径为 150mm 的每个培养皿上有 $2×10^4$~$3×10^4$ 个菌落生长。为保证文库中 $3.5×10^6$ 独立克隆数，共需培养皿 100~150 个。将以上培养皿置于 30℃条件下培养 24~36 小时。

2）将每皿中的大肠杆菌集落小心刮下，置于 1~2L LB 培养液中，30℃培养 2~4 小时。

3）按照大规模提取质粒方法提取并纯化文库质粒。

2. 酵母的复苏与转化

（1）酵母的复苏

1）复苏前 1~2 天，配制 YPDA 液体培养基、固体培养基，并于高压消毒后倒固体平板。

2）用无菌接菌环在酵母（以 Y190 菌种为例）冻存管中挑取一小团酵母，接种到 YPDA 琼脂平板上。

3）30℃倒置孵育 3~5 天，待酵母长到直径 2~3mm 后，将其接种到不同营养缺陷型培养基中进行表型验证。

（2）单链变性鲑精的制备：

1）鲑精 100mg DNA 加入到 10ml TE 溶液（pH7.5）中，室温下搅拌溶解。

2）将上述 DNA 在冰上预冷，超声处理。处理条件为：功率 90W，时间 10 秒。每处理一次后取 2μl 电泳检查，直至平均 DNA 长度为 2kb 左右，电泳观察 DNA 为弥散的条带，其主带大小符合要求即可。

3）加 1/10 体积的 3mol/L NaAc，2.5 倍体积的无水乙醇，混匀，-20℃放置 20 分钟。12 000r/min 离心 30 分钟，弃上清液，并用 75% 乙醇洗涤两次。

4）沉淀干燥后加 10ml TE（pH7.5），4℃溶解过夜。

5）将溶解的 DNA 置于沸水中加热 20 分钟后立即放入冰浴中冷却，防止复性。

6）分装，-20℃保存备用。

（3）酵母感受态的制备：

1）挑取一直径约 2~3mm 的酵母克隆接种到 0.5ml YPDA 培养基中，剧烈振荡使细胞团块均匀分散。

2）将上述细胞转移到含有新鲜 YPDA 培养基的锥形瓶中，于 30℃，250r/min 条件下振荡孵育 16~18 小时，直到稳定期（$OD_{600}>1.5$）。

3）将过夜培养物转移到含有新鲜 YPDA 培养基的锥形瓶中，进一步扩增酵母细胞。

4）于 30℃，250r/min 条件下振荡孵育至 OD_{600} 达到 0.5 后，将细胞转移到 50ml 的离心管中。

5）1 000g 条件下，室温离心 5 分钟，弃上清液后，加入 25~50ml 无菌水，振荡重悬、清洗并收集细胞。

6）1 000g 条件下，室温离心 5 分钟，弃上清液，并加入 1ml 新配制的无菌的 1×TE/LiAc 重悬细胞。

（4）酵母质粒的转化：

1）准备 1.5ml 无菌 EP 管，并于每管中加入 1μg 需要转染的质粒及 5μl 变性鲑精。

2）加入经 1×TE/LiAc 重悬的感受态细胞，轻柔混匀。

3）每个管中加入 300μl 新配制的 1×PEG/LiAc，高速振荡混匀。

4）于 30℃，200r/min 条件下振荡孵育 0.5 小时后，加入适量体积的 DMSO（约 35μl），温合颠倒混匀（勿振荡）。

5）42℃水浴热休克 15 分钟。

6）置于冰上 5~10 分钟，室温 12 000g 离心 10 秒。

7）弃上清液，收集菌体，并根据铺板数加入适量体积的 1×TE 重悬细胞。

8）取适当体积重悬细胞铺于特定的缺陷培养基上，并将平板倒置于 30℃孵箱内孵育直到克隆出现（3~4 天）。

（5）cDNA 文库的转化和营养筛选：在进行酵母双杂交筛选时，考虑到共转效率较低，建议采用顺序转化，即先将诱饵质粒转化入酵母细胞，利用特定的营养缺陷培养基筛选并大量培养转化的酵母细胞，再以此转化细胞来制备感受态酵母细胞，进行第二次的文库转化，从而进行文库筛选。具体方法如下：

1）选择数个直径为 2~3mm 转化有诱饵质粒的酵母菌落刮下，放入 1ml SD/-Trp 液体培养基中，剧烈振荡使菌落分散。

2）将上述菌液转入新的 200ml SD/-Trp 液体培养基中，于 250r/min，30℃条件下培养 16~18 小时，直到稳定期（$OD_{600}>1.5$）。

3）1 000g 条件下，室温离心 10 分钟。弃上清液，并以 500ml 无菌水重悬。

4）1 000g 条件下，室温离心 10 分钟。弃上清液，并用 4ml 新配制的无菌 1×TE/LiAc 溶液重悬，即为酵母感受态细胞。

5）50ml 离心管中加入 1ml 变性的鲑精 DNA 和一定的文库质粒，混匀后加上述感受态细胞 4ml，再加入 30ml PEG/LiAc，剧烈振荡混匀，分一半溶液至另一 50ml 无菌离心管，再次分别剧烈振荡。

6）30℃，200r/min 条件下培养 30 分钟后，加入 DMSO 至终浓度为 10%，颠倒数次混匀，并于 42℃条件下水浴 15 分钟（每 5 分钟振荡混匀），然后置于冰上 5~10 分钟。

7）1 000r/min，室温条件下离心 10 分钟，弃去上清液，收集细胞，并用 12~15ml 1×TE 溶液重悬。

8）将全部细胞铺于 50~60 个 150mm SD/-Trp，-Leu，-His，5mmol/L 3-AT 培养皿上，并于 30℃孵箱中倒置培养 7~10 天。

（6）共转化效率及筛选克隆数量计算：取少量转化产物，分别以 1∶1 000，1∶100，1∶10 比例稀释后，各取 100μl 铺于 SD/-Trp，-Leu 培养皿上，置于 30℃孵箱中倒置培养 3~4 天至菌落出现。选择菌落数量介于 30~300cfu 之间者进行计数。

共同转化率（cfu/μg DNA）=cfu×共转化悬浮液总体积（μl）×稀释倍数/［铺皿体积（μl）×转化 DNA 总量（μg）］

克隆筛选数（cfu）=cfu/μg×转化 DNA 总量（μg）

3. β-半乳糖苷酶活性的检测

（1）将文库筛选得到的所有可能阳性克隆接种到分区标记的 SD/-Trp，-Leu-，His，20mmol/L 3-AT 平皿上，倒置培养 24~36 小时。

（2）将每个克隆对应涂布到无菌滤纸上，注明标记。

（3）滤纸菌落面朝上，在液氮中处理 15 秒，立即取出，室温放置直至融化，如此反复多次，使酵母细胞破裂。

（4）在平皿上加 2ml Z buffer/X-gal 缓冲液，放入无菌滤纸，使液体缓慢浸透，避免出现气泡。

（5）将经液氮反复冻融的滤纸菌落面朝上置于被 Z buffer/X-gal 溶液充分浸透的滤纸上，尽量避免两层间出现气泡。盖上皿盖，置于 30℃ 孵箱中温育。

（6）观察滤纸上菌落颜色变化，记录下菌落变蓝的时间和序号，以后每隔 30 分钟观察一次，直至 8 小时。

4. 酵母质粒的提取与转化

（1）酵母质粒的提取

1）从平板中挑取单菌落到 5ml SD/-Leu 液体培养基中，30℃，250r/min 条件下振荡培养 24~36 小时。

2）1 000g，室温条件下离心 5 分钟收集酵母细胞，100μl PBS 重悬细胞后，加入 200μl 酵母裂解液，200μl 酚/氯仿/异戊醇（25∶24∶1）和 0.3g 酸洗玻璃珠。剧烈振荡 2 分钟。

3）14 000r/min 条件下，室温离心 5 分钟，并将上清转入 EP 管中，加入 0.1 倍体积的 3mol/L NaAc（pH5.2）和 2.5 倍体积无水乙醇。

4）室温静置 10 分钟，沉淀 DNA。

5）12 000r/min，室温离内 10 分钟，弃上清液，并用 70% 乙醇洗涤沉淀。

6）干燥后，加入 20μl 去离子水溶解 DNA。

（2）电转化大肠杆菌感受态细胞的制备

1）挑取大肠杆菌单菌落，接种于 5ml LB 培养基中，于 37℃ 条件下振荡培养过夜。

2）按 1∶100 比例将过夜培养的菌液接种至 200ml 新的 LB 培养基中，在 37℃ 条件下振荡培养至 OD_{600} 约为 0.6。

3）将菌液置于冰上 20 分钟，并于 4℃，5 000r/min 条件下离心 15 分钟。

4）弃上清液，并用 50ml 预冷的 10% 甘油中重悬后，置于冰上 20 分钟。

5）4℃，5 000r/min 条件下离心 10 分钟后，再次重悬于预冷的 10% 的甘油中，并按上述条件离心。

6）弃上清液，将沉淀重悬于 1~1.5ml 10% 甘油中，并分装于 EP 管中，置于 -80℃ 保存。

（3）电转化法将酵母质粒转入大肠杆菌

1）取 5μl 酵母质粒加入 40μl 解冻的感受态细胞中，混匀冰浴。

2）小心将混合液加入到干燥、无菌、预冷的电转杯中，避免产生气泡，并轻轻敲击使液体均匀分布于电转杯底。

3）用 Bio-Rad Gene Pluser 电转仪进行电转，参数：2.5kV，200MΩ，25μF。

4）迅速将电转化后菌液加入到含 2% 葡萄糖的 SOB 培养基中，混匀，并转移到 1.5ml EP 管中，于 37℃ 条件下振荡培养 45 分钟。

5）将菌液均匀涂布于含有相应抗性的 LB 平板上，并倒置于 37℃ 孵箱中培养 12~24 小时。

（4）阳性克隆的再次验证：将诱饵质粒与筛库得到的阳性 AD 质粒共转化入 SFY526 酵母株中，进行 β-半乳糖苷酶显色检测，再次验证是否具有相互作用。然后将阳性质粒送交测序。

（5）测序和序列分析：用 AD 载体引物进行测序，所得序列用 BLAST 程序在 Gene Bank 数据库中进行比对，同时根据文库构建所用质粒的插入位点检查读码框，从而确定筛选得知未知基因名称、功能等相关信息。

（四）注意事项及问题解析

酵母双杂交系统作为一种广泛应用于蛋白质-蛋白质相互作用研究的方法，其具有如下优点：①实验操作简单、成本相对较低，省去了纯化蛋白质的烦琐步骤，且能在常规实验室完成相关实验；②检测在活细胞内进行，可以在一定程度上代表细胞内的真实情况；③可检测存在于蛋白质之间的微弱或暂时的相互作用；④可采用不同组织器官细胞类型和分化时期材料构建 cDNA 文库，能分析不同亚细胞部位和功能的蛋白质。

尽管酵母双杂交系统在分析蛋白质相互作用方面具有诸多优势,但其也存在一定的局限性,如容易出现假阳性或假阴性的结果,对蛋白质在细胞中的定位有非常严格的要求,及偏低的酵母转化效率等。

1. 系统假阳性率较高 由于酵母双杂交系统在筛选蛋白相互作用时经过多步级联放大效应,因此其具有很高的敏感性,可检测存在于蛋白质之间的微弱的或暂时的相互作用。但这些微弱的或暂时的相互作用很难通过其他后续实验进行验证。此外,在酵母双杂交系统中,所分析的融合表达蛋白都需要进入细胞核中,而在不同组织、不同细胞表达的,以及在不同发育时期表达的蛋白在酵母双杂交系统中同时同地获得了表达,打破了各种蛋白表达的时空和物理间隔,从而容易形成假的相互作用。因此,在初步筛选得到大量的候选相互作用蛋白后,需要进一步分析所得相互作用蛋白在组织表达谱、亚细胞定位和表达时间上是否存在重叠,功能上是否相关,从而直接排除一些可能是假阳性的相互作用蛋白,并在此基础上通过其他方法进一步验证蛋白的相互作用。

2. 假阴性 在某些酵母菌株中大量表达外源蛋白常会带来毒性作用,从而影响菌株生长及报告基因的表达,使得某些种类的蛋白质不能在该系统中进行分析。为了抑制背景表达而在培养基中添加的氨基三唑(3-Aminotriazole,3-AT)等物质对菌株有一定的毒性,使得一些较弱的蛋白质间的相互作用被掩盖而呈现出假阴性结果。此外,融合表达的蛋白可能会引起空间位阻,从而阻碍蛋白质间的相互作用,导致假阴性。

3. 酵母双杂交系统中所分析的融合蛋白必须定位于核内,才能激活报告基因,而表达的融合蛋白在细胞内能否正确折叠并运至核内是检测的前提条件。但是很多蛋白质的相互作用依赖于翻译后加工,如二硫键的形成等,而此过程需要在胞浆内完成,这样有多种不能被转运到细胞核内的蛋白质如细胞质蛋白、细胞膜蛋白不适用于酵母双杂交分析方法。

4. 进行酵母双杂交筛选相互作用蛋白时转化效率低是酵母双杂交实验最常见的问题。在应用酵母双杂交实验筛选相互作用蛋白时,筛选的独立克隆数必须达到 10^6 以上数量级才能覆盖整个基因组。因此,转化效率是筛选成功与否的关键。

(五) 在寄生虫学研究中的应用

酵母双杂交系统是一种在真核模式生物酵母中进行的具有高灵敏性的蛋白质相互作用检测技术。近年来,随着酵母双杂交技术的不断完善和迅速推广,其已广泛应用于原虫、蠕虫及媒介昆虫等寄生虫相互作用蛋白鉴定、筛选及抗寄生虫药物候选靶点筛选的研究中。

1. 在原虫研究中的应用 酵母双杂交技术目前已应用于包括疟原虫、弓形虫、布氏锥虫、微孢子虫等多种原虫研究中。如既往研究通过酵母双杂交技术验证脑炎微孢子虫孢子质表面蛋白(encephalitozoon hellemsporoplasm surface protein 1,EhSSP1)与宿主电压依赖性阴离子通道蛋白 1(voltage-dependent anion channel 1,VDAC1),电压依赖性阴离子通道蛋白 2(VDAC2),电压依赖性阴离子通道蛋白 3(VDAC3)的相互作用,并进一步分析宿主蛋白 VDACs 在微孢子虫感染中的作用,结果显示敲低 VDACs 能够显著抑制微孢子虫纳虫泡的大小和数目;通过酵母双杂交技术筛选与弓形虫表面抗原 1(surface antigen 1,SAG1)相互作用的宿主细胞蛋白,可以为抗弓形虫感染疫苗的研究提供潜在靶标;过氧苯甲酰凝胶 3(peroxins 3,Pex3)和过氧苯甲酰凝胶 19(Pex19)的相互作用在调节过氧化物酶前体形成的过程中发挥重要作用,而通过改进的酵母双杂交方法能够筛选特异性阻断锥虫 Pex3 和 Pex19 相互作用的小分子抑制剂,从而为锥虫病治疗药物研究提供理论依据。

2. 在蠕虫研究中的应用 酵母双杂交技术目前已应用于包括血吸虫、绦虫等多种蠕虫研究中。如通过酵母双杂交验证细粒棘球绦虫 SmadE(drosophila mothers against decapentaplegic E protein)和 SmadD 相互作用,进而为研究 SmadE、SmadD 在棘球蚴生长、发育及虫体与宿主相互作用机制研究提供理论基础;通过酵母双杂交方法筛选与日本血吸虫糖原合成酶激酶 3β(glycogen synthase kinase 3β,GSK3β)相互作用的虫体蛋白,筛选与曼氏血吸虫甲基磷酸胞苷酰鸟苷结合蛋白(Schistosoma mansoni methyl-CpG-binding domain protein,SmMBD2/3)的相互作用虫体蛋白,从而为血吸虫感染的机制研究及治疗药物靶标的筛选提供理论依据。

3. 在媒介昆虫研究中的应用 媒介昆虫作为多种病原体的传播媒介,利用酵母双杂交方法筛选与媒介昆虫蛋白相互作用的病原体蛋白,已成为研究媒介昆虫传播病原体机制研究中的重要手段。如埃及伊蚊作为传播登革病毒的主要媒介昆虫,通过酵母双杂交方法筛选与 2 型登革病毒蛋白相互作用的埃及伊蚊中肠蛋白,从而为登革病毒传播机制研究提供理论依据;通过酵母双杂交实验验证疟原虫分泌卵母细胞黏附蛋(secreted ookinete adhesive protein,SOAP)可与蚊子中肠的层黏连蛋白(laminin)相互作用,从而为分析疟原虫在蚊体的发育机制的研究提供理论基础。

(何　成)

二、亲和纯化-质谱技术(AP-MS)

串联亲和纯化是一项新的纯化蛋白复合物的技术,它与质谱技术结合使用,已成为当前蛋白质组学研究的重要工具,其作为一种研究蛋白质相互作用的有效方法,已广泛应用于寄生虫相互作用蛋白筛选及鉴定等研究中。

(一)原理

亲和纯化-质谱技术(affinity purification-mass-spectrometry,AP-MS)是一种联合亲和纯化技术和质谱分析技术,以快速研究生理条件下蛋白质相互作用、揭示蛋白质复合体相互作用网络的新技术。近年来,随着亲和纯化技术(affinity purification,AP)的发展,串联亲和纯化技术(tandem affinity purification,TAP)得以应运而生,其是一种利用特殊设计的蛋白标签,经过两步连续的亲和纯化,获得更接近自然状态的特定蛋白复合物的技术。相对于单标签亲和纯化技术,TAP 具有更高的纯化效率,且残留的杂蛋白较少,因此本部分内容将以串联亲和纯化质谱技术(TAP-MS)为例进行介绍。

TAP-MS 通过在诱饵蛋白质的一端融合表达一个特殊的蛋白质标签(TAP tag),进而经过两步连续的亲和纯化获得接近自然条件的特定蛋白质复合体,再联合质谱技术对与诱饵蛋白相互作用的蛋白质进行分析鉴定。TAP-MS 的主要原理可概括为以下几个方面:①将诱饵蛋白基因与 TAP 标签融合于合适的表达质粒,并将重组质粒导入相应的细胞或生物体内表达以提取目标蛋白复合体;②先后两步纯化得到相关蛋白质;③质谱技术对所得蛋白质进行鉴定。

TAP 标签由 IgG 结合结构域(ProtA)及一个钙调蛋白结合多肽(CBP)组成,结构域与多肽之间由一个 TEV 蛋白酶切位点隔开。基于 TAP 结构特点,可用两步纯化法得到相关蛋白质:①温和裂解细胞,获取细胞抽提物,将抽提物加入 IgG 亲和柱,TAP 标签的 ProtA 端会与 IgG 形成强结合,用洗脱液洗脱掉大部分非特异性结合物和杂蛋白后,得到一次亲和纯化蛋白;②用含有 TEV 蛋白酶的洗脱液切割蛋白质复合体,在钙离子参与下,被切割下来带有 CBP 的蛋白质复合体与钙调蛋白紧密结合,充分洗脱,就可以进一步去除非特异作用的蛋白质杂质,最后纯化出高纯度的目的蛋白复合体。

(二)试剂材料

1. 细胞裂解液　50mmol/L Hepes-KOH(pH8.0):100mmol/L KCl,2mmol/L EDTA,1% NP-40,10% glycerol,0.25mmol/L sodiumorthovanadate,50mmol/L β-glycerolphosphate,10mmol/L NaF。

2. TEV 缓冲液　10mmol/L Hepes-KOH(pH8.0);150mmol/L NaCl;1% NP-40;0.5mmol/L EDTA;1mmol/L DTT。

3. Calmodulin-binding 缓冲液　10mmol/L Hepes-KOH(pH8.0),150mmol/L NaCl,1mmol/L MgOAc,1mmol/L imidazole,0.1% NP-40,10mmol/L β-mercaptoethanol,2mmol/L $CaCl_2$。

4. Calmodulin-rinsing 缓冲液　50mmol/L NH_4HCO_3(pH8.0),75mmol/L NaCl,1mmol/L MgOAc,1mmol/L imidazole,2mmol/L $CaCl_2$。

5. Calmodulin-elution 缓冲液　50mmol/L NH_4HCO_3(pH8.0),0.25mmol/L EGTA。

(三)实验步骤

由于针对不同的细胞或生物体诱饵蛋白的表达、提取方法存在不同,因此本文以人的 TIP41 相互作用蛋白筛选为例,简要介绍 TAP-MS 的基本操作步骤。

1. hTIP41-TAP 融合蛋白的表达与提取

(1)应用分子克隆方法将 hTIP41 基因克隆入载体 pcDNA3(Invitrogen),并将重组质粒转染入

HEK293 细胞。

（2）应用 G418 筛选稳定表达 hTIP41 的细胞株,并用免疫印迹方法验证细胞内 hTIP41 的表达。

（3）将稳定表达 hTIP41 的细胞株扩大培养(一次 AP-MS 实验需直径 150mm 的 5~10 皿细胞),待细胞生长至 80%~90% 融合度时,用预冷 PBS 洗涤细胞一次。

（4）细胞刮刀收集细胞,并转移至 15ml 离心管。

（5）4℃,1 500g 离心 5 分钟,弃上清液并用预冷的 PBS 洗涤细胞沉淀 3 次。

（6）用 0.5~1ml 细胞裂解液重悬沉淀,并置于冰上裂解细胞 20 分钟(根据实验需要,加入相应的蛋白酶抑制剂,后续过程中如选择加入核酸酶,需补加 1mmol/L MgCl$_2$)。

（7）通过液氮、37℃水浴冻融细胞两次(水浴融化过程中反复颠倒混匀细胞,保证离心管内温度不超过 4℃)。冻融效果不理想时,可选择 23.5G 或 25G 针头注射器抽吸 2~3 次。

（8）4℃,12 000g 离心 15 分钟后,将上清转移到新的 15ml 离心管。

（9）按 10U/ml 细胞裂解产物的比例加入核酸酶。

（10）测定提取细胞蛋白浓度,调整其浓度在 5~10mg/ml 范围为宜,并留取 1 份细胞裂解液以做后续免疫印迹分析。

以上为 HEK293 细胞蛋白表达提取方法,具体实验中诱饵蛋白的表达、提取方法以实际使用的表达系统、细胞或生物体为准。

2. 串联亲和纯化　为评价每步纯化效率,需保留 IgG-Sepharose 孵育前后的细胞裂解产物,TEV 切割前后的 IgG beads,calmodulin-Sepharose 孵育前后的 TEV 切割产物,洗脱前后的 calmodulin beads,以及最终洗脱液(应保证所取每份样品体积与纯化前所取体积一致)。亲和纯化过程中所有操作应在 4℃条件下进行,特别说明除外。

（1）预清洗 IgG-Sepharose:取实验所需量的 IgG-Sepharose,并向其中加入 1ml 细胞裂解液,颠倒混匀数次后,1 500g 离心 1 分钟,弃上清液。重复上述步骤一次。

（2）向收集的细胞裂解产物中加入预清洗的 IgG-Sepharose(1~5μl IgG-Sepharose/mg 细胞裂解产物),并置于 4℃条件下孵育 2~4 小时。

（3）1 500g 条件下离心 1 分钟后弃上清液,并将沉淀转移至预冷的 1.5ml 离心管中。

（4）分别用细胞裂解液清洗珠子 2 次,TEV 缓冲液清洗珠子 3 次。

（5）稀释 TEV 至 100U TEV/300μl TEV 缓冲液,并将其按 100U/100μl IgG-Sepharose 的量加入上述 1.5ml 离心管内的清洗的珠子中,并置于 4℃条件下转动孵育 4 小时至过夜(TEV 缓冲液中可加入实验所需蛋白酶抑制剂)。

（6）1 500g 离心 1 分钟,转移上清液(TEV 洗脱液)至新的离心管中,并向沉淀中加入 300μl calmodulin-binding 缓冲液清洗珠子,离心后的上清液合并至 TEV 洗脱液中。重复上述步骤两次。

（7）向上述上清液(1 200μl)中加入 4μl 1mol/L CaCl$_2$,颠倒混匀,并于 1 500g 条件下离心 1 分钟。

（8）取上清液,并转移至含有 50~100μl 预清洗的 calmodulin-Sepharose 的离心管中,于 4℃条件下孵育 90 分钟。

（9）1 500g 离心 1 分钟后,弃上清液,并用 1ml calmodulin-binding 缓冲液清洗 1 次,calmodulin-rinsing 清洗珠子 2 次。

（10）向沉淀中加入 100μl calmodulin-elution 缓冲液,并孵育 5 分钟以洗脱珠子上的蛋白。

（11）1 500g 离心 1 分钟后,将洗脱液转移至新的离心管中,并按上述步骤重复洗脱蛋白 2 次,收集洗脱液。

3. 质谱分析

（1）向洗脱液中加入 0.75μg 质谱分析级的胰蛋白酶,于 37℃条件下孵育过夜酶解蛋白。

（2）向上述消化产物中另加入 0.25μg 胰蛋白酶,于 37℃条件下孵育 2 小时酶解蛋白。

（3）通过离心蒸发方法冻干样品,并用 300μl HPLC 级水重悬肽段。

（4）再按上述方法冻干样品,以去除 NH$_4$HCO$_3$。

（5）用 20μl HPLC 反相缓冲液 A（2% acetonitrile，0.1% formicacid）重悬冻干肽段。

（6）13 000r/min 条件下离心 10 分钟，并将上清液转移至新的离心管中。

（7）将样品上样至 ^{18}C 反相柱中，并进行质谱分析。

（四）注意事项及问题解析

TAP-MS 是一种联合应用串联亲和纯化技术与质谱分析技术筛选、鉴定细胞内相互作用蛋白的标准方法。TAP-MS 技术在蛋白质-蛋白质相互作用分析应用中具有如下优势：①在细胞生理状态下或者接近生理状态表达融合靶蛋白，研究靶蛋白及其未知的相关蛋白复合体，更真实地反映蛋白质在生物体内的功能；②采用两步亲和纯化方法，降低了非特异蛋白的结合；③可以反映复杂的蛋白相关性，除了鉴定到直接结合蛋白，亦能检测到非直接结合蛋白，甚至捕捉到除蛋白质以外的小分子物质；④TAP 标签种类多样，能根据研究需要选择和设计标签，技术适用广泛且实用性强。

尽管 TAP-MS 方法在筛选、鉴定相互作用蛋白中得到广泛应用，但其仍有一定的局限性。首先，融合表达的 TAP 标签对某些蛋白质来说，无论在其氨基端还是羧基端携带标签都会影响其活性。其次，通过瞬时转染和外源性启动子稳定转染获得的融合蛋白呈现高表达，往往会引起细胞生理活动的变异，出现蛋白非正常折叠，细胞定位变化和细胞应激反应产生，大量假阳性相互作用，可能导致实验结果偏离。因此，TAP-MS 实验应当在天然表达靶蛋白的细胞或生物体中或在提供的最为接近的系统中表达带标签的蛋白质。

（五）在寄生虫学研究中的应用

TAP-MS 作为一种在细胞生理状态下或者接近生理状态下研究蛋白质相互作用的高效方法，其在寄生虫相互作用蛋白研究中具有广泛应用，并已成为研究寄生虫致病机制，筛选抗寄生虫药物靶标的重要手段。

既往研究通过 TAP-MS 方法筛选与利什曼原虫葡糖基转移酶（glucosyltransferase，HmdUGT）的相互作用蛋白，发现其与 JBP3（J-binding protein）相互作用进而调节基因的转录，从而为抗利什曼原虫感染药物的研发提供靶标；Takebe，S 首次在恶性疟原虫中应用 TAP-MS 技术分析疟原虫翻译延长因子（*P. falciparum* translation elongation factor，PfEF-1β）的相互作用蛋白，为进一步分析、筛选疟原虫相互作用蛋白提供了方法基础。

随着基因编辑等实验技术在寄生虫学研究中的发展，通过在寄生虫体内表达串联亲和纯化标签蛋白，并联合质谱分析技术，分析、筛选近似天然状态下寄生虫的相互作用蛋白，将在揭示寄生虫感染机制，筛选抗寄生虫感染药物靶标的研究中发挥重要作用。

（何　成）

三、蛋白质免疫共沉淀（Co-IP）

蛋白质的免疫共沉淀（coimmunoprecipitation，CoIP）实验是以抗体和抗原之间的专一性作用为基础的用于研究蛋白质相互作用的经典方法。该法是确定两种蛋白质在完整细胞内生理性相互作用的有效方法，已广泛应用于寄生虫与宿主互作等研究中。

（一）原理

当细胞在非变性条件下被裂解时，完整细胞内存在的许多蛋白质-蛋白质间的相互作用被保留了下来。当用预先固化在琼脂糖磁珠上的蛋白质 A 的抗体免疫沉淀 A 蛋白，那么与 A 蛋白在体内结合的蛋白质 B 也能一起沉淀下来。再通过蛋白变性分离，对 B 蛋白进行检测，进而证明两者间的相互作用。

这种方法得到的目的蛋白是在细胞内与感兴趣的蛋白天然结合的，符合体内实际情况，得到的结果可信度高。Co-IP 常用于测定两种目标蛋白质是否在体内结合，也可用于确定一种特定蛋白质的新的作用搭档。

1. 该法的优点　①相互作用的蛋白质都是经翻译后修饰的，处于天然状态；②蛋白的相互作用是在自然状态下进行的，可以避免人为的影响；③可以分离得到天然状态的相互作用蛋白复合物。

2. 该法的不足之处　①可能检测不到低亲和力和瞬间的蛋白质-蛋白质相互作用；②两种蛋白质的

结合可能不是直接结合,而可能有第三者在中间起桥梁作用;③必须在实验前预测目的蛋白是什么,以选择最后检测的抗体,所以,若预测不正确,实验就得不到结果,方法本身具有冒险性。

（二）试剂材料

1. 试剂　全细胞提取物、抗体、免疫共沉淀缓冲液、5mol/L NaCl、Protein A/G-Sepharose 混悬液（或谷胱甘肽琼脂糖,glutathione-agarose;谷胱甘肽琼脂糖,glutathione-Sepharose）、2×SDS-PAGE 样品缓冲液。

2. 仪器与设备　涡旋仪、20ml 注射器和 18G 针头、用于 SDS-PAGE 和免疫印迹的附加试剂和设备。

3. 试剂配方　使用去离子水或蒸馏水配制所有试剂和进行实验。

（1）细胞裂解缓冲液或免疫共沉淀缓冲液:50mmol/L Tris·Cl（pH7.5）,15mmol/L EGTA,100mmol/L NaCl,0.1%（w/v）TritonX-100。存储于 4℃条件。在使用前立即添加:1×蛋白酶抑制剂混合物、1mmol/L 二硫苏糖醇（dithiothreitol,DTT）、1mmol/L 苯甲基磺酰氟（phenylmethylsulfonyl fluoride,PMSF;由 95% 乙醇新鲜配制 250mmol/L 母液稀释而来）。若需要保持蛋白活性,则可能需要在缓冲液中加入二价阳离子,而不加 EGTA。蛋白酶抑制剂混合物、PMSF 和 DTT 应在实验时新鲜添加。没有上述混合物的缓冲液可在加入 1mmol/L 的叠氮化钠后在 4℃保存数月。PMSF 在水缓冲液中是不稳定的,应在最后添加。由于许多蛋白质-蛋白质相互作用依赖于磷酸化,因此可能有必要在全细胞提取物和免疫共沉淀缓冲液中加入磷酸酶抑制剂。

（2）Glutathione-agarose 或 glutathione-Sepharose 混悬液:称 1.5g glutathione 琼脂糖珠（例如,Pierce、Sigma 公司）浸入 30ml 的 Tris·Cl（50mmol/L,pH7.5）,冰上孵育 1~2 小时。小球通过重力或非常温和的离心（1 000r/min,1 分钟）,然后用含 1mmol/L 叠氮化钠的免疫共沉淀缓冲液（无添加蛋白酶抑制剂）洗四次。将琼脂糖珠重新悬浮在 15ml 免疫共沉淀缓冲液中,产生最终浓度为 100mg/ml 的悬液。4℃保存（可稳定保存数月）。

（3）蛋白酶抑制剂混合物（1 000×）:溶解于 DMSO 溶液,含凝乳素（chymostatin,5μg/ml）、胃抑素 A（pepstatinA,5μg/ml）、亮胰酶肽（leupeptin,5mg/ml）、抗蛋白酶（antipain,5mg/ml）。以上混合物在 –20℃条件下可保存 1 年。

（4）Protein A/G-Sepharose 混悬液:将 1.5g protein A-or protein G- 琼脂糖珠（如 Pierce、Sigma 公司）浸入 30ml Tris·Cl（50mmol/L,pH7.5）,冰上 1~2 小时。小球通过重力或非常温和的离心（1 000r/min,1 分钟）,然后用含 1mmol/L 叠氮化钠的免疫共沉淀缓冲液（无添加蛋白酶抑制剂）洗四次。将琼脂糖珠重新悬浮在 15ml 免疫共沉淀缓冲液中,产生最终浓度为 100mg/ml 的悬液。存储在 4℃（可稳定保存数月）。

（三）实验步骤

1. 制备全细胞提取物　用预冷的磷酸盐缓冲液洗涤所需实验细胞,加入细胞裂解缓冲液,用细胞刮快速将细胞刮下来,移入 1.5ml EP 管。冰上裂解 30 分钟,超声裂解 3 次。随后,12 000r/min,4℃离心 15 分钟,收集上清液于新的 1.5ml EP 管。

2. 用 protein A/G-琼脂糖珠共沉淀蛋白,检测特定蛋白的共沉淀,其具体步骤如下:

（1）在冰上的微离心管中准备重复样品:0.5~1mg 全细胞提取物、1μg 抗体、100mmol/L 溶液（用 5mmol/L NaCl 稀释而来）,补加共沉淀缓冲液至样本终体积为 0.5ml。如有必要,调整缓冲液以保持蛋白的活性。

（2）将试管轻轻倒置几次,在冰上孵育 90 分钟,期间偶尔倒置试管。建议研究者先进行 90 分钟的孵育。孵育时间可以缩短或延长。

（3）微型离心机设置为 4℃,以最高速度 10 分钟,以沉淀非特异性聚集物。将上清液转移到新的微离心管中。

（4）加入 Protein A-或 Protein G-琼脂糖悬液 50μl（25~30μl 珠体积）。确保琼脂糖悬液均匀地悬浮在样品中。在本步骤中,Protein A 的使用更为频繁;但相对而言,Protein G 可结合更广泛的 Ig 亚型,且其结合效率更高。

（5）在 4℃环境下轻轻旋转微离心管 30~60 分钟。此步骤尽量避免使用水平摇床,其效率将要低得多。

（6）在4℃,1 000r/min 离心30秒,轻轻收集 Protein A/G 琼脂糖。

（7）用 1ml 免疫共沉淀缓冲液洗涤琼脂糖珠三次。每次洗涤时,轻轻翻转管3次,然后离心。每次离心后,用带有 18G 针头的 20ml 注射器抽吸上清。

（8）在不接触琼脂糖珠的情况下,从样品中尽可能多地吸出液体,并加入 25μl 的 2×样品缓冲液。如果需要,包含样品缓冲液的样本可在-80℃冻存长达几个月,仍可用于做 SDS-PAGE。但样本缓冲液应用无菌原溶液配制,并加入 1mmol/L 叠氮化钠。

（9）样本煮沸5分钟,涡旋,微离心,用 Hamilton 注射器将样本溶液上样至 SDS-聚丙烯酰胺凝胶孔上,设置重复样品孔,进行 SDS-PAGE,凝胶电泳进行分离。Hamilton 注射器在装载过程中可以很好地去除琼脂糖珠上的洗脱物。

（10）分别用每种蛋白质的抗体去免疫印记重复孔。要确保每一份全细胞提取物复孔等量。

（11）若互作蛋白为未知蛋白,则可将蛋白分离出来,进行质谱鉴定。

3. GST 融合蛋白的共沉淀　当所研究的蛋白与免疫球蛋白重链或轻链在 SDS-PAGE 凝胶电泳中存在共迁移现象时,或者所使用的抗体沉淀过多的交叉反应蛋白时,可采用 GST 融合蛋白共沉淀法。在温和的条件下,可以通过使用咪唑将纯化的 GST 融合物从固态谷胱甘肽树脂中分离出来。该法的另一个有用之处在于,它将充分增加蛋白质的大小,使这种大小的增加可以作为分析复合物的诊断特征。GST 融合蛋白可通过下列免疫共沉淀过程进行 Co-IP。必须使用冰浴和冷冻离心机保持所有的缓冲液和试管冷却。共沉淀条件与裂解缓冲液的条件一致。①按照 Protein A/G-Sepharose 的描述制备重复样品,不包括抗体;②微型离心机设置为4℃,以最高速度离心10分钟,以沉淀非特异性聚集物。将上清液转移到新的微离心管中;③加入 30μl 的 glutathione 琼脂糖珠。确保琼脂糖悬液均匀地悬浮在样品中;④旋转样品、离心和洗涤 glutathione 琼脂糖珠,进行 SDS-PAGE 和免疫印迹分析。其余步骤同上。

（四）注意事项及问题解析

1. 全细胞提取物制备　全细胞提取物中总蛋白的产量并不总是特定蛋白相对产量和活性的可靠指标。故在进行 Co-IP 实验开始时,需要留取部分全细胞提取物,验证特定蛋白的产量及活性。蛋白质的产量和活性可以受到许多因素的影响。裂解缓冲液中盐和洗涤剂的相对量的微小变化可以对产量和活性有很大的影响,也可以对细胞裂解的速度和效率有很大的影响。这两个因素对于具有大分子结构(如膜或细胞骨架)相关的可溶性较低的蛋白质尤其重要。此外,有必要在细胞裂解液中加入多种蛋白酶抑制剂,以全面抑制蛋白质水解。

细胞裂解缓冲液组成:①基本成分:包括缓冲剂(如 50mmol/L Tris·HCl,pH7.5),少量非离子洗涤剂(如 0.1% TritonX-100),盐(如 100mmol/L NaCl),还原剂(如 1mmol/L DTT)和稳定剂(10% 甘油);②蛋白酶抑制剂:蛋白酶抑制剂混合物包括 5μg/ml 凝乳素(chymostatin)、5μg/ml 胃抑素 A(pepstatin A)、5μg/ml 亮胰酶肽(leupeptin)、5μg/ml 抗蛋白酶(antipain),以及 1mmol/L 苯甲基磺酰氟(phenylmethylsulfonyl fluoride)和 1mmol/L 苯甲脒(benzamidine),这些试剂均可在试剂公司购买;③螯合剂:EGTA(大约 15mmol/L)常被用于螯合二价金属离子,后者是金属蛋白酶活性所必需的。由于 EGTA 也可抑制其他金属依赖的酶,故在裂解缓冲液中可不加 EGTA,而选择加入其他所需的金属离子螯合剂,比如 EDTA;④磷酸酶抑制剂:若磷酸化状态对所研究蛋白质非常重要,那么裂解缓冲液中应加入一种混合的磷酸酶抑制剂。基本的磷酸酶抑制剂混合物应包含间位和原位钒酸盐(meta-and ortho-vanadate,各 2.5mmol/L)、氟化钠(NaF,10mmol/L)和 β-甘油磷酸(β-glycerolphosphate,10mmol/L)。

研究者可对上述裂解缓冲液组成进行简单修改,比如改变 NaCl 的含量(从 0~500mmol/L)和 TritonX-100 的含量(从 0~1%),以使得裂解效果最优。

全细胞提取物中总蛋白浓度的测定通常采用 Bio-Rad 蛋白测定法测定。应通过免疫印迹分析检测提取物中每种特定蛋白的数量,分析总蛋白的量一般为 25~75μg。一般来说,最好在全细胞提取物中检测是否存在第二种已确定的蛋白质(如管家酶、细胞骨架或核糖体蛋白等),作为标准化的内部对照和免疫印迹的阳性对照。将全细胞提取物中特定蛋白的数量与亲和基质沉淀回收的数量进行比较。

2. 相互作用的特异性　设置对照实验验证抗体以及蛋白-蛋白相互作用的特异性,对于 Co-IP 实验至关重要。在蛋白质被不同标记物标记情况下,设置对照实验最为简单。比如,两种平行的提取物是从含有缺乏标记蛋白的菌株中制备的,但都存在第二种标记蛋白。例如,理想化的凝胶中包括含有 untagged protein 1+tagged protein 2 和 tagged protein 1+untagged protein 2 的条带。如果抗体是特异性的,未标记的蛋白 1 将不会免疫沉淀。免疫沉淀中 untagged protein1 的存在,表明它非特异性地结合亲和基质。如果蛋白 1 和蛋白 2 之间的相互作用是特异性的,那么 tagged protein 2 将存在于 tagged protein 1 的免疫沉淀中。

3. Co-IP 实验中的关键参数和问题 解决抗体对蛋白质上抗原位点的亲和性(或蛋白质标签对亲和性基质的亲和性)以及提取物中相关蛋白的含量是决定 Co-IP 效果的重要因素。为使 Co-IP 有效进行,可适当增加抗体以及待沉淀蛋白的浓度。改变提取物制备条件以及寻找共沉淀的最优条件,是 Co-IP 实验成功的关键。首次进行该实验时,应仔细摸索缓冲液中盐和非离子洗涤剂的浓度,以确保目的蛋白获得最大产量。当共沉淀实验没有检测到相互作用时,需要进一步降低实验条件(比如降低盐和非离子洗涤剂浓度),再次进行实验。此外,在实验中,应尽量避免使用任何稀释的全细胞提取物,并应尽量提高目的蛋白的表达水平,以便在共沉淀实验中更加容易地检测到它们。

在这些实验中,最重要的目标是产生尽可能大的信噪比和避免背景问题。可以通过改变多种参数以增强免疫共沉淀的信号。比如,优化沉淀所需的抗体量。Protein A-琼脂糖和 protein G-琼脂糖应该产生与抗 Ig 血清相当的结果。但是,将抗体直接偶联到琼脂糖珠可能导致更低的背景以及更多的沉淀量。此外,建议改变抗体与全细胞提取物的比例,以及全细胞提取物的总量,以确定最优抗体量,使沉淀最多,本底量最少。如果 Co-IP 实验产生额外的交叉反应蛋白,则需要进一步对抗体进行亲和纯化。

也可采用其他方法降低背景。①100 000g 的预离心可得到更加澄清的细胞提取物,将提取物直接用于共沉淀,避免中间的冻结步骤,可以增加蛋白质的沉淀量;②可向裂解缓冲液和共沉淀缓冲液中添加 1% 的 BSA,以减少与亲和基质的非特异性结合;③全细胞提取物可与 Protein A/G 琼脂糖珠预孵育,以去除与固体载体结合的非特异性蛋白;④可在共沉淀和洗涤中增加盐和洗涤剂的用量,以减少非特异性结合;⑤增加洗涤次数也可降低背景,但也有可能会减少特定蛋白质的数量;⑥可适当增加目的蛋白的表达水平,以获得高于本底结合的更强信号。

还应注意,从全细胞提取物中共沉淀两种蛋白质的能力并不能证明一种特殊的相互作用发生于体内。需要额外的实验(比如蛋白的共定位以及功能相关实验)证明两者之间的相互作用不是在提取过程中由于样本混合所致。

(五)在寄生虫学研究中的应用

Co-IP 是经典的蛋白互作研究方法,被广泛用于研究病原体与宿主的相互作用以及发生在病原体内部的生物学过程。以下是近年来关于 Co-IP 在寄生虫研究领域的部分应用举例。

1. Co-IP 在原虫研究中的应用 刚地弓形虫是一种重要的机会致病性原虫,可感染所有的有核细胞。刚地弓形虫棒状体蛋白 18(rhoptry protein ROP18,TgROP18)是决定该虫急性毒力的一种关键因子,在感染时可被释放到细胞内。人嘌呤能受体 1(purinergic receptor P2X 1,P2X1)是一个 ATP 门控离子通道,对 ATP 刺激作出反应,并在介导细胞凋亡中发挥作用。Zhou 等通过 Co-IP 发现 TgROP18 和宿主 P2X1 之间存在相互作用,并通过线粒体途径抑制 ATP 诱导的凋亡。表明 ROP18 具有抗凋亡能力,有助于刚地弓形虫在宿主体内的生长繁殖。最近,Kong 等在 HaCat 细胞中,利用 Co-IP 实验证实 ROP18 可通过其胞外片段作用于宿主免疫相关受体蛋白 IL20RB。而已有研究发现,IL20RB 可磷酸化 JAK1 并激活 JAK/STAT3 通路,磷酸化的 STAT3 形成同源二聚体并转移到细胞核,通过与 STAT3 响应启动子元件结合,启动下游促炎细胞因子的转录。因此推测,刚地弓形虫侵袭后 TgROP18-IL20RB 的相互作用参与了宿主细胞 STAT3 信号的激活,与宿主防御反应密切相关。

细胞内蛋白交换是细胞器生存以及发挥功能的重要环节,但其在疟原虫研究较少。Siddiqui 等利用 Co-IP 发现恶性疟原虫 Rab7 蛋白(ras-related protein RAB7,PfRab7)可与 Retromer 复合物的空泡蛋白相关蛋白 26(vacuolar protein sorting-associated protein,PfVPS26)相结合;而该复合物主要聚集在滋养体中消化液泡(digestive vacuole,DV)和高尔基体附近。该研究为靶向 DV 的抗疟原虫干预策略研究奠定了基础。了解疟原虫生命周期中动态基因表达的复杂调节机制有助于开发新的抗疟药物。进化保守的肌动蛋白相关蛋白核（actin-related protein，ARP）超家族的核成员是核小体重塑复合物的主要组成部分。Liu 等通过 Co-IP 等方法证实恶性疟原虫的 ARP4 可与组蛋白 H2A（histone H2A variant，H2A.Z）发生共沉淀，介导 H2A.Z 沉积和 H3K9ac 重塑调控染色质基因表达。ARP4 基因敲除导致的生长阻滞和分裂效率降低进一步支持了 PfArp4 蛋白在疟原虫核分裂过程中的功能。此外，研究者还通过 Co-IP 实验发现与蓝氏贾第鞭毛虫滋养体增殖相关的端粒酶 RNA 结合功能域（telomerase RNA-binding domain，TRBD）锌指蛋白互作的蛋白；以及在柔嫩艾美耳球虫中发现，翻译起始因子 eIF-5A 与钙依赖性蛋白激酶 4（calcium-dependent protein kinase 4，CDPK4）相互作用，参与宿主细胞的入侵。

2. Co-IP 在蠕虫研究中的应用　曼氏血吸虫组蛋白去乙酰化酶 8（Histone deacetylase 8 from *Schistosoma mansoni*，SmHDAC8）对曼氏血吸虫虫体在宿主体内的生长发育至关重要，该酶的选择性抑制剂有望作为药物开发的先导化合物。Caby 等通过酵母双杂交筛选和质谱 Co-IP 两种方法鉴定了 SmHDAC8 潜在的结合蛋白及其参与的过程。发现 SmHDAC8 结合蛋白参与约 40 个不同的过程，如内聚复合体、细胞骨架组织、转录和翻译调节、代谢、DNA 修复、细胞周期等。

华支睾吸虫感染会导致小鼠的肝纤维化，但其机制尚不完全清楚。Wu 等研究发现华支睾吸虫分泌的磷脂酶 A2（*Clonorchis sinesis* secreted phospholipase A2，CssPLA2）可激活 NF-κB 信号通路及其下游促炎因子的表达，而后者与肝纤维化相关。因此，作者推测 CssPLA2 可能是导致肝纤维化的重要因素。随后，通过 Co-IP 和 GST pull-down，作者进一步证实了 CssPLA2 与其受体跨膜 7 超家族成员 3（transmembrane 7 superfamily member 3，TM7SF3）之间的相互作用，并认为对其互作进行干扰可能是华支睾吸虫病肝纤维化的潜在治疗策略。

（潘　伟）

四、免疫共沉淀-质谱联用技术（IP-MS）

免疫共沉淀联合质谱技术（immunoprecipitation-massspectrometry，IP-MS）是一种用于筛选互作蛋白的有效方法，已广泛应用于许多研究领域。免疫共沉淀（coimmunoprecipitation，CoIP）是利用抗原与抗体之间的专一性作用为基础，通过使用能够与蛋白质结合的抗体从溶液中分离出特定蛋白质的技术，是抗原纯化和检测中使用最广泛的方法之一。免疫沉淀测定法可检测靶蛋白与其他蛋白或核酸的相互作用，其中 Co-IP 可以检测两个已知蛋白之间的相互作用，或者利用已知蛋白寻找与之相互作用的未知蛋白。质谱（massspectrometry，MS）是带电原子、分子或分子碎片按质量-电荷比（m/z）的大小顺序排列的图谱。质谱技术是研究、分析和鉴定生物大分子的前沿方法，可以获得样品的相对分子质量、分子式、分子中同位素构成和分子结构等多方面的信息。免疫共沉淀与质谱结合，不仅能验证已知蛋白的相互作用，而且还可以鉴定与目标蛋白互作的未知蛋白。

（一）原理

免疫沉淀法是一种将蛋白质视为抗原，并利用抗体与之特异性结合的特性研究蛋白质间交互作用的生物技术。其原理是在细胞裂解液中加入抗目的蛋白的抗体，孵育后再加入特异性抗体亲和珠（通常是蛋白 A/G，可以特异性结合至抗体）与细胞中的目的蛋白结合，形成一种免疫复合物，经变性聚丙烯酰胺凝胶电泳后复合物又被分开，然后经免疫印迹或质谱检测目的蛋白。Co-IP 的基本原理为：当细胞在非变性条件下被裂解时，完整细胞内存在的许多蛋白质-蛋白质相互作用被保留了下来，假如细胞内存在 XY 蛋白复合物，用 X（X 也称为诱饵蛋白）的抗体免疫沉淀 X，那么与 X 在体内结合的蛋白质 Y（Y 也称为靶蛋白）也被沉淀下来。在细胞裂解液中加入 X 的抗体沉淀蛋白 X，随后利用蛋白印迹（Western blot，WB）检测沉淀中是否存在蛋白 Y，如果存在，则说明细胞内存在 XY 蛋白复合物，即蛋白 XY 存在相互作用。

质谱分析是一种测量离子质量-电荷比的分析方法，其基本原理是使试样中各组分在离子源中发生电离，生成不同荷质比的带电荷的离子，经加速电场的作用，形成离子束，进入质量分析器。在质量分析器中，再利用电场和磁场使之发生相反的速度色散，将它们分别聚焦而得到质谱图，从而确定其质量。肽指纹图谱（peptide fingerprinting）分析法和鸟枪法蛋白质组学（shot-gun proteomics）分析法是质谱鉴定相互作用蛋白的两个常用方法。肽指纹图谱分析法是通过聚丙烯酰胺凝胶电泳对蛋白样品进行分离，然后使用考马斯亮蓝或银染试剂进行蛋白条带染色,但是需要样品条带是单一条带,即只含有一个蛋白条带。将切下来的蛋白条带用酶进行消化后,通过质谱进行分析。这些消化后得到的肽段进行质谱分析后,通过与理论数据库进行比对的方式,生物信息学分析拼接得到目的蛋白的信息。肽指纹图谱法的一些局限性在于,该方法需要在切胶过程中得到单一的蛋白条带,如果有杂带将会影响检测的准确性,因为杂带中的蛋白信息可能会掩盖真实的目的蛋白的信息。因此比较适用于较纯的蛋白样品的鉴定。鸟枪法蛋白质组学的原理是先将蛋白质样品消化成肽段,然后将肽段通过高效液相色谱法(high performance liquid chromatography,HPLC)法进行分离。分离后的肽段直接进入质谱仪进行分析。质谱分析包括两个过程,一级质谱(MS1)及二级质谱(MS2)。一级质谱获取高效液相色谱 MS1 中洗脱的肽的质量-电荷比和肽的强度(intensity);二级质谱通过对肽段氨基酸序列进行确定,MS2 选择单个肽段对其进行萃裂从而得到该肽段的光谱数据。检索软件根据二级质谱信息与相应的数据库比对,结合匹配度打分及错配过滤,可得到肽段的确切序列,进而拼接出各蛋白的完整序列,从而实现对蛋白的鉴定。

（二）试剂材料

1. 仪器设备与耗材　HPLC 系统和质谱仪、超声破碎仪、离心机、电泳仪、细胞培养瓶、培养皿、离心管、EP 管、各种型号枪头。

2. 试剂

（1）预冷的磷酸盐缓冲液 PBS(pH7.4)：137mmol/L NaCl,10mmol/L Na$_2$HPO$_4$,2.7mmol/L KCl,2mmol/L KH$_2$PO$_4$。

（2）细胞裂解缓冲液(modified RIPA buffer)：50mmol/L Tris-HCl,1% NP-40,0.25% 去氧胆酸钠,150mmol/L NaCl,1mmol/L EDTA,1mmol/L PMSF,1mmol/L Na$_3$VO$_4$,1mmol/L NaF,1μg/ml 抑蛋白酶肽、亮抑酶肽、胃蛋白酶抑制剂。

（3）2× 上样缓冲液：0.125mmol/L Tris-HCl pH 6.8,4% SDS,20% 甘油,10% 巯基乙醇,0.004% 溴酚蓝。

（4）其他试剂：ProteinA/G 琼脂糖珠,诱饵蛋白 X 与靶蛋白 Y 的抗体,同源 IgG 抗体,考马斯亮蓝 R-250,25mmol/L 碳酸氢铵/50% 乙腈,25mmol/L 碳酸氢铵,10mmol/LDTT,50mmol/L 碘乙酰胺,50% 乙腈/2% 甲酸,胰蛋白酶溶液 5ng/μl(胰蛋白酶溶于 25mmol/L 碳酸氢铵溶液中)。

（三）实验步骤

1. 样品准备　用预冷的 PBS 洗涤细胞两次,最后一次吸干 PBS;加入预冷的 RIPA Buffer(1ml/1×10^7 个细胞、10cm 培养皿或 150cm^2 培养瓶);用预冷的细胞刮子将细胞从培养皿或培养瓶上刮下,把悬液转到 1.5ml EP 管中,4℃,缓慢晃动 15 分钟(EP 管插冰上,置水平摇床上);4℃,14 000g 离心 15 分钟,立即将上清液转移到一个新的离心管中。

2. 免疫共沉淀

（1）在样品中加入 1μg 同源 IgG 抗体,4℃孵育 1 小时;准备 Protein A 琼脂糖珠,用 PBS 洗两遍珠子,然后用 PBS 配制成 50% 浓度,建议剪掉枪尖部分,避免在涉及琼脂糖珠的操作中破坏琼脂糖珠。

（2）每 1ml 总蛋白中加入 100μl Protein A 琼脂糖珠(50%),4℃摇晃 10 分钟(EP 管插冰上,置水平摇床上),以去除非特异性杂蛋白,降低背景;4℃,14 000g 离心 15 分钟,将上清液转移到一个新的离心管中,去除 Protein A 珠子。

（3）测定蛋白浓度,测前将总蛋白至少稀释 1∶10 倍以上,以减少细胞裂解液中去垢剂的影响;用 PBS 将总蛋白稀释到约 1μg/μl,以降低裂解液中去垢剂的浓度,如果诱饵蛋白 X 在细胞中含量较低,则总蛋白浓度应该稍高(如 10μg/μl)。

（4）加入一定体积的兔抗诱饵蛋白 X 抗体到 500μl 总蛋白中,抗体的稀释比例因诱饵蛋白在不同细胞系中的多少而异;另取等量上清液加入等量同源的 IgG 抗体作为对照。

（5）4℃缓慢摇动抗原抗体混合物过夜或室温 2 小时,激酶或磷酸酯酶活性分析建议用 2 小时室温孵育。

（6）加入 100μl Protein A 琼脂糖珠(50%)来捕捉抗原抗体复合物,4℃缓慢摇动抗原抗体混合物过夜或室温 1 小时。

（7）14 000r/min 瞬时离心 5 秒,收集琼脂糖珠-抗原抗体复合物,弃去上清,用预冷的 RIPA buffer 洗 3 次,800µl/次,RIPA buffer 有时候会破坏琼脂糖珠-抗原抗体复合物内部的结合,可以使用 PBS。

用 60µl 2×上样缓冲液将琼脂糖珠-抗原抗体复合物悬起,轻轻混匀,缓冲液的量依据上样多少的需要而定。

（8）将上样样品煮 5 分钟,以游离抗原、抗体和珠子,然后离心,用上清液电泳,收集剩余琼脂糖珠,上清液也可以暂时冻-20℃,留待以后电泳,电泳前应再次煮 5 分钟变性,用靶蛋白 Y 的抗体进行 western blot 分析,以检测目标蛋白是否存在相互作用。

（9）结果分析:如图 40-8 所示,一组为阳性对照组(Input组),另外一组为实验组(Output 组),分别用 anti-X 和 anti-Y 的抗体检测样本。通过分析 Input 组结果确认三组实验中的蛋白组分是否正确。分析 Output 组:anti-X 在第二、第三组有蛋白条带,而 anti-Y 只有第三组有蛋白条带,由此推测实验组的实验操作为利用 anti-X 进行沉淀实验,再利用 IB 检测 Y 的存在。第三组实验结果显示当 X 蛋白被沉淀下来时 Y 蛋白也会被共沉淀下来,由此得到结论:X 蛋白与 Y 蛋白存在相互作用(图 40-8)。

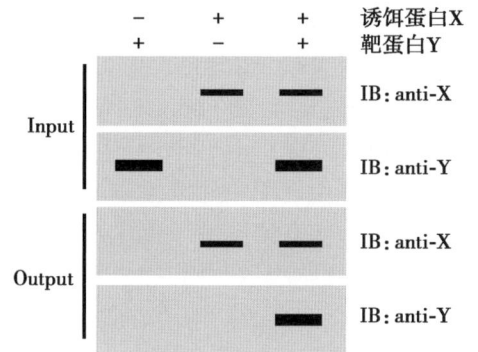

图 40-8　蛋白与 Y 蛋白相互作用的 Co-IP 结果示意图

3. 质谱检测样品准备

（1）用 30µl 2×上样缓冲液重悬琼脂糖珠-抗原抗体复合物;95℃,加热 5 分钟,离心取上清液进行电泳,然后用考马斯亮蓝 R-250 常温染色 1 小时。

（2）染色后,截取目的条带,切成小块,并用 25mmol/L 碳酸氢铵/50% 乙腈洗涤两次;加入 10mmol/L DTT,56℃孵育 30 分钟,减少凝胶内蛋白质中的巯基键。

（3）加入 50mmol/L 碘乙酰胺,室温孵育 30 分钟,洗涤两次,干燥,加入 20µl 胰蛋白酶溶液,在冰上消化 15 分钟。

（4）弃去多余的胰蛋白酶溶液,加入 25mmol/L 碳酸氢铵,37℃,消化 4~6 小时;加入 50% 乙腈/2% 甲酸萃取多肽,重复一次,提取液经冷冻干燥至粉状。

4. LC-MS/MS 分析

（1）样品以 0.1%（v/v）甲酸水溶液溶解并制备成质量浓度为 0.2g/L 的溶液;上样量为 8µl,加载到 15cm 毛细管分析柱(内径为 180µm,填充 C_{18}AQ 填料)中进行液相色谱-质谱分析。

（2）流动相 A 为含 0.1% 甲酸的水溶液,流动相 B 为含 0.1% 甲酸的 98% 乙腈溶液。

（3）梯度洗脱程序如下:0~80 分钟,5%~25% 流动相 B;80~95 分钟,25%~35% 流动相 B;95~97 分钟,35%~90% 流动相 B;97~107 分钟,90% 流动相 B;107~109 分钟,90%~0% 流动相 B;109~126 分钟,0% 流动相 B;流速 70µl/min。

（4）在 Orbitrap 质量分析仪中以 60 000 的分辨率获得了完整的质谱扫描图(m/z 400~2 000)。对其中最强的 15 个离子进行离子碰撞解离(CID),再进行 MS/MS 扫描,扫描范围在 m/z 400~2 000。

（5）动态排除功能设置如下:持续时间 30 秒;排除持续时间为 60 秒。系统控制和数据收集由 Xcalibur 软件进行。每个样品进行 3 次质谱分析。

5. 数据检索　采集的 *.RAW 文件转换成 *.MGF 格式,使用软件在相应的蛋白质数据库中进行检索。搜库参数如下:不设置酶切、最大漏切数和固定修饰,可变修饰设置为甲硫氨酸的氧化(+15.994 9Da)。母离子的质量容忍偏差为 20ppm,碎片离子为 0.8Da。导出肽段时控制假阳性率(FDR)<1%,对导出结果 Score>20 的肽段视为有效数据进行分析。

（四）注意事项及问题解析

1. 细胞裂解液的选择　不同的细胞裂解缓冲液可能会产生不同的免疫沉淀效果。RIPA 裂解液的背景信号低,但是会使某些激酶变性,同时也会破坏某些蛋白之间的相互作用。NP-40 裂解液不会使蛋白变性,也不会抑制激酶活性或破坏蛋白复合物,但是背景高。磷酸盐缓冲液 RIPA 通常是最好的选择。磷酸盐在 pH7.2 缓冲能力强,同时也是磷酸酶抑制剂。而 Tris 在 pH7.2 不是一个很好的缓冲液,也不是磷酸酶抑制剂,不过在加入钙或锰(蛋白结合或激酶活性维持所需)时需使用 Tris 缓冲液,否则还是首选磷酸盐。蛋白激酶 Syk 和 Src 等的酶活性不稳定,大部分会在 RIPA 中丢失,应用 NP-40 裂解液,包含 EDTA 和磷酸酶抑制剂,且在裂解细胞、沉淀及洗涤全程使用。一般需要进行预实验来确定裂解条件,主要是盐浓度和去垢剂的浓度。此外,全程低温操作也有助于稳定蛋白间的相互作用及蛋白活性。

2. 抑制剂的选择 裂解细胞的同时要注意蛋白降解和化学修饰基团的丢失。所有的免疫沉淀实验都应在裂解细胞时使用蛋白酶抑制剂。对于磷酸化蛋白,需要使用磷酸酶抑制剂。另外,EDTA 用于抑制裂解液中的磷酸化反应,通常使用浓度为 2mmol/L。钒酸钠抑制所有的酪氨酸蛋白磷酸酶活性,最高使用浓度可至 200μmol/L,使用前现配。氟化钠是丝氨酸、苏氨酸蛋白磷酸酶抑制剂,通常使用浓度为50mmo/L。DTT 可以阻止新暴露的半胱氨酸形成二硫键,从而阻止蛋白聚集,在整个免疫沉淀过程中使用,必须现用现配。此外,还可使用蛋白酶体抑制剂,如 MG132 等。

3. 细胞裂解操作 为减少蛋白降解和变性,裂解细胞必须在冷室或冰上进行,所有液体和用具都需要预冷。细胞裂解时间一般 20 分钟即可,每个 35mm 培养皿的细胞用 0.25~0.3ml 裂解液,这个比例可保证背景较低。裂解后的离心应使用自动低温离心机。

4. 抗体的选择和使用 并非所有的抗体都可以用于免疫沉淀,需要在实验中尝试。购买商品化抗体应询问其是否适用于免疫沉淀。为了获得最强的信号,最好加入过量的抗体,如果裂解液过多,抗体不能完全结合,将会导致背景增强。

5. 常见问题及解决方法 由于蛋白间相互作用属于弱结合,且可能只有少部分处于结合状态,所以检测的敏感度和特异性都不十分理想。免疫共沉淀实验需要耐心和技巧,往往需要多次摸索才能找得到理想信号的条件。

(1)未检测到目的蛋白或蛋白很少

1)样品被蛋白酶降解:添加蛋白酶抑制剂,所有操作保持 4℃以下冰上操作并防止反复冻融。

2)抗体浓度太低:调整抗体浓度,必要时设立浓度梯度,摸索最佳浓度。

3)抗抗体亲和力太低:选用适合于 IP 和/或 IB 的相应抗体。

4)IP 抗体未与 agarose 珠子结合:选用适合于 IP 的相应珠子,正确保存,防止变质或干燥。

5)裂解液严谨度太高:改用低严谨度裂解液。

(2)目的蛋白高背景

1)非特异蛋白结合:在无血清培养液中裂解细胞,在免疫沉淀前用 protein(G/A)珠子预洗,免疫沉淀后增加漂洗次数和严谨度(高盐或去垢剂)。

2)裂解液严谨度太低:改用高严谨度裂解液。

3)实验仪器或液体被污染:使用洁净的仪器或液体。

4)转移膜上的非特异吸附:戴手套,用镊子夹取,不要接触膜转移面。

(五)在寄生虫学研究中的应用

免疫共沉淀-质谱联用技术是筛选互作蛋白的有效方法,在寄生虫学科学研究中得到越来越广泛的应用。其可用于寄生虫入侵机制、寄生虫及虫源性分子与宿主相互作用、寄生虫病诊断标志研发等科学研究中。如,赵焕之等人利用免疫共沉淀技术筛选出与柔嫩艾美球虫钙依赖蛋白激酶 3(*Eimeria tenella* calcium-dependent protein kinase 3,EtCDPK3)相互作用的蛋白,并通过质谱定性鉴定分析,初步筛选出6 个可能与 EtCDPK3 互作的蛋白。研究结果为后续进一步深入研究 EtCDPK3 在钙离子信号通路中是如何将信号传递给下游效应分子,介导虫体入侵宿主细胞的分子机制奠定基础。在机会致病性原虫微孢子虫的入侵机制研究中发现,胞原质表面蛋白 1(*Encephalitozoon hellem* sporoplasm surface protein 1,EhSSP1)通过与宿主相互作用促进微孢子虫入侵宿主细胞,通过免疫共沉淀联合蛋白质质谱检测技术证实,EhSSP1 可通过与宿主细胞中电压依赖阴离子通道蛋白 VDAC1、VDAC2 和 VDAC3 相互作用,进而增强其侵袭能力。朱兴全团队建立了大片吸虫感染水牛模型,收集不同感染时间点水牛的外周血,并通过免疫共沉淀-LC-MS/MS 质谱联用技术筛选出外周血中与大片吸虫排泄分泌抗原相互作用的蛋白,该工作为后续研究大片吸虫排泄分泌抗原与宿主相互作用机制奠定了基础。另有研究通过建立华支睾吸虫、肝片形吸虫以及日本血吸虫感染家兔模型，分别收集感染后的兔血清，通过免疫共沉淀分别获得与华支睾吸虫排泄分泌抗原 ESPs 相互作用的蛋白。进一步通过质谱定性鉴定分析，筛选出华支睾吸虫阳性血清中特异性的相互作用蛋白，在这些特异性蛋白中，仅有 Dyneinlightchain-1、Dyneinlightchain-2 和 Myoferlin 三个蛋白在华支睾吸虫感染后 7 天、14 天、35 天和 77 天的兔血清中均有表达。因此，这三个蛋白可作为华支睾吸虫病的血清学诊断标志。

（张蓓蓓）

五、蛋白质拽拉（pull-down）技术

蛋白质 pull-down 技术是一种在体外研究蛋白质之间相互作用的方法，即利用固相化的、已标记的诱饵蛋白或标签蛋白（生物素、PolyHis 或 GST），从多种蛋白质混合液中钓出与之相互作用的猎物蛋白。目前这个技术主要有两方面应用：证明两个已知蛋白的相互作用，或者筛选与已知蛋白相互作用的未知蛋白。GST 作为融合标签可以辅助诱饵蛋白的表达、纯化以及固定化，既经济又方便有效，因而 GST pull-down 得到了广泛的应用。

（一）原理

利用 GST 对谷胱甘肽偶联磁珠的亲和性，将与 GST 融合的诱饵蛋白固定在琼脂糖磁珠上，加入待检测蛋白质混合液孵育一定时间，收集沉淀颗粒并充分洗涤去掉未结合的蛋白质，之后用 SDS-PAGE 上样缓冲液将其煮沸进行 SDS-PAGE 分离，再用相应的抗体分别检测诱饵蛋白和猎物蛋白，或者通过割胶、质谱分析确定猎物蛋白。该实验还需要使用 GST 作为阴性对照进行平行实验。

GST 融合的诱饵蛋白一般在原核体系大肠杆菌中表达，当分析的蛋白质涉及翻译后修饰时则需要通过哺乳动物细胞表达体系获得。如果实验目的是研究诱饵蛋白与未知蛋白质的相互作用，分析的蛋白质混合液通常为细胞裂解液，通过银染或放射自显影检测到未知的猎物蛋白后，进行质谱分析确定蛋白质性质。如果研究的是两个已知蛋白质间的相互作用，则猎物蛋白既可以是单独表达纯化的蛋白质，也可以是表达猎物蛋白的真核细胞裂解液，用猎物蛋白特异的抗体进行检测。为了避免抗体的限制，通常在猎物蛋白上加上 Flag 或 His 等标签，用标签的特异抗体进行检测。

（二）试剂材料

1. 实验仪器　离心机、超声破碎仪、电泳仪、离心管、EP 管、各种型号枪头。

2. 试剂

（1）PBS（pH7.4）：137mmol/L NaCl，10mmol/L Na_2HPO_4，2.7mmol/L KCl，2mmol/L KH_2PO_4。

（2）modified RIPA buffer：50mmol/L Tris-HCl（pH7.4），1% NP-40，0.25% 去氧胆酸钠，150mmol/L NaCl，1mmol/L EDTA，1mmol/L PMSF，1mmol/L Na_3VO_4，1mmol/L NaF，抑蛋白酶肽、亮抑酶肽、胃蛋白酶抑制剂各 1g/ml。

（3）2× 上样缓冲液：0.125mmol/L Tris-HCl pH 6.8，4% SDS，20% 甘油，10% 巯基乙醇，0.004% 溴酚蓝。

（4）Elution Buffer（GST）：50mmol/L Tris-HCl（pH8.0），10mmol/L 还原型谷胱甘肽。

（5）Wash Buffer（His）：20mmol/L TrisH-Cl（pH8.0），150mmol/L NaCl，20mmol/L 咪唑。

（6）Elution Buffer（His）：20mmol/L Tris-HCl（pH8.0），300mmol/L NaCl，500mmol/L 咪唑。

（7）PMSF：工作浓度 0.1~1mmol/L，储存浓度 100mmol/L，将 PMSF 0.174g 溶于 10ml 无水乙醇并混匀，-20℃保存。

（8）谷胱甘肽琼脂糖凝胶（镍离子琼脂糖凝胶）。

（三）实验步骤

1. GST-A 融合蛋白的表达

（1）活化冻存菌种 GST 和 GST-A：按 1∶50 比例将表达蛋白的冻存菌液加入 5ml LB（Amp^+）培养基中，37℃，200r/min 培养过夜。

（2）将过夜培养物按 1∶100 比例接入 200ml LB（Amp^+）培养基中，220r/min，30℃培养至 OD_{600}=

0.4~0.6。

（3）以预实验确定的最佳 IPTG 浓度、时间和温度诱导表达靶蛋白。

（4）诱导适当时间后，4℃，5 000r/min 离心 10 分钟后弃上清液（该步沉淀可保存在 -80℃）。

（5）重悬沉淀：每 10ml 菌液沉淀用 1ml PBS 重悬，并加入 PMSF。

（6）冰上超声沉淀重悬液：间隔 5 秒超声至悬液透明（一般可溶性蛋白：10ml 菌液沉淀用 1ml PBS 重悬液超声 6~9 分钟可透明）。

（7）12 000r/min，4℃离心 10 分钟，将上清转移至新的离心管，加 DTT 至终浓度 1mmol/L。

2. GST-A 融合蛋白的纯化

（1）在新鲜制备的裂解液上清液中加入适量体积的 50% Glutathion Sepharose 4B，4℃缓慢摇动，反应 30~60 分钟。

（2）3 000r/min，4℃离心 3 分钟，弃上清液，该 Sepharose 上结合了 GST-A 融合蛋白。

（3）在管中加入预冷的 200μl PBS（沿壁加入，小心勿剧烈，以免打断珠子与蛋白的连接），轻晃悬浮珠子，将 Sepharose 洗涤一次，3 000r/min，4℃离心 3 分钟，弃上清液。

（4）重复洗涤 3 次（最后一次以小枪头吸净珠子表面液体，吸净但不吸走珠子），即获得结合有 GST-A 融合蛋白的 Sepharose。

（5）加入适量体积 Elution Buffer（GST），不必吹打，晃动洗脱蛋白。3 000r/min，4℃离心 5 分钟，吸净上清液，GST-A 融合蛋白即在上清中；如果用于检测，在 Sepharose 加入 15~20μl 1×上样缓冲液，于沸水中煮 5~10 分钟。12 000r/min 离心 5 分钟，取上清液做 SDS-PAGE 和 Western blot 检测。

3. B 蛋白的制备

（1）His-B 融合蛋白的原核表达与纯化：

1）活化冻存菌种 His 和 His-B：按 1∶50 比例将表达蛋白的冻存菌液加入 5ml LB（Amp⁺）培养基，37℃，200r/min 培养过夜；将过夜培养物按 1∶100 比例接入 200ml LB（Amp⁺）培养基，220r/min，37℃培养至 OD_{600}=0.4~0.6。

2）以预实验确定的最佳 IPTG 浓度、时间和温度诱导表达靶蛋白；诱导适当时间后，4℃，5 000r/min 离心 10 分钟后弃上清液（如需要该步沉淀能保存在 -80℃）。

3）重悬沉淀：每 10ml 菌液沉淀用 1ml PBS 重悬，并加入 PMSF；冰上超声沉淀重悬液：间隔 5 秒超声至悬液透明（一般可溶性蛋白 10ml 菌液沉淀用 1 ml PBS 重悬液超声 6~9 分钟可透明）；12 000r/min，4℃离心 10 分钟，将上清液转移至新的离心管，加 DTT 至终浓度 1mmol/L。

4）在新鲜制备的裂解液上清液中加入适量体积的 Ni-NTA 珠子，4℃缓慢摇动，结合 30~60 分钟；3 000r/min，4℃离心 5 分钟，弃上清液。

5）在管中加入预冷的 200μl Wash Buffer（沿壁缓慢小心加入，以免打断珠子与蛋白的连接），轻晃悬浮珠子，将珠子洗涤 1 次，3 000r/min，4℃离心 3 分钟，弃上清液；重复步骤洗涤三次（最后一次以小枪头吸净珠子表面液体，吸净但不吸走珠子），即获得结合有 His 融合蛋白的 Ni-NTA。

6）加入适量体积 Elution Buffer（His），不必吹打，晃动洗脱蛋白。3 000r/min，4℃离心 5 分钟，吸净上清液，His-B 融合蛋白即在上清液中；如果用于检测，取 10μl 样品，加入 10μl 1×上样缓冲液，于沸水中煮 5~10 分钟；12 000r/min 离心 5 分钟，取上清液做 SDS-PAGE 和 Western blot 检测。

（2）（HA/Myc/Flag）-B 融合蛋白的真核表达

1）将编码 B 蛋白的 ORF 克隆到编码标签蛋白（如 HA/Myc/Flag）的真核表达载体上，进行细胞转染。

2）转染后 36~48 分钟，取出细胞，用预冷 PBS 洗 2 遍。

3）加入适量体积 1×RIPA（含 PMSF）buffer 中，于冰上或 4℃裂解细胞 10~30 分钟。

4）12 000r/min，4℃离心 5 分钟，取上清液保存在 -80℃或进行下一步实验。

4. 体外蛋白的结合

（1）将结合有 GST-A 融合蛋白的 Sepharose 4B 悬浮在适量体积缓冲液中，加入 20~30μl 含有 B 蛋白的溶液（原核表达或真核表达产物），同时采用结合有 GST 蛋白的 Sepharose 作为阴性对照。

（2）在水平摇床上 4℃ 晃动 4~8 小时。

（3）3 000r/min，4℃ 离心 3 分钟，弃上清液（注意不要扰动底层的 Sepharose）。

（4）加入预冷的 200μl 缓冲液对 Sepharose 进行洗涤，沿壁加入，不要直接冲 Sepharose，随后轻柔晃动，使 Sepharose 重悬即可。

（5）3 000r/min，4℃ 离心 3 分钟，弃上清液（注意不要扰动底层的 Sepharose）。

（6）重复步骤 5 三次。

（7）吸干 Sepharose 上面的液体后，加入 20~30μl 1×上样缓冲液，沸水浴 4 分钟，冻存于 -20℃ 备用。

（8）通过 SDS-PAGE 和 Western blot 检测蛋白 B。

（9）结果分析：GST pull-down 验证 A 蛋白与 B 蛋白相互作用，GST-A 融合蛋白作为诱饵蛋白，His-B 融合蛋白作为猎物蛋白，GST 蛋白作为阴性对照，经 SDS-PAGE 分离后，用抗 His 单克隆抗体进行 Western blot 分析，结果表明通过用 GST-A 融合蛋白进行 pull-down 可以将 His-B 融合蛋白拽拉下来，说明 A 蛋白和 B 蛋白存在特异的相互作用，而不是与 GST 之间的非特异作用（图 40-9）。

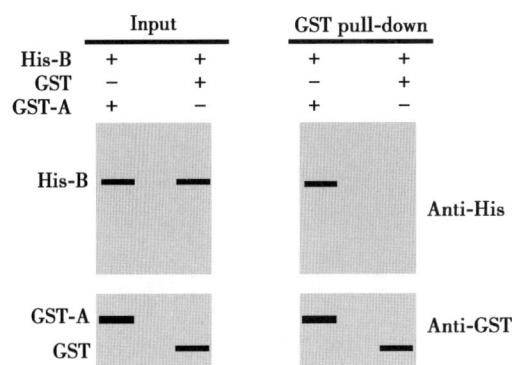

图 40-9　证明 A 蛋白与 B 蛋白相互作用的 GST pull-down 结果示意图（原图）

（四）注意事项及问题解析

1. **高纯度的 GST 融合蛋白能够减少实验的假阳性**　由于高纯度的融合蛋白能减少实验结果的假阳性，因此获得高纯度的融合蛋白对于 GST pull-down 实验结果分析具有重要的作用。同时，为了能够最大限度地保证融合蛋白原有的生物学活性，一般在获取融合蛋白时倾向于可溶性融合蛋白，因此获得高纯度的可溶性蛋白很关键。对于可溶性蛋白的获得条件主要有：载体的选择、可溶性蛋白表达条件的选择、诱导温度、诱导时间、诱导物的浓度。

2. **GST 标签质量控制**　GST 标签虽然不会对下游蛋白的折叠和功能造成影响，促进重组蛋白的可溶性表达，但是 GST 标签可能会影响蛋白的正确折叠，因此对融合蛋白进行质量控制，会使实验结果更加可靠。

3. **核酸酶的影响**　在实验中，有时会加入核酸酶来消除可能桥接到蛋白上的 DNA 和 RNA，也有可能会导致蛋白间的相互作用。

4. **检测不到特异性相互作用的目的蛋白条带**　无法检测到特异性结合到标签蛋白上的目的蛋白条带的原因可能有：洗涤强度过大，丢失了结合不够紧密的结合蛋白；标签蛋白或被筛选蛋白已降解；蛋白的相互作用需要其他辅助因子等。GST 融合蛋白或待测蛋白浓度过低也会因为不能有效地将目的蛋白进行富集而出现阴性结果。当敏感度受到限制时，可以考虑使用 ^{35}S 示踪蛋白来提高检测的敏感性。

5. **背景过高**　非特异性结合的蛋白会影响到实验者对实验结果的观察，这往往需要增强洗涤条件，如增加洗涤时间及次数，提高盐离子和去垢剂浓度。也可以在结合过程中加入 1% BSA 或 0.5% NP-40 以降低背景。同时，可以考虑减少亲和层析介质的使用。GST-融合蛋白或待测蛋白浓度过高，也会增加背景信号。

（五）在寄生虫学研究中的应用

蛋白质 pull-down 技术是一种体外筛选相互作用蛋白的有效方法。目前在寄生虫学科学研究中得到广泛的应用。如，弓形虫的 MIC8 蛋白是弓形入侵的必备分子，而醛缩酶可参与虫体的代谢与入侵。研究人员采用 GST pull-down 技术从弓形虫的裂解液中筛选出 MIC8C 端胞内区及羧基端胞质尾（C-terminal cytosolic tail domain of microneme protein 8，MIC8CTD）的作用蛋白醛缩酶，提供了 MIC8CTD 与醛缩酶作用的体外证据，阐明了弓形虫入侵的具体分子机制。郑葵阳团队通过体外纯化表达华支睾吸虫虫源性分子 HscB（Molecular chaperones HscB，HscB）的 GST 融合蛋白，体外 pull-down 实验发现 HscB 是 Toll 样受体 2（Toll-like receptor 2，TLR2）的配体。基于此，进一步研究发现 CsHscB 通过活化 TLR2，促进

IL-10 的分泌表达,发挥免疫抑制的作用。另有研究通过 GST pull-down 技术证实华支睾吸虫虫源性分子 CssPLA2 是跨膜 7 超家族成员 3(transmembrane 7 superfamily member 3,TM7SF3)的配体,细胞实验证实 CssPLA2 活化受体 TM7SF3 后促进肝星状细胞的活化。季旻君团队通过 His pull-down 实验证实日本血吸虫虫源性分子 Sjp40 可与 FL83B 细胞(一种肝细胞来源细胞系)脂肪生成相关蛋白 CD36 相互作用。进一步研究阐明 Sjp40 通过与 CD36 相互作用,抑制 miRNA 和 AMPK 信号通路,从而抑制了肝细胞脂肪生成。因此,Sjp40 具有治疗肥胖相关性脂肪肝的潜在价值。

基于蛋白质 pull-down 技术在体外探讨蛋白与蛋白之间的相互作用是研究寄生虫入侵机制、寄生虫及虫源性分子与宿主相互作用的关键技术和基本手段。但蛋白质 pull-down 的实验结果并不能完全真实的反应生理条件下蛋白质之间的相互作用,需要在活体细胞及动物中进一步验证。

(张蓓蓓)

六、荧光共振能量转移技术(FRET)

荧光共振能量转移(fluorescence resonance energy transfer,FRET)技术是近几十年发展而来的研究蛋白质、糖类、核酸等生物大分子的结构和功能技术。该技术是目前用于研究蛋白质生物大分子相互作用的一项较新的技术,被喻为"光学分子尺",具有操作简便、分析快速、选择性好、灵敏度高、无污染或污染小等优点。

(一)原理

荧光共振能量转移是距离很近的两个荧光分子间产生的一种能量转移现象。当供体荧光分子的发射光谱与受体荧光分子的吸收光谱重叠,并且两个分子的距离在 10nm 范围以内时,就会发生一种非放射性的能量转移,即 FRET 现象,使得供体的荧光强度比它单独存在时要低得多(荧光淬灭),而受体发射的荧光却大大增强(敏化荧光)。一般来讲,FRET 程度与供、受体分子的空间距离紧密相关,一般为 7~10nm 时即可发生 FRET;随着距离延长,FRET 呈显著减弱。

常用的 FRET 配对荧光基团有:CFP(青色荧光蛋白)-YFP(黄色荧光蛋白)、CFP-DsRed(红色荧光蛋白)、BFP(蓝色荧光蛋白)-GFP(蓝色荧光蛋白)、GFP-DsRed、YFP-DsRed、FITC(异硫氰酸荧光素)-Rhodamine(四甲基异硫氰酸罗丹明,TRITC 玫瑰红色)、YFP-TRITC 等。

(二)试剂材料

1. 细胞株、菌种和质粒　HEK293 细胞,大肠杆菌菌株(Escherichia coli,E.coli),感受态细胞 DH5α,含目的蛋白(以蛋白 Pro-A 为例)Pro-A 序列的重组载体 pCMV-Myc-Pro-A 和目的蛋白 Pro-B(以蛋白 Pro-B 为例)序列的重组载体 pCMV-Myc-Pro-B;编码 DsRed 的质粒载体 pDsRed-N1 和编码 GFP 的质粒载体 pGFP-N2。

2. 试剂和仪器　pMD18-T 载体试剂盒;各种分子生物学操作所用限制性工具酶类,商品化的质粒提取试剂盒、胶回收试剂盒、PCR 产物纯化试剂盒、细菌培养基、DMEM 培养基、转染剂 Lipofeta mine 3000、限制性内切酶、T4DNA 连接酶、DNA 高保真聚合酶;倒置荧光显微镜,配备 CFP(BP436/25,FT455,BP480/40)、YFP(BP500/25,FT515,BP535/30)、CFP-YFP-FRET(BP436/25,FT455,BP535/30)滤光片,AxioVisionFRET4.6 软件;PCR 仪;UVP 凝胶成像系统;台式高速低温离心机;水平电泳仪;TGreen 切胶仪;金属浴;二氧化碳培养箱;生物安全柜。

(三)实验步骤

以研究蛋白 A(Pro-A)和蛋白 B(Pro-B)相互作用为例:

1. 引物设计　分别根据 pCMV-Myc-Pro-A、pDsRed1-N1、pCMV-Myc-Pro-B、pGFP-N2 质粒序列设计、合成引物,并插入相应限制性内切酶位点。

2. 构建 Pro-A-DsRed、Pro-B-GFP 的重组质粒　分别以 pCMV-Myc-Pro-A 和 pCMV-Myc-Pro-B 模板进行 PCR 常规扩增,分别获得相应大小的 DNA 片段;根据 pMD18-T 载体试剂盒的操作步骤,将上述 PCR 产物连接到 pMD18-T 载体中,利用同一限制性内切酶分别酶切含目的基因 A 的 pMD-T-Pro-A 载体和红色荧光蛋白表达载体 pDsRed-N1,用 PCR 产物纯化试剂盒进行切胶回收,利用 T4 DNA 连接酶分别连接胶回收产物（16℃，1小时），构建 pPro-A-DsRed 的重组质粒。将该质粒转至致敏的感受态大肠杆菌 DH5α 后，进行单菌落挑菌并进行 PCR 扩增，提取质粒并进行酶切鉴定，将鉴定后的酶切产物送测序公司进行测序确认。pPro-B-GFP 重组质粒构建步骤同 pPro-A-DsRed。

3. 细胞培养和转染　HEK293T 细胞用含 10% FBS 的 DMEM 培养基，于 37℃ 5% CO_2 培养箱中培养，待细胞长至 50%~70% 时，消化传代，按照 2×10^5 接种 HEK293 细胞至铺有盖玻片（经多聚赖氨酸处理）的 6 孔板中，待细胞长至 90% 融合时，运用 Lipo3000 转染试剂盒共转染 p-Pro-A-DsRed 和 pPro-B-GFP、以及 p-Pro-A-DsRed、pPro-B-GFP 单独分别转染作为对照组，同时，设置空载体作为空白对照。

4. 荧光成像及 FRET 检测转染　48 小时后，取出盖玻片，以 90% 甘油封片，将其置于载玻片上，分别以 488nm（检测 EGFP 的绿色荧光）和 588nm（检测 DsRed 的红色荧光）为激发波长，在激光共聚焦显微镜（Zeiss LSM510 META）下观察到融合蛋白 p-Pro-A-DsRed 和 pPro-B-GFP 共定位表达。

根据 FRET 的受体光漂白检测技术原理，如果代表供体（EGFP）和受体（DsRed）两个荧光蛋白存在相互作用，蛋白间的距离应该小于 10nm 之内，当选择性漂白受体蛋白的荧光时，供体蛋白的荧光强度会增加；供体的荧光强度在受体荧光漂白前后可以直接进行测量获得［分别用 $I_{D(pre)}$ 和 $I_{D(post)}$ 表示］，故能量转移率（E）可以通过计算公式获得：$E=1-[I_{D(pre)}/I_{D(post)}]$（公式 1）。因此，如果对 Pro-A-DsRed 的荧光采用 558nm 波长进行光漂白，测得 Pro-B-EGFP 的进行光漂白，$I_{D(pre)}/I_{D(post)}$，得出 FRET 效率。同时，根据 FRET 能量转移率与供、受体间距（R）的 6 次方之间的另外 1 个计算公式：$E=1/1+(R+R_0)^6$（公式 2），其中 R 代表受检蛋白间的距离，R_0 为 Foster 距离，此处 EGFP 和 DsRed $R_0=4.7\mu m$，从而根据实验中的原始数据计算得出 Pro-A 与 Pro-B 间的能量转移率和作用距离（图 40-10）。

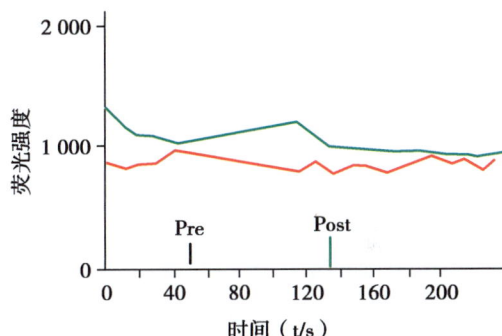

图 40-10　供体、受体荧光强度变化折线图
（引自　袁顺宗等）

（四）注意事项

1. 荧光基团即供体的发射光谱，必须与受体分子的吸收光谱重叠。
2. 供体和受体吸收偶极子在方向上不得相互垂直。
3. 供体和受体分子相互间必须维持在 10nm 以内。
4. 足够长的荧光寿命。

（五）在寄生虫学研究中的应用

1. FRET 技术研究布氏锥虫虫体蛋白结构　该研究运用 FRET 技术发现布氏锥虫特异性蛋白 P34 和核糖体蛋白 L5 相互结合形成复合物，并证实该复合物在维持布氏锥虫 5SrRNA 的稳定性中发挥重要作用。该研究首先在体外构建含有不同荧光蛋白的 eYFP-P34 和 Cerulean-L5 表达质粒，将该质粒电转至大肠杆菌 M15 进行过表达，将过表达的融合蛋白进行常规纯化，并进行鉴定，随后将这两种带荧光基团的融合蛋白进行 FRET，以验证两种蛋白是否存在相互作用，以及相互作用位点。研究发现 P34 和 L5 蛋白存在相互作用，并且发现 P34 蛋白分子的 N 端 APK 富集区和 RNA 识别区可与 L5 蛋白分子的 L18 domain 区进行结合，从而为后续研究相关抗布氏锥虫药物靶点提供了实验依据。

2. FRET 技术在疟原虫疫苗研发中的应用　阻断传播型疟疾疫苗（Transmission-blocking vaccines，TBV）是疟原虫疫苗研发中的一个重点研究方向，其中 Pfs25 和 Pfs230 是非常有疫苗前景的两种虫体抗原，但如何提高这两种抗原的疫苗效果，一直是该研究领域的研究热点。研究人员在体外表达 Pfs230 和 Pfs25 的基础上，进一步与佐剂钴卟啉磷脂/单磷酰磷脂 A 微球混合形成具有二聚物的二价疫苗以提高其免疫效果。为此，运用 FRET 进一步研究该聚合物疫苗在血清中的稳定性和结合动力学。首先运用不同的荧光蛋白对 Pfs230（DY-405-Pfs230）和 Pfs25（DY-490-Pfs25）分别进行标记，然后与钴卟啉磷脂/单磷酰磷脂 A 微球混合形成聚合物，运用 FRET 技术观察该微球混合物能否聚合形成二聚体结构。研究发现该微球聚合物可以发生荧光能量共振转移，提示这两种虫体抗原可稳定结合在微球蛋白分子上，且可在血清中稳定存在长达 14 天。

（颜　超）

七、免疫荧光共定位技术

免疫荧光共定位技术是一种重要的荧光分析方法。它是基于免疫荧光技术发展而来的一种染色技术,其本质是分析不同荧光标记的蛋白(这两种荧光必须有独立的发射波长)在空间中是否存在重叠,从而判断这两种蛋白是否处于同一区域,即在同一像素上是否"恰巧"出现了两种不同的荧光分子。

（一）原理

免疫荧光(immunofluorescence,IF)技术是一种基于抗原-抗体反应而发展出的一种免疫学检测技术,该技术以荧光素作为显色标记物,与已知的抗体(或抗原)结合制成荧光标记物,产生荧光信号,最终用这种荧光抗体(或抗原)作为分子探针检查细胞或组织内的相应抗原(或抗体)。荧光信号可使用荧光显微镜进行观察,荧光素受激发光的照射而发出不同颜色的光,可以直接观察到呈现特异荧光的抗原抗体复合物及其存在部位。该方法将抗原抗体反应的特异性和敏感性与显微示踪的精确性相结合,能够定位检测分析微量生物免疫活性物质,具有敏感性高、特异性较强、精确性较高的特点,适用于检测组织内、细胞表面以及细菌等病原微生物等蛋白表达的免疫学相关实验技术。

随着荧光标记技术的推广和应用,多色谱通道、可标记不同分子的共定位技术孕育而出,荧光共定位技术(colocalization)是免疫荧光技术的一种具体应用,它可在不需要裂解组织的情况下原位鉴定不同分子间是否有潜在的相互作用。需要指出的是,免疫荧光共定位分析只能间接地说明两个蛋白处于同一区域,但不是两种蛋白有相互作用的直接证据。

常见的免疫荧光标本主要有组织、细胞和病原体三大类。按不同种类标本可制作切片、涂片或印片等:

1. 组织材料可制备成冷冻切片或石蜡切片,冷冻切片因能较好地保持组织的抗原性且操作简单而使用较广泛。制作方法是取新鲜组织适量,使用冰冻切片机于-25℃切片,切片厚度越薄越好,切好后室温干燥,冷冻切片最好在制成后立即使用。

石蜡切片因为操作烦琐,固定作用破坏组织或细胞抗原性而增强自发荧光及非特异荧光,导致非特异性染色较强、结果不稳定等问题,现已较少应用。切片的制作与常规石蜡切片相同。组织取材时,需去除脂肪或其他干涉抗原抗体反应的物质。

组织标本也可制成印片,方法是用洗净的玻片轻压组织切面,使玻片粘上 1~2 层组织细胞。

2. 细胞培养法一般用盖玻片在组织培养板(例如 24 孔)内或在载玻片上培养,培养数天后取出,干燥、固定、水洗后备用。

3. 涂片法培养的细胞或细菌、血液、组织液等进行免疫荧光检查时可制成涂片,涂片应薄而均匀,涂片时用力应柔和均匀,避免破坏结构。涂片或印片制成后应迅速吹干(可用吹风机或电风扇冷风吹干),以甲醇或丙酮固定、封装,立即使用或置于-10℃冰箱内保存。标本切片或涂片要求尽量薄而均匀,以利抗原抗体充分接触,染色均匀。

固定除了可使组织固定于玻片外,还可协助抗原抗体复合物形成,例如可把脂质溶解,使抗原、抗体较易反应。一般用 100% 甲醇在室温作用 2 分钟,或丙酮于-20℃下 10 分钟固定微生物抗原及病毒。

封片剂必须无自发荧光,无色透明,且荧光的亮度在 pH 8.5~9.5 时较亮,所以,常用甘油和 0.5mol/L pH 9.0~9.5 的碳酸盐缓冲液的等量混合液作封片剂。

（二）试剂材料

荧光显微镜、石蜡切片机、冰冻切片机、PHY-Ⅲ病理组织漂烘仪、HH-1 恒温水浴锅、BMJ-B 包埋机、病理组织切片机、移液器、抗蛋白 A 的抗体(一抗)、抗蛋白 B 的抗体(二抗,来源要求与 A 不同种属来源)、具有不同荧光基团的二抗(分别抗 A 和 B 来源种属)、抗荧光衰减封片剂。

（三）实验步骤

本步骤以冰冻切片或石蜡切片为例,染色步骤如下:

1. **冰冻切片**　将冰冻包埋剂滴加在冻台上快速冷冻 10 分钟,取出新鲜肝脏组织放于冻台中央,再次滴加冰冻包埋剂快速冷冻 10 分钟。将冻台置于切片架上,25μm 开始修片,将片修至完全暴露组织之后,调整切片厚度,改为 10μm 切片,切好的组织贴于防脱玻片上,玻片置于−20℃冰箱备用。

2. **石蜡切片**　用切片机将包埋好的蜡块先用 10μm 进行修片,然后采用 4μm 进行连续切片,将切好的组织置于摊片机中进行展片,用疏水玻片捞起已经展平的组织,置于 60℃烘箱 1 小时,可直接进行后续实验或置于−20℃保存备用。

3. **烘片**　(冰冻切片不需要此步骤)取石蜡切片置于 60℃烘箱 30 分钟。

4. **脱蜡**　(冰冻切片不需要此步骤)将切好的切片置于切片架,整体放于二甲苯Ⅰ中浸泡 10 分钟,取出后置于二甲苯Ⅱ中浸泡 10 分钟,梯度乙醇处理:100% 乙醇中浸泡(5 分钟)、90% 乙醇中浸泡(2 分钟)、80% 乙醇中浸泡(2 分钟)、70% 乙醇中浸泡(2 分钟)、双蒸水中浸泡(2 分钟)。

5. **微波修复**　将枸橼酸盐缓冲液倒入抗原修复盒中,使用微波炉高火加热 5 分钟至沸腾,取出后冷却至 95℃左右将切片放入抗原修复盒中,小火加热 10 分钟。将抗原修复盒取出自然冷却至室温。将玻片从抗原修复盒取出,放于 1×PBS 中振荡洗涤 3 遍,每遍 5 分钟。

6. **封闭**　取 5% BSA 进行样本组织封闭,室温孵育 30 分钟。

7. **孵育一抗 A**　甩去封闭液,用组化笔将组织画圈,目的防止抗体外溢,节约抗体的使用。滴加按说明书稀释(Rictor 稀释比为 1∶100)后的一抗 A(对照组滴加 1% BSA)覆盖于组织上,置于湿盒中,4℃过夜,于第二天取出玻片,目的是回收抗体。也可以 37℃孵育 2 小时,抗体不可回收利用,取出玻片,置于 1×PBS 中振荡洗涤 3 次,每次 5 分钟。

8. **孵育一抗 B**　步骤同 7 孵育一抗 A,孵育后,回收一抗 B,将切片置于 1×PBS 中振荡洗涤 3 次,每次 5 分钟。

9. **孵育二抗**　甩净一抗,将玻片放于 1×PBS 中振荡洗涤 3 遍,每遍 5 分钟。滴加稀释好的不同荧光(如异硫氰酸荧光素标记经激光激发后显示绿色荧光、TMRITC 或 RB200 经激光激发后显示红光)的二抗(避光)分别覆盖于组织上(稀释比为 1∶500),将玻片置于湿盒中,室温孵育 1 小时。取出玻片置于 1×PBS 中振荡洗涤 3 次,每次 5 分钟。

10. **核染色**　按照说明书稀释 DAPI,滴加于切片组织上,将玻片置于湿盒中,室温 5 分钟。放于 1×PBS 中振荡洗涤 3 遍,每遍 5 分钟。用防淬灭剂的试剂封片,镜下观察拍照。

(四)结果观察与分析

在荧光显微镜或激光共聚焦显微镜观察,针对不同颜色的二抗采用相对应的激发光,各样本间曝光时间保持一致,运用 Image Proplus 软件定量分析。

(五)注意事项及问题解析

1. **标本处理时的注意事项**

(1)载玻片:载玻片厚度应在 0.8~1.2mm 之间,太厚的玻片,一方面光吸收多,另一方面不能使激发光在标本上聚集。载玻片必须清洁。

(2)盖玻片:盖玻片厚度在 0.17mm 左右,光洁。为了加强激发光,也可用干涉盖玻片,这是一种特制的表面镀有若干层对不同波长的光起不同干涉作用的物质(如氟化镁)的盖玻片,它可以使荧光顺利通过,而反射激发光可激发标本荧光。

(3)标本:组织切片或其他标本不能太厚,如组织太厚、会使细胞重叠或杂质掩盖,影响结果判断,此外,激发光大部分消耗在标本下部,而物镜直接观察到的上部不能充分激发而导致荧光强度减弱或产生假阴性。

2. **荧光显微镜使用过程的注意事项**

(1)按照荧光显微镜出厂说明书要求进行操作,不要随意改变程序。

(2)若在暗室中进行检查,进入暗室后,接上电源,点燃超高压汞灯 5~15 分钟,待光源发出强光稳定后,眼睛完全适应暗室,再开始观察标本。

(3)防止紫外线对眼睛的损害,在调整光源时应戴上防护眼镜使用防护罩。

（4）检查时间每次以 1~2 小时为宜,超过 90 分钟,超高压汞灯发光强度逐渐下降,荧光减弱;标本受紫外线照射 3~5 分钟后,荧光也明显减弱;所以,最多不得超过 2~3 小时。

（5）荧光显微镜光源寿命有限,标本应集中检查,以节省时间,保护光源。

（6）标本染色后立即观察,因时间久了荧光会逐渐减弱。若将标本封于容器内冰箱中 4℃保存,可延缓荧光减弱时间,防止封片剂蒸发。

（六）在寄生虫学研究中的应用

1. 运用免疫荧光共定位技术研究恶性疟原虫中自噬小体 PfATG8 的表达及定位　研究显示疟原虫 ATG8（PfATG8）可能与其顶质体的形成有关。通过构建 GFP-PfATG8 恶性疟原虫虫株,运用荧光显微镜检测发现 PfATG8 在疟原虫红内期各期均表达。进一步运用共聚焦显微镜发现 pfATG8 蛋白可与特异性示踪顶质体 marker ACP-GFP 蛋白共定位,提示 PfATG8 在恶性疟原虫顶质体形成密切相关。

2. 运用免疫荧光技术研究恶性疟原虫 Pfmu1 的表达及定位　恶性疟原虫接头蛋白（adaptor protein,AP）参与疟原虫高尔基/内质网转运。首先用 GFP 融合构建物进行活细胞成像,并固定虫体进行免疫荧光分析,以观察恶性疟原虫 AP-1 蛋白 μ 亚基（Pfmu1）的动态表达与定位。研究发现,恶性疟原虫滋养体 Pfμ1 表现出与一些高尔基/内质网标记相似的动态定位,提示 Pfmμl 在高尔基/内质网定位,与内质网蛋白转运密切相关。

（颜　超）

八、噬菌体展示技术

噬菌体展示技术是一项新兴的分子生物学技术,其将基因型和表现型有效的联系在一起。目前,主要有丝状噬菌体展示系统、λ 噬菌体展示系统、T4 噬菌体展示系统和 T7 噬菌体展示系统。他们可以有效地将外源蛋白展示在噬菌体的表面。随着噬菌体展示技术的不断发展,其已广泛应用于新型疫苗的研制、酶抑制剂的筛选、医学诊断和治疗、多肽药物的开发、蛋白质相互作用的研究等领域。

（一）原理

利用基因工程技术将外源 DNA 片段插入到适当的噬菌体载体上,使其编码多肽或蛋白融合表达在噬菌体表面的衣壳蛋白上,被展示的多肽或蛋白可保持相对的空间结构和生物活性。然后利用靶分子,采用生物淘洗的方法从噬菌体文库中筛选出能够结合靶分子的目的噬菌体。外源多肽或蛋白质表达在噬菌体的表面,而其编码基因作为噬菌体基因组中的一部分可以测序出来。噬菌体展示系统可以分为丝状噬菌体展示系统、λ 噬菌体展示系统、T4 噬菌体展示系统和 T7 噬菌体展示系统。

1. 丝状噬菌体展示系统　属于单链环状 DNA 病毒,编码 10 种蛋白质,与噬菌体展示有关的是 pⅢ 和 pⅧ 衣壳蛋白;pⅢ 衣壳蛋白对展示的外源多肽或蛋白质的大小无严格限制,但其拷贝数较少;pⅧ 衣壳蛋白只能融合较小的外源肽段,但它的拷贝数多,在疫苗开发上具有潜在的应用价值。

2. λ 噬菌体展示系统　可将外源序列插入噬菌体头部组装必需的 D 蛋白的氨基端或羧基端,或主要尾部蛋白 PV 的羧基端折叠区,实现外源蛋白的表面展示。λ 噬菌体可展示有活性的大分子蛋白和对宿主细胞有毒性的蛋白,适用范围广。

3. T4 噬菌体展示系统　将外源多肽/蛋白质与 T4 噬菌体的小外衣壳蛋白羧基端融合而被展示。T4 噬菌体可以在体外组装且系统容量大,拷贝数高,在分析抗原表位、受体、细胞因子等方面有较大的应用潜力。

4. T7 噬菌体展示系统　将外源基因插入到 10B 衣壳蛋白的羧基端而展示在其表面,即使插入片段内含有终止密码子,同样也可以被其表达和展示;T7 噬菌体复制速度快,克隆效率高,稳定性好,不需要辅助噬菌体进行包装,可以展示高、中、低拷贝的各种蛋白。本部分将以 T7 噬菌体展示系统为例介绍噬菌体展示技术所需的试剂材料、实验步骤、结果分析及注意事项。

（二）试剂材料

不同序列的核酸片段、EcoRⅠ/HindⅢ 接头和内切酶、DNA 连接试剂盒、T7 Select 10-3 克隆试剂盒、LB 固体培养基等。

（三）实验步骤

1. 获取不同序列的核酸片段　可以采用人工合成法、cDNA 逆转录法、DNase Ⅰ随机水解 DNA 等方法。

2. 构建含有外源核酸片段的 T7 噬菌体质粒

（1）将补平末端的外源核酸片段与 EcoR Ⅰ/HindⅢ接头、连接缓冲液、T4 多核苷酸激酶在 1.5ml 离心管中 37℃孵育 5 分钟；

（2）迅速置于冰上，加入 T4 DNA 连接酶，16℃水浴连接 16 小时；

（3）将连好接头的核酸片段于 70℃水浴加热 10 分钟，缓慢冷却至室温后，加入 10×HindⅢ缓冲液和 HindⅢ内切酶，37℃孵育 2 小时；

（4）加入 10×EcoR Ⅰ缓冲液和 EcoR Ⅰ内切酶，37℃继续孵育 4 小时；获得含有 EcoR Ⅰ/HindⅢ黏性末端的外源核酸片段；

（5）将含有 EcoR Ⅰ/HindⅢ黏性末端的外源核酸片段加入到含有 T7 Select 载体臂、10×连接缓冲液、T4 DNA 连接酶的 1.5ml 离心管 16℃连接 16 小时，获得含有外源核酸片段的 T7 噬菌体质粒。

3. T7 噬菌体的包装

（1）从 –80℃冰箱中取出包装蛋白，放置在冰上，待包装蛋白稍融化后，立即向包装蛋白中加入连接产物，用枪头搅动混合均匀，22℃孵育 2 小时；

（2）加入无菌 LB 培养基和氯仿，轻轻混合均匀，于 4℃保存备用；包装好的噬菌体为原始的噬菌体展示文库。

4. 噬菌体展示文库的鉴定　将原始文库稀释后，计算文库滴度即滴度（pfu/ml）=（噬菌斑数×稀释度）/铺板用提取物体积和文库重组率即重组率=含有插入外源核酸片段的噬菌体/噬菌体总数。

5. 噬菌体展示文库的扩增

（1）将 4℃保存的原始噬菌体文库 3 000g，离心 5 分钟，弃氯仿；

（2）取一定量的原始噬菌体文库加入到含有顶层培养基的 BLT-5403 菌液中，混匀后，立即倒入预热至 37℃的 150mm LB 平板；

（3）待顶层培养基凝固后，37℃倒置培养至噬菌斑长至大小约 1mm；

（4）每个平板加 10ml 噬菌体提取缓冲液，4℃振摇过夜；

（5）次日回收噬菌体提取缓冲液，加入 0.1‰氯仿，混合均匀，3 000g 离心 5 分钟；

（6）将上清液转移至新的离心管中并加入 1/10 体积、80% 的灭菌甘油，分装后 –80℃保存或用于后续的筛选。

6. 噬菌体展示文库的筛选（生物淘洗法）　生物淘洗法是以靶蛋白或者靶细胞为固定相，以噬菌体展示文库为流动相，经过一段时间的共孵育后，洗去未结合的游离噬菌体，然后洗脱下与靶分子特异性结合的噬菌体。洗脱下的噬菌体感染宿主细胞后经繁殖扩增，进行下一轮洗脱，经过 3~5 轮的"吸附-洗脱-扩增"，最后得到与靶蛋白具有高亲和性的噬菌体。

（四）注意事项及问题解析

1. 高质量的外源核酸片段是构建噬菌体展示文库的保证，在获取不同序列的核酸片段时，可以采用分离高纯度的信使 RNA 反转录 cDNA 或者人工合成的方式。

2. 插入外源核酸片段的长度能直接反应噬菌体展示文库所展示的多肽或蛋白的大小，对所展示的多肽或者蛋白长度有特殊要求的，可以在构建噬菌体质粒之前，将外源核酸片段按照长度进行筛选。

3. 在构建噬菌体展示文库的过程中，根据试剂盒的要求，设置阳性对照，便于在无噬菌斑长出的情况下，查找原因。

（五）在寄生虫学研究中的应用

由于噬菌体展示技术具有诸多优势，其在寄生虫病的研究和防治中得到了广泛的应用。

1. 筛选寄生虫免疫诊断分子　主要通过对寄生虫噬菌体展示文库的免疫学筛选，获得能够针对寄生虫特异性抗原的抗体所识别的多肽。

2. 筛选寄生虫抗原决定簇 主要利用噬菌体展示随机肽库筛选寄生虫抗原模拟表位。

3. 筛选寄生虫单克隆抗体 通过噬菌体抗体库技术可以快速高效的筛选到针对寄生虫的高特异性的单克隆抗体基因型,而后利用基因重组技术获得相应的单克隆抗体。

4. 研究寄生虫与宿主的相互作用 主要利用来自宿主的靶细胞或者靶蛋白对寄生虫的噬菌体展示文库进行亲和淘筛,可以获得与之结合的多肽。

5. 筛选寄生虫有效疫苗靶标 主要利用噬菌体展示技术展示寄生虫的某些特异性抗原,获得低价高效的工程疫苗。

(刘相叶)

九、等离子共振技术

1902 年,R.W.Wood 在一次光学实验中观察并记录了金属光栅的异常衍射现象,他称之为"Wood 异常",这是人们首次记录的表面等离子体共振(surface plasmon resonance,SPR)现象。随后,U.Fano 依据金属和空气界面上表面电磁波的激发原理,在 1941 年首次成功解释了 SPR 现象;之后的 30 年间,SPR 技术并没有实质的发展,也没能投入到实际应用中去。直到 1971 年,Kretschmann 为 SPR 传感器结构奠定了基础,也拉开了应用 SPR 技术进行实验的序幕,促成了 SPR 技术在实验中的应用。1983 年,Liedberg 等首次利用 SPR 进行 IgG 与其抗原的反应测定并取得了成功;1987 年,Knoll 等开始进行 SPR 成像研究;1990 年,Biacore AB 公司推出了首台商用 SPR 仪器,使 SPR 技术的应用研究得到了更快速的发展。如今,SPR 在生命科学、医疗检测、药物筛选、食品检测、环境监测、毒品检测以及法医鉴定等领域具有广泛的应用需求。

(一)原理

SPR 技术是自 20 世纪 70 年代逐步发展起来的一种光学生化检测技术。该技术具有样品免标记、需求量小、检测快速、灵敏度高、特异性强、选择性高等优势,已逐步发展成为分子生物学、环境污染物分析、食品安全检测、药物研发等领域常用的分析工具。其原理本质上是基于两种物质在金属薄膜表面发生特异性结合时引发折射率变化的一种光学现象。当入射的 p-偏振光以特定的角度在棱镜内传播到金属膜表面发生全反射现象时,光无法穿过两种介质的临界面,但会沿着临界面平行的方向产生光波,即消逝波。在发生全反射现象的同时,入射光会与金属薄膜表面的等离子体相互作用引起电子系统的集体振荡,因库仑力的存在使得这种现象反复进行,进而形成等离子振荡,以波的形式表现即等离子波。当消逝波和等离子波的方向和频率相同时,就产生了表面等离子体共振现象。此时,金属自由电子通过共振吸收光能量,导致反射光强度明显降低,此时光的入射角被称为共振角,共振角的大小与金属膜电介质的折射率密切相关。在利用 SPR 技术检测目标物时,需要将能与待测物结合的生物靶分子键合在金属膜表面。当含有目标物的溶液经过传感器的金属膜表面时,发生目标物和生物靶分子的特异性结合反应,由此引发了金属膜表面折射率的变化,同时光路系统监测到的 SPR 共振角也发生变化,进一步实现对目标分析物定量的目的。简言之,SPR 是用来进行实时分析,简单快捷地监测 DNA 与蛋白质之间、蛋白质与蛋白质之间、药物与蛋白质之间、核酸与核酸之间、抗原与抗体之间、受体与配体之间等生物分子之间的相互作用。

(二)试剂材料

表面等离子共振(SPR)生物大分子相互作用分析仪,HPA 传感芯片,L1 传感芯片,Milli-Q 超纯水系统,WH-2 微量旋涡混合仪,离心机,BF-2000M 型氮气吹干仪,RV8 旋转蒸发仪,水浴锅,真空泵,冷却循环泵,SH-5 加热磁力搅拌器,手掌型离心机,动态激光散射仪,平头气密注射器,过滤支撑片,0.05μm 和 0.1μm 聚碳酸酯膜,脂质体挤出装置等。

(三)实验步骤

下面以研究药物 A 与蛋白质 B 生物分子之间的相互作用为例,介绍 SPR 实验步骤。

1. 溶液的配制

(1)HBS-N 缓冲液:用 100ml 量筒量取 10×HBS-N 缓冲液(10mmol/L HEPES,150mmol/L NaCl),用纯水定容至 1 000ml,0.2μm 滤膜过滤备用。

（2）再生液（40mmol/L 辛基葡糖苷）：精密称取辛基葡糖苷 9.02mg，溶于 0.771ml 纯水中，涡旋振荡或反复吹打至充分溶解，用 0.2μm 滤膜过滤备用。现用现配。

（3）10mmol/L NaOH 溶液：精密量取 50mmol/L NaOH 溶液 200μl，加入 800μl 纯水，充分混匀，配制成 10mmol/L NaOH 溶液。

（4）0.25mg/ml BSA 溶液：精密称取 BSA 粉末 10mg，溶于 40ml HBS-N 缓冲液中，配制成 0.25mg/mL BSA 溶液，用 0.2μm 滤膜过滤备用。

2. 样本的制备

（1）A 样品的配制：精密称取一定量 A 样本于 1.5ml 离心管中，加入 HBS-N 缓冲液完全溶解，配制成浓度为 1mmol/L 的 A 贮存液，分装保存于 −80℃。精密量取 1mmol/L 的 A 贮存液 40μl，加入 HBS-N 缓冲液 600μl 混匀配制成浓度为 62.5μmol/L 的 A 样品溶液，用 HBS-N 缓冲液进行倍比稀释得到浓度为 31.25μmol/L，15.62μmol/L，7.81μmol/L，3.9μmol/L，1.95μmol/L，0.98μmol/L，0.49μmol/L 的 A 样品。使用 HBS-N 缓冲液作为空白，选取中浓度一点作为质控。

（2）B 溶液的制备：

1）精密称取 B 样品 2.31mg，溶于 2ml 氯仿中。

2）将氯仿溶液移入 50ml 体积的旋蒸瓶中，在旋转蒸发仪中抽干至在瓶底形成均匀薄膜，并继续抽干 10 分钟左右，去除痕量氯仿。

3）向旋蒸瓶中加入 6.29ml 的 HBS-N 缓冲液，并水浴超声 5 分钟使其充分水化，形成浓度为 0.5mmol/L 的浑浊的磷脂溶液。

4）组装好实验室用小型挤出装置，并置于加热基座上进行加热。当温度达到相变温度以上后预热 30 分钟。反复挤出 A 溶液，挤出后的溶液澄清透明，4℃保存。

3. 基于 SPR 技术的实验模型的构建

（1）运行系统清洁程序，保证系统清洁无菌，并以 10μl/min 运行纯水冲洗系统过夜。

（2）取出 HPA/L1 芯片，室温放置 15~30 分钟，以避免芯片表面沉积，将芯片安装在仪器中，缓冲液更换为 HBS-N。

（3）用 40mmol/L 辛基葡糖苷溶液 30μl/min 清洗芯片表面 30 秒两次。

（4）以 2μl/min 流速注射 0.5mmol/L 的 B 溶液 30 分钟。当响应曲线趋于平坦时吸附过程完成。所能达到的最大响应值取决于磷脂成分、脂质体粒径和温度等条件。通常 HPA 芯片结合脂质体的最大响应值小于 L1 芯片。

（5）以 50μl/min 流速注射 10mmol/L NaOH 溶液 30 秒，洗脱未与芯片结合牢固的疏松脂膜结构。

（6）以 5μl/min 流速注射 0.25mg/ml BSA 溶液 10 分钟，确定芯片表面被脂质体完全覆盖，并封闭可能存在的非特异性位点。

（四）结果测定及问题解析

1. 相互作用的测定

（1）结合：将最低浓度的 A 样品或空白样品（HBS-N 缓冲液）以 5μl/min 流速流过构建好的单层（HPA 芯片）/双层（L1 芯片）模型表面 60 秒，观察结合响应曲线。

（2）解离：将 HBS-N 缓冲液流过构建好的单层（HPA 芯片）/双层（L1 芯片）膜模型表面，自然解离 90 秒。

（3）再生：将再生液（40mmol 辛基葡糖苷）以 30μl/min 流速流过芯片表面 30 秒两次，洗掉结合在芯片表面的脂质体和多肽，运行 HBS-N 缓冲液。

2. 问题分析　所有样品相互作用检测的原始数据使用 Biacore T200 生物大分子相互作用分析系统自带的数据分析软件 Evaluation1.0（GE）进行分析。首先采用稳态法（steady state affinity）分析不同浓度 A 与 B 的相互作用，如果结合曲线的稳态响应值随进样过程趋于达到平衡，则说明 A 与 B 作用模型之间存在特异性亲和力。样品从 B 表面解离下来的解离速率常数（kd）可以通过解离相的解离动力学数据计算得出：$dR/dt = -kd \cdot R$；结合速率常数（ka）根据公式通过结合相的动力学数据计算得出：$R = C \cdot ka \cdot Rmax \cdot (1-e^{-(C \cdot ka+kd) \cdot t})/(C \cdot ka+kd)$；其中 Rmax 表示 A 与 B 结合达到饱和时的响应值，单位为

RU;C 表示 A 样品的浓度。A 与 B 之间的亲和力用平衡解离常数 KD 表示,KD 在数值上等于样品结合量达到最大时样品浓度的一半,单位为浓度单位 mol,计算公式为 KD=kd/ka。KD 越小,亲和力越大。平衡解离常数 KD 可以使用 Evaluation1.0 软件通过稳态结合响应值(Req)与样品浓度(C)之间的关系计算出来。

(五)在寄生虫学研究中的应用

表面等离子共振技术与传统方法相比,最大优点就是不需对样本进行标记,仅需要经过滤过、稀释、离心等步骤即可直接上机检测,且灵敏度高、专属性强、消耗样品少。近年来,随着该技术的日趋完善和应用领域的不断拓展,目前已广泛应用到如黑热病、疟疾、锥虫病等寄生虫病的诊断或药品研发中,为寄生虫病的致病机制、流行以及防控等领域的研究提供了新技术手段。例如,有学者利用 SPR 技术研究利什曼原虫与宿主细胞外基质的相互作用。将活体利什曼原虫前鞭毛体注入缓冲液中,该缓冲液中已插入生物大分子相互作用分析系统的蛋白质和糖胺聚糖阵列,该系统能够通过表面等离子体共振成像,同时监测多达上百种蛋白相互作用。待芯片干燥后,阵列的有效应答区域被界定,每个有效应答区域有 4 个相关参考点,用于校正主体折射率变化以及利什曼原虫与阵列表面的非特异性结合;然后,封闭液封闭该阵列 5 次,每次注射间隔 5 分钟;PBS 动态孵育 60 分钟,缓冲液流速控制在 150μl/min;最后,调整虫体量为 $1\times10^7\sim4\times10^7$/ml,25℃下以相同的流速在阵列上循环 120 分钟。通过上述方法,检测利什曼原虫与阵列上生物分子形成的复合物的自发解离程度,通过相互作用的强弱,判断利什曼原虫对宿主细胞侵袭的影响。

随着 SPR 传感器及分析仪研发取得的长足进步,SPR 技术与其他技术联用也日趋广泛,如 SPR 技术与质谱技术联用可将 SPR 技术的药物筛选、配体结合能力与质谱的结构分析功能进行整合,提高药物筛选效率;SPR 技术与电化学分析技术联用,有助于提高检测灵敏度,降低检测限。众多研究成果必将为 SPR 技术应用于包括寄生虫学研究在内的各个领域开辟全新的发展方向。

(孔德龙)

十、抗体与蛋白质阵列技术

随着人类基因组测序的顺利完成,以及以阵列为基础的研究方法逐步发展,人们能够在 mRNA 水平上分析整个基因组中基因表达的情况,但是,功能基因组学的研究并不能提供基因表达的转录后调控、蛋白质合成与含量变化、蛋白质降解速度以及蛋白质转译后修饰等信息。众所周知,蛋白质作为生命活动的执行者,其结构或表达丰度的改变极有可能导致细胞功能发生变化,甚至可以引起机体发生病变。抗体与蛋白质阵列芯片分析正是为了适应这一需求而发展起来的一种全新技术,其最终目的是为每种蛋白质提供丰富的信息内涵,包括其序列功能、结构域、亚细胞定位、翻译后修饰、变异的解释,阐明整个蛋白质分子和结构域与其他蛋白质的同源性,与伴侣分子的相互作用及对涉及的疾病或细胞的作用机制。因此,实施对蛋白质的高通量检测并发现与疾病相关的蛋白质具有重要意义。而在这些方面,抗体与蛋白质阵列芯片的制作新策略及其在分析蛋白质功能方面的应用越来越受到重视,并已取得了长足的进展。

(一)原理

蛋白质组学研究中一个主要的内容就是研究在不同生理状态下蛋白水平的量变。微型化、集成化、高通量化的抗体与蛋白质阵列技术就是一个非常好的研究工具。该技术以阵列为基础,通过固相支持物表面高密度排列的探针蛋白或抗体点阵,特异地捕获样品中的分子,再利用照相技术与激光扫描系统获取阵列图像,最后利用专门的计算机软件进行图像分析、结果定量和解释。这一技术对生物医学研究和临床医药的真正影响现已越来越被人们所关注,与传统的分析设备相比较,现行蛋白质微阵列技术能对单个样本实施平行分析数以千计的蛋白质成为可能,利用蛋白质芯片技术可以检测蛋白-蛋白、蛋白-小分子、蛋白-DNA、蛋白-抗体、蛋白质-配体、蛋白质-药物、蛋白-脂类之间的相互作用。

(二)试剂材料

芯片点样仪,芯片扫描仪,芯片图像分析软件,醛基化玻片,真空烘箱,摇床,抗体,BSA,戊二醛,甘油等其他分析纯试剂。

（三）实验步骤

1. 蛋白质芯片制备　蛋白芯片上的蛋白根据研究目的的不同,可以选用抗体、抗原、受体、酶等具有生物活性的蛋白质,利用原位制备或制备后交联等方法,将不同的探针蛋白质,按设计好的序列固化于固相载体。

2. 样品处理　蛋白质芯片的探针蛋白特异性高、亲和力强,受其他杂质的影响低,因此对生物样品的要求较低,只需对少量样本进行沉降分离和标记后,即可加于芯片上进行分析和检测。甚至可以直接利用生物材料(血样、尿液、细胞及组织等)进行分析。

3. 共孵育与检测　目前蛋白质芯片的信号检测方式主要是荧光检测体系。将蛋白质芯片与荧光素标记的生物靶分子(核酸或蛋白质等)进行杂交,洗脱未结合组分后通过共聚焦荧光扫描仪或荧光成像仪在特定的波长下激发荧光,获得反应结合的信号。

（四）注意事项及问题解析

由于蛋白质与抗体阵列芯片探针的特异性高、亲和力强,受其他杂质的影响较低,因此对生物样品的要求较低,可简化样品的前处理,甚至可以直接利用生物材料(血样、尿样、细胞及组织等)进行检测,其高通量性质,加快了生物标志物发现和确认的速度;其次,蛋白质芯片能够同时检测生物样品中与某种疾病或环境因素损伤可能相关的全部蛋白质的含量变化情况,对于疾病的诊断或筛查更加准确可靠,对监测疾病的进程和预后,判断治疗效果也具有重要意义;而且,疾病的发生发展与某些蛋白质的变化有关,如果以这些蛋白质构筑芯片,对众多候选化学药物进行筛选,直接筛选出与靶蛋白作用的化学药物,将大大推进药物的开发。这些优点使得蛋白质阵列技术在最近几年有了迅速发展,在蛋白质组学研究、疾病诊断以及药物筛选等领域发挥了重要作用。

虽然蛋白质阵列技术在蛋白质组学、生物医学等领域已取得了较大的成功,但其仍然存在一些缺陷。首先,现有的蛋白表达系统尚存有许多不足之处,尚不能执行转录后修饰、二硫化异构、磷酸化与糖基化作用,且表达蛋白在包涵体中易累积聚合,相对于人类编码习惯的差异而易导致蛋白质的断裂;其次,由于蛋白质的非特异性吸附作用导致复杂样品检测时信噪比较低,影响检测的特异性、灵敏度和重现性,使得不同批次蛋白质芯片间的检测结果存在较大的变异系数,也很难满足低丰度标志物的检测;然后,该技术过度依赖于重组蛋白质,导致高检测成本而降低了其实用性;再者,芯片表面固定的分子易发生变性或不正确折叠,使得溶剂较易蒸发,致使固相表面蛋白质活性受损;最后,高速的阵列化制作方法、保持微阵列腔室的湿度、阵列的冷藏存储、高通量的在线杂交检测设备以及高效的图像处理和资料分析工具等,都需要进一步优化改进,以更好地提升蛋白质阵列技术的优势,扩大其应用范畴。为进一步建立友好、低检测成本的蛋白质阵列免疫分析系统,从而快速、灵敏、准确地同时检测多种生物标志物,提高蛋白质阵列技术的临床分析能力,可以采用以下方法或策略克服上述不足:

1. 构建具有三维(3D)结构的新型基底,通过提高单位面积探针的固定量来增强检测样品中目标物的捕获能力,并减少其他蛋白质的非特异性吸附性,从而获得较高的信噪比,改善检测的灵敏度和选择性,实现超低浓度生物标志物的检测。在二维(2D)平面基底上修饰醛基或环氧基团功能化的水凝胶材料或高抗污刷状高分子,构建具有3D结构的新型基底,不仅能够提高单位面积蛋白质探针分子的固定量,而且能够为生物分子反应提供良好的微环境,有效提高生物分子的反应效率并减少非特异性吸附。

2. 加强基础研究机构、企业研发部门、医院临床诊断/检测相关课题组之间的合作,标准化蛋白质阵列的制备、反应和储存条件,以改善蛋白质芯片的重现性并减少人为误差。

3. 扩大数据采集规模,建立蛋白质阵列对不同临床样本分析的数据库,发展新的统计方法并建立相应的数学模型,以正确分析所获得的芯片检测数据。

4. 改进蛋白质阵列的制作方法,提升蛋白质表达系统,使其能生产大量可溶性、初生态表达的重组源蛋白。

5. 发展新型的蛋白质固定方法,制作原生或天然的蛋白质抗原芯片,用于分析临床样品中的抗体反应,降低蛋白质阵列的制作成本。比如,针对蛋白质探针分子的理化性质采用不同的点样模式,以保证探针分子结构的稳定性,并通过苯硼酸-碳水化合物耦合反应、金属离子-蛋白质螯合反应等实现天然蛋白质抗原分子的固定。

6. 采用高功率单色 LED 为激发光源,线性 CCD 为检测器,并结合高分辨拟合算法,研发新型、操作简单、便携式的检测设备。

(五) 在寄生虫学研究中的应用

蛋白质阵列生物芯片技术的出现,为系统地研究生物体系表达的蛋白质功能及其相互作用提供了更为便捷的手段。目前抗体与蛋白质阵列技术已经在疟疾、弓形虫病等寄生虫病相关研究领域中发挥重要作用。有学者利用蛋白质芯片技术,全面系统检测并分析了间日疟原虫患者血清与正常人血清差异表达蛋白,结合生物信息学技术分析计算及后续验证,最终得到了 10 余种可以作为诊断标记物的候选蛋白分子。利用蛋白质阵列芯片能有助于了解药物与其效应相关蛋白质相互作用的特点,在弓形虫抗药性机制研究方面,有学者利用临床病例分离出的抗磺胺类药物虫株,通过分析药物抗性虫株和药物敏感株之间差异表达蛋白,初步获得了一些与药物抗性高度相关的蛋白,通过直接研究蛋白质谱,为弓形虫抗药性机制研究进行了深层次探讨并为新药研发提供了新的靶点。将蛋白质阵列技术应用于寄生虫病的相关研究,在寄生虫病的监测、致病机制的挖掘和标志物的筛选等领域前景广泛,将有助于更完整地探索寄生虫病的病理生理学机制,并为防治寄生虫病新型药物及疫苗的研发提供理论基础。

(孔德龙)

第五节　蛋白质的固相合成技术

蛋白质是生命必不可少的基础物质,细胞按照从脱氧核糖核酸(DNA)转录得到的信使核糖核酸(mRNA)上的遗传信息在核糖体合成氨基酸组装蛋白质。因而,蛋白质的基础上氨基酸按一定顺序链接在一起形成的多肽链,多肽按一定的方式组合折叠构成蛋白质。人类合成蛋白质始于 100 多年之前。自 19 世纪德国化学家维勒合成了尿素,开创了有机化学以来,人工合成蛋白质一直是人们的梦想。1886 年,丹尼列夫斯基尝试用氨基酸"装配"蛋白质,得到了多个氨基酸分子组成的多肽,开启了人工合成蛋白质的萌芽。而 20 世纪初,Emil Fiscer 首先开始关注多肽合成,引入了肽与二肽的概念,用酸水解二酮哌嗪的方法获得二肽,之后,在此基础上发展液相合成法,合成的肽链从 N 端向 C 端方向延伸。首先一个氨基酸的羧基和另个氨基酸的氨基被保护基团封闭,然后参与肽键形成的羧基被激活,如形成脂酰氯或酸酐。激活的羧酸受到游离氨基的亲电攻击形成一个封闭的二肽,最后通过水解有选择地除去保护基团而留下一个完整的肽键。但此方法在合成蛋白质的过程中,一步只能接上一个氨基酸,每步反应中都有副产物,不能一一分离,因而每进行一步都有很大部分的材料被消耗掉,费时费力,消耗巨大。

1963 年,美国洛克菲勒大学 R.B.Merrifield 发明了一项新的蛋白质合成技术——固相合成法,蛋白质合成技术获得了飞跃的发展。他将氨基酸的 C 末端固定在不溶性树脂上,然后在此树脂上依次缩合氨基酸,延长肽链、合成蛋白质的固相合成法,在固相法中,每步反应后只需简单地洗涤树脂,便可达到纯化目的,克服了经典液相合成法中的每一步产物都需纯化的困难,为自动化合成肽奠定了基础。Merrifield 也因此获得了 1984 年的诺贝尔化学奖。

Merrifield 所建立的 Boc 合成法是采用 TFA(三氟乙酸)可脱除的 Boc(叔丁氧羰基)为 α-氨基保护基,侧链保护采用苄醇类。合成时将一个 Boc-氨基酸衍生物共价交联到树脂上,用 TFA 脱除 Boc,用三乙胺中和游离的氨基末端,然后通过 Dcc 活化、偶联下一个氨基酸,最终脱保护多采用 HF 法或 TFMSA(三氟甲磺酸)法。用 Boc 法已成功地合成了许多生物大分子,如活性酶、生长因子、人工蛋白等。

从 1963 年 Merrifield 成功发明了固相多肽合成方法以来,经过不断的改进和完善,到今天固相法已成为多肽和蛋白质合成中的一个常用技术,表现出了经典液相合成法无法比拟的优点。除了 Merrifield 所建立的 Boc 法

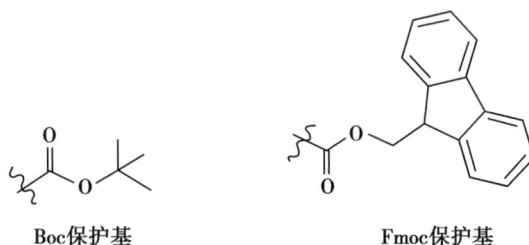

图 40-11　Boc 保护基与 Fmoc 保护基

（Boc：叔丁氧羰基）之外，又发展了 Fmoc 固相法（Fmoc：9-芴甲氧羰基）（图 40-11）。而且以这两种方法为基础的各种肽自动合成仪也相继出现，并不断得到改造和完善。

目前，蛋白质固相技术已得到了很大的发展，蛋白质（多肽）的固相合成技术具有重要的应用价值。通过蛋白质（多肽）的人工合成可以验证一个新的蛋白质（多肽）的结构；设计新的多肽，用于研究相应蛋白质的结构与功能关系；为研究蛋白质生物合成反应机制提供重要的信息；建立模型酶；合成新的蛋白质（多肽）类药物等。蛋白质固相技术因其省时、省力、省料、便于计算机控制、便于普及推广的突出优势而成为肽合成的常规方法并扩展到核苷酸合成等其他有机物领域。

一、蛋白质固相合成的基本原理

蛋白质固相技术其基本原理是：先将所要合成肽链的羧末端氨基酸的羧基以共价键的结构同一个不溶性的高分子树脂相连，然后以此结合在固相载体上的氨基酸作为氨基组分，经过脱去氨基保护基并同过量的活化羧基组分反应，接长肽链。重复（缩合→洗涤→去保护→中和及洗涤→下一轮缩合）操作，达到所要合成的肽链长度，最后将肽链从树脂上裂解下来，经过纯化等处理，即得所要的多肽。其中 α-氨基用 BOC（叔丁氧羰基）保护的称为 BOC 固相合成法，α-氨基用 Fmoc（9-芴甲氧羰基）保护的称为 Fmoc 固相合成法（图 40-12）。

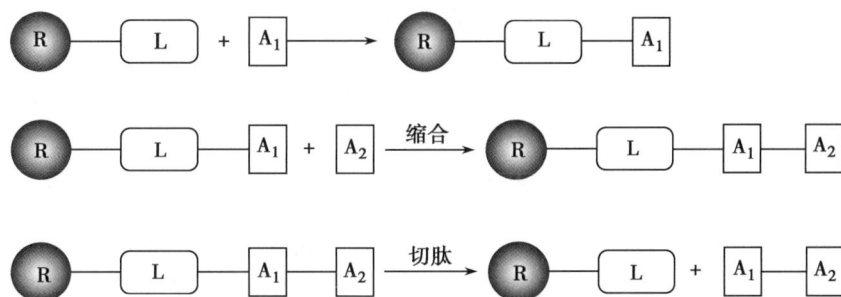

图 40-12　固相合成法示意图
（引自　郑龙）

二、蛋白质固相合成的步骤与操作方法

多肽合成是一个重复添加氨基酸的过程，固相合成顺序一般从 C 端（羧基端）向 N 端（氨基端）合成。过去的多肽合成是在溶液中进行的称为液相合成法。现在多采用固相合成法，从而大大减轻了每步产品提纯的难度。为了防止副作用的发生，参加反应的氨基酸的侧链都是保护的。羧基端是游离的，并且在反应之前必须活化。化学合成方法有两种，即 Fmoc 和 tBoc。由于 Fmoc 比 tBoc 存在很多优势，现在大多采用 Fmoc 法合成（图 40-13）。

多肽固体合成由下列几个循环组成：①去保护：Fmoc 保护的柱子和单体必须用一种碱性溶剂（piperidine）去除氨基的保护基团。②激活和交联：下一个氨基酸的羧基被一种活化剂所活化。活化的单体与游离的复基反应交联，形成肽键。在此步骤使用大量的超浓度试剂驱使反应完成。③循环：这两步反应反复循环直到合成完成。④洗脱和脱保护：多肽从柱上洗脱下来，其保护基团被一种脱保护剂（TA）洗脱和脱保护。

例如，合成一个短肽，可以氯甲基聚苯乙烯树脂作为不溶性的固相载体，首先将一个氨基被封闭基团保护的氨基酸共价连接在固相载体上。在三氟乙酸的作用下，脱掉氨基的保护基，这样第一个氨基酸就接到了固相载体上了。然后氨基被封闭的第二个氨基酸的羧基通过 N,N'-二环己基碳二亚胺（Dicycloexylcarbodiimide，DCC）活化，羧基被 DCC 活化的第二个氨基酸再与已接在固相载体的第一个氨基酸的氨基反应形成肽键，这样在固相载体上就生成了一个带有保护基的二肽。重复上述肽键形成反应，使肽链从 C 端向 N 端生长，直至达到所需的肽链长度。最后脱去保护基，用 HF 水解肽链和固相载体

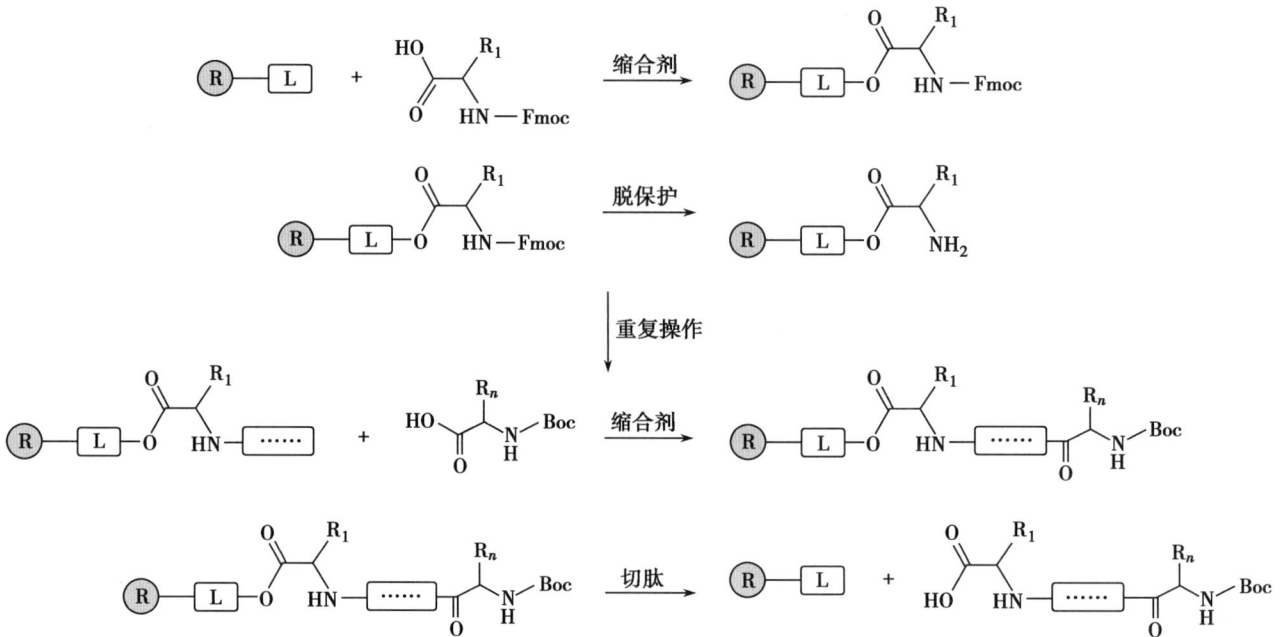

图 40-13 Fmoc 法合成机制

（引自 郑龙）

之间的酯键,就得到了合成好的肽。

（一）固相载体的选择与准备

将固相合成与其他技术不同的最主要的特征是固相载体,能用于多肽合成的固相载体必须满足如下要求:必须包含反应位点(或反应基团),以使肽链可以连在这些位点上,并在以后去除;载体在合成过程中的物理和化学条件下必须能够对保持稳定:载体必须允许在不断增长的肽链和试剂之间快速的、不受阻碍的接触;另外,载体必须允许提供足够的连接点,以使每单位体积的载体给出有用产量的肽,并且必须尽量减少被载体束缚的肽链之间的相互作用。用于固相法合成多肽的高分子载体主要有三类:聚苯乙烯—苯二乙烯交联树脂、聚丙烯酰胺、聚乙烯-乙二醇类树脂及衍生物,这些树脂只有导入反应基团,才能直接连上第一个氨基酸。根据所导入反应基团的不同,又把这些树脂及树脂衍生物分为氯甲基树脂、羧基树脂、氨基树脂或酰肼型树脂。Boc 合成法通常选择氯甲基树脂,如 Merrifield 树脂;Fmoc 合成法通常选择羧基树脂,如王氏树脂。氨基酸的固定主要是通过保护氨基酸的羧基同树脂的反应基团之间形成的共价键来实现的,形成共价键的方法有多种:①氯甲基树脂法,通常先制得保护氨基酸的四甲铵盐或钠盐、钾盐、铯盐,然后在适当温度下,直接同树脂反应或在合适的有机溶剂如二氧六环、DMF 或 DMSO 中反应。②羧基树脂法,则通常加入适当的缩合剂(如 DCC 或羧基二咪唑),使被保护氨基酸与树脂形成共酯以完成氨基酸的固定。③氨基树脂或酰肼型树脂法,却是加入适当的缩合剂(如 DCC)后,通过保护氨基酸与树脂之间形成的酰胺键来完成氨基酸的固定。

（二）偶联保护氨基

要成功合成具有特定的氨基酸顺序的多肽,需要对暂不参与形成酰胺键的氨基和羧基加以保护,同时对氨基酸侧链上的活性基团也要保护,反应完成后再将保护基团除去。同液相合成一样,固相合成中多采用烷氧羰基类型基团作为 α-氨基的保护基,因为这样不易发生消旋。最早是用苄氧羰基,由于它需要较强的酸解条件才能除去,所以后来改为叔丁氧羰基(BOC)保护,用 TFA(三氟乙酸)脱保护,但不适用含有色氨酸等对酸不稳定的肽类的合成。1978 年,Chang Meienlofer 和 Atherton 等人采用 Carpino 报道的 Fmoc(9-芴甲氧羰基)作为 α 氨基保护基,Fmoc 基对酸很稳定,但能用哌啶-CH2CL2 或哌啶-DMF 脱去。近年来,Fmoc 合成法得到了广泛的应用,羧基通常用形成酯基的方法进行保护,甲酯和乙酯是逐步合成中保护酸基的常用方法,可通过皂化除去或转变为肼,以便用于片断组合;叔丁酯在酸性条件下除去;苄酯常用催化氢化除去。对于合成含有半胱氨酸、组氨酸、精氨酸等带侧链功能基的氨基酸的肽来说,为了避免由于侧链功能团所带来的副作用,一般也需要用适当的保护基将侧链基团暂时保护起来。保护基的选择既要保证侧链基团不参与形成酰胺的反应,又要保证在肽合成过程中不受破坏,同时又要保证在最后肽链裂解时能被除去。如用三苯甲基保护半胱氨酸的 S-,用酸或银盐、汞盐除去;组氨酸的咪唑环用 2,2,2-氟-1-苄氧羰基和 2,2,2-三氟-1-叔丁氧羰基乙基保护,可通过催化氢化或冷的三氟乙酸脱去。精氨酸用金刚烷氧羰基(Adoc)保护,用冷的三氟乙酸脱去。

(三) 脱保护

对于已经以羧基端共价连接在固相载体上的氨基酸,其氨基端偶联有保护基团的,只有去除氨基端的保护基团,在可以进行下一步反应。如前所述,不同的保护基团需采用不同的溶剂脱去保护基团。如较为常用的以叔丁氧羰基(BOC)作为保护基团的氨基酸,用 TFA(三氟乙酸)脱保护;Fmoc(9-芴甲氧羰基)作为氨基保护基团的氨基酸,则可用哌啶-CH22CL2 或哌啶-DMF 去除保护基团,以暴露氨基,以便进行下一步合成反应。

(四) 氨基酸偶联、延长肽链

固相中的接肽反应原理与液相中的基本一致,将两个相应的氨基被保护的及羧基被保护的氨基酸放在溶液内并不形成肽键。要形成酰胺键,经常用的手段是利用活化剂将下一个氨基酸的羧基活化,变成混合酸酐、活泼酯、酰氯或用强的失去剂(如碳二亚氨)形成对称酸酐。羧基被活化剂活化的第二个氨基酸再与已接在固相载体的第一个氨基酸的脱保护氨基反应形成肽键,这样在固相载体上就生成了一个第二个氨基酸氨基端带有保护基的二肽。如此反复,延长肽链。碳二亚胺是常用的活化试剂,其中 DCC 使用范围最广,其缺点是形成了不溶于 DCM 的 DCH,过滤时又难于除尽。其他一些如二异丙基碳二亚胺(DCI)、甲基叔丁基碳二亚胺也用于固相合成中,它们形成的脲溶于 DCM 中,经洗涤可以除去。其他活化试剂,还有 Bop(Bop-C1)、氯甲酸异丙酯、氯甲酸异丁酯、SOC12 等,其中 DCC、Bop 活化形成对称酸酐、SOC12 形成酰氯,其余三种形成不对称酸酐。在固相合成中选用 DCC、HOBT 或 HOBT/DCC 的对称酸酐法、活化酯法接肽应用最广。

1. **对称酸酐法**　用 DCC 形成对称酸酐的方法使用较广。其缺点是有些氨基酸在 DCM 中不易溶解,生成的 Fmoc 氨基酸酐溶解度更差,同时还有些副作用,如形成二肽、消旋等。

2. **活化酯法**　在固相合成中活化酯法应用最为广泛。采用过的试剂也很多,近来最常用的有 HOBt 酯、ODHbt 酯、OTDO 酯等。HOBt 酯反应快,消旋少,用碳二亚胺很容易制得;ODHbt 酯很稳定,容易进行分离纯化,与 HOBt 酯有类似的反应性和消旋性能,它还有一个优越之处,在酰化时有亮黄色、偶联结束时颜色消失,有利于监测反应;OTDO 酯与 ODHbt 酯类似,消旋化极低,易分离,酰化时伴有颜色从橘红色到黄色的变化等。

3. **混合酸酐法**　该法最常用试剂是氯甲酸的异丙基酯和异丁基酯。前者得到的酸酐稳定性好,只产生很少消旋,在适当的化学计量及溶剂条件下,偶联反应很快;而且,在此反应中使用的 N-甲基吗啉和 N-甲基哌啶对 Fmoc 基团无影响。

4. **酰氯法**　在 Boc 法中不常用的酰氯,因为比较激烈,一些保护基如 Boc 不稳定。但是,Fmoc 基团可以耐受酰氯处理,生成的 Fmoc 氨基酰氯也很稳定。在三甲基乙酸/三胺或苯并三氮唑/二异丙基乙二胺中,反应速度很快,消旋很少。

5. **原位法**　将碳二亚胺和 α-N 保护氨基酸直接加到树脂中进行反应叫作原位法。用 DIC 代替 DCC 效果更好,其他的活化试剂还有 Bop 和 Bop-C1 等。原位法反应快、副作用少、易操作。其中 DIC 最有效,其次是 Bop、Bop-C1 等。遗憾的是 Bop 酰化时生成致癌的六甲基磷酰胺,限制了其应用。

(五) 合成肽的切割

切割(cleavage)属于肽合成的后处理部分,是指将已合成的肽从载体(树脂)上切割下来。有人认为也包括脱去侧链保护。切割及去保护是合成中最重要步骤。如果试剂和反应条件选择不当,产物会发生不可逆的修饰而被破坏,因此在切割时应注意以下几个问题:选择合适的切割及脱保护试剂,根据合成肽氨基酸的不同而选择;选择合适的试剂浓度、反应时间、温度等条件;氨基酸侧链的保护,在切割时,切割试剂或切割产物可能对一些对其敏感氨基酸侧链造成破坏或修饰，因此，反应时要选择合适试剂和条件，必要时，对敏感侧链进行保护，使其遭到最小限度地破坏。

1. 切割试剂及条件

试剂配方：TFA/phenyl/water/TIPS=88/5/5/2

切割条件：切割液用量为 0.5g 介质/5ml TFA 液，振荡冰浴 2 小时。

裂解及合成肽链的纯化 Boc 法用 TFA 裂解和脱侧链保护基，Fmoc 法直接用 TFA，有时根据条件不同，其他碱、光解、氟离子和氢解等脱保护方法也被采用。

2. 切割过程 合成肽的切割过程涉及多个步骤，如图 40-14 所示。

（六）合成肽的纯化

在肽的合成和切割中会产生不完全肽、反应副产物、残留试剂等，有必要对合成肽进行纯化。常用的方法有反相高效液相色谱法、毛细管电泳法、离子交换色谱法、凝胶过滤色谱法、亲和层析法等。

反相高效液相色谱法（reversed-phase high-performance chromatography, RP-HPLC）由非极性固定相与极性流动相组成，利用溶质的疏水性差别进行梯度洗脱分离纯化。多肽通过疏水作用连到柱上，用降低离子强度洗脱，如增加洗脱剂的疏水性。通常柱子由共价吸附到硅上的碳氢烷链构成，这种链长度为 G4-G8 碳原子。由于洗脱是一种疏水作用，大的疏水肽用短链柱洗脱效果更佳。反相高效液相色谱法高效、快速、分离效果好、重现性强，在多肽分离纯化中得到广泛应用，但该方法成本相对较高，适合多肽这类规模相对较小、附加值高的产品，已成为多肽主要分离纯化方法，是工业化生产的首选。工业级制备液相色谱通常包含输液系统、进样系统、色谱柱、检测系统、馏分收集、控制和数据处理系统等部分，可自动进行平衡、进样、冲洗、洗脱、收集、清洗等操作，生产符合 GMP 等相关法律法规要求的产品。

离子交换色谱法（ion exchange chromatograp, IEC）利用流动相携带多肽样品通过离子交换柱，与柱上带有电荷的基团发生离子交换，根据所带电荷差异，实现对多肽样品的分离。适用于生物分子，因其一般带有电荷，人们开发了基于膜分离和离子交换色谱的大规模技术用于工业化生产乳源生物活性肽。离子交换色谱法分辨率高、进样量大、耐酸碱、操作简便，但耗材昂贵、速度慢、范围小、受环境影响较大。

毛细管电泳（capillary electrophoresis, CE）以内径极小的毛细管为通道，采用直流高压电源驱动被分离物，根据被分离物的体积和带电荷情况不同实现分离。高效低耗、操作简便。Lamalle 等利用毛细管电泳法分离鱼精蛋白肽，比较不同缓冲液和添加剂的多肽分离效率，发现采用水介质 BGE 的 MEKC 方法效果最好。毛细管电泳法发展迅速，是多肽分离分析的重要工具。

凝胶过滤色谱法（gel filtration chromatography, GFC）以网状结构凝胶为填料，利用溶质大小、形状差异进行洗脱分离。Yu 等采用凝胶过滤层析、超滤、反相高效液相色谱等方法从螺旋藻酶解物中分离抗氧化肽。凝胶过滤色谱法操作条件温和，但速度较慢。

亲和层析法（affinity chromatography, AC）利用固定相的特异性结合能力分离纯化目标蛋白或其他分子。如 Burkova 等通过琼脂糖亲和层析法纯化人胎盘外显体，获得抗体、多肽和小蛋白。亲和层析法特异性强，适合低浓度样品的分离纯化。

多肽种类繁多，合成方法不同，理化性质各不相同，应根据实际情况选择不同的分离纯化方法。研究者们为了提高分离纯化效果，常常将多种方法结合使用。此外还可采用多柱系统进一步提高分离纯化的产量和收率，减少溶剂的消耗。

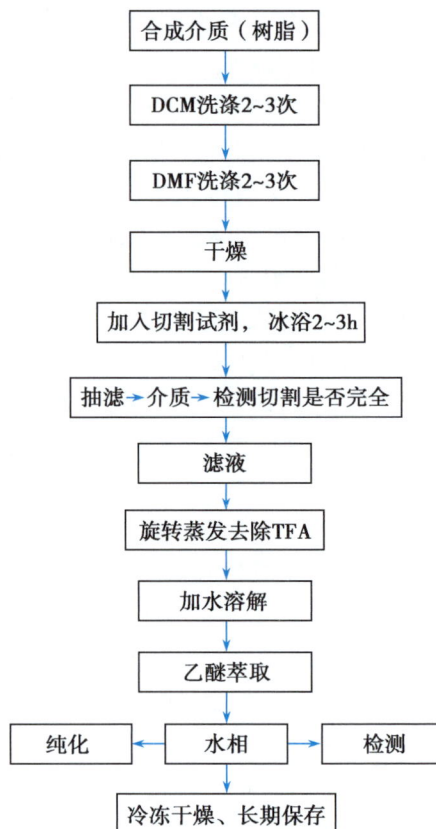

图 40-14 切割流程图

（七）合成肽的鉴定

合成肽的分析鉴定主要为纯度、含量、收率等，其他还包括等电点、比旋度、溶解度、氨基酸比值、氨基酸序列、肽图分析、生物活性检查、聚合物、相关肽等。主要采用液相色谱法、质谱法、离子交换色谱法、高效分子排阻色谱法等方法进行检测分析。纯度鉴定可将各峰分别上小时 PLC 反相柱分析，可用 Lorry 法测定切割、纯化各步骤中的肽含量度、计算收率。

合成的多肽或蛋白质往往稳定性不高，常需要采用一些方法提高多肽稳定性，常用的方法有：①定点突变：通过替换引起多肽不稳定的残基或引入能增加多肽稳定性的残基，可提高多肽的稳定性。②化学修饰：多肽的化学修饰方法很多，研究最多的是 PEG 修饰。PEG 是一种水溶性高分子化合物，在体内可降解，无毒。PEG 与多肽结合后能提高热稳定性，抵抗蛋白酶的降解，降低抗原性，延长体内半衰期。选择合适的修饰方法和控制修饰程度可体质或提高原生物活性。添加剂：通过加入添加剂，如糖类、多元醇、明胶、氨基酸和某些盐类，可以提高多肽的稳定性。糖和多元醇在低浓度下迫使更多的水分子围绕在蛋白质周围，因而提高了多肽的稳定性。上述物质还可以在随后的冻干过程中取代水而与多肽形成氢键来稳定多肽的天然构象，而且还可以提高冻干制品的玻璃化温度。此外，表面活性剂如 SDS、Tween、Pluronic 等，能防止多肽表面吸附、聚集和沉淀。冻干多肽发生的一系列化学反应如脱酰胺、β 消除、水解等都需要水参与，水还可以作为其他反应剂的流动相。另外，水含量降低可使多肽的变性温度升高。因此，冻干可提高多肽的稳定性。

三、蛋白质固相合成技术的应用

多肽（蛋白质）固相合成技术为多肽乃至蛋白质的获取提供了一个较为稳定可靠高效的方法。尽管目前固相合成技术合成的多肽最长也多在 30~50 个氨基酸之间，距数百甚至数千氨基酸的复杂蛋白质尚不小的距离，但由于它的便捷高效，已在包括寄生虫学在内的医学、药学、生命科学等各学科领域发挥了得以广泛的应用。

（一）蛋白质固相合成技术在寄生虫诊断中的应用

寄生虫病常用的诊断方法主要为病原学诊断、免疫学诊断和分子生物学诊断。其中免疫学诊断通过检测某种寄生虫特异性抗原或检测某种特异性抗体的方式实现。检测寄生虫特异性抗体需利用已有的寄生虫特异性抗原，而寄生虫抗原成分复杂，往往在不同寄生虫之间存在着很多交叉抗原，所以直接利用寄生虫粗抗原来检测寄生虫抗体往往会因交叉抗原的存在而导致假阳性结果。为了克服这种弊端，就需要采用种特异性寄生虫抗原来检测抗特定寄生虫的抗体，而直接从寄生虫分离制备种特异性抗原是十分困难的，采用人工合成的方法是一个可行的途径。目前，可采用基因工程方法获得重组的种特异性寄生虫抗原。也可以采用固相合成技术合成相应的表位多肽来结合待测样本中特定寄生虫抗体的抗原识别位点，从而达到识别寄生虫特异性抗体，达到诊断目的。采用这种方式甚至可以减少由于不同特异性抗原上存在一些共同表位而造成利用种特异性抗原检测抗体出现假阳性的现象。目前，采用固相合成技术合成相应的表位多肽以检测寄生虫抗体策略在疟疾、血吸虫病等重要寄生虫病诊断研究中均有开展。

免疫诊断的另一种方案是利用特异性抗体检测样本中的特异性抗原。所采用的抗体多为利用纯化的特异性抗原制备的多克隆或单克隆抗体。多克隆抗体在作为诊断用抗体使用时存在较单克隆抗体更高的假阳性，故采用单克隆抗体作为诊断用抗体则更加理想。无论是利用粗抗原、种特异性抗原制备单克隆抗体时，均存在巨大的筛选工作，甚至无法获得理想的单克隆抗体。利用固相合成技术可以合成特异性表位肽，而利用合成的表位肽制备相应的单克隆抗体，目标性更强，筛选工作量大幅下降，在包括疟疾、血吸虫病、弓形虫病等多种寄生虫病的诊断用单克隆抗体制备中采用。

（二）蛋白质固相合成技术在寄生虫疫苗研究中的应用

疫苗是控制乃至消除包括寄生虫病在内的传染性的最理想方式。传统疫苗是将病原微生物通过物理的或化学的方法灭活或将其毒力减弱，以及天然的弱毒微生物而制备成的，即死疫苗或减毒活疫苗。随着免疫学和基因工程技术的发展，人们采用相应的特异性保护性抗原制备疫苗，即亚单位疫苗。这两类是目前在传染病预防领域中使用最广泛的疫苗。随着免疫学的深入研究，人们认识到抗原引起机体的免疫反应必须有免疫原性和保护性的特异性抗原决定簇参与其中。合成肽疫苗（synthetic peptide vaccine）就是用化学合成技术（包括多肽固相合成技术）合成的抗原表位多肽制备而成的具有保护性作用的类似天然抗原决定簇的多肽疫苗，是较理想的安全新型疫苗，也是目前研制预防和控制感染性疾病的新型疫苗的重要方向之一。合成肽疫苗技术较为广泛地应用在疟疾、血吸虫病等寄生虫疫苗研究中，并取得了一定的进展。Patarroyo 等研制的复合多价 45 肽疫苗 SPf66，是第一个成功的抗疟疾合成肽疫苗。Argiro 等将 Sm37-5 与 Sm-DLC 的一个 T 细胞表位构建的多抗原肽疫苗，无论用弗氏佐剂还是与 GM-CS 共吸附于氢氧化铝，在小鼠中均诱导出了明显的保护性免疫应答。Holz 等设计合成的红外期糖脂肽疫苗，在单剂量免疫接种的情况下，可使小鼠获得长达 200 天的完全免疫保护，为高效疟疾疫苗的研究带来新的前景。

（三）蛋白质固相合成技术在抗寄生虫药物和虫源性药物中的应用

蛋白多肽类药物是一类生物大分子，其与传统的小分子药物相比，具有用药剂量小、疗效好、毒副作用低等突出优点。通过固相合成技术，可以很容易地获得多肽类候选药物，从而开展多肽类药物的筛选和研究工作。而且，由于固相合成技术在工业上已较为成熟，已具备大规模生产的能力，因此，多肽（蛋白质）固相合成技术在药物研发中具有广泛应用。传统的抗寄生虫药物主要为一些植物提取物或化学合成小分子药物。但也有研究发现，一些多肽（蛋白）同样具备抗寄生虫作用。如 Barbie 等合成了一种环状多肽 cyclomarins，发现其可以以恶性疟原虫 PfAp3Ase 为药物靶点，发挥抗疟作用，具有开发为新型抗疟药的前景。一直以来，人们一直将寄生虫视为清除消灭的对象，其有百害而无一利。近年来，人们发现从寄生虫也可以获得有作为药物潜力的物质，我们称其为虫源性药物，其中有一大类就是寄生虫来源的多肽或蛋白。目前，在此方面已经获得了较多的进展，如国内学者等发现血吸虫来源的多肽 SJMHE1 在小鼠模型中可减轻哮喘反应，具有发展为抗哮喘药物的潜力。

（方　强　王雪梅　李江艳）

第六节　昆虫过敏原的分离、纯化与活性检测

医学节肢动物（medical arthropod）除通过骚扰、螯刺、吸血、毒害、寄生和传播病原体等方式危害人畜健康外，还常会诱发人体的超敏反应（hypersensitivity reaction），又称为变态反应（allergy），这种反应的本质就是病理性免疫应答。根据免疫应答的反应机制及临床特点可将其可分为 I、II、III 和 IV 型，其中 I 型为 IgE 介导的速发型超敏反应（immediate hypersensitivity），这种反应发生快，常引起生理功能紊乱甚至过敏性休克及死亡。节肢动物唾液腺和毒素是引起 I 型超敏反应常见的致敏原，在此反应过程中，抗原呈递细胞、T 细胞、B 细胞、肥大细胞和嗜碱性粒细胞均发挥重要作用。

抗原提呈细胞（antigen-presenting cells，APC）是在体内摄取、加工处理抗原，并将抗原信息提呈给 T 淋巴细胞的细胞，包括树突状细胞（dendritic cell，DC）、单核巨噬细胞、B 淋巴细胞等，其中 DC 的抗原呈递能力最强。APC 提呈抗原后，机体内的辅助性 T 细胞（helper T lymphocyte，Th）获得信息，进一步活化其他 T 细胞和巨噬细胞引起特异性细胞免疫反应，或者活化 B 细胞产生特异性体液免疫反应。Th 细胞前体（Th cell precursor，Thp）在抗原刺激下分化为 Th0，Th0 可同时产生 Th1 和 Th2 型细胞因子。机体在受到抗原刺激的同时会启动固有免疫应答，导致 IL-12 的产生。IL-12 与 Th0 表面的相应受体结合，活化转录因子 STAT4。STAT4 可促进 Th0 分化成为 Th1 效应细胞，分泌 IFN-γ 参与细胞免疫及迟发型超敏反应。活化的 Th0 可释放少量 IL-4，活化转录因子 STAT6，刺激 Th2 的发育。Th2 产生 IL-4、IL-5、IL-13 等细胞因子，在辅助 B 细胞分化为抗体分泌细胞参与体液免疫、IgE 介导的过敏反应发生、肥大细胞及嗜酸性粒细胞增生的过程中起重要作用。研究表明，IL-4 可促进 IgE 的合成，而 IFN-γ 则可抑制 IgE 的生成，因此 IL-4 和 IFN-γ 含量的比例、相互制约的平衡调节可能是速发型超敏反应发生的重要决定因素。

B 淋巴细胞是一类重要的免疫细胞，在体液免疫中发挥主导作用。昆虫毒素、吸血昆虫叮人吸血时注入人体的抗凝剂均属于可溶性抗原，B 细胞可凭借其表面的 B 细胞抗原受体（B-cell receptor，BCR）结合可溶性抗原，经加工处理后呈递给 T 细胞。B 细胞上富含的 IL-4 和 IL-13 受体与 IL-4 和 IL-13 作用后，可诱导 B 细胞发生类型转换（class switch）产生大量过敏特异性抗体（allergen specific antibody）IgE，进而

参与过敏反应的发生。嗜碱性粒细胞（basophil）在骨髓内发育成熟，随后存在于血液中，是人外周血中含量最少的白细胞。在机体发生炎症时，嗜碱性粒细胞受趋化因子诱导迁移至血管外。这种细胞与肥大细胞（mast cell）形态相似，但肥大细胞在祖细胞时期便已迁移至外周组织且就地发育成熟。嗜碱性粒细胞膜表面可表达 IgE 的 Fc 受体，当昆虫过敏原与结合了 Fc 受体的 IgE 结合，Fc 受体发生交联，触发细胞脱颗粒释放生物活性介质，在速发型超敏反应中发挥重要作用。肥大细胞表面表达大量的 IgE Fc 受体，细胞内又含有大量颗粒，在 IgE 抗体介导下细胞脱颗粒，释放出趋化因子、组胺、蛋白水解酶、前列腺素等，释放的介质迅速引发 I 型超敏反应。

许多节肢动物唾液腺内含血管活性胺、抗凝素、溶血素、各种酶、毒素等，这些都可引起 I 型超敏反应。如，蜜蜂和胡蜂毒素含有 5-羟色胺、组胺、多巴胺、蜂毒肽、蜂毒明肽、肥大细胞脱粒肽、缓激肽、抗菌肽、磷脂酶、透明质酸酶、酯酶、蛋白酶等；蚊唾腺可分泌凝集素、淀粉酶、抗凝血剂、溶菌因子、腺苷三磷酸双磷酸酶（apyrase）、糖苷酶（glucosidase）、组织胺、血管舒张素等；此外昆虫几丁质碎片也是很强的过敏原。本节仅以虻唾液腺和大胡蜂毒素为例介绍昆虫过敏原的分离与纯化。

一、虻唾液腺过敏原的分离与纯化

虻属于双翅目昆虫。它们分泌的唾液和毒素注入人体后，常会出现局部甚至全身性超敏反应。下面介绍虻唾液腺过敏原 Tab y 1 的分离与纯化。

（一）虻唾液腺过敏原 Tab y 1 的分离与纯化

Tab y 1 是一种分子量约为 70kDa 的腺苷三磷酸双磷酸酶（apyrase），它可以水解 ATP 产生 AMP 和双磷酸。

1. 获取粗提液　捕捉的活姚虻（*Tanabus yao*）于 −20℃储存。

（1）取虻唾液腺放入生理盐水中清洗干净。

（2）将清洗干净的唾液腺放入 20mmol/L，pH 7.2 的 Tris-HCl 缓冲液中。

（3）匀浆，10 000r/min 离心 10 分钟，收集上清液，此为唾液腺粗提液，样品可冻存于 −20℃备用。

2. 葡聚糖凝胶分子色谱层析

（1）虻唾液腺粗提液经 10 000r/min 再次离心 10 分钟，取上清液。

（2）将样品上样于葡聚糖凝胶 G-75（Sephadex G-75）柱，用 50mmol/L pH 7.2 的 Tris-HCl 洗脱。

（3）将蠕动泵流速设定为 0.3ml/min，收集洗脱液。

（4）紫外 280nm 检测洗脱的蛋白含量，制作蛋白浓度变化曲线，收集各峰用于过敏原性的检测。

3. 快速蛋白液相色谱（fast protein liquid chromatography，FPLC）离子交换层析

（1）将完成分子筛含过敏原成分的峰冻干浓缩（根据蛋白浓度大小决定是否需要此步）。

（2）用 0.1mol/L pH8.3 的 Tris-HCl 缓冲液透析过夜，透析时可更换透析液 3~4 次。

（3）上样于离子交换层析柱，用 0~0.5mol/L NaCl 的线性梯度进行洗脱。

经过 Sephadex G-75 分子筛层析柱分离后，虻唾液腺被分为 6 个峰，检测每峰的过敏原性，一般第 II 峰显示有过敏原性。收集第 II 峰冻干透析后用 Resource Q 阴离子交换柱进行进一步的分离纯化，活性部分再用 Mono Q 离子交换层析柱进一步分离及 SDS-PAGE 分析。得到的纯化蛋白可在自动测序仪上进行 N 端序列测定；或者将 SDS-PAGE 胶跑出蛋白条带，清洗、脱色、用胰蛋白酶酶切后质谱测序。

（二）虻唾液腺过敏原 Tab y 1 的活性检测

过敏原 Tab y 1 具有酶的活性，可对此酶的活性进行检测，同时用已知患者的抗体对过敏原的免疫原性进行测定。

1. 虻唾液腺过敏原 Tab y 1 酶活性的检测　无机磷与钼酸作用生成磷钼酸，在还原剂作用下生成钼蓝来测定水解 ATP 和 ADP 的焦磷酸所释放的无机磷量，用以表示三磷酸腺苷酶和腺苷酸激酶（adenylate kinase）的活性。

（1）酶活性检测反应体系：50mmol/L Tris-HCl，pH 8.3；150mmol/L NaCl；5mmol/L $CaCl_2$、2mmol/L ADP。

（2）酶活性检测

1）取 90μl 上述（1）中的反应液，与 10μl 牛虻唾液腺匀浆物混合。

2）用等体积 Tris-HCl 缓冲液作为对照。

3）所有反应体系置于 37℃培养 10 分钟。

4）加入含有钼酸铵和亚硫酸氢钠的终止液。

5）15 分钟后，于 650nm 测定光吸收值。

2. Tab y 1 的过敏原性检测　可采用与下述大胡蜂过敏原活性检测类似的免疫印迹实验（Western blot）和酶联免疫吸附实验（ELISA）。

二、大胡蜂毒素过敏原的分离与纯化

取大胡蜂（*Vespa magnifica*）毒素并将其冷冻干燥，对其过敏原进行分离和纯化。

（一）大胡蜂毒素过敏原的分离与纯化

1. 葡聚糖凝胶分子色谱层析

（1）0.2g 大胡蜂毒素冻干粉溶于 4ml 0.1mol/L pH6.0 的 PBS 中。

（2）12 000r/min 离心 10 分钟，吸取上清液。

（3）上样于用 0.1mol/L pH6.0 的 PBS 平衡好的 Sephadex G-75 凝胶色谱柱。

（4）蠕动泵的转速为 0.3ml/min，收集含有蛋白的液体。

（5）检测收集的液体在 280nm 处的吸收值，制作蛋白浓度变化曲线，根据峰型合并样品，检测每峰的过敏原性。

2. FPLC 离子交换层析

（1）将层析得到的含有蛋白的液体冻干浓缩（根据蛋白浓度大小决定是否需要此步）。

（2）用 0.1mol/L pH 6.0 的 PBS 缓冲液透析过夜，透析时更换透析液 3~4 次。

（3）上样于离子交换层析柱，用 0~1mol/L NaCl 的线性梯度进行洗脱。

大胡蜂毒素过 Sephadex G-75 凝胶分子筛后大致可分为 3 个峰，过敏原活性检测第 I 峰富含过敏原。将该峰浓缩透析后，上样于 Resource S 柱，大致有 5 个峰，其中 II 峰主要表现出透明质酸酶和磷脂酶活性，III 峰主要表现出丝氨酸蛋白酶活性，V 峰蛋白的分子量约为 25kD，其也有过敏原性（抗原-5）。

（二）大胡蜂过敏原活性的检测

1. 免疫印迹实验　经 12% SDS-PAGE 后的胶上蛋白转至经甲醇处理过的 PVDF 膜上，5% 脱脂奶粉常温封闭 2 小时；用洗脱缓冲漂洗 3 次，每次 5 分钟；加一抗（过敏患者的混合血清，1：20 稀释）4℃孵育过夜；洗涤后加二抗（羊抗人 IgE，1：2 000 稀释），与膜在常温下孵育 1 小时，洗涤，加连接二抗的辣根过氧化物酶底物，即可曝光显影。

2. 酶联免疫吸附试验　用包被液将样品稀释至 10μl/ml，取 50μl 4℃包被过夜后，洗涤液洗涤 3 次，每次 5 分钟，用 3% 的 BSA 封闭 30 分钟。过敏患者混合血清按 1：50 用 0.1% BSA 稀释，每孔加 50μl 在 37℃孵育 40 分钟，二抗按 1：2 000 稀释，孵育 30 分钟，洗涤后每孔加 100ml TMB 单组分显色液，37℃避光轻摇 10 分钟，加 2mol/L 的浓硫酸 50μl 终止反应，检测 OD_{450} 的光吸收值。

三、昆虫过敏原分离纯化的注意事项

选择科学合理的方法和条件对于分离纯化昆虫过敏原非常重要。在虻和大胡蜂的过敏原分离纯化中应注意操作尽可能置于冰上或者在冷库内进行。傍晚（17:00—20:00，30~35℃）采集的活姚虻应立即于 -20℃储存，实验室条件允许可以 -80℃储存。通过电刺激取毒法获取的大胡蜂毒液应立即于 -20℃储存，由大胡蜂养殖户采集获取的毒素应保证全程冷链运输。其次用于分离过敏原的粗抗原蛋白浓度应足够，可采集 30 000~60 000 个姚虻解剖获取唾液腺以获取足够的抗原量。注意选择合适的 pH，除非是进行聚焦层析，否则所使用的缓冲溶液 pH 避免与 pI 相同，防止蛋白质发生沉淀。使用灭菌溶液，防止微生物生长。此外还需避免样品反复冻融和剧烈搅动，以防蛋白质变性。

　　经分离纯化获得的昆虫过敏原在过敏性疾病的诊断和特异性免疫治疗中有广泛的应用。引发宿主的超敏反应通常为I型，是过敏原刺激人体，人体受过敏原刺激产生 IgE 类抗体并与肥大细胞及血液中嗜碱性粒细胞表面的 IgE 的 Fc 段受体结合，使机体处于致敏状态。当相同抗原再次进入机体时，即迅速与肥大细胞及嗜碱性粒细胞表面的 IgE 结合，使肥大细胞及嗜碱性粒细胞脱颗粒，释放生物活性物质，作用于支气管平滑肌和毛细血管，引起支气管平滑肌痉挛，毛细血管扩张，甚至有效循环血量减少，血压下降至休克。昆虫过敏反应在不同人群的发生率及敏感性不同，与昆虫的种类、宿主的遗传背景、被叮咬次数及时间间隔等因素有关。分析并分离纯化不同种类昆虫的毒素成分、过敏原等，对研究宿主超敏反应有重要的意义。

（贾默稚　吴　伟）

参 考 文 献

［1］　郑龙，田佳鑫，张泽鹏，等.多肽药物制备工艺研究进展［J］.化工学报，2021，72（7）：3538-3550.

［2］　陈凡，何建安，董瑞玲，等.SPR 蛋白质芯片在输入性疟疾筛查中的应用［J］.生物工程学报，2021，37（4）：1360-1367.

［3］　赵焕之，赵其平，朱顺海，等.免疫共沉淀联合质谱技术筛选柔嫩艾美耳球虫钙依赖蛋白激酶 3 互作蛋白［J］.中国动物传染病学报，2020，28（5）：7.

［4］　杨文盛，张军东，刘璐，等.不同来源蛋白质提取分离技术的研究进展［J］.中国药学杂志，2020，55（11）：861-866.

［5］　王仙霞，武利庆，杨彬，等.蛋白质含量计量技术研究进展［J］.生物技术进展，2020，10（6）：597-606.

［6］　胡晔晨，江波，张丽华，等.N-磷酸化修饰蛋白质的富集和鉴定方法［J］.色谱，2020，38（3）：278-286.

［7］　韩军.药学综合实验教程［M］.北京：中国医药科技出版社，2019.

［8］　齐烨迪，苏慧，陈莉，等.多肽类药物研究进展［J］.福建分析测，2018，27（1）：23-28.

［9］　郭垠利.蛋白质含量测定方法研究［J］.生物化工，2018，4（4）：144-146.

［10］　刘斌.细胞培养［M］.3 版.北京：世界图书出版公司，2018.

［11］　李朝品，程彦斌.人体寄生虫学实验指导［M］.3 版.北京：人民卫生出版社，2018.

［12］　陈朗东，董中云，吕狄亚，等.表面等离子共振技术在定量分析中的应用和研究［J］.药学实践杂志，2018，36（1）：6.

［13］　邓湘赢，曾焱华.噬菌体展示技术及其在病原微生物研究中的应用进展［J］.中南医学科学杂志，2017，45（3）：3.

［14］　陈雷，安苗，闫会莹，等.基于试剂技术对蛋白质鉴定方法的研究进展［J］.吉林师范大学学报（自然科学版），2017，38（3）：79-84.

［15］　孙锋，张学农.多肽的固相合成及载体蛋白修饰［J］.化工管理，2016（11）：41-42.

［16］　任彬，潘勇兵，邹汉武.重组蛋白质药物相关杂质检测方法的分析与评价［J］.中国生物制品学杂志，2016，29（1）：104-109.

［17］　王凤山，邹全明.生物技术制药［M］.3 版.北京：北京：人民卫生出版社，2016.

［18］　李贤煜，赵新元，应万涛.等.等电聚焦预分离用于肝癌细胞分泌蛋白质组的分级与鉴定［J］.色谱.2013，31（9）：831-837.

［19］　黄蓓.多肽固相合成研究进展［J］.河南化工，2013，30（1）：28-30+58.

［20］　王国栋，李萍，韩金祥，等.明胶海绵复合重组人骨形态发生蛋白-7 植入物的体内异位成骨实验［J］.中国临床药理学与治疗学，2012，17（12）：1349-1354.

［21］　钱锋.用多肽-蛋白偶联方法制备抗恶性疟原虫抗体［J］.中国寄生虫学与寄生虫病杂志，2012，30（6）：442-445.

［22］　王立晖，袁永俊，李娅奇.生物活性多肽制备与纯化的研究进展［J］.安徽农业科学，2012，40（14）：8021-8023.

［23］　郭立安，常建华.蛋白质色谱分离技术［M］.北京：化学工业出版社，2011.

［24］　刘宇.一组用于日本血吸虫病诊断的多肽组合物的初步研究［J］.湖南理工学院学报（自然科学版），2010，23（3）：60-62.

［25］　朱金蕾，张锴，何锡文，等.基于质谱技术蛋白质定量方法的研究进展［J］.分析化学.2010，38（3）：434-441.

［26］　龚燕华，彭小忠.蛋白质相互作用及亚细胞定位原理与技术［M］.北京：中国协和医科大学出版社，2009.

［27］　刘相叶，邓洪宽，吴秀萍，等.噬菌体展示技术及其应用［J］.动物医学进展，2008，29（1）：4.

［28］　李朝品.人体寄生虫学实验研究技术［M］.北京：人民卫生出版社，2008.

［29］　潘銮凤.分子生物学方法［M］.上海：复旦大学出版社，2008.

［30］ 袁顺宗,谭江琳,彭旭,等. 荧光共振能量转移技术检测 ITGB4BP 与 P311 间的相互作用［J］. 第三军医大学学报, 2007,（16）:1555-1558.

［31］ John E. Coligan. 精编蛋白质科学实验指南［M］. 李慎涛,译. 北京:科学出版社,2007.

［32］ 周庚寅. 组织病理学技术［M］. 北京:北京大学医学出版社,2006.

［33］ 田亚平. 生化分离技术［M］. 北京:化学工业出版社,2006.

［34］ 王国栋,王世立,韩金祥,等. 重组人成骨蛋白-1 的纯化及其活性研究［J］. 山东医药,2006,46（14）:1-3.

［35］ 王国栋,王世立,韩金祥,等. 表达重组人骨形态发生蛋白-7 工程菌的发酵及表达产物的纯化［J］. 生物技术通讯, 2006,17（3）:345-348.

［36］ RICHARD,J.SIMPSON. 蛋白质与蛋白质组学实验指南［M］. 何大澄,译. 北京:化学工业出版社,2006.

［37］ 郭尧君. 蛋白质电泳实验技术［M］. 2 版. 北京:科学出版社,2005.

［38］ 陆建. 蛋白质纯化技术及应用［M］. 北京:化学工业出版社,2005.

［39］ 雷黎,沈际佳. 噬菌体展示技术及其在血吸虫研究中的应用［J］. 国际医学寄生虫病杂志,2005,32（5）:214-217.

［40］ 何忠效. 生物化学实验技术［M］. 北京:化学工业出版社,2004.

［41］ 潘卫庆,汤林华. 分子寄生虫学［M］. 上海:上海科学技术出版社,2004.

［42］ 林菊生,冯作化. 现代细胞分子生物学技术［M］. 北京:科学出版社,2004.

［43］ 向文斌,罗发兴,邵亚明. 分离纯化对蛋白质活性的影响［J］. 生命的化学. 2003,（3）:238-240.

［44］ 袁仕善,易新元. 噬菌体展示技术用于寄生虫病的研究［J］. 中国热带医学,2003,3（1）:59-62.

［45］ 虞伟,孙永康,顾宁,等. 蛋白质与抗体微阵列及其在生物医学研究中的应用［J］. 生物化学与生物物理进展,2002,29 （3）:4.

［46］ 严希康. 生化分离工程［M］. 北京:化学工业出版社,2001.

［47］ 卢圣栋. 现代分子生物学实验技术［M］. 北京:中国协和医科大学出版社,1999.

［48］ 孙彦. 生物分离工程［M］. 北京:化学工业出版社,1998.

［49］ 何忠效,张树政. 电泳［M］. 2 版. 北京:科学出版社,1999.

［50］ 张惟杰. 糖复合物生化研究技术［M］. 2 版. 杭州:浙江大学出版社,1999.

［51］ 夏其昌. 蛋白质化学研究技术新进展［M］. 北京:科学出版社,1997.

［52］ 安输. 两种节肢动物过敏原的分离纯化及结构与功能研究［D］,中国科学技术大学,2012.

［53］ 陈文魁,洪守书,温廷桓,等. 尘螨变应原的免疫印渍法分析［J］. 中国免疫学杂志,1989,5（4）:238.

［54］ WU YJ,HE Q,SHANG M,et al. The NF-κB signalling pathway and TM7SF3 contribute to liver fibrosis caused by secreted phospholipase A2 of Clonorchis sinensis［J］. Parasit Vectors,2021,14（1）:152.

［55］ SOLTANINASAB S,AHMADZADEH M,SHAHHOSSEINI S,et al. Evaluating the efficacy of immobilized metal affinity chromatography（IMAC）for host cell protein（HCP）removal from anti-HER2 scFv expressed in Escherichia coli ［J］. Protein Expr Purif,2022,190:106004.

［56］ RATHORE AS,HEBBI V. Ion Exchange Chromatographic Methods for Purification of Therapeutic Antibodies［J］. Methods Mol Biol,2022,2313:179-186.

［57］ BANERJEE H,LAPOINTE P,EITZEN G,et al. A Small Molecule Inhibitor of Pex3-Pex19 Interaction Disrupts Glycosome Biogenesis and Causes Lethality in Trypanosoma brucei［J］. Frontiers in cell and developmental biology, 2021,9:703603.

［58］ JENSEN BC,PHAN IQ,MCDONALD JR,et al. Chromatin-Associated Protein Complexes Link DNA Base J and Transcription Termination in Leishmania［J］. mSphere,2021,6（1）:e01204-20.

［59］ LIANG S,DONG H,ZHU S,et al. Eimeria tenella Translation Initiation Factor eIF-5A That Interacts With Calcium-Dependent Protein Kinase 4 Is Involved in Host Cell Invasion［J］. Frontiers in Cellular and Infection Microbiology,2021, 10:602049.

［60］ MA XX,QIU YY,CHANG ZG,et al. Identification of Myoferlin,a Potential Serodiagnostic Antigen of Clonorchiasis, via Immunoproteomic Analysis of Sera From Different Infection Periods and Excretory-Secretory Products of Clonorchis sinensis［J］. Front Cell Infect Microbiol,2021,11:779259.

［61］ NI Y,XU Z,LI C,et al. Therapeutic inhibition of miR-802 protects against obesity through AMPK-mediated regulation of hepatic lipid metabolism［J］. Theranostics,2021,11（3）:1079-1099.

［62］ WÄTZIG H,HOFFSTEDT M,KREBS F,et al. Protein analysis and stability:Overcoming trial-and-error by grouping according to physicochemical properties [J]. J Chromatogr A,2021,1649:462234.

[63] LABROU NE. Protein Purification Technologies [J]. Methods Mol Biol,2021;2178:3-10.

[64] LI L,SHAN W,ZHU H,et al. SJMHE1 Peptide from Schistosoma japonicum Inhibits Asthma in Mice by Regulating Th17/Treg Cell Balance via miR-155 [J]. J Inflamm Res,2021,14:5305-5318.

[65] HUANG WC,DENG B,MABROUK MT,et al. Particle-based,Pfs230 and Pfs25 immunization is effective,but not improved by duplexing at fixed total antigen dose [J]. Malaria Journal,2020,19(1):309.

[66] JAIN R,DEY P,GUPTA S,et al. Molecular dynamics simulations and biochemical characterization of Pf14-3-3 and PfCDPK1 interaction towards its role in growth of human malaria parasite [J]. The Biochemical journal,2020,477(12): 2153-2177.

[67] KONG L,JIANG D,HE C,et al. TgROP18 targets IL20RB for host-defense-related-STAT3 activation during Toxoplasma gondii infection [J]. Parasites & Vectors,2020,13(1):400.

[68] LIU H,CUI XY,XU DD,et al. Actin-related protein Arp4 regulates euchromatic gene expression and development through H2A.Z deposition in blood-stage Plasmodium falciparum [J]. Parasites & Vectors,2020,13(1):314.

[69] LIU J,LI H,XIA T,et al. Identification of Schistosoma japonicum GSK3beta interacting partners by yeast two-hybrid screening and its role in parasite survival [J]. Parasitology research,2020,119(7):2217-2226.

[70] SIDDIQUI A A,SAHA D,IQBAL M S,et al. Rab7 of Plasmodium falciparum is involved in its retromer complex assembly near the digestive vacuole [J]. Biochimica et Biophysica Acta(BBA)-General Subjects,2020. 1864(10):129656.

[71] YAN C,FANG F,ZHANG Y Z,et al. Recombinant CsHscB of carcinogenic liver fluke Clonorchis sinensis induces IL-10 production by binding with TLR2 [J]. PLoS Neglected Tropical Diseases,2020,14(10):e0008643.

[72] HOLZ LE,CHUA YC,DE MENEZES MN,et al. Glycolipid-peptide vaccination induces liver-resident memory CD8+ T cells that protect against rodent malaria [J]. Sci Immunol,2020,5(48):eaaz8035.

[73] MAHMOUDI GOMARI M,SARAYGORD-AFSHARI N,FARSIMADAN M,et al. Opportunities and challenges of the tag-assisted protein purification techniques:Applications in the pharmaceutical industry [J]. Biotechnol Adv,2020,45: 107653.

[74] TEMPORINI C,COLOMBO R,CALLERI E,et al. Chromatographic tools for plant-derived recombinant antibodies purification and characterization [J]. J Pharm Biomed Anal,2020,179:112920.

[75] KOPP J,ZAUNER FB,PELL A,et al. Development of a generic reversed-phase liquid chromatography method for protein quantification using analytical quality-by-design principles [J]. J Pharm Biomed Anal,2020,188:113412.

[76] HAN B,MA Y,TU V,et al. Microsporidia Interact with Host Cell Mitochondria via Voltage-Dependent Anion Channels Using Sporoplasm Surface Protein 1 [J]. mBio,2019,10(4):e01944-19.

[77] HUANG SY,YUE DM,HOU JL,et al. Proteomic analysis of Fasciola gigantica excretory and secretory products(FgESPs) interacting with buffalo serum of different infection periods by shotgun LC-MS/MS [J]. Parasitol Res,2019,118(2): 453-460.

[78] MENG-YEE,LAI,NAZIA,et al. Identification of Host Proteins Interacting with Toxoplasma gondii SAG1 by Yeast Two-Hybrid Assay [J]. Acta parasitologica,2019,64(3):575-581.

[79] ZHENG JT,ZHANG N,YU YH,et al. Identification of a TRBD zinc finger-interacting protein in Giardia duodenalis and its regulation of telomerase [J]. Parasites & Vectors,2019,12(1):568.

[80] ZHOU LJ,CHEN M,PUTHIYAKUNNON S,et al. Toxoplasma gondii ROP18 inhibits human glioblastoma cell apoptosis through a mitochondrial pathway by targeting host cell P2X1 [J]. Parasites & Vectors,2019,12(1):284.

[81] GEYER KK,MUNSHI SE,WHITELAND HL,et al. Methyl-CpG-binding(SmMBD2/3) and chromobox(SmCBX) proteins are required for neoblast proliferation and oviposition in the parasitic blood fluke Schistosoma mansoni [J]. PLoS pathogens,2018,14(6):e1007107.

[82] JARADAT DMM. Thirteen decades of peptide synthesis:key developments in solid phase peptide synthesis and amide bond formation utilized in peptide ligation [J]. Amino Acids,2018,50(1):39-68.

[83] HENNINOT A,COLLINS JC,NUSS JM. The current state of peptide drug discovery:back to the future? [J]. Journal of Medicinal Chemistry,2018,61(4):1382-1414.

[84] KALTASHOV IA,PAWLOWSKI JW,YANG W,et al. LC/MS at the whole protein level:Studies of biomolecular structure and interactions using native LC/MS and cross-path reactive chromatography(XP-RC) MS [J]. Methods,2018,144:

14-26.

[85] VANDERLAAN M,ZHU-SHIMONI J,LIN S,et al. Experience with host cell protein impurities in biopharmaceuticals[J]. Biotechnol Prog,2018,34(4):828-837.

[86] ABIRI N,PANG J,OU J,et al. Assessment of the immunogenicity of residual host cell protein impurities of OsrHSA [J]. PLoS One,2018,13(3):e0193339.

[87] PAUL G,DESHMUKH A,KAUR I,et al. A novel Pfs38 protein complex on the surface of Plasmodium falciparum blood-stage merozoites[J]. Malar J,2017,16(1):79.

[88] ST PHANIE C,LUCILE P,JULIEN L,et al. Analysis of the interactome of Schistosoma mansoni histone deacetylase 8[J]. PLOS Neglected Tropical Diseases,2017,11(11):e0006089.

[89] CHEN D,LIN J,LIU Y,et al. Identification of TgAtg8-TgAtg3 interaction in Toxoplasma gondii [J]. Acta tropica,2016, 153:79-85.

[90] LUZ JG,SOUTO DE,MACHADO-ASSIS GF,et al. Applicability of a novel immunoassay based on surface plasmon resonance for the diagnosis of Chagas disease [J]. Clin Chim Acta,2016,454:39-45.

[91] BARBIE P,KAZMAIER U. Total synthesis of cyclomarins A,C and D,marine cyclic peptides with interesting anti-tuberculosis and anti-malaria activities [J]. Org Biomol Chem,2016,14(25):6036-54.

[92] LAMALLE C,SERVAIS A C,DEMELENNE A,et al. Analysis of protamine peptides in insulin pharmaceutical formulations by capillary electrophoresis [J]. Journal of Separation Science,2016,39(6):1189-1194.

[93] YU J,HU Y,XUE M,et al. Purification and identification of antioxidant peptides from enzymatic hydrolysate of spirulina platensis[J]. Journal of Microbiology and Biotechnology,2016,26(7):1216-1223.

[94] GIRGIH AT,NWACHUKWU ID,HASAN F,et al. Kinetics of the inhibition of renin and angiotensin I-converting enzyme by cod(Gadus morhua)protein hydrolysates and their antihypertensive effects in spontaneously hypertensive rats [J]. Food & Nutrition Research,2015,59(1):29788.

[95] KADERI KIBRIA KM,RAWAT K,KLINGER CM,et al. A role for adaptor protein complex 1 in protein targeting to rhoptry organelles in Plasmodium falciparum [J]. Biochim Biophys Acta,2015,1853(3):699-710.

[96] THAM HW,BALASUBRAMANIAM VR,CHEW MF,et al. Protein-protein interactions between A. aegypti midgut and dengue virus 2:two-hybrid screens using the midgut cDNA library [J]. J Infect Dev Ctries,2015,9(12):1338-1349.

[97] FATOUX-ARDORE M,PEYSSELON F,WEISS A,et al. Large-scale investigation of Leishmania interaction networks with host extracellular matrix by surface plasmon resonance imaging [J]. Infection and immunity,2014,82(2):594-606.

[98] ZHANG C,WANG L,WANG H,et al. Identification and characterization of functional Smad8 and Smad4 homologues from Echinococcus granulosus [J]. Parasitology research,2014,113(10):3745-3757.

[99] WANG G,HAN J,WANG S,et al. Expression and purification of recombinant human bone morphogenetic protein-7 in Escherichia coli [J]. Prep Biochem Biotechnol,2014,44(1):16-25.

[100] WANG L,CIGANDA M,WILLIAMS N. Association of a Novel Preribosomal Complex in Trypanosoma brucei Determined by Fluorescence Resonance Energy Transfer [J]. Eukaryotic Cell,2013,12(2):322-329.

[101] DESSENS JT,SID N-KIAMOS I,MENDOZA J,et al. SOAP,a novel malaria ookinete protein involved in mosquito midgut invasion and oocyst development [J]. Molecular Microbiology,2010,49(2):319-329.

[102] CHEN GI,GINGRAS AC. Affinity-purification mass spectrometry(AP-MS)of serine/threonine phosphatases [J]. Methods,2007,42(3):298-305.

[103] TAKEBE S,WITOLA WH,SCHIMANSKI B,et al. Purification of Components of the Translation Elongation Factor Complex of Plasmodium falciparum by Tandem Affinity Purification [J]. Eukaryotic Cell,2007,6(4):584-591.

[104] STEWART JM. Cleavage methods following Boc-based solid-phase peptide synthesis [J]. Methods in Enzymology, 1997,289:29-44.

[105] FIELDS GB,NOBLE RL. Solid phase peptide synthesis utilizing 9-fluorenylmethoxycarbonyl amino acids [J]. International Journal of Peptide and Protein Research,1990,35(3):161-214.

[106] ERDJUMENT-BROMAGE H,GEROMANOS S,CHODERA A,et al. Successful peptide sequencing with femtomole level PTH-analysis:A commentary. In Techniques in protein chemistry. IV.(ed. R.H. Angeletti)[M]. San Diego:Academic Press,1993.

[107] ROSENFELD J,CAPDEVIELLE J,GUILLEMOT JC,et al. In-gel digestion of proteins for internal sequence analysis after

one-or two-dimensional gel electrophoresis [J]. Anal Biochem,1992,203:173-179.

[108] AEBERSOLD R. High sensitivity sequence analysis of proteins separated polyacrylamide gel electrophoresis [J]. Adv Electrophor,1991,4:81-168.

[109] PLAXTON WC,MOORHEAD GB. Peptide mapping by CNBr fragmentation using a sodium dodecyl sulfate-polyacrylamide minigel system [J]. Anal Biochem,1989,178:391-393.

[110] LILLEHOJ EP,MALIK VS. Protein purification[J]. Adv Biochem Eng Biotechnol,1989,40:19-71.

[111] JANSON JC,LARS R. Protein purification:principles,high resolution methods and application [M]. 3rd ed. New York: VCH,1989.

[112] LEGENDRE N,MATSUDAIRA P. Direct protein microsequencing from Immobilon-P transfer membrane [J]. BioTechniques,1988,6:154-159.

[113] SCHAGGER H,VON JAGOW G. Tricine-sodium dodecyl sulfate-polyacrylamide gel electrophoresis for the separation of proteins in the range from 1 to 100 kDa [J]. Anal Biochem,1987,166:368-379.

[114] LAYNE E. Spectrophotometric and turbidimetric methods for measuring proteins [J]. Methods Enzymol,1957,3: 447-455.

[115] LOWRY OH,ROSEBROUGH NJ,FARR AL,et al. Protein measurement with the folin phenol reagent [J]. J Biol Chem, 1951,193:265-275.

[116] AnSChen L,Wei JF,Yang X,et al. Purification and Characterization of two new allergens from the venom of Vespa magnifica[J]. PLoS One,2012;7(2):e31920.

[117] An S,Ma D,Wei JF,et al. A novel allergen Tab y 1 with inhibitory activity of platelet aggregation from salivary glands of horseflies[J]. Allergy,2011;66(11):1420-1427.

[118] Ma D,Xu X,An S,et al. A novel family of RGD-containing disintegrins(Tablysin-15)from the salivary gland of the horsefly Tabanus yao targets allbp3 or aVβ3 and inhibits platelet aggregation and angiogenesis[J]. Thromb Haemost,2011,105(6): 1032-1045.

[119] Ma D,Gao L,An S,et al. A horsefly saliva antigen 5-like protein containing RTS motif is an angiogenesis inhibitor[J]. Toxicon,2010,55(1):45-51.

[120] Ma D,Li Y,Dong J,et al. Purification and characterization of two new allergens from the salivary glands of the horsefly, Tabanus yao[J]. Allergy,2011;66(1):101-109.

[121] Ma D,Wang Y,Yang H,et al. Anti-thrombosis repertoire of blood-feeding horsefly salivary glands[J]. Mol Cell Proteomics,2009,8(9):2071-2079.

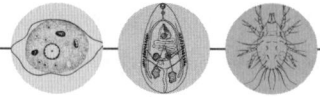

第四十一章

抗体技术

　　由于抗体可与其所针对抗原结合的高度特异性、抗体的生物活性以及与抗体相关检测技术的快速发展,抗体技术的应用越来越广泛,几乎涉及各个生命科学相关的领域。目前,抗体技术主要应用于基础科学研究、检验诊断和某些疾病的治疗。近年来全球抗体药物研发进入了一个新的发展时期,不断有抗体药物陆续进入临床研究和上市销售,抗体药物已然成为生物药中重要组成部分。本节主要介绍多克隆抗体、单克隆抗体和基因工程抗体等制备原理、方法及其在某些寄生虫病中的应用。

第一节　多克隆抗体

　　1890 年,Behring 和 Kitasato 用白喉外毒素免疫动物后,在该动物血清中发现了可以中和白喉外毒素的物质,称之为抗毒素,然后用同样方法通过免疫血清成功治愈了 1 例患白喉病的女孩。像这种由多种抗原决定簇刺激机体,这种由一种抗原刺激产生的混杂在一起的免疫球蛋白称为多克隆抗体(polyclonal antibody,PcAb)。多克隆抗体由于其可识别多个抗原表位、可引起沉淀反应,制备时间短,成本低的原因广泛应用于寄生虫研究和寄生虫病诊断方面。

一、多克隆抗体产生的工作原理

　　由于一种抗原性物质往往具有多种不同的抗原决定簇,而每一决定簇均可刺激机体 B 淋巴细胞产生一种特异性抗体。这种由多种抗原决定簇刺激机体,可刺激动物网状内皮细胞系统,尤其是淋巴结和脾脏中的淋巴细胞大量增殖,相应地就产生各种各样的单克隆抗体,这些单克隆抗体混杂在一起就是多克隆抗体。动物对初次免疫和二次免疫的应答有明显的不同。通常初次免疫应答往往比较弱,尤其是针对易代谢、可溶性的抗原。首次注射后大约 7 天,在血清中可以检测到抗体,但抗体的浓度维持在较低的水平,10天左右抗体的滴度会达到峰值。而同种抗原注射而产生的二次免疫应答的结果明显不同,抗体的合成速度明显增加,且保留时间也长。免疫应答的动力学结果取决于抗原和免疫动物的种类,但初次和二次免疫应答之间的关系是免疫应答的一个重要特点。3 次或以后的抗原注射所产生的应答和二次应答结果相似,抗体的滴度明显增加,并且血清中抗体的种类和性质发生了改变,这种改变被称为免疫应答的成熟,具有重要的实际意义。通常在抗原注射 4~6 周后会产生具有高亲和力的抗体。

二、多克隆抗体制备流程

(一) 抗原制备

　　1. 虫体抗原　根据需要从感染动物体内收集血吸虫成虫、丝虫成虫或其他寄生虫,经 PBS 反复洗涤,冻融后可通过匀浆器或超声粉碎、4℃冷浸、1 500g 离心 10 分钟,取上清液,测定蛋白含量后置低温冰箱冷冻保存。幼虫如血吸虫童虫或丝虫微丝蚴的抗原制备方法相似。

　　2. 分泌代谢抗原　根据需要从感染动物体内收集血吸虫成虫、丝虫成虫或其他寄生虫的成虫,尽量采用无菌操作以避免污染,在含高浓度抗生素的无菌生理盐水中反复漂洗虫体,选取体态完整无破损的活体移入含常规浓度抗生素的无血清 DMEM 的 12 孔细胞培养板中培养,5% CO_2 37℃孵箱培养 4~6 小时,收集培养上清液,1 500g 离心 10 分钟,收集上清液于透析袋中,外加 PBS 透析过夜即为分泌代谢抗原,测定蛋白含量后置低温冰箱冷冻保存。其他寄生虫幼虫分泌代谢抗原制备方法相同。弓形虫分泌代谢抗原还可直接逐日收集感染小鼠腹水直至感染后第 5 天,合并收集液后,2 次 1 500g 离心各 10 分钟,收集上清液测定蛋白质含量,置低温冰箱冷冻保存。

3. **基因重组蛋白抗原** 依据基因克隆技术原理,根据实验目的一般首先设计、合成特异性引物,以目标寄生虫的 cDNA 为模板,PCR 方法扩增获得某特定靶蛋白基因,PCR 产物与 pMD18-T 载体连接,转化感受态细菌。挑取选择性培养基上生长的菌落扩大培养,提取质粒,进行 PCR、双酶切鉴定及测序鉴定,将测序结果用 BLAST 软件分析,采用酶切及连接技术,将测序正确的靶基因插入原核或真核表达表达质粒,转染表达菌种或细胞,通过工程菌或细胞的培养,收集上清液或胞体蛋白,再通过亲和层析等技术分离纯化得到蛋白抗原。具体操作技术详见本书第六篇寄生虫分子生物学实验技术中的相关章节。

4. **多肽抗原** 多肽是分子结构介于氨基酸和蛋白质之间的一类化合物,由一种或多种氨基酸按照一定的排列顺序通过肽原核表达载体的分类原核细胞表达外源基因时,键结合而成,合成途径主要有化学合成和生物合成。对在动物体内产生免疫反应而言,大多数多肽的分子量都太小。将多肽与载体蛋白如钥孔戚血蓝蛋白(keyhole limpet hemocyanin,KLH)等偶联之后,不仅能增加抗原的大小,也能增强免疫性。可以与 KLH、牛血清白蛋白(bovine serum albumin,BSA)或鸡卵白蛋白(ovalbumin,OVA)等蛋白进行偶联。因 KLH 的免疫性更好,现认为与 KLH 交联较好,首先用 MBS 活化载体蛋白,这将载体蛋白上面的自由-SH 与多肽末端的 Cys 的侧链-SH 连接起来,这种方法直接,特异性高,而且稳定,通常选择对免疫不重要的一端进行交联。EDC 活化载体上的—COOH,将载体的—COOH 和多肽的—NH₂ 连接起来也是一种可行的方法。一般建议在多肽序列中有多个 Cys 时采用该方法。如果肽链中含有多个—COOH 或—NH₂ 基因,不建议使用该方法,因为会造成多重点交联的情况,使多肽结构受影响。常用载体蛋白除 KLH 外,还有 BSA,OVA 等,KLH 的优势是它不干扰 ELISA 或 Western blot 等试验。

（二）免疫动物

1. 挑选健康的新西兰大白兔 2~3 只(约 2kg),使其适应新的生活环境。

2. 注射抗原前,通过兔耳缘静脉预采血 5ml,并分离血清用作阴性对照。

3. 将 1ml 的抗原按 1:1 比例加入等体积的弗氏完全佐剂进行乳化,必须充分混匀,呈乳白色,每个部位 250μl,针头呈 45°角插入皮下,注射完后停留数秒以防止抗原外流。

4. 将大白兔固定好,采用颈部(后腿肌肉或背部)皮下多点注射,隔 21 天后用 1ml 抗原和等体积弗氏不完全佐剂进行乳化,加强免疫。注意事项同上。

5. 首次免疫后,每次注射间隔 1 周左右免疫下次,在采集免疫血清前必须进行血清的效价测定,达到要求时再采血。

6. 预取血的血清作为阴性参照,阳性对照为已经证实的阳性血清,将待测血清、阴性血清和阳性血清进行稀释(封闭稀释液)。

7. 于酶标板中每孔滴加 100μl 抗原(1μg/ml),于 4℃过夜,然后继续常规封闭。

8. 取包被好的 96 孔板,分别加入倍比稀释的阳性血清、待测血清、阴性血清于 37℃孵育 1 小时;最后加入酶标二抗,封闭后进行检测抗体效价。

9. 采血前动物应禁食 24 小时以防血脂过高。兔或豚鼠可从心脏抽血,小鼠可自眶窦取血或心脏抽血。采血时应无菌操作,将血盛于无菌玻璃平皿或三角烧瓶中,37℃ 1 小时后置于冰箱 4℃过夜,待血块自然收缩后分离血清,分装冻存备用。

（三）免疫血清的纯化和鉴定

多克隆抗体一般需要纯化,抗体纯化程度根据实际要求而采用不同的纯化方法。纯化抗体的方法有多种,如盐析法、冷乙醇沉淀法、离子交换层析法、亲和层析法等,下面以亲和层析法为例简述一下实验过程:

1. **准备蛋白 A Sepharose CL-4B 亲和柱** 通常准备 5ml 或 10ml 蛋白 A SepharoseC L-4 B 填料,

在真空瓶中将等体积的填料和 TBS 缓冲溶液混合,搅拌。抽真空 15 分钟,以除去填料中的气泡,蛋白 A Sepharose CL-4B 填料缓慢加入玻璃柱中,利用蠕动泵控制填充速度为 1~2ml/min,避免柱干,利用 10 倍于床体积并经过预冷的 TBS 缓冲溶液平衡柱。

2. 准备抗血清　将抗血清放入冰箱中过夜解冻,以避免蛋白质的聚集。在蛋白质解冻过程中出现的聚集可通过 37℃预热而溶解。加入固体叠氮化钠至浓度为 0.05%,4℃ 15 000g 离心 5 分钟,分离出抗血清。

3. 亲和层析　将抗体用 TBS 缓冲溶液以 1∶5 的比例进行稀释,再用过滤器进行过滤。以 0.5ml/min 的速度将抗血清上到柱上,为保证抗血清与填料的结合,需连续上柱 2 次,并保留上样流出液。用 TBS 缓冲溶液清洗柱子至 A280<0.008 后加 pH 2.7 洗脱缓冲溶液,以 0.5ml/min 的速度洗脱至所有蛋白质均流下来。用已经加入 100μl 中和缓冲溶液的 1.5ml EP 管分管收集洗脱液,混匀后用 pH 计检查洗脱液的 pH,如果 pH 低于 7,可利用中和缓冲液调至约 pH 7.4,以防止抗体的变性。在柱中加入 10ml pH 1.9 洗脱缓冲溶液,按上述方法收集洗脱液至 A280<0.008。利用分光光度计测定各管中蛋白质的含量。若蛋白质浓度低于 0.5mg/ml 可加入 10% 的甘油以便保存,将纯化的抗体分装后在 2~8℃保存。用含 0.05% 叠氮化钠的 TBS 缓冲溶液清洗柱子后 4℃储存。

4. 抗体的鉴定　抗血清在保存和使用前,还可用以下方法做效价和特异性鉴定。

(1)双向免疫扩散法鉴定抗体的特异性:按双向免疫扩散技术打两排孔,上排放抗原,下排放抗血清,进行双扩散 18~24 小时后,仔细观察上下两排孔之间出现的沉淀线。若与粗抗原及纯抗原之间皆出现一条沉淀线,且两者相互融合,则证明该动物已产生单价特异抗体;不出现沉淀线,表明未免疫成功。

(2)双向免疫扩散法浏定血清效价测定:抗血清效价有两种稀释方法:一是稀释抗血清,如 1∶2、1∶4、1∶8、1∶16 对倍稀释,分别与一个浓度的纯抗原反应;另一是稀释抗原,即把抗原做对倍稀释,分别与不同浓度的抗血清进行双扩散实验。效价在 1∶8 以上即可采血用于一般试验。

三、多克隆抗体在寄生虫学研究中的应用

(一) 在疟疾中的应用

疟原虫多克隆抗体在疟疾中一般应用于检测,和单抗联合使用,单抗作为捕获抗体,多抗作为检测抗体。有研究采用 EDC 法偶联抗恶性疟原虫富组氨酸蛋白单克隆抗体制备荧光探针,以羊抗恶性疟原虫组氨酸多克隆抗体和驴抗鼠二抗分别喷涂硝酸纤维膜,形成试纸条检测线和质控线,建立了免疫层析试纸条定量检测血清中恶性疟原虫的方法。实验结果表明,该荧光试纸条定量检测血清中恶性疟原虫线性范围 5.8~8 010 疟原虫/μl,最低灵敏度达到 5.8 疟原虫/μl,单个样品检测时间只需 15 分钟。为进一步检测恶性疟奠定了基础。Sousa 等研究显示利用 2 种间日疟原虫乳酸脱氢酶蛋白多克隆抗体建立检测循环抗原的双抗夹心 ELISA 法,该法可用于检测间日疟的现症感染,未见与恶性疟原虫交叉反应的证据。Dutta 等证实抗恶性疟原虫烯醇化酶多克隆抗体可以破坏动合子穿过蚊中肠壁的过程,并且抑制红内期疟原虫的生长,对该抗体的保护功能值得进一步研究。

(二) 在血吸虫病的应用

裴丽姝等用日本血吸虫可溶性虫卵抗原的多克隆抗体为包被抗体,以酶标单克隆抗体结合为检测探针的夹心 ELISA 法检测血吸虫病患者血清中 CAg。150 例血吸虫病患者 CAg 的敏感性为 84.7%,4 名正常人未出现假阳性反应;肺吸虫病、华支睾吸虫病、囊尾蚴病、包虫病、疟疾、黑热病、钩虫病患者各 10 例和弓形虫病患者 4 例,除 2 例肺吸虫病患者阳性外,其余均未出现交叉反应,提示多克隆抗体与单克隆抗体夹心 ELISA 法是一种较为理想的 CAg 检测方法。任翠平等建立了 Sj29 双抗体夹心 ELISA 检测方法,用 Sj29 多克隆抗体作为检测抗体,分别测急性、慢性和晚期血吸虫病患者血吸虫循环抗原,敏感性分别为 76.7%(23/30)、54.5%(18/33)和 50.0%(18/36)。该方法检测健康血清的特异性为 100%。该方法可能具有区分当前和既往感染潜在的诊断能力,考核药物疗效。González 等利用抗曼氏血吸虫组织蛋白酶 B 多克隆抗体建立半胱氨酸蛋白酶免疫分析法(CPIA),用该法去检测生活在血吸虫病低流行地区的委内瑞拉感染者血清中的组织蛋白酶 B 循环抗原,结果显示敏感性和特异性均为 100%,该方法为检测血吸虫感染患者中循环抗原的新型诊断方法,可进一步研究。

（三）在丝虫病的应用

免疫色谱技术（ICT）是一种用全血检测班氏丝虫抗原的快速测试卡。ICT 的原理是将班氏丝虫抗原特异的 PcAb 吸附到胶体金上注入粉红色衬垫上，让班氏丝虫抗原与胶体金标记的 PcAb 结合，另一种对班丝虫抗原具有特异性的 McAb 固定在白色薄膜线条上，ICT 卡则是利用免疫色谱技术从血液中快速检测班氏丝虫循环抗原，方法简便，快捷，检测结果直观及群众易接受。Das 等利用纯化的班氏丝虫表面抗原 bestrophin 基因蛋白（FSAg）制备了 FSAg 的多克隆抗体。利用该抗体通过过继转移治疗感染丝虫的大鼠，结果显示与对照组相比，感染丝虫大鼠的虫荷显著下降，抗 FSAg 血清治疗的动物也表现出促炎细胞因子水平的降低。该实验证实了抗 FSAg 血清对淋巴丝虫病具有一定的治疗潜力。

（刘　淼）

第二节　单克隆抗体

单克隆抗体（monoclonal antibody, McAb）是指由单一 B 淋巴细胞所产生的高度均一、仅针对某一特定抗原表位、也称抗原决定簇的抗体。通常采用杂交瘤（hybridoma）抗体技术来制备。杂交瘤抗体技术是在细胞融合技术的基础上，将已致敏的能产生抗体的 B 淋巴细胞与骨髓瘤细胞在特定条件下发生细胞融合，得到既能不断分泌抗体，又能无限增殖的杂交体细胞。通过对这些杂交体细胞的单细胞克隆化，再将这些单个杂交瘤细胞扩大培养成细胞群，即可制备获得大量仅针对某特定抗原表位的特异性抗体，即单克隆抗体。

一、单克隆抗体产生的工作原理

两个或两个以上的细胞合并为双核或多核细胞的现象为细胞融合。20 世纪 60 年代初，日本学者冈田（Okada）首次使用仙台病毒诱导动物细胞融合。70 年代以后，由于发现化学融合剂，如一种高分子聚合物，即聚乙二醇（polyethylene glycol, PEG）具有使用方便、性质稳定、容易制备和容易控制等特点，已成为人工诱导细胞融合最为常用的试剂。聚乙二醇分子能减少细胞之间的游离水，促使细胞聚集，破坏或改变各类细胞的膜结构，使两细胞接触点处的细胞膜的脂类分子发生疏散和重组，由于两细胞接触处的双分子层质膜相互亲和及彼此的表面张力作用，使细胞发生融合。20 世纪 80 年代初出现了电融合技术，也可用于细胞融合的研究。

B 淋巴细胞在抗原的反复刺激下，能够致敏并分化、增殖形成具有分泌针对这种抗原某一决定簇的特异性抗体的能力，B 细胞的这种能力是有限的，最主要的是其在体外不可能长久持续分化增殖下去，因此产生免疫球蛋白的能力也是极微。如果将这种 B 细胞与非分泌型的骨髓瘤细胞在生物、物理或化学试剂等的作用下，两种细胞融合形成杂交瘤细胞。在 HAT（H-Hypoxanthine，次黄嘌呤；A-Aminopterin，氨基蝶呤；T-Thymidine，胸腺嘧啶核苷）选择性培养液中，未融合的效应 B 细胞或两个效应 B 细胞融合细胞的 D 途径被氨基蝶呤阻断，虽 S 途径正常，但因缺乏在体外培养液中增殖的能力，一般 10 天左右会死亡。对于骨髓瘤细胞而言，由于通常采用的骨髓瘤细胞是次黄嘌呤-鸟嘌呤磷酸核苷转移酶缺陷型细胞，因此自身没有 S 途径，且 D 途径又被氨基蝶呤阻断，所以在 HAT 培养液中也不能增殖而很快死亡。只有骨髓瘤细胞与效应 B 细胞相互融合形成的杂交瘤细胞，既具有效应 B 细胞的 S 途径，又具有骨髓瘤细胞在体外培养液中长期增殖的特性，因此能在 HAT 培养液中选择性存活下来，并不断增殖。再进一步进行单一细胞的克隆化，这种克隆化的杂交瘤细胞是既具有骨髓瘤的无限生长的能力，又具有产生特异性抗体的 B 淋巴细胞的能力，将这种克隆化的杂交瘤细胞进行扩大培养或注入动物体内，再通过各种分离纯化技术，即可获得大量的高效价、单一的特异性抗体，这种技术即称为单克隆抗体技术，即是单克隆抗体产生的原理。

二、杂交瘤细胞系的建立

（一）动物的选择与免疫

1. 动物的选择　因为常用的骨髓瘤细胞系均从 BALB/c 小鼠系诱导出来，且鼠单克隆抗体的应用范围相当广泛,故一般实验室制备单克隆抗体时,动物的选择一般选用纯系 BALB/c 6~8 周龄的雌性小鼠。大鼠也可使用产生较多量的单克隆抗体,但应用较少。现在在小鼠杂交瘤制备技术的基础上,发展了小鼠与大鼠,小鼠与人以及人与人杂交瘤技术,一些国内外公司还开发出了兔的单克隆抗体制备技术。由于多用 BALB/c 小鼠制备单克隆抗体,故以下的免疫方法和程序以小鼠为例。

2. 动物的免疫 动物免疫包括如何制备抗原,即抗原的来源;还有采用的免疫程序和方法。

(1)抗原的制备:制备单克隆抗体所需抗原,如虫体抗原、分泌代谢抗原、基因重组蛋白抗原以及半抗原等制备,详见本章相关内容。

(2)免疫方法与程序:免疫过程和方法与多克隆抗体的制备基本相同。为避免小鼠免疫效果不佳或杂交瘤制备失败,一般同时取 3~4 只 SPF 级纯系 BALB/c 6~8 周龄雌性小鼠,于背部皮下注射与佐剂混匀的纯化的蛋白抗原。第 1 次每只鼠 50~100μg 蛋白抗原与等体积的弗氏完全佐剂或其他佐剂充分乳化。完全乳化的标准是乳化液滴在水面不漂散。于首次免疫后的第 2 和 4 周末再分别进行第 2 次和第 3 次免疫,每次用含相同剂量靶蛋白抗原与等体积的弗氏不完全佐剂混合乳化液对小鼠进行背部皮下注射。末次免疫 10 天左右尾静脉采血,离心法分离血清,用靶蛋白抗原包被酶标板,不同稀释倍数的待检血清为一抗,二抗依据实验需要,一般采用酶标记抗鼠 IgG 抗体,间接 ELISA 法检测血清抗体的效价。与免疫前小鼠血清相比,免疫效果好的小鼠血清的稀释倍数至数千或更高倍仍呈阳性反应。若血清抗体效价升高不明显,需再进行第 4 次甚至第 5 次免疫。若血清抗体效价升高显著,可考虑做细胞融合。细胞融合前 3~4 天选择血清抗体效价高的小鼠尾静脉或腹腔再次注射 30~50μg 纯蛋白抗原再次加强免疫。其余小鼠可按一般免疫程序进行第 4 次或第 5 次免疫以备后用。

(二)细胞融合

1. 骨髓瘤细胞 SP2/0 融合前的处理 小鼠 SP2/0 骨髓瘤细胞属半贴壁生长细胞,用 10% FBS 的 DMEM 或 RPMI1640 完全培养液连续传代,细胞的传代、冻存和细胞复苏和一般细胞培养技术相同。细胞在多次传代过程中,部分细胞可能有返祖现象,可定期用 8-氮鸟嘌呤进行处理,使生存的细胞对 HAT 呈均一的敏感性。为保证细胞的活性以及细胞融合效率,可在做融合前一个月,用 $1×10^6$ 个细胞接种于正常 BALB/c 小鼠背部两侧皮下。待瘤生长至 1~2cm,即进行无菌摘瘤,用无血清培养液洗涤 3 次后,用小剪刀剪成直径约 2mm 的小块,放在预先加了 2~3ml 无血清培养液平皿的 200 目/吋铜丝筛上,用注射器芯研磨、挤压出单个瘤细胞,置含 10% FBS 的培养液中常规培养,使细胞维持对数生长期。当细胞处于对数生长的中期时,可按 1:3~1:10 的比例传代。一般每 2~3 天传代一次。细胞传代次数一般不要超过 10 次,需及时冻存备用。

2. 饲养细胞和融合细胞的准备

(1)饲养细胞的准备:在做细胞融合前,需准备饲养细胞。在细胞培养中,单个或少数分散的细胞不易生长增殖,若加入其他活细胞,则可促进这些细胞生长增殖,所加入的这种细胞被称为饲养细胞。

1)取免疫成功的 BALB/c 小鼠麻醉,摘眼球放血,拉颈处死,75% 乙醇浸泡 10 分钟,腹部朝上固定于蜡盘;

2)用 75% 乙醇消毒皮肤后,剪开腹部皮肤,暴露腹膜并用 75% 乙醇消毒;

3)用注射器吸取无血清培养液 5ml 注入小鼠腹腔,用注射器在腹腔内反复抽吸(注意不可刺破小鼠的消化器官);用该注射器抽出腹腔内液体,注入 50ml 离心管内;1 000g,离心 5 分钟,弃上清液,用完全培养液重悬沉淀的腹腔内细胞,加入 5~6 块 96 孔细胞培养板,100μl/孔,然后置于 37℃、5% CO_2 培养箱内培养,此即为一种饲养细胞的准备。

在制备 McAb 的过程中,许多环节需要加饲养细胞,如在杂交瘤细胞筛选、克隆化和扩大培养过程中,加入饲养细胞是十分必要的。常用的饲养细胞如上述较为常用小鼠腹腔巨噬细胞、小鼠脾脏细胞或胸腺细胞。应用腹腔渗出细胞的好处是:一方面做饲养细胞,另一方面巨噬细胞可以吞噬死亡的细胞和细胞碎片,为融合细胞的生长造成良好的环境。饲养细胞的用量为一般为 $2×10^4$~$2×10^5$ 细胞/孔。

(2)融合用小鼠脾细胞的准备:饲养细胞做好后,继续使用该小鼠提取脾细胞。

1)换镊子,提起腹膜,换剪刀,暴露腹腔,无菌摘取脾脏,小心快速剪去周边脂肪和筋膜,用无血清培养液洗 1~2 次,再将脾放入盛 200 目铜筛网的平皿中,剪破包膜,用注射器芯研磨、挤压脾细胞过网,吸取

无血清培养液 5ml 吹打铜筛网,收集过网后的脾细胞放入 50ml 无菌离心管中;

2)将离心管 1 000g,离心 5 分钟;弃上清液,加入 5ml 无血清培养液重悬细胞,细胞计数,备用。

（3）融合用 SP2/0 细胞的准备:SP2/0 细胞的状态对细胞融合率起着至关重要的作用。融合前 1 天下午或傍晚为状态良好呈对数生长期的 SP2/0 细胞换一次液。融合当天取约 $(1 \sim 5) \times 10^7$ 个 SP2/0 细胞收集至 1 个 50ml 无菌离心管中,离心弃上清液,加入 5ml 无血清培养液,混匀,细胞计数,备用。

3. 细胞融合和杂交瘤细胞的选择性培养 此步为单抗制备的关键步骤,融合剂的选择及使用显著影响杂交瘤是否成功制备。

（1）PEG 的准备:PEG 结构为 $HOH_2C(CH_{20}CH_2)nCH_2OH$,有不同品牌和用途,须选择采购其为"细胞融合用"。分子量大于 2 000 小于 6 000 者均可用作细胞融合剂。一般选用分子量为 4 000,常用浓度为 50%,pH8.0~8.2(用 10%NaHCO$_3$ 调整)。分子量小的 PEG,融合效应差,又有毒性,分子量过大,则黏性太大,不易操作。在做细胞融合实验前需制备 2ml 50% PEG:称取适量的 PEG4000,溶入培养基,高压灭菌处理后备用;

（2）SP2/0 细胞与脾细胞的混合:将上述准备好的 SP2/0 细胞与脾细胞按 5:1 比例混合于 50ml 无菌离心管中,1 000g,离心 5 分钟;

（3）PEG4000 的滴加:弃上清液,轻弹或振荡离心管,使细胞沉淀充分松动呈糊状,沿离心管壁缓慢滴加 37℃预温的 50% PEG4000 溶液 1ml,同时缓慢转动离心管以混匀细胞,在 1 分钟内将 PEG 加完;

（4）PEG4000 的作用及终止:上述加了 PEG4000 的细胞管置 37℃水浴中 1 分钟后,再于 5 分钟内缓慢加入 37℃预温的无血清培养液 5ml 终止 PEG 的作用,同时轻轻搅动使细胞成均一悬液。注意此处操作须轻轻混悬,切记不能用力吹打,以免使刚刚融合在一起的细胞散开;

（5）离心管置 37℃水浴中 5 分钟后,1 000g,离心 5 分钟,弃上清液;

（6）加入 37℃预温一定量的 HAT 选择性培养液,轻轻混悬细胞并计数以调整细胞浓度至 $1 \times 10^6/ml$,按 1×10^5 个细胞/100μl 滴加到上述含饲养细胞的 96 孔细胞培养板各孔中,置于 37℃、5% CO$_2$ 培养箱中培养。

（三）杂交瘤细胞选择及分泌特异性抗体检测

1. 杂交瘤细胞的培养与观察 杂交瘤细胞生长出来后需及时进行检测,方法依实验目的选择。

（1）融合细胞培养 4~6 天即可在培养板的部分孔中见到 3~5 个细胞或更多的细胞呈成团、成簇克隆状生长。融合的杂交细胞稍大,呈圆形且透明。非脾细胞和骨髓瘤细胞融合的细胞在 HAT 培养液中其透光性变差并逐渐死亡。

（2）融合后 7~9 天可用 HT 培养液半量换液;12~14 天后可换完全培养液培养;

2. 分泌特异性抗体杂交瘤细胞的检测 细胞融合后,一旦长出大小适宜的细胞克隆时,应及时选择灵敏、快速、可靠的免疫学方法筛选分泌预定抗体的杂交细胞克隆。一般融合细胞培养 12~14 天,或细胞克隆生长至孔底面积的 1/3~1/2 以上时,可取部分培养上清液,进行抗体检测。特异性抗体检测一般采用间接 ELISA 法,pH9.6 碳酸盐缓冲液稀释小鼠免疫用的抗原 0.2~1μg/孔包被酶标板,一抗即为有杂交瘤细胞生长的培养上清液,可用半量换液的细胞培养上清液,二抗一般为辣根过氧化物酶标记的抗小鼠 IgG,也可根据实验目的选择酶标记的不同抗体类型。实验时应设置无抗原包被孔或普通培养基作为阴性对照;一定稀释后的小鼠免疫血清可作为阳性对照。

根据制备单克隆抗体实验目的,如细胞表面抗原的单克隆抗体的检测可采用免疫荧光实验筛选。如细胞毒性单克隆抗体的检测可采用间接血凝实验等筛选。

在实际工作中,一个阳性反应孔往往可能存在数个甚至更多的克隆。一旦检测到分泌特异性抗体的阳性细胞孔,应即刻对该孔的细胞进行单克隆化培养。用于克隆化培养后多余的阳性细胞及时转种到 24 孔培养板,再进一步转入培养瓶扩大培养,冻存部分阳性克隆细胞。

（四）杂交瘤的克隆化

杂交瘤的克隆化对于获得分泌单一抗体的杂交瘤细胞株至关重要。一般需要进行 3~4 次克隆化培养,以保证分泌性细胞克隆生长的稳定性和抗体的特异性。一般采用有限稀释法,详细步骤如下:

1. 制备饲养细胞 杂交瘤的克隆化的前一天,取正常小鼠腹腔细胞,采集基本方法同上,制成细胞悬液,接种 96 孔培养板,每孔 100μl,约含 2×10^4 细胞,37℃、5% CO_2 培养箱中培养过夜。

2. 用微量移液器吹打培养板中孔内的杂交瘤细胞克隆,悬浮细胞移至含完全培养液的离心管中;

3. 取样,用血细胞计数板计数,调整细胞浓度至 15 个/ml、10 个/ml;

4. 将两种密度的杂交瘤细胞悬液分别接种于含饲养细胞的培养板中,每孔 100μl,使每孔分别含 1.5 个细胞、1 个细胞;

5. 置于 37℃、5% CO_2 培养箱中培养。一周后可半量换液。培养 12~15 天,或细胞克隆生长至孔底面积的 1/3~1/2 以上时取培养上清液进行抗体检测;

6. 选择抗体阳性孔至少再亚克隆 1~2 次,直到 100% 的检测细胞孔分泌特异性抗体为止;同时将阳性克隆进一步扩大培养、冻存。

7. 单克隆抗体免疫球蛋白类别及亚型鉴定,采用 Antigen-Mediated ELISA 法测定单克隆抗体的 Ig 类别和亚型,一般可按试剂盒说明书操作。

三、单克隆抗体的量化制备

在一般细胞培养过程中杂交瘤细胞克隆分泌单克隆抗体,但是产量一般较低,10~100μg/ml。为了获得大量高效价抗体,可采用体外培养法和动物体内诱生法。

(一) 体外培养法

将杂交瘤细胞置于培养瓶中进行培养。在培养过程中,杂交瘤细胞产生并分泌单克隆抗体,收集培养上清液,但这种方法产生的抗体量有限。如果希望在体外高效率地大量制备单克隆抗体,就必须高密度培养单克隆抗体细胞株,充分扩大细胞培养的立体空间。单位体积内细胞数量越多,产生的单克隆抗体就越多,浓度就越高,产量就越大。随着细胞培养的原理和方法不断完善,各种新型规模化培养技术和装置不断出现,大大提高了抗体的生产量。目前,主要有两大类单克隆抗体细胞大规模培养系统:一是细胞悬浮培养系统(cell suspension culture system),采用发酵罐式的旋转瓶,包括常规的悬浮培养和新型的微载体培养;二是细胞固定化培养系统(cell immobilization culture system),包括中空纤维细胞培养法和微囊化细胞培养法等。大量细胞培养后,收集培养基离心去除细胞及其碎片,即可获得所需要大量的单克隆抗体。

(二) 动物体内诱生法

在一般实验室为了获得大量高效价抗体,通常将杂交瘤细胞植入 BALB/c 小鼠腹腔内,制备并收集含特异性单克隆抗体的腹水,此法可获得较高浓度的单克隆抗体。方法如下:

1. 选用 BALB/c 雌性小鼠。在接种杂交瘤细胞前 1~2 周,先给小鼠腹腔注射 0.5ml 液体石蜡或降植烷或福氏不完全佐剂等进行预处理。预处理过的小鼠在 2~3 个月均可使用;

2. 收集生长良好的杂交瘤细胞,离心洗涤 1 次,重悬于无血清培养液中,调整细胞密度为(1~2)× 10^6/ml,每只小鼠腹腔注射 0.5ml 细胞悬液;

3. 密切观察小鼠的健康状况与腹水征象,一般接种细胞 7~12 天,可见小鼠腹部明显膨大,以手触摸时,皮肤有紧张感,即可消毒腹部皮肤,用 5ml 注射器接 8 号针头,刺入腹腔,卸下注射器,抬高小鼠头部,使腹水滴入离心管中。小鼠局部皮肤消毒后继续饲养,间隔 2~3 天后,待腹水再生积聚时,同法再取,一只小鼠一般可抽取 2~3 次。

4. 3 000g 离心 15 分钟,吸弃上层油脂后吸取淡黄色腹水,避免吸取细胞成分和其他沉淀物。

5. 采用盐析法或 Protein G Sepharose 4 Fast Flow 法或其他方法纯化上述制备获取的腹水中的单克隆抗体,具体步骤可参考本书相关章节或试剂盒使用说明书;

四、单克隆抗体在寄生虫学研究中的应用

(一) 单抗在疟疾中的应用

疟疾是由至少 5 种疟原虫引起的全球致死性最高的传染病之一。早期明确诊断对于病例的管理、疫情处理以及区别非疟原虫感染发热并尽快给予抗疟药物治疗极为重要,全球疟疾控制计划应该包括疟原虫感染敏感的精确诊断。纳米微球标记单克隆抗体结合电感耦合等离子体质谱仪检测疟原虫感染,其敏

感性得到显著提高,检测恶性疟原虫乳酸脱氢酶(PfLDH)的极限达到 1.5pg/ml,可检测疟原虫红细胞培养液中的环状体达到 1.6 个/μl。还有学者不断制备新的单克隆抗体,鉴定其稳定性、敏感性、特异性以及在开发成为快速诊断试剂盒方面不断努力。开发高效疫苗或抗体对预防乃至消除疟疾同样也是至关重要和必需的。Kisalu 等报道了制备分离人抗环子孢子蛋白单克隆抗体被动转移至两种小鼠体内,均可产生高效的保护性作用。最近还有报道利用从间日疟原虫减毒子孢子疫苗免疫后人血液中分离并制备出新的单克隆抗体,进入了临床 I 期试验,结果证实了其安全性、较长的持续半衰期以及抗间日疟原虫感染的作用。

(二)单抗在血吸虫病的应用

日本血吸虫病在我国已经得到基本控制,但目前世界上感染其他人体血吸虫,如曼氏血吸虫、埃及血吸虫等,仍然共有约 2 亿多人感染需要治疗并威胁着 7 亿多人。为了最终达到消除血吸虫病的目的,诊断同样是非常重要的措施之一。利用单克隆抗体检测血吸虫抗原的早期报道较多。也有利用单抗检测循环阴极抗原(circulating cathodic antigen,CCA)这一准确、便宜且易于操作的尿液试纸条方法进行血吸虫病干预、疗效考核及再感染情况的评估。国内也有学者报道,利用抗血吸虫表膜单克隆抗体夹心 ELISA 检测各个病期患者及吡喹酮治疗半年后人血清中的表膜循环抗原,显示其突出的特异性及疗效考核价值。NP30 是一种日本血吸虫肠相关抗原抗独特型内影像抗体,其可作为日本血吸虫病免疫诊断检测抗体的"抗原"。不仅如此,NP30 抗独特型单克隆抗体在小鼠实验显示其还具有抗日本血吸虫卵胚发育和减少产卵数量的疫苗作用,可作为抗病疫苗的候选分子。应用抗 CTLA-4 单克隆抗体也可增强日本血吸虫谷胱甘肽转移酶和脂肪酸结合蛋白疫苗的免疫保护作用,作者认为抗 CTLA-4 单克隆抗体可作为疫苗的免疫佐剂,通过激发 Th1 和/或 Th2 免疫反应而促进疫苗的保护作用。异染色质蛋白 1(heterochromatin protein 1,HP1)的功能涉及干细胞的增殖和寄生虫雌虫的产卵。有研究报道利用抗 HP1 的单抗实施免疫印迹实验、免疫共沉淀实验和质谱分析法等初步鉴定了一些与 HP1 相互作用的核蛋白,这些分子形成复合物并进而在血吸虫尾蚴阶段调控基因表达、异染色质的形成以及翻译复合体的作用。

(三)单抗在丝虫病的应用

单克隆抗体技术在丝虫病一般常用于免疫诊断,包括循环抗原和抗体的检查。如制备抗人 IgG4 的单抗,用于丝虫病特异性血清 IgG4 检测试剂盒的研制,初步效果显示有较好的敏感性和特异性,且该试剂盒具有操作简便、检测本底很低、结果易于判断等优点。还有学者利用单抗鉴定其所识别班氏丝虫循环抗原的特性,发现抗丝虫单抗 AD12 和 Og4C3 针对的抗原决定簇存在于一类耐链酶蛋白酶和胰蛋白酶的酶类,由于其不易被蛋白酶降解,适合作为长期存在于血清中的诊断靶标。同一课题组还制备了抗马来丝虫凝集素蛋白单克隆抗体,证实了该蛋白存在于丝虫成虫分泌代谢物和其溶解产物中,随着卵胚的发育逐渐增多。利用单抗及重组蛋白了解丝虫凝集素在丝虫与宿主相互作用的生物学特性。

(沈际佳)

第三节　基因工程抗体

抗体在生物医学领域具有广泛的应用前景。传统多克隆抗体及单克隆抗体由于其固有的缺点使其应用价值受到限制。抗体的人源化与片段化改造催生出一系列基因工程抗体变体。基因工程抗体可以降低甚至消除人体对抗体的排斥反应,其体积小、渗透性强等特点,可以方便地导入细胞内,结合、封闭特定抗原,造成细胞的表型剔除,用以研究相关抗原蛋白功能,探索寄生虫的致病机制。人源性抗体用于人体不易产生抗异种蛋白反应、易于进行基因操作等特点,可望开发出更加理想的分子药物。此外,基因工程抗体还可以完全替代动物源性抗体,应用于寄生虫病的免疫学诊断和治疗中。基因工程抗体主要包括嵌合抗体、人源化抗体、完全人源抗体、小分子抗体、双特异性抗体等。

一、人源化的鼠单克隆抗体

(一)原理及制备

1. 原理　抗体与抗原结合的特异性由 L 链和 H 链 V 区决定,C 区作为异源蛋白可诱发免疫反应,鼠单抗因为在体内可以引起人抗鼠抗体（human anti-mouse antibodies，HAMA）反应，临床上的应用受到了比较大的限制。人鼠嵌合抗体基本原理是从分泌某种鼠单抗的杂交瘤细胞基因组中分离并鉴定出重排的功能性鼠 VL（轻链可变区）和 VH（重链可变区），经过基因重组分别与人的 CL（轻链恒定区）和 CH（重链恒定区）区基因按照一定的方式相拼接，克隆到表达载体中，构建鼠/人轻重链基因表达载体，并转入适当的宿主细胞表达来制备特异性嵌合抗体。

2. 制备

（1）嵌合基因的构建

1）制备单克隆抗体杂交瘤细胞（详见单克隆抗体的制备），从杂交瘤细胞中提取基因组 DNA 或 RNA，将后者反转录成 cDNA；

2）设计数对简并 PCR 引物，进行 PCR 或 RT-PCR，扩增 VL、VH 基因并克隆，并测序验证；

3）嵌合抗体表达载体的构建：表达载体应包括人 Ig C 区基因、Ig 真核细胞表达元件如启动子、增强子等；通常使用质粒 pSV2ΔHneoDNSVHHuG3 和质粒 pSV184ΔHneoDNSVκHuK；

4）嵌合基因的构建：将扩增获得的 VH、VL 分别插入带有人重链 Cy3 恒定区基因的 SV2gpt 质粒和带有人轻链 κ 恒定区基因的 pSV2neo 质粒中，构建成人-鼠嵌和重链基因和轻链基因。

（2）轻、重链抗体嵌合基因共转染受体细胞

1）于 6 孔板中接种培养 SP2/0 细胞，至铺满孔底，用无血清的 PRMI-1640 洗三次细胞，并加入适量无血清培养液（约 3ml）；

2）各取 20μg 轻、重链嵌合基因质粒 DNA，用无菌水稀释，与预先稀释的 4μg 脂质体混合，总体积为 100μl，室温放置 15 分钟。共转染上述 SP2/0 细胞，边摇边加入 DNA-脂质体混合物；

3）于 37℃、5%CO$_2$ 温箱中培养 10 小时以上，然后每孔加入 3ml 含 20% 胎牛血清的培养液，轻轻吹打细胞，分装一半到另一空白的孔内，培养 24 小时后，换成选择培养液（含毒酚酸 1μg/ml、G418 1μg/ml、次黄嘌呤 6.8μg/ml、黄嘌呤 2μg/ml、胸苷 1.9μg/ml），两周后，换成次黄嘌呤、黄嘌呤和胸苷的培养液，并降低三者含量直到换成正常的培养液；

4）一般于转染 5 天后便可观察到由少量细胞组成的集落，待细胞集落长满 2/3 孔底时，即可用 ELISA 检测上清液的抗体活性；

5）用稀释法亚克隆阳性孔细胞；

6）制备足够的抗体做检测和鉴定；

7）分别用抗人重链特异性抗体、抗人轻链特异性抗体、抗小鼠 Fab 抗体做 ELISA 和 Western blot 鉴定表达产物是否为人-鼠嵌合抗体。

（3）鼠单抗可变区的人源化：CDR 区为抗体可变区中的高变区，每个可变区有三个 CDR，即 CDR1、CDR2、CDR3。它们形成三个环形结构在抗原抗体特异性识别中起决定作用。并由四个 β-片层结构的框架区（framework region，FR）支撑位于可变区顶端。实验表明，仅仅通过移植 CDR 区不能充分保证其活性，还应对 FR 区进行改造。而且亲和力下降的重要原因是在 FR 区。因此，对 FR 区的选择和改造是改形抗体构建成功与否的关键。人源化抗体通过抗体重构、框架区重构等技术来达到减少鼠源序列的目的。

1）抗体重构：抗体重构也称为 CDR 移植，与嵌合抗体不同的是，抗体重构是将人源的 FR 序列克隆至抗体的相应部位，仅保留了鼠源的 CDR 序列。重构抗体的人源化程度可达 90% 以上，目前该方法是单抗人源化过程中最常用的方法。由于重构抗体移植区域明显少于人鼠嵌合抗体，该抗体中异源序列的含量进一步减少，免疫原性显著降低，临床疗效良好。

2）特异性决定残基（specificity determining residue，SDR）：随着移植研究的深入，人们发现 CDR 区并非所有的氨基酸序列均具有免疫原性，CDR 区的某些特定的氨基酸残基可与抗原接触，从而识别特定抗原，但还有其他氨基酸序列未参与该过程，这些与抗原接触的氨基酸序列被称为 SDR。在构建重组抗体的过程中，只需将 SDR 克隆至抗体的框架中，即可获得目标抗体，从而进一步降低鼠源序列。

3）框架区重构：在 CDR 移植过程中，对 FR 进行的筛选选择与鼠源抗体序列最相似的人 FR 基因序列使该抗体具有更高的活性。FR 的修饰包括表面重塑与糖基化修饰两方面：表面重塑即将鼠源抗体 FR

表面氨基酸残基进行人源化,而这些氨基酸残基在免疫应答中并不能起到重要作用;糖基化修饰即改变原有的糖基化位点,从而使抗体的作用改变。

4)全人源抗体技术:人源化单抗仍具有潜在的免疫原性,而且各种氨基酸的替换需要大量的实验,而全人源抗体的氨基酸序列均由人源抗体基因序列编码,理论上可达到100%的人源化,目前应用最多的全人源抗体技术有转基因鼠技术和抗体库技术。

(二)寄生虫研究中的应用

现仍然缺乏针对由恶性疟原虫引起的疟疾的有效疫苗,宿主与疟原虫相互作用的分子机制尚不完全清楚。Zhang 等证明 RAP2(疟原虫分泌的棒状体蛋白)和宿主红细胞上的 CD147 的相互作用对于恶性疟原虫入侵红细胞是必不可少的,同时证明 HP6H8(一种人源化 CD147 抗体)可以阻断 CD147 和 RAP2 的相互作用,在人源化小鼠模型中完全消除了疟原虫的感染,具有良好的防治功能。

二、小分子抗体

(一)原理及制备

1. Fab 抗体　Fab 片段由 H 链 Fd 段和完整 L 链通过二硫键形成的异二聚体,仅含一个抗原结合位点。用木瓜水解酶消化抗体可获得 2 个 Fab 片段。在 Fab 基因表达时,5' 端带上细菌蛋白信号肽基因的 Fd 基因和 L 链基因,可在大肠杆菌细胞壁的周质腔内分泌型表达,形成完整的立体折叠和链内、链间二硫键,保持 Fab 片段的功能。Fd 基因片段和 L 链基因可以分别构建在 2 个载体上,然后共转染细胞,也可以构建在一个载体上转染细胞进行表达。

2. Fv 抗体　Fv 是由 L 链和 H 链 V 区组成的单价小分子,是与抗原结合的最小功能片段。在 Fv 的基因工程技术中,可以分别构建含 VH 和 VL 基因的载体,共转染细胞,使之各自表达后组装成功能性 Fv 分子;或者载体中的 VH 和 VL 之间设置终止码,分别表达 2 个小分子片段。H 链和 L 链的 V 区可由非共价键结合在一起形成 Fv,并能保持特异结合抗原的能力。

3. ScFv 抗体　多肽链能自发折叠成天然构象,保持 Fv 的特异性和亲和力,它的稳定性大大提高了。ScFv 中连接 DNA(linker DNA)的设计原则是 DNA 接头编码的氨基酸不干扰 VH 和 VL 的立体构象和妨碍抗原结合部位,其氨基酸组成应当为亲水性和侧链少,便于折叠和减少抗原性。一般由丝氨酸组成(Gly4Ser)n,它的长度至少含 10 个氨基酸残基,通常是 14 或 15 个氨基酸残基。ScFv 的优点是分子量小,免疫原性弱、渗透力强,并可用于药物导向、中和毒素等功能。缺点是无抗体 C 区,不能介导抗体的其他生物学效应。

(二)寄生虫研究中的应用

Sepulveda 等筛选了大鼠抗曼氏血吸虫单链抗体 ScFv,这些 ScFv 均能识别活的肺期童虫表面抗原,但不能识别活的血吸虫成虫,提示在肺期童虫向成虫的发育过程中血吸虫发生了表面抗原变化。这些 ScFv 可用于识别寄生虫与宿主相互作用的血吸虫抗原表位,或体内靶向虫体以及研究血吸虫在宿主体内的免疫逃避机制。Fu 等用弓形虫速殖子表面抗原 1(SAG1)筛选由弓形虫感染患者外周血淋巴细胞扩增得到的人抗 SAG1 Fab 基因库,得到可中和 SAG1 的人 Fab 片段。免疫荧光实验显示,SAG1 Fab 片段能够将弓形虫的整个表面都染色;预先用这种 Fab(Tox203)处理过的弓形虫速殖子侵入培养的 MDBK 细胞的能力显著降低;用 Tox203 被动免疫过的小鼠随后用弓形虫裂殖子进行感染,发现其与未经被动免疫的小鼠相比死亡率显著降低,显示其可作为疫苗的潜力。斯氏按蚊是人类疟疾的中间传播宿主,Isaacs 等通过转基因技术获得共表达抗环孢子体蛋白 ScFv 的斯氏按蚊,实验表明这种转基因按蚊与对照蚊相比,在经恶性疟原虫感染后没有或产生极少的环孢子体,感染水平显著降低,显示出从中间宿主中消除恶性疟原虫的巨大潜力。

三、双特异性抗体

(一)原理及制备

1. 原理　双特异抗体(bispecific antibody)是含有两个不同配体结合位点的免疫球蛋白分子。自然状态下不存在双特异性抗体,只能通过特殊方法进行制备。以往双特异抗体的制备方法有化学交联法,杂合 F(ab')2 分子法和鼠杂交瘤法等。化学交联法生产双特异抗体的异源性,批与批之间的不稳定性,以及抗体特异性易受某些修饰或不当连接而改变的特性,使得该法生产的双特异抗体不适于体内使用。以巯基交联蛋白酶消化片断 F(ab')生产的双特异杂交分子,成分虽较均一,但费时费力,且产量很低。杂交瘤法生产的双特异抗体,来源可靠,但由轻链、重链随机配对产生的多种可能抗体形式,使得双特异抗体生产、纯化变得非常困难。随着基因工程抗体技术研究的深入,尤其是单链抗体的出现,为基因工程双特异单链抗体的研制奠定了基础。单链抗体(Single2Chain Fv,scFv)是利用 DNA 重组技术将抗体重链可变区(VH)和轻链可变区(VL)基因通过一短肽链(linker)连接后融合表达出来的抗体片断,近年来,将噬菌体展示技术(phage display)应用于 svFv 筛选,可直接从杂交瘤和外周血淋巴细胞提取 mRNA,构建单链抗体库,从而更易获得高特异性、高亲和力 scFv。scFv 有与天然抗体相同的抗原结合特征,同时缺乏 Fc 段,具有分子量小,穿透力强,体内循环半衰期短及免疫原性低等特点,且易与效应分子相连构建多种新功能抗体分子,是构建免疫毒素或双特异抗体的理想元件。因而,近年来 scFv 已成为抗体研究领域内的热点。根据不同研究、应用目的,采用基因工程、蛋白质工程方法,将两条不同来源的 svFv 组合成具有两种不同抗原结合特征的新型抗体即为双特异单链抗体(bispecific single2chain Fvs,bisFvs)。bisFvs 分子是仅相当于 F(ab)大小,由于其具有独特的与两个抗原位点结合的能力,因此无论是作为导向药物载体,效应细胞识别、连接,还是作为免疫阻断抗体,免疫诊断试剂等等,都具有更为广阔的应用前景。目前,人们已在许多领域,尤其是肿瘤的诊断、治疗等方面对 bisFvs 的应用进行了尝试。

2. 制备 制备 bisFvs 的核心是将两条 scFv 以一定方式连接起来,并使其各自保留与特异性抗原结合的能力。长期以来,随着抗体工程技术的发展,人们对基因工程 bisFvs 的制作方法进行了多种探讨,逐步摸索出了一些成功的制作途径。按 bisFvs 分子连接方式的不同,可将这些方法分为 3 种。

(1)非共价健二聚体:其方法是用一短的氨基酸 linker(3~15 氨基酸)将一抗体的重链(VHA)与另一抗体的轻链(VLB)连接起来,构成杂合 scFv,同样再以 VLA 和 VHB 构建杂合 scFv,两条杂合 scFv 在同一表达系统,同时分别表达,由于短的 linker 的限制,同一条肽链内的两个 V 区之间不能匹配,只能与另一条杂合 scFv 中相应同源 V 区相匹配,重新聚合成具有两个抗原结合位点的二聚体。通过分泌性原核表达体系,可直接获得有功能的 bisFvs 分子。经计算机模拟分析,两 scFv 呈两个位点相背的空间结构。另外,研究表明,减少 linker 长度至 3 个氨基酸以下,还可获得三聚体或四聚体多特异性抗体。该设计方法已成功应用于肿瘤特异性抗原及效应细胞相互作用等多项研究中。然而,也有人认为,该设计中片段之间为非共价连接,其稳定性较差;短的 linker 将限制其柔韧性,并进而对两细胞间连接造成负面影响。在折叠过程中,非匹配的 VH、VL 片段之间的相互作用也可能对双特异抗体的形成产生不利影响,且体系中会有一些单体及不同聚合体成分的污染。

(2)共价连接双特异单链抗体:该方法在首先获得有功能的 scFv 的基础上,根据特定研究目的,将两种具有不同抗原结合特征的 scFv,用一段多肽 linker 直接连接起来,在原核或真核表达体系进行表达,经必要的复性或纯化过程,就可获得 bisFvs。

(3)应用亮氨酸拉链、螺旋-转角-螺旋等蛋白质结构域将两单链抗体连接:该方法是将小鼠 IgGC3 上段铰链区和 Fos 或 Jun 亮氨酸拉链区融合 scFv 蛋白,建立了依赖亮氨酸拉链的二聚化设计方案,可以将从噬菌体抗体筛选出的 scFv 直接克隆入该系统,获得二聚化 biscFvs。也有报道将螺旋-转角-螺旋结构融合于两条单链抗体 C 端经大肠杆菌表达系统,就可聚合表达出 bisFvs;或者将核心 2 链亲和素与 scFv 片段融合表达,该嵌合蛋白可形成四聚体,其 C 端插入的半胱氨酸,使其具有形成共价双功能分子的能力。

(二)寄生虫研究中的应用

为寻找开发疟疾治疗药物新方法,Yoshida 等构建了一种新的双特异性单链抗体(biscFv),该 biscFv 由柔性的肽接头(Gly4-Ser)3 连接 2 个不同的单链抗体片段组成,其中一个 scFv 针对恶性疟原虫主要表面蛋白的 19kDa C 端片段的保守表位,另一个针对人类 T 细胞的 CD3 抗原。并利用重组杆状病毒表达的该 biscFv。该双特异性单链抗体不仅特异性诱导干扰素 γ 和肿瘤坏死因子 α 高表达,且在体外可增加裂殖子的吞噬作用和对体外恶性疟原虫的生长抑制。因此,biscFv 不仅具有高度针对对疟疾靶向性,且可刺激 T 细胞分泌细胞因子,从而致巨噬细胞、中性粒细胞和自然杀伤细胞的激活以及体内疟原虫的清除。国外有学者开发了一种用于疟疾治疗的双特异性抗体,用于治疗恶性疟,该 BsAb 靶向人类 T 细胞 CD3 和恶性疟原虫 MSP119 抗原,BsAb 通过作用 T 细胞,在体外诱导吞噬裂殖子作用显著增强并可抑制恶性疟原虫的生长发育,上述研究为研发临床上针对疟疾治疗性双特异性抗体提供了实验基础。

(刘 淼)

第四节　噬菌体抗体库技术

抗体库技术是 20 世纪 90 年代抗体工程领域的重大进展,它的出现有赖于 PCR 技术的建立、抗体分子在大肠杆菌中的功能性表达以及噬菌体展示技术的发展。其中,噬菌体抗体库技术将基因型和表型统一成一个整体,将选择能力与扩增能力偶联起来,具有强大的筛选能力,能够在体外模拟体内的抗体生成过程,使抗体工程技术进入了一个新的时代。1985 年,Smith 首次通过基因工程的手段改造丝状噬菌体基因组。随后,Parmley 将已知抗原决定簇与衣壳蛋白融合呈现在表面,可被抗体特异性选择,提出了通过构建随机肽库来了解抗体识别的抗原决定簇表位的设想。1990 年 McCafferty 成功利用噬菌体展示技术筛选溶菌酶单链抗体,为噬菌体展示技术制备抗体库,并广泛应用于免疫学研究奠定了基础。噬菌体抗体库技术解决了人源抗体制备的难题,可制备人单抗,也可以进行鼠单抗人源化。同时噬菌体抗体库技术还可以筛选具有特定性能的未知结构,获得远超体内免疫所获得的高亲和力抗体,对抗体的制备和应用产生了深远的影响。

一、噬菌体抗体库技术的原理

该技术以噬菌体为载体,将抗原结合片段(fragment with antigen binding,Fab)或单链可变区片段(single chain Fv fragment,ScFv)与噬菌体衣壳蛋白融合,使抗体-衣壳蛋白融合蛋白表达到噬菌体颗粒表面。经过辅助病毒感染后,借助衣壳蛋白的信号肽穿膜作用,进入细菌的细胞周质,正确折叠后包装于噬菌体的尾部,最后宿主菌会释放带有抗体的噬菌体颗粒。这种噬菌体抗体可以特异识别抗原,又能感染宿主菌进行再扩增。将多样性可变区基因组装到表达载体内,表达到噬菌体表面得到多样性噬菌体抗体的集合被称为噬菌体抗体库(phage antibody library),其可通过"吸附-洗脱-扩增"的富集过程,有效地从噬菌体抗体库中筛选出特异性抗体的可变区基因(图 41-1)。

噬菌体抗体库技术的发展依赖三项技术:①PCR 技术。针对抗体分子某些序列的保守性,设计相应的引物。利用 PCR 技术扩增出抗体基因,使在基因水平上构建抗体库成为可能。②大肠杆菌能分泌有结合功能的抗体分子片段。大肠杆菌细胞壁的周质腔结构类似于粗面内质网,可以表达并分泌 5' 端带有信号肽的蛋白,并在周质腔内折叠成有免疫功能的抗体分子。该技术为在原核细胞中筛选特异性的噬菌体抗体库抗体奠定了基础。③噬菌体展示技术的发展。

二、噬菌体抗体库技术的基本步骤

构建噬菌体抗体库通常包括以下几个步骤:首先从不同的、足够数量人群的外周血、脾、淋巴结等组织中分离 B 淋巴细胞,提取 mRNA 并逆转录为 cDNA;然后根据建库需要的片段,通过 PCR 技术扩增 cDNA 中的抗体可变区基因;接着将抗体的可变区基因克隆到噬菌体衣壳蛋白基因中,构建噬菌体表达载体,通过噬菌体主动侵染作用将含有抗体 DNA 片段的噬菌体转入大肠杆菌,构建重组噬菌体库;最后用目的抗原包被固相载体,扩增后的噬菌体与固相抗原反应,通过洗涤获取阳性噬菌体,再进一步扩增培养,即所谓的"吸附-洗脱-扩增"过程。通过几轮筛选获得所需的融合噬菌体(图 41-2)。

三、噬菌体抗体库技术的组成

构建噬菌体抗体库需考虑以下几个方面:表达载体、所需表达的抗体分子片段、抗体分子表达的特点和噬菌体抗体库的筛选技术及策略。

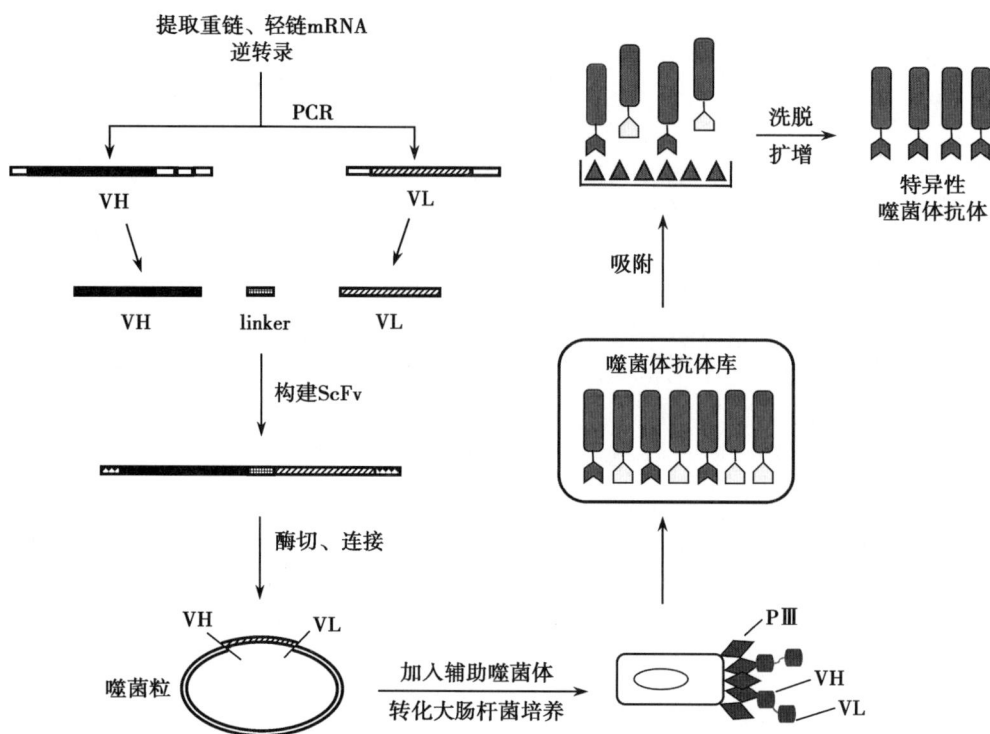

图 41-1 噬菌体抗体库技术原理图示

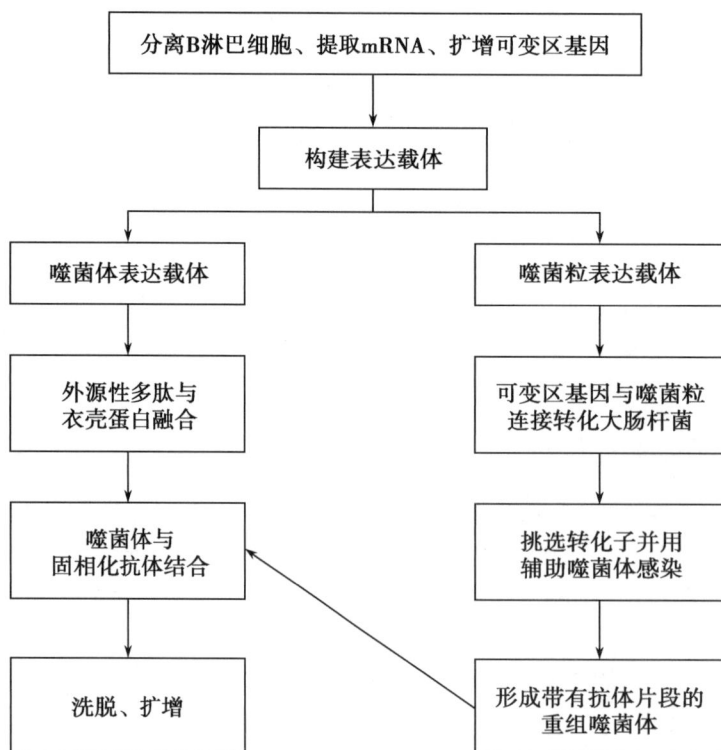

图 41-2 噬菌体抗体库技术基本流程

(一)噬菌体抗体库技术的表达载体

目前噬菌体抗体库技术常用有两种类型的表达载体,一类是在丝状噬菌体载体基础上改造而成的,称为噬菌体展示系统。目前广泛使用的是 M13 噬菌体。M13 噬菌体属于一种丝状噬菌体,含有长度为 6 407bp 的单链 DNA(ssDNA)基因组。它由约 2 700 个主要衣壳蛋白 PⅧ组成的圆柱形衣壳包围环状单链 DNA 分子。次级衣壳蛋白 PⅦ和 PⅪ蛋白在噬菌体的一端,PⅥ和 PⅢ在另外一端,这些衣壳蛋白参与噬菌体的感染和组装。M13 噬菌体属于非裂解性噬菌体,即复制的噬菌体颗粒从宿主菌中释放,并不裂解宿主菌。被感染的大肠杆菌生长速度较未感染细菌慢。相对于裂解性噬菌体,M13 噬菌体更有利于抗体库的处理和保存。利用 M13 噬菌体进行抗体展示的另一个重要优势在于该抗体库高度稳定,可以承受高温、长期储存、干燥、酸性条件或消毒处理。噬菌体展示抗体库可以在冰冻的环境存储数月;通过 CsCl 梯度离心或其他方法纯化以去除蛋白酶的情况下,抗体库也可以保存在冷藏的环境中。M13 噬菌体具有非常高的稳定性,在后续抗体库筛选的过程中可以选择更广范围的温度、pH 和溶剂类型。

使用 M13 噬菌体进行抗体展示常将抗体片段与 PⅢ衣壳蛋白的 N 端进行融合。PⅢ衣壳蛋白包括 N 端结构域(N1 和 N2)和一个 C 端结构域,氨基端的功能区 N1 与病毒侵入细菌有关,中间的功能区 N2 介导与细菌表面菌毛的结合,N 端结构域是噬菌体感染所必需的,也有防止噬菌体重复感染的作用;C 端含有穿膜锚定区,参与病毒颗粒的形成。在后期筛选环节中,大肠杆菌需要被辅助噬菌体(helper phage)重复感染,抗体库设计中常常会将 PⅢ衣壳蛋白 N 端结构域去掉。如果噬菌体抗体库含有全长的 PⅢ衣壳蛋白,那么就需要抑制抗体-PⅢ融合蛋白的表达(如,使用葡萄糖抑制乳糖操纵子)以保证辅助噬菌体能重复感染。

尽管在构建噬菌体抗体库中常利用衣壳蛋白 PⅢ融合抗体片段,但其他衣壳蛋白也可与抗体片段融合。主要衣壳蛋白 PⅧ经常用于噬菌体展示多肽,但融合抗体片段对于 PⅧ而言显得太大,故不常使用。PⅦ和 PⅨ也被成功地应用于噬菌体抗体库展示,但不如 PⅢ使用普遍。并且,PⅦ和 PⅨ展示系统在抗体的展示能力和噬菌体载体的包装效率方面均不如 PⅢ展示系统。

第二类是以噬菌粒(phagemid)为基础载体,称为噬菌粒展示系统。噬菌体直接做抗体库载体的不足之处在于其感染效率较低,复制数和 DNA 稳定性也较低,抗体表达水平不易调控。当插入较大片段时,容易对噬菌体的感染产生不利的影响。因此,目前较多采用噬菌粒展示系统建立抗体库。噬菌粒为含有丝状噬菌体基因间隔区的质粒载体,常用的有 pCOMB3、pBluescript 等。载体含有位于抗体克隆位点 3' 端的 gⅢ基因(编码全长或者只含有 C 端结构域的衣壳蛋白 PⅢ)、引导单链 DNA 复制的 f1 origin、双链 DNA 的复制源和一段抗性基因。噬菌粒载体不包括除了 gⅢ基因之外的其他用于衣壳组装噬菌体基因。因此,该系统需要辅助噬菌体的参与。辅助噬菌体提供用于噬菌体复制和包装的其他基因信息。辅助噬菌体来源于野生型 M13 噬菌体的基因工程突变株,含有抗性基因(通常为卡那霉素)。辅助噬菌体衣壳包装信号更倾向于包装辅助噬菌体 DNA 和噬菌粒载体蛋白。由于辅助噬菌体含有单拷贝 gⅢ基因,当辅助噬菌体重复感染大肠杆菌时,来源于辅助噬菌体的野生型 PⅢ蛋白和来源于噬菌体质粒的抗体-PⅢ融合蛋白组装成噬菌体衣壳。

利用噬菌粒展示系统制备抗体库的流程如下:①克隆需表达的抗体基因。②将抗体基因与噬菌粒载体连接,转化大肠杆菌。③挑选转化子,再使用辅助噬菌体感染转化子。M13K07 等辅助噬菌体在转化子内自我复制包装的能力远低于噬菌粒的复制包装能力,因此,噬菌粒能利用辅助噬菌体形成带有抗体片段的重组噬菌体。④扩增经感染的转化子,离心细菌,上清液即含有抗体库。

(二)噬菌体表达的抗体分子片段

抗体基因可来源于杂交瘤细胞、体外免疫的细胞、致敏及非致敏的 B 淋巴细胞(骨髓、外周血、淋巴结、扁桃体或经过免疫的小鼠脾脏等),常使用淋巴结的 B 淋巴细胞。对于选用何种抗体基因由研究目的来决定。

全长抗体分子量大,结构复杂,含有许多二硫键,不适合原核表达和噬菌体展示。抗原结合片段(Fab)和单链可变区片段(ScFv)是噬菌体抗体库展示的主要抗体形式。抗体 Fab 片段是 IgG 分子的抗原结合片段,由轻链(VL-CL)和重链 Fd 段(VH-CH1)组成,相对分子量约为 50kD。表达 Fab 需分别将携带有轻链基因和重链 Fd 段基因的表达载体导入到同一个大肠杆菌内,要求分别携带两种基因的载体的复制子能够相容;也可以将轻链基因和重链 Fd 段基因组合在同一个表达载体内。*gⅢ*基因可以和轻链基因以及 Fd 段基因融合,表达后固定在细菌内膜上,并在周质腔内通过二硫键与另一条链连接起来,形成有结合活性的噬菌体抗体。ScFv 是由弹性接头(linker)将 VH 和 VL 连接而成,是抗体具有抗原结合部位的最小功能结构单位,以分子量小、体内半衰期短、免疫原性低、可在原核细胞系统表达、易于基因工程操作等特点而备受关注。ScFv 可通过重叠延伸拼接法,利用 PCR 技术直接将轻链和重链可变区基因组合在一起,减少一次重组过程。构建 ScFv 时用可变区 3' 端做引物,不受重链同种型的限制,所扩增出来的重链可变区具有更好的多样性。依据接头的长度和 V 区的方向,ScFv 可以聚集形成二聚体(diabody)、三聚体(triabody)或四聚体(Tetrabody)。VH/VL 的方向变化和弹性接头的长短均可对 ScFv 结合抗原产生影响。ScFv 形成的二聚体和多聚体的形式也会导致其与抗体的结合动力学显得非常复杂。但是与 Fab 相比,ScFv 在大肠杆菌中表达量高,编码 ScFv 的基因序列相对较短,一个测序反应就可以完成鉴定,便于早期筛选。

(三) 噬菌体抗体膜型和可溶性分子的表达

抗体分子在体内有膜型和可溶性两种表达方式。噬菌体抗体的抗体分子以融合蛋白形式表达在噬菌体颗粒外膜上,相当于体内 B 细胞的膜型表达。噬菌体抗体膜型表达能在体外模拟体内的抗原对特异性抗体的克隆选择过程。除了呈现在噬菌体表面外,抗体片段还能以可溶性的形式进行表达。目前可以通过以下两种方式实现:一是在表达载体中,*gⅢ*基因的两端设计两个适当的限制性核酸内切酶位点,通过酶的消化除去外壳蛋白基因即可得到可溶性抗体分子的表达载体。二是构建噬菌体抗体载体时,在抗体基因和外壳蛋白基因相接处设计一个琥珀密码子(TAG)。在含有琥珀抑制子的宿主菌中,抗体基因和 *gⅢ* 基因成为一个开放阅读框架,TAG 可翻译为某种氨基酸而不起终止密码子的作用,抗体融合基因表达为抗体-外壳蛋白融合分子;在无琥珀抑制子的宿主菌中,TAG 则成为终止密码子,抗体分子不与 PⅢ 融合表达,产生了可溶性蛋白质分子。

(四) 噬菌体抗体库的筛选技术及策略

1. 抗体库筛选技术　抗体库的筛选通过和固相化的抗原相结合,除去不结合的噬菌体,洗脱结合于抗体的噬菌体,从而达到富集的目的。能够将结合和未结合的噬菌体分开的方法均可用于抗体库筛选。常用的方法是将纯化的可溶性抗原包被于聚苯乙烯的酶标板的表面;也可以将抗原固相化到琼脂糖微珠上,用亲和层析柱进行筛选;还可以将抗原生物素化,与抗体库在液相混合孵育,然后与包被有链亲和素的磁珠作用,生物素化的抗原与磁珠结合,再通过磁场将结合了抗原的噬菌体与未结合抗原的噬菌体分开。抗原在固相化的过程中的构象改变可能会导致抗原性的改变,可能丢失某些抗原决定簇,也可能出现新的抗原决定簇。液相筛选体系可以更好地保持抗原的天然构象,同时也可以精确的调节抗原的浓度,筛选到高亲和力的抗体。

2. 抗体库筛选策略

(1) 结合抗体的回收:可用多种方法洗脱结合于抗原的噬菌体抗体,最常用的是利用酸性或碱性溶液洗脱,但酸碱洗脱只适合洗脱一些亲和力不高的抗体。为改善回收效果也可采用一些其他方法,比如在噬菌体抗体表达载体的 Fd 与之 *gⅢ* 基因间设计一个酶切位点,当噬菌体抗体与固相抗原结合后,通过酶解可将结合的噬菌体颗粒选择性回收,这一方法不受抗体亲和力的影响,是酸碱洗脱法的有力补充。此外,也可以直接将细菌与结合于固相化抗原的噬菌体抗体共同孵育,未经洗脱的噬菌体颗粒也可以感染细菌,其回收率与洗脱回收无明显区别。

(2) 增加回收的特异性:使用复杂抗原如细胞筛选抗体库时可采取一些策略增加回收的特异性,如可利用减差法将不需要的抗体除去;还可以在抗体库筛选过程中,出于某些抗原决定基较强,或某些抗体具有筛选优势(如生长较快等),使得筛选结果具有明显偏向性。某些抗体很难筛到,这时可以利用抗原屏蔽法遮盖优势抗原,增加缺乏选择优势的抗体的回收;还可以采取一些方法进一步限定所筛选抗体的特异性,如可以用过量的游离抗原或抗体进行竞争性洗脱,仅回收特定的特异性抗体。但由于是竞争性洗脱,可能不利于高亲和力抗体的筛选,并需具有相应的抗原或抗体。

(3) 功能性筛选:一般的筛选都是通过噬菌体抗体与抗原的结合来进行筛选,如果能利用抗体与抗原结合后所引起的生物学效应进行筛选,则可直接选择具有特定功能的抗体。但是,抗体与抗原结合所引起的生物学功能难以用于筛选,因此,一般先通过吸附-洗脱法,选择可与相应抗原结合的抗体,再检测所获抗体的功能进行筛选。若想直接进行生物学功能性筛选,需能够将产生生物学效应的抗体-抗原结合与其他的抗体库克隆(包括仅与抗原结合而无生物学效应的抗体)区分并分离。

（4）选择性感染:上述筛选策略均是通过一定的方法将结合于抗原的噬菌体抗体与未结合的噬菌体抗体分离后,回收结合者,感染细菌制备次级抗体库或噬菌体抗体。选择性感染则利用噬菌体 PⅢ 的结构功能特点,使只有和特定抗原结合的噬菌体抗体才能感染细菌得到扩增,省去亲和吸附筛选的过程,直接得到特异性抗体的基因。PⅢ 是介导噬菌体感染细菌的关键蛋白,缺乏 PⅢ 的噬菌体不能感染细菌。根据 PⅢ 衣壳蛋白的结构特点可以设计出如下选择性感染的筛选路线:将抗体片段与 PⅢ 的羧基端融合,缺乏氨基端的噬菌体颗粒不能感染细菌,而用于筛选的抗原与 PⅢ 的 N1 和 N2 融合,当抗体与抗原特异性结合以后,由于抗原带有 PⅢ 的氨基端而恢复了噬菌体对细菌的感染能力,通过这种选择性感染即可回收特异性抗体。

选择性感染筛选与其他的噬菌体抗体库筛选技术相比有以下优越性:①将选择和感染过程偶联,具有极强的筛选能力,特异性强,本底低;②用体内选择性感染时,只要所用抗原可在大肠杆菌周质腔表达折叠,就不需要预先表达和纯化,只需 DNA 信息,而且少量功能性表达即可形成感染性噬菌体;③体内选择性感染可用于"库对库"筛选,即所用抗原可以存在于一个 cDNA 文库,将与 N1-N2 融合表达的 cDNA 文库与抗体库组合转入细菌内,只有抗体和抗原特异配对者可形成感染性噬菌体。两个文库组合可采取两种方式,将它们构建于同一载体中,或分别构建噬菌粒载体和噬菌体载体文库,用后者感染含有前者的细菌使其组合配对。前者由于细菌转化效率的限制,所建库容受限,后者则需借助多聚噬菌体的形成回收抗体和抗原基因。目前已有一些成功应用选择性感染技术筛选的实例,其优越性已得到证实,由于该系统的建立有一定难度,一些技术问题也有待完善,其广泛的应用和推广还需进一步地深入工作。

四、噬菌体抗体库技术的应用

噬菌体抗体库技术正逐渐用于制备那些难以从杂交瘤技术中得到的抗体,而且能够筛选和生产具有催化、切割功能的抗体酶,应用于人类重要疾病的诊断和治疗。目前通过噬菌体抗体库技术已成功从天然抗体库中筛选出很多抗半抗原、蛋白质、多糖和病毒粒子的抗体。噬菌体抗体库技术的应用主要体现在以下几个方面。

（一）在基础研究中的应用

噬菌体抗体库技术最直接的用途是筛选模拟表位。应用此项技术可鉴别体内信号分子配体的模拟表位,既可竞争性地抑制自然配体,又可勾画出表位的空间图像。Weetman 等报道应用噬菌体抗体库技术可以鉴别甲状腺炎发病过程中自身抗体的变异,并且可以绘制出自身抗原表位的空间构象图。Zhao 等构建了一个艾美球虫裂殖子单链抗体库,用艾美球虫裂殖子进行淘选,筛选出的单链抗体可以在艾美球虫裂殖子表面准确定位,具有高度的特异性和亲和性,为球虫病的诊断治疗和疫苗的制备提供了有力的工具。利用噬菌体展示技术还可以筛选出 DNA 的模拟肽。抗 dsDNA 抗体是系统性红斑狼疮的标志抗体,Deocharan 等用抗 dsDNA 的抗体筛库,筛选到 DNA 的模拟肽,使用该多肽免疫无自身免疫性疾病的小鼠,可以检测到小鼠体内出现抗 dsDNA 的抗体。噬菌体抗体库技术还被用于信号转导时分子的识别。钙调蛋白(calmodulin,CaM)在胞内信号传导中的作用非常重要,可以和许多靶蛋白或酶结合并调节其功能。Agell 等利用 CaM 亲和层析筛选噬菌体抗体库,获得新的 CaM 结合蛋白,并进一步实验表明 CaM 可能调节核的装配及其功能。

（二）在免疫诊断和治疗中的应用

针对日本血吸虫病开发的噬菌体抗体库技术方案,使用水牛血清构建了 ScFv 文库,用于鉴定日本血吸虫病抗原,为血吸虫病的诊断提供了一种新的方法和途径。抗体治疗是疟疾治疗的重要组成部分,抗体可以结合并中和重要的疟原虫蛋白。抗间日疟原虫 Duffy 结合蛋白(duffy binding protein,DBP)的 ScFv 克隆能够抑制红细胞与该蛋白的结合,在疟疾治疗方面显示出一定的前景。TNF 是促进炎症反应的细胞因子,TNF 拮抗剂可以减弱炎症反应,也可以减轻风湿性关节炎(rheumatoid arthritis,RA)和其他免疫相关疾病的临床症状。Machold 等用噬菌体抗体库技术表达了一种 TNF 拮抗剂,将此拮抗剂用于治疗 RA患者,不论单独使用还是与其他药物合用,均具有很好的效果。

(三)在新型疫苗开发中的应用

研制新型疫苗是噬菌体抗体库展示技术的用途之一。特异性针对日本血吸虫可溶性未成熟卵抗原(soluble immature egg antigen,SIEA)的 ScFv 克隆用于将 IL-18 转移至肝纤维化部位。将 ScFv 与 IL-18融合,重组载体用于 DNA 疫苗接种,可减少日本血吸虫感染所导致的肝纤维化。袁仕善用粗提日本血吸虫尾蚴抗原的抗体作配体,筛选 12 个肽库,挑取的 11 个噬菌体克隆均为尾蚴抗原免疫血清识别的阳性克隆,混合噬菌体克隆免疫小鼠,可获得针对血吸虫的保护免疫。AIDS 病患者易患危及生命的脑膜脑炎,Beenhouner 等利用噬菌体抗体库展示技术设计了一种有效的疫苗来预防此病,这种疫苗只对具有保护性的表位起作用。方法是先用 anti-GXM PAI(GXM 由荚膜多糖和破伤风类毒素组成,PAI 是一种与anti-GXM 有亲和力的蛋白)筛库,获得的肽与血蓝蛋白结合后免疫小鼠,但产生的 anti-GXM PAI 抗体滴度很低。在 PAI 的两侧加了 6 个任意氨基酸后,又用 anti-GXM PAI 筛选子文库,获得更高亲和力的肽段,并具保护性。

五、噬菌体抗体库技术的展望

噬菌体抗体库建库的方法简单、快速、高效。其可以将抗体的基因型和表型密切联系在一起,并且无须经过人体免疫过程,就可以模拟固有免疫系统亲和力成熟过程。通过基因突变、体外淘选等方法提高抗体的亲和力,也可替代动物多克隆抗体。由噬菌体抗体库技术制备的全人源抗体在人类疾病治疗中可以有效地减少排斥反应的发生。由于细菌繁殖速度比真核细胞快,且培养成分简单,培养成本不高,有利于大量制备高纯度抗体。

然而,目前噬菌体抗体库技术还存在一些问题,例如在以丝状噬菌体作为载体时,并非所有的片段都能在大肠杆菌中进行分泌性表达,而且许多抗体基因在大肠杆菌中表达常造成宿主菌生长缓慢,甚至裂解,由此导致抗体基因在基因文库中消失。同时从未经免疫动物的抗体库获得的抗体亲和力往往不高,体外亲和力成熟技术还不尽如人意等。相信随着噬菌体抗体库技术的不断发展和完善,该技术将有更广泛的应用,并产生更深远的影响。

(周　蕊)

第五节　转人 Ig 基因小鼠的构建

单克隆抗体不仅用于疾病的诊断、治疗;还可作为抗肿瘤单抗耦联物,与放射性同位素、化学或生物毒素结合,作为靶向剂,将药物靶向至肿瘤等部位。此外,单克隆抗体也可作为激动剂,刺激受体达到预期的治疗效果。然而,完全人源性抗体才是用于治疗的最理想抗体。目前,已有十几株单克隆抗体被批准用于器官移植、癌症、传染病、心血管疾病和炎症等疾病的治疗。市场上销售的治疗性抗体绝大部分为人源性抗体,它们含有 10%~30% 的鼠源蛋白,治疗时会存在免疫排斥反应。因此,发展和制备完全人源化抗体是治疗性抗体的发展方向。构建转人 Ig 基因小鼠的目的是获得完全人源化抗体,目前已被广泛应用于研究哺乳动物免疫调控和基因治疗等,是近年来最热门、发展最快的领域之一。自 1998 年以来,已有 10 种此类抗体进入临床试验,更多的处于临床前试验阶段。转人 Ig 基因小鼠的构建方法主要有三种,包括基因小位点法、PI 噬菌体载体法和酵母人工染色体载体法。目前,酵母人工染色体载体法是最常用的方法,其优点包括:①解决了鼠源性单抗诱发的人抗小鼠抗体反应;②半衰期较长、疗效好;③安全性高。本节将重点阐述转人 Ig 基因小鼠的构建的具体过程(图 41-3)。

一、人 Ig-YACs 的构建和筛选

一般在构建基因克隆时,常使用传统的 DNA 克隆载体,如质粒、噬菌体等。但在一些工作中,常常需

```
构建基因打靶小鼠      消化人基因组DNA      制备YAC载体
        │                    │      ╲      ╱
        ▼                    ▼        ▼
     提取ESC           构建人Ig基因组YAC文库
        │                    │
        ▼                    ▼
  在MEF上培养ESC        筛选Ig-YACs单克隆
        ╲                  ╱
         ╲                ╱
          ▼              ▼
          Ig-YACs导入ESC
                │
                ▼
        挑选单克隆，鉴定  ──────▶  冻存细胞
                │
                ▼
          染色体组型分析
                │
                ▼
       注射入胚泡或者桑葚胚共培养
                │
                ▼
    移植到假孕母鼠体内，产生子代嵌合小鼠
                │
                ▼
  近交杂交产生纯系小鼠，制备完全人源化抗体
```

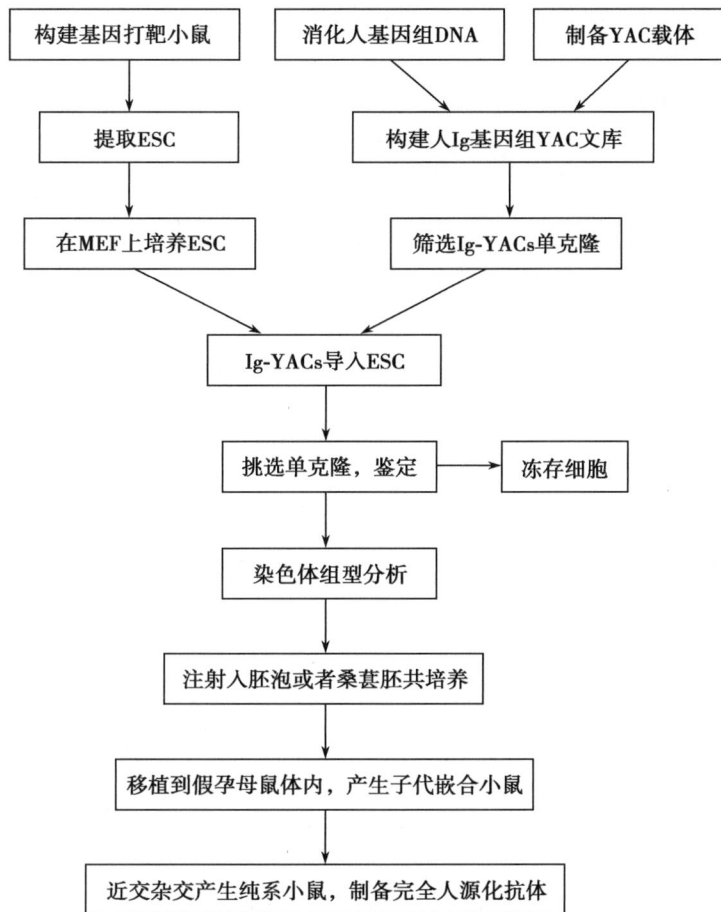

图 41-3 转人 Ig 基因小鼠的构建过程

要克隆上百乃至上千 kb 的大片段 DNA，这时就需要一种载量大的新载体，如 YAC 载体。

（一）酵母人工染色体（yeast artificial chromosome，YAC）

YAC 载体是一种大片段 DNA 克隆载体，插入 DNA 片段可达 2Mb，可克隆大的基因及其上下游调控的天然序列。常规载体转基因动物的制备是许多实验室的常规技术，但其基因表达不稳定，常引起转基因的异位表达、弱表达，甚至不表达。由于微位点或质粒只整合少量外源 DNA，因此人工染色体被用来包含更多的基因，包括重链或轻链基因。YAC 载体由于装载量大，可以克隆包括天然调控序列在内的完整基因，获得最佳基因表达水平。

（二）YAC 载体的基本特点

YAC 载体主要有以下几个功能单位：着丝粒序列、端粒序列、自主复制序列、含有克隆位点且可断开的标志物、酵母选择标志、质粒复制起点和抗性基因。YAC 载体具有如下特点：作为大片段 DNA 的载体；通过连续的传代重组，可将小的 YAC 变成一个大的 YAC；YAC 为真核生物的 DNA 提供了更合适的环境，能够克隆某些在细菌中不能克隆的片段。

（三）Ig-YACs 基因组文库的构建和筛选

首先，分离消化所需要的基因组 DNA，应尽量减少机械断裂，保证 DNA 链的完整。同时，制备 YAC 载体，完整的纯度高的载体可以提高克隆的效率。连接载体与目的 DNA 并转化到酵母细胞中，最常使用 YAC 克隆转化酵母球质体，当酵母培养达到一定数目时，用裂解酶等进行裂解可产生 80% 以上的球质体，可以直接转化，转化时将线性 YAC 与球质体轻轻混合，再用聚乙二醇促进融合，然后在选择平皿中培养过夜，理想的转化子是红色的。由于 YAC 连续传代时可能丢失，需要及时冻存含 YAC 的酵母细胞。具体的储存方法是：将新鲜培养的酵母细胞离心沉淀后重悬于适量的培养基中，加适量甘油混合均匀，转到冻存管中，立即储存到–80℃。筛选含有目的基因的 YAC 克隆，常采用核酸杂交法和 PCR 法筛选 Ig-YAC 文库。

PCR 方法是目前最常用的方法,选用特异性引物进行克隆筛选。

二、小鼠胚胎干细胞的分离和培养

胚胎干细胞(embryonic stem cell,ESC)是能在体外长期培养的、高度未分化的细胞,在适合的条件下可分化为胎儿或成体的各种组织细胞,具有全能性。经过遗传修饰的胚胎干细胞能够参与胚胎的发育并整合到胚胎的生殖细胞中,是转基因或基因敲除最有效的载体细胞。下面详细介绍小鼠 ESC 的分离和培养。

(一)基因打靶小鼠的构建

小鼠 ESC 分离培养技术和基因打靶技术的发展,使基因的定点改造成为可能。先获得基因敲除小鼠,分离培养 ESC。小鼠体内 Ig 重排系统与人的相容,但小鼠更倾向于表达其内源性抗体基因,因此,为了避免小鼠重链或轻链的表达,必须通过基因打靶技术使内源性小鼠 Ig 位点沉默以保证人 Ig 基因的表达。通过基因打靶将小鼠内源性基因突变和删除,得到合适的小鼠载体。

(二)饲养单层的制备

ESC 极易分化,必须将其培养在饲养层细胞上,才能保持其不分化且不断增殖。常用的制备饲养层细胞的细胞有小鼠胚胎成纤维细胞(mouse embryonic fibroblast,MEF)和 STO(SIM-6-thiogunanie-oualiain)细胞。STO 细胞来自于 SIM(S)小鼠的成纤维细胞株,经抗硫代鸟嘌呤(6-thiogunanie,T)和鸟本箭毒素苷鸟巴因(oualiain,O)选择后而得名。饲养单层的制备方法有丝裂霉素处理法和 γ 射线照射法。饲养层细胞分泌抑制因子,促进 ESC 增殖,并抑制 ESC 的分化。一般采用 5 代之内的 MEF 作为饲养层。MEF 不具有耐药性,不能筛选转染外源性基因的 ESC。STO 细胞虽然效果不如 MEF 细胞,但是它容易生长,获取简单,被广泛用作 ESC 的饲养层细胞。

(三)ESC 的分离与培养

ESC 具有受精卵的某些特征和多向分化潜能,可在体外建立 ESC,加入目的基因,培养可以将性状遗传给后代的嵌合动物。分离 ESC 最常用的材料包括桑葚胚、前早期胚胎内细胞群(inner cell mass,ICM)和原始生殖细胞(primordial germ cell,PGC)。常用方法有延缓胚胎着床法、分离 ICM 法、脱带处理法、热休克处理法、离散乱裂球法等。一般选用 3.5 天胚泡 16~20 细胞的桑葚胚,放入含有滋养层细胞和 ESC 培养基的 6 孔或 24 孔板中 2 天,胚胎可黏附在滋养层细胞上。然后每天换半量培养基,共 3~4 天。在此期间,可形成巨大的集落细胞,用胰酶消化分散,转入新的培养皿。正常 ESC 集落的形态是:形似鸟巢,呈岛屿状,表面光滑,边缘清晰,有立体感,结构紧密,细胞界限不清,每个细胞体积小,核大,胞质少,有一个或多个明显的核仁。一般选用雄性 ESC,因为 XY 染色体在体外相对更稳定一些。

(四)ESC 的冻存与复苏

为了保持 ESC 的非分化状态和最大发育能力,在体外培养 ESC 的时间应尽可能短,要及时冻存。冻存液现配现用,正常培养基加 10% DMSO,具体操作和普通细胞株的冻存步骤相同。ESC 复苏方法与普通细胞株相同,复苏后在饲养单层上进行培养,密度 50%~60% 融合即可传代。

(五)ESC 的鉴定

ESC 是正常的胚胎干细胞,具有正常核型,具有全能性和分化潜能。但其易分化变异,导致能力的丧失和核型的异常,因此,ESC 建系或培养时间过长时需要对其进行鉴定。主要包括形态学鉴定、核型分析、碱性磷酸酶鉴定 ESC 是否分化;免疫荧光或免疫组化检测特异性细胞表面抗原的表达,检测 ESC 分化潜能;将 ESC 融合到受体胚泡腔内,发育形成嵌合体,通过对毛色、眼睛色素等遗传特性的观察,确定 ESC 是否整合、发育、分化,检测其形成嵌合体能力。

三、含人 Ig-YACs 酵母与鼠 ESC 的融合及克隆

将外源基因导入 ESC 有多种方法,如电穿孔法、脂质体介导法等,但是将大片段的 Ig-YACs 导入 ESC 常采酵母球质体与 ESC 融合技术。该技术不需要处理 DNA 大分子,适合完整大分子的整合。将融合后的 ESC 用选择性培养基筛选,即可得到含有目的基因的细胞。

（一）制备球质体

将外源基因导入 ESC 有多种方法,最常用的是球质体与 ESC 融合技术。将酵母菌培养到对数生长期,OD_{600} 在 1.0~1.5 之间,用裂解酶在 30℃消化去除酵母细胞壁,使酵母细胞原生质体化,即球质体。当 OD_{600} 减少至原 OD 值的 20% 时,即表示已形成足够的原生质体。

（二）人 Ig-YACs 球质体与 ESC 融合

用无血清的 DMEM 重悬小鼠 ESC,制成细胞悬液,取 2×10^6 个 ESC 加入 2×10^7 个酵母原生质体,离心,留取沉淀,加入 50% PEG 进行融合,再培养 24 小时即可进行克隆筛选。这种方法的转化效率在 2×10^{-4} 左右。

（三）克隆筛选、扩大培养及鉴定

开始筛选时,一般使用较低的药物浓度,每日换培养液,两周左右即可出现明显的单克隆。挑选形态合适的单克隆,应挑选那些生长速度和形态类似于未融合 ESC 的克隆,可基本保证选到的克隆未整合酵母的 DNA。采用 Southern 印迹和 PCR 对单克隆进行鉴定,符合要求的即可进行扩大培养。

四、人 Ig-YACs-ESC 导入鼠卵母细胞

小鼠体内导入 YAC 携带的 Ig 基因组,常用的方法有两种:显微注射法和共培养聚集法。两种方法各有优缺点。

（一）显微注射法

向小鼠体内导入 YAC 携带的 Ig 基因组,使用最多的方法是显微注射法,此方法需要复杂的设备和丰富的操作经验。显微注射用的 ESC 需先用胰酶消化成单细胞悬液,在小室中加入几百个细胞。当操作 1~2 小时后,需换新鲜制备的培养基,必须使用新鲜的 ESC,注射到早期卵裂期胚胎或者胚泡腔中,注射后的胚胎体外培养的时间不能超过 6 小时,否则会导致很多胚胎就会开始孵化,难以处理。实验证明,把 ESC 注射到早期卵裂期胚胎较胚泡期胚胎更有利于嵌合鼠组织的发育。显微注射会造成卵细胞的塌陷,但无论注射卵是否恢复都应植入受体鼠。此方法的缺点是有可能会引起 YAC 的断裂。

（二）共培养聚集法

由于 ESC 和卵裂期胚胎需要不同的营养成分,所以聚集培养的 ESC 和胚胎需要一种两者兼容的细胞培养液。从怀孕母鼠获得 8 细胞桑葚胚,去除透明带,放入聚集盘中。选择 10~15 个细胞松散连接的单个 ESC 团放在聚集盘的底部,确保团块与胚胎密切接触,放入合适的 CO_2 培养箱中 37℃培养 24 小时。待胚胎发育至胚泡阶段,将其移植到假孕母鼠子宫内即可。聚集培养的胚胎可能比正常情况下有较多细胞,但胎体不比正常胎体大,这是因为植入后不久原始内胚层具有调节胚胎大小的能力。此方法更容易得到完整的 YAC。

五、含人 Ig-YACs-ESC 胚胎向小鼠体内送还和子代鼠的生成

将人的 Ig 基因导入内源性 Ig 灭活的小鼠,建立转 Ig 基因小鼠。通过近亲子代交配,产生纯合转基因小鼠,这种小鼠具有产生完全人源化抗体的能力,为人源化抗体的制备奠定了基础。

（一）供(受)体小鼠的选择和准备

1. 供体鼠　供体鼠种系的选择要根据干细胞的表型和便于区分宿主胚胎细胞和嵌合体干细胞的标志。大部分的 ESC 建系来自 129 近交交配的野生灰色小鼠,首选的胚胎供体是远交小白鼠,因为它最便宜,产卵量高,容易通过皮肤和眼睛色素等区分嵌合鼠。通常雌鼠在给予人绒毛膜促性腺激素(human chorionic gonadotrophin,hCG)后 12 小时开始排卵,这个时间与雄性小鼠交配,有利于受孕。次日清晨,检查雌鼠的阴道栓,将此定为交配后 0.5 天。交配后 2.5 天,8~16 个细胞桑葚胚出现在输卵管。交配后 3.5 天,小鼠的胚胎进入子宫,发育成增大的胚胎,可以从生殖道获得这两个期的胚胎。

2. 受体鼠　假孕母鼠是接受目的胚胎的替代鼠。受体鼠可以是任何遗传系的小鼠,最好使用 F1 杂交系,因为 F1 小鼠容易维持孕期。选择发情期的雌鼠与结扎雄鼠合笼,第二天检查阴道栓,有阴道栓的即为假孕鼠。

（二）胚泡转移

ESC 与胚胎的聚集物培养 24 小时后，才能移到假孕的受体鼠。通过外科手术将胚胎转移到假孕母鼠的生殖道或者子宫内。胚泡期胚胎要转移到子宫，桑葚胚要转移到输卵管。最好将胚胎转移到比它发育稍晚一天的母鼠体内，有利于胚胎的存活和生长。正常情况下每只小鼠移入 9 个胚胎较合适，最多不应超过 12 个。将胚胎注入小鼠子宫后，将小鼠放在温热的毯子上，这样可加快小鼠的术后恢复。怀孕后 17 天左右即可获得子代鼠。

（三）子代嵌合鼠的鉴定

子代嵌合鼠的鉴定是转基因动物构建中至关重要的一步。胚系信息可以通过子代嵌合鼠的表型判断，如皮肤、色素、生化指标等来鉴别嵌合鼠。通常用颜色标记鉴定嵌合鼠，如来源于黑色小鼠的 ESC 与来源于白色小鼠的胚泡会产生黑白相间的第一代杂色小鼠，是最简单的判断杂合的方式。生化指标常用于怀孕期或体内嵌合体的分析。

当植入 5 周后，筛选潜在的初建鼠，进行尾组织活检，提取 DNA，使用 PCR 检测。在 3 周时基本可以确定转基因鼠，淘汰非转基因小鼠。6 周前可做 Southern 分析，检测转基因的整合拷贝数及转基因插入了染色体数目，并检测转基因的状态及转基因是否完整。可选择在单一位点整合 5~10 个拷贝完整转基因小鼠进行精细的饲养。

（四）人 Ig 转基因纯合小鼠的建立

转基因随机整合到小鼠染色体中，按照孟德尔遗传规律进行传递。通过含有人 IgH 或 Igκ 的小鼠的近亲子代交配可产生含人 Ig 重链、轻链或者重轻链基因的纯合小鼠。小鼠 Ig 重轻链双灭活的纯合基因敲除鼠与含人 Ig 重轻链的纯合小鼠进行交配，可以产生小鼠内源性 Ig 基因灭活而含人功能 Ig 的转基因小鼠。这种小鼠就是所需要的产生完全人源化抗体的小鼠。

（五）特异性抗体的制备与鉴定

获得上述小鼠后，就可按照常规制备小鼠单抗的方法对小鼠进行特定抗原的免疫，再使用单克隆抗体技术（活化 B 细胞与小鼠骨髓瘤细胞融合、筛选、克隆、冷冻和测试）制备针对特定抗原的单抗。然后根据抗原的性质，对单抗进行特异性、亲和力等鉴定，确认抗体是否是完全人源化，是否符合要求。

（周　蕊）

第六节　抗体表达

基因工程抗体在多种体系获得成功表达，包括大肠杆菌，酵母细胞，哺乳动物细胞，昆虫细胞，转基因动、植物表达体系等。其中，哺乳动物细胞最接近抗体产生的天然宿主，可用于表达完整抗体分子，目前治疗性单抗的生产基本都用这一表达体系。酵母和昆虫细胞表达体系具有一定的糖基化功能，能表达完整抗体分子，表达量较哺乳动物细胞体系高，操作和成本亦有一定优势，但由于在抗体表达中的应用尚不多，应用价值还有待评价。大肠杆菌为原核生物，其表达体系不能对表达产物进行糖基化，只能表达抗体分子片段；但由于遗传背景清楚、操作简单、成本低、生产周期短等优点，其表达体系亦有较广泛的应用，尤其是在基础科研领域。转基因动、植物表达体系主要用于工程抗体的大规模生产，成本高，技术背景复杂。

一、原核表达

原核表达是指通过基因克隆技术，将外源目的基因，通过构建表达载体并导入表达菌株，使目的蛋白在特定原核生物内表达。原核表达系统主要有大肠杆菌表达系统、芽孢杆菌表达系统、枯草杆菌和蓝细菌表达系统等。大肠杆菌系统通常是小分子蛋白质或结构域表达的首选宿主。

（一）获得目的抗体基因

1. 以目的抗体基因为模板，按基因序列设计一对引物（在上游和下游引物分别引入相应的质粒酶切位点）。

2. 用 TRIzol 法从细胞或组织中提取总 RNA,以 mRNA 为模板,反转录形成 cDNA 第一链,以反转录产物为模板进行 PCR 循环扩增获得目的基因。

3. 用酚:氯仿抽提和乙醇沉淀,或通过商品化试剂盒,纯化扩增的基因。

(二) 构建重组表达载体

1. 载体酶切:将表达质粒用限制性内切酶(同引物的酶切位点)进行双酶切,酶切产物行琼脂糖电泳后,用胶回收试剂盒或冻融法回收载体大片段。

2. 纯化的 PCR 产物双酶切后回收,在 T4 DNA 连接酶作用下连接入载体。

(三) 筛选含重组表达质粒的表达菌种

1. 将连接产物转化大肠杆菌 DH5α 感受态,根据重组载体的标志(抗 Amp 或蓝白斑等)做筛选,挑取单斑,碱裂解法小量抽提质粒,双酶切初步鉴定。

2. 测序验证目的基因的插入方向及可读框均正确,进入下一步操作。否则,应筛选更多克隆,重复亚克隆或亚克隆至不同酶切位点。

3. 将验证过的重组质粒转化至表达宿主菌的感受态细胞。

(四) 诱导表达

1. 挑取含重组质粒的菌体单斑至 2ml 含抗生素的 LB 培养基中,37℃过夜培养。

2. 按 1∶50~1∶100 比例稀释过夜菌,37℃振荡培养 2~3 小时。

3. 取部分液体作为未诱导的对照组,余下的加入诱导剂(如 IPTG)作为实验组,两组继续 37℃振荡培养 3 小时。

4. 分别取菌体 1ml,12 000g 离心 30 秒,收获沉淀,加入 100μl 1% SDS 重悬,混匀,70℃ 10 分钟。

5. 12 000g/min 离心 1 分钟,取上清液作为样品,进行 SDS-PAGE 分析。

(五) 表达蛋白的分离与纯化

1. 可溶性产物的纯化(以融合 T7·Tag 的表达蛋白为例)

(1)100ml 含重组表达质粒的菌体诱导后,离心 5 000g 5 分钟,弃上清液,收获菌体,加入超声缓冲液重悬。

(2)重悬液于冰上超声处理后,4℃ 14 000g 离心 30 分钟,取上清液,0.45μm 滤膜抽滤后作为样品液。

(3)将结合 T7·Tag 抗体的琼脂充分悬起,平衡至室温,装入层析柱中。

(4)过柱缓冲液平衡后将样品液过柱。

(5)10ml 过柱缓冲液过柱,洗去未结合蛋白。

(6)用 5ml 洗脱缓冲液过柱,每次 1ml,洗脱液用含 150μl 中和缓冲液的离心管收集,混匀后置于冰上,直接进行 SDS-PAGE 分析。

(7)将洗脱下来的蛋白放入透析袋中,双蒸水透析 24 小时,中间换液数次。

(8)用 PEG 20 000 浓缩蛋白。

2. 包含体的纯化

(1)用缓冲液漂洗菌体细胞(10ml/g),6 000g 离心 15 分钟,收集菌体细胞。重复此步骤 1 次。

(2)将漂洗过的菌体细胞悬浮于缓冲液 B 中,超声破碎,1 500g 离心 30 分钟,收集包含体沉淀。

(3)将包含体沉淀用缓冲液 Ⅰ、缓冲液 Ⅱ、缓冲液 Ⅲ 分别超声洗涤一次,1 500g 离心,收集包含体沉淀。

(4)包含体的溶解:加入含高浓度尿素的缓冲液,室温放置 30 分钟,然后 1 500g 离心 30 分钟,留上清液。将溶解后的蛋白质适当稀释,磁力搅拌,透析过夜。

(5)溶解后的包含体蛋白可通过亲和层析进一步纯化。

二、真核表达

真核表达包括哺乳动物细胞表达、昆虫细胞表达及酵母表达。昆虫细胞和酵母表达蛋白水平高,生产成本低,但加工修饰体系与哺乳动物细胞不完全相同。哺乳动物细胞可对表达的蛋白进行正确折叠及糖基化修饰,表达的蛋白活性接近于天然蛋白,但表达量低,操作烦琐。

（一）哺乳动物细胞表达

哺乳动物细胞表达体系包括宿主细胞和表达载体,常用的宿主细胞主要有两类:一类是淋巴细胞,另一类是非淋巴细胞。目前用于表达基因工程抗体的淋巴类细胞主要是小鼠和大鼠的骨髓瘤细胞,如小鼠骨髓瘤细胞 SP2/0 和 NS0,大鼠的骨髓瘤细胞 YB2/0。用于表达重组抗体的非淋巴类细胞包括中国仓鼠卵巢细胞(CHO)、神经胶质瘤细胞、人胚胎肾细胞(HEK293)、Hela 细胞、幼仓鼠肾细胞(BHK)等。表达载体可选择 pcDNA3.1、Pires、pTT3、Pcep4 或 pATX1 等常规载体,或反转录病毒、腺病毒、慢病毒等病毒表达载体。瞬时转染和稳定转染是两种常见的哺乳动物表达系统生产蛋白的方式,通过瞬时转染能够快速实现微量至中量的重组蛋白的生产,通过稳定转染(稳定细胞系构建)能够实现长期、稳定的生产重组蛋白。

1. 瞬时表达实验操作

（1）载体构建:将优化后的基因序列,克隆至相应的载体上;

（2）细胞培养:转染实验开始前几天进行细胞复苏、培养,实验当日细胞密度应达到 60%~80%;

（3）细胞转染:以脂质体转染试剂为例的操作流程:

1）将复苏后常规培养的细胞按照（1~3）×10^5 接种到 6 孔板中,加入 2ml 的完全培养基,混匀放置在 CO_2 培养箱中 37℃过夜。

2）无菌状态下配制如下溶液:

A 溶液:用 100μl 的无血清培养基稀释 2μg 的待转染的质粒。

B 溶液:用 100μl 的无血清培养基稀释 25μl 的脂质体转染试剂(血清的存在会影响细胞转染效率,因此要使用无血清培养基转染)。

3）将 A 和 B 溶液混合并摇匀,室温下放置 30 分钟左右。

4）细胞培养至 80% 单层左右,用无血清培养基洗涤细胞 2 次,每孔加入 1ml 的无血清培养基,并将混合后的 AB 溶液逐滴加入到每孔,按十字方向轻摇混匀,二氧化碳培养箱中 37℃培养 24 小时。

5）将转染液吸出,换为完全培养基继续培养,培养 3~4 天后检测蛋白表达量。

（4）转染检测:收集培养的细胞,采用超声或酶解的方法破碎细胞,离心得到上清液。转染后的检测主要包括基因水平和蛋白水平的检测。针对基因水平,使用普通 PCR 或 RT-PCR 进行验证;蛋白水平,使用 Western blot 检测。

2. 稳定转染实验操作

（1）质粒构建:目的基因构建至载体上,随后对质粒进行线性化处理以便于目的基因能够顺利转染至染色体上。

（2）细胞转染:与瞬时转染的步骤相似。

（3）细胞筛选:细胞转染 24~72 小时后,去掉转染液,进行抗生素筛选。

（4）每 2~4 天更换培养基,持续 2~3 周,以除去细胞碎片,促进抗性细胞生长。

（5）有限稀释法挑取单克隆:将细胞消化下来做连续的 10 倍稀释,每稀释一梯度都在 96 孔板中培养,生长一周左右再次挑取单克隆进行培养,如此反复 3 次;

（6）Western blot 或 ELISA 检测蛋白的表达情况,挑取多个单克隆进行表达检测,筛选出表达量最高的克隆传代并保存。

（二）昆虫细胞表达

昆虫细胞表达系统原理是通过转座作用将转移载体中的表达组件定点转座到能在大肠杆菌中增殖的杆状病毒穿梭载体(Bacmid)上,通过抗性和蓝白斑筛选到重组穿梭质粒,提取穿梭质粒 DNA 转染昆虫细胞后,得到的子代病毒即为重组病毒。将病毒上清液浸染昆虫细胞,获得表达的重组蛋白。目前已经建立了 250 多种昆虫细胞株,杆状病毒表达载体最常用的鳞翅类昆虫细胞株有两个,其中一个 SF-9,由 Smith 和 Summers 1987 年亚克隆 IPLB-SF-21 而建立。IPLB-SF-21 细胞系是 1977 年从草地贪夜蛾蛹的卵巢组织中分离出来的。另外一个是 HighFive,是从粉纹夜蛾的成熟卵巢组织中分离得到的细胞株。Bac-to-Bac 杆状病毒表达系统是目前为止使用最广泛的昆虫杆状病毒表达系统。Bac-to-Bac 杆状病毒表达系统主要包括两个组分:①用于插入目的基因的 pFastBac 载体;②含杆状病毒穿梭载体 Bacmid (bMON14272,136kb)和辅助质粒(用于表达转座必须的转座蛋白)pMON7124 的大肠杆菌 DH10Bac 宿主菌株。当 pFastBac 重组质粒转化进入 DH10Bac 细胞后,pFastBac 载体上的 mini-Tn7 位点和 DH10Bac 宿主菌中 Bacmid 上的 mini-attTn7 位点之间发生转座,产生重组 Bacmid;后者进一步感染昆虫细胞后,含有重组子的杆状病毒即可启动外源重组蛋白的表达。

Bac-to-Bac 杆状病毒表达系统进行蛋白表达的实验步骤如下:

1. 把目的基因克隆至 pFastBac 载体产生重组质粒　根据 pFastBac 系列载体的多克隆位点选做合适的酶切位点,按照读码框插入待表达的目的基因序列。最后通过测序验证插入序列是否正确。根据蛋白纯化方式的需要,可以在质粒构建时添加 His 标签或 GST 标签。为了防止额外添加的 His 和 GST 等蛋白标签影响目的蛋白的生物学功能和结构研究,可在融合蛋白和标签之间添加蛋白酶酶切位点,如 TEV 或 PreScission 的酶切位点。

2. 转化 pFastBac 重组质粒到 DH10Bac 大肠杆菌中

(1)DH10Bac E.coli 感受态细胞冰上解冻;

(2)将 200ng 的 pFastBac-gene 转移载体缓慢加入感受态细胞中,轻轻混匀;

(3)冰上放置 30 分钟,然后 42℃热击 90 秒;

(4)迅速冰上静止 5 分钟;

(5)向 EP 管里加入 900ml SOC 培养基;

(6)37℃,225r/min 振荡摇菌 4 小时;

(7)取 100μl 菌液涂于含有 50μg/ml 卡那霉素,7μg/ml 庆大霉素,10μg/ml 四环素,100μg/ml X-gal 和 40μg/ml IPTG 的 LB 平板;

(8)37℃,倒置培养 48 小时,利用蓝白斑筛选重组菌株。

3. 重组 Bacmid 质粒的鉴定

(1)挑取 3 个白色单克隆菌落分别接种于含有 50μg/ml 卡那霉素,7μg/ml 庆大霉素和 10μg/ml 四环素的 LB 培养液,过夜培养。

(2)小量提取重组 Bacmid 质粒,重组 Bacmid 质粒应该分装冻存于-20℃,因为反复冻融会导致 Bacmid 断裂等从而显著降低其转化效率。如两星期内使用,可保存于 4℃。

(3)重组 Bacmid 的 PCR 鉴定:PCR 反应所用引物为 pUC/M13 forward primer(5'-CCCAGTCACGA-CGTTGTAAAACG-3')和 pUC/M13 reverse primer(5'-AGCGGATAACA ATTTCACACAGG-3')。没有发生转座的 Bacmid 其所扩增所产生的片段长度为 350bp,重组 Bacmid 扩增所产生的片段的长度为 350bp 加上插入片段的长度。

4. 重组 Bacmid 转染昆虫细胞　将提取的重组 Bacmid 转染进入昆虫细胞。转染后,28℃培养 24 小时,细胞和细胞核开始变大;转染后 24~72 小时,细胞慢慢停止生长、脱落,细胞表面长出芽孢状结构。

5. 收集 P1 代杆状病毒　转染 96 小时后,收集培养液上清。4℃ 1 000g 离心 5 分钟以沉淀细胞和细胞碎片,取上清即为 P1 代杆状病毒。此时病毒滴度通常为 $1 \times 10^6 \sim 1 \times 10^7$ pfu/ml。P1 代病毒可短期保存于 4℃,或分装于含 2% FBS 的培养液中,-80℃长期保存。

6. P1 代杆状病毒的扩增　P1 代病毒再次感染昆虫细胞可获得 P2 代病毒。如果采用悬浮培养的昆虫细胞进行病毒扩增。取 150mm 细胞培养皿,每个皿使用 20ml 培养液并且控制细胞密度为 1×10^6 个细胞/ml。病毒与细胞数量的比值(MOI)为 0.05~0.1(即每 100 个细胞用 5~10pfu 的病毒进行感染)。28℃培养 48~72 小时后,70%~80% 的细胞死亡时,收集细胞和上清液,1 000g 离心 5 分钟,取上清即为 P2 代病毒。此时病毒滴度约为 $1 \times 10^7 \sim 1 \times 10^8$ pfu/ml。收集本步骤离心后的细胞碎片沉淀,加入 SDS-PAGE 蛋白上样缓冲,裂解后进行 SDS-PAGE 凝胶电泳及 Western blot 检测、分析,确定目的蛋白是否已经正常表达。

7. 确定目的蛋白的最佳表达时间　昆虫细胞接种于细胞培养瓶中;待细胞生长至对数期,此时细胞密度在 $1.5 \times 10^6 \sim 2.5 \times 10^6$ /ml,接种 P2 代病毒感染细胞;在不同的时间阶段,如感染后 24 小时、48 小时、72

小时或 96 小时收集细胞,裂解细胞,进行 SDS-PAGE 及 Western blot 检测,确定最佳蛋白表达时间。分泌蛋白的表达高峰通常在感染后 30~72 小时,而非分泌蛋白的表达高峰通常在感染后 48~96 小时。可依此条件方法进行目的蛋白的大规模表达。

8. 目的蛋白的纯化 昆虫表达蛋白的纯化步骤和大肠杆菌表达蛋白的纯化步骤基本一致。如果蛋白主要以可溶形式表达,离心收集昆虫细胞,超声裂解细胞,离心收集超声后上清液。由于昆虫细胞内蛋白酶种类比较多,超声裂解前需要添加多种蛋白酶抑制剂。使用镍柱或 GST 柱等纯化目的蛋白,同时可以利用离子交换、分子筛层析等进一步纯化目的蛋白。可以使用 PreScission Protease 或者 TEV Protease 进行柱上酶切或者洗脱后酶切蛋白标签。纯化获得的蛋白,可以添加适量甘油后保存,也可以适当浓缩后保存。

(三) 酵母表达

酵母是一种单细胞低等真核生物,培养条件普通,生长繁殖速度快。酵母表达系统包括酿酒酵母表达系统,甲醇酵母表达系统以及其他酵母表达系统。毕赤酵母属于甲醇营养型酵母,能够将甲醇作为唯一碳源,以下我们以毕赤酵母表达系统为例介绍一下酵母系统表达抗体。

1. PCR 扩增人源性抗 HBsAg 抗体 Fab 基因

(1) 以含 Fd、L 链基因的 pCOM3H 质粒为模板,用 PCR 分别扩增出 Fab 的 Fd、L 链基因。

(2) 将 Fd、L 链的 PCR 产物回收酶切,分别插入到克隆载体 pGEM-7Zf 的相应酶切位点。构建 Fd 和 L 链基因的克隆载体。

(3) 对 pGEM-7Zf-L 和 pGEM-7Zf-Fd 这两个克隆载体进行测序鉴定。

2. 酵母表达载体 pPIC9K-L 和 PICZaA-Fd 的构建

(1) 从 pGEM-7Zf-L 载体质粒上用 $BamH$ I 和 $EcoR$ I 双酶切出含 L 链基因片段,插入到载体质粒 pPIC9K 强启动子 P_{AOX1} 下游的 $BamH$ I 和 $EcoR$ I 酶切位点中,构建重组质粒 pPIC9K-L。

(2) 用 $BamH$ I 和 $EcoR$ I 双酶切鉴定表达载体 pPIC9K-L,琼脂糖电泳分析。

(3) 从 pGEM-7Zf-Fd 载体质粒上用 $EcoR$ I 和 Xba I 双酶切出 Fd 链基因片段,连接到载体 PICZaA 的 $EcoR$ I 和 Xba I 酶切位点中构建表达载体 PICZaA-Fd。

(4) 用 $EcoR$ I 和 Xba I 双酶切鉴定表达载体 PICZaA-Fd,琼脂糖电泳分析。

3. 酵母转化及重组酵母的筛选

(1) 表达载体 pPIC9K-L 转化宿主巴斯德毕赤酵母 GS115,采用原生质球转化法,按 Multi-Copy Pichia Expression Kit 的说明进行。

(2) 利用 His 缺失平板来筛选整合有 Fab L 链基因的重组酵母(GS115/pPIC9K-L),并用 G418 抗生素来筛选多拷贝重组体。

(3) 含 0.76mg/ml G418 的 YPD 平板上筛选高抗性的多拷贝重组,对筛选的重组子的染色体进行 PCR 检测。

(4) 将重组子分别挑到 MM 板和 MD 板上培养,结果均只在 MD 板上生长而 MM 板上几乎不生长。其甲醇利用表型为 Mut^s。

(5) 表达载体 PICZaA-Fd 转化含 Fab L 链基因的重组酵母(GS115/pPIC9K-L),按 Esay Select™ Pichia Express ion Kit 中的氯化锂转化法进行。

(6) 利用 Zeocin™ 抗生素筛选重组酵母,并用高剂量的 Zeocin™ 和 G418 双抗生素平板来筛选多拷贝既整合有 L 链基因又整合有 Fd 链基因的重组酵母。

4. 表达产物的检测

(1) 分别挑取筛选出的多拷贝重组子单菌落,接种到酵母生长培养基 BMGY 中,30℃培养至 OD_{600} 为 5~6 小时,离心收菌,重悬于甲醇诱导培养基 BMMY 中进行诱导培养,诱导培养第 4 天的培养液上清液,分别进行还原性处理和非还原处理后 SDS-PAGE 分析。

(2) 用带碱性磷酸酶的羊抗人 Fab 抗体与其结合,NBT/BCIP 显色,对该重组子的表达产物进行 Western 印迹分析。

5. 表达产物的纯化 诱导表达的培养上清液先用$(NH_4)_2SO_4$沉淀,脱盐后上样到羊抗人 Fab 耦联的 HiTrap 抗体柱上,进行亲和纯化。

三、动植物表达系统

动植物表达系统包括植物表达系统和动物表达系统,是通过基因工程的手段使抗体蛋白在根、茎、叶、果实、种子等植物器官中或小鼠、羊、牛等动物中得到表达。

(一) 植物表达系统

在植物转化中应用最多的方法是农杆菌介导的转化,有关其原理和方法的著述甚多,不再赘述。利用不同的启动子可以实现 scFv 在细胞质、内质网、叶绿体及细胞间隙中的表达。农杆菌胭脂碱合成酶基因(NOS)和花椰菜花叶病毒(CaMV)的 35s 启动子是常用的启动子,单子叶植物更多使用泛素(ubiqutin)的启动子,此外也可选择组织器官特异的启动子。抗性基因的选择以新霉素磷酸转移酶(NPT Ⅱ)、潮霉素磷酸转移酶(HPT)及氯霉素乙酰转移酶(CAT)为主。也可以使用 β-葡萄糖苷酸酶(GUS)及绿色荧光蛋白(GFP)等报告基因作为筛选标记。植物生产重组蛋白的研究分为 4 个部分:①外源目的基因在植物细胞中的克隆和表达;②植物的再生和选择;③重组蛋白的回收和纯化;④最终产物的鉴定。

(二) 动物表达系统

小鼠、羊、牛和鸡等多种动物都可以用于转基因的研究和生产。选择何种动物主要考虑产量和所表达抗体的性质。制备转基因动物的基本步骤是:获得和改建目的基因,将目的基因向生殖细胞高效转移,受精卵或胚胎组织在合适环境中的发育、筛选及鉴定稳定的细胞系。常用的方法有:显微注射法、反转录病毒感染法、胚胎干细胞与精子载体法、电穿孔法等。

四、无细胞表达系统

无细胞表达系统以外源 DNA 或者 mRNA 为模板,在体系内补充底物和能源物质,在细胞裂解物提供的细胞器以及多种酶的组合下体外表达蛋白质。无细胞表达系统提供了一种快速生产抗体蛋白的方法。无细胞表达系统的体外系统通常来源于细胞(如大肠杆菌、兔网状细胞、麦胚、昆虫细胞等)裂解物,含有蛋白质合成所需的所有组分,如 RNA 聚合酶、核糖体、tRNA、转录因子和调控蛋白。在使用无细胞表达系统时,可加入一些特定物质,促进目标蛋白的快速生产,这也是无细胞表达系统的最大优点。与基于细胞的表达相比,无细胞表达系统在大规模生产蛋白质时技术要求高,价格昂贵,难以推广应用。根据裂解物的来源不同,无细胞表达系统分为原核无细胞表达系统和真核无细胞表达系统。使用的表达系统模型越接近抗体蛋白的天然表达条件,越能使蛋白质进行翻译后修饰和折叠。以下以真核无细胞表达系统中的麦胚无细胞蛋白合成系统为例,介绍无细胞表达系统操作流程。

1. 目的基因的克隆

(1) 将目的基因克隆至 pET28a 质粒中,并转入 DH5α 大肠杆菌感受态中,构建重组基因克隆载体。

(2) 挑取阳性菌落,在含有卡那霉素抗性 LB 液体培养基中摇过夜菌。

(3) 提取质粒,并对提取的质粒 DNA 进行纯度和浓度检测。

2. mRNA 的体外转录

(1) 为了提高 mRNA 浓度,先对提取获得的质粒 DNA 进行 PCR 扩增以增加 DNA 模板浓度。设计引物原则:使 PCR 产物的线性 DNA 包含 T7 启动子、目的基因片段及 T7 终止子。

(2) 使用 RiboMAXTM Large Scale RNA Production System-T7 以 PCR 产物为模板,参照说明步骤进行 mRNA 的体外转录。

(3) DNA 酶消化转录产物的 DNA 模板,确保 mRNA 纯度。

3. 麦胚抽提液的制备 麦胚抽提液的制备是无细胞表达中最重要的步骤,麦胚抽提液中包含合成蛋白质的核糖体、起始因子、延长因子、释放因子和成熟的 tRNA。

(1) 将小麦平铺至玻璃平皿底部,加水没过小麦表面后用保鲜膜封住平皿,避光室温浸泡 18~20 小时。

（2）胚芽处于萌动期时取出小麦籽粒用纱布擦干,用手术刀小心剥下小麦胚芽,注意不要连同胚乳一起切下。

（3）收集 10g 小麦胚芽置于纱布中,用流动的水洗去残余胚乳。

（4）小麦胚芽用吸水纸吸干表面水分,置于研磨皿中,加入液氮后冷冻研磨成粉末。

（5）向麦胚粉末中加入抽提缓冲液（40mmol/L HEPES-KOH、100mmol/L 乙酸钾、5mmol/L 乙酸镁、2mmol/L 氯化钙、4mmol/L 二硫苏糖醇）。

（6）摇晃混匀后,用 40% 功率的超声以每工作 1 秒暂停 1 秒的程序处理 5 分钟。

（7）4℃ 5 000g,离心 30 分钟。

（8）取上清液至新的离心管中,再以 4℃ 15 000g,离心 1 小时。

（9）取上清液分装,-20℃ 冻存备用。

4. 系统的构建与蛋白的表达

（1）配制 5× 翻译缓冲液:150mmol/L HEPES、500mmol/L 乙酸钾、13.5mmol/L 乙酸镁、12.5mmol/L 二硫苏糖醇、6mmol/L ATP、1.25mmol/L GTP、80mmol/L 磷酸肌酸、2mmol/L 亚精胺和 0.25% 叠氮钠。

（2）反应底物混合液:1ml 1× 翻译缓冲液中加入 37.5μl 8mol/L 的 20 种氨基酸混合溶液。

（3）构建完成无细胞表达反应体系,其中麦芽抽提物 30μl,mRNA 模板 20μl,反应底物混合液 747μl,肌酸激酶、RNA 酶抑制剂、蛋白酶抑制剂各 1μl。

（4）蛋白表达:37℃ 孵育进行无细胞蛋白表达。

（龙绍蓉）

第七节　抗体的分离纯化和保存

抗体被发现存在于脊椎动物的血液等体液中,在疾病的诊断与治疗中都具有广泛的应用。但抗体存在的介质是非常复杂的混合物,在应用抗体时,有时需要将抗体从其存在的体液或培养液中分离出来进行初步纯化,有时需要将其杂质控制在较低水平,需要较高的抗体纯度。

一、抗体的分离与纯化

获得效价高、特异性强、稳定性好的抗体是进行实验研究的基础,纯化后的抗体既有利于保存,又有利于排除杂蛋白和非特异性抗体对实验结果的干扰,下面为大家介绍常用的抗体纯化方法及其相关原理。

（一）盐析法

1. 原理　抗体在水中的溶解度由抗体周围亲水基团与水形成水化膜的程度,以及抗体分子所带电荷决定。当中性盐加入抗体溶液中,中性盐对水分子的亲和力大于抗体,抗体周围的水化膜层减弱甚至消失,同时抗体表面的电荷被中和,导致抗体溶解度降低,分子间聚集而沉淀,此法适合抗体大规模纯化或者浓缩,但得到的抗体纯度不高。常用的方法有硫酸铵沉淀法、辛酸沉淀法、辛酸-硫酸铵沉淀法、优球蛋白沉淀法和聚乙二醇沉淀法。下面介绍饱和硫酸铵沉淀法。

2. 方法

（1）配制饱和硫酸铵:称取 400~425g 的硫酸铵,加入 70~80℃ 蒸馏水 500ml,搅拌 20 分钟,冷却后使用 28% 氨水调节 pH 为 7.0,上清液即饱和硫酸铵溶液,硫酸铵结晶沉于烧杯底部。

（2）饱和硫酸铵提取 IgG:取 1 份血清或腹水加 1 份 PBS,边搅拌边缓慢滴加 1 份饱和硫酸铵,室温静置 1~4 小时或 4℃ 过夜,4℃ 条件下 10 000×g 离心 10 分钟,除去上清液,用少量 PBS 溶解沉淀并装入透析袋内,在 4℃ 条件下透析 24~48 小时,每隔 3~6 小时换透析缓冲液一次,以彻底除去硫酸铵。最后取透析袋内少许溶液,加入等体积的 0.02mol/L $BaCl_2$ 溶液,如果没有沉淀表明硫酸根离子除尽。

（3）收集透析袋内溶液,测定蛋白浓度,分装后 4℃ 保存。

3. 注意事项

（1）腹水中含有的较多的纤维蛋白和脂类,可以提前使用玻璃棉过滤,除去脂类物质,以及离心弃沉淀,除去细胞碎片等。

（2）部分杂蛋白在高浓度硫酸铵作用下也会沉淀变性,硫酸铵一定要边搅拌边缓慢滴加入溶液中。

（3）盐的饱和度是影响蛋白质析出的主要因素,抗体一般在饱和硫酸铵终浓度为33%时开始析出。

（二）蛋白 A 或蛋白 G 交联琼脂糖凝胶亲和层析法

1. 原理 Protein A 是一种发现于金黄色葡萄球菌的细胞壁表面蛋白,Protein G 是一种分离自 G 型链球菌的细胞壁蛋白质。Protein A 和 Protein G 功能相似,能特异性地与哺乳动物免疫球蛋白的 Fc 区结合,他们对于 IgG 具有特异性的亲和作用,仅凭 Protein A 或 Protein G 一步亲和层析可使抗体纯度达到90%。

2. 方法

（1）层析柱制备:用适当量的 Protein A 或 Protein G 交联琼脂糖凝胶装入纯化柱,也可使用预装柱产品。用 10~20 倍柱体积的 PBS 洗涤并平衡纯化柱,流速控制为大约 1ml/min（1ml 预装柱）。

（2）抗体纯化:把待处理的样品滴加入纯化柱,而后用 10~20 倍柱体积的 PBS 洗涤未结合的蛋白,洗涤完后,用 50mmol/L pH2.8 甘氨酸-盐酸缓冲液作为洗脱液,分管收集洗脱结合的抗体。

（3）纯化柱的再生:使用 0.1mol/L pH2.8 甘氨酸-盐酸缓冲液洗柱,再用 10~20 倍柱体积的 PBS 洗涤纯化柱,最后加入 20% 的乙醇 4℃保存。

3. 注意事项

（1）Protein A 和 Protein G 两者氨基酸组成差异很大,对于不同的免疫球蛋白亚类的结合能力有所不同。Protein A 可与 IgG（除人 IgG3、小鼠 IgG1 外）、IgM、IgD、IgE 和 IgA 结合。Protein G 对大多数哺乳动物的 IgG 具有更强的亲和力,Protein G 能够用于纯化分离哺乳动物单克隆和多克隆 IgG,特别是对于某些亚类,但不与人的 IgM、IgD、IgE 和 IgA 结合。

（2）低 pH 会损伤抗体,洗脱前在收集管中可加入 2mol/L pH8.0 Tris-HCl 中和酸。

（三）其他分离与纯化方法

凝胶过滤、离子交换法等方法见第四十章第一节。

二、抗体的保存

抗体保存得当可以保证抗体的活性与使用效果,延长抗体使用时间,抗体的保存时间与抗体自身的特性和存储条件有关,每个抗体都有独特的最佳保存条件,下面我们总结了一些抗体保存的一般准则。

（一）保存条件

抗体很稳定,在 4℃条件下,其活性可保持数月,分装为小等份在-20℃冻存是最佳的长期保存条件。抗体尽量避免反复冻融,加入终浓度 40%~50% 的甘油使其在-20℃下保持溶液状态,可降低冻融损伤。一些 IgG3 亚类的抗体为冷凝蛋白,其解冻后容易形成聚集体,应添加叠氮钠后室温保存。

（二）防止污染

抗体中可添加终浓度为 0.02% 的叠氮钠或 0.01% 的硫柳汞预防微生物污染,抗体溶液中的叠氮钠可通过透析或凝胶过滤去除。

（刘若丹）

第八节 抗体的鉴定

抗体获得后,为充分了解其性能,对其性质鉴定是十分重要的。这些性质包括抗体效价、抗体的特异性、抗体纯度和抗体亲和力等。近年来,抗体临床药物应用的逐渐扩大,抗体的纯度和活性等指标越来越重要。抗体可通过各种各样的物理化学方法及功能分析等进行鉴定。

一、抗体效价鉴定

抗体效价是指抗体的物理状态及其在体内的滞留时间,以其与抗原反应的多少来表示其免疫效果。根据抗体的不同性质,效价测定方法可采用放射免疫法、琼脂双向扩散、环状沉淀实验、单向免疫扩散、溶血实验、凝集反应、酶联免疫等方法。目前,较为常用的方法是放射免疫法和琼脂双向扩散。

(一) 放射免疫法

放射免疫中的抗体的滴度(titer)是指结合 50% 标记抗原时抗血清的稀释度。在实际工作中抗体的量可明显影响试验的灵敏度和准确性。以不同稀释度的抗血清与标记抗原混合,孵育 24 小时后,分离结合的标记抗原-抗体复合物和未结合(F)的标记抗原。当 B/F=1,即 B/T=50% 时的抗体稀释度即为最佳的稀释度。如只测量结合部分(B),而且以 B/B0 为纵坐标,以剂量为横坐标作剂量反应曲线,则 B/T=30%~50% 时抗体的稀释倍数即为最佳的抗体稀释度。抗体(抗血清)的最佳稀释度(即抗体的滴度)越高,表明抗体的质量越好。通常以结合率为 50% 的血清稀释度为效价。可用连续稀释法确定适当的抗体稀释度。

(二) 双向免疫扩散法

抗原和抗体可以在琼脂板上从高浓度处向低浓度处扩散。两者在相遇处形成抗原抗体复合物,且呈现出一条沉淀线,根据沉淀线的位置可以鉴定抗体的效价。测定抗血清效价有两种稀释方法:一种是稀释抗血清,例如对倍稀释,分别与一个浓度的抗原反应。另一种是稀释抗原,把抗原对倍稀释或按照浓度稀释,分别与不同浓度的抗血清进行双向扩散试验。例如:若抗体 1∶8 稀释时出现中等浓度沉淀线,而在 1∶16、1∶32 稀释结果出现较弱的沉淀线。一般来说,效价在 1∶8 以上即可用于一般试验。

二、抗体特异性鉴定

抗体的特异性,指的是一种抗体识别具有不同结构抗原的能力。抗原与抗体之间的特异性相互作用,发生于抗原上抗体结合部位与抗体上的抗原决定簇之间。当其他某种分子也具有类似结构时,它也能与抗体发生类似识别作用,这就是交叉反应。抗体的特异性是决定抗体应用价值的关键。测定抗体的特异性,一般是证明特定抗体对抗原没有交叉反应性;或者证明抗体对特定抗原的结合反应中,其他相近抗原对这种结合反应无干扰反应。

(一) 抗体特异性的表示方法及计算

交叉反应率用来表示抗体的特异性,其计算公式是:交叉反应率=[待测抗原50%结合时的浓度]/[待鉴定类似物 50% 结合时的浓度]×100%。由于抗原-抗体反应应服从于质量作用定律,无论是单价结合还是多价结合,都只能以分子数为基础,所以物质的分子浓度(mol/L)作为交叉反应曲线的横坐标。因此,反应物和产物都应以分子浓度表示。

(二) 提高抗体特异性的方法

抗体特异性是标志抗体优劣的重要指标。用抗原的某些特异性分子片段免疫动物,这样得到的抗体较用全分子免疫动物得到的抗体特异性强。如用 hCG 的 β 亚单位免疫动物可得到对 hCG 高特异性的抗体。但用这种方法由于使用的抗原分子较小,所以抗体的产生比较困难。

抗原的纯度是影响多克隆抗体特异性的因素之一。抗原纯度越高,获得的抗体的特异性越高。常用抗原的纯化方法有电泳法和层析法等。利用高效液相层析纯化的抗原,免疫后获得抗体的特异性更高。

用单克隆抗体代替抗血清,但单克隆抗体的反应强度不如抗血清,而且单克隆抗体所识别的抗原浓度与多克隆抗体(抗血清)所识别的抗原浓度也不完全相同。由于在标记免疫分析中所使用的是充分稀释的抗血清,所以仅一小部分具有最高反应能力的抗体与抗原结合。因此,非均一抗体有可能提供比单克隆抗体更高的灵敏度。而单克隆抗体可提供更高的特异性。因而在选择应用的抗体时,应根据对实验系统的要求而定。如要求实验系统有高度的特异性,单克隆抗体较多克隆抗体好;如对特异性的要求不很高,而要求有较高的反应强度和灵敏度,则多克隆抗体有其一定的优越性。

(三) 抗体特异性的测定

1. 酶联免疫吸附测定法　该方法是将特定的抗原-抗体免疫学反应和酶催化反应相结合,以酶促反应的放大作用来显示免疫学反应。酶联免疫吸附测定法是应用于临床和实验室的比较成熟的技术,在速度、成本、适用范围和重复性等方面均具有较好的优势。

(1) 间接 ELISA 法:抗体可以特异性识别目标抗原,不与其他抗原发生交叉反应。包被抗原的纯度是影响间接法测定抗体的重要因素,因此,在抗原纯化中应尽可能去除宿主蛋白,避免发生假阳性反应。由于机体 IgG 类抗体浓度较高,且大部分为非特异性 IgG,为了避免非特异性 IgG 导致的假阳性反应,待测样品通常需要稀释。

（2）竞争 ELISA 法:竞争 ELISA 法适用于抗原中含有难以去除的杂志或抗原的结合特异性不稳定时。抗原的固相化可以直接进行,也可以间接固相化。包被抗原模式:适用于小分子抗原的抗体特异性测定。将小分子与载体蛋白的交联产物包被,形成固相抗原,洗涤去除未结合的抗原,然后用 BSA 封闭、洗涤去除杂质及未结合部分。同时将待测样品与特异性抗体混匀加入酶标孔中孵育,然后洗板,加入酶标抗体和底物,显色测定,样品中抗体的含量与颜色的强弱成反比。双抗体夹心模式:适用于大分子抗原的抗体特异性检测。将标准抗体溶于碳酸盐缓冲液,过夜包被,洗涤去除未与固相结合的抗体后,用 BSA 封闭。洗涤后同时加入待测样本和中和抗原,孵育后洗板,加入酶标额的特异性抗体,孵育后洗板,加入底物,孵育显色测定。待测样品中相应抗体的含量与显色的强弱成反比。

2. 免疫组化（immunohistochemistry,IHC）测定法　免疫组化是指组织细胞通过带有显色剂的抗体特异性识别抗原,从而对细胞或抗原定位、定性和半定量的技术。根据显色剂的不同,免疫组化可分为免疫酶法、免疫荧光法、免疫铁蛋白法、免疫金法和放射免疫自显法等。标本可分为组织标本和细胞标本,其中组织标本包括石蜡切片和冰冻切片。免疫组化法是借助显微镜的显像和放大作用,在细胞和亚细胞水平检测各种抗原物质。以石蜡切片为例,实验流程是将切片脱蜡、水化、修复抗原、加入双氧水封闭细胞内源性过氧化物酶、加入特异性抗体和酶标抗体、显色、复染、脱水、封片后置于显微镜下观察染色结果。

3. 表面等离子体共振（surface plasmon resonance,SPR）法　该法是一种基于介质交界面结合的生物大分子层改变表面光学性质的原理设计的分子相互作用检测技术。免疫测定时,可借助该技术检测少量的抗原或抗体,无须标记步骤,并且可以同时检测多个抗原或抗体,增加了检测的通量和简便性。此外,该法还可以观测大分子结合的动态过程,计算动力学参数。

4. 石英晶体微天平（quartz crystal microbalance,QCM）法　石英晶体微天平是一种基于石英晶体的传感器。按照特殊的方法将石英晶体切割成石英晶体片,其双面镀上金或银作为电极,接入振荡电路。当振荡电路接入交流电时,石英晶体便会产生周期性形变振荡,当交流电的频率与晶体的固有频率一致时,共振作用的振幅达到最大。吸附在晶体表面的物质可以改变晶体的振荡频率,吸附物质的量与振荡频移成正比,因此,该微天平可用于微少质量的测定。如果石英晶体吸附了某些诸如抗原、抗体等生物活性物质,并将其置于与相互作用的分子溶液或气体中,压电石英晶体表面会形成复合物,从而改变其共振频率。通过测定共振频率的变化,可以得到被吸附物质的量,从而测定分子相互作用。

三、抗体纯度鉴定

抗体的纯度鉴定可采用区带电泳和十二烷基硫酸钠-聚丙烯酰胺凝胶电泳法（SDS-PAGE）的方法。区带电泳是依据蛋白质的电荷特性将蛋白质彼此分开。若只出现一条蛋白区带说明抗体纯化已达到要求。SDS-PAGE 根据蛋白亚基的相对分子质量不同分离蛋白。SDS 是一种阴离子去污剂,它通过"包裹"多肽骨架使蛋白质变性,使整条多肽链都带负电荷。聚丙烯酰胺凝胶是网状结构,具有分子筛效应。蛋白质分子被还原剂解聚成多肽链,解聚后的氨基酸侧链和 SDS 结合成蛋白质-SDS 胶束,所带负电荷大大超过蛋白原有的电荷量,消除了不同分子间的电荷差异和结构差异。在此情况下,电泳中的泳动速度只与相对分子质量的大小有关。SDS-PAGE 一般采用较多的是不连续缓冲系统,具有较高的分辨率,通常以考马斯亮蓝染色或银染色。

四、抗体亲和力测定

抗原抗体反应的亲和力体现了抗原与抗体的结合能力,亲和力越高,则结合越牢固。亲和力的高低是由抗原分子的大小、抗体分子的结合位点、以及抗原决定簇之间的立体构型的适合程度决定的。抗体亲和力的大小一般以亲和常数 K 表示,K 的单位是 L/mol,通常 K 的范围在 $1 \times 10^8 \sim 1 \times 10^{10}$ L/mol。

(一) 亲和力定义及数学表达

抗原抗体结合反应是遵循热力学与动力学规则的可逆反应过程，一般可达到平衡状态。单价抗原对单价抗体的结合反应可表示为：$A_g+A_b=A_gA_b$，其中 A_g 代表游离抗原，A_b 代表游离抗体，A_gA_b 代表抗原-抗体复合物。上式代表结合反应的动态平衡状态。达到平衡反应体系的状态可用标准的化学反应平衡方程表达：$[A_g][A_b]/[A_gA_b]=Kd$，$[A_gA_b]/([A_g][A_b])=Ka$。其中 $[A_g]$、$[A_b]$、$[A_gA_b]$ 分别代表游离抗原、游离抗体和抗原抗体复合物的浓度，单位为克分子浓度（mol/L）。Ka 代表抗原抗体反应的结合常数，单位为 L/mol。Kd 代表抗原抗体反应的解离常数，单位为 mol/L。亲和力可同时用此两个参数表示，分别代表了结合能力和解离能力的大小。

(二) 亲和力的鉴定

目前常用测定亲和力的方法有平衡透析法、竞争 ELISA 法、硫氰酸盐洗脱法和高效液相色谱法。

1. 平衡透析法也称之为 Scatchard 分析法，该法适用于抗体与半抗原之间亲和力的测定。此法将少量抗体装入透析袋，对已知浓度的半抗原透析，当透析平衡时，透析袋内外的游离半抗原浓度相同，总抗原浓度的减少源于与抗体结合的抗原。B/F 对 B 所得直线斜率的相反数即为抗体的亲和常数 Ka，横坐标为抗体结合位点浓度，其截距为最大结合浓度。其计算公式如下：$Ka=[SL]/([S][L])$，$[SL]=Ka([S][L])=Ka([St]-[SL])[L]$，其中 $[SL]$ 表示结合抗体位点，$[S]$ 表示固载化为位点，$[L]$ 表示游离配基，$[St]$ 表示 Ab 位点总浓度，即 $[S]+[SL]$。$B/F=Ka([St]-B)$，其中 $B=[SL]$，代表结合 Ag。$F=[L]$，代表游离 Ag。

2. 竞争 ELISA 法即同时将微量标记抗体和不等量未标记抗体加入抗原中，使之相互竞争，反应后计数。抗体的结合百分比的对数为纵坐标，未标记抗体浓度的负对数为横坐标，将 50% 结合时未标记抗体的浓度换算成摩尔浓度（mol/L），其倒数即为 Ka。公式如下：$Ka=[SL]/([S][L])=[SL]/\{[S]([Lt]-[SL])\}$，其中 $[SL]$ 表示结合抗体位点，$[S]$ 表示固载化为位点，$[L]$ 表示游离配基，$[Lt]$ 表示 Ag 位点总浓度。

3. 硫氰酸盐洗脱法即应用 ELISA，抗原抗体结合后，加入浓度逐渐升高的硫氰酸盐。硫氰酸盐使得抗原抗体的解离变得不可逆，以抗原抗体的解离程度衡量亲和力。将抗原抗体结合下降 50% 时的硫氰酸盐浓度作为亲和指数（相对亲和力）。

4. 高效液相色谱法包括高效凝胶色谱和高效亲和色谱两种方法。高效凝胶色谱中，抗原、抗体及其复合物因不同的分子量而得到分离。抗原与抗体孵育至平衡后，将混合物进样于高效凝胶色谱柱，抗原、抗体及复合物由于分子量不同而形成三个色谱峰，色谱峰的面积代表相应物质的质量。将不同比例的抗原与抗体混合物进样色谱柱，得到不同的色谱峰面积组合，从而计算相应比例的抗原抗体的结合常数。高效凝胶色谱的分辨率并不是很高，很难完全分离分子量相差不大的两种物质。高效亲和色谱包括区带洗脱法和前沿色谱法。区带洗脱法即将抗原或抗体的一方偶联于适宜载体上，另一方作为样品进样，随流动相进行亲和洗脱。不同浓度的样品可得到不同淋洗体积的色谱峰。相对淋洗体积的倒数与样品浓度呈正比，由截距和斜率比值即可计算出解离常数—Kd。前沿色谱法即以不同浓度的样品作为流动相，通过输液泵使样品连续流过固定化配基，以紫外检测器连续监测。当亲和介质被饱和时，流出液中样品浓度短时间迅速升高，最终呈现平稳，此时流出液的浓度等于初始浓度。同样由截距与斜率的比值计算解离常数 Kd。

（孟 浩）

第九节 抗体标记技术

酶、荧光素、放射性同位素、铁蛋白、胶体金及化学（或生物）发光剂能与抗体结合形成标记抗体，标记后的抗体仍然具有与特异性抗原结合的特性，形成抗原抗体标记免疫复合物。借助酶标检测仪、荧光显微镜、射线测量仪、电子显微镜和发光免疫测定仪等仪器，对抗体标记的实验结果进行直接镜检或自动化测定，可以在分子水平、细胞或亚细胞水平上，对抗体标记结果进行定性、定量和定位研究。随着分子生物学、细胞生物学、免疫学等学科的发展以及现代高新仪器的日趋发展,抗体标记技术也不断更新和完善。各种新的抗体标记技术和方法不断涌现,至今已发展成为一类常用的检测寄生虫感染的微量和超微量生物活性物质的分析技术。其在特异性、敏感性、精确性及应用范围等方面大大超过了一般的寄生虫常规检测方法。

抗体标记的类型

根据试验中所用标记物的种类和检测方法不同,抗体标记技术的类型主要分为放射性同位素标记技术和非放射性物质标记技术。

(一)放射性同位素标记抗体和检测

放射性同位素标记抗体技术是将同位素检测的高灵敏度与抗原抗体反应的特异性相结合,以放射性同位素作为示踪物的标记抗体的常用免疫测定方法。此项技术特异性强、灵敏度高,可检测出 ng(毫微克)至 pg(微微克),甚至 fg(毫微微克)的超微量物质。另外,其还具有试剂与样品用量少、检测方法易规范化、自动化以及可重复性高等众多优点,是目前敏感性非常高的血清学检测技术。

1. 对标记物的要求 β射线和γ射线的同位素均可用于标记,前者有 ^{14}C、^3H 和 ^{32}p,后者主要为 ^{131}I、^{125}I、^{57}Cr 和 ^{60}Co。放射性核素的选择原则是应具有适宜的半衰期、高比活度、对抗原和抗体损害小,且容易标记。其中采用 ^{125}I 标记最常见。

^{14}C、^3H 和 ^{32}P 属于β射线,虽然在衰变时产生的β射线能量弱易防护,但核素衰变半衰期长,标记物的有效期长,尤其 H 标记不能用 ^3H_2O,而是用 $^3H_2$,需要在真空条件下标记,实验设备和条件要求较复杂,且β射线测定需用液体闪烁技术,这一技术在一般实验室不容易开展,产生的放射性废物难以处理,因此,其应用受到限制。

放射性同位素标记抗体技术最常用的是固相放射免疫分析(solid-phase radioimmunoassay,SPRIA)。固相放射免疫分析是将抗体吸附在固相载体的表面上,待测抗原与固相载体的抗体结合后,加入标记的抗体,免疫反应在固相表面产生,形成抗体-抗原-抗体复合物,温育后进行洗涤,把抗原抗体复合物与未经结合的标记抗体分开,直接测定反应管的放射性强度。放射性强度与待测抗原量成正比,即待测抗原含量越多,放射性强度则越高,反之越低。

2. 载体选择与预处理 固相材料作为抗体的载体,种类比较多,其中最主要的有凝胶、磁颗粒、尼龙、纤维素、聚丙乙烯塑料球和聚丙乙烯塑料管等。按载体的性质分两类:一类是表面无化学功能基团,为疏水性,通过物理吸附抗体使其包被于载体表面;一类是表面带有化学功能基团,为亲水性,以共价键与抗体结合使其包被于载体表面。

预处理:由于某些载体表面清洁度达不到要求,如直接包被均一性和牢固性欠佳。必须对其进行预处理,进行多次清洗,提高载体的清洁度。一般采用的方法为:

(1)提高载体清洁度:根据载体不同选用不同的清洗剂,首先浸泡 4~6 小时,然后用 2mmol/L 盐酸浸泡 4~6 小时,最后用无水乙醇浸泡 2~4 小时,自然干燥后密封于塑料袋内备用。

(2)紫外线或γ射线照射法:将洗涤后的聚丙乙烯微孔条或塑料管密封于塑料袋内,然后经一定强度的钴或者紫外线照射,以提高对抗体的包被量。

(3)戊二醛涂布法:采用 0.25% 戊二醛涂布于塑料管的表面,可以提高蛋白质的均一性和结合量。由于戊二醛是一种双功能基团偶联剂,涂在塑料管表面可形成一种活性键,当加入蛋白质溶液时,蛋白质可发生自身偶联,因而可牢固地结合于塑料管表面,其均一性及结合量都优于直接包被。

3. 塑料管活化方法 抗体的载体聚丙乙烯塑料管常用的活化方法有以下几种:

(1)重氮化法:向聚苯乙烯管内加入一定量的浓硝酸和冰醋酸处理,使塑料管表面的苯环生成硝基苯,即生成硝基聚苯乙烯。再加入硫代硫酸钠还原,最后加亚硝酸钠。使苯环上的氨基和亚硝酸钠反应,从而得到重氮化聚苯乙烯活化的塑料管。当向管内加入抗体时,抗体分子中酪氨酸残基上的酚羟基邻位将与载体结合,即得偶氮键相连的固相抗体。

(2)十八烷基胺法:十八烷基胺分子的烷基能牢固均一地吸附在塑料管壁上,而其氨基暴露于外侧,当加入含戊二醛的抗体时,抗体分子上的氮基可与试管壁上的氨基以五碳键桥连接,通过该法处理,可使塑料管得以充分活化。

（3）活化膜法:将顺丁烯二酸酐-苯乙烯（比例为98∶102）共聚体活化膜涂于聚苯乙烯塑料管内,制成活化管。当加入抗体时,活化膜上的功能基团将与抗体上的氨基偶联。产物经红外光谱检测,即可获得共聚体产物。取共聚体加入丁酮（比例为1∶3）,在搅拌下滴加入乙腈至微浑浊,向聚苯乙烯管内加入1ml/管,迅速减压吸出。在室温下自然干燥,然后密封于塑料袋内,贮存于干燥处备用。

（4）直接结合法:以氮基化聚苯乙烯为载体,经偶联剂直接与抗体或抗原以共价键进行结合。因微孔条表面联有氮基,经过碳化二亚胺作用后与甾体激素衍生物分子上的羧基进行联接,制备固相抗原,从而建立竞争性放射免疫分析法。也可按照相同的方法处理塑料管,使管壁偶联的氮基作固相载体。包被时,只需将含偶联剂的抗体或抗原液加至试管中,便可结合到试管壁上,成为活化试管。

4. 放射免疫检测　免疫放射分析法（immunoradiometric assay,IRMA）属于非竞争性免疫结合反应,是将放射性核素标记抗体,用待测抗原与过量的标记抗体（Ab*）反应,反应式为:Ag+Ab*=AB*+AB*,待反应充分完成后,洗去游离的未结合的标记抗体,待测抗原的量与Ag-Ab*+Ab*结合物的放射性强度呈正比关系,见图41-4。

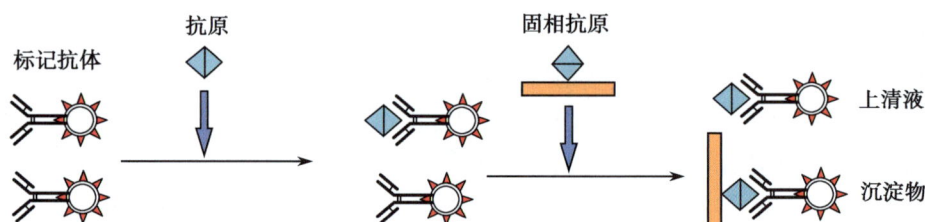

图 41-4　IRMA 反应原理示意图

IRMA 是在放射免疫分析（radioimmunoassay,RIA）基础上发展起来的放射性免疫测定。该技术是用核素标记的抗体直接与待检抗原反应并用固相免疫吸附剂作为 B 或 F 的分离手段,IRMA 与 RIA 的不同点比较见表41-1。

表 41-1　IRMA 与 RIA 的异同点

	RIA	IRMA
标记物质	核素标记 Ag	核素标记 Ab
反应速度	较慢	较快
反应方式	竞争抑制	非竞争性结合
曲线绘制	针对多克隆抗体	针对单克隆抗体
	特异性较低	特异性较强
分析误差	较大	较小
标记物量	限量	过量
应用	可测大分子量、小分子量物质	测 2 个以上抗原表位物质

（1）双抗体夹心法:又称为双抗体免疫放射分析法,首先将未标记的抗体吸附在固相抗体上,然后与待测的标本一起进行温育,如待测的标本中有相应抗原,则抗原与固相载体上的抗体形成免疫复合物。当加入 ^{125}I 标记的抗体后,在固相载体的表面形成第二层抗原抗体复合物抗体-抗原-标记抗体复合物,并测定其放射强度。最后用 γ 计数器计数。反应原理见图41-5。

（2）间接法:将未标记的 Ab_1 抗体吸附在固相载体上,加入待测抗原 Ab_2 抗体（Ab_2 抗体与包被在固相载体上的 Ab_1 抗体属于不同种属,如鼠 Ig）,再加入标记的抗 Ab_2 抗体（如抗鼠 Ig）,形成 Ab_1-Ag-Ab_2-标

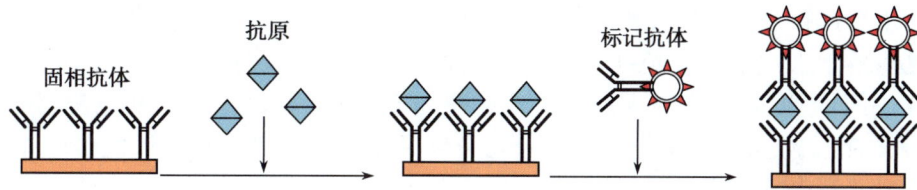

图 41-5 双抗体 IRMA 反应原理示意图

记抗 Ab_2 抗体复合物,然后测定其放射强度。

这种方法可用一种标记抗抗体检测不同抗原,但需要注意被包被的抗体与标记的抗体是不同种属的抗体。

5. 放射免疫新型测定模式　放射免疫新型测定模式常见的有以下 4 种模式:

(1) BAS-IRMA 测定:BAS 是生物素-抗生物素蛋白系统(biotin-avidin system,BAS)的简称,把 BAS 与 IRMA 两者特异性结合起来,即把 BAS 引入固相放射免疫分析测定中。亲和素由 4 个相同的亚基组成,其每个亚基均可与一个生物素分子结合,具有放大效应,加之一个抗体分子可以结合数十个生物素分子,因此,BAS-IRMA 是一种有很高灵敏度的检测技术。

(2) 抗原 BAS-RIA 测定:将抗原与蛋白结合物包被塑料管,制成固相抗原。测定时将样品和生物素抗体与固相抗原在管中温育,抗原和待测物竞争结合生物素化的抗体,洗涤后加 ^{125}I-BAS 再次进行温育,充分洗涤后测量其放射性。

(3) 固相一抗-RIA:先制备包被过量二抗的塑料管,然后根据液相法测得的一抗滴度,加至二抗管中,置于 4℃下 24 小时,一抗通过免疫反应结合在管壁上。测定时,将样品和标记抗原加至一抗管中温育,洗涤后测量其放射性。

(4) 固相二抗-RIA:将二抗 IgG 以交联法包被于塑料试管中。测定时,将样品、标记抗原和第一抗体加到二抗管中进行温育,洗涤后直接测量试管的放射性。该方法应用范围比较广,可用于半抗原测定及蛋白质类大分子化合物的测定。

6. 影响因素　放射性同位素标记抗体和检测常受抗体质量、载体包被管的质量、包被蛋白的量和保存条件的影响。

(1) 抗体质量:试管固相 RIA 对抗体质量有严格的要求,除高特异性和高滴度外,还要具备高亲和力。因试管固相抗原抗体反应达到平衡反应时间比液相要长,只有具有高亲和力的抗体才可以在较短时间内达到平衡。既可缩短温育时间,又可提高其灵敏度。

(2) 载体:包被管的质量是影响实验结果的主要因素。目前应用最多是以聚苯乙烯为原料制成的专用试管,不同原料制成的试管吸附蛋白质的量有比较大的差异。对每批试管的包被蛋白的均一性必须做质量检验。检验方法是取包被抗体管,加过量 ^{125}I 标记抗原,温育后洗涤,测放射性,批内变异系数 CV<3%(10 例)为合格。如果采用琥珀酰亚胺基或仲氨基活化的包被管,以共价键结合,试剂盒的质量必定有显著提高。

(3) 包被蛋白的量:通用固相二抗法和 IRMA 法,包被抗体的量对第一抗体或待测抗原而言,必须过量。否则将影响标准曲线剂量范围和双管平行性。为此,许多研究人员采用各种不同途径提高包被量,如 γ 射线辐照,双功能活性基化合物处理(丙烯醛、戊二醛)等,但并不理想。目前可行的途径是采用高滴度抗血清,提取抗体来满足要求。

(4) 保存条件:试管固相抗体经加膜化处理,密封于塑料袋内有效期为 1 年。抽真空密封保存后,固相抗体可保存 2 年左右。

(二)非放射性物质标记抗体和检测

非放射性物质标记抗体技术主要包括生物素标记、辣根过氧化物酶标记、荧光素标记和纳米金标记等。

1. 生物素标记　生物素标记反应温和、简单并且一般不抑制抗体活性,生物素标记的抗体能存放几年而不失活。由于它具有生物素和亲和素之间高度亲和力及多级放大效应,并与荧光素、酶、同位素等免疫标记技术有机地结合,使各种示踪免疫分析的特异性和灵敏度进一步提高,已广泛应用于生物医学实验研究的各个领域,用于抗原、抗体的定性、定量及定位研究。生物素标记的主要优点是标记一抗后,进而使用亲和素标记的试剂进行测定。亲和素可以和荧光染料、酶或放射性碘连接。因此,只要将抗体与生物素结合,就可以用这些标记物来检测。

生物素-亲和素系统(biotin-avidin system,BAS)已应用于各种免疫学实验,尤其在免疫酶技术中的应用更为广泛。

BAS 系统的最常用方法的有 BAB 法(biotin-avidin bind,BAB),其原理是利用亲和素的多价性,以游离的亲和素作为桥臂居中,将标记生物素(如酶标生物素)和生物素化抗体联结起来形成复合物,使酶分子积聚于该复合物的周围;然后再加入相应的底物,将会产生明显的酶促反应,因而可大大提高试验检测的灵敏度。

ABC 法是对 BAB 法的改良,其操作方法是先按一定比例将链霉亲和素或亲和素与酶标生物素结合,进而形成可溶性的链霉亲和素(或亲和素)-生物素-过氧化物酶复合物(avidin-biotin-peroxidase complex,ABC)。当其与生物素化抗体(直接法)或生物素化第二抗体(间接法)相遇时,ABC 中未饱和的亲和素结合部位可迅速与抗体上的生物素结合,使抗原抗体反应体系与 ABC 标记体系连成一体,成为一个多级放大体系。其网络中大量的酶分子,使该法的检测敏感性显著提高。

BAB 法是以标记亲和素或链霉亲和素直接与免疫复合物中的生物素化抗体直接连接进行检测。该法也具有相当高的检测灵敏度,由于省略了加标记生物素这一步骤,操作较 BAB 法更为方便和简单。

BAS-ELISA 的类型包括:

(1)A-ELISA:待测抗原+固相抗体+生物素化抗体+酶标亲和素+底物;

(2)AB-ELISA:待测抗原+固相抗体+生物素化抗体+亲和素+生物素化酶+底物;

(3)ABC-ELISA:待测抗原+固相抗体+生物素化抗体+亲和素-生物素化酶复合物+底物,其中 ABC 为亲和素-生物素化酶复合物;

以上是检测未知抗原,也可标记抗原检测未知抗体,其操作方法与上类似。

BAS 在酶免疫测定(EIA)、免疫荧光分析(IFA)、放射免疫测定(RIA)中的应用,进一步提高了各种固相和液相免疫测定方法的稳定性和灵敏性,使其更加适用于微量抗原、抗体的检测。已广泛用于分子生物学、免疫组织化学、体内肿瘤的免疫诊断及作为亲和分离制剂用于相应配基的分离和纯化,广泛应用于人体寄生虫学实验研究领域。

2. 辣根过氧化物酶标记 实验室常将辣根过氧化物酶(horseradish peroxidase,HRP)、碱性磷酸酶(alkaline phosphatase,AP)、β-半乳糖苷酶(β-galactosidase,β-GAL)和葡萄糖氧化酶(glucose oxidase,GOD)等应用于标记抗体分子。目前在分子生物学、临床医学及免疫学的研究及检测等领域中以 HRP 与抗体的标记物使用最为广泛。HRP 的分子质量为 40kDa,是从十字花科草本植物辣根提取的过氧化物酶,由无色的糖蛋白和绿棕色的正铁血红素 IX 结合组成的铁卟啉蛋白质。该酶的纯度为正铁血红素 IX(辅基)与糖蛋白(主酶)波长吸收峰值比(即 A_{403}/A_{275}),当大于 3.0 时表示纯度较好。进一步采用焦性没食子酸方法对标记用 HRP 的比活性进行测定,当大于 250U/mg 时宜作标记使用。该酶与抗体偶联常选用戊二醛两步标记法和改良的过碘酸钠法两种方法。

(1)戊二醛两步标记法:作为一种常用的同型双功能偶联剂戊二醛(glutaraldehyde,GA),其外观无色、质量均一。戊二醛上两个活泼的醛基分别与辣根过氧化物酶和抗体上的氨基共价相结合,偶联成 HRP-GA 抗体的结合物。为了提高偶联效率,两步标记法主要是:①过量的偶联剂与酶进行反应,形成两者结合物;②将去除多余偶联剂的此结合物与抗体蛋白分子的氨基相交联,形成酶标抗体。

具体操作步骤:

1)取 12.5% 的戊二醛 0.2ml,将辣根过氧化物酶 25mg 溶于其中,置室温过夜;

2)将上述溶液过 SephadexG-25 凝胶柱层析,用 0.15ml/L 的生理盐水洗脱,速度控制在每分钟 1ml,收集其棕色流出液,浓缩至 5ml,置于烧杯中并缓慢搅拌;

3）取生理盐水将待标记的抗体 12.5mg 稀释至 5ml,缓缓滴入酶溶液;

4）加入 0.25ml 的 1mol/L 的碳酸盐缓冲液（pH 9.5）,将 pH 调节至 9.0~9.5 后,持续搅拌 3~4 小时;

5）加入 0.2mol/L 赖氨酸 0.25ml 混匀,置室温 2 小时;

6）缓慢滴加等体积饱和硫酸铵,混合液在温度 4℃条件下放置 1 小时;

7）经 3 000r/min 离心 30 分钟后,弃上清液。取半饱和硫酸铵将获得的沉淀物洗两次后,溶于少量的 0.15mol/L 磷酸盐缓冲液（pH 7.4）中;

8）经透析袋透析以去除铵离子,1 000r/min 离心 30 分钟后,取上清液移入另一管中。再加入等量 60% 的甘油,分管后置于–20℃冰冻保存;

（2）改良的过碘酸钠法:鉴于酶分子的含糖部分与酶的活性无关,用过碘酸钠去氧化辣根过氧化物酶的糖基环形成醛基,这些醛基再与抗体中游离氨基结合完成偶联反应,形成酶标记抗体。这种可以将酶和糖蛋白有效偶联的标记方法是最常用的。此方法的优点主要体现在偶联效率远高于戊二醛法,缺点为在一定程度上降低了标记物的酶活性及抗体活性。

具体操作步骤:

1）用浓度 ≥1mg/ml 的抗体对 0.1mol/L 磷酸盐缓冲液（pH 6.8）透析过夜;

2）称取 HRP 5mg 溶于 1ml 的 0.1mol/L 碳酸盐缓冲液（pH 9.2）内,用其中 0.25ml 加入新配制的过碘酸钠溶液 0.25ml 内,密封混匀并避光,在室温条件下反应 2 小时;

3）取透析后的抗体溶液 1ml 加入上述溶液混匀,滴入底端由封口膜封住的装有玻璃棉的小柱中,加入 0.25g 的 SephadexG-25,置于室温条件下,避光反应 3 小时;

4）经 0.75ml 缓冲液淋洗后,取洗脱偶联物添加 38μl 新配制的 5mg/ml 硼氢化钠溶液,置于室温条件下,避光反应 30 分钟;

5）先加 112μl 新配制的硼氢化钠溶液并混匀,避光反应 60 分钟。再加入 0.9ml 的饱和硫酸铵溶液,置于 4℃条件下,搅拌反应 30 分钟;

6）保持温度 4℃,以 12 000r/min 离心 15 分钟后取沉淀,溶于 TEN 缓冲液透析过夜;

7）加入等量 60% 甘油,置于–20℃冰冻保存。

3. 荧光素标记　荧光素是一种常用作染料的有机化合物,在光的照射下,能够吸收激发光的能量,经激发态回到基态,以电磁辐射形式释放出所吸收的光能而产生荧光。荧光标记抗体在抗原细胞定位、抗原示踪及临床实验诊断等领域得到了广泛的应用。在抗体标记中对于荧光素的选择主要根据以下 6 条来判定:①是否与蛋白质分子能形成稳定的共价键;②游离的荧光素是否容易与标记后的抗体分离;③标记抗体后是否对蛋白质及自身的生物学活性有影响;④荧光色泽是否与背景色泽形成鲜明对比;⑤荧光素的安全无毒及标记操作方法是否简便;⑥荧光效率高,标记后的荧光强度是否减弱明显。这些荧光素常置于避光且冷暗干燥处储存以避免荧光淬灭。用于标记抗体的荧光素种类较多,例如异硫氰酸荧光素（fluorescein isothiocyanate,FITC）、四乙基罗丹明（rhodamine,RB200）、四甲基异硫氰酸罗丹明（tetramethyl rhodamine isothiocyanate,TRITC）、藻红蛋白（phycoerythrin,PE）等。FITC 在标记抗体的荧光素之中最为常用,它为黄色、橙色或褐黄色结晶粉末,相对分子质量是 389.4kDa,性质稳定,易溶于水、乙醇等溶剂。FITC 有其特定的吸收光谱和发射光谱,当最大吸收光谱在 490~495nm,最大发射光谱在 520~530nm 时,获得的荧光强度最大,呈现黄绿色。FITC 与抗体结合需在碱性条件下进行,其异硫氰基与蛋白分子的游离氨基经碳酰胺化形成稳定的共价键（硫碳氨基键）。从而使抗体具备了荧光信号。一般情况下抗体仅能结合 FITC 分子 28 个。

具体操作步骤:

（1）抗体的准备:将 10mg/ml 抗体置于 0.05mol/L 碳酸盐缓冲液（pH 9.0~9.5）中透析过夜。

（2）荧光素的准备:按抗体:异硫氰酸荧光素（m/m)=100:1 计算,精确称取异硫氰酸荧光素粉末溶于 0.05mol/L 碳酸盐缓冲液（pH 9.0~9.5）中,使其浓度为 1mg/ml。

（3）标记:取配制好的异硫氰酸荧光素溶液缓慢滴加入处于搅拌状态下的抗体溶液中,并使用 0.1mol/L 氢氧化钠调节溶液 pH 值,使其保持在 9.0~9.5 之间。加完后,置于室温继续避光搅拌 2~4 小时。

（4）透析：对标记抗体溶液进行 3 000r/min 离心 20 分钟处理，去少量沉淀物，将标记液装入透析袋置于磷酸盐缓冲液中透析 4~8 小时。

（5）纯化：取透析过夜的标记液通过 SephadexG-25 层析柱去除游离的异硫氰酸荧光素，将洗脱下来的标记抗体溶液进行鉴定后，4℃避光保存或分管后置于−20℃冰冻保存。

4. 纳米金标记　纳米金是粒径在 1~100nm 之间的材料，即金的微小颗粒。在免疫标记技术中，纳米金颗粒形态多样，可控的主要有球状与棒状两种。纳米金颗粒在生物医学领域与传统技术相比更具有显著的优势，这些优点体现在具有吸附特性、合成方法简单、化学稳定性好、表面易修饰、表面具有独特的光学性质、具备表面等离子共振效应及易与抗体等生物大分子结合等方面。随着医学寄生虫学生物标记技术的发展和应用，纳米金因其独特的理化性质而在抗体标记技术中广泛使用。胶体金又名为金溶胶，是金盐经还原反应后形成的金颗粒悬液。胶体金颗粒直径不同，其在显微镜下所呈现出的颜色也不相同，例如颗粒直径 2~5nm 为橙黄色；颗粒直径 10~20nm 为酒红色；颗粒直径 30~80nm 为紫红色。因此，在免疫反应中胶体金因其特有的显色性质而常被作为有效的标记物应用于抗体标记技术研究中。蛋白质等各种大分子物质表面的正电荷与胶体金颗粒表面的负电荷是通过静电作用相互吸附的，两者结合较牢固主要缘于分子间作用力在范德华力半径之内。采用胶体金标记的蛋白质复合物称作金探针或免疫金。现将应用最广泛的胶体金标记技术介绍如下：

（1）金溶胶的制备：下面以柠檬酸三钠-鞣酸混合还原剂还原法为例来介绍其制备方法。

1）取 1% 柠檬酸三钠 4ml，依次加入等体积的 1% 鞣酸及 25mmol/L 碳酸钾各约 0~5ml（可通过调节鞣酸量的多少，获得大小不同的胶体颗粒），然后取双蒸水将上述溶液体积补充至 20ml 并加热到 60℃。

2）将得到的柠檬酸-鞣酸溶液迅速加入提前水浴加热至 60℃的含有 1% 四氯金酸 1ml 和 75ml 双蒸水溶液中，保持 60℃持续约 30 分钟至 1 小时。待溶液颜色变为深红色后加热至沸，并持续 5 分钟。将制备好的胶体金进行质量鉴定，通过透射电镜对金颗粒的直径、金颗粒之间大小的均匀度和椭圆形及多角形金颗粒有无存在情况进行观察及测定，合格后置于室温或 4℃下避光储存，以 20 天之内进行标记实验为宜。

（2）免疫胶体金制备

1）取 5~10 支试管，将待标记的蛋白质储存液逐级连续 10 倍稀释后分别置于其中，然后各取 0.1ml 加入 1ml 胶体金溶液中，另设空白对照组仅加胶体金溶液，静止 5 分钟后加入 0.1ml 10% 氯化钠溶液，混匀后静止 2 小时。弃去发生凝聚沉淀的试管，测定光吸收度，选择使胶体金稳定的最适蛋白质。在此基础上再加 10%~20% 即为最佳标记蛋白量。

2）标记不同抗体所用的参考 pH 是不同的，例如：标记免疫球蛋白 IgG 时 pH 为 9.0，而标记单克隆抗体时 pH 为 7.6。对于金溶胶所需 pH 常选择通过 0.1mol/L 碳酸钾或 0.1mol/L 盐酸来进行调节。

3）取 100ml 的金溶液与最佳标记量蛋白质溶液 2~3ml 混匀，搅拌 2~3 分钟后，加入 5ml 的 1%PEG20000 溶液。以 10 000~100 000g 离心 30~60 分钟（可依据粒径大小的不同选择相应的离心条件），小心谨慎的弃去上清液。

4）取所得沉淀悬浮于一定体积含有 0.2~0.5mg/ml PEG20000 的缓冲液中，离心沉淀后，加含有稳定剂 0.2~0.5mg/ml PEG20000 的缓冲液，保证浓度在 A_{540} 约 1.5 为宜，最后使用 0.5mg/ml 的叠氮钠防腐。

5）鉴定胶体金-蛋白结合物的质量通常用胶体金颗粒平均直径及金标蛋白的特异性与敏感性进行测定来判断。储存方式不能选择冰冻，以 4~10℃保存为宜。

（薛庆节　王爽）

第十节　抗体技术在寄生虫学研究中的应用

抗体具极高的亲和性和特异性，在研究寄生虫的致病机制，寄生虫病的免疫学诊断和治疗等方面极具潜力。越来越多特异性的多克隆抗体、单克隆抗体、基因工程抗体等应用于寄生虫学相关领域，但临床上对寄生虫病的忽视和抗体昂贵的成本，限制了抗体在治疗寄生虫病的临床应用。抗体技术应用更多地集中在寄生虫病的检测，故本章节着重介绍抗体技术在寄生虫病检测的应用。由抗体技术发展而来的免疫荧光试验（IFA）、酶联免疫吸附试验（ELISA）、免疫层析试验（IC）等，具敏感性强、特异性高、准确性好、快速方便等特点受到青睐，广泛应用于寄生虫病的检测。

一、医学原虫

多种原虫感染导致的疾病仍然是全球性的公共卫生问题，威胁着人类健康，也是制约当地经济发展的重要因素，能够做出快速、准确的诊断，对于防治原虫病具重要意义。抗体因具极高的敏感性、特异性，在诊断原虫感染方面得到广泛应用。

（一）利什曼原虫

全世界 1 200 万~1 500 万人口受到利什曼病的威胁，快速、准确诊断对控制和治疗该病具重大意义。免疫学诊断技术得到广泛应用，间接免疫荧光试验法、ELISA 法、IC 法常用于利什曼病的诊断，其中 ELISA 法是血清学诊断利什曼病的首选，该方法具极高的敏感性（80%~100%）和特异性（80%~100%）。联合婴儿利什曼原虫（Leishmania infantum）与杜氏利什曼原虫（L.donovani）生物标志物 Li-isd1、Li-txn1、Li-ntf2、Ld-mao1、Ld-ppi1、Ld-mad1 的单抗，建立的多重 ELISA 法可检测患者尿液中上述六种蛋白，敏感性达 93% 以上，该方法正准备大规模测试用于临床检测。皮肤利什曼病不引起宿主强烈的抗寄生虫体液免疫反应，血清学检测皮肤利什曼病敏感性极低。研究人员制备了一种利什曼原虫无鞭毛体期高表达的抗氧化蛋白 mTXNPx 的单抗，用于免疫组织化学（IHC）诊断皮肤利什曼病，具极高的敏感性（85.7%）和特异性（>90%）。

（二）溶组织内阿米巴

阿米巴病目前依然是许多地区，尤其发展中国家所面对的重要的公共健康问题。对阿米巴病的诊断需结合临床症状和实验室诊断。溶组织内阿米巴（Entamoeba histolytica）的 Gal/GalNAc 凝集素抗原具极高的免疫原性和保守性，是阿米巴病具诊断意义的生物标志物，基于抗 Gal/GalNAc 凝集素抗原单抗发展而来的 TechLab E. histolytica II ELISA 诊断试剂盒，可检测粪便中 Gal/GalNAc 凝集素，还可以鉴别诊断溶组织内阿米巴和迪斯帕内阿米巴（E. dispar），检测效果与巢式 PCR 具极高的符合率，敏感性达 80%~94%，特异性为 94%~100%。除了商业化的试剂盒，研究人员还开发了抗溶组织内阿米巴磷脂多糖、富含凝集素的表面抗原和丙酮酸磷酸双激酶（PPDK）抗原的单克隆抗体和多克隆抗体用于阿米巴病的诊断。

（三）刚地弓形虫

准确检测弓形虫感染是有效控制和治疗弓形虫病的关键。由抗循环抗原 IgG 多抗发展而来的免疫层析技术，与 ELISA 法具有高度的一致性。弓形虫作为 TORCH 筛查的主要病原体检查项目之一，借助全自动电化学发光免疫分析仪及配套试剂（弓形虫 IgM 抗体和 IgG 抗体检测试剂盒），可实现对弓形虫病的快速、高通量的诊断，用于孕妇产前检测弓形虫感染。

（四）隐孢子虫

隐孢子虫卵囊壁抵抗力强，不易破坏，针对卵囊壁制作相关抗体可用于检测粪便中的卵囊，特异性强、灵敏度高、操作简便、成本低廉，能有效用于临床检测。以异硫氰酸荧光素或生物素标记卵囊壁的单克隆抗体，在荧光显微镜下可看到发射荧光的隐孢子虫的卵囊，较传统的镜下病原学检查具更高的敏感性和特异性，市场上已有商品化的试剂盒出售。用于识别隐孢子虫卵囊抗原的免疫层析技术在隐孢子病的检测上得到广泛应用，已有多款免疫层析技术检测粪便中隐孢子虫卵囊的试剂盒。包被抗隐孢子虫抗体的 ELISA 试剂盒，用于人和动物测粪便中的卵囊的检测，其敏感性是抗酸染色法的 10 倍以上，最低检出限 10^3~10^4 个卵囊/ml，敏感性为 59%~100%，特异性达 93%~100%。水是隐孢子虫主要的传播媒介，水中隐孢子虫的检测对预防隐孢子虫病传播具重要意义。但水样中的隐孢子虫卵囊数量低且水质复杂不易检出，水样中隐孢子卵囊检测面临诸多困难。使用结合隐孢子虫抗体的磁珠，可富集环境中的隐孢子虫卵囊，回收效率达 62%~100%，已有多种免疫磁珠分离技术（IMS）的试剂盒生产销售。最近研究人员开发了一种特异性抗隐孢子虫单克隆抗体芯片，使用电化学生物传感器用于水样中隐孢子虫卵囊的检测，最低检出限 20 个卵囊/5μl，与传统的 PCR、显微镜检查、ELISA 和 IMS 方法相比具快速、实时、成本低廉的特点，可对水样中的孢子虫卵囊快速做出诊断。

（五）疟原虫

目前免疫层析快速诊断试剂（RDT）可检测患者外周血中的疟原虫循环抗原如富组氨酸蛋白 2（histidine rich protein 2，HRP2）、乳酸脱氢酶（LDH）、醛缩酶（aldolase）、疟色素（hemozoin）和谷氨酸脱氢酶（glutamate dehydrogenase，GLDH）等，可以鉴别不同种属疟原虫感染情况。该方法成本低，方便使用，不需要特殊的仪器设备，结果判断直观，敏感性、特异性与疟原虫检测金标准厚、薄血膜染色镜检法相近，被 WHO 推荐用于疟疾现场诊断。

二、医学扁虫

病原学检测一直是寄生虫病诊断的金标准，但病原检测有时会造成漏诊或误诊。随着免疫学的发展，一些免疫技术和方法已经应用到寄生虫病的诊断和研究中。医学扁虫的诊断包括抗原检测和抗体检测，但是，通过检测感染者体内的抗体有时不能区分现症感染和既往感染。因此，应用抗体技术检测其特异性抗原日益受到重视，现将一些医学扁虫实验诊断和医学研究中应用的抗体技术总结如下：

（一）吸虫

1. 血吸虫 用纯化的可溶性虫卵抗原 38kD 分子，以胶体金标记的鼠抗人 IgG 为第二抗体检测患者（其中急性血吸虫病 37 例、慢性血吸虫病 30 例）血清，抗体阳性率分别为 94.6% 和 86%。以抗血吸虫重组谷胱甘肽-S-转移酶（抗 rSjc26GST）的多克隆抗体标记胶体金，建立双抗体夹心斑点免疫金渗滤法（S-DIGFA），用以检测 33 例急性、95 例慢性日本血吸虫病患者血清 CAg，阳性率分别为 100% 和 81.05%。以抗循环阴极抗原（CCA）单克隆抗体 3D8A 通过 dot-ELISA 法检测急、慢性日本血吸虫病患者血清 CAg，敏感性分别为 90.6% 和 83.2%，正常人血清未出现阳性反应。用 3 个针对日本血吸虫不同抗原表位的单克隆抗体标记胶体金建立斑点金免疫渗滤法，用此方法检测 69 例慢性日本血吸虫病患者血清中的 CAg，阳性率为 60.9%，特异性为 95.2%。以日本血吸虫基因工程纯化可溶性虫卵抗原、肠相关抗原（GAA）、循环阴极抗原等相应单抗为组合诊断抗体制备胶体金试纸条，检测日本血吸虫病患者（其中急性 28 例、慢性 297 例）血清抗原，阳性率分别为 100% 和 78.8%。应用单克隆抗体夹心 ELISA 检测日本血吸虫病急、慢性患者尿液中的 CAg，阳性率分别为 60% 和 40%。利用抗曼氏血吸虫 CCA 的单抗进行试剂条双夹心-ELISA（Strip-ELISA）检测日本血吸虫病患者尿液中 CCA，结果阳性符合率为 43.1%，特异性为 96.7%。以单克隆抗体 JPG3 通过 Sandwich-ELISA 评估血吸虫病经吡喹酮化疗后的疗效考核具有较好的应用价值。用构建噬菌体展示抗体文库的方法制备单克隆抗体，获得抗日本血吸虫的一种单链可变片段抗体（sc-Fv），此抗体在血吸虫病的辅助诊断中具有潜在价值。

2. 并殖吸虫 用多克隆抗体 dot-ELISA 法检测 70 例并殖吸虫病患者血清循环抗原，敏感性为 41.5%。制备抗卫氏并殖吸虫囊蚴抗原的单克隆抗体，用 ELISA 双抗体夹心法检测肺吸虫病早期感染者，敏感性和特异性均为 100%。以多株单克隆抗体的混合物，进行 Dot-ELISA 检测卫氏并殖吸虫病患者 CAg，敏感性和特异性均较高。采用单克隆抗体-抗原斑点试验（MCAb-AST）对亚临床型斯氏并殖吸虫病患者血清 CAg 进行检测，此法具有较高的敏感性和特异性。以单克隆抗体通过 IHA 和 ELISA 法检测异盘并殖吸虫病患者血清，结果全部呈阳性反应。

3. 华支睾吸虫 以双抗体夹心法检测华支睾吸虫病患者血清中的 CAg，该方法可用于估计感染程度和再治疗中药物剂量的选择。用华支睾吸虫成虫代谢抗原获得 3 株分泌高滴度单克隆抗体的杂交瘤细胞株，产生的抗体与日本血吸虫、卫氏并殖吸虫和猪囊尾蚴抗原均不发生交叉反应。以华支睾吸虫细胞质中纯化的 Cs28GST 制备单克隆抗体，其特异性强，且与曼氏血吸虫、卫氏并殖吸虫等无交叉反应。

（二）绦虫

1. 带绦虫 目前，已成功制备分泌特异性抗猪囊尾蚴单抗的杂交瘤细胞株，用 ELISA 法检测囊尾蚴病患者血清，阳性率达 95.8%。用抗猪囊尾蚴囊液抗原单抗 4B6 检测 82 例患者血清和/或脑脊液中的循环抗原，血清 CAg 阳性率为 79.2%，脑脊液 CAg 为 100%，对照组全部为阴性。用两株抗猪囊尾蚴囊液抗原单抗以滴金免疫测定法（DIGFA）检测 78 例绦虫病患者血清 CAg，阳性率达 87.18%，与华支睾吸虫病、血吸虫病患者均无交叉反应。应用金标快速检测试剂检测 32 例猪囊尾蚴病患者血清 CAg 的敏感性为

93.75%,与肺吸虫病、肝吸虫病和旋毛虫病患者无交叉反应。用胶体金免疫层析法（GICA）检测脑囊尾蚴病患者脑脊液和血清 CAg,阳性检出率分别为 81.25% 和 70.83%。

2. **细粒棘球绦虫** 用多克隆抗体 ELISA 和试纸条法测定棘球蚴病患者血清循环抗原,敏感性和特异性均较高。有学者筛选出两株分泌 EGCF 抗单克隆抗体的淋巴细胞杂交瘤,用该 McAb 交联的亲和层析柱吸附除去交叉反应抗原得到纯化抗原,此方法可用于包虫病的免疫诊断。以双抗体夹心 ABC-ELISA 法检测棘球蚴病患者血清 CAg 和循环免疫复合物（CIC）,此法对包虫病的早期诊断、疗效考核、判断预后及流行病学调查均具有重要意义。采用双单克隆抗体夹心酶联免疫吸附试验（DMAS-ELISA）检测包虫病可提高敏感性和特异性。

三、医学线虫

（一）旋毛形线虫

以单克隆抗体亲和层析纯化 ES 抗原得到 53kD 和 49kD 两种蛋白组分,用于 ELISA 试验检测能排除健康者的假阳性反应;应用单克隆抗体反向间接血凝试验检测旋毛虫病患者血清循环抗原阳性符合率为52.9%。用双抗体夹心 ELISA 法检测病猪血清 54 份,循环抗原阳性率达 61.6%;建立以 IgY 为捕获抗体、以 IgG 或 IgM 单抗为检测抗体的 IgY-IgG 或 IgY-IgM 单抗夹心 ELISA 法,用于检测旋毛虫病患者血清循环抗原,此方法对旋毛虫病的早期诊断及疗效考核均具有重要意义。

（二）广州管圆线虫

目前,已成功构建小鼠抗广州管圆线虫噬菌体抗体文库,筛选到抗 ES 抗原特异性抗体克隆 5 株,为成功研制诊断试剂盒奠定了基础。以广州管圆线虫 3 期幼虫 91kD 抗 ES 抗原制备的两个单克隆抗体,用双抗体夹心荧光酶联检测法（ELFA）检测 35 例患者脑脊液和血清,阳性率分别为 100% 和 88%。用单克隆抗体 AW-3C2 夹心 ELISA 法检测广州管圆线虫病 10 例,抗原特异性可达 100%,敏感性为 50%。用单抗 ACJ1 和 ACJ20 以夹心 ELISA 法检测 42 例广州管圆线虫病患者的血清和脑脊液中 CAg,特异性均达100%,敏感性分别为 81% 和 97.6%。

（三）丝虫

应用 McAb-ELISA 双抗体夹心法检测人体淋巴丝虫病患者血清循环抗原具有较高的敏感性和特异性。用抗盘尾丝虫的 McAb IgM 进行放射免疫聚乙二醇沉淀试验（RIPEGA）检测盘尾丝虫病患者血清中的 CAg 具有较高的特异性。以抗牛盘尾丝虫 McAb 经放射免疫计量测定（IRMA）方法检测盘尾丝虫和班氏丝虫感染者血清中的 CAg,盘尾丝虫病患者阳性率为 70%,班氏微丝蚴血症者为 93%。用细胞融合技术制备抗人 IgG4 单克隆抗体,研制出丝虫特异 IgG4 检测试剂盒,检测患者血清抗体阳性率为 94.1%,特异性为 100%,与其他多种寄生虫无交叉反应。

四、医学棘头虫

基于抗体技术的医学棘头虫的检测及研究较少,检测多采用病原学检查,研究多集中在形态结构、代谢及流行等方面。但依据抗体技术的原理,其可用于医学棘头虫形态结构、发育、致病机制、检测等方面的研究,现仅对抗体技术在医学棘头虫的部分相关研究进行概述。

（一）猪巨吻棘头虫

Peters 等（1991）利用抗角蛋白抗体结合纳米金标记研究猪巨吻棘头虫虫卵的精细结构和化学组分。

（二）念珠棘头虫

Sures 等（2002）使用放射免疫分析法研究念珠棘头虫感染及镉暴露对大鼠激素分泌的影响;Hindsbo等（1996）利用被动皮肤过敏反应（passsive cutaneous anaphylaxis,PCA）检测念珠棘头虫感染大鼠的抗蠕虫 IgE 情况。

五、医学节肢动物

第一代多克隆抗体主要来源于免疫动物,1975 年第二代抗体即用细胞工程技术制备的鼠源单克隆抗体（McAb）问世，并在生命科学研究方面得到了广泛的应用。下面对抗体技术，特别是单克隆抗体技术在医学节肢动物学各领域中的应用现状进行简要论述。

（一）抗体技术在医学节肢动物分类研究中的应用

20 世纪上半叶，分子系统学研究以血清系统学为主要方法。自 80 年代以来，McAb 以其高度特异性，在医学节肢动物分子系统学研究中逐渐得以应用，目前，McAb 已成为医学节肢动物分类、鉴定的理想工具。特别在某些小型医学节肢动物如蚊、蚋等的卵和幼虫的分类鉴定上具有自身优势。Stuart 等（1994）利用 McAb 技术结合 ELISA 法快速地将谷斑皮蠹（*Trogoderma granarium*）的成虫、蛹和幼虫与简斑皮蠹（*Trogoderma simplex*）、*Trogoderma sternale plagifer*、*Trogoderma anthrenoides*、花斑皮蠹（*Trogoderma variable*）、黑斑皮蠹（*Trogoderma glabrum*）和肾斑皮蠹（*Trogoderma inclusum*）区分开来。

（二）抗体技术在医学节肢动物生物发育和生物进化研究中的应用

抗体技术可用于医学节肢动物的系统发育和生物进化关系的研究。其原理是将一种蛋白分子作为抗原制备 McAb，检测此蛋白的胚胎细胞和成虫芽器官细胞的定位及在发育过程中的变化；亦可检测该抗体与其他种蛋白的反应情况，并作定量分析，可确定各个种之间的血清学距离。例如，Brower（1986）利用果蝇翅芽表面抗原的 McAb 作为发育标记物，研究翅芽的遗传变化；Kabisch 等（1982）将针对黑腹果蝇非组染色体蛋白的 McAb 用于确定果蝇科不同种同源抗原的血清学关系，以示其进化关系。

（三）抗体技术在医学节肢动物生理研究中的应用

1. 生殖生理　抗体技术被广泛应用于医学节肢动物生殖生理研究，如卵黄发生、卵巢蛋白的分布及其在卵子发生过程的变化、生殖附腺分泌情况等方面。例如：Hays 等（1990）利用卵黄原蛋白两个亚基的 McAb 结合免疫沉淀法研究蚊子卵黄原蛋白的生物合成，包括卵黄原蛋白的合成部位、合成途径和激素等对卵黄原蛋白合成的调节及其机制；Maruo 等（1987）利用抗果蝇卵巢的 McAb，通过免疫荧光定位卵巢抗原，并检测其在卵子发生过程中的变化；Grimnes 等（1986）以黄粉甲豆状生殖腺分泌物的 McAb 为探针，检测 PL6.3 抗原的分布和滴度，并确定其分泌途径。

2. 神经生理　抗体技术结合免疫组织化学和免疫化学等可用于神经元的鉴别定位及神经分泌因子的定位和定性。例如：Breidbach 等（1990）利用 McAb 研究了红头丽蝇和黄粉甲中枢神经系统含葡萄糖醛酸表位的酸性鞘糖脂在节肢动物变态过程神经组织中的表达情况，揭示了鞘糖脂在医学节肢动物组织发育过程中的功能。

3. 防卫生理　医学节肢动物血淋巴防卫系统由血浆和血细胞共同组成，其功能包括止血愈伤、对进入体内的病原物的免疫反应、对外源化合物的解毒作用、阻止捕食性天敌的取食以及抗寒作用等。抗体技术已被成功的用于医学节肢动物防卫过程中各个环节的研究。

（1）血细胞防卫：研究医学节肢动物血细胞的防卫机制。Mullett 等（1993）制备了抗医学节肢动物血细胞的 McAb，并检测了这些抗体在不同医学节肢动物种类血细胞间的反应情况。Smith 等（1987）利用 McAb 技术证实血细胞参与美洲大蠊胶质部分破裂后的中枢神经修复。

（2）血浆防卫：医学节肢动物血浆防卫主要包括凝集素、酚氧化酶系、溶菌酶以及诱导产生的抗菌肽等部分。凝集素、酶类和抗菌肽都具有免疫原性，因此，其抗体技术可用于医学节肢动物血浆防卫的研究。此外，Estada 等（1994）使用 McAb 结合免疫细胞化学染色检测发现，苏云金芽孢杆菌杀虫性晶体蛋白对粉纹夜蛾幼虫的毒力与它和中肠上皮微绒毛的亲和力呈正相关。

4. 内分泌生理

（1）分泌细胞和器官的研究：医学节肢动物分泌激素的器官包括神经系统和腺体，对应形成神经内分泌和腺体内分泌。神经内分泌是由一类体积较大的并有分泌功能的细胞，即神经分泌细胞来完成其分泌功能。腺体主要包括心侧体、咽侧体、前胸腺等。抗体技术可用于研究医学节肢动物的内分泌器官以及由相关器官组成的系统。Mikani 等（2015）利用抗体技术结合免疫组化研究美洲大蠊短神经肽 F（sNPF-ir）和甲壳类心脏活性肽（CCAP-ir）的分泌细胞定位，这些肽构成消化机制的开关，并将消化适应与行为结合起来。

（2）激素的研究：目前，被研究的医学节肢动物激素已达 20 余种。大多数医学节肢动物激素是肽类物质,因此,McAb 是研究医学节肢动物激素的结构、合成、运输、降解和功能以及分离、提纯、定量分析和基因鉴定的理想探针。人们已经制备了多种医学节肢动物激素及其类似物的 McAb,并利用这些抗体进行了一系列的研究。常见种类有促前胸腺激素、咽侧体抑制素、促心动加速肽、蜕皮激素、鞣化激素、肠肽、速激肽、雄性肽、脂动激素和蜕壳激素等。

（3）激素结合蛋白和受体蛋白的研究:Hill 等(1993)利用果蝇属(*Drosophila*)多线染色体膨突中早期出现的 E75 基因表达产物之一蛋白质 E75A(类固醇的受体)的抗血清和 McAb,验证了 Ashbarner(1974)的蜕皮激素的作用模式。

5. 感觉与信息的联系　Strotmann 等(1993)制备了飞蝗触角特异性抗原决定簇的 McAb,用以研究该抗原在触角细胞中表达的时间过程。

(四) 抗体技术在医学节肢动物生物化学研究中的应用

抗体技术可用于医学节肢动物细胞内某些酶的定位、提纯及结构和功能的研究。例如:Graf 等(1988)将 McAb 作为探针分析埃及伊蚊吸血后胰蛋白酶在消化周期中的作用。免疫化学分析可用于研究医学节肢动物碳水化合物结合蛋白的抗原决定簇。例如:Keller 等(1993)制备的 McAb,可识别红头丽蝇糖脂 α-N-乙酰半乳糖胺一端的抗原表位,以研究该抗原物质的性质及其在其他直翅目和双翅目昆虫中的分布;Graner 等(1994)利用 McAb 研究了黑腹果蝇精子和卵中广泛分布的蛋白聚糖的生物化学和细胞学特性。

(五) 抗体技术在医学节肢动物生态学研究中的应用

医学节肢动物天敌的种类确定和天敌作用的定量评价是医学节肢动物生态学研究的中心之一。由于昆虫等节肢动物个体小、活动隐蔽,有些捕食性天敌在夜间捕食,难以对它们的捕食作用进行直接观察;许多捕食性节肢动物只吸食猎物的体液,因此其肠道内不存在猎物的碎片,应用肠道解剖法不能确定是否捕食过某种猎物。抗体技术可通过猎物蛋白作为抗原制备特异性抗体,检测田间可能的捕食者消化道中是否含有该猎物蛋白及其含量,可以准确地确定该猎物的捕食者种类并估计其捕食量。基于抗体技术的酶联免疫吸附试验检测法是应用最多的检测捕食作用的方法。刘雨芳等(2002)应用此法研究了稻田节肢动物的捕食关系。McAb 技术由于其灵敏度高,特异性强,适于大规模检测田间样本的特点,已被国内外许多研究者采用,是目前研究节肢动物自然捕食作用的最好方法之一。同样,以天敌的蛋白作为抗原制备的 McAb 可用于医学节肢动物拟寄生性天敌的检测,McAb 技术联合酶联免疫吸附试验已是医学节肢动物自然天敌检测的一种快速而且费用低廉的现代生物学技术。

(六) 抗体技术在医学节肢动物病原学研究中的应用

抗体技术是节肢动物病原鉴定、定位和血清型分类的重要工具,也是虫媒病原的鉴定、分类和流行病学等方面研究的重要工具。例如:Roberts 等(1982)研制出 5 株分泌抗苜蓿银纹夜蛾核型多角体病毒(AcNPV)McAb 杂交瘤细胞株,AcNPV 的 3Dl0 抗体具有反应特异性,可用于该病毒的特异性鉴定,而根据 AcNPV 的 3F3 和 5E9 抗体与其他杆状病毒多角体蛋白或颗粒体蛋白交叉反应的情况,确定了该病毒与其他杆状病毒的血清学关系;Maja 等(1983)将苏云金芽孢杆菌戈尔斯德变种晶体蛋白 McAb 与 ELISA 法相结合,确定它与其他变种晶体蛋白的血清学关系。

(七) 抗体技术在医学节肢动物防制研究中的应用

医学节肢动物的防制必须采取综合防制办法,其中化学防制因其具有使用方便、见效快、适用于大规模应用等优点,仍是目前病媒节肢动物综合防制中的重要手段。抗体技术被应用于药物效果评价及环境药物残留等方面。例如:刘廷凤等(2006)建立了氯菊酯农药间接酶联免疫吸附测定法,可测定环境样品中氯菊酯农药残留;Li 等(2000)基于抗体技术设计了 ELISA 方法用于检测新烟碱类杀虫剂吡虫啉。

(盛兆安　全芯　杜峰)

参 考 文 献

[1]　冯仁青,郭振泉,宓捷波. 现代抗体技术及其应用[M]. 2 版. 北京:北京大学出版社,2020.

[2] G.C.霍华德,M.R.凯瑟.抗体制备与使用实验指南[M].2版.张建民,章静波,陈实平,译.北京:科学出版社,2020.

[3] 汪世华.抗体技术[M].2版.北京:科学出版社,2018.

[4] M.R.格林,J.塞姆布鲁克.分子克隆实验指南[M].4版.贺福初,译.北京:科学出版社,2017.

[5] 钱旻.免疫学原理与技术[M].北京:高等教育出版社,2011.

[6] 曹雪涛.免疫学技术及其应用[M].北京:科学出版社,2010.

[7] 李朝品.医学节肢动物学[M].北京:人民卫生出版社,2009.

[8] 李朝品.人体寄生虫学实验研究技术[M].北京:人民卫生出版社,2008.

[9] 曹雪涛.免疫学技术及其应用[M].北京:科学出版社.2008.

[10] 王延华,李官成,Xin-Fu Zhou.抗体理论与技术[M].北京:科学出版社,2005.

[11] 沈倍奋,陈志南,刘民培.重组抗体[M].北京:科学出版社,2005.

[12] 潘卫庆,汤林华.分子寄生虫学[M].上海:上海科学技术出版社,2004.

[13] 朱正美,刘辉.简明免疫学技术[M].北京:科学出版社,2002.

[14] 沈继龙.临床寄生虫学和寄生虫检验[M].2版.北京:人民卫生出版社,2002.

[15] 哈洛,莱恩.抗体技术实验指南[M].沈关心,龚非力,译.北京:科学出版社,2002.

[16] 董志伟,王琰.抗体工程[M].2版.北京:北京医科大学出版社,2002.

[17] 杨小迪,徐常艳,王舒颖,等.我国旋毛虫病流行病学诊断治疗及防治措施研究进展[J].中国血吸虫病防治杂志,2020,32(5):448-453.

[18] 季亚楠,廉晓丽,朱逢龙,等.金属纳米在常见感染性疾病监测及治疗中的应用研究进展[J].中国寄生虫学与寄生虫病杂志,2020,38(1):115-119.

[19] 朱逢龙,廉晓丽,季亚楠,等.纳米金在医学寄生虫学应用中的研究进展[J].中国病原生物学杂志,2019,14(9):1108-1111.

[20] 蒋红欣.噬菌体抗体库技术在抗体研发中的运用[J].科学技术创新,2017(33):158-159.

[21] 蔡尽忠.噬菌体抗体库技术概述[J].生物学教学,2017,42(5):4-7.

[22] 李昀,孙沫逸,马超,等.纳米金颗粒的制备及其生物相容性研究[J].口腔医学,2016,36(9):774-777.

[23] 王志文,陈昌杰.噬菌体抗体库构建和筛选技术及应用研究进展[J].蚌埠医学院学报,2015,40(1):131-133.

[24] 段宏,陈雪岚,江湖,等.量子点荧光微球免疫层析试纸条定量检测恶性疟原虫[J].分析化学,2015,43(3):338-343.

[25] 张文倩,李华琴.噬菌粒载体在噬菌体展示中的应用和研究进展[J].生物技术,2014,24(1):96-100.

[26] 姚媛,余传信.基因工程抗体及其在寄生虫病防治中的应用研究进展[J].中国血吸虫病防治杂志,2013,25(4):413-416.

[27] 宇芙蓉.猪囊尾蚴病免疫学诊断方法的研究进展[J].安徽卫生职业技术学院学报,2012,11(3):82-83.

[28] 袁帅,刘峥,马肃,等.纳米金粒子的理化性质、制备及修饰技术和应用研究及进展[J].材料导报A,2012,26(5):52-58.

[29] 蔡家利,孙加燕,扈国达,等.噬菌体抗体库技术应用研究进展[J].重庆理工大学学报(自然科学),2011,25(12):22-27.

[30] 潘阳,王露楠.噬菌体抗体库技术的构建及应用研究进展[J].标记免疫分析与临床,2011,18(3):207-210.

[31] 叶春艳,李妍,吴秀萍,等.华支睾吸虫病诊断抗原与抗体研究进展[J].现代预防医学,2009,36(2):339-341.

[32] 王坤平,顿国栋,马铁军,等.日本血吸虫病免疫诊断研究的现状和进展[J].寄生虫病与感染性疾病,2008,6(2):105-108.

[33] 陈韶红,李浩,周晓农.卫氏并殖吸虫感染循环抗原检测方法的建立与应用[J].中国寄生虫学与寄生虫病杂志,2007,25(6):513-515.

[34] 刘廷凤,刘亚子,孙成.氯菊酯农药间接酶联免疫吸附测定法的建立[J].环境科学,2006(2):347-350.

[35] 郑小蔚,刘芸,王钦君,等.日本血吸虫病诊断研究进展[J].江西医学检验,2006,24(1):57-58.

[36] 俞丽玲,闻礼永.日本血吸虫分子诊断抗原(抗体)研究进展[J].国际流行病学传染病学杂志,2006(4):284-287.

[37] 鞠川,冯正,胡薇.日本血吸虫病免疫诊断方法的研究进展[J].国际医学寄生虫病杂志,2006,33(5):250-255.

[38] 黄炳成,贾凤菊,付婷霞,等.丝虫特异IgG4检测试剂盒的研制[J].中国寄生虫病防治杂志,2004,17(3):176-178.

[39] 蔡娟,汪学龙.猪囊尾蚴病免疫诊断研究与进展[J].热带病与寄生虫学,2004,2(2):123-126.

[40] 董玉婷,冯正审.华支睾吸虫病免疫诊断及分子生物学研究进展[J].国外医学寄生虫病分册,2003,30(3):108-113.

[41] 赛塞,阎丙申,米赛良.包虫病免疫学诊断进展[J].医学动物防制,2003,19(2):108-109.

［42］刘雨芳,张古忍,古德祥,等.用 ELISA 方法研究稻田节肢动物的食物关系［J］.昆虫学报,2002,45(3):352-358.

［43］李莹,郑合明,应慧丽,等.猪囊尾蚴病快速诊断方法的实验研究［J］.中国热带医学,2002,2(1):16-18.

［44］李调英,陈兴旺.肺吸虫患者血清循环抗原试剂盒的研究［J］.中国人兽共患病杂志,2002,18(5):28.

［45］袁仕善,易新元.日本血吸虫抗原模拟表位的筛选及其免疫保护性［J］.中国热带医学,2002,3(2):291-294.

［46］王文林,夏代光.并殖吸虫病的免疫诊断进展［J］.昆明医学院学报,2001,22(3):87-90.

［47］王锋,倪培华,宋巍,等.利用转基因小鼠及转染色体小鼠产生人抗体的研究进展［J］.生命科学,2001,13(4):163-166.

［48］梁瑜,俞慕华,詹希美,等.广州管圆线虫免疫与分子生物学研究进展［J］.中国人兽共患病杂志,2001,17(5):100-102.

［49］庞保平,程家安.单克隆抗体及其在节肢动物捕食作用研究中的应用［J］.生态学杂志,2000,(3):32-35.

［50］叶恭银,胡萃.单克隆抗体在昆虫学中的应用［J］.生物科学动态,1989,(3):13-18.

［51］FREIRE ML,REGO FD,LOPES KF,et al. Anti-mitochondrial tryparedoxin peroxidase monoclonal antibody-based immunohistochemistry for diagnosis of *Cutaneous Leishmaniasis*［J］. Frontiers in Microbiology,2022,12:790906.

［52］LUKA GS,NAJJARAN H,HOORFAR M. On-chip-based electrochemical biosensor for the sensitive and label-free detection of *Cryptosporidium*［J］. Scientific Reports,2022,12(1):6957.

［53］DAS NC,RAY AS,BAYRY J,et al. Therapeutic efficacy of anti-bestrophin antibodies against experimental filariasis:immunological,immune-informatics and immune simulation investigations［J］. Antibodies(Basel),2021,10(2):14.

［54］DA TRINDADE NS,DE SOUSA CARDOSO TC,COSTA GG,et al. *Schistosoma mansoni* heterochromatin protein 1(HP1)nuclear interactome in cercariae［J］. Journal of Proteomics,2021,239:104170.

［55］GAUDINSKI MR,BERKOWITZ NM,IDRIS AH,et al. A monoclonal antibody for malaria prevention［J］. The New England Journal of Medicine,2021,385:803-814.

［56］HASSAN EM,ÖRMECI B,DEROSA MC,et al. A review of Cryptosporidium spp. and their detection in water［J］. Water Science and Technology,2021,83(1):1-25.

［57］LONGONI SS,TIBERTI N,BISOFFI Z,et al. Monoclonal Antibodies for Protozoan Infections:A Future Reality or a Utopic Idea?［J］. Frontiers in Medicine,2021,8:745665.

［58］JAIN S,SANTANA W,DOLABELLA S,et al. Are Nanobiosensors an Improved Solution for Diagnosis of *Leishmania*?［J］. Pharmaceutics,2021,13(4):491.

［59］LI J,CUI Z,X LI,et al. Review of zoonotic amebiasis:Epidemiology,clinical signs,diagnosis,treatment,prevention and control［J］. Research in Veterinary Science,2021,136:174-181.

［60］MU JB,YU LL,WELLEMS TE. Sensitive immunoassay detection of plasmodium lactate dehydrogenase by inductively coupled plasma mass spectrometry［J］. Front Cell Infect Microbiol,2021,10:620419.

［61］ABEIJON C,ALVES F,MONNERAT S,et al. Urine-based antigen detection assay for diagnosis of visceral leishmaniasis using monoclonal antibodies specific for six protein biomarkers of *Leishmania infantum/Leishmania donovani*［J］. PLOS Neglected Tropical Diseases,2020,14(4):e0008246.

［62］HERTZ MI,GLAESSNER PM,RUSH A,et al. *Brugia malayi* galectin 2 is a tandem-repeat type galectin capable of binding mammalian polysaccharides［J］. Molecular and Biochemical Parasitology,2020,235:111233.

［63］HERTZ MI,RUSH A,NUTMAN TB,et al. Characterization of glycan determinants that mediate recognition of the major *Wuchereria bancrofti* circulating antigen by diagnostic antibodies［J］. Molecular & Biochemical Parasitology,2020,240:111317.

［64］NAVABPOUR S,KWAPIS JL,JAROME TJ. A neuroscientist's guide to transgenic mice and other genetic tools［J］. Neuroscience and Biobehavioral Reviews,2020,108:732-748.

［65］VISHALKUMAR P,JAYAPRAKASH NS,DESAI PK,et al. Evaluation of anti-histidine-rich protein 2 monoclonal antibodies,developed by using poly(N-isopropylacrylamide)as an adjuvant for malarial diagnostic application［J］. Tropical Biomedicine,2020,37(4):1050-1061.

［66］EDUARDO E,DARY M,GLORIA G,et al. Nanogold-IgY antibodies,an immunoconjugated for the detection of house dust mite(Dermatophagoides)allergens［J］. Journal of Immunological Methods,2019,464:15-21.

［67］TANG CL,PAN Q,DAI WQ,et al. Administration of anti-CTLA-4 monoclonal antibody augments protective immunity induced by *Schistosoma japonicum* glutathione-S-transferase［J］. Parasite Immunology,2019,41(8):e12657.

［68］ TANG CL,PAN Q,XIE YP,et al. Effect of cytotoxic T-Lymphocyte antigen-4 on the efficacy of the fatty Acid-Binding protein vaccine against *Schistosoma japonicum*［J］. Frontiers in Immunology,2019,10：1022.

［69］ DUTTA S,TEWARI A,BALAJI C,et al. Strain-transcending neutralization of malaria parasite by antibodies against *Plasmodium falciparum* enolase［J］. Malaria Journal,2018,17（1）：304.

［70］ DOH SJ,YAMAKAWA M,SANTOSA SM,et al. Fluorescent reporter transgenic mice for in vivo live imaging of angiogenesis and lymphangiogenesis［J］. Angiogenesis,2018,21：677-698.

［71］ KISALU NK,IDRIS AH,WEIDLE C,et al. A human monoclonal antibody prevents malaria infection and defines a new site of vulnerability on *Plasmodium falciparum* circumsporozoite protein［J］. Nature Medicine,2018,24（4）：408-416.

［72］ LEDSGAARD L,KILSTRUP M,KARATT-VELLATT A,et al. Basics of antibody phage display technology［J］.Toxins（Basel）,2018,10（6）：236.

［73］ LUO J,SUN H,ZHAO X,et al. Development of an immunochromatographic test based on monoclonal antibodies against surface antigen 3（TgSAG3）for rapid detection of toxoplasma gondii［J］. Veterinary Parasitology,2018,252：52-57.

［74］ SYAZWAN,SAIDIN,NURULHASANAH,et al. Update on laboratory diagnosis of amoebiasis［J］. European Journal of Clinical Microbiology & Infectious Diseases volume,2018,38（1）：15-38.

［75］ ZHANG MY,ZHANG Y,WU XD,et al. Disrupting CD147-RAP2 interaction abrogates erythrocyte invasion by Plasmodium falciparum［J］. Blood,2018,131（10）：1111-1121.

［76］ KILDEMOES AO,VENNERVALD BJ,TUKAHEBWA EM,et al. Rapid clearance of *Schistosoma mansoni* circulating cathodic antigen after treatment shown by urine strip tests in a ugandan fishing community-relevance for monitoring treatment efficacy and re-infection［J］. PLOS Neglected Tropical Diseases,2017,11（11）：e0006054.

［77］ REN CP,LIU Q,LIU FC,et al. Development of monoclonal antibodies against Sj29 and its possible application for schistosomiasis diagnosis［J］. International Journal of Infectious Diseases,2017,61：74-78.

［78］ SAIDIN S,YUNUS M H,OTHMAN N,et al. Development and initial evaluation of a lateral flow dipstick test for antigen detection of Entamoeba histolytica in stool sample［J］. Pathogens and Global Health,2017,111（10）：1-9.

［79］ GONZÁLEZ AY,SULBARÁN GS,BALLEN DE,et al. Immunocapture of circulating schistosoma mansoni cathepsin B antigen（Sm31）by anti-Sm31 polyclonal antibodies［J］. Parasitology International,2016,65（3）：191-195.

［80］ MIKANI A,WATARI Y,TAKEDA M. Brain-mid gut cross-talk and autocrine metabolastat via the sNPF/CCAP negative feed-back loop in the american cockroach,periplaneta americana［J］. Cell and Tissue Research,2015,362（3）：481-496.

［81］ SOUSA LP,MARIUBA LA,HOLANDA RJ,et al. A novel polyclonal antibody-based sandwich ELISA for detection of Plasmodium vivax developed from two lactate dehydrogenase protein segments［J］. BMC Infectious Diseases,2014,14：49.

［82］ SPATOLA BN,MURRAY JA,KAGNOFF M,et al. Antibody repertoire profiling using bacterial display identifies reactivity signatures of celiac disease［J］. Analytical Chemistry,2013,85（2）：1215-1222.

［83］ RANA S,BAJAJ A,MOUT R,et al. Monolayer coated gold nanoparticles for delivery applications［J］. Advanced Drug Delivery Reviews,2012,64（2）：200-216.

［84］ XU Z,ZAN H,PONE EJ,et al. Immunoglobulin class-switch DNA recombination：induction,targeting and beyond［J］. Nature Reviews Immunology,2012,12（7）：517-531.

［85］ YE XC,JIN LH,CAGLAYAN H,et al. Improved size-tunable synthesis of monodisperse gold nanorods through the use of aromatic additives［J］. ACS Nano,2012,6（3）：2804-2817.

［86］ BARUGAHARE R,DENNIS M M,BECKER J A,et al. Detection of cryptosporidium molnari oocysts from fish by fluorescent-antibody staining assays for cryptosporidium spp. affecting humans［J］. Applied and Environmental Microbiology,2011,77（5）：1878-1880.

［87］ BRADBURY AR,SIDHU S,DÜBEL S,et al. Beyond natural antibodies：the power of in vitro display technologies［J］. Nature Biotechnology,2011,29（3）：245-254.

［88］ HUTTER E,MAYSINGER D. Gold nanoparticles and quantum dots for bioimaging［J］.Microscopy Research and Technique,2011,74（7）：592-604.

［89］ LU W,MELANCON MP,XIONG C,et al. Effects of photoacoustic imaging and photothermal ablation therapy mediated by targeted hollow gold nanospheres in an orthotopic mouse xenograft model of glioma［J］.Cancer Research,2011,71（19）：6116-6121.

[90] WANG Y H,LI X R,WANG G X,et al. Development of an immunochromatographic strip for the rapid detection of Toxoplasma gondii circulating antigens [J]. Parasitology International,2011,60(1):105-107.

[91] TIKUNOVA NV,MOROZOVA VV. Phage display on the base of filamentous bacteriophages:application for recombinant antibodies selection [J]. Acta Naturae,2009,1(3):20-28.

[92] LIU J,MAZUMDAR D,LU Y. A simple and sensitive "dipstick" test in serum based on lateral flow separation of aptamer-linked nanostructures [J]. Angewandte Chemie,2006,118(47):8123-8127.

[93] PLEASS RJ,HOLDER AA. Opinion:antibody-based therapies for malaria [J]. Nature Reviews Microbiology,2005,3 (11):893-899.

[94] MACHOLD KP,SMOLEN JS. Adalimumab-a new TNF-α antibody for treatment of inflammatory joint disease [J]. Expert Opinion on Biological Therapy,2003,3(2):351-360.

[95] WEETMAN AP. Autoimmune thyroid disease:propagation and progression [J]. European Journal of Endocrinology, 2003,148(1):1-9.

[96] YOSHIDA S,KOBAYASHI T,MATSUOKA H,et al. T-cell activation and cytokine production via a bispecific single-chain antibody fragment targeted to blood-stage malaria parasites [J]. Blood,2003,101(6):2300-2306.

[97] BEENHOUWER DO,MAY RJ,VALADON P,et al. High affinity mimotope of the polysaccharide capsule of cryptococcus neoformans identified from an evolutionary phage peptide library [J]. Journal of Immunology,2002,169(12): 6992-6999.

[98] DEOCHARAN B,QING X,BEGER E,et al. Antigenic triggers and molecular targets for anti-double-stranded DNA antibodies [J]. Lupus,2002,11(12):865-871.

[99] SURES B,SCHEEF G,KLAR B,et al. Interaction between cadmium exposure and infection with the intestinal parasite *Moniliformis moniliformis* (Acanthocephala) on the stress hormone levels in rats [J]. Environ Pollut,2002,119(3): 333-340.

[100] FENG ZQ,LI YH,QIU ZN,et al. Anti-fecundity immunity in mice immunized with anti-idiotypic monoclonal antibody NP30 of Schistosoma japonicum [J].Chinese Medical Journal,2000,113(3):265-268.

[101] LI KAI,LI QX. Development of an enzyme-linked immunosorbent assay for the insecticide imidacloprid [J]. Journal of Agricultural and Food Chemistry,2000,48(8):3378-3382.

[102] AGELL N,ALIGUÉ R,ALEMANY V,et al. New nuclear functions for calmodulin [J]. Cell Calcium. 1998,23(2-3): 115-1121.

[103] HINDSBO O,ANDERSON PA,LIND P. Worm kinetics and serum IgE in hooded lister rats infected with the acanthocephalan Moniliformis moniliformis and the nematode Nippostrongylus brasiliensis [J]. International Journal for Parasitology,1996,26(11):1287-1294.

[104] MCGUINNESS BT,WALTER G,FITZ GERAL DK,et al. Phage diabody repertoires for selection of large numbers of bispecific antibody fragments [J]. Nature Biotechnology,1996,14(9):1149-1154.

[105] URSULA ESTAD,JUAN FERRE. Binding of insecticidal crystal proteins of bacillus thuringiensis to the midgut brush border of the cabbage looper,trichoplusia ni(Hübner)(Lepidoptera:noctuidae),and selection for resistance to one of the crystal proteins [J]. Applied and Environmental Microbiology,1994,60(10):3840-3846.

[106] GRANER M,STUPKA K,KARR TL. Biochemical and cytological characterization of DROP-1:a widely distributed proteoglycan in drosophila [J]. Insect Biochemistry and Molecular Biology,1994,24(6):557-567.

[107] STUART MK,BARAK AV,BURKHOLDER WE. Immunological identification of trogoderma granarium everts (Coleoptera:dermestidae)[J]. Journal of Stored Products Research,1994,30(1):9-16.

[108] HILL RJ,SEGRAVES WA,CHOI D,et al. The reaction with polytene chromosomes of antibodies raised against Drosophila E75A protein [J]. Insect Biochemistry and Molecular Biology,1993,23(1):99-104.

[109] KELLER M,SORGENFREI B,DENNIS RD,et al. Immunochemical analysis of insect carbohydrate antigenic determinants:Recognition of a terminal α-linked N-Acetylgalactosamine-Containing epitope of calliphora vicina neutral glyco(sphingo) lipids and detection in additional orthopteran and dipteran species [J]. Hybridoma,1993,12(2): 155-165.

[110] MULLETT H,RATCLIFFE N,ROWLEY A. The generation and characterisation of anti-insect blood cell monoclonal antibodies [J]. Journal of Cell Science,1993,105:93-100.

[111] STROTMANN J,BOEKHOFF I,GÖGGERLE S,et al. Generation of monoclonal antibodies detecting specific epitopes in locust antennae [J]. Journal of Experimental Biology,1993,175:45-57.

[112] PETERS W,TARASCHEWSKI H,LATKA I. Comparative investigations of the morphology and chemical composition of the eggshells of Acanthocephala. I. Macracanthorhynchus hirudinaceus(Archiacanthocephala)[J]. Parasitology Research, 1991,77(6):542-549.

[113] BREIDBACH O,DENNIS RD,KELLER M,et al. Evidence for the expression of a glucuronic acid-containing epitope in the central nervous system of two insects (Calliphora vicina,Diptera;Tenebrio molitor,Coleoptera)[J]. Neuroscience Letters,1990,109(3):265-270.

[114] HAYS AR,RAIKHEL AS. A novel protein produced by the vitellogenic fat body and accumulated in mosquito oocytes[J]. Roux's Archives of Developmental Biology,1990,199(2):114-121.

[115] GRAF R,BINZ H,Briegel H. Monoclonal antibodies as probes for *Aedes aegypti trypsi*n [J]. Insect Biochemistry,1988, 18(5):463-470.

[116] MARUO T,HAYASHI M,MATSUO H,et al. The role of thyroid hormone as a biological amplifier of the actions of follicle-stimulating hormone in the functional differentiation of cultured porcine granulosa cells[J]. Endocrinology,1987,121(4): 1233-1241.

[117] SMITH P,HOWES EA,TREHERNE JE. Mechanisms of glial regeneration in an insect central nervous system [J]. The Journal of experimental biology,1987,132:59-78.

[118] BROWER DL. Patterning in "Drosophila" Imaginal Discs [J]. BioScience,1986,36(8):550-557.

[119] GRIMNES KA,BRICKER CS,HAPP GM. Ordered flow of secretion from accessory glands to specific layers of the spermatophore of mealworm beetles:demonstration with a monoclonal antibody [J]. The Journal of experimental zoology,1986,240(2):275-286.

[120] RASCHED I,OBERER E. Ff coliphages:structural and functional relationships[J]. Microbiological Reviews,1986,50 (4):401-427.

[121] HUBER-LUKAC M,LÜTHY P,BRAUN DG. Specificities of monoclonal antibodies against the activated delta-endotoxin of Bacillus thuringiensis var. thuringiensis [J]. Infection and immunity,1983,40(2):608-612.

[122] KABISCH R,KRAUSE J,BAUTZ EK. Evolutionary changes in non-histone chromosomal proteins within the Drosophila melanogaster group revealed by monoclonal antibodies [J]. Chromosoma,1982,85(4):531-538.

[123] ROBERTS PL,NASER W. Characterization of monoclonal antibodies to the Autographa californica nuclear polyhedrosis virus [J]. Virology,1982,122(2):424-430.

[124] VAN WEZENBEEK PM,HULSEBOS TJ,SCHOENMAKERS JG. Nucleotide sequence of the filamentous bacteriophage M13 DNA genome:comparison with phage fd [J]. Gene,1980,11(1-2):129-148.

[125] BERKOWITZ SA,DAY LA. Mass,length,composition and structure of the filamentous bacterial virus fd[J]. Journal of Molecular Biology,1976,102(3):531-547.

[126] KÖHLER G,MILSTEIN C. Continuous cultures of fused cells secreting antibody of predefined specificity [J]. Nature, 1975,256(5517):495-497.

第四十二章

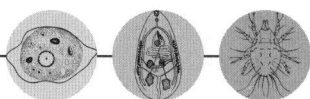

分子展示技术

分子展示技术是研究蛋白质间相互作用的生物学技术,广泛应用于多肽、蛋白质及药物筛选。它将具有一定长度的寡核苷酸序列(或 cDNA)克隆到特定表达载体中,使其表达产物(如多肽片段或蛋白质结构域)以融合蛋白的形式展示在活的噬菌体或细胞表面。根据其蛋白质表达是否依赖于宿主表达系统,分子展示技术分为体内表达展示系统和体外表达展示系统(无细胞展示系统)。根据其展示的部位不同又可分为噬菌体展示技术、核糖体展示技术、mRNA 展示技术等。本章将根据其展示的部位对上述几种分子展示技术的基本原理及相关应用做简要介绍。

第一节　噬菌体展示技术

噬菌体展示技术(phage display technology,PDT)是将外源蛋白或多肽与噬菌体衣壳蛋白融合,展示在噬菌体表面并保持特定的空间构象,利用亲和作用以筛选特异性蛋白或多肽的一项新技术。1985 年Smith 提出将外源基因插入改造过的噬菌体衣壳蛋白基因,表达含有外源蛋白或多肽的融合蛋白(这种带有融合蛋白的噬菌体称为融合噬菌体),然后通过吸附-洗脱-扩增的重复过程,将含有能与靶蛋白特异结合外源蛋白的噬菌体从表达各种外源蛋白的噬菌体库中筛选出来,并通过富集、扩增及基因序列测定,推断外源蛋白的氨基酸组成。该技术将基因型与表型、分子结合活性与噬菌体的可扩增性结合在一起,是一种高效的筛选技术。目前已成功应用于抗原表位分析、单抗筛选、蛋白质功能拮抗多肽或模拟多肽的确定等,在基础研究、药物筛选、疫苗设计等方面发挥重要作用。

一、噬菌体展示技术的原理

将一段外源基因通过基因工程技术插入到噬菌体衣壳蛋白结构基因的适当位置,在阅读框正常且不影响衣壳蛋白正常功能的情况下,外源基因会随着衣壳蛋白的表达而表达,从而使多肽或蛋白以融合蛋白的形式展现在噬菌体表面。被展示的蛋白可以保持相对独立的空间结构和生物活性,有利于靶蛋白的结合,因而可以利用靶蛋白快速地进行噬菌体展示文库的筛选。在展示文库构建完成后,以展示文库为流动相,以靶蛋白作为固定相,让两者共同孵育一段时间使其相互接触并发生相互作用,再用缓冲液洗去不能与靶蛋白特异性结合的噬菌体,再以竞争受体或酸洗脱吸附的与靶蛋白特异性结合的噬菌体。洗脱得到的噬菌体感染宿主菌繁殖扩增,然后进行下一轮洗脱。经过 3~5 轮的"吸附——洗脱——扩增"后(对于某些亲和力弱的抗体需经过更多轮的洗脱),可以高度富集能与靶蛋白特异性结合的噬菌体。筛选得到的高亲和力噬菌体集合中可能含有多个克隆,利用 ELISA 或 Western blot 进一步对得到的外源蛋白进行筛选,或对蛋白进行铺盘分离单克隆菌株,从而得到特异性的单克隆目的噬菌体,进行下一步研究。

二、噬菌体展示系统的类型

噬菌体展示技术模拟了自然选择过程,能快速、有效且经济地实现对靶分子特异性作用蛋白的高通量筛选,并首次实现了将基因型与表型,以及分子结合活性与抗原可扩增性的结合。目前,用于构建噬菌体展示系统的载体主要有丝状噬菌体、λ 噬菌体、T4 噬菌体和 T7 噬菌体。不同展示系统之间各具优缺点(表42-1),因此选用合适的噬菌体展示系统对研究具有重要意义。

表 42-1 四种噬菌体展示系统的优缺点比较

类型	优点	局限性
丝状噬菌体展示系统	PⅢ蛋白展示利于选择高亲和力的配体分子,可容许插入大的片段;PⅧ蛋白拷贝数多,用于筛选亲和力较低的配体,高拷贝。PⅧ蛋白在疫苗开发上具有潜在的应用价值	在 PⅢ的 N 端展示过大(>100 氨基酸)的肽段会影响 PⅢ与大肠杆菌性纤毛的相互作用,使感染大肠杆菌的效率降低,且其拷贝数只有 3~5 个,在免疫学和生物疫苗研制中受到了限制;PⅧ只能融合较小的外源肽段,携带肽段太大会影响外壳的组装,使其失去感染力;丝状噬菌体为分泌释放,不易展示大分子蛋白质
λ 噬菌体展示系统	宿主细胞内完成装配,无须将外源肽或蛋白质分泌到细菌胞膜外;可展示的肽或蛋白质范围较广,尤其适合展示那些不能被大肠杆菌分泌的复杂蛋白质,及对宿主细胞有毒性的蛋白质	不易筛选高亲和力配体
T4 噬菌体展示系统	可实现 SOC、HOC 双位点的同时展示;系统容量大(SOC,960 个分子;HOC,160 个分子),可以体内组装,拷贝数高;同时还能在体外组装,利于构建表面展示噬菌体	结构较大,遗传结构复杂,不易筛选高亲和力配体;采用的是 C 端融合,对研究蛋白质 N 端的功能不适合,从而使它在蛋白质生物研究中的应用受到一定程度限制
T7 噬菌体展示系统	可在其表面以高、中、低拷贝表达各种蛋白质,实用性较强;能够展示任何抑制分泌过程的蛋白质和多肽;也可展示相当部分的表达蛋白质,并保持其一定构象,与天然状态较为接近;通过 C 端融合表达蛋白质,即使插入片段内含有终止密码子,同样也可以被其表达和展示;操作简便,生长迅速,高稳定性	T7 噬菌体是裂解性的,其展示的蛋白质能分泌,不利于提纯

(一) 丝状噬菌体展示系统

丝状噬菌体展示系统是最早被应用的噬菌体展示体系。丝状噬菌体是一种能够感染革兰氏阴性细菌的病毒大家族,包括 M13、fd、f1 噬菌体,属于单链环状 DNA 病毒,基因组为 6.4kb,编码 10 种蛋白质,其中5 种为结构蛋白,即主要衣壳蛋白 PⅧ和次要衣壳蛋白 PⅢ、PⅥ、PⅦ、PⅨ。其中与噬菌体展示有关的主要为 PⅢ和 PⅧ衣壳蛋白。

1. PⅢ介导的噬菌体展示 PⅢ是丝状噬菌体的次要衣壳蛋白,位于病毒颗粒的尾端,呈球形或线状,分子量为 42.5kD,是分子量最大的衣壳蛋白。PⅢ含 406 个氨基酸,有 3~5 个拷贝,是噬菌体感染细菌所必需的蛋白。PⅢ在结构上可分为 N1、N2 和 CT 3 个功能区,其中 N1 作用于 *E. coli* 细胞膜上的 Tol A(translocation protein A)蛋白,与噬菌体入侵有关;N2 为受体结合区,负责结合 F 菌毛;CT 疏水区主要含有碱性氨基酸残基,易与 DNA 结合,其在组装前黏附在细菌内膜上,与噬菌体组装中止有关。当外源的多肽或蛋白质融合于 PⅢ蛋白的信号肽和 N1 之间时,保留了完整的 PⅢ蛋白,噬菌体仍有感染性;但若外源的多肽或蛋白质直接与 PⅢ蛋白的 CT 结构域相连,则噬菌体丧失感染性,这时重组噬菌体的感染性由辅助噬菌体表达的完整 PⅢ蛋白来提供。辅助噬菌体提供复制及包装过程所需要的酶及结构蛋白质,形成有活性的完整噬菌体颗粒。目前,辅助噬菌体主要有 M13KO7、M13Δ3.2、R408d3、KM13、Hyper-phage、Ex-phage、Phaberge、VCSM13 和 CT-Phage。

2. PⅧ介导的噬菌体展示 PⅧ是丝状噬菌体的主要衣壳蛋白,位于噬菌体外侧,分子量为 5.2kD,含50 个氨基酸,有 2 700 个左右拷贝。PⅧ蛋白的 C 端含有碱性氨基酸残基,易与 DNA 结合;中间区域为疏水区,形成噬菌体外壳;N 端游离,外露于噬菌体表面,可与具有 5~6 个氨基酸残基的外源序列融合,但不能融合更长的肽链,因为较大的多肽或蛋白会造成空间障碍,影响噬菌体装配,使其失去感染力。融合蛋白必须运送到细胞质膜上,切除信号肽后,才能被组装而展示。

PⅧ在 C 端展示比 N 端展示具有更多优势,体现在以下几个方面:①在噬菌体包装之前,PⅧ跨越大肠杆菌内膜,N 端处在细胞周质之间,C 端则处在细胞质内。N 端展示的外源蛋白必须通过宿主分泌机制并且在细胞周质空间中完成折叠,而 C 端展示的外源蛋白则绕开了分泌途径可在细胞质内完成折叠。②蛋白质与蛋白质之间的相互作用一般需要有游离的 C 末端,只有采用 PⅧ C 端展示的外源蛋白质才能够实现相互作用。③在构建 cDNA 展示文库时,如含有终止密码子将不利于在 PⅧ的 N 端展示,但不影响其在 C 端展示。

利用 PⅢ和 PⅧ进行多肽展示的主要差别在于:①融合外源肽段大小的能力不同,PⅢ可融合较大的外源肽段,大至 50kD 的蛋白质已成功被展示,而 PⅧ只能融合较小的外源肽段,如 8 肽或 9 肽,携带肽段太大会影响噬菌体粒子的组装和侵染能力;②拷贝数不同,PⅢ的拷贝数只有 3~5 个,而 PⅧ的拷贝数多达 2 700 个,因此用 PⅧ可筛选低亲和力的配体,而 PⅢ则可筛选高亲和力的配体。大多数研究者常利用 PⅧ作为外源蛋白或多肽的融合部位。

丝状噬菌体载体较为稳定,但转化效率较低。如果展示的蛋白片段过大,则会进一步降低 PⅢ蛋白与大肠杆菌的性纤毛之间的相互作用,使其感染宿主大肠杆菌的能力进一步下降,需要使用辅助噬菌体等方法进行改善。

(二)λ 噬菌体展示系统

λ 噬菌体是长尾噬菌体科的一种温和噬菌体,在分子克隆中发挥着重要作用。其两端为不闭合的线形双链 DNA,末端为长 12 个核苷酸的互补单链。成熟的 λ 噬菌体有头部和尾部结构,基因组为 48.5kb,含有 46 个基因。λ 噬菌体头部是直径为 55nm 的二十面体,由 E 蛋白(*E* 基因编码)六聚体(顶点处为五聚体)及 D 蛋白(*D* 基因编码)三聚体组成,尾部是由细长尾丝组成的非收缩尾,主要由 V 蛋白(*V* 基因编码)构成。λ 噬菌体展示系统通过将外源肽段或蛋白质插入 λ 噬菌体 D 蛋白的 N 端或 C 端、V 蛋白的 C 端折叠区进行融合展示。

1. D 蛋白介导的噬菌体展示　D 蛋白是 λ 噬菌体头部组装所必需的蛋白,也被称为装饰蛋白,分子量为 11kD,有 405 个拷贝。当 DNA 进入头部以后,D 蛋白附着于衣壳外侧,将噬菌体头部固定。1995 年,N. Sternberg 等利用 Cre-LoxP 单一位点的重组系统将 *D* 基因与携带外源基因的质粒重组后再与不含 *D* 基因的 λ 噬菌体重组(λ 噬菌体基因组小于野生型噬菌体基因组的 82% 时,则此类噬菌体不含 *D* 基因),并成功展示了外源多肽和蛋白。故 D 蛋白可以作为外源序列融合的载体。

D 蛋白介导的噬菌体展示组装途径主要有两种:体外组装和体内组装。①体外组装途径是将编码外源多肽或蛋白质的基因与 *D* 基因融合,构建重组质粒 pRH800(AⅡ-D),再转化宿主细菌 *E. coli*,D 融合蛋白在宿主细菌中高效表达后被分离出来,再加入到 λ D⁻噬菌体颗粒(缺失 D 蛋白)中,经过体外组装过程展示在 λ D⁻噬菌体表面。②体内组装途径是先将含 *D* 融合基因的质粒转化入 λ D⁻的 *E.coli* 溶源性菌株中,再通过热诱导组装或利用噬菌体 P1 的 Cre-LoxP 单一位点重组系统将外源基因整合到 λ 噬菌体基因组中,获得重组噬菌体,重组噬菌体与 D 蛋白的 N 端融合后产生的外源蛋白质展示在噬菌体表面。不过,由于 *D* 融合基因未能整合到噬菌体基因组中,在噬菌体进一步繁殖过程中,重组表达的融合蛋白可能会消失。

2. V 蛋白介导的噬菌体展示　λ 噬菌体的 V 蛋白构成了它的尾部管状部分,该管状结构由 32 个盘状结构组成,每个盘又由 6 个 V 亚基组成,分子量为 25.8kD,在衣壳表面有 192 个拷贝。V 蛋白空间位阻较小,C 端非噬菌体所必需的,故 C 端的折叠结构域(非功能区)可供外源序列插入或替换。该系统所展示的外源蛋白质拷贝数平均为 1 个分子/噬菌体,说明外源蛋白质或多肽可能干扰了 λ 噬菌体的尾部装配。

λ 噬菌体在宿主细胞内完成装配,无须将外源肽或蛋白分泌到细菌胞膜外,可展示有活性的大分子蛋白质(100kD 以上)。此外,由于噬菌体上融合蛋白和 D 蛋白的比例可以通过抑制宿主的 tRNA 活性来调节,因此该系统也可以展示对宿主细胞有毒性的蛋白质,适用范围极广。同时,凭借 D 蛋白的分子伴侣作用,λ 噬菌体系统还能在大肠杆菌等原核细胞中,高水平表达和展示多种具有生物学活性的真核细胞蛋白质。但该展示系统不易筛选高亲和力配体,具有一定的局限性。

（三）T4 噬菌体展示系统

T4 噬菌体展示系统是一种比较常用的展示系统。T4 噬菌体是烈性噬菌体,基因组 DNA 为双链线形,呈环状排列,基因组全长 1.69×10^5bp,包括 289 个开放阅读框,8 个 tRNA 基因和至少 2 个功能未知的小 RNA。T4 噬菌体衣壳的外表面包被着两种非必需衣壳蛋白:SOC(small outer capsid protein,SOC)和 HOC(highly antigenic outer capsid protein,HOC),分子量分别为 9kD 和 40kD,分布于噬菌体的正二十面体表面,具有多拷贝,不影响 T4 噬菌体的衣壳组装,具有良好的展示效果。一般将外源肽段或外源蛋白与 SOC 位点或 HOC 位点的 C 端融合而展示于 T4 噬菌体表面。

1. T4 噬菌体 SOC 位点展示　由于 SOC 在体外能与噬菌体颗粒表面高度亲和并专一结合,因此可以有两种方式实现 SOC 位点的展示:①体外组装方式:首先,将外源基因与 *soc* 基因融合,转化到宿主细菌 *E. coli* 中,使 SOC 融合蛋白在大肠杆菌中高效表达,然后分离该融合蛋白,进行纯化、复性。再将 SOC 融合蛋白加入到缺失 SOC 蛋白的噬菌体颗粒或多聚头部中,结合后即可达到展示的目的;②体内同源重组方式:通过一个重组载体或称之为阳性选择载体,将融合有外源序列的 *soc* 融合基因和溶菌酶基因一起,同源整合入缺失 *soc* 基因和溶菌酶基因的溶菌酶缺陷型 T4 噬菌体基因组中,在噬菌体 T7 启动子的调控下完成 *soc* 融合基因的表达,最后在宿主菌的细胞内将该融合蛋白包装到 T4 噬菌体的衣壳表面。挑选经过重组之后恢复了溶菌酶表现型的噬菌体,即为溶菌酶生长不依赖性的噬菌体,从而将目的蛋白展示在 T4 噬菌体表面的 SOC 位点上。

2. T4 噬菌体 HOC 位点展示　T4 噬菌体 HOC 位点的展示与 SOC 位点展示机制不相同,HOC 位点展示通过体外包装实现,将目的基因连接于 *hoc* 基因的 C 端,构建 HOC 融合基因表达载体,并在异丙基硫代-β-D-半乳糖苷(isopropyl β-D-thiogalactoside,IPTG)的诱导下表达 HOC 融合蛋白。含 *hoc* 融合基因表达载体与 HOC 蛋白缺失的 T4 噬菌体突变株共感染时,将 HOC 融合蛋白包装到 T4 噬菌体衣壳表面的 HOC 位点,实现外源蛋白质在 T4 噬菌体的 HOC 位点的展示。

3. T4 噬菌体 SOC、HOC 双位点同时展示　T4 噬菌体展示系统的显著特点是能够将两种性质完全不同的外源多肽或蛋白质,分别与 SOC 和 HOC 融合而直接展示于 T4 噬菌体表面。按照上述方法,首先将 *soc* 与外源多肽或蛋白质的融合基因整合入噬菌体基因组中,再取已经整合了外源基因的噬菌体按 HOC 位点展示的方法进行 HOC 位点体外包装,就可实现 SOC、HOC 双位点的同时展示。同时,表达的蛋白不需要复杂的蛋白纯化,避免了因纯化而引起的蛋白质变性或丢失。

T4 噬菌体在展示多肽方面较丝状噬菌体、λ 噬菌体有明显优势。首先,T4 噬菌体在宿主细胞内装配,不需要通过质膜和细胞分泌过程,因此可展示各种大小的多肽或蛋白质,很少受到限制,其中可以表达包括不能被大肠杆菌分泌的复杂蛋白在内的各种多肽和蛋白质;其次,其拷贝数高,SOC 与 HOC 相加有 1 120 多个拷贝;再次,T4 噬菌体展示系统还有一个显著的特点,SOC 与 HOC 蛋白的存在与否,并不影响 T4 的生存和繁殖。SOC 和 HOC 在噬菌体组装时可优于 DNA 的包装而装配于衣壳的表面。事实上,在 DNA 包装被抑制时,T4 是双股 DNA 噬菌体中唯一能够在体内产生空衣壳的噬菌体(SOC 和 HOC 也同时组装)。因此,在使用重组 T4 做疫苗时,它能在空衣壳表面展示目的抗原,这种缺乏 DNA 的空衣壳疫苗,在生物安全性方面具有十分光明的前景。

（四）T7 噬菌体展示系统

T7 噬菌体展示技术是 20 世纪 90 年代末期建立的一种新型噬菌体展示技术。T7 噬菌体是侵染大肠杆菌的小型烈性噬菌体,其基因组是线状双链 DNA,全长为 39kb。头部为二十面体,由接头蛋白 gp8、支架蛋白 gp9、衣壳蛋白 gp10 和内核蛋白 gp14、gp15、gp16 六种蛋白装配而成,其中支架蛋白 gp9、衣壳蛋白 gp10 在装配中发挥主要作用。衣壳蛋白 gp10 由主要头部蛋白 p10A(344 个氨基酸)和次要头部蛋白 p10B(397 个氨基酸)组成,在 p10A 第 341 个氨基酸处发生翻译移码后产生 p10B 蛋白。正常 T7 噬菌体的头部中 p10A 与 p10B 蛋白的比例是 9∶1。在特殊情况下,这两种蛋白的比例可以不同,即使全部都是同一种蛋白,也能保持 T7 噬菌体颗粒的活性。

次要头部蛋白 p10B 衣壳蛋白存在于噬菌体表面,常被用作噬菌体展示。外源基因插入的位置一般位于 p10B 蛋白的 C 端,该插入方式具有两点明显优势:①C 端结合空间位阻小;②C 端蛋白较晚被翻译,即使是外源蛋白质的编码基因中含有终止密码子,也不影响与其 N 端融合的 p10B 蛋白的完整表达。展示在 T7 噬菌体表面的多肽或蛋白质不需要通过细胞膜分泌出来,而是经细胞裂解进行释放。因此,对于那些对分泌过程有抑制作用的蛋白和多肽,在 M13 系统不能很好地展示,但是可以在 T7 系统中展示。因而其表面展示多肽和蛋白的范围较广。

T7 噬菌体展示系统可以在其表面以高、中、低拷贝表达各种蛋白,展示的多肽片段可分别与相应亲和力靶蛋白区域结合,实用性较强。T7 噬菌体展示系统可以高拷贝量(450/噬菌体)展示 50 个氨基酸的多肽,适合用于低亲和力的区域结合;以低拷贝量(0.1~1/噬菌体)或以中拷贝量(5~15/噬菌体)展示 1 200 个氨基酸残基的多肽或蛋白质,适合用于分析中等或高亲和力的结合域。

T7 噬菌体展示系统有很多优点:①T7 噬菌体生长非常迅速,在固体培养基上形成噬菌斑只需 3 小时,在菌液中从感染到裂解只需 1~2 小时,节省了大量时间。②可表达大于 50 个氨基酸的多肽片段而不需辅助噬菌体进行包装。③可高拷贝地表达约 50 个氨基酸的多肽片段或低拷贝地表达 1 000 个氨基酸的多肽片段。④T7 噬菌体在高 pH(pH 为 10)、高盐(5mol/L NaCl)、变性剂(100mmol/L DTT)等条件下十分稳定,有利于根据不同需要采用多种条件进行筛选而不影响噬菌体本身活性。T7 噬菌体的这些特性使之成为替代其他传统系统的更好选择。但由于 T7 噬菌体具有裂解性,展示的蛋白质不能分泌出来,使得提纯困难。

三、噬菌体展示技术的流程

噬菌体展示技术的建立主要包括以下三方面:①噬菌体库构建:通过 DNA 重组的方法插入外源基因,形成的融合蛋白表达在噬菌体颗粒的表面,同时保持外源蛋白的天然构象,不影响噬菌体的生活周期,也能被相应的抗体或受体所识别;②筛选目的噬菌体:利用固定于固相支持物的靶分子,采用适当的淘洗方法,洗去非特异结合的噬菌体,筛选出融合噬菌体;③外源多肽或蛋白质表达在噬菌体的表面,其编码基因作为病毒基因组中的一部分可通过分泌型噬菌体的单链 DNA 测序检测出来。

(一) 噬菌体库构建

由于每个噬菌体粒子的衣壳表面只含有以一定形式显露的唯一的核苷酸顺序编码寡肽,所以通过插入不同核苷酸序列,则可以构建含大量信息的噬菌体肽段文库。最常用的噬菌体库是随机肽序列,因为其具有丰富的多样性,包括线性、二硫键约束或肽链长度在 7~15 个氨基酸之间变化。噬菌体随机肽库的构建是将化学合成的随机寡核苷酸序列与 gⅢ基因或 gⅧ基因融合,从而在噬菌体表面表达出各种氨基酸组合的短肽。用抗体、受体、核酸以及某些碳水化合物可以从随机肽库中筛选出与之结合的肽段。其操作过程如下:

1. 简并寡核苷酸插入物的设计　迄今为止,大多数的噬菌体随机肽库是用合成的具有简并密码子的寡核苷酸作为插入物。在合成单链 DNA 时,每个位点均用核苷酸混合物,这样得到的单链 DNA 为含有随机核苷酸的序列。合成时用 NNN(N 代表等量的 A、G、C 或 T)可以得到完全随机的序列,编码 20 种不同的氨基酸,但是这样出现终止密码子和偏向某些氨基酸的概率较高。因此,根据 3 个核苷酸编码 1 个氨基酸的简并原理采用 NNK(K 代表等量的 G 或 T)或 NNS(S 代表等量的 G 或 C),可降低密码子的偏向性和终止密码子出现的概率。由于编码不同氨基酸的密码子个数不同,在随机肽库中某些氨基酸出现的频率要高些,而且随着组成随机肽的氨基酸数目增加,这种不均衡性也会增加。因此有人在构建随机肽库时,采用核苷酸三联码,使每个氨基酸只对应一个密码子。

2. 合成的单链 DNA 转变成双链 DNA　合成的单链 DNA 须转变成双链 DNA 才能被克隆到载体上。一般采用的方法有:①PCR 扩增的方法,以含随机序列的单链核苷酸为模板,针对两端载体上的序列设计引物,经过 PCR 就可获得双链 DNA;②在含有随机序列的寡核苷酸的一端形成发卡,体外用酶补平,然后连接到载体上;③在合成的随机序列的两端加入酶切位点,可与带有相同酶切位点的载体退火形成中间是单链随机区的双链 DNA,连接后转化大肠杆菌,中间单链区在大肠杆菌内补平;④用混合的次黄嘌呤核苷酸形成随机区的互补链。

3. 噬菌体随机肽库的构建　选用合适的表达载体,用合适的限制性内切酶酶切后,再与同样限制性内切酶酶切的含随机序列的双链寡核苷酸连接,使随机寡核苷酸序列插入表达载体,在噬菌体表面展示出来。

(二) 筛选

筛选是用一些方法从噬菌体文库中挑选出所需要的噬菌体克隆,经过数轮的筛选,最终得到表达特异性肽的噬菌体克隆。亲和筛选是最常用的筛选方法,其原理类似于亲和层析技术。首先将筛选配基固定在固定载体上,然后加入构建好的噬菌体文库。其中展示了能与配基结合的肽的噬菌体被结合在固相载体上,而其余未结合的噬菌体被洗去。再用洗脱缓冲液把结合的噬菌体洗脱下来。洗脱下来的噬菌体通过感染新鲜的大肠杆菌从而进行扩增,扩增后的噬菌体再进行第二轮的筛选。这样经过 3~4 轮筛选后,就能够得到含目的多肽或蛋白质的特异性噬菌体克隆。

亲和筛选的方法可分为直接法和间接法。直接法是将蛋白质分子偶联到固相支持物上,加入噬菌体肽库,与固相支持物温育,洗去未结合的噬菌体,最终获得亲和噬菌体。其中所使用的固相支持物种类繁多,包括树脂、各种尺寸的珠子、96 孔板以及可用于分析的生物传感芯片等。间接法是将生物素标记的蛋白质分子与文库噬菌体温育后铺在结合有链亲和素的平皿上,洗去未结合的噬菌体,保留结合状态的噬菌体,再洗脱结合的噬菌体。用筛选富集后得到的噬菌体再感染细菌,扩增噬菌体,开始新一轮的筛选。通过吸附、洗脱、扩增的重复过程,就能选择性地富集并特异性扩增结合蛋白质或 DNA 分子的噬菌体。

(三) 洗脱

洗脱的目的是去除非特异性噬菌体克隆,同时提高选择的严格性。常用的洗脱方法有淘洗法和特异性洗脱法。淘洗法:加入噬菌体文库后,其中能够与配基结合的肽的噬菌体被结合在固相载体上,用缓冲液就可以把其余未结合的噬菌体洗去。特异性洗脱法:用一个已知的可溶性配基去竞争展示目的配基的噬菌体。加入噬菌体文库后,其中能够与配基结合的肽的噬菌体被结合在固相载体上,然后加入可溶性竞争性配基,展示目的肽的噬菌体首先从固相载体上解离下来,竞争性配基再结合到亲和配基与噬菌体结合的部位。这样可以降低展示目的肽的噬菌体重新与载体上的配基的结合。但是如果实验中解离的时间太长,会影响竞争性洗脱,甚至会导致实验失败。

(四) 扩增富集

在下一轮选择之前扩增洗脱的噬菌体克隆,可以增加相同噬菌体克隆的数量。第一轮选择的起始物包括噬菌体展示库的全体克隆。扩增过程为了避免克隆丢失,需扩增第一轮的全部洗脱液,并且用它作为第二轮的起始物。同时使用未扩增的洗脱的噬菌体作为下一轮选择的起始物的方法可减少背景问题,帮助降低非特异性噬菌体的数量,将选择过程进行到底。扩增的方法主要有两种:一种是将细菌涂布平皿培养基;另一种是直接接种液体培养基扩增。平皿扩增可使细菌生长速率较为均匀一致。

(五) 筛选效率的检测

每一轮筛选都需要进行检测,以证实筛选的有效性。测试指标为:①洗脱感染的噬菌体数是否随筛选轮数的增加而增加;②抗体基因插入载体的频率;③亲和性。随机选择一些被洗脱并感染宿主菌的噬菌体克隆,用 ELISA 鉴定其与包被抗原的亲和性。当大多数的克隆都呈阳性反应时,便可结束筛选。

(六) 克隆的鉴定

经典克隆鉴定的方法为 ELISA 法。由于噬菌体的非特异性吸附很强,致使本底太高,掩盖特异性呈色,为了有效地降低本底,提高检出率,可以使用基于生物素-亲和素的 ELISA 或 Tag-Based 的 ELISA。到目前为止最常用的分析数据以及具有代表特异性和亲和力的数据主要通过 ELISA 获得,但应当注意的是,ELISA 鉴定阳性的克隆未必是抗原特异性的克隆。因此,有必要进一步通过免疫印迹、竞争抑制、交叉反应等试验进行鉴定。

四、噬菌体展示技术的应用

噬菌体展示技术为研究抗原抗体作用、蛋白质相互作用、蛋白质与药物作用,以及蛋白质与核酸作用等方面提供了有力的分析手段。并且其在寄生虫病研究及防治中也有了广泛的应用并取得积极进展,尤其是在候选疫苗和免疫诊断候选分子的筛选及分子间相互作用等方面的研究中发挥了重要的作用。

(一) 构建寄生虫噬菌体抗体库

抗体文库是从淋巴细胞中提取 RNA,使用与抗体基因两侧的保守区互补的引物,通过 PCR 扩增抗体的重链和轻链基因,将这些基因分别克隆到噬菌体载体中并与其衣壳蛋白基因融合,在噬菌体表面表达一种能与特异抗原结合的单链可变区抗体片段(single chain variable fragment antibody,ScFv)。构建抗体组合文库,尤其是构建人源性抗体文库将有助于快速筛选和生产高亲和力的、人源化的特异性抗体,并最终为各种疾病,尤其是感染性疾病其中包括寄生虫病的诊断和防治服务。

Fu 等用夏氏鼠疟原虫 DS 顶端膜抗原蛋白-1(apical membrane antigen,AMA-1)免疫小鼠构建了 ScFv 的展示肽文库。用折叠的 AMA-1 筛选肽文库富集了一群特异结合抗原的 ScFv,测序获得了至少 4 个不同的 ScFv 基因序列,为进一步研究 AMA-1 的结构和功能奠定了基础。Adda 等用恶性疟原虫的红细胞表面蛋白的单克隆抗体 MAb 18/2 分别筛选与 PⅧ融合的 17 肽的噬菌体肽文库和与 PⅢ融合的 15 肽的噬菌体肽文库,筛选后富集的克隆经测序后发现,都含有共同的主要基序(S/T)AVDD。Paget 等利用能表达约 5×10^9 个抗体片段的噬菌体展示文库,获得富含阿米巴种属特异识别的噬菌体文库和富含致病性阿米巴特异识别的噬菌体文库。ELISA 分离单一克隆,进一步用流式细胞术和免疫荧光检测,获得了 4 个种属特异的单克隆抗体。其中克隆 HPPG6 的结合力最强;而克隆 HPPG55 能与致病性阿米巴特异结合,可用于阿米巴病诊断。Hoe 等用刚地弓形虫全虫免疫小鼠,构建了噬菌体展示的 ScFv 文库,用与虫体入侵宿主有关的重组蛋白(*Toxoplasma gondii* microneme protein 2,TgMIC2)筛选文库,获得了 2 个单克隆抗体。说利用噬菌体展示技术能够快速有效地获得抗寄生虫抗原的多用途的单克隆抗体。

用噬菌体展示技术筛选单克隆抗体比传统方法具有重要优势:①可通过亲和结合直接从抗体库中选择出特异抗体基因;②噬菌体抗体筛选的噬菌体克隆数可达 $1 \times 10^8 \sim 1 \times 10^9$,大大提高了获得特异抗体的概率;③噬菌体抗体保存的是噬菌体或噬菌体载体,易在大肠埃希菌或酵母菌中大规模发酵生产。

(二) 在寄生虫病诊断研究中的应用

在寄生虫病诊断研究中,利用噬菌体随机肽文库技术研究分析抗体所识别的抗原表位,是 20 世纪 90 年代发展起来的一项新技术。它的优点是:①噬菌体展示多肽易生产和分离,价格低廉;②噬菌体稳定且保存时间长;③易进一步进行改造以满足不同的需要;④噬菌体具有免疫原性,因而作为疫苗免疫时无须佐剂;⑤提供了一种快速鉴定抗原决定簇的有效方法。因此,该技术目前在病原体的诊断和疫苗的研究中得到了愈来愈广泛的应用。

钱旻等用日本血吸虫虫卵单克隆抗体 6B12 筛选噬菌体展示随机 15 肽库,所富集的噬菌体克隆采用 ELISA、竞争 ELISA、Western Blot 检测,从 400 个克隆化的噬菌体株中得到了 13 株与 6B12 有特异性和高亲和力的噬菌体克隆,测序发现 13 株噬菌体所携带的外源外肽完全相同,提示该方法对筛选目标噬菌体有效。用该噬菌体多肽包板,ELISA 法检测血吸虫病人及正常人血清 IgG,两者差异显著。表明噬菌体多肽模拟抗原有可能替代天然抗原用于血吸虫病诊断,为进一步开发新型诊断试剂打下了基础。Roble 等采用基于 M13 PⅧ衣壳蛋白的 pG8SAET 载体构建肥头绦虫(*Taenia crassiceps*)的 cDNA 展示文库。使用免疫血清筛选出表达肥头绦虫抗原分子。筛选到的抗原分子可以被神经性囊尾蚴病患者脑脊髓液和血清中的抗体识别,为神经性囊尾蚴病的诊断提供了新方法。

(三) 在寄生虫病免疫预防研究中的应用

Greenhood 等将编码恶性疟原虫环子孢子的特征性 12 肽 NANP-NANPNANP 或 NDDSYIPSAEKI 的 DNA 插入改良后的噬菌体 fd 的基因Ⅲ中,其表达的肽具有强免疫原性。红内期疟原虫裂殖子表面蛋白 Ⅰ(merozoite surface protein Ⅰ,MSP- Ⅰ)是疟疾最主要的疫苗候选分子,其抗 MSP- Ⅰ中 B12 的 IgG 与人群抗恶性疟原虫感染密切相关。Sowa 等从疟疾病人外周血淋巴细胞构建的噬菌体抗体文库中筛选到对 MSP- Ⅰ中 MAD20 型的 B12 特异的噬菌体抗体,为其用于抗恶性疟原虫感染研究创造了条件。胡雪梅等用纯化的抗 *Sj* 22.6kD 的多克隆抗体 IgG 免疫筛选噬菌体 12 肽文库,随机挑选的 16 个克隆均能被抗 *Sj* 22.6kD 抗体识别。对 6 个具有生物学活性的阳性克隆进行测序,共获 4 种抗原表位,其中 H2 与 *Sj* 22.6kD 有 3 个连续氨基酸相同。将这 4 种表位混合或分别免疫 BALB/c 小鼠,混和免疫组小鼠产生的抗体明显高于单个表位免疫组,佐剂不影响其所产生的抗体滴度。混合免疫组可诱导产生 39.5% 的减虫率及减卵率。周东明等用旋毛虫感染鼠血清 IgG 筛选噬菌体 7 肽文库,并用获得的混合阳性噬菌体免疫小鼠以观察其抗血吸虫的保护效果,所获的减虫率和减卵率分别为 42.8% 和 66.3%。同时,科研人员又用紫外致弱尾蚴免疫兔血清 IgG 筛选噬菌体 7 肽文库,其混合阳性噬菌体免疫小鼠对血吸虫的减虫率和减卵率分别为 33.57% 和 56.07%。这些研究表明,噬菌体表达的短肽具有免疫学活性,可作为疫苗候选分子用寄生虫病的免疫预防研究。

(四) 在寄生虫疫苗研究中的应用

1. **从噬菌体展示肽库中筛选抗原模拟表位** 噬菌体展示随机肽库是在噬菌体展示原理的基础上,将化学合成的随机寡核苷酸序列与噬菌体衣壳蛋白的基因相连,从而在噬菌体表面表达出各种氨基酸组合的短肽。因其能够容易地被复制和克隆,常常作为研究结合蛋白质的有效工具。噬菌体展示肽库能模拟各种抗原表位,实现基因型与表现型之间的转换,为分析、研究抗原的连续表位(即构型依赖型表位)和制备那些用传统基工程技术难以获得的抗原表位(如连续的抗原表位即构型依赖型表位、糖基或磷酸化修饰形成的抗原表位)的模拟表位提供了一种简单、廉价的分析抗原表位的方法。当用一个抗体去筛选噬菌体随机肽库时,可以从中获得相应于天然表位的 "抗原模拟物" (antigenic mimics),再用其去免疫动物,可以产生与天然表位有交叉反应的新抗体,但并非所有抗原模拟物都是 "免疫原模拟物" (immunogenic mimics)。若将利用噬菌体展示肽库发现的表位作为合成疫苗的一个组成部分,这种表位不仅应该是一个抗原模拟物,也应该是一个免疫原模拟物,由它产生的保护性抗体必须能与真正病原体上的天然表位反应。

研究人员使用抗血吸虫的各种抗体作为靶分子,筛选噬菌体随机 8 肽库、12 肽库和 15 肽库,获得各种模拟位,进而评估免疫保护效果,这是噬菌体展示技术在血吸虫病疫苗研究方面应用较多。已用于筛选的靶分子有:高保护性的多克隆抗体、高保护性的单克隆抗体、天然抗原的免疫血清、重组抗原的免疫血清、感染血清、非适宜宿主(如东方田鼠)血清等。获得的模拟抗原表位与牛血清白蛋白 (bovine serum albumin,BSA) 载体连接后免疫动物或直接用获得的模拟抗原表位的噬菌体免疫动物,均获得了一定程度的免疫预防效果,减虫率一般在 20%~60% 之间,减卵率较高的可达 70%,说明筛选噬菌体肽库可以获得血吸虫潜在的疫苗分子候选成分。

2. **噬菌体直接用作疫苗载体** 早在 1985 年,Smith 提出噬菌体展示技术时就指出由于丝状噬菌体有免疫原性,用融合噬菌体来免疫可以引发针对被展示多肽的免疫反应,他认为这可能是获取抗体或制造疫苗的有效方式。1988 年,Cruz 等把疟原虫的环子孢子蛋白基因克隆进丝状噬菌体 gⅢ 基因后在噬菌体表面展示了重组蛋白,并用重组噬菌体免疫兔子证实了展示肽的抗原性和免疫原性。自此之后,研究者应用噬菌体作为载体展示不同疾病的特异表位,均能引发强的免疫反应,诱发高水平的特异抗体,并且无须使用佐剂。上述研究证明噬菌体展示载体是一个高效的疫苗载体。

在血吸虫病疫苗研究方面,噬菌体也已越来越多地被直接用作疫苗载体。Rao 等利用丝状噬菌体展示技术克隆和表达曼氏血吸虫的谷胱甘肽转移酶抗原(*Schistosoma mansoni* 28-kD glutathione-S-transferase,Sm28GST)。通过免疫反应鉴定发现,表达在噬菌体表面的 Sm28GST 蛋白维持了天然构象。用表达在噬菌体表面的 Sm28GST 蛋白免疫小鼠,在不添加佐剂的情况下,可诱生高滴度的以 IgG3、IgG2b 和 IgM 为主的抗 Sm28GST 抗体,免疫后的小鼠感染血吸虫的结果显示具有 30% 的减虫率。用抗血吸虫抗体筛选获得的各种模拟抗原表位的噬菌体免疫试验动物均可获得一定的免疫预防效果。结果表明,噬菌体载体在血吸虫病疫苗研究中是一个简单、高效和有前途的疫苗载体。

将噬菌体直接用作疫苗载体免疫动物时,发现用不同抗原模拟表位的重组噬菌体克隆混合免疫会取得更好的效果。胡雪梅等分别用抗日本血吸虫的 2 种不同抗原的 8 种有效抗原表位等比例混合在一起免疫小鼠,结果发现该组小鼠的抗日本血吸虫感染力明显提高,能诱导其产生 45.4% 的减虫率和 59.1% 的减卵率。王欣之等用 *Sj*14 单抗筛选噬菌体随机肽库获得的 3 个阳性噬菌体克隆混合免疫小鼠,所获得的减虫率和减卵率均高于单个噬菌体克隆。对于像血吸虫这样复杂的多细胞生物来说,单一表位疫苗尚不能诱导足够有效的免疫应答。国内外研究者大多认为开展多价疫苗(多组分疫苗或多表位疫苗)免疫是今后的一个重要的研究方向。如果在保护性抗原决定簇已知的情况下,在同一噬菌体上展示多个具有保护作用的抗原表位,构建多价疫苗,以更多覆盖靶位点,诱发高效免疫,可能是提高血吸虫疫苗保护效果的一个有效途径。

五、噬菌体展示技术的展望

噬菌体展示技术是一种简便、有效、易于控制的用于基因表达、研究蛋白功能的有力工具。噬菌体展示技术在寄生虫病研究中取得的成果表明,噬菌体展示技术是寄生虫抗原或抗体的表位分析以及寄生虫病的预防、诊断和治疗等研究的有力工具。现有的噬菌体肽文库和抗体文库可编码长度为含 6~38 个不等的氨基酸的随机短肽,编码的肽具有免疫原性。利用各种抗体或抗体制剂,筛选噬菌体肽文库或抗体文库,通过分析筛选的各种特异肽的序列、结构及免疫学活性,进一步阐明抗原或抗体的结构和功能。大量活性肽的获得,有助于筛选有效的寄生虫病诊断分子或疫苗候选分子。筛选抗体文库获得特异的抗体模拟肽,可用于寄生虫病诊断,也可用于免疫治疗寄生虫病的研究。另外,噬菌体展示技术克服了化学合成多肽中存在的合成多肽困难和单一序列合成肽难以分离等不足,能有效地快速分离和扩增单一的噬菌体短肽,且编码的肽与相应抗体或配体的亲和力较合成肽高。利用噬菌体展示技术研制具有免疫学活性的、对不同种寄生虫具有特异性的模拟短肽,将为寄生虫病诊断和防治开辟新的途径。但是这项技术仍存在着自身的局限性,如密码子的偏好性、库容量的有限性、氨基酸的修饰受宿主菌限制等等。相信随着噬菌体展示技术本身的不断发展和完善,该技术在诸多领域中将有更广泛的应用,并产生更深远的影响。

第二节　核糖体展示技术

20 世纪 80 年代早期,一些研究小组利用免疫沉淀法从细胞内的 mRNA-核糖体-蛋白质复合物中分离特殊的 mRNA 分子,并获得成功。90 年代进一步研究发现,当 mRNA 缺乏终止密码子并经适当修饰以后,可形成十分稳定的 mRNA-核糖体-蛋白质复合体,这种复合体可以将蛋白质和 mRNA 遗传信息连接到一起,用此方法进行特殊功能的肽和蛋白质筛选已逐渐成为可能。1994 年,Mattheakis 等人首次将前人的设想付诸实践,建立了筛选多肽类配体的多聚核糖体展示技术,并从一个库容为 10^{12} 的肽库中,筛选到亲和力常数达到 10^9（nmol 级）的固定化单抗的多肽配体。1997 年,Plückthun 实验室在前人研究的基础上对 Mattheakis 的多聚核糖体展示技术进行了改进,建立了在体外筛选完整功能蛋白质的新技术-核糖体展示技术（ribosome display technology,RDT）。

核糖体展示技术完全在体外进行,任何步骤都不涉及活细胞,弥补了传统筛选技术在细胞内进行的不足,不受细胞转染与基因表达等因素影响,能显著增加文库容量及分子多样性。其库容量可达到 10^{13}~10^{15},比噬菌体展示文库（约 10^9）提高了 10^4~10^6 倍,并且可对已构建成功的文库进行定向进化和重组。核糖体展示技术已经成功用于筛选与靶分子特异结合的高亲和力多肽、抗体和酶等。此外,核糖体展示技术具有建库和筛选方法简便,没有选择压力,通过引入突变和重组技术来提高靶标蛋白的亲和力等优点,使该技术展现出诱人的发展前景。

一、核糖体展示技术的原理

核糖体展示技术是通过核糖体将基因型（DNA 或 RNA）和表现型（蛋白质）联系在一起的一种分子展示技术,可用于抗体及蛋白质文库选择、系列分析、蛋白质体外改造等。在核糖体展示中,基因型和表现型的联系是通过核糖体复合物的体外翻译完成的,该复合物由 mRNA、核糖体以及正确折叠并仍然连接在核糖体上的新生肽组成（图 42-1）。

编码特定目的蛋白的 DNA 文库（如抗体 ScFv 单链片段文库）经体外转录,纯化的 mRNA 可用于体外翻译。由于对 DNA 进行了特殊的加工与修饰,如去掉 3' 末端的终止密码子,核糖体翻译到 mRNA 末端时,由于缺乏终止密码子,停留在 mRNA 3' 末端不脱离,形成蛋白质-核糖体-mRNA 三聚体复合物（protein-ribosome-mRNA complexes,PRM）。蛋白质可以在核糖体上正确折叠,因为在其 C 末端通过基因工程的

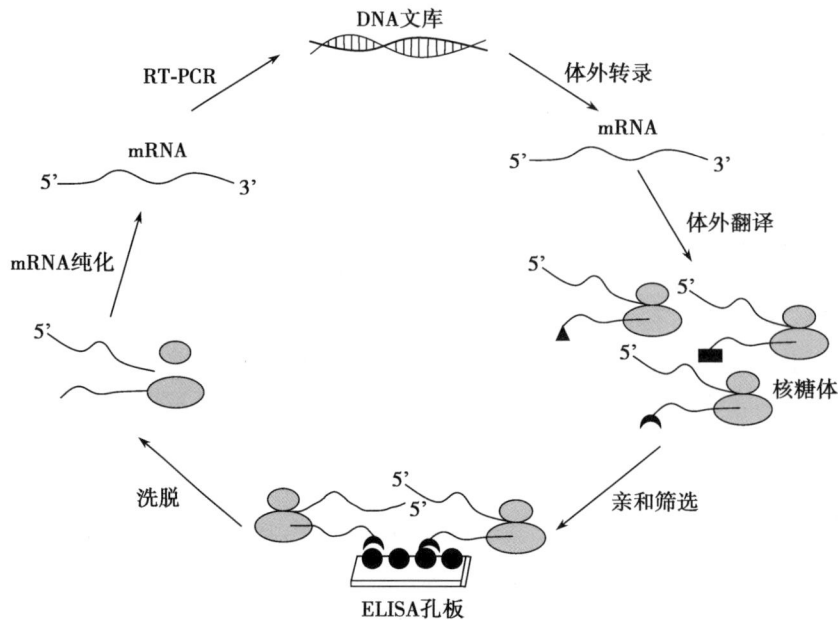

图 42-1 核糖体展示技术原理图

方法融合了一个间隔区,它能够使目的蛋白在核糖体隧道之外折叠。通过高浓度的镁离子和低温可以使核糖体复合物保持稳定。体外翻译后,核糖体复合物可以直接用于配体的筛选。通过亲和结合作用,将目标蛋白特异性的配基固相化,如固定在 ELISA 微孔或磁珠表面,含有目标蛋白的核糖体三聚体就可在 ELISA 板孔中或磁珠上被筛选出来。利用 EDTA 能够螯合稳定核糖体复合物所需要的镁离子而使核糖体复合物解离的原理,可以将筛选获得的复合物中的 mRNA 洗脱下来。将洗脱下来的 mRNA 纯化,逆转录,然后进行 PCR 扩增。在接下来的 PCR 扩增中,采用适当的引物重新引入 T7 启动子和 SD 序列。新形成的 DNA 文库可直接用于下一轮的筛选或用于放射免疫实验,也可以克隆到载体上用于测序或大规模地表达筛选获得的结合物。逆转录 PCR 产物也可用于下一轮核糖体展示。经过多次循环的筛选和富集,最终获得高亲和力的目标蛋白及其编码的基因序列。

核糖体展示技术可分为真核细胞核糖体展示系统和原核细胞核糖体展示系统。该技术具有以下特点:①正确折叠的蛋白和编码它的 mRNA 同时结合在核糖体上;②利用抗原抗体特异性结合的特性,便于蛋白富集和抗体文库筛选;③是一种无细胞系统的蛋白质改造技术;④不受宿主细胞和转染效率的限制;⑤与噬菌体展示技术相比,核糖体展示技术更加省时、省力。

二、核糖体展示技术的构建元件

目的基因必须经过重新构建才能进行核糖体展示,并且各个构建元件各有其自身的特点。构建元件主要包括启动子、5′ 端茎环结构、核糖体结合位点(ribosome binding site,RBS)、目的基因文库(library)、间隔序列(spacer,也被称为 tether)、3′ 端茎环结构(图 42-2)。

应用最普遍的启动子是 T7,此外还有 T3 和 SP6。T7 启动子用于增强体外转录,产生 mRNA。5′ 端和 3′ 端的茎环结构能够保护转录生成的 RNA 模板,避免其被核酸外切酶降解,提高核糖体展示效率。核糖体结合位点主要有 Shine-Dalagamo(SD)序列(原核)和 Kozak 序列(真核)。MCS(multiple cloning sites)为

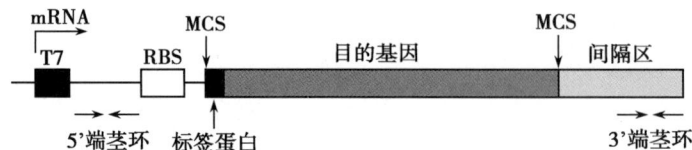

图 42-2 核糖体展示技术的构建元件

多克隆位点,通过相应的酶切位点将构建的基因插入到核糖体展示载体中进行表达。目的基因文库最常编码的是随机多肽序列和单链可变区片段(ScFv)。3' 端的终止密码子会使 mRNA 与核糖体解离,如果是 ScFv 应去除 3' 端的终止密码子;如果是随机多肽序列,在设计时应尽量避免终止密码子的出现。核糖体肽槽会覆盖蛋白质 C 末端 20~30 个氨基酸位点,会影响蛋白质折叠。因此,在目标蛋白阅读框架序列 3' 端下游至少要融合一段编码 20~30 个氨基酸的间隔序列,以占据核糖体肽槽,使目标蛋白质能够完整地展示出来,折叠成正确的三维结构。间隔序列的 C 末端将新生蛋白连接在核糖体上并维持蛋白质的结构部分,使蛋白质能够正确折叠并与配体相互作用。作为间隔序列的多肽序列有很多,如丝状噬菌体 M13 基因Ⅲ区的部分氨基酸序列、抗体 κ 型轻链的恒定区、大肠杆菌 E. coil 的周质蛋白 TonB 或者 TolA(translocation protein A)、牛心脂肪酸结合蛋白(heart fatty acid binding protein,FABP)以及噬菌体 λ 蛋白 D(pD)的 T20-V109。

三、PURE 核糖体展示技术

核糖体展示技术虽然已出现一段时间,但是传统的展示技术存在一定的缺陷。核糖体展示中一些内在组分的存在,如无细胞蛋白合成系统中细胞提取液中的核酸酶等,会减弱 PRM 复合物的稳定性,影响实验结果。Kanamori 等开发了一种高效可控的核糖体展示系统,即基于重组元件的蛋白合成系统(protein synthesis using recombinant elements,PURE)。该系统中的 PRM 复合物高度稳定,核酸酶和其他抑制因子的活性低,筛选到的 mRNA 易被逆转录成 cDNA。PURE 系统已应用到抗体工程中,如利用该系统进行表位定位和抗体亲和力成熟度研究等。研究结果均表明 PURE 系统比传统核糖体展示方法更加高效。

高效稳定的三聚体对核糖体展示至关重要。PURE 系统不同于以往传统的基于细胞提取物的无细胞翻译系统,因为它含有明确的组分,主要包含转录、翻译和能量再生的必需因子,而其他与蛋白合成过程不相关的物质,包括氨基酸代谢酶、能量消耗因子和核酸酶、蛋白酶等的含量很少等。这些优势使科研人员能够绕过蛋白质合成反应过程中的障碍,在一个可重复、可靠的系统中进行核糖体展示实验。通常原核和真核生物对于停滞的核糖体通常都有相应的补救系统,如在 E.coli 中,tmRNA(ssr A)和 Smp B 蛋白介导的反式翻译系统能在合成不完整的蛋白加上标签,使核糖体从 RNA 上滑落,且新合成的带标签的蛋白也会被 Smp B 等蛋白降解。基于大肠杆菌 S30 提取物的核糖体展示也含有这样的停滞核糖体补救系统,该系统的存在不利于 PRM 复合物的稳定,因此需要添加 ssr A 的反义寡核苷酸以抑制反式翻译系统的活性。但 PURE 系统组分中并不含有 Smp B 蛋白,其 PRM 复合体更加稳定。此外,PURE 系统的另一个优点是其中的组分可以根据实验目的进行相应调整,如释放因子、tRNA 或者是非天然的氨基酸等。利用 PURE 系统无释放因子的 mRNA 终止密码子易形成稳定的 PRM 复合体。

四、核糖体展示技术的实验步骤

核糖体展示技术实质上就是将表型(表达的蛋白质)与基因型(相应的遗传物质)通过非共价作用连接起来,分子文库的表型用于筛选及其他活性实验,筛选出来的表型利用与其相连的基因型进行扩增,然后进入下一轮筛选。其大体流程如下:首先在体外转录 DNA 编码的分子文库,形成缺少终止密码子的 mRNA 链;随后 mRNA 进行翻译,形成 PRM 复合物,该复合物可与固相上的相应配体结合进行筛选;筛选得到的产物经 EDTA 处理,mRNA 从核糖体上解离下来,再经 RT-PCR 技术得以扩增。

(一) 构建用于核糖体展示的基因片段

设计核糖体展示系统时,首先要对基因片段进行改造,使基因产物在体外能有效地转录和翻译,转录后的 mRNA 较稳定,可以防止核酸酶的降解。为了使基因片段能有效转录和翻译,5' 端应接上 T7 启动子序列和 SD 序列,前者使 T7 聚合酶能有效转录,后者是核糖体结合位点,促使蛋白质有效翻译。在核糖体展示技术中,如何形成稳定的 PRM 复合物且目标蛋白能在核糖体上以正确空间构象进行展示是该技术的关键问题。为了使核糖体翻译终止并且停留在 mRNA 3' 端,可以设法去掉 3' 端的终止密码子,使核糖体停留在 mRNA 3' 端,将蛋白质和 mRNA 连接在一起。在 mRNA 3' 端设计 AGG,AGG 可延缓核糖体翻译的速度,有利于稳定核糖体复合物。由于核糖体肽槽会覆盖蛋白质 C 末端 20~30 氨基酸位点,从而影响蛋白质折叠,因此,在目标蛋白质阅读框架序列 3' 端下游至少要融合一段编码 20~30 个氨基酸的间隔序列,使其余氨基酸序列能正确折叠。

研究发现利用噬菌体 M13 基因Ⅲ区编码的部分氨基酸序列,融合到单链抗体 ScFv 的 C 末端,并对不同长度的间隔序列(57~116 个氨基酸)进行比较,提示 116 个氨基酸长度的间隔序列更有利于 ScFv 在核糖体上正确展示。利用抗体 κ 型轻链的恒定区作为间隔序列,建立起抗体-核糖体-mRNA 复合物(antibody-ribosome-mRNA complexes,ARM),抗体重链能够在核糖体上形成正确的空间构象。利用大肠杆菌的 TonB 作为间隔序列,成功地展示出 ScFv。如果以 E.coil 的 TolA 作为间隔序列,在核糖体上正确展示出 β-内酰胺酶。根据实验目的的不同,间隔序列可各不相同。其基本原则为:间隔序列所编码的蛋白质不影响所展示的蛋白质的空间构象;间隔序列长度应当合适,既能使目标蛋白质自由展示,又能提高蛋白质体外转录和翻译的效率。为了增加 mRNA 的稳定性,防止核酸外切酶的降解,可以在 mRNA 的 5' 端、3' 端设计茎环结构,使 mRNA 稳定性得到进一步提高。在对基因片段改造时,常进行两次延伸 PCR,上游引物含有 SD 序列,下游引物含有 3' 端茎环结构序列;PCR 产物再进行第二次延伸 PCR,上游引物含有 T7 启动子序列和 5' 端茎环结构序列,下游引物含有 3' 端茎环结构序列。最后得到的 PCR 产物,5' 端接上 T7 启动子和茎环结构序列以及 SD 序列,3' 端则融合了间隔序列并含有 3' 端的茎环结构。

(二)体外转录和翻译

体外转录与翻译可以偶联进行(coupled,一步法),也可以分别进行(uncoupled,二步法)。前者把体外转录、翻译系统合二为一,在同一反应液中进行;后者把体外转录和翻译过程分开进行,在不同反应液中进行。如果目标蛋白质在还原环境中能正确折叠则可选用一步法,若目标蛋白质在氧化环境中才能进行正确折叠,则选择二步法。其中一步法简单有效,可避免 mRNA 的降解与二级结构的形成。体外翻译可以利用原核的 E.coli S30 提取液表达系统,也可以利用真核的兔网织红细胞裂解液或麦胚乳提取物表达系统。原核与真核表达系统各有优缺点。E.coli S30 表达系统的效率是兔网织红细胞裂解液系统的 100 倍;但 E.coli S30 系统的核糖体存在翻译暂停现象,导致系统中形成许多翻译不全的多肽片段,不能正确折叠,可能导致筛选过程中蛋白之间的非特异性结合。由于翻译后的修饰也只能在真核表达系统中完成,因此,原核与真核系统哪一个更适合核糖体展示目前尚无定论,可根据实验目的的不同进行选择。

提高 PRM 复合物的稳定性,保持 mRNA 的完整性对于后续的亲和力筛选乃至整个实验的成败至关重要。在低温与高浓度的 Mg^{2+} 条件下,PRM 复合物的稳定性增强,可以保存 10 天左右。高浓度的 Mg^{2+} 能够交叉连接核糖体 RNA 的磷酸基,阻止核糖体复合物在低温下的解离。避免系统中核酸酶(RNase)的存在和使用 RNase 抑制剂可防止 mRNA 的降解,实验用的器具试剂均应去除 RNase,实验过程中应防止 RNase 污染。天然的细胞裂解液内存在各种未知成分,如可能存在 RNase、蛋白酶,能够分解 mRNA、多肽,影响 PRM 复合物的稳定性和实验结果的可靠性。针对这一问题,Shimizu 等改进了常规的核糖体制备过程,建立了 PURE 系统。这个被称之为 pure ribosome display(PRD)的新策略,大大减少了系统内核酸酶活性,较常规的核糖体展示系统更稳定,更具可控性。氧钒核糖核苷复合物(ribonucleoside vanadyl complexes,RVC)能有效抑制 RNase,提高 mRNA 的稳定性,但同时也发现 RVC 对蛋白质的合成有一定程度的抑制作用。E.coli 系统(包括体外翻译)对无终止密码子的 mRNA 进行翻译时,会在羧基端加上一段 11 个氨基酸残基的标记(AANDENYALAA),该标记由 SsrA-RNA(又称 10S-RNA)编码。加入该多肽标记后,会导致翻译产物容易被细胞质与细胞周质中特异的羧基端蛋白酶降解。因此,向体外转录翻译系统中加入与 SsrA-RNA 序列互补的一段反义寡核苷酸(anti-SsrA),能够抑制 SsrA-RNA 的功能,防止标记短肽连接到目标蛋白的羧基端。此外,对于空间结构较为复杂的目标蛋白,可以在翻译过程中加入蛋白质二硫化异构酶(protein disulfide isomerase,PDI)、分子伴侣等,甚至将转录与翻译步骤置于细胞内进行,以促进蛋白质在核糖体上正确展示,提高筛选效率。

(三)亲和筛选

核糖体展示元件 37℃孵育一段时间后,通过在冰上冷却终止体外翻译过程,形成 PRM 三聚体后,可利用目标蛋白质与相应靶分子的结合特性对核糖体展示文库进行筛选。用于筛选的靶分子可以是蛋白质,也可以是非蛋白质,如金属钴、磺胺二甲嘧啶等。在亲和筛选时同样应保持在低温和较高的 Mg^{2+} 浓度下进行,以维持 PRM 三聚体的稳定性。亲和筛选后,洗脱的 mRNA 既可以用于 RT-PCR,也可以用于 Northern 杂交。

亲和筛选分为固相筛选和液相筛选,目前筛选的方法主要有 ELISA 法和磁珠法。ELISA 法中靶分子包被于塑料表面,而塑料表面的疏水作用可能影响蛋白质空间构象,严重时目标蛋白和靶分子可能会失去结合特性而导致筛选失败。磁珠法筛选是在溶液中进行,不存在上述问题,一般认为磁珠法优于 ELISA 法。核糖体展示需要进行多轮循环,如果采用 ELISA 法,在后几次筛选时应降低树脂的用量,以减少非特异性结合。

(四) RT-PCR 扩增目标蛋白 mRNA

筛选后得到的复合物,可用 EDTA 将复合物中的 mRNA 释放出来;也可加入游离配基,使特异性结合的核糖体复合物得到分离,但亲和力较高的复合物分离效率较低。加入 DNase I 去除残留的 DNA 模板。分离纯化后的 mRNA 则通过 RT-PCR 得到扩增,PCR 产物则进入到下一轮的体外转录、翻译和筛选。此外,也可以不将 mRNA 从 PRM 复合物中解离出来,直接进行 RT-PCR,称为原位 RT-PCR。原位 RT-PCR 的优点在于省略了 mRNA 从 PRM 复合物解离的步骤,能够减少 mRNA 被 RNA 酶降解,提高筛选出的少量 mRNA 逆转录为 cDNA 的概率。在每一轮 PCR 过程中,可以通过易错聚合酶链反应(error-prone PCR)、诱变 dNTP 类似物(mutagenic dNTP analogs)、DNA 改组(DNA shuffling)等多种技术,方便地引入随机突变或 DNA 重组,增加分子遗传多样性,提高获得高亲和力、高稳定性的目标蛋白的概率,促进蛋白质分子进化。经过多轮筛选后,将 PCR 产物连接到载体上,进行序列分析,转化原核或真核细胞,并表达和分离、纯化目标蛋白,再做进一步的分子量测定、动力学分析、功能与活性鉴定等。

(五) 筛选效果的判定

筛选效果可根据筛选后分离得到的 mRNA,逆转录扩增出的 cDNA,cDNA 体外转录翻译出的蛋白质进行分析。在体外转录、翻译过程中加入标记物标记 mRNA 和核糖体复合物,亲和筛选后分离得到的 mRNA 与空白组进行放射性强度比较,可以判断每轮筛选的富集效果。对筛选后 PCR 产物进行体外转录、翻译,反应过程中用 ^{35}S 甲硫氨酸标记蛋白质,对翻译后的复合物进行放射免疫分析(radioimmunoassay,RIA),得到每轮筛选后特异性靶蛋白的富集效果。利用荧光相关光谱法(fluorescence correlation spectroscopy,FCS)对核糖体复合物与配体的结合特性进行分析以后,可根据扩散时间的不同来判定游离态的配体和结合态的受体配体复合物量的大小,从而可推测出受体和配体结合特异性和亲和性。对核糖体复合物进行定量分析,为核糖体展示系统提供了快捷、准确的监测指标。

五、核糖体展示技术的应用

核糖体展示技术的应用范围较广,除了用于筛选高亲和力的特异配体和单链抗体片段外,还用于体外抗体的进化和蛋白质组学的研究。在核糖体展示系统中,经常引入突变。Ihara 等首次利用核糖体展示技术筛选到了可以与 DNA 结合的锌指蛋白,为 DNA 结合功能蛋白的筛选及进化提供了有力的工具。

(一) 分离筛选目标蛋白

在核糖体展示文库中,通过目标蛋白质特异性配基可以筛选分离得到需要的目标蛋白和相应基因序列。理论上,只要能够在核糖体上正确展示的蛋白质都可以用该技术进行筛选分离。核糖体展示技术是通过 PRM 复合物的形式进行筛选,而配体结合蛋白与其配体有强有力及特异性的结合,则可通过此特异性来筛选出与某蛋白质有特异结合的配体或与特定配体有特异亲和力的蛋白质。因此,运用核糖体展示技术高效表达筛选配体结合蛋白是可行的。

同时,核糖体展示技术也可用来表达和筛选功能性蛋白或间接筛选功能基因。李炯等采用核糖体展示技术,用红细胞膜带 3 蛋白细胞质区域(cytoplasmic domain of erythrocyte membrane protein Band 3,Cdb3)筛选人锚蛋白。结果显示,只有利用锚蛋白有亲和力的 Cdb3 才能筛选出锚蛋白基因,而利用对照的 BSA 则不能筛选出锚蛋白。Masayasu Mie 等在 5' UTR 序列上标记了 His 标签及荧光素酶,通过 His 标签收集筛选出高翻译效率 mRNA 5' 非翻译区序列,成功建立了一种结合核糖体展示技术筛选高翻译效率 5' UTR 的新型筛选系统。此外,科研人员利用核糖体展示技术构建出不同来源的抗体库,筛出各种抗原的抗体,如:血凝集素抗体、溶菌酶抗体、荧光素抗体、胰岛素抗体、黄体酮抗体等。除了对抗体筛选,近来核糖体展示技术也应用到其他蛋白质的筛选,如酶、核酸结合蛋白的筛选。

(二) 在免疫学研究中的应用

核糖体展示肽库技术在抗原-抗体的识别研究中,可以选择非天然抗原,从随机肽库中直接筛选出能和抗体结合的表位。从一个库容为 10^{12} 的肽库中,筛选到亲和力常数达到 10^9 nmol 级的固定化单抗的多肽配体。在 Osada 等最新的研究中,从随机肽库中筛选出特异性结合三个单克隆抗体的多肽。针对 anti-FLAG M2 抗体筛选所得的多肽具有特征性的一致性抗原决定簇,论证了这一方法的可行性。两个抗-β-连环蛋白(anti-β-Catenin)单克隆抗体所筛选得到的多肽与β-连环蛋白(β-Catenin)的部分序列具有同源性。蛋白质印迹法分析显示所筛选得到的多肽与相对应的抗体具有亲和性,而如果缺乏这些序列的 β-连环蛋白突变体将不能和抗体结合。结果显示可以通过核糖体展示技术快速的鉴别单克隆抗体的抗原决定簇。

在核糖体展示文库中,通过目标抗体的特异性配基抗原可以筛选分离得到人们所需目标抗体。理论上,只要能够在核糖体上正确展示就可以用该技术进行分离筛选。利用核糖体展示技术已构建出不同来源的抗体库,筛出多种抗原的抗体。Chen 等利用 2 个含随机 10 肽的寡核苷酸链分别取代绿色荧光蛋白-κ 链恒定区融合蛋白(GFP-Cκ fusion protein)第 6、第 8/9 茎环结构,经过体外转录/翻译,以免疫球蛋白 E(immunoglobulin E, IgE)做为固相筛选剂进行筛选。经过三轮循环后,所得的目标产物可以特异性结合 3 种不同来源的 IgE,而不能与 IgG 及其他无关蛋白相结合。因此,核糖体展示多肽不仅可以用来筛选抗原,还可以用于作蛋白相互作用的研究平台,用于抗体的研究以及药物的开发。

(三) 在分子进化上的应用

核糖体展示技术另一个重要应用是进行蛋白质定向进化。因为在核糖体展示技术中,构建核糖体展示库在 PCR 过程中进行,因此,采用低保真的聚合酶、PCR 突变、DNA 改组、易错 PCR 均可在核糖体展示技术基础上进行分子进化,对原有文库的基因序列进行突变和改组,从而实现蛋白质突变。通过反复筛选,有可能得到具有更高亲和力和稳定性的蛋白质突变体,实现体外的蛋白质进化,提高蛋白质的亲和力,增加蛋白质的稳定性。Yanagida 等对 WW 结构域采取定点突变的方法,将其保守的酪氨酸残基用苯丙氨酸予以取代,形成 W17F 突变体。将 W17F 突变体作为起始点进行了选择实验,并通过核糖体展示技术选择一个能够与富含脯氨酸的多肽结合且亲和力高,但保留了 W17F 突变的第二部位回复株(second-site revertant)。经过 4 轮筛选,获得了一个第二部位回复株,亲和力不仅比原始的 W17F 高 9 倍,而且也比野生型高 3.6 倍,并表现出了更高的结合特异性。

(四) 在寄生虫病研究中的应用

Lacsina 等对恶性疟原虫感染的宿主细胞进行裂解,使得疟原虫中完整的多聚核糖体释放出来,然后利用核糖体展示技术分析反映疟原虫中基因的翻译活性。在收集核糖体时,对不同蔗糖密度的 RNA 进行提取,用来分析特定 mRNA 上装载的核糖体量以及密度。这项技术开启了疟疾基因组范围的翻译调控的研究。

六、核糖体展示技术的展望

核糖体展示技术具有库容量大的优点,并且因其完全脱离细胞系,简化了翻译及转录的过程,具有高质量的转化效率,完全克服了噬菌体展示技术等体内展示技术的缺点而成为一项先进的融合蛋白筛选技术。经过多年的应用和发展,核糖体展示技术为体外多肽、抗体及酶的筛选与进化做出了重要贡献。越来越多的学者加入到核糖体展示技术的研究与应用中,并取得了一定的成果。但该技术仍存在许多亟待解决的问题,如何进一步地提高该系统的稳定性,特别是如何防止 mRNA 的降解和形成稳固的 PRM 三聚体无疑是该技术的关键问题。如何提高大分子蛋白质在核糖体上的展示也是未来研究需要关注的问题。相信随着对核糖体展示技术的进一步研究,以上问题会逐步得到解决,核糖体展示技术作为一种新兴的克隆展示技术,必将在蛋白质相互作用、新药开发以及蛋白组学等方面显示出广泛的应用空间。

第三节　mRNA 展示技术

mRNA 展示技术是从核糖体展示技术的基础上发展而来。1997 年 Nemoto 等首先报道了 IVV（*in vitro* virus）技术。随后 Robert 和 Szostak 也发表了用于蛋白质体外选择的 mRNA-肽融合体的文章，mRNA 展示技术（mRNA display technology）由此建立。该展示技术是利用嘌呤霉素分子将 mRNA 分子和其所编码的多肽共价结合起来。嘌呤霉素与单链 DNA 连接物的 3' 端连结，然后这个 DNA 连接物再与文库编码的 mRNA 3' 端连结。当 mRNA 在体外翻译时，核糖体到达 mRNA 和 DNA 的结合点并稳定下来，嘌呤霉素进入核糖体氨酰化位点，并在氨酰转移酶的作用下与所编码的多肽偶联。mRNA-DNA-嘌呤霉素分子库可在体外翻译，然后用固相化的靶分子将纯化的 RNA-多肽复合物筛选出来。类似于核糖体展示系统，复合物可通过 RT-PCR 得到进一步的扩增。

mRNA 展示技术具有多肽库容量大、筛选效率高、操作简便等特点，特别适用于小分子功能性多肽的获得。并且由于其整个过程均在体外进行，无须转化即可进行大容量库的构建与筛选。而且可与多种突变方法相结合，可在短期内筛选到具有高亲和力的蛋白分子。因此，mRNA 展示技术代表了小分子抗体研究的新方向。

一、mRNA 展示技术的原理

mRNA 体外展示又称 mRNA-蛋白质融合体展示（mRNA-protein fusion display），是近年来发展的一种高效多肽选择技术。与核糖体展示一样，mRNA 展示利用 mRNA 与 mRNA 编码的多肽形成的复合物作为基本筛选单位。因 mRNA-蛋白质复合物完全在体外产生，不需携带基因物质的细菌转化，可以简便地建立大容量库，用于筛选典型的 mRNA-蛋白质库包含大于 10^{13} 的单一序列。

mRNA 展示技术的基本原理：化学合成编码多肽库的 DNA 库，并对 DNA 进行特殊加工，在 5' 端添加 T7 聚合酶启动子、翻译增强子、翻译起始密码子等序列；在 3' 端添加亲和纯化标签。在体外利用 T7 RNA 聚合酶将 DNA 转录成 RNA，把 RNA 的 3' 端和带有嘌呤霉素的连接子结合。带有嘌呤霉素连接子的诱饵 RNA 和 RNA 文库在无细胞系翻译体系中共翻译。通过嘌呤霉素的作用，mRNA 与其所翻译的蛋白质结合起来形成 mRNA-蛋白质融合体。从而实现了基因型（mRNA）和表型（蛋白质）的结合。一般利用翻译蛋白所带的亲和标签，用亲和层析技术将 mRNA-蛋白质融合体纯化出来，并对 mRNA 进行逆转录，生成 cDNA-mRNA-蛋白质融合体。采用 ELISA、磁珠法等，将筛选的靶物质固化于固相载体上，含有目标蛋白的 cDNA-mRNA-蛋白质融合体通过与固相载体上的靶物质特异性结合而得到分离。通过洗脱液将 cDNA-mRNA-蛋白质融合体洗脱下来，加酶分解得到 cDNA，并将其进行 PCR 扩增，所得产物进入下一轮循环。经过多次循环，目标蛋白及其编码的基因序列最终得到富集和分离（图 42-3）。

二、mRNA 展示技术的优势

作为一种新型体外展示技术，mRNA 展示技术具有许多优点：①库容量大，可达到 10^{15}。在一般情况下，几乎任何文库都可以被构建，从完全随机的肽库到基于复杂蛋白质支架的肽库（如抗体），能够生成最多样化的肽库，以及能够设计含有非天然氨基酸的药物多肽。mRNA 展示技术允许的文库容量是噬菌体展示技术的 10^4 倍，是酵母展示、双杂交、三杂交系统的 10^6 倍，是克隆筛选实验的 10^9 倍；②可以较为方便地与一些基因突变方法，如错配 PCR、DNA 重排等技术相结合，通过突变和淘汰的反复循环，连续产生多样化的 DNA 和蛋白质淘汰，获得高亲和力的抗体，而且所表达的抗体具有正确的空间折叠构象；③抗体的筛选整个过程都在体外进行，不受细菌转化效率的限制；④由于 mRNA 链和其所编码的蛋白质共价连接，可以在严格的选择条件下进行突变体的筛选，去除更多的对照，准确地筛选出有高亲和力的突变体；⑤与核糖体展示技术相比，mRNA 展示技术去掉了核糖体，将 mRNA 与其编码的蛋白质通过嘌呤霉素直接连接到一起，形成一个更简单更坚固的系统。因此 mRNA 展示技术比其他展示技术具有更多的优点。

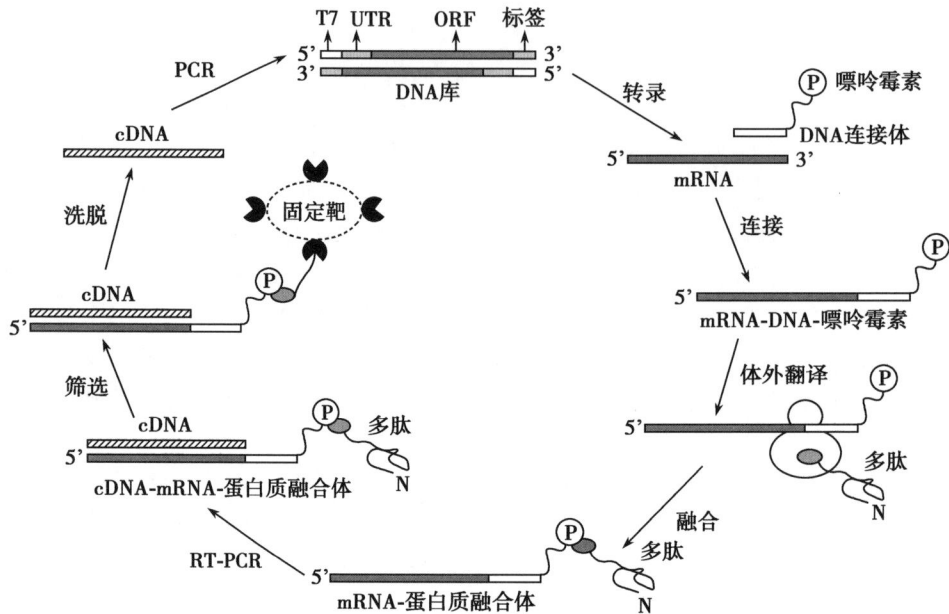

图 42-3 mRNA 展示技术原理图

三、mRNA 展示技术的种类

（一）基于嘌呤霉素技术的 mRNA 展示

基于嘌呤霉素技术的 mRNA 展示是经典的 mRNA 展示技术。最初是采用夹板法（splint）形成 mRNA-嘌呤霉素共轭物,但是其连接效率较低,最终 mRNA-肽融合体形成率只有 1%~10%。2000 年 Kurz 等人改用带有补骨脂素（psoralen）的 DNA 连接子直接通过光交联反应与 mRNA 3′ 末端杂交, mRNA-肽融合体形成率提高到了 40%。但这两种方法都因为有杂交的 DNA 双链序列而影响了 mRNA 3′ 端的稳定性。2003 年 Miyamoto-Sato 等使用 Fluor-PEG Puro（p（dCp)2-T（Fluor）p-PEGp-(dCp)2-puromycin）连接子通过单链酶连接得到了更加稳定和高效的共轭嘌呤 mRNA 模板,mRNA-肽融合体形成率可高达 70%,而且引入荧光素标记后无须再进行放射性标记。2009 年,Tabata 等将 mRNA 展示技术与微流控（microfluidic）系统结合起来用于 ScFv 的体外选择和进化,获得了每轮体外选择富集 10^6~10^8 倍的超高富集率,仅经 1~2 轮体外选择就从~10^{12} 天然随机 ScFv 文库中获得了高亲和力和专一性的抗体, 还进一步证明该方法同样适合蛋白质-DNA 和蛋白质-药物间相互作用的高效体外选择。2009 年,Shibui 等通过对 mRNA 展示技术富集到目的 cDNA-蛋白质复合物后进行适当稀释后进行 PCR 扩增,PCR 扩增 产物可直接用于测序和体外翻译,建立了一个完全由体外系统获得 ScFv 的方法。

（二）基于 supress tRNA 技术的 N-末端融合 mRNA 展示

多种体外展示技术如核糖体展示技术、基于嘌呤霉素技术的 mRNA 展示技术和 DNA 展示技术等 大部分都是通过将被编码蛋白质的 C 末端连接在编码 mRNA 的 3′ 末端,因此不适于那些 C 末端是其功 能所必需的蛋白质的体外进化。2007 年,Ueno 建立了基于 supress tRNA 技术的 N-末端融合 mRNA 展 示技术。其基本原理为:双链 DNA 文库首先被转录成 mRNA。然后,用酰肼修饰的单链 DNA 连接子 与 mRNA 编码区的上游序列进行分子杂交,并用 T4 RNA 连接酶进行连接。此连接产物的酰肼基团随 后与被酰基化到琥珀 supress tRNA 上的苯丙氨酸衍生物的酰基发生化学连接。经修饰后的 mRNA 在 进行体外翻译过程中,修饰后的氨酰 supress tRNA 倾向于占据紧邻起始密码子下游的琥珀终止密码子 上的核糖体的 A 位点,苯丙氨酸便被掺入到生长中的肽链。由于直接在起始密码子的下游插入了一个 终止密码子,除非 supress tRNA 携带的氨基酸掺入新生肽链否则翻译过程即告终止,不会发生未融合肽 与融合肽之间的竞争。于是,新生肽的 N 端就与编码它的 mRNA 连接在了一起。根据被展示肽的性质 筛选 mRNA-peptide 融合文库,通过 RT-PCR 获得下一轮筛选的 DNA 文库。经过多轮筛选后即可通过

RT-PCR 扩增及测序得到表型分子的遗传型分子序列。

（三）非核糖体肽的 mRNA 展示

非核糖体肽（the nonribosome peptides，NRP）如环孢菌素 A、万古霉素和青霉素等在临床治疗上有重要意义。NPR 通常会被 N-甲基化骨架、D-氨基酸、稀有侧链及糖基化所修饰，这有利于增强其蛋白酶水解稳定性、对膜的通透能力以及与靶标的亲和性等。NRP 通常不是由核糖体合成，不需要 mRNA 模板，而是由复杂的多酶聚合体即非核糖体多肽合成酶（nonribosomal ptide synthetases，NRPs）合成，试图通过遗传操作 NRPs 生产新型 NRP 的难度极大。采用 mRNA 展示技术从 mRNA 指导的核糖体翻译产生的组合肽库中发现类 NRP 分子就成为了一个很好的备选方案。核糖体能够耐受含有非天然侧链氨基酸类似物的能力，可以将多种非标准残基掺入肽链。2008 年，Kawakami 等引入遗传密码重新编程的概念，结合弹性酶（flexizyme）和 PURE 系统这两种关键技术，成功合成了含有多个 N-甲基化氨基酸和非蛋白氨基酸的多肽。Flexizyme 系统是一个基于核酶的全新的 tRNA 乙酰化系统，可以将任一氨基酸装载到任一 tRNA 上。PURE 系统是一个全部采用重组元件的体外蛋白质合成系统，其所有组分可根据需要随意调整。两种方法各有所长，可以彼此互补不足。结合 mRNA 展示技术完全有可能从中得到具有更好生物稳定性和利用度的候选肽。

四、mRNA 展示技术的实验步骤

典型的 mRNA 展示步骤包括 mRNA-蛋白质复合物分子共价合成和与靶点结合多肽的筛选。mRNA 展示的流程：合成或扩增获得的 DNA 文库转录成 mRNA；含有嘌呤霉素的连接体连接到 mRNA 的 3' 端，产生的 mRNA-嘌呤霉素模板在体外翻译，从而产生 mRNA-蛋白质复合物，该复合物被逆转录成 cDNA，形成 cDNA/mRNA 双链。随后对 cDNA/mRNA-蛋白质复合物进行筛选，筛选出的序列通过 PCR 扩增，进行进一步的富集。具体实验步骤如下：

（一）编码 mRNA 体外展示的 DNA 库

mRNA 展示系统需要 DNA 文库。DNA 文库包括如下结构：5' 端具有 T7 启动子，可用 T7 RNA 聚合酶体外合成大量 mRNA 库，由 GGG 核苷酸协助转录起始；适用于非细胞翻译系统的 5' 端非编码区；开放阅读框（open reading frame，ORF）；有利于 PCR 扩增的 3' 端非编码区。另外，DNA 文库还应包括用于筛选的标签，如 His 标签、FLAG 标签、血凝素（hemagglutinin，HA）标签，通过亲和层析纯化融合肽。DNA 文库首先进行体外转录形成 mRNA 文库。

（二）连接

每一个编码的 mRNA 3' 端需要连接上一段短的、合成的连接体（linker）。连接分子通常为嘌呤霉素。嘌呤霉素是一种分子量小、化学性质稳定的氨酰 tRNA 类似物。当 3' 端带有嘌呤霉素连接子的 mRNA 在体外翻译系统中完成翻译时，嘌呤霉素模拟 tRNA 末端的氨酰基结构，进入核糖体的 A 位点，抑制了蛋白质的翻译，在新生肽链和嘌呤霉素的 O-甲基酪氨酸之间形成稳定的酰胺键，使 mRNA 的 3' 端与多肽的羧基端共价结合起来后形成稳定的 mRNA-多肽复合体。

提高 mRNA-蛋白质复合体的生成效率需提高 mRNA 与 linker 的连接效率。linker 的长度和序列对融合肽的生成能产生影响，具有 19~30 个寡核苷酸的 linker，其结合效率差别很小，长度大于 40 小于 16 个寡核苷酸的 linker 结合效率明显降低。影响连接效率的另一因素是 linker 的骨架成分。与氨酰 tRNA 分子 3' 端（5' rCrCrA-amino acid）的核糖序列相比，一般 linker 的 3' 端嘌呤霉素附近有 ACC 的脱氧核糖骨架（5' dAdCdCP）连接效率更高。

（三）体外翻译

用于 mRNA 展示系统中的体外翻译系统可以是细菌系统、真核系统或其他来源的蛋白质合成系统。以修饰过的 mRNA 为模板进行体外翻译，待全部编码序列翻译完成，在核糖体上，连接分子和新生肽链 C 端氨基酸残基间形成肽键，得到 mRNA-蛋白质复合物，然后将其从含核糖体及其他成分的反应液中纯化出来。

（四）RT-PCR

正常翻译反应结束后，只有少量体外合成的蛋白质能转化成 mRNA-蛋白质复合物的形式。复合物以

Oligo-（dT）纤维素进行纯化，通过 RT-PCR 反应得到与蛋白质结合 mRNA 的互补 DNA 链，稳定核酸成分并加速筛选后基因信息的恢复。

经过 RT-PCR 形成 cDNA-蛋白质融合体后再进行亲和筛选，可以降低亲和筛选过程中 mRNA 的降解，因为筛选之后 mRNA 模板量大大减少，仅为筛选前的 1%，不足以进行有效的逆转录反应。此外，逆转录形成的 cDNA/mRNA 的杂交双链也避免了 RNA 二级、三级结构对体外筛选的干扰。

（五）筛选

cDNA/mRNA-蛋白质融合体与靶点混合，利用对靶点的亲和层析或免疫沉淀捕获 cDNA/mRNA-融合体及靶点复合物。采用 ELISA、磁珠法等，将筛选的靶点固化于固相载体上，含有目标蛋白的 cDNA-mRNA-蛋白质融合体就能与固相载体上的靶点特异性结合而得到分离。分离的复合物需要洗脱除去与靶点结合较弱或非特异性结合的库成分。亲和筛选中温度和缓冲条件仅受蛋白质靶点稳定性的限制。

（六）获得下一循环的 DNA 模板

在高 pH 下将 mRNA 由捕获的 cDNA/mRNA-蛋白质融合体中水解下来，释放 cDNA 链，由上清液中重新获得的 cDNA 进行 PCR 扩增，为下一轮筛选提供 DNA 模板或测序。这一阶段，利用易错 PCR 可增加以扩增 DNA 为中心的序列多样性。依靠库的多样性和靶点作用，进行 4~10 轮筛选可得到与靶点具有较高亲和性的筛选多肽。

五、mRNA 展示技术的应用

mRNA 展示技术主要应用于发现 RNA、小分子、蛋白质等新的蛋白质配体和阐明蛋白质与药物在细胞中的相互作用机制，其他可能的特殊应用还包括自组装蛋白质芯片、构建非天然氨基酸的文库及研究多肽的化学修饰。

（一）通过 mRNA 展示技术发现新的配体

当前利用 mRNA 展示筛选新的具有指定特征的多肽或蛋白质的方法已经相当完备，与 RNA、小分子和蛋白质结合的序列都能得到分离。经筛选得到的配体亲和力强、特异性高。研究人员相继发现了与 ATP、链霉抗生物素蛋白（streptavidin）和 TNFα 高亲和结合的适配体（aptamer）。在 RNA 适配体的筛选中，现在已能完成对容量 $>9 \times 10^{12}$ 的初始文库的筛选。被筛选到的多肽都与 RNA 以高亲和力结合（Kd=0.5~5.0nmol/L）且大部分被证明与野生型序列相比有相当或更高的特异性。Keefe 和 Szostak 通过对 ATP 结合蛋白质的筛选来分离与生命产生前的远古蛋白同源蛋白质。他们利用 mRNA 展示技术，能筛选到与 ATP 以高亲和力（Kd=100nmol/L）结合，并能以 2 000 倍的特异性从其他核苷三磷酸盐中将 ATP 识别出来的克隆。估计其筛选比例能达到 $1/10^{12}$，几乎与结合 ATP 的 RNA 的筛选相当。Roberts 实验室利用 mRNA 展示技术筛选 G 蛋白调控因子，筛选出的蛋白质除了具有亲和力强，特异性高的特点外，还表现出与 G 蛋白调控（G protein regulation，GPR）模体高度保守位点的差异，显示了调控机制的复杂性。

（二）利用 mRNA 展示技术获得功能性多肽

mRNA 展示技术作为一种大容量文库的体外筛选方法，已应用于由线性肽库、限制肽库、抗体库中筛选高亲和性的具有特定生物学功能的多肽分子，特别适用于获得小分子功能性多肽。Baggio 等利用两个随机文库来筛选与 c-myc 抗体（9E10）和牛胰岛素结合的特异性多肽。

此外，从蛋白库中进行 mRNA 展示筛选，已得到广泛应用。如利用 mRNA 展示技术，从人类蛋白库中筛选出一些新的或已知的钙调蛋白结合蛋白。mRNA 展示也可用来进行核酸亲和多肽分析。以 mRNA 体外展示技术由大容量多肽库中（$>10^{13}$）筛选肿瘤化疗的靶点-胸苷酸合成酶（thymidylate synthase，TS）mRNA 亲和多肽，对随机库进行了 12 轮循环的筛选和扩增。经凝胶迁移及体外翻译实验证实，筛选循环之后的多肽能够与 TS mRNA 高度亲和，并抑制 TS mRNA 的翻译。表明 mRNA 体外展示方法得到的亲和多肽可用作新的 TS mRNA 的翻译抑制剂，并有可能成为一类新型的抗肿瘤药物。

（三）利用 mRNA 展示技术进行蛋白-蛋白或 DNA-蛋白相互作用分析

mRNA 展示技术也被用来进行蛋白-蛋白或 DNA-蛋白相互作用关键结构域的鉴定。Hammond 实验室利用随机引物从几个不同的人类组织中构建 mRNA 展示文库。该方法产生的文库含有多种不同长度的序列。通过对抗凋亡蛋白 Bcl-XL 的筛选,分离了 20 多种不同蛋白,包括已知的相互作用蛋白:Bim、Bax 和 BCL2L12。McPherson 等用免疫抑制药物 FK506 作细胞文库的靶标来进行筛选,结果分离到了已知的相互作用蛋白 FKBP,并定义了 FKBP 与 FK506 相互作用所必需的区域。日本 Yanagawa 实验室又研究出一项 mRNA 展示技术的新应用,利用 mRNA 展示技术筛选 DNA 结合蛋白,分析 DNA 和蛋白质的相互作用。因为转录因子几乎都与 DNA 结合形成异源二聚体,说明该技术在转录因子复合体的筛选上将大有所为。

(四) mRNA 展示技术在抗体和抗体模拟中的应用

mRNA 展示通过在体外翻译一段与嘌呤霉素相连的 mRNA 来产生蛋白文库,翻译后形成的 mRNA-蛋白质复合体用 PCR 的方法回收编码新蛋白质的序列,可产生大于 10^{13} 的多肽或蛋白质文库。mRNA 展示有利于筛选单链蛋白,首次应用 mRNA 展示是筛选蛋白质亲和产物,如抗体重链可变区(variable domain of antibody heavy chain,VH)和人第 10 纤维连结蛋白类型Ⅲ结构域(10th human fibro nectin type Ⅲ domain,10 Fn3)。10 Fn3 是一个含有 94 个氨基酸残基的肽段,是纤连素的一个组成部分。尽管它与抗体具有很低的同源性,但 10 Fn3 的空间结构类似于 VH 或 VL。在抗肿瘤坏死因子 α(tumor necrosis factor alpha,TNF-α)的筛选中获得了大量的类似 Fn3 的蛋白质,它和 TNF-α 结合的亲和性为 1~24nmol/L,而利用易错 PCR 经过多轮筛选后亲和性提高到 20pmol/L 左右。10 Fn3 衍生的抗体类似物不含二硫键,易于在大肠杆菌中表达、折叠和纯化。

在 mRNA 展示中产生的抗体片段文库与人的天然免疫系统及构建的基因工程抗体文库相比发生了显著的进化,亲和力不断提高(即抗原与抗体的结合能力随着筛选次数的增加而不断提高)。产生的 mRNA-VH 和 mRNA-VL 文库分别含有 10^{12}~10^{13} 个分子,远多于人免疫球蛋白重链 VH(10^8)和轻链 VL(10^4)抗体库的多样性。运用 mRNA 展示技术筛选的抗血管内皮生长因子受体 2(vascular endothelial growth factor receptor two,VEGF-R2)抗体可和细胞膜上表达 VEGF-R2 的 CHO(Chinese hamster ovary cell)细胞特异性地结合。

(五) mRNA 展示技术的其他一些特殊应用

把 mRNA 展示技术中的 mRNA-蛋白质融合体运用到高通量筛选技术-蛋白质芯片技术中,形成了一门新技术——自组装蛋白质芯片技术。利用标准的 DNA 芯片上的 DNA 序列,通过碱基互补配对作用与 mRNA-蛋白质融合体上的 RNA 杂交,从而将 DNA 芯片转换成蛋白质芯片。另一特殊应用是建立包含非天然氨基酸残基的 mRNA 展示文库。噬菌体展示和酵母双杂交技术只能利用 20 种天然氨基酸形成展示蛋白质。mRNA 展示技术不依赖活体细胞,再结合提供非天然氨基酸的 tRNA 抑制物技术或通过四基密码子(four-base codon)介导就能成功构建包含非天然氨基酸的文库,大大增加了展示文库的化学复杂性,使得发现高亲和力、高特异性、高稳定性的配体分子更为容易。

六、mRNA 展示技术的展望

目前,mRNA 展示技术已经相当成熟,以其自身的优势从各种展示技术中脱颖而出,成为体外蛋白质筛选和定向进化的有力工具,并在多个研究方面得到运用。通过 mRNA 展示技术筛选到的分子能够成为了解和控制生物学过程的工具,增加了对分子间相互作用和潜在疾病治疗机制的了解。但 mRNA 体外展示技术还是一项不断发展的技术,在很多方面尚待完善:如何进一步增加 mRNA-蛋白质融合体的稳定性,使 mRNA 在体外翻译系统中的降解达到最小;如何进一步提高 mRNA-蛋白质融合体的生成效率,以提供更大容量的文库和简化翻译后修饰的过程,都是未来的主要研究方向。同时如何将该技术标准化自动化以在更多的领域进行推广也是亟待解决的问题。mRNA 展示技术作为一种新兴的高效的筛选工具,发展潜力巨大,可以想象在不远的将来体外展示技术将在生物技术、医药卫生和蛋白质组学等多个方面得到更广泛的应用。

(周 蕊)

参 考 文 献

[1] 张向阳. 医学分子生物学[M]. 南京:江苏凤凰科学技术出版社,2018.

[2] 金征宇,张雪宁,赵阳,等. 基因与纳米探针-医学分子成像理论与实践[M]. 天津:天津科学技术出版社,2017.

[3] 钱旻,蒋黎华. 免疫学原理与技术[M]. 北京:高等教育出版社,2011.

[4] 邹克琴. 基因工程原理和技术[M]. 杭州:浙江大学出版社,2009.

[5] 龚燕华,彭小忠. 蛋白质相互作用及亚细胞定位原理与技术[M]. 北京:中国协和医科大学出版社,2009.

[6] 王俊丽,聂国兴. 生物制品学[M]. 北京:科学出版社,2008.

[7] 朱荫昌,吴观陵,管晓虹. 血吸虫感染免疫学[M]. 上海:上海科学技术文献出版社,2008.

[8] 牛勃. 现代生物学技术进展[M]. 太原:山西人民出版社,2007.

[9] 周东坡,赵凯,马玺. 生物制品学[M]. 北京:化学工业出版社,2007.

[10] ERICAGOLEMIS. 蛋白质-蛋白质相互作用分子克隆手册[M]. 贺福初,钱小红,张学敏,等译. 北京:中国农业出版社,2004.

[11] 徐洵. 海洋生物基因工程实验指南[M]. 北京:海洋出版社,2004.

[12] 吴雄文,梁智辉. 实用免疫学实验技术[M]. 武汉:湖北科学技术出版社,2002.

[13] 姜浩,张静,吕雪飞. 噬菌体展示技术及其在生物医学检测中的应用[J]. 生命科学仪器,2019,7(6):32-39+31.

[14] 葛逸盟,张玉莹,林怡婷,等. 让病毒成为蛋白质分子的"展柜"——2018年诺贝尔化学奖简介之噬菌体展示技术[J]. 生物学通报,2018,53(12):5-8.

[15] 张家禾,左伟勇,洪伟鸣,等. 噬菌体展示技术及其在抗体制备中应用的研究进展[J]. 南昌大学学报(医学版),2014,54(2):83-88.

[16] 秦燕,张玲云,张德玖. 核糖体展示技术在非编码核酸研究中的应用[J]. 生命科学,2014,26(3):234-238.

[17] 何金桃,石艳丽,刘萍萍,等. 噬菌体展示技术筛选日本血吸虫抱雌沟蛋白分子受体[J]. 中国血吸虫病防治杂志,2011,23(3):279-284.

[18] 孟繁梅,张朝辉,艾云灿. 噬菌体展示技术系统发展进展[J]. 遗传,2011,33(10):1113-1120.

[19] 卢明锋. 体外展示技术研究进展[J]. 生命科学,2010,22(8):823-830.

[20] 李珣,任珍珍,钟国华. 噬菌体展示技术在蛋白质研究中的应用[J]. 生命的化学,2009,29(4):588-59.

[21] 何金桃,金亚美,刘金明,等. 噬菌体展示技术及其在寄生虫研究中的应用[J]. 生物技术通报,2009(S1):104-107.

[22] 杨磊,张春明,王德芝. 体外展示技术及其在抗体工程中的应用[J]. 现代生物医学进展,2009,9(13):2590-2593.

[23] 郑磊,李前伟. 核糖体展示技术的研究与应用现状[J]. 现代生物医学进展,2009,9(19):3753-3756+3763.

[24] 阎松,张翼,吕红丽,等. 体外展示技术[J]. 生物医学工程学杂志,2009,26(6):1367-1371.

[25] 孙毅,刘金明. 噬菌体展示技术及其在抗血吸虫疫苗研究中的应用[J]. 中国兽医寄生虫病,2008,16(1):23-27.

[26] 刘相叶,邓洪宽,吴秀萍,等. 噬菌体展示技术及其应用[J]. 动物医学进展,2008,29(1):60-63.

[27] 孟夏萌,高志贤,段宏泉. 核糖体展示技术原理与应用[J]. 解放军预防医学杂志,2008,26(3):223-226.

[28] 邹媛,詹金彪. 分子文库展示技术[J]. 细胞生物学杂志,2007,29(2):179-186.

[29] 李玉彬,张春明. 核糖体展示技术[J]. 生命的化学,2006,26(4):363-365.

[30] 张万巧,王建,贺福初. mRNA展示技术[J]. 生物化学与生物物理进展,2006,33(8):795-799.

[31] 郭爱疆,才学鹏. 丝状噬菌体展示技术在寄生虫学中的应用[J]. 中国寄生虫学与寄生虫病杂志,2006,24(4):304-308.

[32] 阎松,牛荣丽,张培军,等. 运用mRNA体外展示技术筛选胸苷酸合成酶RNA亲和肽[J]. 生物化学与生物物理进展,2005,32(11):1081-1087.

[33] JAROSZEWICZ W,MORCINEK-ORŁOWSKA J,PIERZYNOWSKA K,et al. Phage display and other peptide display technologies[J]. FEMS Microbiol Rev,2022,46(2):1-25.

[34] KAMALINIA G,GRINDEL BJ,TAKAHASHI TT,et al. Directing evolution of novel ligands by mRNA display[J]. Chem Soc Rev,2021,50(16):9055-9103.

[35] KUNAMNENI A,OGAUGWU C,BRADFUTE S,et al. Ribosome Display Technology:Applications in Disease Diagnosis and Control[J]. Antibodies(Basel),2020,9(3):1-17.

［36］ OIKONOMOU P,SALATINO R,TAVAZOIE S. In vivo mRNA display enables large-scale proteomics by next generation sequencing［J］. Proc Natl Acad Sci USA,2020,117（43）:26710-26718.

［37］ LI R,KANG G,HU M,et al. Ribosome Display:A Potent Display Technology used for Selecting and Evolving Specific Binders with Desired Properties［J］. Mol Biotechnol,2019,61（1）:60-71.

［38］ LEDSGAARD L,KILSTRUP M,KARATT-VELLATT A,et al. Basics of Antibody Phage Display Technology［J］. Toxins（Basel）,2018,10（6）:1-15.

［39］ TAN Y,TIAN T,LIU W,et al. Advance in phage display technology for bioanalysis［J］. Biotechnol J,2016,11（6）: 732-745.

［40］ JOSEPHSON K,RICARDO A,SZOSTAK JW. mRNA display:from basic principles to macrocycle drug discovery［J］. Drug Discov Today,2014,19（4）:388-399.

［41］ PLÜCKTHUN A. Ribosome display:a perspective［J］. Methods Mol Biol,2012,805:3-28.

［42］ THOM G,GROVES M. Ribosome display［J］. Methods Mol Biol,2012,901:101-116.

［43］ UENO S,NEMOTO N. cDNA display:rapid stabilization of mRNA display［J］. Methods Mol Biol,2012,805:113-135.

［44］ SUN S,KONDABAGIL K,DRAPER B,et al. The structure of the phage T4 DNA packaging motor suggests a mechanism dependent on electrostatic forces［J］. Cell,2008,135（7）:1251-1262.

［45］ HE M,TAUSSIG MJ. Ribosome display:cell-free protein display technology［J］. Brief Funct Genomic Proteomic,2002, 1（2）:204-212.

第七篇

寄生虫疫苗研究技术

疫苗（vaccine）泛指源自病原体的物质，能通过一定方式接种机体而产生抗特定病原体感染的免疫保护力。疫苗的出现，始于 18 世纪英国医生琴纳接种牛痘预防天花的实践。当时作为一项全新的事物，琴纳也遇到了来自政府、专家学者、教会、世俗等的重重阻力。然而，事实说明了一切。牛痘苗业已问世，便获得世界范围内的广泛使用，至 1979 年世界卫生组织宣布全球消灭天花，不仅表明通过疫苗接种能成功消灭一种传染病，也极大地增强了疫苗控制其他传染病的信心。牛痘苗的实践，几乎是免疫学尚未兴起前疫苗成功应用的唯一案例。经过漫长的发展阶段，有关疫苗方面的知识已成为一门独立的学科，即疫苗学（vaccinology），它涵盖疫苗的研究、生产工艺、质量鉴定、使用和管理等环节，涉及病原生物学、免疫学、传染病学、化学及生物化学、病理学、分子生物学、流行病学和卫生统计学等多门学科的理论和实践，使疫苗在预防传染病发生中发挥日益重要的作用。随着现代免疫学和临床实践的发展和深入，疫苗已突破传统抗感染免疫的范畴，进一步延伸到控制人类疾病的其他方面，如抗肿瘤疫苗、抗病理疫苗等，使疫苗成为临床疾病治疗新的有效工具。

疫苗的研究和发展，建立在两个根本基础上。一是大量病原体陆续被发现，此应主要归功于 17 世纪列文虎克发明光学显微镜及 20 世纪初卢斯卡和诺尔发明电子显微镜，以及巴斯德在早期疫苗制备技术上的一系列开创性贡献，如采用物理、化学和微生物传代等方法，实现病原微生物的减毒，使其成为当之无愧的疫苗之父。另一是免疫学理论和方法的形成。病原体的发现，不仅确定了病原的物质基础，也使作为疫苗的病原体物质的获得成为可能，此对于早期微生物疫苗的研究和发展显得特别重要。而免疫学的发展，则使疫苗研究摆脱纯经验的制约，走向科学的路径，主要体现在对疫苗免疫机制的认识和免疫效果的客观评价上。与此同时，佐剂的研究也获得长足进步。除铝佐剂外，一些新型佐剂的研究正方兴未艾，如多核苷酸佐剂和细胞因子佐剂等，因具明显的增强整体或所需类型抗感染免疫应答的作用，显示出良好的应用前景。

从组成特征上看，疫苗研究经历了死疫苗、减毒活疫苗、亚单位疫苗、多肽疫苗和核酸疫苗等不同发展阶段，此既与当时的实验分析技术水平有关，也反映了人们追求医用生物制剂完美的历程。在琴纳的年代，限于当时的医疗水平，疫苗着眼于降低传染病的高致死率和致残率。而依现代的要求，疫苗不仅要能诱导高的免疫保护性，而且要具备高度安全性。历史上曾发生过数起疫苗安全性事故和灾难，其原因或是疫苗制备中受到污染，或是病原体灭活不彻底，或是与疫苗诱导的超敏反应有关。客观上说，疫苗的免疫保护效果与疫苗研究经历的发展阶段并无必然的联系，目前仍在使用的疫苗，主要是死疫苗、减毒活疫苗和亚单位疫苗，而多肽疫苗、抗独特型抗体疫苗和核酸疫苗等的研究，更多基于现代免疫学理论和技术手段之上，也已显现出较光明的发展前景。值得提及的是，自 2020 年新冠病毒感染疫情在全球暴发以来，针对该病毒疫苗的研制，在相对较短的时间内无论是人力和资源的投入、试验疫苗类型的多样，还是临床试验程序和审批的高效，再到附条件上市的速度和免疫接种的覆盖面等，均创造了人类疫苗研制和应用实践上的空前纪录。有理由相信，期间获得并积累的尤其是有关腺病毒载体疫苗和 mRNA 疫苗的经验和教训，必将为其他病原体疫苗的研制带来有益的参考和帮助。

有关寄生虫病的疫苗研究，也经历了一个漫长的过程。应当看到，对发展寄生虫病疫苗，仍存在很多认识上的误区。一些观点认为，寄生虫病的流行总体上趋于下降；并且，对多数寄生虫病而言，现在已经有有效的化学治疗药物，因此对疫苗的需求并不迫切。然而，再感染的频繁发生，不仅是一些重要寄生虫病控制中面临的难题，同时，反复感染积累和逐渐加重的病理损伤，也成为临床治疗的障碍。至今，还没有一种商品化的人体寄生虫病疫苗面市。分析其原因，可归结于两个主要方面。一是从结构和组成上看，寄生虫抗原远较微生物复杂，即便是其中相对简单的原虫也是这样。可以设想，寄生虫虫体上有限的受免疫攻击靶点，或许不足以使宿主完成有效的抗虫免疫过程。另一个也可能是更主要的方面，寄生关系是寄生虫与宿主在长期共进化过程中形成的一种相对"稳定"的相互关系，寄生虫为适应宿主的免疫环境，已发展出许多逃逸免疫应答的机制，主要包括改变自身的抗原及干扰宿主的免疫应答等方式。因此，业已暴露的寄生虫抗原作为疫苗分子的有效性值得怀疑。当然，寄生虫感染宿主免疫应答及抗感染免疫应答的过程，也较微生物复杂，对其机制还缺少足够的认识，也成为限制寄生虫病疫苗发展的重要因素。然而，寄生虫病疫苗研究从未停止过步伐。在疫苗免疫保护性不断提高、新型疫苗及剂型陆续获得实验探索的同时，对疫苗诱导的免疫应答特征及有效免疫保护机制的认识也逐渐深入。以危害最为严重的两大寄生虫病疟疾和血吸虫病为例,疫苗的研究正不断取得进展。疟疾疫苗,经历了灭活及减毒虫体疫苗、蛋白疫苗、基因工程重组亚单位疫苗和核酸疫苗等研究阶段后,目前的工作多集中在基因工程重组亚单位疫苗和核酸疫苗上,并就疫苗的设计原则获得基本共识,即①所选择的抗原能诱导保护性免疫反应和具明确的虫期特异性;②选择的抗原应来自不同虫期,同一虫期的抗原也应为多价抗原组成;③疫苗分子的构建应尽可能简单。有关血吸虫病疫苗的研究,基于不同的疾病控制策略和目的,分别有抗感染疫苗(针对尾蚴的感染)、抗病理疫苗(针对虫卵造成的肉芽肿免疫病理损害)和抗生殖疫苗(以减少产卵、降低虫卵污染指数为主要目的)。我国国民经济发展"九五"计划期间由总理预备金资助的"日本血吸虫病疫苗研究"专项,不仅培养了一支血吸虫病疫苗研究的专业骨干队伍,明显缩小了我国与国际水平的差距,同时也获得了一批重要研究成果,并在一些领域形成了我国的研究特色。同时,疫苗免疫保护性机制研究已成为关注的焦点。可以期望,在有效突破限制免疫保护力发展的关键因素后,疫苗必将成为新型工具在寄生虫病防控中发挥重要的作用。

（王　勇）

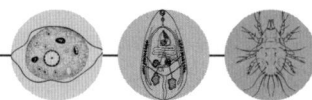

第四十三章

全虫疫苗

目前寄生虫疫苗的类型颇多,包括从自然界中分离的疫苗、减毒的活疫苗、灭活(死)的虫体疫苗、亚单位疫苗、合成的或重组的抗原疫苗、抗独特性抗体疫苗和 DNA 疫苗等。1994 年 WHO 启动的寄生虫基因组计划,横跨原生动物门、扁形动物门、线形动物门、软体动物门及节肢动物门,涵盖了疟原虫、血吸虫、锥虫、丝虫和利什曼原虫等重要人体寄生虫,由于存在诸多的科学问题,迄今尚未获得公认的、能够预防寄生虫病的疫苗。因此,寄生虫疫苗的研究方兴未艾。

第一节 死 疫 苗

医学上死疫苗(dead vaccine)又称为灭活疫苗(inactivated vaccine),是选用能产生较强免疫性的病原体,经人工大量培养后,用物理的(热、射线等)或化学的(甲醛、苯酚、结晶紫、p-丙烯内酯等)方法灭活(杀死病原体)制成,使其丧失感染性或毒性而保有免疫原性,接种动物后能产生自动免疫、预防疾病的一类生物制品。死疫苗的主要作用是诱导具有免疫力的特异抗体的产生。为了维持血清中抗体的水平,常需多次接种,注射的局部和全身的反应也较重,比如霍乱、百日咳、伤寒、狂犬病等疫苗。寄生虫的死疫苗是死的寄生虫虫体或裂解物,经物理或化学方法处理后,使其毒力丧失,但仍保留免疫原性,利用其保留的抗原性,引起机体免疫反应,产生保护性抗体,但由于其免疫作用弱,必须多次注射,并且量要大才能得到长期的保护作用。

一、死疫苗的分类

根据有无佐剂或佐剂的不同可分为下述几类:

(一)无佐剂的疫苗

①组织灭活苗,如传染性法氏囊组织灭活苗、兔瘟组织灭活苗等;②培养物灭活苗,如大肠杆菌灭活水剂苗、葡萄球菌灭活水剂苗、兔巴氏杆菌灭活水剂苗等。

(二)有佐剂的疫苗

包括矿物油白油佐剂苗(最常用的一种)、蜂胶苗、氢氧化铝胶苗等。近几年对油乳剂灭活苗的研究进展非常快,疫苗产品的种类也开发了很多,蜂胶苗以滨州兽医研究所的研究最多。氢氧化铝胶苗比较少用。

以上疫苗优点是无毒安全,稳定,易于保存运输,不散毒,无毒力返强的情况,便于制备多价苗和多联苗,产生抗体水平高,持续时间长。而缺点是产生抗体慢、使用剂量大、需多次免疫和不产生局部免疫力,若灭活苗不加佐剂虽产生抗体快,但抗体持续时间短。

二、死疫苗技术在寄生虫学研究中的应用

利用灭活的方法已成功研制 30 多种抗细菌和病毒性传染病的疫苗。但是由于寄生虫抗原成分复杂,大量培养和制备寄生虫存在技术和工艺上困难,因此至今尚无有应用价值的灭活疫苗问世。下面简单介

绍几种寄生虫灭活疫苗的研究。

(一) 利什曼原虫混合灭活疫苗

以利什曼原虫死虫为皮试抗原进行辅助诊断和流行病学调查已有数十年历史。据此,巴西、委内瑞拉和伊朗的专家们选用死的利什曼原虫前鞭毛体作为候选疫苗。用一种包含 4 或 5 种利什曼原虫混合物的灭活疫苗,对皮肤利什曼病的保护力达 67%~86%。目前,该疫苗正在进行 I 期试验,尚未见有严重副作用发生。一种死利什曼原虫和 BCG 复合疫苗皮下注射,可对局限性皮肤利什曼病产生有效的免疫治疗作用。这种治疗效果产生的机制,可能是已经存在的恶性化的 Th2 型反应转化为保护性的 Th1 型反应。目前正在检验 BCG 结合墨西哥利什曼原虫疫苗的预防效果。在伊朗,用活杜氏利什曼原虫进行免疫(利什曼化),导致许多不愈性的病损。伊朗卫生部正在开发死疫苗,已对几种单剂量的 BCG 结合疫苗进行了 I~II 期试验,以保护性免疫反应为指标。

(二) 弓形虫灭活疫苗

使用化学和物理处理方法生产灭活弓形虫疫苗是制造安全稳定弓形虫疫苗的最早方法之一,Waldeland 和 Frenkel(1983)用含或不含佐剂的灭活速殖子免疫小鼠,再攻击感染致病株 M-7741,研究结果表明该疫苗免疫仅提供轻微的保护,灭活的弓形虫速殖子由于它们已经失去了复制和感染能力,因此需要不断加强免疫接种来获得足够的免疫刺激。而 Elwell 和 Frenkel(1984)用福尔马林杀死的弓形虫虫体,接种豚鼠可使豚鼠获得抗致死剂量的强毒 RH 株弓形虫感染的免疫保护力。Haque 等(1999)通过接种弓形虫灭活疫苗研究对疟原虫感染的保护作用,用热灭活的弓形虫速殖子免疫 BALB/c 小鼠,再攻击感染约氏疟原虫,发现表明,弓形虫非特异性免疫可导致约氏疟原虫感染小鼠的早期 IFN-γ 应答恢复,使感染早期 NK 细胞数量和 IFN-γ mRNA 转录水平显著增加,并建立免疫调节机制,有效对抗感染后期促炎细胞因子的促疾病作用。

(三) 伊氏锥虫灭活疫苗

伊氏锥虫由于抗原变异和产生免疫抑制,给预防工作带来极大困难。国内刘俊华等率先用多因素致弱苗免疫小鼠、家兔和马,对同株虫体可获得较强免疫保护作用。但由于锥虫多因素致弱苗在制备、保存、运输过程中有很多不便,加之致弱苗有返祖的危险,因此在实际中不宜推广应用。王祥生等用纯化和培养的虫体通过特殊综合佐剂制备伊氏锥虫灭活苗,经小白鼠、家兔免疫试验,结果对同株虫体的攻击分别获得 20/20 和 7/8 的保护,而对异株虫体仅部分保护或完全无保护,说明不同地区的伊氏锥虫存在不同程度的抗原变异现象。本试验用当阳市本地虫体制苗,使免疫效果有显著性提高。为了提高免疫效果,只有采用本地虫株制苗,才能不受抗原变异的影响。他们用当地分离的虫株制备疫苗,免疫接种耕牛 12 500 头,也获得良好免疫效果。

(四) 脂质载体疟原虫灭活疫苗

甘露糖基化脂质核心肽(Mannosylated lipid core peptides,MLCP),常被用作脂质体包裹寄生虫抗原的靶向配体,将红细胞期失活的疟原虫包裹在脂质体中,由脂质体靶向抗原递呈细胞(Antigen presenting cells,APC),可被 APC 有效吸收,显著上调 MHCII 和共刺激分子 CD80 和 CD86 的表达,Giddam 等(2016)构建了两种此类疫苗——一种是沙巴迪疟原虫疫苗,另一种是约氏疟原虫疫苗,用于啮齿动物小鼠中,MLCP 脂质体疫苗能够控制寄生虫负荷,延长小鼠存活时间。Stanisic 等(2021)开发并评估了约氏疟原虫脂质体疫苗,该疫苗通过掺入 TLR4 激动剂、3D(6-酰基)PHAD 和甘露糖,将脂质体靶向抗原呈递细胞而增强免疫原性,接种疫苗后,小鼠受到免疫保护,诱导引起强烈的细胞免疫反应,引起抗疟原虫特异性脾细胞增殖和 Th1/Th2/Th17 细胞因子产生,还可诱导产生 IgG1 亚类的疟原虫特异性抗体,其中 CD4[+]T 细胞和 γ 干扰素是保护性免疫反应的关键成分。

第二节 活 疫 苗

活疫苗即减毒活疫苗(attenuated vaccine),由无毒或弱毒的病原微生物制成,无毒性和致病性,但保存了免疫原性及在体内的增殖活性。与死疫苗相比,其特点为:由于可在体内增殖,所需接种剂量小,且仅需一次接种;能在宿主体内不断地低水平复制,不断地激发宿主的免疫保护性;接种过程类似隐性或轻度感染,接种局部及全身反应较轻;免疫效果较死疫苗好。目前应用的减毒活疫苗有卡介苗、麻疹、腮腺炎、脊髓灰质炎、风疹及水痘疫苗等。但减毒活疫苗的缺点是减毒病原体可能通过突变恢复毒力,应引起注意。

一、活疫苗的制备方法

活疫苗是指将病原生物在人工条件下促使其变异,失去致病性,但保留免疫原性和繁衍能力和剩余毒力,接种后在人体内有一定程度的繁殖或复制,类似一次轻型的自然感染过程,但不会导致人发病。

(一) 照射致弱疫苗

目前国际上主要使用的乙脑疫苗有两种,即日本的鼠脑提纯灭活疫苗和中国的地鼠肾细胞灭活疫苗。减毒活疫苗我国正在试用中,紫外线照射后获得的减毒活疫苗株,远较国外的减毒株毒力低,而且免疫原性好。

(二) 化学致弱疫苗

常用的方法是化学突变制备弱毒株。人呼吸道合胞病毒(respiratory syncytial virus,RSV)用5-氟尿嘧啶突变后以温度敏感型筛选获得减毒株cpRSV疫苗。冷传代(cp)2RSV是目前研究最成熟的活疫苗,基于多减毒突变比单突变病毒遗传上更稳定的原则,将不稳定的cp2RSV经化学诱变剂诱变,产生了较理想的一代RSV活疫苗,在啮齿类、黑猩猩及人类体内遗传稳定性良好,至少有4个这样的突变株已经在血清阳性儿童和血清阴性较大儿童中进行了临床试验。

(三) 活细胞疫苗

1. 树突状细胞(dendritic cell,DC) DCs来源于单核细胞—CD34$^+$定向造血干细胞,该细胞可用灭活的肿瘤细胞、多肽、I型干扰素等共同培养进行免疫激活(pulsing),免疫动物后可激发CD8$^+$等类型的免疫反应。

2. 肿瘤细胞疫苗 用致死性照射的粒-巨噬细胞集落刺激因子(granulocyte-macrophage colony-stimulating factor,GM-CSF)转导的自体肾肿瘤细胞疫苗免疫患IV期肾细胞癌的病人,证明该疫苗增强了抗肿瘤的细胞免疫和体液免疫,对延长患者寿命具有重要的意义。用照射致弱的经逆转录病毒介导的能够分泌GM-CSF的自体黑色素瘤细胞免疫黑色素癌细胞转移的患者,也能够诱导抗肿瘤免疫。

(四) 传代培养致弱疫苗

1. 乙型脑炎疫苗 减毒活疫苗我国正在试用中,该疫苗系选用SA14株第11代病毒在原代地鼠肾细胞连续传100代后获得的减毒活疫苗株,远较国外的减毒株毒力低,而免疫原性好。但是,在选种过程中该种病毒经小鼠脑内传代后有毒力恢复的现象。但筛选出的SA14-14-2在小鼠脑内接种或脑内传3~5代为检测指标,达到了弱毒株群体高度均一,不易回复毒性的目的。

2. 腮腺炎减毒活疫苗 鸡胚细胞培养减毒活疫苗,国外自1966年开始大量使用,其预防感的效果小儿可达97%,成人可达93%,腮腺炎活疫苗与麻疹、风疹疫苗同时联合使用,结果满意,三者之间互不干扰。免疫后,腮腺炎病毒的中和抗体至少可保持9.5年。

3. 流感疫苗 减毒活疫苗采用在鸡胚尿囊液中或组织培养中多次传代减毒的活流感病毒,接种于呼吸道黏膜上皮,繁殖后产生自动免疫力。此疫苗制备较简单,大多含单价甲型病毒,用鼻腔喷雾法(每侧0.25ml)或氯溶胶气雾法进行接种。接种后血清及局部抗体均有上升,保护期为半年至一年,国内报告发病率可降低50%~70%。疫苗需冷藏或制成干燥剂。接种后可有发热及呼吸道症状,一般较轻,但在无基础免疫力者反应较重,故婴幼儿、老人、孕妇、心、肾、肺、神经系统等慢性病患者及糖尿病、免疫低下患者禁用减毒活疫苗,必要时可用灭活疫苗。

4. 卡介苗 1902年,法国科学家诺卡德(Nocard)从患结核病的牛乳房分离到牛型结核菌,卡拉米特(Calmeitte)和介瑞(Guerin)将其接种在5%甘油、胆汁、马铃薯培养基上进行培养传代,经过230代,历时13年,终于制备出用于结核病预防的减毒活疫苗。为了纪念卡拉米特和介瑞的功绩,这种菌苗被命名为卡介苗。

(五) 重组减毒活疫苗

是指用基因工程的方法将毒力基因敲除,制备出毒力基因缺失的活疫苗,该种疫苗可以产生与天然病毒相同的细胞免疫和体液免疫。目前该策略已成功地用于预防人类的脊髓灰质炎、麻疹、水痘等疾病。

利用人类应用过多年的减毒病原体,如减毒的牛痘、被修饰的安卡拉痘、塞姆利基森林病毒等作为活载体,将 HIV 的重要抗原基因插入其内并导入人体进行表达。由于可在体内以天然方式加工和合成抗原并递呈给免疫系统,因而可以诱导比较广泛的细胞和体液免疫应答,具有良好的免疫原性。为了诱导 CTL和抗体反应,人们通常应用被称为"基础-加强"的联合免疫方法,这通常是应用重组病毒载体做基础免疫,重组蛋白做加强免疫。其中人们对重组金丝雀病毒载体的关注最多,因为其为鸟类病毒,在哺乳动物中不繁殖,因此更为安全。

(六)非致病性异种活疫苗

用与致病性病原体具有同源性的非致病株作为疫苗,免疫动物后,在动物体内能产生抗致病株的免疫力。该种疫苗已广泛地用于利什曼病疫苗的研究中。

(七)冷适应减毒活疫苗

冷适应流感疫苗是一种降低了毒力并能在最佳适应温度下生长的人流感病毒株,具有对温度敏感,对人致病性较弱的特点。其接种途径和免疫效果优于灭活疫苗,可在上呼吸道复制,能诱导黏膜免疫、体液免疫及细胞免疫反应,有更持久的保护作用;对表面抗原发生突变的流行株病毒有一定的保护作用。临床实验证明冷适应减毒活疫苗长时间使用时未见回复突变,并适用于儿童。但是,冷适应减毒活疫苗与其他流感病毒可能发生基因重配得到毒力恢复的重配株病毒;此外,冷适应减毒活疫苗在免疫缺陷患者中使用有致病的危险。

二、活疫苗技术在寄生虫学研究中的应用

寄生虫病疫苗具有如下几种类别:低毒野生型活疫苗、减毒疫苗、灭活疫苗或死疫苗、组分疫苗(包括提取物及代谢产物)、合成及重组抗原疫苗、抗独特型疫苗和裸 DNA 疫苗。目前尚无被普遍采用的寄生虫病疫苗,具体的原因总结如下:①无足够虫源;②寄生虫病病程多变,一种疫苗可能需要针对不止一个疾病阶段产生保护力;③寄生虫具有多种免疫逃避手段;④所涉及的抗原复杂,对其引起的保护性免疫反应也不清楚。

传统的寄生虫疫苗是基于减毒的原虫或蠕虫感染阶段疫苗。虽然一些减毒疫苗在抗寄生虫免疫中具有较好的效果(如球虫、贾第虫、弓形虫及肺线虫,但是它们的保护效果极不稳定而且很昂贵。

(一)疟原虫活疫苗

1. 照射减毒活疫苗　在成功的照射减毒的子孢子疫苗报道 30 多年之后,至今仍未有行之有效的疟疾疫苗出现,然而实验和现场的数据显示这个设想仍是可行的。但是关于疟疾病原生物学、宿主-寄生虫相互关系、免疫及免疫逃避机制、免疫反应的靶标及调节等方面大量的数据,还不足以使我们能够了解如何正确地操控整个系统,开发出一种有效的疫苗。一些红外期疟原虫的疫苗已在人体进行小规模试验。开发这些疫苗的根据是用照射减毒的子孢子免疫小鼠,激发小鼠对子孢子攻击感染的完全抵抗力。大多数的疟疾疫苗是减毒或灭活的全虫疫苗。以活蚊虫作为疫苗转运机体,以照射减毒的恶性疟原虫(*Plasmodium falciparum*)子孢子为疫苗,所用免疫方法是让感染了大量受照射的疟原虫的蚊虫反复叮咬试验动物,93%(13/14)的志愿者及 94% 的接种者中产生了对疟疾完全的保护性。

Vom Steeg 等(2019)报道了不同性别 C3H 小鼠接种照射减毒的表达恶性疟原虫 CSP 蛋白的转基因伯氏疟原虫(*Plasmodium berghei*)子孢子后,经蚊虫叮咬或皮内注射伯氏疟原虫攻击的小鼠免疫反应的差异,辐射减毒子孢子免疫可使成年雌性小鼠对伯氏疟原虫攻击产生更大的保护,这与成年雌鼠比成年雄鼠产生更多更具亲和性的 CSP 抗体和以及与 CD8[+]T 细胞 IFN-γ 产生有关。

除了减毒子孢子疫苗外,还可使用处于无性增殖期的减毒疟原虫作为免疫原,Gerald 等(2011)通过使用照射将高毒力的伯氏疟原虫虫株减弱为不可增殖的无毒虫株,作为疫苗免疫 CD1 小鼠和 C57BL/6小鼠后,单次无佐剂高剂量免疫可有效保护小鼠,不导致小鼠寄生虫血症和严重疾病(CD1 小鼠)或脑型疟(C57BL/6 小鼠),脑型疟的保护作用与疟原虫特异性抗体反应有关,也与脾脏特异性 IFN-γ 产生水平

较低有关。

2. 治疗药物与未减毒活疫苗合用　用未减毒的疟原虫感染机体后,服用缓释性或延迟性死亡治疗药物,以限制疟原虫在机体内大量分裂繁殖,又保持机体内较低的荷虫量,使机体不产生明显的症状,又可诱导机体产生免疫反应。Belnoue 等(2004)报道了用约氏疟原虫(*Plasmodium yoelii*)子孢子免疫小鼠(同时用氯喹治疗小鼠,可使血中虫荷降低),免疫小鼠产生了抵抗子孢子的强有力的保护性,和较弱一些的抵抗红内期侵染红细胞的保护性。保护性免疫的产生依赖于红外期裂殖子的存在,用伯喹治疗后,子孢子的免疫就丧失了保护性。Reiman 等(2018)用 seco-环丙基吡咯吲哚类似物与沙巴迪疟原虫合用,以减弱疟原虫毒性,作为一种疫苗接种小鼠后,疟原虫 DNA 在血液中持续存在数月,增加了免疫的持续刺激,可诱导小鼠对同源和异源株疟原虫产生强大的免疫力。Low 等(2019)用低剂量疟原虫(沙巴迪疟原虫、约氏疟原虫、恶性疟原虫)感染小鼠(BALB/c 和 C57BL/6 小鼠)和人类志愿者,在感染后开始用药物多西霉素或阿奇霉素联合治疗,沙巴迪疟原虫、约氏疟原虫感染可导致小鼠的细胞或抗体介导体液免疫反应,并伴随产生广泛的 Th1 细胞因子反应以控制疟原虫,保护小鼠免受后续疟原虫的感染。其中阿奇霉素是靶定疟原虫顶腹体的延迟性死亡药物,使机体较长时间暴露于低水平的疟原虫,疟原虫在被清除之前可经历几次分裂周期,为诱导强大的免疫提供了足够的时间和或疟原虫量。

3. 基因修饰减毒活疫苗　通过基因编辑技术敲除或敲低疟原虫关键基因的表达,影响其复制增殖、发育、代谢等功能,是目前减弱疟原虫毒力的重要手段之一,根据疟原虫不同的增殖周期,开发了各种减毒虫株。首先针对疟原虫的子孢子阶段,Van 等(2005)报道了遗传减毒的 P36p 基因缺失[P36p(-)]的疟原虫子孢子诱导的免疫保护性及感染的肝细胞的凋亡。P36p 基因是表膜蛋白 P48/45 基因家族的成员。P36p 与子孢子侵染肝细胞无关,但 P36p(-)的子孢子在肝细胞内发育过程中即死亡。用 P36p(-)子孢子免疫后诱导的免疫力,能够抵抗攻击感染的野生型子孢子,这是另一个特异的遗传减毒子孢子(genetically attenuated sporozoite,GAS)疫苗。由于被 P36p(-)子孢子感染的肝细胞的凋亡,可能同时加强了宿主的免疫反应,导致 P36p(-)子孢子死亡,与照射减毒的子孢子相比,P36p(-)子孢子能更快速地在体内被消除。

针对疟原虫肝细胞和红细胞期阶段,Ting 等(2008)敲除了约氏疟原虫中在嘌呤再循环和嘌呤补救中起作用的双特异性酶嘌呤核苷磷酸化酶(PNP),敲除 PNP 的约氏疟原虫在小鼠中毒性减弱。尽管还能够形成配子体,但缺乏 PNP 的疟原虫不会在蚊子中肠形成卵囊,也不会从蚊子传播到小鼠,并且给予 PNP 缺陷疟原虫免疫的小鼠对后续约氏疟原虫 YM、17XNL 虫株的感染具有免疫力。而 Spaccapelo 等(2010,2011)的研究随后表明,血浆蛋白酶 4 或血浆蛋白酶 4 和裂殖子表面蛋白 7 基因(msp7)缺陷的伯氏疟原虫与 Δpnp 约氏疟原虫的减毒作用相似,并诱导了类似程度的保护作用。对异源寄生虫约氏疟原虫也有明显的保护作用。然而,在免疫阶段,这三种疫苗免疫小鼠仍发现有高水平寄生虫血症(20%~50% 峰值),表明这些基因(pnp、血浆蛋白酶 4、msp7)可能不适合作为开发恶性疟原虫基因减毒疫苗的敲除靶点。而 Aly 等(2010)在敲除核苷转运体 1 基因后,发现约氏疟原虫毒性减弱更为明显,免疫阶段小鼠的寄生虫血症峰值范围仅为 0~2.4%,再用野生型虫株感染后,存在完全同源保护和部分异源保护效果(针对伯氏疟原虫),用敲除核苷转运体 1 的疟原虫感染 T-细胞或 B-细胞缺陷小鼠并不会导致显性感染,这表明敲除株的毒力减弱并不依赖于完整的适应性免疫系统。Demarta-Gatsi 等(2016)在敲除伯氏疟原虫组胺释放因子基因同样会导致疟原虫毒力减弱。将该缺陷型伯氏疟原虫免疫小鼠 10 天后,寄生虫血症率约 20%,之后疟原虫被清除,IL-6 水平升高,T 细胞和 B 细胞反应增强。在用野生型疟原虫攻击后,小鼠表现出同源和异源保护,并且研究还表明,吞噬作用在疫苗诱导的保护中非常重要,将 CD11b+ 吞噬细胞从免疫后的小鼠分离转移到未感染的小鼠后也出现保护效果。

综合表明,通过基因修饰技术敲低或敲除疟原虫一个关键基因可使疟原虫的毒力显著减弱,并可诱导产生较强的免疫保护性,可以期望,未来可通过同时敲低多个疟原虫的关键基因或不同虫期的基因,进一步减弱疟原虫的毒力,增加将来运用于人体的疫苗的安全性和可靠性。

4. 减毒痘病毒载体疫苗　高度减毒的 NYVAC 疫苗病毒株被用来生产一种疟疾的多抗原、多阶段候选疫苗。7 种来源于疟原虫子孢子抗原(环子孢子蛋白及子孢子表面蛋白 2),红外期抗原(红外期抗原

1),红内期(裂殖体表面抗原 1,丝氨酸重复抗原及顶膜抗原 1),有性期(25kD 有性阶段抗原)等生活史阶段的抗原被插入 NYVAC 病毒基因组构建成 NYVAC-Pf7。这 7 种抗原都被表达于被 NYVAC-Pf7 感染的细胞中,这种重组病毒的基因型及表型的稳定性已被证实。当这种病毒被接种到恒河猴身上时,发现 NYVAC-Pf7 具有很好的安全性及耐受性,产生了能识别子孢子、红外期、红内期、有性期的恶性疟原虫抗原的抗体,针对恶性疟原虫四种抗原(环子孢子抗原、子孢子表面抗原 2,裂殖体表面抗原 1 及 25kD 有性期抗原)的抗体反应被鉴定出来。结果证明 NYVAC-Pf7 是一种合适的候选疫苗,能够进一步用于人类的临床实验。

(二)抗利什曼病活疫苗

近来发现利什曼原虫活疫苗的持久性与免疫反应的长效性有关,提示减毒的利什曼原虫活疫苗是疫苗发展的策略方向。

1. **基因修饰的营养缺陷型活疫苗** 用活的硕大利什曼原虫(*Leishmania major*)免疫人体能够产生有效的免疫保护性,但由于疫苗株的毒力问题而中断使用。为了应对这个问题,运用基因编辑技术构建营养缺陷型虫株,来降低虫株的毒力。Saravia 等(2006)证明半胱氨酸蛋白酶(cysteine proteinase,CP)基因缺陷的墨西哥利什曼原虫(*Leishmania mexicana*)对非鼠类实验动物的致病性降低。CPa/CPb 缺陷的墨西哥利什曼原虫在人单核细胞中生长更为缓慢,并且呈现出更低的感染性。用 1 000 只 CPb 缺陷的前鞭毛体免疫高敏感性的仓鼠后,仓鼠获得的抗攻击感染的能力,与用野生株免疫产生的保护性相当。

Stewart 等(2005)报道鸟苷二磷酸甘露糖基因缺陷的墨西哥利什曼原虫,不像其他物种那样为致死性突变,该突变对生存没有影响,但是失去了毒性。该突变株可以活跃地吸附在鼠的巨噬细胞中,但与野生株不同是其不与补体受体 C_3 结合,而且诱导吞噬作用较慢。该突变株一旦侵入巨噬细胞,它们集中在吞噬溶酶体附近,与野生株侵入巨噬细胞后转化成细胞内无鞭毛体不同,它们在培养细胞中 24 小时内被清除掉,而在体内则是 5 小时内被清除。该突变株对人体超极敏感,对温度、酸性环境敏感,而对小鼠补体不敏感。将该突变株注入 BALB/c 小鼠后引起显著的及长效的抗感染保护性,因而这种突变株是减毒活疫苗的候选疫苗。

Dey,Elikaee 等(2013,2019)报道了 P27 基因缺失的转基因减毒活利什曼原虫疫苗,无鞭毛体特异蛋白 p27(Ldp27)是杜氏利什曼原虫中活性细胞色素 c 氧化酶复合物的一个组成部分,负责 ATP 的合成,并且在该基因缺失后,该寄生虫在体内的毒力降低。Ldp27(-/-)利什曼原虫在 BALB/c 小鼠体内不能存活超过 20 周,因此作为免疫原是安全的。免疫 12~20 周后,小鼠有较小的皮损,肝脏和脾脏中的荷虫量显著降低,表明 Ldp27(-/-)免疫具有长期保护作用。Ldp27(-/-)免疫可诱导促炎和抗炎细胞因子反应,并激活脾细胞,同时产生 NO,伴随强烈的 T-辅助性 1 型(Th1)反应。此外,Lmp27-/-突变体也对婴儿利什曼原虫感染具有交叉保护作用。

2. **非致病株活疫苗** Breton 等(2005)建议用对人没有致病性的狼蛛利什曼原虫(*Leishmania tarentolae*)作为疫苗,该虫株能有效地作用于树突状细胞及淋巴器官,从而加强抗原递呈的能力,最终影响 T 细胞免疫反应的扩大与质量。此外,用该种虫株作为活疫苗载体可能提高抗利什曼原虫感染的有效性及安全性。

3. **体外传代培养减毒活疫苗** Onyalo 等(2005)将硕大利什曼原虫进行 118 代的传代培养,获得了减毒株,该虫株能够诱导适当的细胞介导的免疫反应,和抗硕大利什曼原虫感染的保护性,并且证明将该虫株在皮下注入小鼠后不会发生毒力恢复。

(三)抗血吸虫病活疫苗

血吸虫病给许多热带国家的大众健康与家畜业造成巨大危害,疫苗的应用,有助于防控血吸虫病且家畜血吸虫病疫苗的研究也将促进人血吸虫病疫苗的研制。血吸虫不在终宿主体内增殖,病变程度与虫荷有关,因而即使免疫力不到 100% 的疫苗亦足以控制血吸虫病的发病进程。对易感人群产生的部分保护力,可减少重度感染的可能性,也可减少对环境的污染,从而减少人感染血吸虫的机会。

用照射减毒的尾蚴免疫动物可使其获得高水平的免疫保护力。即使只免疫 1 次,也可使实验动物获得显著的免疫保护力,这主要与尾蚴感染人体后刺激 Th1 细胞产生 IFN-γ 有关,多次免疫只能使免疫小鼠的保护力稍稍加强,用这种小鼠血清可对其他小鼠进行被动免疫。用辐射减毒尾蚴免疫小鼠2次,其血清抗体可识别血吸虫童虫的表面抗原,提示这些抗原可能是小鼠实验模型中,由抗体介导的免疫保护反应的靶抗原。这种多克隆的抗血清可识别5种血吸虫童虫、7种成虫糖蛋白抗原。照射尾蚴已经成功地在实验动物中诱导出抵抗力,其不足之处是缺乏足够的虫源,而且多种抗原成分不一定全部能够产生保护力,甚至可能导致免疫突变或免疫抑制,因而必须弄清其中作为安全疫苗的抗原成分。

1. 射线减毒的羊血吸虫疫苗 在早期,Taylor 等(1975,1976)实验证明经照射的、人工转化的血吸虫童虫激发羊群产生的抵抗力,和照射的尾蚴的效果大致一样,从而也肯定了有成虫存在的免疫对诱发抵抗力并非必需;同时经皮肤感染免疫也不是诱发抵抗力的必要条件。Bickle 等(1979)用 40 000 条经 6kRad 照射或者 30 000 条经 2.7kRad 照射过的用注射器法转化的羊血吸虫童虫,在 5 个月内对羊群进行 4 次接种,55 周后再以 3 400 条正常羊血吸虫尾蚴经皮攻击感染。被接种羊群的成虫减虫率为 60%~65%,其保护程度与末次疫苗接种 4 周后,给予攻击感染的羊群所显示的水平相类似。这些结果提示,这类疫苗在地方性动物寄生虫病的流行区使用可能是有价值的;而且经照射的疫苗产生一种无虫免疫力,也有其理论上的意义。经 6kRad 射线照射的血吸虫童虫或尾蚴,免疫羊群后,未必能在羊体内存活一年之久,在任何疫苗免疫的羊体内从未检获典型的照射后致畸的成虫。小鼠经皮肤感染 6kRad 射线照射的尾蚴在 6 周后冲洗时,亦未检获血吸虫成虫。

2. 照射减毒的牛血吸虫疫苗 照射过的羊血吸虫疫苗的实验结果已证实了疫苗的可行性,因此继续用较常见的牛血吸虫进行实验。1980 年,Majid 等给 30 头 6~9 月龄的瘤牛一次性肌内注射 10 000 条经 3kRad 射线照射过的牛血吸虫童虫,另 30 头瘤牛作为未注射牛血吸虫童虫的对照。牛群免疫后在室内饲养 8 周,而后送到血吸虫病流行区的牧场,放牧时以吃草饮水的方式及化疗药物(杀锥虫药和抗片吸虫药处理以防止在现场严重感染这些寄生虫)等都和当地的牲畜一样。在以后 10 个月的观察期间,其中包括传播的高峰季节,每两周记录一次牛的体重,并作粪卵计数,实验结束时,对存活的牛行大动脉冲洗,收集成虫,检获并计算组织内的虫卵数。5 头接种疫苗的牛和 8 头未接种疫苗的牛在试验的早期即死去,大都死于口蹄疫,但也有其他原因。而在感染血吸虫病后,接种疫苗的牛仅 4 头(15%)死亡,未接种疫苗的牛则有 11 头(50%)死亡。体重测量的结果表明,在整个实验期间存活的小牛,体重下降几乎相等。根据粪检对发病率的研究表明,多数未接种疫苗的牛(65%)在其进入牧场后第 20 周感染了血吸虫病,到第 28 周未接种疫苗的牛全部被感染。而接种过疫苗的牛群,进入牧场后第 20 周仅 28% 的牛感染血吸虫,36 周后才全部感染。未接种疫苗的牛群中尽管有些感染的牛死亡,每克粪卵数(egg per gram feces,EPG)在整个实验期间稳定上升。而接种了疫苗的牛的情况则相反,EPG 值一直很低。在实验结束时,接种疫苗的牛平均 EGP 值比未接种疫苗的对照牛要低 82%。

3. 曼氏血吸虫(Schistosoma mansoni)及日本血吸虫(Schistosoma japonicum)疫苗 用射线照射减毒(radiation-attenuated)的尾蚴免疫动物,其产生的免疫保护性通常要比用特种抗原免疫动物产生的保护性更为有效(Ganley-Leal LM 等,2005)。用 20kRad 射线照射减毒的曼氏血吸虫(Schistosoma mansoni)尾蚴在肺期或进入肺之前就已死亡,并且它们能诱导高水平的抗攻击感染的能力。γ 射线照射过的及正常尾蚴感染的肺期童虫用扫描电镜观察发现有显著的不同。照射过的尾蚴的肺期童虫显示出随机的收缩现象,很可能是由环状肌纤维的收缩造成。照射尾蚴肺期童虫的这种不正常现象,很可能是导致减毒尾蚴在皮肤淋巴结及肺部长期停留的原因。

El-Shabasy 等(2012,2015)评估了 C57BL/6 小鼠中各种接种照射减毒活疫苗策略对曼氏血吸虫感染的保护效果,包括单次或多次接种、吡喹酮亚饱和剂量(20mg/kg)以及吡喹酮亚饱和剂量与单次接种的组合等策略。用亚饱和剂量的吡喹酮或单次接种减毒尾蚴治疗,可使血吸虫总负荷、肝脏和肠道卵数分别显著减少 43.03%、73.2% 和 59.5%,37.97%、52.02% 和 26.3%。此外,接受紫外线(UV)照射尾蚴的三次接种免疫后的兔子(每次免疫中每只兔子接种 8 000 条尾蚴),将其血清接种于正常兔子,正常兔子再感染血吸虫,其肝脏和肠道卵子数分别减少 74.4% 和 71.08%,表明其血清具有转移保护能力。虽然曼氏血吸虫照射减毒疫苗在鼠类及灵长类动物体内的效果是高效的,但由于安全性问题从未用在人体进行试验。

Zhu 等(2005)用紫外线照射减毒的日本血吸虫尾蚴免疫小鼠,产生了抗攻击感染的免疫保护性。

IFN-γ 及脾脏 CD4$^+$ 细胞中的 IL-4 的转录水平揭示,减毒尾蚴在免疫早期在小鼠体内主要激发 Th1 反应,然而正常尾蚴主要激发 Th2 依赖的反应。他们进一步对皮肤引流淋巴结的基因表达模式研究发现,在免疫或感染 4 天、7 天、14 天后,免疫小鼠体内的 γ-IFN 水平比感染小鼠显著升高,然而,两组小鼠体内 IL-12、IL-4、Th1、Th2、IL-10 反应的激发水平,在实验过程中没有明显差别。

Lin 等(2011)比较了紫外线照射减毒日本血吸虫尾蚴单次疫苗接种和多次疫苗接种的效果,两组猪分别感染 10 000 只暴露于 400μw 紫外线减毒的尾蚴一次或三次。单次免疫的猪在感染 8 周后,成虫负荷减少 59.33%,肝卵减少 89.87%,粪卵减少 86.27%。而另一组接受三次免疫后,成虫、肝卵和粪卵的保护率分别提高到 77.62%、88.8% 和 99.78%。体液和细胞免疫学参数测定表明,接种组血吸虫特异性 IgG1 和 IgG2 水平高于感染对照组。紫外线减毒疫苗可以在猪身上实现对日本血吸虫感染的高水平保护,并且三次疫苗接种可能比一次疫苗接种更有效。此外,三重疫苗接种诱发更强烈的 IFN-γ 反应和更强的抗体介导反应,尤其是 IgG2 抗体水平的升高。

针对虫卵造成的肉芽肿免疫病理损害,Hagen 等(2014)基于慢病毒的转导系统敲低曼氏血吸虫卵中的 Omega-1 基因,感染小鼠后,可显著减少小鼠体内虫卵肉芽肿大小,表明该虫卵疫苗具有一定的潜力,可作为一种抗病理疫苗。

(四)钩虫活疫苗

1. 犬钩虫疫苗　犬感染犬钩口线虫(*Ancylostoma caninum*)后,会导致虚弱甚至危及生命。早在 20 世纪 20 年代,动物实验已证明,反复多次感染犬钩虫第Ⅲ期钩蚴的家犬可获得一定的抗再次感染的免疫保护力。经攻击感染后的减虫率可达 50%~90%,尽管达不到消除性免疫的效果,但可明显减轻感染程度及致病程度。具体表现在:降低体内虫荷,延迟虫体的发育,发育的成虫变小,成虫的产卵率降低,贫血症状减轻等。活钩蚴的保护性机制涉及到体液免疫及细胞免疫。体外实验表明,活钩蚴免疫的狗血清可在钩蚴的口器及排泄孔周围形成沉淀反应,称为"Sarles"现象。疫区有一定保护力的儿童(反复感染但虫荷低)的血清也显示有"Sarles"现象。表明活钩蚴分泌的抗原可刺激宿主产生保护性免疫。

犬钩口线虫钩蚴可诱发小鼠产生一段有时限期的保护性免疫,即在末次免疫后第一周,小鼠的抵抗力最高,减虫率高达 92%。此时的 T 细胞亚群 CD4$^+$ 未见有明显变化,而 CD8$^+$ 则明显下降,使 CD4$^+$/CD8$^+$ 的比值升高。这种高保护率可持续 4 周,在这段时期内,小鼠的腹腔巨噬细胞增加 6~7 倍。此时将第Ⅲ期钩蚴注入腹腔内,则大部分钩蚴会被巨噬细胞包围、黏附并杀死,在皮下组织中形成死虫肉芽肿。同时,小鼠血清中的 IgM、IgG、IgE、IgG1 和 IgG3 升高。至免疫后 8 周时,保护性免疫力降低,攻击感染后的减虫率降至 70%,末次免疫后的第 12 周,减虫率仅 42%。至 16 周时,保护性作用几乎完全消失。随着保护性免疫力的下降,血清抗体滴度,特别是 IgE 也随即降低。已有实验证明 IgE 参与抗蠕虫的保护性免疫,并在抗血吸虫的获得性免疫中起着关键的作用。由此推断,IgE 在抗钩虫的保护性免疫中可能是一个必不可少的成分,发挥着其他抗体所不具备的作用。考虑到活钩蚴免疫不够安全,故又采用 X 射线照射减毒的活钩蚴进行免疫,并获得保护性免疫力,减虫率达 90%,减毒活钩蚴疫苗曾拟发展为商业疫苗应用于畜牧业,但由于其保护性不够完全和缺乏市场而终止。

2. 人钩虫疫苗　作为人用疫苗,必须保证绝对安全,需进行严格的疫苗临床实验,目前受控的人类感染钩虫模型(controlled hookworm human infection model)已在美洲、非洲等多地建立,旨在促进适合人的钩虫疫苗的研发。Diemert 等(2018)选取 20 名健康、未感染钩虫的成年人中进行 cGMP 级 3 期钩蚴的 I 期试验,受试者分别接种 25 个或 50 个 3 期钩蚴,在感染后的 12~18 周内,对其安全性、耐受性进行评价,两种剂量的 3 期钩蚴耐受性均表现良好,感染早期接种部位出现瘙痒、疼痛和丘疹等症状,感染后第 4 周出现胃肠道症状和嗜酸性粒细胞增多,并且在感染 50 个 3 期钩蚴剂量接种组中,90% 个体表现出美洲钩虫显性感染。Hoogerwerf 等(2021)随后通过一项随机对照试验,研究人体重复感染钩虫的安全性,耐受性,以及感染后虫卵排泄数量的差异。选取 24 名健康志愿者,通过随机双盲设计,受试者分别接受 1~3 次的 50 个美洲钩虫 3 期钩蚴,每隔 2 周接种一次。志愿者每周接受监测,并在第 20 周接受阿苯达唑治疗。结果显示接种幼虫的剂量与不良事件的数量或严重程度无关,接受 1~3 次感染志愿者排泄的平均卵量分别稳定在 697、1 668 和 1 914 个卵/g 粪便。活钩虫疫苗仍需更多的临床实验证明安全性和有效性。近年来,随着分子生物学技术的发展,使利用基因工程的重组 DNA 技术,筛选并克隆虫体具有的保护性抗原成分并在体外大量表达作为亚单位蛋白疫苗,也是发展钩虫疫苗的另一个主攻方面。

(五) 艾美尔球虫(*Coccidal*)活疫苗

照射减毒艾美尔球虫是早期研究抗艾美尔球虫活疫苗的常用手段,Doolan DL 等(2003)在雌性及雄性走地鸡用一种减毒的活球虫疫苗(paracox)免疫,28 天后用强毒株的堆形艾美尔球虫(*Eimeria acervulina*)、布氏艾美尔球虫(*Eimeria brunetti*)、巨型艾美尔球虫(*Eimeria maxima*)、毒害艾美尔球虫(*Eimeria necatrix*)及禽艾美尔球虫(*Eimeria tenella*)攻击感染。在攻击感染后,以鸡的生长率及肉眼的损害度作为检测疫苗有效性的指标,未经免疫的鸡作为对照组。结果显示免疫后鸡体重增长的平均值的变异系数低于未经免疫的鸡。无论用哪一种球虫攻击感染,5%~75% 的免疫后鸡表现出球虫损伤,大多数为 1~2 级损伤。而所有未经免疫的鸡表现出严重的球虫病损伤,损伤度大多为 4。

减毒疫苗是通过选择早熟的艾美尔球虫来使艾美尔球虫的毒力降低(Williams,2002),尽管这种疫苗类型没有诱发疾病的风险,但早熟艾美尔球虫生殖力的降低导致了生产成本的升高,并已被证实是这种疫苗类型的主要限制因素(Blake 等,2017)。如今 CocciVac 和 Immucox vaccines 等活的非减毒疫苗被广泛使用,这些疫苗通过摄入规定剂量的含有一种或多种野生型艾美耳球虫的卵囊以诱导保护性免疫(Innes 和 Vermeulen,2006),并且对预防球虫病有显著效果(Chapman 和 Jeffers,2014)。尽管非减毒疫苗具有诱发疾病的潜在风险,但这些球虫的高繁殖率加快了生产速度和降低了成本,使其比减毒疫苗具有优势。

(六) 弓形虫活疫苗

1. **照射减毒活疫苗** Zorgi 等(2011,2016)用 255Gy 辐照减毒的弓形虫速殖子,分别用三种剂量经腹腔或经口灌胃免疫 BALB/c 小鼠,免疫 90 天后经口灌胃 10 个 ME49 或 VEG 虫株的包囊进行攻击感染,发现免疫后的小鼠荷虫量显著减少,血清中的特异性 IgG、IgA 和 IgM 抗体水平升高,并且经腹腔免疫小鼠的 IgG 和 IgM 抗体水平要高于经口灌胃免疫小鼠,而经口灌胃免疫小鼠的 IgA 抗体水平要高于经腹腔免疫的小鼠。小鼠血液和脾脏中的 B 细胞(CD19[+])、浆细胞(CD138[+])以及 CD4[+] 和 CD8[+]T 细胞群均显著增加,表明用辐照弓形虫速殖子免疫可诱导由 B 细胞和 CD4[+] 和 CD8[+]T 细胞介导的免疫反应,并增强感染后宿主保护所必需的体液和细胞免疫反应。该疫苗与自然感染弓形虫诱导的免疫效果类似,但不会形成组织包囊,因此该辐照减毒的弓形虫疫苗具有很好的安全性和有效性。

2. **基因修饰减毒活疫苗** 随着 CRISPR-Cas9 基因编辑技术在弓形虫的成熟运用,越来越多研究通过基因编辑减毒弓形虫虫株作为活疫苗。Fox 等(2015)构建了敲除 5'-单磷酸果糖脱羧酶(OMPDC)基因的不可回复、不可复制弓形虫 Pru 虫株为疫苗株,OMPDC 的缺失会导致弓形虫严重的尿嘧啶营养不良,导致弓形虫的复制能力和对小鼠的毒性丧失,不能形成包囊和慢性感染,接种后小鼠可被刺激形成完全保护性 CD8[+]T 细胞依赖性免疫,可以防止 Ⅰ 型和 Ⅱ 型弓形虫株的急性感染。Yang 等(2019)通过 CRISPR-Cas9 技术敲除了 Ⅰ 型弓形虫株的 NPT1 基因,构建了减毒活疫苗,并在小鼠模型中评估了其保护效果。用 RH:ΔNPT1 免疫小鼠 42 天后,可诱导产生高水平的弓形虫特异性 IgG1、IgG2a 和总 IgG 抗体,并且小鼠脾细胞悬液中的 Th1/Th2 型细胞因子水平显著升高。免疫后的小鼠再次感染 RH、PYS 和 Pru 株的速殖子和 Pru 株的包囊后,均 100% 存活,对不同虫株的再次感染具有保护性。同样 Yang 等(2020)构建了敲除弓形虫 α-淀粉酶(α-AMY)基因 ME49 疫苗株,发现 ME49Δα-AMY 免疫的小鼠可显著诱导小鼠体内 Th1 型、Th2 型细胞因子和特异性 IgG 表达水平的增加,再次感染野生株后,有效地抑制其体内弓形虫的增殖,并抑制包囊的形成。

从猫科动物体内排出的孢子化的卵囊是人类及牲畜的重要感染源,针对感染性的孢子化卵囊,Ramakrishnan 等(2019)通过 CRISPR/Cas9 技术构建了敲除 hap2 基因的弓形虫疫苗株。hap2 基因在弓形虫小配子和大配子中特异性表达,敲除 hap2 基因后弓形虫的受精能力缺损、繁殖能力降低并且不能产生孢子化的卵囊。用敲除株免疫接种猫后再次感染野生型弓形虫,猫体内无卵囊的排出,表明这种敲除株可作为一种阻断弓形虫传播减毒活的疫苗。

弓形虫寄生引起很强的抗自身以及非特异的抗其他病原及肿瘤细胞介导的免疫反应,因此弓形虫的减毒活疫苗除了可用于抗弓形虫感染外,目前也越来越多用于抗肿瘤治疗的研究。

（七）阿米巴活疫苗

溶组织内阿米巴（*Entamoeba histolytica*）是一种引起阿米巴腹泻的原虫,疫苗的开发利用能有效地影响该病的流行。溶组织内阿米巴活疫苗的开发主要针对于滋养体阶段,Bujanover 等（2003）从溶组织内阿米巴强毒株 HM-1:IMSS 经遗传修饰,建立了一种减毒株 G3。G3 株缺少重要的毒力因子 amoebapore-A。他们对强毒株 HM-1:IMSS、减毒株 G3 株、及无毒株 Rahman 进行功能筛选,并进行功能比较。实验证明 G3 株中 amoebapore-A 毒力因子的缺失,并不影响其他毒力因子的表达。G3 在表型上与无毒株 Rahman 相似,而在抗原型上除了缺少 amoebapore-A 蛋白外,与强毒株 HM-1:IMSS 相同。用 G3 滋养体腹腔内免疫仓鼠,能够引起抗 HM-1:IMSS 的 IgG 抗体。

Ocádiz-Ruiz 等（2013）通过 siRNA 敲低溶组织内阿米巴的半胱氨酸蛋白酶 EhCP112,EhCP112 是一种半胱氨酸蛋白酶,能够破坏细胞单层并消化细胞外基质蛋白,由滋养体分泌,在广泛的温度和 pH 值范围内具有活性。敲低 EhCP112 后可显著减少红细胞的细胞溶解和吞噬作用,表明可通过敲除 EhCP11 基因减弱阿米巴的毒性并用于疫苗的设计。

（八）肺线虫（*Dictyocaulus* spp）活疫苗

尽管肺线虫的防治主要靠驱蠕虫药来进行,但是肺线虫病仍是影响新西兰养鹿业的重要寄生虫病。牛用的照射减毒肺线虫疫苗已在欧洲应用了近 40 年,但从未在新西兰红鹿体内尝试过。Johnson 等（2003）将该疫苗引入红鹿,同时用牛作参照。结果显示,该疫苗用于牛体内具有很好的效果,而在红鹿体内则没有明显的效果。

（九）牛巴贝西虫（*Babesia bovis*）活疫苗

牛巴贝西虫是血液寄生虫,主要经蜱传播引起感染流行,在古巴引起牛很高的发病率及死亡率。为更好控制牛巴贝西虫在牛和蜱两个宿主阶段的传播,Mazuz 等（2021）构建了巴贝西虫裂殖子细胞膜表面稳定表达蜱 Bm86 抗原的减毒疫苗株,用这种减毒疫苗去免疫脾切除的牛,牛仅表现出轻微的急性疾病症状,对牛巴贝西虫和蜱 Bm86 抗原均产生了持久的抗体反应,解剖牛后未发现在脑毛细血管寄生的巴贝西虫,表明这种新型减毒活双抗疫苗方法,可同时用于控制巴贝西虫和蜱虫感染。

针对牛巴贝西虫有性生殖阶段,Alzan 等（2019）构建了敲除牛巴贝西虫有性生殖阶段表达的基因 6-胱氨酸（6-Cys）疫苗株,敲除 6-CysA 和 6-CysB 的基因后,不影响牛巴贝西虫入侵红细胞和在红细胞中增殖能力,但影响巴贝西虫在蜱内的有性增殖,抑制其经蜱传播,这种非传染性活疫苗可作为一种抗生殖和基础疫苗株,可进一步开发抗牛巴贝西虫减毒疫苗。

（十）旋盘尾丝虫（*Onchocerca volvulus*）活疫苗

Lange 等（1993）用正常的、照射的或冻融法杀死的旋盘尾丝虫幼虫免疫 BALB/c 小鼠,在免疫后两周检测幼虫的存活率。用 35kRad 的射线照射的或正常的旋盘尾丝虫三期幼虫单次免疫小鼠,攻击感染的幼虫的减虫率非常显著;用冻融法杀死的Ⅲ期幼虫及Ⅳ期幼虫及照射减毒的另一种旋盘尾线虫虫体单次免疫动物,攻击感染的幼虫没有明显的减虫率,而当用以上三种疫苗两次剂量免疫动物后,则攻击感染的虫体有明显的减虫率。用旋盘尾线虫Ⅳ期幼虫及Ⅲ期及Ⅳ期幼虫免疫动物不能产生保护性。

迄今,疫苗研制已成为最重要的免疫学和医学研究领域之一。用病原体灭活或减毒以保留免疫原性,去除其传染性或毒性的方法制作的传统疫苗,防止了天花、脊髓灰质炎等许多传染病的发生和死亡。20世纪 70 年代,由于抗生素的广泛应用有效地治疗了许多感染性疾病,但近年来,人们发现抗生素的大量应用,特别是滥用已引起了严重的抗药性问题。此外,许多病毒性疾病目前仍缺乏有效的治疗措施,因此,研制防治性的疫苗仍是解决感染性疾病的最有效和最有前景的方法。

（邹伟浩　彭鸿娟）

参 考 文 献

［1］ 林晶英,颜子乙,颜灵逸,等.减毒流感疫苗研究进展［J］.中国免疫学杂志,2021,1-15.
［2］ 俞永新.流行性乙型脑炎减毒活疫苗的发展和应用［J］.上海预防医学杂志,2006,18（3）:110-112.

［3］　王祥生,刘全,王德昭,等.家畜伊氏锥虫灭活苗制备及免疫研究观察［J］.寄生虫与医学昆虫学报,2000,7(4):198-204.

［4］　王祥生,王德昭,刘全,等.不同地理株伊氏锥虫灭活苗交叉免疫保护及免疫方法研究［J］.中国预防兽医学报,2000, 22(增刊):155-160.

［5］　黄定余,冯运红,王祥生,等.伊氏锥虫灭活苗对疫牛的免疫效果观察［J］.中国兽医科技,2000,30(11):9-10.

［6］　ALABI A,HUSSAIN M,HOOGERWERF M A,et al. Establishing a controlled hookworm human infection(CHHI)model for Africa:A report from the stakeholders meeting held in Lambaréné,Gabon,November 10-11,2019［J］. Arch Public Health,2021,79(1):120.

［7］　HOOGERWERF M A,KOOPMAN J P R,JANSE J J,et al. A Randomized Controlled Trial to Investigate Safety and Variability of Egg Excretion After Repeated Controlled Human Hookworm Infection［J］. J Infect Dis,2021,223(5): 905-913.

［8］　MAZUZ M L,LAUGHERY J M,LEBOVITZ B,et al. Experimental Infection of Calves with Transfected Attenuated *Babesia bovis* Expressing the *Rhipicephalus microplus* Bm86 Antigen and eGFP Marker:Preliminary Studies towards a Dual Anti-Tick/Babesia Vaccine［J］. Pathogens,2021,10(2):135.

［9］　STANISIC D I,HO M F,NEVAGI R,et al. Development and Evaluation of a Cryopreserved Whole-Parasite Vaccine in a Rodent Model of Blood-Stage Malaria［J］. mBio,2021,12(5):e0265721.

［10］　YANG J,YANG C,QIAN J,et al. *Toxoplasma gondii* α-amylase deletion mutant is a promising vaccine against acute and chronic toxoplasmosis［J］. Microb Biotechnol,2020,13(6):2057-2069.

［11］　ALZAN H F,COOKE B M,SUAREZ C E. Transgenic *Babesia bovis* lacking 6-Cys sexual-stage genes as the foundation for non-transmissible live vaccines against bovine babesiosis［J］. Ticks Tick Borne Dis,2019,10(3):722-728.

［12］　ELIKAEE S,MOHEBALI M,REZAEI S,et al. *Leishmania* major p27 gene knockout as a novel live attenuated vaccine candidate:Protective immunity and efficacy evaluation against cutaneous and visceral leishmaniasis in BALB/c mice［J］. Vaccine,2019,37(24):3221-3228.

［13］　LOW L M,SEMAGANDA A,LIU X Q,et al. Controlled infection immunization using delayed death drug treatment elicits protective immune responses to blood-stage malaria parasites［J］. Infect Immun,2019,87(1):e00587-18.

［14］　RAMAKRISHNAN C,MAIER S,WALKER R A,et al. An experimental genetically attenuated live vaccine to prevent transmission of *Toxoplasma gondii* by cats［J］. Sci Rep,2019,9(1):1474.

［15］　VOM STEEG L G,FLORES-GARCIA Y,ZAVALA F,et al. Irradiated sporozoite vaccination induces sex-specific immune responses and protection against malaria in mice［J］. Vaccine,2019,37(32):4468-4476.

［16］　YANG W B,WANG J L,GUI Q,et al. Immunization With a Live-Attenuated RH:ΔNPT1 Strain of *Toxoplasma gondii* Induces Strong Protective Immunity Against Toxoplasmosis in Mice［J］. Front Microbiol,2019,10:1875.

［17］　DIEMERT D,CAMPBELL D,BRELSFORD J,et al. Controlled Human Hookworm Infection:Accelerating Human Hookworm Vaccine Development［J］. Open Forum Infect Dis,2018,5(5):ofy083.

［18］　REIMAN J M,KUMAR S,RODRIGUEZ I B,et al. Induction of immunity following vaccination with a chemically attenuated malaria vaccine correlates with persistent antigenic stimulation［J］. Clin Transl Immunology,2018,7:e1015.

［19］　BLAKE D P,PASTOR-FERNÁNDEZ I,NOLAN M J,et al. Recombinant anticoccidial vaccines-a cup half full?［J］Infect Genet Evol,2017,55:358-365.

［20］　DEMARTA-GATSI C,SMITH L,THIBERGE S,et al. Protection against malaria in mice is induced by blood stage-arresting histamine-releasing factor(HRF)-deficient parasites［J］. J Exp Med,2016,213:1419-1428.

［21］　GIDDAM A K,REIMAN J M,ZAMAN M,et al. A semi-synthetic whole parasite vaccine designed to protect against blood stage malaria［J］. Acta Biomater,2016,44:295-303.

［22］　ZORGI N E,GALISTEO A J,SATO M N,et al. Immunity in the spleen and blood of mice immunized with irradiated *Toxoplasma gondii* tachyzoites［J］. Med Microbiol Immunol,2016,205(4):297-314.

［23］　EL-SHABASY E A,REDA E S,ABDEEN S H,et al. Transmission electron microscopic observations on ultrastructural alterations in *Schistosoma mansoni* adult worms recovered from C57BL/6 mice treated with radiation-attenuated vaccine and/or praziquantel in addition to passive immunization with normal and vaccinated rabbit sera against infection［J］. Parasitol Res,2015,114(4):1563-1580.

［24］　FOX B A,BZIK D J. Nonreplicating,cyst-defective type Ⅱ *Toxoplasma gondii* vaccine strains stimulate protective immunity against acute and chronic infection［J］. Infect Immun,2015,83(5):2148-2155.

［25］　CHAPMAN H D,JEFFERS T K. Vaccination of chickens against coccidiosis ameliorates drug resistance in commercial poultry production [J]. Int J Parasitol Drugs Drug Resist, 2014, 4(3): 214-217.

[26] HAGEN J, YOUNG N D, EVERY A L, et al. Omega-1 knockdown in *Schistosoma mansoni* eggs by lentivirus transduction reduces granuloma size in vivo [J]. Nat Commun, 2014 Nov 17; 5: 5375.

[27] DEY R, DAGUR P K, SELVAPANDIYAN A, et al. Live attenuated *Leishmania donovani* p27 gene knockout parasites are nonpathogenic and elicit long-term protective immunity in BALB/c mice [J]. J Immunol, 2013, 190(5): 2138-2149.

[28] OCÁDIZ-RUIZ R, FONSECA W, MARTÍNEZ M B, et al. Effect of the silencing of the Ehcp112 gene on the in vitro virulence of Entamoeba histolytica [J]. Parasit Vectors, 2013, 6(1): 248.

[29] REDA E S, OUHTIT A, ABDEEN S H, et al. Structural changes of *Schistosoma mansoni* adult worms recovered from C57BL/6 mice treated with radiation-attenuated vaccine and/or praziquantel against infection [J]. Parasitol Res, 2012, 110(2): 979-992.

[30] BASHA S, HAZENFELD S, BRADY R C, et al. Comparison of antibody and T-cell responses elicited by licensed inactivated and live-attenuated influenza vaccines against H3N2 hemagglutinin [J]. Human Immunology, 2011, 72(6): 463-469.

[31] GERALD N J, MAJAM V, MAHAJAN B, et al. Protection from experimental cerebral malaria with a single dose of radiation-attenuated, blood-stage *Plasmodium berghei* parasites [J]. PLoS One, 2011, 6(9): e24398.

[32] LIN D, TIAN F, WU H, et al. Multiple vaccinations with UV-attenuated cercariae in pig enhance protective immunity against Schistosoma japonicum infection as compared to single vaccination [J]. Parasit Vectors, 2011, 4: 103.

[33] SPACCAPELO R, AIME E, CATERBI S, et al. Disruption of plasmepsin-4 and merozoites surface protein-7 genes in Plasmodium berghei induces combined virulence-attenuated phenotype [J]. Sci Rep, 2011, 1: 39.

[34] ZORGI N E, COSTA A, GALISTEO A J, et al. Humoral responses and immune protection in mice immunized with irradiated T. gondii tachyzoites and challenged with three genetically distinct strains of T. gondii [J]. Immunol Lett, 2011, 138(2): 187-196.

[35] ALY A S, DOWNIE M J, MAMOUN C B, et al. Subpatent infection with nucleoside transporter 1-deficient Plasmodium blood stage parasites confers sterile protection against lethal malaria in mice [J]. Cell Microbiol, 2010, 12: 930-938.

[36] SPACCAPELO R, JANSE C J, CATERBI S, et al. Plasmepsin 4-deficient Plasmodium berghei are virulence attenuated and induce protective immunity against experimental malaria [J]. Am J Pathol, 2010, 176: 205-217.

[37] TING L M, GISSOT M, COPPI A, et al. Attenuated Plasmodium yoelii lacking purine nucleoside phosphorylase confer protective immunity [J]. Nat Med, 2008, 14(9): 954-958.

[38] FAY J W, PALUCKA A K, PACZESNY S, et al. Long-term outcomes in patients with metastatic melanoma vaccinated with melanoma peptide-pulsed CD34(+) progenitor-derived dendritic cells [J]. Cancer Immunol Immunother, 2006, 55(10): 1209-1218.

[39] INNES E A, VERMEULEN A N. Vaccination as a control strategy against the coccidial parasites Eimeria, Toxoplasma and Neospora [J]. Parasitology, 2006, 133 Suppl: S145-S168.

[40] PALUCKA A K, UENO H, CONNOLLY J. Dendritic cells loaded with killed allogeneic melanoma cells can induce objective clinical responses and MART-1 specific CD8+T-cell immunity [J]. J Immunother, 2006, 29(5): 545-557.

[41] SARAVIA N G, ESCORCIA B, OSORIO Y, et al. Pathogenicity and protective immunogenicity of cysteine proteinase-deficient mutants of Leishmania mexicana in non-murine models [J]. Vaccine, 2006, 24(19): 4247-4259.

[42] BRETON M, TREMBLAY M J, OUELLETTE M, et al. Live nonpathogenic parasitic vector as a candidate vaccine against visceral leishmaniasis [J]. Infect Immun, 2005, 73(10): 6372-6382.

[43] GANLEY-LEAL L M, GUARNER J, TODD C W. Comparison of Schistosoma mansoni irradiated cercariae and Sm23 DNA vaccines [J]. Parasite Immunol, 2005, 27(9): 341-349.

[44] MUELLER A K, LABAIED M, KAPPE S H, et al. Genetically modified Plasmodium parasites as a protect live experimental malaria vaccine [J]. Nature, 2005, 433(7022): 113-114.

[45] ONYALO J A, MWALA D M, ANJILI C O, et al. Vaccinations with live-attenuated Leishmania major promastigotes and challenge infection with L. major in BALB/c mice [J]. East Afr Med J, 2005, 82(4): 193-197.

[46] STEWART J, CURTIS J, SPURCK T P, et al. Characterisation of a Leishmania mexicana knockout lacking guanosine diphosphate-mannose pyrophosphorylase [J]. Int J Parasitol, 2005, 35(8): 861-873.

[47] VAN DIJK M R, DOURADINHA B, FRANKE-FAYARD B, et al. Genetically attenuated, P36p-deficient malarial sporozoites induce protective immunity and apoptosis of infected liver cells [J]. Proc Natl Acad Sci U S A, 2005, 102(34):

12194-12199.

[48] ZHU X,ZHANG Z S,JI M J,et al. Gene transcription profile in mice vaccinated with ultraviolet-attenuated cercariae of *Schistosoma japonicum* reveals molecules contributing to elevated IFN-gamma levels [J]. Acta Biochim Biophys Sin (Shanghai),2005,37(4):254-642.

[49] BELNOUE E,COSTA F T,FRANKENBERG T,et al. Protective T cell immunity against malaria liver stage after vaccination with live sporozoites under chloroquine treatment [J]. J Immunol,2004,172(4):2487-2495.

[50] DRIESSENS G,HAMDANE M,COOL V,et al. Highly successful therapeutic vaccinations combining dendritic cells and tumor cells secreting granulocyte macrophage colony-stimulating factor [J]. Cancer Res,2004,64(22):8435-8442.

[51] TANI K,AZUMA M,NAKAZAKI Y,et al. Phase I study of autologous tumor vaccines transduced with the GM-CSF gene in four patients with stage IV renal cell cancer in Japan:clinical and immunological findings [J]. Mol Ther,2004,10 (4):799-816.

[52] BOAG P R,PARSONS J C,PRESIDENTE P J,et al. Characterisation of humoral immune responses in dogs vaccinated with irradiated *Ancylostoma caninum* [J]. Vet Immunol Immunopathol,2003,92(1-2):87-94.

[53] BUJANOVER S,KATZ U,BRACHA R,et al. A virulence attenuated amoebapore-less mutant of *Entamoeba histolytica* and its interaction with host cells [J]. Int J Parasitol,2003,33(14):1655-1663.

[54] DOOLAN D L,AGUIAR J C,WEISS W R,et al. Utilization of genomic sequence information to develop malaria vaccines [J]. J Exp Biol,2003,206(Pt21):3789-3802.

[55] LUKE T C,HOFFMAN S L. Rationale and plans for developing a non-replicating,metabolically active,radiation-attenuated *Plasmodium falciparum* sporozoite vaccine [J]. J Exp Biol,2003,206(Pt 21):3803-3808.

[56] SOIFFER R,HODI F S,HALUSKA F,et al. Vaccination with irradiated,autologous melanoma cells engineered to secrete granulocyte-macrophage colony-stimulating factor by adenoviral-mediated gene transfer augments antitumor immunity in patients with metastatic melanoma [J]. J Clin Oncol,2003,21(17):3343-3350.

[57] CARVALHO L J,DANIEL-RIBEIRO C T,GOTO H. Malaria vaccine:candidate antigens,mechanisms,constraints and prospects [J]. Scand J Immunol,2002,56(4):327-343.

[58] WILLIAMS R B. Fifty years of anticoccidial vaccines for poultry(1952-2002)[J]. Avian Dis,2002,46(4):775-802.

[59] HAQUE A,GRAILLE M,KASPER L H,et al. Immunization with heat-killed *Toxoplasma gondii* stimulates an early IFN-gamma response and induces protection against virulent murine malaria [J]. Vaccine,1999,17(20-21):2604-2611.

[60] CLEMENTS-MANN M L,WEINHOLD K,MATTHEWS T J,et al. Immune responses to human immunodeficiency virus (HIV) type 1 induced by canarypox expressing HIV-1MN gp120,HIV-1SF2 recombinant gp120,or both vaccines in seronegative adults. NIAID AIDS Vaccine Evaluation Group [J]. J Infect Dis,1998,177(5):1230-1246.

[61] OCKENHOUSE C F,SUN P F,LANAR D E. Phase I / II a safety,immunogenicity,and efficacy trial of NYVAC-Pf7,a pox-vectored,multiantigen,multistage vaccine candidate for *Plasmodium falciparum* malaria [J]. J Infect Dis,1998,177(6): 1664-1673.

[62] BUGE S L,RICHARDSON E,ALIPANAH S,et al. An adenovirus-simian immunodeficiency virus env vaccine elicits humoral,cellular,and mucosal immune responses in rhesus macaques and decreases viral burden following vaginal challenge [J]. J Virol,1997,71(11):8531-8541.

[63] HANDMAN E. *Leishmania* vaccines:old and new [J]. Parasitol Today,1997,13(6):236-238.

[64] LANGE A M,YUTANAWIBOONCHAI W,LOK J B. Induction of protective immunity against larval *Onchocerca volvulus* in a mouse model [J]. Am J Trop Med Hyg,1993,49(6):783-788.

[65] MAJID A A,BUSHARA H O,SAAD A M,et al. Observations on cattle schistosomiasis in the Sudan,a study in comparative medicine. III. Field testing of an irradiated Schistosoma bovis vaccine[J]. Am J Trop Med Hyg,1980,29(3):452-455.

[66] BICKLE Q D,TAYLOR M G,JAMES E R,et al. Further observations on immunization of sheep against *Schistosoma mansoni* and *S. bovis* using irradiation-attenuated shistosomula of homologous and heterologous species [J]. Parasitology, 1979,78(2):185-193.

[67] TAYLOR M G,JAMES E R,NELSON G S,et al. Immunisation of sheep against *Schistosoma mattheei* using either irradiated cercariae or irradiated *shistosomula* [J]. Journal of Helminthology,1976,50(1):1-9.

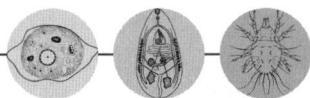

第四十四章

基因工程疫苗

疫苗的有效性建立在可诱导有效免疫保护基础上。由于病原体等级和组成上存在很大差异,哪些环节属于寄生虫在宿主体内赖以生存并能成为免疫攻击的关键靶点,虽已经历了长期的探索,但在认识上并不很清楚。另一方面,疫苗诱导的免疫应答过程和类型复杂多样,其中哪些能呈现在最终形成的免疫保护效果上也存在很大的不确定性。虽然普遍认为,能诱导较全面免疫应答反应的疫苗将更有利于免疫保护作用的形成,但对特定病原体而言,实际情况却并非总是如此。相较于微生物病原体而言,寄生虫病疫苗研制仍面临许多困难和挑战。疫苗发展历史中业已成功的诸多实例,使人们相信寄生虫病疫苗最可能首先在原虫上获得成功。当然,针对原虫的全虫疫苗研究技术和策略,不能适用于其他多细胞寄生虫的疫苗研究。再者,提供疫苗材料的大多数寄生虫并不能通过体外培养的方法简便、高效地获得,这时,采用基因工程的方法则成为有效的解决路径。

第一节 概 述

基因工程或称基因操作,是在分子遗传学和分子生物学等学科综合发展的基础上建立起的具革命性意义的生物学技术。20 世纪 70 年代初,Berg 等首次采用接尾法在体外构建了由不同种属生物基因组成的重组 DNA 分子,从而标志着基因工程技术走向实用阶段。概括地说,通过基因工程方法实现 DNA 分子的体外重组,包括三个基本步骤,即基因的分离与纯化,基因的重组和基因的转化与表达。分离与纯化基因是进行基因操作的前提。来自于各种生物的基因组 DNA,通过限制性内切酶的切割,能获得含目的基因的 DNA 片段。20 世纪 80 年代中期由 Mullis 等发明的聚合酶链反应(polymerase chain reaction,PCR)技术,使目的基因的获得变得十分容易;同时,还因能在核酸扩增过程中于引物 5' 端加入限制性内切酶位点,使扩增的 DNA 分子便于后续的重组操作。基因的重组,就是将目的基因片段插入载体。现在用作基因工程操作的载体主要是质粒和病毒,他们应符合一些基本的条件,如含有多种可供选择的限制性内切酶位点,有选择性标记,能在宿主菌中复制等。而基因的转化与表达,是将重组载体导入活细胞中以实现目的基因的转录和翻译。常用的细胞主要是原核细胞中的大肠杆菌,低等真核细胞中的酵母菌,及某些哺乳类细胞。实际上,利用基因工程技术,不仅能实现外源基因的重组,也能进行基因序列的改造。

采用基因工程方法制备的疫苗统称为基因工程疫苗,按其基本特征可分为两大类:一类是通过基因突变或缺失的方法,删除病原体的毒力相关基因,制成减毒活疫苗,或者将外源基因克隆到细菌或病毒的载体中去制备成新的活疫苗;另一类则是将外源目的基因克隆到大肠杆菌或酵母等细胞中去表达基因产物,再通过分离和纯化获得特异的目的蛋白质。也可以按组成及作用方式将基因工程疫苗分为活载体疫苗、亚单位疫苗、核酸疫苗、表位疫苗、抗独特型抗体疫苗等。总的说,与传统疫苗相比,基因工程疫苗有以下突出优点:①安全性,包括对受用者的安全性和对生产过程中操作者的安全性;②成本相对较低;③适合成规模生产。有关基因工程的酶学基础、常用载体及重组载体的构建,以及重组载体在原核和真核细胞内的表达等,已在第三十八章有详细介绍,不再赘述。核酸疫苗受最新的疫苗研制理论和实践支撑,将自成一章在第四十五章介绍,抗独特型抗体疫苗将在第四十六章中介绍。本章将着重介绍基因工程活疫苗、基因工程亚单位疫苗和基因工程表位疫苗的相关内容。

第二节 基因工程活疫苗

采用基因工程方法可以将细菌和病毒改造成活体重组疫苗（live recombinant vaccine）。这种活疫苗可以是删除致病微生物毒力相关基因而保留其免疫原性，也可以是非致病性微生物携带并表达外源特定病原生物的抗原编码基因，也即将微生物作为载体（vector）。一般说，与死疫苗和亚单位疫苗等疫苗类型相比，减毒活疫苗能诱导更有效的持续免疫保护作用。然而，传统的减毒活疫苗在保证安全性和消除不良反应的同时，常会因在定植及在机体淋巴组织持续存在能力的受损，而减弱其免疫原性的发挥。目前，在兽医学上球虫疫苗的研究无论是作为减毒活疫苗预防球虫感染，还是作为载体构建表达外源基因产物用于预防其他病原体感染，均已取得实质性进展。本节内容仅涉及以微生物为载体构建的基因工程活疫苗。

一、基因工程活疫苗的常用载体

微生物结构相对简单，基因组背景较明晰，生物学性状也确定，为进行基因工程操作提供了诸多便利。因此，以特定细菌和病毒为载体构建和表达外源抗原的基因工程活疫苗，在疫苗研究中受到广泛重视。其中，在沙门菌、卡介苗、痘苗病毒和腺病毒等载体上的研究工作，更是积累了丰富的实践经验。

（一）细菌载体

随着遗传学和分子生物学技术的发展，相继开发出多种基因工程活疫苗载体菌，但考虑到疫苗的安全性及诱导所需免疫应答的类型，减毒沙门菌和卡介苗作为载体的应用最为广泛。减毒沙门菌能诱导较强的黏膜免疫反应，在以黏膜防御为主的疫苗中常被考虑，而卡介苗则表现出诱导较强细胞免疫应答的特征。

1. 沙门菌载体　伤寒沙门菌是一种常见的肠道致病菌。构建沙门菌载体的工作可分为两个阶段，首先是采用理化诱变、插入或 DNA 同源重组等致突变或缺失方法，去除菌体的毒力相关基因，包括重要的代谢基因和致病基因，如 galE、aro、pur、cya 和 crp、phoP 和 phoQ、ompA、dam、poxA、surA、waap、htrA 等。这项工作始于 20 世纪 50 年代，当时的主要目的是制备减毒沙门菌活疫苗。如美国 FDA 批准用于临床的伤寒 Ty21a 减毒活疫苗，为 galE 基因缺失，细菌表面的 Vi 抗原阴性，脂多糖的合成能力明显下降，临床试验显示了较好的安全性和免疫原性。接着，研究者们自 20 世纪 80 年代始，着眼将减毒伤寒沙门菌插入外源基因并稳定表达外源蛋白获得成功。其中一种重要策略是，建立载体-宿主菌平衡致死系统，使营养缺陷株沙门菌借助重组质粒的相应互补基因，让外源基因得以在没有抗生素选择压力下在受体菌中稳定表达，从而为构建基因工程疫苗沙门菌载体奠定了基础。

沙门菌与大肠杆菌有许多相似之处。研究表明，许多可在大肠杆菌中表达外源基因产物的载体，也能较容易地转化到沙门菌中去，并获得较高的基因表达水平。实际工作中也存在一些问题，如转化进入沙门菌的质粒有时不太稳定，疫苗在进入动物体内以后，沙门菌常会丢失表达外源基因产物的质粒。解决这一问题的方法之一是，采用染色体 DNA 同源交换的技术，将目的基因整合到沙门菌的染色体中去。另外一个常见问题是，外源基因表达的蛋白质能被沙门菌的蛋白降解酶降解掉。一个经典的例子是，将携带编码血吸虫 P50 抗原的质粒转化沙门菌后，免疫印迹方法检测不到 P50 抗原，而是变成很小的多肽片段。另一项试验更能说明这一现象，将插入口蹄疫病毒抗原表位基因的质粒从大肠杆菌转化到沙门菌中，用抗该表位单克隆抗体未能检测到该抗原的表达；然而，将质粒复转回大肠杆菌，则又检测到病毒多肽的表达，说明质粒并非丢失，而最可能是表达产物被沙门菌的蛋白酶降解了。目前，对沙门菌蛋白降解酶系统的研究还不够深入，不能像对大肠杆菌那样可用蛋白降解缺陷株来进行基因的表达。因此，不论是沙门菌作为表达外源基因的减毒活疫苗，还是用其作为制备蛋白质亚单位疫苗的基因工程菌，仍有许多关键问题有待解决。

近年来，在沙门菌载体研究上也有些新的进展。针对传统方法实现减毒常会造成口服的活疫苗菌与肠道菌群的竞争力、疫苗菌穿过黏液层侵入肠上皮能力降低等问题，已研究发展出一些应对策略和措施以增强活疫苗的免疫原性。增强活菌在体内淋巴组织中的定植是首要目标。实现这一目标有不同的路径，比如可通过使疫苗菌表达高侵袭性表型并同时减少疫苗剂量，也可通过表达精氨酸脱羧酶和/或谷氨酸脱羧酶以中和胃酸并使更多的疫苗菌能抵达回肠。还有可通过调控外源抗原在体内的延迟表达等。此外，活疫苗菌的免疫原性还可以通过调节在体内的延迟裂解，或通过降低抑制性免疫力的形成等方式以获得进一步地提高。这些改变还具有减少肠道炎症和降低活疫苗菌形成生物膜能力的作用，从而可缩短疫苗菌在体内的存留时间。

2. 卡介苗载体　卡介苗（BCG）是法国科学家 Calmette 和 Guerin 的贡献，他们于 1908 年从患结核性乳腺炎的奶牛身上分离到一株牛型结核分枝杆菌，将其在培养基中连续培养 230 代，终于在 1921 年获得这株牛型结核菌的减毒株，并试验证明接种减毒细菌的动物能免除结核分枝杆菌的感染。迄今全世界已有数十亿人接种卡介苗，且其诱导的免疫保护作用可长达 5~50 年。由于卡介苗的安全性以及接种后的持久免疫效果，已被半个多世纪的实践所证明，因此卡介苗成了表达外源基因的候选载体。

科学家们经过多年的研究，已成功地构建了可以在 BCG 中表达外源基因的质粒，其特点是含有分枝杆菌和大肠杆菌的复制子（oriM 和 ColEori），使之既能在 BCG 中复制又能在大肠杆菌中复制，即所谓的穿梭质粒；同时，它还具链霉素抗性基因选择标志、多处克隆酶切位点和转录终止核酸序列等。尤其是将分枝杆菌热休克蛋白基因（hsp60 或 hsp70）的高效启动子装配入该质粒，使其不但能高效转化 BCG，而且能在 BCG 中大量表达外源基因的蛋白质产物。这些表达系统可以使外源基因的产物表达在 BCG 的胞浆中、细胞膜上或者分泌到细胞外。目前，已有多种病毒、细菌和寄生虫的抗原在 BCG 中获得成功表达，并作为疫苗在动物实验中显示了有效的免疫保护作用。虽然卡介苗主要能诱导细胞免疫为主的反应，但是外源基因表达产物的性质，以及基因在卡介苗菌体表达的部位等因素，对最终形成的免疫反应类型也起决定作用，此时，BCG 是很强的免疫佐剂。

虽然如此，利用 BCG 载体表达外源基因的疫苗，已经进行的临床 I 期和 II 期试验的初步结果并不理想，主要原因是 BCG 本身能诱导机体产生强烈的针对分枝杆菌的免疫反应，而对外源基因编码抗原的免疫反应却相对较弱。同时，BCG 疫苗制备还存在细菌营养要求高、生长缓慢、转化效率低、外源蛋白缺乏翻译后修饰等一些具体问题，均有待在以后的研究中加以解决。

（二）病毒载体

早在 1982 年就有研究者发现，从感染牛痘病毒和带有外源基因质粒的细胞中获得了 DNA 重组后的病毒颗粒。这个发现的重要意义在于表明，外源基因的 DNA 或 cDNA 可以随病毒在宿主细胞内转录和翻译其特定的抗原，提示了以病毒为载体制备基因工程活疫苗的前景。目前所知，可作为减毒活疫苗的病毒载体有痘苗病毒、腺病毒、脊髓灰质炎病毒和单纯疱疹病毒等，其中最常使用的是痘苗病毒和腺病毒载体。

1. 痘苗病毒载体　痘苗病毒为 DNA 病毒，其基因组 DNA 长度为 180~220kb，分中央保守区及侧翼区。病毒基因组中有较多非必需区，可供外源基因插入，且可在同一非必需区或不同非必需区插入多个外源基因。外源基因的表达处于病毒启动子及特定的反式调节因子调控下，故外源基因的表达不影响病毒复制。痘苗病毒因在宿主细胞质中扩增，病毒 DNA 不会整合入宿主细胞基因组，故安全性较高。此外，痘苗病毒还具备以下诸多优点，如能感染多种不同类型的哺乳动物细胞，能容许大分子外源基因序列的插入，能在感染周期的不同阶段高水平地表达外源基因的产物等。此外，痘苗病毒还具有耐热性强和易培养获得高滴度病毒等优点，使之成为较理想的基因工程活疫苗载体。常用的牛痘苗病毒株有 Copenhagen、Wyeth、Lister 和 Western Reserve 等。

痘苗病毒基因组虽存在大量非必需区，但其酶切位点多而复杂，不便于进行体外基因操作。构建重组痘苗病毒通常采用同源重组的方法，即先在痘苗病毒转移载体启动子下游插入外源基因，使其转录方向与启动子方向同向。这样，插入外源基因的两端均具有野生型痘苗病毒 DNA 序列。再将此重组质粒转染野生型痘苗病毒感染的细胞，使重组质粒序列与痘苗病毒基因在细胞内发生同源重组。之后，再利用合适的选择标记筛选出重组痘苗病毒。构建用于转化的质粒须具备以下基本条件：①具有痘苗病毒的基因转录启动子，早期、中期和晚期的启动子都能有效地表达外源基因产物；②外源基因插入在启动子的下游，并有多个限制性内切酶的识别位点；③合适的选择标记，便于 DNA 重组后病毒的选择；④同源的 DNA 序列。

在外源基因插入位点的上游和下游,必须具有和痘苗病毒染色体非必需区同源的 DNA 序列。

采用痘苗病毒作为载体的基因工程疫苗已有很多研究,目前有多种导致人类传染病的重要病毒的 DNA 或 cDNA 被克隆到痘苗病毒中,构建了许多表达这些病毒保护性抗原的实验性痘苗基因工程疫苗,已知的有狂犬病病毒、疱疹病毒、麻疹病毒、巨细胞病毒、肝炎病毒、EB 病毒、流感病毒、副流感病毒、登革热病毒、日本脑炎病毒、人免疫缺陷病毒和呼吸道合胞病毒等。另外,在细菌、寄生虫甚至一些肿瘤抗原,也都有痘苗病毒实验表达外源抗原成功的例子。

2. 腺病毒载体　腺病毒是一种双链 DNA 病毒,基因组全长为 34~43kb,包括基因组两端长度为 40~200bp 的反向重复序列和早期及晚期基因编码区。反向重复序列与启动和增强早期基因的转录有关。早期基因转录后,产生 4 个表达盒,分别是 E1、E2、E3 和 E4。其中,E1 基因编码区是病毒复制的必需区,可有 E1A 和 E1B 两种产物,前者主要参与调节宿主细胞的代谢、促进病毒的复制;后者则启动晚期基因的转录。E2 区基因产物分 E2A 和 E2B,能提供病毒的复制机器,并引起晚期基因的转录。E3 区是病毒复制的非必需区,也是病毒的保守区。E4 区与病毒生活周期密切相关,基因产物与早期和晚期基因表达的转换、关闭宿主细胞基因的表达,以及病毒的复制和病毒颗粒的组装有关。外源基因插入的主要区域是 E1、E3 和 E4。

构建腺病毒载体的基本策略有三种,一种是在细胞内经同源重组产生重组腺病毒,首先纯化出全长的腺病毒 DNA,将外源基因插入到带腺病毒基因片段的穿梭质粒中,再将腺病毒 DNA 和重组质粒共转染表达 E1 基因产物的 HEK293 细胞,通过噬菌斑筛选出重组病毒。二是将腺病毒全长 DNA 克隆入 Cosmid 质粒中,转化大肠杆菌感受态细胞,在细菌中复制腺病毒 DNA,然后将外源基因插入带适当抗性基因的真核表达质粒,再将重组真核质粒线性化后,转化带 Cosmid 质粒的大肠杆菌,通过与高表达 Cre 重组酶的大肠杆菌发生同源重组,将外源基因表达盒插入腺病毒 DNA 中。三是将稀有的限制性内切酶位点引入穿梭质粒和腺病毒骨架载体中,将外源基因克隆入腺病毒骨架载体,转化大肠杆菌复制重组质粒,转染相应的包装细胞系后,制成复制缺陷型的重组腺病毒。

腺病毒载体疫苗有便于口服的优点,这对于黏膜免疫起重要作用的传染病疫苗特别有意义。现在 4 型和 7 型腺病毒疫苗已在美国军队中作为口服疫苗使用,被证明是安全和有效的。腺病毒很容易在组织培养中生长,在细胞分裂增殖时,病毒 DNA 的拷贝数很高,病毒的基因组有很强的启动子,其后可容许插入长达 7 000 个碱基对的外源基因编码 DNA 序列,为重组操作带来了便利。已有的资料表明,很多病原体基因都能在腺病毒中获得表达,包括巨细胞病毒、单纯疱疹病毒、狂犬病病毒、副流感病毒和呼吸道合胞病毒等。腺病毒基因工程疫苗已在多种动物模型上进行了试验,其中部分显示了较好的免疫保护作用。试验还发现,腺病毒载体疫苗滴鼻免疫的效果优于口服,并且,鼻内接种也可以诱导如阴道、肠道等部位黏膜系统产生较高的抗体应答。

二、基因工程活疫苗在寄生虫学研究中的应用

在过去的二十多年间,在包括疟疾、血吸虫病、利什曼病等人类重要寄生虫病的疫苗研究中,采用基因工程活疫苗途径开展的工作较为活跃,并取得明显进展,有些研究还显示出较好前景。

(一) 疟原虫基因工程活疫苗

迄今,尝试应用于表达疟原虫抗原的基因工程活疫苗载体有鼠伤寒沙门菌(*Salmonella typhimurium*,*S.t*)、卡介苗、痘苗病毒等,表达的抗原包括环子孢子蛋白(circumsporozoite protein,CSP)、裂殖子表面蛋白 1、环状体感染红细胞表面抗原(ring-infected erythrocyte surface antigen,RESA)等。基因工程活疫苗在动物疟原虫上已有较多报道,但实验结果参差不齐。Wang 等将约氏疟原虫(*Plasmodium yoelii*,*P.y*)的 CSP 基因导入 *S.t* 减毒株构建成 *rSt*-CSP 疫苗,免疫鼠虽能产生一定的免疫应答,但不能有效抵抗 *P.y* 子孢子的攻击感染。Somner 等将 *P.y* MSP 的 C 末端 19kD 结构域导入 *S.t* 减毒株,免疫鼠也能诱导抗体产生,但同样不能保护鼠对抗 *P.y* 的攻击。然而,在伯氏疟原虫(*Plasmodium berghei*,*P.b*)上的实验却较为成功。Aggarwal 等将 *P.b* 的 CSP 基因导入 *S.t* 减毒株构建的重组活疫苗,可使免疫鼠对抗 *P.b* 的攻击感染。在人疟原虫上,Haddad 等将恶性疟原虫(*Plasmodium falciparum*,*P.f*)RESA 的 C 末端含 80 个氨基酸的片段导入 *S.t* 构建的 *rSt*-RESA 疫苗,免疫鼠能诱导特异性抗体的产生。国内董文其等将 *P.f* 不同发育阶段

抗原,包括裂殖子表面抗原 MSA1 和 MSA2、CSP、RESA 等,定向克隆入痘苗病毒表达载体 PJ2-16 的 Sm aI、SacI 位点,构建成恶性疟原虫抗原复合基因-痘苗病毒重组活疫苗株,免疫动物后能诱导较强的 Th1 型细胞免疫应答。将疟原虫基因工程活疫苗加入不同类型疫苗的组合免疫研究,获得较好效果,如李珣等选用恶性疟原虫红内期抗原 AMA1,分别制成 DNA 疫苗和重组痘苗病毒疫苗,采用 DNA 疫苗初始免疫,重组痘苗病毒疫苗加强免疫的方式,可使免疫鼠抗 AMA1 特异性 IgG 抗体的水平升高 15~137 倍,并且,免疫血清在体外能明显抑制疟原虫裂殖子对红细胞的入侵。另外,疟原虫 BCG 疫苗也有研究的报道。Matsumoto 等将恶性疟原虫 CSP 编码基因,插入堪萨斯分枝杆菌 α-抗原的信号序列及启动子后,克隆入穿梭载体,经电穿孔转化 BCG,构建成 rBCG-CSP 疫苗,免疫鼠后显示 CSP 的 B 细胞表位能获得有效表达和分泌,并诱导出高水平的特异性 IgG 抗体。

(二)血吸虫基因工程活疫苗

曼氏血吸虫(*Schistosoma mansoni*,*S.m*)的 *Sm28GST* 分子,是重要的疫苗候选分子,重组抗原免疫多种动物,均获得较高的减虫和减卵效果,并能减轻肝虫卵肉芽肿的病理反应。Khan 等和 Comoy 等将 *Sm28GST* 基因克隆入表达载体 pTECH1,再转化 *S.t* 减毒株 SL3261,构建成 rSt-*Sm28GST* 活疫苗,免疫鼠不仅能诱导高水平特异性抗体应答,同时还能诱导较强的 Th1 反应。应用 BCG 载体构建的活疫苗,也获得较好效果。Kremer 等将 *Sm28GST* 编码基因导入穿梭表达载体 pEN005 和 pEN006,再转化 BCG,制成 rBCG-*Sm28GST* 疫苗,皮下、腹腔和静脉免疫,均能产生高滴度的 IgG2a 抗体。BCG 活载体在埃及血吸虫(*Schistosoma haematobium*,*S.h*)和日本血吸虫(*Schistosoma japonicum*,*S.j*)疫苗上也都有一些研究。Kremer 等将 Sh28GST 基因导入含汞抗性基因的穿梭表达载体后,再电穿孔转化 BCG,将 rBCG-Sh28GST 活疫苗经鼻腔接种小鼠,诱导出明显的 IgG1、IgG2a 和黏膜 IgA 抗体应答。国内程继忠等将 Sj26GST 全长序列克隆到分枝杆菌 Hsp70 启动子下游,构建穿梭质粒 pBCG-*Sj26*,电转化 BCG,制成 rBCG-*Sj26GST* 疫苗,皮下免疫小鼠,能明显诱导 IgG 和 IgG2a 抗体应答,并对攻击感染产生部分的减虫、减卵和减轻虫卵肉芽肿病理反应的作用。

(三)利什曼原虫基因工程活疫苗

硕大利什曼原虫(*Leishmania major*,*L.m*)寄生在皮肤巨噬细胞内,是引起皮肤利什曼病的病原。致病机制研究表明,前鞭毛体可通过其 gp63 分子上的 Arg-Gly-Asp 残基的黏性序列与宿主巨噬细胞膜的 C3b 受体结合,从而介导侵入细胞的过程。用于构建基因工程活疫苗的载体有 *S.t* 和 BCG。Xu 等将 *gp63* 基因插入表达载体 pTECH2 的 *Tac* 启动子下游,转染 *S.t* 减毒株 BRD509,构建成 rSt-gp63 活疫苗,口服免疫小鼠可有效抵抗 *L.m* 毒力株 LV39 的攻击感染。McSorley 等将 gp63 基因导入表达载体 pNirB 的 NirB 启动子下游,同样转染 *S.t* 减毒株 BRD509,构建的重组活疫苗免疫小鼠,不仅可诱导特异性 IgG 抗体应答,还能产生高水平的 IFN-γ,显著降低攻击感染的虫荷和皮损的程度。在 BCG 活疫苗上,同样验证了 gp63 抗原的免疫保护作用。Connell 等将 gp63 基因克隆入穿梭表达载体 pMV262 中,再转化 BCG 构建成 rBCG-gp63 活疫苗,采用皮下和静脉免疫,均能有效降低 *L.m* 前鞭毛体攻击感染的虫荷。

(四)其他寄生虫基因工程活疫苗

溶组织内阿米巴(*Entamoeba histolytica*,*E.h*)和蓝氏贾第鞭毛虫(*Giardia lamblia*,*G.l*)是重要的致腹泻原虫。有关它们基因工程活疫苗的研究,主要见于 *S.t* 载体,主要是基于 *S.t* 活疫苗具有较好的诱导黏膜免疫的能力。Gieslak 等将含 *E.h* 的多丝氨酸溶组织内阿米巴蛋白(serine-rich *Entamoeba histolytica* protein,SREHP)基因的质粒 pLI228 转入 *S.t* 减毒株 X4550,构建的 rSt-SREHP 活疫苗灌胃免疫小鼠,能诱导血清 IgG 和黏膜 IgA 抗体升高,并对 *E.h* 毒力株 HM1:IMSS 的肝内攻击产生抵抗。Stager 等将 *G.l* 的主要表面抗原 VSPH7 基因导入 *S.t* 减毒株 LT2MIC,构建成 rSt-VSPH7 活疫苗,灌胃免疫小鼠也诱导了血清 IgG 和黏膜 IgA 的应答,并使免疫鼠免除 *G.l* 滋养体攻击感染所致的腹泻。

第三节　基因工程亚单位疫苗

一般说,病原体的抗原组分中只有少数组分能诱导有效的保护性免疫。基因工程亚单位疫苗

（engineering subunit vaccine），又称重组亚单位疫苗，是指采用基因重组的方法，将筛选获得的外源蛋白编码基因插入原核或真核表达载体并表达，而制备的蛋白疫苗。由于亚单位疫苗不含病原体的感染性组分，故无须灭活，也无致病性。利用基因工程方法制备亚单位疫苗的一个突出优势是，解决了灭活/减毒疫苗所需病原体天然抗原的来源问题。

一、常用蛋白表达系统及宿主细胞

采用基因工程技术制备亚单位疫苗的一般程序是，将抗原编码基因通过 DNA 重组插入表达载体（通常为质粒），然后将质粒导入宿主细胞，再选择和鉴定表达外源蛋白的细胞并建立纯培养，最后从大量繁殖的培养细胞中分离、纯化抗原蛋白。用于制备亚单位疫苗的表达系统包括原核生物、真菌、昆虫细胞、哺乳动物细胞等。

大肠杆菌是遗传背景和结构最为清晰的原核表达系统，也是用来表达外源基因最常用的宿主细胞，主要有两种表达方式。一种是将外源基因连接在大肠杆菌启动子的下游，直接表达该基因的产物。这种方法的优点是能够保证外源基因编码抗原的免疫原性，其缺点是，外源蛋白在大肠杆菌内不稳定，易被降解；并且，表达产物也不易纯化。大肠杆菌表达外源蛋白的另一种方式是表达融合蛋白，系将外源基因和细菌本身的基因融合在一起，表达出一个新的融合蛋白。这种表达方式的优点是融合蛋白在大肠杆菌内较稳定，不易被降解，且可改善蛋白的折叠，不易形成包含体（inclusion body），后者时常给蛋白纯化带来许多麻烦。融合表达的另一个明显优点是，可以利用载体蛋白的一些特征来进行融合蛋白的鉴定和纯化，如常见的日本血吸虫谷胱甘肽-S-转移酶（GST）、β-半乳糖苷酶、硫氧环蛋白（Trx）、六个组氨酸等。然而，用大肠杆菌表达外源蛋白也存在明显的缺点，如会产生内毒素，缺乏蛋白质翻译后的折叠加工和糖基化修饰，使基因工程蛋白与天然蛋白相比免疫原性相对较弱。因此，一般少用大肠杆菌来表达真核细胞的基因产物。

酵母是一种低等真核细胞，繁殖快速，营养要求简单，便于工业化发酵培养。它还具备真核细胞的诸多特点，如表达蛋白的糖基化修饰，正确的二硫键形成和信号肽的去除。同时，酵母作为食品和工业微生物，与人类生活关联已有数千年历史，也不产生内毒素，故其安全性毋庸置疑。酵母表达系统使用的载体，通常是既能在酵母中复制也能在大肠杆菌中复制的所谓穿梭载体（shuttle vector），这类载体不仅具有细菌质粒的复制原点及选择标记，还有真核生物的自主复制序列和选择标记。一般是先将外源蛋白编码基因插入穿梭载体的多克隆位点，在大肠杆菌中进行克隆和鉴定，再转入酵母中实现目的基因的表达。毕赤酵母（Pichia pastoris, P.p）是目前广泛应用的酵母表达系统，具有以下主要优点：①具有强的醇氧化酶基因（AOX 1）的启动子 P AOX 1。在葡萄糖或甘油为碳源时，AOX 1 基因的表达受到抑制，而在甲醇为唯一碳源时，P AOX 1 可被激活，因而能严格调控外源蛋白的表达；②能对外源蛋白进行翻译后的加工和修饰，从而使其更接近天然蛋白的生物活性；③可根据需要选择不同载体，进行外源蛋白的胞内表达和分泌表达。常用的胞内表达载体有 pPIC3、pPIC3K、pHIL-D2、pPICZA（B，C）等，分泌表达载体有 pPIC9、pPIC9K、pHIL-S1、pACO815、pPICZαA（B，C）等。

杆状病毒表达系统是目前最常用的昆虫细胞表达系统。该系统的载体是苜蓿银纹夜蛾杆状病毒（AcNPV）。该病毒的多角体基因启动子具有极强的启动蛋白表达的能力。构建表达载体的基本方法是，将多角体基因启动子组装入质粒，在启动子下游插入多角体基因两端侧翼序列，于侧翼序列中间加入多克隆位点。然后将克隆入外源蛋白基因的质粒，与野生型 AcNPV 共转染昆虫细胞，经同源重组使外源基因插入到野生型病毒的相应位置。因多角体基因中插入外源基因，使其不能编码多角体蛋白并包裹病毒颗粒形成包含体，利用这一性状，可筛选出含有重组杆状病毒的昆虫细胞。

哺乳动物细胞表达系统也可被用来制备基因工程亚单位疫苗。该系统的表达载体有两类，一类是病毒载体，包括痘苗病毒、腺病毒、疱疹病毒等，另一类是穿梭质粒载体，该载体需具备以下基本条件：①含启动子和增强子、终止信号和 poly（A）信号及剪接信号；②含在细菌内的复制起始点和抗性标记；③指示外源基因插入的筛选标记。哺乳动物表达系统常用的宿主细胞有 CHO 细胞、BHK 细胞、C127 细胞、Vero 细胞 COS 细胞等。

二、基因工程亚单位疫苗在寄生虫学研究中的应用

可以说,采用基因工程方法制备亚单位疫苗,是基因工程疫苗研究技术中最基础性的技术方法,也是实践中应用最广泛的形式,在寄生虫疫苗研究中也不例外,许多在其他新型疫苗系统中筛选并使用的抗原,一般都先期经历了这个发展阶段,有些还继续进行着探索。

(一)疟原虫基因工程亚单位疫苗

疟原虫生活史复杂,在人体内的各发育阶段都可能成为免疫攻击的靶,而在疫苗设计中被考虑。现在,已有大量的疟原虫抗原被克隆和鉴定,主要有:红细胞外期的 CSP、TRAP/SSP、LSA、EXP 等,红细胞内期的 MSP、SERA、GLURP、Pf155、RESA 等,以及蚊期的 Pfs25、Pfs28 等。其中,CSP、LSA、MSP 和 Pfs25/28 分子,分别代表了红前期、红内期和传播阻断等疟疾疫苗设计类型。CSP 分子具有多个有效抗原表位,免疫机体能诱导体液免疫和细胞免疫的双重应答,被认为是感染阻断疫苗最重要的候选分子。目前试验进展最快并很有希望的红前期疫苗是 RTS,S,它是将 P.f 的 3D7 株编码 CSP 207~395 位氨基酸序列的基因与乙型肝炎表面抗原氨基端的基因融合,在酵母中表达的融合蛋白,其中 CSP 部分含有 19 个 NANP 四肽重复基序。该融合蛋白与 AS02A 佐剂混合使用,能诱导高水平的抗 CSP 的抗体,还能同时诱导较强的 Th1 型应答。虽说该疫苗是迄今最成功的疟疾疫苗,Ⅲ期临床试验显示,该疫苗可以在儿童人群中提供部分免疫保护力、减少疟疾临床发病,但也存在一些明显不足和挑战,有专家概括为以下几点:①该疫苗虽可诱导高滴度特异性抗体,但免疫保护效果仅有约 30%,提示其保护性免疫效率较低;②该疫苗诱导的免疫保护作用尚不全面或不稳定,比如抗体激活补体的细胞毒作用和促进调理吞噬作用,在疫苗接种半年后即快速下降;③有在人群免疫选择压力下促使疟原虫抗原变异的风险。红内期疫苗的作用机制主要由抗体介导,间或有 CD4⁺T 细胞的参与。美国陆军军医研究所从大肠杆菌表达的 P.f 3D7 株的重组 MSP1-42 蛋白,以 AS02A 为佐剂,免疫动物获得高的抗体应答,免疫血清在体外有抑制疟原虫侵入红细胞的作用,Ⅰ期临床试验显示具有很好的安全性和较高的免疫原性。然而,该蛋白在酵母中的试验,却出现表达不稳定的问题。疟疾传播阻断疫苗的设计,是针对子孢子,因有试验证明,抗疟原虫有性期的抗体能阻止感染阶段的子孢子在按蚊唾液腺中的发育。Moorthy 等将 Pfs25 在酵母中表达,重组抗原免疫小鼠、家兔和灵长类动物,均能诱导特异性抗体产生,膜喂饲试验显示能有效阻断传播。该疫苗已进入Ⅰ期临床试验。国内潘卫庆等构建的恶性疟原虫红内期融合抗原疫苗 PfCP-2.9,是由恶性疟原虫 3D7 株的 AMA1 第三区与 MSP1-19 片段通过一 28 肽连接而成,在毕赤酵母中获得高水平表达。该疫苗可与 6 个结构表位依赖的单抗反应。用 PfCP-2.9 免疫家兔和恒河猴获得的免疫血清或抗体,体外几乎能完全抑制疟原虫对红细胞的入侵。该疫苗已获批进入临床试验。

(二)血吸虫基因工程亚单位疫苗

血吸虫作为多细胞寄生虫,存在多个生活史阶段,抗原性也异常复杂,这些都为研制疫苗带来诸多困难。国外在 S.m 和 S.h 疫苗上的工作,已取得明显进展。已有包括 28GST、副肌球蛋白(paramyosin,PM)和磷酸丙糖异构酶(TPI)等基因工程重组分子进入Ⅰ期和Ⅱ期临床试验。我国曾于"九五"期间,在总理预备金疫苗项目资助下开启的日本血吸虫病疫苗研究,至今已获得十余种疫苗候选抗原的重组分子,主要包括 Sj26GST、TPI、32/32kDa 分子、PM、Sj23、SjFABP、Sj338、Sj14-3-3 等,它们多是原核表达的产物,在小鼠和大动物水牛上进行的攻击感染试验,疫苗的保护性多不能稳定高于 40% 的水平,离实际应用尚存在很远的差距。我国已进行的日本血吸虫基因工程亚单位疫苗研究及其保护性试验结果见表 44-1。

表 44-1　日本血吸虫基因工程亚单位疫苗

抗原	来源	动物	免疫保护性/%	
			减虫率	减卵率
Sj26GST	S.j 成虫谷胱甘肽 S 转移酶	小鼠	27.8~31.3	13.5~27.6
FhGST	肝片形吸虫	小鼠	37.9~41.0	
AsGST	猪蛔虫	小鼠	33.1~36.4	

续表

抗原	来源	动物	免疫保护性/%	
			减虫率	减卵率
TPI	S.j 成虫	小鼠	21.4~25.0	57.8~60.3
Sj97kD	S.j 成虫副肌球蛋白	小鼠	28.4	59.2
Tropomyosin	S.j 成虫	小鼠	28.5	52.3
Tropomyosin	钉螺	小鼠	21.1	20.2
Parasyosin	S.j 成虫副肌球蛋白	绵羊	42.9~55.3	14.6~68.1
Sj23kDa	S.j 成虫表膜蛋白	绵羊	51.2~66.1	21.9~58.4
Sj28GST	S.j 成虫	水牛(黄牛)	32.8	36.2
Sj26-BCG1	S.j 成虫谷胱甘肽 S 转移酶	小鼠	27.4	55.8
Sj26-BCG2	S.j 成虫谷胱甘肽 S 转移酶	小鼠	16.6	60.5
Sj22.6	S.j 成虫表膜蛋白	小鼠	35.3~38.9	
Sj31/32kDa	Sj 成虫血红蛋白酶	小鼠		44.0
SIEA26-28kD+Sj31/32kD	Sj 未成熟虫卵、成虫血红蛋白酶	猪	68.0	78.0
SjR47	Sj 感染兔红细胞	小鼠		52.6~57.3
SjR12	Sj 感染兔红细胞	小鼠		50.7~74.7
Sj14FABP	Sj 脂肪酸结合蛋白	绵羊	59.2	44.9
NP30	Sj 单克隆抗独特型抗体	山羊	42.8	35.8
Sj14-3-3	Sj 成虫	小鼠	31.9	53.2

(三)弓形虫基因工程亚单位疫苗

弓形虫基因工程亚单位疫苗研究主要集中在速殖子主要表面抗原 SAG1 上。Makioka 等首先在大肠杆菌中重组表达了 SAG1 抗原,观察到免疫小鼠能激活巨噬细胞在体外杀伤虫体的活性。此后,Xiong 和 Kim 等将该分子编码基因克隆入病毒载体,在 CHO 细胞中表达出接近天然构型的 SAG1 蛋白,能被天然蛋白免疫血清识别。此外,对弓形虫缓殖子和子孢子期的一些抗原也有所研究,其中较多的是棒状体蛋白(ROP)。在亚单位疫苗结合佐剂的研究上也有一些报道。Lunden 等曾将弓形虫的 p30 和 p22 抗原表位与免疫刺激复合物重组表达用于免疫绵羊,产生高滴度的特异性 IgG 抗体。黄炳成等探讨了拟菌颗粒、脂磷壁酸、蜂胶和福氏佐剂对弓形虫 P30/35 亚单位疫苗的免疫增强效果,结果显示,拟菌颗粒和弗氏佐剂能诱导较高的体液免疫和细胞免疫应答。

(四)钩虫基因工程亚单位疫苗

研制钩虫疫苗迫切性主要基于以下理由:一是钩虫感染者多,全世界有 12 亿之多,其所造成的社会疾病负担以伤残调整生命年(disability-adjusted life years,DALYs)计甚至超过血吸虫病;二是已经在感染人群中发现对目前使用最广泛的苯并咪唑类抗线虫药的耐药虫株。已有研究证实,宿主抗钩虫免疫的靶标主要是 L3 期幼虫在宿主侵入部位分泌的抗原(ancylostoma secreted protein,ASP),因此成为钩虫疫苗研究的重点。L3 期幼虫可分泌两种富含半胱氨酸的蛋白 ASP-1 和 ASP-2,在犬钩虫和人体钩虫均已获得克隆和表达。已有的研究表明,用 ASP-1 重组蛋白免疫犬,能有效降低攻击感染的虫荷并减少雌虫的产卵。由于原核表达可能会失去蛋白的天然构象而降低疫苗的保护性,现也在尝试真核表达系统制备钩虫抗原。

(五)棘球蚴基因工程亚单位疫苗

棘球蚴病流行于牧区,不仅对畜牧业造成严重危害,也对牧区人类健康构成较大威胁。相对于其他寄生虫而言,棘球蚴基因工程亚单位疫苗是较为成功的种类。早在 1993 年,Heath 和 Lightowlers 就研制成抗细粒棘球绦虫虫卵感染的基因工程重组抗原疫苗 Eg95,用其加佐剂后免疫绵羊,获得了高于 95% 的保护性。现该疫苗已引进我国,并已完成在流行区的现场试验,有希望成为商品化疫苗面市。

第四节 基因工程重组表位疫苗

所谓表位(epitope),也即抗原分子中决定抗原特异性的特殊化学基团,它不仅是抗原分子与相应淋巴细胞表面的抗原受体结合并激活淋巴细胞引起免疫应答的部位,也是抗原与相应抗体或致敏淋巴细胞结合而发挥免疫效应的分子基础。因此说,抗原的免疫学性质及其效应,是通过抗原的表位来实现的。

一、基因工程重组表位疫苗的特点

根据抗原表位是与 T 细胞抗原受体结合还是与 B 细胞抗原受体结合,可将其分为 T 细胞表位和 B 细胞表位。研究表明,T 细胞表位由 10~20 个连续的氨基酸组成,故又称为线性表位(linear epitope),多分布在抗原分子内部的疏水区,需由 APC 加工处理后才能被 T 细胞抗原受体 TCR 识别。而 B 细胞表位多由 5~15 个连续或不连续的氨基酸组成,但在空间上彼此临近,故也称构象表位(comformational epitope),一般存在于天然抗原分子表面,不经加工处理就可直接被 B 细胞识别。

建立在抗原表位免疫学基础之上的多表位疫苗,理论上相当于多抗原的浓缩,并且可根据诱导免疫保护作用的需要,选择不同的表位类型,从而增加疫苗的免疫效果。这样,使原来质粒表达载体插入外源基因长度上的限制,变得迎刃而解。因此,多表位疫苗设计,成为联合免疫的有效途径。

二、疫苗候选表位的筛选方法

构建基因工程重组表位疫苗的关键,是筛选并鉴定有效的疫苗分子抗原表位,主要方法有:

1. **酶解法或合成肽法** 用蛋白水解酶将抗原分子水解成小片段,或用化学合成重叠肽的方法,以体外淋巴细胞增殖试验鉴定各肽段的性质,确定有效肽段及表位;

2. **洗脱法** 将抗原表位从 MHC 分子上洗脱,或用单克隆抗体吸附并洗脱,对其进行氨基酸测序。

3. **噬菌体展示肽库筛选法** 采用噬菌体展示肽库筛选抗原模拟表位,并进行序列分析。

4. **借助计算机软件进行表位预测** 实际工作中,通常采用对已知抗原分子先借助计算机软件作表位预测,确定最有可能的抗原肽段,再用体外淋巴细胞增殖试验进行验证,最后用基因工程方法进行克隆表达的策略。目前,用于蛋白分子 T 细胞表位预测的软件有多种,如 GUATIF、TEPITOPE、ANTHIWHIN 等。B 细胞表位因是构象表位,用计算机软件预测有较大难度,尝试应用的方法有亲水性方案、可及性方案、可塑性方案、二级结构预测方案和电荷分布方案等。

三、重组表位疫苗在寄生虫学研究中的应用

基因工程表位疫苗的设计,体现了联合免疫的思想。并且,采用基因工程重组表位也较化学合成表位更加经济。在构建疫苗载体时,还可以根据需要加入佐剂序列,从而增加表位疫苗的免疫原性或增强诱导所需类型免疫的应答。目前,在寄生虫疫苗研究中,基因工程重组表位疫苗也已有较多尝试。

(一)疟原虫基因工程重组表位疫苗

SPf66 是第一个化学合成的复合多价 45 肽抗恶性疟疫苗,该肽段包含恶性疟原虫裂殖子 spf35.1、spf55.1 和 spf83.1 三个基因片段和两个子孢子抗原表位 NANP 序列,免疫后可诱导产生抗不同表位的特异性抗体和部分免疫保护作用,显示疟原虫表位疫苗设计的可行性。N Ⅱ MALVAC-1 是另一个较好的多表位抗疟原虫疫苗,它含有 9 个来自于不同发育时期的恶性疟原虫抗原基因表位,通过昆虫细胞杆状病毒表达,动物实验加佐剂免疫,可诱导针对不同表位的血清抗体,体外试验证明血清抗体能阻止 85% 的子孢子侵入肝细胞,有 67% 的红细胞内疟原虫发育受到抑制。Caro-Aguilar 等从间日疟原虫裂殖子表面蛋白-1(*Pv*MSP-1)中鉴定了 6 个 T 细胞表位,并对其功能特点及与 4 种不同的 HLA-DRB1 等位基因的结合混杂性进行分析,显示此 6 个 T 表位体外均能刺激间日疟原虫感染者的淋巴细胞增殖;用 *Pv*MSP-1 与恶性疟原虫 CSP 的 B 表位组合的串联嵌合肽免疫,能诱导小鼠产生高滴度特异性抗体和细胞因子;并且,针对 B 表位的抗体体外能有效抑制恶性疟原虫子孢子入侵肝细胞。王萍等根据间日疟原虫有效保护

性抗原表位,利用计算机建模技术进行组合、排列,确定由 *Pv*CSP 的 3 个 T 细胞表位和 1 个 B 细胞表位、*Pv*MSP-19 的 2 个 B 细胞表位、*Pv*DBP Ⅱ 的 2 个保守序列、*Pv*AMA 的 1 个 B 细胞表位和 *Pv*AMA 的 1 个 T 细胞表位,并加入白喉毒素 T 细胞表位和 Pan-DR Th 细胞表位肽,合成 786bp 的多表位肽疫苗基因(*Pv*DBW),并成功在酵母细胞中实现分泌表达。再有,王恒等成功构建了新型多表位抗恶性疟原虫疫苗。他们在研究中发现,多个抗原表位肽段的连接顺序,明显影响到疫苗的免疫原性,提示表位的空间构象在疫苗设计中的关键作用。为解决表位连接顺序的多样性问题,他们采用建立随机表位肽库的方式,从中筛选出免疫原性和稳定性最好的随机组合表位 M.RCAg-I,动物实验显示能诱导高水平抗体应答,特异性抗体在体外能明显抑制疟原虫的发育。

(二)血吸虫基因工程重组表位疫苗

血吸虫疫苗研究中采用多表位复合多价疫苗的策略,在基因工程核酸疫苗和 MAP 设计中有较多报道,而基因工程重组表位疫苗的实践并不多。王新军等根据已有的有部分免疫保护作用的日本血吸虫线粒体相关蛋白 *Sj*338、膜抗原 *Sj*22.6、TPI、Paramyosin 等分子,首先综合应用 TEPITIPE、SYFPEITHI 等软件进行 T 细胞表位预测,经体外淋巴细胞增殖试验验证后,将各表位编码基因串联重组入 pET32c(+)载体,在大肠杆菌中成功表达了多表位抗原肽。

(三)弓形虫基因工程重组表位疫苗

弓形虫也是一个在宿主体内有多个生活史时期的寄生虫,单一抗原成分的疫苗免疫难以形成强的免疫保护力,故多抗原复合疫苗也是发展的方向。杨培梁等从弓形虫速殖子期特异性抗原 P30、速殖子和缓殖子共有抗原 ROP2 和 GRA2,以及破伤风毒素中选取含 T 和 B 细胞表位的 5 个抗原片段的编码基因,彼此间以适当的编码柔性氨基酸序列隔开,用多肽二级结构分析软件,对氨基酸序列进行模拟分析,确定合适长度的间隔序列,以使各抗原表位保持相对独立的空间构象,再将此序列克隆到原核载体,在大肠杆菌中表达出含多表位的多肽。此多肽具有较强的抗原活性。免疫印迹试验鉴定,此多肽可被弓形虫单克隆抗体 S13 特异识别。

第五节　基因工程疫苗的质量控制

基因工程疫苗作为特殊的生物制剂,与普通疫苗一样,安全性和有效性是衡量其质量的基本标准。因此,基因工程疫苗的质量控制,首先应遵从疫苗质量控制的一般原则和要求。与普通疫苗不同的是,在基因工程疫苗构建过程中由于引入外源基因涉及其他生物和化学材料,故应特别注意重组后的基因以及表达载体的变异性和稳定性。目前,世界卫生组织和多国的政府机构都有对普通疫苗和基因工程疫苗质量控制的相关规定。

在基因工程疫苗的安全性方面,基本要求是重组后的基因产物无致病性、无毒性,并且也不产生因基因工程操作而引起的有害物质。在有效性方面,要求重组表达的蛋白质或表位肽具有良好的抗原性和免疫原性。验证的方法包括体外试验对诱导产生的特异抗体的检测,和体内试验评价疫苗诱导的体液和/或细胞免疫反应对攻击感染的免疫保护力。此外,基因工程疫苗的制备还应具有稳定性和可重复性。

如同新药的研制过程,新疫苗的研制也需经过临床试验前期、Ⅰ期临床试验、Ⅱ期临床试验和Ⅲ期临床试验等 4 个阶段。对于基因工程疫苗而言,临床试验前期的质量管理和控制尤为重要,并有相应的严格要求,如①对外源重组基因,必须提供全部的 DNA 序列;写明外源重组基因插入载体所用的内切酶及其方法;具有稳定的结构和功能;明确基因产物与免疫反应的关系;外源重组基因导入后对其他基因功能的影响等;②对所用的载体,必须详细说明载体来源、各结构各部分的功能等,如复制子的来源、抗药性标记、启动子和增强子,以及和蛋白质翻译有关的核酸序列等;③对宿主细胞的要求,必须明确描述所选细胞的来源、表型(phenotype)、基因型(genotype)以及相应的基因标记等。另外,也要求对重组后基因的完整序列和结构作详细记录和报告。

经过几十年的发展,基因工程疫苗研究技术已逐渐成熟,有的基因工程疫苗已形成产品投放市场。虽然在发展初期人们普遍担心的基因工程技术潜在的安全性问题,随着实践和时间的推移而逐渐被消除,但有鉴于曾经出现过的普通疫苗应用中发生的安全性事件,对基因工程疫苗而言,更应从严控制与管理。

（王 勇）

参 考 文 献

[1] 冯高谦. RTS,S/AS01 疟疾疫苗大规模现场应用可能面临的挑战[J].中国血吸虫病防治杂志,2021,33（6）:553-555.

[2] 卢曾军,曹轶梅,刘在新,等.腺病毒载体在基因治疗和疫苗研究中的应用[J].中国病毒学,2006,21（6）:622-626.

[3] 王萍,吴娴波,董文其,等.间日疟原虫多表位疫苗基因的设计、合成与酵母表达[J].热带医学杂志,2006,6（8）:858-860.

[4] 杨翠萍,万红娇,蔡长春.弓形虫疫苗研究的现状与展望[J].中国病原生物学杂志,2006,1（3）:232-234.

[5] 张歧蜀,姜国华,郭军,等.棘球蚴病疫苗研究进展[J].中国兽药杂志,2006,40（10）:27-30.

[6] 李珣,薛采芳,缪军,等.恶性疟原虫 AMA1 不同类型疫苗组合免疫接种研究[J].中华微生物和免疫学杂志,2005,25（11）:949-952.

[7] 黄炳成,陈少卿,付婷霞,等.不同佐剂的弓形虫亚单位疫苗免疫效果观察[J].中国热带医学,2004,4（1）:12-14.

[8] 蒋桂花,杨维平.钩虫病流行与疫苗研究[J].国外医学寄生虫病分册,2004,31（6）:275-277.

[9] 蒋华,何深一.弓形虫疫苗研究新进展[J].国外医学寄生虫病分册,2004,31（6）:262-265.

[10] 李元刚,尹向东,王玉龙.细菌活载体疫苗的研究进展[J].黑龙江畜牧兽医,2004,2:63-65.

[11] 王新军,张兆松,李光富,等.日本血吸虫 22.6kD 抗原 T 细胞表位的重组、表达及初步鉴定[J].中国寄生虫学与寄生虫病杂志,2003,21（6）:345-348.

[12] 高云,黄宇烽.真核表达系统的研究进展[J].中华男科学,2002,8（4）:292-294.

[13] 杨培梁,陈晓光.弓形虫多表位基因的构建及其在大肠杆菌系统中的表达鉴定[J].中国人兽共患病杂志,2002,18（2）:37-41.

[14] 董文其,李明,毕惠祥,等.恶性疟原虫保护性抗原复合基因-痘苗病毒重组活疫苗株免疫动物后诱发的 Th1 细胞绵羊反应[J].中国寄生虫病防治杂志,2001,14（1）:1-4.

[15] 李忠明.当代新疫苗[M].北京:高等教育出版社,2001.

[16] 郭虹,陈观今,郑焕钦,等.弓形虫 ROP1 基因真核表达重组质粒免疫小鼠后的免疫应答[J].中国寄生虫学与寄生虫病杂志,1999,17（6）:334-337.

[17] 程继忠,皇甫永穆,海涛,等.日本血吸虫 26kD 抗原基因在 BCG 中的表达[J].中国生物化学与分子生物学报,1998,14（6）:661-667.

[18] 董文其,李明,毕惠祥,等.恶性疟原虫保护性抗原复合基因-痘苗病毒重组活疫苗株的构建[J].寄生虫与医学昆虫学报,1998,5（2）:72-78.

[19] 钱宗立,陈名刚.呼唤血防明天-日本血吸虫疫苗研究专项课题 3 年评估报告[J].中国血吸虫病防治杂志,1998,10（增刊）:1-6.

[20] DATOO MS,NATAMA MH,SOMÉ A,et al. Efficacy of a low-dose candidate malaria vaccine,R21 in adjuvant Matrix-M, with seasonal administration to children in Burkina Faso:a andomised controlled trial [J]. Lancet,2021,397:1809-1818.

[21] TANG XM,LIU XY,SUO X. Towards innovative design and application of recombinant Eimeria as a vaccine vector [J]. Infect Immun,2020,28（5）:e00861.

[22] JOSEPHINE E,CLARK-CURTISS,ROY C. Salmonella vaccines:conduits for protective antigens [J]. J Immunol,2018, 200:39-48.

[23] BALLOU WR,AREVALO-HERRERA M,CARUCCI D,et al. Update on the clinical development of candidate malaria vaccines[J]. Am J Trop Med Hyg,2004,71（Suppl 2）:239-247.

[24] MOORTHY VS,GOOD MF,HILL AV. Malaria vaccine developments [J]. Lancet,2004,363（9403）:150-156.

[25] ANGOV E,AUFIERO BM,TURGEON AM,et al. Development and preclinical analysis of a Plasmodium falciparum merozoite surface protein-1（42）malaria vaccine [J]. Mol Biochem Parasitol,2003,128（2）:195-204.

[26] MOORTHY VS,PINDER M,REECE WH,et al. Safety and immunogenicity of DNA/modified vaccinia virus Ankara malaria vaccination in African adults [J]. J Infect Dis,2003,188（8）:1239-1244.

[27] BRADY CP,SHIMP RL,MILES AP,et al. High-level production and purification of P30 P2 MSP1（19）,an important

vaccine antigen for malaria, expressed in the methylotropic yeast Pichia pastoris [J]. Protein Expr Purif, 2001, 23 (3): 468-475.

[28] STOWERS AW, CIOCE V, SHIMP RL, et al. Efficacy of two alternate vaccines based on Plasmodium falciparum merozoite surface protein 1 in an Aotus challenge trial [J]. Infect Immun, 2001, 69 (3): 1536-1546.

[29] ANDERS RF, SAUL A. Malaria vaccines [J]. Parasitol Today, 2000, 16 (10): 444-447.

[30] SOMMNER EA, OGUN SA, SINHA KA, et al. Expression of disulphide-bridge-dependent comformational epitopes and immunogenicity of the carboxy-terminal 19kD domain of Plasmodium yoelii merozoite surface protein-1 in live attenuated salmonella vaccine strains [J]. Microbiol, 1999, 145 (1): 221-229.

[31] COMOY EE, CAPRON A, THYPHRONITIS G. Adjuvant is the major parameter influencing the isotype profiles generated during immunization with a protein antigen, the Schistosoma mansoni Sm28GST [J]. Scand J Immunol, 1998, 47 (2): 444-452.

[32] KREMER L, DUPRE L, RIVEAU G, et al. Systemic and mucosal immune responses after intranasal administration of recombinant Mycobecterium bovis bacillus Calmette-Guerin expressing glutathione-S-transferase from Schistosoma haematobium [J]. Infect Immun, 1998, 66 (12): 5669-5676.

[33] MCSORLEY SJ, XU D, LIEW FY. Vaccine efficacy of salmonella strains expressing glycoprotein 63 with different prometers [J]. Infect Immun, 1997, 65 (1): 171-178.

[34] STAGER S, GOTTSTEIN B, MULLER N. Systemic and local antibody response in mice induced by a recombinant peptide fragment from Giardia lamblia variant surface protein (VSP) H7 produced by a Salmonella typhimurium vaccine strain [J]. Int J Parasitol, 1997, 22 (8): 965-971.

[35] KREMER L, RIVEAU G, BAULARD A, et al. Neutralizing antibody responses elicited in mice immunized with recombinant bacillus Calmette-Guerin producing the Schistosoma mansoni glutathione-S-transferae [J]. J Immunol, 1996, 156 (11): 4309-4317.

[36] MATSUMOTO S, YANAGI T, OHARA N, et al. Stable expression and secretion of the B-cell epitope of redent malaria from Mycobacterium bovis BCG and induction of long-lasting humoral response in mouse [J]. Vaccine, 1996, 14 (1): 54-60.

[37] HADDAD D, LILJEQVIST S, KUMAR S, et al. Surface display compared to periplasmic expression of a malarial antigen in Salmonella typhimurium and its implications for immunogenicity [J]. FENS Immunol Med Microbiol, 1995, 12 (3-4): 175-186.

[38] LUNDEN A. Immuune response in sheep after immunization with Toxoplasma gondii antigens incorporated into iscoms [J]. Vet Parasitol, 1995, 56: 23-25.

[39] WANG HH, ROGERS WO, KANG YH, et al. Partial protection against malaria by immunization with Leishmania enriettii expression the Plasmodium yoelii circumsporozoite protein [J]. Mol Biochem Parasitol, 1995, 69 (2): 139-148.

[40] XU D, MCSORLEY SJ, CHATFIELD SN, et al. Protection against Leishmania major infection in genetically susceptible BALB/c mice by GP63 delivered orally in attenuated Salmonella typhimurium (AroA-aroD-) [J]. Immunol, 1995, 85 (1): 1-7.

[41] KHAN CM, RAMOS BV, PIERCE RJ, et al. Construction, expression and immunogenicity of multiple tandem copies of the Schistosoma mansoni peptide 115-131 of the P28 glutathione-S-transferase expressed as C-terminal fusions to tetanus toxin fragment C in a live aro-attenuated vaccine strain of salmonella [J]. J Immunol, 1994, 153 (12): 5634-5642.

[42] CIESLAK PR, ZHANG T, STANLEY SL JR. Expression of a recombinant Entamoeba histolytica antigen in a Salmonella typhimurium vaccine strain [J]. Vaccine, 1993, 11 (7): 773-776.

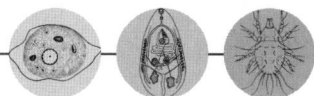

第四十五章

核酸疫苗

核酸疫苗（nucleic acid vaccine）是指将编码某种抗原多肽或蛋白的外源基因（DNA 或 RNA）导入人或动物体内，通过宿主细胞的表达系统合成抗原，诱导宿主对该抗原产生免疫应答，以达到预防和治疗疾病的目的。核酸疫苗包括 DNA 核酸疫苗（DNA vaccine）和 mRNA 核酸疫苗（mRNA vaccine）。核酸疫苗不仅具有良好的免疫原性和安全性，由于其易于修饰和改造，使核酸疫苗相比于传统蛋白疫苗具有更大的灵活性。而且在实际生产中，核酸疫苗的制备和纯化工艺较为简单，生产成本较低。以上优势使得核酸疫苗作为疫苗学新纪元的开拓者，具有极大的优化潜力和广阔的应用前景。

第一节　DNA 核酸疫苗的构建

DNA 核酸疫苗是指将编码特定抗原的重组真核表达载体导入人或动物体内，使外源基因在宿主体内表达，产生的抗原可激活机体的免疫系统，从而诱导宿主启动对该抗原的免疫应答，产生免疫保护作用。随着 DNA 核酸疫苗导入部位和途径的不同，可引起全身或局部的免疫反应。DNA 核酸疫苗在引起全身免疫应答中，既可激活体液免疫，也可诱导细胞免疫。此外，DNA 核酸疫苗稳定性好，具有便于运输和保存的优点。

一、目的基因的筛选

DNA 核酸疫苗由病原体的保护性抗原基因片段和载体质粒两部分组成。目的基因的筛选实质上是比较分析不同保护性抗原编码基因在被免疫动物体内的表达与诱导免疫保护效应的过程，最后从中筛选出最理想的一个或几个基因，用于 DNA 核酸疫苗的构建。

（一）筛选原则

DNA 核酸疫苗目的基因的筛选应遵循以下原则：①通常选择病原体的主要保护性抗原基因，尽量选取可对大多数毒株产生保护作用的抗原基因；②抗原基因片段既可以是单个基因或具有协同保护功能的一组基因，也可以是编码抗原决定簇的一段核苷酸序列；③该段抗原基因的遗传机制已经研究清楚，且表达调控机制也已较为清楚；④目的基因已经被克隆，其在受体细胞内能够稳定完整地表达具有目标功能的蛋白质。

（二）目的基因的来源和分离

1. 利用限制性内切酶（restriction endonuclease）酶解获得目的基因　限制性核酸内切酶是可以识别并附着特定的核苷酸序列，并对每条链中特定部位的两个脱氧核糖核苷酸之间的磷酸二酯键进行切割的一类酶。限制性内切酶可专一性地识别并切割特定的 DNA 序列，并产生不同类型的 DNA 末端。如果靶 DNA 在某一载体上，且两端具有限制性内切酶的酶切位点，就可以直接进行酶切获得目的基因。

2. 鸟枪法分离目的基因　用超声波、搅拌剪刀或者限制性内切酶将从生物组织细胞中提取的总 DNA 降解成预期大小的片段，将这些片段分别连接到载体上，然后转入受体细胞，这样每个细胞就接受了含有一个基因组 DNA 片段与载体连接的重组 DNA 分子，经扩增繁殖，大量的细胞一起组成一个含有基因组各 DNA 片段克隆的集合体,称之为基因组 DNA 文库。如果这个文库包含该生物基因组 DNA 的全部序列,就可以称之为该生物的完整基因组文库。

基因组文库构建以后,把基因文库转移到尼龙膜或硝酸纤维素滤膜上,就可以与特异性的核酸探针进行杂交,从而筛选出含有目的基因的阳性克隆,这种用分子杂交等技术去钓取基因克隆的方法,称为鸟枪法或散弹射击法。当生物基因组比较小时,此方法较易成功;但当生物基因组很大时,构建完整的基因组文库就非常困难,而且从文库中克隆目的基因的工作量也非常大。

鸟枪法的最大优点是应用广泛,而且有效,适用于大规模筛选。只要有已知的核酸探针,就有可能从任何生物体的任何组织中分离出目的基因,也就能够有效地检测任何一种插入的外源 DNA 序列,而不以这种序列能否在大肠杆菌细胞中表达为前提。其敏感性依赖于两个因素:一是质粒的保护性阈值(能引起保护性反应的最大稀释倍数),另一个就是文库中保护性质粒的数量。

3. 利用 cDNA 文库筛选目的基因 cDNA 是以 mRNA 为模板,在反转录酶催化下合成的 DNA。此 DNA 序列与 mRNA 互补,又称为互补 DNA。提取组织细胞的全部 mRNA,在体外反转录成 cDNA,经两端加接头后与适当的质粒载体或噬菌体载体连接,转入细菌,则每个细菌含有一段 cDNA,并能繁殖扩增,这样包含有细胞全部 mRNA 信息的 cDNA 克隆集合体称为该组织细胞的 cDNA 文库,见图 45-1。

cDNA 文库与基因组 DNA 文库不同:①cDNA 文库具有组织细胞的特异性,文库基因组含有的基因在特定的组织细胞中只有一部分表达,在不同环境条件、不同分化时期的细胞,其基因表达的种类和强度也不相同;②较基因组 DNA 文库小很多,能够比较容易筛选出细胞特异表达的目的基因;③cDNA 文库中所获得的是经过剪接、去除了内含子的 cDNA。

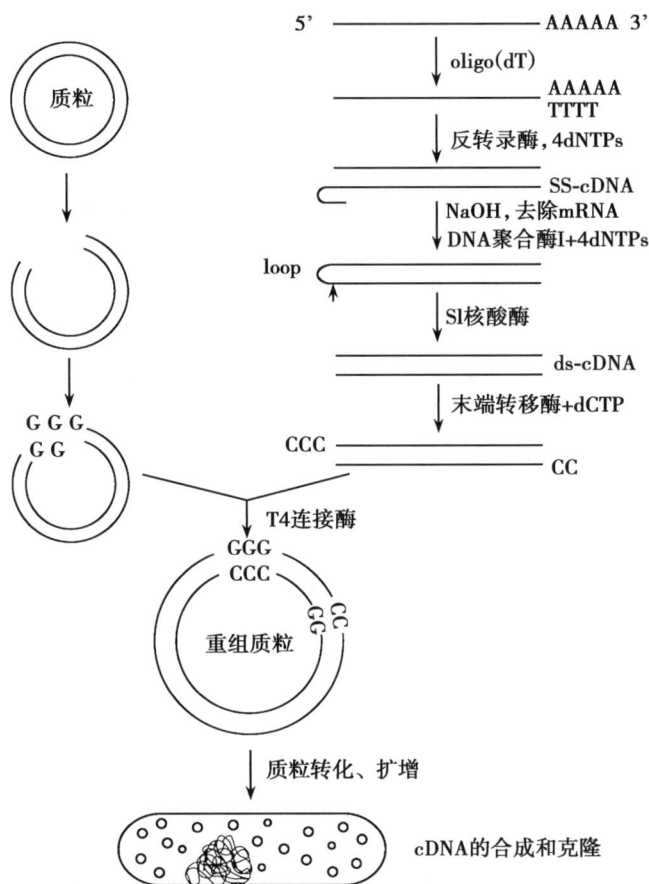

图 45-1 cDNA 文库的构建流程

利用 cDNA 文库筛选目的基因的方法如下:

(1)直接筛选法(又称 cDNA 捕捉法):就是用基因组 DNA 直接从 cDNA 文库中筛选位于该基因片段内的 cDNA,它直接用基因组 DNA 捕捉 cDNA 片段,从而达到快速地从较大的基因组区域分离表达序列。

该方法使用 PCR 扩增来自不同组织的混合 cDNA 池或已克隆的 cDNA 文库,扩增后的 cDNA 片段与生物素标记的基因组靶 DNA 杂交,捕获亲和素标记磁珠上的与目标 DNA 杂交的 cDNA 片段,然后洗脱磁珠上捕获的 cDNA 并进行 PCR 扩增,再进行第二轮筛选,并将筛选出的 cDNA 片段克隆到载体上。

(2)cDNA 选择法:此法与直接筛选法相反,它把基因组 DNA 固定在膜上,用总 cDNA 与之杂交,通过 PCR 从中回收可与基因组片段结合的 cDNA 片段。

(3)免疫筛选法:即将含有文库基因的各培养皿中噬菌斑转印到硝酸纤维膜上,使 cDNA 表达的蛋白质牢固地结合在膜上,而后应用免疫印迹试验的方法,利用特异性抗体与之进行免疫反应,从而找出编码相应抗原的基因在文库培养皿中的噬菌斑,获得目的 cDNA。

4. 利用 PCR 扩增获得目的基因 在我们已知目的基因序列的条件下,可以利用 PCR 法从基因组 DNA 或 cDNA 中获取目的基因。由于引物与模板的配对互补结合的特异性,因而 PCR 也具有高度的特异性,也就可以方便地用 PCR 在成千上万的基因序列中获得只有极微含量的特定目的基因或序列,PCR 获得的目的序列产物连接在适当的载体上,转化受体细胞,经筛选就能得到目的序列的克隆。

5. 人工合成目的基因　目前,人们可以使用全自动核酸合成仪一次合成 100~200bp 长的 DNA 片段。较短的目的基因可在了解 DNA 一级结构的基础上人工合成。但由于人们并未完全掌握核酸序列所具有生命功能的规律,随意合成的 DNA 绝大多数是不具有生物功能或无法判断它的功能,因而我们只能模仿自然界生物中已知的基因序列来合成,而化学合成这样长的基因 DNA 序列,其价格远远高于用 PCR 法获得目的基因,所以目前很少全部用化学方法去合成基因。但人工合成的核酸片段作为引物、接头分子等已经是分子生物学中十分重要的方法和手段。

6. 应用 DNA 芯片技术筛选目的基因　DNA 芯片技术是利用核酸杂交原理检测未知分子。它是将一系列特定荧光标记的寡核苷酸探针,预先固定在载玻片或尼龙膜上组成生物集成膜片,与不同标记的游离靶分子(DNA 或 RNA)杂交,或生物集成膜片上的不同靶分子与游离的探针杂交,然后应用荧光信号检测器及处理器根据杂交分子所发出的不同波长的光检测杂交信号。

如完全杂交则发出强的荧光信号或特殊波长信号,不完全杂交信号较弱,不能杂交则检测不到荧光信号或只检测到芯片上原有的荧光信号。这些不同区域的荧光信号在芯片上组成荧光分布谱型,可被激光共聚焦显微镜激发和检测,经电脑软件处理检出 DNA 的序列及其变化。

(三) DNA 核酸疫苗的研究

当前,基于各种病原(包括病毒、细菌和寄生虫)以及肿瘤的 DNA 核酸疫苗已取得较大的突破。各种病原 DNA 核酸疫苗研究进展见表 45-1。

表 45-1　各种病原 DNA 核酸疫苗的研究进展

病原体	抗原	目前研究情况
病毒		
牛疱疹病毒	糖蛋白	在小鼠和牛的体内诱发了免疫应答
牛腹泻病毒	主要糖蛋白 gp53(E2)	以小鼠为模型进行了研究
人类巨细胞病毒	ppUL83	以小鼠为模型进行了研究
鼠巨细胞病毒	pp89	以小鼠为模型进行了研究
圣路易斯脑炎病毒	prM/E	以小鼠为模型进行了研究
猫免疫缺陷病毒	整个 FIV 的基因组	以猫为模型进行了研究
乙肝病毒	表面抗原和核心抗原(HBsAg、HBcAg)	在猩猩、小鼠、兔和大鼠体内诱发了体液免疫和细胞免疫,已进入临床试验
丙肝病毒	核蛋白、核蛋白-乙肝表面抗原融合蛋白和表面糖蛋白	以小鼠为模型进行了研究
单纯疱疹病毒	糖蛋白 B、糖蛋白 D、gD2 和 ICP27	在小鼠和豚鼠体内可诱发免疫应答,已进入临床试验
人类免疫缺陷病毒 I 型	表面糖蛋白、调节蛋白、核心蛋白和参与病毒复制的一些酶	在小鼠和非人类灵长目动物体内产生了细胞免疫,目前正用于疾病的预防,并联合药物治疗该病,已进入临床试验
感染性造血硬化病毒	核蛋白和糖蛋白	以虹鳟鱼为模型进行了研究,已进入临床试验
流感病毒	血凝素、基质蛋白、核蛋白	在小鸡、雪貂、小鼠和非人类灵长动物中引发了免疫应答,已进入临床试验
淋巴细胞性脉络丛脑膜炎病毒	核蛋白、糖蛋白	以小鼠为模型进行了研究
麻疹病毒	核蛋白、血凝素	以小鼠为模型进行了研究
新城疫病毒	F 蛋白	以小鸡为模型进行了研究

续表

病原体	抗原	目前研究情况
狂犬病病毒	糖蛋白	以小鼠为模型进行了研究
其他还有假狂犬病病毒、乳头瘤病毒、轮状病毒、登革热病毒、猴免疫缺陷病毒等的 DNA 核酸疫苗研究		
细菌		
结核分枝杆菌	Hsp65、抗原 85	以小鼠为模型进行了研究
破伤风杆菌	片段 C	以小鼠为模型进行了研究
其他还有幽门螺杆菌、布鲁氏杆菌等的 DNA 核酸疫苗研究		
寄生虫		
疟原虫	环子孢子抗原、PyHEP17	以小鼠为模型进行了研究,已进入临床试验
日本血吸虫	副肌球蛋白	以小鼠为模型进行了研究
利什曼原虫	主要表面糖蛋白 gp63	以小鼠为模型进行了研究
囊虫	cC1 和 IL-4-cC1 融合蛋白	以小鼠和猪为模型进行了研究
弓形虫	p30 蛋白和 GRA2	以小鼠为模型进行了研究
其他病原体		
支原体	支原体 DNA 表达文库和抗原 A-7、A7-2	以小鼠为模型进行了研究
钩端螺旋体	OmpL1、LipL41 和 FlaB	以豚鼠为模型进行了研究

二、载体的选择

DNA 片段的克隆和表达需要有合适的载体(vector),它是运载外源 DNA 有效进入受体细胞内的工具。载体按其功能的不同可分为克隆载体(cloning vector)和表达载体(expressing vector);根据其骨架 DNA 来源的不同,可分为质粒、噬菌体、黏粒和病毒载体等;按其宿主细胞的不同,可分为原核生物表达载体和真核生物表达载体。在本章中我们将重点讨论与核酸疫苗构建密切相关的克隆载体和哺乳动物细胞表达载体。

(一)克隆载体

所谓克隆载体就是将目的 DNA 片段导入宿主细胞进行复制,从而获得大量克隆化片段的运载工具,主要包括质粒、噬菌体和黏粒等。其中,质粒是目前应用最为广泛和最方便的克隆载体。

1. 质粒的一般特性　质粒是染色体外能独立复制、稳定遗传的一种环状双链 DNA 分子。质粒 DNA 分子可以持续稳定地处于染色体外的游离状态,但在特定条件下又会可逆地整合到宿主染色体上,随着染色体的复制而复制,并通过细胞分裂传递到子代。

(1)质粒的分布、大小、数目:质粒广泛地分布于原核生物细胞中,也存在于某些真核细胞中。质粒 DNA 相对分子质量范围为 $1\times10^6\sim2\times10^8$。一个细胞内的质粒数量差异很大,有一个至几个,也有几十个的,甚至数百个。这种差异主要取决于质粒的复制类型。如果质粒是严紧型,每个细胞中只有一个至几个质粒;如果质粒是松弛型的,每个细胞中常见质粒拷贝数为 10~200。

(2)质粒 DNA 的构型:环形双链的质粒 DNA 分子具有三种不同的构型。①当其两条核苷酸链均保持着完整的环形结构时,称之为共价闭合环形 DNA(cccDNA),这样的 DNA 通常呈现超螺旋的 SC 构型;②如果两条多核苷酸链中只有一条保持着完整的环形结构,另一条链出现一至数个缺口时,称之为开环 DNA(ocDNA);③若质粒 DNA 的双链均发生断裂而形成线性分子,则称为 L 构型(图 45-2)。各构型质粒 DNA 在琼脂糖凝胶电泳中的表现如图 45-3 所示。

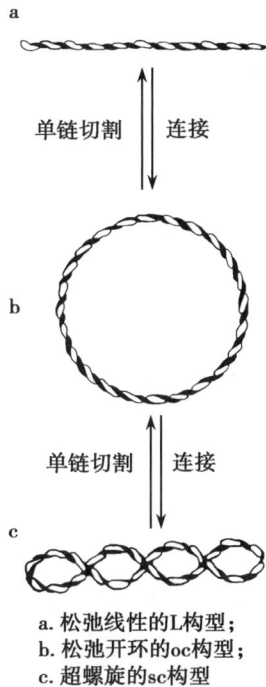

图 45-2　质粒 DNA 的分子构型

a. 松弛线性的L构型；
b. 松弛开环的oc构型；
c. 超螺旋的sc构型

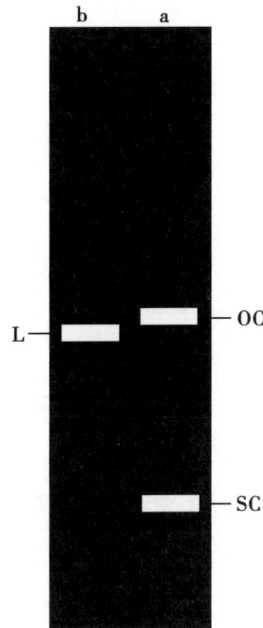

图 45-3　质粒 DNA 琼脂糖凝胶电泳模式图

a. scDNA 走在凝胶的最前沿，ocDNA
　位于凝胶的最后；
b. LDNA 是经限制酶切割质粒之后产
　生的，它在凝胶中位置介于 ocDNA
　和 scDNA 之间

（3）质粒 DNA 的理化性质：质粒 DNA 具有一般核酸分子的理化特性。能溶于水，但不溶于乙醇等有机溶剂，在一定 pH 条件下可解离而带电荷，且能吸收紫外线，可嵌入某些染料，如溴化乙锭等。

（4）质粒 DNA 的生物学特性：①寄生性——质粒只能在宿主的细胞内复制；②稳定性——每种质粒在宿主细胞中保持着一定的拷贝数；③同源性——不同质粒之间可能存在一定的同源区；④重组性——两种不同的质粒处于同一宿主细胞中或者一种质粒处于一种宿主细胞中，有可能发生质粒与质粒之间或质粒与染色体之间的重组；⑤不相容性——有相同复制起始区的不同质粒不能共存于同一宿主细胞中，该不相容性的分子基础主要是由于它们在复制功能之间的相互干扰造成的；⑥传递性——有些质粒在细菌间能够传递，具有传递性的质粒带有一套与传递有关的基因；⑦消除性——存在于宿主细胞中的质粒，可用某些办法将其去除；⑧复制类型——严紧型质粒的复制受到宿主细胞的严格控制，松弛型质粒的复制不受宿主细胞的严格控制；⑨表现型——不同的质粒有不同的表现型，如对抗生素的抗性等。

（5）质粒的命名原则：1976 年提出一种质粒命名的原则，用小写字母 p 代表质粒，在 p 字母后面用大写字母代表发现这一质粒的作者或实验机构名称。如 pUC118，字母 p 代表质粒，UC 代表构建该质粒的研究人员的姓名或实验机构名称，118 代表构建的一系列质粒的编号。

2. 常用的克隆质粒载体

（1）pUC 系列：pUC 系列的质粒载体，包括如下 4 个部分：①来自 pBR322 质粒的复制起点（ori）；②氨苄青霉素抗性基因（amp^r），但它的 DNA 核苷酸序列已经发生了变化，不再含有原来的限制酶的单位识别点；③大肠杆菌 β-半乳糖酶（LacZ）基因的启动子及编码该酶氨基端 α-肽链的 DNA 序列，此结构称为 lacZ' 基因；④多克隆位点（MCS）区段：位于 lacZ' 基因中的靠近 5'-端，内含十几个单一的限制性内切酶识别切割位点，使含有不同粘端的目的 DNA 片段可方便地定向插入载体中，但它并不破坏 lacZ' 基因的功能（图 45-4）。

pUC 质粒载体系列是目前基因工程研究中最通用的克隆载体之一，以 pUC18 质粒载体为例，其优点如下：

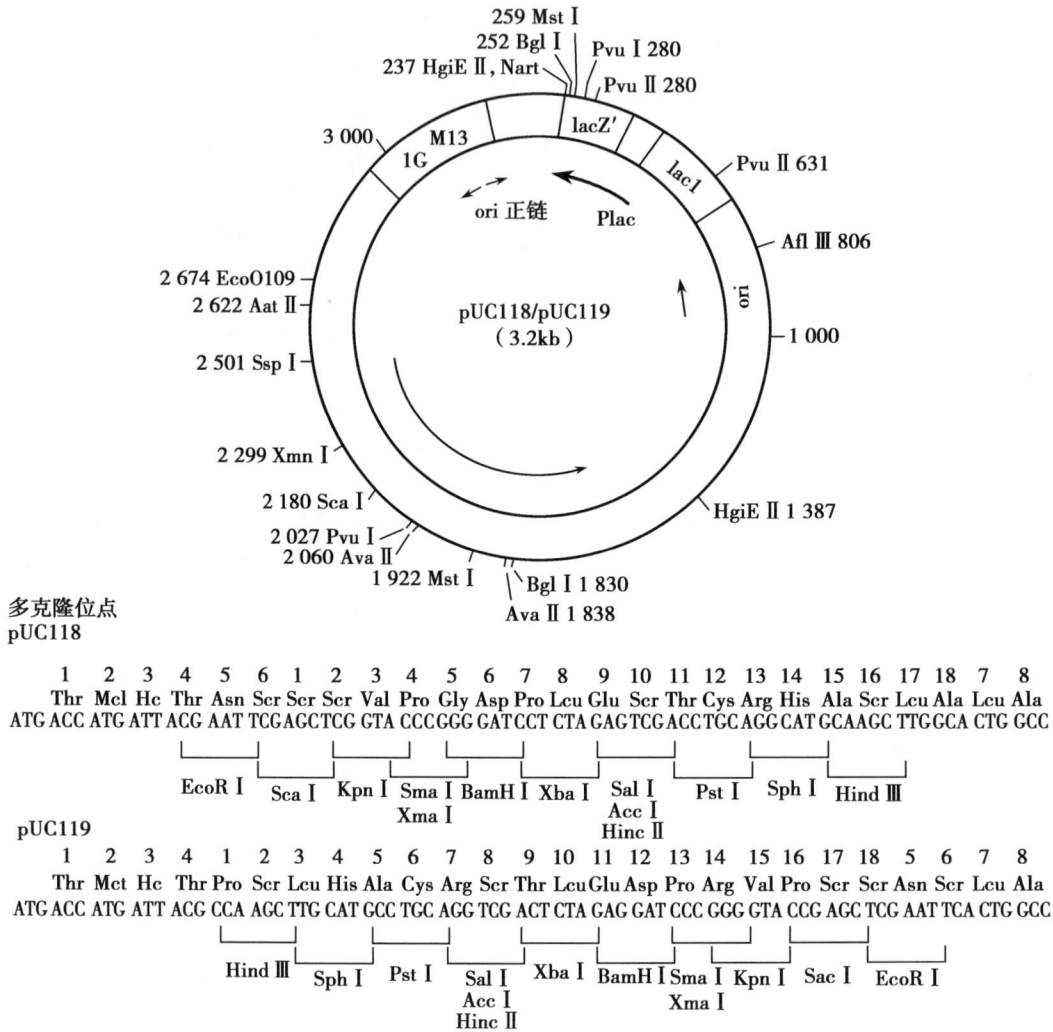

图 45-4　pUC118 及 pUC119 质粒载体

1）具有更小的分子量和更高的拷贝数:在 pBR322 基础上构建 pUC 质粒载体时,仅保留了其中的氨苄西林抗性基因及复制起点,使其分子大小相应地缩小了许多,如 pUC8 为 2 750bp,pUC18 为 2 686bp。同时,由于偶然的原因,在操作过程中使 pBR322 质粒的复制起点内部发生了自发的突变,即 rop 基因的缺失。由于该基因编码的共 63 个氨基酸组成的 Rop 蛋白质,是控制质粒复制的特殊因子,因此它的缺失使得 pUC18 质粒的拷贝数比带有 pMB1 或 ColE1 复制起点的质粒载体都要高得多,不经氯霉素扩增,平均每个细胞即可达 500~700 个拷贝。所以由 pUC18 质粒重组体转化的大肠杆菌细胞,可获得高产量的克隆 DNA 分子。

2）便于重组子的检测:pUC18 质粒结构中具有来自大肠杆菌 lac 操作子的 lacZ' 基因,所编码的 α-肽链可参与 α-互补作用。因此,在应用 pUC8 质粒为载体的重组实验中,可用 X-gal 显色法一步实现对重组子克隆进行鉴定。而应用 pBR322 质粒作克隆载体,其重组子克隆的选择则需经过两个步骤,即还需从前一种抗性平板转移到另一种抗性平板。

3）具有多克隆位点(MCS)区段:pUC18 质粒载体具有与 M13mp8 噬菌体载体相同的多克隆位点(MCS)区段,它可以在这两类载体系列之间来回"穿梭"。因此,克隆在 MCS 当中的外源 DNA 片段,可以方便地从 pUC18 质粒载体转移到 M13mp8 载体上,进行克隆序列的核苷酸测定工作。同时,也正是由于具有 MCS 序列,可以使具有两种不同黏性末端(如 EcoRI 和 BamHI)的外源 DNA 片段,无需借助其他操作而直接克隆到 pUC18 质粒载体上。

（2）pGEM 系列:pGEM 质粒载体系列是一种与 pUC 系列非常相似的小分子质粒载体。在总长度为

2 743bp 的 DNA 中,含有一个氨苄西林抗性编码基因和一个 *lacZ* 编码基因。在后者还插入了一段含有 *EcoRI*、*SacI*、*KpnI*、*AvaI*、*SmaI*、*BamHI*、*XbaI*、*SalI*、*AccI*、*HincII*、*PstI*、*SphI* 和 *HindIII* 等识别序列的多克隆位点。此序列结构几乎与 pUC18 克隆载体的完全一样。

pGEM 系列与 pUC 系列之间的主要差别是,它具有两个来自噬菌体的启动子,即 T7 启动子和 SP6 启动子,它们为 RNA 聚合酶的附着作用提供了特异性的识别位点。由于这两个启动子分别位于 *LacZ'* 基因中多克隆位点区的两侧(如图 45-5),故若在反应体系中加入纯化的 T7 或 SP6 RNA 聚合酶,便可将已克隆的外源基因在体外转录成相应的 mRNA。质粒载体 pGEM-3Z 和 pGEM-4Z 在结构上基本相似,两者之间的差别仅仅在于 SP6 和 T7 这两个启动子的位置互换、方向相反而已。

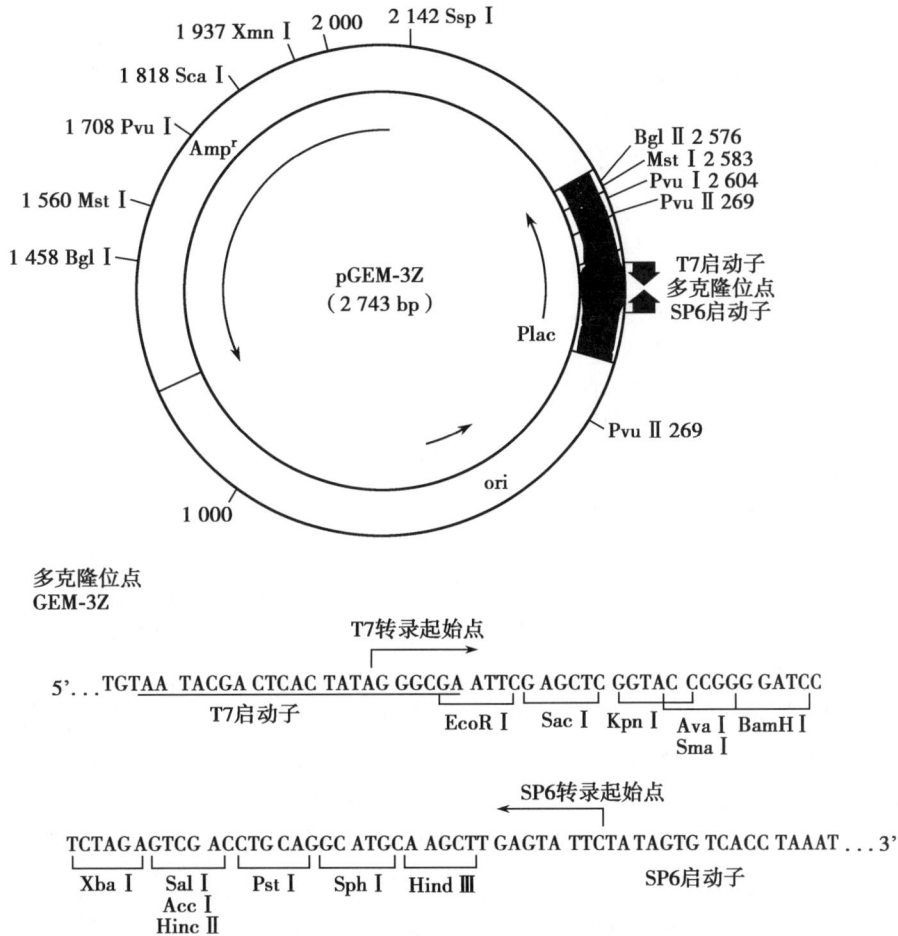

图 45-5　pGEM-3Z 质粒载体及其克隆位点序列图

此外,由于 PCR 产物的两端并非绝对平整,在绝大多数产物分子的 3' 端均突出一个碱基——A,如果用平整末端的载体与其连接效率极低。因此,目前常用的 PCR 产物专用克隆载体,如 pGEM-T 和 pUC-T,它们的基本骨架与相应的载体系列基本相同,只是在线性化的质粒载体的平整末端的 5' 端有一突出的碱基——T(图 45-6)。利用该特点,使载体与 PCR 产物之间产生了小的互补粘端,使 PCR 产物的克隆效率大幅度提高。

3. 噬菌体载体　在细菌中,噬菌体载体是另外一类常用的克隆载体。但噬菌体载体与质粒不同的是,它通过感染过程即转导进入宿主大肠杆菌细胞。常用的大肠杆菌噬菌体有 λ 载体和 M13 载体。通常,作为克隆载体的噬菌体,都经过一定的突变和缺失处理。因此,这类噬菌体进入大肠杆菌之后,并不像一般噬菌体那样在宿主染色体上整合,而是直接进入裂解周期,即大量复制噬菌体、裂解宿主细胞,最后在培养基上形成含有大量噬菌体拷贝的噬菌斑。

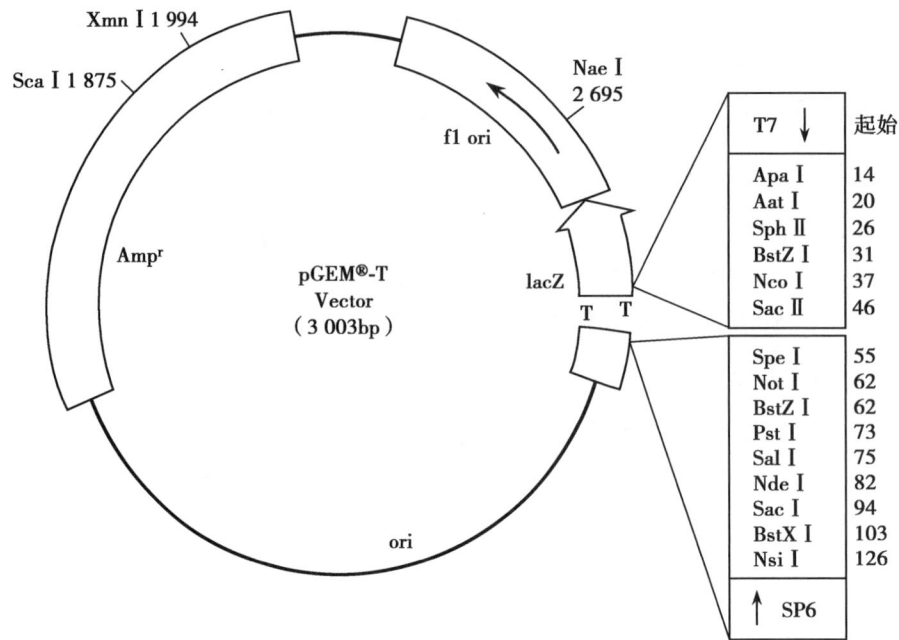

图 45-6 pGEM-T 的结构图

与质粒载体相比,噬菌体载体能够克隆更长的 DNA 片段。例如,pBR322 及 pUC8 的质粒中最长可以插入 8kb 的 DNA 片段,λ 载体等噬菌体则可以克隆长达 25kb 的 DNA 片段。

(1)噬菌体 λ 载体:噬菌体 λ 是一种双链 DNA 病毒,大小约 50kb,在噬菌体 λ 颗粒中,以线状形式存在,线状分子的两端有一个 12 个核苷酸的 5' 端突起的可互补的黏性末端(cohesive end,COS)。

噬菌体 λ 是温和噬菌体,其基因组是长约 50kb 的双链 DNA 分子。在噬菌体 λ 颗粒中,DNA 是带有单链互补末端的线状双链分子,末端有 12 个可互补的核苷酸,称为黏性末端。当噬菌体 λ 侵入宿主细胞后,线状双链 DNA 分子借助黏性末端可连接成环状分子。在感染早期,环状 DNA 分子进行转录。在此期间,噬菌体有两条复制途径可供选择:一是裂解生长——环状 DNA 分子在宿主细胞里复制若干次,合成了大量的噬菌体基因产物,形成子代噬菌体颗粒,成熟后使细菌裂解,释放出许多新的有感染能力的噬菌体颗粒;另一是溶源性生长——噬菌体 DNA 整合进宿主菌的基因组,然后像细菌染色体上的基因一样进行复制,并传递给下一代细菌。

用噬菌体 λ 作载体比起用质粒作载体有以下几个优点:①λ 载体可容纳较大的外源 DNA 片段;②λ 载体容易进入细菌细胞,它不像质粒载体那样需要采用化学介导法才能进入细菌细胞;③由于噬菌体 λ 能裂解宿主细胞,因而不管是提取 λ 载体 DNA 或重组 λ DNA,或是提取噬菌体 λ 中外源基因产物都比较容易;④用噬菌体 λ 载体组建的 DNA 或 cDNA 文库易于长期保存。

(2)单链噬菌体载体 M13:最常用的单链噬菌体载体是 M13 和它的改建噬菌体。M13 是丝状噬菌体,有长约 6 500 个核苷酸的单链闭环 DNA 基因组。M13 附着在大肠杆菌的 F 性菌毛上,所以它们只能感染雄性细菌,即 F' 或 Hfr 细菌。M13 感染大肠杆菌后,在菌体内酶的作用下,以感染性单链 DNA 为模板,转变为双链 DNA,称作复制型 DNA(RF DNA)。从大肠杆菌细胞中分离的 RF 型可用作克隆双链 DNA 的载体。当每个细菌细胞里积聚了 200 到 300 份 RF 型拷贝时,M13 开始不对称地合成,即只大量合成 DNA 双链中的一条链。单链 DNA 掺入成熟的噬菌体颗粒,颗粒不断地从感染细胞中芽生。M13 感染虽不杀死细胞,但细胞的生长受到一定的抑制,所以形成混浊的噬菌斑。将感染 M13 的细菌培养液离心,可从菌体中提取 RF DNA,供限制酶切割等分子克隆操作之用;从离心后的上清液中,可用聚乙二醇(polyethylene glycol,PEG)沉淀出噬菌体颗粒,提取单链 DNA(ssDNA)供 DNA 序列分析、体外定点突变等使用。M13 的基因组中有一段 507 个核苷酸与其复制无关的遗传信息,因此只有在这一段中可插入外源 DNA 而不致影响噬菌体的活性。

用 M13 作为分子克隆载体的优点是从细菌中释放出来的噬菌体颗粒只含有单链 DNA,其中只包含了克隆 DNA 片段的两条互补链中的一条,因此可用来作为 DNA 测序的模板,也可用来产生单链的 DNA 探针以选择和分离互补的 RNA。M13 的 RF 型是双链 DNA,便于限制酶的识别和切割,克隆入双链的外源 DNA。

此外,噬菌体载体 M13 存在一个问题,即插入 M13 的外源 DNA 超过 1 000bp 时就不稳定,在噬菌体增殖时会出现缺失。一般来讲,插入 300~400bp 是比较稳定的。

(二)表达载体

如果克隆基因要在宿主细胞中表达,就要将它放入带有基因表达所需要的各种元件的载体中,这种载体就称为表达载体。用于 DNA 疫苗的表达载体必须具有以下特点:①在哺乳动物细胞内能高水平表达目的基因;②本身不复制;③不会整合到宿主染色体中。根据宿主细胞的不同,表达载体可分为原核表达载体和真核表达载体;真核表达载体又可分为哺乳动物细胞表达载体、昆虫细胞表达载体和酵母细胞表达载体。对 DNA 核酸疫苗而言,必须是哺乳动物细胞表达载体才能发挥作用。

一个理想的载体应该安全、有效、具有组织细胞特异的亲和力,基因在一段时间内能够有效表达并具有可控性。我们相信,理想载体的构建仍将是 DNA 核酸疫苗乃至基因治疗领域的一个研究热点。以下是目前常用于 DNA 核酸疫苗的表达载体。

1. pGEM™ 系列表达载体　该系列表达载体的共同特点是:①含巨细胞病毒(cytomegalovirus,CMV)早期增强子/启动子或 SV40 增强子和早期启动子,用于强而持续的表达目的基因;②由 B-globin 内含子 5' 端和 IgG 内含子 3' 端拼接而成嵌合型内含子可以提高 cDNA 表达水平;③SV40 晚期多聚腺嘌呤信号序列用于高效合成 RNA;④为 cDNA 克隆提供方便的克隆位点;⑤T7 RNA 聚合酶用于体外转录合成;⑥F1 复制起点用于启始单链 DNA;⑦使用 T7 EEV 启动子引物。

(1)pCI 表达载体:由 pGEM™ 系列质粒的骨架发展而来,可在哺乳动物中高水平持续表达,含 CMV 早期增强子/启动子。可在大肠杆菌中复制,属高拷贝质粒。

(2)pCI-neo 表达载体:用于研究基因在哺乳动物细胞选择性持续表达,含 CMV 早期增强子/启动子。也可用于细胞经抗生素选择时的瞬时和持续表达。

该质粒除具有 pGEM™ 系列质粒的共同特点之外,还具有新霉素磷酸转移酶基因,可用于筛选稳定转染细胞;具有 SV40 复制起点,用于在表达 SV40 大 T 抗原细胞如 COS 细胞时提供瞬时、短暂的复制能力。

(3)pSI 表达载体:由 pGEM™ 系列质粒的骨架发展而来,可在哺乳动物中高水平持续表达,含 SV40 增强子和早期启动子。可在大肠杆菌中复制,属高拷贝质粒。

2. pTARGET 表达载体系统　pTARGET 载体用于克隆 PCR 产物,并将克隆的产物在哺乳动物中表达。pTARGET 载体以 pCI-neo 哺乳细胞表达载体系统为基础,用 *EcoR V* 酶切,并加 3'-T,与对 pGEM-T (A3600、A3610)载体的处理方法相似。pTARGET 载体和 pCI-neo 哺乳细胞表达载体系统的主要区别是有 LacZ 的 α 肽段(可在指示平板上作蓝/白斑筛选)和克隆位点的 T 凸头。

载体带有 CMV 的早期增强子/启动子、SV40 增强子/启动子,在 CMV 区域的下游有一个嵌合的内含子。CMV 的早期增强子/启动子保证在多种细胞类型中获得高表达。SV40 启动子驱动新霉素磷酸转移酶的表达,用 G418 筛选可获得稳定转染株。SV40 启动子带有 SV40 的复制起始区,可在带有 SV40 大抗原的细胞株中使载体瞬时复制。在 cDNA 的一端带有内含子,有利于大多数 cDNA 的高表达,高表达的程度取决于克隆的基因。SV40 晚期 Poly(A)信号区在转录 RNA 的下游形成 Poly(A),增加 RNA 的稳定并维持 RNA 的量,提高蛋白的表达水平。

三、核酸疫苗的构建

核酸疫苗的构建实际上是 DNA 的重组过程,在此过程中需要将目的 DNA 和原载体 DNA 切断,然后在体外连接外源基因和相应的载体,构建重组 DNA 分子。而后,通过适当方法将所获得的重组质粒转入受体细胞中进行 DNA 扩增。如大肠杆菌为受体细胞时,可使外源基因随大肠杆菌分裂而得以复制、繁殖,最后提取并纯化质粒后鉴定重组 DNA。质粒重组是一个比较直观而简单的操作程序,它具有非常重要的生物学意义。在基因克隆技术诞生之前,我们根本无法纯化单个基因,这就使得我们只能对基因群,而不是特定的基因的结构与功能进行研究和开发利用。

(一) DNA 片段的制备

要将两个不同来源的 DNA 分子组合在一起,形成一个新的重组 DNA 分子,首先就得利用适宜的方法将两种 DNA 分子打断或切断,以获取所需的 DNA 片段。目前常用获取 DNA 片段的方法:①利用限制性内切酶将高分子量 DNA 切成一定大小的 DNA 片段;②用物理方法(如超声波)获取 DNA 随机片段;③利用 PCR 法从高分子量 DNA 中扩增一定大小的 DNA 片段;④在已知基因序列或蛋白质氨基酸序列的情况下,用人工方法合成目的基因片段;⑤从 mRNA 反转录产生 cDNA(RT-PCR)等。

在基因克隆过程中,目前最常使用的 DNA 断裂方法就是利用限制性内切酶以及其他一些工具酶。

1. 限制性内切酶 很多细菌和细胞都能识别外来的核酸并将其分解,1962 年发现这是因为细菌中含有特异的核酸内切酶,能识别特定的核酸序列并将核酸切断;同时又伴随有特定的核酸修饰酶,最常见的核酸修饰酶是甲基化酶,能使细胞自身核酸特定序列上的碱基进行甲基化,从而避免受内切酶水解,外来核酸没有这种特异的甲基化修饰,就会被细胞的核酸酶所水解,这样细胞就构成了限制-修饰体系,其功能就是保护自身的 DNA,分解外来的 DNA,以保护和维持自身遗传信息的稳定,这对细菌的生存和繁衍具有重要意义。这就是限制性核酸内切酶名称中"限制"一词的由来。

限制性内切酶系统是细胞的一种防卫手段。如果用噬菌体去感染限制性内切酶系统有活性的细菌,DNA 未先经修饰的噬菌体,与先经修饰的噬菌体相比,感染效率要低几个数量级。未经修饰的噬菌体 DNA 进入细胞后被限制性内切酶切成片段,片段的数目与 DNA 分子中限制酶的识别点数目成正比,这些片段进一步被细胞的核酸外切酶降解,就会开始裂解感染,由此产生的子代噬菌体全部带有修饰过的 DNA,因此能以很高的效率去感染一些具有相同限制-修饰系统的细菌。

(1)限制性内切酶的分类:根据限制性内切酶反应的必需因子和切断点等特性,限制性内切酶可以分为三大类:①Ⅰ类限制性核酸内切酶:由 3 种不同亚基构成,兼有修饰酶活性和依赖于 ATP 的限制性内切酶活性,它能识别和结合特定的 DNA 序列位点,去随机切断在识别位点以外的 DNA 序列,通常在识别位点周围 400~700bp。这类酶的作用需要 Mg^{2+}、S 腺苷甲硫氨酸及 ATP;②Ⅱ类限制性核酸内切酶:与Ⅰ类酶相似,是多亚基蛋白质,既有内切酶活性,又有修饰酶活性,切断位点在识别序列周围 25~30bp 范围内,酶促反应除 Mg^{2+} 外,也需要 ATP 供给能量;③Ⅲ类限制性核酸内切酶:只由一条肽链构成,仅需 Mg^{2+},切割 DNA 特异性最强,且就在识别位点范围内切断 DNA,是分子生物学中应用最广泛的限制性内切酶。通常在重组 DNA 技术中提到的限制性核酸内切酶主要指Ⅱ类酶。限制性内切酶的分类见表45-2。

表 45-2　限制性内切酶的分类

类别	反应必需因子	切点	酶
Ⅰ类	S-腺苷甲硫氨酸、ATP、Mg^{2+}	识别位点和切点不同,切断部位不定	EcoB、EcoK
Ⅱ类	ATP、Mg^{2+}	切断识别部位或其附近的特定部位	EcoRI、BamHI
Ⅲ类	Mg^{2+}	识别部位和切点不同,但切断特定部位	EcoPI、HinfⅢ

(2)限制性内切酶的命名:限制性内切酶主要是从原核生物中提取的。其命名也是以该酶来源的原核生物的名称为依据的,即酶名称的第一个大写字母取自于细菌属名的第一个字母,第二、三个小写字母取自于细菌种名的前两个字母,这些字母都用斜体字母;字母后面的罗马数字则是简单地表明不同限制性内切酶分离的先后顺序,用正体字母书写。如果同一菌株中有几种不同的内切酶时,则分别用罗马数字Ⅰ、Ⅱ、Ⅲ……来代表。

(3)限制性内切酶的识别序列:现在已从各种微生物中发现上千种限制性内切酶,它们识别序列的长度为 4~8 个核苷酸。由于 4 个核苷酸组成的识别序列在 DNA 分子中出现的频率很高,如果按完全随机分布的原则,每 4^4=256 个核苷酸可出现一个相同的 4 核苷酸识别序列。识别 8 个核苷酸的限制性内切酶识别位点就应该有 4^8=65 536 个核苷酸才重复一次。因此,在一个 DNA 分子中,识别 4 个核苷酸的限制性内切酶位点太多,识别 8 个核苷酸的限制性内切酶位点又太少。所以,基因克隆过程中使用频率最高的是识别 6 个核苷酸的限制性内切酶。也就是说,每 4^6=4 096 个核苷酸才可能出现一个相同的核苷酸识别序列。换句话说,识别 4 个核苷酸的限制性内切酶将 DNA 切得太短,识别 8 个核苷酸的限制性内切酶将 DNA 切得太长,而识别 6 个核苷酸的限制性内切酶则比较适中,切下的 DNA 片段平均长约 4.1kb。

(4)限制性内切酶的应用:限制性内切酶广泛地应用于各种 DNA 分子的体外重组、限制酶谱的绘制、基因的亚克隆分析、基因和染色体结构的分析以及基因的体外突变等方面。

大部分限制性核酸内切酶识别 DNA 序列具有回文结构特征,切断的双链 DNA 都产生 5' 磷酸基团和 3' 羟基末端。不同限制性核酸内切酶识别和切割的特异性不同,主要有三种不同的结果:①产生 3' 突出的黏性末端(cohesive end);②产生 5' 突出的黏性末端;③产生平末端(blunt end)。

2. 其他工具酶　在 DNA 重组过程中,不仅 DNA 分子的制备需要酶来进行,而且 DNA 分子的切割、修饰、扩增、核酸分子的标记以及它们的核苷酸序列测定都需要酶的帮助。

(1)依赖于 DNA 的 DNA 聚合酶:在基因工程操作中,常常需要以 DNA 或 RNA 为模板合成新的 DNA 链,这些新合成的链或是用于 DNA 标记,或是用于 DNA 序列分析,或是用于 DNA 重组,或是用于某些感兴趣的 DNA 片段的扩增。因此,DNA 聚合酶的种类很多,而不同的 DNA 聚合酶可用于上述的不同目的。

尽管存在不同的 DNA 聚合酶(DNA polymerase),但它们都具有 DNA 合成作用,即:将 1 个脱氧三磷酸核苷酸加到引物的 3'-OH 上,释放出一个焦磷酸分子(ppi)。合成方向对应于被合成链而言是从 5' 端到 3' 端,合成反应需要 4 种脱氧核苷三磷酸(dNTP)和镁离子。

许多 DNA 聚合酶具有从 3' 到 5' 的外切酶活性,在不含 dNTP 的情况下,从 3' 羟基端降解单链或双链 DNA 分子。dNTP 存在时,它对双链 DNA 分子的外切酶活性被聚合酶活性所抑制。

目前,分子生物学中常用的 DNA 聚合酶性质见表 45-3。

表 45-3　常用 DNA 聚合酶的性质

酶	3'→5' 外切酶	5'→3' 外切酶	聚合酶速度	持续合成能力
大肠杆菌 DNA 聚合酶	低	存在	中等	低
Klenow 酶	低	无	中等	低
反转录酶	无	无	慢	中等
T4DNA 聚合酶	高	无	中等	低
TaqDNA 聚合酶	无	存在	快	高

(2)依赖 RNA 的 DNA 聚合酶(反转录酶):反转录酶(reverse transcriptase)是以 RNA 为模板指导三磷酸脱氧核苷酸合成互补 DNA(cDNA)的酶。它也具有依赖 DNA 合成 DNA 的活性,但 dNTP 的渗入很慢。它缺乏 3' 到 5' 末端的外切酶活性,在高浓度 dNTP 和锰离子存在下,大约每 500 个碱基会出现 1 个碱基的误渗入。它可以从 3' 末端或 5' 末端降解 RNA:DNA 杂合链中的 RNA。

反转录酶主要用于将 mRNA 转录成 cDNA。该过程需要镁离子或锰离子作为辅助因子,当以 mRNA 为模板时,先合成单链 DNA(ssDNA),再在反转录酶和 DNA 聚合酶 I 作用下,以单链 DNA 为模板合成"发夹"型的双链 DNA(dsDNA),再由核酸酶 S1 切成两条单链的双链 DNA。因此,反转录酶可用来把任何基因的 mRNA 反转录成 cDNA 拷贝,然后可大量扩增插入载体后的 cDNA。也可用来补平和/或标记 5' 末端突出的 DNA 片段的 3' 末端,作为放射性的分子探针。当其他酶的使用结果不理想时,可代替 Klenow 酶用于 DNA 序列的测定。

(3)核酸外切酶

1)核酸外切酶Ⅲ:大肠杆菌核酸外切酶Ⅲ是从带 3'-羟基末端的双链 DNA,按 3'-5' 方向切成 5' 单磷酸核苷酸。它的外切酶活性是非持续性的,因此是用于双链 DNA 中产生均匀的单链区的理想的工具酶。并且它可与 Klenow 酶联合,制备链特异性的放射性探针,制备单链模板用于双脱氧测序;也可从克隆化 DNA 片段的特定位置进行非定向缺失,构建的亚克隆可不经限制酶定位直接用于 DNA 序列测定。

2)核酸外切酶Ⅶ:大肠杆菌核酸外切酶Ⅶ具有从单链 DNA 的 3' 端和 5' 端进行外切消化酶的活性,切除寡核苷酸。核酸外切酶Ⅲ需要镁离子作辅助因子才有活性;核酸外切酶Ⅶ则不需镁离子,因此即使在有螯合剂 EDTA 的情况下也有活性。另一种噬菌体 λ 核酸外切酶是从带有 5' 核酸末端的双链 DNA 上,逐个切除 5' 单核苷酸,在反应时需要镁离子。

(4)核酸内切酶

1)核酸酶 S1(nuclease S1):核酸酶 S1 主要是降解单链 DNA 或 RNA,产生带 5' 磷酸的单核苷酸或寡核苷酸。对单链 DNA 的活性更高。它的用途是切除 DNA 片段中突出的单链末端使之成为平头末端,切开合成 dsDNA 时形成的"发夹环",分析 DNA:RNA 杂合子的结构。

2)DNA 酶Ⅰ:DNA 酶Ⅰ也是一种核酸内切酶,它可随机水解双链或单链 DNA,使 DNA 分子降解成带有 5' 核酸末端的单核苷酸和寡核苷酸的混合物。DNA 酶Ⅰ可在双链 DNA 上产生随机切口,可以用于切口平移法放射性标记。

3)RNA 酶(ribonuclease):RNA 酶 A 是内切核糖核酸酶,可特异地作用于嘧啶核苷酸的 3' 磷酸根上,切开与相邻核苷酸连接的 5' 磷酸键。反应终产物是嘧啶 3' 磷酸和末端带嘧啶 3' 磷酸的寡核苷酸。另一种 RNA 酶 T1 只作用于鸟嘌呤核苷酸的 3' 磷酸根,切开与相邻核苷酸连接的 5' 磷酸键。人体的分泌物如唾液、汗液中都含有 RNA 酶。因此在操作 RNA 样品时,必须戴手套,实验用的玻璃器皿都要经 250℃烘烤 4h(RNA 酶耐热),或用 RNA 酶的抑制剂处理。

(5)T4 DNA 连接酶(T4 DNA ligase):T4 DNA 连接酶是分子克隆实验中最常用的工具酶之一,该酶催化双链 DNA 分子中相邻的 3'-羟基和 5'-磷酸基之间形成的磷酸二酯键。它既可以连接两个具有黏性末端的 DNA 片段,也可以连接两个具有平端的 DNA 片段,但是连接后者所需的酶量往往是连接前者的50 倍。另外,这种酶只能连接双链 DNA 而不能连接单链 DNA 分子。T4 RNA 连接酶可在单链 DNA 分子或 RNA 分子的 5'-磷酸基和 3'-羟基之间催化生长共价键。

(6)碱性磷酸酶(alkaline phosphatase):细菌碱性磷酸酶(BAP)和小牛肠碱性磷酸酶(CIP)能从 DNA 或 RNA 的三磷酸脱氧核糖核苷酸或三磷酸核糖核苷酸上去除 5'-磷酸根残基。一般的用途是用这种酶处理 DNA 或 RNA 后,在 5' 端上标记 ^{32}P。还有一个非常重要的用途就是,在经限制性内切酶酶切 DNA 片段后,用碱性磷酸酶处理,可以去除 DNA 或 RNA 的 5'-磷酸,阻止酶切的片段自身连接,这在克隆 DNA 片段时有重要用途。

表 45-4 列举了 DNA 重组技术中最常用的一些工具酶。

表 45-4 DNA 重组技术中最常用的工具酶

酶	主要用途
限制性核酸内切酶	识别 DNA 特定序列,切断 DNA 链
DNA 聚合酶Ⅰ或其大片段(Klenow)	①缺口平移制作标记 DNA 探针;②合成 cDNA 的第二链;③填补双链 DNA 3'-凹端;④DNA 序列分析
耐热 DNA 聚合酶(Taq DNA 聚合酶等)	聚合酶链反应(PCR)
DNA 连接酶	连接两个 DNA 分子或片段
多核苷酸激酶	催化多核苷酸 5'-羟基末端磷酸化,制备末端标记探针
末端转移酶	在 3'-末端加入同质多聚物尾
S1 核酸酶,绿豆核酸酶	降解单链 DNA 或 RNA,使双链 DNA 突出端变为平端
DNA 端酶Ⅰ	降解 DNA,在双链 DNA 上产生随机切口
RNA 酶 A	降解 RNA
磷酸酶	切除核酸末端磷酸基团

（二）载体的选择

核酸疫苗最常用的载体是质粒。质粒是细菌染色体外的遗传物质,呈闭合环状,大小为1~200kb。在细胞中以游离的超螺旋状存在,容易制备。质粒DNA可通过转化导入受体菌。质粒在菌体细胞中有两种状态,一是其复制往往与染色体的复制同步,在胞浆内拷贝数仅为1~2个的"严紧型";二是可随时复制,拷贝数多的"松弛型"。此外,质粒还应具有分子量小、易转化、可有一至多个选择标记的特点。质粒型载体一般只能携带10kb以下的DNA片段,适用于构建原核生物基因文库、cDNA库和次级克隆。

（三）目的DNA片段和载体片段的连接

DNA分子与载体分子连接是质粒重组过程中的重要环节之一,外源DNA片段末端的性质,以及质粒载体和外源DNA上限制酶切位点的性质决定了质粒与外源DNA连接反应的不同策略。将目的基因或序列插入载体,主要靠DNA连接酶和双链DNA黏性末端单链序列互补结合的配合使用。

1. 黏性末端的连接

（1）外源DNA带有黏性末端的连接:用限制性内切酶分别酶切外源DNA和质粒载体,外源DNA两端有与载体两端完全匹配的黏性末端,在DNA连接酶催化下,目的序列就与载体DNA链相连接。如图45-7。

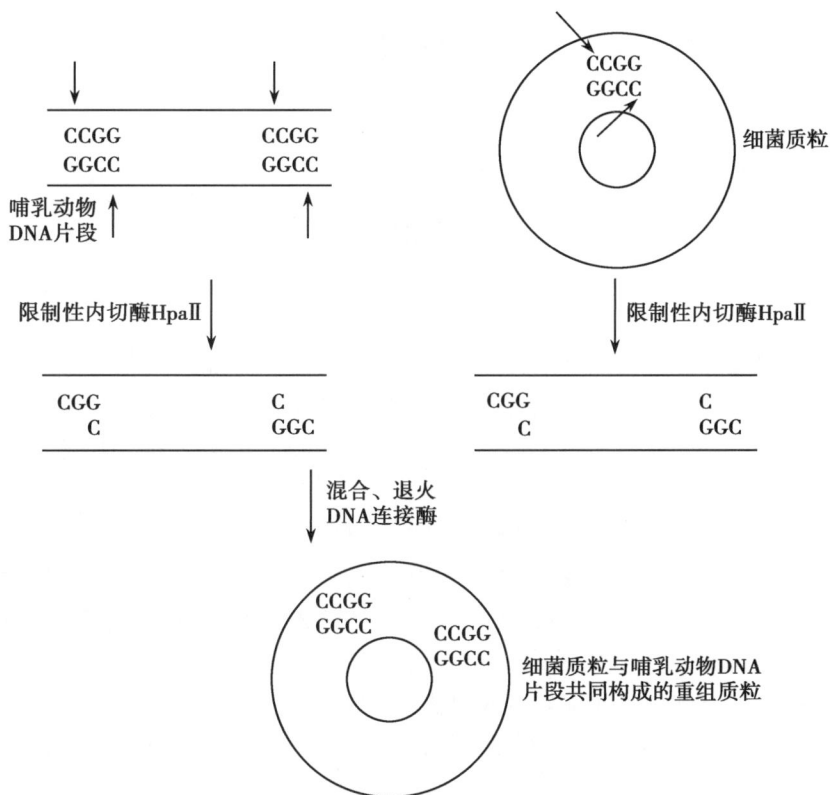

图45-7 同一限制酶切割DNA黏性末端的连接

（2）同聚物加尾黏性末端连接:如果待连接的两个DNA片段均为平末端,或者两个DNA片段的末端不是互补的黏性末端,可通过同聚物加尾法在其末端引入互补黏性末端,即利用末端核苷酸转移酶把互补的多聚核苷酸接到两个DNA片段的末端,然后再用DNA连接酶将其连接。例如一股DNA 3'端加上polyG,另一股DNA加上polyC,这样人工在DNA两端做出能互补的黏性末端,这样的方法称为同聚物加尾法(图45-8)。

（3）人工接头黏性末端连接:对平末端的DNA,也可连上人工设计合成的脱氧寡核苷酸双链接头,使DNA末端产生新的限制性内切酶位点,经限制性内切酶切割后,即可按黏性末端连接。

2. 平端的连接 T4 DNA连接酶也能催化限制性内切酶切割产生DNA平末端的连接。

（1）外源DNA带有互补突出端的连接:如果目的序列和载体上没有相同的限制性内切酶位点可供利

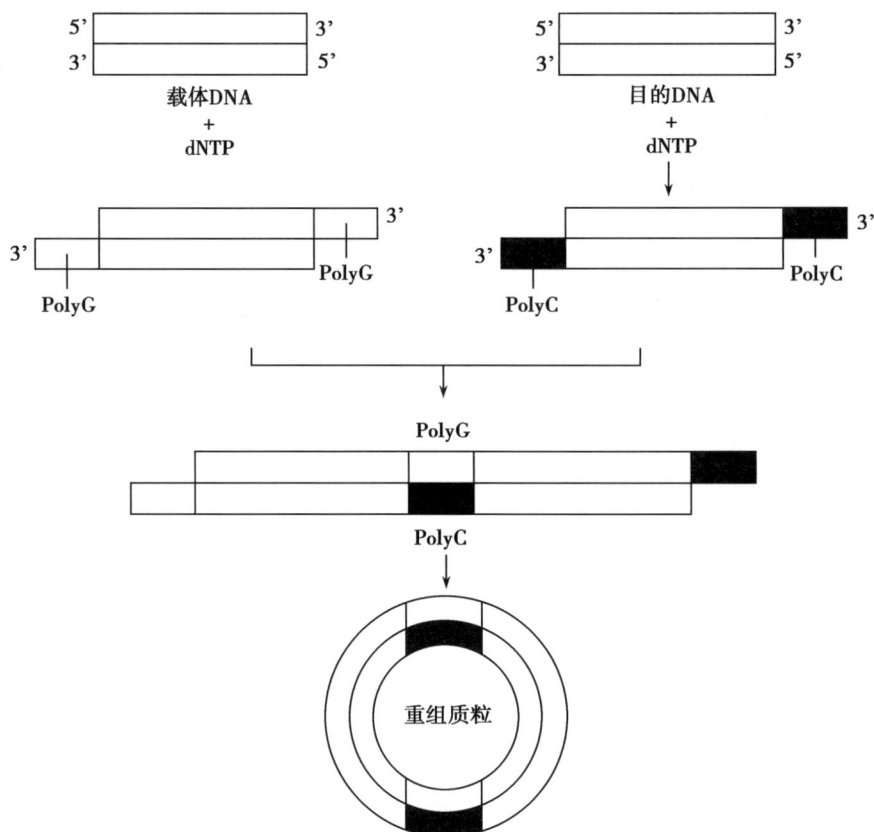

图 45-8　同聚物加尾粘端连接

用,用不同的限制性内切酶切割后的黏性末端不能互补结合,则可用适当的酶将 DNA 突出的末端削平或补齐成平末端,再用 T4 DNA 连接酶连接,但平末端连接要比黏性末端连接的效率低很多。因此,涉及平端分子的连接反应所要求的 T4 噬菌体 DNA 连接酶的浓度、外源 DNA 及质粒或噬菌体 DNA 的浓度都要高于黏性末端连接。

（2）外源 DNA 带有相同末端:带有相同末端(平端或粘端)的外源 DNA 片段必须克隆到具有匹配末端的线状质粒载体中,在连接反应中,质粒载体可能发生自身环化,也可能形成串联寡聚物。因而,常常使用碱性磷酸酶去除 5' 磷酸基团以抑制质粒 DNA 的自身连接和环化。用细菌碱性磷酸酶(BAP)或牛小肠碱性磷酸酶(CIP)去除线状 DNA 两端的 5' 磷酸可以最大限度地减少质粒 DNA 的自身环化。而具有 5' 末端磷酸的外源 DNA 片段可有效地与去磷酸化质粒 DNA 相连接,产生一个含有两个切口的开环分子。因为环化 DNA 的转化效率比线状 DNA 高得多,所以大多数转化体都含有重组质粒。

3. 连接反应体系

（1）粘端连接反应

1）制备目的基因片段和载体:各取 DNA 1~3μl,加入限制性内切酶,37℃水浴 1 小时,0.6%~1% 琼脂糖凝胶电泳,回收基因片段和载体。

2）连接:将目的基因片段和载体在 1.5ml 离心管中建立连接反应。反应体系如下:载体 DNA 片段（20~100ng）、目的基因片段(目的基因片段与载体摩尔比 1∶1 到 5∶1)、10×缓冲液(2μl)、T4 DNA 连接酶(1μl)、双蒸水(定容至 20μl)。16℃孵育 12~16 小时后,将连接产物转化大肠杆菌。

3）转化:将重组质粒转化大肠杆菌感受态细胞。

（2）平端连接反应

1）制备目的基因片段和载体

2）末端补平:若目的基因片段或线性化载体有黏性末端,按如下体系先将末端补平,即质粒(0.1μg)、10×Klenow 缓冲液(2μl)、Klenow 大片段(1μl)、2mmol/L dNTP(1μl)、双蒸水(定容至 20μl)。室温孵育 2

小时,用酚、氯仿抽提,乙醇沉淀,溶于 10μl 双蒸水。

3）去除载体 5'-P：按如下体系去除线性化载体 5'-P,即线性化载体（10μl）、10×CIP 缓冲液（2μl）、CIP（0.5μl）、双蒸水（定容至 20μl）。37℃水浴 15 分钟后,再加 CIP 0.5μl,55℃水浴 45 分钟。加入 2μl 0.5mol/L EDTA（pH 8.0）灭活 CIP,75℃水浴 10 分钟。酚、氯仿抽提,乙醇沉淀,最后溶于 10μl 双蒸水。

4）连接反应：按如下体系进行连接反应,即目的基因片段平端（0.5μg）、5'-P 去除的线性化载体（0.1μg）、10×连接缓冲液（2μl）、T4 DNA 连接酶（1μl）、双蒸水（定容至 20μl）。16℃孵育 12~16 小时后,将连接产物转化大肠杆菌感受态细胞,并进行克隆筛选鉴定。

四、DNA 核酸疫苗的生产技术

在核酸疫苗成功构建后,在免疫接种前必须获得大量的、高纯度、超螺旋结构的质粒 DNA。这就需要通过培养含有表达质粒的工程菌,使质粒大量扩增,利用一系列的纯化方法获得纯度较高的质粒 DNA。

（一）核酸疫苗工程菌的扩增

用接种环将待培养的工程菌直接接种于含有丰富营养物质和适量相应抗生素的液体培养基中,于 37℃振荡培养（200r/min）过夜;次日,按 0.5%~1% 的量,取 25~50ml 上述过夜菌,接种至含 500ml 液体培养基的 2L 三角烧瓶中,37℃振荡培养约 2.5 小时至 OD_{600} 为 0.4,使细菌得以充分扩增;再加入氯霉素（可抑制细菌的繁殖,又不影响质粒的复制）,使其终浓度为 170mg/ml,于 37℃振荡培养 12~16 小时,这样就能大大提高每个细菌中质粒的拷贝数。

（二）核酸疫苗的纯化

1. 细菌的裂解　要从扩增的工程菌中收取重组质粒 DNA,必须通过离心收集细菌,裂解细菌来完成。裂解细菌是使细菌的细菌壁和细胞膜破裂的过程,一般有煮沸法、SDS 碱裂解法、非离子型去垢剂法等。

基本原理是先加入溶菌酶作用一段时间,使细胞壁破裂后,再加入非离子型去垢剂或 SDS 碱性溶液等或作煮沸处理使细胞膜破裂,同时也可去除细胞碎片、蛋白质等杂质。目前,最为常用的是 SDS 碱裂解法。

基本实验步骤

1）细菌收集：将细菌培养液倒入 500ml 离心管中,于 4℃以 4 000×g 离心 15 分钟,弃上清液,将离心管倒置放在滤纸上,让培养基流净,再将细菌沉淀重悬于 100ml 预冷的 STE 缓冲液中（配方：0.1mol/L NaCl、10mmol/L Tris-HCl pH 8.0、1mmol/L EDTA;配法：按上述配方配制后,需经高压灭菌处理;用途：pH 缓冲液;注意事项：无菌操作,避免微生物污染）。如上述离心,收集菌体。

2）裂解细菌

① SDS 碱裂解法：该方法对目前使用的所有大肠杆菌菌株都适用,并可适用于随后的纯化步骤（如聚乙二醇沉淀等）进行进一步纯化。

具体方法步骤如下：首先,将细菌沉淀重悬于 10ml 溶液 I 中（50nmol/L 葡萄糖、25mmol/L pH 8.0 Tris-HCl、10mmol/L EDTA）,加入 1ml 溶菌酶溶液（配方：溶菌酶 10mg/ml;配法：将溶菌酶溶于 10mmol/L Tris-HCl,使其终浓度为 10mg/ml,pH 8.0;用途：裂解细菌;注意事项：低温保存）、20ml 新配制的溶液 II（含 0.2mol/L NaOH、1% SDS）缓缓地颠倒离心管 5 次,室温放置 5 分钟。加入 15ml 预冷的溶液 III（含 3mol/L K^+ 和 5mol/L AC^-）,缓慢颠倒离心管 5 次,冰浴 10 分钟,此时形成的白色沉淀为细菌染色体 DNA、大分子 RNA,钾盐/蛋白质/细胞膜的混合物。4℃以 12 000×g 离心 20 分钟,将上清液小心移至另一离心管中,加入 0.6 倍体积异丙醇混匀,室温放置 10 分钟。于室温高速离心（12 000×g）15 分钟,弃上清液,用 70% 乙醇漂洗沉淀 1 次,室温晾干。最后,用 3ml 双蒸水溶解核酸沉淀,进一步纯化可根据具体条件选用超速离心、层析或聚乙二醇沉淀。

② Triton-溶菌酶法：利用溶菌酶、温和去垢剂 Triton X-100 使细胞壁部分裂解,利用未完全裂解的细胞壁阻挡染色体 DNA,而质粒 DNA 则可通过裂孔释放到提取液中,离心后的上清可与氯化铯-溴化乙锭（CsCl-EB）密度梯度平衡超速离心联合使用。此法作用较温和,更适宜对较大分子的质粒 DNA 提取。

具体方法步骤如下：首先将细菌沉淀重悬,加入 1ml 新鲜配制的溶菌酶溶液（同上）冰浴 10 分钟。加入

2ml 0.5mol/L EDTA 混匀冰浴 5 分钟,抑制 DNA 酶活性。然后,加入 5ml 1% Triton X-100 混匀 37℃孵育 2 分钟。在 4℃以 20 000×g 离心 30 分钟。最后,取上清液,用等体积酚/氯仿抽提 1 次,可进行进一步纯化。

③ 煮沸裂解法:此方法不适用于宿主菌为 HB101 或其衍生菌(TG1)的质粒大量制备,且只能与氯化铯-溴化乙锭梯度平衡离心等随后的纯化步骤联合使用。

具体方法步骤如下:首先,沉淀重悬于预冷的 10ml STET 裂解液中(含有 0.1mol/L NaCl、10mmol/L pH 8.0 的 Tris-HCl、1mmol/L EDTA、5% TritonX-100)。加入 1ml 新鲜配制的溶菌酶溶液(同上),加热至瓶内液体恰好沸腾。立即浸入沸水浴中继续裂解 40 秒,迅速浸入冰水浴中冷却 5 分钟。在 4℃以 30 000r/min 离心 30 分钟。最后,取上清液,用氯化铯-溴化乙锭梯度超速离心进一步纯化。

2. 疫苗的纯化 纯化的主要目的是去除残余的细胞碎片、蛋白质、脂类物质和 RNA,常采用离心法除去各种细胞碎片、利用酚对蛋白质的强烈变性作用去除蛋白质、利用氯仿去除脂质类物质、用 RNA 酶特异性降解 RNA。此外,还可应用氯化铯-溴化乙锭梯度平衡离心以及柱层析法进行疫苗纯化。

(1)聚乙二醇沉淀法

1)基本原理:聚乙二醇是一类大分子化合物,在不同的盐离子溶液中,可结合形成孔径不同的网状结构,利用超螺旋状态的双链闭合环状 DNA 与其余各类杂质分子(如 RNA、线状 DNA 等)在该溶液中沉降系数的不同,通过高速离心,使沉降系数较高的质粒 DNA 沉淀下来,而不同构象的质粒 DNA 分子和其他的杂质分子则被网状结构所阻隔,从而达到纯化质粒的目的。该方法经济简单,对碱裂解法提取的质粒纯化效果较好,但损耗较大,得率较低。

2)具体步骤:①将溶于 3ml 双蒸水中的质粒 DNA 与 3ml 预冷的 5mol/L 氯化锂溶液充分混匀,于 4℃以 10 000×g 离心 10 分钟,以沉淀去除大分子 RNA;②将上清液移入另一试管中,加入等体积异丙醇,混匀,室温 10 000×g 离心 10 分钟;③弃上清液,用 70% 乙醇漂洗沉淀后,将沉淀于室温晾干;④用 400μl 双蒸水溶解沉淀,加入 RNA 酶至终浓度 20μg/ml,60℃处理 30 分钟(由于 RNA 酶耐热,60℃处理一方面可降解 RNA,另一方面可防止不耐热的 DNA 酶降解质粒 DNA);⑤加入等体积含 13% 聚乙二醇和 1.6mol/L 氯化钠的溶液,混匀后,于 4℃以 12 000×g 离心 5 分钟;⑥弃上清液,将沉淀溶于 400μl 双蒸水中,用酚、酚-氯仿、氯仿各抽提 1 次,以去除杂蛋白和脂类物质;⑦将水相移至另一离心管中,加入 1/10 体积 3mol/L 醋酸钠、2 倍体积乙醇混匀,室温放置 10 分钟后,于 4℃以 12 000×g 离心 5 分钟,以去除残余的酚及氯仿并回收纯化的质粒 DNA;⑧弃上清液,用 70% 乙醇漂洗沉淀后,将沉淀溶于 500μl 双蒸水中,此即纯化后的质粒 DNA。

(2)氯化铯-溴化乙锭梯度平衡离心法:氯化铯介质的密度为 1.7g/cm³,超速离心一段时间后,形成 1~1.9g/cm³ 的密度梯度。利用质粒 DNA、大肠杆菌染色体 DNA、RNA 及蛋白质的密度不同,在氯化铯密度梯度中平衡于各密度位置,达到分离纯化质粒 DNA 的目的。例如:在中性氯化铯溶液中,RNA 密度为 2.0g/cm³ 沉于管底,蛋白质密度为 1.3g/cm³ 浮于液面,DNA 的密度均为 1.7g/cm³ 左右,处于中间;但各种构型 DNA 对 EB 的结合能力不同,线性及开环 DNA 结合 EB 的能力强,密度较小;而共价闭合环状质粒 DNA 结合 EB 少,密度较高,从而可以相互分开,达到纯化双链闭环质粒 DNA 的目的。但由于该方法对仪器的要求较高(需超速离心机)且加入大量致突变剂 EB,故现在较少使用,对核酸疫苗的纯化而言,更应严禁使用。

(3)柱层析法:根据质粒 DNA 与细菌染色体 DNA、RNA、蛋白质等杂质在分子质量、理化性质、带电程度等方面的差异,利用离子交换、分子筛等方法,可将质粒 DNA 与其他杂质分开。此方法可一次处理较大量的样本且可获得纯度较高的质粒,适用于较大规模的质粒制备。目前也有商品化的质粒纯化试剂盒可用于质粒的小量、中量和大量的制备,其基本原理相同,具体操作可参见相应试剂盒的使用说明。

3. 质粒的浓缩 经纯化后的质粒,尤其是柱层析纯化,一般较稀,在使用前必须对其进行浓缩。目前,乙醇沉淀是浓缩质粒 DNA 最有效且简便的方法。异丙醇也可使 DNA 沉淀,但由于其不易挥发,且易导致杂质的共沉淀,因此,在核酸疫苗制备的最后一步一般不宜使用。

具体步骤如下:①在 DNA 溶液中加入 1/10 体积的盐离子溶液(pH 5.2 的 3mol/L 醋酸钠最为常用,2mol/L 氯化钠也可使用),混匀;②再加入 2~2.5 倍体积的无水乙醇,混匀后于 0℃放置 5~10 分钟;③于 4℃

以 12 000×g 高速离心 15~20 分钟;④去上清液,用 70% 乙醇漂洗沉淀,于室温晾干;⑤将沉淀溶解于适当体积的双蒸水或缓冲液中。

(王 斯 罗恩杰 邱竞帆)

第二节 mRNA 核酸疫苗的制备

mRNA 又称为信使 RNA,具有传递 DNA 中储存的遗传信息,指导细胞中蛋白质合成的功能。而 mRNA 核酸疫苗就是使用基因工程手段制备 mRNA,并通过一定的途径递送入人体细胞内翻译出目的抗原,从而达到治疗和预防的效果。mRNA 核酸疫苗具有一些独特的优势:首先,与减毒或灭活疫苗不同,mRNA 核酸疫苗只表达特定抗原并定向诱导免疫反应,它可诱导体液免疫和细胞免疫应答。其次,与 DNA 核酸疫苗相比,mRNA 核酸疫苗更具安全性,因为其表达不需要进入细胞核,随机整合进入基因组的概率几乎为零;同时,mRNA 在细胞中降解较快,一般在 2~3 天内会完成降解。另外,mRNA 核酸疫苗的生产是基于体外无细胞转录系统,mRNA 核酸疫苗编码不同抗原并不会影响其主体结构的理化性质,有利于标准化快速生产,并且生产过程中也无其他疫苗生产中常见的安全性风险。随着生物医学研究的进步和发展,mRNA 核酸疫苗因其与传统疫苗相较而言的高效性、安全性等优势被广泛研究并接纳,使其有望成为传统疫苗甚至 DNA 核酸疫苗的替代品。接下来,我们将详述 mRNA 核酸疫苗的免疫原理、制备流程及其在传染性疾病和肿瘤的预防治疗领域的研究应用。

一、mRNA 核酸疫苗的免疫原理

mRNA 核酸疫苗主要由编码目的基因即抗原蛋白基因的 mRNA 及其递送系统组成。为了提高 mRNA 的稳定性和翻译效率,mRNA 还需要进行必要的修饰。编码目的基因的 mRNA 可通过一定方式递送入宿主细胞内,使其表达成能诱导有效保护性免疫反应的抗原,从而激活宿主的免疫应答,达到预防和治疗疾病的目的。

(一) mRNA 核酸疫苗的免疫机制

疫苗的作用原理是抗原特异性免疫,即发挥预防或治疗作用的不是抗原,而是抗原特异性免疫。因此一般疫苗需要通过细胞免疫或体液免疫或两者同时作用,产生免疫记忆从而达到预防治疗的作用。

1. mRNA 核酸疫苗的结构特征　RNA 是由一串交替的核苷酸(通常是腺苷酸、鸟苷酸、胞苷酸和尿苷酸)组成的长链状分子,这些核苷酸也可以进行化学修饰。mRNA 处于中心法则的中间环节,抗原蛋白的编码基因首先转录成 mRNA,mRNA 再经核糖体翻译为蛋白质。体外合成的 mRNA 核酸疫苗的结构类似于真核 mRNA,包含编码目的抗原的开放阅读框和优化的顺式作用元件侧翼结构(图 45-9)。常见

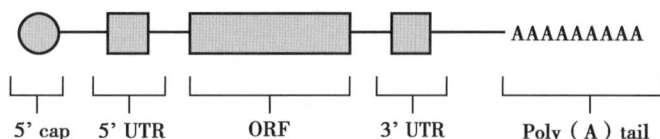

图 45-9　mRNA 疫苗结构

的 RNA 单链分子 5' 端有一个 7-甲基鸟苷三磷酸(7-methylated guanosine triphosphate,m⁷Gppp)帽结构(Cap),3' 端有一个聚腺苷酸尾(Poly(A)),位于中间的开放阅读框(open reading frame,ORF)两端还带有 5' 非翻译区(5' untranslated region,5' UTR)和 3' 非翻译区(3' untranslated region,3' UTR)。

5' 端 7-甲基鸟苷帽结构是 mRNA 核酸疫苗的一个重要结构(图 45-10),它通过与真核生物翻译起始因子 eIF4E 结合来启动翻译。此外,5' 端帽结构可以使 mRNA 核酸疫苗免受核酸外切酶的降解,还可促使 mRNA 环化形成空间结构,增强其稳定性。3'UTR 尾部是一段 Poly(A) 序列,它与帽子结构作用类似,不仅能起到保护 mRNA 免受核酸外切酶降解的作用,还可与多聚腺苷酸结合蛋白 PABP 结合,促进翻译的起始。5' UTR 和 3' UTR 则可影响 mRNA 的稳定性和翻译效率。综上,5' 端帽结构、Poly(A)尾及开放阅读框序列两侧的 5' UTR 和 3' UTR 元件都深刻影响着 mRNA 的稳定性和翻译,这些都是影响 mRNA 核酸疫苗质量的关键。

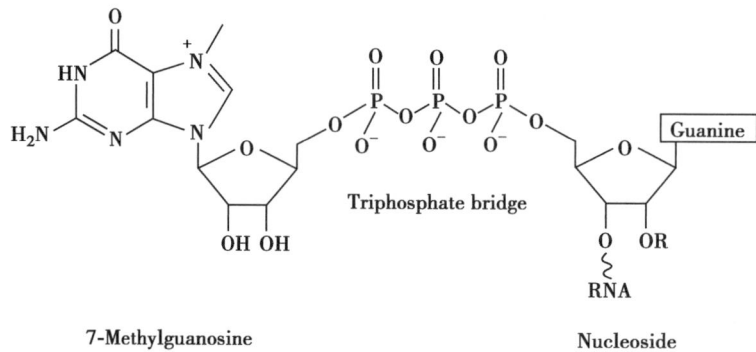

图 45-10　7-甲基鸟苷帽结构

此外,mRNA 核酸疫苗还常常会通过引入一些设计来提高 mRNA 的稳定性和免疫原性。例如引入非天然核苷,用假尿苷(假尿嘧啶核苷)替换尿苷;此外,还可通过改变 mRNA 序列来优化密码子。因此,经过工程化改造的 mRNA 核酸疫苗,其稳定性及免疫效力会显著增强。

2. mRNA 核酸疫苗的免疫机制　外源 mRNA 因为能够被各种细胞表面或胞质的先天性免疫受体所识别,故而具有免疫刺激性。mRNA 核酸疫苗的这一特征是一把双刃剑,包括有益和有害作用。因为外源 mRNA 触发的宿主受体与 RNA 病毒感染触发的宿主受体相同,所以 mRNA 核酸疫苗引起的先天性免疫反应,如诱导产生干扰素,可能同时会产生有益和有害作用。近年来,随着技术的进步,通过对 mRNA 的修饰,可大大降低 mRNA 本身的免疫原性,提高 mRNA 核酸疫苗的安全性。此外,通过先进的 mRNA 递送技术,可大幅提高 mRNA 在体内表达的效率,利用 mRNA 表达的蛋白抗原来促使机体针对抗原产生免疫应答,从而达到免疫保护的效应。

mRNA 核酸疫苗可以诱导细胞免疫。机制上,递送的 mRNA 可有效进入树突状细胞(dendritic cell,DC),一方面使树突状细胞按 mRNA 指导表达抗原蛋白,另一方面包裹 mRNA 的脂质纳米颗粒有类似佐剂的作用,可激活树突状细胞。作为免疫系统中最重要的抗原递呈细胞,树突状细胞可将抗原蛋白消化分解成肽段,并递呈给细胞表面的主要组织相容性复合体,刺激 CD4$^+$T 细胞和 CD8$^+$T 细胞产生特异性免疫应答。CD4$^+$T 细胞可分化成不同的亚群,分泌细胞因子,促进机体的免疫反应。CD8$^+$T 细胞可分化成杀伤性 T 细胞,从而在感染发生时杀伤感染细胞。在接种疫苗一段时间后,CD4$^+$T 细胞和 CD8$^+$T 细胞都会分化成为记忆 T 细胞。

此外,mRNA 核酸疫苗还可以诱导体液免疫。mRNA 核酸疫苗表达的抗原蛋白可被 B 细胞抓取,促使 B 细胞活化,在 CD4$^+$T 细胞的帮助下这些 B 细胞可分化成为记忆 B 细胞和长效浆细胞,产生具有抗原特异性的高亲和力抗体。具体的过程如下:B 细胞可以通过循环抗原与 B 细胞受体结合而被激活。mRNA 核酸疫苗可以通过在 RNA 序列中添加分泌信号肽、或添加溶酶体或内体蛋白的 MHC Ⅱ类靶向序列,如溶酶体相关膜蛋白(lysosome-associated membrane protein,LAMP),促使循环抗原被 B 细胞吸收,相关肽段将展示在 B 细胞的 MHC Ⅱ类分子上。滤泡辅助性 T 细胞(follicular helper T cell,Tfh)和 CD4$^+$T 细胞先前已被显示 MHC Ⅱ/肽组合的树突状细胞激活,将与递呈相同抗原的 B 细胞结合并随后释放激活信号,触发次级淋巴器官内生发中心(germinal centers,GC)的形成和维持,在那里发生 B 细胞增殖、类别转换以及分化成为记忆 B 细胞和抗体分泌浆细胞。前期研究结果表明,用 mRNA 核酸疫苗接种小鼠会诱导强大的抗原特异性 Tfh 细胞反应并增加生发中心 B 细胞的数量,从而产生长寿命的具有抗原特异性的高亲和力抗体。

（二）mRNA 核酸疫苗的免疫特征

1. 免疫保护力强　接种 mRNA 核酸疫苗后,mRNA 触发先天免疫反应,即使没有额外的佐剂,也会诱导强烈的免疫应答。同时,接种的 mRNA 在宿主细胞内表达成为抗原蛋白,可介导固有免疫应答和特异性免疫应答,通过掺入有效的信号肽,免疫反应可以转向抗体的产生,同时诱导细胞免疫和体液免疫。

2. 免疫应答持久　现有研究表明,mRNA 核酸疫苗诱导的免疫应答较为持久。有研究发现,注射 mRNA 核酸疫苗 19 个月后仍可检测到相当数量外源基因的表达。

3. 具有广泛的保护作用　设计 mRNA 核酸疫苗时,一般会选择病原体的保守蛋白编码基因作为目的基因,因其在病原体中高度保守而可能产生同种异株交叉免疫。此外,因为一条 mRNA 可以同时表达多个肽段,可以将几种抗原组合成一个 mRNA 分子,构建多价疫苗。接种多价 mRNA 核酸疫苗后,mRNA 上的每一段 ORF 都将翻译成一种抗原,可大大提高疫苗的有效性。

4. 兼具预防性和治疗性　mRNA 核酸疫苗可同时具备预防性和治疗性,例如在防治肿瘤中,mRNA 核酸疫苗接种后可诱发机体产生细胞毒性 T 淋巴细胞免疫应答,对细胞的恶变进行免疫监视,对癌变的细胞进行杀伤。

除了以上几点免疫学特征外,mRNA 核酸疫苗还具有以下几个特点:①稳定性低:mRNA 的稳定性较低,必须低温保藏和运输。导致 mRNA 不稳定的主要因素是核酸酶对 RNA 的降解。因此,为了提高其稳定性,可对 mRNA 序列的特定位点进行修饰。此外,当 mRNA 被封装或连接到保护性递送系统时,其稳定性亦可得到改善。②安全性高:mRNA 在核糖体的帮助下可直接翻译成为抗原蛋白,不需要进入细胞核,避免了 DNA 核酸疫苗可能存在的与机体细胞基因组 DNA 发生整合的风险。并且 mRNA 表达成抗原蛋白后,会被体内的 RNA 酶迅速降解,在体内留存时间较短。由于 mRNA 易降解且通常用于 mRNA 核酸疫苗接种的剂量相对比较低(<100μg),其安全性较高。此外,mRNA 核酸疫苗容易引起炎症反应的特性,可以通过使用高度纯化的转录物和修饰核苷来进行控制。③制备及生产简单:mRNA 核酸疫苗制备过程简单快速,制造成本较低,不需要体外表达和纯化蛋白质,易于标准化生产。在研发过程中,可通过高通量筛选,快速测试更多 mRNA 候选疫苗。

二、mRNA 核酸疫苗的制备流程

与传统疫苗相比,mRNA 核酸疫苗最重要的优势之一是其相对简单的制备流程。在选定目的基因后,mRNA 核酸疫苗的生产可分为上游和下游两部分,即利用酶促反应等生成初级 mRNA 的上游合成步骤和修饰纯化 mRNA 的下游加工步骤。最后,再选择合适的递送系统,以确保其顺利进入机体发挥效应。

(一) 目的基因的筛选

mRNA 核酸疫苗目的基因的筛选,实质上是比较分析不同保护性抗原编码基因在被免疫动物体内的表达与诱导免疫保护效应的过程,最后从中筛选出最理想的一个或几个基因,用于 mRNA 核酸疫苗的构建。

因此,目的基因的筛选应该遵循以下原则:①通常选择病原体的主要保护性抗原基因,尽量选取可对大多数毒株产生保护作用的抗原基因,以获得广泛的保护作用;②目的基因片段既可以是单个基因或具有协同保护功能的一组基因,也可以是编码抗原决定簇的一段核苷酸序列;③目的基因的表达调控机制已研究得较为清晰;④目的基因在受体细胞内能够稳定地表达功能性蛋白。

目前,针对肿瘤的 mRNA 核酸疫苗的研发,肿瘤相关抗原(tumor-associated antigen,TAA)的编码基因常被选为核酸疫苗的目的基因。肿瘤相关抗原是指在肿瘤细胞或正常细胞上存在的抗原分子,包括:胚胎性蛋白、糖蛋白抗原、鳞状细胞抗原等。以黑色素瘤 mRNA 核酸疫苗的开发为例,目前酪氨酸酶、gp100、MAGE-A3 等已被确定为黑色素瘤的肿瘤相关抗原。在多项临床研究中,编码以上肿瘤相关抗原混合物的 mRNA 核酸疫苗已用于治疗转移性黑色素瘤。尽管靶向肿瘤相关抗原的 mRNA 肿瘤疫苗具有良好的前景,但是一些障碍限制了其进一步的应用和发展,包括:①不同患者的肿瘤相关抗原具有广泛的变异性,从而介导免疫逃避;②肿瘤相关抗原也存在于正常组织中,因此针对肿瘤相关抗原的疫苗可能会引发中枢和外周耐受反应,从而降低疫苗的保护作用;③目前只确定了有限的肿瘤相关抗原,导致其应用受到限制。除了肿瘤相关抗原外,肿瘤特异性抗原(tumor specific antigen,TSA),又称为新抗原,其编码基因也可作为 mRNA 核酸疫苗的目的基因。肿瘤特异性抗原来源于肿瘤细胞中的随机突变,不存在于正常细胞中,可以被宿主免疫系统识别为"非自身"抗原,以上特点决定了其可成为 mRNA 肿瘤疫苗研究的一个新方向。

(二) mRNA 的合成和修饰

尽管 PCR 产物和人工合成的寡核苷酸也可以作为转录模板,用于无细胞体外转录反应,但是用于核酸疫苗的 mRNA 的体外合成通常会将目标抗原基因克隆到质粒中,然后利用 RNA 聚合酶将目的基因转录为 mRNA。转录后,为了提高 mRNA 的稳定性和翻译效率,可使用无 RNase 的 DNase 去除 DNA 模板。转录产物通过酶法加帽,再进行纯化,以去除残留的 DNA 模板、双链 RNA 和其他污染物。最后获得的 mRNA 转录物需要测试其稳定性、完整性和同质性,转录物的质量决定了 mRNA 核酸疫苗的质量。

通常,体外转录的 mRNA 由一个开放阅读框组成,其两侧是两个非翻译区,即 5' UTR 和 3' UTR。在进行疫苗设计时,可以将信号肽添加到开放阅读框以促进编码的疫苗抗原的分泌。3' UTR 通常被认为是 mRNA 中最不稳定的区域,因此在合成 3' UTR 时可以进行一些设计,以增加 mRNA 的稳定性。例如,增加富含 AU 的序列和富含 GU 的序列。此外,还可以将稳定元件引入 3' UTR 以显著提高 mRNA 的稳定性并延长其半衰期,从而提升 mRNA 的翻译效率。

此外,控制 Poly（A）尾的长短能有效调节 mRNA 的半衰期。在 mRNA 的 3' 端加一个 Poly（A）尾可以显著提高 mRNA 的稳定性和翻译效率。常用的 Poly（A）尾长度为 250 个核苷酸,但不同的细胞可能具有不同的偏好。例如,人类单核细胞衍生的树突状细胞中 Poly（A）尾的最佳长度为 120~150 个核苷酸,人类原代 T 细胞中 Poly（A）尾的最佳长度为 300 个核苷酸。

正确的 mRNA 加帽对于获得高生物活性和低免疫原性的 mRNA 核酸疫苗至关重要。RNA 可通过 5'端加帽来阻隔 RNA 酶。由于帽结构的鸟苷酸上存在两个游离的 3'-OH,大约三分之一的 mRNA 会以相反的方向加帽。这些反向帽结构与帽结合蛋白 eIF4E 的结合较差,因此会降低翻译效率。为了解决这个问题,目前已有商品化的抗反向帽类似物（anti reverse cap analog,ARCA）被开发出来。抗反向帽类似物经过修饰,其 7-甲基鸟苷的 3'-OH 基被—OCH$_3$ 取代。由于该取代,RNA 聚合酶只能使用剩余的羟基基团,迫使抗反向帽类似物以正向掺入。因此,与用常规帽类似物合成的转录本不同,用抗反向帽类似物合成的转录本可完全翻译。此外,还有一种共转录加帽法,可通过模仿天然加帽,进一步提高加帽效率。被生产出来的 Cap1 结构,与抗反向帽类似物相比,可使转录效率进一步提升。此外,利用帽类似物替代天然 mRNA 帽结构,能降低其对脱帽复合物的敏感性,从而抑制 mRNA 的降解。

外源 RNA 通常会被机体视为病毒感染的信号。非免疫细胞能通过视黄酸诱导基因 I（retinoic acid-inducible gene- I,RIG- I）受体识别外源 RNA,然后触发先天免疫反应,并激活 Toll 样受体引起炎症,而富含尿苷的 RNA 序列是已知的 Toll 样受体的有效激活剂。因此,2005 年的一项研究通过重新排列尿苷上的化学键,产生了一种被称为假尿苷的类似物,可以阻止机体将外源 mRNA 当作敌人。除了降低 mRNA 序列中尿苷的含量来增强其安全性,另一种策略是通过构建包含免疫逃避蛋白的多价 mRNA,来避免触发先天免疫反应。例如痘苗病毒的 E3、K3 和 B18 蛋白,这些蛋白可以局部或暂时抑制蛋白激酶 PKR 和干扰素 IFN 通路的激活,并增强目的基因的表达。

按照前述步骤合成的 mRNA 并不能直接用于临床,因为反应混合物中不仅包含疫苗所需的 mRNA,还包含许多杂质,如酶、残余 NTP 和 DNA 模板,以及转录期间形成的异常 mRNA（如双链 mRNA）等。所以,还需要通过多个纯化步骤从反应混合物中将目标 mRNA 分离和纯化出来,以达到核酸疫苗的临床质量要求。色谱是目前制备 mRNA 核酸疫苗广泛使用的一种纯化方法。Oligo（dT）亲和色谱可与 mRNA 中的 Poly（A）尾结合,常用于规模化纯化 mRNA,并可获得高纯度产品,但其存在纯化效率低的缺点。离子交换色谱法（ion exchange chromatography,IEC）可用于大规模纯化 mRNA。目前,弱阴离子交换色谱法已成功用于 mRNA 核酸疫苗的纯化,然而这种方法必须在变性条件下进行,使得该工艺需严格控制温度。此外,切向流过滤（tangential flow filtration,TFF）是目前生物医药领域普遍采用的一种膜分离方法。样品在压力驱动下可根据分子尺寸进行膜过滤分离,浓缩去除小分子杂质,这种方法依赖于 DNA 酶消化去除质粒模板。质粒模板去除也可以通过羟基磷灰石法或疏水色谱法实现。

（三）递送系统的选择

有效的递送系统对于提升 mRNA 核酸疫苗的效果至关重要。外源 mRNA 必须穿透细胞膜的屏障才能到达细胞质,并翻译成具有功能的抗原蛋白。裸露的外源 mRNA 虽然可以被许多细胞类型吸收并已成功用于体内转染,然而除了自扩增 mRNA,当通过经典疫苗接种途径给药时,直接用裸露的外源 mRNA 转染通常效率较低。被细胞摄取的 mRNA,只有小部分会进入细胞质并翻译成蛋白质,大部分进入细胞后会被包裹在溶酶体中并降解。而使用特定的 mRNA 递送系统,可帮助外源 mRNA 在被溶酶体降解之前逃逸到细胞质中,显著改善转染效率。

目前,mRNA 核酸疫苗常用的递送系统有两大类:一类是在体外将 mRNA 转染到树突状细胞中,然后再将转染的树突状细胞输入体内,这一方法能够精确控制细胞靶标、转染效率等条件,但是一种昂贵且劳动密集型的疫苗接种方法。另一类则是在有或没有载体的情况下直接注射 mRNA,这一方法更快速且更经济。这一类递送 mRNA 的方法主要包括体内电穿孔,采用鱼精蛋白、脂质体复合物、脂质体聚合物或脂质纳米颗粒等作为载体。其中,载体通过吸附或者包埋的方式荷载 mRNA,可以保护 mRNA 不被降解,更好地将 mRNA 递送至免疫细胞和免疫器官中,也可以在很长一段时间内缓慢释放 mRNA,从而持续增强免疫反应。因此,高效的 mRNA 核酸疫苗离不开合理的递送系统以及合适的给药方式。

1. 体外转染树突状细胞　树突状细胞是免疫系统中最有效的抗原递呈细胞,能够引起适应性免疫应答,还可将完整的抗原递呈给 B 细胞以引发体液免疫。同时,树突状细胞也非常适合 mRNA 转染。鉴于这些原因,树突状细胞成为了研究 mRNA 核酸疫苗转染效率的靶标细胞。尽管裸露的外源 mRNA 可以通过内吞作用进入树突状细胞,但电穿孔技术能够大大提高转染效率,然后将已转染 mRNA 的树突状细胞重新输入体内以启动免疫反应。

大多数体外转染 mRNA 的树突状细胞疫苗主要引起细胞免疫,因此这类疫苗主要用于癌症治疗。自1996 年首次报道了用电穿孔转染 mRNA 的树突状细胞可以引发针对肿瘤抗原的有效免疫应答后,目前已经在肾细胞癌、黑色素瘤、前列腺癌、肺癌、胰腺癌等多种癌症中验证了这种疫苗的有效性。此外,多项临床研究表明,树突状细胞 mRNA 核酸疫苗与化疗药物或免疫检查点抑制剂联合使用,治疗效果更佳。

针对感染性疾病的树突状细胞 mRNA 核酸疫苗目前已应用于人类免疫缺陷病毒(human immunodeficiency virus,HIV)的治疗研究。针对 HIV 感染者的临床试验显示,用编码 HIV 抗原的 mRNA 电穿孔患者自体的树突状细胞,再输入患者体内,可引发抗原特异性的 $CD4^+T$ 细胞和 $CD8^+T$ 细胞反应,证实了该疫苗的有效性。

2. 电穿孔(electroporation)　电穿孔又被称为电转染。是通过短暂的电脉冲,诱导哺乳动物细胞的细胞膜内产生水性通路,瞬时提高细胞膜的通透性,从而允许周围介质中的大分子(包括核酸和其他大分子)通过细胞膜。电穿孔增加了药物和核酸(DNA 或 RNA)被输送到目标组织的效率。电穿孔主要针对肌肉组织,是一种增强型递送模式。就 mRNA 核酸疫苗而言,电穿孔有助于 mRNA 跨质膜的传递,可增强 mRNA 核酸疫苗的效力。

肌内电穿孔目前已在临床上得到广泛应用。评估使用后的效果发现,电穿孔是一种有效且可接受的疫苗递送方式。虽然电穿孔明显改善了 DNA 和 mRNA 在体内的传递,但必须调整电参数以确保最佳传递效果,同时还要注意减少破坏性组织损伤。

3. 鱼精蛋白(protamine)　鱼精蛋白是一种具有树脂状结构的碱性阳离子蛋白。mRNA 以不同质量比与鱼精蛋白结合,可以产生不同直径的静电鱼精蛋白-mRNA 复合颗粒。这种紧密结合的形式可以有效保护 mRNA 免于被血清中的 RNA 酶降解,并且该复合物可以引起树突状细胞、单核细胞、B 细胞、自然杀伤细胞和中性粒细胞等免疫细胞的强烈免疫反应。这表明鱼精蛋白不仅可以用作 mRNA 载体,还可以用作免疫激活剂。当鱼精蛋白与 mRNA 的质量比为 1:2 时,形成的静电复合物的大小约为 300nm,相对稳定且可产生较强的免疫应答,但是具有抑制蛋白表达的缺点。然而,当鱼精蛋白与 mRNA 的质量比为1:4 时,与之前的 1:2 质量比相比,蛋白质表达增加但细胞因子水平降低。因此,mRNA 的翻译效率和免疫强度在鱼精蛋白配制的 mRNA 递送系统中难以兼顾,这种缺陷可能与极其紧密的静电复合物有关。

鱼精蛋白最初被研究作为 mRNA 肿瘤疫苗的递送材料,可引发完整的特异性抗肿瘤反应。近年来,鱼精蛋白配制的 mRNA 递送系统更是广泛应用于各种疾病的临床治疗,并取得了较好的效果,如狂犬病、肺癌等。目前,鱼精蛋白-mRNA 递送系统已成为主流技术平台。此外,为了同时使用鱼精蛋白作为mRNA 递送系统和免疫激活剂,鱼精蛋白的结构优化和寻找鱼精蛋白的替代品已成为目前的研究热点。

4. 脂质体载体(liposome vector)　脂质体载体在 mRNA 核酸疫苗的递送中应用最为广泛。脂质体是由单层或多层磷脂双分子组成的球形囊泡,囊泡有一水性核心。脂质体通常由含有极性头部和非极性尾部的材料制备而成,由于这些基团之间的亲疏水作用,可刺激囊泡形成。脂质体性状与细胞膜相似,可促进载体与细胞膜融合,从而提高 mRNA 进入细胞的效率,亦可促进 mRNA 从内涵体中释放至细胞质中,最终大幅提高 mRNA 在体内的表达效率。脂质体载体方便量化生产,可应用于批量生产 mRNA 核酸疫苗。

（1）脂质体复合物（lipoplex,LP）：带正电荷的阳离子脂质体与带负电荷的 mRNA 经静电作用聚集形成多层囊状复合物,也就是脂质体复合物,它是最早使用的脂质体递送材料。复合物中包封的 mRNA 不易被 RNase 降解,能被成功递送至细胞质并翻译成功能蛋白。研究者将编码 HIV 病毒 gag 蛋白的 mRNA 与 2-二油酰基羟丙基-3-N,N,N-三甲铵氯（DOTAP）和二油酰磷脂酰乙醇胺（DOPE）按 1∶1 混合形成复合物,可诱导针对 HIV 的特异性 T 细胞免疫应答。其中,DOTAP/DOPE 有内在佐剂的功能,能识别树突状细胞表面的 Toll 样受体,可进一步增强免疫应答。

（2）脂质体聚合物（lipopolyplex,LPR）：阳离子聚合物具有浓缩 mRNA 的作用,mRNA 与聚合物浓缩后被阳离子脂质体包裹在囊状空腔中可形成脂质体聚合物。脂质体聚合物最早用于 DNA 转染,后来也用于 siRNA 和 mRNA 转染,其粒径一般在 60~140nm。有研究者使用脂质体聚合物递送编码 T 细胞识别黑色素瘤抗原 1（melanoma antigen recognized by T-cells 1,MART-1）的 mRNA,25μg 的 MART-1 mRNA 经载体递送至 C57BL/6 小鼠体内,仅经过 2 次静脉注射,小鼠就能产生针对黑色素瘤的特异性免疫应答。

（3）脂质纳米颗粒（lipid nanoparticle,LNP）：阳离子脂质与 mRNA 复合物和其他制剂一起可以形成 80~200nm 的纳米颗粒,称为脂质纳米颗粒,它可以通过内吞作用转染至细胞质中。脂质纳米颗粒一般包括脂质双层壳和被其包围的水性核心。合成稳定的脂质纳米颗粒常用的材料包括可电离的阳离子脂质、天然磷脂、胆固醇和聚乙二醇。其中,可电离的阳离子脂质可促进 mRNA 自主聚集形成 1~100nm 大小的颗粒,并通过电离将 mRNA 释放到细胞质中。磷脂作为脂质纳米颗粒的骨架,可支撑纳米颗粒形成脂质双层结构。磷脂具有多态性,在进入内涵体时能由层状转变为六角相,从而促进 mRNA 从脂质纳米颗粒中释放。胆固醇用作稳定剂可以增加脂质纳米颗粒的稳定性,降低转变温度,利于层状转变为六角相。六角相结构的形成,有助于破坏晚期内涵体膜,这一过程有利于 mRNA 进入细胞质。聚乙二醇可以延长脂质纳米颗粒的半衰期。此外,脂质纳米颗粒的表面也可采用特定的靶向序列进行修饰,从而更好地将 mRNA 递送到靶标组织,引起特定的免疫反应。

脂质纳米颗粒是目前最先进的 mRNA 递送系统之一。mRNA 携带在脂质纳米颗粒的核心,可以防止 mRNA 降解。脂质纳米颗粒的亲脂性可以促进 mRNA 递送复合物与宿主细胞膜的融合,并通过内吞作用将 mRNA 递送到细胞质中。在早期研究中脂质纳米颗粒通常用作递送 siRNA,如今脂质纳米颗粒也广泛应用于 mRNA 的递送。例如,使用脂质纳米颗粒递送 mRNA 核酸疫苗可介导外源 mRNA 在小鼠体内的高表达,有效诱导 $CD4^+T$ 细胞和 $CD8^+T$ 细胞的免疫反应。此外,通过皮下、肌内和皮内的方式注射适当剂量的脂质纳米颗粒-mRNA 可以介导目的基因的局部表达,而通过静脉注射、腹腔注射、气管吸入等方式导入脂质纳米颗粒-mRNA 可实现目的基因的全身表达。其中,静脉注射的给药方式效率最高,目标基因产物可在肝脏持续表达 4 天。

5. 自复制 mRNA（self-amplifying mRNA,SAM）疫苗 除了上述的递送系统外,还存在一种有趣的不需要递送系统的新疫苗形式——自我复制 mRNA 疫苗。相比于直接注射非复制性 mRNA 疫苗,自复制 mRNA 疫苗在没有递送材料的情况下显示出巨大的效力。自复制 mRNA 疫苗在 mRNA 序列中加入了可复制序列,在进入细胞后可以像病毒一样,能够利用宿主细胞进行自我复制,从而实现在极低的注射剂量下完成目的抗原的高表达,从而达到预期的免疫保护效应。自复制 mRNA 核酸疫苗的构建包括正链病毒基因组的非结构部分,例如 Semliki 森林病毒（semliki forest virus,SFV）或委内瑞拉马脑炎病毒（Venezuelan equine encephalitis virus,VEEV）,它们编码自身的 RNA 复制系统。病毒结构蛋白序列被目标抗原的序列取代。自复制 mRNA 疫苗具有合成 RNA 聚合酶复合物进行自我复制的能力。虽然递送系统可提高 mRNA 的稳定性和细胞摄取效率,但自复制 mRNA 疫苗的优势在于它并不严格需要额外的递送系统。一项针对流感病毒（influenza virus）mRNA 疫苗的研究表明,注射 50ng 自复制 mRNA 疫苗即可在体内产生高抗体效价,比常规转染所用的量低 40 倍。

但值得关注的是,自复制 mRNA 疫苗在临床应用中也存在一些问题。首先,较长 mRNA 的产生和纯化更具挑战性。其次,宿主细胞中 mRNA 的扩增会导致强烈的炎症反应,从而限制目的抗原的产生。最后,针对复制蛋白的免疫记忆可能会限制其重复使用。但随着技术的进步,值得欣慰的是,研究者们正在逐步克服自复制 mRNA 疫苗的这些缺陷。针对新冠病毒的 I 期临床试验结果表明,即使注射剂量远低于非复制性 mRNA 疫苗,自复制 mRNA 疫苗可在 87% 的接种者体内产生保护性免疫反应,而且短期内暂未观察到明显的安全问题。

三、mRNA 核酸疫苗的应用

近年来,mRNA 核酸疫苗由于其研发周期短、生产成本低、使用安全等优点已成为基因治疗领域的后起之秀,被广泛用于感染性疾病和肿瘤的预防和治疗。值得关注的是,新冠病毒(COVID-19)感染极大地推动了 mRNA 核酸疫苗的发展。自 2020 年以来,据不完全统计,新启动的核酸疫苗研发项目,60% 是针对 COVID-19 开发的,其中约三分之二的项目为 mRNA 核酸疫苗。最快的 mRNA 核酸疫苗从启动研发到上市应用仅耗时 1 年,大大突破了通常情况下疫苗研发 8~10 年上市的周期,这为快速获取新发传染病和突发传染病的预防性疫苗带来了曙光。

(一) mRNA 核酸疫苗在感染性疾病研究中的应用

传染性疾病疫苗研发的最大难点是在短时间内获得足量的疫苗,而 mRNA 核酸疫苗正好可以解决这一问题。目前,mRNA 核酸疫苗正被研发用于多种传染性疾病,包括流感、新冠病毒感染、艾滋病、狂犬病、埃博拉出血热等。针对常见传染病的 mRNA 核酸疫苗研发目前已取得了阶段性的成功,不少产品已进入临床试验。

1. **流感病毒** 全世界每年约有几十万人死于流感病毒,流感病毒具有不断进化的特点,难以彻底根除。目前,传统的流感疫苗是生长在鸡蛋中的灭活流感病毒,具有生产时间长、纯化困难等问题。此外,病毒可能会在鸡蛋中发生变异以获得最佳生长,导致疫苗的无效性。mRNA 流感疫苗是首个用于疾病预防的 mRNA 核酸疫苗。靶向流感病毒效应分子保守位点的单克隆抗体治疗被普遍认为是一种高度特异和有效的抗病毒方法。编码流感病毒效应蛋白保守区的 mRNA 核酸疫苗能够激发特异性抗体的产生,从而实现相比于常规疫苗更好的预防和治疗效果。此外,mRNA 核酸疫苗的快速生产特性使其更容易在预防新型流感病毒方面脱颖而出。

目前,针对流感病毒的 mRNA 核酸疫苗大多将流感病毒血凝素蛋白(hemagglutinin,HA)作为目的抗原,并使用基于阳离子脂质的递送系统来有效传递 mRNA。用脂质纳米颗粒配制的血凝素蛋白 mRNA 疫苗进行免疫接种,在小鼠、兔和雪貂中引发了针对血凝素蛋白的特异性抗体反应。这种脂质纳米颗粒-mRNA 流感疫苗在小鼠幼崽中诱导出了比传统流感疫苗更长效、更强大的免疫保护作用。目前,两种针对流感病毒(H10N8 和 H7N9)的非复制型 mRNA 核酸疫苗都进入了 I 期临床试验,它们分别编码 H10N8 和 H7N9 的全长血凝素蛋白。两种疫苗都使用脂质纳米颗粒载体,mRNA 与脂质纳米颗粒的质量比为 1∶20。除了非复制型 mRNA 核酸疫苗,自复制 mRNA 疫苗在预防流感的试验中也表现出色。研究者们应用了一种新型水包油型载体来递送表达流感病毒血凝素蛋白的自复制 mRNA 疫苗,该疫苗可有效诱导功能性中和抗体和血凝素特异性 $CD4^+T$ 细胞和 $CD8^+T$ 细胞免疫反应。上述研究显示了 mRNA 核酸疫苗在应对以流感病毒为代表的高度可变的病原体方面的潜力。

2. **新冠病毒** 在过去的 20 年中,在全球范围内发生了 3 次严重的冠状病毒流行(严重急性呼吸道感染),产生了极端的健康威胁,并造成了巨大的经济损失,它们分别是 SARS-CoV、MERS-CoV 和 SARS-CoV-2。面对突如其来的新冠病毒感染疫情,疫苗研发的快慢决定了挽救生命的速度。因此,具有研发周期短等特点的 mRNA 核酸疫苗在冠状病毒疫苗的研发中必然扮演重要角色。

针对冠状病毒 MERS-CoV 的疫苗研发,研究者们选用了 MERS-CoV 的刺突蛋白(spike protein),又称为 S 蛋白作为目的抗原。对 S 蛋白的结构进行设计,在 S 蛋白序列中添加 2 个脯氨酸突变,获得的 S-2P 抗原能够使 S 蛋白的结构更加稳定并保持蛋白的完整性。并且 S-2P 抗原能够更好地诱导中和抗体滴度,比野生型 S 蛋白更具免疫原性。同时,脂质纳米颗粒被选为 MERS-CoV S(2P)的递送载体。将脂质纳米颗粒-MERS-CoV S（2P）mRNA 接种小鼠后，研究者们从中和抗体、体重、肺病毒载量以及肺出血量四个方面评估了该 mRNA 核酸疫苗的免疫效果，发现低至 0.1μg 的接种剂量就可引发有效的假病毒中和活性。

新冠病毒感染疫情暴发后，mRNA 核酸疫苗 mRNA-1273 在新冠预防上取得了优异的成绩。mRNA-1273 疫苗选取的目的抗原为 SARS-CoV-2 的 S 蛋白。研究者们巧妙地将 MERS-CoV 疫苗研发的成功经验（如 S-2P 结构引导稳定性技术与脂质纳米颗粒递送系统）应用到 SARS-CoV-2 的疫苗研发中来，针对新冠病毒感染疫情暴发做出了快速反应。

2020 年 1 月，SARS-CoV-2 分离株基因组序列发布后，研究者们将弗林蛋白酶切割位点 2P 突变代入 S 蛋白 986 和 987 位的残基，以产生融合前稳定的 SARS-CoV-2 S（2P）蛋白，该蛋白是具有天然弗林蛋白酶切割位点的跨膜锚定蛋白。编码 SARS-CoV-2 S（2P）蛋白的 mRNA-1273 核酸疫苗，在病毒序列发布后的第 66 天进入人体 I 期临床试验，并于病毒序列发布后的第 74 天进入 II 期临床阶段。

在第一名志愿者接种 mRNA-1273 疫苗之前，研究者们首先进行了动物实验以验证 mRNA-1273 的有效性和安全性。用 0.01μg、0.1μg 和 1μg 的 mRNA-1273 核酸疫苗，以 3 周为间隔进行两次小鼠肌内免疫，在不同品系的小鼠中评估免疫原性。实验结果表明，1μg 的 mRNA-1273 核酸疫苗可引发有效的假病毒中和活性。为了进一步验证宽剂量范围内的免疫原性，研究者用 0.002 5~20μg 的 mRNA-1273 核酸疫苗免疫小鼠，揭示了 mRNA-1273 的剂量与其引发的假病毒结合、中和抗体反应呈正相关。此外，研究者还用 mRNA-1273 和 SARS-CoV-2 S（2P）蛋白分别免疫小鼠，利用 ELISA 评估 S 蛋白特异性 IgG1、IgG2a 和 IgG2c 的表达。实验结果表明，使用 mRNA-1273 会诱导平衡的 Th1 和 Th2 免疫反应，这表明 mRNA 核酸疫苗接种避免了 Th2 偏向的免疫反应（Th2 反应会引发较多的副反应）。已知 SARS-CoV-2 受体结合结构域（receptor-binding domain，RBD）含有氨基酸替换 Q498Y/P499T，使病毒能够与小鼠血管紧张素转换酶 2（angiotensin converting enzyme 2，ACE2）受体结合，并在上呼吸道和下呼吸道感染和复制。用 mRNA-1273 免疫小鼠后未检测到病毒复制，同时 mRNA-1273 的功效呈现剂量依赖效应。两个 0.1μg 剂量的 mRNA-1273 核酸疫苗接种可将肺病毒载量降低约 100 倍，而两个 0.01μg 剂量的 mRNA-1273 核酸疫苗接种可将肺病毒载量降低约 3 倍。此外，单剂量（1μg 或 10μg）mRNA-1273 核酸疫苗免疫小鼠 7 周后，完全控制了肺病毒的复制。以上结果证明了 mRNA-1273 核酸疫苗具有免疫原性和有效性，1μg 的 mRNA-1273 足以诱导强大的假病毒中和活性和 CD8$^+$T 细胞反应，以及平衡的 Th1/Th2 反应。此外，1μg 的 mRNA-1273 核酸疫苗在小鼠中诱导的假病毒中和活性水平与 100μg 的 mRNA-1273 在人体中诱导的水平相似，这为 mRNA-1273 核酸疫苗临床试验的剂量确定提供了依据。

通过了解 mRNA-1273 的开发流程，我们不难发现，基于 mRNA 核酸疫苗的研发已具有一套成熟的体系和流程。研究者们将 MERS 疫苗的开发经验用在了 SARS-COV-2 上，并利用动物实验和假病毒中和抗体检测平台，对疫苗的免疫效力进行了研究。利用血清学和免疫学检测，评估了 Th1 和 Th2 细胞对疫苗的响应。这一研发流程具有非常高的参考价值，并且以上实验不需要在生物安全三级以上的实验室进行，具有较高的实用性。

除了 mRNA-1273 外，还有一些针对 SARS-CoV-2 的新型 mRNA 核酸疫苗正在研发当中，如 BNT162b1。它是由脂质纳米颗粒配制的经过核苷酸修饰的 mRNA 核酸疫苗，编码三聚 SARS-CoV-2 刺突蛋白的受体结合结构域。两次剂量为 10μg 和 30μg 的 BNT162b1 接种后，特异性中和抗体的平均滴度分别可达到恢复期特异性中和抗体的 1.8 倍和 2.8 倍。

3. 寨卡病毒（Zika virus） 寨卡病毒于 1947 年首次被发现，感染寨卡病毒的患者通常呈现无症状或出现发热、皮疹和肌肉疼痛等轻微症状，孕妇感染该病毒可致胎儿严重神经畸形和死亡。2015—2016 年，寨卡病毒在美洲流行期间引发了全球公共卫生危机。寨卡病毒前体膜蛋白和包膜蛋白（pre-membrane and envelope，prM-E）是寨卡疫苗常选的目的抗原，因为针对 prM-E 的中和抗体具有免疫保护效应。

鉴于此，研究者们开发了一种改良的 prM-E mRNA，其中包含 E 蛋白中的突变融合环形表位。研究者用脂质纳米颗粒-prM-E mRNA 免疫小鼠，结果显示单次免疫即可快速诱导高效价的中和抗体以及持久的免疫效应，两次 10μg 剂量的 mRNA 核酸疫苗可保护小鼠免受寨卡病毒攻击。这些令人鼓舞的临床前结果促进了 I 期临床试验的进行,已有的结果表明该核酸疫苗在 10 天内可诱导 94%~100% 的血清转阳。除此之外,另一项使用被动免疫法的研究为免疫系统受损而无法合成自身抗体的患者带来了福音,这项研究利用基于角鲨烯的纳米载体递送编码寨卡病毒中和抗体的 mRNA。

4. 呼吸道合胞病毒(respiratory syncytial virus,RSV) 呼吸道合胞病毒是全球急性下呼吸道感染的主要原因,每年约有 6 万名 5 岁以下的儿童因感染这种病毒而死亡。目前的呼吸道合胞病毒候选疫苗主要针对高度保守的 F 蛋白。尽管一些候选疫苗由于中和抗体滴度不足而未能通过临床试验,但对 F 蛋白构象的新发现表明,针对 F 蛋白融合前构象设计疫苗,可产生优异的中和抗体反应。

基于这一发现,研究者们评估了编码融合前 F 蛋白的单剂量候选疫苗 mRNA-1777 和 mRNA-1345。其中,mRNA-1777 用于成人,mRNA-1345 用于儿童。在 I 期临床试验中,mRNA-1777 可诱导呼吸道合胞病毒中和抗体的产生,并诱导 CD4$^+$T 细胞的免疫反应,且无严重不良事件。mRNA-1345 的序列已经过密码子优化,以增强 F 蛋白的翻译效率。接种 1 个月后,mRNA-1345 产生的中和抗体滴度约为 mRNA-1777 的 8 倍。目前,研究者们计划将 mRNA-1345 与另一种针对人类偏肺病毒/副流感病毒 3 型(hMPV/PIV3)的儿科候选疫苗 mRNA-1653 整合,将其开发为针对三种不同病原体的 mRNA 核酸疫苗。

5. 狂犬病病毒(rabies virus,RV) 狂犬病是一种由狂犬病病毒引起的人兽共患病,以神经症状为特征,死亡率接近 100%。尽管已有商品化的狂犬病疫苗,但是每年仍有 5 万多人死于狂犬病,这表明更有效、更廉价的疫苗仍是未来的研究方向。

针对这一需求,研究者们研制出编码狂犬病病毒糖蛋白的未经修饰的 mRNA 核酸疫苗 CV7201。研究表明,CV7201 可诱导小鼠和猪的高中和抗体滴度,并诱发抗原特异性 CD4$^+$T 细胞和 CD8$^+$T 细胞反应,表现出了与已上市的狂犬病疫苗类似的免疫原性和保护效果。但是在 I 期临床试验中也发现了一些问题,比如短暂的体液免疫反应和较高比例的不良事件,这表明该疫苗还需进一步优化。随后,脂质纳米颗粒被用作 CV7202 的载体。研究结果表明,脂质纳米颗粒-CV7202 可诱导产生高滴度抗体、CD4$^+$T 细胞和 CD8$^+$T 细胞反应。I 期临床试验结果表明,两个 1μg 剂量的 CV7202 接种,可产生高滴度中和抗体并且耐受性良好。

6. 埃博拉病毒(Ebola virus,EBOV) 埃博拉病毒是导致埃博拉出血热疫情暴发的病原体,2014—2016 年该病毒在非洲夺走了上万人的生命。2019 年,美国食品药品监督管理局批准了一种基于重组水泡性口炎病毒的埃博拉疫苗(rVSV-EBOV)。尽管与未接种疫苗组相比,rVSV-EBOV 在预防埃博拉传播方面的有效性可达 97.5%,但临床试验观察到这种疫苗存在明显的安全问题,如引起急性关节炎或皮疹等。

目前,一种编码埃博拉病毒糖蛋白的 mRNA 核酸疫苗已在动物中证明了效力。研究者们用编码 2 种埃博拉病毒糖蛋白的 mRNA 核酸疫苗注射埃博拉病毒感染的豚鼠,感染豚鼠体内可产生埃博拉病毒糖蛋白特异性 IgG 抗体以及埃博拉病毒中和抗体,并且豚鼠的存活率可达 100%。

7. 人类免疫缺陷病毒 世界范围内,有三千多万人因感染 HIV 而受影响。由于 HIV 包膜蛋白具有显著的抗原多样性以及隐藏关键包膜蛋白表位的"聚糖屏障",所以尽管已进行了几十年的研究,仍未开发出有效的疫苗。几项针对 HIV 病毒的 mRNA 核酸疫苗研究,尝试使用了多种载体,包括阳离子纳米乳剂、可电离脂质纳米颗粒等,并在不同程度上观察到了一些效果。这些研究结果提示,除了有效的载体外,新的目的抗原对于有效地靶向 HIV 至关重要。

8. 细菌 除了应用于病毒引起的感染性疾病,目前 mRNA 核酸疫苗在抗细菌感染中也有一些研究。例如,针对结核病,编码结核分枝杆菌 HSP65 蛋白的 mRNA 核酸疫苗,经鼻内给药后,可使小鼠免受结核分枝杆菌的感染,且通过鼻内给药的途径可以减轻小鼠肺部的荷菌量和炎症反应,以上研究为控制结核病提供了新的策略。

(二)mRNA 核酸疫苗在肿瘤研究中的应用

mRNA 肿瘤疫苗由于具有高效力、使用安全、研发周期短、生产成本低等优点而备受关注。mRNA 肿瘤疫苗的原理主要是通过引入肿瘤相关的抗原,以诱导下游免疫系统活化,从而发挥抗肿瘤的作用。肿瘤细胞高表达的肿瘤相关抗原或者肿瘤特有抗原常常被选为 mRNA 核酸疫苗的目的抗原,其目的是诱导细胞介导的免疫反应,如来自细胞毒性 T 细胞的免疫反应,以达到清除或减轻肿瘤负担的目的。早期临床试验表明,肿瘤患者在接受 mRNA 核酸疫苗治疗后,产生了针对特异性抗原的 T 细胞,且表现出较好的安全性,提示基于 mRNA 的特异性免疫疗法有望成为治疗恶性肿瘤的重要策略。

1. 黑色素瘤 黑色素瘤是黑色素细胞来源的一种高度恶性的肿瘤,多发生于皮肤,也可见于黏膜或内脏。针对晚期黑色素瘤,研究者们开发了一种静脉给药的 mRNA 核酸疫苗 BNT111。BNT111 利用 mRNA 编码的肿瘤相关抗原,旨在引发针对肿瘤的强大且精准的免疫反应。为了实现对黑色素瘤的特异性免疫反应并避免潜在的不良事件,BNT111 疫苗编码 4 种肿瘤相关抗原,分别是 NY-ESO-1、MAGE-A3、酪氨酸酶和 TPTE。超过 90% 的黑色素瘤患者表达这 4 种肿瘤相关抗原之一。BNT111 还具有免疫原性经过优化的 mRNA 骨架和脂质体核酸复合物(RNA-LPX)递送系统,旨在增强 mRNA 的稳定性和翻译效率,特异地靶向树突状细胞并触发先天性和适应性免疫应答。

BNT111 疫苗在 2015 年开始了 I 期临床试验,基于其在 I 期剂量递增试验中的良好结果,该疫苗在不可切除且 PD-1 抑制剂治疗无效的晚期黑色素瘤患者中进行了一项 II 期临床试验,以评估它的疗效和安全性。这项试验在 89 名晚期黑色素瘤患者中显示出良好的安全性。此外,BNT111 单药治疗或与 PD-1 抗体联合使用均能够介导持久的疗效,且显示出肿瘤抗原特异性 $CD4^+T$ 细胞和 $CD8^+T$ 细胞的激活与扩增。

此外,树突状细胞 mRNA 肿瘤疫苗在黑色素瘤的治疗中也取得了阶段性的进展。研究者使用自体肿瘤 mRNA 作为抗原来负载树突状细胞产生瘤苗,或通过电穿孔法将 mRNA 转染至树突状细胞制备瘤苗。研究结果表明,负载 mRNA 的树突状细胞可从注射部位迁移至淋巴结内的 T 细胞区域,表达目的抗原,并在患者体内监测到特异的 $CD8^+T$ 细胞。

2. 结直肠癌 结直肠癌是一种常见的恶性肿瘤,包括结肠癌和直肠癌。一款 mRNA 核酸疫苗 mRNA-4157 在结直肠癌的治疗中展现了充分的优势。mRNA-4157 是一种针对每位肿瘤患者量身定制的个性化 mRNA 肿瘤疫苗。首先,对患者的癌症组织和血液样本中的癌细胞进行二代测序,并与正常细胞 DNA 序列进行比对,找到癌细胞中独有的基因突变,也称为新表位。新表位可以帮助免疫系统将癌细胞与正常细胞区分开。接下来,根据每位患者癌细胞的特定突变和免疫系统的特征,选择最能够激发机体免疫应答的新抗原序列。然后,将含有突变的新抗原分别编码至单个 mRNA 分子。目前,mRNA-4157 核酸疫苗最多能够容纳 34 个编码新抗原的 mRNA 序列,而未来将有望容纳更多的 mRNA 序列。该 mRNA 核酸疫苗一旦注射到患者体内,mRNA 上携带的遗传信息就会精确地告诉患者其癌细胞的新表位,这样患者自身的免疫系统就能够识别出癌细胞并杀灭它们。该 mRNA 肿瘤疫苗还可与检查点抑制剂疗法联合使用,可增加机体对检查点抑制剂的敏感性。这一联合疗法在包括结直肠癌在内的多种实体肿瘤治疗中显示出巨大的潜力。随着研究的不断推进,mRNA 肿瘤疫苗已成为攻克癌症的新希望。

(邱竞帆)

第三节 核酸疫苗在寄生虫学研究中的应用

各种寄生虫病给人类健康带来了严重的危害,寄生虫感染是一个世界性的公共卫生问题。到目前为止,对于疟疾、血吸虫病、利什曼病等一些危害严重的寄生虫病仍以药物防治为主,只有少数几种寄生虫的疫苗获得了实际应用,且由于种种原因其保护率也不能令人满意。

20 世纪以来,随着分子生物学和免疫学的发展,疫苗研究取得了长足的进步。先后经历了第一代的全虫疫苗(死疫苗与活疫苗)和虫体特异性组分疫苗,第二代基因工程疫苗,及近年来新兴的第三代核酸疫苗。其中,核酸疫苗又包括了 DNA 核酸疫苗和 mRNA 核酸疫苗,是目前研究的热点。核酸疫苗应用基因工程技术将保护性抗原基因的 DNA 或 mRNA 转染机体,通过宿主细胞的摄取并表达抗原蛋白,诱导宿主产生特异的保护性免疫反应,从而达到预防疾病的目的。核酸疫苗的出现,为寄生虫病的免疫防治提供了新的途径。

一、DNA 核酸疫苗在寄生虫学研究中的应用

DNA 核酸疫苗已在病毒、细菌、寄生虫等感染性疾病预防中显示出巨大的潜力。研究表明,DNA 核

酸疫苗兼有重组亚单位疫苗的安全性和减毒活疫苗诱导全面免疫应答的高效力。迄今为止,人类主要开展了对疟原虫(*Plasmodium* spp.)、刚地弓形虫(*Toxoplasma gondii*)、血吸虫(*Schistosoma* spp.)、旋毛虫(*Trichinella spiralis*)、利什曼原虫(*Leishmania* spp.)等常见人体寄生虫的 DNA 核酸疫苗研究。随着虫株变异及抗药性的产生,寄生虫核酸疫苗的研究为寄生虫病的防治带来了新的曙光。

(一)疟原虫 DNA 核酸疫苗

疟疾是一种严重危害人类健康的传染病。据世界卫生组织统计,2019 年全球疟疾病例约为 2.29 亿例,死亡病例 40.9 万例。其中,5 岁以下儿童是受疟疾影响最大的群体,全球几乎每两分钟就有一名儿童因为疟疾而死亡。特别是近几年来疟原虫抗药性和蚊媒抗性的产生和扩散,使疟疾防治难度不断加大。因此,研究有效的疟疾疫苗成为疟疾防治的迫切需要。疟疾疫苗的研制,从 20 世纪 70 年代的全虫活疫苗,到 80 年代的基因工程亚单位疫苗和化学合成多肽疫苗,由于其激发的免疫反应低下,临床试验效果不佳,90 年代 DNA 核酸疫苗以其突出的优点,引起了研究人员的极大兴趣。

环子孢子蛋白(circumsporozoite protein,CSP)是疟原虫经蚊传播至人体时的初始抗原成分,不同种属的疟原虫该蛋白具有较高的保守性。由其诱导产生的免疫反应(包括体液免疫和细胞免疫)可以在疟原虫进入机体时即发生效应,如将疟原虫感染控制在这一步,可以免除以后众多疟原虫抗原对机体免疫反应的干扰。研究表明,环子孢子蛋白中的重复序列是导致机体产生抗子孢子免疫反应的主要因素。同时,该重复序列已包含了 T 细胞、B 细胞和辅助 T 细胞的抗原刺激表位,可诱导抗体及细胞免疫反应。因此,从理论上说,环子孢子蛋白应该是一种较好的疫苗候选抗原。

有研究者用含约氏疟原虫环子孢子蛋白基因的真核表达载体肌内注射小鼠后,同时产生抗环子孢子蛋白的特异性抗体和细胞毒性 T 淋巴细胞(cytotoxic T lymphocyte,CTL)反应,两种反应的水平均高于减毒子孢子免疫的小鼠。目前,用作疟原虫核酸疫苗研究的保护性抗原主要有:CSP、MSA1、MSA2、SSP2、HEP17、EXP1 和 RE-SA 等。

裂殖子表面蛋白 2(merozoite surface protein-2,MSP-2)基因序列内存在 T 细胞表位,是恶性疟红内期疫苗的重要候选抗原。曾有研究者用含有疟原虫 MSP-2、CSP 重组 DNA 多价疫苗免疫小鼠,结果发现其激活了 $CD4^+T$ 及 $CD8^+T$ 细胞,前者产生了高水平的 IFN-γ,可刺激巨噬细胞产生 NO 作用于疟原虫;而后者会针对感染细胞产生细胞毒作用。

有研究者合成了一个恶性疟原虫复合抗原基因 HGFSP,它编码红内期的裂殖子表面抗原 MSA1 和 MSA2、环状体感染红细胞表面抗原和子孢子的环子孢子蛋白的抗原表位以及来自白细胞介素-1 和破伤风类毒素的 T 细胞刺激位点,其原核表达重组蛋白疫苗和重组痘苗病毒活疫苗可诱导特异性抗体生成;免疫血清可抑制体外培养的红内期恶性疟原虫的生长;重组痘苗病毒疫苗还具有抗恶性疟原虫对换人血猕猴模型的攻击作用。研究者采用 HGFSP 基因与真核表达载体 pcDNA3 构建了重组真核表达质粒 pc-HGFSP,并在体外观察到 HGFSP 基因真核表达产物的免疫反应性。研究结果显示,pc-HGFSP 对免疫小鼠细胞免疫功能有一定的促进作用,表现为:①脾淋巴细胞增殖活性增强;②NK 细胞和 CTL 活性增强,并随脾效应细胞的增多而提高;③脾 $CD8^+T$ 细胞有增加趋势。HGFSP 编码多个疟原虫抗原表位,这些抗原直接暴露于宿主免疫系统,易受其攻击,同时它们具有 T、B 细胞双重激活功能,因而是疟疾疫苗较理想的候选抗原。来自白细胞介素-1 和破伤风类毒素的 T 细胞刺激位点有助于进一步促进细胞免疫。

(二)微小隐孢子虫(*Cryptosporidium parvum*)DNA 核酸疫苗

微小隐孢子虫是一种机会性致病原虫,会引起以腹泻为主要症状的隐孢子虫病。该虫自 19 世纪首次发现以来,许多科学家一直致力于它的防治研究,迄今已有百余种药物被试用于治疗隐孢子虫病。免疫学研究表明,采用牛或羊的高免初乳或高免血清治疗隐孢子虫病有一定疗效,用冻干的隐孢子虫卵囊做免疫原免疫牛获得了部分保护,但这些方法成本高,很难推广应用。有学者认为 DNA 核酸疫苗可能会成为控制隐孢子虫病很有前途的疫苗。

隐孢子虫发育分为卵囊、细胞外和细胞内三个时期,其中细胞外发育期是微小隐孢子虫侵入机体的关键阶段,可通过多个宿主受体与寄生虫配体的相互作用而吸附并侵入宿主细胞中。一些研究认为这些相互作用与微小隐孢子虫子孢子表面糖蛋白 Cpgp40/15 有关,而且编码 Cpgp40/15 糖肽的基因在基因型分离群中具有很高的多态性,说明该基因产物可能从属于免疫选择。有研究用微小隐孢子虫 Cpgp40/15 基因真核表达质粒接种小鼠,获得了较好的免疫应答效果,抗体滴度较高。这说明基于 Cpgp40/15 基因的 DNA 核酸疫苗能产生免疫保护效应。

(三) 弓形虫 DNA 核酸疫苗

弓形虫是一种专性细胞内寄生原虫,可引起人兽共患弓形虫病。弓形虫生活史复杂,抗原种类多样,用常规方法制备疫苗非常困难,至今尚无可供临床使用的有效疫苗。弓形虫疫苗的研制过程经历了全虫疫苗、速殖子膜抗原疫苗、基因工程疫苗等发展阶段。DNA 核酸疫苗的问世及其在传染病疫苗研究中取得的进展,为弓形虫疫苗的研制开辟了一条新的途径。DNA 核酸疫苗最大的优点是内源性表达的抗原能以天然构型出现,可刺激机体产生全身性的免疫应答,尤其是特异的 CTL 细胞免疫反应。有关 DNA 核酸疫苗作用机制的研究证明,含有目的基因的质粒 DNA 被宿主细胞摄取并表达后,表达产物随即被运输到内质网腔,并进一步与 MHC Ⅰ类分子结合,最终运输到细胞膜表面,被 $CD8^+CTL$ 细胞所识别,诱导 Th1 型细胞免疫反应。抗弓形虫保护性免疫主要是 IFN-γ、IL-2 等细胞因子介导的 $CD8^+T$ 淋巴细胞参与的 Th1 型细胞免疫反应。可见,DNA 核酸疫苗的免疫特点与机体抗弓形虫感染的保护性免疫反应是一致的,这为抗弓形虫感染的 DNA 核酸疫苗研究提供了理论基础。近年来的研究证明,弓形虫表膜抗原 P30 免疫动物可增强宿主的抗攻击感染的能力,具有免疫保护作用,是一种前景乐观的疫苗候选分子。有研究者构建真核表达质粒 pcDNA3-P30 直接免疫 BALB/c 小鼠,结果显示:实验组 NK 细胞活性比对照组明显增高。有研究者用含有弓形虫致密颗粒蛋白 GRA4 基因的真核表达质粒 DNA 免疫小鼠,结果发现实验组小鼠存活率明显高于对照组,死亡小鼠的存活时间也较对照组延长。说明该重组质粒诱导产生的免疫保护力对弓形虫有抑制作用。

具有免疫保护性苗头的抗原基因的克隆是 DNA 核酸疫苗研制的基础工作,已发现的众多抗原基因主要集中在:①表面抗原(surface antigen,SAG)基因、②棒状体蛋白(rhoptry protein,ROP)基因、③致密颗粒抗原(dense granule antigen,GRA)基因等候选分子上。

弓形虫 DNA 核酸疫苗的候选基因:

1. 表面抗原基因 弓形虫速殖子表膜是宿主免疫系统识别并杀伤虫体的主要作用靶位。现在已知弓形虫速殖子有 5 种主要表膜蛋白,根据分子量大小分别为 P22、P23、P30、P35 及 P43,其中表面蛋白 P30 保护性实验显示其具有很强的免疫原性及免疫保护性,被认为是最有希望的弓形虫疫苗候选抗原。

(1)表面蛋白 P30(SAG1)基因:P30 抗原分布于弓形虫速殖子表膜及纳虫空泡的管状结构中,其含量占虫体蛋白的 3%~5%,系速殖子表面抗原的主要成分,参与虫体的附着和侵入。P30 首先被克隆、测序,基因代号为 SAG1,其基因在含全部编码区的 16kb 基因组片段,单拷贝且不含内含子。弓形虫表面抗原 SAG1 具有高免疫原性,在弓形虫感染初期,SAG1 刺激机体产生的强烈免疫反应可杀灭弓形虫,控制感染。有研究者通过 PCR 体外扩增 SAG1 基因,重组于 pTV118N、pKK233-2、pGEX-1 三种不同质粒载体。或者用 PCR 的方法,从 ZS1 株基因组 DNA 中将编码 SAG1 的基因钓出,插入质粒 pBV220 中构成重组质粒 pBV220-P30。

(2)表面蛋白 P22(SAG2)基因:弓形虫速殖子表面蛋白 P22 基因 SAG2 为单拷贝基因,不含内含子。弓形虫表面抗原 SAG2 被认为是潜在的重组疫苗候选分子。研究表明,SAG2 表面蛋白与弓形虫入侵宿主细胞有密切的关系,抗 SAG2 表面抗原的抗体能阻止弓形虫定位固定于宿主细胞的表面,阻止虫体在宿主细胞上进一步附着,让速殖子在宿主细胞表膜聚集,阻止其侵入细胞内。表面抗原 SAG2 在结构上和 SAG1 有很多的相似之处,如都有一个疏水性 C 端和一个暴露于外表、用于转运的 N 末端信号肽,且具备磷酸化多肽。在感染初期,SAG1 的大量表达,使得抗 SAG2 抗体的作用被抗 SAG1 抗体强烈的抗感染作用所掩盖。这也表明了 SAG2 分子也可能参与了虫体在宿主胞膜上的定位。由于在真核细胞中表达 SAG2 基因更接近于虫体细胞的环境,表达的蛋白更接近于天然结构和理化性质,有人利用脂质体将 PVAX-SAG2 导入真核细胞非洲绿猴肾细胞(Vero 细胞)中。结果 SAG2 基因在大肠埃希氏菌和 Vero 细胞中表达,都能被抗弓形虫的阳性血清识别,说明了 SAG2 基因在体外表达后都具有一定的免疫活性,为进一步用 SAG2 的 DNA 核酸疫苗免疫小鼠奠定了基础。该基因体外表达研究表明,P22 可与谷胱甘肽 S

转移酶（glutathione S-transferase,GST）呈融合蛋白形式大量表达,与患者血清 IgG 抗体反应。目前已有研究设计合成一对引物,用 PCR 法扩增出 P22 目的基因片段,插入质粒载体 p56 的多克隆位点,构成重组质粒 p56-P22。

（3）表面蛋白 P35 基因:也有报道弓形虫表面抗原 P35 在免疫保护方面起重要作用,也是诱导血清产生 IgG 抗体的主要抗原。目前已有报道应用弓形虫 EST 基因库合成扩增 *P35* 基因片段的引物,结合 5' 和 3' 末端 cDNA 快速扩增法,进行 *P35* 基因 5' 和 3' 末端 cDNA 的扩增。P35 蛋白的羧基端有高亲水性,并含有 T、B 细胞表位,显示了 *P35* 用于诊断和疫苗开发的可行性。

2. **棒状体蛋白基因** 弓形虫在侵入宿主细胞时,棒状体可分泌一些有效成分帮助其侵入宿主细胞,目前已鉴定出多种棒状体蛋白,和 DNA 核酸疫苗研发有关的主要是 ROP1 和 ROP2。

（1）棒状体蛋白 *ROP1* 基因:ROP1 在侵入宿主细胞的早期会影响宿主细胞的通透性。用单克隆抗体 Tg49 从文库中筛选 *ROP1* 基因,为单拷贝,从第 143 个核苷酸到 Poly（A）区域之间不含内含子。*ROP1* 基因具高度保守性,体外扩增出的弓形虫 RH、ZS1、ZS2 及 GT14 虫株的 *ROP1* 基因片段,大小为 756bp,虫株间未见明显差异。已有研究者从构建好的 cDNA 文库中钓出编码 ROP1 蛋白的 cDNA 片段（不包含编码信号肽的碱基部分）,得到的 GST-ROP1 重组蛋白的分子量约为 70kD,与 DNA 大小推测结果一致。通过 PCR 从弓形虫基因组 DNA 中也可扩增编码 ROP1 的基因片段,克隆至相应表达载体中,如 pcDNA3 中,可得到真核表达重组质粒 pcDNA3-ROP1。基因重组产生复合型基因,对于开发复合多价疫苗具有重要意义。有报道采用亚克隆技术分别把弓形虫主要表面抗原基因 *SAG1* 与 *ROP1* 基因克隆至 pET28aRT7 启动子下游,转化大肠杆菌,表达出分子量约 66kD 的复合基因表达产物,初步鉴定具有一定的免疫活性。

（2）棒状体蛋白 *ROP2* 基因:目前认为棒状体在侵袭宿主细胞过程中起着重要作用,而 ROP2 可能在其中发生关键作用。ROP2 是一种保守蛋白,此抗原的抗体可以在被 11 种弓形虫分离株感染的小鼠体内检测到,因此,它比以往所用的检测用抗原更敏感、适应性更强。编码 ROP2 的基因开放阅读框单一,长 1 620bp,已被克隆并在大肠杆菌中表达出一分子量约 54kD 的重组抗原,能够被抗体识别。该蛋白在弓形虫的速殖子期、缓殖子期、包囊期都能表达,能诱导针对弓形虫的免疫应答,刺激 T 细胞介导的免疫反应及 IFN-γ 的产生,显示出其免疫保护性。研究 ROP2 抗原中被 T 细胞识别表位时发现,弓形虫 ROP2 抗原包含有被多数免疫个体所识别的 T 细胞表位,说明它有作为 DNA 核酸疫苗候选因子的巨大潜力。从弓形虫基因组 DNA 中扩增出全长 *ROP2* 基因,并克隆在真核表达质粒 pcDNA3 中,为进一步的研究工作奠定了基础。

3. **致密颗粒抗原基因** 致密颗粒可释放多种蛋白入纳虫空泡,这些蛋白在感染中具有较强的免疫原性,在弓形虫病的诊断及免疫预防中具有潜在价值。现已报道多种弓形虫致密颗粒蛋白,其中 *GRA2* 基因片段在编码区有一个 241bp 的内含子,主要翻译产物由一段含 185 个氨基酸的多肽组成。用纯化的 GRA2 免疫小鼠,感染小鼠的存活率可达 75%,具免疫保护性。GRA2 含有至少三个 B 细胞表位,分子量为 28kD,抗 GRA2 的特异性单克隆抗体对控制弓形虫的感染明显有效。

（四）利什曼原虫 DNA 核酸疫苗

利什曼原虫是导致利什曼病的病原体,其生活史包括前鞭毛体（promastigote）和无鞭毛体（amastigote）两个时期,并通过白蛉进行传播。前者寄生于节肢动物白蛉的消化道内,而后者寄生于人或动物的巨噬细胞内。目前,已有几种编码利什曼原虫目的基因的质粒 DNA 在动物模型进行了测试。研究者将编码前鞭毛体 gp63 蛋白的外源基因克隆到真核质粒表达载体上,gp63 蛋白在动物模型肌肉组织中持续表达,诱发强烈的 Th1 反应,对利什曼原虫的感染产生显著抵抗作用。而后,经研究证实,注射了表达 gp63 蛋白的质粒 DNA 的鼠,其皮肤组织中的树突状细胞对从未感染过的动物模型有保护作用。因此得出,在鼠体内表达的这种外源蛋白可由专职抗原递呈细胞递呈给免疫系统,从而激发免疫反应。

另有研究表明,用一个表达前鞭毛体表面抗原-2（gp46PM-2）的质粒可成功地保护 BALB/c 鼠抵抗硕大利什曼原虫（*L. major*）感染。被免疫鼠特异地产生 Th1 反应,但将这种抗原的重组疫苗加佐剂免疫,虽能产生较强的 Th1 和 Th2 反应,却无保护作用。此外,编码杜氏利什曼原虫（*L. donovani*）GRP78 抗原的质粒和表达硕大利什曼原虫的 Cpa 或 Cpb 抗原的质粒,也可保护模型鼠抵抗虫体的感染。表达抗原的多种载体质粒联合应用,效果良好。

(五) 囊虫 DNA 核酸疫苗

囊虫病是一种常见的人兽共患寄生虫病,它不仅严重危害人类的健康,每年还给畜牧业带来巨大的经济损失。目前,尚无可用于人体的有效疫苗。以往的疫苗多为粗抗原疫苗,免疫效果不理想,DNA 核酸疫苗的出现为囊虫病疫苗研制提供了一条新的思路。

研究者们将编码绦虫保护性抗原的基因(45W)分别克隆到真核质粒表达载体 pcDNA3 和羊腺病毒载体(OAV200)构建成 pcDNA3-45W 核酸疫苗和 OAV205 重组病毒疫苗。分别给羊注射核酸疫苗和重组病毒后再注射常用的 45W 亚单位疫苗,引起的免疫反应比单独注射核酸疫苗和重组病毒要强;先注射核酸疫苗再注射重组病毒产生的 IgG,要比分别注射免疫应答至少高 65 倍。这两种方法都能保护羊抵抗绦虫卵的攻击。

1. **猪囊尾蚴副肌球蛋白(paramyosin)DNA 核酸疫苗** 猪囊尾蚴副肌球蛋白 AgB 又名 B 抗原,是扁形动物门寄生虫的一种保守性较强的抗原。它参与补体的调节反应,有文献报道虫体天然蛋白和重组蛋白片段均可在动物模型中产生良好的保护作用,WHO 已将其指定为疫苗候选抗原。有研究者把 *AgB* 基因克隆于真核表达载体 pcDNA3 后,又将 pcDNA3-AgB 质粒肌内注射 4~6 周龄昆明种小鼠,用 ELISA 法检测小鼠血清中 IgG 水平,发现自第 2 周起,血清中 IgG 就呈阳性,并可持续较长的时间。

2. **猪囊尾蚴 Cc1 抗原 DNA 核酸疫苗** 猪囊尾蚴 Cc1 抗原是从猪囊尾蚴 cDNA 文库中,以囊虫病患者血清和病猪血清为探针筛选出的蛋白抗原,是具有较高特异性和敏感性的人猪共用抗原。有研究者把编码 Cc1 的基因克隆于 pcDNA3 载体,肌注小鼠,ELISA 检测 IgG 水平,2 周后 IgG 升高,且长时间保持高应答水平。用该疫苗免疫幼猪,可获 70% 的保护率。

(六) 血吸虫 DNA 核酸疫苗

血吸虫又称裂体吸虫,成虫寄生于人及多种哺乳动物的静脉血管内。寄生于人体的血吸虫主要有 6 种,即日本血吸虫(*S. japonicum*)、曼氏血吸虫(*S. mansoni*)、埃及血吸虫(*S. haematobium*)、间插血吸虫(*S. intercalatum*)、湄公血吸虫(*S. mekongi*)和马来血吸虫(*S. malayensis*)。其中以日本血吸虫、曼氏血吸虫和埃及血吸虫引起的血吸虫病(schistosomiasis)流行范围广、危害大。血吸虫病是一种以沉积于感染宿主肝、肠等组织内虫卵引起的肉芽肿及其纤维化为主要病变特征的免疫性疾病。成熟血吸虫虫卵释出的可溶性抗原致敏 T 淋巴细胞,使之释放细胞因子,而引起以淋巴细胞、嗜酸性粒细胞、巨噬细胞、成纤维细胞、中性粒细胞等聚集为特征的肉芽肿反应。虫卵肉芽肿的形成是宿主对血吸虫致病因子的一种免疫应答反应。一方面,通过肉芽肿的形成将虫卵包围,以隔离和清除虫卵释放出的抗原及毒素,避免对宿主组织的损害;另一方面,肉芽肿反应破坏了宿主正常的组织结构,不断生成的虫卵肉芽肿逐步纤维化而形成相互连接的瘢痕,导致肝硬化、门静脉高压综合征等严重的并发症。机体内有血吸虫卵存在,就不能完全阻止虫卵肉芽肿的形成,但应设法控制其发展,以减少慢性血吸虫病的发生。日本血吸虫卵肉芽肿的大小与堆积的虫卵数量有关。虫卵数量愈多,肉芽肿体积愈大,病变也愈严重。这也反映了虫卵可溶性抗原量多,引起的肉芽肿反应愈强烈。

有研究者通过对小鼠肌内注射携带日本血吸虫副肌球蛋白基因的质粒 DNA 诱导了鼠特异性抗 Sj97 抗体的产生。DNA 核酸疫苗在抗血吸虫感染中的保护作用主要依赖于产生适当的辅助性 T 细胞和抗体反应。以 Sjc97 为目的抗原的 DNA 核酸疫苗免疫小鼠,感染血吸虫尾蚴后 7 周,肝脏虫卵肉芽肿大小显著小于空质粒对照组和感染对照组,肝纤维化程度亦明显减轻。这可能与该疫苗诱导机体产生免疫应答增强,及由此而诱生出显著的抗感染(减虫率 36.3%)和抗生殖免疫力(减卵率 42.4%)有关。免疫鼠感染尾蚴后肝组织内沉积的虫卵数量显著减少,虫卵释出的可溶性抗原量减少,虫卵肉芽肿反应亦相应减弱。

血吸虫 DNA 核酸疫苗候选抗原较多,目前公认比较有效的有这几种:谷胱甘肽 S 转移酶、副肌球蛋白、磷酸丙糖异构酶(triose-phosphate isomerase,TPI)、脂肪酸结合蛋白(fatty acid binding protein,FABP)及 22.6kD 膜蛋白(22.6kD membrane associated antigen)。由于血吸虫对人体主要的危害是其沉积在肝脏上的虫卵肉芽肿所导致的肝纤维化,加之血吸虫独特的雌雄合抱的生活方式,人们又把眼光投向了一些性发育调节蛋白,主要有卵黄铁蛋白(yolkferritin,Fer1)、黏蛋白样蛋白(mucinlike protein,MLP)等。

1. **谷胱甘肽 S 转移酶**　被认为是最有前途的,也是研究最为透彻的抗原。谷胱甘肽 S 转移酶 GST 最早发现于曼氏血吸虫的实质及皮棘中,曼氏血吸虫谷胱甘肽 S 转移酶 Sm28 含有 783 个氨基酸,分子量为 28kD,PI 为 6.3~6.5,主要抗原表位位于第 91~200 位氨基酸之间,N 末端有一个保护性 T 细胞表位,位于第 24~43 位氨基酸,该表位特异性 T 细胞被动转移可以诱导特异性 IgE 升高,C 末端有两个 Th 细胞表位。Sj26 是日本血吸虫谷胱甘肽 S 转移酶。谷胱甘肽 S 转移酶诱导的保护性免疫有体液免疫和细胞免疫,不仅能减少虫荷,减少雌虫的生殖能力,还能降低虫卵孵化为毛蚴的活力,其保护性免疫机制主要是 Th 细胞释放细胞因子,通过活化巨噬细胞等杀伤虫体。在此过程中,激活巨噬细胞的细胞因子起着重要的作用。谷胱甘肽 S 转移酶重组质粒能诱导免疫小鼠产生一定水平的抗血吸虫抗体,形成预防血吸虫尾蚴感染的保护性免疫力,同时可减轻宿主肝组织血吸虫卵所致的病理损害作用。

2. **副肌球蛋白**　定位于血吸虫成虫的肌肉层、肺期童虫的体被基质和表层、尾蚴后穿刺腺(post acetabularglands)的颗粒中,是一种非表面蛋白质。从编码曼氏血吸虫副肌球蛋白 Sm97 的 cDNA 推测,该蛋白有 439 个氨基酸,具有 α 螺旋,分子量约 100kD,pI 为 5.5;Sj97 与 Sm97 相比,核苷酸序列有 90% 的同源性,而氨基酸序列有 95.6% 的同源性,仅有 17 个氨基酸不同。Sm97 副肌球蛋白抗再感染的保护性免疫机制主要为 T 细胞依赖,细胞介导的免疫,通过 T 细胞产生淋巴因子,如 IFN-γ,激活巨噬细胞,杀伤童虫。此外,副肌球蛋白可能是保护性免疫的一种主要靶分子,在此免疫过程中,抗体可杀伤侵入的童虫。

3. **磷酸丙糖异构酶**　在曼氏血吸虫的研究中,TPI 定位于血吸虫刚转化的 4 龄童虫表膜和大多数成虫细胞膜上,包括肠腺、肌肉和体被,被认为是一种有希望的抗血吸虫疫苗抗原。曼氏血吸虫 TPI 推测有 253 个氨基酸残基,其最佳候选表位为第 18~61 位氨基酸之间的区域,亲水性与易曲性最高点部分重合。此外,第 190~208 和第 137~163 位氨基酸之间的区域,亲水性也较高。该酶分子是聚合体,分子量约为 25kD,它能催化 3-磷酸甘油醛转化成为 3-磷酸甘油酸,这是糖酵解途径中的一个重要步骤。而 SjTPI 分子量为 28kD,具有 177 个 TU/mg TPI 酶活性。研究者们将 pcDNA3.1-SjCTPI 免疫小鼠后攻击感染,采用免疫组化法检测 SjCTPI 在局部肌组织内的表达,并用脾细胞培养法检测特异性抗原刺激后的 IL-2、IL-4、IL-10、IFN-γ 在攻击前后的水平,结果发现 SjCTPI 可在小鼠骨骼肌细胞膜、细胞浆中得到表达。细胞因子 IL-2 的水平在攻击前、后有不同程度的增高。

4. **脂肪酸结合蛋白**　曼氏血吸虫脂肪酸结合蛋白 SmFABPc 定位于雄虫背面的棘突中,基因序列由 148bp 5' 端非编码区、196bp 3' 端非编码区以及 399bp 开放阅读框构成,分子量为 14.8kD。对日本血吸虫脂肪酸结合蛋白 SjFABPc 进行定位,却发现 SjFABPc 定位于雄虫的脂肪颗粒小滴中,分布于体被下区域(subtegumental region)的低层,雌虫卵黄腺中的卵黄颗粒中也发现了 SjFABPc。SjFABPc 开放阅读框由 399 个核苷酸构成,它的前端有 37bp 5' 端非编码区,终止密码子后有 176bp 3' 端非编码区,蛋白分子量为 14.8kD。SjFABPc 与 SmFABPc 编码区序列同源性高达 83%。其生物学功能主要是结合或转运脂肪酸,影响细胞内脂肪酸的分化。将 SmFABPc 基因克隆在 Pqe-10 表达载体,并在大肠杆菌中进行表达,重组蛋白纯化后,不仅可以被患者的血清所识别,而且与棕榈酸高度亲和,具有良好的免疫原性,可作为 DNA 核酸疫苗的候选抗原。

5. **22.6kD 膜蛋白**　曼氏血吸虫 22.6kD 膜蛋白(Sm22.6)定位于童虫表膜,成虫外层体壁、肠壁和集合管,其基因含有 1 063 个碱基对,内有 1 个 EcoRI 位点。Sm22.6 含 218 个氨基酸,N' 糖基化位点位于第 165~167 位氨基酸,N' 末端有 3 个跨膜区域,C' 端有一个亲水区。日本血吸虫 22.6kD 膜蛋白(Sj22.6)也是一种膜蛋白,与 Sm22.6 有相同的分子量,84% 的氨基酸同源。22.6kD 膜蛋白的功能与细胞增殖有关,参与细胞生长调节,能调节细胞增殖速度。由此可见,它可能在血吸虫细胞增殖及生长发育中起着重要的作用。Sm22.6 可被接种放射线致弱尾蚴的鼠血清识别,抗体类型主要为 IgG1、IgG2a 和 IgG2b。

6. **卵黄铁蛋白**　血吸虫体内的铁蛋白(ferritin)有两种,即 Fer1 和 Fer2。其中 Fer1 在雌虫体内较雄虫多 15 倍以上,Fer2 则无区别。Fer1 在卵黄腺内以高水平表达,定位于卵黄细胞浆中,可能与雌虫特定的生理功能有关,是具有性别、组织特异性的发育调节基因,在抗生殖免疫方面具有潜在价值。Fer1 在雌虫 RNA 中含量丰富,从基因组克隆的 Fer1 的 5' 非翻译区没有铁效应元素(IRE),而且在成虫的蛋白抽提物中没有胞质结合蛋白(IRPs)。由此可见,与较高等动物不同,血吸虫铁蛋白 mRNA 没有 IRE-IRP 调节机制,可能只在转录水平受到控制。经 Fer1 免疫的小鼠所诱生的抗体,可能是通过 ADCC 作用杀伤血吸虫童虫,既可以降低虫负荷,达到抗感染的效果,又可以降低虫卵负荷,而且死亡卵百分比明显增加,达到一定程度的抗病效果。

7. **黏蛋白样蛋白** 曼氏血吸虫的一个黏蛋白样蛋白 A11,原位杂交定位于雌虫生殖管接近卵模腔入口处的上皮细胞。可形成保护层,覆盖在生殖管膜上,防止虫卵早熟。A11 已被测序,编码蛋白含 28% 苏氨酸、20% 丝氨酸。A11 是目前所知的不在卵黄腺表达的血吸虫雌虫特异性序列。体外培养实验发现,合抱的成虫可以表达高水平的 A11,人为将雌虫与雄虫分开 1 天后,A11 表达下降,分开 3 天后消失。而由单性尾蚴培养的血吸虫成虫不能性发育成熟,未发现 A11 的表达。

8. **血吸虫多价复合核酸疫苗(multicomponent peptide nucleic acid vaccine)** 由于血吸虫感染后保护性免疫机制复杂而多样,所以目前尚未有一种令人满意的,具有全部保护力的新型血吸虫疫苗。但是,具有部分保护力的血吸虫疫苗对于血吸虫病的防治仍有重要意义。由于核酸疫苗具有共同的理化特性,抗原基因可以是单个基因,也可以是一组基因,因此可以将含有不同抗原基因的质粒混合起来进行联合免疫。或者将具有协同保护功能的一组基因的功能性表位结合起来,设计成联合表位肽段,生产多价复合疫苗,综合各种核酸疫苗的协同作用,各取所长,将会诱导宿主产生更完全的保护性免疫。在血吸虫疫苗方面,如果 Sm28 与 Sj26、Sm28 与 Sm97 等联合应用即可提高抗感染的保护力。由于血吸虫 DNA 核酸疫苗具有减毒活疫苗诱导高效率全面免疫应答的优点,日益受到人们的关注,但是它还有诸多不完善之处,离实际应用仍有一定的距离。

(七)旋毛虫 DNA 核酸疫苗

旋毛形线虫简称旋毛虫,该虫引起的旋毛虫病(trichinellosis)是一种重要的人兽共患寄生虫病。旋毛虫的成虫和幼虫分别寄生于同一宿主的小肠和骨骼肌细胞内,其感染主要因生食或半生食含有旋毛虫幼虫囊包的猪肉。旋毛虫病临床上主要表现为发热、肌肉疼痛、皮疹、眼睑水肿等,严重感染时甚至可导致患者死亡。旋毛虫病应注意早期诊断和及时治疗,阿苯达唑为目前治疗旋毛虫病的首选药物。

近年来,陆续有一些针对旋毛虫 DNA 核酸疫苗的研究。例如,研究者针对旋毛虫抗原 Ts87 开展了 DNA 核酸疫苗的探索,将旋毛虫重组质粒 pcDNA3.1-Ts87 体外转染真核细胞 COS7,并将重组质粒肌内注射和基因枪免疫小鼠。研究结果表明,含旋毛虫 Ts87 抗原基因的重组质粒能够在 COS7 和小鼠体内表达。此外,还有研究者构建了针对旋毛虫肌幼虫抗原 TspE1 的真核表达质粒 pcDNA3-TspE1,TspE1 的相对分子质量为 31kD。用基因枪免疫小鼠后,重组质粒可以在小鼠皮肤组织内表达。免疫印迹实验和间接荧光抗体试验发现,重组质粒接种小鼠后产生的免疫血清与旋毛虫肌幼虫可产生阳性反应。且小鼠接种重组质粒后产生的免疫血清,只能识别肌幼虫可溶性抗原中相对分子质量为 31kD 的组分,表明旋毛虫 DNA 核酸疫苗 pcDNA3-TspEl 能够诱导小鼠产生特异性体液免疫应答。

除了针对旋毛虫 Ts87 和 TspE1 开展的核酸疫苗研究外,p43 与 p53 蛋白作为旋毛虫排泄分泌抗原中的主要成分,均具有较强的免疫原性,也可成为旋毛虫 DNA 核酸疫苗的目的抗原。为了探讨以 p43 和 p53 为目的抗原的 DNA 核酸疫苗的免疫保护效应,研究者将 *p43*、*p53* 基因分别克隆在真核表达载体 pcDNA3.1 上,肌内注射小鼠。然后,再通过经口感染的方式,使小鼠感染旋毛虫肌幼虫,在攻虫后剖杀小鼠,计算旋毛虫成虫减虫率、肌幼虫减虫率和繁殖力指数,评估该 DNA 核酸疫苗的免疫效果。结果显示,以 p43 和 p53 作为目的抗原的 DNA 核酸疫苗,其免疫组小鼠成虫减虫率与对照组相比差异显著,且 IgG 抗体水平提高。此外,两核酸疫苗对小鼠心肌无损伤。以上结果表明,针对旋毛虫 p43 与 p53 的 DNA 核酸疫苗具有较好的免疫保护作用和潜在应用前景。

(八)尘螨 DNA 核酸疫苗

尘螨广泛存在于家居和工作环境中,可引起多种超敏反应性疾病。现已记录 34 种尘螨,与人类疾病密切相关的主要有屋尘螨(*Dermatophagoides pteronyssinus*)、粉尘螨(*D. farinae*)和埋内欧尘螨(*Euroglyphus maynei*)。尘螨变应原是引起变应性哮喘等变态反应性疾病的重要病因之一,其中最主要的是 Der p1 和 Der p2,在螨过敏患者的血清中,80% 以上患者的 IgE 结合这两类抗原,并呈现强反应性。它们占螨提取液成分的 90% 以上,并诱导螨变应原敏感患者的外周血单个核细胞释放高滴度的 IL-5 和低水平的 IFN-γ。仅有 50% 患者伴有 Der p5、7 血清特异性 IgE 阳性,这些含量较少的变应原成分,能诱导产生的是高滴度的 IL-5 和高水平的 IFN-γ。因此诱导 Th2 型应答的主要是 Der p1 和 Der p2。

研究证实,使用尘螨主要变应原(Der p1、Der p2 等)作为目的抗原的 DNA 核酸疫苗可以有效抑制其后用含多种变应原成分的尘螨提取液所诱导的肺部变态反应性炎症。这种炎症的抑制和 DNA 核酸疫苗表达的抗原种类和量有关。在实践中,使用含多种变应原的多价疫苗或混合注射多种疫苗对于治疗多种成分致敏的情况有利。

二、mRNA 核酸疫苗在寄生虫学研究中的应用

mRNA 核酸疫苗虽然在感染性疾病的预防中已有广泛应用,例如针对 COVID-19 开发的 mRNA-1273,但是在寄生虫领域,只有少数针对疟疾、弓形虫病和利什曼病的 mRNA 核酸疫苗研究,且目前仍处于临床前试验阶段。

(一)疟原虫 mRNA 核酸疫苗

疟疾是一种由疟原虫感染引起的蚊媒病。由于疟原虫复杂的生活史和缺乏表面抗原,抗疟疫苗的研发一直很困难。幸运的是,经过对疟原虫感染免疫的研究,已经确定了潜在的目的抗原。

疟原虫来源的巨噬细胞迁移抑制因子(*Plasmodium*-encoded macrophage migration inhibitory factor, PMIF)是哺乳动物巨噬细胞迁移抑制因子的直系同源物,疟原虫可通过分泌 PMIF 阻止 T 细胞产生长期记忆,减弱宿主的免疫反应。为了中和 PMIF 的免疫抑制效应,研究者们制备了编码 PMIF 的自复制 mRNA 核酸疫苗,并采用基于角鲨烯的阳离子纳米乳剂作为递送系统。研究结果显示,给小鼠接种两次 15μg 剂量的 PMIF 自复制 mRNA 核酸疫苗,PMIF 特异性 CD4$^+$T 细胞增加,抗 PMIF 的 IgG 抗体滴度增加 4 倍。以上结果提示,自复制 mRNA 核酸疫苗可以诱导小鼠产生针对 PMIF 的特异性免疫反应,上调抗疟原虫的体液免疫和细胞免疫。此外,研究还发现,该疫苗可改善辅助性 T 细胞的发育,降低 Th1 相关炎性反应,增强 Tfh 细胞和生发中心反应,从而获得抗疟原虫感染的保护性免疫。更重要的是,接种 PMIF mRNA 核酸疫苗可抑制宿主体内疟原虫的增殖并预防再感染。

另一项针对疟疾的 mRNA 核酸疫苗研究,以恶性疟原虫富含谷氨酸蛋白(*Plasmodium falciparum* glutamic-acid-rich protein,PfGARP)作为 mRNA 核酸疫苗的目的抗原。该 mRNA 核酸疫苗进行了核苷修饰,并使用了脂质纳米颗粒递送系统。临床前研究表明,该疫苗对于感染疟原虫的动物有一定的保护效应。

(二)弓形虫 mRNA 核酸疫苗

弓形虫是一种重要的机会性致病原虫,可寄生于人或多种脊椎动物的有核细胞内,引起人兽共患弓形虫病。弓形虫呈世界性分布,有的国家弓形虫感染率高达 50% 以上。据抽样调查,我国人群弓形虫血清阳性率约为 7.88%。弓形虫病严重威胁着人类健康,并给畜牧业造成了巨大的经济损失,近年来已引起高度重视。目前,弓形虫病的治疗药物主要是针对速殖子,疗效较佳的有乙胺嘧啶、磺胺嘧啶、螺旋霉素等。但是,针对弓形虫包囊尚无特效药。因此,研发弓形虫 mRNA 核酸疫苗具有积极的现实意义。

研究者们以弓形虫在其整个生活史中表达的 6 种不同的保守蛋白作为目的抗原设计了 mRNA 核酸疫苗,基于委内瑞拉马脑炎病毒复制蛋白构建了自复制 mRNA。编码目的抗原的 mRNA 被包裹在修饰型树枝状聚合物纳米颗粒(modified dendrimer nanoparticles,MDNP)中。在单次接种该 mRNA 核酸疫苗 32 天后,用致死剂量的弓形虫 Prugniaud 株攻击小鼠,所有接种疫苗的小鼠均在致死攻击中存活,而对照组小鼠均在 12 天内死亡。证明了纳米颗粒包裹的弓形虫 mRNA 核酸疫苗在致死剂量下具有免疫保护作用。

此外,有研究者针对弓形虫的其他抗原开发了自复制 mRNA 核酸疫苗,并评估了其免疫保护效应。研究者们选取了弓形虫核苷三磷酸水解酶-Ⅱ(nucleoside triphosphate hydrolase-Ⅱ,NTPase-Ⅱ)作为目的抗原,基于 Semliki 森林病毒的非结构蛋白设计了编码 NTPase-Ⅱ 的自复制 mRNA 核酸疫苗 RREP-NTPase Ⅱ,并采用了脂质纳米颗粒递送系统。研究发现,直接用裸露的自复制 mRNA 核酸疫苗 RREP-NTPase Ⅱ 接种小鼠,已经可以诱导特异性免疫球蛋白 IgG 和 IFN-γ 产生;当 mRNA 构建物由脂质纳米颗

粒递送系统传递时,免疫反应则更加强烈。在急性感染模型中,接受 RREP-NTPase Ⅱ-LNP 核酸疫苗接种的小鼠,在感染 1 000 个弓形虫 RH 株速殖子后,存活率与对照组相比显著增加,存活时间延长。在慢性感染模型中,用 20 个 PRU 株包囊感染小鼠,接受 RREP-NTPase Ⅱ 和 RREP-NTPase Ⅱ-LNP 疫苗接种的小鼠与对照组小鼠相比,其脑包囊数分别减少了 46.4% 和 62.1%。以上结果表明,弓形虫 RREP-NTPase Ⅱ mRNA 核酸疫苗可增强宿主对于弓形虫急性和慢性感染的抵抗力。

(三) 利什曼原虫 mRNA 核酸疫苗

杜氏利什曼原虫感染可引起以脾、肝、淋巴结肿大、贫血等症状为主的内脏利什曼病。因患者皮肤上常有色素沉着,并伴有不规则发热,故又称为黑热病(kala-azar),该病主要流行于印度等国。杜氏利什曼原虫致病力较强,患者常因得不到及时有效的治疗而死亡,积极研发针对杜氏利什曼原虫的 mRNA 核酸疫苗具有重要意义。

最近,有研究表明,采用 mRNA 核酸疫苗和亚单位疫苗的联合免疫策略可实现对杜氏利什曼原虫感染小鼠的保护。研究者们以杜氏利什曼原虫的 *LEISH-F2* 基因作为目的基因,构建了编码 LEISH-F2 的 mRNA(F2-RNA)。研究者们给小鼠第一针接种 F2-RNA 后,会再使用 LEISH-F2 重组蛋白作为加强针进行补充接种,并且使用含有吡喃葡萄糖基脂质 A(glucopyranosyl lipid A,GLA)的稳定水包油乳剂(SLA-SE)作为佐剂。两针联合免疫后,观察到小鼠肝脏中的虫荷数与对照组相比显著下降。其他的免疫策略,例如单独用 F2-RNA 接种或单独用 LEISH-F2 SLA-SE 接种,小鼠体内的虫荷数和对照组相比都没有显著减少。此外,联合免疫策略能成功地诱导脾细胞大量分泌 IFN-γ 并产生强烈的抗原特异性 Th1 反应。而单独使用 F2-RNA 核酸疫苗只能诱导低抗原特异性的 Th1 应答和极低的 IgG 产生;单独使用 LEISH-F2 SLA-SE 疫苗可诱导稍强的 Th1 应答和较多的 IgG 产生。这些差异证明了外来的虫源性抗原选用何种免疫策略,以及如何递呈给免疫系统,对于诱导针对杜氏利什曼原虫的免疫保护至关重要。

(邱竞帆 王美莲 罗恩杰)

参 考 文 献

[1] 张延龄,张辉. 疫苗学[M].北京:科学出版社,2004.

[2] 陈海峰,郑冯志华,王全楚. 新概念疫苗[M].北京:人民卫生出版社,2004.

[3] 孙树汉. 核酸疫苗[M].上海:第二军医出版社,2000.

[4] 祁海. mRNA 疫苗[J].中国科学基金,2021,35(3):402-403.

[5] 李爱花,杨雪梅,孙轶楠,等.核酸疫苗研发态势与发展建议[J].中国工程科学,2021,23(4):9.

[6] 陈彦,孙英. mRNA 疫苗研究进展——2021 年拉斯克奖临床医学研究奖[J].首都医科大学学报,2021,42(5):893-899.

[7] 左青婷,熊文碧. 基于非病毒载体的 mRNA 疫苗递送系统研究进展[J].四川生理科学杂志,2020,42(3):5.

[8] 范亚楠. 阳离子脂质辅助的纳米颗粒递送肿瘤 mRNA 疫苗的研究[J].中国科学技术大学,2019.

[9] 黄慧媛,苗明三,朱艳慧,等.基于脂质体的 mRNA 疫苗递送系统研究进展[J].国际药学研究杂志,2019,46(5):8.

[10] 邵杰,梁争论. 核酸疫苗研究进展[J].国际生物制品学杂志,2014,2:84-87.

[11] 庞宇,李巍,韩彩霞,等. 旋毛虫 p43 与 p53 核酸疫苗的构建及其免疫保护性[J].中国兽医科学,2013,43(3):5.

[12] 马明瑛. RNA 修饰树突状细胞肿瘤疫苗的研究进展[J].中国肿瘤生物治疗杂志,2012,19(3):6.

[13] 董颖颖. 利什曼原虫疫苗的研究现状与进展[J].徐州医学院学报,2005,25(4):374-377.

[14] 崔晶,王中全,李雍龙. 旋毛虫病疫苗[J].国际医学寄生虫病杂志,2004,31(5):216-222.

[15] 郝敏麒,徐军,钟南山. 尘螨主要变应原 DNA 疫苗对其提取液诱导小鼠肺部变应性炎症的免疫保护作用[J].中华结核和呼吸杂志,2002,25(3):159-161.

[16] 冯新港,余新炳,吴忠道,等. 日本血吸虫 SjFABPc 重组质粒裸 DNA 免疫小鼠的研究[J].中国血吸虫病防治杂志,2001,13(5):268-272.

[17] 王庆,陈蕊雯,郭瀛军,等. 猪囊尾蚴副肌球蛋白核酸疫苗的免疫保护性研究[J].第二军医大学学报,2000,21(6):504-507.

［18］ 吴丹,郭瀛军,林懿,等. 猪囊尾蚴抗原DNA疫苗诱导的免疫保护效应［J］. 第二军医大学学报,2000,21(6):508-510.

［19］ 董文其,李明,毕惠祥,等. 恶性疟原虫保护性抗原复合基因-痘苗病毒重组活疫苗株在换人血猕猴模的抗攻击试验 ［J］. 中国免疫学杂志,2000,16(5):271-274.

［20］ KRAMPS T,ELBERS K. RNA Vaccines［M］. New York:Humana Press,2017.

［21］ BIDRAM M,ZHAO Y,SHEBARDINA NG,et al. mRNA-Based Cancer Vaccines:A Therapeutic Strategy for the Treatment of Melanoma Patients［J］. Vaccines,2021,9(10):1060.

［22］ CHAUDHARY N,WEISSMAN D,WHITEHEAD KA. mRNA vaccines for infectious diseases:principles,delivery and clinical translation［J］. Nature Reviews Drug Discovery,2021,20(11):817-838.

［23］ DOLGIN E. The tangled history of mRNA vaccines［J］. Nature,2021,597(7876):318-324.

［24］ MIAO L,ZHANG Y,HUANG L. mRNA vaccine for cancer immunotherapy［J］. Molecular Cancer,2021,20(1):1-23.

［25］ CORBETT K S,EDWARDS D K,LEIST S R,et al. SARS-CoV-2 mRNA vaccine design enabled by prototype pathogen preparedness［J］. Nature,2020,586:567-571.

［26］ LIU C,ZHOU Q,LI Y,et al. Research and Development on Therapeutic Agents and Vaccines for COVID-19 and Related Human Coronavirus Diseases［J］. ACS Central Science,2020,6(3):315-331.

［27］ SAHIN U,OEHM P,DERHOVANESSIAN E,et al. An RNA vaccine drives immunity in checkpoint-inhibitor-treated melanoma［J］. Nature,2020:107-112.

［28］ VERBEKE R,LENTACKER I,DE SMEDT SC,et al. Three decades of messenger RNA vaccine development［J］. Nano Today,2019,28:100766.

［29］ VERSTEEG L,ALMUTAIRI M M,HOTEZ P J,et al. Enlisting the mRNA vaccine platform to combat parasitic infections ［J］. Vaccines,2019,7(4):1-19.

［30］ ZHANG C,MARUGGI G,SHAN H,et al. Advances in mRNA vaccines for infectious diseases［J］. Frontiers in Immunology,2019,10:594.

［31］ BAEZA GARCIA A,SIU E,SUN T,et al. Neutralization of the *Plasmodium*-encoded MIF ortholog confers protective immunity against malaria infection［J］. Nature Communications,2018,9(1):1-13.

［32］ DUTHIE M S,VAN HOEVEN N,MACMILLEN Z,et al. Heterologous immunization with defined RNA and subunit vaccines enhances T cell responses that protect against *Leishmania donovani*［J］. Frontiers in Immunology,2018,9:1-9.

［33］ PARDI N,HOGAN M J,PORTER F W,et al. mRNA vaccines-a new era in vaccinology［J］. Nature Reviews Drug Discovery, 2018,17(4):261-279.

［34］ BRADLEY ES,MCNEEL DG. DNA Vaccines［J］. Cancer Therapeutic Targets,2017:183-198.

［35］ CHAHAL JS,KHAN OF,COOPER CL,et al. Dendrimer-RNA nanoparticles generate protective immunity against lethal Ebola,H1N1 influenza,and *Toxoplasma gondii* challenges with a single dose［J］. Proceedings of the National Academy of Sciences of the United States of America,2016,113(29):E4133-E4142.

［36］ KOWALCZYK A,DOENER F,ZANZINGER K,et al. Self-adjuvanted mRNA vaccines induce local innate immune responses that lead to a potent and boostable adaptive immunity［J］. Vaccine,2016,34(33):3882-3893.

［37］ MORRISON W I,TOMLEY F. Development of vaccines for parasitic diseases of animals:Challenges and opportunities［J］. Parasite Immunol,2016,38(12):707-708.

［38］ KALLEN K-J,HEIDENREICH R,SCHNEE M,et al. A novel,disruptive vaccination technology［J］. Human Vaccines & Immunotherapeutics,2013,9(10):2263-2276.

［39］ BACHMANN M F,JENNINGS G T. Vaccine delivery:A matter of size,geometry,kinetics and molecular patterns［J］. Nature Reviews Immunology,2010,10(11):787-796.

［40］ WANG QM,SUN SH,HU ZL,et al. Immune response and protection elicited by DNA immunization against Taenia cysticercosis［J］. Vaccine,2003,21(15):1672-1680.

［41］ DURPRE L,KREMER L,WOLOMCZUK I,et al. Immunostimulatory effect of IL-1 encoding plasmid in DNA vaccination against murine *Schistosoma mansani* infection［J］. Vaccine,2001,19(11-12):1373-1380.

［42］ DENKERS EY,GAZZINELLI RT. Regulation and function of T-cell-mediated immunity during *Toxoplasma gondii* infection［J］. Clin Microbiol Rev,1998,11(4):569-588.

［43］ HORNOK S,SRETER T,BEKESI L,et al. Attempts to immunize chickens with *Cryptosporidium baileyi* oocysts extract ［J］. J Parasitol,1996,82(4):650-652.

第四十六章

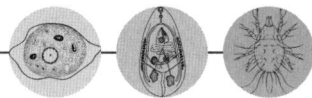

其他类型疫苗和佐剂

随着免疫学、生物化学和分子生物学的发展,利用寄生虫虫体蛋白的一些具有保护性表位抗原研制的多肽疫苗、抗独特型抗体疫苗也产生了,同时由于这些新型疫苗的免疫原性弱,佐剂可以用来增强疫苗的免疫原性。下面介绍一下多肽疫苗、抗独特型抗体疫苗和疫苗佐剂。

第一节 多肽疫苗

多肽疫苗是用人工方法按天然蛋白质的氨基酸顺序合成的保护性短肽,与载体连接后加佐剂所制成的疫苗,是较为理想的安全新型疫苗。

一、多肽疫苗的概念

多肽疫苗是基于抗原表位设计的新型疫苗。抗原表位又称抗原决定簇,是引起免疫应答的物质基础,存在于抗原分子中能与 T 细胞表面受体(TCR)、B 细胞表面受体(BCR)或和抗体 Fab 部分特异性结合的特殊化学基团。抗原抗体的特异性结合取决于抗原表位与相应抗体之间的相互作用强度。大部分抗原表位分布在蛋白质的表面,发挥正常的免疫学功能,为功能性抗原表位,而部分隐藏于蛋白分子内部的抗原表位,为隐蔽性抗原表位,通常无免疫学功能,经酶处理或其他方式暴露于蛋白的表面后才发挥免疫功能。

合成肽疫苗分子是由多个 B 细胞抗原表位和 T 细胞抗原表位共同组成的,大多需要与一个载体骨架分子相耦联。研究最早始于口蹄疫病毒(FMDV)合成肽疫苗,主要集中在 FMDV 的单独 B 细胞抗原表位(VPI 环)或与 T 细胞抗原表位结合而制备的合成肽疫苗。在动物疫苗方面,研究较为成熟的是合成口蹄疫病毒(FMDV)VPl 的第 141~160 位氨基酸片段,将其连接在不同辅助 T 细胞(Th)表位上,在猪体内有较好的保护效果。这种合成肽是利用 B 细胞与猪体能识别的 Th 细胞表位相结合的原理合成的,可以大大提高其免疫原性,并不需要偶联到载体蛋白上即可产生中和抗体。

二、多肽疫苗制备技术

合成多肽表位是指将已证实或预测得到具有免疫原性的 T、B 细胞多肽表位通过生物、化学方法连接,或同时串联通用 CD4$^+$T 细胞表位以增强 T、B 细胞表位的免疫原性,从而形成人工合成多肽。多表位疫苗设计是多肽疫苗的关键。而表位疫苗设计的关键,是筛选并鉴定有效的抗原表位。

(一)多肽表位筛选技术

筛选和鉴定抗原表位原来主要是基于特定抗体鉴定表位的方法,主要包括 X 衍射结晶学和磁共振、肽扫描技术、氨基酸定点突变技术、噬菌体展示技术和免疫亲和质谱技术等过程较为烦琐的方法。随着生物信息学和免疫学技术的发展,逐渐发展为便捷、快速、高通量筛选的新方法,即以基因组学和蛋白组学的组成原件为材料,利用生物信息学和多种生物软件机器模型,通过全基因组、蛋白质组学和短肽等数据库比对搜索,对靶标抗原的抗原表位进行快速高通量的预测和筛选,最后通过生物学和免疫学方法验证和确定具有功能的抗原表位。这种多学科交叉技术的联合应用,极大简化了抗原表位的筛选过程,缩短了时间,减轻了工作量,节约了成本,为今后进行高通量、规模化发掘抗原表位提供了全新的技术平台。

1. **噬菌体、细菌和酵母展示技术**　目前,相关展示技术已应用于疾病诊断、药物筛选、蛋白质结构分析、抗体的制备和抗原表位筛选等诸多方面,并取得了一系列的进展。

1985 年,Smith 等首次创建噬菌体文库展示技术,该技术是将编码"诱饵蛋白"或多肽的 DNA 片段插入到噬菌体基因组中,并将目的蛋白或短肽展示到噬菌体的表面,然后利用血清学方法(ELISA 和 WB)筛选能与多抗、阳性血清或单克隆抗体发生特异性免疫反应的蛋白或多肽,确定抗原表位。其中噬菌体展示文库由于库容量大、相对简单、易于操作,可实现对抗原表位的高通量筛选和鉴定,应用最为广泛。

近年来,为了精准确定抗原表位,人们利用 DNA 重组技术将抗原基因 DNA 片段插入与细菌染色体的膜蛋白基因,使抗原表位以融合蛋白的形式展示到细胞膜表面,绘制抗原表位。Freudl 等首次将编码 15 个氨基酸的短肽成功展示到大肠杆菌表面。该技术优点是既可以采用单克隆抗体,又可以选用多抗对蛋白文库进行筛选,而且能同时筛选较长和较短的抗原片段,快速、高效、易于操作。该技术是利用细菌展示技术结合流式细胞仪检测技术建立的一种无需蛋白/多肽表达的高效抗原表位筛选方法。细菌展示技术又称以细胞内膜为基础的细胞间质表达技术(anchored periplasma expression technology,APEx)。该技术特点是以细胞间质膜脂蛋白的信号肽 NlpA leader 和 6 个成熟氨基酸的作用将与之融合的蛋白片段锚定展示于细菌内膜外侧。NlpA leader 在蛋白跨膜运输过程中被逐步降解,剩下的 6 个成熟氨基酸(CDQSSS)与细胞内膜外侧的磷脂层形成脂苷键,从而将与其融合的蛋白片段展示于细菌内膜外侧。当细菌外膜被溶菌酶消化(原生质体制备)以后,孵育液中的抗原特异性多克隆抗体可与锚定在细胞内膜外侧的蛋白片段结合,然后将其与荧光标记的二抗进行共孵育,抗原-抗体复合物作用强度不同所产生的不同强度的荧光信号可被 FC 检测和识别。与噬菌体肽库筛选抗原表位相比,细菌展示技术可以配合荧光激活细胞分选技术(fluorescence-activated cell sorting,FACS)进行更快速、更高效的筛选。由于流式细胞术高度的灵敏度、高通量(最快每秒 3 万个细胞)和准确分选的优势,目前细菌展示技术已广泛应用于抗体库的构建,提高抗体亲和力,研究蛋白之间相互作用,疫苗研制、筛选和制备等多个领域。

酵母表面展示技术是近年来发展较快的一种真核表达系统,将目的片段与载体融合后导入酵母细胞,利用酵母细胞能将胞内蛋白转运至膜表面的机制,将外源目的基因展示在酵母细胞表面。利用酵母随机展示文库对新城疫病毒基因Ⅲ型的 HN 蛋白进行筛选,显示 VHDPDYIGGI 多肽是 NDV 基因Ⅲ型 HN 蛋白的 B 细胞表位。

2. **免疫亲和质谱技术**　免疫亲和质谱技术是通过免疫亲和层析法捕获能与抗体结合的短肽,然后利用质谱技术分析与抗体结合短肽的氨基酸序列,最终确定抗原表位。免疫亲和-质谱技术与 ELISA、Western-blot 等免疫学分析方法相比耗时少、成本低、灵敏度高。与传统亲和层析-质谱技术相比,新型免疫亲和质谱技术则无须固定抗体,简便、重复性好,不仅明显降低了传统表位鉴定和分析过程中样品损失量,而且可以快速分析抗原表位。新型免疫亲和层析-质谱技术主要包括直接分析抗原表位的质谱绘图法、免疫基质辅助激光解吸电离方法(IMALDI)和完全过渡抗原表位绘图(ITEM)方法。抗原表位质谱绘图法,包括表位切除和表位提取两种方法。表位切除是指将抗原抗体结合后,用胰蛋白酶消化未结合的抗原,随后通过质谱分析确定抗原表位。表位提取是先将抗原蛋白经蛋白酶消化成大小不等的片段,然后利用固相抗抗原蛋白抗体捕获能与其相结合的肽分子,并对其进行质谱分析确定抗原表位。

3. **氨基酸定点突变技术**　氨基酸定点突变技术是指利用聚合酶链反应(PCR)等方法对抗原蛋白基因进行突变,即通过缺失、引入和/或点突变等方式,获得氨基酸突变的抗原蛋白质,然后利用蛋白质互作或血清学方法,分析氨基酸突变蛋白与阳性血清或天然靶标蛋白抗体的反应水平,精准确定抗原表位及其氨基酸主基序。利用丙氨酸突变扫描技术分析抑制因子与周期蛋白依赖性激酶 2(CDK2)的互作位点,最终确定了 9 个可用于 CDK2 抗癌药物的靶点的抗原表位。此外,人们利用该技术也获得了抗 HIV 抑制剂与 2 株 HIV 病毒 HIV-1 和 HIV-2d 的结合位点。

4. **肽扫描技术**　肽扫描技术是利用肽对抗原进行表位作图的方法,即合成覆盖靶标抗原的重叠短肽,利用免疫学技术包括酶联免疫反应(ELISA)、免疫印迹、蛋白芯片等多种手段获得能与抗靶标抗原多克隆抗体和或单克隆抗体发生免疫反应的肽,进而确定靶标抗原的抗原表位。肽扫描技术作为一种快速、实用、经济的线性抗原表位筛选和鉴定方法,广泛应用于抗原表位的筛选和鉴定,通过该技术获得了许多病原的线性抗原表位,并应用于实践。Bi Youkun 等以新城疫病毒 M 蛋白为靶标抗原,合成了包括靶标抗原的一系列短肽,通过免疫学实验发现,新城疫病毒的 M 蛋白有 6 个优势抗原表位。Truong 等采用肽扫描技术对 PCV2 的 Cap 蛋白抗原表位进行研究,结果显示 Cap 蛋白有 3 个抗原线性抗原表位,分别为69~83、117~131 和 169~183 氨基酸区段。

5. X 衍射结晶学和磁共振 X 衍射结晶学从原子水平解析抗原-抗体复合物结合位点,被认为是鉴定抗原表位的金标准。但该方法操作过程十分复杂,仪器设备昂贵,对样品的纯度要求非常高。因此,只有少数实验室可以进行该项研究,难以广泛应用抗原表位筛选和验证。磁共振通过对溶液中的抗体复合物的动态成像,解析抗原表位氨基酸序列与相应抗体结合情况,能准确确定抗原表位的氨基端序列。其缺点是高度复杂,对技术知识要求高且需要昂贵的仪器,通常仅限于分子量相对较小的蛋白质(<30ku)。磁共振与 X 衍射结晶学都是通过解析抗原抗体复合物的结构确定抗原表位的方法,两种方法只是从不同角度精准鉴定抗原表位。

6. 计算机软件进行表位预测 随着分子生物学的发展,很多病原体包括病毒、细菌和寄生虫等病原生物的基因组序列被测定和注释,已经建立了一些病原较为全面的基因、基因组和蛋白数据库。生物信息学、免疫信息学与计算机算法等交叉学科的快速发展和不断成熟,从蛋白质的氨基酸序列出发,利用生物信息学技术预测和筛选抗原表位已经成为抗原表位筛选和鉴定主要研究手段。

目前,利用计算机生物信息学软件,分析蛋白质的一级结构、二级结构、三级结构、亲水性和疏水性等属性预测和筛选抗原表位,主要包括:NCBI 数据库的 ORF Finder 和 BLAST 软件、ExPASy 数据库的 ProtScaleon 和 ProtParam 软件、IEDB 数据库的 Parker、TMHMM Server v.2.0、SignalP 4.1 Server、NetPhos 3.1 Server、Protean、SOPMA、PSIPRED Server、Phyre 以及 SWISS-MODEL 数据库等。

(1)B 细胞表位在线预测工具:B 细胞表位包括线性表位和构象表位,其中线性表位的在线预测工具包括 AntiJen、COBEpro、BepiPred-2.0、IEDB、AgAbDb 和 Epitome 等;预测构象 B 细胞表位的软件包括 CEP、DiscoTope、ElliPro、PEPITO、SEPPA 和 PEASE 等。线性 B 细胞表位预测应用较为广泛的基于神经网络(ANN)和支持向量机器(SMM)的 IEDB 建模算法是目前最齐全的数据库,不仅可以预测抗原表位的亲和力,也能用于预测 T 细胞表位,已通过该算法成功预测了大量的抗原表位。AntiJen 是一个超过 3 万个有关 B 细胞表位(包括线性表位和构象表位)和 T 细胞表位的热力学、动力学、功能和细胞信息的数据库,同时也是免疫学和疫苗学研究的数据库。近年来,通过对该数据库不断地更新和完善,收录了大量已知背景和功能的肽序列的信息数据,为采用软件算法精准预测和筛选抗原表位提供了较为全面详尽的数据库。COBEpro 作为预测 B 细胞表位的一种新方法,首次利用支持向量机器(SMM)对被检索抗原蛋白序列中的每个氨基酸进行抗原表位趋向性分析,根据加权算法结果,预测抗原表位。抗原-抗体相互作用数据库(AgAbDb)则能从抗体识别短肽的关键氨基酸和隐藏氨基酸的属性水平预测抗原表位,用该软件预测的抗原表位准确率较高。此外,该方法也可用于预测和设计抗原的模拟表位。

根据抗体-抗原复合物的晶体结构数据信息建立的 BepiPred-2.0 软件模型,对抗原表位预测能力优于早期版本相关软件对线性表位的预测。Epitome 抗原表位预测数据库包含了目前已测定抗原-抗体复合物结构、相互作用的残基及其序列详细信息,通过该数据库可以查询、验证、筛选和比对其他模型或软件预测的抗原表位具有免疫学功能概率。

(2)T 细胞表位在线预测工具:随着第一个预测 MHC-Ⅱ类结构的 EpiDOCK 模型的建立,短短几年,开发了多种预测抗原表位与 MHC 结合的软件和模型,这些软件和模型根据算法分为直接法和间接法:

1)直接法:是基于多肽的亲水性和疏水性与 MHC 结合基序等特征为依据进行计算,预测抗原表位。主要包括 SYFPEITHI 和 MAPPP 等软件和模型,预测结果准确率低,假阳性率较高。

2)间接法:包括定量矩阵法和机器学习法,其中机器学习法准确率和效率高,应用广泛,主要包括基于人工神经网络(artificial neural networks,ANN)、支持向量机(support vector machine,SVMs)和隐马尔可夫模型（hidden markov model，HMM）的判别模型。这些算法的优点是，可处理非线性数据，能区分与 MHC 分子结合的肽，如 NetMHCPan、NetCTL 和 TEPITOPE 等；定量矩阵法（quantitative matrices，QM）包含 Propred 和 CTLPred 等，其缺点是只能分析多肽中每个氨基酸对结合的影响，忽略了多肽总体影响，预测的抗原表位准确性较低。

基于上述抗原表位预测模型，单个模型由于受数据库完整性或偏向性影响，采用单个模型或方法获得的结果并不完全一致。而多种模型联合使用可弥补单个模型或方法的缺点，将获得更为全面和准确的结果。利用 ProtParam、SOPMA、SWISS MODEL、Rasmol、BepiPred、SYFPEITHI 和 IEDB 多种方法和模型对布鲁氏菌的 OMP2b 和 BCSP31 两种蛋白的结构进行分析，最后确定 OMP2b 蛋白有 3 个 Th 细胞表位，7 个 CTL 表位和 8 个 B 细胞表位；BCSP31 有 3 个 Th 细胞表位，6 个 CTL 表位和 9 个 B 细胞表位。此外，两种蛋白均有 1 个 TB 联合表位。利用 Emini、Chou 和 Fasman Beta-Turnr 和 DiscoTope 等多种软件和模型的综合分析，确定了冠状病毒 S 蛋白高度保守区有 10 个 B 细胞抗原表位。用 IEDB、NetCTL、MotifScan 和 MHCPred 软件综合分析后，确定该区域还有 5 个 T 细胞表位；综合多种软件分析结果，最终确定冠状病毒 S 蛋白高度保守区有 8 个 B 细胞表位和 3 个 T 细胞表位。由此可见，多种抗原表位预测方法联合应用不仅避免单方法分析预测结果准确性低的问题，而且增加了获得正确抗原表位的概率。

7. **高通量测序技术筛选表位**　随着高变异性病毒的出现，如人类免疫缺陷病毒（HIV）、流感病毒等具有高度的基因变异性，严重阻碍了高效、应用范围广泛的疫苗的研制。变异抗原的出现加速了表位研究技术的不断提高。高通量测序技术（NGS）的出现已经改变了生物学的多个领域，NGS 和生物信息学结合为抗原表位的快速筛选提供了强有力的工具。T 细胞受体和抗体（Ig）可以识别各种外源抗原并在免疫反应中起重要的作用。TCR、抗体主要通过 TCR 重排、Ig 重排及体细胞突变与各种抗原配体结合。现在出现了很多不同的高通量测序的方法，其中最普遍的方法是合成测序法、IonPGM 测序技术、焦磷酸测序法、单分子实时技术。大多数第二代测序技术可以同时对数百万甚至数亿个（50~700bp）框架进行序列阅读测序，并具有完美的 DNA 定量功能。利用高通量技术通过 TCR、B 细胞编码的抗体库的互补决定区（CDR）多样性进行分析，了解免疫反应机制，可用来设计针对性的表位疫苗。抗体高通量测序技术 IonPGM 测序技术对抗体多变区测序能力，得到了来自国际艾滋病疫苗倡议组织的 17 个艾滋病患者和 2 个携带艾滋病病毒但未受感染个体的正确的抗体受体序列。利用标准的第二代测序技术，发现了 EBNA-1 序列变异与 HLA-DR15 结合亲和力之间的关系，并在中枢神经系统的蛋白质组中找到了潜在的可以引起免疫交叉反应的靶点，表明了高通量测序技术通过对抗体多变区测序可以寻找新型高效的表位蛋白来治疗疾病。高通量测序的分析软件 LymAnalzyer，明显提高了对 TCR/Ig 方向高通量测序结果分析的全面性和准确性，并可用于识别新的等位基因。利用该软件可以快速、高效地分析高通量测序获得的大量基因组信息。

通过高通量测序技术与计算机生物信息技术、酵母技术相结合，可以更广泛地用于抗体与配体之间蛋白相互作用的研究。通过将文库设计、酵母表面展示、高通量测序相结合筛选出几个可以引起葡萄球菌 α 毒素中和反应的表位，并通过蛋白结晶验证了该表位的有效性。研究者利用酵母展示技术研究蛋白真核表达的结构折叠信息，使构象表位的研究成为可能。通过结合酵母表面展示和 SMRT 测序技术对 PrP 进行点突变分析，找到了在抗体识别中起重要作用的氨基酸残基以及表位二级结构和三级结构在抗体识别中的联系。

（二）多肽抗原表位的连接模式

1. **直接连接模式**　直接将多个 T、B 细胞表位首尾相连得到的串联多肽表位，多采用 CTL 表位的 N 端连接 B 细胞表位 C 端，B 细胞表位 N 端再连接通用 Th 细胞表位 C 端，中间可以重复连接。各表位之间以柔性 linker 如 3~5 个甘氨酸连接以防止新的抗原表位形成。该连接方法可以有效增强抗原多肽表位的免疫原性，同时又可以做到对各个抗原表位的准确定量。但一般需要串联 30~40 个以上的氨基酸才会具有较好的免疫原性。

2. **多抗原肽模式**　多抗原肽模式是将多个表位连接于多聚赖氨酸骨架的分支上从而获得联合多肽表位的方法。该连接方法可以使表位在空间上充分展开，不需载体即可显著提高免疫原性，但合成费用较高,如在研究来源于人端粒逆转录酶(hTERT)的表位肽连接时,将其中 3 个 CTL 表位分别连于赖氨酸骨架上,并在体外实验中证明其激发抗肿瘤免疫应答的效果较线性表位更强。

3. 脂肽模式 通过将各 T、B 细胞表位共价连接于具有佐剂活性的脂质分子上从而构建获得多肽表位。脂质分子稳定且具有亲脂性,该方法可使联合表位获得亲脂性从而更容易进入细胞内。Wilkinson 等将脂质佐剂、人表皮生长因子 2(HER-2)或黏蛋白 1(MUC1)、PADRE 以及肿瘤相关糖类抗原(TACA)串联在一起构建成为肿瘤糖肽疫苗,并在小鼠体内实验中证实该连接模式可优化表位的排列,使其更容易被树突状细胞加工提呈。

4. 表位基因重组表达模式 将编码表位肽的核苷酸序列通过适当的方式串联起来,与细菌质粒重组后,通过真核表达系统表达出重组多肽表位。该方法中序列的串联需要保证每个编码表位的基因序列可被正确阅读、翻译和有效终止,同时也需要选择合适的表达载体和启动子。这种方式由于可以量产,也得到了广泛的应用,但需要进一步纯化。

(三) 多肽合成技术

新型多肽合成技术包括化学法、化学酶法和酶法。化学法包括液相合成法和固相合成法,常采用的是从氨基端(N 端)到羧基端(C 端)的固相合成法。1963 年以前多肽的合成主要是液相合成法,Merrifield 等在 1963 年成功发明固相合成多肽技术(SPPS),经不断改进和完善,固相合成技术已成为多肽和蛋白质合成的常用方法。与液相合成法相比,固相合成法比更为方便、快速、提纯方法简单。如普卡那肽已用于治疗胃肠道疾病如便秘的肠易激综合征和慢性特发性便秘。新型多肽合成技术包括化学酶法和酶法,化学酶法是将化学法与酶法相结合的方法,该方法具有选择性、反应条件温和性、合成的氨基酸不需要侧链保护和抑制外消旋化的明显优势。

三、多肽疫苗在寄生虫病研究中的应用

基于优势抗原表位设计的多肽疫苗在寄生虫疫苗研究得到快速发展。与传统疫苗相比,多肽疫苗省去了体外表达和抗原提纯的步骤,直接进行人工合成的多肽表位疫苗能够被具有遗传多样性的 MHC 分子所识别进而提高抗原递呈效率,诱导宿主产生高效的体液免疫反应和细胞免疫反应。目前,在寄生虫疫苗研究中,多肽疫苗已有较多尝试,主要是在疟原虫多肽疫苗、血吸虫多肽疫苗和弓形虫多肽疫苗。

(一) 疟原虫多肽疫苗

联合 T、B 细胞表位的多肽疫苗设计在抗疟原虫中已有研究,Powell 等应用恶性疟原虫环子孢子体(CS)蛋白上的 T 细胞表位、B 细胞表位重复 3 次,与同源通用 T* 表位连接,末端再串联 20 个赖氨酸残基及一个酪氨酸残基组成的 21 肽组成一个三表位 CS 肽 T1BT*,最终获得的肽段在以碳酸钙为核心的微粒表面形成薄膜展开,称之为 layer-by-layer(LbL)微粒,用 LbL 免疫小鼠后测定中和抗体和特异性 CTL,结果证实该肽段可诱导较强的免疫保护作用。在研究针对恶性疟原虫的多肽疫苗中,将疟原虫子孢子、红内期、红外期 T、B 细胞表位采用不同的大量重复串联方式构建成为 3 种多抗原肽(MAP-1、2、3),并证明这 3 种多抗原肽在小鼠体内可不同程度抑制红内期疟原虫的生长。

(二) 血吸虫多肽疫苗

血吸虫多肽疫苗研究也有报道。中南大学湘雅医学院用噬菌体随机多肽库技术筛选日本血吸虫的模拟短肽分子,初步探讨了其抗日本血吸虫的免疫保护效果。为了测定从噬菌体随机肽库中筛选出能模拟日本血吸虫抗原表位的短肽分子并测定其作为疫苗候选分子的潜能,欧阳理等分别用正常及感染日本血吸虫的东方田鼠血清筛选在丝状噬菌体表面表达的随机十二肽库。经三轮亲和筛选后,随机挑取噬菌体克隆用 ELISA 检测其与日本血吸虫抗血清的反应。用混合噬菌体免疫小鼠并进行攻击感染。用感染东方田鼠血清筛到的噬菌体免疫小鼠诱导了部分保护作用(22.6%)及较高的肝卵减少率(68.9%)。感染及正常东方田鼠血清筛到的模拟表位具有免疫原性,提示随机肽库技术在日本血吸虫疫苗研制中有其潜在价值。

为观察日本血吸虫合成表位多肽疫苗诱导的保护性免疫,将用日本血吸虫抗原免疫血清筛选噬菌体随机 12 肽库得到的、具有较好免疫保护性的 4 个模拟抗原表位短肽进行人工合成,用酶联免疫吸附实验

（ELISA）检测它们的抗原性。将合成多肽分别与钥孔戚血蓝蛋白（KLH）连接后免疫昆明小鼠，第 3 次免疫后收集血清，检测其针对各个多肽和可溶性成虫抗原（AWA）的 IgG 抗体滴度，以及补体介导的小鼠体外杀日本血吸虫童虫作用。结果显示，4 个合成多肽均能被相应的抗体识别，具有良好的抗原性；能诱导产生特异性 IgG 抗体。这些抗体在补体参与下能在体外有效毒杀血吸虫童虫。与正常小鼠血清比较，4 个合成多肽免疫血清的杀童虫率分别为 31.7%、41.3%、21.1% 和 17.3% 均具有显著性；与 KLH 免疫血清相比时，杀童虫率分别为 23.7%、34.4%、11.8%（$P=0.077$，无显著性）和 7.5%（$P=0.102$，无显著性）。这些结果表明，这 4 个合成表位多肽具有良好的抗原性和免疫原性，与 KLH 连接后能诱导明显的抗体反应和显著的细胞毒作用。

由于现有真核表达载体融合外源基因的能力有限，多个保护性抗原编码完整的基因片段难以共表达，所以选择多个保护性抗原的不同抗原表位串联在一起插入到载体中，可以有效解决这一难题。林矫矫等研究日本血吸虫 23kD 抗原表位及日本血吸虫 23kD 抗原大亲水区多肽（LHD-Sj23）与脂肪酸结合蛋白（SjFABP）两个基因重组抗原肽联合免疫小鼠的保护效果。人工合成血吸虫 23kD 抗原中一段可诱导 T 细胞和 B 细胞免疫应答的抗原表位多肽 p14 与鸡白蛋白偶联后免疫小鼠。用 LHD-Sj23 和 SjFABP 两个基因重组抗原肽联合免疫大鼠。结果发现，人工合成肽 p14 诱导了 22.22%~30.18%（$P<0.05$~$P<0.001$）的减虫率。用 LHD-Sj23 和 SjFABP 两个基因重组抗原肽免疫大鼠时，分别获得 32.14% 和 31.85% 的减虫率（$P>0.05$），当用这两种基因重组抗原联合免疫大鼠时获得了 47.28% 的减虫率。加强抗原表位及"鸡尾酒"疫苗研究为寻找更高保护作用的抗血吸虫病疫苗提供基础。Yang 等将 SmTPI、Sm97、Sm28、Sm23 和 Smcalpain 基因序列中有效但互不相同的抗原表位编码基因串联起来组成多价核酸疫苗免疫动物，发现用该多价疫苗免疫动物后的免疫血清能够识别串联序列翻译的合成多肽，提示多价疫苗在动物体内表达成功。

（三）弓形虫多肽疫苗

Cong 等利用预测算法从刚地弓形虫蛋白中鉴定候选 HLA-A02 超型表位。13 个多肽诱导 HLA-A02 超型人群 PBMC 产生 IFN-γ，而非血清阴性对照。这些多肽与 HLA-A02 蛋白具有高亲和力结合。用这些聚合肽免疫 HLA-A*0201 转基因小鼠，这些聚合肽具有通用的 CD4+ 表位肽 PADRE，与佐剂 GLA-SE 配合，诱导 CD8+T 细胞 IFN-γ 的产生，并保护其免受寄生虫的挑战，该研究为基于免疫表位的疫苗提供了候选抗原。将弓形虫 CD8+T 细胞表位 GRA7$_{20-28}$ 与通用型 CD4+T 细胞表位 PADRE 联合免疫小鼠，结果显示其可增加免疫小鼠体内产 IFN-γ 的 CD8+T 细胞数目并且减少感染弓形虫 PRU 株的小鼠脑内包囊数量。E1Bssati 等将组氨酸标签 his-tag、CTL 表位及多重卷曲肽段（包含 PADRE）等连接在一起构成能够自我组装成颗粒的肽段，用于设计针对刚地弓形虫的多肽疫苗，在 HLA—B*0702 的转基因小鼠中证实该肽段激活 CD8+T 细胞应答的能力较强。

第二节　抗独特型抗体疫苗

抗独特型疫苗（anti-idiotype vaccine，anti-id vaccine）是免疫调节网络学说发展到新阶段的产物。抗独特型抗体可以模拟抗原，刺激机体产生与抗原特异性抗体具有同等免疫效应的抗体，由此制成的疫苗称为抗独特型疫苗，又称内影像疫苗。抗独特型疫苗不仅能诱导体液免疫应答，亦能诱导细胞免疫应答。多克隆抗独特型试剂在动物模型中的应用经验以及对人类免疫反应的理解使得多克隆抗独特型疫苗比单克隆抗独特型疫苗更有效。这种新策略可适用于生物技术标准生产治疗性抗体。

1963 年，Kunköl 和 Oudin 等研究发现机体受抗原刺激后，其免疫系统所产生抗体（Ab1）的可变区存在一组抗原决定簇，将之命名为独特型（idiotype，Id）或独特型决定簇。独特型与抗体分子同种型和同种异型的区别在于它具有自身免疫原性。因而能在机体内诱导相应抗体（Ab2）的产生，该抗体称为抗独特型抗体（anti-idiotypic antibody，anti-id）或抗抗体。某些 Ab2 与 Ab1 结合的位点恰与抗原和 Ab1 结合的位点相同，即具有相同的空间结构，因而具有模拟抗原的作用，可诱导抗原特异性免疫应答。由于部分寄生虫保护性抗原是糖类或含糖的化合物，用基因工程方法难以制备。而抗独特型抗体具有模拟抗原的作用,因此,有学者提出用抗独特型抗体作为寄生虫病疫苗研究的候选分子。从目前国外的研究趋势看抗体疫苗在病毒病、细菌病乃至寄生虫病的防治中有其广阔的应用和发展前景。

一、抗独特型抗体疫苗的制备

Jerne 根据 Ig 可变区既能结合 Ag 又能诱发免疫反应的双重特性,在克隆选择学说的基础上提出了网络学说。抗体在识别抗原的同时也被其他抗体分子(anti-id)所识别。每一抗体对抗原而言是抗体,同时对另一抗体而言也是抗原。具有共同抗原表位的不同抗原的特异性抗体为平行组。该组抗体(Ab1)的每一抗体都能与 anti-id 反应,即一种 Ab2 可与多种 Ab1 反应,如抗调节性 id 的 Ab2 和内影像 Ab2。这样,不仅纵向上 Ab1 激发 Ab2,Ab2 激发 Ab3 逐级作用,而且横向上上一级(如 Ab1)和下一级(如 Ab2)也有错综复杂的交叉作用,这样就形成了一个复杂的免疫网络。

作为抗原受体的 Ig 分子存在于淋巴细胞表面,Ab 间的网络关系构成相应细胞组成的独特型网络。抗原反应细胞下有抗独特型淋巴细胞组、内影像组和非特异平行组。这三组细胞也各自通过其独特型的联系与其他淋巴细胞形成网络,不断扩展,所以机体对某一特定抗原不仅表现为抗原反应细胞的应答,而且表现为通过独特型联结起来的一个庞大免疫网络的整体反应,他们通过连续不断的识别过程,产生促进或抑制作用,以维持机体免疫应答的相对稳定状态。

(一)抗独特型抗体的种类

Id 分布于 IgV 区的不同部位,如抗原结合区、抗原结合位点附近区域和抗体分子的骨架。因此,用一种抗体免疫动物得到的可能是结合该抗体分子上不同部位 id 的各种 anti-id,是一群不均一的 anti-id。根据 anti-id 免疫化学和功能的特性,将其分为如下四类:

1. Ab2α 识别的独特型远离抗原结合部位,它们的结合不影响抗原与 Ab1 的结合。

2. Ab2β 识别的独特型决定基与抗原结合部位相同。

3. Ab2γ 识别的独特型决定基靠近或位于抗原结合部位边缘,其与 Ab1 结合后对抗原与 Ab1 的结合具有抗原或半抗原抑制性。

4. Ab2ε 它具有识别独特型和抗原决定基的双重功能,能同时结合这两种决定基。

根据抗原与抗体在空间构象上互补的特点,既然 Ab2β 能与 Ab1 的抗原结合部位相结合,那么它在空间构象上就与抗原具有相似性。因此,Ab2β 能模拟抗原结合到 Ab1、T 或 B 淋巴细胞的抗原结合位点内,发挥与抗原相似的生物学作用。Ab2β 是在体内产生,它在空间构象上与抗原有相似性,但结构却完全不同,因而 Jerne 称之为内影像。形成内影像的分子基础有两种可能:一是 Ab2β 可能具有与抗原相似的氨基酸序列或分子组成;二是 Ab2β 的一级结构虽与抗原不同,但彼此在三维空间上的某些区域具有类似结构。当采用单克隆抗体以异种免疫途径制备 anti-id 时,可产生两类 Ab2β,一类是完全针对抗原决定簇的内影像 anti-id,另一类是还带有对其他与该内影像抗原有重叠的表位具有特异性的部分内影像 anti-id,分别称 Ab2β1、Ab2β2。因此具有完全内影像作用的 Ab2β1 是用作疫苗研究的理想替代物。

(二)抗独特型抗体的制备方法

制备抗独特型抗体的常规方法:首先制备单克隆 Ab1,然后用 Ab1 免疫同种或异种动物制备多克隆或单克隆 Ab2。缺点:Ab1 为免疫球蛋白,免疫同种动物抗原性差,免疫异种动物后产生各类 Ab2(Ab2α、Ab2β、Ab2γ 等),但获得 Ab2β 的概率很小。如用 McAb Ab1 制备 Ab2,再进一步筛选 Ab2β,获得目标单抗的概率更小。管晓虹等提出了制备 Ab2β 的新构思:认为在宿主体内存在自身 anti-id,而且推测在 id 和 anti-id 的网络中,具有调节功能的可能就是 Ab2β,在自然感染的机体内 Ab2β 所占比例远远高于人工免疫的 Ab2β,据推测高 100 万倍(内部通讯)。因此国内外应用常规途径制备 anti-id 成功者甚少。管晓虹等设计用慢性感染日本血吸虫一年半的 BALB/c 小鼠的脾细胞进行细胞融合,用多克隆的 Ab1(而不是单克隆 Ab1)直接筛选自身存在的 Ab2,扩大了目标单抗的命中率,并于 1991 年获得了一株日本血吸虫单克隆抗独特型抗体,命名为 NP30。由于制备的 Ab2 不是通过 Ab1 免疫获得,因此必须证明 NP30 是 Ab2。研究者设计了一系列试验,鉴定方法得到有关专家的认可,确认 NP30 是 anti-id(Ab2β),具有肠相关抗原(GAA)的内影像功能,与可溶性虫卵抗原(SEA)有交叉反应。

(三) 抗独特型抗体疫苗的研制

日本血吸虫单克隆抗独特型抗体 NP30 主动免疫,对山羊血吸虫病可产生较好的作用,证明 NP30 可作为血吸虫病疫苗候选分子。冯振卿等应用免疫组化和免疫电镜技术研究表明,NP30 的模拟抗原定位于成虫的体膜、消化管上皮、子宫内膜上皮及虫卵的卵膜。提示 NP30 的模拟抗原具有期共同抗原的特性。在小鼠肝虫卵肉芽肿模型中已证实 NP30 对虫卵肉芽肿的形成具有致敏作用,在实验早期可抑制急性虫卵肉芽肿反应,在实验后期对肉芽肿的大小及纤维化程度有负调节作用。

用 NP30 主动免疫 C57BL/6 小鼠(腹腔注射,连续 3 次),尾蚴攻击感染后 27 天 NP30 免疫组肝组织内虫卵数下降了 30.91%,雌虫子宫内虫卵数减少了 38.55%,尾蚴攻击感染后 39 天 NP30 免疫组肝组织内的成熟虫卵下降了 66.63%,死亡虫卵增加了 60.66%,提示 NP30 主动免疫小鼠具有抗雌虫生殖产卵和抗卵胚发育的双重功效。用 NP30 主动免疫昆明种小鼠(NP30 剂量为 10μg,连续免疫 3 次,最后一次免疫 8 周后进行尾蚴攻击),对尾蚴攻击感染可诱导 50.46% 的减虫率,提示 NP30 主动免疫对尾蚴攻击可产生较好的保护力。

以上研究结果表明,NP30 是血吸虫病抗独特型抗体疫苗候选分子,而且 NP30 主动免疫具有抗感染免疫和抗病免疫的双重功能。但 NP30 为小鼠 IgM,分子量大,免疫人时自身会产生人抗小鼠抗体,诱发 HAMA(human anti-murine antibody)效应,导致免疫失败。其后,进行了 NP30 人源化改型,目的是降低鼠源性成分,并制备了纳米疫苗佐剂-钙纳米粒子 CA,在此基础上,将钙纳米粒子 CA 与 NP30 结合,研制了具有创新性的血吸虫病抗独特型抗体纳米疫苗。

二、抗独特型抗体疫苗在寄生虫病研究中的应用

抗独特型抗体疫苗是除 DNA 重组疫苗、肽合成疫苗途径之外的一条新途径。与基因工程疫苗相比,AId 作为疫苗有以下优点:①不含有传染性物质;②可大量制备;③某些保护性抗原决定簇为碳水化合物,不能用基因重组技术获得,而 AId 可模拟碳水化合物抗原决定簇;④可诱导有效的细胞免疫应答和体液免疫应答。目前抗独特型抗体疫苗在寄生虫病中主要用于血吸虫病,同时在锥虫病研究方面也取得了一定进展。

(一) 血吸虫病

血吸虫病是一种世界性分布的人兽共患寄生虫病,WHO 认为血吸虫病是所有寄生虫病中分布最广,感染率最高的经水传播疾病(water-brone disease),在热带及亚热带地区的社会经济及公共卫生意义仅次于疟疾。血吸虫病主要分布于非洲、中东、南美和东南亚,约 6 亿人受威胁,2 亿人受感染,其中 2 000 万人有临床症状并伴有不同程度的劳动力丧失,至今仍然是一个严重的公共卫生问题。1949 年以来,我国血吸虫病防治工作取得了很大成绩,但目前长江中下游江湖、洲滩地区及大山区的防治任务仍很艰巨,少部分地区血吸虫病疫情有回升、扩展趋势。宿主感染血吸虫后,在肝、肠组织中形成虫卵肉芽肿及随之造成的纤维化是临床表现的主要病理基础。在当前抗血吸虫感染疫苗仅能诱导出部分保护力的情况下,抗独特型抗体疫苗可以作为抗感染疫苗的重要补充。

冯振卿等研究 NP30 主动免疫对山羊血吸虫感染的保护作用,NP30 免疫剂量为 1 000μg/只/次,后腿肌内注射,连续 3 次,最后 1 次免疫后 8 周进行尾蚴攻击。研究结果表明,NP30 主动免疫山羊可诱导 42.78% 的减虫率,肝组织减卵率为 35.83%,粪减卵率为 25%。实验组山羊肝脏虫卵肉芽肿的面积、体积减小,数量明显减少,肝纤维化程度减轻,山羊体重增加,提示 NP30 主动免疫对山羊血吸虫感染可产生较好的抗病免疫和抗感染免疫作用,NP30 可作为血吸虫病抗独特型抗体疫苗的候选分子。

为进一步提高 NP30 的免疫保护作用,冯振卿等将钙纳米粒子 CA 与 NP30 结合,研制了血吸虫病抗独特型抗体纳米疫苗,经试验证明可明显增强血吸虫抗独特型抗体 NP30 的保护性免疫作用。血吸虫病抗独特型抗体纳米疫苗主动免疫 BALB/c 小鼠,对血吸虫感染的减虫率提高到 57.8%,已达到 WHO 规定的血吸虫病疫苗用于现场免疫预防(spot prevention)的要求(减虫率高于 50%)。并证明血吸虫病抗独特型抗体纳米疫苗可明显增强体液免疫作用,血清特异性抗体 IgG,IgG1 和 IgG2a 水平较对照组显著升高,IFN-γ 在脾细胞的培养上清液中含量明显增高(实验组 493.80pg/ml±400.74pg/ml,对照组

39.03pg/ml±39.58pg/ml),但 IL-4 在脾细胞培养上清液中的含量实验组和对照组之间没有显著性差异,提示 Ca-NP30 可诱导宿主细胞免疫应答。

(二)锥虫病

在锥虫病方面,首次在引起非洲锥虫病的罗德西亚锥虫中研制出具有免疫保护作用的抗独特型抗体。应用大白鼠抗伊氏锥虫广西骡株 VSG 多克隆 IgG(Ab1)制备出兔抗独特型血清和大白鼠抗独特型血清(Ab2),免疫保护性试验结果表明,Ab2 制剂免疫动物后对攻击感染具有明显的保护效应。虽然,目前的实验结果提示仅局限于对同一 VAT 感染有保护作用,但也为将来锥虫病的防治和疫苗的研制提供了依据。首次抗罗德西亚锥虫的单克隆抗体成功地在小白鼠体内诱导产生了抗体,以此为抗原免疫的小鼠能产生抵抗这种锥虫的特异性抗体,并对该锥虫的实验性感染产生免疫保护力。

第三节　佐　剂

近年来,随着核酸疫苗、多肽疫苗、重组亚单位疫苗等新型疫苗的研发,但新型疫苗大都存在免疫原性较低的缺点,不能有效引起机体的免疫反应,从而达不到保护机体的作用。因此,需要选择具有免疫调节作用,增强免疫反应的佐剂,来增强新型疫苗的免疫原性。

一、佐剂的作用

在疫苗的研发应用中,佐剂是必不可少的。佐剂的作用可以作为免疫增强剂来增强抗原的免疫应答反应,也可以作为载体来递送抗原到达相应的免疫细胞,降低抗原的降解,由此增强机体的免疫保护。

佐剂的主要作用有:

1. 增强抗原的免疫应答反应;
2. 增加机体对于疫苗的反应,特别是增加抗体的产生,增强疫苗接种人群对于特定疾病的抵御;
3. 改善由于年龄(包括婴儿和老人)、疾病(如 HIV 患者)或其他原因导致疫苗反应能力降低的问题;
4. 便于小剂量抗原的使用,降低抗原用量和疫苗费用;
5. 减少疫苗的接种次数;
6. 增加疫苗的免疫记忆时间;
7. 用于研发治疗性的疫苗;
8. 延长抗原的释放时间,增强免疫保护时间;
9. 作为抗原递呈系统,增加疫苗的抗原递呈。

二、佐剂的分类

近年来,核酸疫苗、基因工程疫苗、合成肽疫苗等新型疫苗的研究取得快速的发展,但这些疫苗往往存在免疫原性差等问题,因此需要佐剂来增强其作用。佐剂种类众多,尚无统一的分类方法,主要包括铝佐剂、油乳剂佐剂、病原体相关分子模式受体佐剂、微粒抗原递呈系统佐剂等。

(一)铝佐剂

铝佐剂是人类最早发现以及使用最广泛的疫苗佐剂,主要是铝及镁等矿物盐类化合物,通常使用的两种佐剂氢氧化铝[$Al(OH)_3$]和磷酸铝($AlPO_4$)。目前为止,大约有三分之一被批准的疫苗使用铝佐剂,这主要是因为铝佐剂的安全性。临床免疫试验证实,铝佐剂能够刺激机体产生强大 Th2 介导的体液免疫,在人体的试验中发现也会有部分的 Th1 细胞免疫反应的存在。但是,因为铝佐剂能够诱导很强的 Th2 反应,增加嗜酸性粒细胞和 IgE 型抗体的产生,从而增加了受试者产生过敏反应的风险。另外,过高剂量的铝佐剂能够影响大脑和骨组织,导致神经系统综合征和透析性痴呆。

(二)油乳剂佐剂

此类佐剂包括皂角苷类佐剂、水包油类和油包水类乳剂。弗氏佐剂包括完全弗氏佐剂和不完全弗氏佐剂两种,是动物实验中运用最为广泛的佐剂。从皂角苷混合物 QuilA 中分离出的 QSG21 现已被作为佐剂广泛应用于多种疫苗的临床试验中,其中包括针对肿瘤、HIV、疟疾以及阿尔茨海默病等多种疾病。Montanide 系列疫苗佐剂是由轻质液体石蜡联合表面活性剂系统设计而成,现已进行了 HIV、疟疾以及乳腺癌等疫苗的研究。MF59 是一款水包油疫苗佐剂,它是由司盘、吐温和角鲨烯制成,由于其稳定性好、毒副作用小、易于进行质量监控等优点,已于 2015 年被 FDA 批准用于 Fluad 流感疫苗当中。

（三）病原体相关分子模式受体佐剂

细菌、真菌、病毒以及植物中的一些成分能够通过靶向模式识别受体,激活先天免疫,从而成为潜在的疫苗佐剂,称为病原体相关分子模式（PAMPs）。Toll 样受体是免疫细胞表面表达的跨膜信号分子,与其结合的配体必须具有高度的特异性,这些配体都是进化特征明显的病原相关分子模式。TLR3 的配体聚肌胞苷酸（PolyI：C）能够和多肽联合促进机体产生很强的细胞毒性 T 淋巴细胞（CTL）反应,是目前为止实验室发现的最强的 Th1 诱导佐剂之一。TLR4 的配体脂多糖（LPS）中具有佐剂活性的结构成分主要是脂质 A,在弱酸性条件下脂 A 能水解为单磷酰脂 A（MPL）。由 MPL 和氢氧化铝组成的佐剂 AS04 由葛兰素史克公司所研发,以其为佐剂的宫颈癌 HPV 疫苗卉妍康（Cervarix）于 2009 年通过 FDA 的批准上市。

1. CpG 寡核苷酸（CpG oligodeoxynucleoties, CpG ODN）　是指人工合成的以未甲基化 CG 二核苷酸为核心的寡聚核苷酸序列。CpG ODN 作为 TLR9 受体激动剂,可以通过与 TLR9 受体结合来激活 TLR9 受体,从而增强对特定抗原的体液免疫和细胞免疫反应。CpG ODN 可以激活自然杀伤细胞、B 细胞、T 细胞等细胞,并能诱导产生多种细胞因子如 IFN-γ、IL-1、IL-2、IL-12。Moldoveanu 等最早研究了流感病毒灭活疫苗与 CpG ODN 联合使用进行鼻内免疫小鼠。结果表明,相对于未添加 CpG ODN 的对照组,实验组免疫后诱导产生的血清特异性抗体增加了 7 倍。

2. 聚肌胞苷酸 [Polyinosinic：polycytidylic acid, Poly（I：C）]　作为一种人工合成的病毒 dsRNA 类似物,可以被 TLR3 和 MDA-5 受体特异性识别来激活机体的天然免疫。Poly（I：C）对疫苗的免疫效力具有增强作用,尤其对于合成肽疫苗、亚单位疫苗来说,与 Poly（I：C）联合使用对体液免疫和细胞免疫都有明显的提升作用。Cao 等也通过研究证明与 Poly（I：C）联合使用的口蹄疫重组亚单位疫苗可以产生更高水平的特异性中和抗体和 IFN-γ。还有研究评估了 8 个 CD4$^+$HIV 衍生表位（HIVBr8）在体内靶向 DEC205$^+$DCs 时不同佐剂调节特异性细胞免疫应答的能力,发现在 Poly（I：C）存在下 T 细胞的反应程度更高,cDC1 DCs 和 cDC2 DCs 亚群中共刺激分子的表达也得到上调。Sadeghi 等实验设计了布鲁氏菌的多表位抗原,发现添加 Poly（I：C）佐剂的实验组中检测到的 IgG2a/IgG1 比率明显较高,因此,Poly（I：C）与多表位蛋白结合可以有效诱导小鼠的免疫应答,保护小鼠免受布鲁氏菌的感染。

3. 细胞因子（cytokines）　是由免疫细胞和一些非免疫细胞在一定刺激条件下分泌的小分子可溶性多肽蛋白质,常在细胞间和细胞内发挥调控作用,是目前应用较广的一类分子佐剂。细胞因子能够增强自然杀伤细胞的免疫调节功能,促进 T 淋巴细胞的分化,对机体的免疫应答起着广泛上调的作用,同时可以保护机体避免细菌、病毒和寄生虫的侵袭,是一类有效的免疫增强剂。其中研究比较广泛的有干扰素（interferon, IFN）、白细胞介素（interleukin, IL）、肿瘤坏死因子（tumor necrosis factor, TNF）、粒细胞-巨噬细胞集落刺激因子（granulocyte-macrophage colony stimulating factor, GM-CSF）、趋化因子等。Min 等评估了 IL-1β、IL-2、IL-8、IL-15、IFN-α、IFN-γ、TNF-B4 和趋化因子 8 种细胞因子发现,与只注射 DNA 疫苗的小鼠相比,添加细胞因子佐剂的实验组小鼠体内寄生虫的数量显著减少,局部免疫效果也有了明显的增强。Ma 等利用 GM-CSF 和 IL-5 作为 mZP3DNA 疫苗佐剂时发现,GM-CSF 和 DNA 疫苗共免疫能够有效地刺激抗原递呈细胞（APCs）的成熟,并促进其向抗原投送部位有效富集,从而使体液免疫反应得以增强。细胞因子作为佐剂是调节重组 DNA 或蛋白疫苗诱导宿主免疫的有力工具。

4. 脂多糖（lipopolysaccharide, LPS）　存在于革兰氏阴性菌的外膜中,是天然免疫系统的强激活剂,是细菌感染后引起适应性免疫反应的关键因子。脂多糖及其衍生物可以添加到抗原疫苗中起免疫增强剂的作用,通过对脂多糖的结构进行修饰来降低其毒性,同时触发针对特定病原体所需的适当免疫反应。脂多糖通常由 3 个部分组成:多糖 O 抗原、核心寡糖和疏水性脂质 A。哺乳动物免疫细胞通过模式识别受体复合体 Toll 样受体 4（TLR4）/髓样分化蛋白 2（MD-2）识别脂质 A 来激活免疫细胞并释放炎症细胞因子,脂质 A 是天然免疫的有效诱导剂和免疫应答的有效增强剂。LPS 是已知最活跃的病原体相关分子模式之一,针对 LPS 进行化学或遗传修饰以降低其毒性是其在佐剂应用中的关键。单磷脂 A(Monophosphoryl lipid A,MPLA)是通过对脂质 A 进行修饰,降低其内毒素活性并保留其佐剂效应。Geurtsen 等将含有纯化的百日咳杆菌蛋白的无细胞百日咳疫苗与 MPLA 一起免疫小鼠,结果发现 MPLA 不仅可增强疫苗的效力,还可避免 I 型超敏反应的发生。研究发现含脱酰化单磷脂 A 的佐剂系统与乙型肝炎表面抗原联合使用,可以诱导更高的抗体效价,并能持续更长时间。MPLA 因其低毒性和良好的免疫刺激性,可以有效地提高免疫原性较差的重组蛋白或多肽抗原疫苗的免疫原性。

(四)微粒抗原递呈系统佐剂

现在研究比较清楚的微粒抗原递呈系统佐剂主要包括脂质体、免疫刺激复合物、微粒以及纳米粒子。

1. 脂质体(lipidosome) 是由天然产物中的非免疫原性、无毒性和可生物降解的磷脂组成的能够包裹抗原的球体,可作为抗原递送类佐剂,充当递送疫苗的工具。脂质体可作为疫苗载体系统的一个关键优势是它的多功能性和可塑性。水溶性抗原(蛋白质、肽、核酸、碳水化合物、半抗原等)被包埋在脂质体的水性内部空间中,而亲脂化合物(脂肽、抗原、佐剂、连接分子)被嵌入到脂质双层中,同时抗原或其他佐剂可以通过吸附或稳定的化学连接附着到脂质体表面。核酸疫苗被包裹在脂质体中,可以更有效地穿过细胞膜到细胞内进行表达,脂质体在这个过程中起到保护和缓释作用。脂质体可以被免疫刺激分子和靶向分子进行修饰,作为一种多功能疫苗佐剂传递系统参与免疫过程,它们能靶向免疫细胞甚至细胞器,产生溶酶体逃逸,促进抗体的交叉表达,从而极大地提高了疫苗的免疫效果。脂质体与流感抗原 A(H3N2)联合鼻腔给药来诱导黏膜和全身抗体反应,结果表明,阳离子 DDA/TDB 脂质体具有显著的免疫刺激活性,经鼻腔给药后可显著提高黏膜 IgA、全身 IgG、IgG1 和 IgG2b 抗体滴度。

2. 纳米颗粒(nanoparticles,NPs) 一般为粒径小于 100nm 的超微粒子。它的比表面积大,具有较多表面活性中心,可以更多更好地吸附和催化抗原,且纳米粒子具有很好的生物相容性,能够持续释放抗原,使机体抗原维持在有效浓度。目前,有机纳米颗粒和无机纳米颗粒被广泛应用于佐剂递送系统的研究。例如,最常用的有磷酸钙、壳聚糖、纳米硅等。

(1)磷酸钙:最常用的无机纳米佐剂之一,早期研究表明,磷酸钙可以产生强大的辅助作用,基于磷酸钙制备的纳米颗粒,具有 pH 依赖性溶解、体外无菌性和稳定性等特性,使得其更易于生产和储存。有研究通过将猪瘟多肽疫苗与磷酸钙纳米颗粒联合使用,使猪瘟多肽疫苗附着到纳米磷酸钙上。结果表明,相对于游离猪瘟多肽,附着到纳米颗粒上的猪瘟多肽能够诱导更高的免疫效果。许多临床研究也表明,添加磷酸钙纳米颗粒可以引发更均衡的免疫应答,同时其还具有可生物降解性和良好的生物相容性,被认为是疫苗制剂中各种免疫原的可用佐剂。

(2)壳聚糖(chitosan,CS):是一类天然多糖,化学名为 β-(1-4)-2-氨基葡聚糖。壳聚糖纳米颗粒具有良好的生物相容性,可用作抗原载体,促使大分子顺利通过上皮组织屏障,减少抗原降解同时延长抗原在体内的停留时间,促进抗原提呈,加强抗原的免疫反应。研究显示壳聚糖通过诱导 I 型干扰素,促进树突状细胞成熟,并以 I 型干扰素受体依赖性方式增强抗原特异性 Th1 细胞反应。

(3)介孔二氧化硅(mesoporous silica,MSs):纳米颗粒作为佐剂可以有效将抗原呈递到 APCs,诱导产生体液免疫和细胞免疫应答,该无机纳米颗粒在亚单位疫苗、多肽疫苗、重组疫苗等新型疫苗研制过程中越来越重要。当蛋白抗原与 MSs 结合时,与单独的可溶性蛋白抗原相比,联合使用能产生更强的免疫应答,因此介孔二氧化硅纳米颗粒作为抗原递送类佐剂具有潜在的巨大应用前景。

三、佐剂在寄生虫疫苗研究中的应用

随着寄生虫疫苗的发展,一些抗寄生虫病的重组基因工程疫苗、核酸疫苗和合成肽疫苗相继问世。然而这些新兴疫苗往往是比较弱的免疫原,因而开发应用相应的佐剂提高弱抗原的免疫原性显得十分重要。

SBAS2 是一种含 MPL 和 QS21 的水包油乳胶剂,SBAS4 是 MPL 和铝盐的混合剂。SBAS2 已用于恶性疟疫苗的临床试验,在以恶性疟原虫环子孢子蛋白(PfCSP)攻击感染的试验中显示:SBAS2 能使宿主获得较高的保护力。QS21 是从南美洲一种皂属植物中获得的富含皂苷的提取物经纯化后得到的一种复合树脂。其水溶性的优点,使其可以与可溶性抗原或乳胶类、无机盐类佐剂混合使用,用量很小,不会引起自身免疫应答;可诱导 Th1、Th2 和细胞毒性 T 细胞反应;还可通过肠道外和黏膜途径给予。一项疟原虫肽疫苗临床试验显示:QS21 比铝佐剂更能有效地激发抗体反应。Oscar 等将 QS21 铝剂应用于含疟原虫 SPf66 的肽疫苗试验中,结果表明这两种佐剂诱导的抗体反应强于单用铝盐者,且不良反应小。恶性疟原虫环子孢子蛋白(CSP)掺入质脂体后免疫原性显著提高。

在利什曼原虫感染的小鼠模型中,将 CpG ODN 与低剂量的亚环前鞭毛组成的疫苗结合,结果发现,产生 IFN-γ 的 CD4$^+$和 CD8$^+$T 细胞的数量增加了 2~3 倍。BCG 是细胞免疫刺激剂,可刺激全身和局部的巨噬细胞以及 CD4$^+$和 CD8$^+$T 细胞。灭活的热带利什曼原虫大型亚种、曼氏血吸虫抗原用卡介苗(BCG)作佐剂免疫小鼠效果均佳。杜氏利氏曼原虫前鞭毛体抽提物掺入质脂体静脉接种后,可保护易感 BALB/c 小鼠。脂质体对传递黏膜表面抗原也有效,已证实只有<5μm 的微粒能被集合淋巴结摄取并传递给巨噬细胞,因此在设计抗肠道寄生虫疫苗时,可制备限定大小的质脂体颗粒,将抗原直接传递给肠道免疫细胞,避免诱生不必要的全身反应。

IL-12 是一种具有多种生物学活性的免疫效应细胞刺激因子,被认为是最有希望成为佐剂进入临床试验的细胞因子之一。它能诱导活化的 T 细胞和 NK 细胞增殖,并促其产生 IFN-γ 等细胞因子;在寄生虫(特别是细胞内寄生虫)感染中 IL-12 具有强大的免疫保护作用,目前已经在利什曼原虫、疟原虫、弓形虫和血吸虫疫苗动物实验中获得一定的效果。

(丛 华)

参 考 文 献

[1] 李俊慧,邵军军,常惠芸.抗原表位鉴定方法的研究进展[J].中国兽医科学,2021,51(6):678-683.
[2] 曾振,王海宁,张志芳,易咏竹.新型疫苗佐剂的研究进展[J].生物工程学报,2021,37(1):78-87.
[3] 夏赟,武梦玉.张永辉免疫佐剂的发展现状与未来趋势[J].中国科学基金,2020,34(5):573-578.
[4] 刘欢欢,向志达,叶十一,等.利用酵母随机展示文库筛选与鉴定基因Ⅶ型新城疫病毒 HN 蛋白 B 细胞抗原表位[J].中国兽医科学,2020,50(10):1263-1270.
[5] 韩勇,高花,翟晓鑫,等.新型多肽表位技术研究进展[J].中国畜牧兽医,2017,44(1):44-52.
[6] 孙娟,王愉涵,刘艳,等.抗原表位鉴定方法的研究进展[J].国外医学(医学地理分册),2017,38(3):291-295.
[7] 张雪彬,丁军涛.减毒鼠伤寒沙门氏菌活载体疫苗的研究进展[J].综述与专论,2016,08:005.
[8] 丁利,诸欣平.寄生虫疫苗研究中的免疫佐剂[J].中国寄生虫病防治杂志,2003,16(6):377-379.
[9] 李少华,唐康,张春梅,等.联合下 B 细胞表位设计多肽疫苗的研究进展[J].中国免疫学杂志,2017,33(1):136-139.
[10] ZHANG R,YANG Y,LAN J,et al. A novel peptide isolated from a phage display peptide library modeling antigenic epitope of DHAV-1 and DHAV-3[J].Vaccines,2020,8(1):121.
[11] YADAV S,PRAKASH J,SHUKLA H,et al. Design of a multi-epitope subunit vaccine for immune-protection against Leishmania parasite[J]. Pathog Glob Health,2020,114(8):471-481.
[12] TILLIB SV. Prospective Applications of Single-Domain Antibodies in Biomedicine[J]. Mol Biol(Mosk),2020,54(3):362-373.
[13] VAKILI B,NEZAFAT N,ZARE B,et al. A new multi-epitope peptide vaccine induces immune responses and protection against Leishmania infantum in BALB/c mice[J]. Med Microbiol Immunol,2020,209(1):69-79.
[14] ZAICHUK TA,NECHIPURENKO YD,ADZHUBEY AA,et al. The Challenges of Vaccine Development against Betacoronaviruses:Antibody Dependent Enhancement and Sendai Virus as a Possible Vaccine Vector[J]. Mol Biol,2020,54(6):812-826.
[15] BI Y,JIN Z,WANG Y,et al. Identification of two distinct linear B cell epitopes of the matrix protein of the Newcastle disease virus vaccine strain LaSota[J].Viral Immunology,2019,32(5):221-229.
[16] APOSTOLICO JDS,LUNARDELLI VAS,YAMAMOTO MM,et al. Poly(I:C) potentiates T cell immunity to a dendritic cell targeted HIV-multiepitope vaccine[J]. Front Immunol,2019,10:843.
[17] KOHLER H,PASHOV A,KIEBER-EMMONS T. The Promise of Anti-idiotype Revisited[J]. Front Immunol,2019,10:808.

［18］ DE BRITO RCF,CARDOSO JMO,REIS LES,et al. Peptide Vaccines for Leishmaniasis［J］. Front Immunol,2018,9：1043.

［19］ DRAPER SJ,SACK BK,KING CR,et al. Malaria Vaccines：Recent Advances and New Horizons［J］. Cell Host Microbe,2018,24（1）:43-56.

［20］ TORIDE KM,BROOKS CL. Epitope mapping of antibody-antigen interactions with x-ray crystallography［M］. Methods in Molecular Biology,2018,1785:13-27.

［21］ TRIM PJ,SNEL MF. Small molecule MALDI MS imaging：Current technologies and future challenges［J］. Methods,2016,104:127-141.

［22］ VANDEMOORTELE G,GEVAERT K,EYCKERMAN S. Proteomics in the genome engineering era［J］. Proteomics,2016,16（2）:177-187.

［23］ SUN P,QI J,ZHAO Y,et al. A novel conformational B-cell epitope prediction method based on mimotope and patch analysis［J］. J Theor Biol,2016,394:102-108.

［24］ CONG H,MUI EJ,WITOLA WH,et al. Towards an immunosense vaccine to prevent toxoplasmosis：protective Toxoplasma gondii epitopes restricted by HLA-A*0201［J］. Vaccine,2011,29（4）:754-762.

第八篇

寄生虫生物信息学研究技术

1990 年正式启动的人类基因组计划（Human Genome Project）是一项伟大的工程，有 6 个国家的科学家参与，经费预算 30 亿美元，耗时 10 年，于 2000 年完成，揭开了组成人体 30 亿个碱基对的秘密。2005 年，科学家发明的二代测序技术是 DNA 测序技术的一次重要变革，实现了高通量测序的目的。现在使用二代测序技术完成人类基因组计划大约需要 1 周，花费数千美元。自二代测序技术使用以来，我们获得的核酸序列数据及使用生物信息学工具从核酸序列推导出的蛋白序列呈爆炸性增长，加上质谱技术的广泛使用，经质谱仪直接测出的肽序列数也在增加。虽然这些信息的增加使我们能够以前所未有的方式解决生物学问题，但如何储存及分析它们是至关重要的，也是一个挑战，这一需求促进了生物信息学的发展。

生物信息学是分子生物学与计算机科学相结合的一门综合性学科，其主要任务是储存及分析由基因组测序项目、蛋白质组学和其他大规模分子生物学工作产生的大量序列数据和结构数据，揭示一些生物学问题的基本机制，如大分子的结构和功能、生化途径、疾病过程及进化等。我们可以使用生物信息学提供的方法确定物种的基因组、转录组、蛋白质组、代谢产物及表观遗传等，对以上信息的理解，将有助于治疗与预防感染性疾病。

目前，还没有预防人体寄生虫感染的疫苗被研制出来，利用生物信息学的资料与方法，分析病原体的基因组、蛋白质组及代谢组等信息，可以帮助我们理解其致病机制，发现新的防治方法。如绝大多数生物都是以二磷酸异戊基为原料合成类异戊二烯，但一些植物和细菌采用 5 磷酸脱氧木酮糖（DOXP）为原料合成类异戊二烯，DOXP 通路在哺乳动物中是不存在的。Jomaa 等人用细菌的 DOXP 还原异构酶序列对疟原虫基因组数据库进行检索（TBLASTN），发现了一个与细菌 DOXP 还原异构酶同源的疟原虫蛋白，且该蛋白质可能位于疟原虫的 apicoplast 细胞器。进一步的实验结果显示，这个酶的两种抑制剂在低浓度可明显抑制恶性疟原虫的存活。动物实验结果显示：以上两种抑制剂在感染了鼠疟原虫（*Plasmodium vinckei*）的小鼠身上具有抗疟活性，由于哺乳动物没有 DOXP 通路，所以理论说这两种抑制剂对人体可能没有副作用。这个例子说明这种基于生物信息学的方法在寻找更多抗疟药物方面大有前途。

随着实验数据的增长，如何存储、管理及检索这些数据是生物信息学首先要解决的问题，生物学家为此建立了一批大规模的数据库，维护及使用这些数据库是生物信息学的一项基本任务。本篇重点介绍了一些常用的数据库及其使用方法，如：GenBank、PubMed、UCSC、UniProt、ENCODE、miRBase、PlasmoDB、WormBase 等。

序列比对与分析是生物信息学研究的基础，1977 年 Sanger 发明了第一代 DNA 测序技术 - 双脱氧终止法，经不断完善后，该技术一次可以准确测出约 1 000bp 的 DNA 序列，但一次只能测一条 DNA。2005 年发明的二代测序技术，虽然读长短，但一次可以测出大量的短序列（高通量），然后再通过软件将这些短序列拼接起来，理论上一次可以测出一个物种的基因组序列，实现了一次重大的变革。第三代测序技术注重对单分子的测序，现使用还较少。本篇介绍了现有的 DNA 测序技术，双序列及多序列比对工具的使用方法，序列比对算法参数的设置等知识。

传统上根据生物形态和生理特征构建生命树，但是由于生物形态和生理特征的进化方式极其复杂，以其为基础构建的进化树存在一些争议，而核酸等分子的序列在进化过程中相对稳定并含有丰富的与进化相关的信息，所以利用生物的这些序列特点构建生命树，更能反映生物彼此之间的进化关系。本篇介绍了系统发育与分子进化分析的基本知识及构建系统发育树的原理、方法及应用。

基因最终通过蛋白质完成生命活动的各项功能，所以对蛋白质结构和功能的研究在生命科学研究中占有重要地位。蛋白质组是指在一个特定样本中表达的所有蛋白质。蛋白质组学对这些蛋白的序列、理化性质、结构、功能、细胞中的定位、翻译后修饰及蛋白质之间的相互作用进行分析与研究。本篇较全面介绍了生物组学研究技术，包括转录组学、蛋白质组学、代谢组学及基因组学研究技术。

为了简单且实用，本篇删减了一些复杂烦琐的数学公式与计算机编程知识的介绍，而是较翔实地介绍了一些常用数据库及生物信息学软件的使用、DNA 测序技术、系统发育与分子进化分析技术及生物组学研究技术，设计的一些实例也是我们在使用这些资源常常涉及的内容，具有较好的可操作性。期望能帮助我们使用生物信息学的知识与技术来解决工作中遇到的相关问题。

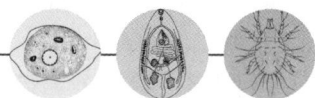

第四十七章

生物信息学研究基础

随着生命科学研究的发展,特别是近年来高通量测序技术的使用,产生了大量的实验数据,如何有效管理这些数据,并让其为整个研究领域服务,对于支持基础研究和推动该领域向前发展有着巨大的好处。此外,随着计算能力的巨大扩展,使得让整个研究领域都能获得大规模的数据成为可能。生物信息学不仅使数据可用,而且使其易于搜索,研究人员可以使用数据库提供的工具对现有数据库中的数据进行检索与发掘,得到有用的资料,作出新的发现和发展新的假设,为研究工作提供新的思路,并帮助设计合理的实验技术路线。了解生物信息学知识并将其运用到我们的研究工作中去,将对我们的研究工作产生重大影响。

第一节 生物学数据库及其检索

分子生物学技术的发展,特别是高通量测序技术的发展应用,产生了大量的实验数据,促进了生物学数据库的建立与发展。计算机技术的发展,也为研究人员访问数据库提供了快捷的方法。现有的生物医学数据库涵盖了生命科学的各个领域,包括多种严重危害人类健康的病原生物,为研究人员设计实验提供科学依据及帮助研究人员快速正确的分析实验结果。

一、NCBI 数据库

美国国家生物技术信息中心(National Center for Biotechnology Information,NCBI,网址:http//www.ncbi.nlm.nih.gov)是当今最重要的生物信息学网站之一,另一个重要的生物信息学网站是 EBI(European Bioinformatics Institute,欧洲生物信息研究所,网址:http//www.ebi.ac.uk)。EBI 网站在其研究及提供服务的范围上与 NCBI 相当,它是一个独立的资源。这两个生物信息学门户网站建立了一批免费的公共数据库,并开展计算生物学研究、开发了众多的分子生物学研究的软件与工具及发布生物医学信息等,是当今最重要的两个生物信息资源中心。

(一)NCBI 数据库概述

NCBI 是美国国家医学图书馆(NLM)的一部分,NCBI 拥有与生物技术和生物医学相关的一系列数据库及相关检索分析工具,是提供生物信息学研究的重要门户网站。主要数据库包括 DNA 序列数据库 GenBank、生物医学文献书目数据库 PubMed 及 NCBI 表观基因组数据库等。所有这些数据库都可以通过 Entrez 搜索引擎在线获取。NCBI 自 1992 年开始负责维护 GenBank,GenBank 数据库实时更新并和另外两家数据库(欧洲的 EMBL 与日本的 DDBJ)交换数据,以确保三家数据库的序列数据的一致性。自 1992 开始,NCBI 陆续将其他数据库与 GenBank 整合起来,包括 Gene、Online Mendelian Inheritance in Man(OMIM)(在线人类孟德尔遗传数据库)、Structure(Molecular Modeling Database)(分子模型数据库,包含来自蛋白质数据库的大分子 3D 结构,以及用于其可视化和比较分析的工具)、dbSNP(单核苷酸多态性数据库)、Reference Sequence(RefSeq)(经过校验、非冗余的基因组 DNA、RNA 和蛋白质序列的集合)以及美国国家癌症研究所提供的癌症基因组剖析计划数据等。

NCBI 还提供众多在线使用的免费软件,如 BLAST(序列相似性比对程序),可完成用户的核酸或蛋白质序列分析及与 GenBank 数据库的快速比对。

（二）NCBI 中的重要子库

在 NCBI 主页检索限制栏点击"All Resources"按钮（图 47-1，箭头），在跳转出来的结果页中显示了 NCBI 所有的数据库和提供的工具。其重要的数据库和工具有如下一些。

1. PubMed 是美国国家医学图书馆（NLM）的国家生物技术信息中心（NCBI）所属的生物医学相关文献资料库，收录主题以生命科学为主，包括临床医学、基础医学、护理、牙科医学及兽医学等，并收录资讯科学及航天科学等其他学科文献。收录自 1950 年起的文献资料，提供免费及付费全文链接服务，更包含即将出版的医学文献，其收录 MEDLINE 及 MEDLINE 处理中或尚未正式发表的文章、美国国家医学研究院资助的文章、经 NLM 审核过之非 MEDLINE 收录的生命科学期刊。

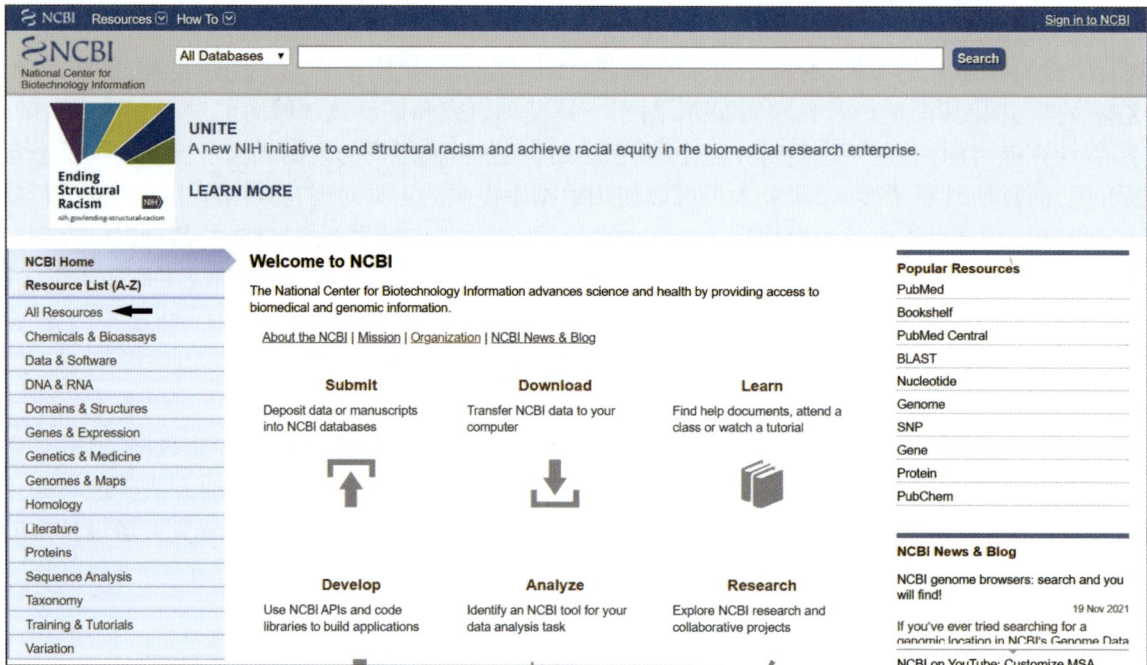

图 47-1 NCBI 主页

2. GenBank 美国国家卫生研究院的基因序列数据库，所有公开的 DNA 序列的注释集合。GenBank 是国际核苷酸序列数据库合作的一部分，该合作者包括日本 DNA 数据库（DDBJ）、欧洲分子生物学实验室（EMBL）和 NCBI 的 GenBank。这三个组织每天交换数据，确保三家数据库的序列数据的一致性。GenBank 由几个部门组成，其中大部分可以通过 Nucleotide 数据库访问，另外的是 EST 和 GSS 部门，它们分别通过核苷酸 EST 和核苷酸 GSS 数据库访问。

3. Bookshelf 生物医学书籍的集合，可以直接搜索或从其他 NCBI 数据库的链接数据中搜索。馆藏包括生物医学教科书、其他科学书籍、遗传资源（如 GeneReviews）和 NCBI 帮助手册等

4. ClinVar 该资源提供了一种公开的、可跟踪的记录，用于报告人类变异与观察到的健康状况之间的关系，并提供支持证据。可以通过记录上的超链接访问 NIH 基因检测注册中心（GTR）、MedGen、Gene、OMIM、PubMed 和其他来源的相关信息。

5. Gene 一个可搜索的基因数据库，专注于已经完全测序的基因组，并有一个活跃的研究团体贡献基因特定的数据，信息包括命名、染色体定位、基因产物及其属性（如蛋白质相互作用）、相关标记、表型、相互作用，以及引文链接、序列、变异细节、图谱、表达报告、同源物、蛋白质结构域等内容和外部数据库的链接。

6. Genome 包含多种生物的全基因组序列和图谱数据。这些基因组既代表已完成测序的生物，也代表正在测序的生物。包括生命的三个主要领域（细菌，古生菌和真核生物），以及许多病毒，噬菌体，类病

毒,质粒和细胞器的基因组。

7. MeSH　Database MeSH(医学主题词)是美国国家医学图书馆用于为 MEDLINE/PubMed 索引文章的控制词汇表。MeSH 术语提供了一种一致的方法来检索可能对相同概念使用不同术语的信息。

8. Nucleotide　Database 从多个来源收集的核苷酸序列,包括 GenBank、RefSeq、TPAbase 和 PDB。搜索核苷酸数据库可获得一些关于核酸序列的重要信息。

9. Protein　Database 包含多种来源的蛋白质序列记录的数据库,包括 GenPept、RefSeq、Swiss-Prot、PIR、PRF 和 PDB 等。

(三) 常用工具介绍

1. Entrez　Entrez 是一个由 NCBI 创建并维护的基于 Web 界面的综合生物信息数据库检索系统。用户使用 Entrez 不仅可以方便地检索 GenBank 的核酸数据,还可以检索来自 GenBank 和其他数据库的蛋白质序列数据、基因组图谱数据、来自分子模型数据库(MMDB)的蛋白质三维结构数据、种群序列数据集、以及从 PubMed 获得 Medline 的文献数据。

使用 Entrez 搜索 NCBI:在 NCBI 主页检索限制栏显示 "All Databases" 时点击搜索文本输入框右边的 "Search" 按钮,网页跳转至 Entrez 主页(图 47-2 Entyez 主页),NCBI 所有数据库和工具都显示在此。在搜索栏文本输入框输入用户需要查找资料的关键词,点击 "Search" 即开始搜索,如果输入多个关键词,它们之间默认的关系是 "与" (AND)。搜索的关键词可以是一个单词、短语、句子、数据库的识别号、基因名称、有一定范围的词及专业术语(如 transcription factor)等,也可以是非专业术语,比如:lung cancer,albinism,subtilism,peroxidase,myoglobin 等,但不能是 gene 及 protein 等没有明确指向的词语。

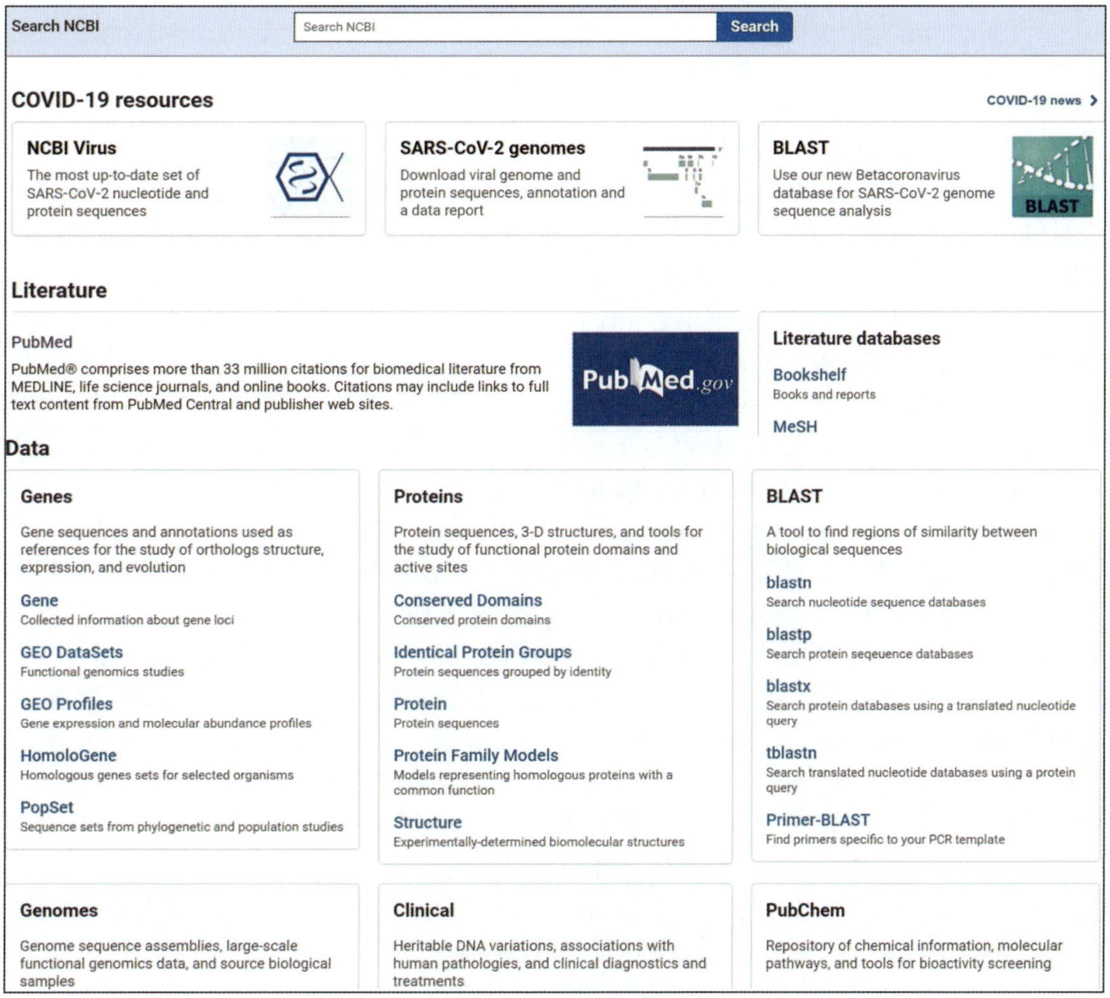

图 47-2　Entrez 主页

　　输入关键词后,点击"Search"按钮,出现在每个数据库图标前方的数字,代表的是在这个数据库里搜索到的条目数(图47-3)。如果显示"0",说明在对应的数据库里没有搜索到任何结果。点击显示有数字的条目,进入对应的数据库,可以查看搜索到的条目具体内容。

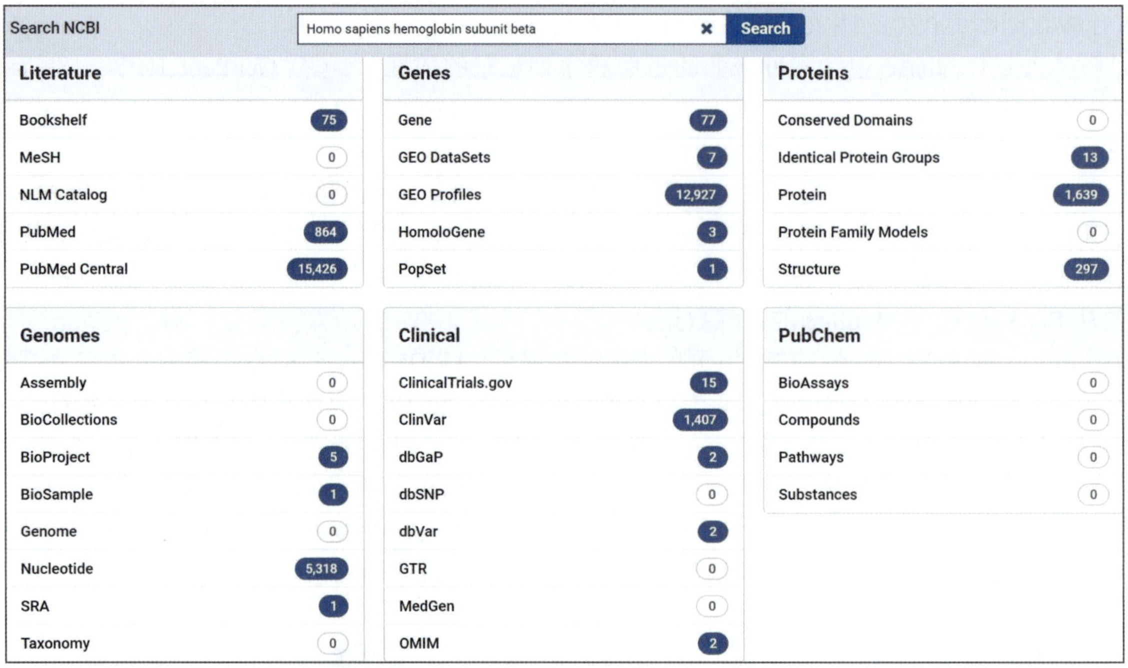

| Search NCBI | Homo sapiens hemoglobin subunit beta | ✕ | **Search** |

Literature		**Genes**		**Proteins**	
Bookshelf	75	Gene	77	Conserved Domains	0
MeSH	0	GEO DataSets	7	Identical Protein Groups	13
NLM Catalog	0	GEO Profiles	12,927	Protein	1,639
PubMed	864	HomoloGene	3	Protein Family Models	0
PubMed Central	15,426	PopSet	1	Structure	297

Genomes		**Clinical**		**PubChem**	
Assembly	0	ClinicalTrials.gov	15	BioAssays	0
BioCollections	0	ClinVar	1,407	Compounds	0
BioProject	5	dbGaP	2	Pathways	0
BioSample	1	dbSNP	0	Substances	0
Genome	0	dbVar	2		
Nucleotide	5,318	GTR	0		
SRA	1	MedGen	0		
Taxonomy	0	OMIM	2		

图 47-3　Hemoglobin 搜索结果页面

　　也可以在 NCBI 主页面的文本搜索栏进行 Entrez 搜索。点击前面的检索限制栏下拉菜单,在下拉菜单中选择所需要检索的数据库,然后在后面的文本搜索框中输入关键词,点击"Search"即可。这样的搜索会输出大量的检索到的结果,其中很多信息并不是我们所需要的,NCBI 为研究者提供了方便的限制结果显示功能及"Advanced Search"等辅助功能以帮助用户减少搜索到条目,使得检索更精确。

　　以搜索 Hemoglobin 的核酸序列为例说明 Entrez 限制显示结果条目数的功能及"Advanced Search"功能的使用。在搜索文本框输入关键词 Hemoglobin,点击 Search 按钮,在跳转的搜索结果页面中点击 Genomes 栏的 Nucleotide(图47-3),网页跳转到 Hemogolobin 的核酸序列检索结果页面,在页面的左边框中可以选择物种(species)、分子类型(molecule types)、搜索数据库(Source databases)、序列类型(Sequence type)、Genetic compartments、序列长度(sequence length)等内容。选择后结果栏将只显示这些选择好的内容。用户还可以点击下面的"Show additional filters"增加可限制的条件。不同的数据库,其限制内容略有不同。查询序列时,常常将搜索限定在 RefSeq 数据库,因为该数据库的数据是非冗余的,且其收集了来自不同类群的经同行专家注释了的 DNA、RNA 和蛋白质序列,如质粒、细胞器、病毒、古生菌、细菌和真核生物的序列,其目的是为研究人员提供一个代表一个物种的全面的及标准的序列信息数据集。

　　Advanced 功能的使用:点击搜索栏下面的"advanced"按钮,网页跳转到 Entrez 的进阶搜索(advanced page)页面(图47-4),"Builder"下方前部的下拉菜单提供了按字母顺序排列的检索领域(field)列表,允许用户直接选定特定的范围进行检索,选好 field 后,在 field 框后面的文本输入框中输入关键词。如果不确定关键词应该如何拼写,可以先写出自己确定的部分,然后点击"show index list"按钮,则所有相关的类似关键词会被显示在下面的列表中,可以从中选择需要的关键词。

　　以搜索人的血红蛋白序列为例具体说明 Advanced 功能的使用。首先选择第一个搜索框,在搜索领域限制框的下拉菜单中选择 title,然后在后面的搜索文本框中输入关键词 hemoglobin,此时这个关键词及其领域限定信息出现在上面的搜索框里。然后再选择第二个搜索限制领域为 organism,在后面的搜索文本框中输入关键词 human,此时第二个关键词即其领域限定信息也出现在搜索框里,在第二个搜索领域限制

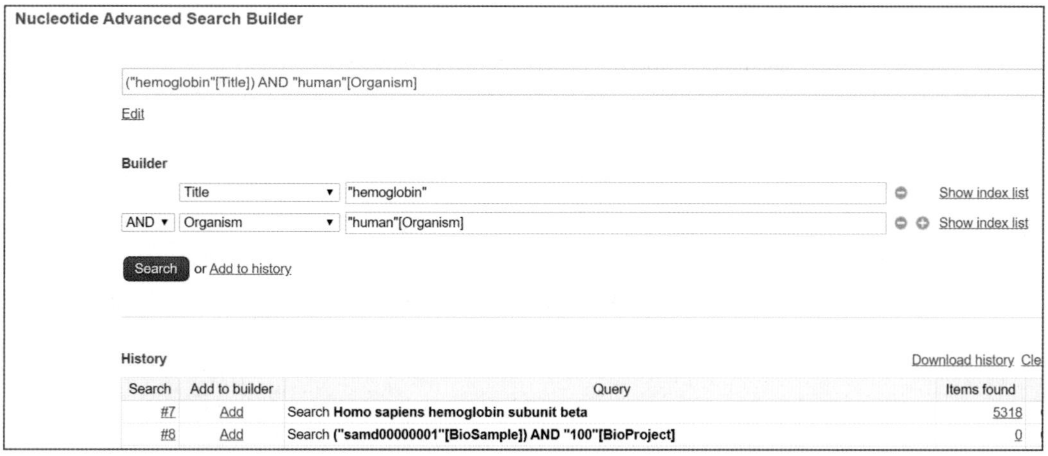

图 47-4　进阶检索（Advanced）页面

栏前的下拉菜单中选择布尔逻辑符（AND），表示将要对所输入的 2 个关键词以和的关系检索（检索到的结果是人的血红蛋白）。然后点击 search 进行检索，就得到数据库中所有人血红蛋白序列。

也可点击 "Add to History" 按钮，将搜索指令保存在 History 栏，History 保留了最近的搜索记录，点击搜索结果前面的标号（# 数字）时，下拉菜单内容依次是布尔逻辑运算符 AND、OR、NOT 及 Delete from history（删除本条记录）、Show search result（显示搜索结果）、Show search details（显示具体搜索条件）、Save in My NCBI（使用该项功能，需要注册）。History 栏一方面方便我们查阅，更重要的是我们可以使用布尔逻辑运算符对搜索结果进行运算处理，如 #25 AND #26，方便下次检索，也可对检索历史记录巧妙组合，生成新的搜索指令。

利用作者姓名检索时输入格式的原则是：姓加名的第一个字母（johnson d）但不能在其中使用任何标点，关键词后面加栏位代码[AU]，表示在 author 栏位进行检索。栏位代码[ACCN]表示在序列登录号栏位检索，栏位代码[SLEN]表示要搜索的序列长度，栏位代码[MOLWT]表示在分子量栏位进行检索，栏位代码[MDAT]和[PDAT]表示日期。范围运算符是冒号 "："，如 3 000:4 000[SLEN]表示需要检出序列长度介于 3 000~4 000 之间的所有记录。在关键词后面加万用字符 "*" 表示将检索所有以给定字符串为首的词组内容。

可在 NCBI 网站上直接保存搜索到的结果，以保存序列结果为例说明，保存序列时若用复制粘贴到 word 文档的方法，会引入特殊字符，以致后续使用程序分析序列时会出错。保存序列时可在搜索结果页面，点击序列条目前面的复选框选中要保存的序列，然后点击页面右上方的 "send" 按钮下拉菜单，选择下载序列信息（图 47-5），可同时下载多条序列，也可以进入某条序列页面后，点击页面右上方的 send 下拉菜单保存这条序列，这里以序列页面为例说明如何保存。

点击打开序列页面后，NCBI 系统默认的显示格式为 genbank，如果想要以其他序列格式浏览，可以点击页面左上方的 "GenBank"，从下拉菜单中选择需要的格式，页面会转换到所需要的格式（图 47-5A），然后点击页面右上方的 "send" 下拉菜单，此处有四个选项，file（保存到文件）、clipboard（保存到临时剪贴板）、collections（NCBI 账户，需注册）和 analysis tool（NCBI 的在线分析工具）（图 47-5B）。如果选择 File（图 47-5C），下面会出现 format 下拉菜单，选择要保存的序列格式，点击 "create file"，会自动弹出一个下载窗口，点击保存，此文件可以用写字板或记事本打开。如果选择 clipboard，下面会出现按钮 "add to clipboard"，点击此按钮保存到 NCBI 提供的临时剪贴板（自动为此 IP 保存 8 小时，8 小时后清除），此时在页面会显示序列发送到剪贴板成功的提示。选择 analysis tool（图 47-5D），可以利用 BLAST 及 PrimerBLAST 对序列进行分析。如果选择 collections，下面出现按钮 Add to collections，点击此按钮，页面跳转，要求登录 NCBI 账户。要使用这个选项，必须注册为 NCBI 用户，注册成功后，可以将你需要的序列或某次搜索结果保存到你的 NCBI 账户里，这样即使我们用不同电脑登录，信息也不会丢失，可以在不同的电脑登录后使用保存的资料。

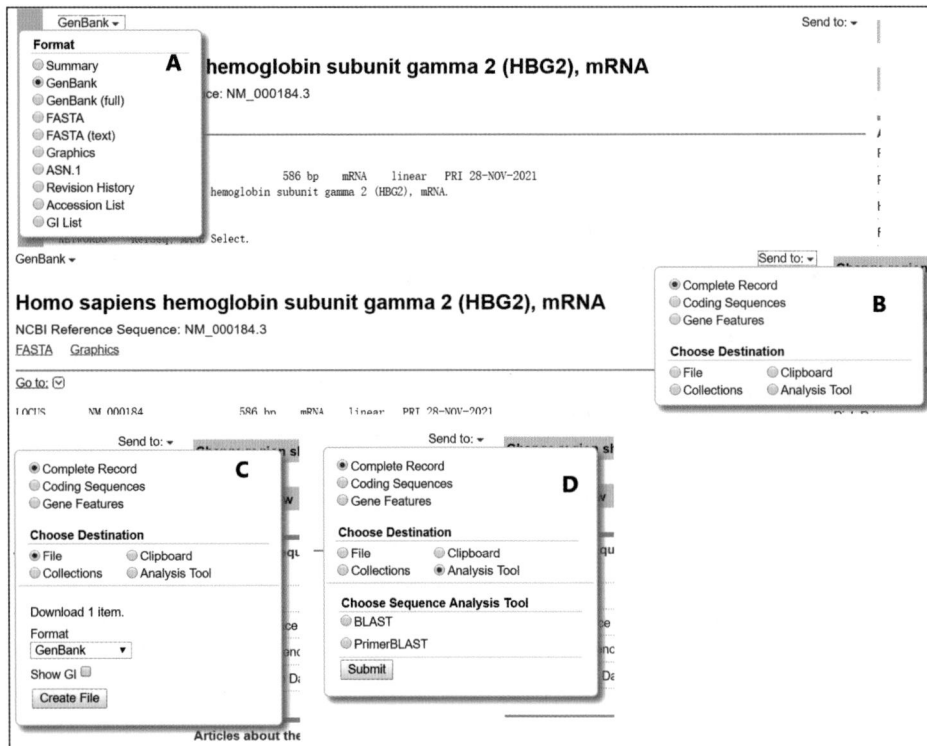

图 47-5　Hemoglobin 核酸序列搜索页面

2. BLAST 搜索　在生命科学研究中,对于新测定的碱基序列或氨基酸序列,人们往往试图通过数据库搜索找出与其相似的序列,以推测该序列是否与现已知序列同源或可能属于哪个基因家族,以推测其生物学功能。数据库搜索是在双序列之间进行局部比对。NCBI 开发的 BLAST(basic local alignment search tool)是目前最常用的的数据库相似序列搜索程序,它的优势在于比对速度非常快,通过将查询序列(query)与数据库中每一条序列两两比对,寻找到相似序列。

BLAST 算法的基本思路是首先找出查询序列(query)和目标序列(target,数据库中的序列)之间相似性程度最高的片段,以此为内核向两端延伸,以找出尽可能长得相似序列片段。与 ENTREZ 提供的文本搜索不同,BLAST 是以核酸或蛋白质序列作为搜索条件,搜索指定数据库中与 query 相似度高的序列。本章将在后续的小节中详细介绍 BLAST 的使用(经典 BLAST 与衍生 BLAST)。

3. COBALT　蛋白质多序列比对工具。

4. Conserved　Domain Architecture Retrieval Tool(CDART)显示蛋白质序列的功能域。它列出了具有相似结构域的蛋白质,并可以检索包含特定结构域组合的其他蛋白质。

5. Genome BLAST　该工具将核苷酸或蛋白质序列与基因组相关序列数据库进行比较,并使用基本局部比对搜索工具(BLAST)算法计算匹配的统计意义。

6. VecScreen　可快速识别来源于载体的核酸序列的软件。

二、UCSC 基因组浏览器与数据资源

现在有三种主要的基因组浏览器,分别是 Ensembl、UCSC 及 NCBI,基因组浏览器是具有图形界面的数据库,它将序列信息和其他数据以可视化的界面形式表示在染色体的位置上。基因组浏览器已经成为分析研究基因组信息的基本工具,本节将介绍并描述如何使用 UCSC 基因组浏览器获取某个感兴趣的基因或蛋白质的相关信息。

(一) UCSC 基因组浏览器概述

UCSC 基因组浏览器是一个由加州大学圣克鲁兹分校(University of California,Santa Cruz)管理的可在线下载数据的基因组浏览器,用户可以通过访问 https://genome.ucsc.edu/ 进入 UCSC 网站,它是一个互动性网站,

提供多种脊椎动物、无脊椎动物以及主要模式生物的基因组序列数据的访问,并集成了大量注释。其 Browser 工具是一个图形化查看器,优化后支持快速交互性能,是一个基于 web 的开源工具套件,建立在 MySQL 数据库之上,用于在多个级别上快速可视化、检查和查询数据。UCSC 基因组生物信息学网站包含基因组数据库、浏览工具及可下载的数据文件和文档等(图 47-6)。

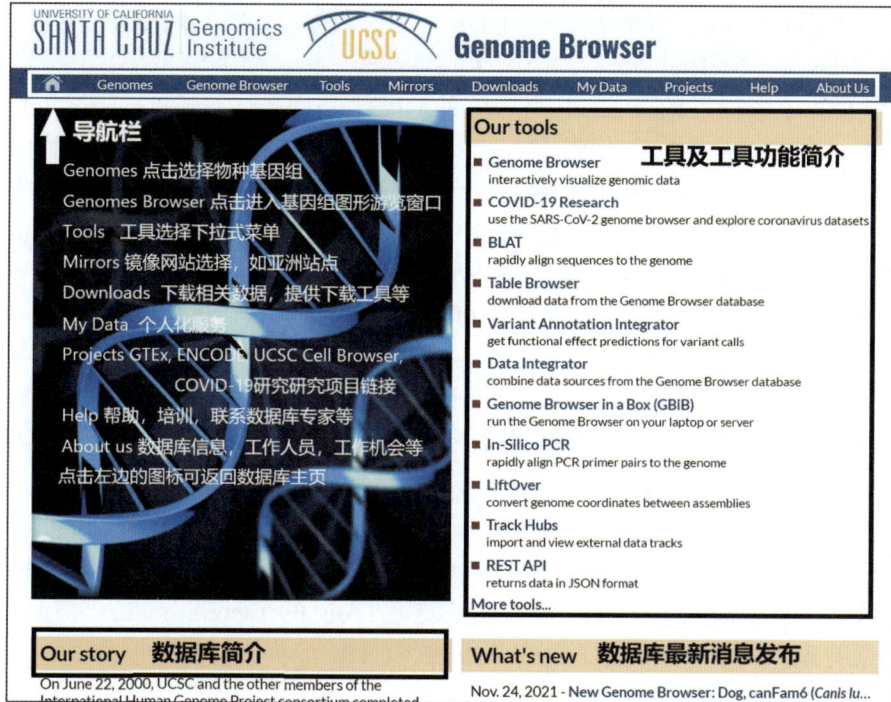

图 47-6　UCSC 主页面

(二)常用工具介绍

　　UCSC 网站拥有一套基因组分析工具,包括一个功能齐全的 GUI 界面,用于挖掘数据库中的信息,序列比对工具 BLAT 可在基因组的大量序列中寻找靶序列。下面介绍 UCSC 的一些常用工具及其功能。

　　1. UCSC Genome Browser　　UCSC Genome Browser 可通过输入染色体坐标位置或 keywords 查询。在搜索框中输入查询的染色体区域的坐标位置或 keywords,检索结果将显示相关的基因组区域信息,如特定的染色体坐标范围、mRNA、EST、STS 标记名称、expression regulation 等。也可通过基因名称查询,在搜索框中输入一个基因名称,从下拉列表中选择用户的基因,然后按 "Go" 键,网页跳转到与该基因相关的页面。

　　2. Track Search　　点击 "Track Search" 按钮,可以找到匹配特定选择标准的 Genome Browser Track。

　　3. Table Browser　　提供了访问数据库的便利入口。用文本形式来获取存储在 Genome Browser 数据库中的基因组汇编和注释数据。

　　4. BLAT　　对于 DNA 序列,BLAT 可快速找到长度为 25 个碱基或以上且具有 95% 以上相似性的序列。对于蛋白质序列,BLAT 可快速找到长度超过 20 个氨基酸且具有 80% 以上相似性的序列。

　　5. In-Silicon PCR　　使用一对 PCR 引物搜索序列数据库,使用索引策略,可快速搜索到引物扩增的 DNA 序列。

　　6. LiftOver　　这个工具可在数据库之间转换基因组坐标和基因组注释文件,可用复制黏贴的方式将数据输入到文本框中,也可以以文件上传的方式输入数据。

　　7. Gene Sorter　　这个程序以表格形式显示基因信息,表中的基因在同源性及基因表达谱等方面相关。

　　8. Variant Annotation Integrator (VAI)　　用 UCSC 数据库中已有的注释将用户上传的遗传变异资料关联起来,它使用基因注释来预测变异对转录本功能的影响。一个突变可能位于一个转录本的编码序列中,或在同一基因的另一个可变剪接转录本的内含子中,VAI 将预测突变对每个转录本功能的影响,VAI 可以选择性地添加其他几种类型的相关信息,如 dbSNP,错义突变及物种之间的保守性等。

9. Data Integrator　可查找不同 Track 上的数据,一次最多可以查询 5 个不同的 Track。

10. Genome Graphs　是一个显示全基因组数据集的工具,如全基因组 SNP 关联研究、连锁研究和纯合子定位的结果。

11. Gene Interactions　从注释的数据库和文本中挖掘数据以获得基因相互作用及其相互作用途径的数据。

实例 1　使用 UCSC 查找目的基因(本例为人的 HBA1 基因)　在 UCSC 主页点击 Genomes,选择 Take me to genome-asia.ucsc.edu(对于亚洲用户,选择亚洲网站镜像,运行速度快),网页跳转到 Genomes Browser Gateway 页面(图 47-7,A)。选择物种,物种的选择可在 popular species 图中快速选择常见的物种,也可在 REPRESENTED SPECIES 表中展开物种分类表后选择。然后在右边的 Find Position 第一个框中选择基因组版本号,第二个框中输入需要查找的基因名称、代号或染色体位置等,本例输入 HBA1,点击 GO 按钮,UCSC Genomes Browser 以图形的可视化方式显示 HBA1 基因的信息(图 47-8)。我们可以通过数据面板选择所感兴趣的资料,选中资料后点击 refresh 按钮,主视图窗口将显示用户所选项内容。

若需获取 HBA1 基因 mRNA 的 3'UTR 序列用于 microRNA 靶基因预测,可以鼠标右键单击 HBA1(图 47-7B,箭头),在弹出菜单中选择 Show details for HBA1...,网页跳转到 Human Gene HBA1(ENST00000320868.9)from GENCODE V38 页面,下拉页面找到 mRNA Secondary Structure of 3' and 5' UTRs 表,也可单击鼠标左键,在 Display as 列选择 TEXT,网页跳转到的页面将显示 HBA1 的 3'UTRs 序列。若需下载一段染色体区域的所有基因的 3'UTRs 序列,可以使用 Tools 的 Table browser。但 UCSC 收集的寄生虫的序列数据非常有限,所以若需下载蠕虫或原虫的 3'UTRs 序列,选择蠕虫或原虫的专业数据库(如 Wormbase,PlasmoDB 等)将是明智选择。

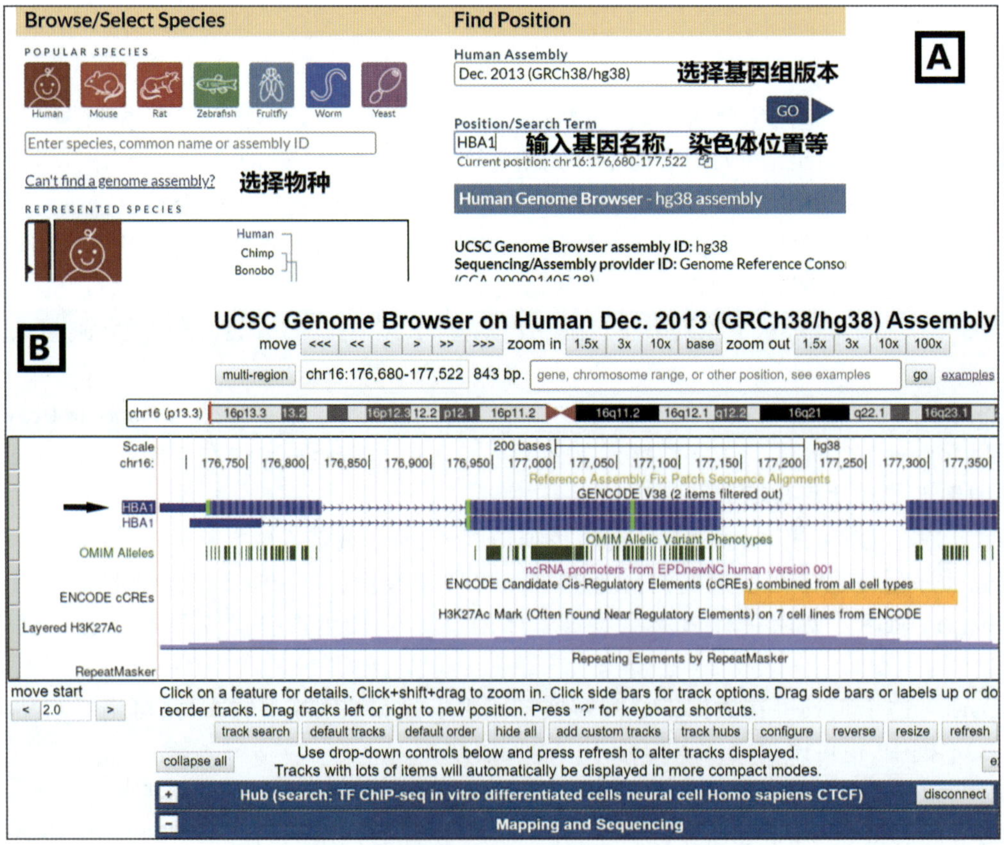

图 47-7　Genomes Browser Gateway 页面

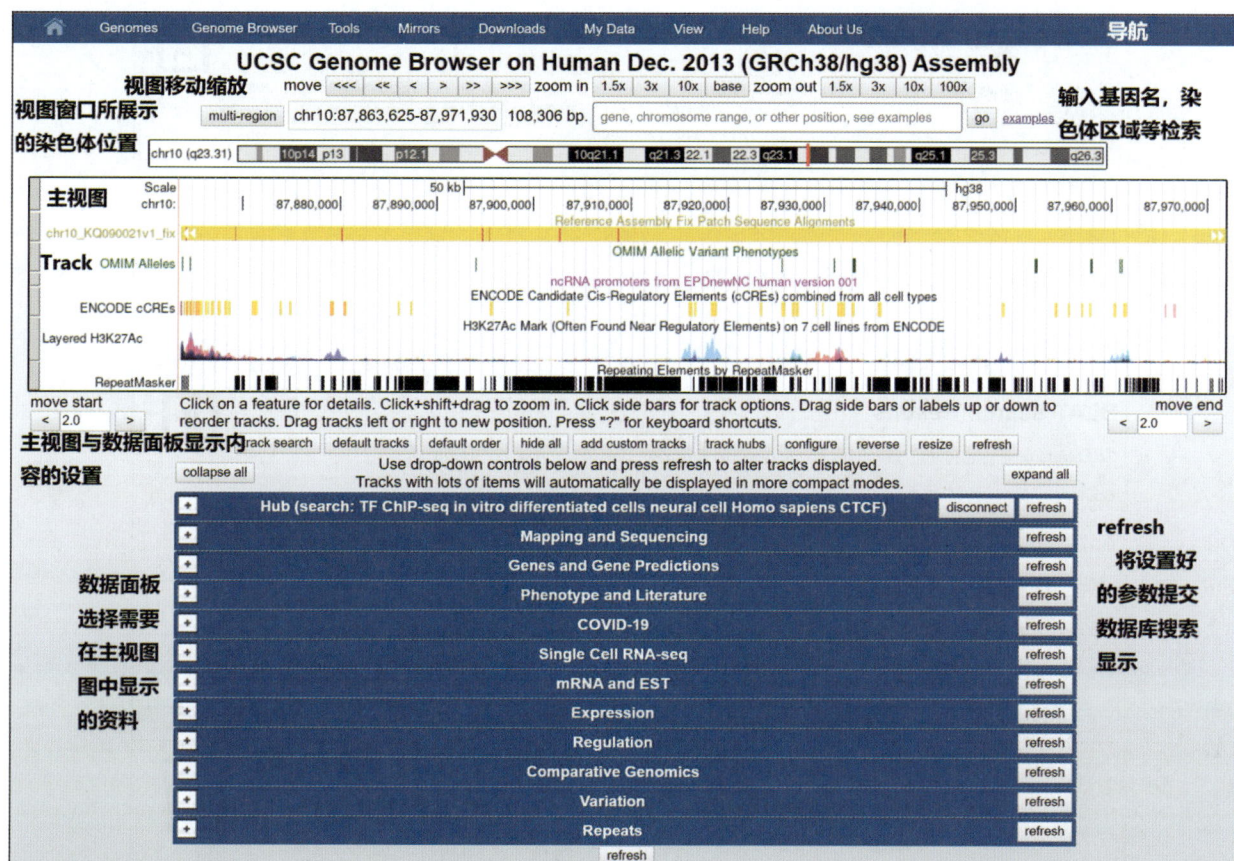

图 47-8 UCSC Genomes Browser 图形页面

实例 2　使用 Blat 工具检查所设计引物的特异性　可以使用 Blat 检验我们所设计的引物的特异性如何,其扩增的片段在染色体上的具体位置,引物是否落到靶序列的重复序列区域(设计引物一般要避免落在重复片段上,以提高扩增的特异性),如果我们设计引物是为了扩增寄生于人体的病原体的特异基因片段而用于分子生物学诊断,还要避免设计的引物可以扩增人的基因,而产生假阳性。Blat 工具可以满足以上研究需要。

检查一对扩增人 OPA1 基因引物的特异性:点击 Tools 下拉式菜单栏中的 BLAT 工具,网页跳转到 Blat Search Genome 页面,在文本输入框中输入 FASTA 格式的引物序列,输入多个序列时,每个序列的开头要用">"符,而且要另起一行(图 47-9A),基因组(genome)选择栏中选择 Human,再选择基因组版本号(assemblyz),Query type 栏选 DNA, Sort output 栏选(query,score),Output type 栏选 hyperlink,点击"Submit"键,网页跳转到结果页,结果页显示这对引物只结合到人的 DNA 上,可以特异扩增靶序列(图 47-9B)。点击引物前的 Browser 按钮,页面跳转到 UCSC Browser 的图形浏览页面,可以进一步检查引物在染色体上的位置,及是否落在重复区,从结果中看出,引物扩增的是 OPA1 基因(图 47-9C)。进一步可获取 OPA1 基因 DNA 序列,在搜索框中输入基因名称 OPA1 后点击 go 按钮,在跳转的页面 View 菜单下选择 DNA,页面跳转到 Get DNA for 页面,设置参数后点击 Get DNA 按钮,显示 DNA 序列(图 47-10)。用户还可以在提取序列的 5' 和 3' 端添加一些序列,这对于设计基因敲除载体是非常有用的,因为我们用同源重组敲除特定基因时,需要利用基因两侧 2 000bp 左右的序列进行同源重组以敲除靶基因,进行基因功能研究。

三、UniProt 蛋白质数据库

蛋白质序列最初是直接从纯化的蛋白质中获得的,但是,现在绝大多数新鉴定的蛋白质序列是通过基因组 DNA 序列预测的。NCBI 非冗余蛋白质数据库是一个重要的蛋白质数据库。UniProt 由一系列数

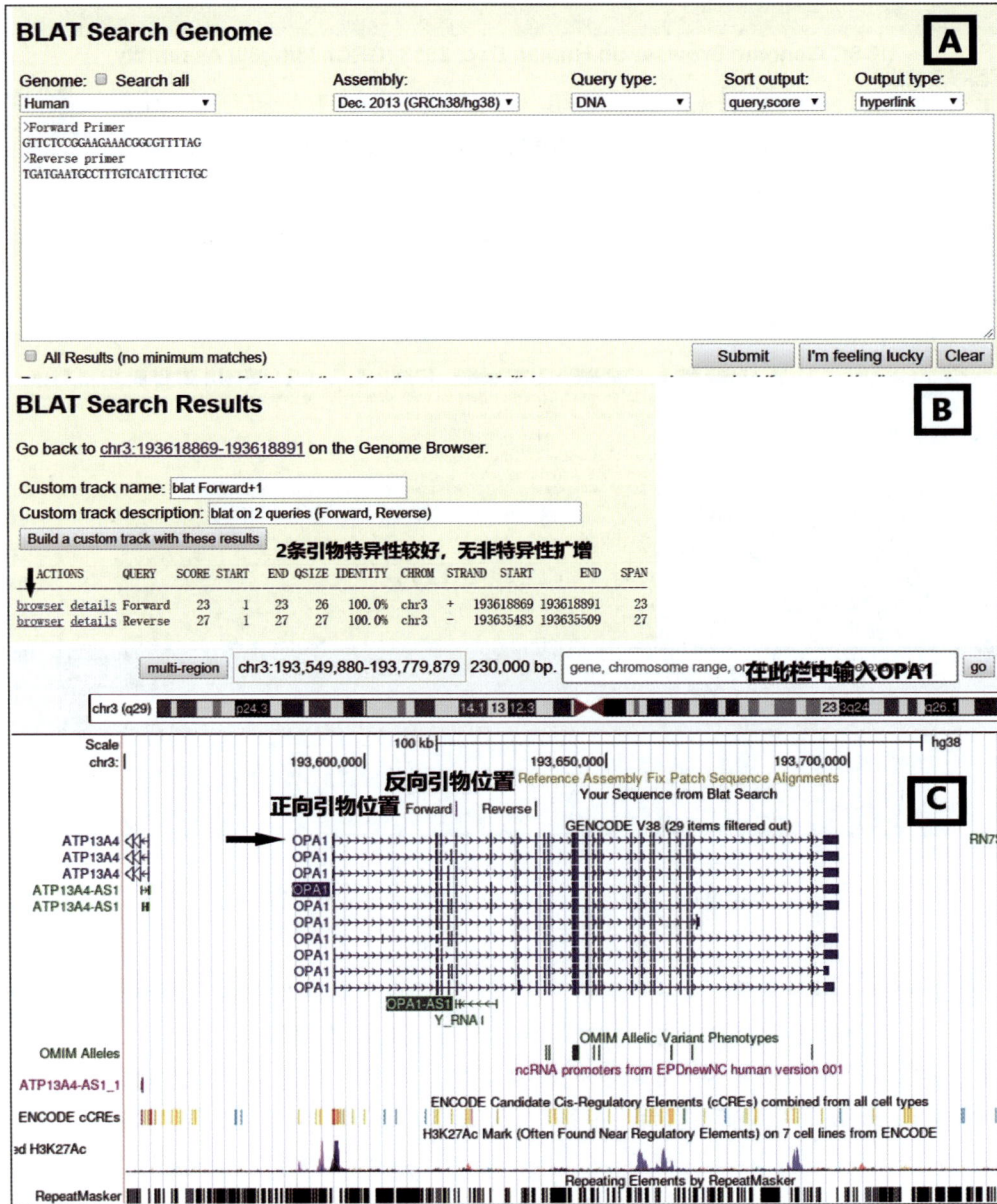

图 47-9 BLAT 检测引物的特异性

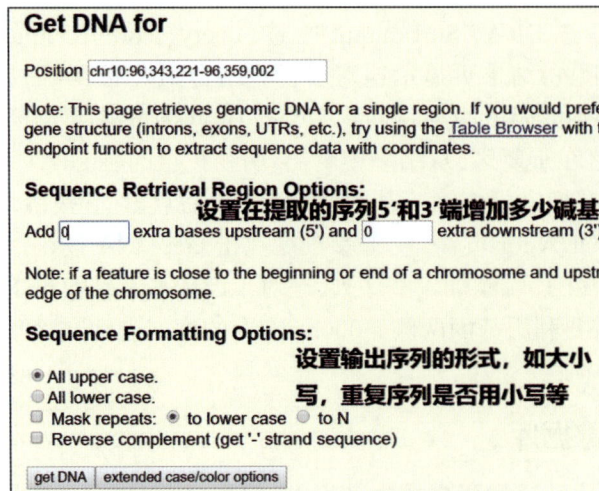

图 47-10 获取 DNA 序列参数设置

据库组成,如 UniProtKB、TrEMBL、UniRef、UniMES 及 UniParc。用户可以通过访问 https://www.uniprot.org/进入 UniProt 网站或从其他蛋白质数据库网站提供的链接进入,也可使用工具(如 BioMart,Ensemb)进入 UniProt。

(一) UniProt 数据库概述

UniProt 是一个高质量且可免费使用的蛋白质序列与功能信息数据库,是目前为止收录蛋白质序列目录最广泛、功能注释最全面且最精确的一个数据库。2002 年由欧洲生物信息研究所(European Bioinformatics Institute,EBI)、瑞士生物信息研究所(Swiss institute of Bioinformatics,SIB)及美国蛋白质信息资源(Protein Information Resource,PIR)联合成立,UniProt 组合了 Swiss-Prot、TrEMBL 及 PIR-PSD 三个著名的蛋白质数据库资源,目前,Uniprot 由 4 个主要成分组成:UniprotKB(Uniprot 知识库)、UniRef(Uniprot 参考子集库)、Uniparc(Uniprot 文档库)和 Proteomes(Uniprot 组学库),其中 Uniprotkb 由 Swiss-Prot 和 TrEMBL 两部分组成。

1. Uniprotkb

(1) Swiss-prot:Swiss-Prot 主要收录经人工注释的序列、其相关文献资料和经过计算机辅助分析的序列。这些注释是由专业的领域专家给出的,准确可信。注释包括蛋白质的功能、酶学特性、具有生物学意义的相关结构域及位点、翻译后修饰、亚细胞位置、组织特异性、不同发育时期的特异性表达、结构和相关联的疾病、缺陷或畸形及处理同一蛋白质序列的不同记录。

(2) TrEMBL:TrEMBL 收录的是高质量的经计算机分析后自动注释和分类的序列,还需领域专家人工注释。

2. UniRef　UniRef 将最相近的序列进行聚类,以加快搜索速度。提供的聚类集包括了来自于 UniprotKB(包括亚型)的所有序列以及从 Uniparc 中选择的一些序列数据,目标是提供非冗余但覆盖了完整序列空间的蛋白质序列数据。

3. Uniparc　Uniparc 是关于蛋白质序列的全面数据库,它储存了大量的蛋白质序列资源,反映了所有蛋白质序列的历史。Uniparc 收录了不同数据库来源的所有最新蛋白质序列和修订过的蛋白质序列,因此可以保证数据收录的全面性。为了避免出现冗余数据,Uniparc 将所有完全一样的序列都合并成了 1 条记录,而不论这些数据是否来自同一物种。

4. Proteomes(Uniprot 组学)　蛋白质组是一组由生物体表达的蛋白质。UniProt 为基因组完全测序的物种提供蛋白质组。

(二) UniProt 数据库的使用

以在 UniProt 中查询人白介素 6 为例说明 UniProt 的使用。

在百度中搜索 UniProt 或直接在游览器中输入网址(www.UniProt.org),点击进入 UniProt 主页(图 47-11A),在上部的文本搜寻框中输入 IL6,前面的限制搜索栏选 UniprotKB,点击"Search"键,网页跳转到结果页,由于没有限制物种,所以结果将显示所有物种的 IL-6 细胞因子条目,可通过左边的限制搜索栏缩小显示条目数。选 Human(240),240 提示数据库中关于人的白介素 6 的条目有 240 条,这时显示在主题页面的就只有人的白介素 6 信息了,一共 240 条记录。右侧的结果栏从左至右分别显示 Entry(Uniprot 的序列号)、Entry name(序列号的名称)、Protein name(蛋白质的名称)、Gene name(基因的名称)、Organism(物种)、Length(序列长度)。上部有一工具栏,从左至右依次为 BLAST、Align、Download、Add to basket、Clumns 及分享符号,方便用户进行序列比对及搜索、下载、保存及共享等(图 47-11B)。点击序列号,网页跳转到白介素 6 蛋白的详细信息显示页面,可以查阅 IL6 的功能(function)、亚细胞定位(subcellular location)、病理学和生物技术(Pathology and Biotech)、表达(expression)及 Sequences(序列)等资料(图 47-12)。黄色标记的 Publication 为参考文献的超链接,点击可查阅相关文献资料。

四、重要的非编码基因数据库

2000 年完成了人类基因组的测序工作,揭示了组成人体 30 亿个碱基对的秘密,但注释基因组 DNA 中嵌入的功能元件的工作将是非常复杂的。2004 年发起了 DNA 元件百科全书(Encyclopedia of DNA

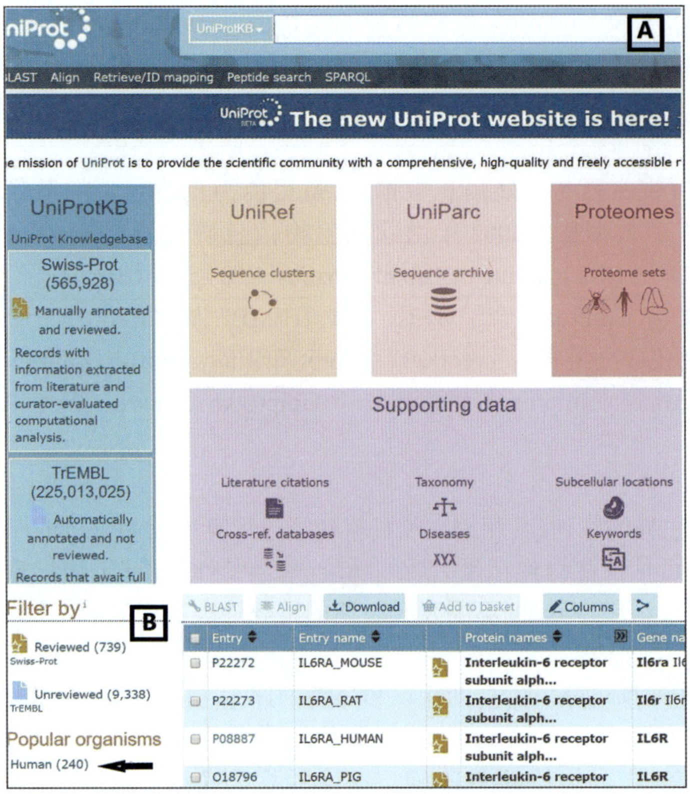

图 47-11 UNIPROT 主页及结果页面

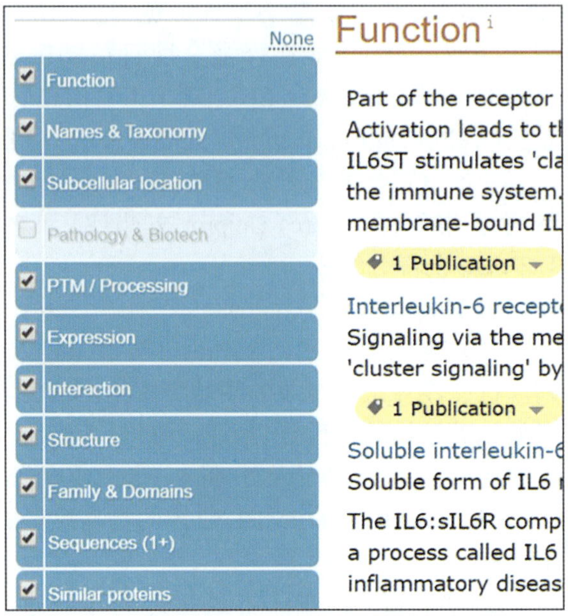

图 47-12 UNIPROT 可以显示的蛋白质信息

Elements,ENCODE)项目,用以研究人类基因组的功能元件特性。其目标是揭示人类基因组中所有功能元件,后来该项目增加了模式生物小鼠、果蝇及秀丽隐杆线虫的基因组功能元件的研究。UCSC 基因组浏览器是 ENCODE 使用的主要工具,许多 ENCODE 项目数据集在 NCBI 的 Gene Expression Omnibus 数据库(GEO)及 Sequence Read Archive 中也可以找到。

非编码 RNA 的主要类别是 rRNA 和 tRNA,它们合起来约占真核细胞中所有 RNA 的 95%。其他非编码 RNA 包括 small nuclear RNA(snRNA)、small nucleolar RNA(snoRNA)、microRNA 及 short interfering RNA(siRNA)。对这些非编码 RNA 功能的研究还很不够,现在发现这些非编码 RNA 在调控基因表达、发育以及各种生理和病理生理过程中具有广泛的作用。收集非编码 RNA 信息的数据库主要有 Rfam、microBase 及 RNACentral。本节主要介绍 microRNA 数据库(miRBase)。

(一)ENCODE 数据库

DNA 元件百科全书(Encyclopedia of DNA Elements,ENCODE)联盟是由美国国家人类基因组研究所(the National Human Genome Institute,NHGRI)资助的研究团体组成的国际合作组织,它的目标是继续人类基因组计划未完成的工作,包括研究在蛋白质和 RNA 水平起作用的功能性 DNA 序列,以及控制基因表达的调控元件。ENCODE 试图通过注释编码区和非编码区、染色质可及性及转录因子结合序列、DNA 甲基化及基因组部分在三维空间的相互作用的研究来阐明人类基因组的组织和功能的重要特征,ENCODE 还使用全基因组关联研究(genome-wide association study,GWAS)鉴定的单核苷酸多态性(SNPs)去解读复杂疾病的发生机制。

只有不到 2% 的人类基因组编码蛋白质,基因组科学的一个重大挑战是在剩下的 98% 的 DNA 区域(垃圾 DNA)绘制决定基因表达的功能元件,ENCODE 旨在创建这些功能元件的目录,并概述它们在调节基因表达中的作用。ENCODE 项目的第一阶段(2007 年)在一些人类细胞系中寻找 1% 基因组中的功能元件,并将这些元件分为两种类型,第一类为转录成 RNA 的 DNA 序列(包括蛋白质编码区和非蛋白质编码区),第二类为调控基因转录的 DNA 序列,称为顺式调控元件(cis-regulatory Elements,CREs),这些区域可通过其对 DNA 内切酶(如 DNase I)的敏感性、DNA 结合蛋白(如转录因子)的可及性及组蛋白（DNA 缠绕组蛋白形成染色质）的特定分子修饰（如甲基化 me 和乙酰化 ac）来识别。ENCODE 在其第二阶段（2012 年）将这些功能元素的搜索扩展到更多人类细胞系的整个基因组，为 ENCODE 项目打下坚实的基础，2014 年，类似的研究扩展到了小鼠基因组，从进化的角度加深了我们对这些元件的理解。目前是项目的第三阶段，ENCODE 收集直接用人类和小鼠组织中提取的细胞所开展的实验，其数据更具有生物学意义。ENCODE 还引入了一些新的研究技术与方法，在更广泛的领域研究调节基因表达的功能元件，如 RNA 的功能元件（RNA 结合蛋白等），或分析染色质环（染色质环可能将距离较远的单独的 CRE 拉近，如增强子与启动子，以实现基因转录的调控）。随着实验数据不断的积累增加，通过整合这些数据集，ENCODE 创建了一个候选 CRE（cCREs）的在线注册表，整理并注释了大量 cCREs，为 cCREs 研究打下坚实基础。这些候选 CRE 大多数被分类为启动子或增强子，分别位于或远离基因转录起始位点（TSS），ENCODE 跟踪研究了每个候选 CRE 的活性，以及来自许多不同样本中的不同组织的与之结合的蛋白质，并利用 chromatin-looping 数据将增强子与它们可能调控的基因联系起来。在线注册表将大量的基因组信息变成了一个可检索的 DNA 元件百科全书。

通过检测全基因组对 DNase Ⅰ的敏感性、研究不同细胞及不同组织类型和处于不同生物学状态的生物样本中的染色质区域的开放性及 DNA 区域的可及性，可以确定 CREs 及 TFs 是如何结合到 CREs 的。研究发现，大多数 CREs 被多个转录因子以独立和恰到好处的方式占据的，有许多转录因子结合的区域（HOT），主要是启动子和增强子序列。在这个模型下，一组 DNA 序列首先招募特定的转录因子，这些蛋白质增加了染色质的可及性，然后作为核心，其他结合蛋白以一种独立于 DNA 序列的方式聚集在其周围，这可能是通过蛋白质相互作用和染色质环来实现的，染色质环可能将多个遥远的 CREs 连接在一起。在组蛋白修饰和染色质可及性控制下，基因调控的一般原则是随着时间的推移，促进基因沉默的甲基标记被不断去除，从而实现快速、灵活的基因调控。对 RNA 调控元件的综合分析扩展了我们对人类基因组编码的调节成分的认识，它将使研究人员能够预测改变 RNA 加工过程所导致的遗传变异，并为研究蛋白质与 RNA 相互作用提供资源。由于许多调控元件仅在特定的细胞类型或特定的发育阶段发挥作用，因此不可能精确地评估整个 DNA 元件百科全书的完整性。结合单细胞技术，研究具有时空特异性的 DNA 功能元件，将有助进一步揭示基因调控的原理。ENCODE 项目与多个研究项目合作，合作的成果包括 Human Cell Atlas（旨在绘制人体所有细胞的基因表达）和 4D Nucleome project（旨在了解染色体在不同时间和不同细胞类型的 3D 结构），将这些项目的相关数据运用到 ENCODE，将进一步扩大其覆盖范围。尚未完成的 ENCODE 已经成为一个重要的工具，用于了解基因调控和遗传易感性的疾病，在其即将开展的第四阶段，通过使用高通量功能基因组研究技术，将阐明其注册的 CREs 是否真正执行了推断的功能。ENCODE 将在单细胞水平上继续将研究扩展到更广泛的生物样本（如疾病样本和罕见细胞类型），这将有助于研究人员使用基因组信息来诊断和预防疾病。

Encode 现阶段收录了 15 000 多个实验，50 多种研究技术，数据容量达到 650TB。用户可通过访问 www.encodeproject.org/ 进入 Encode 主页（图 47-13）。主页顶部有一工具条，依次为 Date、Encyclopedia、Meterials&Methos、Help、注册登录与收藏车按钮及搜索框。用户可采用点击 Data 按钮或在搜索框中输入文本两种方式检索数据。如在搜索框中输入 skin（图 47-13，箭头），点击搜索按钮，Experiment search 页面将显示所有与 skin 有关的实验数据，用户可通过设置限索栏位来缩小检索范围以获得自己感兴趣的数据。点击 Data 键，在其下拉菜单，可见 Data 分为 4 个部分，第一部分是 Functional genomics data，可用于检索 Encode 包含的所有研究 DNA 顺式调节元件的实验数据，这些实验所采用的研究技术有 RNA-seq、Chip-seq 及 DNAse-seq 等。用户可以使用该部分的不同链接检索自己感兴趣的实验数据，且用不同方法有可能检索到同一实验数据。点击 Experiment Search，网页跳转到 Experiment Search 页面，显示数据库现阶段所收录的所有实验的信息。点击 Experiment matrix 键，网页跳转到的页面以矩阵形式对数据库现阶段所收录的所有实验进行分类，X 轴表示所用实验技术，Y 轴表示实验所用生物样本类型。点击 Chip-seq matrix，网页显示的矩阵以细胞类型与组蛋白修饰类型对数据库现阶段所收录的所有实验进行分类，X 轴表示细胞类型，Y 轴表示组蛋白修饰类型。用户可以在 Human body map 上选择不同部位、组织、器官等，网页将显示与所选部位有关的研究功能元件的实验。第二部分 Functional characterization data，用户可

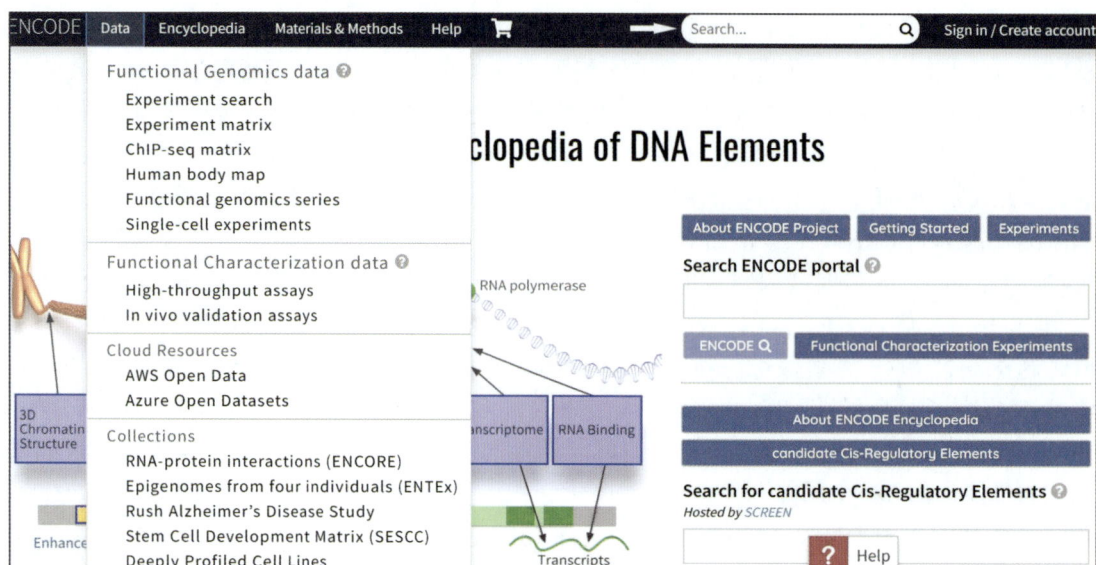

图 47-13　ENCODE 主页

以搜索用高通量技术、report assay、MPRA、STARR-seq 及 CRISPR 筛选等技术进行的实验。点击 In vivo validation assays，可以检索转基因增强实验（transgenic enhancement experiments）的相关数据。第三部分 Cloud resource，可检索云资源。第四部分 Collections 显示了数据库数据的多样性。其中 RNA-protein interactions（ENCODE）收集了约 300 种 RNA 结合蛋白的实验数据，可了解 RNA 结合蛋白与 RNA 的相互作用。Epignomes from four individuals（ENTEx）收集了来自 4 个志愿者的表观基因组研究的所有实验数据。Stem Cell DEVE；OPMENT Matrix（SESCC）收集了来自 H9 stem cell 的 9 种细胞的表观基因组研究的实验数据。Encyclopedia 的 about，介绍 encode 一些基本情况。

Encode 根据收集的实验构建数据库，以搜索 ENCSR982QIF 实验为例，在主页搜索框中输入 ENCSR982QIF，点击后进入 Experiment summary page（图 47-14），页面分几个部分，左边是 summary page（图 47-14A），显示实验本身的一些信息，如实验所采用的技术（assary）、所使用的生物样本（biosample summary）及对照实验链接等。右边是 attribution（图 47-14B），显示进行该实验的实验室的相关信息及 GEO 链接。下面的 replicas table 栏（图 47-14C），列出与该实验相关的 replicates 实验、其所使用的生物样本及抗体信息等。在 Files 部分，其顶部有三个键（图 47-14D，F），依次为 genome browser（可视化显示基因组信息）、association graph（图 47-14E）（查看数据来源，处理流程，文件彼此之间的关系。黄色框为数据文件，其中蓝色的圈表示质量矩阵，点击该框，显示数据文件自身详细信息。蓝色框为数据处理方式及流程，点击该框，显示分析步骤的详细信息）、file detail（以表格形式显示所有实验的所有原始数据和处理过的数据）。右上角提供 UCSC 链接，先选择 assembly，再点击 UCSC 键，可在 UCSC 可视化分析该实验数据（图 47-14F，箭头）。页面左侧是 file facet（图 47-14D），可选择 assembly，文件格式（file format），通过选择输出结果的类型来缩小搜索范围。最下部分是 Documents，收录所有与该实验相关的文献及实验步骤（图 47-14G）。右下角有 help 按钮，简单明了地帮助用户使用 Encode portal，还有个 Contact ENCODE help-desk 链接，用户可通过 e-mail 直接向 Encode 技术人员寻求帮助。

依次点击 Data、experiment matrix（用多个参数检索 Encode 数据库），网页跳转到 experiment matrix 页面（图 47-15），右边是实验矩阵，x 轴显示 assay，y 轴显示生物样本（图 47-15A），左边是限索栏（图 47-15B），可以选择 assay title、biosample 等缩小搜索范围，在同一类中选择多项，项与项之间是"or"的关系，在不同类中选择多项，项之间是"and"的关系。在选择的过程中可见右边的矩阵随之变化（变少，因为过滤掉了一些实验）。在矩阵上部有 4 个按钮，分别是 List，Report，Download，Visualize。点击 Report，实验数据以表格形式显示，可方便获得数据。点击其上的 Download，可以以 TSV 格式下载实验数据。点击 Columns 按钮，在弹出菜单中用户可以选择感兴趣的内容进行显示，选好后，点击 view selected columns，

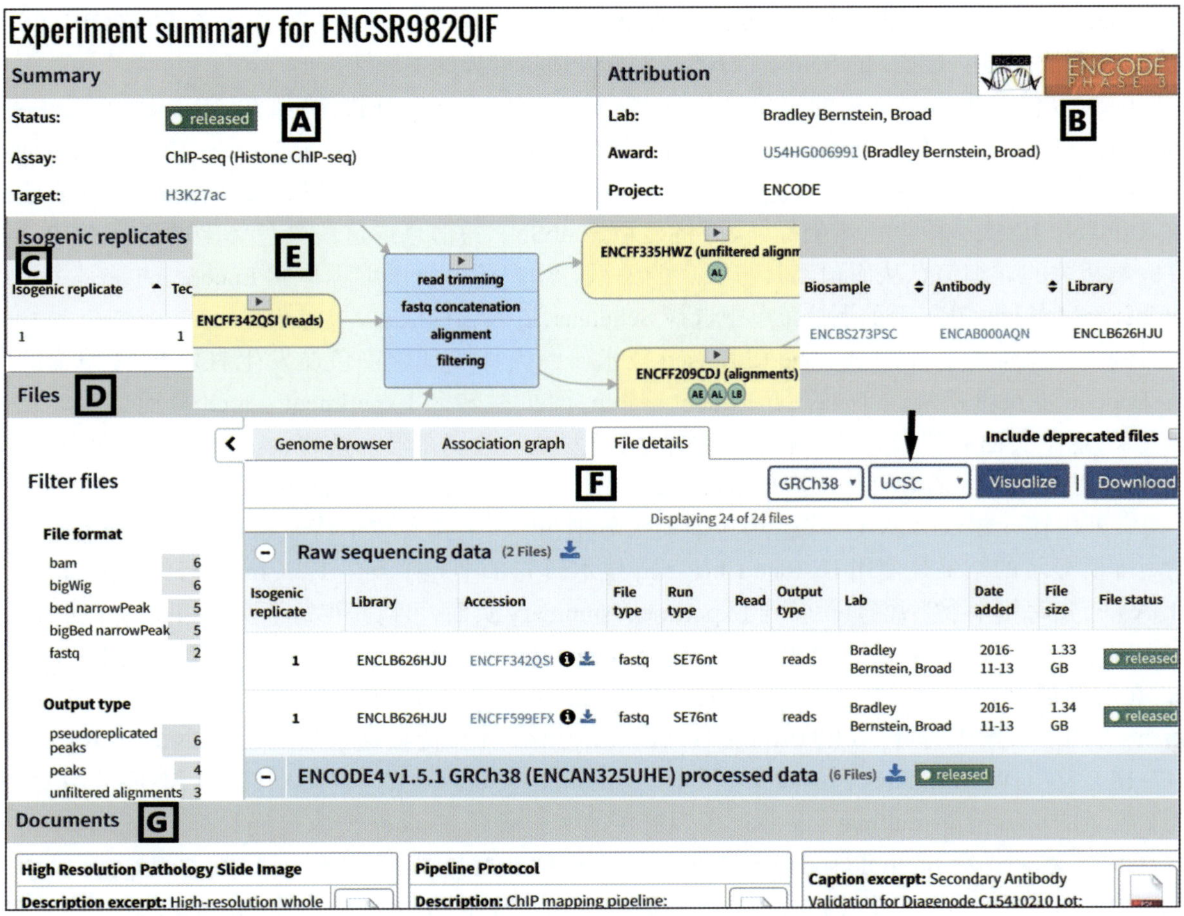

图 47-14 Experiment summary

结果将显示所选的内容。点击购物车（cart），可将所选内容收藏在 cart 中，方便以后调出使用。

visualie（SCREEN）用于搜索和可视化在 ENCODE 数据库注册的候选 cis-Regulatory Elements（cCREs），该注册表包含 1 063 878 个人类 cCREs（GRCh38），包含 313 838 个小鼠 cCREs（mm10），并在不同物种间交叉引用同源的 cCREs，SCREEN 显示预测为 cCREs 的数据，以及特定细胞和组织类型中该 cCREs 附近基因的表达。visualie（SCREEN）的使用：主页点击 Encyclopedia（图 47-15），在下拉菜单中选 visualie（SCREEN）。用户可以在 SCREEN 页面的搜索框输入基因名称或别名（如 SOX4）、SNP 的 rsID（如 rs4846913）及 cCRE 的 accession（如 EH38E161347）搜索数据库，也可以输入一段染色体坐标（如 chr11：start-end）进行该区域所有 cCREs 的检索。也可以输入细胞类型来过滤结果（如：K562

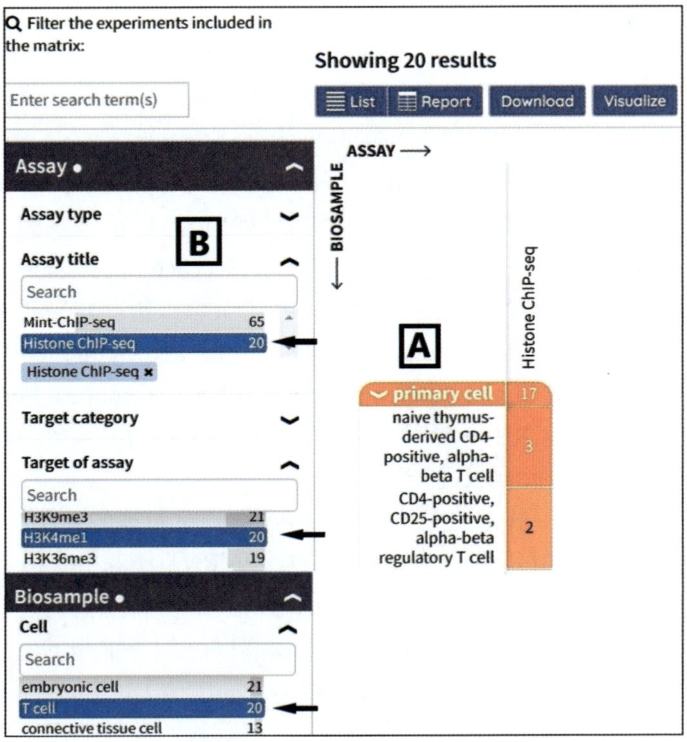

图 47-15 Experiment matrix 页面

chr11:5205263-5381894）。或者点击 Browse GWAS（GRCh38）按钮进入全基因组关联研究（GWAS）目录中的 SNPs 列表,使用 cCREs 的 SNPs 注释其与疾病及遗传变异的关联性。

Encode 提供几个简单好用的遗传变异注释（Variant Annotation）软件,如 RegulomeDB、FunSeq2 及 HaploReg。在主页点击 Encyclopedia,在展开的下拉菜单中点击 Encyclopedia browse,在打开的页面右上角,有这几个软件的链接,用户可点击进入。RegulomeDB 的使用:用户可以直接在 RegulomeDB 输入框中输入 dbSNP ID 或一段染色体坐标,软件将显示该 dbSNP 的信息或这段染色体上的所有 SNPs 数据,并可检索相关的详细信息从而预测其与疾病的关系。用户还可自己编程检索 Encode,方法是主页点击 Materials & Methods,在展开的下拉菜单中选择 Schemas,进入编程检索。

实例一 检索所有使用 Histone ChIP-seq 技术研究人体 T 细胞染色质发生 H3K4me1 修饰的实验数据:Encode 主页依次点击 Data,Experiment search,网页跳转到 Experiment search 页面（图 47-15）,默认状况下,这个页面有预先选择的限索参数,显示已发布实验。在限索栏的 assay title 部分选择 Histone ChIP-seq,在 Target of assay 部分选择 H3K4me1,点击 Biosample 部分后面的符号展开下拉式菜单,在 Cell 搜索框中输入 T cell（图 47-15B,用 3 个箭头分别指示）,下拉菜单中将显示 T cell,选择 T cell,此时右侧矩阵所显示的结果是使用 Histone ChIP-seq 技术研究 T 细胞中发生 H3K4me1 修饰的所有实验（图 47-15A）,点击每格中数字,网页跳转到 Experiment summary 页面,可以获得每个实验相关的详细信息。

实例二 检索有关多发性硬化症（multiple sclerosis）的 GWAS 研究结果 主页点击 Encyclopedia 按钮,在展开的下拉式菜单中选择 Visualize（SCREEN）,进入 SCREEN:Search Candidate cis-Regulatory Elements by ENCODE 主页,点击 Browes GWAS（GRCh38）键,页面跳转到 SCREEN Registry V3 页面（图 47-16）。在 GWAS Studies 栏的搜索框中输入 multiple sclerosis（图 47-16A,箭头）,其下拉菜单中显示数据库收录的所有关于 multiple sclerosis 表观遗传的实验研究,Encode 专家已经计算分析了每个研究的所有 cCREs,本例选择 multiple sclerosis 24076602 Beecham AH（图 47-16A,√）。在 Cell types 栏中选择感兴趣的细胞类型,数据库将细胞类型按其 p 值从小到大排序,本例选择 CD8 positive,alpha-beta T cell（图 47-16B,箭头）,结果信息显示 CD8 positive,alpha-beta T cell 中可能与引起 multiple sclerosis 相关的 cCREs 及其 SNPs、调控的基因等信息。结果信息（图 47-16C,箭头）包含以下内容:cCRE（所有与 multiple sclerosis 相关的 cCREs accesson,三色条带前的 P 表示该 cCRE 与转录起始位点 TSS 距离小于 2kb,D 表示该 cCRE 与转录起始位点 TSS 距离大于 2kb。图 47-16E 说明了三色条带的含义）;CD8 positive alpha-beta T cell;H3K4me3 Z（H3K4me3 的 Z score）;H3K27ac Z（H3K27ac 的 Z score）;SNPs;gene;genome browse。有四个 z score 值,分别是 H3K4me3 z score、H3K27ac z score、CTCF z score、DNase z score,它们在意义有点差别,但有些实验可能会缺少一些 z score 数据。z score 值越大,预测的结果更精确。显示的 cCREs 至少有一个 z score 大于 1.64（在 SCREEN 页面可以通过调节 z score 值限制检索范围）,至少有一个 SNP,如果 SNP 位于一个基因序列内,将显示该基因。通过 genome browse（UCSC）链接,可以可视化游览 SNPs、基因及基因组信息。点击 cCREs accession（本例选择第一个 cCRE,EH38E1312117）,网页跳转到 cCRE 详细信息页面（图 47-16D）,可以进一步获得 In Specific Biosamples、Nearby Genomic Features、TF and His-mod Intersection、TF Motifs and Sequence Features、Associated Gene Expression、Associated RAMPAGE Signal、Linked cCREs in other Assemblies、Functional Data 等详细数据。通过分析这些数据,可以预测该 cCRE 可能调控的基因及其与疾病的关系等非常有价值的信息。

（二）microRNA 数据库

MicroRNA 是在研究 C,elegans 发育时发现的,研究人员发现由 C,elegans 幼虫的 lin-4 基因转录形成的小 RNA 并不翻译为蛋白,但这个小 RNA 能与 lin-14 基因转录的 mRNA 的 3'UTR 序列互补,并通过这种相互作用抑制 lin-14mRNA 的翻译。最初普遍认为这种小 RNA 是线虫特有的,但是随后在一些不同物种中陆续发现这种小 RNA,并发现其广泛参与细胞的发生、分化和信号传递等生物学过程,是机体的重要调控分子,后将其命名为 MicroRNA（miRNA）。

miRNA 是一类长度约为 22 个核苷酸的单链非编码 RNA 分子,由 RNA 聚合酶Ⅱ/Ⅲ合成,目前发现编码 miRNA 的碱基序列约有一半位于编码蛋白质的基因内,其中大部分位于内含子,位于外显子的相对较

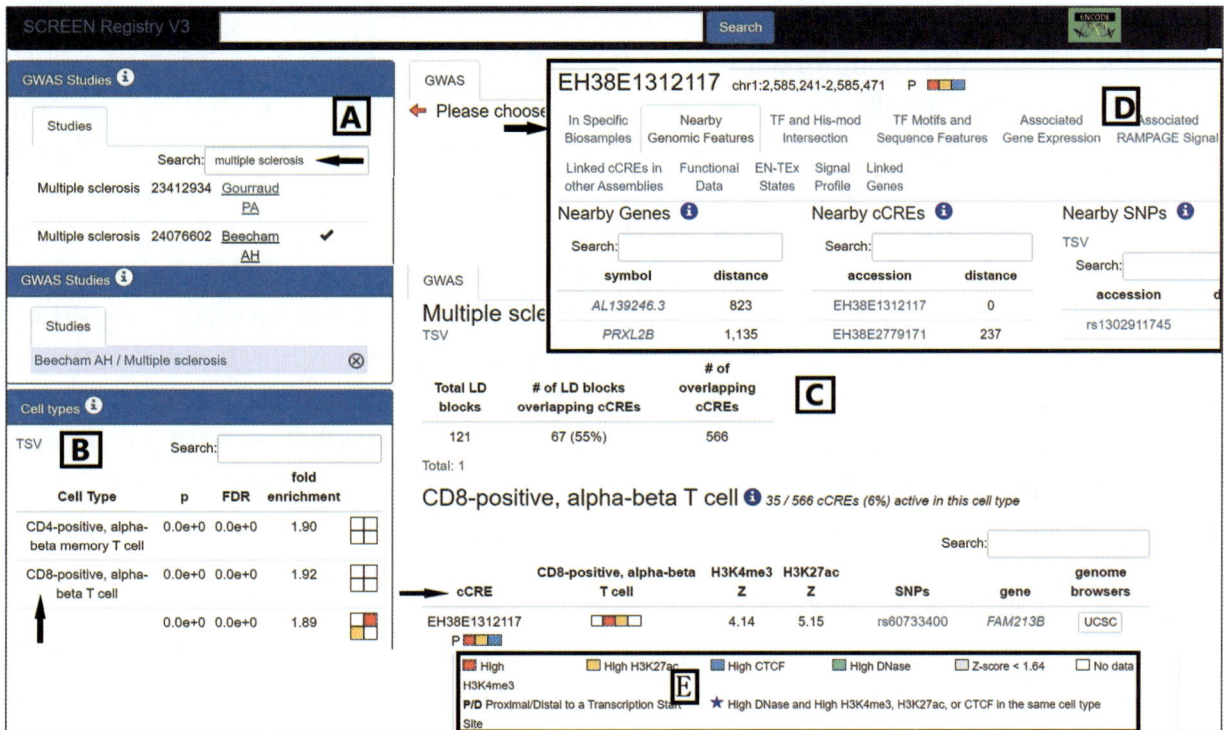

图 47-16 visualis（SCREEN）

少。其余编码 miRNA 的碱基序列位于基因间，不依赖于宿主基因转录，并由其自身的启动子调节。有时，转录合成的 miRNA 前体为一个长转录本，被称为簇（clusters），一个簇包含多个 miRNAs，簇内的 miRNAs 可能有相似的种子区域，在这种情况下，它们被认为是一个家族。miRNA 的合成可分为经典途径和非经典途径。经典途径是 miRNA 合成加工的主要途径，在这一途径中，pri-miRNAs 从其基因转录形成，然后由 DGCR8 与 Drosha 组成的复合体（RNA 结合蛋白 DGCR8：DiGeorge Syndrome Critical Region 8；Drosha：核糖核酸酶Ⅲ）剪切为 pre-miRNAs，生成的 pre-miRNA 与 exportin 5/RanGTP 复合物结合并被从细胞核转运至细胞质。在细胞质中，Dicer（RNaseⅢ 内切酶）与 pre-miRNA 结合并对其进行剪切处理，包括终端环的移除，从而形成成熟的双链 miRNA，该双链 miRNA 可以形成 2 条或 1 条成熟的单链 miRNA，这与 miRNA 种类有关。miRNA 链的方向性决定了成熟单链 miRNA 的名称，5p 链起源于 pre-miRNA 发夹结构的 5'，而 3p 链起源于 3'。来自成熟 miRNA 双链的两条链都可以以 ATP 依赖的方式加载到 Argonaute（AGO）蛋白家族（Human：AGO1-4）中，对于任何给定的 miRNA，与 AGO 结合的 5p 或 3p 链的比例因细胞类型或细胞环境的不同而有很大的变化，比例从接近相等到主要是其中之一或另一种，5p 或 3p 链的选择在一定程度上取决于 miRNA 双链的 5' 的热动力学稳定性或其第一个尿嘧啶，一般来说，5' 的热动力学稳定性较低或第一个碱基是尿嘧啶的链将优先加载到 AGO 中，称为导向链（guide strand），另一条链称为伴随链（passenger strand），伴随链将根据互补性程度通过各种机制与导向链解离，最终被降解。导向链与 AGO 结合形成功能性的 miRISC 复合体（miRNA 诱导的沉默复合体，miRNA-induced silencing complex）。miRISC 的特异性是由导向链与靶 mRNA 上的互补序列（miRNA response elements，MREs）相互作用决定的。miRNA 与 MRE 匹配的精确度决定了 miRNA 对靶 mRNA 的作用方式，即完全互补的 miRNA：MRE 相互作用诱导 AGO2 核酸内切酶活性并剪切靶 mRNA，剪切作用破坏了 AGO 和 miRNA 3' 端之间的结合，促进其降解。然而，在动物细胞中，大多数 miRNA：MRE 相互作用不是完全互补的，大多数 MREs 至少在其中心位置有一段与其引导 miRNA 不匹配的区域，这种结合方式阻止了 AGO2 核酸内切酶的活性，此时，AGO2 类似于非核酸内切酶活性的 AGO 家族成员（人类的 AGO2 1、3 和 4）发挥 RNA 干扰的作用。在许多情况下，功能性 miRNA 通过 5' 种子序列（核苷酸 2~8）与 MRE 相互作用，然而，3' 端的配对有助于 miRNA 与靶序列相互作用，增加其稳定性和特异性。

一般来说,非经典 miRNA 生成途径可分为 Drosha/DGCR8 不依赖和 Dicer 不依赖途径,其基本过程类似经典途径,只是对 Drosha、Dicer、exportin 5、AGO2 的利用及这几种分子的组合方式不同。经典与非经典途径最终均形成 miRISC 复合体。

迄今为止的大多数研究表明,miRNAs 结合到其靶 mRNA 的 3'UTR 的特定序列,诱导翻译抑制和 mRNA 的去 poly-A 尾(deadenylation)和去 5' 帽结构(decapping),失去 poly-A 尾和 5' 帽结构的 mRNA 不稳定。miRNA 结合位点也在其他 mRNA 区域被检测到,包括 5' UTR 和编码序列,以及启动子区域,miRNA 与 5'UTR 和编码区结合对基因表达有沉默作用,在一定条件下,miRNAs 还可以激活翻译或调控转录,如 miRNA 与启动子区相互作用可诱导转录。miRNAs 与其靶基因的相互作用是动态的,取决于许多因素,如 miRNAs 的亚细胞定位、miRNAs 与靶 mRNA 的丰度以及 miRNA-mRNA 相互作用的亲和力。miRNA 可分泌到细胞外液中,并通过外泌体(exosome)或与蛋白质(包括 argonautes)结合运输到靶细胞,目前,细胞外及循环体液中的 miRNAs 不仅可以作为疾病的生物标志物,而且在细胞间信号传递中发挥重要作用。

miRBase 由曼彻斯特大学格里菲斯-琼斯实验室管理,资金来自 BBSRC。该数据库可搜索已发布的 miRNA 的序列和注释等,目前的版本(miRBase 22.1)包含超过 270 个物种的超过 38 589 个 microRNA 记录,包括植物,后生动物(其中重要的人体寄生虫有 *Ascaris suum*、*Brugia malayi*、*Echinococcus granulosus*、*Echinococcus multilocularis*、*Fasciola hepatica*、*Schistosoma japonicum*、*Schistosoma mansoni* 及媒介昆虫 *Aedes aegypti*、*Anopheles gambiae*、*Culex quinquefasciatus*)及病毒等,现阶段没有原虫的相关数据,原虫是否有 miRNA 还需进一步研究。数据库中的每一条 miRNA 记录的信息包含 pri-miRNA、pre-miRNA、成熟 miRNA(如果 pri-mRNA 产生两条 mature miRNA,则分别列出,5pmiRNA 在前,3pmiRNA 在后)、预测的靶 mRNA 的位置和序列及参考文献等信息。以上序列都可以通过名称、关键字、参考文献及注释来检索数据库,所有序列和注释数据都可以下载。靶基因预测的原理:通过分析已知 miRNA 与其靶基因的序列,发现具有以下一些重要特征:靶基因 3'UTR 区具有与 miRNA5' 端至少 7 个连续核苷酸的完全配对区域(2~8nt),miRNA 的该部分序列被称为种子序列(seed sequence),mRNA 与 miRNA 种子序列互补的序列在物种中经常具有保守性。一般预测软件,遵循以下原理:序列互补性、序列保守性、热动力学、位点的可结合性及 UTR 碱基分布。miRBase 采用 miRanda、Targetscan、RNAhybrid 及 PicTar 等软件预测 miRNA 的靶基因。现阶段数据库不提供媒介昆虫及人体寄生蠕虫的 miRNA 靶基因的预测分析服务。如果需要分析预测寄生虫 miRNA 的靶基因,可以下载安装 miRanda 软件,分别输入 miRNA 序列和需预测的靶基因的 mRNA 的 3'UTR,蠕虫基因 mRNA 的 3'UTR 可从 wormBase 检索下载。哺乳动物的 3'UTR 可从 UCSC 检索下载。

miRBase 的网址(www.mirbase.org)主页顶部有一工具条,依次为 Home、Search、Browse、Help、Download、Blog、Submit。右上角有个快速搜索栏,输入 miRNA Accession、miRNA name、Keyword(metabolism)或 Species 等,点击 Submit 键,网页跳转至搜索结果页面。快速搜索栏下方有 3 个栏位,第一个栏位显示数据库版本号及收录的 miRNA 条目数,第二个栏位有一个搜索栏,可输入 miRNA name、Keyword 进行搜索。第三个栏位可以下载发表的 miRNA 数据。

点击 Search 键,网页跳转到 Search miRBase 页面(图 47-17A)。有 4 种搜索数据库的方式,从上往下分别是:By miRNA identifier or keyword,在该搜索栏中输入 miRNA accession、name 或 keyword,点击提交键进行数据库检索;For clusters,在第一个栏位的下拉式菜单中选择 Organism,在第二个栏位输入 Inter-miRNA distance,点击 Get cluster 键进行检索;By tissue expression,在前 2 个下拉式菜单中分别选择物种和组织,点击 Get experiments 键进行检索;By sequence,在框中输入查询序列,在右边的第一个下拉式菜单中选择检索序列的类型(mature miRNAs 或 Stem-loop sequences),在第二个下拉式菜单中选择检索的方式(BLASTN 或 SSERCH。BLASTN 适合检索长序列的 miRNA。SSERCH 适合在 miRBase 检索短序列,如在一个 miRNA 或前体茎环结构中找到一个短基序,或找到与查询相关的 mature miRNA 序列);在第三个框中设置 E-value;第四个框中设置搜索结果显示的条目数;第 5 个下拉式菜单中根据物种缩小检索的范围。点击 Search miRNAs 进行检索。网页跳转到结果页面,显示所有符合检索条件的 miRNA 条目(如果是输入序列进行搜索,结果中有 Alignment 项。点击后将显示查询序列与比对序列的

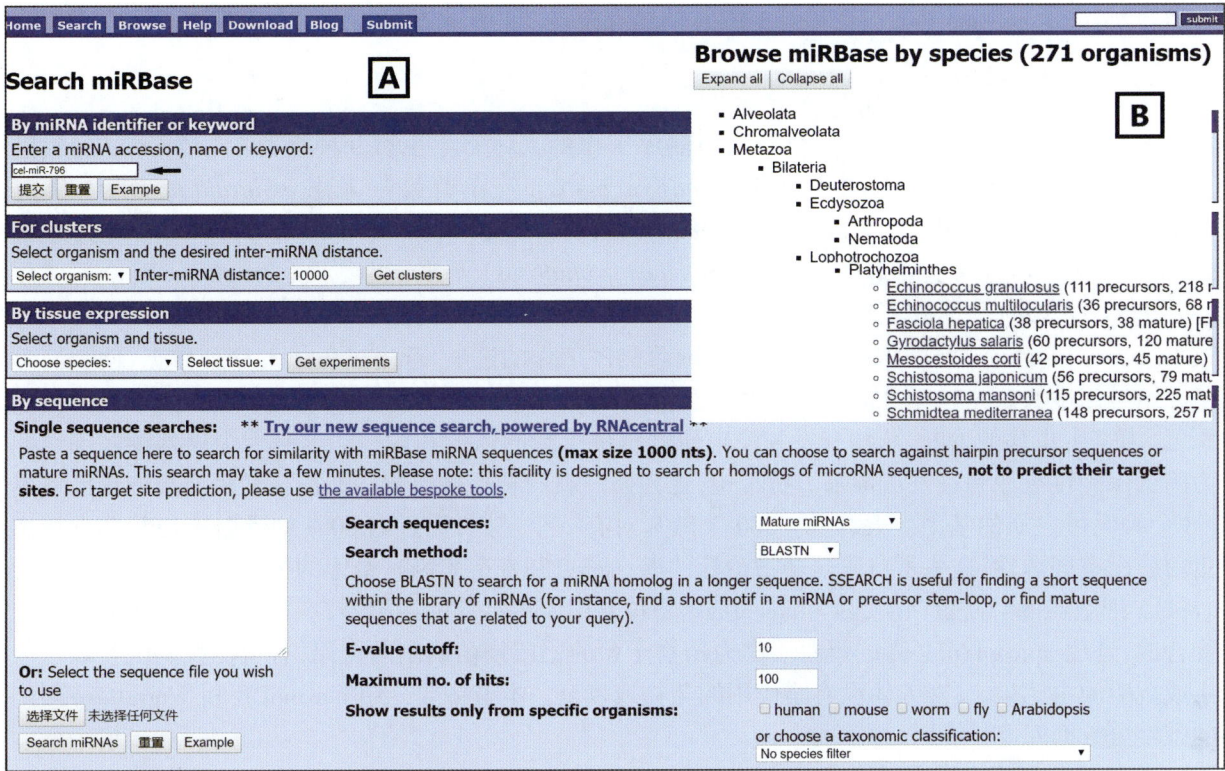

图 47-17　Search miRBase 页面

匹配结果及得分等),选择感兴趣的点击,网页跳转到 miRNA 信息页面(图 47-18A),每一条 miRNA 记录的信息包含 3 个部分,分别是 pri-miRNA 序列及结构、mature miRNA 序列及结构、参考文献。有些 miRNA 记录的信息包含 Symbol(编码 miRNA 的基因的信息),可链接到 Ensembl、UCSC、NCBI 网站,提供更多关于该基因的信息,如可视化 miRNA 基因在染色体的位置等。点击 Predicted targets 的任一软件,如 Targetcanworm(图 47-18A,箭头),网页跳转到 Targetcanworm 靶序列预测软件页面,显示该 miRNA 可能作用的所有靶基因(图 47-18B)。目前 Targetcanworm 尚不提供数据库中包含的几种人体寄生虫的靶基因预测服务。

点击 Browse 键,可根据物种检索 miRNA(图 47-17B),显示目前数据库包含的几种重要的人体寄生虫。

实例:检索 *Caenorhabditis elegans* 的 mir-796 序列及预测其靶基因

在 By miRNA identifier or keyword 搜索栏中输入 cel-mir-796(图 47-17A,箭头),点击提交按钮,网页跳转到 miRNA 信息页面(图 47-18A),显示 pri-miRNA、mature miRNA 序列及结构、参考文献,点击 Get sequence 按钮,可以获得相关的序列信息。点击 Targetcanworm,网页跳转到 Targetcanworm 靶序列预测软件页面(图 47-18B),可见 cel-mir-796 可能作用的靶基因,如 dct-1、R02E12.5 等,点击 Sites in

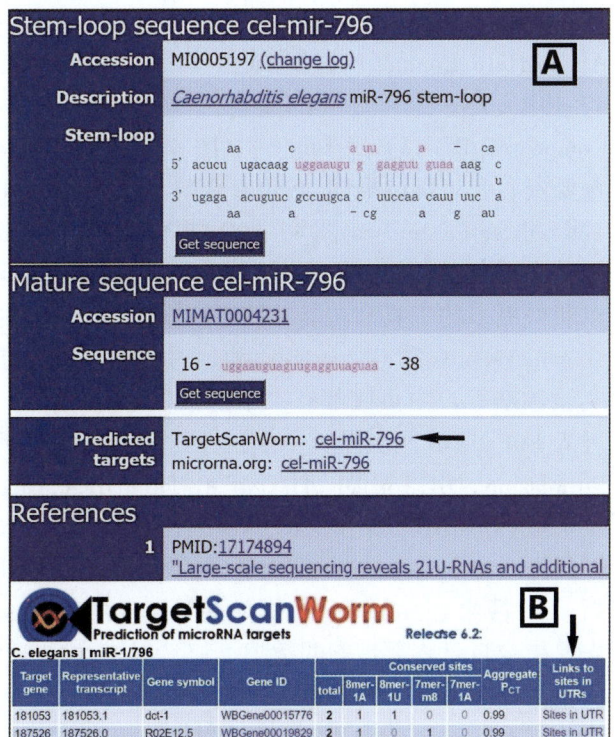

图 47-18　miRNA 信息页面

UTR 链接,将显示 cel-mir-796 与靶基因 3'UTR 的结合位点及匹配情况。

五、寄生虫相关数据库

现阶段已完成或大部分已完成全基因组测序工作的人体寄生虫有 9 种疟原虫(*Plasmodium*)、巴贝西虫(*Babesia bovis*)、阴道毛滴虫(*Trichomonas vaginalis*)、蓝氏贾第鞭毛虫(*Giardia lamblia*)、隐孢子虫(*Cryptosporidium*)、弓形虫(*Toxoplasma gondii*)、埃及血吸虫(*Schistosoma haematobium*)、曼氏血吸虫(*Schisosoma mansoni*)、细粒棘球绦虫(*Echinococcus granulosus*)、马来布鲁线虫(*Brugia malayi*)、旋盘尾线虫(*Onchocerca volvulus*)、旋毛形线虫(*Trichinella spiralis*)及美洲钩虫(*Necator americanus*)等,冈比亚按蚊(*Anopheles gambiae*)的测序也已完成。随着测序工作的进展,产生了大量的序列数据,使我们可以从基因组的深度去研究和探讨寄生虫的生物学特征及其与宿主的相互关系,拓宽了寄生虫学研究的视野和深度,为寄生虫病的诊断、药物开发和疫苗研制提供了新的依据和途径。全基因组序列测序工作的完成为筛选保护性抗原制备疫苗带来了新希望,也为研制新药物提供线索。如在恶性疟原虫中现已鉴定了5 268 个编码蛋白质的基因。大约每 4 300 个碱基对有一个基因,而且约 60% 的蛋白质与其他真核生物的蛋白质没有同源性,这些蛋白质是药物治疗的潜在靶点和疫苗研制有希望的抗原。特别是那些定位于 apicoplast 细胞器的必需蛋白质,因为 apicoplast 是顶复门原虫特有的细胞器,参与脂肪酸和类异戊二烯的生物合成,选取 apicoplast 必需的蛋白质作为药物干预的靶或疫苗研制的抗原,有可能找到既可以杀灭疟原虫或抗疟原虫感染,又对人体没有副作用的药物或疫苗。本节主要介绍 plasmoDB 和 WormBase 两个重要的寄生虫数据库及其使用。

(一) plasmoDB 寄生原虫数据库

是一个关于疟原虫属的数据库(网址:http://plasmodb.org)。该数据库是 EuPathDB 项目的一个成员,数据库包含大量与疟原虫有关的基因组、蛋白质组和代谢组信息。plasmoDB 主页包含如下三个主要部分(图 47-19)。

plasmoDB 主页顶部的栏框(图 47-19A)包含一个 plasmoDB 徽标(在浏览任一页面时,单击此徽标可返回至主页)、当前数据库发布版本号和日期、Gene ID 和文本搜索框、社交媒体的链接(Facebook、Twitter 和 YouTube)及注册与登录链接(光标停留在 Guest 上,将显示 Login,Register 按钮)。该栏还包含一个工具条(箭头),显示了数据库的各种资源与工具,依次为 My Strateiesy、Searches、Tools、My Workspace、Date、About、Help、Contact Us,使用此工具条,方便我们快速打开相应功能项。左边部分是 Search for... 栏(图 47-19B),是一个可展开的搜索栏,可以搜索 Genes、Organisms、Sequence、SNP、EST、Metabolic Pathways 及 Compounds 等内容。中间一栏(图 47-19C)是 Overview of Resources and Tools,该栏是对 plasmoDB 一些重要资源和工具的概述,右边有个隐藏的 news and tweens 链接,点击可获取数据库每个版本的最新信息。Tutorials and Exercises(图 47-19D)提供如何使用 plasmoDB 资源和工具的教育和教程,包括在线视频教程、研讨会及练习的链接。虽然访问 plasmoDB 数据记录或构建搜索策略不需要注册登录,但注册登录后可以获得更多的工具和功能的使用权限,如保存和共享搜索策略、将基因添加到 My Basket 和 My Favorites、在 gene records 和 Galaxy workspace 中添加注释、利用 plasmoDB 提供的 Galaxy workspace 分析用户自己的实验数据等。主页底部有一个链接框,框中有 16 个链接站点(图 47-19E),我们可以点击各链接站点而进入 EuPathDB 网页及其下属的 15 个站点,包括原虫(AmoebaDB,CryptoDB,GiardiaDB,MicrosporidiaDB,PiroplasmmaDB,ToxoDB,TriTrypDB,TrichDB,PlasmoDB)、卵菌及真菌(FungiDB)、进化相关的非病原物种及宿主(HostDB)、媒介生物(VectorDB)等,包含 170 多种物种。我们可以通过 Contact Us 链接以电子邮件的方式向 plasmoDB 专家发送我们在使用数据库时所遇到的问题、评论和建议等。

1. 搜索 plasmoDB 数据库的策略　由于 plasmoDB 有几种类型的数据,所以检索数据库前,用户首先要决定自己将要搜索的数据类型。例如,如果要搜索恶性疟原虫 3D7 株编码具有 1 至 7 个跨膜区的膜蛋白的所有基因,用户可以在主页左侧的 "Search for..." 标题下选择 Genes,通过单击 Genes 名称左侧的箭头展开每个搜索类别,以显示附加的子类别,此处应选择 Protein targeting and localization(基于蛋白靶向定位)下的 Transmembrane Domain Count(跨膜结构域计数)搜索基因(图 47-20A),网页跳转到 Identify

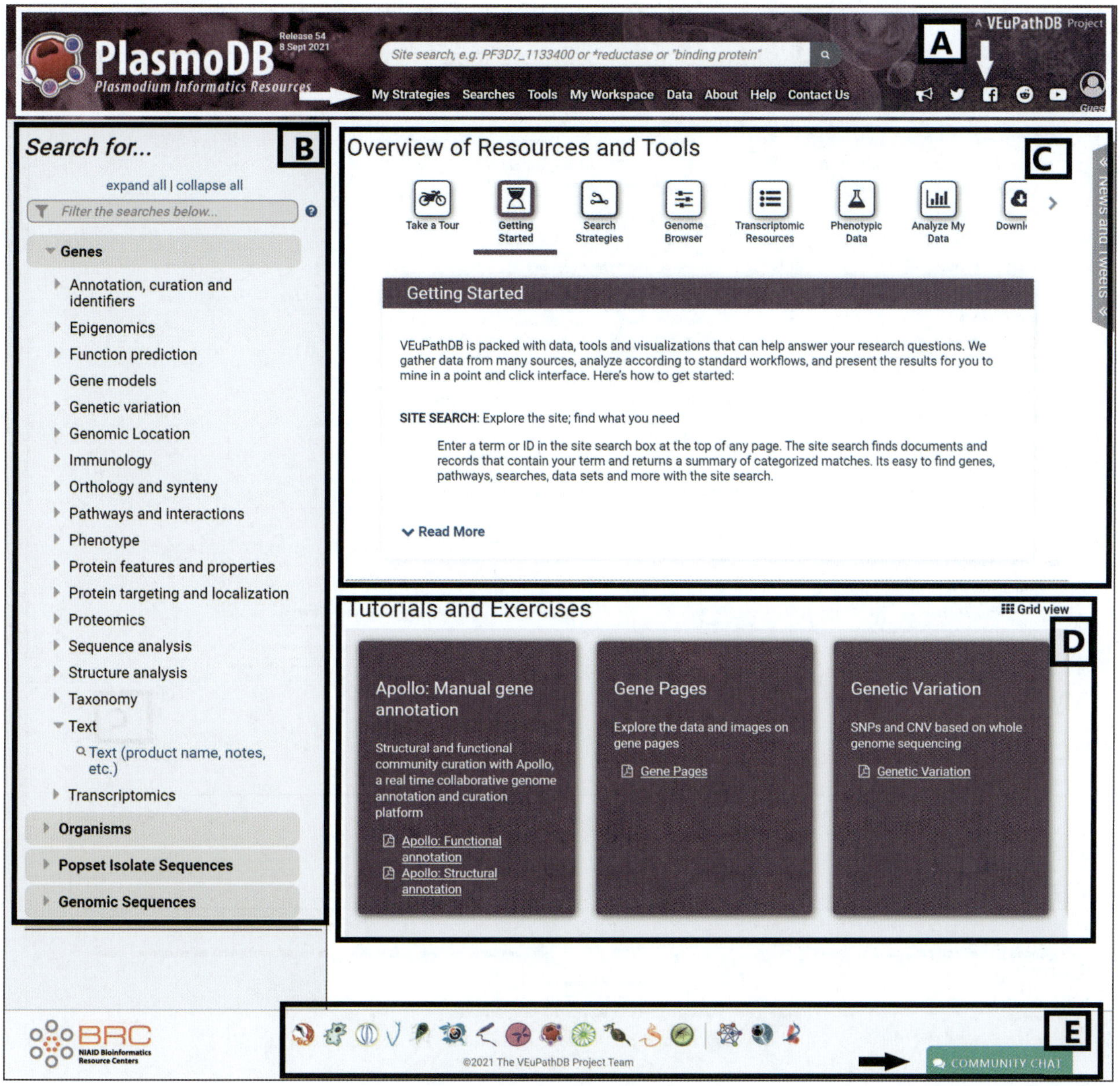

图 47-19　plasmoDB 主页

Genes based on Transmembrane Domain Count 页面（图 47-20B），再选择 Organism（物种），单击 Plasmodium 左侧的箭头，可以展开可搜索的物种，单击选择 *Plasmodium falciparum* 3D7［Reference］，更改参数 Minimum Number of Transmembrane Domains 和 Maximum Number of Transmembrane Domains 计数分别 为 1 和 7，配置好搜索参数后，单击" Get Answer"键，搜索结果将显示恶性疟原虫 3D7 株编码具有 1~7 个 跨膜区的膜蛋白的所有基因（图 47-20C）。此外，在 Gene ID 和文本搜索框（图 47-19A）中输入 Gene ID 或关键词（如 reductase 或 binging protein），可快速链接到相关页面，无须展开每个搜索类别。

　　搜索结束后，结果显示在结果页面上，结果页面分为三个部分（图 47-20C，从上到下），第一部分的框 是显示搜索策略的图形框。搜索策略以图形方式显示在这个矩形框中，包含检索到的条目数和查询名称。 该策略具有互动性和可扩展性，左侧有个物种筛选显示栏，选择筛选条件后，筛选的结果会在结果页动态 显示。第二部分有一些重要的按钮，第一行有三个选项卡，分别是 Gene Result、Genome View 及 Analyze Result。Gene Result 选项卡是当前结果显示页面；点击 Genome View 选项卡，网页将跳转到基因组图形 显示页面，此时搜索结果也被图形化地映射到染色体上，可以观察到搜索的基因在染色体上的位置等丰 富的信息；点击 Analyze Result 选项卡，可以对检索到的结果进行功能富集分析，如 GO（Gene Ontology

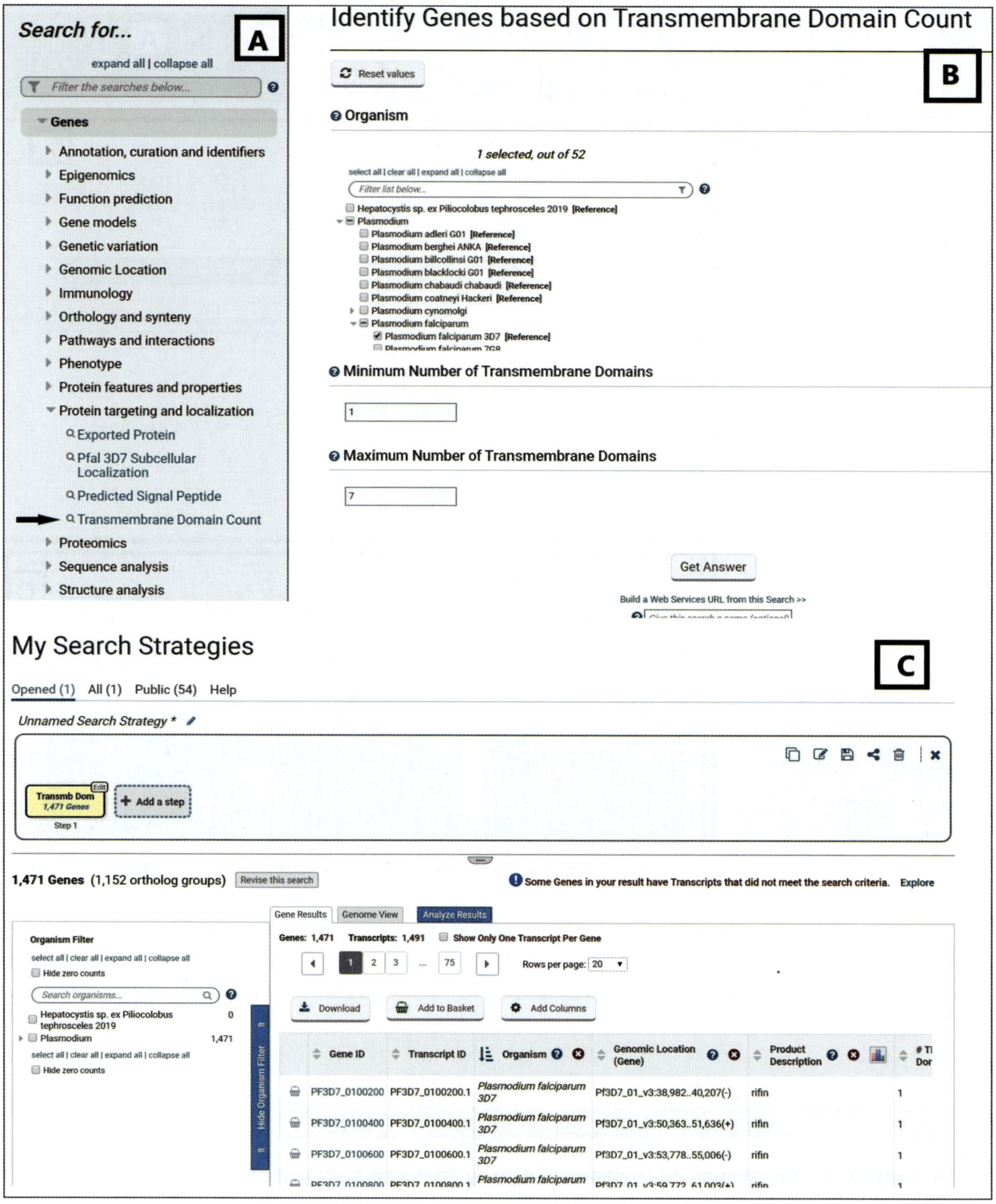

图 47-20 使用 plasmoDB 检索编码恶性疟原虫跨膜蛋白的基因

Enrichment)、代谢途径富集(Metabolic Pathway Enrichment)及 word 富集(Word Enrichment)。再下有三个按钮,分别是 Download、Add to Basket 及 Add Columns 按钮,Add columns 按钮可以添加更多的列,包括表达式图等,通过单击列名右边的 x 图标来删除列,移动列(拖放),对列中的项目进行排序(单击列名称左侧的向上或向下箭头),调整页面显示的项目数(rows per page);Add to Basket 可以添加结果到 Basket(点击每一行左边的 Basket 图标,使用该项功能,需要登录数据库)。此外,通过点击图形图标(列标题中),可以以图形方式显示各列的内容(直方图或词云);点击 Download 链接,可以以多种格式下载所有结果。第三部分以动态的、可定制的表显示了查询的实际结果。可通过点击基因 ID(第一列)访问基因页面。

2. **建立多步骤搜索策略**　通过点击 Add Step 可以在第一步搜索的基础上进一步深化搜索，点击 Add Step 按钮，出现一个弹出窗口，使用户可以访问 plasmoDB 数据库中的所有搜索，可以选择、配置任何搜索，并将其与策略中前一步的结果结合起来。

实例一　使用 plasmoDB 数据库搜索间日疟原虫配子体期可能高表达的蛋白酶

（1）使用文本搜索检索 plasmoDB 数据库所有的蛋白酶基因：依次点击首页 Search for... 菜单的 Genes、Text、Text（product name，notes，etc.）链接（图 47-21A），打开 Identify Genes by Text（product name，notes，etc.）页面，Organism 选择 Plasmodium，Text term（use * as wild card）框输入 protease，Fields 使用全选（默认参数），点击 Get Answer 按钮开始搜索（图 47-21B），搜索结果显示在 My Search Strategies 页面（图 47-21C），该页面含有 strategy 框，显示搜索的步骤，一个 Organism Filter 框，可以用于选择要显示基因的物种，一个 Genes Results 框，以表格的形式显示搜索到的所有基因，表中的第一列是基因 ID，点击可以链接到基因页面。My Search Strategies 可以被保存，并得到一个 URL，可用来共享。

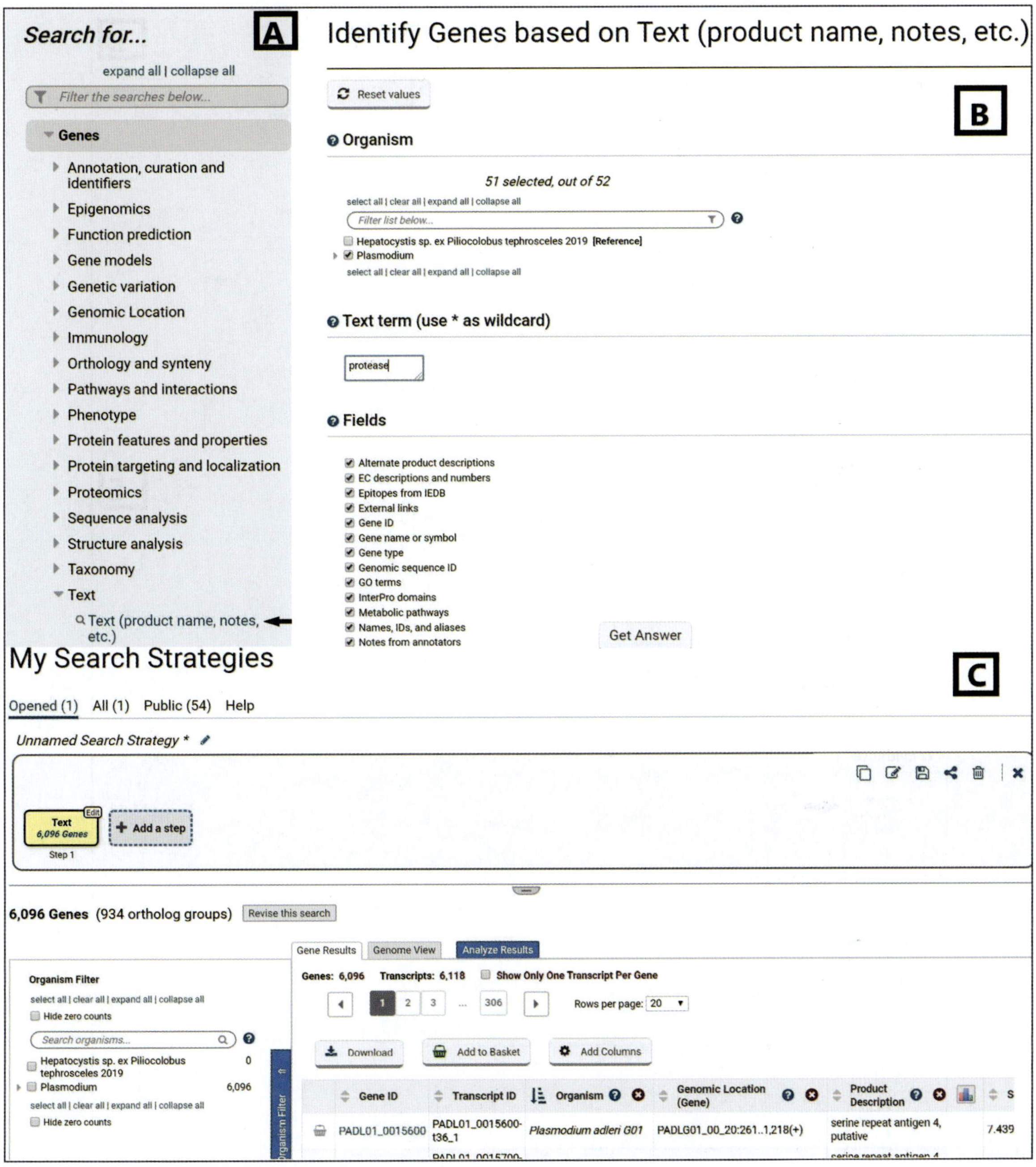

图 47-21　使用 PlasmoDB 搜索疟原虫蛋白酶基因 1

（2）使用 GO Term 搜索更多可能的 Protease 基因数：由于有些研究 protease 的文献没有使用 protease 作为关键词，第一步的搜索的结果中有可能漏掉一些 Protease 基因，所以需要进一步使用 proteolysis 在 GO Term 中搜索更多可能的 Protease 基因。

点击 strategy 框中的 Add Step 按钮，打开 Add Step 弹窗。在 Choose how to combine with other Genes 项，选择 1 UNION 2（表示两步搜索结果相加），在 Choose which Genes to combine. From... 项选择 A new search，依次选择 Function prediction、GO Term，点击 GO Term 打开 Add a step to your search strategy 页面的 Search for Genes by GO Term（图 47-22，D），Organism 点选 Plasmodium，Evidence 选默认参数，Limit to GO Slim terms 选默认参数，在 GO Term or GO ID 框中输入 proteolysis，在下拉菜单中选 GO:0006508:Proteolysis:5，在 GO Term or GO ID wildcard search 栏选默认参数，点击 Run Step 键，搜索结果显示在 My Search Strategies 页面（图 47-22，E），可见 strategy 框显示 2 步搜索，根据搜索含有 Protease 文本的基因记录和搜索 GO term assignment of GO:0006508 数据集的基因记录，共搜索到 8 619 个可能的 proteolysis 基因。

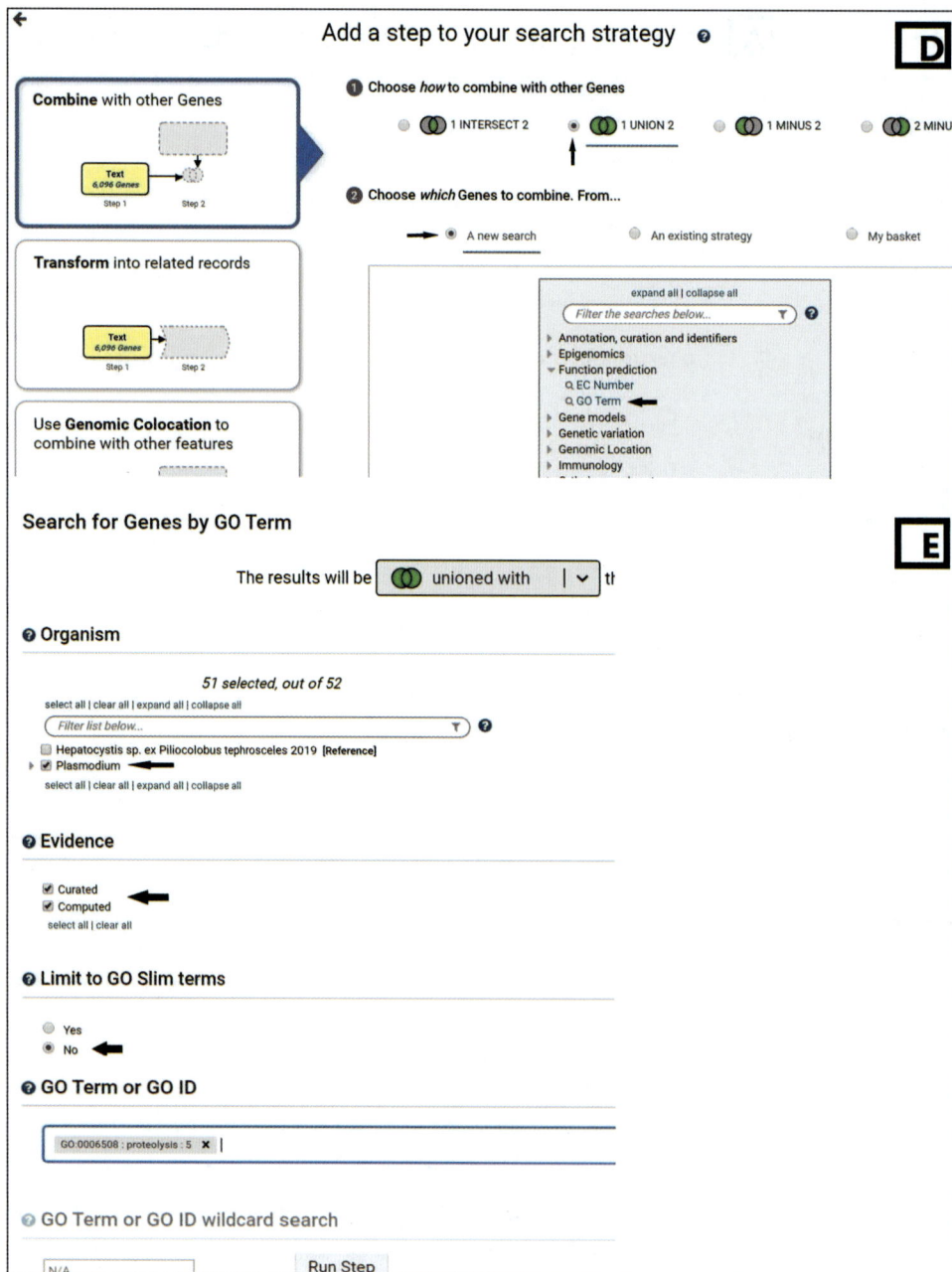

图 47-22　使用 PlasmoDB 搜索疟原虫蛋白酶基因 2

（3）找出第 2 步搜索到的基因中那些在配子体期高表达的基因：先在 Transcriptomics 数据集中找出配子体期高表达的基因，然后将其与第 2 步搜索到的蛋白酶基因交集。就可以得到在配子体期高表达的 proteolysis 基因。

点击 strategy 框的 Add Step，在 Choose how to combine with other Genes 项选择 2 INTERSECT 3（图 47-23，G）。在 Choose which Genes to combine. From... 选择 a new Search "Run a new Search for，" "Genes"。依次点击下拉菜单的 Transcriptomics、RNA Seq Evidence 项。点击显示 RNA sequencing data sets 表和搜索方法，由于数据库没有与间日疟原虫相关的配子细胞 RNA seq 数据集，所以我们在这一步中选择搜索伯氏疟原虫配子细胞 RNA seq 数据集（图 47-23H），然后再将结果转化为它们的间日疟原虫同源序列。点击 Plasmodium berghei Gametocyte Transcriptomes（Yeoh 等）栏的 P，打开 Search for Genes by RNA-Seq Evidence 页面（图 47-24），Experiment 选 Gametocyte Transcriptomes-Sense，Samples 选 male gametocyte 和 female gametocyte，Minimum expression percentile 默认值为 80，Maximum expression percentile 默认值为 100，选用这组默认值，可以搜索到表达水平较高的基因。Matches Any or All Selected Samples？选 Any，Protein Coding Only：选 Protein Coding。点击 "Run Step" 按钮。进入搜索结果页面，显示可能具有蛋白水解活性并在配子体中高表达的基因有 365 个。由于使用的是伯氏疟原虫的 RNA 测序实验结果，所以现在结果中的得到的这 365 个基因仅仅是伯氏疟原虫的基因，所以需要将其转化为间日疟原虫的同源基因。

（4）利用 "Transform into related records" 工具将伯氏疟原虫的配子体蛋白酶基因转化为间日疟原虫的同源基因：点击 strategy 框的 "Add Step" 按钮，点击 Transform into related records 按钮（图 47-25I），点击 "Orthologs" 弹出搜索参数设置页面（图 47-25J），Organism 选择 Plasmodium vivax Sal-1，Syntenic Orthologs Only？选用默认值，点击 "Run Step" 得到搜索结果（图 47-25K），显示得到 73 个间日疟原虫在配子体期高表达的蛋白酶基因（图 47-25L）。

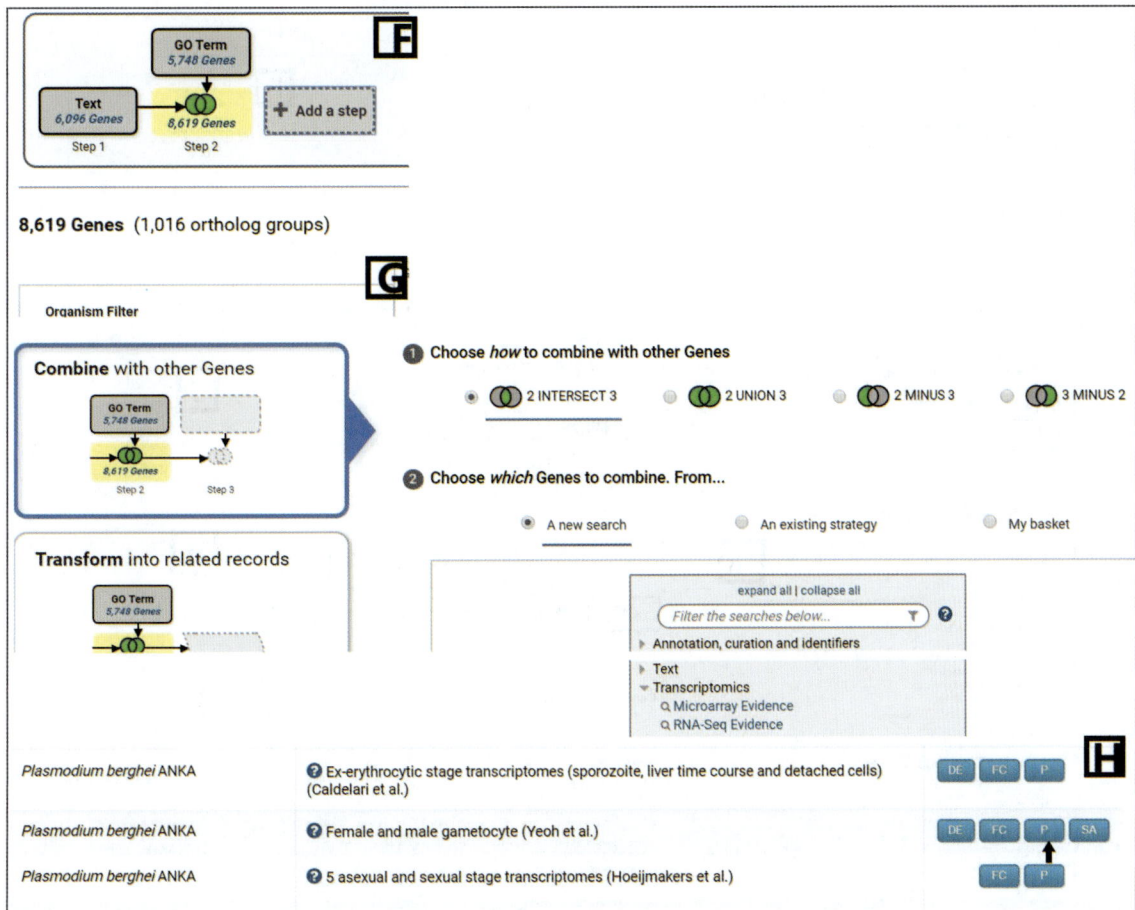

图 47-23　使用 PlasmoDB 搜索疟原虫配子体期高表达的基因

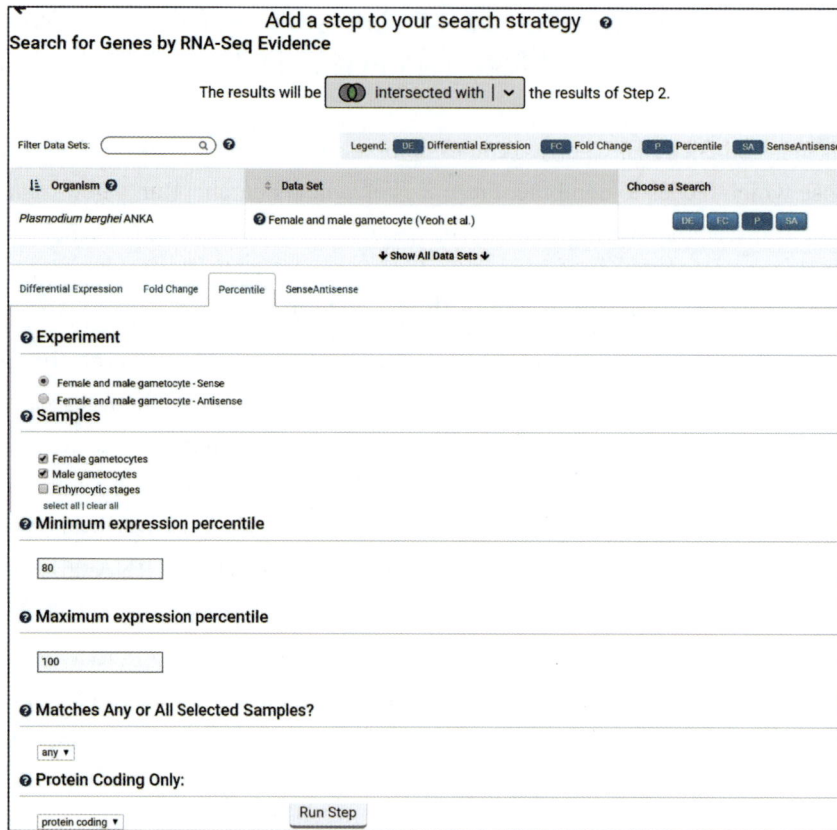

图 47-24 疟原虫配子体期高表达的基因

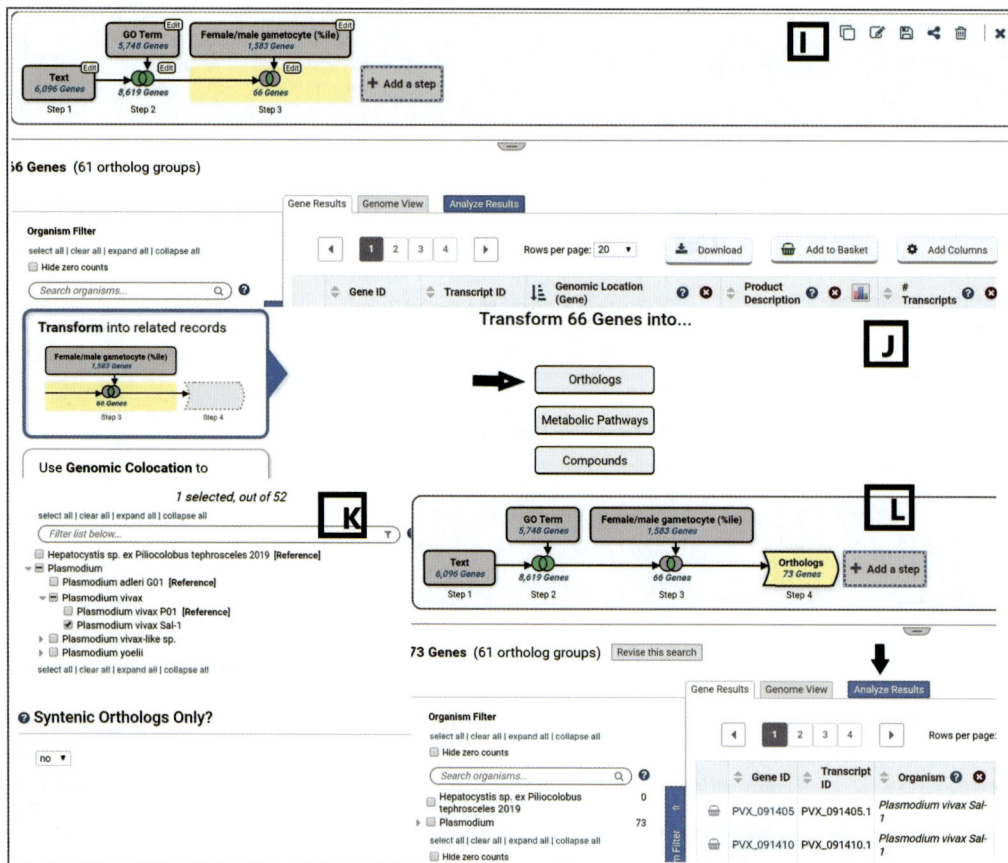

图 47-25 使用 PlasmoDB 在疟原虫不同种之间进行同源基因转换

实例二 理想的疫苗候选抗原或药物靶点原则上应该是病原体特有且在宿主体内未发现的蛋白质或其他分子。Orthology 也可用于寻找与过程或细胞器相关的基因。apicoplast 是 Apicomplexans 原虫一个独特的细胞器,这个细胞器,以及在这里起作用的基因的产物,可用于设计杀灭疟原虫的药物靶点或进行疫苗研究,因此鉴定在 apicoplast 中起作用的基因具有重要意义。在这个例子中,我们将从寻找可能在 apicoplast 中表达的恶性疟原虫基因开始,再使用 Orthology and Phylogenetic Profile 工具,剔除与人类有较高同源性的恶性疟原虫 apicoplast 基因,留下的基因将是恶性疟原虫 apicoplast 特有且与人类无同源性的基因,可用作药物及疫苗设计和研究。

进入 plasmoDB 数据库主页,在 Search for... 栏依次选 Genes、Protein targeting and localization、Pfal 3D7 Subcellular Localization,点击 Pfal 3D7 Subcellular Localization,网页跳转到 Identify Genes based on Pfal 3D7 Subcellular Localization 页面,在 Localization 下拉菜单中选择 Apicoplast,点击 Get Answer(图 47-26,A,B)键,网页跳转到 My Search Strategies 页面,结果显示在恶性疟原虫 3D7 株 Apicoplast 表达的基因,共搜索到513 个。再通过下面的步骤剔除这 513 个基因中与人类有同源性的基因,将得到在恶性疟原虫 apicoplast 中表达且与人类没有同源性的基因。在 Strategies 栏中点击 Add Step 按钮,网页跳转到 Add a step to your search strategy 页面,在 Choose how to combine with other Genes 选 1 INTERSECT 2 选项,在 Choose which Genes to combine. From... 栏,选 A new search,然后依次点选 Orthology and synteny、Orthology Phylogenetic Profile,点击 Orthology Phylogenetic Profile(图 47-26,C),网页跳转到 Search for Genes by Orthology Phylogenetic Profile 页面(图 47-27),在 Find genes in these organisms 项,选取 *Plasmodium falciparum*,在 Select orthology profile must not be in group 项,依次点击 Metazoa(META)、Chordata(CHOR)、Mammalia(MAMM)、Homo sapiens REF(hsap),直到出现 Homo sapiens REF(hsap)项,然后在 Homo sapiens REF(hsap)前复选框点击直至出现选红色 X,表示在输出结果中将排除与人同源的基因,然后点击 "Run Step" 按钮,搜索结果显示有 377 个基因产物是存在于恶性疟原虫 apicoplast 细胞器,且与人类没有同源性,可以进一步实验验证这 377 个基因是否可用于药物靶点设计和疫苗研究。

3. PlasmoDB JBrowse 工具的使用 JBrowse 是一个功能多样的工具,用于在全基因组范围内分析查询某个基因的序列特征数据,我们用 JBrowse 查询分析疟原虫 hypoxanthine-xanthine guanine phosphoribosyl transferase(PBANKA_1210800)基因的相关信息以介绍 JBrowse 工具的使用。

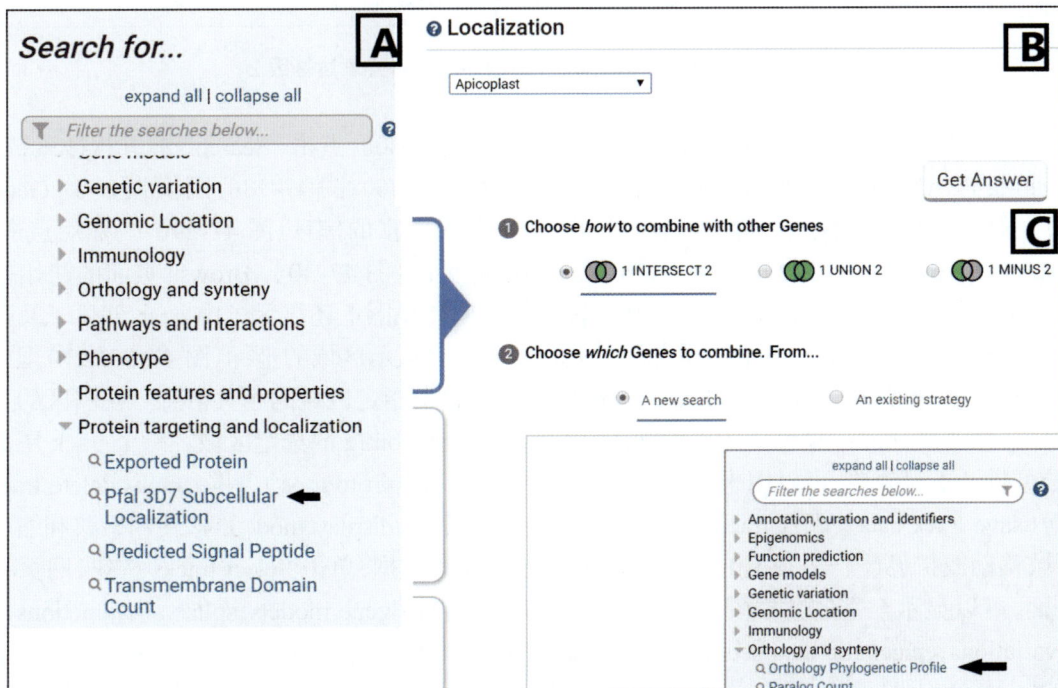

图 47-26 使用 PlasmoDB 筛选疟原虫特异表达基因 1

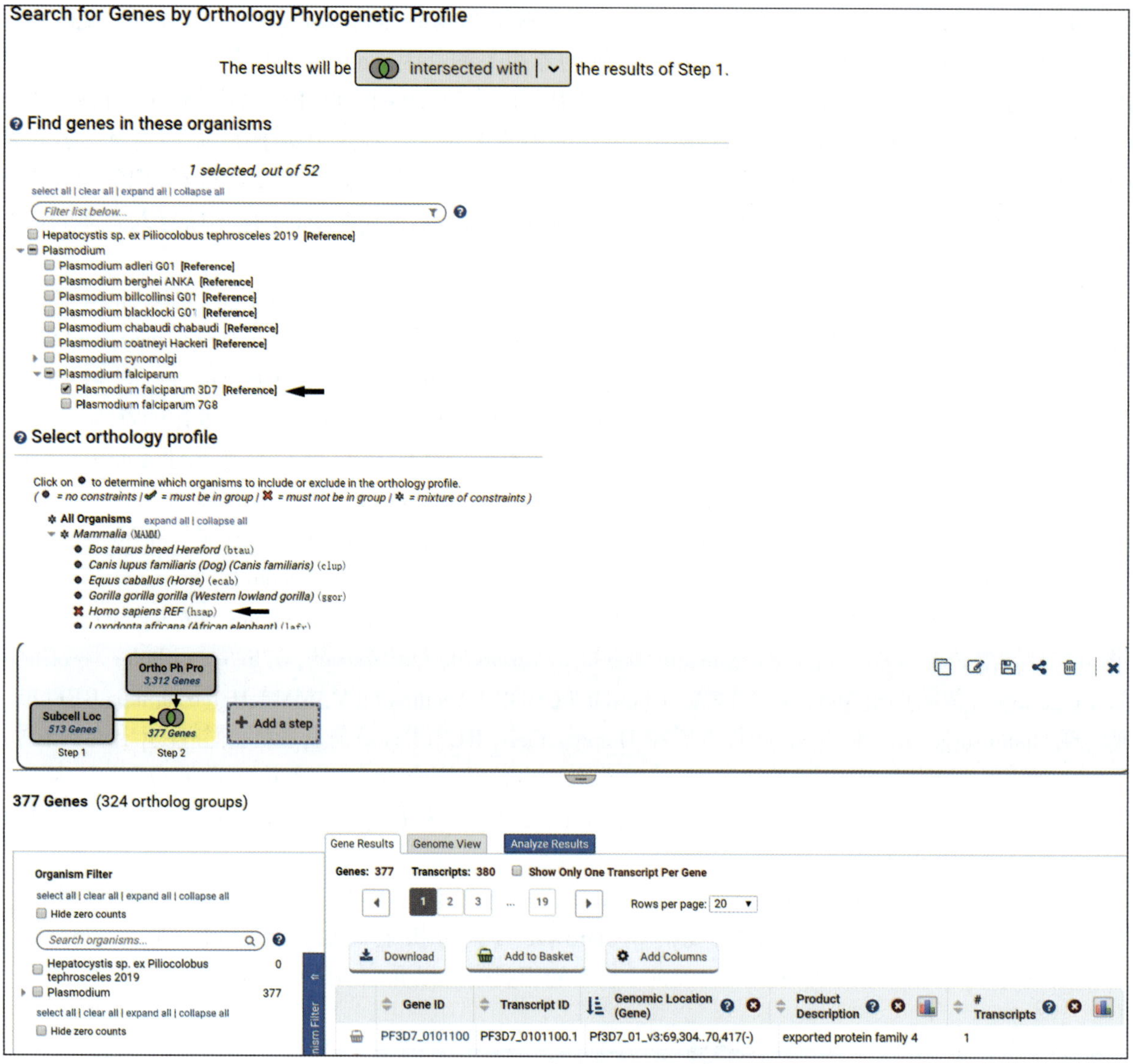

图 47-27　使用 PlasmoDB 筛选疟原虫特异表达基因 2

　　打开 PlasmoDB 主页,在文本搜索框中输入 PBANKA_1210800,点击"Search"键进行搜索,在打开的 Genes matching PBANKA_1210800 页面中点击 PBANKA_1210800(图 47-28),网页跳转到 Gene models 页面,通过左侧的选择框选择感兴趣的内容,可以查询该基因丰富的信息(图 47-29C)。然后点击 View in JBrowse genome browser(图 47-29D),网页跳转到 JBrowse 页面(图 47-30),JBrowse 页面的初始视图以高亮标记检索到的基因,基因的箭头方向表示基因转录的方向。视图上还显示了内含子/外显子及其剪接位点内容,Combined RNAseq plot track 表示基因的表达水平。在显示区域的坐标(图 47-30B,1)框中输入其他的染色体坐标值、基因 ID 或转录本 ID 等,视图区将自动显示指定区域的相关信息。视图区的上部分分别显示整个染色体或 contig,染色体的放大视图,以及染色体或 contig 的选定区域。每个 track 尾部有个三角号,点击可打开下拉菜单,可以用来移动 track 到第一行显示(pin to tope)、删除 track(delete track)、保存 Track 数据(save track data)、配置 track(edit config)及显示模式(display mode)等,使用平移和缩放工具可将显示区域移动或扩展(图 47-30A,1)。如果需要显示其他的数据,单击 Select tracks 按钮,网页将显示数据选择页面,可以显示丰富的数据资料(图 47-30 箭头,1),包括 gene models,splice site junctions,synteny,sequence variations,epigenetic data sets from ChIP-on-ChIP or ChIPseq,transcriptomics,proteomics 等。每一个选项将以一个 track 显示在 JBrowse 的视图框中,功能强大,可以选择多个 track,但来自不同生物的数据不能同时显示。由于可选项很多,不便于查找,为此,JBrowse 提供了一个 track 搜索框(图 47-30,2),用户可以在框中输入自己需要查找的资料,系统将把对应的 track 选项显示在表格中,用户确证后,直接点击即可,便于快速找到需要的 track。这些 track 会自动添加到 Browser 选项卡的显示中。如果需要对 track 重新排序,可以通过单击任何 track 的标题栏并按需要上下拖动,track 便被重新安排。从 PBANKA_1210800 的 JBrowse 页面的 Annotated Transcriptes track(图 47-30,3)可见 PBANKA_1210800 基因有 2 个外显子和 2 个内含子,转录方向向左。Combined RNAseq plot track 显示外显子有转录。而内含子没有转录(图 47-30,3)。

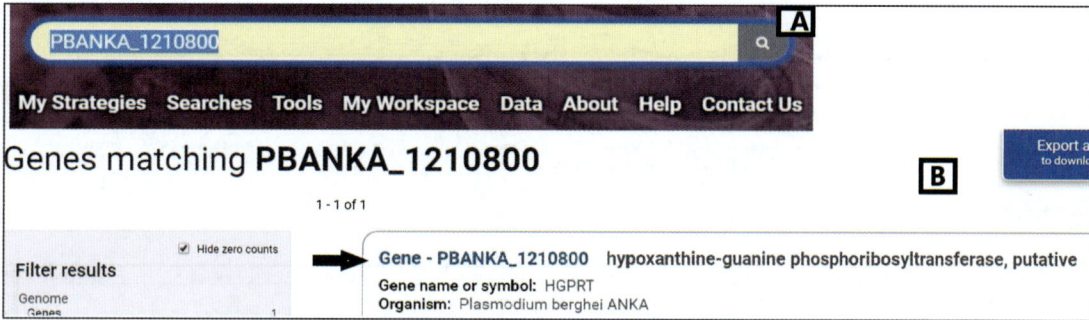

图 47-28　JBrowse 的使用 1

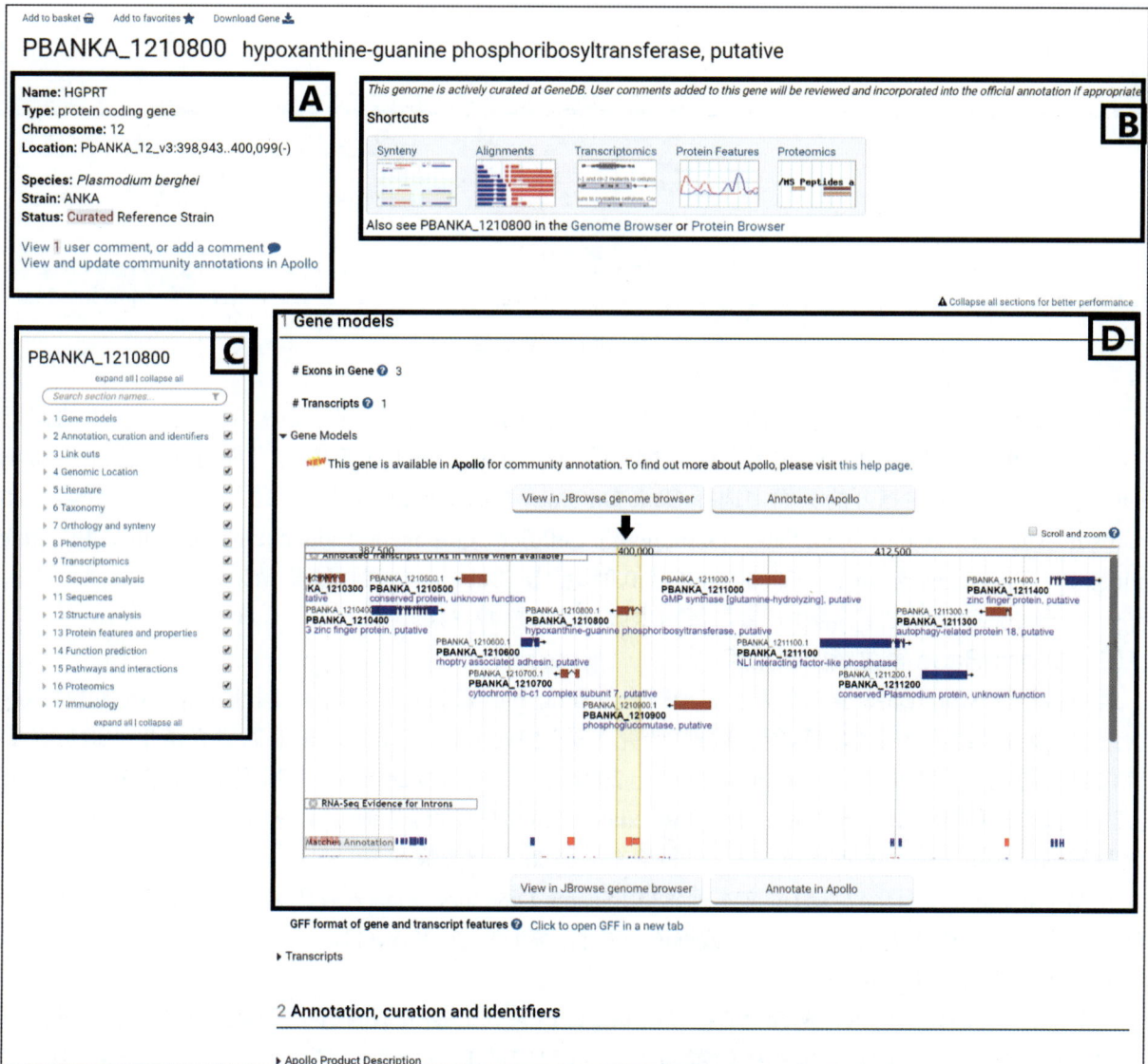

图 47-29　JBrowse 的使用 2

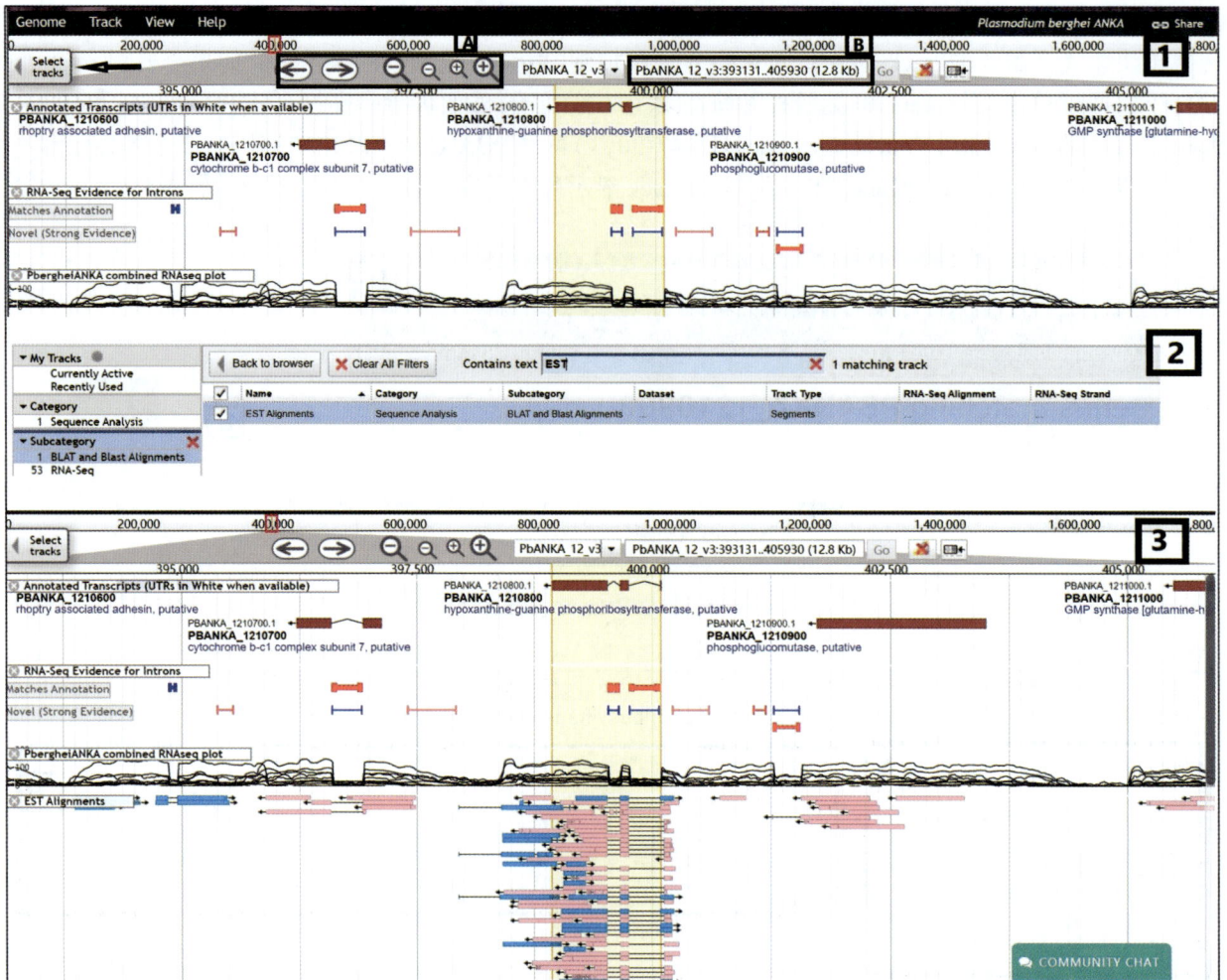

图 47-30　JBrowse 的使用 3

4. 结果分析工具　以对搜索结果进行富集分析为例介绍其使用,利用 GO Term 分析例 1 的搜索结果(间日疟原虫配子体期中表达的蛋白酶基因),推测这些蛋白酶在细胞中的可能分布。点击"Analyze Results"(图 47-31A),在打开的页面中选择 Gene Ontology Enrichment 项,打开参数设置页面(图 47-31B),Organism 项选 Plasmodium vivax Sal-1,Ontology 选 Cellular Component,Evidence 选 Computed 和 curated,Limit to GO Slim terms 选 No,P-Value cutoff 选 0.05,点击"Submit",得到富集结果,结果显示这些蛋白酶可能定位于肽酶复合物和蛋白酶体,参与蛋白水解功能(图 47-31C)。

（二）WormBase 寄生蠕虫数据库

蠕虫数据库 WormBase 是一个关于多种蠕虫的在线生物信息资源数据库(网址:http://wormbase.org),包含线虫、吸虫及绦虫的生物信息资源数据,研究人员把 WormBase 作为发布他们研究结果的地方及获得研究信息资源的重要数据库。wormbase 成立于 2000 年,由 Paul Sternberg(加州理工学院)、Matt Berriman(威康信托桑格研究所)、Kevin Howe（EBI）和 Lincoln Stein(安大略省癌症研究所)领导,是基因组资源项目联盟的创始成员之一。数据库定期更新,每两个月发布一个新版本。

在 Wormbase 主页(图 47-32)的文本搜索框（Search Directory....）输入基因名称、蛋白名称、抗体、结构、文献、表达谱等,可快速进入 WormBase 数据库,进行检索(图 47-32A,C)。

1. 主要工具简介(图 47-32B)

（1）Blast/Blat:用 BLAST 或 BLAT 在 WormBase 所包含的蠕虫基因组中搜索比对核苷酸或肽序列。

（2）e-PCR:输入引物对或染色体位置列表,查找对应的 PCR 产物。还可以输入 wormbase 中已经存在的 PCR 产物的名称列表,查看它们对应的基因。

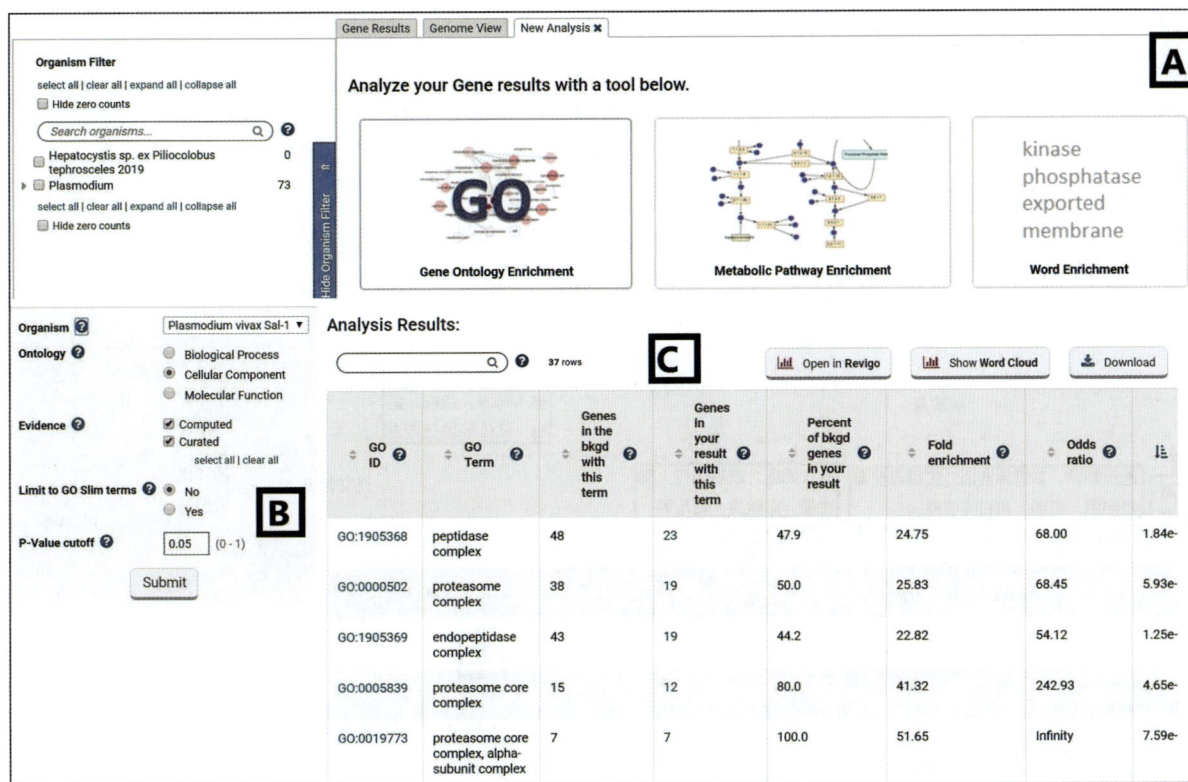

图 47-31　GO 分析

（3）JBrowse and GBrowse：全基因组图形化的浏览器，用户可以直观地查看染色体上的所有序列特征，如内含子、外显子、等位基因等，JBrowse 是一款新的基因组浏览器，它比 GBrowse 运行速度更快，功能更强大。

（4）Nucleotide Aligner and Protein Aligner：输入一个 WormBase 基因 ID，可以查看不同类型的数据（如 EST，mRNA 等）在基因组中的比对情况。

（5）Synteny Viewer：在物种内部和物种之间的基因组之间进行序列比对。

（6）Ontology Browser：查找具有特定表型、表达模式、生物过程、分子功能或细胞成分的基因。

（7）Textpresso：文献检索工具，使用关键词等搜索指令查询 WormBase 和 PubMed 的文献。

（8）WormMine：一款高级的数据检索和批量查询工具。用户可以输入单个关键词或列表进行查询，使用强大的过滤器和布尔逻辑查询限制搜索，以各种格式下载结果，发布搜索参数，并保存搜索以供进一步分析。

（9）SimpleMine：允许用户输入一个基因列表，以获得一个以制表符分隔的文件，其中包括表型、表达模式、相互作用的基因、遗传图谱位置、同源性、疾病关联等。SimpleMine 还可以在 WormBase gene ID、PubMed 名称、Transcript、WormPep、Uniprot、TreeFam 和 RefSeq 之间转换基因名称。

（10）WormBase SPELL SPELL（Serial Pattern of Expression Levels Locator）：是一个查询芯片技术、RNAseq 和蛋白质组学数据的搜索引擎。给定一小组查询基因，SPELL 识别出哪些数据集对这些基因信息最丰富，然后在这些数据集中，用与查询集最相似的表达谱识别额外的基因。WormBase SPELL 收集了 9 种线虫的超过 6 000 个实验数据。用户还可以下载这些数据集进行自己的分析。

（11）Parasite BioMart：可对序列特征执行多基因查询，过滤并下载结果。

（12）Gene Set Enrichment：基因富集分析，输入一个基因列表，找到它们所富集于的组织、表型、生物过程、分子功能和细胞定位。

（13）Gene Name Sanitizer：Wormbase 新增的一个功能，可筛选基因名称和标识符，以确定它们是否被重命名、合并、分裂或与另一个基因共享序列。

（14）Query Language Search：使用旧版的 WormBase 查询语言（WQL）或新的 Ace 查询语言（AQL）搜索 ACeDB 数据库。

（15）Live chat：显示在浏览器每个页面右边。如果有数据库管理员或研究人员在线，访问者可以发起一个实时聊天，请求管理员或研究人员帮助解决所遇到与网站相关的任何问题。

2. WormBase 使用的实例。

（1）使用主页的文本搜索框达到快速查找所需资料：在主页搜索框输入所需查询的关键词，在下拉菜单中选择限制搜索的领域（图 47-32C），点击右边的搜寻符号即可。

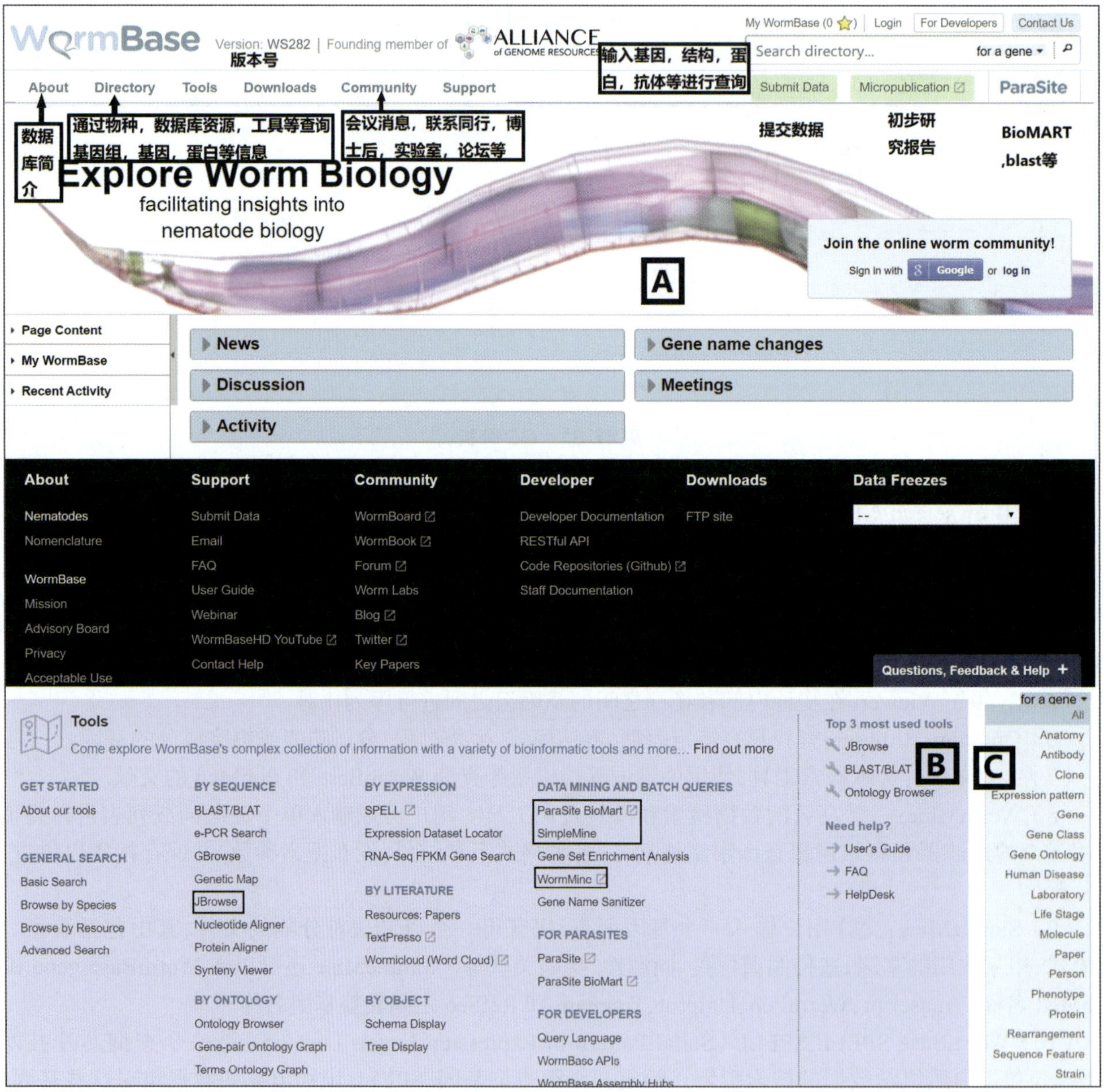

图 47-32　WormBase 主页

（2）SimpleMine 提供非常简便的查询方式（图 47-33），用户可以按照数据库提供的操作步骤，逐一选择参数即可，可用表格的形式输入多个基因或单个基因，可用 WB name and IDs、UniProt IDs、TreeFam IDs 及 RefSeq IDs 等，也可以上传文件进行搜寻。搜寻结果以表格形式输出，用户可以根据自己的需要选择（图 47-33，Step 3 Choose types of information to retrieve）SimpleMine 工具所提供的可检索的基因信息进行搜索。使用步骤：WormBase 主页点击 Tools，选择 SimpleMine，Step 1 选择物种，Step 2 选择输入及输出格式,Step 3 选择需要检索的感兴趣的基因信息,Step 4 选择检索的基因范围,是全基因还是一部分基因,选择完成后,点击 query uploaded file 按钮,得到检索结果。

（3）WormMine 是 WormBase 一个功能强大及运行速度快的数据搜寻工具,可方便保存查询结果和查 询 temple 等, 可 查 询 Genes（coding and non-coding）、Sequences（genes,transcripts,proteins）、Alleles、Phenotype annotations（allele,and RNA）、Expression patterns and expression clusters、Gene Ontology、Phenotype Ontology、Anotomy Ontology、Life Stage Ontology 及 Disease Ontology。可以查询数据库任意一物种所有的基因和基因组、任意基因的人的同源基因、任意物种的 miRNA 基因及 rRNA 基因及所有基因的表型。也可以查询数据库任意物种所有的蛋白质序列。根据一个蛋白 motif,可以查询数据库,并得到所有具有这一 motif 的蛋白,获得蛋白在组织和细胞中的表达情况,根据蛋白分子量查询一个物种的蛋白。可以按组织和亚细胞定位来查询基因。由于数据库包含多种蠕虫,数据量非常大,查询不方便,所以数据库提供了大量的查询 temple 供用户使用,以方便研究人员使用 WormBase 数据库。下面以检索 Brugia malay 所有 miRNA 基因为例介绍 WormMine 提供的 Temple 的使用。

使用 WormMine 提供的 Transcript Type,Species Genes Temple：在 WormBase 主页依次点击 Tools,WormMine,Temple：Transcript Type,Species Genes（图 47-34）,点击 Transcript Type,Species Genes temple 选项,网页跳转到 Temple：Transcript Type,Species 页面（图 47-35）,在 Organism>Name 框中选择 Brugia malayi（图 47-35A）,Transcript>Method 框选择 miRNA,点击 Show Results 按钮,网页跳转到结果页面。结果页面以表格形式显示 Brugia malayi 的 miRNA 基因（图 47-35B）,鼠标放在任意一个项目上,都会显示相关的详细信息,点击任意一个,可以得到 miRNA 的序列等资料（图 47-35C）。

（4）使用 ParaSite BioMart：ParaSite BioMart 与旧版的数据查询工具 WormMart 相似,可以查询很多模式生物、线虫和扁形动物的基因和基因信息,可以查询其他物种的同源基因,可以使用很多数据库的基因 ID,如 GeneBank、UniProt、PDB、RNA Central、Wiki Gene 等,可以查询与人类有同源基因的编码序列,可以查询一个含有给定 domain 的基因的 3' 端非翻译序列,可以一次获得多个基因上游 2 000bp 的序列,可以查询 rRNA 基因,查询一个物种所有的旁系同源基因。查询高尔基细胞器蛋白的 domain。下面以搜索 *Ascaris lumbricoides* 参与代谢且具有信号肽的蛋白（要求该蛋白与人没有同源性）为例介绍 ParaSite BioMart 的使用。

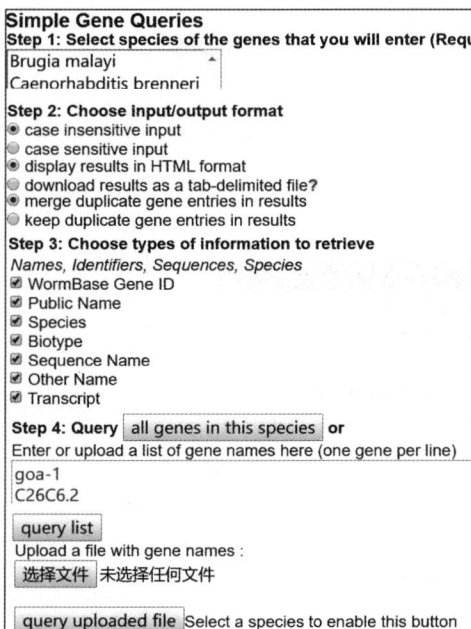

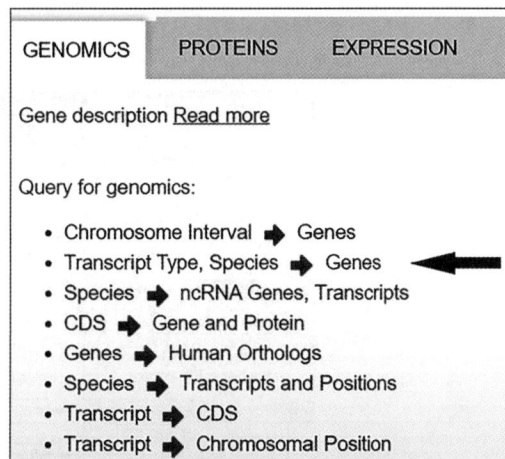

图 47-33　WormBase SimpleMine 的使用　　　图 47-34　WormBase temple 的使用 1

查询编码 *Ascaris lumbricoides* 参与代谢、与人类没有同源基因且具有信号肽的蛋白的基因的步骤是：在主页点击 Tools 菜单,选择 ParaSite BioMart(或点击 ParaSite,再选择 BioMart),网页跳转到 BioMart 页面,点击 Query Filters,在右边的框中显示可供选择的限制搜索选项,逐一选择所需要查询的参数(图 47-36),如本例中,在 SPECIES 项选 Ascaris lumbricoides,在 GENE 项选 Protein Coding,在 GENE ONTOLOGY (GO)框中输入 metab,下拉菜单中会显示以 metab 开头的所有关键词,方便研究人员选择自己感兴趣的

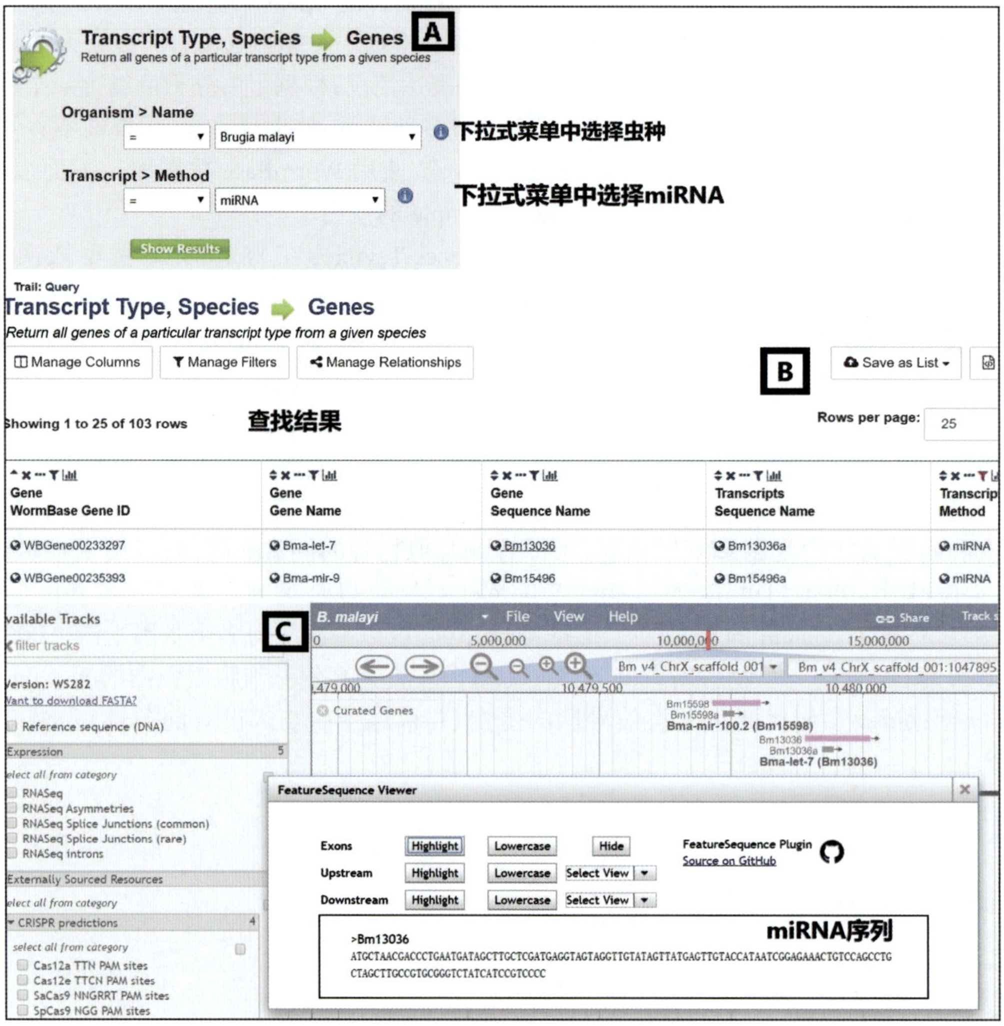

图 47-35　WormBase temple 的使用 2

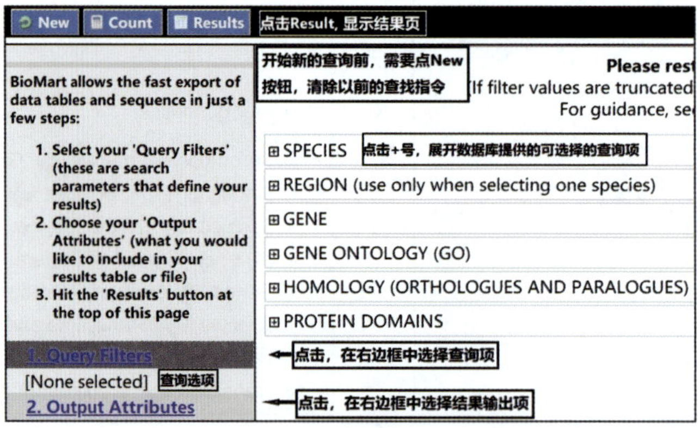

图 47-36　BioMart 选择限制搜索的范围

关键词,本例选 metabolic process,在 HOMOLOGY(ORTHOLOGGUES)栏的 Restrict results to genes without orthologues in…栏中选 human,在 PROTEIN DOMAIN 项,在 Limit to gene 栏中选 With signalP protein features(图 47-37)。然后点击左边栏中的 Output Attributes,此时在右边框中出现可输出的信息选项条目。根据自己需要,逐一选择感兴趣的资料与信息(图 47-38)。选好参数后,点击 Result 按钮,网页跳转至结果页,点击结果中的基因,显示该基因详细信息。

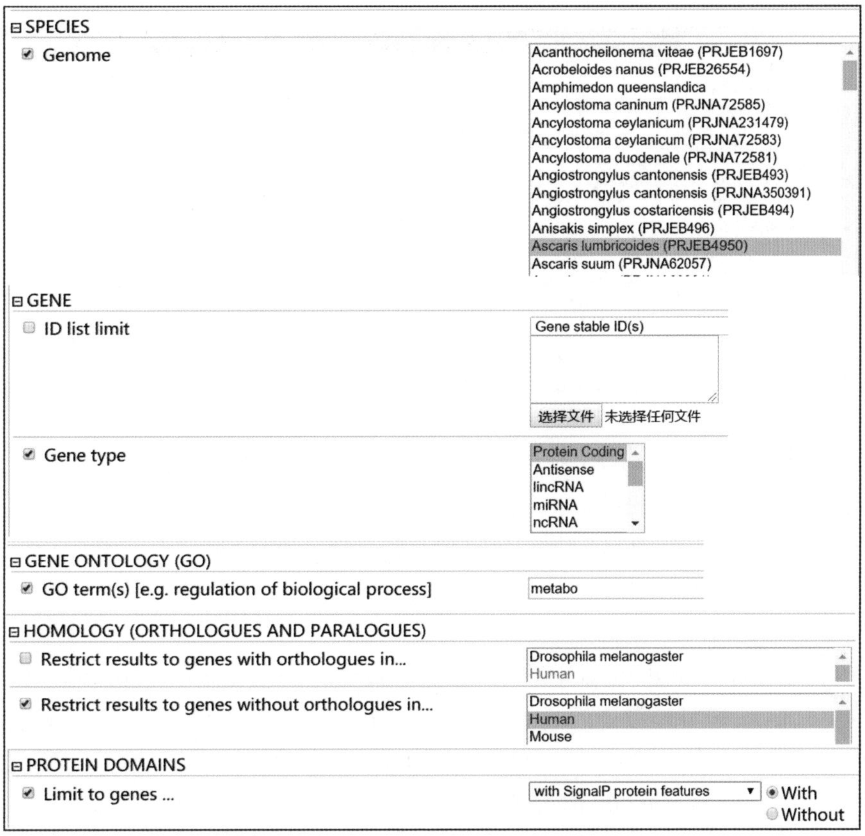

图 47-37 BioMart 选择搜索物种等条件

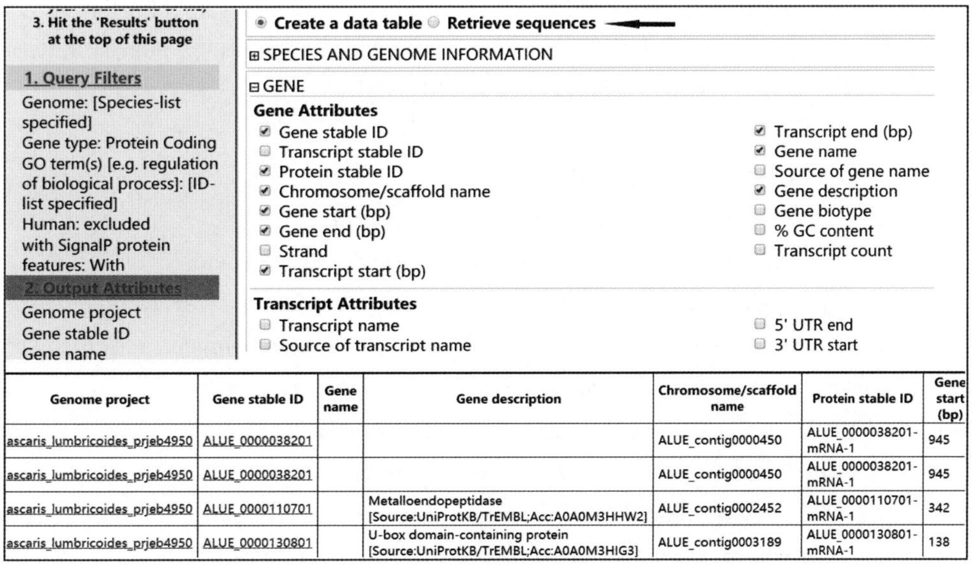

图 47-38 BioMart 选择输出结果中将要显示的内容

BioMart 最大的优势在于可以方便查询 DNA 序列。点击 Output Attributes,在右边出现的框上点击选择 Retrieve sequences(图 47-38,箭头),网页跳转到 Sequences 页面(图 47-39),点击 Sequences 前面+号,展开后可选择需要查询的序列信息,如 Gene、Transcript、5'UTR、3'UTR(图 47-39,双箭头)、Exon sequences、cDNA sequences 及 Peptide 等。还可在基因上游、下游分别添加一些碱基进行查询,方便敲除基因载体的构建。选择 3'UTR(图 47-39,双箭头),可以获得基因 3'UTR 序列,用于 microRNA 靶基因的预测(见 microRNA 数据库)。

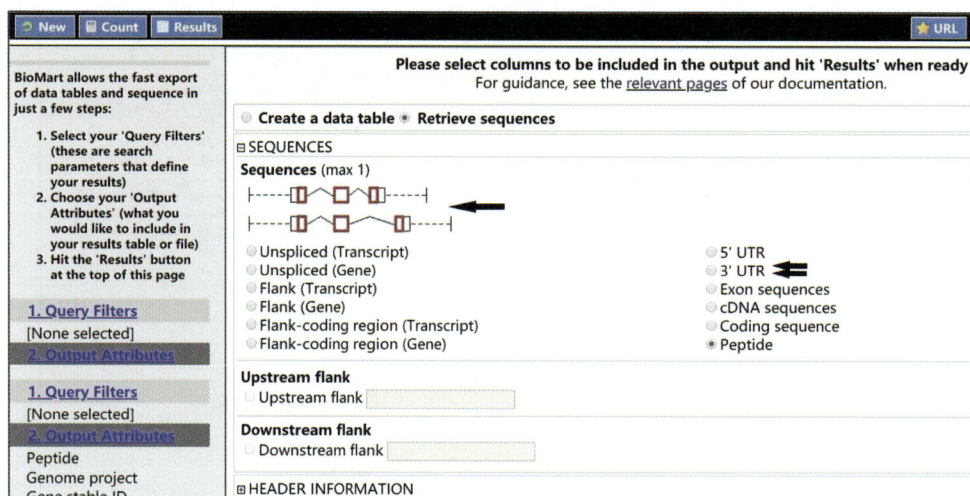

图 47-39　BioMart 搜索序列条件的选择

(三) 其他寄生虫数据库

EuPathDB(The Eukaryotic Pathogen Database Resources,网址:http://eupathdb.org),是一个与多种真核病原体相关的生物信息和实验数据的数据库。它于 2006 年根据美国国家卫生研究院的一个项目成立,该项目旨在创建生物信息资源中心,以促进对可能构成生物防御威胁的病原体的研究。及时整合多种大规模组学数据集。此外,所有 EuPathDB 数据库每两个月发布一次,这意味着研究人员,每年有 6 次机会获得新数据,其搜索系统和浏览功能使科学家能够整合和查询大规模数据集。可能作出新的发现和发展新的假设。用户可以使用友好的图形网络界面查询数据。EuPathDB 目前由 15 个数据库组成,包含 170 多种物种,涵盖真核病原生物,卵菌,真菌以及进化相关的非病原物种。每个数据库都致力于一个特定的研究主题。由于 EuPathDB 站点是使用相同的方法构建的,且 EuPathDB 主页使用相同的布局进行组织,不同数据库网页界面相同,使用方法也相似,在 plasmoDB 数据库中介绍的方法同样可以应用于任何一个 EuPathDB 的分支站点。可方便地在所有数据库搜索数据、使用工具、共享教育材料以及研究团体信息,有利于不同国家的研究人员联系与沟通。

EuPathDB 包括以下 15 个数据库(或称分站点)

1. AmoebaDB　包含 *Acanthamoeba*,*Entamoeba*,*Naegleria*,etc.

2. CryptoDB　包含 *Chromera*,*Cryptosporidium*,*Gregarina*,*Vitrella*,etc.

3. FungiDB　包含 *Agaricomycetes*,*Blastocladiomycetes*,*Chytridiomycetes*,*Dothideomycetes*,*Eurotiomycetes*,*Leotiomycetes*,*Pneumocystidomycetes*,*Pucciniomycetes*,*Saccharomycetes*,*Schizosaccharomycetes*,*Sordariomycetes*,*Tremellomycetes*,*Ustilaginomycetes*,*Zygomycetes*, oomycetes,etc.

4. HostDB　包含 *Homo sapiens*,*Macaca mulatta*,*Mus musculus*,etc.

5. GiardiaDB　包含 *Giardia assemblages*,*Spironucleus*,etc.

6. MicrosporidiaDB　包含 *Anncaliia*,*Edhazardia*,*Encephalitozoon*,*Enterocytozoon*,*Mitosporidium*,*Nematocida*,*Nosema*,*Ordospora*,*Pseudoloma*,*Spraguea*,*Trachipleistophora*,*Vavraia*,*Vittaforma*,etc.

7. PiroplasmaDB　包含 *Babesia*,*Cytauzoon*,*Theileria*,etc.

8. ToxoDB 包含 *Cyclospora*, *Eimeria*, *Hammondia*, *Neospora*, *Sarcocystis*, *Toxoplasma*（18 strains）

9. TriTrypDB 包含 *Blechomonas*, *Crithidia*, *Endotrypanum*, *Leishmania*, *Leptomonas*, *Trypanosoma*

10. TrichDB *Trichomonas*

11. VectorBase 包含 *Aedes*, *Anopheles*, *Biomphalaria*, *Cimex*, *Culex*, *Culicoides*, *Dermacentor*, *Drosophila*, *Glossina*, *Leptotrombidium*, *Lutzomyia*, *Rhipicephalus*, *Sarcoptes*, etc.

12. PlasmoDB *Plasmodium*

13. OrthoMCL DB 全基因组范围内蛋白质同源性分析数据库

14. ClinEpiDB 临床与流行病学数据库

15. MicrobiomeDB 微生物组实验数据库

六、生物学数据库的检索

随着大量的、储存了海量信息的生物学数据库被建立,提供简便及界面友好的数据库检索方法至关重要,目前常用的检索系统有 NCBI 的 Entrez 及 EBI 的 SRS 系统。这两个检索系统为用户提供了快速,简单和界面友好的方法以检索数据库中大量的数据,还可以提供多个数据库的整合检索结果。

BLAST 是用于计算生物序列之间相似性的算法,例如 DNA 的核苷酸序列和蛋白质的氨基酸序列的相似性。可在同一生物或不同生物之间进行序列相似性的比对。它搜索 NCBI 数据库和服务器上的序列,并将结果以选定的格式发回该人员的浏览器。BLAST 的输入序列大部分采用 FASTA 或 Genbank 格式,而输出可以以各种格式(如 HTML、XML 格式和纯文本)传送。HTML 是 NCBI 网页的默认输出格式。NCBI-BLAST 的结果以图形格式显示。本节介绍经典 BLAST 与衍生 BLAST 的使用,重点介绍算法参数的设置。

RNA 包含 mRNA 与非编码 RNA,mRNA 编码蛋白质,而非编码 RNA 参与转录,翻译等重要的生命过程及其调控。本节介绍了 RNA 序列的检索方法。NCBI 的 PubMed 是一个重要的文献数据库,文献检索与我们的工作密切相关,本节重点介绍了 PubMed 的检索及使用关键词检索数据库的方法。

(一) 经典 BLAST 与衍生 BLAST

BLAST 主页(图 47-40):BLAST 主页分 3 个部分:第一部分是 Basic BLAST,包括 Nucleotide BLAST、Protein BLAST、blastx 及 tblastn。第二部分是 BLAST Genomes,研究人员可以根据自己的需求,选择某个物种的基因组数据集利用 BLAST Genomes 进行比对搜索。第三部分是 Specialized BLAST,包括 Primer-BLAST、SmartBLAST、IgBLAST、VecScreen、CD-search、CDART、Multiple Alignment、Global Align 及 Global Align。

1. Nucleotide BLAST 查询序列为核酸序列,在核酸数据库里搜寻相似序列,是核酸与核酸的比对。

2. Protein BLAST 查询序列为蛋白质序列,在蛋白质数据库里搜寻相似序列,是蛋白质与蛋白质比对。

3. blastx 查询序列为核酸序列,将其用六种翻译框翻译成蛋白质,再在蛋白质数据库里搜寻相似序列,需要根据 query 序列所属的物种或细胞器种类,选择合适的密码子表(图 47-43C),将其翻译成蛋白质序列。参数选择与结果显示页面与 Nucleotide BLAST 基本相同。

4. tBLASTn 查询为蛋白质序列,将核酸数据库里每条序列用六种翻译框翻译成蛋白质,在其中寻找搜寻相似序列。参数选择与结果显示页面与 Nucleotide BLAST 和 Protein BLAST 基本相同。Tblastx 查询序列为核酸序列,选择的数据库也是核酸数据库,将两者都用六种翻译框翻译成蛋白质,搜寻相似序列,参数选择与结果显示页面与 Nucleotide BLAST 和 Protein BLAST 基本相同。

5. Primer-BLAST 为引物比对工具,其利用 primer3 软件设计引物,再将设计的引物利用 BLAST 在所选序列集合中进行比对,以检测所设计引物的特异性。

6. SmartBLAST 可在 landmark database 数据库(由分类范围广且具有代表性的 27 个物种的蛋白组信息构成的数据库)中搜索与查询序列最佳匹配的蛋白质序列,结果一般显示 5 条最佳匹配的蛋白序列。

7. IgBLAST 在种系数据库中搜索免疫球蛋白或 T 细胞受体序列,以注释输入的免疫球蛋白序列。

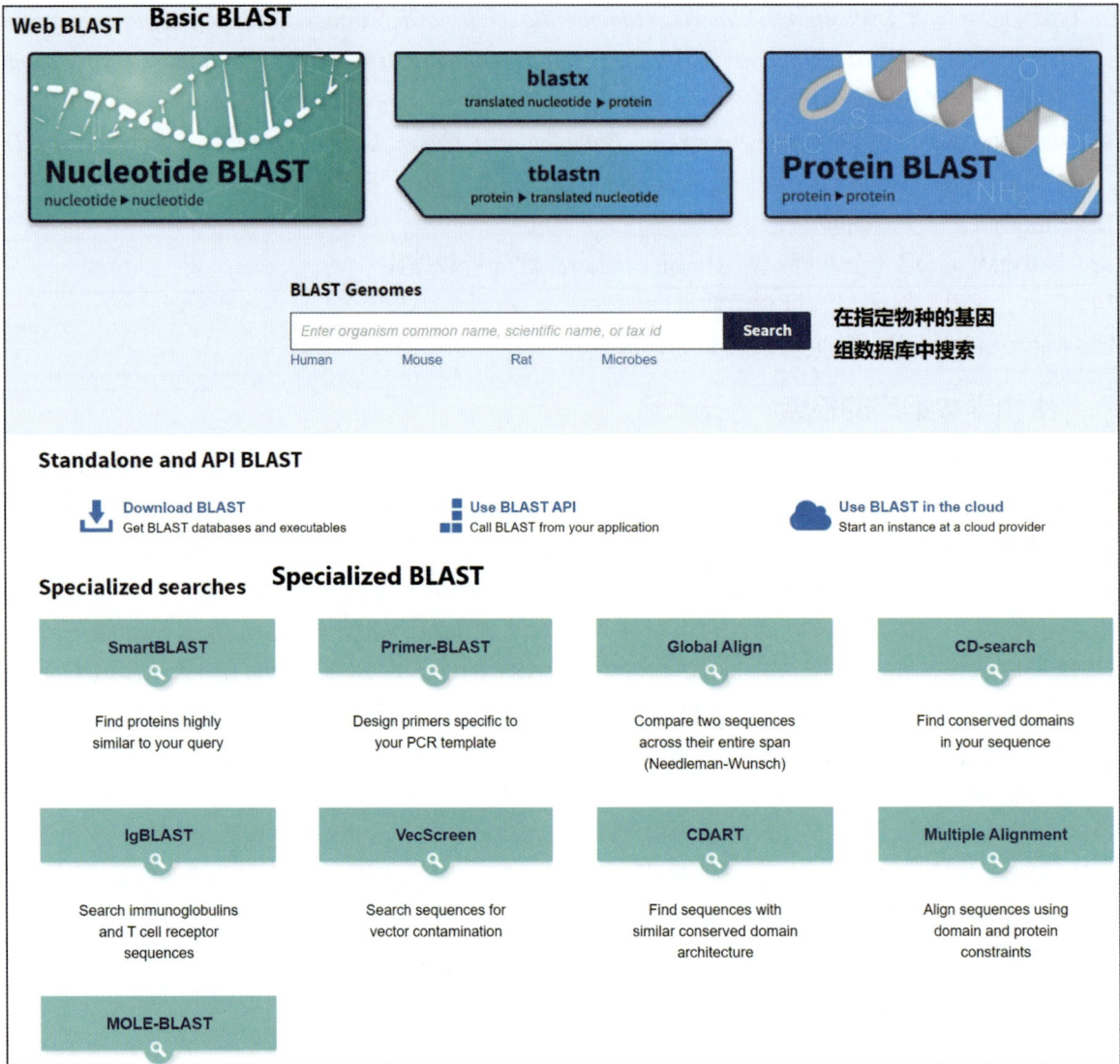

图 47-40　NCBI BLAST 主页

8. VecScreen　将输入的核苷酸序列与已知载体序列库和其他人工序列进行搜寻比对,以鉴别输入的核苷酸序列是否含有载体序列或其他人工序列。

9. CD-search　在蛋白质结构域(domains)数据库中搜寻蛋白质进行功能分析。

10. CDART　鉴别输入蛋白序列中的保守结构域,然后找到包含这些保守结构域的其他序列。

11. Multiple Alignment　使用蛋白质多重比对工具 COBALT 对多个蛋白质序列进行比对,并在所有蛋白质 BLAST 结果页面中提供搜索链接,COBALT 依据蛋白保守结构域(conserved domain)和局部序列相似性进行蛋白序列的多重比对。Global Align 工具是指 NCBI 利用 Needleman-Wunsch 全局比对工具进行核苷酸或蛋白质序列比对。MOLE-BLAST 根据选定的目标数据库鉴别输入的核苷酸序列近侧的序列,然后使用多重比对工具进行比对,再根据它们的序列相似性进行聚类。

Nucleotide BLAST 和 Protein BLAST 使用较简便,也最为常用,在 BLAST 主页面点击 Nucleotide BLAST,网页跳转到 Nucleotide BLAST 程序页面(图 47-41),在 Enter Query Sequence 框中输入查询序列,输入格式可用登录号(accession number)、Genebank 的 gi(s)、FASTA 格式的序列,也可以上传保存在电脑中的序列文件,在 Query subrange 框中分别输入起始和终止位点设置查询序列的子区域,这样 BLAST 将只对查询序列的子区域与数据库序列进行比对。可在 Job Title 框中给本次 BLAST 命名,以方便资料整理。在 Chose Search Set(选择搜索设置)栏设置搜索参数,这里有 4 个选项,分别是 DNA 数

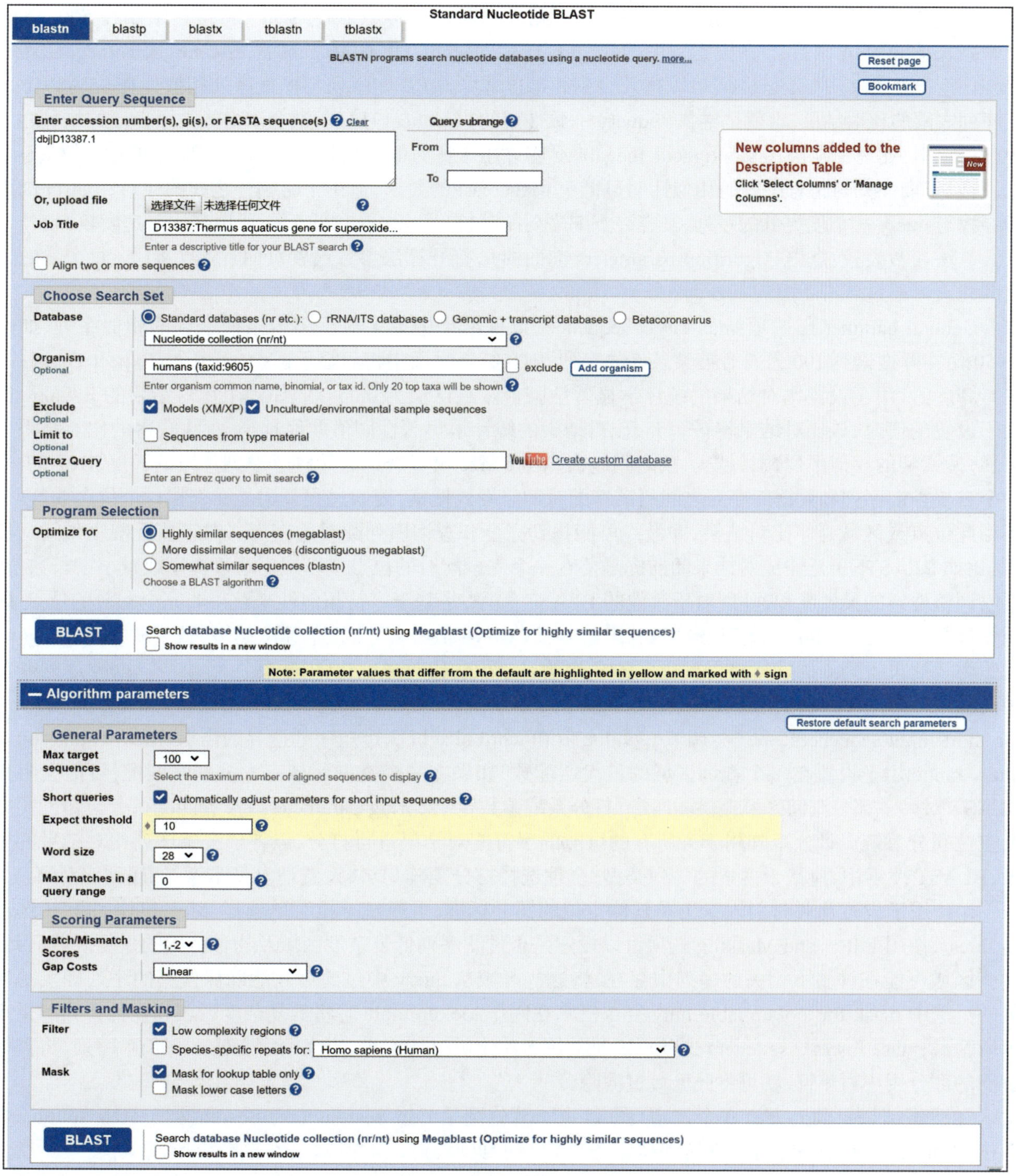

图 47-41　BLAST 步骤及算法参数设置

据库（Standard databases（nr etc.）、rRNA/ITS 数据库（rRNA/ITS databases）、人或小鼠的基因组或转录组（Genomic+transcript databases）、Betacoronavirus。要注意查询序列是 DNA 还是 RNA 及需要在哪一个数据库中比对，若查询序列为 DNA，一般选 Standard databases（nr etc.），再在下拉菜单中可选 Nucleotide collection（nr/nt）DNA，这个数据库包含的核酸序列最全，但是 Refseq 数据库冗余序列少或无，所以使用 Refseq 数据库将使搜索结果更精确。在 Organism 栏位选择或排除特定物种进行 BLAST 搜索比对。在 Exclude 栏位，通过复选框排除信息内容较低的序列（如重复序列）。使用 Limit to 和 Entrez Query 可以对搜寻范围进行一些限制，如对于某些数据库，在 Entrez Query 文本框中输入自定义查询，可将搜索限制为满足指定条件的条目（如输入 biomol_mrna［properties］AND 500∶1 000［slen］，将搜索限制在 500~1 000个碱基长的 mRNA 条目）。在搜索程序选择（program selection）里有 Megablast、discontiguous megablast 和 blastn 三个选项，其中 Megablast 可以高效得到相似度非常高（查询序列与检索序列相似性在 95% 以上，）的序列之间的比对结果，也就是寻找与 query 一致性高的（identical）序列，适合于亲缘关系密切的物种之间的序列比对，比对速度快；discontiguous megablast 容许用于比对的起始种子序列与比对序列之间存在不匹配，所以查询序列与比对序列的相似性明显低于 Megablast 的要求，适用于跨物种之间的比对；blastn 则用于寻找与 query 相似度更低的序列，其容许查询序列的字长（word-size）低至 7，所以其比对速度较慢。

　　算法参数设置：点击 Algorithm parameters 前面的+，打开算法参数设置页面（图 47-41）。每个参数代表的意义可通过点击后面的？查询。

　　General parameters 选项：max target sequences 设置结果中最多显示多少条搜索到的相似序列，如选择 50 而实际搜索到 100 条符合搜索条件的序列，则在结果页面中将只显示前 50 条序列；Expect Threshold（E-value 值）用于设置比对结果的统计学显著性阈值。默认值为 0.05。假如一个比对结果的 E-value 值大于设置的值时，该比对结果将被舍弃，比对结果的统计学显著性阈值取值越小，意味获得的比对结果更可靠，搜索到的相似序列数目越少，反之则越大；Word size 设置查询起始种子序列片段的长度，BLAST 是一个查找查询序列和数据库序列之间的字符配对的启发式搜索，搜索过程开始是在查找一个位点或区域，再用此位点或区域延伸比对结果，并最终可能找到完全和查询序列配对的序列。对于核苷酸序列间的搜索（比如 BLASTN），延伸比对结果的前提是要有一个完全配对的位点或区域。通过提高或减小字长数值，可以调整搜索的灵敏度和速度，对于其他的 BLAST 程序，是基于字符相似性来获得非完全配对的位点/区域。进行比对时，设置查询的种子序列片段的字长（word-size）越小，搜索速度越慢，敏感度越高，即 Word 设置为 3 比设置为 6 的搜索将得到更多的序列数目，反之，比对速度快，但敏感性低；如果 query 序列非常短（比如 20 多个 bp 的碱基或氨基酸），为了确保搜索到相似的序列，可选中 automatically adjust parameters for short input sequences，系统会调节 E-value 值和 word size 以满足短序列搜寻的需求；Max matchesoin a query range 用于设置在一个查询区域的最大匹配数，如果在一个查询区域有太多的强匹配，可能会阻止 BLAST 对另一部分查询区域提供弱匹配；打分系统参数栏（scoring parameters）设置匹配得分与错配罚分及空位罚分系统。计分矩阵用于为所有的可能的字符配对结果进行打分，以评估一条序列比对结果的质量，BLAST 搜索中，应基于搜索的序列类型，合理选择打分矩阵（具体设置请参见本章二、序列比对算法）；Gap cost 用于设置比对时引入空位及延伸空位的罚分标准，可通过下拉菜单选择，Megablast 的默认选择是 linear，使用 Filters and Masking 选项可以设定是否过滤序列低复杂度区域及物种特异的重复区域，因为这些区域可能在许多不相关的序列中存在，将这些区域从 query 中过滤后才能确保搜到的序列确实是相关的。选中 mask for lookup table only 复选框则在制作 lookup table 时将低复杂度区域和物种特异的重复区域隐藏；mask lower case letters 选项可满足使用者特定的过滤需求，以大写字符输入一长串序列，将需要过滤的部分用小写字符，就可将此区域过滤隐藏。

　　在搜索结果页面上方有 3 个选项（图 47-42A），分别是 Edit Search、Save Search 及 Search Summary。点击 "Edit Search" 按钮，网页跳转到搜索条件递交的页面，可以对搜索条件进行更改，重新搜索。点击 "Save Search" 按钮，则进入保存搜索条件页面，还可以下载本次搜索条件，用于后续搜索，或上传以前保存的搜索条件，用于本次搜索。点击 "Download All" 打开下拉菜单，可以选择相关的内容进行下载。点击 "Search Summary" 按钮的下拉菜单，显示本次搜寻的参数设置，搜索工具及数据库等信息。右边的 Filter Result 栏可对显示结果进一步根据物种相似率、E 值、覆盖率进一步筛选，对搜索结果的显示进行调整（图 47-42A）。下方的结果框有 4 个选项，分别是 Descriptions、Graphic Summary、Alignments 及 Toxonomy。默认显示的是 Descriptions 区域，显示了搜索到的相似序列的信息和相关链接。在搜索结果列表中，按照 E-value 值从小到大的次序，给出了所有搜索到的相似序列。E 值则表示在一次数据库搜索中，随机序列中得到如此高分的期望次数。E 值越大，比对结果越不显著。表中内容依次是序列描述、比对最高分，比对总分、覆盖率（检测序列与搜索到的数据库中的某条序列局部配对的区域占检测序列总长度的比例）、E-value，相似度最高分、序列长度以及带链接的序列号。点击 "Graphic Summary" 按钮，网页跳转到一个可视化的界面,显示搜索到的序列与 query 匹配情况(图 47-42B)。图上第一行黑色、蓝色、绿色和红色是图例,不同的颜色代表不同的比对得分(alignment score)范围。紧挨着它的蓝色粗线是输入的查询序列(query),上面还标注它的长度范围。再下方的线条是在指定数据库中搜索到的相似序列,这些线条的颜色代表了比对得分值的范围。将鼠标移到任一细条上,则在上方的文本框里出现这条目标序列的一些简要信息。点击"Alignments"按钮,网页跳转到比对结果显示区域(图 47-42C),给出了 query 查询序列与目标序列两两比对的结果,及序列简介、比对得分、E 值、相似度(identity)、空位以及比对结果来自查询序列和数据库中序列的哪条链信息。点击"Toxonomy"按钮,网页跳转到分类信息页面。

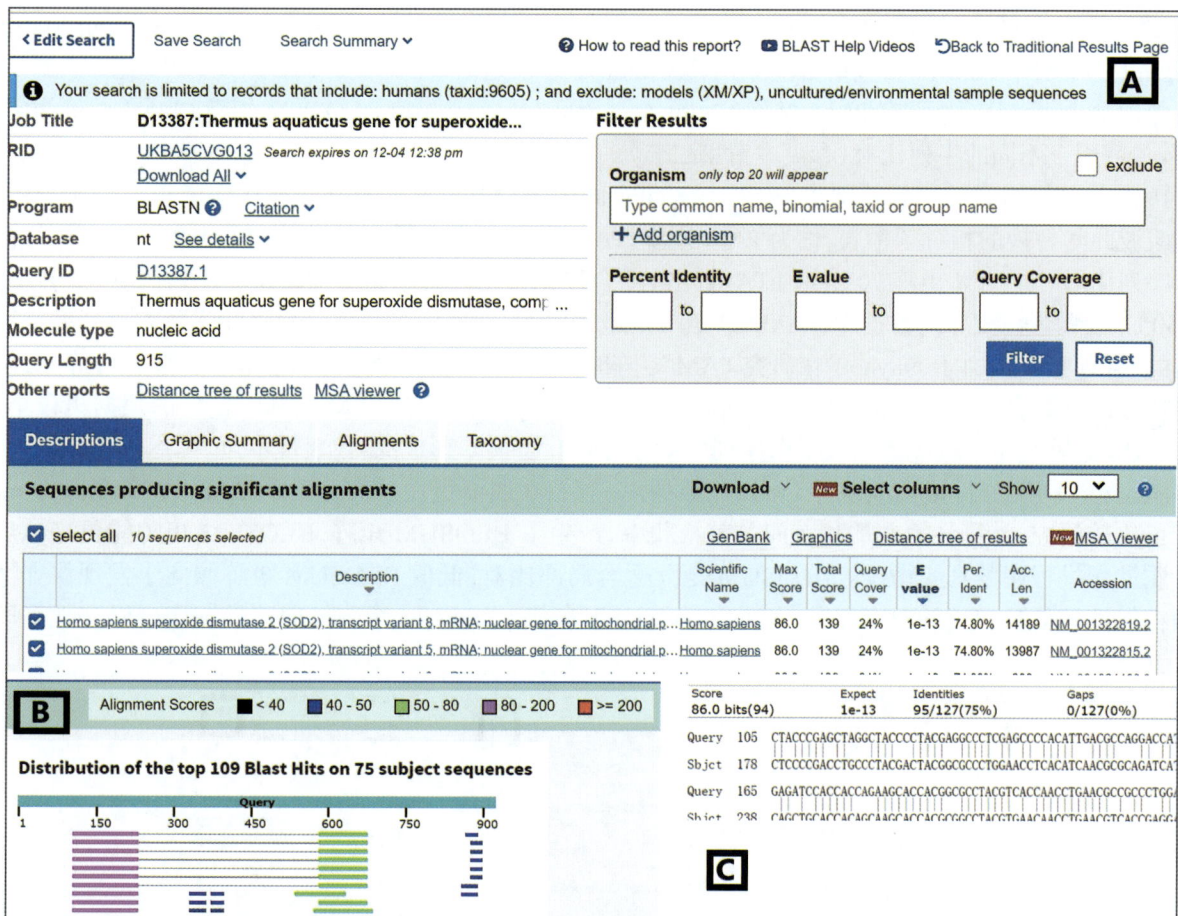

图 47-42　Nucleotide BLAST 结果页面

Protein BLAST:查询序列为蛋白质序列,在蛋白质数据库里搜寻相似序列(图 47-43)。与 Nucleotide BLAST 搜索页面非常相似,本节只介绍其与 Nucleotide BLAST 参数设置不同的项。比对数据库的选择:可单选 Standard database(nr,refseq_select,swissprot ect)或 experimental databases(nr clustered),也可同时选择上述两种数据库,并对其进行比较。Program Selection(图 47-43A)分别为 Quick BLASTP、blastp、PSI(Position Specific Iterative)-Blast、PHI(Pattern Hit Initiated)-Blast 和 DELTA-BLAST。Quick BLAST:随着蛋白质数据库存储的信息增加,Blastp 比对速度变慢,如果查询序列与比对序列相似性超过 50%,利用 Quick BLAST 可快速得到较好的比对结果,适合亲缘关系较近的物种之间的比对。Blastp:简单地将一条蛋白序列与一个蛋白质数据库进行比对。PSI-Blast 和 PHI-Blast 将双序列比对和多序列比对结合在一起进行数据库搜索,可通过多次迭代检索到蛋白质家族或超家族中序列相似度较低的成员,弥补了普通 BLAST 难以找到进化距离较远的同源序列的不足。PSI-Blast 通过多次迭代找出最佳结果。第一次 blast 搜索后,选择结果中最相似的一些序列进行多序列比对,构建位点特异性打分矩阵(PSSM),然后再使用该矩阵进行第二轮 blast 搜索,再选择相似度最高的序列进行多序列比对,调整矩阵,搜索,如此迭代,直到找出最佳搜索结果。最终高度保守的区域就会得到比较高的分值,而不保守的区域则分数降低。这样可以提高 blast 搜索的灵敏度,从而有利于发现进化距离较为遥远的同源序列。PHI-Blast:将比对限制在与查询序列一个模式相匹配的比对中。DELTA-BLAST:通过搜索保守结构域数据库得到打分矩阵 PSSM,再利用该矩阵搜索蛋白数据库。

Protein BLAST 算法参数设置:点击 Algorithm parameters 前面的+,打开算法参数设置页面(图 47-43A,B)。每个参数代表的意义可通过点击后面的? 查询。与 Nucleotide BLAST 参数设置页面基本相同。不同的地方是 Protein BLAST 需要选择比对所用的蛋白质替换矩阵,空位罚分系统,是否要对氨基酸组成进行调整(影响 E-value 的计算,如果你的查询序列氨基酸组成与平均氨基酸组成偏离较远最好选择调整)。如果选择 PSI-BLAST 或 PHI-BLAST,还可自己上传 PSSM(Position Specific Scoring Matrix),还需要设定在制作 PSSM 时,包括哪些序列(E-value 小于一定值)。

蛋白质替换矩阵主要有 PAM 矩阵(Point Accepted Mutation)和 BLOSUM 矩阵(blocks substitution matrix),适用于不同的序列比对(参见本章第二节)。

1978 年,Dayhoff 对序列差别小于 15% 的 71 个同源蛋白质家族的氨基酸替换作了频率研究,得到了氨基酸彼此间替换的相对频率表,称为 PAM 矩阵,PAM 矩阵适合全局比对,低值 PAM 矩阵适合相似性较高的序列比对(如 PAM 矩阵 70),高值 PAM 矩阵适合进化关系较远即相似性较低的序列比对(如 PAM 矩阵 250)。检索蛋白质序列数据库,PAM120 矩阵是最常用的,但最好是根据序列之间实际差异程度来选用相应的 PAM 矩阵。由于 Dayhoff 在研究 PAM 矩阵时假设蛋白质序列各部分进化的速率是均等的,但事实并非如此,因为保守区的进化速率显然低于非保守区。且当初研究 PAM 矩阵时使用的数据集较小,原始的 PAM 矩阵是基于较少的相关蛋白序列中氨基酸相互替换率形成的,代表性不足。

Henikoff 利用分析蛋白质基序(motif)数据库,对 500 多个蛋白质家族的约 2 000 个高度保守 motif 进行了比较研究,计算各氨基酸相互间的替换频率,产生了 BLOSUM 矩阵,BLOSUM 矩阵能更好地反映蛋白质进化过程中的真实情况。BLOSUM 矩阵适合局部比对,低值 BLOSUM 矩阵倾向于发现保守性较弱即相似性较低且较长的对齐序列(如 BLOSUM45),高值 BLOSUM 矩阵倾向于发现序列保守性高即相

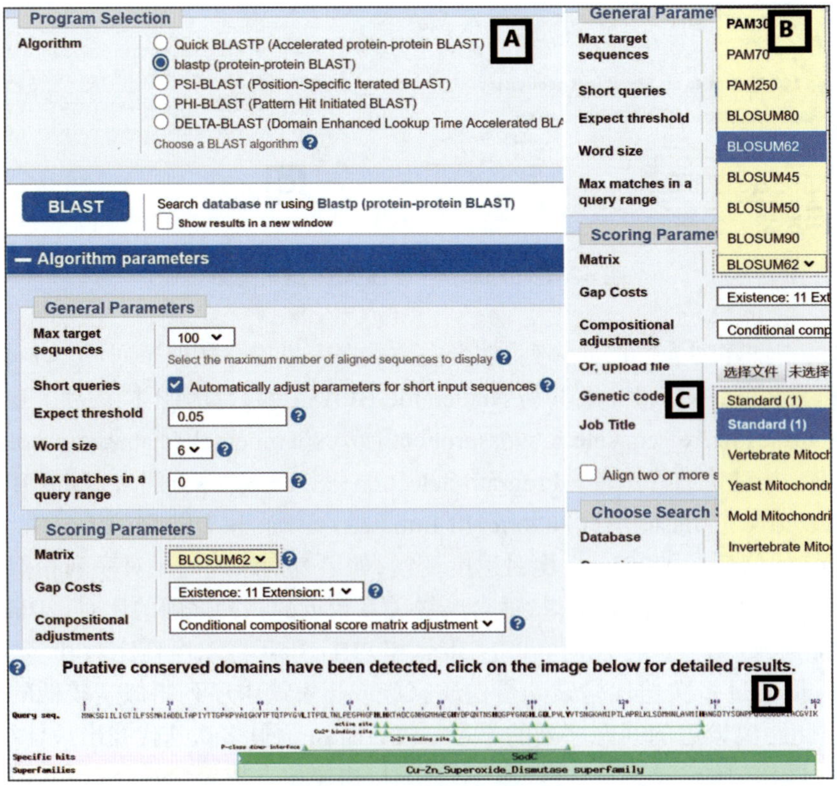

图 47-43 Protein BLAST

似性较高且较短的对齐序列（如 BLOSUM80）。系统默认的矩阵是 BLOSUM62（图 47-37B），经验提示 BLOSUM62 可满足大多数研究者的需要。Compositional adjustments：根据组成蛋白质氨基酸的偏向性调整搜索打分矩阵。实际工作中大多数研究者在查询数据库前不知道自己所要研究的蛋白质的具体情况，因此建议先用默认的参数查询数据库，若结果不理想，再通过调整算法参数设置，重新查询数据库，直至得到满意的检索结果。参数选择好，点击 BLAST 按钮，开始数据库搜索。结果页面中，在 Graphic Summary 区域，比 Nucleotide BLAST 多了一个预测保守结构域的图，显示 query 序列的活性中心、特定结合位点及序列所在的蛋白质超家族等信息（图 47-43D）。

（二）RNA 序列搜索

mRNA 序列可以通过 NCBI 等网站检索，还可以通过软件从 cDNA 序列推导得到。方法是，在 NCBI 主页的检索限制栏位选择 nucleotide，在后面的搜索栏中输入要检索的 mRNA 序列所属的物种，点击 Search 按钮，网页跳转到结果页面，在页面的左侧限制显示栏中，可以选择 Molecule types，点击 mRNA 即可获得 mRNA 序列。也可通过相同的方法在 Molecule types 栏中选择 rRNA、tRNA 等进行检索，就可获得 rRNA、tRNA 等的序列。非编码 RNA 序列还可从非编码 RNA 的专业数据库检索到，如 miRBase。经研究发现，虽然非编码 RNA 不编码蛋白质，但是具有重要的功能，如调控基因的转录、翻译及染色质结构重建等，是现在研究的热点领域，下面介绍一些非编码 RNA 数据库。

1. RNAcentral　是由 EBI 开发的一个非编码 RNA 数据库，整合了 Ensembl、GENCODE、LNCipedia、miRbase 及 Rfam 等多个数据库中的非编码 RNA 信息，为 ncRNA 的研究提供一个统一的参照，对于每一条非编码的 RNA 序列，RNAcentral 数据库都给出了一个唯一的编号。可用 Text search、Getting started Sequence search 及 Genome browser 三种方法检索 RNAcentral 数据库。网址：www.rnacentral.org。

2. Rfam　Rfam 是通过多序列比对等方法建立的非编码 RNA 家族数据库。可以通过 www.sanger.au.uk/software/Rfam 或者 http://rfam.wnsL.edu/ 站点进行访问。Ram 数据库可以分为三个主要的功能类：非编码 RNA 基因、结构化的顺式调控元件和自主剪切的 RNA。这些具有功能的 RNA 其二级结构往往比其 RNA 序列更保守。

3. GtRDB　GtRDB（genomic tRNA database）是一个基因组 tRNA 数据库，存储了已完成和接近完成的基因组中由 tRNAscan-SE 程序预测的 tRNA 基因。GtRDB 数据库收录了包括真核生物、古细菌和细菌的 tRNA 基因。

4. miRBase　miRBase 数据库（www.mirbase.org）存储了科学文献报道的所有 microRNA 序列和注释。研究人员可以在 miRBase 数据库中检索已经公开发表的 miRNA 序列和注释信息并下载，研究人员还可以通过 miRBase 数据库网站提交新发现的 miRNA 序列，数据库将为上传的新序列提供专有的名称。研究人员可以通过 miRBase 数据库连接到 microCom 以获得预测的 microRNA 靶基因。

5. UTRdb/UTRsite　UTRdb 是真核生物 mRNA 的 5' 端和 3' 端非翻译区序列的非冗余数据库，UTRsite 搜集这些非翻译区序列中的功能片段。UTRdb/UTRsite 数据库现在主要分为两个部分 UTRef 和 UTRfull，UTRef 收录了来自于 79 个物种的 5'UTR 和 3'UTR 记录，同时还存储了经实验验证的 miRNA 靶点和保守区域。UTRfull 主要收录人类的全长转录本的非翻译区序列、5'UTR、3'UTR、保守元件及经实验验证的 microRNA 靶点。

6. ncRNAdb（noncoding RNA carase）　ncRNAdb 提供了非编码 RNA 的序列和功能信息。目前该数据库收录了真核生物、细菌和古细菌的 ncRNA 序列。ncRNAdb 的主要的序列资源来自于 Genbank。还有一部分鼠和人类的 ncRNA 注释信息来自于 FANTOM3 数据库和 H-Iev 人类基因综合注释数据库。细菌的小细胞质 RNA 序列和注释信息来自于 Rfam 数据库。

还可以使用 UCSC 的 Genome Browser 检索非编码 RNA，结果将以图形的形式表示出来。以上数据库可通过百度搜索进入。

（三）基于关键词的搜索

本节以 PubMed 数据库的检索为例介绍基于关键词的搜索。在 NCBI 主页右侧的 Popular Resources 点击 PubMed，进入 PubMed 页面（图 47-44）。

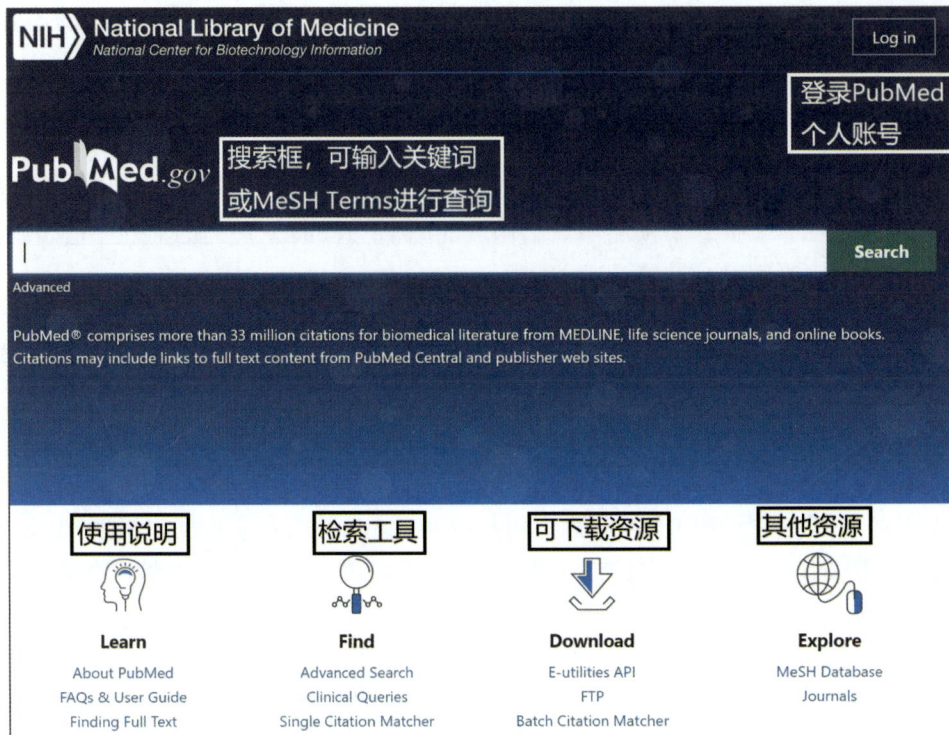

图 47-44　PubMed 主页面

查询 PubMed 文库时可以用自然语言(切合研究主题,选用意义明确的词义),也可根据查询的需要,用布尔逻辑组合关键词,布尔逻辑包括:运算符号( ),运算符号( )表示( )中的关键词要优先处理;AND/OR/NOT,AND/OR/NOT 需大写,分别表示两个关键词之间的关系是和/或/非的关系;"",双引号中的关键词要求精确搜寻;* 为万用字符。可用栏位代码如[ti]、[au]及[ta]等来限制检索栏位,如 theraphy[ti]表示 theraphy 需要在篇名中查找,brain[au]表示 brain 需要在作者中查找,Nature[ta]表示 Nature需要在期刊中查找。

PubMed 文库支持自然语言查询和控制语言检索(Subject headings),自然语言查询(如关键词 Keywords 查询)方便,想到什么就输入什么,但查找结果有时不够精确,而控制语言检索虽然不如自然语言方便,但查询结果精确。控制语言检索针对同一概念采用特定的词汇(医学主题词表 Medical Subject Headings,MeSH),如 Neoplasia、tumors、Oncology 及 Cancer 属于关键词(Key word),它们的 MeSH(Medical Subject Headings)是 Neoplasms,Medical Subject Headings(MeSH,医学主题词表)是美国国家医学图书馆 NLM 针对生物医学领域所整理的标准词汇控制表,几乎所有收录于 PubMed 的文献,均有领域专家依据文献内容标注适当的主题词,方便使用者用主题词一次查询到所有与主题词相关的文献,但新收录的文献及正在加工中的文献没有主题词。MeSH term 可以区分为主要 MeSH term 和次要 MeSH term,文章中后面加注了 * 号的 MeSH term 是主要 MeSH term,代表这篇文章核心探讨的概念,没加注 * 号的 MeSH term是次要 MeSH term。读者可以通过查阅文章的 MeSH 快速了解这篇文章主要探讨的重点为那些。MeSHterm 与关键词的区别是:MeSH term 不一定出现在文章中,关键词会出现在文章,MeSH term 是由 NLM聘请的领域专家阅读过文章后给出适合的主题词,而关键词是由作者选出可代表其文章的词,使用 MeSHterm 查询 PubMed 文库不会漏掉同义词或同概念的词汇,查找的内容较精确,但关键词使用方便且直觉。

进入 PubMed 页面(图 47-44),可见一搜索框,可在搜索框中输入关键词直接进行查询。右上角的Log in 为登录 PubMed 按钮,点击后输入账号可登录 PubMed,登录后可取得 PubMed 提供的一些个人化的服务。最下方的是工具栏,由左至右依次为使用说明(Learn)、检索工具(Find,可进行进阶检索和临床检索)、可下载的资源(Download),Explore(其他资源:可以查找 MeSH term,Journals)。

在搜索框中输入关键词或搜索条件,点击 Search 按钮,数据库进行检索,检索结束后,网页跳转到结果页面(图 47-45),结果页面正中央是检索到的文献与数量,右上角可以调整结果的排序方式与显示的格式,左边提供了筛选工具,可根据出版年代(publication date)、文献类型(article type)、全文取得(text availability)、文献属性(Article type)等进行筛选,若文献还是太多或不够精确,可点击底部的 Additional filters(添加筛选条件按钮),在显示的筛选条件框中按照文献类型(article type)、研究物种(Species)、文献语言(language)、研究性别(sex)、来源期刊(journal)及研究对象的年龄(age)6 个类别进一步筛选。

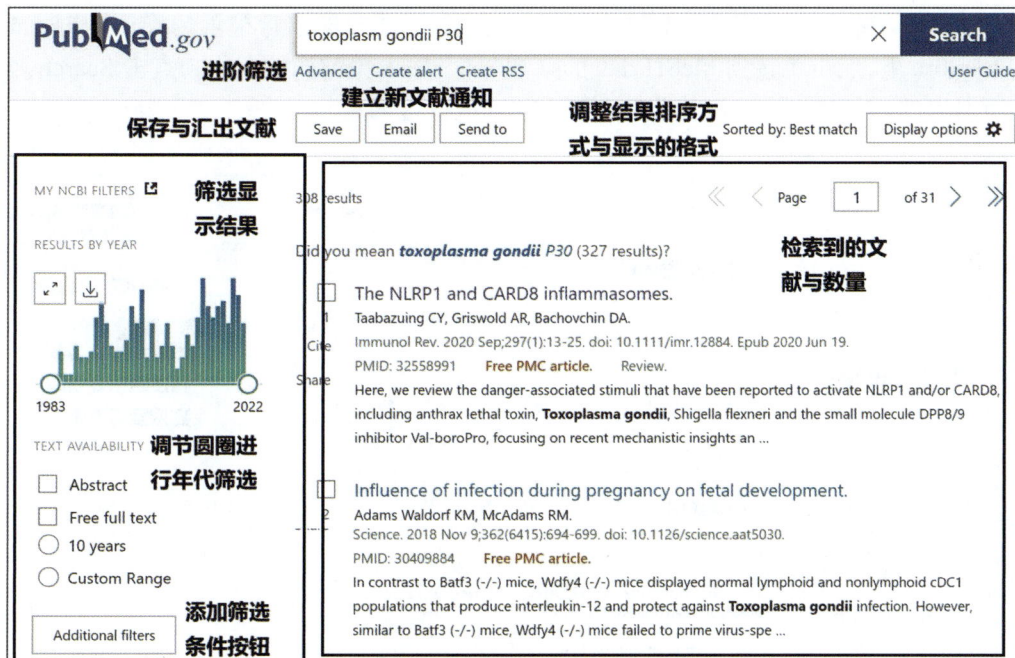

图 47-45　PubMe 检索结果页面

查询特定作者发表的文献,可输入作者名字进行检索,名字输入原则是:last name(姓)-空格-initials(名字的首字母缩写)。如 Han-Sun Chiang 的输入方式是 Chiang hs,当有多位作者时,在作者 1 与作者 2 之间用空格或 AND 连接。可在作者名字后加[au],表示要在作者栏位中搜寻。查询特定期刊出版的文献时,可在搜寻框中输入期刊名或缩写、或 ISSN 号。如全名 Nature reviews drug discovery,其缩写是 Nat Rev Drug Discov,ISSN:1 776,或者在期刊名称后加[ta],表示该关键词要在期刊栏位搜寻,或在主页点选 Explore 下的 Journals,网页将跳转到 PubMed 查询期刊的页面,在搜索框中输入主题、期刊名或缩写、或 ISSN 号,点击搜索后,在跳转的页面中先查看显示的期刊是否为所需要查询的期刊,若是,可点击右方 Add to search builder,将杂志添加到右方的 PubMed Search Builder 框中,再点选 Search PubMed 进行搜寻。也可在搜索结果页面中点击呈蓝色的期刊名称,数据库直接连接到相关杂志。

关键词搜索:关键词之间用空格,还可用布尔逻辑将多个关键词巧妙结合起来,以达到检索的需要。如进行烟酒对罹患乳癌的研究时,可用(Smoke or alcohol)AND breast cancer,其含义是,先检索 Smoke or alcohol 相关的文献,然后与 breast cancer 检索的文献结果交集。(Smoke[ti] or alcohol[ti])AND breast cancer 组合方式将关键词组合起来,其含义是先在篇名中检索 Smoke or alcohol 相关的文献,然后与 breast cancer 检索的文献结果交集。alcohol 可用 ethanol,breast cancer 可用 breast neoplasm,或 breast tumor,或 mammyary cancer。

进阶检索(advanced):在 PubMed 主页或结果页的搜索框下点击 Advanced 按钮,网页跳转到 Advanced 页面(图 47-46),用限索栏位决定输入的关键词要在那些栏位查找(在下拉式菜单中选择限索栏位),在右方的框中输入关键词,点击最右方按钮选取所需的布尔逻辑后,系统便会自动生成搜索指令,将其添加到搜索指令输入框中。也可直接在搜索指令输入框输入查找指令。检索历史(history and search details)记录每一步检索步骤与指令,点击检索历史中有 3 个点的选项(布尔逻辑符,图 47-46 箭头),可以把检索历史添加到搜索指令输入框中,进一步组合检索历史生成新的搜索指令,也可直接输入检索历史代号到搜索指令输入框中达到同样目的。在检索历史,点击3个点的符号,可以打开 Create alert 选项,点击后可在跳出的页面中设置新文献通知,每当有新的资料收进数据库时,数据库便会用电子邮件通知用户。

进行自然语言查询时,PubMed 可以将关键词自动与 MeSH 主题词表比对,找出相对应的词汇,以扩大查询结果(同时检索关键词和主题词),但当使用了"" 、万用字符 *、[栏位代码]时,系统不会自动启动与 MeSH 词表自动比对转换的功能。自动比对的 MeSH 主题词不一定符合所需,如果使用自然语言检索的文献数目太多,不够精确时,可以用 MeSH database 检索,将比自然语言检索精确,MeSH database 的链接在主页的 Explore 下,点击跳转到 MeSH database 搜寻框,输入关键词的全称,,点击 Search,会显示所查找的关键词所对应的 MeSH term。将其添加到 PubMed 进行检索。

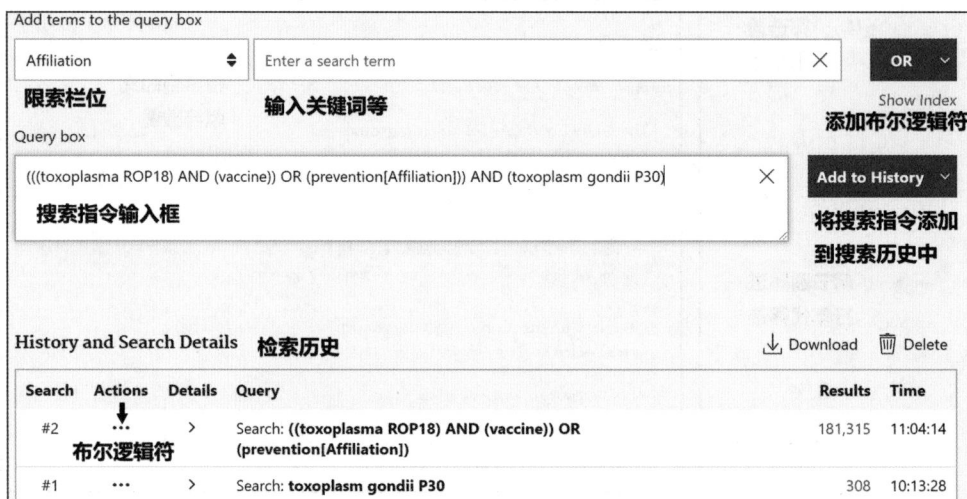

图 47-46 PubMed 进阶检索页面

第二节 序列比对技术

核酸与蛋白质的序列决定了其结构与功能,分析其序列,可揭示大量的生物学信息,如结构、功能及保守性等,序列比对是生物信息学最基本的研究方法,几乎所有的分子生物学研究都需要开展序列比对工作。通过序列比对可以判断序列之间是否具有同源性。同源序列是指从某一共同祖先经趋异进化而形成的不同序列。相似性是指比对序列之间相同 DNA 碱基或氨基酸残基顺序所占比例的高低。相似性和同源性是两个不同的概念。如果两个序列经过序列比对后显示具有较高的相似性,则该序列可能是同源序列;而当相似性程度低于 20% 时,就难以确定或者根本无法确定其是否具有同源性。

一、比对软件与参数选择

现有的比对软件有些适合双序列的全局比对,如 Needleman-Wunsch、Stretcher 及 DNADot。有些适合双序列的局部比对,如 LALIGN、Matcher、Water、ALIGN 及 SSEARCH 等。有些适合多序列比对,如 Clustal Omega、T-Coffee、MAFFT 及 MULTALIN 等。有些适合在数据库中搜索相似序列,如 BLAST 及 FASTA。所以,用户需要根据将要进行比对的序列的特点选择合适的软件进行序列比对。每一款软件在运行前都需要用户设置算法参数,选择合适的算法参数,可以得到满意的比对结果,从而明确比对的序列之间的正确的生物学关系。

(一) 比对软件与参数选择的一般原则

在默认状态下,大多数软件的算法参数设置栏是隐藏的,提示大多数情况下不需要调整参数的选择,使用默认参数可以满足大多数研究人员的需要。事实上,大多数研究人员在开始实验前,并不知道自己要研究的基因或蛋白的序列及结构的特点,所以根据序列特点,如相似性、进化距离、同源性等特点设置比对参数难以实现。一般情况下,可以先按照系统给定的默认参数进行初步搜索比对,根据搜索结果再适当调整参数,如改变匹配得分值与错配罚分值、增加或减少空位罚分值、调节 word 字长及 E 值大小等,重新检索数据库,直至获得满意结果。具体来说,如果比对结果得到的条目数太多,为得到更精确的比对结果,可选用 refseq 数据库进行搜索比对,以减少冗余序列带来过多的返回条目;或使查询序列只包含一个结构域,减少多个结构域带来的多匹配现象;根据查询序列与数据库序列的相似性及进化距离更换替换计分矩阵或降低 E 值。以上设置可在结果中得到更少的条目数,使比对更加精确。如果比对搜索数据库的结果显示的条目太少,可提高 E 值、使用更大的 PAM 矩阵或更小的 BLOSUM 矩阵或减小字长等。以上设置可在结果中得到更多的条目数,使比对结果更广泛,但准确性降低。

(二) 序列比对工具

双序列比对工具有些适合局部比对,有些适合全局比对(表 47-1),可用于序列比对的工具很多,限于篇幅,本节只介绍两款常用的双序列比对软件和一款多序列比对软件。

1. EMBOSS NEEDLE　Needle(Needleman-Wunsch global alignment of two sequences)为全局比对软件。登录 www.ebi.ac.uk,点击位于 EBI 主页面下方的 Services,从 Tools 栏下选取 EMBOSS needle,点击进入 EMBOSS needle 页面,或在搜索框中输入软件名直接搜索。根据所需比对的序列的性质,在第一个框中选取 PROTEIN 或者 DNA,在第二和第三个框中分别输入比对的 2 条序列,第四个框为输出结果格式的选择,可选择 pair(碱基或氨基酸之间有连线表示配对情况),也可根据需要调整,More option 为算法参数设置,与 Blast 算法参数设置相似(参见第一节,六),点击 "Submit" 按钮,网页跳转到结果页面。

2. EMBOSS matcher(Waterman-Eggert local alignment of two sequences)为局部比对软件。登录 www.ebi.ac.uk,点击位于 EBI 主页面下方的 Services,从 Date resources and Tools 栏下选取 Emboss matcher,点击进入 Emboss matcher 页面,根据所需比对的序列的性质,在第一个框中选取 PROTEIN 或者 DNA,在第二和第三个框中分别输入比对的 2 条序列,第四个框为输出结果格式的选择,可选择 pair(碱基或氨基酸之间有连线表示配对情况),也可根据需要调整,More option 为算法参数设置,与 Blast 算法参数设置相似(参见本章第一节),点击 "Submit" 按钮,网页跳转到结果页面。

2 款软件操作相似,但 More option 默认的算法参数设置不一样,所以可以适合不同的比对方式,即全局或局部。

表 47-1　常见的双序列比对工具

程序名称	特征描述	网址
Needle	动态规划算法,全局比对,核酸或蛋白质	www.ebi.ac.uk/Tools/
Stretcher	动态规划算法,全局比对,核酸或蛋白质	www.ebi.ac.uk/Tools/
DNADot	点阵算法,全局比对,核酸	www.vivo.colostate.edu/molkit
LALIGN	动态规划算法,局部比对,核酸或蛋白质	www.ebi.ac.uk/Tools/
Matcher	动态规划算法,局部比对,核酸或蛋白质	www.ebi.ac.uk/Tools/
Water	动态规划算法,局部比对,核酸或蛋白质	www.ebi.ac.uk/Tools/

多序列比对的工具较多(表 47-2),本节介绍 Clustal Omega。Clustal Omega(Multiple sequence alignment of DNA or protein sequences。Clustal Omega 替代了 ClustalW 多序列比对软件,是 EBI 提供的一款非常好用的多序列比对软件。一次可比对 4 000 条序列,且可对比对结果进行进一步分析,如构建进化树并可下载进化树结果,用于发表文献。

登录 www.ebi.ac.uk 网站,点击位于主页面下方的 Services,从 Date resources and Tools 栏下选取 Clustal Omega,点击进入 Clustal Omega 页面,根据所需比对的序列的性质,在第一个框中选取 PROTEIN 或者 DNA,在第二个框中输入比对的多条序列(可在 NCBI 下载 FASTA 格式的序列,逐条复制粘贴到输入框中,也可以是纯序列,也可将序列保存在一个文件,再上传),OUTPUT FORMAT 选系统默认的 ClustalW with character count 格式,More option 为算法参数设置,一般选系统默认参数。点击 "Submit" 按钮,网页跳转到结果页面。

NCBI 的 COBLAT 也可进行多序列比对,方法与 Clustal Omega 相似。

表 47-2　常见的多序列比对工具

程序名称	特征描述	网址
Clustal Omega	渐进算法,全局或局部,DNA 或蛋白质	http://www.ebi.ac.uk/Tools/
T-Coffee	渐进算法,全局或局部,DNA,RNA 或蛋白质	http://tcoffee.crg.cat/apps/tcoffee/
MAFFT	渐进/迭代算法,全局或局部,DNA 或蛋白质	http://align.Bmr.kyushu-u.ac.jp/mafft/
MUSCLE	渐进/迭代算法,全局或局部,DNA 或蛋白质	http://www.drive5.com/muscle/
Kalign	大规模比对,局部比对,DNA 或蛋白质	http://www.ebi.ac.uk/kalign/

(三) 序列比对技术的发展和全基因组比对

近年来,大量的细菌和真核生物基因组的测序工作已经完成,随着越来越多的全基因组序列的破译,为开展全基因组序列比对提供了条件,基因组比对是比较基因组学和全基因组进化动力学研究的基础,通过对基因组序列的比对,可以从整体上了解不同基因组的序列在排列结构和组织方式上的变化,以提供生物之间遗传差异的完整图像。

已知在进化过程中,基因组的序列和结构发生了几种大的突变,如重复、倒位或易位等。基因复制会产生旁系同源基因,而基因丢失则会移除基因的一个拷贝,从而使正向同源基因的识别变得困难,基因的水平转移将新的序列引入基因组。不同生物的基因组发生上述突变的速率和模式不一样,例如,基因复制和重复序列在高等真核生物中比在细菌中更常见,而基因组重排在所有类型的生物之间都很容易观察到。由于进化过程中染色体发生了以上一些大的突变,加之基因组序列很长,使得全基因组序列的比对远比基因之间序列比对复杂困难,是对该领域专家的一个新挑战。

早期的核酸序列比对工具是通过短序列的比对来确定核苷酸突变(碱基替换、小的插入和缺失等)。这些工具(如 Needleman-Wunsch 和 Smith-Waterman)完成计算所需要的时间为 O(n^2),其中 n 是输入序列的长度,可见当将这些工具应用于基因组序列比对时,由于序列长度大大增加(通常为 n>10kb),这将是非常耗时的,且占用电脑的内存空间也大幅增加,这使得这些工具不适合全基因组的比对,需要开发新的工具。

早期开发了几种用启发式方法比对长序列的软件,这些方法是在假设能够快速找到高度相似的局部序列,再利用这些高度相似的局部序列聚类作为锚去进行后续的全局比对,这样就减少了后续用于动态规划算法进行全局比对时的序列数量,但是由于基因组存在重复随机序列,所以在进行局部比对获取这些高度相似的序列时经常会得到一些不合适的序列,特别是当使用敏感的局部比对方法时,所以必须使用一种方法过滤掉这些不正确的局部序列,以确保后续全局比对结果的可靠性。

可用于基因组序列比对的软件有不少,如 MUMmer、Roary、GLASS、AVID、WABA、MAVID、MLAGAN 和 MGA 等,所有这些软件在设计的早期都假设比对的基因组序列没有发生显著的序列重排,所以可以选择一个单一共线性的高度相似的序列聚类用于后续基因组序列的全局比对,这些软件利用多种方法发现高度相似的局部序列。后来研究人员开发了一些可在存在序列重排的基因组之间进行双基因组比对的软件,如 ShuffleLAGAN, ShuffleLAGAN 是 LAGAN 的升级版,是第一个在进行基因组比对过程中明确可以处理基因组重排现象的工具,像其他基因组比对软件一样,ShuffleLAGAN 使用局部比对的方法搜索用于后续全局比对的高度相似的局部序列,但是该方法在第一个基因组序列中选择单一共线性的高度相似的局部序列集,而在另一个基因组序列中允许重排,所以 ShuffleLAGAN 可用于发生了重排的双基因组序列的比对,但设计者不建议将该软件用于多基因组序列的比对。MultiPipMaker 是一款基于 BLASTZ 的序列比对工具,在考虑了基因组序列重排的情况下可将多个基因组与单个参照基因组进行比对分析,它对每一对参照基因组和非参照基因组都使用 BLASTZ 来计算成对的局部比对,这些高度相似的局部序列用于产生一个粗略的全局比对结果,再用迭代算法反复地细化,以得到一个更精确的比对结果。由于 MultiPipMaker 只用在初始局部比对中产生的高度相似的局部序列作为锚进行后续的全局比对,因此,一些在局部比对时被排除的变异较大的同源序列将不再用于后续的全局比对而被遗漏,MultiPipMaker 没有提供一种可避免这种情况发生的机制,因此,MultiPipMaker 更像是一种对基因组序列进行多局部比对的工具,而不是真正意义上的全局比对工具。此外,Shuffle-LAGAN 和 MultiPipMaker 都不能精确识别多个基因组重排断点。基因组重排及基因的水平转移普遍存在于生物进化过程中,以上软件难以对这些进化过程中发生的变异进行精确的比较分析。Mauve 软件可以发现基因组的保守区域、在保守区域发生的序列重排、倒位及多个基因组序列发生重排的准确断点,该工具也可对保守区域进行传统的多重比对,以确定是否发生了核苷酸替换、小插入和缺失等突变。与其他工具相比,Mauve 在比对发生了显著重排的基因组时,具有易用性和更好的敏感性。但是 Mauve 是针对原核生物基因组比对而设计的,现在虽然有将其用于真核生物基因组比对的报道,但当将其用于真核生物基因组比对时,我们还是要谨慎。MUMmer 软件包含了用来检测核酸碱基或蛋白氨基酸序列之间相似区域的一套程序,这些程序是专门设计用来快速检测非常长的序列的相似区域,包括完整的细菌基因组或整个真核生物的染色体。MUMmer 软件的优点是可用于原核生物和真核生物基因组的序列比对,所以其可用于寄生虫基因组序列的比对,且 MUMmer 软件包含有众多的实用程序,可以从 DNA 或蛋白质水平进行基因组序列比对,经后续发展后,现在也可比对发生了重排的基因组,适用范围非常广,但是现阶段 MUMmer 软件包不支持 Windows 操作系统,这将使习惯使用 Windows 图形界面的用户感到不习惯。

在选择基因组序列比对工具时,不仅要了解其所使用的算法及其适用的范围,而且还要了解其他研究人员对这些比对软件的使用经验及评价,才能做出最佳选择。限于篇幅,本节只介绍 Mauve 软件和 MUMmer 软件包的使用。

1. Mauve 软件 由 University of Wisconsin-Madison 开发,团队成员包括 Aaron Darling、Bob Mau and Nicole Perna。后来,其他一些人对 Mauve 软件的各个方面进行了一些改进。

Mauve 软件是一种可对发生过重排和倒位等大变异的基因组进行多基因组比对的软件,其开发理念是利用适度的计算机资源(如内存等)去进行多基因组比对。它采用的算法可以很好地适应被比对序列的长度,例如,Mauve 可以在一分钟内完成一对鼠疫耶尔森氏菌基因组的比对,而一组 9 个不同的大肠杆菌基因组比对工作可以在几个小时内完成。然而,其当前采用的算法的计算时间是按比对基因组数量的 3 次方增加的,这使得它不适合比对超过 50-100 个细菌基因组的数据集。与其他基因组比对软件一样,Mauve 将相似性高的局部序列作为锚以加速比对,但是 Mauve 在搜索高度相似的局部序列时放宽了对所比对的基因组是共线性的假设,而是识别并比对称为局部共线性块(locally collinear blocks,LCBs)的局部序列,每个 LCBs 是被比对的两个或多个基因组共有的同源序列,且该区域不包含任何同源序列的重排。Mauve 算法只能识别在所有参与比对的基因组中均含有保守序列区域的 LCBs,然而,在一般情况下,一个 LCB 可能仅含有部分基因组的共有保守序列,所以 Mauve 不适合某些基因组的比对或需要其他软件帮助才能完成。由 Mauve 确定的 LCBs 需要满足用户指定的最小权值,LCB 的权值大小反映比对结果的可信度,即比对结果是一个真正的基因组重排,还是一个虚假的匹配。选择较高的最小权重值时,软件所识别的基因组重排很有可能是真实的,反正,则可能是虚假的。用户可以通过选择不同最小权重值来得到满意的比对结果。如通过选择较小的最小权重值来降低识别的特异性,以换取对较小基因组重排识别的敏感性。

Mauve 比对过程分为基因组序列获得、比对及结果输出与解析,下面分别介绍。

(1)基因组序列获得:以从 NCBI 网站下载 *Neisseria subflava* 基因组为例,介绍从 NCBI 网站下载所需比对的物种的基因组序列的方法。

进入 NCBI 网站首页,在限制搜索栏选择 Genome,在后面的搜索栏输入 Neisseria subflava,点击 Search 键(图 47-47A),网页跳转到 Organism Overview 页面,点击 Genome Assembly and Annotation report 链接(图 47-47B,箭头),网页跳转到 Genome Assembly and Annotation report 页面(图 47-47C),页面的表中列出了

Neisseria subflava 不同菌株的基因组信息,每一行后面有个圆圈符号,填充圆圈黑色的多少(图 47-47C,箭头)表示该菌株基因组测序工作的完成程度,填充的黑色越多,表示测序完成的程度越高,反之,越低。本例点选 M18 660 株(100% 完成),网页跳转到 Global assembly definition 页面,点选 CP031251.1(图 47-47D,箭头),网页跳转到 *Neisseria subflava* strain M18660 chromosome,complete genome 页面(图 47-47E),点击 Send to 下拉菜单,依次选取 file,Format,Create file,按提示操作,即可下载到所需的基因组序列。以相同的方法下载 *Neisseria subflava* ATCC 49 275 菌株的基因组序列,用于后续的基因组比对分析。

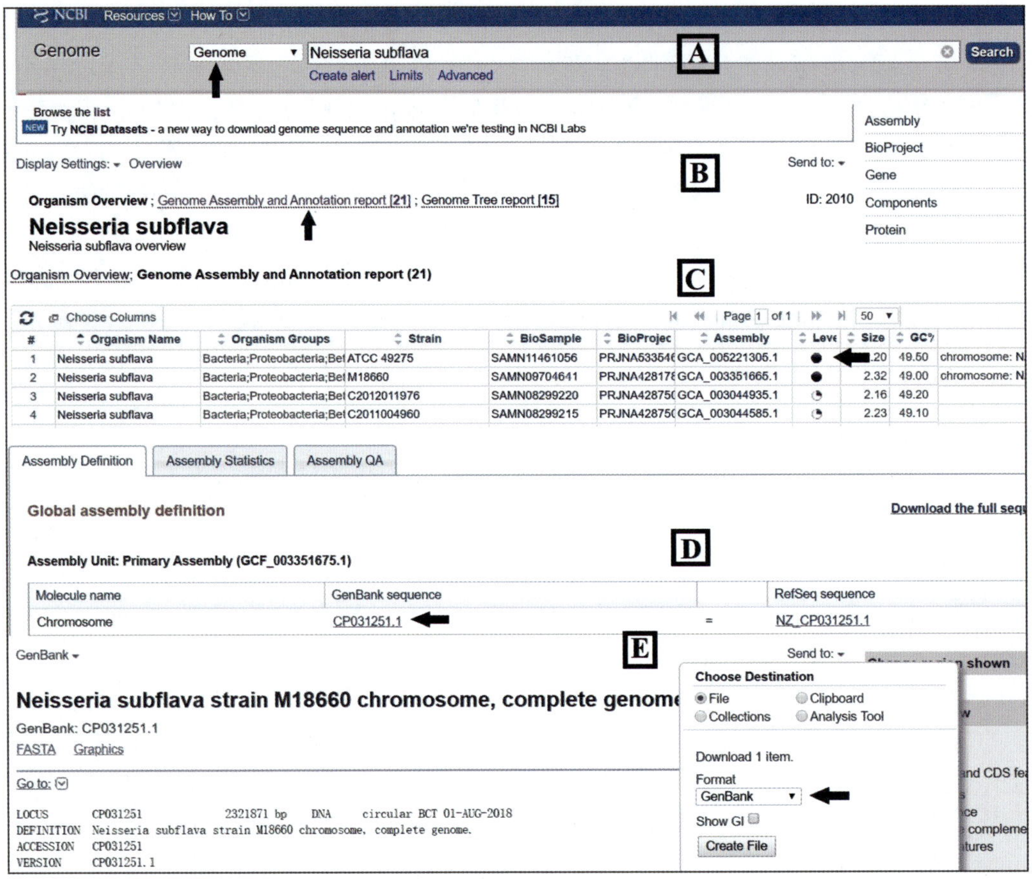

图 47-47 从 NCBI 下载所需比对的基因组序列

(2)Mauve 使用方法:包括软件下载安装,序列的输入、比对及结果输出与分析。

1)软件下载安装:打开 www.darlinglab.org/mauve/mauve.html 网站,进入 Mauve 软件下载页面,Mauve 可以安装在 Windows、Mac OS X、Linux 和其他的 Unix-like operating systems 上,用户可以根据自己电脑的配置及爱好选择 Mauve 安装的环境,Windows 系统下运行的 Mauve,由于其使用图形化界面,所以使用起来简单直观,但占用的内存比使用其他几种系统要大。安装在 Mac OS X、Linux 和其他的 Unix-like operating systems 环境下的 Mauve,需要输入命令格式进行操作,对用户使用计算机的能力有一定要求,但占用内存少,运行速度快。本书介绍在 Windows 环境下运行 Mauve。

2)序列的输入、比对及结果输出与分析:安装完成后,双击打开 Mauve,点击 File,在下拉菜单中选择 Align with progressive Mavaue(图 47-48A),点击后,弹出 Align sequence 界面(图 47-48B),点击 Add Sequence... 键,逐一将下载好的需要比对的基因组序列加入 Sequences to align:框中,然后给比对结果文件命名及选择文件保存路径。本例 Parameters 参数选择默认方式(图 47-48C),打分矩阵也选择默认模式(图 47-48D)。点击 Align... 键,软件开始进行比对,此时弹出一个程序运行步骤框,比对过程动态地显示在此弹出框中(图 47-49B),用户可以观察到详细的比对过程。比对结束后,出现一个比对结果图形界面(图 47-49A),通过 View 下拉菜单提供的功能与选项分析基因组的 LCBs,SNP,序列重复、倒位或易位等。

3）Parameters 参数的选择：Seed Weight（LCBs 权重值），默认值是 15，增加该值，比对结果所发现的重排更精确，但有可能遗漏一些不显著的小重排，反之，比对结果所发现的重排的可信度下降，但有可能发现一些不显著的小重排，敏感性增加。用户可以拖动调节杆设置该值。参数选择还包括 Determent LCBs（确认 LCBs）、Assume collinear genomes（假设比对基因组为共线性基因组）、Full aligment（全局比对）、Extend LCBs（延伸 LCBs）等选项。打分矩阵可设定碱基匹配、失配、出现空位及空位延伸的得分或罚分值（图 47-48D），软件提供一套默认打分系统（HOXD），用户如果需要用自己的打分系统，可以通过选择下拉菜单的 custom 键，这样就可以自己设定得分与罚分值。一般情况下不需要更改默认的参数设置，如 Assume collinear genomes，软件默认为否，如果更改该项为是，将不利于发生重排的基因组比对。

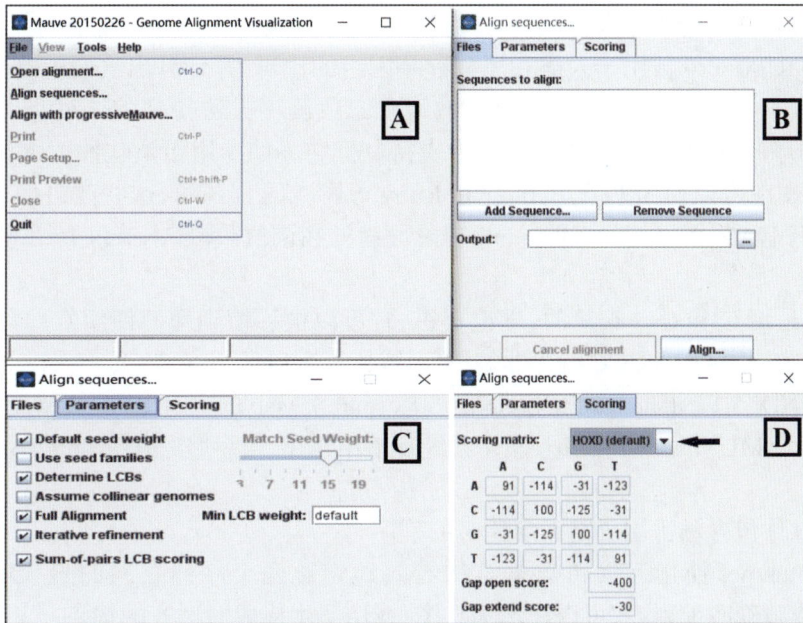

图 47-48　Mauve 软件使用界面

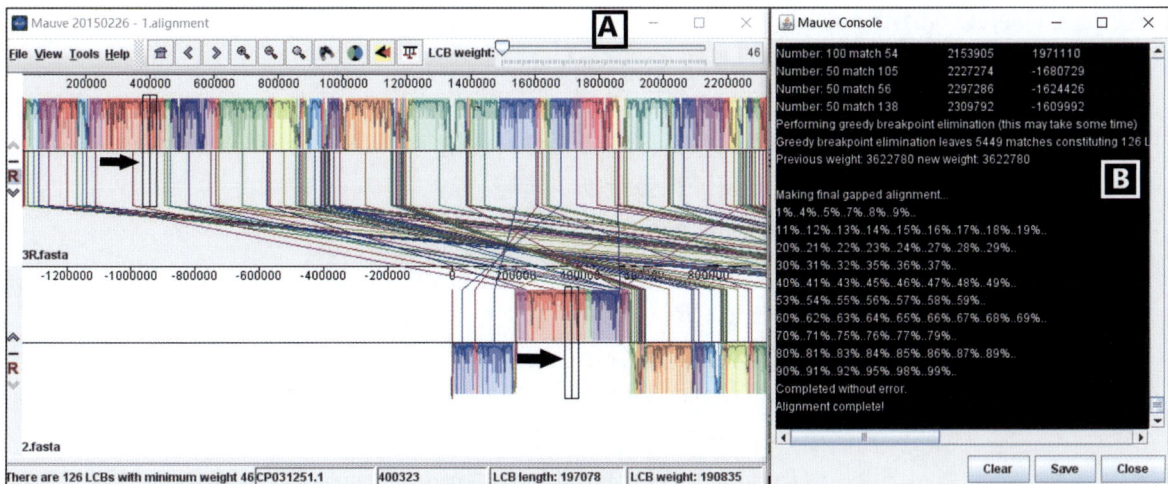

图 47-49　Mauve 软件比对结果

2. MUMmer 软件包　MUMmer 是一个开源软件。MUMmer 首先在被比较的序列之间确定一组高度相似的序列（精确匹配的区域），然后将精确匹配的区域聚类组合成更大的不是很精确的相似区域，再对不精确匹配的区域提供比对以得到得分高的全局比对的结果。精确匹配的基本类型是最大唯一匹配（maximal unique matches, MUM），是两个序列之间的精确匹配，在每个序列中只出现一次（唯一性），并且不包含在任何更大的匹配（maximality）中。MUMmer 使用后缀树（suffix trees）算法来查找精确匹配，一般来说，算法对于查询序列（query sequence）和参照序列（reference sequence）是不对称的，因此如果互换查询序列和参照序列的角色，可能会得到不同的比对结果。MUMmer 可用于单个或多个查询 DNA 序列与单一参照序列之间相似区域的比对，也可以进行多对多的比对。MUMmer 含有多个实用程序，分别是 MUMmer、NUCmer、PROmer、run-mummer1 和 run-mummer3。

自 MUMmer 3（2004 年）发布以来，它已经被应用于许多类型的序列比对分析，包括全基因组序列、参照基因组及相同基因组的不同版本之间的比对，但是它难以用于大型基因组和当今常见的大型序列数据集之间的序列比对，MUMmer4 对 MUMmer 进行了大幅的改进，通过将位于 MUMmer 核心的 32 位后缀树数据结构更改为 48 位后缀数组，解决了基因组大小的限制，并通过并行处理输入的查询序列提高了比对速度，由于 MUMmer4 理论上的输入序列长度限制为 141Tbp，所以实际上它可以处理任何生物真实长度的输入序列。MUMmer4 被用于人类和黑猩猩基因组的比对，并计算出这两个物种在其 96% 长度的序列中有 98% 是相同的。MUMmer4 也可以有效地将二代测序方法得到的序列（reads）比对到参考基因组上，对基因组测序的完成，提供了很好的技术支持。但它不如专用相关软件敏感和准确。MUMmer4 中的 NUCmer 程序现在可以使用 Perl，Python 和 Ruby 等脚本语言调用，这些改进使 MUMer4 成为最通用的基因组比对软件包之一。由于 MUMmer4 现阶段尚处在调试阶段，本节仅介绍 MUMmer3.0 版本的使用。

MUMmer 主要是用 C 和 C++编写的，理论上讲，它可以被移植到任何使用 C++编译器的系统上，但是 MUMmer 是专门为使用 GNU GCC 编译器编译而设计的，现阶段只在 Redhat Linux 6.2 and 7.3（Pentium 4），Compaq Tru64 UNIX 5.1（alpha），SunOS UNIX 5.8（sparc），Mac OS X 10.2.8（PowerPC G4）四个平台上进行过测试，结果显示 MUMmer 可在以上操作系统环境中运用。现阶段 MUMmer 不支持 Windows 操作系统。

（1）Mummer 软件包含的可用于基因组比对的程序

1）Mummer：Mummer 使用后缀树数据结构有效地定位两个序列之间的最大唯一匹配。这使得 mummer 最适合生成精确匹配列表，可以显示为点图，或用于生成成对对齐的锚点。其命令格式为：

```
mummer [options]<reference file><query file1>...[query file32]
```

必须有一个参照序列和至少一个查询序列。参照序列和查询序列都应该是 FastA 格式，DNA 和蛋白质序列都是允许的，匹配不区分大小写。一次最多可输入 32 个的查询文件，但是每个参照或查询文件可以包含多少个序列没有限制，输出结果是标准输出（stdout）。

参数选项：

-mum	在参照和查询序列计算最大唯一匹配
-mumreference	只在参照序列计算最大唯一匹配
-maxmatch	计算所有最大匹配，不考虑其唯一性
-n	只比对 a，c，g，or t 字符（不区分大小写）
-l	最小匹配长度（默认值 20）
-b	计算正向链与反向互补链匹配
-r	仅计算反向互补匹配
-s	在输出中显示匹配的子字符串
-c	显示反向补码匹配相对于查询序列的正向链的查询位置
-F	输出格式含 4 列，在每个匹配行前面加上参照序列标识符
-L	在标题行上显示查询序列的长度
-help	显示帮助信息和退出

2）NUCmer：是一个用 Perl 脚本语言编写的程序，可用于比对多个相似性高的核苷酸序列。它首先找到给定长度的最大精确匹配，然后对这些匹配进行聚类，以形成更大的不精确匹配区域，最后，它从每个匹配向外扩展，将聚类加入到单个得分较高的成对匹配中。这使得 NUCmer 最适合定位和显示高度保守

的 DNA 序列区域,为了提高 NUCmer 的准确性,可能需要屏蔽一些输入序列,以避免无关的重复序列的比对,或改变唯一性约束,以减少重复序列产生的匹配数量。其命令格式为:

```
nucmer [options]<reference file><query file>
```

参照序列和查询文件都应该是 FastA 格式,可以包含大写和小写字符,但是只有 DNA 碱基字符 a、c、t 和 g 将被比对(不区分大小写),软件没有限制参照或查询文件可以包含多少个序列。比对结果被写入文件 out.delta,这是一个 ASCII 文件,因此需要用 show-aligns 和 show-coords 程序来解析输出结果。

主要参数选项

--mum	在参照和查询序列计算最大唯一匹配
--mumreference	只在参照序列计算最大唯一匹配
--maxmatch	计算所有最大匹配,不考虑其唯一性
-c	用于聚类的长片段的最小长度(默认值 65)
--[no]delta	切换 delta 文件的建立。
-d	聚类的最大对角差因子(diagonal difference/match separation)(默认值 0.12)
--[no]extend	设置是否从作为锚的聚类的长片段向外扩展比对。(默认--extend)
-f	仅比对每个序列的正向链
-g	一个聚类的长片段中两个相邻最大精确匹配之间的最大距离(默认值 90),差异大的序列比对时,可以提高该值
-h	输出帮助信息和退出
-l	最大精确匹配的最小长度(默认值 20)
--[no]optimize	切换比对评分优化(默认--optimize)
-p	设置输出文件前缀(默认 out)
-r	只比对参照序列的正向链与查询序列的反向链
--[no]simplify	仅在序列与自身比对时使用 nosimplify 选项,以查找不精确的重复(默认--simplify)
-V	输出版本信息和退出

--nodelta 设置不从聚类向外扩增比对,甚至不比对一个聚类中的匹配序列,只是输出匹配的聚类,输出结果含有的信息量减少(默认值--delta)。选择--noextend 时,只在聚类的匹配之间比对,不向外扩展,生成一个 delta 文件,比对速度会增加,但输出结果含有的信息量减少。--nooptimize 设置可能得到一些得分低的长比对片段。

3)PROmer:是一个用 Perl 脚本语言编写的程序,用于比对差异性比较大的核苷酸序列。除有一点小改变外,它的工作原理和 NUCmer 相同。在查询精确匹配之前,碱基序列先被按照 6 种阅读框翻译为氨基酸序列,然后在氨基酸水平进行序列比对,所以 PROmer 可以发现保守的蛋白质序列,而这些序列在 DNA 水平上可能是不保守的,从而使它比 NUCmer 具有更高的灵敏度。灵敏度的增加将导致在比对高度相似序列时产生大量的输出结果,因此建议仅当输入的比对序列差异较大,在使用 NUCmer 比对时不能产生合理数量的输出结果时,才使用 PROmer 替换 NUCmer。与 NUCmer 相似,为了提高 PROmer 的准确性,可能需要屏蔽一些输入序列,以避免无关的重复序列的比对,或改变唯一性约束,以减少重复序列产生的匹配数量。其命令格式为:

```
promer [options]<reference file><query file>
```

参照序列和查询序列格式为 FastA,字母不区分大小写,然而只有正确有效的代表 DNA 碱基的字符会被翻译为氨基酸序列,所有其他字符将被屏蔽(mask),不会被 BLOSUM 评分矩阵打分。对比对的参照序列和查询序列数没有限制,输出结果被写入与 NUCmer 输出结果相同的文件,也需要相同的程序查看结果。

promer 的参数选择与 nucmer 的参数大多相似,但有 2 个参数是 promer 特有的。分别是:-m int-masklen,设置将被程序自动掩蔽的 2 个终止密码子之间的最大氨基酸数,默认为 8;-x type-matrix 设置蛋白质评分矩阵,1[BLOSUM 45],2[BLOSUM 62]或 3[BLOSUM 80],默认为 2。差异性大的基因组比对时宜选 1,相似性大的基因组比对时宜选 3。promer 与 nucmer 的几个相同参数的默认值有差别,如-c int-mincluster 的默认值是 20;-d float--diagfactor 是 0.11;-l int-minmatch 是 6。

4)run-mummer1 和 run-mummer3:Run-mummer1 和 run-mummer3 是用 cshell 脚本语言编写的程序,可用于对两个序列进行比对。它们的比对过程与 NUCmer 和 PROmer 一样,也是进行匹配、聚类和扩展三个步骤,但是它们可以处理任何输入序列,而不仅仅是核苷酸。命令格式为:

```
run-mummer1<reference file><query file><prefix>[-r]
run-mummer3<reference file><query file><prefix>
```

参照序列和查询序列使用 FastA 格式,不区分大写和小写字符。只能有一个参照序列,并且 run-mummer1 只允许一个查询序列,但是 run-mummer3 对查询序列的数量没有限制。run-mummer1 的参数-r 选项表示反转查询序列,而 run-mummer3 表示自动查找正向和反向匹配。输出结果被写入文件,<prefix>.out,<prefix>.gaps,<prefix>.errorsgaps and<prefix>.align.

run-mummer1 和 run-mummer3 没有可用的命令行选项。需要用户直接编辑 csh 脚本来修改传递给各个程序的命令行值。唯一可用的调整是更改 mummer 的最小匹配长度值,该值在脚本中使用-1 选项设置。降低这个值可能会增加脚本的灵敏度,但可能会大大增加运行时间。

(2)Mummer 软件包含的用于解析比对结果的实用程序:Mummer 软件包拥有众多的实用程序用于解析基因组比对结果。

1)delta-filter:delta-filter 可以过滤掉 NUCmer 和 PROmer 输出的 delta 文件中所包含的一些无用信息,只将所需比对信息输出到 stdout,程序提供了通过比对长度、标识、唯一性和一致性进行筛选的选项,通过组合这些选项,可以大大减少 delta 文件中不需要的比对数量,从而使 show-coord 等程序的输出更容易理解。其命令格式为:

```
delta-filter [options]<delta file>><filtered delta file>
```

参数选择

-g   用长度 * 相似性加权的 LISG(最长延伸子集 longest increasing subset)进行全局比对,对于每个参照-查询对,只保留形成最长相互一致集的比对。

-h   输出帮助信息和退出

-i   设置最小比对相似性[0,100],(默认值 0)

-l   设置最小比对长度(默认值 0)

-q   用长度 * 相似性加权的 LISG(最长延伸子集 longest increasing subset)进行查询序列的比对。对于每个查询序列,只保留形成最长相互一致集的比对

-r   用长度 * 相似性加权的 LISG(最长延伸子集 longest increasing subset)进行参照序列的比对。对于每一个参照序列,只保留形成最长相互一致集的比对。

-u   设置最小比对唯一性,例如:与唯一参照和查询序列匹配的比对百分比[0,100],(默认值 0)

-o   将-r 和-q 选项的最大对齐重叠设置为对齐长度的百分比[0,100](默认值 75)

-g 通过执行与 MUMmer1 类似的算法,以确定最长的相互一致的匹配集。而-r 和-q 选项只要求匹配集分别与参照或查询序列保持一致,-g 选项不允许比对序列有倒位,易位等染色体突变,而-r 和-q 选项可以接受。但是,这些选项(-g-r-q)都不允许包含多个重复副本。当比对两个全局一致的序列时,使用-g 较好。使用-r 来确定将参照序列比对到查询序列的最佳映射。-u 选项只保留那些锚定到唯一序列中的比对。

2)mapview:显示由 NUCmer 或 PROmer 产生的序列比对结果,它将 show-coords 或 mgap 的输出结果转换为 FIG,PDF 或 PS 图像文件,使结果变得直观而容易理解。其命令格式为:

```
mapview [options]<coords file>[UTR coords][CDS coords]
```

<coords file>必须由使用-r-1 选项运行的 show-coords 程序产生(参见 show-coords 部分),或 mgap 程序产生。

参数选择

-d	设置匹配之间的最大距离(以碱基对为单位)(默认值 50 000),距离设置太大,匹配序列之间的连线难以处理
-f	设置输出结果的扩展名,'fig','pdf'或'ps'(默认 fig)
-h	输出帮助信息和退出
-m	在生成 PDF 或 PS 文件时用于设置图片放大倍数(默认值 1.0)
-n	设置输出文件被拆分为小文件的数目,避免产生太大而不能显示的输出文件(默认值 10)
-p	设置输出文件前缀(默认 PROMER_graph 或 NUCMER_graph)
-v	已处理文件的详细日志记录
-V	显示版本信息和退出
-x1	设置显示窗口的坐标下界
-x2	设置显示窗口的坐标上界
-g|ref	如果输入文件由 mgaps 生成,设置参照序列 ID
-I	显示查询序列名称
-Ir	显示参照序列名称

3)mummerplot:Mummerplot 是一个脚本程序,它可以从 mummer,nucmer,promer 或 show-tiling 获取输出数据,并将其转换为适合使用 gnuplot 进行绘图的格式。其图型是点图,将比对序列分别在 x,y 轴上布置,在两个序列显示相似性的每个位置上绘制一个点,mummerplot 也能够对多序列比对做点图,以形成一个 multiplot。Mummerplot 特别适合于对 2 个重叠群(contigs)比对结果的解析。

参数选择

-b	突出显示有断点的比对,仅用于显示几乎相同序列的差异
-c	生成一条参照覆盖图,(默认 show-tiling 输入)
-f	只显示参照和查询子序列一对一的最佳比对(需要 delta 格式的输入)
-h	打印帮助信息和退出
-l	通过对序列排序与定向,生成一个最长的匹配集中分布在图的对角线的 multiplot(需要 delta 扩展名的输入)
-p	设置输出文件的前缀(默认 out) 反向显示,为 x11 plots 互换前景色和背景色(需要 x11 终端)
-r	选择一条参照序列作为 x 轴
-q	选择一条查询序列作为 y 轴
-R	使用这个文件中包含的顺序和长度信息生成一个 multiplot,要么是所需参照序列的 FastA 文件,要么是用制表符分隔的序列 IDs、长度和方向[+−]列表
-Q	使用这个文件中包含的顺序和长度信息生成一个 multiplot,要么是所需查询序列的 FastA 文件,要么是用制表符分隔的序列 id、长度和方向[+−]列表
-s	设置输出文件大小为 small,medium or large--small--medium--large(默认 small)
-S	突出显示比对中的 SNP 的位置
-t	设置输出终端为 x11,postscript 或 png--x11--postscript--png
-x	设置输出图形 x 轴的范围[min,max]
-y	设置输出图形 y 轴的范围[min,max]
-V	显示版本信息和退出

4)show-aligns:show-alignses 解析 NUCmer 和 PROmer 的输出结果(扩展名为 delta),并显示从命令行指定的两个序列的成对比对。它便于识别突变的确切位置和寻找两个序列之间的 SNPs。其命令语法格式为:

`show-aligns [options]<delta file><IdR><IdQ>`

\<delta file\>是 nucmer 或 promer 的输出文件。\<IdR\>为参照序列的 FastA 标识,\<IdQ\>是查询序列的 FastA 标识。解析结果将显示这两个序列之间的所有比对,标准输出(stdout)。

参数选择

-h　　打印帮助信息和退出

-q　　根据查询开始坐标对比对进行排序

-r　　根据参照开始坐标对比对进行排序

-w　　设置输出显示的屏幕宽度(默认 60)

-x　　蛋白比对打分矩阵,1[BLOSUM 45],2[BLOSUM 62] or 3[BLOSUM 80](默认 2),解析 promer 输出结果时设置。

5)show-coords:show-coords 解析 NUCmer 和 PROmer 的 delta 比对输出,并显示每个比对的位置、相似百分率等摘要信息,它是分析 delta 文件最常用的工具。其命令语法格式为:

`show-coords [options]<delta file>`

参数选择

-b　　简短的输出,只显示非冗余的位置比对区域

-B　　切换输出为 btab 格式

-c　　在输出中包含覆盖百分比的列

-d　　在输出中包含比对方向和阅读框信息(promer 的默认选项)

-g　　仅显示在最长升序子集中的比对,如全局比对。建议与参数-r 或-q 组合使用,不支持环形序列。

-h　　打印帮助信息和退出

-H　　省略输出抬头

-I　　设置显示的最小相似百分率限制

-k　　剔除与另一个有更好阅读框比对重叠的比对(仅在 promer 使用),筛选最佳比对。

-l　　在输出中包含序列长度列

-L　　设置显示的最小比对长度

-o　　注释两个序列之间的最大匹配,即参照序列和查询序列之间的重叠

-q　　根据查询序列对输出行排序

-r　　根据参照序列对输出行排序

-T　　将输出切换到制表符分隔格式

b 选项改变输出表,只显示对齐区域的位置,而不是它们的 ID、方向、阅读框等。同样,对于蛋白质数据,-b 选项将折叠所有重叠的片段,并列出单个包含所有重叠片段的长片段。使用-c 选项添加的覆盖率信息等于对齐长度除以序列长度。通过选择最长的对齐、或具有最高相似百分比、且长度在最长对齐长度的 75% 以内的比对,使用 k 选项可以选择最佳阅读框。g 选项在比较具有线性对齐关系(即没有重排)的序列时很有用,可以通过输出中两个相邻比对序列之间的中断来识别大的插入、删除和空位突变。

6)show-snps:要查看两个序列之间所有 SNPs 和缺失突变等,我们需要通过 show-snps 实用程序运行由 nucmer 和 promer 生成的 delta 文件。其命令语法格式为:

`show-snps-C nucmer.delta>nucmer.snps`

-C 参数指不报告来自有模糊映射(ambiguous mapping)匹配的 SNPs,它避免从重复区域调用 SNPs,"ambiguous mapping" 指的是参照或查询序列中的一个位置被多个匹配覆盖,这可能是由简单重复引起的,或由存在于不同拷贝数的串联重复引起的重叠匹配,不管怎样,从这些区域调用 SNPs 都是有问题的,因此在大多数实例中都调用-C 选项。

7)show-tiling:show-tiling 尝试从比对到参照序列的查询 contigs 中构建一个拼接路径,给定几个长参照序列和许多小查询 contig 的比对信息(由 nucmer 和 promer 生成的 delta 文件),show-tiles 将确定每

个查询 contig 在参照序列上的最佳映射位置。如果一个合适的、高度相似的参照基因组是可用的,这个程序对于完成拼接一个未完成的 contigs 集合是有用的。其命令语法格式为:

```
show-tiling [options]<delta file>
```

（3）选择 Mummer 程序的原则:对于具体的基因组比对任务,首先要选择一个最适合的程序去进行基因组的比对。

1）比对两个已完成测序的序列:最基本的比对是两个连续序列的比对,对于所有一对一的比对,当与 mummerplot 结合使用时,只需使用 mummer 程序就可以可视化两个序列的全局比对。这种方法非常有助于发现两个序列之间的较大的差异。对于格式为 fasta 的单个参照序列(ref.fasta)和单个查询序列(qry.fasta)。命令格式为:

```
mummer-mum-b-c ref.fasta qry.fasta>ref_qry.mums
mummerplot--postscript--prefix=ref_qry ref_qry.mums
gnuplot ref_qry.gp
```

① 高度相似且没有发生重排的序列:当比较两个高度相似的序列时,比对的目的通常是识别 SNP 和小的缺失与插入突变。MUMmer1.0 软件仍然被证明是分析这种类型的最佳工具,它的 LIS 聚类算法和对唯一匹配的依赖使其在可靠性方面优于较新的版本。对于格式为 fasta 的单个参照序列(ref.fasta)和单个查询序列(qry.fasta)。命令格式为:

```
run-mummer1 ref.fasta qry.fasta ref_qry
run-mummer1 ref.fasta qry.fasta ref_qry-r(分析与反向链相匹配的序列)
```

也可以用 nucmer 进行 SNP 检测和一对一的全局比对,nucmer 比 mummer1 使用方便,但敏感性下降。

② 高度相似但发生重排的序列:当比对的两个序列高度相似,但发生了明显的重排、倒位和插入等较显著的突变,此时最佳的选择是 mummer3。对于格式为 fasta 的单个参照序列(ref.fasta)和单个查询序列(qry.fasta)。其命令格式为:

```
run-mummer3 ref.fasta qry.fasta ref_qry
```

也可以用 nucmer 进行 SNP 检测和一对一的全局比对,nucmer 比 mummer1 使用方便,但敏感性下降。

③ 相似性较高的序列:run-mummer1 和 run-mummer3 更关注两个序列之间的不同之处,而 nucmer 关注的是两个序列之间相同之处。Nucmer 受序列变异的限制很少,染色体的重排、到位和重复都可以通过 Nucmer 来识别。对于格式为 fasta 的单个参照序列(ref.fasta)和单个查询序列(qry.fasta)。其命令格式为:

```
nucmer--maxgap=500--mincluster=100--prefix=ref_qry ref.fasta qry.fasta
show-coords-r ref_qry.delta>ref_qry.coords
show-aligns ref_qry.delta refname qryname>ref_qry.aligns
```

通常情况下,NUCmer 完成比对分析后产生大量的输出结果,在用 mummerplot 程序显示其比对结果前,可以用 delta-filter 过滤其结果文件。其命令格式为:

```
delta-filter-q-r ref_qry.delta>ref_qry.filter
mummerplot ref_qry.filter-R ref.fasta-Q qry.fasta
```

需要注意的是,NUCmer 允许多个参照和查询序列进行比对,因此上述方法经适当修改后也将适用多个参照和查询序列之间的比对。

④ 相似性低的序列:有时两个序列在 DNA 水平上表现出较差的相似性,但它们的蛋白质序列是保守的。在这种情况下,最佳的选择是 promer 工具,因为它将输入的 DNA 序列先用 6 种阅读框翻译成氨基酸,然后再进行比对。对于格式为 fasta 的单个参照序列(ref.fasta)和单个查询序列(qry.fasta)。其命令格式为:

```
promer--prefix=ref_qry ref.fasta qry.fasta
show-coords-r ref_qry.delta>ref_qry.coords
show-aligns-r ref_qry.delta refname qryname>ref_qry.aligns
```

promer 完成比对分析后产生大量的输出结果,在用 mummerplot 程序显示其比对结果前,可以用 delta-filter 过滤其结果文件。其命令格式为:

```
delta-filter-q-r ref_qry.delta>ref_qry.filter
mummerplot ref_qry.filter-R ref.fasta-Q qry.fasta
```

需要注意的是,promer 允许多个参照和查询序列进行比对,因此上述方法经适当修改后也将适用多个参照和查询序列之间的比对。

2)比对两个尚未完成测序的序列(draft sequences,序列草图):先用 NUCmer,如果由于两个输入的序列差异太大,NUCmer 不能完成比对,可以使用 PROmer。对于两组 contig,ref.fasta 和 qry.fasta。其命令格式为:

```
nucmer--prefix=ref_qry ref.fasta qry.fasta
show-coords-rcl ref_qry.delta>ref_qry.coords
show-aligns ref_qry.delta refname qryname>ref_qry.aligns
```

3)将序列草图比对到已完成测序的序列上:将序列草图比对到亲缘关系较近生物的完成序列上可以帮助确定每个查询的序列片段在染色体上的具体位置和方向,从而显著加快查询序列从草图序列到完成序列的升级,并通过检查保守区域,可以改进和细化对草图序列功能和结构等的注释。所以这项工作是非常有价值的。可以先用 NUCmer 将序列草图比对到已完成测序的序列上,如果由于两个输入的序列差异太大,NUCmer 不能完成比对,可以使用 PROmer。对于已完成测序的参照染色体 ref.fasta 和一组序列草图 qry.fasta。命令格式为:

```
nucmer--prefix=ref_qry ref.fasta qry.fasta
show-coords-rcl ref_qry.delta>ref_qry.coords
show-aligns ref_qry.delta refname qryname>ref_qry.aligns
show-tiling ref_qry.delta>ref_qry.tiling
```

4)SNP 识别:没有发生基因重排的基因组序列,可用 run-mummer1 程序进行 SNP 识别。进化过程发生众多基因重排的基因组序列,可用 nucmer 工具进行 SNP 识别。命令格式为:

```
nucmer--prefix=ref_qry ref.fasta qry.fasta
show-snps-Clr ref_qry.delta>ref_qry.snps
```

(4)Mummer 软件包使用:从 Mummer 主页 http://mummer.sourceforge.net/ 下载 Mummer 软件包后,选择相关操作系统安装 Mummer 软件包。从 NCBI 下载所需比对的基因组,也可从一些专业数据库下载相关物种的基因组序列,如从弓形虫数据库(ToxoDB.org)或疟原虫属数据库(PlasmoDB.org)分别下载弓形虫或疟原虫基因组序列,存为 Fasta 格式。

1)建立工作目录(Prepare the working directory),将软件和基因组序列文件存于工作目录下,本节以储存在 Mummer 主页的 *H_pylori26695_Eslice*(H_pylori26695_Eslice.fasta)及 *H_pyloriJ99_Eslice*(H_pyloriJ99_Eslice.fasta)序列文件为例介绍。输入以下命令。

```
mkdir-p/workdir/$USER/genome_aln
cd/workdir/$USER/genome_aln
wget http://mummer.sourceforge.net/examples/data/H_pylori26695_Eslice.fasta
wget http://mummer.sourceforge.net/examples/data/H_pyloriJ99_Eslice.fasta
```

这样就将比对基因组序列下载到工作目录,可用于比对分析。

2)以使用 nucmer 和 promer 程序为例说明调用程序进行基因组比对指令:输入以下命令。

```
export PATH=/programs/mummer-4.0.0beta2/bin:$PATH
nucmer-c100-p pylori_100 H_pylori26695_Eslice.fasta H_pyloriJ99_Eslice.fasta
```

```
nucmer-c 250-p pylori_250 H_pylori26695_Eslice.fasta H_pyloriJ99_Eslice.
fasta
    promer-p promer_100-c 100 H_pylori26695_Eslice.fasta H_pyloriJ99_Eslice.
fasta
```

"export PATH⋯"命令将 MUMmer 软件包的可执行文件添加到 PATH 中,便于用户执行。"nucmer"命令将 *H_pylori26695_Eslice* 与 *H_pyloriJ99_Eslice* 基因组进行比对。"-c"参数设置用于聚类的长片段的最小长度,这些长片段由多个较短的精确匹配片段构成,默认值为 65,本例子设置了 2 个值,分别为 100 和 250,这个值设置越大,比对速度越快,灵敏度会有所下降,反之,比对速度下降,但灵敏度增加,比对结果的可靠性降低。"-p"设置输出文件名的前缀,本例输出的文件名前缀是 pylori_100 和 pylori_250。"promer"命令对输入的 DNA 序列在氨基酸水平进行比对(通过 6 种阅读框翻译)。MUMmer 软件的输出文件格式是 delta(*.delta),MUMmer 软件包提供了一个 "show-coords" 工具来显示 "delta" 文件中的比对结果。输入以下命令,

```
show-coords pylori_100.delta
show-coords pylori_250.delta
show-coords promer_100.delta
```

点击 "space" 继续,点击 "q" 退出。

3)分析比对结果:输入以下命令。

```
dnadiff-d  pylori_100.delta-p  pylori_100
dnadiff-d  pylori_250.delta-p  pylori_250
```

输出文件有:out.report(比对的概要、变异及 SNPs);out.delta(标准的 nucmer 比对输出)等。

4)使用 nucmer 和 promer 程序产生的 pylori_100.delta,pylori_250.delta,promer_100.delta 文件做点图(dot plots)显示比对结果。输入以下命令,

```
mummerplot-png-p   pylori_100    pylori_100.delta
mummerplot-png-p   pylori_250    pylori_250.delta
mummerplot-png-p   pylori_promer100    promer_100.delta
```

输入 ""ls-lrt" 指令,将显示 3 个新的 ".png" 文件,可下载到电脑桌面。从点图中可以发现 "-c" 值增加会降低灵敏度,但运行速度更快。Promer 的灵敏度比 nucmer 高得多等比对信息。

二、序列比对算法

比对的核酸序列的碱基或蛋白质序列的氨基酸之间有匹配和不匹配的情况,为得到最佳比对,还引入了空位,那么当两个序列比对时,匹配得多少分、不匹配罚多少分及引入空位罚多少分需要有个计分矩阵,除了计分矩阵外,我们还需要一个合适的算法来执行比对。

(一) 替换计分矩阵

在序列比对时,需要一个记分矩阵来衡量比对序列的相似性。使用不同的计分矩阵将影响比对的结果。对序列比对中引入的空位,采用空位罚分来处理。不同的替换突变发生的概率不同,核酸序列含 4 种碱基,组成比较简单,可以用简单的替换记分矩阵进行记分。蛋白质由理化性质不同的 20 种氨基酸构成,在进化过程中不同的氨基酸之间出现替换的概率不同,情况复杂,需要有多种替换记分矩阵。打分系统的选择将直接影响比对结果。

1. DNA 序列比对的替换记分矩阵

(1)等价矩阵:等价矩阵采用核苷酸匹配得分为 1,不同核苷酸间的替换得分为 0。由于不考虑碱基的任何理化信息和不区别对待不同的替换,等价矩阵难以反映在进化过程中不同碱基替换真实发生概率的差别。

(2)转换—颠换矩阵:核酸的碱基分为嘌呤和嘧啶,嘌呤之间的突变或嘧啶之间的突变称为转换,嘌呤与嘧啶之间的突变称为颠换。在进化过程中,转换发生的频率比颠换高,为反映这种情况,转换—颠换

矩阵采用转换罚 1 分,颠换罚 5 分,这种记分矩阵更准确地反映进化过程碱基之间突变的概率大小。

（3）BLAST 矩阵:1990 年,Altschul 等提出了 BLAST 算法。经过大量实际比对研究后发现,如果令被比对的两个碱基相同时得 5 分,反之罚 4 分,则比对效果较好,这个矩阵广泛地被应用于 DNA 序列比对。

2. 蛋白质序列比对的替换记分矩阵 构成蛋白质的氨基酸种类比碱基多,且不同氨基酸具有不同的理化特性,如酸碱性、极性及带电性质等,这些特性可影响它们在进化过程中的相互替换,所以其在进化过程中发生突变的概率不一样,简单的替换记分办法,如+1 表示匹配,0 表示失配,不能准确反映进化过程中氨基酸突变的情况。为解决这一问题,研究人员制定了适合于氨基酸突变的更为复杂的计分矩阵。

（1）PAM 矩阵（Point Accepted Mutation）:对氨基酸实际替换率的直接统计可以得出合理的计分方法.Dayhoff 等研究了 34 个蛋白质家族,包括高度保守的和高度容易发生突变的蛋白质,根据对其氨基酸之间相互替换频率的统计得到了 PAM 矩阵,该矩阵基于氨基酸进化的点突变模型,即如果两种氨基酸替换频繁,说明自然界易接受这种替换,那么这对氨基酸替换得分就应该高,1 个 PAM 的进化距离表示在 100 个残基中发生一个可以接受的残基突变的概率。对于 PAM 矩阵,数字越小表示氨基酸变异的可能性越小,高相似序列之间的比对应该选用 PAM 值小的矩阵,如 PAM30,相似性低的序列之间的比对应该选用 PAM 值大的矩阵,如 PAM250。实际应用中,可根据比对序列之间的相似程度的实际情况,选择不同的值进行比对,以得到满意的比对结果。但是在大多情况下,研究人员实际上并不知道其比对的序列之间的相似程度,这时可以通过选用不同的值进行比对,再根据比对结果,确定合适的 PAM 值。PAM 矩阵是目前蛋白质序列比对中最常使用的计分方法之一。

（2）BLOSUM 矩阵（block substitution matrix）:Henikoff 夫妇从蛋白质模块数据库 BLOCKS 中找出了另一种氨基酸替换记分矩阵,用于解决序列的远距离相关。在构建矩阵过程中,通过设置最小相同残基数百分比将序列片段整合在一起,以避免由于同一个残基对被重复计数而引起的任何潜在偏差。在每一片段中,计算出每个残基位置的平均贡献,使得整个片段可以有效地被看作为单一序列,通过设置不同的百分比,产生了不同矩阵。BLOSUM62 矩阵是由具有 62% 相同比例的序列被组合统计后形成的矩阵。在比对高度相似的序列时宜使用较高值的矩阵,如 BLOSUM-90,在比对差异大的序列时宜使用较低值的BLOSUM 矩阵,如 BLOSUM-30。BLOSUM-62 用来比较 62% 左右相似度的序列,BLOSUM-80 用来比较 80% 左右相似度的序列。实际应用中,经验提示 BLOSUM-62 可以满足大多数研究人员的需要,所以比对软件一般默认计分矩阵为 BLOSUM-62。

空位罚分概念及策略:在进化过程中,核酸与蛋白质发生了插入或缺失等突变,在进行序列比对时,为获得最佳比对,需要在序列中插入空位（gap）。引入空位的数量和位置对比对结果有显著影响,因此必须在打分系统中对其罚分以得到较好的比对结果。空位罚分（gap penalty）指序列比对分析时为了反映核酸或氨基酸的插入或缺失突变等情况而插入空位并进行罚分,以控制空位插入的合理性。除了有单个碱基或氨基酸插入和删除的空位,还有插入和删除多个连续碱基或氨基酸的空位,引起一次多碱基或氨基酸插入和删除的概率要大于引起多次独立单碱基或氨基酸插入和删除的概率。所以出现空位（gap opening）的罚分与空位延伸（gap extension）的罚分不同,使用不同的罚分方法,对比对结果有影响,在使用比对工具时可进行调节,以达到满意的结果。

（二）双序列的全局比对与局部比对

双序列比对算法包括点阵图法及动态规划算法等,点阵图法找到的实际上是相同序列,在实际工作中现较少应用。

1. 动态规划算法

（1）Needleman-Wunsch 算法:1970 Needleman 和 Wunnsch 提出了一种用于双序列全局比对的经典算法,称为 Needleman-Wunsch 算法。目前已广泛用于氨基酸与 DNA 双序列全局比对。Needleman-Wunsch 算法无须穷尽各种序列比对方式来寻找最优比对结果,而是引入了动态规划的思想,并且允许空位的出现。该算法利用动态规划策略将一个复杂的整体比对问题简化为一系列以单个氨基酸或碱基为基本比对单元的小问题,最后将每个单元的最优比对途径汇总起来,给出整体比对的最优结果。

(2)Smith-Waterman 算法:Smith 和 Waterman 在 Needleman-Wunsch 算法的基础上进行了改进,于 1981 年提出了用来寻找并比较具有局部相似性的动态规划算法,称为 Smith-Waterman 算法。该算法使用迭代方法计算出两序列的相似性分值,存在于一个计分矩阵中,然后根据这个计分矩阵,通过动态规划的方法回溯寻找最优的比对序列。在识别序列局部相似性时,具有很高的灵敏度,是生物信息学中序列局部比对的基础算法之一,后来许多序列局部比对的算法都是基于这一算法开发和改进的,形成了改良的 Smih-Waterman 算法,目前,该算法是寻找相似性片段最常用的算法,非常适用于亲缘关系较远却具有局部相似性的序列比对,已经广泛地使用于序列比对及数据库搜索等方面。

2. 基于双序列比对的数据库搜索

(1)FASTA 算法(FAST-ALL):Smith-Waterman 算法能够找出两条序列的最优比对,但是运行速度慢,不能满足高通量测序产生的大量的序列之间的比对需要,特别是当需要将序列在数据库中进行搜寻时,其运行速度及能力难以满足研究人员的需要,为了满足大量序列比对的需要,采用了适当降低一点敏感度,来提高搜索速度的启发式比对的方法。启发式搜索比对算法很多,但目前使用最为广泛的是 NCBI 的 BLAST 算法和 EBI 的 FASTA 算法。FASTA 算法是第一个被广泛使用的数据库相似性搜索算法。1985 年,由 Pearson 和 Lipman 提出,并在 1988 年做了进一步修改,是一种双序列局部比对启发式算法。其基本算法是先将待比对的序列分解成一系列短的固定长度的 word(一般核酸为 2 至 4 个碱基,蛋白质一般是 1~3 个氨基酸残基),然后将用户的序列在数据库序列中搜寻共有的 word,得到一些全同片段,采用建立 hash 表的策略来加快这一搜寻过程,根据得分筛选出高于设定阈值的全同片段,然后将这些片段作为"种子"序列,尽量向首尾两个方向无空位延伸成长片段,尽可能将紧相邻的长片段连接起来,并排除那些不属于最佳的片段。最后,在一定宽度(32 个残基)的"条带"范围内,用 Needleman-Wunsch 算法寻找最佳的全局比对。FASTA 算法比对速度较快,适合于进行大量序列的双序列比对及将查询序列对数据库进行相似性搜索。

(2)BLAST 算法:1990 年,Altschul 等人提出了 BLAST 算法,BLAST 算法是一种双序列局部比对算法,该算法与 FASTA 类似,其核心思想也是"种子—延伸",将待研究序列分解成重叠的且具一定长度的 word,进一步选出那些打分后分数高的 word,创建形成一个单词列表(word list),将其作为种子序列,搜寻数据库中序列,找出与单词列表中的每个 word 完全匹配的地方,运用动态规划的方法,尽量将种子序列向两端扩展延伸,直到再延伸导致分值下降明显时为止,经延伸得到的序列片段称为高分片段对,设定一个阈值 S,选出在数据库搜索中所有得分超过 S 的高分片段,最后,采用 E 值对选出的高分片段进行统计学分析,根据得分高低与 E 值大小,给出比对搜索结果。用 BLAST 算法可以在数据库中进行序列相似性搜索,其运行速度比 FASTA 快,且同样灵敏。

(三)多序列的全局比对与局部比对

多序列比对的算法较多,有动态规划算法、渐进策略算法、迭代算法、遗传算法及隐马尔科夫模型等。

1. 动态规划算法　多序列比对的动态规划算法与双序列比对的动态规划算法思路基本相同,当把动态规划的基本思想推广到多序列比对时就是 N 维动态规划算法。算法分两步:首先进行计分矩阵的计算,然后在计分矩阵中回溯寻找获得一条路径,该路径代表多序列比对的结果,但是,随着参与比对的序列数增多,这种算法的计算复杂度与运算时间将会急剧增加,因此,基于动态规划的算法不太适合多序列比对。

2. 渐进策略算法　1987 年 Feng 和 Doolittle 提出渐进策略算法。渐进策略算法是目前大多数多序列比对工具采用的算法。其基本思路是首先使用动态规划法构造全部 k 个序列的[k/2]个配对比对,然后以计分最高的配对比对作为多序列比对的种子,按计分高低依次选择序列,逐渐向已构造的多序列比对中加入序列,形成一个树状结构的多序列比对结果。

3. 迭代算法　迭代算法的基本思路是使用比对计分函数反复添加一个附加的序列到已知比对中。在渐进多序列比对中,一个序列一经加入构造的比对结果,其配对比对便不再重新处理,因此在渐进比对过程中发现的错误或不适当的记分不能更正,这样虽然提高了比对的运行效率,但降低了准确性,迭代算法可以克服渐进多序列比对的这个缺点。迭代算法的基本思路是先用渐进多序列比对产生一个初始结果,再对序列的不同子集进行反复比对,并利用这些结果重新进行多序列比对,迭代持续至比对记分值不再提高。

(杨秋林 梁 瑜)

参 考 文 献

[1] 陈铭 . 生物信息学[M]. 北京:科学出版社,2019.

[2] 李林,李冬果,华琳 . 医学生物信息学理论与实践[M]. 北京:科学出版社,2018.

[3] 李霞,张岩,陈秀杰,等 . 生物信息学理论与医学实践[M]. 北京:人民卫生出版社,2013.

[4] 孙清鹏,贾栋,万善霞 . 生物信息学应用教程[M]. 北京:中国林业出版社,2013.

[5] 肖建华,杨秋林 . 分子寄生虫学实验指南[M]. 长沙:湖南科学技术出版社,2004.

[6] LOUIS M W,KAMI K. *Toxoplasma gondii* the model apicomplexan perspectives and methods[M]. Amsterdam: Elsevier, 2020.

[7] MARTIN K. Eukaryotic Genomic Databases:Methods and Protocols,Methods in Molecular Biology [M]. Berlin: Springer Science+Business Media,LLC,part of Springer Nature,2018.

[8] Ulf A V. miRNA Biogenesis:Methods and Protocols,Methods in Molecular Biology [M]. Berlin: Springer Science+Business Media,LLC,part of Springer Nature,2018.

[9] JONATHAN P.Bioinformatics and Functional Genomics [M]. 3rd Edition. Hoboken: Wiley-Blackwell,2015.

[10] BRUCE A,ALEXANDER J,JULIAN L,et al. Molecular Biology of The Cell [M]. 6th edition. New York: Garland Science,2014.

[11] SHUI Q Y.Bioinformatics A Practical Approach [M]. Boca Raton: CRC Press,2007.

[12] ARTHUR L D,STEVEN L S. Using MUMmer to Identify Similar Regions UNIT Current Protocols in Bioinformatics[M]. Hoboken: John Wiley & Sons,Inc,2003.

[13] GERALDO M F,FERNANDO H A,HERNAN A L,et al. The Role of microRNAs in the Infection by T. gondii in Humans [J]. Frontiers in Cellular and Infection Microbiology,2021,11:1-11.

[14] SUJAY P,LUIS M,RUIZ M,et al.Human microRNAs in host-parasite interaction:a review[J]. Biotech,2020,10:510 1-16.

[15] IRINA M B,MELANIE C M,KIMBERLY A B,et al. Next Generation Sequencing and Bioinformatics Methodologies for Infectious Disease Research and Public Health:Approaches,Applications,and Considerations for Development of Laboratory Capacity[J].The Journal of Infectious Diseases,2019,6:1-16.

[16] AFGAN E,BAKER D,BATUT B,et al. The Galaxy platform for accessible,reproducible and collaborative biomedical analyses [J]. Nucleic Acids Res,2018,46:537-544.

[17] CARRIE A D,BENJAMIN C H,CRICKET A S. The Encyclopedia of DNA elements(ENCODE):data portal update [J]. Nucleic Acids Res,2018,46:794-801.

[18] GUILLAUME M,ARTHUR L D,ADAM M P,et al. MUMmer4:A fast and versatile genome alignment system[J]. PLOS Computational Biology,2018,26:1-14.

[19] KANEHISA M,FURUMICHI M,TANABE M,et al. KEGG:new perspectives on genomes,pathways,diseases and drugs [J]. Nucleic Acids Res,2017,45:353-361.

[20] PALMIERI N,SHRESTHA A,RUTTKOWSKI B,et al. The genome of the protozoan parasite Cystoisospora suis and a reverse vaccinology approach to identify vaccine candidates [J]. Int J Parasitol,2017,47:189-202.

[21] STEINBISS S,SILVA F F,BRUNK B,et al. Companion:a web server for annotation and analysis of parasite genomes[J]. Nucleic Acids Res,2016,44:29-34.

[22] Pruitt,K D,Brown,G R,HIATT S M,et al. RefSeq:an update on mammalian reference sequences [J]. Nucleic Acids Research,2014,42(1):756-763.

[23] NA L,XINTIAN Y,TAO C,et al.Global profiling of miRNAs and the hairpin precursors:insights into miRNA processing and novel miRNA discovery [J].Nucleic Acids Research,2013,41(6):3619-3634.

［24］ CANTACESSI C,CAMPBELL B E,JEX A R. Bioinformatics meets parasitology Parasite［J］.Immunology,2012,34：265-275.

［25］ LÖYTYNOJA A.Alignment methods：strategies,challenges,benchmarking,and comparative overview［J］. Methods in Moleulcar Biology,2012,855：203-235.

［26］ AARON C E,DARLING B M,FREDERICK R B,et al. Mauve：Multiple Alignment of Conserved Genomic Sequence With Rearrangements［J］.Genome Research,2004,14：1394-1403.

［27］ VENTER J G,ADAMS M D,MYERS E W,et al. The sequence of the human genome［J］. Science,2001,291：1304-1351.

第四十八章

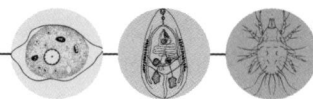

DNA 测序技术

　　DNA 测序（DNA sequencing）是指分析特定 DNA 片段的碱基序列，也就是分析 DNA 片段中 A（Adenine 腺嘌呤）、T（Thymine 胸腺嘧啶）、G（Guanine 鸟嘌呤）、C（Cytosine 胞嘧啶）的排列方式。DNA 测序技术在目前的基础医学和生物学的研究中发挥了重大的作用，极大地推动了生物学和医学的发展。随着测序技术的不断发展，现代测序技术整体都趋于更快速、高通量、耗资少以及高准确率。自 1977 年第一代 DNA 测序技术问世以来，至今已有 40 多年，测序技术的每一次变革，都会对基因组研究、疾病医学研究、药物开发、育种等领域产生巨大的推动作用。例如，DNA 测序技术可用于寻找基因，即通过编码特定蛋白质或表型的 DNA 片段进行。其次，DNA 测序技术可用于比较不同生物的同源 DNA 序列，探索物种内部和物种之间的进化关系。另外 DNA 测序技术还可用于筛选基因序列的功能区域。

　　第一代测序技术主要基于 Sanger 双脱氧终止法的测序原理，结合了荧光标记和毛细管阵列电泳技术来实现测序的自动化。第二代测序设备相较于第一代在通量、准确度上都有了较大的提高，同时测序成本也较低，现已成为商用测序的主流。第三代测序技术又称为单分子 DNA 测序，主要是通过现代光学、高分子、纳米技术等手段来区分碱基信号差异，直接读取目标序列信息。三代测序设备在 DNA 序列片段读取长度上要优于二代测序设备，但其测序准确度并不如二代测序设备。相信随着测序技术的不断改善和发展，第三代测序技术将更加成熟。

第一节　第一代测序技术

　　第一代测序技术是以 Sanger 的"链终止"或双脱氧法和化学降解法为代表的 DNA 测序技术方法。Sanger 在 1977 年得出第一个属于噬菌体 X174 的基因组序列，其全长为 5 375 个碱基，由于早期的 Sanger 测序需要以单链 DNA 作为底物且操作复杂，之后短时间内以纯化的 DNA 为底物的化学降解法逐渐流行起来，但很快也被自动化的 Sanger 测序所取代，该方法后来一直延续至今。DNA 测序方法的完善，使得人类获得了窥探生命基因差异本质的能力，这也是基因组时代的开始。随后研究人员不断改进 Sanger 方法，并于 2001 年通过改进的 Sanger 测序方法完成了第一张人类基因组图谱。

一、Sanger 双脱氧末端终止法

　　双脱氧末端终止法主要用于 DNA 基因分析，是应用较普遍的核酸测序技术。双脱氧指的是双脱氧核苷酸，这些核苷酸亦被称为 2'，3'-双脱氧核苷酸，常被简写为 ddNTPs（ddGTP、ddATP、ddTTP 与 ddCTP）。2'，3'-ddNTP 与普通 dNTP 不同，其在脱氧核糖的 3' 位置缺少一个羟基，而核糖之间以磷酸二酯键连接，需要 3 号位碳上的羟基提供氢，双脱氧核苷酸没有这个羟基，所以聚合反应将无法从 5' 端向 3' 继续延伸，聚合反应终止。最终每管反应体系中会合成以共同引物为 5' 端，以双脱氧核苷酸为 3' 端的一系列长度不等的核酸片段。反应终止后，分四个泳道进行电泳，以分离长短不一的核酸片段，根据片段 3' 端的双脱氧核苷酸，便可依次阅读合成片段的核苷酸排列顺序。

　　Sanger 双脱氧末端终止法测序步骤：

1. 分离待测核酸模板,模板可以是 DNA 或是 RNA,可以是双链或单链。

2. 在 4 支试管中加入适当的引物、模板、4 种 dNTP,再在上述 4 支反应管中分别加入一定浓度的 ddNTP(双脱氧核苷酸)。

3. 与单链模板(如以双链作模板,需要做变性处理)结合的引物,在 DNA 聚合酶作用下从 5' 端向 3' 端进行延伸反应。当加入 ddNTP 后,由于 ddNTP 的 3' 位置缺少一个羟基,故不与下一个 dNTP 结合,从而使链延伸终止。

4. 用变性聚丙烯酰胺凝胶电泳同时分离 4 支反应管中的反应产物,由于每一反应管中只加一种 ddNTP(如 ddATP),则该管中各种长度的 DNA 都终止于该种碱基(如 A)处。所以凝胶电泳中该泳道不同带的 DNA 3' 末端都为同一种双脱氧碱基。

5. 放射自显影。根据四泳道的编号和每个泳道中 DNA 带的位置直接从自显影图谱上读出与模板链互补的新链序列。

Sanger 测序技术的缺陷主要在于需要使用单链 DNA 作为测序反应模板,以及电泳产生的高温容易导致凝胶变形,DNA 条带发生移位。随着技术的发展这些问题基本得到了解决,Sanger 测序技术从 20 世纪 80 年代开始就成为 DNA 测序的常规方法,直到如今仍在生物医学领域被广泛应用。

二、化学降解法

1977 年,A.M.Maxam 和 W.Gilbert 首先建立了 DNA 片段序列的测定方法,其原理是将待测 DNA 片段的 5' 端磷酸基团作放射性标记,再分别采用不同的化学方法对特定碱基进行化学修饰并在该位置打断核苷酸链,从而产生一系列长度不一且分别以不同碱基结尾的 DNA 片段,这些以特定碱基结尾的片段群可以通过并列点样(Lane-by-lane)的方式用凝胶电泳进行分离,再经放射自显影技术,即可读出目的 DNA 的碱基序列。

化学测序法的测序长度和准确性不如 Sanger 测序法,且化学试剂具有毒性,同时需要使用大量放射性同位素,也没有自动化的方法制备末端标记的模板。因此化学测序法没有 Sanger 测序法使用广泛。

三、荧光自动测序法

荧光自动测序法是一种基于荧光的 Sanger 测序技术。该方法使用一套(4 种)荧光标记的引物,在激光照射下,每种荧光标记物发射不同波长的光。尽管这些染料的光谱有一些重叠,但还是可以进行有效区分。该方法要求 4 个反应(A、C、T、G)单独进行,每个反应都有一个特定的荧光标记引物和一个特定的双脱氧核苷酸,由于 4 个反应产生的延伸产物可被荧光标记的引物进行区分,可在反应后进行混合并在一个胶孔中进行电泳分离。针对同一模板的 4 个反应在同一个泳道中进行分离,消除了条带在迁移过程中变形的影响。荧光自动测序法不需要放射性物质,并且可以实现条带分离与读胶同步进行。

四、一代测序技术在寄生虫学研究中的应用

第一代测序虽然有测序成本高,通量低等缺点,但是由于其具有测序准确度高,读长相对较长等优点,在寄生虫研究以临床检验中依然有较为广泛的应用。在临床上,Sanger 测序已被广泛应用于肿瘤诊断、病情监测、预后、治疗及个体化用药等临床实践中。肿瘤患者可通过检测热点基因的突变情况,制定个性化的用药方案,也可以通过检测某些特殊基因,用于疾病的辅助诊断。在寄生虫临床检测方面,PCR 是常用的检测方法。Sanger 测序可以检测 PCR 扩增的精确性以及不同虫株的特异性突变。此外,通过 18S rRNA 测序,可以实现寄生虫的病原学精确诊断。Sanger 测序技术检测相比传统的形态学鉴定具有方法简单结果准确的优势。在寄生虫研究方面,采用 Sanger 测序进行已知序列的验证测序、突变检测、文库筛选、克隆鉴定、PCR 重测序等,该方法目前依然是寄生虫学研究中不可替代的方法。

(邵　伟)

第二节 第二代测序技术

Sanger 测序方法直至 2005 年还是最常用的测序方法,之后随着技术的不断进步,出现了许多新的大规模并行测序的设备和方法,这些技术统称为"下一代"测序技术(next-generation),也就是我们所说的第二代测序技术。2005 年,罗氏推出了第一款二代测序仪罗氏 454,生命科学开始进入高通量测序时代。之后随着 Solexa、Helicos 和 Illumina 系列测序平台的推出,品牌之间激烈竞争,极大降低了二代测序的价格,自此之后高通量测序在生命科学各个研究领域得到了广泛的应用。2012 年之后,454、SOLiD 和 Helicos 测序平台不在开发,逐渐退出市场,而 Illumina 测序平台逐渐占主导地位。

第二代测序是基于 PCR 和基因芯片发展而来的 DNA 测序技术,二代测序开创性地引入了可逆终止末端,从而实现边合成边测序(Sequencing by Synthesis)。二代测序在 DNA 复制过程中通过捕捉新添加的碱基所携带的特殊标记(一般为荧光分子标记)来确定 DNA 的序列,现有的技术平台主要包括 Roche 的 454 FLX、Illumina 的 Miseq/Hiseq 等。由于在二代测序中,单个 DNA 分子必须扩增成由相同 DNA 组成的基因簇,然后进行同步复制,来增强荧光信号强度从而读出 DNA 序列。而随着读长增长,基因簇复制的协同性降低,导致碱基测序质量下降,这严格限制了二代测序的读长(不超过 500bp),因此,二代测序具有通量高、读长短的特点。

一、Roche 454 测序

Roche 454 测序是基于焦磷酸测序法的高通量测序系统。Roche 454 测序是最早出现的新一代测序系统,开创了第二代测序技术的先河,具有里程碑的意义。该技术是通过边合成边测序(sequencing by synthesis,SBS)的原理进行测序的。

(一) Roche 454 测序原理

Roche 454 测序系统是第一个用于下一代测序技术的商业平台。2005 年底,454 公司推出了基于焦磷酸测序法的高通量基因组测序系统——Genome Sequencer 20 System,这是第一个成功的第二代测序系统。这一技术开创了边合成边测序(sequencing by synthesis)的先河,之后,454 公司被罗氏诊断公司收购。1 年后,他们又推出了性能更优的第二代基因组测序系统——Genome Sequencer FLX System(GS FLX)。2008 年 10 月,Roche 454 在不改变 GS FLX 的情况下,推出了全新的测序试剂——GS FLX Titanium,全面提升了测序的准确性、读长和测序通量。

GS FLX 系统的测序原理是基于焦磷酸测序法,用一种化学发光酶检测 DNA 聚合酶(一种 DNA 合成酶)的活性,并依靠生物发光对 DNA 序列进行检测。该技术利用测序化学,其中由 ATP 硫酸化酶、荧光素酶、DNA 聚合酶组成的酶促系统产生的可见光与新合成的 DNA 链中释放的焦磷酸盐的量成比例进行测量。

Roche GS FLX System 是一种基于焦磷酸测序原理而建立起来的高通量基因组测序系统。在测序时,使用了一种叫作"Pico TiterPlate"(PTP)的平板,它含有 160 多万个由光纤组成的孔,孔中载有化学发光反应所需的各种酶和底物。测序开始时,放置在四个单独的试剂瓶里的四种碱基,依照 T、A、C、G 的顺序依次循环进入 PTP 板,每次只进入一个碱基。如果发生碱基配对,就会释放一个焦磷酸。这个焦磷酸在各种酶的作用下,经过一个合成反应和一个化学发光反应,最终将荧光素氧化成氧化荧光素,同时释放出光信号。此反应释放出的光信号实时被仪器配置的高灵敏度 CCD 捕获到。此过程中有一个碱基和测序模板进行配对,就会捕获到一分子的光信号,由此一一对应,就可以准确、快速地确定待测模板的碱基序列。

(二) Roche 454 测序流程

GS FLX 系统减少了传统测序样品制备过程中对大型自动站的依赖,完全不需要进行烦琐的建库过程,也不必进行克隆挑取、微孔板处理等工作,而是利用创新的磁珠和 emPCR 技术进行样品制备,同时提供完整的后续生物信息学分析解决方案。

1. 样品种类　GS FLX 系统支持各种不同来源的样品序列测定,包括基因组 DNA、PCR 产物、BACs、cDNA 及小分子 RNA 等,不同类型的样品测序都可在一台仪器上完成。

2. 样品 DNA 打断　样品如基因组 DNA 或 BAC 等被打断成 300~800bp 的片段;对于小分子的非编码 RNA 可以不需要这一步骤。短的 PCR 产物则可利用 GS 融合引物扩增后直接进行后续步骤。

3. 加接头　借助一系列标准的分子生物学技术,将 3' 端和 5' 端有特异性的 A 和 B 接头连接到 DNA 片段上。接头也将在后继的纯化,扩增和测序步骤中用到。

4. 一条 DNA 片段＝一个磁珠　接头使成百上千条 DNA 片段分别结合到一个磁珠上,磁珠被单个油水混合小滴包被后,在这个小滴里进行独立的扩增,而没有被其他的竞争性或者污染性序列影响,从而实现了所有 DNA 片段进行平行扩增(emPCR)。

5. 一个磁珠＝一条读长　经过 emPCR 扩增后,每个磁珠上的 DNA 片段拥有了成千上万个相同的拷贝。经过富集以后,这些片段仍然和磁珠结合在一起,随后就可以放入到 Pico Titer Plate 板中供后续测序使用了。

(三) Roche 454 测序优势和缺点

1. 技术优势

(1)速度快,一个测序反应耗时 10 个小时,获得 4 亿~6 亿个碱基对。比传统的 Sanger 测序的方法快 100 倍;

(2)读长长,单个序列的读长更长,平均可达到 450 个碱基左右;

(3)通量高,每个反应可以得到超过 100 万个序列读长,成本大大降低;

(4)准确度高,读长超过 400bp 时,单一读长的准确性可以超过 99%;

(5)一致性好,测序结果一致性超过 99.99%;

(6)可以进行 Pair-End 测序研究;

(7)简便高效,不需要进行建库、克隆挑取、质粒提取等工作,一个人可以在一天内完成一个微生物物种的测序工作。

2. 缺点　无法准确测量同聚物的长度,如当序列中存在类似于 PolyA 的情况时,测序反应会一次加入多个 T,而所加入的 T 的个数只能通过荧光强度推测获得,这就有可能导致结果不准确。

二、Illumina 测序

Illumina 公司的新一代测序仪 Genome Analyzer(GA)最早由 Solexa 公司在 2006 年研发,并在 2007 年被 Illumina 公司斥巨资收购。该平台利用其专利核心技术——"DNA 簇"和"可逆性末端终结(reversible terminator)"实现了自动化样本制备和基因组数百万碱基的大规模平行测序。该平台最初的读长很短(36bp 或更少),但随着技术发展,其读长也逐渐延长。Illumina 公司推出的测序仪从最初的 Genome Analyzer IIx 到 Hiseq 2000 到新一代 Novaseq 系列,测序读长和测序数据量逐渐增加,测序成本逐渐降低。

(一) Illumina 测序原理

Illumina 测序的核心原理为边合成边测序(sequencing by synthesis,SBS)。通过将 DNA 切成小片段并连接接头序列,可以将 DNA 片段锚定在测序晶片 flow cell 上。锚定的 DNA 片段在 flow cell 的表面进行桥式 PCR,进而放大 1 000 倍以上的 Cluster。最后,在 4 种标记不同荧光且可被移除的 dNTP 的试剂下进行 PCR 反应,反应过程中释放的荧光分子可以被 CDD 照相机记录,并读取测序结果。

(二) Illumina 测序步骤

1. 样本准备(sample prep)　样本准备也可以叫作文库制备。文库制备对于成功进行 NGS 工作流程至关重要。该步骤会制备出兼容测序仪的 DNA 或 RNA 样本。

文库制备包括三个过程:提取样品中的 DNA;超声波将提取的 DNA 打断(fragmentation);添加特定的接头序列(adapters)。

利用超声波将待测 DNA 链片段化,片段长度为 200~500bp,并在片段两端加上特定的接头如 P5 和

P7,这一建库方式步骤较为烦琐,耗时较长,目前通常利用转座子 Tn5 进行高通量测序建库。具体的步骤包括:①利用转座子(transposome)对双链 DNA 进行剪切以及接头(adapter)的连接;②接头连接成功后,利用低循环扩增技术在接头处进行修饰,分别在两端添加 sequencingprimer binding site1/sequencing primer binding site2(即测序引物结合位点)、index1/index2 以及我们称之 P5 和 P7 的寡核苷酸序列。

2. 成簇(cluster generation)

(1)簇是什么?为什么要做簇生成?

单个的 DNA 分子所释放的荧光信号太弱不容易被检测到;通过簇生成将荧光信号放大,生成的多个拷贝后形成达到可以被检测的信号强度。

(2)流动槽(flow cell)是什么?

流动槽是一种含有通道的厚玻璃片,簇生成在流动槽上完成。成簇过程需要将文库上样本放到流动槽然后置于测序仪中。Flow cell(流动池)是有着 2 个或 8 个 lane(泳道)的玻璃板,每个 lane 可以测一个样本或者多样本的混合物,且随机布满了能够与文库两端接头分别互补配对或一致的寡核苷酸(oligos,P7 和 P5 接头)。一个 lane 包含两列,每一列有 60 个 tile,每个 tile 会种下不同的 cluster,每个 tile 在一次循环中会拍照 4 次(每个碱基 1 次)。

Flow cell 主要有两种结构,即 Random Flow cell 和 Patterned Flow cell。其中 Random Flow cell 簇随机分布,簇的大小不一,reads 重复率低;而 Patterned Flow cell 簇的大小和间隔一致,簇密度更高,图像处理更简单。

(3)桥式 PCR 扩增:将上述的 DNA 样品调整到合适的浓度加入到 Flow cell 中,再加入特异的化学试剂,就可以使得序列的一端与 Flow cell 上面已经存在的短序列通过化学键十分强健地相连。

桥式 PCR 的目的在于将碱基信号强度放大,以达到测序需要的信号要求。待测 DNA 序列通过接头序列与 Flow cell 上的序列杂交互补,以待测 DNA 序列为模板进行互补链延伸,然后模板链被切断并被洗下去除;随后互补链与 Flow cell 上的接头序列杂交互补,进行链的合成,这个过程就是桥式 PCR。接下来合成的双链再经过解链,与 Flow cell 上接头杂交,延伸并不断重复多个循环,最终每个 DNA 片段都在各自的位置上集中成束,每一束含有多个 DNA 模板片段的拷贝。在 PCR 的过程中,序列弯成桥状,所以叫桥式 PCR,一轮桥式 PCR 可以使得序列扩增 1 倍。如此循环下去,就会得到一个具有完全相同序列的簇,一般叫 cluster。

3. 测序(sequencing) 在边合成边测序(SBS)过程中,化学修饰的核苷酸会通过天然的互补性与 DNA 模板链结合。该过程采用的是可逆阻断技术,反应体系包含 DNA 聚合酶、接头引物和带有特异性荧光标记的 4 种 dNTP,这些 dNTP 3' 端经过化学保护,每次只能添加一个 dNTP。

dNTP 有两个特点:一是有荧光基团标记,每种碱基标记的荧光基团不同;它的 3' 末端连了一个叠氮基,这个叠氮基能够阻断后面的碱基与它相连。随后洗脱反应,加入激发荧光所需的试剂并用激光进行激发,采集荧光信号分析后识别碱基,再加入化学试剂淬灭荧光信号并除去 dNTP 3' 端的保护,进行下一轮反应。每个 tile 在每个循环中拍照 4 次,每个碱基 1 次。

(1)四通道 SBS 测序:传统 Illumina 测序平台使用四通道 SBS 测序技术。测序仪有红、绿波长两根激光管,并配两片滤色片。激光光源与滤色片两两结合,形成 4 种不同波长的激发光,分别用于激发 DNA 分子中的 A、G、C、T 四种碱基。在四通道 SBS 测序中,4 种 dNTP 分别用不同的荧光信号修饰,且必须经过 4 次图像采集才能对 4 种碱基进行识别。在加入不同荧光标记的 dNTP 和 DNA 合成酶后,对结合上的荧光 dNTP 进行照相,其中结合在 DNA 链上的荧光 NTP 中的荧光标记和阻断基因被切除,可以继续进行下一轮反应。

(2)双通道 SBS 测序:当前 Illumina 开发的双通道 SBS 测序技术中,采用了混合荧光素标记,只需要 2 次图像采集就可以对 4 种碱基识别。双通道 SBS 测序使用 2 张照片。其中核苷酸 T 时仅在绿色通道中出现;核苷酸 C 时仅在红色通道出现;核苷酸 A 时在绿色和红色通道中都出现;核苷酸 G 时在绿色和红色通道中都不出现。之后将簇在两种通道中的荧光强度画在坐标轴中,然后相应进行碱基读取。在双通道 SBS 测序中,加入 3 种不同荧光标记的 dNTP,和一种未修饰的 dGTP 和 DNA 合成酶,对结合上的荧光 dNTP 进行照相,其中结合在 DNA 链上的荧光 NTP 中的荧光标记和阻断基因被切除,可以继续进行下一轮反应。

相比于四通道 SBS 测序,双通道 SBS 测序在保证数据质量的基础上也实现了测序速度的成倍提高。

（3）单端测序（single-read）:Single-read 测序（single-read）首先将 DNA 样本进行片段化处理形成 200-500bp 的片段,引物序列连接到 DNA 片段的一端,然后末端加上接头,将片段固定在 flow cell 上生成 DNA 簇,上机测序单端读取序列。该方式建库简单,操作步骤少,常用于小的基因组、转录组、宏基因组的测序。

（4）双末端测序（paired-end）:是指在构建待测 DNA 文库时在两端的接头上都加上测序引物结合位点,在第一轮测序完成后,去除第一轮测序的模板链,用对读测序模块（paired-end module）引导互补链在原位置再生和扩增,以达到第二轮测序所用的模板量,进行第二轮互补链的合成测序。

4. 数据分析（data analysis） 测序完成后产生的数据量十分庞大,根据 index 序列可以区分不同的样本。具有相似延伸的碱基被聚在一起,正向和反向 read 配对生成连续序列,最后拼接成为完整序列。

（三）Illumina 测序优势和缺点

1. 优势

（1）Illumina 测序通量高,检测基因数目多,可以进行全基因组测序;灵敏度高,可检测低至 1%,甚至 0.01% 的突变;

（2）可以一次性检测多种不同类型的突变等;

（3）测序所采用的 SBS 策略（一次只添加一个 dNTP）使其能够很好地解决相同碱基聚合导致测序不准的问题,例如,DNA 链中含有 AAAAAA 重复性序列,大多测序平台都容易出现此类问题。

2. 缺点

（1）需要昂贵的二代测序仪;

（2）对生物信息学的要求很高;

（3）测序读长比较短,对重复序列的测序效果较差等。

三、二代测序技术在寄生虫学研究中的应用

近年来,随着二代测序技术的不断进步,二代测序在寄生虫学领域有着越来越广泛的应用。在寄生虫病临床诊断以及寄生虫学研究等方面,二代测序以其短读长、高通量、准确性高展现出无与伦比的潜力。与一代测序相比,二代测序的效率明显提升,时间明显缩短,费用明显降低,基因检测手段有了革命性的变化。其技术正向着大规模、工业化的方向发展,极大地提高了基因检测的检出率。

（一）二代测序在寄生虫病原体检测中的应用

当前,全球感染性疾病谱出现了新的变化,一方面疑难感染不断增多,传统诊断方法跟不上微生物不断进化和变异的节奏;另一方面传染病的传播速度明显加快,这些都为感染性疾病的诊疗带来了严峻挑战。对于感染病原体临床标本的快速检测诊断已经成为了临床中越来越迫切的需求,二代测序技术以其速度快、准确率高、成本低等优点,在感染性疾病中发挥了越来越重要的作用。二代测序是一种通用技术,广泛适用于病毒、细菌、真菌、寄生虫、动物载体和人类宿主。当临床和实验室均无法明确感染病原体时,可采用高通量测序技术及生物信息学分析来确诊感染病原体,并建立本地数据库以便于快速诊断和进一步临床研究。2009 年我国完成了第一个多细胞人体寄生虫的全基因组测序和功能解析,分析了其功能基因的组成,探讨其与宿主协同进化的过程,有力促进了血吸虫病的诊断治疗和预防工作。此外国内外学者还通过对疟原虫进行全基因组测序,绘制出其基因图谱,研究不同疟原虫的基因差异及突变,为新药及疫苗开发提供了思路。

随着测序技术的不断更新,生物信息学不断发展,测序成本将不断降低。并且,随着寄生虫等各种病原体数据库的不断完善,二代测序将会在病原体鉴定上做出更大的贡献。最终,将成为临床常规检验技术,帮助减少感染性疾病的发生和传播,并推动医学发展。

（二）二代测序在寄生虫研究中的应用

二代测序大大加快了寄生虫学研究的速度,为科学家理解寄生虫生命活动提供了强有力的工具。随着寄生虫基因组信息的不断解析,寄生虫转录组学研究的不断深入。大规模高通量测序和筛选技术已经

为全面揭示寄生虫发育繁殖过程中的基因调控、表达规律及虫体与宿主的相互作用奠定了基础。如通过二代测序技术绘制了日本血吸虫从合抱至性成熟产卵过程中,雌雄日本血吸虫共计 48 个时间点的动态表达谱,解析了整个发育过程的基因表达特征和分子事件。该研究发现了雌虫与雄虫在合抱后的发育过程中功能分化明显,到成熟阶段达到完美的功能互补,并鉴定了调控雄虫合抱的芳香族氨基酸脱羧酶及控制雌虫生殖系统发育的 G 蛋白偶联受体,指出血吸虫的生殖发育调控可能与昆虫的激素调节模式类似。该成果全面揭示血吸虫发育繁殖过程中的调控机制。

对于寄生虫感染前后宿主转录组的二代测序则可以阐明虫体及虫体与宿主的相互作用机制。通过二代测序可以解析宿主中表达的抗虫免疫关键基因,包括蛋白编码基因,长非编码基因,miRNA 等。此外,通过二代测序还可以发现与宿主易感或抗感染相关、寄生虫耐药相关以及寄生虫-宿主共同进化等相关的 SNP 等。

如海军军医大学潘卫庆教授团队从血吸虫感染的小鼠肝脏中分离出的原代肝脏星状细胞,通过二代测序,从中鉴别出寄生虫来源的 miRNA,其中包括 sja-miR-2162。体外转染 sja-miR-2162 能够激活肝脏星状细胞,主要表现为胶原和 α-平滑肌肌动蛋白(a-SMA)的升高。通过 rAAV8 介导将 sja-miR-2162 转染至小鼠体内可以诱导肝纤维化,沉默 sja-miR-2162 可减轻血吸虫感染小鼠的肝纤维化。

寄生虫病是重要的人类传染病。世界范围内,寄生虫病是严重的公共卫生问题。近几十年来,寄生虫病防治取得了巨大的成绩,但是新现和再现寄生虫病、人兽共患寄生虫病以及食源性寄生虫病依然是我们防控的重点。寄生虫种类繁多,二代测序可以在不依赖参考基因组的情况下,全面特异地分析寄生虫生活史各阶段基因表达情况,为寄生虫防治药物靶点筛选及疫苗研究提供强有力的工具。

(邵 伟)

第三节 第三代测序技术

第二代测序技术成功地把 DNA 测序引入到高通量测序时代,同时把研究方向从单个基因位点扩展到全基因组研究的水平层面,并从人类应用扩展到各种生物的研究中。然而由于第二代测序技术存在读长过短、引入 PCR 扩增错误、具有 GC 偏好性等缺点,不能够完全满足人们对于全基因组测序的需求。近年来,为了解决一代和二代测序技术的局限性,高通量、长读长、且能实现实时测序和无须扩增 DNA 直接测序的第三代测序(Third-generation sequencing,TGS)技术逐渐在生物医药领域崭露头角。第三代测序技术能够实现对 DNA 或 RNA 的直接测序,减少前期样本的逆转录和扩增步骤,实现全长测序,同时还能够检测 DNA 的表观遗传修饰(如甲基化修饰)。其中单分子测序(single molecule sequencing,SMS)技术主要通过实时动态监测核苷酸序列变化在分子水平进行测序分析,已成为第三代测序技术的代表。SMS 技术无须 PCR 扩增放大信号,因此避免了 PCR 反应过程中的碱基错配问题,且同时具有超长读长、运行快、效率高、直接检测 RNA 等特点。单分子测序技术主要包括单分子实时(single-molecule real-time,SMRT)测序技术及单分子纳米孔(single-molecule nanopore,SMN)测序技术。第三代测序技术在单核苷酸多态性(single nucleotide polymorphism,SNP)检测、基因组测序、甲基化研究等方面具有前两代测序无法比拟的优势,尤其是对二代测序不能发现的重复基因组和结构变异区域的检测。近十年来第三代测序技术逐渐成为研究者的首选。随着第三代测序技术的不断提高,DNA 测序技术将向着更高通量、更高准确率以及更高自动化程度的方向发展,并在临床、动植物、微生物及病毒基因组等科学研究中发挥越来越重要的作用。

一、单分子荧光测序

单分子实时(single-molecule real-time,SMRT)测序技术是基于光信号的边合成、边测序技术,也是第一个广泛应用的长读测序技术,目前发展较成熟且在农业、环境及医学研究等领域具有较高认可度。在基础科学中,SMRT 测序使活细胞的分子机制研究达到一个新的水平。随着测序技术的进步和生物信息学的发展,单分子实时测序技术将在大多数领域中取代短读测序技术,并在医学和生命科学研究中发挥更大的作用。

（一）单分子实时测序原理

单分子实时测序技术基于光信号,主要采用四色荧光标记的脱氧核糖核苷三磷酸（deoxy-ribonucleoside triphosphate,dNTP）和单分子实时芯片上的零模式波导孔（zero-mode waveguide,ZMW）对单个 DNA 分子进行测序。零模式波导孔在目标 DNA 分子复制的过程中可捕获序列信息,即边合成边测序。

1 个 SMRT 芯片池上含有约 150 000 零模式波导孔。零模式波导孔是一种直径只有几十纳米的纳米孔,每个孔底部都固定有 DNA 聚合酶。零模式波导孔底部的荧光监测装置可实时记录测序过程中产生的荧光信号。单分子实时测序技术的准确性关键在于如何区分反应信号与周围强大荧光背景,该技术利用零模式波导孔原理实现:零模式波导孔的孔径小于波长,因此底部激光不能直接通过孔径,仅在孔径处发生光的衍射,照射零模式波导孔的底部区域,能量被限制在小范围,正好足够覆盖需要检测的部分,所捕获的信号仅来自这个小反应区域,孔外过多游离核苷酸单体依然留在黑暗中,这减少了来自溶液中其他 dNTP 的干扰。

测序时,目标双链 DNA 首先被剪切到所需的长度,并由发夹接头序列连接目标双链 DNA 分子两端,形成单链环状 DNA 模板,称为 SMRTbell。当 SMRTbell 通过被称为 SMRT 的芯片池上时,SMRTbell 会扩散到零模式波导孔的测序单元中,并可以与 SMRTbell 的任一发夹接头序列结合并开始复制。DNA 模板被 DNA 聚合酶识别后,四色荧光标记的 dNTP 通过布朗运动随机进入检测区域。在与 DNA 聚合酶结合形成新的化学键时,脱氧核苷酸上的荧光物质被激活而发光产生脉冲,从而被实时检测到。在测序中,不仅荧光颜色被记录下来,核苷酸之间结合的时间也被记录下来,称为脉冲间隔持续时间（IPD）。因为 SMRT 测序的实时性,可以通过脉冲信号峰检测碱基修饰情况,如甲基化。6-甲基腺苷（6mA）等表观遗传修饰的存在将导致延迟 IPD。通过统计不同颜色荧光信号在 ZMW 停留时间上的差异可确定碱基的种类,并通过生物信息学分析获得待测序的 DNA 模板序列,这些信号生成的测序数据称为连续长读（continuous long reads,CLR）（图 48-1）。刘合霞等（2021）以金花茶花芽、花蕾以及盛开的花混合样品作为材料,通过 SMRT 技术开展金花茶全长转录组的测序研究。测序结果表明,在 28.2G 的原始测序数据中,共生成了 179 645 个全长非嵌合序列,从中获得了 45 372 个高质量的全长转录本。对获得的全长转录本进行可变剪切分析及长链非编码 RNA 预测,鉴定出了 7 752 个可变剪接事件和 1 730 个长链非编码 RNA 序列;在基因注释分析中,Nr、SwissProt、KOG 和 KEGG 数据库分别注释了 43 348、36 909、29 452 和 42 163 条转录本,检测到了 1 787 个转录因子。GO 注释及 KEGG 代谢通路分析表明,金花茶的花芽、花蕾、开放花朵等组织的基因表达谱主要与次生代谢物质合成、细胞功能以及细胞组分合成有关。其研究获取了高质量的全长转录组序列,并对序列进行基因功能注释、转录因子预测、长链非编码 RNA（long non-coding RNA,lncRNA）预测以及可变剪接（alternative splicing）分析,该成果将有助于筛选出调控花色合成的基因,为金花茶的基因注释提供有价值的资源,也为今后金花茶的分子生物学研究奠定重要基础。

聚合酶活性是实现 SMRT 测序技术长读长的关键,酶的活性越高,测序读长越长。如果聚合酶的寿命足够长,目标 DNA 模板在聚合酶复制其中一条链后,可以继续使用另一条链作为模板,且两条链都可以在一次连续长读中进行多次测序。DNA 聚合酶的活性会在激光照射下逐渐减弱,因此不能无限长度的进行合成反应,所以 DNA 链的测序长度是有限的。此外 CLR 还可以通过识别和剪切适配器序列被分割为多个"子读"进行测序。

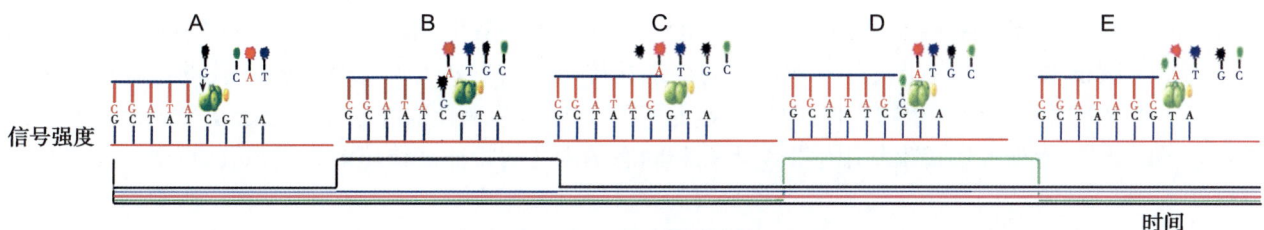

图 48-1　SMRT 技术测序原理示意图

（引自　张国林、景荣先、刘昆梅等）

(二)单分子荧光测序优势和缺点

SMRT 测序技术是首个广泛应用的长读测序技术,和前两代测序技术相比具有无可比拟的优势。SMRT 测序技术主要以长读长为优势,Pac Bio RSⅡ 测序平台的读长可达到 20kb,每次循环能产生 400Mb 的序列。不仅解决了短读技术存在的难以测定等位基因、重复元件及旁系同源序列的问题,还能更容易地识别、定位基因突变和 DNA 结构变化,保证了所测序列的连续性,便于从头组装,其在复杂基因组的组装上具有独特的优势,能够发现诸多二代短读长测序遗漏的基因组信息。单分子测序技术通过纳米孔碱基引起的电流变化来进行测序,不但有着更快的读取速度,可在短时间内得到变异微生物的基因组,为快速和准确地研究流行病暴发起因以及治疗策略提供基础,而且不需要 PCR 扩增,避免了 PCR 引入的错误,在资源有限的测序环境中进一步降低了测序的成本,让研究者可以更好地对原 DNA/RNA 基因组中碱基甲基化修饰、突变基因等进行探索,为研究和临床应用提供更便捷准确的检测方法。

相较于二代测序,单分子测序有很多优势,但其本身存在的缺陷也不容忽视。PacBio 机器巨大,硬件成本昂贵,测序文库构建烦琐,不能直接测定 RNA,需要逆转录成 cDNA 才能进行测序。SMRT 测序技术速度更快,每秒约 10 个 dNTP,但是通量较低,1 个 SMRT 芯片池上有 150 000ZMW,若 DNA 聚合酶未能在 ZMW 内固定或超过一条 DNA 分子进入 ZMW 时将无法正确测序,只有 35~70 000ZMW 可进行有效测序。且由于 DNA 聚合酶活性的限制,SMRT 测序难以实现对 DNA 序列的超长读长。

SMRT 测序技术的另一个缺点是错误率远高于二代测序,高达 11%~15%。但是不同于二代测序的偏向性错误,SMRT 测序技术产生的错误是随机的,因此可通过对同一序列重复测量或与第二代测序技术联合应用来进行有效纠正并提高精度,其纠正后精度甚至可超过 Illumina 测序。例如 15 次测序的 CLR 准确率超过 99%。但是由于 CLR 总长度受聚合酶寿命的限制,测序次数与环状共有序列(circular consensus sequence,CCS)长度是相反的关系,即 CCS 越长,产生测序次数越少,准确率更低,反之亦然。

近年来 SMRT 测序技术在小型基因组从头测序和完整组装中已有良好应用,并在表观遗传学、转录组学及大型基因组组装等领域发挥优势,促进基因组学的研究与发展。SMRT 测序也能敏感地检测出癌症和传染病中的微小变异。尽管目前的大多数方法都是基于靶向测序,长序列测序的价值在全基因组测序中变得越来越明突出,这使得临床专业人员能够解决很难甚至不可能用以往短读序列测序数据来评估的重复扩展、转座因子插入,还有其他复杂的基因组重排序列测序。

二、单分子纳米孔测序

单分子纳米孔测序技术为近几年兴起的第三代测序技术之一,凭借其超长读长和快捷便携等优点越来越受到科研人员的关注。使用纳米孔技术对单个分子的检测已用于鉴定和定量各种分析物,是一项有前景的技术,对经济发展和生活质量的提高亦具有重要意义。该测序技术的读长可达 2Mb,在基因组结构变异、点突变等各种致病原因的检测方面有较大的优势,很好地弥补了第一代和第二代测序技术耗时长、读长短、无法直接对 RNA 进行测序、且经过多轮 PCR 扩增容易发生交叉污染的不足性,其应用使人们对DNA 及其功能有了更深入的认识。单分子纳米孔检测技术有可能成为无标记、快速且低成本的 DNA 测序技术,其中单碱基识别和如何减慢 DNA 位移速度仍然是主要的挑战。随着纳米技术的发展,纳米孔已应用于各个领域,特别是在 DNA 测序、蛋白质检测和能量转换中。随着先进的微纳米制造技术和新理论的发展,在未来以更低的成本和更高的效率制造纳米孔将成为可能,其应用也将更加广泛。

(一)单分子纳米孔测序原理

单分子纳米孔(single-molecule nanopore,SMN)测序技术与其他测序技术不同,其原理基于电信号而非光信号。该技术的关键在于设计一种特殊的纳米孔传感器,在 DNA 分子通过纳米孔的过程中实现测序。单分子纳米孔主要分为生物和固态两大类,这两种类型的纳米孔都能够在单分子水平上检测生物和化学分子。此外,有研究者提出利用生物纳米孔和固态纳米孔的特征来构建混合纳米孔,以进一步提高检测精度。

生物纳米孔是一种由细菌自然产生的跨膜蛋白通道,它嵌入基质(即脂质双分子层、脂质体及其他聚合物膜),其优势包括定义明确且可高度重现的纳米孔尺寸和结构。更重要的是,可以通过现代分子生物学技术轻松地修饰生物纳米孔,例如突变核苷酸序列以改变特定位点的氨基酸残基。目前,α-溶血素(α-HL)纳米孔、耻垢分枝杆菌孔蛋白 A(MspA)和噬菌体 φ29 纳米孔等跨膜蛋白通道已被广泛测试并用作生物传感器。

α-HL 纳米孔是第一种也是目前使用最广泛的生物纳米孔,也称为 α-毒素,是一种由人类病原体金黄色葡萄球菌分泌的外毒素,由 293 个氨基酸多肽构成,可插入到纯净的双分子层脂膜中形成蘑菇状七聚体,外部尺寸为 10nm×10nm,是由一个直径为 3.6nm 的帽和一个直径为 2.6nm 的跨膜 β-桶组成一个 232.4kD 的跨膜通道。α-HL 可以快速将自身插入平面双层中,并在最窄的点形成宽度为 1.4nm 的纳米通道。α-HL 通道的内径和单链 DNA(ssDNA)分子的大小非常接近(直径为 1.3nm),是检测单个核苷酸的理想器件,这使其在分析单分子水平生物分子的相互作用和结构方面有非常广阔的应用前景。此外,α-HL 纳米孔永久开通不关闭,耐强酸和强碱(pH 为 2~12),在高温(接近 100℃)、高电压下保持结构、功能稳定。具有共价健连接分子的 α-HL 可以通过测量纳米孔的电阻电流来连续识别未标记的单核苷酸。工程化的 α-HL 跨膜蛋白孔已用作随机传感元件,用于鉴定和定量各种物质,包括阳离子、阴离子、癌症生物标记物、对映异构体、microRNA、肽和蛋白质。然而,该类型纳米孔亦有不足:有限的孔径(约 1.4nm)把其应用范围限制在了 ssDNA、RNA 或小分子的分析中;而且,其 β-桶太长,无法直接将单个核苷酸与单个长链 DNA 分子区分开。

耻垢分枝杆菌中的孔蛋白是耻垢分枝杆菌外膜的主要组分,是一种功能强大的纳米孔蛋白,可同时从四个核苷酸读取信息。MspA 纳米孔是由八个单体蛋白构成的圆锥状八聚体蛋白孔。孔通道的末端有一个宽约 1.2nm、长约 0.6nm 的短窄的收缩区,与 α-HL 纳米孔相比,该通道相对较小且窄,因此可以提高 ssDNA 测序的空间分辨率。有研究表明,MspA 纳米孔可以准确测序 phiX174 基因组,长度可达 4 500 个碱基。此外,MspA 非常耐用,并且在极端的实验条件(pH 0~14 范围内,100℃下保持 30 分钟)下可保持通道活性。

噬菌体 φ29 DNA 包装马达以 12 个 gp10 亚基构成的连接器为主体,同时含有 6 个与 ATP 结合的 DNA 包装 RNA(pRNA)和为 DNA 易位提供所需的化学能 ATP 酶蛋白 gp16。连接蛋白可以很容易地进行自我组装,在溶液中形成稳定的十二聚体结构。各连接蛋白含有 3 个 α-螺旋,共同构成一个长度约为 7nm 的通道,宽端直径为 6.0nm,窄端直径为 3.6nm。在 pH 为 2~12 的强酸强碱和高盐环境下,在电压为 -150~+150mV 的范围内,噬菌体 φ29 通道仍能保持稳定的通道活性。与 α-HL 和 MspA 纳米孔相比,噬菌体 φ29 纳米孔的直径更大,因此可以检测更大的分子,例如 dsDNA、DNA 的复合物和小蛋白质。同时,较大的孔径也为生化修饰提供了更大的灵活性。

固态纳米孔可以由多种材料(如硅、铝、硼、石墨烯和混合材料等)通过半导体工艺制备生产。由于其优异的稳定性、调节性和集成性,可以在多种实验条件下应用于 DNA 测序、蛋白质检测、分子易位过程和疾病诊断等领域。常见的纳米材料有氮化硅(Si_3N_4)、二氧化硅(SiO_2)、氧化铝(Al_2O_3)、氮化硼(BN)、石墨烯和聚合物膜等。固体膜的性质允许其在亚纳米分辨率下生产具有不同形状、尺寸和表面电荷的纳米孔,或者在纳米孔内加入识别元件和附加检测。除了检测生物分子以外,固态纳米孔还被用于能量转换。基于纳米孔通道的能量转换方法充分利用了纳米级独特的物理化学性质,它可以转换出清洁能源,例如将机械能转换为电能,将太阳能转化为电能,将盐度梯度能量转换为电能等。同时,它不会排放二氧化碳,不会产生对人体有害的振动和工作噪声,并且在转换过程中对环境非常友好。

Si_3N_4 和 SiO_2 膜由于其低机械应力和高化学稳定性而被广泛用作基底。它们通常是通过在高温(800℃)下进行低压化学气相沉积制成。先用标准的光刻和湿法蚀刻技术在 Si 侧形成 100μm×100μm 的窗口,再用聚焦电子束将原子溅射出 Si_3N_4 膜,从而在中心钻孔。Si_3N_4 和 SiO_2 基材在高浓度的电解质溶液中也表现出良好的性能,但有研究表明,电解液会随着时间的推移改变 Si_3N_4 和 SiO_2 孔的尺寸。

与 SiO_2 和 Si_3N_4 薄膜相比,Al_2O_3 薄膜具有较好的电性能、更高的信噪比和更低的 DNA 转运噪声。单原子级厚度的 Al_2O_3 膜可用原子层沉积(ALD)法制造。在金属氧化物膜中制造纳米孔则是用聚焦离子束(FIB)和透射电子显微镜(TEM)技术。由于 Al_2O_3 带正电的表面与带负电的 dsDNA 分子之间的强静电相互作用,DNA 通过 Al_2O_3 纳米孔的转运速度会比通过 Si_3N_4 纳米孔的转运速度慢。

尽管以绝缘膜制造的固态纳米孔已广泛应用于检测 DNA 和蛋白质,但想要获得单碱基水平的分子结构信息,还有几个待解决的问题,如有限的空间和时间分辨率、毛孔阻塞和随机的 DNA 运动。提高空间分辨率的一种策略是使用超薄 2D 膜制造的纳米孔,膜的最小厚度(约 0.335nm)和 DNA 链中两个碱基之间的距离(0.34nm)相近。石墨烯膜是具有卓越的电气性能和力学性能的单原子碳层,已被用作传统固态膜的替代品。其他 2D 材料,例如氮化硼(BN)和二硫化钼(MOS$_2$),也可以用于制作纳米孔。可以通过透射电子显微镜用聚焦电子束(FEB)在悬浮的单层膜中制造纳米孔。单层膜纳米孔具有实现 DNA 测序的极高空间分辨率的潜力。

通过在 SiNx 孔中放置 α-HL 孔,可制造出兼具二者优势的混合生物-固态孔。然而,一旦与固态孔接触,生物孔就会变形,失去辨别单个核苷酸的能力,并且由于密封的不完善,离子仍可流过固态孔和生物孔之间的空隙,因此泄漏电流非常大。这些因素限制了该技术的使用。目前固态纳米孔通常缺乏自然界中发现的蛋白质孔的特异性,难以区分尺寸和化学结构相似的分子,靶分子的化学特异性可以通过纳米薄膜表面功能化或将特定的识别序列和受体附着到纳米孔来识别。用发夹 DNA 或其他受体功能化纳米孔后,可以提高其在测序应用中鉴定核苷酸的能力。固态孔的修饰通常应用于整个纳米孔表面,如在合成的纳米孔涂上液体脂质双层以控制蛋白质的转运,而涂层表面的厚度和表面化学性质则通过不同脂质精确控制。已经有研究报道了囊泡融合技术在单个 Al$_2$O$_3$ 纳米孔传感器上形成具有高阻抗的流体脂质双层。这些纳米孔传感器具有出色的电性能并增强了其机械稳定性,因此混合纳米孔技术可能会得到更广泛的应用。

生物纳米孔与固态纳米孔在很多方面存在差异。稳定性:尽管大多数的生物纳米孔在广泛的实验条件下均显示出优异的耐受性,但支持这些孔的易碎脂质双层的稳定性不理想,固态纳米孔的耐用性无疑更好。重现性:生物通道蛋白在原子水平上具有极高的可复制性。每个 α-HL 孔都具有相同的尺寸、几何形状、表面性质,除非通过修饰有意进行更改。然而,用于制造固态纳米孔的最先进的技术仍达不到这种精度。灵活性:虽然可以通过修饰改变生物纳米孔的孔径,但需要大量的生物工程技术辅助。与固态纳米孔相比,蛋白质孔在调节尺寸方面的灵活性较差。表面修饰的适应性:由于常用的蛋白质孔具有高分辨率的晶体结构,因此可进行定点诱变,从而相对容易地将官能团精确定位在精确的靶标位置上。尽管可以引入化学选择性和位置敏感性的表面改性技术功能化固态纳米孔,但尚未实现固态纳米孔内的特定点改性。集成性:支撑生物纳米孔的脂质双层的脆弱性,限制了其大规模生产的能力。然而,聚合物膜的基底甚至是固态纳米孔都可以集成到纳米器件中。固态纳米孔更适合于并行制造多个相同的器件,可以很容易地集成到其他纳米器件中。

目前,牛津纳米孔技术公司(Oxford Nanopore Technologies,ONT)提供了 3 种测序读取方式。不同方式的读取会影响测序的可信度。最简单的方法是单向读取[one-directional(1D)read],无论样品是单链还是双链,都仅读取 1 条模板链。测序时,将蛋白质纳米孔镶嵌于固态膜或生物膜中。双链 DNA 分子经接头帮助到达纳米孔附近,在解旋酶的作用下双链 DNA 分子解开为单链,通过孔道蛋白。纳米孔的两侧有一恒定电压,当单个碱基通过纳米孔时会产生电流变化,A、C、G 和 T 这 4 种碱基由于化学结构的差异将产生不同能级的电流。传感器检测到不同碱基通过时所引起的电流变化的差异并将其转换为电信号,最后根据电信号变化的频谱,应用模式识别算法得到碱基类型及修饰情况,完成测序(图 48-2)。如果是双向读取[two-directional(2D)read],则样品必须在文库制备过程中为双链或变为双链。与 1D 仅读取模板链的碱基相比,2D 方式中,使用一种特殊的发卡接头将其连接到双链 DNA 互补链,测序时紧接着模板链通过纳米孔,因此互补链的碱基也被读取,从而能够在 1 次读取期间对两条链进行测序。通过发卡接头引起的电流特征性扰动,使用适当的生物信息学和数据处理技术,使读取结果可以在生物信息上实现正向和反向阅读。

近年来随着单分子纳米孔测序技术的不断改进,已发展出 1D2 测序系统。1D 和 2D 的组合读取方式称为"1D2"。与 2D 读取方式相同,在 1D2 方式中,样品也必须是双链或变成双链的,需要 1D2 接头和引导接头,但不需要发卡接头。测序时,先读取模板链,然后将运动蛋白直接连接到互补链的反向 1D2 接头上,直接进行反向读取。与 1D 相比,由于两条链的碱基都被读取且在数据分析时利用生物信息学进行了比较,因此 2D 和 1D2 读取方式有助于提高测序的准确率和可靠性。陈华枝等(2020)首次利用纳米孔单分子测序技术构建和注释了东方蜜蜂微孢子虫的纯净孢子的高质量全长转录组数据,通过比对主流蛋白功能数据库对全长转录本进行功能注释,并通过生物信息学方法对 lncRNA 进行预测和分析,进而对全长转录本的表达量进行计算。鉴定出的 lncRNA 进一步丰富了东方蜜蜂微孢子虫的 lncRNA 信息,为 lncRNA 的功能研究提供了必要基础,为其他微孢子虫的 lncRNA 研究提供了有价值的参考信息;也进一步证实了东方蜜蜂微孢子虫的孢子中的确存在转录活动。推测东方蜜蜂微孢子虫孢子提供基因转录形成物质和能量代谢相关的转录本,进而翻译形成相应的蛋白质或发挥转录和转录后水平的调控作用,以维持休眠态孢子必要的新陈代谢。研究探明了 6 条东方蜜蜂微孢子虫的全长转录本可注释到与物质运输相关的 ABC 转运体相关蛋白编码基因,1 条全长转录本可注释到糖酵解途径的关键酶己糖激酶编码基因,2 条全长转录本可注释到孢壁蛋白编码基因,2 条全长转录本注释到几丁质酶相关编码基因,1 条全长转录本注释到孢壁和锚定盘复合蛋

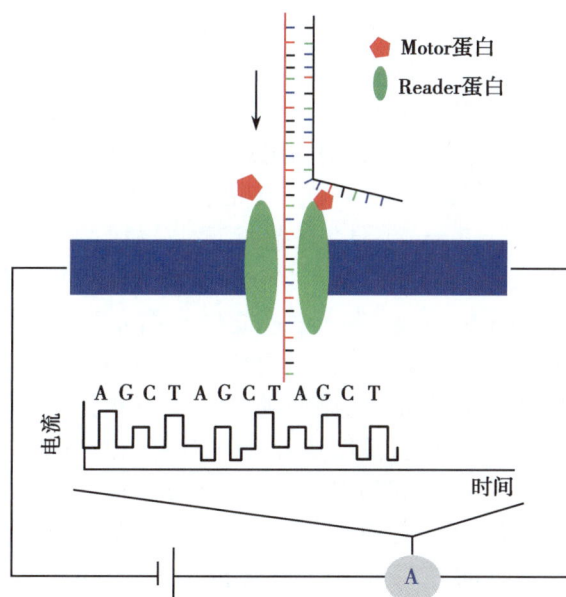

图 48-2　单分子纳米孔测序原理示意图
（引自　张国林、景荣先、刘昆梅等）

白编码基因。上述涉及毒力因子和侵染相关因子的全长转录本为深入理解东方蜜蜂微孢子虫的侵染机制提供了重要的参考信息。研究结果完善了东方蜜蜂微孢子虫的转录组注释信息,为东方蜜蜂微孢子虫组学及分子生物学研究提供有价值的参考信息,也为东方蜜蜂微孢子虫的比较转录组分析、转录本的可变剪接和可变腺苷酸化分析、简单重复序列（simple sequence repeat,SSR）位点挖掘、基因结构优化以及基因全长序列克隆及功能研究提供关键基础。

（二）单分子纳米孔测序优势和缺点

单分子纳米孔测序技术的优势首先在于仪器构造简单、使用成本低廉。纳米孔测序仪 MinION 是一种微型测序仪,仅有 U 盘大小,可以通过笔记本电脑的 USB 端口供电,十分便携;另一种测序仪 SmidgION 甚至能使用智能手机进行操作。因其通用性和便携性,且该测序技术不受实验室环境限制,可在高山、丛林、北极等野外环境中进行现场测序,并成为首个用于外太空的 DNA 测序设备,以帮助探测宇宙中的其他生命。其次,单分子纳米孔测序不需要 DNA 扩增或合成就能直接检测输入分子,因此该技术不仅测序速度快,而且通量高,读长很长。相比 NGS 和 Sanger 测序,纳米孔测序具有明显的优势,可在数小时或更短的时间内获取和分析 DNA 或 RNA 序列。

与 SMRT 测序不同,单分子纳米孔测序的长度不受技术本身的限制,而是受待测序 DNA 分子长度的限制,因此如果 DNA 有足够的质量,可以通过此测序方法获得超过 SMRT 达 1Mb 以上的极长读长。其长读技术不仅减少了计算量,而且也大大简化了基因组装配过程。在不久的将来,超长纳米孔读取技术可能实现完整、无间隙的人类基因组组装,将进一步推动人类遗传学研究和个性化医疗。

此外,单分子纳米孔测序技术还可以实现核苷酸修饰的直接检测,并有直接测序 RNA 及蛋白质的潜力。不经反转录、无须扩增的 RNA 直接测序且能获得全长的链特异性 RNA,无测序偏好性,并同时记录碱基修饰,使我们可以研究原始状态下的 RNA 病毒基因组的本质。RNA 直接测序方法已被相继用于流感病毒基因组的直接测序和冠状病毒的研究,为将来探索其他 RNA 修饰提供借鉴,也为研究 RNA 修饰在其天然环境中的生物学作用开辟了途径。RNA 直接测序还可以对在病毒生命周期中起重要作用的病毒信使核糖核酸等进行分析,可以识别和量化剪接类型并进行碱基修饰检测,而这些在以往的方法中是无法做到的。因此单分子纳米孔测序技术在动物、植物、细菌、病毒等基因组的研究中均具有较为广阔的应用空间。

单分子纳米孔测序技术带来的更高质量的参考基因组和整个染色体更好的分辨率,促进了基因组各

个方面的分析,更完整和更准确地基因表达、更好地测定临床变异,改进的调控区域和其他重要基因元件的定位,改进的等位基因特异性的分型。

ONT 公司提供了许多生物信息工具进行数据分析,以优化 MinION 测序结果的准确性。对于具有生物信息学专业知识的用户来说,可以下载 Guppy 工具包,并通过计算机上的命令行界面处理 FAST5 文件,将其转换为 FASTQ。Guppy 可以为用户提供几种用于碱基调用的算法,可以将原始读取精度提高 3%以上。Guppy 工具包还包括下游分析组件,如多线操作、接头的修整和对齐等。除了简单的分类之外,在Github(面向开源及私有软件项目的托管平台)上,还有很多更复杂性的工具供用户使用,包括 medaka、Tombo、Pomoxis 和 nanopolish,它们分别用于序列校正,从原始测序数据中识别修饰的核苷酸,基因组装配和基因组装配中的错误校正。该公司还开发了图形用户界面工具,作为其 EPI2ME 平台的一部分,供生物信息学知识有限的用户使用。EPI2ME 中的应用程序允许用户进行许多不同的分析,包括微生物样本的系统分类、抗性基因 ID 的注释以及与参考基因组的比对等。总体而言,ONT 的这些应用程序无须通过输入命令行运行软件,而其他平台尚不提供这种功能。另一种简便的平台是 One Codex。它是一个在线平台,可为任何基于微生物的样品提供分类学分析、抗性基因预测和基因组比对。One Codex 数据库包括 61 000 个细菌、48 000 个病毒、1 800 个真菌、1 900 个古细菌和 200 个原生动物基因组。它提供了针对16S、5S、23S、gyrB、rpoB、18S、28S 和 ITS 基因分析的数据库。抗生素耐药部分包括 200 个基因,可分析每个基因的同源性、覆盖率和读取深度。对于不想为微生物分类投入太多时间或资源的实验室而言,One Codex 是一种进行快速、安全分析的最佳选择。

然而与 SMRT 类似,单分子纳米孔测序的主要缺点是高错误率。其碱基错误率在 5% 到 20% 之间,远高于第二代测序。由于 DNA 通过纳米孔极其迅速,可能因电流特征性变化不明显降低测序的准确度,还可能在识别 DNA 序列中有连续相同碱基时只会识别一个碱基而产生测序误差(如测序序列 AA 会变成A)。因此如何将单个脱氧核苷酸通过孔的速度降低成为该技术需要解决的主要难题。对于动植物这样基因组较大且变异率相对较低的生物来说,增加测序深度可达到一定的纠错效果,对研究结果的影响不是特别大。但是临床检测通常对数据的准确率要求特别严苛,例如病毒基因组较小且变异率较高,因此错误率造成的影响是不可忽视的。已发表的研究中,多是将病毒"准种"作为一个整体来看待,得到其群体水平的一致性序列,从而对其进行进一步的系统进化方面的分析。对于病毒来说,我们得到的往往是一个高度相关但又不完全相同的动态种群,利用一致性序列来代表这个动态种群的全部信息显然不够准确,因此需要我们借助更高精度的测序方法对群体中非主要基因组进行研究。目前生物信息学在碱基判读技术和错误校正方面的迅速发展,以及对文库构建步骤和新孔隙的积极优化使单分子纳米孔测序技术的缺点正逐步改善,也有利于获得更高的精确度和更快的测序速度。因此越来越多的科研及临床工作者致力于将单分子纳米孔测序技术应用到遗传病基因检测中。

此外,改进现有技术并与其结合从而产生新的技术策略为生物学问题的研究提供新的解决方案已成为纳米孔测序技术的研究人员以及其他科研人员应该重点关注的领域。目前广受关注的单细胞测序技术的基本思想是改进标签技术,给每个细胞及其遗传物质加上一个标签,从而批量对其进行处理;空间转录组测序技术的基础则是结合冷冻切片和标签技术确定细胞的位置信息,然后借助第二代测序技术对固定位置信息的细胞的转录组信息进行分析,从而为各种生物学问题的研究提供一个新的视角。研究人员将考虑自身科研目的和需求,充分利用现有平台间的优势,取长补短,构建适宜的测序方案,从而实现新的科学发现。

三、三代测序技术在寄生虫学研究中的应用

测序技术的进步促进了遗传信息密码和基因组数据的不断阐明,也加深了对生命密码的理解。通过基因序列分析,医疗领域已经能够从基因层面应对疾病,得益于测序技术的发展,基因水平上的诊断和治疗已经得到一定程度的实现。随着分子生物学技术的发展和工程领域的进步,第一代和第二代测序技术日趋成熟,而第三代测序技术的发展较为迅猛。目前,科学研究已进入了高通量测序时代,从单一、局部的基因或基因片段的研究转变成了对整个基因组的研究。第三代测序技术已经广泛应用于基础研究、疾病诊断与治疗、环境保护以及农业生产的领域,也必将成为寄生虫学研究中不可缺少的重要一环。

目前 SMRT 测序技术作为生物检测极有价值的工具已广泛应用于寄生虫基因组精准测序,此检测技术能使人们更深入地理解寄生虫的基因结构、基因功能及分子进化,也提高了种属鉴定的分辨率和准确度。近年来越来越丰富的寄生虫基因组研究极大地推动了人们对于物种演化及病虫害防治等方面的认知及研究,从而有利于相应药物、疫苗或诊断测试的开发,并有助于制定新的疾病控制策略。

疟疾是疟原虫感染引起的寄生虫病,当其侵入人体红细胞并增殖时将导致周期性寒战、高热和出现退热。在这一过程中,疟原虫面临许多可能导致 DNA 损伤的条件,包括代谢和血红蛋白分解的产物、宿主免疫反应,以及接触抗疟药物导致的氧化损伤等。因此,疟原虫是否成功增殖取决于它们能否有效修复 DNA 损伤和保持基因组完整性的能力。DNA 双链断裂(DSBs)是一种严重的 DNA 损伤形式,细胞必须修复才能继续存活和复制。其中同源重组(HR)是一种较为精确的修复方法,它可以从基因组其他地方的同源序列中复制信息,尤其是二倍体细胞中的其他等位基因,从而避免了在断裂位点的插入或删除。以往在对恶性疟原虫染色体末端修复与基因组稳定性研究中认为,恶性疟原虫 DSBs 的修复几乎完全依赖于同源重组。然而,同源重组需要高序列一致性的同源区域(通常大于 98%)作为修复模板,恶性疟原虫在无性期是一种独特的单倍体生物,因此通常缺乏同源序列作为模板。Calhoun 等(2017)通过单分子实时测序技术检测了恶性疟原虫染色体末端修复并重点关注了亚端粒区域。存在于恶性疟原虫亚端粒结构中的克隆变异多拷贝基因家族是主要的毒力和感染程度相关因素,它们的不同表达导致抗原变异,使寄生虫能够长期、慢性感染。但由于序列的重复性,亚端粒区域在过去很难使用短序列测定方法进行详细序列的检测。而较新的单分子实时测序技术,可以完整测序亚端粒区域,研究这些基因组区域的 DNA 双链断裂修复。此研究阐明了恶性疟原虫 DNA 修复和基因组完整性维护的机制:恶性疟原虫利用同源重组和端粒愈合这两种相互竞争的分子机制相结合修复 DNA 损伤,即利用端粒愈合来稳定染色体末端,并在具有序列一致性的区域内发生断裂时使用同源重组,从而创造新的嵌合基因并恢复完整的亚端粒区域。这两种修复途径是由断裂附近的 DNA 序列决定的,共同维持了恶性疟原虫基因组完整性和染色体稳定性,同时也驱动了恶性疟原虫克隆变异多拷贝基因家族的多样性产生。这一发现揭示了恶性疟原虫端粒愈合的独特结构和此染色体区域在疟疾发病机制中的重要性,填补了人们对理解寄生虫如何在脊椎动物和昆虫宿主环境中生存的一个缺口,这也将促进人们对寄生虫致病原理的认识和对人类健康的研究。

Goto 等(2020)通过第三代单分子实时测序技术对蜥蜴利什曼原虫进行重新测序,获得 Parrot Tar Ⅱ 的基因组草图,并将其基因组与第二代 Illumina 测序获得的可致人类利什曼病的利什曼原虫基因组进行比较,发现了蜥蜴利什曼原虫基因组中 TR 基因的缺失。此研究确定了利什曼原虫的致病分子,表明利什曼原虫可能在哺乳动物体内的寄生演变过程中丢失了 TR 基因,或是使用 Illumina 系统短读测序过程中产生了测序错误。同时对前人和此次测得的蜥蜴利什曼原虫基因组进行比较,发现它们约 500 万 bp 的大小差异部分可以解释为在前代测序版本中缺失了重复序列。例如一个包含多个 219bp 重复单元的基因在所有三种致病利什曼原虫基因组中都能找到,但在之前的基因组中不存在。表明利用长序列测序器对寄生虫基因组进行重新测序,有助于更准确识别基因组中的重复序列,提供更完整的基因组测序,测序深度和完整性得到了大幅度的提高,进而了解 TR 基因的演变过程及其对哺乳动物适应的意义,有助于加深该疾病的病理学和免疫学研究。

与 SMRT 技术相比,读长长度、设备体积及碱基修饰检测等方面更具优势的单分子纳米孔测序技术正迅速发展,因此越来越多的科研及临床工作者致力于将单分子纳米孔测序技术应用到寄生虫基因检测中。

疟疾在世界各热带国家传播,尤其给发展中国家带来了严重的灾难。尽管从奎宁到氯喹、磺胺多辛-乙胺嘧啶、甲氟喹,再到最近的青蒿素都能有效地杀死寄生虫,耐药疟疾病例的出现和迅速传播正逐渐使药物治疗变得困难,尤其是恶性疟原虫对目前使用的几乎所有抗疟疾药物都产生了耐药性。耐药性是由于疟原虫基因的突变而获得的。因此目前迫切需要准确了解耐药性的流行情况,并决定如何使用有限的药物及其组合的适当战略。其中在感染早期检查寄生虫的基因型是确保药物的正确使用的理想方法之一。Runtuwene 等(2018)使用 MinION 测序平台对恶性疟原虫中 9 个最具代表性的抗疟疾药物耐药性相关基因,即线粒体细胞色素 B(CYTB)、肌浆/内质网 Ca^{2+}-ATPase6(PfATPase6)、多药耐药蛋白 1(PfMRP1)、二氢叶酸还原酶-胸腺苷酸合成酶(PfDHFR)、翻译控制肿瘤蛋白(TCTP)、氯喹抗性转运蛋白编码基因（PfCRT）、多药耐药基因1（PfMDR1）、二氢蝶酸合成酶（PfDHPS）和Kelch蛋白基因（K13）进行了测序。发现泰国、越南及印度尼西亚等不同地区疟原虫样本中存在不同耐药性，如对来自泰国和越南的3例和5例（K13）及10例和5例（PfCRT）进行了小规模分析，从各自的区域鉴定出不同的基因型。此外，印度尼西亚北苏拉威西的疟原虫种群仍然对青蒿素敏感，但在临床实践中对氯喹和磺胺多辛-乙胺嘧啶耐药；而东印度尼西亚的一个地区对青蒿素联合疗法（ACT）存在高度耐药性，青蒿琥酯+阿莫地喹和双氢青蒿素+哌喹的反应率分别为52%和84%。这种现象阐明了疟原虫获得耐药性的基因漂变可能最终导致一种新的耐药突变并在全球范围内对人类健康的重大威胁，特别是在现代测序仪器很少使用的发展中国家。使用便携式测序技术进行现场快速检测的方法将根据寄生虫的遗传信息预测每个患者可能的耐药性，监测耐药性在周围地区的传播，这也将扩大人类寄生虫数据库，丰富人们关于疟原虫地理分布和时间变化的基本流行病学知识。

许多基于短序列的测序项目表明，克氏锥虫一半的基因组由重复序列组成，包括195bp卫星序列、串联重复序列和多基因家族，因此很难进行该物种的基因组测定和比较分析。而牛津纳米孔测序技术由于其超长读长的特性，可以跨越整个重复序列进行测序，克服了短序列测序的限制，因此该测序技术的出现非常有利于测定具有丰富重复元素的基因组，从而解决这些复杂区域。Díaz-Viraqué等（2019）结合Illumina短序列和MinION长序列混合测序平台首次进行了克氏锥虫全基因组测序，最终解决了克氏锥虫复杂的分类问题，有力地证实了A、B和C三个主要进化分支的存在，为研究克氏锥虫基因组提供了有用的遗传资源，阐明了此寄生虫的遗传多样性。这项研究表明了第三代牛津纳米孔测序技术的引入一定程度上为解决复杂寄生虫的基因组测定问题提供了有效的技术手段，有助于扩大人类寄生虫的基因组资源，进一步证实了纳米孔测序技术在基因组测序是面对很多拷贝数变异以及基因重复、缺失、插入、倒位和易位等情况时的应用潜力，也对未来基因组测序研究具有启示意义。从纳米孔测序技术在寄生虫研究的应用中可以发现，虽然三代测序的碱基错误率远高于一代测序和二代测序，但是利用先进的生物信息学方法可减小读长中单个核苷酸测序的错误率对组装序列准确性的影响，因此在具有足够测序深度的情况下，可以有效地将每个核苷酸测序的错误率由20%降低到1%以下。不过这也带来了成本的提高。因此利用多测序平台对对象进行综合分析是现阶段所用的主要测序手段，并且已经取得了很好的成果。比如利用二代测序对三代测序进行校正，利用相对较少的由长读长测序产生的高质量参考基因组来改进之前仅用短读长测序产生的大量寄生虫基因组的分析。进行寄生虫学研究时应考虑自身科研目的和需求，充分利用现有平台间的优势，取长补短，构建适宜的测序方案，从而实现新的科学发现。另一个重要研究成本便是数据的计算，这些测序数据的计算需要大量的数据存储和计算成本。因此，还需要进行更多的算法和系统研究，使得分析更快、更廉价、更实用。目前新的技术如机器学习技术、深度学习技术等，可以用来进一步提高寄生虫基因组序列的准确性，或改进对基因组变异或表观遗传修饰的检测。然而，提高纳米孔测序平台的准确度，使其可以更好为科研工作者服务仍然是将来努力的方向。

相信对第三代测序限制因素的改进能使得三代测序在寄生虫学相关研究中的应用范围和应用规模越来越大，例如应用在宏基因组学和泛基因组学的发展上，促进在诸多物种上的研究。这些研究不仅可以促进人们对寄生虫基因组成和功能的进一步了解，还可以更好地了解寄生虫所致人类疾病的潜在机制，并最终帮助提供个性化的治疗方案，有望成为临床实验室疾病检测的重要选择，从基因水平上对寄生虫相关疾病进行预防。

（赵金红）

第四节 单细胞测序技术

新一代测序技术（next-generation sequencing，NGS）是传统基因测序的革命性创新，它具有高通量和低成本的特点，也称为大规模并行测序（massively parallel sequencing，MPS）。传统测序方法无法分析少量细胞，只能得到多个细胞的平均值，且会丢失细胞异质性信息。随着研究的进展，许多新的单细胞测序方法被开发出来，降低了单细胞测序的成本。单细胞测序（single-cell sequencing，SCS）使用优化的NGS

技术来检查单个细胞的序列信息,可以提供更高的细胞差异分辨率,并能更好地了解单个细胞在其微环境中的功能。自从 Tang 等于 2009 年首次报道单细胞转录组测序方法以来,SCS 技术在生命科学和医学领域被广泛地应用。单细胞测序技术是指对单细胞基因组或转录组进行测序,来获得基因组、转录组或其他组学信息,从而揭示细胞群体差异和细胞进化关系(图48-3)。由于单细胞测序解决了用组织样本无法获得不同单个细胞的异质性信息、样本量太少无法进行常规测序等难题,该技术为科学家研究解析单个细胞的行为、机制、与机体的关系等提供了新方向,为早期检测、诊断疾病及疾病的个体化治疗提供指导。下面就单细胞分离技术、单细胞测序技术的类型、单细胞基因组测序技术和单细胞转录组测序技术等四个方面逐一进行介绍。

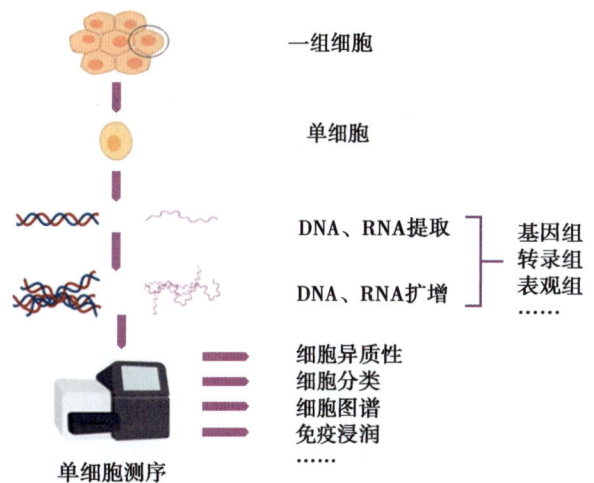

图 48-3　单细胞测序原理
(改自　Tang 等)

一、单细胞分离技术

在进行单细胞分析之前,需要识别和分离单个细胞。一个好的分离方法要考虑的因素有:①获得目标细胞类型的纯群体;②确保细胞的特征不变;③保持一定的通量(特定时间内分离的细胞数量);④拥有较高的回收率(分离的靶细胞数量与原始样品中靶细胞的数量相比)。我们可以根据物理特性和生物学特性来对单细胞进行分选。物理性质包括尺寸、密度和电变化。生物学特性主要基于生物学蛋白质表达特性。不同单细胞分离方法的选择取决于起始材料、通量、样品要求以及下游技术。起始材料可以是组织、细胞悬浮液和细胞培养物。下面对这些常用的单细胞细胞分离方法进行简要介绍。

(一) 手动细胞分选

手动细胞分选(Manual cell picking)是指借助于显微操作器,对细胞进行手动挑选,是一种简单、方便、高效分离单细胞的方法(图 48-4A)。显微操作器包含微量移液器和倒置显微镜两种装置。微量移液器是超薄玻璃毛细管,有一个抽吸和分配单元。微量移液器被放置在细胞附近,可以通过吸入细胞来拾取细胞。这样包含细胞的吸入液体可以通过分配被转移到收集容器,可以通过显微镜对隔离的单细胞进行观察和拍照。手动细胞分选法与激光捕获显微切割法(LCM)不同,前者主要用于分离胚胎细胞或活体培养物,而后者主要用于从固定组织切片中分离单个细胞。目前该方法已应用于细菌分析、生殖医学和法医学等多个领域。

虽然手动细胞分选捕获单个细胞有许多方便之处,但仍存在一些缺点,从而限制该方法的进一步使用。这些缺点包括:①将细胞从生长或存储介质转移到管或微量滴定板进行分析所需的时间长,从而使单位时间分离的细胞通量受到限制;②一旦显微操作器离开显微镜的光学平面,就难以控制将单个细胞或细菌正确转移到试管或 MTP 中;③该方法的操作需要高度熟练的专业人员;④对具有复杂结构的细胞,如神经元细胞,不能完全通过显微操作法分离。

(二) 机器人显微操作

机器人显微操作(robotic micromanipulation)是指基于计算机视觉的机器人系统,利用图像处理算法和人工智能来选择特定细胞的分离方法。该系统包括电动显微镜和微量移液器,用于从细胞悬液中识别特定细胞,然后分离完整细胞。机器人显微操作技术的发展历史上有一些里程碑工作,例如:1991 年,具有六个自由度(DOF)的机器人显微操作器开发成功;20 世纪 90 年代中期,对显微操作的缩放效应和控制问题的研究;1999 年,对使用力场的机器人显微操作基本原理进行了研究;在 21 世纪初期,机器人显微操作技术被开发用于操作和表征生物细胞;自 2005 年以来,开发了大量用于显微操作任务的移动微型机器人;2010 年后,机器人显微操作系统能够针对特定行业和临床用途进行发展。

Yoshimoto 等人于 2013 年利用机器人显微操作系统来分离荧光标记的哺乳动物细胞。具体的操作流程如下：

1. 短暂离心后，将细胞引入微室并用培养基覆盖 24 小时；
2. 利用机器人测量微室的荧光强度；
3. 标记的细胞被机器人显微操作器自动捕获到玻璃毛细管中；
4. 通过消除荧光强度来确认目标室中感兴趣的细胞；
5. 机器人在操作失败时能够自动重复收集过程。

Piatkevich 等人于 2018 年开发了一种机器人多维定向进化蛋白质的方法。它包括计算机视觉引导的自动微量移液器和机器人细胞拾取，通过受控抽吸和正压分离单个细胞，然后进行图像分析。用各种感兴趣的构建体转染细胞，并在细胞中表达所需的蛋白质。通过这种方法，可以在数小时内在库中筛选数十万种蛋白质。

从上述可知，利用机器人显微操作来分离单细胞具有以下优点：

1. 需要制备的样品非常少；
2. 适用于任何组织细胞类型，因此可以检索到独特的细胞；
3. 准确率高；
4. 效率高。

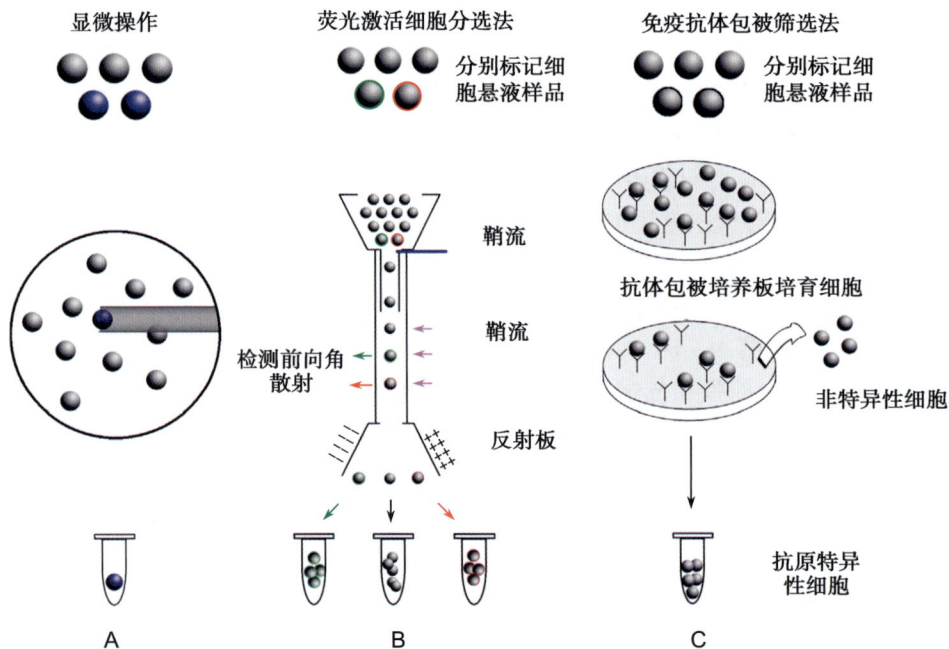

图 48-4　显微操作器、流式细胞术和免疫抗体包被筛选法示意图

（改自 Zeb 等）

（三）荧光激活细胞分选法

荧光激活细胞分选法（fluorescence-activated cell sorting，FACS）是一种基于流式细胞术检测到的表型来纯化特定细胞群的技术（图 48-4B）。它是一种特殊类型的流式细胞术，能够对悬浮在流体介质中的细胞进行检查和分选，具有分选参数多、群体多、纯度高、灵活性强等优势。分选后的细胞可做进一步分子生物学研究，例如荧光定量 PCR、蛋白质免疫印迹（Western blot，WB）、细胞培养等。FACS 技术的有效性在于能够以非常快的速度测量单个细胞的多种特性，从而进行详细的定性和定量分析。它允许通过分析一些物理参数（如衍射、折射、反射、荧光）来获得关于单个细胞的结构和功能的不同信息。这些物理参数是光束与测试样品的每个单个细胞相互作用后表征光束的特征。

Leonard Herzenberg 于 1969 年将经典的流式细胞术（FC）引入用于单细胞的分离,可以通过施加检测荧光细胞的电荷对细胞悬液中的荧光细胞进行分类,流速约为 1 000 个细胞/s。现代 FACS 电荷液滴系统是将氩激光器集成到 Herzenberg 的系统中,流速为 3 000 个细胞/s,纯度水平超过 98%。

目前,分选型流式细胞仪一般由液流系统、光路系统、检测分析系统和分选系统 4 部分组成。分选功能是通过鞘液流形成的含有细胞的带电液滴而实现的,在流动室的喷嘴上装有一个高速振荡器,该装置充电后以每秒几万次的振动频率使鞘液流成为上万个液滴。主要的分离流程为:

1. 在分离之前,制备细胞悬液并用荧光探针标记靶细胞。目前,使用最广泛的荧光探针是荧光基团偶联的单克隆抗体（mAb）,可识别靶细胞上的特定表面标志物。

2. 当细胞悬液通过细胞仪时可分裂成液滴,每个液滴都包含一个位于激光前的细胞。

3. 荧光检测器能够检测荧光和光散射特性,这样可根据选定的特征识别细胞。

4. 将电荷（正或负）施加到包含感兴趣细胞的液滴上,静电偏转系统有助于将带电液滴收集到适当的收集管中。

FACS 技术能够根据表面标记物以及物理特性（如大小、粒度和细胞因子表达）分离细胞,因此具有广泛的应用范围,包括植物、蠕虫、苍蝇、小鼠和鱼类。但是,FACS 也有一些缺点,例如:

1. FACS 分选过程缓慢,但是过快的流速将会使细胞难以正确识别,因此必须将流速保持在合理的分选速度。

2. 每个悬浮液中需要超过 10 000 个细胞,这表明不能使用数量少的细胞悬浮液,这在处理稀有细胞时是不利的。

3. FACS 可用于探索高度丰富且形状相同的细胞特异性特征,但其在某些其他细胞（如大脑中的神经元细胞）上的适用性受到影响。

4. 该技术所需的设备价格昂贵,并且需要高技能人员来使用和维护。

（四）免疫抗体包被筛选法

免疫抗体包被筛选法（PAN）是一种基于特异性抗原类型的细胞分选方法（图 48-4C）。该方法是由 Barres 等人于 1988 年提出。主要的操作步骤:①将细胞从感兴趣的组织中分离出来,制成细胞悬液;②然后将其与所需的抗体包被的盘一起孵育;③最后目标细胞与抗体结合,未结合的细胞可以被洗掉。

在采用 PAN 技术时要充分考虑具体的操作因素对分选细胞的影响。以从枢神经系统（CNS）中纯化和培养细胞为例,应注意以下事项:

1. 尽量缩短整个操作过程的时长,要避免将哺乳动物神经元冷却至室温下。

2. 当溶液中胎牛血清（FCS）和牛血清白蛋白（BSA）的浓度分别低于 10% 和 0.5% 时,最好不要对神经细胞进行离心。

3. 用胰蛋白酶处理后的溶液在离心时,可能因为没有足够的蛋白质而导致大部分细胞死亡。

4. 在操作中要避免使用碳酸氢盐缓冲溶液,除非将细胞储存在 CO_2 培养箱中。

5. 如果用于纯化最终盘上的细胞的抗原对胰蛋白酶不敏感,则使用的抗体需要是 IgM 不是 IgG。结合 IgG 的细胞难以释放,可能是因为其对抗原具有高亲和力。

6. 如果唯一可用的抗体是 IgG 并且抗原对胰蛋白酶不敏感,仍然可以纯化细胞。在这种情况下,最后的盘必须是用蛋白 A 或蛋白 G（或两者的混合物）而不是抗小鼠 IgG 包被抗体,这是因为蛋白 A 和蛋白 G 很容易被胰蛋白酶裂解,细胞很容易被释放。

基于抗体的效率和特异性,PAN 技术具有相对较高的细胞产量,这是它的明显优势。PAN 技术也有一些缺点,例如:

1. 因为特定细胞类型需要特定抗体,PAN 技术的使用代价很昂贵。

2. 由于需要各种抗体来确保特定细胞类型的富集,PAN 技术的使用很耗时。

3. PAN 技术不能用于那些不能表达特定细胞表面抗原的细胞类型。

（五）磁激活细胞分类法

磁激活细胞分选法（magnet-activated cell sorting,MACS）是一种由德国科隆大学遗传研究所 Miltenyi

等人开发的根据表面抗原（CD 分子）分离不同细胞群的方法（图 48-5A）。这是一种灵活、快速和简单的磁性细胞分选系统，用于根据特定的细胞表面标记分离大量细胞。细胞依次用生物素化染色抗体、荧光染料偶联的亲和素和超顺磁性生物素化微粒（直径约 100 纳米）在高梯度磁柱（high gradient magnetic columns，HGM）上分离。高梯度磁分离（high gradient magnetic separation，HGMS）已成为生物医学细胞分离的热门技术。在 HGMS 过程中产生的磁力必须足够高，以克服样品流动产生的阻力和其他力。克服这些力所需的高梯度只能在小间隙系统中实现。因此，该过程需要专门的小体积柱。色谱柱填充有不锈钢珠或羊毛，在施加磁场时会被磁化。当含有磁性标记颗粒的样品被泵送通过色谱柱时，颗粒被矩阵。粒子本身是超顺磁性的。去除磁场后，颗粒的磁矩变为零，可以通过洗脱收集它们。分离的结果受许多变量的影响，包括所用磁性颗粒的大小、形状和分布。HGMS 常应用于癌症研究、免疫学、神经科学和干细胞研究等。

　　磁性分离的细胞可以通过荧光显微镜或流式细胞术进行分析，或通过荧光激活细胞分选进行分选，无须进一步处理。磁性标记和分离不影响细胞活力和增殖。主要操作流程为：

　　1. 制备针对特定表面抗原的抗体的纳米磁珠；

　　2. 表达这种抗原的细胞附着在纳米磁珠上；

　　3. 培养磁珠和细胞后，将溶液转移到强磁场中的柱子中，在这一步中，附着在纳米颗粒上的细胞（表达抗原）留在柱子上，而其他细胞（不表达抗原）则流过；

　　4. 收集细胞。

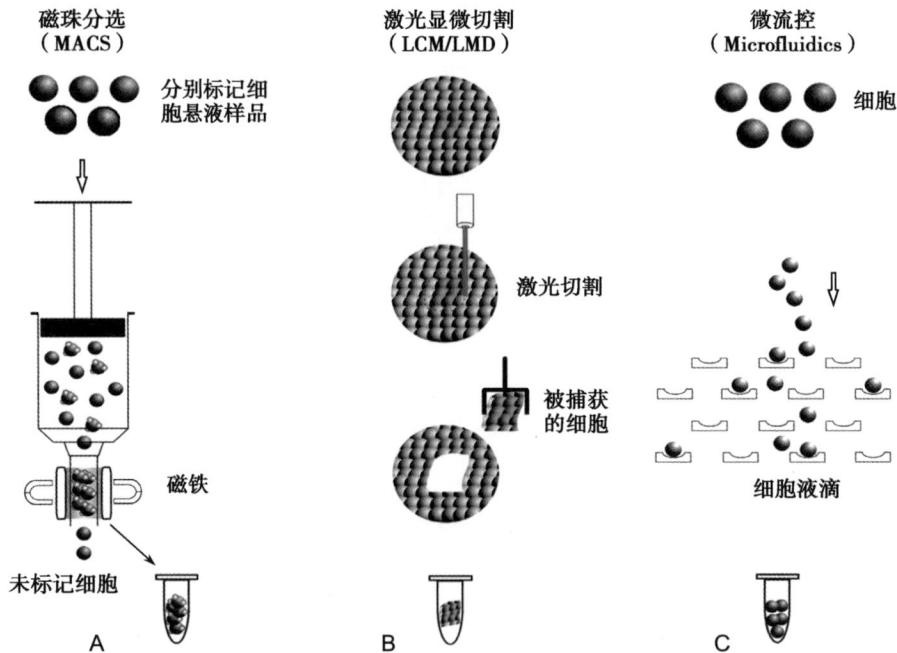

图 48-5　磁珠分选、激光显微切割和微流控法示意图
（改自　Zeb 等）

　　使用这种方法，细胞可以根据特定抗原进行阳性或阴性分离。通过阳性分离，在将磁柱从磁场中取出后，将附着在磁柱上的表达目标抗原的细胞冲洗到一个单独的容器中。该方法可用于分离特定细胞类型，例如 CD4 淋巴细胞。对于阴性分离，使用的抗体是针对不感兴趣细胞上的表面抗原而设计。将细胞/磁性纳米颗粒溶液施用于柱子上后，表达这些抗原的细胞与柱子结合，收集通过的部分。

　　与荧光激活细胞分选法相比，磁激活细胞分选法的处理速度更快，因为它不会逐个询问细胞。但是，与荧光激活细胞分选法不同的是，它只能针对细胞表面标记。这无法区分相同表面标记的高表达或低表达。与荧光抗体相比，磁性抗体不太容易获得标记的抗体。最后，荧光激活细胞分选法可以对一次表达单个标记的细胞进行分类(通过正选择或负选择)。如果需要分离某些稀有细胞,并基于它们表达两个或多个标记,它可能需要多个要执行的 MACS 阶段。MACS 通常可用于在细胞之前富集细胞 FACS,通过使用荧光和磁性标记的抗体。

(六) 激光捕获显微切割

激光捕获显微切割(laser capture microdissection,LCM)是一种通过细胞的直接可视化从异质组织切片、细胞学制备物或活细胞培养物中分离高纯度细胞群的技术(图 48-5B)。它可以利用新兴的分子分析技术(包括 PCR、微阵列和蛋白质组学)来准确有效地捕获感兴趣的细胞。激光捕获显微切割系统可以分为两大类:红外线(IR LCM)和紫外线(UV LCM)。LCM 系统由倒置显微镜、固态近红外激光二极管、激光控制单元、显微镜载物台、CCD 摄像头和彩色监视器组成。激光捕获显微切割原理为:

1. 将不耐热聚合物放置在载玻片上的组织切片上,红外激光在激光脉冲附近熔化聚合物,并从组织中取出所得聚合物-细胞复合材料。

2. 正确熔化的聚合物斑点具有深色外环和清晰的中心,表明聚合物已熔化并与载玻片直接接触。每个激光脉冲仅将位于黑色熔化聚合物直径内的细胞作为显微切割的目标;坏的斑点外观模糊,缺乏明显的黑色环。

3. LCM 中涉及的物理力包括基质和组织之间的向上黏附力、细胞之间的横向力以及聚合物和细胞之间的向下黏附力。

4. 使用红外激光捕获技术进行显微切割后,单个细胞与不耐热聚合物结合。

LCM 是一种在直接显微镜下获得组织细胞亚群或单细胞的方法,它可以通过直接获取或通过切除不需要的细胞来分离特定细胞。LCM 技术存在多种下游应用,例如 DNA 基因分型和杂合性丢失(LOH)分析、RNA 转录分析、cDNA 文库生成、蛋白质组学发现和信号通路分析。LCM 的主要优势有:

1. 最优势在于它的快速,同时还能保持精度和多功能性。

2. 是一种"无接触"技术,在初始显微切割后不会破坏邻近组织。捕获的细胞和残留组织的形态都得到了很好的保存,并降低了组织丢失的危险。

3. 去除选定的细胞后,载玻片上的剩余组织完全可以进一步捕获,从而可以对相邻细胞进行比较分子分析。

LCM 应用的主要限制是:

1. 需要根据形态特征识别感兴趣的细胞。细胞鉴定通常需要受过细胞鉴定培训的病理学家、细胞学家或技术学家来操作,这对操作者的技术要求很高。

2. 外科手术获取的组织分子易腐蚀。

3. 组织染色方案的正确选择有较高要求。

4. 组织固定技术和下游分析要有兼容性。组织染色方案的选择应综合考虑酒精脱水梯度和使用显微解剖进行的下游分析方法。

(七) 微流控芯片技术

微流控芯片技术(microfluidics)是把生物、化学、医学分析过程的样品制备、反应、分离、检测等基本操作单元集成到一块微米尺度的芯片上,自动完成分析全过程的芯片技术(图 48-5C)。它是使用尺寸为数十至数百微米的通道,对少量流体($10^{-18}\sim 10^{-9}$L)进行操纵的系统科学和技术。微流体装置目前已开发用于单细胞分选,它的主要优点有:

1. 利用流体进行的控制精度高。

2. 所需的样品和试剂量很少。

3. 分离和检测的分辨率和灵敏度高。

4. 分析成本低。

5. 分析时间短。

6. 分析设备占用空间小。

7. 细胞无须标记。

微流体的细胞分离方法可分为四类：①基于细胞亲和层析的分离；②基于细胞物理特性的分离；③基于免疫磁珠的分离；④基于电介质差异的分离。

基于细胞亲和层析的微流控是微流控芯片分析最常用的方法。它是基于抗原和抗体、配体和受体之间高度特异性的相互作用的。主要操作流程为：

1. 芯片中的微通道用特异性抗体进行修饰；

2. 样品流过微通道时，其细胞表面抗原就可以与在芯片上的特异性抗体或配体结合，从而将细胞固定起来；

3. 剩余的细胞则随缓冲液流出芯片；

4. 最后使用不同的缓冲液，可以洗脱固定化细胞用于下游分析。

微流体装置是根据单细胞分选的主动和被动机制设计的，并基于主动机制的设备具有专门的集成部件，例如电极和磁铁。被动单细胞分选微流体装置基于细胞固有的物理特性，如大小、变形性和密度。一些具有主动和被动机制组合的混合设备也用于细胞分选。

微流体可以与不同的分离方法相结合，例如过滤和沉淀或基于亲和的技术，如 FACS 和 MACS。目前已经报道了大量微流体装置的研究和应用，包括癌症研究、微生物学、单细胞分析、干细胞研究、药物发现和筛选等。最近，微流控芯片的制作材料已由硅或玻璃发展到弹性体、热固性塑料、水凝胶、热塑性塑料等。微流体用于在单个设备的微通道网络中操纵液体（尺寸为 $1 \sim 1\,000\mu m$）。在如此超低的体积下，流体与其在宏观尺度上的行为相比表现出不同的物理化学性质。其他可用于微流体装置的常见流体包括细菌细胞悬液、全血样本、蛋白质或抗体溶液以及各种缓冲液。

利用整合细胞处理和处理的优势，微流控芯片在 DNA 测序、蛋白质分析、细胞操作和细胞成分分析等方法有较大的用途。一种基于阀门的微流体 qPCR 系统，称为 Dynamic ArrayTM。该系统在为研究人员提供低容量（纳升）和高通量（每个设备数千个 PCR 反应）方法方面取得了进步，并且在大规模单细胞研究中越来越受欢迎。此外，微流体技术在研究单细胞基因组的多样性和变异方面显示出越来越多的应用，从癌症生物学到环境微生物学和神经生物学。除了基因组学应用之外，微流体方法的可扩展性和小体积优势已在单细胞的细胞内和分泌蛋白的测量中得到应用。

(八) 有限稀释法

手动移液器或移液机器人最近已被用于通过稀释细胞悬液来分离单个细胞，这一过程称为有限稀释（limiting dilutions，LD）。有限稀释分析能够确定具有特定功能的细胞出现在混合细胞群中的频率。因此，有限稀释分析是一种易于操作的方法，用于测量能够执行特定功能的细胞丰度。根据统计分布，细胞悬液被稀释到每等份的细胞数不会低至每等份的单细胞的程度。几十年来，有限稀释技术已被用于生产单克隆细胞培养物、通过杂交瘤生产抗体以及基于单细胞的检测。

使用标准移液工具进行这种低浓度细胞接种确实很简单，但效率不高，因为在等分试样中获得单细胞的概率具有统计性质。这种传统技术的明显缺点是它依赖于统计概率（基于泊松分布）在每个孔中沉积单个细胞。泊松分布适合于描述单位时间内随机事件发生的次数的概率分布。在这里可用泊松分布描述每等分试样获得一定数量细胞（即 0、1、2 等）的概率。为了获得足够高的单个细胞出现概率，同时最小化多个细胞出现的概率，样品必须被充分稀释。用于 LD 技术的典型浓度是每 $100\mu l$ 等分试样 $0.5 \sim 1$ 个细胞，因为它最大限度地提高了每孔获得单个细胞的可能性，同时最大限度地降低了每孔沉积多个细胞的可能性。在此浓度下，可以预期大约三分之一的孔包含单个细胞，并且大多数孔是空的。排除没有细胞的孔比分离出由多个细胞产生的异质群体要容易得多。

二、单细胞测序技术的类型

随着研究的不断深入，单细胞测序方法不断改进，并朝着更低的检测成本发展，推动了单细胞水平上对分子机制的研究。Zahn 等人于 2017 年提出直接文库制备法（direct library preparation，DLP）；Vitak 等人提出了一种单细胞组合标记测序技术（SCI-seq），它可以同时构建数千个单细胞文库并检测体细胞拷贝数的变化。Chen 等人开发了一种新的单细胞全基因组扩增方法（LIANTI），可以以千碱基分辨率检测

CNV,更有效地检测更多疾病的突变。已开发的单细胞测序技术还包括 scCOOL-seq、TSCS、SiC-seq 等方法。下面对这些单细胞测序技术作简要介绍。

（一）直接文库制备法

直接文库制备法（DLP）是一种纳升体积的直接 DNA 转座单细胞文库制备方法。此方法是 Zahn 等人于 2017 年提出,具有稳健、可扩展且高保真的优点,无须预扩增,与基于预扩增的方法相比,减少了偏差。DLP 并不是要捕获完整的单细胞基因组,而是要提供高分辨率的单细胞拷贝数图谱,同时在单次测序实验中产生大量高质量的基因组。

大多数单细胞测序方法要在文库构建之前通过全基因组扩增（whole genome amplification,WGA）来捕获完整的基因组。但是预扩增存在以下缺点：

1. 扩增偏选会降低覆盖均匀性,从而掩盖拷贝数变化（copy-number alterations,CNA）的检测。

2. DNA 聚合酶的错配会导致错误的 SNV 调用（SNV calls）。

3. 在 WGA 方法中,简并寡核苷酸引物 PCR（DOP-PCR）比多重置换扩增（MDA）和多重退火和循环扩增循环（MALBAC）实现更高的覆盖均匀性,因此最适合单细胞 CNA 的分析;然而,DOP-PCR 文库不太适合 SNV 分析,因为它们的覆盖广度随着更深的测序而饱和。

4. 对具有生物学意义的细胞数量进行高深度和广度测序可能非常昂贵。因此,WGA 方法不太适合有大量异质性的细胞群。

与 WGA 方法相比,DLP 法可直接从单细胞模板 DNA 构建索引库,无须任何预扩增或分选步骤。在操作程序中,对纳升体积的单细胞 DNA 进行直接标记,然后是几个 PCR 循环以添加测序适配器和索引条形码。索引文库汇集用于低深度的多重测序,从而能够推断单细胞拷贝数谱和克隆亚群的鉴定。允许每个泳道处理多个细胞,并生成覆盖更均匀的基因组。在计算机模拟分析中,合并的细胞会产生一个体积等效的基因组,其均匀性与标准的体积基因组相同。可以在合并的大量等效基因组中可靠地推断出单核苷酸变异（SNV）、杂合性丢失（LOH）和断点（break points）。

WGA 方法以长分子的形式生成每个模板链的许多拷贝,这些拷贝后来被片段化为测序插入片段。因此,原始模板中的任何给定区域都可以由具有不重叠开始和结束坐标的多个插入表示,这些插入不能重复计算进行过滤。相比之下,DLP 法涉及原始 DNA 模板的片段化作为第一步。尽管使用了多个 PCR 循环来合并索引条形码和测序适配器,但所有拷贝都是可以通过计算识别和删除的精确拷贝,从而生成单细胞基因组,其中任何正确映射的读取都是原始模板的唯一代表。

DLP 技术的主要操作与分析流程为：

1. 微流体装置的设计与准备。该装置集成了用于多重单细胞全基因组测序的整个文库制备工作流程,包括细胞分离、成像、裂解、DNA 标记、条形码和测序接头掺入。

2. On-chip 直接文库制备。

3. 样品制备。

4. 细胞和设备准备加载。

5. 批量文库制备。

6. 全基因组测序。文库插入片段大小和数量分别使用 Bioanalyzer High Sensitivity DNA 试剂盒（Agilent 公司）和 Qubit dsDNA HS Assay Kit 试剂盒（Thermo Fisher Scientific 公司）来确定。

7. 数据比对与排序指标（data alignment and sequencing metrics）。

8. 异种移植文库中小鼠污染状态的评估。

9. 单细胞质量过滤。

10. 单细胞拷贝数推断。

11. 克隆和批量等效基因组分析。

（二）单细胞组合标记测序技术

单细胞组合标记测序技术（single-cell combinatorial marker sequencing technique,SCI-seq）是一种在组合索引工作流程中利用核小体耗竭来产生数千个单细胞基因组测序文库的方法。该技术是 Vitak 等人于 2017 年提出,增加了检测到的细胞数量,降低了建库成本,在体细胞变异研究中具有重要价值。在实际操作中,为了将组合索引应用于单细胞拷贝数变异(CNV)分析,必须除去 DNA 结合蛋白,以使所有 DNA 区域可接近,此外,还需在分裂和汇集(splitting and pooling)期间保持细胞核完整。他们开发了两种方法,第一种是锂辅助核小体耗竭(lithium-assisted nucleosome depletion,LAND),利用离液剂二碘水杨酸锂破坏细胞中的 DNA-蛋白质相互作用,从而从组蛋白中释放 DNA。第二种是与 SDS 交联(cross-linking with SDS,xSDS),使用洗涤剂 SDS 使组蛋白变性并使它们无法与 DNA 结合。然而,SDS 对核完整性有破坏性影响,因此需要在变性前进行交联步骤,以保持完整的细胞核。通过这些方法,可从 10 000 多个单细胞中产生可用数据,比直接文库制备(DLP)方法高出一个数量级。该技术有两个优势:①测序的通量高;②该平台不需要专门的微流体设备或液滴乳化技术。

SCI-seq 技术的主要操作流程为:

1. 样品制备和细胞核分离。

2. 标准单细胞文库构建。使用半随机引物(quasi-random priming,QRP)和简并寡核苷酸引物 PCR(degenerate oligonucleotide primed PCR)构建。一个细胞核被放置在含有各自样品缓冲液的每个单孔中。使用 PicoPlex DNA-seq 试剂盒(Rubicon Genomics 公司)制备 QRP 文库,和 SeqPlex DNA 扩增试剂盒(Sigma 公司)制备 DOP 文库。

3. 核小体耗竭。包括 LAND 和 xSDS 两种方法。

4. 通过标记和 PCR 进行组合索引。细胞核用 5μl 5mg/ml DAPI(Thermo Fisher 公司)染色并通过 35μm 细胞过滤器。用 10μl 来自 Nextera® DNA 样品制备试剂盒(Illumina 公司)的 1×Nextera® 标签 DNA(TD)缓冲液制备 96 孔板,在每个孔中用核分离缓冲液(nuclei isolation buffer,NIB)稀释。

5. 文库定量和测序。使用高灵敏度生物分析仪试剂盒(安捷伦公司)对 200bp 和 1kbp 范围内的文库进行定量。在 Illumina NextSeq® 500 上对文库进行测序。

6. 序列 read 的处理。网站 https://sourceforge.net/projects/sci-seq/提供了一些 Perl 脚本,例如 SCIseq_RenameCellIDs.pl(对细胞的 ID 进行重命名)、SCIseq_MakeCellIDList.pl(生成细胞的 ID)、SCIseq_FilterBamToReadThreshold.pl(根据 read 计数阈值进行过滤)、SCIseq_AddRGtoBam.pl(将标准 RG 标题行添加到 bam)、SCIseq_FilterBamToCellIDList.pl(将重复删除后的 bam 文件拆分为独立的样本)。

7. 单细胞鉴别。使用 R 语言包"mixtools"来拟合混合模型(normalmixEM)来识别每个组件的比例(λ)平均值(μ)和标准偏差(σ)。

8. 人鼠细胞混合实验。对人类细胞(GM12878 或 HeLa S3)和小鼠细胞(3T3)进行混合。

9. 文库深度预测。对每个 SCI-seq 中的所有索引组合(包括未对齐和低质量的 reads)增加随机取样,包括每 1% 未比对的粗 read 总数。

10. 基因组窗口(genome windowing)。使用自定义工具在每个文库的基础上确定基因组窗口。对于每条染色体,将整个染色体的大小除以目标窗口大小以产生每条染色体的窗口数。

11. GC 偏差的校正(GC bias correction)。Reads 被放置到可变大小的 bin 中,根据单个读取的 GC 含量而不是动态窗口的 GC 含量进行校正。

12. 数据变化的度量。为了衡量数据质量,用两种不同的覆盖分散度指标进行计算,即中值绝对偏差(the median absolute deviation,MAD)和中值绝对两两差异(the median absolute pairwise difference,MAPD)。

13. 拷贝数变化的检测。是在窗口化、GC 校正和批量样本标准化读取上使用两个可用的 R 包执行的,这些 R 包采用两种不同的分割策略:隐马尔可夫模型方法(HMMcopy)和循环二进制分割(DNAcopy)。

(三)单细胞组合索引 Hi-C 法

单细胞组合索引 Hi-C 法(single-cell combinatorial indexed Hi-C,sciHi-C),是一种将组合细胞索引应用于染色体构象捕获的方法。该技术是 Ramani 等人于 2017 年提出,主要步骤是通过固定、限制酶消化、连接和富集(junction enrichment)来捕获染色体结构,同时可保持细胞核完整。这里的 Hi-C(High-through chromosome conformation capture)是指以整个细胞核为研究对象,利用高通量测序技术,结合生物信息分析方法,研究全基因组范围内整个染色质 DNA 在空间位置上的关系,获得高分辨率的染色质调控元件相互作用图谱。

随着新技术的不断发展,我们对基因组结构的认知取得了较大的进展。显微镜技术的进步揭示了"染色体疆域"(chromosome territories)的存在,即染色体在细胞核内分布的并不是随机分布的,而是不同染色体占据不同的空间。染色体构象捕获(3C)及其衍生技术的发展促使了基因组结构测量的分辨率不断提高,从而导致三维基因组学相关数据的激增。3C 检测依赖于邻近连接的概念,该技术已被用于测量局部蛋白质-蛋白质、RNA-RNA 和 DNA-DNA 相互作用。

sciHi-C 是一种分析单细胞染色体构象的新方法,它依赖于组合细胞索引以快速扩展到大量细胞。鉴于该方法和传统的批量 Hi-C 的工作流程大体相似,有可能将 sciHi-C 纳入日常实践,从而为 Hi-C 数据生产增加"单细胞"维度和获得单细胞的方法。该方法的优点是可以在单个工作流程中生成数千个单细胞 Hi-C 图,而无须分离每个细胞,这证明了大规模单细胞生物学的组合索引的优势。

sciHi-C 技术的实验流程包括 14 个步骤:

1. 接头的准备。
2. 使用限制性内切酶 DpnII 进行细胞裂解和染色质消化。
3. 连接生物素标记的条形码桥接头(1E5 个细胞/孔,至少 196 孔板中有 10μl 反应体积)。
4. 磷酸化。
5. 原位连接(in situ ligation)。
6. 连续稀释和反向交联(reverse cross-linking)。
7. 与 10μl 的 Ampure 珠子结合。
8. 用四碱基的限制性内切酶 Mse I 和 HaeⅢ进行消化。
9. 末端修复以去除悬垂末端(dangling ends)。
10. dA 加尾。
11. 测序接头的连接。
12. 纯化和生物素洗脱。
13. 文库扩增。
14. 通过 EcoRI 消化进行文库有效性检验。

sciHi-C 数据处理的脚本代码网址:https://github.com/VRam142/combinatorialHiC。该脚本的运行需要的依赖软件主要有:

(1)SeqPrep:SeqPrep 软件可将重叠的成对末端 Illumina 读数合并为一个较长的读数。它也可以仅用于其接头修剪功能,而无须进行任何成对的末端重叠。

可以利用 Anaconda 平台进行安装:conda install-c bioconda seqprep

(2)Samtools:Samtools 是一组实用程序,用于操作 SAM(序列比对/映射)、BAM 和 CRAM 格式的比对。它可以在格式之间进行转换,进行排序、合并和索引,并且可以快速检索任何区域的读取。当前版本为 1.14 版。

Linux 下安装命令:conda install -c bioconda samtools或conda install -c bioconda/label/cf201901 samtools

(3)Bedtools:Bedtools 程序可用于各种基因组学任务分析,它是支持基因组算术(基因组的集合理论)的最广泛使用的工具。例如,bedtools 支持广泛使用的基因组文件格式(如 BAM、BED、GFF/GTF、VCF)对多个文件的基因组区间进行交叉、合并、计数和补充。虽然每个单独的工具都被设计为执行相对简单的任务(例如,将两个间隔文件相交),但可以通过在 UNIX 命令行上组合多个 bedtools 操作来进行非常复杂的分析。当前版本为 2.30 版。

Linux 下安装命令:conda install -c bioconda bedtools
或 conda install -c bioconda/label/cf201901 bedtools

sciHi-C 脚本的运行命令:

```
#Run the sciHi-C analysis pipeline
bash scihic_pipe.sh inner_barcodes.txt R1.fq.gz R2.fq.gz outer_barcodes.
txt outfile_prefix
```

(四) 单细胞多重测序技术

单细胞多重测序技术（single-cell multi-omics sequencing technology, scCOOL-seq）是指利用多组学测序手段，同时分析单细胞染色质状态、核小体定位、拷贝数变异、倍性和 DNA 甲基化。该技术是 Guo 等于 2017 年开发，能够以单细胞和单碱基分辨率在全基因组范围内观察染色质可及性和 DNA 甲基化，具有高灵敏度和覆盖率（图 48-6）。

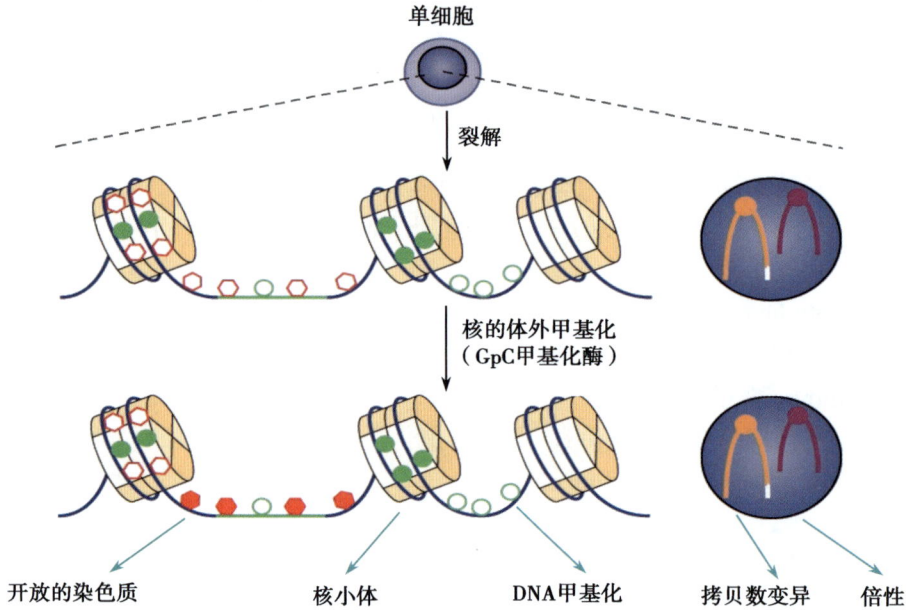

图 48-6　单细胞多重测序技术示意图
（改自　Guo 等）

下面以小鼠为例，介绍 scCOOL-seq 技术的主要操作流程：

1. 小鼠植入前胚胎的细胞培养和收集；

2. 单细胞核的制备和体外甲基化；

3. 对细胞群的细胞核进行体外甲基化和基因组 DNA 的分离；

4. 单细胞 COOL-seq 文库制备和测序；

5. 低输入 DNA 酶 I-荧光定量 PCR（low-input DNaseI-qPCR, liDNaseI-qPcr）。主要是验证 scCOOL-seq 中的开放和封闭染色质；

6. 单细胞 COOL-seq 的数据处理。涉及 13 个方面的数据分析。

（1）单细胞 COOL-seq 数据的质量控制和读数映射（read mapping）。使用 Trim Galore（v0.3.3）修剪原始读数；使用 Bismark 绘制亚硫酸氢盐转换序列读数并确定胞嘧啶甲基化状态；PCR 扩增步骤中的重复读数通过 SAMtools（v0.1.18）下的基因组坐标来识别和删除；非重复读数进一步用于下游分析；

（2）WCG 和 GCH 甲基化水平的量化分析。每个涵盖胞嘧啶的 DNA 甲基化水平计算为"甲基化"读数（报告为 C）除以相同的参考位置。"甲基化"和"未甲基化"读数的总数（报告为 C 或 T）；

（3）基因组区域注释。CpG 岛（CGI）信息从 UCSC Genome Browser（mm9）下载，所有重复元素信息，如 LINE、SINE 和 LTR 元素及其亚族，从 mm9 Repeat Masker 下载。启动子定义为 TSS 上游 1kb 和下游 0.5kb 的区域，分为 HCP（高密度 CpG 启动子）、ICP（中密度 CpG 启动子）和 LCP（低密度 CpG 启动子）；

（4）小鼠早期胚胎中从头甲基化 WCG 位点和 CGI 的分析；

（5）确定核小体耗尽区（Nucleosome depleted regions）NDRs 和核小体占据区域；

（6）小鼠胚胎干细胞表观基因组特征的组合分析；

（7）NDR 的基序分析。使用 HOMER v4.7.2 中 find-MotifsGenome.pl 工具来分析每个簇的远端和近端 NDR 中的基序富集。参数为"-size 2000 -len 8 -S 100"，P 值低于 10^{-12} 的基序被认为是显著富集的；

（8）单个卵裂球 DNA 甲基化的主成分分析。为了评估所有单细胞 COOL-seq 样本的细胞群，对所有 5kb 区域的 DNA 甲基化水平（WCG 水平）进行主成分分析，这些区域至少覆盖了五个 WCG 位点。使用 R 中的 pcaMethods 包来分析数据；

（9）单细胞 CNV 分析。使用 readCounter 将基因组分入连续的 1Mb 窗口，并计算在每个窗口中检测到的绝对读数；使用 R 包 HM Mcopy 对于单细胞 COOL-seq 数据进行 CNV 推导；

（10）单细胞倍性分析。将相同数量的 λDNA 添加到每个单细胞样本中以推断细胞的倍性。对于小鼠单个卵母细胞、第二极体或胚泡，我们向每个单细胞样品中加入了约 1pg λDNA。在处理来自 scCOOL-seq 的原始数据后，计算小鼠基因组 DNA 读数与 lambdaDNA 读数的比率。

（11）小鼠胚胎干细胞的 DNA 复制时间；

（12）小鼠植入前胚胎亲本基因组的等位基因特异性分析；

（13）单个细胞间启动子可及性（promoter accessibility）的异质性分析。

（五）"地形"单细胞测序技术

"地形"单细胞测序（topographical single cell sequencing，TSCS）是一种结合激光弹射（laser cata-pulting）和单细胞 DNA 测序的方法来测量单个肿瘤细胞的基因组拷贝数谱，同时保留它们在组织切片中的空间信息。该技术由美国安德森癌症中心 Casasent 等人于 2017 年开发，能够在空间上准确地测量并描述了单个肿瘤细胞的具体特征，有助于研究肿瘤细胞的侵袭和转移（图 48-7）。

"地形"单细胞测序技术的主要操作流程：

1. 冷冻组织切片染色。冷冻肿瘤被分成 1~2mm 的组织块并包埋在 OCT 化合物（Tissue-Tek）。OCT 包埋剂（optimal cutting temperature compound）是一种聚乙二醇和聚乙烯醇的水溶性混合物，广泛用于免疫组化实验，用途是在冰冻切片时支撑组织，以增加组织的连续性，减少皱褶及碎裂。又因 OCT 混合物为水溶性，故在漂片时可溶于水，因此在以后的染色中不会增加背景染色；

2. 通过激光弹射进行单细胞分离。在组织切片的原位和侵入区域中识别出单个细胞，并通过组织学特征（大小、形状、距最近导管的位置）进行选择。激光弹射单细胞的最佳能量设置在 20~25delta 之间，以减少 DNA 碎片并提高收集效率；

3. 单细胞全基因组扩增。使用兼并寡核苷酸引物 PCR（DOP-PCR）扩增单细胞 DNA。在 Qubit 2.0 荧光计（Fisher 公司）上测量纯化的 WGA DNA，并选择含有 >200ng DNA 的样本进行文库构建和下一代测序。

4. 单细胞条码文库构建。使用 Bioanalyzer 2100 或 Tape Station（Agilent）测量合并的多重文库的插入片段大小。在 HiSeq2000 或 HiSeq4000 系统（Illumina, Inc.）上使用单端或双端流动槽通道对多路复用文库进行 76 个循环的测序。

5. 散装冷冻组织显微切割。冷冻组织切片如上所述固定并进行 H&E 染色。扫描载玻片上的全组织切片并标记为原位、侵入性或基质。在 PALM 系统（Carl Zeiss）上使用激光捕获显微切割（LCM）收集组织。

6. 外显子组文库构建和测序。除了匹配的正常组织外，外显子组文库是由 LCM 从原位和侵入区域分离的 DNA 构建的。使用 Qubit 2.0 荧光计对捕获反应进行定量，并使用 KAPA 文库定量试剂盒（KAPA Biosystems, KK4835）通过定量 PCR 进行测量。使用 Nimblegen 的 SeqCap EZ Exo 进行外显子组捕获；

7. 量化和统计分析

（1）单细胞拷贝数计算。涉及的软件有 Bowtie 2（2.1.0）、SAMtools（0.1.16）、R Bioconductor 'DNA-copy' 包。

（2）从 CNA 数据中鉴定亚克隆。CNA 是指拷贝数变化（copy number alterations），使用 R 包"集群"、

clusGap 函数（K.max=15,B=100、FUNcluster=kmeans）确定最佳 "k"（1~15 之间的集群数量）;maxSE（方法="firstSEmax"）用于使用 k-means 聚类选择最佳聚类数。

（3）多维尺度分析（Multi-dimensional Scaling Analysis,MDS）。MDS 图是在 R 中使用单细胞基因型二元矩阵构建的,列作为单细胞,行作为突变。使用以下命令执行多维缩放:cmdscale（x, eig=TRUE, k=2）。

（4）亚克隆多样性指数的计算。对拷贝数数据进行了分层聚类,以基于欧几里得距离将非整倍体肿瘤细胞聚类为 1~5 个主要组。

（5）空间图像数据处理。LCM 组织图中每个细胞的 XY 空间坐标是从每个组织切片放大 10 倍的整个组织扫描中的元素中提取的。

（6）映射空间坐标和基因组数据。空间树使用细胞坐标之间的欧几里得距离构建,并使用 R 中的 "ward.D2" 链接与 hclust 函数聚类。

（7）外显子组数据处理和分析。涉及软件有 Bowtie 2、Samtools（0.1.16）、ANNOVAR 等。

（8）检测扩增子数据中的罕见突变。使用 deepSNV 1.16.0 版本计算观察到的变异的统计显著性。为了估计模型的过度分散参数,使用了来自目标位点加上两侧 20bp 侧翼区域的数据。

（9）估计细胞数的饱和分析。使用每位患者的实验单细胞拷贝数数据定义了原位和侵入区域中亚群的总数和每个亚群的分数。然后计算在每个亚群中观察到至少 2 个肿瘤细胞的累积多项分布概率,给定实验中测序的细胞数量。

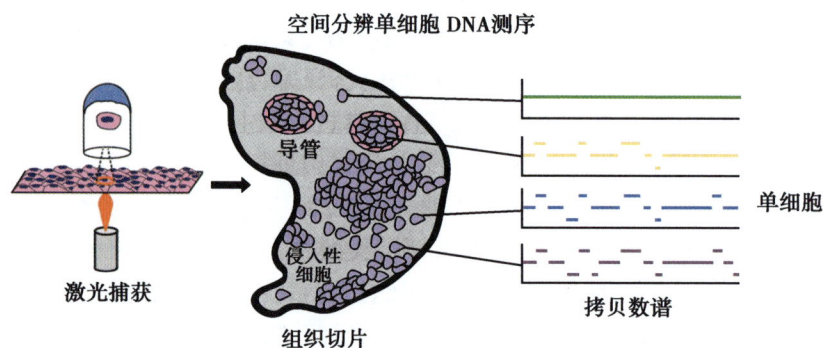

图 48-7 "地形" 单细胞测序技术示意图
（改自 Casasent 等）

三、单细胞基因组测序技术

单细胞是组织器官中生理学和生物学的最小单位。然而,单细胞方法的灵敏度和准确性的局限性是长期以来面临的关键挑战。我们大部分的知识及理解基因组、转录组和表观基因组已从基于大块组织或数百万个细胞群出发。尽管人们普遍认为基因组在整个正常发育过程中是稳定的,且每次细胞分裂时获得基因突变的可能性很小。但通过足够的分裂,生物体内的基因组异质性(体细胞变异)是无疑存在的。这种变异是包括癌症在内许多疾病的根源最近的研究表明,正常和患病组织中基因组变异水平高于以前的预期。人们对 DNA 突变的速度和性质以及这如何受遗传背景、生活方式和许多其他因素的影响知之甚少。单细胞基因组测序能为各种细胞类型和发育过程中的基因组稳定性提供新的见解。这将有助于更好地了解如何诱导多能干细胞衍生和重编程过程中获得的遗传变化,并深入了解诱变剂、致癌物、衰老或种系遗传谱对一般突变负担的影响。这些方法将能够剖析正常器官、癌前状态和已建立的肿瘤中单个细胞的遗传内容,为健康和疾病中基因组维护的机制提供见解。

（一）单细胞基因组扩增方法

基因组 DNA 扩增是发现遗传变异的重要过程,包括单核苷酸变异（SNV）、拷贝数变异（CNV）和从头基因组 DNA 组装。由于每个正常人体细胞仅含 6pg 基因组 DNA,如果不事先进行扩增,将难以开展单细胞基因组的研究。目前,主要的全基因组扩增（whole genome amplification,WGA）策略基本上是由简并寡核苷酸引物 PCR、多重置换扩增（multiple displacement amplification,MDA），或两者结合。

1. DOP-PCR 方法 基于 PCR 的全基因组扩增（WGA）的目标是对皮克或纳克级起始基因组 DNA 扩增出微克数量的产物。与 WGA 的其他技术不同，基于 PCR 的方法通常受 DNA 质量的影响较小，更适用于从各种来源（固定和新鲜组织）中提取的 DNA。DOP-PCR 方法允许在单个反应中完成基因组覆盖。与传统 PCR 中使用的目标特异性引物序列对相比，它只有一个引物，具有在其 5'-末端（包含一个 XhoI 限制性位点）和 3'-末端的序列以及它们之间的随机六聚体序列。DOP-PCR 包括两个不同的循环阶段：

（1）低严格性阶段：前五到八个循环中的低温退火和延伸发生在基因组中的许多结合位点。引物的 3'-末端能够结合基因组中与其 3'-末端明确 6bp 的位点（人类中约 106 个位点）。相邻的随机六聚体序列（显示所有可能的组合核苷酸 A、G、C 和 T）可以退火并用 DOP 引物标记这些序列；

（2）高严格性阶段：超过 25 个循环,PCR 退火温度升高,从而增加在标记序列扩增过程中的特异性。DOP-PCR 产生在琼脂糖凝胶上可见的 DNA 片段（200~1 000bp）涂片。

下面简要介绍其具体的操作流程。

（1）低严格性阶段。包括 3 个步骤：

1）配制 PCR 扩增体系：包括 2μl 基因组 DNA、1μl 10X 热测序酶缓冲液、1μl DOP-PCR 引物、0.1μl dNTP 混合物、1μl 热测序酶,添加无核酸酶的 H$_2$O 最终体积为 10μl。注意事项：要有一个阴性对照,它包括所有的反应成分,除了脱氧核糖核酸,还建议每个样品至少设置三个反应。

2）PCR 扩增：程序为 94℃ 60 秒、30℃ 60 秒,升温至 72℃>3 分钟（3.5℃/15 秒）,72℃ 2 分钟,以上共 5 个循环；72℃ 10 分钟,1 个循环。

3）将反应产物在 -20℃下保存,最多保存 3 天,或立即进行下一步骤。

（2）高严格性阶段。包括 5 个步骤：

1）配制 PCR 扩增体系：包括 4μl 10×PCR 缓冲液、2μl 氯化镁、0.3μl DOP-PCR 引物、1.6μl dNTP 混合物、0.4μl Taq 聚合酶,添加无核酸酶 H$_2$O 至最终体积为 40μl。

2）将阶段 1（步骤 3）的反应产物和阶段 2（步骤 1）的扩增体系进行混合。

3）PCR 扩增：程序为 94℃ 60 秒、55℃ 60 秒、72℃ 2 分钟,共 30 个循环；72℃ 10 分钟,1 个循环。

4）确定扩增产物的大小。将 5μl 的反应混合物与 1μl 的 6X 橙色加载染料溶液混合；使用含有 1% 琼脂糖的凝胶电泳分离,每 100mL 琼脂糖中含有 20μg 溴化乙锭（10mg/mL）,以及 DNA 大小标记。

5）DNA 产物的纯化。

2. MDA 方法 多重置换扩增（MDA）是一种新兴的全基因组扩增（WGA）方法,已证明能有效扩增少量 DNA,包括来自单细胞的 DNA。与基于 PCR 的 WGA 方法相比,MDA 生成具有更高分子量的 DNA,并显示出更好的基因组覆盖率。它的主要原理为：

（1）随机六聚体结合到变性 DNA 上；

（2）phi29 DNA 聚合酶延伸引物,直到它到达新合成的双链 DNA；

（3）酶在取代链的同时继续聚合,而引物与新合成的 DNA 结合；

（4）聚合开始于新的链,形成超支化结构。在 MDA 过程中,可以扩增极少量的 DNA,产物能达到足够的数量可供于单细胞基因组分析,能够在短时间内对基因组进行大范围的检测。此外,由于高保真酶反应,MDA 方法产生更大的 DNA 片段并减少错误概率（外显子覆盖率>90%）。

下面简要介绍其具体的操作流程。

1）为每个要收集的细胞准备一个含有 1.5μl 碱性裂解缓冲液（alkaline lysis buffer,ALB）的 200μl PCR 管,并将 PCR 管保持在冰上；

注意事项：对于单细胞收集和 MDA 反应的设置要避免被外来 DNA 的污染,操作者应使用洁净实验室,大衣、口罩、手套和发网,以及立体显微镜应位于单独区域的层流气流中。

2）准备培养皿。用一排 3 滴（约 3μl）的不含 Ca^{2+} 和 Mg^{2+} 培养基和一个大液滴（约 20μl）制备；用矿物油覆盖；

3）对于从细胞悬液或胰蛋白酶消化的细胞培养物（例如，成纤维细胞）中获得的细胞，在 PBS 中清洗细胞 3 次；

4）使用口控移液系统（mouth-controlled pipetting system）将 1~2μl 细胞悬液转移到培养皿中不含 Ca^{2+}和 Mg^{2+}的培养基。

5）使用口控移液系统将 2~3 个细胞转移到三排的每个第一液滴中，该过程可以在立体显微镜下进行操作；

6）使用口腔控制的移液系统将单个细胞从一个液滴转移到另一个液滴来清洗单个细胞；

7）使用口控移液系统将细胞转移到 200μl PCR 管中的 1.5μl ALB 中，然后将试管放在冰上。可以使用选项 A（对于淋巴细胞或淋巴母细胞）或 B（对于较大的细胞，例如，口腔细胞、成纤维细胞或卵裂球）

① 盲转移（淋巴细胞或淋巴母细胞）

将毛细管尖端插入 ALB 并吹入少量培养基（1.5μl）；

② 可观察到的转移（较大细胞，例如口腔细胞、成纤维细胞或卵裂球）

a. 将管子放在显微镜表面；

b. 聚焦于 ALB 液滴；

c. 将平行于显微镜表面的毛细管插入管中，避免接触壁；

d. 将毛细管尖端插入 ALB；

e. 专注于尖端并轻轻吹气，直到看到细胞进入 ALB。

8）将 1μl 最后的洗涤液滴添加到另一个 PCR 管中，用作阴性对照；

9）将样品在-20℃或-80℃下至少保存 30 分钟；

10）将样品在热循环仪中 65℃下保温 10 分钟；

11）将来自 GenomiPhi v2 DNA 扩增试剂盒的 9μl 样品缓冲液（包含随机六聚体）添加到每个样品中，并将它们放在冰上等待 5 分钟左右；

12）制备含有 9μl 反应缓冲液（含有核苷酸和额外的随机六聚体）的预混液和 1ml 酶混合物，用于每个样品扩增；

13）吸取 10μl 这种混合物到每个样品中并轻轻涡旋；

14）将样品在 30℃下孵育 2 小时，然后在 65℃下孵育 10 分钟（以灭活酶）；

15）按照 DNA 纯化试剂盒生产商提供的程序纯化 MDA 产品；

16）使用 Nanodrop ND-1000 分光光度计测量 MDA 产品的浓度。

（二）单细胞基因组学的生物信息学分析

1. readDepth 软件包

（1）简介：readDepth 软件包可以通过检测大规模基因组测序的覆盖深度来检测拷贝数的改变。与其他已发布的方法相比，readDepth 不需要对参考样本进行排序，并使用负二项分布去近似过度分散的泊松分布，从而解释过度分散的数据。此外，readDepth 通过利用多核架构并行处理大数据集，实现了比许多其他软件包更快的运行速度。readDepth 软件包基于 R 语言，当前版本为 0.9.8.4，官方网站为：http://code.google.com/p/readdepth/。

（2）安装

1）安装 BiocManager 管理器：

```
>install.packages("BiocManager")
```

2）安装 readDepth 软件的依赖包

通过 BiocManager 管理器安装依赖包"IRanges"、"foreach"、"DNAcopy"：

```
>BiocManager::install(c("IRanges","foreach","DNAcopy"))
```

通过 R 官方库安装依赖包"doMC"：

```
>install.packages("doMC",repos="http://R-Forge.R-project.org")
```

3）安装 Chrome 开发者工具 "DevTools"：

```
>install.packages("devtools")
```

4）加载开发者工具 "devtools" 以及安装 "readDepth"：

```
>library(devtools)
>install_github("chrisamiller/readDepth")
```

（3）使用：示例文件 "testData.tar.gz" 下载自 http://code.google.com/p/readdepth/网站的 annotations folder 链接中。

使用 readDepth 软件包时，工作目录需要按以下结构进行构建（图48-8）：

1）按照示例文件所在位置设置工作路径：

```
>setwd("O:/TEST/readDepth/testData")  #此为测试
```

时的工作路径

2）加载 readDepth：

```
>library("readDepth")
```

3）将示例文件 "testData.tar.gz" 赋值给 rdo：

```
>rdo=new("rdObject")
```

此时显示 rdo 共 3 339 452 条 reads；基因组大小 247 249 719bp；基因组挂载率 0.864 346 9；有效基因组大小 213 709 518bp；基因组组成中单倍型占比 5%，二倍型占比 90%，三倍型占比 5%；平均测序深度 1.187 586x（注：每 100bp 计数每次测序深度，共计数测序深度 2 472 497 次；binSize 代表 bin 内的测序深度计数，若 binSize=100，当 bin=5 时，则表示测序深度计数为 500 次，换算成基因组上的位置为 50 000bp 处）。

4）构建 read 深度：

```
>rdo=readDepth(rdo)
```

此时 output 目录中会生成文件 "dist.rawreads.pdf"

5）构建校正后的 read 深度：

```
>rdo=rd.mapCorrect(rdo)
```

此时 output 目录中会生成文件 "dist.postMapCor.pdf"，其结果如图 48-9 所示。

6）输出计算得到的阈值数据：

```
>writeThresholds(rdo)
```

此时 output 目录中会生成文件 "thresholds.dat"。读取 "thresholds.dat" 文件可知，binSize=25 000。

```
working directory/
+- annotations/
|  +- gcWinds/
|  |  +- chr1.gc.gz
|  |  +- chr2.gc.gz
|  |  +- . . .
|  |
|  +- mapability/
|  |  +- chr1.dat.gz
|  |  +- chr2.dat.gz
|  |  +- . . .
|  |
|  +- entrypoints
|
+- output/
|
+- params
|
+- reads/
|  +- chr1.bed
|  +- chr2.bed
|  . . .
```

图 48-8　readDepth 工作目录结构构建示意图

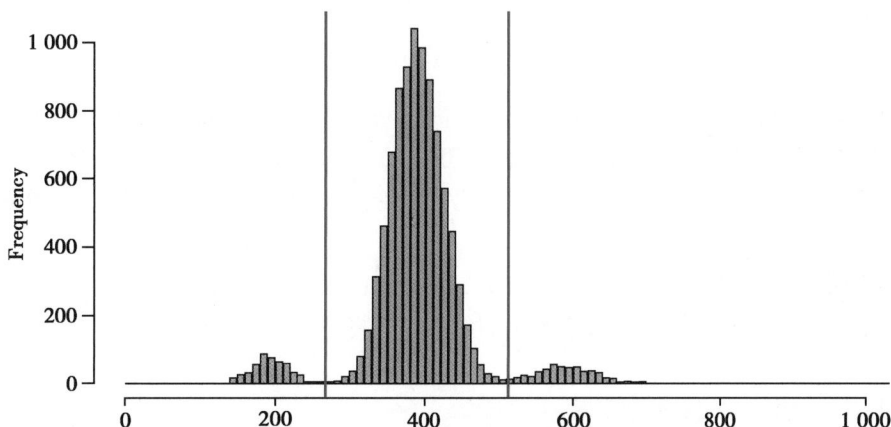

图 48-9　约鲁巴人 1 号染色体 reads 计数频率分布

注：x 轴表示 bin 的大小（1bin=2 500 000bp），y 轴代表 read 计数频率。

2. cn.MOPS 软件

（1）简介：cn.MOPS 软件由奥地利约翰尼斯开普勒大学生物信息研究所于 2012 年开发。该软件包可以从下一代测序（NGS）数据中检测基因组拷贝数变异（copy number variations，CNV）。其原理是基于混合泊松模型对样本基因组的每个位置覆盖深度进行建模，并使用贝叶斯方法将建模后的覆盖深度分解为整数拷贝数和噪声。该软件同时考虑了测序技术和生物噪声引起的 read 计数误差，且其算法不受染色体 read 计数变化和染色体长度的影响。

软件包的最新版为 4.1，2021 年 10 月 27 日释放，Bioconductor 的版本为 3.14，官方网站为：http://www.bioinf.jku.at/software/cnmops/cnmops.html。下面简要介绍其安装方法及使用指南。

（2）安装

1）安装 BiocManager 管理器：

```
>install.packages("BiocManager")
```

2）通过 BiocManager 管理器安装 cn.MOPS 软件包：

```
>BiocManager::install("cn.mops")
```

3）使用（以软件包内的示例文件为例）：

① 加载 cn.MOPS 软件包：

```
>library(cn.mops)
```

② 加载示例数据：

```
>data(cn.mops)
```

示例数据中包含以下 4 个文件："exomeCounts""CNVRanges""X"和"XRanges"，可以通过 ls（）命令查看；其中"XRanges"为 A 染色体上 6 段片段，40 个样本的 reads 计数文件，可以通过"head（XRanges［,1:3]）"命令查看其 1-3 号样本的 reads 计数。

③ 加载"XRanges"数据，并将数据赋值给 resCNMOPS：

```
>resCNMOPS<-cn.mops(XRanges)
```

④ 计算 resCNMOPS 中的整数拷贝数，并重新赋值给 resCNMOPS

```
>resCNMOPS<-calcIntegerCopyNumbers(resCNMOPS)
```

此时，cn.MOPS 计算出"XRanges"文件包含 19 个 CNV 区域，可以通过"resCNMOPS"命令查看处理后的 resCNMOPS 文件。

⑤ 以 13 号样本为例进行染色体图绘制：

```
>segplot(resCNMOPS,sampleIdx=13)
```

⑥ 由上述第④步知，cn.MOPS 鉴定出了 19 个 CNV 区域。以 1 号 CNV 区域为代表举例作图，命令如下：

```
>plot(resCNMOPS,which=1)
```

结果如图 48-10 所示。

3. SOAPaligner

（1）简介：SOAP、SOAP2、SOAP3 和 SOAP3-dp 被统称为 SOAPaligner，是一类快捷高效的短序列比对工具，能够减少内存消耗并利用图形处理单元（GPU）来提高比对速度。由中国华大基因 Gu 等人于 2013 年开发。该软件主要包含两个步骤——对参考基因组建立索引和 reads 比对，对 Illumina 大数据量测序比对具有较快的运行速度和较高的精确度。

由于与 SOAP 相比，SOAP2 在运行速度和比对精度方面具有巨大的提升，且与基于 GPU 的 SOAP3 和 SOAP3-dp 相比，SOAP2 对于硬件的要求较低，因此本节将主要阐述 SOAP2 在短序列比对上的使用。

（2）安装

在 Linux 系统下，使用 Conda 命令安装：

```
$ conda install -c bioconda soapaligner
```

（3）使用

以人类参考基因组 hg19 和 ERR188 040 为例：

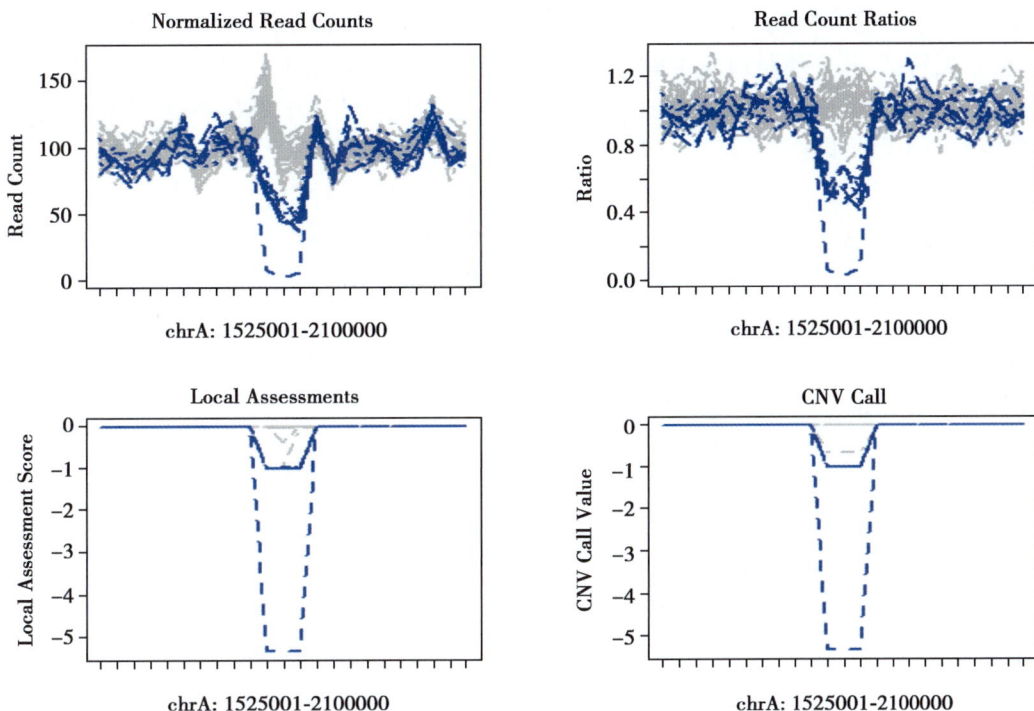

图 48-10　第 1 号 CNV 区域 reads 计数分布

注：x 轴表示基因组位置，标准化 read 计数（Normalized Read Counts）图中 y 轴代表 read 计数、read 计数比率（Read Count Ratios）图中 y 轴代表比率，局部评估（Local Assessments）和 CNV 调用（CNV Call）图中 y 轴代表得分。虚线表示 40 个样本中有拷贝丢失的现象。

1）对参考基因组构建索引

```
$ 2bwt-builder hg19.fa
```

2bwt-builder 只支持解压后的 FASTA 格式序列。其结果会输出 13 个前缀为 hg19.fa.index 的索引文件。

2）执行序列比对

如果是单端测序，则执行单端比对命令：

```
$ soap -a read.fastq -D hg19.fa.index -o read_output
```

如果是双末端测序，则执行双端比对命令：

```
$ soap -a read1.fastq -b read2.fastq -D hg19.fa.index -o PE_output -2 SE_output
```

-a 表示输入的测序文件（单端测序或双端测序一端的文件），-b 表示输入的双端测序一端的文件，-D 表示参考基因组索引前缀名。

3）输出文件的解读：该输出文件共包含 13 列，从左到右依次表示 read 编号、read 序列、序列的质量值、最优比对次数、标记 read 属于哪端测序文件、read 长度、比对上参考序列的正链或负链、比对上参考序列的染色体名称、第一个碱基在染色体上的位置、错配个数、错配信息、比对数目和比对细节。

```
ERR188040.642.1 GGCATCTCTGCGGATGGTGGAGGGCTTGCCGATGTGCTGGTGGTTGCCACCTCCA
AAAGGATGCTCCACAGGATT

<@@FDFFDFAFFFFHHJAFCFFHGFGIIIID@DFG@CGGIIGI;CCCGCCHHH?;@C=@?;AAACCCDDDD?BAC 1
a  75+chr8  146015276  2  G->74T3 C->72A2 75M 72C1G
```

4. SOAPsnp

（1）简介：SOAPsnp 是一个基于 C/C++编写的命令行驱动程序，适用于 64 位 Linux 系统。它可以基于 SOAPaligner/soap2 的比对结果进行序列的一致性组装,从而在全基因组水平上扫描并检测 SNP。该软件在综合分析数据特征、测序质量以及实验方面存在着影响因素的基础上,利用贝叶斯模型计算出该测序个体特定位点的每个可能的 SNP 的似然值,挑选出似然值最大的碱基作为基因型,并在此基础上给出一个反映该基因型准确度的质量值。

（2）安装

```
$ wget https://github.com/zzhangjii/soapsnp
$ make all
```

（3）使用

1）对 SOAPaligner 输出结果进行排序

将 SOAPaligner 的输出文件按染色体位点排序:

```
$ cat PE_output SE_output | sort -k 8,8 -k 9,9n>output.sort
```

2）执行一致性序列组装

```
$/PATH/to/soapsnp -i output.sort -d hg19.fa-o soapsnp.cns -L 76
```

-i 表示排序后的 SOAPalig ner 比对结果,-d 表示参考基因组序列(FASTA 格式),-o 表示输出一致性序列结果的文件,-L 表示 read 的最大长度,若有 reads 长度超过设定值,程序运行将报错。

3）输出文件说明

```
chr8   35782   A  R  1  A  27  1  2  G  26  1  2  5  0.500000  2.00000  1  5
```

该文件由 18 列构成,从左到右依次表示染色体名称、位点坐标、参考序列对应位点的碱基、测序个体的对应碱基、质量值、似然值最大的碱基、似然值最大碱基的平均质量值、支持该 SNP 的 read 数、似然值次大的碱基、似然值次大碱基的质量值、支持该 SNP 的 read 数、比对上该位置的所有 read 数、轶和检验值、该位点的拷贝数估计值、dbSNP 数据库中是否有该位点(1 为存在,0 为不存在)及与此位点最近的另一个 SNP 位点的距离。

5. CNproScan

（1）简介:CNproScan 软件由捷克 Jugas 等人于 2021 年开发,是专为细菌基因组中的 CNV 检测的 R 包。此软件在较低的测序深度下,对细菌的 CNV 有较高的检测准确率和灵敏度。它对异常值采用离群检测算法 ESD(generalized extreme studentized deviate)来检测读取深度测序数据中的 CNV,并使用异质性 reads 检测来注释。软件的最新版为 0.95,网址为:https://github.com/robinjugas/CNproScan/。

（2）安装

1）依赖的软件:R4.1.0、parallel、foreach、doParallel、seqinr、Rsamtools、GenomicRanges、IRanges。

2）安装命令

```
>devtools::install_github("robinjugas/CNproScan")
```

3）使用

① 对 BAM 文件进行排序和索引

```
bwa index -a is reference.fasta
samtools faidx reference.fasta
bwa mem reference.fasta read1.fq read2.fq>file.sam
samtools view -b -F 4 file.sam>file.bam # mapped reads only
samtools sort-o file.bam file1.bam
samtools index file.bam
```

② 覆盖文件(coverage file)的产生

```
samtools depth -a file.bam>file.coverage
```

③ 基因组映射文件(genome mappability file)的产生

```
genmap index -F reference.fasta -I mapp_index
genmap map -K 30 -E 2-I mapp_index-O mapp_genmap-t-w-bg
```

④ 在 R 程序下执行 CNproScan

```
>CNproScanCNV(coverage_file,bam_file,fasta_file,number of threads)
```

6. VarScan

（1）简介：VarScan 是一款常用的分析序列变异情况的软件，由华盛顿大学基因组研究所 Koboldt 等人于 2009 年开发，主要功能有：①在个体样本中鉴定种系变异；②在肿瘤-体细胞样本中鉴定体细胞突变、拷贝数改变和杂合性丢失事件；③鉴定亲本与子代之间的种系变异、新生突变和孟德尔遗传错误。该软件用 Java 语言编写，当前版本为 2.4.4，下载网址为：https://github.com/dkoboldt/varscan

（2）使用

1）调用 java 程序打开软件

```
java-jar VarScan.jar
```

2）对原始数据进行预处理：VarScan 的运行需要 Samtools 软件对原始数据进行预处理，使用 Samtools 软件的 mpileup 功能将 bam 格式的原始数据转化为 mpileup 格式，再使用 VarScan 软件下的各种子程序脚本对序列的变异情况进行分析。需要注意的是，VarScan 处理的数据需要所研究序列的遗传背景清晰，参考序列应准确，否则会较大程度地影响分析结果。

3）单样本检测（Single-sample Calling）

① 单核苷酸多态性（SNP）的检测

```
java -jar VarScan.jar pileup2snp [pileup file] OPTIONS
```

② 插入与缺失（Indel）的检测

```
java -jar VarScan.jar pileup2indel [pileup file] OPTIONS
```

③ 一致性（consensus）的检测

```
java -jar VarScan.jar pileup2cns [pileup file] OPTIONS
```

OPTIONS:

--min-coverage	调用位置的最小读取深度
--min-reads2	调用变体的位置的最小支持读数
--min-avg-qual	计数读取位置的最低碱基质量
--min-var-freq	最小变异等位基因频率阈值［0.01］
--p-value	调用变体的默认 p 值阈值［99e-02］

4）多样本检测（multi-sample calling）

① 单核苷酸多态性（SNP）的检测

```
java-jar VarScan.jar mpileup2snp [mpileup file] OPTIONS
```

② 插入与缺失（Indel）的检测

```
java-jar VarScan.jar mpileup2indel [mpileup file] OPTIONS
```

③ 一致性（consensus）的检测

```
java-jar VarScan.jar mpileup2cns [mpileup file] OPTIONS
```

OPTIONS:

--min-coverage	调用位置的最小读取深度
--min-reads2	调用变体的位置的最小支持读数
--min-avg-qual	计数读取位置的最低碱基质量
--min-var-freq	最小变异等位基因频率阈值［0.01］
--min-freq-for-hom	调用纯合子的最小频率［0.75］
--p-value	调用变体的默认 p 值阈值［99e-02］
--strand-filter	忽略单股支持率超过 90% 的变体
--output-vcf	如果设置为 1，则以 VCF 格式输出
--variants	仅报告变异体（SNP/indel）位置

7. Galaxy HiCExplorer

（1）简介：Galaxy HiCExplorer 在 https://hicexplorer.usegalaxy.eu 提供网络服务。它通过提供工具和计算资源来预处理，分析和可视化 Hi-C，捕获 Hi-C（cHi-C）和单细胞 Hi-C（scHi-C）数据，从而实现染色体构象的综合分析。当前版本号为 3.7.2，为 2021 年 10 月 1 日释放。

（2）安装：通过 Conda 平台安装

```
$ conda install schicexplorer python=3.6 -c bioconda -c conda -forge
```

（3）使用

1）Hi-C 数据预处理工具：包括 hicFindRestSites、hicBuildMatrix、hicSumMatrices、hicMergeMatrixBins、hicCorrectMatrix 和 hicNormalize 等 6 个工具。

下面以 hicBuildMatrix 工具为例作简要介绍：

hicBuildMatrix 使用来自支持局部对齐的程序（例如 Bowtie2）的对齐，其中使用-local 选项映射两个 PE 读取，该程序读取此类文件并创建交互矩阵。

```
hicBuildMatrix --samFiles [file1.sam][file2.sam] -outFileName
FILENAME --QCfolder FOLDER --restrictionCutFile BED file
[BED file...]--restrictionSequence RESTRICTIONSEQUENCE
[RESTRICTIONSEQUENCE...]--danglingSequence
DANGLINGSEQUENCE [DANGLINGSEQUENCE...]
```

--samFiles 是指两个要处理的 sam 比对文件；

--outFileName 是指 Hi-C 矩阵的输出名；

--QCfolder 是指保存矩阵质量控制数据的文件夹路径；

--restrictionCutFile 是指带有所有限制切割位点的 BED 文件。使用不同基因组版本的区域可能会产生错误的结果！要使用一种以上的限制酶，为每个酶生成一个 RestrictionCutFile，并将它们以空格分隔的方式列出。

--restrictionSequence 是指限制站点的顺序，如果使用多个，请以空格分隔列出。

2）Hi-C 质量控制工具：包括 hicQuickQC、hicQC、hicCorrelate、hicPlotDistVsCounts 和 hicInfo 等 5 个工具。

下面以 hicQC 工具为例作简要介绍：该工具可以同时处理由 hicBuildMatrix 为多个样品生成的质量控制日志文件，为所有这些样品生成汇总表和质量控制（QC）测量图。此外，还会生成 HTML 输出，其中显示所有汇总表和图表。

```
hicQC --logfiles matrix1_QCfolder/QC.log matrix2_QCfolder/QC.log --labels
"sample 1" "sample 2" --outputFolder QC_all_samples)
```

--logfiles 日志文件进程的路径

--labels 分配给每个日志文件的标签。每个标签应以空格分隔。

--outputFolder 几个输出文件的文件夹，包括一个包含结果的表格和一个包含多个图像的 html 文件。

3）Hi-C 数据分析工具：包括 hicCompareMatrices、hicPCA、hicTransform、hicAverageRegions、hicDetectLoops、hicValidateLocations、hicMergeLoops、hicHyperoptDetectLoops、hicCompartmentalization、hicHyperoptDetectLoopsHiCCUPS 和 hicPlotSVL11 个工具。

4）DNA 拓扑结构域（TADs）处理工具：包括 hicPlotMatrix、hicPlotTADs、hicPlotViewpoint、hicAggregateContacts 和 hicPlotAverageRegions5 个工具。

5）Hi-C 接触矩阵处理：包括 hicConvertFormat 和 hicAdjustMatrix 两个工具。

6）捕获 Hi-C 分析：包括 chicQualityControl、chicViewpointBackgroundModel、chicViewpoint、chicSignificantInteractions、chicAggregateStatistic、chicDifferentialTest 和 chicPlotViewpoint7 个工具。

8. PennCNV

（1）简介：是一个免费软件工具，用于从 SNP 基因分型阵列中检测拷贝数变异（CNV）。目前它可以处理来自 Illumina 和 Affymetrix 阵列的数据。PennCNV 依赖于使用隐马可夫模型（HMM），它集成多个信息源来推断单个基因分型样本的拷贝数变异。当前版本为 1.0.5，官方网站为：http://penncnv.openbioinformatics.org/。

（2）安装：这里介绍 Ubuntu 平台的编译和 docker 应用引擎两种安装方式。

1）Ubuntu 平台的编译安装和通过

① GCC4 环境的安装

```
sudo apt-get install gcc-4.8  #下载安装 gcc-4.8#
sudo update-alternatives --install/usr/bin/gcc gcc/usr/bin/gcc-4.8 100
```
#gcc4.8 加入候选 #
```
sudo update-alternatives --config gcc  #调整优先级 #
```
② 使用 perlbrew 软件安装 perl
```
wget https://www.cpan.org/src/5.0/perl-5.14.2.tar.gz  # 下载 perl-5.14.2#
tar xvfz perl-5.14.2.tar.gz  #解压此 perl 包 #
cd perl-5.14.2
./Configure -des-Dprefix=/share/work/perl/perl-v5.14.2 -Accflags='-fPIC'
make
make install  # 编译安装 #
```
③ 安装 pennCNV
```
wget https://github.com/WGLab/PennCNV/archive/v1.0.5.tar.gz  #wget 下载软
```
件包 #
```
tar xvfz v1.0.5.tar.gz  #解压软件包 #
cd kext/  #进入编译目录 #
make
make install  # 编译安装 #
```
2）通过 docker 应用引擎进行安装：pennCNV 软件包的下载

进入 dockerhub 网站（https://hub.docker.com/ ），搜索 pennCNV，在 Windows PowerShell 中使用以下命令来安装镜像。
```
docker pull columbiacpmg/penncnv
```
（3）使用

1）输入文件的准备：PennCNV 输入文件都是文本格式。它需要一个信号强度文件、一个 HMM 文件、一个 PFB 文件和一个可选的 GCModel 文件。用户需要准备正确格式的信号强度文件。

2）CNV 检测（CNV calling）：假设已经生成了必要的输入信号强度文件，包括 sample1.txt、sample2.txt 和 sample3.txt。下面是对使用 PennCNV 对三个个体中的每一个进行 CNV 检测：
```
$ detect_cnv.pl -test -hmm lib/hh550.hmm-pfb lib/hh550.hg18.pfb sample*.
txt-log sampleall.log -out sampleall.rawcnv
```

四、单细胞转录组测序技术

单细胞转录组是一组信使 RNA（mRNA）分子在一个细胞中表达，并且可能因外部环境条件和细胞阶段的不同而有差异。转录组定义了细胞的功能并使其与其他细胞不同，产生生物异质性。这种生物系统由具有不同基因型的多种不同细胞组成以及生化和功能多样的表型。传统上，大多数遗传研究分析了数千个细胞库，其仅提供有关平均基因表达水平的信息。这种方法极大地限制了对单个独特细胞特征的研究。最近，单细胞技术已经发展，它们已经成为一种强大的更详细地了解单细胞生物系统的解决方法。基因表达变异的检测极大地帮助了鉴定健康和患病的细胞状态。目前单细胞转录组用于多个研究领域，如免疫学、干细胞研究和癌症生物学。

（一）单细胞 RNA 测序方法

大量转录组研究的技术包括微阵列和下一代测序（NGS）。使用这些技术，研究人员揭示了异常的调控机制和主要疾病的亚型，例如癌症。每个单细胞 RNA-seq 流程包含四个步骤：①分离和裂解单细胞或单核；②逆转录；③通过 PCR 或体外转录（IVT）扩增 cDNA；④从扩增的 cDNA 制备测序文库。

1. 全转录组扩增（WTA）方法　为 cDNA 文库扩增单细胞转录组的第一种方法是全转录组扩增（WTA）方法（Tang 等人，2009 年）。在这种方法中，cDNA 合成特定的含有 polyA 尾的 RNA 分子，以避免核糖体 RNA、长链非编码 RNA 和转移 RNA。

2. Smart-Seq2　用于准确量化单个细胞中基因表达的新兴方法有望揭示细胞间变异的程度、功能和起源。已经引入了用于单细胞 RNA-seq 的不同高通量方法，它们的覆盖范围、灵敏度和复用能力各不相同。最近推出了用于单细胞转录组分析的 Smart-seq，并优化了该方法，以提高跨转录本的灵敏度、准确性和全长覆盖率。在这里，他们提出了 Smart-seq2 的详细协议，该协议允许使用标准试剂生成全长 cDNANA 和测序文库。整个协议从细胞挑选到准备好用于测序的最终文库需要大约 2 天的时间；测序将需要额外的 1-3 天，具体取决于策略和测序仪。当前的限制是缺乏链的特异性和无法检测非聚腺苷酸化（polyA- ）RNARNARNA。

对于 Smart-Seq2，单个细胞在缓冲液中裂解，该缓冲液含有游离 dNTP 并具有通用 5'-锚定序列的 oligo（dT）尾寡核苷酸。进行 RT，在 cDNA 3' 末端添加 2-5 个非模板核苷酸。添加一个模板转换寡核苷酸（TSO），携带 2 个核糖鸟苷和一个修饰的鸟苷，以产生 LNA 作为 3' 末端的最后一个碱基。在第一链反应之后，使用有限数量的循环来扩增 cDNA。接下来，标签化用于从扩增的 cDNA 中快速有效地构建测序文库。

3. CEL-seq　CEL-seq 是一种采用线性扩增的测序方法，它依赖于在体外转录（ITV）上将 RNA 的数量放大到指数级 PCR 扩增。此方法提供高度可重复的和敏感的结果，而不是传统的 PCR 扩增（Hashimshony 等，2012）。此外，2 年后，该方法通过缩短引物、条形码和 T7 启动子的大小及优化 RNA 的转化到 cDNA（Hashimshony 等人，2016 年）。总体来说，灵敏度提高了三次，因此 CEL-seq2 是一种用于 scRNA-seq 的常用技术。

（二）单细胞转录组分析方法

新兴的单细胞 RNA-Seq（scRNA-Seq）技术有望以前所未有的分辨率彻底改变我们对疾病和相关生物过程的理解。它为揭示细胞间异质性打开了大门，并已被用于各种应用，从表征癌细胞亚群到阐明肿瘤耐药机制。在改进实验方案以处理技术问题的同时，推导出新的分析方法来解释 scRNA-Seq 数据的复杂性同样具有挑战性。到 2022 年 1 月为止，已有 1 143 款用于分析 scRNA-seq 数据的工具，并可在网络上获得（http://www.scrna-tools.org）。这些工具用于分子计数、细胞质量控制、标准化、在单元级构建相似性矩阵、聚类和排序单元分析。下面以 Cell Ranger 和 SCANPY 为例作简要介绍。

1. Cell Ranger

（1）简介：Cell Ranger 是一组分析管道，可处理 Chromium 单细胞数据以对齐读取、生成特征条码矩阵、执行聚类和其他二次分析等。由 10X GENOMICS 公司开发与维护，当前版本为 6.1.2，2021 年 10 月 25 日释放。官方网址为：https://support.10xgenomics.com/single-cell-gene-expression/software/pipelines/latest/what-is-cell-ranger

Cell Ranger 包括与 3' 和 5' 单细胞基因表达解决方案及与产品相关的五个管道：

1）cellranger mkfastq 将 Illumina 测序仪生成的原始碱基检出（BCL）文件解构为 FASTQ 文件。它是 Illumina 的 bcl2fastq 的包装器，具有 10x 库特有的附加功能和简化的样本表格式。

2）cellranger count 从 cellranger mkfastq 中获取 FASTQ 文件并执行对齐、过滤、条形码计数和 UMI 计数。它使用 Chromium 细胞条形码生成特征条形码矩阵、确定聚类并执行基因表达分析。计数管道可以从同一 GEM 孔上的多次测序运行中获取输入。它还可以处理特征条码数据和基因表达读数。

3）cellranger aggr 聚合了多次运行 cellranger 计数的输出，将这些结果归一化为相同的测序深度，然后重新计算特征条形码矩阵并对组合数据进行分析。aggr 管道可用于将来自多个样本的数据组合成实验范围的特征条码矩阵和分析。

4）cellranger reanalyze 采用由 cellranger count 或 cellranger aggr 生成的特征条码矩阵,并使用可调参数设置重新运行降维、聚类和基因表达算法。

5）cellranger multi 用于分析 Cell Multiplexing 数据。它从 cellranger mkfastq 输入 FASTQ 文件并执行对齐、过滤、条形码计数和 UMI 计数。它使用 Chromium 细胞条形码生成特征条形码矩阵,确定聚类并执行基因表达分析。

（2）安装

1）下载软件

在任何位置下载并解压 Cell Ranger 文件。在本例中,我们以/opt 为路径。

```
$ cd/opt
[ download file from downloads page ]
$ tar-xzvf cellranger-6.1.2.tar.gz
```

2）下载参考数据文件

```
[download file from downloads page ]
$ tar -xzvf refdata-gex-GRCh38-2020-A.tar.gz
```

3）设置环境变量 `$ export PATH=/opt/cellranger-6.1.2:$PATH`

4）站点检查脚本

接下来,请运行捆绑的站点检查脚本并将输出发送到 10x。如果需要,我们将审查信息以确保在您生成自己的 Chromium 数据后,Cell Ranger 将顺利运行。

```
$ cellranger sitecheck>sitecheck.txt
$ cellranger upload your@email.edu sitecheck.txt
```

（3）使用:下面以 mkfastq 为例介绍使用方法。

1）获取数据:安装 Cell Ranger 后,可以运行 cellranger mkfastq 管道。cellranger mkfastq 管道是 Illumina 的 bcl2fastq 程序的包装器,用于对 Illumina 碱基调用文件（BCL）的解构。

假定我们的工作目录为 yard。首先在/yard 中创建一个目录来运行分析。

```
mkdir ~/yard/run_cellranger_mkfastq
cd ~/yard/run_cellranger_mkfastq
wget https://cf.10xgenomics.com/supp/cell-exp/cellranger-tiny-bcl-
1.2.0.tar.gz
wget https://cf.10xgenomics.com/supp/cell-exp/cellranger-tiny-bcl-
simple-1.2.0.csv
tar -zxvf cellranger -tiny -bcl -1.2.0.tar.gz
```

2）运行 cellranger mkfastq

```
cellranger mkfastq--id=tutorial_walk_through\
--run=/mnt/home/user.name/yard/run_cellranger_mkfastq/cellranger-tiny-
bcl-1.2.0 \
--csv=/mnt/home/user.name/yard/run_cellranger_mkfastq/cellranger-tiny-
bcl-simple-1.2.0.csv
```

2. SCANPY

（1）简介:SCANPY 是一个可扩展的工具包,由德国慕尼黑计算生物研究所 Wolf 等人于 2017 年开发,用于分析单细胞基因表达数据。它包括预处理、可视化、聚类、伪时间和轨迹推断、差异表达测试和基因调控网络模拟的方法。其基于 Python 的实现有效地处理超过一百万个单元的数据集。当前版本为 1.8.2,于 2021 年 11 月 3 日释放,下载网址为 https://github.com/theislab/Scanpy。

（2）安装:`conda install-c conda-forge scanpy`

（3）使用

1）示例数据的获得：示例数据由来自健康捐赠者的 3k PBMC 组成，可从 10x Genomics 免费获得。

```
$ mkdir data
$ wget http://cf.10xgenomics.com/samples/cell-exp/1.1.0/pbmc3k
/pbmc3k_filtered_gene_bc_matrices.tar.gz-O data/pbmc3k_filtered_gene_
bc_matrices.tar.gz
$ cd data; tar -xzf pbmc3k_filtered_gene_bc_matrices.tar.gz
$ mkdir write
```

2）读入数据

```
import numpy as np
import pandas as pd
import scanpy as sc
sc.settings.verbosity=3 # verbosity: errors (0), warnings (1), info (2),
hints (3)
sc.logging.print_header()
sc.settings.set_figure_params(dpi=80, facecolor='white')
results_file='write/pbmc3k.h5ad'  # the file that will store the
analysis results
adata=sc.read_10x_mtx(
    'data/filtered_gene_bc_matrices/hg19/', # the directory with the '.mtx'
file
    var_names='gene_symbols', # use gene symbols for the variable names
(variables-axis index)
    cache=True
    )
    # write a cache file for faster subsequent reading
```

利用 AnnData 读取数据

```
adata.var_names_make_unique()
adata
```

3）显示在所有细胞中每个单个细胞中产生最高计数分数的那些基因。

```
sc.pl.highest_expr_genes(adata, n_top=20)
```

（阚显照）

五、单细胞测序技术在寄生虫学研究中的应用

随着单细胞测序技术的不断成熟，单细胞测序技术也在寄生虫学中得到了广泛的应用。利用单细胞测序技术，可以在单细胞水平上检测和鉴定寄生虫种类及耐药突变，在单细胞水平上揭示寄生虫生活史中不同细胞基因表达情况，探究寄生虫与宿主细胞之间的相互关系，及寄生虫引起的宿主免疫应答等。

（一）通过单细胞测序鉴定和分析寄生虫基因组

在许多宿主-寄生虫系统中，受感染的宿主可能携带多种不同基因型的病原体。单细胞测序可以精确地获得侵染宿主的寄生虫的单个细胞基因组，通过生物信息学分析后可以更加精确地确定虫种及突变。单细胞测序是研究寄生虫遗传多样性和适应性突变的强大工具。

如疟疾感染中，多基因型感染在高流行地区普遍存在。人类和非人类灵长类动物感染可能包含多种疟疾物种的多种基因型。这些多基因型感染会影响毒力进化、耐药性、宿主内动态和重组，但人们对此知之甚少。Nair 等通过单细胞测序技术检测了恶性疟和间日疟混合感染的患者。使用疟疾患者血液，Nair

等分析了 260 个疟原虫感染的红细胞,发现了一些新的疟疾抗青蒿素突变。相比于传统的测序,单细胞测序可以分析来自特性虫株的基因组特变,大大减少了不同虫株间测序信号的干扰。

(二) 通过单细胞测序分析寄生虫基因表达谱

作为一种强大的工具,单细胞测序让我们更好地理解了生物体发育过程中细胞的异质性。单细胞测序可以发现稀有细胞类型,揭示发育过程,以更高的分辨率检测基因表达图谱。原虫作为单细胞寄生虫,但是在其生活史的不同阶段,基因表达差异也是巨大的。单细胞测序分析原虫生活史不同发育阶段基因表达谱的强大工具。

例如,Sanger 研究所 Howick 等使用单细胞测序技术对单个疟原虫的基因表达谱进行分析,最终完成了 1 787 个不同发育阶段伯氏疟原虫(Plasmodium berghei)的单细胞转录组图谱。该图谱记录了疟原虫生活史不同阶段,包括在蚊子和人类宿主中发育过程中的基因表达变化,明晰了不同基因在各个生命周期阶段中的特定功能,揭示了疟原虫基因功能和调控的新线索,为我们理解疟原虫细胞分化发育调控的分子机制提供了单细胞分辨率的信息。这一图谱的成功构建为开发新型抗疟药物、疫苗和阻断策略提供了一个宝贵信息,这将帮助我们真正了解疟原虫,进而有效控制和治疗该疾病。

疟原虫生活史较为复杂,某些发育阶段如环状体 RNA 量较低,动合子阶段细胞很难获取。为了绘制该图谱,研究人员利用改进的 Smart-seq2 方法分离并纯化得到了 1 787 个可进行下一步分析的疟原虫单细胞转录组。研究人员对其进行了生物信息学分析,平均每个细胞检测到了 1 527 个基因表达。通过可视化和聚类分析,研究人员发现,寄生虫细胞的转录组主要基于生命周期阶段和宿主聚类。研究人员还发现了基因表达簇,虽然两个基因表达簇主要包含在整个生命周期中表达的管家基因和核糖体 RNA 组分,但大多数基因表达簇都是在生活史特定阶段表达的。此外,研究人员还发现一组在整个疟原虫生命周期的各个阶段表达都十分保守的基因,提示这些基因可作为疟疾治疗的潜在靶点。研究人员还利用 10x Genomics Chromium 系统进一步对感染小鼠、猴子和人类的疟原虫进行了分析,共检测了 15 858 个疟原虫单细胞。研究结果发现,尽管疟原虫感染了如此多不同的宿主,并在生命周期阶段和基因上存在一些差异,但这些疟原虫仍存在相似的基因转录模式,这为建立新的候选药物靶点提供了方向。

弓形虫(Toxoplasma gondii)是世界性分布的细胞内寄生原虫,广泛存在于多种哺乳动物体内,人群感染也比较普遍。据血清学调查,人体抗体阳性率为 5%~50%。但是绝大多数是隐性感染。深入解析弓形虫生活史周期中不同阶段分化的关键调控因子,是进行弓形虫病预防和治疗的基础。来自于麻省理工学院的 Waldman 团队通过单细胞测序发现转录因子 BFD1 是调控弓形虫从急性感染期的速殖子分化为慢性期缓殖子的关键因子。这一研究显示出单细胞测序技术在解析病原体细胞分化机制过程中的巨大潜力和作用,为我们更深入的理解病原体的感染机制提供了新的见解与启示。

血吸虫病在全球 76 个国家和地区广泛分布。Wendt 等通过单细胞测序检测了成年曼氏血吸虫(Schistosoma mansoni),共分离得到了 43 642 个单细胞,共分为 68 个特异的细胞亚群,表现出较大的细胞异质性。更重要的是,作者通过单细胞测序发现一群维持血吸虫肠道功能的干细胞。进一步研究发现该群干细胞中表达的 hnf4 基因与曼氏血吸虫肠道功能,吸食血液以及致病密切相关。单细胞测序为深入了解曼氏血吸虫这一重要病原体的器官系统并确定潜在的治疗靶点开拓了新的研究方法。

(三) 单细胞测序检测寄生虫-宿主免疫应答

单细胞测序还能够揭示宿主免疫细胞应答时群体细胞的差异性,并进一步探究其免疫应答时的分子机制。Fontana 等通过单细胞测序检测了夏氏疟原虫(P. chabaudi)感染后 34 个 CD4$^+$T 细胞,发现编码巨噬细胞刺激因子(MCSF)的基因 Csf1 在一类 T 细胞亚群中高度表达。敲除 CD4$^+$T 细胞中的 Csf1 导致某些髓系免疫细胞的增殖和活化减少,其中最显著的是淋巴结驻留 CD169$^+$巨噬细胞,并导致寄生虫负荷增加和受感染小鼠的恢复能力减轻。

除了人类,单细胞测序还应用于寄生虫感染的中间宿主。光滑双脐螺是曼氏血吸虫的中间宿主。北部湾大学和加拿大阿尔伯塔大学大学合作采用单细胞 RNA 测序技术,从整体上全面揭示了曼氏血吸虫中间宿主的免疫细胞的免疫分子系统,包括对曼氏血吸虫中间宿主的免疫细胞两个群体的粒细胞和透明细胞进行的比较基因组学和转录组学的科学研究、分析,获得了海量的单个细胞的比较基因组学和转录组学数据信息库。对光滑双脐螺血吸虫抵抗株和易感株分别进行单细胞测序和生物信息学分析。该研究发现了的两大免疫细胞群体透明细胞和粒细胞在免疫遗传上具有明显的免疫功能分工差异。透明细胞群体在免疫遗传上更倾向于负责产生大量的杀灭曼氏血吸虫的免疫效应子蛋白分子,而颗粒免疫细胞群体在免疫遗传上更倾向于负责产生抗曼氏血吸虫的许多种纤维蛋白原相关蛋白分子和许多种类的免疫模式识别受体分子。曼氏血吸虫中间宿主免疫细胞单细胞基因组和转录组图谱的完成,为洞察光滑双脐螺的免疫分子系统,筛选抗性抵抗株螺用于控制曼氏血吸虫感染,防治曼氏血吸虫病奠定了重要的理论基础,亦为全球进行曼氏血吸虫与宿主界面分子相互作用的理论研究提供了重要的参考数据库。

单细胞测序集合了细胞分选、高通量测序及生物信息学分析等前沿技术,可以最大程度的反映细胞的异质性,是发现新的细胞群和细胞亚群,阐明细胞状态转换的调控机制的强大的工具。未来,随着单细胞测序的进一步发展,更多关于寄生虫学的新认识和新见解将会不断涌现,并为寄生虫病的预防和治疗指明新的方向。

(邵　伟)

第五节　宏基因组学测序技术

宏基因组(metagenome)是指特定环境中全部微生物遗传物质的总和。宏基因组测序以特定环境中的整个微生物群落作为研究的对象,不需对微生物进行分离培养,而是提取环境微生物总 DNA 进行研究。1988 年,Handelsman 等人首次提出"宏基因组"概念,但其应用受到测序反应时间、测序通量低、成本昂贵等原因的限制。2004 年,人类基因组研究计划的启动促进了高通量测序技术发展,测序速度和测序成本都有了极大的改善。随着高通量测序技术和生物信息技术的高速发展,宏基因组学也迅速发展并开始在人类、动物、植物和生态环境研究中广泛应用。由于可为病原微生物进化信息追踪、病原鉴定、耐药性检测等提供所需基因信息,宏基因组测序技术已成为病原微生物研究中热点技术之一。目前,宏基因组学测序技术在寄生虫研究中也被广泛应用,主要用于寄生虫病临床诊断、免疫预防和药物防控等方面。

一、宏基因组学的概念及研究内容

宏基因组学以特定生境中的整个微生物群落作为研究对象,以获得环境微生物组基因信息,研究环境微生物的群落结构、物种分类、基因功能及代谢网络等,具有高通量、快速、全面等优点,在鉴定丰度较低、不可培养的微生物群落、挖掘潜在基因资源等方面具有巨大优势。

(一) 宏基因组学的概念

微生物组(microbiome)是指一个特定生态系统中的全部微生物及其遗传信息,同时包含了周围的环境条件。微生物组研究不仅可了解整个生态系统整体的过程和功能,也可阐明在微生态中不同微生物组间的相互作用,对于更好的理解特定微生物群的功能与作用具有重要意义。宏基因组学是研究微生物组的重要手段之一,其无须分离培养,即可研究环境中微生物动态互作的信息,极大地促进了微生物组研究,尤其是不可培养微生物研究的发展。

宏基因组(metagenome),又称元基因组,是由环境基因组(environmental genomics)概念演变而来。最早在土壤微生物研究中提出,被解释为环境中全部微生物遗传物质总和。2005 年加州大学伯克利分校的 Kevin Chen 和 Lior Pachter 将宏基因组定义为"无须单菌株分离培养,直接应用基因组学技术研究自然状态下的微生物的群落结构"的方法。随着测序技术与生物信息学的发展,广义宏基因组学包括了以 16S rRNA 等宏条形码序列为研究对象的微生物组学、以环境中所有微生物 DNA 为分析对象的狭义宏基因组学、以生态系统时间和空间分辨样本数据为对象的综合多宏组学和包含所有生物的环境基因组和共生功能体的完全基因组 4 个部分。但目前日常中常说的宏基因组指狭义宏基因组,狭义宏基因组学是指以环境中所有微生物 DNA 为分析对象的宏基因组测序分析技术。

相比于其他微生物组研究技术,宏基因组学具有多种优势。首先,自然界中的许多微生物在实验条件下无法分离培养,但宏基因组学以 DNA 为检测对象,不依赖传统微生物培养,大大扩展了微生物的研究范围;其次,宏基因组学引入了宏观生态的研究理念,对环境中微生物多样性及功能活性等宏观特征进行研究,可更加真实准确反映出微生物生存的真实状态;最后,宏基因组学基于高通量测序技术,无须构建克隆文库,可直接对环境样品中基因组片段进行测序,避免文库构建中因克隆而导致的系统偏差,简化操作,提高测序效率。与宏基因组有关的概念还有宏基因组学(Metagenomics)和宏基因组测序(Metagenomics Sequencing,mNGS)。宏基因组学是指直接测定样品中的宏基因组进行高通量测序和生物信息学分析的方法,宏基因组测序指对环境样品中全部微生物的总 DNA 进行高通量测序。

(二)宏基因组学的研究内容

宏基因组学是将基因组测序技术与生物信息学结合分析微生物种群结构的方法,包括对待测样品中所有核酸进行高通量测序,对所测得序列与数据库进行对比,对微生物群模式分析、微生物群功能预测分析和获得微生物基因组草图。同时宏基因组学还可与宏转录组学、宏蛋白组学、代谢组学等联合分析,全面系统地对生态系统中多种物质之间的相互作用机制进行探究。

在寄生虫方面,2019 年首届寄生虫微生物项目(Parasite Microbiome Project,PMP)研讨会在美国佛罗里达州克利尔沃特召开。研究者们提出宿主-寄生虫-微生物相互作用领域具有巨大潜能,通过研究宿主微生物组、寄生虫微生物组及环境微生物组可对寄生虫防控新方法、宿主-寄生虫-微生物组共进化以及宿主-寄生虫-微生物组相互作用等进行探究。宏基因组测序技术是研究宿主微生物组、寄生虫微生物组及环境微生物组的重要方法之一,可阐明宿主-寄生虫-微生物组相互作用机制。同时宏基因组学还可用于病情危重、疑难感染时病原体的明确,为致病机制研究和药物靶标筛选等研究奠定基础。因此宏基因组学在寄生虫方面可应用于寄生虫的临床诊断、寄生虫与宿主(寄生环境)的相互作用机制研究、寄生虫防控新方法探究等方面。

二、宏基因组学测序的原理及流程

微生物组的早期研究主要依靠分离培养,但由于大多数的微生物中并不能在实验条件下分离培养,因此微生物组的研究受到了很大的限制。1980 年 O'Connell 等人发明了以 DNA 为基础的免培养方法,突破了微生物培养的限制,为后来宏基因组的发展奠定了基础。早期宏基因组分析通常用来研究荧光原位杂交技术未检测到且未报道的 DNA 群体,且被限定在 16S rRNA 的标记基因上。新一代高通量测序技术的发展使得宏基因组学得到快速的发展。目前宏基因组学应用最广泛的为扩增子测序(amplicon sequencing)和鸟枪法测序(shotgun metagenomic sequencing),可通过样品的采集与处理、提取核酸、文库构建、上机测序和数据分析 5 个步骤实现宏基因组学研究。

(一)宏基因组学测序的种类和原理

宏基因组研究基于对 DNA 序列分析来检测群落中的物种多样性,目前应用最广泛的为基于序列同源性的扩增子测序和基于总 DNA 的鸟枪法测序。

1. 扩增子测序　扩增子测序是使用 PCR 或杂交技术,根据保守序列片段筛选目标基因的过程。目前扩增子测序目标序列通常为 rRNA 序列,针对细菌、古细菌等原核生物的研究使用 16S rRNA 序列,针对真核生物的研究使用 18S rRNA 序列和 ITS(internal transcribed spacer)序列。扩增子测序可对微生物的分类精确到种水平,能够用于评估微生物生态系统的 Alpha 和 Bate 多样性,定量地检测群系中微生物的相对丰度信息。但是,这种方法也存在局限性,首先,这种方法要求目标序列已知并且可扩增;其次,测序基于 PCR 扩增,但所用引物为相对通用引物,通常为在共有序列的基础上设计引物,存在因引物设计不当,结果错判误判;最后,扩增子测序成本与传统表型鉴定相比,设备和实际成本要更高,并且不是所有的样品都能鉴定到种水平。

2. 鸟枪法宏基因组测序　鸟枪法测序是将环境中总 DNA 随机剪切为小片段进行的测序,对于序列片段不进行选择。这种方法避免了引物扩增造成的偏差,可以对微生物群落的多样性和功能性进行分析。但是,这种方法也存在局限性。首先,宏基因组的测序结果更加复杂,增加了后期分析难度。其次,相比于扩增子测序成本更高。

除生物群落的多样性分析外,扩增子测序和鸟枪法宏基因组测序均可以进行功能多样性进行分析。

将测序所得基因序列与数据库进行对比,将基因注释到相应的功能分类或代谢通路中,从而实现功能预测。但是这种功能分析仅是预测,并不能代替 mRNA、蛋白质和代谢谱分析,同时还要依赖于基因库中已知基因序列。

(二)宏基因组学的分析流程

宏基因组学分析主要流程为样品的采集与处理、提取核酸、文库构建、上机测序和数据分析,其中测序得到的原始数据经过质控和数据过滤,宏基因组组装、基因预测、构建参考基因集,后续进行物种及功能注释,注释后对比已有数据库根据研究目的进行进一步分析。整个宏基因组测序过程中,为保证检测结果的准确性,每个阶段的质控至关重要,主要包括样本采集无菌原则、核酸质量控制、有效收集测序数据量、下机质控合格数据及数据分析的可靠性。

1. 样品收集与处理 为避免污染,样品收集与处理过程中使用的试剂尽量处于"无菌"状态,防止引入污染物后污染物 DNA 被扩增并测序,对样品真实信号产生覆盖。同时样品尽量保持低温条件下运输,−80℃条件下储存。

2. 样品 DNA 提取 选用适用于样品的 DNA 提取方法。为达到文库构建水平,在 DNA 提取后需对 DNA 进行检测,包括利用琼脂糖凝胶电泳(AGE)检测 DNA 的纯度和完整性,利用分光光度计检测 DNA 的纯度(OD 260/280 比值),利用荧光计定量仪准确检测 DNA 的浓度。

3. 文库构建 将检测合格的基因组 DNA 样品随机打断成 300~400bp 的片段,对打断的 DNA 片段进行末端修复,在 3' 端连接 A 碱基,使 DNA 单链环化,去除未环化序列并进行纯化,文库构建完成后需对构建的文库进行质量检测,后将质量检测合格的文库上机测序。

4. 数据质控 测序得到的下机后的数据为原始数据(raw data),存在一定比例低质量数据,其中含有带接头序列、重复序列和低质量检出序列数(reads)。为了保证后续分析结果的准确性,需要进行数据质控和过滤以得到有效数据(clean data)。首先需要对下机数据进行数据质控,该过程主要包括移除接头,过滤低质量检出序列数、去除低质量的 3' 和 5' 段等。目前常用的质控软件有 FASTX-Toolkit、NGSQC Toolkit、Cutadapt、Trimmomatic、Sickle 等。

5. 序列组装 将测序得到有效短序列拼接成连续完整的序列,这个过程称为组装。组装是测序成功的基础,组装是否成功直接影响后面分析结果。目前组装算法有贪心策略、交叠-排列-生成共有序列(OLC)策略和 De Bruijin 图策略。

(1)贪心策略:采用种子迭代扩展的方法进行序列拼接,按一定条件选择初始检出序列数作为待生成连续重复覆盖序列(contiguous subsequences,contings)的种子,通过启发式搜索策略使得每一步都合并与其具有最交叠的检出序列数,直至检出序列数或连续重复覆盖序列两端都不能在进一步的扩展。贪心策略适用于小型基因组,在含大量重复序列的大型基因组进行拼接时,拼接效果通常较差。

(2)交叠-排列-生成共有序列策略:主要包含构建交叠图、排列检出序列数、生成共有序列 3 个步骤,该策略适用于第一代测序。由于新一代测序数据的检出序列数数据量大、检出序列数交叠的平方计算难度大、检出序列数长度较短等限制,交叠-排列-生成共有序列策略并不适用于新一代测序,目前研究者相继在以该策略为基础上提出 Edena、Shorty、CABOG 等更加适用于新一代测序技术的拼接算法。

(3)De Bruijin 图策略:因其巧妙地将有交叠关系的检出序列数映射到一起,降低了计算交叠时的复杂度,减少了内存消耗,被广泛应用于宏基因组组装中,该策略包含构建 De Bruijin 图、化简 De Bruijin 图、构建连续重复覆盖序列和生成搭桥序列(scaffold)4 个步骤。目前常用的组装软件有 MetaVelvet、SOAPdenovo、Megahit、metaSPAdes、IDBA-UD 等。

6. 注释 对组装后得到连续重复覆盖序列和搭桥序列进行基因预测、物种和功能注释。

(1)基因预测:使用 MetaGene 软件对其中不小于 500bp 的组装结果进行 ORF(Open Reading Frame)预测,使用 CD-HIT 软件对预测结果去冗余,得到非冗余基集(此处,操作上,将非冗余的连续基因编码的核酸序列称之为基因)。利用 Bowite 或 SoapAligner 软件将测序数据与构建的非冗余基因集进行对比,得到各基因在样品中的丰度信息。

(2)物种注释分析:将获得的非冗余数据库与已有数据库进行对比,获得物种注释结果,然后使用物种对应的基因丰度总和计算该物种的丰度,并在域(Domain)、界(Kingdom)、门(Phylum)、纲(Class)、目(Order)、科(Family)、属(Genus)、种(Species)各分类水平上统计物种在各样品中丰度信息。目前物种注释常用软件为MetaPhlAn 2。MetaPhlAn 2整理了超过17 000个参考基因组,包括13 500个细菌和古细菌,3 500个病毒和110个真核生物基因组,可完成精准的分类群分配、准确的物种相对丰度估计,并且可以注释到种水平。

(3)功能注释分析:由于功能同源的序列往往具有相似序列,因此依据基因预测结果从基因组上提取翻译后的蛋白序列,可进行功能注释。将非冗余数据集翻译后的蛋白序列在KEGG数据库(kyoto encyclopedia of genes and genomes)、eggNOG数据库(evolutionary genealogy of genes)、CAZy数据库(Carbohydrate-active enzymes)和CARD数据库(the comprehensive antibiotic research database)进行对比,得到功能注释结果和各样品中丰度信息。

1)KEGG数据库:该数据库是一个整合了基因组、化学和系统信息的综合数据库,其中最核心的为KEGG PATHWAY数据库。KEGG PATHWAY数据库将生物代谢通路分成新陈代谢(metabolism)、遗传信息处理(genetic information processing)、环境信息处理(environmental information processing)、细胞过程(cellular processes)、生物体系统(organismal systems)、人类疾病(human diseases)和药物开发(drug development)7个A级分类。

2)eggNOG数据库:该数据库基于Smith-Waterman算法构建的不同分类水平蛋白的直系同源分组(orthologous groups,OG)进行功能注释。

3)CAZy数据库:该数据库是关于合成或分解复杂碳水化合物和糖复合物的酶类数据库,基于蛋白质结构域中氨基酸序列相似性,将碳水化合物活性酶类归入不同蛋白质家族,包含碳水化合物酶类的物种来源、酶功能分类、基因序列、蛋白质序列及结构等信息。目前数据库主要涵盖6个功能类碳水化合物酶:糖苷水解酶(glycoside hydrolase,GH),糖基转移酶(glycosyl transferase,GT),多糖裂合酶(polysaccharide lyases,PLs),碳水化合物酯酶(carbohydrate esterase,CE),辅助氧化还原酶(auxiliary activities,AAs)和碳水化合物结合模块(carbohydrate-binding modules,CBMs)。

4)CARD数据库:该数据库是一个抗生素耐药性综合数据库,利用ARO(antibiotic resistance ontology)、MO(model ontology)、RO(relationship ontology)和NCBI Taxon(NCBI taxinomy ontology)为中心本体(本体是一种类型的术语集,具有结构化的特点,是对特定领域之中某套概念及其相互之间关系的形式化表达,可以看成描述某个学科领域知识的一个通用概念模型)。ARO即抗生素抗性本体,包含有抗生素抗性基因、抗药机制、抗生素及其药物靶点相关条目,是CARD数据库的核心。MO即模型本体,描述了从基因组序列预测抗性组的抗生素抗性基因检测模型与参数。RO即关系本体的自定义子集,定义了用于连接本体术语的关系类。NCBI Taxon即NCBI Taxonomy本体的自定义子集,对CARD中的细菌种类和菌株进行分类。

7. 其他分析　得到物种注释分析信息和功能注释分析后,可根据常用功能数据库分析、抗性基因分析及高级分析等得到分析报告。

(1)常用功能数据库分析:可得到物种分布情况、样品复杂度分析、多样本比较分析、相似性分析(Anosim分析)、差异分析、关联分析与模型预测、功能显著性差异分析、OG-物种归属分析、代谢通路分析等。

1)物种分布情况:通常利用物种相对丰度柱形图、物种丰度聚类热图进行展示。

2)样品复杂度分析:利用Alpha多样性分析样本内的微生物群落丰富度和多样性,同时利用物种累计箱线图、物种多样性曲线和其他统计学分析指数来评估各样本中微生物群落的物种丰度和多样性的差异。

3)多样本比较分析:利用Beta多样性对不同样本的微生物群落构成进行比较分析,后基于Unifrac距离(一种利用各样本中微生物序列间的进化信息计算样本间距离,两个以上的样本,则得到一个距离矩阵)通过多变量统计学方法完成主成分分析(principal component analysis,PCA),主坐标分析(principal Co-ordinates analysis,PCoA),无度量多维标定法(non-metric multi-dimensional scaling,NMDS),非加权组平均聚类分析(unweighted pair-group method with arithmetic means,UPGMA)分析以及 Beta 多样性指数组间差异分析,从而发现不同样本(组)间的微生物群落的差异。

4)相似性分析:是一种非参数检验,可用来检验组间差异是否显著大于组内差异,从而判断分组是否有意义。

5)差异分析:用于寻找组间具有统计学差异的 Biomarker,即组间差异显著物种,目前常见的方法有:LEfSef 分析、参数检验、非参数检验、MetagenomeSeq 分析和随机森林分析。

6)关联分析和模型预测:主要利用共发生网络图(Network 图)反映不同环境因素对微生物适应性的影响,以及某个环境下占互作主导地位的优势物种、互作紧密的物种群。

7)功能显著性差异分析:为了研究组间具有显著性差异的功能,从不同层级的功能相对丰度表出发,利用 Metastats 方法筛选具有显著性差异的功能,并绘制差异功能在组间的丰度分布箱图。

8)OG-物种归属分析:基于 eggNOG 数据库的第二层级(OG 层级)的注释结果,分析不同 OG 物种归属情况,绘制不同 OG 的物种归属分布圈图。

9)代谢通路分析:根据不同分组在代谢通路的差异,绘制代谢通路图。

(2)抗性基因分析:可得到 ARG(antibiotic resistance genes)丰度图、组间 ARG 数目箱图、Overview 圈图、ARG 物种分布图、ARG 物种与抗性机制分布图。

(3)高级分析:有 CCA/RDA 分析、肠型分析、CAG/MLG 分析。

1)CCA/RDA 分析:指在环境因子约束条件下进行 PCA 分析。

2)肠型分析:通过计算距离矩阵、选择最佳 cluster 数目、样本聚类、样本聚类质量评估对样本群落特征(即肠型类别)与分组差异的关联进行分析。

3)CAG/MLG 分析:CAG(Co-abundance gene group)是基于 Canopy 聚类算法对基因进行聚类,MLG(metagenomic linkage group)是基于 Chanmleon 聚类算法对基因进行聚类,CAG/MLG 分析基于基因丰度在大量样品间的变化趋势,对菌株在样品间的分布情况进行研究,可用于微生物与疾病关联研究。

除了上述提及的分析结果外,宏基因组测序完成后还有一些指标值的需要关注:基因组覆盖度、离散度、深度和微生物丰度。通常来说,某种微生物基因组覆盖度、离散度、深度和微生物丰度越高,表示检测到这种微生物的可能性越高。

三、宏基因组学测序在寄生虫学研究中的应用

宏基因组学研究初期聚焦于水体、土壤等环境微生物群,主要用于新的功能基因、代谢基因、酶及未知微生物的发现。随着高通量测序技术和生物信息学的不断发展,宏基因组学开始应用于消化系统、呼吸系统以及其他动植物微生态群落研究中,在病原微生物鉴定与诊断、耐药性与机制研究、遗传进化分析中发挥重要作用。在寄生虫研究领域,宏基因组学开始在寄生虫的临床诊断、免疫预防和药物防控、宿主-寄生虫-微生物组相互关系研究等方面应用。

(一)宏基因组学在寄生虫临床诊断中的应用

寄生虫感染目前依然是普遍存在的世界公共卫生问题。自21世纪以来,多种寄生虫病疫情出现回升,威胁人类健康。病原的快速精准鉴定寄生虫疾病的防控基础,目前其临床诊断主要依据患者的流行病学史、临床症状、形态学镜检、免疫学及分子生物学检测。这些诊断结果大多受样本类型、收集部位、收集时间及储存运输方式影响较大,同时存在耗时长、灵敏度低、需要特异性结合靶位点和对检验者寄生虫相关知识储备要求较高等局限性,导致寄生虫病临床确诊阳性率低,为寄生虫感染的临床诊断和防控带来了巨大的障碍。宏基因组学因其具有优势病原体筛选和病原体溯源双重优势可以应用于临床诊断,为未知病原的筛查和溯源提供有力技术支持。与其他病原检测方法相比,其特点为不依赖传统的微生物培养,不需要特定引物,可快速、全面的检测样本中的病原体种类等。目前宏基因组学可作为常规诊断方法的补充手段,为疾病诊断和临床治疗提供帮助。

宏基因组测序可直接获得检测标本中微生物的全部序列,在寄生虫病诊断中表现出相当的优势,尤其是当患者感染病原体较难培养或感染症状不突出时。一例因低热就诊于当地医院诊断为肺结核患者,在

接受近两年抗结核治疗后病情较之前加重,转入北京协和医院进行肺泡灌洗液宏基因检测检出马尔尼菲毛滴虫(*Talaromyces marneffei*)阳性,该结果与真菌培养结果一致,后给予特异性抗感染治疗患者病情好转出院。相较于其他临床诊断方法,宏基因组测序技术灵敏度较高。深圳市第三医院对一例深度昏迷患者进行脑脊液培养结果显示阴性,但进行宏基因组测序显示福(勒)氏耐格里阿米巴(*Naegleria fowleri*)阳性,后确诊为阿米巴脑炎。同时宏基因组测序技术可以鉴定到种水平,郑州大学第一附属医院接收一例发热患者,患者血液培养和骨髓培养均为阴性,宏基因组测序技术检测显示婴儿利什曼原虫(*Leishmania infantum*)和杜氏利什曼原虫(*Leishmania donovani*)感染,后骨髓培养确诊为利曼氏原虫感染。宏基因组测序技术因其高灵敏度、高通量等特点,在寄生虫临床诊断、及时指导临床治疗方面具有潜在应用价值。

目前宏基因组测序因其价格昂贵、测序平台及相应的数据库完善程度不够,尚未纳临床常规检验中,但随着医疗水平不断提升,宏基因组测序技术及生物信息技术的不断完善,以及宏基因组测序在临床诊断的研究逐渐深入,在未来,宏基因组学将会成为寄生虫病及时诊断、和精准治疗的重要手段,为寄生虫病预防控制带来新的突破。

(二) 宏基因组学在寄生虫免疫预防和药物防控中应用

寄生虫感染仍对人类健康构成严重危险。化学杀虫剂的广泛使用在一定程度上使得寄生虫病得到控制,但随着寄生虫抗药性的广泛出现以及应对虫媒的化学杀虫剂对环境及人类健康的不利影响被发现,亟须发展新的经济高效防控寄生虫方法。利用宏基因组学研究宿主-寄生虫-共生微生物相互作用关系探究寄生虫防控新方法是目前的研究热点之一。

宿主体内的部分共生微生物可通过调控激活宿主先天免疫系统、竞争性营养消耗、建立物理屏障和代谢产物抑制等方法抑制其他外来微生物的定殖或增殖。以共生微生物作为遗传改造对象,在宿主体内表达抗病效应分子以达到阻断疾病传播目的的共生控制是寄生虫防控极具前景的新策略。媒介寄生虫因其即是传染源又是传播媒介的特殊性成为目前共生控制主要的研究对象,而宏基因组测序技术是筛选具有共生控制潜能的共生微生物的重要方法。Monteiro CC 等人利用宏基因组测序技术对白蛉-白蛉微生物组-利氏曼原虫的相互关系进行研究,证实白蛉体内部分细菌可干扰利氏曼原虫的生长发育,同时证实赖氨酸芽孢杆菌(*Lysinibacillus*)、沙雷氏菌(*Serratia*)和假柠檬酸盐杆菌(*Pseudocitrobacter*)具有成为利氏曼原虫生物防控菌种的可能。

利用宏基因组测序技术可对不同感染时期宿主肠道微生物组进行分析,进而研究寄生虫感染机制,为寄生虫病的早期诊断和预后预测提供新的靶点。Zhiyue Lv 等人利用宏基因组测序技术和超高性能液相色谱-质谱法(ultraperformance liquid chromatography-mass,UPLC-MS)对日本血吸虫(*Schistosoma japonicum*)、小鼠肠道微生物组和代谢组相互关系进行研究,为日本血吸虫感染过程中宿主肠道微生物组和代谢组方面的机制研究提供新思路。同时,有研究针对不同时期寄生虫肠道微生物进行分析,尝试寻找可用于寄生虫防控的目标工程菌种,为新型寄生虫防控药物的开发奠定基础。Glenn Hogan 等人利用扩增子测序技术研究寄生于反刍动物肠道中的捻转血矛线虫(*Haemonchus contortus*)和环纹背带线虫(*Teladorsagia circumcincta*)不同时期的微生物群以及与宿主微生物群的相互作用,并找到与宿主微生物群(即线虫寄生环境)相比线虫特有的菌群 *Escherichia coli/Shigella*,后通过体外实验证实 *E.coil* 工程菌可作为线虫特异性药物开发工具或靶向药物运输载体。

宏基因组学还可从宿主-寄生虫-微生物组的角度对寄生虫耐药性进行分析,Dada Nsa 等人利用宏基因组测序技术比较了对杀螟硫磷(fenitrothion)耐药和敏感的淡色按蚊(*Anopheles albimanus*)菌群结构及杀虫剂降解酶丰度的差异,发现在耐药种群中肺炎克雷伯菌(*Klebsiella pneumoniae*)明显富集,并找到了与有机磷类杀虫剂降解有关的微生物酶,为按蚊对常用杀虫剂耐药情况和防控新方法研究提供了理论基础。

虽然利用宏基因组测序技术从宿主-寄生虫-共生微生物相互作用关系角度开发寄生虫防控新方法具有巨大潜能,但目前该领域研究处于起步阶段,宿主-寄生虫-共生微生物相互作用关系及其背后的机制还未被阐明,也未有应用于生产实践的相关产品。

(三) 宏基因组学在寄生虫研究中应用

目前宏基因组学在寄生虫病的防控方面仅处于起步阶段。利用宏基因组测序技术对宿主-寄生虫-微生物组相互作用的研究,不仅可实现从微生态的角度全面、准确的了解寄生虫生物学特性以及寄生虫与环境微生物的相互作用,还可为发展寄生虫病防控新方法奠定理论基础。

蠕虫感染后常借助免疫逃避机制在宿主体内建立慢性感染。目前多项研究表明蠕虫感染后可诱导调节性T细胞(Tregs)、调节性B细胞(Bregs)、树突状细胞(DCs)和巨噬细胞(AAMs)等活化,形成免疫调节网络,介导免疫抑制,从而缓解免疫介导疾病,但目前蠕虫感染介导免疫抑制机制并完全未被阐明。部分研究者尝试利用宏基因组学从宿主-寄生虫-微生物组角度探究该机制。Mario M.Zaiss 等人通过 16S rRNA 扩增子测序技术证实小鼠感染肠道寄生蠕虫 *Heligmosomoides polygyrus* bakeri(Hpb)后肠道菌群群落结构发生变化,而且肠道菌群的变化会促进蠕虫介导免疫抑制能力,同时证明蠕虫产生的免疫介导抑制能力可通过粪便移植进行转移。Stefania Pane 等利用宏基因组测序技术对一名粪类圆线虫(*Strongyloides stercoralis*)感染者在感染前后肠道微生物动力学变化进行研究,证粪类圆线虫的感染促进肠道微生物多样性增加,猜测这种变化与蠕虫感染缓解免疫性疾病有关。Ju Yeong Kim 等人利用宏基因组测序技术对小鼠感染华支睾吸虫(*Clonorchis sinensis*)后肠道微生物变化进行研究,结果证明小鼠感染华支睾吸虫后肠道中与免疫调节、缓解免疫介导疾病有关的乳酸杆菌属丰度增加,推测寄生蠕虫感染后缓解宿主免疫性疾病的机制可能与蠕虫与肠道微生物的相互作用有关。

除在蠕虫研究中应用外,宏基因组学还被广泛应用于媒介生物研究中。利用宏基因组测序可对媒介携带病原微生物情况及媒介自身微生物组情况进行研究,还可用于对肠道微生物与媒介生物免疫系统的相互作用,以及肠道微生物在媒介感染病原微生物后的变化进行研究,进而得到媒介生物的核心微生物群,为虫媒病防治研究奠定理论基础。

目前宏基因组测序技术已应用于蚊、蜱、白蛉等媒介生物的微生物组研究中,其中蚊的相关研究较多。由于按蚊中肠是共生微生物的优势栖居地,且是疟原虫在按蚊体内建立感染的关键部位,研究者们基于宏基因组测序技术对雌性按蚊中肠微生物组进行了诸多研究。虽具体菌种和丰度受多种因素的影响,但按蚊和伊蚊、库蚊成蚊的微生物组优势菌在门水平均为变形菌门(Proteobacteria)、拟杆菌门(Bacteroidetes)和厚壁菌门(Firmicutes)。

按蚊不同发育阶段对微生物组的动态变化规律研究表明,卵阶段共生菌沃尔巴克氏菌(Wolbachia)来自母代的垂直传播,幼虫阶段肠道微生物主要来自于栖息地水体,蛹阶段绿藻门(Chlorophyta)和产气单胞杆菌属(Aeromonas)是最主要的细菌属,而羽化后的成蚊受日龄和营养条件的影响,肠道微生物组成结构发生明显变化,微生物组的丰度和多样性均降低。

不同孳生地对按蚊中肠微生物组构成也产生影响。通过对不同水层觅食的新生按蚊进行比较发现,即使幼虫和新生成蚊微生物组成存在较大差异,但相同采样点采集到的按蚊具有相似的微生物组成。通过分析野外获取的冈比亚按蚊(*Anopheles gambiae*)在实验室定殖过程中世代间中肠道微生物组成变化情况,证实了与野外种群相比,实验室种群在实验室饲养过程中微生物的丰富度和多样性降低,形成与野外种群微生物组截然不同、由少数几种菌属主导的微生物组。

蚊子性别也是影响微生物组组成的重要因素之一。雌雄蚊微生物组成差异很有可能与雌雄蚊摄取营养不同所导致。雄蚊主要摄食糖类,体内微生物组成主要为适应高浓度化合物和酸性环境的菌群,优势菌为厚壁菌门细菌,如葡萄球菌属(*Staphylococcus*)、芽孢杆菌属(*Bacillus*)和类芽孢杆菌属(*Paemibacillus*)等;并且几乎所有雄性蚊子中都存在 γ-变形菌纲(Gammaproteobacteria)中的不动杆菌(*Acinetobacter*),它是植物花蜜中的主要细菌之一,且广泛分布于自然水体和土壤。相比之下,雌虫因其吸血特性,其微生物组成主要由含有溶血酶或促进血液消化的相关菌群组成,其优势菌为 γ-变形菌纲细菌,如假单胞菌属(*Pseudomonas*)、沙雷氏菌属(*Serratia marcescens*)和肠杆菌属(*Enterobacter*)等,且嗜柠檬酸明串珠菌(*Leuconostoc citreum*)、木糖氧化无色杆菌(*Achromobacter xylosoxidans*)、嗜线虫沙雷氏菌(*Serratia nematodiphlia*)、液化沙雷氏菌(*Serratia liquefaciens*)、嗜线虫致病杆菌(*Xenorhabdus nematophila*)和格氏勒米诺氏菌(*Leminorella grimontii*)仅存在于雌蚊中。

病原感染也会对蚊肠道微生物组成造成影响。Tchioffo 等人利用 16SrRNA 扩增子测序探究了冈比亚按蚊从新生到喂养含有恶性疟原虫血液后不同时间点(体内)微生物的变化,发现在感染晚期,沙雷氏菌属的丰度与恶性疟原虫感染有显著的正相关,甲基杆菌属(*Methylobacterium*)的相对丰度显著低于未感染的按蚊,证明共生微生物与病原体间相互影响。其他研究也表明,按蚊体内的共生微生物能通过直接产生抗疟化合物,或间接激活和维持按蚊的基础免疫,或通过资源竞争来影响疟原虫的发育。因此利用宏基因组测序技术了解媒介生物共生微生物组组成情况、定殖规律以及探究影响共生微生物组成结构因素,在全面系统了解媒介生物、防控虫媒疾病中具有重要意义。

利用宏基因组测序技术可从宿主-寄生虫-共生微生物相互作用关系角度对寄生虫病进行研究,并具有巨大潜能。目前多种寄生虫自身携带微生物情况、与宿主微生物相互作用已均被研究,随着宏基因组测序技术及生物信息技术的不断完善,宏基因组测序在寄生虫领域研究逐渐广泛应用。在未来,宏基因组学将会成为寄生虫病研究的重要手段之一,从微生物组的角度为寄生虫病研究带来突破性进展。

(胡　薇)

参 考 文 献

[1] 马丽娜,杨进波,丁逸菲,等.三代测序技术及其应用研究进展[J].中国畜牧兽医,2019,46(8):2246-2256.

[2] 韩迎亚,杨乔乔,王倩楠,等.单分子实时测序技术在环境微生物研究中的应用[J].微生物学通报,2019,46(11):3140-3147.

[3] 陈华枝,杜宇,范小雪,等.基于第三代纳米孔测序技术的东方蜜蜂微孢子虫全长转录组构建及注释[J].昆虫学报,2020,63(12):1461-1472.

[4] 杨森,鲁雁秋,孙凤,等.基于纳米孔的单分子检测技术及其研究进展[J].材料导报,2020,34(S2):1177-1181.

[5] 张子敬,刘燕蓉,张顺进,等.第三代测序技术的方法原理及其在生物领域的应用[J].中国畜牧杂志,2020,56(6):11-15.

[6] 曹影,李伟,褚鑫,等.单分子纳米孔测序技术及其应用研究进展[J].生物工程学报,2020,36(5):811-819.

[7] 刘合霞,姚金双,刘雨,等.基于单分子实时测序的金花茶全长转录组分析[J].分子植物育种,2021(11):1-20.

[8] 刘玉洁,胡海洋.第三代测序技术及其在生物学领域的革新[J].科技与创新,2021(5):34-39.

[9] 杨春,吴文雪,于小淇,等.单分子测序技术法医学应用研究进展[J].中国法医学杂志,2021,36(3):302-305+309.

[10] 张国林,景荣先,刘昆梅,等.新一代测序技术进展及其在药品质量控制中应用和发展趋势[J].药物分析杂志,2021,41(1):1-12.

[11] 张皓博,樊晓旭,刘蒙达,等.纳米孔测序技术在疾病检测中的研究进展[J].中国动物检疫,2021,38(6):82-89.

[12] MAXAM A M,GILBERT W. A new method for sequencing DNA[J]. Proceedings of the National Academy of Sciences,1977,74(2):560-564.

[13] SMITH L M,SANDERS J Z,KAISER R J,et al. Fluorescence detection in automated DNA sequence analysis[J]. Nature,1986,321(6071):674-679.

[14] MILTENYI S,MüLLER W,WEICHEL W,et al. High gradient magnetic cell separation with MACS[J]. Cytometry:The Journal of the International Society for Analytical Cytology,1990,11(2):231-238.

[15] SHENG N.,ZHANG J.,WHITTON J. L.,et al. A rapid and simple method for determining the DNA sequences of fragments inserted into vaccinia virus[J]. Biotechniques,1993,14(5):781.

[16] AMANN R. L. Phylogenetic identification and in situ detection of indivisual microbial cells without cultivation[J]. Microbiol ogioal Reviews,1995,59(1):143-169.

[17] HANDELSMAN J,RONDON M R,BRADY S F,et al. Molecular biological access to the chemistry of unknown soil microbes:a new frontier for natural products[J]. Chemistry & biology,1998,5(10):245-249.

[18] HANDELSMAN J. Metagenomics:application of genomics to uncultured microorganisms[J]. Microbiology and molecular biology reviews,2004,68(4):669-685.

[19] JO,H. Metagenomics:Application of Genomics to Uncultured Microorganisms[J]. Microbiolmolbiolrev,2004.

[20] CHEN K,PACHTER L. Bioinformatics for whole-genome shotgun sequencing of microbial communities[J]. PLoS computational biology,2005,1(2):e24.

[21] KEVIN,CHEN,LIOR,et al. Bioinformatics for whole-genome shotgun sequencing of microbial communities[J]. Plos

Computational Biology,2005.

[22] MARGULIES M,EGHOLM M,ALTMAN W E,et al. Genome sequencing in microfabricated high-density picolitre reactors[J]. Nature,2005,437(7057):376-380.

[23] O'CONNELL D. A global unculture [J]. Nature Reviews Microbiology,2006.

[24] SPITS C,LE C C,DE R M,et al. Whole-genome multiple displacement amplification from single cells [J]. Nature protocols,2006,1(4):1965-1970.

[25] RANI A,SHARMA A,RAJAGOPAL R,et al. Bacterial diversity analysis of larvae and adult midgut microflora using culture-dependent and culture-independent methods in lab-reared and field-collected Anopheles stephensi-an Asian malarial vector [J]. BMC microbiology,2009,9(1):1-22.

[26] TANG F,BARBACIORU C,WANG Y,et al. mRNA-Seq whole-transcriptome analysis of a single cell [J]. Nature methods,2009,6(5):377-382.

[27] WANG Y,GILBREATH III THOMAS M,KUKUTLA P,et al. Dynamic gut microbiome across life history of the malaria mosquito Anopheles gambiae in Kenya [J]. PloS one,2011,6(9):e24767.

[28] KLAMBAUER G,SCHWARZBAUER K,MAYR A,et al. cn. MOPS:mixture of Poissons for discovering copy number variations in next-generation sequencing data with a low false discovery rate [J]. Nucleic acids research,2012,40(9): e69-e69.

[29] KOBOLDT D C,LARSON D E,WILSON R K. Using VarScan 2 for germline variant calling and somatic mutation detection [J]. Current protocols in bioinformatics,2013,44(1):15.4. 1-.4. 7.

[30] MINARD G,MAVINGUI P,MORO C V. Diversity and function of bacterial microbiota in the mosquito holobiont [J]. Parasites & Vectors,2013,6(1):1-12.

[31] GIMONNEAU G,TCHIOFFO M T,ABATE L,et al. Composition of Anopheles coluzzii and Anopheles gambiae microbiota from larval to adult stages [J]. Infection,Genetics and Evolution,2014,28:715-724.

[32] MARTíNEZ V L,PAOLUCCI P P F. Metagenomics,paratransgenesis and the Anopheles microbiome:a portrait of the geographical distribution of the anopheline microbiota based on a meta-analysis of reported taxa [J]. Memórias Do Instituto Oswaldo Cruz,2014,109(5):672-684.

[33] SUN X,YANG A,WU B,et al. Characterization of the mantle transcriptome of yesso scallop (Patinopecten yessoensis): identification of genes potentially involved in biomineralization and pigmentation [J]. PLoS One,2015,10(4):e0122967.

[34] TRUONG D T,FRANZOSA E A,TICKLE T L,et al. MetaPhlAn2 for enhanced metagenomic taxonomic profiling [J]. Nature Methods,2015,12(10):902-903.

[35] ZAISS M M,RAPIN A,LEBON L,et al. The Intestinal Microbiota Contributes to the Ability of Helminths to Modulate Allergic Inflammation [J]. Immunity,2015,43(5):998-1010.

[36] BUCK M,NILSSON L K,BRUNIUS C,et al. Bacterial associations reveal spatial population dynamics in Anopheles gambiae mosquitoes [J]. Scientific Reports,2016,6(1):1-9.

[37] CAMPOLINA T B,et al. Bacterial diversity of the American sand fly Lutzomyia intermedia using high-throughput metagenomic sequencing [J]. Parasites & Vectors,2016,9(1):1-6.

[38] MONTEIRO C C,VILLEGAS L E M,CAMPOLINA T B,et al. Bacterial diversity of the American sand fly Lutzomyia intermedia using high-throughput metagenomic sequencing [J]. Parasites & vectors,2016,9(1):1-6.

[39] TCHIOFFO M T,BOISSIERE A,ABATE L,et al. Dynamics of bacterial community composition in the malaria mosquito's epithelia [J]. Frontiers in microbiology,2016,6:1500.

[40] BREITWIESER F P,LU J,SALZBERG S L. A review of methods and databases for metagenomic classification and assembly [J]. Briefings in Bioinformatics,2019,20(4):1125-1136.

[41] CALHOUN S F,REED J,ALEXANDER N,et al. Chromosome end repair and genome stability in Plasmodium falciparum [J]. MBio,2017,8(4):e00547-e00517.

[42] CHEN C,XING D,TAN L,et al. Single-cell whole-genome analyses by Linear Amplification via Transposon Insertion (LIANTI)[J]. Science,2017,356(6334):189-194.

[43] EISENSTEIN M. An ace in the hole for DNA sequencing [J]. Nature,2017,550(7675):285-288.

[44] GUO F,LI L,LI J,et al. Single-cell multi-omics sequencing of mouse early embryos and embryonic stem cells [J]. Cell research,2017,27(8):967-988.

［45］ RAMANI V,DENG X,QIU R,et al. Massively multiplex single-cell Hi-C ［J］. Nature methods,2017,14（3）:263-236.

［46］ TANG P,CROXEN M A,HASAN M R,et al. Infection control in the new age of genomic epidemiology ［J］. American journal of infection control,2017,45（2）:170-179.

［47］ VITAK S A,TORKENCZY K A,ROSENKRANTZ J L,et al. Sequencing thousands of single-cell genomes with combinatorial indexing ［J］. Nature methods,2017,14（3）:302-308.

［48］ ZAHN H,STEIF A,LAKS E,et al. Scalable whole-genome single-cell library preparation without preamplification ［J］. Nature methods,2017,14（2）:167-173.

［49］ ARDUI S,AMEUR A,VERMEESCH J R,et al. Single molecule real-time（SMRT）sequencing comes of age:applications and utilities for medical diagnostics ［J］. Nucleic acids research,2018,46（5）:2159-2168.

［50］ CASASENT A K,SCHALCK A,GAO R,et al. Multiclonal invasion in breast tumors identified by topographic single cell sequencing ［J］. Cell,2018,172（1-2）:205-217. e12.

［51］ DADA N,SHETH M,LIEBMAN K,et al. Whole metagenome sequencing reveals links between mosquito microbiota and insecticide resistance in malaria vectors. Scientific Reports ［J］,2018,8（1）:2084.

［52］ JAIME H C,DAMIAN S,DAVIDE H,et al. eggNOG 5.0:a hierarchical,functionally,and phylogenetically annotated orthology resource based on 5090 organisms and 2502 viruses ［J］. Nuclc Acids Research,2018（D1）:D1.

［53］ MAGI A,SEMERARO R,MINGRINO A,et al. Nanopore sequencing data analysis:state of the art,applications and challenges ［J］. Briefings in bioinformatics,2018,19（6）:1256-1272.

［54］ POLLARD M O,GURDASANI D,MENTZER A J,et al. Long reads:their purpose and place ［J］. Human molecular genetics,2018,27（R2）:R234-R241.

［55］ QIANG W,JIANMING L,JINGKAI J,et al. A case of Naegleria fowleri related primary amoebic meningoencephalitis in China diagnosed by next-generation sequencing ［J］. BMC Infectious Diseases,2018,18（1）:1-5.

［56］ RUNTUWENE L R,TUDA J S,MONGAN A E,et al. Nanopore sequencing of drug-resistance-associated genes in malaria parasites,Plasmodium falciparum ［J］. Scientific reports,2018,8（1）:1-13.

［57］ WOLF F A,ANGERER P,THEIS F J. SCANPY:large-scale single-cell gene expression data analysis ［J］. Genome biology,2018,19（1）:1-58.

［58］ AKORLI J,NAMAALI P A,AMETSI G W,et al. Generational conservation of composition and diversity of field-acquired midgut microbiota in Anopheles gambiae（sensu lato）during colonization in the laboratory. Parasites & vectors,2019,12（1）:1-9.

［59］ CARAGATA E P,TIKHE C V,DIMOPOULOS G. Curious entanglements:interactions between mosquitoes,their microbiota,and arboviruses ［J］. Current Opinion in Virology,2019,37:26-36.

［60］ DíAZ-VIRAQUé F,PITA S,GREIF G,et al. Nanopore sequencing significantly improves genome assembly of the protozoan parasite Trypanosoma cruzi ［J］. Genome biology and evolution,2019,11（7）:1952-1957.

［61］ FUCHS O. Single-Cell Transcriptomics:Technology and Applications ［J］. Single-Cell Omics:Elsevier,2019:231-251.

［62］ HOGAN G,WALKER S,TURNBULL F,et al. Microbiome analysis as a platform R&D tool for parasitic nematode disease management ［J］. The ISME Journal,2019,13（11）:2664-2680.

［63］ HESTAND M S,AMEUR A. The versatility of SMRT sequencing ［J］. Multidisciplinary Digital Publishing Institute,2019,10（1）:24.

［64］ KONO N,ARAKAWA K. Nanopore sequencing:Review of potential applications in functional genomics ［J］. Development,growth & differentiation,2019,61（5）:316-326.

［65］ PETERSEN L M,MARTIN I W,MOSCHETTI W E,et al. Third-generation sequencing in the clinical laboratory:exploring the advantages and challenges of nanopore sequencing ［J］. Journal of clinical microbiology,2019,58（1）:e01315-e01319.

［66］ SENOL C D,KIM J S,GHOSE S,et al. Nanopore sequencing technology and tools for genome assembly:computational analysis of the current state,bottlenecks and future directions ［J］. Briefings in bioinformatics,2019,20（4）:1542-1559.

［67］ TANG X,HUANG Y,LEI J,et al. The single-cell sequencing:new developments and medical applications ［J］. Cell & bioscience,2019,9（1）:1-9.

［68］ VIEHWEGER A,KRAUTWURST S,LAMKIEWICZ K,et al. Direct RNA nanopore sequencing of full-length coronavirus genomes provides novel insights into structural variants and enables modification analysis ［J］. Genome research,2019,29

（9）：1545-1554.

［69］ YEONG K J,EUN-MIN K,MYUNG-HEE Y,et al. Chinese liver fluke Clonorchis sinensis infection changes the gut microbiome and increases probiotic Lactobacillus in mice ［J］. Parasitology research,2019,118（2）：693-699.

［70］ ZEB Q,WANG C,SHAFIQ S,et al. An overview of single-cell isolation techniques ［J］. Single-Cell Omics,2019：101-135.

［71］ BOTTON M R,YANG Y,SCOTT E R,et al. Phased Haplotype Resolution of the SLC6A4 Promoter Using Long-Read Single Molecule Real-Time（SMRT）Sequencing ［J］. Genes,2020,11（11）：1333.

［72］ GOTO Y,KUROKI A,SUZUKI K,et al. Draft genome sequence of Leishmania tarentolae Parrot Tar II,obtained by single-molecule real-time sequencing ［J］. Microbiology resource announcements,2020,9（21）：e00050-e00020.

［73］ HU Y,CHEN J,XU Y,et al. Alterations of Gut Microbiome and Metabolite Profiling in Mice Infected by Schistosoma japonicum. Frontiers in immunology ［J］,2020：2308.

［74］ MONTEIRO C C,VILLEGAS L E M,HU Y,CHEN J,XU Y,et al. Alterations of Gut Microbiome and Metabolite Profiling in Mice Infected by Schistosoma japonicum ［J］. Frontiers in Immunology,2020,11.

［75］ XIAO T,ZHOU W. The third generation sequencing：the advanced approach to genetic diseases ［J］. Translational pediatrics,2020,9（2）：163.

［76］ JUGAS R,SEDLAR K,VITEK M,et al. CNproScan：Hybrid CNV detection for bacterial genomes ［J］. Genomics,2021,113（5）：3103-3111.

［77］ PANE S,SACCO A,IORIO A,et al. Strongyloides stercoralis Infestation in a Child：How a Nematode Can Affect Gut Microbiota ［J］. International Journal of Molecular Sciences,2021,22（4）：2131.

［78］ TRACZ M.,BIALEK W. Beyond K48 and K63：non-canonical protein ubiquitination［J］. Cell Mol Biol Lett,2021,26（1）：1-17.

［79］ WANG C,LI A,SHI Q,et al. Metagenomic next-generation sequencing clinches diagnosis of leishmaniasis ［J］. The Lancet,2021,397（10280）：1213.

［80］ ZHANG J,ZHANG D,DU J,et al. Rapid diagnosis of Talaromyces marneffei infection assisted by metagenomic next-generation sequencing in a HIV-negative patient ［J］. IDCases,2021,23（9）：e01055.

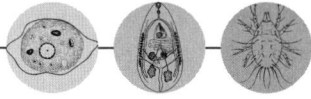

第四十九章

系统发育与分子进化分析技术

系统发育学是以形态或分子信息(序列数据)为基础,研究生物实体(包括物种、个体和基因)的起源与进化关系。在 DNA 测序技术出现之前,系统发育分析在系统学和分类学中几乎完全用于描述物种之间的关系。现代的测序技术将系统发育分析带到了一个新的高度,系统发育学渗透到了生物学的每一个分支,用于解决各种生物学问题,例如物种间或基因间的关系,种群历史,病原体的起源、进化和流行病动力学,体细胞在分化和癌症发展过程中的谱系关系等。如今,分子系统发育学也已成为基因组比较不可或缺的工具,被广泛用于对基因组序列进行分类,鉴定新测序基因组中的基因、调控元件和非编码 RNA,解释现代和古代的个体基因组,以及重建祖先的基因组等。系统发育分析的目的是要描述序列演化的过程,并推断或者评估物种/个体/基因之间的进化关系。进化主要基于基因突变,核苷酸替代、插入、缺失、重组和倒位等均可引发基因突变。突变的基因或 DNA 序列通过群体水平的遗传漂变或自然选择进行扩散,从而产生新的形态或功能性状,最终在物种间得以固定,并传递给后代。

第一节 DNA 分子标记技术

任何水平的系统发育问题都能通过选择适当的分子标记解决。分子标记(molecular marker),又称 DNA 分子标记,是染色体上一段可被识别的特定位置上的 DNA 序列。分子标记以个体间遗传物质内的核苷酸序列变异为基础,可用于检测个体或种群间特定 DNA 区域的变异或多态性。与形态学标记、生物化学标记、细胞学标记等其他几种遗传标记相比,DNA 分子标记具有明显的优越性,表现为:数量众多,分布于整个基因组中;直接以 DNA 的形式表现,在生物发育的不同阶段、不同组织的 DNA 都可用于标记分析,不受季节、环境限制,不存在是否表达等问题;表现为中性,不影响目标性状的表达,与不良性状无连锁;大多数分子标记呈共显性遗传模式,能区别纯合体和杂合体。

随着分子生物学技术的发展,DNA 分子标记技术已有数十种,广泛应用于遗传育种、基因组作图、基因定位、筛查与遗传疾病有关的基因、物种亲缘关系鉴别、基因库构建、基因克隆等方面。分子标记大致可分为三大类,第一类是以分子杂交为核心的标记技术,包括限制性片段长度多态性(restriction fragment length polymorphism,RFLP)标记、DNA 指纹(DNA fingerprinting)技术、原位杂交(in situ hybridization)等;第二类是以聚合酶链反应(polymerase chain reaction,PCR)为核心的标记技术,包括随机扩增多态性 DNA(random amplification polymorphism DNA,RAPD)标记、简单重复序列(simple sequence repeat,SSR)标记、扩增片段长度多态性(amplified fragment length polymorphism,AFLP)标记、序列标签位点(sequence tagged site,STS)、序列特征化扩增区域(sequence characterized amplified region,SCAR)等;第三类是一些新型的分子标记,如:单核苷酸多态性(single nuleotide polymorphism,SNP)、表达序列标签(expressed sequences tag,EST)等。现将几种代表性分子标记技术的原理,及其基本步骤分述如下:

一、限制性片段长度多态性标记

限制性片段长度多态性(restriction fragment length polymorphism,RFLP)标记技术是一种分析同源

DNA序列变异的技术,是最早用于基因分型的方法之一。尽管由于DNA测序技术的兴起,RFLP分析的应用如今已不太广泛,但其在基因组遗传图谱构建、基因定位、动物群体的遗传多样性或繁殖模式的特征以及生物进化和分类等方面的研究中仍有重要作用。RFLP分析也应用于确定某一疾病的特定基因在染色体上的位置。

(一)定义及原理

RFLP是一种多态性,一个物种的个体之间限制性DNA片段长度的变化被称为RFLP,由限制性内切酶识别的DNA序列的变化而导致。如果两个生物体在特定限制性内切酶裂解位点之间的距离不同,那么当DNA被限制性内切酶消化时,产生的片段长度也会不同,由此产生的片段组成模式的相似性和差异性可以用来区分物种(个体)。

识别这种限制性片段长度多态性的基本技术包括使用限制性内切酶切割DNA分子,生成的DNA片段经琼脂糖凝胶电泳按长度分离后,通过DNA印迹杂交(Southern blot),转移到硝化纤维素膜或尼龙膜上,与标记的DNA探针(RFLP探针)杂交,然后确定与探针互补的片段的长度。当检测到的片段长度在个体间发生变化时,就会发生RFLP。因此,凡是可引起酶切位点变异的突变如点突变(新产生和去除酶切位点)和一段DNA的重新组织(如插入和缺失造成酶切位点间的长度发生变化)等,均可导致RFLP的产生。

(二)基本步骤及特点

1. 基本步骤

(1)DNA的分离与纯化:从适合的组织样本中提取DNA并纯化,方法见基因组DNA提取实验(见第三十七章第一节)。分光光度计检测DNA浓度,琼脂糖凝胶电泳检测DNA质量。要求DNA无降解,分子量大、纯度高。

(2)酶切DNA片段:用限制性内切酶消化纯化的DNA。常用的限制性内切酶有 $Hind$ Ⅲ、BamH Ⅰ、EcoR Ⅰ、EcoR Ⅴ、Xba Ⅰ等。在50μl反应体系中,依次加入:适量双蒸水,5μl 10×酶切缓冲液,5μg基因组DNA,20单位(U)限制酶。混匀、离心,37℃过夜。

(3)凝胶电泳:DNA片段经0.8%琼脂糖凝胶电泳进行分离。根据其大小,DNA在凝胶上可被分成不同的条带。溴化乙锭染色后,紫外灯下检测拍照。

(4)变性:先将凝胶置于HCl(0.5mol/L)溶液中,轻轻摇荡10分钟,使DNA脱嘌呤。清水冲洗后,置于0.5mol/L NaOH-0.5mol/L NaCl溶液中,轻轻摇荡60分钟,使DNA变性。

(5)Southern转印:常规southern转印方法(参见第十八章第四节),将获得的单链DNA转移到硝酸纤维素膜或尼龙膜上。将相同大小的滤纸和滤膜先后在水和0.5mol/L NaOH-0.5mol/L NaCl中湿润。先置两层滤纸于下层,凝胶置于滤纸上,玻璃棒在滤膜上滚动,使凝胶与滤膜完全贴合。加盖两层湿润的滤纸于滤膜上,确保相互之间没有气泡。在滤纸上盖一层吸水纸,并加约1kg的重物,静置16小时。上述过程也可通过电转印和毛细管转印法完成。

(6)DNA杂交及放射自显影:参见第十八章第四节。

1)干燥:滤膜置于0.2mol/L Tris-HCl(pH 7.5)、2×SSC溶液中洗涤10分钟,120℃烘烤15~30分钟或80℃真空干燥2小时。

2)探针标记:探针用地高辛标记。可购买地高辛NDA标记和检测试剂盒,按说明书操作。在1.5ml EP管中加入10ng~3μg DNA探针(需根据实验需求自行制备探针文库或购买商业化探针,应尽可能多地富集单拷贝的DNA序列),双蒸水调至15μl,100℃下变性10分钟;冰浴数分钟后,加入10×hexanucleotide mix 2μl,dNTP labeling mix 2μl,Klenow酶1μl,混匀,短暂离心,37℃孵育1小时至20小时;加入0.2mol/L EDTA 2μl,终止反应。

3)杂交:将烘烤过的滤膜置入杂交袋中,加入预热(同杂交反应温度,根据GC含量计算反应适宜温度)的预杂交液(20ml/100cm² 滤膜),封闭杂交袋,轻微摇荡反应30分钟后;倒出预杂交液,加入含探针的杂交液(3.5ml/100cm² 滤膜)(探针需预先煮沸5分钟、冰浴,以变性),封口,轻微摇荡,适当温度下杂交过夜。

4)滤膜洗涤:用2×SSC,0.1% SDS溶液,室温下振荡洗涤滤膜2次,每次5分钟;用0.5×SSC,0.1%

SDS（预热）溶液，在 65~68℃下振荡洗涤滤膜 2 次，每次 15 分钟。

5）显影检测：洗涤液冲洗、平衡滤膜 1~5 分钟；滤膜置于封闭液中，室温下振荡孵育 30 分钟；置于 Anti-Digoxigenin-AP 抗体溶液中，室温下振荡孵育 30 分钟；洗涤液洗涤 2 次，每次 15 分钟；检测缓冲液（0.1mol/L Tris-HCl，0.1mol/L NaCl，pH 9.5）中平衡 2~5 分钟；置于新鲜配置的 NBT/BCIP 显色液中，避光显色；带型显色合适后，滤膜置于 TE 缓冲液或双蒸水中以终止反应。自然晾干、拍照。

（7）RFLP 图谱的分析：包括限制性片段分子量的计算，限制性内切酶图谱的建立，计算限制性类型之间的遗传距离等。

2. 特点　RFLP 分析方法的主要优点是：不需要预先知道序列信息，也不需要合成寡核苷酸；结果是基于可靠的基因型特征，而不是表型；大多数 RFLP 标记是共显性的（杂合子样本中的两个等位基因都会被检测到），可以估算杂合度，位点特异性高；方法稳定，具有高度可重复性。但与一些较新的 DNA 分析技术（如片段分析）相比，RFLP 分析所需的 DNA 样本量较大，需要一个合适的探针库，并结合 DNA 片段、电泳、印迹、杂交、洗涤和放射自显影，使分析过程漫长、烦琐。此外，某些物种的多态性水平较低，可检测到的位点很少。

随着技术的发展，RFLP 技术得到不断改进，例如聚合酶链反应-限制性片段长度多态性（polymerase chain reaction-restriction fragment length polymorphism，PCR-RFLP）。它采用 PCR 技术，扩增出等位特异性的 DNA 区域，扩增产物再用特异性内切酶消化，被切割成不同大小片段，直接在凝胶电泳上分辨，以判断不同等位基因的特异性。此项技术大大提高了目的 DNA 的含量和相对特异性，而且方法简便，无需印迹和探针标记，具有分型时间短，成本较低，对样品的浓度及纯度要求不高等优点。

二、随机扩增多态性 DNA 标记

随机扩增多态性 DNA（random amplified polymorphic DNA，RAPD）技术是建立在 PCR 技术基础上的基因分型技术。RAPD 主要用于遗传图谱、分类学和系统发育的研究，例如遗传多样性检测、系谱分析、遗传图谱的构建、育种筛选、种质鉴定、抗病基因和性别标记的鉴定。此外，RAPD 相关技术也被用于基因毒性和致癌作用的研究中。

（一）定义及原理

RAPD 利用一系列（通常数百个）不同的随机排列的寡核苷酸单链（通常为十个核苷酸左右）为引物，对所研究的基因组 DNA 进行 PCR 扩增。扩增产物经琼脂糖或聚丙烯酰胺电泳分离、溴化乙锭染色后，检测扩增产物 DNA 片段的多态性。这些扩增产物 DNA 片段的多态性反映了基因组相应区域的多态性。与传统的 PCR 分析不同，RAPD 不需要对目标生物的 DNA 序列有任何特定的了解，虽然 RAPD 所用的一系列引物序列各不相同，但对于任一特定的引物，它同基因组序列有其特定的结合位点。相同的多个引物能否扩增出 DNA 片段，取决于基因组上与引物序列互补的位置。因此，如果模板 DNA 在与引物互补的位点发生插入、缺失或碱基突变，则不会产生 PCR 产物或 PCR 产物会发生分子量的变化，导致凝胶上扩增 DNA 片段的模式不同。

RAPD 标记与 RAPD 的概念是不同的，由 RAPD 扩增所获得的多态性 DNA 片段，分离出来经标记后，用作探针与基因组 DNA 进行 southern 杂交鉴定，被证明可以做分子标记的，则成为 RAPD 标记，那些与重复顺序 DNA 杂交的扩增产物则不能用作分子标记。

（二）基本步骤及特点

1. 基本步骤

（1）DNA 的提取：从合适的组织样本中提取 DNA，方法见基因组 DNA 提取实验（第三十七章第一节）。分光光度计检测 DNA 浓度，琼脂糖凝胶电泳检测 DNA 质量。用作 RAPD 反应的 DNA 必须是片段大，纯度高的基因组 DNA。

（2）PCR 扩增仪：RAPD 反应中引物和模板的结合是随机的，在实验室之间的可重复性差，很大程度上是因为需要一致的 PCR 扩增条件，包括热循环仪的斜坡速度。因此，建议使用一台固定的 PCR 仪进行 RAPD 反应。

（3）随机引物：可向生物公司购买成品。

（4）PCR扩增：以25μl反应体系为例，在冰上向PCR反应管中依次加入下列试剂，

H_2O	适量
10×PCR buffer（含 $MgCl_2$）	2.5μl
dNTP（10μmol/L）	2μl
随机引物（5pmol/μl）	4μl
模板DNA	4μl（50ng）
Taq DNA 聚合酶（5U/μl）	0.3μl

轻轻混匀后，短暂离心。PCR扩增条件参考如下：94℃预变性3分钟；然后94℃1分钟，36℃1分钟，72℃2分钟，共40个循环；72℃7分钟。4℃保存。每次PCR反应均设不含模板DNA的空白对照。

（5）电泳：取适量扩增产物，经1.5%琼脂糖凝胶电泳分离，溴化乙锭染色，凝胶成像系统下观察并拍照记录。

（6）数据分析：对已知大小的标记物绘制标准曲线，确定标记条带的大小，标记并测量DNA带的迁移。重点注意带的存在与否，将RAPD电泳谱带位点上有扩增位点的记为1，无扩增位点的记为0，建立原始数据矩阵。使用PopGene、NTSYS、RAPDistance等软件分析数据，根据研究目的可评估多态位点比例、平均杂合度、遗传分化指数、多样性指数及聚类分析等。

2. 特点　在许多可用的DNA标记中，RAPD法步骤简单，成本效益高，可在中等规模的实验室进行应用。与其他方法相比，该方法所需的DNA量较少，适用于筛选稀有或有价值的样品。此外，RAPD可以接触到基因组的大部分，且不需要对正在研究的基因组有具体了解。

尽管RAPD在许多应用中显示出了巨大的实用性，但仍存在一些问题。PCR是一种酶促反应，模板DNA的质量和浓度、PCR组分的浓度以及PCR循环条件都可能对结果有很大的影响。引物与模板的不匹配可能导致PCR产物完全缺失，或产物量减少。较低的退火温度也可能导致虚假的扩增。因此，RAPD结果的重现性存在问题。由于RAPD标记是显性的，很难区分一个特定的DNA序列是由杂合位点扩增还是纯合位点扩增而来，从同一位点扩增出不同大小的DNA片段的共显性RAPD标记也很少被检测到。此外，RAPD方法生成的是定性或半定量数据，而不是定量数据。

近年来，在RAPD技术的基础上，逐渐发展出多种改进的RAPD标记相关技术，包括：随机引物PCR（arbitrarily primed PCR，AP-PCR）、特异序列扩增（sequence characterized amplified regions，SCAR）标记、DNA扩增指纹（DNA amplification fingerprinting，DAF）、相关序列扩增多态性（sequence-related amplified polymorphism，SRAP）、酶切扩增多态性序列（cleaved amplified polymorphic sequence，CAPS）、随机扩增微卫星多态性（random amplified microsatellite polymorphism，RAMPO）、随机扩增杂交微卫星（random amplified hybridization microsatellites，RAHM）等，可弥补RAPD的缺点，并提高了这种简单技术在特定应用中的实用性。

三、微卫星DNA标记

微卫星DNA（microsatellite DNA）标记，又称简单重复序列（simple sequence repeat，SSR）标记，或短串联重复（short tandem repeat，STR）标记，是近年来发展起来的一种以特异引物PCR为基础的分子标记技术。在过去的20年里，SSR由于其高水平的多态性、广泛分布在大多数动、植物的基因组中，以及易于使用而成为备受青睐的基因分型分子标记之一，广泛应用于种群结构、遗传图谱和进化过程的相关研究。SSR对野生物种的研究非常有用，包括：基于遗传距离评估多样性；计算基因流和杂交率；推断以种下水平的遗传关系为基础的进化关系等。此外，在育种研究中，SSR通常用于：构建连锁图谱、数量性状相关位点的定位、估计基因型之间的亲缘程度、利用标记辅助选择以及定义品种DNA指纹等。

（一）定义、类型及原理

SSR是一类由几个核苷酸（一般为1~6个）为重复单位组成的长达几十个核苷酸的串联重复序列，广泛分布于原核生物和真核生物的整个基因组中，特别是在真核生物的常染色质中，以及编码和非编码的核

和细胞器 DNA 中。由于重复单位的次数不同或重复程度的不完全相同,造成了 SSR 长度的高度变异性,由此产生 SSR 标记。这种变异很可能是由于 DNA 复制或修复时的分子滑动和错配,或者有丝分裂、减数分裂期姐妹染色单体不均等交换引起的,未被 DNA 错配修复系统校正的突变在 SSR 位点形成新的等位基因。因此,在一个特定的 SSR 位点上可能存在不同的等位基因,这意味着 SSR 比包括 SNP 在内的其他分子标记的信息更丰富。

根据 SSR 的位置或来源不同,SSR 可分为三种:①基因组或核 SSR(gSSR),即从核基因组中分离出来的微卫星 DNA(生物体的基因组 DNA);②EST 或基因 SSR(EST-SSR),通过数据挖掘或利用储存在公共数据库中的 EST 序列而开发的 SSR;③细胞器 SSR,包括叶绿体 SSR(cpSSR)和线粒体 SSR(mtSSR),即从生物体的叶绿体或线粒体基因组发展而来的 SSR。

基于重复序列的排列方式,SSR 可分为四种:①完全型 SSR,核心序列是连续的,以不间断的重复方式首尾相连构成,例如 AGAGAGAGAGAG 或(AG)$_6$;②不完全型 SSR,重复基序之间有 3 个以下的非重复碱基,与核心序列不匹配,但两端连续的重复核心序列的重复数大于 3,例如 AGAGAGAGAGCTAGAGAG 或(AG)$_5$CT(AG)$_3$;③中断的 SSR,重复序列中出现一段与核心序列不匹配的小序列,例如 AGAGAGAGCGTGAGAGAGAG 或(AG)$_4$CGTG(AG)$_4$;④复合/组合 SSR,在序列中存在两个相邻的独特重复序列,例如 AGAGAGAGAGTCTCTCTC 或(AG)$_5$(TC)$_4$。完全型 SSR 是 SSR 标记中应用较多的类型。

由于某一特定的微卫星 DNA 的侧翼序列通常都是保守性较强的单一序列,因此根据微卫星 DNA 的侧翼序列就可以人工合成引物,进行 PCR 扩增,从而将单个微卫星位点扩增出来。由于单个微卫星位点重复单元在数量上的变异,个体的扩增产物在长度上的变化就产生长度的多态性,即可显示 SSR 位点在不同个体间的多态性。

(二)基本步骤及特点

1. **基本步骤** SSR 标记基本上可分为以下几个程序:预先了解 SSR 发生位置的核苷酸序列;设计与 SSR 侧翼区域互补的寡核苷酸(或引物);通过 PCR 和电泳对反应产物进行引物验证;个体间多态性检测和分析。

(1)开发 SSR 标记:开发、获取和筛选出合适的 SSR 是 SSR 标记技术的基础和最大的困难。SSR 的来源包括以下方法:

1)通过核酸数据库查询:利用 SSR 序列分析软件,例如 SSR Hunter,从已有的基因组数据库或 EST 数据库中搜索 SSR 位点。转录序列中开发 SSR 标记的优势在于可能发现基因和表型的关联。从数据库中查找微卫星最大的缺点是只限于已有序列数据发布的物种。

2)借鉴其他近缘物种的 SSR:由于重复序列和包含引物位点的侧翼序列在物种间具有保守性,所以一个物种的 SSR 引物可以用来检测近缘物种同源位点的多态性。需要注意的是,通过改变扩增条件(通常是降低退火温度)用 SSR 引物在近缘物种间扩增得到产物,并不意味着一定成功。因为产物片断的大小出现变化并不能完全确定 SSR 的存在。需要进一步通过杂交、测序等方法,确定所扩增出的条带是期望的产物。

3)构建富集基因组文库筛选 SSR:基因组文库的构建和杂交技术参考第三十八章第二节和第三十九章第一节。

经典的文库筛选法:主要包括如下步骤:①酶切:用限制性内切酶将基因组 DNA 切成合适大小的片段,一般来说,限制酶产生的理想片段平均大小在 300~600bp 范围;②将片段连接入质粒克隆,常用 PUC19 等质粒作为克隆载体,产生片段的大量克隆;③杂交及筛选:对转化克隆进行杂交,用放射性或化学标记的 SSR 探针检测阳性克隆,筛选出确定有 SSR 位点的阳性克隆,并对筛选出的阳性克隆测序,以进一步确认 SSR 的存在。

杂交富集法:经典法的操作需要对每个克隆都进行阳性鉴定,烦冗复杂,后续在此基础上进行改进和优化,建立了杂交富集法。此方法是在基因组文库建立前,通过富含重复序列的杂交探针对含 SSR 的 DNA 片段进行富集。重复序列的富集阶段,可通过选择性杂交和 PCR 技术实现。①尼龙膜富集法:先将含 SSR 的探针固定在滤膜上,通过与片断化基因组 DNA 杂交,将目的片段富集到膜上;洗涤除去非目的片段,然后变性回收目的片段;用接头作为引物进行 PCR 扩增;将目的片段连接到质粒载体,转化大肠杆菌,挑选出阳性克隆并进行测序。②磁珠富集法:将用生物素标记的含 SSR 探针与片段化基因组 DNA 进行杂交后,与包被一层链亲和素的磁珠混合温育;基于生物素与链霉亲和素结合的强亲和性,杂交上生物素标记探针的 DNA 片段(即含有 SSR 位点的片段)可黏附在磁性小珠上;接着用洗液洗去未杂交上的片段,重复 2~4 遍;最后,通过高温变性将附着在磁珠上的 DNA 片段洗脱下来,PCR 扩增、连接载体、克隆、测序。

4)通过高通量测序,从头搜寻 SSR 序列:NGS 测序技术的发展为 SSR 的探测提供了新的思路,如今识别 SSR 位点最简单的方法是对基因组测序,利用 NGS 平台来寻找和生成 SSR 标记。454 和 Illumina 是目前开发 SSR 标记应用最广泛的 NGS 平台。此外,Illumina 平台的转录组测序也可帮助从转录序列中开发 SSR 标记。第三代的 PacBio SMRT 测序技术被认为是发现微卫星 DNA 的更经济可行的方法。每个平台在读取生成的数量和大小、运行时间、准确性和成本等方面都有自己的特点,与其他平台相比既有优势也有劣势。对不同物种的全基因组进行测序也可使用不同平台的组合,目的是整合每个物种的最佳特征,并提取最大数量的信息。控制误差分析是测序数据分析中最重要的步骤之一,尤其是缺乏参考基因组的从头测序项目。包含重复区域的序列由于容易出错,是误差修正中要重点关注的。测序技术相关细节参见第四十八章。

无论采用何种方法,所发现的 SSR 位点中均只有一小部分可得到后续的鉴定和评估。获得 SSR 序列只是标记开发过程的第一个阶段。后续的引物设计和 PCR 优化亦是 SSR 标记分析成功的关键因素。

(2)制备位点特异性引物:在得到 SSR 位点后,利用引物设计软件设计引物。此外,一些物种已有发表的微卫星 DNA 引物,可直接验证筛选后使用。在引物设计时要注意 PCR 产物的长度,建议为 80~150bp 为佳,这样扩增丰度高,扩增后信号强,非特异扩增少。引物的长度建议为 21~23bp,GC 含量 40%~60%。此外,根据实验需要,可对引物进行合适的荧光标记,以方便对多重 PCR 扩增结果的检测。

(3)PCR 扩增:基本步骤同常规 PCR 扩增程序。具体的 PCR 反应程序需根据实际情况优化,优化中的主要变量包括:退火温度,变性、退火和延长步骤的时间,氯化镁浓度等。每个反应体系的最终体积是可变的,每种试剂的最终浓度保持不变,反应管中的变量主要是基因组 DNA 或引物对。

为了提高 SSR 标记位点的利用率,现常用多重 PCR,即同时在一个反应中扩增一个以上的 SSR。多重 PCR 应注意以下几点:①必须使用扩增这些 SSR 的 PCR 条件相似的引物对,引物对在多重 PCR 反应管中的浓度也需要通过对每个位点的引物浓度进行优化;②保证 PCR 产物大小不重叠;③适量的在毛细管中可识别的染料标签数量。在基因分析仪中,不同的荧光染料可以很容易地根据它们的颜色来区分产物大小。PCR 的另一种优化是使用热启动 PCR,可用来减少非特异性 PCR 产物。

(4)电泳检测:用于分离 SSR 位点/等位基因和分辨大小。主要包括:①高分辨率琼脂糖凝胶电泳,易于进行溴化乙锭染色。用 TAE 或 TBE 缓冲液制成的 4% 凝胶是最佳选择。②聚丙烯酰胺凝胶电泳,比琼脂糖凝胶电泳分辨率高,但 PCR 产物须通过标记放射性物质、荧光染料或银染色,相对来说更费力、耗时、昂贵。③荧光毛细管电泳,分离效率高,并可测定 SSR 片段长度的大小。结合多重 PCR,荧光标记的引物和基因分析仪,可进一步提高 SSR 检测效率并降低成本。

(5)数据分析:新型的毛细管测序仪,可得到片段长度的具体大小。利用数据集,可进行数据分析。包括分析遗传多样性参数(杂合度、哈迪温伯格平衡、连锁不平衡、遗传距离等),计算平均多态信息含量(polymorphism information content,PIC),进化树分析,主成分分析(principal components analysis,PCA),分子方差分析(analysis of molecular variance,AMOVA),种群结构分析等。

2. 特点　与其他分子标记相比,SSR 标记具有以下优点:数量丰富,广泛分布于整个基因组;具有多等位基因的特性,提供的信息量高;以孟德尔方式遗传,呈共显性;每个位点由设计的引物序列决定,技术重复性好,易于操作,结果可靠,便于不同的实验室相互交流合作开发引物。SSR 在广泛的分析尺度上都是有用的标记。在生物医学诊断中扮演着某种疾病的标志物的角色,某些 SSR 等位基因(通过遗传联系)与 DNA 编码区域的某些突变有关,这些突变可能导致各种疾病。由于高特异性,SSR 也是法医环境中 DNA 检测的主要标记。在生物进化的背景下,SSR 可作为亲子关系分析的标记。对于圈养或濒危物种,SSR 可作为评估近亲繁殖水平的工具,并进一步研究亚种群和种群的遗传结构。此外,也可用来评估有效的种群规模,以及评估种群间基因流动的大小和方向。

但由于其需要对所研究物种的一系列 SSR 位点进行克隆和测序分析,以便设计相应的引物,开发的时间、人力和费用较高,给其利用带来一定的困难。此外,因为突变率太高,SSR 在用于更高层次的分类学时需要谨慎。使用 SSR 的另一个潜在缺点是,多数情况下,实际使用的 SSR 位点数较少,多为 4~20 个,由此产生的结果有可能会对整个基因组的真实变化模式产生误导,增加产生偏差的可能性。

四、扩增片段长度多态性(AFLP)标记

扩增片段长度多态性(amplified fragment length polymorphism,AFLP),又称选择性限制性片段扩增(selective restriction fragment amplification,SRFA),是 RFLP 和 RAPD 相结合的产物。AFLP 被广泛应用于动、植物遗传图谱分析、医学诊断、系统发育研究和微生物分型。

(一)定义及原理

AFLP 是基于 PCR 反应的一种选择性扩增限制性片段的方法。由于不同物种的基因组 DNA 大小不同,基因组 DNA 经限制性内切酶酶切后,会产生分子量大小不同的限制性片段。使用特定的双链接头与酶切 DNA 片段连接,作为扩增反应的模板,接头序列和邻近的限制性酶切位点序列作为引物结合位点,用含有选择性碱基的特定引物对酶切 DNA 片段进行扩增,扩增产物经电泳分离、解析,根据凝胶上 DNA 指纹的有无来检验多态性。由于选择性碱基的种类、数目和顺序决定了扩增片段的特殊性,只有那些限制性位点侧翼的核苷酸与引物的选择性碱基相匹配的限制性片段才可被扩增并分离出来。

AFLP 可在基因组信息未知的情况下,利用一套特定的引物,可在单个反应中检测到大量的片段,检测到在一个个体出现而在另一个个体不出现的特定 DNA 谱带,即 DNA 的多态性。这些核苷酸序列上的差异可能是单个碱基对的变化、缺失、插入,甚至是给定 DNA 序列副本数量的变化。AFLP 法结合使用限制性内切酶和 PCR,可识别两个基因组之间的遗传差异,这一特征使 AFLP 能够分析随机分布在整个基因组中的 DNA 区域子集。

(二)基本步骤及特点

1. 基本步骤

(1)基因组 DNA 的消化:制备纯净的、相对高分子量的基因组 DNA 和避免部分降解,是 AFLP 成功的关键,然后再对基因组进行酶切。

为了使酶切片段的大小分布均匀,一般采用双酶切,一种为高频切酶,识别位点为四碱基,另一种为低频切酶,识别位点为六碱基。通常用 EcoR I 和 Mse I,EcoR I 生成小片段,扩增良好,具有可在凝胶上分离的合适大小;而 Mse I 限制了要放大的碎片数量。双酶切产生的 DNA 片段长度一般小于 500bp,在 AFLP 反应中可被优先扩增,扩增产物可被很好地分离。

以 25μl 体系为例(参考某商品化 AFLP® Analysis System I)

5 × reaction buffer	5μl
样本 DNA(250ng in ≤18μl)	≤18μl
EcoR I /Mse I	2μl
灭菌水	to 25μl

轻轻混匀,短暂离心后,37℃孵育 2 小时。70℃孵育 15 分钟以灭活限制性内切酶。置于冰上数分钟后,短暂离心。

(2)接头的连接:接头为双链短寡核苷酸序列,通常有 14~20bp,由一个核心序列(core sequence)和一个酶特定序列(enzyme-specific sequence)组成(有大量商品化的接头可供选择)。常用的多为 EcoR I 和 Mse I 两个接头,一个用于 EcoR I,另一个用于 Mse I,将两个接头连接到所有限制性片段的末端,以作为后续 PCR 扩增的引物结合的靶点。

在上一步酶切后的 DNA 溶液中加入 24μl 的接头连接液(adapter ligation solution)和 1μl 的 T4 DNA 连接酶,轻轻混匀后,短暂离心,20℃±2℃孵育 2 小时。

按 1:10 的比例稀释上述连接后的混合物:取 10μl 上述反应混合物,转移到一个新的 EP 管中,加入

90µl TE 缓冲液,混匀。未稀释的连接混合物可保存于-20℃。

（3）PCR 扩增:选择性扩增酶切片段。AFLP 引物包括三部分:5' 端的与人工接头序列互补的核心序列,限制性内切酶特定序列和 3' 端的带有选择性碱基的黏性末端。

1）DNA 片段的预扩增

在薄壁 PCR 管中加入以下物质:

稀释的 DNA 片段连接产物	5µl
预扩增引物混合物	40µl
10×PCR buffer（含 MgCl₂）	5µl
Taq DNA 聚合酶（5unit/µl）	1µl
总体积	51µl

混匀后短暂离心,按如下程序进行预扩增:94℃、30 秒,56℃、60 秒,72℃、60 秒,共 20 个循环;4℃冷却。

将上述反应产物按 1:50 稀释（取 3µl 上述反应产物于一新的 1.5ml EP 管中,加入 147µl TE 缓冲液,该体积可用于 30 个 AFLP 选择性扩增）,未稀释的反应产物可保存于-20℃。

2）AFLP 的选择性扩增

首先分别制备如下两种混合物:

混合物 1:

标记的 *Eco*R I 引物	5µl
Mse I 引物（含 dNTPs）	45µl
总体积	50µl

混合物 2:

灭菌水	79µl
10×PCR buffer（含 MgCl₂）	20µl
Taq DNA 聚合酶（5units/µl）	1µl
总体积	100µl

在薄壁 PCR 管中加入以下物质:

稀释的预扩增反应产物	5µl
混合物 1（引物/dNTPs）	5µl
混合物 2（*Taq* DNA 聚合酶/缓冲液）	10µl
总体积	20µl

轻轻混匀,短暂离心。PCR 扩增,程序如下:94℃、30 秒,65℃、30 秒（每循环减低 0.7℃）,72℃、60 秒,共 12 个循环;94℃、30 秒,56℃、30 秒,72℃、60 秒,共 23 个循环;4℃储存备用。

（4）电泳分离:AFLP 产物可经 5%~6% 聚丙酰胺变性凝胶电泳分离,自显影或染色,可灵敏地分辨只有一个碱基差异的不同 DNA 片段。也可以通过 DNA 自动测序仪的毛细管电泳分离、软件读取数据,但需要在扩增阶段使用荧光标记的引物。

（5）数据分析:根据电泳带谱或测序仪读取的数据产生的数据集,构建 AFLP 指纹图谱,可根据研究目的进行多态性、遗传变异和聚类等分析。

2. 特点　与其他技术相比,AFLP 具有较高的灵敏度、重现性和分辨率,扩增不需要预先的序列信息,只需要少量的基因组模板。最重要的是它能够检查整个基因组的多态性,并可同时检测基因组不同区域的多态性。但其高重复性是以纯化的高分子量的 DNA 为基础的,在 DNA 质量差或 DNA 降解的情况下不能进行 AFLP。此外,AFLP 是显性标记,不能检测出纯合或杂合个体。虽然 AFLP 标记可以同时分析多个位点,但无法确定哪个片段属于哪个 DNA 位点。

随着技术的发展和研究的需要,AFLP 技术也有了一定的改进。根据情况采用单酶切和和三酶切,可降低成本,提高筛选率,带纹减少且分布均匀,更易于鉴定和分离多态性条带。用 cDNA 代替基因组

DNA,建立基于 AFLP 的转录谱分析方法,cDNA-AFLP 指纹技术。此法观察到的样品之间条带强度的差异可用于评估基因表达水平的相对差异,并可通过从凝胶中纯化 cDNA-AFLP 片段并进行后续测序来完成对差异表达基因的鉴定。该方法已被广泛应用于基于片段检测的基因发现和基因表达的时间定量分析。

五、DNA 单链构象多态性(SSCP)标记

在用于基因突变检测的各种方法中,DNA 单链构象多态性(single-strand conformation polymorphism,SSCP)标记是最简单和最敏感的方法之一,因此广泛应用于临床诊断、兽医、环境、微生物、食品和法医学实验室。此外,SSCP 技术也应用于基因分型、监测 PCR 实验中的污染情况,以及病原体传播途径的研究中。

(一)定义及原理

SSCP 指的是在一定条件下,单链 DNA 呈现一种因内部碱基配对等分子相互作用而形成的复杂的空间折叠构象,当有一个碱基发生改变时,会或多或少地影响其空间构象,使构象发生改变,从而改变 DNA 链在非变性凝胶中的电泳迁移率。在非变性凝胶中,单链 DNA 分子的电泳迁移取决于其结构和大小。相同长度但不同核苷酸序列的 DNA 单链由于在凝胶中的不同迁移率也可被分离,从而形成多态性。因此,PCR 扩增产物中任何微小的变化也可以被检测出来。

由于 SSCP 是依据点突变(碱基替换、小缺失或插入)引起单链 DNA 分子立体构象的改变来实现电泳分离的,这样就可能会出现当某些位置的点突变对单链 DNA 分子立体构象的改变不起作用或作用很小时,再加上其他条件的影响,使聚丙烯酰胺凝胶电泳无法分辨而造成漏检。尽管如此,和其他方法相比,SSCP 仍有较高的检测率。经实验证明,小于 300bp 的 DNA 片段中的单碱基突变,90% 可被 SSCP 发现。SSCP 可以发现靶 DNA 片段中未知位置的碱基突变,迁移率不同的条带可被银染或荧光标记引物检测,然后用 DNA 自动测序进行分析,最终从 DNA 序列水平上鉴别突变 DNA 片段。

(二)基本步骤及特点

1. 基本步骤　SSCP 方法包括 DNA 提取、目的片段的 PCR 扩增、双链 PCR 产物变性、非变性电泳等步骤。

(1)DNA 提取:基因组 DNA 提取与纯化,参考第三十七章第一节。

(2)PCR 扩增:根据需要设计特异性引物,扩增目的片段。PCR 基本程序参考第三十九章第一节中常规 PCR 所述,根据实际情况适当调整参数。需注意以下几点:

1)扩增的 DNA 片段大小不宜超过 400bp。

2)由于在电泳过程中,DNA 在初始变性后会出现重退火现象,可在 PCR 过程中使用磷酸化引物,然后使用 λ-外切酶对磷酸化链进行消化,以避免退火形成双链。

3)若后续用毛细管电泳和相应的分析软件对样品进行分析,则需要对引物进行荧光标记。

(3)产物变性:PCR 反应结束后,取 5μl 扩增产物,加入 10μl 甲酰胺上样缓冲液(95% 甲酰胺,10mmol/L EDTA,0.02% 溴酚蓝),混匀,98℃变性 10 分钟,迅速冰浴 2 分钟。

(4)电泳:变性后的 PCR 产物,可使用 8%~20% 的非变性 PAGE 凝胶电泳分离,多数在 12% 的凝胶中可得到良好分离。凝胶电泳步骤参考第三十七章第二节。需要注意,电泳参数会影响 SSCP 分析的敏感性及可重复性。例如:

1)电泳凝胶温度越低,单链 DNA 的构象越稳定,建议 SSCP 在 4~15℃的较低温度下进行。

2)电泳的电压和温度保持不变,SSCP 图谱可保持良好的重复性。

3)在电泳过程中,电压过高也引起温度升高,因此,在没有冷却装置的电泳槽上进行 SSCP 时,开始的 5 分钟可使用 250V 的较高电压,以使不同立体构象的单链 DNA 初步分离,之后用 100V 左右的低电压进行电泳使之进一步分离。

4)缓冲液的组成:包括离子强度和 pH,低 pH 缓冲液可提高灵敏度。

5)电泳板的长度:在 SSCP 分析中,非变性 PAGE 电泳不是根据单链 DNA 分子和带电量的大小来分离的,而是以单链 DNA 片段空间构象的立体位阻大小来实现分离的。因此,这种分离不能反映出分子量的大小,有时正常链与突变链的迁移率很接近,很难看出两者之间的差别。因此,一般要求电泳板长度在

16~18cm 以上。

6）其他条件,如 PCR 产物的上样量,PAGE 的交联度、以及胶的浓度等,都应根据具体实验进行选择确定。

（5）染色、SSCP 带谱的确认、分析:非变性 PAGE 凝胶电泳后,常规银染色。银染色凝胶保存在透光器上,并记录 SSCP 变异。然后对凝胶进行标记和扫描,用于图像分析和文档记录。对凝胶上带谱的识别和确认应注意检测限的设定。检测限是指突变 DNA 片段与正常 DNA 片段可分辨的电泳距离差的最小值。大于检测限则判定链的迁移率有改变,说明该 DNA 序列有变化,小于检测限则说明链之间无变化。例如,一般检测限定为 3mm,那么当两带间距离在 3mm 以上,则说明两链之间有改变。检测限不能定得太低,否则主观因素太大,易造成假阳性结果。自动测序仪的毛细管电泳和相应的分析软件可对变性后的 PCR 产物进行直接分析,并通过测序,检测到具体的点突变。

2. 特点　PCR-SSCP 可快速、廉价、方便地检测到未知突变;可测出纯合和杂合基因。但其只能作为一种突变检测方法,最后要确定突变的位置和类型,还需进一步测序。其电泳条件要求较严格,影响结果的可重复性。此外,SSCP 是依据点突变引起单链 DNA 分子立体构象的改变来实现电泳分离的,当某些位置的点突变对单链 DNA 分子立体构象的改变不起作用或作用很小时,其在聚丙烯酰胺凝胶电泳后就无法分辨,而造成漏检。

为了进一步提高 SSCP 的检出率,有研究将 DNA-SSCP 分析,改进为 RNA-SSCP 分析。其基本原理是:RNA 有着更多精细的二级和三级构象,这些构象对单个碱基的突变很敏感,从而提高了检出率,其突变检出率可达 90% 以上。另外,RNA 不易结合成双链,因此可较大量的进行电泳,有利于用溴化乙锭染色。在 RNA-SSCP 法和 DNA-SSCP 法对 28 名 B 型血友病患者的凝血因子Ⅸ的基因序列的比较检测中发现,全长 2.6kb 的凝血因子Ⅸ基因组中的 20 处碱基点突变,RNA-SSCP 可检测出其中的 70%,而 DNA-SSCP 只能检测出 35%,显示了 RNA-SSCP 比 DNA-SSCP 有更高的灵敏性。

六、单核苷酸多态性（SNP）标记

单核苷酸多态性（single nucleotide polymorphism,SNP）标记被认为是继第 1 代的 RFLP 标记、第 2 代的 SSR 标记之后的第 3 代遗传分子标记,广泛应用于基因分型、群体遗传学研究,如生物的起源、进化及迁移等方面,以及与疾病相关基因的研究中。

（一）定义及原理

SNP 主要是指由单个核苷酸的变异所引起的 DNA 序列多态性。SNP 是个体间 DNA 变异的最简单形式,由单个碱基的转换或颠换所引起,也可由碱基的插入或缺失所致。

SNP 是研究人类和动、植物品系遗传变异的重要依据。其分布密度高,发生在整个基因组的频率约为 1/1 000bp,可在任何一个待研究基因的内部或附近提供一系列标记。虽然在基因组 DNA 中,任何碱基均有可能发生变异,但 SNP 在单个基因或整个基因组的分布是不均匀的,在非转录序列中要多于转录序列;在转录区非同义突变（即碱基序列的改变可使其翻译的蛋白质序列发生改变,从而影响蛋白质的功能）的频率,比其他方式突变的频率低得多,遗传稳定性强。虽然发生在编码区的概率相对较小,但可能会影响启动子活性（基因表达）、mRNA 构象以及 mRNA 和/或蛋白质的亚细胞定位,影响基因的功能,导致生物性状改变,在遗传性疾病的研究中具有非常重要的意义。某些 SNP 位点虽并不直接与疾病基因的表达相关联,但可能与附近的其他基因的表达或者 SNP 连锁,特别是发生在结构功能区域的 SNP,所以也是重要的遗传标记之一。此外,组成 DNA 的碱基虽然有 4 种,SNP 既可能是二等位多态性,也可能是 3 个或 4 个等位多态性,但实际上后两者非常少见,通常所说的 SNP 都是二等位多态性的。由于 SNP 的二态性,在基因组筛选中 SNPs 往往只需+/−的分析,而不用分析片段的长度,利于高通量检测并发展自动化技术筛选或检测 SNPs。

（二）基本步骤及特点

1. 基本步骤

（1）DNA 的提取:根据研究目的提取基因组 DNA,参考第三十七章第一节。

（2）筛选未知 SNP：即找寻未知的 SNP 或确定某一未知 SNP 与某遗传病的关系。检测未知 SNP 有许多种方法，可以使用前述的 RFLP、RAPD、SSCP 等，均能发现含有 SNP 的 DNA 链，但不能确知突变的位置和碱基类别，要筛选出确切的 SNP 位点，必须对那些含有 SNP 的 DNA 链进行测序。

1）利用高通量测序技术：通过高通量测序，与参考基因组（转录组同理）进行比较，可获得该物种或群体在全基因组范围内的遗传变异信息等。

2）通过直接测序法查找 SNP 位点。

3）通过可供利用的 SNP 数据库获取：dbSNP（NCBI 中专门用于存储物种 SNP 位点信息的数据库）和 HGVbase（human genetic variation database）等。

（3）对已知 SNP 进行验证和基因分型：利用数据库中已有的 SNP，对不同群体 SNP 的遗传多样性进行检测或在临床上对已知致病基因的遗传病进行基因诊断。

为了减少标记的数量，通常要过滤掉无信息的 SNP。最明显的过滤是去除数据质量较差的 SNP，另一个是去除所有样本中相同的 SNP（因为这些恒定的基因型不能导致表型的变异）。其他的过滤条件设定是由生物因素驱动的，包括：将 SNP 的分析限制在预定义的基因组区域，如已确定与表型相关的基因或基因组片段；只使用编码区域的 SNP，即外显子 SNP；同义 SNP 等。

根据样本规模、所检测的位点数、研究目的和成本等选择合适的基因分型方法，主要考虑三方面的内容：①鉴别基因型所采用的化学反应，常用的技术手段包括 DNA 分子杂交、引物延伸、等位基因特异的寡核苷酸连接反应和侧翼探针切割反应等；②完成这些化学反应所采用的模式，包括液相反应、固相支持物上进行的反应以及二者皆有的反应；③化学反应结束后，需要应用何种生物技术系统检测反应结果。目前常用的 SNP 分型方法主要有：

1）直接测序法：直接测序法是目前最直观，准确性相对最高的 SNP 分型方法。在 SNP 位点两侧设计扩增引物，扩出目标 SNP 所在的片段，通过一代测序的结果来验证 SNP 位点的碱基情况。适用于发现未知 SNP 位点，检测少量样本、少量位点的碱基多态性；但通量低，且成本较高。

2）TaqMan 探针法：针对染色体上的不同 SNP 位点分别设计 PCR 引物和 2 种不同的特殊荧光染料标记的 TaqMan 探针，5' 端为荧光报告基团，3' 端为荧光淬灭基团（quencher），进行实时荧光 PCR 扩增。PCR 过程中，两个探针能与正向引物和反向引物之间的互补序列特异退火结合。当探针以完整形式存在时，由于能量共振转移，荧光基团只发出微弱荧光。当特异的探针与相应的等位基因结合后，DNA 聚合酶发挥 5' 到 3' 外切酶活性，把报告荧光基团切割下来，脱离 3' 端淬灭荧光基团的淬灭作用，从而发出荧光。根据检测到的不同荧光，可以判断相应样本的 SNP 等位基因型。该法操作简单，准确性高，判读也很方便，认可度高；但由于荧光探针价格昂贵，对样本的质量要求较高，通常用于大量样本的少量 SNP 位点分析。

3）SNaPshot 法：也称为 minisequencing，是基于荧光标记单碱基延伸原理的分型技术。在含有测序酶、四种荧光标记 ddNTP（不是测序反应中的 dNTP）、紧临多态位点 5' 端的不同长度的延伸引物和 PCR 产物模板的反应体系中，引物延伸一个碱基即终止，经测序仪检测后，根据峰的移动位置确定该延伸产物对应的 SNP 位点，根据峰的颜色可得知掺入的碱基种类，从而确定该样本的基因型。针对不同的 SNP 位点，设计不同长度的延伸引物来做到多个 SNP 在一个反应体系中进行分型，主要针对中等通量（<20）的 SNP 分型。方法灵活，对位点的选择性不大，只要位点一侧的序列符合设计测序引物的条件即可，但价格较高。

4）PCR-LDR 连接酶法：连接酶检测反应（ligase detection reaction，LDR）是基于核酸特异杂交原理，利用高温连接酶实现对基因多态性位点的识别。针对目标位点所在的片段，设计两条 3' 端碱基不一样的鉴别引物，用以鉴别 SNP 位点的两种等位基因，同时设计一条在位点另一侧的通用引物（荧光标记）。在高温连接酶的作用下，当左右两条寡核苷酸探针（鉴别引物以及通用引物）与目的 DNA 序列完全互补，并且两条探针之间没有空隙时才能发生连接反应，高温连接酶一旦检测到 DNA 与互补的两条寡核苷酸探针对应处存在着基因点突变类型的碱基错配，则连接反应就不能进行。通过温控循环，特异性连接反应可反复进行，进行多重 LDR，达到线性扩增的效果，最后通过荧光扫描片段长度，实现对 SNP 位点的检测。

LDR 法操作简单,检测条件容易控制,比较适合 10 个位点以下的检测。但该方法需要在位点两侧设计引物,对于位点的要求较 SNaPshot 法高。

5）MALDI-TOF MS 法:利用基质辅助激光解吸电离飞行时间质谱法（matrix assisted laser desorption/ionization time of flight mass spectrometry,MALDI-TOF MS）技术的 SNP 分型法。经过 PCR 扩增后的产物,加入 SNP 序列特异延伸引物,在 SNP 位点上,延伸 1 个碱基。然后将制备的样品分析物与芯片基质共结晶,将该晶体放入质谱仪的真空管,而后用瞬时纳秒强激光激发,由于基质分子吸收辐射能量,导致能量蓄积并迅速产热,使基质晶体升华,核酸分子就会解吸附并转变为亚稳态离子,产生的离子多为单电荷离子,这些单电荷离子在加速电场中获得相同的动能,进而在一非电场漂移区内按照其质荷比率的不同得以分离,在真空小管中飞行到达检测器。离子质量越小,就越快到达。理论上讲,只要飞行管的长度足够,检测仪器可检测得的分子质量数是没有上限的。利用质谱分析对质量的灵敏度特别高的特点,很容易将仅含有一个不同碱基的两段基因序列区别开,从而进行 SNP 分型。该方法不需要合成特殊的荧光引物,只需要一对 PCR 引物及延伸引物即可;检测方便,灵敏度高,数据准确性有保证;在满足一定实验条件的情况下,SNP 分型检测结果的准确率和重复率均可达到 99% 以上。但其对 SNP 位点两侧序列的要求较高,特殊序列如 SNP 位点的插入、缺失等会影响准确性。目前检测一般是 25~30 个位点一个体系,384 孔板为一个反应。

6）基因芯片法:DNA 基因芯片技术是近年来新开发的一种 DNA 序列变异检测工具。待测基因经提取后,被切成长短不一的片段,经荧光标记后,注射到嵌有芯片的载片上。目标 DNA 与芯片上所固定的密集的寡核苷酸探针阵列进行等位基因特异性反应,根据荧光信号的有无和强弱确定 SNP 位点。目前应用最为广泛的基因分型平台为 Illumina SNP 芯片分型平台(包括 Infinium® 技术和 GoldenGate® 技术)和 Affymetrix 基因分型平台（Affymetrix GeneTitan® 技术）。该法高通量,能够在全基因组水平扫描基因组中的 SNP 及结构变异,适用于大样本、不同标记密度的快速基因分型。所用起始材料也很少,操作步骤简单。但芯片设计成本高,另由于 DNA 样品的复杂性,有些 SNP 不能被筛检出。

（4）数据分析:根据实验目的可进行哈迪-温伯格平衡（Hardy-Weinberg equilibrium）检验、等位基因型、聚类分析、品种鉴定、单倍型分析、杂合性缺失（loss of heterozygosity,LOH）分析、遗传连锁分析、与疾病的关联分析等。在连锁不平衡（linkage disequilibrium,LD）的分析中,要注意由于 LD 中的 SNP 是相关的,当 SNP 被用作标记物（而不是致病因子）时,通常从每个高度相关的区域中只会选择少量的 SNPs,这必然会减少标记的数量和弱化它们之间的关联。

2. 特点　SNP 分子标记多态性高、密度大、遗传稳定性高、易于实现自动化高通量基因分型。SNPs 研究正处于发展之中,虽然它有很好的前景,但目前仍存在不少问题。例如:复杂疾病的相关分析,利用 SNP 寻找致病基因的工作并不像最初想象的那样简单,除了需要大量的 SNPs 外,有时需要弄清疾病的模式和被研究种群的历史如迁移模式等;由于减数分裂中的基因重组,使 SNP 的关联分析也很困难。目前虽然有大量检测 SNP 的方法,但大都价格昂贵,速度较慢。不过,随着 SNP 分型技术的不断改进,各类数据库的逐步完善,SNP 在各方面研究应用的广度和深度将不断推进。SNP 的研究将从前期的单点、低通量向全基因组、高通量化发展,作为第三代分子标记的 SNP 依然拥有广阔的应用前景,使研究者们可以更方便、更准确地将物种的基因和性状联系在一起。

七、DNA 直接测序法

DNA 序列分析是研究物种遗传多样性和鉴别分类的常用方法,能准确地从碱基水平上反映物种的遗传信息,通过比较不同种群个体同源基因的核苷酸排列顺序,研究其遗传变异水平,对物种分类、系统发育及进化做出合理解释。DNA 序列分析从碱基水平上提供丰富而准确的遗传信息,操作简单,还克服了其他许多分子技术的局限性,适用于鉴定亲缘关系较近的物种。

（一）定义及原理

DNA 直接测序法利用的是 Sanger 测序法的原理,其前提是已有候选目标基因或 DNA 片段作为分子标记。测序是为了直接读出 DNA 的碱基序列,可以检测到已知和未知的突变。

该方法的关键是 DNA 序列的选择。在进化过程中,基因组所有区域均可累积突变,只是有些位点较易变化。内含子和非编码区受生物功能限制少,通常进化速率比编码区快。不同基因以及同一基因不同区段的进化速率也不同。为能达到区分种群和研究种系发生关系的目的,需选择适宜进化速率的基因用于研究。选择的基因必须是研究对象共有的,最好是具有相同的基本生物功能的多拷贝基因。避免选择与某特定适应特征有关的基因,因其易受外界选择的影响。靶基因应有足够长度以提供充分的特征信息,并与保守性序列邻近以便于设计寡核苷酸引物扩增靶基因。当测定一群生物体间种系发生关系时,应尽量对多种基因进行分析。因为各种不同来源的 DNA 序列的进化特征各异。进化最迅速的 DNA 序列是真核生物的线粒体 DNA,其他的 DNA 分子标记进化速率介于 mtDNA 和 rDNA 之间。除编码区外,某些基因簇中包含了多样性的转录和非转录区,它们同样提供了从最近到很久前时间范围内的系统发育记录。

具体来讲,①线粒体 DNA:具有母系遗传、结构简单、缺少重组、进化速率快等特点,特别适合作为遗传学研究的标记。不同线粒体基因间和基因内的进化速率不同,但有高度保守区,因而有一定范围的进化速率可供选择,以用于不同水平的种系发生研究。但线粒体 DNA 在研究最近的遗传变异丢失和任何个体层面的事件中的能力有限。②核基因组 DNA:核基因组由许多线形染色体组成,其中非编码序列居多。非编码区进化快,大多为无特征的,不能设计特定引物用于 PCR 扩增序列。基因组中含大量基因转变、复制和染色体重组,故应谨慎用于平行进化同源基因间的比较。单拷贝蛋白质编码基因由于保守性高,虽可避免上述缺点,但不适于比较亲缘关系很近的生物体。高度可变的微卫星串联重复序列是核基因组中极具多态性的区域,即使在同种个体间,串联重复数目也存异,此法多用于亲代、子代个体差异的研究。③核糖体 DNA 基因:编码 rRNA 亚单位基因包含高度保守到高度可变区间不同进化速率的区域,适于作分类学研究。rDNA 基因以拷贝形式存在于基因组中,但它们的进化方式一致。个体内的 rDNA 序列间同源性极强,由于进化的一致性也使种内繁殖的种群内的变异体恒定,因而单一个体即可代表其种内繁殖种群 rDNA 基因的特征,使分析简便化。此法对研究种系发生关系十分有用。

（二）基本步骤及特点

1. 基本步骤

（1）DNA 的提取和纯化:参考第三十七章第一节。

（2）PCR 扩增:常规 PCR 扩增程序。需根据要测序的目的基因片段,设计特异性引物,进行扩增。

（3）DNA 回收:可根据实验情况,采取 PCR 产物直接回收,或者凝胶电泳纯化回收目的 DNA 片段等方法。

（4）测序:Sanger 测序法。参考第四十八章第一节。对正向和反向两条链都进行测序可避免出错。

（5）数据分析:DNA 序列信息可用于评价特定基因或基因家族的进化,评价种内进化,构建不同物种的分子系统发育关系。

2. 特点　DNA 测序法可直接得到序列的碱基信息,非常直观。DNA 序列分析广泛应用于物种鉴定和系统学研究中,小到种内变异,大到生物系统的发育。但 DNA 测序需要对测序样品扩增、纯化、序列分析,过程比较烦琐、耗时长,且对取材和技术要求比较高,用于系统发育的研究有赖于样品的纯度和测序过程的保真性。

DNA 条形码标记(DNA barcoding)是 DNA 测序法最典型的应用,DNA 条形码是从基因组的一个标准化区域提取的短 DNA 序列。DNA 条形码的基本目的是利用一个或多个参照基因的大规模筛选,以将未知个体分配到物种中,并促进新物种的发现。线粒体基因细胞色素 C 氧化酶 I(mitochondrial cytochrome c oxidase I,CO I)、烟酰胺腺嘌呤二核苷酸脱氢酶亚单位 1(NADH dehydrogenase subunit 1,ND1)、核糖体内在转录间隔区 1(internal transcribed spacer 1,ITS1)和内转录间隔区 2(internal transcribed spacer 2,ITS2)常被作为动物 DNA 条形码研究的常用序列。

八、其他分子标记技术

不同的分子标记均有其优缺点,受到样本质量、数量、实验条件和成本等的制约,各自的复杂性、稳定性及产生遗传信息的能力亦各不相同。上述常见分子标记也得到了不断的改进和结合,以满足不同研究

的需要。现简单介绍几种其他的分子标记:

(一) 序列相关扩增多态性(sequence-related amplified polymorphism,SRAP)标记

序列相关扩增多态性标记技术是一种无需任何序列信息即可直接 PCR 扩增的新型分子标记技术。与 RAPD 技术相似,但所用的引物是在 SSR 的基础上设计的。SRAP 标记的原理是利用基因外显子里 G、C 含量丰富,而启动子和内含子里 A、T 含量丰富的特点设计两套引物,对开放阅读框架进行扩增。SRAP 引物的大小是成功扩增 SRAP 条带的关键环节,2 个引物的碱基数量不能相同。正向引物 17 个碱基,包括 14 个碱基组成的核心序列和 3' 端的 3 个选择碱基;核心序列组成是由从 5' 端开始的 10 个碱基,然后加上 CCGG。反向引物 18 个碱基,由 15 个碱基的核心序列和 3' 端的 3 个选择碱基组成,同正向引物的核心序列最大的不同是由 AATT 代替 CCGG。该标记具有简便、稳定、产率高、便于克隆目标片段的特点,已被应用于图谱构建、性状的标记和遗传多样性分析。

SRAP 标记采用 PCR 扩增,不需要像 RFLP 标记那样要求高纯度和高浓度的 DNA 或使用放射性同位素;SRAP 标记也不需像 RAPD 和 SSR 标记那样费力进行引物设计、开发;也不需像 AFLP 那样进行预扩增和连接。多次重复试验的结果稳定。SRAP 标记比 RAPD 标记稳定,且其多态性可与 AFLP 标记相媲美。由于在设计引物时正反引物分别针对序列相对保守的外显子与变异大的内含子、启动子与间隔序列。因此,多数 SRAP 标记在基因组中分布是均匀的。研究发现在 130 个 SRAP 中,约 20% 为共显性。高频率的共显性以及在基因组中均匀分布的特性,使其优于 AFLP 标记而成为一个构建遗传图谱的良好标记体系。SRAP 标记的测序显示多数标记为外显子区域,测序表明 SRAP 的多态性产生于两个方面:由于小的插入与缺失导致片段大小改变,而产生共显性标记;核苷酸改变影响引物的结合位点,导致产生显性。

(二) 特定序列扩增(sequence characterized amplified regions,SCAR)标记

特定序列扩增标记是在 RAPD 技术的基础上发展起来的特异序列扩增区域标记。其基本步骤是:在对基因组 DNA 作 RAPD 分析后,将目标 RAPD 片段(如与某目的基因连锁的 RAPD 片段)进行克隆并对其末端测序,根据 RAPD 片段两端序列设计特定引物,通常为 18~24bp,一般引物前 10 个碱基应包括原来的 RAPD 扩增所用的引物。也可对 RAPD 标记末端进行测序,在原 RAPD 所用 10 个碱基引物的末端增加 14 个左右的碱基,成为与原 RAPD 片断末端互补的特异引物。以此引物对基因组 DNA 片段再进行 PCR 特异扩增,这样就可把与原 RAPD 片段相对应的单一位点鉴别出来。

SCAR 标记一般表现为扩增片断的有无,是一种显性标记,当扩增区域内部发生少数碱基的插入、缺失、重复等变异时,也表现长度的多态性,为共显性标记。若待检 DNA 间的差异表现为扩增片段的有无,则可直接在 PCR 反应管中加入溴化乙锭,通过在紫外灯下观察有无荧光来判断有无扩增产物,检测 DNA 间的差异,从而省去电泳的步骤,使检测变得更方便、快捷,可用于快速检测大量个体。相对于 RAPD 标记,SCAR 标记所用引物较长且引物序列与模板 DNA 完全互补,可在严谨条件下进行扩增,结果稳定性好、可重复性强。因此,SCAR 比 RAPD 和其他利用随机引物的标记方法在基因定位和遗传作图中有更好的应用前景,成为分子标记在育种实践中能直接应用的首选标记。在近年的研究中,很多 RAPD 标记、RFLP 标记、AFLP 标记以及一些 SSR 标记已成功转化成了 SCAR 标记,并得到了较好的验证。

(三) 简单重复序列区(inter-simple sequence repeat,ISSR)间标记

简单重复序列区间标记是在 SSR 标记的基础上发展起来的一种分子标记。其基本原理是:以锚定的微卫星 DNA 序列(不同重复次数的基序)为引物,在 SSR 序列的 3' 端或 5' 端加上 2~4 个随机核苷酸,如(AC)nX、(TG)nX、(ATG)nX、(CTC)nX、(GAA)nX 等(X 代表非重复的锚定碱基),引物的长度一般要达到 15bp 或以上;对基因组 DNA 进行选择性扩增,在 PCR 反应中,锚定引物可引起特定位点退火,PCR 扩增与锚定引物互补的重复序列间 DNA 片段;所扩增的 SSR 区间区域的多个条带可通过聚丙烯酰胺凝胶电泳得以分辨,检测其扩增产物的多态性,扩增谱带多为显性表现。与 SSR 不同的是,ISSR 标记的多态性来自于相邻 SSR 之间序列长度的差异,而 SSR 标记揭示的是 SSR 自身的长度差异。

ISSR 结合了 SSR 和 RAPD 的优点,操作简单,所需 DNA 模板量少,不需通过获得 SSR 的侧翼序列来开发引物,实验成本低。另外,ISSR 引物可在不同的物种间通用,适用于世界上任何物种,不像 SSR 标记那样具有较强的物种特异性。与 RAPD 和 RFLP 相比,ISSR 揭示的多态性较高,可获得几倍于 RAPD

的信息量,精确度几乎可以与 RFLP 相媲美,检测非常方便。此外,当用不同基序作引物扩增同一基因组时,可根据扩增产物的多少间接衡量与引物基序互补的基序在基因组中的分布情况。目前该标记已用于遗传作图、品种鉴定、遗传分化等研究,最常见的应用是分析和评估种群间的亲缘关系及其遗传多样性。但由于其扩增谱带多为显性、呈孟德尔式遗传,无法区分纯合子和杂合子,其在种质材料的基因型判断,解决交配系统、计算杂合度和父系分析问题上也存在明显不足。此外,ISSR 在不同种群中也有所不同,在具体操作过程中仍需要摸索条件进行优化。

(四) 目标起始密码子多态性(start codon targeted polymorphism,SCoT)标记

目标起始密码子多态性标记是基于单引物扩增反应(single primer amplification reaction,SPAR)的新型分子标记方法,可以作为 RAPD、ISSR 标记的有效补充。起始密码子是基因翻译的起始点,其侧翼的序列具有较高的保守性和一致性。根据这一特性,设计引物扩增功能基因。引物设计是 SCoT 标记的核心。在 SCoT 标记中,单引物起着像 RAPD、ISSR 单引物几乎同样的作用,同时充当上下游引物,不同的是 SCoT 单引物可同时结合在双链 DNA 的正负链上的 ATG 翻译起始位点区域,从而扩增出两结合位点之间的序列。引物长度以 18bp 左右为宜,GC 含量介于 50%~72% 之间,无兼并碱基,避免引物二聚体和发夹结构的形成。

SCoT 标记技术在一个反应当中,能产生 5~10 条带(琼脂糖胶检测),大小在 200~1 500bp 之间。扩增产物可用电泳检测,操作简单;引物设计简单,且通用性强;对 DNA 质量要求低、用量少、灵敏度高、稳定性好、成本低廉;遗传信息丰富,条带的多态性高。SCoT 对目的基因的分子标记,其本身可能是目的基因的一部分,或与目的基因相近,或与之紧密连锁,能有效产生和性状连锁的标记。SCoT 分子标记技术产生的标记大部分是显性标记(引物结合位点的点突变),但也会产生由于插入、缺失引起的长度多态性共显性标记。

九、分子标记技术在寄生虫学研究中的应用

分子标记为研究传播、宿主特异性进化和物种形成模式等过程提供了重要的工具。在分子生态和进化研究中也有非常实际的应用,如研究耐药性的进化和控制。寄生虫的生命周期和生活方式(繁殖方式、传播能力、有效大小等等)有着巨大的多样性。这些有利于通过比较研究,阐述寄生虫的特异性问题或关于进化的一般问题。但寄生虫学领域的分子生态学研究进展要缓慢于其他自由生活的真核生物。以下将简单介绍一些利用分子标记来解决寄生虫生态学或进化问题的研究。

(一) 在分子变异和遗传多样性中的应用

Semyenova 采用 RAPD-PCR 分子标记和转录间隔区 ITS2 序列分析,对从俄罗斯采集的静水椎实螺(*Lymnaea stagnalis*)和卵圆椎实螺(*Lymnaea ovata*)中的眼点毛毕吸虫(*Trichobilharzia ocellata*)尾蚴进行了物种鉴定和种群变异研究。分别检测到不同水平的个体和群体间变异,显示不同螺宿主中的尾蚴具有较大的遗传分化。*L. ovata* 中 *T. ocellata* 尾蚴的 ITS2 序列与另一种毛毕吸虫欧洲种 *T. franki* 的 ITS2 序列的同源性为 100%。*L. stagnalis* 中 *T. ocellata* 尾蚴的 ITS2 序列与另一种毛毕吸虫欧洲种 *T. sidati* 尾蚴的 ITS2 序列的同源性为 99.4%。Shrivastava 等采用 SSR 技术,对中国大陆 7 省和菲律宾地区的日本血吸虫(*Schistosoma japonicum*)的遗传变异进行研究。结果显示,种群内及种群间均存在高水平多态性,中国与菲律宾的日本血吸虫属不同品系,中国大陆的日本血吸虫因地域的差异而存在不同的地理株。研究表明,SSR 分子标记适用于日本血吸虫的种群遗传学研究。Gu 等继续利用不同的 SSR 标记,对不同发育阶段的日本血吸虫进行了基因分型,计算了日本血吸虫在不同群体水平下的遗传多样性和分子变异;对尾蚴在螺内和螺间水平的亲缘关系进行评价;比较了成对和未配对虫的遗传距离,并通过对毛蚴的亲代鉴定研究了血吸虫的配对变化。结果显示钉螺内和钉螺间尾蚴存在遗传分布不均匀的现象,日本血吸虫的配对中更换伴侣的行为有遗传学的驱动因素。这些特征均有助于理解日本血吸虫遗传多样性的平衡与血吸虫病的传播。

随着新的基因组工具的使用,大规模绘制基因组变异成为可能。寄生虫丰富的遗传多样性得到了进一步的认识,这种多样性是病原体成功感染人体或其他宿主的关键。Neafsey 等开发了一个高通量的恶性

疟原虫(*Plasmodium falciparum*)SNP 基因分型平台,使用 Affymetrix 3000 SNP 分析阵列发现,大约一半的分析(1 638)对主要和次要 SNP 等位基因均可产生高质量、100% 准确的基因分型。来自全球 76 个分离虫株的基因型数据证实,大陆种群之间存在显著的遗传分化,SNP 多样性和连锁不平衡水平根据地理位置和当地的流行病学因素而不同。非同义和沉默(同义或非编码)SNP 在群体内多样性、群体间分化和群体间等位基因频率相关程度方面均存在差异。不同的非同义变异群体分布表明,自然选择对恶性疟原虫的基因组多样性有显著影响。新的高通量基因分型技术有助于加强对种群结构和自然选择的研究,并可能最终通过恶性疟原虫全基因组关联研究找到关键表型性状的基因。除了 SNP 基因分型,SSR 和 INDEL(insertion/deletion)也常被用于疟原虫的种群遗传学研究,包括评估遗传多样性、计算感染的多重性、连锁不平衡、杂合度并构建树状图。针对三日疟原虫(*Plasmodium malariae*)开发并验证了 6 个 SSR 标记和一组基于可变数目串联重复(variable number tandem repeat,VNTR)的 pmmsp1 INDEL 多态性标记均可以独立或联合使用,以获得疟原虫的基因分型,从而为研究疟原虫多样性、种群遗传学、分子流行病学以及在药物疗效研究中区分复发和再感染提供有效工具。

利用不同的分子标记对寄生虫多样性的研究也应用在节肢动物的遗传多样性和传播规律研究中。白纹伊蚊(*Aedes albopictus*),也叫亚洲虎蚊,因其在世界范围内的急剧扩张及其传播多种虫媒病毒的能力,对公共卫生安全构成日益严重的威胁。分子标记对于跟踪这种蚊子的快速传播和获得更深入的种群结构知识至关重要,是制定严格监测规程和改进可持续控制措施的基本要求。Manni 分析了来自原始来源地区和新繁殖地区的野生白纹伊蚊种群样本的 rDNA 内转录间隔区 2(ITS2)的变异,并开发了 23 个新的 SSR 标记,共鉴定出 52 个独特单倍型的 76 条 ITS2 序列。AMOVA 分析表明,其变异主要发生在个体内(74.36%),而在群体中仅检测到 8%。分子变异的空间分析表明,单倍型遗传相似性与种群的地理接近无关,单倍型系统发育表明高度相关序列分布在不同地理区域的种群中。SSR 标记在原居群和外来居群中均表现出较高的多态性,且 Fst 值提示不存在较大的分化。这两种类型的分子标记均揭示了白纹伊蚊在群体内和群体间的遗传多样性分布,为该物种的分散动态提供了线索。白纹伊蚊的传播不符合从亚洲本土源区逐渐扩大的规律,而是符合人类活动介导的一种相对较近的、混乱的繁殖分布规律;多个引入和混合事件可能在维持遗传多样性和避免瓶颈效应方面发挥重要作用。很明显,多态 SSR 标记为重建蚊的入侵路线提供了重要的工具。

(二) 在物种鉴定和分类中的应用

寄生虫的形态特征有限,通常很难确定其种类。此外,原始样本可能是来自特定宿主的难以识别的卵或幼虫阶段,给物种鉴定和分类也带来了困难。因此,物种的遗传鉴定是迄今为止分子技术在寄生虫学中应用最广泛的方面。

对从形态上无法区分的生活史阶段,如卵和幼虫,进行已知物种的鉴定对疾病传播研究和临床诊断十分重要。正确的鉴别是防控或药物治疗的关键。通过对粪便样本中的卵进行筛选,以评估宿主中寄生虫的多样性。特别是面对无法进行侵入性取样的宿主(人类、濒危物种)以获取寄生虫成虫的情况下,这种筛查就显得非常必要。由于在形态上与诺氏疟原虫(*Plasmodium knowlesi*)(一种感染猕猴的疟原虫)非常相似,之前通过显微镜观察,马来西亚婆罗洲人感染的疟原虫被诊断为三日疟原虫。但 Singh 等证明了从感染患者中获得的小亚基 rDNA 序列与诺氏疟原虫完全相同,从而证明了诺氏疟原虫可以感染人,并提出了疟原虫在人类和猕猴之间的潜在传播动态。利用分子标记对寄生虫的鉴定已探索到南极洲和麦哲伦海峡的无脊椎动物中,南极帽贝(*Nacella concinna*)和南极笠螺(*Nacella deaurata*)中寄生的囊蚴和胞蚴被鉴定为一种裸茎吸虫 *Gymnophalloides nacellae* 和一种复殖目 *Renicolidae* 科吸虫的幼虫。

通过分子标记,还可以帮助筛选出寄生虫的生活史幼虫阶段寄生的潜在宿主。因为如果潜在宿主不能在实验室中存活,通过实验感染等传统的循环生活史的方法,则很难鉴定宿主。使用物种特异性引物的 PCR 检测技术或测序技术为筛选潜在宿主提供了快速和可信的手段。如 Jousson 等从鱼类宿主和软体动物中间宿主中分别采集了 16 种已知吸虫的成虫标本和无法识别的幼虫标本。通过 rDNA 的内部转录间隔区 ITS 序列分析,将许多幼虫标本与相应的成虫相匹配,从而识别出了多种寄生虫天然的中间宿主。

分子标记的另一个用途是寻找隐蔽种(形态相似,但基因不同)。使用分子标记的目标不是区分已知物种,而是发现和鉴定出新物种。随着对寄生虫进行更多的系统地理和遗传结构研究,隐型寄生虫物种的发现变得越来越普遍。Criscione 等利用线粒体 DNA,比较了感染鲑科鱼类的三种吸虫的种内线粒体 DNA 变异,发现了一种自生吸虫的隐种。Bensch 等对禽疟原虫的研究中,通过检测线粒体细胞色素 B(cytochrome b)和一个快速进化的核基因,二氢叶酸还原酶-胸苷激酶合成酶(dihydrofolate reductase-thymidylate synthase,DHFR-TS)的多样性,认为禽疟原虫的种类和所寄生的鸟类宿主一样多,而不是之前通过传统形态学观察所鉴定的 175 种,多个隐蔽种可以存在于在同一个宿主中。

许多寄生蠕虫和原生动物有限的形态特征可能导致生物多样性调查中对物种真实数量的严重低估。基于 DNA 的寄生虫物种的发现和鉴定对理解生物的多样性具有重要意义。

(三)在分子系统进化及系谱中的应用

对于寄生虫来说,许多关于其生活史的问题只有基于可靠的系统发育背景才能得到解决。但由于寄生虫谱系中广泛的形态变化,它变得更为复杂。在这类研究中,分子系统学被证明是一个强大的工具,但传统的基于核苷酸序列进行发育树推断的方法在一定程度也存在一定的局限性。这些局限性是由许多因素造成的,如序列中系统发育信息的稀缺性/模糊性,在低系统发育水平下基因关系的复杂性,或者在多个竞争的共同进化场景中缺乏判断标准等。由于精确和可靠的系统发育背景对生物学研究的重要性,各种新的分子数据和标记方法被不断利用以扩展分子系统发育。已有研究表明,许多看似非系统发生的寄生虫学问题可能与潜在的系统发生假说密切相关。例如人群中 Duffy 阴性与间日疟原虫(*Plasmodium vivax*)感染的关系,寄生虫致病性变异的基础等。对宿主—寄生虫系统的研究表明,当使用不同的 DNA 位点时,可以获得完全不同的种群结构图。对于每一种分子工具,重要的是要理解它们可以应用于哪种类型的系统发育问题以及在哪种系统发育水平上,以及它们的主要局限性是什么。以下仅以简单的事例展示不同的分子标记在分子系统进化和谱系中的应用。

Elsheikha 等基于核编码小亚基 rRNA(small subunit ribosomal RNA,SSUrRNA)基因序列进行系统发育分析,研究美国负鼠和马的神经肉孢子虫(*Sarcocystis neurona*)与其他成囊球虫之间的起源、系统发育和生物地理关系。31 种肉孢子虫分属于不同的亚科和属,分为 3 个主要谱系。密歇根负鼠分离株(MIOP5、MIOP20)和马分离株(MIH8)的 SSU rRNA 基因序列同源性为 100%。密歇根分离株与肯塔基州马分离株(SN5)差异为 2/1 085bp(0.2%)。此外,从马和负鼠中分离到的神经肉孢子虫的超微结构特征和 PCR-RFLP 分析结果一致。结果显示了形态学和分子生物学数据的一致性,证实了负鼠和马的神经肉孢子虫具有相同的系统发育起源。

由于缺乏典型的真核生物“线粒体”细胞器,内阿米巴(*Entamoeba*)被认为是一个活的遗迹,是最早的真核细胞的代表。溶组织内阿米巴(*Entamoeba histolytica*)滋养体中也无典型的高尔基体和内质网结构。基于这些特征,溶组织内阿米巴被认为是在这些细胞器发育之前从其他真核生物中分化出来的一种原始真核生物。利用 DNA 拓扑异构酶Ⅱ(topoisomerase Ⅱ)作为分子标记,重建分子系统发育树,分析了包括蓝氏贾第鞭毛虫、阴道毛滴虫、溶组织内阿米巴和脑炎微孢子虫等无线粒体原虫的进化关系。结果表明,这些原生动物是在获得线粒体之后而不是在获得线粒体之前进化的,溶组织内阿米巴在进化中分化相对较晚,其许多不同寻常的特征可能是由于适应其独特生态位过程中的还原进化。对基因组的分析也发现,溶组织内阿米巴中大量的基因(至少 68 个)可能是在进化的早期从细菌中基因水平转移获得的,触发了适应性进化。此外,内阿米巴具有高度的基因组可塑性和不稳定性,不同于其他原虫例如疟原虫(其在远亲物种之间也具有稳定的基因组结构特征),提示了内阿米巴在种内和种间的重要进化特征。

随着测序技术的发展,全基因组水平的系统比较研究逐渐被运用。肝囊原虫(*Hepatocystis*)是一种可以感染猴子、蝙蝠和松鼠的原虫。肝囊虫虽被认为是由疟原虫演化而来,但其通过库蠓传播,且不在血液中繁殖。Aunin 等利用全基因组序列,构建了肝囊虫和疟原虫的系统发育关系,证实了肝囊虫由疟原虫进化而来。并通过转录组比较,发现肝囊虫丢失了参与入侵红细胞的基因家族,使其无法在红细胞中复制。此外,研究揭示寄生虫在虫媒中时,基因的快速进化更加活跃。这些均有助于理解寄生虫和虫媒间的相互作用。

(四)在分子诊断中的应用

分子诊断在原虫、吸虫、绦虫、线虫和节肢动物中均有应用,主要集中于一些重要的人兽共患寄生虫。

用于协助物种分子诊断的主要分子标记有 RAPD、RFLP、AFLP 和 SSR 等技术。所有这些方法都产生多态性(或等位基因),表现为特异性条带(RAPD、RFLP、SSR),或者条带大小存在差异(AFLP)。随着测序技术的发展,全基因组水平的 SNP 分子标记和特异性 DNA 片段序列也被运用于寄生虫虫种、株的鉴定和分类中。

Tumwine 利用 PCR-RFLP,对 243 名小于 5 岁的患有持续腹泻的儿童进行了贝氏微孢子虫(*Enterocytozoon bieneusi*)和隐孢子虫(*Cryptosporidium* spp.)的临床流行病学调查。发现 32.9% 患儿感染贝氏微孢子虫,31.3% 的患儿感染了隐孢子虫。在感染 HIV 的 91 名儿童中,76.9% 感染了贝氏微孢子虫,73.6% 感染了隐孢子虫;而 152 名未感染 HIV 的儿童中,6.6% 的患儿感染了贝氏微孢子虫,5.9% 的患儿感染了隐孢子虫。在 243 名儿童中,27.8% 的患儿同时感染两种肠道病原体。分离株中,74% 为人源型人隐孢子虫(*Cryptosporidium hominis*),17% 为动物源型微小隐孢子虫(*Cryptosporidium parvum*),8% 为两者混合或其他类型。Gasser 等利用 PCR-RFLP 技术,对 16 种马圆形线虫(*equine strongyle*)的 ITS2 进行扩增,并用 6 种限制性内切酶消化后,得到 16 种特异性酶切片段,从而对 16 种马圆形线虫进行了准确的鉴定。Widmer 等采用 SSR 技术对微小隐孢子虫的卵囊进行溯源及区分致病和非致病种。马秀敏等以 SSR 为分型标记,鉴定了来自新疆不同地区囊型包虫病(cystic echinococcosis,CE)患者的细粒棘球绦虫(*Echinococcus granulosus*)分离株的基因型,66 个分离株中有 65 个为 G1 型,1 个为 G6 型。

Daniels 等从 2 100 个 SNP 位点中筛选出的 24 个恶性疟原虫 SNP 位点,显示了较高(35%)的次等位基因频率(minor allele frequency,MAF),构建了稳定的 TaqMan 基因分型;并通过 Affymetrix 阵列对全球范围内的恶性疟原虫基因组进行基因分型,计算 MAF。结果显示这些 SNP 标记组成一个"分子条形码",没有两种疟原虫显示出具有相同的等位基因特征,从而可以唯一地识别恶性疟原虫基因组。该 SNP 检测和鉴定恶性疟原虫的能力可以和标准的裂殖子表面蛋白-1(merozoite surface protein-1,MSP-1)和 MSP-2 分型方法媲美。

DNA 序列分析也可以用于设计针对寄生虫虫种、株的寡核苷酸引物,利用 PCR 技术进行寄生虫虫种、株的特异性鉴定及寄生虫感染的特异性诊断。耐药性是疟疾控制规划面临的最大挑战之一。以 DNA 为基础,针对耐药等位基因进行高灵敏度和特异性的检测,有助于维持现有抗寄生虫药物的有效性,并利用现有药物控制寄生虫病。Ariey 等通过对来自非洲的一个青蒿素(artemisinin)耐药恶性疟原虫株系和柬埔寨的临床寄生虫分离株进行全基因组测序,发现疟原虫 PF3D7_1343700kelch 螺旋桨结构域("k13-螺旋桨")的突变与体内、外青蒿素耐药性有关,k13-螺旋桨等位基因显性突变体的频率增加与在柬埔寨西部的耐药性传播有关。突变等位基因、体外寄生虫存活率和体内寄生虫清除率之间的强相关性表明,k13-螺旋桨突变是青蒿素耐药性的重要决定因素。K13-螺旋桨多态性作为一个有用的分子标记,可为控制大湄公河次区域的青蒿素耐药性,并防止其全球传播的大规模监测工作提供依据。

新一代测序技术的最新进展也为追踪非洲耐药疟原虫提供了新的有效方法。在马里的 Dangassa 和 Nioro-du-Sahel 等两个疟疾传播模式不同的地点,采用 Sanger's 101-snp-barcode 方法,检测 Pfcrt、Pfmdr1、Pfdhfr、Pfdhps、Pfarps10、Pfferredoxin、Pfferexonucase 和 Pfmdr2 等基因中的靶向特异性密码子,评估恶性疟原虫的遗传多样性,确定疟原虫的种类。结果发现 Pfcrt_76T 氯喹(chloroquine)耐药基因型在 Dangassa 的发生率为 64.4%,在 Nioro-du-Sahel 的发生率为 45.2%;Pfdhfr_51I-59R-108N 乙胺嘧啶(pyrimethamine)耐药基因型在 Dangassa 和 Nioro-du-Sahel 分别为 14.1% 和 19.6%。Pfdhps_S436-A437-K540-A581-613A 对磺胺多辛(sulfadoxine)耐药的基因突变在 Dangassa 组中显著高于 Nioro-du-Sahel 组。在 Dangassa 中发现 1 个哌喹(piperaquine)耐药基因 Exo_E415G 突变,但未发现青蒿素耐药基因。研究揭示了氯喹和乙胺嘧啶耐药标记的高流行率以及磺胺多辛耐药基因的高密码子替代率;恶性疟原虫出现了高度的遗传多样性,但在两个研究地点均未发现明显的遗传聚集。

此外,开发非操纵性的分子标记也可以用来确定动物贸易中寄生虫感染的来源(是否在出口或进口前感染),对世界范围内的动物贸易行业和动物福利都具有重大意义,也涉及包括法医鉴定、野生动物保护、兽医公共卫生保护和食品安全等方面的应用。Alassad 等利用 SSR 分子标记,检测从坦桑尼亚进口的阿联酋牛羚的疥螨感染情况,并与来自阿联酋、肯尼亚和意大利的样本进行比较,证明了多重 SSR 分型的实用性,可以帮助识别寄生虫感染的地理来源。

第二节　系统发育及分子进化研究中的常用分析技术

在利用不同的分子标记获得物种一定数量的遗传信息之后,需要对遗传信息进行筛选、分析,从中得到有用的信息,推断和评估物种间在分子水平上的进化关系。通过序列的同源性比对,采用一定的系统重建途径与方法所推断出来的进化关系一般用进化树来描述。通过进化树估测物种间的亲缘关系,描述分子、物种以及二者之间遗传关系的谱系,直观地阐明物种间的进化历程。

一、系统发育及分子进化分析的理论基础

系统发育和分子进化分析目前主要是从分子的角度研究物种之间的生物系统发生的关系。其假设核苷酸和氨基酸序列中隐含有生物进化历史的全部信息,并利用分子数据的丰富性、可比性、及数据分析的规范性,通过建立在数学和统计学基础上的可以合理解释生物学现象的分析模型,来推断生物进化历史。

(一)生物进化的分子机制

进化是所有生物共有的一种生物现象。生物进化是指生物种群中代代相传的遗传特征的变化。生物体不断繁殖,但每一代都经历着变化。但要将一种变化定义为生物进化,它必须由于遗传的影响而发生。

进化可以发生在大大小小的环境中,环境通过发展中的变化来促进进化。适应是一个关键的进化过程,在这个过程中,性状和物种的适应性变化通过自然选择进行调整,使其更适合在特定的生态环境中生存。具有优势性状的生物体的繁殖成功被称为自然选择,因为大自然"选择"那些能增强生物体生存和繁殖能力的性状。自然选择还可以减少那些削弱生物体生存和繁殖能力的特性的流行。人工选择也是一个类似的过程,但在这种情况下,人类而不是环境通过安排具有这些特性的动物或植物繁殖来选择理想的特性。进化的是生物种群,而不是个体。为了使自然选择在群体中发生,必须满足以下几个条件:种群中的个体必须产生超强生存能力的后代;这些个体必须有不同的特征;有些特征必须由父母遗传给后代;选择压力有利于具有最适合环境特征的生物。如果满足这四个条件,新一代个体在性状的频率和分布上就会与原始一代不同,从而产生了生物进化。

支持进化论的证据主要来自化石记录、结构和功能的比较研究、胚胎发育的研究以及 DNA 和 RNA 的研究。生物进化的研究传统上分为两个方面。首先,古生物学记录显示,沉积在不同时代沉积岩中的主要动物和植物分类群的组成发生了惊人的变化。水生生物产生了第一批陆生植物和动物,两栖动物产生了包括恐龙在内的爬行动物,蕨类植物产生了裸子植物,然后是开花植物。大多数恐龙灭绝之后,哺乳动物和鸟类这种会飞的后代开始繁衍。生物进化的研究改变了我们对这个星球上生命的理解。进化论为地球上为什么有这么多不同种类的生物以及所有生物如何成为进化谱系的一部分提供了科学的解释。它证明了为什么一些看起来非常不同的生物实际上是有血缘关系的,而其他看起来相似的生物只是远亲。其次,达尔文的理论与统计遗传学相结合,证明了可遗传的变化可能在群体中积累,并导致基因变异的替换。这一过程推动了微进化,这有助于物种改善其功能,并适应不断变化的环境。

微进化在分子水平上,相当于分子基因型和表型频率的变化。这些过程包括多态性的建立、等位基因的替代、等位基因的遗传漂变、分子驱动、隔离屏障的出现等。选择,即根据基因型的生存和繁殖概率进行分化,是微进化的主要驱动力。但微进化过程的结果可能不仅取决于基因型的适应性优势,还取决于其他因素,包括可能的随机因素。无论是在有性繁殖还是无性繁殖的生物体中,DNA 在一代代之间都可能发生突变。这种突变可能导致对生物体有害的特征改变,使其比其所属种群中的其他生物体更不可能存活或产生后代。突变也可能对生物体的健康或繁殖成功没有影响。或者,新的突变可能导致一种特性,使有机体能够更好地利用其环境中的资源,从而增强其生存和生育后代的能力。如果一个突变增加了一个有机体的生存能力,那么这个有机体就有可能比其他成员有更多的后代。如果后代遗传了这种突变,具有这种有利特征的生物体的数量将一代代地增加。这样,随着时间的推移,这种特征以及负责这种特征的遗传物质 DNA 将趋于在生物种群中变得更加普遍。相反,具有有害或有害突变的生物体将不太可能将其

DNA 贡献给后代,而且突变产生的特征往往会变得更少,或在种群中被消除。

(二)分子进化的模式

分子进化钟的发现与中性理论的提出,极大地推动了进化尤其是分子进化研究,填补了人们对分子进化即微观进化认识上的空白,推动进化论的研究进入分子水平,并建立了一套依赖于核酸、蛋白质序列信息的理论方法。分子进化研究有助于进一步阐明物种进化的分子基础,探索基因起源机制,从基因进化的角度研究基因序列与功能的关系。

分子钟假说认为生物的分子进化过程中普遍存在有规律的钟,即分子进化速率近似恒定。分子钟生根方法的前提是:对于任意给定的大分子(蛋白质或 DNA 序列),其在不同的谱系中的进化速率近似恒定。该速率通常表示为每年每个站点的替换量或每百万年每个站点的替换量。在没有化石记录的情况下,分子钟成为估计重要进化事件发生时间的有力工具,包括确定物种分化的时间。严格时钟通常用于分析在种内水平取样的序列,这通常有一个异常低的变化率。分子时钟假设对于远亲物种来说是有问题的,因为遗传距离和近似的差异之间存在线性关系,线的斜率直接对应物种间,特别是不同类群间的进化速率变化。此外,DNA 损伤及其修复机制也因有机体类型而异。因此,分子钟不具有通用性,但这一假说影响了进化理论的发展,并在当代进化研究中发挥了中心作用,特别是许多创新的方法已经被引入,以特定的方式构建和校准分子时钟,以构建进化时间尺度。

在使用分子钟方法为系统发育树生根之前,应检验分子钟是否适合描述特定的数据集。目前,有多种检验方法,例如相对速率检验(relative-rate test)、二簇检验(two-cluster test)和分支长检验(branch-length test)等。相对速率检验是针对两个进化谱系间的分子钟检验,通过检测分子系统树中不同分枝上核酸置换速率的差异显著性,从而检验各类群的进化速率,寻找进化速率恒定的谱系。二簇检验和分支长检验基于距离法,用不需要假定速率恒定的构树法获得拓扑结构,并用外类群序列定出树根。二簇检验的原理是检测两个各有多序列组成的簇的平均替代率是否相同,其中两簇由一个给定树的节点定义。在分支长度检验中,检测根到顶的距离与除外类群序列外的所有平均数的偏差,根到顶端的距离指的是根到每一个序列的分支长度。即使使用最复杂的分子时钟模型进行分析,遗传差异本身也只能提供一个相对的时间尺度。分子时钟需要校准,校准通常来自化石记录,年代准确的地质事件也可被用来推测受事件影响的类群之间进化差异的年龄。

现代分子钟能够处理各种形式的进化速率异质性。分子时钟方法已经从恒定进化速率的假设发展到目前的跨谱系速率变化模型。分子钟分析还可以阐明生物特征和驱动进化的生态过程。例如,系统动力学分析显示,分子进化速率更高的流感病毒株更善于避开宿主免疫系统。更高的进化率和进化成功之间的联系被证明可能是更普遍的,并且与表型和遗传特征相关。通过利用正在生成的大量基因组数据,分子钟将继续在塑造我们对生命进化及其编码基因的理解方面发挥关键作用。

中性理论,或中性突变——随机漂变假说,是分子生物学与群体遗传学交融的产物。中性分子进化理论认为,在分子水平上,物种内的大多数进化和多态性不是由自然选择引起的,而是由随机遗传漂变引起的。在中性理论出现之前,占主导地位的泛自然选择理论将多样性(群体内基因变异)和遗传分化(物种之间的差异)解释为两个独立的自然选择过程。在中性变异的动态过程中,多样性与分子演化并非两个过程,多样性只是分子演化的一个中间阶段。中性理论清晰地构建了分子演化过程的时空连续性:从个体变异开始,紧接着是种群多样性,最后以物种分化结束。中性理论以直观的方式解释了这种动态连续性。中性理论不仅明晰了个体间变异和物种间变异的联系,还对达尔文的两个主要贡献进行了区分:生物演化是一个系谱过程,后代携带着遗传变异;而自然选择则是帮助生物适应周围环境的一个过程。虽然中性理论削弱了经典达尔文选择理论的作用,但这个概念实际上并不是反达尔文的。比如认识到积极的自然选择是适应环境的基础,以及在具有重要功能的区域发生的新突变通常是有害的,这就是为什么它们被移除,不会导致物种之间或物种内部的变异。

中性理论已被用作许多研究遗传变异的统计检验的基础。中性理论提供了一个非常理想的零假设来检验遗传数据。为了证明一个序列是被选择的,则需要能够拒绝序列是中性进化的零假设。2018 年,Andrew Kern et Matthew Hahn 批评了中性理论的基础和由此产生的证据,并称中性机制最终导致物种内部和物种之间差异的观点应该被摒弃,并讨论了基因变异中的正选择和负选择的作用。尽管如此,中性理论仍然被大多数人接受。为了更彻底地消除中性理论挥之不去的误解,有必要用一个更有价值的解释理论。一个更充分的遗传变异模型至少必须考虑到选择性清除和净化选择的直接和间接影响,同时可解释种群规模和种群结构的变化。

目前为止,中性检验的方法已经开发了很多,依据利用的数据大体可分为三类:基于种内多态性(intraspecific polymorphism)的检验方法、基于种间分歧度(interspecific divergence)的检验方法和基于种内多态和种间分歧度(intraspecific polymorphism and interspecific divergence)的检验方法。需要注意的是,在具体的分析过程中,一种检验的结果往往不能给出可靠的结论,需要结合多种检验方法以及具体的生物学背景进行分析。

(三)系统发育与分子进化分析的主要内容

分子进化研究的目的是从物种的一些分子特性出发,了解物种之间的生物系统发生的关系,通过核酸、蛋白质序列同源性的比较,进一步了解基因的进化以及生物系统发生的内在规律。

分子系统发育学已经成为研究进化机制的重要工具。如果我们为一组物种建立一个有效的系统发生树,我们就能够识别物种的谱系,找出不同物种间的进化关系;理解祖先序列与其后代之间的关系;估算一组具有共同祖先的物种间的分歧时间。

确定突变、自然选择、遗传漂变、重组等因素的相对重要性,是群体遗传学分析中的重要内容。由于任何特定的特征都是通过突变出现的,若将这一物种谱系的环境条件与缺乏这一特征的物种的环境条件进行比较,就可以得出这一特征是通过特定的自然选择过程还是遗传漂变进化而来的。如果我们能识别相关基因并研究它们的进化变化,我们就可以知道是哪种突变产生了特定的形态或生理特征。通过对一个位点上的不同等位基因进行测序,可阐明等位基因的进化史。对多态等位基因的系统发育分析也表明,基因内重组可以在物种内以相当高的频率发生,多态等位基因的系统发育分析也可能提供两个种群间基因流动程度的重要信息。

二、系统发育树的主要构建方法

系统发育树(phylogenetic tree),又称进化树(evolutionary tree),即用一种类似树状分支的图形表示不同类群之间的进化和亲缘关系。进化树由节点(node)和进化分支(branch)组成,包括有根树(rooted tree)和无根树(unrooted tree)。系统发育树是有根还是无根,取决于正在研究的问题。根被推断为树中最古老的点,理论上对应于树中包含的所有分类单元最后的共同祖先。有根的树有一个节点,随着时间的推移,其他分类群体从它进化并分化出来。根为树的进化指明了方向。系统发育树的准确扎根有助于解释进化的方向性和序列间的遗传变化。通过分子钟、贝叶斯分子钟、外类群生根法或中点生根法,可使用数据和假设来估计一棵树的根。获得一个有根的树是理想的,但大多数系统发育树重建算法产生的是没有根的树。

构建系统发育树的方法包括基于距离的方法以及基于性状的方法,各有优缺点。在实际操作中,需要根据物种序列的亲缘关系远近以及研究目的,联合使用不同的构树方法,以获得最佳分析结果。通常情况下,只要选择了合适的方法和模型,构出的树均是有意义的,研究者可根据自己研究的需要选择最佳的树进行后续分析。以下介绍几种常用的建树方法:

(一)邻接法

1. **基本原理**　邻接(neighbor-joining,NJ)法是一种基于距离(需要一个距离矩阵)进行的递归算法。1987年由 Naruya Saitou 和 Masatoshi Neiin 将该法发表于 Molecular Biology and Evolution。相邻是指两个分类单位在某一无根分叉树中仅通过一个节点相连。通过循序地将相邻点合并成新的点,就可以建立一个相应的拓扑树。该方法通过确定距离最近(或相邻)的成对分类单位来使系统树的总距离达到最小。

NJ 法跟踪的是树上的节点,而不是类群或类群的簇。原始数据以距离矩阵(taxa)的形式提供,初始树为一个未确定的星状树。例如对多个物种进行 NJ 法建树,输入数据应为物种间的进化距离。首先根据当前的距离矩阵计算一个修正的距离矩阵 Q,然后求出 Q 中距离最小的节点对(距离最小的节点对=最近的邻居),并据此在树上创建一个新节点,以连接两个最近的节点(这两个节点通过它们共同的祖先节点连接),计算节点对中每个节点到其祖先节点的距离,以及这对之外的所有节点到其祖先节点的距离。上述步骤结束后,即对集合中最近的两个节点聚类完毕,再次启动算法,将这对节点视为单个分类单元,并使用前述步骤,计算出距离该分类单元最近的一个物种的距离,再次聚为一个类,继续迭代即可对集合中所有的点进行聚类,并构建系统发育树。

NJ 法速度较快,适用于大数据集;允许对多次替换进行更正。NJ 法基于距离矩阵,信息简约。该算法不做分子钟的假设,对分支间的速率变化进行了调整,只产生一棵未扎根的树,忽略了其他可能的树;生成的树取决于所使用的进化模型。由于距离估计的误差,在某些条件下,NJ 法可能会产生一个有偏差的树。NJ 法将序列上的所有位点同等对待,所分析序列的进化距离不能太大。对相似度很低的序列,NJ 法往往出现长枝吸引(long-branch attraction,LBA)现象,有时会严重干扰进化树的构建。故 NJ 法适用于进化距离不大,信息位点少的短序列。

2. 建树步骤及常用软件

(1)序列准备:待分析序列的格式应为 FASTA 格式。格式如下:

```
>gene1
AATGCCCGTAAATTCGTCGACTTTGCGACCATAAAAAGGGCCCCCC
>gene2
GGGGTTTTTTAAAAGCTGAAAACTTTTGCAGTTTTCCCAAAAGGTTT
```

……

(2)多序列比对和校正:为保证序列的同源性和系统发育关系的可靠性,需对原始序列进行比对和校正。一般采用的自动比对序列软件为 Clustal 或者 MUSCLE(multiple protein sequence alignment)等;手工校对序列的软件有 Geneious、BioEdit 等。

(3)NJ 法建树:根据得到的比对结果,在软件中导入数据,构建 NJ 树。常用软件包括:MEGA(molecular evolutionary genetics analysis)、PHYLIP(the phylogeny inference package)、PAUP*〔phylogenetic analysis using parsimony(* and Other Method)〕。参数设置时应注意选择 gap 间隙(默认是删除。对于有许多缺口的大数据,谨慎使用,可选用 pairwise deletion)、密码子位置(默认是使用所有三个位置)、替代模型(核苷酸序列默认模型为最大复合似然模型)的合适值。

(4)评估树的可靠性:系统发育分析的结果所生成的树并不是序列与其祖先之间关系的真实表现,而是对这些关系的估计,因此有必要检查估计的可靠性。最常用的方法是自举(bootstrap)法。Bootstrap 的重复参数一般设为 100~2 000 间的整数(数量的增加会增加执行测试的时间)。运行后会生成一个每个节点上都有数字的树。Bootstrap 的百分比值表示从该节点下行的可靠性。自举法估计的是每个节点的可靠性,而不是树的可靠性。

(5)树的显示与美化:树是序列之间关系的图形表示,因此以适当的方式表示树很重要。系统发育树可以用不同的方法绘制。在矩形格式中,垂直线表示内部节点,水平线表示分支,线的长度与分支的长度成正比。进化枝长表示遗传距离,以序列来说,遗传距离在大多数情况下代表两个操作分类单元(operational taxonomic units,OTU)(个体、群体、物种或基因家族)之间序列的差异值。树底的刻度显示了每个站点的替换数量。也可以采用只使用拓扑的分支图。常用的编辑和显示树图的软件有 TreeView、FigTree、MEGA、ITOL(http://itol.embl.de/)、R 包(ggtree、APE)等。

(二)最大似然法

1. 基本原理 最大似然(maximum likelihood,ML)法是估计概率模型未知参数的一种通用统计方法。Joseph Felsenstein 等将 ML 法引入系统发育估计。最早应用于对基因频率数据的分析上,后逐渐发展了基于分子序列的分析法。ML 法的理论基础基于两条假设:不同的性状进化是独立的;物种发生分歧后进化独立。假设进化发生在一个特定的概率模型下,对于既定的数据集,一组分类群的每棵树都有一定的概率是正确的。因此,首选树应该是最有可能产生该特定数据集的树。

ML 法基于碱基替代模型,考虑每个位点出现残基的似然值,将每个位置所有可能出现的残基替换概率进行累加,产生特定位点的似然值。ML 法对所有可能的系统发育树都计算似然函数,似然函数值最大的那棵树即为最可能的系统发育树。

ML 法是一个比较成熟的参数估计的统计学方法,具有很好的统计学理论基础,在当样本量很大的时候,可以获得参数统计的最小方差。只要使用了一个合理的、正确的替代模型,ML 法可以推导出一个与进化事实吻合度高的进化树结果。但 ML 法的建树过程极为耗时,计算强度大,每个步骤都要考虑内部节点的所有可能性。此外,分区分析时也容易受到数据不对称的影响。

2. 建树步骤及常用软件

(1)序列准备:序列格式要求为 FASTA 格式。具体同 NJ 法中描述。

(2)多序列比对和校正:使用的软件和方法同 NJ 法中描述。比对结果应根据下游建树软件的要求保存适当的格式,多为 .phy 格式文件。

(3)选择最佳进化模型:可进行替代模型选择的工具软件比较多。核苷酸序列可在 ModelTest、JmodelTest、ModelFinder、MEGA、ModelGenerator 等软件中建模。氨基酸序列可使用 ModelFinder、Protest、MEGA、ModelGenerator 等软件建模。参数设置时 starting topology 选择 maximum likelihood tree,其他可使用默认参数。建模软件中提供的模型很多,但有些模型在下游要使用的建树软件中不支持。因此,在模型选择之前,一定了解建树软件是否支持该模型。

(4)ML 法建树:按建树软件的要求导入比对结果的正确格式文件,选用最佳进化模型,设置相应参数,包括:序列类型(氨基酸或核苷酸)、序列格式(interleaved or sequential)proportion of invariable sites(从建模结果中获取)、gamma shape(从建模结果中获取)、categories 值(与建模中设置参数一致)、bootstrap 值(100 的倍数,数值越大,建树过程越长)等,构建 ML 树。常用的分析软件有 PhyML(PHYlogenetic inference using maximum likelihood)、RAxML(random Axelerated maximum likelikhood)、PAML(phylogenetic analysis by maximum likelihood)、IQ-Tree、FastTree 等,目前应用较多的 RAxML 软件运算速度快、操作简单,可以对大矩阵建树。

(5)树的显示与美化:同 NJ 法。将上一步生成的树文件在 Treeview 或 FigTree 等中打开,编辑美化。

(三)最大简约法

1. 基本原理　Edwards AWF et Cavalli-Sforza LL 在描述最小进化(minimum evolution)时提出简约的进化模型。根据简约原则,最接近真实系统发生的树应为进化改变数最少的系统发生树。最大简约(maximum parsimony,MP)法重建系统发生树,是对给定 OTUs 的所有可能的树进行比较的过程。对某一个可能的树,首先对每个位点祖先序列的核苷酸组成做出推断,然后统计每个位点发生变异的核苷酸的最小替换数目。在计算中,最大简约法每次只针对 n 个物种的一个位点信息进行计算,先抽取第 1 个位点信息列,计算结束后,再抽取第 2 个位点信息列进行计算,以此类推,直到最后一个位点完成计算。在整个树中,所有信息简约位点的最小核苷酸替换数的总和称为树的长度。再对所有可能的拓扑结构进行计算,并筛选出所需核苷酸(或氨基酸)替代数最小的那个拓扑结构,即长度最小的树作为最优树。因此,MP 法有时也被称为最小演化法。

在一个含有 n 个物种(或个体)的分类单元中,存在(2n-3)!! 种可能的有根树拓扑结构,(2n-5)!! 种可能的无根树拓扑结构。随着物种数的增加,"树空间"的解的个数呈指数式扩增,计算所有树的"最大简约值"并搜索出最优解是一个非确定多项式(non-deterministic polynomial,NP)难题。此外,祖先推断的选取也是一个 NP 问题。因此,在实际操作中,MP 建树程序并不对每一个祖先情况进行计算,也并非要计算出所有的系统发育树的"最大简约值"。一方面,在祖先推断中,采用动态规划算法(dynamic-programming algorithm)进行树长计算;另一方面,采用启发式搜索(heuristic search),对"树空间"进行搜索扫描,以最快的方式,以获得近似的 MP 树,并保留最适合数据的代表性树。在这些树中存在共同的分支模式,揭示序列间系统发育关系的一些更广泛的特征。

MP 法不需要引入替代模型。但其推导的树不是唯一的,在分析的序列存在较多的突变和变异而被检验的位点数又较少时,会出现建树错误。MP 法适用于序列残基差别小,具有近似变异率,包含信息位点比较多的长序列。

2. 建树步骤及常用软件

（1）序列准备：具体同 NJ 法中描述。

（2）多序列比对和校正：使用的软件和方法同 NJ 法中描述。可将比对后的文件在 MEGA 中转换成 .nex 格式。

（3）MP 法建树：常用的分析软件为 PAUP* 软件包。输入文件格式应为 nexus 文件（.nex）。PAUP 运行可选用交互模式和批处理模式。交互模式需要一行行输入命令，适合初学者。批处理模式下，所有待 PAUP* 运行的程序，以模块的形式保存在 .nex 文件最后，运行 .nex 文件，即可完成数据分析，无需再输入命令。不同的分析需要调用 PAUP* 中不同的函数。

若采用批处理模式，需将以下模块，粘贴到待分析的 .nex 文件后面。调整好参数后，即可打开保存好的 nexus 文件，直接运行 PAUP。模块的内容与交互模式不同的是，全部的命令都包括在 begin paup 和 end 之间。

```
begin paup;
log file=****.log;
set autoclose=yes;
set criterion=parsimony;
set root=outgroup;
set storebrlens=yes;
set increase=prompt;
outgroup *** ***;
bootstrap nreps=1000 search=heuristic conlevel=50/addseq=random
nreps=10 swap=tbr hold=1;
savetrees from=1 to=1 file=****.tre format=altnex brlens=yes
savebootp=NodeLabels MaxDecimals=0;
pscores/TL=yes CI=yes RI=yes RC=Yes HI=Yes;
end;
```

可对上述命令行模块中的参数进行修改，主要包括：指定 .log 文件名，建议与 .nex 文件名一致；指定外类群，多个外类群通过空格隔开；bootstrap 重复数；指定 .tre 文件名，建议与 .nex 文件名一致。

程序结束后，生成 .log 文件和 .tre 文件。

（4）树的显示与美化：同 NJ 法中描述。将上一步生成的树文件在 Treeview 或 FigTree 等中打开，编辑美化。

（四）贝叶斯法

1. 基本原理　贝叶斯推断（Bayesian inference，BI）法于 20 世纪 90 年代引入系统发育分析，并经历了爆炸式的发展。贝叶斯系统发育学可在易于使用的软件程序中实现复杂的模型，在综合数据分析中结合不同来源信息的能力尤其强大，使得这种方法对生物学家极具吸引力，并改变了分析基因组序列数据的方式。广泛应用于病原体传播的系统地理分析、系统地理历史的推断和物种间迁移、物种多样化率的分析、分化时间的估计以及物种或种群间系统发育关系的推断。贝叶斯法成为开发新的数据分析模型的最常用框架，特别是在整合分子、形态和化石信息的发散时间估计，使用多位点基因组序列数据的物种树估计，结合遗传和形态/生态信息的物种划分等领域。

贝叶斯系统发育程序的基础是马尔可夫链蒙特卡罗（Markov chain Monte Carlo，MCMC）或 Metropolis-Hastings 算法。它是一种统计推理方法，主要特征是利用概率分布来描述包括模型参数在内的所有未知数的不确定性。贝叶斯统计理论在估计随机分布参数时，认为待估计参数是随机变量，存在概率分布。由于人们对某些事件的一种信任程度，是对事物的不确定性的一种主观判断，与个人因素等有关，称之为主观概率。贝叶斯统计中的先验分布反映人们对于待估计参数的主观概率。而后验分布综合了先验和样本的知识，因此，在获得观测数据后，利用贝叶斯定理，可以对参数作出较先验分布更合理的估计。其特点是能充分利用现有信息,如总体信息、经验信息和样本信息等,将统计推断建立在后验分布的基础上;基于观测数据,得分最高的拓扑结构被认为是最优 BI 树。BI 法通过后验概率(posterior probability,PP)来评估拓扑结构的可靠性,一般 PP>95% 的分支可信度较高。相对于其他方法,BI 法所得的多数一致树被认为更能真实反映类群间的系统关系。

BI 法具有较快的运算速度,多个链同时运行也可较大限度地避免局部最优化。通过后验概率直观反映出各分支的可靠性而不需通过自举法检验。适用于大而复杂的数据集,但对进化模型比较敏感。此外,后验概率建立在一些假说条件下,在某些现实情况下有可能不成立。

2. 建树步骤及常用软件

(1)数据准备:最常用的数据类型是 DNA 和氨基酸序列,也可以分析形态特征。具体同 NJ 法中描述。

(2)多序列比对和校正:使用的软件和方法同 NJ 法中描述。

(3)选择替代模型:同 NJ 法中描述。根据经验,当序列散度小于 10% 时,不同的替代模型可给出非常相似的序列距离估计,因此可以使用简单的模型。复杂的模型是重建深层系统发生的必要条件。两个最复杂的核苷酸替代模型,HKY+Γ 和 GTR+Γ,通常可产生相似的系统发育树和分支长度的估计。对于离散形态数据,可使用 MK 模型。

(4)BI 法建树:常用的分析软件为 MrBayes、BAMBE(bayesian analysis in molecular biology and evolution)和 BEAST(bayesian evolutionary analysis by sampling trees)等。以下建树的主要过程以 MrBayes 为例。MrBayes 使用命令行界面,该程序在所有平台上看起来几乎相同,但 UNIX 版本的速度要快一些。

1)数据导入:MrBayes 导入的数据为 nexus 文件。

```
execute ****.nex
```

2)设置进化模型参数

lset 设置替换模型参数。

```
set nst=6 rates=invgamma
```

该命令设置进化模型为 with gamma-distributed rate variation across sites 和 a proportion of invariable sites 的 GTR 模型,模型可根据需要更改。nst:核酸替代模型。rates:指定序列上每个位点的替换速率,equal 表示替换速率都是一致的,gamma 表示用 gamma 来确定序列上的替换速率。

prset 设置模型的先验信息。一般不确定就设置以下默认参数,依次输入以下命令:

```
prset statefreqpr=fixed(0.2612,0.2180,0.2563,0.2645)
```

该命令设置 GTR 模型中核苷酸平衡频率的先验概率

```
prset revmatpr=fixed(1.0000,3.6695,0.4065,0.4065,9.2409,1.0000)
```

该命令设置 GTR 模型中替换速率的先验分布

```
prset shapepr=fixed(0.8448)
```

该命令设置速率分布的尺度

```
prset pinvarpr=fixed(0.5703)
```

该命令设置不变位点的比例

3)主程序运行

```
mcmc nchains=24 ngen=2000000 samplefreq=1000 printfreq=500
diagnfreq=5000
```

nchains 的值要≤设置的使用 CPU 数,在单线程运行的时候可以不设置,但在多线程运行的时候不设置会报错。ngen 是运行的长度,默认 1 000 000 次。samplefreq 是取样频率,即每隔多少运行次数取一次样。printfreq 是打印频率,即每运行多少次将打印一行结果到屏幕上,默认为 500。diagnfreq 则代表每运行多少次分析一次结果,得出 average standard deviation of split frequencies,默认为 5 000。

运行时,会在输出到屏幕的最后一列看到预测的程序剩余运行时间。如果在设定的代数运行完毕后,给出的 average standard deviation of split frequencies 的值小于 0.01,则根据提示输入 'no',停止运行。否则输入 'yes',继续运行至其值小于 0.01 为止。

4）对参数值进行归纳和构树

```
sump burnin=500
```

sump 对参数值进行归纳。设置的 burnin 值为（ngen/samplefreq）* 0.25，相当于取样的 25% 的值。程序会给出一个概括表，要确保 PSRF 一列中的值接近 1.0，否则需要运行更多的代数。

```
sumt burnin=500
```

sumt 构树。burnin 值同前。

所有输出文件均保存在与 MrBayes 程序同一个目录下。生成 .t 文件、.parts 文件、.con 文件和 .trprobs 文件各一个。其中 .con 文件就是含有两棵共有树（consensus trees）的文件。

（5）树的显示与美化：同 NJ 法中描述。将上一步生成的树文件在 Treeview 或 FigTree 等中打开，编辑美化。

（五）基因组组分矢量法

1. **基本原理** 组分矢量法（composition vector tree，CVTree）由复旦大学郝柏林院士及其同事于 2004 年提出的基于全基因组的亲缘关系与分类研究方法。通过无需聚类比对的算法实现，适用于从相对较大的 DNA 或氨基酸序列集合，最好是基因组数据中生成不同的矩阵，用于系统发育研究。CVTree 算法首先统计基因组中特定长度短串组，为每个物种构造一个高维代表矢量，该组合向量由 k-string 的频率与预测频率的差值通过马尔可夫模型计算得到。然后用矢量之间的夹角余弦计算物种间的遗传距离，最后使用邻接法建树。它不需要挑选同源基因，不进行序列比对，从根本上避开了人为干预对结果可能造成的影响。除某些极端情况外，分类结果几乎不受基因组大小的影响，因此非常适合用来构建跨门、跨界，甚至跨超界的生命之树。已应用于病毒、古细菌、细菌、叶绿体、真菌以及宏基因组。

组分矢量法有三个区别于其他建树法的主要特点：基于全基因组数据；不使用序列联配；正确性靠直接与分类系统比较来检验。基于全基因组，就避免了选取序列片段、特别是同源蛋白所带来的主观任意性。基因横向传递不再是建树的严重障碍，而仅仅是基因组演化的一种机制。随着测序技术日益提高、成本不断降低，基于全基因组的亲缘关系和分类系统研究已经现实可行。为了不用序列联配来比较基因组，CVTree 算法取每个基因组所编码的全部蛋白质产物，并用宽度为 K 的滑动窗口，扫过每条由 Li 个氨基酸组成的蛋白质序列，得到 $\sum_{i=1}^{M}=(Li-K+1)$ 个 K-肽的集合，其中 $i=1,2,\cdots,M$ 是蛋白质序列的编号。把一个基因组所编码的全部蛋白质中的氨基酸总数记为 $L=\sum_{i=1}^{M}Li$。对于固定的 K，最多有 20^K 种 K-肽。把它们按氨基酸字母的字典顺序排列，填入相应的 K-肽计数，即构造出一个具有 20^K 个分量的组分矢量。

CVTree 具有比传统方法更高的分辨力，这使得 CVTree 法有望解决过去难以区分的属内、种内的亲缘关系问题。实践表明，基于蛋白质序列的组分矢量法与传统的分类系统能更好的吻合。使用全基因组 DNA 序列，以及编码部分 CDS 序列，虽然也能得到一些有意义的结果，但总体来说并不理想。

2. **建树步骤及常用软件** CVTree 有两种可用的方式，CVTree 独立版本和 CVTree 网络服务器版本。CVTree 独立版获得了 MIT 许可，在 Github 和 Gitee 上发布。网络版使用界面非常友好，实现了亲缘关系与分类系统的自动比较，允许用户在浏览器上进行交互式操作。目前 CVTree 网络版的最新版为 2021 年更新的第 4 版，新的管道驻留在阿里云中，url 为 http://cvtree.online/v4/。

CVTree V4 内建了 NCBI RefSeq 的所有原核基因组，改进了数据处理策略，提高了核心程序的效率。除了沿用网络版 CVTree V3 中交互式的基于 HTML5 的树查看器，CVTree V4 中添加了一个新的树绘制页面，以输出可发表的系统发育树图。CVTree 4 网络服务器可以在许多浏览器中访问而不需要登陆，但 HTML5 的使用使得一些旧的浏览器可能不被完全支持。下述建树步骤均以网络版 CVTree V4 为例。

（1）创建项目：如果一个项目已经创建，可以通过在文本框中输入项目编号并单击"Load-Create Project"按钮来重新加载。要创建一个新项目，需将文本框留空，然后单击"Load-Create Project"。每个项目都会被分配一个唯一的编号，并为该项目分配一个工作空间。项目及其工作空间在最后一次运行后保留 7 天。

（2）设置参数：加载/创建一个项目后，打开一个处于"Setting parameters"状态的设置页面。唯一的项目编号会显示在页面的顶部。保留项目编号，以便后续重新加载。设置页面包括三部分，分别是"基本参数""选择内置基因组"和"上传基因组和谱系文件"。

1）基本参数

序列类型：虽然蛋白质是首选，但 DNA 序列也可使用

K-元长度：CVTree4 能够在一次运行中为所有选择的 K 元长度生成树。对于蛋白质，默认 Ks 从 3 到 7，对于 DNA，默认 Ks 从 6 到 18（每 3 增加）。

电子邮件：项目完成后可通过邮件收到通知。否则，可能需要使用项目编号重新加载结果。

2）选择内置基因组：CVTree4 网络服务器拥有一个全面的内置数据库的基因组。这些基因组被细分为几个组：古菌、细菌、微小基因组和真核生物。通过单击每个组前面的复选框，可以选择或取消选择整个组。外部组将由服务器"随机"选择。如果要逐个选择基因组，单独设置外组，可点击"See Details"按钮进入 select inbuilt genomes 页面，进行选择。选择完毕后，返回参数设置页面。

3）上传基因组和设置基因组谱系：上传多序列 FASTA 文件，蛋白质序列文件扩展名为 .faa，DNA 序列文件扩展名为 .ffn。另外，可以为上传的基因组准备并上传一个名称为"lineage.txt"的谱系文件。每个基因组的信息为一行，例如：

<D>Bacteria<K>Bacteria<P>Proteobacteria<C>Gammaproteobacteria
<O>Enterobacteriales<F>Enterobacteriaceae<G>Yersinia<S>Yersinia_
similis

其中 D、K、P、C、O、F、G、S 和 T 分别代表域、界、门、纲、目、科、属、种和株。一般情况下，用户上传的基因组不需要提供任何分类信息，因为人们更愿意使用 CVTree4 来预测新测序的基因组的分类地位。

（3）运行项目：所有参数设置好后，单击"All parameters are fine, Run Project"按钮提交项目运行。如果只使用内建基因组，项目将在几分钟内完成。如果上传了很多新的基因组，等待时间则取决于基因组的大小和数量。

（4）查看结果：点击"See Result"，进入结果页面。"See Tree"是交互式树显示门户。该页面展示的是一个按照物种的分类阶梯显示的亲缘关系与分类系统的对比结果。依靠的关键概念是单源枝，即分类单元内所包含的物种对应于该分支下的所有枝叶所代表的物种。当某个枝为单源时，则说明亲缘关系与分类系统对于当前的数据集合是一致的。单源枝的数目按分类级别，统计在后面的"Monophyly"与"None"里，"Unclassified"中列出了一些分类关系不确定的物种。"Download Result"可将结果下载到本地计算机进行进一步的分析和存档，也可以在线或重新加载项目后的任何时间使用。

（5）美化进化树：在网页中，这是一棵动态的进化树，每个节点都可以展开或者收缩。也可以根据自己的需要设置 K 值，选择展示自己上传的序列，调整好之后点击 Output，还可以对字体以及间距等进行美化和调整。

三、分子进化的其他常用分析方法

分子序列包含的信息除了可以被通过构建系统发育树描述物种之间的进化关系外，还包含了大量的其他遗传信息：遗传变异，物种个体和种群间的遗传多样性，遗传结构，影响遗传变异的进化选择、以及可能会影响物种生物性状的基因功能分化。以下将从多态性、种群结构和基因功能分化分析等几个层面分别阐述常用的分析方法：

（一）遗传变异与多态性分析

遗传变异是指同一基因库中不同个体之间在 DNA 水平上的差异，也称分子变异（molecular variation）。遗传变异可以是个体之间的差异，也可以是群体之间的差异。遗传变异呈现了基因频率的多样性。突变是遗传变异的最终来源，但有性繁殖和遗传漂变等机制也对其起作用。

遗传多态性（genetic polymorphism）又叫遗传多样性（genetic diversity），是指在一个群体中同时出现两个或两个以上不连续的基因型或等位基因的现象称为遗传多态性。遗传多态性决定个体的多样性。遗

传多态性的形成机制是基因突变。遗传多态性类型很多,从个体到细胞、再到蛋白质、基因水平均存在着遗传多态性。

1. 变异检测(variant calling)　通过测序技术对某一物种的个体或群体的基因组进行测序及差异分析,可获得大量的遗传变异信息,如 SNP、插入缺失(insertion/deletion,InDel)、结构变异(structure variation,SV)及拷贝数变异(copy number variations,CNV)等。变异检测可以快速高效地解析基因组之间的差异,开发分子标记,建立遗传多态性数据库,为后续揭示进化关系,挖掘功能基因等奠定数据基础。

(1)变异检测的类型

1)SNP:主要是指在基因组水平上,由单个核苷酸的变异所引起的 DNA 序列多态性,包括单个碱基的转换、颠换等。

2)InDel:是指基因组中小片段(1~50bp)的插入(insertion)和缺失(deletion)序列。

3)SV:是指基因组水平上大片段(≥50bp)的插入、缺失、倒位、易位等。可基于 pair-end reads 比对到参考基因组上的关系及实际文库大小进行检测。

4)CNV:也称为拷贝数多态性(copy number polymorphisms,CNPs),指基因组片段的拷贝数增加或者减少,属于基因组结构变异,片段长度一般为 1kb~3mb。

(2)变异检测的步骤:可通过二代重测序检测的变异类型一般是 SNP 和 InDel。大片段的结构变异 SV,通常用三代测序技术(PacBio 或 Nanopore)来检测。比较基因组杂交(comparative genomic hybridization,CGH)阵列和 SNP 阵列等两大平台被广泛应用于全基因组 CNV 的检测。

一般情况下,对基因组测序数据进行变异检测包括以下几个步骤:

1)原始数据质控:过滤 read,从源头去除一些偏好及错误。

2)数据预处理:对参考基因组建立索引,然后将 read 比对到参考基因组,排序,重比对。

3)变异检测:利用统计或者其他各种工具软件提供的算法,预测各个位点发生变异的可能性。

4)变异检测的质控和过滤:由于不同算法均存在优点和劣势,例如对碱基错配和 gap 的容忍度不同,Indel 区域及其附近的比对情况存在差异,因此,一般需要进一步对预测的结果再进行部分过滤、校准。

5)变异注释:预测变异对基因功能、转录本、蛋白序列以及调控序列的影响。例如变异位点所在基因组注释的位置(转录本上游、编码区、非编码 RNA);列举出受到影响的转录本和基因;确定变异在蛋白序列上的影响,如 stop_gained(终止密码子提前)、missense(错义)、stop_lost(终止密码子缺失)和 frameshift(移码)等。

(3)常用工具软件

常用的变异检测、校准工具软件有:

Bcftools:http://www.htslib.org/doc/bcftools.html

FreeBayes:https://github.com/ekg/freebayes

GATK(genome analysis toolkit):https://software.broadinstitute.org/gatk/

VarScan2:http://varscan.sourceforge.net/

常用的变异注释软件有:

VEP(ensembl variant effect predictor):http://grch37.ensembl.org/Tools/VEP

snpEFF:https://pcingola.github.io/SnpEff/

AnnoVar:https://annovar.openbioinformatics.org/en/latest/

VAAST2(variant annotation,analysis and search tool):http://www.yandell-lab.org/software/vaast.html

各软件包中的相关程序和使用方法参见具体的使用说明和帮助文档。

2. 多态性分析

(1)种群多态性参数

1)等位基因数(number of allelles,Na):平均每个座位的等位基因数越多,其群体多态性就越丰富。

2）有效等位基因数（effective number of alleles,Ne）:反映群体遗传变异大小的一个指标,其数值越接近所检测到的等位基因的绝对数,表明等位基因在群体中分布越均匀,两者差异大说明等位基因在群体中分布不均匀。

3）观察杂合度（observed heterozygosity,Ho）:随机抽取的两个样本的等位基因不相同的概率,观测杂合度（Ho）=观察得到杂合个体数/样本个体数总数。

4）期望杂合度（expected heterozygosity,He）:理论计算得出的杂合度,He 值的范围从 0 到 1。常用期望杂合度来衡量群体的遗传多样性的高低。期望杂合度值越高,反映群体的遗传一致性就越低,其遗传多样性就越丰富。

5）核苷酸多样性（nucleotide diversity,π）:任意两序列间的平均核苷酸差异数,称为核苷酸多样性。是衡量群体内核苷酸多态性水平高低的重要指标。

6）多态信息含量（polymorphism information content,PIC）:是微卫星 DNA 变异程度高低的一个指标。当某个微卫星位点的 PIC>0.5 时,即表明该位点为高度多态位点;0.25<PIC<0.5 时,为中度多态位点;PIC<0.25 时,该位点为低度多态位点。

7）Nei's 基因多样性指数（Nei's genetic diversity index,H）:通过计算遗传距离来分析遗传多样性,即通过计算单倍型多样性指数来计算群体间的核苷酸序列歧化距离,是根据种群间不同基因所占的比例算出的遗传多样性。

8）群体间遗传分化指数（fixation index,F-statistics,Fst）:代表不同群体间的遗传分化水平,Fst 的值在 0~1 之间。Fst 越小,说明群间分化程度越低;Fst 越大,说明亲缘关系越来越远。

9）基因流（gene flow）:指生物个体从其发生地分散出去而导致不同种群之间基因交流的过程,可发生在同种或不同种的生物种群之间。基因流的基本作用是消弱了种群间的遗传差异。基因流的估计值,the number of migrants,Nm=1/4（1/Fst-1）。

10）有效群体大小（effective population size,Ne）:指与实际群体有相同基因频率方差或相同杂合度衰减率的理想群体含量,通常小于绝对的群体大小。它决定了群体平均近交系数增量的大小,反映了群体遗传结构中基因的平均纯合速度。有效群体大小的研究有利于我们更清楚的了解种群进化历史和复杂性状的遗传机制。

11）群体内 Tajima's D 中性检验:θ 为反应种群动态的参数,$\theta=4Ne\mu$（Ne 为有效种群大小,μ 为每一代的序列突变率）。Tajima's D 值检验 $D=[(\theta_T-\theta_w)/Var(\theta_T-\theta_w)]$（$\theta_T$ 为 θ 的 Tajima 估值,θ_w 为 θ 的 watterson 估值）。在中性条件原有的平衡状态中,$\theta_T=\theta_w=4Ne\mu$,即 $D=0$。但是,如果群体中存在许多低频率的等位基因(稀有等位基因),使 $\theta_T<\theta_w$,则 $D<0$。当群体中中等频率的等位基因占主导时,则 $\theta_T>\theta_w$,$D>0$。Tajima 把过多低频率等位基因的存在归咎为定向选择时,选择性清除会削弱原有等位基因的在群体中的频率,而使新等位基因以低频率补充进来成为稀有等位基因。相反,如果中等频率的等位基因占主导,则可能是平衡选择的结果,或者是种群大小在经历瓶颈时使稀有等位基因丢失。因此,当 Tajima's D 显著大于 0 时,可用于推断瓶颈效应和平衡选择;当 Tajima's D 显著小于 0 时,可用于推断群体规模放大和定向选择。由于平衡选择与定向选择都属于正选择的范畴,因此,只要 D 值显著背离 0,就可能是自然选择的结果;而当 D 值不显著背离 0 时,则中性零假说不能被排除。

（2）种群结构分析指标

1）进化树:详见本节中前述系统发育树的构建。

2）主成分分析（principal components analysis,PCA）:也称主分量分析,旨在利用降维的思想,把多指标转化为少数几个综合指标。在遗传学中,主要用于聚类分析。例如:对一个群体进行重测序后得到的 SNP 位点数是百万级别的。PCA 分析就是从这百万级别的信息中提取关键的信息,使用更少的标记对样本进行有效区分。这些被提取出的信息,按照其效应从大到小排列,我们称之为主成分 1（principal component 1）、主成分 2、主成分 3···,不同的主成分对应不同的生物学意义,从而可以按照不同性状特征将个体按主成分聚类分成不同的亚群。PCA 一般用来分析:①群体中存在的群体结构(分层);②推断群体历史;③关联分析中对群体结构进行校正。

3）分子方差分析（analysis of molecular variance，AMOVA）：AMOVA 是对传统方差分析的非参数模拟，以检验两个群体内的遗传多样性与合并两个群体的遗传多样性没有显著差异的假设，从而分析种群内和种群间的遗传分化。

4）群体分层（群体结构）分析：群体遗传结构指遗传变异在物种或群体中的一种非随机分布。按照地理分布或其他标准可将一个群体分为若干亚群，处于同一亚群内的不同个体亲缘关系较近，而亚群与亚群之间的亲缘关系则稍远。群体结构分析有助于理解进化过程，并且可以通过基因型和表型的关联研究确定个体所属的亚群。

（3）连锁不平衡（linkage disequilibrium，LD）分析：指群体内不同位点等位基因间的非随机性组合的关系，即当位于同一条染色体的两个等位基因同时存在的概率，大于群体中因随机分布而同时出现的概率时，就称这两个点处于 LD 状态。一般来说，在连锁不平衡分析中，野生种的 LD 值较低，而驯化种由于受到了正选择的作用，LD 值就会偏大。

（4）全基因组关联研究（genome wide association study，GWAS）：是对多个个体在全基因组范围的遗传变异（标记）的多态性进行检测，获得基因型，进而将基因型与可观测的性状，即表型，进行群体水平的统计学分析，根据统计量或显著性 p 值筛选出最有可能影响该性状的遗传变异（标记），挖掘与性状变异相关的基因。GWAS 的基本原则为遗传变异和表型变异丰富，但群体结构分化不能过于明显（发生生殖隔离是不能做 GWAS 的）。

（5）其他

1）多重序列马可夫共祖（multiple sequentially Markovian coalescent，MSMC）分析：MSMC 的主要功能是推断有效群体大小和群体分离历史。

2）混杂群体的局部族源（local ancestry in admixed populations，LAMP）推断：可以在新近混合种群中推断基因位点特异性祖先。

（6）常用工具软件

GenAlex：http://biology-assets.anu.edu.au/GenAlEx/Welcome.html，对常用的群体遗传学参数进行估计。

Popgene：https://download.cnet.com/Popgene/3000-2054_4-75328340.html，常用的群体遗传学参数估计软件。

Arlequin：http://cmpg.unibe.ch/software/arlequin35/，群体遗传结构分析软件。

PowerMarker：https://brcwebportal.cos.ncsu.edu/powermarker/，可用于计算微卫星位点的多态性，比如 PIC 参数。

Structure：https://web.stanford.edu/group/pritchardlab/structure.html，群体遗传结构分析软件。基于 HW 平衡和等位基因频率进行个体的非先验祖先种群估计。

Admixture：http://dalexander.github.io/admixture/，群体遗传结构分析软件。和 Structure 类似，基于 HW 平衡，能够处理大量的 SNPs 数据。

DAPC：https://grunwaldlab.github.io/Population_Genetics_in_R/DAPC.html，基于 PCA 分析的遗传聚类分析软件，不需要理论假设，速度快。

Smartpca：https://rdrr.io/cran/smartsnp/man/smart_pca.html，基于 PCA 分析的遗传聚类分析软件。

Flashpca：https://github.com/gabraham/flashpca，基于 PCA 分析的遗传聚类分析软件。

Plink2：https://www.cog-genomics.org/plink2，LD 分析、GWAS 分析。

Haploview：https://www.broadinstitute.org/haploview/haploview，LD 分析。

TreeMix：https://speciationgenomics.github.io/Treemix/，基于 SNP 数据，利用等位基因频率来推断种群间分化和杂合（基因流动或者基因渗入）的软件。

（二）自然选择分析

自然选择是生物进化的主要遗传力之一，在分子上表现为不同基因有差别的延续。根据中性理论，物种的进化和多态性在分子水平是随机突变和遗传漂变等引起的。作为研究遗传变异的基础，中性理论提供了一个零假设来检验遗传数据。如果要证明一个序列是被选择的，就要证明拒绝序列是中性进化的零假设。

1. 基本定义

（1）同义突变（synonymous mutation）：DNA 片段中有时某个碱基对的突变并不改变所编码的氨基酸，进而不会影响结构和功能。一般认为，同义突变不受自然选择作用。

（2）非同义突变（non-synonymous mutation）：DNA 片段中出现单个核苷酸的插入、缺失或突变，改变了编码的氨基酸序列，进而影响了被表达的蛋白质。一般认为，非同义突变受自然选择作用。

（3）同义突变频率：Ks 或 dS，即同义突变 SNP 数/同义位点数。

（4）非同义突变频率：Ka 或 dN，即非同义突变 SNP 数/非同义位点数。

2. 自然选择的检测判定标准　同义突变虽然相当普遍，但由于突变中基因或蛋白质没有任何改变，意味着它们在物种进化中没有真正的作用。非同义突变对个体的影响远大于同义突变。虽然多数情况下，单一氨基酸的变化不会对蛋白质产生非常大的影响，但如果它在序列的早期发生并且密码子被改变成停止信号，那么蛋白质将不会被翻译并且可能导致严重的后果。非同义突变也可以是积极的变化，自然选择可能有利于基因的新表达，并且个体可能已经从该突变开发出有利的适应。如果这种突变发生在配子中，这种适应将传递给下一代的后代。非同义突变增加了基因库中的多样性，使自然选择在微观进化水平上发挥作用并推动进化。

以同义突变率作为判定标准，可以推断非同义突变的保留是受到自然选择的支持还是阻碍。非同义突变率与同义突变率的比率，ω=dN/dS（Ka/Ks），可用以测量在蛋白质水平上的选择压力。主要分为以下三种检测标准：

（1）中性选择（neutral selection）：自然选择对基因的适合度没有影响，非同义突变以和同义突变相同的速率被保留，即 dN=dS（Ka=Ks），ω=1，意味不受选择。

（2）负选择（ngeative selection）：如果非同义突变是有害的，负选择将减小它们的保留速度，那么 dN<dS（Ka<Ks），0<ω<1。也叫净化或纯化选择（purifying selection）。

（3）正选择（positive selection）：如果非同义突变更受达尔文选择偏爱，它们将以大于同义突变的速度被保留，导致 dN>dS（Ka>Ks），ω>1。非同义突变速度显著高于同义突变速度，成为适应蛋白进化的证据。

3. 正选择分析的常见模型　在进行两两序列比较的时候，可以直接计算 ω 值，得到正选择结果。但对多个物种进行正选择分析时，则相对复杂。因为该基因可能在某一类群中序列很相似，其两两比较时，ω≤1；而在另外一类群中两两比较时，ω>1。因此，无法直接评价该基因是否受到了正选择。对基因在多个物种上的正选择分析，目的是比较某个分枝上祖先节点和后裔节点（对无根树上某分枝两侧的两组物种进行比较，依然属于两两比较），从而计算该分枝的 ω 值。实际数据中，基因在不同的进化分枝上具有不同的 ω 值，同时在序列不同的位点也具有不同的 ω 值。目标分枝两侧的物种数量较多时，可以对序列上的每个位点进行 ω 值分析，从而鉴定正选择位点。也就是说，对基因在多个物种上的正选择分析，需要同时分析目标分枝的 ω 值和序列位点的 ω 值，从而判断基因是否受到正选择压力。

一般通过以下几种模型进行正选择分析，可通过 PAML 中的 CodeML（codon-based model）程序实现。CodeML 软件的难点在于对配置文件的理解，适合老手使用。EasyCodeML 是一款以 CodeML 为内核的，通过可视化交互式的操作进行选择压力分析的工具，并整合了 CodeML 中主要的基于密码子的模型。提供了两种运行模式，一种是预置模式，适合新手使用，轻松点击即可完成，一种是定制模式，用户可根据需要随时调整或修改相关参数。

（1）枝模型（branch model）：用于检测在某个分枝上，其 ω 值是否显著高于背景分枝，即基因在目标分枝上进化速度加快。对系统发育树中不同支系 ω 值差异性进行的界定，主要有三种：

1）One-ratio model：假设系统发育树中所有支系的 ω 值相等；

2）Free-ratio model：假设系统发育树中所有支系的 ω 值不相等；

3）Two-ratio model：假设前景枝和背景枝的 ω 值不同；

（2）位点模型（site model）：用于检测基因中的正选择位点。该方法假设进化树中各分枝的 ω 值是一致的，并比较两种模型：①null model，认为所有位点的 ω≤1；②正选择模型，存在 ω<1、=1 或>1 的位点。比较两个模型的似然值（lnL）差异，利用卡方检验（自由度为 2）算出 p 值。若 p 值<0.05，则否定 null model,认为存在正选择位点。使用 site model 法能在整体水平上检测基因的正选择位点,但不能表明基因在某个进化分枝上是否受到正选择压力。

(3)枝位点模型(branch-site model):该法认为目标分化枝具有一个 ω 值,其他所有分枝具有一个相同的 ω 值,然后再检测正选择位点。同样对两种模型进行比较:①第一种模型将 ω 值分成<1、=1、>1 的三类,这和 site model 一样;②第二种模型和前者一致,只是将 ω 固定成 1,作为 null model。比较两种模型的似然差异,利用卡方检验算 p 值。若 p<0.05,则能通过 Bayes Empirical Bayes(BEB)法计算正选择位点的后验概率。若存在概率>0.95 的正选择位点,则表示基因在目标分枝上受到正选择压力。PAML 软件在 branch-site 模式下,并不给出分枝上的 ω 值。这表示 branch-site 模式虽然考虑了目标分枝上具有不同的 ω 值,但仍然以分析位点上的 ω 值为主。值得注意的是,在 branch-site 模式下可能检测到正选择位点,但在目标分枝上的 ω 值仍然可能低于 1。

(4)进化枝模型(clade model):与枝位点模型类似,能同时检测多个进化枝(clade),共有 CmC 和 CmD 两种模型,主要参数如下:

1)CmC(Model 3,NSites=2,ncatG=2 or 3)

2)CmD(Model 3,NSites=3,ncatG=ignored)

4. 选择压力分析步骤

(1)数据准备:整理多物种基因的 CDS 或蛋白序列,比对。用于选择压力的序列文件必须是比对后的 .pml 格式文件,如果格式尚未转换,可以通过 EasyCodeML 中的 "Sequence Format Convertor" 进行转换。核苷酸序列应注意序列长度必须是 3 的倍数,以便以 codon 方式比对。

(2)树文件的准备:根据 condon 序列比对的结果构建系统发育树。推荐使用 RAxML 软件,使用 ML 算法对所有的单拷贝同源基因进行物种树构建。用于选择压力分析的树文件必须是 newick 格式,可用 FigTree 对树格式进行转换。注意树中的物种类别不能带有空格、逗号等非法字符。

(3)计算 ω,选择压力模型检验:导入序列比对文件和树文件,选择分析的模型类型,定义前景枝(位点模型不需要,枝位点模型只能一次标记一个前景枝,枝模型和进化枝模型可一次同时标记多个前景枝),启动 CodeML 分析,ML 法计算 dN、dS。若存在 ω>1,则可能属于正选择基因,继续后续分析。根据正选择模型,获得各模型对应的 LnL 和 np 值。通过似然率检验(likelihood ratio test,LRT),获得 p 值,确定零假设模型和备选模型之间是否存在差异。

(4)解读结果:根据 p 值,查看相应模型对应的结果,可筛选出通过检验的且结果显著的正选择位点。

5. 其他 正向选择通常会造成受选择位点的遗传多态性降低,同时有利变异的积累会引起选择搭载效应(hitchiking effort)或选择扫荡(selective sweep)。前者是指对正向位点的选择作用会引起相邻连锁位点频率的上升,后者是指受选择位点两侧的序列多态性会因连带效应而保持很低的水平。两者是一种现象的两种表现,本质相同。此外,正向选择常引起连锁不平衡的增加。这些特征均可用来检测正向选择的信号。需要注意的是,随机漂变或种群动态的影响也可引起遗传构成的变化,如何有效的区分不同因素的影响是目前仍需解决的难题和热点。

(三)基因功能分化的分析

在生物体内,大部分基因以基因家族的形式存在。基因家族是来源于同一个祖先,由一个基因通过基因重复、基因突变而产生具有相似序列的一组基因,它们在结构和功能上具有明显的相似性,且核苷酸序列具有同源性,编码相似的蛋白质产物。基因重复主要包括:片段复制、串联重复和逆转录转座或其他转座事件等。基因重复后可以彼此形成基因簇,同一家族基因可以紧密排列在一起,但多数时候,它们是分散在同一染色体的不同位置,或者存在于不同的染色体上,各自具有不同的表达调控模式。基因突变是由核苷酸替代、插入、缺失、重组和基因转换等引发的突变基因或 DNA 序列,通过群体水平的遗传漂变和/或自然选择进行扩散,并最终在物种基因组中得以固定,一般这种方式产生的新基因其拷贝数目不会增加,相对来说基因重复是非常少的,主要是影响基因的序列及其编码的蛋白。

同源基因又分为直系同源和旁系同源。直系同源基因指存在于祖先基因组中,随后因为物种分化,分别遗传给不同的后代,这些基因在结构和功能上有很高的相似性。旁系同源基因指同一基因组中由于基因复制而产生的同源基因,这些基因往往变异较大,从而可能出现功能变异。全基因组直系同源基因簇的分析是比较基因组学研究的重要步骤,鉴定直系同源基因簇之间的聚类及构建网络,可帮助我们解释跨多个物种的蛋白质的功能和进化关系。比较分析某一类物种的直系同源簇为了解基因组的动态、物种进化、环境适应性机制等提供了有用信息。

1. 直系同源基因分析　直系同源基因分析软件常用的有 OrthoMCL 和 OrthoFinder。OrthoMCL 是 2003 年发表的一个工具,但这个软件在 2013 年之后就不再更新。OrthoFinder 是 2015 年出现的软件,该软件持续更新,安装更加友好。此外,西南大学生物学研究中心王翊教授开发了一款用于多物种全基因组直系同源基因簇比较和注释的在线工具 OrthoVenn2,也可用于多物种全基因组直系同源基因簇比较和注释,界面友好。

以下介绍 OrthoFinder 的主要工作流程:

(1)寻找潜在的同源基因:主要是通过序列比对和调用马尔科夫聚类算法(Markov Clustering algorithm,MCL)实现同源分类。

BLAST all-vs-all 搜索,使用 BLASTP 以 e value=10e-3 进行搜索,寻找潜在的同源基因;基于基因长度和系统发育距离对 BLAST bit 得分进行标准化;使用 RBNHs(reciprocal best normalised hit)确定同源组序列相似度的阈值;构建直系同源组图,用作 MCL 的输入;使用 MCL 对基因进行聚类,划分直系同源组。

(2)构建基因的进化树:基于每个同源基因构建基因的进化树。OrthoFinder 默认使用 DendroBLAST 发育树,也就是根据序列相似度推断进化关系。

(3)构建有根物种树:基于所有的同源基因的进化树的情况,推断物种的有根树。基于 STAG(species tree inference from all genes)算法从无根基因树上构建无根物种树,再使用 STRIDE(species tree root inference from gene duplication events)算法,构建有根物种树。

(4)对基因的树定根:通过有根物种树的情况,重新对基因的树定根。

(5)识别同源基因集合或者基因复制事件:通过对有根物种树基因的复制-丢失-整合(duplication-loss-coalescence,DLC)分析,识别同源基因集合或者基因复制事件,最后记录在统计信息中。

2. 基因家族的扩张和收缩分析　在确定同源基因的基础上,可以进一步对物种间基因家族的大小和变化方向进行统计学检验,以确认基因家族是否经历了收缩和扩张,以适应自然选择和进化。

在前述使用 orthofinder 进行同源基因识别,选择直系同源基因进行物种树构建后,常使用 CAFE(computational analysis of gene family evolution),hahnlab.github.io/cafe/,对聚类结果进行基因家族的扩张和收缩分析。

CAFE 中采用的概率模型于 2005 年建立,它使用随机出生和死亡过程来模拟基因沿着一个系统发生树的每个谱系的增益和损失。为了对整个系统发育进行推论,一个概率图形模型被用来计算基因家族大小在系统发育过程中从父节点到子节点转变的概率。利用图形模型机制,可以推断出所有祖先物种的基因家族大小。特别是,对树中类群中的基因家族大小的说明,足以估计原始基因家族的大小(也能估计每个分支的变化方向),以及识别异常进化的基因家族,并确定某个特定基因家族的遗传模式被破坏的谱系。CAFE 的主要工作流程如下:

(1)输入文件:①一个 .newwick 格式的超度量树(包括以时间为单位的分支长度),即在前述 Orthofinder 已构建进化树的基础上,使用 r8s 等软件估计时间尺度,将系统发育树的标度改为时间。②一个包含现存类群基因家族大小的数据文件。数据文件可以包含一个家族的数据,也可以包含指定树的数千个家族的数据。数据文件的第一行应该包含物种的名称(同 newick 树描述中所用),以制表符分隔,没有特定的顺序;随后的每一行都对应于一个基因家族,并包含了这些物种的以制表符分隔的家族大小。该文件可从 Orthofinder 的结果文件稍作修改而得。③第三个输入是 λ。λ 值表示在物种进化过程中,每个单位时间内基因获得与丢失的概率。可以通过输入单个数值来指定 λ,或者让 CAFE 在数据文件中找到给定基因家族的最大似然值。

(2)运行 CAFE:可将命令写到 CAFE 脚本中,直接运行。具体细节可参考软件使用说明和帮助文档。

(3)结果输出:输出结果为 .cafe 文件。包括沿着树的每个分支展开的平均大小(负值表示所有家族之间的平均收缩),以及在树的每个分支上没有变化、扩展或收缩的家族数量,并计算每个基因家族大小相关的 p 值。低 p 值的分支表示异常大的变化,即收缩或扩张。大的收缩或扩张可能与自然选择有关,或者与包含多个相关基因的染色体的大的重复或缺失有关。

3. 基因家族的共线性分析　同源基因除了有序列上的相似性外,还在不同程度上保留在相应的染色体上,并有相对顺序的保守性,即共线性。在进化过程中,基因组被多种力量形成并动态重组,如全基因组复制、节段复制、倒置和易位。这些力量以不同的组合和不同的程度作用,导致分类群具有不同的基因组结构和基因家族扩展模式。

共线性的模式可以深入了解基因组的进化史,并为可能有用的下游分析提供信息。除了染色体区域间的成对共线关系外,共线染色体区域(共线块)的多重排列(三个或更多区域的排列)更为重要,因为它可以揭示古老的全基因组复制事件和复杂的染色体复制/重排关系。例如,可使用人与小鼠之间的全基因组比对来识别共线性同源区块,然后确定重排事件,从而解释两个基因组结构差异。此外,从共线性片段中也可以识别出基因组水平的碱基替换速率以及插入、缺失等物种间小尺度突变事件,这些都可以作为物种树推断数据。

以下以 DIAMOND、MCScanX、TBtools 等软件为例,介绍共线性分析的主要内容和流程:

(1)序列比对:使用 DIAMOND 进行蛋白比对,DIAMOND 是 2015 年发布的蛋白比对软件,https://github.com/bbuchfink/diamond/wiki,可高速完成大批量对比。指定参考序列和查询序列,比对文件以 .blast 为后缀。

(2)提取注释信息:通过 awk 命令,从基因组的 gff 文件提取注释信息。导入 MCScanX 的注释文件要求格式为 4 列,分别为 chr(染色体 id)、gene(基因 id)、start(起始)、end(终止),分隔符为 \t 且顺序固定。注释文件名以 .gff 为后缀。注意 .gff 文件里的基因名和 .blast 结果的基因名要一一对应。

(3)MCScanX 分析共线性及基因复制事件:导入序列比对文件 .blast 和注释文件 .gff,直接执行MCScanX 命令运行。产生 2 个输出文件和 1 个输出文件夹,.collinearity 文件展示片段复制事件,记录共线性区块(collinear blocks),.tandem 文件展示基因复制事件,.html/文件夹以染色体为单位,展示该染色体上基因的共线性事件和串联重复事件。第一列为共线性区段数量,即每个基因位点的重复深度;第二列为染色体上基因参考片段,按顺序排列,与文件 .tandem 内容一致;第≥3 列表示匹配上的共线性区块,与文件 .collinearity 内容一致。

(4)下游分析:可在 MCScanX 结果中提取感兴趣基因的共线性区块。在 MCScanX 中使用 duplicate_gene_classifier 命令,分析与各种复制事件相关的基因数量。该命令的输入文件与 MCScanX 的输入文件一致。由 MCScanX 生成的共线性文件可以进行非同义替换率(Ka)和同义替换率(Ks)的计算。其他更多的下游分析可参见 MCScanX 说明和帮助文档。

(5)可视化:使用 Java 程序可生成双共线性图、圆共线性图、点共线性图和条形图。但 MCScanX 软件自带的分析包不能调颜色,可调用 TBtools(https://github.com/CJ-Chen/TBtools/releases)的 circos 画图和调试颜色。

其他可用的共线性检测工具有:i-ADHoRe 3、TEAM、LineUp、MCMuSeC、OrthoClusterDB、DiagHunter、DAGChainer、ColinearScan、SyMAP 3.4、FISH、Cyntenator、MicroSyn 和 Cinteny 等。

四、系统发育与分子进化分析在寄生虫分类学和进化研究中的应用

有关在分子水平上对寄生虫分类和进化的应用研究,在前一节介绍分子标记的应用中,已通过实例,进行了部分阐述。本部分将以几种重要的寄生虫为例,重点介绍通过系统发育分析和分子进化分析,相关寄生虫研究得到的发展和启示。

(一)在物种鉴定和分类中的应用

有效和可靠的鉴别出病原体对于及时制定和实施适当的防控策略至关重要。分子遗传技术能有效地鉴定特定的寄生虫并建立系统发育关系。如果病原体是迄今未知的或与已知病原体是远亲关系,则会进一步增加鉴定的困难。

巴西是美洲疟疾病例最多的国家,主要流行间日疟原虫。Figueiredo 等在对巴西疟疾低流行的

Maranhão 州的两个环境保护区的按蚊进行疟原虫种类和血源调查时,采用基于 18S rRNA 的属特异性扩增,检测了使用人饵捕获的 7 种 416 只雌性按蚊,并构建了系统发育树。结果鉴定出二种恶性疟原虫,与从印度分离的恶性疟原虫和从巴西鹦鹉分离出的疟原虫亲缘关系最近。此外,在取样的按蚊血餐中发现了猫、狗和人类的 DNA。此研究有助于了解森林环境中疟疾的主要类型以及主要和次要病媒的摄食习惯等基本生态学知识,可提供有关寄生虫-宿主-病媒关系的相关信息,制定有效的疾病控制策略,预防疟疾从野生环境向人类的传播。

在对印度非人类灵长类(non-human primate,NHP)动物体内的疟原虫种类进行调查的研究中,采用线粒体 Cyt-b、核基因 MSP-142 和 18S rRNA 序列构建系统发育树,鉴定出 *Plasmodium inui*、*Plasmodium fragile*、*Plasmodium cynomolgi* 和 *Plasmodium falciparum* 等疟原虫的不同种。从冠毛猕猴(*Macaca radiata*)分离到的恶性疟原虫 Cyt-b 基因序列与在人类感染的恶性疟原虫一致。但目前仍无法确定这些序列是否属于人类特定的恶性疟原虫,还是从 NHP 动物中分离出的类似恶性疟原虫的谱系。因此,需要对 NHP 动物进行更多的研究,才能进一步了解恶性疟原虫的起源及其宿主转换机制。此外,在尼科巴群岛的一些居民和马来西亚一名患者分离的疟原虫被鉴定为 *P. cynomolgi*。*P. inui* 和 *P. cynomolgi* 也在实验室被证明可成功感染人。这些结果均引起灵长类疟原虫会引发人畜共患的担忧和警惕。此外,有报道显示,在蜥蜴和鸟类中存在许多疟原虫属的"隐性"物种,提示目前低估了导致疟疾的病原体的生物多样性。

近年来,欧洲频繁出现血吸虫杂交种感染的病例报道。一名来自科特迪瓦的 14 岁男孩在法国出现血尿症状,在其粪便中查到的虫卵具有典型的曼氏血吸虫卵特征,在其尿液标本中也查到具有曼氏血吸虫卵和埃及血吸虫卵特征的虫卵。通过对虫卵的线粒体 CO1 基因和核基因 ITS 序列进行分析和构建系统发育树,被鉴定为曼氏血吸虫-埃及血吸虫杂交种,起源于西非,与尼日尔、塞内加尔和马里的血吸虫关系较近。血吸虫杂交引起人们的警惕,因为种间杂交可能提高传染性、毒力和寿命,并加速尾蚴成熟。此外,杂交品种有更广泛的宿主谱,从而可能扩大血吸虫病的流行范围。

中华血吸虫(*Schistosoma sinensis*)于 1958 年于四川绵竹被首次发现,中间螺宿主后被鉴定为 *Tricula hortensis*。在泰国西北部的 *Tricula bollingi* 中也分离出中华血吸虫。野外啮齿动物和实验室家兔是中华血吸虫适宜的终宿主。中华血吸虫主要分布于中国南部、东南亚和印度北部。尽管其卵形态与曼氏血吸虫卵相似,但分子系统发育分析显示,其是日本血吸虫的姐妹支,属于亚洲血吸虫。2016 年,在云南禄丰的一只野外雌性北方树鼩(*Tupaia belangeri*)(非啮齿类的小型哺乳动物,亲缘关系与灵长类最接近)的粪便中发现血吸虫卵,具曼氏血吸虫虫卵的特征,并在一只死亡树鼩的静脉中收集到成虫。经形态学和 18S、12S、CO1 等基因测序,构建系统发育树,鉴定为中华血吸虫,独立于其他种血吸虫分支,是其他亚洲血吸虫的姐妹类群,与曼氏血吸虫(*Schistosoma mansoni*)、鼻血吸虫(*Schistosoma nasale*)、不明血吸虫(*Schistosoma incognitum*)、梭形血吸虫(*Schistosoma spindale*)和印度血吸虫(*Schistosoma indicum*)有一定的亲缘关系。但与勾形卵血吸虫(*Schistosoma ovuncatum*)相似性低,其之前被认为是与中华血吸虫亲缘关系最近的血吸虫种。在同一地理位置发现的中间宿主螺被命名为 *Tricula* sp. LF(LF 是禄丰的缩写)。其 16S 和 28S 基因的序列显示,其与其他种的拟钉螺的序列相似度达 90% 以上,系统发育树显示其与拟钉螺 *Tricula bambooensis* 和 *Tricula ludongbini* 聚为同一支。后续的实验室感染也证明拟钉螺 *Tricula* sp. LF 和北方树鼩 *Tupaia belangeri* 是中华血吸虫的适宜宿主。这些发现扩展了对中华血吸虫的认知,对了解其分布模式提供了重要信息。中华血吸虫的寄主范围扩大的原因,以及这种寄生虫是否长期与螺宿主共同进化,还有待进一步研究。驱动宿主多样性和与血吸虫共同进化的因素尚不完全清楚。这些研究将有助于阐明亚洲血吸虫的进化和拟钉螺的系统地理学。

(二)在系统发生和遗传分化中的应用

了解寄生虫的起源及其在本地范围内的遗传多样性水平,有助于实施防控措施或评估引进地区的耐药性潜力。寄生虫对当地环境或宿主的适应能力、耐药性的进化能力和物种形成能力都受到了种群间基因流动和种群内基因漂移的影响。因此,评估寄生虫的遗传变异参数,比较寄生虫及其宿主的遗传结构,并了解是什么因素影响了寄生虫的这些参数,是理解寄生虫种群微进化过程的关键。

人们日益认识到人畜共患病对全世界人类健康构成的深刻威胁,动物宿主对消除许多现有疾病的努力造成了各种困难,并以新出现疾病的形式构成了新的威胁。人类和动物群体遇到新的感染因子的可能性增加,这种混合感染可导致感染因子之间的遗传物质交换,产生新的病原体基因型。对于有性繁殖的寄生虫来说,通过异种(种间)交配可导致杂交后代的形成。杂交以及随后的渐渗(通过重复回交将单个基因或染色体区域从一个物种导入另一个物种)是驱动寄生虫进化的遗传变异的一个来源,其潜在影响包括增加宿主种类和流行的地理范围、病理改变、对治疗药物的耐药性以及阻碍最终的消除。最近在同时流行埃及血吸虫和牛血吸虫的塞内加尔北部进行的一项研究证实,这两个种之间的持续配对导致了血吸虫在人类宿主中的杂交。虽然分子数据表明牛血吸虫无法在人群中维持传播,但通过回交和渗进导致人群感染中产生杂交后代,并产生了复杂的毛蚴基因型。据估计,杂交种的基本繁殖数大于 1,提示在没有动物源性溢出的情况下,这种杂交基因型可以在人群中维持传播。而在尼日尔和科西嘉地区人群中感染的杂交种血吸虫,证实了血吸虫杂交种可在一个有合适中间宿主的新地区出现传播。据估算,这些血吸虫杂交发生在 108 至 613 代之前,系统发育分析也未发现动物源性的溢出。提示牛血吸虫和埃及血吸虫在人类宿主中的杂交可能是地理隔离的结果,杂交基因型在人群中的延续不需要同时期的动物源性溢出。鉴于观察到杂交血吸虫比其亲本血吸虫具有感染更广泛的螺宿主的能力,人又是埃及血吸虫和牛血吸虫杂交种的适宜宿主,提示应警惕杂交有可能导致血吸虫病在新的地区流行的潜力。

在过去的二十年里,人们做了很多工作来了解人类疟疾的进化起源。NHP 动物是与人类最近的物种,我们与它们受到许多共同的致病病原体侵袭。灵长类动物感染疟原虫的分子系统发育表明,导致人类疟疾的主要病原体与感染 NHP 动物的疟原虫有关,并有多个独立的进化起源。要了解这些源自灵长类动物的人类病原体的起源、进化和传播,我们必须了解这些病原体在其自然宿主——NHP 动物中的多样性和系统发育亲缘关系。最近的研究表明,恶性疟原虫不是起源于古代人类,而是起源于非洲大猩猩的跨物种传播;主要在亚洲流行的间日疟原虫也是从非洲感染黑猩猩、大猩猩和人类的疟原虫祖先株系进化而来,而非洲人群保护性的 Duffy 阴性突变的发展逐渐消除了间日疟原虫在非洲人群中的传播。虽然人类恶性疟原虫和间日疟原虫的进化起源已被澄清,但导致它们出现的机制过程尚不清楚,关于感染类人猿的类恶性疟原虫和间日疟原虫的生物学和动物源性传播潜力仍存在许多问题。利用比较种群遗传学、基因组学,加强疟原虫和虫媒的功能研究是必要的,可对 NHP 疟原虫的传播和发病机制提供新的信息,这些信息对于理解类人猿疟原虫如何跨越物种屏障以及此类事件是否可能再次发生至关重要。此外,证据表明疟原虫也存在从人类向灵长类动物的多次转移,即使人类完全消灭了疟疾,从长远来看,动物宿主也可以提供疟疾反复感染的来源。持续监测野生灵长类动物疟原虫的遗传多样性,也可提醒我们注意可能传播给人类的疟原虫新物种。

(赵琴平)

参 考 文 献

[1] 陈文文,吴怀通,陈赢男. SPL 家族基因复制及功能分化分析[J]. 南京林业大学学报(自然科学版),2020,44(5):55-66.

[2] 何婷,程娜,周岩,等. 华支睾吸虫遗传多样性的研究进展[J]. 中国病原生物学杂志,2020,15(12):1483-1487.

[3] 陈星,高子厚. DNA 分子标记技术的研究与应用[J]. 分子植物育种,2019,17(6):1970-1977.

[4] 胡坤敏,郑彬,陈韶红,等. 并殖吸虫 DNA 分类技术的研究进展[J]. 中国寄生虫学与寄生虫病杂志,2019,37(5):598-602.

[5] 任梦云,陈彦君,张盾,等. ISSR 标记技术在药用植物资源中的研究进展及应用[J]. 生物技术通报,2017,33(4):63-69.

[6] 李洋,苏晓红. 高通量测序在病原微生物领域应用进展[J]. 中华临床医师杂志(电子版),2016,10(19):2925-2928.

[7] 龙治坚,范理璋,徐刚,等. SCoT 分子标记在植物研究中的应用进展[J]. 植物遗传资源学报,2015,16(2):336-343.

[8] 闵义,姬卿. 进化生物学[M]. 西安:西安交通大学出版社,2015.

[9] 殷方媛,李法财,赵俊龙,等. 动物寄生线虫遗传多样性的研究进展[J]. 中国寄生虫学与寄生虫病杂志,2015,33(5):387-392.

［10］ 左光宏,郝柏林.基于全基因组的微生物亲缘关系与分类系统研究工具—CVTree3［J］.生物技术通报,2015,31（11）:60-67.

［11］ 李强,左光宏,郝柏林.从完全基因组出发建立原核生物亲缘关系和分类系统时遇到的数学问题［J］.中国科学:物理学 力学 天文学,2014,44（12）:1301-1310.

［12］ 郑巍,罗阿蓉,史卫峰,等.系统发育分析中的最大简约法及其优化［J］.昆虫学报,2013,56（10）:1217-1228.

［13］ 崔立云,张霄霄,杨毅梅.RAPD 技术在寄生虫分类和鉴定中的应用［J］.中国人兽共患病学报,2012,28（4）:375-379.

［14］ 吴祖建,高芳銮,沈建国.生物信息学分析实践［M］.北京:科学出版社,2010.

［15］ 李晓娟,杨毅梅.PCR 技术应用于寄生虫分类鉴定的研究进展［J］.中国病原生物学杂志,2009,4（1）:69-70,35.

［16］ 马秀敏,刘春燕,岳进巧,等.细粒棘球绦虫基因型的微卫星分析［J］.中国人兽共患病学报,2009,25（9）:846-849.

［17］ 熊发前,唐荣华,陈忠良,等.目标起始密码子多态性（SCoT）:一种基于翻译起始位点的目的基因标记新技术［J］.分子植物育种,2009,7（3）:635-638.

［18］ 徐操,赵宝华.SRAP 分子标记的研究进展及其应用［J］.生命科学仪器,2009,7:24-27.

［19］ 张晨昊,杨毅梅.分子标记技术在寄生虫分类鉴定中的应用［J］.中国寄生虫学与寄生虫病杂志,2009,27（3）:261-266.

［20］ 谢明权,李国清.现代寄生虫学［M］.广州:广东科技出版社,2003.

［21］ 郑成木.植物分子标记原理与方法［M］.长沙:湖南科学技术出版社,2003.

［22］ 季维智,宿兵.生物多样性研究丛书——遗传多样性研究的原理与方法［M］.杭州:浙江技术出版社,1999.

［23］ BABU K N,SHEEJA T E,MINOO D,et al. Random amplified polymorphic DNA（RAPD）and derived techniques［J］. Methods Mol Biol,2021,2222:219-247.

［24］ BORLASE A,RUDGE J W,LÉGER E,et al. Spillover,hybridization,and persistence in schistosome transmission dynamics at the human-animal interface［J］. Proc Natl Acad Sci U S A,2021,118（41）:e2110711118.

［25］ CARRILLO BILBAO G A,NAVARRO J C,GARIGLIANY M M,et al. Molecular identification of Plasmodium falciparum from captive non-human primates in the western Amazon Ecuador［J］. Pathogens,2021,10（7）:791.

［26］ WANG X,RUAN L,SONG Q,et al. First report of Schistosoma sinensium infecting Tupaia belangeri and Tricula sp. LF［J］. Int J Parasitol Parasites Wildl,2021,14:84-90.

［27］ KAKAVAS K V. Sensitivity and applications of the PCR Single-Strand Conformation Polymorphism method［J］. Mol Biol Rep. 2021,48（4）:3629-3635.

［28］ ZUO G. CVTree:A parallel alignment-free phylogeny and taxonomy tool based on composition vectors of genomes［J］. Genom Proteom Bioinf,2021,10:S1672.

［29］ AUNIN E,BÖHME U,SANDERSON T,et al. Genomic and transcriptomic evidence for descent from *Plasmodium* and loss of blood schizogony in *Hepatocystis* parasites from naturally infected red colobus monkeys［J］. PLoS Pathog,2020,16（8）:e1008717.

［30］ CASSIDY M. Biological Evolution:An Introduction［M］. Cambridge:Cambridge University Press,2020.

［31］ GU M J,LI Y W,EMERY A M,et al. The genetic variation of different developmental stages of *Schistosoma japonicum*:do the distribution in snails and pairing preference benefit the transmission［J］. Parasit Vectors,2020,13（1）:360.

［32］ KUMAR S,GUPTA S,MOHMAD A,et al. Molecular tools-advances,opportunities and prospects for the control of parasites of veterinary importance［J］. Int J Trop Insect Sci,2020,29:1-10.

［33］ MATHEMA V B,NAKEESATHIT S,PAGORNRAT W,et al. Polymorphic markers for identification of parasite population in Plasmodium malariae［J］. Malar J,2020,19（1）:48.

［34］ SCHIFFELS S,WANG K. MSMC and MSMC2:The multiple sequentially Markovian coalescent［J］. Methods Mol Biol,2020,2090:147-166.

［35］ CUI Z,LI J,CHEN Y,et al. Molecular epidemiology,evolution,and phylogeny of Entamoeba spp［J］. Infect Genet Evol,2019,75:104018.

［36］ DIAKITÉ S A S,TRAORÉ K,SANOGO I,et al. A comprehensive analysis of drug resistance molecular markers and Plasmodium falciparum genetic diversity in two malaria endemic sites in Mali［J］. Malar J,2019,18:361.

［37］ DOS SANTOS E B E. Phylogenetics//YOUSAF Z. Recent Advances in Phylogenetics［M］. London:IntechOpen,2019.

［38］ FLORES K,LÓPEZ Z,LEVICOY D,et al. Identification assisted by molecular markers of larval parasites in two limpet species（Patellogastropoda：*Nacella*）inhabiting Antarctic and Magellan coastal systems［J］. Polar Biol,2019,42：1175-1182.

［39］ GAO F,CHEN C,ARAB D A,et al. EasyCodeML：A visual tool for analysis of selection using CodeML［J］. Ecol Evol, 2019,9：3891-3898.

［40］ LE GOVIC Y,KINCAID-SMITH J,ALLIENNE J F,et al. *Schistosoma haematobium-Schistosoma mansoni* hybrid parasite in Migrant boy,France,2017［J］. Emerg Infect Dis,2019,25（2）：365-367.

［41］ WARNOW T. Bioinformatics and phylogenetics：seminal contributions of Bernard Moret［M］. Cham：Springer,2019.

［42］ XU L,DONG Z,FANG L,et al. OrthoVenn2：a web server for whole-genome comparison and annotation of orthologous clusters across multiple species［J］. Nucleic Acids Res. 2019,47（W1）：W52-W58.

［43］ DIXIT J,ZACHARIAH A,CHANDRAMOHAN B,et al. Reinvestigating the status of malaria parasite（*Plasmodium* sp.） in Indian non-human primates［J］. PLoS Negl Trop Dis,2018,12（12）：e0006801.

［44］ KERN A D,HAHN M W. The Neutral theory in light of natural selection［J］. Mol Biol Evol,2018,35（6）：1366-1371.

［45］ LI P. Explore the novel biomarkers through next-generation sequencing//ABDURAKHMONOV I. Genotyping［M］. London：IntechOpen,2018.

［46］ TANAKA K,OHTAKE R,YOSHIDA S,et al. Microsatellite capture sequencing//ABDURAKHMONOV I. Genotyping ［M］. London：IntechOpen,2018.

［47］ FIGUEIREDO M A P,DI SANTI S M,MANRIQUE W G,et al. Molecular identification of *Plasmodium* spp. and blood meal sources of anophelines in environmental reserves on São Luís Island,state of Maranhão,Brazil［J］. Parasite Vector, 2017,10：203.

［48］ LOY D E,LIU W,LI Y,et al. Out of Africa：origins and evolution of the human malaria parasites *Plasmodium falciparum* and *Plasmodium vivax*［J］. Int J Parasitol,2017,47（2-3）：87-97.

［49］ NASCIMENTO F F,REIS M D,YANG Z. A biologist's guide to Bayesian phylogenetic analysis［J］. Nat Ecol Evol, 2017,1（10）：1446-1454.

［50］ LEE M S,HO S Y. Molecular clocks［J］. Curr Biol,2016,26（10）：R399-402.

［51］ RIEPPEL O. Phylogenetic Systematics：Haeckel to Hennig［M］. FL：CRC Press,2016.

［52］ VIEIRA M L,SANTINI L,DINIZ A L,et al. Microsatellite markers：what they mean and why they are so useful［J］. Genet Mol Biol,2016,39（3）：312-328.

［53］ AL-SAMARAI F,AL-KAZAZ A. Molecular markers：an introduction and applications［J］. Eur J Mol Biotech,2015,9（3）： 118-130.

［54］ KUMARI N,THAKUR S K,DHIRENDRA KUMAR D,et al. Single strand conformation polymorphism（SSCP）-a review［J］. Indian Res J Genet Biotech,2015,7（1）：27-34.

［55］ MANNI M,GOMULSKI L M,AKETARAWONG N,et al. Molecular markers for analyses of intraspecific genetic diversity in the Asian Tiger mosquito,*Aedes albopictus*［J］. Parasites Vectors,2015,8：188.

［56］ MASON A S. SSR Genotyping//BATLEY J. Plant Genotyping. Methods in Molecular Biology（Methods and Protocols）［M］. New York：Humana Press,2015.

［57］ NUSRATH A,BEEMA R P T. Review on single nucleotide polymorphism analysis methods［J］. Int J Eng Res Technol, 2015,3（30）：1-4.

［58］ ARIEY F,WITKOWSKI B,AMARATUNGA C,et al. A molecular marker of artemisinin-resistant *Plasmodium falciparum* malaria［J］. Nature,2014,505：50-55.

［59］ SENAN S,KIZHAKAYIL D,SASIKUMAR B,et al. Methods for development of microsatellite markers：An overview［J］. Not Sci Biol,2014,6（1）：1-13.

［60］ KUMAR A,MISRA P,DUBE A. Amplified fragment length polymorphism：an adept technique for genome mapping, genetic differentiation,and intraspecific variation in protozoan parasites［J］. Parasitol Res,2013,112（2）：457-466.

［61］ Kantartzi K. Microsatellites：Methods and Protocols［M］. Totowa：Humana Press,2013.

［62］ KANNAN L,WHEELER W C. Maximum parsimony on phylogenetic networks［J］. Algorithms Mol Biol,2012,7：9.

［63］ KIM K,PARK H,SOHN J,et al. Effective procedure for development of EST-SSR markers using cDNA library［J］. Am J Plant Sci,2012,3（9）：1322-1327.

［64］ WANG Y,TANG H,DEBARRY J D,et al. MCScanX：a toolkit for detection and evolutionary analysis of gene synteny and collinearity [J]. Nucleic Acids Res,2012,40(7):e49.

[65] YANG Z,RANNALA B. Molecular phylogenetics:principles and practice [J]. Nat Rev Genet,2012,13:303-314.

[66] ALASAAD S,SCHUSTER R,GAKUYA F,et al. Applicability of molecular markers to determine parasitic infection origins in the animal trade:a case study from Sarcoptes mites in wildebeest [J]. Forensic Sci Med Pathol,2011,8(3): 280-284.

[67] RATAN A,ZHANG Y,HAYES V M,et al. Calling SNPs without a reference sequence [J]. BMC Bioinform,2010,11: 130.

[68] COLLARD B C Y,MACKILL D J. Start codon targeted(SCoT)polymorphism:a simple,novel DNA marker technique for generating gene-targeted markers in plants [J]. Plant Mol Biol Rep,2009,27:86.

[69] SHASTRY B S. SNPs:impact on gene function and phenotype [J]. Methods Mol Biol,2009,578:3-22.

[70] XU Z,HAO B. CVTree update:a newly designed phylogenetic study platform using composition vectors and whole genomes [J]. Nucleic Acids Res,2009,37(suppl 2):W174-W178.

[71] DANIELS R,VOLKMAN S K,MILNER D A,et al. A general SNP-based molecular barcode for *Plasmodium falciparum* identification and tracking [J]. Malar J,2008,7:223.

[72] National Academy of Sciences,Institute of Medicine. Science,Evolution,and Creationism [M]. Washington,DC: The National Academies Press,2008.

[73] NEAFSEY D E,SCHAFFNER S F,VOLKMAN S K,et al. Genome-wide SNP genotyping highlights the role of natural selection in *Plasmodium falciparum* population divergence [J]. Genome Biol,2008,9:R171.

[74] SANKARARAMAN S,SRIDHAR S,KIMMEL G,et al. Estimating local ancestry in admixed populations [J]. Am J Hum Genet,2008,82(2):290-303.

[75] LARSEN L A,JESPERSGAARD C,ANDERSEN P S. Single-strand conformation polymorphism analysis using capillary array electrophoresis for large-scale mutation detection [J]. Nat Protoc,2007,2(6):1458-1466.

[76] VUYLSTEKE M,PELEMAN J D,VAN EIJK M J. AFLP technology for DNA fingerprinting[J]. Nat Protoc,2007,2(6): 1387-1398.

[77] VUYLSTEKE M,PELEMAN J,VAN EIJK M. AFLP-based transcript profiling(cDNA-AFLP)for genome-wide expression analysis [J]. Nat Protoc,2007,2(6):1399-1413.

[78] YANG Z. PAML 4:Phylogenetic analysis by maximum likelihood [J]. Mol Bio Evol,2007,24:1586-1591.

[79] ATIENZAR F A,JHA A N. The random amplified polymorphic DNA(RAPD)assay and related techniques applied to genotoxicity and carcinogenesis studies:a critical review [J]. Mutat Res,2006,613(2-3):76-102.

[80] BIE T D,CRISTIANINI N,DEMUTH J P,et al. CAFE:a computational tool for the study of gene family evolution [J]. Bioinformatics,2006,22(10):1269-1271.

[81] GASSER R,HU M,CHILTON N,et al. Single-strand conformation polymorphism(SSCP)for the analysis of genetic variation [J]. Nat Protoc,2006,1:3121-3128.

[82] HYPSA V. Parasite histories and novel phylogenetic tools:alternative approaches to inferring parasite evolution from molecular markers [J]. Int J Parasitol,2006,36(2):141-155.

[83] CRISCIONE C D,POULIN R,BLOUIN M S. Molecular ecology of parasites:elucidating ecological and microevolutionary processes [J]. Mol Ecol,2005,14:2247-2257.

[84] DONG Y,ZHU H. Single-strand conformational polymorphism analysis:basic principles and routine practice [J]. Methods Mol Med,2005,8:149-157.

[85] ELSHEIKHA H M,LACHER D W,MANSFIELD L S. Phylogenetic relationships of *Sarcocystis neurona* of horses and opossums to other cyst-forming coccidia deduced from SSU rRNA gene sequences [J]. Parasitol Res,2005,97(5):345- 357.

[86] SHRIVASTAVA J,QIAN B Z,MCVEAN G,et al. An insight into the genetic variation of *Schistosoma japonicum* in mainland China using DNA microsatellite markers [J]. Mol Ecol,2005,14(3):839-849.

[87] TUMWINE J K,KEKITIINWA A,BAKEERA-KITAKA S,et al. Cryptosporidiosis and microsporidiosis in Ugandan children with persistent diarrhea with and without concurrent infection with the human immunodeficiency virus [J]. Am J Trop Med Hyg,2005,73(5):921-925.

[88] Semyenova S K,Chrisanfova G G,Filippova E K,et al. Individual and population variation in cercariae of bird

schistosomes of the *Trichobilharzia ocellata* species group as revealed with the polymerase chain reaction ［J］. Russ J Genet,2005,41:12-16.

［89］ BENSCH S,PÉREZ-TRIS J,WALDENSTRÖM J,et al. Linkage between nuclear and mitochondrial DNA sequences in avian malaria parasites:multiple cases of cryptic speciation? ［J］. Evolution,2004,58(7):1617-1621.

［90］ MOUNT DW. Maximum parsimony method for phylogenetic prediction//MOUNT DW. Bioinformatics:Sequence and Genome Analysis ［M］. 2nd edition. Cold Spring Harbor,NY,USA:Cold Spring Harbor Laboratory Press,2004.

［91］ QI J,LUO H,HAO B. CVTree:a phylogenetic tree reconstruction tool based on whole genomes ［J］. Nucleic Acids Res, 2004,32(suppl 2):W45-47.

［92］ WIDMER G,FENG X,TANRIVERDI S. Genotyping of *Cryptosporidium parvum* with microsatellite markers// SPENCER J F T,RAGOUT DE SPENCER A L. Public Health Microbiology. Methods in Molecular Biology ［M］. NY:Humana Press,2004.

［93］ ZANE L,BARGELLONI L,PATARNELLO T. Strategies for microsatellite isolation:a review［J］. Mol Ecol,2002,11(1): 1-16.

［94］ GASSER R B,CHILTON N B. Applications of single-strand conformation polymorphism(SSCP)to taxonomy,diagnosis, population genetics and molecular evolution of parasitic nematodes ［J］. Vet Parasitol,2001,101(3-4):201-213.

［95］ HUELSENBECK J P,RONQUIST F. MRBAYES:Bayesian inference of phylogenetic trees ［J］. Bioinformatics,2001,17 (8):754-755.

［96］ TINGEY S. Random amplified polymorphic DNA(RAPDs)//RAPLEY R. The Nucleic Acid Protocols Handbook. Springer Protocols Handbooks ［M］. Totowa:Humana Press,2000.

［97］ MUELLER U G,WOLFENBARGER L L. AFLP genotyping and fingerprinting ［J］. Trends Ecol Evol,1999,14(10): 389-394.

［98］ GASSER R B,STEVENSON L A,CHILTON N B,et al. Species markers for equine strongyles detected in intergenic rDNA by PCR-RFLP ［J］. Mol Cell Probes,1996,10(5):371-378.

［99］ RATNER V A,ZHARKIKH A A,KOLCHANOV N,et al. Molecular Evolution ［M］. Berlin:Springer,1996.

［100］ TATENO Y,TAKEZAKI N,NEI M. Relative efficiencies of the maximum-likelihood,neighbor-joining,and maximum-parsimony methods when substitution rate varies with site ［J］. Mol Biol Evol,1994,11(2):261-277.

［101］ HADRYS H,BALICK M,SCHIERWATER B. Applications of random amplified polymorphic DNA(RAPD)in molecular ecology ［J］. Mol Ecol,1992,1(1):55-63.

［102］ SAITOU N,NEI M. The neighbor-joining method:a new method for reconstructing phylogenetic trees ［J］. Mol Biol Evol,1987,4(4):406-425.

［103］ BOTSTEIN D,WHITE R L,SKOLNICK M,et al. Construction of a genetic linkage map in man using restriction fragment length polymorphisms ［J］. Am J Hum Genet,1980,32(3):314-331.

［104］ GRODZICKER T,WILLIAMS J,SHARP P,et al. Physical mapping of temperature-sensitive mutations of adenoviruses ［J］. Cold Spring Harb Symp Quant Biol,1975,39 Pt 1:439-446.

［105］ FELSENSTEIN J. Maximum likelihood and minimum-steps methods for estimating evolutionary trees from data on discrete characters ［J］. Syst Zool,1973,22(3):240-249.

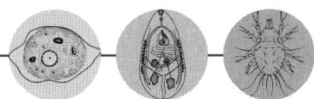

第五十章

生物组学研究技术

随着科学技术的不断发展,生命科学技术也取得了突飞猛进的发展,尤其是基因组学(genomics)、功能基因组学(functional genomics)、蛋白质组学(proteomics)、转录组学(transcriptomics)、代谢组学(metabonomics)等生物组学技术在生命科学研究中的广泛应用,使生命科学研究获得了空前突破,寄生虫学研究近年来也进入到了"组学"水平,各种"组学"技术在寄生虫学研究中开始广泛应用。

第一节 转录组学研究技术

转录组学技术已应用于寄生虫发育繁殖过程的基因调控及表达规律、寄生虫免疫相关机制和免疫靶点的筛选以及虫体与宿主相互作用的研究等方面,取得了一系列重要成果,并显示出了广阔的应用前景。

一、转录组学与转录组研究方法概述

广义转录组(transcriptome)是指生命单元(通常是一种细胞)中所有按基因信息单元转录和加工的RNA分子(包括编码和非编码RNA功能单元),或者是一个特定细胞所有转录本的总和,它的研究对象就是这些RNA与蛋白质分子和它们所组成的基因功能网络以及它们与细胞功能的关系。而狭义转录组是指可直接参与翻译蛋白质的mRNA总和。研究生物细胞中转录组的发生和变化规律的科学就称为转录组学(transcriptomics)。转录组学的研究内容包括:确定基因的转录结构,对所有的转录产物进行分类,通过对转录谱的分析推断相应基因的功能,揭示特定调节基因的作用机制,辨别细胞的表型归属等。

传统上,用于转录组数据获取和分析的方法主要有表达序列标签(expressed sequence tag,EST)、基于PCR技术的cDNA扩增限制性片段长度多态性(cDNA-amplified fragment length polymorphism,cDNA-AFLP)技术、基于杂交技术的芯片技术、基于序列分析的基因表达系列分析(serial analysis of gene,SAGE)和大规模平行信号测序系统(massively parallel signature sequencing,MPSS)等。由于绝大多数物种还不具有基因组序列信息,利用上述传统研究方法周期长、费用高。随着高通量测序的发展,RNA-seq因其可以提供精确的数字化信号、更高的检测通量以及更广泛的检测范围,成为目前深入研究转录组复杂性的强大工具。

RNA-seq在用于检测基因表达和转录组研究时,最显著的优势是无须像基因芯片那样需先解码研究物种的基因信息并设计特异性的探针,RNA-seq可在没有研究物种基因信息的情况下直接对物种的转录组进行分析。RNA-seq的这一特征弥补了非模式生物转录组研究中缺乏基因组信息的不足,但与模式生物转录组研究相比,由于缺乏基因组信息,非模式生物仍不能进行测序序列的基因组定位和注释,只能进行从头拼装(de novo assembly),并通过同源比对进行测序序列的注释和分析。

二、样品的制备与测序

转录组学研究的分析前的工作包括样本制备、RNA提取、mRNA分离纯化、Solexa文库制备以及上机测序。

(一)样本的制备

称取所需质量的样品（如 RNA 或 DNA 微量提取约取 100mg），铝箔包好或放入无核酸酶的 Eppendorf 管，液氮里速冻研磨进行 RNA 或 DNA 提取，或及时放入 −80℃ 超低温冰箱长期保存。如外地取材，实验材料需快递运输，可以放在干冰或其他常温样品保存液中保存。

为避免交叉污染，样品采集过程中，需戴一次性 PE 手套，用到的镊子、剪刀、刀片和 Eppendorf 管等均要事先灭菌和进行 RNA 酶灭活，或采用无核酸酶的一次性耗材。

(二)RNA 提取

转录组是特定组织或细胞在某一发育阶段或功能状态下转录出来的所有 RNA 的总和，获得纯度高、完整性好的 RNA 是转录组测序与实验成功的前提。目前所用的 RNA 提取方法有 TRIzol 法（TRIzol method）、CTAB 法（CTABl method）、苯酚法（phenol method）等，此处以最常用的 TRIzol 法介绍 RNA 的提取。

TRIzol 提取的主要试剂是异硫氰酸胍/酚，异硫氰酸胍与 β-巯基乙醇共同作用抑制 RNase 的活性，异硫氰酸胍与十二烷基肌氨酸钠（Sodium lauroylsarcosinate）作用使蛋白质变性，从而释放 RNA，加入氯仿后离心，样品分成水样层和有机层，RNA 存在于水样层中，收集上面的水样层后，RNA 可以通过异丙醇沉淀来还原。在除去水样层后，样品中的 DNA 和蛋白质也能相继以沉淀的方式还原，乙醇沉淀能析出中间层的 DNA，在有机层中加入异丙醇能沉淀出蛋白质。共纯化 DNA 对于样品间标准化 RNA 的产量十分有用。该法所提 RNA 纯度高、完整性好，较适合纯化 mRNA、逆转录及构建 cDNA 文库。

操作步骤：

（1）取 50~100mg 组织（新鲜或 −70℃ 及液氮中保存的组织均可），置 2ml 离心管中，加入磁珠，过一下液氮，迅速放入样品研磨仪破碎（250r/min，30 秒或 1 分钟），加入 1ml TRIzol 及 10μl β-巯基乙醇，vortex 振荡器充分混匀，室温静置 5~10 分钟。

（2）当样品富含蛋白质、脂肪、多糖或细胞外物质时一般需要这一额外步骤。匀浆化后在 4℃ 条件下 12 000g 离心 10 分钟，移除匀浆中不溶解的物质，将清亮的匀浆溶液转移到干净试管中，加入 5mol/L 的 NaCl 200μl，混匀，再加入 200μl 氯仿，充分混匀，室温静置 5 分钟，4℃，12 000g 离心 10 分钟，把上层水相转移到新的离心管，继续以下步骤。

（3）加入 0.2ml 氯仿，vortex 振荡器充分混匀，静置 2 分钟。

（4）4℃，12 000g 离心 15 分钟，取上清液。

（5）加入 0.5ml 异丙醇，将管中液体轻轻混匀，室温静置 10 分钟。

（6）4℃，12 000g 离心 10 分钟，弃上清液。

（7）加入 1ml 75% 乙醇，轻轻洗涤沉淀，4℃，12 000g 离心 5 分钟，弃上清液。

（8）晾干，加入 50~100μl 的无 RNase 水溶解（如较难溶解可在 65℃ 促溶 5 分钟），简单干燥 RNA 沉淀（空气干燥或真空干燥 5~10 分钟），不要在真空管里离心干燥 RNA，管壁上看不到明显的液滴即可，RNA 沉淀完全干燥会极大地降低它的可溶性，部分溶解的 RNA 样品 A_{260}/A_{280} 值 <1.6。

（9）分光光度法测定 RNA 纯度，A_{260}/A_{280} 值 1.8~2.0 说明纯度较好，<1.8 说明有蛋白质杂质，>2.0 表明裂解液中有 β-巯基乙醇和异硫氰酸胍残余，>2.1 说明 RNA 已经降解。如果采用比色皿测 A 值，RNA 应使用 TE 缓冲液稀释后再测定，低离子强度或低 pH 值会使 A_{280} 值升高。

（10）RNA 的完整性则可以用常规的 1% 琼脂糖凝胶电泳检测，通常有 3 条带，分别为 28S、18S、5S，若 5S 带比较弱，28S 带亮度为 18S 带的 2 倍，说明 RNA 完整。如果 RNA 用于 RNA-seq 测序，通常还会以 Agilent Bioanalyzer 2100 进行毛细管电泳，并用软件的 RIN（RNA integrity number）分数评估 RNA 的完整性，从 0 到 10，数值越大表明 RNA 质量越好，越完整。一般要求动物 RIN 值 ≥7.0，真菌、植物 RIN 值 ≥6.5，原核生物 RIN 值 ≥6.0。

（11）测定纯度和浓度后尽快进行下一步实验或分装保存在 −70℃，避免反复冻融。

(三)mRNA 分离纯化

真核生物 mRNA 有特征性的结构，即具有 5' 端帽子结构（m7G）和 3' 端的 poly（A）尾巴，基于寡聚

（dT）与 poly（A）的互补配对特性,可用生物素标记的寡聚（dT）与总 RNA 中的 mRNA 3'端 poly（A）形成杂交体,然后通过生物素与链亲和素顺磁性磁珠之间的相互作用来捕获这些杂交物而达到 mRNA 与 rRNA、tRNA 以及其他 RNA 相分开的目的,进一步用无 RNase 的无菌水洗涤,即可获得高质量的 mRNA。

操作步骤:

1. 杂交反应

（1）在 1.5ml 离心管中分别加入总 RNA 10μl、hybridization buffer 100μl、RiboMinus probe（15pm/μl）10μl,利用 vortex 旋涡振荡器混匀,保证无气泡产生。

（2）将加样后的离心管放在 75℃水浴锅中加热 5 分钟,使 RNA 变性。

（3）将离心管放入 37℃水浴锅中 30 分钟以上,使其缓慢降温,每隔 10 分钟弹匀 1 次。

2. 磁珠准备（可在缓慢降温期间同时进行）

（1）吸取 750μl 磁珠至 1.5ml RNase-free 离心管中。

（2）将离心管放在磁力架上 1 分钟后,吸除上清液。

（3）用 750μl RNase-free 水将磁珠重悬。

（4）重复步骤（1）~（3）2~3 次。

（5）弃上清液,用 750μl hybridization buffer 将磁珠重悬。

（6）吸取 250μl 重悬磁珠转移至新的离心管中,放在 37℃水浴锅中备用。

（7）吸取 200μl 重悬磁珠转移至新的离心管中,放在磁力架上 1 分钟后,吸除上清液,再加入 200μl hybridization buffer,放在 37℃水浴锅中备用。

3. 去除 rRNA

（1）将第一步杂交反应后的样品（已冷却至 37℃）离心 5 秒,使样品均沉淀至 EP 管底。

（2）取 120μl 样品加入至已准备好的 200μl 磁珠中,旋涡振荡。

（3）将 EP 管移至 37℃,15 分钟（在此过程中用手轻弹）,然后甩一下。

（4）将 EP 管放至磁力架上,1 分钟（澄清液是需要收集的）。

（5）将含 250μl 磁珠的 EP 管同样放在磁力架上 1 分钟,去掉上清液。

（6）立即将步骤（4）EP 管里的上清液转移至新 EP 管中,旋涡振荡。

（7）将 EP 管 37℃温浴 15 分钟,温浴过程中经常用手弹一弹,15 分钟后甩一下。

（8）将 EP 管放至磁力架 1 分钟,吸取上清液至新 EP 管（重复洗涤 1 次）。

4. 浓缩 mRNA（乙醇沉淀法）

（1）将已去除 rRNA 的样品转移至 2.0ml RNase-free 离心管中。

（2）将下列物质依次加入离心管:1μl glycogen（20μg/μl）、1/10 倍样品体积的 5mol/L 的醋酸铵和 2.5 倍体积的无水乙醇。

（3）混匀后,在-20℃或-80℃静置至少 30 分钟。

（4）4℃,12 000g 离心 15 分钟,弃上清液。

（5）加入已经预冷的 75% 乙醇 1ml。

（6）4℃,12 000g 离心 5 分钟,弃上清液。

（7）重复步骤（5）~（6）一次。

（8）待乙醇挥发（约需 5 分钟）,用 10~30μl DEPC 水溶解。

（9）利用 NanoDrop 和电泳检测 mRNA 的质量和浓度,并于-80℃储存或置冰上备用。

（四）Solexa 文库制备

Solexa 文库（Solexa library）的 DNA 样品制备首先要将大片段 DNA 随机打断并产生主带小于 800bp 的一系列 DNA 片段,然后用 T4 DNA 聚合酶、Klenow DNA 聚合酶和 T4 PNK 将因打断形成的粘性末端修复成平末端,再通过 3'端加碱基"A",使得 DNA 片段能与 3'端带有"T"碱基的特殊接头连接,用电泳法选择需回收的目的片段连接产物,最后使用 PCR 技术扩增两端带有接头的 DNA 片段。

操作步骤:

1. mRNA 的 DNase I 消化及片段化处理

（1）在 200μl 薄壁 PCR 管中依次加入下列试剂:mRNA（150~300ng），10×DNase I reaction buffer 1.5μl，DNase I 0.5μl，RNase inhibition 0.5μl，ddH₂O 补充至 15μl。

（2）37℃反应 10~15 分钟后，加入 0.3μl 25mmol/L 的 EDTA，置于 PCR 仪上 75℃灭活 10 分钟（加热盖）。

（3）向反应体系中加入 10×fragment buffer 1.9μl 和 ddH₂O 1.9μl。

（4）置于 PCR 仪上 88℃加热 20 秒。

（5）加入 2μl stopping buffer 后放置冰上。

（6）向反应体系中依次加入下列试剂:3mol/L 的醋酸铵 5μl，20μg/μl 的 glycogen 3μl，无水乙醇 150μl。

（7）4℃，14 000r/min 离心 25 分钟。

（8）小心吸取乙醇，弃掉。

（9）用 300μl 75% 乙醇洗涤沉淀。

（10）4℃，14 000r/min 离心 5 分钟，弃上清液。

（11）室温晾干沉淀后，用 11.2μl ddH₂O 溶解沉淀。

2. cDNA 第一链合成

（1）在 200μl PCR 管中依次加入下列试剂:random primers 1μl，mRNA 11.1μl。

（2）在 PCR 仪上 65℃温浴 5 分钟，然后放置冰上。

（3）配制混合液，包括:5×first strand buffer 4μl，100mmol/L DTT 2μl，25mmol/L dNTP mix 0.4μl，RNase inhibition 0.5μl，总体积共 6.9μl。

（4）将上述 6.9μl 混合物加入 PCR 管中混匀，然后置于 PCR 仪上 25℃加热 2 分钟。

（5）向上述反应管中加入 1μl SuperScrip II后，置于 PCR 仪中运行下列程序:25℃，10 分钟，42℃，50 分钟，70℃，15 分钟。

（6）将反应后的 PCR 管放至冰上。

3. cDNA 第二链合成

（1）将 cDNA 第一链反应产物中加入 62.8μl ddH₂O。

（2）依次加入:10×DNA Pol I buffer 10μl，2.5mmol/L dNTP mix 1.2μl。

（3）将上述混合物充分混匀后冰上放置 5 分钟，直到样品完全冷却。

（4）在上述充分冷却的混合物中加入 RNase H 1μl 以及 DNA Pol I 5μl。

（5）充分混匀后置于 PCR 仪上 16℃温浴 2.5 小时。

（6）按 QIAquick PCR purification kit 说明书纯化 cDNA 二链产物后，用 86μl EB 缓冲液洗脱。

4. 双链末端补平

（1）反应体系包括:二链 cDNA 产物 85μl，10×end repair enzyme buffer 10μl，end repair enzyme mix 5μl，ddH₂O 补至 100μl。

（2）反应条件:20℃（室温）孵育 30 分钟。

（3）按 QIAquick PCR purification kit 说明书纯化样品后，用 43μl EB 缓冲液洗脱。

5. 3' 末端加 A

（1）反应体系包括:双链平末端 cDNA 42μl，10×dA-tailing buffer 5μl，Klenow fragment（3'-5'exo-）3μl。

（2）反应条件:37℃孵育 30 分钟。

（3）按 QIAquick Minelute PCR purification kit 说明书纯化样品后，用 24μl EB 缓冲液洗脱。

6. 连接接头序列

（1）反应体系包括:3' 末端加 A cDNA 23μl，2×quick T4 DNA ligase buffer 25μl，index adapter oligo mix 1μl，quick T4 DNA ligase 1μl。

（2）反应条件:20℃孵育 15 分钟。

（3）按 QIAquick PCR purification kit 说明书纯化样品后，用 30μl EB 缓冲液洗脱。

7. 连接产物纯化

（1）用 1×TAE 缓冲液 50μl 配制 2% 琼脂糖凝胶，凝胶冷却过程中加入 EB 染料（或 goldview），使染料终浓度为 400ng/ml。

（2）在 30μl 已连接接头 cDNA 样品中加入 10μl 4×loading buffer，进行凝胶电泳，电压为 120V，60 分钟，设置对照。

（3）在紫外投射仪上，利用干净刀片对目标条带（300~600bp）进行切胶回收。

（4）按 QIAquick gel extraction kit 说明书进行纯化，用 23μl EB 缓冲液进行洗脱。

8. PCR 扩增

（1）PCR 体系包括：纯化 cDNA 22μl（约 50ng），Phusion DNA polymerase 25μl，PCR primer-F 1μl，PCR primer-R 1μl，index 1μl，共计 50μl。

（2）PCR 条件：98℃预变性 30 秒后，98℃变性 10 秒，65℃退火 30 秒，72℃延伸 30 秒，15 个循环后，72℃继续延伸 5 分钟，4℃保存。

（3）按 QIAquick PCR purification kit 说明书进行纯化，用 20~30μl 缓冲液进行洗脱。

9. 文库质量检测

（1）样品纯度：A_{260}/A_{280} 为 1.8~2.0，$A_{260}/A_{230}>2.0$。

（2）样品浓度：不应低于 30ng/μl。

（3）样品完整性：用 10% 体积的文库进行琼脂糖电泳，检测目的条带大小是否与预期一致，300~600bp，且没有降解。

（4）样品量：总量不低于 5μg。

（五）上机测序

HiSeq 测序技术（HiSeq sequencing technique）采用边合成边测序，即在碱基延伸过程中，每个循环反应只能延伸一个正确互补的碱基，根据 4 种不同的荧光信号确认碱基种类，保证最终的核酸序列质量，经过多个循环后，完整读取核酸序列。

【cBot 上机操作】

1. 清洗机器　每次上机前必须预先清洗机器。

（1）开启电源，启动 cBot。

（2）按 "START" 进入 "Wash" 界面。

（3）在 Wash Reservoir 中加入约 10ml Milli-Q 水，并在 "Reservoir filled with water" 前打钩，然后按 "Wash"。

（4）待 "Wash Reservoir dry" 变成可选项，把 Wash Reservoir 内多余的水用 KimWipes 纸吸干。

（5）在 "Wash Reservoir dry" 前打钩，按 "Next" 进入 "Protocol" 界面。

2. 准备试剂　从冰箱中找出对应批次的 cBot 试剂，试剂盒中有 11 排 8 连管装有不同的试剂，包括：HT1（hybridization buffer）、HFE（1×Phusion TM Master mix，Finnzyme Qy）、APM1（AMX1 premix）、AMX1（amplification mix）、AT1（100% formamide）、HT2（wash buffer）、paired-end kit：LMX1（linearization solution）、single-read kit：LS1（linearization solution）、BMX（blocking mix）、HP5（0.1mol/L NaOH）、HP1（sequencing primer）等。

3. cBot 上机操作

（1）拿出相对应到货日期的 flowcell、试剂板、manifold。

（2）在 "Protocol" 界面上，按 "Enter Experiment Name"。

（3）输入 Experiment Name，格式为 "上机日期"—"0""上机单序号"。

（4）选择合适的程序。

（5）进入 "试剂" 界面，按 "Scan Reagent ID"。

（6）核对在 Reagent Plate 上的 Reagent ID 与屏幕显示的是否一致。

（7）再次检查是否每 Row 的次序正确、有标记液体高度、每 Row 都有卡紧。

（8）左手把白色拉杆向上拉，右手水平放入试剂板，然后卡紧拉杆直到不能向前。

（9）在 "Reagent plate loaded" 前打钩，再按 "Next"，进入 "Flow Cell" 界面。

（10）按 "Scan Flowcell ID"。

（11）核对在 flowcell 管上卷标的 flowcell ID 与屏幕显示的是否一致。

（12）准备无尘纸，小心打开 flowcell 管管盖，用钳子把 flowcell 取出。

（13）用无尘纸擦干 flowcell 上多余液体，在靠近 flowcell 孔的位置时，以单方向向外快速抹干。

（14）检查 flowcell 上没有裂痕及核对确认 flowcell 上的 flowcell ID 与 flowcell 管上标签的一致。

（15）放置 flowcell 时，必须确定 flowcell 上的 flowcell ID 朝底并贴在底板的右下方，即对着底板上 ID 的位置。

（16）放入 flowcell 后，轻轻地把 flowcell 向右下移。

（17）在 "Flow cell loaded" 前打钩，再按 "Next"，进入 "Manifold" 界面。

（18）在 manifold 盒中取出 manifold 后，先装 flowcell clamp，安装时，先按稳 manifold 的上下两端，然后再扣好，其间按着 manifold 的手不能松开。

（19）安装进液针。安装时，先按稳 manifold 的左右两侧，然后再卡好，屏幕接口会自动在 "Sipper comb in place" 前打钩。

（20）安装出液端。安装时，先按稳 manifold 的左右两侧，然后再扣好，期间按着 manifold 的手不能松开。

（21）在 "Manifold seated over Flow Cell" "Flow Cell clamp closed" "Outlet clamp closed 前打钩，再按 "Next"，进入 "Tube Strips" 界面。

（22）输入 Templates。按 "Enter Templates Name"，在屏幕键盘中输入 "BIG"，然后在 template 上的位置放入空的八连管，在 "Templates loaded" 前打钩。

（23）按着 c-BOT 盖的传感器，按 "PRE CHECK"，进入 "Per Run Check" 界面。

（24）观察确认 sipper comb 是正确插入 reagent plate 的 Row 1 并有吸入试剂。当屏幕 "PRE-RUN CHECK" 一栏显示 "Succes" 后，盖上 c-BOT 盖。

（25）参考 template stage 上黄色贴纸上的数字，左方为 "8"，右方为 "1"，将样品八连管按顺序放入上列。

（26）核对八连管放置位置正确后，按屏幕上的 "Start"，开始 cluster generation 程序。

4. 下机

（1）当整个 cluster generation 程序完成后，屏幕会显示相应的画面，按 "OK"，再按右下角的 "UNLOAD"。

（2）打开 c-BOT 盖，拿出样品八连管，检查是否有成功吸入。

（3）取出 reagent plate，检查其每一管是否有成功吸入。

（4）拆卸 manifold，先拆下 sipper comb，，再拆下 outlet clamp，最后拆下 flowcell clamp，拆下 manifold 时必须注意 flowcell 是否附在 manifold 上，避免将 flowcell 连 manifold 一同拿出。

（5）拿起 flowcell，检查其方向正确后小心放入 flowcell 管。在 "Manifold removed" 及 "I have unloaded Reagent plate Template strip tube Primers strip tube" 前打钩。

（6）用手按着 c-BOT 盖传感器，自动进入检查。成功检查后，屏幕上的 "Manifold removed" 前会自动打钩。

（7）按 "WASH" 进入 "Post Wash" 界面。

（8）在 wash reservoir 中加入约 10ml Milli-Q 水，并在 "Reservoir filled with water" 前打钩，然后按 "Wash"。

（9）待 "Wash reservoir dry" 变成可选项，把 wash reservoir 内多余的水用 Kim Wipes 纸吸干，按 "EXIT"，进入起始主界面。

5. 关机

（1）在起始主界面上，按左上角的"Menu"。

（2）按"Configure"，按"Shift"切换大小写，再输入"admin"，之后按"ENTER"。

（3）按左上角的"Menu"，之后再按"Shut down station"。

（4）按"OK"，待屏幕变黑后，关闭 c-BOT 电源。

【HiSeq 上机操作】

1. 准备 SBS 试剂　融化试剂需要放在 2~8℃过夜或在室温去离子水水浴中放置 90 分钟。将荧光染料 LFN 从 -20℃中取出，在室温去离子水水浴中放 20 分钟融化。共 4 管 LFN，两管准备 Read 1 的 ICB，另两管 Read 2 换试剂时用于配制 Read 2 的 ICB。

2. 配制 ICB　要根据运行模式和试剂盒大小准备 ICB。为 Read 1 准备 ICB（200 次反应的试剂盒），按照以下步骤为 200 个反应中没有 index 或单个 index 的反应准备 ICB。

（1）吸取 47ml ICB-200 放入一个空的 250ml 瓶中，将剩下的另一半 ICB 保存在 4℃直到为 Read 2 准备试剂。

（2）将两管 LFN 全部加到 ICB-200 中，将混合液用 0.2μm 的滤膜过滤，防止堵塞管道。

（3）向 ICB/LFN 混合液中加入 1.1ml 的 EDP-200，剩余 EDP-200 放入 -20℃保存。

（4）将装有上述 ICB 混合液的 250ml 瓶子盖紧，轻轻颠倒几次混匀，放在冰上待用。

3. 准备 indexing 试剂　将试剂从 -20℃中取出，根据文库和上机类型，确认引物使用正确后，将试剂置于室温去离子水水浴中 20 分钟融化。

4. 准备 HT2　将 HT2 颠倒 5 次混匀，表位 #19 试剂，1 000r/min 离心 1 分钟，放在室温备用。

5. 为单 index 反应准备 HP3　将 HP3 颠倒 5 次混匀，简单离心。取 3 325μl 的 PW1 到 15ml 的离心管中，再加入 175μl HP3，反复颠倒 5 次混匀，标为 #18 试剂，1 000r/min 离心 1 分钟，放在室温备用。

6. 准备 HP8　将 HP8 颠倒 5 次混匀，离心，标为 #17 试剂，放在室温备用。

7. 运行机器　详见仪器操作说明书。

三、转录组初级分析

转录组初级分析包括测序数据的评估和筛选、转录组数据组装、转录组数据功能注释以及基因差异表达分析等。

（一）测序数据的评估和筛选

RNA-seq 为转录组学研究提供了海量的转录组信息。目前标准的 RNA-seq 测序数据都是使用 FASTQ（序列和碱基质量）格式，此格式是一种基于文本的储存测序序列和对应质量值的文件格式，测序获得的每个碱基和其对应的质量值都由单个 ASCII 字符编码。和所有测序技术一样，RNA-seq 也存在偏好性、测序错误和人工影响。RNA-seq 在样品制备、反转录为 cDNA、文库构建、上机测序及图片处理等过程中都有可能会引入测序错误。因此，为了降低和去除这些测序错误对后续数据分析的影响，在获得 RNA-seq 原始数据后，首先要对原始数据进行质量检测和过滤。

为了检测 RNA-seq 数据的质量，数据质量值、GC 含量、核苷酸组成、未知碱基个数、序列长度分布、序列重复水平、占比过高序列、序列接头、k-mer 内容、测序芯片整体质量等常被用作表征数据质量的控制指标，根据这些指标来判定数据质量的高低。目前可用于检测数据质量的软件有 FastQC、HTQC、BIGpre、NGS QC Toolkit 和 FASTX-ToolKit 等，其中 FastQC 由于其使用简单方便和利用直观易懂的图片来描述数据质量而被广泛使用。

根据质量检测结果，需要对原始数据进行质量过滤，包括去除测序序列中的接头序列、低质量序列、较短序列（如小于 30bp 的序列）和末尾低质量序列等。常用的原始序列过滤软件有 FASTX-ToolKit、Trimmomatic 和 Cutadapt 等。Trimmomatic 软件针对 Illumina 测序数据，可以进行多种序列的剪接和去除接头（adapter）序列，并可以多线程运行，适用于大样本、高通量 Illumina 数据的质量过滤。

除了对原始数据进行质量检测和过滤外，还需要对数据比对结果进行进一步的质量检测和过滤，这是因为 RNA-seq 数据的一些质量偏好性,如 PCR 偏好性、文库构建质量、细菌污染等需要通过序列比对才可以鉴别出来。根据数据比对结果,可以通过检测文库插入长度、基因/外显子序列覆盖度、基因组序列覆盖度、基因序列数、表达基因个数、测序饱和度、rRNA 序列百分比、序列百分比和序列覆盖度均一性、5'和 3' 末端序列覆盖度等数据质量指标,来进一步评价 RNA-seq 数据的质量。其中 RNA-SeQC、RSeQC、QoRTs 和 Qualimap 2 等是常用的根据数据比对结果进行质量检测的软件。在这些数据质量指标中,测序饱和度是评价 RNA-seq 数据是否适合后续分析的主要因素。如果数据质量较差,可能需要去除质量较差的样本数据,以免影响后续数据分析。

对单细胞 RNA-seq 来说,序列比对后的质量控制尤为重要。可以根据是否含有污染序列(和细菌基因组比对)、重复的读段(duplicated reads)比例、比对到基因组上的读段(mapped reads)比例、内参(spike-in)序列比对到基因组上的读段比例、主成分分析等来鉴定质量较差的细胞样本并去掉这些样本,以免给后续分析引入错误。

(二)转录组数据组装

对于无参考基因组序列的转录组研究,首先要面临的问题就是如何从测序得到的数据中找到想要分析的基因或者转录本序列。转录组的从头组装工作是进行转录组学分析的起始,组装出一个完整或者尽可能长的转录本序列对于后续的转录组学分析有很大帮助。

首先整理测序产生的原始数据,利用 FastQC 软件对产生的原始数据进行评估,可以得出数据的总体产出,并可以评估每个测序样本的质量。之后使用 Cutadapt 软件过滤原始数据中包含接头的序列。进一步使用 SolexaQA 软件对低质量序列进行过滤,该软件分为两个模块:①Dynamic Trim 可以将质量值低于给定域值的碱基过滤掉,最后保留质量值全部高于给定域值的最长序列片段,在使用这个模块时取的参数为-h 20 或者-p 0.01;②Length Sort 模块去除上一模块中产生的长度较低的片段,只保留长度大于给定域值的片段,并将最后成对的原始数据和只剩一条的数据分别保留下来,使用的参数为−145。

将质量过滤后的数据进行整理,不同文库产生的数据进行分别合并,形成两个总文件(reads1.fq 和 reads2.fq),利用 Trinity 软件进行组装,命令为:Trinity−seqType fq−max_memory 50G−left reads_1.fq−right reads_2.fq。组装后,会产生一个文件名为 Trinity.fasta 的最终的转录本组装结果的文件。

(三)转录组数据功能注释

通过组装得到样本的转录本序列信息,通过公共数据库信息来注释这些转录组序列的功能及其分类信息。对序列进行功能注释,可以对未知物种的基因信息进行深入了解,在基因类别、功能分类等层面上进行分析。

1. **软件** BLAST 软件,地址:http://blast.ncbi.nlm.nih.gov/BLAST.cgi。

2. **数据库** NCBI 的非冗余蛋白质数据库(NCBI non-redundant protein database,NR)是 NCBI 收集所有蛋白质序列的数据库,数据进行非冗余处理。UniProtKB/Swiss-Prot 数据库(UniProtKB/Swiss-Prot database)是由欧洲生物信息研究所(EBI)维护,数据库中所有的序列信息都是由有经验的分子生物学家及蛋白质化学家人工确定。京都基因与基因组百科全书(Kyoto encyclopedia of genes and genomes,KEGG)是基因组破译方面的数据库。Gene Ontology 是一个国际标准化的基因功能分类体系,简称 GO,是通过一套动态更新的标准词汇表来全面描述生物体中各类基因以及各类的基因产物的属性。

3. **操作步骤**

(1)将转录组组装得到的序列与 NCBI 的非冗余蛋白质数据库进行比对,找出其中的最好匹配注释相应的序列,使用的软件为 BLASTX。

(2)将转录组组装得到的序列与 UniProtKB/Swiss-Prot 数据库进行比对,找出其中的最好匹配注释相应的序列,使用的软件为 BLASTX。

(3)将转录组组装得到的序列利用在线注释平台 KAAS(http://www.genome.jp/tools/kaas/)进行 KEGG 注释。

(4)利用软件 BLAST2go 进行转录组序列的 GO 功能分类,将最终注释的 GO 结果,按照 GO 数据库中的二级、三级等分类进行分析。

（四）基因差异表达分析

发现不同条件下基因的差异表达是理解表型变异的分子生物学基础的重要组成部分。利用表达芯片鉴定不同样本之间的差异表达基因特别适合对大样本和中、高表达基因进行基因差异表达分析。针对表达芯片，已开发了多款成熟的差异表达基因鉴定软件，如最常用的软件 limma。随着测序成本的不断降低，利用 RNA-seq 来研究基因的差异表达已成为一种主要趋势。转录组研究最核心的问题就是揭示不同样本之间（不同条件、组织、细胞、发育时期等）的转录本差异，也就是鉴定差异表达基因和转录本。

与 RT-PCR、表达芯片、EST、SAGE 等传统方法相比，RNA-seq 在转录组研究中有许多优势，如转录组研究的广度和深度、高分辨率（单碱基水平）、新转录本鉴定、融合基因鉴定、RNA 编辑研究、可变剪接和序列变异鉴定等。当然，RNA-seq 也有其不足，如序列短、测序错误、转录本读段分布不均等，此外，在多样本之间比较时也会引入建库、测序深度等方面的差异。为了弥补 RNA-seq 的这些不足，一方面，需要对原始测序结果进行过滤，获得高质量的测序读段，另一方面，需要提高序列比对的准确性并进行样本之间的标准化，以进一步降低建库和测序深度等对基因表达比较的影响。

1. 多细胞 RNA-seq 差异表达分析　为了利用多细胞（或组织样本）RNA-seq 数据鉴定差异表达基因，已有许多相关软件和工具被开发出来，根据这些软件使用的表达量数据，可以将它们分为两大类，一类是利用读段数进行差异表达分析（如 DESeq、edgeR、NBPSeq、TSPM、PoissonSeq、baySeq、EBSeq、NOISeq、SAMseq、ShrinkSeq 等软件），另一类是利用转化后的表达量（如标准化文库大小和转录本长度的 RPKM）进行差异表达分析（如 Limma、Cuffdiff 等软件）。综合评价这些软件，发现增加样本重复次数对基因差异表达鉴定准确性的影响高于增加测序深度。另外，为了研究那些没有参考基因组序列的物种的基因差异表达，一般需要进行转录组从头组装、读段比对到转录本、转录本聚类为基因、基因水平表达量计算和基因差异表达分析等步骤。

2. 单细胞 RNA-seq 差异表达分析　在单细胞水平鉴定基因表达可以去除多种细胞类型对基因表达的影响，并研究特定细胞环境下基因的表达调控。最近，方法学的发展使得单细胞转录本检测成为可能，促进了无偏差分析细胞转录组状态的发展。单细胞 RNA-seq 可以发现相似细胞之间基因表达水平的差异，但除了单细胞获取和同时进行多个文库测序等实验技术问题外，单细胞测序具有高水平的技术噪声，给分析鉴定细胞间差异表达基因带来了挑战，如高度的 cDNA 扩增和反转录过程中转录本丢失等。由于单细胞测序还有许多新的特征，之前基于多细胞测序的基因差异表达分析方法已经不适用。

单细胞测序时，通常需要加入量化标准，常用的人工合成 spike-in（内参）混合物是基于细菌序列的92 个带有 poly（A）的外源参比转录本（ERCC RNA spike-in control mixes）。一般将等量的内参分子加入细胞提取物中，测序后根据内参分子数量在多个细胞中应该一致来进行基因表达数据的标准化和估计测序引入的误差。近年的研究通过在反转录过程中向每个 cDNA 分子加上独特的分子标识符（unique molecular identifiers，UMI）来大幅减少那些无法解释的技术噪声及消除测序深度变化和其他扩增偏好性等带来的影响，UMI 方法能够以转录分子的个数来估计基因表达量，而不是利用比对到基因上的读段个数来衡量基因表达。

单细胞 RNA-seq 的分析步骤与传统 RNA-seq 分析步骤类似，包括读段比对、统计基因读段个数、质量控制、表达量标准化及后续分析等。但是，一些单细胞 RNA-seq 特有的数据特性需要注意：①如果使用了 spike-in 分子，比对参考序列中需要加入 spike-in 分子的 DNA 序列；②如果使用 UMI 标记方法，序列比对前需要去掉 UMI 标记序列；③如果含有 UMI 标记，可以统计比对到特定基因上所有读段的唯一 UMI 标签个数，获得基因的转录本个数；④数据质量控制分为两部分，一部分是原始读段质量控制，另一部分是比对后鉴定低质量文库构建的细胞（RNA 降解、污染等），在后续分析中去掉低质量文库样本；⑤表达量标准化需要考虑细胞内转录本总量差异、测序深度、模拟混杂变量模拟技术变量等。

单细胞 RNA-seq 主要应用于三个方面：①鉴定和描述细胞类型以及研究它们在时间和/或空间上的组织形式；②推理个体细胞之间的基因调控网络及其稳健性；③转录随机成分的鉴定。已有多种统计学方法应用于单细胞 RNA-seq 数据分析的不同阶段或者不同应用领域，Bacher 和 Kendziorski（2016）曾进行了较详细的总结。

四、转录组高级分析

转录组高级分析包括基因集功能富集分析、基因共表达分析、基因表达时序分析以及基因融合分析等。

(一) 基因集功能富集分析

进行基因集功能富集分析(gene set enrichment analysis)的原因是,一组基因直接注释的结果是得到大量的功能结点,这些功能具有概念上的交叠现象,导致分析结果冗余,不利于进一步的精细分析,所以研究人员希望对得到的功能结点加以过滤和筛选,以便获得更有意义的功能信息。

富集分析方法通常是分析一组基因在某个功能结点上是否过表达(over-presentation)。这个原理可以由单个基因的注释分析发展到大基因集合的成组分析。由于分析的结论是基于一组相关的基因,而不是根据单个基因,所以富集分析方法增加了研究的可靠性,同时也能够识别出与生物现象最相关的生物过程。

富集分析中常用的统计方法是超几何分布及 Fisher 精确检验。

1. GO 富集分析(Gene Ontology enrichment analysis) 基因本体数据库是 GO 组织(Gene Ontology Consortium)在 2000 年构建的一个结构化的标准生物学模型,旨在建立基因及其产物知识的标准词汇体系,涵盖了基因的细胞组分(cellular component)、分子功能(molecular function)、生物学过程(biological process)。一套本体实际上是一套词汇表,一套基因本体(gene ontology,GO)也就是一套与基因有关的树状词汇表。GO 术语在多个合作数据库中的统一使用,促进了各类数据库对基因描述的一致性。

GO 注释体系特点:①GO 通过控制注释词汇的层次结构使得研究人员能够从不同层面查询和使用基因注释信息;②从整体上来看 GO 注释系统是一个有向无环图(directed acyclic graphs),包含三个分支,即:生物学过程(biological process)、分子功能(molecular function)和细胞组分(cellular component);③注释系统中每一个结点(node)都是基因或蛋白的一种描述,结点之间保持严格的关系,即 "is a" 或 "part of"。

差异基因 GO 分析:差异基因 GO 分析的关键是用统计学方法进行基因富集,分析这些基因参与了何种生物学功能、生物进程以及亚细胞定位,目前常用的基因富集分析法是基于超几何分布,用 Fisher 精确检验或卡方检验完成。蛋白质或者基因可以通过 ID 对应或者序列注释的方法找到与之对应的 GO 号,而 GO 号可对应到 Term,即功能类别或者细胞定位。

功能富集分析:功能富集需要有一个参考数据集,通过该项分析可以找出在统计上显著富集的 GO Term。GO 功能分类是在某一功能层次上统计蛋白或者基因的数目或组成,往往是在 GO 的第二层次,此外也有研究均挑选一些 Term,而后统计直接对应到该 Term 的基因或蛋白数,结果一般以柱状图或者饼图表示,以差异基因作为前景基因,全部基因作为背景基因(参考基因),找出差异基因相关的 GO 分类,计算这些差异基因同 GO 分类中某(几)个特定的分支的超几何分布关系,GO 分析会对每个有差异基因存在的 GO 返回一个 P-value,小的 P 值表示差异基因在该 GO 中出现了富集。

GO 分析对实验结果有提示的作用,通过差异基因的 GO 分析,可以找到富集差异基因的 GO 分类条目,寻找不同样品的差异基因可能和哪些基因功能的改变有关。P 值的生物学意义决定于所提交的基因列表,例如,如果列表中均为上调基因而某功能条目显著,则认为此实验因素作用可能使这个功能激活,相反如果为下调基因并且条目显著,则认为实验因素作用可能使这个功能抑制。

2. Pathway 分析(Pathway analysis) 目前较为全面的通路数据库包括 KEGG,Biocarta 等。KEGG(Kyoto encyclopedia of genes and genomes,京都基因与基因组百科全书)是日本京都大学生物信息中心维护的开放的生物通路数据库,以新陈代谢通路为主,Biocarta 主要是信号转导通路,它的一个主要特点是研究者可以任意提交自行绘制的所涉及的通路,没有对其准确性分析验证。

KEGG 是系统分析基因功能、基因组信息的数据库,它整合了基因组学、生物化学以及系统功能组学的信息,有助于研究者把基因及表达信息作为一个整体网络进行研究。KEGG 提供的整合代谢途径查询十分出色,包括碳水化合物、核苷酸、氨基酸等代谢及有机物的生物降解,不仅提供了所有可能的代谢途径,还对催化各步反应的酶进行了全面的注解,包含其氨基酸序列、到 PDB 数据库的链接等。此外,

KEGG 还提供基于 Java 的图形工具访问基因组图谱、比较基因组图谱和操作表达图谱,以及其他序列比较、图形比较和通路计算的工具。因此,KEGG 数据库是进行生物体内代谢分析、代谢网络分析等研究的强有力工具之一。

KEGG 富集分析:根据挑选出的差异基因,计算这些差异基因同 Pathway 的超几何分布关系,Pathway 分析会对每个有差异基因存在的 pathway 返回一个 P-value,小的 P 值表示差异基因在该 pathway 中出现了富集。

Pathway 分析同样对实验结果有提示作用,通过差异基因的 Pathway 分析,可以找到富集差异基因的 Pathway 条目,寻找不同样品的差异基因可能和哪些细胞通路的改变有关。

与 GO 分析不同,pathway 分析的结果更显得间接,这是因为 pathway 是蛋白质之间的相互作用,pathway 的变化可以由参与该 pathway 途径的蛋白的表达量或者蛋白的活性改变而引起,而通过测序结果得到的是编码这些蛋白质的 mRNA 表达量的变化,从 mRNA 到蛋白表达还要经过 microRNA 调控、翻译调控、翻译后修饰(如糖基化,磷酸化)、蛋白运输等一系列的调控过程,mRNA 表达量和蛋白表达量之间往往不具有线性关系,因此 mRNA 的改变不一定意味着蛋白表达量的改变。同时也应注意到,在某些 pathway 中,如 EGF/EGFR 通路,细胞可以在维持蛋白量不变的情况下,通过蛋白磷酸化程度的改变(调节蛋白的活性)来调节这条通路。所以 pathway 分析的结果需要有后期蛋白质功能实验的支持,如 Western blot/ELISA、IHC(免疫组化)、over expression(过表达)、RNAi(RNA 干扰)、knockout(基因敲除)、trans gene(转基因)等。

(二) 基因共表达分析

加权基因共表达网络分析(weighted gene co-expression network analysis,WGCNA)旨在寻找协同表达的基因模块(module),并探索基因网络与关注的表型之间的关联关系,以及网络中的核心基因,适用于复杂的数据模式,推荐 5 组(或者 15 个样品)以上的数据。一般可应用的研究方向有:不同器官或组织类型发育调控、寄生虫不同阶段的发育调控、非生物胁迫不同时间点应答、病原体侵染后不同时间点应答等。

WGCNA 分为表达量聚类分析和表型关联两部分,主要包括基因之间相关系数计算、基因模块的确定、共表达网络、模块与性状关联四个步骤。首先计算任意两个基因之间的相关系数(person coefficient),为了衡量两个基因是否具有相似表达模式,一般需要设置阈值来筛选,高于阈值的则认为是相似的,但是这样如果将阈值设为 0.8,那么很难说明 0.8 和 0.79 两个是有显著差别的,因此,WGCNA 分析时采用相关系数加权值,即对基因相关系数取 N 次幂,使得网络中的基因之间的连接服从无尺度网络分布(scale-freenetworks),这种算法更具生物学意义。进一步通过基因之间的相关系数构建分层聚类树,聚类树的不同分支代表不同的基因模块,不同颜色代表不同的模块。基于基因的加权相关系数,将基因按照表达模式进行分类,将模式相似的基因归为一个模块,这样就可以将几万个基因通过基因表达模式被分成了几十个模块,是一个提取归纳信息的过程。

WGCNA 软件包下载安装地址为:http://labs.genetics.ucla.edu/horvath/htdocs/CoexpressionNetwork/Rpackages/WGCNA/。

(三) 基因表达时序分析

maSigPro(Microarray Significant Profiles)是一款可以综合分析时间序列 RNA-seq 的工具,这款工具最初是由 Conesa 等于 2006 年开发,后又经 Nueda 等于 2014 年进一步优化而得到的。

在研究生物学问题的时候,往往是一个动态的过程,即某些基因的表达水平随着时间的推移而发生动态改变,传统的 DEG 往往只能比较处理(treatment)和对照(control),忽略了时间带来的效应,而 maSigPro 综合考虑了每一时期的处理与对照的区别,而且也考虑了不同时间点基因表达的动态变化。

maSigPro 采用的是广义线性模型进行建模,即下列公式:

$$y_{ijr} = \beta_0 + \beta_1 D_{1ijr} + \cdots + \beta_{(I-1)} D_{(I-1)ijr} + \delta_0 T_{ijr} + \delta_1 T_{ijr} D_{1ijr} + \cdots + \delta_{(I-1)} T_{ijr} D_{(I-1)ijr}$$
$$+ \gamma_0 T_{ijr}^2 + \gamma_1 T_{ijr}^2 D_{1ijr} + \cdots + \gamma_{(I-1)} T_{ijr}^2 D_{(I-1)ijr}$$
$$\cdots$$
$$+ \lambda_0 T_{ijr}^{J-1} + \lambda_1 T_{ijr}^{J-1} D_{1ijr} + \cdots + \lambda_{(I-1)} T_{ijr}^{J-1} D_{(I-1)ijr} + \varepsilon_{ijr}$$

结合该公式来看,相比较于普通的 DEG 来说,在该广义线性加入了关于时间的项和回归系数,其中:i=实验组别,j=时间点,J=多项式回归的最高次数,与你的时间点数量有关,r=重复(生物学重复),D=虚拟二进制变量(实验条件,D1,D2,D3…为不同的实验处理/条件),即有某处理为 1,没有为 0,T=时间点,yijr=标准化后的表达值,β,δ,γ,λ=回归系数,β0,δ0,γ0,λ0 为对照组中的回归系数,βi,δi,γi,λi 表示第 i+1 组与对照组之间的差异,通常 i=1 为对照组。

假如 i=1 这组是没有任何处理的,则所有的实验处理都为 0,i=2 这组经过了 D1 的处理,所以 D1 这项为 1,如果考虑不同组别的差异,那么上式子中的 β0,δ0,γ0,…,λ0 为对照组的回归系数,βi,δi,γi,λi 表示第 i+1 组与对照组之间的差异,通常 i=1 为对照组,那么当 i=1 时:

$$y_{1jr}=\beta_0+\delta_0 T_{1jr}+\gamma_0 T_{1jr}^2+\cdots+\lambda_0 T_{1jr}^{J-1}+\varepsilon_{1jr}$$

当 i=2 时(D1=1):

$$y_{2jr}=(\beta_0+\beta_1)+(\delta_0+\delta_1)T_{2jr}+(\gamma_0+\gamma_1)T_{2jr}^2+\cdots+(\lambda_0+\lambda_1)T_{2jr}^{J-1}+\varepsilon_{2jr}$$

对于 i=2 的基因表达量 y2jr 来说,它的系数是 β0+β1,δ0+δ1,γ0+γ1…(后面不再列举)这样的和形式,那么根据前面所说的 β0,δ0,γ0…是对照组的回归系数,β0+β1,δ0+δ1,γ0+γ1 …是其中一个处理(DI)的回归系数,那么 β1,δ1,γ1 就代表了该处理与对照之间的差异,i=3,4…也是同样的道理,其系数的加和表示与对照组的差异,其中时间 T 矩阵是自己定义的。

相同时间点,不同组别的差异为 y21r-y11r 或者 y22r-y12r,相同组别,不同时间点的差异为 y12r-y11r 或者 y22r-y21r,那么依次求解参数即可。

所以第一次回归的目的是建立基因表达量,对照与处理,以及时间之间的关系式,第二次回归属于逐步回归,即将不显著的回归系数项剔除,这一步有两大算法,向前算法和向后算法,其目的都是保留统计学显著的系数项。

该软件结果可以根据基因表达模式进行分类,然后就可以看到随时间,基因表达的动态变化了。另外,该软件是可以将动态变化的基因分 cluster 的,这些 cluster 是根据基因的表达模式区分的,这样就可以细化到每个 cluster 随时间的变化趋势,从而找出自己感兴趣的 cluster。

下面简要概述 maSigPro 分析的步骤。

1. 读入表达数据以及实验设计　data("data.abiotic"),head(data.abiotic);data("edesign.abiotic"),head(data.abiotic)。data.abiotic 为一个芯片表达数据集,每一行为一个基因,每一列为一个样品/条件/重复。maSigPro 同样可以处理 RNA-seq 数据,但是 maSigPro 没有集合数据标准化的算法,数据读入之前需要首先经过标准化的处理,可以将 edge R 得到的 cpm 作为 maSigPro 的读入数据集。edesign.abiotic 为实验设计表,行名为 data.abiotic(读入数据)的列名,Time 为时间信息,Replicate 为生物学重复信息,生物学重复之间使用相同的数字表示。后面的列比较灵活,用于表示实验设计,有以下 3 种常见设计。

(1)考察单一时间变量下基因表达变化(无处理):所在列均为 1 即可,如 Time=rep(c(1,5,10,24),each=3),Replicates=rep(c(1:4),each=3),Group=rep(1,12),edesign=cbind(Time,Replicates,Group),rownames(edesign)=paste("Array",c(1:12))。

(2)不同处理具有相同的时间起点:data("edesignCT"),head(edesignCT),不同样品在相同时间点均为 1 即可。

(3)多种处理组合:在用 maSigPro 进行分析时,一般情况都是两个或两个以上的感兴趣的变量,其中一个典型的就是时间变量,另外一个通常都是分类变量,代表实验组别(比如不同的处理、细胞株、组织等)。edesign.abiotic 对应处理列为 1,非对应为 0。

2. 确定回归模型　d=make.design.matrix(edesign.abiotic,degree=2)。maSigPro 采用多项式回归,参数 degree 设置多项式使用的次数,这里假设有 3 个时间点,degree 设置为 2,多项式次数设置过高会导致过拟合,一般在能够解释自变量和因变量关系的前提下,次数应该越低越好。

3. 寻找显著基因　这是 maSigPro 两步法的第一步,计算得到每个基因的回归拟合,并挑选显著基因用于后续分析。这一步将筛选出至少在一个 group 下表现出差异的基因。

fit=p.vector(data.abiotic,d,Q=0.05,MT.adjust="BH",counts=FALSE)

Q 为 FDR 阈值,MT:adjust 为多重检验方法。counts 为布尔值,当为 False 时表示采用正态分布对芯片数据进行回归拟合,当为 True 时表示采用负二项分布对 Counts 数据进行回归拟合。

4. 寻找显著差异　tstep=T.fit(fit,step.method="backward"),T.fit 将采用逐步回归法,查找基因在哪些 group 下具有显著差异。

5. 获得显著基因集　sigs=get.siggenes(tstep,rsq=0.7,vars="groups")。rsq 是 R-squared 的阈值,默认是 0.7,当有三个生物学重复时,0.5 已经可以得到非常收敛的结果。vars 可以接受 3 个参数,即 "groups","all" 和 "each"。groups:每一个实验设计 groups 产生一个列表,包括 reference groups 以及处理和对照之间的差异。all:只有一个列表,包含所有的模型变异。each:每一种可能的变异为一个列表,包括对照和处理之间,以及处理或对照和时间尺度之间的差异。

6. 获取结果

(1) 实验处理条件下,基因表达随时间的变化

```
data("data.abiotic") head(data.abiotic)
data.control=data.abiotic[c(10:18)]## 提取实验处理数据
data("edesign.abiotic") head(edesign.abiotic)
edesign.control=edesign.abiotic[c(10:18),c(1:2,4)]## 构建处理实验设计
edesign.control
d=make.design.matrix(edesign.control,degree=2)
fit=p.vector(data.control,d,Q=0.05,counts=FALSE)
fit$i## 差异基因数
tstep=T.fit(fit)
sigs=get.siggenes(tstep,rsq=0.5,vars="groups") names(sigs$sig.genes)pdf
cl=see.genes(sigs$sig.genes$Cold,newX11=F,alfa=0.05,k=5)## 对差异结果进行
聚类分析
dev.off
cluster=as.data.frame(cl$cut)## 提取聚类信息 head(cluster)
```

(2) 多组合处理

```
d=make.design.matrix(edesign.abiotic,degree=2)
fit=p.vector(data.abiotic,d,Q=0.05,counts=FALSE)
fit$i
tstep=T.fit(fit)
sigs=get.siggenes(tstep,rsq=0.5,vars="groups") names(sigs$sig.genes)pdf
cl=see.genes(sigs$sig.genes$ColdvsControl,newX11=F,alfa=0.05,k=5)
dev.off
```

(四) 基因融合分析

融合基因(fusion gene)是指两个原先分开的基因融合形成一个杂合基因或嵌合基因。RNA-seq 数据鉴定融合基因,简单方便,但是不能检测到启动子区的融合现象,受融合基因表达程度影响,而且检测的准确性与读段长度、测序深度、测序错误、双端测序数据插入长度等有关,有时还会与通读(read-through)转录本和反式剪接转录本相混淆,应加以注意。

常见的利用 RNA-seq 数据鉴定融合基因的软件有 Comrad、FusinMap、FusionSeq、Tophat-Fusion、TRUP、Trans-ABySS、Trinity、Bridger 等,不管哪类软件,最终都是利用 split read、spanning read 和 supported read(比对到融合基因)来鉴定融合基因,split read 是指读段分成两部分并分别比对到融合基因的两个基因上,spanning read 是指双端测序读段的两条读段分别比对到融合基因的两个基因内部,supported read 是指那些能够比对到融合基因上的读段个数,主要是用来鉴定融合基因的序列覆盖度。为了降低假阳性,相关软件都会对候选融合基因结果进行严格的过滤,主要过滤条件包括序列相似性(去掉比对错误)、重复序

列(去掉基因组相似序列之间的比对)、双端测序读段插入长度(去掉插入长度不符合实验的结果)、核糖体RNA 序列(去掉 rRNA 的影响)、融合基因之间的距离(去掉通读的影响)等。

目前,根据已公布的 RNA-seq 数据,生物信息学家构建了一些融合基因相关的数据库,如 ChimerDB(http://genome.ewha.ac.kr/ChimerDB)、ChiTaRS2.1(http://chitars.bioinfo.cnio.es)等,为快速查询融合基因及研究融合基因的进化和功能等提供了便利。

五、转录组学研究技术在寄生虫学研究中的应用

近年来,转录组学研究技术在寄生虫发育繁殖过程的基因调控及表达规律、寄生虫免疫相关机制和免疫靶点的筛选以及虫体与宿主的相互作用等方面得到了较广泛的应用。

(一)寄生虫发育繁殖过程的基因调控及表达规律研究

寄生虫生活史发育繁殖过程中会发生一系列形态和功能的变化,转录组学技术由于包含了时间和空间因素的限定,能对寄生虫不同发育时期的变化做出较为详细的解答。Ma 等(2018)对捻转血矛线虫(*Haemonchus contortus*)体外发育过程进行转录组测序,探讨了第三期幼虫(L3s)、脱鞘后第三期幼虫(xL3s)和第四期幼虫(L4s)发育转换过程中的分子变化情况,结果共鉴定出 9 754 个 mRNAs 和 88 个miRNAs,在捻转血矛线虫从自由生活阶段向寄生生活阶段改变时,特定的 miRNAs(如 hco-miR-34 和hco-miR-252)被 L4 虫体高度转录,说明其在捻转血矛线虫发育过渡期的应激反应和环境适应中发挥了重要作用。虽然大多数检测到的 mRNAs、miRNAs 在三个幼虫阶段都有共同的表达,但每一阶段特有的转录或表达却显示了各个阶段的特定生物学特征或过程,特别是含有 G 蛋白偶联受体(GPCR)结构域和含锌指结构域蛋白编码基因的特异性转录,提示这些分子在 L3 期具有重要的化学感觉活性,在信号转导和转录调控中发挥重要作用。Schwarz 等(2013)对捻转血矛线虫的卵、前四个幼虫期(分雌雄)和成虫(分雌雄)分别进行了转录组测序,发现其虫体关键发育变化与生命周期的复杂性相一致,并受到转录的严格控制和快速调节。从未发育的卵到第一期幼虫(L1s),有 1 621 个重要基因上调并编码了 641 个通路,包括 LGICs、外分泌(ES)蛋白、GPCRs、转录因子(TFs)、激酶和磷酸酶等,可能与 L1s 的化学感觉、机械反应、渗透和本体感觉有关,以迅速适应新的外界环境;在 L2 与 L3 期阶段,相关肽酶及其抑制剂的上调基因数分别减少了大约 50% 和 88.5%,反映了其对自由生活环境的逐渐适应和在寻找食物时的压力减轻;在从卵到 L4 期的发育过程中,编码胶原和角质层蛋白的一系列基因在每次转变中逐渐上调,并有明显差异,均明确说明捻转血矛线虫在每个阶段都对运动、感觉、新陈代谢及调节内分泌激素方面有着不同的要求,并受转录的严格控制。Caldelari 等(2019)对伯氏疟原虫(*Plasmodium berghei*)的红细胞外期发育过程(24h、48h、54h、60h)和红细胞内期(4h、16h)进行了转录组分析,发现在红细胞外期发育过程中,有 299 个基因显著上调,其中一个最具阶段特异性的基因是 PBANKA-1003900,它以前被注释为"配子体特异性蛋白",该基因的启动子在红细胞外期促进了绿色荧光蛋白(GFP)的高表达,并证实了其在 RNA-seq 中的表达谱,在红细胞内发育期,有 392 个基因被显著上调,这些基因在细胞运动和细胞器运输的 GO 术语中得到了丰富注释(细胞或亚细胞的运动),红细胞内发育期的虫体也需要多种蛋白质的协同作用,如跨 PVM 易位相关的基因表达,包括转运到红细胞表面的蛋白质也得到了较高水平的表达。Basika 等(2019)利用 RNA-seq技术对柯特中殖孔绦虫(*Mesocestoides corti*)的幼虫和成虫进行转录组分析,共发现了 19 053 个转录本,其中在幼虫和成虫阶段,分别发现 342 个和 559 个阶段特异性转录本,幼虫差异表达的基因反映了其典型的幼虫过程,如从腹膜主动移行到肝脏,而在成虫阶段有关发育、细胞生长、有性繁殖、转录因子、蛋白激酶等编码基因表达上调,表明参与相应功能的基因与阶段特异性转录具有很高的相关性。

(二)寄生虫免疫相关机制及免疫靶点的筛选研究

Ehret 等(2017)对人工感染和自然感染镰形艾美尔球虫(*Eimeria falciformis*)的小鼠(分为免疫力强的和有免疫缺陷的)进行寄生虫及宿主的转录组分析,即双转录组分析(Daisuke 等,2015),结果提供了一个完整描述小鼠对镰形艾美尔球虫感染的转录反应,获得相应的寄生虫及其宿主的转录组数据,结果表明,由免疫能力强的和免疫能力缺陷的小鼠中分离的艾美尔球虫和从人工感染和自然感染的小鼠中分离的艾美尔球虫转录体之间没有差异,相反在感染早期和晚期则具有不同的特征,主要存在于生物合成或运

动相关的功能基因群中,不同免疫能力的宿主转录体之间与不同宿主中分离出的艾美尔球虫转录体之间没有差异,表明基因表达水平缺乏可塑性。结合其他相关数据,可以发现镰形艾美尔球虫遵循一条预定的基因发育路径,并不随着宿主免疫信号的反应而改变。这给寄生虫基因型和表型是否缺乏可塑性带来了新观点,但这种变化是否在多细胞寄生虫中也存在还有待进一步研究。Nuamtanong 等(2019)对棘颚口线虫(*Gnathostoma spinigerum*)的感染性幼虫进行转录组和分泌蛋白的结合分析,成功注释了 35 850 个和 14 064 个蛋白质编码转录本,并经组学数据分析发现具有蛋白水解酶、细胞信号调节和代谢调节功能的蛋白质编码基因显著上调,进而利用二维免疫组化分析,筛选出了丝氨酸蛋白酶抑制剂 serpinGsSerp1 基因这一重要的抗原靶位。Sallé 等(2018)对接种了蠕虫疫苗与未接种疫苗的绵羊中分离出的捻转血矛线虫成虫进行转录组测序与分析,发现两个组间有 52 个 DE 基因显著下调,其中 6 个基因的变化在 4 倍以上,34 个基因的变化在 2 倍以上,且接种疫苗后还存活的成虫大多数 DE 基因表达量增加,经 qRT-PCR 验证发现,这些基因的高表达可能是在疫苗的选择压力下提高的,这 52 个下调的 DE 基因有 14 个基因编码肽酶或肽酶抑制剂,这说明在疫苗诱导强大的免疫反应时,捻转血矛线虫对宿主疫苗的转录反应主要是通过高表达蛋白酶和蛋白酶抑制剂优化蛋白水解酶机制,从而提高存活率的。

(三)虫体与宿主的相互作用研究

寄生虫的 miRNA 在调控虫体发育、介导相互作用、改变宿主基因表达从而干涉宿主信号传递、抵制宿主防御及最终减少不利于其生长的环境因素等方面都发挥了重要作用。利用转录组学来分析 miRNA 的来源和构成以及对寄生虫和宿主的作用等,可以加深对寄生虫与宿主相互作用的理解,从而为寄生虫病的防治提供理论基础。

Menard 等(2019)对弓形虫(*Toxoplama*)进行转录组分析,发现在弓形虫感染过程中,有大量 miRNAs 上调或下调,包括 miR-17-92、miR-132、miR-146a、miR-155 及 miR-23b,它们在很大程度上决定宿主抵抗感染和弓形虫建立长期潜伏的能力。Hansen 等(2016)对感染猪鞭虫的猪血清中 miRNAs 进行研究,发现只有一种 miRNA-ssc-let-7d-3p 在感染猪和未感染猪之间表现出显著差异,而 let-7 家族 miRNAs 已经被证明在哮喘小鼠模型中转录后调节蠕虫控制细胞因子 IL-13 的翻译,其可能在旋毛虫与宿主相互作用之间具有免疫调节作用。Loria 等(2020)对自然感染婴儿利什曼原虫(*Leishmania infantum*)的犬血清中的 miRNAs 特别是 miR-122 进行研究分析,结果发现感染利什曼原虫的犬与健康犬相比,miR-122-5p 表达显著降低,间接反映利什曼原虫对犬肝脏的损伤以高密度脂蛋白含量(HDL)降低和低密度脂蛋白(LDL)含量升高为主要表现,说明利什曼原虫导致的犬肝脏功能紊乱会干扰脂蛋白的状态,可以将其作为潜在生物标记物加以利用。Pérez 等(2019)对多房棘球蚴(multilocular hydatid cyst)miRNAs 进行分析发现,miRNAs 在多房棘球蚴生命周期的各个阶段都高表达,这表明 miRNAs 在基因表达调控中起着重要作用,对表达量最高的 5 个 miRNAs 之一的 miR-71 进行敲除,结果其早期发育明显抑制,说明 miR-71 是多房棘球蚴基因表达的主调节因子,联合分析发现 miR-71 可能的两个靶点为 EmTIP 和前钙黏蛋白,分别为多房棘球绦虫原代干细胞增殖发育所必需的基因和一种与多细胞建立相关联的细胞黏附蛋白,并提示它们可能与细胞-细胞或细胞外基质相互作用有关。此外,miR-71 在脊椎动物宿主中是不存在的,因此可将其作为一个潜在的选择性药物靶点。目前,一些 miRNA 靶向药物正在临床试验中,包括针对病毒病原体的 miRNAs 靶向药物(van der Ree 等,2017)。如果能够基于 miRNAs 使用小分子调节剂靶向干预某些特异性 miRNAs,从而实现对寄生虫病的防控与治疗,无疑是一种很好的方法。

另外,也有研究表明,miRNAs 在转录后负调控基因表达,可调节多种生物的发育。Marks 等(2019)对捻转血矛线虫 L3 期的两个 miRNAs(miR-228 和 miR-235)进行分析,发现在添加这些 miRNAs 抑制剂后可促进捻转血矛线虫从 L3 期到 L4 期的发育,靶向预测表明,这两个基因参与调节脂质代谢与支链氨基酸降解过程以抑制 L3s 的发育。miRNAs 表达和靶点分析结果有助于确定发育所需的多种代谢途径和开关,其中一些可能是阻断寄生虫存活和预防寄生虫疾病的特异性新靶点(Jex 等,2019)。

进行人及动物寄生虫转录组的分析对阐明寄生虫发育繁殖过程中的基因调控及表达规律,发现 SNP、可变剪切位点及免疫靶点,阐明寄生虫免疫相关机制及耐药机制和筛选药物作用靶点具有十分重要的意义。目前,转录组分析已由单一阶段向整个生命周期及进化过程转变,但仍存在很多困难,主要是目前寄生虫转录体的中央数据库还不太完善,大多数研究虽都将原始数据存入 EMBL ENA 或 NCBI 的 SRA 数据库,但还缺乏许多重要的数据信息(如发育阶段、宿主信息等)。但是,令人兴奋的是 NCBI Gene Expression Omnibus(GEO)为许多寄生性线虫提供了一个更加标准化的数据库,未来研究人员可在填补组学数据集的空白或分析现有数据集方面加以努力。同时,转录组学研究技术虽为全面理解 RNA 生物学提供了极大的便利,但随之产生的天文数字般的转录组数据给相关研究人员带来了极大挑战,因此,在未来转录组分析上,提供更加便捷的用户界面以实现日常数据的自动化处理服务,将能明显提高研究能力。再者,单纯研究某一层次生物分子变化已很难满足当今系统生物学越来越高的研究期望,而将转录组学与其他组学技术进行多组学联合应用将会对系统研究基因、RNA、蛋白质和其他小分子间的相互作用和相关系统机制提供便利,为今后寄生虫与寄生虫病的研究提供新方向。

(王庆林)

第二节 蛋白质组学技术

蛋白质组学(proteomics)是对生物体的全蛋白质组的研究,主要分析其蛋白质组成、翻译后修饰、相互作用网络及其动态变化的科学。相对于基因组研究技术,蛋白质组学研究技术更为复杂和困难,这体现在氨基酸残基数量多、复杂的翻译后修饰、以及蛋白质的表达、分离、纯化等方面。蛋白质组学发展与对应的研究技术发展紧密相关,现阶段发展高通量、高灵敏度、高精确度的研究技术平台是蛋白质组学研究的重要任务。蛋白质学技术在寄生虫学研究中得到广泛应用,对寄生虫的生物体的构成、生理学特性、以及对寄生虫与宿主间的互作机制的阐明发挥重要作用,最终对寄生虫病的诊断与治疗提供更有效方法。

一、双向电泳技术

双向电泳(two-dimensional electrophoresis,2-DE)技术是蛋白质组研究方法中的核心之一,在寄生虫学对于蛋白组分研究得到充分应用,常见于对于未知蛋白发现、特异性蛋白鉴定、差异化分析等。

(一)双向电泳原理

双向电泳是等电聚焦电泳和 SDS-PAGE(十二烷基硫酸钠-聚丙烯酰胺凝胶电泳)的组合,即先进行等电聚焦电泳(按照 pH 分离),然后再进行 SDS-PAGE(按照分子大小),经染色得到的电泳图是个二维分布的蛋白质图。双向电泳广泛用于分离蛋白,将复杂的蛋白复合物分离为更多的蛋白成分。

第一向等电聚焦电泳是蛋白质在含有载体两性电解质形成的一个连续而稳定的线性 pH 梯度中进行电泳,在等电聚焦中蛋白质区带的位置是由电泳梯度的分布和蛋白质的等电点(isoelectric point)所决定的,与蛋白质分子的大小和形状无关,即根据蛋白质所带电荷量,用等电聚焦技术分离蛋白质。

第二向 SDS-PAGE 是根据蛋白质相对分子质量大小,蛋白质与 SDS 复合物在聚丙烯酰胺电泳中,根据分子量不同,迁移速度不同,从而达到分离蛋白质的目的。SDS 是一种阴离子去垢剂,它能破坏蛋白质分子间共价键,使蛋白质变性,而改变原有的构象,特别是强氧化剂 β-巯基乙醇还原、打开蛋白质二硫键,使其不易氧化,这就保证蛋白质与 SDS 充分结合,形成带负电荷的蛋白质-SDS 复合物,其在 SDS-PAGE 中迁移率主要取决于相对分子质量大小,而不受蛋白质原有电荷和形状的影响,因此 SDS-PAGE 是蛋白质组学和蛋白质相对分子质量测定的主要技术。

第一向等电聚焦电泳系统含有高浓度尿素和非离子型去垢剂 NP-40,蛋白质样品溶液中除含上述两种成分外,还有二硫苏糖醇(其作用为破坏蛋白质内二硫键达到充分变性);因这些试剂不带电荷,不影响蛋白质原有电荷量和等电点,有利于第二向电泳中变性蛋白质的肽键与 SDS 结合。第一向电泳结束后管化凝胶须经第二向电泳 SDS 电泳分离体系的溶液平衡,使等电聚焦凝胶中两性电解质和尿素扩散出胶,使等电聚焦为第二向电泳平衡液所平衡。

第一向电泳为管胶等电聚焦,管胶平行放在聚合平板胶上,用少量琼脂封固两胶;第二向电泳为垂直板电泳,管中蛋白移入板胶,分离为点状,而不是蛋白带,因此第二向凝胶分析比第一向凝胶更复杂。双向电泳为非常敏感,并能复制的方法。

（二）设备

1. 管状等电聚焦电泳槽（包括整套管胶装置配件）

2. 垂直板电泳槽

3. 220V,50~60Hz 电源

（三）试剂

1. 丙烯酰胺原液（等电聚焦）（40% T,5% Cbis） 丙烯酰胺（Arc）38.0g（丙烯酰胺毒害神经,应仔细操作）,甲叉双丙烯酰胺（Bis）2.0g,双蒸水加至 100ml,4℃暗处保存。

2. 10% NP-40 NP-40 10ml,双蒸水加至 100ml,加 NP-40 时慢慢搅拌。

3. 10% 过硫酸铵（APS） 过硫酸铵 0.5g,双蒸水加至 5.0ml,使用前制备。

4. 标本覆盖溶液（9mol/L 尿素,2% 两性电解质） 尿素 5.5g;两性电解质 pH 为 5/7,40%,0.4ml;两性电解质 pH 为 3.5/10,40%,0.1ml;双蒸水加至 10ml;分装并冻存。

5. 标本缓冲液（为等电聚焦凝胶） 尿素 2.85g;NP-40 1.0ml（溶液 2）;两性蛋白质 pH 为 5/7,40%,200μl;两性蛋白质 pH 为 3/10,40%,50μl;β-疏基乙醇 250μl;双蒸水加至 5.0ml;分装并冻存（−70℃）。

6. 阳极溶液（10mmol/L 磷酸） 85% 磷酸 2.04ml,双蒸水加至 3.0L。

7. 阴极溶液（10mmol/L 组氨酸） 组氨酸 1.55g,双蒸水加至 1.0L,真空保存。

8. 1× 平衡缓冲液（0.062 5mol/L Tris-HCl,2% SDS,10% 甘油,5% β-疏基乙醇,pH 为 6.8） Tris 6.25ml（溶液 11）,SDS 10.0ml（溶液 12）,甘油 5.0ml,双蒸水加至 50ml。

9. 平板胶丙烯酰胺原液（30%T,7% Cbis） 丙烯酰胺（Arc）58.4g,甲叉双丙烯酰胺（Bis）1.6g,双蒸水加至 200ml,4℃暗处保存。

10. 4× 分离胶缓冲液（1.5mol/L Tris-HCl,pH 为 8.8） Tris 36.3g,双蒸水 150ml,用 6N HCl 调 pH 至 8.8,双蒸水加至 200ml。

11. 4× 等电电泳缓冲液（0.5mol/L Tris-HCl,pH 为 6.8） Tris 3.0g,双蒸水 30ml,用 6mol/LHCl 调 pH 至 6.8,双蒸水加至 50ml。

12. 10%SDS SDS 50g,双蒸水加到 500ml。

13. 覆盖电泳缓冲液（0.375mol/L Tris-HCl,0.1% SDS,pH 为 8.8） Tris 25ml（溶液 10）,SDS 1.0ml（溶液 12）,双蒸水加至 100ml。

14. 琼脂糖（用等电电泳缓冲液配制） Tris 10ml（溶液 11）,琼脂糖 0.4g,SDS 0.4ml（溶液 12）,双蒸水加至 10ml。注意:在沸水浴中琼脂糖,SDS 可致溶液起泡沫,应使用两倍此溶液体积的容器以免逸出。

15. 电泳槽缓冲液（0.025mol/L Tris,0.192mol/L 甘氨酸,0.1% SDS,pH 为 8.3） Tris 12g,甘氨酸 57.6g,10% SDS 40ml（溶液 12）,双蒸水加至 4.0L。此缓冲液 pH 不需校正,在标有 4L 的试剂瓶中配制,可同时配制 12~16L,下层缓冲槽中缓冲液可重复使用 4~5 次,而上层缓冲液每次电泳后均应弃去。

16. 水饱和正丁醇溶液 正丁醇 50ml,双蒸水 10ml。

（四）操作步骤

1. 制备等电聚焦凝胶

（1）配制等电聚焦管胶溶液:尿素（超纯度）5.5g,丙烯酰胺原液（溶液 1）1.0ml,10% NP-40（溶液 2）2.0ml,双蒸水 2.5ml,两性电解质（pH 为 5/7）0.4ml,两性电解质（pH 为 3.5/10）0.1ml。混合上述 6 种成分,直至尿素溶解,但不应加热,因加热可蒸发浓缩尿素,待冷却时可出现尿素沉淀。

（2）在磁力搅拌器上抽气 5 分钟。

（3）加四甲基乙烯二胺（TEMED）7μl 和 10% 过硫酸铵（APS）10μl（溶液 3）,轻轻摇动,混合此胶液。注意:操作必须快速,以免灌胶前聚合。

（4）水平放置玻璃管,立即用加样器从清洁玻璃管（直径 1.5mm）一端灌入胶液,直至胶液距另一端 15~20mm 处,如果管内发现气泡,应弃去,重新灌注。

（5）玻璃管内胶液聚合数小时。

（6）将凝胶玻璃管安装在电泳槽上,下槽加阳极液,胶管浸入阳极液 2~3cm。

（7）用微量加样器将阳极溶液（试剂 6）填充管底，赶去底部气泡。

（8）上槽加除空气的阴极溶液（试剂 7）电极液高出管胶口 2~3cm。

（9）用微量加样器将阴极溶液注入凝胶面上部，以清除管中空气和未聚合胶。

（10）在凝胶面上加 5μl 标本覆盖液（试剂 4）。

（11）接电源 250V 恒压 30 分钟，使两性电解质构成 pH 梯度。

（12）关闭电源。

（13）用微量加样器将阴极溶液（试剂 7）注入每管胶面上部，冲出标本覆盖液（试剂 4）。

（14）用加样器加 30μl 寄生虫样品（样品量与标本缓冲液各 15μl）至每管胶顶端，加样量可根据寄生虫蛋白含试适当增减。同时取一管胶加双向电泳标准蛋白，按下列相同方法测量多肽斑点相对分子质量。

（15）加标本覆盖液（试剂 4）5μl 于样品表面。

（16）加盖，接电源，恒压 500V 3 小时或 16 小时（根据所使用的仪器和管胶长度，选择不同的聚焦时间），达到完全聚焦。

（17）关闭电源。

（18）脱胶（从玻璃管中取出凝胶），用加样器在管两端凝胶和玻璃管壁间注入双蒸水，凝胶可从管内滑出；如仍取不出凝胶，可用吸管球或洗耳球，轻轻挤出凝胶，用培养皿接胶，并标记正、负极。

（19）切割空白凝胶（不加样品），每段以 1cm 为宜，用 pH 计按序测各凝胶段 pH。

2. 制备 10% 分离胶

（1）清洗制备凝胶用玻璃板两块，先用清洁剂刷洗，自来水冲净后晾干，再用重铬酸钾-浓硫酸洗液浸泡 3~5 小时，用自来水冲净后，再用双蒸水冲洗、晾干，最后用酒精浸洗，并干燥。

（2）使用 1.5mm 垫片，安装玻璃板。

（3）在 125ml 侧臂烧瓶中，按下列成分混合，用磁力搅拌器搅拌，制备 10% 分离胶。

平板胶丙烯酰胺原液（试剂 9）20ml，分离胶缓冲液（试剂 10）15ml，10% SDS（试剂 12）0.6ml，双蒸水 24.1ml。

（4）用塞子塞住烧瓶口，抽气几分钟，同时在磁力搅拌器上搅拌。

（5）加 TEMED 20μl 和 10% APS 300μl（试剂 3），轻轻摇动烧瓶。注意：仔细操作，不要产生气泡，此溶液聚合快，应在聚合前制备平板凝胶。

（6）将 10% 分离胶灌入两玻璃板间隙内，至离顶端 2mm 处。

（7）用双蒸水或水饱和正丁醇溶液（试剂 16）覆盖胶上。

（8）室温聚合 30 分钟。

（9）倒出正丁醇或双蒸水。

（10）约加 1ml 覆盖电泳缓冲液（试剂 13）。

3. 聚焦管凝胶固定到平板胶上，进行垂直板电泳

（1）完全倒出平板胶覆盖电泳缓冲液（试剂 13），并用滤纸吸干。

（2）用双蒸水漂洗管胶。

（3）用薄塑料板托起管胶，将其放在平板胶上（管胶横卧，紧贴分离胶表面），仔细操作，以两胶间无气泡为准。

（4）用电泳槽缓冲液（试剂 15）装满下缓冲槽，直至玻璃板下端浸在缓冲液中，如果平板胶下有气泡，应用吸管赶出。

（5）在上缓冲槽中加 1~2 滴溴酚蓝，作为电泳跟踪剂。

（6）用电泳槽缓冲液（试剂 15）装满上缓冲槽。

（7）加盖，连接电源，阴极应与上缓冲槽连接。

（8）30mA/1.5mm 胶厚，电压 70V。

（9）3~5 小时（电泳时间因玻璃板长度而异）溴酚蓝染料到达胶底，关闭电源，停止电泳。

4. 凝胶银染色

（1）试剂

1）预固定剂：①50% 甲醇，10% 醋酸；②5% 甲醇，7% 醋酸。

2）DTT（二硫苏糖醇）原液 5mg/ml 4℃保存，使用浓度为 5μg/ml。

3）0.01% 硝酸银。

4）显影剂：在 3% 碳酸钠 300ml 中加 150μl 甲醛（37%）。

5）定影液：2.3mol/L 柠檬酸（48.33g/ml）。

（2）操作步骤

1）拆卸玻璃框，取出凝胶。

2）预固定：凝胶用预固定剂①50% 甲醇，10% 醋酸和预固定剂②5% 甲醇，7% 醋酸先后固定 30 分钟。

3）用双蒸水充分漂洗凝胶，至少 4 小时或过夜，其间换数次双蒸水。

4）用 5μg/ml DTT 浸泡凝胶 30 分钟。

5）弃净 DTT 溶液，不要漂洗。

6）用 0.01% 硝酸银浸泡凝胶 30 分钟。

7）用双蒸水快速漂洗一次，然后用显影剂快速漂洗 2 次，用显影剂（通常用 100ml）浸泡凝胶，同时注意观察显影情况，至蛋白点显现清楚为止。

8）加 5ml 2.3mol/L 柠檬酸溶液/100ml 显影液（注意柠檬酸液量必须准确）。

9）摇动凝胶 20 分钟（此步骤很重要），以充分定影。

10）弃去定影液，用双蒸水漂洗凝胶 0.5~1.0 小时，其间换双蒸水数次。

（3）银染色注意事项

1）染色前必须充分漂洗凝胶，以除去影响银染色物质。

2）所有溶液均需用双蒸水配制，以免污染。

3）染色所用玻璃器皿均应用 5%~10% 硝酸处理。

4）染色时应带胶皮手套，以防指纹污染。

5）染色过程应在振荡器上进行。

5. 凝胶干板制作　凝胶干板光滑，透明，保持原样，图像清晰，适宜保存，可用光密度扫描仪和摄影记录实验结果。

（1）材料有机玻璃框（框架大小可根据需要而定）；多孔聚乙烯膜；文具夹。

（2）操作步骤

1）用双蒸水浸泡多孔聚乙烯膜 2~3 分钟。

2）在有机玻璃框上铺平此膜。

3）将凝胶（带水）铺于此膜上。

4）在凝胶面上覆盖另一张浸湿的多孔聚乙烯膜，加盖另一有机玻璃框。凝胶与两层膜间应平整、光滑，绝对避免气泡。

5）将有机玻璃框四边多余聚乙烯膜折向框背面，用文具夹夹紧有机玻璃框四周，室温干燥。

（3）凝胶干板制作注意事项

1）凝胶干燥前必须充分漂洗，以除去影响凝胶干燥物质。

2）选用平整、透明和无斑点的多孔聚乙烯膜。

3）凝胶边缘要求平整、无裂口，否则会出裂纹，裂纹甚至会延伸进入胶内，造成凝胶断裂。

4）凝胶四周应无气泡，气泡是引起胶裂的主要原因之一。

5）凝胶干板制作装置周围环境的温度和湿度相对恒定，使凝胶内溶剂均匀蒸发。室温 10~20℃，相对湿度 75%~85% 为宜。

6）待凝胶完全干燥后才能取干胶，否则会破裂（见图 50-1）。

二、质谱技术

英国物理学家 Aston 于 1910 年在剑桥卡文迪许实验室研制出第一台现代意义上的质谱仪器,标志着科学研究的一个新领域——质谱学的诞生,他利用质谱仪对同位素研究使他获得了 1922 年诺贝尔化学奖。第二次世界大战期间,质谱进入了实际应用领域;20 世纪 50 年代,质谱技术得到飞速发展;近 30 年来,质谱学在各个方面均取得极大发展:场电离(FI)、场解吸(FD)、化学电离(CI)、激光解吸(LD)等新的离子化方法不断出现,离子探针质谱仪、磁场型串联质谱仪、离子回旋共振-傅里叶变换质谱仪等复杂的、高性能的商品仪器不断推出,对扩大和普及质谱分析的应用起到很强的促进作用。2002 年诺贝尔奖获得者 John B Fenn 和 Koichi

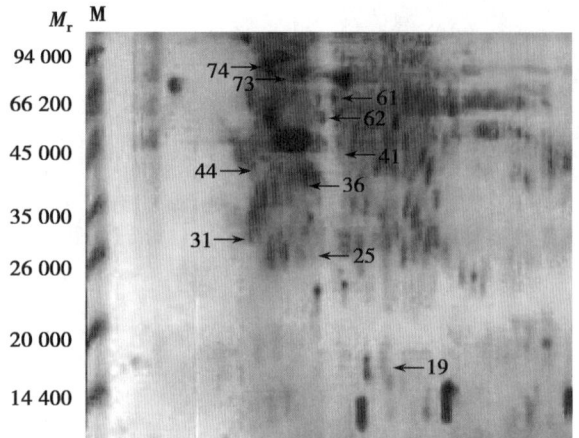

图 50-1　猪带绦虫囊尾蚴蛋白双向电泳图谱

(引自　Fang 等)

Tanaka 于 20 世纪 80 年代发明的电喷雾离子化(ESI)方法和基质辅助激光解吸/电离(MALDI)方法具有高灵敏度和高质量检测范围的特点,使得在 fmol(10^{-15})乃至 amol(10^{-18})水平检测相对分子质量高达几十万的生物大分子成为可能,从而开拓了质谱学的一个崭新领域——生物质谱,促进了生物质谱在生命科学领域的广泛应用与发展。

质谱分析(mass spectrometry,MS)是通过将待测物质离子化,并按离子的质荷比分离,再检测各离子的丰度(即谱峰强度)而实现的一种分析方法。质量是单质或化合物固有的特征之一,在一定条件下,不同的化合物有不同的质谱特征,利用化合物质谱特征与其结构的相关性,可进行定性分析。谱峰强度与它代表的化合物有一定关系。混合物的质谱是各成分质谱的算术加和谱,利用质谱的可叠加性,可对其进行定量分析。

随着人类第一张基因序列草图的完成,生命科学研究已进入一个崭新的后基因组学(蛋白质组学)时代。蛋白质组学研究已是现代人体寄生虫学研究中的一个非常重要的、不可或缺的组成部分。正如基因草图的提前绘制得益于大规模全自动毛细管测序技术一样,蛋白质组学研究也将会借助于现代生物质谱等技术得以迅猛发展。尤其是 MALDI-TOF 质谱仪,适于测定多肽、蛋白、DNA 片段、多糖、合成高分子、聚酯等相对分子质量在 1 000 以上的有机化合物。下面从生物质谱检测所需仪器、试剂材料、样品、操作步骤、结果分析、注意事项及可能出现的问题和解决方法等方面对其进行简要阐述。

(一)仪器组成

从应用角度,质谱仪可以分为有机质谱仪和无机质谱仪。其中有机质谱仪常见的包括气相色谱-质谱联用仪(GC-MS)、液相色谱-质谱联用仪(LC-MS)、基质辅助激光解吸电离飞行时间质谱法(MALDI-TOF MS)、傅里叶变换质谱仪;无机质谱仪常见的有火花源双聚焦质谱仪、感应耦合等离子体质谱仪(ICP-MS)、二次离子质谱仪(SIMS)。质谱仪通常由进样器、色谱、接口、离子源、质量分析器、检测器、计算机控制及数据处理系统、真空系统等构成(图 50-2)。此外,离子阱质谱仪通常与气相色谱联用,没有固体进样装置,仪器总体分为色谱部分、计算机控制与数据处理部分。

1. 进样器　进样器是将样品引入仪器离子源的装置。常用的进样器,由样品导入装置、气体储罐、样品计量装置、抽空及加热装置和相应的控制阀件等构成。要求进样器必须在不改变样品结构和组成的条件下,将样品引入离子源。质谱常用的进样器有气体进样器、直接进样器(固体和高沸点液体)、隔膜进样器(PFK 及沸点较低的液体和溶液)、FAB 进样器和适用于混合物的气相色谱和液相色谱进样器等。

2. 接口　在色质联用仪器中,为了不破坏质谱仪离子源的真空度,以保证色谱仪与质谱仪间的匹配,必须采用适当的接口装置以排出气相色谱的载气。内径<0.25mm 的气相色谱毛细管柱通常可与离子源直接连接。热喷雾接口、粒子束接口、离子喷雾或称电喷雾接口等是色谱-四极质谱联用仪的常用接口。

(1)热喷雾接口:从液相色谱柱出口的洗脱液进入一根加热至高温的不锈钢毛细管中,当洗脱液流入

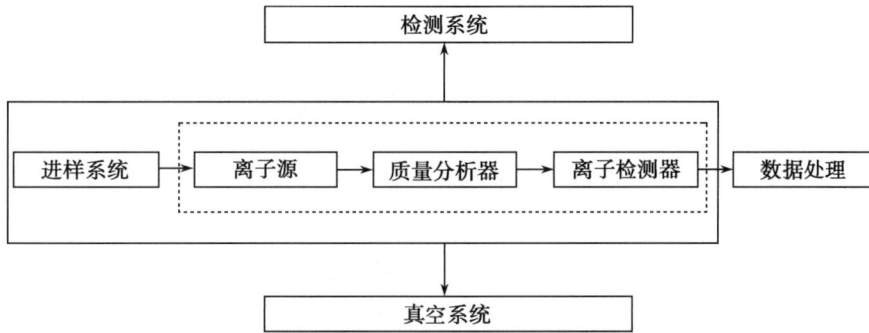

图 50-2　质谱仪的构成

较低真空的汽化室时,就形成雾状喷射流从毛细管口喷出,大部分溶剂被真空泵抽去,由试样分子和缓冲溶液中的离子形成的复合离子或由灯丝电流使试样分子电离后形成的离子,受排斥电极的作用而进入质谱仪质量分析器。

（2）粒子束接口:从液相色谱出口的洗脱液在雾化器中用氦气雾化,使洗脱液变成气溶胶微滴,溶剂在脱溶剂室中被蒸发。进入动量分离器后,气态的溶剂和氦气与被分析的试样粒子分离并被抽去,试样粒子束进入传输管而到达质谱仪的离子源。

（3）离子喷雾接口:从液相色谱柱出口的洗脱液进入不锈钢的毛细管中,用同轴高速氦气或空气喷出而形成很细的雾状液滴,在钢毛细管与相距几毫米的空心相对电极之间加以数千伏的高电压而形成静电喷雾。在室温和大气压下,液滴的溶剂不断蒸发,液滴不断收缩,而形成多电荷的雾滴,被高电场加速,经过二级的动量分离器而进入高真空的质量分析器。

3. 离子源　离子源是使样品分子离子化的装置,是质谱仪中最重要的部分。按使用目的不同,有电子轰击离子源（EI）、化学电离源（CI）、表面电离源（STI）、场致电离源（FI）、场解吸化学电离源（FD）、激光解吸（LD）、离子喷雾（EH）、快原子轰击（FAB）电离源、二次离子质谱（SIMS）电离源、电喷雾电离源（ESI）、大气压化学电离源（APCI）、基质辅助激光解吸电离源（MALDI）等多种类型。其中 EI 是定量分析中最常用的一种离子源,EI、CI 适合大多数有机化合物分析,EH 适合高分子、生物大分子样品的分析,MALDI 在蛋白质组学中的应用已非常普遍。

以 EI 为离子源时应注意:一定能量的电子直接作用于样品分子,使其高效电离,有助于质谱仪获得高灵敏度和高分辨率。有机化合物电离能为 10eV 左右,当电离能为 50~100eV 时,大多数分子电离界面最大。电离能为 70ev 时,可得到丰富的指纹图谱,灵敏度接近最大。适当降低电离能,可获得较强的分子离子信号,在某些情况下有助于定性。

以 MALDI 为离子源时应注意:真空紫外光辐射产生光致电离和解吸作用,获得分子离子和有结构信息的碎片,适用于结构复杂、不易气化的大分子检测,并引入辅助基质减少过分碎片。一般采用固体基质,基质样品比为 10000∶1。根据分析目的不同,选用不同的基质和波长。

4. 质量分析器

（1）扇形磁质量分析器:分析器由分析管、磁铁等组成。其工作原理为:在离子源内生成的质量为 m、电荷为 Z 的离子,在加速电压 U 的作用下,以速度 v 进入强度为 H 的均匀磁场,受到与离子运动方向和磁场方向垂直的力,沿着曲率半径为 r 的轨迹运动。离子经过质量分析器,按质荷比（m/Z）分离并聚焦。当 H 或 U 连续变化（扫描）时,各质量数所对应的离子束依次通过收集狭缝,进入检测器。离子的质荷比与各参数的关系用式表示如下:

$$m/Z = \frac{r^2 \times H^2}{U}$$

（2）四极质量分析器:四极质量分析器由四根平行的极杆组成。其工作原理为:在特定的四极场中,某一质荷比的离子能作稳定的振荡,通过四极场而被接收,其他质荷比的离子则被滤掉。因此,在保持直流电压和射频电压振幅比值恒定而连续改变其值（扫描）时,不同质荷比的离子依次通过四极场,实现质量分离。

（3）飞行时间质量分析器：这种质谱仪的质量分析器是一个离子漂移管。由离子源产生的离子加速后进入无场漂移管，并以恒定速度飞向离子接收器。离子质量越大，到达接收器所用时间越长，离子质量越小，到达接收器所用时间越短，根据这一原理，可以把不同质量的离子按 m/Z 值大小进行分离。

（4）其他质量分析器：除上述质量分析器的质谱仪外，还有其他形式的质谱仪，其原理各有不同。如离子阱质谱仪、双聚焦质谱仪、回旋共振质谱仪以及由相同或不同质量分析器串联而成的串联质谱仪等。

（5）检测器：检测器由离子收集器、放大器构成。法拉第筒接收器和电子倍增器是最常用的检测器，前者精确度高，而后者灵敏度较高。光电二极管阵列检测器则有更高的灵敏度。

（6）计算机控制和数据处理系统：该系统由接口、计算机、软件等构成。用作数据采集、存储、处理、检索和仪器自动控制。

（7）真空系统：真空系统由低真空前级机械泵、高真空泵（扩散泵和分子涡轮泵较常用）、真空测量仪表和真空阀件、管路等组成，以获得仪器所需的高真空度。

（二）试剂材料

1. 校正样品　校正样品又称标准样品或参考样品，因氟代化合物有很好的挥发性和氟原子没有其他同位素等特点，使得其中每个碎片离子质量都是有规律的和已知的。常用的校正样品有：全氟煤油（PFK）和全氟三丁胺（PFTBA）等。

2. 氦气　用作气相色谱/质谱联用时的载气，纯度要求在 99.95% 以上。

3. 有机溶剂　常用的乙醚、丙酮、无水酒精、氯仿、甲醇、环己烷等，纯度要求分析纯，用作溶解试样和清洗离子源、微量注射器等。

4. 微量注射器　用作色质联用时的试样在色谱仪中进样和校正样品或试样在质谱仪中进样。规格要求最大刻度通常为 0.5~50.0μl。用于质谱和色质联用（GC-MS）进样器者，其容积通常为 0.1~10.0μl。

（三）样品

1. 样品的要求　质谱直接进样的样品，通常应为纯品，并需了解有关的物理性能，如：熔点、沸点或沸程、溶剂、挥发性和热稳定性。一般应了解大致的相对分子质量，以便确定进样方式和质量扫描的范围。混合物试样还应清楚各种组分的类型，以便确定合适的色谱分离条件。如样品不稳定、易燃、易爆、有毒，则应采取相应的防范措施。

2. 试样　在仪器有足够灵敏度时，应取尽可能少的试样进入质谱仪，以减少对仪器的污染，直接进样需微克级样品，GC-MS 进样一般要求含量为 0.1%~1.0% 浓度的 1μl 样品。在做 GC-MS 检测时，送往实验室的待测样品要求相对热稳定，且沸点在 350℃ 以下。试样一般直接从实验室样品中取出，无须前处理，若样品浓度太低，小于检测极限时，可用 K-D 浓缩器予以浓缩。

（四）操作步骤

在进行质谱分析时，不同的质谱分析方法、不同的质谱仪，其具体操作步骤也不同。下面简要介绍一下磁式质谱分析、四极杆质谱分析、气相色谱-离子阱质谱联机分析以及 MALDI-TOF-MS 操作步骤。

1. 磁式质谱分析

（1）开机。

（2）仪器检测前的准备：在确认仪器真空度和所有供电已达到规定的要求后，应按下列步骤对仪器进行检查。

1）确认离子源时应根据分析要求选择合适的离子源。当选用 CI 源时，要确定使用的反应气。

2）确认离子源温度、发射电流、电子能量、加速电压及 GC、MS 各部件的温度、电压、流量等均已达到分析要求。

3）确认检测器、记录仪及计算机数据系统工作正常。

4）接口的检查，用标准口径毛细管柱进行 GC-MS 分析时，可直接将毛细管柱连接到质谱仪的离子源内。

5）在进行 GC-MS 联用分析时，就选定合适的 GC 工作条件。根据分析目的选择合适的 GC 色谱柱，柱子应进行老化处理,载气应采用 99.95% 以上纯度的氦气。

6）在进行 CI 分析时,应选择适当的反应气,其纯度应优于 99.9%。

（3）仪器性能确认:仪器对给定的分析任务的适应程度,除参考指标外,更重要的是对仪器的现状做出正确的判断,若不符合应达到的要求,应予调整,校正,使之达到规定的指标与要求。包括分辨率的调整、质量标定、本底检查和灵敏度的设定等。

（4）测定操作

1）分析条件设定:在设定分析条件时,应根据分析要求或规定进行以下操作。

质谱条件与记录条件的确定,包括:确定离子源温度,电子能量,发射电流,电子倍增器电压等;确定计算机的采样方式(正常扫描,联动扫描,子离子扫描,母离子扫描,中性丢失扫描,选择离子检测,MIKES等),并进一步确定采样参数(如扫描质量范围,扫描速度等);若使用 CI 源,要确定反应气及其流量、压力等;若使用 FAB 源或 SIMS 源,要确定气体的流量、压力、快原子束的能量,根据化合物的性质选择合适的底物;若使用铯枪要调节合适的电压和电流;若使用 FD 源,要选择已经过活化处理的发射丝,选择涂布试样合适的溶剂,控制好发射体的加热电流值和解吸电压。

GC 条件选择,包括:选定色谱柱,并充分老化;确定载气的流量,压力和分流比;设定 GC-MS 的接口温度;设定色谱柱温度,若采用程序升温,设定初始温度、升温速率、终止温度的持续时间;根据样品性质及接口的要求选择合适的条件。

2）试样测定:测定试样时,应尽量避免过量的溶剂、试样和空气进入质谱仪内,否则将会导致真空度下降和离子源污染。在满足检测灵敏度的要求下,应使用尽可能少的样品。试样测定时应注意:①固体或液体样品:采用直接进样方式时,可使用直接进样杆或直接解吸进样杆,直接将试样送入离子源。根据试样性质确定样品加热温度和加热速率;②对极性、热不稳定和大分子的生化样品:往往采用 FAB、FD 等方法;③液体或气体混合物样品:可由 GC 进样口导入。

3）选择离子检测(SID):为了提高仪器的检测灵敏度,可采用 SID 法记录一个或若干个特定质荷比的离子信息。

4）精确质量测定:通常采用双聚焦磁质谱仪,并根据样品的要求选定足够的分辨率,对相对分子质量小于 1 000 的化合物,通常分辨率 R 设在 5 000~10 000 之间,同时测定已知精确质量的内标化合物(如PFK、甘油等)和试样。可用峰匹配法测定特定峰的精确质量,高分辨测定全谱精确质量。

5）定性分析:应用质谱进行定性分析时,首先确定分子离子,它通常是谱图中最高质量数峰,属奇电子离子,且给出合理的碎片丢失。并符合氮规则;分子离子峰在 EI 条件下不出现时,可采用降低电离电压或其他软电离方式(如 CI、FAB、FD、SIMS 等)以获得相对分子质量信息;根据同位素丰度,判断某些杂原子的元素组成;若获得高分辨精确质量测定的数据,利用精确质量数据可直接计算获得元素组成,计算不饱和度;可能的结构判断,根据质谱仪所得到的重要低质量碎片离子、重要的特征离子、分子离子及由MS-MS 法、联动扫描法、亚稳分析法所获得的母离子与子碎片离子的关系等,进行可能结构的推测;结合所有其他的信息和其他谱图,样品来源,化学分析等来进行结构判定;按推断的分子结构,对照标准谱图,和类似化合物标准谱图,或者根据该推断结构化合物断裂机制进一步作出确认。

6）定量方法:用质谱法进行定量测定时,首先要进行仪器的校准。用标准样品(各待测成分的纯物质或检验用混合物),在一定的条件下测定其质谱,并整理得到数据,在进行标准样品测定前或测定后,要测定仪器校准样品及本底质谱。标准样品或检验用混合物的质谱,原则上在样品分析前后都要进行测定。但在日常分析中,可以只测仪器校准样品,以校正测定灵敏度。

按标准样品同样的试验条件,测定仪器校准样品,待测未知样品及本底的质谱。当一般方法的灵敏度达不到要求时,可采用多离子检测定量法。使用标准样品或加入内标样品,测量选择离子的强度,或用GC-MS 总离子流曲线中,选定对应的峰强度,作出校准曲线,再测未知样品。由校准曲线求出待测成分的含量。

（5）测定后检查:试样测定结束后,仪器应再采集一张质量校正表对仪器性能进行检查,以检测仪器的可靠性。若不符合要求,应重新进行仪器校准和样品测定。

2. 四极杆质谱分析

（1）开机：正式开机前应使室内达到相对湿度小于 70%，温度 20℃±2℃，电压 220V±10V，电频率 50Hz，冷却水的水压、流量、水温、纯度必须符合要求。真空系统工作状态良好，真空度达到 $5×10^{-5}$Pa。

（2）仪器检测前的准备：在确认仪器真空度和所有供电已达到规定要求后，应按下列步骤对仪器进行检查。

1）确认离子源应根据分析要求选择合适的离子源。当选用 CI 源时，要确定使用的反应气。

2）确认离子源温度、发射电流、电子能量、加速电压及 GC、LC 和 MS 各部件的温度、电压、流量等均已达到分析要求。

3）确认检测器、记录仪及计算机数据系统工作正常。

4）接口的选定：用标准口径毛细管柱进行 AC-MS 分析时，则可直接将毛细管柱连接到质谱仪的离子源内。若进行 LC-MS 分析时，应根据试样的性质和可能的条件选择合适的接口。

5）在进行 GC-MS 色质联用分析时，应选定合适的 GC 工作条件。根据分析目的选择合适的 GC 色谱柱，柱子应进行老化处理，载气应采用 99.95% 以上纯度的氦气。作 LC-MS 分析时，应选择合适的分离柱、流动相及梯度程序等。

6）在进行 CI 分析时，应选择适当的反应气，其纯度应优于 99.9%。

（3）仪器性能的确认：同磁式质谱分析。

（4）测定操作

1）分析条件设定：质谱条件与记录条件确定和 GC 条件选择同磁式质谱分析。LC 条件选择，包括：选定色谱柱，确定正相或反相的洗脱液和梯度淋洗条件，选定合适的 LC-MS 接口和接口操作参数，

2）试样测定：同磁式质谱分析。

3）选择离子检测：同磁式质谱分析。

4）定性分析：同磁式质谱分析。

5）定量分析：同磁式质谱分析。

（5）仪器测定后的检查。

3. 气相色谱-离子阱质谱联机分析

（1）开机：开机过程包括：打开氦气钢瓶，将色谱仪和离子阱内的空气驱尽，约 1 小时；打开稳压电源，当输出电压在 220V±10V 时，稳定 30 分钟；按下仪器电源开关；打开计算机，设置仪器参数。

（2）检测前准备

1）观察仪器内部控制参数，如传输线温度，RF 电压，水背景值，空气背景值，自动增益软件等是否达到要求。

2）用校正物质全氟三丁胺进行分辨率调整和质量标定

（3）工作条件的选择

1）选择合适的载气压力和离子阱补充气流量。

2）在色谱仪上设置进样口温度和包谱炉升温程序。

3）在计算机上设置合适的传输线温度，传输线温度不得低于最高柱温。

4）在计算机上设置合适的质量范围和扫描速度。

（4）测定

1）按样品测定程序作空白试验以消除背景峰的干扰。

2）样品的测定：在满足检测灵敏度的前提下，用微量注射器抽取尽可能少的试样注入色谱柱，以避免过量溶剂、试样和空气对真空度的影响和离子阱的污染。

（5）测定后仪器的检查：测定工作结束后，应再采集一张校正表以检查仪器的可靠性。若不符合要求，应重新进行测定工作。

4. MALDI-TOF-MS 分析

（1）开机：开机过程包括：打开主机总电源，此时分子泵启动；打开机械泵电源，必要时振气 30 分钟；

打开主机正面有钥匙的开关;开计算机及显示器,启动 FLEXcontrol 软件;等待高真度达到要求,若达不到要求,则检查是否存在漏气;打开高纯氮气(纯度在 99.999% 以上)钢瓶,使激光器内氮气稳定在要求的气压范围内;进入日常操作。

(2)仪器校正:按说明书校正仪器,使获得的标准谱图在允许误差范围内。

(3)检测过程

1)样品制备:选择合适的基质溶液,并用微量移液器取一定量基质液点在靶板的一个靶点上,再取适量样品与其混合。同样在另一靶点上加入基质和标样。室温放置,待样品与基质混合物结晶后,放入质谱仪。等机器真空度达到检测要求后,开始准备测试。

2)设定质谱参数:根据待测样品的性质,在计算机的质谱仪控制软件上设定调用合适的参数。

3)样品测试:首先进行仪器校正,在计算机质谱仪控制软件的视窗上选中标样靶点,开始激光轰击标样靶点并采集质谱图,选择信号强的位点进行连续轰击,得到累加质谱图,优化处理后,启用校正窗口,从工作站选项内调出标样参考文件,对所测标样的图谱进行校正,校正成功后,保存该结果并执行该校正文件,回到测试窗口,选择样品点,对待测样品进行测试。样品测试步骤与标样一致,得到较好的累加图谱后,保存结果,完成测试。

(4)数据分析

1)根据需要打开窗口内查找到的所需谱图文件并调出谱图,可同时打开多张谱图进行对比分析。

2)若谱图未能达到要求,需要改变样品制备条件和(或)调整操作软件参数后重新进行测试。

3)若进行肽质量指纹图谱(PMF)分析时,则首先在工作站内选出待分析的离子峰,再从工作站内调出已经选择的离子峰数据,利用相应的检索程序在蛋白质数据库中搜寻相应信息。

4)对于复杂数据,应根据具体情况采用相应的方法来处理图谱。

(5)定期检查:为保证仪器处于良好状态,在两次仪器检定之间应至少对仪器进行一次期间检查。期间检查的参数主要包括灵敏度、分辨率和信噪比等。

(五)结果分析

1. 总离子流色谱图　图中横坐标表示扫描次数(时间),纵坐标表示离子流相对强度。图中某次扫描扣除本底后对应的质谱图可作为试样中某待测组分定性分析的依据,峰高(峰面积)可作为定量依据。

2. 质谱数据　总离子流色谱中某次扫描扣除本底后经计算机处理得到相应质谱图。质谱横坐标为质荷比,纵坐标为离子峰的相对强度。质谱数据也可采用列表方式给出。

3. 计算机检索　使用计算机,使某未知物的质谱与储存于磁盘上的标准谱进行对照,从而给出未知化合物的可能结构。

4. 分析报告　MS 或 GC-MS 分析完成后,除按要求提供质谱图或提供定性、定量数据外,还应记录以下项目:

(1)分析日期,室温,湿度。

(2)仪器型号及生产厂名。

(3)样品名称及来源。

(4)样品进样方式及进样量

(5)色谱柱参数及色谱操作参数。

(6)质谱操作主要参数,如电离方式、电离条件、进样方式、离子源温度、扫描范围、扫描速度、分辨率等。

(7)质谱数据保存的文件名及保存路径。

(8)分析人员签名。

(六)注意事项及可能出现的问题和解决方法

质谱检测可能出现的问题很多,使用不同类型不同型号的质谱仪检测时,可能会出现不同的具体问题。现以 GC-MS 检测为例,简要介绍 GC-MS 检测注意事项、可能出现的问题和解决方法。

1. GC-MS 检测注意事项

（1）注意开机顺序,应该严格按照操作手册规定的顺序进行。真空达到规定值后才可以进行仪器调整。

（2）仪器调整完毕后,应尽快停止全氟三丁胺进样,尽快关闭灯丝电流和倍增器电压,以延长二者寿命。

（3）检测灵敏度是相对于一定样品、一定实验条件而言的,改变条件,灵敏度会发生变化。

（4）对于比较复杂的混合物,设置色谱条件是非常重要的,设置前必须了解样品信息,再根据样品信息来设置色谱条件。

（5）有良好的色谱图才能有良好的质谱图,而良好的质谱图是获得良好检索结果的前提。分离不好或信噪比太差的峰均不利于检索。

（6）采用直接进样法分析固态化合物时,在推入和拉出进样杆时,务必要关闭灯丝和倍增器,必须避免离子源暴露于大气中。

（7）在高温下烘烤色谱柱至少 1 小时,再检查是否有残留化合物残留在柱中;若有残留,则再升温烘烤至干净为止。

（8）样品采集完毕后,气相色谱应在最高柱温下运行 10~15 分钟,以保证柱内组分全部流出。

（9）若出现异常现象,应立即停止数据采集,检测软件运行情况或等待维修人员处理。

（10）若运行过程中突然停电,应立即关闭仪器上所有开关,等到稳定供电后再重新开机。

2. GC-MS 检测可能出现的问题和解决方法

（1）问题:进样器内的玻璃衬套不合适,并对色谱行为造成影响。解决方法:

1）拆换清洗玻璃衬套:一些痕量非挥发性组分会逐渐积累残存于汽化室,高温下会慢慢分解,使基流增加,噪声增大,通过清洗玻璃衬套可以保持清洁的汽化室表面,消除这种影响;

2）选用合适的玻璃衬套:可根据需要选择管壁厚度及内径适宜的玻璃衬套,以改变汽化室的体积,而不用更换整个进样加热块。

（2）问题:毛细管色谱分流进样时,出现非线性分流。解决方法:

1）调整好进样器温度:进样器温度太低,样品汽化不完全,会发生分级分流;进样器温度太高,某些组分可能发生热分解,某些样品可能发生催化分解,还有些样品可以部分地被吸附在进样器内表面上;

2）充分混合分流点以前样品:在分流点以前样品没有混合均匀或混合不充分时,可出现非线性分流;

3）检查系统的进样垫、柱接头等地方是否漏气。

（3）问题:毛细管柱被污染,柱效和分辨率降低。解决方法:

1）根据柱污染程度可采取不同的方法来解决;若污染不严重,污染物沸点不是太高,可通过老化来解决,但老化温度不可超过柱子的最高使用温度,且一般要较长时间（8~30 小时）;若污染较严重,或通过老化仍不能使柱性能恢复,则必须采用溶剂清洗,通常是用 5 倍柱容积的溶剂（如正戊烷,二氯甲烷等）通过色谱柱。当然,清洗熔剂用得越多,对柱性能的损伤越大,清洗完后,通载气老化一定时间,若柱性能恢复,即可继续使用;

2）只有交联柱才能清洗,对于非交联柱,清洗柱子会彻底失效,因为固定液被洗掉了,关于清洗用溶剂的选择,可参考说明书。

（4）问题:色质联用中毛细柱的选择应注意什么? 解决方法:

1）总的原则是选择柱效高、热稳定性好、化学惰性强的毛细柱;

2）具体选择应注意:柱极性,根据不同分析样品选择相应极性的柱子进行分析;柱子内径,内径大小决定柱容量;柱长度,柱越长,柱效越高,分离效果越好,但也存在吸附问题,柱子过长,分析时间长,因此要根据样品考虑选用合适柱长;液膜厚度,分析样品温度不同对膜厚有不同要求,温度高液膜应较厚,温度低液膜应较薄;具体选择毛细柱时还应该考虑到柱体外涂层的选择和仪器型号、分析对象等因素。

（5）问题:质谱谱图的匹配性较以前下降。解决方法:

1）质谱的真空度是做好质谱的前提,定期维护真空系统,确保真空度达到检测的要求;

2）质谱部分由于样品污染的累积也需要做定期的维护,确保质谱数据的准确可靠。

（6）问题：样品经 GC-MS 检测后无目的产物峰。解决方法：

1）检查一下原反应体系是否有问题：包括反应体系中的酶等反应物是否失效，反应条件是否存在重大缺陷；

2）选择合适的溶剂：在萃取时，若溶剂选择不当，可能会导致目的产物未能被萃取出来；

3）选用合适的试管反应器皿：若试管壁较粗糙的话，可能会吸附目的产物；

4）用氮吹仪吹干样品时注意选用合适的条件：包括吹干样品时氮气的流速不宜太快，加热的温度不宜太高，以防目的产物被吹走。此外，吹干样品时勿将氮吹仪的针插入被吹样品内。

三、蛋白质芯片技术

1991 年，美国 Affymetrix 公司的 Fodor 等成功研制了世界上第一块 DNA 芯片，从此拉开了研究生物芯片技术的帷幕。生物芯片采用原位制备或制备后交联等方法，将数目不等的探针分子如 DNA、寡核苷酸、多糖、多肽、蛋白质以及细胞或组织切片等生物样品，按设计序列固化于固相载体（硝酸纤维素膜、尼龙膜、聚丙烯酰胺膜或玻璃片等），然后与同位素或荧光素等活性物质标记的生物靶分子（核酸或蛋白质等）进行杂交，通过激光共聚焦扫描仪或 CCD 扫描仪以及计算机分析软件对各待检物（DNA、细胞、蛋白质以及其他生物组分）进行准确、快速地检测，从而获得大量信息。常用生物芯片有三大类：基因芯片（gene chip）、蛋白质芯片（protein chip）和芯片实验室（lab-on-a-chip）。生物芯片的高通量、微型化和自动化的特点，使它成为后基因组时代基因研究的重要技术之一，它将是继大规模集成电路之后的又一次具有深远意义的科技革命。

人体内真正行使功能的是蛋白质，而从基因研究所获得的信息与从蛋白质研究中所获得的信息有本质的差别，这主要有以下几种原因：基因表达产物是否及何时被翻译；翻译调节及翻译后修饰的种类与程度；基因产物的相应含量；基因剔除或过表达的影响；多基因现象的表型以及蛋白质之间的相互作用等。因此随着人类基因组测序的完成，研究不同细胞或组织表达的全部蛋白质数据库的构建与细胞在不同状态的蛋白质表达差异已成为研究热点，标志着蛋白质组学时代的到来。由美国霍普金斯大学开发的 HuProt™ 人类蛋白质组芯片，目前该芯片含有超 21 000 个人重组蛋白，是目前为止最高通量人重组蛋白质芯片。蛋白质芯片的出现为我们提供了一种比传统的凝胶电泳、Western blot 及 ELISA 更为方便和快速的研究蛋白质的方法。

（一）蛋白质芯片的制作与质量控制

1. 点样机制　要将重组蛋白、抗体、抗原或者类似样品制成蛋白质芯片，需要能够将微量液体转移并进行点样的装置。平行化、微型化、自动化是芯片点样的基础。进行芯片点样时，虽然只需要少量的样品，但是无论在点样前，点样过程中或者点样后，蛋白质都必须保持其原始活性。

点样机制可分为两大类：一类称之为非接触式点样，主要有压电法和螺线管法两种；另一类为接触式点样，包括点样针（实心针或者狭缝针）和点样头。通常情况下，当样品数比较少，而每个样品需要进行多次点样时，非接触式点样系统比较适合。因为非接触式点样系统的点样头通常为 1~8 个；当样品数目非常多时，接触式点样系统（通常可配备有 48 根点样针）就更为适用。在选择合适的点样机制时，还有很重要的一点就是点样时机械运动的重复性要好。只有这样才能保证做出的芯片具有同一性，最终得到的芯片数据结果才可靠。

2. 运动控制系统　用于芯片点样的系统一般称之为芯片点样仪，一个点样仪应该包含以下 4 个部分：运动控制系统硬件、软件、清洗和干燥装置、环境控制装置。

样品在基质上有序地排列成微阵列，样品和样品之间的距离通常很近。要在一个很小的面积上获得高的点样密度，点样装置的机械运动必须非常精确，并具有良好的重复性。线形伺服驱动（linear servo drive）能控制 x、y、z 三个轴的运动，能最大限度地满足点样仪所要求的这种准确性和重复性。这种线形伺服驱动具有以下优点：运行时不产生热量；稳定性好，寿命长；纳米级分辨率；运转安静；低维护；紧凑型设计；无马达灰尘。

上述优点中，运行时不产生热量这一点在制作蛋白质芯片时尤为重要。点样时，点样仪内部的温度和湿度必须保持恒定,温度和湿度发生变化会导致点的大小和点样量发生变化。常温下,蛋白质很容易被微生物污染,一个不会产生热量的运动控制系统将有助于保持点样仪内部的温度,从而减少蛋白质受到污染可能。

（二）表面化学

蛋白质芯片使用的片基有玻片、膜和胶等,样品通过共价结合或者非共价结合两种方法固定在这些表面上。非共价结合包括疏水作用、氢键、范德华力、静电作用以及物理吸附等。共价结合则通过将蛋白质上的氨基、羟基或者巯基结合到玻片上的活化环氧基上实现。为了使芯片上每个位置上的点样量一致,片基表面必须具有均一性。一张能够产生可靠数据的芯片其片基上每个位置的样品量必须一致。如果片基表面性质不均一,不同位置的点样量会不一样,从而导致不好的实验结果。

要得到较好的点样结果,还需要根据点样机制和使用的片基进行条件优化。例如,如果要用点样针在膜上点样,需要仔细考虑点样针针尖在片基上停留的时间,因为当针尖接触到片基表面时,由于毛细管作用,样品会一直流出直到留在点样针内的样品和片基表面吸附力达到平衡,很可能会导致点样针内样品全部流出,在膜上形成一个比较大的点样点。要限制点样量,就需要针尖和膜的接触时间非常短。如果是将样品点到经过处理的玻片上,其条件优化过程就相对简单,因为玻璃一般是疏水的,同时不像膜那样发生侧向流动问题,针尖和玻片之间接触时间长一点也不会导致样品全部流到玻片上。

1. 样品制备　用于点样的样品,纯度越高越好,要使活性样品不含杂质颗粒。因为分析芯片数据时,我们必须确定检测到的点不是不小心结合上去的灰尘或者杂质,或者因为容器污染产生背景噪声。杂质会妨碍样品的固定,堵塞点样头,影响点的形状,削弱结合的力量,从而导致背景噪声。选择何种点样缓冲液以及多高的样品浓度才适于点样,取决于所用的点样机制和片基表面的物理化学特性。蛋白质样品的浓度并不是越高越好,因为如果点在片基上的蛋白质样品无法全部固定在片基上,多余的蛋白质会在洗涤时被洗脱下来溶于洗脱液,与此同时,洗脱液中的少量蛋白质有可能重新与片基结合最终导致背景升高,另外,靶分子间距离如果太近,也会妨碍探针分子的结合。

2. 环境　环境控制最重要的是颗粒和生物净化、温度和湿度。有两个环境可以控制,即点样仪内部环境和点样仪外部环境。显然,点样仪内部和周围的环境洁净度非常重要。如果要进行芯片的商业生产,甚至需要环境达到无尘室级别（clean-room level）。温度和湿度控制装置用于防止样品在点样过程中蒸发,因为样品在微孔板和点样过程中必须保持水化状态。除此之外,蛋白质样品在溶液中还很容易受到微生物的污染,但是因为芯片点样时点样样品必须处于溶液状态,因此,如果在点样过程中使样品保持冷却状态,将延长样品板可使用的次数。

（三）蛋白质芯片的分类

1. 固相表面型芯片（plain-glass slide）　固相表面型芯片是较早出现的蛋白质芯片,即在固相支持物表面高度密集排列探针蛋白质点阵,当待测靶蛋白与其反应时,可特异性地捕获样品中的靶蛋白,通过检测系统对靶蛋白进行定性和定量分析。最常用的包被蛋白质是抗体,基于抗原抗体特异性反应原理检测需要预先用荧光素或同位素标记样品中的抗原,然后用激光共聚焦扫描系统或 CCD 扫描系统对信号进行检测。也可以用表面增强激光解析离子化-飞行时间质谱技术（SELDI-TOF-MS）将靶蛋白离子化,然后直接分析靶蛋白的相对分子质量以及相对含量。根据包被方式可以将该型分为三个亚型:

（1）一维包被:多采用多聚赖氨酸、氨基或醛基修饰的硅片或玻璃片,目前广泛应用的是玻璃基片（图50-3）。

（2）二维包被:是表面用 PEG 处理的或建立在生物素、亲和素特异性结合基础上的芯片。用 PEG 处理的表面比硅化表面信号强度佳,能提高大分子分析元件（如配体）与其结合的能力并且可以减弱非特异性结合,这是因为 PEG 的空间结构大从而降低了蛋白质之间的空间位阻。

（3）三维包被:多采用树枝状多聚物或多孔凝胶,由于提供均相的含水环境使蛋白质稳定性提高,减少蛋白质变性并发生有利于抗原抗体结合的反应,但也有其固有缺点,包括空间结构的位阻使反应达到热力学平衡时间延长、芯片制备过程复杂（需在硅烷化的玻璃片上覆盖一层混有特殊交联剂的凝胶,再经过UV 照射以增加凝胶的聚合度,用水洗去不聚物等一系列步骤）。

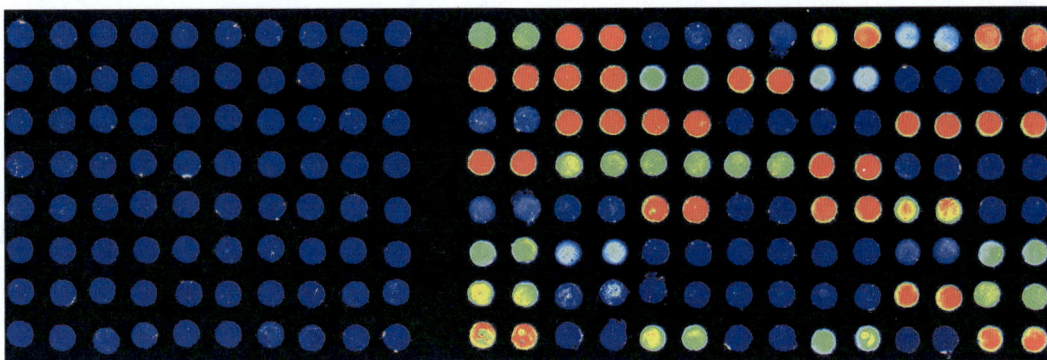

图 50-3 基于微孔型固相芯片技术的间日疟血清学免疫分析

2. 微孔型芯片（microwell chip） 微孔型芯片是通过光蚀刻技术在硅片或玻片上打不同尺寸的微孔，使之成为高密度、小容量测试孔的小型酶联免疫测试板。

3. 毛细管电泳型芯片（chip-based capillary electrophoresis） 毛细管电泳（CE）是一类以毛细管为分离通道、以高压直流电场为驱动力的新型液相分离分析技术，将毛细管电泳与芯片技术结合用于蛋白质分离与鉴定。

4. 液相载体型芯片 美国 MiraiBio 公司生产的 Luminex 液相芯片分析平台，有机结合了有色微球、激光、应用流体学、计算机等技术，用于免疫分析、核酸研究、酶学分析、受体和配体识别分析等方面的研究。微球的颜色是通过两种荧光染料染色得到的，调节两种荧光染料的比例可以获得 100 种不同颜色的微球，每种颜色的微球可携带一种生物探针，探针通过羧基结合到微球表面，因此一个反应孔内可以完成 100 种不同的生物学反应。Luminex™ 通过鉴定微球的颜色来确定反应类型，而对反应的定量分析是通过靶物质上的报告分子完成的。

5. 细胞组织型芯片 可将数十个甚至上千个不同个体的细胞或临床组织标本按预先设计的顺序排列在一张玻片上进行分析研究，是一种高通量、多样本的分析工具。研究者一次可有效利用成百上千份自然或处于疾病状态下的组织标本来研究特定基因及其所表达的蛋白质与疾病之间的相关关系，对于疾病的分子诊断，预后指标和治疗靶点的定位，抗体和药物的筛选等方面均有十分重要的价值。

四、蛋白质组生物信息学

生物信息学是一门交叉科学，它包含了生物信息的获取、加工、存储、分配、分析、解释等在内的所有方面，它综合运用数学、计算机科学和生物学的各种工具，来阐明和理解大量数据所包含的生物学意义。目前，生物信息学以核酸、蛋白质等生物大分子数据库为主要对象，以数学、信息学、计算机科学为主要手段，以计算机硬件、软件和计算机网络为主要工具，对与日俱增的大量 DNA、蛋白质的序列及结构进行收集、管理、注释、加工和分析，使之成为具有明确生物意义的生物信息，并通过对生物信息的查询、搜索、比较、分析，从中获取基因编码、基因调控、核酸和蛋白质结构功能及其相互关系等理性知识，揭示出人体生理和病理过程的分子基础，并逐步认识生命起源、进化、遗传和发育的本质，为人类疾病的预防、诊断和治疗提供最为合理、有效的方法或途径。

生物信息学是当今生命科学和自然科学的重大前沿领域之一，其研究重点主要体现在基因组学和蛋白质组学两方面，具体说就是从核酸和蛋白质序列出发，分析序列中蕴含的生物大分子结构及功能的生物信息。

（一）生物信息学的内容

生物信息学内容大致可分为四个方面：①基因组生物信息学：人类基因组计划及其他模式生物基因组计划的实施及快速发展产生了基因组生物信息学，这是生物信息学的源头和基础。它包含基因组信息的获取、处理、存储、分配、分析和解释的所有方面。基因组生物信息学又分为两个主要内容：一是 DNA 测序，二是在此基础上派生出来的生物信息学，包括序列的检索和对比、序列模式识别（可读框、外显子和内含子等)。②结构生物信息学:研究的是基因产物及蛋白质和多肽的结构信息,如基序的识别、二级结构的预测、亲疏水性分析等,实现大通量地测定和模拟构建完全测序基因组的全部蛋白质三维结构。③功能生物信息学:有两层含义,一是指蛋白质信息学,因为蛋白质是生命功能的体现者,这方面的内容包括蛋白质的结构、功能与代谢;二是指细胞反应的数据库,该数据库的建立可支持大量信息的咨询,有助于解释生物学功能,因为该数据库储存有各种刺激后细胞基因表达改变的信息,如细胞毒性、靶基因蛋白表达的免疫性测定。此外,功能生物信息学还包括转基因和基因敲除数据库以及有关基因相互作用的数据库,这一类数据库包含了目前全世界有关基因和基因敲除的全部信息。④进化生物信息学:是在基因组生物信息学、结构生物信息学以及功能生物信息学基础上构建基因或蛋白质的进化树,不过目前进化树的构建主要是依据基因组生物信息学数据。

生物信息学包括基因组学、蛋白质组学、基因识别、分子结构、序列分析、进化和种系发生、代谢途径、调节网络等诸多方面,具体内容简述如下。

1. 基因组分析和新基因发现　通过基因组分析发现新基因是当前经典的研究途径。从基因组 DNA 预测新基因,现阶段主要是三种方法的综合:

(1)从转录子 mRNA 和 EST 得到的直接证据;

(2)从与已知基因和蛋白质的序列同源性得到的间接证据;

(3)综合剪接位点、密码子使用偏爱的概率以及外显子和内含子长度等统计数据的基于隐马尔可夫模型(hidden Markoy model, HMM)的从头预测方法。

2. 基因的电子克隆与定位　所谓基因的电子克隆指通过计算分析从 EST 序列库中拼接出完整的新基因编码区,即利用 EST、数据库发现新基因。它的原理非常简单,就是找到属于同一基因的所有 EST 片段,再把它们连接起来。由于 EST 序列是全世界很多实验室随机生成的,属于同一基因的很多 EST 序列必然有大最重复小片段,利用这些小片段作为标志就可以把不同的 EST 连起来,直到发现了它们的全长,这样我们就可以说通过电子克隆找到了一个基因。电子克隆基因思路如下:

(1)从已知的 cDNA 片段出发,搜索 GenBank dbEST。可以采用 BLAST 或 FASTA 搜索工具,由于速度和操作繁易的关系,一般使用 BLAST,找出与出发片段重叠的 EST。

(2)利用 Entrez 或 SRS 获取 EST 序列。最快捷的方法是用登记号查询,直接得到 EST 序列报告。

(3)利用 GCG、DNAStar 等软件拼接(assem-bly)有重叠区域的 EST,得到重叠群。通过这个方法延伸已有的 cDNA 片段,这等于代替了实验中一部分 cDNA 步移(walking)的工作。

(4)重复步骤(1)~(3),直至无法延伸为止。

(5)进行实验,PCR 扩增得到拼接的片段。继续步移,最后得到新基因的全长 cDNA 克隆。

(6)将新基因对非冗余库(non-redundant database)进行搜索,以证明这是一个全新的基因。非冗余库是 GenBank+EMBI+DDBJ+PDB 数据的综合。

(7)将新基因注册,获取注册号。

另一类基因识别方法是从基因组 DNA 预测新基因。除依据同源性与含已知基因的数据库进行比较外,经典的方法可分为两类:

(1)基于编码区所具有的独特信号,如起始密码子、终止密码子等。

(2)基于编码区的碱基组成。这些方法的本质是识别基因组 DNA 中的外显子、内含子和剪接位点。存在的缺点是部分软件处理多基因序列存在组合爆炸问题,对过长或过短的外显子、内含子的预测准确性不高。

3. 蛋白质识别　蛋白质识别包括身份识别与结构功能识别两个方面,身份识别是蛋白质身份的鉴定,主要基于双向凝胶电泳(2D-gel)和质谱(mass spectrometry)分析技术进行蛋白质鉴定,还包括基于数据库搜索、从头测序(de novo)的方法以及两种方法的融合。结构功能识别是蛋白质-蛋白质相互识别(protein-protein recognition),主要基于蛋白质三维结构的识别与分析,发现蛋白质间的结合位点及功能。

当大量的蛋白质通过双向凝胶电泳分离后,质谱技术在识别每个蛋白质的真实身份方面起到越来越重要的作用。最普遍的质谱蛋白质识别技术被称为肽质量指纹图谱（peptide mass fingerprint，PMF），这种技术主要被用于通过双向凝胶电泳分离的蛋白质。经过特异性氨基酸识别位点的蛋白酶切后，产生的多肽片段通过质谱测定其相对分子质量，利用这些多肽的相对分子质量同蛋白质公共数据库中的所有蛋白质，在计算机上经过同样特异性蛋白酶切后，产生的多肽的理论计算所得的相对分子质量进行比较，获得一系列的最佳匹配的蛋白质，缩小蛋白质识别的范围，从而最终可能获得一致的蛋白质，鉴定出某种未知蛋白质的身份。

从凝胶分离的蛋白质酶解肽段，通过质谱分析获得高度精确的质量，在有蛋白质酶切多肽数据库以及相应的蛋白质搜索引擎情况下，可进行蛋白质识别。通过肽段质量识别蛋白质的资源包括 ExPASy（https://www.expasy.org/）的 Peptldent 工具、PROWL 的 PepFrag、Protein Prospector 的 MS-FIT 和 MA-TAG 以及 SEQUEST。

通过肽质量识别蛋白质需要进入蛋白质序列数据库，最常用的数据库是 SWISS-PROT、TrEMBL 和美国的国立生物技术信息中心（NCBI）的蛋白质序列非重复（nr）集合。SWISS-PROT 是一个 ExPASy 服务器上的蛋白质序列的注解的集合；TrEMBL 是一个给以自动注解的蛋白质预测序列的大集合，直到它们完全注解后进入 SWISS-PROT；NCBI nr 数据库含有整个 GenBank 保存的 DNA 序列所翻译的蛋白质序列以及 PDB、SWISSPROT 和 PIR 数据库里的蛋白质序列。蛋白质序列数据库也提供额外的信息，包括简要的已知功能的描述、序列特征（如修饰信号）的注解、二级和三级结构的预测、关键参考文献和与其他数据库的链接等。

蛋白质功能的探索起自序列。如果蛋白质已被充分了解，它的功能通常可以从序列数据库的条目以及一些关键文献中确定。如果蛋白质没有充分了解或者是完全不了解，仍然可以从相关蛋白质的比较分析获得其功能的线索。如果序列比较扩展到全长，相似的功能能够被预测，比对的短的区域可能显示保守的结构域，它们本身就提供了功能的线索。BLAST 允许在更短区域进行更敏感的搜索。在 ExPASy 和 NCBI 获得的工具允许灵活地应用 BLAST 和结构域分析，并链接到相关的数据库和文献。

4. 蛋白质结构模拟与分子设计　要了解蛋白质的功能及分子基础，只知道氨基酸顺序是不够的，必须知道它们的三维结构；要设计药物也需要了解与药物相应的蛋白质受体的三维结构。当前，虽然冷冻电镜、X 射线晶体学技术、多维磁共振（NMR）波谱学技术、二维电子衍射和三维图像重构技术等为蛋白质空间结构测定提供了有效的实验手段，但测定速度远落后于蛋白质序列信息增长的速度，而且这些方法依然存在多种局限。因此，在可预见的未来，许多蛋白质的三维结构仍不能由实验方法测定。此时，理论模拟与结构预测就显示了重要性。理论研究不仅可提供生物大分子空间结构的信息，还能提供电子结构的信息，如能级、表面电荷分布、分子轨道相互作用等，以及动力学行为的信息，如生物化学反应中的能量变化、电荷迁移、构象变化等。这些信息是难以直接用实验手段加以获取和研究的。分子模拟的结果对于在分子、亚分子和电子结构层次上了解生命现象的基本过程具有重要意义，为天然生物大分子的改性和基于受体结构的药物分子设计提供依据。当前，蛋白质空间结构模拟主要有三种方法：同源建模（homology modeling）、序列结构联配（threading procedure）和使用分子动力学模拟或 Monte carlo 技术的从头设计。对于药物设计还可应用三维定量构象关系（3D-QSAR）的方法和虚拟受体的方法。这些方法已被广泛应用，并取得了明显效果，如抗体的分子设计、治疗艾滋病的药物设计和防治非典型肺炎的疫苗设计。在互联网上也有面向用户的蛋白质结构设计服务器，部分网址如下：

http://swift.cmbi.kun.nl/swift/

http://www.biochem.ucl.ac.uk/bsm/

http://www.predictprotein.org/

http://www.sbg.bio.ic.ac.uk/%7E3dpssm/

http://swissmodel.expasy.org//

对蛋白质构象模式的研究表明：蛋白质的折叠类型是有限的，目前估计为几百至几千种，这要远小于蛋白质所具有的自由度数目。同时蛋白质的折叠类型是与它们的组分和一级序列相关的，这样就有可能从蛋白质的初级信息中确定它们的最终折叠类型。如果把这些来自生物学的信息加到理论模型系统中去,必定会产生蛋白质模拟的更好办法。

（二）分子生物信息数据库

1. 分子生物信息数据库概述 分子生物信息数据库的种类繁多,按内容归纳为 4 大类,即基因组数据库、核酸和蛋白质一级结构序列数据库、生物大分子(主要是蛋白质)三维空间结构数据库和以上述三类数据库和文献资料为基础构建的二次数据库。基因组数据库来自基因组作图,序列数据库来自序列测定,结构数据库来自 X 射线晶体衍射和磁共振结构测定。这些数据库是分子生物信息学的基本数据资源,通常称为基本数据库、初始数据库或一次数据库。一次数据库的数据都直接来源于实验获得的原始数据,只经过简单的归类整理和注释。国际上著名的一级核酸数据库有 GenBank 数据库、EMBI、核酸库和 DDBJ 库等。根据生命科学不同研究领域的实际需要,对基因组图谱、核酸和蛋白质序列、蛋白质结构以及文献等数据进行分析、整理、归纳、注释,构建具有特殊生物学意义和专门用途的专业数据库或专用数据库等二次数据库。二次数据库种类繁多,以核酸数据库为基础构建的二次数据库有基因调控转录因子数据库 TransFac、真核生物启动子数据库 EPD、克隆载体数据库 Vector、密码子使用表数据库 CUTG 等。以蛋白质序列数据库为基础构建的二次数据库有蛋白质功能位点数据库 Prosite、蛋白质功能位点序列片段数据库 Prints、同源蛋白质家族数据库 Pfam、同源蛋白质结构域数据库 Blocks。以具有特殊功能的蛋白质为基础构建的二次数据库有免疫球蛋白数据库 Kabat、蛋白激酶数据库 PKinase 等。以三维结构原子坐标为基础构建的数据库为结构分子生物学研究提供了有效的工具,如蛋白质二级结构构象参数数据库 DSSP,已知空间结构的蛋白质家族数据库 FSSP,已知空间结构的蛋白质及其同源蛋白质数据库 HSSP 等,此外,酶、限制性核酸内切酶、辐射杂交、氨基酸特性表、序列分析文献等,也属于二次数据库或专门数据库。法国生物信息研究中心 Infobiogen 生物信息数据库目录 DBCat 搜集了主要 400 多个数据库的名称、内容、数据格式,联系地址、网址等详细信息,使用户对目前生物信息数据库有一个详尽的了解。DBCat 本身也是一个具有一定数据格式的数据库。DBCat 按 DNA、RNA、蛋白质、基因图谱、结构、文献等分类,其中大部分数据库是可以免费下载的公用数据库。此外,国际上许多生物信息中心建有生物信息学和基因组信息资源网络导航系统,其中美国人类基因组信息资源导航系统和英国基因组图谱资源中心(Human Genome Mapping Resource Center,HGMP)的 GenomeWeb 所列网址最为详尽,搜集了世界各地基因组中心、基因组数据库、基因组图谱、基因组实验材料、基因突变、遗传疾病以及生物技术公司、实验规程、网络数程、用户手册等几百个网址。

2. 基因和基因组数据库

(1) GenBank:GenBank 包含了所有已知的核酸序列和蛋白质序列,以及与它们相关的文献著作和生物学注释。它是由美国国立生物技术信息中心(NCBI)建立和维护的。GenBank 每天都会与欧洲分子生物学实验室(EMBL)的数据库和日本的 DNA 数据库(DDBI)交换数据,使这三个数据库的数据同步。GenBank 的数据可以从 NCBI 的 FTP 服务器上免费下载完整的库,或下载积累的新数据。

GenBank 库里的数据来源于约 1 000 000 个物种,其中 56% 是人类的基因组序列(所有序列中的 34% 是人类的 EST 序列)。每条 GenBank 数据记录包含了对序列的简要描述、它的科学命名、物种分类名称、参考文献、序列特征表,以及序列本身。序列特征表里包含对序列生物学特征注释,如编码区、转录单元、重复区域、突变位点或修饰位点等。所有数据需记录被划分在若干个文件里,如细菌类、病毒类、灵长类、啮齿类以及 EST 数据、基因组测序数据,大规模基因组序列数据等 16 类。

1) GenBank 数据检索:NCBI 的数据库检索查询系统是 Entrez。利用 Entrez 系统,用户可以检索 GenBank 的核酸数据或来自 GenBank 和其他数据库的蛋白质序列数据,基因组图谱数据或来自分子模型数据库(MMDB)的蛋白质三维结构数据、种群序列数据集,以及由 PubMed 获得 Medline 的文献数据。

2) 向 GenBank 提交序列数据:测序工作者可以基于 Web 界面的 BankIt 或独立程序 Sequin 把自己工作中获得的新序列提交给 NCBI,添加到 GenBank 数据库。BankIt 适合于独立测序工作者提交少量序列,而不适合大量序列的提交,也不适合提交很长的序列,EST 序列和 GSS 序列也不应用 BankIt 提交。大量的序列提交可以由 Sequin 程序完成。

NCBI 的网址:http://www.ncbi.nlm.nih.gov/

Entrez 的网址：http://www.ncbi.nlm.nih.gov/entrez/

BankIt 的网址：http://www.ncbi.nlm.nih.gov/BankIt/

Sequin 的相关网址：http://www. ncbi. nlm. nih.gov/Sequin/

（2）EMBL 核酸序列数据库：EMBL 核酸序列数据库由欧洲生物信息学研究所（EBI）维护的核酸序列数据构成,由于与 GenBank 和 DDBJ 的数据合作交换,它也是一个全面的核酸序列数据库。该数据库由 Oracal 数据库系统管理维护,查询检索可以通过互联网上的序列提取系统（SRS）服务完成。向 EMBL 核酸序列数据库提交序列可以通过基于 Web 的 WEBIN 工具,也可以用 Sequin 软件来完成。

数据库网址：http://www.ebi.ac.uk/embl/

SRS 的网址：http://srs.ebi.ac.uk/

WEBIN 的网址：http://www.ebi.ac.uk/embl/Submission/webin. html

（3）DDBJ 数据库：日本 DNA 数据库（DDBJ）也是一个全面的核酸序列数据库,与 GenBank 和 EMBL 核酸库合作交换数据。可以使用其主页上提供的 SRS 工具进行数据检索和序列分析。可以用 Sequin 软件向该数据库提交序列。

DDBJ 的网址：http://www.ddbj.nig.ac.jp/

（4）GDB：基因组数据库（GDB）为人类基因组计划（HGP）保存和处理基因组图谱数据。GDB 的目标是构建关于人类基因组的百科全书,除了构建基因组图谱之外,还开发了描述序列水平的基因组内容的方法,包括序列变异和其他对功能和表型的描述,目前 GDB 中有:人类基因组区域（包括基因、克隆、amplimer PCR 标记、断点（break point）、细胞遗传标记（cytogenetie marker）、易碎位点（fragilesite）、EST 序列、综合区域（syndromic region）、重叠群和重复序列);人类基因组图谱（包括细胞遗传图谱、连接图谱、放射性杂交图谱、content contig 图谱和综合图谱等);人类基因组内的变异（包括突变和多态性,加上等位基因频率数据）。GDB 数据库以对象模型来保存数据,用户可以搜索各种类型的对象,并以图形方式观看基因组图谱。

GDB 的网址：http://www.gdb.org/

GDB 的国内镜像：http://gdb.mirror.edu.cn/

（5）VEuPathDB：真核病原体、宿主和载体基因组学资源库是由美国国家过敏与感染性疾病研究所及英国惠康基金会资助。其中包括贾第虫、疟原虫、阿米巴原虫、小孢子虫、梨形虫、巴贝西虫、弓形虫、蚊、白蛉、部分真菌等真核病原体及某些宿主的全基因数据库（图 50-4）。VEuPathDB 的网址：https://veupathdb. org/veupathdb/app。

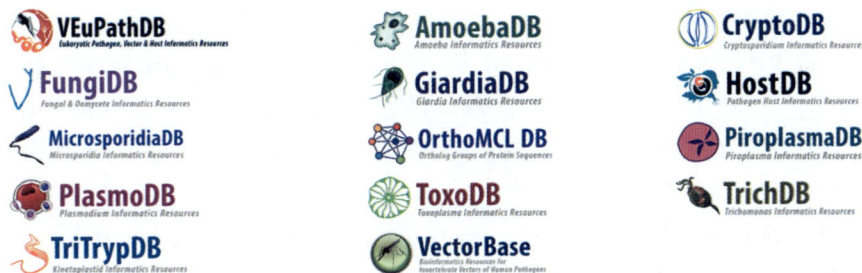

图 50-4　多种寄生虫基因组学信息库

（引自　VEuPathDB）

3. 蛋白质数据库　蛋白质序列数据库有 SWISS-PROT、PIR、OWL、NRL3D、TrEMBL 等,蛋白质片段数据库有 PROSITE、BLOCKS、PRINTS 等,三维结构数据库有 PDB、NDB、BioMagResBank、CCSD 等,与蛋白质结构有关的数据库还有 SCOP、CATH、FSSP、3D-ALI、DSSP 等。

（1）PIR：PIR 是一个全面的、经过注释的、非冗余的蛋白质序列数据库,其中包括来自几十个完整基因组的蛋白质序列。所有序列数据都经过整理,超过 99% 的序列已按蛋白质家族分类,一半以上还按蛋白质超家族进行了分类。蛋白质序列数据库的注释中还包括对许多序列、结构、基因组和文献数据库的交叉索引，以及数据库内部条目之间的索引，这些内部索引帮助用户在包括复合物、酶-底物相互作用、活化和调控级联和具有共同特征的条目之间方便的检索。PIR 提供三类序列搜索服务：①基于文本的交互式检索；②标准的序列相似性搜索，包括 BLAST、FASTA 等；③结合序列相似性、注释信息和蛋白质家族信息的高级搜索，包括按注释分类的相似性搜索、结构域搜索 GeneFIND 等。

PIR 和 PSD 的网址：http://pir.georgetown.edu/

数据库下载地址：ftp://ftp.pir.georgetown.edu/databases/

（2）SWISS-PROT：SWISS-PROT 由蛋白质序列条目构成，每个条目包含蛋白质序列、引用文献信息、分类学信息、注释等，注释中包括蛋白质的功能、转录后修饰、特殊位点和区域、二级结构、四级结构、与其他序列的相似性、序列残缺与疾病的关系、序列变异体和冲突等信息。SWISS-PROT 中尽可能减少了冗余序列，并与其他 30 多个数据建立了交叉引用，其中包括核酸序列库、蛋白质序列库和蛋白质结构库等。利用序列提取系统（SRS）可以方便地检索 SWISS-PROT 和其他 EBI 的数据库。SWISS-PROT 只接受直接测序获得的蛋白质序列。

SWISS-PROT 的网址：http://www.ebi.ac.uk/swissprot/

（3）PROSITE：PROSITE 数据库收集了有显著意义的蛋白质位点和序列模式，并能根据这些位点和模式快速和可靠地鉴别一个未知功能的蛋白质序列应该属于哪一个蛋白质家族。有的情况下，某个蛋白质与已知功能蛋白质的整体序列相似性很低，但由于功能的需要保留了与功能密切相关的序列模式，这样就可能通过 PROSITE 的搜索找到隐含的功能基序，因此是序列分析的有效工具。PROSITE 中涉及的序列模式包括酶的催化位点、配体结合位点、与金属离子结合的残基、二硫键的半胱氨酸、与小分子或其他蛋白质结合的区域等。

PROSITE 的网址：http://www.expasy.ch/prosite/

4. 结构数据库

（1）蛋白质结构数据库（PDB）：蛋白质结构数据库（PDB）收集的数据来源于 X 射线晶体衍射和磁共振（NMR）的数据，经过整理和确认后存档而成。使用 Rasmol 等软件可以在计算机上按 PDB 文件显示生物大分子的三维结构。PDB 是目前最主要的蛋白质分子结构数据库。PDB 数据库以文本文件的方式存放数据，每个分子各用一个独立的文件。除了原子坐标外，还包括物种来源、化合物名称、结构递交者以及有关文献等基本注释信息。此外，还给出分辨率、结构因子、温度系数、蛋白质主链数目、配体分子式、金属离子、二级结构信息、二硫键位置等和结构有关的数据。英国伦敦大学开发的 PDBsum 数据库（Laskowski，1997）是基于网络的 PDB 注释信息综合数据库，用于对 PDB 数据库的检索，使用十分方便，并将 Rasmol、Cn3D 等分子图形软件综合在一起，同时具有分析和图形显示功能。

蛋白质结构数据库 PDB 主要存放原子坐标，属于一次数据库。从 PDB 数据库的坐标数据中提取信息，并在此基础上构建了蛋白质二级结构构象参数数据库（definition of secondary structure of protein，DSSP）。蛋白质家族数据库（families of structurally similar protein，FSSP）是蛋白质分类数据库。它把 PDB 数据库中的蛋白质通过序列和结构比对进行分类，与 DSSP 和 FSSP 相关的另一个蛋白质结构数据库是同源蛋白质数据库（homology derived secondary structure of protein，HSSP），该数据库不但包括已知三维结构的同源蛋白质家族而且包括未知结构的蛋白质分子，并将它们按同源家族分类。这 3 个蛋白质结构二次数据库为蛋白质分子设计、蛋白质模型构建和蛋白质工程等研究提供了很好的信息资源和工具。

RCSB 的 PDB 数据库网址：http://www.rcsb.org/pdb/

（2）蛋白质结构分类数据库：蛋白质结构分类是蛋白质结构研究的一个重要方向。蛋白质结构分类数据库是三维结构数据库的重要组成部分。蛋白质结构分类可以包括不同层次，如折叠类型、拓扑结构、家族、超家族、结构域、二级结构、超二级结构等。已经上网的蛋白质分类数据库很多，此处简单介绍两个主要的蛋白质结构分类数据库 SCOP 和 CATH。

1）SCOP 分类数据库：蛋白质结构分类数据库（structural classification of protein，SCOP）对已知三维结构的蛋白质进行分类，并描述了它们之间的结构和进化关系。鉴于目前结构自动比较程序尚不能可靠地鉴别所有的结构和进化关系,SCOP 数据库的构建除了使用计算机程序外,主要依赖于人工验证。SCOP 数据库从不同层次对蛋白质结构进行分类,以反映它们结构和进化的相关性。通常将蛋白质分成家族、超家族和折叠类型三个层次,当然,不同层次之间的界限并不十分严格,但通常层次越高,越能清晰地反映结构的相似性。

家族:SCOP 数据库的第一个分类层次为家族,其依据为序列相似性程度。通常将相似性程度在 30% 以上的蛋白质归入同一家族,即它们之间有比较明确的进化关系。当然这一指标也并非绝对。某些情况下,尽管序列的相似性低于这一标准,例如,某些球蛋白家族的序列相似性只有 15%,也可以从结构和功能相似性推断它们来自共同祖先,总之,家族描述相近的进化关系。

超家族:如果序列相似性较低,但其结构和功能特性表明它们有共同的进化起源,则将其视作超家族。总之,超家族描述远源的进化关系。

折叠类型:无论有无共同的进化起源,只要二级结构单元具有相同的排列和拓扑结构,即认为这些蛋白质具有相同的折叠方式,在这些情况下,结构的相似性主要依赖于二级结构单元的排列方式或拓扑结构。总之,折叠子(fold)描述空间几何结构的关系。SCOP 还提供一个非冗余的 ASTRAIL 序列库,这个库通常被用来评估各种序列比对算法。此外,SCOP 还提供一个 PDB-ISL 中介序列库,通过与这个库中序列的两两比对,可以找到与未知结构序列远源的已知结构序列。

SCOP 的网址是:http://scop.mrc-lmb.cam.ac .uk/scop/

2)CATH 蛋白质结构分类数据库:CATH 是另一个著名的蛋白质结构分类数据库,其含义为类型(class)、构架(architecture)、拓扑结构(topology)和同源性(homology)。与 SCOP 数据库一样,CATH 数据库的构建既使用计算机程序,也进行人工检查。CATH 数据库的分类基础是蛋白质结构域。

5. 功能数据库　从某种意义上说,蛋白质序列二次数据库实际上也是蛋白质功能数据库,因为从这些数据库中,可以得到有关蛋白质功能、家族、进化等信息。Prosite 数据库是第一个蛋白质序列二次数据库,是基于对蛋白质家族中同源序列多重序列比对得到的保守性区域,这些区域通常与生物学功能有关,如酶的活性位点、配体或金属结合位点等。因此,PROSITE 数据库实际上是蛋白质序列功能位点数据库。通过对 PROSITE 数据库的搜索,可判断该序列包含什么样的功能位点,从而推测其可能属于哪一个蛋白质家族。PROSITE 数据库实际上包括两个数据库文件,一个为数据文件 Prosite,另一个为说明文件 PrositeDoc,在其中给出了该序列模式的生物学功能及其文献资料来源。

PROSITE 数据库基于多序列比较得到的单一保守序列片段,或称序列模体。除 PROSITE 外,蛋白质序列二次数据库还有蛋白质序列指纹图谱数据库 Prints、蛋白质序列模块数据库 Blocks、蛋白质序列家族数据库 Pfam、蛋白质序列概貌数据库 Profile、蛋白质序列识别数据库 Identify 等。下面描述几个功能数据库。

(1)KEGG:京都基因和基因组百科全书(KEGG)是系统分析基因功能、联系基因组信息和功能信息的知识库。基因组信息存储在 GENES 数据库里,包括完整和部分测序的基因组序列;生物分子相互作用网络信息存储在 PATHWAY 数据库里,包括图解的细胞生化过程如代谢通路、膜转运、信号传递、细胞周期,还包括同系保守的子通路等信息;基因和蛋白质信息存储于 GENES、SSDB、KO 数据库;化学化合物与反应信息存储于 COM-POUND、GLYCAN、REACTION 数据库;KEGG 的另一个数据库是 LIGAND,包含关于化学物质、酶分子、酶反应等信息。

KEGG 的网址:http://www.genome.ad.jp/kegg/

(2)DIP:相互作用的蛋白质数据库(DIP)收集了由实验验证的蛋白质-蛋白质相互作用的数据。数据库包括蛋白质的信息、相互作用的信息和检测相互作用的实验技术三个部分。用户可以根据蛋白质、生物物种、蛋白质超家族、关键词、实验技术或引用文献来查询 DIP 数据库。

DIP 的网址:http://dip.doe-mbi.ucla.edu/

(3)ASDB:可变剪接数据库(ASDB)包括蛋白质库和核酸库两部分。ASDB(蛋白质)部分来源于 SWISS-PROT 蛋白质序列库,通过选取有可变剪接注释的序列,搜索相关可变剪接的序列,经过序列比对、筛选和分类构建而成。ASDB(核酸)部分来自 GenBank 中提及和注释的可变剪接的完整基因构成。

ASDB 的网址:http://hazelton.lbl.gov/~teplitski/alt/

（4）TRRD：转录调控区数据库（TRRD）是在不断积累的真核生物基因调控区结构-功能特性信息基础上构建的。每一个 TRRD 的条目里包含特定基因各种结构-功能特性：转录因子结合位点、启动子、增强子、沉默子以及基因表达调控模式等。TRRD 包括五个相关的数据表：TRRDGENES（包含所有 TRRD库基因的基本信息和调控单元信息）、TRRDSITES（包括调控因子结合位点的具体信息）、TRRDFACTORS（包括 TRRD 中与各个位点结合的调控因子的具体信息）、TRRDEXP（包括对基因表达模式的具体描述）、TRRDBIB（包括所有注释涉及的参考文献）。

TRRD 的网址：http://www.mgs.bionet.nsc.ru/mgs/gnw/trrd/

（5）TRANSFAC：TRANSFAC 数据库是关于转录因子、它们在基因组上的结合位点和与 DNA 结合的 profiles 的数据库。由 SITE、GENE、FAC-TOR、CLASS、MATRIX、CELLS、METHOD 和 REFERENCE等数据表构成。此外，还有几个与 TRANSFAC 密切相关的扩展库：PATHODB 库收集了可能导致病态的突变的转录因子和结合位点；S/MART DB 库收集了与染色体结构变化相关的蛋白质因子和位点的信息；TRANSPATH 库用于描述与转录因子调控相关的信号传递的网络；CY-TOMER 库表现了人类转录因子在各个器官、细胞类型、生理系统和发育时期的表达状况。

TRANSFAC 的网址：http://www.biobase.de/pages/index.php?id=transfacdatabases/

6. 其他数据库资源

（1）DBCat：DBCat 是生物信息数据库的目录数据库，它收集了 500 多个生物信息学数据库的信息，并根据它们的应用领域进行了分类。包括 DNA、RNA、蛋白质、基因组、图谱、蛋白质结构、文献著作等基本类型。数据库可以免费下载或在网络上检索查询。

DBCat 的网址：http://www.infobiogen.fr/services/dbcat/

DBCat 下载地址：ftp://ftp.infobiogen.fr/pub/db/dbcat/

（2）PubMed：PubMed 是 NCBI 维护的文献引用数据库，提供对 MEDLINE、PREMEDLINE 等文献数据库的引用查询和对大量网络科学类电子期刊的链接。利用 Entrez 系统可以对 PubMed 进行方便的查询检索。

PubMed 的网址：http://www.ncbi.nlm.nih.gov/

五、蛋白质组学技术在寄生虫学研究中的应用

众多寄生虫基因组学信息的公布，为蛋白质组学研究提供了重要基础。蛋白质组学研究能够系统地研究寄生虫本身及其与宿主之间互相作用，可从结构和功能解析寄生虫的生命活动。在寄生虫研究应用中总体可以分为三种类型：①整体蛋白质组学，研究寄生虫细胞或者组织表达的所有蛋白质；②亚蛋白质组学，以特定生物学问题或者机制相关的全部蛋白质为着眼点，比如某个细胞器的蛋白质组学；③差异蛋白质组学，以不同生理、病理或者不同种类、不同发育阶段状态下生物样本之间的差异蛋白分析。

（一）寄生虫整体蛋白组学

常根据寄生虫生活史的不同阶段，通过蛋白质组学研究，分析不同生命阶段的蛋白质数量、表达量、翻译后修饰水平，从而进一步揭示蛋白质组多样性的重要机制。Cohen 和 Xia 等（2002，2008）对刚地弓形虫速殖子的全蛋白质组学分析，通过双向电泳及质谱技术分离鉴定出弓形虫的特有蛋白或者重要功能蛋白。同时 Fritz 等（2012）采用 MS/MS 法分析刚地弓形虫卵囊蛋白质组成，发掘了 172 个未知蛋白。Li等（2017）利用双向电泳及质谱法鉴定，再利用 NCBI 的数据库检索比对，分析筛选出斯氏并殖吸虫囊蚴、童虫和成虫阶段的蛋白。Liu 等（2018）人通过反相色谱分离、液质联用仪对曼氏迭宫绦虫幼虫的磷酸化蛋白修饰进行了分析，并通过生物信息学分析筛选出了具有重要调控功能的蛋白质。

（二）亚蛋白质组学

亚蛋白质组学的应用，对寄生虫研究来说更具方向性和实用性，可以对局部问题深入研究探索，有助于进一步阐明生命机制。Zhang 等（2020）利用生物素标记和 LC-MS/MS 技术对血吸虫童虫及成虫的体被表膜蛋白进行分析鉴定，分析出特异性蛋白和共有蛋白，结合生物信息学分析和进一步功能鉴定，为抗血吸虫病疫苗候选分子、新药靶点和诊断标记物筛选提供的新的理论依据。刚地弓形虫的可溶性速殖子

抗原蛋白质组、排泄-分泌物抗原蛋白质、速殖子骨架蛋白质组、糖蛋白质组等均被研究报道,这为阐明弓形虫与宿主的免疫应答,揭示虫体运动、细胞形态维持及虫体和宿主的互作的机制提供帮助。Chen 和 Lu 等(2010,2014)利用生物信息学、蛋白无细胞表达技术和蛋白质芯片等技术,系统分析了间日疟血清诊断标记物,得到了 10 余种全新标记物候选分子。

(三)差异蛋白质组学

差异蛋白质组学是对生物样品中的蛋白进行定量比较分析,同差异蛋白谱及生物信息学分析获得相关蛋白质功能信息。自 2013 年细粒棘球绦虫和多房棘球绦虫全基因组序列的发布,对它们的蛋白质表达谱陆续有研究进行差异分析。这些研究陆续发现了全新蛋白质,为疫苗研发、诊断标志物、及药物靶标提供了候选蛋白。弓形虫蛋白质组学的研究主要集中在对不同基因型虫株、毒力株、药物抗性和敏感株、或者不同虫株(种)差异表达蛋白分析。例如 Nischik 等(2001)分析了弓形虫减毒株与体内传代株之间蛋白质差异,发现了肌动蛋白、过氧化氢酶等在减毒株中表达水平明显下降,提示这些蛋白和虫株毒力相关。Doliwa 等(2013)通过 DIGE LC-MS/MS 分析从临床病例分离到的磺胺类药物抗性虫株和敏感株的差异蛋白,发现了与磺胺嘧啶抗性高度相关的蛋白。

尽管蛋白质组学是我们研究寄生虫及寄生虫病的有效手段之一,但需要注意的是,它需要一个标准化数据样本采集、分析以及获取模式,现阶段已有一些机构和组织(如 Proteomics Standards Initiative,Human Proteome Organization)发起了标准化建立。蛋白质组学的发展与生物信息学、关键设备的提升及多组学间交叉密不可分,这些手段都将有助于了解寄生虫和消除寄生虫病。

(程　洋)

第三节　代谢组学技术

代谢组学作为系统生物学的重要组成部分,通过对生物体内代谢产物进行分析,从而明确生物体不同代谢产物与相应生理、病理状态的关系。代谢组学已广泛应用于生命科学各个领域,为诠释生命现象、探寻疾病机制、研发药物、筛选生物学标志物等提供了强大的技术平台。

一、代谢组学相关概念及其发展

代谢组学(metabonomics/metabolomics)于 20 世纪 90 年代中期开始发展,继基因组学、转录组学、蛋白质组学之后成为系统生物学的重要组成部分。代谢组学是通过研究生物体系(细胞、组织、器官或生物整体)受到外界环境刺激或侵扰后(如环境变化或某个特定的基因发生变异)其代谢产物的变化,来阐明生物体系代谢途径的一种方法手段。代谢组学通常以动物的体液(血液、尿液、组织代谢产物等)为研究对象,通过先进的化学分析检测技术,定量、定性、全面地检测多种低分子成分,检测机体整个代谢产物谱的变化,展示生物体受到内、外因素(如环境、疾病、药物、营养)等干扰后,探寻生物体内源性物质的变化及其规律,筛选特异性指标(生物标志物),进一步通过多元的统计方法研究生物体整体的生物学功能状况。概括地说,代谢组学是研究生物体在不同条件下所产生的所有代谢产物的变化,可以认为代谢组学是基因组学和蛋白质组学的延伸和终端。随着这些组学研究的深入,科学家们逐渐认识到小分子的产生和代谢是这一系列事件的最终结果,它能够更直接、更准确地反映生物体的病理生理状态。代谢组学的研究处于生物信息流的中游,介于基因、蛋白质和细胞、组织之间,在生物信息的传递中起到承上启下的作用。生物体和细胞的生命活动大多发生于代谢层面,如神经递质、激素、受体作用效应、细胞信号释放、能量传递和细胞间通信等,所以代谢组学被认为是"组学"研究的最终方向。与基因及蛋白质表达高度相关的代谢物能更多地反映细胞所处的环境,如营养状态、药物和环境污染等。与其他组学(基因组、转录组、蛋白质组)相比,代谢组学在系统生物学方面的优势主要包括:实验人员更易掌握检测技术,可操作性强,代谢物检测更方便、准确;检测所需的样本易于获取;无需全基因组序列或大型表达序列标签的数据库;充分展示基因和蛋白改变的细微改变。近年,代谢组学已经成为各研究领域的热点,广泛应用到医学疾病的诊断、致病机制、治疗等多个方面。

20 世纪 90 年代,Oliver SG 在研究酵母时首次提出了 metabolomics 概念,随后英国教授 Nicholson 于 1999 年正式提出了 metabolomics 概念。Oliver Fiehn 依据研究对象和层次的不同,将对生物体系的代谢产物分析分成 4 个层面,

（1）代谢物靶标分析（metabolite target analysis）:即对某个或某几个特定组分的分析;

（2）代谢轮廓（代谢谱）分析（metabolic profiling analysis）:即定性、定量分析预先确定的特定数量的代谢产物,例如某一类结构、性质相关的化合物或某一代谢途径的所有中间产物或多条代谢途径的标志性代谢物;

（3）代谢组学（metabolomics）:定性和定量分析一定条件下生物样品中所有代谢物组分;

（4）代谢指纹分析（metabolic fingerprinting analysis）:高通量定性分析所有代谢产物,同时对样品进行快速分类(如表型的快速鉴定),并不分离鉴定具体单一组分,不进行定量分析。

代谢组学作为一门全新的研究手段,与系统生物学之间紧密相连,其广泛的应用价值和实用性,在各项研究中发挥了举足轻重的作用。该技术与其他组学技术相辅相成,能够对机体内复杂的相互作用进行深入探究;对于探讨生物体正常的生理代谢变化及稳态,疾病的致病机制、诊断、治疗,代谢组学提供了研究的新角度和新思路,具有非常重要的现实意义。同时,代谢组学对生物学研究的其他领域也产生了深远的影响。因此代谢组学在临床与科研中的应用正日益成为各领域研究者关注的焦点,其应用前景非常广阔。

二、代谢组学的研究方法

代谢组学的基本研究方法包括样本的采集和仪器分析两部分。一方面,精确、灵敏、高通量的检测分析技术提供了科学手段,成为代谢组学研究的基础;另一方面,数据的分析、生物信息的提取、模式识别等计算机技术是代谢组学研究的重要工具,二者缺一不可。完整的代谢组学研究流程包括样品的采集和制备、数据的收集、结果的分析及解释。

（一）样品采集与制备

代谢组学研究思路大致包括:前期的样品采集和制备,中期的代谢产物分离、检测与鉴定,后期的数据分析与模型建立(多变量数据分析、标志物识别和途径分析)等步骤。生物样品可以是尿液、血液、组织、细胞和培养液等,采集后首先进行生物反应灭活、预处理,然后运用磁共振、质谱或色谱等设备检测其中代谢物的种类、含量、状态及其变化,得到代谢轮廓或代谢指纹。而后使用多变量数据分析方法对获得的多维复杂数据进行降维和信息挖掘,识别出有显著变化的代谢标志物,并研究所涉及的代谢途径和变化规律,以阐述生物体对相应刺激的响应机制,达到分型和筛选生物标志物的目的。

样品的采集与制备是代谢组学研究的初始步骤。一般来说,样品采集和制备的过程中应注意以下细节:首先,样品中各组分应该尽量多地保留,采集足够数量的代表性样本,降低生物样品间的个体差异对分析结果的影响。代谢组学分析生物体系(如体液和细胞)中的所有代谢产物,所以整个过程中都强调尽可能地保留和反映总的代谢产物的信息,样本制备中不能丢弃或损失任何代谢产物。由于离体条件下细胞内或组织的代谢状态可迅速改变,为正确反映机体的真实信息,需要采用冰冻/液氮降温法及冷冻、干燥的保存技术使酶灭活。其次,以尽量少的步骤进行处理,不能改变样品中各组分的相对浓度,同时要考虑内参的加入。此外,实验设计中还需要充分考虑样品收集的时间、种类、部位、样本群体情况等。尤其是研究对象为人类样本,需要考虑其性别、年龄、饮食和地域等众多因素对样本的影响。在分析过程中还要有严格的质量控制,需要考察如样本的重复性、分析精度等。由于代谢组学一次分析很多样品,样品不可能一天采集完成,因此,样品保存问题也应注意,最好是保存在 $-80℃$。另外,根据研究的对象和目的不同,代谢轮廓分析时,可以充分利用所检测化合物特有的理化性质,在样品的预处理和检测过程中,采用特定的技术来完成。代谢组学研究时,样品的预处理和检测技术必须满足对所有的代谢组分具有高灵敏度、高选择性、高通量的要求,而且基体干扰要小。代谢组学涉及的数据量非常大,因此需要有能对其数据进行解析的化学计量学技术。代谢物靶标分析时需要采取一定的预处理技术去除干扰物,以提高检测的灵敏度。

由于研究的对象不同,样品的采集方法和预处理技术也不尽相同。第一,尿液样本需通过离心除去固

体悬浮物质,然后加入磷酸盐缓冲液,确保所有样品的 pH 在一个很小的范围内,相同化合物的谱峰出现在相同的位置。第二,血浆样本由于存在大分子物质如球蛋白、脂蛋白等,这些物质会影响随后的化学分析,样本采集时需用乙腈去除蛋白成分。第三,实体组织如肝组织中的代谢产物需用水或有机溶剂(如甲醇、己烷等)分别提取,尽量将非极性的亲脂相和极性的亲水相分开再开展后续分析。样品预处理对于代谢组学的分析具有至关重要的意义,近年有不少研究工作也聚焦在代谢组学的样品预处理上。

除此之外,根据研究对象、研究目的和采用的分析技术不同,所需的样品采集和制备方法各异。磁共振技术平台仅需对样品做较少预处理即可分析,体液分析只要用缓冲液或水控制 pH 和减少黏度即可。采用质谱技术平台分析样品,处理方法相对简单,但不存在一种普适性的标准化方法,应当依据"相似相溶"原则,脱蛋白后代谢产物分别用水或有机溶剂(如甲醇、己烷等)提取,获得水提取物和有机溶剂提取物,把非极性相和极性相分开。对于代谢轮廓分析或靶标分析,常需做较为复杂的预处理,如常用固相微萃取、固相萃取、亲和色谱等预处理方法。用气相色谱或气相色谱-质谱联用时,则需要衍生化以提高样品的挥发性。由于特定的提取条件往往仅适合某几类化合物,目前尚无一种能够适合所有代谢产物的提取方法。因此建议根据不同化合物和不同的检测平台,可采用不同提取方法及方法优化。

(二)代谢组数据的采集

完成样本的采集和预处理后,样品中的代谢产物需通过合适的方法进行测定。代谢组学分析方法要求具有高灵敏度、高通量和无偏向性的特点,与原有的各种组学技术分析特定类型的化合物不同,代谢组学所分析的对象的大小、数量、挥发性、带电性、电迁移率、极性以及其他物理化学参数的差异很大。由于代谢产物和生物体系的复杂性,至今为止,尚无一个能满足上述所有要求的代谢组学分析技术,现有的分布技术都有各自的优势和适用范围。

目前代谢组学研究的化学分析技术包括化合物的分离技术、检测及鉴定技术两部分。分离技术通常包括液相色谱、气相色谱、毛细管电泳等,检测及鉴定技术通常有质谱、磁共振、电化学等。分离技术同检测及鉴定技术的不同组合就形成了各种代谢组分析技术。在进行代谢组分析研究时,首先要选择合适的化学分析技术以保证数据采集的正确性和准确性,要根据研究对象的具体特点和研究的目的,同时考虑仪器和技术的检测速度、选择性和灵敏度,选择出一种最适合目标化合物的分析方法。最好采用联用技术和多个方法的综合分析。

磁共振技术是利用高磁场中原子核对射频辐射的吸收光谱鉴定化合物结构的分析技术,是当前代谢组学研究中最主要、最常用的技术,它能够对样品实现非破坏性、非选择性的分析,可以检测和定量许多低分子量的代谢产物,并可以用于结构的测定,重复性好,技术较成熟。常用的 ^{1}H-NMR 对含氢化合物均有响应,能完成代谢产物中大多数化合物的检测。利用该方法得到代谢物成分图谱,通过模式识别(pattern recognition,PR)方法,得出相应的、有价值的生物学信息,通过对这些生物信息的统计分析和研究,了解机体生命活动的代谢过程。

气相色谱-质谱联用和液相色谱-质谱联用可以同时检测出数百种化合物,气相色谱-质谱联用有很好的分离效率且相对较为经济,但只能对热稳定、易挥发的组分进行直接分析测定。色谱仪在对样品进行分离后,质谱仪对色谱中的每一个峰进行扫描,获得每个峰的质谱图,每个峰所代表的化合物的分子结构可以通过其碎片峰的类型、质荷比(m/z 值)并结合有关质谱数据库来进行鉴定,其含量可以通过峰面积的大小来定量。

(三)操作步骤

1. 以磁共振平台为例介绍操作步骤

(1)尿液的采集和预处理:采用代谢笼法,将代谢笼集尿器置于冰上,加入 1% NaN_3 溶液作为防腐剂。对收集的尿液进行离心处理,取上清液,置于 -20℃冰箱中保存备用。磁共振(NMR)测量前样品准备:在 400μl 尿液中加入 200μl 缓冲液(0.2mol/L Na_2HPO_4-NaH_2PO_4,pH 为 7.4),放置 10 分钟,4℃ 3 000g 离心 10 分钟;取上清液 5 000μl 添加 500μl D_2O,5μl 0.1% TSP,转入 5mm 样品管中进行测试。

(2)磁共振数据采集与分析:数据在 VarianUNITYINOVA600 超导脉冲傅里叶变换 NMR 谱仪上采集。采用有预饱和的 1D NOES 脉冲序列,取如下参数:谱宽 7 000Hz,混合时间 0.15 秒,弛豫延迟时间 2 秒,采样点数 64K,累加次数 128 次;在弛像延迟期间采用预饱和方式抑制水峰,谱仪偏置设置在水峰的位置。FID 信号经过傅里叶变换转换为 NMR 图谱,所用窗函数为 0.5Hz 线增宽因子。以 TSP 为化学位移参考峰的位置,并定为 0。为统计处理时方便,利用 VNMR 软件的宏指令将同一组样本的 1D NMR 数据变成数组型的 ID 数据(rayed 1D),然后进行 FT 变换,相位校正,基线校正。按默认范围(从 δ0.5 到 δ9.5,每段为 0.04)进行分段并积分,同时排除以溶剂峰为中心的部分(δ4.6~δ5.0)和包含尿素峰的部分(δ5.5~δ6.2),将所产生的所有积分数据归一化,以 Excel 文件格式贮存。

(3)数据分析:将上述得到的数据文件利用 SIMCA-P10.0 软件包(瑞典,Umetrics AB,Umea)进行主成分统计分析。

2. 以液相色谱质谱联用平台为例介绍操作步骤

(1)组织样本的采集和预处理:对于组织细胞样本而言,在提取代谢物之前需破碎组织细胞。脾组织的预处理:取 50mg 脾脏组织,加入 1 000μl 含内标的提取液(甲醇/乙腈/水体积比 2∶2∶1);加入磁珠,45Hz 研磨 4 分钟,超声 5 分钟(冰水浴),重复三次;将样品放置于 -20℃,静置 1 小时;然后在 4℃,12 000r/min,离心 15 分钟;取 825μl 上清于真空浓缩机中干燥;200μl 提取液(乙腈/水体积比 1∶1)复溶;混匀 30 秒,超声 10 分钟;于 4℃,12 000r/min,离心 15 分钟;然后取 75μl 上清液于 2ml 进样瓶中,每个样本取 10μl 混成 QC 样本后,取 75μl 检测。

血浆样本的采集和预处理:取 100μl 解冻后的血浆样本,加入 400μl 含有内标的提取液(甲醇乙腈体积比 1∶1,内标浓度 2μg/ml),涡旋混匀 30 秒,再超声 5 分钟(冰水浴)。零下 20℃静置 1 小时,然后 4℃ 12 000r/min 离心 15 分钟。吸取 425μl 上清于 EP 管中,在真空浓缩器中干燥提取物,向干燥后的代谢物加入 100μl 提取液(乙腈水体积比 1∶1)复溶。涡旋 30 秒,超声 10 分钟(冰水浴)。最后 12 000r/min 离心,4℃,15 分钟。吸取 60μl 上清液于 2ml 进样瓶中上机检测,每个样本各取 10μl 混合成 QC 样本,取 60μl 上机检测。

(2)液相色谱质谱联用平台数据采集与分析:使用 Agilent 1290 超高效液相色谱仪,通过 Waters ACQUITY UPLC BEH Amide 液相色谱柱进行色谱分离。其中 A 流动相为 25mmol/L 乙酸铵、25mmol/L 氨水,B 流动相为乙腈。对代谢物以以下梯度进行洗脱:0 分钟,95%B;0.5 分钟,95%B;7 分钟,65%B;8 分钟,40%B;9 分钟,40%B;9.1 分钟,95%B;12 分钟,95%B,流速为每分钟 500μl,进样体积为 1μl。使用 AB 6600Triple TOF 质谱仪采集质谱数据。以轰击能量为 30V,15 张二级谱图每 50ms 进行裂解。ESI 源条件设置如下:雾化气压即离子源气体 1(GS1)为 60Psi,辅助气压即离子源气体 2(GS2)为 60Psi,幕帘气体为 35Psi,源温度 600℃,正负离子喷雾电压分别为 5 000V 和 -4 000V。

(3)数据处理与分析:用 ProteoWizard 软件将质谱数据转成 mzXML 格式,使用 XCMS 处理数据,包括保留时间矫正、峰识别和峰对齐等。基于相对标准偏差过滤偏离值,保留单组或所有组中空值不多于 50% 的峰面积数据进行数据标准化处理。对原始数据进行预处理后,使用 SIMCA 软件进行主成分分析和正交偏最小二乘判别分析。

三、代谢组学涉及的检测技术

代谢组学涉及的检测技术包括多个检测平台,目前应用较广泛的包括气相色谱与质谱、液相色谱-质谱、毛细管电泳-质谱以及磁共振技术平台。不同的技术平台灵敏度和偏向性不尽相同,各具优缺点,不同平台之间也同样具有一定的互补性。

(一)气相色谱-质谱联用技术

随着气相色谱、质谱技术的不断发展,特别是进入 21 世纪后计算机各种功能的突飞猛进,小型台式气相色谱-质谱联用仪整体性能更加先进、稳定和可靠,是联用技术中发展最完善、应用最广泛的仪器。气相色谱-质谱联用技术(gas chromatogrephy-mass spectrometry,GC-MS)是目前代谢组学研究中利用率最高的技术分析手段。气相色谱技术利用一定温度下,不同化合物在流动相(载气)和固定相中分配系数的差异,使不同化合物按时间先后在色谱柱中流出,从而达到分离分析的目的。保留时间是气相色谱进行定性的依据,而色谱峰高或峰面积是定量的手段,所以对于复杂的混合物,气相色谱可以实现有效地定性定量分析,其特点在于高效的分离能力和良好的灵敏度。质谱技术是将气化的样品分子在高真空度的离子源内转化为带电离子,经电离、引出和聚焦后进入质量分析器,在磁场或电场作用下,按时间先后或空间位置进行质荷比分析,最后被离子检测器检测。其主要特点是强健的结构鉴定能力,能够提供化合物的分子量、分子式及结构等信息。在一定条件下所得的 MS 碎片图及其相应强度,类似指纹图,易于辨识,方法灵敏。但质谱技术最大的不足之处在于样品必须是单一组分,无法满足复杂物质的检测与分析。

气相色谱-质谱联用技术是在色谱和质谱技术的基础上,取长补短,充分利用气相色谱对复杂有机化合物的高效分离能力和质谱对化合物的准确鉴定能力,进行定性和定量分析的一门技术。GC-MS 中气相色谱是质谱的样品预处理器,而质谱是气相色谱的检测器。GC-MS 的主要优点是灵敏度高,可检测到众多低含量的小分子代谢物;GC-MS 仪器的价格较低;且在色谱分析重复性、分辨率和电子轰击电离源得到的质谱碎片重复性方面有明显的优势,鉴别能力强。GC-MS 中气相色谱是质谱的样品预处理器,而质谱是气相色谱的检测器。两者的联用不仅获得了气相色谱中保留时间和定性信息,还有质谱中质荷比和结构信息。同时计算机的发展提高了仪器的各种性能,如运行时间、数据采集处理、定性定量、谱库检索及故障诊断等。因此 GC-MS 联用技术法快速地完成样品的分离、鉴定和定量,对于批量物质的整体和动态分析起到了很大的促进作用。GC-MS 的主要不足是对于样品中难挥发或极性较大的代谢产物,需经过衍生化后才能进行分析,且 GC-MS 也无法分离并检测同分异构体或同位素型代谢产物。如何从代谢轮廓中检出关键代谢产物和信号物质也是有待解决的问题。代谢产物的低浓度,化学性质的特殊性(如化学不稳定性),烦琐、耗时的化学分析过程等都妨碍了对这些组分的系统研究。此外,尽管 GC-MS 有商品化的质谱图库,但还有相当数量的代谢物或其衍生化产物的质谱图未包含在其中,对这些代谢物的鉴定仍很困难。目前,研究人员多将自建代谢物质谱库和商品化谱图库联合使用,尽快完善代谢物质谱图库并实现研究人员的质谱数据交换将会对代谢物鉴定有较大帮助。数据处理方面,用于 GC-MS 的数据处理方法还需进一步开发。因此目前尚没有一种分析技术可以实现全部代谢产物的分析,需多个分析技术的联合使用,气相色谱-质谱联用技术本身也还需要不断地完善。

随着生命科学的发展,分析样品越来越复杂,分子量范围也越来越大,气相色谱-质谱联用技术成为分析混合物和分子结构鉴定的重要手段,对于生物样本(如尿液、血液、组织液、唾液以及细胞等)中的氨基酸、有机酸、多糖、胆固醇、维生素、酰胺、多胺、多醇、脂肪酸、激素、核苷酸、磷酸酯、多肽等小分子代谢物而言,该技术展现了灵敏度高、分辨率强、重现性好以及高通量的优点。目前,气相色谱-质谱联用技术已成为组学分析平台中最为常见的技术手段,已逐渐成为当今医学和生物分析等领域研究的热点,有助于人们更好地理解机体复杂的代谢网络以及生命活动规律。

(二) 液相色谱-质谱联用技术

气相色谱-质谱联用技术发展早而且相对成熟,但由于气相色谱使用气体作流动相,分析样品时必须要有一定的蒸汽压,故对样品要求严格,只有容易气化且气化后性质不发生改变的物质才能进行气相色谱分析,这使得分离对象受到一定的限制。对于那些挥发性差的物质(如高沸点化合物),柱温必须很高,不仅给设备和仪器制造带来不少困难,更重要的是许多高分子化合物和热稳定性差的化合物,在气化过程中可能因分解而改变了原有的结构和性质,温度过高会使其变性失活,气相色谱难以胜任这类样品的分析检测过程。

液相色谱-质谱联用技术(liquid chromatography-mass spectrometry,LC-MS)逐渐发展,同样成为代谢组学常用的分析手段之一。液相色谱无需衍生化操作,能够直接分析体液或者组织提取物。在高分辨能力的液相色谱和高灵敏度的质谱基础上,二者联用极大地增加了检测所能提供的信息量。液相色谱-质谱联用技术由于能够分离极性的、离子化的、不易挥发的和热不稳定的化合物,具有更广阔的应用前景。但是 LC-MS 技术在代谢组学的研究应用过程中也有一些挑战,例如因峰容量引起的峰重叠、分析方法的偏向性、生物标记物的鉴定和大量数据的处理策略等问题。目前如何解决这些问题也成为 LC-MS 的代谢组学平台技术研究的热点。现如今,LC-MS 正从一种研究工具过渡成为一种分析工具,从一套复杂的研究仪器变为一种检测器,能够更方便、更快捷地获得大量的信息。液相色谱-质谱联用技术集液相色谱的高分辨能力和质谱的高灵敏度于一体,能够更有针对性地解决普遍性的问题。它不仅应用于药物、石油、化工、食品检测,还广泛应用于临床医学、分子生物学、法医检测、中草药成分分析等其他领域。

(三)高效液相色谱-质谱联用技术

高效液相色谱与质谱联用技术(high performance liquid chromatography-mass spectrometry,HPLC-MS)具有分离效能高、分析速度快、检测灵敏度高和应用范围广的特点,与气相色谱相比,更适合于高沸点、大分子和热稳定性差的化合物的分离分析,如生化物质、药物和离子型化合物,以及热稳定性差的天然产物等。液相色谱一般在室温下操作,偶尔为了提高柱效或改善分离则在较高的温度下操作,但最高也不能超过流动相溶剂的沸点,所以只要待测物质在各式各样的流动相溶剂中有一定的溶解度,便可以上柱进行分析。而在液相色谱中除了改变固定相外,还可以通过改变洗脱剂达到同一目的,所以液相色谱中的固定相不像气相色谱那样种类繁多,有限的几种或十几种固定相就可以解决相当范围的问题。高效液相色谱对样品的回收较为容易,并且这种回收是定量的,这对任何规模的制备目标都特别有利。事实上,在生化、制药、天然产物和精细化工等方面,很多分析过程中高效液相色谱不仅是作为一种分析方法,更多的是作为一种分离手段,用以提纯和制备具有足够纯度的单一物质。高效液相色谱是适应科学技术的发展而产生出来的,它和气相色谱各有所长,相互补充。在高效液相色谱获得越来越广泛应用的同时,气相色谱仍然发挥着它的重要作用。

(四)超高效液相色谱与质谱联用技术

随着液相色谱分析对象的复杂化,对高效液相色谱提出了更高的要求,尤其是随着代谢组学研究的不断发展,针对的是更加复杂的生物基质,如血浆、尿样、组织液等,并且研究的样品数量通常很大,这些都要求液相色谱具有更加高效、快速、灵敏的性能,因此超高效液相色谱法(ultra performance liguid chromatography,UPLC)发展起来。相对于传统的高效液相色谱而言,超高效液相色谱有更好的分离效率、峰容量以及灵敏度。超高效液相色谱技术可以在高压下、更宽的线速度和流速下进行超高效的样品分离,使其在与质谱联用时有助于目标化合物与杂质的分离,从而减少离子抑制,使质谱检测器的灵敏度得到进一步的提高,这无疑有助于更多代谢物的检出。所以应用超高效液相色谱与质谱联用技术(ultra performance liguid chromatography-mass spectrometry,UPLC-MS),可以获得比 HPLC-MS 联用系统更为清晰的分离结果,获得更多、质量更好的结果信息。目前,超高效液相色谱与质谱联用技术已经成为代谢组学、复杂体系分离分析以及化合物结构鉴定的良好平台。UPLC 与质谱联用联用技术更适合于非靶向代谢组学分析,UPLC 与质谱联用技术的优势也使得更多研究者把生物标志物的发现及鉴定工作转换到此分析平台。

(五)毛细管电泳-质谱联用技术

随着分析技术的发展,其他分析手段也相继用于代谢组学的研究,如毛细管电泳-质谱联用技术。毛细管电泳(capillary electrophoresis,CE)是一种以毛细管为分离通道、以高压直流电场为驱动力的新型液相分离分析技术,该技术是经典电泳技术和现代微柱分离技术相结合的产物,它一出现就引起分离科学界极大的关注。毛细管电泳是利用离子化合物质荷比的不同造成迁移速率的不同来实现化合物分离的,将毛细管电泳与质谱联用特别适合分析离子性代谢物。因此将毛细管电泳分离技术与质谱法相结合可谓是分离科学方法学中的一项突破性进展。1987 年,Olivares 首次报道了毛细管电泳与质谱的联用技术,随之,这项技术迅速获得了广泛认可,得到了极大的发展,并出现了商品化仪器。目前,它被认为是可以和气相色谱以及液相色谱相媲美的一种分离技术,并被认为是当代分析科学最具活力、最为前沿的研究课题。与传统的分离技术相比,毛细管电泳的显著特点是简单、高效、快速和微量,这些特点使其迅速成为一种极为有效的分离技术,广泛用于多种化合物的分离,如氨基酸、糖类、无机离子、药物、蛋白质、RNA 和 DNA 片段等。近年来,毛细管电泳在化合物分离、药物分析、DNA 分析、代谢分析和环境分析等领域得到越来越广泛的应用。

(六)磁共振技术

磁共振技术(nuclear magnetic resonance,NMR)是利用高磁场中原子核对射频辐射的吸收光谱鉴定化合物结构的分析技术,常用的有氢谱(^{1}H-NMR)、碳谱(^{13}C-NMR)及磷谱(^{31}P-NMR)三种。如 ^{1}H-NMR 的谱峰与样品中各化合物的氢原子是一一对应的,所测样品中的每一个氢在图谱中都有其相关的谱峰,图谱中信号的相对强弱反映了样品中各组分的相对含量。NMR 方法很适合代谢产物中的复杂成分的研究,从一维 1H 图谱上可以看出很"精细"的代谢物成分图谱,即代谢指纹图谱,通过模式识别方法得出相应的、有价值的生物学信息。通过对这些生物信息的统计分析和研究,了解机体生命活动的代谢过程。生物体液中所能观察到的代谢物数目主要取决于 NMR 仪的磁场强度,在较高磁场中,由于分辨率和灵敏度的增加,能够检测到许多在低磁场不能被检测出得代谢物。NMR 可满足代谢组学对尽可能多的化合物检测的要求,可检测出血浆、尿液、胆汁等生物样本基质中具有特殊意义的微量物质的异常变化,尤其适合代谢产物中的复杂成分的研究。对于小分子化合物的研究,增加灵敏度和分散性的增加具有极高的价值,并且该技术这对大分子化合物的测定也同样适用。所以,在较高磁场强度条件下的 NMR 检测可以提供较完整的代谢物信息,是当前代谢组学研究中的主要分析技术,在分析测试领域发挥着极大的作用。NMR 方法具有以下特点:无损伤性,样品不需要烦琐处理,样品的内部结构和性质不被破坏,无辐射损伤,可在接近生理条件下进行实验;没有偏倚性,对样品中所有的物质灵敏度是一样的,而质谱存在离子化程度和基质干扰等问题;该方法可进行实时和动态的检测,设计多种编辑的手段,实验方法更加灵活多样,研究化学交换、扩散及内部运动等动力学过程,给出极其丰富的有关动态特性的信息。但 NMR 技术也存在一定的挑战,它的局限性表现在其灵敏度不高,不适合于痕量化合物的鉴定,不能鉴定混合物。

目前磁振技术已从最先的一维,发展到如今的二维、三维、甚至四维。陈旧的实验方法逐渐被舍弃,新的实验方法迅速发展,将分子的结构关系展现得更加清晰,易于解析。应用功能更加强大,软件技术更加先进。近年新发展的魔角旋转技术(magic angle spinning, MAS)使研究者能够获得更高质量的 NMR 谱图。为进一步提高分辨率,研究者们采用了多维磁共振技术等方法,不断完善基于磁共振技术的代谢组学研究。

随着细胞生物学、分子生物学、遗传学的迅速发展和对遗传标记研究的深入,NMR 为研究疾病代谢和生理生化变化提供了条件,在生物信息学和结构生物学的研究中发挥越来越重要的作用。NMR 技术的不断发展和成熟,拓宽了其应用领域,如从蛋白质、多肽、核酸等生物大分子结构及它们与小分子的相互作用到动物或人体的生理、病理、生化等过程机制的研究,还可用于药物毒性评价、临床患者疾病的诊断、治疗效果的检测等多个方面。

四、代谢组学数据分析技术

代谢组学研究的数据分析技术包括数据的预处理和统计分析方法,同时需要多种数据分析的工具软件对采集的多维复杂信息进行分析和信息挖掘,筛选显著变化的代谢标志物,分析所涉及的代谢通路途径,挖掘代谢组学数据中隐藏的生物学意义。

(一) 数据的预处理

代谢组学可产生大量的多维数据,通常借助专门的数据分析理论和工具软件进行整理、转换、统计及输出,同时依据生物信息学技术平台,阐明数据的生物学意义,挖掘其与机体代谢的关系。在得到原始数据矩阵后,数据预处理的直接目的是使样本间代谢物浓度的差异尽量能够反映出样本间的生物学差异,即通过对数据进行标准化、均值中心化、缩放和转换等手段使矩阵数据更能反映与生物学意义相关的信息,减少干扰因素的影响,如测量误差等。此外,由于生物样本中代谢物的浓度差异很大,相比较而言,对于代谢组学数据,含量高的代谢物会有很大的绝对浓度偏差,从而掩盖低含量代谢物浓度变化所包含的信息,因此数据预处理是通过数据分析获得生物学信息之前的关键步骤。

1. 均值中心化　均值中心化以后,代谢物变量值围绕着零而非均值波动,这就调整了高低丰度代谢物件浓度变化的差异它使得数据更能体现出它的变异(波动)部分。

2. 缩放　其过程为每个变量除以各自的缩放因子,借以调整不同代谢物浓度变化程度的差异。缩放方法的选择对后期数据分析建立模型影响很大,尤其对代谢标志物的筛选有着直接影响。

3. 转换　即对数据进行非线性转换(如对数转换、指数转换等)以纠正数据的方差异性,将数据间的倍增关系转换为加和关系,调整数据分布,纠正偏态分布。对数据进行转换后往往还要对其进行缩放处理,但二者之间如何优化互补尚待研究。

由于分析检测方法不同,去除其相应谱图信号上噪声、干扰和基线飘移的方法不尽相同,但这方面技术及方法已非常成熟。数据提取技术可分为两类:第一类主要应用色谱及其联用技术,采用峰的积分结果作为变量进行提取,其他样品通过保留时间或质荷比进行峰匹配,最终获得原始数据矩阵。第二类方法主要应用于磁、红外波谱技术,也可应用于液质联用数据,采用等间距的切片(用于一维谱图)或切块(用于二维谱图)对谱图进行拆分,将区间内的信号积分作为变量。这尽管降低了分析结果的分辨率,但在一定程度上降低了谱图飘移引起的匹配错误问题。该方法对不同的样本谱图采用相同的间距,对应位置的积分结果进行匹配,从而获得数据矩阵。在数据提取的软件实际操作过程中,往往二者结合使用,尤其在处理液质联用平台所产生的三维数据时更是如此。此外,我们在对数据进行处理时还应考虑到所用的分析检测平台、研究设计、预选用的数据分析方法以及数据的内在结构属性(如维度等)。

目前数据前处理尤其是对非联用分析检测平台数据的前处理都可由平台自带的软件来完成。由于色谱质谱联用逐渐成为代谢组学研究的热门工具,且其数据具有多维性(时间、质荷比、信号强度)和各向异性(即色谱峰采集的数据点远远高于质谱方向)等特点,所以数据处理面临更大的挑战。目前应用于液质联用平台数据前处理的软件包括商品化的软件(如 MarkerLynx 和 Sieve)以及免费的软件平台(MZmine,MAthDAMP,metAlign,MSFacts,XCMS 和 MeltDB)。

(二)聚类分析

目前常用的数据分析方法大致可以分为两类:一类是无监督方法,如主成分分析、层聚类分析等;另一类为有监督方法,如 t 检验、非参数检验、偏最小二乘判别分析等。

1. 无监督模式识别方法 包括主成分分析(principle component analysis,PCA),将数据矩阵叉中的变量通过数学转化(线性多元回归)成几个独立变量来描述矩阵中的整体变异,以 R2X 表示 PCA 模型相应主成分对 X 矩阵中所有变量整体变异的解释能力,PCA 模型的第一个主成分($t_1p_1^T$)描述了研究对象间变异的最大部分,第二主成分($t_2p_2^T$)次之,依次类推。可见,主成分分析是一种在低维度模型平面上对原数据矩阵中变异进行近似估计的分析方法,故在通常情况下,该模型以前两个主成分的打分向量(t_1 和 t_2)组成的二维打分图(scores plot)的形式来体现数据集内研究对象间的关系和分布趋势,以相应的载荷向量(p_1 和 p_2)组成的二维载荷图(loading plot)来体现数据集内变量间的关系。载荷图和二维打分图最大的特点是"方向一致",即从载荷图上可以直观地看出促使打分图上聚类趋势形成的引发变量。PCA 分析利用几个综合指标,彼此独立的反映原变量的大量信息,保证变量信息不重叠,从而实现降维分类的目的。PCA 能够直观地呈现样本间的关系(结果分布)如有无聚类、有无时间偏移趋势等,该图反映了各个样品在空间中的分布情况,可用于观察样品的离散情况,样品点分布越靠近,说明这些样品的组成接近,样品点分布越远,说明样品间差异越大。PCA 中的载荷图可反映样品变量分布情况,利用 PCA 分析模型可以识别出样品间的差异化合物,进一步鉴定这些化合物,避免对多个化合物进行分析,提高了分析效率。在代谢组学研究中,PCA 能够对样品进行分类,也能对这些样品在分类过程中受到哪些变量的影响给予解释,同时还能够识别离群样本。通过 PCA 可以在空间中浏览数据点的分布情况,而不受到任何人为因素的影响。但是 PCA 容易受到仪器偏移、操作误差等"噪声"信号的干扰,因此对研究对象的区分能力不强,容易漏掉一些数据信息,使我们错失感兴趣的数据信息。

2. 有监督模式识别方法 偏最小二乘判别分析(partial least squares discrimination analysis,PLS-DA),是一种多元线性回归方法,被用来描述矩阵 X 和反应矩阵 Y 之间的关系。在对 X 矩阵变量降维和寻求主成分方面与 PCA 有一定的相似性,但 PLS 的主成分往往既要能够解释 X 中的变异又能够对 Y 进行预测,以 R2X、R2Y 分别表示 PLS 模型中相应主成分对 X 矩阵和 Y 矩阵中整体变异的解释能力,以 Q2Y 表示相应主成分对 Y 矩阵中变异的预测能力。PLS-DA 是一种特殊的 PLS 方法,此时的反应变量 Y 是说明研究对象类别属性的分类变量,在代谢组学中比较常用。在疾病代谢组学实验设计中通常要设置病例组和对照组或者疾病的亚组,根据 PLS 分析的基本思想和原理,这些分类信息和样品的年龄、性别信息等,可以构成虚拟数据集 Y,并对分类属性、年龄、性别等设置亚变量 0 或 1。代谢组学数据分析中用仪器检测的代谢物信息构建数据集 X,分类属性信息用来构建数据集 Y,用 PLS 构建 X 与 Y 的回归模型称为偏最小二乘法判别分析。PLS-DA 也是对主成分回归分析的一种扩展,建模过程中集中了主成分分析、相关分析和多元线性回归分析的优点。该分析法在疾病代谢组学研究中通常用于分类和生物标志物的选择。该分析法与主成分分析法相比,具有消除数据集 X 和数据集 Y 中噪声干扰,发现缺失数据,处理共线性问题的能力。此外,主成分分析的作用是尽可能地解释样品间的差异,而 PLS-DA 是在明确样品分类的情况下,使不同类别样品尽可能地分开,它的分类效果比 PCA 更好。对代谢组学数据进行 PLS-DA,通过载荷矩阵可以得知与分类关系密切的原始数据变量,因而可以筛选出与分类相关的生物标志物,进而解释它们的代谢途径。

正交潜变量投影判别分析(orthosonal projection to latent structures-discrimination analysis,OPLS-DA),又叫正交偏最小二乘分析,可以将 X 中的系统性变异区分为与 Y 相关的预测变异(组间变异)和与 Y 不相关的正交变异(组内变异)相应的 OPLS-DA 模型的主成分被分为预测主成分和正交主成分,这些组分的解释和预测能力分别用 Rp2X、R2Y 和 Q2Y 来解释。OPLS-DA 分析不仅具有 OPLS 分析的特征,而且与 PLS-DA 同理,能够利用样品原有的各种属性分类信息,提高了识别效率。因此 OPLS-DA 既可以更有效地消除数据集 X 中的干扰信息对分类判别的影响,也能充分发挥样品分类属性的识别作用,提高了分类能力。与 PLS-DA 相比,OPLS-DA 的优势是可以根据样品归属进行判别分类,并对每个归属里的样品根据变量再进行分类。因此该模型与 PLS-DA、OPLS 相比,解析能力更强。

由于有监督模式识别方法固有的过拟合倾向(over fitting),因此严格的确证方法是获得可靠模型的重要保证。目前常用的确证方法包括交叉验证(cross-validation)、置换检验(permutation test)以及将构建模型应用于新的研究对象等方法。置换检验不仅用在模型确证中,也可应用于单变量假设检验等传统的医学统计方法中,用以检测两组之间差异的显著性。置换检验中,首先反应变量 Y 的标签(类别属性)被随机分配,然后用相同个数的主成分(由待检验模型确定)构建其与预测变量 X 的模型,然后计算相应模型的组间总方差和组内总方差的比值(the ratio of the between sum of the squares and the within sum of squares,B/W-ratio),即 B/W 值,如此过程循环 n 次后(通常选定 n=1 000 已足够),回执 1 000 个随机模型 B/W 值离随机模型 B/W 值直方图的右侧越远表示其统计学意义越大,其对样本的区别结果越可靠,若待检模型的 B/W 值处于该直方图之中则表示结果不可信。

(三)生物标志物的筛选

对于潜在生物代谢标志物的筛选,目前主要有两大策略:一种是依靠传统的单变量统计学方法,结合假发现率和置换检验做出筛选和统计学验证。另一种方法是依靠可靠的模式识别模型进行初步筛选,然后再结合其他一系列手段进行统计学确证。后者在潜在代谢标志物的筛选大致经过两个步骤:首先由模式识别模型(如 OPLS-DA 或 PLS-DA)的 S 图(S-plot)、SUS(share and unique plot,SUS plot)图以及模型中每个代谢物的 VIP(variable importance in projection)值和置信区间进行初筛,然后再利用单变量统计学方法如非参数检验、t 检验、方差分析等对由第一步筛选出的变量进一步分析筛选确证其水平变化。因此代谢组学为筛选生物学标志物提供了一个新的研究方法和方向,经筛选获得的代谢产物能够动态、直观地反映机体异常状态的改变过程,这一方法目前已经广泛应用于消化系统疾病、内分泌系统疾病及肿瘤疾病的生物学标志物筛选的研究中。相较于采用单个指标作为诊断标志物的传统诊断方法,将代谢组学方法应用于标志物检测,其优点主要表现在:第一,与临床上常用的影像学诊断相比,血液代谢物标志物的检测方式更易于患者接受,临床上应用更加方便,且实验成本低廉;第二,生物代谢标志物具有更好的灵敏性和特异性;第三,代谢组学检测的大多是小分子化合物,这些产物间接反映了基因、蛋白等的变化过程和结果,也可以帮助理解致病机制。

(四)代谢通路分析

通过数据预处理、多维统计学分析筛选差异有统计学意义的代谢物,随后进行显著性差异代谢物通路分析。代谢通路分析包括富集分析和通路分析,首先通过富集分析获得差异代谢物,进而获得 P 值显著明显的相关代谢通路。通路分析中也可添加通路拓扑分析,拓扑分析用于计算代谢通路受影响的程度,即评估所富集的相关代谢通路受影响的严重程度。通路受影响程度(pathway impact)是衡量差异代谢物对代谢通路影响程度的指标。节点的中心性是用来衡量代谢物(节点)在代谢通路网络中重要程度的指标。通路受影响程度由差异代谢物的节点中心性归一化后加和获得。

近 10 年来,物质代谢途径和通路研究进展比其他大多数生物医学领域的发展都要快,这其中组学和信息整合技术起着关键作用。高通量组学方法的发展积累了海量的组学数据,而多组学数据整合可以提供对生物系统,尤其是物质代谢途径和通路的全面了解。物质代谢途径和通路分析主要应用于整合组学各个平台的数据,挖掘大数据中的有效信息,并为探索疾病的发病机制和药物作用靶点提供重要线索。代谢通路分析的过程主要通过通路匹配,将多个平台的内容整合到一起,富集分析指出基因、mRNA、蛋白质和代谢产物都非常集中的通路,然后再重点进行分析及讨论。而通路匹配都是基于各种类型的通路数据库数据内容的分析,不同的数据库对数据的描述和收集方法大同小异,但用于查阅的相关开发工具不同,可根据自己的需要进行选择。通路数据库不仅具有生物化学数据库的相关代谢途径列表,还包括了一些重要的注释和文献资料、证据等。常用通路数据库为 KEGG 数据库(http://www.genome.ad.jp/kegg),该数据库的详细介绍见本章第一节,这里不再赘述。常用的代谢通路分析工具包括如下几种:

1. MetaboAnalyst MetaboAnalyst 是一个代谢组学数据分析的强大综合工具,它可以对原始数据进行多种统计学分析。MetaboAnalyst 将 KEGG 数据库简化后内置到自带的代谢通路分析模块中,对导入的代谢产物名称或 HMDB ID 进行通路富集分析和通路拓扑分析,可直观了解到匹配较多且影响较大的代谢通路。MetaboAnalyst 还可结合基因组、蛋白组学与代谢组学的多组学数据,进行通路富集与连接分析,找出与两者均匹配的较多通路,为研究者提供新线索和新思路。

MetaboAnalyst 的网址:http://www.metaboanalyst.ca/MetaboAnalyst/

2. InCroMAP Integrated analysis of cross-platform microarray and pathway data(InCroMap)是由图宾根大学基于 Java 开发的一种能够将微阵列和通路数据综合分析的跨平台软件。InCroMap 以 KEGG 通路数据库为基础,包括单平台通路富集分析,和将多个单平台的富集分析进行综合分析,筛选出多个平台均比较集中的通路,结果中多以颜色深浅说明其倍数变化大小,帮助用户找到与研究最相关的代谢通路,并且提供该通路的可视化且可编辑的图像结果。

InCroMap 的网址:http://www.ra.cs.unituebingen.de/welcome_e.html

3. Cytoscape Cytoscape 是由国外多家高校及研究单位联合开发的一种开放源码的图形化显示网络并可进行编辑的生物信息分析软件。它可构建可视化的分子交互作用网络,并可将已有的基因表达信息整合到此网络中,因而容易观察分子间的关联性。研究者可通过先从某个通路数据库中取得特定的网络,也可自行建立,然后加载想要分析的属性数据(包括基因、mRNA、蛋白或小分子代谢产物等),将生物分子交互网络与高通量基因表达数据和其他分子状态信息整合在一起,构建相应的通路,再进行后续批注或分析。物质代谢途径和通路研究进展比其他大多数生物医学领域的发展都要快,并为探索疾病的发病机制和药物作用靶点提供重要线索。

Cytoscape 的网址:http://cytoscape.org/

(五) 代谢组学数据库

代谢组学的发展也依赖于代谢组学数据库的开发,依赖于参考化合物数据和光谱数据来注释代谢物。除此之外,不断增加的样本数量、样本类型的多样化、分析技术和多检测分析平台的联合使用,造成代谢组学数据的复杂性和多样性也在不断增加。代谢组学数据库对于总结分析数据、进行深层次的交互分析、增加数据的使用率和挖掘数据背后的机制机制都发挥了重要作用。生物信息学技术平台提供了分析和理解实验数据所包含的生物学信息的方法,互联网和计算机技术的迅速发展使这些数据库的建立和使用变得更为方便快捷。一些较著名的代谢组学数据库包括 HMDB,MetaboLights,METLIN 和 LMSD。

1. HMDB 数据库 Human Metabolome Database(HMDB)数据库是由加拿大代谢组学创新中心(The Metabolomics Innovation Centre)于 2007 年创立,该代谢组学综合数据库是人类代谢研究的标准代谢组学资源。HMDB 官网无须注册,完全开源。它包含有关人体小分子代谢产物的详细信息如生理浓度,化学反应,参考光谱,代谢途径和疾病关联等全面信息。目前 HMDB 已更新至 HMDB 4.0。HMDB 广泛应用于代谢组学、临床化学、生物标志物发现等研究。使用者可根据代谢物、疾病、信号通路、生物样本等信息浏览数据库中的数据,点击相应分类后可获得表格信息概要,单击给定的 HMDB ID 将显示相应代谢物的完整数据内容。

HMDB 的网址：https://hmdb.ca/

2. MetaboLights 数据库　MetaboLights 是欧洲生物信息学研究所（EMBL-EBI）数据库的子数据库，包含了大量代谢物的结构、参考光谱、生物学作用及位置，以及来自众多代谢实验的原始实验数据。MetaboLights 是跨物种和跨平台技术的重要代谢组学实验和衍生信息的数据库，也是许多领先期刊的推荐代谢组学资料库，用于代谢组学研究的通用和开放存取。

MetaboLights 的网址：https://www.ebi.ac.uk/metabolights/

3. METLIN 数据库　METLIN 数据库由美国斯克里普斯研究院开发，起源于表征已知代谢物的数据库，后扩展为可鉴定已知和未知代谢物及其他化学实体的技术平台数据库。METLIN 是一个非常全面的质谱和二级质谱数据库，目前该数据库超过一百万个分子，包括脂质、氨基酸、碳水化合物、毒素、小肽和天然产物等。METLIN 可通过 MS/MS 数据和片段相似度搜索功能识别未知代谢物，METLIN 已经成为一个强大代谢物鉴定及代谢物信息查询的数据库。

METLIN 的网址：https://metlin.scripps.edu/

4. LMSD 数据库　LIPID MAPS Structure Database（LMSD）数据库包含了生物相关的脂质的结构和注释信息。该数据库包含了超过 40 000 个脂质的结构，成为目前世界上最大的公共脂质数据库。

LMSD 的网址：http://www.lipidmaps.org/

五、代谢组学技术在寄生虫学研究中的应用

代谢组学研究技术出现的时间尽管很短，但已经广泛地应用于植物代谢组学、微生物代谢组学、营养学、毒理学、疾病诊断等领域。随着"后基因时代"的到来，已经有学者利用代谢组学研究技术在病原生物学方面进行了研究，例如对幽门螺杆菌的主要代谢途径、代谢产物以及环境因素引起的代谢调控特征等代谢组学的研究。对于寄生虫尤其是危害较大的寄生虫，如：在中国大陆地区流行于长江流域的血吸虫和近年来发病率大幅上升的华支睾吸虫，功能基因组的研究已经成为热点，研究者们希望能够利用分子生物学、蛋白组学和免疫学等技术深入探讨寄生虫病的发病机制、研发新的抗寄生虫药物、开发用于寄生虫病防治的疫苗等。虽然将代谢组学技术应用于寄生虫学和寄生虫病研究的报道较少，但作为一门新兴的、快速发展而且有广阔应用前景的研究技术，将代谢组学技术应用于寄生虫病的相关研究，可从不同感染时间、性别、虫体发育阶段和组学技术等角度比较分析寄生虫感染疾病的代谢特征，进一步探索寄生虫和宿主之间的相互作用和影响，从而了解寄生虫病的致病机制，有助于寄生虫病防治药物及疫苗的研发，对寄生虫学和寄生虫病研究方法的改善及研究思维的创新可能起到的引导作用是令人期待的。

近年来，代谢组学技术已经广泛应用到弓形虫（*Toxoplasma*）疾病等原虫疾病相关研究中。Ma 等（2019）应用 LC-MS 分析刚地弓形虫（*Toxoplasma gondii*）感染后小鼠大脑皮质的代谢组学特征，发现不饱和脂肪酸生物合成相关的代谢物随着感染进展而上调。随后 Ma 等（2020）利用超高性能液相色谱-串联质谱技术对刚地弓形虫感染小鼠的小脑进行代谢组学分析，发现脂质代谢和氨基酸代谢紊乱，烟碱、花生四烯酸等四种代谢物是弓形虫感染的潜在生物标志物。Chen 等（2018，2017）通过 LC-MS/MS 对急慢性弓形虫病中小鼠肝脏、脾脏代谢组学分析，发现主要紊乱的代谢途径包括初级胆汁酸生物合成、鞘脂类代谢、类固醇生物合成等脂质代谢通路，说明在弓形虫感染过程中，脂质代谢受到了严重的干扰。Zhou 等（2017）应用 LC-MS 技术对刚地弓形虫感染小鼠血清进行研究，确定了与氨基酸代谢和能量代谢相关失调的代谢物，进一步验证了这些代谢物作为诊断性生物标志物的潜在用途。

随着代谢组学的兴起与发展，该技术也广泛应用于医学蠕虫的研究之中。如 Wu 等（2010）用 ^{1}H NMR 方法对日本血吸虫感染 BALB/c 小鼠的血清、尿液和肝脏进行分析，发现脂质代谢紊乱、糖酵解增强和三羧酸循环抑制，这些代谢变化与蠕虫负荷明显相关，研究成果证实代谢组学对血吸虫病的早期发现和机制理解具有潜在价值。Li 等（2009）应用磁共振对曼氏血吸虫感染小鼠的多器官如空肠、回肠、结肠、肝脏、脾脏和肾脏进行研究，发现曼氏血吸虫感染可引起多个组织的代谢紊乱，提高了对曼氏血吸虫感染小鼠的生理和病理学认识。代谢组学技术也同样应用于绦虫和线虫的相关研究中。Waldemar 等（2008）对棘球蚴（*Cystic echinococcosis*）感染患者的囊肿进行质子磁共振波谱分析，发现琥珀酸、富

马酸和醋酸酯是最具有诊断潜力的代谢物,该研究为棘球蚴感染囊肿诊断技术的提高奠定基础。Lin 等（2019）应用相同技术分析肝泡状棘球蚴（*Alveolar echinococcosis*）感染患者和健康人的血清和尿液,共发现 21 种差异代谢物,这些代谢物与氨基酸和能量等代谢紊乱有关。Wang 等（2009）对感染美洲板口线虫（*Necator americanus*）的仓鼠血清和尿液进行 ^{1}H NMR 分析,发现能量代谢改变是该寄生虫感染的特征性改变。

代谢组学技术已开始应用于寄生虫病的监测、致病机制的挖掘和标志物的筛选等领域,研究方法逐渐趋于成熟。今后需结合更丰富多样的实验技术去分析、验证这些代谢物的作用,发挥代谢组学技术的价值。这将有助于我们更完整地对寄生虫病的病理生理学机制进行探索,为疾病监测和诊疗提供支持,为防治寄生虫病新型药物和疫苗的研究提供理论基础。

(韩　甦)

第四节　基因组学研究技术

基因组学（genomics）是由美国科学家 Thomas Roderick 在 1986 年提出的,是对所有基因进行基因分析、核苷酸序列分析、基因定位和功能分析的一门学科。基因组是用来描述生物体的全部基因信息和染色体组成以及结构的概念,是指生物体的一整套染色体所含有的全部 DNA 序列遗传信息,用来研究并分析生物体中全部基因组所携带的整个遗传信息的学科。通常认为,基因组即生物体所携带的遗传信息集合,是细胞内全部 DNA 分子的总和,包括所有的编码序列和位于基因间区域的非编码序列,其功能是分布在不同的基因功能区域,从而用来储存和表达遗传信息。其中真核生物的基因组通常包括细胞核内全部 DNA 分子的总和即核基因组,线粒体携带的全部 DNA 分子总和即线粒体基因组,以及叶绿体所携带的 DNA 遗传物质的总和即叶绿体基因组。原核生物基因组通常包括最主要的染色体遗传信息和独立于染色体之外能够独立自主复制的环状双链 DNA 分子质粒等。不同种类的生物体,其储存的遗传信息集合不尽相同,其基因组的存在形式和结构亦迥异。所以,基因组可以看作是物种遗传信息的"总词典"和控制物种发育的"总程序",同时也是生物进化历史的"总档案"。

基因组学研究的主要工具和方法包括:生物信息学、遗传分析、基因表达测量和基因功能鉴定等。基因组学技术也彻底改变了寄生虫生物学的研究,第一个进行基因组测序的真核寄生虫是恶性疟原虫。之后随着测序技术的发展以及成本的下降,越来越多的寄生虫全基因组测序拼接和组装完成。随着多种寄生虫基因组的完成,以及不同寄生虫基因组的进一步完善,研究人员开始探索它们的结构、功能、表观调控等信息,同时基因组资源也极大地推动了寄生虫流行病学、群体基因组学、宿主-寄生虫相互作用、宏基因组学和疾病免疫反应等方面的研究。

一、基因组学相关概念及其发展

1980 年,噬菌体成为第一个被测定完成基因组的物种;2003 年,人类基因组计划完成;随后,多种模式生物的测序工作也相继完成,如小鼠、果蝇、酵母等。随着基因测序技术的进步和发展,基因组学的目标也从初期的以获得整个生物体全部基因组的完整序列信息为目标,发展为更多层次、更高水平的目标。其中包括,通过序列信息确定和鉴别所有基因的功能,明确不同基因之间的相互作用关系,以及解释基因组的进化规律和表观遗传调控机制。

高通量 DNA 测序成本的显著降低,使得基因组学的研究手段广泛地应用于寄生虫学的多个领域。目前,大多数的寄生虫能够进行全基因组测序,能够从基因水平研究寄生虫的发育、致病以及耐药性等特征。随着各种寄生虫的全基因组数据的获得,研究单个候选基因在寄生虫个体中的功能成为可能。选择合适的参考基因组和参考基因组序列的使用也是大多数寄生虫全基因组研究的关键步骤。在实际研究中,有时候需要重新组装多个基因不同的参考基因组来正确描述这种变异。全基因组方法可以阐明基因变异在整个基因组中的分布,以及选择与致病性、抗药性等性状相关的基因,极大提高寻找致病基因、抗药基因、免疫逃避机制的能力,这将有助于揭示已知或者新发现某些基因对寄生虫疾病发展的影响。这些数据的发现、验证和解释依赖于公开的寄生虫学、基因组学、遗传学和生物信息学资源和数据库的持续开发和更新。同时研究这些寄生虫生物体在一定程度上还存在一些挑战,比如说从自然界采集或实验来源的表型已确定的寄生虫,这些生物体的生命周期和生殖生物学造成了高度的遗传多样性和不寻常的群体遗传学。全基因组方法有望能够进一步揭示寄生虫的发育、致病等方面的分子机制,同时促进寄生虫药物抗药性选择机制、致病机制的研究。

以疟原虫为例:尽管自 2002 年以来恶性疟原虫基因组的数据已经发表,但 74% 的基因仍然没有明确的功能定义。在过去一段时间,通过 DNA 高通量测序技术、反向遗传学手段以及后基因组分析,使我们对疟原虫的生物学特性及其与宿主的相互作用有了更多的理解。同时恶性疟原虫基因表达、抗原变异和发育命运的表观遗传调控的核心作用也越来越清楚,有助于研发用于监测耐药性的出现或传播的方法,并确定抗疟药物和疫苗开发的新目标,帮助人们选择相关基因进行实验功能表征和潜在药物开发,以应对新耐药疟原虫的出现。在医学蠕虫领域,蠕虫基因组的研究能够更直接探究蠕虫的生物特性,而无需从非寄生虫模型系统中所进行的实验进行推断。比较基因组学数据为医学蠕虫的进化研究提供了新的见解;表观基因组学则促进了寄生虫的抗药性、寄生虫和宿主之间的相互关系的研究,以及有助于开发新的分子生物标记物,促进寄生虫病诊断技术的进步;功能基因组学通过对寄生虫的特定基因进行一定的修饰和编辑,验证转录组数据的准确性,能够更深入地认识医学蠕虫。

基因组学的研究将有助于解决寄生虫领域的一些基础性问题:①寄生虫的物种起源和相互进化关系;②不同寄生虫存在的宿主特异性和组织特异性及其不同宿主间相互转化的分子基础和机制;③寄生虫的致病机制以及逃避宿主免疫应答的机制;④在寄生虫生活史过程中不同分化阶段,控制其基因表达的信号调控机制;⑤寄生虫预防和诊断的分子遗传标记的筛选;⑥寄生虫新药设计与药物靶标的筛选。基因组学研究的最终目标是通过测序获得生物体全部基因组序列信息(结构基因组学),鉴定所有基因的功能(功能基因组学),明确基因之间的相互作用关系(表观基因组学),最终阐明基因组的进化规律。这些相关基因组学的研究也在寄生虫领域得到了广泛的应用,本节内容将对不同基因组学的定义、主要研究策略以及相应技术在寄生虫研究中的应用进行阐述。

二、结构基因组学

随着分子生物学技术的进步和基因组测序技术的日益完善,各种寄生虫的结构基因组研究也发展迅速。结构基因组学(structural genomics),即研究生物体基因组结构的科学,其主要研究内容是通过基因组作图、核苷酸序列测序及分析,来确定物种整个基因组的高分辨率的遗传图谱、物理图谱以及 DNA 测序的序列图谱等。

(一)定义

遗传图谱也叫遗传连锁图谱(genetic linkage map),通常是指通过遗传重组所确定的基因和 DNA 分子遗传标记来绘制在染色体上相对位置和遗传距离所得到的图谱。构建遗传图谱的基本原理是通过计算不同标记间的重组频率确定这些不同标记的相对顺序和图距,然后通过简化基因组的方式对其进行基因分型,最后呈现出来的是在一条染色体上发生的突变座位的基因位点的排列图。举例来说,两个分子标记之间的遗传距离为 0.5cm 时,代表减数分裂时候重组频率为 0.5%。两个不同分子标记之间的遗传距离越远,则两者发生重组的概率也会越高,反之亦然。在研究中,通常需要很多不同的分子标记作为辅助工具来构建遗传图谱,其中包括传统的分子标记如 RFLP、RAPD、SSR、AFLP、SSCP 等。但是由于使用这些标记定位不同区间时往往存在费时费力,标记密度相对较低等不利因素,后续逐渐被 SNP 所替代。随着测序技术的快速进步和成本的下降,通过全基因组重测序或者简化基因组测序的 DNA 直接测序方法以其能够获得高密度的标记,逐渐成为分子标记的主流策略。今后,基于获得的高质量遗传图谱,可以进行基因组 scaffolds 排序以及 QTL 分析等其他分析方法。

物理图谱(physical map),全称 DNA 限制性内切酶酶切图谱,通常由多个位置确定的不同限制性内切酶酶切位点组成,在 DNA 分子水平上描述染色体中界标间的顺序和距离,多数以直线或者环状图示来表示。物理图谱是进行 DNA 测序和基因组结构研究的基础,而构建物理图谱的目的是更好地满足

DNA序列分析、基因组功能图谱绘制,基因文库的构建等,最终用于分离或鉴定单个基因或感兴趣的基因片段。

序列图谱(sequence map),是在遗传图谱和物理图谱的基础上,对生物体的全基因组DNA进行大规模的测序而绘制出来的基因组序列图谱,也可以说是最准确、最详细的物理图谱。而在这其中,基因组测序是结构基因组学最基本的研究工作。

从酵母到人类细胞,真核生物的基因组结构与基因表达密切相关。而寄生虫结构基因组的连续性和完整性,在很大程度上依赖于基因的测序技术和基因组的组装策略。尽管现在有许多医学蠕虫已经完成了染色体规模的结构基因组组合,但仍有不少医学蠕虫的基因组没有组装完成,其主要原因包括染色体上某些无法测序的基因组区域、多个单倍型、基因的折叠、过多的基因重复区域等,这些问题都是结构基因组今后研究需要关注的内容。随着新一代测序技术的进步和发展,长读取测序技术越来越多地应用到寄生虫高通量测序,这将在很大程度上促进寄生虫结构基因组研究的发展,也是基因组研究中的重要一步。然而,即使采用越来越长的序列读取测序技术,高质量的染色体级组装在一定程度上仍然存在一定的难度。另外,个体的全基因组测序越来越多地用于基因功能关联分析,这种方法能够在单核苷酸分辨率上提供最优的信息,有助于建立基因型和表型之间的相关性。

寄生虫个体之中致病基因或者某些发挥关键功能的基因,其基因的连锁程度与连锁的机制(即重组)和维持连锁不平衡的机制(等位基因的非随机关联)有着直接关系。由于在寄生虫的配子产生过程中,染色体在每次减数分裂的重组通常只发生一次,因此两个基因座之间重组事件的频率在很大程度上取决于它们之间的距离,相距较远的标记比相距较近的标记发生重组事件的概率更高。但是重组事件的频率以及连锁不平衡的模式并非随机分布在整个基因组中。因此,标记不仅取决于距离,还取决于标记和致病变异在基因组中的精确位置。目前针对部分寄生虫,由于缺乏高分辨率基因分型工具,阻碍了物理图谱的构建,限制了有关寄生虫的基本生物学问题的解决,包括寄生虫的传播机制以及对寄生虫的防控策略。例如,大量的家畜感染了绦虫,这其中可能包括可感染人类的某些绦虫。然而,由于当前标记的分辨率较低,这些家畜感染的绦虫是否真的会造成人畜共患病的风险,在本质上还很难通过基因分析来进行判断。但是,随着高通量测序技术的发展和对大量临床标本进行准确的基因分型,人们可以更好地揭示寄生虫基因和表型之间的关联。同样,新近发展起来的单细胞基因组学和转录组学技术,也为寄生虫的研究提供了强有力的工具。

(二)结构基因组学研究的技术方法

在进行寄生虫基因组测序和结构基因组的组装过程中,离不开各种基因数据库。寄生虫的各种数据库,在第四十七章已经进行了详细描述,在此不再赘述。这些数据库,可以为寄生虫的遗传图谱构建、序列图谱的完整解读提供很好的借鉴和参考价值。

染色体在真核细胞细胞核中的定位是高度有序的,与基因表达有着复杂的动态关系。良好的基因组组装对于连锁作图至关重要,因为其目的是将性状的遗传决定因素定位到基因组区域。连锁分析也为指导基因组组装和评估组装质量提供了有力的研究手段,可以简单地通过检测它们相对于连锁图谱中使用的其他遗传标记的分离模式定位在染色体上。因此,遗传连锁图谱可用于确认通过序列比对方法推断的基本基因构架顺序,并提供待组装片段在染色体位置的明确分配。恶性疟原虫和布氏锥虫基因组序列的成功完成在很大程度上得益于这些物种的连锁图谱。另外,利用基于SNP的外显子组或遗传杂交的基因组重测序而建立起来的连锁图谱,能够更加有效的对寄生虫的基因组序列进行组装。这种高密度的连锁数据为组装基因组提供了更精细的构建,补充了长读长序列数据存在的某些弊端。近年来,随着测序技术的不断进步和新技术的开发,越来越多的策略可以用来辅助寄生虫结构基因组的组装,其中高通量染色体构象捕获(high-through chromosome conformation capture,Hi-C)技术和第三代测序技术在很大程度上促进了寄生虫结构基因组的解读。关于第三代测序技术,已在本书第四十八章"DNA测序技术"进行了详细的描述,在此不再赘述。下面将就Hi-C技术进行阐述。

Hi-C技术起源于染色质构象捕获(chromosome conformation capture,3C)技术,3C技术是由Dekker课题组于2009年首先提出。Hi-C技术利用高通量测序技术,结合生物信息分析方法,研究全基因组范围内整个染色质 DNA 在空间位置上的关系,获得高分辨率的染色质三维结构信息。Hi-C 能够全面检测生物体细胞核中染色质的相互作用,允许在整个基因组中对染色质相互作用进行无差别的鉴定,是研究三维结构的一种有效技术手段。染色体构象捕获技术是用福尔马林瞬时固定细胞核染色质,用过量的限制性内切酶酶切消化染色质-蛋白质交联物;然后在 DNA 浓度极低而连接酶浓度极高的条件下,使用连接酶连接消化物;再通过蛋白酶消化交联物以释放出结合的蛋白质;最后使用可能有互作的目的片段引物,进行普通 PCR 或者定量 PCR 来确定是否存在相互作用。该技术假定物理上互作的 DNA 片段连接频率最高,以基因座特异性 PCR 来检测基因组中 DNA 片段之间的物理接触,最终以 PCR 产物的丰度来确定是否存在相互作用。

Hi-C 实验操作包括:DNA 被限制性内切酶消化,留下 5' 悬垂;将酶切后的缺口用 dCTP 进行生物素标记补平,所得的钝端片段用连接酶进行连接。在 Hi-C 中,生物素标记的核苷酸结合在连接处,使得在修饰 DNA 分子进行深度测序时,有可能富集嵌合 DNA 连接。由此产生的 DNA 样本包含连接产物,这些连接产物最初在细胞核中的空间分布上是非常接近的。接着将样本进行超声破碎,随后用生物素亲和层析将带有生物素标记的片段沉淀下来,加上接头,创建 Hi-C 文库,进行高通量测序。该方法基于染色体构象捕获,即染色质与福尔马林交联,然后消化,并以只有共价连接在一起的 DNA 片段形成连接产物的方式重新连接。连接产物不仅包含它们在基因组序列中起源于何处的信息,而且还包含它们在基因组的 3D 物理位置的信息。染色质相互作用的大规模平行测定为其他基因组研究提供了先前缺失的空间背景维度,这一空间背景将为研究染色质及其在正常条件或疾病中的基因组调控作用提供新的借鉴。

伴随着诸如 Pacific Biosciences 的第三代测序系统 PacBio、Oxford Nanopore Technologies 公司的第三代测序系统 Nanopore、三代全长转录组测序 ISO-seq、精确核运行测序系统 Precision nuclear run-on sequencing PRO-seq、核糖体图谱分析技术 Ribosome profiling 以及表观基因组学(ChIP-seq)等新技术的进步和发展,极大地促进了新物种的测序和基因组组装,也有助于对寄生虫的许多生物过程进行深入的染色体水平的观察等。另一方面,单细胞基因组学和 RNA 原位测序等最新发展起来的技术,也可能在未来用于研究细胞中 DNA 和 RNA 的高分辨率、异质性和空间组织,这些新技术的开发都将有助于生物学家对寄生虫结构基因组学进行数据挖掘和发现。

(三)重要寄生虫结构基因组学研究进展

自从 2002 年恶性疟原虫的基因组、疟疾的传播媒介按蚊及其人类宿主的基因组发布以来,越来越多的寄生虫物种的基因组被测序,并在多个物种进行了多次大规模的种群重测序研究。到目前为止(2024 年 4 月),研究人员已经完成了至少 349 种寄生虫的全基因组序列信息。其中线虫纲 157 种(https://parasite.wormbase.org/species.html#Nematoda),吸虫纲 45 种(https://parasite.wormbase.org/species.html#Platyhelminthes),绦虫纲 16 种,锥虫 42 种(https://tritrypdb.org/tritrypdb/app),利什曼原虫 30 种(https://tritrypdb.org/tritrypdb/app),疟原虫 59 种(https://plasmodb.org/plasmo/app/)。而在这其中,无论是基因组测序数量的广度,还是在几个关键物种的大规模基因组重测序的深度,疟原虫基因组学在寄生虫基因组生物学的研究中处于领先地位。首先,对疟原虫红内期进行测序相对容易,可以通过体外培养获得足够多并且时期特异性高的虫体;其次疟原虫的基因组相对不大,只有 23MB,恶性疟原虫编码大约 5 500 个基因,并且有明确的 14 条染色体。但是针对疟原虫的其他不同发育阶段,诸如雌雄配子体、动合子、卵囊、子孢子等,因其 AT 碱基比例很高,降低了基因组的复杂性,增加了测序和组装的难度。然而,随着第三代长读测序技术以及 Hi-C 技术的发展,这些困难正在慢慢地被克服。因此,不少疟原虫物种的基因组已经完整测序和组装,达到不同程度的完整性。Bunnik 等(2018)通过 Hi-C 实验,确定了基因组的组织保守性和物种特异性以及基因组结构与致病性之间的联系。研究中通过构建五种疟原虫的 3D 基因组模型,证实了疟原虫主要表现为着丝粒、端粒和毒力基因的聚集。在恶性疟原虫中,异染色质毒力基因簇对周围的核空间有强烈的抑制作用,而间日疟原虫和伯氏疟原虫中这种抑制作用不明显,约氏疟原虫中则不存在这种抑制作用。在诺氏疟原虫中,端粒和毒力基因更分散于整个细胞核,但其 3D 基因组与基因表达表现出强烈的相关性。总之,通过对多种疟原虫结构基因组学的研究表明,大多数疟原虫的空间基因组受到毒力基因共定位的限制。恶性疟原虫和诺氏疟原虫是仅有的两种基因家族参与抗原性变异的疟原虫,它们在染色体折叠中的作用是独特的,这表明基因组和病原体中的基因表达之间存在潜在联系。这些研究结果表明真核生物中 3D 基因组结构的重要性,并发现疟原虫的基因组是由毒力和临床表型的寄生虫特异性基因家族形成的,明确在染色质结构水平上调节寄生虫特异性基因的分子成分,将有助于确定新治疗策略的靶点。

三、功能基因组学

随着测序技术的不断更新进步和结构基因组学的不断完善,标志着后基因组时代的到来,同时也促使基因组学的研究重点从结构基因组学转向功能基因组学,其研究内容注重于揭示基因功能及其调控机制。如前所述,大规模的测序已经获得了大多数寄生虫的基因序列,但是仅有不到 10% 基因的功能被确定,这其中也存在相当多的基因是根据与其他已被注释的基因具有同源性或者相似性而被注释的。另一方面,基于测序技术发现的基因功能位点在范围上往往是很大的,其中很多位点仅仅是统计学意义上的候选位点,而并不具有因果性,会产生大量的与该功能无关的候选基因。因此在寄生虫研究领域,这些未知的基因目前只能归入"可能"或者"假设"基因,需要通过不同的实验手段来证实基因产物的真实功能。

(一) 定义

功能基因组学(functional genomics)是通过人为手段改变生物体内基因的序列或者表达水平,观察人为干预后的生物体表型特征,来认识、探究和分析物种全基因组所包含的基因、非基因序列信息及其所对应的功能,建立完整的基因型和表型之间的联系。目前,多种寄生虫的基因组上还存在大量的基因功能尚未被注释,而分辨率更高的精细功能基因组研究尚未完全展开。另一方面,现阶段功能基因的研究大多数还停留在基因分离阶段,而且在很大程度上主要依赖于生物信息学的预测,缺乏直接的实验研究证据。

(二) 功能基因组学研究的技术方法

功能缺失型筛选是通过外源靶向技术,人为下调特定靶基因的表达能力或者功能活性,然后通过观察转基因物种的表型变化情况,鉴定与该特定表型相关的一个或者一类基因。功能获得型筛选作为功能缺失性筛选的一种并行策略,通过对生物体内特定靶基因的表达水平进行上调,观察后续表型的变化,建立靶基因与表型之间的内在联系。两种筛选技术分别存在两种不同的筛选模式:混合式筛选和点阵式筛选。混合式筛选是通过高通量手段,一次性对多种不同基因进行干预,后续通过不同检测手段实现高通量自动化筛选操作,获得单个细胞或生物体;通过二代测序等技术手段,可以获得单个细胞或生物体的基因信息,方便将基因型与表型所发生的改变关联起来。与混合式筛选的大规模高通量相比,点阵式筛选是指针对特定的某一基因进行人工的干预,此策略观察到的物种表型的改变可以直接对应于被靶向的基因,传统确定寄生虫基因功能便是采用此种策略。近几年在寄生虫研究领域,转基因技术、RNA 干扰技术和诱变技术方面取得了许多新进展,极大促进了寄生虫的基因组学和遗传学研究,并使寄生虫基因功能的机制研究成为可能,有助于在寄生虫中识别可能的药物靶点。

1. RNA 干扰技术 RNA 干扰(RNA interference,RNAi)是指由双链 RNA 诱发同源 mRNA 高效特异性降解的现象,在生物进化过程中高度保守存在。RNA 干扰技术能够特异性敲除或关闭特定基因的表达,因此被广泛用于基因功能的研究。RNA 干扰已经成功地用于实验性地敲除线虫的基因,通过引入线虫的双链 RNA(dsRNA),降解相应的 mRNA 分子,抑制其基因表达,该技术已被广泛应用于研究秀丽隐杆线虫在发育、寿命和免疫防御等方面的基因功能。然而,RNAi 实验的一个局限性是基因功能降低但没有消除。在某些情况下,特别是在行为表型的情况下,这可能会使 RNAi 实验结果变得难以解释。另一方面,RNA 干扰技术可以用于宿主的基因方面的研究,比如最近对人类可药用基因组进行的 RNAi 敲除筛选发现,分泌因子对人体肝细胞中寄生虫的发育至关重要。RNA 干扰技术详见本书第三十九章。

2. 基因敲除技术 功能基因组研究使用最广泛的方法是基因编辑,该方法是在特异性人工核酸内切酶技术基础上发展起来的技术,其操作过程是针对目标生物体基因组的特定 DNA 序列的删除、插入或修饰,从而获得基因编辑后含有特定遗传信息的生物体的一种生物技术手段。基因编辑的类型包括:基因的定点敲除、定点敲入、点突变、全基因组编辑等。通过对基因编辑之后获得生物体的生长发育等特性的研究,从而对相应的基因功能进行预测和推断。其操作过程是靶向突变,通过质粒载体的突变方法,设计用于编辑特定基因,通过同源重组来实现基因的编辑。它需要相对较长的与目标基因的同源区域来提高编辑效率(目标区域两侧约 1kb),因此具有较高的目标特异性。

基因编辑使用的人工核酸酶的发展大致分为四个时期:①最早被应用于基因组靶向修饰研究的核酸酶是大范围核酸酶。它能够识别 12~40bp DNA 序列,该长度的 DNA 片段在基因组中一般没有脱靶位点。但是筛选和改造针对特定位点的大范围核酸酶非常困难,这限制了大范围核酸酶的广泛应用;②锌指核酸酶(zinc finger nuclease,ZFN)技术算是真正意义上的第一代人工核酸内切酶技术,该系统将真核生物转录因子的锌指蛋白与 FokI 核酸酶的切割域进行融合,能够实现对特定 DNA 分子的高效特异性切割;③第二代人工核酸内切酶技术是由 FokI 介导的特异性人工核酸内切酶技术-TALE 核酸酶(Tranion activator-like effector nuclease,TALEN)。TALENs 通过 TALE 蛋白对靶序列的特异性识别来募集不具有切割活性的 FokI 切割域单体,进而在特定靶序列上形成具有非特异性切割活性的 FokI 二聚体,实现对靶序列的特异性识别和切割;④最新一代的基因编辑系统是:靶向聚集的规则间隔短回文重复序列 CRISPR-Cas9,该系统中的 crRNA 和 tracrRNA 连接起来所形成的导向 RNA 分子,能够介导 Cas9 蛋白对特定 DNA 分子的靶向切割。该方法自 2013 年成功用于编辑 DNA 起直到如今,都是基因编辑领域中的重要操作工具。基因编辑技术详见本书的第三十九章第三节。

3. **全基因组诱变筛选** 全基因组诱变筛选多采用的是随机突变的策略,即借助一种利用转座子的突变方法,优先插入每个基因组给定识别序列中。靶向突变需要长片段的同源序列以获得目标特异性和重组效率,所以对于重复片段较多的物种来说(例如富含 AT 的恶性疟原虫基因组),并不适合大规模利用。目前全基因组诱变筛选中,最常使用的是 PiggyBac 转座子和 CRISPR-Cas9 技术。

PiggyBac 转座子来源于鳞翅目昆虫粉纹夜蛾的一种 DNA 型转座子,是一种能够将自身片段插入基因组中新位置的 DNA 序列,并且与目标位点没有任何序列关系。其工作原理是利用转座酶的酶切作用,将供体染色体切为两段;同时目标染色体的特定位置被切开,形成黏性末端,切下的 PiggyBac 转座子在转座酶的作用下与切开的目标染色体的黏性末端连接并补齐末端。转座子能够携带任意大小的目的基因,并且其目的基因能够在基因组中稳定的表达。

CRISPR-Cas9 全基因组诱变筛选的广泛采用,在很大程度上得益于有规律的间隔、短回文重复(CRISPR)技术的出现,这是一种生成 RNA 引导核酸酶(如 Cas9)的重要新方法,具有可定制的特异性。这项技术的优点是,通过改变单导向 RNA(sgRNA)与基因组靶点之间 20bp 的同源性,从而实现基因编辑。CRISPR-Cas9 重组酶作为精确编辑基因组的工具,该核酸酶介导的基因组编辑已被用于快速、方便和有效地编辑各种细胞类型的内源性基因,以及具有遗传难度的生物体中的内源性基因。尽管 CRISPR-Cas9 系统的全基因组特异性尚待完全确定,但该系统对基因组序列和基因表达进行定向、高效改变的能力将改变生物学研究,并在很大程度上促使人类疾病新型分子疗法的发展,该技术已成功应用于多种寄生虫的研究。另一方面,阵列 CRISPR-Cas9 可以用于宿主的基因方面的研究,CRISPR-Cas9 文库理论上有助于确定寄生虫生长和发育所必需的宿主相应靶点。

4. **遗传杂交** 遗传杂交作为一种研究生物体表型特征的一种重要策略,在寄生虫的研究中起到关键作用。基因突变能够产生可以遗传的变异,而进一步的遗传重组能够产生新的基因型。以疟原虫为例,不同性状疟原虫虫株之间进行的杂交发生在有性发育阶段,而经过基因重组产生的新子代往往能够表现出不同的性状,比如不同的抗药性、致病性、免疫特性等。现阶段,疟原虫的遗传杂交已经广泛应用于对疟原虫的一些重要性状的研究,比如抗药性、基因的表达和调控、以及入侵等过程。连锁作图也可以利用实验遗传杂交,对后代进行基因型和表型表征的研究,以确定基因标记与感兴趣表型共分离的基因组区域。

(三)重要寄生虫功能基因组学研究进展

功能基因组的研究对后续研究有诸多方面的优势,比如功能基因组筛选出来的基因,大多数均是寄生虫生长发育的必需基因。而在针对寄生虫的药物设计方面,首选靶标要与人类基因没有相似性或相似性有限,并且靶标的选择最好是那些已经适用于一线抗寄生虫药物的靶标之外的位点,从而更好地避免寄生虫对其产生抗药性。另一方面,疫苗的设计也是在寄生虫防控过程中需要考虑的问题。疫苗的目的是使免疫系统暴露在威胁之下,并促使其产生抑制性抗体或效应免疫细胞,以便再次遇到相同感染时能够发挥作用。寄生虫在数千年的进化中,已经形成了自身所特有的逃避宿主免疫应答的机制,而通过功能基因组发现的必需基因位点,能够为疫苗的研发提供全新的靶点。CRISPR-Cas9 技术的应用提高了恶性疟原虫突变体的筛选效率,并且现在有几种条件敲除方法可用于系统的分析恶性疟原虫的基因功能。此外,基于转座子的突变方法实现了恶性疟原虫基因组的第一次全面正向遗传筛查,并发现了红内期发育所必需的基因,此类筛查同样可用于研究疟原虫应激反应、药物使用、以及恶性疟原虫的其他发育阶段。

1. 全基因组 RNAi 筛选技术　通过大规模的全基因组 RNAi 筛选技术,Menendez 等(2015)研究确定在组织氧张力下对弓形虫生长重要的宿主基因。在转染己糖激酶(hexokinase,HK)2 表达质粒的低氧诱导因子-1(hypoxia inducible factor-1,HIF-1)缺陷细胞中,3% 氧气下的弓形虫生长得到恢复。HIF-1 激活和 HK2 表达都伴随着宿主糖酵解通量的增加,这表明弓形虫在 3% 生理氧浓度下,HK2 基因对弓形虫生长起到至关重要的作用。同时显示 HIF-1 和 HK2 是细胞内病原体的一个新靶点,该病原体通过重组宿主细胞的代谢来创造一个有利于寄生虫在生理氧水平下复制的环境。另外,在该研究中也发现 6 种人类蛋白质能够通过修改宿主的肌动蛋白结构来帮助弓形虫更好的入侵。另一个研究中:Wang 等(2020)对曼氏血吸虫成虫的大规模 RNA 干扰(RNAi)筛选,该筛选检查了 2 216 个基因的功能。该研究鉴定了 261 个具有影响神经肌肉功能、组织完整性、干细胞维持和寄生虫存活表型的基因。利用这些数据,该研究优先考虑具有抗寄生虫活性的化合物,并发现了一对协同维持肌肉特异性信使 RNA 转录的蛋白激酶(TAO 和 STK25)。这些激酶中任何一种的缺失都会导致蠕虫死亡。这些研究可能有助于加速治疗的发展,并促进对这些被忽视寄生虫的研究。

2. 锌指核酸酶研究和 PiggyBac 转座子突变　Straimer 等(2012)利用锌指核酸酶对恶性疟原虫进行快速和有针对性的基因编辑,锌指核酸酶可以在特定的位点上产生双链断裂,并触发同源性定向修复。研究中针对染色体特定的基因进行基因敲除,经过约两周时间获得了基因缺失型疟原虫。利用这种策略,可以对疟原虫的不同基因进行敲除,以便更好地研究它们在疟原虫发育过程中的作用。转座子突变已被广泛用于鉴定许多生物体中的基因功能,对于寄生虫基因组的功能分析具有极其重要的价值。配子体对疟原虫的传播至关重要,但对其形成机制知之甚少。Ikadai 等(2013)利用 PiggyBac 转座子介导的插入突变,对突变后得到的疟原虫进行筛选观察,从而分离出 29 个无法形成成熟配子体的克隆。进一步的分析显示,16 个基因可能与配子体细胞发生有关。在另一篇类似的研究中,Zhang 等(2018)利用恶性疟原虫转座子突变的方法,利用其 AT 丰富的基因组,获得了超过 38 000 个突变体。在这一突变水平上,作者将必需基因区分为不可变基因,将可有可无的基因区分为可变基因。在疟原虫全部的 5 399 个基因中,鉴定了 3 357 个体外无性血液阶段生长所必需的基因。Balu 等(2009)研究了 PiggyBac 作为恶性疟原虫基因组功能表征的分子遗传学工具,通过多次转染,获得了 177 个独特的恶性疟原虫突变体克隆,它们的基因组中大多只有一个 PiggyBac 插入,作者进一步探讨了恶性疟原虫的遗传研究,并对其进行了表型筛选,以确定对红内期发育至关重要的基因和代谢途径。

3. 全基因组诱变筛选举例　恶性疟原虫其毒力是由改变感染宿主红细胞的黏附性所导致的,为了阐明疟原虫的这些功能机制,Maier 等(2008)使用了大规模基因敲除策略,结合功能性筛选来识别疟原虫感染的红细胞蛋白质。实验表明,八个基因可以编码寄生虫黏附素 PfEMP1 输出所需的蛋白质。另一个在伯氏疟原虫中的例子,Gomes 等(2015)提出了一个具有长同源臂的大规模条形码载体资源,用于有效编辑伯氏疟原虫基因组。将数十个载体共转染到疟原虫红内期阶段会产生复杂的条形码突变体库。结果发现一些蛋白激酶在红内期阶段具有冗余功能,并通过对克隆的突变体进行基因分型,证实了部分激酶的靶向性。而在弓形虫的研究中,Sidik 等(2016)采用 CRISPR-Cas9 来评估弓形虫感染人类成纤维细胞过程中每个基因的功能,鉴定了大约 200 个基因的功能,这些结果提供了弓形虫基因的广泛功能信息。克鲁兹锥虫是一种人类和动物的原生动物寄生虫,主要发生在美洲等地区,Peng 等(2014)将 CRISPR-Cas9 系统用于克鲁兹锥虫的全基因组功能筛选,结果证实 CRISPR-Cas9 系统是克鲁兹锥虫基因组操作的一个通用且强大的工具,能够为揭示以前未被鉴定的基因功能,以及探讨锥虫如何利用其编码表面蛋白的大家族基因与人类和动物宿主相互作用。

4. 遗传杂交的使用　长期以来,遗传杂交一直被用于确定与疟原虫耐药性和弓形虫毒力等表型相关的位点。比如氯喹的抗药基因,抗氯喹的恶性疟原虫会通过一种未知的机制迅速将药物排出体外,从而对抗该药物。在这种外排机制缺乏明确的生化知识的情况下,反向遗传学为氯喹耐药性的分子基础提供了强有力的方法。为了鉴定弓形虫的相关基因,Saeij 等(2006)利用毒力因宿主而异的分别分离自欧洲和北美的三个克隆株系,绘制了杂交获得的 F(1)后代的毒力株,并将其引入小鼠体内。由此确定了五个毒力位点,其中两个的基因互补实验表明预测的蛋白激酶是入侵时分泌到宿主细胞中的关键分子。Taylor 等(2006)通过遗传作图揭示了寄生虫染色体Ⅶa 上两个紧密相邻的数量性状基因座,它们控制着 Ⅰ 型谱系的毒力。定位克隆鉴定了候选毒力基因 ROP18,这是一种高度多态的丝氨酸苏氨酸激酶,在寄生虫入侵期间分泌到宿主细胞中,将强毒力 ROP18 等位基因转染到非致病性Ⅲ型菌株中可使死亡率急剧增加。

四、表观基因组学

染色质是表观遗传发生的主要结构,因此表观遗传特征通常由 DNA 修饰(如甲基化)或染色质结构的变化(如组蛋白翻译后修饰或组蛋白变体的使用)介导。利用全基因组测序来解释生物的染色质状态和遗传物质的不同修饰,其研究方向主要集中在 DNA 甲基化、组蛋白可逆修饰、染色体重塑、染色质区室化、RNA 结构等几个领域。总的来说,表观基因组学主要是描述不同时期,不同细胞类型中的表观遗传修饰的位置,并且通过一定的实验手段找到与之相关联的功能。

(一)定义

表观基因组学(epigenomics)通常情况下是指针对不涉及 DNA 一级序列变化条件下,而产生的可以影响到生物体个体发育的表观遗传调控,其中许多重要生物学途径都涉及表观遗传调控,包括生长发育、宿主转换、抗药性产生等。组蛋白修饰是发生在整个生命周期中的染色质结构上的变化,组蛋白是组成核小体的蛋白质亚单位,染色体的 DNA 链围绕着核小体。增加组蛋白与 DNA 亲和力的修饰,从而导致转录复合物(称为异染色质)不易接近的染色质结构更加浓缩,导致基因表达沉默,而导致染色质更加开放(称为常染色质)的修饰与基因组的活性区域相关。典型的核小体修饰包括将组蛋白变体或翻译后修饰(通常为乙酰化或甲基化)并入组蛋白 H3 和 H4 的氨基末端"尾部"。DNA 胞嘧啶修饰是哺乳动物细胞中细胞过程的关键表观遗传调节因子,其错误调节会导致各种疾病的发生。然而,最近的发现揭示了表观遗传学在疟原虫生物学中更为普遍的作用,包括红细胞入侵、溶质转运或有性配子体形成等多个生物学过程。胞嘧啶 C_5 甲基化是一种重要的表观遗传控制机制,通常由 C-5 DNA 甲基转移酶家族执行作用,DNA 甲基化控制着广泛的重要细胞功能,如基因组印记、X 染色体失活、基因表达和转座因子抑制等。

(二)表观基因组学研究的技术方法

结构基因组学和功能基因组学的研究使我们能够详细的了解寄生虫种群水平的过程,而表观基因组学也提供了理解寄生虫生物学的有用信息。了解寄生虫如何调节其基因表达对于掌握寄生虫生物学至关重要,能够帮助理解寄生虫不同周期阶段以及入侵途径蛋白之间的变化,以及建立宿主与寄生虫之间的相互关系。以下将就最近新开发出来的几种表观基因组学研究的技术方法进行简要阐述。

1. ATAC-seq 技术　随着高通量测序技术的发展,Buenrostro 等(2013)开发了一种称为转座酶可及染色质的测序分析方法(assay for transposase accessible chromatin using sequencing,ATAC-seq),用于测定转座酶可及染色质。ATAC-seq 是一种成熟的、全基因组的、简单快速的全面检测生物体基因组中可及的染色质状态的方法。作为一种快速、灵敏的表观基因组学分析方法,ATAC-seq 使用 Tn5 转座子插入基因组中更开放的区域,从而提供 DNA 可及性的相关信息,能够判断在某一特定状态下染色体的开放程度,以便识别调控区域中的核小体结合和核小体游离位置,以此来推断 DNA 结合蛋白的位置。ATAC-seq 使用一个简单的两步方案来定量寄生虫虫体中捕获的开放染色质位点,并通过核苷酸序列信息揭示开放染色质基因组位置、DNA 结合蛋白、单个核小体和调节区之间的相互作用。其包括以下三个主要步骤:

(1)制备细胞核:为了制备细胞核,通过离心或其他方法收集寄生虫,然后用 50μL 冷 PBS 清洗,并在 500g 条件下离心 5 分钟。使用冷裂解缓冲液(10mM Tris-Cl,pH 7.4,10mM NaCl,3mM $MgCl_2$ 和 0.1%IGEPAL CA-630)裂解寄生虫。裂解后立即使用冷冻离心机以 500g 离心 10 分钟。

(2)转座和纯化:在制备细胞核后,立即将沉淀重新悬浮在转座酶反应混合物中(25μl 2×TD 缓冲液、2.5μl 转座酶和 22.5μl 无核酸酶水)。转位反应在 37℃下进行 30 分钟。转位后,直接使用 Qiagen Minelute

试剂盒纯化样品。

（3）PCR：纯化后，使用1×NEBEXT PCRmix和1.25μM Nextera PCR引物1和2扩增文库片段，以下PCR条件可供参考：72℃5分钟，98℃30秒，然后在98℃下热循环10秒，63℃30秒和72℃1分钟。使用PCR产物试剂盒纯化文库，最终文库浓度为~30nM（20μl）。文库共扩增10~12个循环。

2. RNA二级结构　与DNA形成典型的双螺旋结构不同，RNA能够通过单链自身折叠成的头样、发夹和隆起等多种复杂的高级结构，来满足不同功能状态的需要，并且不同的折叠形式之间能够互相转换。RNA所形成的不同形式的二级结构作为RNA存在的一种修饰方式，会随着RNA本身所要执行的功能的不同而通过自身二级结构的改变来帮助生物体应对外界环境的各种变化。并且这些RNA分子结构具有动态性和生理条件下的结构重组，从而起着调节基因表达的作用。RNA结构的调控，正在被视为一种存在于生物体内的全新的表观基因组学调控策略，越来越多的引起人们的关注。

可视化活体细胞内分子行为的物理基础对生物学来说是一个巨大的挑战。RNA是生物调控的核心，而RNA通常情况下会通过形成特定的结构来调控基因表达程序的每一步。然而，我们对生物体生理下的RNA结构的理解是有限的；最近一种新的生物化学方法，即体内选择性2'羟基酰化分析实验（in vivo click selective 2'-hydroxyl acylation and profiling experiment，icSHAPE）可以全面观察活细胞中RNA的所有四种碱基的二级结构配对情况。这些结果为活细胞中RNA的结构基因组学打开了大门，并揭示了控制基因表达的关键生理结构。其主要步骤简要介绍如下：①通过体外培养或者临床标本收集需要处理的寄生虫标本；②对收集到的寄生虫用NAI-N$_3$进行标记。NAI-N$_3$标记物使用的浓度和孵育时间与不同寄生虫标本的类型有直接关系，需要根据实验条件进行调整。空白对照此时加入DMSO，与标记反应处于相同的条件下。达到预定时间之后，通过低温离心终止反应；③提取寄生虫RNA；如果不直接进行RNA提取，可以通过加入TRIzol或者RNAlater Solution的方式将样品冻存于-80℃备用。采用TRIzol法或者试剂盒提取寄生虫总RNA；④对标记处理后提取获得的总RNA进行去除核糖体RNA的富集处理。利用商业化的试剂盒对获得的总RNA去除核糖体RNA；⑤通过icSHAPE方法，对已经去除核糖体RNA的已标记RNA构建RNA二级结构修饰文库。其主要步骤包括完整的RNA进行片段化处理，连接特定序列的RNA 5'linker，通过标记的特异性引物结合磁珠的方式对得到的有两端接头的片段进行磁珠选择，使用5'修饰的反转录引物对连接好接头的RNA片段进行反转录反应，通过PAGE对cDNA进行片段大小选择，利用另一个生物素标记的特异性引物结合磁珠纯化的方式对环化cDNA产物进行选择，利用含有illumina测序接头P5和P7序列的引物对筛选之后的环状cDNA进行PCR扩增；⑥文库高通量测序前的质检和高通量测序；⑦利用"Mod-seeker"数据分析平台对所有得到的测序reads进行分析，利用CMH检验计算NAI-N$_3$处理组和DMSO对照组反转录的停止位点。两组之间相同位点统计出现的次数比值大于1.5，则确定该位点为标记位点；⑧利用标记位点数据，通过RNA structure等软件预测可能存在的RNA二级结构。

3. ChIP-seq　染色质免疫沉淀（chromatin immunoprecipitation，ChIP）原理是在活细胞状态下固定蛋白质-DNA复合物，然后将其随机切断为一定长度的染色质小片段，然后通过免疫学方法沉淀此蛋白质-DNA复合物，特异性地富集目的蛋白结合的DNA片段；随后通过对目的片断的纯化与检测，从而获得蛋白质与DNA相互作用的信息。ChIP技术与DNA sequencing技术相结合开发了ChIP-seq，ChIP-seq的目的是研究感兴趣蛋白在基因组上的结合位点，可以用来鉴定转录因子（transcription factor，TF）的结合位点或者转录后更广范围的组蛋白修饰。蛋白质-DNA相互作用在基因表达、基因组完整性和染色质组织的调控中起着至关重要的作用。转录因子结合和修饰组蛋白的体内定位极大地拓宽了人们对基因组如何组装以实现组织和发育阶段特异性基因调控的理解。ChIP-seq通过分离特定的蛋白质与DNA片段，揭示参与这些相互作用的DNA序列。其主要步骤包括：①通过福尔马林对寄生虫进行固定，即将目标蛋白与染色质连接起来，交联获得蛋白质-DNA复合物。较高数量的寄生虫样本可以保证数据的一致性和重复性；②细胞裂解和超声波处理分离基因组DNA，将其打断成一定长度的小片段，同时去除大部分胞浆蛋白；③添加与目标蛋白质特异的抗体，抗体与交联后的样品共孵育。在4℃条件下，孵育过夜，使抗体与目标蛋白形成免疫沉淀复合体；④去交联，纯化DNA即得到染色质免疫沉淀的DNA样本，准备测序；⑤将准备好的样本进行建库和深度测序。

（三）重要寄生虫表观基因组学研究进展

1. 蛔虫的多种表观遗传调控机制　在真核生物中，一种常见的基因调控机制是通过核小体和染色质的差异组织，形成异染色质或常染色质，染色质状态可与激活或抑制特定基因组区域的组蛋白修饰标记相关。关于蛔虫发育过程中组蛋白标记变化的数据有助于阐明这种寄生线虫在配子发生、受精和早期胚胎发生过程中表观遗传的性质。ATAC-seq 评估了早期发育过程中蛔虫染色质的可及性，蛔虫染色质可及性位点在活性基因的启动子区域富集，其中包括 H3K4me3 区域。并且与早期胚胎阶段和生殖组织相比，用于 DNA 消除的蛔虫染色体断裂区域在 DNA 消除之前变得更容易获得，开放区域与新端粒添加到断裂 DNA 末端的位置相匹配。与宿主的单着丝粒染色体不同，蛔虫具有全着丝粒染色体，许多着丝粒沿染色体长度分布。ChIP-seq 使用抗蛔虫 CENP-A 的特异性抗体，在染色体长度上识别出许多带有这些标记的富集位点。CENP-A 的沉积与重复序列或任何特定序列无关，与转录呈负相关，沉积模式通过配子发生和胚胎发生而改变。

2. 疟原虫从宿主到蚊子传播过程中的表观遗传调控　Witmer 等（2020）首次绘制了恶性疟原虫配子体、卵囊和动合子的异染色质分布图，并且发现异染色质的分布在疟原虫的发育过程中和伯氏疟原虫株系之间保持不变，发现两个染色体中心基因存在异染色质，即卵囊蛋白 Cap380 和一个功能未知的保守蛋白，通过转录组学的研究确定在伯氏疟原虫中，多基因家族基因的变异转录发生情况与恶性疟原虫相似，但水平相对较低。此外，在配子体、动合子和卵囊中也发现了变异多基因家族转录的证据。与异染色质形成鲜明对比的是，H3K9ac 的基因组分布在寄生虫发育过程中是动态的；虽然 H3K9ac 与基因的 5'UTR 区域相关，但它在核糖体蛋白基因的起始密码子附近特异性地达到高峰。与先前在恶性疟原虫红内期中的发现一致，5'UTRs 中 H3K9ac 的富集与伯氏疟原虫中的转录物丰度相关。在研究的发育阶段中，异染色质蛋白 1 与位于亚末端区域的差异表达基因家族相关，并且基于异染色质沉默的变异基因表达仅发生在某些基因中。相反，常染色质标记组蛋白 3 赖氨酸 9 乙酰化（H3K9ac）在所有发育阶段的非异染色质区域丰富表达。此外，H3K9ac 的占有率与所有阶段的转录物丰度呈正相关，但雌性配子体除外，这表明该阶段的转录与 H3K9ac 水平无关。该研究大大增加了对寄生虫从哺乳动物宿主向蚊子传播媒介转化过程中基因表达表观遗传调控的理解。

3. DNA 甲基化与组蛋白修饰　Hammam 等（2020）在恶性疟原虫红内期阶段鉴定出羟甲基胞嘧啶样（5hmC 样）修饰。与哺乳动物细胞相反，恶性疟原虫无性阶段基因组中 5hmC 样水平为 0.2%~0.4%，显著高于甲基化胞嘧啶水平 0.01%~0.05%。羟甲基化 DNA 的免疫沉淀和高通量测序结果表明，5hmC 样修饰在红内期发育过程中以最小的动态变化富集在基因组中。此外，基因组中 5hmC 样碱基的水平和转录水平正相关，在整个无性发育过程中，有 2 000 多个基因稳定地标记了这种修饰。这项工作强调了恶性疟原虫中一种新的胞嘧啶 DNA 修饰途径的存在，并为基因调控研究和抗疟药物的开发指明了方向。在另一项研究中，Ponts 等（2013）对恶性疟原虫的胞嘧啶 DNA 甲基化进行了探讨，鉴定了一种基因组修饰的单一功能 DNA 甲基转移酶。结果表明，疟疾基因组不对称甲基化与未分化的植物和哺乳动物细胞具有共同特征，DNA 甲基化的广泛作用和 PfDNMT 的独特性表明甲基化途径是抗疟策略的潜在靶点。

Cuypers 等（2020）发现杜氏利什曼原虫基因组包含 DNMT6 亚家族的 C-5 DNA 甲基转移酶，并且验证了其在 RNA 水平上的表达。作者构建了这种酶的活性过表达和敲除系，并使用全基因组亚硫酸氢盐测序以及前鞭毛体和无鞭毛体对照系来表征其全基因组甲基化模式。尽管存在 DNMT6，但结果显示在基因组水平上 CpG 位点的甲基化水平不高于 0.000 3%，CHG 位点的甲基化水平不高于 0.000 5%，CHH 位点的甲基化水平不高于 0.012 6%。结果说明，寄生虫（未检测到 DNA 甲基化）和脊椎动物宿主（DNA 甲基化）之间的 DNA 甲基化差异允许使用甲基 CpG 结合域富集寄生虫和宿主 DNA。

4. 染色质重塑与染色体结构异常变化　为了阐明与恶性疟原虫红细胞内发育相关的转录调节中染色质重塑的作用，Gupta 等（2013）通过使用芯片对组蛋白 H3 和 H4 修饰的染色体关联的时间模式进行了研究。结果显示在恶性疟原虫红内期 12 个组蛋白修饰广泛存在，这其中包括 H4K5ac、H4K8ac、H4K12C、H4K16ac、H3K9ac、H3K14ac、H3K56ac、H4K20me1、H4K20me3、H3K4me3、H3K79me3 和 H4R3me2 等。虽然一些修饰被发现与绝大多数基因组相关，并且它们的占有率是恒定的，但其他修饰显示出更高度的动态分布。8 个与转录水平密切相关的修饰显示出与不同基因组区域的差异亲和力,H4K8ac 主要位于启动子区域,而其他修饰发生在编码序列的 5' 末端。此外,研究还发现基因组上存在携带一个以上组蛋白标记的多价结构域,突出了组合效应对转录的重要性。

Bunnik 等(2019)通过对疟原虫传播阶段(配子体和子孢子)寄生虫特异基因家族基因组结构的变化研究发现:恶性疟原虫基因组的三维结构与红细胞内复制周期中的基因表达密切相关。结果显示恶性疟原虫和间日疟原虫传播阶段的基因组组织主要的变化发生在致病和免疫逃避、宿主细胞入侵、性分化和基因表达的主要调控相关基因的定位和相互作用中。在配子体发生过程中,染色体末端的异染色质区域扩大,包括与宿主细胞重塑有关的基因,并在 14 号染色体上形成一个广泛的超结构域。子孢子阶段基因组的一个显著特征是建立了与子孢子迁移和肝细胞侵袭有关的基因的 DNA 相互作用。这些结果为基因组结构、异染色质和阶段特异性基因表达之间的联系提供了新见解,表明疟原虫的三维基因组结构与整个生命周期中特定基因家族的转录活性密切相关。

5. Chip-seq 验证疟原虫 ApiAP2 家族 AP2-O 靶基因的全基因组　使用 ChIP-seq 的组蛋白修饰图谱能够量化多种寄生虫发育过程中的表观遗传学变化。Santos 等(2017)描述了一种寄生虫特异性转录因子 PfAP2-I,属于 AP2 家族转录因子,负责调节参与红细胞侵袭的基因表达。作者通过 ChIP-seq 进行的全基因组分析表明,PfAP2-I 与靶基因启动子中的特定 DNA 序列相互作用。虽然 PfAP2-I 包含三个 AP2 DNA 结合域,但在红内期发育过程中,目标基因的结合只需要一个。此外,结果还显示 PfAP2-I 与几个染色质相关蛋白相关,包括疟原虫 PfBDP1 蛋白,并且复合物的形成与转录调控相关。作为红细胞入侵的关键调节因子,PfAP2-I 代表了一个潜在的新抗疟治疗靶点。在另外一项研究中,Fraschka 等(2018)为了找出转录沉默的基因组区域,使用 ChIP-seq 分析了多个疟原虫物种中全基因组异染色质蛋白 1 的分布情况。异染色质以组蛋白 H3 上赖氨酸的甲基化为标志,并与异染色质形成和基因沉默调节因子 HP1 结合。

表观遗传沉默的常见靶点包括编码表面抗原的快速进化多基因家族和一小组具有调节潜力的保守 HP1 相关基因。许多恶性疟原虫异染色质基因以不同株特异性方式标记,增加了疟原虫的适应能力。虽然异染色质在红内期有丝分裂增殖过程中保持稳定,但在配子体分化过程中,异染色质大量重组,这种现象对配子体特异性基因的激活和红细胞重塑机制的适应至关重要。AP2-O 是一种 AP2 家族转录因子,在蚊子中肠入侵阶段即动合子阶段表达,称为卵动蛋白,对该阶段的正常发育至关重要。阶段特异性 AP2 家族转录因子在维持疟原虫生命周期中起着关键作用。Kaneko 等(2015)通过染色质免疫沉淀测序鉴定了 AP2-O 的全基因组靶基因,并阐明了 AP2 家族转录因子如何参与动合子阶段的形成。分析表明,AP2-O 与五百多个基因的上游基因组区域特异性结合,其中约 10% 的寄生虫基因组直接受 AP2-O 调控。这些基因参与不同的生物过程,如形态发生、运动、中肠穿透、蚊子免疫的保护和卵囊发育等。

6. ATAC-seq 与 RNA 二级结构的表观基因调控　Toenhake 等(2018)对恶性疟原虫红细胞内阶段进行了 ATAC-seq 测序,确定了四千多个可变调节区。这些调节区绝大多数位于转录基因上游 2kb 内,其染色质可及性与各自 mRNA 转录物的丰度呈正相关。重要的是,这些区域能够驱动阶段特异性基因的表达,并且在阶段特异性调控区集中富集的 DNA 序列基序与恶性疟原虫 AP2 转录因子家族成员相互作用。作者还发现最初通过基因表达分析发现的序列基序(如 PfM18.1 和 PfM24.1)与转录因子相互匹配(分别为 AP-I 和 AP-SP)。

RNA 的结构在许多生物过程中起着重要作用,如多聚腺苷酸化、剪接和催化功能,这一点已被广泛接受。RNA 结构的动态变化能够调节基因表达,并可作为控制细胞过程的高度特异和微妙的机制。然而,恶性疟原虫中大多数 RNA 二级结构的特征尚未确定。为了研究恶性疟原虫基因组范围内单核苷酸解析的 RNA 二级结构特征,Qi 等(2021)应用了一种新的高通量方法,利用 RNA 结构的化学修饰来表征这些结构。最终数据结果成功预测了环状体和滋养体时期共 3396 个转录本的体内 RNA 二级结构。作者通过对恶性疟原虫环状体时期和滋养体时期红细胞内发育周期体内外 RNA 二级结构进行分析,确定了一些关键的调控特征。研究结果有助于进一步研究恶性疟原虫 RNA 二级结构与复杂生物过程之间的相互作用,也能够为更进一步的研究寄生虫感染和阐明宿主与寄生虫相互作用提供数据支持。

从动物到植物再到原生动物,表观遗传学仍然是所有真核系统中一个充满活力的研究领域。考虑到转录因子在某种程度上的"精简"功能,它可能在寄生虫生物学中发挥更大的作用。随着针对表观遗传因子的药物的开发,这些药物可用于治疗人类疾病,如自身免疫性疾病或癌症,这项迅速发展的技术可以应用于开发能够杀死寄生虫、降低毒力和阻断传播的化合物,这是任何消灭/根除疾病的关键组成部分。寄生虫基因编辑技术的发展,也将有助于解决寄生虫表观遗传学领域的一些紧迫问题。考虑到表观遗传学通常研究不同细胞的特性,因此开发改进的单细胞水平分析技术也很重要,这将给该领域带来巨大的进步。

(齐艳伟)

第五节　生物组学大数据与人工智能技术

如本章前文内容所述,基因组学、转录组学、蛋白质组学、代谢组学等单一组学研究在寄生虫病的基础研究、诊断以及治疗中起着不可替代的作用,能够在寄生虫病的发病机制研究和更优的治疗策略等诸多方面提供极大的帮助和借鉴意义。但是从另一方面来讲,寄生虫生命体是一个复杂的调控系统,不是几个基因的单一组学结果就能解释其中的某个功能与变化的,这往往会涉及诸多层次的复杂调控机制。单组学的研究方式通常在一定程度上存在局限性,单一组学仅能够从某一维度或单一因素入手,并没有考虑到多组学的相互作用在寄生虫病中的复杂相互作用;通过单组学手段来描述多系统、多层次、多生活史阶段的寄生虫疾病变化过程,已无法满足寄生虫病学研究的需要。比如:转录组学的研究中,往往能够获得大量的差异表达基因,显示某些基因可能发生基因功能的丧失。但在这其中可能存在大量通过转录组研究不能发现的基因,比如某些基因的表达情况可以通过激活其他途径,使得在特定条件下本该发生变化的基因mRNA表达情况保持在一定范围内不变甚至是增加。而寄生虫病的表型差异是由寄生虫基因和宿主环境等诸多因素共同相互作用所驱动的,并且受宿主免疫系统的调节。通过各组学之间线性或非线性关系可以将其有机地联系在一起,对多组学数据进行联合分析,能够在更大程度上、更高维度上反映出宿主的免疫应答以及宿主与环境因素之间复杂的相互关系。

跟传统的单一组学研究技术相比较,生物组学大数据的多组学联合分析能够同时兼具系统性和整体性的特点,并且不同的组学之间能够交叉验证,其结果在寄生虫病的发病规律、临床诊断和治疗等方面更有准确性。组学技术是一种很有前途的工具,随着测序技术的进步导致了一种新时代的到来,称为"组学时代",它在分子水平上收集各种组学数据和信息、同时与开发分析和过滤这些数据所需的计算工具结合起来,能够为发现新的诊断标志物或潜在药物靶点提供参考。以疟原虫为例,在发育繁殖的终宿主和中间宿主体内多达11个不同的发育阶段,这其中必然会通过信号转导作用来调节不同发育阶段相关基因的表达,随后经转录水平的加工修饰、蛋白质层面的翻译修饰,最终将不同阶段的转录结果在代谢层面上呈现出来,从而表现出不同的形态特征。在这一过程中,毫无疑问会涉及诸多通路的复杂调控,单就基因组、转录组、翻译组或蛋白组中的单一组学研究是不能完整地阐述疟原虫复杂生活史的机制,而多组学的联合分析可以从不同层面反映疟原虫从基因转录至代谢的总体情况,能够对数据进行互补完善,以便更全面、更系统地研究不同发育阶段疟原虫差异背后的调控机制。

一、生物组学大数据挖掘与人工智能

生物相关领域的大数据是大数据技术应用的重点和具有巨大潜力的领域,对它综合全面利用的水平在一定程度上将决定生物学未来研究的水平以及大数据相关产业的发展空间。而在生物大数据领域,生物组学大数据作为新进快速发展起来的重要数据之一,如果能够准确地分析和完整的解读将快速提高人们对基因在疾病发生、发展过程中作用的认知,从而更好地促进诸如靶向药物、精准医疗等在临床上的开发和应用。目前,生物组学大数据主要包括转录组、蛋白质组学、代谢组学、基因组学等范畴。

(一)生物组学大数据的概念及获得

大数据的概念于2001年提出,由于其数据量巨大和数据的高度复杂,使得在现有的计算框架下不能很好地捕获、处理和后续分析的数据。大数据一般具有以下几个特征：①数据量庞大,通常可以达到 TB 级或者 EB 级;②数据增长速度非常快,通常需要并行计算和合适的数据流管理;③数据涉及的种类繁多,其中包括大量异质性的结构化、半结构化和非结构化的数据;④数据必须具有真实性、准确性和质量保证;⑤数据通常具有重大的价值,体现在其数据本身或者对数据后续分析产生的价值。

以基因组为代表的核酸序列数据,是指生物体内密切参与复制、转录、修复等过程的相关组学数据。近年来随着测序技术的发展,越来越多的寄生虫全基因组测序工作相继完成,基因组注释也越来越丰富,这为揭示寄生虫的基因功能和生物学研究提供了帮助。同时也对研究药物作用机制、候选疫苗和宿主-寄生虫相互作用提供了借鉴,亦为患者的靶向治疗提供信息,并有助于监测寄生虫种群的耐药性适应情况。

转录组数据,是指细胞内所有信使 RNA、核糖体 RNA、转运 RNA 及非编码 RNA 的组学数据;通过最基本的 RNA-seq 技术,已经完成了许多寄生虫的不同发育阶段和不同条件下的转录特征,定义了基因的 5' 和 3' 非翻译区,并鉴定了诸多 mRNA 剪接事件和反义转录物。转录组学的进一步研究揭示了基因的表达并非全部不依赖于程序化发育控制,而是受其他诸多因素的影响,比如抗原变异机制、宿主免疫系统以及药物作用等。

蛋白质组和代谢组,包括生物体发育过程中所涉及的蛋白质类物质序列、结构、功能的数据。代谢谱是功能基因注释的关键,它为假定酶的功能提供了生化证据,亦可注释寄生虫新代谢途径。不同寄生虫的代谢组学研究,能够为寄生虫在其发育阶段如何调节代谢提供新的见解。由于药物作用机制大多数是通过药物的特异性代谢与生物体内的蛋白质互相协调而发挥作用,所以代谢组学在研究药物作用机制方面起到关键作用。越来越多的寄生虫药物研发是基于代谢组学的筛选基础上发展起来的。Lasonder 等(2016)在恶性疟原虫的配子体、大滋养体和裂殖体阶段的蛋白质组中鉴定了 1 289 种蛋白质。而在这其中,只有不到 30% 的已鉴定蛋白质在所有寄生虫阶段都被鉴定,阶段特异性蛋白揭示了寄生虫生命周期中不同的生物功能。裂殖子中存在大量发挥入侵作用的蛋白质,滋养体中富含参与血红蛋白消化的蛋白酶,许多动力蛋白只在有性阶段表达,推测其可能有助于配子的运动。而疟原虫为了保证红内期阶段虫体的快速生长,其主要依靠有氧糖酵解快速产生能量。相反,非复制性配子体细胞更依赖三羧酸循环通过氧化磷酸化产生能量,而在蚊期的整体代谢组仍有待确定。所以蛋白质组学在寄生虫不同发育阶段的研究,能够促进传播阻断策略的发展。

多组学的研究,有赖于各种寄生虫多种数据库资源,寄生虫相关数据库已在第四十七章"生物学信息学研究基础"第一节"生物学数据库及其检索"作过详细介绍,不再赘述。另一方面,通过查询已发表文献中寄生虫相关的信息,包括寄生虫在基因型、表型、宿主环境和生活史等各方面的特异性,可以为寄生虫大规模的诊断、治疗与疗效评价、药物研发以及疫苗研制提供解决途径。再次,通过在 pubmed、google scholar、百度或者 google 上搜索寄生虫领域的关键词,可以单独搜索或者组合搜索"疟原虫""转录组学""基因组学"和"蛋白质组学"等,也可以提供诸多有用的信息。

2012 年 3 月,旨在提高从大量数字数据中访问、组织、收集发现信息的工具和技术水平,建立未来生物医学大数据应用和服务的整体解决方案的"大数据的研究和发展计划"由美国国立卫生研究院提出。随后,2014 年 2 月,面向整合健康医疗数据,解决关键医学难题的"医学生物学信息学计划"由英国医学研究理事会提出。2015 年,我国也启动了生物医学大数据领域的国家高技术研究发展计划(863 计划),其主要研究领域是对生物大数据和开发利用关键技术进行研究;加快我国生物医学大数据关键技术的创新,为精准医学的研究奠定技术基础。

（二）生物组学大数据联合分析的理论方法

在多组学快速发展的信息时代,算法作为一种通过输入计算功能够识别的预处理信息,然后在很短时间内快速输出所需要的信息,从而在各个领域中得到了广泛应用。人工智能作为计算机科学的一个新兴分支学科,其首要任务是使以计算机为代表的机器能够胜任一些通常只能由人类智能才能完成的相对复杂工作。人工智能本质上是对人类的思维和意识等信息进行模拟。虽然其能够像人一样进行思考、也可能超过人的智能,但是人工智能不等同于人的智能。人工智能的主要模式是以"专家系统"为代表,用海量的"如果-就"语言规则来进行定义和判断,形成自上而下的思路。

要实现人工智能,机器学习是其中的必经路径,而在这其中,深度学习是关键的一种形式。深度学习可以通过组合相对底层的特性形成更加高层次更抽象的属性特征或者类别,来发现数据之间的分布性特征。深度学习是通过对大量样本数据的内在特征规律和表示层次的学习,以其对诸如文字、图像和声音等数据进行自主的判断。最终目标是达到让机器可以像人类一样具有自主分析学习的能力,可以准确识别文字、图像和声音等数据。人工智能技术在信息搜索,数据挖掘,自然语言处理,多媒体学习和个性化技术等相关领域都取得了丰硕的成果。机器学习在允许科学家集成多组学数据方面发挥了越来越重要的作用。利用机器学习和深度学习等方法,可以通过各种组学上的变化对寄生虫病的特征、表型、治疗效果的影响进行预测。各种组学序列信息和不同功能的研究,还可以为人类寄生虫疾病的防治、抗寄生虫新药的研发、寄生虫抗性基因的筛选和鉴定提供支持,推动临床医学、遗传学、发育生物学等学科的协同发展。

如何实现机器学习和深度学习来服务于生物大数据的挖掘,可以概括为两个步骤:第一步是建立寄生虫病的某些特征、疾病表型、治疗策略和效果等诸多因素和相应的基因易感位点之间的相互关系,也就是说要找的基因或者是组学的"多态性"。第二步是以这些获得的基因或者组学的"多态性"作为机器学习和深度学习的输入变量,以寄生虫病的某些特征、疾病表型、治疗策略和效果等诸多因素作为对应的响应变量,训练机器学习模型。

随着高通量测序技术、生物信息分析技术、生物实验技术以及人工智能的兴起,人工智能算法越来越多的应用到生物组学大数据分析中。为了解释调控信号的多功能性,Costa 等(2011)通过混合线性回归模型对所观察到的不同基因表达模式进行建模,从而能够量化潜在的组蛋白修饰和基因表达之间的关系。随机森林作为一种流行的数据挖掘技术,能够有效地识别低维数据中的交互作用和容纳大量的预测变量,并允许采用具有交互作用的复杂模型。随着预测变量总数的增加,相互作用 SNP 的检测概率比非相互作用 SNP 的检测概率下降得更快,Winham 等(2012)开发了使用随机森林的单核苷酸多态性分析作为一种考虑高维数据中相互作用的潜在筛选方法。功能性长链非编码 RNA 为生物学研究带来了新的见解,但如何准确区分长链非编码 RNA 转录本和蛋白质编码转录本目前仍然存在一定的困难。lncRScan SVM 是一种旨在使用支持向量机对蛋白质编码转录本和长链非编码 RNA 转录本进行分类,其能够支持向量机通过整合来自基因结构、转录序列、潜在密码子序列和保守性的特征,Sun 等(2015)通过 lncRScan SVM 来评估包括敏感性、特异性、准确性、马修斯相关系数和曲线下面积,结果确定了许多未知的长链非编码 RNA。增强子元件是 DNA 的非编码片段,在控制基因表达程序中起着关键作用,Yang 等(2017)提出了一种基于深度学习的混合式系统架构 BiRen,可以直接从 DNA 序列中学习常见的增强子模式,并且与基于序列特征的其他增强子预测方法相比,在增强子预测方面能够表现出更高的准确性和通用性。

近期,有研究提出一种基于深度机器学习的全新 RNA 三维结构预测智能模型原子旋转等变记分器(atomic rotationally equivariant scorer,ARES),用来训练大分子体系的打分函数,最后实现对于 RNA 三维结构的精准预测。该模型通过一种新的机器学习方法,利用仅有的 18 个已知的 RNA 高级结构进行深度学习。在此过程中,智能模型 ARES 通过参数调整,了解 RNA 高级结构中的原子的功能以及原子相互之间几何排列和相对位置,无需对 RNA 的双螺旋、核苷酸、碱基对等的显著特征进行假设,所以不存在先入为主的概念。接下来根据不同粗细尺度的特征,来判断高级结构中最基本的 RNA 配对关系,RNA 的最佳几何形状、RNA 三维空间结构、全局属性等信息。总的看来,该模型有其自身的优势,其一是仅需要极少的样本即可进行自主学习训练,其二是不需要假设碱基的配对信息,ARES 会在深度机器学习的过程中自动选择取舍更有意义的特征,从而能够为更精准的预测未知结构提供策略。而在蛋白质水平,蛋白质结构可以为生物过程的推理和基于结构的药物开发提供宝贵的信息。过去半个多世纪的研究,人类一共解析和实验确定了大约五万个人源蛋白质的结构,但这仅仅占人类全部蛋白质组的 17% 左右。最近,AlphaFold2(https://alphafold.ebi.ac.uk/)对人类蛋白质组的准确结构预测,其得到的数据涵盖了 98.5% 的人类蛋白质结构,且预测结果具有可信度,这项成果可以说是人工智能对生命科学和医学领域最大的贡献之一。

(三)生物组学大数据联合分析的优势

随着多组学数据的快速发展,研究人员越来越清楚地认识到,仅从基因组序列数据来预测基因产物是不准确的;即便某一基因确实被转录,但其表达水平也可能在翻译水平上受到调节,其蛋白质表达量也可能不一致;而且蛋白质产物也会受到翻译后修饰、不同半衰期和蛋白质复合物区隔化的进一步控制。单一组学数据可以用来解释疾病的某些特征性生化指标与该疾病之间的关联,但对其中复杂的因果关系无法做到很好的阐述。而生物组学大数据联合分析能够整合 DNA、RNA、蛋白质等不同层面的数据分析,可以更加全面的了解寄生虫生活史过程中的分子特征,为研究其调控机制提供借鉴。同时也能够为生物基础研究与药物和疫苗研发提供先决条件,为探讨人类健康或者相关疾病提供不同形式、不同层次的生物组学数据。多组学联合分析能够同时观察多个层次的组学数据,从而提供更全面的数据支持。

另一方面大多数的寄生虫都具有多时期、多宿主的特点,单一组学研究难以解释寄生虫发育的全过程,并且很难对其进行深入的解读。而多组学联用恰好在一定程度上与这一观点不谋而合。基因组学、转录组学、蛋白质组学和代谢组学等多组学技术能够在多方面、多角度和多个层面上解释寄生虫发育的复杂性,阐明某些特定的分子与寄生虫病存在的潜在因果关系,找寻这些数据背后能够起到决定性作用的生物学原因,为全面了解人类健康与寄生虫病关系和阐明寄生虫病的分子机制提供帮助,也会有助于人们提出针对该寄生虫病的更好预防或干预手段。多组学数据的分析为挖掘科学研究热点提供了新的方向和思路,为人类更深刻地理解疾病的致病机制以及有针对性的药物研发工作提供了坚实的基础,还可以为人们提供更为广阔的视野,加深人们对生物现象及疾病发生发展的全面认知。

基因组研究的主要目标是阐明基因功能和参与基因表达控制的机制,基因组学和转录组学数据分析的结合,能够阐明寄生虫适应不同宿主环境的分子机制。由于基因组学的快速发展,我们对基因组结构、基因功能以及最终生物体 DNA 中编码的信息如何指导所有 RNA 和蛋白质分子的合成以确定活细胞特征有了更全面的理解。寄生虫在进化上远离真核模式生物,因此它们表现出许多非规范的细胞过程。在后基因组时代,功能组学学科(转录组学、蛋白质组学和代谢组学)加速了对寄生虫生物学独特方面的理解。功能性组学工具与基因操作相结合,为研究和鉴定未知基因的功能提供了新的机会。寄生虫发育相关的一般知识,也为理解药物作用模式、耐药性机制和候选疫苗提供帮助。

在过去的十年中,从第一次基因组测序到最新的高通量蛋白质组学分析,寄生虫的基因组和蛋白质组学信息呈指数级增长。这些进步大多是随着 DNA 测序仪、高灵敏度飞行时间质谱仪和离子质谱仪等技术的发展以及能够处理大数据文件的开源软件的增长而实现的。以疟原虫为例,每一个组学的表征,都能够为"疟原虫生物学"的进一步多组学研究奠定基础,功能性组学技术的应用也证实了与疟原虫发育特异性过程相关的诸多基因。转录组学和蛋白质组学将雄性和雌性配子体的特异基因联系起来,揭示了大规模翻译抑制是雌配子体生物学的一个重要标志。代谢组学已经在患者血浆中发现了新的代谢物,表明疟原虫体内存在一种类似植物的 α-亚麻酸途径,基于同源性的搜索已经确定了这其中可能涉及的疟原虫基因。随着功能性"组学"技术越来越广泛,现在可以同时对多个组学进行综合分析。这些多组学分析开始阐明组学级联的每一个层次如何整合以更好的执行寄生虫功能。例如,在疟原虫发育过程中,为延长生存能力和提高入侵效率的裂殖子在蛋白质组水平上表现出巨大差异,但在基因组和转录组水平上几乎没有变化。入侵蛋白、蛋白激酶 A 和几个裂殖子表面蛋白的增加证实了已知的入侵机制,而功能未知的蛋白为理解支持入侵的分子事件提供了新解释。

二、生物组学大数据技术在寄生虫学研究中的应用

在过去的几年中,人们对组学学科产生了极大的兴趣,并被广泛应用于寄生虫领域的相关研究。这些多组学研究策略提供的优势之一是通过适当的生物信息学分析,获得大型数据集和多组学数据,从而揭示所研究疾病在病理生理、遗传发育等诸多方面的作用机制。这些数据集代表了分析样本的基因表达的水平、mRNA 水平、蛋白水平以及代谢状态等,并且大多数数据集存放在公共存储库中,因此它们成为其他研究的有用工具。组学已被用于寄生虫不同水平上研究,包括寄生虫生物学特性、药物易感机制以及候选生物标记物的鉴定等诸多方面。在过去一段时间,随着核酸测序、反向遗传学和后基因组分析方面取得了革命性的进展,寄生虫生物学及其与宿主相互作用的理解发生了巨大变化。在强选择压力下,基因组进化是可以检测到的。这些数据,再加上反向遗传学实验手段确定了寄生虫基因组中处于选择性压力下的区

域,从而证明了一些基因的调节机制。此外,寄生虫基因表达、抗原变异和发育转变的表观遗传调控的核心作用越来越清楚,所获得的理论知识将有助于制定减缓耐药性出现或传播的监测方法,并确定抗寄生虫药物和疫苗开发的新靶标。基因组学、后基因组技术以及相关的计算技术的发展已经彻底改变了对寄生虫生物学的研究以及对治疗或干预措施的探索,并且在许多方面取得了重大进展,包括候选药物和疫苗的发现、寄生虫耐药性机制以及宿主-寄生虫-媒介相互作用等。随着生物组学大数据技术的快速发展,包括整合使用不同方法获得的数据和机器学习,能够使人们对寄生虫及其寄生虫病有更广泛的了解,并且有望在此基础上,开发出新的临床实用工具,为寄生虫研究做出贡献。

随着多种寄生虫的基因组、转录组、蛋白质组、代谢组等诸多单一组学研究接近完成,研究人员开始进行多组学联合分析来探索解决一些基础性的问题:①寄生虫的起源和物种进化;②寄生虫生长、发育、致病机制以及对宿主免疫应答的逃避机制;③寄生虫宿主和组织特异性以及相应的基因表达调控策略;④寄生虫病诊断中分子标记筛选和表面抗原选择;⑤寄生虫新药研发中药物靶标的筛选以及抗药的分子机制。

目前为止,大多数寄生虫的基因组测序已经完成,通过生物信息学的分析方法对全基因组的大量序列信息数据进行研究,在这其中寄生虫发育不可缺少并且仅见于寄生虫而不存在于人体内的基因,便是设计抗寄生虫药物的重要潜在靶点。另一方面,功能基因组研究中筛选鉴定出来的与寄生虫抗药性相关的分子或者基因,是新药研发的另一种重要策略。广泛而高剂量的使用寄生虫药物来控制寄生虫的同时,也带来了巨大的代价。自 20 世纪 70 年代,首次报道某些家畜蠕虫产生耐药性以来,大多数宿主和寄生虫的耐药性已变得相当普遍,人们也越来越多的关注寄生虫的药抗性遗传机制。对抗药性遗传机制的研究,将有助于深入了解控制这些寄生虫的新方法,为追踪耐药性的分子诊断打开大门,同时也可以设计治疗策略以避免出现耐药性,以及开发新型药物。

在以往的研究中,通过单一的组学数据结果,表型筛选确定的一些靶标位点有可能不符合高通量药物筛选中使用的所有标准,也有可能在另外的组学中,并不是一致的结果。比如,疟原虫烯醇基 ACP 还原酶在单一的蛋白质组学研究中,被预测为重要的药物靶标位点,但是在后续的功能基因组研究中发现,该基因并不是疟原虫生长发育所必需的基因,所以并不适合后续的疟原虫药物研发。为了避免实验结果的假阳性和假阴性,更需要将多组学的数据资源进行整合,预先筛选和选择。而多组学数据挖掘应用于寄生虫药物和疫苗研发中的一大优势是可以将不同组学的数据整合起来使用。例如通过蛋白质组学的研究,发现磷脂酰肌醇 4-激酶和 cGMP 依赖性蛋白激酶是恶性疟原虫潜在的药物作用靶点;而这两种酶的性质也通过抗性筛选和功能基因组学的研究得到了证实。这两种组学结果的相互证明,就可以很明确的说明这两种酶的作用,可以为后续的药物研发提供明确的方向。

一个药物靶点相关数据的数据库(https://tdrtargets.org/),里面整合了基因组学、转录组学、蛋白组学、翻译组学等信息,包含了数十种寄生虫的数据,其中包括马来丝虫、细粒棘球绦虫、溶组织内阿米巴、蓝氏贾第鞭毛虫、利什曼原虫、恶性疟原虫、间日疟原虫、曼氏血吸虫、刚地弓形虫、阴道毛滴虫等。这些相关组学数据的整合,可以很方便地用在药物筛选和疫苗研制中。另一方面,研究人员可以开发新的方法,用于测量已确定的目标或者候选目标,比如免疫蛋白质组学;化合物恶二唑-2-氧化物呋喃丹是通过多组学的高通量筛查中发现的治疗血吸虫病的有效药物,同时该化合物具有很好的药理学特性。另外,治疗和预防疟疾的潜在药物喹诺酮类-3-二芳醚,其主要作用靶点是疟原虫细胞色素 BC1 复合物,也是通过多组学的整合数据来发现的。

Luth 等(2018)利用体外进化和全基因组分析的策略,来研究疟原虫的抗药位点。研究中将恶性疟原虫暴露于亚致死水平的化合物中,直到产生抗性寄生虫。将耐药寄生虫的基因组与其等基因亲本寄生虫进行比较,以确定在获得耐药性过程中出现的突变。通过这种方法获得了疟原虫耐药机制和潜在药物靶点,后续可以通过实验进行验证,从而能够设计出改进的治疗方法。Cowell 等(2018)对 262 个恶性疟原虫全基因组序列中产生的突变进行了综合分析,这些突变来自于对 37 种不同化合物中至少 1 种具有耐药性的寄生虫,最后研究确定了几种新的靶向抑制剂。研究者同时对这些突变株进行了基因组分析,发现了一些迄今尚未被识别的药物靶点,包括胸苷酸合酶和苯并喹唑啉酮、法尼基转移酶和嘧啶二酮等,该研究对恶性疟原虫抗性和药用基因组的探索有助于指导药物发现和结构生物学工作,同时也将推动对疟原虫耐药机制的进一步理解。

在疫苗研究方面,对从恶性疟原虫基因组数据中检测到的多态位点编码的蛋白质进行表征,有助于确定全新的疫苗靶点。寄生虫抗原的高变异性被认为是开发疫苗的主要障碍,寄生虫表面蛋白的选择性剪接能导致细胞定位、底物亲和力和功能上的不同异构体,而异构体的结构差异能够影响到寄生虫逃避宿主免疫识别的能力。基于 RNA-seq 的转录组学研究阐明了选择性剪接在伯氏疟原虫虫体分化过程中的作用,其中在入侵中起关键作用的大多数蛋白质储存在裂殖子顶端分泌细胞器中。相应地从恶性疟原虫的蛋白质组学分析中,也确定了一些新的分泌细胞器蛋白和表面暴露蛋白。此外,采用转录组学和蛋白质组学方法描述肝吸虫分泌蛋白质组,从而识别组织蛋白酶、过氧化物酶、谷胱甘肽 S-转移酶和脂肪酸结合蛋白等蛋白质,这些蛋白质对于设计相应的疫苗至关重要。

多组学大数据联合分析应用于寄生虫生物规律研究,能够为寄生虫遗传变异、生长发育和寄生虫与宿主之间相互作用变化提供更全面和精细的数据支持。多组学数据能够全面的揭示寄生虫的重要特异性差异,比如 SNP、抗性标记,基因表达、剪接变体、蛋白质修饰等。综上这些信息有助于阐明寄生虫的生物学特性,帮助研究者更好地理解寄生虫致病作用的具体机制,并有助于寄生虫传播的控制。整合“多组学”大数据能够为寄生虫生理学提供更全面的理解,为了解寄生虫基本生物学特性以及合理的药物设计和候选疫苗提供重要基础,并为阐明药物作用和寄生虫抗性机制提供数据支持。

在寄生虫的诊断和治疗过程中,将组学和临床数据整合在一起,以及开发新的实验和计算策略将变得至关重要。多种高通量组学技术将有助于更好地理解寄生虫的致病机制,开发新药,开发更准确地早期诊断和预测临床进程的工具,或选择最佳的治疗方法。然而,将基于多组学的结果从研究转化为临床应用需要严格的验证过程,并且涉及的样本分析需要更为专业的知识、数学预测模型以及伦理、法律和监管问题等诸多因素。利用整合多组学数据以及不同层次异质性的生物学网络,能够在一定程度上更全面地认识寄生虫发育以及感染过程中各阶段不同水平的改变,为药物研发、寄生虫病防控和生物规律研究等提供新思路。

对多个不同层次的组学数据进行整合分析,可以很好地排除单个层面的随机事件发生,并且能够观察到真实候选因子在各个不同层面的变化情况,从而更准确地探究这些候选因子的作用机制,更好的研究寄生虫的发病机制和治疗措施。然而目前来看,仍存在一定的局限性:①实验和技术方面的统一性问题,针对同一种类型的组学分析,不同研究者在研究过程中可能采用的是不同的技术平台。例如,不同生产商生产的微阵列以及不同的测序平台均可以用于与转录组和表观基因组的关联研究,但是这些微阵列或测序平台往往具有不同的基因组区域特征,这提示我们需要加强对不同组学数据进行标准化的必要性;②寄生虫生物样本方面,目前很多寄生虫还没有成功建立人工体外培养,并且寄生虫不同发育阶段的分离纯化也存在一定的难度,这些不同发育时期的特异性导致了多组研究中不同类型的选择性的问题;③如何更好地寻找不同组学之间的线性或者非线性相互联系,对不同组学的数据整合分析方法还需要进一步研究;④不同组学之间相互调控、相互联系的机制复杂,很多机制尚待更进一步的研究;而且不同的测序深度、数据库注释度以及样本量都会影响到多组学的整合分析。总之,借助多组学的整合分析来研究寄生虫防控、药物疫苗研发、生长发育规律等诸多问题,在科学理论和技术操作的层面都需要更加系统深入的研究。

(齐艳伟)

参 考 文 献

［1］　中华人民共和国国家标准委员会.质谱分析方法通则［S］.北京:中国标准出版社,2020.
［2］　E.科佩莱恩,J.图梅拉.RNA-seq 数据分析实用方法［M］.陈建国,译.北京:科学出版社,2018.
［3］　方向东,胡松年.转录组学与精准医学［M］.上海:上海交通大学出版社,2017.
［4］　石乐明,郑媛婷,苏振强.大数据与精准医学［M］.上海.上海交通大学出版社,2017.
［5］　丛浦珠,苏克曼.分析化学手册(质谱分册)［M］.3 版.北京:化学工业出版社,2016.
［6］　袁媛,黄璐琦.中药资源转录组分析操作指南［M］.上海:上海科学技术出版社,2016.

［7］ 杜智,刘树业,刘云德.临床代谢组学[M].天津:天津科技翻译出版有限公司,2013.

［8］ 陈培榕,李景虹,邓勃.现代仪器分析实验与技术[M].2版.北京:清华大学出版社,2012.

［9］ 贾伟.医学代谢组学[M].上海:上海科学技术出版社,2011.

［10］ 许国旺.代谢组学:方法与应用[M].北京:科学出版社,2008.

［11］ GUIDO GRANDI.基因组学、蛋白质组学与疫苗[M].马贤凯,译.北京:化学工业出版社,2006.

［12］ G.哈德曼.生物芯片技术与应用详解[M].陈忠斌,王升启,译.北京:化学工业出版社,2006.

［13］ 凌笑梅.高等仪器分析实验与技术[M].北京:北京大学医学出版社,2006.

［14］ 邢婉丽,程京.生物芯片技术实验教程[M].北京:清华大学出版社,2006.

［15］ 朱淮武.有机分子结构波谱解析[M].北京:化学工业出版社,2005.

［16］ 李瑶.基因芯片与功能基因组[M].北京:化学工业出版社,2004.

［17］ 夏其昌,曾嵘.蛋白质化学与蛋白质组学[M].北京:科学出版社,2004.

［18］ 杨芃原,钱小红,盛龙生.生物质谱技术与方法[M].北京:科学出版社,2003.

［19］ 何美玉.现代有机与生物质谱[M].北京:北京大学出版社,2002.

［20］ 夏其昌.蛋白质化学研究技术与进展[M].北京:科学出版社,1997.

［21］ 中华人民共和国国家教育委员会.有机质谱分析方法通则[M].北京:科学技术文献出版社,1996.

［22］ 刘炳寰.质谱学方法与同位素分析[M].北京:科学出版社,1983.

［23］ 季欧.质谱分析法(上册)[M].北京:原子能出版社,1978.

［24］ 王凯.基于深度学习和推荐算法的基因组序列及功能研究[D].华中农业大学,2019.

［25］ 齐艳伟.约氏疟原虫小亚基 rRNA 多形性和发育期特异性表达对其卵囊发育的调节研究[D].厦门大学,2015.

［26］ 胡玥,吕志跃.代谢组学在医学蠕虫研究中的应用[J].中国寄生虫学与寄生虫病杂志,2021,39(5)::703-709.

［27］ 李倩倩,任冠桦,叶春华,等.基于液质联用的人血清代谢组学样品前处理方法研究[J].中国癌症防治杂志,2021,13(1):75-80.

［28］ 李秀荣,闫鸿斌,李立,等.绦虫基因组学研究进展[J].中国人兽共患病学报,2021,37(8):152-158.

［29］ 郭静,孙长颢,刘丽燕.代谢组学研究进展及在营养学领域的应用[J].营养学报,2020,42(4):408-412.

［30］ 侯斌,母晓佳,樊雅茹,等.转录组学及其在动物寄生虫研究中的应用[J].黑龙江畜牧兽医,2020(21):38-43.

［31］ 姜晓明,张聪,赵佳琪,等.代谢组学技术及其在部分寄生原虫研究中的应用[J].吉林医药学院学报,2020,41(3):203-205.

［32］ 杨惠敏,何斐,胡志坚.基因组、转录组及表观基因组在肺癌中的联合分析[J].肿瘤防治研究,2020,47(9):702-707.

［33］ 杨倩春,李思宁,陈硕,等.代谢组学的运用及其研究进展[J].临床合理用药杂志,2020,13(2):176-178.

［34］ 王霄霄,王海霞,左德筠,等.代谢组学及其分析技术在医学研究中的应用进展[J].中国现代医生,2019,57(1):165-169.

［35］ 甘云,林瑞庆,陈小庆,等.代谢组学技术及其在重要寄生原虫研究中的应用[J].中国人兽共患病学报,2018,34(1):54-59.

［36］ 梁丹丹,李忆涛,郑晓皎,等.代谢组学全功能软件研究进展[J].上海交通大学学报(医学版),2018,38(7):805-810.

［37］ 刘伟,柳亦松,李国清.曼氏迭宫绦虫幼虫磷酸化蛋白质组学研究[C].中国动物学会寄生虫学专业委员会会议论文集,2018.

［38］ 李安梅,吴玛莉,黄雨婷,等.斯氏并殖吸虫蛋白质组学研究[J].中国寄生虫学与寄生虫病杂志.2017,35(1):43-47.

［39］ 方文,肖靓靓,包怀恩,等.猪带绦虫囊尾蚴与亚洲带绦虫囊尾蚴蛋白双向电泳图谱分析[J].中国寄生虫学与寄生虫病杂志,2011,29(3):188-190.

［40］ 杨欢欢,魏峰,刘全.piggyBac 转座子应用研究进展[J].动物医学进展,2010,31(12):91-94.

［41］ CAPEWELL P,KRUMRIE S,KATZER F,et al. Molecular epidemiology of *Giardia* infections in the genomic era[J]. Trends Parasitol,2021,37(2):142-153.

［42］ OBERSTALLER J,OTTO TD,RAYNER JC,et al. Essential genes of the parasitic apicomplexa[J]. Trends Parasitol,2021,37(4):304-316.

［43］ OKOMBO J,KANAI M,DENI I,et al. Genomic and genetic approaches to studying antimalarial drug resistance and *Plasmodium* Biology[J]. Trends Parasitol,2021,37(6):476-492.

［44］ QI Y,ZHANG Y,ZHENG G,et al. *In vivo* and *In vitro* genome-wide profiling of RNA secondary structures reveals key regulatory features in *Plasmodium falciparum*[J]. Front Cell Infect Microbiol,2021,11:1-13.

［45］ TOWNSHEND RJL.,EISMANN S,WATKINS AM,et al. Geometric deep learning of RNA structure［J］. Science,2021, 373（6558）:1047-1051.

［46］ TUNYASUVUNAKOOL K,ADLER J,WU Z,et al. Highly accurate protein structure prediction for the human proteome ［J］. Nature,2021,596（7873）:590-596.

［47］ WANG J. Genomics of the parasitic nematode *Ascaris* and its relatives［J］. Genes（Basel）,2021,12（4）:1-15.

［48］ WHITMAN JD,SAKANARI JA,MITREVA M. Areas of metabolomic exploration for helminth infections［J］. ACS Infect Dis,2021,7（2）:206-214.

［49］ CHITNEEDI PK,ARRANZ JJ,SUÁREZ-VEGA A,et al. Identification of potential functional variants underlying ovine resistance to gastrointestinal nematode infection by using RNA-Seq［J］. Anim Genet,2020,51（2）:266-277.

［50］ CUYPERS B,DUMETZ F,MEYSMAN P,et al. The absence of C-5 DNA methylation in *Leishmania donovani* allows DNA enrichment from complex samples［J］. Microorganisms,2020,8（8）:1-18.

［51］ HAMMAM E,ANANDA G,SINHA A,et al. Discovery of a new predominant cytosine DNA modification that is linked to gene expression in malaria parasites［J］. Nucleic Acids Res,2020,48（1）:184-199.

［52］ LORIA AD,DATTILO V,SANTORO D,et al. Expression of serum exosomal miRNA 122 and lipoprotein levels in dogs naturally infected by *Leishmania infantum*:A preliminary study［J］. Animals（Basel）,2020,10（1）:100-107.

［53］ MA J,HE JJ,HOU JL,et al. Ultra performance liquid chromatography-tandem mass spectrometry-based metabolomics reveals metabolic alterations in the mouse cerebellum during *Toxoplasma gondii* infection［J］. Parasit Vectors,2020,11: 1555.

［54］ MCVEIGH P. Post-genomic progress in helminth parasitology［J］. Parasitology,2020,147（8）:835-840.

［55］ NYARKO PB,TARR SJ,ANIWEH Y,et al. Investigating a *Plasmodium falciparum* erythrocyte invasion phenotype switch at the whole transcriptome level［J］. Sci Rep,2020,10（1）:245.

［56］ TORO-MORENO M,SYLVESTER K,SRIVASTAVA T,et al. RNA-Seq analysis illuminates the early stages of *Plasmodium* liver infection ［J］. mBio,2020,11（1）:e03243-19.

［57］ VANAERSCHOT M,MURITHI JM,PASAJE CFA,et al. Inhibition of resistance-refractory *P. falciparum* kinase PKG delivers prophylactic,blood stage,and transmission-blocking antiplasmodial activity［J］. Cell Chem Biol,2020,27（7）: 806-816.

［58］ WANG J,PAZ C,PADALINO G,et al. Large-scale RNAi screening uncovers therapeutic targets in the parasite *Schistosoma mansoni*［J］. Science,2020,369（6511）:1649-1653.

［59］ WITMER K,FRASCHKA SA,VLACHOU D,et al. An epigenetic map of malaria parasite development from host to vector［J］. Sci Rep,2020,10（1）:1-19.

［60］ ZHANG X,HU X,CHEN R,et al. Perturbations of metabolomic profiling of spleen from rats infected with *Clonorchis sinensis* determined by LC-MS/MS method［J］. Front Mol Biosci,2020,7:561641.

［61］ BASIKA T,PALUDO GP,ARAUJO FM,et al. Transcriptomic profile of two developmental stages of the cestode parasite *Mesocestoides corti*［J］. Mol Biochem Parasitol,2019,229:35-46.

［62］ BUNNIK EM,VENKAT A,SHAO J,et al. Comparative 3D genome organization in apicomplexan parasites ［J］. Proc Natl Acad Sci USA,2019,116（8）:3183-3192.

［63］ CALDELARI R,DOGGA S,SCHMID MW,et al. Transcriptome analysis of *Plasmodium berghei* during exo-erythrocytic development［J］. Malar J,2019,18（1）:330-336.

［64］ CHEUNG PK,MA MH,TSE HF,et al. The applications of metabolomics in the molecular diagnostics of cancer［J］. Expert Rev Mol Diagn,2019,19（9）:785-793.

［65］ CHONG J,WISHART DS,XIA J. Using MetaboAnalyst 4.0 for comprehensive and integrative metabolomics data analysis ［J］. Curr Protoc Bioinformatics,2019,68（1）:e86.

［66］ CLOELIA D,DELPHINE N,YVES A,et al. Systematic comparison of small RNA library preparation protocols for next-generation sequencing［J］. BMC Genomics,2019,19（1）:118-124.

［67］ DOYLE SR,COTTON JA. Genome-wide approaches to investigate anthelmintic resistance ［J］. Trends Parasitol,2019,35 （4）:289-301.

［68］ JEX AR,GASSER RB,SCHWARZ EM. Transcriptomic resources for parasitic nematodes of veterinary importance［J］. Trends Parasitol,2019,35（1）:72-84.

[69] KOKOVA D,MAYBORODA OA. Twenty years on:Metabolomics in helminth research[J]. Trends Parasitol,2019,35(4): 282-288.

[70] LIN C,CHEN Z,ZHANG L,et al. Deciphering the metabolic perturbation in hepatic alveolar echinococcosis:a(1)H NMR-based metabolomics study[J]. Parasit Vectors,2019,12(1):300.

[71] MA J,HE JJ,HOU JL,et al. Metabolomic signature of mouse cerebral cortex following *Toxoplasma gondii* infection[J]. Front Microbiol,2019,12(1):373.

[72] MARKS ND,WINTER AD,GU HY,et al. Profiling microRNAs through development of the parasitic nematode *Haemonchus* identifies nematode-specific miRNAs that suppress larval development[J]. Sci Rep,2019,9(1):17594.

[73] MENARD KL,HASKINS BE,DENKERS EY. Impact of *Toxoplasma gondii* infection on host non-coding RNA responses [J]. Front Cell Infect Microbiol,2019,9:132-140.

[74] NUAMTANONG S,REAMTONG O,PHUPHISUT O,et al. Transcriptome and excretory-secretory proteome of infective-stage larvae of the nematode *Gnathostoma spinigerum* reveal potential immunodiagnostic targets for development[J]. Parasite,2019,26:34.

[75] PÉREZ MG,SPILIOTIS M,REGO N,et al. Deciphering the role of miR-71 in *Echinococcus multilocularis* early development in vitro [J]. PLoS Negl Trop Dis,2019,13(12):e0007932.

[76] RODRIGUES DF,COSTA VM,SILVESTRER,et al. Methods forthe analysis of transcriptome dynamics[J]. Toxicol Res (Camb),2019,8(5):597-612.

[77] RORY S,MARTA G,JAMES H,et al.RNA sequencing:the teenageyears[J]. Nat Rev Genet,2019,11:613-656.

[78] SEXTON AE,DOERIG C,CREEK DJ,et al. Post-genomic approaches to understanding malaria parasite biology:Linking genes to biological functions[J]. ACS Infect Dis,2019,5(8):1269-1278.

[79] SPIES D,RENZ PF,BEYER TA,et al. Comparative analysis of differential gene expression tools for RNA sequencing time course data[J]. Brief Bioinform,2019,20(1):288-298.

[80] WANG B,KUMAR V,OLSON A,et al. Reviving the transcriptome studies:an insight into the emergence of single-molecule transcriptome sequencing[J]. Front Genet,2019,10:384-387.

[81] WISHART DS. Metabolomics for investigating physiological and pathophysiological processes[J]. Physiol Rev. 2019,99 (4):1819-1875.

[82] BUNNIK EM,COOK KB,VAROQUAUX N,et al. Changes in genome organization of parasite-specific gene families during the *Plasmodium* transmission stages[J]. Nat Commun,2018,9(1):1-15.

[83] CHEN XQ,ELSHEIKHA HM,HU RS,et al. Hepatic metabolomics investigation in acute and chronic murine toxoplasmosis[J]. Front Cell Infect Microbiol,2018,8:189.

[84] COWELL AN,ISTVAN ES,LUKENS AK,et al. Mapping the malaria parasite druggable genome by using *in vitro* evolution and chemogenomics [J]. Science,2018,359(6372):191-199.

[85] FRASCHKA SA,FILARSKY M,HOO R,et al. Comparative heterochromatin profiling reveals conserved and unique epigenome signatures linked to adaptation and development of malaria parasites[J]. Cell Host Microbe,2018,23(3):407-420.

[86] GARALDE DR,SNELL EA,Jachimowicz D,et al. Highly parallel direct RNA sequencing on an array of nanopores[J]. Nat Methods,2018,15(3):201-206.

[87] GIRALDEZM,SPENGLER R,ETHERIDGE A,et al. Comprehensive multi-centerassessment of small RNA-seq methods for quantitative miRNA profiling[J]. Nat Biotechnol,2018,36(8):746-757.

[88] HENTZE MW,CASTELLO A,SCHWARZL T,et al. A brave new world of RNA-binding proteins [J]. Nat Rev Mol Cell Biol,2018,19(5):327-341.

[89] HONG Z,LIN H,LEI C,et al. Transcriptome sequencing:RNA-seq[J]. Com Sys Biol,2018,1754:15-27.

[90] LUTH MR,GUPTA P,OTTILIE S,et al. Using *in vitro* evolution and whole genome analysis to discover next generation targets for antimalarial drug discovery [J]. ACS Infect Dis,2018,4(3):301-314.

[91] MA G,WANG T,KORHONEN PK,et al. Molecular alterations during larval development of *Haemonchus contortus* in vitro are under tight post-transcriptional control[J]. Int J Parasitol,2018,48(9-10):763-772.

[92] MIRHASHEMI ME,NOUBARY F,CHAPMAN-BONOFIGLIO S,et al. Transcriptome analysis of pig intestinal cell monolayers infected with *Cryptosporidium parvum* asexual stages[J]. Parasit Vectors,2018,11(1):176-179.

［93］NÖTZEL C,PORAN A,KAFSACK BFC. Single-cell transcriptome profiling of protozoan and metazoan parasites［J］. Trends Parasitol,2018,34（9）:731-734.

［94］ROBLEDO D,GUTIÉRREZ AP,BARRÍA A,et al. Gene expression response to sea lice in Atlantic salmon skin:RNA sequencing comparison between resistant and susceptible animals［J］. Front Genet,2018,9:287-293.

［95］SALLÉ G,LAING R,COTTON JA,et al. Transcriptomic profiling of nematode parasites surviving vaccine exposure［J］. Int J Parasitol,2018,48（5）:395-402.

［96］SU S,HOU Z,LIU D,et al. Comparative transcriptome analysis of *Eimeria necatrix* third-generation merozoites and gametocytes reveals genes involved in sexual differentiation and gametocyte development［J］. Vet Parasitol,2018,252: 35-46.

［97］TIBERTI N,SANCHEZ JC. Sleeping sickness in the 'Omics era［J］. Proteomics Clin Appl,2018,12（4）:1-10.

［98］TOENHAKE CG,FRASCHKA SA,VIJAYABASKAR MS,et al. Chromatin accessibility-based characterization of the gene regulatory network underlying *Plasmodium falciparum* blood-stage development［J］. Cell Host Microbe,2018,23(4): 557-569.

［99］VALLABH S,KARTASHOV AV,BARSKI A. Analysis of ChIP-Seq and RNA-Seq data with BioWardrobe［J］. Methods Mol Biol,2018,1783:343-360.

［100］ZHANG M,WANG C,OTTO TD,et al. Uncovering the essential genes of the human malaria parasite *Plasmodium falciparum* by saturation mutagenesis［J］. Science,2018,360（6388）:1-10.

［101］AMBERG A,RIEFKE B,SCHLOTTERBECK G,et al. NMR and MS methods for metabolomics［J］. Methods Mol Biol, 2017,1641:229-258.

［102］ARMITAGE EG,CIBOROWSKI M. Applications of metabolomics in cancer studies［J］. Adv Exp Med Biol,2017,965: 209-234.

［103］CHEN J. Spatial transcriptomic analysis of cryosectioned tissue samples with Gro-seq［J］. Nat Protoc,2017,12:566-580.

［104］CHEN XQ,ZHOU CX,ELSHEIKHA HM,et al. Profiling of the perturbed metabolomic state of mouse spleen during acute and chronic toxoplasmosis［J］. Parasit Vectors,2017,10（1）:339.

［105］CORTES A,DEITSCH KW. Malaria epigenetics［J］. Cold Spring Harb Perspect Med,2017,7（7）:1-23.

［106］EHRET T,SPORK S,DIETERICH C,et al. Dual RNA-seq reveals no plastic transcriptional response of the coccidian parasite *Eimeria falciformis* to host immune defenses［J］. BMC Genomics,2017,18（1）:686-697.

［107］IAN AR,MOLLY EE,TAO P,et al. Dynamic RNA modifications in gene expression regulation［J］. Cell,2017,7（169）: 1187-1200.

［108］JALETA TG,RÖDELSPERGER C,STREIT A. Parasitological and transcriptomic comparison of *Strongyloides ratti* infections in natural and in suboptimal permissive hosts［J］. Exp Parasitol. 2017,180:112-118.

［109］KESSLERRL,PAVONI DP,KRIEGER MA,et al. *Trypanosoma cruzi* specific mRNA amplification by in vitro transcription improves parasite transcriptomics in host-parasite RNA mixtures［J］. BMCGenomics,2017,18（1）:793-799.

［110］LI X. A comparison of per sample global scaling and per gene normalization methods for differential expression analysis of RNA-seqdata［J］. PLoS One,2017（12）:e0176185.

［111］LOPESR,AGAMIR,KORKMAZ G. GRO-seq,a tool for identification of transcripts regulating gene expression［J］. Met Mol Biol,2017,1543:45-55.

［112］PAQUET T,LE MANACH C,CABRERA DG,et al. Antimalarial efficacy of MMV390048,an inhibitor of *Plasmodium* phosphatidylinositol 4-kinase［J］. Sci Transl Med,2017,9（387）:1-15.

［113］SANTOS JM,JOSLING G,ROSS P,et al. Red blood cell invasion by the malaria parasite is coordinated by the PfAP2-I transcription factor［J］. Cell Host Microbe,2017,21（6）:731-741.

［114］VAN DER REE MH,DE VREE JM,STELMA F,et al. Safety,tolerability,and antiviral effect of RG-101 in patients with chronic hepatitis C:a phase 1B,double-blind,randomised controlled trial［J］. Lancet,2017,389（10070）:709-717.

［115］YANG B,LIU F,REN C,et al. BiRen:predicting enhancers with a deep-learning-based model using the DNA sequence alone［J］. Bioinformatics,2017,33（13）:1930-1936.

［116］ZHOU CX,CONG W,CHEN XQ,et al. Serum metabolic profiling of oocyst-induced *Toxoplasma gondii* acute and chronic infections in mice using mass-spectrometry［J］. Front Microbiol,2017,8:2612.

［117］BACHER R,KENDZIORSKI C. Design and computational analysis of single-cell RNA-sequencing experiments［J］.

Genome Biol,2016,17:63.

［118］ HANSEN EP,KRINGEL H,THAMSBORG SM,et al. Profiling circulating miRNAs in serum from pigs infected with the porcine whipworm,Trichuris suis［J］. Vet Parasitol,2016,223:30-33.

［119］ KIRCHNER S,POWER BJ,WATERS AP. Recent advances in malaria genomics and epigenomics［J］. Genome Med, 2016,8(1):1-17.

［120］ KLOEHN J,BLUME M,COBBOLD SA,et al. Using metabolomics to dissect host-parasite interactions［J］. Curr Opin Microbiol,2016,32:59-65.

［121］ RONZA P,ROBLEDO D,BERMÚDEZ R,et al. RNA-seq analysis of early enteromyxosis in turbot (*Scophthalmus maximus*):new insights into parasite invasion and immune evasion strategies［J］. Int J Parasitol,2016,46(8):507-517.

［122］ SIDIK SM,HUET D,GANESAN SM,et al. A genome-wide CRISPR screen in *Toxoplasma* identifies essential apicomplexan genes［J］. Cell,2016,166(6):1423-1435.

［123］ CHUN KK,YIN T,SARAH MA,et al. The RNA structurome:transcriptome-wide structure probing with next-generation sequencing［J］. Trends Biochem Sci,2015,40(4):221-232.

［124］ GOMES AR,BUSHELL E,SCHWACH F,et al. A genome-scale vector resource enables high-throughput reverse genetic screening in a malaria parasite［J］. Cell Host Microbe,2015,17(3):404-413.

［125］ IKEUE D,SCHUDOMA C,ZHANG W,et al. A bioinformatics approach to distinguish plant parasite and host transcriptomes in interface tissue by classifying RNA-Seq reads［J］. Plant Methods,2015,11:34.

［126］ JIANG ZH,ZHOU X,LI R,et al. Whole transcriptome analysiswith sequencing:methods,challenges and potential solutions［J］. Cell Mol Life Sci,2015,72(18):3425.

［127］ KANEKO I,IWANAGA S,KATO T,et al. Genome-wide identification of the target genes of AP2-O,a *Plasmodium* AP2-family transcription factor［J］. PLoS Pathog,2015,11(5):1-27.

［128］ MENENDEZ MT,TEYGONG C,WADE K,et al. siRNA screeningidentifies the host hexokinase 2 (HK2) gene as an important hypoxia-inducible transcription factor 1 (HIF-1) target gene in *Toxoplasma gondii*-infected cells［J］. mBio, 2015,6(3):1-11.

［129］ SHAW PJ,CHAOTHEING S,KAEWPROMMAL P,et al. *Plasmodium* parasites mount an arrest response to dihydroartemisinin,as revealed by whole transcriptome shotgun sequencing (RNA-seq) and microarray study［J］. BMC Genomics,2015,16(1):830-833.

［130］ SILMON DE MONERRI NC,WEISS LM. Integration of RNA-seq and proteomics data with genomics for improved genome annotation in Apicomplexan parasites［J］. Proteomics,2015,15(15):2557-2559.

［131］ SPITALE RC,FLYNN RA,ZHANG QC,et al. Structural imprints in vivo decode RNA regulatory mechanisms［J］. Nature,2015,519(7544):486-490.

［132］ SUN L,LIU H,ZHANG L,et al. lncRScan-SVM:A tool for predicting long non-coding RNAs using support vector machine［J］. PLoS One,2015,10(10):1-16.

［133］ LU F,LI J,WANG B,et al. Profiling the humoral immune responses to *Plasmodium vivax* infection and identification of candidate immunogenic rhoptry-associated membrane antigen (RAMA)［J］. J Proteomics.2014,102:66-82.

［134］ MORTIMER SA,KIDWELL MA,DOUDNA JA. Insights into RNA structure and function from genome-wide studies ［J］. Nat Rev Genet,2014,15(7):469-479.

［135］ NUEDA MJ,TARAZONA S,CONESA A. Next maSigPro:updating maSigPro bioconductor package for RNA-seq time series［J］. Bioinformatics,2014,30(18):2598-5602.

［136］ PENG D,KURUP SP,YAO PY,et al. CRISPR-Cas9-mediated single-gene and gene family disruption in *Trypanosoma cruzi*［J］. mBio,2014,6(1):1-11.

［137］ ROUSKIN S,ZUBRADT M,WASHIETL S,et al. Genome-wide probing of RNA structure reveals active unfolding of mRNA structures *in vivo*［J］. Nature,2014,505(7485):701-705.

［138］ SANDER JD,JOUNG JK. CRISPR-Cas systems for editing,regulating and targeting genomes［J］. Nat Biotechnol,2014, 32(4):347-355.

［139］ BUENROSTRO JD,GIRESI PG,ZABA LC,et al. Transposition of native chromatin for fast and sensitive epigenomic profiling of open chromatin,DNA-binding proteins and nucleosome position ［J］. Nat Methods,2013,10(12):1213-1218.

［140］DOLIWA C,XIA D,ESCOTTE-BINET S,et al. Identification of differentially expressed proteins in sulfadiazine resistant and sensitive strains of *Toxoplasma gondii* using difference-gel electrophoresis（DIGE）［J］. Int J Parasitol Drugs Drug Resist,2013,3:35-44.

［141］GUPTA AP,CHIN WH,ZHU L,et al. Dynamic epigenetic regulation of gene expression during the life cycle of malaria parasite *Plasmodium falciparum*［J］. PLoS Pathog,2013,9（2）:1-15.

［142］IKADAI H,SHAW SALIBA K,KANZOK SM,et al. Transposon mutagenesis identifies genes essential for *Plasmodium falciparum* gametocytogenesis［J］. Proc Natl Acad Sci USA,2013,110（18）:1676-1684.

［143］KAI OM,ALEXANDRA H,MAREN L,et al. Transcriptome analysis using next-generation sequencing［J］. Curr Opin Biotech,2013,24（1）:22-30.

［144］NILSEN A,LACRUE AN,WHITE KL,et al. Quinolone-3-diarylethers:a new class of antimalarial drug［J］. Sci Transl Med,2013,5（177）:1-14.

［145］PONTS N,FU L,HARRIS EY,et al. Genome-wide mapping of DNA methylation in the human malaria parasite *Plasmodium falciparum*［J］. Cell Host Microbe,2013,14（6）:696-706.

［146］SCHWARZ EM,KORHONEN PK,CAMPBELL BE,et al. The genome and developmental transcriptome of the strongylid nematode *Haemonchus contortus*［J］. Genome Biol,2013,14（8）:R89-97.

［147］BELTON JM,MCCORD RP,GIBCUS JH,et al. Hi-C:a comprehensive technique to capture the conformation of genomes ［J］. Methods,2012,58（3）:268-276.

［148］FRITZ HM,BOWYER PW,BOGYO M,Conrad PA,Boothroyd JC. Proteomic analysis of fractionated Toxoplasma oocysts reveals clues to their environmental resistance［J］. PLoS One,2012,7（1）:e29955.

［149］STRAIMER J,LEE MC.,LEE AH,et al. Site-specific genome editing in *Plasmodium falciparum* using engineered zinc-finger nucleases［J］. Nat Methods,2012,9（10）:993-998.

［150］WINHAM SJ,COLBY CL,FREIMUTH RR,et al. SNP interaction detection with Random Forests in high-dimensional genetic data［J］. BMC Bioinformatics,2012,13:1-13.

［151］COSTA IG,ROIDER HG,DO REGO TG,et al. Predicting gene expression in T cell differentiation from histone modifications and transcription factor binding affinities by linear mixture models［J］. BMC Bioinformatics,2011,12 Suppl 1:1-10.

［152］JIANG L,SCHLESINGER F,DAVIS CA,et al. Synthetic spike-in standards for RNA-seq experiments［J］. Genome Res,2011,21（9）:1543-1551.

［153］CHEN JH,JUNG JW,WANG Y,et al. Immunoproteomics profiling of blood stage *Plasmodium vivax* infection by high-throughput screening assays［J］. J Proteome Res,2010,9（12）:6479-89.

［154］CROWTHER GJ,SHANMUGAM D,CARMONA SJ,et al. Identification of attractive drug targets in neglected-disease pathogens using an *in silico* approach［J］. PLoS Negl Trop Dis,2010,4（8）:1-18.

［155］WU J,XU W,MING Z,et al. Metabolic changes reveal the development of schistosomiasis in mice［J］. PLoS Negl Trop Dis,2010,4（8）:e807.

［156］BALU B,CHAUHAN C,MAHER SP,et al. piggyBac is an effective tool for functional analysis of the *Plasmodium falciparum* genome［J］. BMC Microbiol,2009,9:1-12.

［157］LI JV,HOLMES E,SARIC J,et al. Metabolic profiling of a *Schistosoma mansoni* infection in mouse tissues using magic angle spinning-nuclear magnetic resonance spectroscopy［J］. Int J Parasitol,2009,39（5）:547-558.

［158］LIEBERMAN-AIDEN E,VAN BERKUM NL,WILLIAMS L,et al. Comprehensive mapping of long-range interactions reveals folding principles of the human genome［J］. Science,2009,326（5950）:289-293.

［159］SCHMIDT D,WILSON MD,SPYROU C,et al. ChIP-seq:using high-throughput sequencing to discover protein-DNA interactions［J］. Methods,2009,48（3）:240-248.

［160］WANG Y,XIAO SH,XUE J,et al. Systems metabolic effects of a *Necator americanus* infection in Syrian hamster［J］. J Proteome Res,2009,8（12）:5442-5450.

［161］AGUERO F,AL-LAZIKANI B,ASLETT M.,et al. Genomic-scale prioritization of drug targets:the TDR Targets database ［J］. Nat Rev Drug Discov,2008,7（11）:900-907.

［162］HOSCH W,JUNGHANSS T,STOJKOVIC M,et al. Metabolic viability assessment of cystic echinococcosis using high-field 1H MRS of cyst contents［J］. NMR Biomed,2008,21（7）:734-754.

[163] MAIER AG, RUG M, O'NEILL MT, et al. Exported proteins required for virulence and rigidity of *Plasmodium falciparum*-infected human erythrocytes [J]. Cell, 2008, 134 (1): 48-61.

[164] SIMEONOV A, JADHAV A, SAYED AA, et al. Quantitative high-throughput screen identifies inhibitors of the *Schistosoma mansoni* redox cascade [J]. PLoS Negl Trop Dis, 2008, 2 (1): 1-10.

[165] XIA D, SANDERSON SJ, JONES AR, et al. The proteome of *Toxoplasma gondii*: integration with the genome provides novel insights into gene expression and annotation [J]. Genome Biol. 2008; 9 (7): R116.

[166] SAEIJ JP, BOYLE JP, COLLER S, et al. Polymorphic secreted kinases are key virulence factors in toxoplasmosis [J]. Science, 2006, 314 (5806): 1780-1783.

[167] TAYLOR S, BARRAGAN A, SU C, et al. A secreted serine-threonine kinase determines virulence in the eukaryotic pathogen *Toxoplasma gondii* [J]. Science, 2006, 314 (5806): 1776-1780.

[168] LE ROCH KG, ZHOU Y, BLAIR PL, et al. Discovery of gene function by expression profiling of the malaria parasite life cycle [J]. Science, 2003, 301 (5639): 1503-1508.

[169] COHEN AM, RUMPEL K, COOMBS GH, et al. Characterisation of global protein expression by two-dimensional electrophoresis and mass spectrometry: proteomics of *Toxoplasma gondii* [J]. Int J Parasitol, 2002, 32 (1): 39-51.

[170] NISCHIK N, SCHADE B, DYTNERSKA K, et al. Attenuation of mouse-virulent *Toxoplasma gondii* parasites is associated with a decrease in interleukin-12-inducing tachyzoite activity and reduced expression of actin, catalase and excretory proteins [J]. Microbes Infect, 2001, 3 (9): 689-699.

第九篇

寄生虫病流行病学研究技术与方法

随着社会生产力的发展和人民生活水平的不断提高,公众逐渐不再满足于对疾病的治疗,而是积极地要求预防疾病,医学工作的重点也已经逐步从患病个体的临床诊治扩大到全体人民早防早治。根据 WHO 报告,20 世纪全球公共卫生的十大成就体现在疫苗、安全工作场所、安全和健康的饮食、机动车安全、传染病控制、降低心脑血管病死亡、计划生育、吸烟危害、母婴保健、饮水加氟这十个领域。毋庸置疑,这些成就的取得都直接或间接地与流行病学研究有关。流行病学基本原理是认为疾病或健康事件在人群中不是随机分布的,而是表现出一定的时间、地区和社会人口学分布特征,这种分布上的差异又与危险因素的暴露和/或个体的易感性有关,这种分布差异可以通过系统的调查来发现和验证,并可为后续的疾病预防和健康管理提供依据。

寄生虫病流行病学(epidemiology of parasitic diseases)是研究寄生虫病在人类和动物群体中的发生、传播、流行及转归等客观规律的科学,属于传染病流行病学范畴。寄生虫病流行病学通过研究寄生虫病的发生、发展和传播规律,阐明寄生虫病的分布及影响其流行的因素,提出防治寄生虫病流行的策略和措施,并评价这些策略和措施效果的科学。寄生虫病的流行既可说是生物现象,也可说是社会现象,通常在一定的自然因素和社会因素的共同影响下,如温度、雨量、战乱及城市化等相对独立的因素作用于传染源、传播途径及易感人群,进而影响到流行过程。特别是近年由于全球气候变暖、经济全球化以及人口流动增加等因素影响,导致新发及输入性寄生虫疾病在我国不断涌现,对我国人民健康构成严重威胁。我国是寄生虫病严重流行的国家之一,寄生虫病的预防和控制是我国公共卫生的重点之一。寄生虫病预防控制方案的制定,首先必须了解防控现状背景以及需求,明确防控目标,科学选择防控对策和措施,提供保障,强化组织实施,适时开展监测和评价等。疾病监测既是预防和控制疾病的重要对策,也是很具体的重要措施。在制定和执行疾病的防制策略与措施的同时,必须进行疾病监测,将监测资料加以科学的分析,以便对对策和措施不断地进行恰当的评价,提出修改意见,使疾病的防制措施更加完善,从而提高疾病防治效率和水平。

寄生虫病的检测特征较为清晰的说明了流行病学在寄生虫疾病研究中的应用,通过描述性流行病学的方法描述寄生虫疾病的分布特征,采取定量定性的研究方法来描述寄生虫病事件在不同人群、不同时间和不同空间的流行状况、发生频率、速度、分布和变化动态,通过比较不同组别各指标的差异,探索疾病和因素之间可能存在的关联。描述性流行病学是最基本、最常用的流行病学方法。再采用分析流行病学方法可以检验和验证寄生虫病主要病因,为疾病防治决策提供直接证据。例如,血吸虫与肝癌等相关病因的研究,已促使在人群中采取了一系列的干预措施。该类方法包括病例-对照研究和队列研究,其目的都在于探索暴露与疾病之间的流行病学因果关系。但由于病例-对照研究在寄生虫流行病学中应用更为广泛,在后面的章节我们只讲解病例-对照研究。另外,对检查寄生虫疾病的项目评价性研究主要领域包括对筛查试验敏感性和特异性的评价,如真实性、稳定性、成本-效果分析、成本-效益分析、成本-效用分析等评价社会效益及经济效益。在评价人群有关疾病、健康问题时,个体测量是办法之一,但归根结底要看人群中的效果,看是否降低了人群发病率,是否改善了疾病结局指标等。只有人群中的结果才能最终说明人群中的问题,显然,只有流行病学才能承担此任务。

在科研工作中,上述工作是由浅入深,依序步步推进的,只有这样才有认识和解决问题的足够说服力。但实际执行中,常是根据具体问题和情况集中进行某一部分的工作。选择流行病学研究方法之前首先要明确研究目的,并对流行病学各种方法的特点及适用性要有充分和全面的认识。同时对实施研究课题的机遇挑战等外部环境和优势劣势等内部条件要有正确的估计。外部环境包括目前国内外该课题的研究进展,是否是当前重要的临床医学或公共卫生问题,是否具有较好的社会效益,内部条件包括研究者计划解决与可能解决什么问题,研究者所具备的主客观条件,包括技术力量、技术条件、知识水平、财力、物力、人力及时间等,以及从卫生经济学角度考虑其有无经济价值。

综上所述,流行病学作为医学科研中重要的方法学,可以为寄生虫病研究的发展提供重要的帮助。尽管流行病学研究现已在我国寄生虫疾病研究领域中应用和开展,但从整体水平来看,仍然处于发展阶段,部分研究者对流行病学研究方法尚缺乏认识和理解。为提高我国寄生虫疾病领域中流行病学研究水平,有必要通过各种渠道宣传介绍流行病学的相关知识,使更多的研究者了解并掌握这一有效的研究手段,以适应新形势的发展需求及推动现代医学的发展。因此,本章重点从流行病学概念框架、主要方法学概述和联系、基本设计思想以及结合最近几年临床研究应用综述,进行了简要介绍。希望可将流行病学方法灵活应用于寄生虫疾病研究和防治中,努力为人体寄生虫学的发展尽绵薄之力。

寄生虫病预防控制方案的制定,首先必须了解防控现状背景以及需求,明确防控目标,科学选择防控对策和措施,提供保障,强化组织实施,适时开展监测和评价等。本文将以我国重点寄生虫病防控为例,阐述寄生虫病预防控制方案的制定。疾病监测既是预防和控制疾病的重要对策,也是很具体的重要措施。在制定和执行疾病的防制策略与措施的同时,必须进行疾病监测,将监测资料加以科学的分析,以便对对策和措施不断地进行恰当的评价,提出修改意见,使疾病的防制措施更加完善,从而提高疾病防治效率和水平。寄生虫病监测是指长期、连续、系统地收集、核对、分析寄生虫病的动态分布和影响因素的资料,及时反馈信息,以便采取干预措施并评价其效果。寄生虫病监测的定义说明了寄生虫病监测同其他疾病监测一样有以下三个基本特征:①要发现寄生虫病的分布规律和流行态势,必须坚持长期、连续、系统地收集资料;②只有对原始资料进行整理、分析和解释后,才能转化为有价值的信息;③强调了信息的利用和反馈,只有将信息及时反馈给有关部门和所有应当知道的人,信息才能在寄生虫病预防、控制中得到充分利用。

寄生虫病作为严重危害人体身心健康的传染病之一,我们更需对其开展一系列的监测工作,从而掌握其流行趋势并制定相应的防控措施。我国是寄生虫病严重流行的国家之一,寄生虫病的预防和控制是我国公共卫生的重点之一。寄生虫病预防主要是指在疫情尚未出现前,针对可能暴露于病原体并发生寄生虫病的易感人群采取措施。寄生虫病的控制一般是指疫情发生后,限制寄生虫病发生和流行的强度与范围,使发病率降低到最低水平,防止疫情扩散,促使其尽快平息的策略与措施。而制定相关预防和控制的策略则需依据监测所获得的资料与信息,可见寄生虫病监测对于整个寄生虫病防控的重要性。

第五十一章

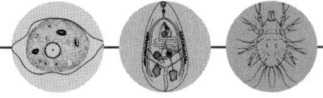

寄生虫病流行病学调查方法

寄生虫病流行病学调查是研究寄生虫病在人群中的分布及影响因素,为预防和控制寄生虫疾病,促进人群健康提供策略和措施。在寄生虫病流行病学调查方法中,描述性研究(descriptive study)和分析性研究(analytical study)是最常用、最基础的研究方法,它利用已有的或专门调查的资料,按不同地区、不同时间和不同人群特征分组,将人群寄生虫病的分布情况真实地展现出来。在揭示因果关系的探索过程中,描述性研究是分析性研究和实验性研究工作开始的第一步,描述性研究既是这些研究的起点,也是这些研究的基础。分析性流行病学在描述性研究的基础上,初步验证病因,为后续的寄生虫疾病的防治提供思路。本章主要介绍与寄生虫病流行病学调查有关的描述性研究方法,包括现况调查、个案调查、暴发调查、筛检以及生态学研究;分析性研究方法主要介绍病例-对照研究。

第一节　寄生虫病现状调查

现况调查(prevalence survey)又称现患调查或横断面调查(cross-sectional survey),是在一个确定的人群中,在某一时点或短时期内,同时评价暴露与疾病的状况,或在某特定时点(如参加工作前,入学或退休时)所做的体检等调查。现况调查是通过完成某特定时间该人群健康经历的一个"快照",提供某病频率和特征的信息。

一、概述

现况调查是描述性流行病调查中常用的方法之一,对寄生虫病进行现况调查可以横向了解寄生虫病的分布及流行形势,为寄生虫病的防控提供线索。下面具体介绍现况调查的特点、用途及方法。

(一)现况调查的概念

现况调查是描述流行病学中应用最为广泛的方法。它按照事先设计的要求,在某一人群中应用普查或抽样调查的方法收集特定时间内有关变量与疾病的资料,以描述所研究疾病及有关变量(或特征)在人群中的分布特点,进一步分析比较不同特征人群患病情况的差异,以及不同患病情况的人群特征差异。由于现况调查是在某一时点或在短时间内完成,在时间维度上没有延伸性,既不是向前追踪未来的疾病或健康的发生情况,一般也不回溯过去的变量和疾病的关系,而是调查当时所得到的现患和其他有关资料,如同时间轴上的一个切面,故称为横断面研究,也称现患调查。现况调查通常用于进行相关性研究,因为所调查的疾病或健康状况与某些特征或因素是同时存在的,即在调查时因与果并存,故只能得出变量与疾病之间的相关性,为其他病因研究提供线索,而不能得出有关病因因果关系的结论。

现况调查强调在一定时间内,这个时间应尽可能地短,若调查时间拖延过长,其调查结果的分析和解释较为困难。现况调查在寄生虫学领域主要用于调查寄生虫病的现患情况(患病率和感染率),也可用于调查其带虫状况或免疫水平等。需要指出的是,现况调查并不等于只对现象做静态分析,它也可以对多个断面的现况调查作动态分析。例如我们可以对某些寄生虫病进行多次普查,以了解该病在普查期间的变化动态和趋势,发现变化的规律,并对将来的变化趋势作出预测。

（二）现况调查的特点

1. 属于描述性研究　现况调查在时序上属于横向研究,是指在一个时点上收集研究资料,并用以描述研究对象在这一时点上的状况,或者探讨这一时点上的不同。因此,只能求出患病率或感染率,不能区分新、旧病例或感染。

2. 无法确定变量与疾病之间的因果关系　由于所调查的疾病或健康状况与某些特征或因素是同时存在的,即在调查时因与果并存,无法判断谁先谁后,故在现况调查中常进行相关性分析,只能为病因研究提供线索,而不能得出有关病因因果关系的结论。

3. 现况调查一般不设立严格的对照组　一般根据分析的实际需求,将现况调查的结果依据是否患病或某些变量的不同取值自然分成两组或几组,描述及分析各组的差异,以探讨不同变量(特征)人群患病情况的差异,以及不同患病情况的人群特征(变量)的差异。

4. 不适用于病程较短且发病率低的疾病　因为现况调查是在一个极短的时间完成的,如果所调查疾病的病程过短,在调查时有许多人可能已经痊愈,而另一些人可能在调查后才发病,故不利于反映该疾病的全貌。

5. 现况调查中的相关变量选择有一定的限制　一般所涉及变量最好是比较稳定的,比如性别、职业、血型、抽烟、饮酒等,这些变量目前的信息与其他以往的信息同样有效。而如果分析的变量是频繁改变且无任何规律而言,那么其目前信息的利用价值不是很大。另外,现况调查还适用于暴露因素后期累积作用的观察。

（三）现况调查的目的和用途

1. 描述疾病或健康状况的分布　通过现况调查可以描述疾病或健康状况的三间分布,发现高危人群,分析疾病或健康状况与哪些变量有关。

2. 提高病因线索　通过三间分布的描述,提出病因假设,启迪后续病因验证研究的开展。

3. 进行疾病监测　在某一特定的人群进行长期的疾病监测,认识所监测疾病的分布规律和长期变化趋势。

4. 适用于疾病的二级预防　现况调查过程中可早期发现患者,实现"早发现,早诊断,早治疗"的目的。

5. 评价疾病的防治效果　考核防治措施的效果,如定期在某一人群中进行横断面研究,收集有关暴露与疾病的资料,通过这种类似前瞻性研究的结果,可评价某些疾病防治措施的效果。

6. 用于卫生水平和健康状况的评估　现况调查还可用于衡量一个国家或地区的卫生水平和健康状况;用于卫生服务需求的研究,为卫生行政部门提供科学的决策依据。

（四）现况调查的方法

现况调查取得成功的关键是资料的可靠性,因此在其实施过程中必须有科学的调查方法。传统的调查方法包括面访、信访、电话访问、自填式问卷调查、必要的体格检查和实验室检查等。随着互联网的普及,如问卷星、平台公众号等新兴网络调查方法逐渐成为得力的调查工具。

1. 面访　面访也叫访问调查法或访谈法,是一种最古老、最普遍的资料收集方法。访问调查一般都是访问者向被访问者做的面对面的直接调查,是通过口头交流的方式获取社会信息的口头调查,是双方互动的过程。访问调查的优点是整个访谈过程是访问者与被访问者互相影响、互相作用的过程,调查者可以创造和谐的调查气氛,可以获得较高的应答率。缺点是面访花费的人力、物力、财力较大,也比较费时。

2. 信访　信访是通过邮局传递、派人送发等方式,将调查问卷交到被调查者手中,由被调查者自行填写,然后再返回调查者。信访的优点是节约人力、物力和财力。缺点是应答率不如面访高。

3. 电话访问　在发达国家,由于电话的普及率很高,故有许多调查是通过电话完成的。近年来随着我国通信工具的普及,在城市和发达地区电话访问也越来越多地被采用。它既有面访灵活性的优点,又有信访省力、省时的优点。缺点是在电话普及率较低的不发达地区和农村地区,有时无法实施。

4. 自我管理式问卷调查　按照统一设计的有一定结构的问卷进行调查。由调查者组织调查对象,集中发放问卷,由被调查者自己填答问卷。其优点是调查者可以对问卷进行必要的讲解、调查集中、实施方便、省时、省力。适合有组织的团体,如学生、某单位职工等。缺点是这种调查要求其对象集中在某地,否则难以实施。

5. 网络调查法 是一种利用互联网作为媒介的调查方式。它充分利用了互联网的互动性、实时性、便捷性等优点。按照调查者组织调查样本的行为,网上调查可以分为主动调查法和被动调查法;按网上调查采用的技术可以分为站点法、电子邮件法、随机 IP 法和视讯会议法等。其优点是组织实施方便、信息采集容易、信息处理快捷、覆盖调查人员更广。缺点是调查项目不宜太多,无效问卷占比高,调查过程无法监管。

6. 体格检查和实验室检查 现况调查中往往涉及一些需要经过一定设备进行测量的生理生化指标,如身高、体重、血压、血红蛋白、寄生虫的感染率等,这时就需要做相应的体格检查或实验室检查。

二、现状调查的类型

现况调查的类型分为普查和抽样调查。

(一) 普查

1. 普查(census) 是指为了了解某病的患病率或健康状况,在特定时间内对特定范围内的人群中每一成员所作的调查或检查。特定时间应该较短,最好是在某时点,一般为 1~2 天或 1~2 周,最长不宜超过 3 个月,特定范围可指某一地区或某种特征的人群。普查的用途包括:①了解疾病或健康的基本分布,如了解血吸虫病等的分布;②早期发现患者,如儿童肠道线虫的普查、妇女的乳腺癌普查;③描述某些可疑病因与疾病的联系,为寻找疾病的危险因素提供线索。

2. 普查的原则 普查的原则主要包括:①要有严密的组织和高质量的普查人员队伍;②要有严格的时间要求;③调查项目和指标必须集中统一;④尽可能按一定的周期进行。

3. 普查的适用条件 适用条件主要有:①有足够的人力、物质和设备用于发现病例和及时治疗;②只有调查目的十分明确,调查项目非常简单,方可采用普查方式;③需有一个权威的高度统一、集中的领导班子,并且有统一部署、统一计划、统一行动的客观条件,方可实施普查;④所普查的疾病患病率较高;⑤要有良好的群众基础;⑥疾病的检验方法、操作技术不很复杂,试验的敏感性和特异性均较高。

4. 普查工作中的注意事项

(1) 划定明确的普查范围:根据调查目的事先规定调查对象,并掌握各年龄组和性别的人口数;

(2) 统一调查时间和期限:各调查组应大体上同时开始调查,并在一定期限内完成,普查时间不宜拖得太长,以免影响调查结果的准确性,尤其对有时间波动的疾病;

(3) 诊断标准和检测方法统一:普查中使用的临床诊断标准和检测方法必须统一,否则不同地区的患病率就不一样,而且资料之间无可比性;

(4) 减小漏查率:普查时要使漏查率尽量小,一般漏查率不超过 15.00%,若漏查率高达 30.00%,则该调查无代表性意义。当研究对象较多时,应答率较低,但调查者可充分证明漏查对象与已调查对象之间无差异时,完整的阐述漏查原因和应答率后,调查结果仍具有一定的价值。

(二) 抽样调查

1. 抽样调查(sampling survey) 是指从研究对象的总体中随机抽取有代表性的部分进行调查分析,以此推论全体被研究对象状况的一种调查。抽样调查的目的是根据调查所得的样本资料估计和推断被调查现象的总体特征,根据抽取样本所调查出的结果可以估计出该人群某病的患病率,或某些特征的情况。它是以少窥多、以小测大、以样本估计总体的调查方法。抽样过程要遵循随机化原则,且样本必须足够大,这样才能使研究总体具有代表性。抽样调查中被研究的全部单位的总和称为总体。随机抽样是研究的样本由总体中抽取时,每个单位都有同等机会可能被抽中。

2. 抽样调查的一般步骤

(1) 根据研究目的确定研究总体;

(2) 估计样本容量;

(3) 选择适当的抽样方法;

（4）收集、整理和分析样本资料。

3. 抽样方法 抽样调查的设计和实施要遵循两个基本原则，即随机化和样本大小适当。常用随机化抽样方法有以下几种：

（1）单纯随机抽样（simple random sampling）：按照一定技术程序以同等概率的抽样方法称简单随机抽样。它是最基本的抽样方法，也是其他抽样方法的基础。它按随机化的原理，直接从含有 N 个单位的总体中，抽出 n 个单位作为样本进行调查。这种方法的基本原则是每个抽样单元被抽中选入样本的机会是相等的。单纯随机抽样可采用抽签、摸球、随机数字表或计算产生随机数字等方法随机选出进入样本的号码，已经入选的号码一般不能再次列入，直到达到预定的样本含量为止。如 100 个调查对象中要选择 10 人作为样本，采用随机数字法，可以将该 100 人随机从 1~100 编号，然后用计算机在 1~100 中随机产生 10 个数字，假设为"83、2、17、96、16、18、42、55、9、66"，把编号为该 10 个数字的调查对象纳入样本。单纯随机抽样的优点是实施简单、易理解；缺点是当抽样范围较大时，工作量大难以实施，但当抽样比例较小而样本含量较大时，调查的成本高。

（2）系统抽样（systematic sampling）：又称机械抽样或等距抽样。它是指把总体中的全部调查单位按某一标志排列起来，再按一定比例或一定间隔抽取调查单位的方法。首先要确定抽样范围和样本含量，并给每一单位依次编号；然后确定抽样比，即确定每隔多少单位中抽取一个单位进入样本；至于究竟抽其中第几个，则须用随机方法决定，就是在从 1 至 n 个数中，随机选出一个数，把它作为起点，以后顺次每 n 个单位选一个单位进入样本。例如某乡有 1 000 户居民，若欲抽查 250 户人口进行某项寄生虫病的调查，就可采用门牌号进行系统抽样，也就是每 4 户抽取 1 户。首先在门牌号 1~4 之间随机抽取一个数（可按照单纯随机抽样的方案），假设随机抽取的数字为 2，则后面抽取的门牌号为 6、10、14、18、22，依次类推，即每 5 户抽一户，抽到户的每个成员都要调查。

系统抽样优点是简便易行，样本的观察单位在总体中分布均匀，抽样代表性较好，抽样误差与单纯随机抽样相似或略小一些。缺点是如果调查对象的排列顺序有周期性，则抽取的样本可能有偏倚，因此必须事先对总体的结构有所了解才能恰当地应用。比如上述以门牌号码的顺序进行系统抽样的情况，假设单数门牌号都分布在街道的阳面一侧，而双数号码在另一侧，即阴面一侧。街道的两侧有许多因素是不同的（如日晒、采光、通风等），如果这些因素对某些疾病的发生有影响，假设我们研究的是婴儿血清中 Vd 的水平，那么就有可能出现抽到的样本的门牌号都是双数，那么测量结果就很有可能比总体的结果偏小。再比如身份证号码的末位数字男为单数、女为双数，如果以该数字为基础进行系统抽样，那么可能抽到的调查对象均为男性或均为女性。

（3）分层抽样（stratified sampling）：它是把调查总体按一定特征或标志（如年龄、性别、住址、职业、教育程度、民族等）分成若干层，然后从每一层中随机抽取调查单位，将其合并后即为样本，这种方法称分层随机抽样。常见的分层抽样方法有两种：一种叫按比例分配分层随机抽样，即各层内抽样比例相同；另一种叫不等比例分层随机抽样（或称最优分配分层随机抽样），即各层抽样比例不同，内部变异小的层抽样比例小，内部变异大的层抽样比例大，此时获得的样本均数或样本率的方差最小。

从分布不均匀的研究人群中抽取有代表性样本的方法，要求层内变异越小越好，层间变异越大越好，从而提高每层的精确度，也便于层间进行比较。

（4）整群抽样（cluster sampling）：利用现成的集体，随机地以具备某一特征的一个整群为单位的集中抽取称为整群抽样。用此法抽样时，抽样单位不是个体而是群体，如连队、县、乡、村、居民区、工厂、学校、班级等。抽到的样本包括若干群体，对群体内所有个体均进行调查。群体内个体数可以相等，也可以不等。整群抽样要求群间的变异越小越好，否则抽样误差较大，不能提供总体的可靠信息。

整群抽样的优点是便于组织，节约人力、物力，抽样和调查均比较方便，在实际工作中易为群众所接受，因而适合大规模调查。缺点是抽样误差较大，分析工作量也较大。

（5）多级抽样（two-stage or multi-stage sampling）：即包括两级或两级以上的抽样，这种抽样方法一般应用于大规模的调查，如美国国家健康和营养调查的抽样方法。实质上是上述抽样方法的综合运用。从总体中先抽取范围较大的单元，称为一级抽样单元（例如省、自治区）；再从每个抽中的一级单元中抽取范围较小的二级单元(县或市),这就是两级抽样。若再抽取范围更小的三级单元(自然村或居委会),即为多级抽样。在大规模调查时可按行政区域逐级进行。我国进行的慢性病大规模现况调查大多采用此方法。

三、调查设计和实施步骤

现况研究的调查设计需要有数量足够的研究对象以及尽可能短的调查时间,同时也要满足随机抽样的原则,满足上述要求才能进行设计的准备和实施。调查设计的具体实施步骤如下。

(一) 确定研究目的与研究类型

研究目的是整个现况调查的出发点,它对现况调查的各个步骤都有决定性的影响。研究目的确定可通过查阅文献资料、实地考察、专家咨询、实践经验等途径掌握背景资料,了解所要研究问题的国内、外研究进展,阐明该研究的科学性、创新性和可行性,估价其社会效益和经济效益。

1. 现况研究的目的 现况研究的目的主要包括:①描述疾病或健康状况的三间分布情况,即在特定时间内对某一地区人群进行调查,得到某种疾病在地区、时间和人群中的分布,从而发现高危人群,可以选择暴露人群或职业人群作为高危人群,为疾病的防治提供依据;②寻找疾病危险因素的线索,描述某些因素与疾病或健康状况之间的关联,逐步建立病因假设;③通过描述疾病或健康状况的三间分布情况或建立有关正常生理生化指标的参考值,可以选择有代表性的人群,建立有关正常生理生化指标的参考值;④进行疾病的"三早预防",即早发现、早诊断和早治疗;⑤评价疾病防治措施的效果,可以选择已实施了该预防或治疗措施的人群。另外,选择研究对象时还要与实际情况相结合,例如经费来源的多少,是否便于调查等等。如果是相对小的人群,则可包括全部人群;如果花费太大,则可选择暴露组与非暴露组。

2. 研究类型 研究方法的种类很多,可以根据研究对象的特点和研究目的的不同而确定不同的研究方法。对于所调查的内容准确度要求高,需要当面核实或需要现场观察的场合一般采用面访;针对文化素养较高且人群分布比较集中的调查对象一般采用自我管理式问卷调查;然而当调查对象比较分散时,选择信访调查比较合适;近年来随着通信信息技术的发展,人工智能电话访问和网上调查的方式也越来越多地被应用到科学研究领域。

根据研究问题的性质、客观条件和研究目的选择合适的调查方法。现况调查的类型包括普查和抽样调查。研究类型的确定也是以研究目的为依据的。如果是为了"三早",则可以选择其高危人群进行普查;如果为了调查某病的患病率,则可以采用抽样调查。另外,确定研究类型时,还要考虑现有的人力、物力和财力,权衡利弊后再作决定。

(二) 确定研究对象

确定合适的研究对象是顺利开展现况研究的关键环节,当研究目的确定后,就可以确定要研究的对象了,再根据研究的具体情况给调查对象一个明确的人群分布特征、地域范围及时间。如要了解某市幼儿蛔虫感染现况,可根据这个研究目的,先确定幼儿的年龄范围为3~5岁,调查时间点为2021年7月,地域范围为某市市区,确定最后研究对象约21万幼儿。

(三) 确定研究变量和制定调查表

1. 确定研究变量 研究变量的确定是在明确现况调查的目的后,是对研究目的具体实施的体现。设计时,应将调查目的转化为具体的研究变量。现况调查的研究变量具体可分为疾病指标(包括死亡、发病、现患、伤残、生活质量、疾病负担等),人口学资料(包括姓名、年龄、性别、职业、文化程度、民族、住址)以及相关因素变量(主要是指某些可能与研究疾病相关的特征,例如吸烟、流产、经济收入、饮食习惯、家族史等)。

2. 调查表的制定 调查表又称调查问卷(questionnaire),是流行病学研究的主要工具。调查表是研究变量的具体体现。调查表设计的好坏对调查结果有着举足轻重的影响,故需精心设计。调查表没有固定的格式,内容的繁简、提问和回答的方式应服从于调查的目的,并适应于整理和分析资料的要求。现在普遍采用的格式是把拟收集的数据项目用恰当的描述构成一系列无歧义的问题。

(1) 调查表的种类:①自填式问卷,是指由被调查者自己填答问卷,多用于信访或自我管理式问卷调查。对于有组织的团体,如学生、某单位职工等,是较为常用的一种调查方式;②代填式问卷,是指由调查者自己按照已制作好的问卷向被调查者提出问题,并将被调查者的口头回答转换为书面文字的形式,多用于面访或电话访问中,又称访问问卷。对于无组织的团体,但有可联系的方式,如需调查在某医院就诊过的患者对医院服务满意度的情况,就可使用代填式问卷。

(2)调查表的主要内容:调查表的主要内容分为两类。一是一般性项目,包括姓名、性别、年龄、出生年月、出生地、文化程度、民族、职业、工作单位、联系方式、现住址等。另一部分即调查研究项目或称为研究变量,这是调查研究的实质部分。编写研究变量时应注意以下几项原则:①措辞要准确、简练、通俗易懂、易于回答,尽可能不用专业术语,避免引起被调查者的误解或不同理解;②与本次调查有关的项目一项也不能缺,而与本次调查无关的项目一项也不应有;③问题按逻辑顺序和心理反应排列,先易后难,先一般后隐私,不能遗漏可能的答案;④尽量获取客观和定量的指标。

(3)调查表的基本结构:一份完整的调查表通常包括封面信、指导语、问题和答案、编码和其他资料等。

1)封面信:为一封致被检查者的短信,言简意赅地向被调查者介绍此次调查的目的和调查者的身份等。

2)指导语:是用来指导被调查者顺利完成整个答卷的一组陈述性话语,分卷头指导语和卷中指导语两类。卷头指导语相当于"填表说明",通常位于封面信之后。卷中指导语一般是指针对某些问题所做的特别指示,比如"若是,请答第 10 题;若不是,请跳过第 10、11 题,直接回答第 12 题"等提导性话语。需要注意的是,指导语要强调简明易懂。

3)问题和答案:问题和答案是整个调查表的核心,在设计调查表时,必须对问题作精心的设计。问卷中的问题的提问方式主要分"开放式"和"封闭式"两种,多数时候需要把两种方式结合起来调查。

"开放式"问题,就是不为回答者提供具体的答案,而是由回答者自由回答的问题。如"你对本次调查有哪些意见和建议"此类不能明确限定答案尺度的问题。之所以设计成开放式,是为了能使回答者充分发挥想象,畅所欲言,按照自己的方式和自己的想法回答问题,而不受什么限制。开放式问题设计容易,答案能够反映被调查者的真实想法。但开放式问题一般要求回答者要有较高的知识水平和文字表达能力,这就大大限制了调查的范围和对象;另外对于答案的整理分析也比较困难,对调查者和被调查者来说都比较费时费力。

"封闭式"提问方式,即调查表上事先给定了若干互斥的备选答案,答题时只能在所给定的答案范围内选择。封闭式问题不仅方便被调查者答题,而且便于调查人员进行统计处理和定量分析。但封闭式问题一方面由于为回答者提供了可供选择的答案而限制了回答者回答的范围和回答的方式,另一方面也有可能给草率应付的被调查者提供了乱答一气的条件。因此,封闭式问题所得到的资料往往失去了开放式问题所得资料中所表现出来的那种自主性,从而影响到调查结果的准确性和真实性。

4)编码和其他资料:编码就是赋予每一个问题及答案一个数字作为它的代码,便于计算机处理。除了编码外,有些调查表还要在封面上注明调查表发放和收回日期,调查员姓名等内容。

(4)调查表的设计:调查表的设计需结合实际情况并符合一定的要求,且对于不同的调查表其提问和作答的方式也有所不同。

1)调查表设计的基本要求:调查表设计总的要求是"四易",即易于回答、易于记录、易于整理分析、易于辨别真伪。具体要求如下:①设计严密,用语准确。问题要具体、明确、定量化,不能抽象、笼统,避免带有倾向性和诱导性的问题,问题要易于被调查者回答,并尽可能地增加被调查者回答问题的真实性;②主题突出,逻辑清晰。调查表涉及的问题必须密切围绕调查的目的,并与调查目标紧密关联,调查表中问题的排列顺序要先易后难,并尽量符合答题者的思维习惯;③调查表措辞礼貌谨慎。调查表的措辞要亲切,态度要诚恳,提法要有礼貌,提出的问题要注意被调查者的心理影响,这样被调查者才会采取合作的态度;④形式多样,易读易懂。即调查表中所提的问题要有趣味,采取图文并茂的提问方式,问题要清楚、明了,避免使用模棱两可或会产生歧义的词语,列出完备的可能答案;⑤编码规范,便于整理。在设计调查表时,应采用统一的编码技术,问题设计与编码同步进行,这样便于用计算机来统计和分析通过调查所获取的数据。

2）调查表提问和作答的方式:在调查表中,同样一个问题,因提问的角度或作答的方式不同,其所表达的含义相差甚远。因此,提问和作答方式的设计,关系到调查人员与被调查者之间信息的相互传递是否明确。

对封闭式问题,常用的提问和作答方式有以下几类:

① 二项选择法:是在调查表上提供的两种备选答案中,请被调查者选择其中的一种作答。例如:你以前吃过半生不熟的猪肉吗? A. 有、B. 没有。二项选择法答案明确,方便回答,便于统计,但是不能表示意见程度的差别。

② 多项选择法:是在调查表上提供两种以上备选答案,请被调查者可针对问题选择其中的一个或几个作为答案。如,您的婚姻状况为:A. 未婚、B. 已婚、C. 离异、D. 丧偶、E. 再婚,采用多项选择法时,应注意备选答案的设计,不要遗漏可能的答案,答案之间不能重复,且备选答案尽可能精简。

③ 顺位法:是指在提问时给出多个提示答案,请被调查者根据自己的认识确定答案的顺序。在设计顺位法问题时,应注意提示答案不宜过多,提示答案的位置排列不要有暗示性,最好将提示答案印刷成多种排列次序。如,您认为引起高血压的三个主要原因是(请按主次顺序选择 3 个答案):A. 遗传、B. 吸烟、C. 饮酒、C. 肥胖、D. 缺乏运动、E. 心理压力大、F. 常喝茶。

④ 尺度法,将调查的问题设计成一段线段,线段的两端代表两个极端的程度(图 51-1)。

您感到的疼痛程度为(0 代表无痛,10 代表剧痛):

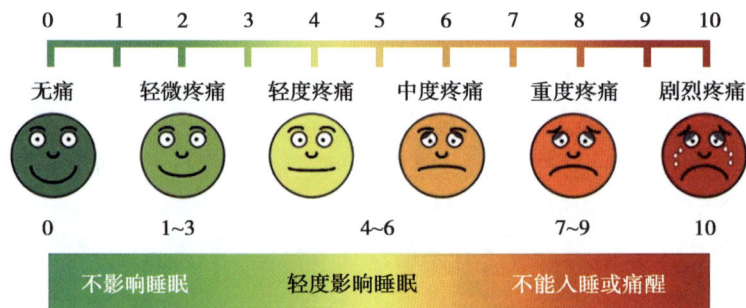

图 51-1 尺度法-癌痛分级

被调查者可根据自己的感受在适当的位置画"×"作标记。这种答案的自由度比选择性答案更高。

对开放式问题,常用的提问和作答方式有以下几种:①自由回答法,是在调查表上不设备选答案,允许答题者对所提问题自由发表意见。自由回答法能获取一些建设性的意见和看法。但其答案众多,难以整理分析。②完成句子法,是在调查表上给出不完整的句子,请被调查者把句子写完整。③词组联想,是在调查表上列出几个词组,请被调查者回答看到词组后的联想。④完成图画法,是在调查表上给出有两个人的图画,其中一人说了一句话,请被调查者以另外一人的身份完成图中的对话。

一般来说,一个完善的调查表并不是一次就可以拟就的,须经预调查,反复修改方可臻完善。

（5）寄生虫病调查表举例(摘自卫生部《全国血吸虫病监测方案》)

急性血吸虫病调查表

监测点编号:_____   编号:_____

一、一般情况

户籍地址:_____ 省_____ 县_____ 乡_____ 村_____ 组

现住地址:_____ 省_____ 县_____ 乡_____ 村_____ 组

姓名_____ 性别:□男=1;女=2   出生日期:_____ 年_____ 月

文化程度:□文盲=1;小学=2;初中=3;高中=4;大专以上=5

职业: □农民=1;渔民=2;船民=3;牧民=4;商业服务=5;民工=6;家务=7;幼托儿童=8;学生=9;
         教师、干部=10;其他=11

曾否患过血吸虫病:□慢性=1;急性=2;晚期=3;否=4

血吸虫病治疗史:　□有=1;无=2

治疗次数:　　　　□ 1 次=1;2 次=2;3~5 次=3;6~8 次=4;8 次以上=5

末次治疗时间:_____年_____月;治疗依据:□粪阳=1　血阳=2　其他=3

二、感染情况

1. 发病前接触疫水日期:_____月_____日,接触疫水时数:_____h

   感染地点:_____省_____县_____乡_____村_____组;环境名称:_____

   环境类型:□河=1;沟=2;渠=3;塘=4;水田=5;江滩=6;湖滩=7;其他=8

   环境植被:□杂草=1;芦苇=2;树林=3;水稻=4;其他=4(列名:_____)

   感染地点距附近居民点距离:_____米

2. 感染地点近 1~2 年内曾否进行过灭螺:□　是=1;否=2

   灭螺方法:□药物=1;环境改造=2;药物+环境改造=3

   感染地点是否有警示标志:□有=1;无=2

   该处曾否发生过急性感染:□否=1;散发=2;成批=3;发生的最近年份:_____

3. 本次感染接触疫水的方式:□抢种抢收=1;抗洪救灾=2;农业生产=3;捕鱼捞虾=4;放牧与割草=5;洗涮生活用品=6;玩水游泳=7;洗手、脚=8;其他=9

4. 同期接触疫水_____人,已有_____人发病。

三、发病和诊断情况

1. 发病时间:____年____月____日;

2. 主要临床表现(可多选):□□□□□□

   发热=1,咳嗽=2,头痛头昏=3,腹痛腹泻=4,恶心呕吐=5,其他=6

3. 是否误诊:□　是=1,否=2,误诊疾病名称:_____

4. 初次诊断为急性血吸虫病:□疑似=1,临床=2,确诊=3,诊断时间:____年____月____日;

5. 最终诊断为急性血吸虫病:□疑似=1,临床=2,确诊=3,诊断时间:____年____月____日;

6. 确诊机构:　　　　□县(市、区)血防站=1,县(市、区)综合医院=2,

   乡镇血防站(组)=3,乡镇卫生院=4,村卫生室=5,个体医生=6,其他=7。

四、实验室检查及治疗情况:

1. 免疫检测:血检方法:_____;结果:_____;滴度:_____;日期:_____;

   血检方法:_____;结果:_____;滴度:_____;日期:_____;

2. 病原检查:粪检方法:_____;结果:_____;感染度:_____;日期:_____;

   粪检方法:_____;结果:_____;感染度:_____;日期:_____;

3. 血象检查:红细胞数:_____×10^9/L(mm^3);白细胞总数:_____×10^9/L(mm^3);中性粒细胞:_____%;淋巴细胞:_____%;嗜酸性粒细胞:_____%

4. 病原治疗药物剂量、疗程_____

5. 住院治疗:□县(市、区)血防站=1,县(市、区)综合医院=2,乡镇血防站(组)=3,乡镇卫生院=4,村卫生室=5,个体医生=6,其他=7。

调查者_____调查日期_____

（6）对调查员的要求:调查员应该经过选择和统一的培训,培训分理论培训和实践培训。调查员应具备实事求是的科学工作态度和高度的责任心。对调查员的工作分配要合理,工作量要适当,对调查过程应有监督机制和质量控制措施。

（四）确定研究方法和样本含量

确定此次现况调查是选择普查还是抽样调查,当选择抽样调查作为本次研究的调查方法时,就需要估算样本含量,在抽样调查时,样本过大可造成浪费,且由于工作量过大,不能保证调查质量而使结果出现偏倚。当抽样比>75.00% 时,则应选择普查。样本过小则抽样误差较大,结果的可靠性差,影响代表性。在一次研究中,普查和抽样调查可结合使用。

（1）影响抽样调查样本大小的因素:①总体与个体之间的差异程度:如果研究单位之间的变异较大,

样本则要大些,如其均衡性较好,则样本可以小些;②要求达到的精确度(α)和把握度($1-\beta$):α越小所需样本量越大;同样,$1-\beta$越小,所需样本量也越大;③预计所调查疾病的患病率,如现患率低,则样本量要大。反之,样本要小些。

（2）样本量大小的估计:根据调查项目和任务要求的不同及各种抽样方法抽样误差的差异,其样本量的大小各有要求,在此我们仅介绍单纯随机抽样的样本量估计方法。

1）计量资料样本大小的估计公式:

$$n = \frac{t_\alpha^2 S^2}{d^2}$$

式中:

n——样本量大小;

α——显著性水平,通常取 0.05 或 0.01;

S:标准差;

d——容许误差,即样本均数与总体均数之差的容许范围;

t——指统计学上的 t 值,当 $\alpha=0.05$ 时 $t \approx 2$,即:

$$n = \frac{4S^2}{d^2}$$

例1　某地拟采用抽样调查了解血吸虫患者的慢性贫血状况。假定血吸虫患者血红蛋白的标准差为 12g/L,调查的允许误差是 1.2g/L,$\alpha=0.05$,估算样本含量（n）。

根据题意,$t=2$,$S=12g/L$,$d=1.5g/L$,则 n 为:

$$n = \frac{4S^2}{d^2} = 256（人）$$

2）计数资料样本大小估计公式:

$$n = \frac{t_\alpha^2 P(1-P)}{d^2} = \frac{t_\alpha^2 PQ}{d^2}$$

式中:

n——样本量大小;

α——显著性水平,通常取 0.05 或 0.01;

P——总体阳性率的估计值,$Q=1-P$;

d——容许误差,即样本率与总体率之差;

t——指统计学上的 t 值,当 $\alpha=0.05$ 时 $t \approx 2$。

例2　欲调查我国某城市肺结核的患病情况,假设根据我国以往调查资料显示,结核病的患病率为 367/10 万,若调查的容许误差为 50/10 万,估算本次调查所需的样本含量（n）。

根据题意,$P=367/10$ 万$=0.003\,67$,$Q=1-P=0.996\,33$,$d=50/10$ 万$=0.000\,5$,$t \approx 2$,则 n 为:

$$n = \frac{t_\alpha^2 P(1-P)}{d^2} = \frac{t_\alpha^2 PQ}{d^2} = 58\,500（人）$$

其他抽样方法的样本量和抽样误差的计算公式请查阅相关专业书籍。

（五）资料的收集、整理、分析及结果解释

1. 资料的收集

（1）收集内容

1）调查对象的人口学资料:年龄（出生日期）、性别、民族、文化程度、婚姻状况、家庭人数及组成、家庭经济状况、职业情况、一般生活习惯及保健情况、妇女月经史及生育情况等。这是现况调查的基本内容,也是后期分析常用的分组变量。

2）研究对象有无某种疾病或健康事件,并尽可能定性或定量化,这是现况调查最重要的内容,也是后期分析的主要结局事件。

3）相关的自然因素和社会环境因素：有时需收集生活环境和工作环境的某些数据，最好使用定量指标。如单位体积空气中颗粒物的浓度；取定量（10~20ml）痰液作浓集法用于测定寄生虫虫卵数目。

（2）收集方法

1）通过现场测定或检查的方法获得相关数据。如粪检、寄生虫病的血清学检查等。

2）通过问卷调查获得相关资料。这种方法使用较为普遍，如肠道寄生虫病的感染情况调查。

2. 资料的整理　现况调查所获得的资料可通过下列步骤进行整理：

（1）原始资料的检查、核对与计算机输入：现况调查一般样本量都比较大，调查项目多，容易出现各种差错，所以分析前必须先做资料的核对与纠错，检查有无漏项和填写错误，同时应该填补缺漏、删去重复，纠正错误等，以提高原始资料的准确性、可靠性和完整性，以免影响调查质量。原始资料检查、核对完毕后就进行计算机输入。Epidata、SPSS、Excel 等软件是目前较为常用的数据录入软件。但要注意的是应尽可能由专业人员准确地将原始资料录入计算机内，并科学应用某些软件中的数据录入核对功能。

（2）分组归类：按照调查实施方案和实施细则的要求，将全部调查对象分组归类，拟订整理表，以便进一步分析计算。

3. 资料分析

（1）计算有关统计指标：包括各种率、平均数、标准差等。其中，患病率是横断面研究的最基本的分析指标。除患病率外，还常用到发病率、死亡率、感染率等。在资料分析过程中，为了便于不同地区的比较和控制混杂因素，常要对率进行标准化。对于调查中获得的计量数据，如身高、体重、年龄、肺活量、血红蛋白等，可计算出平均数、标准差等指标。

（2）分析方法：分析常用方法主要包括描述性分析、单因素对比分析、相关性分析和多因素分析。

1）描述性分析：将疾病的现况调查资料按不同的时间、地区、人口学特征和某种生活习惯等方面加以整理，计算疾病的患病率等，以了解疾病的"三间分布"特征。

2）单因素对比分析：对于二分类变量的资料，可以分析对比患病与未患病组之间某因素阳性率的差异，分析两者是否存在关联。也可以反过来比较有无某因素组的患病率差异。

3）相关性分析：相关分析是描述一个变量随另一个变量的变化而变化的关系，相关分析适用于双变量正态分布资料或等级资料。

4）多因素分析：在单因素分析的基础上，可进一步用多因素分析（多元线性回归、logistic 回归等）的方法进行分析。

4. 结果的解释　数据统计分析后还必须对调查结果进行解释。一般应先表明样本的代表性，应答率等情况；然后要估计分析调查中有无偏倚及其来源、大小、方向和调整方法；最后归纳疾病分布规律的正确性及提供病因线索。值得注意的是，现况调查一般只能为进一步的流行病学研究提供病因线索，不能作因果联系分析。

（六）现况调查的质量控制

现况调查的质量控制主要措施包括：样本选取必须随机化；进行预调查；统一培训调查员；调查或检查方法标准化且前后一致。

四、调查的偏倚及其控制

现况研究中常见的偏倚有选择性偏倚、无应答偏倚、幸存者偏倚、报告偏倚、测量偏倚等；偏倚的控制主要从研究的设计和测量两个方面进行控制。

（一）偏倚的概念

在流行病学研究中，无论应用哪种研究方法，在实验设计、实施过程中或结果分析时均须考虑是否存在干扰因素而影响研究结论。在研究中应尽量保证研究结果与客观、真实情况一致。但是，由于各种因素的影响，往往使测量结果与事物的真实情况之间发生一定的差异，即出现误差。由于误差的存在，影响了研究结果的真实性，甚至可能导致错误的结论。因此，研究者在研究之前要充分认识各种误差产生的条件和原因,以及对研究结果产生的影响,在研究的各个阶段采取相应的措施加以避免或排除,以使研究结果尽量与真实情况相符。

偏倚(bias)属于系统误差,是指在流行病学调查研究设计或实施阶段,由于某些因素的影响,使得研究或推论的结果不符合真实的情况,或指在研究或推论过程中所获得的结果系统地偏离其真实值。偏倚不是由随机抽样所引起的,而是由于某些不能准确定量的但较为恒定的因素所致。偏倚应设法防止其产生。偏倚造成的结果与真实值间的差异具有方向性,它可以发生在高于真实值的方向(正偏倚),也可发生在低于真实值的方向(负偏倚)。

(二) 现状调查中产生偏倚的种类

(1)选择偏倚(selection bias):指研究者在选择研究人群时由于选择条件受限制或设计失误所致的系统误差。主要包括无应答偏倚、选择性偏倚、幸存者偏倚。

1)无应答偏倚:无应答者是指调查对象中那些因为各种原因不能回答调查工作者提出的问题的人。应答率是指对访问调查或通信调查获得应答的比例。无应答者越多,应答率越低。如果无应答者超过一定比例,就会使研究结果产生偏倚,即无应答偏倚。实际调查如果应答率低于90.00%,调查结果就难以用于估计整个研究人群的现况。

2)选择性偏倚:在调查过程中,不按调查方案的要求选择调查对象,被抽中的调查对象没有找到,而随便找了其他人代替,从而可能破坏了调查对象的同质性,出现选择性偏倚。

3)幸存者偏倚:在现况调查中,调查对象均为现患人群,无法调查死亡者,因此不能概括某病的实际现况,带有一定局限性和片面性,难以概括所研究疾病的全貌。

(2)信息偏倚(information bias):指在收集和整理有关暴露或疾病资料时所产生的各种偏倚,包括回忆偏倚、报告偏倚、礼貌偏倚。

1)回忆偏倚:回忆偏倚是一种常见的信息偏倚,由于调查对象因种种原因遗忘了调查相关内容,尤其是针对健康的调查者,由于没有疾病的经历,更容易忘记过去的暴露情况。

2)报告偏倚:报告偏倚的产生是由于调查对象因种种原因有意报告不准确的信息,如调查在校女大学生是否有流产经历,调查结果分析时就不可忽视报告偏倚的存在。

3)礼貌偏倚:礼貌偏倚是由于出于对调查者的礼貌,对于所提出的问题顺着调查员的思路回答,从而影响了整个调查结果的准确性。

(3)调查人员偏倚:调查员有意识地对自己感兴趣的人群或问题深入调查,而对自认为无关紧要的马虎应对,或者调查人员对被调查者进行诱导性询问等,这些情况均可引起结果的偏倚。

(4)测量偏倚(measurement bias):是指测量仪器、检验方法不准确,化验技术操作不规范等所造成的偏倚。

(三) 现况调查中偏倚的控制

(1)选择性偏倚的控制

1)在抽样调查设计时,必须在样本量适当的前提下,严格遵守随机化抽取原则。

2)采取各种措施,提高研究对象的依从性和应答率,最好是一个不漏地接受调查。对于不应答者最好要追踪调查,一般要求应答率达到90.00%以上。

3)研究者应充分了解该项工作中各种可能存在的选择性偏倚来源,并在研究设计过程中尽量避免。

4)选择恰当的调查工具和检测方法,包括调查表的合理设计等。

5)为了减少幸存者偏倚,选择病例面要广一些,尽可能详细的记录病例资料,以便得出合理结论。

(2)信息偏倚的控制

1)盲法,即在收集和处理资料的过程中,可采用单盲、双盲或三盲的方法,对研究者及被研究者掩盖暴露或疾病的身份,或研究假说的内容,避免产生信息偏倚。

2)收集的指标尽可能定量化,减少主观因素的影响。

3)提高调查表的设计质量和询问技巧,以保证能获取准确的信息资料。

4)加强对调查员的培训,在调查前必须对调查员进行系统、科学的培训,并组织调查员开展互相监督和复查工作。

5）控制测量偏倚,如选用质量可靠的仪器、设备;统一检查方法、诊断标准、排除标准和选入标准。

6）研究方案在项目实施前就制订完备,整个研究实施过程中严格执行调查方案,不可随意改动。

五、调查的优点与局限性

调查分为普查和抽样调查。我们可以将普查优缺点总结为全人群、无误差、多疾病、全病例、不适合患病率低的疾病、易漏查、工作人员要求高、耗费人财物等。将抽样调查优缺点总结为省人财物、易细致、设计复杂、不适合患病率低的疾病等。

(一) 普查的优缺点

1. 普查的优点　①由于对所有对象都进行调查,所以获得的资料全面,可以知道全部调查对象的相关情况;②便于发现调查对象中的全部病例;③调查方法简单;④通过普查对调查对象能起到一定的健康教育作用。

2. 普查的缺点　①由于工作量大,普查对象常有遗漏或多次调查的可能,导致调查的精确度受影响;②普查的疾病应该为重要的公共卫生问题,不适用于罕见病或危害甚微的疾病;③调查所需人力物力成本高。

(二) 抽样调查的优缺点

1. 抽样调查的优点　①人力、物力成本相较于普查低;②调查过程更易于监管,调查的精确度较高;③漏查率低,应答率高。

2. 抽样调查的缺点　①抽样调查的设计、实施与资料分析比较复杂;②抽样误差和偏倚难以避免,不适用于变异过大的资料。

附:

现况研究举例: 浙西南地区鼠疫宿主动物体表寄生虫群落多样性和病原体携带现况调查(李晔等,2021 年)

一、研究背景

鼠疫是一种传播快、发病急、病死率高的烈性传染病、自然疫源性疾病,在我国现已查明的鼠疫自然疫源地主要宿主均为啮齿动物,蚤、蜱、螨等啮齿动物体表寄生虫也能传播鼠(人)间鼠疫菌。浙江省西南部地处浙闽两省交界,历史上曾出现多次人间鼠疫流行,6 000 余人死于鼠疫。群落是在一定地理区域内,生活在同一环境下同种群的集合体,群落多样性是群落在组成、结构、能和动态方面表现出的丰富多彩的差异,啮齿动物体表寄生虫的群落多样性越高,除了能够探讨宿主种和群落调节方面发挥的作用,还意味着在一定程度上能够增加疾病传播风险。因此,为了解浙西南地区鼠疫宿主动物体表寄生虫群落多样性特征和病原体携带情况,制定符合本地特色的鼠疫等传染病防控策略,开展此项研究。

二、研究方法

(一) 宿主动物捕捉方法

在莲都区、云和县、龙泉市、景宁县、松阳县和缙云县 6 个调查点,使用油条作为诱饵,采用 5 米夹(笼)线法于 4 月、6 月、8 月、10 月在农村野外分别连续布放 10 天,将捕获的宿主动物单独装入布袋中,活鼠用乙醚麻醉后鉴定登记。

(二) 体表寄生虫采集、保存方法

将啮齿动物麻醉后置于白色方盘内,采用棉棒粘取法和梳蚤法采集游离于皮毛间和散落在布袋上、盘中的蚤、蜱和螨等;用镊子夹拨取固定吸附于宿主皮肤的蜱、螨等。

(三) 鉴定分类方法

啮齿动物按照《中国重要医学动物鉴定手册》进行种类鉴定,体表寄生虫按照《中国重要医学昆虫分

类与鉴别》(陆宝麟,河南科学技术出版社)和《中国吸虱的分类和检索》(金大雄,科学出版社)进行种类鉴定。

(四) 实验室检测方法

血清学检测采集宿主动物股动脉血,离心后取血清置-20℃保存,统一送实验室检测,采用间接血细胞凝集试验检鼠疫 F1 抗体,滴度≥1∶20 为可疑阳性。病原学检测用常规培养法培养鼠疫耶尔森菌,即解剖取啮齿动物肝脏和脾脏,分别将其剖面压印培养基中划线培养,观察有无目标菌落。采集的体表寄生虫全部按同一寄主、同一种类进行分组,加生理盐水研磨后分离培养。致病性钩端螺旋体、汉坦病毒、发热伴血小板减少综合征布尼亚病毒(新型布尼亚病毒)、恙虫病东方体检测用 Taqman 探针荧光定量 PCR 方法。

(五) 群落参数统计方法

Shannon-Wiener 多样性指数、Pielou 均匀度指数、Simpson 优势度指数和 Margalef 丰富度指数,参照昆虫数学生态学的群落参数统计方法用 PCH 多样性指数计算工具进行计算。

三、结果

共布有效笼 19 200 个,捕获宿主动物 989 只,捕获率 5.15%。对捕获的宿主动物进行体表寄生虫检查,在 398 只宿主体表发现寄生虫 2 409 只,染虫率 40.24%。宿主雌雄比为 1.07∶1,成年与未成年比例为 9.47∶1,宿主种类为黑线姬鼠、北社鼠、黄毛鼠、东方田鼠、褐家鼠、青毛鼠、白腹巨鼠、黄胸鼠、针毛鼠、小家鼠,其中优势种为黑线姬鼠(58.79%)。

(一) 宿主动物密度与染虫情况

在宿主体表发现寄生虫蚤(211 匹)、蜱(446 只)、革螨(951 只)、恙螨(341 只)和吸虱(460 只),宿主染虫数构成比在 0.25%(小家鼠)至 38.81%(黑线姬鼠)之间波动,其中宿主染蚤数构成比在 0.00%(东方田鼠、褐家鼠、黄胸鼠、针毛鼠、小家鼠)至 70.83%(青毛鼠)之间波动,宿主染蜱数构成比在 2.98%(青毛鼠)至 60.00%(针毛鼠)之间波动,宿主染革螨数构成比在 2.98%(青毛鼠)至 83.33%(小家鼠)之间波动,宿主染恙螨数构成比在 0.00%(小家鼠)至 31.43%(东方田鼠)之间波动,宿主染吸虱数构成比在 0.00%(针毛鼠、小家鼠)至 35.95%(白腹巨鼠)之间波动。

(二) 体表寄生虫种群构成

发现体表寄生虫共 8 科 18 属 30 种,其中蚤(蚤目)3 科(角叶蚤科、细蚤科、多毛蚤科)5 属(单蚤属、病蚤属、细蚤属、二刺蚤属、新属)6 种(不等单蚤、适存病蚤、缓慢细蚤、喜山二刺蚤、特新蚤闽北亚种、特新蚤中华亚种),蜱(寄形目)1 科(硬蜱科)4 属(扇头蜱属、硬蜱属、花蜱属、血蜱属)5 种(血红扇头蜱、粒形硬蜱、龟形花蜱、长角血蜱、钝刺血蜱),革螨(革螨目)1 科(厉螨科)2 亚科(血革螨亚科和厉螨亚科)5 属(真厉螨属、毛厉螨属、上厉螨属、血厉螨属、厉螨属)9 种(厩真厉螨、鼠颚毛厉螨、东方上厉螨、格氏血厉螨、金氏厉螨、毒棘厉螨、纳氏厉螨、福建棘厉螨、土尔克厉螨),恙螨(真螨目)1 科(恙螨科)2 亚科(恙螨亚科和背展恙螨亚科)2 属(纤恙螨属和无前恙螨属)3 种(地里纤恙螨、居中纤恙螨、中华无前恙螨),吸虱(吸虱目)2 科(多板虱科和甲胁虱科)2 属(多板虱属和甲胁虱属)7 种(锯多板虱、弯多板虱、红姬甲胁虱、克氏甲胁虱、社鼠甲胁虱、太平洋甲胁虱、相关甲胁虱)。

(三) 不同生境啮齿动物体表寄生虫群落特点

浙西南地区鼠类体外寄生虫群落比较复杂,黑线姬鼠、北社鼠、黄胸鼠、针毛鼠在灌丛中体外寄生虫多样性指数丰富度指数均较高;黄毛鼠、东方田鼠、褐家鼠、小家鼠在农田中体外寄生虫多样性指数和丰富度指数均较高。青毛鼠、白腹巨鼠在森林中体外寄生虫多样性指数和丰富度指数均较高。黄毛鼠、东方田鼠、褐家鼠、针毛鼠在灌丛中体外寄生虫均匀度指数较高,黄胸鼠、小家鼠在农田中体外寄生虫均匀度指数较高,黑线姬鼠、北社鼠、青毛鼠、白腹巨鼠在森林中体外寄生虫均匀度指数较高。黄毛鼠、东方田鼠、针毛鼠在灌丛中体表寄生虫优势度指数较高,北社鼠、黄胸鼠、小家鼠在农田中体外寄生虫优势度指数较高,黑线姬鼠、褐家鼠、青毛鼠在森林中体外寄生虫优势度指数较高,白腹巨鼠在灌丛和农田只发现了一种体表寄生虫,故优势度最高。

（四）病原体携带现况

共采集啮齿动物血清 891 份,检测血清 F1 抗体结果均为阴性。共采集啮齿动物肝脏和脾脏进行病原学培养 910 份,均未分离到鼠疫菌。对所有采集到的体表寄生虫进行鼠疫菌分离培养,均未分离到鼠疫菌。对庆元县和青田县农村居民区室内外捕获的 100 只宿主动物开展汉坦病毒、致病性钩端螺旋体、恙虫病东方体、新布尼亚病毒检测,其中发现 3 份汉坦病毒阳性,阳性率 3.00%;13 份标本致病性钩端螺旋体阳性,阳性率为 13.00%。

四、结论

群落研究是研究生物群落及其周围地理、气候、动物、植物、微生物等综合环境形成的生态复合体以及此相关的各种生态过程的综合,是鼠疫媒介昆虫生态学研究中最薄弱的环节。体表寄生虫依附、吸食宿主动物血液或体液获得营养,这种特殊关系是长期进化、自然选择的结果,在群落层次揭示鼠疫宿主动物体表寄生虫各类群之间的关系是非常有意义的。此次调查共捕获宿主动物 989 只,捕获率 5.15%,在 398 只宿主体表发现寄生虫 2 409 只,染虫率 40.24%,宿主优势种为黑线姬鼠(58.79%)。在宿主体表发现寄生虫共 8 科 18 属 30 种 2 409 只,其中蚤 3 科 5 属 6 种 211 只,蜱 1 科 4 属 5 种 446 只,革螨 1 科 5 属 9 种 951 只,恙螨 1 科 2 属 3 种 341 只,吸虱 2 科 2 属 7 种 460 只。黑线姬鼠、北社鼠、黄胸鼠、针毛鼠在灌丛中体外寄生虫多样性指数和丰富度指数均最高,黄毛鼠、东方田鼠、褐家鼠、小家鼠在农田中体外寄生虫多样性指数和丰富度指数均最高,青毛鼠、白腹巨鼠在森林中体外寄生虫多样性指数和丰富度指数均最高。891 份宿主动物血清 F1 抗体检测结果均为阴性,对 910 份宿主动物肝(脾)脏标本和所有采集到的体表寄生虫进行鼠疫菌分离培养,均未分离到鼠疫菌。100 份标本中 3 份宿主动物汉坦病毒阳性,阳性率 3.00%;13 份宿主动物标本致病性钩端螺旋体阳性,阳性率 13.00%。浙西南地区鼠疫宿主动物及其体表寄生虫密度较高,群落构成较复杂。宿主动物致病性钩端螺旋体携带率较高。从寄生虫多样性角度可以考虑灌丛以防制寄生的蜱虫为主,农田防制寄生的恙螨和革螨为主,森林防制寄生的蚤和吸虱为主。

第二节 个例调查和病例报告

个案调查和病例报告是在疾病防治中对发生的个别病例及其周围环境或诊断治疗过程中所进行的调查和报告。个案调查包括传染病病例、非传染病病例或与健康有关的其他问题如伤害等,具体病种根据工作需要确定。病例报告则多用于临床。

一、个例调查

个例调查(case investigation)也称个案研究(case study),是对某一特定个体、单位、现象或主题的研究。这类研究广泛收集有关资料,详细了解、整理和分析研究对象产生与发展的过程、内在与外在因素及其相互关系,以形成对有关问题深入全面的认识和结论。

（一）个例调查的概述

个例调查又称个案调查或病家调查,是指对个别发生的病例、病例的家庭及周围环境进行的流行病学调查。病例一般为传染病患者,也可以是非传染病患者或病因未明的病例等。个例调查的特殊之处在于它的调查数是"1"。可以是一个患者、一个家族或一个疫源地等,因为每一个患者或家庭都组成了一个疫源地,因此又称为疫源地调查。

（二）目的及用途

调查该患者发病的病因、可能传播的途径和范围,从而采取紧急措施,防止或减少类似病例发生。如为单个传染病病例时,实际即为对疫源地的调查。核实诊断并进行治疗与护理指导。还可掌握当地疫情,为疾病监测提供依据。通过个案调查资料的积累,为描述该病的分布提供资料。

（三）个例调查的方法和内容

(1)个例调查的方法:①询问:通过询问患者、家属、护理人员或周围能够提供真实情况的人,获得患者的一般资料。②实验检测:通过采集必要的生物标本或周围环境的标本以供试验检测和分析之用。③现场观察:对疫源地的周边环境进行观察,以了解患者发病的具体环境,其继续传播的可能性和范围,以便采取进一步的措施。④分析处理:对以上方法所采集到的信息进行深入分析。核实诊断并确定发病时间、地点、方式;追查传染源、传播因素或发病因素;确定疫源地的范围和接触者,从而指导医疗护理、隔离消毒、检疫接触者和采取宣传教育等措施。

（2）个例调查的内容:除一般的人口学资料外,还包括核实诊断,确定发病时间、地点、方式,追查传染源、传播因素或发病因素,确定疫源地的范围和接触者,从而指导医疗护理、隔离消毒、检疫接触者和采取宣传教育等措施。

（四）个例调查的重要性和局限性

个例调查往往是暴发调查的一个组成部分,是流行病学工作者和防疫工作者必须掌握的基本工作之一。但由于个例调查一般无对照,因而在病因研究方面作用有限。

（五）特殊病例的调查

有些特殊病例,特别是原因不明的病例,有时虽然只是1~2例,亦需进行个例调查。例如1859年冬,德国医生Zenker诊治了一位"伤寒"患者,该患者20岁,女性,旅馆服务员,圣诞节发病,元旦即卧病不起,1月20日到医院就诊,一周后不治身死。尸检时Zenker在患者的肌肉里发现许多旋毛虫,他即到该女服务员的旅馆调查,发现该旅店老板娘几乎与该女青年同时发病。详细询问得知,1859年12月21日该店曾宰杀过一头猪。Zenker从剩下的猪肉取样检查,发现许多旋毛虫囊。进一步调查发现,旅馆老板和屠宰者后来也发生了同样的疾病。这样,Zenker从一个病例的调查开始,通过其流行病学实践,首次发现了人是怎样感染上旋毛虫的,为医学作出了贡献。

（六）个案调查表举例(摘自卫生部《全国血吸虫病监测方案》)

晚期血吸虫病个案调查表

个案号:_____

地址:_____省_____县_____乡_____村_____组

一、一般情况 病例属于:□现存晚血=1,新发晚血=2

姓名:_____性别:□(男=1;女=2) 出生日期:_____年_____月。

文化程度:□(文盲=1;小学=2;初中=3;高中=4;大专以上=5)

职业:□农民=1;渔民=2;船民=3;牧民=4;商业服务=5;民工=6;家务=7;
　　　幼托儿童=8;学生=9;教师、干部=10;其他=11

二、既往病史

1. 首次诊断血吸虫病时间_____年,诊断依据:□(1)粪检(2)血检(3)其他

2. 首次确诊为晚血时间:_____年,晚血类型:□(1)巨脾型(2)腹水型(3)结肠增厚型(4)侏儒型

3. 曾否患过急性血吸虫病:□是=1;否=2

4. 血吸虫病治疗史:□有=1;无=2

5. 治疗次数:□1次=1;2次=2;3~5次=3;6~8次=4;8次以上=5

6. 末次治疗时间:_____年_____月;治疗依据:□(1)粪阳(2)血阳(3)其他

7. 脾切除史:□有=1;无=2;切脾时间:_____年_____月;

8. 腹水史:□有=1;无=2;

9. 上消化道出血史:□有=1;无=2;初次发生于:_____年_____月;共发生_____次;最近发生于:_____年_____月

10. 肝昏迷史:□有=1;无=2;初次发生于:_____年_____月;共发生_____次;最近发生于:_____年_____月

11. 有无肝炎(包括肝炎血清标志物阳性):□有=1;无=2;

12. 最近粪检结果:□阳性=1;阴性=2;最近粪检时间:_____年
　　　最近血检结果:□阳性=1;阴性=2;最近血检时间:_____年

三、现病史及主要临床症状、体征

1. 身高_____cm,体重_____kg,

2. 发育:□正常=1;一般=2;不良=3

3. 营养:□良好=1;一般=2;不良=3

4. 食欲减退:□有=1;无=2;

5. 腹痛腹泻:□有=1;无=2;

6. 腹胀:□有=1;无=2;

7. 呕(便)血:有=1;无=2;

8. 黄疸:□有=1;无=2;

9. 蜘蛛痣:□有=1;无=2;

10. 腹壁静脉显露:□有=1;无=2;

11. 腹水:□有=1;无=2;如有腹水,脐中线腹围_____cm

12. 下肢浮肿:□有=1;无=2;

13. 肝区痛:□有=1;无=2;

14. 肝质地:□软=1;中等=2;硬=3

15. 肝脏肋下_____cm;肝脏剑突下_____cm

16. 脾质地:□软=1;中等=2;硬=3

17. 脾肋下(左锁骨中线)_____cm,脐中线右_____cm。

18. 肝脏 B 超检查情况

　　肝脏大小:长径:_____cm,斜径:_____cm,最大厚度:_____cm;

　　肝脏实质纤维化程度:□Ⅰ级=1,Ⅱ级=2,Ⅲ级=3,Ⅳ级=4

19. 脾脏 B 超检查情况

　　脾脏大小:横径:_____cm,竖径:_____cm,最大厚度:_____cm;

20. 门静脉内径:_____cm,门静脉外径:_____cm

21. 劳动能力:□减弱=1;减半=2;丧失=3;正常=4

22. 主要夹杂症 □无=1,心血管=2,消化系统=3,神经或精神系统=4,呼吸系统=5,泌尿系统=6,其他=7。

23. 治愈情况:□基本治愈=1;未治愈=2

　　　　　　　　　　　　　　　调查单位:_____　调查时间:_____　调查者签名:_____

二、病例报告

病例报告(case report)是临床上详细地介绍某种罕见疾病的单个病例或少数病例的方式。

(一)病例报告的概念

病例报告指通过对一两个生动的病例进行记录和描述,试图在疾病的表现、机理以及诊断治疗等方面提供第一手感性资料的医学报告。病例报告中新出现的或不常见的疾病或疾病不常见的表现,能引起医学界的注意,从而可能形成某种新的假设。它是临床医学和流行病学的一个重要的连接点。

(二)病例报告的目的和用途

(1)病例报告的目的:①病例报告往往是识别一种新的疾病或暴露的不良反应的第一个线索,许多疾病都是首先通过病例报告被发现的;②对于病例报告的累积、监测常提示一种新的疾病或流行的出现;③病例报告可用于阐明疾病和治疗的机制;④介绍寄生虫病不常见的表现。

(2)病例报告的用途:①通过病例报告发现不良反应的发生线索。例如孕妇服用反应停引起海豹畸形儿,妊娠早期使用己烯雌酚可造成女性后代青春期患阴道腺病等。②病例报告可提示一种新的疾病或流行的发生。发现艾滋病的过程很能说明其作用。1980 年 10 月和1981 年 5 月间,在美国洛杉矶既往健康的年轻男性同性恋者中发现了 5 例卡氏囊虫肺炎。这种肺类以往只在免疫系统受抑制的老年癌症患者中发生,通常是化疗的结果,并且男女发病机会相等。这些报告引起了美国疾病控制中心的重视,提出了假设并开始了一项监测项目来定量地分析这个问题。该项目的实施很快证实了同性恋者中有发生这种综合征的高度危险。以后的病例报告又提示艾滋病还可在经静脉使用毒品者中及接受输血和血液制品者中经血传播。随后,又认识了许多艾滋病的特殊危险因素,并证实了人类免疫缺陷病毒(HIV)传播艾滋病的作用。③病例报告可用于阐明疾病的发病机制。例如,怀疑麻醉药氟烷能引起肝炎,但是由于暴露于氟烷后发生肝炎的频率很低,并且手术后肝炎还有许多其他的原因,因此"氟烷肝炎"难以确立。然而,如下的病例报告可以澄清这个问题。一名使用氟烷进行麻醉的麻醉师反复发作肝炎并已肝硬化,肝炎症状总是在他进行麻醉工作后几小时内发作。该病例暴露于小剂量氟烷时肝炎就复发,再加上有临床观察、生化检验和肝组织学等方面的证据,从而证明了氟烷可引起肝炎。

(三)病例报告的步骤

(1)首先要说明此病例值得报告的原因,提供所报告病例是罕见病例的证据或指出病例的特别之处。

(2)其次要对病例的病情、诊断治疗过程、特殊情况等进行详尽描述,并提出各种特殊之处的可能解释。

(3)最后要进行小结并指出此病例报告给作者和读者以怎样的启示。

(四)病例报告的重要性和局限性

病例报告实际是我们监测罕见事件的唯一手段,常能激发人们去研究某种疾病或现象。然而往往由于病例数很少,而且有高度选择性,故易发生偏倚。它只是基于一个或少数几个人的经历,所发现的任何危险因素都有可能只是巧合。因此,病例报告不能用来作为改变临床诊断、治疗等的依据。

附:

病例报告举例一:婴儿耳道蝇蛆病一例报告(沈树满,2002)

患儿,女,8个月,广州市人。因近日常哭闹,烦躁不安,于2001年10月20日来本院门诊就诊。经检查,左外耳道红肿,有少量脓性分泌物渗出,并从外耳道内检出8条蠕动较快的乳白色虫体,即送本教研室鉴定:见虫体前端较尖,后端钝圆,大小为0.5cm×0.15cm,经鉴定为绿蝇Ⅱ龄期幼虫。患儿诊断为耳道蝇蛆病。

耳道蝇蛆病主要因外耳道内分泌物有异味而招致成蝇产卵在其中,在适宜的温度下生长发育为蛆而致病。至今国内已报道各种蝇蛆病约300多例,而婴儿耳道蝇蛆病比较少见。

病例报告举例二:一宗输入性卵形疟个案调查分析与实验室诊断(高世同等,2014)

疟疾是严重危害人类健康的蚊媒寄生虫病,广泛流行于热带、亚热带地区。深圳市在历史上曾是间日疟的高发区,经过多年的科学防治,疟疾流行得到有效阻断,已无本地感染病例。但由于国际贸易与劳务输出而导致的输入性疟疾病例仍时有发生。近年来,输入性疟疾病例主要来自非洲及东南亚等疟疾流行区,以恶性疟和间日疟多见。2014年我们诊断了首例输入性卵形疟患者,鉴定为卵形疟原虫 *walikeri* 新亚种。鉴于国内卵形疟病例比较少见,故将该病例的个案调查情况以及实验室检查的结果报告如下。

一、发病及临床诊治过程

患者,男,39岁,2014年3月3日开始无明显诱因自感发热,伴畏寒、寒战,偶有头晕,无头痛、呕吐,无咳嗽、咳痰、流涕,无腹痛、腹泻、腹胀,每天发作1次,发热持续3小时左右,出汗后症状缓解。于3月5日在深圳市某医院就诊。查体:体温37.5℃,脉搏90次/min,血压99/62mmHg(1mmHg=0.133kPa)。一般情况可,神志清,全身皮肤无皮疹及黄染,浅表淋巴结未扪及;腹平软,无压痛及反跳痛,肝肋下未及,脾肋下1cm,无触痛。血常规:白细胞 8.01×10^9/L,中性粒细胞54.20%,淋巴细胞27.00%,嗜酸性粒细胞0.90%,血红蛋白151gL,血小板 134×10^9/L;尿常规:尿蛋白++,尿胆原+,白细胞计数11.9/μl;肝功能正常:肌酐117μmol/L,C反应蛋白定量72.3mg/L。B超示:肝脏、脾脏未见异常。胸部CT:双肺病变,考虑感染可能,痰培养阴性,肺穿刺物抗酸杆菌阴性。疟原虫RDT特异性抗原检查阴性;血涂片查见疟原虫(未分型)。诊断为:疟疾,肺部感染。给予青蒿琥酯、伯氨喹抗疟治疗,输液、头孢呋辛防治细菌感染,患者症状好转,复查血片疟原虫阴性。

二、实验室检查结果

血涂片镜检查见疟原虫,受感染红细胞大小正常或稍涨大,呈伞矢状或边缘呈锯齿状,薛氏点粗大明显,可见滋养体、裂殖体和配子体,形态特点与卵形疟原虫相符。疟疾RDT测试条检测显示1条质控条带,结果判为阴性。提取患者血样核酸,巢式 PCR 扩增第一轮反应获得约 787bp 的卵形疟原虫特异性 DNA 条带,第二轮扩增反应的特异性 DNA 条带大小约 245bp。结果提示,卵形疟原虫感染,基因分型为卵形疟原虫 *wallikeri* 亚种。

流行病学调查结果患者曾于 2013 年 7 月至 2014 年 1 月被公司派往非洲几内亚工作,当地为疟疾的高度流行区,同事多有疟疾史。在此期间,患者曾 3 次疟疾发作,最近一次发病时间为 2013 年 12 月,在当地采用青蒿素类药物治疗 5 天,症状好转。2014 年 1 月 20 日患者回国,3 月 3 日发病。除患者本人外,家中其他人员均未发病。

结论:根据患者流行病学史、临床表现以及实验室检测结果判定为一宗输入性卵形疟疾个案。

第三节 暴 发 调 查

暴发(outbreak)是指在局限的区域范围和短时间内突然发生许多同类病例的现象。多具有起病急、发病人数多且集中及危害较大等特点。针对发生暴发的地区和人群展开的流行病学调查称之为暴发调查(outbreak survey)。寄生虫病的暴发调查就是要了解寄生虫病的暴发情况,查明暴发原因,以及提出和采取干预对策,这对迅速控制疫情传播、保护人民健康具有重要的意义。

一、暴发流行的类型、流行曲线及潜伏期的计算

(一) 疾病的暴发流行类型

1. 同源暴发(common source epidemic) 是指易感人群同时或先后暴露于同一感染来源所引起的流行。流行中受染者一般不再传播给其他易感者。同源性流行可分为点源流行和重复暴露同源流行。

(1)点源流行:是指易感人群在一个相同的短时间内暴露于共同的传播因素而引起的流行。例如一次聚餐食腌制的酸生猪肉引起的旋毛虫病暴发。

(2)重复暴露同源流行:易感人群在一定期间内重复(多次)暴露于共同的传播因素而引起的流行。例如不断饮用被厕所污染的池塘水而引起的持续性溶组织内阿米巴病暴发。

2. 蔓延流行 蔓延流行即连续传播性流行,是指通过宿主间传播或人传人所引起的流行。该病原体的传播转移往往可通过多种途径实现,如禽流感作为高度接触性的传染病,在禽类之间的流行以及人类的受染就属于多途径传播。对寄生虫病而言,则主要表现为由节肢动物传播引起的寄生虫病暴发,如疟疾暴发。蔓延流行的特点包括以下几点:

(1)宿主(人或动物)间的传播可以是直接接触传播(性接触),也可以是间接传播(经空气、生活用品接触或媒介昆虫叮咬等)。

(2)蔓延流行从起始传染源到新的感染者,再连续传播给其他易感者,呈连锁式反应。

(3)人群免疫性产生群体免疫屏障,可降低易感者与感染者的接触机会。

(4)蔓延流行中有时病例可以分批("代")出现。潜伏期变异较大时,则"代"的区分不明显。

3. 混合型流行 混合型流行是同源流行和蔓延流行的结合型。其特点为开始多表现为一次同源暴发,而后可通过人与人接触传播而继续流行。

(二) 疾病的暴发流行特征

流行曲线(epidemic curves)是指以时间尺度为横坐标,病例数为纵坐标,把各单位时间内(时、日、周、月或年)发生的病例数标记在相应的位置上,构成直方图或线图,称流行曲线。绘制流行曲线是暴发调查中不可缺少的一项重要内容,因为它能够为我们了解疾病发生的特点提供众多信息,帮助我们了解该病的流行经过、潜伏期长短、暴发流行的模式等。

疾病暴发的流行曲线可因疾病潜伏期、病原体、传播方式、传播速度、暴露的类型、暴露时间长短及暴露人数等不同而各异,图 51-2 是常见的几种典型的疾病暴发流行曲线图。

图 51-2 I 表示一次简单的同源暴露引起的暴发。如由于食物污染而在共同就餐者中引起的食源性寄生虫病暴发,其流行曲线特征为单峰、钟形、对数常态分布、无脱尾现象,所有的病例均集中在 A~B 段时间

内,即在该病的常见潜伏期范围内。

图 51-2 Ⅱ 在图 Ⅰ 的基础上又出现了一段脱尾现象,即 B~C 段。表示在一次同源暴发后存在人传人的现象,而且出现一定数量的二代病例。

图 51-2 Ⅲ 表示的流行曲线与图 51-2 Ⅱ 相似,但其流行持续的时间更长,且终止时该寄生虫病发生率于流行发生前的水平相似或更高。原因一方面可能是由于同源暴露时间较长,使暴露人群中不断有新的病例出现。如饮用水源持续被污染而致的持续性暴发;另一方面也可能是人与人之间的传播未能得到控制所致。

图 51-2 Ⅳ 所示的是一次非同源性暴露,特点为病例多出现缓慢,且逐渐积累增多,多在暴发过程早期容易看到波浪形曲线。此种流行曲线多见于以人作为宿主的虫媒传播性寄生虫病。

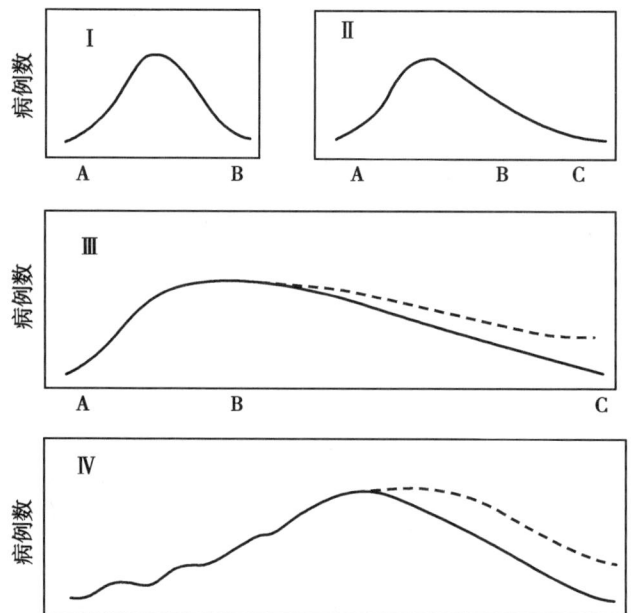

图 51-2　几种典型的流行曲线图

(三)暴露时间(暴露日期)与潜伏期的计算

暴露时间(exposure time):是指易感者从接触危险因素到引起疾病暴发的时间。在疾病暴发调查中,准确掌握暴发疾病的暴露时间能够帮助我们确定重点调查的范围及可疑病因或线索,从而找出传播因素,有利于诊断疾病并及时采取有效措施熄灭疫情。

1. 暴露时间的计算　暴露时间可根据疾病的潜伏期进行推算。常用的方法有两种:

(1)从位于中位数的病例日期(或流行曲线的高峰处)算起,向前推一个平均潜伏期,即为同源暴露的近似日期。

(2)从第一例发病日期向前推一个该病的最短潜伏期,再从最后一例发生该病的发病日期向前推一个最长潜伏期,这两个时点之间的某个时间可能就是同源暴露的时间。

2. 潜伏期的计算　潜伏期是指同源性一次暴露的暴发疫情,从暴露开始到发病为止的这一阶段。寄生虫病的潜伏期一般呈对数正态分布,采用几何平均数来反映其集中性,几何标准差来反映其离散度。

二、暴发调查的步骤

暴发调查的基本思路包括以下四点:①核实诊断并确立流行存在;②描述流行的分布特征;③形成并检验有关流行因素的假设;④获得结论并采取进一步的控制措施。具体步骤如下:

(一)调查前的准备

接到疫情后,必须注意拟订调查计划、组织防疫队伍、提前作好各种物资准备。必要时除向卫生行政部门报告外,可申请给予技术支援或指导。

(二)现场初步调查

到达现场后,首先需要对疾病暴发的全面情况进行一般了解,确定暴发的存在后再开展初步调查,包括核实诊断、发现新病例、确定暴发的范围、识别所有处于危险期的患者及掌握暴发疾病的临床和流行病学分布特征,收集当地所有可能与发病有关的水、食物、空气等样本的基本资料,尽可能获得当地有暴露危险人员的名单、食堂菜单、单位及家庭或旅馆的位置等资料,并根据调查结果提出有关病因或引起疾病暴发流行的假说。在假说的形成过程中需关注一些特别的情况,即努力寻找暴露与否和是否发病的关系,分析为什么有人暴露了却没发病而有些人没暴露却发病的原因,这将有助于了解暴发来源及传播方式。

(三)鉴别特征简述三间分布特点

可依据疾病潜伏期、病原体、传播方式、传播速度、暴露的类型、暴露时间长短及暴露人数等不同鉴别此次暴发的特征,在根据在不同人群特征、时间和空间上的分布特点开展后续分析。

(四)假设的提出与验证

在形成初步假设的基础上,进一步深入现场做更细致的调查研究,检验假设包括现场观察和采集标本进行实验室检测,并据此结果作出初步结论,检验最初的假设是否正确。原假设一旦被推翻,则需提出新的假设,并对其进行验证。

(五)提出预防和控制策略

根据实地调查所得出的结论采取有效措施,观察暴发疾病的发展趋势,以进一步验证结论的正确性。值得注意的是,在暴发调查中应采取调查、分析、控制暴发与流行措施尽可能同步进行,争取时机,把疾病暴发带来的各方面损失减少到最小程度。判断暴发是否得到有效控制,是检验措施效果最有力的证据。判断暴发已被控制的条件有:①污染源或病原体已被消灭或移走;②传播环节中断或消除;③暴露者或易感者已明显减少或消失。在疾病暴发期间,可通过远离污染源、免疫接种、药物预防等措施,使人群中的暴露者或易感者减少。

(六)结论和总结

在下结论时必须注意以下各项应该完全符合:①最初诊断及疾病暴发特点与初步假设二者必须符合;②初步假设与进一步调查结果应该符合;③进一步调查结果与采取措施的效果也应该相符合。此外,患者的临床诊断、化验结果与引起暴发因素的检验材料最好也能做到相符合。

暴发调查总结报告的目的是防止今后类似事件的发生。总结报告有两种方式,以技术报告形式发表,可为专业人员提供参考,以工作报告形式提交,可为政府或卫生部门提供决策依据。

附:

暴发调查举例:缅甸边境地区一起恶性疟暴发疫情调查分析(鱼爱水和杨永慧,2015)

缅甸第二特区勐波县南排区甘搞乡岩刀橡胶队有23户88人,距离中缅边境线约10千米,海拔738.7米,北纬22°89',东经99°13',全年温度在16~34℃之间,属南亚热带气候,适合疟疾媒介孳生繁衍。2014年5月17日始,该橡胶队陆续出现不明原因的发冷、发热、头痛、全身酸痛、个别腹泻,甚至血尿、昏迷等临床病例,经采用疟疾快速诊断试剂卡(RDT)和显微镜检查,确定该起疫情属于恶性疟原虫感染引起的恶性疟疾暴发疫情。

一、基本情况

截止到2014年6月30日止共采集常住居民耳垂血88人份,恶性疟RDT检出抗原阳性65例(占73.80%);采用血涂片镜检88人份,镜检阳性37例(占42.05%),且大部分病例有较高密度的恶性疟配子体。其中死亡2例(占3.08%)。65例病例中,男性30例,女性35例,性别比为1∶1.17。各年龄组均有发病,发病年龄最小的为3月龄,最大的70岁,以0~14岁发病最多(27/65,41.54%),45~59岁最低(1/65,1.54%)。

临床表现:临床症状均为发冷发热(热型不规则,隔日发作的19例,每天发作的46例)、头昏、头痛、全身酸痛;部分患者出现腹泻和昏迷症状,危重病例(血尿和昏迷)2例(死亡)。

控制措施:对所发现的RDT抗原阳性/镜检阳性者,口服总剂量8片双氢青蒿素哌喹片(每片含双氢青蒿素40mg,磷酸哌喹320mg),首剂2片,首剂后6~8小时、24小时、32小时各服2片。

预防措施:其他无症状者由当地疟疾诊治站人员每日入户巡查,一旦出现症状者及时进行RDT抗原/镜检诊断并治疗。媒介控制措施主要采取疫点氟氯氰菊酯杀虫剂室内滞留喷洒和对居民点发放长效蚊帐,减少人蚊接触率。

治疗结果:7月1日后再无新病例出现,疫情得到较好控制。

二、发病相关因素分析

易感人群:据调查,该疫点居民于2004—2005年迁入该地开垦种植橡胶,2006年曾发生过疟疾疫情暴发并死亡6例(成人4例、儿童2例),此后再未发生疟疾病例。同时此次流行病学调查发现,该疫点人员外出务工频繁,为易感人群。所以感染率高,症状明显,病情重,并发症多。

感染时间:本次首例病例出现在 2014 年 5 月 17 日,末例病例在 6 月 30 日,疫情历时 45 天;发病高峰出现在 6 月 14~19 日,共发病 43 例,占总病例数的 66.15%(43/65)。

媒介调查:共捕获按蚊 5 种 111 只,其中微小按蚊(*Anopheles minimus*)占捕获总数的 8.11%(9/111),中华按蚊(*An. sinensis*)占 22.52%(25/111)。

三、结论

该疫点人员外出务工频繁,如 3 例指征病例中的 2 例患者家属曾到过萨尔温江淘金,发病后返回疫点,症状主要为寒战高热、头痛、血尿、昏迷,随后死亡,与本次发病指征病例及其他大多数病例症状相同,由于死亡病例发病返回疫点后十余天该疫点开始出现 3 例指征病例,根据恶性疟潜伏期推算是外源性,但该起疫情暴发是否由输入引起还有待分子生物学证据进一步核实。此外媒介调查结果也揭示,该疫点不仅存在一定数量的疟疾媒介微小按蚊和中华按蚊,而且东南亚疟疾媒介多斑按蚊(*An. maculatus*)也具有较高的种群数量,该蚊在缅甸边境地区疟疾传播中是否也有一定关系,有待进一步调查。

调查还发现,该疫点居民居住条件较差,80.00% 上房屋属于茅草房或小部分的木板石棉瓦房,无纱门、纱窗等防蚊设施,蚊帐使用率低,由于 0~14 岁少年儿童入睡时间较早,增加了人蚊接触的概率,使得该年龄段儿童发病率相对更高;而>45 岁人群入睡普遍较晚,且一旦身体不适常会及早到附近店购买抗疟药进行自我治疗,这可能是该年龄段人群发病率相对较低的原因。

针对该起恶性疟暴发疫情特点,采取了有效的病例诊断治疗、媒介控制措施、防治知识宣传等疫点处理措施,较好地控制了疫情。同时该结果也提示,今后应进一步加强中缅边境地区疟疾联防联控工作,及时发现疫情和采取相应的控制措施,防止境外疟疾病例输入我国境内。

附:

疟疾暴发流行调查表
(摘自原卫生部《全国疟疾监测方案》)疟疾暴发流行调查表

编号:_____

一、一般情况调查

姓名_____ 性别_____ 年龄_____ 职业_____

户籍所在地_____ 县(市)_____ 乡(镇)_____ 村_____

住　　　址_____ 县(市)_____ 乡(镇)_____ 村_____

发病地点_____ 县(市)_____ 乡(镇)_____ 村_____

发病日期____年____月____日　　初诊日期:____年____月____日

初诊医疗单位_____(包括私人诊所和卫生人员下乡随访)

临床诊断:①疟疾　②疑似疟疾　③不明发热　④其他

采血检查日期____年____月____日

镜检结果:①间日疟原虫　②恶性疟原虫　③三日疟原虫　④混合感染

其他疟疾检查结果_____(请注明何种方法)

诊断为疟疾的依据:①临床诊断　②实验室诊断(镜检、快速诊断等)

③抗疟药试治

本次发病:①初发　②复发

并发症:①无　②有(何种并发症_____)

二、既往病史调查

①无　②有(____年____月____日,在何处发病_____)

当时的治疗情况:①无　②有

(____年____月____日,在何处给药_____)

正规治疗:①有　②无

清理复治:①有　②无

休根治疗:①有 ②无

三、传染源及传播途径调查

1. 发病前 10~30 天内外出史:①无 ②有(____天前到____省____市____县)外出原因:_____,住____天
   住地防蚊措施:①无 ②有(蚊帐、纱门、纱窗)

2. 近一月内家中及邻居亲友来访:①无 ②有
   (来自_____省_____市_____县),住宿____天

3. 病家防蚊设施:①无 ②有(蚊帐、纱门、纱窗)
   患者蚊帐使用情况:①无 ②有
   患者露宿情况:①无 ②有

4. 病家成员一个月内发热史:①无 ②有
   (采血镜检:①无 ②有,结果_____)

5. 患者 15 日内输血史:①无 ②有

6. 患者献血史:①无 ②有(全血_____血浆_____)

7. 本次发病是 ①血传 ②蚊传。

8. 本次发病的感染分类
   ①本地人口本地感染 ②本地人口本省外地感染 ③本地人口外省感染
   ④本省外地人口本地感染 ⑤外省人口本地感染 ⑥外省人口外地感染本地发病

四、本次治疗情况

抗疟药试治:①无 ②有

试治方法

住院治疗:①无 ②有

正规治疗:①无 ②有

方法:_____

调查单位(包括市、县)_____

调查者_____调查日期:____年____月____日

第四节 筛 检

流行病学的最终目标就是控制疾病,促进人群健康。理论上,开展针对病因的一级预防措施是实现该目标的最佳途径,但不是所有疾病都可以这样做,如众多慢性病,其病因复杂,无法做到对所有病因针对性的预防,但若能在这些疾病的临床前期,给予确诊和治疗,则可延缓疾病的发展,提高预后。筛检就是在此背景下提出的。近年来,筛检在寄生虫病的控制工作中的应用不断扩大,不仅用于发现人群中多种寄生虫病的早期患者,还用来识别可能感染这些寄生虫病的高危个体。

一、概述

1951 年,美国慢性病委员会提出的筛检(screening)定义是"通过快速的检验、检查或其他措施,将可能有病但表面上健康的人同可能无病的人区分开来。筛检试验不是诊断试验,仅是一个初步检查,对筛检试验阳性的及可疑阳性的人,必须进一步进行确诊检查,确诊后进行治疗。"由此可见,筛检是从健康人群中早期发现可疑患者的一种措施,而不是对疾病做出诊断。

(一)筛检与筛检试验

筛检试验(screening test)即在筛检过程中所使用的方法,它既可以是生理生化指标,也可以是量表的得分,甚至是基因型的鉴定结果。好的筛检试验应符合:①快捷性和简单性,筛查试验应操作简单,筛检结果可快速得到;②安全已接受性,筛检试验最好是无创性的,且易于被目标人群接受;③廉价且可靠,指筛检试验成本低,但结果可靠准确,收益高。筛检试验将受检人群分为两部分,一部分为筛检结果阳性者,即为可疑患者,需进一步做临床诊断,如诊断结果也为阳性者则接受治疗,对疾病起到早期发现、早期诊断、早期治疗的二级预防效果;如诊断结果为阴性者,则和筛检阴性者一同进入下一次的筛检流程中。

（二）筛检的目的

1. 从表面看起来健康的人群中发现可能的患病者，并进一步进行临床诊断，对确诊者实施干预，起到二级预防的目的。

2. 可观察到疾病的自然发展史，在目标人群中能看到疾病的临床前期、临床期和恢复期，起到了解疾病自然史的目的。

3. 确定高危人群，从病因学的角度采取措施，预防或延缓疾病的发生，起到保护高危人群的目的。

（三）筛检的应用原则

筛检是流行病学调查中的常用方法，是医务工作者和研究人员运用试验检测、体格检查等手段，主动地自人群中发现无症状可疑患者的一种措施。它不同于患者到医疗机构求医，作为疾病预防的重要手段之一，筛检被广泛地应用于医疗实践之中。

1. 用于筛检疾病的危险因素，保护高危人群　高危人群是指发生某种疾病的可能性显著高于一般人群的人群。应用筛检方法检出高危人群后对其实施相应的干预措施，可以大大地降低发病率，促进群体的健康，达到一级预防的目的。

2. 用于疾病的早期发现、早期诊断和早期治疗　以可识别的筛选标志为筛检指标，早期发现那些处于疾病潜伏期、临床前期或临床初期的患者，通过早诊断、早治疗，延缓疾病的发展，提高治愈率，以达到二级预防的目的。

3. 用于发现隐性感染者　隐性感染者由于缺乏明显的临床症状，往往被漏诊，得不到及时治疗。对寄生虫病而言，隐性感染者是不可忽视的重要传染源之一，筛检可以使这些隐性感染者及早发现并采取相应的治疗措施，也有效地切断了传染源。

另外，目前筛检还和提高医疗质量结合起来，以充分利用有限的卫生资源，取得最大的疾病控制效果。

二、筛检试验的类型

筛检试验和诊断试验从表面看都是应用一些试验、检查等手段，确定受检者的健康状况。实际上二者存在很多差异，主要表现在以下几点：①目标人群不同：筛检试验以健康人或无症状的患者为观察对象；诊断试验是以患者为观察对象。②目的不同：筛检试验是为了把患者及可疑患者与无病者区分开来；诊断试验则是进一步把患者与可疑有病但实际无病的人区分开来。③对方法的要求不同：筛检试验要求方法快速、简便，有高灵敏度，最好能发现所有患者；而诊断试验要求有科学性和准确性，特异度高，能排除所有非患者。相对于筛检试验结果，诊断试验结果有更高的准确性和权威性。④处理不同：筛检试验阳性者须进一步作诊断试验以便确诊；而诊断试验结果阳性者要随之以治疗。⑤费用不同：筛检试验应是简单、廉价的方法；诊断试验多运用实验室、医疗器械等手段，一般花费较贵。

（一）按照筛检对象分类

1. 整群筛检　整群筛检（mass screening）指在疾病患病率很高的情况下，对一定范围内人群的全体对象进行普遍筛查，也称普查。

2. 选择性筛检　选择性筛检（selective screening）是以高危人群为对象进行的筛检。

（二）按筛检方法分类

1. 单项筛检　单项筛检（single screening）即用一种筛检试方法验检查某一种疾病。

2. 多项筛检　多项筛检（multiple screening）即同时使用多项筛检试验方法筛查多种疾病。

三、筛检试验的步骤

进行一次筛检试验，需要花费大量的人力、物力以及财力。因此在开始筛检工作之前，必须认真做好筛检方法的选择。首先确定适宜的金标准，用它筛选一定数量的目标疾病患者（病例组）和非患者（对照组）为研究对象；然后用待评价筛检试验再对病例组和对照组检测一次；最后将所获结果与金标准诊断结果进行比较，并用一系列指标来评价筛检试验对某病的诊断价值。为了减少偏倚，整个过程应遵循盲法原则。具体步骤如下。

（一）确定金标准

所谓金标准（gold standard）是指当前临床医学界公认的诊断疾病的最可靠方法，目的就是准确区分受试对象是否为某病患者。对寄生虫病来说，病原学检查（粪检、尿检、血检、痰检等）是目前最常用的金标准；它相对于影像学诊断以及免疫学诊断等其他特殊的检测方法，效果更为可靠。需要注意的是，寄生虫的病原学检查需要重复多次，以提高其检出率。

（二）选择研究对象

选择研究对象时，应遵循随机化的原则，以避免产生偏倚。另外，受试对象应选择能代表筛检试验可能应用的目标人群。对照组应选择用金标准证实没有目标疾病的其他病例，特别是那些易与该病产生混淆的疾病，以考核待评筛检试验的鉴别诊断价值，故此，正常人一般不宜纳入对照组。

（三）估算样本量

1. 影响研究样本量有关的因素

（1）待评价筛检试验的灵敏度和特异度的 p 的估计值：$p=50.00\%$ 时，样本量最大，越远离 50.00%，样本量越小。

（2）显著性检验水平 α：α 值越小，样本含量越大，一般取 $\alpha=0.01$ 或 0.05。

（3）容许误差 δ：δ 值越小，样本含量越大，反之，样本含量越小。δ 值一般在 0.05~0.10 之间。

2. 样本量的计算

（1）当灵敏度和特异度均接近 50.00% 时，可用近似公式：

$$n = \left(\frac{u_\alpha}{\delta}\right)^2 (1-p) p$$

式中：

n——所需样本量；

u_α——正态分布中累积概率等于 $\alpha/2$ 时的 u 值，如 $u_{0.05}=1.96$ 或 $u_{0.01}=2.58$；

δ——容许误差，一般定在 0.05~0.10；

p——待评价筛查方法的灵敏度或特异度的估计值。

一般用灵敏度估计病例组所需样本量，特异度估计对照组所需样本量。

（2）当待评价筛检试验的灵敏度或特异度小于 20.00% 或大于 80.00%，样本率的分布呈偏态，需要对率进行平方根反正旋转换，并用如下公式计算样本量。

$$n = \left[57.3 u_\alpha / \sin^{-1}\left(\delta / \sqrt{p(1-p)}\right) \right]^2$$

例3　假如待评价筛检试验的估计灵敏度为 75.00%，估计特异度 55.00%，试计算病例组和对照组所需要样本量。

设 $\alpha=0.05, \delta=0.08$

$n_1 = (1.96/0.08)^2 \times (1-0.75) \times 0.75 = 112.5 \approx 113$

$n_2 = (1.96/0.08)^2 \times (1-0.55) \times 0.55 = 148.6 \approx 149$

所以评价该筛检试验病例组样本量为 113 例，对照组样本量为 149 例。

从以上公式可以看出，样本的含量主要取决于灵敏度、特异度和容许误差。通常，如果为了排除疾病，则需要具有较高灵敏度的筛检方法；如果为了确诊疾病，则需要具有较高特异度的筛检方法。

（四）整理测量结果

经"金标准"确诊的目标疾病患者和非患者，接受待评筛检试验检测后，可出现四种情况。即"金标准"确诊的患者，可能被筛检试验判为有病或无病，分别称为真阳性（A）和假阴性（C）；而"金标准"确诊的非患者，也可能被筛检试验确认为有病或无病，分别称为假阳性（B）和真阴性（D）。将待评筛检试验的结果与金标准诊断的结果进行同步对比，整理成四格表如表 51-1 所示。

表 51-1　筛检试验评价

筛检试验	金标准		合计
	患者	非患者	
阳性	真阳性 A	假阳性 B	A+B
阴性	假阴性 C	真阴性 D	C+D
合计	A+C	B+D	N

四、筛检试验的评价

对于筛检方法的评价,首先要考虑其可行性,即方法要符合简单、快速、安全、方便、价格低廉的条件。在保证可行性的前提下,尽量提高其科学性。评价方法科学性的主要指标包括真实性、可靠性两个方面。

(一)真实性

1. 真实性指标　真实性(validity),又称效度,指测量值与实际值相符合的程度,故又称准确性(accuracy)。用于评价筛检试验真实性的指标有:灵敏度、特异度、约登指数、似然比和符合率。以表 51-2 来说明这些指标的计算方法。

表 51-2　人群某病患病状况与筛检结果的关系

筛检试验	患病状况		合计
	患者	非患者	
阳性	真阳性 A	假阳性 B	A+B
阴性	假阴性 C	真阴性 D	C+D
合计	A+C	B+D	A+B+C+D=N

(1)灵敏度和假阴性率:灵敏度(sensitivity,SEN),又称真阳性率(true positive rate,TPR),即实际有病而按该筛检试验的标准被正确地判为有病的概率。它反映筛检试验发现患者的能力。用公式表达为:

$$灵敏度(SEN)=\frac{A}{A+C}×100\%$$

假阴性率(false negative rate,FNR),又称漏诊率或第Ⅱ类错误(β),指实际有病,但根据筛检试验被定为无病的概率。它反映的是筛检试验漏诊患者的情况。用公式表达为:

$$假阴性率(FNR)=\frac{C}{A+C}×100\%$$

灵敏度与假阴性率之间为互补关系,用公式表达为:

$$SEN=1-FNR$$

即灵敏度越高,假阴性率越低,反之亦然。

(2)特异度和假阳性率:特异度(specificity,SPE),又称真阴性率(true negative rate,TNR),是指在实际无病者中按该诊断标准被正确地判为无病的概率。它反映筛检试验确定非患者的能力。用公式表达为:

$$特异度(SPE)=\frac{D}{B+D}×100\%$$

假阳性率(false positive rate,FPR),又称误诊率或第Ⅰ类错误。是指实际无病但被判为有病的概率。用公式表达为:

$$假阳性率(FPR)=\frac{B}{B+D}×100\%$$

特异度与假阳性率之间也为互补关系,用公式表达为:

$$SPE=1-FPR$$

即特异度越高,假阳性率越低,反之亦然。

（3）约登指数:约登指数（Youden's index）是敏感度与特异度之和减去1,公式为:

$$约登指数=(SEN+SPE)-1=1-(FNR+FPR)$$

约登指数反映筛检方法发现真正患者与非患者的总能力。指数范围介于0~1之间。指数越大,其真实性越高。

（4）似然比:似然比（likelihood ratio,LR）是指有病者中得出某一筛检试验结果的概率与无病者得出这一概率的比值,是反映真实性的一种指标,属于同时反映灵敏度和特异度的复合指标。该指标全面反映筛检试验的诊断价值,且非常稳定。因检验结果有阳性与阴性之分,似然比可相应地区分为阳性似然比（positive likelihood ratio,+LR）和阴性似然比（negative likelihood ratio,−LR）。

1）阳性似然比:阳性似然比是筛检结果的真阳性率与假阳性率之比。说明患者中出现某种检测结果阳性的机会是非患者的多少倍。比值越大,诊断的价值越大。计算公式为:

$$阳性似然比(+LR)=\frac{真阳性率}{假阳性率}=\frac{灵敏度}{1-特异度}$$

2）阴性似然比:阴性似然比是筛检结果的真阴性率与假阴性率之比。说明患者中出现某种检测结果阴性的机会是非患者的多少倍。比值越小,诊断的价值越大。计算公式为:

$$阴性似然比(-LR)=\frac{真阴性率}{假阴性率}=\frac{1-灵敏度}{特异度}$$

（5）符合率:符合率（agreement/consistency rate）又称一致率,是筛检试验判定的结果与标准诊断的结果相同的数占总受检人数的比例。可分为总一致率（粗一致率）和调整一致率。

$$总一致率=\frac{A+D}{N}\times100\%$$

$$调整一致率=\frac{1}{4}\left(\frac{A}{A+B}+\frac{A}{A+C}+\frac{D}{C+D}+\frac{D}{B+D}\right)\times100\%$$

2. 界值的选择　理想的筛检方法,其灵敏度、特异度和约登指数均应接近100.00%。但实际工作中,由于筛查实施可能性的影响,上述指标很难同时达到100.00%,常表现为敏感度高则特异度低,反之,特异度高则敏感度低。这主要与筛检方法阳性、阴性界值的选择有关。

对筛检试验测得的观察值的正常与异常要有明确的界定,即划分该试验阳性与阴性的标准。或者是说需确定某项指标的正常值,用以区分某人可能"已患"还是"未患"某病。这就要求在计量数据中选取一个数值,将数据分为两部分,一部分为阳性,另一部分为阴性。这个数值即为选定的界值。

筛检试验阳性结果界值的选择,与筛检试验测得患者与非患者的观察值的分布有关。如图51-3所示,患者与非患者的测量值呈有重叠的分布曲线。如将临界点选在患者中的最小值B点,筛检试验的灵敏度可达100.00%,但特异性较差;如将临界点选在非患者中的最小值A点,筛检试验的特异度可达100.00%,但灵敏度较差。如将临界点选在A和B两点间,诊断点若在患者与非患者分布曲线交叉点时,灵敏度与特异度两个指标均较好;诊断点若向右移,灵敏度降低;诊断点若向左移,特异度降低。无论诊断点选择在两条分布曲线的何处,筛检试验的灵敏度和特异度均不可能同时达到100.00%。

在筛检实践中很难达到灵敏度与特异度均高的目标。通常采取降低其中的一方,以获得较高的另一方的策略。至于筛检试验阳性结果的临界点选择在何处,则根据具体情况的不同而不同。

（1）如果疾病的预后差,患者漏诊后可能带来极为严

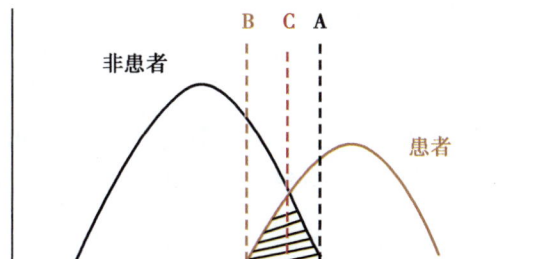

图51-3　患者与非患者观察值分布类型

重的后果,且目前又有可靠的诊断和治疗方法,则筛检试验阳性结果的临界点可向左移,以提高筛检试验的灵敏度,尽可能多的发现人群中的可疑患者。

（2）如果疾病的预后不严重,而现有诊疗和治疗方法不甚理想,临界点可右移,以降低灵敏度,提高特异度,尽可能将非患者鉴别出来。绝大部分寄生虫病的错判不至于带来严重的危害,因此,寄生虫病的筛检常选用特异度高的实验,允许有一定的假阴性结果。

（3）如果疾病的漏诊和误诊同等重要,则可将筛检试验阳性结果的临界点定在非患者的分布曲线与患者的分布曲线的交界处,灵敏度和特异度均需考虑。

（二）可靠性

可靠性（reliability）也称精确度（precision）或重复性（repeatability）,是指在相同条件下用某测量工具（如筛检试验）重复测量同一受试者时获得相同结果的稳定程度。

1. 可靠性的指标

（1）变异系数（coefficient of variation,CV）:是指均方差与平均数的百分比。变异系数越小,筛检方法的可靠性就越高。一般要求变异系数应小于 10.00%。

$$变异系数（CV）= \frac{测量值均数的标准差（S）}{测量值均数（\bar{X}）} \times 100\%$$

（2）符合率:符合率是一个检测方法判定的结果与规范的检测方法结果相比时,二者相同的百分率。

$$符合率 = \frac{A+D}{N} \times 100\%$$

$$阳性符合率 = \frac{A}{A+B+C} \times 100\%$$

$$阴性符合率 = \frac{D}{B+C+D} \times 100\%$$

2. 影响可靠性的因素

（1）个体自身的差异:由于个体的生物学指标通常具有周期性的特点,使得对于同一调查对象在不同时间获得的临床测量结果的不一致。这种波动大多不是随机的,是由于生物节律的变化所致。如血压在早晨、中午和晚上的测量结果就存在这种变化。

（2）筛检试验实施者:由于不同的试验操作者之间的技术水平不同,或者同一操作者在观察时的认真程度不同、生物学感觉差异等均可导致重复测量的结果不一致。

（3）实验条件:如测量仪器不稳定,试剂批号不一致,或试验方法本身不稳定等均可引起临床测量结果存在变化。

（三）效益

效益（yield）也称收益,指经筛检后能使多少原来未发现的患者得到诊断和治疗及生存的提高。

1. 预测值　预测值是评价筛检试验收益的一个重要指标,是应用筛检的结果来估计受检者患病和不患病可能性的大小。根据筛检的阳性与阴性结果分别称为阳性预测值和阴性预测值。

（1）阳性预测值（positive predictive value,PPV）:是真阳性人数与试验阳性结果总人数的比值。指筛检试验阳性中患该病的可能性。用公式表示为:

$$阳性预测值（PPV）= \frac{A}{A+B} \times 100\%$$

（2）阴性预测值（negative predictive value,NPV）:是真阴性人数与试验阴性结果总人数的比值。指筛检试验阴性者未患该病的可能性。用公式表示为:

$$阴性预测值（NPV）= \frac{D}{C+D} \times 100\%$$

总的来讲,筛检试验的灵敏度越高,阴性预测值越高;筛检试验的特异度越高,阳性预测值越高。

此外,预测值还受现患率(P)的影响。在敏感度和特异度不变的前提下,受试人群患病率越高,阳性预测值越高,阴性预测值越低;反之,受试人群的患病率越低,阳性预测值越低,阴性预测值越高。这也是选择在患病率高的人群(即高危人群)中展开筛检试验能提高收益的原因。筛检阳性预测值、阴性预测值与患病率、灵敏度和特异度的关系用以下公式表示:

$$PPV = \frac{SEN \times P}{SEN \times P + (1-P)(1-SPE)}$$

$$NPV = \frac{SPE \times (1-P)}{SPE \times (1-P) + (1-SEN) \times P}$$

2. **筛检的生物学效果评价**　对被筛检者而言,检查对疾病的早期发现、早期诊断和早期治疗以及控制高危因素等有着重要的作用。通过比较筛检与非筛检人群的新发现的病例数和疾病的结局,可以对筛检的生物学的效果进行评价。

(1)新发现的病例数:一项筛检试验应当能从人群中发现一些过去未识别的患者,发现率愈高说明这项筛检效果愈好。此时还应考虑此种疾病的患病率高低,距上次同样筛检时间间隔长短等影响因素。

(2)对疾病结局的影响:一项筛检试验也应当能改善疾病预后,降低病死率,死亡率、提高生存率。改善愈大,效果愈好。

1)病死率:可通过比较经筛检的患者死于该病的病死率是否低于未经筛检的患者,来评价筛检的生物学效果。使用该指标时,应有时间性,否则比较的意义不大。

2)死亡率:可比较筛查人群与未筛查人群之间死于该病死亡率的差异,达到来评价筛检的生物学效果的目的。但它不是一项很好的评价指标,也受观察时间长短的影响,观察时间越长,筛检出的患者存活者越少,其年死亡率之差就会减少。此外,由于不能控制筛检阴性者中新病例的发生和死亡,这部分死亡病例与筛查作用无关,而用总死亡率做分析时,会缩小筛查的效果。

3)生存率:是评价筛检效果比较好的一项指标。常用 1 年、3 年、5 年、8 年生存率来评价癌症的筛检计划。

3. **筛检的卫生经济学效果评价**　原则上一项好的筛查计划,要求发现和确诊的患者要多,而投入的卫生资源要少。筛检的卫生经济效果评价可从下面三个方面进行。

(1)成本-效果分析(cost-effectiveness analysis):是指研究实施筛检计划投入的费用及其获得的生物学效果的比较。通常可估计平均每个病例筛检成本(直接与间接),及在健康改善方面所取得的效果(临床指标的改善和生存期的延长等),并以此计算成本效果的比率(每延长一年生存期所消耗的成本)。

(2)成本-效益分析(cost-benefit analysis):是用来研究实施筛检计划投入的成本及其获得的经济效益。成本包括各种筛检试验的花费,所需人力及设备折算;经济效益包括经过筛检早期发现患者,节省的医疗费用等。成本和效益即都应折合成货币单位计算,可以是直接费用也可以是间接费用。

(3)成本-效用分析(cost-utility analysis):是用来研究实施筛检计划投入的成本与获得的生命质量的改善。生命质量包括生理、心理和社会幸福感等健康状况,及有关经济、家庭和工作等社会环境状况的满意程度,以评分法进行定量测量。

五、提高筛检试验效果的方法

在筛检试验中,大家都希望获得更准确的诊断,对提高筛检试验效果的方法包括联合实验和选择高危群体等方法。

(一)采用联合试验

在实施筛检时,为提升筛检的灵敏度或特异度,可采用多项筛检试验共同检测同一对象,从而增加筛检的收益,这种方式称为联合试验。根据联合的形式,分为串联与并联。

1. **串联**　全部筛检试验结果均为阳性者才能定为被筛检对象为阳性。该法可以提高联合实验的特异度,但灵敏度会降低。

2. **并联**　全部筛检试验中,只要有任何一项筛检试验结果为阳性就可定为阳性。该法可以提高灵敏度,但特异度降低。

(二)其他方法

1. 选用灵敏度更高的筛检试验 一项筛检计划必须能筛出相当数量的病例。灵敏度越高,越能筛出更多的患者,增加筛检收益。

2. 选择在患病率高的人群(即高危人群)中展开筛检 人群中某病的患病率越高,筛检出的病例数就越多。在高危人群中筛检,容易发现较多患者,提高阳性预测值,进一步增加筛检收益。

六、筛检中的偏倚及其控制

筛检试验既然是一种试验,它同样存在偏倚。在评价筛检计划的临床意义时,要注意某些偏倚可能对筛检的效果产生影响,如领先时间偏倚、病程长短偏倚、志愿者偏倚等。

1. 领先时间偏倚(lead time bias) 指筛检诊断时间和临床诊断时间之差被解释为因筛检延长的生存时间。比如,在评价筛检对结局的影响时,患者在筛检时被及时发现,其生存期从筛检之日算起,即使后期的治疗措施无效,也会因确诊时间的领先而出现上述病例的生存期长于出现临床症状后被确诊病例的生存期的假象。领先时间偏倚的控制可通过分层分析和参数模型估计,如删除领先时间或补增领先时间。

2. 病程长短偏倚(length bias) 一些恶性程度低的癌症患者常有较长的临床前期,而恶性程度高的同类癌症患者的临床前期较短,因此前者被筛检到的机会较后者大,而前者的生存期又比后者长,从而产生一种筛检者要比未筛检者生存时间长的假象。一般来说,病程短的疾病被筛检出的可能性低于病程长的疾病。

3. 志愿者偏倚(volunteer bias) 是指在筛检参加者与不参加者之间,某些与生活有关的特征可能存在不同。如参加筛检者可能因文化水平、卫生保健知识水平较高,平时比较注重健康问题,对吸烟、饮酒等不良生活习惯较为注意,对身体出现的异常症状也较为警惕,有较好的医疗依从性,这些都会对今后的存活率产生影响,而引起偏倚。

附:

筛检试验举例一:超声对肝包虫病的筛查及诊断价值(杜燕和李书兵,2019年)

肝包虫病又称为棘球蚴病,是一种人畜共患的寄生虫病,主要流行于畜牧业发达地区,西藏自治区为肝包虫病的高发地区之一。患病早期可无任何临床症状,加之地势偏远,医疗资源匮乏及农牧民对包虫病的防治知识有限等因素,大多数患者在肝包虫筛查中才被发现,严重影响牧区人民的身体健康。早期诊断对肝包虫病的治疗及预后有着重要意义。通过分析西藏昌都地区芒康县接受肝包虫病筛查工作的受试者不同类型肝包虫病的声像图表现,探讨超声对肝包虫病的诊断价值。

一、临床资料

收集2017年8~10月在西藏昌都地区芒康县8个乡村及牧区进行的肝包虫病筛查超声工作资料,共筛查2 603例,其中男1 423例,女1 180例,年龄1~84岁,中位年龄52岁。

二、仪器与方法

使用迈瑞M5便携式彩色多普勒超声诊断仪,凸阵探头,频率2~5MHz。受检者取仰卧位或左侧卧位,进行肝脏超声检查,记录发现病灶的数目、位置、大小、形态、回声及血流等情况,询问患者的病史,通过问卷调查的形式了解其临床症状及有无牧区生活史。根据WHO对囊型肝包虫病的指南分型,将囊型肝包虫病分为单囊型、多子囊型、内囊塌陷型、实变型、钙化型。

三、结果

此次共筛查2 603例,其中超声发现阳性病例44例,后经手术病理证实均为囊型肝包虫病。肝包虫病早期,可无明显的临床症状,大多于肝包虫病筛查时被发现,其严重程度与病灶生长的位置、数目、大小及类型密切相关,随着包虫病灶的不断增大、增多而出现压迫周围脏器、感染、破裂及过敏等并发症。包虫病声像图表现与病理表现紧密相关。囊型包虫病的囊壁包括囊和内囊,内囊含囊液及囊沙,内、外囊之间存在一定的间隙,在声像图上呈"双层征"表现。囊壁及内囊的变化体现着包虫发生、发展、转归及衰退等过程,其声像图特征可提示包虫的存活状态,包虫活性强的声像图表现包括双层壁、包虫砂、落雪征等,而内囊塌陷、中心实变等表现提示包虫活性减弱,若出现囊壁及囊内钙化则提示包虫失去活性。因此,不同声像图的肝包虫病可以提示肝包虫的存活状态:单囊型和多子囊型提示包虫活性强,内囊塌陷型和实变型提示包虫活性减弱,钙化型提示包虫失活。其中单囊型 15 例,超声表现为囊性团块,囊壁光滑、完整,壁多较厚,较大者呈"双层征",典型病例囊肿内见细小点状强回声漂浮,形成"飘雪征""囊沙征"等;多子囊型 8 例,超声表现为肝内可见多发大小不等的囊性团块,囊性团块的囊壁及内部回声可有不同,囊内可有纤细分隔,呈多房状或者蜂房状,较大的囊内可见多个大小不等的小囊,呈"囊中囊"表现;内囊塌陷型 4 例,超声表现为内囊部分脱落,漂浮于囊液中,呈"水中百合花征"或"套囊征";实变型 7 例,超声表现为囊壁增厚,病变主要呈实性块,内呈强弱不均的"脑回征";钙化型 10 例,超声表现为囊壁增厚且呈"蛋壳样"钙化改变,后方声影明显。

四、结论

肝包虫病是一种地方性、流行性的人畜共患寄生虫病,狗、狐狸等粪便中的肝包虫虫卵经口感染人类所致,在牧民高发。肝包虫病在我国主要流行于五大牧区,肝包虫病主要包括由细粒棘球绦虫的虫卵感染所致的细粒棘球蚴病(简称为棘型)和由多房型棘球绦虫或多房泡球绦虫虫卵感染引起的多房棘球蚴病(简称为泡型),其中以囊性肝包虫病多见。肝包虫病超声的鉴别诊断:①与肝囊肿的鉴别:包虫囊肿具有典型的双层厚壁及"囊沙征",而肝单纯囊肿壁薄、光滑;②与肝血管瘤的鉴别:肝血管瘤形态规则、边界清楚,内部呈典型的"筛网状"结构;③与肝脓肿的鉴别:肝脓肿多伴有感染相关临床表现,如高热,血象增高,探头加压病区会出现疼痛加重等,根据脓肿形成的时间不同声像图表现会不同,大多囊壁厚而不规则,囊内透声差;④与肝癌的鉴别:多数肝癌呈低回声或不均质回声的实性肿块,周边见声晕,并可探及不规则血流信号;而肝包虫实变型,一般表现为边界清晰,形态规则的实性团块,内部回声紊乱,无彩色血流信号等。此外,除一些典型的声像图特征外,结合患者的流行病学史及血清学检查结果,有助于肝包虫病的鉴别诊断。

综上所述,超声检查因简单易行、无创经济、诊断特异性及准确率较高等特点,是牧区包虫病诊断及筛查的首选检查方法。

筛检试验举例二:3 种检测方法在中缅边境疟疾无症状感染者筛查中的比较(王笑笑等,2020 年)

疟疾无症状感染者是指血液中有疟原虫而无临床症状者,既往在不同疟疾流行区均有报道有研究显示,疟疾无症状感染者可携带疟原虫配子体,因此与临床确诊病例同样具有传播疟疾的作用。在部分流行区,疟疾无症状感染者甚至是疟疾持续传播的主要因素之一,被称为"传染源储存库"是疟疾控制和消除的一大挑战,具有重要的公共卫生意义。同时,由于无症状感染者不具有临床症状,就诊少,往往导致漏报;即使就医,也通常由于原虫密度较低导致传统的显微镜观察无法发现,导致漏检。因此,无症状带虫者也被称为"沉默"的疟疾病例。疟疾无症状感染者的发现,主要取决于检测手段。现有常用的疟疾检测方法有厚薄血膜显微镜检测、快速诊断试纸条和 PCR 检测等。显微镜检测一直是疟疾诊断的金标准,但其灵敏度有限,(50~100 个/μl 血),且受到疟疾镜检人员的技能技术的影响,在现场条件有限时开展较为困难。分子生物学检测技术的灵敏度和特异度相较前两者都更为理想,其检测限可达到 0.2~4 个疟原虫/μl 血,且近几年得到了快速发展。目前一些国家和地区通常将 PCR 作为监测、发现疟原虫无症状感染者的推荐方法。此研究通过比较显微镜观察和不同 PCR 方法在无症状感染者筛查中的特异度和灵敏度,为无症状感染者的筛查方法选择提供参考依据。

一、研究对象

以 2014 年 7 月选择位于中缅边境的云南省盈江县那邦镇、支那乡和缅甸拉咱难民安置点(以下简称拉咱安置点)为调查现场,选择无发热等疟疾相关临床症状的当地居民为研究对象。疟疾无症状感染者定义参照 WS 259—2015《疟疾诊断标准》:调查时无发热等疟疾相关临床症状,经检测(显微镜观察或 PCR)发现有疟原虫感染者。以调查点的疟疾本地病例为线索病例,采用主动侦查的方式,侦查线索病例住所周围 1km 的当地居民,将能调查到的当地所有无发热等疟疾相关症状的居民均纳入研究,采用上门入户调查的方式开展。

二、研究方法

(一)标本采集

每个调查对象采集指尖血或耳垂血,分别制作厚、薄血膜和 3mm 滤纸血,并收集调查对象性别、年龄等信息。使用前滤纸血标本保存于–20℃。

(二)主要试剂和仪器

DNA 提取试剂盒(QI-Aamp DNA mini kit)和 RT-PCR 试剂盒(Quanti-Tect R Multiplex RT-PCR kit),热敏性尿嘧啶 DNA 糖基化酶购自美国 Sigma-Aldrich 公司,荧光定量 PCR 仪(CFX96)和罗氏 PCR 仪(LightCycler96)。

(三)检测方法

1. 显微镜观察　参照 WS 259—2015《疟疾诊断标准》,由两名具备 WHO 一级镜检资质的技术人员对厚、薄血膜进行盲法读片,鉴定虫种。当二者结果不一致时,则再请第 3 名技术人员进行鉴定。

2. 荧光定量 PCR　荧光定量 PCR 采用 DNA 试剂盒提取滤纸血标本中的疟原虫核酸,参照文献设计间日疟原虫(Plasmodium vivax)和恶性疟原虫(P. falciparum)的特异性引物,本研究重点关注调查对象是否感染,因此只采用了定性结果。根据 Ct 值大小和溶解曲线峰值判读检测结果,有正常扩增曲线,Ct≤35,且溶解曲线峰值与阳性对照峰值相一致的样品判读为阳性,否则为阴性。

3. 超敏 PCR　参照文献提取滤纸血中的疟原虫核酸,–20℃保存备用。参照文献设计间日疟原虫、恶性疟原虫和内参基因 Actin 的特异性引物和探针。以既往确诊的间日疟病例和恶性疟病例(浙江省输入性疟疾病例)血样作为阳性对照,另设阴性对照(不加血样),并在 96 孔的 PCR 板上每一行每一列中均设置了空白滤纸对照,且以 Actin 作为质控的指示基因。每份样品重复两次,两次结果一致且符合质控要求的进行结果判读。根据 Cq 值大小判读结果,有正常扩增曲线、Cq≤37 的样品判为阳性,否则判为阴性。

(四)统计学分析

运用 Microsoft Excel 2017 进行数据整理,运用 SPSS21.0 进行统计学分析。不同调查点、不同性别之间的感染检出率比较采用卡方检验,不满足卡方检验的条件时采用 Fisher 确切概率法。不同检测方法之间的比较采用配对卡方检验(McNema 检验)。灵敏度=真阳性人数/(真阳性人数+假阴性人数)×100%,特异度=真阴性人数/(真阴性人数+假阳性人数)×100%,一致率(Kappa 值)=两种方法检测结果相同的人数/总人数。检验水准为 α=0.05。

三、结果

(一)一般情况

共收集 387 份血样,其中盈江县那邦镇 129 例,支那乡 148 份,拉咱安置点 110 份。男性 172 例,女性 215 例;0~4 岁 140 例,5~14 岁 56 例,15~29 岁 57 例,30~44 岁 66 例,45~60 岁 49 例,>60 岁 19 例。显微镜观察共发现 6 例疟疟原虫感染阳性者,感染检出率为 1.60%。其中间日疟原虫阳性 5 例,占 83.30%,恶性疟原虫阳性 1 例,占 16.70%。计数显示此 6 例感染的疟原虫密度均小于 100 个/μl 血。拉咱安置点检出间日疟原虫阳性 3 例,感染检出率最高,为 2.70%;那邦镇检出间日疟原虫阳性 2 例,感染检出率为 1.60%;支那乡检出恶性疟原虫阳性 1 例,感染检出率最低为 0.70%。

(二)不同方法对疟疾无症状感染的灵敏度、特异度比较

以显微镜观察为疟原虫感染诊断的金标准,荧光 PCR 检测无症状感染者的灵敏度为 100.00%,特异度为 98.20%;超敏 PCR 检测无症状感染者的灵敏度为 100.00%,特异度 91.60%。荧光 PCR 对无症状感

染者的检出率高于显微镜观察,一致率(Kappa 值)为 0.981 9;超敏 PCR 对无症状感染者的检出率高于显微镜观察,一致率(Kappa 值)为 0.917 3;荧光 PCR 与超敏 PCR 法对无症状感染者的检出率差异有统计学意义,一致率(Kappa 值)为 0.935 4。具体见表 51-3。

表 51-3　荧光 PCR 和超敏 PCR 的特异度和灵敏度比较

方法和结果		显微镜观察		灵敏度/%	特异度/%
		阳性数	阴性数		
荧光 PCR	阳性数	6	7	100	98.2
	阴性数	0	374		
超敏 PCR	阳性数	6	32	100	91.6
	阴性数	0	349		

四、结论

疟疾无症状感染者的监测和发现是疟疾流行控制和消除中的重要措施之一。但无症状感染者的发现能力主要取决于检测方法。本研究以传统的显微镜检测为金标准,比较了两种不同 PCR 方法对筛查疟疾无症状感染者的灵敏度、特异度和一致性,结果显示,两种 PCR 方法对无症状感染者的发现能力均明显优于显微镜,显微镜观察相比荧光 PCR 和超敏 PCR 分别漏诊了 7 例和 32 例无症状感染者。可见对于无症状感染者的发现,分子生物学检测手段在灵敏度上显著优于显微镜观察。

第五节　生态学研究

在美国颁布使用摩托车头盔有关法令后,在美国各州观察执行该法令的效果,可发现那些骑手执行法令佩戴头盔的州较那些不遵从该法令的州其死亡危险和发生意外事故危险要明显低。这种比较法令颁布前后的结局事件发生率的方法即为生态学研究的一种。本例中通过生态比较研究可以分析法令的颁布与死亡和意外事故危险的关系,从而做出相应的措施。所以对寄生虫病进行生态学研究也是十分必要的,可用于寄生虫病的病因分析等。本节介绍生态学研究的相关概念及应用,了解并掌握针对寄生虫病的生态学研究。

一、概述

生态学(ecology),是德国生物学家恩斯特·海克尔于 1866 年定义的一个概念,生态学是研究有机体与其周围环境(包括非生物环境和生物环境)相互关系的科学。已经发展为"研究生物与其环境之间的相互关系的科学"。它们的研究方法经过描述—实验—物质定量三个过程。系统论、控制论、信息论的概念和方法的引入,促进了生态学理论的发展。

(一)生态学研究的概念

生态学研究(ecological study)又称相关性研究(correlational study)或对比调查研究。是描述性研究的一种类型,它是在群体水平上研究因素与疾病的关系,即以群体为观察、分析单位,通过描述不同人群中某因素的暴露情况与疾病的频率,分析该因素与疾病的关系。

(二)生态学研究的特点

生态学研究与其他研究方法主要的不同在于,生态学研究是以群体为观察分析单位的,无法得知个体暴露与结局之间的关系。而它描述某疾病或健康状态在人群中的占比,以及有各项特征者在各人群中的占比。从这两类群体数据分析某疾病或健康状态的分布与人群特征分布的关系,从而探求病因线索,可以说生态学研究是从许多因素中摸索病因线索的一种方法。从医学的角度看则是研究人群的生活方式与生存条件对健康(疾病)的影响。

(三) 生态学的目的和用途

1. 通过生态学研究可以提出与疾病的分布有关的病因假设。

2. 可用于评价干预实验或现场实验的效果。

3. 在疾病监测工作中应用生态趋势研究,以估计某疾病的趋势,有利于预防和控制疾病。

(四) 生态学研究的优点与局限性

1. 生态学研究的优点

(1) 生态学研究对病因未明的疾病可提供病因线索,这是生态学研究最显著的优点。

(2) 生态学研究常可应用常规资料或现成资料(如数据库)来进行研究,因而节省时间、人力和物力,可以快速得到结果。

(3) 对于个体的暴露剂量无法测量的情况下,生态学研究是唯一可供选择的研究方法。如空气或水体中的污染物与健康损害的关系,由于个体的暴露剂量目前尚无有效的方法测量,故一般只能采用生态学研究方法。

(4) 当研究的暴露因素在一个人群中变异范围很小时,很难测量其与疾病的关系。这种情况下,更适合采用多个人群比较的生态学研究,如饮食模式与心血管疾病的关系研究等。

(5) 生态学研究适合于对人群干预措施的评价。在某些情况下,如不是直接的个体水平上危险因素的控制,而是通过综合方式(如健康教育与健康促进等)减少人群对危险因素的暴露,对此干预措施的评价只需在人群水平上进行,则生态学研究更为适合。

(6) 在疾病监测工作中,应用生态趋势研究可估计某种疾病发展的趋势。

2. 生态学研究的局限性　生态学研究在调查某些因素与疾病或健康状态之间的关系时,能够快速、经济地完成,并且常可利用现有的资料,如人口学和各种产品的数据资料、疾病发生和死亡的资料、卫生资源利用情况的资料以及监测规划和疾病登记的资料等。但是,生态学研究只是粗线条的描述性研究。生态学上某疾病与某因素分布的一致性,可能是该疾病与某因素间真正有联系,但也可能毫无联系。当生态学上的联系与事实并不相符时称为"生态学谬误"(ecological fallacy)或"生态偏倚"(ecological bias)。这就是生态学研究的局限性所造成的。主要有下列几种情况:

(1) 缺乏暴露与疾病联合分布的资料:这是指研究者只知道每个研究人群内的暴露数和非暴露数、患病数和非患病数,但不知道在暴露者中有多少发生了疾病或非暴露者中有多少发生了疾病。也就是说,生态学研究不能在特定的个体中将暴露与疾病联系起来。

(2) 缺乏控制可能的混杂因素的能力:利用相关资料不可能将潜在的混杂因素的影响分离开。因而,相关的存在并不一定表明真实联系的存在。反过来,相关性研究缺乏相关,也并不一定表明缺乏真实的联系。

(3) 获得的暴露水平为近似值:相关资料中的暴露水平只是近似值或平均水平,而不是个体实验的值。因此,有时相关并不能精确地解释暴露的改变量与所致疾病发病率或死亡率的改变量的关系,有时还可能在疾病和暴露之间蒙上了更复杂的联系。

二、生态学研究的类型

生态学研究分为生态比较研究和生态趋势研究两种类型。

(一) 生态比较研究

生态比较研究(ecological comparison study)是比较不同群体(组)中某疾病的患病率、发病率、感染率或死亡率的差别,以了解该疾病在不同人群中的分布有无异同点,从而为探索病因找到线索。

(二) 生态趋势研究

生态趋势研究(ecological trend study)指连续观察一个或多个人群中某疾病或健康状态的发生率或死亡率,了解其变动趋势。这种类型研究应用较为广泛。例如根据地区将观察对象分成不同人群组,然后比较同一时间内,不同地区的发病率及相关因素,在分析时,以各人群组的患病率或发病率为应变量 Y,以各人群组因素的平均暴露水平为自变量 X 作回归分析,以探索环境因素与疾病的关系。

三、生态学研究步骤

基本步骤主要包括确定研究人群、选择研究方法、收集资料和整理分析资料。

(一) 确定研究人群

研究人群可以根据具体情况的不同而不同。研究人群可大可小,可以是不同地理区域的全部人群,也可以是由其中不同年龄、性别、种族、职业、宗教和社会经济地位的人群所组成。另外,确定研究人群时必须考虑到能否收集到有关研究人群疾病的发病率、死亡率及有关暴露的资料。

(二) 选择研究方法

1. 调查观测法　在调查地对研究对象的群体调查观测,可以发现所有的生态学现象和生态过程。

2. 实验方法　来源于生态学的生理学传统。实验方法根据其对实验检验因子的控制程度,可分为就地实验和控制实验两类。

3. 数理方法　通过数学模型来描述生态现象,预测未来趋势。再通过实测数据训练模型,达到更好的预测作用。对于一些不易预测的数据,还可以通过计算机进行模拟试验,在性质和规模上都摆脱了原地实验的局限性,这不仅大大加快了研究进度,而且开拓了更为广阔的研究领域。

(三) 收集资料

以群体为单位收集资料,这样资料比较集中,可以大大降低研究所需的人力、物力以及财力。例如,若以某一个区为基本观察和分析单位,可以从这个区的统计资料中得到有关人口学和社会经济方面的资料。如不同人群的年龄、性别构成、家庭平均收入、受教育情况以及环境情况等资料;从卫生局可以收集到不同年龄组各种疾病的发病率、死亡率以及各种疫苗接种情况的资料。

(四) 整理分析资料

比较不同人群组的特征,进行生态比较研究,观察疾病与有关暴露之间的联系;亦可作生态趋势分析,观察不同人群组特征的变化及疾病变化之间的联系。由于所分析的各人群人数可能有很大不同,因而各人群所提供的信息量也就不同,因此,在作相关和回归分析时,常需进行人数标化(加权分析)。

四、生态学分析方法及应用

生态学分析方法主要包括生态相关分析、生态回归分析和比例风险模型,其应用需根据具体情况进行阐述。

(一) 生态学分析方法

1. 生态相关分析　生态学相关分析是以群体为观察、分析单位,无法得知个体暴露与效应间关系,但可以为个体研究提供病因线索,主要用于因果关系的研究。

2. 生态回归分析　生态学回归是描述宏观变量之间数量变化的相互关系,主要用于对宏观变量的发展趋势进行预测分析。

3. 比例风险模型　比例风险模型是通过发病风险不同的个体在群体中所占比例的不同,对群体的发病水平进行间接估计的方法。这种方法将个体水平的研究结果外推到宏观水平,能为研究者提供一些有价值的信息,对于生态学研究有着重要的意义,然而其结果仍不能排除偏倚的干扰。

(二) 生态学研究应用

鼠类体外寄生虫是一类寄生于动物或人体的节肢动物,有蚤类、虱类、蜱类、革螨和恙螨,它们种类多,分布广。个体生态学研究内容主要涉及动物生长、发育、繁殖、休眠、滞育、扩散等生理行为与所处的生态环境,包括温度、湿度、光照、降水、植被等一系列因素之间的相互关系的研究。鼠类体外寄生虫个体生态学所涉及的种类十分广泛,研究也较为深入。

1. 个体生态学研究　在人工养殖条件下,温度为 17~21℃,相对湿度为 88.00%~100.00%,肖柏林对红羊新蚤(*Neopsylla hongyangensis*)卵、幼虫和蛹的发育时间进行了研究,确立了在此温、湿度条件下各虫态的发育历期。马立对格氏血厉螨和东北血革螨的生态研究中,较为详尽地对这两种革螨的食性、适宜的温度范围、爬行速度与温度的关系进行了描述。李承毅等对方形黄鼠蚤松江亚种（*Citellophilus tesquorum sungaris*）越冬进行研究,结果表明,该蚤的宿主动物达乌尔黄鼠在整个越冬过程中,有间歇性苏醒现象发生,其体温可以回升,导致越冬蚤微小环境温度上升,使成蚤得以吸血、发育、交配直至产卵。

2. 种群生态学 种群生态学是研究种群数量动态与环境相互作用关系的一门学科。种群生态是目前整个生态学研究领域中最活跃的部分,其研究内容丰富多彩,如种群的性别比、年龄结构、存活率、生殖率、死亡率、时空格局及种群动态等,这些都是种群的基本特征。

种群的空间分布格局和时间分布格局是种群生态学的重要组成部分。在北美和欧洲,由于蜱媒传染病莱姆病和埃立克体病已构成严重的公共卫生问题而引起高度重视,在研究这两种蜱媒病媒介和宿主动物的过程中,对重要媒介蜱种肩突硬蜱、太平洋硬蜱、篦子硬蜱、美洲花蜱等的种群动态和时空格局作了极为详细的研究。莱姆病和埃立克体病主要媒介为肩突硬蜱,游离若蜱为主要传播虫期,4~6 月份为活动高峰,和这两种病的流行季节一致。而成虫活动期在冬季,1 月份为数量高峰,且易被人发现,为次要传播虫期;综合媒介蜱种密度、宿主动物分布、土壤类型、植被和水源等资料,运用地理信息系统,媒介蜱种的空间分布进行研究,对新莱姆病疫源地的形成进行分析。由于具体的种群不同,其种群的季节消长各不相同。纤恙螨幼虫 5 月份发育成前蛹,6 月份第二若虫,7 月份第三若虫,8 月份发育成成虫,幼虫 10 月份数量增加,11 月初达到高峰,然后越冬,成虫可生活 2 年,并连续 2 年可以产卵。鼠疫的媒介蚤种,由于与人类的关系密切,因而在蚤类的研究中占有重要地位。

3. 群落生态学研究 鼠类体外寄生虫群落生态研究缓慢,鼠类体外寄生虫分类专家对群落生态学知识了解较少,对一些先进的数学分析方法掌握不够,妨碍了鼠类体外寄生虫群落生态研究。群落生态研究的内容非常广泛,包括群落结构组成、优势种特征、丰富度、均匀度、多样性、稳定性、种-多度分布、生态位、种面积关系、群落相似性、群落数量分类、群落内食物网联系及群落演替的诸多方面。近年来,鼠类体外寄生虫群落生态的研究已经起步,特别是革螨这一类群,郭宪国等从不同角度分析了革螨群落特征:对云南西部小兽体表革螨群落分别进行模糊聚类分析和极点排序分析,结果将 10 个不同环境小兽体表革螨群落归并为 4 个群落类型,华南区室内生境性、华南区室外农耕生境性、西南区室内生境性和西南区室外农耕生境性,将 9 种主要小兽体表革螨群落分为 3 种类型,家鼠型革螨群落、典型的野鼠型革螨群落和介于二者之间的过渡移行型,同时宿主动物地理位置对其革螨群落型的影响突出,在生境选择相近的情况下,宿主动物的分类关系越近,其体表革螨群落相似程度越高的结论。

第六节 病例-对照研究

病例-对照研究（case-control study）是分析流行病学的重要研究方法之一,主要用于探索疾病危险因素和检验病因假设。该研究方法最早始于 1943 年 Guy 提交的一份关于职业暴露与肺结核发生关系的报告,20 世纪 50 年代以后得到广泛应用,其中 Doll 和 Hill 应用该方法研究吸烟与肺癌之间的关系,是病例-对照研究的一个经典案例。

一、概述

病例-对照研究是按照目标人群中是否患有所研究疾病的状态分为病例组和对照组,分别调查其既往暴露于某个（或某些）因素的情况及/或程度,通过比较病例组和对照组中这个或这些暴露水平的差别,从而判断疾病与暴露因素之间是否存在关联以及关联程度大小的一种观察性研究方法。

病例-对照研究中有几个常常涉及的基本概念,如暴露、危险因素和保护因素等。暴露（exposure）是指研究对象接触过某种因素或具有某种特征,这些因素或特征就被称为暴露因素或研究因素,在资料分析时,也被称为研究变量。所谓因素既可以是外界的一些因子,如某种病原体、寄生虫、某种（些）有害的化学物质;也可以是研究对象的内在特征,如遗传因素、生理生化指标、性别、年龄、职业和民族等。使人群发病风险增加的暴露称为危险因素（risk factor）,使人群发病风险降低的暴露称为保护因素（protective factor）。其中,危险因素常被泛称为病因,如吸烟是肺癌的危险因素。

(一) 病例-对照的特点

1. **"由果到因"的研究方法**　病例-对照研究开始是根据研究对象是否患有所研究疾病而分为病例组和对照组,即在研究开始时已有确定的结局(果),通过比较两者既往暴露(因)之间差异,分析暴露与结局之间是否有关联及关联强度。由于时间顺序上,是一种先"果"后探索"因"的研究方法,也因此病对照研究并未观察到由暴露到疾病发生的全过程,其因果论证强度较弱,不能证明暴露与疾病的因果关联。

2. **设有明确的对照组**　病例-对照研究在设计上必须设立一组或多组与病例组可比的对照组,目的是与病例组比较研究的暴露因素的差异。

3. **可以同时研究多个因素**　病例-对照研究的调查内容可以设置众多的项目(因素或变量),所以这种研究方法最适合于筛选疾病的危险因素;而且整个研究所需的人力、物力、财力和时间较为节省,研究效率较高。

(二) 病例-对照研究的类型

病例-对照研究的类型常为匹配设计和不匹配设计两种。匹配是在选择对照时遵循的一种方案,即是否较严格的要求对照组(或其中的每个个体)在一些特征或因素上与病例相同。这些用来匹配的特征则称为匹配因素或匹配条件。

1. **非匹配病例-对照研究**　非匹配病例-对照研究又称成组病例-对照研究,是指在设计规定的病例和对照人群中分别抽取一定数量的研究对象,除对照数量上要求等于或多于病例人数之外,无任何其他限制或规定。这种设计类型适合于探索性病例-对照研究,实施比较方便,获得的信息也较多。

2. **匹配病例-对照研究**　匹配(matching)又称配比,即根据研究设计的要求,按照匹配条件来选择对照,目的是使匹配因素(常用的如性别、年龄等)在病例组和对照组间均衡,使得在进行两组比行分析时匹配因素的干扰得以排除。其优点是可增加分析时的统计学检验能力,但这种方法在选择对照时较为复杂,资料整理与统计分析也较麻烦。匹配方法可分为以下两种。

(1) 频数匹配(ngueney matching)又称成组匹配(alegon malching):是指在选择对照组时按某种(些)因素进行限制,要求对照组中匹配因素的分布与病例组中的分布在整体上相间,例如病例组中男性的比例是 50.00%,则选择对照时,应使男性的比例等于或接近 50.00%。频数匹配的特点是,匹配不是在单个个体的基础上进行,而是使某种或某些因素在两组间的分布相同或相似。

(2) 个体匹配(individual matching):根据匹配因素一致的原则,病例和对照以个体为单位进行匹配。其中 1 : 1 匹配,即一个病例配一个对照时,称为配对(pair matching)。根据需要,也可按 1 : 2、1 : 3、1 : R 比例进行匹配,但 R 一般不大于 4,因为当 R>4 后,其研究效率提升的效果微乎其微,但付出的成本较高。个体匹配的特点是,每一匹配的对子或组,在匹配的因素上病例和对照是基本一致的。

(三) 用途

1. **探索疾病发生的病因线索**　从众多与疾病发生相关的可疑因素中筛选可能的危险因素和保护因素是病例-对照研究的一个重要用途,特别适合于某些病因不明疾病的病因探索,可以为后续病因验证性研究提供病因线索。

2. **初步检验病因假说**　对于一些已经形成的疾病病因假说,则可应用病例-对照研究方法来进行初步病因假说的检验。例如,Doll 和 Hill 基于肺癌发病率升高与吸烟有关这一病因假说,采用病例-对照研究,以肺癌患者为病例组,非肺癌患者为对照组,发现病例组不吸烟比例较低,重度吸烟比例较高,烟草消耗量较大,经统计学分析,得到吸烟者发生肺癌的危险性比不吸烟者大,从而进一步检验了原有的病因假说。

3. **了解预防和治疗措施的效果**　病例-对照研究也被广泛应用于疾病预防措施的评价和临床治疗效果及副作用的初步研究方面。例如,通过对某个传染病的一组患者及其相应的一组正常人的回顾性调查,了解他们过去的预防接种史等情况,然后比较分析这两组的预防接种率而做出预防接种措施的效果评价。临床上对某病的各种治疗方案的总结、遴选和评价等也可应用病例-对照研究的方法。例如将某病的所有经治患者,按临床治疗有无疗效分为"病例组"和"对照组",然后让他们回顾或通过病案资料的复习以确定这两组患者所采用的各种治疗方法并作比较分析,从中了解有疗效的治疗方法或方案。

二、病例-对照的设计与实施要点

在病例-对照研究的设计与实施过程中,首先需要通过查阅文献资料,了解当前所关心的研究问题的知识水平以及对此问题已有的研究基础,以避免不必要的重复研究。然后,在此基础上提出所要研究的目的。明确研究目的,提出合理的研究假说,进一步通过设计合理的研究方案去阐明该假说。

(一) 研究因素

1. 研究因素的选择　研究因素也就是前面提到的研究变量,是研究者感兴趣的并可能与所研究结局有关的暴露因素,包括所研究的病因因素、其他可疑的因素以及可能的混杂因素等。病例-对照研究虽然可以探索多个病因,但所要调查的研究因素并不是越多越好,在满足研究目的的需要情况下,无关的研究因素或不准备分析的因素不要列入,力求内容精简扼要。病例-对照研究中,一般可以通过以下方法选择研究因素。

(1) 描述性研究提供的线索:如现况研究、生态学研究以及病例报告等调查中,会提供有关疾病的三间分布信息,根据这些研究从中找出可能存在的疾病病因信息。

(2) 现有的病例-对照研究提出的线索:通过查阅文献资料,了解在不同地区、不同人群、不同环境背景下进行的有关研究,综合比较各个研究者对研究因素的探索与认识,从而为现在的研究注入灵感。

(3) 临床观察等实践中提供的线索:历史上有许多研究是基于临床工作者的临床实践。例如,著名的己烯雌酚与阴道腺癌关系的病例-对照研究就是由美国波士顿 Vincent 纪念医院的妇产科医师 Herbst 进行的。Herbst 作为临床医师,在医院诊疗期间发现了研究线索并进行了该项研究,结果表明母亲妊娠早期服用己烯雌酚是其女儿青春期发生阴道腺癌的危险因素,这一研究也成为了应用病例-对照研究进行病因学研究的典范之一。

2. 研究因素的测量

(1) 因素的规定:这里所指的研究因素即暴露因素,每个暴露因素都要有明确的定义,应尽可能采用国际或国内的统一标准,以方便不同研究之间的比较与交流。例如定义是否饮酒时,某研究者将饮酒定义为每日至少饮酒 1 次并持续 6 个月以上,而另一研究者则将饮酒定义为每周饮酒 1 次以上并持续 6 个月,则他们的研究结果很可能不一样。

(2) 因素的测量方法:研究者需根据实际情况对暴露因素规定一个具体的、操作性强的测量方法。在问卷调查中每个研究对象的暴露剂量及等级等都应在调查表中明确记录,同时,对照须采用与病例相同的调查表及测量方法。研究中尽量对暴露进行定量测量,如果只能进行定性测量的,尽量转化为等级资料,以便后续的资料分析。病例-对照研究中,暴露因素测量的方法有面对面访谈、信函、电话访问、现场调查以及环境和生物学标本检测等。

(二) 研究对象

1. 病例的选择及定义　选择病例的原则是进入病例组的病例足以代表产生这组患者的目标人群的总体情况。组成病例组的病例必须有明确的定义,防止非病例由于误诊而进入病例组,导致研究的病例组被稀释,降低研究的效力。对所研究疾病的患者中哪些人可以成为合适的病例,也应有明确的规定。例如,研究某城市结直肠癌的危险因素,则须将郊区农村及其他城市的结直肠癌病例排斥在研究病例组之外。

2. 病例的类型

(1) 新发病例(incident case):是指研究期间发生并诊断的病例。由于从发生到诊断而进入研究的时间甚短,具有下述优点:①是研究期间内的全部合格病例,不受生存因素的影响;②由疾病引起的变化,如体内代谢产物、生活方式等的改变,不易误认为研究的病因因素;③由于疾病刚刚发生,回忆暴露史比较容易,且信息可靠;④重要的混杂因素较易获得。但是,采用新发病例的缺点是需要较长时间才能获得以满足研究样本所需的足够多的病例数。

(2) 现患病例(prevalent case):是指研究人群中已存在的某病的患者。在一个人群中,现患病例的多少受到影响疾病频率(发病率)因素和病程长短等生存因素的影响。因此,使用现患病例往往很难将影响发病率的因素和影响病程(存获)的因素区分开来。如研究患病多年的高血压患者的饮食情况,本应该调查的是这些患者在患高血压之前的一些情况,如食盐摄入量,但在具体的调查过程中,由于疾病的病程长,患者更可能报告的是在持续患病中的饮食情况。这是采用现患病例必须注意的最重要的问题。现患病例对暴露史回忆的可靠程度要比新发病例差,且有可能将疾病的后果误认为疾病的病因因素。然而,获取足够的现患病例所花时间较短,费用也较低。

(3)死亡病例(death case):是指研究中收集暴露史(调查时)之前已死亡的病例。一般在没有其他选择的情况下,或者作为一种快速的探讨性研究,或者有关的暴露因素有很详细的历史资料(如病案记录等),才采用死亡病例作为研究对象。

3. 病例的来源主要有以下两种

(1)医院:可以是一个医院的住院或门诊已明确诊断的病例,也可以是几个医院甚至某个区域内的全部医院中已诊断的病例。

(2)一般人群:可以从现况调查中获得,也可以从疾病发病或死亡登记报告资料中获得。

从医院中选择病例作为研究对象应慎重,因为可能有选择偏倚的介入。一般提倡在自然人群中选择病例构成病例组。

(三)对照的选择

对照组与病例组应来自同一总体,其应是产生病例的人群中未患所研究疾病的一个代表性的随机样本。对照组一旦发生所研究的疾病,就会被选入同一研究中的病例组。此外,对照组和病例组除研究因素外,其他有关因素和特征如年龄、性别等尽可能地相同或相似,以保证两组的可比性。

1. 对照来源 选择的对照一般来源于医院、一般人群或病例的朋友亲属等。

(1)医院对照:选择与病例同时期住在同一医院或在同医疗单位就诊的其他患者为对照。其优点是应答率高,合作性好,资料容易获得且质量较高。不足之处是代表性差,易发生选择偏倚。为了避免偏倚,应选择多个医院、多个科室、多病种的患者作对照。

(2)人群对照:从产生病例的一般人群中选择对照。如果病例是来源于人群,则对照也应从该人群中随机抽取的未患所研究疾病的个体为对照。其优点是具有较好的可比性和代表性。但无应答率较高,且费时、费钱而不易实施。

(3)病例的朋友或亲属等:以朋友作对照可能有助于控制社会经济地位的混杂作用。以亲属作对照可以减少多种因素的影响。例如,同胞对照可能有助于控制早期环境影响和遗传因素的混杂作用;配偶对照则主要考虑控制环境的影响。而且由于朋友、亲属对照对患者的关心和同情,他们一般比人群中选择的对照更愿意合作。但这种对照也有不足,一方面代表性差,易发生选择偏倚,另一方面有些情况下也会影响研究者对某些因素的分析,比如以配偶为对照,病例与对照的生活环境相同,这将影响对生活环境因素与疾病关系的分析。

2. 对照的选择方法 根据研究目的,确定适宜的对照选择方式。一般而言,研究目的若是广泛探索疾病的危险因素,采用群体匹配或不匹配的设计更能满足要求。如果所研究的是罕见病,或所能获得的合格病例数很少,则可采用1:R个体匹配的设计方法。如果进行匹配设计的病例-对照研究,则作为选择对照的匹配因素(条件)必须是混杂因素,且匹配因素不宜过多,更不应用所要研究的暴露因素作为匹配条件。匹配因素过多或研究因素作为匹配因素,都会导致匹配过头(over matching)。另外,还应注意匹配适度的问题,即每个病例应配多少个对照最为合理。一般情况下,如果病例来源不困难,那么1:1配对可提供最满意的统计学效力。而当病例数量有限时,可通过给每个病例选择多个匹配对照的办法来解决。然而,当病例与对照之比大于1:4时,统计学功效增加并不明显,在增加对照数的同时,工作量也在增加,故须权衡这两者的利弊,确定适当的匹配比(R值)。

(四)样本含量

样本含量的估计是病例-对照研究中的必要步骤之一,其中不同的设计类型有不同的估算样本量的方法。

1. 影响样本大小的因素

(1)研究因素在对照人群(对照组)中的估计暴露率 P;

（2）研究因素与疾病关联强度的估计值,相对危险度（relative risk,RR）或暴露的比值比（odds ratio, OR）;

（3）假设检验的显著性水平,即第Ⅰ类错误的概率（α）;

（4）检验的把握度（1-β）,β为第Ⅱ类错误的概率。

2. 样本含量的估算方法

（1）非匹配或成组匹配设计的病例-对照研究样本量含量

$$N = \frac{(Z_\alpha\sqrt{2\overline{pq}}+Z_\beta\sqrt{p_1q_1+p_0q_0})^2}{(p_1-p_0)^2}$$

式中:

Z_α 和 Z_β——分别为不同 α 或 β 水平的标准正态离差;

p_1、p_0——分别为病例组与对照组有暴露史的估计比例（暴露率）,其中 $q_1=1-p_1$,$q_0=1-p_0$,$p=(p_1+p_0)/2$, $q=1-p$。

（2）匹配设计的病例-对照研究样本量含量

Schlesselman 曾提出了 1:1 配对设计的病例-对照研究样本含量的估计公式。个体配对时,病例与对照暴露状态不一致的对子对研究的问题才有意义,故样本含量也就建立在这个基础之上。具体计算时,先求病例与对照暴露状态不一致的对子数（m）:

$$m = \frac{[Z_\alpha/2+Z_\beta\sqrt{p(1-p)}]^2}{(p-0.5)^2}$$

其中 $p=OR/(1+OR)\approx RR/(1+RR)$,总对子数（M）:$M\approx m/p_e$

3. 样本含量估计时的注意事项

（1）样本含量的估计是有条件的,而这些条件并非一成不变,因此,所估计的样本含量并非绝对精确的数值。

（2）样本含量并非越大越好,样本量过大,常会影响调查工作的质量,增加负担和费用。

（3）病例组和对照组样本含量相等时研究的统计学效率最高。此外,样本含量估计时,若存在多个因素,每个因素都有各自的 OR 值和 P 值时,理论上应选择其中最小的 OR 值和 P 值,以获得较高的水准和较强的效率。但这种情况下所需的样本含量可能很大,会影响研究的可行性。

因此需要研究者在客观情况与理论计算之间进行权衡,不能仅简单地套用公式。常有两种解决问题的办法:①通过努力尽可能获得按公式计算得到的足够大的样本含量;②舍弃对次要的或研究价值较低的因素的探讨,从而得到适当的样本含量。

三、资料分析

资料分析的一般步骤包括以下几个方面:首先要对所收集的资料做描述性统计分析,即对研究对象的一般特征,如年龄、性别、职业等的分布频率做描述,并比较分析病例组与对照组这些特征的一致性。然后,进行推断性的统计分析,即分析病例组与对照组之间有关因素的暴露比例有无显著差异,以及这种暴露与疾病的关联强度。

不匹配（成组）设计的病例-对照研究中,对每一个暴露因素的资料均可以归纳成如表 51-4 所示的典型的四格表:

表 51-4 病例-对照研究的资料整理表

暴露史	病例	对照	合计
有	a	b	a+b
无	c	d	c+d
合计	a+c	b+d	a+b+c+d

1. 描述性统计分析　描述病例组和对照组的人数及各种特征的构成,例如性别、年龄、职业、出生地、居住地、疾病类型的分布等。

2. 均衡性检验　比较病例组和对照组的人口特征学是否均衡,目的是检验病例组与对照组的可比性。对确有统计学意义的因素,在分析时应考虑到两组间比较有差异的因素对其他因素可能的影响。

3. 单因素推断性分析　此处我们只讲述了非匹配设计的推断性分析的步骤和结果解释。

（1）分析暴露因素与疾病有无关联：

$$\chi^2 = \frac{N(ad-bc)^2}{(a+b)(c+d)(a+c)(b+d)}（未矫正）$$

$$\chi^2 = \frac{N(|ad-bc|-N/2)^2}{(a+b)(c+d)(a+c)(b+d)}（矫正）$$

当 N≥40 时,最小的理论频数≥5 时,用未矫正的 χ^2 检验;当 N≥40 时,5>最小的理论频数≥1 时,用矫正的 χ^2 检验;当 N<40 时或最小的理论频数<1 时,用 Fisher 确切概率法。

当计算出的 χ^2 值所对应的 P 值<检验水准 α=0.05,即说明此暴露与疾病之间有关联。

（2）分析暴露因素与疾病关联强度的大小：当发现暴露与疾病之间有关联,就可以进一步分析该暴露与疾病之间的关联强度的大小了,这个评价指标称之为相对危险度（relative risk, RR）,由于病例-对照研究不能直接计算 RR,可用比值比（odds ratio, OR）作为反映疾病与暴露之间的关联强度。一般来讲在病例-对照研究中,如果研究疾病的发病率较低,所选择的病例和对照代表性较好,则 OR 值接近于 RR 值。当发病率小于 5.00% 时,OR 值是 RR 的极好近似值。

比值比（odd ratio, OR）,又有译作比数比、优势比、交叉乘积比,是指病例组的暴露比值与对照组的暴露比值之比。其中暴露比值是指有暴露史的概率与无暴露史的概率之比。

即病例-对照研究中病例组的暴露比值为：

$$a/c = \frac{a(a+c)}{c(a+c)}$$

而病例-对照研究中对照组的暴露比值为：

$$b/d = \frac{b/(b+d)}{d(b+d)}$$

因此,比值比（OR）$= \frac{a/c}{b/d} = ad/bc$

OR 的含义是指暴露者的疾病危险性是非暴露者的多少倍。OR>1 说明该暴露因素是疾病的危险因素,暴露与疾病发生风险正相关;OR<1 说明该暴露因素是疾病的保护因素,暴露与疾病发生风险负相关;OR=1 说明该暴露因素与疾病发生风险无关。

4. 多因素推断分析　病例-对照研究常常涉及的研究因素较多,并需要从中筛选出重要的因素。使用简单的单因素分析及分层分析方法无法对多个因素与疾病的关系做出判断,也无法同时对多个混杂因素加以控制。因此,随着计算机技术与流行病学理论与方法的发展,出现了许多新的分析模型用于分析多因素与疾病之间的关联,如多元线性回归、Logistic 回归分析、主成分分析及因子分析等方法。其中,Logistic 回归模型在研究多因素的病例-对照研究中使用最为广泛。条件 Logistic 回归分析常常被用来处理、分析匹配设计的病例-对照研究资料,效果颇佳,不但可以用来分析各研究因素与疾病之间的联系有无统计学差异,还可用来进行危险度估计。非条件 Logistic 回归分析适用于非匹配资料,它是研究二分类(可扩展到多分类)观察结果与一些影响因素之间关系的一种分析方法。

四、偏倚及其控制

偏倚的发生可能由于病例-对照研究是种回顾性的观察研究,偏倚出现在研究中的任何环节,包括研究的设计、实施以及数据分析阶段。这些偏倚可以通过严谨的设计、规范的实施减小。常见偏倚有选择偏倚、信息偏倚和混杂偏倚,应充分认识偏倚的可能来源,并尽量加以识别、控制和减少偏倚。一项研究很难做到完全没有偏倚,但应将偏倚尽可能控制在较低程度。

（一）选择偏倚

选择偏倚（selection bias）是指在选择研究对象的时候,由于样本与其所代表的目标人群之间存在某些特征差异,从而导致的系统误差。在病例-对照研究中,常见的选择偏倚有以下几种类型。

1. 入院率偏倚　入院率偏倚（admission rate bias）又称伯克森偏倚（Berkson's bias）,是指在以医院为基础的病例-对照研究中,医院收治患者有不同的选择,如疾病程度严重的患者更趋向于到一些三甲医院,而病情轻的患者可能更偏向去普通医院。因此,在这种情况下,选择的研究对象就不是所要研究总体的一个随机样本,这使研究结果不能推论到一般人群。这种由于入院选择而导致的偏倚,称为入院率偏倚。控制此类偏倚应该在研究的设计阶段尽可能选择一般人群中的病例,若以医院为基础的病例-对照研究,则最好能在多个医院选择一定期间内连续观察的某种疾病的全部病例或其随机样本。同时,对照组从同一医疗机构中选取也可一定程度上避免入院率偏倚。

2. 现患新发病例偏倚　现患病例-新发病例偏倚（prevalence-incidence bias）又称奈曼偏倚（Neyman bias）,在病例-对照研究中,当病例组选择的是现患病例而非新发病例时,所得到的信息多是提供与生存相关的因素,而非与疾病相关的因素。另外,长时间的患病经历往往会改变患病前的暴露情况。这些由于夸大或缩小了暴露情况导致的研究因素与疾病的错误关联,即现患-新发病例偏倚。研究时应尽量选择新发病例作为研究对象,以此来减少此类偏倚的程度。

3. 检出症候偏倚　检出症候偏倚（detection signal bias）又称暴露偏倚（unmasking bias）,是指某些因素与疾病无病因学上的联系,但是由于该因素的存在,导致研究对象出现某些体征或症状而就医,提高了疾病早期病例的检出率,从而过高地估计了暴露程度而导致的偏倚。在选择病例组研究对象时,可同时包括该疾病的各个时期患者,使暴露在病例组的分布比例趋向总体中病例的分布状态,从而减少该种偏倚。

（二）信息偏倚

信息偏倚（information bias）,又称观察偏倚（observation bias）或测量偏倚（measurement bias）,主要产生于研究的实施过程,特别是在资料的收集阶段产生的。

1. 回忆偏倚　回忆偏倚（recall bias）是病例-对照研究中最容易出现或不易排除的一类偏倚。由于在病例-对照研究进行的回顾性调查中需要研究对象回忆既往的暴露情况,回忆的准确性和完整性有误而造成的系统误差就是回忆偏倚。病程、所发生事件的重要性、调查者的询问方式和询问技巧等因素都会影响研究对象的回忆。病例组与对照组的回忆误差很有可能不一样,因为病例组由于发病,会对既往的暴露史记忆更准确。

2. 调查偏倚　调查偏倚（investigation bias）可来自调查员和调查对象两方面。一方面,由于对病例和对照所处的环境、时间或被询问的方式等不同导致的数据有差别;另一方面,由于调查员的主观因素,如对病例组和对照组采取不一样的询问方式或态度,或因为自己对研究问题的猜测在调查时用带有诱导性的口吻询问,最终影响了研究的真实性,由此产生的系统误差就是调查偏倚。可通过随机抽取一定比例的研究对象进行重复调查的方式进行质量控制。尽量使调查时的条件保持一致,最好采用盲法进行调查。调查项目繁简得当、询问客观、调查员和被调查者心态平和等都能有效避免该类偏倚。

（三）混杂偏倚

混杂偏倚在病例-对照研究中,某些因素既与暴露因素有关,又与所研究的疾病有关,这些因素的存在可能会使暴露与疾病之间的关联受到歪曲或干扰,从而导致研究结果偏离真实情况,这类因素就是混杂因素（confounding factor）。若其在病例组与对照组中的分布不均衡就会产生混杂效应（confounding effect）,由此导致的系统误差就是混杂偏倚（confounding bias）。对混杂因素的识别是一个非常复杂的过程,要根据既有的有关疾病的病因学知识进行判断。

对混杂偏倚的控制,在研究设计时可采用限制的方法,即在选择对照时,人为地使对照组在这些混杂因素上与病例组保持一致。匹配的设计方法就是控制混杂偏倚的方法。在资料分析阶段,可采用分层分析、标准化处理或应用多因素分析等方法来消除混杂因素的影响。

附：

病例−对照研究举例：四川省石渠县人群细粒棘球蚴病影响因素的病例−对照研究（何伟等，2019 年）

一、研究背景

棘球蚴病是一种严重危害人体健康和畜牧业发展的人兽共患寄生虫病。四川省是全国乃至世界棘球蚴病流行情况最严重、患者最多的地区之一，受威胁人口超过 280 万人，且是细粒和多房棘球蚴病混合流行地区。四川省棘球蚴病主要流行于西北部，包括甘孜州和阿坝州全域、凉山州木里县和越西县以及雅安市天全县和宝兴县，共 35 个流行县。2012 年四川省棘球蚴病抽样调查结果表明，全省推算棘球蚴病患病率为 1.08%，推算患者数 2.8 万例。甘孜州石渠县是四川省棘球蚴病流行最严重的地区，该县独特的生态环境和游牧生活方式为棘球绦虫完成生活史提供了条件。棘球蚴病流行是一个相当复杂的过程，受温度、湿度、降雨量等自然因素，以及经济水平、生产方式、卫生条件、文化习俗等社会因素，家中饲养犬、牛、羊数等生物因素的共同影响。本研究拟建立石渠县棘球蚴病患病因素模型，对棘球蚴病流行进行多因素分析，以期了解棘球蚴病患病与各影响因素之间的关系，为有效控制棘球蚴病传染源、阻断传播途径和遏制棘球蚴病流行提供参考。

二、研究方法

（一）研究对象

1. 病例组　从 2015 年 11 月至 2017 年 6 月在石渠县开展人群棘球蚴病筛查时确诊的细粒棘球蚴病患者中，采用多阶段抽样的调查方法，先将所有患者作为总体按照不同乡（镇）分为若干次级总体，然后采用简单随机抽样法中的抽签法抽取 4 个乡（镇），再从抽取的 4 个乡（镇）中以抽签法随机抽取部分患者进行调查。

2. 对照组　选择病例的同时，在病例组住所附近选择与患者民族、宗教信仰、职业相同且文化程度均为小学及以下的非棘球蚴病患者作为对照。

（二）资料收集

采用统一问卷调查的形式，由统一培训的调查员在研究对象知情的前提下当面进行一对一访谈问卷调查，调查内容包括：①一般情况：姓名、性别、年龄、民族、职业、宗教信仰、居住方式、文化程度；②家庭情况：家庭饲养犬数、牛数、羊数；③庭院内犬粪便密度调查：由调查人员入户实地查看庭院内犬粪数量，并估算庭院面积，计算庭院内犬粪便密度（庭院内犬粪便数量/庭院面积）。调查表填报完成后，仔细检查有无错漏；若有错漏及时更改补漏。

（三）质量控制

本次调查由四川省疾病预防控制中心全面组织实施。调查前进行了预调查，修正和完善了调查表。本次调查对调查员进行了系统培训，调查员能理解本次调查内容和目的，严守抽样方法的要求，确保随机化原则的实施，认真填写调查表。质量控制贯穿于全部工作始终。

（四）统计分析

采用 Excel 2007 建立数据库，SPSS21.0 统计软件进行数据处理和分析。对数据进行正态性检验，对不符合正态分布的数据则进行数据转换。对于连续性变量利用均数、标准差等进行描述性统计。对所设计的危险因素分别进行单因素和多因素 logistic 回归分析。$P<0.05$ 为差异有统计学意义。

三、结果

（一）单因素分析结果

经检验，女性患细粒棘球蚴病的风险高于男性（$\chi^2=4.331$，$P=0.037$），游牧生活方式患病风险高于定居（$\chi^2=53.088$，$P<0.01$）；经 Cochran Armitage 趋势检验，随着年龄的增加，患病风险也随之增加（$\chi^2=36.741$，$P<0.01$）。经单因素二项分类 logistic 回归分析，在 $\alpha=0.05$ 的水准下，性别、年龄、居住方式、家中饲养牛数、羊数、犬数、庭院内犬粪便密度等因素与患细粒棘球蚴病相关。在不考虑其他因素的前提下，女性患病的

风险是男性的 1.396 倍;年龄每增长 1 岁,患病的风险增加 1.028 倍;游牧民患病的风险是定居生活的 6.166 倍;家中饲养牛数每增加 1 头,人患病的风险增加 1.084 倍;家中饲养羊数每增加 1 只,人患病的风险增加 1.029 倍;养犬数每增加 1 只,人患病的风险增加 2.134 倍;庭院内粪便密度每增加 1 份/100 平方米,人患病的风险增加 1.123 倍(表 51-5)。

表 51-5 单因素分析结果

变量	β	SE	χ^2 值	P 值	OR(95% CI)
性别	0.334	0.161	4.320	0.038	1.369(1.019,1.913)
年龄	0.028	0.005	35.046	<0.001	1.028(1.019,1.038)
居住方式	1.819	0.273	44.258	<0.001	6.166(3.608,10.538)
家中饲养牛数	0.080	0.007	114.760	<0.001	1.084(1.068,1.100)
家中饲养羊数	0.028	0.008	13.717	<0.001	1.029(1.014,1.045)
家中饲养犬数	0.758	0.089	72.509	<0.001	2.134(1.792,2.540)
庭院内犬粪便密度	0.116	0.019	37.917	<0.001	1.123(1.082,1.165)

(二)多因素分析结果

单因素相关分析显示,所有自变量均有统计学意义。拟合非条件 logistic 回归方程,进入水平是 0.05,剔除水平是 0.10。以性别(x1)、年龄(x2)、居住方式(x3)、家中饲养牛数(x4)、家中饲养羊数(x5)、家中饲养犬数(x6)、庭院内犬粪便密度(x7)为自变量,以调查对象是否患病为因变量,用向前逐步进入法中的向前 LR 法对变量进行筛选和分析。结果显示,年龄、居住方式、家中饲养牛数、羊数、犬数、庭院内犬粪便密度 6 个因素进入模型,性别因素被剔除(表 51-6)。

表 51-6 多因素分析结果

变量	β	SE	χ^2 值	P 值	OR(95% CI)
性别	0.007	0.014	0.215	0.643	1.007(0.979,1.035)
年龄	0.026	0.006	18.754	<0.001	1.026(1.014,1.038)
居住方式	1.567	0.329	22.737	<0.001	4.792(2.516,9.125)
家中饲养牛数	0.065	0.008	67.291	<0.001	1.067(1.051,1.084)
家中饲养羊数	0.022	0.009	5.785	0.016	1.022(1.004,1.041)
家中饲养犬数	0.536	0.111	23.299	<0.001	1.709(1.375,2.124)
庭院内犬粪便密度	0.091	0.020	20.373	<0.001	1.095(1.053,1.140)
常量	−5.439	0.489	123.636	<0.001	0.004

四、结论

棘球蚴病在石渠县的传播环节复杂多样,受到多种因素的共同影响,给当地疾病预防控制工作带来了巨大挑战。本研究结果显示,性别、年龄、居住方式、家中饲养牛数、家中饲养羊数、家中饲养犬数、庭院内犬粪便密度等因素与居民患细粒棘球蚴病相关。年龄、居住方式、家中饲养牛数、家中饲养羊数、家中饲养犬数、庭院内犬粪便密度是患病危险因素。因此,在今后棘球蚴病防治工作中,应加大宣传、改变生产生活方式、减少家中养犬数、及时清理庭院内犬粪。

(黄月娥 梁雅丽)

参 考 文 献

[1] 罗家洪.流行病学[M].2版.北京:科学出版社,2018.

[2] 李立明.流行病学[M].6版.北京:人民卫生出版社,2010.

[3] 方积乾.生物医学研究的统计方法[M].北京:高等教育出版社,2007.

[4] 许隆祺,陈颖丹.寄生虫病流行病学与统计学[M].北京:中国医药科技出版社,2006.

[5] 李朝品.临床免疫学[M],北京:人民军医出版社,2004.

[6] 李朝品.人体寄生虫学[M],合肥:中国科学技术大学出版社,1995.

[7] 李晔,柳付明,潘孝猛,等.浙西南地区鼠疫宿主动物体表寄生虫群落多样性和病原体携带现况调查[J].中国地方病
防治,2021,36(3):207-211.

[8] 王笑笑,肖回回,黄芳,等.3种检测方法在中缅边境疟疾无症状感染者筛查中的比较[J].中国寄生虫学与寄生虫病
杂志,2020,38(2):152-158.

[9] 金倩莹,李星明.流行病学方法在医学研究中的应用概述[J].北京医学,2020,42(5):444-451.

[10] 何伟,王谦,黄燕,等.四川省石渠县人群细粒棘球蚴病影响因素的病例-对照研究[J].中国血吸虫病防治杂志,
2019,31(5):486-490.

[11] 杜燕,李书兵.超声对肝包虫病的筛查及诊断价值[J].临床超声医学杂志,2019,21(12):957-958.

[12] 张利娟,徐志敏,党辉,等.2019年全国血吸虫病疫情通报[J].中国血吸虫病防治杂志,2020,32(6):551-558.

[13] 李朝品,王少圣,湛孝东.安徽省河蚌感染盾盘吸虫研究[J].中国血吸虫病防治杂志,2016,28(5):536-540.

[14] 李朝品,赵蓓蓓,湛孝东.屋尘螨1类变应原T细胞表位融合肽对过敏性哮喘小鼠的免疫治疗效果[J].中国寄生虫
学与寄生虫病杂志,2016,34(3):214-219.

[15] 鱼爱水,杨永慧,李纯辉,等.缅甸边境地区一起恶性疟暴发疫情调查分析[J].中国媒介生物学及控制杂志,2015,26
(5):503-505.

[16] 高世同,李晓恒,黄达娜,等.一宗输入性卵形疟个案调查分析与实验室诊断[J].国际医学寄生虫病杂志,2014,(6):
362-364+368.

[17] 李朝品,石连,李秋雨,等.粉尘螨I类变应原瞬时表达载体的构建及其在烟草中的表达[J].中国人兽共患病学报,
2012,28(11):1088-1092.

[18] 李朝品,沈静,唐秀云,等.安徽省储藏物孳生粉螨的群落组成及多样性分析[J].中国微生态学杂志,2008(4):
359-360+364.

[19] 李朝品,陶莉,杨庆贵,等.安徽省房舍和储藏物孳生粉螨物种多样性研究[J].中国病原生物学杂志,2008(3):
206-208.

[20] 李朝品,贺骥,江佳佳,等.淮南市不同环境中粉螨群落组成和多样性现场调查[J].中国寄生虫学与寄生虫病杂志,
2005(6):460-462.

[21] 李朝品,王慧勇,贺骥,等.储藏干果中腐食酪螨孳生情况调查[J].中国寄生虫病防治杂志,2005(5):68-69.

[22] 沈树满.婴儿耳道蝇蛆病一例报告[J].中国寄生虫学与寄生虫病杂志,2002,20(5):309-310.

[23] 翟自立,肖树华,陈名刚,等.一个令人担忧的问题:血吸虫对吡喹酮产生抗性?[J].中国血吸虫病防治杂志,1999,11
(2):121-123.

[24] 刘德惠,赵明辉,何振艳.我国人体囊虫病临床及流行病学概况[J].中国农业大学学报,1998(S2):87-89.

[25] 周晓农,胡晓抒,孙宁生,等.地理信息系统应用于血吸虫病的监测 I 应用预测模型的可能性[J].中国血吸虫病防治
杂志,1998,10(6):321-323.

[26] 顾伯良,曹奇,王栋,等.水网型基本消灭和消灭血吸虫病地区螺情、病情监测方案的探讨[J].中国血吸虫病防治杂
志,1990,2(4):63-65.

[27] NIU Y,LI R,QIU J,et al. Identifying and predicting the geographical distribution patterns of Oncomelania hupensis[J].
Int J Environ Res Public Health,2019,16:2206.

[28] CHEN Y Y,LIU J B,JIANG Y,et al. Dynamics of spatiotemporal distribution of schistosomiasis in Hubei Province,China

[J]. Acta Trop,2018,180:88-96.

[29] WANG X,RUAN Q,XU B,et al. Human African Trypanosomiasis in Emigrant Returning to China from Gabon,2017 [J]. Emerg Infect Dis,2018,24(2):400-404.

[30] XIA S,XUE JB,ZHANG X,et al. Pattern analysis of schistosomiasis prevalence by exploring predictive modeling in Jiangling County,Hubei Province,P.R. China [J]. Infect Dis Poverty,2017,6(1):91.

[31] CHENG G,LI D,ZHUANG D,et al. The influence of natural factors on the spatio-temporal distribution of Oncomelania hupensis [J]. Acta Trop,2016,164:194-207.

[32] QIAN M B,UTZINGER J,KEISER J,et al. Clonorchiasis [J].Lancet,2016,387(10020):800-810.

[33] RABIU O R,ARINOIA O G,ODAIBO A B,et al. Effects of low protein diet and pregnancy on course of Plasmodium berghei infection in mice [J]. Afr J Med Med Sci,2012,41 Suppl:139-144.

[34] WOOLHOUSE M E,GOWTAGE S S.Host range and emerging and reemerging pathogens [J].Emerg Infect Dis,2005, 11:1842-1846.

[35] MOYOU-SOMO R,KEFEI-ARREY C,DREYFUSS G,et al. An epidemiological study of pleuropulmonary paragonimiasis among pupils in the peri-urban zone of Kumba town,Meme Division,Cameroon [J]. BMC Public Health, 2003,3:40.

[36] SACHS R,CUMBERLIDGE N. Distribution of metacercariae in freshwater crabs in relation to Paragonimus infection of children in Liberia,West Africa [J]. Ann Trop Med Parasitol,1990,84(3):277-280.

第五十二章

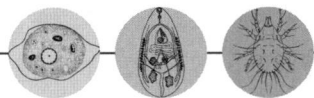

寄生虫病流行因素的调查

流行病学一词最初来源于希腊《西班牙疾病流行史》，经过四个阶段的发展，1938 年哈佛大学教授 John R. Paul 首次提出临床流行病学（clinical epidemiology）的概念。通常我们认为流行病学是研究特定人群中疾病、健康状况的分布及其决定因素，用于采取防制措施以及评价、预防和消灭疾病的过程。而寄生虫病流行病学是用来研究寄生虫病在动物群体内的发病原因、条件、传播途径、流行过程、转归规律的一门科学。因此了解寄生虫病流行规律，对于畜牧业生产和生活具有一定的指导性意义。寄生虫病的流行既可说是生物现象也可说是社会现象，通常在一定的自然因素和社会因素的共同影响下，流行过程才能发生与发展，而寄生虫病的预防与控制也离不开对这两类因素的掌握和应用。这两大类因素是通过若干独立的因素如温度、雨量、战乱及城市化等作用于传染源、传播途径及易感人群，进而影响到流行过程。

第一节　概　　述

寄生虫病的流行分为三个基本环节：传染源、传播途径和易感人群。只有当三个环节全部具备时，寄生虫病才会流行；同时这个过程中又受到生物因素、自然因素、社会因素三大因素的影响，从而表现出各自相同和不同特点的规律。

一、调查目的

寄生虫病流行病学调查和分析是认识疾病的重要方法，可以充分了解疫源地重点寄生虫流行现状，掌握流行规律和影响因素，为制定防制对策和评估规划实施情况提供科学依据，最终起到控制和消灭寄生虫病，促进人民健康的目的。

二、调查的用途

寄生虫病流行病学调查结果主要用于加强寄生虫病的控制，其用途涉及多个方面。

1. 掌握当地重点寄生虫疾病的种类及流行现状。
2. 明确当地重点寄生虫疾病的流行特征和重要的影响因素。
3. 通过多次的调查，可评价当地防治重点寄生虫疾病的效果，以及发现防治存在的问题和可能的解决方案。
4. 通过因素调查，可发现随时代变化，有些以往重要的影响因素已发生改变，而有些以往不突出的问题现在变得棘手，及时调整当地寄生虫疾病的防治策略。
5. 早期发现患者。利用普查、筛检等手段，可以早期发现患者，有利于早期治疗。

三、调查方法

寄生虫病流行病学最常用的调查方法有问询法、现场调查和实验室检查。

(一) 问询法

问询法是寄生虫病流行病学最常用的调查方法之一。调查时应向患者本人或最亲近的人询问有关情况,询问时切忌凭主观印象提暗示性问题。

(二) 现场调查

现场调查是应用客观的态度和科学的方法,对某种社会现象,在确定的范围内进行实地考察,并搜集大量资料以统计分析,从而探讨社会现象。现场调查是在传播研究范围内,研究分析传播媒介和受传者之间的关系和影响。通过现场调查发现引起寄生虫病的关键性问题所在,根据不同情况采取不同对策与措施。如土源性线虫病,应对环境卫生及个人卫生习惯等进行调查;对虫媒传播的寄生虫病,应对媒介昆虫进行种群、数量、季节消长及媒介能量等进行调查;对吸虫病,应进行中间宿主的调查。

(三) 实验室检查

为了查明传染源、传播途径,必须通过实验室病原学检查加以证实。要了解人群对寄生虫病感染状况,可进行血清学检查。实验室检查是寄生虫病调查的重要手段。

第二节 影响寄生虫病流行的因素

寄生虫在外界环境和中间宿主或昆虫体内发育受自然因素的影响,而寄生虫在人群中的感染率、在人体内的发育状况、感染度等除受到免疫力影响,还受到生产方式、经济状况、文化水平、生活习惯、卫生习惯和社会因素的影响。

一、自然因素对寄生虫病流行的影响

自然因素包括温度、湿度、雨量、光照等气候因素,以及地理环境和生物种群等。气候因素影响寄生虫在外界的生长发育,同时也影响中间宿主或媒介节肢动物的孳生活动与繁殖;温度影响寄生虫的侵袭力;地理环境与中间宿主的生长发育及媒介节肢动物的孳生和栖息均有密切关系,可间接影响寄生虫病流行。

(一) 对传染源的影响

自然因素是指影响寄生虫生活史的自然条件,如地理环境的地势、地貌、土壤、气温、雨量、微小气候等。某种类型的地形、地貌适合某些种类的动物传染源的生存,构成某些寄生虫病的自然疫源地。自然疫源地的变化,影响寄生虫病传染源的存在和数量,如森林的开发,野生动物生存空间的缩小,使肺吸虫病流行区逐渐消失。气温、湿度、土壤等自然因素也可影响土源性寄生虫的繁殖,如人体蛔虫感染在热带、亚热带地区高,在干寒地带低。

(二) 对传播途径的影响

自然因素可对寄生虫病的传播媒介产生影响。由虫媒传播的寄生虫病,如疟疾、黑热病的媒介是蚊虫和白蛉,气温、空气湿度可影响其季节消长和孳生繁殖,从而影响其作为传播媒介的作用。

二、生物因素对寄生虫病流行的影响

生物因素是指在寄生虫的各个发育阶段,影响发育(繁殖)的外界环境的生物因素及寄生虫和宿主之间的相互关系。寄生虫本身的发育各阶段需一定的条件限制,影响了某一发育阶段就会影响寄生虫病的流行,寄生虫病的分布有地理差异。

(一) 对传染源的影响

许多寄生虫需要中间宿主或节肢动物媒介才能完成生活史,而寄生虫病的流行取决于适宜的中间宿主或节肢动物媒介的存在。如血吸虫的生活史需要中间宿主钉螺,在我国北纬超过 33.7° 的地方没有钉螺,所以血吸虫病也无法流行。

(二) 对传播途径的影响

一些节肢动物可机械性传播多种寄生虫,如蟑螂可携带蛔虫、十二指肠钩口线虫、牛肉绦虫、蛲虫、鞭虫等多种的蠕虫卵。现在很多城市有集中的灭蝇、蟑螂和其他虫蚁等的专项行动,以及当下家庭成员卫生意识强,卫生状况好,不适合这些节肢动物的生存和繁衍,这些措施都有助于遏制此类寄生虫病的流行。

(三) 对易感人群的影响

弓形虫病是由细胞内的原虫寄生虫(刚地弓形虫)感染所致,此类寄生虫在无接受系统治疗的获得性免疫缺陷综合征(AIDS)患者中常见,并引发中枢神经系统感染。而免疫功能正常者最初感染弓形虫后通常无症状,其潜伏感染能在宿主体内维持终生而不发病。华支睾吸虫病(clonorchiasis)是由华支睾吸虫寄生于宿主肝内胆管所引起的人兽共患寄生虫病,又称肝吸虫病。该病危害严重,可致宿主发生胆管炎、胆结石、肝硬化等并发症,甚至发展为肝癌、胆管细胞癌等。

三、社会因素对寄生虫病流行的影响

社会因素表现为多方面,包括人类的一切活动,如生产方式、生活条件、医疗卫生状况、经济文化、人口密度、人口流动、风俗习惯、宗教信仰、职业、社会动荡、社会制度等。

(一) 社会因素对传染源的影响

社会因素中人口流动会造成疟疾的流行,且献血等活动也会增加传染源传播疾病的风险,故实行检疫制度,对献血员常规检查疟原虫,有利于阻止疟疾传播。

(二) 社会因素对传播途径的影响

流行过程的三环节中,以传播途径受社会因素的影响最明显。开展"三管一灭"为中心的群众性卫生运动,切断传播途径,是控制某些土源性寄生虫病流行的有效措施。风俗习惯可影响某些食源性寄生虫病的发生和流行。如某些地区的居民喜食生肉,感染旋毛虫病、绦虫病;某些人喜食生鱼、半生食鱼、蝲蛄、石蟹而感染肝吸虫病、肺吸虫病。

(三) 社会因素对易感人群的影响

非流行区的人口大量进入疟疾流行区,成为易感人群,由于易感性增加,造成当地疟疾流行。如在第二次世界大战期间,美国军队中约有 50 万疟疾病例。战争期间居民中疟疾的流行亦大大加剧,在第二次世界大战中意大利疟疾发病率较战前高 8 倍,而白俄罗斯则升高 10 倍。

第三节　自然因素调查

自然因素包括气候条件、地理变化等,通过对寄生虫生活及寄生虫病发病地区的气候、土壤、生物等各种自然因素进行调查,可以更好地了解寄生虫的生活习性,为寄生虫病的防控措施提供一定的科学依据。

一、自然因素调查方法

寄生虫病防控工作过程多有人与人、人与物之间的接触,现场工作中频繁的对话会增加飞沫传播的风险。自然因素调查方法主要包括现场勘测法和环境测量法,这两种方法可以察看现场情况,以便针对实际情况采取相应的防制措施。

(一) 现场勘测法

现场勘测法是重要的寄生虫调查方法,应该仔细察看现场情况,以便针对实际情况采取相应的防制措施。一般应根据不同病种确定不同的调查重点。对于经口感染的寄生虫病应该着重调查不良的卫生和饮食饮水习惯、粪便管理、苍蝇孳生情况等。对于经吸血的媒介昆虫传播的寄生虫疾病,要着重调查媒介昆虫的分布范围和生活习性以及其叮咬人的情况。其余还需要调查土壤、水体、温度、湿度、植被等因素。由于现场的情况是不断变化的,往往需要进行多次现场勘察。

(二) 环境测量法

环境因素包括土壤、空气、水等大环境和家庭、工作场所、娱乐场所等局部环境,以及食物、饮料、化妆品、药物等个人环境中的物理、化学和生物因素。易感者常常在没有察觉到的情况下暴露于这些因素,这种暴露一般只有通过环境测量才可能知道。

环境测量方法繁简不一,简单的如请有经验的人在现场观察工作、生活场所水或土壤的湿度、植被等

(这些因素可影响吸虫的幼虫及其中间宿主、土源性线虫、昆虫幼虫的发育),复杂的如在现场用各种简单或复杂的仪器设备采集样本,然后送往实验室检查、分析。选择何种测量方法取决于采集样本的环境、需测量物质的性质。在开展重点寄生虫病和血吸虫病监测及防控工作之前,疾控机构需储备好防护品消毒剂等防疫物资,同时加强技术培训、相关工作人员提高自我防护意识、熟悉和掌握寄生虫病生物安全管理和防护的具体技术要求。开展组织发动入户调查、粪盒发放、粪样采集、血样采集及样本检测等工作,降低寄生虫病潜在的感染风险。

二、环境测量的用途及局限性

环境暴露测量通常是测定人群接触的环境介质中某种环境因素的浓度和含量,根据人体接触特征,估计共同暴露水平。内暴露剂量测量是指在过去一段时间内机体已吸收入体内的污染物量。通常测定生物材料中污染物或其代谢产物的含量来确定。如血铅、血汞的测定。生物有效剂量测定是指经吸收、代谢活化、转运,最终到达器官、组织、细胞、亚细胞或分子等靶器官或替代靶器官的污染物量,如致癌物与DNA形成的加合物的含量。

(一) 环境测量的用途

用仪器和实验室方法测量外界环境可以提供客观的、个体化的、定量的、特异的和敏感的暴露评价。流行病学研究中这种暴露测量越来越普遍,越来越多的人认为这是暴露测量的首选方法。

(二) 环境测量的优点及局限性

实际上仪器和实验室测量的优越性程度依赖于各项研究的具体情况,特别是研究的设计及实施。环境测量中两个最常见的问题是无差异的暴露分类错误和暴露水平估计不准确。环境暴露因素往往不明确;暴露水平(剂量)定量困难;混杂因素较多;弱效应难于评价;某些危害(如致癌)间隔期太长;暴露反应关系难于建立;获取资料或样本受道德、法律和隐私的限制等等。

环境测量的客观性取决于采样和固有的测量过程。用个体采样器采集工作场所水、土壤样本,然后测量其湿度、酸碱度,或采用区域检测的方法,测量都是很客观的,但有时在识别和选择样本时,却又带有主观性。如果分析测量不是自动的,而是需要人工操作的,那么在处理样品、读数、辨认需要测量或计数的物体,也会有主观性,如显微镜视野下的石棉纤维可能被误认为是蠕虫的幼虫。

如果个体采样可以重复,并可长时间进行,即可以达到暴露测量的个体化。如果只能在工作场所用一个静止的采样器采集区域水、土壤样本,那么只能用时间平均测量来近似表示环境暴露情况。如果只有几个随机采集的环境点样,那么这种近似的差别较大,这种样本即使测量准确,也只能粗略地估计暴露,不能认为是个体值或平均值的无偏估计。在采集环境样本及实验分析时的次级抽样误差,是环境测量误差的主要原因之一。

特异性和敏感性反映了测量方法的准确性,在选择仪器和实验测量环境暴露前,应予以仔细考虑。

三、当前暴露的测量

流行病学研究中测量当前环境的方法有两个:①用于前瞻性队列研究,将当前的环境测量与将来可能发生疾病的危险性联系起来;②用于横断面研究、回顾性队列研究和病例-对照研究,作为估计以往暴露的一个组成部分。为了其他目的而收集的当前环境测量资料也可用于寄生虫病流行病学研究。

(一) 采样的对象选择

环境测量应该是在与研究有关的整个暴露期内对每个个体的环境都进行抽样,这样做有时很简单,但多数情况下既不实用也无必要。为了使测量在实际操作和经济上可行,并确保测量的质量不会因样本数量多而受到影响,常对研究对象和暴露时间进行抽样,主要有两种方法。一种是随机选择研究对象,然后按其共同暴露水平进行分组;另一更有效的方法是事先划定假设均衡暴露的层,这种层也称"暴露区",然后在层内进行随机抽样,测量样本的环境暴露来估计各层中所有研究对象的暴露。

(二) 抽样范围

每个暴露区内的抽样范围是根据需要测量的数目、每个样本的采集时间、测量的时间范围,以及在调查期间测量值的分布而定。测量数目通常与进行环境测量的研究对象数相当。研究对象是从每个暴露区的所有成员中随机选择的。抽选的数目取决于重复测量的可靠性程度。这些测量不仅受不同时间的个体内变异的影响,而且也受一个地区内个体间变异的影响,但是可以同时评价这两种变异来源的资料很少。目前,研究对象数目或者是武断选择的,或者是根据测量环境平均浓度的精确度而定。

(三)采样方法

因为采样的目的是测量个体的暴露,因此,应采用一种以个体为主的采样策略。环境采样有两种方法:①环境定点测量(静态采样、区域检测),根据每个采样器所覆盖的环境各部位测量的污染物浓度推测个体的暴露;②用个体采样器对个体所处的瞬时的和不断改变的环境进行测量。显然,后面一种方法较好,因为它考虑到了个体在环境中的位置以及个体在某种情况下可能改变暴露的行为。

(四)结果分析

重复调查是指隔几个月或隔几年采集一次样本进行分析。为了确保整个测量过程统一,严格注意质量控制是必不可少的。这就要求一切步骤严格按书面计划进行,每批分析中都必须有参照样本。在不同实验室进行检测还需有室内和空间的质控,以监测和保持测量的准确性和精密性在一定的范围内。某些分析方法会有许多主观性和分析疲劳,例如,光学显微镜的纤维计数。环境测量误差与仪器设备、标本的采集、处理和储存、分析方法以及质量控制有关。

四、自然因素调查的主要内容

寄生虫在自然的外界环境中发育受到多种因素的影响,其中最主要的是温度、湿度、光照、氧气、土壤、植被及动物群落等。

(一)大气

空气的温度可以决定土壤、水的温度,土壤、水的温度又直接决定了寄生虫或其中间宿主的生存与繁殖。此外空气的温度可以直接影响寄生虫的生死存亡,决定寄生虫的分布、流行。一般说来,寄生虫都有各自所需的最适温度,这是因为寄生虫在这一温度下其新陈代谢、生长和发育都能正常进行,如蛔虫卵内的幼虫最适发育温度是30~33℃,在1~4℃可存活三个月。不同种的寄生虫或同种的不同发育阶段对湿度的需要和对干燥的抵抗力都不同,如蛔虫卵在相对湿度小于50.00%时发育受到抑制,在干燥环境中室温下存活2~3周。我国有钉螺地区的年平均气温都在14℃以上,或在1月份平均气温在1℃等温线以南。最适宜于钉螺孳生的气温为15~25℃,是钉螺交配、产卵、卵的孵化及其幼螺生长繁殖的最适宜的温度范围。温度高于30℃时,活动加强,但迅即衰竭,低于10℃时,运动迟缓或停止活动。不过,在自然界钉螺能隐避或躲藏在微小气候环境中,如土缝、草根下,闭厣不动,待气温适宜时爬出活动。钉螺并无真正意义上的冬眠或夏蛰现象。

(二)水

水是生命之源,寄生虫也不例外。多种寄生虫可通过淡水而到达人体,如水中可含有感染期的阿米巴与贾第虫包囊、猪带绦虫卵、某些感染性线虫卵、血吸虫尾蚴和布氏姜片虫囊蚴等。许多寄生虫,尤其是土源性寄生虫,在外界环境中发育的前提条件均需适宜的湿度。湿度太小,寄生虫的虫卵或其幼虫不能正常发育,甚至死亡。湿度太大,又可能导致其环境中的氧气不足而影响其生存。对于一些昆虫,其幼虫发育必须在水中完成,离开了水,其幼虫就失去了生存的环境。再如,血吸虫的每一传播环节都和水息息相关,并且都是较大的水体。因此,血吸虫病流行区都有较多的水源,如江、河、湖泊或山溪,且年降水量需在750mm以上。我国南方山区泉水渗出处及石灰岩地区的地下水,如有钉螺孳生,可为下游提供螺源,但如无虫卵污染或皮肤接触尾蚴的机会,并不构成传播场所。

(三)土

土壤是许多寄生虫生存繁殖的温床,土壤中的生物是许多寄生虫的天然食物。肠道寄生虫的感染期存活于地面的土壤中,如蛔虫卵、鞭虫卵在粪便污染的土壤发育为感染性卵;钩虫和粪类圆线虫的虫卵在土壤发育为感染期幼虫。人体感染与接触土壤有关。此外,有机物丰富的土壤及岸边丛生的杂草等许多吸虫的中间宿主——淡水螺的食物和避风港湾,如钉螺孳生的环境土壤中必须含有丰富的矿物质。岸边的瓦砾堆、桥墩、石驳岸缝隙等都可成为钉螺的栖息场所,如无泥土,钉螺不能产卵,不能繁殖后代。

(四) 光照

光照对不同寄生虫的影响各不相同。如光照时数对南京裂爪螨存活发育及繁殖均有很大影响,全黑条件下不能完成发育世代,但卵孵化率仍高,5 小时光照下未见雌成螨产卵,8 小时、≥12 小时光照下成螨能产卵但产卵量不同,平均每头雌成螨产卵量分别为 9.13、12.67 粒。在 5 小时以下光照处理中死亡的个体均全身变化,说明光照时数是引起该螨进入滞育状态最主要的因素。光照对单殖吸虫的产卵节律有很大的影响。Mooney 等人发现,在 12 小时光照和 12 小时黑暗交替进行的光照条件下,92.80% 的单殖吸虫的虫卵是在黑暗中产出的。同时也发现,黑暗会使纤毛幼虫的出现推迟。肝片吸虫毛蚴的孵出与光线有关,在最适温度时,光照能刺激毛蚴大量孵出,黑暗延迟孵化。在干燥并有强烈阳光照射下,蛔虫卵只能存活 1~2 小时。紫外线亦能使许多寄生蠕虫的各期幼虫致死。

(五) 植被

植被指地球表面某一地区所覆盖的植物群落。依植物群落类型划分,可分为草甸植被、森林植被等。它与气候、土壤、地形、动物界及水状况等自然环境要素密切相关。植被类型与寄生虫的关系较为密切,如 2015 年,广西壮族自治区国家血吸虫病监测点有螺环境植被分布种类均为杂草;2019 年仍以杂草环境为主(80.34%),且该环境有螺面积较 2015 年增加 77.92%,但在水稻和旱地作物等其他植被分布环境中亦发现钉螺。相关研究指出在所有自然因子中,影响湖北钉螺时空分布的主导因子是降雨和植被指数(NDVI),主因子在两者之间交替。2004—2011 年,降雨的主导作用逐年减弱,植被(NDVI)的主导作用逐年增强。

第四节 生物因素调查

世界上的所有生物都不是独立存在的,而是相互影响、相互依赖、相互制约的。寄生虫及其中间宿主同样与其周围环境中的其他生物存在着必然的联系。生活史的发育为间接型的寄生虫,其中间宿主或节肢动物的存在是这些寄生虫病流行的必需条件,如我国血吸虫的流行在长江以南地区,与钉螺的地理分布一致;丝虫病与疟疾的流行同其蚊虫宿主或蚊媒的地理分布与活动季节相符合。

一、生物因素调查方法

环境中影响生物生活的各种因素叫环境因素,分为非生物因素和生物因素。非生物因素包括:光、温度、水、空气、土壤等。其中光决定植物的生理和分布,也影响动物的繁殖和活动时间等。生物因素是指环境中影响某种生物个体生活的其他生物,包括同种和不同种的生物个体。生物因素调查方法包括观察法、调查法、实验法和分类法。

(一) 观察法

观察法是科学探究的一种基本方法。观察法就是在自然状态下,研究者按照一定的目的和计划,用自己的感观外加辅助工具,对客观事物进行系统的感知和描述,以发现和验证科学结论。

(二) 调查法

调查法是科学探究常用的方法之一,是了解生物种类、生存环境和外部形态等常用的研究方法。调查法一般是在自然的过程中进行的,通过访问、座谈、问卷、测验和查阅书面材料等方式去搜集反映研究对象的材料。

(三) 实验法

生物学是在实验的基础上建立和发展起来的一门自然科学。实验法就是利用特定的器具和材料,通过有目的、有步骤的实验操作和观察、记录、分析、发现或验证科学结论。

(四) 分类法

按照事物的性质、特点、用途等作为区分的标准,将符合同一标准的事物聚类,不同的则分开的一种认识事物的方法。

二、生物因素调查的主要内容

明确寄生虫的发育周期、寿命、寄生虫以及虫卵对外界环境的适应性等。了解相关因素,对于制定有效的驱虫间隔期,制定合理的防制方案具有重要意义。根据中间宿主动物的数量、密度、生活习性等方面,推断终末宿主感染机会、感染时间以及感染的季节,从而有效制定防疫措施。人们可以通过了解该类寄生虫病感染动物群体的指向性,而有意识的通过某些方式提高动物的免疫力,避免接触到传染源的机会。

(一) 对于寄生虫

了解相关因素,对于制定有效的驱虫间隔期,制定合理的防制方案具有重要意义。如钩虫和蛔虫产卵数量多,繁殖速度快,钩虫虫卵 7~8 天即可发育为感染性幼虫。寄生虫虫卵对外界抵抗力强,其中蛔虫的卵囊在土壤中可以保持 5 年的感染活力。因此这一类的寄生虫病通常要制订长期的不间断的防疫计划,以防止寄生虫病的复发。

(二) 对于中间宿主

根据中间宿主动物的数量、密度、生活习性等方面,推断终末宿主感染机会、感染时间以及感染的季节,从而有效制定防疫措施。如犬复孔绦虫的传播,需要中间宿主蚤类。很多犬类寄生虫调查结果显示,成年犬的检出率往往比幼犬更高,所以加强卫生条件可以有效减少该寄生虫的传播。

(三) 对于易感动物

内在因素包括宿主品种、年龄、性别、生活习惯;外在因素包括饲养管理方式、免疫防御、运输、使役等。这两个方面对于动物的免疫力强弱起到直接作用,提高动物免疫力,可以有效降低生产及生活损失。如对于蛔虫、类圆线虫、球虫等寄生虫,多数以幼龄动物发病为主,幼龄动物由于免疫力较成年动物相对较弱,因此增加了这一阶段动物寄生虫病的感染风险和发病率。

三、生物因素调查在日本血吸虫病和包虫病中的应用

血吸虫病扩散的生物因素涉及到终宿主及中间宿主作用的两类生物。广义的终宿主包括人、畜、兽。血吸虫病流行区的动物宿主对日本血吸虫的流行扮演着重要的角色。包虫病(hydatidosis,hydatid disease),又称棘球蚴病,是带科绦虫中最小的一种。虫体长度为 2~11mm,多数在 5mm 以下。虫卵为圆形或椭圆形,直 30~40μm,内为六钩蚴,对外环境有较强的抵抗力。该病为人畜共患病,狗为终宿主,羊、牛是中间宿主,人因误食虫卵成为中间宿主而患包虫病。

(一) 日本血吸虫

人是日本血吸虫的主要终宿主。在某些地区耕牛可能是重要的传染源,具有流行病学上的重要意义。其所以重要在于它们能扩散传染源,而不在于它们能贮存病原体。人对日本血吸虫的中国大陆株普遍易感,不过感染后肝、脾大的发病率及免疫应答可能因遗传基因的不同而异。感染后产生的伴随免疫能影响重复感染的结果亦为人所熟知。无免疫力的人群或牲畜进入血吸虫病流行区能发生急性感染的事例已屡见不鲜。

畜、兽的血吸虫感染从生物进化角度来看,可能早于人类。马来西亚的马来血吸虫在啮齿类以及日本血吸虫的中国台湾株在犬类分别自成一株,与地理隔绝有关。中国地大物博,科技人员对日本血吸虫动物宿主的调查亦很深入。发现有自然感染的动物有 7 个目的 28 属 40 种。40 种自然感染的动物宿主,按其在流行病学上的重要性分别为牛、其他家畜及野生动物。作为日本血吸虫重要终宿主的牛在我国主要为水牛和黄牛。除牛外,报道有血吸虫自然感染的家畜有猪、马、驴、骡、山羊、绵羊、犬、家猫、家兔等。野生动物的种类因地而异,其间既有动物区系问题,又有血吸虫病流行区的类型问题。在人口稠密的水田地区,一般仅有小型啮齿动物且以褐家鼠为优势种,感染率亦最高,野兔次之,田鼠、黑家鼠、姬鼠的感染率都很低。在山丘型的丘陵地区以及人口并不稠密的个别水网型地区的滩地上(如江苏的苏北地区),常有姬鼠及野兔出没于草丛及灌木丛中。如在江苏东台、大丰两县,野兔的感染率可达 19.30%。江苏丘陵型的句容在 1961 年剖检了 803 只黑线姬鼠,有 52 只阳性,占 16.50%。在浙江衢江山区发现小灵猫的感染率为 14.30%、麂为 10.00%;另外,褐家鼠、赤腹松鼠、野兔等亦有感染而较轻;在金华的调查表示褐家鼠的感

染率最高,达 61.10%,姬鼠为 16.00%,黑腹绒鼠为 12.50%。

除日本血吸虫外,其他的寄生虫的流行均与其环境中的生物存在着千丝万缕的联系,在此不再赘述。

(二) 包虫病

本病广布于世界各地,主要流行于畜牧区。传染源家犬是细粒棘球绦虫的终宿主,也是最主要的传染源。寄生在犬小肠中的成虫每 7~14 天虫卵成熟、孕节脱落一次,但在感染犬粪中有持续虫卵排出。孕节或虫卵随粪便排出,污染牧场、畜舍、皮毛、蔬菜、土壤、水源等,虫卵被牲畜(羊、牛)或人吞食后,卵内六钩蚴在十二指肠孵出,钻入肠壁,通过门静脉系统进入肝、肺等脏器,约经 5 个月发育成包虫(棘)球蚴,形成包虫病。另外绵羊对细粒棘球绦虫有高度的易感性,在重流行地区绵羊的患病率可达 90.00% 以上。人类的感染及在人群中的流行强度取决于犬/绵羊循环的传播水平及人类与之接触的密切程度。

其次细粒棘球绦虫的生活史需一定的外环境条件,特别是虫卵排出后需生存一段时间才能获得感染中间宿主的机会。气温较低、湿度较大,又有一定遮荫条件的草原和山地草原适于虫卵在外界的存活。

第五节 社会因素调查

寄生虫病传播有关的社会因素范围很广,涉及社会制度、生产活动、生活方式等多方面,并与生物因素及自然因素相互作用。阐明三类因素之间的关系,对制订寄生虫病防治规划,控制、消灭寄生虫病有很大的意义。社会的科学教育、文化素养间接地影响着寄生虫病的流行。一些以昆虫为媒介的寄生虫病如疟疾、丝虫等也都是人们在毫无预防意识的情况下,经过长期的人群内部的感染才造成流行的,一旦人们改善环境卫生条件,注意个人防护,制止流行并非困难。就我国目前的国民经济收入来看是不难做到的,难的是如何将科学介绍给他们。

从病原与宿主关系的角度,可以把人体视作寄生虫感染和寄生虫病的载体。火的发明使人类的生活方式由野蛮转到了文明,人类在改造环境、改造自然的劳动中不断地积累着物质和精神财富,人类由"自然人发展到了社会人",与此同时人类也从原始的生物群落中脱离开来。随着人体内环境的特化,人类便成了某些寄生虫唯一的终宿主,但也不可避免地留下某些人兽间互传的寄生虫。换言之,人类的文明和进步增加了寄生虫侵犯人体的生态阻限,人类生活行为方式的改变逐渐成为许多寄生虫难以逾越的生态障碍。而人既具有自然人的属性又同时具有社会人的属性,因而罹患各种感染性疾病的可能性既取决于病原与宿主关系的演进,又表现出受诸多社会环境因素的影响,就个体或群体而言莫不如此。人类文明的倒退也可使人类重受传染病和寄生虫病的惩罚。被称为"超级癌症"的艾滋病自 1981 年发现第一例,短短的 7 年来就像瘟疫一样在世界上流行,患者已超过几万。艾滋患者由于全身免疫系统遭到毁灭性的破坏,一些条件致病性生物因子,其中包括卡氏肺囊虫、弓形虫、隐孢子虫、某些蠕虫以及真菌和细菌得以侵犯人体而致患者死亡。这种人类文明的倒退既吞噬了人的精神,又吞噬了人的肉体。因此许多传染病和寄生虫病实际上是人类的"自我健康损害性疾病",它与人类的文明进步成反比。

一、社会制度对寄生虫病流行的影响

概括地说,政治、经济、文化、教育和卫生等领域社会发展状况对寄生虫病的流行和防治都不可避免地从不同层面产生影响。例如人们逐渐认识到血吸虫病、疟疾等寄生虫病实际上是一种行为性疾病,社会环境在很大程度上决定这类寄生虫病的流行。事实上,几乎所有的寄生虫病都不同程度地与多种社会环境因素密切相关。充分认识这一点有助于我们利用社会、经济和人文科学的新发展推进寄生虫病防治工作,对控制感染和流行、研究防制策略等课题引入新的思路和视角。

(一) 法律法规

我国于 1989 年首次通过了《中华人民共和国传染病防治法》,该法规定了寄生虫疾病的分类,如钩端螺旋体病、血吸虫病、疟疾属于乙类传染病,而黑热病、包虫病、丝虫病属于丙类传染病,长期以来,在各级政府的领导下,各地因地制宜地开展重点寄生虫病的综合防治工作取得了显著成效。2004 年完成的全国人体重要寄生虫病现状调查表明,土源性线虫感染率比 1990 年下降了 63.65%,感染人数减少了近 4 亿人。

但是受社会、经济和自然环境等因素的制约,全国蛲虫感染率为21.38%,部分省、自治区食源性寄生虫病的发病率呈明显上升趋势。根据该调查结果推算,全国土源性线虫感染人数约为1.29亿,华支睾吸虫感染人数约为1 249万,带绦虫感染人数约为55万人,棘球蚴病患者约为38万人。此外,黑热病在新疆、甘肃和四川的部分地区流行仍较为严重,一些地区猪囊尾蚴病、并殖吸虫病、旋毛虫病和弓形虫病患者的血清学阳性率也较高。

自《国家中长期血吸虫病防治规划》实施以来,血吸虫病发病率和患病率总体呈下降趋势。但是我国寄生虫病防治形势依然十分严峻。寄生虫感染状况是衡量一个国家社会经济发展水平和文明程度的重要指标。目前我国土源性线虫感染率仍高达19.56%,这与当前我国社会经济的发展速度不相适应。此外,食源性寄生虫病已成为影响我国食品安全和人民健康的主要因素之一。

寄生虫病的准确诊断、有效防治与消除涉及的技术与方法范围广、要求高。因此,有必要对相应的技术标准予以指导和规范。寄生虫病卫生标准是依据传染病防治法等相关的法律法规,对寄生虫病的诊断治疗、预防与控制等相关内容规定的共同或重复使用的规则,它经协商一致制定,由国家卫生标准委员会寄生虫病标准专业委员会提出并经卫生部批准颁布。它是预防与控制寄生虫病专业技术支持的重要组成部分,是对寄生虫病诊断、监测与预警疫情报告与疫情处理以及监督管理提出的规范总则,适用于全国各级各类疾病预防控制机构与医疗机构。寄生虫病卫生标准的修订反映了我国寄生虫病防治工作的深入发展及防治科技的进步。标准的实施在指导全国重要寄生业病的科学防治并取得举世瞩目的防治成就中发挥重要作用。2016年以来全国土源性线虫病和肝吸虫病监测工作被列入中央财政转移支付项目,2019年监测范围已覆盖全国31个省(自治区、直辖市)的400余个监测县。调查人数达40余万,2019年在全国13个省份设立了23个防治试点开展重点寄生虫病的防控工作,部分省(自治区、直辖市)根据当地具体情况设立了带绦虫病和囊尾蚴病、异尖线虫病、旋毛虫病、弓形虫病、颚口线虫病等寄生虫病的监测点,由地方经费支持监测工作,血吸虫病监测工作从2014年起列入中央财政转移支付。在新冠肺炎疫情防控常态化的现状下如何逐步有序安全地开展重点寄生虫病与血吸虫病监测与防治工作是各地疾病预防控机构亟须解决的首要问题,同时新冠肺炎疫情防控带来的疾控体系改革也为重点寄生虫病和血吸虫病防控工作提供了机遇。

(二) 文化差异

在寄生虫病发生发展中文化水平的作用可能并不一致,会受到其他社会因素的共同影响。据文献报道15岁人群、文化程度较低人群、高感染率村、贫困家庭和多发感染人群是日本血吸虫人感染的主要危险因素。此外对云南省藏东-川西生态区人体重点寄生虫病流行现状调查发现,高中、中专文化人群肠道寄生虫、土源性线虫感染率最高,均为41.20%。小学文化程度人群肠道寄生虫、土源性线虫感染率最低,分别为30.40%(136/448)和27.20%(122/448)。而2015年海南省人体重点寄生虫感染现状调查显示文盲的肠道蛲虫感染率最高,其次为小学,大专及以上文化程度的感染率最低。

(三) 经济状况

关于社会经济因素与寄生虫病流行的许多研究结果表明,二者的影响是相互的。经济发展某些方面的滞后可引发或加剧一些寄生虫病的流行;某些严重寄生虫病则制约社会经济发展。同时,对寄生虫病的控制措施必须适合当地的社会和经济条件。社会经济因素是TDR专门病种科学工作组(SWGs)研究的一项基本内容。一个关于社会经济问题的科学工作组的主要任务是促成与疾病控制有关的各种社会科学方面的研究课题;建立与疾病控制有关的研究途径和方法;加强发展中国家对有关疾病控制的社会经济问题的研究能力;确保新的生物医学控制方法得到发展和应用的同时,对社会经济因素加以适当考虑。有关疾病传播的社会经济因素的分析重点是传染源、媒介和宿主之间的相互关系;同时,疾病的经济损失和疾病控制规划的成本-效益亦是不应忽略的因素。因而关于寄生虫病流行与控制的社会经济因素的研究应当在寄生虫学家和社会经济学家的共同参与下完成,并争取在卫生、教育和农业等涉及相关政策的领域产生影响,以期用最低的社会经济成本达到较好的控制目的。

贫困是社会经济因素中最为棘手的问题之一,而寄生虫病一向被认为是一种贫困病和乡村病。历史上曾观察到印度疟疾周期性大流行时影响农业收成及粮食运送分配而致严重食物匮乏。在巴西疟疾流行与食物短缺也有类似关系,因而认为饥荒是疟疾流行、死亡率高的主要原因。另外,贫穷迫使一些人冒险到重流行区如高疟区工作或定居,使得感染风险增加。一项对血吸虫感染与社会经济因素关系的研究表明,收入相当或超过 7 倍最低月工资的家庭其儿童感染率为 17.20%,而收入低于最低月工资者则为 34.80%,户主受教育程度的提高与感染率和感染度的下降呈强相关。其他寄生虫病亦如疟疾和血吸虫病受贫困及经济落后等因素的影响,如肠道蠕虫病的流行等。研究表明在某些地区由于受社会经济因素如贫困、营养不良、快速增长的食品超市、食品监测的缺乏等影响,棘口吸虫病的流行在加剧。

由于社会经济因素与寄生虫病流行的双向影响,宏观控制措施必须与社会经济发展相适应和联系。

(四) 医疗制度

制定寄生虫病卫生标准是卫生法制的要求,标准是法律武器,是行动指南,是科学防治和科学决策的前提。寄生虫病卫生标准工作既是卫生法制工作的重要组成部分,也是控制与消除寄生虫病的重要保障。特别是曾经危害严重的五大寄生虫病(包括血吸虫、疟疾、黑热病、丝虫病和钩虫病)控制工作取得了举世瞩目的成绩,如我国淋巴丝虫病已于 2007 年达到了世界卫生组织消除标准,疟疾于 2017 年为第一次零报告当地病例,血吸虫病于 2016 年全国以县为单位达到传播控制标准,其余的寄生虫病流行均处于历史最低水平。

寄生虫医疗制度标准的确立有很大的意义:

1. 推动了寄生虫病防治进程　尤其是血吸虫病控制与消除标准、疟疾控制与消除标准、丝虫病消除标准等,成为国家制定五年防治规划、防治技术方案的主要依据。

2. 规范了寄生虫病诊疗路径和技术方法　如一些寄生虫病的诊断类标准或检测类标准,不但为寄生虫病诊疗方案提供了依据,还为诊疗类产品或技术的应用提供了规范。

3. 为我国寄生虫病防控经验向其他发展中国家提供中国方案和中国智慧作出了贡献　医疗制度的现代医疗中寄生虫病领域又提出了新的问题——恶性肿瘤和鉴别诊断。例如在弓形虫病中的白血病;弓形虫病、肺吸虫病、血吸虫病中的脑肿瘤;人猪带绦虫、肺吸虫中的肺癌;棘球蚴病中的肝脏、脑、骨的肿瘤。像上述这种虽然感染了寄生虫,但是不能被马上诊断出来,预后不良或者被术后诊断出来的情况下向患者解释说“非常少见的感染症”“不是恶性肿瘤,是寄生虫病”时患者通常不能理解并作为医疗事故进行起诉。所谓医疗高科技指的不仅仅是在它本身的领域,而是意味着医疗全体水平的提高。医疗和经济的缝隙中寄生虫和寄生虫病也正在演化着。

二、生产活动对寄生虫病流行的影响

生产活动涉及许多方面,包括农业的开发、荒漠的开垦、新型工业门类的发展、现代化产业的建立以及随之而来的不可避免的环境污染。现代生产活动对疾病与健康产生的影响表现在促进和抑制两个方面,并随着生产力水平的提高呈不同的性质。就寄生虫病而言,众所周知的钩虫在矿工中的严重流行当然与最初的采矿业发展有关,这种状况在采用了现代化的大型挖掘设备及改善了矿井的工作条件后无疑会渐趋消失,随着经济发展宏观环境的变化,许多寄生虫病的流行势态发生了较大的甚或是根本性的改变。

(一) 大规模垦荒及农业生产方式的改良

最初对开垦等农业生产活动影响寄生虫病流行的认识,是对疟疾等少数寄生虫病一些相关现象的观察,当时注意到在经过规模化垦荒后,疟疾的流行趋于减弱,因而认为是土地的开垦使得“瘴气”消失,以至于 18 世纪在意大利曾有“土地垦,疟疾逃”之说。人类认识到生产活动对某些寄生虫病,如疟疾、血吸虫病流行的影响始于大规模垦荒。随着人类经济活动范围的扩展以及对粮食需求的增加,开垦荒地成为重要的、在某一历史时期甚至是主要的提高经济水平的手段,现代农业的发展最初更是伴随着大规模垦荒。大规模垦荒虽然对某些寄生虫病的流行产生了意外的控制结果。但是,对另外一些寄生虫病的流行产生了实际的推波助澜作用,使寄生虫病在一定时期内流行开来。1949 年后,我国对边远地区进行大规模开垦时,也伴随着某些寄生虫病的局部流行,如吐鲁番的煤窑沟曾被证实有黑热病自然疫源地存在,该地原属荒无人烟的地带,1966 年以后由于人口的迁入和开发,从 1968 年后陆续有人的黑热病病例出现。新疆生产建设兵团自 1968 年在塔里木盆地进行开垦后,在移民的儿童中也陆续发现黑热病病例。

广义而言,现代农业生产活动都对寄生虫病的流行产生种种影响。农药(包括杀虫剂)和化肥的使用、耕作方式的改良、灌溉系统的发展,均会以不同方式对某种病原生物产生影响。直接施用未经处理的粪肥早已被证明是许多肠道寄生虫病的传播方式,蛔虫、钩虫、鞭虫、肝吸虫、肺吸虫、日本血吸虫等的高感染率也与含活的虫卵随粪便直接扩散至外界有关。既往从事蚕桑、蔬菜等种植的人员居高不下的钩虫感染率是众所周知的。有报道,在大山区畜牧业与血吸虫病的流行同步发展。动物血吸虫病流行病学研究表明,山区丘陵型血吸虫病的主要传染源是家畜,因而在发展畜牧业的同时,人群感染率不断上升。另一方面,迄今各国血吸虫病和其他寄生虫病防治的历史,也反映出改良农业生产方式对某些寄生虫病防治的作用,例如土地开发和水利灌溉系统的发展间接起到控制钉螺的作用从而阻断传播环节。因而在进行较大范围和较大规模的农牧业开发和农牧业生产方式改良时,应及时预测可能导致寄生虫病流行的风险,从而采取必要的防范措施,以便有目的地对某种寄生虫病进行有效的控制。

(二)道路、桥梁和水利工程建设

道路和桥梁的修建在某种意义上与大规模垦荒有着相似的特点,如改变了某种寄生虫的生态环境,影响媒介昆虫及某些寄生虫中间宿主的孳生地,在某种程度上改变局部的微环境,并且有助于病原体本身及媒介和中间宿主的远距离扩散。水利工程在某些寄生虫病流行中已被公认为是可以产生重要影响的因素;建设水坝和灌溉系统的主要目的是改善当地的社会经济状况,但同时也可能改变媒介昆虫和中间宿主的孳生地,从而导致多种虫媒病的传播,并且促使某些寄生虫中间宿主的扩散而引起或加剧血吸虫病、肺吸虫病等的流行。如果设计阶段考虑到环境变化可能产生的影响并采取相应的对策,一些公共卫生问题包括某些寄生虫病流行的加剧或可得到避免。然而迄今在许多此类工程的设计规划阶段,流行病学家及寄生虫学家等卫生专家少有机会参加合作,而在发现问题后才参与弥补常常较难奏效且费用昂贵。众所周知的埃及阿斯旺大坝对血吸虫病流行的影响和其他水利工程在公共卫生方面的负面效应是突出的例证,尽管从社会经济发展的角度看这些工程的功效是巨大的。在过去几十年内有许多国家进行了规模较大的水利工程建设,其中有不少工程在产生巨大的经济效益、社会效益的同时,也使得某些寄生虫病流行加剧。其中包括加纳 Volta 湖区的 Akosornba 水坝、马里 Banidiagara 地区在建或拟建的 50 余座小水坝、苏丹 Sennar 水坝等。在尼日利亚、埃塞俄比亚等国也有大量类似的例子。

许多研究结果提示,在发展水利工程(包括水坝、人工湖及其他人工水源和灌溉渠网)的同时,由于生态改变、中间宿主及虫媒时空分布的变化等因素,加之伴随无免疫力人群的迁入,往往会加剧血吸虫病、疟疾、肺吸虫病等寄生虫病对人群健康的危害,故应从规划设计和建设实施的各个环节采取相应对策,以预防和控制某些严重寄生虫病的传播和扩散。

我国长江三峡水利工程规模巨大,对血吸虫病流行可能产生的影响引起国内外的关注。有研究表明三峡工程建成后,血吸虫病流行与河岸水位、年降水量、年蒸发量、海拔高度等生态环境因子呈显著的线性回归关系。美籍著名血吸虫病学专家徐锡藩夫妇于 1986 年在纽约中国日报上以"三峡建坝与川东血吸虫病蔓延可能性之探讨"为题,撰文呼请国内注意。事实上国内 20 世纪 50 年代中央卫生部曾要求四川省寄生虫病防治所进行过三峡的调查研究。至 80 年代,四川省医学科学院寄生虫病防治研究所先后受省科委及国家科委的委托,对三峡水利工程的兴建、对血吸虫病流行影响进行了研究。据该所 1986 年的报告,研究从下列 3 方面进行:①调查水库血吸虫病本底情况,特别是钉螺及患者的分布;②周围血吸虫病流行对三峡水库的影响,主要分析周围流行区的历史、现状及趋势,测定与水库的距离及联系;③水库是否适合钉螺孳生和血吸虫病流行,主要研究水库特征对钉螺生态的影响。结果表明,三峡地区及水库水系未发现钉螺,用皮内试验对区内 6 县 9~19 岁青少年 6 182 人做了皮内反应试验,阳性者 225 人,占 3.64%,在皮内反应假阳性的正常范围内。长江上游的岷江、沱江、嘉陵江及金沙江(包括四川、云南两地)的支流范围内,若干县、市有血吸虫病流行区,与三峡库尾的距离最远为云南丽江有 1 316km,最近为四川宜宾有 299km,中间过渡地带并无钉螺,估计仅在洪水季节钉螺或有可能随漂浮物向下游扩散。库区七月平均气温及年绝对高温均比四川血吸虫病流行区高出 2℃左右,相对湿度较小,土壤干燥,不适宜钉螺生长。

现有资料还表明,如果处理适当,兴建水库不致带来血吸虫病的危害。因为水库所在地即使有螺,在建库过程中进行一次土埋,再经水淹,库内钉螺难以生存。水库的水位变化较大,一般不利于钉螺在岸边孳生。这是有利的一面。但由此而扩建的大小灌溉沟渠则有可能成为钉螺新的孳生地,或使原来局限的有螺点得以扩散。例如,四川省丹棱县在 1970 年前是血吸虫病轻度流行区,1972 年兴建水库及长 23km 的灌溉渠,渠道经过一个未清理的有螺地带,至 1979 年在渠水所及处发现新的钉螺孳生地,至 1986 年还发生多起急性感染。相关调查显示,溪蟹感染率与自然环境保护程度密切相关,人为干预以及自然灾害较少、良好的生态环境,溪蟹感染率较低。皖南山区旅游业发达,各景区及周边设施的建造以及旅游者对自然风景区的干预会对并殖吸虫中间宿主的生存环境造成一定程度的破坏,继而对溪蟹的囊蚴感染率造成影响。

(三) 工业和环境污染

在 20 世纪 80 年代后期,经过对供水与卫生、健康关系的科学研究,以传染病和寄生虫病为重点,环境卫生领域开始得到巩固。联合国环境与发展会议(环发会议)的激烈讨论对于更广泛关注健康的环境决定因素的概念至关重要,不仅扩大了环境风险的范围,而且扩大了健康问题的性质,包括精神和社会心理障碍以及非传染性疾病等其他疾病。在一般情况下,工业污染导致的环境生态改变对寄生虫病的流行呈现限制、阻滞的效应,这是由于多种污染物对病原体本身以及对媒介昆虫和中间宿主多具有毒性作用,由于生态环境的改变,导致传播链的某些环节难以适应或耐受,活力降低,传播能量随之减弱,但这种流行势能的降低显然并非是预期的目标,因为这只是环境恶化的副产品。从最终的进程和理性的观点来认识,这种流行减弱只是暂时的和不确定的,传播链的相关环节一旦适应了新环境,将会产生更大的危害,就如疟原虫等产生抗药性一样。另一方面,污染导致的环境变化可能干扰生态平衡,某些制衡因素受到抑制可从不同方面导致传播能量增强,如媒介昆虫天敌的种群数量减少以及其他间接影响。

其他与环境有关的因素也与某些寄生虫病的流行密切相关。对由工业排放二氧化碳和其他温室效应气体所致大气温度增加即所谓温室效应,迄今一般较多地考虑其产生的物理性危害,而对全球气候变暖在人体健康方面的危害少有深刻认识。模拟气候变暖的系列实验结果表明:因气温升高而加剧的热浪除有可能使每年死亡人数增加上百万以外,蚊和其他媒介昆虫分布区域的扩展而罹患传染病的患者将增加数千万。全球气候变暖引起的最重要的公共卫生问题是传染病的传播。新近的研究支持这种观点,在疟疾曾被降得很低的卢旺达山区,年平均温度升高 1℃,该年度疟疾发病率上升了 33.70%。另有专家预测全球气候变暖在我国将可能引起日本血吸虫流行区域的增加。

除与工业有关的环境污染外,尚有一些其他的污染来源,主要是在传染病和寄生虫疾病传播有关的疾病上表现出来,不卫生的环境与健康问题之间的关系在古时候就已经建立了直观的联系。在人口中有一些卫生保健的考古记录,就像 4 000 年前的古物一样,就像在北印度、埃及和希腊发现了浴室、下水道、排水系统和沟渠的文明一样(Rosen 1994)。这方面的一个例证是公元前 2000 年的一份报告,与印度的医学传统有关,报告建议,不洁净的水应该通过在火上煮沸,或在太阳下加热,或将加热的铁浸在水里来净化,也可以通过沙石和粗砂砾过滤净化,然后冷却(USEPA 1990)。在 19 世纪末之后,随着细菌学时代的出现,对环境和健康影响的理解变得更加清晰,尽管有争议地通过"与微生物的战争加强了治疗方法"这一观点,当时微生物已经是"众所周知的敌人"。如与生活及战争有关的污染,后者常与某些昆虫孳生及传染性疾病的传播相关联。结合 White 和 Feachem 的传统分类,对发展中国家与住房有关的疾病进行环境分类(Mara 和 Alabaster,1995)。在这项建议中,将下列相关疾病分为六类:①建筑;②供水;③卫生;④垃圾;⑤食品;⑥工业。这一新的广泛分类的优点在于除了与传统环境卫生条件有关的决定因素,以及除非传染性疾病、精神疾病和心理社会障碍等传染病之外的其他健康问题之外,还包括其他决定因素。除了这些思考之外,Cairncross 等人(1996)还讨论了将传染病分为两个领域的重要性:公众和国内。这种方法强调了疾病的环境决定因素之间的根本区别,即从控制战略的角度看环境对健康构成风险的地方。

三、生活方式对寄生虫病流行的影响

较之其他因素,生活方式对寄生虫病流行的影响更加直接而显著。

(一) 膳食结构改变

在膳食方面,回归自然是生活方式最显著的影响,可能主要涉及食物的烹饪方式和食品结构的构成。

绿色食品概念的提出反映了现代人在健康和营养方面的要求。避免污染,保持新鲜固然重要,但同时应充分注意防止病原生物的污染。目前在食品观念上有一种追求新奇、鲜活的倾向,大量既往不入食谱,或仅被少数人食用的食品逐渐被广泛接受,其中许多食品含有已知或未知的病原生物的可能,有相当一部分是寄生虫病原。在日本一个显著发现是,大多数蠕虫病是食源性人畜共患病。这一趋势可能反映了日本人在食用"寿司"或"生鱼片"等原材料时的偏好饮食习惯。例如,异尖线虫病和裂叶绦虫病在日本非常普遍;鸡/牛肝是中年男性猪嗜血杆菌和犬弓形虫感染的重要来源;人食用了含颚口线虫幼虫的淡水鱼以及其他中间宿主如蛙、蛇、鸡等而感染疾病;由于旅游、进出口食品增多、食生鱼等,使得有些地区感染有增加趋势;据报道泥鳅 5.00% 含颚口线虫幼虫。异尖线虫是另一种经食用水产品而感染的寄生线虫。2006 年发生在北京的人体感染广州管圆线虫,就是因为人生食、半生食福寿螺所产生的寄生虫病。

(二) 生活习惯

2015 年全国人体重点寄生虫病现状调查(即"第 3 次全国寄调")结果显示,我国寄生虫病流行态势已发生较大变化,重点寄生虫病人群感染率和感染度均大幅度降低,呈现出明显的地域性、群体性分布特点。当前,我国重点寄生虫感染人数总量依然庞大,其中食源性寄生虫病问题突出。

食源性寄生虫病(food-borne parasitic disease)指因生食或半生食含有感染期寄生虫的食物而感染的寄生虫病,可分为肉源性寄生虫病、鱼源性寄生虫病、淡水甲壳动物源性寄生虫病、螺源性寄生虫病、植物源性寄生虫病和水源性寄生虫病六大类,有 30 余种,包括肝吸虫、阔节裂头绦虫、卫氏并殖吸虫、斯氏并殖吸虫、广州圆线虫、带绦虫、旋毛虫、布氏姜片吸虫、片形吸虫、阿米巴、贾第虫等。饮食口味和风味日趋多元化,烹调方式和食物来源也越来越丰富,如生鱼片、醉蟹虾、冰镇螺肉、特色牛排等,使得发生食源性寄生虫病患者的人数越来越多,并以城镇居民为主,与其热衷尝鲜、外出用餐机会多密切相关。除生食淡水鱼肉外,一些地区的居民有生食猪肉、牛肉、蟹肉或蛙肉的饮食习惯,从而容易感染带绦虫病等食源性寄生虫病。例如吃加入生猪肉的过桥米线会感染带绦虫病和旋毛虫病;生吃螃蟹和蝲蛄等会引起肺吸虫病,生吃海鱼会引起异尖线虫病,生食蛙类会引起裂头蚴病,通过生食螺肉会引起广州管圆线虫病。

不良卫生习惯:饭前便后不洗手可以感染许多寄生虫病,如蛔虫病、鞭虫病、蛲虫病、猪囊尾蚴病和包虫病等。感染细粒棘球绦虫或多房棘球绦虫的家犬和牧犬是包虫病重传染源,家犬和牧犬有舔舐肛门的习惯,由此可将虫卵散布全身表面,牧犬还可将虫卵散布到羊身上,含有虫卵的犬粪可污染水源和土壤,通过水和土壤污染人的手、蔬菜和水果等,如果与犬、羊接触后不洗手或饭前不洗手,生吃蔬菜和水果又不洗净就吃,就有可能感染包虫病。

(三) 行为因素

20 世纪 70 年代初期,洛克菲勒基金会在圣露西亚的血吸虫病控制规划即包括了对人类行为的研究。西非的盘尾丝虫病控制规划也涉及经济和社会领域,但当时还没有在世界范围内进行系统的热带病的社会经济研究。社会经济因素与人类行为密切相关。比如教育的广度与深度常常可以决定人们对疟疾及其防治的态度。人群的职业结构、土地使用方式与都市化程度是暴露于疟疾的决定性因素,某些社会实践可能成为疟疾产生的潜在原因。在同一社区,经济富裕者比贫穷者可减少对疟疾的暴露,或能得到更及时有效的治疗。分析 575 名喀麦隆人(包括牧民、农牧民、狩猎采集者)的肠道寄生虫,并与美国城市居民进行对比,研究发现狩猎采集者的肠道寄生虫比例更高。

广义而言,前述与寄生虫感染和寄生虫病流行有关的各种因素都或多或少与人的行为因素有直接或间接的相互关联。某一特定地区及某一特定人群在生活习惯方面的差异有时正是感染某种寄生虫病的潜在因素,而良好的卫生行为和卫生习惯,在日常生活的各方面洁身自好,对预防寄生虫感染和寄生虫病具有重要意义。例如结肠小袋绦虫(Balantidium coli)是唯一寄生于人类的纤毛虫;猪是主要的蓄水池;其他物种,如骆驼、牛、驴、绵羊和山羊也被认为是人类感染的宿主。寄生虫有一个直接的生命周期,通过粪-口途径传播。这种类型的循环和大量的宿主物种意味着一个重要的潜在的人畜共患病传播的寄生虫。感染最常见于热带和温带地区,在猪中患病率高达 100.00%,一些非人类灵长类动物和骆驼的患病率也很高。在人类中,高危人群的患病率通常低于 10.00%。导致这种寄生虫传播的主要流行病学因素包括与猪的密切接触、缺乏基本的卫生基础设施(供水、废水处理)和个人卫生。个体健康状况、肠道菌群和饮食对感染的发生也很重要。由这种寄生虫引起的疫情很罕见,迄今报告的这些疾病都与卫生条件差或灾难性自然灾害有关。

将环境与传染病和寄生虫疾病的传播联系起来是研究这些疾病及其控制预防措施的一种重要的方法。这种方法现在是环境健康的一部分,其主要目标是综合考虑环境、健康和它们之间的关系,进行流行病学研究,有可能改善三者的关系,并可能优化对于这组疾病的预防,对发展中国家的发展有现实的重要性。

(四)健康教育

近年来健康教育已被广泛重视。随着医学模式的转变,传统教育在疾病防治中的重要意义已受到重视。WHO 专家委员会认为血吸虫病综合防治规划中卫生教育应列首位。了解血吸虫生活史有助于改变行为习惯,尽管知识与卫生教育还不能真正实现生活习惯的改变,还应有安全用水、排泄物处理等措施。

1. 健康教育活动 联合国环境与发展会议制定将环境与健康联系起来的综合办法应顾及三个全球目标(世界卫生组织,1993 年):①通过人口控制和促进富裕群体和发达国家的相容生活方式和消费模式,为"人人享有健康"的原则奠定可持续的基础;②通过减少物理、化学和生物危害,并确保为所有人的适当健康状况提供必要资源,提供有能力促进健康的环境;③使所有个人和组织都意识到自己对健康和环境的责任。如在我国安徽省当涂县洲滩血吸虫病流行区,于 1992—1995 年三年间实施了"人畜扩大化疗结合健康教育"的防治策略,结果表明居民血吸虫感染率从实施前(1992)的 10.39% 降至实施后(1995)的 0.96%,而钉螺感染率和阳性螺密度则分别下降了 64.29% 和 86.32%。显示了此项对策对控制洲滩型流行区血吸虫病的流行,降低人群和耕牛感染率有明显效果。江苏省和四川省世行贷款项目实施以来,健康教育已作为控制血吸虫病的主要技术措施之一,在血吸虫病流行区广泛使用,并取得了明显效果。食源性寄生虫病亦应以健康教育为主,把好"病从口入"关;又如包虫病防治应加强健康教育,使牧民了解屠宰卫生和家犬管理的重要性,以预防感染。2003 年山东省土壤传播寄生虫病的平均感染率为 18.26%。在 2007—2009 年,山东 9 个市 74 个县接受驱虫药治疗、接受健康教育、举办省市县级培训班、无害化卫生公厕覆盖率为 58.05%。在 2009 年山东全省土壤传播寄生虫病感染率降至 7.10%,下降率 61.12%,达到国家目标。

2. 接触野外动物健康宣传 随着生态环境日益遭到破坏,野外生存的野生动物数量逐渐减少,有些野生动物处于濒危灭绝的状态。为此,世界各地都相继建立了野生动物自然保护区、动物园等场所为野生动物的生存提供了一定的保障。然而,将野生动物由广袤的野外环境限制在相对狭小的环境中,饲养密度较大,动物间直接接触的机会增多,人们来动物园游玩也增加了人群和动物之间的接触机会,一些传染性疾病更容易在人和动物之间进行传播和流行,为社会公共卫生安全带来了隐患。要时刻注意野生动物舍区内的温度、湿度、通风及光照条件等环境因素,温度和潮湿过高或过低,光照和通风不足的情况下都可为寄生虫的滋生和繁殖提供一定的条件,诱发寄生虫病的发生。所以控制适宜的温度、湿度、光照及通风是防止寄生虫感染的一个重要手段。

3. 旅行中的健康教育 通过预防蚊虫叮咬和化学预防可以有效预防疟疾。在荷兰,阿托伐醌-丙胍和甲氟喹是旅行者最常用的化学预防药物。研究表明,疟疾经常发生在不使用化学预防或不遵守规定方案的旅行者中。事实上,不遵守疟疾化学预防的比例相当高,在旅行者中从 11.00% 到 38.00% 不等。疟疾化学预防的有效性因旅行者缺乏依从性而受到限制,大量研究表明,疟疾预防意愿不高与人口统计学变量(如年龄较小)、旅行相关变量(如目的地或旅行时间)以及化学预防类型有关。研究中大约三分之一的旅行者不遵守疟疾预防措施,尤其是年轻旅行者和受过高等教育的旅行者。人口流动性大而协防部门之间横向联系少,未及时采取相关预防措施也是发生疫情主要原因之一。因此,加强各地区防治机构之间的横向联系,对于预防及控制外出务工人员急性血吸虫病、疟疾等非常必要。

4. 医务人员教育 如何提高医务人员警惕性,提高其诊断水平,避免误诊也是值得思考的问题。针对目前新冠疫情现状,健康教育选在空旷通风的处所开展,避免人员聚集过多。根据各地具体情况还可通过线上健康教育例如微信群宣传、村委会广播、横幅宣传画等方式开展健康教育。此外,还可无接触发放健康教育宣传册及单包装驱虫药物,将宣传册药物及服药注意事项放在指定地点,通知相关人员有间隔的上门自取。

四、其他社会因素对寄生虫病流行的影响

灾害性事件导致的公共卫生问题有其自身的特点,其中有些与寄生虫病的流行有一定关系。近年来旅游业是产业门类中发展最快、影响最大、涉及面最广的产业之一,作为所谓无烟工业,旅游业一向受到重视,现已成为在国民生产总值中占重要地位的产业。另外近年疫情表明,某些重要寄生虫病受都市化影响呈现新的流行特点,如血吸虫病通常被认为首先是农村疾病,其次是城市病,而今在许多地方城市血吸虫病已经存在。在我国日本血吸虫病大有农村包围城市之隐忧。

(一) 自然灾害与战争

地震、洪水等自然灾害发生后,由于生态破坏或失衡,人口迁徙及人口密度变化,给排水等卫生设施的破坏,可能在原有流行背景下形成某些传染性疾病的暴发流行。

常见自然灾害与寄生虫病流行有关的影响包括:病媒昆虫的孳生繁衍,人媒接触增多,虫媒及疾病控制项目中断;水、空气、土壤污染;垃圾运输困难,病原体的播散势能增大等因素。如1931年长江中、下游及淮河洪水泛滥,沿岸20 850万受灾居民中60.00%患疟疾,死者无数。

战争的危害是不言而喻的,在造成社会灾难的同时也带来严重的公共卫生问题。武器的生产和军事行动要动用大量的有毒化学物质,这些物质往往造成环境的污染。据报道,美国的军事设施每年至少产生500 000吨有害废水。现代战争大量使用落叶剂,造成土地大量污染,由于美国在20世纪60和70年代在越南使用了100 000吨落叶剂,至今在某些地区还不能清除。战争造成了2 500万个弹境,导致昆虫控制和水卫生问题。萨尔瓦多以前是一个森林密布的国家,由于落叶剂的影响,森林覆盖率只有7.00%,77.00%的土地被侵蚀。1981—1987年两伊战争期间,波斯湾的储油田和钻井平台被毁,水体受到了严重污染。新近对伊拉克的战争,不仅造成灾难性的油田大火、原油外泄而且严重破坏了沙漠生态,耗尽了沙特阿拉伯的水供应,严重污染了伊拉克的水供给系统,造成几千人因传染病而死亡。与战争相关的难民问题同样有重要的环境影响。人们已经注意到难民的流动可导致血吸虫病流行区分布的改变。据WHO估计,全球有1 200万难民,一般难民在农村或城郊安顿下来,难民可能是血吸虫传染源或是易感人群,对血吸虫病的传播和控制带来很大影响,是流行区一些国家必须考虑的问题。同样,战争也常带来了疟疾流行的势态,美国侵越战争期间,即使采取了保护措施,亦无法控制疟疾在美军中的流行,驻扎在南越山区和山麓区的部队,在2个月内几乎100.00%人员感染疟疾。在第一次世界大战期间,美军中约有50万疟疾病例,居民中疟疾流行也大大加剧,意大利在第二次世界大战期间疟疾发病率较战前高8倍,而白俄罗斯则升高10倍。

(二) 旅游

1. 与旅游有关的健康问题近年也愈受到重视　旅游引起的寄生虫病涉及的病种主要有蓝氏贾第鞭毛虫病、阿米巴病、疟疾、血吸虫病、并殖吸虫病等。其传播的特点一是范围广,二是传播速度快。2014年,欧洲疾病预防和控制中心确认了6 000多例疟疾病例,其中99.90%是与旅行有关的。全球疟疾发病率的下降尚未导致与旅行有关的病例减少。此外,与其他旅行相关疾病相比,疟疾的死亡率较高。随着旅游范围的扩大和各种现代化交通工具的广泛采用,洲际旅游相当便捷,使得某一地区的病原可通过旅游者的携带迅速而大范围的扩散。

在有些国家和地区,因旅游而输入的寄生虫感染或寄生虫病成为主要的寄生虫病。旅游所致的寄生虫病一方面造成个例病例的播散,更重要的是可能造成非流行区的流行或导致消灭或控制某种寄生虫病的地区再度流行起来,因为在这些地区可能还存在适宜的中间宿主和媒介。在埃及,热带利什曼原虫是一种尚未被重视的输入性病原体,广泛分布于中东海湾国家的热带利什曼原虫尚未在该地发现,数千埃及人到沙特阿拉伯做临时工或去朝圣,其中有的可能成为埃及利什曼原虫的携带者。曾从1例到过沙特的埃及人体内分离出热带利什曼原虫,患者27岁,1992—1993年在沙特西南部的阿尔代夫工作,并于1992年5月去过麦加,返回埃及一个月后局部出现一结节,切除后不久出现5~6cm溃疡,基部不整齐,四周有黄褐色鳞屑,诊断为皮肤利什曼病,经培养及同工酶图谱分析,该分离株为 *L.tropica*,作者认为热带利什曼原虫输入埃及的危险性在于埃及有些地区存在该原虫已知的媒介昆虫司氏白蛉。

2. 血吸虫病也是常见的旅游者易感的寄生虫病之一　据观察,近5年来从非洲下撒哈拉旅游回归者的血吸虫病患者中,许多是仅接触马拉维淡水湖的旅游者。1991—1994年伦敦热带病医院诊治344例血吸虫病患者,其中288例(69.00%)为旅游者;106例(31.00%)为本土病例;除1人外,全到过非洲或中东;77例(32.40%)追忆马拉维湖为其在血吸虫病地方性流行区唯一的淡水接触场所。

另一项研究表明,以前疟疾流行区的旅游者回国者普遍携带抗恶性疟原虫环子孢子蛋白(CSP)的抗体,为了评估去非洲撒哈拉以南的西欧旅游者的疟疾感染情况,对1994年1月—1995年9月在该地区旅游14~120天(平均为28天)返回德国等地后90天内均无发热症状的222位门诊患者,用合成的NANP40探针ELISA试剂盒检测了抗恶性疟原虫CSP Ab的水平,所有患者在旅游期间和旅游返回后4周内均服用了疟疾化学预防药,镜检厚薄血膜涂片均未见疟原虫,IFA检测抗裂殖子抗体也呈阴性。结果显示222人中47人(21.20%)CSP Ab阳性;经统计分析,与性别、年龄、旅游地、旅游期长短及返回后有无症状无关,而与旅游环境条件的优劣育关。阴性者,团体旅游者有134人,占76.60%,在142名团体旅游者中仅有8人(5.60%)阳性;而单独旅游的80人中,39人(48.80%)阳性。单独旅游者比团体旅游者感染疟原虫的危险性高出7.7倍。CSP Ab的滴度与旅游期的长短呈正相关。

3. 与旅游相关的其他寄生虫感染或寄生虫病　对德国一家航空公司的工作人员进行溶组织内阿米巴滋养体及包囊检查,6 858人中有99例感染,其中有4例为致病株,95例非致病株。国外旅游者饮用旅馆自来水导致蓝氏贾第鞭毛虫感染也有报道。因此蓝氏贾第鞭毛虫而引起的腹泻又被称为旅游者腹泻。郑州市57名居民到并殖吸虫病流行区河南登封的山区旅游时分别生食溪蟹1~4只,11~12天后发病,确诊为并殖吸虫病。并殖吸虫病在河南主要流行于西部山区和丘陵地带,但近年来随着旅游事业的发展和居民生活习惯的改变,生食或半生食溪蟹者日益增多。降低这类寄生虫感染有赖于两方面的努力,一是出发地的必要的宣传教育和预防实施,二是旅游地即某些流行区的卫生保障和控制措施。鉴于这类寄生虫感染随着旅游业的发展而趋于频发和严重,应建立适用的预防和控制规范。

(三) 城镇化发展

关于都市化存在两个有差异的概念:①是一般意义上的城市化,指随着经济发展农村人口向城市集中致使城市规模的扩大;②是指发展中国家农村人口无计划、无控制和持续不断地向城市迁居。伴随着都市化的进程,不可避免地产生各种公共卫生问题。寄生虫病在有些地区是突出的问题之一。研究表明,肠道寄生虫病等病种在都市尤其是棚户区流行蔓延,许多调查已证实了贫民区和擅自占地住宅区肠道寄生虫的高感染率。卫生设施的不足、清洁饮用水的短缺、公共卫生和个人卫生的不规范和健康教育的缺乏有助于这些寄生虫病的传播。迄今多项调查显示了都市化与某些寄生虫感染的相互关联,从印度南部城市不同地方及水源采集的232个水样,有61个(26.30%)检出病原寄生虫,包括蓝氏贾第鞭毛虫、痢疾阿米巴、结肠小袋纤毛虫、人毛滴虫、蛲虫、鞭毛、蛔虫和粪类圆线虫幼虫。以下各地点水样寄生虫污染的百分率均较高:社会福利院20.60%,小旅馆9.80%,居民住宅点8.50%,食品经营点的洗手水样和蔬菜经营点的洗菜水样共有10.00%被病原寄生虫污染。根据调查,各种供应水源(市政自来水、钻孔井水和露天井水)存在寄生虫污染。在贫穷、卫生条件差和拥挤的地方,肠道寄生虫感染率居高不下。

据预测发展中国家生活在贫困区和棚户区的人口约为城市人口的1/3,并且这一数字还在不断上升;由于上述多种原因,必将构成受各种寄生虫病潜在威胁的庞大群体,并与实现寄生虫病防治宏观目标的进程相互紧密联系和制约,因而应予以充分考虑。

(四) 科技发展

现代科学技术和文化的发展对寄生虫学与寄生虫病防治与研究无疑产生了重大而深远的影响。

1. 数据挖掘方法与计算模型在血吸虫病研究中发挥着重要作用　已经广泛应用于指导现场实践和设计流行病学调查。

2. 基础研究　尤其是数理与统计在寄生虫病防治中的应用,主要表现在重要寄生虫病的数学模型及流行预测方面;结合计算机技术、电镜技术和现代通信技术,使我们在寄生虫病防治研究领域不仅能够像既往一样进行局部的、有限的工作,更把范围扩大到从微观水平认识寄生虫/宿主的相互关系,到宏观水平把握流行趋势和采取可能的相应措施。一项研究将多谱卫星资料应用于伯里兹疟疾媒介分布的预测,研究伪斑按蚊种群分布,对重点地区进行定性预测。还通过遥感技术从卫星观测地面的相关因素,研究特定范围内的疟疾生态学。在计算机技术应用方面,已开发一种称为 SCHISTOSIM 的计算机模拟模型,并已将其应用于血吸虫病流行病学和防治工作中。在肯尼亚西部疟疾现场研究中应用改良地球定位系统(GPS),制成流行病学研究必需的空间位置分析用的地图,供疟疾自然免疫的发展研究之用。

3. 时空聚类分析　近年来,时空聚类分析已被广泛应用于血吸虫病风险监测和及时应对,并有助于确定干预策略和实施目标的优先次序。但目前结合时空聚类分析的矩阵模型用于血吸虫病监测的报道依然较少。

4. 免疫学与分子生物学　免疫学与分子生物学无疑对寄生虫学与寄生虫病的研究产生了最为深刻的影响,迄今所涉及的各个领域都与生物医学的现代进展紧密相连。从敏感特异的诊断技术,到宿主/寄生虫相互关系的基础研究,以及基因库构建及疫苗研制等。

5. 基因工程　基因工程的应用使多种寄生虫病的研究纵向深入发展,极大地丰富了寄生虫分子生物学知识,自 1976 年开创性地首次成功试用的重组 DNA 技术,已被广泛应用于寄生虫学与寄生虫病学的众多领域,如寄生虫发育阶段特异性蛋白的识别,宿主保护性抗体的性质,寄生虫分类,寄生虫病的致病机制,病原诊断,抗寄生虫药物的探索及疫苗的研制等各个领域。

6. 影像学诊断　影像学诊断寄生虫病方面也有很大作用。与寄生虫病流行相关的社会环境因素尚有许多其他方面,主要涉及对自然流行状态的影响和介入因素的影响。如同环境改造可产生正面的或负面的影响一样,各种社会环境因素所呈现的效应,既可表现为单一的,又可表现为综合的作用,其结果常是不确定的;宏观控制计划的出发点应该是兴利除弊,综合利用各种因素,在社会经济文化教育各个方面发展的同时,最大限度地形成控制主要寄生虫病的合力。实际上在疟疾和血吸虫病等严重病种的防治中,过去既得益于环境改造而成功消灭的先例,也有因人为的环境变化而扩散的教训。

(黄月娥　梁雅丽)

参 考 文 献

[1]　陈兴保. 现代寄生虫病学[M].北京:人民军医出版社,2002.

[2]　谭红专. 现代流行病学[M].北京:人民卫生出版社,2001.

[3]　许景田. 辽宁省寄生虫病流行病学[M].沈阳:沈阳出版社,1999.

[4]　毛守白. 血吸虫生物学与血吸虫病的防治[M].北京:人民卫生出版社,1990.

[5]　冯兰洲,毛守白. 寄生虫病学[M].上海:上海科学技术出版社,1964.

[6]　邓科蕾,鲁杰韬,何春雨. 医院医技人员对流行区华支睾吸虫病认知状况的调查[J].中国微生态学杂志,2021,33(10):1216-1219.

[7]　吴欣亚. 动物园野生动物寄生虫病的防治[J].兽医导刊,2021(11):59-60.

[8]　黄璐璐,丁玮,施丹丹,等. 亚太地区国家疟疾防控培训需求分析[J].中国寄生虫学与寄生虫病杂志,2020,38(3):350-353.

[9]　孙定炜,刘莹,王光泽,等. 2015 年海南省人体重点寄生虫感染现状调查[J].中国寄生虫学与寄生虫病杂志,2019,37(3):254-259.

[10]　李奔福,吴方伟,严信留,等. 云南省藏东-川西生态区人体重点寄生虫病流行现状调查[J].中国寄生虫学与寄生虫病杂志,2019,37(6):718-722.

[11]　吴忠道,黄艳,宋兰桂. 我国人体寄生虫病防治的新挑战:食源性寄生虫病的防治[J].中国热带医学,2019,19(1):1-3.

[12]　汪天平,操治国. 安徽省重要寄生虫感染的新趋势及其影响因素[J].热带病与寄生虫学,2017,15(1):1-6.

[13]　李朝品,赵蓓蓓,湛孝东. 屋尘螨 1 类变应原 T 细胞表位融合肽对过敏性哮喘小鼠的免疫治疗效果[J].中国寄生虫学与寄生虫病杂志,2016,34(3):214-219.

[14] 李朝品,孙恩涛,朱玉霞,等.淮南地区禽畜体内寄生人兽共患吸虫的种类[J].中国血吸虫病防治杂志,2014,26(1):38-41.

[15] 汤林华.让标准为寄生虫病防治与消除进程护航[J].中国卫生标准管理,2012,3(5):25-26.

[16] 李朝品,唐秀云,吕文涛.安徽省城市居民储藏物中孳生粉螨群落组成及多样性研究[J].蛛形学报,2007(2):108-111.

[17] 李朝品,贺骥,王慧勇,等.储藏中药材孳生粉螨的研究[J].热带病与寄生虫学,2005(3):143-146.

[18] 沈继龙.人类的文明与寄生虫病[J].医学与哲学,1989(7):22-24.

[19] LI S,SHI Y,Deng W,et al. Spatio-temporal variations of emerging sites infested with schistosome-transmitting Oncomelania hupensis in Hunan Province,China,1949-2016 [J]. *Parasit Vectors*,2021,14(1):7.

[20] LIU M M,FENG Y,YANG K. Impact of micro-environmental factors on survival,reproduction and distribution of Oncomelania hupensis snails [J]. *Infect Dis Poverty*,2021,10(1):47.

[21] PONCE-GORDO F,GARCIA-RODRIGUEZ J J. Balantioides coli [J]. Res Vet Sci,2021,135:424-431.

[22] HOEFNAGEL J G M,MASSAR K,HAUTVAST J L A.Non-adherence to malaria prophylaxis:The influence of travel-related and psychosocial factors [J].J Infect Public Health,2020,13(4):532-537.

[23] CHEN Y Y,LIU J B,JIANG Y,et al. Dynamics of spatiotemporal distribution of schistosomiasis in Hubei Province,China [J]. Acta Trop,2018,180:88-96.

[24] XIA S,XUE J B,ZHANG X,et al. Pattern analysis of schistosomiasis prevalence by exploring predictive modeling in Jiangling County,Hubei Province,P.R. China [J]. Infect Dis Poverty,2017,6(1):91.

[25] CHENG G,Li D,ZHUANG D,et al. The influence of natural factors on the spatio-temporal distribution of Oncomelania hupensis [J]. Acta Trop,2016,164:194-207.

[26] RABIU OR,ARINOLA O G,ODAIBO A B,et al. Effects of low protein diet and pregnancy on course of Plasmodium berghei infection in mice [J]. Afr J Med Med Sci,2012,41 Suppl:139-144.

[27] GRYSEELS B,POLMAN K,CLERINX J,et al.Human schistosomiasis [J].Lancet,2006,368:1106-1118.

[28] NAKAMURA-UCHIYAMA F,HIROMATSU K,ISHIWATA K,et al. The current status of parasitic diseases in Japan [J]. Intern Med,2003,42(3):222-236.

[29] HELLER L.Environmental determinants of infectious and parasitic diseases[J]. Mem Inst Oswaldo Cruz,1998,93 Suppl 1:7-12.

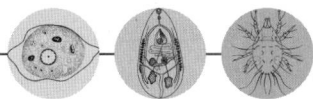

第五十三章

寄生虫病流行病学常用统计指标

寄生虫病流行病学（epidemiology of parasitic diseases）是研究寄生虫病在人类和动物群体中的发生、传播、流行及转归等客观规律的科学。国内外关于寄生虫病专著或教材中很少专门列出有关统计学内容，而统计学专著或教材中也极少会涉及寄生虫病方面的知识，这对于寄生虫病防治研究工作者来说，可能会因未恰当选择统计指标而使大量的信息和数据出现较大偏差甚至错误，更为严重的是，这些错误的信息与数据很有可能对防治效果的考核产生误导作用。为了减少或避免这种情况的发生，本章进一步对此部分内容修订与补充，希望对广大寄生虫病防治研究工作者在正确选择和运用统计学指标方面有所帮助。

第一节　率

在生物、医药等研究领域中，常常需要得到的检查指标有阴性和阳性、治愈与未愈、有效与无效等类型的资料，如某镇出现钩虫感染，甲村有 1 000 人，感染 50 人；乙村有 1 500 人，感染 100 人，此时要比较甲乙两村钩虫感染率，即：（50/1 000）× 100% 和（100/1 500）× 100%，这就是我们通常所说的率。

一、率的定义与应用

率（rate）为某现象实际发生数与可能发生该现象观察单位总数之比，其应用意义在于可以用于比较和反映某现象发生的频率和强度。常以百分率、千分率、万分率和十万分率来表示。计算公式为：

$$率 = \frac{某现象实际发生数}{可能发生该现象观察单位总数} \times K$$

用符号表示：

$$率 = \frac{A(+)}{A(+)+A(-)} \times K$$

式中：

K——比例基数，可取 100%，1 000‰、10 000/万或 100 000/10 万。

寄生虫病防治和研究中常用的率有某一时点（段）发病率、累积发病率、罹患率、患病率、感染率、新感染率、再感染率、继发率、死亡率、累积死亡率、病死率等。

（一）发病率（incidence rate）

1. 定义　发病率是指在一定时期内，特定人群中某病新病例出现的频率。计算发病率时可根据研究的病种及研究问题的特点来选择时间单位，一般多以年为时间单位。计算公式为：

$$发病率 = \frac{一定时期内特定人群中某病新病例数}{同时期暴露人口数} \times K$$

式中：

K = 100%，1 000‰，10 000/万，100 000/10 万……

新病例是指在观察期间新发生的病例，如该病未愈仍在继续就诊者称为"旧病例"，不再算新病例。

在观察期内一个人多次发病,如血吸虫病人治愈后接触疫水又发病,则记为新发病例;多次复发,记为多个新发病例。对于发病时间难以确定的疾病,可将首次确诊时间作为发病时间。

暴露人口必须符合两个条件:①应是观察时间内观察地区内的人群;②分母中的暴露人口是指可能会发生该病的人群,对那些不可能患该病的人(如已接种疫苗有效者、寄生虫病的非易感者等),理论上不应包括在分母中。如某次抗洪抢险造成急性血吸虫病暴发,计算此次急性血吸虫病发病率时,分母是指参与此次抗洪抢险的人群,而不应该包含未参与抗洪抢险的人群。若患某病的人群不易明确界定,则以全人群作为暴露人群,实际工作中,暴露人口数不易获得,故多用该地同期的平均人口代替。如观察时间以年为单位时,可以用该年 7 月 1 日零时人口数代替,或年初人口数和年末人口数之和除以 2 来计算。

2. 应用 发病率是表示疾病发生风险的直接指标,对于死亡率极低或不致死的疾病尤为重要。发病率可用来描述疾病分布、探讨发病因素、提出病因假设、评价防治措施的效果等,还可按人群不同特征,如年龄、性别、职业、地区等分别计算,此即发病专率(specific incidence rate)。不同特征人群疾病发病率往往不同,因此,计算发病率时用发病专率比粗发病率更能反映实际情况。发病率的准确性取决于疾病报告、登记制度以及正确的诊断。在比较不同地区人群的发病率时,应考虑到年龄、性别构成的不同,必须先进行发病率标准化后再作比较。

(二)累积发病率(cumulative incidence,CI)

累积发病率是指在一特定时期内某一固定人群中发生某病者所占的比例。计算公式为:

$$累积发病率(CI)=\frac{特定时间内某固定人群中发生某病的人数}{该固定人群的总人口数} \times K$$

式中:

K=100%,1 000‰,10 000/万,100 000/10 万……

累积发病率的量值变化范围为 0~1,报告累积发病率时必须说明累积时间的长短,否则其流行病学意义不明确。

累积发病率与发病率的区别是分母的计算不同,累积发病率是以固定人口作为分母并不考虑观察时间的长短;另外发病率主要应用于急性病,累积发病率主要应用于慢性病。

(三)罹患率(attack rate)

1. 定义 罹患率和发病率一样,也是人群新发病例发生频率的指标。通常多指在某一局限范围,短时间内的发病率,反映该范围人群罹患疾病的程度。观察时间单位以日、周、旬、月多见。计算公式为:

$$罹患率=\frac{观察期间某病新病例数}{同期暴露人口数} \times K$$

式中:

K=100%,1 000‰,10 000/万,100 000/10 万……

发病率的观察时间通常是以年为单位,如果人群某种寄生虫病潜伏期很短,观察时间包括了该寄生虫病的整个流行期,如只有几天或几周,此时的发病率应为罹患率。

2. 应用 罹患率是用于衡量小范围、短期内新病例的频率,亦即罹患率多指在某一局限范围、短时间内的发病率,如某寄生虫病的暴发。常用于疾病暴发或流行时病因的调查,可根据暴露程度精确地测量疾病发生频率。

(四)患病率(prevalence rate)

1. 定义 患病率也称现患率或流行率,是指在一定时期内,特定人群中某病新旧病例数所占的比例。计算公式为:

$$患病率=\frac{一定时期内特定人群中某病新旧病例数}{同期观察人口数} \times K$$

式中:

K=100%,1 000‰,10 000/万,100 000/10 万……

患病率可按观察时间的不同分为时点患病率(point prevalence)和期间患病率(period prevalence)两

种。时点患病率更为常用,时点患病率一般不超过 1 个月,而期间患病率的调查时间通常多超过 1 个月。计算公式分别为:

$$时点患病率 = \frac{某一时点特定人群中现患某病的新旧病例数}{该时点人口数（被观察人数）} \times K$$

$$期间患病率 = \frac{某观察期间特定人群中现患某病的新旧病例数}{同期平均人口数（被观察人数）} \times K$$

式中:

K=100%,1 000‰,10 000/万,100 000/10 万……

期间患病率实际上等于某一特定期间开始时的患病率加上该期间内的发病率。

2. 应用　患病率主要用于描述病程较长的疾病的发生或流行情况,可用于研究疾病的流行因素、估计对居民健康的危害程度以及防治效果,为卫生部门制定防治规划、决定费用投入提供科学依据。

3. 影响患病率的因素　患病率升高或降低主要取决于两个因素,即发病率和病程。因此,患病率的变化可以反映出发病率的变化或疾病结果的变化或两者兼顾。患病率的变化要结合发病率、存活率、治愈率等各个方面的资料进行综合分析,才能得出正确的结论。

影响患病率升高的因素包括:①新病例增加(即发病率增高);②病例迁入;③健康者迁出;④易感者迁入;⑤病程延长;⑥未治愈者的寿命延长;⑦诊断水平提高;⑧报告率提高。

影响患病率降低的因素包括:①新病例减少(即发病率下降);②病例迁出;③健康者迁入;④病程缩短;⑤病死率增高;⑥治愈率提高。

4. 患病率与发病率、病程的关系　在一个相当长的时间内,当某地某病的发病率和该病的病程都保持稳定时,患病率、发病率和病程三者的关系是:患病率(P)=发病率(I)× 病程(D)

(五) 感染率(infection rate)

1. 定义　感染率是指在某个时期内被检人群中某病原体现有感染者人数所占的比例,通常用百分率表示。计算公式为:

$$感染率 = \frac{受检者中阳性人数}{总受检人数} \times 100\%$$

人体感染某些寄生虫后不一定发病或有明显的症状或体征,往往是通过病原学或血清学检测才可确定是否感染。因此,尽管感染率的计算与患病率相似,但患病率的分子是指病例,而感染率的分子是指感染者。

2. 应用　感染率应用较为广泛,尤其是在具有较多隐性感染的传染病和寄生虫病的调查中,常用于研究人群的感染情况和分析防治工作的效果,为估计某病的流行态势和制定防治措施提供依据。

在寄生虫病调查时常计算寄生虫总感染率。其计算公式为:

$$寄生虫总感染率 = \frac{受检者中感染总人数}{总受检人数} \times 100\%$$

不论是感染哪一种寄生虫都算作是一例感染,如果一人同时感染两种或两种以上寄生虫,也算一例感染者。所以寄生虫的总感染率大于蛔虫、钩虫、鞭虫感染的各自感染率,但通常小于蛔虫、钩虫、鞭虫感染的感染率之和。

例如:某县区某小学一年级学生中受检 125 人,其中 20 人同时感染蛔虫、鞭虫,6 人同时感染蛔虫、鞭虫、钩虫,8 人只感染了蛔虫,4 人只感染了鞭虫,2 人感染了钩虫,那么该一年级学生蛔虫、鞭虫、钩虫感染率和寄生虫总感染率应该计算如下:

蛔虫感染率=34/125 × 100%=27.20%

鞭虫感染率=30/125 × 100%=24.00%

钩虫感染率=8/125 × 100%=6.40%

寄生虫总感染率=40/125 × 100%=32.00%

（六）新感染率（new infection rate）

新感染率是指两次检查期间,平均每100个原为阴性者转为阳性的人数。计算公式为:

$$新感染率 = \frac{原为阴性转为阳性人数}{原检查为阴性人数} \times 100\%$$

新感染率为特定时期内传播指标,是衡量预防措施的效果及流行程度的指标。由于前后两次检查结果可能有假阴性存在,在寄生虫病统计中通常采用儿童新感染率。

（七）再感染率（reinfection rate）

再感染率又称重复感染率,是指在某一时期内,期初检查病原阳性,并得到有效治疗(转阴);再经过一段暴露时间后,又获感染者与期初病原阳性者之比。计算公式为:

$$再感染率 = \frac{期初阳性经治疗转阴后再获感染者}{期初阳性人数} \times 100\%$$

（再感染率=治后远期复查人群阳性率–治后近期复查后人群阳性率）

（八）续发率（secondary attack rate,SAR）

1. 定义　续发率指在某些传染病最短潜伏期到最长潜伏期之间,易感接触者中发病的人数占所有易感接触者总数的百分率。多指在一个家庭内、病房、集体宿舍、托儿所、幼儿园班组中第一个病例发生后,在该病最短与最长潜伏期之间出现的病例,亦称二代病例。计算公式为:

$$续发率 = \frac{一个潜伏期内易感接触者中发病人数}{易感接触者总人数} \times 100\%$$

续发率计算时,须将原发病例从分子及分母中去除。对那些在同一家庭中来自家庭外感染或短于最短潜伏期、或长于最长潜伏期者均不应计入原发病例。

2. 应用　续发率常用于家庭、幼儿园班级或集体宿舍发生传染病时的流行病学调查,也可用于分析比较寄生虫病传染率的强弱及分析流行因素和评价防疫措施的效果。

（九）死亡率（mortality rate）

1. 定义　死亡率是指在一定时期内一定人群中,死于某病(或死于所有原因)的频率,是测量人群死亡危险最常用的指标。其分子为某人群一定期间的总死亡人数,分母为该人群同期平均人口数。观察时间常以年为单位。计算公式为:

$$死亡率 = \frac{某期间内（因某病）死亡总数}{同期平均人口数} \times K$$

式中:

K=100%,1 000‰,10 000/万,100 000/10万……

死亡率常包括粗死亡率和死亡专率。粗死亡率是指死于所有原因的死亡率,它是一种未经过调整的率;而死亡专率是指按不同特征,如年龄、性别、职业、民族、种族、婚姻状况及病因等分别计算的死亡率。

2. 应用　粗死亡率是衡量某一时期一个地区人群死亡危险性大小的指标,它既可反映一个地区不同时期人群的健康状况和卫生保健工作的水平,也可为该地区卫生保健工作的需求和规划提供科学依据。死亡专率可提供某病在"三间"(时间、地区和人群)分布上的死亡变化,常用于探讨疾病的病因和评价防治措施。无论是计算粗死亡率还是计算死亡专率,分母必须是分子相应的人口数。另外,在比较不同地区的死亡率时,因人口构成不同要先进行标化再比较。

（十）累积死亡率（cumulative mortality rate）

1. 定义　累积死亡率是指在一特定时期内某一固定人群中死亡人数所占的比例。通常累积死亡率是由各年龄组的死亡率相加获得,多用百分率来表示。计算公式为:

$$累积死亡率 = （\sum Pi \times Ii） \times 100\%$$

式中:

Pi——各年龄组死亡专率,以小数表示;

Ii——年龄组的组距（一般为 5 或 10），两者相乘后将各组成绩相加，即得累积死亡率。

2. 应用　累积死亡率用以说明某一年龄组以前死于某病的积累概率的大小，或说明某人群在某观察期间内死于某种疾病的累积概率的大小。由于累积死亡率是由各年龄组死亡专率构成，不受人口构成的影响，因此两个累积死亡率可直接比较。

（十一）病死率（case fatality rate）

1. 定义　病死率是指在一定时期内，患某病的全部病人中因该病死亡者的比例。计算公式为：

$$病死率 = \frac{一定时期内因某病死亡人数}{同期确诊某病的病例数} \times 100\%$$

2. 应用　病死率表示某确诊疾病的死亡概率，它可表示该疾病的严重程度，也可反映医疗水平和诊断能力。一种疾病的病死率在不同流行中可因病原体、宿主和环境之间的平衡发生变化而变化，如计算某种急性寄生虫病的病死率，其分母为该寄生虫病流行时的发病人数。

二、率的应用注意事项

率作为寄生虫病流行病学研究常用指标，应注意如下事项，即：样本数、比与率区别、合计率、可比性和比较原则等。

（一）样本数

通常观察单位足够多时，计算出的率才能够正确反映实际情况；观察单位过少，各种偶然因素都会导致计算结果发生较大变化。这时计算的率很不稳定，不但不能正确反映事实真相，还会给学者造成错觉。因此，当观察单位数较少时，建议采用绝对数表示结果，若必须用率表示，应同时列出率的可信区间。但在动物实验中，应该周密设计，精选对象，严格控制实验因素，观察数量相对较少时所得的率也较为稳定，如每组用 10 只、20 只动物实验也可以求发病率或死亡率。

（二）比与率区别

构成比只能说明事物各组成部分的比重或分布，并不能说明某现象发生的频率或强度。在实际应用中，错误地将构成比当成率来应用，常导致一些不合理的推论，如某血吸虫病专科医院收治的血吸虫病病人中以学生的构成比最高，但不一定就是学生的血吸虫病发病率最高。

（三）合计率

对分组资料计算合计率，不能简单地把各组率取平均值，而应分别将分子和分母合计，做计算合计率。如为了解某地区学生钩虫总感染率，对该地区小学、初中、高中的学生进行抽样调查，结果小学的 150 名学生中，15 名学生感染，其感染率为 10.00%；中学的 200 名学生中，30 名学生感染，其感染率为 15.00%；高中的 180 名学生中，18 名学生感染，其感染率为 10.00%。钩虫总感染率不应为（10.00%+15.00%+10.00%）/3=11.67%，而应为钩虫总感染率=（63/530）×100%=11.89%。

（四）可比性

影响率的因素很多，除了研究因素（即比较的因素）外，其余的影响因素应尽可能相同或相近，要在相同条件下对比。同时对于不同时期、不同地区和不同条件下的资料比较也应注意是否具备可比性。若两组资料内部构成不同，应该分组计算频率指标或标准化后再做比较。

（五）比较原则

遵循随机抽样的原则才能以该"样本"来推断总体。由于样本率也有抽样误差，不能仅凭样本率的大小作结论，而须进行样本率差别的假设检验。

三、率的标准化法

寄生虫流行病学研究中，在对合计率进行比较时，如果各观察组对象内部构成不同，应考虑对合计率进行标准化。

（一）标准化法（standardization method）的意义和基本思想

当计算两组或多组总率（合计率）时，若两组资料内部各小组的率明显不同，且各小组内部构成也明显不同时(如年龄、性别、病情轻重、病程长短等),则不能直接比较。其解决办法有两种,即采用统计方法进行分层比较和对总率进行标准化后再作比较。

例如表53-1中,从各年龄组看,乙自然村居民血吸虫感染率均较甲自然村高,但甲自然村总感染率(12.30%)却比乙自然村(11.70%)高。造成这一结果的原因是由于乙自然村人口中感染率较低的老幼人口数较多,而甲自然村中占比重较大的是感染率较高的青壮年。因此,对这两个总感染率进行直接比较就必然会得出矛盾的结论。为消除这种矛盾,调整两个自然村人口构成的差别,则需选定一个标准人口构成进行标准化计算。

表 53-1　甲、乙两自然村居民血吸虫感染率比较

年龄组/岁	甲自然村			乙自然村		
	人口数	感染人数	感染率/%	人口数	感染人数	感染率/%
0~	230	8	3.48	280	11	3.93
10~	210	35	16.67	180	34	18.89
20~	200	42	21.00	160	34	21.25
40~	260	33	12.69	210	29	13.81
60~	100	5	5.00	170	9	5.29
合计	1 000	123	12.30	1 000	117	11.70

(二)率的标准化方法

标准化法是采用统一人口年龄构成,以清除由于构成明显差异而造成对总率的影响,使算得的标准化总率具有可比性。标准化率(standardized rate)的计算方法有直接法和间接法两种。一般情况下直接法计算简便,易于理解,较为常用。

1. 直接法

(1)标准组的选择

计算标准化率首先要选定一个"标准"组,如"标准人口数""标准人口构成"等。一般标准组的选取有三种方法:

1)根据研究目的选择有代表性的、较稳定的、数量较大的人群,例如世界的、全国的、全省的、本地区的或本单位历年累计的数据作为标准人口;

2)以比较的两组资料的人口数合并作为标准人口;

3)在比较的两组资料中任选一组人口作为标准人口。

国际间的资料进行比较时,通常采用世界通用的标准。

(2)标准化率的计算

1)按照标准人口数计算标准化率

步骤为:选定标准人口→计算预期发生数→求标准化率→进行比较。

预期发生数=标准人口 × 原发生率(如发病率、感染率等)

$$标准化率 = \frac{预期发生数合计数}{标准人口数} \times K,即:P' = \frac{\sum N_i P_i}{N}$$

式中:

K=100%,1 000‰,10 000/万,100 000/10 万……

表53-1的资料标准化后列入表53-2。用甲、乙两自然村各年龄组人口相加作为标准构成,用标准人口构成(1)栏乘以各年龄组的感染率(2)栏即可得(3)栏的预期感染人数;把(3)栏的预期感染人数除以

标准构成的总人数再乘以100,即得甲自然村标准化感染率。同样以(1)栏乘以(4)栏得(5)栏,其预期感染人数除以标准构成的总人数即得乙自然村标准化感染率。

表53-2 甲、乙两自然村血吸虫标准化感染率计算

单位:%

年龄组/岁	标准人口数 Ni (1)	甲自然村		乙自然村	
		感染率 Pi (2)	预期感染数 NiPi (3)=(1)(2)	感染率 Pi (4)	预期感染数 NiPi (5)=(1)(4)
0~	510	3.48	17.738	3.929	20.04
10~	390	16.67	65.001	18.889	73.67
20~	360	21.00	75.600	21.250	76.50
40~	470	12.69	59.652	13.810	64.91
60~	270	5.00	13.500	5.294	14.29
合计	2 000	—	231.49	—	249.41

甲自然村标准化感染率=231.49/2 000×100%=11.57%

乙自然村标准化感染率=249.41/2 000×100%=12.47%

2)按照标准人口构成比计算标准化率

步骤为:选定标准人口→计算标准年龄别构成比→计算预期发生率→求各地区发生率的加权算术平均数→比较。

$$标准化率=\sum\left(\frac{标准人口的各年龄别人口}{标准人口的总人数}\right)\times 原发生率$$

$$即:P'=\sum\left(\frac{Ni}{N}\right)Pi$$

表53-2的资料按照标准人口构成比计算标准化感染率,结果见53-3,此结果与按照标准人口数计算出的结果相同。

表53-3 甲、乙两自然村血吸虫标准化感染率计算

单位:%

年龄组/岁	标准人口构成比 Ni/N (1)	甲自然村		乙自然村	
		原感染率 Pi (2)	分配感染率 (Ni/N)Pi (3)	原感染率 Pi (4)	分配感染率 (Ni/N)Pi (5)
0~	0.255	3.48	0.89	3.929	1.00
10~	0.195	16.67	3.25	18.889	3.68
20~	0.180	21.00	3.78	21.250	3.83
40~	0.235	12.69	2.98	13.810	3.25
60~	0.135	5.00	0.68	5.294	0.72
合计	1.000	—	11.57	—	12.47

2. 间接法　在实际工作中,有时只有某病感染(或发病)总数 R 和各年龄组人口数 Ni,无各年龄组感染(或发病)率(Pi);或有些年龄组的人口数过少,感染(或发病)率(Pi)波动较大时,则宜采用间接法。计算公式为:

$$间接法标准化率\ P' = P \cdot \frac{r}{\sum NiPi} = P \cdot SMR$$

式中 $\sum NiPi$ 是被标化组按标准年龄组感染(或发病)率算得的预期感染(或发病)数,$r/\sum NiPi$ 是被标化组实际感染(或发病)数与预期感染(或发病)数之比,如标准化组实际死亡数与预期死亡数之比,称为标准化死亡比(standardized mortality ratio,SMR)。若 SMR>1,表示被标化人群死亡率高于标准组;若 SMR<1,表示被标化人群死亡率低于标准组。

(三) 应用标准化法的注意事项

1. 选择的标准不同,计算出的标准化率也不相同。

2. 在已知被标化组各年龄段死亡率时,宜采用直接法计算标准化率。但如果被标化组各年龄段人口数太少,年龄别死亡率波动较大时,宜采用间接标准化法。

3. 当所比较的两组内部各分组率呈现交叉或非平行变化趋势时,不宜采用标准化法,应分层比较。

4. 比较样本代表的总体标准化率是否不同时,需作假设检验。

第二节　构成比和相对比

某地发现血吸虫病感染患者 100 人,疫水接触史为 60 人插秧、20 人游泳、15 人洗衣服、5 人打渔,问哪种疫水接触途径更容易感染血吸虫病? 很多人选择是插秧,其实这是错误的。插秧 60 人,这是一个绝对数,只能说明在感染的患者中,插秧人数所占比例比较大或是其他接触途径的多少倍或百分之几,并不能说明插秧途径感染风险最大。

一、构成比

构成比常用来表示疾病或死亡的顺位、位次或所占比重,其特点为:各构成部分的相对数之和为100%;构成比的各构成部分间存在相互影响,即某一部分的增减必然会引起其他部分的相应变化。

(一) 定义

构成比(proportion)又称构成指标,是表示某一事物内部各组成部分所占的比重或分布情况,常用百分数表示。可用来表示疾病或死亡的顺位、位次或所占比重。计算公式为:

$$构成比 = \frac{某事物内部某一构成部分个体数}{该事物内部各构成部分个体数的总和} \times 100\%$$

用符号表示为:

$$构成比 = \frac{A}{A+B+C+D+\cdots} \times 100\%$$

式中:

分子 A 代表某事物内部某一构成部分的个体数,分母 A+B+C+D+⋯ 为该事物内部各构成部分个体数的总和。

(二) 应用

构成比在寄生虫病调查结果分析中常被引用。例如某镇某自然村查出寄生虫病感染者 320 人,其中感染 1 种寄生虫的 180 人,感染 2 种寄生虫的 75 人,感染 3 种寄生虫的 40 人,感染 4 种寄生虫的 25 人。即感染 2 种及以上寄生虫者共 140 人,占总感染人数的 43.75%。可见该自然村多重感染普遍,同时也表明该自然村寄生虫感染比较严重。

(三) 注意事项

1. 分析时不能以构成比代替率　构成比只能说明某一事物各组成部分的比重或分布情况,并不能说明某现象发生的频率或强度,因此分析时不能以构成比代替率。例如表53-4中,某社区不同年龄组人群钩虫感染者中以"40~"年龄组感染者数占总感染者数的比重最大,占36.67%,但不能说明该年龄组人群钩虫感染最严重,要说明其感染频率的高低,应以表53-4第(4)栏即感染率作比较,实际感染率以"20~"年龄组人群最高。

表 53-4　某社区不同年龄组人群钩虫感染者构成比和感染率

年龄/岁	检查人数 （1）	阳性人数 （2）	阳性者构成比/% （3）	感染率/% （4）
0~	400	40	13.33	10.00
20~	500	100	33.33	20.00
40~	600	110	36.67	18.33
60~	440	50	16.67	11.36
合计	1 940	300	100.00	15.46

2. 不能用构成比的动态分析代替率的动态分析　寄生虫病调查结果分析时,应当注意不能用构成比的动态分析代替率的动态分析。如表53-5为某市1990年和2000年5种常见寄生虫病的发病情况。2000年与1990年比,蛔虫病构成比有明显下降,而钩虫病、血吸虫病、鞭虫病和蛲虫病的构成比均上升,但以钩虫病的构成比上升最为明显。若据此而作出蛔虫病发病下降、钩虫病发病上升明显的结论,显然是错误的。因为2000年与1990年相比,5种寄生虫病发病的实际数都在下降。若要反映5种寄生虫病的发病强度,应计算1990年和2000年各种寄生虫病的发病率,再进行比较。

表 53-5　某市 1990 年和 2000 年 5 种寄生虫病发病情况

疾病	1990 年		2000 年	
	病例数	构成比/%	病例数	构成比/%
蛔虫病	3 604	49.39	2 032	37.92
钩虫病	1 203	16.49	1 143	21.33
血吸虫病	698	9.56	542	10.11
鞭虫病	890	12.20	767	14.31
蛲虫病	902	12.36	875	16.33
合计	7 297	100.00	5 359	100.00

二、相对比

相对比是对比的最简单形式,流行病学中常用的相对危险度、人口学研究中常用的性别比等均属于相对比。

(一) 定义

相对比(relative ration)又称比,是指任何两个相关联的指标之比值,用以说明一个指标是另一个指标的多少倍或百分之几。计算公式为:

$$相对比 = \frac{甲指标}{乙指标}(或 \times 100\%)$$

用符号表示为:

$$相对比 = \frac{A}{B}（或 \times 100\%）$$

根据其分子与分母的关系,相对比可分为:①关系指标:指两个有关的但性质不同的非同类事物的指标之比,如住院天数与感染寄生虫种类数、住院天数与床位数之比等;②对比指标:指性质相同的两个同类事物的指标之比,如同时期不同年龄人群的某寄生虫病发病率、感染率之比等;③两个指标可以是绝对数、也可以是相对数或平均数等。

（二）应用

寄生虫病防治研究中常用的相对比指标有以下三种:

1. 关系指标 某血吸虫病专科医院 2010 年医护人员为 65 人,同年平均开病床 140 张,病床数与医护人员之比为:140/65=2.15,即每名医护人员平均负责 2.15 张病床。

2. 对比指标 某地区儿童蛔虫感染率 1990 年为 20.82%,2010 年为 2.88%,得 20.82/2.88=7.23,表示该地区 1990 年儿童蛔虫感染率为 2010 年的 7.23 倍。

3. 计划完成指标 某寄生虫病防治站原计划对某一自然村的 250 名居民进行肠道寄生虫病感染情况检查,而实际上检查了 300 人,其计算计划完成指标数为:300/250×100%=120.00%,即完成了计划的 120.00%,也可表示为完成计划的 1.20 倍。

第三节 感 染 度

许多寄生虫宿主显示的临床症状严重程度与感染的寄生虫数密切相关,这种感染的寄生虫数称为感染度(intensity of infection)。

一、定义与应用

寄生虫病防治过程中,不仅要了解感染率,同时也要关注感染度,这样才能全面掌握该种寄生虫病流行的广泛性和严重程度,以便制订出相应的防治措施。

（一）定义

感染度是指单位体积内发现病原生物的数量。

（二）应用

一般认为感染的病原生物数量越大,则引起的人体危害越大。如蛔虫感染是指每克粪便中所含蛔虫卵数。轻度指每克粪便含蛔虫卵 1~1 000 个;中度指每克粪便含蛔虫卵 1 001~5 000 个;重度指每克粪便含蛔虫卵 5 001~19 000 个;极重度指每克粪便含蛔虫卵 19 000 个以上。我国儿童蛔虫感染度以轻度占绝大多数,中度较少,重度以上者极少。

二、测量方法

寄生虫常见测量方法包括:浓集法、直接涂片法、永久染色涂片法、幼虫培养法、肛拭法、压片法和免疫学检测法等。

（一）浓集法(沉淀法、饱和盐水富集法)

1. 沉淀法(sedimentation method) 原虫包囊和蠕虫卵的比重大,可沉积于水底,有助于提高检出率。但对于比重较小的钩虫卵和某些原虫包囊则效果较差。

2. 饱和盐水浮聚法 此法用以检查钩虫卵效果最好,也可用于检查其他线虫卵和微小膜壳绦虫卵。但不适于检查吸虫卵和原虫包囊。

（二）直接涂片法

世界卫生组织(World Health Organization,WHO)建议,对日本血吸虫病、曼氏血吸虫病、湄公血吸虫病和间插血吸虫病感染度以 1g 粪便所含虫卵数计算,即直接涂片法(Kato-Katz 法,41.7mg 粪便),对埃及血吸虫病感染度以 10ml 尿液所含虫卵数计算,分级标准见表 53-6。

表 53-6　WHO 建议血吸虫病感染度（EPG）分级标准

虫卵种类	轻度感染（EPG）	中度感染（EPG）	重度感染（EPG）
日本血吸虫病	24~96	120~792	>816
曼氏、眉公、间插血吸虫病	24~96	120~792	>816
埃及血吸虫病	1~49	—	>50

全国人体寄生虫分布调查对蛔虫卵、鞭虫卵、钩虫卵计数分级采用标准见表 53-7。

表 53-7　蛔虫卵、鞭虫卵、钩虫卵计数分级标准

虫卵种类	轻度感染（EPG）	中度感染（EPG）	重度感染（EPG）
蛔虫卵	<1 000	1 000~5 000	>5 000
鞭虫卵	<1 000	1 000~10 000	>10 000
钩虫卵	<400	400~3 000	>3 000

（三）永久染色涂片法（薄血膜法、厚血膜法、瑞氏染色法）

对于血液中寄生的寄生虫，感染度的调查可采用薄血膜法或厚血膜法，经过瑞氏染色法染色后，通过计算整张玻片上的疟原虫或微丝蚴的数量来估算感染度。

（四）幼虫培养法（钩蚴培养法、毛蚴孵化法）

幼虫培养法是一项用于检查寄生虫的辅助检查方法，常用方法包括钩蚴培养法、毛蚴孵化法等。

1. 钩蚴培养法　在适宜的温度和湿度的条件下，钩虫卵在数日内发育并孵出幼虫，一般在 3~5 天后，可用肉眼或放大镜观察，检出率为 Kato-Katz 法的 7 倍，也优于饱和盐水浮聚法，孵出的丝状蚴可作虫种鉴定。此项检查可以用于判断相应的病征。

2. 毛蚴孵化法　血吸虫病患者粪便中虫卵较少，Kato-Katz 法不易检出，毛蚴孵化法最常与自然沉淀法或尼龙筛集卵法联用于血吸虫感染的诊断。血吸虫卵内毛蚴在温度 25~28℃，pH7.5~8.0 的清水中，能在短时间内孵化，孵出后毛蚴接近水面呈直线运动。由于此法将较大量粪便经水洗自然沉淀法或用尼龙绢筛集卵法浓集，再行毛蚴孵化，使之检出率较一般方法显著提高。此相检查可以用于判断相应的病征。

（五）肛拭法

肛拭法主要是用来检查少见的肠道寄生虫病，比如蛲虫病。主要分为两种：棉拭子法和透明胶纸法。

1. 棉拭子法　是用棉拭子插到肛门内进行反复擦拭以后，将含有少量粪便和黏液的棉拭子放到生理盐水中进行反复的冲洗，选上清液在显微镜下观察，查找有无虫卵或者其他少见的寄生虫卵等，从而得到诊断。

2. 透明胶纸法　用透明胶纸在睡觉前粘在肛周，在蛲虫爬到肛门外进行产卵时，虫卵或者成虫都会被透明胶纸粘住，然后将透明胶纸放在显微镜下进行观察，可以检查有无虫卵或成虫，从而得到诊断。

（六）压片法

对于在组织或者肌肉中寄生的寄生虫，可以取米粒大小的组织或者肌肉样本，置于载玻片上，加 50% 甘油 1 滴，盖上另一载玻片，均匀压紧，低倍镜下观察，统计整张玻片上的寄生虫数量。

（七）免疫学检测法（皮内试验、酶联免疫吸附试验、间接凝血试验、免疫印迹试验）

1. 皮内试验（intrademal test）　宿主在寄生虫变应原刺激后，体内产生亲细胞性抗体（IgE 和 IgG）。当其与相应抗原结合后，肥大细胞和嗜碱性粒细胞脱颗粒，释放生物活性物质，引起注射抗原的局部皮肤出现皮丘及红晕，以此可判断体内是否某有种特异性抗体存在。皮内试验用于多种蠕虫病，如血吸虫病、卫氏并殖吸虫病、姜片吸虫病、囊虫病、棘球蚴病等的辅助诊断和流行病学调查。本法简单、快速，尤适用于现场应用，但假阳性率较高。

2. **酶联免疫吸附试验**（enzyme linked immunosorbent assay，ELISA） 是将抗原或抗体与底物（酶）结合，使其保持免疫反应和酶的活性。把标记的抗原或抗体与包被于固相载体上的配体结合，再使之与相应的无色底物作用而显示颜色，根据显色深浅程度目测或用酶标仪测定 OD 值判定结果。本法可用于宿主体液、排泄物和分泌物内特异抗体或抗原的检测。已用于多种寄生虫感染的诊断和血清流行病学调查。

3. **间接血凝试验**（indirect haemagglutination test，IHA） 以红细胞作为可溶性抗原的载体并使之致敏。致敏的红细胞与特异性抗体结合而产生凝集，抗原与抗体间的特异性反应即由此而显现。常用的红细胞为绵羊或 O 型人红细胞。IHA 操作简便，特异性和敏感性均较理想，适宜寄生虫病的辅助诊断和现场流行病学调查。现已用于诊断疟疾、阿米巴病、弓形虫病、血吸虫病、囊虫病、旋毛虫病、卫氏并殖吸虫病和华支睾吸虫病等。

4. **免疫印迹技术**（immunoblotting technique） 又称免疫印渍或 Western blot，是由十二烷基硫酸钠-聚丙烯酰胺凝胶电泳（SDS-PAGE），电转印及固相酶免疫试验三项技术结合为一体的一种特殊的分析检测技术。本法具有高度敏感性和特异性，可用于寄生虫抗原分析和寄生虫病的免疫诊断。

三、分类

感染度指标分为两种，即感染者感染度与人群感染度，计算公式分别为：

$$感染者感染度 = \frac{感染者每克粪便中虫卵数（对数）之和}{感染者人数}$$

$$人群感染度 = \frac{感染者每克粪便中虫卵数（对数）之和}{受检人口数（含感染者与未感染者）}$$

感染者感染度是反映感染者的平均虫荷，而人群感染度是反映一个地区、一个年龄组人群或某职业人群感染的平均虫荷。当一个地区经过远期化疗后，居民感染率明显降低而感染者感染度下降不明显时，人群感染度的变化则能较客观地反映出防治效果。

四、计算方法

根据寄生虫病调查所收集数据的特征不同，其计算方法也不同，常用指标包括算数平均数、几何均数和中位数等。

（一）算数平均数

算数均数（mean）简称均数，用以说明一组观察值的平均水平或集中趋势，是描述定量资料的一种最常用的方法；其适用条件要求资料呈对称分布，尤其是正态分布。均数的计算有直接法和加权法。

1. **直接法** 将所有的观察值 $X_1, X_2, \cdots, X_n$ 直接相加再除以观察例数，计算公式为：

$$\overline{X} = \frac{X_1 + X_2 + \cdots + X_n}{n} = \frac{\sum X}{n}$$

式中：

$\overline{X}$——样本均数；

Σ——求和符号；

n——样本观察例数。

如收集患者带绦虫卵 10 粒，采用图像分析仪测量虫卵长径（μm），分别为 39.19、39.88、40.57、41.28、41.79、42.58、42.98、43.24、44.11、44.55，其平均值为：

$$\overline{X} = \frac{X_1 + X_2 + \cdots + X_{10}}{n} = \frac{\sum X}{n} = \frac{39.19 + 39.88 + \cdots + 44.55}{10} = 42.02$$

可见，采用图像分析仪测量患者带绦虫卵平均长径为 42.02μm。

2. **加权法** 加权法是根据频数表计算均数的一种方法。当观察例数较多时，资料通常要分组变成频数表，将各组的组中值视为各组观察值的代表值，分别乘以各组的频数得到各组观察值之和，然后将它们相加得到观察值的总和再除以总例数。计算公式：

$$\overline{X} = \frac{f_1 X_1 + f_2 X_2 + \cdots + f_k X_k}{f_1 + f_2 + \cdots + f_k} = \frac{\sum fX}{\sum f}$$

公式：

k——频数表的组段数；

f——1 组至 k 组的频数；

X——组中值，组中值=(本组段下限+本组段上限)/2。

如收集患者带绦虫虫卵 120 粒，采用图像分析仪测量虫卵长径（μm），其频数表编制见表 53-8：

表 53-8　120 粒带虫卵长径的频数表

长径组段 （1）	组中值 （2）	频数 （3）	频率/% （4）	累积频数 （5）	累积频率/% （6）
35~	37.50	2	1.67	2	1.67
40~	42.50	6	5.00	8	6.67
45~	47.50	9	7.50	17	14.17
50~	52.50	15	12.50	32	26.67
55~	57.50	18	15.00	50	41.67
60~	62.50	25	20.83	75	62.50
65~	67.50	17	14.17	92	76.67
70~	72.50	13	10.83	105	87.50
75~	77.50	9	7.50	114	95.00
80~	82.50	5	4.17	119	99.17
85~90	87.50	1	0.83	120	100.00
合计	—	120	100.00	—	—

其平均值为：

$$\overline{X} = \frac{f_1 X_1 + f_2 X_2 + \cdots + f_k X_k}{f_1 + f_2 + \cdots + f_k} = \frac{37.50 \times 2 + 42.50 \times 6 + \cdots + 87.50 \times 1}{120} = 61.92$$

可见，采用图像分析仪测量患者带虫卵平均长径为 61.92μm。

（二）几何均数

几何均数（geometric mean）以符号 G 表示，常用来反映一组含多个数量级的数据的集中位置；其适用条件要求资料呈倍数关系变化(等级资料)，经对数变换后呈正态分布或近似正态分布。几何均数在医学领域多用于血清学和微生物学中，几何均数的计算有直接法和加权法。

1. 直接法(基于原始数据)　将观察值连乘后开 n 次方，计算公式为：

$$G = \sqrt[n]{X_1 X_2 \cdots X_n}$$

为了计算方便，常改用对数的形式计算，即：

$$\lg G = \frac{1}{n}(\lg X_1 + \lg X_2 + \cdots + \lg X_n) = \frac{\sum \lg X}{n}$$

$$G = \lg^{-1} \frac{\sum \lg X}{n}$$

式中：

$X_1, X_2, \cdots X_n$ 为观察值。

如某地 5 例丝虫病患者治疗多年测得其抗体滴度倒数分别为 10、20、40、80、160，求其平均抗体滴度为：

$$G = lg^{-1} \frac{\sum (\lg 10 + \lg 20 + \cdots + \lg 160)}{n} = 40$$

可见，某地 5 例丝虫病患者治疗多年后其平均抗体滴度为 1∶40。

2. 加权法（基于频数表）　对于频数表资料，若用 $f_1, f_2, \cdots f_k$ 及 $x_1, x_2, \cdots x_k$ 表示 1 至 k 组的频数及各组取值，计算公式为：

$$G = lg^{-1} \left(\frac{f_1 \lg x_1 + f_2 \lg x_2 + \cdots f_k \lg x_k}{n} \right) = lg^{-1} \left(\frac{\sum f \lg x}{n} \right)$$

如某地 170 例丝虫病患者治疗多年测得其抗体滴度倒数分别为 10（20 例）、20（40 例）、40（50 例）、80（30 例）、160（20 例）、320（10 例），求其平均抗体滴度为：

$$G = lg^{-1} \left(\frac{20 \times \lg 10 + 40 \times \lg 20 + \cdots + 10 \times \lg 320}{170} \right) = 43.40$$

可见，某地 170 例丝虫病患者治疗多年后其平均抗体滴度为 1∶43.40。

（三）中位数

中位数（median）是指将一组观察值按从小到大的顺序排列，位次居中的观察值或位次居中的两个观察值的均数，用 M 表示，中位数是一个特定的百分位数（percentile）。中位数其适用条件为：①资料呈偏态分布，②资料分布类型不明确，③一端或两端无确定数值的资料等。中位数的计算有直接法和加权法。

1. 直接法（基于原数据）

n 为奇数时：

$$M = X_{\frac{n+1}{2}}$$

如选取带绦虫卵 5 粒，采用图像分析仪测量虫卵周长（μm）分别为 50.52、60.78、62.59、198.69、241.52，其平均周长为：

$$M = X_{\frac{n+1}{2}} = X_{\frac{5+1}{2}} = X_3 = 62.59$$

可见，采用图像分析仪测量带绦虫卵的周长为 62.59μm。

n 为偶数时：

$$M = \frac{1}{2} \left[X_{\frac{n}{2}} + X_{\frac{n}{2}+1} \right]$$

如选取带绦虫卵 6 粒，采用图像分析仪测量虫卵周长（μm）分别为 50.52、60.78、62.59、82.13、198.69、241.52，其平均周长为：

$$M = \frac{1}{2} \left[X_{\frac{n}{2}} + X_{\frac{n}{2}+1} \right] = \frac{1}{2} \left[X_{\frac{6}{2}} + X_{\frac{6}{2}+1} \right] = \frac{1}{2} [62.59 + 82.13] = 72.36$$

可见，采用图像分析仪测量带绦虫卵的周长为 72.36μm。

2. 加权法（基于频数表）

$$M = L + i \times \frac{(n \times 50\% - \sum f_L)}{f_m}$$

L、i、f_m 分别为 M 所在组段的下限、组距和频数，$\sum f_L$ 为 M 所在组段之前各组段的累积频数。

如选取日本血吸虫 150 粒成熟虫卵，采用图像分析仪测量虫卵周长（μm），其频数表编制见表 53-9：

表 53-9　日本血吸虫 150 粒成熟虫卵周长的频数表

周长组段 （1）	频数 （3）	频率/% （4）	累积频数 （5）	累积频率/% （6）
50~	2	1.67	2	1.67
55~	16	13.33	18	15.00
60~	37	30.83	55	45.83
65~	20	16.67	75	62.50
70~	15	12.50	90	75.00
75~	12	10.00	102	85.00
80~	8	6.67	110	91.67
85~	6	5.00	116	96.67
90~	3	2.50	119	99.17
95~	1	0.83	120	100.00
合计	120	100.00	—	—

其平均值为：

$$M = L + i \times \frac{(n \times 50\% - \sum f_L)}{f_m} = 65 + 5 \times \frac{(120 \times 50\% - 55)}{20} = 66.25$$

可见，采用图像分析仪测量日本血吸虫成熟虫卵的周长为 66.25μm。

第四节　其他常用统计指标

在寄生虫病的防治研究中，不管是作现况调查，纵向调查还是作预防试验或疗效观察，最后都离不开数据分析。除上述常用统计指标外，还有相关的钉螺调查、蚊媒调查、污染评价、防治效果评价和健康教育评价等指标。

一、钉螺调查常用统计指标

钉螺调查常用统计指标包括：活螺平均密度、有螺框出现率、钉螺感染率、感染螺平均密度、活螺密度减少百分比、有螺面积下降百分比、钉螺死亡率和校正钉螺死亡率等。

（一）活螺平均密度（mean density of living snail）

$$活螺平均密度（只/0.11m^2）= \frac{捕获活螺数}{调查总框数}$$

（二）有螺框出现率（percent of frames with living snail）

$$有螺框出现率 = \frac{活螺框数}{调查框数} \times 100\%$$

（三）钉螺感染率（infection rate of snail）

$$钉螺感染率 = \frac{感染螺数}{观察螺数} \times 100\%$$

（四）感染螺平均密度（mean density of infected snail）

$$感染螺平均密度（只/0.11m^2）= \frac{系统抽样捕获的全部钉螺中的总感染螺数}{系统抽样总框数}$$

（五）活螺密度减少百分比（reduction of living snail density）

$$活螺密度减少百分比 = \frac{灭螺前的活螺密度 - 本次调查的活螺密度}{灭螺前的活螺密度} \times 100\%$$

（六）有螺面积下降百分比（reduction of snail infested areas）

$$有螺面积下降百分比 = \frac{灭螺前有螺面积 - 本次调查有螺面积}{灭螺前有螺面积} \times 100\%$$

（七）钉螺死亡率（mortality rate of snail）

$$钉螺死亡率 = \frac{捕获死亡钉螺数}{捕获总螺数} \times 100\%$$

（八）校正钉螺死亡率（corrected snail mortality）

$$校正钉螺死亡率 = \frac{灭后钉螺死亡率 - 灭前钉螺死亡率}{100 - 灭前钉螺死亡率}$$

在灭螺效果考核时，因钉螺存在自然死亡情况，故所采取措施而致的死亡率需加校正。

二、蚊媒调查常用统计指标

蚊媒调查常用统计指标包括：每日存活率、成蚊平均寿命、种群平均寿命、传染性寿命、叮人率、临界叮人率、媒介能量和昆虫学接种率等。

（一）每日存活率（daily survival rate）

$$P = M^{(1/x)}$$

式中：

M——经产蚊比率；

x——生殖营养周期的天数。

（二）成蚊平均寿命（average life of adult mosquitoes）

$$成蚊平均寿命 = \sum \frac{每日蚊死亡只数 \times 每日死蚊生存天数}{观察的蚊总数}$$

$$即\ M = \Sigma \frac{fd}{N}$$

（三）种群平均寿命（average life of the species）

$$种群平均寿命 = \frac{1}{-InP}$$

式中：

In——自然对数；

P——每日存活率。

蚊虫寿命越长，其体内病原体发育成熟的可能性越大。种群平均寿命及其经产率常用作滞留喷洒、蚊帐浸药等防制效果的考核指标之一。

（四）传染性寿命（infectious life span）

$$传染性寿命 = \frac{P^n}{-InP}$$

式中：

P^n——某种蚊虫中能存活到具有传染性时的蚊虫比例；

$1/-InP$——蚊虫的预期寿命或蚊虫种群的平均寿命。

按蚊的传染性寿命是指按蚊存活到孢子增殖期以后的预期寿命。

（五）叮人率（man-biting rate）

叮人率是指每人每天受到蚊虫叮咬的频率。

$$叮人率 = ma$$

式中：

M——按人口平均的蚊虫密度；

A——蚊虫叮人习性，即每只蚊虫每天吸人血的几率。

（六）临界叮人率（critical man-biting rate）

$$临界叮人率（C_{ma}）= \frac{ma}{ma^2bP^n/-rInP} = \frac{-rInP}{abP^n}$$

式中：

ma——按蚊叮人率；

b——按蚊对疟原虫的敏感性参数；

P——按蚊每日存活率；

n——孢子增殖期（d）；

$P^n/-InP$——传染性寿命；

r——恢复率，即疟疾患者每天恢复为不具有传染性状态的比例。

（七）媒介能量（vectorial capacity）

$$媒介能量 = 叮人率 \times 预期传染性寿命 \times 叮人习性$$

$$即\ C = \frac{ma^2P^n}{-InP}$$

式中：

M——蚊虫密度；

a——蚊虫叮人习性（叮人几率）；

P——蚊虫每日存活率；

n——孢子增殖的天数；

In——自然对数。

媒介能量是衡量媒介的传播能力，评价灭蚊措施的效果，以及控制或消灭疟疾后预测重新发生传播的趋势等方面的重要指标。

（八）昆虫学接种率（entomological inoculation rate）

昆虫学接种率是评价多种媒介并存地区各种媒介传疟能力的一个定量指标，也作为疟疾传播水平的综合指标，其相关变化反映了疟疾流行潜势的大小。计算公式为：

$$h' = \frac{ma^2gxP^n}{agx(-InP)}$$

式中：

ma——蚊虫叮人率；

P——蚊虫日存活率；

n——孢子增殖期（d）；

gx——配子体携带率。

三、污染程度评价指标

寄生虫病污染程度评价指标常分为 4 类，即潜在污染指数、相对潜在污染指数、宿主日排虫卵总数和相对传播指数。

（一）潜在污染指数（index of potential contamination，IPC）

潜在污染指数是分析找出某地排卵者中占重要地位的重点年龄组（或某特征）人群。

$$IPC = \frac{年龄组感染率 \times 年龄组 EPG \times 年龄组人口数占总人口的百分比}{100}$$

（二）相对潜在污染指数（relative Index of potential contamination, RIPC）

以每一年龄组的 IPC 除以各年龄组 IPC 总和，即得 RIPC。

$$RIPC=\frac{某年龄组\ IPC}{IPC\ 总和}\times 100\%$$

（三）宿主日排虫卵总数（eggs per day, EPD）

$$EPD=\frac{某种宿主总数\ \times\ 该宿主感染率\ \times\ 该宿主\ EPD\times\ 该宿主日平均排粪量}{100}$$

首先计算某一种宿主每天排出的虫卵总数，然后将当地各宿主的 EPD 相加得出某地的总 EPD，最后以每一种宿主的 EPD 除以该地总 EPD 即得出各种宿主排出虫卵的构成比。从排卵构成比的高低，评价各种宿主在流行病学上的重要性。

（四）相对传播指数（relative index of transmission, RIT）

将一个地区的各宿主总数（hosts, H）与感染率（infection rate, P）、每天排卵总数（EPD）及虫卵孵出率（egg hatching rate, EHR）相乘所得的数值称为传播指数，并据此算出相对传播指数如下：

$$RIT=\frac{Hi\times Pi\times EPDi\times EHRi}{\sum(Hi\times Pi\times EPDi\times EHRi)}\times 100\%$$

式中：

I——不同宿主。

相对传播指数越大，流行病学意义越大。和前 3 个污染评价指标相比，因相对传播指数考虑到了虫卵孵化率的问题，故其实际意义更大。

四、防治效果评价指标

寄生虫病防治效果评价常用指标包括：治愈率、有效率、存活率、保护率、转阴率和效果指数等。

（一）治愈率（cure rate）

治愈率是指某时期内平均每百名治疗病人中，经医生判定为治愈的人数；或者可以说是某种病可治愈的概率。

$$治愈率=\frac{某病治愈人数}{该病受治病人数}\times 100\%$$

治愈率可用于新药物、新疗法的疗效评价及医疗水平评估。正确计算和比较治愈率的关键是明确治愈的标准。治愈率受病情轻重、病程长短及病人体质等因素影响，相互比较时应注意其可比性。

（二）有效率（effective rate）

有效率是指某时期内平均每百名治疗病人中，经医生判定为有效的人数。

$$有效率=\frac{某病治疗后有效人数}{该病受治病人数}\times 100\%$$

有效率常用于新药物、新疗法的疗效评价及医疗水平的评估。在分析疗效时，常有显效、有效、好转、无效、加重/恶化等五个等级描述，实际计算时，显效、有效和好转均计为有效。判定疗效要有统一的标准，一般采用国际、全国或地区所制定的标准。

（三）存活率（survival rate）

存活率也称生存率，是指接受某种治疗的病人或患某病的人中，经若干年追踪随访，到随访结束时仍存活的病例数所占的比例。

$$存活率=\frac{随访满若干年仍存活的某病病人数}{随访满若干年的该病总病人数}\times 100\%$$

存活率反映了疾病对生命的危害程度，可用于评价某些病程较长疾病的远期疗效。

(四) 保护率 (protection rate)

保护率是指通过比较试验组和对照组人群,经过某种药物或疫苗预防疾病的流行周期(一般为一年),观察两组目标人群的疾病发生情况。

$$保护率 = \frac{对照组发病率 - 试验组发病率}{对照组发病率} \times 100\%$$

保护率表示采取预防措施后,可保护多少人不发生疾病,亦称保护效价、保护程度。

(五) 转阴率 (clearance rate)

转阴率是指原来病原学或免疫学检查阳性者,经过药物有效治疗转为阴性,或未经过治疗,在一定时间后自然失去感染者的比例。

(六) 效果指数 (effective index)

效果指数是指通过比较试验组和对照组人群,经过某种药物或疫苗预防疾病的流行周期(一般为一年),对照组发病率相当于同期药物或疫苗组发病率的倍数。

$$效果指数 = \frac{对照组发病率}{试验组发病率} \times 100\%$$

效果指数常用于考核预防性药物或疫苗的疗效。

$$转阴率 = \frac{本次检查阳性人数}{前次检查阳性人数} \times 100\%$$

经过治疗后的转阴率又称治愈率,未经治疗的转阴率又称自然转阴率。

五、健康教育评价指标

寄生虫病健康教育评价指标常分为 4 类,即过程评价指标、近期效果评价指标、中期效果评价指标和远期效果评价指标。

(一) 过程评价指标

包括机构建设、人员培训、材料制作与使用、教育方式、教育覆盖率和环境支持等。如采用教育覆盖率进行评价,其计算公式为:

$$教育覆盖率 = \frac{受教育人数}{目标人数} \times 100\%$$

(二) 近期效果评价指标

包括知识及格率、知识知晓率、态度正确率、价值观正确率、技术与资源分配、社会支持等。

1. 知识及格率　寄生虫病防治知识及格率计算方法,一般以总分为 100 分,及格线为 60 分。

$$寄生虫病防治知识及格率 = \frac{知识及格人数}{调查人数} \times 100\%$$

2. 知识知晓率　寄生虫病防治知识知晓率的计算,一般为某时期内被调查者合计答对题数与被调查者应答对题总数之比值。

$$寄生虫病防治知识知晓率 = \frac{被调查者合计答对题数}{被调查者应答对题总数调查人数} \times 100\%$$

3. 态度正确率　主要指对寄生虫病检查和治疗的态度,如参加查螺、灭螺和血吸虫病防治的态度。

$$某项寄生虫病防治态度正确率 = \frac{全正确人数}{调查人数} \times 100\%$$

4. 相信率　在评价信念时,可使用目标人群对某项寄生虫病防治活动相信率来评价。

$$寄生虫病防治活动相信率 = \frac{某项寄生虫病防治活动相信人数}{调查人数} \times 100\%$$

5. 价值观正确率　如评价某人群在疫水中洗衣物的价值观,宁愿花费/麻烦使用自来水/井水洗衣物,也不愿使用疫水感染血吸虫。

$$寄生虫病防治价值观正确率 = \frac{某项寄生虫病防治价值观正确人数}{调查人数} \times 100\%$$

（三）中期效果评价指标

包括人群防护率、查病依从率、化疗依从率等。

1. 人群防护率　防护方法有涂擦防护药、穿戴防护器具和口服预防药物等，无论采用哪种防护方法均视为防护行为。

$$防护率 = \frac{防护人数}{调查人数} \times 100\%$$

2. 查病（化疗）依从率　在进行寄生虫病检查和化疗期间，凡获通知后主动接受检查和遵照医嘱服药者，分别视为查病和化疗依从行为。

$$查（治）病依从率 = \frac{主动接受查（治）人数}{应检查（治疗）人数} \times 100\%$$

3. 人群安全用水率

$$人群安全用水率 = \frac{饮用非疫水人数}{调查人数} \times 100\%$$

（四）远期效果评价指标

主要包括健康教育前、后寄生虫病感染率和感染度的变化。计算方法详见本章第一、三节。

（金岳龙）

参 考 文 献

[1]　王彤,姚应水 . 医学统计学 . 北京:人民卫生出版社,2020.

[2]　姚应水,马洪林,徐刚 . 预防医学 . 北京:科学技术文献出版社,2020.

[3]　李晓松 . 卫生统计学 . 8 版 . 北京:人民卫生出版社,2017.

[4]　姚应水,高晓虹 . 流行病学 . 2 版 . 北京:科学出版社,2017.

[5]　姚应水,夏结来 . 预防医学 . 北京:中国医药科技出版社,2017.

[6]　詹思延 . 流行病学 . 8 版 . 北京:人民卫生出版社,2017.

[7]　陆守曾,陈峰 . 医学统计学 . 3 版 . 北京:中国统计出版社,2016.

[8]　许隆祺,陈颖丹 . 寄生虫病流行病学与统计学 . 北京:中国医药科技出版社,2006.

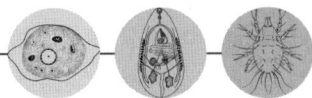

第五十四章

人体寄生虫病预防与控制技术

我国幅员辽阔,地质地貌条件复杂,地跨热带、亚热带、暖温带、中温带、寒温带等区域,有高原、丘陵、盆地和平原等多种地理类型,且有长江、黄河、洞庭湖和鄱阳湖等大型河流湖泊,自然条件千差万别,动植物资源丰富,人们的生产方式和生活习惯复杂多样,导致寄生虫病流行地区非常广,寄生虫种类较多,且人群感染率高,给人们健康造成严重危害。经过几十年的不懈努力和积极防治,我国寄生虫病防治取得了举世瞩目的成就,但受环境和气候变化等自然因素以及全球经济一体化等社会因素的影响,增加了寄生虫病发生与流行的不确定性,寄生虫病突发事件时有发生,成为当前我国重要的公共卫生问题之一。因此,我们应继续加强人体寄生虫病的预防和控制工作,以保护人们身体健康、保障公共卫生安全、维护社会稳定和发展。

第一节 寄生虫病预防与控制方案的制定

寄生虫病的预防是指在尚未出现疫情之前,针对可能受到病原体威胁的人群采取措施,或者针对可能存在病原体的环境、媒介昆虫、动物所采取的措施。

寄生虫病的控制一般是指疫情发生后,采取防止扩散、尽快平息的措施。Evans(1985 年)提出控制应分三级水平,即临床疾病(或发病率、病死率)的控制、病原体感染的控制(有或无临床疾病)、外环境中病原体及其传播的控制。

寄生虫病预防控制方案的制定,首先必须了解防控现状背景以及需求,明确防控目标,科学选择防控对策和措施,提供保障,强化组织实施,适时开展监测和评价等。本章将以我国重点寄生虫病防控为例,阐述寄生虫病预防控制方案的制定。

一、阐明寄生虫病预防与控制背景

20 世纪 50 年代,我国传统的五大寄生虫病,包括疟疾、血吸虫病、黑热病、丝虫病和钩虫病的患病率非常高、感染人数多,如疟疾感染人数超过 3 千万,血吸虫感染人数超过 1 千万,严重危害我国人民的健康,阻碍社会经济的发展。新中国建立以来,党和政府高度重视寄生虫病防治工作,制订专项防治规划、开展重点防治项目、实施综合防治措施、建立监测网络和建设防治示范区,我国的寄生虫病防治取得了举世瞩目的成就,许多过去广泛流行的寄生虫病已得到较好控制。淋巴丝虫病和疟疾分别于 2007 年和 2021 年实现了消除目标,2023 年全国 12 个血吸虫病流行省均达到了传播阻断标准,利什曼病和土源性线虫病也得到显著控制。

2015 年全国人体重点寄生虫病现状调查结果显示,我国寄生虫病流行态势已发生较大变化,人群感染率和感染度均大幅度降低,呈现出明显的地域性、群体性分布等特点。此外,随着社会经济的发展、自然因素和社会文化等多种因素的影响,多种食源性寄生虫病,如华支睾吸虫病、带绦虫病和囊尾蚴病、并殖吸虫病等流行仍较为严重。部分地区,有些食源性寄生虫病如华支睾吸虫病出现了流行范围的扩大和流行水平的上升。

针对寄生虫病出现新趋势和新特点,应采取分类指导、因地制宜的预防控制策略和措施。在寄生虫病低度流行区,围绕消除寄生虫病的目标,强化寄生虫病的监测措施;在寄生虫病高度流行区,围绕有效控制和降低寄生虫病的流行程度和水平,强化以传染源控制为主的综合性防治措施。寄生虫病防治的预防控制措施要与当前我国的医改工作相结合,通过贯彻落实"保基本、强基层、建机制"的总体发展思路,做到策略前移、措施下沉。同时,对当地公共卫生影响较大的重点寄生虫病,要结合当地经济发展项目,加强健康教育与健康促进,以项目资源为支撑,以防治示范区工作为先导,以点带面,推动整个区域的防治工作。

二、明确寄生虫病预防与控制目标

目前,我国根据重点寄生虫病流行现状和危害程度,针对不同的寄生虫病制定了不同的预防和控制目标,制定防控目标应与经济社会发展、科学技术水平、疾病危害与流行程度等相适应,做到有的放矢,取得较好的防控效果。

(一)寄生虫病预防和控制总目标

总目标是指在执行某项规划后预期应达到理想效果。通常是指远期的、较为笼统的和宏观的。如《"健康中国 2030"规划纲要》中指出继续坚持以传染源控制为主的血吸虫病综合防治策略,全国所有流行县达到消除血吸虫病标准。继续巩固全国消除疟疾成果。全国所有流行县基本控制包虫病等重点寄生虫病流行。保持控制和消除重点地方病,地方病不再成为危害人民健康的重点问题。

(二)寄生虫病预防和控制分目标

分目标,又称为子目标,是围绕总目标而制定的各个具体目标,各项分目标的实现也就预示着总目标的实现。分目标可以选择同类寄生虫病或者单个寄生虫病分阶段来制定。如我国分别制定了血吸虫病、疟疾、包虫、肝吸虫病等重点寄生虫病防控目标。

1. 血吸虫病预防和控制目标

血吸虫病是一种严重危害人民群众身体健康、制约经济社会发展的重大传染病。1955 年毛泽东主席发出"一定要消灭血吸虫病"的号召,党和政府持之以恒防治血吸虫病。党的十八大以来,以习近平同志为核心的党中央把维护人民健康摆在更加突出的位置,大力推进消除血吸虫病进程。《"健康中国 2030"规划纲要》确定"到 2030 年全国所有流行县达到消除血吸虫病标准",为新时期血吸虫病防治工作进一步明确了目标方向。

目前,全国 452 个流行县中 75% 的流行县已达消除标准,排除不可预测的自然灾害等突发事件影响,持续加大防治力度,有望 2028 年所有流行县均能够达到消除标准。为此,国家疾控局联合多部门在全面总结当前血防现状的基础上,深入分析新时期血防工作形势,紧紧围绕消除战略目标,制定并印发《加快实现消除血吸虫病目标行动方案(2023-2030 年)》。行动方案指出,血吸虫病预防和控制总目标为至 2030 年实现全国所有血吸虫病流行县(市、区)全部达到消除标准,建立健全敏感、有效的血吸虫病监测体系,持续稳固血吸虫病消除状态。同时,行动方案指出血吸虫病预防和控制的阶段性目标,攻坚期(2023-2025 年):到 2025 年,所有血吸虫病流行县(市、区)达到传播阻断标准,其中 85% 的县(市、区)达到消除标准;冲刺期(2026-2028 年):到 2028 年,力争所有血吸虫病流行县(市、区)达到消除标准;巩固期(2029-2030 年):到 2030 年,巩固消除成果,完成消除血吸虫病考核验收,维持稳固血吸虫病消除状态。

2. 疟疾预防和控制目标

疟疾是严重危害我国人民身体健康和生命安全、影响社会经济发展的重要寄生虫病。新中国成立以来,在各级政府的高度重视下,我国疟疾防治工作取得了显著成效。疟疾发病人数由 20 世纪 70 年代初的 2 400 多万减少到 90 年代末的数万,流行区范围大幅度缩小,除云南、海南两省外,其他地区已消除了恶性疟。

2000 年后,我国部分地区出现疫情回升,但随着《2006-2015 年全国疟疾防治规划》的实施,中央和地方各级政府加大了对疟疾防控工作的支持和投入,使局部地区疫情回升势头得到有效遏制。全国 24 个疟疾流行省(自治区、直辖市)中,95% 的县(市、区)疟疾发病率已降至万分之一以下,仅有 87 个县(市、区)疟疾发病率超过万分之一。

为切实保障广大人民群众身体健康,促进经济与社会协调发展,响应联合国千年发展目标高级别会议提出的在全球根除疟疾的倡议,我国政府决定在 2010 年全面开展消除疟疾工作,到 2015 年大部分地区消除疟疾,到 2020 年全国实现消除疟疾的目标。为明确任务与措施,落实部门职责,制定了《中国消除疟疾行动计划(2010-2020 年)》。行动计划指出疟疾预防和控制的总目标为到 2015 年,全国除云南部分边境地区外,其他地区均无本地感染疟疾病例;到 2020 年,全国实现消除疟疾的目标。同时,行动计划指出了疟疾预防和控制的阶段性目标,即所有三类县,到 2015 年,实现消除疟疾的目标;所有二类县以及除云南部分边境地区外的一类县,到 2015 年,无本地感染疟疾病例;到 2018 年,实现消除疟疾的目标;云南边境地区的一类县,到 2015 年,疟疾发病率下降到万分之一以下;到 2017 年,无本地感染疟疾病例;到 2020 年,实现消除疟疾的目标。

3. 包虫病等重点寄生虫病预防和控制目标

根据 2004 年全国人体重要寄生虫病现状调查结果推算,全国包虫病患者约为 38 万人,土源性线虫感染人数约为 1.29 亿,华支睾吸虫感染人数约为 124 9 万,带绦虫感染人数约为 55 万。另外,黑热病在新疆、甘肃和四川的部分地区流行仍较为严重,一些地区猪囊尾蚴、并殖吸虫、旋毛虫和弓形虫的血清学阳性率也较高。受重点寄生虫病威胁的人群主要是妇女和儿童,病人大多分布在西部地区、少数民族地区和经济欠发达地区,在我国 14 岁以下儿童中,约有 4 825 万儿童感染土源性线虫。我国寄生虫病防治形势依然十分严峻。

为加快全国寄生虫病防治工作进程,保障广大人民群众身体健康,促进经济与社会协调发展,制定了《2006-2015 年全国重点寄生虫病防治规划》,防治规划指出重点寄生虫病的防治总目标,在 2004 年的基础上,全国蠕虫感染率到 2010 年底下降 40% 以上,到 2015 年底下降 60% 以上。采取切实有效措施控制土源性线虫病、包虫病、华支睾吸虫病、带绦虫病等重点寄生虫病在局部地区的流行,减少重点地区黑热病新发病例的发生。

此外,包虫病等重点寄生虫病预防和控制还制定了阶段性目标。包虫病预防和控制的阶段性目标为内蒙古、四川、西藏、甘肃、青海、宁夏、新疆等省、自治区在 2006 年进一步调查确认包虫病流行县(市、区)范围和流行程度的基础上,以县为单位,到 2010 年底,10 岁以下儿童包虫病感染率下降 40% 以上,犬棘球绦虫感染率下降 50% 以上;到 2015 年底,10 岁以下儿童包虫病感染率下降 60% 以上,犬棘球绦虫感染率下降 70% 以上。肝吸虫病预防和控制的阶段性目标为吉林、黑龙江、广东、广西等省、自治区在 2004 年的基础上,到 2010 年底,肝吸虫感染率下降 30% 以上,到 2015 年底下降 50% 以上。土源性线虫病预防和控制的阶段性目标为在 2004 年的基础上,土源性线虫感染率在 5% 以下、5%~20% 和 20% 以上的省、自治区、直辖市,到 2010 年底分别下降 30%、40%、50% 以上;到 2015 年底分别下降 60%、70% 和 80%以上。

三、选择寄生虫病预防与控制策略和措施

制定寄生虫病防治方案就是针对所要防控的寄生虫病采取相应的策略和措施,在寄生虫病预防和控制中,措施与策略相互依存、相辅相成。

措施是具体的诊断方法、驱虫新药、免疫疫苗以及改水、改厕等,策略是如何使用具体方法的宏观考虑。在寄生虫病预防与控制中措施与策略需要同等考虑,措施是否得力关系到预防结果的成败。策略是否合宜则关系到预防措施的效率,措施再好若不能充分发挥作用,则变成无效劳动。因此,关注措施的同时必须关心策略,力求以最小的投入取得最高的效果,这就是策略的意义。此外,寄生虫病策略和措施的制定要遵循科学基础和科学规律,如血吸虫病预防和控制就在不同的阶段制定了不同的防治策略和措施。

血吸虫病在我国已有 2 000 多年的流行历史。在新中国成立初期,血吸虫病主要流行于长江流域以南的 12 个省(直辖市、自治区),尤其是湖南、湖北、江西、安徽、江苏、浙江等省流行十分猖獗,危害极其严重。70 余年来,我国在不同历史阶段实施了不同的血吸虫病防治策略,经过有效防治,我国血防工作取得了显著成效,血吸虫病流行区均已达到传播控制及以上标准。

(一) 早期血吸虫病防治策略和措施

经过新中国成立初期的大规模基础调查,研究者掌握了血吸虫病流行的 3 个重要环节:粪便入水、水域中存在钉螺、人和疫水接触。为加快血吸虫病防治,同时开展了患者救治、粪便管理及安全用水、消灭钉螺等几个方面的研究。通过不断的理论研究与现场实践,提出了以消灭钉螺为主的血吸虫病综合性防治策略,具体防治措施如下:

1. 钉螺控制

钉螺是日本血吸虫唯一的中间宿主,消灭了钉螺,就能阻断血吸虫的生活史,进而阻断血吸虫病的传播。根据钉螺的分布和生活习性等,以生态研究为依据,与农业生产相结合,提出了开新填旧、铲草皮土埋、水田改旱田、焚烧草滩等多种灭螺方法。同时,我国研究者对 600 多种灭螺药物开展研究,研发出五氯酚钠、氯硝柳胺、酸性砷酸钙等多种灭螺药物。药物灭螺具有操作简便和见效快等优点,但多数药物成本较高且对人、畜或水产鱼、虾等有一定不良反应,当时只作为一种辅助灭螺的手段。

2. 患者救治

治疗药物在血防工作早期发挥了重要的作用,主要的治疗药物是锑剂。

3. 粪便管理和安全用水

在血吸虫病流行区设立综合治理试验区,将粪缸集中加盖、分塘用水、修建水井等。

(二) 20 世纪 80 年代以来血吸虫病防治策略和措施

在实施以消灭钉螺为主的综合性防治策略后,全国钉螺面积显著压缩。20 世纪 80 年代以后,我国农村经济体制改革也由集体制变为联产承包制,发动群众大规模灭螺不易实现。此外,钉螺是水陆两栖生物、分布很广,对外环境变化具有较强的抵抗力,要在所有环境中彻底灭螺是个极大的挑战。因此,血吸虫病防治策略和措施也适时调整,采取了以人畜扩大化疗为主、辅以易感地带灭螺的综合防治策略。

1. 人畜扩大化疗

我国人畜血吸虫病扩大化疗的开展得益于 80 年代初,新型抗血吸虫药物吡喹酮问世,由于该药疗效高、疗程短、副作用小、毒性低、适应性广,逐渐在血吸虫病流行区推广使用,并很快成为我国治疗血吸虫病的首选药物,一直延续至今。吡喹酮为人畜扩大化疗提供了药物保障。

2. 易感地带灭螺

此阶段,灭螺的主要措施是药物灭螺和环境改造灭螺,并提出了分类指导的灭螺措施等。

(三) 21 世纪血吸虫病防治策略和措施

步入 21 世纪,我国血吸虫病疫情有所回升。截至 2003 年底,全国 150 个传播阻断县(市、区)中有 17 个出现疫情回升,63 个传播控制县(市、区)中有 21 个县(市、区)的螺情和病情出现明显回升。大规模使用吡喹酮,若血吸虫抗药性,则没有很好的替代药物。虽然以人畜扩大化疗为主、辅以易感地带灭螺的综合防治策略取得了显著成效,但不能阻断血吸虫病传播,对我国血吸虫病传播阻断和消除提出了严峻挑战。

在科学研究的基础上,发现以传染源控制为主的综合策略符合血吸虫病防治现状。同时,该策略也具备良好的实施条件,党中央和国务院多次强调农业机械化是现代农业的重要内容,且随着社会经济发展,我国卫生条件逐步改善,人群健康意识随之提高,这些都为切实有效加强人畜粪便管理提供了坚实的基础和保障。因此,提出了以传染源控制为主的血吸虫病综合性防治策略。

1. 以机代牛

在血吸虫病流行区,农民在农业生产中以机械替代牛等牲畜,实现"以机耕替代牛耕",减少农民下水田劳动与钉螺直接接触的概率,控制传染源。

2. 家畜圈养

在血吸虫病重点防治地区等引导和扶持养殖结构的调整,推行对牛、羊、猪等家畜的舍饲圈养,加强对圈养家畜粪便的无害化处理,开展对家畜的血吸虫病检查和对感染血吸虫的家畜的治疗、处理。

3. 加强粪便管理

在血吸虫病流行区,因地、因户制宜的建立三格化粪池、三联式沼气池、粪尿分集式生态卫生厕所等无害化卫生厕所,并进行管理,消除粪便对有螺地带和水体的污染。

4. 血吸虫病防治知识的宣传教育

通过防血吸虫病防治知识的宣传教育,在思想上改变疫区人民的生活、生产方式,常态化预防血吸虫感染。感染血吸虫的群体主要是从事农业生产的劳动者以及喜欢捕鱼、垂钓、游泳的中青年群体,必须对这些群体定期开展宣传教育、建立血吸虫防治公示牌、发放血吸虫防治宣传手册等。对于必须接触疫水从事劳动的农民或其他工作者,可采取穿戴防护器具、涂抹防护油等方式加以防护。

四、寄生虫病预防与控制方案的组织实施

寄生虫病预防与控制方案的组织实施,需制定实施方案。实施方案主要内容包括明确组织实施目标和任务、制订详细的实施计划、充分调动资源、加强沟通和协调、建立监督和评估机制、总结经验和改进措施等。只有在这些方面都做到位,才能确保实施工作的顺利进行和取得预期的效果。

(一) 明确组织实施目标和任务

在组织实施寄生虫病防治的实施方案时,首先要明确实施的目标和任务。明确实施目标可以帮助组织确定实施方案的具体内容和范围,使实施过程更加有针对性和有效性。同时,明确实施任务可以帮助组织确定实施的具体步骤和时间节点,确保实施过程有条不紊地进行。

(二) 制订详细的实施计划

在明确寄生虫病防治实施目标和任务的基础上,需要制订详细的实施计划。实施计划应该包括实施的具体步骤、责任人、时间安排等内容,以确保实施过程有顺利开展。同时,实施计划还应该考虑可能出现的风险和问题,并制定相应的解决方案,以应对可能的挑战。

(三) 充分调动资源

在组织实施具体寄生虫病防治实施方案时,需要充分调动各种资源,包括人力、物力、财力等。只有充分调动各种资源,才能确保方案实施过程的顺利进行。在调动资源的过程中,需要合理分配资源,确保资源的有效利用,以达到最佳的实施效果。

(四) 加强沟通和协调

在实施具体寄生虫病防治实施方案的过程中,需要加强沟通和协调。只有加强沟通和协调,才能确保各方的合作顺利进行,避免因为沟通不畅导致的问题和冲突。同时,加强沟通和协调还可以促进实施过程中各方的理解和支持,提高方案实施的成功率。

(五) 建立监督和评估机制

在组织实施寄生虫病防治具体实施方案时,需要建立监督和评估机制。监督和评估机制可以帮助组织及时发现实施过程中的问题和不足,及时采取措施加以解决。同时,监督和评估机制还可以帮助组织及时调整实施方案,以确保实施的顺利进行和取得预期的效果。

(六) 总结经验和改进措施

在实施具体寄生虫病防治实施方案之后,需要对实施过程进行总结,总结经验和改进措施。只有通过总结经验和改进措施,才能不断提高实施的效率和效果,为今后的实施工作积累经验和教训。

五、寄生虫病预防与控制方案的评估

预防和控制寄生虫病,首先要有策略和措施,在策略和措施实施之后,应了解其效果、效益。只有通过评估,才能判断对策是否正确,措施是否有效、完善。只有不断地改进对策与措施,才能使寄生虫病的预防和控制取得预期效果。

寄生虫病预防和控制方案的评估一般分为中期评估和终期评估。中期评估的目的主要是了解寄生虫病预防和控制方案的开展情况、任务完成情况,总结经验,发现存在的困难和问题,并根据评估结果,对方案的目的、策略和措施等提出调整,提出修改的意见和建议,推进方案的进一步实施。终期评估的主要目的是了解整个方案的实施情况,目标实现情况、总结经验、发现问题,为寄生虫病预防和控制提供依据。

为科学有效的开展寄生虫病预防和控制评估工作,一般要制定评估方案。评估方案主要内容包括评

估目的、评估内容、评估措施、质量控制、评估时间等。

第二节 寄生虫病预防与控制

一般来说,对大多数寄生虫病控制均应采取针对传染源、传播途径和易感人群三个环节的综合措施,但实际上,只有按各种寄生虫病的流行特点及不同时间、地区和人群的具体情况,分清主次,突出主导措施,才能取得最大效果。

一、针对传染源的措施

传染源是指有寄生虫感染,并能将病原体传入外界或另一个宿主体内继续发育的人或者动物包括患者、带虫者及保虫宿主。寄生虫病防控针对传染源的措施就是对可能引起寄生虫病的人或者动物采取治疗、干预等,降低寄生虫病传播的风险。

(一)人类传染源的控制

有些寄生虫病仅限于人类,没有带病原体的动物宿主,另些寄生虫病既有人类传染源,又有动物宿主,两者比较,前者较后者在流行病学存在薄弱环节,较易控制。对于以人类为传染源的寄生虫病,应做到早发现,早治疗,尤其是蛔虫病、钩虫病、鞭虫病和蛲虫病等,人是唯一的传染源,而且由于不断重复感染,一个人可持续成为传染源,通过驱虫治疗,控制和消灭传染源,是重要的防治措施。

集体治疗与个体治疗:对于感染率较高的肠道线虫病,要进行反复集体驱虫。因为集体治疗比个体治疗有更大优越性,个体治疗,只能使一个人恢复健康,如果周围的人未进行治疗,那么这个人很快就会再度感染。若进行集体治疗,就可以大量消灭在人们生活环境中的虫卵和幼虫,并使每个接受治疗的人恢复健康,有防与治两方面的意义。

集体治疗又分为全人群治疗、选择性治疗和目标性治疗等 3 种形式。全人群治疗又称全民化疗,即当人群中某寄生虫感染十分普遍时,不论其性别和感染状态,对所有社区人群进行化学药物治疗。如根据《土源性线虫病防治技术方案》的要求,人群土源性线虫(蛔虫、鞭虫和钩虫)感染率≥20% 的地区,对 3 周岁以上居民每年服药 1 次(人群感染率在 50% 以上的地区,第 1 年服药 2 次),连续 3 年,每次驱虫覆盖率不低于 60%,就是全人群治疗。此外,我国在防治血吸虫病、疟疾和丝虫病初期多次采用此种方法。特别是 20 世纪 80 年代丝虫病防治,在流行区采用海群生药盐进行全民化疗,从而于 1994 年使全国达到基本消灭丝虫病的标准。

选择性治疗是先检查,给已经明确诊断有感染的人群普遍进行化学药物治疗,故又称普查普治。我国血吸虫病流行区曾对疫区居民进行血吸虫血清抗体检测,阳性者给与吡喹酮治疗,就是选择性治疗。群众接受选择性治疗后,血吸虫感染率得到了明显控制。2006 年卫生部在贵州省开阳县等 10 个县、市建立了寄生虫病综合防治示范区,并在试点实行选择性化疗,覆盖率达90%以上,经过一年两次的选择性化疗后,示范区土源性线虫感染率下降 57%。

目标性治疗又称重点人群化疗,即有目标的针对易感人群或高危人群进行化疗。如某地区儿童,菜农肠道线虫感染率最高,在这一地区针对儿童、菜农进行肠道线虫治疗,就是目标性治疗。

(二)动物传染源的控制

人兽共患寄生虫病的传染源是指患病的动物、人及带虫的动物、人。因此,做好家畜的人兽共患寄生虫病的防治,就可在很大程度上有效地控制其在人群中的流行。如在包虫病的流行区,定期为家犬、牧犬驱虫并捕杀无主犬等,是预防控制包虫病的重要措施。

二、针对传播途径的措施

传播途径是指寄生虫从传染源排出,借助与某些传播因素侵入另一个宿主的全过程。通过传播途径,寄生虫完成了对宿主的更换和繁衍后代。寄生虫病防控依据各类寄生虫病传播途径不同,采取不同的控制措施。

（一）改厕、改水是预防和控制大多数肠道寄生虫病的重要措施

建立生态厕所，对粪便进行无害处理：钩虫、蛔虫、鞭虫、蛲虫等肠道寄生虫（卵）是经过粪便排到周围环境中，再通过污染手、食物和水从口腔进入人体。由于粪便是传播过程的主要媒介，因此对粪便进行无害的处理是能够控制大多数肠道寄生虫病的。

改水，保证生活饮用水的安全：水是维持人畜生命的重要物质，水源一旦被粪便、垃圾、生活污水、工业废水污染，人类就可感染许多水源性寄生虫病。

（二）加强动物性食品卫生管理

猪肉、牛肉、鱼类等动物性食品是食源性寄生虫病由动物传染到人的重要媒介。加强动物性食品卫生管理是控制食源性寄生虫病的一个重要措施。

（三）控制中间宿主

血吸虫病，国内外许多实践证明，以消灭钉螺为主的综合防治，在有些地区可以达到阻断血吸虫病传播的作用，如日本通过环境改造消灭钉螺、结合大规模筛查治疗等防治措施，以及我国广东、上海、广西、福建、浙江5个省、市、自治区通过灭螺、化疗为主，结合其他防治措施，都达到了阻断传播的效果。

三、针对易感人群的措施

易感人群是指种对某种寄生虫缺乏免疫力或免疫力低下的人群。人群作为一个整体对某种寄生虫病的容易感受程度称为人群易感性。从流行病学上考虑，降低人群易感性是防止寄生虫病在人群中流行的一个极为重要的措施。包括二个方面：一是在无病因作用的情况下促进健康，健康促进并不是针对某种疾病的措施，而且促使人们自愿采取有益于健康的行为和生活方式，避免影响健康的危险因素，以达到促进健康的目的。二是针对病因采取措施即健康保护。如人体寄生虫感染最常见的方式经口感染，许多感染期寄生虫可以通过食物、饮水、污染的手指、玩具或其他媒介经口进入人体。通过健康教育，增强预防意识，可防止"病从口入"，可以减少多种肠道线虫和包虫等寄生虫感染机会。改变生食或半生食各种动物肉和内脏、淡水鱼、溪蟹和蝲蛄、蛙、蛇以及螺类等不良饮食习惯，可以防止带绦虫、旋毛虫、弓形虫、肉孢子虫、华支睾吸虫、棘口科吸虫、广州管圆线虫、并殖吸虫、曼氏迭宫绦虫及裂头蚴等食物源性寄生虫感染。有些感染期寄生虫如土壤中的钩虫、粪类圆线虫等丝状蚴能主动地经皮肤侵入人体。通过健康教育，改变人们不良的行为和劳动方式，减少感染机会。

第三节　突发公共卫生事件中寄生虫病的应急处理

一、突发公共卫生事件概念

突发公共卫生事件是指突然发生，造成或者可能造成社会公众健康严重损害的重大传染病疫情、群体性不明原因疾病、重大食物和职业中毒以及其他严重影响公众健康的事件。

二、突发公共卫生事件对公共安全的影响

公共安全是指社会和公民个人从事和进行正常的生活、工作、学习、娱乐和交往所需要的稳定的外部环境和秩序。公共安全包含信息安全、食品安全、公共卫生安全、公众出行规律安全、避难者行为安全、人员疏散的场地安全、建筑安全等。公共安全事件是指对不特定人群及其财产构成威胁的事件，主要包括：自然灾害、事故灾难、公共卫生事件、社会安全事件。

近年来，我国各种灾害事故频繁发生，面临的公共安全风险隐患也不断增多，重大传染性疾病等突发公共卫生事件在全世界范围不断出现，防控和救治已逐渐趋于常态化。突发公共卫生事件的非常规性、关联性、复合性及衍生性不断增强，在很大程度上增加了突发事件的防控难度。突发公共卫生事件具有突发性、不可预测性和极易造成重大健康危害等特点，对公共安全造成了严重影响。

突发公共卫生事件按照社会危害程度、影响范围等因素分为特别重大、重大、较大和一般四级。法律、

行政法规或者国务院另有规定的,从其规定。

三、影响突发寄生虫病事件的因素

突发寄生虫病事件包括突发寄生虫病疫情、自然灾害和人员流动导致的相关的寄生虫病潜在传播风险、寄生虫病疫情处置不当引起的突发事件等。

(一) 寄生虫病突发疫情

寄生虫病的流行受气候变化、生态环境、中间宿主的孳生分布等自然因素,以及经济发展、生产生活方式、人群行为习惯等社会因素的影响。虽然我国寄生虫病的流行在总体上得到较好的控制,但仍存在许多与寄生虫流行与传播的相关因素,若寄生虫病遇突发事件、极易造成寄生虫病疫情的扩散或复燃,甚至引起严重的公共卫生事件。近年来,我国发生了多起寄生虫病突发疫情引起的突发公共卫生事件。1995 年,安徽铜陵县因洪水淹没江堤,其上、下游螺及含有血吸虫尾蚴的水体汇流入铜陵县老洲乡,造成 55 名当地居民感染急性血吸虫病。2008 年,新疆维吾尔自治区报告的黑热病病例数急剧增加,累计报告 215 例;2006 年,北京市报告广州管圆线病例 160 例,其中住院病例 100 例、重症病例 25 例。2015 年,云南省洱源县起胜村、因婚宴上生食猪皮,导致 5 例旋毛虫病病例暴发。

(二) 自然灾害

洪涝、地震等自然灾害不仅严重威胁当地群众生命和财产安全,而且会加剧钉螺、蚊媒、白蛉等寄生虫中间宿主或媒介的孳生及扩散。此外,在救灾、生产自救等工作中,武警官兵、解放军战士、灾区群众因更多的接触不卫生的水体或暴露在野外等因素,极大的增加了感染寄生虫病的潜在风险。1998 年,长江中下游流域发生了特大洪水,沿江多地堤岸决口洪水泛滥,导致钉螺大范围扩散蔓延,导致血吸虫病疫情严重回升。2016 年,长江流域再度发生特大洪涝灾害,致使血吸虫病传播风险不断增大,影响了我国消除血吸虫病防治进程。2008 年汶川特大地震,不仅夺去了千上万群众的生命,造成极大的财产损失,而且改变了当地的自然生态环境,导致一些已控制血吸虫病地区出现再度流行的风险。2010 年青海玉树县发生大地震、2013 年四川庐山县地震等,都在不同程度上增加了地震灾区黑热病、血吸虫病等寄生虫病传播的风险。

(三) 人员流动

随着经济的快速发展、国内外交流的日益增多,尤其是国际间经济贸易、劳务合作、旅游观光等活动的增多,人员流动日益频繁,输入性寄生虫病病例时有发生,从而导致输入性寄生虫病事件的风险也日益增大。2007 年,湖南省血吸虫病防治研究所陆续接诊了多例因非洲务工而感染曼氏和埃及血吸虫病的劳务输出人员。2009 年,甘肃省武威市累计报告了 7 例境外输入性疟疾病例,其中 1 例死亡,患者均为赴非洲安哥拉务工返乡人员。2013 年,广西壮族自治区上林县暴发 1 251 例输入性疟疾病例,调查发现均为非洲归国务工人员。此外,我国还发现了一些自境外输入的罕见寄生虫病病例。2014 年,江苏省报告了 1 例输入性非洲锥虫病病例,病患自 2010-2014 年曾先后 4 次被外派到非洲加蓬从事水上运输,经常出入热带丛林和河谷地带,并且有蚊、蝇叮咬史。众所周知,曼氏血吸虫病、埃及血吸虫病、疟疾、锥虫病等均是国外严重流行的寄生虫病。这类病例输入后,如在国内遇到有相似的自然生态环境等流行因素,则有传播甚至流行的风险,威胁国内居民的健康、影响我国的公共卫生安全。

(四) 寄生虫病疫情处置不当

突发寄生虫病疫情发生后,若未能及时、有效的处置和控制,则可能在当地群众中造成不良影响,甚至引发社会纠纷、聚众闹事等群体事件。2013 年,上海某建筑工程公司在湖南省洞庭湖沿岸施工,因部分施工人员出现皮疹、发热等血吸虫病症状,被诊断为"血吸虫病",引发施工人员的恐慌而导致工程停工,造成严重的经济损失。

四、突发寄生虫病事件处置体系

我国颁布了有关传染病防治和突发公共卫生事件的法律法规,建立了传染病监测和突发公共卫生事件网络直报系统等。为及时掌握突发寄生虫病事件发展的信息,在出现突发寄生虫病事件时能早期介入、早期控制,防止疫情扩散和事件扩大,应在已有法规和监测网络的基础上,尽快构建和完善我国突发寄生虫病事件的处置体系。应急处置体系至少应包括指挥协调、信息支撑、专家支撑和保障支撑等4个系统模块。

(一)指挥协调系统

指挥协调系统应该由各级相关行政主管部门和疾病预防控制机构等共同组成,负责根据突发寄生虫病事件的性质和危害程度等确定响应等级,统一指挥、协调有关部门共同开展寄生虫病突发事件的处置工作。

(二)信息支撑系统

信息系统在寄生虫病事件处置体系中发挥重要作用,主要在突发寄生虫病事件的早期,收集寄生虫病发生的历史疫情资料,提供寄生虫病传播风险初步评估结果;根据寄生虫病疫情或事件的发展情况,及时开展动态疫情大数据的分析;跟踪寄生虫病事件发展,进行疫情数据的收集、整理和分析;在寄生虫突发事件处置后,撰写疫情分析报告。

(三)专家支撑系统

在突发寄生虫病事件出现后,首先应召集寄生虫病有关专家开展针对突发事件的会商,并就事件的响应和处置等提出合理意见。根据寄生虫病突发事件发展态势及实际工作需求,派遣包括流行病学、病原学、媒介生物学、检验检测、临床治疗和心理干预等方面的专家开展现场调查,完成现场调查和对策分析报告,提出突发寄生虫病事件处置措施并指导实施。在处置措施实施后,有关专家组应及时开展现场干预效果的相关评估工作,并根据评估结果调整和完善处理措施、制定后续的长效防控措施。

(四)保障支撑系统

保障支撑系统在处置突发寄生虫病事件中也发挥着重要作用,包括突发事件的现场调查、干预措施实施、效果评估等工作所需的试剂器材、交通、宣传等经费保障,以及工作人员生活后勤保障等,确保突发寄生虫病事件处置工作能够顺利开展。

五、突发寄生虫病事件处置流程

我国突发寄生虫病事件处置流程应分为4个阶段,分别为响应启动、现场调查、现场干预和处置后评估。

(一)响应启动

接报突发寄生虫病事件后,根据分级响应原则,由相关行政部门和预防控制机构组成指挥协调小组,负责响应处置工作的统筹、指挥和协调工作,保障响应处置工作的现场调查、干预、临床救治、检测试剂和仪器、交通和经费等事宜,建立与当地疾病预防控制机构快速联系的渠道,指挥开展核实事件发生的时间、地点、过程、影响范围,组建承担临床救治、现场调查和干预等相关工作的专家组。

(二)现场调查

由寄生虫病预防控制机构负责开展现场调查。调查工作应包括以下内容:调查事件起因、发展和影响范围及结果,如寄生虫病传染源、传播途径和易感人群,确定疫情类型,疫情控制和调查评估等工作,以及相关个案调查;调查事件或病例所在的自然因素和社会因素;开展有关病媒、中间宿主或动物宿主的检测,了解病媒分布及感染情况;围绕事件或病例,追查感染和受感染风险人群的生活、生产及活动情况,找出感染因素,分析主要暴露危险因素及传染源;形成调查报告并提出干预建议;调查当地人群对事件或疾病的认知情况,提出健康教育的核心信息,针对媒体发布事件解释和处理说明。临床医疗专家组依据诊断标准或原则,调查病人的主要临床症状及体征、实验室检查结果、流行病学特征,对可能的病因作出判断,开展病人救治。信息支撑系统实时跟踪社会舆论对事件变化动态,提供舆情分析报告。

(三)现场干预

根据调查和初步分析结果,对疫情发生的原因、传播方式、流行特点、流行趋势和措施做出评价,提出干预措施。积极开展危重人员的医疗救治。在事件发生地开展健康教育,提高群众对事件的认知,促进群众积极配合和参与所采取的控制措施,同时邀请媒体参与公共宣传工作。及时提供阶段性小结报告,对事件的发生、措施的效果、经验教训以及对后续工作的建议等做出分析总结,并报上级卫生行政部门或专业机构。

(四) 处置后评估

在突发寄生虫病事件处置完成后,应及时开展响应后评估工作。评估内容包括事件性质和类型、对当地寄生虫病流行和社会经济等影响,应急处置的响应过程、调查步骤,干预方法和采取的救治措施及其效果,调查结论等,总结经验与教训,并提出改进意见和建议。

六、提高突发寄生虫病事件处置能力、防范类似事件再次发生

我国是一个发展中国家,人口众多,不同地区的经济和卫生条件差异较大。尽管我国已经初步建立了突发寄生虫病事件响应体系,随着寄生虫病防控进展和社会发展,仍需不断完善响应体系,并加强寄生虫病病原学诊断、防控适宜技术等研究,尽快建立特效治疗药物、诊断试剂和药品的国家储备,以适应新时期的疾病控制目标和要求。除了应重视传统的疟疾、血吸虫病等重要寄生虫病外,应加强食源性、土源性和机会性致病寄生虫病的防控,同时应关注国际寄生虫病的疫情发展,加强少见、罕见和输入性寄生虫病的监测和防控。

(一) 更新观念、转变职能

把应对突发寄生虫病事件作为卫生部门的一项重要任务,各级卫生行政部门增强危机意识和应急观念,克服麻痹松劲情绪和侥幸心理,把提高应对危机能力作为履行社会管理和公共服务职能的重要任务,进一步加强对突发寄生虫病事件的监测、预防和控制,做到有备无患、从容应对。

(二) 全面实施建设规划,提高应对突发寄生虫病事件能力

按照国家批准的各项建设规划要求,加快医疗救治体系、疾病预防控制体系的建设进度。同时,进一步完善疾病预防控制机构和卫生执法监督机构的职能定位、职责分工和工作要求,改革人事制度,加强队伍建设,实行定编定员,招聘竞争上岗,优化队伍结构,提高工作能力和效率。

(三) 进一步加强卫生法制建设

严格执行《中华人民共和国传染病防治法》和《突发公共卫生事件应急条例》等相关法律法规和规定,切实履行职责,落实责任制。对工作不力、措施失当,造成损失的,依法追究有关当事人的责任。

(四) 加强应对突发寄生虫病事件的宣传教育

充分利用电视、广播、报纸、互联网等多种形式对社会公众广泛开展突发寄生虫病事件应急知识的宣传,指导群众以科学的态度对待突发寄生虫病事件,消除恐慌心理,提高遵守有关法律法规的意识和自我防范的能力,以利于组织和动员社会公众广泛参与有效应对突发寄生虫病事件。

(五) 加强人员、技术储备和物资、经费保证,保障应急处置体系的有效运行

加强应急医疗卫生救治队伍和培新基地建设,不断提高应急救治能力。有关部门制订严格的应急医疗卫生救治管理规范,加强技术培训和应急演练,培养医护人员全心全意为患者服务的理念。国务院有关部门应充分有效的利用各种卫生资源,整合科研力量,实行联合科技攻关,加强对突发寄生虫病事件的发生规律、监测预警、预防控制等方面的研究,为突发寄生虫病事件的应急处置提供技术支撑。

(刘道华　汪天平)

参 考 文 献

[1] 杨丽君,郑静晨,黄钢,等.我国突发公共卫生事件应急救援体系建设研究[J].中国工程科学,2021,23(5):9-17.

[2] 王卓然,李明穗,蒋慧莉,等.我国突发公共卫生事件应急防控体系建设研究[J].中国工程科学,2021,23(5):18-23.

[3] 贺育华,杨婕,蒋理立.突发公共卫生事件管理框架的研究进展[J].护理学杂志,2021,36(19):106-109.

[4] 高培培,谢友宁.突发公共卫生事件的信息管理平台构建研究[J].江苏科技信息,2021,22:46-49.

[5] 韩晔,洪玮,段佳丽.突发公共卫生事件应急科普传播机制与实践策略探讨[J].中国健康教育,2021,37(8):757-760.

[6] 桑志宏,张晓红,左素俊,等.山西省2010-2019年突发公共卫生事件监测结果分析[J].中国药物与临床,2021,21

（10）:1688-1690.

［7］ 陈怡君,刘薇薇,何姗,等.基层医疗卫生机构应对突发公共卫生事件的应急策略探讨[J].保健医学研究与实践,2021,18（4）:19-22.

［8］ 周湘玺,丁媛媛,杜渐,等.突发公共卫生事件中公众风险感知的文献研究[J].保健医学研究与实践,2021,18（4）:1-6.

［9］ 姚建红,范玉改,刘智勇,等.完善疾病预防控制体系的若干对策建议[J].中国护理管理,2021,21（6）:957-960.

［10］ 姚建义,金雅玲,汤晓勇,等.突发公共卫生事件智慧应急发展探讨[J].中国工程科学,2021,23（4）:107-113.

［11］ 吴凡,陈勇,付晨,等.中国疾病预防控制体系发展改革的若干问题与对策建议[J].中国卫生资源,2020,23（3）:185-190.

［12］ 郑贵森.百年大计—筑牢公共卫生疾病预防控制体系之思考[J].甘肃中医药大学学报,2020,37（1）:15-18.

［13］ 靳彬,骆达,詹引,等.医疗机构卫生应急体系建设现状研究[J].中国卫生事业管理,2019,36（1）:33-34.

［14］ 王坤,毛阿燕,孟月莉,等.我国公共卫生体系建设发展历程、现状、问题与策略[J].中国公共卫生,2019,35（7）:801-805.

［15］ 屈腾佼,谷仕艳,李萌竹,等.中国卫生应急管理发展现状及面临挑战[J].中国公共卫生管理,2019,35（4）:433-435.

［16］ 诸欣平,苏川.人体寄生虫学[M].9版.北京:人民卫生出版社,2018:3-21.

［17］ 陈华芳,柯雪梅,郭志南,等.厦门市2011-2017年钩虫感染情况分析[J].中国城乡企业卫生,2018,11:82-84.

［18］ 王超男,廖凯举,李冰,等.中国卫生应急管理体系建设调查分析[J].中国公共卫生,2018,34（2）:260-264.

［19］ 曹淳力,孙乐平,洪青标,等.我国突发寄生虫病事件响应体系的构建[J].中国血吸虫病防治杂志,2017,29（4）:397-401.

［20］ 杨俊.常见食源性寄生虫病的防控措施[J].中国畜牧兽医文摘,2017,33（9）:104-106.

［21］ 夏建国,刘涵,陈强,等.全国省级疾病预防控制中心信息化建设现状分析[J].中国卫生信息管理杂志,2017,14（6）:854-857.

［22］ 元艺,蔡顺祥,黄希宝,等.长江重大沉船事件救援中的血吸虫病防控应急处置及效果评价[J].中国血吸虫病防治杂志,2017,29（1）:18-23.

［23］ 曹淳力,李石柱,周晓农.特大洪涝灾害对我国血吸虫病传播的影响及应急处置[J].中国血吸虫病防治杂志,2016,28（6）:618-623.

［24］ 刘东峰,孙岩松.重大传染病疫情应急防控实践总结和思考[J].武警医学,2016,27（12）:1189-1192.

［25］ 朱素娟,王衡,徐卫民,等.浙江省首例境外输入性埃及血吸虫病病例报告[J].预防医学,2016,28（10）:1021-1022.

［26］ 陈念,金柯,徐晶晶,等.输入性非洲锥虫病一例[J].中华传染病杂志,2016,34（5）:309-311.

［27］ 叶磊,陈忠兰,刘敏,等.社区突发公共卫生事件应急建设研究进展[J].重庆医学,2014,43（30）:4113-4115.

［28］ 李连杰,张迪,武小梅.突发公共卫生事件中集群行为研究进展[J].中国健康教育,2014,30（7）:631-633.

［29］ 高靖,冯婷,李以义,等.一起疑似群体性血吸虫感染事件调查[J].中国公共卫生杂志,2014,30（增刊）:60-63.

［30］ 郝晓宁,刘建春,薄涛,等.我国突发公共卫生事件监测预警现状的横断面研究[J].中国卫生政策研究,2013,6（12）:53-57.

［31］ 段玉玲,王世平,杨超,等.突发公共卫生事件快速应急处置技术研究与应用[J].中国公共卫生管理,2011,27（3）:284-285.

［32］ 李玉凤,仲维霞,赵桂华,等.我国黑热病的流行概况和防治现状[J].中国病原生物学杂志,2011,6（8）:629-631.

［33］ 吴钦华,杨益超,区方奇,等.广西壮族自治区人群钩虫感染现状调查[J].中国病原生物学杂志,2006,1（2）:146-147.

［34］ 中华人民共和国国务院.突发公共卫生事件应急条例[Z].2003-05-07.

第五十五章

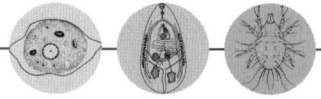

寄生虫病流行病学监测技术

流行病学监测是公共卫生实践的重要组成部分。公共卫生系统有 5 个必备的功能:人群健康评估、健康监测、健康促进、疾病和伤害的预防、健康保护。最早的监测活动主要是针对疾病的发生和死亡进行的,尤其是传染性疾病,因此称为疾病监测(surveillance of disease)。疾病监测既是预防和控制疾病的重要对策,也是很具体的重要措施。在制定和执行疾病的防制策略与措施的同时,必须进行疾病监测,将监测资料加以科学的分析,以便对对策和措施不断地进行恰当的评价,提出修改意见,使疾病的防制措施更加完善,从而提高疾病防治效率和水平。

在 20 世纪 40 年代末,美国等一些西方国家开始对疟疾、脊髓灰质炎、流行性感冒和肝炎等传染病进行监测,主要是为了及时隔离患者、防止传播。当时这些监测活动是对疾病的发生和死亡进行观察,故称疾病监测。但随着监测内容的扩大,一般称为流行病学监测(epidemiological surveillance),现在西方都称为公共卫生监测(public health surveillance)。我国由于约定俗成,通常仍称为疾病监测,但内涵已经改变。最近提出了第二代监测的概念,这是指在传统的监测内容基础上,再增加行为学监测和血清学监测以达到提高敏感性和监测效率的目的。

参考 1968 年的世界卫生组织第 21 届世界卫生会议提出的传染病监测的定义,寄生虫病监测是指长期、连续、系统地收集、核对、分析寄生虫病的动态分布和影响因素的资料,及时反馈信息,以便采取干预措施并评价其效果。寄生虫病监测的定义说明了寄生虫病监测同其他疾病监测一样有以下三个基本特征:①要发现寄生虫病的分布规律和流行态势,必须坚持长期、连续、系统地收集资料;②只有对原始资料进行整理、分析和解释后,才能转化为有价值的信息;③强调了信息的利用和反馈,只有将信息及时反馈给有关部门和所有应当知道的人,信息才能在寄生虫病预防、控制中得到充分利用。

寄生虫病作为严重危害人体身心健康的传染病之一,我们更需对其开展一系列的监测工作,从而掌握其流行趋势并制定相应的防控措施。我国是寄生虫病严重流行的国家之一,寄生虫病的预防和控制是我国公共卫生的重点之一。寄生虫病预防主要是指在疫情尚未出现前,针对可能暴露于病原体并发生寄生虫病的易感人群采取措施。寄生虫病的控制一般是指疫情发生后,限制寄生虫病发生和流行的强度与范围,使发病率降低到最低水平,防止疫情扩散,促使其尽快平息的策略与措施。而制定相关预防和控制的策略则需依据监测所获得的资料与信息,可见寄生虫病监测对于整个寄生虫病防控的重要性。寄生虫病的监测也需要遵守一定的原则。

1. 坚持连续地监测　监测的定义本身就是一个连续性的概念,寄生虫病的流行、危险因素的发生和分布以及寄生虫病防治环境都是随时间的推移而发生变化,要掌握这些寄生虫病流行动态的变化就须坚持连续地监测。

2. 坚持突出重要寄生虫病监测并尽可能兼顾其他寄生虫病监测　我国寄生虫病种类繁多,要突出对危害严重、流行地区广的寄生虫病的监测,但是在可能的条件下要兼顾其他寄生虫病的监测,这是因为从流行病角度看,寄生虫病有以下方面的特点:

(1) 人体寄生虫病大多数是人的不良行为所致。如血吸虫病是与人到疫区水中劳作或游泳有关,包虫病和蛔虫病、鞭虫病与人们饭前不洗手有关,钩虫病与人们赤足下地劳动有关,华支睾吸虫病与人们喜欢吃生鱼片有关,带绦虫病、旋毛虫病与人们喜食生肉有关,具有一因多果的特点。

（2）我国农村许多人可同时感染多种寄生虫病,一体多病。

（3）许多寄生虫病检查方法也相同或相近,如粪便检查同时可以检查50~60种寄生虫感染;血清学检测同一个患者血清时,可以用不同试剂全面检测多种寄生虫病。

（4）现在驱虫药物多是广谱的,如治疗血吸虫病的有效药物吡喹酮,对人体感染的其他吸虫病、绦虫病几乎都有效。

（5）许多防治措施都可以起到综合防治作用,如改水改厕不仅是预防血吸虫病的措施,也是预防其他吸虫病、土源性寄生虫病和猪绦虫病及囊虫病的重要措施。

既然许多寄生虫病流行因素、检测方法相同,预防和治疗措施相似,又多是一体多病,那么进行以当地主要寄生虫病监测为主,同时监测其他当地流行的寄生虫病,从资源整合角度,这也是最经济、有效的监测。因此,应因地制宜开展综合监测。

3. 要重视监测的质量控制　监测的质量控制十分重要,为了保证质量要注意以下几点:

（1）制定监测方案和实施细则;

（2）定期对各级监测人员进行技术培训;

（3）每年定期抽查各监测点漏报、谎报、误报情况。

4. 要重视现代信息技术在寄生虫病监测中的应用　寄生虫病监测要充分应用计算机网络技术,因为它与传统疾病监测系统相比,有许多优越性。

（1）在线收集数据,具备速度快、简便、无须录入等优点;

（2）GIS（geographic information system）使数据更加形象化,可按用户需求显示不同地区各种类的数据;

（3）利用互联网实现信息的即时发布、数据传输,使信息的传递、处理、反馈、传播更加便捷;

（4）监测数据能够及时反馈卫生项目及措施的效果,有利于执行者及时调整措施;

（5）网络化既能使不同监测系统的数据共享,又能使不同参加者能够方便地与其他参与组织和单位联系,起到相互交流的作用。因此,寄生虫病监测要注意不断引进新的信息技术,不断提高监测水平。

5. 对寄生虫病监测系统的质量、用途、费用及效应要定期评估　对寄生虫病监测系统要从灵敏性、及时性、代表性、简单性、灵活性、可接受性、阳性预测值等方面进行定期评估,以进一步改进与完善监测系统。

（1）监测系统的灵敏性包括两个方面:①监测系统报告的病例占实际病例的比例;②监测系统判断暴发或流行的能力。因此,灵敏性是监测系统识别卫生问题的能力指标。

（2）监测结果的及时性是信息反馈速度的指标,是指监测系统发现疫情直到相关部门接到报告并作出反应的时间间隔。

（3）代表性指监测系统测到的疫情,能在多大程度上代表目标人群中实际发生的疫情。

（4）简单性是指监测系统的运行步骤和监测方法简便易行。

（5）灵活性是指监测系统的运行程序或技术应对新疫情新情况时能及时作出反应和调整,以适应其变化。

（6）可接受性是指监测系统的参与者能否持续并及时提供准确、完整的资料以衡量参与者对监测工作的依从性。

（7）阳性预测值是指监测系统报告的病例中真阳性所占的比例,阳性预测值太低,在调查假阳性病例和干预未发生的流行过程中,会造成卫生资源的浪费。

6. 每年要对法定寄生虫病进行漏报调查　法定寄生虫病疫情也可能存在漏报的情况,负责疫情报告单位要按《全国法定传染病漏报调查方法》进行法定寄生虫病漏报调查和居民区漏报调查,利用得出的漏报率校正报告发病率、推算估计发病率,评估就诊和疫情报告的水平,并分析漏报原因,改进、完善疫情报告的管理,为修正寄生虫病预防与控制措施提供依据。

如根据2000年全国疫情报告疟疾发病数为24 088例,发病率为1.876/10万,比上年下降20.35%,因疟疾死亡 39 例。但是,疫区各省疟疾疫情存在着严重的漏报情况。1996—1999 年全国疟疾疫情报告发病人数均在 3 万例左右,而据各省的粗略估计,实际发病人数约为疫情报告数的 8~10 倍,全国病例数有 20 万~30 万例,流动人口中疟疾漏查漏报的情况更为严重。

因此,在遵守寄生虫病监测原则的基础上对寄生虫病开展连续系统的监测,通过完善的监测体系进行全面监测,从而获得寄生虫病感染、流行以及临床的相关特征与信息,根据这些信息预测其流行趋势,为制定寄生虫病的防控策略提供科学的依据。

第一节 寄生虫病监测方案

寄生虫病严重危害了人们的身心健康,为了给寄生虫病的防控提供有效的依据,我们需根据寄生虫病的特征制定合理有效的方案并进行连续系统的监测。

一、调查目的和对象

调查目的是指社会调查研究活动所要达到的预期结果,即对寄生虫病进行监测最终需要解决的问题或发挥的作用。根据调查目的的不同其调查对象也会有所差别。

(一)调查目的

1. 及时掌握寄生虫病流行模式,确定防治重点。我国幅员辽阔、气候与地理环境复杂,寄生虫种类繁多,是世界上寄生虫病严重流行的国家之一。特别是广大农村,寄生虫病一直是危害人民健康的常见病、多发病。因此,寄生虫病是我国长期存在的重要公共卫生问题。1949 年后我国对疟疾、血吸虫病、丝虫病、黑热病等严重危害人民健康的四大寄生虫病,开展了全面防治,已取得了举世瞩目的成就。在增进人民健康、保护生产力方面做出了重大的贡献。但是在全国范围内最终控制和切断传播或消灭这些寄生虫病仍然是一项长期而艰巨的任务。随着卫生防病工作的进展和农村经济、文化、生活水平的提高,有些寄生虫病得到了有效控制,但许多过去无力顾及的,或被忽视的寄生虫病正日益成为我们面临的急待解决的严重问题。通过寄生虫病监测,可以及时掌握这些寄生虫病分布范围、流行规律、危害程度的动态变化,为确定防治重点、制定防治对策提供科学依据。监测的数据越全面、提供的信息就越准确。

2. 发现异常情况,查明原因,及时采取干预措施。在寄生虫病监测过程中,若发现寄生虫病的分布、流行态势的异常变化,就可引起重视。如目前并殖吸虫病、华支睾吸虫病、广州管圆线虫病过去在非流行区,尤其是在远离疫区、卫生条件较好的城市很难见到。近几年来则相反,在城市居民中因这些寄生虫感染而致病、致残者屡见不鲜,甚至还有导致死亡的报道,究其原因,与人民生活水平提高、食物来源的多样化和饮食方式的改变有很大关系。这种新的异常情况告诉我们加强“城市寄生虫病”的监测的必要性和重要性。

3. 预测寄生虫病流行趋势,估计寄生虫病服务需求。寄生虫病监测可以动态观察寄生虫病的流行趋势,预测寄生虫病流行规模,估计未来的寄生虫病的服务需求,如随着我国人民生活水平的提高和卫生防治工作的深入,土源性寄生虫病流行将逐步减弱,但一些食源性寄生虫病发病有可能上升,通过寄生虫病监测就可以较准确预测这些寄生虫病未来流行态势,为制定寄生虫病防治规划提供依据。

4. 确定寄生虫病的危险因素和高危人群。寄生虫病的发生、发展和结局都与危险因素的暴露密切相关,因此寄生虫病监测内容包括了与寄生虫病有关的暴露因素监测,有助于确定危险因素;而通过对监测人群的发病情况分析,掌握高危人群,据此可以提高干预的效率和控制寄生虫病的效果。

5. 评价干预效果。采取干预措施防治寄生虫病,须了解其防治的效果。由于采取了连续和系统的监测,因此在评价干预策略和措施时,能够提供全面、可靠的资料。

(二)调查对象

目前我国丝虫病、疟疾和血吸虫病已全面开展了监测,但有些人误认为只有达到控制或基本控制的寄生虫病才需要监测。其实寄生虫病监测是寄生虫病预防和控制整个过程中的一个重要手段和方法,不仅已经控制或基本控制的寄生虫病需要监测,那些尚未控制的寄生虫病更需要监测。因为要预防和控制寄生虫病,首先要有对策和措施,在对策和措施实施之后,应了解其效果、效益。只有通过监测获得信息,才能对现有的对策与措施进行评估,判断对策是否正确,措施是否有效完善。只有不断地改进对策与措施,卫生防病水平才能不断提高,从而使寄生虫病的预防和控制更加有效。

寄生虫病监测分为主动监测和被动监测两种:主动监测是依靠专业队伍监测,按统一规定要求和标准,使专业机构主动收集资料,因此所得资料比较完整系统;被动监测是依靠医院、门诊病例报告按常规方法将遇到的常规法定寄生虫病病例向上级报告。因此,主动监测的质量优于被动监测,被动监测易漏报未到医院就诊的患者,所以只有通过主动监测才能掌握寄生虫病的实际发病情况和流行趋势。

1. 人群监测　人群监测不仅能使患者获得必要而及时的治疗或医学检查,而且能迅速获得人群疫情。但人群监测要根据社会和经济发展的新形势结合各种寄生虫病流行特点,适时地调查重点监测对象。寄生虫病监测不仅要重视农村人口监测还要注意流动人口和城市人口的监测。

(1) 流动人口的监测:社会经济的发展,大量无控制的人口流动亦可加剧现有的寄生虫病传播。如广东省深圳市,20 世纪 80 年代初由于大规模建设的需要,全国 13 个省份患病从 1979 年的 7 例,至 1985 年累计增加到了 17 755 例,波及 20 多万人。而且病例输出波及 10 多个省份和省内 35 个县(市)。海南省每年流动人口在 50 万以上,近几年登记的疟疾病例数每年在 3 600~4 800,其中恶性疟占 30.00%,发病率不仅比当地人口发病率高数倍至 10 倍,还具有向各省播散抗药性恶性疟的危险性。

广西、云南地处祖国南疆,广西有 7 个县(市)97 个乡镇 9 626 个自然村与越南北部相毗邻。云南与缅甸、老挝、越南相接壤,国境线长达 4 000 多公里,有 26 个边境县(市),各个民族跨境耕作,由于商贸活跃,边民来往接触频繁,估计每年流动人口超过 1 000 万人次,1992 年这些地区的疟疾发病率比非边境地区居民高 3 倍。因此流动人口增加和传染源输入是导致各地疟疾疫情波动、恶性疟病例扩散、暴发点增多的一个重要原因。不仅是疟疾,人口流动也可导致其他寄生虫病的传播和扩散。

我国因生产或旅游造成的人口大流动对食物源性寄生虫病传播也起着很大的作用。如崔晶等(1996)报道的河南省郑州市居民到登封县旅游时捕捉溪蟹生食而发生一起并殖吸虫病集体感染。程辉(1989)报道一位外地猪带绦虫病患者,进入内蒙古某镇做工,该患者到该镇后,每到一处食宿半月以上,又有随地便溺习惯。由于当地猪多散养,猪吃了粪便造成感染,在 18 个月内,全镇就有 6 个发病区,共发现感染囊虫的猪 44 头。这种猪肉流入市场,又可能引起人体猪带绦虫感染。因此加强对流动人口的监测和管理,是当前寄生虫病防治的一个重要内容。

(2) 城市人口的监测:人群监测不能仅限于农村流行区,对城市人口监测也必须引起高度重视。近几年来,由于经济发展、人民生活水平的提高而引起的膳食结构改变和随着改革开放的深入发展、商业活动的兴旺而带来的鲜水产品、活畜、畜产品易地贸易频繁以及食品卫生管理滞后等问题,使旋毛虫病、肺吸虫病、带绦虫病与猪囊尾蚴病以及华支睾吸虫病等这些原先是以农村为主的食物源性寄生虫病,已逐渐成为城镇食物源性寄生虫病。随着人民生活水平的提高,涮猪肉、烤猪肉串的风味小吃盛行,目前在聚餐及在餐馆就餐机会多的人群(如干部)中,旋毛虫发病率有增高趋势。河南省郑州市 1991 年发现人体旋毛虫病之后,相继发生 5 次暴发。1995 年 12 月至 1996 年 2 月,有 291 人因在某饺子馆吃未煮熟的饺子而感染,212 人发病。猪囊尾蚴病在我国分布普遍,29 个省份有当地感染病例报道,并在一些地区形成地方性流行。近来,从一些报道中反映出两个新的趋势,一是猪囊尾蚴病就诊患者中来自城市患者的比例增多,甚至超过农村。如刘德惠(1998)报道在吉林省 1984—1997 年收治的 505 例猪囊尾蚴病患者中,居住在城镇的占 57.65%,居住在农村的占 42.35%;二是聚餐或在餐馆就餐机会多的干部、教师和工人患者比例超过机会少的农民、学生及儿童。如李风华等(1995)报道在辽宁省的病例,工人占 46.30%,农民占 35.47%,儿童占 9.36%;刘德惠(1998)报道,在吉林省,工人、干部占 46.56%,农民占 33.52%。并殖吸虫病疫区在农村,以往报道病例也是绝大多数来自农村,但近年来,由于不少疫区自然景观的改变,化肥、农药的普遍使用,以及人为捕猎,致使并殖吸虫的储存宿主和中间宿主明显减少,疫区人体感染并殖吸虫机会也减少。尤其是多年来在疫区开展了多种形式的健康教育,使当地群众已逐步改掉吃生蟹或蝲蛄贴的习惯,所以现在疫区已很少有集体感染的报道。但是,1987—1996 年,先后报道城市居民因吃疫区贩来的溪蟹或前往旅游景点抓捕溪蟹生吃,造成并殖吸虫感染。其中南京市 72 例、上海市 6 例、郑州市 4 例、建瓯市 8 例。

据中国疾病预防控制中心寄生虫病预防控制所和上海医院不完全统计,1998年以来,上海市区居民在餐馆因吃炝蟹(在酒中浸泡20~30分钟)、醉蟹(蟹在酒中浸泡1~3天)或爆炒、烫吃中华绒螯蟹而感染并殖肺吸虫的病例,经病原学确诊已超过50例,经血清学诊断有1 000余例。近年来,杭州市居民因吃醉蟹而感染并殖吸虫病,经浙江地方病防治所确诊的也有80余例。因此寄生虫病的监测不能限于农村人口,对城市人群寄生虫病,尤其是食物源性寄生虫病监测要放在重要的位置。

2. 对动物感染的监测　对人兽共患寄生虫病来说,动物感染情况的监测极为重要。因为动物中感染率不断提高是寄生虫病正在活跃的信息,预示这种寄生虫病将有可能由动物向人传播。动物监测可根据对动物临床观察、食品检查、尸检、或采用血清学检查来进行。

3. 媒介生物监测　根据媒介生物监测结果可以分析有关寄生虫病的传播趋势。如疟疾的蚊媒监测,可在蚊媒繁殖季节进行按蚊叮人率、人血指数和日存活率的调查,计算媒介能量,分析疟疾传播趋势。

二、调查内容和方法

寄生虫病的调查内容及方法需根据具体寄生虫病的感染及发病传播特征进行相应的调整,主要包括人口学资料、流行病学调查信息、实验室检测结果等。

(一) 调查内容

1. 人口学资料和相关因素变量　人口学资料包括姓名、年龄、性别、职业、文化程度、民族、住址。相关因素变量主要是指某些可能与研究疾病相关的特征,例如吸烟、流产、经济收入、饮食习惯、家族史等。

2. 寄生虫病实验室检测资料　粪便检查、血清学检查、各种健康体检。

3. 危险因素调查资料。

4. 暴发或流行的调查报告及流行病学调查资料、漏报调查等各项有关的寄生虫病的专题调查报告。

5. 寄生虫病感染率、发病率和死亡情况资料。

6. 寄生虫病个案调查资料。

7. 人兽共患寄生虫病动物宿主及媒介节肢动物的分布资料。

8. 改水、改厕资料。

9. 驱虫服药等干预措施的记录资料。

10. 经济发展及人均收入资料等。

(二) 调查方法

1. 统一可操作的标准　由于感染与健康往往缺乏一个明显的界限,如果按照某个临床诊断标准来确定病例,就必然会发生一定数量的漏诊和误诊。在大规模的监测工作中,宁可忽视单个病例诊断的准确性,也要保证一个统一的、可操作性强的诊断标准,用这个诊断标准确定的病例称为监测病例。在疾病监测中应当尽可能提高实际病例在监测病例中的比例,而且应当能估计这个比例的大小和变化。

2. 提倡综合监测　单一病种的监测固然可以进行,但多病种的综合监测既可以节省人力和费用,又可更好地利用现有卫生资源。随着寄生虫病防治工作的深入,综合监测的优越性会越来越明显。

3. 设立监测点　又称哨点监测(sentinel surveillance),通过哨点监测,进行长期地、连续地观察。结合寄生虫病流行特点,采取分层随机抽样方法建立监测点,监测点的观察不同于一般的横断面调查或典型调查,只有对各监测点进行长期地、连续地观察,才能发现寄生虫病的动态分布及其影响因素,这样积累的资料才能成为制定防治对策和措施的重要依据。

4. 横断面监测　在面上(非监测点)定期开展一些有针对性的抽样调查。监测点虽然能在一定程度上反映面上情况,但由于人力物力限制,监测点不可能足够多。有限监测点资料不一定能全面反映寄生虫病的疫情,因此有必要在面上定期进行一些有针对性的抽样调查,以弥补监测点的某些信息量的不足。

三、调查结果与应用

寄生虫病流行病学监测的调查结果主要包括人群感染率、感染寄生虫病的性别分布、年龄分布、职业分布、民族分布及地区分布等,还应涉及寄生虫的虫种分布等其他相关因素。所获得的监测结果经过核对、整理、输入电脑,利用统计学方法求出相关的指标,分析评价这些指标的意义、影响各种寄生虫病流行的因素,分析各寄生虫病流行趋势、薄弱环节和防治效果等。监测所获得的信息可通过下面两种方式反馈和应用:

1. 建立全国监测网络　为了使监测数据及时提供,信息迅速反馈,需建立"全国寄生虫病监测中心",通过计算机网络联系,监测中心将收集的资料进行分析,加工成为有价值的信息。再利用信息来描述寄生虫病的分布特征、确定流行的存在、预测流行的趋势、评价干预的效果,为开展寄生虫病预防和控制提供决策的依据。同时要通过监测网和各信息渠道,使所有应该了解信息的单位和个人(上级卫生部门和领导、各级监测机构和工作人员以及有关的专业单位和专家,甚至社区及其居民)都能及时获得相关的信息,以便迅速对有关问题作出反应。

2. 建立快速反应防治队　各级防疫机构都建立一支快速反应防治队,以加强处理紧急疫情和在突发事件如洪涝灾害时对相关寄生虫病的监测。为此,要抓紧对专业人员和管理人员的训练、改善实验室检测条件,全面提高寄生虫病监测控制系统的应急反应能力。

第二节　寄生虫病流行病学监测举例

近几年,我国部分地区出现了较大范围的食源性寄生虫病,且发生率逐步增加,严重影响我国食品安全和人们的身体健康。食源性寄生虫病是一类经食物(含饮水)传播的寄生虫病,主要分为六大类,包括水源性、肉源性、水产动物源性、两栖爬行动物源性、节肢动物源性及植物源性,病原虫种包括原虫、线虫、吸虫、绦虫与节肢动物,危害较为严重的主要是肉源性的带绦虫、旋毛虫,水产动物源性的华支睾吸虫,螺源性的广州管圆线虫等。结合当前我国食源性寄生虫病出现的各种新情况、新问题及新挑战,如何有效防止地区食源性寄生虫病的暴发和流行,已经成为新时期防疫工作中心的重点内容。下面以食源性吸虫为例简要说明其防治措施。

一、常见食源性寄生虫病防治案例

并殖吸虫(*Paragonimus*)是一类以人及哺乳动物的肺为主要寄生部位的吸虫,由其引起的疾病称并殖吸虫病,又称肺吸虫病,是一种常见和重要的人兽共患寄生虫病,在我国流行广泛,除新疆、西藏、内蒙古、宁夏、青海未见报道外,其他省、市、自治区均有报道。迄今已报道近 50 种(包括变种、亚种以及同种异名),其中我国报道 28 种,但以卫氏并殖吸虫(*Paragonimus westermani*)感染引起的肺型肺吸虫病为主,于1930 年在浙江绍兴兰亭首次报道本病。

(一)流行病学

并殖吸虫病多见于儿童,其中 10~14 岁患病率最高。男性患病率高于女性,但差异无统计显著性(Moyon-Somn,2003)。但此性别差异现象有一个例外:在非洲,妇女食用生蟹肉来提高生育能力,这导致较高的妇女感染率。有研究调查表明这种习惯有所下降,只有 4.00% 的受访者认为食用生蟹肉对提高生育有效。通常,人类经摄入生的或未烹饪熟的被感染甲壳类动物而被感染。甲壳类动物经过一些传统方法加工(如腌制、泡制或盐渍)后外观类似经烹饪的肉类,但其中的囊蚴仍可保持其感染力。在韩国,食用酱油腌蟹是并殖吸虫病感染的主要根源。与此类似,在中国,食用醉蟹也是并殖吸虫病的主要根源。整个亚洲各地饮食文化中有各种生蟹、虾和螯虾的菜肴。这些菜肴均是肺吸虫传播的渠道。即使是很少食用生甲壳类动物的饮食文化中,烹调不当也会导致肺吸虫感染。有研究报道,只有 12.00% 受访喀麦隆承认曾食用生蟹。然而,当地的一种菜肴是纸灰中烤螃蟹和芭蕉,而烘烤期间不足以灭活囊蚴。作者还指出,当地儿童会直接用火烤蟹,但烘烤时间不够长,导致囊蚴仍然存活。随后,Moyou-Somo 等(2003)也报道在喀麦隆所有经询问的儿童均曾用烤、煮或油炸烹饪过甲壳类动物。然而,儿童们根据整壳的颜色变化来确定烹饪时间,而不是肉的内部温度或状态。Sachs 和 Cumberlidge(1990)发现,儿童烧螃蟹在利比里亚也很普遍。而且,烧烤之前,儿童通常将蟹爪和腿去掉,并且在烧烤期间常咀嚼这些生的蟹爪和蟹腿。他们认为,这一现象是儿童和青少年感染的主要途径。熟食品与生食材或器具接触所造成的交叉污染是肺吸虫病的另一传播途径。在日本,烹饪蟹汤需要除去蟹壳和腿,并在砧板上用刀切蟹体,然后与蔬菜或面条一起煮 10~20 分钟。研究发现,刀、厨师的手、砧板和厨案均有囊蚴。囊蚴在宿主体外可存活数周。因此,污染的烹饪用具是重要的感染源。

此外,甲壳类动物的肉汁被用来制作食物或传统药物。在韩国,人们用生蟹肉汁治疗发烧和腹泻。同样,在日本,日本绒螯蟹和韩氏溪蟹的肉汁被用来治疗发烧或制作软膏治疗荨麻疹。南美人也用蟹汁入药,他们将 Hypolobocera 属蟹捣碎后取其清液用于治疗儿童(WHO,1995)。这都可能导致肺吸虫感染。

并殖吸虫的宿主包括中间宿主和终末宿主。人及哺乳动物为终末宿主,中间宿主分为第一中间宿主和第二中间宿主。国内已证实的第一中间宿主为生活于淡水的川蜷螺类,属黑螺科(Melaniidae),包括有:放逸短沟蜷(Semisulcospira libertina)、黑龙江短沟蜷(S. amurensis)、瘤拟黑螺(Melanoides tuberculata)、斜粒粒蜷(Tarebia granifera)等。第二中间宿主为淡水蟹类,如溪蟹(Potamon)、华溪蟹(Sinopotamon)、拟溪蟹(Parapotamon)、石蟹(Isolapotamon)、绒螯蟹(Eriocheir)等二十余种蟹。此外,一些淡水虾及东北的蝲蛄也可作为中间宿主。

患者和储存宿主是本病传染源。储存(保虫)宿主包括家畜(如犬、猫)和一些野生肉食类动物(如虎、豹、狼、狐、豹猫、大灵猫等)。在某些地区,如辽宁的宽甸县,犬是主要传染源。而在多数地区,野生动物是较重要的传染源。总之,这些病畜病兽在卫氏并殖吸虫病的流行病学研究上更为重要。而病兽在人、畜罕见的地区构成了自然疫源地。第一、第二中间宿主共同栖息于山区、丘陵的山溪、小河沟中。溪水潺潺,长年不断,岸边杂草丛生,溪底布满大大小小石块,为它们提供了栖息环境。疫区有生吃溪蟹、蝲蛄习惯。在一些山区,吃溪蟹有生、腌、醉、烤、煮等方式。腌、醉并未能将蟹中囊蚴杀死,等于生吃,这类吃法最危险。烤、煮往往时间不够未能将囊蚴全部杀死,属于半生吃,而半生吃同样有感染的机会。东北地区的蝲蛄豆腐及蝲蛄酱,是山区居民的美食,这种烹调方法并未能将囊蚴杀死,食物中含有大量活囊蚴,危险性大。此外,食具污染了活囊蚴,中间宿主死亡,囊蚴脱落水中污染水源也有可能导致感染。故饮用被囊蚴或尾蚴污染的生水也有被感染的可能。近年来,报道了野猪、猪、兔、大鼠、鸡、棘腹蛙、鸟等多种动物可作为卫氏并殖吸虫的转续宿主,如生吃或半生吃这些转续宿主的肉,也可能被感染。

(二)临床特征

不论在急性期或慢性期,虫体代谢产物、虫体或虫卵死亡后的异性蛋白均可使人体产生过敏反应,引起非特异性症状。

并殖吸虫病常累及全身多个器官,症状较复杂。临床上根据主要损伤部位可分:胸肺型、脑型、肝型、皮肤型及亚临床型等。胸肺型患者表现为咳嗽、胸痛、痰中带血或咳铁锈色痰(痰中常可见大量虫卵),胸部 X 线检查显示肺部有明显改变,易被误诊为肺结核、肺炎。脑型患者出现头晕、头痛、癫痫、偏瘫、视力障碍等占位性病症。肝型患者主要表现为肝功能紊乱、肝大、肝痛、转氨酶升高、白蛋白与球蛋白比例倒置等肝损害表现。皮肤型可见皮下移行性包块或结节。亚临床型患者症状不明显,但血清多种免疫学检测阳性,这类患者可能是轻度感染者,也可能是感染的早期或虫体已被消除的康复期。上述分型并不是绝对的,临床上常有多型并存于同一患者的情况。

(三)实验室诊断

1. 病原学检查 由于并殖吸虫寄生部位特殊,很难从痰或粪便中发现虫卵,因此只要在痰或粪便中查获并殖吸虫虫卵即可确诊。活体组织检查,如皮下包块或结节手术摘除可能发现童虫或典型的病理变化。

2. 免疫学诊断 由于并殖吸虫的特殊寄生部位,人体内很难找到虫卵或虫体,尤其是二倍体型卫氏并殖吸虫病的诊断更难找到病原体,故免疫学方法显得较为重要。据抗原分析,卫氏并殖吸虫成虫含蛋白质、糖蛋白与脂蛋白,囊蚴含前两种蛋白外,更富有糖脂蛋白。成虫与囊蚴存在共同抗原和"期"特异抗原,经免疫电泳证实部分"期"特异抗原为主要血清学抗原,免疫印迹试验证明两型 Pw 的成虫间、童虫间均存在共同抗原及其独特的多肽抗原成分,将对肺吸虫种群关系与致病机制研究及为患者的免疫学诊断提供一定理论依据和实验基础,用免疫印迹法分析两型 Pw 抗原结果无甚差异。抗原定位于成虫和童虫的皮层、肠管上皮内层及后尾蚴的皮层、排泄囊(CIFAT)、成虫与童虫二者抗原效果无甚差异,早期诊断用囊蚴抗原比成虫抗原为好。

（1）皮内试验：钟惠澜用卫氏并殖吸虫成虫冷浸粗抗原（1∶2 000）进行皮试，反应强度与痰卵数无关，而和血清中特异性 IgE 含量呈正相关，确诊率 90.00% 以上。此变态反应消长时间不因年龄增长、病灶愈合及治疗等影响，虫体死亡后多年仍保持抗体阳性。本试验存在假阳性及与吸虫类交叉反应，仅用于流行病学调查筛选。

（2）酶联免疫吸附试验：敏感性高，特异性强，交叉反应少，确诊病例的阳性率分别为 94.00%~100.00% 和 84.00%~90.00%，其中以 PPA-ELISA 与 dot-ELISA 更敏感、特异。

（3）后尾蚴膜试验：敏感、特异，阳性率 95.00%~97.70%，但后尾蚴来源困难。

（4）循环抗原检测：近期应用酶联免疫吸附抗原斑点试验（AST-ELISA）直接检测血清中循环抗原阳性率在 98.00% 以上，且可作为疗效评价。此外，补体结合试验、纸片固相放射免疫吸附试验、免疫电泳和琼脂双向扩散试验、间接血凝试验都曾用于并殖吸虫病的诊断。最近发展的杂交瘤技术、免疫印迹技术、生物素-亲和素系统等技术也开始试用。

（四）防控措施

1. 预防控制　加强卫生宣传教育，提高人们的防病意识。并殖吸虫病是典型的食源性人兽共患寄生虫病。从传播环节上考虑，并殖吸虫病具有突出的自然疫源性特征，野生哺乳动物作为传染源远较患者重要，故针对患者的病原学治疗对控制该病流行并无太多价值。在传播途径上，人体的感染多因生食和半生食来自疫源地的淡水蟹和蝲蛄，或生饮溪水，也有因生食或半生食感染并殖吸虫的转续宿主的肉而感染的报道。因此，并殖吸虫病预防和控制的重点应做好预防工作，大力做好宣传教育，以防病从口入。通过卫生宣教，提高人们对该病的认识，摒弃民间传统相信生食蟹能清火败毒、强身壮体的错误观念，改变那些地区居民喜好食醉蟹的习惯，加强饮水卫生，则能够起到良好的预防效果。改变不良饮食习惯：人体感染并殖吸虫病主要是由于生食或半生食含有并殖吸虫囊蚴的溪蟹、蝲蛄等引起。因此提倡熟食，防止食入生的或半生的溪蟹、蝲蛄、啮齿动物肉及野生动物肉。不喝生水，防止在食品加工过程中肺吸虫囊蚴污染食具、食物及手等。对并殖吸虫囊蚴感染数高的蟹、蝲蛄应以销毁处理，对轻度感染蟹、蝲蛄，烹饪时应彻底烧熟煮透，以杀死囊蚴，确保饮食安全。加强粪便管理，禁止随地吐痰，防止痰和粪便中虫卵污染水源。

2. 治疗

（1）对患者或感染者的治疗：治疗人并殖吸虫病的常用药物为吡喹酮（praziquantel），为广谱杀蠕虫药物，对血吸虫、华支睾吸虫和并殖吸虫等多种吸虫均有杀灭作用。吡喹酮对卫氏并殖吸虫的杀虫机制与杀血吸虫和华支睾吸虫相同、主要是对虫体的皮层起损害作用、经吡喹酮治疗后的犬体内卫氏并殖吸虫，电镜观察可见皮层合胞体中大量线粒体变性，沿基底层有大量空泡形成、最后导致基底层与肌肉层分离，使虫体皮层剥脱，同时还发现围绕两个吸盘的感觉乳突神经末梢突触发生变性、并向体表形成空泡，此外，宿主的许多白细胞侵入破损的皮层及其下暴露出的肌肉层，通过抗体依赖细胞介导细胞毒（ADCC）的作用将其杀死，由于并殖吸虫皮层肥厚，由致密的纤维组成，因此吡喹酮治疗并殖吸虫病的剂量较治疗血吸虫病适当加大，由此可见，吡喹酮治疗吸虫病的剂量、疗程与不同吸虫体皮层厚度及寄生部位的药物浓度有关，它具有吸收快、代谢快、肝有明显的首过效应、排泄快以及毒副作用轻而少等特点，是目前治疗各种吸虫病的首选药物，具有疗效高、毒性低、疗程短等优点。

（2）对动物的治疗：高劲松等为了观察三氯苯达唑（triclabendazole）治疗家犬卫氏并殖吸虫病的疗效，给 6 只犬腹腔内注射感染囊蚴 100 个/犬。感染后 170 天，治疗组 3 犬口服三氯苯达唑 100mg/（kg·d）× 2 天，治后逐日粪检以 Stoll 法计数虫卵，治疗后 38 天解剖观察犬肺部虫囊和虫体情况，并作病理切片检查。结果感染后 60 天 6 只犬粪便中均发现卫氏并殖吸虫虫卵，治疗后 7~14 天，治疗组犬粪便中并殖吸虫卵阴转。对照组犬双肺虫囊数分别为 18 个、24 个和 24 个，检获并殖吸虫成虫分别为 38 个、51 个和 42 个；治疗组犬双肺虫囊数分别为 10 个、7 个和 4 个，仅在 1 犬中发现 2 条较小的成虫，其余 2 犬未检获并殖吸虫，减虫率平均为 98.50%。表明三氯苯达唑对卫氏并殖吸虫有良好杀虫作用。

许世锷等为了探讨三氯苯达唑对卫氏并殖吸虫的杀虫效果与机制，利用卫氏并殖吸虫囊蚴感染家犬，至粪检查到虫卵后,用三氯苯达唑口服治疗观察疗效,将从对照犬获得的活虫培养于 BME 培养液内,观察体外杀虫效果。用 Lowty 法测定虫体蛋白质含量;用 Johnson 法测定还原糖含量;用二苯胺显色法测定 DNA 含量。并分别用扫描和透射电镜观察虫体体壁及卵黄细胞超微结构的变化、结果显示治疗犬于服药后 3 天及 5 天解剖,均可获得大量死虫,杀虫率达 100.00%。在体外培养中,加入药物后虫体的平均存活时间为 2.39 天,与对照组有显著差异。体内杀虫所取得的死虫较对照组的活虫,虫体显著缩小,重量减轻;体外培养中杀死的虫体,体积无明显缩小,但重量显著减轻。经测定体内外杀虫组与对照组之间,虫体蛋白质含量及 DNA 含量均有非常显著的减少,而虫体糖原的含量,体内杀虫组有非常显著的减少,而体外杀虫组则无显著差异。表明三氯苯达唑在体内外对卫氏并殖吸虫有良好的杀虫效果,药物主要作用于虫体的蛋白质及核酸的合成或代谢、而对虫体糖原的合成与代谢影响不大,细胞超微结构显示虫体在药物作用下,体壁的外质膜及基质层裂解消失,肌肉层有不同程度的坏死,皮层细胞膜及卵黄细胞膜破坏消失,核膜部分破坏,核内异染色质凝固、聚边直至溶解,胞质内的高尔基体消失、内质网扩张、线粒体肿胀变性,直至溶解,但对糖原颗粒无明显影响对体内虫体的破坏比体外严重。表明三氯苯达唑对卫氏并殖吸虫的体壁及卵黄细胞均有明显的破坏作用,主要破坏细胞核、细胞质结构以及微管系统,并可使虫体皮层裂解消失。

吡喹酮治疗卫氏并殖吸虫动物感染国内仅见少数报道,均已证明吡喹酮对卫氏并殖吸虫有杀虫作用,但存在剂量不足的问题,沈一平等(1982)用吡喹酮 50mg/kg 和 90mg/kg 一剂疗法治疗 8 只犬卫氏并殖吸虫感染,减虫率平均达 93.80%,但内有二犬分别复治 1 次与 2 次,表明上述剂量 1 次服药,不能完全治愈。章子豪等(1983)用吡喹酮 120mg/kg×2 天(总剂量 240mg/kg),治疗大鼠卫氏并殖吸虫感染,大鼠为卫氏并殖吸虫非适宜宿主,囊蚴经腹腔内感染后虫体绝大多数(99.00%)停滞于童虫阶段。经吡喹酮治疗后,对照组和治疗组童虫回收率分别为 48.50% 和 10.60%,证明吡喹酮对卫氏并殖吸虫童虫也有明显的杀虫作用。许世锷等用吡喹酮 50mg/kg×2 天(总剂量 200mg/kg)治疗犬卫氏并殖吸虫感染,杀虫率达 100.00%。硫氯酚(bithiono):剂量为 100mg/kg,连用 7 天。硝氯酚(nitrotoluene):剂量为 1mg/kg,连用 3 天或 2mg/kg,分 2 次,隔日服药。阿苯达唑(albendazole):剂量为 50~100mg/kg,连用 2~3 周。

二、重点寄生虫病防治案例

案例一:中华支睾吸虫(*Clonorchis sinensis*)简称华支睾吸虫,又称肝吸虫。成虫寄生于人、犬、猫、猪及其他一些野生动物的肝胆管内,可引起华支睾吸虫病(Clonorchiasis),又称肝吸虫病,是一种重要的人畜共患吸虫病。

(一)流行病学

华支睾吸虫广泛分布于中国以及日本、韩国、越南(北方)和俄罗斯远东地区,我国除青海、宁夏、西藏、内蒙古、新疆等尚无报道外,其他省份均有不同程度流行。Stoll 在 1947 年估计低于 1 900 万人感染该虫,并认为华支睾吸虫病仅限于亚洲。目前一些数据仍然支持 Stoll 的估计。现在普遍接受的数字是约 700 万人感染该病。

该虫在中国已存在超过两千年。考古发掘出一具公元前 206 年楚国人的遗体内曾发现过该虫的卵。这种寄生虫至今仍然是中国一个重要的公共卫生问题:卫生工作者致力于降低其感染率。1983—1989 年,四川省开展了控制工作,使该虫感染率从 21.00%~24.00% 下降到低于 1.00%。此外,1973 年河南省 10.60% 的人口感染此虫,但在 1983 年降到 0.70%。韩国也成功降低了此虫的感染率。在 20 世纪 50 年代的调查发现该国人口中华支睾吸虫感染的发病率为 11.00%。从 1971 年至 1992 年,华支睾吸虫病发病率已从 4.60% 下降至 2.20%。虽然该虫未被根除,但粪便内平均虫卵数量有所减少。该国目前感染人数约 100 万。日本的华支睾吸虫控制非常成功。儿童中未再检出该虫感染,仅有零星的成人病例出现。1971 年确诊 780 例,1976 年确诊 26 例,1986 年确诊仅 1 例。1991 年 100 万份粪便检验未检出一例。

来自疫区的移民中可能会有意外的感染源。如加拿大和美国的华人移民社区中已发现华支睾吸虫病。纽约市的 150 名移民(均来自香港)中感染率为 26.00%;蒙特利尔接受检查的华人移民(均来自香港)中 15.50% 的人存在华支睾吸虫感染。1979—1981 年期间,从香港申请向加拿大移民的华人申请者中 13.40% 有华支睾吸虫病。

华支睾吸虫病常见于成人,且感染发病率随年龄增加。在日本,30~50 岁人群的感染患病率最高。在中国的一些流行区,15 岁以下儿童也有发现感染;儿童感染通常来源于食用未熟的鱼和生蝲虾。早期在越南的研究表明,在红河三角洲的重度流行区,40.00% 的成年人和 8.00% 的儿童被感染。在韩国,儿童的感染率低于成人。

由于文化习俗的差异,华支睾吸虫病也可能存在性别差异。在日本,男性和女性的感染率无差异。但在中国大陆和中国台湾地区,男性更易感染。韩国的社会习俗是男人聚餐饮米酒吃生鱼,而女性很少参加这类活动。这导致该国 41~50 岁男性中华支睾吸虫病的患病率较高。

饮食习惯是华支睾吸虫传播的主要因素。如前所述,食用不当烹饪的鱼、生鱼和生蝲虾对此虫在流行区的感染起关键作用。在中国,有些地区的居民喜食含薄生鱼片的大米粥,因此,虽然本地既不产该鱼也没有相关的螺类,从其他地区运抵的鱼也可导致华支睾吸虫感染。与此类似,也有夏威夷和美国西海岸居民被确诊为华支睾吸虫病,而这些人从未去过亚洲,因此可能是因曾食用进口的含活囊蚴的鱼而被感染。

流行区的水产养殖方式也直接影响华支睾吸虫感染的患病率和顽固性。在亚洲常用池塘养殖淡水鱼,尤其是鲤科鱼类。这些池塘也是华支睾吸虫第一中间宿主(螺类)的良好栖息地。在中国等地,厕所常建在池塘上并将粪便直接排入池塘。虽然已限制以人和动物排泄物作为水产养殖肥料,但池塘不慎被排泄物污染的事件仍有发生。

(二)临床特征

1. **临床症状** 疲乏、上腹不适、消化不良、腹痛、腹泻、肝区隐痛、头晕等较为常见,但许多感染者并无明显症状。常见的体征有肝大,脾大较少见,偶见发育欠佳类似侏儒症者。严重感染者在晚期可造成肝硬化腹水,甚至死亡,多数动物为隐性感染,临床症状不明显,病程多为慢性经过、往往因并发其他疾病而死亡。

2. **疾病进展较慢** 轻度感染时无明显症状;重度感染时,最初表现为精神萎靡、消化不良、食欲不佳、病情逐渐加剧,出现呕吐、下痢、贫血、黄疸等症状。后期显著消瘦,肝硬变,多继发腹水而使腹部膨大,如不及时治疗,常导致死亡。

3. **急性华支睾吸虫病** 如没有得到及时正确的诊断,未能进行有效地驱虫治疗,可演变为慢性华支睾吸虫病。华支睾吸虫成虫的寿命一般为 15 年左右,在此期间,成虫寄生在肝内胆管中,不断地产卵,产生代谢产物及毒素,不断对宿主造成损伤,由急性感染后演变为慢性感染者,病史中常常可有急性期的症状,或有急性胆囊炎、急性胃肠炎的病史,此后渐渐出现慢性华支睾吸虫病的症状。

4. **慢性华支睾吸虫病** 一般起病隐匿,轻者可仅有胃部不适、上腹胀等较轻的上消化道症状,中度感染可有乏力、倦怠、消化不良、慢性腹泻、肝脾肿大,重度感染者可形成肝硬化,常可出现见肝功能失常,这也是华支睾吸虫病引起死亡的主要原因之一,常见症状有上腹不适、消化不良、腹泻、厌食、恶心、呕吐、上腹隐痛、消瘦、营养不良、黄疸、贫血、肝大(左叶更明显),少数可有脾大,腹水。患者还常常出现神经衰弱的症状。儿童患者可引起发育障碍,慢性感染者可以合并胆囊炎、胆色素性胆石症、胆绞痛、阻塞性黄疸、消化性溃疡、原发性胆管细胞性肝癌。重度感染者可因胆管内溢满而在胆囊内、胆总管内、胰腺管内发现成虫的寄生。少数患者还可有消化道外的异位寄生。

(三)实验室诊断

1. **病原学检查** 如果在患者粪便中或者在胆汁中找到华支睾吸虫卵,即可建立诊断和进行相应的治疗。但华支睾吸虫病表现复杂,早期症状缺乏特异性,慢性期因肝胆症状明显,往往容易误诊。加上华支睾吸虫卵是人体常见寄生蠕虫卵中最小者,虫体的产卵量也不及肠道线虫那样多,病原学诊断有一定难度,特别是在感染度较轻时。在临床上,欲对华支睾吸虫病作出及时正确的诊断,临床医生对该病要有足够的认识,特别是在接诊肝胆疾病患者时要考虑到华支睾吸虫病,详细地询问病史,如患者是否生活在华支睾吸虫病的流行区或去过流行区,根据当地的饮食习惯询问患者有无生吃、半生食鱼的病史,或是经常捕鱼。对于儿童,更要详细了解有无抓小鱼烤食,或在捕鱼和玩小鱼时吃其他食物等病史、详细的病史结合当地华支睾吸虫病的发病率,有助于进一步的检查和诊断,有目的地进行必要的体检、化验和相关的辅助检查,特别重要的是病原学检查。

2. **免疫学诊断**　由于华支睾吸虫寄生于人体肝胆管,寄生虫数一般较少,排卵数少且虫卵小,极易漏诊。不断改进的免疫诊断方法则显著提高了诊断的敏感性、特异性,是病原学诊断的重要补充,在临床辅助诊断和流行病学调查中发挥了越来越重要的作用。

（1）皮内试验:用华支睾吸虫成虫粗抗原进行皮内试验,操作简便,在华支睾吸虫感染者中有较高的阳性率,但也存在有假阴性和假阳性问题,因此皮内试验仅具有普查初筛和辅助诊断的价值。皮试与粪检阳性符合率为 90.00% 左右,与蛔虫、钩虫、鞭虫等肠道寄生虫无交叉反应,但与并殖吸虫病和血吸虫病有交叉反应,据报道,以 1:40 000 稀释的脱脂成虫抗原,皮内注射 0.05ml(含蛋白量为 0.345μg),15 分钟后观察结果。检查 1 637 人,与粪检符合率达 91.60%,假阳性率为 6.40%,假阴性率为 2.00%。对蛔虫（2 438例）、钩虫（423 例）、鞭虫（58 例）蛲虫（13 例）等肠道线虫和 9 例猪带绦虫感染者以及 80 例病毒性肝炎者均未出现交叉反应;1:10 000 稀释度的抗原与肺吸虫患者呈现交叉反应,当稀释度为 1:40 000 时,则无交叉反应。在四川省曾用成虫脱脂、冷浸抗原稀释到含氮量 4μg/ml(稀释度约 1:5 000),皮内注射 0.03ml,对确诊的华支睾吸虫患者检测的阳性率达 81.00%~94.00%,现场观察与粪检符合率约为 80.00%,皮试阳性而粪检阴性者占 17.00%~20.00%,未经脱脂的成虫冷浸抗原皮试效果,据广东、江苏(徐州)和山东等地的观察,当皮内注射抗原 0.05ml、丘疹直径 0.5cm 时、对华支家吸虫患者的敏感性高达 92.00%~99.00%,而在普查中与粪检阳性符合率仅 44.00%~62.20%,分析其原因,可能与粪检的漏诊有关,也存在着抗原特异性低于敏感性所致。但 ID 简便易行,具有普查初筛和辅助诊断的价值。

（2）间接血凝试验:具有操作简便和判断结果快速的优点,有较高的敏感性和特异性,但其稳定性尚不够,与粪检阳性符合率为 75.80%~95.90%,差异范围较大。正常人假阳性率为 0~2.00% 华支睾吸虫病患者的假阴性率为 0.78%,对蛔虫、钩虫、鞭虫、丝虫及肝炎等患者无交叉反应,但对血吸虫、并殖吸虫、姜片虫等吸虫患者有交叉反应。据 Sawada 等报道,成虫干粉经乙醚脱脂、超声粉碎、超速离心,取上清液加 0.1mol/LHCI 调节至 pH4.6,离心取沉淀,再经 33.00% 和 50.00% 饱和硫酸铵两次沉淀,所得沉淀物通过琼脂糖凝胶（Bio-gel A-15 米）层析,收集仅含蛋白质并具有特异的免疫活性组分,又一次经 25.00% 饱和硫酸铵沉淀、透析和离心而获得的纯化抗原作 IHA,检测 38 例华支睾吸虫病患者血清均呈阳性反应,血清滴度达 1:80~1:1 280。对正常人、肺吸虫病和血吸虫病等患者血清均呈阴性,表明该纯化蛋白质抗原具有高度的敏感性和特异性。但 6g 冻干成虫只能获得纯化抗原 30mg,仅够检测 1 200 人的用量,产量低,制备步骤多,检测费用贵,抗原纯化方法仍需改进。此外,抗原致敏红细胞的条件也是影响诊断效果的重要因素,IHA 虽具有操作简易和判断结果快速的优点,但其稳定性尚不够理想。

（3）酶联免疫吸附试验:酶联免疫吸附试验是 20 世纪 70 年代后期出现的一种标记免疫测定技术,经过不断改进和完善,该法已成为十分成熟的免疫学诊断方法,这种方法具有高度的敏感性和特异性,操作简便、不需特殊仪器设备、血样用量少,判断结果容易、现场应用方便,是目前符合现场需要的较好的免疫诊断方法。在经典 ELISA 的基础上,目前又有许多操作方法或试剂等有所改进的方法,如 dot-ELISA、DIG-ELISA、ABC-ELISA、K-ELISA、PPA-ELISA、SPA-ELISA 及 SPA-dot-ELISA 等方法。

（4）凝胶扩散-酶联免疫吸附试验:凝胶扩散酶联免疫吸附试验（DIG-ELISA）是一种不需比色的、定量检测抗体的方法,石裕明在原有的基础上作了一些改进,检测华支睾吸虫病患者血清 64 份,阳性率 92.20%,检测粪类圆线虫病患者血清 10 份,DIG-ELISA 均阴性,标准 ELISA 出现 1 份假阳性,结果显示 DIG-ELISA 与标准 ELISA 同样具有敏感性高,特异性强的特点,优点为可目测观察结果,但其操作较繁,迄今仅在个别单位试用。

（5）斑点 ELISA:斑点 ELISA（dot-ELISA）:以硝酸纤维素膜作为载体,其吸收抗原稳定,不需特殊仪器,较适于现场使用。石裕明等用葡萄球菌 A 蛋白替代第二抗体也取得了满意结果,在血清稀释度为 1:40 时,被检测的 142 例华支睾吸虫病例中,阳性率为 93.70%。

（6）生物素-亲和素酶联免疫吸附试验:生物素-亲和素酶联免疫吸附试验（avidin botin commplex

ELISA、ABC-ELISA）利用了生物放大效果,既具有免疫反应的特异性,又比常规 ELISA 的灵敏度提高数倍。刘宜升用 ABC-ELISA 双抗夹心法检测人工感染家兔粪便的 CsAg,能测出 CsAg 的最低含量为 0.045μg/mLPBS。

（7）单克隆抗体 ELISA:Yong 等用传统的 ELISA 检测出 75.00% 的阳性华支睾吸虫病例,但 7.10% 的对照和 37.50% 的并殖吸虫病例为假阳性,而使用单克隆抗体进行 ELISA 试验,阳性率为 77.10%,在对照和并殖吸虫病例中无假阳性,McAb 标记效价高,亲和力一致,可提高实验的敏感性和特异性,Sirisinha 等用 McAb-ELISA 检测感染麝猫后睾吸虫病患者粪便中的抗原,能检测的抗原最低量为 0.05~0.1ng。之后,他们又用镜检法和 McAb-ELISA 进行双盲试验,结果表明 ELISA 对于麝猫后睾吸虫感染的诊断有极高的敏感性和特异性。

（8）斑点免疫金银染色法:Liu 等用 dot-IGSS 检测 35 例确诊华支睾吸虫病患者的血清,均为阳性反应,血清抗体平均效价为 1:1 656,表明 dot-IGSS 具有很高的特异性和敏感性。Wu 等应用 IGSS、dot-ELISA、dot-IGSS 检测了 40 份华支睾吸虫病患者血清中抗体,阳性率分别为 100.00%、90.00%、95.00%,而 40 份对照血清的阴性率分别为 100.00%、97.50%、97.50%,表明 3 者均具有较高的特异性和敏感性,dot-IGSS 和 dot-ELISA 对于大规模的流行病现场调查尤其简便,两者的实验方法相似,但 dot-IGSS 用胶体金标记物代替酶标记物,故不用底物,反应较快且稳定,其使用的抗原量仅为后者的 1/10,改良后的 fast-dot-IGSS 检测 103 份患者血清,全部呈强阳性反应,30 例健康者对照血清和 118 份其他寄生虫病患者血清全部为阴性反应,无假阳性或交叉反应,同时该法还具有考核药物疗效的参考价值。

（9）斑点金免疫渗滤测定法:是近年来发展的以胶体金为非酶标记物的快速斑点免疫结合试验,刘登宇等以华支睾吸虫成虫抗原为包被抗原,金标记葡萄球菌 A 蛋白为显色剂,检测血清抗体、并用 dot-ELISA 作平行对照,患者血清阳性率分别为 96.60% 和 92.40%,两者的敏感性和特异性相近。而 DIGFA 分别检测健康者血清 40 例、猪囊尾蚴病患者血清 20 例,日本血吸虫病患者血清 25 例,前者均为阴性,后两者的交叉反应率为 5.00% 和 4.00%。并且 DIGFA 具有简便、快速及不需特殊设备等优点。

（10）胶体金免疫层析检测试剂盒:胡旭初等以华支睾吸虫成虫水溶性抗原、分泌排泄抗原和重组抗原磷酸甘油酸激酶（PGK）作为诊断试剂,制备胶体金免疫层析检测（immunochromatography test,ICT）试剂盒,检测患者血清和唾液中抗华支睾吸虫 IgG,并与常规 ELISA 血清学检测方法和粪便虫卵检查法相比较,检测临床确诊的华支睾吸虫病患者血清中特异的 IgG,3 种抗原的敏感性均为 100.00%、天然抗原除与慢性血吸虫病患者血清有较强的交叉反应外,与囊虫、包虫、弓形虫病患者血清没有交叉反应。重组 PGK 抗原同慢性血吸虫病患者血清也没有交叉反应,用分泌排泄抗原制备的 ICT 检测试剂盒在流行区现场检测被调查者的血清和唾液,总符合率为 92.31%,ICT 与 ELISA 血清检测的总符合率为 81.54%。现场获取的 9 人粪便样本,其中 4 人检出华支睾吸虫卵,其血清 ICT 和 ELISA 检查均呈强阳性,另外未检出虫卵的 5 人中,1 人血清 ICT 和 ELISA 均呈阳性,另 1 人仅血清 ELISA 呈弱阳性,表明诊断华支睾吸虫感染的 ICT 抗体检测技术,尤其是无创性唾液检测技术,简便、快速、准确、安全,优于血清 ELISA 检测和粪便虫卵检测,适用于临床检验和现场大规模流行病学调查。

（11）间接免疫荧光抗体试验:应用 IFA 检测特异性 IgG 抗体,具有简便、快速的优点,但其敏感性低于 ELISA。用 IFA 测定华支睾吸虫病患者血清,1:16 稀释的阳性率为 61.50%~80.50%,正常人假阳性率为 4.00%~11.10%,血清分别用 1:10 和 1:20 稀释后,患者组的阳性率分别为 89.10% 和 60.90%,健康人组的假阳性率分别为 9.30% 和 1.90%,28 例血吸虫病患者有 3.60% 出现交叉反应,Kwon 等报道患者感染度与血清阳性率有关,重度感染者的阳性率为 77.80%~84.60%,中度感染者为 68.90%,轻度感染者为 28.10%,9 名健康者中 1 人阳性,16 例其他寄生虫感染者均为阴性。

（12）血清循环抗原的检测:宿主的血液中存在着微量的循环抗原（circulating antigen,CA）,若用敏感的方法检测,对于明确诊断和考核疗效均可接近病原学的诊断水平。Chen 等用双抗夹心法检测华支睾吸虫病患者血清中的循环抗原,其最小量为 0.03μg/ml,且血清中的抗原浓度与虫卵检出数成正相关,因此可用于估计感染程度和再治疗中选择适当的药物剂量。骆建民等以竞争抑制型 ELISA 和双夹心 ELISA 法检测华支睾吸虫病血清中的 CA、前者的灵敏度为 0.1~10μg/ml,后者为 0.19~25μg/ml,实验表明竞争抑制型 EILISA 检测 CA 较为敏感、特异、简便,可用于早期诊断。张月清等建立的 dot-ELISA 检测血清中 CA 较双抗夹心法不仅简便,而且在现场调查中与粪检阳性和阴性总符合率高达 95.50%。

（13）分子生物学诊断方法:近年来,分子生物学方法在华支睾吸虫病的诊断中也得到应用,Wongra-tanacbeewin 等根据 pOV-A6 特异性 DNA 探针设计引物,用 PCR 方法能够检测出人工接种麝猫后睾吸虫的仓鼠排泄物中的一个虫卵或 2×10^{-17}mg 的基因组 DNA。PCR 检测华支睾吸虫病的相关报道还不多,但它的高敏感性、一次检测大量样本、避免主观偏差等优越性、预示着它在特异性诊断、流行病学调查、药物治疗监控等方面有着巨大的前景。

（四）防控措施

1. 预防控制　华支睾吸虫病是我国目前重点防治的食源性寄生虫病之一,同时也是重点防治的人畜共患寄生虫病。由于其流行区广泛、保虫宿主众多和自然疫源地的存在,应针对各个流行环节,采取综合性防治措施,加强预防控制工作。

（1）加强卫生宣传教育,提高群众防病意识:在流行区,应通过媒体、报纸、宣传栏、画册等多种形式加强宣传,系统介绍华支睾吸虫病的防治知识,使广大群众充分认识到华支睾吸虫病的危害,革除陋习,提高自我防范意识,不吃生或半生鱼虾等水产品,提倡科学的烹调方法,养成良好的饮食习惯,以防病从口入。

（2）加强水产品鱼虾检疫,堵截感染源:囊蚴是华支睾吸虫的感染阶段,它存在于淡水鱼虾体内,是人畜感染华支睾吸虫病的主要来源。因此要加强市场出售鱼虾产品的检疫工作,严禁含华支睾吸虫囊蚴的鱼虾进入市场,堵住源头,让群众吃上放心鱼虾水产品。

（3）加强粪便管理、防止水源污染:严禁将人畜粪便直接排入鱼塘、水塘,做好厕所改造和鱼塘管理。不用新鲜粪便施肥,对人畜粪便要进行无害化处理。搞好粪便管理,禁止在坑塘边建厕所,猪要圈养,可以防止带有虫卵的人粪或家畜和动物粪便污染水源,阻断传播环节。在厕所边建造沼气池也是消灭虫卵的好措施,因为沼气池发酵液的比重为 1.005~1.010,而寄生虫虫卵的比重一般都大于此值,如吸虫卵 1.200;钩虫卵 1.055~1.080;蛔虫卵 1.110~1.250;华支睾吸虫卵 1.170~1.190。据检测,沼气出料池粪液氨的平均浓度较露天粪坑粪液的高 40.00%,加上池中热度增高,对寄生虫卵产生了较大杀伤力。滞留期为 3 个月的沼气池粪液,其寄生虫卵的灭活率达到 99.00% 以上。

（4）加强传染源控制:治疗患者、带虫者以及病畜。在流行区,要对重点人员、高发人群重点检查、重点防治。流行严重地区,要开展普查普治。加强保虫宿主管理,禁用鱼虾喂猫、犬、猪等,猪应圈养,大力开展爱国卫生运动,消灭老鼠。

（5）实施综合防治措施:对经系统防治地区,应做好监测工作,定期抽查考核,确保防治成果的巩固。主要措施有查治与卫生宣传教育相结合,宣传防病知识,重点人群查治及防止出现新感染;净化鱼塘与人群查治结合,人群化疗与家畜管理结合等。

（6）食物的科学处理:对食用鱼虾,要彻底烹熟,以杀死可能在鱼虾体内的华支睾吸虫囊蚴,对感染有华支睾吸虫的小鱼虾,必须煮熟后再喂食动物。对市场上检测华支睾吸虫囊蚴阳性的鱼虾,应禁止销售。

2. 治疗

（1）对人的治疗:吡喹酮为治疗华支睾吸虫病的首选药,剂量为 50~75mg/kg,二日疗法;剂量为 120mg/kg 体重,一次口服。阿苯达唑（albendazole）:剂量为 30mg/kg,口服,每日一次,连用数日。六氯对二甲苯（hexachloroparaxylene）:剂量为 50mg/kg,10 次,或 200mg/kg,5 次,口服。

（2）对动物的治疗:吡喹酮是治疗犬、猫华支睾吸虫病较为理想的药物,按 50~75mg/kg,口服一般 1 次即可奏效,但最好在 5~7 天后再服 1 次。此外,也可试用六氯对二甲苯、阿苯达唑等药物。对于发病初期或病情较轻的犬,可用 25.00% 葡萄糖、5.00% 碳酸氢钠、复方氯化钠、三磷酸腺苷、辅酶 A 及 VB1、VB12 等治疗。对于病情较重的犬,除上述方法外,还应进行止吐、消炎。治疗中注意,对于已经出现肝腹水的病例,不宜进行腹腔注射。

案例二:血吸虫病是一种严重危害人民身体健康的人畜共患螺传寄生虫病。血吸虫病流行于亚洲、非洲及拉丁美洲 76 个国家和地区的广大农村,全世界有 2 亿人受其危害。血吸虫病与其中间宿主钉螺的地理分布一致,有严格的地方性。我国血吸虫病流行区分布在长江流域及其以南的 12 个省(自治区、直辖市),在流行类型、流行程度上存在着较大差异。有计划、连续、系统地开展血吸虫病监测,不仅成为流行病学研究的内容,更是有效开展预防和控制血吸虫病工作的重要组成部分。国外文献无论是综合疾病监测还是单病种监测中有关血吸虫病的报道都极为少见。我国则在几十年的防治工作中,不断总结,做出了有益的探索。

(一) 血吸虫病监测种类

1. 传播阻断后的监测　过去我国血吸虫病监测主要指血吸虫病消灭(即传播阻断)之后的监测工作。由于血吸虫病是一种极易反复的寄生虫病,即使达到传播阻断标准的地区,只要稍有松懈或监测巩固措施不力,疫情就会反复。因此在监测工作中一是消除原流行区的隐患,二是严防外来传染源和媒介的输入。国内学者对该阶段血吸虫病监测技术和监测指标进行了大量研究,一般认为监测的重点在近期主要是内源性的残存钉螺和传染源,远(后)期监测则以外源性输入钉螺和传染源为重点。卫生部于 1995 年下发了《达到消灭血吸虫病标准地区的监测巩固技术方案》,2000 年根据新情况修改完善为《血吸虫病传播阻断地区监测巩固方案》。全国各地参照方案进行了大量卓有成效的工作。截至 2004 年,我国广东、上海、福建、广西和浙江 5 省(自治区、直辖市)达到了血吸虫病传播阻断标准,还有 262 个历史流行县(市、区)达到了血吸虫病传播阻断标准,占全国 434 个历史流行县(市、区)的 60.37%。随着血吸虫病防治工作的深入发展,监测和巩固任务将越来越艰巨。

2. 贯穿在防治过程中的监测　我国自开展血吸虫病防治工作以来即开展血吸虫病疫情报告工作,还形成了一整套血吸虫病防治工作报表系统,实行自下而上的逐级、按时(每月、每年)统计上报,用以掌握血吸虫病疫情和防治工作进展。和其他传染病一样,这种"逐级上报""逐级审批"的被动监测方式,存在着报告周期长,容易发生人为干预的现象。在非洲加纳做的两个现场研究表明,即使在大力开展健康教育,鼓励患者主动就医,且治疗药物吡喹酮能很方便地从各级医疗卫生机构获得的情况下,依靠患者自己就诊,被动发现患者并给予治疗,只能发现和治疗小部分的病例(不超过 30.00%),可见被动监测有着较大局限性。

从 20 世纪 80 年代开始,我国血吸虫病疫情出现了反复,部分地区明显回升,为了配合全国血吸虫病疫情分析,积累数据,卫生部全国地方病防治办公室于 1990 年起,在湖区 5 省和山区 2 省以及上海市,先后建立了 14 个血吸虫病流行病学监测点,以后又陆续增加到了 21 个,为各地和全国制定相应的防治策略提供了依据。1992—2001 年,世界银行贷款中国血吸虫病控制项目(世行贷款中国血防项目)在各疫区实施,并通过每年 1 次收集疾病监测报表来监测项目实施执行的效果。另外 1989 年、1995 年、2004 年分别进行了 3 次大规模的全国血吸虫病抽样调查,了解血吸虫病流行状况,评价阶段性的防治效果。全国血吸虫病流行病学监测点的纵向调查与全国血吸虫病抽样调查和全国世行贷款监测项目三者相辅相成,从样本反映总体,以点窥面,从中掌握全国血吸虫病的现况,掌握疫情发展规律。由于血吸虫病疫情类型复杂,感染分布不平衡,流行因素出现变化,现有的监测工作仍满足不了实际需要,难以达到准确地掌握全国血吸虫病流行动态和趋势及评价不同干预措施在不同流行类型地区防治效果的目的。调整和加强全国血吸虫病监测工作,进一步完善我国血吸虫病监测网络势在必行。2005 年 4 月卫生部下发了《全国血吸虫病监测方案(试行)》,取代《全国血吸虫病疫情监测点方案》,指导各地开展全面、连续、系统的监测工作。

(二) 监测的内容与方法

1. 内容与指标　对已达到血吸虫病传播阻断地区开展监测工作,主要包括历史螺区、钉螺输入等螺情监测;对当年查出钉螺或重点可疑地区的人、畜、流动人群、流动家畜查病,疑似患者调查等传染源监测;以及与原疫区毗邻的非疫区的螺情、病情监测。世行贷款中国血防项目通过每年对抽样村的疾病监测,掌握血吸虫病流行动态,通过定期对一、二层疫区学校儿童血吸虫感染率的监测,估计人群感染率水平的变化,作为调整疫区层次的依据。该项目监测指标包括:人群及牛的疾病监测、钉螺监测。了解人群(包括高危流动人群)和牛的感染率、感染度、急性感染和晚期病例以及感染性钉螺密度和钉螺感染率。

新的《全国血吸虫病监测方案》监测内容得到进一步完善。①全国常规监测:疫情报告要求在诊断后 24 小时内进行网络直报;急性血吸虫病个案调查通过血吸虫病信息专报系统网络上报;②突发疫情监测:要求在发现 2 小时内通过"突发公共卫生事件报告管理信息系统"进行网络直报;③监测点监测:包括人群、家畜病情监测和螺情监测,基本同原方案。新的监测方案注重加强急性血吸虫病疫情监测与报告,2005 年急性血吸虫病疫情全部实现网络直报。中国疾病预防控制中心已向各省疾病预防控制机构和血防专业机构发出了《关于加强血吸虫病疫情监测信息报告工作的通知》。对规范各地急性血吸虫病疫情信息管理提出了明确要求。

2. 监测的主要技术方法 我国人群调查血吸虫病方法通常是血清免疫学方法过筛,包括皮内试验、间接血凝试验(IHA)、环卵沉淀试验(COPT)、酶联免疫吸附试验(ELISA)等,免疫学阳性再作病原学检查,常用的病原学检查方法有尼龙绢袋集卵孵化法粪检定性和改良加藤厚涂片法(Kato-Katz)粪检定量虫卵计数。一般要求 1 粪 3 检。对急性血吸虫患者和晚期血吸虫患者进行个案调查。巴西有学者在低度流行区同时采用 Kato—Katz 法病原学检查和免疫荧光试验(IFT)检测血清抗体。国外有学者在小范围监测中采用了人群 B 超检查。家畜查病采用塑料杯顶管法孵化确定感染率。Kato-Katz 法是目前 WHO 推荐用于血吸虫病病原学诊断的方法,但众所周知,当感染率和感染度很低时,其敏感性较低,如排出虫卵量 EPG<20 时,极易漏检。Booth 等在科特迪瓦研究现场,连续 5 天收集粪便,每次的粪便制成 5 张加藤片在血吸虫低感染度情况下阅读完每个人的 25 张涂片后,曼氏血吸虫感染率达 91.60%,较单独一张加藤厚涂片 22.40% 的检出率增加了 69.20%。Pontes 等将分子技术引入血吸虫病诊断,用 PCR 方法检测其敏感性、特异性分别达 96.70%、88.00%。经统计分析,PCR 法 1 份 1 检与 Kato-Katz 法 3 粪 3 检两者 Kappa 系数为 0.8,有较好的一致性。

我国钉螺调查方法为传统的系统抽样调查法、环境抽样调查法或系统抽样结合环境抽查调查法。螺情监测范围包括现有螺环境、可疑环境,目前可用全球定位系统(GPS)测量每一自然环境的经纬度,根据调查结果绘制年度钉螺分布示意图。由于血吸虫病的流行范围与中间宿主钉螺的分布一致,与温度、雨量等因素密切相关,国外应用地理信息系统(GIS)进行钉螺分布、血吸虫病流行范围和流行强度监测的研究较多。周晓农等也对建立血吸虫病 GIS,利用气象参数、卫星遥感资料等监测血吸虫病进行了探讨。

(三) 监测点的选择

以人群为基础开展监测时,如果利用监测点为基础的监测网来代替全国范围的常规监测系统,尤其当监测网具有充分的代表性时,监测网即监测点监测系统不失为一种耗费低、效率高的监测方法,监测点监测系统不仅准确性高,而且具有及时、简单、灵活和代表性强等优点,能够弥补常规监测系统的缺陷,达到监测目的。原《全国血吸虫病疫情监测点方案》设定了 21 个全国疫情监测点,各监测点人数不少于 800人。《全国血吸虫病监测方案》监测点数量得以大大增加,在全国 10 个省(自治区、直辖市)共设立了 80个监测点。监测点的确定是根据主要流行类型和感染情况,按分层的原则,选择有代表性的流行村作为监测点,原则上 5 年内不变动,以保证监测工作的连续性和可比性。另外根据不同的目的,可采取不同的抽样方法确定监测点。世行贷款中国血防项目采取的抽样方法是基于 1989 年的全国血吸虫病调查结果。在高(感染率≥15.00%)、中(感染率为>3.00% 而<15.00%)和低(感染率≤3.00%)流行区中分别随机抽出总行政村的 3.00%、1.00% 和 1.00% 的行政村数作为每年的监测点。在高、中度流行区,以自然村整群抽样,每村检查 500 人;在低度流行区,以班级整群抽样,每村调查 250 名 7~14 岁的儿童。

全国血吸虫病抽样调查以行政村为单位,采取分层整群随机抽样方法,以省为主层,在未控制流行区,按流行区类型及其亚型划分为 8 个第一亚层,再按流行程度划分为 5 个第二亚层,先分层,再在每个第二亚层所有流行村中,随机抽取 1 行政村,作为样本村。已控制流行区,则每个流行县中随机抽取 2 个行政村,根据调查资料可以推算居民感染率和感染者例数。

Rabarijaona 等将批质量保证性抽样方法(IQAS)用于评价曼氏血吸虫病高度流行区,赵根明等探讨了该法在评价日本血吸虫感染方面的作用,结果表明该方法在评价低感染率地区时误差较大,且所需的样本量较大,因此主要适用于高感染率地区(>15.00%)或人口较多的地区。

（四）监测的质量控制

世行贷款中国血防项目的质量监测和疾病监测同时开展，从疾病控制进度、实施质量和防治效果三个部分进行质量监测，方法也与疾病监测合二为一。以县为单位，对一、二、三层疫区村分别按 3∶1∶1 的比例进行抽查，至少每层抽查一个村。具体包括：登记并核实 1 年内新的晚期血吸虫病的发生数、随访人群、耕牛治疗情况、抽查 Kato-Katz 粪检涂片和血清样本。与当地检查结果比较，统计阴性和阳性符合率；检查县血吸虫病防治站急性血吸虫病病历及新晚期血吸虫病患者登记卡，与上报名字核对，统计漏报率；随访受治疗者和受治耕牛户主，了解治疗情况；最后综合评分。

《全国血吸虫病监测方案》除了强调技术培训，还安排了由上到下的现场抽查、督导和考核。内容包括组织领导、工作计划、人员安排、经费安排、操作规程、现场实施、信息资料等。各监测点还要求保留查病时所有的粪检 Kato-Katz 片，以备上级复查考核，每个监测点随机抽样调查 10.00% 的粪检涂片，抽样复查符合率<90.00% 判为不合格，需重新进行粪便检查，血清免疫学阳性者据情况进行抽样复查考核。

（五）监测的评价

由于监测系统的建立及其运作需要很大投入，因此，监测系统一旦建立并运作，就需要对其效率和效果进行评估。对监测系统的质量、用途、费用及效益应定期进行评价，以进一步改进监测系统。评价监测系统的质量可从敏感性、特异性、代表性、及时性、简单性、灵活性等几个方面来进行。最重要的是，国家的各级监测机构应该能够利用本地的监测信息处理和解决传染病控制的相关问题。对监测系统进行评估需要专门的调查和研究，应包括过程评估、结果评估和效果评估。评估指标的选择应以所产生信息的可用性、数据的可获得性、获得数据的难易程度和产生需要数据的可行性和成本效益为指导。美国疾病预防控制中心提出针对监测系统的 8 个属性是敏感度、特异度、阳性预测值、代表性、及时性、简单性、完整性和可接受性。该中心根据这些属性每 3 年对所有监测系统进行一次评估，从而促使监测系统工作效率和效果不断提高。我国有关机构和专家也提出了适用于我国监测系统的评估方法和评估指标体系，但血吸虫病监测系统的评估尚未见报道。

第三节　新发人畜共患寄生虫病的流行病学监测

人畜共患寄生虫病（zoonotic parasitic diseases）指在脊椎动物和人之间传播的寄生虫病。目前，在全世界已证实的 250 多种人畜共患传染病中，约 67.00% 的病原体为寄生虫。人畜共患寄生虫病不仅造成畜牧业的巨大经济损失，而且给人类健康带来极大的危害，严重时还可造成社会动荡。人畜共患寄生虫病的种类繁多，常见的种类有华支睾吸虫病、卫氏并殖吸虫病、带绦虫病、棘球蚴病、旋毛虫病、弓形虫病等食源性寄生虫病；经接触疫水或饮水传播的血吸虫病、隐孢子虫病、蓝氏贾第鞭毛虫病等；经媒介传播的利什曼原虫病、巴贝虫病。近年来，在亚洲一些东南亚国家也不断发现诺氏疟原虫感染人体的病例。

根据世界卫生组织的定义，新发人畜共患病（new zoonosis）是新近识别或演变的或曾经发生过，而目前发病率上升，或流行区域、宿主、媒介等范围在扩大的人畜共患病，对人类健康和经济发展有着潜在的严重影响。新现人畜共患寄生虫病（new zoonotic parasitic diseases）是指新近已经确定可威胁人类健康，根据寄生虫-宿主关系演化规律、寄生虫病流行环节、流行因素，预测在近期或未来 30 年内可造成局部或世界范围公共卫生问题的人畜共患寄生虫病。人兽共患寄生虫病曾在人类历史上暴发流行，给人类的健康和畜牧业生产造成严重危害，虽然现阶段在预防和控制人兽共患寄生虫病方面已取得了巨大成就，但人兽共患寄生虫病仍然是当今世界各地尤其是第三世界常见的高发疾病和居民死亡的主要原因。随着世界生态环境的改变和破坏、气候的变化、人类活动的频繁、动物与动物产品国际间的大流动，人类动物和许多病原微生物自然进化形成的稳定状态在逐步改变，导致人类的生命与健康受到来自动物、昆虫、食品、水源、土壤等传播的传染性疾病以及来源于污染环境的毒物、抗生素的滥用和生物恐怖袭击等因素的威胁。特别是一些已被控制的传染病又死灰复燃、重新抬头，新发现的 40 多种传染病又在世界许多国家和地区不断暴发和流行。人类正面临着新老传染病的双重威胁，人兽共患寄生虫病的防制形势非常严峻，更为艰巨，应引起国人的关注和重视。

一、调查目的和对象

新发人畜共患寄生虫病的调查目的与寄生虫病相似,都是为了更好地了解寄生虫病的流行与发展,从而增强寄生虫病的防控,两者侧重的对象不同,新发人畜共患寄生虫病更有针对性。只有明确了调查目的及调查对象,我们才能更好地开展流行病学的调查。

(一) 调查目的

1. 了解新发人畜共患寄生虫病的流行动态及影响因素,掌握流行规律,预测流行趋势,估计新发人畜共患寄生虫病服务需求 新发人畜共患寄生虫病监测可以动态观察新发人畜共患寄生虫病的流行趋势,预测新发人畜共患寄生虫病的流行规模,估计未来的寄生虫病的服务需求,为新发人畜共患寄生虫病的防制及规划提供科学依据。

2. 及时掌握新发人畜共患寄生虫病的流行模式,确定防治重点,我国幅员辽阔,地理环境复杂,寄生虫种类繁多,是世界上寄生虫病严重流行的国家之一。随着国家对寄生虫病的关注及卫生防病工作的进展和农村经济、文化、生活水平的提高,有些寄生虫病得到了有效的控制,但许多过去无暇顾及的或被忽视的或新近识别演变的寄生虫病正日益成为我们面临的急待解决的严重问题。通过寄生虫病监测,可以及时掌握这些寄生虫病分布范围、流行规律、危害程度的动态变化,为确定防制重点、制定防制对策提供科学依据。监测的数据越全面,提供的信息就越准确。

3. 发现异常情况,查明原因,为制定新发人畜共患寄生虫病防制对策、评价防制效果提供科学依据 在寄生虫病监测的过程中,若发现寄生虫病的分布、流行趋势的异常变化,或一些少见的寄生虫病流行,就可引起重视,通过调查研究查明其变化的原因,为有针对性地制定新发人畜共患寄生虫病的防制对策提供科学依据。

4. 确定新发人畜共患寄生虫病的危险因素和高危人群 新发人畜共患寄生虫病的发生、发展和结局都与危险因素的暴露密切相关,因此新发人畜共患寄生虫病监测内容包括了与新发人畜共患寄生虫病有关的暴露因素监测,有助于确定危险因素;而通过对监测人群的发病情况分析,掌握高危人群,据此可以提高干预的效率和控制新发人畜共患寄生虫病的效果。

5. 评价干预效果 采取干预措施防制新发人畜共患寄生虫病,须了解其防治的效果。由于采取了连续和系统的监测,因此在评价干预策略和措施时,能够提供全面、可靠的资料。

(二) 调查对象

1. 人群监测 调查对象为新发人畜共患寄生虫病流行地区的常住人口(包括外来人口居住超过 6 个月者,但排除当地人口外出超过 6 个月者),同时也要对流动人口进行监测调查。随着经济的发展,我国因生产或旅游等需求而造成的人口大流动对新发人畜共患寄生虫病的传播与发展有着重要的影响,故加强对此类人群的监测调查,可以有效地防控新发人畜共患寄生虫病。所有调查应根据具体调查疾病选择各年龄段、各种职业、不同性别的人群。

2. 动物监测 调查感染并传播寄生虫病的动物宿主。对所有人兽共患寄生虫病来说,动物感染情况的监测都极为重要。因为动物中感染率不断提高是寄生虫病正在活跃的信息,预示这种寄生虫病将有可能由动物向人传播。动物监测可根据对动物临床观察、食品检查、尸检、或采用血清学检查来进行。

3. 媒介生物监测 根据媒介生物监测结果可以分析有关新发人畜共患寄生虫病的传播潜势,依据观察到的特征及规律制定相应的防控措施。

二、调查内容和方法

调查内容涉及多个方面,主要是针对与新发人畜共患寄生虫病相关环境、生物等因素的调查。针对不同的对象、不同的内容采取不同的调查方法,从而使我们的调查结果更加精确完整。

(一) 调查内容

1. 人群感染情况监测 采集监测对象粪便样本(>30g),采用改良加藤厚涂片法,检测人群感染寄生虫的种类及数量,计算人群感染率,分析人群感染情况。

2. 土壤污染情况监测　采集田地或菜园等地的土样(≥400g),针对不同的虫种采用不同的方法检测土样中的寄生虫。

3. 相关因素监测　收集监测点的地理环境、气温、湿度、降雨、农作物、鱼塘、经济水平、卫生状况、防制措施等自然和社会因素信息。

4. 动物及保虫宿主感染情况监测　根据调查的寄生虫病病种及实际调查情况制定相应的调查内容。

5. 人群卫生常识和行为状况　在参加粪检的人群中随机抽取一定比例的人群进行问卷(参照肝吸虫病问卷调查表,表55-5)填写,整理并分析人群的卫生常识及行为状况。

(二) 调查方法

调查方法主要分为主动监测和被动监测。主动监测指的是根据新发人畜共患寄生虫病防控的需要,主动地设计一些相关的监测内容、监测手段,设置一些所收集的信息的需求,通过一定的渠道去报告。比如我国开展的一些漏报调查即属于主动监测。被动监测即下级向上级常规报告监测资料的一个机制,主要依据一些法律法规进行报告。对于新发人畜共患寄生虫病监测的具体方法有以下几种:

1. 哨点监测　哨点监测即对新发人畜共患寄生虫病高度流行的地区或者高危人群设置一些监测点,根据新发人畜共患寄生虫病的分布特征及其他相关信息确定高危人群及高发地区,以新发人畜共患寄生虫病的重点人群、重点地区的监测来预测该病整体的流行趋势等相关资料。

2. 全人群监测　以人群为基础的监测,可以是某个地区从出生到老年的全年龄组,而并非指全国各个地区的人群。在可能发生新发人畜共患寄生虫病的地区内的所有人都会被纳入监测。

3. 社区监测　在社区开展某一地方的监测,属于小范围内的监测。

4. 以医院为基础的监测　在医院开展的一些新发人畜共患寄生虫病的监测。由于有些新发人畜共患寄生虫病的发生极为罕见,人们对于其临床表现等不太了解,故以医院为基础进行监测,通过医院对新发人畜共患寄生虫病的诊断、治疗,有助于我们更好的发现以及了解新发人畜共患寄生虫病,使我们的监测更加完善。

5. 以实验室为基础的监测　以病原体为对象,研究寄生虫的情况,观察其血清型、基因型,观察有没有发生变化,有没有耐药等。通过对感染寄生虫的监测,从根本上研究其致病性,为防控提供科学的依据。

三、调查结果与应用

疾病监测对于预防新发人畜共患寄生虫病的流行具有重要意义。特别是危害性大的人畜共患寄生虫病,监测动物感染极为重要,因为动物发病数量不断增多是寄生虫正在活动的信号,预示着疫病将有可能由动物传播到人类,特别是烈性人畜共患寄生虫病,如传染性非典型肺炎、禽流感、鼠疫、拉沙热、马尔堡病毒病、埃博拉病毒病及尼帕病毒病等的快速诊断与监测尤为重要。我国应从农业农村部畜牧兽医局到各省份畜牧兽医行政主管部门再到县(市)级畜牧兽医行政主管部门,建立起三级疫病监测与疫病防控体系,从法律、法规和规章制度建设、诊断检测实验室建设、信息建设及软件开发等方面,实行全面的疫病监测与防控,加大疫病监测力度,拓宽疫病监测功能,由现在的疫病监测,扩大到症状监测,及时发现疫情,及早采取综合性防控措施,防止疫情扩大蔓延。从根本上改变我国过去对人兽共患病监测与防控机构不健全,疫情监测报告系统不完善,监测技术与手段落后,防控措施不力,经费不足,基层防疫工作薄弱的被动局面。经过科学系统的调查及分析可获得新发人畜共患寄生虫病的流行动态及分布情况,并及时将所获得的信息进行录入和上报。通过这些信息掌握其流行规律并预测其流行趋势,从而制定相对应的防控措施,为防治效果的评价提供科学依据,有效地预防和控制新发人畜共患寄生虫病的发生和流行。

第四节　输入性寄生虫病的流行病学监测

随着我国对寄生虫病的日渐重视,我们采取相应的防控策略及措施也取得了一定的成效,例如疟疾。疟疾曾是我国多个地区广泛流行的重要寄生虫病,2010年实施消除疟疾策略后,流行区本地疟疾病例快速下降,2017 年全国无本地感染疟疾病例报告。北京市历史上也曾有疟疾流行,但随着传播媒介的减少,本地病例逐渐消除。随着对外交流日益频繁,随之而来的输入性寄生虫病病例有不断增多的趋势。2013 年,广西上林地区自非洲加纳回国的近万名务工人员中有 1 045 例疟疾患者,占广西当年报告疟疾病例的 83.53%,占全国当年疟疾报告总数的 1/3。2017—2020 年 4 年间,我国疟疾输入病例分别为 2 861 例、2 678 例、2 673 例和 1 086 例。由于境外疫情威胁,境内媒介按蚊尚未消灭,我国存在输入性疟疾本地再传播的风险,特别是边境地区。2014 年,我国报道了首例输入性非洲锥虫病病例,2017 年又报道了 2 例输入性锥虫病病例;其中首例输入病例辗转国内外多地就医近 2 年未能明确诊断,待到确诊,再通过世界卫生组织拿到治疗药物,终因复发而不治。这也暴露出我们对非洲锥虫病的认知、诊治能力、治疗药物的短缺及储备不足。锥虫病是由昆虫媒介传播的寄生虫病,包括非洲锥虫病和美洲锥虫病。非洲锥虫病传播媒介为采蝇(又称舌蝇),感染者主要临床表现为发热、嗜睡,故又被称为非洲"睡眠病";美洲锥虫病由克氏锥虫感染引起,传播媒介为锥蝽,感染者急性期症状不典型,易被误诊或漏诊,而延误治疗会转入慢性期,慢性期病程可达 20 年,晚期患者多因无法救治而致命。我国目前尚无输入性美洲锥虫病病例。该病病原检测难度极大,特别在疾病晚期更加困难,加之临床表现极不典型,也可能是未发现病例的重要原因。我国流行的血吸虫病为日本血吸虫病,而在非洲等国家流行的血吸虫病为埃及血吸虫病和曼氏血吸虫病。1979—2019 年,我国共报道输入性血吸虫病病例 400 余例,以埃及血吸虫病为主,曼氏血吸虫病次之。这些输入性血吸虫病分散于全国各地,但深圳、东莞已有曼氏血吸虫中间宿主双脐螺的入侵与扩散,因此我国存在曼氏血吸虫病本地化流行的潜在风险。我国于 2007 年宣布消除了淋巴丝虫病,但目前又出现了流行于中、西部非洲的罗阿丝虫病与盘尾丝虫病等输入性病例,输入性皮肤利什曼病也有多例报告。随着全球化进程的加快,国际交往日益频繁,输入性寄生虫病时有发生,并日渐增多。我国出现再传播的风险及流行新型寄生虫病的可能不断增高,严重威胁我国的生物安全与国家安全,为我国寄生虫病的防控提出了新的挑战。2010 年 16 个辖区均划分为非疟疾流行区,主要针对输入性疟疾开展监测工作,自监测以来,北京市输入性疟疾病例每年都有报告,除 2015 年 1 名病例感染地为云南外,其他病例均来自境外。所以,对于输入性寄生虫病也需加强流行病学监测,以便早发现、早诊断、早治疗。

一、调查目的和对象

输入性寄生虫病调查目的主要是掌握输入性寄生虫病的流行与发展,与其他寄生虫病调查不同的是,输入性寄生虫病更关注其与本土寄生虫病的异同,且调查对象也更侧重于境外人员或有境外旅居史人员。

(一) 调查目的

1. 了解输入性寄生虫病的发生及流行情况,早发现、早诊断、早治疗,减少死亡病例的发生 通过对输入性寄生虫病的监测,可以及时地发现寄生虫病的感染与传播,进而加强对输入性寄生虫病的防控,并结合临床相关知识对感染输入性寄生虫病的患者进行及时的诊断和治疗,最大力度地降低其流行程度,减少死亡病例的发生。

2. 区分输入性寄生虫病与本土寄生虫病的异同及其影响因素,掌握流行规律,预测流行趋势 通过监测输入性寄生虫病,将所获得的信息与既往监测获得的本土寄生虫病的相关特征进行比较分析,继而区分输入性寄生虫病与本土寄生虫病感染流行的相同点和不同点,掌握输入性寄生虫病特有的流行规律,预测其流行趋势,为有效地防控输入性寄生虫病提供科学依据。

3. 为制定输入性寄生虫病防制对策、评价防制效果提供科学依据 由于输入性寄生虫病与本土寄生虫病存在着或多或少的差异,我们无法完全掌握其流行及感染特征,而通过对输入性寄生虫病进行高危人群、高发地区等多方位的监测,我们可以了解到它的流行分布特征等相关信息,这对于输入性寄生虫病防制对策的制定具有重要意义,可以为制定输入性寄生虫病防控策略以及评价防制效果提供科学依据。

(二) 调查对象

1. 人群监测 调查对象为来自境外寄生虫病流行区的人员或本地居民在寄生虫病传播季节有境外寄生虫病流行区住宿、夜间停留史等。同时也包括有输入性病例且存在传播条件的地区的常住人口(包括外来人口居住超过 6 个月者,但排除当地人口外出超过 6 个月者),以及出入境的流动人员等。

2. 中间宿主监测　寄生虫完成一代生长、发育和繁殖的整个过程称为寄生虫的生活史。寄生虫的生活史包括寄生虫侵入宿主的途径,虫体在宿主体内移行、定居,离开宿主的方式,以及发育过程中所需的宿主(包括传播媒介)种类和内外环境条件等。通过对寄生虫的宿主监测,可以了解其生活习性,从而掌握其感染方式及流行趋势。输入性寄生虫病常见的中间宿主有各种螺类、动物(如鼠、猪、牛、羊等)等。

二、调查内容和方法

输入性寄生虫病监测的调查内容主要包括输入性寄生虫病的人群感染情况、感染来源、发病特征及该地寄生虫的分布特征等。调查方法与其他寄生虫病的监测相似,都分为主动监测和被动监测。而不同的是,由于输入性寄生虫病发生的不确定性以及缺乏既往连续系统的流行病学资料,其监测方式主要为主动监测,即根据输入性寄生虫病的流行制定防控措施,依据其防控的需求,主动地设计一些相关的监测内容、监测手段,设置一些所收集的信息的需求,通过一定的渠道去报告。

(一)调查内容

1. 人群感染情况监测　包括寄生虫病确诊病例及病原携带者,通过临床检验技术如粪便检查或直肠活检找到虫卵的病原学确诊病例等,分析人群感染情况。

2. 感染来源　通过流行病学调查了解所调查人群的基本信息,根据专业知识来判断其感染来源。

3. 特征分布　通过流行病学调查及对所得信息加以系统的整理与分析得出输入性寄生虫病的年龄分布、职业分布、地区分布等流行病学特征。

4. 发病的临床特征　通过以医院为基础的监测,与医院的诊断、治疗相结合,运用专业的知识和手段了解输入性寄生虫病感染发病的临床特征,为输入性寄生虫病的早发现、早诊断、早治疗以及其他防控措施提供科学的依据。

5. 药物抗性监测　通过对寄生虫病的药物抗性监测,可以为疾病的治疗及用药提供依据,节约时间及成本,在诊断治疗中更加准确有效地选择治疗药物,极大程度上提高了输入性寄生虫病防控的效果。

(二)调查方法

1. 设置监测点　包括哨点监测、社区监测、以医院为基础的监测等,通过定时定点的监测来获得输入性寄生虫病感染及流行的相关信息。

2. 与出入境和劳务输出等相关部门的联防合作　由于输入性寄生虫病多为境外输入,故通过多部门的合作进行输入性寄生虫病的监测可以及时、全面地掌握赴境外劳务人员的动态信息资料,对劳务人员中有境外疟疾流行区工作和生活史的人群应作为监测重点,加大筛查力度,并通过加强健康教育等措施,进一步提高赴境外劳务人员的防疟保健意识和自我求医意识,以做到早发现、早诊断、早治疗、早防控,防止疫情反复和蔓延。

3. 开展输入性寄生虫病病例线索追踪调查和同行回国人员传染源筛查　运用流行病学调查的方法对传染源进行追踪调查,可以更好地了解输入性寄生虫病的特征以及不同地区的流行趋势,从而制定适合我国国情的输入性寄生虫病防控策略。

三、调查结果与应用

对输入性寄生虫病进行系统地、连续地监测后可得出其感染来源及相关的流行病学特征,将这些特征与本土感染监测的特征相比较可分析其异同点,为制定适合我国国情的寄生虫病防制策略与措施提供科学依据。根据监测调查的结果我们可以发现我国输入性寄生虫病防控存在的问题,并根据调查信息进行下一步的修改与完善。针对不同地区来源、不同特征的输入性寄生虫病制定不同的防控措施,更加快速有效地控制输入性寄生虫病的传播与流行,比如通过监测可知淡水螺为输入性血吸虫病的中间宿主,我们可以采取相应的灭螺措施来对该种寄生虫病进行部分的防控。同时,根据监测结果我们也可以快速选择适宜的治疗方案,一定程度上降低输入性寄生虫病的死亡率(表 55-1~ 表 55-5)。

表 55-1 安徽省土源性线虫病监测点居民土源性线虫病检查情况登记表

监测点编号□□□□□□□□ ____省____县(市)____乡(镇)____村

个案号	姓名	性别	年龄	民族	职业	文化程度	检查前3个月内是否服用驱虫药	虫卵检查结果					
								蛔虫卵		鞭虫卵	钩虫卵	蛲虫卵	其他
								受精	未受精				

填表说明:①个案号:共4位,第1-3位为户号,第4位为成员号(1为户主);②年龄:填周岁;③民族:填汉字简名,如白族填"白";④职业、文化程度分类见操作手册;⑤检查前3个月内是否服用驱虫药,"1"表示服用,"0"表示未服用;⑥蛔虫、鞭虫、钩虫检查结果填写观察到的虫卵数(不乘24),受精和未受精蛔虫卵分别计数,未观察到填"0";⑦蛲虫检查结果填"1"表示阳性,"0"表示阴性,"9"表示未检;⑧其他:如观察到其他虫卵,均列出虫卵名称,未观察到则填"0"。

检查人签字_____ 负责人签字_____ 调查日期□□□□年□□月□□日

表 55-2 安徽省土源性线虫病监测点土壤中钩蚴污染情况检查登记表

监测点编号□□□□□□□□ ____省____县(市)____乡(镇)____村

户号	户主姓名	采样地点	钩蚴数量/条

说明:采样地点填菜地或果园,如为其他作物种植地,请具体说明。

检查人签字_____ 负责人签字_____ 调查日期□□□□年□□月□□日

表 55-3　安徽省土源性线虫病监测点基本情况调查表

_____省_____县(市)_____乡(镇)_____村

1. 监测点编号	□□□□□□□
2. 自然因素 2.1 地形 沼泽=1　平原=2　山区=3　丘陵=4　洲滩=5 盆地=6　河谷=7　水网=8　其他=9 2.2 经度： 2.3 纬度： 2.4 海拔/m： 2.5 年均气温/℃： 2.6 年降水量/mm：	□ □□°□□′ □□°□□′ □□□□ □□ □□□□
3. 人口数 3.1 总人口数 3.2 常住人口数	□□□□□ □□□□□
4. 总户数	□□□□
5. 主要饮用水源 自来水=1　井水=2　坑塘水=3 河湖水=4　其他=5(列名)_____	□
6. 厕所及粪便处理情况 6.1 未经无害化处理的厕所数(包括露天厕所、简易厕所等) 6.2 沼气池个数 6.3 其他无害化处理厕所数(包括三格式、双瓮式等)	□□□□ □□□□ □□□□
7. 开展集体驱虫情况(免费=1　自费=2　未开展=3)	□
8. 人均国民生产总值(元)	□□□□□
9. 居民人均年纯收入(元)	□□□□□
10. 当地产业(工商业=1　农业=2　渔业=3　林业=4　牧业=5) 10.1 主要产业 10.2 次要产业	□ □

填表说明：①总人口数：指该村调查当年的户籍人口数；

②常住人口数：指实际经常居住在该村半年和半年以上的人口数；

③表中 2、8、9 项均填写该村所属乡(镇)的数据。

调查人签字_____　　负责人签字_____　　调查日期□□□□年□□月□□日

表 55-4 城市(城镇)14 岁以下儿童蛔虫感染情况检查登记表

____省____县(市)____学校____年级____班

个案号	姓名	性别	年龄	民族	检查前 3 个月内是否服用驱虫药	虫卵检查结果		
						蛔虫卵		其他虫卵
						受精	未受精	

说明:1. 此表不作为监测点资料上报。

2. 填表说明:①个案号:填学号;②年龄:填周岁;③民族:填汉字简名,如白族填"白";④检查前 3 个月内是否服用驱虫药,"1"表示服用,"0"表示未服用;⑤蛔虫检查结果填写观察到的虫卵数(不乘 24),受精和未受精蛔虫卵分别计数,未观察到填"0";⑥其他:如观察到其他虫卵,均列出虫卵名称,未观察到则填"0"。

检查人签字_____ 负责人签字_____ 调查日期□□□□年□□月□□日

表 55-5 肝吸虫病调查问卷

1. 您的姓名:

2. 性别

□男 □女

3. 年龄

4. 部门

5. 员工号

6. 联系方式

7. 您是否吃过生的或未煮熟的食物?(如:生鱼片、醉虾等)

□是 □否

8. 生的食物主要是以下哪种?

□生鱼片 □生虾 □刺身、寿司等日料 □非全熟鱼虾类 □非全熟牛排类肉食

9. 您一年吃多少次?

□偶尔(1~5 次/年) □经常(6~20 次/年) □常规饮食(>20 次/年)

10. 你为什么喜欢吃鱼生等食物?

□风俗习惯 □营养高,口感好 □应酬 □聚会需要 □潮流 □其他

11. 你在哪里吃鱼生等食物?

□家里 □自行加工 □鱼生餐馆 □西餐厅 □日料店

12. 您家里切生肉与熟菜的案板是否分开?

□是 □否

13. 您对肝吸虫病有了解吗?

□是 □否

14. 您知道吃鱼生或醉虾可能会患上肝吸虫病吗?

□知道 □不知道

15. 您知道如何预防肝吸虫病吗?

□案板分开 □不吃受农药污染的蔬菜 □不吃生的或未煮熟的淡水鱼虾 □不吃隔夜饭菜

16. 您是否患过肝吸虫病?

□是 □否

17. 吃生鱼片很鲜美,但有感染肝吸虫病的风险,您愿意尝试吗?
　　□会　□可能会　□坚决不会

18. 您是否有"我只偶尔吃一两次鱼生,不会那么容易患上肝吸虫病"这类的想法呢?
　　□是　□否

19. 肝吸虫病治愈后还会继续吃生鱼片吗?
　　□会　□可能会　□坚决不会

20. 您是否觉得肝吸虫病不严重,容易治愈而不放在心上?
　　□是　□否

21. 以下哪些是肝吸虫病对人体的危害?
　　□营养不良　□贫血　□器官功能障碍　□严重时需要手术

22. 以下哪些是患肝吸虫病后人体会出现的不适?
　　□黄疸、肝肿大　□有压痛腹痛、腹泻　□消瘦　□发热、乏力

23. 对于肝吸虫病你的理解为
　　□只要吃药就好,不需要去医院就诊　□症状不严重就不需要去医院就诊　□需要去医院就诊

24. 如果您知道吃生鱼片或醉虾会感染肝吸虫,是否愿意将知识分享给亲朋好友?
　　□会　□可能会,依情况而定　□不会

25. 您希望从哪种途径获得肝吸虫病的相关知识?
　　□电视、电影　□报纸、杂志　□讲座、健康教育课　□广播　□朋友、亲戚、同伴的宣传　□网络、手机

(黄月娥　梁雅丽　季　虹)

参考文献

[1] 李黎,郁涛,邹晏,等.2016—2018年四川省消除疟疾阶段传疟媒介按蚊监测结果分析[J].预防医学情报杂志,2021,37(11):1485-1490.

[2] 江龙志,金晶,张莉,等.桐城市1例输入性埃及血吸虫病的调查分析[J].热带病与寄生虫学,2021,19(4):217-218+239.

[3] 何战英,王小梅,吴文婷,等.2013-2019年北京市境外输入性疟疾流行病学特征分析[J].寄生虫与医学昆虫学报,2021,28(1):23-28+54.

[4] 陈家旭,蔡玉春,艾琳,等.我国重要人体寄生虫病防控现状与挑战[J].检验医学,2021,36(10):993-1000.

[5] 盖文燕,侯显涛,秦晓庆,等.犬猫人兽共患寄生虫病诊断与防控策略[J].山东畜牧兽医,2021,42(10):26-29.

[6] 蔡祺,王剑飚.寄生虫病的实验室检查方法[J].检验医学,2021,36(10):1001-1007+992.

[7] 韦肖龙,谭瑞斌.阿苯达唑片与吡喹酮片治疗肝吸虫的临床疗效和副作用分析[J].现代医学与健康研究电子杂志,2018,2(13):73-74.

[8] 李素华,高丽君,张雅兰,等.河南省1例输入性皮肤利什曼病的诊断与分析[J].中国寄生虫学与寄生虫病杂志,2018,36(4):339-342.

[9] 林耀莹,张山鹰,谢汉国,等.一例输入性非洲锥虫病的实验室诊断[J].中国寄生虫学与寄生虫病杂志,2018,36(4):366-369.

[10] 张丽,丰俊,张少森,等.2017年全国消除疟疾进展及疫情特征分析[J].中国寄生虫学与寄生虫病杂志,2018,36(3):201-209.

[11] 曹淳力,郭家钢."一带一路"建设中重要寄生虫病防控面临的挑战与对策[J].中国血吸虫病防治杂志,2018,30(2):111-116.

[12] 蔡祺,叶乃芳,艾琳,等.上海市1例输入性罗阿丝虫病的临床特征与诊断[J].中国寄生虫学与寄生虫病杂志,2018,36(4):370-374.

[13] 郑巧飞,褚邦勇,陈玉宇,等.浙江省台州市首例输入性埃及血吸虫病病例报道[J].中国寄生虫学与寄生虫病杂志,2017,35(1):17-18.

[14] 邹洋,王磊,李小丽,等.北京市6例输入性曼氏血吸虫病临床特点分析[J].中国血吸虫病防治杂志,2017,29(2):

150-154.

［15］ 邹洋,王磊,王非,等.11 例输入性罗阿丝虫病临床特征分析［J］.中国病原生物学杂志,2017,12（3）:274-277.

［16］ 孙懿,黄韦华,牛紫光,等.1 例输入性非洲锥虫病的病原学鉴定［J］.中国寄生虫学与寄生虫病杂志,2016,34（4）: 350-354.

［17］ 侯岩岩,茹孜古丽·朱马洪,赵江山.输入性皮肤利什曼病 1 例［J］.中国寄生虫学与寄生虫病杂志,2016,34（5）:384.

［18］ 李启扬.入世 10 年境外输入性寄生虫病状况与防控策略［J］.安徽预防医学杂志,2015,21（6）:435-438.

［19］ 林康明,黎军,杨益超,等.2013 年广西输入性疟疾疫情特征分析［J］.现代预防医学,2015,42（13）:2439-2442.

［20］ 朱蓉,许静.我国境外输入性血吸虫的疫情现状与防控思考［J］.中国血吸虫病防治杂志,2014,26（2）:111-114.

［21］ 朱宏儒,刘璐,杨国静.我国新发人畜共患寄生虫病的流行现状［J］.中国血吸虫病防治杂志,2013,25（4）:417-421.

［22］ 赵根明,王立英,赵琦,等.2000—2004 年全国血吸虫病监测点疫情分析［J］.中国寄生虫学与寄生虫病杂志,2006（1）: 4-9.

［23］ 胡旭初,徐劲,陈守义,等.华支睾吸虫病金标诊断试剂盒的研制和现场初步实验［J］.中国寄生虫病防治杂志,2003 （3）:29-31.

［24］ 许世锷,陈彩云,金立群,等.三氯苯达唑对卫氏并殖吸虫体壁及卵黄细胞超微结构的影响［J］.中国寄生虫学与寄生 虫病杂志,1999（6）:24-27.

［25］ 翟自立,肖树华,陈名刚,等.一个令人担忧的问题:血吸虫对吡喹酮产生抗性?［J］.中国血吸虫病防治杂志,1999, 11（2）:121-123.

［26］ 刘德惠,赵明辉,何振艳.我国人体囊虫病临床及流行病学概况［J］.中国农业大学学报,1998（S2）:87-89.

［27］ 高劲松,刘约翰,王小根,等.三氯苯达唑治疗家犬卫氏并殖吸虫实验感染初报［J］.实用寄生虫病杂志,1996（3）: 127-128+146.

［28］ 崔晶,王中全,晋雪香,等.酶联免疫吸附试验对人体旋毛虫病诊断及疗效考核价值的研究［J］.河南医学研究,1996 （1）:26-29.

［29］ 李风华,许景田,于秀华,等.就诊绦虫囊虫病分析［J］.中国公共卫生,1995（5）:211.

［30］ 程辉.一起由患者所致猪囊虫病流行的调查（摘要）［J］.内蒙古医学杂志,1989（2）:40.

［31］ 章子豪,沈一平,赵慰先.卫氏并殖吸虫在大鼠体内的发育和吡喹酮治疗的观察［J］.寄生虫学与寄生虫病杂志,1983 （1）:55-58+70.

［32］ 沈一平,蔡士椿,章子豪,等.犬体肺吸虫病的吡喹酮疗效及其抗体动态的观察［J］.南京医学院学报,1982（4）:9-11.

［33］ 钟惠澜,贺联印,曹维霁,等.我国淡水蟹体内各种肺吸虫及其他吸虫囊蚴的观察［J］.动物学报,1975（2）:155-168.

［34］ BOOTH MJ,BALASUBRAMANIAN S. Reduced Bisulfite Sequencing:Quantitative Base-Resolution Sequencing of 5-Formylcytosine［J］. Methods Mol Biol,2021,2272:3-12.

［35］ KWON J,BAKHOUM SF. The Cytosolic DNA-Sensing cGAS-STING Pathway in Cancer［J］. Cancer Discov,2020,10 （1）:26-39.

［36］ WANG X,RUAN Q,XU B,et al. Human African Trypanosomiasis in Emigrant Returning to China from Gabon,2017［J］. Emerg Infect Dis,2018,24（2）:400-404.

［37］ RABARIJAONA LP,RABE T,RANAIVO LH,et al. Paludisme sur les hautes terres centrales de Madagascar:stratégies de lutte［Malaria in the central highlands of Madagascar:control strategies］. Med Trop（Mars）,2006;66（5）:504-512.

［38］ WOOLHOUSE ME,GOWTAGE S S. Host range and emerging and reemerging pathogens［J］. Emerg Infect Dis,2005, 11:1842-1846.

［39］ MOYOU-SOMO R,KEFIE-ARREY C,DREYFUSS G,et al. An epidemiological study of pleuropulmonary paragonimiasis among pupils in the peri-urban zone of Kumba town,Meme Division,Cameroon［J］. BMC Public Health,2003,3:40.

［40］ WONGRATANACHEEWIN S,PUMIDONMING W,SERMSWAN RW,et al,Maleewong W. Detection of Opisthorchis viverrini in human stool specimens by PCR［J］. J Clin Microbiol,2002,40（10）:3879-3880.

［41］ SACHS R,CUMBERLIDGE N. Distribution of metacercariae in freshwater crabs in relation to Paragonimus infection of children in Liberia,West Africa［J］. Ann Trop Med Parasitol,1990,84（3）:277-280.

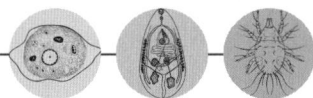

第五十六章

病媒生物的现场调查方法

病媒生物(biological vectors)是指能直接或间接传播疾病(一般指人类疾病),危害、威胁人类健康的生物。广泛的病媒生物主要包括脊椎动物中的啮齿类动物、无脊椎动物中的节肢动物和医学贝类等。由病媒生物传播的疾病称为媒介生物性(病媒生物性)疾病,其在我国传染病中占有较大的比例。特别是近年受全球气候变暖、生态环境恶化、经济全球化、旅游业全球化、抗生素和杀虫剂的滥用使病原体和传播媒介的耐药性日益增加,以及免疫受损人群增多等因素的影响,导致新发及输入性媒介生物性疾病在我国不断涌现,同时一些传统的媒介生物性疾病流行区域不断扩展,对我国人民的健康构成严重威胁。目前,我国媒介生物性疾病的预防控制对策,一是预防接种,二是加强监测与管理,三是建立预警制度。病媒生物现场调查、监测与管理是防控媒介生物性疾病的基础性工作,是防控病媒生物传播疾病,特别是尚无有效疫苗控制的媒介生物性疾病的重要手段。

第一节　传播寄生虫病常见的病媒生物

寄生虫病(parasitic diseases)的媒介生物大致分为昆虫纲(Insecta)、蛛形纲(Arachnida)、甲壳纲(Crustacea)和医学贝类。这些病媒生物虽小,但对人类生活和健康的危害极大,包括:①叮咬吸食人类血液;②在食物表面分泌其排泄物;③寄生在人体内或皮肤表面;④通过一系列传播途径传播媒介生物性疾病。

一、昆虫

昆虫是世界上种群数量最大、种类最多的一类动物,与人类健康和社会经济活动密切相关,也是医学节肢动物中最重要的组成部分。昆虫纲动物的主要特征是虫体分为头、胸和腹3部分,头部有触角1对,胸部有足3对,故又称六足纲。

(一)蚊

蚊(mosquito)属于双翅目(Diptera)、蚊科(Culicidae),是一类完全变态的双翅昆虫。体呈灰褐、棕褐或黑色,有刺吸式口器;有特殊的翅脉,分纵脉和横脉;翅脉和翅缘有鳞片。生活史分为卵、幼虫、蛹、成虫4个时期。成虫以植物的液汁、花蜜为食;交配后的雌蚊以血液为食,待胃血消化、卵巢发育成熟后,寻找孳生地产卵,进而繁衍后代。蛹、幼虫和卵在水中生活,不同蚊种对水体的选择不同,按蚊(Anopheles)大多孳生在大型静止或缓流的清水,伊蚊(Aedes)喜欢孳生在小型容器的积水中,库蚊(Culex)偏爱各种类型的污水。蚊主要传播疟疾、流行性乙型脑炎、登革热、寨卡病毒病、黄热病、西尼罗热和丝虫病等。控制蚊媒传染病传播的重要手段是采取有效措施控制蚊虫密度。

(二)白蛉

白蛉(sand fly)属于双翅目、长角亚目(Nematocera)、白蛉科(Phlebotomidae),是一类小型、多毛的完全变态的双翅昆虫,基本构造与蚊相同。全身密被细毛,体色银灰,足长体细,双翅上扬,体态轻盈;翅狭窄而细长,形似柳叶刀,翅膜半透明,翅面无斑纹;飞行能力弱,只能做30m以内的短距离持续飞行;受惊扰时,有

"芭蕾舞跃"这种特征性的跳跃。生活史分为卵、幼虫、蛹和成虫4个时期。成虫以植物汁液为食;交配后的雌蛉以哺乳动物血液为食,以供卵巢发育,一生仅交配一次,但产卵多次。幼虫以腐败的有机质为食。蛹、幼虫卵和生活在地面泥土、墙缝及洞穴内,不耐干旱,不能浸水。在我国,由白蛉传播的疾病主要是黑热病,病原体是杜氏利什曼原虫(*Leishmania donovani*)。防治原则是药物灭杀白蛉、防止白蛉叮咬和环境改造。

(三) 蝇

蝇(fly)属于双翅目、环裂亚目(Cyclorrhapha),是一类完全变态的双翅昆虫。全身密布鬃毛,爪垫分泌黏液;头部有大的复眼,雄蝇两眼间距窄或相接,雌蝇较宽;口器可以是刺吸式、舐吸式或无口器。生活史分为卵、幼虫、蛹和成虫4个时期。成虫飞行能力强,常来往于厕所、垃圾箱、腐食、食堂、人舍之间,以粪便、腐烂动植物和人类食物为食。取食时,先用唾液溶解,再边吃、边吐、边排泄、边习惯性地抖落身上的尘埃和病原体,造成人类食物的污染,导致食用者感染病原体,发生细菌性痢疾等肠道传染病,这种传播疾病的方式称为机械性传播。幼虫寄生在人体的皮肤、眼、口腔、耳、鼻咽、肠道或泌尿生殖道,引起蝇蛆病。蝇类传播疾病的方式分为机械性传播和生物性传播两种。机械性传播细菌性痢疾、霍乱、伤寒等细菌性疾病,脊髓灰质炎、病毒性肝炎等病毒性疾病,以及肠道寄生虫病;生物性传播锥虫病和结膜吸吮线虫病。防治蝇类的根本措施是管理粪便,清除孳生地。

(四) 蠓

蠓(midge),俗称墨蚊或小咬,属于双翅目、长角亚目、蠓科(Ceratopogonidae),是一类小型的完全变态的双翅吸血昆虫。外形似蚊,但比蚊小;体色褐或黑;翅短宽,呈卵形;翅面常有斑纹。生活史分为卵、幼虫、蛹和成虫4个时期。成虫栖息于树洞、土壤、粪便、腐烂的植被等避风、避光处,以植物的汁液、花蜜为食,雌蠓也以血液为食,以供卵巢发育。幼虫的孳生习性分为水生型、陆生型和半水(陆)生型三类。人被蠓叮咬后可引起过敏反应,同时,蠓传播多种病毒和寄生虫。在野外作业时,可以使用桉树油等驱避剂涂擦暴露部位进行个人防护,以防止蠓叮咬。

(五) 虻

虻(tabanid fly),俗称马蝇、瞎虻,属双翅目、短角亚目(Brachycera)、虻科(Tabanidae),是一类体型较大的完全变态的吸血昆虫。外形似蝇,体色较暗,呈棕褐色或黑色,有鲜艳色斑和光泽;头部有1对硕大的复眼,雄虻两眼相连,雌虻两眼分离;口器为刮舐式。生活史分为卵、幼虫、蛹和成虫4个时期。成虫多栖息于河边植被上。雌虻通常吸食牛、马、骆驼等大型家畜的血。人被虻叮咬后可引起荨麻疹样皮炎,同时,虻传播炭疽、土拉费氏菌病和罗阿丝虫病等疾病。在野外作业或田间劳作时,可以采取在暴露部位涂擦薄荷精油等驱避剂,穿长衣、长裤和长袜等措施进行个人防护,以防止幼虫和成虫叮咬。

(六) 蚋

蚋(black fly),俗称黑蝇,属于双翅目、长角亚目、蚋科(Simuliidae),是一类小型的完全变态的短足双翅吸血昆虫。外形似蝇,体色棕黑;翅短宽,足短粗;雄蚋两眼相连,雌蚋两眼分离。生活史分为卵、幼虫、蛹和成虫4个时期。成虫栖息于河边灌木丛。人被蚋叮咬后可引起超敏反应性接触性皮炎,继发感染,甚至过敏性休克;同时,蚋传播盘尾丝虫病。在野外作业时,可以采取在暴露部位涂擦避蚊胺等驱避剂的措施进行个人防护,以防止蚋叮咬。

(七) 蚤

蚤(flea),俗称跳蚤,属于蚤目(Siphonaptera),是一类小而无翅、善跳的全变态昆虫。体表坚硬,两侧扁平,呈棕褐色;头部略似三角形,有刺吸式口器;三胸节各有一对足,足长而发达;外生殖器是蚤类的分类依据。生活史分为卵、幼虫、蛹和成虫4个时期。蚤孳生于宿主的栖息场所或寄生于宿主的皮毛。雌、雄蚤均以宿主的血液为食,一天吸血多次,边吸血边排泄,这就从两方面造成感染,一方面,因频繁更换宿主吸血而使新的宿主被感染,另一方面,因排出病原体污染伤口而使宿主被感染。人被蚤叮咬后会瘙痒难耐,同时,蚤传播鼠疫、地方性斑疹伤寒和膜壳绦虫病等疾病。防治原则是讲究个人卫生,灭鼠,灭蚤,保持室内地面、墙角光洁,以及定期给猫、狗药浴。

(八) 虱

虱(louse),属于虱目(Phthiraptera)、吸虱亚目(Anoplura),是一类不完全变态昆虫。体壁呈膜质,饱血后的虫体易被碾碎压破;背腹扁平,刺吸式口器;足末端具有强有力的攫握器,可紧紧抓握宿主毛发或内衣的纤维。生活史分为卵、若虫和成虫3个时期。雌、雄成虫和若虫都仅刺吸人血,一天吸血多次,边吸血边排泄。虱对温度和湿度敏感,当人体体温升高或出汗时,立即离开原先宿主,另寻新的宿主。虱主要传播的疾病是流行性斑疹伤寒、战壕热和虱媒回归热。防治原则是讲究个人卫生,勤洗头发、勤洗衣物、勤晒衣物、勤晒被褥,以及药物灭虱。

(九) 臭虫

臭虫(bedbug)属半翅目(Hemiptera)、异翅亚目(Heteroptera)、臭虫科(Cimicidae),是一类不完全变态的半翅昆虫。呈卵圆形,红褐色,背腹扁平;口器为刺吸式;无翅。生活史分卵、若虫和成虫3个时期。成虫常栖息于室内墙壁、木制家具的缝隙、草垫、床席等处。卵呈长椭圆形,黄白色,有一倾斜的卵盖;卵壳有光泽,表面有网状花纹;常黏附在成虫活动和隐匿处。臭虫的臭腺分泌聚集信息素和警戒信息素,前者使其存在群集现象,后者发挥激动和驱赶的作用。人被臭虫叮咬后可引起局部皮肤的红肿、痛痒。用实验方法可使臭虫感染多种病原体,并发现少数病原体有自然感染,但在自然条件下,是否传播人类疾病尚未得到确证。防治臭虫叮咬的重要手段是消除臭虫的栖息场所。

(十) 猎蝽

猎蝽(assassin bug)属于半翅目,是一类不完全变态的半翅昆虫。呈褐色或黑色,常有红色或黄褐色斑纹;口器为刺吸式;中胸有两对翅膀,前翅基部革质、色深,端部膜质,后翅均为膜质。生活史分卵、若虫和成虫3个时期。一般来说夏季为锥蝽的羽化高峰,但在秋季还有一个小高峰,相邻世代之间往往存在着重叠现象。锥蝽在吸血时及吸血后会不断排便,粪便内含有剩余的水分和血餐,其中有尿酸及未消化的蛋白质,还可能有大量的病原体。猎蝽传播克氏锥虫病、病毒性肝炎、马脑炎、副伤寒等疾病。控制猎蝽传播疾病的重要手段是保持良好的环境,使其没有适合生存的孳生环境。

(十一) 蜚蠊

蜚蠊(cockroach)俗称蟑螂,属于网翅目(Dictyoptera)、蜚蠊亚目(Blattaria),是一类不完全变态的网翅昆虫。呈淡色、棕褐色或黑褐色,头部小且向下倾斜;有咀嚼式口器;有翅2对,前翅革质,后翅膜质,翅脉分支甚多,有的种类翅退化或消失。生活史分为卵、若虫和成虫3个时期,整个生活史约需数月或一年以上。雌虫寿命约半年至1年多,雄虫稍短。生殖方式多为卵生,有些种类可孤雌生殖。蜚蠊以食物、排泄物、分泌物和垃圾等为食,吃食时边吃、边吐、边排便,该习性使得食物被病原体污染,进而导致食用者感染疾病。同时,其分泌物和粪便作为变应原,可引起过敏性哮喘、皮炎等。防制蜚蠊的重要手段是保持室内清洁卫生,用诱捕器或诱捕盒捕杀,以及采用化学药物杀灭成虫。

(十二) 甲虫

甲虫(beetle)是鞘翅目(Coleoptera)昆虫的俗称,是一类完全变态的鞘翅昆虫。其口器发达,有刺咬型和刺螫型口器。前翅角质化,并坚硬如鞘,其后翅为膜质,藏于鞘翅之下。甲虫中生物性传播寄生虫的主要有拟步行虫、金龟子和天牛。拟步行虫属于拟步甲科,其中一些种类是人、畜体内寄生绦虫的中间宿主。金龟子属于金龟子科,本科内一些种类是棘头虫、绦虫和线虫等的中间宿主,并且有些种类偶可寄生人体,产生肠蜣螂症。天牛属于天牛科,其中土天牛属的大牙锯天牛和曲牙锯天牛是猪巨吻棘头虫的中间宿主。

(十三) 蝶与蛾

蝶类(butterfly)和蛾类(moth)同属于昆虫纲中鳞翅目家族的成员。全身遍布鳞片,翅膀上的鳞片更为密集;鳞片是色彩的载体,通过鳞片的组合,使翅带呈现不同的颜色和斑纹;两对翅扁平,且前翅大于后翅。幼虫有咀嚼式口器,主要啃食显花植物的叶子,是农业害虫。比如菜粉蝶的幼虫是甘蓝、白菜、萝卜和油菜等植物的主要害虫;而蛾类中的三化螟、黏虫、棉红铃虫等的幼虫都是主要农业害虫。此外,部分蝶类和蛾类幼虫有毒毛,毒毛呈针状,毛腔内有毒液。当毒毛触及人畜皮肤时,毒毛折断,毒液从毛腔内注入人畜体内,引起中毒。毒毛也可随风飘飞,接触人畜皮肤、眼睛或吸入呼吸道内,引起眼炎、皮炎或呼吸道炎症反应。最好的灭虫办法是毛虫盛发期时在树上喷药除虫。

(十四) 与医学有关的其他昆虫(膜翅目、直翅目、螳螂目、同翅目、蜉蝣目、毛翅目)

1. 膜翅目(Hymenoptera)　膜翅目是昆虫纲的第三大目。成虫体躯微小至中等大,体色一般深暗,偶有体色鲜艳者。与医学有关的膜翅目昆虫主要有胡蜂科、蜜蜂科和蚁科。

（1）胡蜂科（Vespidae）：胡蜂科昆虫为大型昆虫，体细，黄色，棕褐色有黑色斑点或条带，或黑色有褐色斑点或条带。其中与医学有关的胡蜂主要有黑盾胡蜂、金环胡蜂、黑胸胡蜂等。胡蜂少量的毒液只引起局部反应，表现为局部红肿，伴有水疱，刺痛，瘙痒感，发热等症状。大量的毒液可产生荨麻疹，嘴唇、眼睑、咽喉水肿，吞咽困难，腹痛，腹泻，恶心，呕吐，血压下降等症状，严重者可发生多器官功能衰竭或过敏性休克，甚至死亡。

（2）蜜蜂科（Vespidae）：蜜蜂呈黄褐色或黑褐色，头和胸部等宽，前胸背板不伸达翅基片。与医学有关的蜜蜂有大蜜蜂、小蜜蜂、黑大蜜蜂、黑小蜜蜂、沙巴蜜蜂、印度尼西亚蜜蜂、绿努蜜蜂、东方蜜蜂和西方蜜蜂。蜜蜂蜇刺人体后，只表现轻微的局部症状，如红肿、疼痛和瘙痒，少数可出现水疱或组织坏死，通常在几个小时内自愈。但如果蜇刺到特殊部位，则可引起严重的病变，如眼部，可导致眼部积脓，甚至失明。

（3）蚁科（Formicidae）：成虫体小，多呈红褐或黑色，一般雌雄生殖蚁有翅，工蚁与兵蚁无翅。主要传播蜡样芽孢杆菌、巨大芽孢杆菌、溶组织杆菌、金黄色葡萄球菌、腐生葡萄球菌、奈瑟菌属、黄杆菌属、黏质沙富菌、阴沟肠杆菌、果胶杆菌属、豚鼠气单胞菌和类白喉杆菌等 20 多种病原细菌。

2. 直翅目（Orthoptera）　直翅目昆虫复眼发达，前胸发达，是大型或中型昆虫；有咀嚼式口器。直翅目昆虫的前翅狭长且稍硬化，翅脉明显，有些种类已退化成鳞片状；后翅膜质，休息时呈扇状褶叠。与医学有关的直翅目昆虫是蝗科和草螽属。

（1）蝗科（Acrididae）：蝗虫大多数种类是雌雄两性，以后足腿节与翅相互摩擦发声。蝗虫是美丽筒线虫的中间宿主，当人们食用未熟蝗虫时，可感染此虫。

（2）草螽属（Conocephalus）：草螽通常体型较小，前胸背板稍向后延伸，其上有刺一对或无刺。其中中华草螽是阔盘吸虫的第二中间宿主，当人们误食草螽或吃了未煮熟的草螽，可感染阔盘吸虫。

3. 螳螂目（Mantodea）　螳螂为中型或大型昆虫，呈绿色、褐色或具有花斑。头大，三角形，活动自如。复眼突出，排成三角形，触角丝状，有咀嚼式口器；前足为捕捉足，呈镰刀状，足上长着尖锐的锯刺。螳螂是美丽筒线虫的中间宿主，当人们误食或吃未煮熟螳螂时，可感染此虫。

4. 同翅目（Homoptera）　同翅目昆虫通常是小型或中型昆虫，形态变化极大，圆形至椭圆形不等。有刺吸式口器，触角多为刚毛状；并且有翅两对，膜质，或略加厚，或近似革质。有些种类无翅，或退化成平衡棒。其中同翅目昆虫蝉，其成虫对人体基本无害，但蝉蛹中含有的部分蛋白质，人吃后可能会过敏，尤其是有过敏史和过敏体质的患者。

5. 蜉蝣目（Ephemeroptera）　蜉蝣目为小型至中型昆虫，体柔软，细长，头部小，触角短小，呈刚毛状。有咀嚼式口器，但是因为成虫不取食，上颚退化消失，下颚的内颚叶和外颚叶愈合。有翅 2 对，三角形，膜质，脆弱，多数种类的前翅大于后翅，但有些种类翅已退化，并且翅脉极多。蜉蝣的蜕皮或其残体颗粒亦可诱发季节性致敏原，尤其是 5 月，即蜉蝣的羽化高峰期。当人体吸入这些致敏原，可能出现过敏症状，甚至发生过敏性休克。有过敏史或特殊体质人群应做好此时期的防治，避免此病发生。

6. 毛翅目（Trichoptera）　毛翅目为小型或中型昆虫，外观似蛾类，因此成虫称为石蛾，幼虫叫石蚕。毛翅目昆虫有咀嚼式口器，但没有咀嚼功能。这类昆虫有翅两对，膜质，后翅小于前翅，翅脉横脉少，纵脉多，后翅通常有一个褶叠的臀区，在静息状态下，翅褶叠呈屋脊状，翅面密布粗细不等的毛或鳞。成虫的蜕皮或其残体颗粒亦可诱发季节性致敏原，有过敏史或特殊体质人群吸入过敏原后，易患过敏疾病。

二、蛛形纲

蛛形纲（Arachnida），分为 11 个亚纲，其中与医学密切相关的有蜘蛛亚纲（Araneae）、蜱螨亚纲（Acari）和蝎亚纲（Scorpiones）。本小节主要介绍蜱螨亚纲。成虫期具有 4 对步行足，无翅，无触角，仅具单眼。身体分为头胸与腹部，或者头胸腹合为一体，以气门或书肺呼吸。

（一）蜱

蜱（tick）隶属于蜱螨亚纲（Acari）、寄螨总目（Parasitiformes）、蜱目（Ixodida）、蜱总科（Ixodoidea），下设软蜱科（Argasidae）、硬蜱科（Ixodidae）、恐蜱科（Deinocrotonidae）、纳蜱科（Nuttalliellidae）4 个科，是一

类专性吸血寄生虫。体背腹扁平，表皮革质；从外形上，分为鄂体和躯体两部分；口下板有倒齿，为吸血时的固着器官。生活史分为卵、幼虫、若虫和成虫 4 个时期。雌、雄成虫及若虫、幼虫均吸血，吸血时更换宿主，传播疾病。

1. **软蜱（soft tick）**　躯体背面无盾板，气门板位于末对足基节前外侧。多夜晚侵袭宿主，吸血时间短。软蜱主要传播的疾病是蜱媒回归热。

2. **硬蜱（hard tick）**　体型大，躯体背面有一块角质硬的盾板，气门板位于末对足基节后外侧，第 1 对足跗节接近端部的背源有哈氏器。多栖息在森林、草原、荒漠地带等草木茂盛处。多白天侵袭宿主，吸血时间长，吸血量大。没有吸血的个体背腹扁平；饱血后，雌性体积增大 3~400 倍，雄性少有变化。硬蜱主要传播的疾病是森林脑炎、莱姆病、Q 热、新疆出血热等。

（二）革螨

革螨（gamasid mite）隶属于蜱螨亚纲（Acari）、寄螨总目（Parasitiformes）、中气门目（Mesostigmata）、单殖板亚目（Monogynaspida）、革螨股（Gamasina）。体表膜质，卵圆形，色黄褐或暗红。躯体背面有一整块或分割为几块的盾板，背板上的刚毛有一定的排列规律。生活史分卵、幼虫、第一若虫、第二若虫和成虫 5 个时期。多数营自生生活，以小型节肢动物和腐败物为食；少数营寄生生活，以刺吸宿主血液为食。体外寄生生活者又分巢栖型和毛栖型，巢栖型吸血时才侵袭宿主；毛栖型革螨长期寄生在宿主体表。革螨主要传播的疾病是流行性出血热、地方性斑疹伤寒、森林脑炎、疱疹性立克次体病和 Q 热。防治革螨的重要措施是禽舍消毒和灭鼠。

（三）恙螨

恙螨（trombiculid mite），又称沙螨、沙虱、恙虫，隶属于蜱螨亚纲（Acari），真螨总目（Acariformes）、绒螨目（Trombidiformes）、恙螨总科（Trombiculoidea）中的恙螨科（Trombiculidae）和列恙螨科（Leeuwenhoekiidae）。除幼虫外，其余各期皆营自生生活。常孳生在山脚背阴的草地、森林中。主要传播的疾病是恙螨皮炎、恙虫病和肾综合征出血热。

恙螨的生活史分为卵、前幼虫、幼虫、若蛹、若虫、成蛹和成虫这 7 个时期。成虫形态与若虫相似，全身密被刚毛，呈红色，有四对足，在Ⅲ、Ⅳ足处，两侧向内陷入，故成"8"字形，但成虫体型更大；二者皆以土壤中的小节肢动物和昆虫卵为食。成蛹狭长，后端突出一个钝圆部分。若蛹形态与成蛹相似，但体较小。幼虫体长 0.2~0.5mm，呈椭圆形，色乳白偏黄、橙或红，体分鄂体和躯体两部分；躯体背面的前端有盾板，呈长方形、长形、五角星、半圆形或舌形，盾板上通常有 5 根刚毛和 1 对感器，躯体腹面有 3 对足。恙螨的宿主常为鼠类，其以宿主被分解的组织和淋巴液为食。次卵深黄色。卵乳白色至淡土黄色。

（四）粉螨

粉螨（acaroid mite）隶属于蜱螨亚纲（Acari），真螨总目（Acariformes）、疥螨目（Sarcoptiformes）、甲螨亚目（Oribatida）、甲螨总股（Desmonomatides 或 Desmonomata）、无气门股（Astigmatina 或 Astigmata）。体壁薄、半透明、光滑、表皮柔软；体色多样，从乳白渐深至黄棕。背毛排列的位置和形状固定，背毛的观察在粉螨分类鉴定方面有重要意义。大多数营自生生活者为卵生，其生活史分卵、幼虫、第一若虫、第三若虫和成虫 5 个时期。第二若虫在某种条件下可转化为休眠体。粉螨怕热、畏光，喜孳生于谷物、干果蜜饯、药材、火腿等环境中，以真菌和食物碎屑为食，其排泄物、分泌物及尸体的裂解产物可以严重污染粮食和食物，导致发生人体肺螨症和肠螨症。防治粉螨的重要措施是保持仓库、居室通风，保证粮食干燥。

（五）尘螨

尘螨（dermatophagoid mite）与粉螨同属一个家族，隶属于无气门股。体椭圆形，色白偏黄，足色偏深。躯体背面前端有狭长盾板。生活史分卵、幼虫、第一若虫、第三若虫和成虫 5 个时期，无第二若虫期。喜孳生于人居室、面粉厂、仓库等温暖潮湿的环境中，以真菌和面粉等为食。尘螨主要传播的疾病是尘螨性哮喘、婴儿湿疹、过敏性皮炎、过敏性鼻炎和慢性荨麻疹。治愈尘螨哮喘用青霉素。防治尘螨的重要措施是讲究个人卫生，定时清扫室内灰尘，勤洗勤晒被褥和床垫，保持卧室通风。

（六）蠕形螨

蠕形螨（demodicid mite）隶属于绒螨目（Trombidiformes）、肉食螨总科（Cheyletoidea）、蠕形螨科（Demodicidae），是一种小型永久性专性寄生的螨类。体细长，呈蠕虫状，色乳白，半透明；螨体分鄂体、足体和末体三部分；鄂体宽短呈梯形；足体近圆柱形，腹面有 4 对粗短的足，背面有背板，背板上有无数的横沟和指印样花纹；末体细长如指状，其长度约占躯体长度的 1/2~2/3。生活史分卵、幼虫、前若虫、若虫和成虫 5 个时期。雌虫产卵于人体的毛囊深部或皮脂腺内，经两周发育成熟，于毛囊口处交配后，雌虫进入毛囊深部或皮脂腺内再次产卵。感染人体最多的部位是颜面部，引起酒渣鼻。检查蠕形螨最常用的方法是挤压涂片法或透明胶纸粘贴法。因为人体蠕形螨对温度较敏感，54℃致死，所以毛巾、枕巾和被褥要勤清洗勤暴晒。

（七）疥螨

疥螨（scab mite）隶属于真螨总目（Acariformes）、疥螨目（Sarcoptiformes）、甲螨总股（Desmonomatides）、无气门股（Astigmatina），疥螨总科（Sarcoptoidea）、疥螨科（Sarcoptidae）。根据 Fain（1968）的分类，疥螨科分为 2 个亚科，即疥螨亚科（Sarcoptinae）和背肛疥螨亚科，是一种永久性专性寄生的螨类。体近椭圆，背部隆起，乳白色或浅黄色，螨体分鄂体和躯体两部分。鄂体短小。躯体背面有波状横行皮纹，腹面平坦光滑；足 4 对，短粗呈圆锥形，前两对末端有吸垫，具有吸盘功能，后两对足，雌螨基节内突相互分离，雄螨基节内突相互连接，第 4 对足跗节末端有吸垫。生活史包括卵、幼虫、前若虫、后若虫和成虫 5 个时期，生活史均在宿主皮肤角质层内其自掘的"隧道"内完成。疥螨以角质组织为食，交配多于夜间在人体皮肤表面进行，交配后的雌螨异常活跃，爬行迅速，是疥螨传播和感染新宿主的重要时期。疥螨寄生导致疥疮，剧烈瘙痒，尤以夜间为甚，治疗应全身擦药、全家同治、消毒衣被。防治疥螨的重要措施是讲究个人卫生，勤洗澡，勤晒被褥和床垫，避免与患者接触或使用患者的衣被。

（八）其他螨类

1. 蒲螨（pyemotes） 隶属于真螨总目（Acariformes）、绒螨目（Trombidiformes）、前气门亚目（Prostigmata）、异气门总股（Eleutherengonides）、蒲螨总科（Pyemotoidea）约 120 种。蒲螨通常寄生于昆虫体内，偶可侵袭人体。人若被蒲螨叮咬或接触蒲螨的分泌物，可引起叮咬（或接触）部位发生红肿瘙痒等皮炎症状。由蒲螨叮咬引起的皮炎，常称为"谷痒症"，主要表现为丘疹或丘疱疹，也可出现荨麻疹或紫红色斑丘疹。

（1）赫氏蒲螨（*Pyemotes herfsi*）体甚型小，成虫期雄螨形态较固定，而雌螨妊娠前后形态变化显著。球腹蒲螨为卵胎生的螨类，卵在雌螨的子宫内孵化出幼虫，幼虫在子宫内相继发育为若虫，直至性发育成熟后才由母体爬出，故产生的螨即为性成熟的雌、雄成虫。球腹蒲螨不寄生于人体，但容易因各种原因与其接触，被其叮刺后易引起皮肤等病变，夏秋两季在仓库、码头的搬运工人身上较易发生。球腹蒲螨分布于世界各地，包括中国的北京、上海、山东、江苏、广西等地。

（2）麦蒲螨（*Pyemotes tritici*）雌螨呈纺锤形，雄螨近椭圆形，体白黄色，背腹具毛，有感棒。与麦蒲螨接触可引起皮炎。该螨常被称为稻草痒螨、干草痒螨和谷物痒螨，因为接触麦蒲螨通常会出现丘疹或丘疹样的多发性皮肤损害，并伴有强烈的瘙痒；每个叮咬部位通常由一个微小的白色风团组成，中央有一个发红的小水泡。在发病早期阶段，小泡附近还可见微小如白色斑点的螨体。病症主要发生在背部、腹部和前臂，较少发生在面部或手部。严重感染或致敏的个体可能会出现头痛、发烧、恶心、呕吐、腹泻和哮喘等其他症状，也有报道称伴有发冷、发烧、不适和厌食症等症状。

2. 跗线螨（tarsonemid mite） 隶属于真螨总目（Acariformes）、跗线螨总科（Tarsonemoidea）。跗线螨是个较大的种群，其中跗线螨属和狭跗线螨属种类较多，经济意义也较大。跗线螨体型微小，体长仅 0.1~0.3m，呈乳白色、黄色、绿色或黄褐色；在成熟阶段，表皮的骨化程度比较强，体壁具光泽；体分成囊状的假头、前足体和后半体 3 个部分。跗线螨可营两性生殖和孤雌生殖。生活史包括卵、幼虫、蛹和成螨 4 个阶段。卵白色，椭圆形，表面具突起或凹陷。卵孵化为 3 对足的幼螨。其后由活动的幼螨阶段进入到静止的"蛹期"，在膨胀的幼螨表皮里进行着从幼螨蜕变为成螨的过程，最后蛹表皮裂开而蜕变为 4 对足的成螨。完成生活史约需数天至数十天。跗线螨科中，危害植物的某些种类可对经济作物造成损害，如仙客来狭跗线螨危害草莓、芹菜和多种观赏花卉和灌木等，是北美、欧洲、亚洲著名的有害种类。对于跗线螨危害的防治，应以环境、孳生地防治为主，故应在保证贮藏物安全、优质的前提下，因地制宜采用物理防治、密封与气调防治、化学防治、生物防治、清洁卫生防治等有效措施进行综合性治理。

3. 甲螨(oribatida) 为螨类的一大类样,隶属于真螨总目。甲螨分为 44 个总科,145 科,全世界约有 5 000 多种。一般体型微小,体背具坚硬外骨骼,外观像甲虫。本种体长 0.9mm,体背褐色具微弱光泽,各脚细长有毛。甲螨的生殖方式有单性生殖和两性生殖。其两性生殖颇特殊,系交配过程进行时,雄螨产出带柄的精包于地面,雌螨路过拾入而受精。发育期包含有前幼螨期、幼螨期、前若螨期、第二若螨期、第三若螨期及成螨期共 6 期。主要栖息土壤上层或落叶,以水藻、真菌、地衣等有机质为食,能分解土壤中的有机物质,改善土壤的通气,在维持土壤肥力中起着很大作用。有些种类是害螨,在中国,有一种前翼甲螨严重危害水稻秧苗。有些是有益的螨类,如在江西有一种甲螨捕食柑橘上的瘿螨,是一种很有效的生物防治作用物。

4. 肉食螨(cheyletid mite) 隶属于真螨总目,呈世界性分布,外表美观,全世界已知 180 余种。肉食螨体菱形,常无色,有时呈淡黄色或橘红色,分颚体和躯体两部分。肉食螨的生活史包括卵、幼虫和两个若虫期,最后发育为成螨。在每个活动期之间有短暂的滞育。普通为孤雌生殖。目前已知肉食螨属中的马六甲肉食螨、普通肉食螨等与人体疾病有关。普通肉食螨性颇凶猛,行动迅速,在仓储等环境内捕食粉螨和尘螨。人体接触此螨后可被其叮刺,引起皮炎,局部有红斑、奇痒等。发病者多见于粮库、粮食加工厂等工作人员。注意环境卫生及个人卫生,可预防其侵袭。对病原螨及其危害的防治与跗线螨相同。

5. 瘙螨(psoroptidae) 即痒螨,隶属于真螨总目,虫体长 0.5~0.8mm,长椭圆形,灰白或淡黄色,颚体较疥螨长,尖圆锥形。螯肢细长,钳状,末端有齿,适于刺破皮肤。躯体表面有细皮纹,并具有后背板。痒螨生活史发育过程包括卵、幼螨、若螨和成螨 4 个时期,全部发育过程都在动物皮肤表面进行,其中雄螨有 1 个若螨期,雌螨有 2 个若螨期。痒螨为永久性体外寄生虫,可寄生于多种哺乳动物体上,其中以寄生于绵羊、牛、马、兔体上的痒螨最常见,次为水牛和山羊等各类家畜。寄生时以口器刺吸组织液和炎性渗出物,引起畜疥癣,病畜表现为剧痒、皮肤增厚和皲裂、脱毛、消瘦等,严重时可导致死亡。预防措施包括畜舍要保持干燥清洁、通风、透光、不拥挤,定期消毒;畜体要经常刷、晒,减少感染;对病畜及可疑者应药物隔离治疗或淘汰。

6. 癣螨 常见种类为鼠癣螨(myocoptes musculinus),隶属疥亚目,牦螨总科蝇疥螨科,寄生于宿主体表。体乳黄色半透明,无眼无气门。鼠癣螨生命周期仅 8 天,生活史包括卵、幼虫、若虫、成虫。经直接接触感染,垫料传播罕见。感染导致脱毛、皮肤红斑、瘙痒、表皮剥脱、溃疡、脓皮病、淋巴结病、生长发育不良、繁殖性能降低、寿命缩短,引起免疫反应,对动物整体健康造成深远影响。感染导致机体免疫紊乱、引起 Th2 免疫反应、改变炎性细胞因子、增高血清 IgE、增加宿主感染其他病原体如弓形虫致死的机会;病理变化主要包括溃疡性皮炎、淋巴结病、高丙种球蛋白血症、继发性淀粉样变、淋巴细胞减少症、粒细胞增多、脾肥大。

7. 叶螨(tetranychid) 隶属于叶螨总科,体型小,圆形或椭圆形,体长 0.2~0.6mm,大型种类可达 1mm。有红、橙、褐、黄、绿等色。叶螨的生活史经过卵、幼螨、前期若螨、后期若螨和成螨 5 个阶段。幼螨具 3 对足,若螨和成螨具 4 对足。每一虫态之前有一个静止期,在此期间,螨体固定于叶片或丝网上,后足卷曲,不再取食,准备蜕皮。叶螨的生活周期短,繁殖迅速,一般数天至十数天完成 1 代,1 年可完成数代至十数代,对作物常造成极其严重的危害。叶螨是农业生产中的重要害螨,危害棉花、粮食、果树、林木和观赏植物。防治要避免过度施肥,尤其是氮肥。氮肥施用过量时,植物会变得更易受到叶螨侵害。及时除掉温室内和户外的杂草可以减少叶螨的寄主植物。去除植株上的老叶、残叶也是减少叶螨出现的方法。

三、甲壳纲

甲壳纲(Crustacea)的主要特征是虫体分为头胸部和腹部,头胸部有触角 2 对,步足 5 对。与医学有关的常见种类有淡水蟹、淡水虾、蝲蛄(Cambaroides)和剑水蚤(Cyclops)等。

(一) 淡水蟹

淡水蟹是卫氏并殖吸虫(Paragonimus westermani)、斯氏并殖吸虫(Paragonimus skrjabini)的第二中间宿主。吸虫虫卵随粪便入水,孵出毛蚴,入侵第一中间宿主淡水螺类,发育成尾蚴,被淡水蟹吞食并发育为囊蚴。当人群生食或食入未煮熟的含有活囊蚴的淡水蟹时,则获得感染。

(二) 淡水虾

淡水虾是华支睾吸虫(*Clonorchis sinensis*)的第二中间宿主。华支睾吸虫卵随粪便入水,虫卵中的毛蚴在水中不逸出,而被淡水螺类吞食,孵出毛蚴并发育成尾蚴逸出,尾蚴在水中入侵淡水虾并在其体内发育成囊蚴,当人群生食或食入未煮熟的含有活囊蚴的淡水虾时,则感染华支睾吸虫。

(三) 蝲蛄

蝲蛄是卫氏并殖吸虫的第二中间宿主。卫氏并殖吸虫毛蚴,在水中主动入侵或被蝲蛄吞食后,在其体内发育成囊蚴,当人群生吃或半生吃含有活囊蚴的蝲蛄时,则被感染。

(四) 剑水蚤

剑水蚤广泛分布于海洋、咸淡水及淡水水域,中国海域仅记录3科:剑水蚤科(Cyclopidae)、镖剑水蚤科(Cyclopinidae)及长腹剑水蚤科。雌、雄性同形,前体部较后体部宽大,第5对胸足单肢型且对称。剑水蚤是曼氏迭宫绦虫(*Spirometra mansoni*)的第一中间宿主。当误食感染的剑水蚤时,可能引起曼氏裂头蚴病。

四、医学贝类

螺类,有超过40 000个品种,属于无脊椎动物中的软体动物。一般是指有一个封闭的壳,可以完全缩入其中以得保护的腹足类动物,在白垩纪以前就已经存在,螺类可以作为多种寄生虫病的中间宿主和传播媒介。没有壳的腹足类一般称为蛞蝓(*Limax*)。

(一) 蛞蝓

蛞蝓是陆地上常见的软体动物。肉体裸露柔软而无外壳,体表常分泌许多黏液,似如鼻涕,故俗名为鼻涕虫。杂食性强,适应性强,分布面广。常分布于大多数蔬菜、粮食作物,烟草、棉花、等经济作物,以及绿化草坪及其他树木等植物上。多以植物树叶、庄稼果实为食,极大地影响了庄稼生长及其商业价值。当人们误食蔬菜上含有携带病原微生物的蛞蝓时,有可能感染疾病,例如曾发生过一例生食蛞蝓引起重度广州管圆线虫(*Angiostrongylus cantonensis*)感染的事件。

(二) 钉螺

钉螺(*Oncomelania*)是一种水陆两栖淡水螺。体包括外壳和厣,以及软体,螺纹长而小而密,螺帽大,螺层右旋,壳口在体螺旋处形成的向外开口,壳缝是螺旋之间形成的凹陷,壳脐是壳口靠壳柱边缘的凹陷,唇脊是壳口外唇近边缘处的脊状突起。平原型螺纹部分粗糙,山区型螺纹光滑。钉螺在静水中分布于水底和水表两层,通过高秆植物爬至水面,再依靠水面张力而浮于水面,成螺伸张腹足倒悬水面,幼螺呈足面向上浮动于水面。喜欢挛生于近水边潮湿的有草泥的富含有机质、氮、磷、钙的黏土面,草和泥为其提供藻类、苔藓等食物。对光敏感,最适光照为3 600~3 800Lx,完全黑暗影响其生长繁育。

钉螺与血吸虫病钉螺是日本血吸虫(*S. japonicum*)的唯一中间宿主,主要传播的疾病是血吸虫病。血吸虫卵内活毛蚴分泌抗原,引起炎症破坏肠壁组织,使其随粪便排出体外。入水后,虫卵中的毛蚴在水中不逸出,而被钉螺吞食,在螺的消化道内逸出毛蚴,经母胞蚴、子胞蚴后发育成为尾蚴,从母体逸出,在水中摆动。当人下疫水游泳或赤足下疫水捕鱼时,尾蚴朝热源快速游去,贴附在人的表皮,头腺分泌可溶性虫卵抗原(soluble egg antigen,SEA),借助水流快速摆动钻入人体并断掉尾巴,进入血管,最终在肠系膜下静脉寄生。

防治血吸虫病近年来,通过药物灭螺、水利生态控制等途径,已消除65%以上的感染性钉螺环境。因为冬、春季持续水淹可致钉螺死亡率增加,长时间干燥也可降低钉螺产卵率和生存率,所以血吸虫流行区多结合农田水利建设和小流域综合治理等水利工程实施蓄水、沟渠硬化等水利生态控制措施进行灭螺。另外,部分流行区也采用改良版"中层取水防钉螺拦网"防治钉螺,采用大规模滩群切滩整治和城市水岸建设进行灭螺。

(三) 扁蜷螺

扁蜷螺(*Planorbidae*)是布氏姜片吸虫(*Fasciolopsis buski*)的中间宿主。虫卵随粪便排入水中,在适宜温度下发育成毛蚴,被扁卷螺吞食后发育成尾蚴并逸出。尾蚴在水中吸附于菱角、茭白等水生植物,脱去尾部而成囊蚴。当人们生吃附有活囊蚴的水生植物或者喝含活囊蚴的生水,有可能感染布氏姜片吸虫,因此日常应避免生食且不喝生水。同时,需要加强粪便管理。

(四) 其他淡水螺类

淡水螺类是人体吸虫的中间宿主,豆螺(*Bithynia*)、沼螺(*Parafossarulus*)和涵螺(*Alocinma*)是华支睾吸虫的第一中间宿主。华支睾吸虫卵随粪便入水,虫卵中的毛蚴在水中不逸出,而被第一中间宿主淡水螺吞食,在螺的消化道内逸出毛蚴,发育为成熟的尾蚴从螺体逸出,尾蚴在水中遇到适宜的第二中间宿主淡水鱼虾,则侵入其肌肉等组织,发育成囊蚴。当人生食或半生食含囊蚴的淡水鱼虾时,则有可能感染华支睾吸虫,因此日常应避免生食淡水鱼虾且不喝生水,同时,需要加强粪便管理。

第二节　病媒生物现场调查目的和原则

病媒生物现场调查是运用社会学、统计学和运筹学等学科的理论和方法去解决媒介生物性疾病问题的一系列研究方法总称。病媒生物的现场调查是认识媒介生物性疾病的分布特征和流行现状的重要方法。一般来说,病媒生物现场调查研究的目的在于确定疾病的传染源和传播途径,确定疫源地,进而采取有针对性的措施控制传染源和切断传播途径,消灭疫源地,控制媒介生物性疾病。在现场调查过程中,应遵循职业道德原则、客观性原则、科学性原则、群众性原则和效益原则。

一、现场调查研究的目的

现场调查研究的目的指调查研究所要达到的预期结果,包括预期达到什么目标、发挥什么作用、解决什么问题等。一般可以通过查阅文献、实地考察、专家咨询,以及实践经验等方式,了解国内外目前的研究状况或者发展变化的现状,进而确定研究目的。例如,描述病媒生物性疾病的三间分布,寻找疾病危害因素的线索,揭示疾病完整的自然史,评价疾病诊断、治疗与防治措施的效果,媒介生物性疾病监测,疾病预防,卫生决策,以及评价卫生服务和资源需求等。

(一) 描述分布

当研究者想要描述病媒生物性疾病的分布全貌及其特点时,可以开展描述性研究。利用现场调查的数据资料和已有资料,按照不同地区、不同时间和不同人群的分布特征分组,描述人群中病媒生物性疾病或暴露因素的地区分布、时间分布、人群分布及发生、发展规律,获得疾病三间分布特征,寻找病媒生物性疾病的传染源和传播途径,撰写相关调查报告。例如调查病媒生物的生活史,总结病媒生物性疾病分布特征、流行情况,了解疾病的发病率、患病率和感染率等。

(二) 病因推断

当研究者想要探讨病媒生物性疾病的危险因素与疾病之间的关联时,开展病因研究。

1. 形成假设　通过描述性研究了解疾病状况在人群、时间和地区上的分布,这些分布数据的积累可以帮助我们进行逻辑推理,形成病因假设。

2. 检验假设　通过病例-对照研究进行多个因素研究,找到重点怀疑因素,再应用队列研究进一步检验假设。

3. 验证假设　运用实验性研究来验证假设,最终观测的指标是在控制检验假设中的暴露因素后,是否干预降低发病率或死亡率。经过验证,进一步确定某暴露因素可能是病媒生物性疾病发生的原因。

4. 因果推断　综合各方面因素进行综合分析、推断。

(三) 疾病诊断、治疗与防治措施的效果评价

当研究者想要对病媒生物性疾病的防治措施的效果、诊断试验的有效性,以及研究治疗的效果进行评价时,可以开展现场试验、社区干预试验等实验性研究。

(四) 疾病预防策略与疾病监测

1. 疾病监测　当研究者想要对媒介生物性疾病进行监测时,可以开展定期的现况调查。

2. **三早预防** 当研究者想要对疾病早发现、早诊断和早治疗时,可以开展全面调查。

3. **卫生决策** 当研究者想要对卫生服务、卫生资源需求评价、为卫生决策提供科学依据时,可以针对不同特征的人群开展有针对性的现场调查。从这些调查中可以获取大量的数据,进而为决策者制定公共卫生政策提供基础性资料。同时,那些具有丰富现场调查经验、扎实的自身专业知识及宏观分析能力的研究者也可以主动向决策者提出公共卫生对策的建议。

二、现场调查的基本原则

调查研究应遵从职业道德原则、客观性原则、科学性原则、群众性原则和效益原则。调查人员要恪尽职守、克己奉公、客观谨慎、求真务实、尊重隐私、处实效功。

(一) 恪守职业道德

恪守职业道德是现场调查的首要原则。在调查过程中,调查人员需要严格遵守相关的道德伦理规范,具有崇高的职业道德精神和强烈的社会责任感,努力维护调查研究的声誉。

(二) 客观性原则

客观性原则是现场调查的立足点和出发点,其核心是实事求是。调查人员需要自始至终保持客观的态度去收集能够阐明事情真实状态的确切信息,不带入任何个人主观意愿。

(三) 科学性原则

科学性原则是现场调查的引路人,其核心是运用系统的观点来分析研究对象。在调查中,需要运用科学的方法去设计方案、采集和分析数据,从而获得大量准确、可靠的信息材料。

(四) 群众性原则

群众性原则是现场调查的铺路石,其核心是亲切待人、谦虚谨慎。调查人员需要认真处理与调查对象的关系,赢得群众信任,虚心请教,不断深入实际,以获得大量的第一手资料。

(五) 效益原则

效益原则是现场调查的敲门砖,其核心是合理适度。在调查之前,需要做好现场调查准备工作,做好人力、物力、财力的实施计划和控制措施,开展预实验,不断优化调研方案。

第三节 病媒生物现场调查的步骤和方法

现场调查的研究程序包括:准备阶段,调查阶段,分析阶段和总结阶段(图 56-1)。在准备阶段,确定研究目的,进行调查设计。在调查阶段,进入调查地区正式实施调查,通过发放问卷、填写调查表格、座谈、访问以及收集文献和统计资料等方式收集资料。在分析阶段,对调查所获取的资料进行核查与整理,统计分析,对分析的结果进行解释。在总结阶段,撰写调查报告,进行总结与评估,最后发表研究成果并应用。

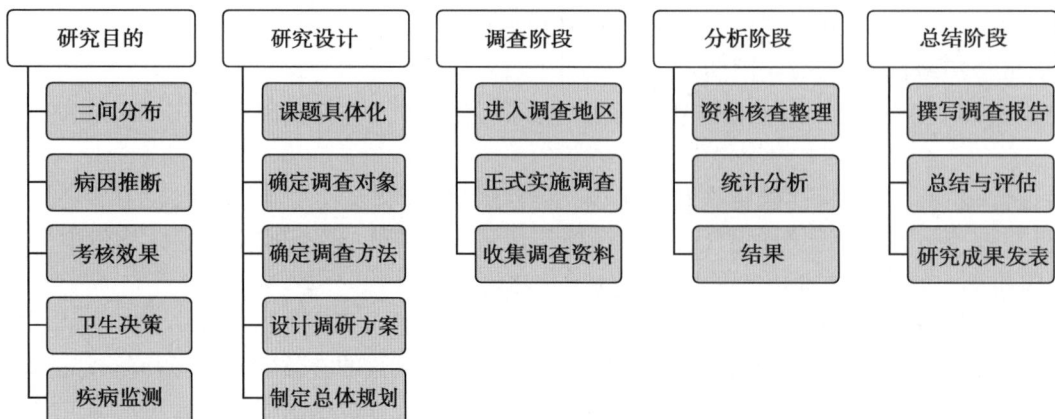

研究目的	研究设计	调查阶段	分析阶段	总结阶段
三间分布	课题具体化	进入调查地区	资料核查整理	撰写调查报告
病因推断	确定调查对象	正式实施调查	统计分析	总结与评估
考核效果	确定调查方法	收集调查资料	结果	研究成果发表
卫生决策	设计调研方案			
疾病监测	制定总体规划			

图 56-1 病媒生物现场调查的步骤流程图

(改编重绘)

一、调查设计

在调查设计中,课题要具体化,确定调查对象,确定调查方法,设计问卷和调研方案,制定总体规划。细节包括:确定分析单位,确定调查指标,制定抽样方案,制定时间进度,调查员组织培训,以及预调查等。

(一)确定研究方向

好的课题往往具有准确合理性、创新性、科学性和可行性,避免选择"大而无用"的课题。为了有力支持并论证所选的课题,需要阐述清楚所研究问题的逻辑关系、量测的效度和信度、调查结果的价值,以及促成调研成果落地转化应用和推广的可能性。同时,需要确定研究的总目标、阶段目标以及每阶段的具体目标,并收集大量数据资料来论证总目标的科学合理性,阶段目标的可实现性以及具体目标的可操作性。

(二)确定调查对象

根据调查目的和分析指标确定研究对象,原则是代表性和可比性,主要包括:选择高危人群,选择暴露人群或职业人群,选择有代表性人群,选择已实施了该预防或治疗措施的人群。同时,具体描述所需研究对象的基本内容及单位的大小。选择研究对象时还要结合实际进行考虑,例如经费来源的多少,是否便于调查等。

(三)确定调查方法

根据调查目的确定调查方法,例如当需要同时满足收集资料的需求和节约成本的需要时,可以选择收集并分析现有资料;当需要解释描述性问题,以及分析所获得的事件因果关系时,可以选择抽样调查;当需要评价研究项目产生的结果以及实施后的效果,即回答因果关系或影响时,可以选择现场试验。除以上三种方法之外,还有很多其他调查方法,详情请见下文的"调查方法"部分。在选择各种类型的现场调查方法时,要综合考虑评价问题的性质以及人力、物力、时间方面的情况,更推荐使用综合性混合性设计方案。

1. **资料收集分析**　资料收集分析适用于同时满足收集资料的需求和节约成本的需要。

(1)二手资料分析:适用于回答描述性问题、规范性问题以及因果关系问题。

(2)综合评价:是对一个问题在多次研究中提出的各自的结论进行综合分析并进行总结,强化各个报告提出的结论,增强说服力。

2. **抽样调查**　抽样调查适用于解释描述性问题,以及分析所获得的事件因果关系的信息。

(1)横断面调查:测定某一事件横断面的情况,适用于在人群中收集以事实为依据的信息和描述两个变量之间因果关系。

(2)固定人群调查:对固定样本群体进行两次以上横断面调查,适用于描述事物变化的规律,同时,注意保持调查对象的连续性。

3. **现场试验**　现场试验适用于评价研究项目产生的结果以及实施后的效果,即回答因果关系或影响,但缺点是难以管理和控制许多干预因素。

(1)真实试验:采用随机分配方法把研究单位分成试验组和对照组,有较强的因果关系说服力,但管理和控制干预因素相当困难。

(2)不均等比较组试验:易于控制实施,但要保证在非随机设计条件下,试验组和对照组可以存在实质性差别。

(3)前后对照试验:适用于比较措施执行前后的变化,其中设计时间序列以进行项目前后时间序列比较分析,可以加强前后对照取得结果的说服力。

(四)制定调查方案

在制定调查方案时考虑以下多个方面:①对总体进行全面调查还是进行抽样调查?②如果是抽样调查,是否需要调查有代表性的样本?③如果想要抽取有代表性的样本,是否有一份明确的抽样框架,例如有没有花名册或目录?④构成抽样框架后,选择何种抽样方法?⑤样本含量多大?抽样误差会大吗?如何避免抽样中可能遇到的问题、差错和曲解?⑥如何设计问卷?⑦现有人力、时间和经费如何?⑧如何收集、处理和分析资料?遇到伦理道德问题如何处理?⑨明确成员分工,制定时间进度,以及制定工作管理制度等;⑩研究现场的确定。

(五)质量控制措施

1. 样本选择必须随机化。
2. 不同组的调查工具及检查方法要标准化且前后一致。
3. 选择熟悉当地环境的调查员或专业人员,严格统一培训调查员。
4. 保证调查对象本人的回答率和调查完成率高于89%,调查后复检10%。
5. 组织预调查等。

二、调查方法

现场调查的重点是确定切实可行的调查方法,以便有效实施,提高调查的效率和质量。根据调查目的、调查对象范围和具备的调查条件,确定调查方法,包括描述性研究、分析性研究和实验性研究。当调查目的是描述媒介生物性疾病的三间分布及其发生发展的规律,提出病因假设,或者疾病监测等时,采用描述性研究;当初步检验病因假设,探究疾病发生的影响因素,或者预后的影响因素等时,采用病例-对照研究;当进一步检验病因假设,评价干预效果,或者研究疾病完整自然史时,采用队列研究;当验证病因假设,或者通过干预危险因素的暴露并观察干预对疾病预防的效果来评估防治措施等时,采用实验性研究(图56-2)。当调查总体不大时,可以选择普查;当调查总体太大或无限时,可以选择抽样调查。当人手充足、资金充裕时,可以选择问卷调查;当人手紧张时,可以选择邮寄问卷或电话调查;当需要快速获得结果时,可以选择小组讨论的方式。

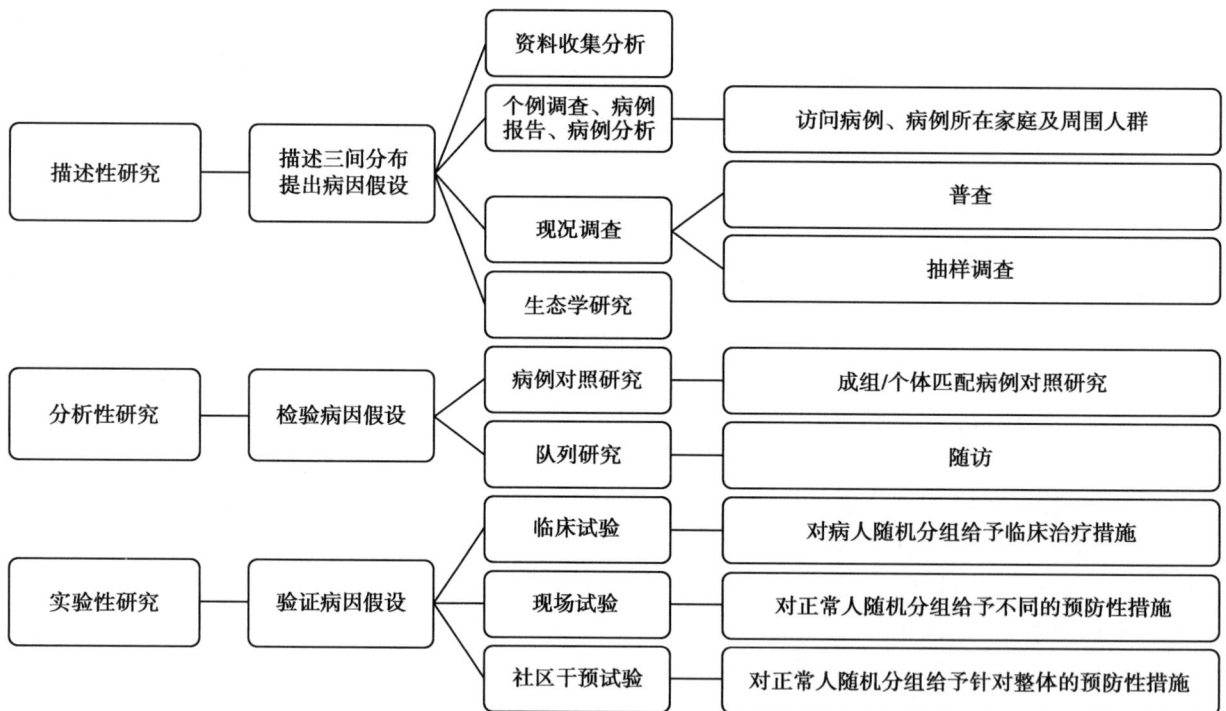

图 56-2　病媒生物现场调查的方法结构图

(一)描述性研究

描述性研究应用于描述媒介生物性疾病的三间分布及其发生发展的规律,以及提出病因假设。现况调查(prevalence survey)比较常用,是在某一特定人群中应用普查或抽样调查等方法收集特定时间内有关某种疾病或健康状况及有关变量的资料。进入调查地区对单位人群进行调查,通过各种方式收集资料,并进行体格检查、实验室检查,同时收集本地区的人群的背景资料、人口学资料、地理环境资料、既往发病患病资料以及经济、社会、人文资料等。在调查过程中,发放问卷,填写调查表格,座谈、访问,收集文献和统计资料。

(二)病例-对照研究

病例-对照研究(case-control study)是在媒介生物性疾病发生之后,追溯既往所研究因素的暴露情况。将一组研究对象分为病例组和对照组,询问以前是否存在暴露因素,各产生存在暴露因素人数 a 及 b,不存在暴露因素人数 c 及 d,将形成的四个数值整理为四格表,计算病例组的暴露比例 a/(a+c),对照组的暴露比例 b/(b+d)。

(三)队列研究

队列研究(cohort study)是将某一特定人群按是否暴露于某可疑因素或暴露程度分为不同的亚组,追踪观察两组或多组成员结局(如疾病)发生的情况,比较各组之间结局发生率的差异,从而判定这些因素与该结局之间有无因果关联及关联程度的一种观察性研究方法。将一组研究对象分为暴露组和对照组,经过一段时间随访,各产生发患者数 a 及 b,以及未发患者数 c 及 d,将形成的四个数值整理为四格表,计算暴露组发病率 a/(a+b),以及对照组发病率 c/(c+d)。

(四)实验性研究

实验性研究又称干预试验,是将研究对象随机分组为试验组和对照组,对试验组人为地施加干预因素,经过一段时间随访,在将来的某个时点上观察人群的发病情况。基本特点是前瞻性、随机分组、设立对照和施加干预。根据研究现场和对象的不同,分为临床试验、现场试验和社区干预试验。

1. 临床试验　临床试验的研究地点在医院,研究对象是患有某种疾病的患者,随机分组后给予不同的治疗性措施。

2. 现场试验　现场试验的研究地点在人群,研究对象是非患病者,随机分组后给予不同的预防性措施。

3. 社区干预试验　社区干预试验的研究地点在人群,研究对象是非患病者,随机分组后给予针对社区整体的预防性措施。

三、抽样调查

抽样调查(sampling survey)是在特定时点、特定范围内某人群总体中,按一定的方法抽取部分有代表性的个体组成样本进行调查分析,以推论该人群总体某种疾病的患病率及某些特征的一种调查。

(一)抽样调查的原则

抽样调查应遵循随机化,抽取的样本足够大,以及保证调查指标分布均匀的原则。

(二)抽样调查的方法

1. 概率抽样　概率抽样可以计算概率和抽样误差,估计总体,但成本较大、更耗时耗力。具体包括单纯随机,系统抽样,分层抽样,整群抽样,以及两级或多级抽样等。

(1)系统抽样:按比例抽样,在总体中每间隔一定的人数,来抽取调查对象。

(2)分层抽样:按不同特征的人群分层,然后再在每一个层中抽取调查对象。

(3)整群抽样:随机地抽选不同的群体,对被抽选的各个群体进行全面调查。

2. 非概率抽样　非概率抽样方便、省钱,但无法计算概率,无法推断总体。具体包括碰巧抽样,意图抽样,配额抽样,滚雪球,以及判断抽样等。"滚雪球"抽样和判断抽样适用于没有抽样框架,或者调查属于没有抽样框架的探索性调查。

(1)配额抽样:高效省钱,但是结果可能有偏性。

(2)判断抽样:指尽可能找到并识别需要调查的个体。

(3)"滚雪球"抽样:指通过已知个体的人际关系将样本滚雪球似的扩大。

(三)抽样调查的步骤

抽样调查的步骤包括界定总体,选择适当的抽样方法,确定抽样单位,编制抽样框,确定样本大小,以及收集整理和分析样本资料。

开展抽样调查时,根据相应总体范围、特征来进行有针对性抽样。若总体人数相对较少,可以采用单纯随机抽样或者整群抽样;若总体范围广泛,总体人数较多,可以采用系统抽样、分层抽样与整群抽样相结合的方法。然后确定抽样单位,编制抽样框,确定样本大小。

四、设计问卷

一份规范的调查表包括:封面信,知情同意书,指导语,问题答案,编码及其他资料。调查表的内容包括:调查表的名称、编号,一般性项目部分,调查研究项目,以及结尾部分。

(一) 调查问卷的设计原则

调查表的设计原则是:调查项目一项不缺且无关项目一项不多,语言表达准确、真实、具体、清晰、直白,尽量选用客观指标,项目编码顺序先易后难,敏感和开放问题放在最后。

(二) 调查问卷的使用原则

调查表的使用原则是:①调查表的使用必须配有使用手册或操作指南,并严格按照其中的规定和要求执行。②正式使用之前必须进行预调查,必须对调查员进行统一的培训和考核。③填写的字迹清除,不留缺项。④调查员签名,并注明调查日期。⑤验收人签名,并注明验收日期。

(三) 调查问卷的封面信

调查问卷的封面信包括:调查的主办单位和个人身份,调查的目的和内容,匿名程度及致谢,调查对象的选取方法和调查结果的保密措施,问卷填写方式,回收方式等。

(四) 调查问卷的问题和答案

1. 调查问卷中提问的方式

(1) 开放式问题:阐明应答者观点,但费时、对文化程度有要求、无法归类编码。

(2) 封闭式问题:直接给出答案,被调查者只需进行选择或判断,省时、易答、便于统计分析,但可能随便选答,答案有局限性。

(3) 半封闭式问题:比较省时、允许阐明应答者观点。

2. 问题的题型　题型包括单项选择、多项选择、判断、填空和表格式问题等。

3. 问题的排列　排列可以按照逻辑顺序,适当增加过渡性问题转换话题,恰当安排问题的类型,以温和、必需的问题开头,有侵犯性的问题往后放置。同时,语言清晰流畅、简短直白,问题数量合适,避开隐私,避免双重否定,避免诱导或引起偏倚,避免措辞有多重含义,应允许应答者没有观点或拒绝回答。

4. 答案的格式　格式有填空式、选择式、线性填答式、百分法、矩阵法、尺度式和排序式等。矩阵法是将 2 个或 2 个以上的问题集中于 1 个大问题中。

(五) 调查问卷的编码

调查问卷的编码是指用一个数字代表一个答案,便于用计算机处理数据。

1. 前编码　前编码是编码者在应答者回答问题前对所有答案进行编码,使调查表本身作为编码册,但不适用于不能预测答案数目的问题。

2. 后编码　后编码是编码者仅对应答者作出回答的答案后面留出编码用的方框进行编码以便于编码输机,但需要阅读所有调查表内容。

(六) 调查问卷的预调查

正式调查前必须将调查表在小范围内多次预调查和修改。首先在团队内进行调查,根据所得的意见反馈对调查表进行修改;其次,面向 40 人左右的小样本对象开展调查,通过查阅收集的调查表和回顾调查过程,对调查表进行修改。同时还需进行信度和效度评价。

五、现场调查的组织实施

在现场调查实施前,制订现场调查的组织计划,包括组织领导、宣传动员群众、时间进度、调查员培训、业务分工与联系经费预算、调查表格和宣传资料的准备以及调查资料的检查制度等内容。在实施现场调查中,时刻注意安全,认真观察现场,发现问题及时改进,及时总结经验,把控调查质量,严谨开展原始数据的核查、修正工作,对所有数据做好保管。

六、资料收集与处理

在现场调查实施时应遵循信息传递明确、调查方法一致、调查工具统一的原则，同时严格培训和考核调查员，并做好资料质量控制，保证收集到足够多的有效的数据和参考资料。对调查获取的资料进行核查与整理，然后统计分析。统计分析的内容包括，首先将资料进行简化、汇总和分类，概括性地描述；然后统计描述主要的患病状况，对人群的患病和相关因素做相关分析，对背景资料、统计报表资料和以往资料进行比较分析；最后对分析的结果进行解释。

(一) 收集资料

1. **掌握有关的背景资料**　通过查阅文献、实地考察、专家咨询，以及自我实践经验总结等方式，了解国内外目前的研究状况或者发展变化的现状，进而充分地掌握背景资料。

2. **培训和考核调查员**　开展调查前，对调查员进行严格的培训和考核，采用统一的调查和监测标准，避免测量偏倚的发生。条件允许时，可以选择熟悉当地环境的人群作为调查员。

3. **疾病测量和变量测量**　确定测量疾病及变量的方式，变量即所研究的因素。收集资料的方式主要有直接观察、当面访问、电话访问、信访、查阅记录、现场观察及环境，以及人体生物学(标本采集)材料的检测等。

（1）直接观察法：由调查人员到现场对调查对象进行直接收集资料。

（2）当面访问：由调查人员到现场对调查对象进行口头询问或电话调查，比较常用。

（3）开调查会：开调查会是组织知情人集体讨论来收集资料。

(二) 整理资料

整理资料的流程包括：重新核查原始资料，资料简化、汇总和分类，概括性地描述，双轨录入数据并进行逻辑检查和统计学检查，必要时将统计数据整理为四格表。

1. **数据清洗与整理**

（1）文本资料：对原始资料逐项核查，填补缺项，删去重复，纠正错项。

（2）音频资料：先把采访录音、会议录音、视频以及调查者对现场的评论等第一手音频资料一字不漏地原汁原味地整理出来，再从中提取有效性信息，最后将其整理成一份条理清楚且忠实于原始数据的记录。这份数据记录，在分析和撰写调研报告时，以它为基础，需要妥善保管，同时，这份记录也可作为调查的数据库。

2. **概括性地描述**

（1）定量调查资料的描述：直接将整理后的数据进行客观的概括性的表述，或借用统计软件进行分析获得结果。

（2）定性调查资料的描述：充分利用数据记录，仔细分析众多事物间理论上的逻辑关系，即建立事物间的相关关系图，再开展调查组成员的综合讨论，归纳综合看法，最后进行综合逻辑分析获得结果。

3. **调查问卷的审核及数据编码及录入**

（1）纸质调查问卷：采用直接在页边做记号法或证据归类法对数据进行编码，再输入计算机。

1）直接在页边做记号法：将调查问题用编号来代表，在原始记录的页边上作记号，例如"1-A-a"。

2）证据归类法：先列出所有研究的问题并在每个问题后面留出较大的空间，再使用直接在页边做记号法，同时将相关观点或事例作相同类型的记号，最后在空白处填写该问题所做标记的信息和证据。

（2）电子调查问卷：系统自带数据编码和录入功能。

(三) 分析资料

分析资料的流程包括：统计描述主要的患病状况等，对人群的病媒生物性疾病和相关因素做相关分析，对背景资料、统计报表和以往资料进行比较分析，然后对分析的结果进行解释，得出对现实有指导意义的结论，进而指导病媒生物的防控或提出新的有价值的研究方向。

1. **描述性统计**

（1）描述性研究：将资料按照不同的时间、地区、人群中的分布特征进行分组，描述分布情况，在此基础上进行比较、分析,并应用统计学方法检验不同组间的差异。

（2）队列研究:描述随访的经过、时间,结局的发生情况、失访情况,并对两组进行均衡性检验。

（3）病例-对照研究:描述研究对象的一般特征,并对病例组和对照组进行均衡性检验。

2. 关联性的统计推断

（1）描述性研究:运用统计方法对影响疾病分布的因素及关联性进行分析。

（2）队列研究:计算并比较两组的发病率和相对危险度,进行关联强度的分析。

（3）病例-对照研究:进行病例组和对照组的暴露比例差异的显著性检验,计算比值比,估计关联强度。

3. 结果解释

（1）对偏倚作出解释:估计分析调查中有无偏倚及其来源、大小、方向和调整方法。

（2）验证结果的真实性和可重复性:论证样本的代表性以及所得资料的合理性;以对比的方式论证变量之间的关系;寻找反面的证据;从资料来源和收集资料的方法来说明资料的可靠性和研究结果的可靠性;以不同来源或互不影响的资料和证据,对结论作多维的讨论和肯定;以另一项研究来检验现有研究结论的可靠性。作出对现实有指导意义的结论。

七、调查报告撰写与运用

一份研究报告包括背景介绍、研究方法、结果与讨论、结论这四部分。

背景介绍是向读者介绍进行研究的原因,论述研究目的和研究结果。研究方法部分需要向读者交代资料的来源、样本的代表性、资料收集方法、专业名词的解释等。结果与讨论部分需要着重描述读者感兴趣的结果,并重视对结果的分析和提炼。结果的实质性意义更让人感兴趣。结论部分是简要概括重要的结果,并分析和提炼,任何新信息不可在此处提及。参考文献的格式遵照国家标准所规定的格式。附录部分是采访提纲、调查表等篇幅较长的内容。研究报告的书写要遵从一定的要求和格式;内容要经过精选,妥善地利用资料获得结果;表达要简洁、明确,有论点,又有论据。

八、现场调查中的伦理问题

伦理问题来源于某些研究的问题本身或调查方法本身,必须遵循尊重原则、公正原则和不伤害原则。在现场调查实施中,必须尊重受试者自我保护的权利,应采取尽可能谨慎的态度以尊重受试者的隐私权,并将对受试者身体、精神以及人格的影响减至最小。保护被调查者隐私的方法有匿名、保密和应用随机应答技术调查敏感问题。所谓敏感性问题是指涉及私生活以及大多数人认为不便在公共场所表态或陈述的问题。应用敏感问题调查技术要谨言慎行、随机应变、坦诚真挚,要充分告知调查对象其隐私不会被泄露,不会被调查员获知。

第四节　种群分布型

由于生物多样性,以及种内竞争,每个种群在一定空间中都会呈现出特定的分布形式。研究昆虫等媒介生物种群的空间分布型的意义在于:①了解环境对媒介生物的生长的影响;②了解媒介生物的行为特征;③为制定现场调查抽样设计方案提供可靠的理论依据;④有助于确定数据的统计分析方法;⑤有助于监测媒介生物的时空动态变化趋势。

一、种群分布型

空间分布型是指一种空间配置,这种空间配置状况受到个体与其所在的非生物环境和生物环境的相互作用的影响。种群的分布类型主要包括:随机分布、均匀分布和集群分布(图56-3)。

（一）随机分布

随机分布是指种群内每个个体的位置不受其他个体分布的影响,每个个体在种群分布空间内各个

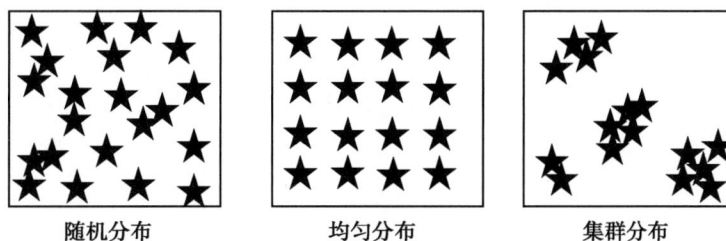

图 56-3　病媒生物种群的三种分布类型示意图
(仿绘)

位置出现的机会相等。随机分布存在于环境均一、资源平等分配且个体之间没有相互作用并不引起任何的吸引或排斥的种群中,但这种分布在自然界中并不常见,例如在海岸潮间带上,部分蚌类表现随机分布。假设现在正在下雨,滴落在光滑平坦的地面上的雨滴也呈一种理想状况的随机分布。随机分布可用 Poisson 分布概率公式表示。

若离散型随机变量 X,其取值为 0,1,2,…,相应的概率为:

$$\Pr(X=k)=\frac{e^{-\mu}\mu^{k}}{K!},\ k=0,1,2,\cdots$$

式中:

e ≈ 2.718 28 为自然对数的底,是常数;

μ——是其唯一参数,为 Poisson 分布的均数($\mu>0$)。

(二) 均匀分布

均匀分布是指种群内各个个体之间的距离相同。均匀分布存在于资源均匀且个体之间相互竞争的种群中,但这种分布在自然界中不常见。例如,森林树木竞争水分。若宿主表现为均匀分布,则可以使其寄生者也表现为均匀分布;若地形或土壤水分表现为均匀分布,则可以使生物表现为均匀分布。均匀分布可用正二项分布描述。

令 X 表示"成功"出现次数,X 可能取值 0,1,2,…,n,根据 n 次伯努利实验中"成功"总次数 X=k 的概率计算公式,X 的概率分布:

$$\Pr(X=k)=\frac{n!}{K!(n-K)!}\pi^{k}(1-\pi)^{n-k},\ k=0,1,2,\cdots,n$$

式中:

ii——为"成功"概率,$\pi \in [0,1]$。

(三) 集群分布

集群分布是指种群内个体的分布形成密集的斑块。集群分布在自然界中最广泛、最常见、最普通,这种分布是生物对环境适应的结果。例如在我国云南红河蝴蝶谷,翩翩起舞的蝴蝶表现为集群分布;在夏天的傍晚,公园草丛旁的蚊虫往往表现为集群分布;植物的无性繁殖经常导致集群分布。此外,集群分布会因受气候和环境的日变化、生殖方式和社会行为的影响而发生变化。集群分布可用负二项分布或奈曼分布描述。

二、种群分布型的检验及判断方法

检验种群的空间分布型的常见方法有分布型指数法和分散度法。

(一) 分布型指数法

1. 扩散系数

$$C=\frac{S^{2}}{\bar{x}}=\frac{\sum(x_{i}-\bar{x})^{2}}{\bar{x}(n-1)}$$

式中：

S^2——为方差；

$\bar{x}$——为均数；

n——为抽样数。

随机分布时：

$$C = \frac{2n/(n-1)^2}{1}$$

C=1 的概率为 95% 的置信区间：

$$估计值 \pm 误差范围 = 1 \pm 2\sqrt{2n/(n-1)^2}$$

当 n>100 时，

$$估计值 \pm 误差范围 = 1 \pm 2\sqrt{2/(n-1)}$$

式中：

n——为抽样数。

若实际估算 C 值在区间范围内，随机分布；C>此范围，集群分布。

2. 扩散型指数

$$I_\sigma = n\frac{\sum\limits_{i=1}^{N} x_i(x_i-1)}{N(N-1)} = n\frac{\sum fx^2 - N}{N(N-1)}$$

式中：

N——为总个体数；

n——为抽样数；

f——为样本数；

x——为第 i 个样本中的个体数。

当 I=1 时，随机分布；当 I<1 时，均匀分布；当 I>1 时，集群分布。

（二）分散度法

$$S^2 = \sum (x-m)^2/(n-1)$$

式中：

S^2——为方差；

x——为各样方实际的个体数；

m——为各样方均数；

n——为样方数。

当 S^2=0 时，均匀分布；当 S^2=m，随机分布；当 S^2>m，集群分布。

第五节　病媒生物的种群密度调查

种群密度是指每单位面积或体积内生物个体的数量，也称种群的原始密度。种群的生态密度是指每单位面积或体积里生物实际栖息场所内生物个体的数量，常用于描述栖息于叶子、花朵等场所的那些微小个体的数量。如果两个种群的原始密度相同，生态密度较高的种群，生境条件较差，环境容纳能力低。

调查种群密度的意义在于：①确定生态环境中可供病媒生物利用的空间，并探索其适于病媒生物生存的原因，间接分析影响其媒介作用的因素；②判断环境状况及环境容纳能力；③了解病媒生物的繁殖率与存活率及其变化。根据调查方法的不同，可将密度分为绝对密度和相对密度。

一、绝对密度与相对密度

绝对密度是指单位面积或体积内生物个体的数量。相对密度是指在一定区域内，某一种群的个体数占全部物种个体数的百分比,可以用于比较各种群的大小和判断病媒生物的常见栖息地。

(一)绝对密度

绝对密度的调查方法包括总数量调查法和取样调查法,取样调查法分为标记重捕法、样方法和去除取样法三种(表 56-1)。

表 56-1　种群绝对密度的调查方法

调查方法	方法分类	总调查数量
总数调查法		总调查数量 $= \dfrac{\text{该区域内所调查对象的总数}}{\text{区域内所有个体的数量}}$
取样调查法	样方法 标记重捕法 去除取样法	总调查数量 = 所有抽样样方个体数平均数 × 样方数 总调查数量 $= \dfrac{\text{第二次捕捉数} \times \text{初次标记数}}{\text{第二次带标记的个体数}}$ 总调查数量 = 捕捉个体数趋于 0 的捕获累计数

1. 总数量调查法　直接计数调查地点的所有个体,适用于容易识别和位置相对固定的体外寄生虫。

2. 标记重捕法　标记重捕法适用于不易识别、活动频繁和活动范围广的动物。完全随机捕捉部分媒介动物个体进行标记,放回,数日后再次以相同的方法捕捉。对老鼠可以采用切指法进行标记,对昆虫可以采用染色或同位素标记法。

3. 样方法　调查区域划分为若干样方,随机抽取样方,对抽取样方的个体数进行计数,最后估算总体数量。

4. 去除取样法　以每日捕捉的个体数为纵坐标,以捕获累计数为横坐标,建立 oxy 直角坐标系,当捕捉的个体数趋于零($y_0 \approx 0$)时,代表已经捕获样方中的全部个体,此时的捕获累计数(x_0)为总体数量的估计值。

(二)相对密度

相对密度的主要调查方法包括:动物计数法和动物痕迹计数法。

1. 动物计数(直接数量指标)　动物计数是记录单位时间内或单位距离内或二者结合的条件下,在不同种群或地区内直接捕获的生物个体计数,并用于比较和判断。例如每小时内黑光灯诱捕飞虫的数量,每公里见到的动物数量,每昼夜一个鼠夹捕获的动物数量。

2. 动物痕迹计数(间接数量指标)　动物痕迹计数是记录动物的足迹、粪便、脱落的角或皮等痕迹的数量,这些痕迹的数量与动物的数量呈正相关。

种群密度是一个动态概念,存在因受自然环境及人为因素的影响而改变的情况。因此,在进行病媒生物种群密度现场调查时,必须选取特定的时间和空间,并且同步记录调查现场时的气候条件以及所调查病媒生物的孳生地周围环境。

二、常见的病媒生物种群密度调查

常见病媒生物对人类的健康危害较大,往往更具有对其种群密度进行调查研究的意义。例如蚊、钉螺、蝇、蚤、蜱、恙虫等,下面详细描述了这些病媒生物种群密度调查的方法。

(一)蚊种群密度调查

根据蚊生活习性,开展密度调查:蚊的卵、幼虫和蛹生活于水中,其中①按蚊主要孳生于大型静止或缓流的清水;②伊蚊主要孳生于小型容器的积水;③库蚊主要孳生于各种类型的污水。蚊的成虫多孳生于芦苇塘、草丛等阴暗、潮湿的环境中。雌蚊吸食血液。

1. 成蚊密度调查

(1)人工时法:晚 19~22 时在室外静坐,裸露小腿作诱饵,用吸蚊器或电动捕蚊器捕捉停落在腿上的蚊虫,诱捕 1 小时为宜,以每小时捕捉蚊数计算叮人率,密度单位为只/人工时。

（2）诱蚊灯法：利用蚊虫对紫外线敏感的趋光习性，以单位时间内捕捉蚊虫总数计算密度。在无风或风速小于 2m/s 的傍晚，选择蚊虫孳生地周围的无血源和光源的空旷地，布置诱蚊灯，每隔 1 小时收集 1 次灯内捕获的蚊虫，至少收集 4 次，收集的蚊虫用乙醚熏杀或冰箱冷冻杀死后计数；每月上旬、下旬开展一次；密度单位为"只/小时"。

（3）人帐诱捕法：利用雌蚊吸血习性，以单位时间内捕捉蚊虫总数计算密度。纱帐高 150cm，宽 80cm，帐下缘距地面 30cm；在室外放置纱制帐，调查者手持吸蚊器，站立于帐内捕捉进入纱帐的成蚊，每 15 分钟计数一次；密度单位为"只/15 分钟"。

2. 幼虫密度调查　利用幼虫在水中生长习性，以单位容积内捕获的幼虫总数计算密度，选择代表性孳生地进行调查，每 10 天调查 1 次。若大雨天气，则增加调查次数。

（1）勺捞法：幼虫捞勺 10cm×8cm，容量 400ml，有长 1.5m 木柄；用勺扫过孳生地水面，捞取幼虫。每个水体捞取的勺数，取决于水面面积大小。幼虫密度单位为"只/勺"。

$$幼虫密度 = \frac{各期幼虫总数+蛹总数}{勺数}$$

（2）100ml 计数法：用吸管吸取积水 100ml，计数幼虫数量；密度单位为只/100ml。

（3）诱蚊诱卵器：诱蚊诱卵器可以很好地捕获产卵伊蚊成蚊，目前广为使用。诱卵器由 1 个约 500ml 的黑色塑料管和其内对角放置的木质供伊蚊产卵的产卵板组成。当成蚊在产卵期间被诱卵器捕获，则诱卵器内有卵。调查时，先在诱蚊诱卵器内倒入过夜水约 20ml，内置一张滤纸以供伊蚊产卵，然后将诱卵器分散放置在监测点附近的草丛、灌木丛等有遮挡、阴暗、潮湿处，四天后回收，对收回的诱卵器内成蚊及有可能存在的卵进行计数。

3. 指数计算

（1）布雷图指数

$$布雷图指数 = \frac{阳性积水数}{检查户数} \times 100\%$$

（2）房屋指数：

$$房屋指数 = \frac{幼虫或蛹阳性户数}{检查户数} \times 100\%$$

（3）容器指数

$$容器指数 = \frac{阳性积水数}{检查容器数} \times 100\%$$

（4）千人指数

$$千人指数 = \frac{幼虫或蛹阳性容器数}{检查房屋内人数} \times 1\,000$$

（二）钉螺种群密度调查

根据钉螺生活习性，开展密度调查。钉螺常孳生于近水边潮湿有草泥面，以及含水量和持水量较高的黏土，常于春季在距水边 0.5m 处松软的黏土内产卵，在静水中分布在水底和水表两层。我国钉螺主要分布于我国北纬 33°15' 以南的长江流域及以南的 12 个省、直辖市、自治区。在现场调查中，首先调查现场钉螺分布范围，其次调查钉螺种群密度。

1. 采样方法

（1）钉螺抽样方法：全覆盖查螺后分别采用环境随机抽样、系统抽样与分层抽样等方法进行调查，计算最小需求样本量、抽样相对误差与抽样绝对误差。钉螺实际调查中比较节省成本、提高精度的有效途径是将高程（某点沿铅垂线方向到绝对基面距离）作为分层指标进行分层抽样。系统抽样调查适用于：①呈散在分布且密度高。②确定钉螺分布范围。现场操作方法是：①河塘沟渠每隔 5m 设框（0.33m×0.33m）。②江湖滩涂设置棋盘式框（线框距 10m×10m）。③检获框内所有螺，置于螺袋，编号记录。环境随机抽样适用于：①呈点状分布且密度低。②钉螺水系相关环境。现场操作方法是根据钉螺栖息习性，对适宜钉螺生存的植被、低洼地等可疑环境设框调查。全面细查法适用于接近消灭达标考核和确定流行区等,具体操作方法是细查全部地面,记录有钉螺区域的位置和面积,再进一步做系统抽样调查。

（2）钉螺螺卵调查:每月在距水边 0.5cm 的松软的黏土处,随机采集若干表层土样(样方大小为 10cm×10cm×2cm),放在 2 只套叠的铜筛(上层筛孔 20 目,下层筛孔 60 目)淘洗、过筛,下层筛内有钉螺螺卵,以及相同大小泥皮,用清水冲洗置于搪瓷盘中观察,计数获取的螺卵。

（3）水下钉螺:调查方法可以是三角带捞捕钉螺法,或者诱捕钉螺法。在调查水线上下钉螺分布情况时,可抽干水线上下的水直接调查。

（4）土内钉螺:调查时可以对土壤内钉螺的每层比例和分布深度进行计算。以厚 2cm,面积 0.1m^2 为一层,分层铲土,分层筛选,观察死活,统计数量。

（5）3S 技术的应用:"3S" 技术是遥感技术、地理信息系统、全球定位系统的统称,已广泛应用与钉螺环境监测及数据分析中。3S 技术为钉螺监测提供空间数据,通过分析时空分布规律,识别和预测钉螺孳生地,提高现场查、灭效率。

2. 常用钉螺密度活动指标

$$活螺平均密度 = \frac{捕获活螺数(只)}{调查总框数(0.1m^2)}$$

$$有螺框出现率 = \frac{活螺框数}{调查总框数} \times 100\%$$

（三）其他病媒生物种群密度调查

1. 蝇　根据蝇生活习性开展密度调查。蝇的成虫往往飞行于厕所、垃圾箱、腐食、食堂之间,以粪便、腐烂动植物和人类食物为食。同时,蝇有越冬的生态习性。

（1）成蝇密度调查:每旬开展一次,可在日出前半个小时至日落后半小时进行调查。

1）捕蝇笼诱捕法:选择多处有蝇孳生的场所作为调查点,放置捕蝇笼,每日早放晚收,收集后用乙醚熏杀或冰箱冷冻,倒在纸上分类计数,密度单位为 "只/笼"。捕蝇笼:①圆形铁纱笼直径 25cm,高 40cm,铁砂网眼 1.5mm×1.5mm。②笼底:凹入笼内的倒漏斗形载体椎体,椎体底圆孔直径 20mm,椎体底与笼顶铁砂距离 25mm。③笼下:放置合适的诱饵。基本诱饵为红糖拌食醋饵 50g,加水 50ml。

2）人工时法:一个人站在苍蝇喜爱孳生的地方,用蝇拍拍打停落在腐烂的食物上或飞来飞去的苍蝇,并统计所打死苍蝇的数量。密度单位为蝇数/小时(15 分钟 ×4)。

3）粘蝇纸法:将 10 张以上粘蝇纸悬挂在蝇类往往飞行的场所,24 小时后收集,将粘在纸上的苍蝇进行计数。密度单位为蝇数/小时(15 分钟 ×4)。

4）毒杀计数法:将一张毒蝇纸浸入盛有少量糖水的浅盘内,浅盘置于木板上,每隔两个小时计算一次木板上被毒杀的苍蝇的数量。密度单位为死蝇数/块木板。

5）格子板计数法:将黑白相间的栅栏隔板放置在蝇经常停落的平面上,每隔 5 分钟计算一次停落在格子内的活蝇的数量,共计数 10 次,求出平均数。密度单位为活蝇数/尺^2。

（2）蝇蛹密度调查

1）单位面积计数法:在蝇蛹孳生地上圈划出 1m^2 的范围,摊平并轻轻挖掘出全部蝇蛹。密度单位为蝇蛹数/m^2。

2）捞勺计数法:在稀水粪坑内,用长柄捞勺盛水,对每勺内的蝇蛹进行计数,共捞 5 勺,计数 5 次,求出平均数。密度单位为蝇蛹数/每勺。

2. 蚤类　根据蚤类生活习性开展密度调查。雌蚤常在宿主皮毛上和窝巢中产卵,幼虫和蛹在阴暗、潮湿环境下生长。有越冬的习性,若宿主冬眠,蚤以成虫和蛹的形式冬眠。

（1）总数量调查法:以一个宿主动物个体或一个巢穴为单位,对所有宿主或所有巢穴进行计数,同时对蚤类单独计数,再计算:

$$总蚤指数 = \frac{获蚤数}{受检动物数或巢穴数}$$

（2）粘蚤纸法：将涂布有粘蚤液的牛皮纸放置在一定数量的房间的四角和正中央,24 小时后计数所粘蚤的数量,每十天放 1 次,共 3 次,求取平均数,再计算:粘蚤指数=粘蚤数/粘蚤纸张数。粘蚤液的成分：松香、蓖麻油或凡士林 2 份,豆油 1 份混匀而成。

3. **蜱类** 根据蜱类生活习性开展密度调查。硬蜱多栖息在草原等草木茂盛处,多白天侵袭宿主;软蜱多在夜间侵袭宿主,多在宿主住处附近越冬。在现场调查蜱类种群密度时,必须做好个人防护,要穿长裤长袖长袜手套,头戴防护帽。蜱类密度调查方法包括拖旗法、宿主体表捡拾法和栖息地检查法。

（1）拖旗法:适用于草坪、山坡平坦处。具体操作方法是:将 90cm×60cm 白布固定在 120cm 杆中央,两端栓尼龙绳,拖拉平铺于草坪的布旗,每 3 分钟停下收集,至少收集 20 次。计算布棋指数：

$$布棋指数 = \frac{获蜱数}{每小时}$$

（2）宿主体表捡拾:适用于调查样地周围家畜,野生小型哺乳动物和猎获鸟类或鸟巢。具体操作是检查耳朵、眼睛、口鼻、脖子、腋窝等部位,接下来用小镊子夹紧正在吸血的蜱虫的假头,先做松动再果断拔出,最后综合计算动物染蜱指数和密度。

（3）栖息地检查:适用于畜舍圈栏、狗房鸡窝。具体操作是检查洞巢内容物及地面浅土,借助长柄工具。计算总蜱指数：

$$总蜱指数 = \frac{获蜱数}{洞巢的数量}$$

4. **恙虫** 根据恙虫生活习性开展密度调查。①恙螨喜群居,呈点状分布,常孳生在河岸、荒芜田园等隐蔽潮湿、多草多鼠的地方,也生活在农作物区。②恙螨 5 月份开始出现,7~9 月份最多。③地里纤恙螨早晚多,中午少。④我国恙螨的地理分布种类广泛,遍布全国。恙虫种群密度调查方法包括恙虫幼虫黑板法、宿主体表捡拾法和栖息地检查法。

（1）恙虫幼虫黑板法:将 10 块小黑板铺在河岸平坦处,2 小时后收集恙虫;
总恙指数=获恙数/(小时×板)。

（2）宿主体表捡拾:检查耳窝内、耳背基部、肛门、生殖器、胸部、后腿、鼻腔,不漏检,当天捕获当天检查。

（3）栖息地检查:在鼠孳生地捕捉活鼠,记录不同孳生地的恙螨种类和数量。

第六节 病媒生物的生态习性调查

病媒生物的生态习性包括栖性特征、吸血习性、季节消长和越冬等方面。本节将向读者介绍蚊的栖性特征及其调查和分析方法,吸血习性及其调查和分析方法,季节消长及其调查和分析方法,越冬特征及其调查和分析方法。

调查病媒生物的生态习性的意义在于:①了解其分布范围。②揭示其媒介作用。③探索影响其媒介作用的因素。④探索有效防治的方法以降低其传播疾病的风险。

一、栖性调查

对病媒生物的栖性特征展开调查,掌握其栖息特点有利于对其进行更好的防控,下文介绍了家栖型、半家栖型和野栖型三种蚊虫的栖息习性特征。

（一）栖性特征

雌蚊吸血后常寻找比较阴暗、潮湿、避风的场所栖息。栖息大致分为以下三类。

1. **家栖型** 雌蚊夜间侵入室内,吸饱血后仍停留室内,消化胃血并发育卵巢,待卵巢发育成熟后飞离房舍,寻找孳生地产卵。如嗜人按蚊、微小按蚊、致倦库蚊、淡色库蚊、埃及伊蚊等。嗜人按蚊可栖息于人房、牛舍以及其他畜舍;微小按蚊多栖息在人的居室;埃及伊蚊是典型的家蚊,多在孳生地附近吸血。

2. 半家栖型　①内吸外栖型:雌蚊夜晚侵入室内,吸饱血后随即或仅作短时间停留便飞离房舍,寻找孳生地产卵。如中华按蚊、日月潭按蚊、大劣按蚊、白纹伊蚊、二带喙库蚊等。在室内,中华按蚊多栖息于人房的蚊帐内外,也会停留于牛舍离地面 1~2m 高的墙壁上;在室外,多分散停息于阴暗、潮湿、隐蔽的场所和豆田等农田。②外吸内栖型:雌蚊夜晚多在农村户外吸牛血,黎明前大量飞入室内栖息。典型代表是我国海南岛的迷走按蚊。

3. 野栖型　雌蚊吸血和产卵都在野外。如能凶猛地刺吸人血的凶小库蚊、常型曼蚊等。凶小库蚊多在户外吸血,在野外栖息,很少侵入室内。

上述栖息分类也是相对的,当外界环境发生变化,蚊虫也会因需要适应环境而适当改变自我栖息习性,如长期使用杀虫剂室内滞留喷洒、居民露宿习惯改变、房屋结构改变、房屋积水清理等。在我国海南岛有些地区的家栖型微小按蚊因杀虫剂的选择而发展成野栖型。

(二)调查和分析方法

1. 调查方法　依据计划采用统一捕蚊方法,在白天和夜间对可供蚊虫栖息的各种场所进行广泛监测,记录发现的蚊虫场所的次数、蚊虫种类与数量。

2. 分析方法　①统计栖息在各种不同场所的成蚊的数量并辨别种属,明确不同蚊种的主要栖息场所和次要栖息场所。②通过分析白天和夜晚的统计结果,了解蚊虫的栖息时间。③通过分析不同季节的统计结果,判断栖息场所与季节变化的关系。

二、吸血习性调查

雄蚊不吸血,只吸食植物汁液及花蜜。雌蚊可吸食植物汁液以保持个体生存,但必须吸食人或动物的血液才能完成卵巢发育过程,繁衍后代。吸血对象随蚊种而异。蚊的嗜血性对疾病的传播和流行有着密切的关系。因此对于蚊虫等嗜血动物的吸血习性展开调查对于疾病的防控具有重要意义。

(一)吸血习性特征

雌蚊吸血与蚊媒疾病的传播密切相关。雌蚊交配后,通过吸食血液促进卵巢发育。血餐对卵巢发育的作用:①为卵母细胞发育提供养分。②雌蚊充分吸血后,胃壁神经末梢因血液填充而受到刺激,促进脑部神经细胞分泌激素,通过体液循环作用于卵巢,促进卵巢发育。

1. 宿主的选择性　不同蚊种对血源有不同的选择,嗜血性主要分为吸食人血、吸食动物血、吸食人血和动物血三种类型。

(1)吸食人血:嗜人按蚊、大劣按蚊、海南岛微小按蚊、白纹伊蚊、埃及伊蚊、淡色库蚊、致倦库蚊。

(2)吸食动物血:直角蚊、局限蚊、我国蚊类中的多数簇角蚊亚属。

(3)吸食人及动物血或偏好动物血:三带喙库蚊、凶小库蚊、中华按蚊、大陆地区微小按蚊、日月潭按蚊、杰普尔按蚊、刺扰伊蚊、刺螫伊蚊、黄色伊蚊、冯氏伊蚊等。

以上所有蚊种的嗜血性都是相对的,当外界环境发生变化,蚊虫也会因需要适应环境而适当改变自我的嗜血性,甚至影响疾病的传播。例如当牲畜的数量锐减时,原本偏向吸食动物血的蚊种会转向吸食人血;当蚊种种群密度太大时,偏吸动物血的蚊种也可因对人的叮刺频率急剧提高而上升为一个地区某种疾病的传播媒介。当纬度改变时,同一蚊种的嗜血性也有所不同。例如,微小按蚊在北纬 25° 以南的海南岛以吸食人血为主,是传播疟疾的主要媒介;在北纬 30° 以上的河南等地以吸食动物血为主,不再作为传播疟疾的媒介。

2. 叮刺周期　不同蚊种的吸血时间有所不同,主要分为白昼型、黄昏型和夜晚型三类。

(1)白昼型:白纹伊蚊通常在日出前后及日落前后 2 个小时吸血,埃及伊蚊通常在傍晚吸血。

(2)黄昏吸血:中华按蚊通常在日落后及日出前的 30 分钟吸血。

(3)夜晚型:大劣按蚊和嗜人按蚊通常在子夜前后吸血。

蚊吸血活动多在夏天傍晚,其温度适宜、光照偏暗,同时人们常傍晚外出活动。

(二)调查和分析方法

通过调查叮人率和人血指数,了解蚊种嗜血性并间接反映相对蚊数量,确定其媒介作用。

1. 叮人率(人工时法)

$$每人每晚被叮平均次数 = \frac{所获获蚊(只)}{诱捕时间(每小时)}$$

2. 人血指数(蚊虫胃血沉淀实验)

$$人血指数 = \frac{阳性标本总和}{测定的所有标本总和}$$

三、季节消长调查

季节消长是自然界物种种群数量最明显的动态变化过程。蚊的季节消长与雨量、温度、湿度、光周期呈正相关,与风速与气压呈负相关,与蚊媒疾病的发生呈正相关。

（一）季节消长特征

1. 蚊的季节消长与雨量密切相关的表现　中华按蚊、淡色按蚊、常型曼蚊的密度高峰在7~8月;三带喙库蚊的密度高峰在7~9月;嗜人按蚊的密度高峰在8~9月;微小按蚊的密度高峰在海南岛出现于每年雨季前的3~5月,在云南和四川出现于每年雨季后的9~10月;大劣按蚊的密度高峰出现于每年雨季后的9~10月;日月潭按蚊在海南兴隆出现于每年的4~5月和9~10月,在澜沧地区出现于10~11月;

2. 蚊的季节消长与温度密切相关的表现　除一般夏季蚊虫大量孳生之外,根据对我国东北边境带蚊虫的调查显示,该地因气候寒冷故蚊虫出现时间较晚。如在平均气温10℃以上的5月下旬,刺扰伊蚊开始出现,6月下旬和9月中旬达密度高峰,9月下旬的平均气温下降到10℃以下,蚊虫活动消失。

（二）调查和分析方法

为了解媒介生物的季节性波动规律,以较好地预测蚊虫密度以及指导精准防控,开展全年性季节消长调查。在调查中,可以使用蚊虫采样器诱捕蚊虫、光诱型诱蚊灯或人饵蚊帐对蚊种进行密度监测。

首先将蚊虫采样器和光诱型诱蚊灯置于避风处,挂在距地面1m处,日落后15分钟开启电源;人诱蚊帐置于避风处的平坦地面。其次,在第二天观察捕获蚊虫的情况,所获蚊虫日平均密度[只/(灯或帐·夜)]=不同蚊种捕获总数/有效捕获蚊的记录次数。最后汇总全年数据,并进行统计分析,从而确定季节消长情况。

蚊虫采样器捕蚊效果相对较佳,节省人力,但体积大,不便携带,组装操作相对烦琐;人诱蚊帐效果也相对较佳,但需要较多的调查人员;光诱型诱蚊灯效果相对一般,且所获昆虫种类多,不便于蚊媒分离。

四、越冬调查

越冬(冬眠)是蚊对冬季气候季节性变化而产生的一种生理适应现象。蚊本身规律性生理状态受到阻抑,进入休眠或滞育状态。越冬时雌蚊则表现为不吸血,卵巢停止发育,脂肪体增大,隐匿于山洞、地窖、墙缝、暖房、地下室等阴暗、温暖、潮湿、不大通风的地方;不食不动,新陈代谢到最低点;到翌年春暖时,蚊始复苏,飞出吸血产卵。

（一）越冬特征

越冬机制复杂,但显然受外界因素(温度、光照等)、内分泌调节及种的遗传性等综合作用的影响。蚊越冬随种而异。伊蚊大多以卵越冬,如白纹伊蚊;嗜人按蚊也可以卵越冬。以成蚊越冬的多为库蚊,如淡色库蚊、致倦库蚊、三带喙库蚊等。中华按蚊也是以成蚊越冬。以幼虫越冬的多见于清洁水中滋生的蚊种,如微小按蚊;骚扰阿蚊的幼虫也能越冬。在热带及亚热带地区,全年各月平均温度均达10℃以上,适于蚊发育,则无越冬现象。

（二）调查和分析方法

1. 越冬成蚊调查　越冬调查从平均气温降至15℃时开始进行。首先,将蚊虫密度较高的越冬场所确定为调查点,定期采集一批成蚊,肉眼观察其吸血情况,解剖观察其胃血消化、卵巢发育和脂肪体形成情况,判断是否进入越冬期。当进入越冬期,采用固定面积单位计数法,观察蚊虫的增减、活动、蛰伏、死亡等情况,同时解剖观察蚊体变化情况。一段时间后,密切关注蚊虫活动情况,准确记录其飞离调查点的开始、高峰、结束时间,以及开始叮刺吸血的时间。在调查中,全程记录气温变化情况。

2. 越冬幼虫调查　首先,将幼虫密度较高的孳生地作为调查点,定期采集一批幼虫,人为饲养观察其发育情况,若出现发育迟缓且停留在幼虫第2~3龄的情况,视为开始越冬。当进入越冬期,采用固定单位面积计数法,观察幼虫的发育、死亡等情况。一段时间后,密切关注幼虫生长情况,准确记录其变为蛹的时间。在调查中,全程记录水温。

五、孳生地调查

蚊虫的孳生地是指雌蚊的产卵处。不同的蚊种在不同的地理环境和不同的水质中孳生。

(一) 孳生地分类

1. 按蚊属　①中华按蚊幼虫多孳生于水清、有阳光的稻田、莲塘。②嗜人按蚊幼虫多孳生于多草、有遮阴的溪沟、浅塘,成蚊分布于我国北纬34°以南,东经100°以东的山区丘陵。③微小按蚊幼虫多孳生于山溪、梯田,成蚊分布于我国北纬33°以南的山区丘陵。④大劣按蚊幼虫多孳生于有浓密遮阴的石穴、溪床积水,成蚊分布于我国海南的山麓丛林中。⑤多斑按蚊幼虫多孳生于隐蔽的水体。⑥杰普尔按蚊幼虫多孳生于缓流山溪。

2. 伊蚊属　①埃及伊蚊幼虫多孳生于室内外花盆、废旧盒、废旧轮胎等容器积水,成蚊分布于我国台湾、广西、广东等沿海地区及岛屿。②白纹伊蚊幼虫多孳生于郊外、林场的废旧轮胎、竹筒等容器积水,成蚊分布于我国辽宁省以南的广大地区。③背点伊蚊幼虫多孳生于盐碱地的沼泽、杂草丛生的芦苇旁。④刺扰伊蚊幼虫多孳生于水田、芦苇塘、沼泽地。⑤东乡伊蚊幼虫多孳生于海边岩石及船舱的含盐积水。⑥仁川伊蚊幼虫多孳生于树洞积水。

3. 库蚊属　①淡色库蚊和致倦库蚊幼虫多孳生于污水沟、清水粪坑,淡色库蚊成蚊分布于我国北纬33°以北地区,致倦库蚊成蚊分布于我国北纬33°以南、秦岭以东地区。②三带喙库蚊幼虫多孳生于稻田、莲塘。③二带喙库蚊幼虫多孳生于有水棉的清水。

4. 其他属　①阿蚊属:骚扰阿蚊幼虫孳生于污染植物容器、粪坑。②曼蚊属:常型曼蚊幼虫多孳生于茭白田地、芦苇塘;③巨蚊属:华丽巨蚊幼虫多孳生于竹林树洞、竹筒积水。

(二) 调查和分析方法

调查时,记录孳生地类型、位置、面积、水质、流速以及水生动植物情况,计数各龄期数量。采集蚊卵、幼虫、蛹及成蚊,带回实验室饲养,等待卵、幼虫或蛹发育为成蚊,对其进行蚊种鉴定。

第七节　病媒生物自然感染率调查

感染是指病原体和人体之间相互作用的过程。寄生虫感染是指寄生虫侵入人体并能生活一段时间,引起明显的临床症状。其影响因素包括病原体数量和毒力的强弱、人体防御功能的强弱,以及所处的环境。调查自然感染率的意义在于:①了解病原体的常见寄生部位。②观察病原体的形态。③检测病原体的数量及毒力的强弱。④计算流行区感染性媒介生物的平均密度,确定重点防控范围。⑤探索消灭传染源、切断传播途径的有效防控的方法。

一、蚊自然感染率调查

根据自然感染和流行病学调查,已基本确定我国传播疟疾媒介主要是中华按蚊、嗜人按蚊、微小按蚊、大劣按蚊4种。中华按蚊子孢子感染率约0.01%~0.93%,在防蚊条件差、夏季有露宿习惯、种群数量大的地区,感染率增加;嗜人按蚊子孢子感染率在0.40%以上;微小按蚊是我国北纬25°以南地区的主要传播媒介;大劣按蚊是海南山地森林区的主要传播媒介。

根据2021年世界卫生组织(WHO)的认证结果显示,自2017年以来,中国报告的本土疟疾疾病例数一直为零。我国于2021年6月30日获得世卫组织给予的无疟疾认证。下面介绍通过唾液腺解剖检测蚊虫自然感染率的方法,以疟原虫感染调查为例进行说明。

(一) 解剖蚊虫的唾液腺

蚊虫经血餐后感染疟原虫,疟原虫逐步在蚊胃腔、胃上皮细胞、血淋巴以及唾液腺内发育增殖,15~21 天人工解剖唾液腺。用吸蚊器吸取雌蚊放入 –20℃冰箱内冷冻 1 分钟,将暂时昏迷的雌蚊倒入冰盒里的平皿内。用镊子夹取一只雌蚊,左手持针刺入胸部固定,右手持镊子拔除翅膀,置于玻片上的一滴 PBS 缓冲液中。在显微镜下,左手依旧持针固定胸部,右手持针按住其头颈部并慢慢向下拉,唾液腺随着头部的被牵引而露出来,如唾液腺管被折断而未拉出时,可用针压胸前部挤出唾液腺或用针挑剔寻找唾液腺。

(二) 收集唾液腺中的子孢子

用针挑出唾液腺放在一个载玻片上,滴入生理盐水,盖上盖玻片,用一根毛细管从盖玻片一角轻吸生理盐水,使其形成流经盖玻片和载玻片之间的一股轻微波动的液体流,唾液腺中的子孢子随液体顺着毛细管进入收集管。

(三) 显微镜观察子孢子

在加入盖玻片后轻轻加压使唾液腺破裂,置于高倍镜下用较弱的光线观察。子孢子一般呈镰刀状,两端尖细,有折光性,作左右扭摆或卷曲运动。

除疟疾外,其他蚊媒传染病的相关蚊类自然感染率检测也可以使用上述方法。

二、钉螺自然感染率调查

根据 2020 年的钉螺孳生环境分布时空扫描分析报告显示,21 个具有统计学意义的活螺密度高值聚集区分布于长江沿线及支流水系,长江以南呈高值聚集,长江以北呈低值聚集;目前部分感染性钉螺聚集分布区域的流行因素和人畜感染风险仍然存在。

根据钉螺的分布,我国将血吸虫流行区分为 3 个类型:水位相对稳定的水网、"垸内型"湖沼地和山区丘陵。在这些地区,春、夏和秋季均可发现感染性钉螺。感染性钉螺分布的相关因素包括:①血吸虫病患者体内含有能孵化出毛蚴的活虫卵。②感染动物的粪便污染。例如粪便污染水源,毛蚴侵入钉螺并在其体内发育成尾蚴,当人接触疫水时,尾蚴朝热源游去,在人裸露的皮肤上紧贴并分泌 SEA,借助水流钻入人体感染。

(一) 感染性钉螺调查的常用指标

在钉螺自然感染率现场调查中,调查者在该年 10 月份,通过含血吸虫虫卵粪便来现场感染阴性钉螺,次年 4 月份回收钉螺,压碎镜检钉螺感染情况,并根据感染性钉螺的常用指标公式计算钉螺感染率。感染性钉螺调查的常用指标:

$$钉螺感染率(\%) = \frac{感染性螺数}{观察活螺总数} \times 100\%$$

$$感染性钉螺平均密度(只/0.1m^2) = \frac{所抽样全部感染性钉螺}{系统抽样总框}$$

(二) 通过压碎法和逸蚴法调查钉螺自然感染情况

压碎法是将钉螺用玻片轻轻压碎,每只钉螺加 1 滴水,放在解剖镜或显微镜下观察,发现血吸虫分叉尾蚴或子胞蚴的为感染性钉螺。除此之外还有逸蚴法,即将钉螺置于 EP 管内,加水近满,用尼龙纱或纱罩盖好,置于 20~25℃的温度下 4~8 小时,再于灯光下检查水面有无摆动或停止活动的分叉尾蚴。但由于存在有钉螺体内的胞蚴尚未发育成尾蚴而难逸出的情况,因此逸蚴法检出率往往低于压碎法。

第八节 应用群落生态学方法研究病媒生物种群

群落生态学是研究群落与环境相互关系的科学,是生态学的一个重要分支学科,在生态科学和现场调查中都具有突出的理论价值和实践意义。群落与病媒生物相互关联,病媒生物与宿主相互作用。在病媒生物现场调查中所指的生物群落通常指的是在一个选定的生境样地(生态空间)内的病媒生物近缘的类群(昆虫、蜱或螨等)。病媒生物现场调查中需要寻找关于群落的种类组成及数量比例、优势种、多样性等问题的答案。一般的程序是:①对调查对象作出正确的分类鉴定。②测量种群密度。③判断优势种群,阐明群落特征。应用群落生态学方法开展病媒生物现场调查的意义在于:①了解病媒生物相关群落的组成及结构。②掌握病媒生物的群落动态变化特征。③深入分析病媒生物性疾病的流行趋势,为疾病防控工作提供预测预警信息,为病媒生物防控方案的制定提供依据。

一、群落生态学研究的概念

生态学(ecology)一词源于希腊文 oekologie,oikos 的意思为"栖息地",logos 的意思为"研究",从字面上理解生态学是研究生物与环境及其相互关系的学科。

群落生态学是生态学在群落层次研究的分支,其研究内容是生物群落内部关系及其环境相互关系,包括生物群落中各个种群的关系,群落的组成成分、结构、动态、分类与分布;本节重点研究对象是病媒生物及其生活环境。

生物群落是指一定空间内,生活在一起的各种动物、植物或微生物的集合体,其基本特征是:①具有一定的物种组成;②不同物种相互影响;③具有形成群落环境的功能;④具有一定的外貌和结构;⑤一定的动态特征;⑥一定的分布范围。

二、群落生态学研究的方法

群落生态学研究方法多种多样,可根据不同的研究目的选择合适的研究方法。下文介绍了常见的各种群落生态学的研究方法。

(一)试验设计方法

试验设计基本原理有随机化、重复与准重复和设计控制。试验设计类型包括线性可加模型、因子设计、随机区组设计、巢式设计、拉丁方设计和重复观测设计六大类。

1. 线性可加模型　线性可加模型具有可加性、常数性和独立性。
2. 因子设计　因子设计适用于同时考虑多个因子。
3. 随机区组　随机区组设计适用于有相同性质的试验单元。
4. 巢式设计　巢式设计适用于可区分的不同水平之间。
5. 拉丁方设计　拉丁方设计适用于同时分析 2 种影响因子。
6. 重复观测设计　重复观测设计需要满足时间序列、各次观测之间相互独立的条件。

(二)抽样设计方法

1. 简单随机抽样　基本原则是界定统计总体、确定抽样单位和采用某种抽样方案抽取样品。界定统计总体时,可将统计总体严格定义在一个局部尺度上,并得出它的统计推断。抽取样品时,先定义一组显著的样品,再为每个样品赋予一个选择概率,最后通过选择概率从样品集中选择一个样品。使用简单随机抽样,需进行有效总体矫正和参数估计。参数估计包括均值与总和估计、比率估计和比例估计三种。

(1)总体均值与总体总和:置信限为其正态近似。

(2)比率变量:分布密度曲线通常右倾且非正态分布,则在求置信限时要求样本容量足够大。

(3)比例估计:当样品容量小时用超几何分布;当样品容量大时用正态分布逼近二项分布来求取置信限。

2. 分层随机抽样　核心是分层合适。使用分层随机抽样,需了解分层随机抽样的适用范围、确定各亚总体抽样单位数的分配方式、层构造和进行参数估计。各亚总体分配抽样单位数的分配方式有按比例分配和最优分配两种。参数估计有均值与总和估计和比例估计两种。

3. 系统抽样　最常用的方法是中心系统区域—样品法,即将研究区域划分为等面积的方格,在每方格中心取一个抽样单位。

4. 多阶段抽样　多阶段抽样将样品分为主抽样单位,再分解为亚抽样单位。抽样情况包括主抽样单位等大小和主抽样单位不等大小两种。

(三) 空间格局与分布型方法

空间格局是个体在空间的排列方式。空间分布型是个体在空间的概率分布类型。在空间格局与分布型研究中,先确定样方的大小(a),再将研究区域划分样方,最后记载每个样方内的生物个体数。常见的概率分布有二项分布、Poisson 分布和负二项分布(表 56-2):

表 56-2 三种最具代表性的空间分布型的模型

概率分布	类型	模型
二项分布	均匀	$\Pr(X=k)=\dfrac{n!}{K!(n-K)!}\pi^k(1-\pi)^{n-k},\ k=0,1,2,\cdots,n$
Poisson 分布	随机	$\Pr(X=k)=\dfrac{e^{-\mu}\mu^k}{K!},\ k=0,1,2,\cdots$
负二项分布	聚集	$\Pr(X=k)=\dfrac{(K+r-1)!\,P^r}{r!(K-1)!\,Q^{k+r}}$

负二项分布是研究昆虫种群分布最常用的理论模型,用于描述生物种群的聚集程度,当负二项分布 k<0 时为均匀分布;当 0<k<8 时为聚集分布。在生态学上,其直观的意义是:①种群中个体在发生概率上不同。②每个单位中群体数为 Poisson 分布,每个群体内的个体数为对数分布。

例如,在成蚊聚集趋势及分布型的研究中,先对蚊种进行密度监测并建立数据库,其次可以采用负二项分布拟合优度检验所获蚊是否服从负二项分布,使用矩法中的加权估计法计算其负二项分布的公共 K 值。蚊虫分布常为聚集分布。聚集强度反映生物个体在环境中聚集的程度。聚集强度与类型通过多种聚集指标或回归参数来判定。聚集指标包括丛生指标 I、扩散指标 $I\sigma$ 和聚集性指标 m^*/n 三种。回归分析法包括 m^*/n 回归分析法和 Taylor 幂次方。

(四) 种群数量分布的标记重捕法

1. 标记重捕法的步骤

(1)评估研究目的和标记重捕法的实用性。

(2)选择标记重捕法并检验个体捕获概率是否相等。

(3)评估置信区间与丢失标记概率。

2. 标记重捕法的方法

(1)Peterson 适用于封闭种群,标记一次。

(2)Seber 适用于封闭种群,标记一次,且($M+C$)≥N。

(3)Bailey 适用于封闭种群,标记一次,R≥7。

(4)Schnabel 适用于封闭种群,标记多次。

(5)Jolly-Seber 适用于开放种群。

3. 检验每个个体被捕获概率是否相等的方法

(1)Cormack 检验。

(2)Chapman 检验。

(五) 群落分类和排序技术

1. 应用群落分类和排序技术的步骤

(1)选取 n 个群落指标。

(2)确定需要分类和排序的 m 个群落。

(3)为每个群落抽取一个样本并记载 n 个群落指标。

(4)最后获得一个 n×m 矩阵表。

2. 群落指标

(1)连续定量群落指标(多值定性群落指标)。

（2）二值定性群落指标。

3. 分类和排序

（1）相似性函数:在对群落进行分类和排序之前,需要通过相似性函数测量群落之间的相似性。相似性函数包括连续取值函数、离散多值函数和离散二值函数三种。

（2）群落分类:最常采用的方法是系统聚类分析法,包括群落间距离和类间距离两种。

（3）群落排序:最常采用的方法是主成分分析方法和对应分析方法。

（六）生态因子影响分析

生物的生长发育受温度、光照、湿度、pH、含盐量等多种生态因子的调控。在生态因子影响分析中,往往研究变温生物的发育与温度关系、变温生物的温度与热量条件以及生物的光照条件。

1. 变温生物的发育与温度关系　变温生物的生长发育受温度控制。描述变温生物发育速率与温度关系的模型曲线为一不对称的钟形曲线,两个极值点分别为发育起点温度和最高耐受温度。当只选取发育起点温度至最高耐受温度这一段曲线,借用一元回归方法,可以求取发育起点温度和发育所需热量。

2. 变温生物的温度与热量条件　发育起点温度和发育所需热量可以用于预测和估计变温生物的地理分布、繁殖代数和生长发育进程等。

3. 生物的光照条件　昆虫的生长发育受光照的控制。在分析光照对生物的影响中,首先观察光照对生物影响试验的试验数据散点图,根据其形状选择相应的模型进行拟合,可以求取各参数及各种阈值,如昆虫生殖时间、光照强度阈值、光照时数阈值以及地理分布与年内时段分布。

（七）食物偏好性测度方法

对食物的偏好性进行测定的目的是,预测和估计生物的取食习性、地域分布和进化策略等。测定食物偏好性的常用方法包括饲料配比、选择性指数、Murdoch 指数、偏好系数、Manly 的偏好系数、秩相关系数和 Rogers 偏好系数。同时需要考虑测度的尺度、测量的可适性和测量的量程。

（八）生态位测度方法

1. 生态位实验的步骤

（1）根据研究需要,选定物种和资源。

（2）设定 n 种资源状态和 m 个物种。

（3）测定物种 i 在资源状态 j 下的数量。

（4）计算各种生态位测度。

2. 生态位测度

（1）生态位宽度:指生物所能利用的各种资源的总和,反映生物对环境需求的程度,包括 Levins 生态位宽度、Hurlbert 生态位宽度、Shaanon-Wiener 生态位宽度和 Smith 生态位宽度四种。

（2）生态位重叠:指两个或两个以上生态位相似的物种生活于同一空间时分享或竞争共同资源的现象,反映物种对资源利用的竞争程度,包括 MacArthur-Levins 生态位重叠度、Pianka 生态位重叠度、百分比生态位重叠度、Morisita 生态位重叠度、简化 Morisita 生态位重叠度、Horn 生态位重叠度和 Hurlbert 生态位重叠度这七种算法。

（九）单种种群动态方法

1. 研究单种种群动态的步骤

（1）在笛卡尔坐标系上表示单种种群动态。

（2）用相应的种群动态模型描述其动态。

2. 种群动态模型

（1）微分方程模型:Malthus 模型、Logistic 模型和时空动态模型。

（2）差分方程模型:建立方法有将差分方程微分化和从种群变化的内部机制直接建立差分方程。

（3）经典模型:指根据种群变化的曲线,寻找已有的模型,仅用于简单的描述分析。对于经典模型,可以将其转换成一元回归或多元回归方程,求取参数。

（十）种间关系方法

种间关系有两类：①反映种间关系的动态过程，需要建立模型。②反映种间关系的性质。种间关系的建模方法包括种间竞争建模、捕食-被捕食关系建模、捕食-被捕食功能反应建模、共生关系建模和流行病建模五大类。

1. **种间竞争建模**　种间竞争是指同一营养层内，两种生物争夺资源、空间而发生斗争，从而影响彼此种群增长，代表模型是 Lotka-Volterra 种间竞争微分方程模型。在种间竞争建模中，主要对 Lotka-Volterra 种间竞争微分方程模型的参数和模型进行求解，以及建立种间竞争差分方程模型。Lotka 和 Volterra 认为，两物种无竞争存在时，各自的增长过程为 logistic 形式。对于如何由观测数据求解该模型中的 6 个未知参数，齐艳红给出一种方法，即将 Lotka-Volterra 种间竞争微分方程离散化得到差分方程。除上述代表模型之外，Hassell 和 Comins 还提出可供广泛使用的种间竞争差分方程模型。

2. **捕食-被捕食关系建模**　捕食-被捕食关系是指一种生物以不同营养层的另一种生物为食的现象，代表模型是 Lotka-Volterra 捕食-被捕食模型。在捕食—被捕食关系建模中，主要对 Lotka-Volterra 捕食-被捕食模型参数和该模型进行求解，以及建立捕食-被捕食差分方程模型和多物种的寄生—被寄生差分方程模型。对于如何由观测数据求取该模型中的 4 个参数，有一种方法是，根据观测数据得到差分方程，再由回归方法求得各参数。除上述代表模型之外，Royama 提出了各种寄生-被寄生差分方程模式，May 和 Hassell 提出了适用于两种寄生物寄生于一种寄主这一情况的多物种的寄生-被寄生差分方程模型。

3. **捕食-被捕食功能反应建模**　捕食-被捕食功能反应建模又称 Holling 功能反应方程，描述了一个寄生物在不同寄主密度下于给定时间内所寄生的寄主数。Holling 认为，寄生物在更换宿主时，有一段空窗期，这段时间是用于驯服寄主和产卵等。对于如何求解该模型，有一种方法是将模型转化为差分方程，再由回归方法求得各参数，并可获得寄生物在总寻找时间内的最大寄生量。

4. **共生关系建模**　共生关系是指两种生物生活在一起互相促进，其建模思想是分别设两物种的促进生长系数，然后将促进系数分别带入 logistic 增长方程，得到共生模型。对于如何求解该模型，方法与 Lotka-Volterra 种间竞争模型类似。

5. **流行病建模**　在动物流行病学模拟分析中，代表模型是 Fuxa 和 Tanada 的差分方程模型。同时，May 和 Hassell 也提出了适用于一种寄生物和一种病原物同时寄生于一种寄主这种情况的多物种的流行病模型。

（十一）生态系统的系统分析方法

1. **系统分析法的步骤**

（1）对系统进行数据调查。

（2）对系统建立数学模型，对模型进行数学分析。

（3）将分析结果应用于原系统加以检验。

2. **应用生态系统的系统分析法的一般原则**

（1）整体性：要求以生态系统整体为研究对象，进行自上而下、由浅入深的研究。

（2）综合性：要求对生态系统的组成成分、无机环境、生物群落、时间结构、营养结构、过程输入、营养关系、物质循环、功能、生态价值、生态系统稳定性、人为影响、生态经济和生态文化进行综合的分析。

（3）最优化：系统分析的终极目标，要求协调各组成成分的功能和相互关系，实现生态系统整体最优。

3. **生态系统建立数学模型的步骤**

（1）确定建模的目的，选择所用的模型。

（2）确定生态系统边界，定义各变量。

（3）将系统逐层分解成各个组成成分。

（4）系统辨识。

（5）灵敏度分析。

（6）以实测数据运行模型，验证模型的合理性和准确性，并修改和完善模型。

（7）应用最优化理论,对目标值进行最大化,实现生态系统整体优化。

4. 生态系统动力学建模的方法

（1）判别模型:适用于对系统进行数据调查,了解组分、结构、功能和相互关系。

（2）分室模型:将系统分解成为各组成分,进行系统辨识和合理性分析。

（3）管理模型:适用于分析人类活动对生态系统稳定性的影响。

（4）统计模型:对上述数学模型进行数学分析,将分析结果应用于原系统。

（十二）生态环境影响评价方法

生态环境影响评价是指评价人类生产活动对生态系统结构和功能的影响及其对人类健康和经济发展的作用。

1. 生态环境影响评价的步骤

（1）生态环境影响调查与监测。

（2）生态环境现状估计与评价。

（3）生态环境影响预测与评价。

2. 开展生态环境影响调查与监测的步骤

（1）确定监测目的。

（2）设计监测方案,明确监测对象、监测内容、监测地点、监测频率、监测时间。

（3）收集资料,包括物种名录、动植物区系、土地利用规划、环境保护规划等。

（4）野外调查。

3. 开展生态环境现状估计与评价　开展生态环境现状估计与评价的核心是评价生态系统,重点评价生态系统的自身属性,其次评价人类活动对生态环境的影响,最终需要确定生态环境保护目标并界定保护目标。生态系统评价的项目包括物种评价、群落评价、栖息地评价和生态完整性评价。

（1）物种评价:了解物种的生存状况和保护价值。

（2）群落评价:确定群落内重要物种的保护价值。

（3）栖息地评价:方法有分类法、生态价值评价图法和相对生态评价图法。

（4）生态完整性:内容有生态系统组分、结构的完整性、生物多样性等。

4. 开展生态环境预测与评价　开展生态环境预测与评价的原则是兼顾生态系统的整体性、开放性、差异性和动态性,兼顾评价的科学性、依法性、合理性、一般性和特殊性。

常见的生态影响预测与评价的方法包括类比法、投入产出分析、层次分析法、网络图法和分室模型法等。

常见的生态现代化评价问题包括:①组织研制和实施中国生态现代化和地区生态现代化的路径图。②采用绿色发展道路,控制和降低新增的环境污染。③继续实施污染治理和传统工业改造工程,清除历史遗留的环境污染。④继续推进天然林保护等生态建设工程,定期开展全国生态系统评价。⑤积极促进生态城市、生态城区、生态园区和生态农村建设。⑥发展生态农业、环保产业和循环经济产业。⑦建立生态补偿制度、关键岗位环境责任制和关键项目环境风险评价制度。⑧实施绿色家园工程、绿色服务工程和绿色消费工程等。

（十三）函数估计方法

1. 插值方法　插值方法中较为简单的是代数多项式插值公式,包括 Lagrange 插值、Newton 插值、Hermite 插值和样条插值这四种。

2. 函数逼近方法　函数逼近方法用于简化形式复杂、计算烦琐的函数,其中较为常用的是代数多项式逼近函数,包括一致逼近、最佳平方逼近和最小二乘逼近这三种。

3. 泛函分析方法　泛函分析方法的一般原理包括压缩映射原理、实空间的 Hahn-Banach 定理和 Riesz 定理等。

（十四）神经网络方法

1. 神经网络概述　人工神经网络解决以非线性等为特征的复杂信息问题,优点是建模少且可靠性高,已成功应用在函数逼近、模拟分析、预测预报、模式分类、数据挖掘等方面。

2. 神经网络方法分类

（1）BP神经网络。

（2）自组织神经网络：包括自组织特征映射网络和自组织竞争网络这两种。

（3）泛函连接网络。

（4）其他概率神经网络：包括概率神经网络、一般回归网络、线性网络和LVQ网络。

（十五）随机化方法

随机化方法的基础是根据问题的需要产生各类随机数。产生随机数的方法有均匀分布、概率分布、Markov链和多变量分布。本小节重点介绍随机化方法中的Monte Carlo方法和Bootstrap方法。

1. Monte Carlo方法　Monte Carlo方法用于快速检验统计方法的特征,以及计算定积分获得随机变量函数的期望值。Monte Carlo统计模拟试验的基本步骤是,首先设计因子,再在计算机上生成各设计点上的试验单元,最后检测出统计方法的特征。其常用的因子包括统计方法、抽样数量和统计方法的研究对象等。Monte Carlo计算机试验可以用于估计最优的x和$f_{(x)}$,其基本步骤是,首先在计算机程序中输入因子x,其次执行程序并确定使y最优的x,然后输出向量y,最后以输出$y_{(i)} = f_{(i)}$来估计函数$f_{(x)}$的形式和逼近性质。

2. Bootstrap方法　Bootstrap方法的一般原理是,在观测样品含有关于总体分布的全部有用信息时,以观测样品为总体进行随机抽样,再利用所抽样品的条件抽样分布进行推断,最后模拟统计量的分布。若观测样本缺乏总体分布的全部可用信息,采用重抽样方法获取全部可用信息,即借助有限总体的累积分布函数这一工具,以样品所代表的离散分布来探索未知的总体分布。

（十六）决策分析方法

1. 决策分析的基本步骤

（1）分析决策问题,提出决策目标。

（2）制定若干行动方案。

（3）决策分析,即从各方案中选择最满意的方案。

（4）实施方案,并结合实际情况修正方案。

2. 决策问题

（1）确定型决策问题。

（2）非确定型决策问题。

（3）风险型决策问题：风险型决策问题的典型方法是Bayes决策和决策树。

1）Bayes决策的关键是掌握先验分布和决策损失函数,可以通过Bayes公式描述二者之间的关系。

2）决策树以收益支出期望值作为决策目标,其基本步骤是：①种树,即以树状图形式表示决策问题中可能发生的事件。②确定事件概率。③计算期望效应值。④将期望效应值最大的方案确定为最佳行动方案。

3. 决策分析方法

（1）多目标决策：适用于目标之间不可比较,目标之间的矛盾性,目标之间没有明确对应关系的情况。

（2）非确定型决策：对各状态的发生概率排序。

（3）风险型决策：缺点是决策结果具有不确定性,这种不确定性由自然因素造成。自然状态很难预测,但也必须去尝试。人为预测自然状态的概率的常用方法是比较方法,包括相对比较法和赋值比较法两种。

（十七）生态学试验与调查

1. 生态学试验与调查的常用方法

（1）生态学捕食者—猎物功能反应试验：用于计算捕食者于给定时间内所捕食猎物数。

（2）种间协调关系调查测定：用于调查两物种之间的直接或间接的相互作用关系。

（3）序贯抽样预警试验：用于判断是否符合指定的预警值。

（4）生存函数估计试验：用于计算研究期间的各时间点的生存率。

（5）刺激—响应试验测定：用于测定生物的响应强度变化与刺激强度的关系。

（6）生态环境问卷调查分析：用于生态环境调查问卷的设计与分析。

（7）有害生物风险评估调查分析：用于评估有害生物的入侵风险。

（8）动物数量的标记重捕估计试验：用于动物数量的标记重捕估计。

2. 生态学捕食者-猎物功能反应试验

生态学捕食者-猎物功能反应试验最初由 Holling 提出，描述了一个捕食者在不同猎物密度下于给定时间内所捕食的猎物数。

（1）建模原理：捕食者在遇见猎物并重新寻找新猎物之间，有一段空窗期，即处理时间 T_h，这段时间是用于驯服猎物，捕食者所捕食的猎物数越多，T_h 就越短。

（2）求解方法：是将模型转化为差分方程，再由线性回归方法求得各参数，例如获得捕食者在处理时间内的最大捕食量等，并且通过统计检验显著后得到可用的功能反应方程。

（3）试验步骤：①在 9 块平板上分别画 4、9、16、25、36、49、64、81 及 100 个圆圈，代表猎物密度。②一人用竹签以恒定的频率随机地扎 1 号平板，另一人观察并记录刺入圆圈内的次数，持续 1 刻钟，依次以相同的方式完成对其余 8 块平板的处理并记录结果。制作结果汇总表。③建立坐标，以猎物密度为横坐标，以平均猎物数量为纵坐标。将数据在坐标图中描点，观察函数关系与生态学捕食者-猎物功能反应方程的相似性。

三、应用群落生态学方法研究病媒生物种群

应用群落生态学的理论和方法研究病媒生物，离不开大量病媒生物和环境因子的观测数据。

（一）研究程序

1. 根据媒介生物性疾病的研究目的和实际需要确定适合的群落生态学研究方法。

2. 开展现场调查收集数据资料，建立数据库。

3. 通过对数据进行系统计算分析，探究病媒生物与生物之间、生物及其环境之间的内在联系和生态学规律，做出具有群落生态学意义的解释。

（二）研究措施

在病媒生物现场调查中应用群落生态学方法研究病媒生物，常用的措施有原地观测研究和室内受控实验研究（表 56-3）。

表 56-3　现场调查中的群落生态学研究方法

生态学研究方法	方法分类	研究项目
原地观测研究	定位观测	群落物种数量和生物量、出生率和死亡率等
	原地实验	种间竞争、捕食、物种丧失或物种入侵效应
	野外调查	种群水平：种群数量、空间分布格局、年龄结构等 群落水平：物种丰富度、物种多样性、种间关联等 生态因子：气候、地形、土壤、人为扰动因子等
室内受控实验研究	"微宇宙"	各因子对模拟群落、生态系统结构及功能的影响

（三）收集数据

群落生态学的数据收集方法包括样地取样、无样地取样和数据统计三类。

1. 样地取样

（1）样地大小：确定样地大小一般采用最小面积法，以及通过巢式样方法绘制物种数-面积曲线法。

（2）样地形状：包括样方（正方形）、样圆（圆形）、样带（矩形）等。

（3）样地数量：数量需要合适，若太多则成本大，若太少则结果误差大。

（4）取样方式：包括代表性样地、随机取样、分层取样、系统取样。

2. 无样地取样

（1）最近个体法：指将随机取样点设置在经罗盘确定的线上，测量取样点 o 到最近个体 x 的距离，记录种名。

（2）最近邻体法：指在最近个体法的基础上，再找出第二个与取样点最近的个体 y，测量 a 与 b 间的距离，记录种名。

（3）随机配对法：指在最近个体法的基础上，连接取样点与最近个体 a 的线段 ox，过取样点 o 做垂直于 ox 的直线 n，直线 n 与线段 ox 构成一个 180° 封闭角，在封闭角内找其他与取样点最近个体。

（4）中心点四分法：指在最近个体法的基础上，以取样点为原点建立直角坐标系，在四个象限内各找一个与取样点最近个体，测量与取样点的距离，记录种名。

3. 数据统计

（1）直接计数法：适用于大型、白昼活动的动物的种群数量调查和统计；捕捉标记释放法适用于小型、活动能力相对较弱的动物的调查和统计。

（2）相关指数转化法：包括洞口计数法、巢穴计数法、粪堆计数法和动物足迹判断法等多种。

（四）处理数据

1. 数据处理的方法　方法包括回归分析、聚类分析、主成分分析、典范对应分析、除趋势对应分析和群体遗传多样性和分化。

2. 程序和软件应用

（1）回归分析：采用 CurveExpert、SPSS 和 Excel 软件等。

（2）聚类分析：采用 SPSS、PAST 和 PCORD 等。

（3）主成分分析：采用 SPSS、PAST 和 PCORD 等。

（4）典范对应分析：采用 PAST、CANOCO5 和 PCORD 等。

（5）除趋势对应分析：采用 PAST、PCORD 等。

（6）群体遗传多样性和分化：采用 POPGENE 软件等。

（邓胜群）

参 考 文 献

［1］ 洪兵，齐秀英 . 流行病学［M］. 9 版 . 北京：人民卫生出版社，2019.

［2］ 张文飞，方宣钧 . 蚊及其防控［M］. 北京：中国农业出版社，2018.

［3］ 连光山 . 中国海洋浮游桡足类多样性（下）［M］. 北京：海洋出版社，2018.

［4］ 诸欣平，苏川，吴忠道，等 . 人体寄生虫学［M］. 北京：人民卫生出版社，2018.

［5］ 解丹丹 . 现代生态学原理与应用技术研究［M］. 北京：中国水利水电出版社，2018.

［6］ 李晓松，陈峰，郝元涛，等 . 卫生统计学［M］. 8 版 . 北京，人民卫生出版社，2017.

［7］ 詹思延，叶冬青，谭红专 . 流行病学［M］. 8 版 . 北京：人民卫生出版社，2017.

［8］ 沈洪兵 . 流行病学［M］. 2 版 . 北京：人民卫生出版社，2016.

［9］ 郭水良，于晶，陈国奇 . 生态学数据分析 方法、程序与软件［M］. 北京：科学出版社，2015.

［10］ 朱志红，李金钢 . 生态学野外实习指导［M］. 北京：科学出版社，2014.

［11］ 杨持 . 生态学［M］. 3 版 . 北京：高等教育出版社，2014.

［12］ 李振基，陈圣宾 . 群落生态学［M］. 北京：气象出版社，2011.

［13］ 郭秀花 . 医学现场调查技术与统计分析［M］. 北京：人民卫生出版社，2009.

［14］ 李朝品 . 人体寄生虫学实验研究技术［M］. 北京：人民卫生出版社，2008.

［15］ 张文军 . 生态学研究方法［M］. 广州：中山大学出版社，2007.

［16］ 李朝品 . 医学昆虫学［M］. 北京：人民军医出版社,2007.

［17］ 李朝品 . 医学蜱螨学［M］. 北京：人民军医出版社,2006.

［18］ 詹绍康 . 现场调查技术［M］. 上海：复旦大学出版社,2003.

［19］ 曹凑贵 . 生态学概论［M］. 北京：高等教育出版社,2002.

［20］ 中国农业百科全书总编辑委员会昆虫卷编辑委员会,中国农业百科全书编辑部编辑 . 中国农业百科全书 昆虫卷 ［M］. 北京：农业出版社,1990.

［21］ 许峰,王唐,宋灿磊,等 . 诱蚊诱卵器捕获白纹伊蚊成蚊聚集趋势及分布型的研究［J］. 中国媒介生物学及控制杂志, 2021,32（4）:481-486.

［22］ 刘美德,姜江,佟颖,等 . 北京市居民区中蚊虫密度与气象因素关系的研究［J］. 寄生虫与医学昆虫学报,2021,28（2）: 76-84.

［23］ 王国英,杨茹子,刘彬彬,等 . 开封地区模拟野外条件下的白纹伊蚊生命量表研究［J］. 中国病原生物学杂志,2020,15 （10）:1177-1187.

［24］ 林立丰 . 新发与再发病媒传染病流行现状与病媒生物防控对策［J］. 中华卫生杀虫药械,2020,26（3）:193-196.

［25］ 高凤华,张世清,汪天平,等 . 安徽省钉螺孳生环境分布时空分析［J］. 中国血吸虫病防治杂志,2020,32（2）:140-147.

［26］ 蒋甜甜,杨坤 . 钉螺扩散规律与监测方法研究进展［J］. 中国血吸虫病防治杂志,2020,32（2）:208-212.

［27］ 黄轶昕 . 钉螺生态特点和水利血防［J］. 中国血吸虫病防治杂志,2019,31（1）:47-52.

［28］ 吴海霞,刘小波,刘起勇 . 我国病媒生物防控现状及面临的问题［J］. 首都公共卫生,2018,（1）:4-6.

［29］ 黄晓丹,王海防,田华,等 . 济宁市太白湖湿地蚊媒季节消长及 2 种监测工具应用效果［J］. 中国血吸虫病防治杂志, 2018,30（3）:329-331.

［30］ 于永文,刘长高,韩玉斗 . 我国蛞蝓防治研究进展［J］. 辽宁农业科学,2017,（3）:62-66.

［31］ 汪奇志,汪峰峰,朱海,等 . 湖北钉螺种群结构动态变化的现场观察［J］. 中国血吸虫病防治杂志,2017,29（4）: 426-430.

［32］ 赵安,张文馨,姚忠,等 . 湖沼型血吸虫病流行区钉螺抽样方法的对比研究［J］. 中国血吸虫病防治杂志,2016,28（5）: 507-512.

［33］ 汪奇志,汪天平,王珍丽,等 . 钉螺血吸虫感染率与粪便虫卵负荷、钉螺密度相关性的现场实验研究［J］. 中国病原生 物学杂志,2011,6（5）:333-339.

［34］ 徐仁权,蒋丽亚,任文军,等 . 白纹伊蚊诱蚊诱卵器现场应用效果初步研究［J］. 中华卫生杀虫药械,2006,（5）:67-70.

［35］ BLIGHT J,SALA KA,ATCHESON E,et al. Dissection-independent production of *Plasmodium* sporozoites from whole mosquitoes［J］. Life Sci Alliance,2021,4（7）:e202101094.

［36］ SICK F,BEER M,KAMPEN H,et al. Culicoides Biting Midges-Underestimated Vectors for Arboviruses of Public Health and Veterinary Importance［J］. Viruses,2019,11（4）:376.

［37］ LUPTON EJ,ROTH A,PATRAPUVICH R,et al. Enhancing longevity of *Plasmodium vivax* and *P. falciparum* sporozoites after dissection from mosquito salivary glands［J］. Parasitol Int.,2015,64（2）:211-218.

［38］ KENNEDY M,FISHBAUGHER ME,VAUGHAN AM,et al. A rapid and scalable density gradient purification method for *Plasmodium* sporozoites［J］. Malar J,2012,11:421.

［39］ CORRADETTI A,VEROLINI F,SEBASTIANI A,et al. Fluorescent antibody testing with sporozoites of plasmodia［J］. Bull World Health Organ,1964,30（5）:747-750.

第十篇

食源性寄生虫常用检测技术

食物或饮水中含有或污染有寄生虫的感染阶段,经口感染人体的寄生虫,统称为食源性寄生虫(foodborne parasites),这是广义的食源性寄生虫,如蛔虫、鞭虫、蛲虫、钩虫、棘球绦虫、溶组织内阿米巴、贾第虫、隐孢子虫等。然而,在发育过程中不需要中间宿主,虫卵或幼虫直接在外界(主要指土壤)发育至感染期后再污染食物或蔬菜等而感染人体的寄生虫,通常称为土源性蠕虫(geo-helminthes, soil-transmitted helminthes),如蛔虫、鞭虫、钩虫等。寄生虫的虫卵(卵囊或幼虫)污染水源,因饮用或接触被寄生虫污染的水而感染人体的寄生虫,一般称为水源性寄生虫(waterborne parasites),如饮用水被溶组织内阿米巴与贾第虫包囊、隐孢子虫与环孢子虫卵囊污染的水可感染这些寄生虫,其特点是病例分布与供水范围相一致,不同年龄、性别、职业者均可感染。

狭义的食源性寄生虫是指寄生虫幼虫阶段寄生在动物/植物体内或体表,经历发育或繁殖,并以该种生物作为其生活史过程中的宿主或传播媒介,人因食入含有该虫的生的或半生食物而感染;简单来讲,某些动物(脊椎动物、节肢动物、软体动物等)或植物含有寄生虫的感染阶段,人因食入含有寄生虫感染阶段的动物肉类或植物而感染的寄生虫,称为食源性寄生虫。如生食或半生食含寄生虫的猪肉可感染猪带绦虫、旋毛虫、弓形虫等,生食或半生食含囊蚴的淡水鱼、蟹可感染华支睾吸虫、并殖吸虫等;其特点是同批患者有共同分享某一食物的历史,而未进食该食物者不发病。

本章介绍的食源性寄生虫主要是狭义的食源性寄生虫,如肉源性寄生虫、鱼源性寄生虫、两栖爬行动物源性寄生虫、昆虫源性寄生虫、软体动物(螺)源性寄生虫、淡水甲壳动物源性寄生虫、水生植物源性寄生虫、其他食源性寄生虫等。其中有些寄生虫是多源性的。

肉源性寄生虫:家养动物或野生动物(猪、野猪、马、牛、羊、狗等)肌肉中含有感染阶段的寄生虫,如肉孢子虫、猪带绦虫、牛带绦虫、亚洲带绦虫、旋毛虫等。

鱼源性寄生虫:淡水鱼、虾或海鱼体内含有感染阶段的寄生虫,如淡水鱼、虾体内含有华支睾吸虫、后睾吸虫、次睾吸虫、棘隙吸虫、棘口吸虫等的囊蚴,海鱼(如大马哈鱼、鳕鱼、大比目鱼、鲱鱼等)体内含有异尖线虫属的感染期幼虫第3期幼虫。

两栖类与爬行类动物源性寄生虫:蛙、蛇等两栖类、爬行类动物含有感染阶段的寄生虫,如迭宫绦虫裂头蚴、舌形虫等。

昆虫源性寄生虫:多种节肢动物(蚂蚁、甲虫、蚤、螨、蝗虫、草蜢等)体内含有感染阶段的寄生虫,如阔盘吸虫、双腔吸虫、西里伯瑞列绦虫、克氏假裸头绦虫、复殖孔绦虫、短膜壳绦虫、长膜壳绦虫、司氏伯特绦虫、美丽筒线虫、猪巨吻棘头虫等。

软体动物(螺)源性寄生虫:软体动物(螺、蛞蝓、牡蛎等)体内含有感染阶段的寄生虫,如广州管圆线虫、徐氏拟裸茎吸虫等。

淡水甲壳动物源性寄生虫:淡水甲壳动物(溪蟹、蝲蛄等)体内含有感染阶段的寄生虫,如卫氏并殖吸虫、斯氏并殖吸虫等。

水生植物源性寄生虫:水生植物(荸荠、茭白、菱角、鱼腥草、水星)体表含有感染阶段的寄生虫,如布氏姜片吸虫、肝片形吸虫、巨片形吸虫、同盘吸虫等。

多数食源性寄生虫属于人兽共患寄生虫(zoonotic parasites),也称为动物源性寄生虫,如旋毛虫、颚口线虫、肝毛细线虫、并殖吸虫、华支睾吸虫、裂头蚴、弓形虫等,均是通过食入感染的动物肉类或由动物直接或间接传播给人类,这类寄生虫与动物医学、食品科学密切相关。食源性寄生虫病的流行与分布受地理环境、中间宿主、以及居民的生活和饮食习惯等因素的影响,而居民的饮食习惯在食源性寄生虫的感染与传播中则占居重要的作用。在WHO/FAO列出的24种食源性寄生虫中,在欧洲优先控制的前5位食源性寄生虫分别是多房棘球绦虫、刚地弓形虫、旋毛虫、细粒棘球绦虫及隐孢子虫,这些寄生虫均属于动物源性寄生虫(van der Giessen等,2021)。

食源性寄生虫涉及多个一级学科,如基础医学、临床医学、预防医学、动物医学、食品科学技术、植物学等;更是涉及多个二级与三级学科,如医学寄生虫学、传染病学、热带医学、流行病学、地方病学、食品卫生学、兽医卫生检疫学、家畜寄生虫学、动物寄生虫学、食品检验学、环境医学等。医学寄生虫学的常规实验室检查仅对人体各种标本中的寄生虫进行检验,几乎不涉及食物中寄生虫的检验,致使医学院校毕业生在寄生虫病防治工作中缺乏食物中寄生虫检查的知识与技能。并且,食品科学及环境科学专业亦很少讲到寄生虫的检查,从而导致医学寄生虫学与动物医学、食品科学及环境科学之间缺乏密切联系,存在明显的割裂。因此,食源性寄生虫病的防治需要从医学、动物医学、植物学、环境卫生、食品安全等方面进行综合考虑,需要将"全健康"(One Health)理念引入食源性寄生虫病的防治策略中,共同促进人类健康和动物健康,维护和改善生态环境,实现人与自然的和谐统一。

(王中全)

第五十七章

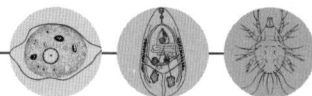

肉源性寄生虫检测技术

　　肉源性寄生虫是一类危害严重的食源性寄生虫,一般是指陆地脊椎动物(包括家养动物与野生动物)肉类与肉制品中含有的寄生虫,包括肉类中的弓形虫、肉孢子虫、猪囊尾蚴(俗称猪囊虫)、牛囊尾蚴(俗称牛囊虫)、旋毛虫等。肉源性寄生虫严重威胁肉类食品安全和公共卫生,因此,需要开展与加强肉类及肉制品中寄生虫的检测,包括病原学检测、血清学检测及分子生物学检测。此外,本章还从保障肉类食品安全与人民身体健康角度出发,简述了感染寄生虫的病畜肉及其产品的无害化处理(即生物安全处理),描述了肉类的安全加工方法等。

(王中全)

第一节　弓　形　虫

　　刚地弓形虫(*Toxoplasma gondii*,以下简称弓形虫)可引起人兽共患弓形虫病,全球约有 30% 的人血清弓形虫抗体阳性。美国人群弓形虫血清抗体阳性率为 11.4%(Jones 等,2017),德国 18~29 岁人群弓形虫血清抗体阳性率为 20%(Wilking 等,2016)。中国人群血清弓形虫抗体阳性率为 8.20%,孕妇为 8.60%(沈继龙和余莉,2019)。弓形虫感染人的途径主要有 3 种:食入被猫粪中弓形虫卵囊污染的食物或饮水;食入含有包囊的未熟肉类及其肉制品;虫体经胎盘的垂直传播。正常人群感染常无临床症状,但孕妇感染可导致流产、畸胎和死胎,幸存者多有畸形及智力发育不全等严重后遗症,直接关系到优生优育的基本国策,曾被列为国家"十五"规划出生干预计划的重点内容。器官移植、免疫抑制剂使用或 AIDS 患者感染弓形虫可引发致死性后果,对其有效检测显得尤为重要。

一、食品中弓形虫检测的意义

　　包括家畜、家禽在内的所有温血动物均可感染弓形虫,动物的感染率远高于当地人群,给畜牧业造成严重的经济损失且危害食品安全。家畜感染弓形虫除暴发流行外,还可造成一系列的妊娠不良结局。尤为严重的是,感染弓形虫的动物可通过其肉、奶、蛋、皮毛等或粪便、唾液、体液等传播给人,是人类感染弓形虫的主要传染源。此外,宠物的广泛饲养是人和动物弓形虫感染率持续上升的重要因素。猫科动物是该虫的唯一终宿主,我国家猫(主要为流浪猫)弓形虫感染率约为 24.5%(DING 等,2017)。猫粪中的卵囊是最危险的传染源,因其可自然越冬,严重污染环境、水源和食物。

　　动物性食品中弓形虫的检疫是备受关注的全球性食品安全问题。猪是弓形虫的重要宿主,猪肉被认为是我国人群感染弓形虫的主要来源之一。我国生猪主要产地河南、四川和湖南的猪血清弓形虫抗体阳性率平均高达 29.45%(Pan 等,2017)。我国牛的血清弓形虫抗体阳性率为 10.1%,其中西南地区最高(21.6%),华北地区最低(4.5%)(Gong 等,2020)。我国绵羊平均血清弓形虫抗体阳性率为 13.87%,山羊血清弓形虫抗体阳性率为 17.04%(Pan 等,2017)。我国鸡平均血清弓形虫抗体阳性率为 19.0%(Pan 等,2017)。通过提取市售鸡的心肌组织 DNA 行巢式 PCR 显示,泰安市鸡肉的弓形虫阳性感染率为 10.7%(农贸市场来源鸡为 19.2%,超市来源鸡为 2.2%)(Wang 等,2020)。

猪肉、牛肉、羊肉和鸡肉是我国居民消费的主要肉品来源。2019 年,我国猪牛羊禽肉产量 7 649 万吨,其中,牛肉产量 667 万吨,羊肉产量 488 万吨,禽肉产量 2 239 万吨。鉴于弓形虫在猪牛羊禽的广泛感染,对检验检疫人员的检测能力提出了更高的要求,同时也要求消费者掌握健康安全的烹饪知识。将肉在 50℃加热 1 小时可灭活组织包囊,肉的内部温度达到 67℃就可以立即杀灭所有的组织包囊(殷国荣和郝海霞,2009)。在 0℃或低于 0℃储存猪肉 7 天可杀死弓形虫包囊(Hill 等,2006)。

我国 2010 年 3 月 1 日实施的《中华人民共和国动物检疫管理办法》、2017 年 12 月 23 日实施的 GB 12694—2016《畜禽屠宰加工卫生规范》、2021 年 3 月 7 日提出的《畜禽屠宰管理条例(草案)》及 2021 年 5 月 1 日起实施的《中华人民共和国动物防疫法》均未提及弓形虫检验检疫。

二、弓形虫病死亡动物的检疫

鉴于弓形虫病是一种人兽共患寄生虫病,其感染的畜禽制品对人民的健康带来严重威胁,因此对弓形虫感染造成死亡的畜禽进行严格检疫,以确保食品安全,避免消费者误食而感染。同时对病死畜禽的检验检疫可以更好地认识弓形虫致病特点,对于研究弓形虫病防治亦具有指导意义。

(一)猪弓形虫病的症状及剖检病理变化

猪弓形虫急性感染主要表现为稽留热,体温 40~42℃,精神沉郁甚至食欲废绝,便秘与腹泻交替出现,其耳后和腹下部出现血斑,持续 7~10 天,常引起死亡(王敏和李明俊,2021)。

剖检可见黏膜和皮肤明显发绀,鼻腔内蓄积大量黏性液体。胸腔、腹腔、关节腔内蓄积大量黄色透明液体,全身淋巴结特别是肠系膜、腹股沟淋巴结肿大,切面湿润且表面可见出血点和灰白色米粒大小的坏死病灶。肺脏外观呈现暗红色或粉红色,水样病变,表面现灰白色点状坏死病灶,切面湿润,肺间质显著增宽,肺小叶疏松且存在坏死病灶。脾脏外观呈现深红色或暗红色,显著肿大,并表现不同程度的淤血。肝脏表面附着少量灰白色点状坏死病灶,切面有大量血液性内容物流出。胆囊肿大为正常的 4~5 倍,充满胆汁。肾脏肿大为正常的 2~3 倍,表面可见灰白色点状坏死病灶,并伴随出血性梗死病灶。心肌颜色变淡,质地柔软,房室腔严重扩张,特别是右心室扩张最为明显,各个房室中存在大量凝血块。肾脏呈现暗红色,表面存在少量白色坏死病灶,同时还会出现点状出血。肠黏膜充血并存在少量出血点,胃底部可见出血溃疡病变(刘振祥,2021)。

(二)牛弓形虫病的症状及剖检病理变化

牛弓形虫病多呈急性发作,最急性者约经 36 小时死亡。病牛食欲废绝,反刍停止;粪便干、黑,外附黏液和血液;流涎;结膜炎、流泪;体温升高至 40~41.5℃,呈稽留热;脉搏增数(120 次/min),呼吸加快(>80 次/min),气喘,腹式呼吸,咳嗽;肌肉震颤,腰及四肢僵硬,步态不稳,共济失调。严重者,后肢麻痹,卧地不起;腹下、四肢内侧出现紫红色斑块,体躯下部水肿;死前表现兴奋不安、吐白沫、窒息。病情较轻者,虽能康复,但常见流产发生;病程较长者,可见神经症状,如昏睡,四肢划动;有的出现耳尖坏死或脱落,最后死亡(洪雷,2000)。

病理变化可见皮下血管怒张,颈部皮下水肿,结膜发绀;鼻腔、气管黏膜点状出血;阴道黏膜条状出血;真胃、小肠黏膜出血;肺水肿、气肿,间质增宽,切面流出大量含泡沫的液体;肝脏肿大、质硬、土黄色、浊肿,表面有粟粒状坏死灶;体表淋巴结肿大,切面外翻,周边出血,实质见脑回样坏死。

(三)羊弓形虫病的症状及剖检病理变化

急性期主要症状是发热、呼吸困难和中枢神经障碍。孕羊感染可引起早产、流产和死产。当虫体侵入子宫后,新生羔羊在头数周内死亡率很高。有些母绵羊和羔羊死于呼吸系统症状(流鼻涕、呼吸困难等)和神经症状(转圈运动)。

剖检可见脑脊髓炎和轻微脑膜炎。颈部和胸部的脊髓呈严重损害,包括明显的单核细胞血管周围浸润。在发炎区有孢囊状结构和典型的弓形虫。绵羊胎膜的绒毛呈暗红色,在绒毛中间有许多直径为 1~2mm 白色坏死点,其中含有大量滋养体。产出的死羔皮下水肿,体腔内有大量液体,小脑前部有广泛性小坏死点。在流产组织内可发现弓形虫。

(四)鸡弓形虫病的症状及剖检病理变化

感染弓形虫的鸡表现精神沉郁、食欲缺乏、形体消瘦、跛行、拉稀等症状。

解剖发现肝脏肿大,肺脏有炎症,胸、腹腔液略增多,心肌偶有变性,脾大,胃、肠道黏膜肿胀,肠道出血;染色观察发现肝脏汇管区增大,有炎性细胞浸润,肺脏出血、充血,有炎症反应,以淋巴细胞浸润为主,脾脏出血、充血,出现弥漫性增生,脾小结增生,大脑纤维组织增生,脑细胞减少(蒲元华等,2014)。

三、肉类弓形虫的检测方法

弓形虫寄生于畜禽组织及有核细胞中,以滋养体(速殖子和缓殖子)形式进行增殖,因此可以通过查获滋养体(虫体或核酸)确诊。此外,免疫学方法检测弓形虫循环抗原或抗体也是重要的辅助检测方法。

(一)病原学检测

1. 组织印片法和体液涂片法 弓形虫寄生对有核细胞虽无选择性,但实践证明,不同组织器官中的弓形虫检出率差异较大,肠、肝、脾、肺和淋巴结的检出率高。因此,采取样本时,最好以肝门淋巴结为主,辅之以肠、脾、肺的组织为材料。

无菌操作获取病料,以新鲜切面在载玻片上印片、染色。①吉姆萨染液染色:自然干燥,甲醇固定,以 20~25 倍稀释的吉姆萨染液染色 30 分钟~40 分钟,用蒸馏水冲洗,晾干,镜检。②瑞氏染色:印片自然干燥,用蜡笔画线,在线内直接滴加瑞氏染液,染色 2 分钟~3 分钟,再滴加等量蒸馏水与染液混匀,染色 5 分钟~10 分钟,水冲后晾干,镜检(图 57-1)。也可取腹腔渗出物(腹水)、血液或羊水等,离心后取沉淀物制作涂片,用吉姆萨染液或瑞氏染液染色(图 57-2)。吉姆萨染色时,弓形虫滋养体的胞浆为淡蓝色,核呈蓝紫色。瑞氏染色时,弓形虫滋养体的胞浆为淡蓝色,核呈蓝紫色或深蓝色。此外,要注意视野中见到轮廓不清的无核月牙形、纺锤形的淡蓝色着色物时,不能认为是弓形虫滋养体。有时在镜下可见到嗜酸性细胞增多,这种现象提示弓形虫感染的可能。

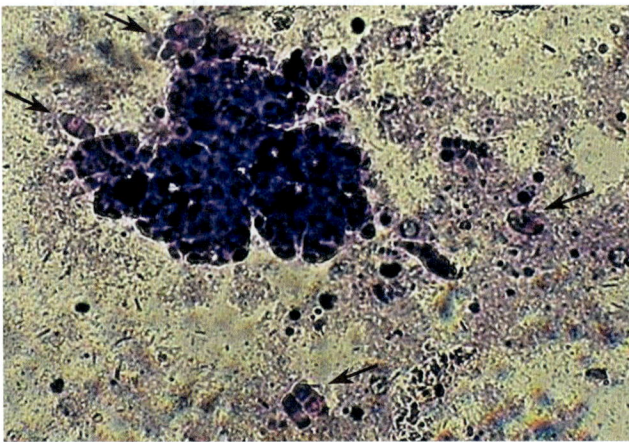

图 57-1 小鼠小肠印片弓形虫速殖子
(殷国荣 图)

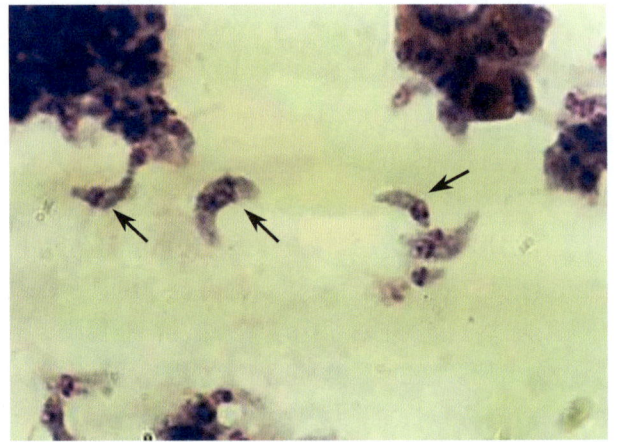

图 57-2 腹水中弓形虫速殖子
(殷国荣 图)

2. 速殖子分离法 取待检动物的脾、肺、肝、脑或肌肉组织,置于 300 目不锈钢网上研磨,制成组织匀浆,3 000 转/min 离心 15 分钟,弃上清液,2ml PBS 重悬沉淀,3 000r/min 离心 15 分钟。沉淀用 2ml 0.25% 胰蛋白酶 37℃水浴消化 20 分钟,将 2ml 淋巴细胞分离液缓慢加入试管底部,3 500r/min 离心 30 分钟,倾去上层液体,取沉淀,用适量 PBS 重悬,高倍镜检查。也可用血细胞计数板显微镜下计数弓形虫速殖子。

3. 动物接种和细胞培养法 取患病动物的待检样本(如腹水)接种于小鼠腹腔,培养 1 周后剖杀,取腹腔液镜检;或将样本接种于离体培养的细胞中培养 9 小时,然后进行镜检。其优点是比直接涂片染色观察检出率更高,但周期较长,同时有扩散病原体的风险。

(二)血清学检测

血清学检测是目前进行弓形虫感染调查、临床弓形虫病诊断的常用方法。急性期以检出弓形虫特异性 IgM 抗体或弓形虫循环抗原为可靠指标,慢性期则以检测弓形虫 IgG 抗体为主。

1. 间接免疫荧光免疫试验(indirect fluorescence antibody test,IFAT) IFAT 检测弓形虫感染是根据畜/禽血清中抗弓形虫虫体表膜抗体与抗原相结合的原理,用完整的速殖子作抗原,二抗用荧光素标记,在荧光显微镜下快速检测样本中特异性 IgM 抗体或 IgG 抗体的技术。IFAT 法具有特异、敏感、快速、简便、重复性强等优点,对弓形虫病具有早期诊断价值。

2. 间接血凝试验(indirect hemagglutination test,IHA) 目前已先后建立了以弓形虫滋养体(速殖子)抗原和代谢分泌抗原致敏绵羊红细胞的 IHA 方法,前者检测出抗体的时间为感染后 7 天,检出率为 100%,后者能提前 2 天检测出血清中的抗体,检出率 100%。该方法具有操作简便、微量、快速、特异、廉价等特点,适合大规模血清流行病学调查。

3. 改良凝集试验(modified agglutination test,MAT) 在 MAT 过程中,速殖子使用甲醛固定,将其加入 U 形微量滴定板中,再加入稀释过的待测血清进行检测。若在滴定孔中出现一层薄薄的片状凝集物质,血清样本测定结果为阳性;在孔底部出现由速殖子形成的致密颗粒沉淀,则结果为阴性。

4. 酶联免疫吸附试验(enzyme linked immunosorbent assay,ELISA) ELISA 可检测抗弓形虫 IgM、IgG、IgE、IgA 抗体及循环抗原(CAg)。此法具有高度的敏感性和特异性,重复性好,简单经济,可用于定性和定量检测及流行病学调查。在此基础上,又衍生出斑点酶联免疫吸附试验(dot-enzyme linked immunosorbent assay,Dot-ELISA)、亲和素-生物素-酶联免腋吸附试验(avidin-biotin-enzyme linked immunosorbent assay,ABC-ELISA)等灵敏度更高、特异性更强的技术。

(三) 分子生物学检测

以核酸扩增技术为基础的分子生物学方法的迅速发展,不仅为弓形虫病的诊断提供了快速、灵敏、特异及稳定的检测方法,而且通过对病原基因型的分析鉴定,为弓形虫群体生物学、流行病学、疫苗研究及对基因型和疾病模式之间潜在的相关性研究提供重要的依据。

1. 常规聚合酶链反应(PCR) 检测弓形虫感染常用的目标基因包括 B1 基因、529bp 重复序列或内部转录间隔序列(ITS-1)。该方法可检测出样本中仅含 10 个弓形虫速殖子的 DNA,且与其他原虫和线虫均无交叉反应,表明其具有较高的灵敏性和特异性。

2. 巢式 PCR 在常规 PCR 方法基础上发展的一种新方法,需要建立 2 个连续 PCR 体系,使用 2 组内外不同引物,并且使用第 1 次 PCR 的反应产物作为第 2 次 PCR 反应的模板,其检测结果与常规 PCR 检测相比较,具有更高的敏感性和特异性。巢式 PCR 对 B1 基因的灵敏度高于 ITS-1。

3. 荧光定量 PCR 在常规 PCR 基础上,运用荧光共振能量转移现象,加入荧光标记探针,巧妙地把核酸扩增、杂交、光谱分析和实时检测技术结合在一起,具有高敏感性、高特异性和高精确性的特点,并且克服了传统技术中存在的假阳性污染和不能进行准确定量的缺点,可分析待检样本中目标 DNA 或者 mRNA 的含量。

4. 环介导等温扩增法(loop-mediated isothermal amplification,LAMP) LAMP 是一种特殊的 DNA 扩增技术,能识别目标 DNA 中 6~8 个不同区域,可从动物样本中定位弓形虫基因如 529bp 重复序列、B1 等。LAMP 可以在感染弓形虫 2 天的猪血液样本中检测出弓形虫 DNA,该方法可用于弓形虫病的早期诊断。

四、弓形虫病畜禽肉类产品的无害化处理

1996 年,国家技术监督局发布了国家标准 GB 16548—1996《畜禽病害肉尸及其产品无害化处理规程》,其中规定弓形虫病畜禽的肉尸和内脏应进行高温处理,把肉尸切成重不超过 2kg、厚度不超过 8cm 的肉块,放在密闭的高压锅内,在 112kPa 压力下蒸煮 1.5~2 小时,或放在普通锅内煮沸 2~2.5 小时(从水沸腾时算起)。

(王海龙　殷国荣)

第二节 肉 孢 子 虫

肉孢子虫是肉孢子虫属（*Sarcocystis*）原虫统称。在牛体内已发现 5 种肉孢子虫，分别为 *S. cruzi*、*S. hirsuta*、*S. hominis*、*S. rommeli*、*S. heydorni*。在猪体内常见虫种有米氏肉孢子虫（*S. miescheriana*）、猪人肉孢子虫（*S. suihominis*）和猪猫肉孢子虫（*S. porcifelis*）等。人类是 *S. hominis*、*S. heydorni*、*S. suihominis* 的终宿主。肉孢子虫感染可引起肉孢子虫病（sarcocystosis）。该病属于食源性人兽共患寄生虫病，呈世界性分布，多见于食草动物牛、羊、马、食肉动物犬、熊、狐、猫、鸟类及灵长类的人和猴等（Cabaj 等，2021）。欧洲食品安全局已将 *S. hominis* 列为肉品检疫监督的重要健康危害因子（董辉等，2017）。

一、肉类肉孢子虫检测的意义

家畜肉孢子虫感染率很高，我国一些地区的牛羊，尤其是南方的水牛和黄牛、北方的绵羊和山羊中常有该病分布，有些地区的感染率可达 100%（张雅为等，2013）。肉孢子虫寄生于多种动物和人的肌纤维、脏器血管内皮细胞、小肠和胆管等部位。肉孢子虫所产生的毒素（sarcocystin）影响宿主的中枢神经系统和其他器官，可引起贫血、消瘦、泌乳量下降，甚至死亡。人体感染后，因个人情况不同，可出现消化道症状、头痛、发热，严重者有贫血、肌肉疼痛，甚至局灶性心肌炎、嗜酸性粒细胞增多等表现。2012 年，出现了肉孢子虫病在旅游者中暴发流行的现象（Esposito 等，2012）。肉孢子虫病不仅危害人类健康，而且给畜牧业造成重大经济损失。实施肉类肉孢子虫防疫检测，是防控人畜肉孢子虫病的有效措施，同时也是国际贸易的要求，对国家的全健康治理和社会经济发展均具有重要意义。

二、肉孢子虫病死亡动物的检疫

对肉孢子虫病死亡动物检疫时，可见泛发性淋巴结炎，浆膜出血。在动物全身横纹肌中，可见颜色为灰白色或乳白色，形状为毛根状或小白点状的肌囊，这种现象在膈肌、肋间肌、胸肌、腹肌、心肌等处最为明显。显微镜检查时可见到肌肉中有完整的包囊而不伴有炎性反应。检疫包括以下步骤（张雅为等，2013）：

1. **样品采集** 取膈肌角肉样 20~30g。
2. **肉眼观察** 去肉样肌膜，拉平肌肉，从不同角度于强光下观察。可见呈灰白色或乳白色肌囊，肌囊一般长为 0.5~5mm，呈圆柱形或梭形。
3. **现场镜检** 顺肉样肌纤维方向剪取 12~24 粒肉块，并用厚玻璃片挤压至呈半透明状，在 100 倍光学显微镜下观察。可见肉孢子虫肌囊。肌囊中心为肉孢子虫虫体，虫体后端钝圆并有椭圆形胞核。感染时间较长时，肉孢子虫肌囊可钙化，钙化体周围有环形透光区。
4. **实验室检测** 上述检测结果不明确时，可采用 33% 硫酸锌离心浮聚法、35% 蔗糖溶液浮聚法、直接血液涂片法及琼脂糖免疫扩散法等（张雅为等，2013）。

三、肉类肉孢子虫的检测方法

肉类肉孢子虫检测方法包括病原学检查、免疫学检查及分子生物检查技术。从肉类中检查肉孢子虫的方法较为简便快捷，但对轻度感染容易漏诊。对肉类肉孢子虫进行病原学检查时，需要对猪肉孢子虫与旋毛虫、牛肉孢子虫与牛囊尾蚴进行鉴别。免疫学检查是家畜肉孢子虫病活体诊断的主要方法，已建立间接血凝试验（IHA）、酶联免疫吸附试验（ELISA）、免疫荧光抗体试验（IFA）、斑点酶联免疫吸附试验（Dot-ELISA）、酶联免疫转移印迹试验（EITB）等检测技术。伴随分子生物学技术的发展，肉类肉孢子虫分子检测技术以其高度特异性和敏感性而成为该领域重要研究方向。

（一）病原学检查

1. **取样** 在不同宿主体内，肉孢子虫在各组织器官的分布有显著差异，因此对不同检测对象的取材有所不同。家猪一般取腹斜肌、膈肌、大腿肌、肋间肌和咽喉肌；牛羊取食管肌、膈肌、舌肌、心肌及骨骼肌；旱獭取膈肌、咬肌、心肌、骨骼肌；驼鹿取食管肌、心肌、臀肌和膈肌；骆驼取心肌、膈肌和食管肌；马属动物取舌肌和膈肌等。每个样品取样量为 20~30g（Fukuyo 等，2002）。

2. **检查**　将肉样剥去肌膜后，首先进行目测检查。在良好光线下将肌肉拉平，仔细观察肌纤维的表面，或通过左右晃动肉样、改变光线反射角度来观察组织外观形态的变化，如发现与肌纤维平行的乳白色毛根状小体或灰白色针尖大小的小白点即为可疑。然后沿肌纤维走向，分别剪取如燕麦粒大小（约 0.1g）的肌肉薄块 24 粒，排列于载玻片上，在肉样上加 1 滴 50% 的甘油水溶液，加盖另一等大的载玻片，将两载玻片之间的肉样挤压至半透明，或以能显出载玻片下普通报纸的字迹为准。于 10×10 倍镜下观察压片，在上述样品中检出肉孢子虫囊者，即可判定为阳性。

此外，重度感染时，可见家畜有消瘦、贫血、心肌脂肪胶样浸润等变化，虫体密集部位的肌肉可发生变性，颜色变淡呈煮肉样。观察这些变化有利于提高诊断效果。

中间宿主和终宿主组织中的肉孢子虫虫体型态如图 57-3（Fayer 等，2015）。

3. **鉴别特征**　肉孢子虫与常见的其他寄生虫的鉴别如下（Fukuyo M 等，2002；苏炯等，2011）。

（1）猪肉孢子虫与旋毛虫：猪肉中的猪肉孢子虫囊在目检时，可见与肌纤维平行的白色毛根状小体，与旋毛虫相似，但体型较小。在镜下观察，可见肉孢子虫囊呈灰色纺锤形或雪茄状，内含大量半月形子孢子，可与旋毛虫鉴别。如虫囊钙化则呈黑色团块状或直杆状，在制片时常被压成数段。有时虫体发生降解、变形和钙化，周围出现卵圆形透光区，易与钙化的旋毛虫囊包混淆，必要时可进行溶解钙盐处理，然后进行鉴别。

（2）牛肉孢子虫与牛囊尾蚴：牛肉孢子虫在肌肉中形成的孢子虫囊大小不一，短者仅 3mm，长者可达 40mm，在黄牛、水牛食管肌的肉孢子虫囊较短粗，呈白色纺锤形；牦牛体内的肉孢子虫较细长，多呈线状、杆状、毛根状，少数呈圆形或椭圆形。牛囊尾蚴呈椭圆形，大小相对均匀，一般长 10~12mm，囊内有头节和吸盘等结构，可与肉孢子虫囊鉴别。

此外，在同一动物体内的肉孢子虫仍可能属于不同的虫种，有时在光镜下依据虫囊的形态、大小和内部结构不能鉴别虫种，需要借助于电镜技术。在电镜下，可以观察到虫囊由单层质膜和膜下嗜锇酸物质构成的原囊壁及其向囊外表面延伸形成的皱褶突起。由于虫囊囊壁的厚度、突起的形态和构造因种而异，故可作为虫种鉴别的重要依据（周望平等，2006）。

（二）免疫学检查

免疫学检查是家畜肉孢子虫病活体诊断的主要方法。家畜肉孢子虫病免疫学检查的常用方法有：间接血凝试验（IHA）、酶联免疫吸附试验（ELISA）、免疫荧光抗体试验（IFA）、斑点酶联免疫吸附试验（Dot-ELISA）、酶联免疫转移印迹试验（EITB）等。采用 IHA 检测绵羊抗肉孢子虫抗体与病原学检查结果的阳性符合率为 94%，血凝效价达 1∶64~1∶1 024，方法简便，具有较高的特异性和敏感性（李春花，2004）。ELISA 是目前诊断家畜肉孢子虫病的最常用的方法，周望平等（2004）采用 ELISA 试剂盒检测猪肉孢子虫病，阳性符合率和阴性符合率分别达 100% 和 98.1%，检测水牛肉孢子虫病的阳性符合率和阴性符合率均达 100%，完成检测过程仅耗时 30 分钟，是诊断肉孢子虫病的一种高效快捷的方法。Hoane 等（2005）将肉孢子虫（*S. neurona*）的两种基因重组抗原（rSnSAG2 和 rSnSAG1）用于对马血清抗体的 ELISA 检测，结果显示 rSnSAG2 的敏感性和特异性分别为 95.5% 和 92.9%，rSnSAG1 的敏感性和特异性分别为 68.2% 和 71.4%，表明在 ELISA 中采用合适的重组抗原也能获得较好诊断效果。然而，目前还没有将免疫学方法用于检测肉类中的肉孢子虫的报道。

（三）分子生物学检查

尽管免疫学方法已成为目前活体家畜肉孢子虫病的诊断方法，但在肉孢子虫低度感染时的检出率较低，且不能进行种株鉴定，而核酸探针和 PCR 等分子生物学技术则可以弥补上述免疫学方法的不足。MacPherson 等（1994）采用 RAPD-PCR 方法鉴别了 *S. cruzi* 和 *S. bovine* 的遗传差异，同时筛选出 *S. cruzi* DNA 上一段长约 0.8kb 的特异性片段，将其用作 DNA 探针，其只能与 *S. cruzi* DNA 杂交，与 *S. bovine* 和其他原虫无杂交反应，表明此探针用于鉴别肉孢子虫具有高度特异性。Yan 等（2002）应用 PCR-RFLP 方法分析了 10 个肉孢子虫类群（*Sarcocystis* taxa）的 88 个虫株（individuals）编码 18S rRNA 的 DNA 序列的多态性，结果显示，从水牛（buffalo）体内分离的 *S. hirsuta*、*S. hominis* 和从耕牛（cattle）体内分离的

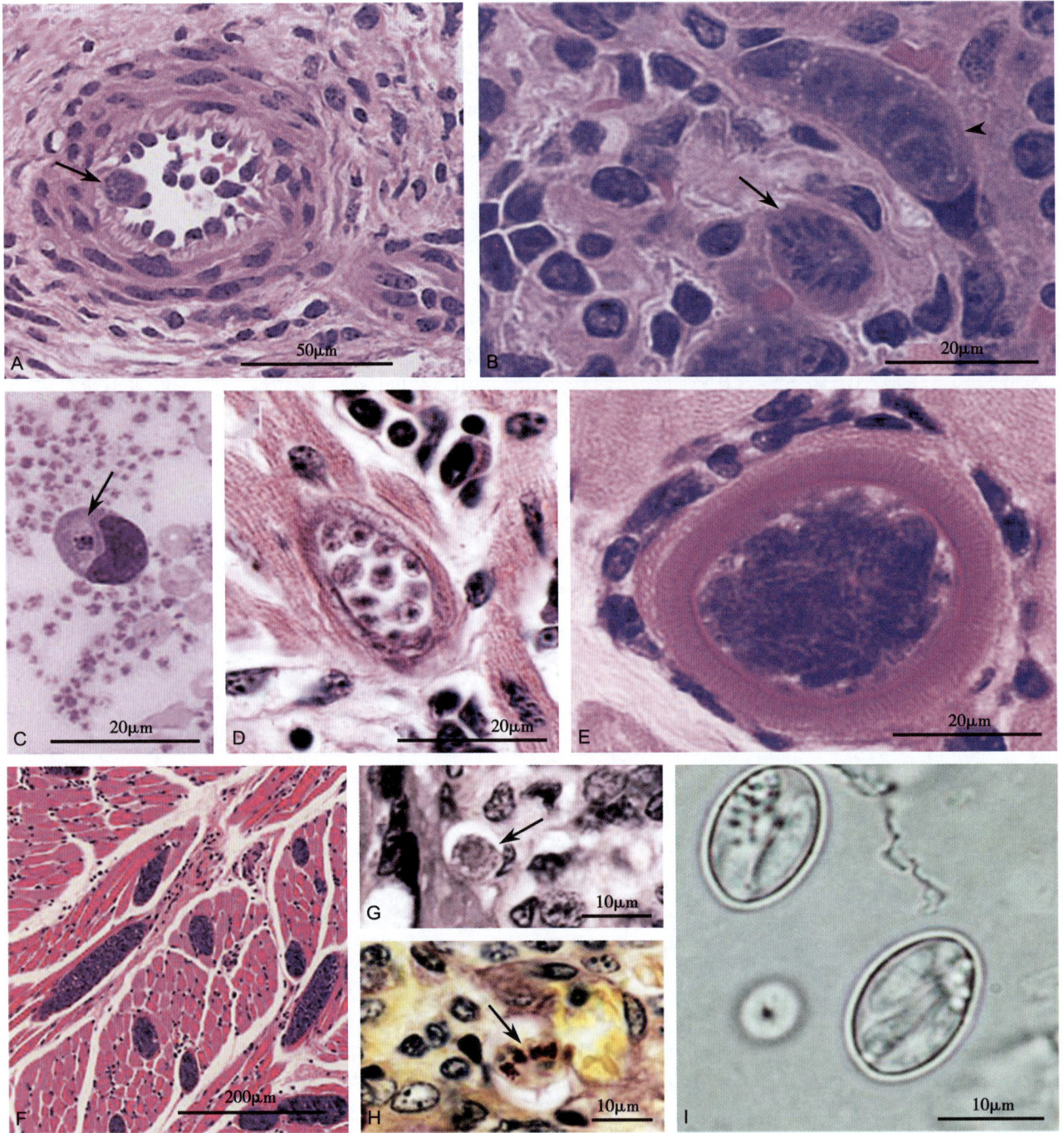

A~G 显示苏木精染色图像。除 E 为 *S. hominis* 图像，其余图均为 *S. cruzi*。

A. 在内皮细胞中具有第一代裂殖体（箭头）的动脉；B. 具有未成熟（箭头）和成熟（箭头）第二代裂殖体的肾小球；C. 单核细胞中有裂殖子的血液涂片；D. 心脏中一个含有球状母细胞的未成熟卵囊；E. 具有成熟肌细胞的骨骼肌横截面，肌细胞壁较厚，周围有单核细胞浸润；F. 骨骼肌具有肌细胞的纵截面和横截面，无炎症反应；G. 具有大配子体（箭头）的小肠固有层；H. 带有孢子囊（箭头）的小肠（Whipf 多色染色）；I. 镜下粪便漂浮物中的两个孢子囊。

图 57-3 中间宿主（A~F）和终宿主（G~I）组织中的肉孢子虫阶段

（引自 Fayer R 等，2015）

S. sinensis 并不是新的虫种,实际上与以前在耕牛体内发现的 *S. hirsuta*、*S. hominis* 及在水牛体内发现的 *S. sinensis* 是相同的虫种。

Hongchuta S 等(2021)从肉孢子虫 18S 核糖体 RNA 基因的一部分推断出一个系统发育树,用于鉴定肉孢子虫的属和种。对线粒体细胞色素 C 氧化酶亚单位 1(*cox*-1 基因)进行测序以确认宿主组织的种类。籍此调查了在当地市场出售的牛和水牛的心脏组织感染率、组织形态学特征和肉孢子虫种类,结果显示,泰国 66.7%(14/21)的样本中检出了肉孢子虫;老挝 90%(9/10)的样本感染阳性;柬埔寨感染率为 100%(8/8)。Sudan 等(2021)分析了来自印度北部的 21 株梭形肉孢子虫(*S. fusiformis*)18S rRNA(MF595821-MF595841)和 *cox*-1(MF423105-MF423119 和 MH899162-MH899167)基因特征。在由肉孢子虫系统发育树上,梭形肉孢子虫被视为卡费氏肉孢子虫(*S. cafferi*)的单系姐妹群。以犬科动物为终宿主的肉孢子虫与以猫科动物为终宿主的肉孢子虫属遗传距离较近。这两个基因分别有 15 和 7 个单倍型。总的来说,与 18S rRNA 基因相比,*cox*-1 基因在描述进化系统发育方面更具优势。这些研究发现对该原虫变异规律和基因诊断研究具有一定价值。随着分子生物学的发展,其相关技术有望用于肉类中肉孢子虫检验。

四、肉孢子虫病畜禽肉类产品的无害化处理

由于肉孢子虫病畜禽肉对人畜具有致病性,同时,动物组织因感染受到不同程度的损害,肉品中残留虫体产生的毒素,致其营养和经济价值降低,因此,检出的肉孢子虫病畜禽肉类须进行无害化处理。涂仕英(2010)提出如下无害化处理原则:

1. 虫体较少的肉可不受限制出厂。
2. 整个动物肉尸虫体较多的(在 50 倍镜下观察,1 个视野中发现 3 条以上者或虫体>15 个/g 肉)同时肌肉有病变,则整个肉尸仅供工业用或销毁。肌肉无病变者,需经高温处理后出厂。
3. 局部肌肉虫体多,则局部用于工业用或销毁,其余部分不受限制利用。

对已检出的病害肉进行严格处理,80℃以上高温处理、6% 食盐泡制和-20℃冰冻,均可有效地消灭该病原体(庞保兰等,2005)。按畜禽屠宰卫生检疫规范 NY467—2001 规定,在 24 个肉样压片中发现肉孢子虫者,应全尸高温处理或销毁(陈恩秋,2020)。

由于国内外消费者对肉类质量要求越来越高,必须探索高效的检疫检验方法,逐步建立推行国际通用的检验检疫标准,加强对肉孢子虫病的防控,才能满足人类健康生活的需要。

(张荣光　王中全)

第三节　猪 带 绦 虫

猪带绦虫(*Taenia solium*)是绦虫纲(Cestoidea)圆叶目(Cyclophyllidea)带科(Taenidae)带属(*Taenia*)绦虫的一种。猪带绦虫成虫寄生于人的小肠,引起猪带绦虫病;感染期幼虫猪囊尾蚴(cysticercus,囊虫)寄生于人和猪的脑、皮下、肌肉、心脏、眼等多种器官组织,引起囊虫病(cysticercosis)。囊虫病严重威胁人类健康和畜牧业经济发展,在全球广受重视。在国内,囊虫病已被列为猪肉检疫的 3 种主要寄生虫病之一。家畜囊虫病的诊断主要依赖于屠宰后病原学检查,低度感染易漏诊,而一旦病畜肉类流入市场,可造成严重后果。因此,研究家畜囊虫病敏感的诊断技术对控制该病流行和食品安全具有重要意义。近年,免疫学方法和分子生物学技术被用于囊虫病的动物检疫和诊断,有效提高了该病防控效果。

一、猪肉猪囊虫检测的意义

猪带绦虫病/囊虫病呈全球性分布,是一种严重的人畜共患病(米玛,2020)。国内外虽经多年防治,该病流行至今仍未完全控制。国外某些地区散养猪的血清阳性率高达 100%(Addo 等,2021),儿童囊虫检测的阳性率接近 30%(Carod 等,2021)。张海英(2019)报道某地 2016—2018 年屠宰生猪的感染率分别为 2.92%、2.43%、1.58%。近期调查显示,在西部某些地区,儿童猪带绦虫病血清抗体阳性率为 2.5%,囊虫

病血清抗体阳性率为 2.3%~15.6%（Li 等，2019）。囊虫感染对猪的生长、猪肉品质、人体健康造成严重危害，可致人死亡、病残，造成重大的疾病负担和养殖业经济损失。猪囊虫病高发引起人类绦虫病患病风险增高，人类绦虫病患病率高引起人、猪的囊虫病例增加，这种恶性循环是猪带绦虫病/囊虫病流行的重要特征（李瑞兴等，2021）。开展猪肉猪囊虫检疫，加强对养殖业产品的监管，提高食品安全性，可有效减少这种食源性传播性疾病的发生，促进国际商贸合作，对国家的全民健康治理和社会经济发展具有重要意义。

二、猪囊虫病死亡肉猪的检疫

猪囊虫病属国家二类动物疫病，猪囊虫病死亡肉猪俗称"豆猪"或"米猪"。此类肉类进入食品市场对人类健康和生命安全带来严重威胁。因此，猪囊虫病猪肉检疫是肉品卫生检验检疫重点项目。2020 年颁布的 GB/T 18644—2020 将猪肉囊尾蚴检测技术规范如下：

（一）显微镜检测

1. 虫体采集　肉眼观察舌肌、咬肌、内腰肌、膈肌、肩胛肌及心脏、肝脏、肺脏等组织，采集可疑肌肉或内脏组织，用手术刀将其切成约 1cm 厚的肉片，检查切口有无虫体。成熟的猪囊尾蚴为长椭圆形，大小（6~10）mm × 5mm，半透明，囊内充满液体，内含一个米粒大小白色头节。脑内寄生的则为圆球形，直径 8~10mm。

2. 压片制备　以手术剪剪开囊壁，取出完整的头节，以滤纸吸干囊液后，将其置于两张载玻片之间并压片。

3. 显微镜检查　将压片置于低倍显微镜（40 ×）下，观察虫体头节形态和特征。

4. 检查结果判定　如虫体头节的顶部有顶突，顶突上有内外两圈整齐排列的小钩，顶突的稍下方有 4 个均等的圆盘状吸盘，即判为猪囊尾蚴；如顶突有发育不良的两圈小钩则判为亚洲带绦虫囊尾蚴。

（二）血清学和分子生物学检查

目测和镜检无法确定感染时，可以应用 PCR 法、间接 ELISA 法和 Dot-ABC-ELISA 法对猪囊虫病死亡肉猪进行检疫，详见下文。

三、猪肉中猪囊虫的检测方法

猪肉中猪囊虫的检测方法包括病原学检查、血清学检测及分子生物学检测等。通过目测或镜检从猪肉中查找猪囊虫的方法是猪囊虫病的基本检查方法，此法简便快捷，但对轻度感染容易漏诊。对猪肉进行病原学检查时，需要根据虫体寄生部位、形态结构及组织病变特征，对猪囊虫、旋毛虫囊包、肉孢子虫囊、多发性囊肿及脓肿等进行鉴别。免疫学检查是猪囊虫病活体诊断的主要方法，国家标准 GB/T 18644—2020 提供了猪囊虫感染的血清间接 ELISA 和 DOT-ABC-ELISA 检测技术规范。免疫组化法可用于检测组织中猪囊虫抗原。未来应用分子生物学技术检测猪囊虫特异核酸序列，有望成为肉类囊虫感染检疫和虫种鉴别的精准方法。

（一）病原学检查

1. 肉类食品的目检和样品采集　对猪、牛等家畜的肉类，重点检查咬肌、舌肌、内腰肌、膈肌、肋间肌、肩胛肌、心肌、脑、肝脏、肺脏等部位，并采集适量样品。

（1）内腰肌检查：顺肌纤维方向切开，剖面要有 30~50cm²。不要在切面上来回运刀，保证切面完整、均匀。仔细观察切面有无白点、丝状物、囊泡等。

（2）咬肌检查：咬肌检查要求刀口切面充分展开，这样利于观察。同时注意咬肌的肌腱与猪囊尾蚴的区别。

（3）心肌检查：首先用刀将心脏表面血迹刮净，观察表面有无囊泡突起或白色小点，如有则剖开做进一步检查。其次是在左心室肌肉上纵斜切开，观察心肌、心内膜有无异常。

（4）复检：复检是复查前面检疫情况并对肉品进行综合判定。在复检时还应检查左右膈肌、左右肩胛外侧肌、左右扇横截面、胸骨、左右肋间肌等部位（郭忠欣等，2006）。

2. 病原分离与鉴定　在上述任何部位发现可疑囊尾蚴时，以手术刀和镊子分离虫体，以生理盐水洗净,并用滤纸吸干。成熟的猪囊尾蚴一般为(8~10)mm×5mm的长椭圆形半透明囊状物。脑内寄生者多为圆球形,长5~8mm。囊内充满液体,囊壁内侧有一小米粒大小白色小结节即头节。以剪刀剪开囊壁,取出完整的头节,再以滤纸吸干囊液后,将其置于两张载玻片之间,加1~2滴生理盐水并压片,置低倍镜(物镜4×、目镜10×)下观察囊尾蚴头节的形态结构。

3. 结果判定　若头节上有4个吸盘,顶部有顶突,顶突周围有两排排列整齐的小钩,则判定为猪囊尾蚴。牛囊尾蚴比猪囊尾蚴稍大,头节虽有4个吸盘,但顶部无顶突和小钩,可与猪囊尾蚴鉴别。在检疫中有时可发现未成熟囊尾蚴,虫体直径只有2~3mm,头节发育不明显,但其对人体健康仍具有潜在危害性。有时可查见钙化的囊尾蚴,虫体呈黄白色,质硬,如粟粒大,内部无特征性结构。在检疫过程中应特别注意这些变化,避免漏诊(江翠兰等,2006)。

4. 病原学鉴别诊断

(1)肌肉中猪囊尾蚴与旋毛虫囊包、肉孢子虫囊的鉴别:可从寄生部位和虫体的形态结构上对上述3种猪的常见寄生虫进行鉴别(郭忠欣等,2001;张文秀,2004)。

1)寄生部位:猪囊尾蚴常见于咬肌、舌肌、臀肌、股部内侧肌、腰肌、肩胛外侧肌、膈肌以及心肌。虫体寄生在肌纤维与结缔组织之间或肌纤维的表面。

旋毛虫常寄生于猪的膈肌、舌肌、喉肌、咬肌、颈肌、肋间肌和腰肌等,但一般不寄生于心肌。虫体寄生于肌纤维内层的肌细胞内,形成囊包。

肉孢子虫多见于猪腹斜肌、大腿肌、肋间肌、咽喉肌、膈肌和心肌等组织,虫体寄生于肌纤维之间或表面,形成肉孢子虫囊,其长径同肌纤维平行。

2)虫体型态和结构:猪囊尾蚴圆形或椭圆形,呈白色豌豆状,大小较均匀,长为8~10mm。囊壁多为单层,但因结缔组织增生也可形成双层囊壁,囊内充满半透明囊液。原始的内层囊壁实为虫体的体壁,厚薄较均匀,形态规则。囊内有头节,头节上有吸盘和小钩等结构(图57-4)。

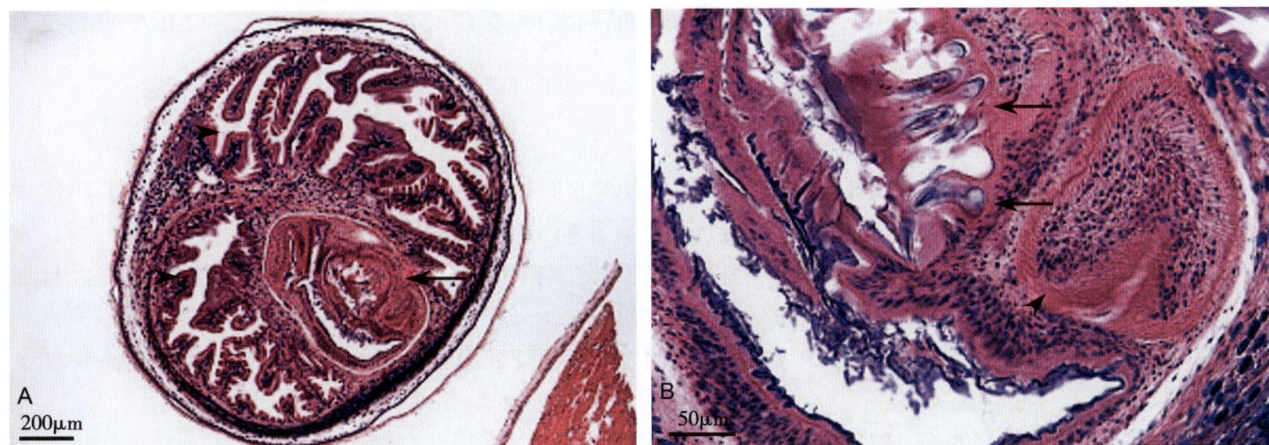

A. 显示猪肌肉组织中囊尾蚴(H&E染色),可见头节(箭头)和曲折的螺旋管(飞镖);B. 显示近距观察的囊尾蚴头节,可见折光小钩(箭头)和吸盘(飞镖)。

图 57-4　猪肌肉组织中囊尾蚴形态

(引自　https://www.cdc.gov/dpdx/cysticercosis/index.html)

肌肉中的旋毛虫幼虫可见无囊壁、有单层囊壁、双层囊壁或多层囊壁等现象。幼虫囊包呈纺锤形或椭圆形,长为0.21~0.42mm,囊壁的内壁薄,由宿主细胞胞膜形成;外壁厚,为炎症反应产物。囊内旋毛虫幼虫盘旋卷曲,形态多样,可呈螺旋状、S形、8字形、链条状等,一个囊包内常见1条幼虫,多时可达5~7条幼虫。

猪肉孢子虫囊呈圆柱形或纺锤形,大小差别很大,长径为1~5cm。囊壁由一层单位膜和其下分布的不规则的嗜锇物质组成,镜下观察,可见囊壁厚薄不匀,形态不规则,常有凹陷和突起。囊内含大量新月状或柳叶状缓殖子,由间隔物质(septum)分隔成簇。

(2)与多发性囊肿或脓肿的鉴别

1)寄生部位:囊尾蚴常寄生于宿主肌肉间致密结缔组织,在宿主全身分布广泛;而脓肿多发生于猪的下颌区疏松结缔组织,常呈"灶"状,有时也有"转移"现象,造成附近组织有大小不等的脓肿灶(纪爱英等,2003)。

2)形态结构:囊尾蚴大小均匀,多似黄豆大小,囊壁薄,挤压易破损。脓肿大小不等,大的壁厚,不易挤压破损。

3)剥离过程:囊尾蚴容易剥离,有时提起肉块轻抖几下,虫体即可脱落。脓肿虽与周围组织界限清楚,但结合紧密,不易剥离,更不易脱落。

4)压片镜检:正常发育的囊尾蚴均有头节和吸盘等结构,囊肿或脓肿内部无特殊结构,其内容物多为黄白色乳酪样物或均匀一致的脓液。

此外,肉类中的囊尾蚴在储存过程中,若虫体发生降解,使形态鉴定困难,可采用免疫组化方法进行虫体鉴定。取可疑组织做常规石蜡包埋组织切片,采用单克隆抗体,按免疫组化方法检测组织中的囊尾蚴虫体抗原(Ogunremi 等,2004)。

(二)血清学检测

免疫学检查目前主要用于活体家畜囊尾蚴病的诊断,检测指标由早期单纯的抗体检测,发展到对循环抗原和免疫复合物的检测;诊断用抗原由采用粗抗原到纯化抗原和基因重组抗原;诊断用抗体由多抗血清到单克隆抗体;检测方法也由皮内试验、补体结合试验等,发展到敏感性和特异性更高的 ELISA、EITB 及免疫荧光抗体试验(IFA)等(Espindola 等,2005)。D'Souza 等(1999)采用囊尾蚴排泄分泌抗原按常规 ELISA 方法检测散养家猪的血清抗体,结果显示,其敏感性和特异性分别达到 92% 和 100%,其中有 33.33% 的猪经 ELISA 检测阳性,而常规肉类检验呈阴性,提示家猪在低度感染时用 ELISA 检测比常规肉类检验方法更敏感。这些免疫学技术有望用于猪肉汁中抗囊尾蚴抗体的检测。

国家标准 GB/T 18644—2020 提供了猪囊虫感染的血清间接 ELISA 和 DOT-ABC-ELISA 检测技术规范,主要步骤节选如下:

1. 间接 ELISA

(1)主要试剂

1)包被抗原:猪囊尾蚴 TSCC18 重组抗原。由构建的原核表达载体 pET-28a(+)-TS-CC18 转化大肠杆菌 BL21(DE3),筛选高表达菌株进行诱导表达,采用 Ni 柱亲和层析纯化制备而成。

2)阴性对照血清:健康猪血清。采自 3 月龄非疫区健康猪,剖检确认无猪囊尾蚴感染;猪全血经自然凝结法分离血清。检测时用样品稀释液稀释至工作浓度。

3)阳性对照血清:猪高免血清。由 TSCC18 纯化抗原免疫健康猪制备,检测时用样品稀释液稀释至工作浓度。

4)酶结合物:兔抗猪 IgG-HRP 结合物。

(2)试验步骤

1)猪囊尾蚴 TS-CC18 重组抗原制备:构建原核表达载体 pET-28a(+)-TSCC18,转化大肠杆菌 BL21(DE3),筛选的阳性菌株用终浓度为 0.5mmol/L 的异丙基硫代半乳糖苷(IPTG)进行诱导表达,获得带 6 个组氨酸(His)标签的 TS-CC18 重组蛋白;采用 Ni Sepharose 6FF 亲和层析法进行纯化。

2)酶标板包被及封闭:将纯化的 TS-CC18 蛋白按终浓度 50μg/ml 稀释于 pH9.6 的碳酸盐包被缓冲液(见 C.1)中;每孔 100μl 加入 96 孔酶标板,4℃包被过夜。PBST 洗板 3 次后,每孔加 120μl 封闭液 1(见 C.4)于 37℃作用 2 小时。PBST 洗板 3 次,在干净纱布或吸收纸巾上拍干。经干燥仪充分干燥,用真空包装机密封于铝箔袋中(含干燥剂),贴签,4℃保存备用。

3)样品:将待检猪血清及阴性、阳性对照血清用样品稀释液分别作 1:50 稀释。

4)加对照血清和待检血清:每份样品测 3 个复孔,每孔 100μl,用封板膜封口,37℃孵育 60 分钟。

5)洗涤:每孔中加 300μl PBST,重复洗涤 3 次后在吸水纸上拍干。

6）加酶标抗体：用样品稀释液将兔抗猪酶标抗体稀释至工作浓度（1：20 000），每孔 100μl，封板后同前孵育。

7）再洗涤：每孔中加 300μl 的 PBST，重复洗涤 4 次后在吸水纸上拍干。

8）加底物溶液：将分装冻存的邻苯二胺（O-Phenylenediamine，OPD）底物溶液于 37℃水浴锅中避光融化，每 10ml 溶液加入 10μl 30% H_2O_2 混匀，每孔加 100μl，封板，避光 37℃孵育 15~20 分钟。

9）加终止液和判读结果：每孔加 50μl 2mol/L 的 H_2SO_4 终止液，混匀后在分光光度计 490nm 下判读结果。

10）试验数据处理：计算空白对照的平均 OD_{490} 值；分别计算阴性和阳性对照血清的平均 OD_{490} 值；分别计算每份待检血清样品的平均 OD_{490} 值；根据以下公式计算待检血清与阴性血清平均 OD 值的比值 P/N：

$$P/N=(A_1-A_0)/(A_2-A_1)$$

式中：A_1：待检血清样品平均 OD_{490} 值；A_0：空白对照平均 OD_{490} 值；A_2：阴性对照血清平均 OD_{490} 值；

11）试验成立条件：当空白对照平均 OD_{490} 值<0.10，阴性对照血清平均 OD_{490} 值≤0.30，阳性对照血清平均 OD_{490} 值>1.0 时，试验成立。

12）ELISA 结果判定：待检血清 P/N≥2.1 判定为阳性，P/N<2.1 判为阴性。

2. DOT-ABC-ELISA

（1）主要试剂：①生物素标记单抗：Bio-1F1、Bio-2B5 和 Bio-6G4，单抗制备及标记参见国家标准 GB/T 18644-2020；②阴性对照抗原：牛血清白蛋白，检测时用 PBS 稀释至工作浓度（50μg/ml）；③阳性对照抗原：猪囊尾蚴 TSCC18 重组抗原；④Avidin-HRP：亲和素辣根过氧化物酶标记物。

（2）试验步骤：①NC 膜预处理：裁切 NC 膜，大小 0.8cm×10cm，可供检测 10 个样/条；点样处用圆形打孔器压迹，备用；②待检样品固定：取待检样品加至 NC 膜点样处，5μl/点，37℃结合至少 2 小时；③洗涤：将固定样品的 NC 膜置于干净平皿，PBST 重复漂洗 3 次；④封闭：将 NC 膜置于封闭液中，37℃孵育 1 小时。同 2.4.3 洗涤；⑤加生物素标记的单抗：将生物素标记的单抗 Bio-1F1、Bio-2B5 和 Bio-6G4 按 1：1：1 混匀，用 PBS 稀释（工作浓度均为 1：100）。将 NC 膜置于稀释好的抗体工作液中，37℃摇床（50r/min）孵育 1 小时，取出 NC 膜，用 PBST 进行洗涤；⑥加亲和素酶标记物；⑦用 PBS 稀释 Avidin-HRP（工作浓度 1：500），与 NC 膜于 37℃摇床（50r/min）孵育 1 小时，移去液体，洗涤同③；⑧加底物溶液，将 NC 膜置于新鲜配制的 DAB 显色液中，避光反应 3~5 小时；⑨反应终止，显色后迅速取出 NC 膜置于 PBST 中终止反应，观察斑点显色强度。

（3）试验成立条件：阳性对照孔出现棕色斑点，阴性对照孔无色或接近无色时试验成立。

（4）结果判定：待检样品斑点显色者（++棕色；+浅棕色）判定为阳性，无色或接近无色者判定为阴性。

（三）分子生物学检测

近年来，具有高度特异性和敏感性的分子生物学检测技术，如核酸体外扩增技术（PCR）、DNA 探针技术等已应用于囊虫病诊断研究。冯笑梅等（2001）应用 PCR 方法分别检测猪囊尾蚴的囊壁碎片、头节及囊液样品中的长约 704bp 的特异性核酸序列，通过优化 PCR 反应条件，其敏感性可达 50fg；采用地高辛（DIG）标记的核酸探针，应用斑点杂交方法检测囊尾蚴核酸的敏感性达 3.0pg，且与细粒棘球蚴 DNA 无杂交反应。PCR 技术在囊尾蚴虫种鉴定上的研究也有报道（Theis 等，1994）。近年对猪囊虫蛋白组学研究已见报道，有望对感染致病机制及分子诊断技术的发展产生潜在的影响（Cui 等，2021）。因此，应用分子生物学技术检测囊尾蚴的特异核酸序列，有望成为肉类中囊尾蚴检疫和虫种鉴别的有效方法。

2020 年 12 月，国家标准 GB/T 18644-2020 提供了猪肉囊尾蚴 PCR 检测技术规范如下：

1. PCR 引物　根据猪带绦虫线粒体 ND1 部分序列设计如下引物：

上游引物：5'-CTA GGC CAC TTA GTA GTT TAG TTA-3'

下游引物：5'-CAT AAAACA CTC AAA CCT TAT AGA-3'

2. 样品　①猪囊尾蚴虫体的采集，方法同上；②阳性对照：用猪囊尾蚴虫体提取的 DNA；③阴性对照：依据虫体采集部位，用未感染猪肌肉或肝脏提取的 DNA。

3. PCR 操作程序　①DNA 提取：用 DNA 提取试剂盒提取囊尾蚴和肌肉的基因组 DNA。DNA 提取应符合 CNAS-GL029：2018 基因检测实验室区域的设置原则；②PCR 反应体系：采用 50μl 反应体系，扩增体系包括：10×PCR 反应缓冲液 5μl、dNTP（2.5mmol/L）4μl、MgCl$_2$（25mmol/L）4μl、上游引物工作液（10mol/L）1μl、下游引物工作液（10mol/L）1μl、Ex Taq 酶（5U/μL）0.5μl、DNA 模板 100ng、去离子水补足至 50μl；③扩增程序：将 PCR 扩增管放入扩增仪中，设定扩增程序：95℃预变性 3 分钟；95℃变性 30 秒，45℃退火 40 秒，72℃延伸 60 秒，共进行 35 个循环；72℃延伸 5 分钟；④扩增产物电泳检测。

4. 试验成立条件　阳性对照样品有一条 474bp 扩增条带，阴性对照无条带或仅有引物二聚体条带（<100bp），则试验成立。

5. PCR 结果判定　待测样品有一条 474bp 的扩增条带，可判定该虫种为猪囊尾蚴。

综合判定：

（1）受检样品经 ELISA 检测出猪囊尾蚴抗体的猪，判定为该动物猪囊尾蚴抗体阳性。该结果可用于猪囊尾蚴病宰前检疫的初筛和流行病学调查、监测。

（2）受检样品经 Dot-ABC-ELISA 检测出猪囊尾蚴抗原的猪，判定为该动物猪囊尾蚴抗原阳性。该结果可用于猪囊尾蚴活虫感染的检测和药物疗效评价。

（3）受检样品经显微镜检查和 PCR 检测任一项鉴定为猪囊虫阳性的猪，确诊猪囊虫感染。

检疫方法根据工作环境具体条件进行选择。

四、猪囊虫病猪肉类产品的无害化处理

为防止患有囊虫病猪肉进入消费市场引起人类感染，针对检疫中所发现的患病猪肉，要依法对病猪肉及其产品进行无害化处理。处理措施包括高温处理、冷冻、盐腌处理等。在高温处理时，需要把肉块的重量控制在 2kg 以下，同时把肉块的厚度控制在 8cm 以下。利用高压蒸汽法处理时，需在 1.5 倍大气压下持续处理 1 小时，直到猪肉切面呈灰白色，且没有肉汁流出。在冷冻处理时，要求处理温度达到-12℃以下，至少连续处理 4 天。在进行盐腌处理时，处理时间应超过 20 天，猪肉含盐量控制在 5.5%~7.5%（宋齐平，2021）。

杨祥启等（2010）提出对猪囊虫病猪肉处理应根据猪感染囊虫严重程度而定。在规定检验部位切面上，若 40cm^2 内含囊尾蚴或钙化虫体 1~3 个，猪肉可高温处理后食用；若 40cm^2 内检出虫体 4~5 个，猪肉可用于炼制食用油；若 40cm^2 内感染 6 个以上虫体，猪肉应用于生产工业油或销毁。猪胃、肠、皮张不受限制出厂，其他内脏经检验无虫体可不受限制出售。猪的皮下脂肪、体腔内脂肪若无囊尾蚴，可炼制食用油或不限制出厂。

综上所述，在生猪养殖中，囊虫病是常见寄生虫病，严重威胁生猪发育及人的健康，因此积极做好检疫及防治工作具有重要意义。通过及时调查猪囊虫病的流行趋势，开展检疫检测方法研究，探讨该病的综合防治对策，可有效降低人和猪囊虫病发病率，保障食品卫生安全，促进人类健康和生猪养殖业发展（何钦，2021）。

（张荣光　王中全）

第四节　牛带绦虫

牛带绦虫（*Taenia saginata*）是绦虫纲（Cestoidea）圆叶目（Cyclophyllidea）带科（Taenidae）带属（*Taenia*）虫种。牛带绦虫成虫寄生于人的小肠，引起牛带绦虫病（bovine taeniasis）；感染期幼虫牛囊尾蚴（cysticercus bovis），俗称牛囊虫，寄生于牛的脑、皮下、肌肉、眼等多种器官组织，引起囊虫病（bovine cysticercosis）。在国内，牛囊虫病已被列为牛肉检疫的主要寄生虫病之一。

一、牛肉牛囊虫检测的意义

牛带绦虫病/囊虫病广泛分布于亚洲、美洲、非洲和澳洲，是一种常见人兽共患病。虽然近年该病在牛群的检出率下降，但该病在人畜的流行仍未完全控制。调查显示，东亚、东南亚和南亚国家 1990—

2017 年的牛带绦虫和囊虫病阳性率分别为 0.02%~42.6% 和 0.76%~46.7%(Eichenberger 等,2020);1990—2017 年在美洲调查的 54 个国家和地区中,牛带绦虫病见于 21 个国家,牛囊虫病感染率为 0.1%~19%(Braae 等,2018)。1991—2017 年,俄罗斯牛囊虫病感染率为 0.1%~19.0%(Bobić 等,2018)。在东非和南非,1990—2017 年带绦虫镜检阳性率 0.2%~8.1%,粪抗原阳性率 0.12%~19.7%(coproAg-ELISA)(Dermauw 等,2018);埃塞俄比亚人群牛带绦虫病阳性率 45.0%~64.2%,牛肉检测阳性率 0.02%~26.3%,血清抗原阳性率 6.1%~34.9%(Ag-ELISA)(Dermauw 等,2018)。目前,全球约有 1 亿牛带绦虫感染者,我国西部和北部牧区牛带绦虫病/囊虫病较为常见(Han. 2021)。虽然多数国家/地区都有牛带绦虫/囊虫病报道,但这些疾病仍然是被忽视的疾病,可能是由于患牛没有明显症状,缺乏关于牛囊虫病对经济影响的数据,以及人类牛带绦虫病被认为是一个轻微的健康问题。然而,牛囊虫病的发生是卫生条件不足、肉类检查不足以及烹饪习惯可能有利于传播的明显标志(Dermauw 等,2018)。伴随全球经济发展,尤其我国人民生活水平的不断提高,牛肉需求量快速增长,牛肉的质量控制受到社会普遍关注,加强牛肉检疫,减少牛带绦虫病的传播,对我国社会经济和卫生事业发展均具有重要意义。

二、牛囊虫病死亡肉牛的检疫

牛囊虫病是牛肉检疫重要项目,应遵照《中华人民共和国动物防疫法》以及《动物检疫管理办法》对牛肉加工厂和肉类市场进行严格的卫生监督。对牛囊虫病死亡肉牛进行严格检疫,以确保食品安全,避免消费者误食病牛肉而感染。牛囊虫病死亡肉牛的检查包括常规肉类检疫(吴庭萱,2020)和牛囊虫检测。

(一) 常规牛肉检疫

1. 视检　对待检牛胴体的整体结构、皮肤、肌肉以及脂肪等表征进行观察,对牛体解剖后观察各个器官,探查是否存在病变以及出血等现象。

2. 触检　通过手对牛只的皮肤以及脏器等进行触摸,从而判断其柔韧性和弹性,判断组织深处是否存在结节或肿块。

3. 嗅检　通过嗅觉来感知牛肉气味。健康牛肉具备新鲜肉腥味,不健康牛肉则有异常气味。

4. 剖检　借助解剖器械将牛肉尸解剖,观察牛的器官、淋巴以及血管等脏器组织,探查病变。应严格按照牛肌肉生长方向进行解剖,不得横切牛肉。

(二) 牛囊尾蚴检测

参见"牛肉牛囊虫的检测"相关内容。

目前,市场不仅有鲜牛肉销售,规模化牛屠宰企业主要采用排酸、分割、冷藏以及精品包装等工艺生产高档牛肉,而高档牛肉恰好来自于屠宰检疫过程中的必检部位,如深腰肌、肩胛肌以及股内侧肌等。因此,屠宰企业为保证产品肌肉保持完整,使产品档次提高,销售价格提高,往往不会严格检查以上部位。同时,由于我国对牛屠宰检疫目前还没有制定强制性的操作标准以及行业标准,只依靠基层动物检疫单位和工作人员按照相关法律规定进行工作,难以确保达到预期效果。因此,要根据实际情况尽快制定针对牛屠宰检疫的操作规范和行业标准,确保检疫操作符合规范,并使其逐渐走向科学化和标准化(徐国学,2020)。

近年,我国进口牛肉呈增长趋势。对于进口牛肉需按照国家海关总署要求,从国家海关总署指定的口岸进口。装运进口肉类产品的运输工具和集装箱要在检验检疫部门的监督下接受防疫消毒处理。进口肉类产品要在进口口岸接受检验检疫机构的检验检疫。检验检疫包括以下内容:检查运输工具是否清洁卫生、有无异味、控温设备设施运作是否正常,温度记录是否符合要求;核对货证是否相符;查验包装是否符合食品安全国家标准;预包装肉类产品的标签是否符合要求;对鲜冻肉类产品还应当检查新鲜程度、中心温度、是否有病变、肉眼可见的囊尾蚴及其他异常情况。按照规定要求对产品抽样和采样,进行实验室检测。经检验检疫合格的,签发《入境货物检验检疫证明》,企业方能对该批肉类开展生产、加工、销售和使用等活动,接受管理部门对肉类实施进口后监管(侯新燕等,2017)。

三、牛肉中牛囊虫的检测方法

牛肉中牛囊虫的检测方法有病原学检查、血清学检测和分子生物学检测。通过目测或镜检从牛肉中查找牛囊虫这类方法虽然简便快捷,但对轻度感染容易漏诊。采用病原学检查方法诊断牛肉囊虫感染时,需要将牛囊虫与肉孢子虫囊、多发性囊肿、脓肿鉴别。血清学检测是牛囊虫感染活体诊断的主要方法,其灵敏度高于病原学检测,但目前对牛囊虫病的免疫检测方法研究不足。因此,建立高效的血清学检测方法是未来牛肉囊虫检测的重要研究方向。近年,分子生物学技术在牛囊虫病检测中的应用逐渐增多,展现出良好发展前景。

(一) 病原学检查

1. 肉类食品的目检和样品采集 对牛等家畜的肉类,重点检查咬肌、舌肌、内腰肌、膈肌、肋间肌、肩胛肌、心肌、脑、肝脏、肺脏等部位,并采集适量样品。

(1)内腰肌检查:顺肌纤维方向切开,剖面要有 $30\sim50cm^2$。不要在切面上来回运刀,保证切面完整、均匀。仔细观察切面有无白点、丝状物、囊泡等。

(2)咬肌检查:咬肌检查要求刀口切面充分展开,这样利于观察。同时注意咬肌的肌腱与牛囊尾蚴的区别。

(3)心肌检查:首先用刀将心脏表面血迹刮净,观察表面有无囊泡突起或白色小点,如有则剖开做进一步检查。其次是在左心室肌肉上纵斜切开观察心肌、心内膜有无异常。

(4)复检:复检是复查前面检疫情况并对肉品进行综合判定。在复检时还应检查左右膈肌、左右肩胛外侧肌、左右扇横截面、胸骨、左右肋间肌等部位(郭忠欣等,2006)。

2. 病原分离与鉴定 在上述任何部位发现可疑囊尾蚴时,以手术刀和镊子剖离虫体,以生理盐水洗净,并用滤纸吸干。成熟的牛囊尾蚴多为椭圆形,(7~10)mm×(4~6)mm 的半透明囊状物,囊内充满液体,囊壁内侧有一小米粒大小白色小结节即头节。以剪刀剪开囊壁,取出完整的头节,再以滤纸吸干囊液后,将其置于两张载玻片之间,加 1~2 滴生理盐水并压片,置低倍镜(物镜 4×、目镜 10×)下观察牛囊尾蚴头节的形态结构。

3. 结果判定 若头节上有 4 个吸盘,顶部无顶突及小钩,则判定为牛囊尾蚴。猪囊尾蚴比牛囊尾蚴稍小,头节有 4 个吸盘,顶部有顶突和两圈小钩,可与牛囊尾蚴鉴别。在检疫中有时可发现未成熟囊尾蚴,虫体直径只有 2~3mm,头节发育不明显,但其对人体健康仍具有潜在危害性。有时可查见钙化的囊尾蚴,虫体呈黄白色,质硬,如粟粒大,内部无特征性结构。在检疫过程中应特别注意这些变化,避免漏诊(江翠兰等,2006)。

4. 病原学鉴别诊断 牛肉中牛囊尾蚴与肉孢子虫囊、多发性囊肿、脓肿的鉴别参见本章第三节猪带绦虫病原学鉴别诊断。与猪囊尾蚴不同,正常发育的牛囊尾蚴在压片镜检时仅见头节和吸盘,头节上无小钩和顶突。

(二) 血清学检测

即使是由合格的专业人员通过目测和镜检检查牛囊虫病牛,其灵敏度仍比免疫学检测低很多倍(Gholami 等,2019),因此,建立高效的血清学检测方法是很具发展前景的研究方向。目前,与猪囊虫病免疫诊断研究相比,牛囊虫病免疫检测研究相对不足。

Gholami 等(2019)用 ELISA 法检测 90 份牛血清样本中囊虫抗原,18 份为牛囊虫抗原阳性。在感染了 50 个以上囊虫的病牛中,ELISA 检测抗原试验具有较高的灵敏度(92.3%)和特异性(98.7%);而在牛感染活囊虫少于 50 个时,该试验的灵敏度降低到约 12.8%(Dorny 等,2000)。Dorney 的研究显示 ELISA 检测囊虫抗原的灵敏度是肉类检测虫体的 10 倍。在 Gholami 研究中,ELISA 法在 3.09% 的病例中检测到牛囊尾蚴抗原,而肉类检查仅能在 0.26% 的牛尸中发现囊虫(Dorny 等,2000)。

Fogaça 等(2014)采用牛带绦虫感染动物产生的抗体,从噬菌体展示肽库中筛选新一代捕获抗原。研究选择了八个噬菌体克隆,其中一个 Tsag 3(VHTSIRPRCQPRAITPR)在用作 ELISA 捕获抗原时产生了与牛囊虫粗抗原(TsCa)相似的结果。噬菌体展示肽与 TsCa 竞争结合位点,使反应性降低约 30%。丙氨酸扫描显示脯氨酸、精氨酸和丝氨酸是抗体结合的重要残基。通过亲和力选择的噬菌体克隆 Tsag 1(HFYQITWLPNTFPAR)和 Tsag 6(YRWPSTSPSASRQATL)表达抗原与已知的绦虫科高度保守蛋白具有相似免疫原性。这些通过亲和力选择的噬菌体有助于设计牛囊虫病免疫诊断方法。

目前,已有活体检测牛囊虫病的商品化试剂盒,应用效果证明 ELISA 检测比常规肉检虫体方法更敏感。通过研究筛选制备敏感性和特异性更强的诊断抗原,可使免疫学检测技术发展成为牛囊虫病检疫的标准检测方法。

(三) 分子生物学检测

近年来,一些具有高度特异性和敏感性的分子生物学检测技术,如核酸体外扩增技术(PCR)、DNA 探针技术等已逐渐成为牛囊虫病检测的重要方法。

El-Sayad 等(2021)采用试剂盒(Qiagen,Hilden,Germany)从牛囊虫中提取 DNA。采用常规聚合酶链反应(PCR)检测牛囊虫 HDP2 基因。PCR 正向引物(PTs7S35F1:5'-CAGTGGATAGAGGAGAA-3'),反向引物(PTs7S35R1:5'-GGACGAATGGGATTGAAGT-3')。在 25μl 反应中进行 DNA 扩增,其中含有 3μl 模板 DNA、10pmol 正向引物、10pmol 反向引物、12.5μl Taq 酶 PCR 混合物(MyTaq™ HS Red Mix,Bioline,UK)和 7.5μl 无核酸酶水。反应物 95℃变性 3 分钟,95℃变性 15 秒,55℃退火 15 秒,72℃延伸 20 秒,最后在 72℃下延伸 10 分钟。用 1.5% 琼脂糖凝胶通过电泳检测扩增的 DNA 分子,预期长度为 599bp。无核酸酶水用作阴性对照。对扩增的片段进行 DNA 测序鉴定。这种 PCR 方法与目测和镜检牛囊虫方法的检测结果存在较大差异,前者更为准确。

Figueiredo 等(2019)采用 PCR 法检测牛囊虫感染。主要步骤如下:将牛囊虫切成小块,转移到试管中捣碎,加入裂解液(100mM Tris-HCl pH 8.5,0.5M EDTA,10% SDS,5M NaCl,20mg/ml 蛋白酶 K),在 55℃下直至组织完全消化。使用苯酚/氯仿/异戊醇法提取和纯化每个囊虫的基因组 DNA,并通过乙醇沉淀进行纯化。以含长为 827bp 扩增子(amplicon)的线粒体 *COI* 基因为物种特异性扩增靶点,进行 PCR 扩增,鉴定牛囊虫。采用牛囊虫特异性正向引物(H05 TsagF)、反向引物(E03 RevCOI)和 KOD Plus Neo(Toyobo,Japan)试剂盒进行 PCR 反应。在 50μl 体系中,含 1μl DNA 模板和每种引物 12.5pmol。PCR 条件为:98℃ 1 分钟,然后进行 35 个循环(94℃ 60 秒、58℃ 30 秒、72℃ 60 秒),最后 72℃ 5 分钟。巴西来源牛囊虫基因组 DNA(AB107246)1ng 作为阳性对照,牛基因组 DNA(1ng)作为阴性对照。结果显示,该方法具有高度特异性,可以鉴别牛囊虫与棘球绦虫感染。研究提示,应用分子生物学技术检测囊虫特异核酸序列,有望成为牛肉囊虫检疫和虫种鉴别的有效方法。

四、牛囊虫病牛肉类产品的无害化处理

牛囊虫病牛肉及其产品对人具有感染性,按照国家标准 GB 16548—1996《畜禽病害肉尸及其产品无害化处理规程》规定,无论何种程度的牛囊虫感染,都要对其采取无害化处理。如果发现规定检疫部位切面存在囊虫或钙化虫体,整个躯体可作为非食品工业原料或直接销毁。若检验确定牛的皮张、体腔内脂肪、胃肠以及其他内脏中不存在虫体,则这些物质不受限制(徐国学,2020)。此外,牛屠宰检疫中还需要做好卫生和消毒处理。屠宰过程中运送牛肉和病害产品的容器,应在运输前后做好消毒处理,确保消毒彻底全面,容器应保证良好的密闭性,且不易渗水,以避免造成污染或疫病扩散(迟志国,2020)。总之,加强牛肉检疫对防控牛带绦虫病/囊虫病这种被忽视的人兽共患病意义重大,在检疫过程中,检疫人员应当严格执行检疫规程,应用先进检测技术,无害化处理牛囊虫病牛肉,避免不合格牛肉及产品流入市场和餐桌,为食品安全、人畜健康和社会经济发展提供保障。

(张荣光　王中全)

第五节　旋　毛　虫

旋毛形线虫(*Trichinella spiralis*,简称旋毛虫)引起的旋毛虫病(trichinellosis)不仅严重危害人体健康,对养猪业也可造成巨大的经济损失。目前有多种方法用于控制旋毛虫病的流行,欧盟立法要求所有成员国在生猪屠宰时对每只胴体取样进行旋毛虫检疫,而在美国对于人食用的新鲜猪肉和猪肉制品则严格控制旋毛虫并指导消费者如何杀死猪肉中的旋毛虫,塞尔维亚法律规定所有生猪在屠宰时均应进行旋毛虫检疫,并且只有经过旋毛虫检疫的猪肉才能出口。

一、肉类旋毛虫检测的意义

据 2014 年联合国粮农组织（FAO）/WHO 的研究报告,旋毛虫的危害性在各种食源性寄生虫中位居第 7 位（FAO/WHO,2014）。2015—2019 年,仅在欧盟成员国内即发生了 50 次人体旋毛虫病暴发（EFSA/ECDC,2021）。在欧洲,旋毛虫在 24 种食源性寄生虫中是优先防治的第 3 种寄生虫（Bouwknegt 等,2018）。人体旋毛虫病主要是因食入生的或半生的含有旋毛虫感染性幼虫的猪肉、野猪肉等动物肉类所致（Rostami,2017）。

我国除海南外的 31 个省市区均发现有动物旋毛虫病,其中西南、中原及东北地区为猪旋毛虫病流行较为严重的地区,2004—2008 年广西、河南、湖北、黑龙江、青海及四川等 6 省份猪的旋毛虫感染率为 0.014%~23%。1964—2009 年,在我国 12 个省市区发生了 557 次人体旋毛虫病暴发,发病 23 862 人,死亡 247 例,猪肉是旋毛虫病暴发的主要传染源（Cui 等,2011）。2010—2020 年,我国发生了 8 次人体旋毛虫病暴发,发病 479 人,死亡 2 人,生食或半生食猪肉仍是本病暴发的主要原因,占 87.5%;3 个省份屠宰场猪的旋毛虫感染率为 0.005%~3.79%（Zhang 等,2020）。

1996 年以来我国实施了"定点屠宰,集中检疫"的方针控制猪旋毛虫病,但当猪的旋毛虫感染度较低时,肌肉压片镜检法与人工消化法均容易漏检。1997 年河南省 15 个地市集贸市场上出售猪肉的旋毛虫检出率为 4.24%,2001 年仍达 1.57%;2003 年内蒙古集贸市场上出售猪肉的旋毛虫检出率为 3.26%;2004—2008 年,青海、山西、广西及湖北 4 个省份市场出售猪肉的旋毛虫检出率为 0.78%~5.60%;2010—2016 年 3 个省区市售猪肉的旋毛虫检出率达 0.36%~3.16%。

我国是肉类生产和消费大国,每年有大量动物肉类进出口。猪肉在肉类进出口中占有很大比重,2017—2020 年我国猪肉与猪肉制品进口量分别为 121.68 万吨、119.28 万吨、210.83 万吨、439 万吨;2017—2019 年我国猪肉与猪肉制品出口量分别为 5.13 万吨、29.5 万吨、2.69 万吨。1975—2005 年在法国和意大利发生的 15 起旋毛虫病暴发（发病 3 350 多人）,均是因食入从东欧和北美进口的马肉所致,其中 2 次暴发是因进口马肉中的布氏旋毛虫所致。近年来从东欧国家进口的旋毛虫感染猪肉和猪肉制品已导致了旋毛虫病在德国、丹麦、意大利及英国的暴发。1983 年和 1986 年香港发生的 2 次本病暴发均是因食入了来自我国大陆的猪肉所致;日本亦报告从中国大陆进口的肉类中发现了旋毛虫。2007 年 2 月 9 日,中朝边境集安口岸对边民从朝鲜携带入境的 7 只白条狗肉进行旋毛虫检验,发现 2 只感染旋毛虫,且当地居民有食凉拌生狗肉的习惯。

目前,国际上已将毛形线虫属（简称旋毛虫属）分为 10 个种:即旋毛虫（*T. spiralis*,T1）、乡土毛形线虫（*T. nativa*,T2）、布氏毛形线虫（*T. britovi*,T3）、伪旋毛形线虫（*T. pseudospiralis*,T4）、穆氏毛形线虫（*T. murrelli*,T5）、纳氏毛形线虫（*T. nelsoni*,T7）、巴布亚毛形线虫（*T. papuae*,T10）、津巴布韦毛形线虫（*T. zimbabwensis*,T11）、巴塔哥尼亚毛形线虫（*T. patagoniesis*,T12）和 *T. chanchalensis*（T13）,以及 3 个分类地位尚未确定的基因型（*Trichinella* T6、T8 和 T9）;其中 4 种旋毛虫（T1~T4）可自然感染家猪;我国已发现存在有 2 种旋毛虫（T1、T2）。我国主要从加拿大、法国和日本进口猪肉,而上述国家除了存在有 T1 外,还有 T2、T4 等的分布。因此,我国有可能出口或从国外进口旋毛虫感染的动物肉类及肉制品。我国的猪肉出口对象主要是俄罗斯、日本、朝鲜及我国香港地区,尤其是俄罗斯对猪肉中旋毛虫的检疫非常严格,一旦在肉中检出旋毛虫,则整批退货或销毁,并且 3 年内不再从疫源地进口猪肉。因此,若对进出口的猪肉没有进行严格的旋毛虫检疫,将给企业、农户及国家造成巨大的经济损失,并严重影响国际贸易信誉及人民身体健康。

国内外对猪肉中旋毛虫的检验,常用膈肌压片镜检法（即旋毛虫镜检查法）,但在感染度低或肌肉样本量太小或取样部位不适当时,常有漏检现象发生,每克猪肉含有 6 条或 6 条以下幼虫时漏检率达 52%,从而引起旋毛虫病暴发或散发的人体旋毛虫病。目前,对猪胴体进行旋毛虫检疫时,旋毛虫镜检查应取 0.5g 膈肌,消化法应取 1g 膈肌。这种方法在猪感染后 17 天即可检出对新宿主具有感染性的旋毛虫幼虫。尽管上述检查方法非常简单,但若不认真操作亦可导致漏检,如 1985—1986 年在前南斯拉夫发生的 15 次旋毛虫病暴发,均是食入了经过检疫的猪肉所致,并且 2001—2002 年在 Kumane 市发生的暴发也是由于食入了漏检的猪肉所致（崔晶等,2006）。由于伪旋毛虫感染宿主后在幼虫周围不形成囊包,镜检法不易发现幼虫而极易漏检,故镜检法目前已不作为猪肉旋毛虫检疫的首选方法。此外,进出口的猪肉多为分割肉(二分肉或四分肉),分割肉的膈肌多被剔除而无法采集膈肌检验。因此,旋毛虫检疫是肉类及肉制品检验工作中的重要内容,对保障人民身体健康、国际肉类贸易、肉类食品安全及公共卫生等均具有重要意义(崔晶等,2005)。

二、旋毛虫病死亡动物的检疫

对怀疑为旋毛虫病死亡的动物,应首先按《肉品卫生检验试行规程》、国家标准 GB 16548—2006《病害动物和病害动物产品生物安全处理规程》进行处理。检查皮肤或尸表、脂肪、肌肉、胸膜及腹膜等有无异状。在每头猪的膈肌角各取一小块肉样(与肉尸编记同一号码),先撕去肌膜作肉眼观察,然后在肉样上剪取 24 个小片,进行镜检;如发现旋毛虫时,应根据号码查对肉尸、头部及内脏。

对患有或疑似恶性传染病死亡的动物(如口蹄疫、猪水疱病、猪瘟、非洲猪瘟等)及其产品,病死、毒死或不明死因动物的尸体、病变严重、肌肉发生退行性变化的动物的整个尸体或胴体、内脏,经检验对人畜有毒有害的、需销毁的病害动物和病害动物产品,从动物体割除的病变部分,以及人工接种病原微生物或进行药物实验的病害动物和病害动物产品等,均应按 GB 16548—2006《病害动物和病害动物产品生物安全处理规程》进行生物安全处理,不得冷宰食用。运送动物尸体和病害动物产品应采用密闭、不渗水的容器,装前卸后必须要消毒。病害动物和病害动物产品生物安全处理包括销毁、焚毁(将病害动物尸体、病害动物产品投入焚化炉或用其他方式烧毁炭化)、掩埋及无害化处理。

三、肉类旋毛虫的检测方法

肉类旋毛虫的检测方法包括病原学检查、血清学检查与分子生物学检查。目前,肉类旋毛虫检测应用最广泛的是病原学检查方法中的人工消化法,也是肉类旋毛虫检验的金标准。

(一)病原学检查

1. 目检法　即肉眼观察。将新鲜膈肌撕去肌膜,肌肉纵向拉平,在充足的光线下仔细检查肉样表面有无针尖样大小的乳白色或灰白色隆起的小点。检查完一面再将膈肌翻转,用同样方法检查膈肌的另一面。凡发现上述小点者可怀疑为旋毛虫幼虫囊包。目检法不宜单独应用,只能用作初筛。发现可疑虫体后再进行显微镜检查,从可疑病灶处取肉样进行显微镜检查,可提高检出率。

2. 肌肉压片显微镜检查法　简称肌肉压片镜检法或镜检法,是检验肉品中旋毛虫的经典方法。

(1)新鲜肉检验

1)肉样采集部位:对猪肉进行旋毛虫检疫时国内常采用膈肌压片检查,其实当家猪轻度和中度感染旋毛虫时,舌肌中的幼虫密度最高,重度感染时则胫肌幼虫密度最高。因此,对猪肉进行旋毛虫检验时除选取膈肌外,还应同时选取舌肌(Serrano 等,1999)。对膈肌已被剔除的分割肉检验时,则应首选舌肌(王中全等,2003)。

2)操作方法:从猪膈肌脚的可疑病灶处剪样,如肉眼观察未发现可疑病灶,应从膈肌的不同部位取24 个燕麦粒大小的样本,每头猪取 0.5g,将肉样在载玻片上排成一行(每张载玻片 12 个肉样),加盖另一张载玻片压紧后在低倍镜下(放大 30~40 倍)按顺序检查。

3)镜检结果的判断:不同时期的旋毛虫幼虫表现为不同的形态。

成囊期旋毛虫幼虫:即成熟幼虫,幼虫卷曲于由横纹肌纤维形成的囊包内,囊包呈椭圆形或纺锤(柠檬)形,其长轴与横纹肌纤维平行排列,一个囊包内通常含有 1~2 条幼虫。

未成囊的旋毛虫幼虫:在肌纤维之间呈直杆状或逐渐蜷曲状态,或虫体被挤于压出的肌浆中。

钙化的旋毛虫幼虫:在囊包内可见数量不等、浓淡不均的黑色钙化物,或可见模糊不清的虫体,此时打开 2 张载玻片,向肉片滴加少许 10% 的盐酸溶液,待 1~2 分钟钙盐溶解后再行观察。若幼虫仍是活的,则可清晰看出;若幼虫已死亡,则只能看到两端变黑的囊包。

肉芽肿内的旋毛虫幼虫:将肉片置于载玻片上并滴加数滴甘油透明剂,待肉片变得透明时再覆盖另一张载玻片,置低倍镜下观察,可见虫体被肉芽组织包围、变大,形成纺锤形、椭圆形或圆形的肉芽肿。被包围的虫体结构完整或破碎,乃至完全消失。

用新鲜肉压片镜检时,虫体及囊包均很清晰;若放置一段时间,则发生自溶,肌汁浸入囊包内,幼虫轮廓变得模糊不清,幼龄囊包可以完全看不见。此时可用亚甲蓝溶液(0.5ml 饱和亚甲蓝乙醇溶液及 10ml 蒸馏水)染色,即可看清囊包。染色后囊包和邻近的肌纤维均呈淡蓝色,而幼虫不着色。在饲养 6 个月以上的猪,部分幼虫囊包已开始钙化,幼虫则逐渐丧失感染能力并随之死亡,最后整个囊包钙化,但有时钙化囊包内的幼虫可继续存活数年以上,甚至可生存到动物死亡。

(2)冻肉的检验:冻肉的压片方法同新鲜肉类。在肉片上滴加 1~2 滴亚甲蓝或盐酸水溶液,浸渍 1 分钟,盖上载玻片后镜检,结果如下:①亚甲蓝染色法:肌纤维呈淡青色,脂肪组织不着色或周围具淡蔷薇色;旋毛虫幼虫囊包呈淡紫色、蔷薇色或蓝色,虫体完全不着色;②盐酸透明法:肌纤维呈淡灰色且透明,囊包膨大具有明显轮廓,虫体清楚。

(3)肉制品检验:对熏肉、咸肉、火腿或香肠等猪肉制品进行旋毛虫检疫时,因肌肉不透明,直接取肉样压片镜检一般很难发现旋毛虫幼虫。此时可将熏肉等放入 5%~10% 的氢氧化钠溶液中加温将肌肉变软,肉样压片应比新鲜肉压片薄,并需加 50% 甘油 1~2 滴,经 1~3 分钟待肌肉透明后镜检。

对肉类进行旋毛虫检验时应用压片镜检法可看清囊包的完整结构及其中所含的幼虫,一般不需肌肉组织切片检查。若对肌肉标本进行组织切片检查,则可发现旋毛虫幼虫的不同断面、胶原囊的存在、炎性细胞的浸润和肌细胞的嗜碱性转变。即使在组织切片上未发现旋毛虫幼虫,肌细胞的嗜碱性转变也是诊断旋毛虫感染的一条重要标准(崔晶等,2002)。

3. 旋毛虫镜检查法 旋毛虫镜检查法(trichinelloscopy,trichinoscopy),是通过专用的旋毛虫镜(trichinelloscope,trichinoscope)进行检查,也有人译为旋毛虫投影镜或玻璃定板器,其操作步骤和幼虫检出率与肌肉压片镜检法相似,先将肉样置于两块特制的玻璃板之间,挤压后用螺丝固定,然后用旋毛虫镜进行检查,由于旋毛虫镜是将视野投放到屏幕上观察,一次可观察 24 个肉样,既可缓解长期检验时眼睛的疲劳,又可提高工作效率,此方法在欧美国家常用。旋毛虫镜的结构和原理与投影仪相似,国内已有用投影仪替代旋毛虫镜检验狗肉中的旋毛虫,与肌肉压片镜检法相比可将旋毛虫的检出率提高 2.1%,并可提高工作效率 50% 以上。

进行旋毛虫镜检查时,如肌肉样本量太小(14 块,总重量 150~250mg)则检疫结果缺乏可靠性。国内实行的《肉品卫生检验试行规程》规定是先在每头猪的膈肌脚各取一小块肉样,然后在肉样上剪取 24 个小片进行镜检。国际旋毛虫病委员会(International Commission on Trichinellosis,ICT)推荐进行旋毛虫镜检查时应在膈肌上取 28 块样本(至少 0.5g)进行检查。旋毛虫镜检查时影响检查效果的因素主要是设备的质量,如意大利、西班牙、韩国、法国等国生产的旋毛虫镜价格越低质量越差,应用几年后会出现差的图像、玻璃固定器和半自动调焦器丢失、以及不必要的高倍放大(80×)。不明显的图像使肉检者鉴定感染性幼虫发生困难,尤其是对于未完全成囊的 17~28 天龄的幼虫;由于缺少移动装置,手工移动视野时容易将待检区域遗漏;在小屏幕(20cm×20cm)上放大 80 倍容易使眼睛疲劳,尤其是当检查者为了节省空间和时间而将肉样在玻璃板上排成一行检查时更易使眼睛疲劳(Djordjevic 等,2005)。检查者在减轻眼睛疲劳的同时必须确保对每块肉样均进行检查。为了确保肉检结果的可靠性,在肉检前必须保证旋毛虫镜的质量。

旋毛虫镜检查法的敏感性较低,如 Beck 等(2005)用旋毛虫镜检查法和消化法同时对含有低密度幼虫的肌肉样本进行了检查,待检的 1 769 份肌肉样本中有 290 份每克肌肉含有 6 条或 6 条以下的幼虫。在这 290 份样本中旋毛虫镜检查时阳性样本 92 份,阴性 198 份;而用消化法对 290 份样本检查时阳性 185 份,阴性 105 份。结果表明旋毛虫镜检查法对含有低密度幼虫的肌肉样本检查时的假阴性率为 52%。因此,旋毛虫镜检查法不应作为猪肉检疫的首选方法,而应使用敏感性更高的消化法,并且对于来自旋毛虫病流行区的猪,建议取 20g 肌肉样本进行检查以提高旋毛虫低密度感染时的检出率。

由于旋毛虫镜检查法的敏感性低,观察结果时还依赖于幼虫周围胶原囊的存在,因此,在对不成囊的伪旋毛虫(T. pseudospiralis)进行检查时,由于伪旋毛虫幼虫周围无囊包的存在,应用旋毛虫镜检查时很易漏检。伪旋毛虫在欧洲的野生动物中广泛存在,并且对家养动物也构成了威胁,在芬兰圈养的野猪及斯洛伐克的家猪中已发现了伪旋毛虫的感染。1997 年在俄罗斯东北部的堪察加半岛发生了因食猪肉而引起的伪旋毛虫病暴发,49 人发病;2000 年在法国又发生了一起因食野猪肉引起的伪旋毛虫病暴发,4 人发病。因此,目前在欧盟国家已不再将旋毛虫镜检查法作为旋毛虫检疫的推荐方法,而仅作为消化法的临时过度方法(Kapel,2005),并且要求用旋毛虫镜检查法检验的猪肉应特别注明,只能在国内市场销售和加工成熟肉制品,而不准销往其他欧盟国家和用于欧盟之外的出口。

4. 人工消化法　人工消化法(artificial digestion method,简称消化法),是应用胃液对蛋白质消化的原理,肌肉纤维和幼虫周围的囊包可以被完全消化,而囊包中活的旋毛虫幼虫则可抵抗胃液的消化而继续存活。胃蛋白酶将肌肉组织消化后,活的旋毛虫幼虫从囊包中释放出来。以前在欧盟曾用过 6 种不同的人工消化法,但只有磁力搅拌法(magnetic stirrer method)经过了确认研究,是目前公认的肉类中旋毛虫检验的金标准(Gamble 等,2000)。

(1)操作步骤

1)肉样的采集:待检的肌肉样本必须从旋毛虫幼虫寄生密度高的部位收集,这些部位包括猪的膈肌或舌肌,及马的舌肌或咬肌。猪轻度和中度感染旋毛虫时,舌肌中的幼虫密度最高,重度感染时则胫肌幼虫密度最高。因此,对猪肉检查旋毛虫时除选取膈肌外,还应同时选取舌肌。对膈肌已被剔除的分割肉检疫时,则应首选舌肌。对野生动物肉类进行检查时,野猪肉应包括前肢肌或膈肌,熊肉应包括膈肌或咬肌,海象肉应包括舌肌。海象舌肌中旋毛虫幼虫的数量是胸肌和肋间肌的 2~6 倍,尤其是舌尖肌中幼虫密度最高,为最佳的取材部位。若检查时不能获取上述部位的肌肉,则应从其他部分切取更多的肌肉进行检查,以免漏检。如果不清楚旋毛虫幼虫在待检动物肌肉中的分布情况,则应取自其膈肌或舌肌作为检验样本。

样本量的大小应满足检验方法的敏感性,可从单只动物采集 100g 肌肉组织,当有一批动物待检时可从每只动物采集一些肌肉,总量达 100g。消化法的敏感性是 1g 肌肉样本可检出每克肌肉中≥3 条的幼虫;3g 肌肉样本则可检出每克肌肉组织≥1.5 条幼虫;5g 肌肉样本则可检出每克肌肉组织≥1 条幼虫。在一些国家,采用 1g 猪肉(膈肌或舌肌)进行旋毛虫检验已能有效地降低人体旋毛虫病的发病率。然而,当肉类不准备用于制作熟食或动物屠宰后肉类不再另行加工处理时,建议最少采集 5g 肌肉进行检验,以便每克肌肉中仅含 1 条幼虫时也能被检出。

2)肉样的制备:由于旋毛虫幼虫只寄生在骨骼肌而不寄生在脂肪及筋膜中,且脂肪及筋膜不能被人工胃液(盐酸-胃蛋白酶溶液,亦称为消化液)消化,故消化前应先除去待检肌肉样本的所有脂肪及筋膜。然后,将处理后的肌肉组织混合、搅碎或浸软以帮助消化,建议将肌肉样本搅碎。

如用搅碎方法处理肌肉样本,应先把 100g 肌肉组织与同等体积的酸化自来水(含 1% 盐酸)混合于搅拌器中,搅拌数次,每次 5~10 秒,至肌肉样本被完全搅碎为止。若搅拌不足则可导致消化不完全,搅拌过度则可能破坏肌肉中的幼虫。肌肉样本亦可用碎肉机处理,但碎肉机磨孔的直径应小于 3mm。

3)人工消化:每 100g 肌肉组织应在 2~3L 的人工胃液中进行消化。为了达到迅速和完全的消化,肌肉样本与消化液的比例应为 1:30(100g 肌肉组织放入 3L 消化液中)。将肌肉样本由搅拌器或碎肉机倒入 3~4L 大小的烧杯时,要特别小心。应使用预先加热至 45℃±2℃的消化液将搅拌器或碎肉机(包括拌叶)充分清洗,收集残留的肉样。然后往烧杯中加入预先加热的消化液至 2~3L。

进行消化时,应将 0.5%~1.0%(w/v)的胃蛋白酶(活性 1:10 000)加入酸化水中。若肌肉样本已被搅碎,也可将所需的胃蛋白酶加入搅碎的肌肉中,均匀混合,然后再将肌肉与胃蛋白酶混合物加入含有 3~4L 酸化水的容器中。

消化时,在一个容量为 3~4L 的烧杯内加入 2~3L 的肌肉-消化液混合物,并用锡箔纸覆盖烧杯口以防溶液飞溅,然后用磁力搅拌器(用 8~10cm 长的磁棒)或其他类型的搅拌器,至少搅拌 30 分钟,但肌肉完全消化则需更长时间。

消化过程中应使用温度计或其他温度记录装置密切监测温度,使消化液中的温度始终维持在 45℃±2℃。在整个消化过程中应留心观察,如果消化过程是在温箱或温室中进行,则较容易控制温度。当在消化液中看不到完整的碎肉块时,表明消化过程已经完成。

也可选用发热磁力搅拌器或恒温水浴箱进行消化。笔者在恒温摇床中进行消化亦有同样的效果。若在 37℃普通温箱中进行消化,一般需经过夜(12~18 小时)才能消化完全,消化过程中应经常人工搅拌或摇动,但此方法消化时间太长,死亡的幼虫和未成囊的幼虫也可被消化而出现假阴性结果。

4)幼虫的收集:消化完成后,将全部混合物由烧杯中经一筛子(孔径为 180~335μm)倒入 2~4L 的分离漏斗中。过滤后再用至少 100ml 的温水冲洗烧杯及筛子,在筛子上应见不到碎肉块。如果在筛子上发现还有未被完全消化的碎肉存在,必须将这些碎肉再次放在新鲜配制的消化液中重新消化。

过滤后的溶液在分离漏斗中沉淀 30 分钟,再用下列方法净化样本:①自漏斗放出 40ml 溶液注入 50ml 的离心管中,沉淀 10 分钟,吸去上清液,余下 10ml。如果余下的消化液呈现混浊,再加入 37℃的温水,沉淀后弃去上清液,直至沉淀物清澈,最后检查清澈的沉淀物中是否有旋毛虫存在。②利用两个分离漏斗,从第一个分离漏斗放出约 125ml 溶液,注入第二个 500ml 的分离漏斗中,再在第二个漏斗中加入温水至 500ml,沉淀 10 分钟,弃去上清液,留下 22~27ml 沉淀物用于计算旋毛虫幼虫。使用上述两种方法在放出溶液时,必须把漏斗开关完全打开,否则,可能会有部分幼虫滞留在漏斗中。

5)计算幼虫的方法:计算旋毛虫幼虫的数量时,先将滤清的沉淀物倒入一个有格子刻度的培养皿中,然后在解剖显微镜(放大 15~40 倍)下观察。溶液必须清澈至能透过溶液清楚地看清报纸的字体,如果溶液的清澈度达不到此要求,则应将溶液继续进行净化和沉淀。也可将沉渣均匀的涂在载玻片上,涂片的厚度应能通过涂片看清玻片下面报纸上的字体,若涂片过厚,则易漏检。在消化液中加入 1%~2% 亚甲蓝溶液数滴,可鉴别旋毛虫幼虫的死活,死幼虫被染成蓝色,而活幼虫不着色。

如果从集中样本消化液中检出旋毛虫幼虫,则必须用较少量的动物肌肉样本或单个动物肌肉样进行消化,直至鉴定出感染有旋毛虫的动物胴体。

(2)影响消化法回收旋毛虫幼虫的因素:对 1g 肌肉样本进行消化法检验时理论上的敏感性是每克肌肉含有 1 条及 1 条以上幼虫时均可被检出,但实际上的敏感性是每克肌肉含 3~5 条幼虫才能被检出(Gamble,1998)。有时被检样本中已含有足以引起人体旋毛虫病的幼虫,但检验时则出现假阴性的结果。因此,检验结果的可靠性对于保证公共健康是非常重要的。影响检验效果的因素包括样本的制备方法、消化液的组成、胃蛋白酶和盐酸的浓度、消化的温度和持续时间、回收幼虫的过滤和沉淀方法等(崔晶等,2006),其中以下列因素较为重要。

1)样本的制备:剪碎样本(每块约 1g)混合法等于或优于样本粉碎法;

2)胃蛋白酶的浓度:一般认为 0.5%~1% 的胃蛋白酶对肌肉的消化效果无明显差异。增加蛋白酶浓度只可轻微改善消化效果,如果胃蛋白酶浓度太高不仅可增加费用,还有可能将幼虫消化,尤其是已受损伤的幼虫。因此,胃蛋白酶的最佳浓度是能使肌肉组织完全消化的最低浓度。国外常用的胃蛋白酶活力为 1:10 000,肌肉样本与消化液的比例为 1:30(w/v);而国产胃蛋白酶的活力为 1:3 000,我们发现 1% 胃蛋白酶-1.5% 盐酸为最适浓度,肉样与消化液的适宜比例为 1:10(w/v)(王中全等,1993);

3)筛子的孔径:当前应用的 80 目(180μm 孔径)过滤筛可限制活动(尤其是消化液变凉后圈曲的幼虫)或死亡幼虫的回收,从而降低检查方法的敏感性,因此推荐使用 45 目(355μm 孔径)的过滤筛,以保证最高的幼虫回收率(Gamble,1999)。

(3)消化法的注意事项:虽然在消化过程中少许差异并不影响检查结果,但为了确保检查结果的可靠性,消化过程中需注意下列要点(Gamble 等,2000)。

1)必须保持一套样本收集和鉴别系统:为确保收集样本的可靠性,需从一定数量的猪只中采集 1g 或 1g 以上的肌肉样本,并且需注明该样本的猪只来源。

2)消化液的质量需保持稳定以确保胃蛋白酶活性不受影响:在制备消化液过程中最关键的步骤是必须先将盐酸加入水中,然后再加入胃蛋白酶,其目的是防止胃蛋白酶直接接触高浓度的盐酸而被降解。制备和使用消化液的其他影响因素有胃蛋白酶的来源及质量、胃蛋白酶及酸的用量、肌肉组织与消化液的比例等。

3)消化过程中温度不能高于 45℃±2℃:温度过高将会导致酶的失活、消化不完全及降低旋毛虫幼虫的回收率;温度过低则需要更长的消化时间或导致肌肉消化不完全。故消化过程可在发热磁力搅拌器等保温箱中进行。

4）消化必须完全:消化后过滤筛上应没有残余的肌肉组织。若发现消化不完全,应将残余的肌肉组织再次搅碎或者延长消化时间;如果消化仍不完全,则应重新检验胃蛋白酶的质量。

5）应使用最合适的沉淀方法及时间以获得最多的幼虫:一般来说,消化后沉淀 30 分钟已足够,若少于 30 分钟则会降低幼虫回收率。应用分液漏斗过滤消化液时,经常震动或轻打漏斗可加速幼虫的沉淀。

6）消化的样本一定要能清澈地看见幼虫:一种测量清澈度的简单方法是将报纸放在漏斗底部,通过溶液看到字体则代表清澈,如消化的样本太混浊则不能看到幼虫。

7）显微镜放大倍数:显微镜应能把样本放大 15~40 倍。

8）消化了的样本一定要在胴体被送走前检查:只有这样才可确保旋毛虫感染的胴体不会再被销售而感染人体。

9）保存检查记录:保存消化法检查的实验记录,确保已消化的样本和胴体精确的匹配。

（4）消化法的质量保证制度:当进行消化法检查时,检验过程中需使用一套质量保证制度（quality assurance system,QAS）。国际旋毛虫病委员会建议,所有负责检验猪、其他家畜或野生动物肉类是否感染有旋毛虫的实验室均须具有适当的质量控制系统。对于确保检验过程能够正常进行,必须有质量安全措施。这些措施包括对质量保证系统的核查以证实是否严格按照检验程序和是否有完整的记录。在进行检验前,实验室还需对检验员提供含有旋毛虫的肌肉样本作为参考。这些措施可用于确保检验系统的完整性及技术人员辨认旋毛虫的能力。对质量保证制度的核查工作需经常进行（如每年 4 次）,而用于核查质量保证制度时所需检验肉样的多少则根据所用方法而定,如旋毛虫镜检查法最少需要 0.5g 肌肉,而混合肌肉样本消化法最少需要 1g 肌肉样本。

国际旋毛虫病委员会建议,所有旋毛虫的屠宰检验方法（包括当前在国际上已被接受的改良方法）,均应经过标准程序确认,其确认结果必须公开,并作为该检验方法能否为国内和国际肉类贸易所接受的衡量标准。新的检验方法需经过国际旋毛虫病委员会的测试,从国际旋毛虫病委员会实验室名单中至少选择 3 个参考实验室对新方法进行评估。确认程序包括应用新方法对多种阳性及阴性标准肌肉样本进行检查（Forbes 等,1999）。每个参考实验室对新方法进行评估时至少需要 40 个样本,包括 10 个阴性样本,10 个每克肌肉含 3~5 条旋毛虫幼虫的样本,10 个每克肌肉含 10~20 条幼虫的样本,以及 10 个每克肌肉含 20~50 条幼虫的样本。国际旋毛虫病委员会经 3 个参考实验室检验后能接受的检验结果为:一是新方法具有 90% 的敏感性（95% 准确程度）,对每克肌肉含 3~5 条幼虫的样本检验时至少能检出 1 条旋毛虫幼虫;对每克肌肉含 10~20 条和 20~50 条幼虫的样本检验时,最少能回收 75% 的旋毛虫幼虫。

（5）消化法检查时存在的问题:进行消化法检查时,操作者必须是在授权的检疫机构经过培训的专业兽医检疫员和肉类检验员,建立检疫员的培训机构是政府的责任,如德国等国家,对检疫员的系统教育和培训在旋毛虫病的控制方面已产生了明显的效果。消化法检查时存在的主要问题是在胴体的鉴定时容易出现差错,对肌肉样本未进行完全正确的标记,肌肉消化后发现旋毛虫幼虫时不能鉴定感染的胴体;取样不当,未将脂肪和结缔组织清除,未将肌肉充分进行绞碎和均浆;消化后过滤时未将筛子充分洗净使幼虫滞留在筛子上而未被发现,并有可能出现在下一次的样本中。此外,个体屠宰户可能只对部分猪胴体取样送检。

5. 混合肌肉样本消化法　也称为集中（混合）样本消化法（pooled sample digestion）,简称集样消化法,在旋毛虫感染率较低的地区尤为适用。将猪胴体编号分组后采样,每组 20~25 头;对来自非流行区的猪,可将 100 只猪胴体编为一组,从每只猪采 1g 肌肉。将肉样混合绞碎后一次消化、镜检。发现旋毛虫后再在该组内逐头单个消化检验。国际旋毛虫病委员会推荐使用混合肌肉样本消化法。对猪肉检疫时,至少应选取 1g 肌肉组织,最好是 5g（尤其是来自流行区的猪肉）。

应用此方法对 5g 猪肉或马肉样本进行检验,每克肌肉中有 1 条幼虫即可被检出,此方法已被加拿大动物寄生虫食品检验中心（Canadian Food Inspection Agency's Center for Animal Parasitology）推广应用（Gajadhar 等,2002）。

6. 改良人工消化法　为了观察 ICT 人工消化法检验肉类中旋毛虫敏感性的影响因素与优化方案的

检验效果,笔者等将 120 只小鼠随机分为 3 组(每组 40 只),分别经口感染 300 条、20 条、5 条旋毛虫感染性肌幼虫,42 天后剖杀,肌肉剪碎后经国际旋毛虫病委员会(ICT)推荐的消化法(ICT-消化法)消化,收集肌幼虫,观察不同沉淀容器、温度、过滤筛及消化时间对幼虫回收效果的影响。结果显示幼虫回收率随筛孔径的增大而升高,随温度升高而降低;肉样消化 2 小时的幼虫回收率(96.18%)明显高于消化 0.5 小时(88%)。ICT 消化法与改良消化法用于 5 条旋毛虫感染小鼠肌肉检验时的阳性率均为 100%,但后者收集的幼虫数(68.70 条)明显多于前者(55.90 条);改良消化法对每克肌肉虫荷(larvae per gram,lpg)为 0.1 lpg 和 1 lpg 的肉样检验时,敏感性与幼虫回收率均为 100%。消化法检验肉类中旋毛虫幼虫的最佳方案为肉样 43℃消化 2 小时、消化液冷却至 4℃时 40 目(425μm 孔径)筛过滤及锥形量杯沉淀(Li 等,2010)。

7. **肉类中成囊前期幼虫的检测** 为了观察人工消化法和贝氏法(Baermann's technique)检验肉类中旋毛虫成囊前期幼虫(pre-encapsulated larvae,PEL)的效果及其影响因素。笔者将 45 只小鼠随机分为 3 组(每组 15 只),分别经口感染 20、10、5 条旋毛虫肌幼虫感染后 18 天剖杀,将 3 组小鼠肌肉剪碎后分别应用 ICT-消化法、国家标准-猪旋毛虫病诊断技术(GB/T 186452—2000)中规定的消化法(国标-消化法)及贝氏法进行 PEL 的检验。结果显示,ICT-消化法、国标-消化法与贝氏法对感染 20 条旋毛虫幼虫的小鼠肌肉中 PEL 的检出率均为 100%;感染 10 条幼虫小鼠肌肉 3 种方法的 PEL 检出率分别为 93.33%、93.33% 及 100%;感染 5 条幼虫的小鼠肌肉 3 种方法的 PEL 检出率分别为 63.33%、90% 及 100%。感染旋毛虫后 18 天的小鼠肌肉分别消化 1 小时、2 小时、3 小时、4 小时与 5 小时 PEL 死亡率分别为 8.49%、29.77%、58.46%、67.83% 及 84.70%,PEL 的死亡率随消化时间的延长而升高。结果表明,对肉类中旋毛虫成囊前期幼虫检疫时贝氏法明显优于消化法(Jiang 等,2012)。

8. **马肉及羊肉的检验** 自 1975 年在意大利发生因食马肉引起人体旋毛虫病暴发以来,欧洲已发生了 15 起因食马肉而引起的本病暴发(法国 8 起,意大利 7 起),患者达 3 350 多人,死亡率为 0.31%。1985 年法国发生的因食进口马肉引起的旋毛虫病暴发,经鉴定为乡土旋毛虫所致。欧洲其他国家如比利时、卢森堡、西班牙、德国及希腊等地的居民亦有食马肉的习惯,但均为熟食,而法国和意大利每年消费的马肉占整个欧盟马肉消费量的 71%,分别为 3.94 万吨和 7.7 万吨,并且在欧盟只有这两个国家的居民有生食马肉的习惯,故因食马肉引起的旋毛虫病暴发仅见于法国和意大利。这 15 起旋毛虫病暴发均是因从北美(美国、加拿大及墨西哥)和东欧(波兰、罗马尼亚、塞尔维亚及前南斯拉夫)进口的马肉所致(Rostami 等,2017)。在罗马尼亚和墨西哥马的旋毛虫自然感染率分别为 3.6%(1/28)和 5%(4/80)。以前认为食草动物的食物中不含肉类而不会感染旋毛虫,食草动物自然感染旋毛虫的原因可能是其饲料中掺入了含有旋毛虫的猪肉屑、泔水或用洗肉水拌草料,或是在放牧时食入了被腐烂动物尸体污染的青草所致(崔晶 等,2005)。目前许多国家已将动物源性蛋白作为食草动物的饲料,尤其是在秋季和冬季屠宰动物之前将动物源性蛋白作为育肥的措施,更增加了感染旋毛虫的机会。在塞尔维亚,用动物蛋白喂马是一种常见的饲养方法,尤其是营养状态不良的马更喜欢进食肉类。对 219 匹马进行的实验表明,有 32% 的马喜欢吃肉饼。为了进一步证实马在正常状态下是否食肉,用含有 1 100 条旋毛虫幼虫的猪肉丸子喂了 3 匹马,结果 3 匹马均被成功感染,在食入猪肉丸子后 32 周尸检时 3 匹马 IFAT 检测仍均阳性,但 ES-ELISA 检测阴性且肌肉中的幼虫荷较低(Murrell 等,2004)。

当对马肉进行旋毛虫检疫时,国际旋毛虫病委员会建议应首选马的舌肌或咬肌(至少 5g,最好 10g)进行消化法检查。膈肌也可作为检验部位,但膈肌中的幼虫数量仅为头部肌肉的 1/4~1/2。旋毛虫幼虫在马肉中寄生密度最高的头部肌肉依次为颊肌、舌肌、上腭肌和咬肌,其幼虫密度均高于膈肌,每克舌肌、上腭肌和咬肌中的幼虫数量分别是膈肌中幼虫数量的 3.5~6.8 倍、3.5~6.5 倍及 2.5~4.6 倍(Pozio 等,1999)。在大量进食马肉的地区,可将检验的马肉样本量加大至 100g。消化法的操作步骤及注意事项同猪肉。但马的某些部分的肌肉(如膈肌、腰肌及臀肌等)30 分钟可被消化,而一些部位的肌肉(如咬肌、舌肌及腿肌)则需要 60~90 分钟才可被消化(Kapel 等,2005)。消化过程应特别注意样本的清澈度及未完全消化的马肉纤维对检查的干扰。

1979—1980 年在我国哈尔滨市发生了世界上第 1 次因食羊肉引起的旋毛虫病暴发,至 1999 年,在我国大陆地区已发生 7 起因食涮羊肉或烤羊肉而引起的旋毛虫病暴发。在河南和云南省已发现有山羊可自然感染旋毛虫。绵羊和山羊均可实验感染旋毛虫。在旋毛虫重度和中度实验感染的绵羊,幼虫寄生密度最高的肌肉依次为咬肌、舌肌和膈肌,在轻度感染时则仅在膈肌内发现幼虫(Theodoropoulos 等,2000)。对羊肉进行旋毛虫检验时,应首选膈肌。

9. 野生动物肉类检验　随着生态环境的改变,世界上一些地区的野生动物数量已明显增多。法国在过去 25 年内野猪的种群数量增加了 25 倍,如在 1973—1974 年捕杀野猪 36 429 头,而 1997—1998 年则捕杀野猪 322 767 头。野生动物数量的增多则促进了森林型旋毛虫病的传播。在我国,随着《野生动物保护法》的实施和普及,在河南省南阳、三门峡地区及重庆地区已发现有大量野猪种群,在河南省信阳地区已有农户开始圈养野猪出售。近年来随着生态(绿色)养猪场(ecological or green pig farms)的出现,即将家猪在山区或林区放养,或是将野猪圈养及与家猪混养,野生动物的旋毛虫病亦有可能传播给家猪。在俄罗斯、其他前苏联国家及波兰等东欧国家,由于存在大量的野生动物种群,且旋毛虫感染率均较高,故野生动物肉类已成为当地人体旋毛虫病暴发的主要感染源,如 2001 在格鲁吉亚的 Akhmeta 地区,发生一起因食熊肉引起的旋毛虫病暴发,发病 199 人。此外,冷冻并不能杀死熊肉中的旋毛虫幼虫,因为熊肉中含有抗冷冻样蛋白,当熊冬眠时可保护熊体而不被冻伤,熊肉中的抗冷冻样蛋白也可保护熊肉中的旋毛虫幼虫;在野猪及狐体内发现的乡土旋毛虫(T. nativa),对冷冻也有很强的抵抗力。故野生动物肉类作为人体旋毛虫病传染源的重要性日渐明显,尤其是目前在世界上多数国家已将野生动物列入法律保护范围,但偷猎后的野生动物肉类未经兽医检疫旋毛虫而食用的危险性更大(崔晶等,2006)。

对野生动物肉类进行旋毛虫检验时,野猪肉应包括前肢肌或膈肌;熊肉应包括膈肌、咬肌或舌肌;海象肉应包括舌肌(崔晶等,2003)。如果从野生动物胴体不能采集到推荐的上述肌肉进行检验,则应从其他部位采集更大量的肌肉进行检验。消化法的操作步骤及注意事项同猪肉。某些野生动物肉类可能不易被消化,可适当延长消化时间,必须确保消化完全。

10. 狗肉检验　我国狗的旋毛虫感染率也较高,在 9 个省、自治区对 19 662 只狗进行的流行病学调查表明,旋毛虫的平均感染率为 21.1%。昆明市集贸市场出售的狗肉中旋毛虫感染率为 3.9%(4/102)。我国自 1974 在吉林省发现因食狗肉引起的人体旋毛虫病以来,已发生 11 起因食狗肉引起的本病暴发,分别发生于吉林、辽宁、黑龙江、北京和河南,主要因生食凉拌狗肉或烙及涮狗肉所致(Cui 等,2001)。2000—2004 年的调查发现,河北、辽宁、上海及云南 4 个省市屠宰狗的旋毛虫感染率分别为 1.42%(27/1 896)、12.89%(348/2 700)、15.64%(664/4 245)及 1.21%(28/2 306);河北和内蒙古集贸市场上狗肉中旋毛虫的检出率分别为 18%(144/800)和 5.88%(2/34)(Wang 等,2005)。

对狗肉进行旋毛虫检验时,可采集膈肌、肋间肌、舌肌、腓肠肌、咬肌等进行检验。据对 120 只狗胴体的调查,旋毛虫幼虫寄生密度最高的肌肉依次是膈肌、腓肠肌、咬肌及颈肌。检验方法同猪肉。狗肉中旋毛虫的检验,已纳入国家标准(刘明远等,2021)

(二) 血清学检查

用不同的血清学方法在动物屠宰前取血样检测旋毛虫抗体,也可在动物屠宰后取肉汁检测组织液或残留血中的旋毛虫抗体。

1. 胶乳凝集试验(LAT)　Haralabidis 等(1989)对实验感染旋毛虫后 95 天屠宰的猪取肌肉汁样本应用 LAT 检测旋毛虫抗体,结果表明,LAT 可检测出感染量低至 10 条幼虫的感染,3 分钟即可得出结果,并且此方法稳定可靠,易于操作,不需特殊设备,只需将猪肉片用手指挤压获取肉汁样品后不经稀释即可用于检测,可作为猪肉中旋毛虫的检验方法。Choy 等(1989)比较了旋毛虫镜检法和单抗-LAT 对 102 份猪肉标本的检测效果,消化法检出的 43 份含幼虫标本镜检法阳性率为 77.1%(35/43),但幼虫<50 条/g 肌肉组织的 19 份标本的镜检法阳性率只有 55.55%,幼虫<10 条时则仅有 41.7%;而玻片法 LAT 总检出率达 88.6%,每克肌肉中幼虫<50 与<10 条时,检出率分别为 76.5% 和 60.0%。用试管法 LAT 对 20 份标本进行检测,发现每克猪肉中仅有 1.5 条幼虫时亦能全部检出,此法较玻片法 LAT 的敏感性至少高 4~6 倍,两法均未发现有假阳性反应。

Interisano 等(2013)根据胶乳凝集试验研制了一种旋毛虫抗原检测试剂盒(Trichin-L)并在欧洲的 5 个实验室进行了验证,验证的参数包括特异性、敏感性、稳定性及可重复性。特异性是用 5 种旋毛虫属以外的其他 5 种寄生虫（猪蛔虫、猪鞭虫、猫弓首线虫、佩氏异尖线虫及弓形虫）抗原进行了测试,敏感性是在每个实验室对含 1 条、3 条、6 条或 15 条旋毛虫幼虫的 10 份猪肉样本进行检测,稳定性是将可溶性抗原在室温保存不同时间后进行测试,重复性是对含旋毛虫的 40g、100g 切碎的猪肉样本在每个实验室进行测试。用于 Trichin-L 试剂盒检测的幼虫可溶性抗原也在旋毛虫种水平上应用多重 PCR 进行虫种鉴定。结果显示,Trichin-L 试剂盒检测猪肉中的旋毛虫抗原具有高度的特异性与敏感性,旋毛虫可溶性抗原稳定性良好,在室温保存 3 天仍具有好的反应性;重复性高,5 个实验室获得了类似的检测结果。用于 Trichin-L 试剂盒检测的幼虫可溶性抗原也可通过多重 PCR 进行旋毛虫的虫种鉴定。由于摄入熏制的野猪肉或猪肉制品已在欧洲几个国家导致旋毛虫病暴发,因此需要在肉制品中检测旋毛虫幼虫。作者随后将欧盟新批准的胶乳凝集试验旋毛虫抗原检测试剂盒（Trichin-L）用于熏制肉类的旋毛虫常规检测,该方法的敏感性低于磁力搅拌消化法,熏制猪肉香肠中含 3 条与 1 条幼虫时的检出率分别为 80% 与 60%,熏制猪肉中含 3 条与 1 条幼虫时的检出达 100% 与 50%。对于 -20℃ 的冻肉,Trichin-L 试剂盒的敏感性与检测熏制猪肉的相似（Gayda 等,2016）。

2. 酶联免疫吸附试验（ELISA） Gamble 等（1983）应用旋毛虫肌幼虫 ES 抗原研制出 ELISA 诊断试剂盒,用于检测猪感染旋毛虫后的特异性抗体时具有良好的敏感性和特异性,可检出每克膈肌低至 0.01 条幼虫的自然感染猪,亦可完全消除假阳性反应,1987 年美国农业部食品安全检验局批准该试剂盒用于猪旋毛虫病的诊断。猪感染旋毛虫后 16 天宰杀,应用 ELISA 在其肉汁中即可检出旋毛虫抗体,猪肉在 -32~22℃ 冷冻保存 48~96 小时,再取其肉汁进行检测,其结果和用新鲜肉汁检测的结果基本相同。在感染旋毛虫的家猪,应用 ELISA 对屠宰时收集的血清和冻肉融化后的肉汁同时进行检测,均可检出旋毛虫抗体,但不同部位肌肉肉汁中的抗体水平不同,心肌肉汁中的抗体水平最高,其次为舌肌、膈肌和咬肌（Kapel 等,1998）。此外,还有人将 ELISA 用于比利时红狐肌肉中旋毛虫的检疫（Vercammen 等,2002）。Nockler 等（2005）将旋毛虫、乡土旋毛虫、布氏旋毛虫（T. britovi）及伪旋毛虫各 200 条、1 000 条、20 000 条幼虫接种家猪,应用旋毛虫肌幼虫 ES 抗原 ELISA 对猪血清及膈肌肉汁进行检测,发现肉汁中抗旋毛虫抗体与血清抗体水平具有良好的一致性。

作者所在课题组建立了检测小鼠肉汁中旋毛虫抗体的 ELISA 方法,合适的酶结合物为 HRP 标记的羊抗小鼠 IgG,肉汁的最佳稀释液为含 3% 脱脂奶粉的 PBST,HRP-SPA 不适合于 ELISA 检测小鼠抗体 IgG。随后应用 ELISA 对小鼠感染旋毛虫后不同时间肉汁中抗体水平的变化及其与血清抗体水平的相关性进行了观察。结果显示,轻度（100 条幼虫）、中度（300 条）和重度（500 条）感染组小鼠分别在感染后 4 周、3 周和 3 周开始从肉汁中检出抗体,抗体阳性率分别为 87.5%、50% 和 87.5%;3 组小鼠的肉汁抗体阳性率均随感染后时间的延长而逐渐升高,分别在感染后 6 周、4 周和 4 周达 100%,抗体水平均在感染后 8 周达峰值,之后肉汁中抗体水平有所下降,但感染后第 18 周抗体阳性率仍均为 100%。3 组小鼠感染后不同时间肉汁与血清抗体水平均具有相关性。感染旋毛虫小鼠肉样在 4℃ 保存 7 天和 1 天的抗体水平 A_{490} 值均为 0.53（$P>0.05$）。在 -20℃ 保存 8 周和 1 周的肉汁抗体水平 A_{490} 值分别是 0.46 和 0.50,保存 8 周的肉汁抗体水平与 1 周的相比无明显下降（$P>0.05$）;保存 10 周肉汁抗体阳性率仍为 100% 并持续至实验结束时的保存 20 周。结果表明当动物死亡或屠宰后不能采集血清时,可从新鲜、冷藏及冷冻胴体采集肉汁代替血清进行抗旋毛虫抗体的检测（来利红等,2006;王中全等,2007）。为了进一步观察旋毛虫感染小鼠膈肌虫荷（lpg）与血清及肉汁抗体水平的关系,32 只雄性昆明小鼠随机分成 4 组（每组 8 只）,每只分别感染 50（A 组）、100（B 组）、300（C 组）、500 条（D 组）旋毛虫幼虫,感染后 42 天剖杀,收集血清及肉汁,观察膈肌虫荷并用旋毛虫肌幼虫 ES 抗原 ELISA 检测血清及肉汁抗体。另将 50 只小鼠随机分成 5 组（每组 10 只）,每组分别感染旋毛虫（T1）、乡土旋毛虫（T2）、布氏旋毛虫（T3）、伪旋毛虫（T4）及纳氏旋毛虫（T7）,每只感染 500 条幼虫,感染后 42 天剖杀,观察感染不同种旋毛虫小鼠的膈肌虫荷与血清及肉汁抗体水平。发现感染旋毛虫的 A、B、C、D 4 组小鼠的膈肌虫荷与血清及肉汁抗体水平均无相关性,但与感染剂量呈相关性（$P<0.05$）,每组小鼠的血清与肉汁抗体水平也均具有相关性。五种旋毛虫感染小鼠的膈肌虫荷与血清及肉汁抗体水平相比均无相关性,但血清与肉汁抗体水平相比均具有相关性。旋毛虫感染小鼠的血清及肉汁抗体水平明显高于其他 4 种旋毛虫（T2、T3、T4、T7）感染小鼠的血清和肉汁抗体水平。T2、

T3、T4、T7 感染小鼠肌肉 4℃保存 7 天与 1 天的肉汁抗体水平相比差异无统计学意义;所有的感染小鼠肌肉-20℃保存 2 个月的肉汁抗体水平与保存 1 个月的相比均差异无统计学意义;虽然保存 3 个月的肉汁抗体水平与保存 1 个月的相比均差异有统计学意义,但抗体阳性率仍均为 100% 并持续至实验结束时的 4 个月保存期。结果表明,旋毛虫肌幼虫 ES 抗原可用于其他 4 种旋毛虫(乡土旋毛虫、布氏旋毛虫、伪旋毛虫、纳氏旋毛虫)感染小鼠血清及肉汁中抗旋毛虫抗体的检测,亦可用于冷藏肉及冷冻肉中 4 种旋毛虫检疫的初筛(崔晶等,2007;王洁等,2008)。

最近,Cybulska 等(2021)对欧洲 3 个国家(捷克、德国及波兰)的 139 只浣熊肉汁应用 ELISA 进行了旋毛虫抗体检测,发现 7 份肉汁抗体阳性;Western blot 证实 139 份检查动物肉汁中有 13 份(9.35%)的抗体阳性,表明肉汁是用于浣熊旋毛虫抗体检测的简便的标本。由于现有的多数 ELISA 不能达到 100% 的特异性,因此,需要一个补充实验对初筛的 ELISA 阳性进行证实。Western blot 对人工消化法阴性猪的 295 份肉汁与血清样本进行了验证,包括 74 份其他线虫感染的猪血清与 93 份旋毛虫感染猪肉汁;结果表明,Western blot 的敏感性为 95.8%~96.0%,特异性为 99.5%~99.6%,表明 Western blot 是一种验证 ELISA 初筛阳性样本的适宜方法(Frey 等,2009)。

3. 旋毛虫检疫卡　Patrascu 等(2001)报道了一种旋毛虫检疫卡,用于检验猪肉汁中的旋毛虫抗体,据 1999—2000 年在罗马尼亚的应用情况表明,该检疫卡具有高度的敏感性,用肌肉消化法检出的 90 头猪经旋毛虫检疫卡检测全部阳性,3~12 分钟可观察结果,且容易操作,不需任何实验设备。

Braasch 等报道了根据免疫发光设计的一种快速客观的自动检测旋毛虫抗原的新方法(ChLIA),总的精确度为 97.6%,对旋毛虫实验感染猪肌肉样本检测的敏感性为 100%,可检测出每克肌肉 0.01 条幼虫,并且与毛形线虫属内其他种旋毛虫无交叉反应(Braasch 等,2000)。

笔者等建立了一种肉类旋毛虫感染的快速免疫学检测方法,以胶体金标 SPA 和旋毛虫肌幼虫 ES 抗原制备免疫层析试纸条,对不同剂量旋毛虫幼虫感染小鼠后不同时间的血清及肉汁抗体进行检测,并与 ELISA、镜检法及消化法的检测结果进行比较。结果显示 100 条、300 条、500 条旋毛虫幼虫感染小鼠后 6 周,3 组小鼠的血清及肉汁抗体阳性率均达 100%;试纸条法对血清与肉汁的抗体检出率差异无统计学意义。试纸条法和 ELISA 检测 100 条幼虫感染小鼠肉汁的阳性率分别为 91.3% 和 100%,检测 300 条、500 条幼虫感染小鼠肉汁的阳性率均为 100%;试纸条法和镜检法对 3 组小鼠感染后 5~7 周的肉汁和膈肌检测的阳性率均为 98.6%。消化法检查每克肌肉虫荷<33 条幼虫的 6 份标本,试纸条 5 份阳性,每克肌肉中含有 6 条幼虫时可被试纸条法检出。感染旋毛虫小鼠肌肉 4℃保存 1~7 天及-20℃保存 1~7 个月的肉汁抗体阳性率均为 100%。结果表明,免疫层析试纸条可用于新鲜肉、冷藏肉及冷冻肉中抗旋毛虫抗体的检测(崔晶等,2008)。为了进一步观察试纸条对轻度感染小鼠肉汁中抗旋毛虫抗体的检测效果,将 70 只雄性昆明小鼠随机分为 7 组(每组 10 只),每组分别经口感染 30 条、25 条、20 条、15 条、10 条、5 条、3 条旋毛虫幼虫,感染后 6 周用试纸条进行血清及肉汁抗体检测,并与 ELISA、镜检法及消化法的检测结果进行比较。结果 30 条、25 条、20 条、15 条、10 条旋毛虫幼虫感染的小鼠,试纸条与 ELISA 的血清及肉汁抗体阳性率均为 100(10/10),镜检法与消化法的幼虫检出率均为 100%(10/10);5 条旋毛虫感染的 10 只小鼠,镜检法和消化法的幼虫检出率分别为 70%(7/10)和 100%(10/10),消化法检查时 10 只小鼠的每克肌肉虫荷为 0.88~3.14 条幼虫(平均为 1.58 条),试纸条与 ELISA 检测时的血清及肉汁抗体阳性率均为 100%(10/10);3 条旋毛虫感染的 10 只小鼠,4 种方法检测时均为阴性。结果表明,试纸条检验肉类中旋毛虫的敏感性与 ELISA 和消化法相同,且明显高于镜检法。低剂量旋毛虫感染小鼠后 6 周的肉汁抗体水平与感染剂量呈正相关,肉汁与血清抗体水平均具有相关性。结果表明,每克小鼠肌肉仅含 0.88 条旋毛虫幼虫时也可被试纸条检出,试纸条可用于轻度感染肉类中旋毛虫检疫的初筛(王中全等,2008)。

随后笔者等将试纸条用于实验感染猪肉汁中抗旋毛虫抗体的检测,将 30 头家猪随机分为 2 组:实验感染组 20 头,每头经口感染 5 000 条旋毛虫幼虫,正常对照组 10 头。感染后 10 周用试纸条进行血清及肉汁抗体检测,并与镜检法进行比较。结果应用试纸条检测旋毛虫感染的家猪血清及肉汁的抗体阳性率均为 100%,肌肉压片镜检法的幼虫检出率亦为 100%。应用试纸条和镜检法对正常猪肉汁及膈肌时均为阴性。感染猪肌肉-20℃保存 8 个月的肉汁抗体阳性率亦为 100%。表明试纸条检测肉汁中旋毛虫抗体可用于新鲜肉及冷冻猪肉中旋毛虫检疫的初筛(崔晶等,2008)。

马感染旋毛虫后不论应用何种抗原(肌幼虫 ES 抗原或冰冻切片抗原)和何种检测方法(ELISA、Western blot 或 IFAT),均发现马在感染旋毛虫后 3~6 周出现特异性抗体高峰,在感染后 20 周则急剧下降,即使每匹马给予高达 50 000 条幼虫的感染剂量至感染后 25 周也不能检出抗体,再次感染亦不能刺激可检出的抗体应答,且在自然感染旋毛虫的马亦无特异性抗体的检出。表明马感染旋毛虫后血清中特异性抗体的持续时间很短,故血清学方法不能用于马旋毛虫感染的常规筛选。

(三) 分子生物学检查

应用分子生物学技术检测旋毛虫幼虫的 DNA,在被检样本中只要含有 1 条旋毛虫幼虫即可被检出,是目前最为敏感的方法,尤其是对于肉样中旋毛虫幼虫未形成囊包、幼虫含量非常低及抗体阴性时具有重要价值。虽然目前还未将分子生物学技术用于肉类中的旋毛虫检验,但将是今后的研究方向。Uparanukraw 等(1997)应用 PCR 法在小鼠实验感染旋毛虫后 5~14 天,在其血液中扩增出了移行期幼虫的 DNA。应用随机扩增多态性 DNA(tandom amplified polymorphic DNA,RAPD)对 75% 乙醇室温保存的源于家猪肌肉中的单个旋毛虫幼虫进行了 DNA 扩增,结果表明只要样本中的旋毛虫 DNA 未被损坏,RAPD 的敏感性为 100%,旋毛虫虫种和基因型鉴定的特异性可达 88%,若在样本中另外添加 1~4 条幼虫,其特异性可达 100%(Pozio 等,1999)。

Zarlenga 等(1999)首次应用多重 PCR 同时对 6 种旋毛虫(T1、T2、T3、T4、T5 及 T7)和 1 个 T6 基因型进行扩增,结果发现每种旋毛虫或基因型均扩增出了不多于 2 条的特异性条带,分别为 T1(173bp)、T2(127bp)、T3(127bp 和 253bp)、T4 俄罗斯分离株(310bp)、T4 塔斯马尼亚分离株(340bp)、T4 美国分离株(360bp)、T5(127bp 和 316bp)、T6(127bp 和 210bp)及 T7(155bp 和 404bp);随后通过对每种旋毛虫或基因型的不同地理株进行扩增,证实了每种旋毛虫或基因型的特异性条带具有良好的可靠性与重复性。应用多重 PCR 技术在自然感染动物体内首次发现了旋毛虫(T1)和伪旋毛虫(T4)的混合感染,应用旋毛虫镜检查法(trichinelloscopy)进行常规肉检时,发现德国东北部的一只野猪体内同时感染有成囊和不成囊的幼虫,消化后每克膈肌含 922 条幼虫,两种肌幼虫的大小分别为 700μm 和 1 100μm,通过多重 PCR 证实了大的肌幼虫为旋毛虫,小的肌幼虫为伪旋毛虫(Anderson 等,2006)。

Li 等(2012)建立了检测肉类中旋毛虫 DNA 的环介导等温扩增(LAMP)技术,其检测的敏感性为 362fg/μl,是常规 PCR 的 10 倍,设计的引物具有良好的特异性,与其他寄生虫 DNA 无交叉反应,10 条旋毛虫幼虫感染后 20 天的小鼠肌肉均可被检出。最近,有人针对旋毛虫线粒体小亚基核糖体 RNA 基因(rrnS),基于重组酶聚合酶扩增技术建立了一种侧流试纸条检测方法(a lateral flow strip-based recombinase polymerase amplification assay,LF-RPA),该方法是一种简便快速准确的肉类中旋毛虫检测方法,可检出 100fg 的旋毛虫 DNA,敏感性是常规 PCR 的 10 倍,可在 25~45℃条件下操作,10~25 分钟内完成检测,与其他寄生虫及旋毛虫宿主 DNA 无交叉反应,敏感性与特异性均达 100%(Li 等,2019)。

从猪肉与野猪肉消化后收集到的线虫幼虫,除了旋毛虫之外,还常含有其他线虫幼虫。Karadjian 等(2020)建立了一种形态学-PCR 的两步法,用于肉检时人工消化后获得的线虫幼虫的鉴定,除了鉴定出人兽共患线虫(猫弓首线虫、猪蛔虫及狭头钩虫 Uncinaria stenocephala)幼虫外,还鉴定出了一些非人兽共患线虫(后圆线虫属、脉管圆线虫)幼虫等,该方法可用于动物肉类中线虫幼虫的鉴定。

四、旋毛虫病病畜肉类产品的无害化处理

1959 年 11 月 1 日由原农业部、原卫生部、原对外贸易部及原商业部联合颁发的《肉品卫生检验试行规程》(简称《试行规程》)规定,在 24 个肌肉片标本内,发现包囊的或钙化的旋毛虫不超过 5 个者,横纹肌和心脏高温处理后出厂;超过 5 个以上者,横纹肌和心脏作工业用或销毁。上述两种情况的皮下及肌肉间脂肪可炼食用油,体腔内脂肪不受限制出厂;肠可供制肠衣,其他内脏不受限制出厂。由于《试行规程》在我国已实施 60 多年,各单位对此规程已较熟悉,且《试行规程》是我国肉品检验的一部基本法规,故国家有关部委制定的有关行业标准及各省份制定的有关地方法规,对肉类检验仍是按《试行规程》中的检验及处理方法执行。如 1988 年 3 月原农牧渔业部发布的《关于畜禽检疫工作的规定》第 12 条又重申按

《试行规程》执行。1990年11月20日原卫生部令第5号发布施行的《肉与肉制品卫生管理办法》第四条规定"屠宰畜禽应按照农业部、卫生部、对外贸易部、商业部颁发的《肉品卫生检验试行规程》进行检验处理";1991年3月18日卫生部发布的国家标准GB 12694—1990《肉类加工厂卫生规范》7.4.1条规定"宰后的胴体、内脏和食用血应根据1959年原农业部、原卫生部、原对外贸易部、原商业部联合颁发的《肉品卫生检验试行规程》的规定,进行检验、判断和处理";1998年2月18日原贸易部令第4号发布的《生猪屠宰管理条例实施办法》第二十三条规定:"肉品检验的部位、方法和处理办法,按照《肉品卫生检验试行规程》和有关规定实施";2005年8月31日商务部屠宰技术鉴定中心发布的《关于公开征询中央储备肉公检承检单位的函》中要求对肉的部分检验项目仍按《肉品卫生检验试行规程》执行(王中全等,2007)。

近年来,随着科学技术的发展、居民饮食习惯的改变、新的动物疫病的出现等,《试行规程》中的部分条款已不能适应目前肉品卫生检验与食品安全的要求。虽然这个《试行规程》仍未通知作废,但其部分内容明显已过时。1996年10月3日国家技术监督局发布了国家标准GB 16548—1996《畜禽病害肉尸及其产品无害化处理规程》(以下简称《处理规程》),该《处理规程》与此《试行规程》相比已有部分改进,如增加了弓形虫病等病畜的肉尸和内脏应进行高温处理,并规定凡病变严重、肌肉发生退行性变化的囊虫病、旋毛虫病畜的整个尸体或肉尸和内脏进行化制处理。

2015年国家卫生行业标准WS 470—2015《旋毛虫病暴发处理技术规范》,规定对发现旋毛虫的动物肉类与肉制品,均应按照国家标准GB 16548—2006《病害动物和病害动物产品生物安全处理规程》的要求进行生物安全处理(王中全,等.2015),即通过用焚毁、化制、掩埋或其他物理、化学、生物学等方法将病害动物尸体和病害动物产品或附属物进行处理,以彻底消灭其所携带的病原体,达到消除病害因素,保障人畜健康安全的目的。

国际旋毛虫病委员会认可的3种能确保肉类安全的加工方法包括冷冻、放射及烹饪。

(一)冷冻

冷冻法仅适用于猪肉的处理。冷冻是肉检的一种昂贵的替代方法,但如果猪肉或猪肉制品是以冻肉形式出售的,冷冻也是一种安全处理猪肉的可行方法。如果具有可精确地控制时间和温度的设备,可按美国农业部制定的联邦法规进行肉类的处理。如果没有这些设备,消费者应把猪肉切成小于15cm厚的肉块,并在-15℃至少冷冻3周。如果肉块厚度为69cm,则肉块需在-15℃至少冷冻4周。

冷冻保存马肉、野猪肉及其他野生动物肉类认为是不安全的,因上述肉类中可能含有耐冷的旋毛虫虫种。布氏旋毛虫(T. britovi)和伪旋毛虫均可实验感染马,且这些种类的旋毛虫在马肉中均具有高度的冰冻耐力(-18℃存活20天)。由此促使欧盟在肉类处理的立法方面发生了改变,冷冻已不再是保证马肉安全的处理方法(Kapel.2005)。野生动物肉类中的旋毛虫通常具抗寒能力,能在长时间的冷冻处理过程中生存,甚至在冷冻保存数月或数年后对仍具有感染性。乡土旋毛虫(T. nativa)的主要生物学特性是耐低温,将狐胴体在-18℃冰冻保存1年后,肌肉中的幼虫均具有活性;有2只狐胴体在-18℃冰冻保存4年后,其肌肉中的幼虫仍具有感染性(Kapel等,1999);从加拿大北极圈猎获的海象肉在-20℃保存20个月后,从肉中分离出的乡土旋毛虫幼虫对豚鼠仍具有感染性(Leclair等,2004)。因此,冷冻也不能作为野生动物肉类的安全处理措施。虽然耐冷的旋毛虫对猪的感染能力较弱,但在其北方流行区不应忽略其危险性。

(二)放射

国际旋毛虫病委员会认为在允许照射处理的国家,照射处理肉类(0.3kGy)也是一种可行的肉类安全处理方法,但照射只适用于密封包装的肉类制品。

Ercole等(2021)评价了照射处理野猪肉灭活肉中伪旋毛虫与旋毛虫幼虫的效果,2只野猪接种20 000条伪旋毛虫或旋毛虫幼虫,感染后2周剖杀,取250g肋肌、肩胛肌与前肢肌,将肌肉分为2份,分别为照射处理或不经照射处理,照射剂量为0.32~0.41kGy,处理后24小时、7天、14天、21天分别取20g肌肉,然后将所有肌肉样本经消化法消化,收集的幼虫用于接种感染小鼠,观察肠道成虫与肌幼虫。未经照射处理的幼虫接种小鼠后回收到了肠道成虫与肌幼虫,但经照射处理的幼虫接种小鼠后未发现肠道成虫,结果表明,照射处理肉类阻止了伪旋毛虫与旋毛虫幼虫在宿主肠道内的发育。

（三）烹饪

如果用能准确地控制温度及时间的设备,可根据美国农业部制定的联邦法规进行加工肉类。若所用的设备不能控制烹饪的时间和温度,肉类加工者或消费者应注意肉类在烹饪中肉质和颜色的变化,当肉类从粉红色完全均匀地变为灰色且肌肉纤维可容易分开时,表明经过处理的肉类可以安全食用。但需注意,肉类颜色的变化只能作为一般性的安全指标。肉类及肉制品应完全做熟,在肉块中心温度达到71℃时囊包内的幼虫即可被杀死。但应注意,按生产厂家的说明书用微波炉在77℃或82℃烹制猪肉块时并不能完全杀死肉块中的旋毛虫,因为微波炉以微波束形式烹饪肉块时不可避免地存在"冷点"（cold spots）。

（四）腌熏处理

国际旋毛虫病委员会不推荐用腌熏的方法来控制猪、马或野生动物肉类中的旋毛虫感染。虽然某种份量的盐、温度及晒干时间的组合可以降低旋毛虫幼虫的活动能力,但腌熏处理法的效果很难进行有效的控制。近年来在俄罗斯已发生多起因食熏、烤熊肉或獾肉引起的旋毛虫病暴发,如2002年西伯利亚发生了一起因食熏熊肉引起的本病暴发,发病71人（Ozeretskovskaya等,2005）;在阿根廷食入未经检疫的熏猪肉制品（如香肠或腊肠）是人体感染旋毛虫的主要来源。因此,建议在有食用腌熏肉习惯的地区,应使用经检疫后证实无旋毛虫感染的肉类进行腌熏加工。

张玺等（2010）观察了醋、酱油对旋毛虫幼虫的杀伤作用。将旋毛虫肌幼虫在体外经醋、酱油处理不同时间后观察其活力;48只小鼠随机分为3组,分别经口感染300条经醋、酱油及生理盐水处理后的肌幼虫,感染后42天收集肌幼虫,测定生殖力指数（reproductive capacity index,RCI）。结果肌幼虫经醋处理3小时、6小时、12小时、24小时的死亡率分别为0.99%、2.94%、24.53%及100%;经酱油处理24小时、48小时、72小时、96小时、120小时、144小时、168小时、192小时、216小时、240小时的幼虫死亡率分别为0.98%、2.86%、3.06%、4.81%、5.50%、9.35%、10.42%、11.43%、12.50%及13.59%;幼虫死亡率随醋或酱油处理时间的延长而升高;用醋处理3小时幼虫的RCI（4.07）与正常幼虫的RCI（178.10）差异有统计学意义,处理6小时肌幼虫的RCI为0;用酱油处理12小时、24小时、36小时、48小时肌幼虫的RCI分别为13.78、10.94、1.00及0.00;肌幼虫的RCI均随醋与酱油处理时间的延长而下降（$P<0.05$）。结果表明,醋对旋毛虫肌幼虫有较强的杀伤作用,而酱油对旋毛虫肌幼虫的杀伤作用较弱。随后,进一步观察了食用醋或酱油对旋毛虫肌幼虫感染性和生殖力的影响,将140只雄性昆明小鼠随机均分为14组,分别喂饲经食用醋（总酸浓度4.5%,pH 3.05）、食用酱油（含19.3% NaCl）和生理盐水浸泡不同时间的含有300条旋毛虫肌幼虫的小鼠肌肉（重约0.02g）,于喂饲后第7天和第42天每组各剖杀5只小鼠,分别观察肠道成虫、肌幼虫的数量和生殖力指数（RCI）。结果小鼠喂饲经食用醋处理3小时、6小时、12小时和24小时的旋毛虫肌幼虫后,其肠道成虫数分别为77条、41条、0条和0条,RCI分别为52.48、18.45、0和0,均显著低于生理盐水对照组肠道成虫数（分别为121条、121条、116条和101条）和RCI（分别为159.10、124.56、73.63和42.17）（$P<0.05$）。小鼠喂饲经食用酱油处理12小时、24小时、36小时和48小时的旋毛虫肌幼虫后,肠道成虫数（分别为79条、39条、3条和0条）和RCI（分别为48.75、20.80、1.87和0）亦均明显低于生理盐水对照组（116条、101条、95条和89条;73.63、42.17、21.53和4.13）（$P<0.05$）。感染小鼠的肠道成虫数和RCI均随醋或酱油处理时间的延长而降低。结果表明,含旋毛虫肌幼虫的肌肉经食用醋或酱油处理后,肌幼虫的感染力和生殖力均明显下降（张玺等,2010）。

为了观察乙醇对旋毛虫幼虫活力及感染性的影响,在体外模拟胃内环境条件下,将100条旋毛虫用不同体积分数的乙醇溶液处理,亚甲蓝-伊红-硼砂（MEB）染液鉴定幼虫的活力。将64只昆明小鼠随机分为8组（每组8只）,6组小鼠分别经口接种或喂饲500条用不同体积分数的乙醇溶液处理不同时间后的幼虫或含500条幼虫的肌肉,另2组分别为生理盐水处理幼虫与含幼虫肌肉的对照组,感染后7天与40天每组各剖杀4只小鼠,分别观察肠道雌虫数与肌幼虫数。结果肌幼虫用体积分数为0.20和0.25的乙醇溶液处理240分钟,死亡率分别为0和1.4%;在体积分数为0.30、0.35、0.40、0.45、0.50、0.55和0.60的乙醇溶液处理组幼虫全部死亡所需时间分别为180分钟、90分钟、45分钟、30分钟、30分钟、20分钟和20分钟;肌幼虫用体积分数为0.65的乙醇溶液处理1和6分钟的死亡率分别为44.4%和100%。旋毛虫幼虫经不同体积分数乙醇溶液处理不同时间后的死亡率差异有统计学意义（$P<0.05$）。在体积分数为0.25~0.60的

乙醇处理组,幼虫的死亡率随乙醇体积分数的增加及处理时间的延长而升高($P<0.05$)。不同体积分数的乙醇溶液处理不同时间的幼虫接种小鼠后 7 天和 40 天,未发现肠道成虫与肌幼虫。结果表明,乙醇对旋毛虫幼虫有较强的杀伤作用,幼虫用体积分数≥0.35 的乙醇溶液处理 30 分钟其感染性及生殖力完全丧失(张玺等,2009)。为了进一步观察白酒对鼠体旋毛虫幼虫的杀伤作用,对 80 只昆明小鼠各喂食含 500 条旋毛虫幼虫的肌肉后随机分成 8 组(10 只/组),实验组分别灌饲 0.2ml 或 0.4ml 乙醇体积分数为 0.62、0.54 和0.46 的白酒,对照组灌饲相同体积的生理盐水;7 天与 40 天后各剖杀 5 只,检查肠道旋毛虫成虫和肌幼虫数。结果显示,灌饲白酒的感染鼠肠道成虫与肌幼虫数均随乙醇灌胃量的增加而减少,白酒对鼠体内旋毛虫的杀伤作用与乙醇含量有关,小鼠灌饲白酒可降低旋毛虫感染程度(张玺等,2010)。

虽然醋、酱油及白酒对旋毛虫幼虫有一定的杀伤作用,但用醋、酱油及白酒腌制肉类时不易控制其浓度及时间,很难将肉类的旋毛虫幼虫全部杀死。近年来,在我国的广西与越南等地已发生在多起葬礼或婚礼上生食腌制的酸猪肉而引起的旋毛虫病暴发。因此,在有食用腌肉类习惯的地区,应使用经检疫后确认无旋毛虫感染的肉类再进行腌制加工。

目前许多国家已经立法,规定应使用直接法(旋毛虫镜检查法或人工消化法)进行肉类中的旋毛虫检疫。由于肌肉压片镜检法和旋毛虫镜检查法不易检出未成囊的旋毛虫幼虫和伪旋毛虫幼虫,欧盟已终止其使用(Webster 等,2006)。国际旋毛虫病委员会推荐使用人工消化法中的磁力搅拌法,并建议血清学方法目前不宜用于屠宰动物胴体的旋毛虫检疫。因为只要肉类或肉制品中含有 1 条或 1 条以上旋毛虫幼虫(对公共卫生构成威胁的最低感染水平),如果操作方法正确,即可被人工消化法检出,故人工消化法的特异性和敏感性已可达到对肉类安全的要求,而现有的血清学方法目前尚达不到该标准(Gamble 等,2004)。

(崔 晶 王中全)

第六节 颚 口 线 虫

颚口线虫属于线形动物门(Nematoda)旋尾目(Spirurida)泡翼总科颚口科(Gnathostomatiidae)颚口属(*G. nathostoma*)。报道的颚口属线虫超过 12 种,其中,棘颚口线虫(*G. spinigerum*)、刚刺颚口线虫(*G. doloresi*)、杜氏颚口线虫(*G. hispidum*)、日本颚口线虫(*G. nipponicum*)、巴西颚口线虫(*G. binucleatum*)和马来颚口线虫(*G. miyazakii*)可感染人体。棘颚口线虫、刚刺颚口线虫和杜氏颚口线虫在我国已有报道。颚口线虫成虫主要寄生在猪、狗、猫等哺乳动物的胃、肠、食管和肾脏。人体多由食用含有活颚口线虫幼虫的鱼类或其他动物肉类而感染。1838 年 Owen 首次在虎胃中发现此虫,1889 年 Levinsen 报道了第一例人体感染病例。本病主要流行于东南亚和拉丁美洲的一些国家和地区。20 世纪 60 年代,颚口线虫病在东南亚尤其泰国十分普遍,80 年代后在美洲中南部特别是墨西哥病例增多。

一、颚口线虫检测的意义

我国颚口线虫感染病例少见,Tamura 于 1919 年首次报道一例居住在我国的日本病例。近年,伴随居民饮食多样化,如生食鱼生及日本料理,导致颚口线虫感染人数呈上升趋势。由于该病临床病例较少,普通临床医生缺乏该病诊断和治疗经验,诊断延迟或误诊误治情况常见。部分病例从首次出现症状到获得正确诊断的时间长达 3 年,被误诊误治者多达 50%。已有该病误诊为带状疱疹、湿疹、裂头蚴病、恶性肿瘤、病毒性感冒的报道。人不是颚口线虫的正常宿主,幼虫在人体内不能发育至成虫,幼虫运动活跃,在人体多种器官组织游走移行,引起广泛病变和复杂的临床症状和体征。感染人体的幼虫可侵入中枢神经系统,如不能早期诊断和治疗,患者病情可快速恶化,死亡率为 8%~25%(高世同,2014)。颚口线虫病对人畜健康危害严重,伴随经济贸易全球化发展和饮食文化变迁,在我国对该病流行防控的重要性已日益显现,其中,对肉类颚口线虫感染的检测是防治工作的关键环节。

二、颚口线虫病死亡动物的检疫

对颚口线虫病死亡动物需参照《中华人民共和国动物防疫法》(2021)及相关管理办法进行检疫处理。

动物卫生监督机构负责对动物、动物产品实施检疫。官方兽医具体实施动物、动物产品检疫流程。屠宰、出售或者运输动物,货主应当按照国务院农业农村主管部门的规定向所在地动物卫生监督机构申报检疫。屠宰、经营、运输的动物,以及用于科研、展示、演出和比赛等非食用性利用的动物,应当附有检疫证明。按照《进境水生动物检验检疫管理办法》(第十九条)检验检疫人员对进境食用水生动物:①对原包装物、装载用水或冰和其他铺垫材料作消毒处理。②按照《检疫许可证》要求和其他有关规定,抽取样品进行检验检疫。对检出的病死动物和病害动物产品需进行无害化处理,详见下文。SN/T3497—2013《水产品中颚口线虫检疫技术规范》提供水产品中颚口线虫第3期幼虫的形态学鉴定和 PCR 检测方法,可用于对死亡水生动物颚口线虫病的检疫。

三、颚口线虫的检测方法

肉类颚口线虫的检测方法有病原学检查、血清学检测和分子生物学检测。采用病原学检查方法诊断肉类颚口线虫感染时,需要掌握不同宿主内的虫体大小的差异。由于病原学检查存在很大的局限性,颚口线虫病免疫诊断具有重要意义。早在 20 世纪 80 年代,血清学检测已应用于颚口线虫病辅助诊断,近年对免疫诊断特异性研究取得较大进展。近年,分子生物学技术在颚口线虫检测中的应用逐渐增多。

(一) 病原学检查

颚口线虫成虫长 2~3cm,雌虫大于雄虫,不同宿主内的虫体大小略有差别。除刚刺颚口线虫全身披有体棘外,其他颚口线虫体棘主要见于体表前半和尾端。体棘的形状及雄虫泄殖腔周围无棘区的形状有虫种特异性。第 3 期幼虫长 2~16mm,体表有横纹和小棘。头端的头球上有 4 环小钩,每环有超过 40 个小钩。食管呈棒状,肠管粗大。头球小钩的数目和形态、颈乳突、排泄孔位置、体棘环列数以及肠上皮细胞是颚口线虫第 3 期幼虫的分类依据。对终宿主可通过粪检查虫卵及由胃部查成虫检测感染。对淡水鱼类中间宿主的内脏可采用人工消化法检测幼虫,对肌肉组织可采用压片法检测虫体。SN/T 3497—2013《水产品中颚口线虫检疫技术规范》关于水产品中颚口线虫第 3 期幼虫的检测步骤如下:

1. **样品采集** 采集的样品包括鱼类、两栖类、爬行类等水产品,鱼类主要是淡水鱼,如鳝鱼、泥鳅等,采样量参照 GB/T18088。

2. **样品处理** 取样品 250g,剪成小块,按照样品与消化液 1∶5 的比例加入消化液,于 37℃消化至无可见的肉组织。消化后的悬液用网筛(10 目)过滤,滤液置于锥形量筒内,加水至量筒的最大刻度处,洗涤沉淀至水清。全部沉渣吸入玻璃平皿,用显微镜观察,挑出所见的虫体。用生物显微镜按照下述颚口线虫第 3 期幼虫的形态学特征进行虫属鉴定,然后将幼虫放入 70℃的 50% 乙醇中固定使虫体伸直,冷却后移入 70% 乙醇中保存。

3. **颚口线虫第 3 期幼虫的形态学鉴定** 颚口线虫属的形态学鉴定:颚口线虫第 3 期幼虫有头球,头球上有 3~4 环小钩,每环钩数 40 余个,有颈囊 4 个,体表有横纹和环列小棘,体前部棘数明显且密,体后部棘渐小且疏,食管呈棒状,肠管粗大。根据这些特征可以判定为颚口线虫属第 3 期幼虫。

颚口线虫种的形态学鉴定:将上述乙醇保存的虫体放入乳酸苯酚透明液中,待虫体由白色变为透明,挑出放在载玻片上,并盖上盖玻片,在显微镜下观察。根据第 3 期幼虫虫体大小、头球大小、头球基板形态、头球披列每环小钩的数目和形态、颈乳突、排泄孔的位置以及体表棘的环列数进行颚口线虫虫种的初步鉴定(图 57-5)。

许聪辉等(2019)检测了市售鳝鱼和泥鳅体内的颚口线虫幼虫。将鳝鱼泥鳅处死,分离内脏,将肉和内脏用搅拌机低速搅碎。取 50g 样本按 1∶5 比例加入人工消化液,置 37℃消化过夜。用 20 目筛网过滤,将滤过液倒入量杯,用清水加满,静置沉淀 30 分钟,弃上清液,保留 50~80ml 沉渣液,再加清水静置沉淀,弃上清;反复水洗至上清液透明,弃上清液,取沉渣待检。结果显示,颚口线虫幼虫肉眼可见,虫体较粗壮,圆柱形,头部和尾部均弯向腹面,部分幼虫盘曲在囊包内呈"6"字。将幼虫置于显微镜下观察,形态基本一致,幼虫长度为 3.37mm ± 0.85mm,宽度为 0.31mm ± 0.07mm。虫体有头球、小钩、横纹和小棘等特征符合颚口线虫第 3 期幼虫特点。由于颚口线虫第 3 期幼虫在不同的宿主体内,形态特征由差异,因此,需要应用分子生物学方法对种型进一步鉴定。

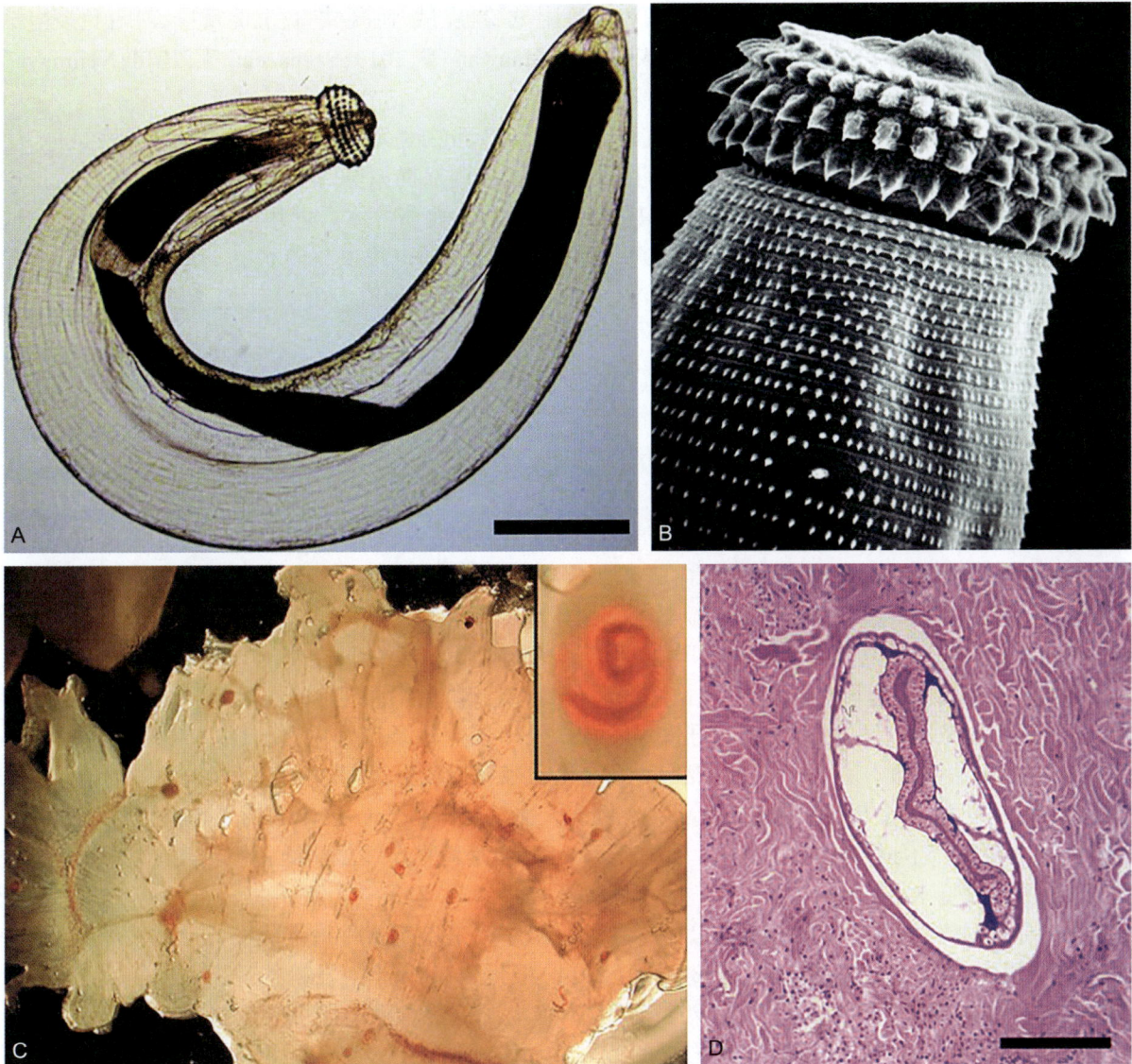

A. 颚口线虫第 3 期幼虫（比例尺：250μm）；B. 扫描电子显微镜下图像，显示头球和 4 排小钩（原始放大倍数 500×）；C. 颚口线虫幼虫在中间宿主鱼（*Eleotris picta*）肌肉内（原始放大倍数 4×），由墨西哥锡那罗亚自治大学迪亚兹·卡马乔博士（Dr Diaz-Camacho，Universidad Autónoma de Sinaloa，Sinaloa，Mexico.）提供，图 C 中插图为成囊幼虫（原始放大倍数 100×）；D. 人类皮肤活检样本中的颚口线虫幼虫横截面（HE 染色）。

图 57-5　颚口线虫各期形态

（引自　Katchanov 等，2011）

　　我国尚未颁布颚口线虫病诊断标准，临床可根据症状体征如不明原因的发热伴移动性匐行疹、斑疹或肿块、外周血嗜酸性粒细胞增高、流行病学史如吃生鱼、生肉史等，怀疑颚口线虫病。马安等（2017）提出该病诊断原则如下：①在患者组织或体液（痰、尿、血液）中查见颚口线虫虫体可获确诊；②未能取得病原学证据的患者，可根据其流行病学史、临床表现及血清免疫学检测结果作综合诊断。已报道的皮肤型颚口线虫病病例大部分是通过外科手术检获虫体而确诊。组织学观察幼虫肠上皮细胞核数对虫种鉴别也有价值。虽然无论用手术法还是用消化法查见虫体均可确诊，但是病原学检查存在很大的局限性，例如内脏型、脑脊髓型病人查见虫体可能性小。

（二）血清学检测

　　由于病原学检查存在很大的局限性，颚口线虫病免疫诊断具有重要意义。自 20 世纪 80 年代起，血清中特异性 IgG 抗体检测已应用于颚口线虫病辅助诊断和流行病学调查。近几年对免疫诊断特异性研究取得较大进展。免疫印迹（Western blot）、酶联免疫吸附试验、皮试、血凝试验、沉淀反应、对流免疫电泳试验、间接荧光抗体试验等免疫学方法已用于该病检测（Janwan 等，2013；Saenseeha 等，2014；Neumayr 等，2016）。其中，免疫印迹在该病免疫诊断研究中应用较多。

据报道，应用免疫印迹法检测血清 IgG 抗体，发现 24kD 蛋白是颚口线虫 3 期幼虫特异性抗原，用于抗体检测具有较高的敏感性（91.6%）和特异性（87.8%）。应用双向电泳和免疫印迹分析，颚口线虫 3 期幼虫粗提物中至少有 1~2 个抗原点能特异性识别颚口线虫病人血清抗体。近几年临床已应用免疫印迹技术和 24kD 抗原诊断颚口线虫病（马安等，2010）。另有研究发现颚口线虫 3 期幼虫 21kD 蛋白及巴西颚口线虫分泌排泄抗原（ES 抗原）中的 80kD 和 208kD 蛋白亦具有诊断价值。由于免疫印迹技术操作要求高、耗时长、需要特殊仪器设备，难以在基层临床单位或现场推广应用。

虽然已证明 24kD 蛋白是理想的颚口线虫病诊断抗原，但直接从 3 期幼虫粗抗原分离该抗原分子的获得率仅为 0.23%。为建立更有效的抗原制备方法，有研究用 24kD 抗原免疫 BALB/c 小鼠，将脾细胞与骨髓瘤细胞融合，筛选出抗 24kD 抗原的单克隆细胞株。用产生的单抗经免疫吸附纯化 24kD 抗原，可显著提高抗原纯化效率。

国内研究采用免疫印迹法和金标免疫渗滤法（DIGFA）检测人血清中颚口线虫特异性 Ig G 抗体（马安等，2017）。具体操作如下：从市售黄鳝内脏和肌肉中分离棘颚口线虫 3 期幼虫，用无菌生理盐水漂洗后，碾磨成匀浆，经超声粉碎后低温高速离心，收集上清液，即为 3 期幼虫粗抗原。用 12% SDS-PAGE 凝胶电泳分离粗抗原蛋白，电转印到 PVDF 膜上，用 5% 脱脂奶粉将膜封闭过夜，切成 3mm 宽的印迹条，与 1∶1 000 稀释的病人血清室温孵育 1 小时，洗涤后再与碱性磷酸酶标记的抗人 IgG 抗体（1∶10 000）室温孵育 1 小时，洗涤后加底物显色，在分子量为 24kD 处出现蓝色条带为阳性。DIGFA 检测参考干小仙等（2005）报道方法，检测用抗原为三氯醋酸/丙酮纯化的棘颚口线虫 3 期幼虫特异性抗原，加样量为 0.5μl（0.5g/L）。结果显示，用金标免疫渗滤法检测 16 例病人血清特异性 IgG 抗体的结果均呈阳性（100%），免疫印迹检测 16 例中 5 例呈阳性（31.2%）。研究提示 DIGFA 是棘颚口线虫病敏感性较高的免疫诊断方法。

（三）分子生物学检测

应用分子生物学方法检测颚口线虫虫种特异性基因序列是鉴定虫种最准确的方法。为了建立快速、灵敏、可靠的颚口线虫虫种鉴别方法，李树清等（2014）根据 GenBank 中发表的棘颚口线虫、日本颚口线虫和杜氏颚口线虫 ITS-2 序列，设计了 3 对特异引物，建立了这 3 种颚口线虫的单一 PCR 和多重 PCR 检测方法，并分别对单一 PCR 和多重 PCR 方法的特异性和敏感性进行了鉴定。结果显示单一 PCR 和多重 PCR 均能特异扩增出棘颚口线虫、日本颚口线虫和杜氏颚口线虫基因，其片段大小分别为 282bp、358bp、183bp，单一 PCR 对 3 种颚口线虫虫体 DNA 最小检出量分别为 0.2ng/μl、0.01ng/μl、0.01ng/μl。对宫脂线虫、异尖线虫、棘口吸虫以及迭宫绦虫均不能进行扩增。用建立的多重 PCR 方法对菲律宾、印度尼西亚和我国黑龙江颚口线虫等 12 条颚口线虫 DNA 模板进行扩增，经鉴定菲律宾与印度尼西亚的颚口线虫为棘颚口线虫，黑龙江的颚口线虫为日本颚口线虫。鉴定结果与原虫体样本的形态鉴定和测序分析结果一致。研究显示建立的多重 PCR 方法具有较高特异性和敏感性，可用于 3 种颚口线虫的鉴别和流行病学调查。

SN/T 3497—2013《水产品中颚口线虫检疫技术规范》提供颚口线虫分子生物学鉴定方法的主要步骤如下：

1. DNA 提取　可选用等效的商品化试剂盒，本技术规范依据 QIAGE 公司的 DNA 抽提试剂盒（DNeasy Blood & Tissue kit）的方法进行 DNA 提取。

2. PCR 扩增

（1）PCR 引物：扩增颚口线虫核糖体 DNA 第二内转录间隔区（ITS2）的 PCR 引物序列为：上游引物 NEWS2：5'-TGTGTCGATGAAGAACGCAG-3'；下游引物 RIXO：5'-TTCTATGCTTAA ATTCAGGGG-3'。

（2）反应体积：总体积为 25μl，模板 DNA 2μl，上下游引物（10μmol/L）各 0.5μl，dNTPs 2μl，MgCl₂ 2.5μl，10×Buffer 2.5μl，Taq 酶（5U/μl）0.2μl，补充灭菌水至 25μl。

（3）扩增条件：94℃预变性 3 分钟；94℃变性 30 秒，56℃退火 30 秒，72℃延伸 30 秒，35 个循环；72℃延伸 7 分钟。

（4）对照：检测过程中分别设置阳性对照和空白对照。颚口线虫成虫或幼虫为阳性对照，灭菌水为空白对照。

3. PCR 结果判定　PCR 扩增颚口线虫 ITS-2 基因，产物片段大小为 600bp 左右。阳性对照出现预期大小的扩增条带，空白对照未出现扩增条带，满足条件者，进行判定。出现 600bp 左右扩增片段的样品，判为阳性。将阳性样品的 PCR 产物进行测序，将其序列与 GenBank 上的颚口线虫 ITS-2 序列进行比对。

4. 样品判定　符合颚口线虫第 3 期幼虫形态特征的虫体，判定为颚口属线虫。对判定为颚口属线虫的虫体，再根据形态学初步鉴定结果，结合虫体 ITS2 测序比对结果，判定颚口线虫虫种。

目前，缺乏颚口线虫的基因组、转录组和蛋白质组数据库仍然是影响该病分子生物学诊断技术发展的限制因素。Nuamtanonget 等（2019）应用二代测序、生物信息学和蛋白质组学技术对颚口线虫晚期第 3 期幼虫进行了转录组学和分泌组学分析。结果将 171 种排泄-分泌蛋白（ESP）和 292 种蛋白质分别归于经典分泌组和非经典分泌组。在颚口线虫产生的排泄-分泌蛋白中，丝氨酸蛋白酶抑制素（serpin）可能成为颚口线虫病免疫诊断的一个有希望的抗原靶点。

四、颚口线虫病鱼、肉类产品的无害化处理

参照《中华人民共和国动物防疫法》（2021）等法律法规，对颚口线虫病鱼、肉及其产品进行无害化处理。从事动物饲养、屠宰、经营、隔离以及动物产品生产、经营、加工、贮藏等活动的单位和个人，应当按照国家有关规定做好病死动物、病害动物产品的无害化处理。任何单位和个人不得买卖、加工、随意弃置病死动物和病害动物产品。在江河、湖泊、水库等水域发现的死亡畜禽，由所在地县级人民政府组织收集、处理并溯源。在城市公共场所和乡村发现的死亡畜禽，由所在地街道办事处、乡级人民政府组织收集、处理并溯源。在野外环境发现的死亡野生动物，由所在地野生动物保护主管部门收集、处理。省（自治区、直辖市）人民政府制定动物和动物产品集中无害化处理场所建设规划，建立政府主导、市场运作的无害化处理机制。另外，为了控制水产品中寄生虫的危害，欧盟等发达组织或国家规定，含有寄生虫幼体、囊蚴的鱼肉不得投入市场流通和深加工。通过加热、冷冻、酸渍、高压、照射等方式，处理颚口线虫病鱼、肉及其产品，其安全性和处理强度参数尚待研究确定。

我国颚口线虫感染呈上升趋势。颚口线虫病对人畜健康危害严重，伴随经济贸易全球化发展和饮食文化变迁，对该病流行的防控应该加强。目前，虽然对颚口线虫病已有病原学、免疫学和分子生物学检测方法，但在高效诊断抗原筛选、制备、基因和蛋白组学特征、检测方法的现场实用性等方面，研究尚显不足。颚口线虫病动物检疫已有规范，但未来对患病动物肉类的处理仍需要探索建立科学、经济、实用的策略和措施。

（张荣光　王中全）

参 考 文 献

［1］　王敏,李明俊.猪弓形虫病的流行病学、临床症状及诊断方法概述［J］.中国动物保健,2021,22（4）:23-24.

［2］　李瑞兴,苗瑞志.猪囊虫病的流行病学、症状、检疫及防治措施［J］.现代畜牧科技,2021,（1）:94-95.

［3］　刘振祥.猪弓形虫病诊断与防治［J］.畜牧兽医科学,2021,5（4）:80-81.

［4］　何钦.猪囊虫病的检疫与防治措施实践探究［J］.中国动物保健,2021,23（4）:16-18.

［5］　宋齐平.猪囊虫病的检疫与防治措施［J］.畜牧兽医科技信息,2021,（8）:169.

［6］　迟志国,董艳方.牛屠宰检疫重点及卫生处理方法［J］.饲料博览,2020,（7）:84.

［7］　米玛.藏香猪囊虫病的流行现状和防治对策［J］.畜禽业,2020,31（6）:84-86.

［8］　吴庭萱.牛的检疫方法及处理措施［J］.兽医导刊,2020,（9）:60-61.

［9］　徐国学.肉牛囊尾蚴病的流行病学、症状、屠宰检疫及防治措施［J］.现代畜牧科技,2020,（7）:133-134.

［10］　许聪辉,杨柳茵,张豪,等.广州市市售部分水产品颚口线虫感染状况调查［J］.热带医学杂志,2019,9（4）:489-492.

［11］　李国瑜.一例牛囊尾蚴病的检疫与调查分析［J］.中国动物保健,2019,21（2）:67-68.

［12］　沈继龙,余莉.我国弓形虫病流行概况及防治基础研究进展［J］.中国血吸虫病防治杂志,2019,31（1）:71-76.

［13］ 苏治勤 . 猪囊虫病的综合防治措施关键探索［J］. 中国畜禽种业，2019，15（6）：161.

［14］ 张海英 . 青海省民和县峡门地区猪囊虫病的调查［J］. 中兽医学杂志，2019，（3）：109.

［15］ 唐兴太 . 探究牛的检疫与处理措施［J］. 畜牧兽医科技信息，2019，（10）：85.

［16］ 张国薇 . 猪囊虫病的检疫及防治措施［J］. 现代畜牧科技，2018，（2）：98.

［17］ 马安，王越，刘晓龙，等 . 颚口线虫病16例流行病学及临床特征分析［J］. 中国人兽共患病学报，2017，33（11）：1048-1051.

［18］ 刘建涛 . 猪囊虫病的检疫与防治［J］. 当代畜禽养殖业，2017，（9）：38.

［19］ 侯新燕，张雅岭 . 肉类产品进境的程序及检验检疫［J］. 现代食品，2017，（17）：40-42.

［20］ 王中全，崔晶，许汴利，等 . 中华人民共和国卫生行业标准 . 旋毛虫病暴发处理技术规范：WS 470—2015［S］.

［21］ 李树清，李雯雯，张鸿满，等 . 多重PCR鉴定三种颚口线虫方法的建立［J］. 中国动物传染病学报，2014，22（6）：38-45.

［22］ 高世同 . 颚口线虫病的流行病学、临床特点及其诊治［J］. 中国热带医学，2014，14（9）：1136-1139.

［23］ 蒲元华，王萌，杨晓宇，等 . 感染弓形虫的肉鸡的临床症状及病理变化［J］. 中国兽医科学，2014，4（9）：951-955.

［24］ 苏炯，李维芬，李四华 . 生猪屠宰检疫中囊虫、旋毛虫和住肉孢子虫的鉴别［J］. 养殖与饲料，2011，（6）：2.

［25］ 马安，干小仙 . 颚口线虫病的诊断与治疗［J］. 中国病原生物学杂志，2010，5（5）：385-388.

［26］ 张玺，王中全，崔晶，等 . 白酒对鼠体旋毛虫幼虫的杀伤作用［J］. 中国病原生物学杂志，2010，5（4）：278-279，298.

［27］ 张玺，王中全，王书伟，等 . 食用醋或酱油对旋毛虫肌幼虫感染性及生殖力的影响［J］. 中国寄生虫学与寄生虫病杂，2010，28（1）：34-37.

［28］ 张玺，崔晶，王中全，等 . 醋与酱油对旋毛虫肌幼虫杀伤作用［J］. 中国公共卫生，2010，26（1）：63-64.

［29］ 杨祥启，朱新建，金敬岗，等 . 猪囊虫病的检验与处理［J］. 中国畜禽种业，2010，6（3）：95.

［30］ 吴惠芳，张鸿满 . 颚口线虫病研究进展［J］. 应用预防医学，2009，15（6）：380-383.

［31］ 张玺，崔晶，祁欣，等 . 乙醇对旋毛虫幼虫活力及感染性的影响［J］. 中国病原生物学杂志，2009，4（11）：833-835，839

［32］ 殷国荣，郝海霞 . 弓形虫病：食用肉类传播的风险及控制对策［J］. 国际医学寄生虫病杂志，2009，36（5）：355-361.

［33］ 王中全，王洁，崔晶，等 . 免疫层析试纸条检测轻度感染小鼠肉汁抗旋毛虫抗体的研究［J］. 中国人兽共患病学报，2008，24（1）：9-12.

［34］ 崔晶，何永康，来利红，等 . 免疫层析试纸条检测实验感染猪肉汁抗旋毛虫抗体的研究［J］. 热带病与寄生虫学，2008，6（1）：8-10.

［35］ 崔晶，秦银霞，王中全 . 免疫层析试纸条检测实验感染小鼠肉汁中抗旋毛虫抗体的研究［J］. 中国病原生物学杂志，2008，3（2）：114-117.

［36］ 王中全，崔晶 .《肉品卫生检验试行规程》存在的问题及对其修订的建议［J］. 中国食品卫生杂志，2007，19（2）：120-125.

［37］ 王中全，来利红，崔晶 . 实验感染小鼠肉汁中抗旋毛虫抗体水平的研究［J］. 中国寄生虫学与寄生虫病杂志，2007，25（3）：171-174，179.

［38］ 申涛，胡中杰，张江印 . 伊犁州直八县一市屠宰牛囊虫病的调查［J］. 新疆畜牧业，2007，（1）：42-43.

［39］ 崔晶，来利红，王中全 . 旋毛虫感染小鼠膈肌虫荷与血清及肉汁抗体水平的研究［J］. 中国人兽共患病学报，2007，23（5）：495-498.

［40］ 江翠兰，杜茜茜，宋建辉 . 猪囊尾蚴病的检疫与综合防制畜牧水产［J］. 北京农业，2006，（2）：27-28.

［41］ 周望平，肖兵南，何芳 . 人畜共患住肉孢子虫病［J］. 中国兽医寄生病，2006，14（1）：39-42.

［42］ 郭忠欣，申郑毅，俞红卫，等 . 如何提高屠宰检疫中猪囊虫的检出率［J］. 河南畜牧兽医，2006，27（4）：33-33.

［43］ 干小仙，施晓华，王越，等 . 肺吸虫抗体快速检测试剂盒（金标渗滤法）的研制和应用［J］. 中国人兽共患病杂志，2005，21（11）：988-990.

［44］ 李晓卉 . 核酸探针技术在住肉孢子虫研究中的应用现状［J］. 青海畜牧兽医杂志，2004，34（2）：34-34.

［45］ 张文秀 . 猪宰后检疫中三种寄生虫的鉴别［J］. 青海畜牧兽医杂志，2004，34（5）：34-34.

［46］ 周望平，肖兵南，张长弓 . 应用快速ELISA诊断家畜住肉孢子虫病［J］. 中国兽医科技，2004，34（1）：77-78.

［47］ 纪爱英，杜聚朝 . 疑似猪囊尾蚴病在肉检中的鉴别诊断［J］. 河北畜牧兽医，2003，19（9）：45-45.

［48］ 冯笑梅，韩晓芳，王希良，等 . 聚合酶链反应及DIG标记DNA探针检测猪囊尾蚴［J］. 中国寄生虫学与寄生病杂志，2001，19（1）：54-55.

［49］ 郭忠欣，颜红军，王宏周，等 . 猪宰后检疫中囊尾蚴、旋毛虫和肉孢子虫的鉴别要点［J］. 中国兽医杂志，2001，37（7）：39.

［50］ 洪雷．牛弓形虫病［J］．中国动物检疫，2000，9（4）：44.

［51］ ZHANG XZ，WANG ZQ，CUI J. Epidemiology of trichinellosis in China during 2009-2020［J］. Acta Trop，2022，229：106388.

［52］ ADDO HO，MAJEKODUNMI AO，SAMPANE-DONKOR E，et al. Seroprevalence of *Taenia solium* and *Trichinella spiralis* among humans and pigs in Ghana［J］. Biomed Res Int，2021，2021：1031965.

［53］ BINH VTL，DUNG DT，VINH HQ，et al. Human taeniasis and cysticercosis and related factors in Phu Tho province，northern Vietnam［J］. Korean J Parasitol，2021，59（4）：369-376.

［54］ BRAASCH J，OSTERMANN S，MACKIEWICZ M，et al. *Trichinella spiralis*-New method for sample preparation and objective detection of specific antigens using a chemiluminescence immunoassay［J］. Vet Parasitol X，2020，4：100033.

［55］ BUTALA C，BROOK TM，MAJEKODUNMI AO，et al. Neurocysticercosis：Current perspectives on diagnosis and management［J］. Front Vet Sci，2021，8：615703.

［56］ CABAJ W，GRZELAK S，MOSKWA B，et al. *Sarcocystis cruzi* infection in free-living European bison（*Bison bonasus bonasus* L.）from the Bialowieza Forest，Poland-A molecular analysis based on the *cox1* gene［J］. Int J Parasitol Parasites Wildl，2021，16：59-63.

［57］ CAROD JF，MAUNY F，PARMENTIER AL，et al. Hyperendemicity of cysticercosis in Madagascar：Novel insights from school children population-based antigen prevalence study［J］. PLoS One，2021，16（10）：e0258035.

［58］ CUI Y，WANG X，XU J，et al. Proteomic analysis of *Taenia solium* cyst fluid by shotgun LC-MS/MS［J］. J Parasitol，2021，107（5）：799-809.

［59］ CYBULSKA A，KORNACKA A，POPIOŁEK M，et al. Use of meat juice from racoons（*Procyon lotor*）collected from Central Europe for immunological detection of *Trichinella* spp.［J］. Vet Parasitol，2021，297：109066.

［60］ DIXON MA，WINSKILL P，HARRISON WE，et al. *Taenia solium* taeniasis/cysticercosis：From parasite biology and immunology to diagnosis and control［J］. Adv Parasitol，2021，112：133-217.

［61］ EL-SAYAD MH，FARAG H，EL-TAWEEL H，et al. Cysticercus bovis in cattle slaughtered in north Egypt：Overestimation by the visual inspection method［J］. Vet World，2021，14（1）：155-160.

［62］ ERCOLE ME，BESSI C，PASQUALETTI MI，et al. Reprint of：Gamma radiation effect on *Trichinella pseudospiralis* and *Trichinella spiralis* infected wild boar meat［J］. Vet Parasitol，2021，297：109543.

［63］ European Food Safety Authority；European Centre for Disease Prevention and Control. The European Union One Health 2019 Zoonoses Report［J］. EFSA J，2021，19（2）：e06406.

［64］ HAN XM，ZHANG XY，JIAN YN，et al. *Taenia saginata* infection misdiagnosed as acute cholecystitis in a Tibetan patient，in China［J］. Korean J Parasitol，2021，59（3）：311-317.

［65］ HONGCHUTA S，INTAPAN PM，THANCHOMNANG T，et al. Preliminary findings and molecular characterization of thin-walled *Sarcocystis* species in hearts of cattle and buffaloes in Thailand，Lao PDR，and Cambodia［J］. Parasitol Res，2021，120（8）：2819-2825.

［66］ SUDAN V，SHANKER D，PALIWAL S，et al. Phylogenetics of *Sarcocystis fusiformis* isolates based on 18S rRNA and *cox 1* genes［J］. Microb Pathog，2021，159：105144.

［67］ VAN DER GIESSEN J，DEKSNE G，GÓMEZ-MORALES MA，et al. Surveillance of foodborne parasitic diseases in Europe in a One Health approach［J］. Parasite Epidemiol Control，2021，13：e00205.

［68］ EICHENBERGER RM，THOMAS LF，GABRIËL S，et al. Epidemiology of *Taenia saginata* taeniosis/cysticercosis：a systematic review of the distribution in East，Southeast and South Asia［J］. Parasit Vectors，2020，13（1）：234.

［69］ FEI X，LI C，ZHANG Y，et al. Next-generation sequencing of cerebrospinal fluid for the diagnosis of neurocysticercosis［J］. Clin Neurol Neurosurg，2020，193：105752.

［70］ GHOLAMI N，MOSAYEBI M，DEHGHAN RAHIM ABADI P，et al. Bovine cysticercosis in feedlot cattle in central region of Iran［J］. J Parasit Dis，2020，44（1）：25-30.

［71］ GONG QL，LI J，LI D，et al. Seroprevalence of *Toxoplasma gondii* in cattle in China from 2010 to 2019：A systematic review and meta-analysis［J］. Acta Trop，2020，211：105439.

［72］ KARADJIAN G，KAESTNER C，LABOUTIÈRE L，et al. A two-step morphology-PCR strategy for the identification of nematode larvae recovered from muscles after artificial digestion at meat inspection［J］. Parasitol Res，2020，119（12）：4113-4122.

［73］ QIAN MB,XIAO N,LI SZ,et al. Control of taeniasis and cysticercosis in China［J］. Adv Parasitol,2020,110:289-317.

［74］ WANG R,ZHAO N,ZHANG H,et al. Prevalence of *Toxoplasma gondii* infections in chicken hearts from farmers' markets and supermarkets in the Tai'an region of China［J］. J Food Prot,2020,22:338-341.

［75］ FIGUEIREDO BNS,LIBÓRIO RA,SATO M,et al. Occurrence of bovine cysticercosis in two regions of the state of tocantins-brazil and the importance of pathogen identification［J］. Pathogens,2019,8（2）:66.

［76］ LI T,CHEN X,WANG H,et al. High prevalence of taeniasis and *Taenia solium* cysticercosis in children in western Sichuan,China［J］. Acta Trop,2019,199:105133.

［77］ LI TT,WANG JL,ZHANG NZ,et al. Rapid and visual detection of *Trichinella* spp. using a lateral flow strip-based recombinase polymerase amplification（LF-RPA）assay［J］. Front Cell Infect Microbiol,2019,9:1.

［78］ NUAMTANONG S,REAMTONG O,PHUPHISUT O,et al. Transcriptome and excretory-secretory proteome of infective-stage larvae of the nematode *Gnathostoma spinigerum* reveal potential immunodiagnostic targets for development［J］. Parasite,2019,26（34）:1-18.

［79］ SARATSIS A,SOTIRAKI S,BRAAE UC,et al. Epidemiology of *Taenia saginata* taeniosis/cysticercosis:a systematic review of the distribution in the Middle East and North Africa［J］. Parasit Vectors,2019,12（1）:113.

［80］ BOBIĆ B,THOMAS LF,DJAKOVIĆ OD,et al. Epidemiology of *Taenia saginata* taeniosis/cysticercosis in the Russian Federation. Parasit Vectors,2018,11（1）:636.

［81］ BOUWKNEGT M,DEVLEESSCHAUWER B,GRAHAM H,et al. The Euro-Fbp Workshop Participants. Prioritisation of food-borne parasites in Europe,2016［J］. Eurosurveillance,2018,23:17-00161.

［82］ BRAAE UC,THOMAS LF,ROBERTSON LJ,et al. Epidemiology of *Taenia saginata* taeniosis/cysticercosis:a systematic review of the distribution in the Americas［J］. Parasit Vectors,2018,11（1）:518.

［83］ DERMAUW V,DORNY P,BRAAE UC,et al. Epidemiology of *Taenia saginata* taeniosis/cysticercosis:a systematic review of the distribution in southern and eastern Africa［J］. Parasit Vectors,2018,11（1）:578.

［84］ DING H,GAO YM,DENG Y,et al. A systematic review and meta-analysis of the seroprevalence of *Toxoplasma gondii* in cats in mainland China［J］. Parasit Vectors,2017,10（1）:27.

［85］ JONES JL,KRUSZON-MORAN D,ELDER S,et al. *Toxoplasma gondii* infection in the United States,2011-2014［J］. Am J Trop Med Hyg,2017,98（2）:551-557.

［86］ LARANJO-GONZALEZ M,DEVLEESSCHAUWER B,TREVISAN C,et al. Epidemiology of taeniosis/cysticercosis in Europe,a systematic review:Western Europe［J］. Parasit Vectors,2017,10（1）:349.

［87］ PAN M,LYU C,ZHAO J,et al. Sixty years（1957-2017）of research on toxoplasmosis in China-an overview［J］. Front Microbiol,2017,8:1825.

［88］ ROSTAMI A,GAMBLE HR,DUPOUY-CAMET J,et al. Meat sources of infection for outbreaks of human trichinellosis［J］. Food Microbiol,2017,64:65-71.

［89］ GAYDA J,RECKINGER S,THABEN N,et al. Validation studies of the latex agglutination test for the detection of *Trichinella* larvae in meat products［J］. Vet Parasitol,2016,231:150-153.

［90］ NEUMAYR A,OLLAGUE J,BRAVO F,et al. Cross-reactivity pattern of asian and american human gnathostomiasis in western blot assays using crude antigens prepared from *Gnathostoma spinigerum* and *Gnathostoma binucleatum* third-stage larvae［J］. Am J Trop Med Hyg,2016,95（2）:413-416.

［91］ WILKING H,THAMM M,STARK K,et al. Prevalence,incidence estimations,and risk factors of *Toxoplasma gondii* infection in Germany［J］. Sci Rep,2016,6:22551.

［92］ FAYER R,EEPOSITO DH,DUBEY JP. Human infections with *Sarcocystis* species［J］. Clin Microbiol Rev,2015,28（2）:295-311.

［93］ FOGACA RL,CAPELLI-PEIXOTO J,YAMANAKA IB,et al. Phage-displayed peptides as capture antigens in an innovative assay for *Taenia saginata*-infected cattle［J］. Appl Microbiol Biotechnol,2014,98（21）:8887-8894.

［94］ SAENSEEHA S,PENCHOM J,YAMASAKI H,et al. A dot-ELISA test using a *Gnathostoma spinigerum* recombinant matrix metalloproteinase protein for the serodiagnosis of human gnathostomiasis［J］. Southeast Asian J Trop Med Public Health,2014,45（5）:990-996.

［95］ INTERISANO M,MARUCCI G,GÓMEZ-MORALES MA,et al. Validation of a latex agglutination test for the detection of *Trichinella* infections in pigs［J］. Vet Parasitol,2013,194（2-4）:121-124.

[96] JANWAN P,INTAPAN PM,YAMASAKI H,et al. Application of recombinant *Gnathostoma spinigerum* matrix metalloproteinase-like protein for serodiagnosis of human gnathostomiasis by immunoblotting [J]. Am J Trop Med Hyg, 2013,89(1):63-67.

[97] ESPOSITO DH,FREEDMAN DO,NEUMAYR A,et al. Ongoing outbreak of an acute muscular *Sarcocystis*-like illness among travellers returning from Tioman Island,Malaysia,2011-2012 [J]. Euro Surveill,2012,17(45):20310.

[98] JIANG P,WANG ZQ,CUI J,et al. Comparison of artificial digestion and Baermann's methods for detection of *Trichinella spiralis* pre-encapsulated larvae in muscles with low-level infections [J]. Foodborne Pathog Dis,2012,9(1):27-31.

[99] CUI J,WANG ZQ,XU BL. The epidemiology of human trichinellosis in China during 2004-2009 [J]. Acta Trop,2011, 118:1-5.

[100] KATCHANOV J,SAWANYAWISUTH K,CHOTMONGKOL V,et al. Neurognathostomiasis,a neglected parasitosis of the central nervous system [J]. Emerg Infect Dis,2011,17(7):1174-1180.

[101] LI F,CUI J,WANG ZQ,et al. Sensitivity and optimization of artificial digestion in the inspection of meat for *Trichinella spiralis* [J]. Foodborne Pathog Dis,2010,7(8):879-885.

[102] FREY CF,SCHUPPERS ME,NÖCKLER K,et al. Validation of a Western Blot for the detection of anti-*Trichinella* spp. antibodies in domestic pigs [J]. Parasitol Res,2009,104(6):1269-1277.

[103] HILL DE,BENEDETTO SM,COSS C,et al. Effects of time and temperature on the viability of *Toxoplasma gondii* tissue cysts in enhanced pork loin [J]. J Food Prot,2006,69(8):1961-1965.

[104] LINDSAY DS,COLLINS MV,HOLLIMAN D,et al. Effects of high-pressure processing on *Toxoplasma gondii* tissue cysts in ground pork [J]. J Parasitol,2006,92(1):195-196.

[105] ESPINDOLA NM,IHA AH,FERNANDES I,et al. Cysticercosis immunodiagnosis using 18-and 14-kilodalton proteins from *Taenia crassiceps* cysticercus antigens obtained by immunoaffinity chromatography[J]. Clin Microbiol,2005,43(7): 3178-3184.

[106] HOANE JS,MORROW JK,SAVILLE WJ,et al. Enzyme-linked immunosorbent assays for detection of equine antibodies specific to *Sarcocystis neurona* surface antigens [J]. Clin Diagn Lab Immunol,2005,12(9):1050-1056.

[107] OGUNREMI O,MACDONALD G,GEERTS S,et al. Diagnosis of *Taenia saginata* cysticercosis by immunohisto-chemical test on formalin-fixed and paraffin-embedded bovine lesions [J]. J Vet Diagn Invest,2004,16(5):438-441.

[108] FUKUYO M,BATTSETSEG G,BYAMBAA B. Prevalence of *Sarcocystis* infection in horses in Mongolia [J]. Southeast Asian J Trop Med Public Health,2002,33(4):718-719.

[109] YANG ZQ,LI QQ,ZUO YX,et al. Characterization of *Sarcocystis* species in domestic animals using a PCR-RFLP analysis of variation in the 18S rRNA gene:a cost-effective and simple technique for routine species identification [J]. Exp Parasitol,2002,102(3-4):212-217.

[110] MARGONO SS,SUBAHAR R,HAMID A,et al. Cysticercosis in Indonesia:epidemiological aspects [J]. Southeast Asian J Trop Med Public Health,2001,32(S2):79-84.

[111] D'SOUZA PE,HAFEEZ M. Detection of *Taenia solium* cysticercosis in pigs by ELISA with an excretory-secretory antigen [J]. Vet Res Commun,1999,23(5):293-298.

[112] THEIS JH,CLEARY M,SYVANEN M,et al. DNA-confirmed *Taenia solium* cysticercosis in black bears (*Ursus americanus*) from California [J]. Am J Trop Med Hyg,1996,55(4):456-458.

第五十八章

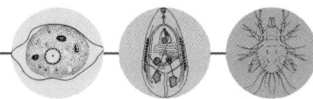

鱼源性寄生虫检测技术

鱼源性寄生虫病是指某些寄生虫感染阶段寄生在水产品中，人因食入含有虫卵或幼虫的生的或未煮熟的食物而感染的寄生虫病。随着市场开放与经济发展，食物种类越来越丰富，居民生食、半生食等饮食习惯及烤、涮等烹饪方法的普及导致鱼源性寄生虫病发病率呈上升蔓延趋势，并成为广泛存在的公共卫生问题。中国幅员辽阔、地理环境复杂、人口众多、生活习惯各异，鱼源性寄生虫病种类繁多、中间宿主广泛、感染率高、带来的经济损失巨大、对人类身体健康造成严重威胁。我国于2014—2015年开展了全国第3次人体重要寄生虫病现状调查，此次调查范围覆盖我国大陆地区（不含我国港澳台地区）。与前两次调查相比，我国重点寄生虫患者群感染率显著下降，全国总感染率降到6%以下，绝大部分地区均已处于低度流行或散发状态，但在部分地区，生食或半生食淡水鱼虾习俗导致华支睾吸虫感染集中分布，尤其在珠江三角洲城镇与城郊地区感染率高达23.36%。因此，必须高度重视，并且制定、采取一系列切实有效的防治措施，从而降低鱼源性寄生虫病对居民身体健康的威胁及危害。目前，我国常见鱼源性寄生虫病主要有华支睾吸虫病、东方次睾吸虫、钩棘单睾吸虫、扇棘单睾吸虫、台湾棘带吸虫、日本棘隙吸虫、福建棘隙吸虫、棘颚口线虫、异尖线虫和阔节裂头绦虫10种。本章主要对这10种常见且危害严重的鱼源性寄生虫在我国的流行现状及检测方法进行简述。

第一节　华支睾吸虫

华支睾吸虫（*Clonorchis sinensis*），隶属于扁形动物门（Platyhelminthes）、吸虫纲（Trematoda）、复殖目（Digenea）、后睾科（Opisthorchiidae）、支睾属（*Clonorchis*），又称肝吸虫（liver fluke），华肝蛭。成虫寄生于人体的肝胆管内，可引起华支睾吸虫病（Clonorchiasis），又称肝吸虫病。该虫于1874年首次在加尔各答一名华侨的胆管内发现，1908年才在我国证实该病存在，迄今已有100多年历史。华支睾吸虫是一种非常古老的寄生虫，1975年在我国湖北江陵西汉古尸粪便中发现该虫的虫卵，之后又在同一个县的战国楚墓古尸中见到该虫卵，证明华支睾吸虫病在我国至少已有2 300年以上历史。常见的传染源包括人和动物。猫、犬、猪、兔、水獭、鼠、麝鼠、水貂、狐狸、黄鼬、獾、狼等都为常见的保虫宿主。

一、食品中华支睾吸虫检测的意义

虽然首例华支睾吸虫病发现距今已有140年，但是直到近几年国际上才对华支睾吸虫病的危害有了较清楚的认识，逐步确定了华支睾吸虫为胆管细胞癌的明确致癌物，并将华支睾吸虫病列入被忽视热带病之中。感染华支睾吸虫后急性期会出现寒战、高热、胃肠道症状；肝、脾大；肝区压痛及黄疸；嗜酸性粒细胞显著增多等。慢性期以消化道症状为主，如食欲减退，上腹部饱胀感或钝痛，腹泻、便秘，怕油腻食品等。体征：肝左叶大。严重者可致肝硬化、腹水和侏儒症。

20世纪初就陆续出现了华支睾吸虫感染合并肝癌的报道。生态学分析显示，华支睾吸虫感染与胆管细胞癌相关（Lim MK等，2006）。2009年2~3月，世界卫生组织下属的国际癌症研究署（International Agency for Research on Cancer，IARC）在法国里昂召集专家对肝吸虫等生物性因素的致癌性进行了讨论

1948

（Bouvard V 等，2009）。在充分考虑了华支睾吸虫最近的研究结果后，认为华支睾吸虫对人体的致癌性证据是充分的，虽然动物实验数据依然有限，但综合考虑后将华支睾吸虫调整为明确的人类致癌物（1 类）。之后，世界卫生组织在 2010 年，正式将华支睾吸虫病列入"全球被忽视热带病首次报告"（WHO，2010）。报告中指出，由于几十年来缺少关于食源性吸虫病的分布和疾病负担评价，该类疾病的危害性一直被忽视，需要加强该类疾病的防治。

2011 年底，《柳叶刀》杂志在线发表了一篇全球食源性吸虫病疾病负担的研究成果（Fürst T 等，2012）。研究估算全球共有 1 531 万华支睾吸虫感染者，分布于中国、韩国、越南和俄罗斯，每年造成 5 591 例死亡和 275 370 DALYs（disability adjusted life year，伤残调整生命年）。关于华支睾吸虫感染所致胆管细胞癌的数据，其他学者采用另外一种方法，即基于韩国有较完善的癌症病例登记，通过对韩国的胆管细胞癌发病情况、华支睾吸虫感染情况及华支睾吸虫感染与胆管细胞癌的 OR（odds ratio），推算了华支睾吸虫感染者的胆管细胞癌归因发病率，男性为 35/10 万，女性为 25/10 万；估算全球华支睾吸虫感染所致的胆管细胞癌每年为 5 000 余例（Qian MB 等，2012）。

经过 50 多年的积极防治，我国华支睾吸虫病的防治工作取得了显著的成绩，人群感染率和感染度均有不同程度的下降，其中以感染度的下降较为明显。但是，华支睾吸虫生活史复杂，保虫宿主较多，且这些保虫宿主的粪便难以管理，从而加大了华支睾吸虫防治工作的难度。食用鱼生和通过厨具交叉感染是人们感染华支睾吸虫的重要途径。由于感染华支睾吸虫后大多数患者病情轻微，所以华支睾吸虫感染的严重性并没有受到足够的重视。此外，现代交通运输的便利快捷，使得人们更易到达以前不宜到达的市场，这在某种意义上讲，增加了人们感染华支睾吸虫的危险性。因此，继续加强对华支睾吸虫病的防治研究仍具有实际意义。

二、华支睾吸虫生物学及流行病学

华支睾吸虫成虫雌雄同体，呈葵花子状（图 58-1），前端细，后端圆，长 10~25mm，口吸盘略大于腹吸盘。睾丸一对，呈树枝状分支，虫种因之而得名。卵巢小，分 3 叶。受精囊大。子宫弯曲，开口于腹吸盘前缘的生殖孔。虫卵黄褐色，似芝麻状，前端有一小盖，盖两侧卵壳突起形成肩峰；后端钝圆，末端多数有一疣状突起。尾蚴呈烟斗状，分体尾两部分。体长 216~238μm；尾长大于体长的 2~3 倍。体前端背面有眼点一对。囊蚴椭圆形，大小为（123~150）μm ×（85~140）μm。囊壁分两层，内有一卷曲的幼虫。排泄囊大，囊内含黑色颗粒。后尾蚴（蚴虫脱囊后）大小为（300~320）μm ×（80~90）μm。口、腹吸盘和体表布满单生小棘。体后部有一椭圆形的大排泄囊，囊内充满黑色颗粒。

寄生在宿主胆管内的成虫产卵后，产出的卵随胆汁进入肠道排出，入水后被第一中间宿主：纹沼螺（*Parafossarulus striatulus*）等觅食，毛蚴逸出进入肝脏，经胞蚴、雷蚴阶段发育最后形成尾蚴逸出，尾蚴在水中游动时遇到第二中间宿主（鱼、虾）时，入侵其肌体并形成囊蚴。人等终宿主食入含囊蚴的鱼、虾，经胃酸等消化液作用后，后尾蚴从囊内逸出，进入肝脏小胆管内发育为成虫。

淡水螺是华支睾吸虫的第一中间宿主，如豆螺科、黑螺科、拟沼螺科等，最主要的是纹沼螺、长角涵螺、赤豆螺、放逸短沟蜷、方格短沟蜷等 10 多种淡水螺，其平均感染率在 10% 以下（刘小宁等，2000）。华支睾吸虫对第二中间宿主选择性不强，多种淡水鱼、虾等 100 多种都可作为其第二中间宿主。国内已证实的淡水鱼有 12 科 39 属 68 种，养殖型鱼类包括青、草、鲢、鳙及鱼苗等，野生型鱼类包括麦穗鱼、克氏鲦鱼等感染率最高（吴德，2002）。经常在浅层水活动的野生小鱼感染率高、感染度重。

在国外，东南亚国家为华支睾吸虫的主要流行区。韩国在 1915 年首次发现存在华支睾吸虫病。20 世纪 60 年代，韩国进行了一次全国性大规模流行病调查，结

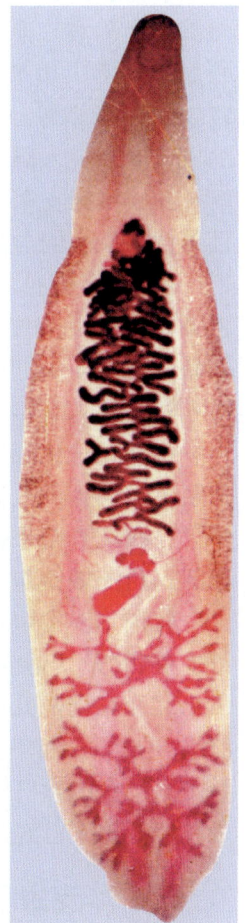

图 58-1　华支睾吸虫
（引自　朱玉霞）

果表明,华支睾吸虫病分布在沿纳克东河、耶恩桑河、昆河、漫克咏河、汉锐勿思河流域,其中纳克东河流域流行严重。在咏洋县,人群吸虫的感染率平均为 18.5%,其中有 70% 的人感染的是华支睾吸虫。20 世纪 70~90 年代,韩国在全国范围内进行了 5 次流行病学调查,全国人口平均感染率分别为 4.6%、1.8%、2.6%、2.7% 和 2.2%,部分疫区人群感染率高达 22.7%(Hong ST 等,1998)。因此,韩国最主要的寄生虫病感染为华支睾吸虫。20 世纪 20 年代,日本国内人群华支睾吸虫的平均感染率(虫卵检查总阳性率)为 0.4%,到 1947 年就降至 0.003%,但全日本各地均发现有华支睾吸虫感染病例,甚至部分地区,如冈山县儿岛郡东兴除村人群感染率高达 67.2%(左胜利等,1999)。之后经过防治,感染疫区已明显减少,在 20 多年都未见相关病例的报道。在越南,湄公河三角洲平原是华支睾吸虫主要的流行分布区。1998 年在 NinhBinh 省 Kim Son 地区的调查中发现,人群的平均感染率为 13.7%,其中男性感染率明显高于女性,男性为 23.4%,但女性仅为 1.5%(Kino 等,1998),且 10 岁以下儿童很少感染。在感染人群中,感染率随年龄的增长而增长。除亚洲地区外,在欧洲主要是俄罗斯感染人数较多,其他国家只有散在病例报道。

在国内,华支睾吸虫在我国的分布呈现出点、线、面的特点,以东南沿海、长江流域、松花江流域及五大淡水湖泊为主,其感染率南方较北方高。20 世纪 30 年代的调查显示,我国东南沿海及东北地区的人群感染率在 0.20%~53.73% 之间(潘波等,1998)。1988 年,我国第一次进行全国人体寄生虫病调查,结果发现,除西藏、内蒙古、青海、宁夏、新疆等少数省市外,至少有 24 个省的 200 多个县或地区有该病的流行,其中,广东、广西和海南为重疫区,其次是黑龙江、中国台湾、中国香港、吉林、辽宁,我国人群中华支睾吸虫的平均感染率为 0.365%(Li 等,1995)。1992 年黑龙江省卫生防疫站调查了 45 个市(县),粪检虫卵平均感染率为 15.70%,其中宾县感染率高达 67.58%(李顺玉等,2000)。1999 年,在山东省对 107 个华支睾吸虫流行县展开抽样调查,粪检虫卵阳性率平均为 0.33%(万功群等,2000)。广东省是华支睾吸虫流行的重灾区之一,这也是因为该地区人群爱吃"鱼生"的习惯一直没有改变。疫区主要分布在珠三角及汉江一带,而雷州半岛和广东省西部则较少见,人群平均感染率为 1.824%(LI 等,1995)。1985—1995 年对南海市、顺德市及佛山市进行了一次华支睾吸虫感的情况调查,人群粪检虫卵阳性率平均为 30.3%,最高的达 57.3%(伍德娥等,1999)。1997 年,在广东省境内对 8 个县进行第二次人体肠道寄生虫分布调查,结果显示华支睾吸虫人群的平均感染率为 4.08%(方悦怡等,2000),30 岁组的感染率最高,为 9.06%。

在我国华支睾吸虫感染者中,年龄最小的仅 3 个月,最大的为 87 岁,但感染者多为 20~60 岁的青壮年,且男性感染率明显高于女性。另外,不同职业人群感染情况也不同,农民、渔民、餐饮业人员及机关干部比工厂工人、街道居民高。95% 的感染者为轻度感染,中度感染占 4%,重度感染仅占 1% 左右,记载的最高感染度为每克粪便 41 000 个虫卵(李世富等,1998)。华支睾吸虫成虫在人体内存活可长达 20~30 年,李朝品等(2004)报道过消化不良型慢性肝吸虫病一例,患者为 46 岁男性,因食欲缺乏、腹胀、腹痛、稀便多年入院,自述 22 年前在广东服兵役期间曾有多名战友因食鱼、虾感染肝吸虫。

虽然无法比较近百年来的流行水平变化情况,但是前两次的全国调查显示人群感染水平在显著上升,从第 1 次调查的 0.31% 上升到第 2 次调查的 0.58%,尤其是广东由 1.82% 上升到 5.35%(Chen 等,2012),而第三次调查结果显示在有生食或半生食淡水鱼虾习俗的地区,会导致华支睾吸虫感染集中分布,尤其在珠江三角洲城镇与城郊地区感染率高达 23.36%。

我国华支睾吸虫病流行水平上升的情况提示我们,该病的防治工作尚未得到足够的重视。由于其他寄生虫病,尤其是疟疾、丝虫病、血吸虫病的高度肆虐给人民群众带来了极大的危害,而华支睾吸虫病主要于东北和东南的几个省份流行,因此其重要性相对较低,从而导致中国以上寄生虫病疫情显著下降(甚至消除)的同时,而华支睾吸虫病疫情却明显上升(Chen 等,2012)。另外,中国的华支睾吸虫病防治水平落后于其他食源性肝吸虫病的主要流行国家,比如华支睾吸虫病在韩国仍然是最主要的食源性寄生虫病,但是其流行水平已经从 1971 年的 4.6% 降到 2004 年的 2.4%(Kim 等,2004)。

三、华支睾吸虫的检测方法

镜检法是华支睾吸虫传统的确诊方法,但因虫卵较小,并易受虫卵数量和人为因素的影响,因此镜检法易于漏诊。目前较为广泛应用的有酶联免疫吸附法(ELISA),其灵敏性较高,但诊断试剂盒所包被的抗原成分较复杂,会与姜片虫病、并殖吸虫病等其他寄生虫病发生交叉反应而出现假阳性结果。近几年分子诊断方法在华支睾吸虫的检测中研究较多,可根据特定基因设计特异性引物和探针,建立华支睾吸虫的实时荧光定量 PCR 反应体系。

(一)病原学检查

华支睾吸虫的检测主要是依靠镜检法查虫卵。从粪便中检获虫卵,是确诊华支睾吸虫病的依据。

(二)血清学检测

目前较为广泛应用的有酶联免疫吸附试验(ELISA),此项技术血清用量少,操作简便,判断结果容易,又具有较高的敏感性和特异性,是目前符合现场需要的最好的免疫诊断方法(华湘津等,1994)。根据经典的 ELISA,改进的方法有:Dot-ELISA,该法以硝酸纤维素膜为载体,吸附抗原更稳定,操作周期缩短,试验结果提示用于华支睾吸虫病诊断有高度的敏感性和特异性,是一种微量、敏感的新方法(石裕明等,1992)。ABC-ELISA,生物素-亲和素这一生物反应放大系统引入 ELISA 后,反应强度高于常规的 ELISA(汪冰等,1993)。FAST-ELISA,改进后的 ELISA,在不降低反应强度的条件下,采用提高反应系统浓度使保温时间缩短,37℃条件下每步反应仅需 5 分钟(王秀珍等,1991)。其他改进的 ELISA 方法有微板法 K-ELISA(陈雅棠等,1987),凝胶扩散法(DIG)-ELISA(石裕明等,1991)等,既显示出敏感性高、特异性强等特点,又具有各自的优点。

(三)分子生物学检测

在华支睾吸虫病的分子诊断中,核糖体内在转录间隔区(internal transcribed spacer,ITS)、ITS2 以及 18S 核糖体 rRNA 基因被证实为鉴定华支睾吸虫的可靠的分子遗传标记物(陈莹等,2015)。李佳等(2016)根据华支睾吸虫 18S rRNA 基因设计和合成了特异性引物和探针,建立了华支睾吸虫的 PCR 检测方法,最低检测限度为 10 个 DNA 拷贝/反应,检测结果显示,RT-PCR 法的灵敏度达 90%,特异度为 100%,证实该方法适用于华支睾吸虫现场的快速检测及定量分析。

第二节　东方次睾吸虫

东方次睾吸虫(*Metorchis orientalis*)隶属于扁形动物门(Platyhelminthes)、吸虫纲(Trematoda)、复殖目(Digenea)、后睾科(Opisthorchiidae)、次睾属(*Metorchis*),是寄生在动物的肝胆管和胆囊内最常见的一种吸虫。目前世界上所报道的次睾吸虫共有 26 种,其中有 8 种可寄生于哺乳动物,其余 18 种则寄生在鸟类体内(林金祥等,2001)。东方次睾吸虫是次睾属中较为重要的一种,过去,东方次睾吸虫一直被认为是家鸭等鸟禽类的寄生虫,常常寄生在鸭和其他水禽的胆囊和胆管内,有时犬、猫和人也会受其感染,临床症状通常表现为贫血、消瘦以及消化系统疾病(韩先桂等,2001),其病理变化的严重程度通常与患病的时间有一定正相关(陈诚等,2008),给人与动物的健康与畜禽类经济发展带来影响与损失。东方次睾吸虫多发现于华支睾吸虫病流行区,往往与华支睾吸虫混合感染人、犬、猫等动物。东方次睾吸虫主要分布在中国和韩国等亚洲国家。在我国分布十分广泛,吉林、黑龙江、山东、四川、广东、福建等地均有相关病例的报道(朱玉霞等,2006)。首例人感染东方次睾吸虫的报道来自广东省,在福建省也有过相同报道(林金祥等,1986)。因此,东方次睾吸虫病是一种重要的人畜共患寄生虫病,人感染东方次睾吸虫病的临床症状和动物十分相似,都表现为肝、胆区隐痛、腹泻、腹痛、无力、厌食等(林金祥等,2001)。东方次睾吸虫和华支睾吸虫有着相似的形态特征及宿主,也经常存在误判的可能性(Sohn 等,2009)。

一、食品中东方次睾吸虫检测的意义

林金祥等(2001)在广东省平远县从麦穗鱼体内检获大量东方次睾吸虫囊蚴,考虑其对人体感染和致病的可能性。随后,其课题组成员自愿进行人体感染实验,吞服东方次睾吸虫 316 个囊蚴后观察,第 10 天开始,出现腹痛、闷胀、乏力、食欲减退、肝区不适等症状。第 40 天左右,嗜酸性粒细胞、谷丙转氨酶、碱性磷酸酶、谷氨酰转肽酶与球蛋白等出现异常,服药驱出成虫 9 条,证实东方次睾吸虫可感染人体并致病。在人体实验成功后,林金祥等 2004 年在广东省平远县,调查人群自然感染及疫源地的存在。共检查 95 人,

其中感染 4 人,感染率为 4.2%,病例均为男性,年龄分别为 33 岁、39 岁、42 岁和 50 岁,其中有 2 例病例同时合并感染华支睾吸虫。

在动物感染中,卢明科等(2003)、周霖等(2005)对家鸭感染的研究发现,在感染早期,病变主要表现为胆囊炎、胆管炎和肝脏局灶性坏死。胆囊上皮出现瘤样增生,肝脏内的小胆管上皮细胞呈多层状增生,有的已倾向间变,肝脏质地变硬,胆管和结缔组织增生(腺瘤样增生),胆汁淤积,淤积的胆汁盐对迷走神经和心脏传导系统有毒性作用,导致心包和心肌纤维变性、坏死等病变,有可能诱发胆囊的腺上皮癌和肝癌。

对实验条件下感染东方次睾吸虫的雏鸭进行剖检(那璐,2015),可见胆囊高度肿大,表面充血明显,囊壁增厚,胆管萎缩变细,胆囊中有出血和溃疡病变,胆囊切开后可见大量虫体,炎症组织增生阻塞胆道,引发阻塞性黄疸;胆囊内部出现黏膜充血、肿胀、扩张,肝脏呈现单侧肿大,暗红色,质硬,肝实质萎缩、肝硬变,致使肝功能受损,从而影响宿主的消化功能,严重者会发生癌变,引发肝胆管癌,并可引起全身症状,病程多为慢性经过,容易引起其他疾病,最终综合作用导致动物死亡。东方次睾吸虫是否对人体也有上述相似的致病性,有待于进一步研究。

二、东方次睾吸虫生物学及流行病学

成虫叶片状(图 58-2),口吸盘比腹吸盘大。两个睾丸前后排列,呈浅裂隙分叶。子宫弯曲延伸至腹吸盘前,大小为(3.0~6.8)mm×(0.61~1.64)mm。虫卵极似华支睾吸虫卵,但壳薄光滑,且肩峰不明显。卵内毛蚴清晰。壳底多数呈块状突起。大小为 31.2μm×15.3μm。尾蚴分体部和尾部两部分,体部长 189μm×99μm;尾部长 412μm×34μm。体表披小棘。体前端有棕黑色眼点一对,两侧有长的感觉毛 10 根。囊蚴与华支睾吸虫的极其相似,差异点在于其囊壁厚,大小为 147.0~176.8μm。

东方次睾吸虫的发育需要两个中间宿主。第一中间宿主是纹沼螺(*Parafossarulus striatulus*),有资料显示其自然感染率为 0.03%(张耀娟等,1985)。第二中间宿主为多种淡水鱼,大多数为鲤科(Cyprinidae)小鱼,报道最多的是主有麦穗鱼(*Pseudorasbora parva*)、棒花鱼(*Pseudogobis rivularis*),国外也有相应的报道(SOHN WM 等,2015)。除此之外,胡瓜鱼科(*Osmeridae*)、沙塘鳢科(Odontobutidae)、合鳃鱼科(*Synbranchidae*)、鮈亚科(Gobioninae)、香鱼科(*Plecoglossidae*)中部分属种的小鱼也能感染东方次睾吸虫(NAM HS 等,2000),花瓣刺魞(*Puntius semifasciayus*)和山东细鲫鱼(*Aphyocypris shangtungensis*)是最新发现其体内含有东方次睾吸虫囊蚴的新宿主(张耀娟等,1985),这些淡水鱼大多数都在水体浅表层活动。在我国这些中间宿主的分布十分的广泛,中间宿主生存能力较强,再加上丰富的水资源与得天独厚的自然环境,使其成为传播寄生虫病最为适宜的中间宿主,因此导致本病的流行广泛而普遍。

与华支睾吸虫相比,东方次睾吸虫的不同点在于:①成虫主要寄生在终末宿主的胆囊;②终末宿主除猫、犬等哺乳动物外,还可是体温超过 40℃的鸟类和禽类。成虫寄生于终末宿主的胆囊与胆管,并在其中产卵,虫卵随着胆汁流入宿主的肠道,与宿主的粪便一起排出体外,虫卵释放入水,与第一中间宿主纹沼螺接触,并被其吞食,毛蚴在螺体内生长孵化,发育成为胞蚴,然后发育为母胞蚴与子胞蚴,最终在子胞蚴体内发育成为雷蚴和尾蚴。尾蚴入水后,在 48 小时之内遇到合适的中间宿主,即可侵入中间宿主体内,经过一段时间孵化为成熟的囊蚴。当终末宿主吞食含有囊蚴的鱼后,囊蚴在肠道内发育并脱囊,移行至胆管,在胆管内进一步发育成熟。一般情况下,东方次睾吸虫完成整个生活史大约要 3 个月的时间(宋铭忻,2009)。

东方次睾吸虫主要寄生于鸭、野鸭及其他家禽,实验室条件下也可寄生小鼠、豚鼠、大白鼠、小白鼠等动物,犬、猫以及人均可自然感染东方次睾吸虫(朱玉霞等,2012)。鹌鹑为最易感染东方次睾吸虫的宿主,其感染率居首位,

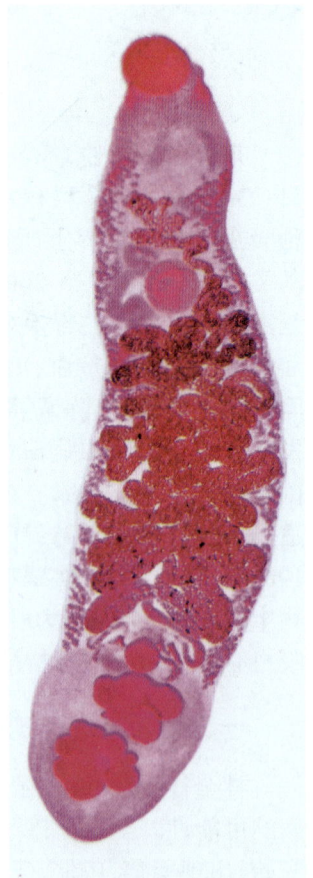

图 58-2 东方次睾吸虫

(引自 黄兵)

其次分别为鸭、豚鼠、鸡和犬。在不同的宿主体内,东方次睾吸虫发育情况也不经相同。东方次睾吸虫在鸡的体内发育出来的成虫个体最大。东方次睾吸虫对鼠类感染率非常低,对大鼠和小鼠感染后,在粪便中没有检出东方次睾吸虫虫卵,对其剖检后也未发现有成虫(程由注等,2000)。

东方次睾吸虫病主要分布于中国和韩国。我国流行区域比较多,在黑龙江、吉林、四川、山东、江苏、福建、广东等24个省份均有本病发生(李朝品等,2003)。张鸿满等人对广西东方次睾吸虫感染率的调查显示,当地家鸭感染率为1.7%,家猫感染率为2.4%,犬的感染率为0,鱼类的感染率为25.6%(张鸿满等,2009);李朝品等人对安徽省淮南市淮河水系中存在的东方次睾吸虫进行调查,发现家鸭粪便中的感染率为17.17%,肝胆管内的感染率为18.33%(李朝品等,2003)。

近年来,东方次睾吸虫自然疫源地不断被发现,广东平远县是其自然疫源地,犬感染率23.5%,猫57.1%(程由注等,2000)。安徽淮河水系调查显示,鸭感染率17.16%、纹沼螺0.6%、淡水鱼类6.7%(朱玉霞等,2006);广西南宁等4个县(市)区的家鸭、家猫感染率分别为1.7%和2.4%(张鸿满等,2009);安徽淮南窑河和高溏地区的家鸭感染率18.3%(朱玉霞等,2012)。2013年,方彦炎等(2013)报道福建省浦城县也为该虫的自然疫源地,犬、鸭、猫的感染率分别为30.8%、44.4%、63.4%,而麦穗鱼的感染率为64.8%。东方次睾吸虫疫源地各宿主的感染情况严峻,有许多其他地区感染情况也较为严重,但是还未被明确定义为疫源地。如张莹(2015)报道,在黑龙江地区,东方次睾吸虫和华支睾吸虫囊蚴感染率较高,并且分布较广,是黑龙江淡水鱼感染吸虫囊蚴的优势虫种,黑龙江居民素有生食鱼肉的习惯,因而东方次睾吸虫也极有可能通过淡水鱼这个媒介对当地居民造成危害。

根据那璐等人(2015)的研究分析,东方次睾吸虫病存在大规模的流行的因素主要包括以下几个方面。一是终末宿主种类繁多。东方次睾吸虫主要寄生于鸭、野鸭、鸡、孔雀、丹顶鹤等家禽,在犬、猫、实验小鼠和人也有被感染的相关报道;二是使用疫区的人、畜粪便作为肥料浇灌农田,由于卫生状况较差,将简易厕所修建在河水、鱼塘边,感染宿主的粪便污染河水和鱼塘,或者将宿主粪便拿来做鱼饵钓鱼,多种因素综合起来造成了循环二次污染水源;三是我国生物种类繁多,呈多样性分布,作为第一中间宿主的纹沼螺多生活于溪水、小池塘、河水和湖泊中,作为第二中间宿主的淡水鱼种类繁多,且感染率高,在对东方次睾吸虫中间宿主的研究中发现,麦穗鱼的感染率高达87.4%(高志东等,2004)。四是烹饪生食的厨具不进行分类,并将未加工的生鱼虾饲喂鸭等家禽、猫、犬;五是一些疫区居民在河岸上修建禽场,或将家畜、家禽沿河饲养,感染的宿主将粪便排出体外,流入河中,对河水造成污染;六是一些易感动物作为东方次睾吸虫的保虫宿主,自身反复感染。因此,应针对东方次睾吸虫感染流行的各个环节,采取综合防治的措施。

三、东方次睾吸虫的检测方法

目前对东方次睾吸虫的研究相对较少,主要集中在虫体形态结构、生活史和流行病学等方面。在东方次睾吸虫的检测方法中,镜检法依然是传统的确诊方法,而关于分子方面的研究,则多见于核糖体的报道。

(一)病原学检查

粪便查及虫卵即可确诊,但虫卵与华支睾吸虫卵、异形科吸虫极为相似,应注意区别。

(二)分子生物学检测

那璐等(2015)根据GenBank中发表的东方次睾吸虫ITS序列设计了一对特异性引物,通过PCR扩增粪便样品中虫卵DNA,通过特异性/敏感性和重复性实验,建立了一套快速检测东方次睾吸虫感染的方法。结果显示,阳性样品可扩增得到260bp的特异性条带,该方法检测华支睾吸虫、卷棘口吸虫、纤细背孔吸虫DNA样品均为阴性,该方法所能检测到的最低虫卵数为0.031 25个/g粪便。在87份鸭粪样本检测出6份阳性,阳性率为6.9%。该实验建立的PCR检测方法具有较高的特异性和灵敏性,可以用于鸭等禽类东方次睾吸虫病的诊断。

第三节　钩棘单睾吸虫

钩棘单睾吸虫（*Haplorchis pumilio*）隶属于扁形动物门（Platyhelminthes）、吸虫纲（Trematoda）、复殖目（Digenea）、异形科（Heterophyidae）、单睾属（*Haplorchis*）的小型吸虫，是重要的人兽共患寄生虫。虫体仅 0.3~0.5mm，寄生在人、畜、禽类小肠黏膜的深层，虫卵可通过乳糜管或小静脉进入人体循环，引起异位滞留、栓塞等危害。传染源为各种鸟类，如白鹭、鸬鹚等和哺乳动物的猫、犬、鼠、水獭等。

一、食品中钩棘单睾吸虫检测的意义

钩棘单睾吸虫成虫寄生在宿主小肠黏膜绒毛间，引起黏膜炎症、坏死、嗜酸性粒细胞增多等。在感染后常引起肚腹绞痛、粪便中黏液增多、过敏性肠炎，感染较为严重时还可引起血便（Kimura D 等，2007）。由于虫卵微小，而极易穿过肠壁进入血液循环系统，当虫卵进入血液循环栓塞了某重要器官（如心脏、脑血管或脊髓等）的血管时，如在脑中可导致血管破裂及血栓形成，在心脏中虫卵和由其形成的肉芽肿及纤维导致心血管阻塞从而引发心肌炎（Werner KE，2011），进而会引起严重的并发症甚至导致死亡。

二、钩棘单睾吸虫生物学及流行病学

成虫大小为 0.295~0.636mm（图 58-3）。仅有口吸盘和生殖吸盘，而无腹吸盘。生殖吸盘上可见35~44 枚围成一圈的小棘。虫卵长椭圆形，似南瓜子，卵盖不突出，无肩峰，外壳光滑，毛蚴清晰，大小为（30.0~31.5）μm ×（16.8~17.6）μm。囊蚴近圆形，直径为 162.5~175.0μm。囊壁薄，囊内后尾蚴清晰，体表布满小棘。生殖盘上可见 30~40 枚点状棘。后尾蚴与华支睾吸虫的极为相似，大小为（305~315）μm ×（82~90）μm。体表布满小棘。生殖吸盘上的点状小棘清晰可见。体后部有一个比华支睾吸虫稍小的排泄囊，囊内充满黑色颗粒。

虫卵入水后遇到第一中间宿主，主要是瘤拟黑螺，偶尔也感染长角涵螺和琵琶拟沼螺。被第一中间宿主吞食后，毛蚴逸出进入肝脏，经胞蚴、雷蚴阶段发育最后形成尾蚴逸出，在水中游动遇到第二中间宿主鱼（主要为歧尾斗鱼、斑鳢鱼及麦穗鱼）、虾时，入侵其肌体并结囊。人等终末宿主食入含囊蚴的鱼、虾，后尾蚴从囊内逸出，进入并定居小肠发育为成虫产卵。

钩棘单睾吸虫可感染多种鱼类、鸟类和哺乳类动物等，在世界多数国家和地区都有流行和传播，局部地区感染率很高。钩棘单睾吸虫在印度、越南、巴勒斯坦、英国等均有报道。查阅中国有限的报道，仍可见较为严重的淡水鱼及人群感染情况（张鸿满等，2006），主要分布在我国台湾、广东、广西、福建等地。人体感染钩棘单睾吸虫除菲律宾报告较多外，在我国仅见于大陆南部和台湾省，所发现的 4 例均为在尸检中检获（赵慰先，1985）。1993—1995 年程由注在龙海和南靖县进行人体肠道蠕虫调查（程由注等，1996），粪检时查见类似华支睾吸虫的小型虫卵。经驱出的成虫与虫卵的形态学观察，鉴定为钩棘单睾吸虫。

对龙海港尾镇汤头、东坑村，浮宫镇的霞兴村和南靖县靖城镇的珩坑、沥阳村居民进行粪检，共查 3 867 人，查出本虫卵者 13 人，感染率为 0.34%。其中汤头、东坑、霞兴、珩坑和沥阳村的人群感染率分别依次为 0.49%（4/803）、0.36%（2/551）、0.38%（2/528）、0.23%（4/9 711）和 0.10%（1/1 014）。在上述 13 例中，男 8 例，女 5 例，年龄 12~47 岁；13 例中有9 例与华支睾吸虫混合感染，有 1 例与台湾棘带吸虫混合感染，单独感染者仅 3 例。

杨益超等 2012 年调查了南宁市附近的县区周围的池塘、河流和沟溪的各种鱼类，发现感染钩棘单睾吸虫囊蚴的有 18 种：越南鱊、鲫鱼、草鱼、鲤鱼、四须盘鮈、花鳕、鳘、鲢鱼、福建小鳔鮈、马口鱼、南方拟鳘、

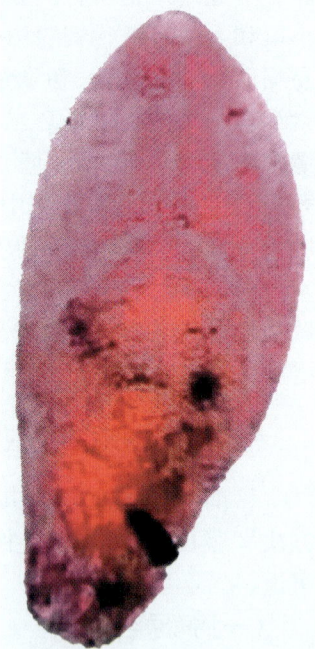

图 58-3　钩棘单睾吸虫
（引自　林金祥）

麦穗鱼、条纹小鲃、线细鳊、蛇鮈、银鮈、海南似鱎、麦鲮等。

三、钩棘单睾吸虫的检测方法

目前国内外多以传统的形态学方法来鉴别钩棘单睾吸虫,但由于该虫体型小,致病种类众多,增加了形态学区分的难度。随着分子生物学技术的发展,采用 PCR 方法进行检测分析,开辟了对钩棘单睾吸虫研究的新方向。

(一)病原学检查

钩棘单睾吸虫寄生于宿主的肠道,虫卵随粪便排到外界,检查粪便发现虫卵即可诊断。常规的病原学检查方法有粪便直接涂片及沉渣镜检虫卵,但因异形吸虫与华支睾吸虫、后睾吸虫和微茎吸虫等吸虫的虫卵形态相似,且与灵芝孢子难以鉴别,极易造成漏诊和误诊。因此,诊断异形吸虫病,需结合患者临床症状,了解患者是否曾生活于流行区,有无生吃、半生吃淡水鱼类或蛙类。此外,对于不易确诊的病例,可结合驱虫检查成虫的方法进行确诊。

(二)分子生物学检测

许多资料表明,ITS 是寄生虫种类鉴定的理想标记(张媛等,2009),其中 ITS2 已被广泛运用于吸虫纲的分子鉴定(李健等,2013)。异形吸虫的分子分类研究亦不例外:Kim 等(2009)对钩棘单睾吸虫和扇棘单睾吸虫囊蚴的 ITS2 序列进行测序可以解决形态学无法辨认的问题。

梅雪芳等(2015)根据 Goswami 等(2009)报道的引物扩增钩棘单睾吸虫的 ITS2 序列,并对钩棘单睾吸虫的 ITS2 序列进行测序并构建种系发育树,结果显示异形科下的钩棘单睾吸虫、扇棘单睾吸虫、多棘单睾吸虫、横川后殖吸虫各自独立构成一个自展值为 78% 的拓扑分支。

第四节 扇棘单睾吸虫

扇棘单睾吸虫(*Haplorchis taichui*)隶属于扁形动物门(Platyhelminthes)、吸虫纲(Trematoda)、复殖目(Digenea)、异形科(Heterophyidae)、单睾属(*Haplorchis*),是一种寄生于肠道的小型吸虫,虫体大小仅 0.3~0.5mm,寄生在人、畜、禽类的小肠,流行区内犬、猫、鼠有较高的感染率,人类主要是因为吃了含有扇棘单睾吸虫囊蚴的生鱼肉而感染。传染源为多种鸟类如鹰、鹭、鸢,以及犬、猫等哺乳动物。

一、食品中扇棘单睾吸虫检测的意义

扇棘单睾吸虫和钩棘单睾吸虫一样,成虫寄生在宿主小肠黏膜绒毛间,可引起炎症、坏死、嗜酸性粒细胞增多等。当虫卵进入血液循环,栓塞了某器官(如心脏、脑血管或脊髓等)的血管时,可引起严重的并发症甚至导致死亡。

二、扇棘单睾吸虫生物学及流行病学

成虫形态与钩棘单睾吸虫相似,大小为(0.660~0.825)mm×(0.330~0.450)mm(图 58-4)。不同点在于生殖吸盘上可见 14~25 枚小棘,其棘呈扇形排列为其特征,虫种因此得名。虫卵为长椭圆形,大小为 29.5~15.7μm,黄褐色,与华支睾吸虫虫卵相似,但肩峰不明显,壳厚并光滑。囊蚴为圆形,大小为 0.110mm×0.078mm。囊壁薄,棕黄色,生殖吸盘上可见排列成扇形的小棘。后尾蚴与钩棘单睾吸虫后尾蚴相似,大小为(295~313)μm×(80~88)μm。体表布满小棘。生殖吸盘上的扇棘清晰可见。

虫卵下水后被第一中间宿主吞食,如瘤拟黑螺和长角涵螺等,毛蚴逸出并移至肝脏,经胞蚴、雷蚴阶段发育最后形成尾蚴逸出,在水中游动遇到第二中间宿主时,如胡子鲶和斑鳢鱼等(以及一些海鱼),入侵其肌体并结囊。

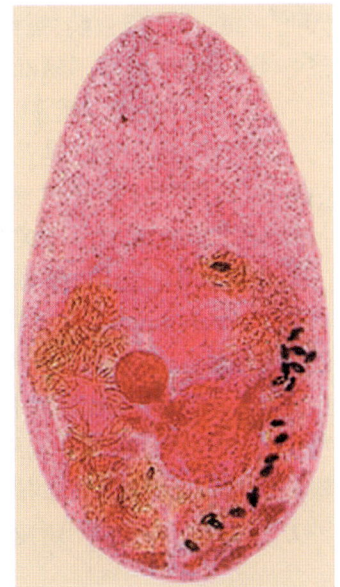

图 58-4 扇棘单睾吸虫
(引自 李朝品,高兴致.医学寄生虫图鉴.北京:人民卫生出版社,2012)

人等终末宿主食入被囊蚴感染的鱼类,在胃酸等作用下,后尾蚴从囊内逸出,进入小肠发育为成虫并产卵。

扇棘单睾吸虫自1932年Katsuta首次发现以来,近年在东南亚国家和地区频繁被报道,感染十分严重。菲律宾和老挝所调查区域虫卵阳性感染率为36%~69.9%,且驱虫后均获得扇棘单睾吸虫(Rim 等,2013)。泰国北部所调查人群中有63.11%感染扇棘单睾吸虫(Radomyos 等,1998)。我国也有人感染扇棘单睾吸虫的报道(杨益超等,2012),但是目前对该寄生虫的了解甚少。何刚等(2000)认为,广西存在一些不明的肠道吸虫,但虫种未能确定。黎学铭等(2004)首次发现在广西华支睾吸虫病流行区,存在大量肠道异形科吸虫感染者,经形态学观察,确认为扇棘单睾吸虫,同时询问调查了居民767人,其中79.4%(609/767)有吃"鱼生"习惯,鱼来自本村鱼塘、小河,多为鲤鱼、鲫鱼及草鱼等。居民吃"鱼生"频度通常每人每月2~3次,多者达10次。村内环境卫生较差,家畜、家犬大部分放养,生活用水直接流入村内鱼塘或小沟,村边的人粪、犬粪等在降雨量较大时也直接流入鱼塘或小河。

杨益超等(2012)调查了南宁市附近的县区6岁以上常住居民,包括:扶绥县山圩镇的两个村、马山县的周鹿镇、邕宁区苏圩镇、武鸣区城厢镇,并在调查点周围的池塘、河流和沟溪收集各种鱼类。在5个调查点共调查当地居民671人,发现每个点均有感染者,吸虫卵阳性者383人,感染率为57.08%;在阳性者中选择128人进行驱虫,有73人排出扇棘单睾吸虫成虫,占驱虫人数的57.03%。同时调查了当地水域的鱼类40余种,其中17种鱼发现感染了扇棘单睾吸虫囊蚴:鲢鱼、鲫鱼、花鰶、海南似鱎、鲤鱼、棒花鱼、鳘、*Culter recurviceps*、达氏鲌、南方拟餐、马口鱼、条纹小鲃、线细鳊、麦鲮、达氏鲌、蛇鮈、*Squalidus argentatus*。广西马山县和南宁市市场鱼的感染率为42.9%~100%(Sohn 等,2009)。

三、扇棘单睾吸虫的检测方法

目前对扇棘单睾吸虫的了解甚少,临床诊断仍是以粪便虫卵检测作为判断依据,而成虫的区分则要经过固定压片和染色鉴定,对鉴定者的经验和技术要求较高。随着分子生物学技术的发展,基于DNA的分子检测方法的高效性和准确性,也已在该虫的检测和鉴定中有了较多的研究和应用。

(一)病原学检查

扇棘单睾吸虫寄生于宿主的肠道,虫卵随粪便排到外界,临床诊断仍是以粪便虫卵检测作为判断依据,粪便中查及虫卵即可确诊。常规的病原学检查方法有粪便直接涂片及沉渣镜检虫卵,但因异形吸虫与华支睾吸虫、后睾吸虫和微茎吸虫等吸虫的虫卵形态相似,且与灵芝孢子难以鉴别,极易造成漏诊和误诊。因此,诊断异形吸虫病,需结合患者临床症状,了解患者是否曾生活于流行区,有无生吃、半生吃淡水鱼类或蛙类。此外,对于不易确诊的病例,可结合驱虫检查成虫的方法进行确诊。

(二)分子生物学检测

蒋智华等(2018)建立了一种基于线粒体细胞色素C氧化酶亚单位I(cytochrome c oxidase subunit I,COI)基因的单管双重PCR法鉴别扇棘单睾吸虫的实用方法。针对扇棘单睾吸虫COI基因序列设计2对特异性引物,结果显示,2对特异性引物均能扩增出特异性目的条带,大小分别为200bp和190bp。

李树清等(2015)根据扇棘单睾吸虫核糖体DNA第一内转录间隔区(ITS 1)序列,设计一对可同时应用于Real-time PCR和常规PCR的特异引物,建立Real-time PCR和常规PCR鉴定扇棘单睾吸虫的方法,结果表明,建立的两种方法均只能特异性扩增扇棘单睾吸虫目的片段,不与横川后殖吸虫、钩棘单睾吸虫、华支睾吸虫、瓦氏瓦特松吸虫、棘口属吸虫、背孔属吸虫、心形咽口吸虫、野牛平腹盘吸虫、东方次睾吸虫、卫氏并殖吸虫、异尖属线虫、宫脂属线虫发生交叉扩增。敏感性试验表明,Real-time PCR和常规PCR检测扇棘单睾吸虫质粒的最低检测限分别为43拷贝和86拷贝。鉴定来自犬猫的吸虫17条,结果显示两种方法均能准确鉴定出扇棘单睾吸虫。

第五节 台湾棘带吸虫

台湾棘带吸虫(*Centrocestus formosanus*)隶属于扁形动物门(Platyhelminthes)、吸虫纲(Trematoda)、复殖目(Digenea)、异形科(Heterophyidae)、棘带属(*Centrocestus*)的小型吸虫,以发现地命名。虫体大小

仅 0.3~0.5mm,寄生在人、畜、禽类的小肠,其危害与单睾属吸虫近似。传染源主要有犬和黑顶夜鹭。

一、食品中台湾棘带吸虫检测的意义

台湾棘带吸虫和其他异形科吸虫一样,主要引起消化道症状,其症状之轻重与感染虫数多少密切相关。轻度感染,症状轻微甚至无症状。重度感染者成虫可钻入肠壁深层,产出的虫卵很容易进入血管,造成扩散,引起严重后果。

二、台湾棘带吸虫生物学及流行病学

成虫大小(0.314~0.572)mm×(0.171~0.242)mm(图58-5),有口、腹两个吸盘,口吸盘周围有30~36枚口刺,分成内外两环,全身披鳞状棘。虫卵外形似梨,大小为(32~39)μm×(17~20)μm,黄褐色,有盖端窄,卵后部钝圆,卵壳粗糙。卵盖不明显,无肩峰,卵内毛蚴模糊。囊蚴为椭圆形,大小为(0.132~0.204)mm×(0.105~0.168)mm。囊壁厚,排泄囊呈"工"字形为其重要特征。囊蚴寄生在鱼鳃上。

台湾棘带吸虫的虫卵下水后被第一中间宿主,主要为软体动物,如瘤拟黑螺等吞食,毛蚴逸出进入肝脏,经胞蚴、雷蚴阶段发育最后形成尾蚴逸出,在水中游动遇到第二中间宿主时,主要为淡水鱼类,被其吞食并在鳃部结囊,尤其以野生小型鱼类易被感染。人等终末宿主食入含囊蚴的鱼,在胃酸等作用下,后尾蚴从囊内逸出,进入小肠发育为成虫并产卵。

过去一直认为台湾棘带吸虫的终末宿主是鸟类和哺乳类。哺乳类包括褐家鼠、犬、猫、貉、人;鸟类包括苍鹭、黄鹭、白鹭、夜鹭、池鹭、灰鹭、牛背鹭、栗苇。人工感染终末宿主包括小白鼠、豚鼠、黑家鼠、小家鼠、家兔、幼犬、猪、来亨鸡、鸽、鸭、罗猴。曾伯平等(曾伯平等,1999)在台湾棘带吸虫种群生态学的研究中发现两栖类的泽蛙(*Rana limnocharis*),爬行类的中国水蛇(*Enhydris chinensis*)也是台湾棘带吸虫的终末宿主,这在国内外尚属首次报道,从中国水蛇的食性以及与鱼类相似的栖息环境来看,中国

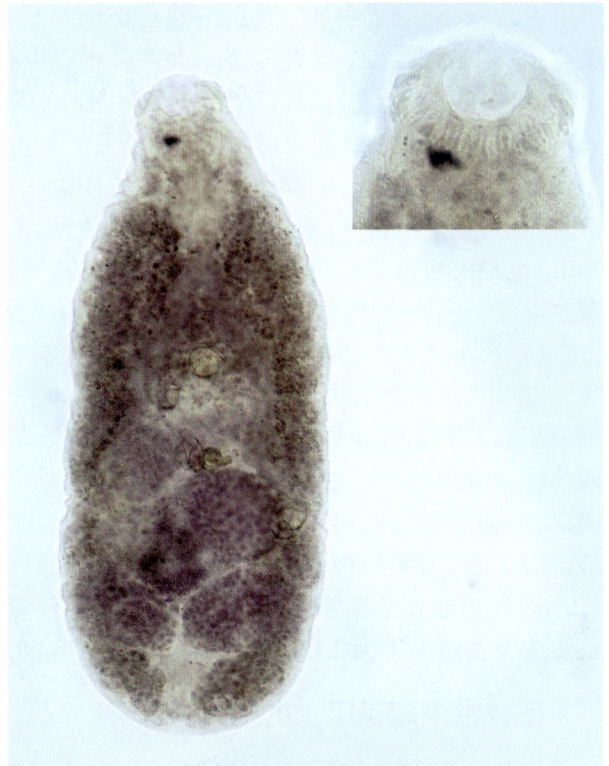

图 58-5　台湾棘带吸虫

(引自　李朝品,高兴致.医学寄生虫图鉴.北京:人民卫生出版社,2012.)

水蛇是台湾棘带吸虫的自然感染终末宿主,同时,也是台湾棘带吸虫的人工感染终末宿主,而中国水蛇的适口性食物:淡水野杂鱼食蚊鱼是台湾棘带吸虫最适的第二中间宿主。因此,从中国水蛇的食性以及与鱼类相似的栖息环境来看,中国水蛇很可能是台湾棘带吸虫最适的终末宿主。

陈心陶在泽蛙、黑眶蟾蜍(*Duttaphrynus melanostictus*)的胃壁黏膜中发现有自然感染的台湾棘带吸虫的囊蚴,同时描述了囊蚴、脱囊蚴的形态,作者并未在鱼类鳃以外任何部位发现有寄生的囊蚴,结果与国内外其他学者相符。解剖泽蛙,首先可见蛙胃内残留有尚未消化的食蚊鱼,有的食蚊鱼仍然很完整。因此,从作者的实验结果来看,陈氏所观察到的囊蚴可能是蛙类摄食到了已经寄生有囊蚴的鱼类所引起,只是此时的囊蚴尚未进一步发育为成虫,而曾伯平等所解剖的4只泽蛙都发现有台湾棘带吸虫的成虫,所以认为,泽蛙应该是台湾棘带吸虫的终末宿主而非中间宿主。

台湾棘带吸虫主要分布于日本、菲律宾和我国台湾、广东、福建沿海地区。程由注等(1996)在福建省龙海等7个县市对台湾棘带吸虫进行了流行病学调查。共检查第一中间宿主瘤拟黑螺1 803只,尾蚴平

均感染率 2.7%。检查第二中间宿主麦穗鱼等 1 604 尾,囊蚴阳性检出率为 48.8%。在检查鱼类宿主中还查见华支睾吸虫、钩棘单睾吸虫、福建棘隙吸虫、日本棘隙吸虫等几种鱼源性吸虫囊蚴混合感染。各地螺、鱼感染率均以诏安县居高。

同时调查了人群的感染情况。在龙海等 3 县市共粪检 3 868 人份,台湾棘带吸虫感染者 6 人,感染率为 0.16%。其中龙海、漳州、南靖人群感染率依次为 0.16%(3/1 891)、0.2%(1/504)、0.14%(2/1 473);6 例中 4 男 2 女,年龄 8~41 岁。其中 5 例有食半生熟鱼史,但均否认食生鱼习惯;6 例中有 4 例驱出成虫,检获虫数 3~12 条。调查中还发现人体感染华支睾吸虫、钩棘单睾吸虫、福建棘隙吸虫和日本棘隙吸虫,台湾棘带吸虫感染者中均有与上述吸虫中 1 或 2 种混合感染,其中华支睾吸虫感染率为 2.1%。

对龙海等 7 个县市保虫宿主的感染情况调查,共检查犬、猫、黄毛鼠(Rattus losea)和褐家鼠(R. norvegicus)4 种动物共 492 只,查出台湾棘带吸虫感染 86 只,感染率 17.5%。其中犬虫卵阳性检出率 11.7%(25/215)、解剖犬 3 只,检获成虫 87~242 条;猫虫卵阳性检出率 19.4%(24/124),解剖猫 4 只,检获成虫 68~231 条;检查鼠类 112 只(其中鼠粪 74 份),台湾棘带吸虫感染 37 只(份),阳性检出率 23.9%,解剖鼠 38 只,检获成虫 7~289 条。各地犬、猫和鼠类的台湾棘带吸虫阳性检出率均以诏安县居高。

程由注等(1996)的流行病学调查表明,携带感染期幼虫的淡水鱼类在福建南部漳州等地分布广泛。据调查,当地鱼类与人们食用关系密切,居民煎小鱼常猛火急煎含有鳞皮、鱼鳃的鱼,由于鳞皮的保护,煎鱼时间短,鱼未熟透,有的鱼肉仍鲜红即被食用,故造成人体感染。元旦、春节前后是当地大面积清塘捕鱼季节,也是人兽感染机会多的时机,犬、猫及鼠等会因取食丢弃的小鱼或鱼鳃所致感染。本次调查的保虫宿主以鼠类感染率居高,我们在鱼塘边采集的鼠粪中有不少检出台湾棘带吸虫卵,这些阳性粪便随雨水进入鱼塘内,污染水源,传播中间宿主,从而造成本病流行。

有关人体感染台湾棘带吸虫报道,除已见于 Yamaguti(1971)和程由注等(1986)将本虫囊蚴作自体感染实验并获得成功外,至 1991 年程由注等才首次报告人体自然感染本吸虫的病例,随后,1995 年在广西桂南地区部分乡村进行人群华支睾吸虫感染粪检调查中发现,存在有异形吸虫与华支睾吸虫混合感染的病例(何刚等,1995),混合感染者约占华支睾吸虫卵阳性人数的 4.7%(396/84),其中有 5 例查获台湾棘带吸虫卵,1 例通过药物驱虫检获该虫成虫,这也是在广西首次发现人体感染台湾棘带吸虫。程由注等(1996)在福建省龙海等 7 个县市查见的 6 例台湾棘带吸虫感染者均有 2、3 种鱼源性吸虫混合感染,人群华支睾吸虫感染率为 2.1%,远比台湾棘带吸虫(0.16%)阳性检出率高。

三、台湾棘带吸虫的检测方法

目前对台湾棘带吸虫的了解甚少,临床诊断仍是以粪便虫卵检测作为判断依据。

病原学检查 台湾棘带吸虫寄生于宿主的肠道,虫卵随粪便排到外界,粪便查及虫卵即可确诊。常规的病原学检查方法有粪便直接涂片及沉渣镜检虫卵,但因异形吸虫与华支睾吸虫、后睾吸虫和微茎吸虫等吸虫的虫卵形态相似,且与灵芝孢子难以鉴别,极易造成漏诊和误诊。因此,诊断异形吸虫病,需结合患者临床症状,了解患者是否曾生活于流行区,有无生吃、半生吃淡水鱼类或蛙类。此外,对于不易确诊的病例,可结合驱虫检查成虫的方法进行确诊。

第六节 日本棘隙吸虫

日本棘隙吸虫(Echinochasmus japonicus)隶属于扁形动物门(Platyhelminthes)、吸虫纲(Trematoda)、复殖目(Digenea)、棘口科(Echinostomatidae)、棘隙属(Echinochasmus)。该虫首先由日本学者田部浩(1915)于犬、猫中发现,定为抱茎棘隙吸虫日本亚种,1926 年改为独立种。森山(1937)、山口(1939)、吴光(1939)、浅田(1942)和汪溥钦(1956)等先后报告日本、朝鲜,以及中国的鹰、鹭、犬、猫和鼠类均有感染。在我国的 20 世纪 80 年代,首次在福建南部云霄县发现人体感染日本棘隙吸虫。以往一直将它误认为是姜片吸虫病,因感染者与姜片吸虫病病史不符合,因而引起怀疑。传染源为多种鸟禽类和哺乳动物。

一、食品中日本棘隙吸虫检测的意义

日本棘隙吸虫感染后常有腹痛、腹泻、大便次数增多、肠鸣、便中带血、食欲减退、头痛、乏力、贫血与嗜酸性粒细胞增多等,重度感染者出现头晕、贫血和发育不良等。患者致死原因,主要在于重感染引起严重腹泻造成营养不良,机体抵抗力下降,最后继发细菌感染导致败血症而死。

二、日本棘隙吸虫生物学及流行病学

成虫形似啤酒瓶(图 58-6),头冠发达,大小为(0.65~0.90)mm×(0.34~0.50)mm。头冠上有头棘 24 枚,并在背面中央间断,故称为棘隙。腹吸盘比口吸盘大。有两个睾丸,前后排列。子宫短,内含虫卵 0~3 个。虫卵为圆形,金黄色,大小为 80.2μm×51.5μm,卵盖小且多数不明显,卵内充满卵黄细胞,卵细胞多数可见。尾蚴分体、尾两部分,体部呈心形,可见口、腹两个吸盘,大小为(85~95)μm×(60~65)μm。尾部长宽为(100~110)μm×(10~15)μm,表面具皱褶样环纹。囊蚴寄生在鱼鳃上,呈椭圆形,囊壁两层,大小为(69.9~80.1)μm×(52.0~67.5)μm。可见口、腹两个吸盘。排泄管内充满大小不等的圆形颗粒。

虫卵入水后在 30℃左右水温时,经过 6~7 天,毛蚴可发育成熟并逸出,侵入第一中间宿主,如纹沼螺,经胞蚴、雷蚴阶段发育最后形成尾蚴逸出,遇到第二中间宿主,如各种鱼类和蛙类时,被其吞食并在鳃部结囊。人等终末宿主食入含囊蚴的鱼,后尾蚴在胃内从囊内逸出,后尾蚴在胃内从囊内逸出,进入小肠发育为成虫并产卵。

日本棘隙吸虫的第一中间宿主主要为纹沼螺。根据在福建云霄、诏安二县的调查,其自然感染率为 7.8%(9/114)与 11%(33/301)(林金祥等,1987)。在福建云霄县舟渡村和诏安县港桥村居民区附近的池塘内采集的瘤拟黑螺,发现日本棘隙吸虫尾蚴,证

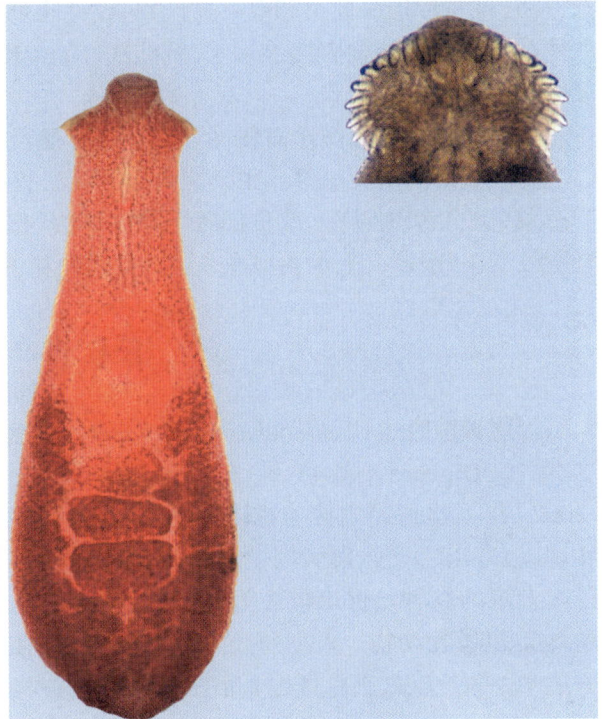

图 58-6 日本棘隙吸虫
(引自 黄兵)

明瘤拟黑螺也是日本棘隙吸虫的第一中间宿主(程由注等,1989)。第二中间宿主为各种淡水鱼类和蛙类,浅水层活动的野生鱼类感染率高且感染度重。程由注等(1993)在漳州等 7 县市检查淡水鱼共 3 147 尾,发现各地均有日本棘隙吸虫囊蚴感染,平均感染率为 49.5%(1 559/3 147)。共检查 8 科 24 种鱼类,其中隶属于鲤科的有 15 种,虾虎科、攀鲈科各 2 种,丽鱼科、鳉科、鳅科、胡子鲶科和鳢科各 1 种,仅胡子鲶和泥鳅未见囊蚴感染。在存在日本棘隙吸虫囊蚴感染的 22 种鱼类中,以鲤科的麦穗鱼感染率最高(80.8%)。日本棘隙吸虫的囊蚴只寄生在鱼的鳃部。用从鳃中取虫的囊蚴感染人和犬、猫、大白鼠、小白鼠、豚鼠、田鼠、金黄色地鼠及鸡、鸭、麻雀、喜鹊、斑鸠、翠鸟等 14 种动物,结果均在感染日本棘隙吸虫后的 5~12 日,分别在各自的粪便中检及虫卵。虫体在终末宿主体内,主要寄生在宿主的小肠中下段。

日本棘隙吸虫寄生于鸟类、哺乳类和人体,是人畜共患病的重要病原虫种,分布于日本、朝鲜和我国沿海一带福建(闽侯),江苏(太湖),江西。人体自然感染近年来才被发现,已报告病例 100 余例。福建沿海犬、猫感染严重,家禽感染率达 23%。

日本棘隙吸虫的人体感染最早只有 Ujiie(1936)在我国台湾省用淡水鱼中的囊蚴自体实验感染成功的记载。随后 1982 年,林金祥等在福建省云霄、龙海、漳州等县的居民和犬、猫等粪检中,发现了很高的日本棘隙吸虫感染率,其中居民感染率为 8.53%(43/504),犬感染率为 45.3%(54/119),猫感染率为 13.7%

（8/58）。1987 年,林金祥等再次在福建省南部的诏安、云霄和广东省的饶平等 9 个县、市进行了调查（林金祥等,1987）,在人、犬和猫中均有日本棘隙吸虫感染的情况,人、犬、猫的感染率分别为 4.9%（178/3 639）、39.7%（412/1 039）、9.5%（34/357）。在人体感染中,年龄越大感染率越低,其中 15 岁以内的儿童少年患者占 77.5%。随后,1988 年在江苏省也发现日本棘隙吸虫感染人体的病例（吴德明等,1990）。1990 年,钱兆丰首次在辽宁的淡水鱼鳃中发现日本棘隙吸虫（钱兆丰,1992）。

三、日本棘隙吸虫的检测方法

目前对日本棘隙吸虫的了解甚少,临床诊断仍是以粪便虫卵检测作为判断依据。

病原学检查 棘口吸虫是肠道寄生虫,粪便检查发现虫卵可确诊。但由于棘口科吸虫各种虫卵的形态近似,且与片形科的虫卵也不易区别,仅凭虫卵不易定种,因而常需要在驱虫后根据成虫形态才能鉴定虫种。常用的有粪便直接涂片法、沉淀法、Kato-Katz 法。韩国学者采用内镜诊断胃和十二指肠圆圃棘口吸虫病也获得满意效果。

直接涂片法虽然操作简便,但检出率低,很容易漏检。沉淀法包括自然沉淀法、离心沉淀法、汞碘醛离心沉淀法和醛醚沉淀法等。汞碘醛离心沉淀法和醛醚沉淀法较复杂,但其浓集效果较好,且不损伤虫卵的形态,易于观察和保存。改良加藤氏厚涂片法（Kato-Katz 法）简便、快速,但虫卵经压片和透明后,形态上有所改变,一般卵壳上也会出现一道或数道明显的压痕。

第七节　福建棘隙吸虫

福建棘隙吸虫（*Echinochasmus fujianensis*）隶属于扁形动物门（Platyhelminthes）、吸虫纲（Trematoda）、复殖目（Digenea）、棘口科（Echinostomatidae）、棘隙属（*Echinochasmus*）。1987—1988 年,程由注等（2002）在福建省龙海县动物体内发现一种棘隙吸虫,认为是尚未被描述过的新种。1989 年在龙海市开展调查,查出人群感染病例,经我国著名棘口吸虫学家汪溥钦教授鉴定,命名为福建棘隙吸虫,为国内外首次发现的新种。保虫宿主为犬、猫、猪、家鼠等,人、畜感染主要是因吃了未熟的鱼所致,传染源为多种鸟禽类和哺乳动物。人工感染实验表明,成虫在宿主体内发育良好,犬是该虫最适合的宿主,成虫回收率达 72.8%。成虫主要寄生于宿主小肠上段,大多分布于小肠绒毛间和黏膜层,引起溃疡,出现消化功能障碍。

一、食品中福建棘隙吸虫检测的意义

感染福建棘隙吸虫后,常常伴有腹痛、腹泻、大便次数增多、肠鸣、便中带血、食欲减退、头痛、乏力、贫血与嗜酸性粒细胞增多等。重度感染者可因虫体机械性损伤和代谢产物刺激使肠黏膜出血和广泛卡他性炎症,导致长期腹泻、重度脱水、酸中毒、营养不良以及机体抵抗力低下,最终出现继发性细菌感染,引起败血症和全身衰竭而死亡。临床症状和危害与感染度有关,一般来说虫荷越大症状越重。

二、福建棘隙吸虫生物学及流行病学

成虫为长椭圆形,大小为（1.125~1.790）mm ×（0.375~0.518）mm（图 58-7）。头部环形分布头棘 24 枚,棘在虫的头部背侧中央间断。腹吸盘大于口吸盘。睾丸两个,椭圆形,前后排列。子宫含卵 4~20 个。虫卵椭圆形,金黄色,壳薄而光滑,大小为

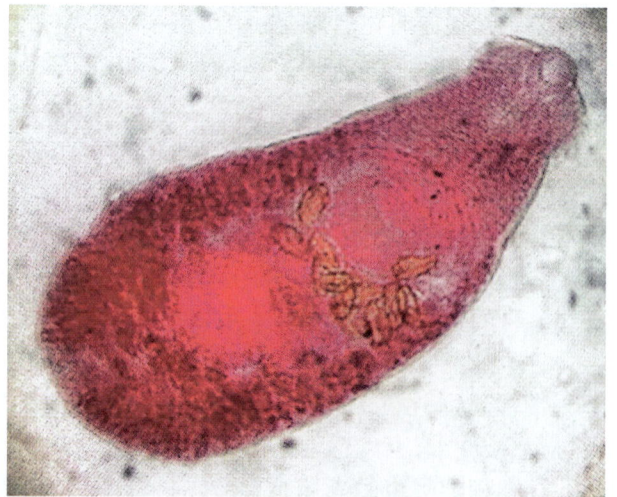

图 58-7　福建棘隙吸虫

（引自　林金祥）

（98~113）μm×（64~72）μm。卵盖清晰,卵内可见卵细胞和众多的卵黄细胞。尾蚴与日本棘隙吸虫尾蚴极为相似,但个体大,大小为192μm×62μm,体长120μm×60μm,尾长72μm×30μm。囊蚴寄生在鱼鳃,椭圆形,与日本棘隙吸虫囊蚴难于区别,只是较大而已,大小为（98~114）μm×（76~88）μm。

虫卵入水后在水温30℃时,约经过半个月,毛蚴发育成熟并逸出,侵入第一中间宿主:铜锈环棱螺,经胞蚴、雷蚴阶段发育形成尾蚴逸出,遇到第二中间宿主各种鱼类,被其吞食并在鳃部结囊,以野生小鱼感染率最高。人等终末宿主食入含囊蚴的鱼,后尾蚴从囊内逸出,进入小肠发育为成虫并产卵。

在湖北、安徽、广东、福建4省均发现存在福建棘隙吸虫。在棘隙吸虫种群中,无论是螺、鱼等中间宿主,还是人与犬等保虫宿主,都显示出福建棘隙吸虫在感染率上的显著优势,说明福建棘隙吸虫是我国重要的人体棘隙吸虫。福建省的龙海、南靖以及广东省的平远县为福建棘隙吸虫等多种鱼源性吸虫的混合感染区。

程由注等（1994）在福建龙海等5县市对福建棘隙吸虫做过流行病学调查,共调查了3 652人,发现该吸虫感染者117人,感染率为3.2%。其中诏安、云霄、龙海、南靖、漳州等地的人群感染率分别依次为7.8%（29/373）、41%（20/487）、3.2%（51/1 584）、1.6%（11/681）、1.1%（6/527）。男性感染率3.4%（64/1 904）,女性3.0%（53/1 749）,两者间无显著性差异（P>0.05）。3~15岁感染率6.9%（77/1 124）居高,占感染人数65.8%;16~30岁感染率2.3%（24/1 023）;31~50岁感染率1.3%（12/879）;51岁以上感染率0.64%（4/626）,人群感染率随年龄的增长而降低,各年龄组间均有显著性差异（P<0.001）。调查中还发现本吸虫与多种鱼源性吸虫共同寄生,混合感染率占感染数的23.9%。其中查见华支睾吸虫感染者79例,日本棘隙吸虫17例,抱茎棘隙吸虫4例,狭睾棘口吸虫3例,异形科吸虫6例。在龙海等9县市共检查第一中间宿主铜锈环棱螺2 043只,本吸虫尾蚴平均感染率为7.3%。检查第二中间宿主麦穗鱼等淡水鱼类2 166尾,本吸虫囊蚴的阳性检出率为35.1%。各地中间宿主螺、鱼的感染率均以诏安县居高。

共检查犬、猫、猪、黄毛鼠（*Rattus losea*）和褐家鼠（*R.norvegicus*）等5种动物838只,本吸虫感染者179只,阳性检出率21.4%。其中犬粪便虫卵阳性率为29.2%（131/448）,解剖虫卵阳性犬10只,分别检获成虫126~1 845条;猫粪便虫卵阳性率18.5%（23/124）,分别检获成虫34~627条;共解剖黄毛鼠和褐家鼠203只,本吸虫感染22只,感染率为10.8%,分别检获成虫2~169条;龙海市猪粪便虫卵阳性检出率4.8%（3/36）,解剖虫卵阳性猪1只,检获成虫53条。各地犬、猫、鼠类的福建棘隙吸虫阳性检出率均以诏安县居高。

潘林祥等（2002）调查了广东省梅州市平远县等6个县（市、区）福建棘隙吸虫分布及感染情况。在平远等5县（市、区）共粪检4 505人,发现福建棘隙吸虫感染者41人,感染率为0.9%。其中兴宁市1.8%（27/1 507）、平远县1.3%（5/387）、梅江区0.6%（3/472）、蕉岭0.3%（3/924）、梅县0.2%（3/1 215）。感染者年龄3~72岁,其中0~5岁3例（7.3%）、6~10岁11例（26.8%）、11~15岁6例（14.6%）和16岁以上21例（51.2%）,男性22例,女性19例。粪检中还查见华支睾吸虫96例、异形科吸虫4例、东方次睾吸虫2例。在平远县、兴宁市、蕉岭县、梅县、梅江区和五华县检查了猫和犬的粪便,均发现福建棘隙吸虫感染,其中犬粪阳性率26.0%（33/127）,猫粪19.3%（11/57）。6县（市、区）中以平远县犬粪阳性率57.1%（12/21）、猫粪阳性率28.6%（2/7）较高。于平远、五华2县解剖虫卵阳性犬4只和猫1只,分别捡获福建棘隙成虫1 124条、976条、652条、35条和83条。

在平远县、梅县、梅江区、兴宁市、五华县和蕉岭县调查第1、2中间宿主感染情况,在各个调查点均发现第1中间宿主铜锈环棱螺,数量颇多。平远县坝头镇检查285只,福建棘隙吸虫子雷蚴和尾蚴阳性12只,感染率为4.2%,梅江区西郊镇感染率为3.0%（7/236）。检查平远、梅县、梅江、兴宁、五华、蕉岭6个县（市、区）的麦穗鱼共531尾,福建棘隙吸虫囊蚴阳性162尾,平均检出率为30.5%。其中平远县坝头镇麦穗鱼的检出率为44.6%（87/197）、青鳉为48.5%（16/33）、鲮鱼15.4%（2/13）。

三、福建棘隙吸虫的检测方法

目前对福建棘隙吸虫的了解甚少,临床诊断仍是以粪便虫卵检测作为判断依据。

（一）病原学检查

棘口吸虫是肠道寄生虫,粪便检查发现虫卵可确诊。但由于棘口科吸虫各种虫卵的形态近似,且与片形科的虫卵也不易区别,仅凭虫卵不易定种,因而常需要在驱虫后根据成虫形态才能鉴定虫种。常用的有粪便直接涂片法、沉淀法、Kato-Katz法。其中Kato-Katz法不仅操作简便,检出率高,易于鉴别,而且还能测定感染度,是值得推荐的方法。程由注等(1996)改良了加藤法,认为做3张涂片能增加加藤法诊断福建棘隙吸虫的敏感性,提高检出率。

(二)分子生物学检测

程由注等(1999)首先应用28个随机引物扩增多态性DNA,从基因组DNA水平结合整体生物学分析福建、安徽与江西省3种棘隙吸虫的469个多态DNA片段,确定福建棘隙吸虫与日本棘隙吸虫为两个独立虫种,并纠正前人报告错误:安徽报告的人体感染貌小棘隙吸虫,湖北报告的人体感染抱茎棘隙吸虫,以及广东报告的人体感染棘口吸虫,均为福建棘隙吸虫。

第八节 棘颚口线虫

棘颚口线虫(*Gnathostoma spinigerum*)隶属线形动物门(Nematomorpha),线虫纲(Nematoda),尾感器亚纲(Phasmidea),旋尾目(Spirurata),颚口科(Gnathostomatidae),颚口线虫属(*Gnathostoma*)。棘颚口线虫是Owen于1836年在伦敦动物园虎胃壁肿瘤内检得虫体并命名。成虫寄生于宿主的胃壁,幼虫可穿透皮肤或经胎盘和口腔而感染,在人体内移行可持续多年,是一种动物源性寄生虫病。棘颚口线虫为犬、猫等常见寄生虫,也可寄生于虎、狮、豹等动物,在人体偶可寄生,引起棘颚口线虫病(gnathostomiasis),幼虫在人体组织中移行而造成危害,损害部位可遍及全身和内脏。本病主要分布于东南亚地区,人体感染以泰国和日本最多。我国见于浙江、江苏、安徽、湖南、湖北和上海等15个省(直辖市)。感染途径主要是食用未熟的鱼或转续宿主的肉所致。

颚口线虫属有13个有效种,目前已报道的致病种有棘颚口线虫、刚刺颚口线虫(*G. hispidum*)、杜氏颚口线虫(*G. doloresi*)、日本颚口线虫(*G. nipponicum*)、马来颚口线虫(*G. malaysiae*)和双核颚口线虫(*G. binucleatum*),对食品中检出的颚口线虫幼虫虫种的鉴别对该病的诊断与防治有重要意义(Ligon BL,2005)。人颚口线虫病主要是因吃了含颚口线虫第3期幼虫的食物而感染,虫体在人体中不能完全发育。

一、食品中棘颚口线虫检测的意义

棘颚口线虫病(gnathostomiasis)是一种较少见的人兽共患寄生虫病,主要分布在亚洲。人的感染主要是由于生食鱼肉、泥鳅等所致。因为人并不是棘颚口线虫的适宜宿主,所以它侵入人体后一般不能发育至成熟,而以幼虫的形式在人体内移行游窜,可累及多个器官和组织。

棘颚口线虫主要的致病机制,包括虫体移行所造成的机械损伤及虫体分泌物和排泄物所引起的炎症和变态反应(马安等,2010)。因虫体侵犯的部位不同,其临床症状也有所不同。虫体侵犯皮肤的主要症状为游移性肿块或匐行疹,通常还伴有局部瘙痒、腹痛、低热、胀痛和荨麻疹等(马雪婷等,2015)。侵犯眼球的症状包括眼部疼痛、相应的眼部炎症、间歇性失明甚至丧失视力(Hem等,2015);侵犯脑脊可能导致发热、持续性头痛、四肢瘫痪、大小便失禁、脑脊髓炎、脑膜脑炎、脑内出血和蛛网膜下腔出血等(Kulkarni等,2015),严重者可致死;侵犯消化道可能导致食欲缺乏、恶心、呕吐、腹痛和消化道出血(李朝品等,2003);侵犯肺部以呼吸道症状为主,包括发热、咳嗽和胸痛(桂贤华等,2013);侵犯肝胆可导致腹痛、高热、寒战和肝区叩击痛(王海东,1999)。由于虫体在体内不断移行,可因侵犯部位不同而在不同时间内出现不同的临床症状。

二、棘颚口线虫生物学及流行病学

成虫为圆柱形,鲜红色。雄虫长11~25mm,雌虫长25~54mm(图58-8)。头、尾部弯向腹面。头部成球形,有8环前后排列的倒钩。除棘颚口线虫在体前部披小棘外,刚刺颚口线虫和陶氏颚口线虫则全身披小棘。虫卵为椭圆形,仅在前端有帽状突起者为棘颚口线虫或刚刺颚口线虫卵,大小平均为69.3μm×38.5μm。两端都有帽状突起者为陶氏颚口线虫,大小为61.5~34.0μm。第Ⅲ期幼虫的囊包直径

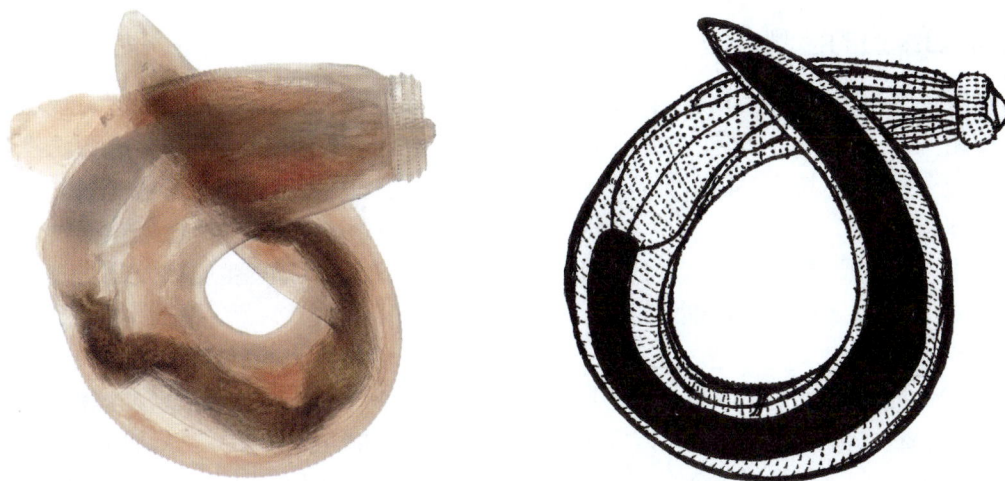

图 58-8　棘颚口线虫
（引自　王爽）

为 0.5~4mm。头部有 4 环棘为其特征。大多寄生在第二中间宿主或转续宿主的肝脏，少数寄生在肌肉。

在自然状态下，棘颚口线虫全程须经 4 个宿主才能完成。成虫在终末宿主的胃壁肿块中产卵，肿块破溃后虫卵进入消化道，通过宿主粪便排出体外，虫卵入水后在水温 27℃时，经过 7 天，卵细胞发育成第 I 期幼虫，再经 2 天并经第一次蜕皮孵出带鞘的第 II 期幼虫，被第一中间宿主剑水蚤吞食后，再次蜕皮成为早第 III 期幼虫，随着第一中间宿主被第二中间宿主鱼、蛙、黄鳝和泥鳅等摄食，早第 III 期幼虫在其体内发育成晚第 III 期幼虫。第二中间宿主若被转续宿主蛇、鸟等摄食，保持为晚第 III 期幼虫的状态，当第二中间宿主或转续宿主受染部位和脏器被终宿主猫、犬、猪、虎、豹等摄食后，晚第 III 期幼虫脱囊，发育成第 IV 期幼虫，最终寄生于终宿主胃壁上，并发育为成虫。

现已确认棘颚口线虫的终宿主主要为犬科、猫科动物，虫卵通过宿主粪便排出，并在水中孵化。第一中间宿主为剑水蚤（林秀敏等，1986），在被淡水鱼类、两栖类等摄食后被带入食物链。自然状态下，棘颚口线虫的第二中间宿主和转续宿主包括：淡水鱼类、两栖类、爬行类、鸟类、哺乳类等（陈清泉等，1991），有生活中常见的鱼、鸡、鸭、猪等，且随调查研究不断深入，不断有新的宿主被发现。

棘颚口线虫病在国外主要流行于泰国、印度、日本、孟买、越南、柬埔寨和墨西哥等地，或曾到过这些国家的居民（如英国、法国和德国等）也有病例报道（Herman 等，2009）。我国已报道 50 多例（吴惠芳等，2009），黑龙江、河北、山东、湖北、浙江、上海、杭州、广东、广西、海南和福建等省份均有见病例报道，其中以上海、广东及福建较多见，福建曾有 7 例颚口线虫感染报道（陈宝建等，1998）。感染虫体以棘颚口线虫为主，刚刺颚口线虫和杜氏颚口线虫病例偶见（张鸿满等，2008）。杨家芬等（1990）报道了湖南省首例棘颚口线虫病。赵恒梅等（1999）报道了青岛发现的首例棘颚口线虫病。李朝品等（2003）报道了胃棘颚口线虫病一例。中国以往报告的病例中，最常见的是侵犯皮肤，其次是胃肠道，在 2021 年首次报告了中国第一例棘颚口线虫侵犯眼部的病例（Wang 等，2021）。

棘颚口线虫在世界范围广泛分布，但棘颚口线虫病主要集中在亚洲和中南美洲。具体原因推测为：第一，流行区需具有适宜颚口线虫完成生活史必须的中间宿主及终末宿主；第二，当地居民有生食或半生食淡水鱼类或禽肉类的饮食习惯（高世同，2014）。人体感染棘颚口线虫病，主要因生食或半生食含有幼虫的鱼、蛙或禽等肉类经口感染。来自不同地区的多项研究的结果都证实了上述观点（Vonghachack 等，2010）。Macpherson（2005）对比了 35 年间颚口线虫病的报道来源发现，此前颚口线虫病主要集中在亚洲有生食鱼肉习惯的地区（如日本和泰国），但随着酸橘汁腌鱼这种生食在中南美洲的流行，当地颚口线虫病的报道也逐渐增多。需注意的是，除直接食用外，也可能通过其他方式如切鱼所用之刀板、餐具及手等，再污染食物而感染人体。同时，鉴于棘颚口线虫能经皮肤感染，相关职业人群（如厨师和鱼贩等）应做好个人防护，皮肤破损可能导致虫更易进入人体。

三、棘颚口线虫的检测方法

目前对棘颚口线虫的检测,应用较为广泛的有酶联免疫吸附法(ELISA),其灵敏性较高,适合门诊、流行病学调查使用,但 ELISA 法与其他蠕虫病患者血清交叉反应率高。近几年分子诊断方法在棘颚口线虫的检测中研究较多,可根据特定基因设计特异性引物和探针,建立棘颚口线虫的分子生物学鉴定方法。

(一)病原学检查

包块活检中检出病原体即可确诊。如无,应根据典型临床表现和有过生吃或食用未熟鱼或转续宿主史或免疫学检测阳性等,予以综合诊断。

(二)血清学检测

除了少数病例能从体表直接取得虫体进行鉴定确诊外,大部分病例很难根据临床症状直接确诊,需要其他检测辅助诊断。棘颚口线虫在人体内生理活动产生排泄物与分泌物等外源性物质,并引发人体免疫反应:首先,机体产生 Th2 型免疫应答,大量嗜酸性粒细胞聚集到相应部位,产生一系列免疫调节分子,同时释放细胞毒性颗粒状内容物(姬鹏宇等,2014)。可见外周血或相应组织嗜酸性粒细胞中度至重度增多。因此,嗜酸性粒细胞增多可作为诊断的参考依据,甚至有患者仅出现嗜酸性粒细胞增多而无其他症状(Buppajarntham 等,2014)。其次,由于其排泄物和分泌物中含大量异种蛋白,能诱发机体产生相应抗体。通过对比正常人和患者血清,进行蛋白质组学分析,可检测到 93 种不同的抗原蛋白(Janwan 等,2015)。

采用蛋白免疫印迹法(Western blot)检测颚口线虫特异性抗原,相对分子量为 24kD 和 21kD。抗原蛋白条带是最常用的免疫学诊断方法(桂贤华等,2013)。考虑到成本、敏感性和特异性,24kD 抗原蛋白条带常用于临床诊断。Western blot 法操作烦琐、费时,而 ELISA 法能简便快速地进行批量检测,适合门诊、流行病学调查使用,但 ELISA 法与其他蠕虫病患者血清交叉反应率高(马安等,2014),诊断时应注意区别。此外须了解患者病史、既往史和生活史,再辅以影像检查等综合考量以便正确诊断。

(三)分子生物学检测

目前鉴别寄生虫可用分子生物学方法,多以核糖体 DNA(rDNA)上的目的基因为主。真核生物 rDNA 的内转录间隔区(ITS)进化较快,具有种间特异性和种内保守性,可作为鉴定的分子标记。此外线粒体 COI 基因也存在种间差异,且进化速度大于核糖体基因,也可作为鉴定的分子标记(Ando K 等,2006)。根据基因序列,有针对性地进行引物设计,而后通过不同的扩增技术,包括聚合酶链反应(PCR)(李雯雯等,2012)、多重 PCR、环介导等温扩增(loop-mediated isothermal amplification,LAMP)等,根据实际情况对单一基因或多个基因进行扩增,在得到相应的序列后,开展碱基比对,就能构建系统发育树,分析样本间的亲缘关系,通过与相应标准序列的比对,对样本进行鉴定(Jongthawin 等,2015)。

李树清等(2014)根据 GenBank 中发表的棘颚口线虫、日本颚口线虫和杜氏颚口线虫 ITS-2 序列,设计了 3 对特异引物,建立了这 3 种颚口线虫的单一 PCR 和多重 PCR 检测方法,结果显示单一 PCR 和多重 PCR 均能特异扩增出棘颚口线虫、日本颚口线虫和杜氏颚口线虫,其片段大小分别为 282bp、358bp、183bp,单一 PCR 对棘颚口线虫、日本颚口线虫和杜氏颚口线虫虫体 DNA 最小检出量分别为 0.2ng/μl、0.01ng/μl、0.01ng/μl。

张森等(2016)建立了一套检测棘颚口线虫的 DNA 环介导等温扩增方法。针对棘颚口线虫的 ITS2 rDNA 设计了三套特异性引物特异性识别靶基因,结果表明,该方法对棘颚口线虫 DNA 能够特异性扩增,而其他比对虫体 DNA 均无扩增。对含有棘颚口线虫 ITS2 目的基因片段的质粒 DNA 的检测限为 1fg/μl,比传统的 PCR 方法灵敏度高 100 倍。

第九节 异 尖 线 虫

异尖线虫(*Anisakis*)属于线虫门(Nematoda),尾感器纲(Phasmidea),蛔目(Ascaridata),异尖线虫科(Anisakidae),全球已发现 30 属。异尖线虫幼虫寄生于海鱼类、桡足类、头足类和一些甲壳类动物及海洋软体动物体内,成虫寄生于海豚、海豹和鲸鱼等海洋哺乳动物、海洋鱼类或食鱼鸟类的胃肠道中。异尖线虫是世界各大海域鱼类普遍寄生的寄生虫。人是非正常宿主，人误食寄生在海鱼体内的异尖线虫科某些种活的Ⅲ期幼虫可引起异尖线虫病（anisakiasis），也称为鲱鱼虫病，该病最早于1960年由荷兰的 Van Thiel 报道。到目前为止已报道可引起人异尖线虫病的异尖科线虫主要有7种，即简单异尖线虫（*Anisakis simplex*）、典型异尖线虫（*A. typica*）、派氏异尖线虫（*A. pegreffii*）、抹香鲸异尖线虫（*A. physeteris*）、拟地新线虫（*Psetwloterranova decipiens*）、对盲囊线虫（*Contracaccum* spp.）和宫脂线虫（*Hysterothylacium* spp.）。由于异尖线虫是海洋自然疫源性病原，随着鲜食鱼生的国家和地区的增多，人类异尖线虫病在全球已呈扩散趋势。1993年，异尖线虫病被列入《中华人民共和国进境动物一、二类传染病、寄生虫病名录》。

一、食品中异尖线虫检测的意义

人类是异尖属线虫的非正常宿主，含有异尖线虫幼虫的食物一旦被摄入到人体内，异尖线虫幼虫便可通过胃壁或肠壁而进入消化道，寄生在人体消化道的各个部位，甚至能够移行到其他脏器组织内。典型的症状为上腹部突然发生剧烈疼痛，并有恶心、呕吐、腹泻等症状，纤维胃镜检查可发现黏膜充血、水肿、糜烂、溃疡，后期还可发现瘤状的肿块，此外还可以引起人的过敏性症状。

人异尖线虫病的类型取决于幼虫所处的位置及其引起的症状。目前发现的人异尖线虫病有6种：胃异尖线虫病、肠道异尖线虫病、过敏性异尖线虫病、异位或肠外异位异尖线虫病、胃变应性异尖线虫病以及职业性异尖线虫病。根据病理损害程度，将其分为4型：蜂窝组织炎型、脓肿型、脓肿肉芽型和肉芽肿型。异尖线虫常寄生在人的胃肠道中，Shimamura 等（2016）发现器官中的大弯曲处是异尖属线虫最常见的寄生部位，主要引起胃肠型异尖线虫病（李孝军等，2012）。根据 Ishikura 报道的15 715例异尖线虫病中，胃异尖线虫病占95.6%，肠道型占4.1%，其他类型占0.3%。

异尖线虫病的症状一般为非特异性，因此胃异尖线虫病常被误诊为消化性溃疡、胃肿瘤或胃息肉等；而肠道异尖线虫病容易被误诊为肠梗阻、阑尾炎或腹膜炎等。但与其他形式的肠胃炎相比，严重的黏膜下水肿伴腹水是胃肠道异尖线虫病的特征性表现。

异尖线虫引起过敏反应是由于患者接触线虫致敏原后 IgE 介导的过敏反应。简单异尖线虫是导致人类过敏反应的优势种（Rahmati 等，2020）。感染异尖线虫幼虫1~2小时或者立即就会出现风疹、血管性水肿、急性荨麻疹、过敏性结膜炎、皮炎、哮喘等，其中最严重的是过敏性休克（Bao 等，2019）。

由于人类不是异尖线虫的最佳宿主，因此在人感染异尖线虫后容易发生异位寄生的现象。但异位或肠外异位的异尖线虫病比较罕见，当幼虫通过消化壁引起"内脏幼虫迁移综合征"时发生，没有特定的症状，出现的症状取决于受影响的器官（Adroher-Auroux 等，2020）。侵入人体的感染性幼虫可移行至胸腔、子宫、肝脏、脾脏、喉、肺等组织器官，引起局部组织损害和病变。研究发现肠外异尖线虫病是可导致腹内粘连的疾病之一，其罕见的后遗症是小肠梗阻。2019年 Allison 等报道了首例肠外异尖线虫致粘连性小肠梗阻的病例，症状表现为恶心、厌食以及脐周和上腹部灼烧疼痛。经剖腹探查及病理学检查，在空肠肠系膜粘连的底部发现含有异尖线虫的嗜酸性脓肿。另外，偶尔也有结肠异尖线虫导致肠套叠的情况发生，当患者发生了无坏死的结肠肠套叠时可通过结肠镜检查确定病因，避免误诊。除此之外，Iacomino 等（2019）报道了口腔异尖线虫病，患者在就诊前两个月生食海鱼，出现了颈部皮疹和右脸颊疼痛的症状。虽然异位或肠外异尖线虫病很少发生，但已确诊的罕见病例引起了研究者的足够重视，为异尖线虫病的诊断提供了新的方向。

全世界约有6 000万鱼类加工和水产养殖从业者，他们可能面临感染异尖线虫的职业险。Nieuwenhuizen 等（2006）发现简单异尖线虫可导致渔民、鱼贩或者其他渔业工人出现职业性过敏症状，表现为皮炎、哮喘、结膜炎等。2020年，Jeroncic 等对克罗地亚鱼类加工工人异尖线虫的致敏风险进行了系统的评估，发现在严格的防护下可减少职业性异尖线虫病的发生。

二、异尖线虫生物学及流行病学

成虫类似人蛔虫，大小为（60~100）mm×（0.5~4.5）mm（图58-9）。有唇嵴，但缺间唇，食管末端为腺胃。雄虫末端具有交合刺，雌虫阴门位于虫体前半部。第Ⅲ期幼虫为感染期幼虫。在磷虾体内刚蜕皮时，其体长仅为 4~6mm。如磷虾未被终末宿主摄食,第Ⅲ期幼虫还可以成长至 35mm,常游离在鱼的内脏表面或形成包囊。

异尖线虫的生活史分为四个发育期,异尖线虫终末宿主为多种海洋哺乳类动物,成虫(3~15cm)寄生于海豚、鲸类或海狮、海豹等鳍足类动物以及一些食鱼鸟类的消化道中。转续宿主主有带鱼、蓝圆鲹、真鲷、鳕鱼、大比目鱼、鲱鱼等深海鱼类以及乌贼、鱿鱼等海洋软体动物。成虫受精后,雌虫便排卵在海水中,在 5~7℃的温度下,虫卵孵化并发育成自由生活的第Ⅰ期幼虫,蜕皮后进入第Ⅱ期幼虫并孵出,被中间宿主磷虾等摄食,在其体内发育为第Ⅲ期非感染性幼虫,待第二中间宿主食入带虫的第一中间宿主,这些非感染性幼虫即在宿主体腔脏器表面或鱼肉中转化为感染性幼虫(包囊),若被终末宿主吞食,即在其胃黏膜上逐渐发育成第四期幼虫和成虫(姚永华,2002)。

世界上首次公布的异尖线虫病病例来自 1960 年荷兰,研究人员发现该病例是在入院前生食了鲱鱼。从那时起,异尖线虫病在世界范围内的报道也越来越多。在日本或传统上经常食用生鱼片的远东国家,据估计,在日本每年发生的异尖线虫病病例超过 2 500 例,占全世界总数的 95%(Takei 等,2007),东京 40%的异尖线虫病病例是由于食用生的或腌制的鲭鱼而发生,经鉴定为简单异尖线虫所致,成为日本最常见的异尖线虫病病原

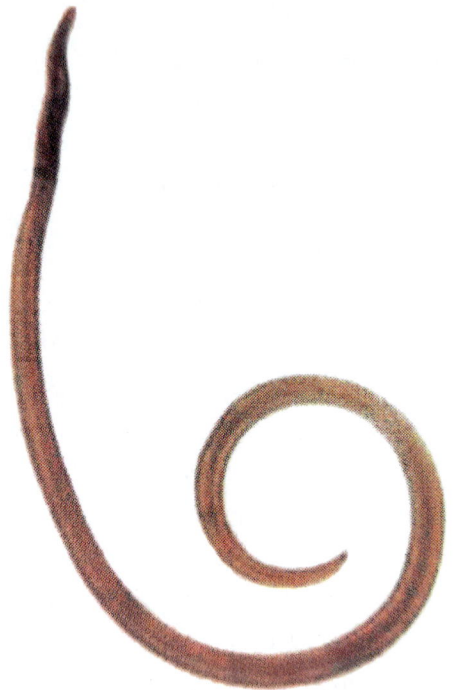

图 58-9 异尖线虫
(引自 林金祥)

(Murata 等,2021)。西班牙是欧洲异尖线虫病发病率最高的国家(Bao 等,2017),其感染途径主要是通过食用传统腌制菜肴醋凤尾鱼而感染。除了凤尾鱼外,意大利海域的许多其他鱼类,如沙丁鱼、鳕鱼、鲱鱼,也都曾多次被报道在其消化道内或肌肉组织中发现异尖线虫幼虫。1996 年意大利确诊首例人类病例,异尖线虫幼虫寄生在一位 40 岁妇女的胃壁上(Zanelli 等,2017)。在法国,鲱鱼被认为是人类感染病例中最常见的感染来源,其次是凤尾鱼(Yera 等,2018)。在韩国,人们食用海鳗是一种普遍现象,而海鳗往往会被异尖线虫感染。有研究证实,引起海鳗感染的派氏异尖线虫是导致人异尖线虫病的主要物种(Song 等,2019)。另外,美国有学者研究了年龄因素对异尖线虫病的影响,发现 30 岁和 40 岁年龄组的相对发病率最高,而青少年的发病率最低。此外,挪威、马来西亚、丹麦、埃及、英国、德国及南非地区也都有人感染异尖线虫病的相关报道(Aibinu 等,2019)。

从 20 世纪 80 年代开始,我国在东海、南海以及黄渤海的鱼类中陆续发现有异尖线虫感染,2013 年报道了首例人感染异尖线虫病病例(Qin 等,2013)。到目前为止,国内并未发现更多的异尖线虫病病例,可能是由于中国人大多以熟食为主的饮食习惯,或者由于异尖线虫病的非特异性症状容易与其他疾病混淆,不易确定真正的病因。

感染人体最多的是异尖线虫属线虫,它主要分布在北太平洋、北大西洋沿岸及其岛屿周围海域和日本海及其附近太平洋。近些年在地中海、巴西,和挪威深海,以及美国阿拉斯加近海,也相继发现,我国发现最多的也是异尖属线虫(阮廷清,2007)。

异尖线虫在世界范围内分布十分广泛,尤其集中分布于北太平洋和北大西洋沿岸及其岛屿的海洋动物。异尖线虫对宿主没有特异性,但杂食类鱼较易感染(罗朝科,2003)。至今已有二十多个国家和地区报道有上百种鱼类寄生有异尖线虫,感染率较高的鱼类包括:鳕鱼 88%、鲱鱼 88%、千年笛鲷 86% 等(曹湛等,2004)。我国东海、南海、黄海和渤海等海域有数十种鱼感染异尖线虫。孙世正等(1992)对北部湾海鱼异尖线虫感染情况进行调查,29 种 134 尾海鱼检出异尖线虫属、宫脂线虫属和伪新地蛔线虫属 3 属的异尖线虫幼虫,其中作为人类异尖线虫病主要病原的简单异尖线虫Ⅲ期幼虫的感染率为 30.6%,且大部分阳性鱼种的感染率在 50% 以上。在对东海和黄海鱼类异尖线虫幼虫感染情况进行的专项调查中,在 33 种 350 尾海鱼中共发现 210 尾感染了异尖科幼虫,感染率达 60%,鳕鱼、带鱼等 10 余个鱼种受染严重(孙世正等,

1993）。对南海、渤海鱼类简单异尖线虫幼虫感染的调查中,南海 88 个鱼种 389 尾鱼中幼虫的检出率为
60.2%,渤海 20 个鱼种 378 尾中幼虫的检出率占为 55%,结果表明南海和渤海鱼类简单异尖线虫的感染
都相当高(孙世正,1996）。马宏伟等（2001）对渤海鱼类和头足类异尖科线虫幼虫感染的专项调查中,对
25 种鱼 290 尾和 3 种头足类 108 尾进行了剖检,从 15 种鱼 191 尾中的 121 尾（63.4%）和一种头足类 54 尾
中的 8 尾（14.8%）感染简单异尖线虫幼虫,平均感染强度为 55.09 条/尾。张莉（2002）对渤海鱼类感染简
单异尖线虫的调查中,检出Ⅲ期幼虫者占所检 49 种鱼的 53.1%,平均感染强度为 6 条/尾,其中鲐鱼感染
率达到 100%。李亮等（2007）对黄海和渤海 93 种鱼类进行剖检,有 14 种感染内弯宫脂线虫,占 15.1%,其
中感染率较高的为鲅鳒（66.7%）、鳕鱼（47.5%）、马鲅（33.3%）等,调查结果显示黄渤海经济鱼类感染内弯
宫脂线虫的情况比较严重。廖英明等（2000）剖检了 16 种 75 尾深圳沿海鱼类,其中 5 种 11 尾鱼检出异
尖线虫幼虫,检出率为 14.67%,5 个鱼种检出率高低依次为带鱼、大黄鱼、蓝点马鲛、鳓鱼、金线鱼。张百秀
等（1995）剖检了大连沿海 25 种 800 尾鱼,其中有 19 种 224 尾鱼检出异尖线虫幼虫,感染率为 32%。郑
洋妹（2010）以鱼类异尖线虫幼虫为研究对象,对近年来厦门口岸进口的各种海水鱼类以及厦门地区销售
的多种海水鱼类的异尖线虫感染情况进行调查,结果表明蓝圆鲹、赤棕鱼、竹荚鱼的异尖线虫感染率很高,
灰海鳗、带鱼、大眼鲷也普遍感染异尖线虫,其中蓝圆鲹、竹荚鱼的简单异尖线虫的感染率达到 100%。

阮廷清等（2007）对我国大陆沿海海鱼感染异尖线虫调查的数据进行统计分析,表明 20 多年来 14 次专
项调查共剖检 200 余种 4 000 余尾海鱼类,其中鱼种名称及剖检数据明确者 177 种 3 951 尾,鱼种感染率
为 85.31%（151/177）,海鱼类总的感染率为 47.10%（1 861/3 951）,发现异尖线虫 9 属,其中 4 属［异尖线
虫属、对盲囊线虫属、钻虫属（Terranova）及鮪蛔线虫属（Thynnascaris）]为国外证实的人体致病虫种;
目前酒楼、饭店用于制作鱼生的海鱼,感染率依次为:鳕鱼 100%,鲈鱼 42.86%,鲍鱼 38.89%,真鲷 37.50%,
石斑鱼 36.00%,鲔鱼 33.33%,军曹鱼 25.00%。这些数据表明我国海鱼普遍感染异尖线虫,很容易引发人
体感染。值得注意的是,Moravec 等（1997）报道在捷克的淡水鱼中发现异尖线虫,这表明在全球生态环
境改变的压力下,使得海洋动物寄生虫在淡水动物中出现。

三、异尖线虫的检测方法

目前对于异尖线虫的检测,临床上多采用病原学的检查方法。血清学的检测方法中主要有荧光抗体
试验及酶联免疫吸附试验,但是异尖线虫相近虫种间的交叉反应很难消除,导致检测的效果不确定。现今
分子生物学技术的发展及其在各个领域的广泛应用,为异尖线虫的检测和鉴定提供了一个有效的途径,该
类方法用于鉴定人和动物体内异尖线虫并为其生活史、传播方式和种群结构的研究提供有效工具。

（一）病原学检查

目前在临床上,内镜仍是诊断胃肠道异尖线虫病的首选方法（Bucci 等,2013）。内镜检查除了能够观
察幼虫或其碎片外,还可以提取幼虫进行鉴定,从而避免不必要的手术。此外,有人认为在内镜检查前计
算机断层扫描有助于疾病的诊断（Ashida 等,2017）,可显示胃或肠黏膜水肿,能够排除其他类似症状的致
命腹部疾病。在缺乏准确诊断的情况下,特别是肠道异尖线虫病,需要进行探查手术。

（二）血清学检测

免疫学的检查通常主要应用酶联免疫吸附试验 ELISA 和 Western blot,对异尖线虫病患者的特异性
抗体或特异性蛋白进行检测。

ELISA 在诊断异尖线虫病中具有较高的特异性和敏感性,可以应用于易感人群的筛查。Maciej 等开
发了异尖线虫病特异性 IgG-ELISA。基于血清 IgG 的检测,可对简单异尖线虫、拟地新异尖线虫和对盲
囊线虫进行检测。

Iglesias 等（1996）对异尖线虫第三期幼虫通过体外的培养,收集了虫体抗原（somatic antigen,SA）
和排泄分泌物抗原（excretory secretory,ES）,通过 SDS-PAGE 的结果显示掌握到 SA 蛋白主要分布在
13~150kD,ES 主要的蛋白主要分布在 14~60kD。运用 Western blot 检测异尖线虫感染者的血清 SA 抗原
条带主要在 22kD、27kD 和 67kD 等大小,ES 抗原条带主要在 16kD、24kD、27kD、31kD、55kD 和 62kD 等
大小。

(三) 分子生物学检测

现今分子生物学技术已经被广泛应用于异尖属线虫的鉴定。鉴定方法包括常规 PCR、荧光定量 PCR、限制性片段长度多态性聚合酶链反应（polymerase chain reaction-restriction fragment-length poiymorphism，PCR-RFLP）、单链构象多态性分析（single-strand conformation polymorphism，SSCP）、多重 PCR（Multiplex PCR）、环介导等温扩增技术（Loop-mediated iso-thermal amplification，LAMP）、重组酶聚合酶扩增技术（recombinase polymerase amplification，RPA）、多位点酶电泳法等。常用的分子标记有核糖体 DNA 内在转录间隔区（internal transcribed spacer，ITS）和线粒体 DNA（mtDNA）。ITS 序列包括 ITS-1 和 ITS-2。

Umehara 等（2008）在 2008 年用 Hinf Ⅰ、Hha Ⅰ、Rsa Ⅰ 和 Hae Ⅲ 四种限制性内切酶对简单异尖线虫、派氏异尖线虫、抹香鲸异尖线虫、拟地新线虫、*Contracaccum osculatum* 和 *Hysterothylacium aduncum* 等虫株的 ITS 序列 PCR 产物进行酶切将此 6 种异尖线虫成功鉴定，并设计了 6 对特异性引物进行多重 PCR 扩增，建立了这 6 种异尖线虫的多重 PCR 鉴别方法。Zhu 等（1998）应用 PCR-RFLP 和 PCR-SSCP 方法根据 ITS-1 的 5.8S 基因和 ITS-2 基因片段的不同，来区分简单异尖线虫、宫脂线虫和对盲囊线虫。何芳等（2005）用 PCR-RFLP 方法与特异 PCR 结合，对来自我国青海湖的鲁道夫对盲囊线虫进行分子鉴定，结果显示，来自我国青海湖的对盲囊线虫为 *Contracaccum* rudolphii B，该研究结果及所建立的分子方法为我国异尖线虫的进一步研究奠定了基础。Abe 等（2006）应用 PCR-RFLP 法对一异尖线虫患者体内取出的虫体进行鉴定，最终确认该虫为简单异尖线虫。Perteguer 等（2004）基于 PCR-RFLP 技术对一名人体异尖线虫病例中的线虫进行了鉴定，取得很好的结果。

Zhang 等（2007）用 PCR-SSCP 鉴定了从我国黄海捕获的 8 种共 123 尾深海鱼中收集到的 200 条异尖线虫Ⅲ期幼虫，其中 197 条为派氏异尖线虫，3 条为 *Hysterothylacium aduncum*。刘劲松等（2005）以 ITS 为遗传标记，结合 Cold-SSCP 和序列分析方法对从我国不同地区鱼体内采集的 26 个异尖线虫样品的种类进行了鉴定，研究结果表明，这些样品呈现出 3 种不同的 SSCP 带型，经序列分析表明是典型异尖线虫，派氏异尖线虫和宫脂线虫的一个种。

郑洋妹（2010）以简单异尖线虫为研究对象，根据其 ITS 保守序列分别设计特异性引物，建立环介导等温扩增（LAMP）和 SYBR Green Ⅰ 实时荧光定 PCR 扩增检测方法，该方法检测简单异尖线虫的灵敏度达到 10 拷贝/μl，与典型异尖线虫、对盲囊线虫、针蛔线虫无交叉反应，是鉴定简单异尖线虫的有效手段。其中 LAMP 法更快速、所需设备更简单、操作更简便、费用更低，更适合基层实验室应用。同时建立了鉴定典型异尖线虫 SYBR Green Ⅰ 实时荧光定量 PCR 方法。

乔艳等（2019）利用环介导等温扩增技术结合流动试纸条（lateral flow dipstick，LFD）建立了简单异尖线虫/派氏异尖线虫的快检技术，以简单异尖线虫 rDNA-ITS2 序列为检测靶标，设计 6 条特异性的引物进行（荧光）LAMP 反应，将生物素化的 LAMP 产物与异硫氰酸荧光素标记的探针杂交并通过 LFD 可视化显示。结果表明，该研究建立的 LAMP-LFD 可以特异性检测出简单异尖线虫/派氏异尖线虫。

张春玲等（2021）利用重组酶聚合酶扩增技术（recombinase polymerase amplification，RPA）建立了异尖科线虫 RPA 的检测方法。该方法建立的 RPA 法可特异性扩增出异尖科线虫 340bp 左右大小的目的基因片段，可特异性检测出异尖科线虫，而对阔节裂头绦虫、华支睾吸虫、东方次睾吸虫、棘颚口线虫检测结果成阴性。优化后在 35℃、25 分钟即可完成检测，其灵敏度可达 1pg/μl。此方法操作简单、便捷，对现场快速检测具有重要的意义。

第十节　阔节裂头绦虫

阔节裂头绦虫（*Diphyllobothrium latum*）隶属于扁形动物门（Platyhelminthes）、绦虫纲、多节绦虫亚纲（cestoda）、假叶目（Pseudophyllidea）、裂头属（*Dibothriocephalu*）。阔节裂头绦虫病在世界上分布广泛，尤以欧洲、北美和亚洲的一些国家较常见，在国外，以芬兰和前苏联最多，意大利、罗马尼亚等国均有病例报道，而在我国阔节裂头绦虫病罕见，仅报告 10 余例，可能与其虫卵被误诊有关。传染源为犬、猫、狐、猪、水貂、熊等食肉动物。

一、食品中阔节裂头绦虫检测的意义

阔节裂头绦虫寄生于人体的小肠,多数患者无明显症状,少数患者可有不同程度的胃肠道症状,以及疲劳、软弱无力、嗜食盐、沮丧、眩晕、四肢麻木及饥饿感等表现。严重感染时,可引起贫血或因虫体扭结成团而堵塞肠道造成肠穿孔等。但在0.01%~0.02%的感染者中存在合并绦虫恶性贫血,而且70%以上的贫血病例报告来自芬兰。

二、阔节裂头绦虫生物学及流行病学

成虫头节小,呈匙状(图58-10),但虫体大,长者可达10m,具有3 000~4 000个节片。其背、腹侧各有一条较窄而深的凹形吸槽。虫卵近圆形,大小为(55~67)μm×(41~56)μm。深褐色,卵壳较厚,卵盖明显,无盖端多数有小突起。裂头蚴的大小、形状与曼氏迭宫绦虫的裂头蚴极为相似。寄生于鱼的肌肉、性腺、肝脏等处。

阔节裂头绦虫成虫寄生于犬、猫、熊、猪的小肠内,虫卵排出下水后,孵出钩球蚴,如被剑水蚤吞食,经2~3周发育形成原尾蚴,中间宿主鱼类摄食了感染蚤,原尾蚴经1~4周发育最后成为裂头蚴,终末宿主吞食了这些被裂头蚴感染的鱼,裂头蚴经5~6周发育为成虫。

阔节裂头绦虫病在世界上分布广泛,尤以欧洲、北美和亚洲的一些国家较常见,在国外,以芬兰和前苏联最多,意大利、罗马尼亚等国均有病例报道,而在我国阔节裂头绦虫病罕见。随着人民生活水平的不断提高,食物来源、饮食方式和饮食习惯的多样化,因食源性寄生虫造成的食品安全问题亦越来越突出,由此引发的食源性寄生虫病发患者数及发病率大幅度增加。近年来,随着生食和半生食方式的引入和推广,使得食源性寄生虫的感染率激增,海洋、淡水鱼类(包括深海鱼、浅海鱼、淡水回游鱼、蛙)等水产品的摄入量也较以往大大增加,特别是三文鱼、鳟鱼、金枪鱼、马哈鱼、蛙类等一些水产品的市场占有率大大提升,使裂头绦虫病、异尖线虫病等寄生虫病的发病率逐年升高,据文献回顾,我国20世纪50年代以来报道因生食海鱼而感染阔节裂头绦虫病12例,主要来自黑龙江省,其中,台湾省报道2例。近两年,大量的三文鱼、金枪鱼、鳟鱼等深海鱼投放市场,在上海就出现了多例阔节裂头绦虫感染患者。

三、阔节裂头绦虫的检测方法

镜检法是阔节裂头绦虫传统的确诊方法。近几年分子生物学技术的发展及其在各个领域的广泛应用,为阔节裂头绦虫的检测和鉴定提供了一个有效的途径。

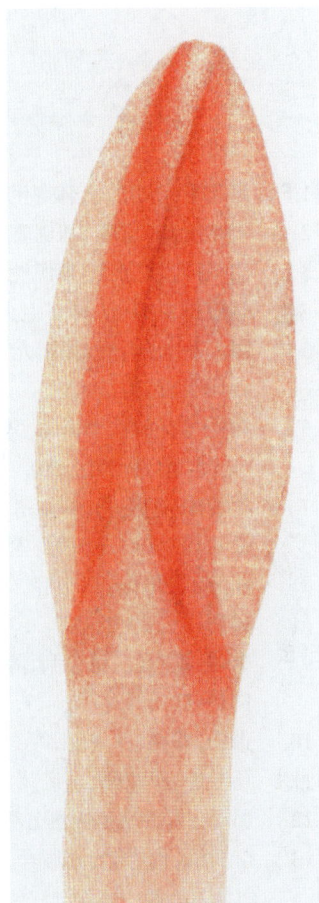

图58-10　阔节裂头绦虫头节
(引自　李朝品)

(一)病原学检查

人体感染阔节裂头绦虫病后,粪便查出虫卵即可确诊。

生物样本检测可用压片检查法和蛋白酶消化法。①压片检查法:用手术剪对受检的鱼、蛙和蛇逐条/只进行解剖。取出内脏,将腹腔壁内膜刮下,观察腹腔内壁表面,若有可疑白色点状物,用手术剪或手术刀分离皮肉,用两把小镊子将肌肉撕开,取含有白色点状物的组织用载玻片压片,用生物显微镜镜检判定结果。②蛋白酶消化法:称取样品250g并剪成小块,按样品与胃蛋白酶消化液1:5的比例加入消化液,37℃消化至无肉眼可见的肉组织为止。消化后用0.8mm×0.8mm(10目)网筛过滤,滤液置于尖底量筒内,加水(用水参照GB/T 66828)至最大刻度处,沉淀洗涤至水清,全部沉渣置平皿,用体视显微镜镜检判定结果。

(二)血清学检测

日本学者(近藤力王至,1980)采用乳胶凝集试验(LA)和酶联免疫吸附试验(ELISA),可对阔节裂头

绦虫病患者进行血清抗体价和 IgG 抗体值的检测和分析。

（三）分子生物学检测

陈韶红等（2017）解读了《裂头绦虫幼虫检测》的标准,其中的核酸检测法操作如下:首先对取样进行了详细规定,第一步,在体视显微镜下挑取虫体,初步鉴定后备用。第二步,按照总体积 25μl,模板 DNA 2μl,上下游引物（10μmol/L）各 0.5μl,dNTPs 2μl,MgCl 22.5μl,10× 缓冲液 2.5μl,Taq 酶（5U/μl）0.2μl,补充双蒸水至 25μl 的反应体系,第三步,按照 94℃预变性 3 分钟;94℃变性 30 秒,55℃退火 30 秒,72℃延伸 1 分钟,35 个循环;72℃延伸 7 分钟的 PCR 反应程序,第四步,进行电泳取 10μl 产物与 2μl 的 6× 加样缓冲液混合,加样于含溴化乙锭的 1.5% 琼脂糖凝胶中。在 1×TAE 缓冲液中,3~4V/cm 电泳约 30 分钟,当溴酚蓝到达底部时停止电泳,用凝胶成像系统分析。目的基因扩增片段出现条带而空白对照未出现条带,实验结果成立;阔节裂头蚴特异引物扩增,出现 428bp 的特征条带,可初步判定该虫种为阔节裂头蚴。

（王　刚）

参 考 文 献

［1］ 诸欣平,苏川 . 人体寄生虫学［M］. 9 版 . 北京:人民卫生出版社,2018.

［2］ 宋铭忻,张龙现 . 兽医寄生虫学［M］. 北京:科学出版社 . 2009.

［3］ 胡晓抒,袁宝君 . 食源性疾病的预防控制［M］. 南京:南京大学出版社,2005,165-166.

［4］ 赵慰先主编 . 人体寄生虫学［M］. 北京:人民卫生出版社,1985,472.

［5］ 张春玲,张媛媛,邱阳元,等 . 我国东海沿海鱼类异尖科线虫 RPA 检测方法的建立［J］. 中国动物传染病学报,2023,31（1）:86-91.

［6］ 乔艳,周前进,李孝军,等 . 环介导等温扩增联合横向流动试纸条检测简单异尖线虫/派氏异尖线虫方法的建立［J］. 海洋与湖沼,2019,50（2）:324-335.

［7］ 蒋智华,杨庆利,杨益超 . 基于线粒体细胞色素 C 氧化酶亚单位 1 基因鉴别华支睾吸虫和扇棘单睾吸虫的双重 PCR 法的建立［J］. 中国寄生虫学与寄生虫病杂志,2018,36（2）:187-189.

［8］ 陈韶红,郑彬,蔡玉春,等 . 规范检测技术控制发病率——《裂头绦虫幼虫检测》标准解读［J］. 标准研究与解读,2017,8（28）:2-4

［9］ 李佳,陈春红,张仁利,等 . 华支睾吸虫 ICT 和 PCR 检测方法的建立及其应用研究［J］. 中国热带医学,2016,16（12）:1155-1158.

［10］ 张森,邓艳,黄燕琼,等 . 环介导等温扩增法检测棘颚口线虫方法的建立［J］. 现代食品科技,2016,32（12）:308-313.

［11］ 马雪婷,栗绍刚,白彦萍,等 . 皮肤棘颚口线虫病一例［J］. 实用皮肤病学杂志,2015,8（2）:137-138.

［12］ 那璐 . 东方次睾吸虫分子种系发生及 PCR 检测方法的建立［D］. 黑龙江八一农垦大学,2015.

［13］ 李树清,梅雪芳,林颖峥,等 . 扇棘单睾吸虫 Real-time PCR 与常规 PCR 检测方法的建立［J］. 动物医学进展,2015,36（12）:62-67.

［14］ 陈莹,杨齐,吴尚为 . PCR 及其衍生技术在华支睾吸虫检测中的应用［J］. 热带医学杂志,2015,15（8）:1154-1157.

［15］ 张莹 . 黑龙江省主要淡水鱼吸虫囊蚴感染情况调查与分析［D］. 大庆:黑龙江八一农垦大学,2015.

［16］ 梅雪芳,李树清,胡长红,等 . 钩棘单睾吸虫和扇棘单睾吸虫 ITS2 序列测定及其种系发育分析［J］. 中国畜牧兽医,2015,42（8）:1943-1949.

［17］ 马安,王越,康颖,等 . 人颚口线虫病两种免疫诊断方法的建立和应用［J］. 国际流行病学传染病学杂志,2014,41（1）:17-20.

［18］ 李树清,李雯雯,张鸿满,等 . 多重 PCR 鉴定三种颚口线虫方法的建立［J］. 中国动物传染病学报,2014,22（6）:38-445.

［19］ 高世同 . 颚口线虫病的流行病学、临床特点及其诊治［J］. 中国热带医学,2014,14（9）:1136-1139.

［20］ 姬鹏宇,李娜,杨帆,等 . 嗜酸性粒细胞功能与疾病研究进展［J］. 热带医学杂志,2014,14（3）:397-401.

［21］ 方彦炎,李莉莎,张榕燕,等 . 福建省浦城县东方次睾吸虫的发现及其疫源地的调查研究［C］. 广东:寄生虫学与热带医学学术研讨会,2013.

［22］ 李健,全琛宇,石云良,等 . 食蟹猴体内瓦氏瓦特松吸虫 ITS 序列测定及其种系发育分析［J］. 国际医学寄生虫病杂志,

2013,40(6):305-310.

[23] 桂贤华,曹敏,张英为,等.累及肺部的颚口线虫病例两例报告并文献复习[J].中国呼吸与危重监护杂志,2013,12(2):177-181.

[24] 李雯雯,李树清,张子群,等.黑龙江与广州颚口线虫幼虫分离株的形态学观察及其分子鉴定[J].中国预防兽医学报,2012,34(2):104-107.

[25] 李孝军,耿新辉,陈宇,等.简单异尖线虫过敏症研究进展[J].中国畜牧兽医,2012,39(6):185-188.

[26] 朱玉霞,孙恩涛.淮南地区发现东方次睾吸虫[J].皖南医学院学报,2012,31(2):143-144.

[27] 杨益超,李树林,谭裕光等.广西肝吸虫流行区人群及淡水鱼扇棘单睾吸虫感染调查[J].应用预防医学,2012,2:75-77.

[28] 马安,干小仙.颚口线虫病的诊断与治疗[J].中国病原微生物学杂志,2010,5(5):385-388.

[29] 郑洋妹.海鱼异尖线虫分子检测和鉴定技术的研究[D].福建农林大学,2010.

[30] 吴惠芳,张鸿满.颚口线虫病研究进展[J].应用预防医学.2009,15(6):380-383.

[31] 张媛,林瑞庆,赵光辉,等.鲁道夫对盲囊线虫C新种的ITS rDNA序列测定及种系发育关系分析[J].中国兽医科学,2009,39(4):298-302.

[32] 张鸿满,江河,吴惠芳,等.广西东方次睾吸虫疫源地调查[J].海峡预防医学杂志,2009,15(5):7-8.

[33] 陈诚,张鸿满,江河,等.东方次睾吸虫的实验动物易感性研究[J].应用预防医学,2008,14(2):80-82.

[34] 张鸿满,黎学铭,欧阳颐,等.广西首次发现颚口线虫病[J].应用预防医学,2008,14(5):275-276.

[35] 李亮,徐真,张路平.黄海和渤海经济鱼类感染内弯宫脂线虫的调查[J].中国寄生虫学与寄生虫病杂志,2007,25(5):364-367.

[36] 阮廷清,张鸿满.我国海鱼感染异尖线虫调查研究进展[J].中国人兽共患病学报,2007,23(9):948-949.

[37] 朱玉霞,孙恩涛,李朝品,等.淮河水系东方次睾吸虫自然疫源地调查[J].中国寄生虫学与寄生虫病杂志,2006,24(1):74-75.

[38] 张鸿满,黎学铭,谭裕光,等.广西淡水鱼携带异形科吸虫囊蚴的调查研究[J].中国人兽共患病学报,2006,22(2):111-113.

[39] 刘劲松,陈虹虹,林瑞庆,等.PCR-SSCP用于我国异尖线虫种类鉴定的研究[J].2005年寄生虫学国际研讨会暨中国动物寄生虫专业委员会第十次学术研讨会论文摘要汇编[C],2005.

[40] 何芳,屈仁建,杨廷玉,等.PCR-RFLP和特异PCR技术用于鲁道夫对盲囊线虫鉴定的研究[J].中国兽医杂志,2005,9(41):3-5.

[41] 周霖,卢明科.鸭次睾吸虫病研究进展[J].黑龙江畜牧兽医,2005,5:81-82.

[42] 曹湛,刘劲松,何芳,等.异尖线虫病概述[J].热带医学杂志,2004,4(4):494-497.

[43] 高志东,蔡中涛,陈浩,等.丹顶鹤东方次睾吸虫病的发现及诊治[J].中国家禽,2004,26(17):28-29.

[44] 黎学铭,杨益超,蓝春庚,等.广西发现扇棘单睾吸虫[J].中国寄生虫学与寄生虫病杂志,2004,22(1):61-62.

[45] 李朝品,崔玉宝,朱玉霞,等.消化不良型慢性肝吸虫病一例[J].中华消化杂志,2004,24(2):93.

[46] 李朝品,王健.淮河水系东方次睾吸虫生态学初步研究[J].中国寄生虫病防治杂志,2003,16(2):108-110.

[47] 李朝品,崔玉宝,杨庆贵,等.胃棘颚口线虫病一例[J].中华流行病学杂志,2003,24(12):1081.

[48] 卢明科,张同富,杨光友.次睾吸虫对家鸭致病性的研究[J].畜牧兽医学报,2003,34(3):273-279.

[49] 罗朝科.海鱼与异尖线虫病[J].畜牧与兽医,2003,35(12):40-43.

[50] 张莉.渤海鱼类简单异尖线虫幼虫感染的初步调查[J].沧州师范专科学校学报,2002,18(3):41,47.

[51] 程由注,林金祥,许国防,等.福建棘隙吸虫病发现及病原生物学与流行病学研究[J].医学研究通讯,2002,31(9):23.

[52] 姚永华.异尖线虫病的诊断与防治[J].动物科学与动物医学,2002,19(7):41-42.

[53] 潘林祥,杨佐河,姚良治,等.广东省梅州市福建棘隙吸虫流行病学调查[J].海峡预防医学杂志,2002,8(3):40-41.

[54] 马宏伟,姜泰京,全福实,等.渤海鱼类和头足类异尖科线虫幼虫感染情况调查[J].延边大学医学学报,2001,24(2):105-114.

[55] 林金祥,李立.人体自然感染东方次睾吸虫的发现及其疫源地的调查研究[J].中国人兽共患病杂志,2001,17(4):19-21.

[56] 林金祥,程由注,李友松,等.人体自然感染东方次睾吸虫的发现及其疫源地的调查研究[J].中国人兽共患病学报,2001,17(4):19-21.

［57］ 林金祥,李友松,程由注,等.东方次睾吸虫人体实验感染报告［J］.海峡预防医学杂志,2001,7(2):9-11.

［58］ 韩先桂,王佩良.鸭的东方次睾吸虫病［J］.四川畜牧兽医,2001,2:51.

［59］ 万功群,刘慎良.山东省华支睾吸虫感染现状调查［J］.中国寄生虫病防治杂志,2000,12(1):55-56.

［60］ 方悦怡,潘波,史小楚,等.广东省两次人体寄生虫分布调查对比分析［J］.海峡预防医学杂志,2000,2:32-35.

［61］ 刘小宁,韩学文.番禺市沙湾镇华支睾吸虫病流行调查［J］.广东卫生防疫杂志,2000,26:56-57.

［62］ 李顺玉,崔春权.黑龙江省宁安市江南乡朝鲜族华支睾吸虫感染的流行病学调查［J］.延边大学医学学报,2000,23:53-54.

［63］ 何刚,李树林,韦美璧,等.桂南6县异形类吸虫人体感染初步调查［J］.中国血吸虫病防治杂志,2000,12:249-250.

［64］ 程由注,石磊.广东省平远县鱼源性吸虫混合感染调查及DNA(RAPD)分析［J］.中国人兽共患病杂志,2000,16(3):52-55.

［65］ 廖英明,黎太斟,张小岚.深圳市南澳镇沿海海鱼异尖线虫幼虫感染调查［J］.广东卫生防疫,2000,26(4):46-47.

［66］ 王海东.棘颚口线虫蚴胆道移行症一例报告［J］.中华肝胆外科杂志,1999,5(5):316.

［67］ 左胜利,杜爱芳.华支睾吸虫病流行现状与防治对策［J］.中国人兽共患病杂志,1999,15:92-115.

［68］ 伍德娥,胡汝深.佛山市华支睾吸虫病的调查与治疗［J］.中国寄生虫学与寄生虫病杂志,1999,17:316.

［69］ 赵恒梅,申黎燕.青岛首例棘颚口线虫病［J］.中国人兽共患病杂志,1999,15(4):16.

［70］ 曾伯平,廖翔华.台湾棘带吸虫的终末宿主［J］.水生生物学报,1999,23(2):190-191.

［71］ 程由注,张耀娟,林陈鑫,等.福建棘隙吸虫与相关虫种随机引物扩增多态DNA分析及感染实验观察［J］.中国寄生虫学与寄生虫病杂志,1999,17(3):135-139.

［72］ 李世富,姚承忠.韶关市华支睾吸虫病流行概况［J］.广东卫生防疫杂志,1998,24:43-44.

［73］ 陈宝建,林金祥,张榕燕,等.七例棘颚口线虫病病例分析［J］.中华预防医学杂志,1998,32(5):269.

［74］ 潘波,方悦怡.广东省第二次人体寄生虫分布调查［J］.中国寄生虫病防治杂志,1998,11:246-267.

［75］ 孙世正.南海、渤海鱼类简单异尖线虫幼虫感染的调查［J］.中国寄生虫学与寄生虫病杂志,1996,14(3):173-176.

［76］ 程由注,许国防,郭忠福,等.人体自然感染钩棘单睾吸虫及其鱼类宿主调查［J］.海峡预防医学杂志,1996,2(3):7-8.

［77］ 程由注,许国防,林金祥,等.台湾棘带吸虫生物学及流行病学研究［J］.海峡预防医学杂志,1996,2(1):8-10.

［78］ 程由注,许国防,许惠珍.改良加藤法不同涂片数检查福建棘隙吸虫感染的效果观察［J］.中国血吸虫病防治杂志,1996,8(6):381.

［79］ 何刚.广西发现台湾棘带吸虫感染一例［J］.广西预防医学,1995,1(4):259-260.

［80］ 张百秀,葛丽敏,陈风义,等.海鱼体内异尖线虫生态分布初步研究［J］.中国微生物学杂志,1995,7(4):53-55.

［81］ 华湘津,陈名刚.华支睾吸虫病诊断研究进展［J］.中国寄生虫学与寄生虫病杂志,1994,12:62.

［82］ 程由注,林金祥,方彦炎,等.福建棘隙吸虫流行病学调查与感染实验［J］.寄生虫与医学昆虫学报,1994,1(3):10-15.

［83］ 汪冰,温高升,黎世涛,等.生物素-亲和素系统检测华支睾吸虫特异性抗体的研究［J］.华西医学,1993,8:110.

［84］ 孙世正,小山力,影井昇.近海鱼类异尖科幼线虫形态分类学研究Ⅰ-东海、黄海部分［J］.中国寄生虫学和寄生虫病杂志,1993,39(2):130-138.

［85］ 程由注,林金祥,方彦炎.日本棘隙吸虫生物学研究进展［J］.中国人兽共患病杂志,1993,9(1):52-53.

［86］ 石裕明,刘荣珍,邓其杰,等.SPA-Det-ELISA在华支睾吸虫病诊断中的应用［J］.中国寄生虫病防治杂志,1992,5:226.

［87］ 孙世正,小山力,影井昇.近海鱼类异尖科幼线虫形态分类学研究Ⅱ-北部湾部分［J］.中国寄生虫学和寄生虫病杂志,1992,10(2):108-112.

［88］ 钱兆丰.辽宁省首次发现日本棘隙吸虫［J］.中国寄生虫学与寄生虫病杂志,1992,10(2):99.

［89］ 王秀珍,黎世涛,屈振麒.ELISA技术的改进及其在华支睾吸虫病诊断上的应用［J］.中华传染病杂志,1991,9:19.

［90］ 石裕明,邓其杰,刘荣珍.应用凝胶扩散-ELISA检测华支睾吸虫病抗体［J］.中国人兽共患病杂志,1991,7:34.

［91］ 陈清泉,林秀敏.中国颚口线虫与颚口线虫病［J］.武夷科学,1991,9:221-244.

［92］ 程由注,许贤让,陈宝建,等.人体感染台湾棘带吸虫首次报告［J］.中国寄生虫学与寄生虫病杂志,1991,9(4):273.

［93］ 吴德明,朱雪明,唐学恒.江苏省日本棘隙吸虫病首例报告［J］.中国寄生虫学与寄生虫病杂志,1990,8(2):154.

［94］ 杨家芬,杨金凡,阮良,等.湖南省首例棘颚口线虫病［J］.湖南医科大学学报,1990,15(2):168.

［95］ 陈雅棠,刘约翰,王其南.微板法K-ELISA检测华支睾吸虫成虫抗原活性及抗体活性［J］.中华内科杂志,1987,26:

36.

［96］林金祥,程由注,等.本棘隙吸虫病的发现及其流行病学及临床研究［J］.医学研究通讯,1987,16（8）:239-240.

［97］林金祥,程由注.福建省狗猫寄生蠕虫种类的调查［J］.中国人兽共患病杂志,1986,2（1）:28.

［98］林秀敏,陈清泉.江苏省洪泽地区动物的棘颚口线虫病流行学调查及病原学研究［J］.厦门大学学报（自然科学版）,1986,25（1）:98-106.

［99］张耀娟,唐仲璋,唐崇惕.三种异形科吸虫和东方次睾吸虫的生活史研究［J］.中国寄生虫学与寄生虫病杂志,1985,1:5.

［100］近藤力王至,等.阔节裂头绦虫病的血清免疫学研究［J］.日本寄生虫学杂志,1980,29（1）:55.

［101］MURATA R,SUZUKI J,KODO Y,et al. Probable association between Anisakis infection in the muscle of skipjack tuna（Katsuwonus pelamis）and human anisakiasis in Tokyo,Japan［J］. Internat J Food Microbiol,2021（337）:108930.

［102］SHUANG WANG,LING ZHANG,FENG MIAo,et al. First reported case of intraocular gnathostomiasis in China［J］. Journal of Travel Medicine,2021:1-2.

［103］ADROHER-AUROUX FJ,BEN TEZ-RODRIGUEZ R. Anisakiasis and Anisakis:An underdiagnosed emerging disease and its main etiological agents［J］. Res Vet Sci,2020（132）:535-545.

［104］RAHMATI AR,KIANI B,AFSHARI A,et al. World-wide prevalence of Anisakis larvae in fish and its relationship to human allergic anisakiasis:a systematic review［J］. Parasitol Res,2020（119）:1-10.

［105］JERONCIC A,NONKOVIC D,VRBATOVIC A,et al. Anisakis sensitization in the Croatian fish processing workers:Behavioral instead of occupational risk factors?［J］. PLOS Neglect Trop Dis,2020,14（1）:e0008038.

［106］AIBINU IE,SMOOKER PM,LOPATA AL. Anisakis nematodes in fish and shellfish from infection to allergies［J］. Inter J Parasitol Para Wildlife,2019（9）:384-393.

［107］ALLISON C,BAUMANN M. A case report of adhesional small bowel obstruction caused by extraintestinal anisakiasis［J］. Am J Emerg Med,2019,57（6）:e175-179.

［108］BAO M,STRACHAN NJC,PIERCE GJ,et al. Human health,legislative and socioeconomic issues caused by the fish-borne zoonotic parasite Anisakis:Challenges in risk assessment［J］. Trends Food Sci Technol,2019（86）:298-310.

［109］IACOMINO E,SINATTI G,PASQUE M,et al. Anisakis in oral cavity:A rare case of an emerging disease［J］. J Oral Maxill Surg,2019,6（1）:100136.

［110］SONG H,JUNG BK,CHO J,et al. Molecular identification of anisakis larvae extracted by gastrointestinal endoscopy from health check-up patients in Korea［J］. Kor J Parasitol,2019,57（2）:207-212.

［111］YERA H,FREALLE E,DUTOIT E,et al. A national retrospective survey of anisakidosis in France（2010-2014）:decreasing incidence,female predominance,and emerging allergic potential［J］. Parasite（Paris,France）,2018（25）:23.

［112］ASHIDA H,IGARASHI T,MORIKAWA K,et al. Distinguishing gastric anisakiasis from non-anisakiasis using unenhanced computed tomography［J］. Abdom Radiol,2017,42（12）:2792-2798.

［113］BAO M,PIERCE GJ,PASCUAL S,et al. Assessing the risk of an emerging zoonosis of worldwide concern:anisakiasis［J］. Sci Rep,2017（7）:43699.

［114］ZANELLI M,RAGAZZI M,FIORINO S,et al. An Italian case of intestinal anisakiasis with a presurgical diagnosis:Could this parasite represent an emerging disease?［J］. Path Res Prac,2017,213（5）:558-564.

［115］SHIMAMURA Y,MUWANWELLA N,CHANDRAN S,et al. Common symptoms from an uncommon infection:Gastrointestinal anisakiasis［J］. Can J Gastroenterol,2016:1-7.

［116］HEM S,TARANTOLA A,CHHEANG R,et al. First reported case of intraocular *Gnathostoma spinigerum* in Cambodia［J］. Bull Soc pathol exot,2015,5:312-315.

［117］JANWAN P,INTAPAN PM,LAUMMAUNWAI P,et al. Proteomic analysis identification of antigenic proteins in *Gnathostoma spinigerum* larvae［J］. Exp Parasitol,2015,159:53-58.

［118］JONGTHAWIN J,INTAPAN PM,SANPOOL O,et al. Three Human Gnathostomiasis Cases in Thailand with Molecular Identification of Causative Parasite Species［J］. Am J Trop Med Hyg,2015,93（3）:615-618.

［119］KULKARNI S,SAYED R,GARG M,et al. *Neurogna thostomiasis* in a young child in India:A case report［J］. Parasitol Int,2015,64（5）:342-344.

［120］SOHN W M,NA B K,CHO S H,et al. Trematode metacercariae in freshwater fish from water systems of Hantangang and Imjingang in Republic of Korea［J］. Korean J Parasitol,2015,53（3）:289-398.

［121］BUPPAJARNTHAM A,APISARNTHANARAK A,KHAWCH AROENPORN T,et al. Asymptomatic eosinophilia due to gnathostomiasis［J］. Int J Infect Dis,2014,23（3）:14,1-12.

［122］BUCCI C,GALLOTTA S,MORRA I,et al. Anisakis,just think about it in an emergency! ［J］. Int J Infect Dis,2013,17（11）:e1071-1072.

［123］QIN Y,ZHAO Y,REN Y,et al. Anisakiasis in China:the first clinical case report［J］. Foodborne Path Dis,2013,10（5）: 472.

［124］RIM HJ,SOHN WM,YONG TS,et al. Fishborne trematodemetacercariae in Luang Prabang,Khammouane,and Saravane Province,Lao PDR［J］. Korean J Parasitol,2013,51（1）:107-114.

［125］CHEN YD,ZHOU CH,XU LQ. Analysis of the results of two nationwide surveys on *Clonorchis sinensis* infection in China ［J］. Biomed Environ Sci,2012,25（2）:163-166.

［126］FÜRST T,KEISER J,UTZINGER J. Global burden of human foodborne trematodiasis:a systematic review and meta-analysis［J］. Lancet Infect Dis,2012,12（3）:210-221.

［127］QIAN MB,CHEN YD,LIANG S,et al. The global epidemiology of clonorchiasis and its relation with cholangiocarcinoma ［J］. Infect Dis Poverty,2012,1:4,1-12.

［128］WERNER K E. Tropical infectious diseases:Principles,pathogens and practice. Third edition［J］. St.Loui:Saunders, 2011,1-12.

［129］WHO. Working to Overcome the Global Impact of Neglected Tropical Diseases:First WHO Report on Neglected Tropical Diseases. Geneva:World Health Organization,2010.

［130］VONGHACHACK Y,DEKUMYOY P,YOONUAN T,et al. Sero-epidemiological survey of gnathostomiasis in Lao PDR ［J］. Parasitolo Int,2010,59（4）:599-605.

［131］BOUVARD V,BAAN R,STRAIF K,et al. A review of human carcinogens—Part B:biological agents［J］. Lancet Oncol, 2009,10（4）:321-322.

［132］GOSWAMI LM,PRASAD PK,TANDON V,et al. Molecular characterization of Gastrodiscoides hominis （Platyhelminthes:Trematoda:Digenea）inferred from ITS rDNA sequence analysis［J］. Parasitol Res,2009,104（6）: 1485-1490.

［133］HERMA JS,WALL EC,VAN-TULLEKEN C,et al. Gnathostomiasis acquired by british tourists in Botswana［J］. Emerq Infect Dis,2009,15（4）:594-597.

［134］KIM TS,CHO SH,HUH S,et al. A nationwide survey on the prevalence of intestinal parasitic infections in the Republic of Korea,2004［J］. Korean J Parasitol,2009,47（1）:37-47.

［135］KIM VV,DALSGAARD A,BLAIR D,et al. *Haplorchis pumilio* and *H. taichui* in Vietnam discriminated using ITS-2 DNA sequence data from adults and larvae［J］. Exp Parasitol,2009,123（2）:146-151.

［136］SOHN WM,EOM KS,MIN DY,et al. Fishborne trematode meta-cercariae in freshwater fish from Guangxi Zhuang Autonomous Region,China［J］. Korean J Parasitol,2009,47（3）:249-257.

［137］UMEHARA A,KAWAKAMI Y,ARAKI J,et al. Multiplex PCR for the identification of Anisakis simplex sensu stricto, *Anisakis pegreffii* and the other anisakid nematodes［J］. Parasitol Int,2008,57（1）:49-53.

［138］KIMURA D,PALLER V G,UGA S. Development of Centro-cestus armatus in different final hosts［J］. Vet Parasitol, 2007,146（3-4）:367-371.

［139］TAKEI H,POWELL SZ. Intestinal anisakidosis（anisakiosis）［J］. An Diag Path,2007,11（5）:350-352.

［140］ZHANG LP,MIN HUA,SHAMSI S,et al. The specific identification of anisakid larvae from fishes from the Yellow Sea, China,using mutation scanning-coupled sequence analysis of nuclear ribosomal DNA［J］. Mol Cell Probes,2007,21（5-6）: 386-390.

［141］ABE N,TOMINAGA K,KIMATA I. Usefulness of PCR-restriction fragment length polymorphism analysis of the internal transcribed spacer region of rDNA for identification of Anisakis simplex complex［J］. Jpn J Infect Dis,2006,59（1）: 60-62.

［142］ANDO K,TSUNEMORI M,AKAHANE H,et al. Comparative study on DNA sequences of ribosomal DNA and cytochrome c oxidase subunit 1 of mitochondrial DNA among five species of gnathostomes［J］. J Helmint,2006,80:1-13.

［143］LIM MK,JU YH,FRANCESCHI S,et al. Clonorchis sinensis infection and increasing risk of cholangiocarcinoma in the Republic of Korea［J］. Am J Trop Med Hyg,2006,75（1）:93-96.

［144］NIEUWENHUIZEN N,LOPATA AL,JEEBHAY MF,et al. Exposure to the fish parasite anisakis causes allergic airway hyperreactivity and dermatitis［J］. J Allergy Clin Immunol,2006,117（5）:1098-1105.

［145］LIGON B L. Gnathostomiasis:A review of a previously localized zoonosis now crossing numerous geographical boundaries ［J］. Semin Pediatr infect Dis,2005,16（2）:137-143.

［146］MACPHERSON CN. Human behaviour and the epidemiology of parasitic zoonoses［J］. Int J Parasitol,2005,35（11-12）: 1319-1331.

［147］PERTEGUER MJ,ORTIZ G,GARCIA E,et al. Application of the PCR-RFLP technique for the species-specific identification of nematodes involved in human anisakiasis［J］. Med Clin（Barc）,2004,122（18）:686-689.

［148］NAM H S,SOHN W M. Infection status with trematode metacercar-iae in pond smelts,Hypomesus olidus［J］. Korean J Parasitol,2000,38（1）:37-39.

［149］HONG ST,YOON K,LEE M,et al. Control of clonorchiasis by repeated praziquantel treatment and low diagnostic efficacy of sonography［J］. Korean J Parasitol,1998,36:249-254.

［150］KINO H,INABA H,VAN DE,et al. Epidemiology of clonorchiasis in Ninh Binh［J］. Southeast Asian J Trop Med Public Health,1998,29:250-254.

［151］RADOMYOS B,WONGSAROJ T,WILAIRATANA P,et al. Opisthorchiasis and intestinal fluke infectons in northern Thailand［J］. Southeast Asian J Trop Med Public Health,1998,47（1）:103.

［152］ZHU X,GSAAER RB,PODOLSKA M,et al. Characterisation of anisakid nematodes with zoonotic potential by nuclear ribosomal DNA sequences［J］. Int J Parasitol,1998,28（12）:1911-1921.

［153］MoRAVEC F,PROUZA A,ROYERO R. Some nematodes of freshwater fishes in Venezuela［J］. Folia Parasitol,1997,44 （1）:33-47.

［154］IGLESIAS R,LEIRO J,UBEIRA F M,et al. Antigenic cross-reactivity in mice between third-stage larvae of Anisakis simplex and other nematodes［J］. Parasitol Res,1996,82（4）:378-381.

［155］XUEMING LI,SHUSHENG WANG,HONGMAN ZHANG. Progress in the study of clonorchis in China［J］. Proceeding of The Kore-China Parasitology Workshop for Control Activities of Prasitic informations,1995:20-21.

［156］YAMAGUTI S. Synopsis of digenetic trematodes of Vertebrates［J］. Kelgaku Publ. Co. Tokyo,Japan. 1971:802.

［157］VAN THIEL P,KUIPERS FC,ROSKAM RT. A nematode parasite to herring causing acute abdominal syndromes in man ［J］. Trop Geogr Med,1960,12:97-113.

第五十九章

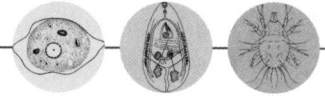

两栖动物源性寄生虫检测技术

"两栖动物"通常指两栖类和爬行类动物,如常见的蛙、蛇等,是多种病原体的宿主,包括许多原生动物、蠕虫和舌形虫。原生动物、蠕虫、舌形虫利用两栖动物作为终宿主或转续宿主,可能引起公共卫生问题。近年来城市化进程的加快和外来两栖动物物种的入侵可能会推动或加快人兽共患寄生虫在环境中的传播。此外,作为人类饮食的一部分,两栖动物是一些致命寄生虫病的来源,如舌形虫病或裂头蚴病。在食用两栖动物的地区进行寄生虫鉴定、诊断、治疗,以及相应的监测策略和食品检疫是非常必要的。因此加深对两栖动物传播的人兽共患寄生虫病的了解,对于控制、预防和监测这类被忽视的疾病具有重要意义。

第一节 裂 头 蚴

迭宫属(Spirometra)绦虫,又称迭宫类绦虫(spirometrid tapeworm)或迭宫绦虫,是医学绦虫中一个重要类群,目前主流的分类体系认为迭宫属绦虫隶属于双叶槽目(Diphyllobothriidea)、双叶槽科(Diphyllobothriidae)。迭宫绦虫成虫寄生于犬科和猫科动物小肠内,幼虫(裂头蚴,sparganum 或 plerocercoid)可寄生于所有四足动物的体腔及组织内造成较大危害。对于人类来说,裂头蚴主要侵入皮下组织,但同样可以寄生于眼、脑等引起裂头蚴病(sparganosis),可导致失明、肢体麻痹,甚至死亡。人体感染裂头蚴的方式主要为以下 3 种:①局部敷贴生的蛙肉、蛙皮、蛇肉或蛇皮为我国南方地区感染裂头蚴病的主要方式。②生食或半生食蛙肉、蛇肉或吞服活蝌蚪,我国一些地区的居民不仅在传统上有吃暴炒蛙、蛇肉或皮的嗜好,而且还有吞服生蛇胆的习俗,在一些地区民间还有吞食活蝌蚪或活青蛙治疗疮疖、疼痛及皮肤瘙痒等的陋习。③生饮湖塘沟渠水或游泳时咽入湖塘水,误食感染原尾蚴的剑水蚤,致原尾蚴有机会进入人体。因此,蛙类、蛇类在裂头蚴病的传播过程中具有重要作用,有必要对我国两栖动物体内裂头蚴的感染情况及检测诊断方法进行详细了解,为裂头蚴病的预防提供有效支撑。

一、蛙、蛇内裂头蚴的自然感染

通过裂头蚴病常见的感染方式可知,蛙类、蛇类在裂头蚴病的传播过程中具有重要作用,因此对蛙、蛇体内裂头蚴的自然感染情况进行调查对于裂头蚴病的防治具有重要意义。大范围流行病学调查结果表明,我国野生蛙体内裂头蚴自然感染率为 9.58%,其中感染率最高的是黑斑蛙,平均感染强度最高的也是黑斑蛙。而同一地区,蛇的感染率和感染强度要远高于蛙。

(一)蛙裂头蚴流行病学概况

根据 Liu 等(2015)的研究,我国裂头蚴病广泛流行于 26 个省份,在裂头蚴病流行区,报告病例数较多的省份为湖南、浙江和广东(>50 例),其次病例数较多的省份为江西省、上海市和河南省,报告病例数为 31~50 例。从 2013 年 7 月至 2019 年 9 月,张玺等(2020)对我国 34 个省份中的 28 个省份均进行了野生蛙体内裂头蚴感染情况调查,共包括 145 个采样位点,汇总整理每个采样位点的精确位置、采集人和采集日期,涵盖了 88.9% 裂头蚴病流行区,除流行区外,还调查了天津、陕西、山西、宁夏和内蒙古等 5 个非裂头蚴病流行区。本次调查共采集野生蛙 4 665 只,包括 13 个种:包括 13 个种:黑斑蛙(*Pelophylax nigromaculatus*)、金线侧褶蛙(*Pelophylax plancyi*)、泽陆蛙(*Fejervarya limnocharis*)、阔褶水蛙(*Sylvirana latouchii*)、沼蛙(*Boulengerana guentheri*)、棘胸蛙(*Quasipaa spinosa*)、绿臭蛙(*Odorrana margaretae*)、虎纹蛙(*Hoplobatrachus chinensis*)、中国林蛙(*Rana chensinensis*)、小弧斑姬蛙(*Microhyla heymonsi*)、斑腿泛树蛙(*Polypedatesmegacephalus*)、花狭口蛙(*Kaloulapulchra*)及雨蛙(*Hyla chinensis*)。除了最后提及的5个种(中国林蛙、小弧斑姬蛙、斑腿泛树蛙、花狭口蛙和雨蛙)外,其余8个物种:黑斑蛙、金线侧褶蛙、泽陆蛙、阔褶水蛙、沼蛙、棘胸蛙、绿臭蛙、虎纹蛙,均发现裂头蚴感染。总感染率为9.58%(447/4 665),其中感染率最高的是黑斑蛙(14.07%),其次是绿臭蛙(13.30%)、阔褶水蛙(12.15%),棘胸蛙(2.78%)和金线侧褶蛙(3.51%)感染率相对较低。此外,平均感染强度最高的也是黑斑蛙(4.27±3.02),其次为绿臭蛙(4.04±1.37)和阔褶水蛙(4.01±3.61),平均感染强度最低的则是棘胸蛙(2.25±1.89)。计算裂头蚴平均虫体长度发现,寄生在虎纹蛙体内的裂头蚴平均长度最长(6.09cm±1.84cm),寄生在黑斑蛙体内的裂头蚴的平均长度最短(4.68cm±2.13cm)。

通过调查发现,不同采样点蛙的感染率范围为0~66.67%,感染强度范围为1~49条/只(表59-1),表明我国不同地区野生蛙体内裂头蚴感染水平不同,阳性蛙的裂头蚴感染强度也不相同。其中,广西桂林蛙的感染率最高(66.67%),而湖南张家界蛙的感染强度最高(49条/只)。

表 59-1　中国不同地区野生蛙体内裂头蚴感染率及感染强度(2013—2018年)

采样点		坐标		阳性蛙数/检测	感染强度/
省(自治区、直辖市)	具体位置	经度	纬度	总蛙数	(条·只⁻¹)
北京市	延庆区	116.14E	40.31N	0/13(0)	0
天津市	东丽区	117.31E	39.09N	0/16(0)	0
河北省	邢台市桥东区	114.51E	37.07N	0/10(0)	0
	石家庄市	114.26E	38.03N	0/8(0)	0
山西省	晋城市	112.83E	35.52N	0/25(0)	0
内蒙古自治区	呼和浩特市	122.23E	46.03N	0/20(0)	0
辽宁省	铁岭市开原市	124.04E	42.55N	0/40(0)	0
	铁岭市	123.84E	42.29N	0/28(0)	0
吉林省	长春市	125.32E	43.82N	0/24(0)	0
	白城市	122.84E	45.62N	0/33(0)	0
	四平市	124.37E	43.17N	0/12(0)	0
黑龙江省	七台河市	130.49E	45.48N	0/22(0)	0
	绥化市青冈县	126.59E	46.38N	0/36(0)	0
	大庆市	125.01E	46.36N	0/7(0)	0
	哈尔滨市阿城区	126.96E	45.55N	0/31(0)	0
	鹤岗市宝泉岭	130.53E	47.43N	0/40(0)	0
	大兴安岭	125.47E	50.10N	0/42(0)	0
上海市	南汇区	121.85E	30.86N	5/43(11.63)	1~9
	黄浦区	121.48E	31.23N	1/13(7.69)	2
	松江区	121.45E	31.03N	0/12(0)	0
江苏省	苏州市昆山市	120.98E	31.38N	6/35(17.14)	1~3
	邳州市	118.01E	34.34N	0/35(0)	0
	镇江市润州区	119.41E	32.20N	8/32(25)	2~8
	盐城市阜宁县	119.80E	33.78N	2/35(5.17)	1~2
	盐城市大丰市	120.50E	33.20N	1/30(3.33)	1
	连云港市赣榆区	119.17E	34.84N	0/19(0)	0

续表

| 采样点 | | 坐标 | | 阳性蛙数/检测 | 感染强度/ |
省(自治区、直辖市)	具体位置	经度	纬度	总蛙数	(条·只⁻¹)
浙江省	嘉兴市平湖市	121.02E	30.70N	1/39(2.56)	1
	宁波市余姚市	121.15E	30.03N	4/36(11.11)	2~6
	宁波市北仑区	121.85E	29.93N	3/31(9.68)	1
	宁波市慈溪市	121.23E	30.17N	7/50(14)	1~19
	绍兴市	120.47E	30.08N	7/58(12.07)	1~2
	金华市婺城区	119.57E	29.09N	0/7(0)	0
	舟山市定海区	122.11E	30.02N	0/23(0)	0
	温州市瓯海区	120.61E	27.97N	1/20(5)	3
	诸暨市东白湖镇	120.38E	29.58N	10/40(25)	1~7
安徽省	合肥市庐江县	117.25E	31.88N	6/89(6.74)	1~5
	宣城市	118.75E	30.95N	2/43(4.65)	1
	芜湖市无为县	118.57E	31.15N	1/52(1.92)	5
	阜阳市临泉县	115.26E	33.04N	0/26(0)	0
	六安市霍邱县	116.28E	32.35N	9/40(22.5)	1~8
	安庆市岳西县	116.36E	30.85N	0/32(0)	0
	马鞍山市当涂县	118.50E	31.57N	1/32(3.13)	2
	亳州市谯城区	115.78E	33.88N	0/28(0)	0
	蚌埠市	117.36E	32.94N	3/23(13.04)	1~2
江西省	抚州市临川区	116.31E	27.93N	3/14(21.43)	1~8
	抚州市崇岗县	116.38E	27.90N	6/53(11.32)	1~5
	抚州市崇仁县	116.06E	27.77N	3/43(6.98)	1~5
	九江市星子县	116.05E	29.45N	1/27(3.7)	1
	吉安市吉水县	115.14E	27.23N	3/40(7.5)	1~2
	新余市渝水区	115.14E	27.23N	0/4(0)	0
	宜春市宜丰县	114.80E	28.39N	4/31(12.9)	1~6
	南昌市新建区	115.82E	28.69N	0/10(0)	0
福建省	莆田市仙游县	118.69E	25.36N	0/44(0)	0
	厦门市同安区	118.15E	24.72N	0/5(0)	0
	宁德市寿宁县	119.51E	27.45N	1/40(2.5)	1
	福州市平潭县	119.79E	25.50N	0/20(0)	0
	泉州市	118.68E	24.87N	4/38(4.53)	1~3
	南平市洋后镇	118.52E	26.63N	3/46(6.52)	3~7
	福清市海口镇	119.47E	25.70N	0/12(0)	0
山东省	烟台市	121.39E	37.50N	0/27(0)	0
	菏泽市鄄城县	115.51E	35.56N	0/20(0)	0
	威海市乳山市	121.54E	36.92N	0/13(0)	0
	潍坊市高密市	119.76E	36.38N	0/21(0)	0
	青岛市平度市	119.99E	36.78N	0/9(0)	0

续表

| 采样点 | | 坐标 | | 阳性蛙数/检测 | 感染强度/ |
省（自治区、直辖市）	具体位置	经度	纬度	总蛙数	（条·只⁻¹）
河南省	郑州市	113.65E	34.73N	19/161（11.8）	1~16
	濮阳市南乐县	115.20E	36.07N	0/20（0）	0
	南阳市南召县	112.43E	33.49N	5/47（10.65）	2~5
	平顶山市鲁山县	112.91E	33.74N	0/21（0）	0
	信阳市浉河区	114.06E	32.10N	2/33（6.06）	1~2
	信阳市潢川县	115.05E	32.13N	1/15（6.67）	2
	永城市	116.45E	33.93N	0/20（0）	0
	商丘市夏邑县	116.13E	34.24N	0/17（0）	0
	安阳市滑县	114.52E	35.58N	0/22（0）	0
	新乡市	113.87E	35.30N	4/67（5.97）	1~4
	开封市	114.47E	34.48N	14/153（9.15）	1~17
	周口市扶沟县	114.38E	34.07N	16/142（11.27）	1~13
	漯河市	114.02E	33.58N	27/283（9.54）	1~20
湖北省	孝感市云梦县	113.75E	31.02N	7/46（15.22）	1~12
	襄阳市襄州区	112.21E	32.09N	0/18（0）	0
	咸宁市崇阳县	114.04E	29.56N	1/5（20）	2
	十堰市郧西县	110.43E	32.99N	0/18（0）	0
	黄冈市	114.88E	30.45N	8/43（18.6）	1~2
	来凤县	109.41E	29.49N	0/27（0）	0
	大冶市茗山乡	114.76E	30.07N	0/30（0）	0
湖南省	张家界市桑植县	110.20E	29.41N	4/57（7.02）	1~49
	怀化市溆浦县	110.59E	27.91N	3/12（25）	2~4
	邵阳市邵东县	111.74E	27.26N	2/19（10.53）	5~12
	岳阳市华容县	112.54E	29.53N	4/29（13.79）	1~6
	衡阳市耒阳市	112.83E	26.31N	5/40（12.5）	1~2
	湘潭县云湖桥镇	112.73E	27.85N	2/10（20）	1~5
	湘西州凤凰县	109.58E	27.96N	10/43（23.26）	1~7
	长沙市	113.04E	28.14N	1/7（14.29）	1
广东省	东莞市茶山镇	113.87E	23.08N	3/20（15）	2~8
	佛山市顺德区	113.29E	22.81N	11/45（24.44）	1~9
	广州市	113.26E	23.13N	1/18（5.56）	1
	深圳市宝安区	113.88E	22.56N	0/5（0）	0
	云浮市云城区	112.04E	22.93N	0/18（0）	0
	惠州市惠东县	114.72E	22.99N	0/21（0）	0
	湛江市雷州市	110.10E	20.91N	0/26（0）	0
	汕尾市海丰县	115.32E	22.97N	0/4（0）	0
	江门市	113.09E	22.59N	2/63（3.17）	5~10
广西壮族自治区	北海市银海区	109.14E	21.45N	0/47（0）	0
	梧州市苍梧县	111.54E	23.85N	12/49（24.49）	1~24
	玉林市陆川县	110.16E	22.19N	25/70（35.71）	2~18

续表

采样点		坐标		阳性蛙数/检测	感染强度/
省(自治区、直辖市)	具体位置	经度	纬度	总蛙数	(条·只⁻¹)
广西壮族自治区	南宁市	108.21E	22.51N	12/87(13.79)	1~11
	桂林市	110.28E	25.29N	22/33(66.67)	3~15
	桂林市临桂区	110.22E	25.22N	6/24(25)	2~9
海南省	澄迈县	110.13E	19.91N	0/13(0)	0
	海口市	110.37E	20.03N	2/21(9.52)	1~2
	五指山市	110.40E	18.80N	9/37(24.32)	2~18
重庆市	石柱县	108.12E	30.00N	0/5(0)	0
	梁平县柏家镇	107.80E	30.68N	5/50(10)	1~3
	忠县白石镇	107.88E	30.31N	2/23(8.7)	3
	长沙镇	108.31E	30.40N	0/11(0)	0
	垫江县沙坪镇	107.44E	30.47N	0/14(0)	0
	涪陵区石沱镇	107.15E	29.71N	2/27(7.41)	2~5
	酉阳县麻旺镇	108.96E	28.90N	2/12(16.67)	1~5
	云阳县	108.70E	30.93N	7/34(20.59)	1~2
四川省	南充市营山县	106.57E	31.08N	5/16(31.25)	1~8
	南充市	106.08E	30.78N	11/22(50.00)	1~23
	广安市邻水县	106.93E	30.33N	8/27(29.63)	2~31
	泸州市	105.83E	28.82N	10/32(31.25)	1~19
	达州市	107.45E	31.21N	2/12(16.67)	4~5
	凉山州德昌县	102.26E	27.88N	6/39(15.38)	2~12
	乐山市夹江县	103.73E	29.57N	6/23(26.09)	2~5
	自贡市容县	104.81E	29.34N	3/45(6.67)	1~4
贵州省	遵义市正安县	107.45E	28.55N	3/14(21.43)	28~46
	凯里市麻江县	107.63E	26.53N	9/37(24.32)	1~8
	兴义市兴仁县	104.93E	25.08N	0/3(0)	0
	长顺县	107.52E	26.27N	0/12(0)	0
	铜仁市德江县	108.12E	28.26N	0/17(0)	0
	安顺市	105.95E	26.25N	2/13(15.38)	2~4
	贵阳市	106.63E	26.65N	2/9(22.22)	2~3
云南省	昆明市	102.72E	25.05N	6/55(10.91)	1~7
	保山市腾冲市	98.50E	25.03N	4/26(15.38)	3~5
	梁河县	98.30E	24.82N	3/36(8.33)	2~8
	临沧市镇康县	98.83E	23.76N	0/10(0)	0
	玉溪市通海县	102.76E	24.11N	0/19(0)	0
	文山州砚山县	104.34E	23.61N	2/40(5)	1~3
	丽江市	100.24E	26.82N	0/23(0)	0
	红河州蒙自市	103.36E	23.40N	1/26(3.85)	1
陕西省	宝鸡市凤翔县	107.40E	34.52N	0/19(0)	0
	咸阳市乾县	108.24E	34.53N	0/23(0)	0
青海省	西宁市湟中区	101.48E	36.38N	0/7(0)	0
宁夏回族自治区	银川市永宁县	106.25E	38.28N	0/31(0)	0

在我国裂头蚴病流行区,报告病例数最多的省份为湖南、浙江和广东(>50 例),与此对应的是这 3 个省份蛙的感染率也较高,分别为 14.29%(31/217)、10.86%(33/304)和 7.73%(17/220)。其次报告病例数较多的省份为江西省、上海市和河南省,报告病例数为 31~50 例,这些地区蛙的感染率分别为 9.01%(20/222)、8.82%(6/68)和 8.79%(88/1 001)。在我国裂头蚴病中度流行区(11~30 例),江苏、湖北和福建 3 省蛙的感染率分别为 9.14%(17/186)、8.56%(16/187)和 3.9%(8/205)。在我国裂头蚴病轻度流行区(1~10 例),黑龙江(0/178)、河北(0/18)、北京(0/13)、山东(0/90)、青海(0/7)、吉林(0/69)和辽宁(0/68)这些地区均未检出阳性蛙,安徽省(6.61%,22/333)和云南省(6.81%,16/235)蛙的感染率相对较低。然而,大部分华南和西南地区蛙的感染率较高,如重庆(10.23%,18/176)、贵州(15.24%,16/105)和海南(15.49%,11/71),尤其是四川(23.61%,51/216)和广西(24.84%,77/310)。在裂头蚴病非流行区,收集自内蒙古(0/20)、天津(0/16)、山西(0/25)、陕西(0/42)和宁夏(0/31)这些地区的蛙均未检出裂头蚴。总体而言,华南和西南地区蛙的感染率高于华中和华东地区。然而,此次大规模调查中,东北地区没有发现阳性蛙。

本次调查在 8 种蛙类中发现裂头蚴感染,分别为:黑斑蛙、金线侧褶蛙、泽陆蛙、阔褶水蛙、沼蛙、棘胸蛙、绿臭蛙、虎纹蛙,其中感染率最高的是黑斑蛙,表明禁止捕食该物种对我国裂头蚴病的预防具有重要意义。本次调查结果表明我国华南和西南地区蛙的感染率较高,如重庆(10.23%,18/176),贵州(15.24%,16/105)和海南(15.49%,11/71),尤其是四川(23.61%,51/216)和广西(24.84%,77/310),而且这些地区居住着许多少数民族,他们有着特殊的饮食习惯,对许多人来说,蛙肉是餐桌上不可缺少的一道美食。虽然这些地区报道的病例数较少,但由于这些地区人们特殊的饮食习惯和蛙的高感染率,使得他们同样面临较高的感染风险。唯一例外的是广东省,在之前我国裂头蚴病报道中,约有 10% 的病例出现在广东,而且此前对该省野生蛙体内裂头蚴感染情况调查显示,蛙感染率在 35% 以上,而相比之下,本次调查中蛙的感染率仅为 7.73%。据调查约 59.9% 的居民有食用蛙肉史,因此广东居民患裂头蚴病的风险仍然很高。在华东地区,蛙的感染率很低(<10%),但这些地区报道的裂头蚴病例数却相对较高。以浙江省为例,该省病例数较高(>50 例),此次调查该省蛙的感染率为 10.86%,但此前有报道称,浙江杭州蛙的感染率甚至高达 31.15%。在福建省,我们选择了 7 个采样点,其中只有 3 个采样点发现阳性蛙,该省蛙的总体感染率仅为 3.9%,远低于之前报道的 40.98%。此外,福建的许多病例都是因为用新鲜的蛙肉作为眼药治疗眼疾引起的,这表明一些不科学的民间偏方是导致裂头蚴病频发不可忽视的问题。华中三省(河南、湖北、湖南)中,湖南的蛙感染率最高(14.29%),虽略低于之前的调查数据(20.2%),但相应地,湖南裂头蚴病患病数(>50 例)在华中地区也是最高的。相较于其他地区,我们选取了采样点最多和蛙检数最多的河南省进行分析。河南的蛙感染率低于大部分华南和西南地区,但报道的病例数却多于大部分华南和西南地区。2006 年以前,河南鲜少发生裂头蚴病(其中有 3 例属于南方输入性病例),但自 2006 年以后,因食用活蝌蚪而引起的病例数累计 20 例,因为该地区部分村民坚信食用活蝌蚪具有治疗皮肤病的作用,可见我国民间偏方在裂头蚴病感染中再次发挥了重要作用。在此次大规模调查中,我国东北地区(黑龙江、吉林和辽宁)没有发现阳性蛙,但在东北地区却出现了许多病例报道,可能的原因是:①该地区的采样点和样本量较少,特别是辽宁和吉林,仅分别选取了 2 个和 3 个采样点;②东北地区采集到的主要蛙类为中国林蛙,但本研究未发现中国林蛙有感染裂头蚴的情况;③东北地区报道的病例可能是食用由其他地区输入受感染的阳性蛙而引起。北京、河北及青海地区也有病例报道,但在此次调查中,这些地区也没有发现阳性蛙。在华北及西北的裂头蚴病非流行区,陕西、山西、宁夏和内蒙古也没有发现受感染的阳性蛙。综上所述,本次调查表明:①在我国调查的 23 个裂头蚴病流行地区中,其中在 16 个地区的蛙类中发现了裂头蚴感染;②在中国,尤其是南方和西南地区,食用野生蛙会带来较大的健康风险,而不恰当的烹饪方法可能会大大增加这一感染风险;③鉴于我国一些不科学的民间偏方在裂头蚴病感染中发挥着重要作用,应加强健康教育,预防该疾病的潜在发生。

(二)蛇裂头蚴流行病学概况

目前,已经有多位学者对蛇体内裂头蚴的感染情况进行了调查。Wang 等(2014)对 13 个种共 456 条蛇(*Deinagkistrodon acutus*、*Bungarus multicinctus*、*Naja atra*、*Dinodon rufozonatum*、*Elaphe carinata*、*E. taeniura*、*Enhydris bocourti*、*En. chinensis*、*En. plumbea*、*Ptyas korros*、*P. mucosus*、*Xenochrophis piscator*、*Zoacys dhumnades*)的裂头蚴感染情况进行了调查分析,共从 251 条蛇中分离出 5 698 条裂头蚴,占被检蛇的 55.0%。每条蛇的感染强度为 1~213 条,其中 13 种蛇的感染率为 0~96.2%,平均感染强度为 12.5 条。不同蛇类间迭宫绦虫的感染率和感染强度存在较大差异。眼镜蛇科蛇类的迭宫绦虫感染率和感染强度较低。水蛇中有 3 种蛇甚至没有感染裂头蚴,分别是 *En. bocourti*、*En. chinensis* 和 *En. plumbea*,而 *Z. dhumnades*、*Di. rufozonatum*、*X. piscator*、*E. carinata*、*P. korros*、*D. acutus* 和 *P. mucosus*7 种蛇内迭宫绦虫感染是最常见的。卢艳等(2018)对上海市动物园送检的 30 条蛇进行解剖检查发现裂头蚴总感染率为 86.7%(26/30),共检获裂头蚴 626 条,感染度为 24.1 条/蛇。其中 6 条王锦蛇中有 3 条感染裂头蚴,感染度为 1.33 条/蛇;乌梢蛇的感染率为 95.8%(23/24),感染度为 27.0 条/蛇。Liu 等(2020)对湖南不同地区蛇体内裂头蚴感染情况进行了调查,发现湖南省野生蛇裂头蚴总感染率为 91.7%(344/375),比之前调查的广东省平均感染率高出近 2 倍。野生蛇类中裂头蚴检出率为 65%~100%。除娄底、邵阳、湘西、湘潭、益阳、张家界、株洲外,其余地区野生蛇类阳性率无显著差异(*P*>0.05)。回归分析显示湘潭和湘西的感染风险分别是衡阳的 15 倍和 10 倍。在所调查的蛇中,乌梢蛇(99.1%)裂头蚴感染率最高,其次是王锦蛇(94.1%)和黑眉锦蛇(86.7%)。

二、裂头蚴的分离与保存

在蛙体内,裂头蚴主要寄生于后肢大腿肌肉内,然后依次为前肢、背部、腹腔及其他组织;蛇体内的裂头蚴则主要寄生于皮下肌肉组织。在裂头蚴的分离过程中,要小心取出,保证虫体完整性;置于生理盐水中,可见虫体高度活跃且具有较强的伸缩能力;镜下观察虫体形态,裂头蚴头端稍膨大,中央有一明显凹陷,具有不规则横褶皱,末端多呈钝圆形。

(一)蛙裂头蚴寄生部位

多数调查研究表明,裂头蚴在蛙体内主要寄生于后腿肌肉内(图 59-1)。崔晶等(2012)对河南地区 565 只阳性蛙体内的裂头蚴分布情况进行统计分析发现,裂头蚴在蛙体内最常见的部位为后腿(76.37%),其次为背部(14.88%)、前腿(6.71%)和腹腔(2.03%),不同部位裂头蚴的检出率间差异有统计学意义(χ^2=119.337,*P*<0.05),裂头蚴在蛙体不同部位的寄生次序在不同种类蛙之间的差异无统计学意义(χ^2=0.834,*P*>0.05)。Zhang 等(2020)的大地理尺度流行病学调查数据同样表明,裂头蚴主要寄生在蛙大腿肌肉内,达 68.11%(1 085/1 593)。然后依次为蛙的前肢、背部、腹腔及其他组织,调查占比分别为:3.45%(55/1 593),14.94%(238/1 593),9.98%(159/1 593)和 3.52%(56/1 593)(表 59-2)。

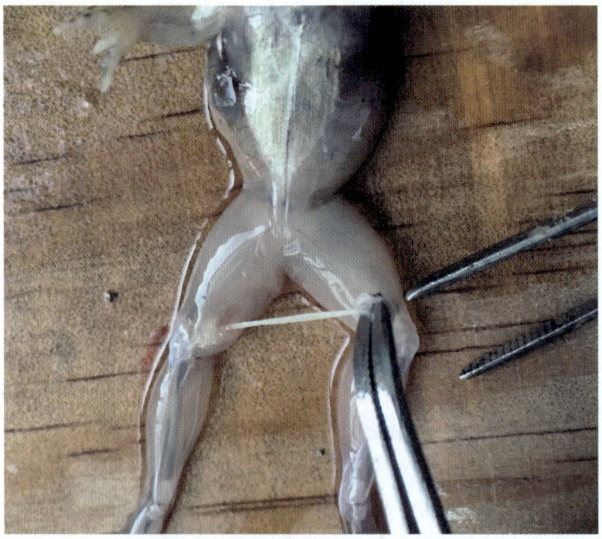

图 59-1 裂头蚴寄生于蛙后腿部

表 59-2 不同省(自治区、直辖市)蛙体内裂头蚴感染率及裂头蚴在蛙体内寄生部位

地区	总数/只	阳性数/只	感染率/%	裂头蚴数/条	裂头蚴寄生部位/条				
					大腿	前肢	背部	腹部	其他
北京	13	0	0	0	0	0	0	0	0
天津	16	0	0	0	0	0	0	0	0
河北	18	0	0	0	0	0	0	0	0
山西	25	0	0	0	0	0	0	0	0

地区	总数/只	阳性数/只	感染率/%	裂头蚴数/条	裂头蚴寄生部位/条				
					大腿	前肢	背部	腹部	其他
内蒙古	20	0	0	0	0	0	0	0	0
辽宁	68	0	0	0	0	0	0	0	0
吉林	69	0	0	0	0	0	0	0	0
黑龙江	178	0	0	0	0	0	0	0	0
上海	68	6	8.82	16	16	0	0	0	0
江苏	186	17	9.14	36	32	0	3	1	0
浙江	304	33	10.86	71	52	5	4	8	2
安徽	365	22	6.03	53	25	0	22	2	4
江西	222	20	9.01	53	48	0	3	2	0
福建	205	8	3.9	28	24	0	3	0	1
山东	90	0	0	0	0	0	0	0	0
河南	1 001	88	8.79	220	146	11	33	22	8
湖北	187	16	8.56	33	30	0	3	0	0
湖南	217	31	14.29	136	79	5	22	25	5
广东	220	17	7.73	126	68	0	22	25	11
广西	310	77	24.84	318	216	19	48	30	5
海南	71	11	15.49	36	25	2	5	3	1
重庆	176	18	10.23	53	37	3	8	4	1

(二) 蛇裂头蚴寄生部位

蛇体内的裂头蚴主要寄生于皮下肌肉组织 (图 59-2)。Wang 等 (2014) 对 251 条蛇体内裂头蚴寄生情况的观察发现,超过一半 (58.1%) 的裂头蚴寄生于肌肉组织,25.6% 位于皮下组织,16.3% 位于体腔。非参数检验表明裂头蚴在肌肉组织、皮下组织和体腔之间的密度分布有显著差异 ($P<0.05$)。卢艳等 (2018) 对上海市动物园 26 条阳性蛇裂头蚴的寄生部位进行分析,发现寄生于肌肉组织的裂头蚴数为 52.9% (331/626),皮下组织的为 25.2% (158/626),体腔的为 21.9% (137/626)。Liu 等 (2020) 对湖南地区 344 条蛇体内裂头蚴寄生部位的观察发现,裂头蚴分布于肌肉组织中的占 50.0%、皮下组织占 32.1%,位于体腔内的有 17.9%,其分布密度差异有统计学意义 ($P<0.05$)。

(三) 裂头蚴的分离存储

根据 Wei 等 (2015) 所描述的方法,检视并分离野生蛙体内寄生的裂头蚴,此过程严格按照实验动物管理和使用指南的规范进行操作。具体步骤如下:①首先将采集的蛙类标本进行编号及物种鉴定,然后用乙醚麻醉,使其安乐死;②去皮后按照皮下、四肢、躯干、内脏、头部的顺序肉眼观察,仔细分离肌肉组

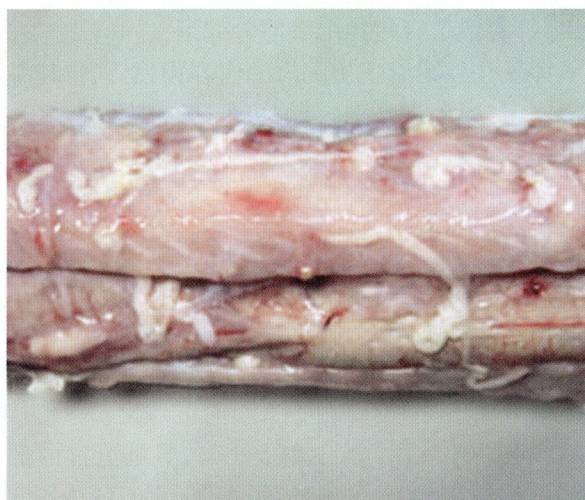

图 59-2 蛇肌肉组织内的裂头蚴

(引自 Wang 等,2014)

织,一旦发现乳白色扁平带状虫体,用镊子小心取出,保证虫体完整性;③置于生理盐水中,可见其高度活跃且具有较强的伸缩能力;④镜下观察虫体形态,裂头蚴头端稍膨大,中央有一明显凹陷,具有不规则横褶皱,末端多呈钝圆形;⑤分别对阳性蛙体内裂头蚴寄生数量、寄生部位及感染强度进行统计,并测量虫体长度;⑥将分离出的裂头蚴保存于无水乙醇中,封口膜密封,置于-40℃低温长期保存。

三、裂头蚴的鉴定

对裂头蚴进行准确的物种鉴定对于裂头蚴病的诊断具有重要意义。裂头蚴鉴定的金标准仍为形态学鉴定,但由于幼虫缺乏有鉴别度的形态学信息,形态学鉴定主要依据将幼虫感染终宿主获得成虫,然后依据成虫的形态特征进行物种鉴定。此外,随着分子诊断学的发展,目前越来越多的鉴定依据特异性的分子标记进行诊断,同时,现代组学的发展为裂头蚴的宏基因组诊断提供了可能。

(一)裂头蚴形态学鉴定

对于蛙、蛇等两栖动物体内分离出的蚴虫,可根据形态进行初步判断。基本方法为:新鲜虫体压片后浸入10%甲醛中固定,固定后的虫体经70%乙醇漂洗后置于盐酸卡红染液中染色6~8小时;染色后加入含1%盐酸的70%乙醇溶液进行分色,至虫体内部结构清晰时吸去分色液,用70%乙醇洗去盐酸;依次更换为70%、80%、90%、95%和无水乙醇进行逐级脱水,每级1~2小时;脱水后的虫体置于无水乙醇与二甲苯的混合液中20分钟,再经纯二甲苯透明,最后用树胶封片,自然风干后于显微镜下观察虫体形态。裂头蚴的形态特征主要有:自然状态下为白色带状,长短不一,不同宿主体内发育不同时间的裂头蚴大小差异较大,大小为(0.5~80)cm×(0.3~1)cm;虫体头端膨大,中央有一明显凹陷,体前端无吸槽。体不分节但具不规则横皱褶,后端多呈钝圆形;虫体活动时伸缩能力很强。然而,迭宫属不同物种裂头蚴形态相似,缺乏有效的鉴别特征,难以根据形态特征进行区分。因此,要进行确切的种的鉴定,需将所获裂头蚴感染终宿主(猫/犬)获得成虫,然后根据成虫节片的形态特征进行鉴定;或基于分子生物学方法进行辅助鉴定。

(二)成虫鉴定

首先是成虫样本的获取。一般通过两种途径:①收集已感染的终宿主排出的孕节片,对于感染早期,终宿主会定期向体外排出脱落的孕节片,而到了感染后期(通常感染超过1年),则基本无节片脱落;此外有些脱落的节片结构并不完整,不利于形态鉴定。②将分离的裂头蚴感染终宿主(猫/犬)以获得成虫,基本步骤为:选取家猫或犬作为终宿主,先用吡喹酮驱虫,剂量为5mg/kg,连续2周粪检,检查有无其他寄生虫感染;将分离所得的裂头蚴,经口感染终宿主(感染前最好将宿主禁食一段时间),剂量为1条/只。感染1周后进行粪检,感染后40天,优选手术的方法将终宿主肠道内的成虫取出,如果没有手术条件,则用乙醚麻醉宿使其安乐死,解剖小肠,从肠道内收集成虫,用剪刀沿着肠壁纵剖肠道,发现绦虫时,先用镊子取出,将有头节吸附的肠壁部分剪下,连同整个虫体浸入清水数小时,头节可自行与肠壁脱离;收集虫体时,其体表往往附有宿主脏器的内容物,必须将其洗净方可保存和进行下一步实验;虫体经过清洗后,必须立即固定,以防变质;迭宫绦虫属于大型绦虫,用大镊子轻轻夹住挑起(切勿夹住头节)置于大皿中,用PBS洗涤数次,将附在虫体上的粪汁及黏液全部洗净,再浸于PBS中数小时,使整个虫体在水中松弛舒展,自行死亡,如发现虫体扭结时,应将此扭结轻轻解开,使虫体在水中充分伸展;将收集到的成虫分段切下节片,用载玻片夹住节片,两端用线扎紧,并固定于AFA(85%乙醇+10%福尔马林+5%甘油)中,用于后续的标本染色。

其次是标本制作与染色。将固定保存的节片进行盐酸卡红染色,观察成节和孕节阴道口、子宫、子宫孔、生殖孔和睾丸等器官的形态特征,具体操作步骤如下:①从保存液中取出成节(或孕节)直接浸入盐酸卡红染液中,染色2小时~8小时或过夜;②吸去染液,先用70%乙醇将虫体上的染液洗涤1次,再用含2%盐酸的70%乙醇分色,2~5小时,直到节片内部结构清晰;③吸去分色液,70%乙醇洗涤2次,依次置于80%乙醇、90%乙醇、95%乙醇、无水乙醇内脱水各2~4小时;④置于无水乙醇和二甲苯(1:1)的混合液内30分钟,然后置于二甲苯内至透明,最后30%甘油封片。

最后根据具体的形态特征进行鉴定。成虫的一般形态特征为:迭宫绦虫成虫长60~100cm,宽

0.5~0.6cm。头节细小,长1~1.5mm,宽0.4~0.8mm,呈指状,其背、腹面各有一条纵行的吸槽。颈部细长,链体有节片约1000个,节片宽度一般大于长度,但远端的节片长宽几近相等。成节和孕节的结构基本相似,每节均具有发育成熟的雌性、雄性生殖器官各一套:雄性生殖系统的睾丸呈小泡形,有320~540个,散布在背面的两侧,由睾丸发生的输出管在节片中央汇合成输精管,然后弯曲向前并膨大成储精囊和阴茎,再通入节片前部中央腹面的圆形雄性生殖孔。雌性生殖系统的卵巢分两叶,位于节片后部,自卵巢中央伸出短的输卵管,其末端膨大为卵模后连接子宫;卵模外有梅氏腺包绕,阴道为纵行的小管,其月牙形的外口位于雄性生殖孔之后,另一端膨大为受精囊再连接输卵管;子宫位于节片中部,呈紧密重叠的3~4或多至7~8个螺旋状盘曲,基部宽而顶端窄小,略呈发髻状,子宫孔开口于节片前部中央的腹面。孕节子宫中充满虫卵,其他生殖器官与成节相似。对于迭宫绦虫不同种,其在头节、孕节大小。子宫螺旋状盘曲圈数等略有不同,Jeon等(2018)比较了S. erinaceieuropaei(Se)、S. decipiens(Sd)和S. ranarum(Sr)3种迭宫绦虫的形态差异,详见表59-3。然而,Iwata(1972)研究表明,迭宫绦虫子宫一般有3~6个螺旋,但比较长的节片可以有7~8个螺旋,而不成熟的虫体的幼节也可能只含有2个或1个螺旋,因此,子宫螺旋圈数并不能作为物种鉴别的特征性结构。此外,子宫、睾丸、卵黄腺、子宫孔、生殖孔等形态也会因伸缩状态不同而发生改变,也不能视为物种划分的形态学依据。近期研究表明,目前迭宫属只有4个有效种:S. erinaceieuropaei、S. mansonoides、S. pretoriensis和S. theileri。因此,迭宫绦虫的系统分类学研究仍比较混乱,需要进行进一步的分子生物学和形态学研究。

表59-3 迭宫绦虫Spirometra erinaceieuropaei(Se)、S. decipiens(Sd)和S. ranarum(Sr)之间的形态特征比较

结构	形态特征	Se	Sd	Sr	其他
		大小/mm	大小/mm	大小/mm	
头节	指状	0.2	0.5	0.3-0.4	直径
		1.0	1.5	1.4-1.7	长度
孕节(n=10)	不规则四边形	3.1-4.2	6.8-10.8	11.3-12.0	宽度
		2.1-3.2	1.1-2.0	3.0-5.0	长度
子宫(n=10)	螺旋状	5-7	4-4.5	3-5	圈数
睾丸(n=10)	小泡形	0.07-0.08	0.07-0.08	0.07-0.075	宽度

(三)分子标记鉴定

对于裂头蚴的分子鉴定,常用的是线粒体分子标记:①线粒体细胞色素C氧化酶亚基Ⅰ(cytochrome c oxidase subunit Ⅰ, cox Ⅰ)基因, cox1是目前使用最多,在GenBank中数据量也最大的一个分子标记。在分子鉴定中,多数研究基于cox1部分序列片段(~429bp),该引物对为trnW/F(5'-ATCAAATTAAGTT AAGTTAGACTAA-3')和trnT/R(5'-CCTGATTTAC AAAATCAATATTCT-3');PCR条件为:98℃预变性30秒,然后进行35个循环,94℃变性30秒,58℃退火30秒,72℃延伸90秒,最后72℃延伸扩增5分钟。近年来越来越多的研究使用cox1全长序列(1566bp),引物对为Cox1-F(5'-TAGACTAAGTGTTTTCA AAACACTA-3')和Cox1-R(5'-ATAGCATGATGCAAAAGG-3'),PCR条件为:95℃预变性15分钟,然后进行35个循环,95℃变性60秒,43℃退火45秒,72℃延伸120秒,最后72℃延伸扩增15分钟。②细胞色素C氧化酶亚基Ⅲ(cytochrome c oxidase subunit Ⅲ, cox Ⅲ)基因,引物对序列为F(5'-TTTTTTGGGCATCCTGAGGTTTAT-3')和R(5'-TAAAGAAAGAA CATAATGAAAATG-3');PCR条件为:94℃预变性5分钟,然后进行36个循环,94℃变性30秒,50℃退火30秒,72℃延伸60秒,最后72℃延伸扩增1分钟。③细胞色素B(cytochrome b gene, cytb)基因,引物对序列为Cob-F(5'-TGATAGGTTATTTAAACTGGC-3')和Cob-R(5'-TCAACAGTTGAAACAACC A-3');PCR条件为:95℃预变性15分钟,然后进行35个循环,95℃变性60秒,43℃退火45秒,72℃延伸120秒,最后72℃延伸扩增15分钟。④NADH脱氢酶亚基1(NADH dehydrogenase subunit 1, nad1)基因,引物对序列为pnad1F(5'-ATAAGGTGGGGGGTGATGGGGTTG-3')和pnad1R(5'-ATAAAAAATAAAAGATGAAA GGG-3');

PCR 条件为:94℃预变性5分钟,然后进行38个循环,94℃变性30秒,55℃退火30秒,72℃延伸30秒,最后72℃延伸扩增10分钟。⑤NADH 脱氢酶亚基4(NADH dehydrogenase subunit 4, nad4)基因,引物对序列为 pnad4F(5'-TTTTTTGGGCAT CCTGAGGTTTAT-3')和 pnad4R(5'-TAAAGAAAGAACATAATGAAAATG-3');PCR 条件为:94℃预变性5分钟,然后进行36个循环,94℃变性30秒,54℃退火30秒,72℃延伸60秒,最后72℃延伸扩增1分钟。⑥NADH 脱氢酶亚基5(NADH dehydrogenase subunit 5, nad5)基因,引物对序列为 pnad5F(5'-TCATA CTGGGTCTATCAGGTGTT-3')和 pnad5R(5'-ACAGCAAAGTTAGGGGGTAATAGGT-3');PCR 条件为:94℃预变性5分钟,然后进行38个循环,94℃变性30秒,55℃退火30秒,72℃延伸30秒,最后72℃延伸扩增10分钟。⑦线粒体核糖体RNA小亚基(small subunit of ribosomal RNA gene, rrnS)基因,引物对序列为 rrnSF(5'-TAGTTTGGCAGTGAGTTATTCCG-3')和 rrnSR(5'-GGCTACC TTGTTACGACTTACCTCA-3');PCR 条件为:94℃预变性5分钟,然后进行38个循环,94℃变性30秒,55℃退火30秒,72℃延伸30秒,最后72℃延伸扩增10分钟。

其次是核糖体分子标记:①核糖体 DNA 内在转录间隔区(internal transcribed spacer, ITS)基因,引物对序列为 NC5(5'-GTAGGTGAACCTGCGGAAGGATCATT-3')和 NC2(5'-TTAGTTTCTTTTCCTCCGCT-3');PCR 条件为:94℃预变性5分钟,然后进行36个循环,94℃变性30秒,55℃退火30秒,72℃延伸30秒,最后72℃延伸扩增5分钟。②核糖体 DNA 大亚基 D1 区(large subunit nuclear ribosomal DNA D1 region, 28S D1)基因,引物对序列为 JB10(5'-GATTACCCGCTGAACTTAAGCATA-3')和 JB9(5'-GCTGCATTCACAA ACACCCCGACTC-3');PCR 条件为:94℃预变性2分钟,然后进行40个循环,95℃变性20秒,55℃退火30秒,72℃延伸30秒,最后72℃延伸扩增6分钟。③小亚基核核糖体 DNA(small subunit nuclear ribosomal DNA, 18S)基因,引物序列为 18S1 F(5'-TACCTGGTTGATCCTGCCAGTAGTCATAT-3')和 18S1 R(5'-ATGGCTGA AAGGTGACACCACCAC-3'),18S2 F(5'-TAGTTGGATCTCGGTATCACTGT-3')和 18S2 R(5'-AACACAGGCACAGAGGACAG-3'),18S3 F(5'-GTTAATTCCGATAACGA ACGAGACTCT-3')和 18S3 R(5'-TAATGATCCTTCCGCAGGTTCACCTA-3');PCR 条件为:94℃预变性5分钟,然后进行10个循环,94℃变性40秒,touchdown 62~52℃退火40秒,72℃延伸1分钟;接着再进行30个循环,94℃变性40秒,52℃退火40秒,72℃延伸1分钟,最后72℃延伸扩增5分钟。

(四) 微卫星标记

微卫星(microsatellite)序列又称为简单重复序列(simple sequence repeats, SSRs)或短串联重复序列(short tandem repeats, STRs),是以1~6个核苷酸为重复单元的串联重复模式的核酸序列,广泛存在于真核和原核生物基因组 DNA 编码区和非编码区。由于 SSRs 高概率的突变使得其序列除了表现为长度多态性外,还常包含单核苷酸多态性位点,因此 SSRs 是高质量的分子标记。Zhang 等(2019)基于迭宫绦虫的 EST 数据库,筛选出了适用于迭宫绦虫遗传多态性研究的5对微卫星标记(表59-4),具体步骤为:通过搜索公共数据库,共获得与迭宫绦虫有关的 EST 序列12 481条。对这些 ESTs 经过聚类分析后还剩余2 326条,其中有2 059个重叠群,剩余267条的 ESTs 均为单序列。利用 MISA 查找微卫星位点结果显示共计有1 627 461个碱基;找到符合要求的微卫星915条。这些微卫星以单核苷酸为重复模式的数量最多,占总数量的46.67%,其次是2核苷酸模式,占31.26%,最后依次是3核苷酸、4核苷酸,分别为16.72%和4.48%,5核苷酸和6核苷酸重复非常少,合计不足1%。通过分析微卫星具体重复模式发现裂头蚴微卫星重复单元主要为单核酸、2核苷酸和3核苷酸。在微卫星的重复单元中,由长重复单元构成的微卫星位点具有很好的遗传稳定性。因此重点筛选含有3核苷酸和/或4核苷酸重复的微卫星作为分子标记。对合成的引物首先稀释成10μM/L的浓度,然后再取少量样本通过温度梯度 PCR 扩增和琼脂糖凝胶电泳检测找到各对引物的最适 PCR 反应条件。最终,对有效 PCR 扩增的产物测序结果和目的 EST 序列比对中发现 C07、M15、N11、I03 和 M20 的目标序列含有预期的微卫星序列。这些可有效扩增的引物 PCR 反应条件为:首先95℃预变性5分钟,随后95℃变性30秒,再退火,M20、I03、N11 是59℃退火30秒;C07 60℃退火30秒;M15 63℃退火30秒。然后再72℃延伸30秒,从变性到延伸共需循环35次,最后72℃再10分钟后结束 PCR 过程。

表 59-4　通过小样本实验确定的用于裂头蚴遗传分析的微卫星标记引物

微卫星	GenBank ID	引物序列 5'-3'	TM 值	重复模式
M20	HS518254	F：TTTCGCCTCCTGCACCAG	59.967	（ACG）$_4$
		R：ACTGGCGAGCATGCAGAG	60.125	
I03	HS517370	F：CCCGGATCCAAACTACCCC	59.479	（GAT）$_4$
		R：AACAGTGCTGGGATCGCC	60.046	
C07	HS516371	F：CCGGATTCGCCAGGTGAG	60.203	（ATG）$_5$
		R：GAGGCCGATCAGTCGCTC	59.973	
N11	HS514256	F：CGCTAAGCCGGTTGTTGC	59.824	（CGA）$_5$
		R：CGCCAGGTCTCCGTGAAG	60.126	
M15	HS515019	F：AAAACTTCCCTTGCGCGC	59.665	（AGTC）$_3$
		R：GCCACCAGTACCACCCAC	59.966	

（五）组学数据

关于迭宫绦虫的线粒体组数据，Nakao（2009）发布了首个蛇源 *S. erinaceieuropaei* 裂头蚴的全线粒体组（GenBank 登录号为 NC_011037.1），Liu 等（2012）对中国犬源 *S. erinaceieuropaei* 进行了全线粒体组分析（JQ267473.1），Eom 等（2015）发布了韩国人源 *S. erinaceieuropaei* 裂头蚴全线粒体组（KJ599680.1），Zhang 等（2017）发布了 4 种蛙源 *S. erinaceieuropaei* 裂头蚴的全线粒体组（KY114886.1、KY114887.1、KY114888.1 和 KY114889.1）；Eom 等（2015）发布了韩国蛇源 *S. decipiens* 裂头蚴全线粒体组（KJ599679.1），Xie 等（2019）对中国犬源 *S. decipiens* 进行了全线粒体组测序（MN121695.1）；Ndosi 等（2021）对坦桑尼亚狮源 *Spirometra theileri* 进行了全线粒体组分析（NC_056327.1）。这些线粒体组数据为裂头蚴的分子鉴定提供了更为多样化的分子标记。此外，Kim 等（2014）采用转录组的方法，对 *S. erinaceieuropaei* 裂头蚴表达序列标签（expressed sequence tag，EST）进行了分析，所有校正过的 EST 序列均上传至 GenBank 数据库（HS514072-HS519705）。Bennett 等（2014）首次对英国裂头蚴患者脑部裂头蚴临床分离株进行了全基因组测序，基因组数据、预测的转录组、蛋白及注释数据上传至 Wormbase 资源库（BioProject PRJEB1202），Illumina 原始数据上传至 European Nucleotide Archive（ENA）数据库（ERS182798）。这些转录组、基因组数据为迭宫绦虫其他物种的组学鉴定奠定了基础。

第二节　舌　形　虫

舌形虫（tongue worms），又名五口虫（pentastomid，linguatulid），是一类专性体内寄生的人兽共患寄生虫。舌形虫成虫主要寄生于终宿主（某些爬行动物、脊椎动物）的呼吸道内，多数在肺内发育成熟。其幼虫或若虫多寄生于中间宿主（如某些啮齿动物、哺乳动物或人）体内，引起舌形虫病（tongueworm disease，linguatuliasis，pentastomiasis）或幼虫移行症。人舌形虫病是由舌形虫引起的由食物或水传播的人兽共患寄生虫病。人们因食（饮）生的或未煮熟的被舌形虫虫卵污染的蛇血、蛇胆、蛇肉、水、蔬菜和食物或含有感染性若虫的动物内脏而感染，也可因与终宿主的密切接触而感染。

一、舌形虫的分类与生活史

舌形虫隶属于节肢动物门中的甲壳纲（Crustacea），分为两个目：头走舌虫目（Cephalobaenida）和孔头舌虫目（Porocephalida），全球已知舌形虫约 118 种，寄生人体的舌形虫主要有 6 属 10 种，属于头走舌虫目的有：蜥虎赖利舌虫（*Raillietiella hemidactyli*）；属于孔头舌虫目的有：锯齿舌形虫（*Linguatula serrata*）、腕带蛇舌状虫（*Armillifer armillatus*）、尖吻蝮蛇舌形虫（*A. agkistrodontis*）、串珠蛇舌状虫（*A. moniliformis*）、大蛇舌状虫（*A. grandis*）、辛辛那提莱佩舌虫（*Leiperia cincinnalis*）、响尾蛇孔头舌虫（*Porocephalus cortali*）、瑟皮舌虫（*P. sebekia*）和台湾孔头舌虫（*P. taiwana*）等。在已报道的舌形虫病例中，约有超过 99% 的病例是由腕带蛇舌状虫和锯齿舌形虫引起的。我国舌形虫病的致病种为锯齿舌状虫、尖吻蝮蛇舌状虫、串珠蛇舌状虫和台湾孔头舌状虫,病例主要报道于浙江、广东、山东、台湾等。

舌形虫不同种生活史略有不同:①响尾蛇孔头舌虫,该种成虫以钩附寄生于终宿主菱纹背响尾蛇的肺和呼吸道,吸取上皮细胞、血液、淋巴液和黏液。雄虫发育较快,约在感染后75~86天与未成熟雌虫交配,感染后90天,雌虫全部受精。子宫内的受精卵发育成感染性卵,内含感染性幼虫原称初级幼虫(primary larva)产出,随痰、唾液、鼻腔分泌物或粪便等排至外环境污染水源、食物,被中间宿主吞食大多数纲的脊椎动物都可感染。卵经胃至十二指肠、达小肠上段1/3处。半小时内孵出,感染性幼虫钻入黏膜至黏膜下层和外膜,穿越肠壁入体腔,在组织内移行,至第7~8天进行第一次蜕皮,在组织内成囊,为第Ⅰ期(龄)若虫。成囊若虫以血、淋巴和淋巴细胞为生并发育蜕皮。若虫在中间宿主体内分为Ⅵ期,感染后Ⅰ~Ⅵ期若虫出现的日期分别为,第8天、19天、28天、39天、50天和79天。从感染性幼虫发育至第Ⅵ期若虫(感染性若虫),体积增加达100倍左右。含感染性若虫的组织或中间宿主被终宿主摄食后,经24小时~28小时若虫在消化道内激活脱囊,穿越肠壁及体腔,经12~16天穿过胸膜直接入呼吸道或肺。雌、雄若虫发育并再蜕3~4次皮形成成虫,雌虫性成熟,在感染后230天开始产卵,产卵期有6~10年,最多可产卵数百万个。产卵量520~2 300个/d,雌虫平均含卵540 000个。发育一代所需时间约一年。②锯齿舌形虫,其终宿主多数是食肉类动物,常见于犬、狐、狼、偶尔见于狮和人,也曾有在食草类如马、山羊,绵羊、驴等的记载。其中人和食草类是本虫的异常终宿主(aberrant definitive host)。若虫通常可感染多种食草哺乳类动物作为中间宿主,如牛、绵羊、山羊、兔、马、鹿等,偶然寄生于人。它在肝、肾、肠系膜淋巴结、支气管淋巴结等脏器成囊,偶见于脾、肺或血流。有报道摄食感染性卵后约经6个月或210天,蜕皮九次发育成感染性若虫。感染后第九周出现若虫Ⅲ期,体长0.5mm,第11周出现若虫Ⅳ期,3~4个月后体长增至1~2mm,性别开始分化。若虫在中间宿主体内至少活两年,含感染性若虫的中间宿主被犬摄入后,若虫在胃、肠内脱囊,经2.5~3.5小时直接从胃肠道逆移行至食管、喉入鼻咽,以鼻黏液、分泌物和血液为食,发育蜕皮约6个月后成虫成熟。此时在鼻分泌物中开始出现虫卵,雌虫怀卵约500 000个,每条雌虫至少含卵50万只。产卵期可延长至21个月,共产百万至数百万个卵。成虫至少存活两年。③尖吻蝮蛇舌状虫,其成虫寄生在尖吻腹蛇的呼吸道和肺部,摄取蛇呼吸道粘液和肺组织的血液、淋巴液及上皮细胞,蛇为此虫的终宿主。成虫排出的虫卵可通过呼吸道排出体外,每条雌虫产卵约500 000个。据实验观察,当鼠类吞食尖吻蝮蛇舌状虫感染性虫卵后,剖杀1~5周内小鼠内脏无明显变化,到第6周时,肝脏出现出血点和1~2个小结节,以后小结节逐渐增多。显示由幼虫转为若虫时间为第11周,若虫具有感染性时间为第16周左右。若虫在鼠体内移行可引起内脏幼虫移行症,若虫主要寄生在肝、肾、脾和腹腔肠系膜、网膜、肠壁等处形成包囊或硬结节。当带有感染性若虫的鼠类被蛇吞食后,若虫在蛇体发育为成虫,排出成熟虫卵约需要10个月。完成尖吻蝮蛇舌状虫的整个生活史一般需要14个月左右。④腕带蛇舌状虫,该虫生活史不详,可能与响尾蛇孔头舌虫相似。其终宿主为蟒和蝰蛇。在感染蟒肺内,第106天查见成虫交配,若虫曾在猴、犬、狮、虎、狼等肉食类动物及人查见,在肝、肠壁和肠系膜等脏器成囊。蛇类终宿主掠食含有若虫的动物而感染。

二、舌形虫的鉴定

对舌形虫进行准确的物种鉴定对于舌形虫病的诊断具有重要意义。舌形虫鉴定的金标准为形态学鉴定。此外,随着分子诊断学的发展,目前越来越多的鉴定依据特异性的分子标记进行诊断,同时,现代组学的发展为舌形虫的宏基因组诊断提供了可能。

(一)形态鉴定

对于舌形虫的检测鉴定,首先是基于形态学的鉴定:在获得舌形虫标本后,根据眼观和镜下的形态特征进行虫种鉴别。虫种主要根据体形、口钩的形态和大小、腹环数、雄虫交合刺的形状、雌虫生殖孔的位置、宿主种类、生活史及地理分布等来进行鉴别(表59-5)。由于目前尚未有一套虫体固定和处理的标准,且有关虫体形态特征的描述也仅仅是基于少量的标本,生物统计学技术也因数据的缺乏而应用受限,因此根据腹环数、口钩形状及虫体大小等差异进行虫体鉴定的结果仅能作为基本参考数据。此外,采用电镜观察舌形虫表皮的外上表皮、纤维性不同厚度的内表皮和一层致密的下表皮等超微结构,是比较有效和可靠的鉴别方法。

表 59-5　几种重要人舌形虫致病种的特征

属	种	分布	形态特征	虫体大小/cm	
				成虫	若虫
蛇舌状虫属	腕带蛇舌状虫	西非	体形为圆柱形,呈螺旋状;若虫腹环数近 20 个,有表皮刺	雌:(7.2~13.0)×(0.5~0.9) 雄:(2.0~4.2)×(0.3~0.5)	雌:(1.5~2.3)×(0.21~0.25) 雄:1.3~2.0
	串珠蛇舌状虫	东南亚	体形为圆柱形,呈螺旋状;若虫腹环数有 20 多个,无表皮刺	雌:(5.8~9.0)×(0.3~0.7) 雄:(2.0~3.5)×(0.2~0.25)	(0.5~1.1)×(0.2~0.25)
	大蛇舌状虫	中非	体形为圆柱形,呈螺旋状	雌:(5.8~8.2)×(0.6~1.0) 雄:1.8~2.0	雌:(0.9~1.5)×(0.15~0.30) 雄:(0.8~1.3)×(0.10~0.30)
	尖吻蝮蛇舌状虫	中国	体形为圆柱形,呈螺旋状;口位于头胸腹面,椭圆形;两对口钩分布于口两侧,几乎排列在同一直线上;若虫腹环数 7~8 个	雌:(4.7~5.7)×(0.6~0.75) 雄:(2.65~3.5)×(0.45~0.5)	1.3 × 0.24
舌形虫属	锯齿舌状虫	世界性分布	体形背腹扁平、背面略隆起,前端宽,后端细;口位于头胸腹面,正方形;两对口钩位于口两侧,排列成梯状;腹环数约 90 个,有表皮刺	雌:(8.0~13.0)×(1.0~2.0) 雄:(1.8~2.0)×(0.3~0.7)	(0.34~0.65)×(0.8~1.52)
孔头舌形属	台湾孔头舌形虫	中国台湾	虫体腹面弯曲呈 C 形;口位于头胸腹面,口周有环口表皮棘刺带;口周含有两对大钉样钩;V 期若虫腹环数 10~11 个	目前暂无数据	(0.44~0.57)×(0.14~0.18)

(二)免疫学鉴定

舌形虫可以基于免疫学进行辅助鉴定。国内外已开展一些有关舌形虫病免疫诊断方面的研究,但相对匮乏。在 20 世纪 80 年代,Doumbo 等(1988)采用 SDS-PAGE 和免疫印记方法对腕带舌形虫幼虫抗原进行特性分析,以期找到适用于免疫诊断和血清流行病学调查的特异蛋白;Nozais 等(1982)对 193 例科特迪瓦人舌形虫进行血清流行病学调查,发现血清学流行率低于尸检结果而高于放射性检查结果;Jones 等(1991)从感染大鼠体内的响尾蛇孔头舌虫的额腺中分离到 1 种分子量为 48 000Da 的额腺金属蛋白酶(frontal gland metallo-proteinase,FGMP),应用于 ELISA 方法和免疫大鼠血清反应较为敏感,该金属蛋白酶在舌形虫病的血清学诊断有较好的应用前景。李浩等(2011)对感染小鼠模型体内的尖吻蝮蛇舌形虫若虫特异性抗体和循环抗原进行了动态监测,发现小鼠感染尖吻蝮蛇舌形虫虫卵后特异性抗体在感染后的第 8 周开始上升,抗体最高滴度维持时间为第 12~15 周,血清中最早出现的特异性抗体为 IgM,16 周后被 IgG1 所替代;小鼠在感染虫卵 1 周后即可在血清中检测到循环抗原,且在感染 70 天内都能检测到循环抗原,说明在 7~70 天这段时间内检测尖吻蝮蛇舌形虫感染循环抗原进行早期诊断具有一定的临床参考意义,但小鼠与人体感染尖吻蝮蛇舌形虫后循环抗原出现的时间是否一致仍待进一步观察。

(三)分子鉴定

目前,舌形虫也可以基于一些基因标记进行分子鉴定。常用的分子标记有:①线粒体细胞色素 C 氧化酶亚基 I (cytochrome c oxidase subunit I,coxI)基因,引物对序列为 LCO1490(5'-GGTCAACAAATCATAAAGATATTGG-3')和 HCO-2198(5'-TAAACTTCAGGGTGACC AAAAAATC-3');PCR 条件为:94℃预变性 15 分钟,然后进行 45 个循环,94℃变性 1 分钟,55℃退火 1 分钟,72℃延伸 1 分钟,最后 72℃延伸扩增 5 分钟。②NADH 脱氢酶亚基 I(NADH dehydrogenase subunit 5,nad5)基因,引物对序列为 ASL forward(5'-TTACTCCAACCAAAGGTATA-3')和 ASL reverse(5'-TCGTCGACTCTTGTGACCTC-3');PCR 条件为:94℃预变性 3 分钟,然后进行 30 个循环,94℃变性 30 秒,55℃退火 30 秒,72℃延伸 1 分钟,

最后72℃延伸扩增5分钟。③核糖体第二转录间隔区（second internal transcribed spacer region,ITS-2）基因,引物对序列为3S（5'-CGGTGGATCACTCGGCTCGT-3'）和28A（5'-CCTGGTTAGTTTCTTTTCCT CCGC-3'）;PCR条件为:94℃预变性3分钟,然后进行30个循环,94℃变性30秒,55℃退火30秒,72℃ 延伸1分钟,最后72℃延伸扩增5分钟。④核糖体大亚基DNA（large subunit nuclear ribosomal DNA, 28 S）基因,引物对序列为LSU5（5'-ACCCGCTGAATTTAAGCA-3'）和LSU3（5'-TCCTGAGGGAAAC TTCGG-3'）;PCR条件为:94℃预变性3分钟,然后进行30个循环,94℃变性30秒,55℃退火30秒,72℃ 延伸1分钟,最后72℃延伸扩增5分钟。⑤小亚基核核糖体DNA（small subunit nuclear ribosomal DNA, 18S）基因,引物对序列为Pent629F（5'-CGGTTAAAAAGCTCGTAGTTGG-3'）和Pent629R（5'-GGC ATCGTTTATGGTTAGAACTAGGG-3'）;PCR条件为:94℃预变性12分钟,然后进行10个循环,94℃变性 40秒,touchdown 62~52℃退火40秒,72℃延伸1分钟;接着再进行30个循环,94℃变性40秒,52℃退火 40秒,72℃延伸1分钟,最后72℃延伸扩增5分钟。

此外,关于舌形虫的组学数据,Lavrov等（2004）发布了腕带蛇舌状虫（*A. armillatus*）的全线粒体组 （GenBank登录号为NC_005934.1）,Li等（2016）发布了尖吻蝮蛇舌形虫（*A. agkistrodontis*）的全线粒体组 （NC_032061.1）,Grau等（2017）发布了大蛇舌状虫（*A. grandis*）的全线粒体组（NC_037187.1）。这些线粒体组数据为舌形虫的分子鉴定提供了更为多样化的分子标记。

第三节　其他两栖动物源性寄生虫的检测

在两栖类和爬行类动物体内,除了常见的裂头蚴、舌形虫外,还有一些少见的人体致病性寄生虫,如重翼吸虫、海狸吸虫、线中殖孔绦虫等。随着城市化进程的加快和外来两栖动物物种的入侵,可能会推动或加快这些人兽共患寄生虫在环境中的传播。因此加深对两栖动物传播的人畜共患寄生虫病的了解,加强对这些寄生虫鉴定、诊断和治疗方法的研究,对于控制、预防和监测这类被忽视的疾病具有重要意义。

一、重翼吸虫

有翼翼状吸虫（*Alaria alata*,Goeze,1782）,又名重翼吸虫,隶属于复殖目（Digenea）、双穴科（Diplostomatidae）、重翼吸虫属（*Alaria*）。重翼吸虫中尾蚴（mesocercariae）期虫体,又名（*Distomum musculorum suis*,DMS）,可寄生于人等多种宿主,导致人兽共患的重翼吸虫病（alariosis）。中尾蚴感染人体后,停留在幼虫阶段,不能发育为成虫。其幼虫在体内组织器官内移行,引起幼虫移行症,导致组织损伤、出血及炎症反应。

*A. alata*呈世界性分布,但在欧洲常见,重翼吸虫属其他种,如:*A. mustelae*、*A. intermedia*、*A. marcianae*、*A. arisaemoides*、*A. canis*和*A. taxideae*则分布于南、北美洲。在我国,首先由吴青黎等（1956）在北京一犬体内发现本虫;其后,王裕卿、周源昌（1958）在哈尔滨犬体内,刘文多等（1960）在吉林省貉和赤狐小肠中,以及李志华（1960）在黑龙江貉小肠内均发现此吸虫;王裕卿、周源昌（1982）在犬体内获得成虫标本,并于1984年作了正式报道。李艳艳等（2018）,赵兵、刘鲜姣（2020）报道了犬重翼吸虫感染。目前,我国尚未有人体感染重翼吸虫的病例报道。

重翼吸虫生活史复杂,包括终宿主、中间宿主和转续宿主。成虫［（3~6）mm×（1~2）mm,体分两节］寄生于终宿主（主要为肉食性动物,包括狐狸、狼、貉、猞猁狲、貂、獾、犬、猫等）小肠;虫卵［（98~125）μm×（62~81）μm,椭圆形、有卵盖］随宿主粪便排出体外,在水中孵出毛蚴;毛蚴在水中游动,侵入第一中间宿主:淡水蜗牛（通常为*Helisoma*属和*Planorbis*属种类）,在蜗牛体内形成胞蚴;进而发育成尾蚴,随后从蜗牛体内逸出,复入水中尾蚴侵入蝌蚪或蛙体内,发育成重翼属吸虫的一种特有幼虫——中尾蚴（mesocercariae）。中尾蚴相当于尾蚴和囊蚴的中间期,一般缺被囊,当蝌蚪发育成蛙时,中尾蚴则集聚在蛙的后肢。受染的蛙若被终宿主吞食,中尾蚴则移行至肺脏,形成后囊蚴;以后经气管、咽,进入消化道,最后到达小肠发育为成虫。此外,这些受染的蛙还可以被其他转续宿主（如野猪、猪、小鼠、大鼠、鸟类及蛇、蜥蜴等爬行动物）吞食,中尾蚴侵入其肌肉、脂肪及一些内脏组织,停留而不继续发育,继而被终宿主吞食完成生活史。

对于重翼吸虫的检测,推荐的方法为中尾蚴迁移技术(mesocercaria migration technique,AMT):将重量为30g±2g的肉沫样品转移到滤网中,滤网置于漏斗中,浸入温水(46~48℃)。90分钟后,将20ml液体排入量筒,再放入培养皿或幼虫计数池,在体视显微镜下观察,建议放大倍数为15~20倍。除形态学检视中尾蚴外,也有针对重翼吸虫分子检测方法,常用的分子标记为线粒体细胞色素 C 氧化酶亚基 Ⅰ(cytochrome c oxidase subunit Ⅰ,cox Ⅰ)和核糖体18S小亚基(18S rDNA)(见表59-6)。PCR扩增条件为:94℃预变性5分钟,然后进行40个 PCR 循环,94℃变性10秒,在54℃(对于18S rDNA)或48℃(对于 cox1)退火30秒,在72℃延伸1分钟。最后72℃延伸扩增5分钟。PCR 产物用2%琼脂糖凝胶检测,紫外光下观察。并将 PCR 产物纯化后,进行标准的 Sanger 测序,然后对测序序列进行 BLAST(basic local alignment search tool)比对分析。

表 59-6　用于 18S rDNA 和 COI 扩增的引物序列

引物	序列(5'-3')	目的基因	长度/bp
18sFor	GGTAACTCCAGCTCCAA	18S rDNA	~232
18sFev	ACACCCGTTTAAAGGCA		
JB3	TTTTTTGGGCATCCTGAGGTTTAT	COI	~450
JB4.5	TAAAGAAAGAACATAATGAAAATG		

目前,Dimzas 等(2021)已经开发出了针对重翼吸虫的实时定量 PCR(RT-PCR)检测方法:采用 LNA TaqMan 探针,以核糖体大亚基 RNA 基因(lsrDNA)为靶点。基于 GenBank 中已有的 *A. alata*、*A. americana*、*A. marcianae* 和 *A. mustelae*(N=27)序列,及与重翼吸虫亲缘关系较近的 *Diplostomum* spp. 同源 lsrDNA 基因(N=14)选择寡核苷酸。对所有 *Alaria* 物种进行特定检测的引物和探针均来自基因组保守区域,并使用 IDT OligoAnalyzer 3.1 软件(https://eu.idtdna.com/calc/analyzer)进一步评估其解链温度(Tm)和同源二聚体或异源二聚体形成情况。所选引物 AlarDME1F2 和 AlarDME1R2 扩增出一个长度为 309bp 的条带(表59-7)。

表 59-7　重翼吸虫 RT-PCR 检测引物及扩增条件

引物	序列(5'-3')	Tm(℃)	μmol/L	扩增条件
AlarDME1F2	CGCTTAGCTGCGGGGTTCCTG	67.1	0.3	94℃ for 15'
AlarDME1R2	CCAACGGCACATAAGCAAATACCTCG	67.4	0.3	45 cycles:(a)94℃ for 30″;(b)
AlAlprobe	FAM/TCT+T+A+CTGCTGTAGT+C+A+AAC/IBFQ	69	0.2	59℃ for 45″;(c)plate read

二、海狸吸虫

海狸吸虫隶属于复殖目(Digenea)、双穴科(Diplostomatidae)、海狸吸虫属(*Fibricola*),韩国学者 Seo 等报告海狸属有10种。在我国,王安等(1994)首次发现了杯状海狸吸虫(*Fibricola crater*),全福实等(1995)首次报道了首尔海狸吸虫(*Fibricola seoulensis*)。目前有关该属吸虫的研究仍比较少,已知其终宿主为啮齿动物(如海狸、家鼠、麝鼠等),成虫寄生于终宿主小肠;第一中间宿主为扁卷螺(如 *Hippeutis cantori*),蝌蚪、蛙为第二中间宿主,蛇为其重要的转续宿主。人主要因食入蛙、蛇中的囊蚴而感染。Hong 等在韩国调查蛙、蛇感染汉城海狸吸虫囊蚴情况,蛙感染率为94.12%、蛇则达100%。

目前有关海狸吸虫的检测仍以形态学鉴定为主。囊蚴呈梨形,大小为336.9μm×241.9μm,可见口、腹吸盘和腹吸盘后的粘着器,粘着器大小为72.7μm×95.6μm,口吸盘大小为45.9μm×41.0μm,腹吸盘大小为29.1μm×44.0μm,排泄囊为圆锥形。囊蚴经口感染实验小鼠获得成虫,感染后10天可在小鼠肌肉内发现运动活跃的幼虫,幼虫呈长椭圆形;感染后4周可在消化道内发现成虫。成虫体长1.722mm×2.03mm,前体扁平,长椭圆形,两侧缘向腹面卷曲。前体长宽为(0.84~1.05)mm×(0.532~0.784)mm,后体长椭圆形,几乎与前体相等或稍短,长宽为(0.812~0.98)mm×(0.49~0.658)mm,前体与后体比值为1.1~0.9。

口吸盘位于前体最前端,大小为(0.052~0.072)mm×(0.052~0.082)mm,腹吸盘(0.077~0.091)mm×(0.055~0.091)mm,位于前体前1/3左右纵中线处。粘着器离腹吸盘下0.07mm处,边缘呈环状,大小为(0.275~0.44)mm×(0.33~0.358)mm。咽为(0.065~0.083)mm×(0.044~0.065)mm,未见前咽,食道甚短,肠支较狭窄,宽为0.02~0.039mm。肠支在咽直下分支,沿粘着器外缘下行,离虫体后端0.35mm处终止为盲端。生殖腔在体背面下亚端开口,睾丸大,两睾在后体部前后排列,睾丸为横椭圆形,睾丸端部接近于体侧缘,前睾分两叶[(0.193~0.28)mm×(0.385~0.539mm)]。后睾分叶中央凹入更深,大小为(0.248~0.303)mm×(0.413~0.63)mm,后睾后缘位于后体后端约0.77mm处。生殖腔与后睾后缘之间尚有弯曲的射精管和贮精囊,受精囊位于两睾之间的背部。卵巢呈横卵圆形,大小为(0.11~0.165)mm×(0.138~0.22)mm,位于前后体分界处,前睾之前。卵黄腺呈滤泡状,起始于腹吸盘水平或稍前方肠管分叉的下方,密布在前体直至后体的生殖腔前,体中央稀少,而在后体密集在虫体两侧。自睾丸后卵黄腺分布区扩大,但密度较稀,直至虫体末端。虫卵为不对称的卵圆形,一端较宽,另一端较窄,在窄的一端有卵盖,卵盖极薄,虫卵呈金黄色,卵内有许多卵黄细胞和一个卵细胞,但卵细胞尚未分裂发育,虫卵大小为(0.083~0.088)mm×(0.055~0.061)mm。

三、线中殖孔绦虫

线中殖孔绦虫(*Mesocestoides lineatus*,Goeze 1782),隶属于圆叶目(Cyclophyllidea)、中殖孔科(Mesocestoididae)、中殖孔属(*Mesocestoides*),主要寄生于犬、狐、猫等肉食性哺乳动物及鸟类体内,偶可寄生于人体,为人兽共患寄生虫和食源性寄生虫。自Goeze于1782年首次报道线中殖孔绦虫以来世界各国报道的中殖孔绦虫已有35种以上,但其分类系统一直也较为混乱。寄生于人体的中殖孔绦虫主要有线中殖孔绦虫和狐中殖孔绦虫(*M. variabilis*),然而由于线中殖孔绦虫和狐中殖孔绦虫在形态上差别细微,种的定名意见尚不一致,有学者将狐中殖孔绦虫作为线中殖孔绦虫的同物异名,在我国只有线中殖孔绦虫的报道。我国迄今为止有2例人体感染报道。除人体感染外,还分别在犬、猫和大熊猫体内发现。国外报道的动物感染很多,如蜥蜴、壁虎、蛇等爬行动物,雉类和多种鸟类,鼠类和其它啮齿类,以及狐狸、犬、猫、鼬类等肉食性哺乳动物均有报道。日本人体感染报道均有生食蛇肉、生饮蛇血或生吞蛇胆的病史。

目前中殖孔绦虫的完整生活史尚不清楚。一般认为整个生活史需要3个宿主才能完成。多数中殖孔绦虫需一个啮齿类、爬行类、鸟类或哺乳类作为第二中间宿主,在这些动物体内发现的幼虫称为四盘蚴(tetrathyridium)。研究表明哺乳类、爬行类或其它脊椎动物都不能直接被虫卵或孕节直接感染,所以肯定还有第一中间宿主存在,但这样的宿主尚未得到确认。有些研究和文献推测认为第一中间宿主可能是粪食性昆虫,有些甲螨类可能是本虫的第一中间宿主。当第二中间宿主食入感染有此绦虫幼虫的第一中间宿主后,在这些动物体内发育为四盘蚴。目前已发现的第二中间宿主种类繁多,主要是两栖类、爬行类和鸟类。人的感染主要是由于食入含有四盘蚴的动物肌肉或脏器所致。保虫宿主因捕食含四盘蚴的第二中间宿主后感染。四盘蚴在终宿主或保虫宿主小肠内生长发育为成虫,约2周后即可在粪便中排出孕节。同时还有研究发现:此虫可在第二中间宿主和终末宿主体内进行无性繁殖,这种无性繁殖并不象棘球绦虫或多头绦虫的芽生生殖,而是通过头节顶部特殊部位的二分裂来完成,这种现象实属罕见。四盘蚴还可在体外实验中于人血浆中进行无性繁殖,在响尾蛇、狗、鼬鼠和小白鼠体内都观察到这种现象。本属绦虫孕节有一特殊器官即副子宫器,在孕节中此器官包绕所有虫卵于其内,虫卵卵壳极薄,据此推测单个虫卵可能不是此类绦虫的自然传播单位,而是整个孕节。副子宫器在宿主间传播中起保存和保护虫卵的作用。中殖孔绦虫的生活史和发育规律研究仍需进一步研究。

对于线中殖孔绦虫的检测鉴定,首先是基于形态学的鉴定。其成虫的主要特征包括:头节较大,有4个吸盘,每个成熟节片具雌雄生殖器官各一套;子宫在节片中后部呈弯曲管道状,至孕节时发育为副子宫器;成节中卵巢和卵黄腺均分为两叶,位于节片后部。中殖孔绦虫成节和孕节与其它绦虫差别很大;尤其子宫和副子宫器在成节至孕节的过渡中变化较大;早期成节中,子宫呈袋状或管状,其中含有早期胚胎期虫卵,副子宫器尚不清楚。到晚期成节时,子宫为管状,内含大量胚胎期虫卵,副子宫器与子宫以管状结构相连;孕节的副子宫器周围细胞退化,虫卵集中到副子宫器内,至晚期孕节时,子宫干尸化形成阑尾状残端,副子宫器壁增厚,其他生殖器官消失;副子宫器具有保护虫卵防止其排出后脱水干燥的作用。四盘蚴的主要特征包括:四盘蚴是线中殖孔绦虫具有感染性的幼虫,为椭圆形或末端延伸呈尖形,长大于宽,在爬行动物中达 2~5mm,在哺乳动物中最长可达 70mm;在收窄的部分,有内陷的头节,头节有 4 个吸盘,为椭圆形,宽约 0.016mm,长约 0.1mm;被膜表面有许多褶皱;身体前端为起源于内陷头节的漏斗形凹槽;颈部为曲折的褶皱;幼虫被结缔组织囊包绕;身体两侧有排泄管,最宽 0.025mm;扫描电镜显示,四盘蚴体表覆盖大量微绒毛;外突的头节具有 4 个杯状的吸盘,颈部也覆盖有微绒毛;表皮微绒毛的形状和密度根据体表位置和虫体不同发育阶段而有所差异。

其次,可以基于一些基因标记进行分子鉴定。常用的分子标记有:①线粒体细胞色素 C 氧化酶亚基 I(cytochrome c oxidase subunit I,*cox*I)基因,引物对序列为 JB3(5'-TTTTTTGGGCATCCTGAGGTTTAT-3')和 JB4.5(5'-TAAAGAAAGAACATAATGAAA ATG-3');目的片段长度约 420bp;PCR 条件为:94℃预变性 5 分钟,然后进行 40 个循环,94℃变性 10 秒,48℃退火 30 秒,72℃延伸 1 分钟。最后 72℃延伸扩增 5 分钟。②线粒体小核糖体亚基(12S rDNA),引物对序列为 P60(5'-TTAAGATATATGTGGTACAGGATTAGAT ACCC-3')和 P375(5'-AACCGAGGGTGA CGGGCGGTGTGTACC-3');目的片段长度约 311bp;PCR 条件为:94℃预变性 5 分钟,然后进行 50 个循环,94℃变性 1 分钟,58℃退火 1.5 分钟,73℃延伸 1 分钟。PCR 产物用 2% 琼脂糖凝胶检测,紫外光下观察。并将 PCR 产物纯化后,进行标准的 Sanger 测序,然后对测序序列进行 BLAST(basic local alignment search tool)比对分析。此外,Basika 等(2019)对 *Mesocestoides corti* 的转录组进行了测序、注释和分析,相关 RNA 测序数据已经提交至 NCBI's Sequence Read Archive 数据库,登录号及网址链接为 SRP133301(https://www.ncbi.nlm.nih.gov/sra/SRP133301)。该数据为中殖孔属其他物种的组学鉴定奠定了基础。

(张　玺)

参 考 文 献

[1] 李志华.有翼冀状吸虫简介[J].中国兽医科技,1987,(12):29-30.

[2] 全福实,姜泰京,马宏伟,等.汉城海狸吸虫在我国首次被发现[J].延边医学院学报,1995,18(1):17-20.

[3] 金立群,许世锷,刘忠.线中殖孔绦虫生殖系统观察及副子宫器的发育[J].中国寄生虫病防治杂志,1999,12(4):263-265.

[4] 裘明华,陈茂梁.中国一例人体舌形虫病虫种的错误鉴定[J].中国寄生虫学与寄生虫病杂志,1999,17(3):188.

[5] 金立群,许世锷,陆秀君.中殖孔绦虫与中殖孔绦虫病研究概况[J].汕头大学医学院学报,2001,14(3):210-211,224.

[6] 潘存姆,汤宏峰,裘明华,等.重度感染串珠状蛇舌状虫病一例[J].中华儿科杂志,2005,43(3):73-74.

[7] 裘明华,蒋玉燕.人舌形虫病的研究进展[J].国际医学寄生虫病杂志,2006,33(6):281-287.

[8] 蔺西萌,许汴利,刘长军,等.20 例因生食蝌蚪而感染曼氏裂头蚴分析[J].中国人兽共患病学报,2009,25(11):1126-1127.

[9] 裘明华,裘明德.人裂头蚴病和无头蚴病:I.病原学的过去和现在[J].中国寄生虫学与寄生虫病杂志,2009,27(1):54-60.

[10] 叶芳,姚敏华,顾伟忠,等.儿童重度感染尖吻蝮蛇舌状虫 1 例[J].中国寄生虫学与寄生虫病杂志,2010,28(2):119-120.

[11] 李浩,陈韶红,张永年,等.尖吻蝮蛇舌形虫感染小鼠血清中特异性抗体和循环抗原的动态观察[J].中国人兽共患病学报,2011,27(6):495-497.

[12] 张玲玲,陈家旭.人体舌形虫病的临床与诊断研究进展[J].中国血吸虫病防治杂志,2012,24(2):222-227.

[13] 卢艳,陈家旭,李浩,等.上海市动物园蛇曼氏裂头蚴感染情况[J].中国寄生虫学与寄生虫病杂志,2018,36(6):593-596.

[14] 张开仁,王锐,谷冠军,等.2010—2018 年湘西自治州曼氏裂头蚴感染情况调查[J].热带病与寄生虫学,2021,19(2):82-85.

［15］IWATA S. Experimental and morphological studies of Manson's tapeworm, *Diphyllobothrium erinacei*, Rudolphi. Special reference with its scientific name and relationship with *Sparganum proliferum*, Ijima［J］. Progr Med Parasitol Jpn,1972,4: 536-590.

［16］NOZAIS JP,CAGNARD V,DOUCET J. Pentastomosis. A serological study of 193 Ivorians［J］. Med Trop（Mars）, 1982,42（5）:497-499.

［17］HERZOG U,MARTY P,ZAK F. Pentastomiasis:case report of an acute abdominal emergency［J］. Acta Trop,1985,42 （3）:261-271.

［18］LAVROV DV,BROWN WM,BOORE JL. Phylogenetic position of the Pentastomida and（pan）crustacean relationships ［J］. Proc Biol Sci,2004,271（1538）:537-544.

［19］MÖHL K,GROSSE K,HAMEDY A,et al. Biology of *Alaria* spp. and human exposition risk to *Alaria* mesocercariae-a review［J］. Parasitol Res,2009,105（1）:1-15.

［20］HRČKOVA G,MITERPÁKOVÁ M,O'CONNOR A,et al. Molecular and morphological circumscription of *Mesocestoides* tapeworms from red foxes（*Vulpes vulpes*）in central Europe ［J］. Parasitology,2011,138（5）:638-647.

［21］WANG F,ZHOU L,GONG S,et al. Severe infection of wild-caught snakes with *Spirometra erinaceieuropaei* from food markets in Guangzhou,China involves a risk for zoonotic sparganosis［J］. J Parasitol,2011,97（1）:170-171.

［22］CHO SH,KIM TS,KONG Y,et al. Tetrathyridia of *Mesocestoides lineatus* in Chinese snakes and their adults recovered from experimental animals ［J］. Korean J Parasitol,2013,51（5）:531-536.

［23］BENNETT HM,MOK HP,GKRANIA-KLOTSAS E,et al. The genome of the sparganosis tapeworm *Spirometra erinaceieuropaei* isolated from the biopsy of a migrating brain lesion ［J］. Genome Biol,2014,15（11）:510.

［24］KIM DW,YOO WG,LEE MR,et al. Transcriptome sequencing and analysis of the zoonotic parasite *Spirometra erinacei* spargana（plerocercoids）［J］. Parasit Vectors,2014,7:368.

［25］EOM KS,PARK H,LEE D,et al. Mitochondrial genome sequences of *Spirometra erinaceieuropaei* and *S. decipiens* （Cestoidea:Diphyllobothriidae）［J］. Korean J Parasitol,2015,53（4）:455-463.

［26］JEON HK,PARK H,LEE D,et al. Human infections with *Spirometra decipiens* plerocercoids identified by morphologic and genetic analyses in Korea ［J］. Korean J Parasitol,2015,53（3）:299-305.

［27］LIU Q,LI MW,WANG ZD,et al. Human sparganosis,a neglected food borne zoonosis［J］. Lancet Infect Dis,2015, 15（10）:1226-1235.

［28］HONG Q,FENG J,LIU H,et al. Prevalence of Spirometra mansoni in dogs,cats,and frogs and its medical relevance in Guangzhou,China ［J］. Int J Infect Dis,2016,53:41-45.

［29］LI J,HE FN,ZHENG HX,et al. Complete mitochondrial genome of a tongue worm *Armillifer agkistrodontis* ［J］. Korean J Parasitol,2016,54（6）:813-817.

［30］ZHANG X,WANG H,CUI J,et al. The phylogenetic diversity of *Spirometra erinaceieuropaei* isolates from southwest China revealed by multi genes ［J］. Acta Trop,2016,156:108-114.

［31］CUI J,WANG Y,ZHANG X,et al. A neglected risk for sparganosis:eating live tadpoles in central China ［J］. Infect Dis Poverty,2017,6（1）:58.

［32］GRAU JH,DUNLOP JA,MEIXNER M,et al. The complete mitochondrial genome of the pentastomid *Armillifer grandis* （Pentastomida）from the Democratic Republic of Congo ［J］. Mitochondrial DNA B Resour,2017,2（1）:287-288.

［33］HARDI R,BABOCSAY G,TAPPE D,et al. Armillifer-Infected Snakes Sold at Congolese Bushmeat Markets Represent an Emerging Zoonotic Threat ［J］. Ecohealth,2017,14（4）:743-749.

［34］POTTERS I,DESAIVE C,VAN DEN BROUCKE S,et al. Unexpected Infection with *Armillifer* Parasites ［J］. Emerg Infect Dis,2017,23（12）:2116-2118.

［35］ZHANG X,DUAN JY,SHI YL,et al. Comparative mitochondrial genomics among *Spirometra*（Cestoda: Diphyllobothriidae）and the molecular phylogeny of related tapeworms ［J］. Mol Phylogenet Evol,2017,117:75-82.

［36］MONTALBANO Di FILIPPO M,MEOLI R,CAVALLERO S,et al. Molecular identification of *Mesocestoides* sp. metacestodes in a captive gold-handed tamarin（*Saguinus midas*）［J］. Infect Genet Evol,2018,65:399-405.

［37］BASIKA T,PALUDO GP,ARAUJO FM,et al. Transcriptomic profile of two developmental stages of the cestode parasite *Mesocestoides corti* ［J］. Mol Biochem Parasitol,2019,229:35-46.

［38］KOŁODZIEJ-SOBOCIŃSKA M,STOJAK J,KONDZIOR E,et al. Genetic diversity of two mitochondrial DNA genes in

Spirometra erinaceieuropaei（Cestoda：Diphyllobothridae）from Poland［J］. J Zool Syst Evol Res，2019，57：764-77.

［39］ SCHOLZ T，KUCHTA R，BRABEC J. Broad tapeworms（Diphyllobothriidae），parasites of wildlife and humans：Recent progress and future challenges［J］. Int J Parasitol Parasites Wildl，2019，9：359-369.

［40］ ZHANG X，HONG X，DUAN JY，et al. Development of EST-derived microsatellite markers to investigate the population structure of sparganum—the causative agent of zoonotic sparganosis［J］. Parasitology，2019，146（7）：947-955.

［41］ JUNKER K，DE KLERK-LORIST LM. Severe infection caused by nymphs of *Armillifer armillatus*（Pentastomida，Porocephalidae）in a leopard，*Panthera pardus*，in the Kruger National Park，South Africa［J］. Parasitol Int，2020，76：102029.

［42］ RAJAPAKSHA C，AMARASINGHE AP，FERNANDO S，et al. Morphological and molecular description of *Armillifer moniliformis* larvae isolated from Sri Lankan brown palm civet（*Paradoxurus montanus*）［J］. Parasitol Res，2020，119（3）：773-781.

［43］ STROKOWSKA N，NOWICKI M，KLICH D，et al. The occurrence of *Alaria alata* mesocercariae in wild boars（*Sus scrofa*）in north-eastern Poland［J］. Int J Parasitol Parasites Wildl，2020，12：25-28.

［44］ ZHANG X，HONG X，LIU SN，et al. Large-scale survey of a neglected agent of sparganosis *Spirometra erinaceieuropaei*（Cestoda：Diphyllobothriidae）in wild frogs in China［J］. PLoS Negl Trop Dis，2020，14（2）：e0008019.

［45］ BILSKA-ZAJĄC E，MARUCCI G，PIRÓG-KOMOROWSKA A，et al. Occurrence of *Alaria alata* in wild boars（*Sus scrofa*）in Poland and detection of genetic variability between isolates［J］. Parasitol Res，2021，120（1）：83-91.

［46］ DIMZAS D，CHASSALEVRIS T，OZOLINA Z，et al. Investigation of the Food-Transmitted Parasites *Trichinella* spp. and *Alaria* spp. in Wild Boars in Greece by Classical and Molecular Methods and Development of a Novel Real-Time PCR for *Alaria* spp. Detection［J］. Animals（Basel），2021，11（10）：2803.

［47］ JESUDOSS CHELLADURAI JRJ，BREWER MT. Global prevalence of *Mesocestoides* infections in animals-A systematic review and meta-analysis［J］. Vet Parasitol，2021，298：109537.

［48］ KORPYSA-DZIRBA W，RÓŻYCKI M，BILSKA-ZAJĄC E，et al. *Alaria alata* in terms of risks to consumers' health［J］. Foods，2021，10（7）：1614.

［49］ KUCHTA R，KOŁODZIEJ-SOBOCIŃSKA M，BRABEC J，et al. Sparganosis（*Spirometra*）in Europe in the Molecular Era［J］. Clin Infect Dis，2021，72（5）：882-890.

［50］ YAMASAKI H，SANPOOL O，RODPAI R，et al. *Spirometra* species from Asia：Genetic diversity and taxonomic challenges［J］. Parasitol Int，2021，80：102181.

第六十章

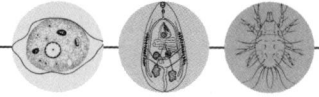

昆虫源性寄生虫检测技术

昆虫可以作为一些寄生虫的中间宿主,如蚤可作为短膜壳绦虫、长膜壳绦虫、犬复孔绦虫的中间宿主;金龟子、天牛可作为美丽筒线虫、猪巨吻棘头虫的中间宿主;蚂蚁、草螽可作为阔盘吸虫的中间宿主,人和一些动物因误食或误饮被感染性昆虫污染的食物或水而被感染,导致寄生虫病。本章主要描述了阔盘吸虫、双腔吸虫、西里伯瑞列绦虫、短膜壳绦虫、长膜壳绦虫、复殖孔绦虫、美丽筒线虫等寄生虫的检测方法,以及如何对病畜进行无害化处理。

第一节 阔盘吸虫

阔盘吸虫主要寄生于牛、羊、骆驼等反刍动物的胰脏胰管内,也可寄生在猪、猕猴等动物的胰管及胆道内,偶可感染人,引起阔盘吸虫病。在中国已发现的阔盘吸虫主要有:胰阔盘吸虫(*Eurytrema pancreaticum*)、腔阔盘吸虫(*E. coelomaticum*)、枝睾阔盘吸虫(*E. cladorchis*)等。第一中间宿主为蜗牛,已证实的有同型巴蜗牛(*Bradybaena similaris*)、条华蜗牛(*Cathaica fasciola*)、枝小丽螺(*Ganesella virgo*)、弧形小丽螺(*G. arcasiana*)等。第二中间宿主为草螽或针蟀,如红脊草螽(*Conocephalus maculates*)和中华草螽(*C. chinensis*)等,枝睾阔盘吸虫的第二中间宿主为小针蟀(*Nemobius caibae*)。终宿主可因吞食了含成熟囊蚴的草螽或针蟀而感染。世界各地及中国的东北、西北牧区草原直到南方各省都有本虫的存在。

一、阔盘吸虫检测的意义

阔盘吸虫的流行区几乎遍布全国各个牧区。不同地区的牛、羊受感染不同,感染率常可达 60%~70%,严重地区甚至达 90%~100%。牛、羊阔盘吸虫流行的地区及受感染的情况,均与本类吸虫两个中间宿主的分布、孳生栖息地点、受感染情况以及牛羊放牧习惯等密切相关。由于阔盘吸虫在中间宿主体内发育期长,而草螽、针蟀是一年生的昆虫,所以一个地区阔盘吸虫感染的季节受当地的自然气候影响,也与当地阳性蜗牛排出成熟子胞蚴及昆虫宿主带有成熟囊蚴的季节密切相关。在南方地区,感染季节有 5~6 月份及 9~10 月份两个高峰期,而北方地区感染高峰期只在 9~10 月份。牛羊受感染阔盘吸虫后,若寄生虫体少时症状不明显,寄生虫体多、时间长时,病畜可出现营养不良、消瘦、贫血、水肿、腹泻、生长发育受阻;动物生产性能降低,产肉量减少,产奶量减少,耕牛普遍体质衰弱,体格瘦小,劳动无力。在气候寒冷饲料不足时,患畜经常大批死亡,影响养殖业的发展。中国有人体感染的报告。

二、阔盘吸虫病死亡动物的检疫

对病死牛羊进行剖检,下颌、颈部、腹股沟处皮下有大量胶冻样渗出物;心脏,左心室柔软,冠状脂肪有少量胶冻样渗出物;胃、直肠浆膜层水肿;胰腺肿大,胰脏表面不平,色调不匀,有的部位有结缔组织瘢痕和点状出血。对胰脏进行剖检,胰管高度扩张、内有红色、扁平虫体。胰管壁增厚、管腔缩小,黏膜表面粗糙不平,呈小结节状。有出血、溃疡、炎性细胞浸润,黏膜上皮细胞被破坏后发生渐进性坏死变化。整个胰结缔组织增生呈慢性增生性胰腺炎,胰硬化,胰腺小叶及胰岛的结构发生变化,有嗜酸性粒细胞浸润,也有腺实质的坏死,或因虫卵深入胰实质引起结缔组织增生,将腺体挤向一边,使胰腺呈萎缩状态。腺小叶的结构破坏致胰腺功能紊乱,胰岛呈营养不良变化,胰液和胰岛素的生成、分泌发生改变。在胰脏胰管内找出虫体有助诊断。

三、阔盘吸虫的检测方法

对阔盘吸虫的检测主要采用病原学检测方法,主要分为:粪便直接涂片法、粪便沉淀法等检查虫卵,死亡动物剖检在胰脏胰管中检获虫体;血清学检测方法也可用于辅助检测;随着分子生物学快速发展,一些分子生物学检测方法也可用于本虫的检测。

（一）病原学检查

1. 检查虫卵　用沉淀法从粪便内检查阔盘吸虫卵是确诊阔盘吸虫病的依据。滤粪沉淀法比常规水洗沉淀法检出率高,该法是根据阔盘吸虫虫卵的大小选择孔径适当的滤过纱网,使虫卵可自由通过,而最大限度地阻止粪渣通过。具体操作:

（1）取 3g 粪放入 300ml 烧杯内,加少量水,用玻璃棒搅拌混合。

（2）依次用 100 目、200 目和 250 目纱网滤过,并加水冲洗纱网（总水量不超过 300ml）;

（3）将滤液静置 10 分钟,倒掉上清液,反复数次,直至上清液与清水无异为止。将沉淀物涂片,镜检虫卵。

2. 检查成虫　放大镜下观察检获虫体,可见虫体表皮边缘有棘,口吸盘、腹吸盘均很显著（图 60-1）。结合临床症状、成虫寄生部位及形态特征诊断为阔盘吸虫病。

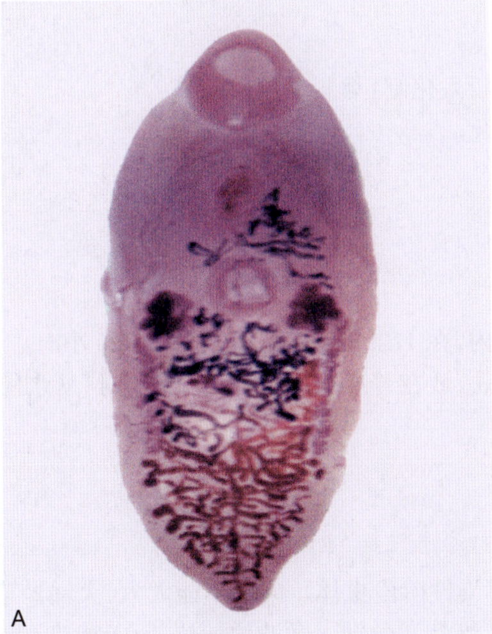

A. 染色标本;B. 模式图
图 60-1　胰阔盘吸虫成虫

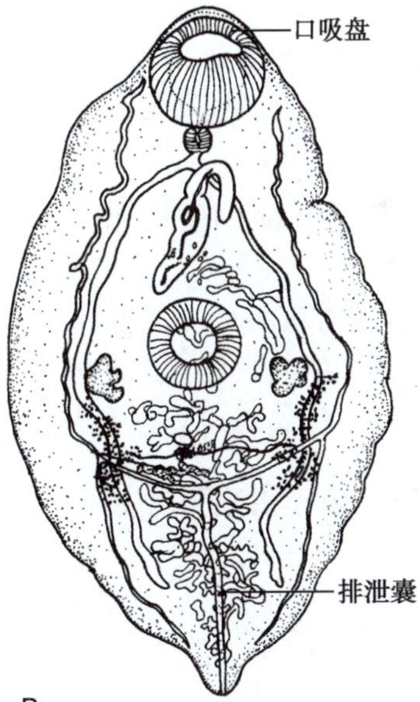

（二）血清学检测

用阔盘吸虫成虫脱脂抗原或超声粉碎制备成虫冷浸抗原,用 ELISA 测定血清抗体。

（三）分子生物学检测

利用阔盘吸虫的 ITS-2、18SrRNA 的保守区序列,设计特异性引物进行 PCR 扩增可进行虫种鉴定。

1. 虫体采集　自牛、羊的胰管内采集阔盘吸虫,经生理盐水反复冲洗,进行形态学鉴定后液氮保存。

2. 试剂　DNA 提取试剂盒;ExTaq DNA 聚合酶、pMD 18-T 载体、dNTP mixture、DNA Marker;DH5α

感受态细胞。

3. 引物的设计并合成 通过对 GenBank 登录的相关吸虫的 18S 和 ITS2 序列进行同源性分析,选择保守区,采用 Oligo 6.0 软件设计引物并合成。

4. 虫体 DNA 提取 从液氮中取出虫体,放入 1.5ml 离心管中,用生理盐水反复洗涤 3 次,将虫体剪成小块,并用吸头捣碎。按照 DNA 提取试剂盒说明书提取虫体 DNA,保存于 -20℃ 备用。

5. 目的基因扩增与克隆 以获得的阔盘吸虫 DNA 为模版,用引物扩增 18S 和 ITS2 部分序列。PCR 扩增条件为:94℃ 预变性 5 分钟;94℃ 1 分钟,58℃ 1 分钟,72℃ 1.5 分钟,共 35 个循环;72℃ 延伸 5 分钟,PCR 产物经 1% 琼脂糖凝胶电泳鉴定后纯化回收,连接至 pMD 18-T 载体,并转化至 DH5α 感受态细胞,筛选阳性克隆进行 PCR 鉴定后测序。

6. ITS2 和 18S 序列测定与进化分析 对电泳检测的 PCR 阳性结果进行测序,应用 MEGA 4、Clustal X1.83 软件与相关吸虫的 18S 和 ITS2 的序列进行比对分析,探讨该吸虫的进化分类地位。

四、阔盘吸虫病畜肉及其产品的无害化处理

根据国家技术监督局发布的《畜禽病害肉尸及其产品无害化处理规程》处理病畜。

病畜胰脏销毁,投入焚化炉中烧毁炭化。病畜病变严重,且肌肉有退化性变化者(过度消瘦),胴体销毁或作工业用;肌肉无变化者剔除患病部分作工业用或销毁,其余部分高温处理后出场(厂);病变轻微,剔除病变部分工业用或销毁,其余部分不受限制出场(厂)。须做无害化处理的应在胴体上加盖与处理意见一致的统一印章,并在动物防疫监督部门监督下,在场(厂)内处理。做好检疫记录,所有屠宰场均应对生产、销售和相应的检疫、处理记录保存两年以上。粪便须作无害化处理。

(一) 销毁

应采用密闭的容器。

1. 湿法化制 利用湿化机将整个病畜尸体投入化制(熬制工业用油)。

2. 焚毁 将病畜尸体投入焚化炉中烧毁炭化。

(二) 化制

将原料分类,分别投入干化机化制。

(三) 高温处理

对病畜肉尸和内脏可采用高温处理。

1. 高压蒸煮法 把肉尸放在密闭的高压锅内,在 112kPa 压力下蒸煮 1.5~2.0 小时。

2. 一般煮沸法 将肉尸切成合适大小的肉块,放在普通锅内煮沸 2~2.5 小时(从水沸腾时算起)。

五、畜类肉的安全加工方法

(一) 烹饪

对食物充分烹饪和水煮,可破坏寄生虫的感染性阶段虫体。肉块不能太大,大锅炒菜务必搅拌均匀。建议消费者将猪肉加热到内部温度达 71℃ 以上,维持 7 分钟。微波炉加热,由于加热不均匀,不能保证杀死肉(包括鱼肉)内的寄生虫,虫体仍存活在未充分加热的部位。

(二) 冷冻

很多寄生虫幼虫能耐低温。如猪肉中旋毛虫囊包内的幼虫在 -15℃ 贮存近 20 天才死亡,在 -12℃ 时可存活 57 天。野生动物肌肉中的旋毛虫对低温的耐受力更强,-29℃ 冷冻 6 天也不能杀灭野生动物如熊胴体内的旋毛虫囊包,狐胴体内的旋毛虫幼虫在 -18℃ 冰冻保存 4 年后仍有感染性。因此,冷冻肉类食品仍需要充分加热烹调方可食用,确保食品安全。

(三) 放射

低剂量的放射线(0.5~0.7kDy)可破坏新鲜食物中的一些幼虫,高剂量的放射线(6~7kDy)才能杀灭肉中的旋毛虫。

(四) 腌熏处理

熏烤、火烤、腌制、烙制、暴晒等方法加工制作肉类食品时,常不足以杀死肉中的寄生虫幼虫。40℃的烟熏、盐腌等难以杀灭异尖线虫,26℃条件下盐腌(浓度 3g 盐/10g 鱼肉)储存一周的鱼体内,还存在吸虫感染阶段。发酵鱼酱、寿司、刺身、腌制鱼、熏肉、腌肉,有感染寄生虫的风险。需进一步充分烹调方可食用,确保食品安全。

随着社会的发展,食品安全越来越受到重视。羊肉、牛肉是营养价值丰富、味道鲜美的食品。为了保证肉类食品的安全和质量,必须严格管理养羊、养牛的过程,为羊、牛的生长提供一个健康的环境,提高检测技术水平,加强检测,增强疾病预防意识,采取消毒、接种等措施,加强卫生防疫工作,控制传染源、消灭中间宿主、定期驱虫,做好羊、牛阔盘吸虫病检疫、防治工作。避免疫情的发生,提高畜产品的卫生质量和经济效益,让人们吃上安全、健康和营养的肉制品。对有吃蟊斯习惯的人,应加以宣传,不要生吃或半生吃此类昆虫。

(王光西)

第二节　双腔吸虫

双腔吸虫指双腔科、双腔属(*Dicrocoelium*)的吸虫,主要寄生于终末宿主牛、羊、骆驼、羊驼、鹿、兔、猫、狗、猪、马、猴和人的肝胆管和胆囊,引起双腔吸虫病(dicrocoeliasis)。双腔吸虫的第一中间宿主为陆地螺类(蜗牛),如同型巴蜗牛(*Bradybaena similaris*)、条华蜗牛(*Cathaica fasciola*)、弧形小丽螺(*Ganesella arcasiana*),第二中间宿主为蚂蚁,如中华蚂蚁(*Formica sinica Terayama*)。牛羊吃草时,将含有囊蚴的蚂蚁一起吞食而感染。幼虫沿十二指肠、胆管逆行进入肝脏发育为成虫。双腔吸虫属的枝双腔吸虫(*Dicrocoelium dendriticum*)、中华双腔吸虫(*D. chinensis*)和矛形双腔吸虫(*D. lanceatum*)在形态学上较为相似。唐崇惕等描述 3 种双腔吸虫形态和睾丸的排列方式存在差异,枝双腔吸虫虫体形态呈纺锤形或椭圆形,睾丸呈分支斜列;中华双腔吸虫虫体形态呈纺锤形,睾丸呈并列状;矛形双腔吸虫虫体呈长矛形,睾丸呈团块状前后排列。本病分布广泛,在我国主要分布在东北、华北、西北、西南等地。如辽宁省广泛存在矛形双腔吸虫病,对个别地区辽宁绒山羊的调查结果表明,感染率在 80% 以上。

一、双腔吸虫检测的意义

双腔吸虫病是食源性人兽共患寄生虫病,该病的特征是肝脏肿大、肝被膜肥厚,表面凸凹不平,黏膜苍白、黄染、贫血,下痢,腹泻物棕黄色,呈渐进性消瘦和消化不良、水肿,进而造成肉和奶的产量下降以及幼畜的死亡,严重制约着我国养殖业的健康发展。双腔吸虫病对人类的生命健康也具有一定的威胁。因此,正确鉴别双腔吸虫的种类,不仅具有重要学术价值,而且对预防和控制该病也具有重要意义。

二、双腔吸虫病死亡动物的检疫

主要病变集中在肝脏。肝脏肿大,肝脏色泽变淡黄色或出现水肿,小叶间结缔组织增生,肝表面凸凹不平,质地较硬,肝脏发生硬变,肝表面形成瘢痕,且以边缘部分最为明显。胆管显露,特别是在肝脏的边缘部更明显。胆管出现卡他性炎症变化、胆管扩张增厚,有些胆管被虫体阻塞,胆管像绳索样突出于肝脏表面。用手轻轻按压肝脏的切面或切开较大的胆管,可见虫体随胆汁流出。胆囊内充满虫体,胆囊壁增厚,胆汁稀薄。腹腔内有黄红色的腹水。真胃和肠道黏膜充血。部分羊肺脏肿大出血,心包积液。可将肝脏在水中撕碎,用连续洗涤法检查虫体。对动物内脏(肝)进行剖检,在胆管、胆囊内找出虫体做出诊断。

三、双腔吸虫的检测方法

双腔吸虫的检测主要依靠从粪便中检获虫卵,常用的方法有:粪便直接涂片法、粪便水洗沉淀法。检查成虫主要通过动物剖检。血清学检测和分子生物学检测方法也可用于辅助检测。

(一) 病原学检查

诊断牛、羊双腔吸虫病一般都应用粪便虫卵镜检法。粪便水洗沉淀法查到虫卵即可确诊。死亡动物经剖检在肝、胆管、胆囊中检获大量虫体而确诊。

1. 检查虫卵 采集牛羊粪便清水漂洗,将粪便沉淀后用硝酸铅溶液(650g 硝酸铅溶解到一升热水中),使虫卵漂浮后,镜检。虫卵呈卵圆形或椭圆形,暗褐色,卵壳厚,两侧稍不对称,虫卵一端有明显的卵盖,卵内含毛蚴。

2. 检查成虫 采用肝脏完全蠕虫剖检术,病牛羊死后剖检,将肝脏在水中撕碎,连续洗涤数次,得到虫体,活虫体呈棕红色透明,表面光滑,前端尖细,后端较钝,呈柳叶状,固定后变为灰白色,虫体扁平,体长3~10mm,宽 0.5~1.5mm。有口吸盘和腹吸盘各一个,腹吸盘大于口吸盘。睾丸两个,近似于圆形前后排列在附吸盘的后方。卵巢圆形或不规则形,位于睾丸的后方稍偏中线的右方。虫体后部充满子宫,上行子宫内充满暗红色成熟的卵,下行子宫有未成熟的卵(图 60-2)。

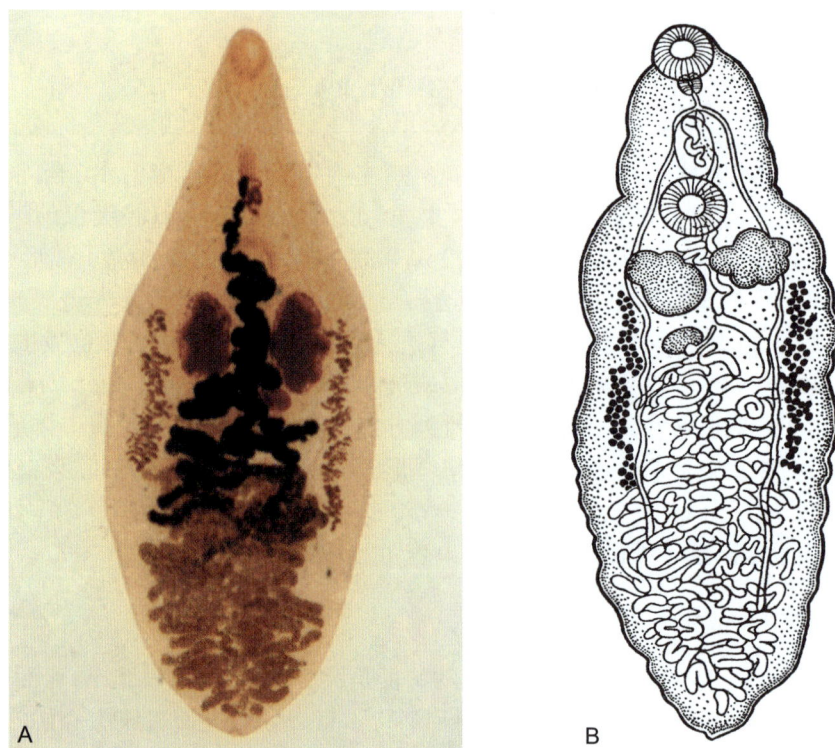

A. 染色标本;B. 模式图

图 60-2 中华双腔吸虫成虫

用毛笔挑出虫体,投入乙醇-福尔马林-醋酸固定液(AFA 液)中,(固定液组成:95% 乙醇 50ml、福尔马林 10ml、醋酸 2ml,水 40ml 混合)。放置过夜后将虫体放置在硼砂卡红溶液中染色过夜。染色后的虫体在 80%、95% 和纯乙醇中各 0.5~1 小时,虫体移入二甲苯中透明,挑出透明过后的虫体放在载玻片上,加盖玻片,用加拿大树胶封片,镜检。

(二)血清学检测

用双腔吸虫制备的全抗原进行绵羊的皮内试验,特异性不高。有报道采用 ELISA 作绵羊枝双腔吸虫病的免疫诊断。免疫诊断新技术有待研究开发。

(三)分子生物学检测

根据粪便中虫卵的显微观察特征和肝脏中成虫的检查,无法鉴别形态极其相似种。核糖体 DNA(rDNA)作为一个实用的分类工具,能够显示出不同寄生虫之间的种内差异和种间差异,其中,内转录间隔区(Internal transcribed spacer region,ITS)序列已广泛应用于寄生虫的遗传进化分析。有学者根据核糖体 DNA 内部转录间隔区(ITS)序列、线粒体细胞色素 C 氧化酶第 1 亚基(COX1)基因进行 PCR 扩增,检测鉴定绵羊双腔吸虫、中华双腔吸虫,测序后经 NCBI 数据库比对分析,构建系统进化树,研究双腔吸虫的同源性,为进一步进行虫体分类、流行病学调查、分子鉴别诊断和遗传变异研究奠定基础。

1. 收集新鲜虫体,经生理盐水冲洗后,保存于 70% 乙醇中固定备用。

2. rDNA　ITS 基因序列的 PCR 扩增及分析

(1) 取成虫样品,置于无菌离心管中,利用 DNA 提取试剂盒提取虫体总 DNA,提取的 DNA 样品放置于 -20℃保存备用。

(2) 以提取的 DNA 为模板,利用通用引物 PCR 扩增 ITS 基因序列。反应体系为 25μl;反应条件为:92℃ 2 分钟;92℃ 30 秒、50℃ 30 秒、72℃ 1 分钟 20 秒,共 35 个循环,72℃延伸 5 分钟。PCR 产物经 1% 琼脂糖凝胶电泳鉴定后纯化回收。

纯化后连接于 pMD18-T 载体中,转化至 DH5α 大肠杆菌感受态细胞内,筛选阳性重组菌,提取质粒,经 PCR 鉴定后,阳性质粒双向测序。利用生物学软件 DNAStar,参照 NCBI 中相关吸虫 ITS 序列,对测序结果进行比对分析,确定 ITS 各段的大小,将 ITS-1 和 ITS-2 序列拼接,与 NCBI 中同源性最高的吸虫 ITS 序列进行比对分析。利用 Clustal X 1.83 和 MEGA 5.1 软件绘制遗传进化树,探究该吸虫的系统发生位置。

四、双腔吸虫病畜肉及其产品的无害化处理

依据国家技术监督局发布的《畜禽病害肉尸及其产品无害化处理规程》,病畜肝脏、胆囊销毁,投入焚化炉中烧毁炭化。病畜病变严重,且肌肉有退化性变化者(过度消瘦),胴体销毁或作工业用;肌肉无变化者剔除患病部分作工业用或销毁,其余部分高温处理后出场(厂);病变轻微,剔除病变部分工业用或销毁,其余部分不受限制出场(厂)。须做无害化处理的应在胴体上加盖与处理意见一致的统一印章,并在动物防疫监督部门监督下,在场(厂)内处理。做好检疫记录,所有屠宰场均应对生产、销售和相应的检疫、处理记录保存两年以上。粪便须作无害化处理。

(一) 销毁
应采用密闭的容器。
1. 湿法化制　利用湿化机将整个病畜尸体投入化制(熬制工业用油)。
2. 焚毁　将病畜尸体投入焚化炉中烧毁炭化。

(二) 化制
将原料分类,分别投入干化机化制。

(三) 高温处理
对病畜肉尸和内脏可采用高温处理。
1. 高压蒸煮法　把肉尸放在密闭的高压锅内,在 112kPa 压力下蒸煮 1.5~2.0 小时。
2. 一般煮沸法　将肉尸切成合适大小的肉块,放在普通锅内煮沸,从水沸腾时算起,保持沸腾 2~2.5 小时。

随着社会的发展,食品安全越来越受到重视。羊肉、牛肉是营养价值丰富、味道鲜美的食品。为了保证羊肉、牛肉的安全和质量,有必要严格管理养羊、养牛的过程,为羊、牛的生长提供良好的环境,提高检测技术水平,增强疾病预防意识,采取消毒、接种等措施,加强卫生防疫工作,控制传染源、消灭中间宿主蜗牛和蚂蚁、定期驱虫,做好羊、牛双腔吸虫病检疫、防治工作,避免疫情的发生,提高畜产品的卫生质量和经济效益,让人们吃上安全、健康和营养的肉制品。不要吃被蚂蚁污染的食物。

(王光西)

第三节　西里伯瑞列绦虫

西里伯瑞列绦虫(*Raillietina celebensis*)属绦虫纲、圆叶目、代凡科、瑞列属(*Raillietina*),最早由 Grenet 于 1867 年在非洲 Comores 岛发现。该虫主要寄生于鼠类的肠道,偶可寄生于人体小肠,感染者一般无明显临床症状。

一、西里伯瑞列绦虫检测的意义

西里伯瑞列绦虫是绦虫科的复杂种属,可以感染数百种脊椎动物宿主。迄今,已报告的瑞列属绦虫有200余种,寄生于鸟类和哺乳类动物等。西里伯瑞列绦虫广泛分布于热带和亚热带,如东南亚的越南、缅甸、泰国以及日本、马达加斯加和澳大利亚等国家。我国的台湾、福建、广东等地均有报道,主要终宿主有黑家鼠(*Rattus rattus*)、褐家鼠(*R. norvegicus*)及小板齿鼠(*Bandicota bengalensis*)等。西里伯瑞列绦虫成虫主要寄生于鼠类的肠道,孕节脱落随宿主粪便排出体外。实验证明虫卵能在心结蚁属(*Cardilcondyla*)蚂蚁体内发育为似囊尾蚴,该属蚂蚁为其中间宿主和传播媒介。心结蚁属蚂蚁在热带地区很普遍,在我国南方沿海省份常见。它们常在厨房或居室内营巢,与家鼠接触机会较多,鼠因吞食带似囊尾蚴的蚂蚁而受染,严重危害公共卫生安全。人体可能是由于偶然误食含似囊尾蚴的蚂蚁而受染,患西里伯瑞列绦虫病。感染者多为儿童,患者可有腹痛、腹泻、肛门痒、睡中磨牙、流涎、消瘦等。

二、西里伯瑞列绦虫病死亡动物的检疫

对鼠进行解剖,首先要加强防护措施,戴两层较厚的橡皮手套。在解剖前仔细检查有无蜱类等寄生虫的感染;解剖时首先剖开胸腹腔,检查各重要器官组织有无寄生虫感染,特别是在肝、小肠等处有无寄生包囊,注意有无成虫,肝表面有无白斑等情况,并取心血涂片(用加肝素的生理盐水稀释,必要时进行瑞氏染色并检验)。光镜下检验时,首先用体视显微镜观察、检验寄生成虫;然后在显微镜下对成虫和孕节中的虫卵进行由低倍到高倍的观察,并对长度、宽度、小钩和吸盘等进行检测、鉴定。

三、西里伯瑞列绦虫的检测方法

临床上对西里伯瑞列绦虫的检测主要采用病原学检测方法,如:粪便直接涂片法、粪便饱和硝酸钠漂浮法、粪便沉淀法等;血清学检测方法也可用于辅助检测;随着分子生物学快速发展,一些分子生物学检测方法也常用于寄生虫的检测。

(一) 病原学检查

基于粪便中节片、储卵囊等鉴定西里伯瑞列绦虫。采用直接粪便沉淀法,通常是发现粪便中类似白色米粒状虫体有助诊断。进行孕节压片,发现排出的虫体孕节如念珠状,乳白色,大小似米粒。染色后镜检,孕节椭圆形,充满圆形或椭圆形的储卵囊,鉴定为西里伯瑞列绦虫孕节(图60-3)。

1. 粪便直接涂片法

(1)在洁净的载玻片中央,滴一滴生理盐水。

(2)用牙签挑取火柴头大小的粪便,置于生理盐水中涂匀,直至无明显块状物。涂片厚度以透过粪膜能隐约看到书本上的文字为宜。

(3)再缓慢盖上盖玻片,避免产生气泡。置于光学显微镜下观察。

2. 粪便饱和硝酸钠漂浮法

(1)自粪便不同处挑取蚕豆大小的粪块,置于盛有少量饱和盐水的漂浮管中;

(2)将粪便捣碎,与盐水搅拌均匀,再加硝酸钠溶液,直至略高于管口但不溢出为止;

(3)取洁净载玻片一张,盖在管口上,静置15分钟,垂直提起载玻片;

(4)迅速地翻转,覆以盖片镜检。

3. 粪便沉淀法

(1)用竹棒挑取粪便30g左右,通过铜网滤入盛满清

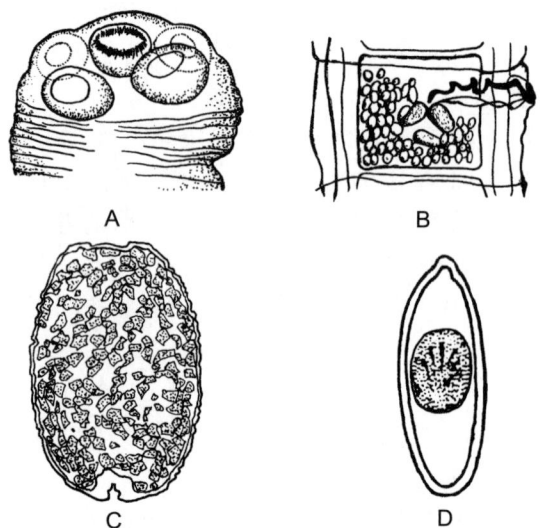

A. 头节;B. 成节;C. 孕节;D. 虫卵

图60-3　西里伯瑞列绦虫模式图

水的锥形杯内,静置 20~30 分钟,倒去上层粪液,留下沉淀物;

（2）加入清水满杯,静置 20~30 分钟,倒去上层粪液,反复数次,直至上层澄清为止;

（3）倒去上层液后,取沉淀物涂片镜检。

（二）血清学检测

采用 ELISA 检测患者血清中的抗体是目前诊断本病的辅助手段。

（三）分子生物学检测

利用分子生物技术并结合传统分类方法对寄生虫进行分类鉴定已经成为一种简单高效的手段。目前,基于 PCR 的相关技术已广泛应用在寄生虫分类鉴定等研究领域中。过去常采用传统的 PCR 方法检测。目前,核糖体内在转录间隔区（internal transcribed spacer ribosomal DNA,ITSrDNA）和线粒体基因组（mitochondrial DNA,mtDNA）作为分子标记用于分子流行病学调查和鉴定寄生虫病病原。

真核生物的核糖体基因（ribosomal DNA,rDNA）在生物体的蛋白合成过程中扮演着重要的角色,它由一系列的串联重复单元组成,其中单个重复单位包括转录单元（18S rDNA,5.8S rDNA,28S rDNA）和非转录单元（ITS1、ITS2 和基因间隔区）,一般将 ITS1、5.8S 和 ITS2 统称为 ITS。ITS 存在于转录前体 RNA 中（precursor RNA,pre-RNA）,ITS 很容易从少量的 DNA 扩增出来（rDNA 的高拷贝数）且在近缘种间也存在高度的变异（可能由于相对较低的进化压力）,所以它是一个优秀的分子标记。加之 ITS1 和 ITS2 两端的 18S 和 28S 基因都高度保守,因此可在 18S 上游和 28S 下游设计一对通用引物,这极大提高了 PCR 扩增的可操作性。许多研究表明,ITS 作为寄生虫种类鉴定以及种系发育研究的工具是较为理想和可靠的,同时对于一些近缘种的鉴定,ITS 能凸显出更大的优势。

四、西里伯瑞列绦虫病畜肉及其产品的无害化处理

根据国家技术监督局发布中华人民共和国国家标准中畜禽病害肉尸及其产品无害化处理规程（GB 16548—1996）,可采用如下操作进行病畜肉及其产品的无害化处理:

（一）销毁

应采用密闭的容器。

1. 湿法化制　利用湿化机将整个鼠尸体投入化制（熬制工业用油）。

2. 焚毁　将尸体投入焚化炉中烧毁炭化。

（二）化制

将原料分类,分别投入干化机化制。

（三）高温处理

对同群鼠以及怀疑被其污染的肉尸和内脏可采用高温处理。

1. 高压蒸煮法　把肉尸放在密闭的高压锅内,在 112kPa 压力下蒸煮 1.5~2.0 小时。

2. 一般煮沸法　将肉尸切成合适大小的肉块,放在普通锅内煮沸 2 小时~2.5 小时（从水沸腾时算起）。

西里伯瑞列绦虫广泛分布于热带和亚热带,要尽量做好粪便管理,注意个人卫生和饮食卫生;消灭鼠类,避免婴幼儿接触蚂蚁,预防及控制该病的传播。

（柳建发　张吉丽）

第四节　克氏假裸头绦虫

克氏假裸头绦虫（*Pseudanoplocephala crawfordi*）隶属圆叶目、膜壳科、假裸头属,为膜壳科绦虫中大型虫种。克氏假裸头绦虫的同种异名较多,最近认为盛氏伪裸头绦虫（*P. shengi*）、盛氏许壳绦虫（*Hsuolepis shengi*）和陕西许壳绦虫（*H. shensiensis*）均为该虫的同种异名。该虫正常终宿主是猪和野猪,中间宿主是赤拟谷盗（*Tribolium castaneum*）、褐蜉金龟（*Aphoaius haemorrhoidalis*）等昆虫。人体因偶然误食含似囊尾蚴的昆虫而感染。

一、克氏假裸头绦虫检测的意义

克氏假裸头绦虫在全世界都有分布,严重制约养猪业健康发展和危害人类的健康。在我国各地猪群都有感染的报道,感染率为 14.3%~91.6%,并且国内已有 21 例人感染的报道,造成严重的经济损失。在对日本野猪寄生虫调查中发现克氏假裸头绦虫感染率高达 70%。因此,对克氏假裸头绦虫的研究,对畜牧业发展和公共卫生有重要意义。

二、克氏假裸头绦虫病死亡动物的检疫

病畜主要病变是尸体消瘦,贫血,胸腹腔渗液增多,肠黏膜、肠系膜有出血,肝、脾、肾等内脏器官色淡,血液稀薄如水,小肠内发现数量不等的绦虫虫体,在寄生处有卡他性炎症。在虫体吸盘附着部的肠黏膜有无损伤、炎症、水肿或出血性溃疡。

三、克氏假裸头绦虫的检测方法

克氏假裸头绦虫的检测主要依靠从粪便中检获虫卵或孕节,该虫节片与虫卵都与缩小膜壳绦虫相近,但可根据其虫体和虫卵体积都偏大、成节中睾丸数较多的特征作出鉴别。常用的病原学检测方法有:粪便直接涂片法、粪便饱和硝酸钠漂浮法以及粪便沉淀法。其他的血清学检测和分子生物学检测方法也可用于辅助检测及诊断。

(一)病原学检查

检查虫卵可采用粪便直接涂片法、沉淀法或漂浮法检查。采用漂浮法检查时,漂浮液以饱和硝酸钠溶液为佳,检出效果最好;而饱和食盐水溶液检出率较低,易漏诊。

1. 粪便直接涂片法

(1)在洁净的载玻片中央,滴一滴生理盐水;

(2)用牙签挑取火柴头大小的粪便,置于生理盐水中涂匀,直至无明显块状物;涂片厚度以透过粪膜能隐约看到书本上的文字为宜;

(3)再缓慢盖上盖玻片,避免产生气泡。置于光学显微镜下观察。

2. 粪便饱和硝酸钠漂浮法

(1)自粪便不同处挑取蚕豆大小的粪块,置于盛有少量饱和盐水的漂浮管中;

(2)将粪便捣碎,与盐水搅拌均匀,再加硝酸钠溶液,直至略高于管口但不溢出为止;

(3)取洁净载玻片一张,盖在管口上,静置 15 分钟,垂直提起载玻片;

(4)迅速翻转,覆以盖片镜检。

3. 粪便沉淀法

(1)用竹棒挑取粪便 30g 左右,通过铜网滤入盛满清水的锥形杯内,静置 20 分钟~30 分钟,倒去上层粪液,留下沉淀物;

(2)加入清水满杯,静置 20~30 分钟,倒去上层粪液,反复数次,直至上层澄清为止;

(3)倒去上层液后,将沉淀物涂片镜检。

(二)血清学检测

采用 ELISA 检测患者血清中的抗体是目前诊断本病的辅助手段。

(三)分子生物学检测

基于 PCR 技术的生物学方法因其具有高效、迅速准确、灵敏度高和特异性强等特性已被广泛地用于寄生虫生物学、流行病学和生态学等领域。提取样本的总 DNA,采用 PCR 扩增克氏伪裸头绦虫目的 DNA 片段,选择适当的限制性内切酶特异性切割待检测的 DNA 片段,电泳检测酶切后的产物,根据酶切图谱(restriction map)鉴定是否有克氏假裸头绦虫。

四、克氏假裸头绦虫病畜肉及其产品的无害化处理

根据国家技术监督局发布中华人民共和国国家标准中畜禽病害肉尸及其产品无害化处理规程（GB 16548—1996），可采用如下操作进行病畜肉及其产品的无害化处理：

（一）销毁

应采用密闭的容器。

1. 湿法化制　利用湿化机将整个尸体投入化制（熬制工业用油）。

2. 焚毁　将尸体或割除下来的病变部分和内脏投入焚化炉中烧毁炭化。

（二）化制

将原料分类，分别投入干化机化制。

（三）高温处理

对同群畜以及怀疑被其污染的肉尸和内脏可采用高温处理。

1. 高压蒸煮法　把肉尸切成重不超过 2kg、厚不超过 8cm 的肉块，放在密闭的高压锅内，在 112kPa 压力下蒸煮 1.5~2.0 小时。

2. 一般煮沸法　将肉尸切成合适大小的肉块，放在普通锅内煮沸 2~2.5 小时（从水沸腾时算起）。

（四）病畜产品的无害化处理

1. 血液

（1）漂白粉消毒法：将 1 份漂白粉加入 4 份血液中充分搅匀，放置 24 小时后于专设掩埋废弃物的地点掩埋。

（2）高温处理：将已凝固的血液切划成豆腐方块，放入沸水中烧煮，至血块深部呈黑红色并成蜂窝状时为止。

2. 骨、蹄的处理方法　将肉尸作高温处理时剔出的病畜骨和蹄，放入高压锅内蒸煮至骨脱胶或脱脂时止。

克氏假裸头绦虫在全世界都有分布，严重危害畜牧业发展和公共卫生安全。有效控制该类寄生虫病的传播，应积极杀灭粮仓害虫，注意猪饲料的堆放和处理，做好猪粪的无害化处理，注意个人卫生和饮食卫生。

（柳建发　张吉丽）

第五节　短膜壳绦虫

微小膜壳绦虫（*Hymenolepis nana*）又称短膜壳绦虫或短小绦虫（dwarf tapeworm），隶属圆叶目、膜壳科、膜壳属。成虫主要寄生在鼠类小肠，也可寄生于人的小肠，引起短膜壳绦虫病（hymenolepiasis nana）。

一、短膜壳绦虫检测的意义

1845 年 Dujardin 首次在鼠的肠道内发现该虫体。1851 年 Bilharz 在尸检一脑膜炎死亡的开罗男孩时，首次在其肠道内发现该虫体。1852 年 Von Siebold 首次确认该寄生虫为人体寄生虫。Grassi 和 Rovelli 在 1892 年先后以该虫的孕节直接感染大鼠，随后在大鼠肠道中获得该虫的各期发育虫体，证明该寄生虫发育无需中间宿主。1906 年 Stiles 将该寄生虫命名为 *Hymenolepis fraterna*。Saeki 在 1921 年证明该虫体可在人体内直接感染，无需中间宿主。Bacigalupo 在 1928 年、1931 年和 1932 年进行了一系列昆虫感染实验后，证实该虫体可以将某些昆虫（鼠蚤和面粉甲虫）为中间宿主进行传播。短膜壳绦虫在全世界都有分布，严重危害公共卫生安全。

二、短膜壳绦虫病死亡动物的检疫

解剖感染微小膜壳绦虫的小鼠时，在小鼠肝脏表面有白色囊状物。其囊同肝脏表面有一定的粘连性，

且易剥落。剖开一个囊壁,其内有囊液流出,在囊内有带状虫体,初取出时虫体较短,可蠕动。将虫体放入生理盐水平皿后,蠕动较活跃,并不断做伸缩运动。大约 1 小时后虫体变长,虫体分节明显。将平皿移至解剖镜下观察:虫体头节呈球形,具有 4 个吸盘和 1 个短而圆及可自由伸缩的顶突,顶突上有一圈小钩。所有节片均宽大于长,向后逐渐增大,妊娠节片最大。生殖孔位于节片的同一侧。根据其寄生部位及形态特征鉴定为微小膜壳绦虫。

三、短膜壳绦虫的检测方法

通过对虫卵、成虫及孕节进行观察,可对此病进行明确诊断。诊断取决于粪便标本中是否有虫卵。浓缩技术和反复检查将提高轻度感染的检出率。

(一)病原学检查

从患者粪便中查到虫卵或孕节即可确诊。

1. 虫卵检查　多种粪检方法可用于检查短膜壳绦虫虫卵,采用硫酸锌漂浮法、水洗沉淀法或饱和盐水漂浮法可提高检出率。对检查阴性者再作第 2~4 次复查,得出各法的累计阳检率,并对连续 4 次检查阴性者进行剖检,以确定是否无虫。然后再计算出感染率。

(1)硫酸锌漂浮法:取粪便 0.1g,放入青霉素小瓶中,加少量饱和硫酸锌液,用竹签搅成均匀混悬液,再加饱和硫酸锌液直至液面略突出于瓶口,然后盖上玻片,15 分钟后,取下玻片覆上盖玻片镜检。

(2)改良加藤氏厚涂片法(Kato-Katz 法):用改良加藤氏厚涂片法进行虫卵检测的同时,用粪便淘虫法查找成虫并鉴别虫种。

2. 孕节及成虫检查　短膜壳绦虫为小型绦虫,虫体纤细,乳白色,长 5~80mm,宽 0.5~1mm。头节呈球形,有 4 个吸盘和一个顶突,颈部细长,链体通常由 100~200 个节片组成,多者可达近千节,孕节内充满虫卵,占满整个节片。孕节片随粪便排出,服用驱虫药后收集 24 小时全部粪便,进行检查。通过拣虫法、淘虫法及冲洗过筛法可对孕节及成虫进行收集,收集后用肉眼及显微镜进行观察(图 60-4)。

(二)血清学检测

血清学检测中常用的方法有:染色试验(DT)、乳胶凝集试验(LAT)、间接血凝试验(IHA)、酶联免疫吸附试验(ELISA)和改良凝集试验(MAT)等。

(三)分子生物学检测

近年来,随着分子生物学的不断发展与完善,PCR 技术已广泛用于寄生虫病原体的检测和鉴别。PCR 的分子分类方法具有简便、快速、信息量丰富等优点,是种、株鉴定的有力工具,对形态上难以区分的寄生虫分类起重要作用。

1. 聚合酶链反应-限制性片断长度多态性(PCR-RFLP)　聚合酶链反应-限制性片段长度多态性(PCR-RFLP)是采用 PCR 扩增目的 DNA 片段,选择适当的限制性内切酶特异性切割待检测的 DNA 片段,电泳检测酶切后的产物,根据酶切图谱鉴定寄生虫种群的基因型。传统的 RFLP(结合 Southernblot)对于大量样品的分析虽然有效,但它需要相对大量的基因组,然而大量的 DNA 不可能从单个小线虫或其幼虫或卵得到。PCR-RFLP 克服了这一缺陷,且这一技术省时且经济,广泛用于寄生虫形态学相似种的鉴别。

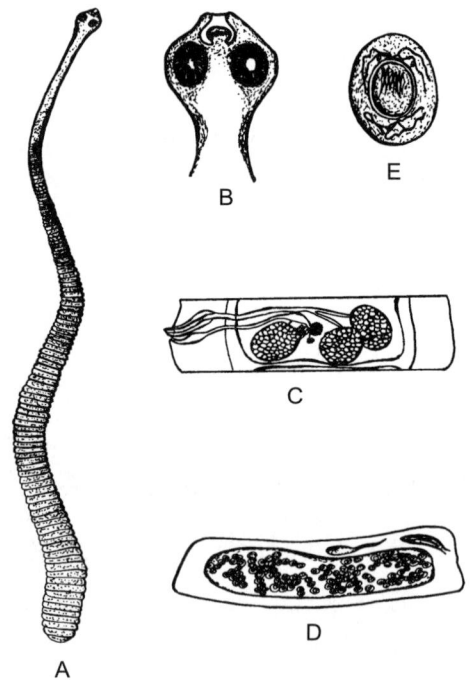

A. 成虫;B. 头节;C. 成节;D. 孕节;E. 虫卵

图 60-4　短膜壳绦虫

2. 长 PCR(Long-range PCR)扩增技术　线粒体基因组可用于寄生虫分子生物学鉴定,长 PCR 扩增技术的出现,使得线粒体基因组全序列的测定变得相对简单,由于其扩增片段长(大于 3kb)且高保真和操作简单的优势,被广泛地用于蠕虫线粒体基因组测序。除了以上两种方法外,基于 PCR 技术衍生出的其他技术,如单链构象多态性(single strand conformation polymorphism,SSCP)、相关序列扩增多态性(sequence-related amplified polymorphism,SRAP)、简单重复序列(inter-simple sequence repeat,ISSR)、微卫星 DNA(microsatellite DNA)、荧光定量 PCR(real-time fluorescence quantitative PCR,qPCR)等多种技术已被运用到寄生虫种群结构和生物学鉴定中。

四、短膜壳绦虫病畜肉及其产品的无害化处理

根据国家技术监督局发布中华人民共和国国家标准中畜禽病害肉尸及其产品无害化处理规程(GB 16548—1996),可采用如下操作进行病畜肉及其产品的无害化处理:

(一)销毁
应采用密闭的容器。
1. 湿法化制　利用湿化机将整个鼠尸体投入化制(熬制工业用油)。
2. 焚毁　将尸体投入焚化炉中烧毁炭化。

(二)化制
将原料分类,分别投入干化机化制。

(三)高温处理
对同群鼠以及怀疑被其污染的肉尸和内脏可采用高温处理。
1. 高压蒸煮法　把肉尸放在密闭的高压锅内,在 112kPa 压力下蒸煮 1.5~2.0 小时。
2. 一般煮沸法　将肉尸切成合适大小的肉块,放在普通锅内煮沸 2~2.5 小时(从水沸腾时算起)。

短膜壳绦虫是所有绦虫感染中最常见,在全世界都有分布。要尽量灭除某些寄生短膜壳绦虫的昆虫,做好粪便管理,包括做好实验用鼠粪便的无害化处理,加强健康教育保护易感人群预防感染。

(柳建发　张吉丽)

第六节　长膜壳绦虫

长膜壳绦虫最初由 Olfter 在 1766 年于南美洲的鼠体内发现。1805 年,Rudolphi 报道了首例人体感染病例,并根据其成虫相对较小的特点及林奈的分类传统(即所有的绦虫成虫都归于同一绦虫属,*Taenia*),于 1819 年将该虫命名为 *Taenia diminuta*。1858 年,Weinland 在一波士顿婴儿体内也发现了该虫体,并根据其虫卵的特征,将其命名为 *Hymenolepis flavopunctata*,其属名 *Hymenolepis* 由希腊文 *hymen*(membrane)和 *lepis*(shell)构成。1891 年,Blanchard 经考证后正式将该虫体命名为 *Hymenolepis diminuta*(缩小膜壳绦虫)。1892 年,Grassi 和 Rovelli 研究证实多种甲虫可作为该寄生虫的中间宿主。此后,Nieoll 和 Minchin(1911)在英国,Nikerson(1911)在美洲,Johnston(1913)在澳洲,Joyeux(1920)在法国以及本乡玄一(1925)在日本先后证实多种鼠蚤、米虫等昆虫可作为该虫的中间宿主。

一、长膜壳绦虫检测的意义

长膜壳绦虫,隶属膜壳科、膜壳属,又称缩小膜壳绦虫,为鼠及其他啮齿类动物肠道的常见寄生虫。长膜壳绦虫的生活史与短膜壳绦虫相似,但完成生活史需要昆虫作为中间宿主。现已被证实的可作为长膜壳绦虫中间宿主的昆虫有蚤类、多种甲虫、蟑螂、倍足类和鳞翅目昆虫等 60 余种,其中以具带病蚤、印鼠客蚤及面粉甲虫较为常见。赤拟谷盗(*Tribolium castaneum*)为长膜壳绦虫的中间宿主,是仓储常见医学节肢动物,一般在粮食仓库采集较易获得。本病散布于美洲、欧洲、亚洲、大洋洲和非洲等地。

二、长膜壳绦虫病死亡动物的检疫

剖检病死大鼠,从其肠道检查虫体并作形态学鉴定。虫体由 800~1 000 个节片构成,全部节片都是宽度大于长度。头节呈球形,直径为 0.2~0.6mm,顶突凹入,不易伸缩,无小钩,有 4 个较小的圆形吸盘。颈部长 3~4mm。链体的成节内卵巢近节片中央,分为左右两叶,睾丸球形或卵圆形,3 个多见,偶有 2 个或

多至 4~5 个者。孕节内的子宫呈瓣状,边缘不整齐,充满虫卵。生殖孔开口于节片一侧边缘的中央或后中 1/3 交界处,多位于同侧。

收集大鼠的粪便,检测粪便中虫卵。虫卵呈现圆形或椭圆形,黄褐色,大小为(60~79)μm ×(72~86)μm,卵壳较厚,胚膜两端略肥厚,无极丝,胚膜与卵壳之间充满透明的胶状物,胚膜内含有一个六钩蚴(图 60-5)。

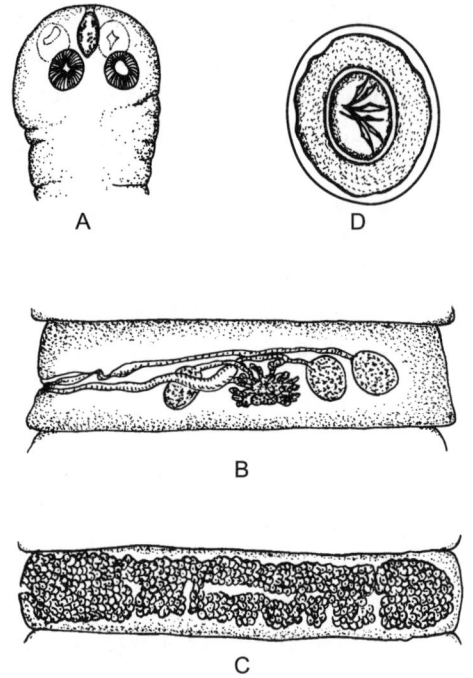

A. 头节;B. 成节;C. 孕节;D. 虫卵

图 60-5　长膜壳绦虫

三、长膜壳绦虫的检测方法

常规的病原学检查在粪便找到虫卵或节片或发现有白色面条状、带状能活动的虫体,可作出诊断。饱和盐水漂浮法或沉淀法均可提高检出率,一些血清学及分子生物学检测方法也可用于辅助检测。但临床上应注意与肥胖绦虫病和链状带绦虫病相鉴别。长膜壳绦虫病与肥胖绦虫病和链状带绦虫病在临床表现上非常相似,所以有效的鉴别方法是从形态学方面进行区别。

(一) 病原学检查

收集大鼠的粪便,从粪便中查到虫卵或孕节即可确诊。使用离心沉淀法或饱和盐水漂浮法可提高检出率。而后,常规解剖感染鼠,并从其肠道检查虫体并作形态学鉴定。成虫为乳白色,长 223mm,最大宽度 3mm,头节呈圆形,顶端有漏斗状结构,吸盘细小。虫体末端节片充满圆形虫卵,内含一个球形六钩蚴,白色,形态大小与粪检虫卵一致,鉴定为长膜壳绦虫。虫卵呈圆形或卵圆形,棕黄色,内含 1 个球形六钩蚴,壳两端稍厚,内外壳之间有胶质体而无丝状物。大小为(63.5~72.5)μm ×(65~75)μm,卵壳较厚。鉴定为长膜壳绦虫卵。

1. 饱和盐水漂浮法　取 5g 粪便置于 100ml 烧杯中,加入 50ml 饱和盐水,充分搅拌混匀后,将粪液用 100 目金属筛滤入另一烧杯中,弃去粪渣,静置滤液。经 40 分钟左右,用直径 0.5cm 的金属圈水平接触滤液面,将粘在金属圈的滤膜抖落于载玻片上,多次提取不同部位的滤液后,加盖玻片镜检。

2. 沉淀法　在 100ml 清水中加入 5g 的粪便样本,摇匀后用 100 目的筛子过滤,滤液静置沉淀 10 分钟,倒掉上清液,再加水摇匀,再沉淀,反复操作直至上清液透明后,用吸管吸取沉渣于显微镜下观察。

3. 离心沉淀法　取少量粪便,置于容器中,加水调匀,粪筛过滤,弃上清液,将沉渣转入离心管中,加水至管口,以 1 000r/min 离心 1~2 分钟,倾去上清液,再加水调匀,反复离心,最后取沉淀涂片检查。

(二) 血清学检测

采用 ELISA 检测患者血清中的抗体是目前诊断本病的辅助手段。

(三) 分子生物学检测

采用聚合酶链反应(PCR)法,扩增长膜壳绦虫目的 DNA 片段,选择适当的限制性内切酶特异性切割待检测的 DNA 片段,电泳检测酶切后的产物,根据酶切图谱鉴定是否有长膜壳绦虫。此外,基于聚合酶链反应-限制性片段长度多态性(PCR-RFLP),选择适当的限制性内切酶特异性切割待检测的 DNA 片段,电泳检测酶切后的产物,根据酶切图谱鉴定寄生虫种群的基因型。这一技术省时且经济,广泛用于寄生虫形态学相似种的鉴别。

四、长膜壳绦虫病畜肉及其产品的无害化处理

根据国家技术监督局发布中华人民共和国国家标准中畜禽病害肉尸及其产品无害化处理规程(GB 16548—1996),可采用如下操作进行病畜肉及其产品的无害化处理:

（一）销毁

应采用密闭的容器。

1. 湿法化制　利用湿化机将整个鼠尸体投入化制（熬制工业用油）。

2. 焚毁　将尸体投入焚化炉中烧毁炭化。

（二）化制

将原料分类,分别投入干化机化制。

（三）高温处理

对同群鼠以及怀疑被其污染的肉尸和内脏可采用高温处理。

1. 高压蒸煮法　把肉尸放在密闭的高压锅内,在112kPa压力下蒸煮1.5~2.0小时。

2. 一般煮沸法　将肉尸切成合适大小的肉块,放在普通锅内煮沸2~2.5小时(从水沸腾时算起)。

缩小膜壳绦虫的中间宿主种类较多,分布广泛,在预防措施上更应注意严格粮食仓库管理、消灭仓库害虫和灭鼠,注意个人卫生、饮食卫生等。

（柳建发　张吉丽）

第七节　复殖孔绦虫

复殖孔绦虫属双壳科、复孔属,有数十种,以犬复孔绦虫（*Dipylidium caninum* Linnaeus, 1758）常见,是犬和猫的常见寄生虫。成虫寄生于犬、猫的小肠内,其孕节单独或数节相连地从链体脱落,自动逸出宿主肛门或随粪便排出。孕节破裂后虫卵散出,虫卵被中间宿主蚤类幼虫食入,则在其肠内孵出六钩蚴,然后钻过肠壁,进入血腔内发育。约经30天,随着蚤类幼虫经蛹羽化为成虫,六钩蚴也发育成似囊尾蚴。受染的蚤活动迟缓,甚至很快死亡。终宿主犬、猫舔毛时吞食了病蚤后,似囊尾蚴进入消化道并在小肠内释出,头节吸附于肠黏膜,经2~3周发育为成虫。人因与犬、猫接触时偶尔误食病蚤而被感染,引起复孔绦虫病（dipylidiasis）。犬栉首蚤、猫栉首蚤和致痒蚤是重要的中间宿主。

一、复殖孔绦虫检测的意义

犬复孔绦虫广泛分布于世界各地,欧洲、亚洲、美洲、非洲和大洋洲均有报告,无明显的季节性。犬、猫感染率极高,狼、狐等野生动物也可感染。在我国犬的感染率调查中,黑龙江为25.6%,吉林为33.8%,四川为52.3%,山西为16%;武汉市的猫感染率为58.77%。幼犬感染时,可有食欲缺乏、消化不良、腹痛、腹泻或便秘,肛门瘙痒等。

在我国,饲养宠物者逐年增加,人体感染复殖孔绦虫的机会越来越多。人体复孔绦虫病患者多为婴幼儿。我国报道的26例人体犬复孔绦虫病患者中仅3例为成人病例,其余皆为2月龄至4岁的婴幼儿。这可能是因为儿童与犬、猫接触机会较多的缘故。感染严重者可有食欲缺乏或食欲亢进、消化不良、腹部不适、腹痛、腹泻,由于绦虫吻突和头节钻入肠黏膜,引起炎症和出血,甚至引起急腹症;若孕节自动从肛门逸出可引起肛门周围瘙痒和烦躁不安等症状。儿童睡眠时有磨牙现象,血液嗜酸性粒细胞升高,个别病例还伴发轻度贫血。因此,复殖孔绦虫检测、防控有重要的意义。

二、复殖孔绦虫病死亡动物的检疫

主要病变集中在犬小肠。对病死犬肠管进行剖检,在小肠内找出虫体做出诊断。成虫长10~15cm,宽0.3~0.4cm,约有200个节片。头节呈菱形,有4个吸盘和1个可伸缩的顶突,其上约有60个玫瑰刺状的小钩排成4圈。颈部细而短,幼节短而宽,成节和孕节近方形或长方形。

三、复殖孔绦虫的检测方法

诊断主要依靠粪便检查,查找虫卵或孕节。一些血清学及分子生物学检测方法也可用于辅助检测。询问与犬、猫的接触史有助于诊断。

(一)病原生物学检查

粪便中检获虫卵或孕节即可确诊。临床诊断时,在犬、猫肛门周围被毛上可见犬复孔绦虫孕节。对新排出的粪便可用放大镜观察有无节片进行初步诊断。犬复孔绦虫孕节特征为长方形,具有 2 套雌雄生殖器官,两侧缘均有生殖孔,子宫呈网状,内含数个储卵囊(卵袋),每个储卵囊内含 2~24 个虫卵。若排出的节片已干枯萎缩,可用解剖针在水中挑碎,在显微镜下观察有无储卵囊。虫卵圆球形,直径 35~50μm,卵壳两层,均薄,内含一个六钩蚴(图 60-6)。

(二)免疫学与分子生物学检测

有学者选取了 ITS 序列对两条分离自广东广州和湛江犬体的复孔绦虫进行研究。从单个犬复孔绦虫样品 PCR 扩增出 ITS 片段,扩增体系为 25ml,PCR 反应条件为:先 94℃预变性 5 分钟,后 94℃变性 30 秒,50℃退火 30 秒,72℃延伸 1 分钟,进行 38 个循环,最后 72℃延伸 5 分钟。同时设不加 DNA 模板的阴性对照。扩增产物经 1% 的琼脂糖凝胶电泳。于紫外透射仪上观察并拍照记录结果。结果表明 2 个虫体 ITs 序列的(C+G)含量分别为 57.7% 和 58.9%,其 5.8S 序列是基本一致的,而 ITS1、ITS2 序列相差较大,碱基差异分别为 20.80% 和 27.17%。从测序结果的差异初步证实了 ITS 片段不适于作为犬复孔绦虫种的遗传标记。需要寻找更好的遗传标记,来对犬复孔绦虫种的种类鉴定及遗传多态性进行研究。有学者从犬复孔绦虫成虫节片提取 DNA,PCR 扩增线粒体 COXⅠ,电泳鉴定并测序;用 BLAST 比对序列、构建进化树并预测生物信息学功能。测序显示 COXⅠ基因总长为 415bp,其编码的蛋白为疏水性蛋白,具有 3 个典型的跨膜螺旋,线粒体 COXⅠ适合作为犬复孔绦虫虫种鉴别的分子标记。

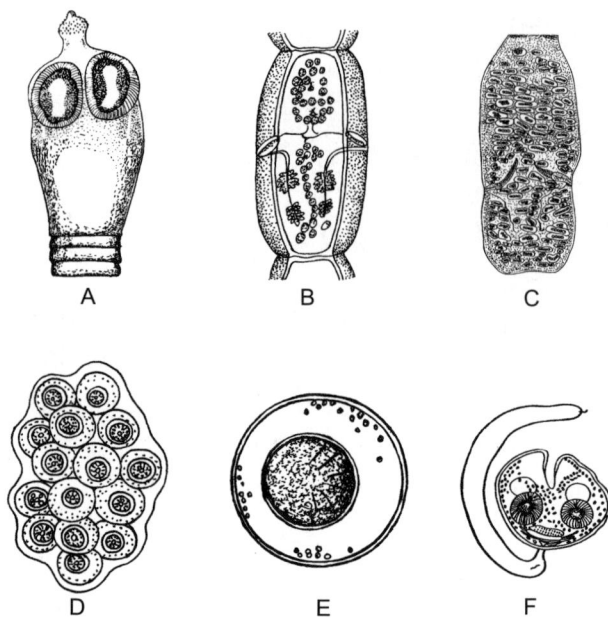

A. 头节;B. 成节;C. 孕节;D. 储卵囊;E. 虫卵;F. 似囊尾蚴

图 60-6　犬复孔绦虫

四、复孔绦虫病畜肉及其产品的无害化处理

复孔绦虫病死亡犬的肠管应投入焚化炉中烧毁炭化或深埋。病变严重犬,且肌肉有退化性变化者(过度消瘦),销毁或深埋;肌肉无变化者胴体作工业用或销毁。犬皮毛消杀处理。死亡病猫深埋。粪便须作无害化处理,防止污染环境。

预防复孔绦虫的主要措施是消灭传染源和中间宿主、切断传播途径。在饲养犬、猫等宠物时,注意定期为其灭蚤和驱虫,驱虫后的粪便应做无害化处理,防止虫卵污染周围环境。并做好环境卫生,注意个人卫生和饮食卫生,尽量避免与这些宠物过分亲昵、嬉戏,以减少感染的机会。接触犬猫后一定要养成及时洗手的习惯。

(王光西)

第八节　美丽筒线虫

美丽筒线虫(*Gongylonema pulchrum*)寄生于反刍动物及猪、猴、熊等动物的口腔、食管黏膜和黏膜下层,偶尔寄生于人体,引起美丽筒线虫病(gongylonemiasis)。

一、美丽筒线虫检测的意义

寄生于宿主食管黏膜下的美丽筒线虫是一种细线状、乳白色的线虫,属于旋尾目筒线科,呈世界性分布。其宿主范围十分广泛,以包括灵长类在内的多种哺乳动物为终末宿主,如牛、绵羊、山羊、骆驼、猪、马、鹿、熊、啮齿类动物等。中间宿主为屎甲虫、蜚蠊、螳螂、蝗虫、天牛等昆虫。偶尔可在人体寄生。

美丽筒线虫寄生将使动物食管黏膜粗糙，弹力减弱，局部溃疡破损，影响食管的运动，引起吞咽障碍，直接影响动物的消化，动物的食量减少，造成营养不良，主要表现为精神萎靡，体质虚弱、无力，头低耳聋，两眼无神、凹陷，不愿走动，被毛粗乱，皮肤干燥、多屑、缺乏弹性，眼结膜潮红或苍白，消瘦，易疲劳，严重影响动物的生产性能。若在食管黏膜下层寄生，可造成黏膜浅表溃疡，引起出血，美丽筒线虫亦可寄生于人体，引起人体美丽筒线虫病，在临床上较难诊断。

二、美丽筒线虫病死亡动物的检疫

虫体前端表皮有纵行排列的许多大小不等、形状各异、数目不同的花缘状表皮突，背面及腹面各四行。近前端两侧各有一个颈乳突，其后为 1 对呈波浪状的侧翼。口孔小，漏斗形，周围有分 3 叶的唇，上有 8 个小乳突。雌虫平均大小为 52mm×0.3mm，尾端呈钝锥状，略向腹面弯曲，阴门位于肛门稍前方。雄虫平均大小为 25mm×0.2mm，尾部有明显的膜状尾翼，左右不对称，尾部末端有 4 对乳突，交合刺 1 对，大小不等，形状各异。虫卵椭圆形，大小平均为 48μm×27μm，壳厚而透明，内含幼虫（图 60-7）。

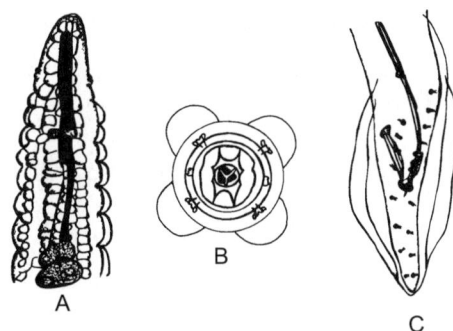

A.体前端腹面观；B.头部顶面观；C.雄虫尾部腹面观

图 60-7　美丽筒线虫成虫

三、美丽筒线虫的检测方法

临床常采用病原学检测方法对美丽筒线虫进行鉴定。血清学检测方法如：间接红细胞凝集试验（IHA）、间接荧光抗体技术（IFT）及酶联免疫吸附试验（ELISA）也可用于辅助检查。随着分子生物学技术的快速发展，RAPD 技术、PCR-SSCP 技术也可用于美丽筒线虫的分子生物学检测。

（一）病原学检查

取 50g 粪便置于 100ml 烧杯中，加入少量水搅拌混匀后，继续加入 15 倍的水，用玻璃棒充分搅拌均匀，经 2 层纱布过滤到另一个烧杯，取滤液静置 30 分钟；倾去上清液，保留沉渣，再加水与沉淀物混合后置于离心管中，在电动离心机中以 2 500r/min 的速度离心沉淀 2 分钟；取出后倾去上层液，再加水搅拌均匀，离心沉淀，如此反复几次，直至上层液透明为止，倒掉上层液，取沉淀物置于载玻片上，分别在 10×10 和 10×40 倍显微镜下观察，用测微器测量虫卵大小。

也可用针挑破有病变或虫体移行处的黏膜，取出虫体鉴定。

（二）血清学检测

间接红细胞凝集试验（IHA）、间接荧光抗体技术（IFT）及酶联免疫吸附试验（ELISA）均可用于虫体检测，前者灵敏度较高，后两者灵敏度及特异性均较高。这些方法主要用于检测宿主的特异性抗体。

（三）分子生物学检测

1. RAPD 技术　随机扩增多态性 DNA（random amplified polymorphic DNA，RAPD）其原理是这些随机引物可与基因组 DNA 模板序列最同源的部位在不严格的条件下结合。如果在模板的另一股上也有结合位点，而且其距离能为 DNA 酶所达到，即可扩增出双股 DNA 产物。扩增片段的数量及特性取决于引物及模板的序列以及所使用的 PCR 条件。扩增产物通过聚丙烯酰胺或琼脂糖凝胶电泳分离，经溴化乙锭（EB）染色或放射自显影来检测扩增产物 DNA 片段的多态性。

（1）优点：①引物的随机性；②引物的通用性；③较高的探测性，可以在对物种没有任何分子生物学研究的情况下，对其进行 DNA 多态性分析；④极大的丰富性，能反映整个基因组的变化；⑤高效性与灵活性；⑥技术简单，容易掌握，不需要复杂的准备工作。

（2）缺点：①稳定性差；②高度的变异性；③解链温度低的随机引物易受到外界条件影响；④反应使用不同引物导致产物信号差异太大，无法进行分析。

2. PCR-SSCP 技术 单链构象多态性（single stranded conformation polymorphism，SSCP）常用来分析 PCR 产物，因此也被称为 PCR-SSCP。该方法的基本原理是：经 PCR 扩增的目的片段在变性剂或低离子浓度下经高温处理使之解链并保持在单链状态下，然后在一定浓度的非变性聚丙烯酰胺凝胶中电泳。单链 DNA 的迁移率除与 DNA 浓度有关外，更主要取决于 DNA 单链所形成的空间构象。相同长度的单链 DNA 可以因其碱基顺序或单个碱基差异所形成的空间构象不同从而导致其在凝胶中泳动速度不一样，并显示出带型的差异，即多态性。不同迁移率的单股 DNA 带可从电泳胶上切下来，进行再次 PCR 扩增并测序以确定核苷酸变异。

（1）优点：①操作简便，周期短；②成本低；③适用于大样本筛选；④对 DNA 原始材料纯度要求不高，且所需量较少。

（2）缺点：①不能检测变异的位置且随 DNA 片段长度增加（>400bp）检测的敏感性逐渐降低；②可能出现假阴性结果。

此外，核糖体内在转录间隔区（ITSrDNA）和线粒体基因组（mitochondrial DNA，mtDNA）也可用于美丽筒线虫的分子生物学检测，用于分子流行病学调查和寄生虫鉴定。

四、美丽筒线虫病畜肉及其产品的无害化处理

根据国家技术监督局发布中华人民共和国国家标准中畜禽病害肉尸及其产品无害化处理规程（GB 16548—1996），可采用如下操作进行病畜肉及其产品的无害化处理：

（一）销毁

应采用密闭的容器。

1. 湿法化制 利用湿化机将整个尸体投入化制（熬制工业用油）。

2. 焚毁 将尸体或割除下来的病变部分和内脏投入焚化炉中烧毁炭化。

（二）化制

将动物整个尸体或肉尸，分类内脏，分别投入干化机化制。

（三）高温处理

对病畜的同群畜以及怀疑被其污染的肉尸和内脏可采用高温处理。

1. 高压蒸煮法 把肉尸切成重不超过 2kg、厚不超过 8cm 的肉块，放在密闭的高压锅内，在 112kPa 压力下蒸煮 1.5~2.0 小时。

2. 一般煮沸法 将肉尸切成合适大小的肉块，放在普通锅内煮沸 2~2.5 小时（从水沸腾时算起）。

（四）病畜产品的无害化处理

1. 血液

（1）漂白粉消毒法：将 1 份漂白粉加入 4 份血液中充分搅匀，放置 24 小时后于专设掩埋废弃物的地点掩埋。

（2）高温处理：将已凝固的血液切划成方块，放入沸水中烧煮，至血块深部呈黑红色并成蜂窝状时为止。

2. 病畜骨、蹄、角的处理方法 将肉尸作高温处理时剔出的病畜骨和病畜的蹄、角放入高压锅内蒸煮至骨脱胶或脱脂时止。

3. 皮毛的处理方法

（1）盐酸食盐溶液消毒法：用 2.5% 盐酸溶液和 15% 食盐水溶液等量混合，将皮张浸泡在此溶液中，并使液温保持在 30℃左右浸泡 40 小时，皮张消毒液之比为 1：10（m/V）。浸泡后捞出沥干，放入 2% 氢氧化钠溶液中，以中和皮张上的酸，再用水冲洗后晾干。也可按 100ml 25% 食盐水溶液中加入盐酸 1ml 配制消毒液。在室温 15℃条件下浸泡 48 小时，皮张与消毒液之比为 1：4。浸泡后捞出沥干。再放入 1% 氢氧化钠溶液中浸泡，以中和皮张上的酸，再用水冲洗后晾干。

（2）过氧乙酸消毒法：用于任何病畜的皮毛消毒。将皮毛放入新鲜配制的 2% 过氧乙酸溶液中浸泡 30 分钟，捞出，用水冲洗后晾干。

（3）碱盐液浸泡消毒：将病皮浸入 5% 碱盐液（饱和盐水内加 5% 烧碱）中，室温（17~20℃）浸泡 24 小时，并随时加以搅拌，然后取出挂起，待碱盐液流净，放入 5% 盐酸液内浸泡，使皮上的酸碱中和，捞出，用水冲洗后晾干。

（4）病畜鬃毛的处理：将鬃毛于沸水中煮沸 2~2.5 小时。用于任何病畜的鬃毛处理。

美丽筒线虫呈世界性分布。要尽量灭除某些寄生美丽筒线虫的包括灵长类在内的多种哺乳动物和昆虫，做好粪便管理，加强健康教育，保护易感人群预防感染。

（柳建发　张吉丽）

第九节　猪巨吻棘头虫

猪巨吻棘头虫（*Macracanthorhynchus hirudinaceus*）是一种寄生于猪小肠内的蠕虫，在临床上主要引起以急腹症为主要表现的猪巨吻棘头虫病。

一、猪巨吻棘头虫检测的意义

猪巨吻棘头虫属于棘头动物门（Acanthocephala），后棘头虫纲（Metacanthocephala），寡棘吻目（Oligacanthorhynchida），寡棘吻科（Oligacanthorhynchidae），巨吻属（*Macracanthorhynchus*）。棘头虫的种类比较多，寄生于包括爬行类、两栖类、鱼类、鸟类及哺乳类的多种动物。在我国有 9 科 35 种鞘翅目昆虫可作为本虫的中间宿主，其中以大牙锯天牛、曲牙锯天牛和棕色金龟子的感染率最高。

该病的发病季节各地虽有不同，但都有明显的季节性，这与各地传播媒介的消长季节、甲虫羽化时间密切相关。同时与各类金龟子本身生长发育情况有关。金龟子感染棘头体有明显季节性变化，与气温条件以及金龟种类有密切关系，金龟子种类不同，成虫出现的季节也不相同，一般集中在 4 月下旬至 9 月上旬，总的趋势为随着气温升高出现的种类逐渐增多。6 月、7 月金龟子盛期，种类多，感染率高，8 月气温下降，金龟子出现的种类明显减少，感染率也降抵，9 月金龟子消失，仅有个别种类活动。

猪巨吻棘头虫主要寄生于野猪、家养猪小肠腔，偶尔寄生于猫、犬及人体回肠，引起猪巨吻棘头虫病。虫体对猪的损害除吸取营养、分泌毒素等外，主要以强大的吻突固定在肠壁内，引起黏膜发炎；其吻突钩可以使肠壁组织遭受严重的机械性损伤，使附着部位发生坏死或溃疡；严重伤害可达小肠的浆膜层，形成淡黄色结节，呈现坏死性炎症；若引起肠穿孔，则将引发腹膜炎而致宿主死亡。

二、猪巨吻棘头虫病死亡动物的检疫

解剖动物观察小肠，肉眼可见虫体吸附处的小肠黏膜充血、水肿，或溃疡以及结缔组织增生形成棘头虫结节。棘头虫结节为本病的特征性病变，结节的外观呈圆形或椭圆形，直径 0.7~1.0cm，质硬，中心偏白色，外周呈暗红色。主要突向浆膜面，可与大网膜、临近的肠管、肠系膜等粘连形成包块。由于虫体不断更换附着部位，使肠壁多处受累，且损伤可达肠壁深层，甚至穿破肠壁造成肠穿孔，导致局限性腹膜炎及腹腔脓肿，亦可因肠粘连出现肠梗阻。显微镜下可见棘头虫结节呈嗜酸粒细胞性肉芽肿改变。

三、猪巨吻棘头虫的检测方法

患者粪便中很少能查见虫卵，根据流行病学史及临床表现或经急症手术发现虫体是确诊的依据。免疫诊断如凝集试验、沉淀试验和酶联免疫吸附试验也可用于虫体检测。基于聚合酶链反应-限制性片段长度多态性（PCR-RFLP）和聚合酶链反应（PCR）法也可用于诊断。若患者自然排出虫体，可依靠虫体形态特征来进行鉴定。

（一）病原学检查

粪便镜检虫卵、诊断性驱虫治疗或经手术发现虫体是本病确诊的依据。粪便镜检虫卵可通过反复沉淀法或硫代硫酸钠饱和溶液漂浮法（60% 的硫代硫酸钠或 1：1 的硝酸钠）进行粪检，找到虫卵。其中以反复沉淀法效果较好。死后剖检可在小肠壁上找到虫体。在实际工作中，有时将棘头虫误认为猪蛔虫。

蛔虫体表光滑,游离在肠腔中,虫体多时常聚集成团;而棘头虫体表有环状皱纹,以吻突深深地固着在肠壁上,不聚集成团。

(二) 血清学检测

血清学检测方法有凝集试验、沉淀试验、和酶联免疫吸附试验等,可采用虫卵抗原作皮试。

(三) 分子生物学检测

采用聚合酶链反应(PCR)法,扩增猪巨吻棘头虫目的 DNA 片段,选择适当的限制性内切酶特异性切割待检测的 DNA 片段,电泳检测酶切后的产物,根据酶切图谱鉴定是否有猪巨吻棘头虫。此外,基于聚合酶链式反应-限制性片段长度多态性(PCR-RFLP),选择适当的限制性内切酶特异性切割待检测的 DNA 片段,电泳检测酶切后的产物,根据酶切图谱鉴定寄生虫种群的基因型。这一技术省时且经济,广泛用于寄生虫形态学相似种的鉴别。

四、猪巨吻棘头虫病畜肉及其产品的无害化处理

根据国家技术监督局发布中华人民共和国国家标准中畜禽病害肉尸及其产品无害化处理规程(GB 16548—1996),可采用如下操作进行病畜肉及其产品的无害化处理:

(一) 销毁

应采用密闭的容器。

1. 湿法化制 利用湿化机将整个尸体投入化制(熬制工业用油)。

2. 焚毁 将尸体或割除下来的病变部分和内脏投入焚化炉中烧毁炭化。

(二) 化制

整个尸体或肉尸和内脏,分类,分别投入干化机化制。

(三) 高温处理

对病畜禽的同群畜禽以及怀疑被其污染的肉尸和内脏可采用高温处理。

1. 高压蒸煮法 把肉尸切成重不超过 2kg、厚不超过 8cm 的肉块,放在密闭的高压锅内,在 112kPa 压力下蒸煮 1.5~2.0 小时。将肉尸作高温处理时剔出的病畜禽骨和蹄放入高压锅内蒸煮至骨脱胶或脱脂时止。

2. 一般煮沸法 将肉尸切成合适大小的肉块,放在普通锅内煮沸 2~2.5 小时(从水沸腾时算起)。将已凝固的血液切划成豆腐方块,放入沸水中烧煮,至血块深部呈黑红色并成蜂窝状时为止。

(四) 漂白粉消毒法

将 1 份漂白粉加入 4 份血液中充分搅匀,放置 24 小时后于专设掩埋废弃物的地点掩埋。

猪巨吻棘头虫病的发病季节各地虽有不同,但都有明显的季节性。加强宣传卫生知识,教育儿童不要捕食甲虫,加强对猪饲养的管理,提供圈养等,是防止感染的重要措施。

(柳建发　张吉丽)

参 考 文 献

[1]　唐崇惕,唐仲璋.中国吸虫学[M].2 版.北京:科学出版社,2015.

[2]　中国工程院.人兽共患病防控[M].北京:高等教育出版社,2014.

[3]　吴观陵.人体寄生虫学[M].4 版.北京:人民卫生出版社.2013.

[4]　李朝品.人体寄生虫学实验研究技术[M].北京:人民卫生出版社,2008.

[5]　汪明.兽医寄生虫学[M].北京:中国农业出版社,2003:203-205.

[6]　高俊峰,高忠燕,王丽坤,等.枝双腔吸虫的形态学鉴定及分子进化研究[J].中国预防兽医学报,2019,41(8):857-860.

[7]　张彩虹,殷慧敏,杨丽侨,等.基于线粒体 COX Ⅰ基因犬复孔绦虫的分子鉴定及功能分析[J].疾病预防控制通报,2018,33(4):14-18.

[8] 王会宝.克氏伪裸头绦虫的鉴定及其遗传变异研究[D].西北农林科技大学,2016.

[9] 岳东梅,王金磊,马君,等.甘肃临夏绵羊双腔吸虫的感染与鉴定[J].中国兽医杂志,2016,52(9):13-15.

[10] 叶文华,张旭东.畜禽绦虫病的检疫及防治措施[J].畜牧兽医科技信息,2015,27(11):36-37.

[11] 陈会良.犬复孔绦虫的研究进展[J].安徽科技学院学报,2015,29(2):6-8.

[12] 王珊,敬永计.四川省首例人感染短膜壳绦虫的实验室检测与诊断[J].中国卫生检验杂志,2020,30(12):1497-1498.

[13] 常巧呈,郑旭,段红等.基于核糖体18S和ITS2序列探讨胰阔盘吸虫的分子进化地位[J].黑龙江八一农垦大学学报,2015,27(4):50-53.

[14] 丁孟建,韩勇,李林娅,等.黑山羊胰阔盘吸虫病的诊治[J].中国兽医杂志,2014,50(12):85.

[15] 张敏,郑文新,宫平,等.畜产品质量安全现状及针对性措施[J].吉林畜牧兽医,2020,32(3):129-130.

[16] 宗泽君,赵臣,陈静,等.赤峰地区放牧绵羊裸头科绦虫的流行与防治[J].养殖技术顾问,2014,24(11):143.

[17] 郝桂英,易利,邓宇,等.枝睾阔盘吸虫凉山分离株18S rRNA基因部分序列测定与种系发育分析[J].中国动物传染病学报,2020,28(5):67-71.

[18] 徐占云,秦睿玲,马淑娟.张家口地区奶牛美丽筒线虫流行病学调查、防治与形态学研究[J].黑龙江畜牧兽医,2013,25(5):103-105.

[19] 邓玉.猪巨吻棘头虫病的诊治[J].畜禽业,2012,22(5):84-85.

[20] 王燕,刘国华,李佳缘.中华双腔吸虫线粒体COX1基因的克隆及序列分析[J].中国畜牧兽医,2012,39(5):52-54.

[21] 王亚男,宋军科,赵光辉,等.山羊美丽筒线虫ITS序列的PCR扩增及分析[J].动物医学进展,2012,33(12):80-88.

[22] 卢斯亮.猪巨吻棘头虫病及其防制措施[J].养殖技术顾问,2012,11(4):111.

[23] 刘东军.绵羊双腔吸虫病的防治[J].中国兽医寄生虫病,2008,16(4):52-53.

[24] 张卫兴,王龙,田守龙,等.山羊腔阔盘吸虫的形态学观察和分子鉴定[J].动物医学进展,2019,40(2):34-38.

[25] 姜科声,吴保根,梁莹瑶,等.浙江金衢盆地褐家鼠体内发现西里伯瑞列绦虫一例[J].国际医学寄生虫病杂志,2007,34(4):179.

[26] 郝桂英,易利,潘用清,等.枝睾阔盘吸虫凉山州分离株基因部分序列测定与种系发育分析[J].动物科学,2019,31(12):200-201.

[27] 王伙聪,陈勤,翁顺太等.小鼠膜壳绦虫5种检查方法的效果比较[J].海峡预防医学杂志,2002,8(2):54-54.

[28] 孙维东.我国牛羊胰阔盘吸虫病的防治[J].中国兽医科技,1994,24(5):44-45.

[29] 唐钏明,谢朝东,梁固之.长膜壳绦虫感染16例报告[J].寄生虫学与寄生虫病杂志,1991,9(3):34.

[30] 陈金水,翟旭久.应用酶标抗体反应诊断绵羊双腔吸虫病[J].动物医学进展,1985,6(9):30-31.

[31] SHAHNAZI M,EBADI M,ABBASPOOR Z,et al. Molecular Characterization of Fasciola and Dicrocoelium Species Isolated from Ruminant Livestock in Qazvin,Iran[J]. Infect Disord Drug Targets,2020,20(5):737-742.

[32] JEANDRON A,RINALDI L,ABDYLDAIEVA G,et al. Human infections with Dicrocoelium dendriticum in Kyrgyzstan:the tip of the iceberg[J]. J Parasitol,2011,97(6):1170-1172.

第六十一章

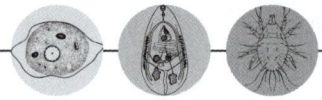

软体动物源性寄生虫检测技术

食源性贝类寄生虫是指以软体动物如螺、蛏蚴、牡蛎等作为中间宿主或转续宿主,人因生食或半生食这些含有寄生虫感染阶段的软体动物而感染的一类寄生虫,如广州管圆线虫(*Angiostrongylus cantonensis*)、喉兽比翼线虫(*Mammomonogamus laryngeus*)、卷棘口吸虫(*Echinostoma revolutum*)和徐氏拟裸茎吸虫(*Gymnophalloides seoi*)等,其中最重要的常见的是广州管圆线虫和徐氏拟裸茎吸虫。

第一节　徐氏拟裸茎吸虫

徐氏拟裸茎吸虫隶属复殖目(Digenea),拟裸茎吸虫科(Gymnophallidae),是一种新的人体肠道寄生吸虫,首次发现于韩国。于1988年一名居住在韩国西南部海岛边的农村女性患者因急性腹痛诊断为急性胰腺炎,由于在粪检时发现了很小的吸虫卵,经服用吡喹酮(praziquantel)及硫酸镁(magnesium sulfate)泻剂后,从患者粪便中收集到千余条吸虫成虫。该虫经加拿大寄生虫分类学专家Hilda Ching鉴定,确认为拟裸茎吸虫属的新种,为纪念已故韩国著名寄生虫学家Byong-Seol Seo教授,特命名徐氏拟裸茎吸虫。

徐氏拟裸茎吸虫目前报道的中间宿主是长牡蛎(*Crassostrea gigas*),自然终宿主主要是一种喜欢吃牡蛎的候鸟:蛎鹬(*Haematopus ostralegus*)。徐氏拟裸茎吸虫的后尾蚴(excysted metacercaria)通过发达的口吸盘吸附在牡蛎被膜的表面,人因生食或半生食牡蛎而感染(图61-1)。该吸虫在韩国分布极广,一些岛屿的牡蛎后尾蚴感染率高达100%。自1988年韩国首次确诊此病例以来的流行病学研究显示,该国沿海地区的人群总感染率为3.8%。徐氏拟裸茎吸虫病的临床表现主要为胃肠道症状,包括腹痛、腹泻、消化不良,还可伴有发热、食欲下降等。我国与韩国毗邻,因此也应加大此方面的检测。

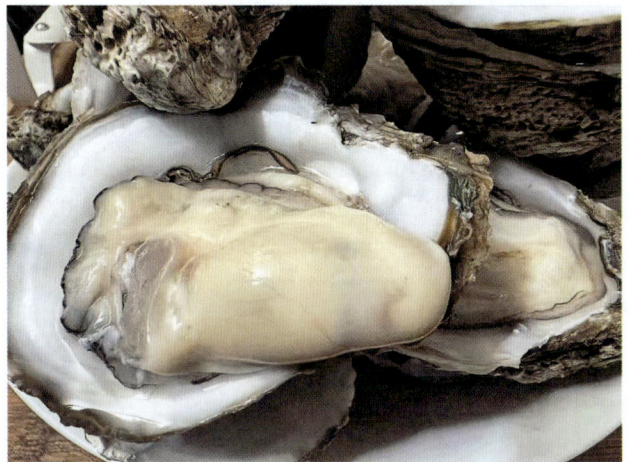

图61-1　牡蛎

一、病原学检测的意义

虽然徐氏拟裸茎吸虫的人体感染病例报道目前仅见于韩国西海岸与南海岸人群,但近年来其感染范围在扩大,与其相邻的中国和日本等国或将受到感染威胁,所以应当重视此食源性寄生虫病原检测。

(一)生活史及自然宿主

徐氏拟裸茎吸虫成虫主要寄生在人、蛎鹬等鸟类的小肠,也可寄生于胰管、胆囊及胆管。第二中间宿主是牡蛎,后尾蚴通过发达的口吸盘吸附在牡蛎的被膜表面,常成群寄生。至今尚未发现其他软体动物感染。徐氏拟裸茎吸虫的胞蚴至尾蚴的发育过程及其第一中间宿主尚未明确,根据其他拟裸茎吸虫生活史推测其第一中间宿主可能也是牡蛎。

徐氏拟裸茎吸虫在韩国分布极广,遍及西北至东南沿岸岛屿。在韩国自然环境下野外蛎鹬感染率可达 71.4%(5/7),每只蛎鹬可检获成虫 302~1 660 条(平均 892 条)。Shinan-gun 岛和周边岛屿的牡蛎均带有本虫后尾蚴。调查发现一些其他鸻科鸟类也是其自然终宿主,人工实验感染,证明有三种鸻可感染徐氏拟裸茎吸虫,易感性依次为:英国肯特郡环颈鸻(*Charadrius alexandrinus*),蒙古沙丘鸻(*C. mongolus*)和灰斑鸻(*Pluvialis squatarola*)。此外,小鼠(*Mus musculus*)、仓鼠(hamster)和沙鼠(gerbil)等哺乳动物也能在实验室人工感染成功。

(二)流行病学

对韩国黄海(西面)和南海(南面)45 个岛上的居民进行了徐氏拟裸茎吸虫流行和感染情况的调查,检查 4 178 份粪便标本,其中 160 份(3.8%)虫卵阳性,阳性感染者来自 22 个岛(48.9%),各岛的阳性率为 0.8%~25.3%,EPG 24~4 392,平均 154.4。虫卵阳性率随年龄变化而变化,60~69 岁(5.3%)年龄组的感染率最高,其次依次为 50~59 岁(5.1%)、70~79 岁(4.9%)、80 岁以上(4.2%)、40~49 岁(3.4%)、20~29 岁(3.1%)、30~39 岁(0.8%)、0~19 岁(0.0%)。女性(4.1%)阳性率略高于男性(3.5%)。Shinan-gun 县海域流行率最高。

捕食牡蛎的候鸟被推测是主要的自然终宿主,因此,高度流行区的分布应该比已知的更广。有两种原因可以解释这种现象:第一,主要的终宿主是人,而不是候鸟。第二,可排出后尾蚴的中间宿主牡蛎可能是一种仅在流行区分布的较为特殊种群。本虫分布区域均有牡蛎和捕食牡蛎的鸟类存在,如果生吃或半生吃牡蛎,人就可受染。

在自然环境中,存在中间宿主牡蛎和自然终宿主蛎鹬的区域就有可能存在徐氏拟裸茎吸虫,此处居民若有生食牡蛎的习惯,就有机会发生人群感染,出现徐氏拟裸茎吸虫病的流行。韩国沿海村庄本虫的持续流行和高感染率的主要原因是牡蛎中后尾蚴感染度高和居民有生吃牡蛎的习惯。蛎鹬是候鸟,因而推测徐氏拟裸茎吸虫也可能分布在邻国沿海区域,例如中国、日本和俄罗斯东海岸。

(三)致病性

机械和化学刺激是该吸虫主要致病机制。在肠切片上,成虫吸附在绒毛底部,虫体附近的肠绒毛萎缩,一些部位绒毛完全缺失。绝大多数患者临床表现为胃肠道症状,有腹痛、腹泻、消化不良,可伴有发热、食欲下降、体重减轻、容易疲劳、虚弱等。徐氏拟裸茎吸虫的致病作用与宿主的免疫状态有密切关系。若感染不严重,症状往往不明显。

本虫感染的首例报告患者表现为急性腹痛、腹泻。实验室检查,血清和尿淀粉酶(amylase)增高,血清碱性磷酸酶(alkaline phosphatase,ALP)活性上升,嗜酸性粒细胞轻度到中度增高(3%~12%)。临床诊断为急性胰腺炎或急性胆囊炎。给予驱虫治疗 5 天后,腹痛、腹泻症状完全消失,血和尿中淀粉酶恢复到正常。因此提示本例徐氏拟裸茎吸虫感染累及肠道、胆囊或胰管。另有两例报告合并有糖尿病,怀疑本虫感染与糖尿病有关。此外,在韩国西南沿海的高度流行区 Shinan-gun 县的押海岛(Aphaedo)的部分感染者有糖尿病特有的易渴、多饮、多尿症状,但血糖和尿糖水平正常。

二、感染宿主的调查与检测方法

韩国学者对徐氏拟裸茎吸虫生物学进行了大量研究,其中间宿主牡蛎感染情况的调查与检测方法主要是肉眼观察法及人工消化法。

(一)肉眼观察法或镜检法

虫卵孵出幼虫后附着在牡蛎软体与贝壳结合部的被膜表面发育成后尾蚴,不结囊,感染较多时可播散到牡蛎口部被膜,通常成群寄生,肉眼可见呈白色斑点,对应的牡蛎壳上带有棕色的脱色斑。

(二)人工消化法

Chang 等(2019)报道,2017 年 9 月至 2018 年 3 月韩国健康促进协会工作人员从韩国 3 个西部沿海岛屿和 2 个西部沿海地区采集了 306 只牡蛎,其中天然牡蛎 150 只,人工养殖牡蛎 156 只,将这些牡蛎送到该协会的寄生虫病研究所进行检测。在测量牡蛎大小和重量后,用刀将牡蛎的动物部分从壳中分离,在

37℃培养箱中用人工胃液(胃蛋白酶-盐酸溶液)消化 1 小时。将消化后的材料用纱布过滤,在过滤液中加入 0.85% 的生理盐水。继续用生理盐水冲洗至上清液变得清晰,然后在体视显微镜下检查是否感染徐氏拟裸茎吸虫囊蚴(metacercaria)。调查数据显示,来自 3 个沿海岛屿的 150 只天然牡蛎中,99 只(66.0%)感染,其中 Yubu 岛牡蛎感染率最高(74.0%)。与此相反,在忠清南道 2 个地区采集的 156 只人工养殖的牡蛎中,均未发现感染徐氏拟裸茎吸虫。

三、病原体及其污染物的无害化处理

单剂量一次口服吡喹酮即可成功治疗本虫的人体感染。虫卵阳性者一次性口服吡喹酮 10mg/kg,1 小时后服 20~30g 硫酸镁和大量的水导泻。2~3 小时后收集患者的全部粪便,反复水洗沉淀数次后,取沉渣用解剖镜查找成虫。阿苯达唑(albendazole)也可能对本虫有效。

唯一可行的预防措施是不吃生的或未完全煮熟的受染牡蛎,特别是来自流行区的野生牡蛎。在流行区有关控制本虫的措施有两种方法:①用 200~1 000Gy 放射线照射牡蛎,可有效控制后尾蚴的感染力。②吡喹酮反复治疗。但是对居民每 3 年治疗一次的措施没有起到控制效果,虫卵阳性率 1997 年为 71.3%(67/94),2000 年时仍为 72.0%(77/107)。从 2000 年 3 月后集体化疗的间隔时间缩短为 3 个月,感染率显著下降,从 2000 年 3 月的 72.0% 降到 2000 年 6 月的 22.2%,9 月的 24.8% 和 12 月的 12.5%。

目前,徐氏拟裸茎吸虫病仅在韩国有报告,但我国浙江、福建、广东等沿海地区的居民,都有将鲜牡蛎肉蘸佐料生食的习惯,美之名 "蛎青",很可能也存在该虫感染,只是因为虫卵太小以致检验人员疏忽,当引以关注。

第二节 广州管圆线虫

广州管圆线虫(*Angiostrongylus cantonensis*)最早由我国著名寄生虫学陈心陶 1935 年在广州地区褐家鼠(*Rattus norvegicus*)及黑家鼠(*R. rattus*)肺部血管内发现,当时命名为广州肺线虫(*Pulmonema cantonensis*),后由 Matsumoto(1937)在中国台湾报道,经 Yokogawa(1937)协助鉴定,命名为鼠血圆线虫(*Haemostrongylus rati*)。1946 年,Dougherty 发现上述两种线虫是同物异名,遂将其归类于管圆线虫属(*Angiostrongylus*),故定名为广州管圆线虫。

广州管圆线虫Ⅲ期幼虫(L3),亦称感染期幼虫,可侵犯人体,主要引起以嗜酸性粒细胞浸润为主的中枢神经系统炎症反应,即嗜酸性粒细胞增多性脑膜炎(Eosinophilic meningoencephalitis),感染严重时可致患者死亡或留下后遗症。广州管圆线虫病(angiostrongyliasis cantonensis)是一种食源性重要人兽共患寄生虫病,人体感染广州管圆线虫的病例在我国大陆 1984—1996 年仅有 3 例,但 1997 年以来,随着该虫媒介螺类宿主的扩散、蔓延以及食用螺肉人群增多,在广东、辽宁、浙江、福建、吉林、天津、云南等地相继先后报告感染病例或暴发流行,至今我国大陆已累计报告病例已近 500 多例。目前人体感染的主要原因是生吃或半生吃含有Ⅲ期幼虫的淡水螺类,例如小管福寿螺(*Pomacea canaliculata*)、褐云玛瑙螺(*Achatina fulica*)。特别是福寿螺自从 20 世纪 70 年代侵入我国后,在我国南方地区迅速扩散蔓延,现已成为我国首批公布的外来入侵物种中危害极大的生物之一(图 61-2,图 61-3)。

一、病原学检测的意义

广州管圆线虫病是一种重要螺源性人畜共患寄生虫病,该病的扩散及流行已成为我国公共卫生面临的新问题,2004 年卫生部将该寄生虫病列为新发传染病,2009 年科技部将广州管圆线虫病的防治列入我国 "973" 项目,其螺类宿主调查与病原学检测也受到了高度重视。

(一) 生活史及自然宿主

1955 年,Mackerras 和 Sandars 阐明了广州管圆线虫的生活史。广州管圆线虫成虫寄生在鼠肺动脉内,产出的虫卵约经 6 天孵出Ⅰ期幼虫,穿破血管进入支气管、沿气管上升至咽部,经吞咽进入消化道随粪便排出。螺、蛞蝓等摄食了Ⅰ期幼虫,经 2 次蜕皮发成Ⅲ期幼虫。含感染期幼虫的螺、蛞蝓等被老鼠吞食,

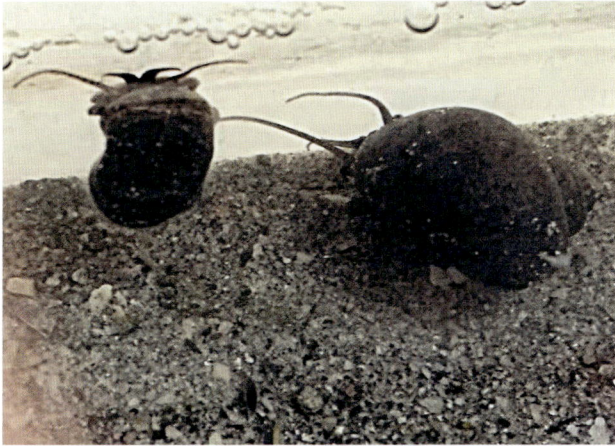

图 61-2　小管福寿螺

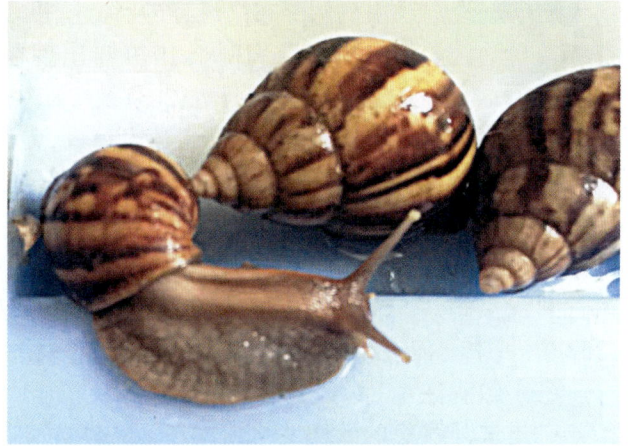

图 61-3　褐云玛瑙螺

Ⅲ期幼虫侵入其肠血管,随血流进入大脑,经 6~7 天进行第 3 次蜕皮成为第Ⅳ期幼虫。再经 11~13 天,进行第 4 次蜕皮成童虫,即离开脑实质,进入蛛网膜下腔停留 2 周,再经静脉回流至右心至大鼠肺动脉定居。再经约 10 天,虫体发育成熟并开始交配产卵。从老鼠感染Ⅲ期幼虫开始,至鼠粪见到Ⅰ期幼虫需 38~42 天。

广州管圆线虫的终宿主是大鼠类,人不是适宜宿主,感染后一般不能发育为成虫,幼虫移行至脑部后很快死亡。该虫的中间宿主约为多种软体动物,如蜗牛类、淡水螺类和蛞蝓类等,我国主要是褐云玛瑙螺(又名非洲大蜗牛)及福寿螺。人体感染,除因生食或食入未加工熟的含有广州管圆线虫Ⅲ期幼虫的中间宿主或转续宿主(paratenic host)而感染,其转续宿主包括:鱼、虾、蟹、蛙、蛇、壁虎以及鸟禽类等。

(二)流行病学

广州管圆线虫分布于热带和亚热带地区,主要涉及南纬 23°到北纬 23°东至非洲埃及,西到美洲古巴等地区。已报告发现本虫的国家及地区有泰国、马来西亚、越南、中国(包括台湾和香港)、日本、美国、新赫布里底群岛、印度、印度尼西亚、老挝、柬埔寨、菲律宾、澳大利亚、波利尼西亚(含塔希提岛)、新喀里多尼亚岛、波纳佩岛、拉罗汤加、婆罗洲、马里西纳群岛、社会群岛、萨摩亚群岛、新不列岛古巴、埃及、马达加斯加、毛里求斯和斯里兰卡等。

现已知世界上有 78 种软体动物可作为广州管圆线虫的中间宿主(周卫川等,2007),隶属于 21 科 44 属和亚属,其中陆生软体动物计 37 种,其余为淡水螺类。在这 78 种软体动物中,自然感染的有 36 种,占总数的 47%。我国台湾、广东、广西、云南、香港、福建、浙江、海南、湖南、江西等 13 个省份先后报道发现该病的自然疫源地。据文献和田间调查,我国广州管圆线虫的中间宿主已发现褐云玛瑙螺、同型巴蜗牛(*Bradybaena similaris*)、环形巴蜗牛(*B. cirulus*)、海浑巴蜗牛(*B. oceania*)、短犁巴蜗牛(*B. brevispira*)、皱疤坚螺(*Camaena cicatricosa*)、淡红毛蜗牛(*Trichochloris fuopila*)、灰尖巴蜗牛(*Acusta ravida*)、福寿螺(大瓶螺)、中华圆田螺(*Cipangopaludina cathayensis*)、方形环棱螺(*Bellamya quadrata*)、铜锈环棱螺(*B. aeruginosa*)、双线嗜黏液蛞蝓(*Philomycus bilineatus*)、高突足襞蛞蝓(*Vaginulus alte*)、光滑颈蛞蝓(*Deroceras leave*)、巨大蛞蝓(*Limax maximus*)和黄蛞蝓(*L. flavus*)、瘤拟黑螺(*Melanoides tuberculata*)、尖膀胱螺(*Physella acuta*)等 20 多种陆生和淡水软体动物。报告最多的中间宿主是蛞蝓、褐云玛瑙螺及福寿螺。最近一次全国调查表明,在我国广东、广西、海南、福建等地凡发现有褐云玛瑙螺的地方,均有广州管圆线虫的感染。其他文献报道在云南、中国台湾以及中国香港等地也发现了褐云玛瑙螺感染了该虫。在我国调查的软体动物中,感染率及感染度最高的是褐云玛瑙螺,曾发现在一只褐云玛瑙螺体内含有 13 726 条广州管圆线虫Ⅲ期幼虫,提示陆生蜗牛对广州管圆线虫的传播具有重要意义。

自 1945 年在中国台湾第一次报道了人体感染病例以来,迄今全球已报道 3 000 多例感染病例,主要分布于泰国、马来西亚、越南、中国、日本、夏威夷、新赫布里底群岛等国家和地区,尤以泰国较为严重。中国大陆广州管圆线虫病例分布广泛,涉及福建、浙江、云南、辽宁、黑龙江、广东、北京、天津和江苏等 13 个省、市、自治区。第一例可疑病例于 1979 年出现在广州,1984 年何竞智在广州发现了第一例确诊病例,1997—2008 年我国浙江、福建、云南、北京及广东先后出现数起暴发事件,特别是 2006 年北京出现 160 人食用凉拌福寿螺肉而同时感染的严重暴发事件,几乎占了我国已报告病例的 30%。

邢维媚和芦亚君(2018)从中国知网、维普数据库和万方数据库中获取相关文献全文,遵循纳入和排出标准筛选文献,按流行情况、地区分布、年龄、性别、职业、病史行为、住院时间、误诊情况、检查方法、治疗手段、死亡情况和动物宿主感染情况等因素进行统计学分析。结果显示:1968—2017 年全国患有广州管圆线虫病共 521 例,中间宿主中褐云玛瑙螺的感染率最高(25.88%),终末宿主鼠类的感染率最高达(25.00%),中间宿主和终宿主感染情况呈显著性相关($r=0.969, P=0.001$)。

(三) 致病性

广州管圆线虫的致病性与虫体在宿主体内移行侵入部位和其诱发的炎症反应有着密切关系。进入人体等非适宜宿主的幼虫在人体移行,主要侵犯中枢神经系统,引起嗜酸性粒细胞增多性脑膜炎或脑膜脑炎,以脑脊液中嗜酸性粒细胞显著升高为特征。病变集中在脑组织,除大脑及脑膜外,还包括小脑、脑干及脊髓等处。主要病变由虫体移行和死亡虫体引起的组织损伤及炎性反应,严重感染可危及生命。

炎症反应有 3 个特点。①血管反应:脑部血管扩张,尤以蛛网膜下腔中的静脉为甚,有时出现栓塞损伤。②嗜酸性炎症反应:虫体周围常有大量嗜酸性粒细胞浸润,甚至形成嗜酸性肉芽肿。③肉芽肿反应:在死虫周围,有单核细胞及巨细胞集聚,在损伤之间还有淋巴细胞及浆细胞浸润。

临床症状主要为急性剧烈性头痛,约 99% 患者因此入院;其次为恶心、呕吐、发热和颈项强直。少数患者可出现面瘫及感觉异常如麻木、烧灼感等,严重病例可有瘫痪嗜睡和昏迷,甚至死亡,但死亡率通常不足 0.5%,很多轻症患者具有自愈性。

该病常见的后遗症为瘫痪和失明。由于临床症状复杂、缺乏特异性,诊断时应多参考流行病学资料及实验室检查,如血液常规检查(重点是嗜酸性粒细胞增多)、脑脊液病原学检查、影像学检查、免疫学检查等。

二、感染宿主的调查与检测方法

目前检测螺内广州管圆线虫幼虫的方法,从形态学上进行判定的有组织匀浆法、肺囊检查法、人工消化法和病理切片法,分子生物学检测方法主要有 PCR 和实时荧光定量 PCR(quantitative real-time PCR,qRT-PCR)等。以下不同检测方法所涉及的具体操作技术参考第十四章。

(一) 组织匀浆法

黄明松等(2017)采用组织匀浆法调查漳州龙海市褐云玛瑙螺感染广州管圆线虫情况。抽样调查了 5 个乡镇 11 个调查点,褐云玛瑙螺广州管圆线虫感染率为 37.22%(166/446)民宅院内外的垃圾或杂物堆放等、菜地或路边草丛、公园花圃等 3 类生境的褐云玛瑙螺广州管圆线虫感染率分别为 70.75%(104/147)、23.65%(57/241) 和 8.62%(5/58)。不同类型生境调查点螺广州管圆线虫感染率差异有统计学意义($\chi^2=110.011, P<0.05$)。同一类生境,大螺的感染率及感染度均高于中小螺,但螺感染强度偏高的调查点,大螺与中小螺的感染率无差异。幼虫主要寄生于螺内脏软体部分,其中内脏、肺囊和肌肉的幼虫数分别占总幼虫数的 91.74%、4.51% 和 3.75%。海橙调查点平均每只感染螺含幼虫 59.30 条。结论:龙海市褐云玛瑙螺分布广泛,广州管圆线虫感染与其生态环境关系密切,当地为重度感染广州管圆线虫病自然疫源地。

程由注等(2007)选择福州东北部的连江县凤城镇小湾、温泉、公园 3 个调查点,按不同孳生地分段(处)采螺与蛞蝓,用组织匀浆法及过筛沉淀法相结合,调查不同孳生地软体动物宿主感染广州管圆线虫与相关因素情况。结果福寿螺调查点小湾水沟 A2 段感染率为 72.63%,其余 3 段感染率 10.77%~37.50%;公园池塘 B1 处感染率为 41.15%,其余 3 处感染率 5.72%~15.77%;温泉水沟 2005 年和 2006 年感染率分别为 62.12% 与 24.08%。褐云玛瑙螺调查点湖美、莲塘、彭美感染率分别为 76.05%、33.87% 和 27.85%。高突足襞蛞蝓调查点湖美、莲塘、彭美感染率分别为 45.46%、22.77% 和 14.92%;高突足襞蛞蝓、双线嗜黏液蛞蝓和黄蛞蝓感染率分别为 27.92%、4.35% 与 5.13%。

（二）肺囊检查法

柯雪梅等（2015）采用肺囊检查法检测了厦门市福寿螺广州管圆线虫Ⅲ期幼虫感染情况。于2010—2014年共检测福寿螺12 546只，广州管圆线虫阳性数1 521只，阳性率12.1%；5年间采集的福寿螺感染广州管圆线随季节变化而变化，以4月份最高，8月份最低，差异有统计学意义（P<0.05）；市场来源的福寿螺广州管圆线虫检出率较餐饮店来源的检出率高，差异有统计学意义（P<0.05）。

童重锦等（2022）于2018—2019年，按海南省的地理方位和水系分布，抽取海南省5个调查点，采集广州管圆线虫中间宿主螺类1 597只，以"肺囊检查法"结合"组织匀浆法"检测广州管圆线虫幼虫感染情况。广州管圆线虫幼虫平均感染率为6.39%（102/1 597），其中福寿螺、褐云玛瑙螺、蜗牛和蛞蝓感染率分别为7.95%（43/541）、6.45%（34/527）、15.91%（7/44）和3.71%（18/485）。农贸市场抽样检查中间宿主福寿螺521只，感染率为5.57%（29/521），其中儋州市感染率最高为8.57%（9/105），琼海市感染率最低为2.68%（3/112），各片区调查点间感染率差异无统计学意义（χ^2=3.264，P>0.05）。

（三）人工消化法

邢文鸾和易维平（1998）为了解温州福寿螺体内广州管圆线虫幼虫的分布情况，采用人工消化法处理361只福寿螺。结果福寿螺感染率为69.4%，幼虫在螺体内分布依次为肺囊61.3%，肾16.35%，消化道12.62%，肌肉9.93%，肝0.7%。因此，福寿螺肺囊为广州管圆线虫主要寄生部位。

为了解目前我国南方部分地区螺类中广州管圆线虫的感染情况和特点，闫琳等（2019）于2017年4~10月在我国南方8个省份抽样采集鲜活螺1 517只，有人工消化法检测广州管圆线虫Ⅲ期幼虫感染情况。结果螺类中广州管圆线虫的平均感染率为9.62%（146/1 517），其中褐云玛瑙螺的感染率最高，达16.78%（24/143），其次为福寿螺13.91%（79/568），环棱螺和圆田螺中的感染率在6%左右，其他螺类未检出。在6~9月采集的螺中广州管圆线虫的感染率在10.11%~14.02%，显著高于其他月份的检测结果（4.24%~6.22%），不同月份的感染率差异有统计学意义（χ^2=19.031，P<0.05）。

高世同等（2016）对深圳市南山区广州管圆线虫中间宿主螺类的感染状况进行调查，根据地理位置随机选择深圳市南山区5个不同生态环境调查点，采集主要螺类中间宿主标本，以人工消化镜检法检测广州管圆线虫幼虫。结果在深圳市南山区共采集螺类标本392只，其中褐云玛瑙螺135只，小管福寿螺188只，铜锈环棱螺56只，中国圆田螺（Cipangopaludina chinensis）13只。广州管圆线虫总感染率为11.7%；褐云玛瑙螺和小管福寿螺感染率分别为30.4%和2.7%，前者的感染率高于后者，差异有统计学意义（χ^2=19.031，P<0.01）；铜锈环棱螺和中国圆田螺标本未检出广州管圆线虫。结果表明深圳市南山区存在广州管圆线虫自然疫源地，褐云玛瑙螺和福寿螺是主要中间宿主。

（四）PCR法

PCR技术是近年来迅速发展起来的分子生物学检测技术，已广泛地应用于广州管圆线虫病的研究领域。魏纪玲等（2008）根据广州管圆线虫大亚基rRNA基因的序列特点，设计合成特异性引物，建立广州管圆线虫PCR检测方法，并对该方法的灵敏度和特异性进行验证。结果建立的PCR检测方法具有极高的灵敏度和较好的特异性，可用于中间宿主螺类携带广州管圆线虫的检测和野外疫情监测。危芙蓉等（2010）根据广州管圆线虫核糖体小亚基rDNA基因序列设计特异性引物，并与小管福寿螺16s rDNA的特异性引物组合，建立检测小管福寿螺体内广州管圆线虫的多重PCR检测方法。该方法可检测出广州管圆线虫Ⅲ期幼虫DNA的最小浓度为120pg/μl。肺囊检查法和多重PCR法检测均为阳性结果的45只，两法均为阴性的100只。多重PCR的敏感性和特异性分别为93.8%（45/48）和80.6%（100/124）。多重PCR法的阳性检出率为40.1%（69/172），肺检法阳性检出率为27.9%（48/172），差异具有统计学意义（χ^2=14.8，P<0.01）。

（五）病理切片法

张超威等（2008）用实验室培养的广州管圆线虫Ⅰ期幼虫感染禁食24小时的福寿螺，61天后解剖，取其肺囊和足肌，常规制作石蜡切片，观察其Ⅲ期幼虫外部形态和内部结构。结果Ⅲ期幼虫虫体卷曲，头部圆钝，咽管始于头部顶端的口孔，在咽肠连接处与肠管连接，尾部尖，肛管清晰。幼虫皮层为伊红染色，皮层外有一层无色透明的鞘膜。部分虫体尾部出现圆柱体，有些幼虫体内出现亚腹腺、很短的双管子宫等

Ⅳ期幼虫早期特征。这对螺类感染广州管圆线虫的病理切片观察和鉴别有重要的参考意义。

以上螺内广州管圆线虫幼虫的检测方法各有特点,实际应用中可以根据情况进行选择或几种检测方法结合应用。马雪莲等(2008)用组织匀浆法、人工消化法、肺囊检查法这三种方法分别对从温州广州管圆线虫疫源地采集的福寿螺进行检查,比较三种方法检查福寿螺体内广州管圆线虫Ⅲ期幼虫的效果。结果三种方法检查福寿螺感染广州管圆线虫Ⅲ期幼虫阳性率分别为60.0%(51/85)、32.9%(23/70)和15.9%(11/69),差异有统计学意义(P<0.01)。结论检查螺内广州管圆线虫Ⅲ期幼虫的方法较适合于疫源地流行病学调查和分析判断,组织匀浆法检测速度适中,对幼虫活力影响小,适合于幼虫的分离和动物接种试验;人工消化法适合于幼虫的分离和筛选;肺囊检查法适用于疫区的流行病学调查或定性筛选。

刘和香等(2007)将60只实验室人工感染广州管圆线虫的福寿螺均分2组,分别解剖成螺肺囊与肌肉两部分。用肺囊检查法镜检两组螺肺囊广州管圆线虫幼虫结节数,用匀浆法和人工消化法分别检测肺囊中广州管圆线虫幼虫,比较不同检测方法的效果。人工消化法同时检测福寿螺肌肉内幼虫数,分析肺囊与肌肉内幼虫数的相关关系。结果肺囊检查法、组织匀浆法和人工消化法等三种方法检测螺肺囊内幼虫的灵敏度依次为96.7%、93.4%和100%,差异无统计学意义(χ^2=2.069,P>0.05)。肺囊检查法的检测速度明显快于匀浆法与消化法,差异具有统计学意义(Z=4.782,P<0.01);肺囊与肌肉组织内的幼虫数呈正相关(r=0.847,P<0.01)。结论肺检法的检测效果与匀浆法和酶消化法相似,但其检测速度更快,适合现场大规模螺体广州管圆线虫的定性筛查。

林国华等(2014)比较了组织匀浆法和肺囊检查法对褐云玛瑙螺体的广州管圆线虫检查效果,认为肺囊检查法不宜用于褐云玛瑙螺现场调查广州管圆线虫感染定性筛查。分析认为,福寿螺为水生螺,发达的肺囊有利于在水中生活呼吸,肺囊与其螺肉量比为1:11.65;反之,陆生褐云玛瑙螺肺囊较小,其与螺肉重量比为1:32.1。福寿螺发达的肺囊可能也有利于广州管圆线虫幼虫侵染,故肺囊检查法阳性检测率高;广州管圆线虫幼虫主要寄生于褐云玛瑙螺内脏软体部,故肺囊检查法不仅阳性检出率偏低,而且检出的幼虫数仅为全螺感染虫数的4.25%。

三、病原体及其污染物的无害化处理

阿苯达唑为有效的治疗药物,也可试用甲苯达唑,但杀虫药需联合免疫抑制剂,以防止死虫崩解所诱发的严重超敏反应。

加强卫生宣传教育,注意饮食卫生,对从事螺类、鱼类加工业和家禽饲养及饮食业者进行卫生教育,防止在加工或接触螺类的过程中受感染。改变生食或半生食螺类、蛙、鱼、虾、蟹等习惯,不吃生菜、不喝生水,防止病从口入。不用蟾蜍、青蛙等生肉敷贴疮疡疾患,不用活蛞蝓做治疗药物。

防鼠灭鼠,减少传染源。捕杀野鼠,有助于预防本病。不用新鲜螺肉喂养家禽及猪等,减少转续宿主。

(卢明科)

参 考 文 献

[1]　吴观陵.人体寄生虫学[M].4版.北京:人民卫生出版社,2013.

[2]　邓明俊,鱼艳荣,肖西志.食源性寄生虫病及其防治措施[M].北京:中国质检出版社,2014.

[3]　林金祥,李友松,周宪民,等.食源性寄生虫病图释[M].北京:人民卫生出版社,2009.

[4]　张进顺,高兴致.临床寄生虫检验学[M].北京:人民卫生出版社,2009.

[5]　童重锦,贝雯雯,胡锡敏,等.海南省广州管圆线虫中间宿主感染现状调查[J].中国热带医学,2022,22(2):157-159.

[6]　高媛,綦晓晨,张岚,等.徐氏拟裸茎吸虫感染免疫及排虫机制的研究进展[J].中国微生态学杂志,2021,33(10):: 1232-1237.

[7]　黄继磊,王耀,周霞.我国常见食源性寄生虫病流行现状与防治进展[J].中国血吸虫病防治杂志,2021,33(4): 424-429.

[8]　闫琳,李莹,杨舒然,等.我国南方部分地区螺类感染广州管圆线虫的调查分析[J].中国人兽共患病学报,2019,35

（11）:1063-1067.

[9]　邢维媚,芦亚君.1968—2017年我国广州管圆线虫感染及流行因素分析[J].疾病预防控制通报,2018,33（6）:38-43.

[10]　石云良,韦尧宝,冯向阳,等.南宁市福寿螺和褐云玛瑙螺感染广州管圆线虫调查分析[J].应用预防医学,2018,24
（1）:25-28.

[11]　张榕燕,欧阳榕,林陈鑫,等.福建省广州管圆线虫病自然疫源地调查[J].海峡预防医学杂志,2017,23（5）:4-6.

[12]　高世同,李晓恒,张仁利,等.深圳南山区广州管圆线虫主要螺类宿主感染状况调查[J].医学动物防制,2016（8）:
866-868.

[13]　柯雪梅,苏畅,王秀芹.2010~2014年厦门市福寿螺广州管圆线虫感染状况调查[J].中国当代医药,2015,22（35）:
157-159.

[14]　黄明松,林国华,程由注,等.福建省龙海市褐云玛瑙螺感染广州管圆线虫调查[J].热带医学杂志,2015,15（11）:
1540-1543.

[15]　林国华,黄明松,程由注,等.福建省龙海市广州管圆线虫贝类宿主种群生态及感染率调查研究[J].中国人兽共患病
学报,2014,30（8）:821-827.

[16]　李莉莎,张榕燕,方彦炎,等.福州和厦门市售螺类感染广州管圆线虫监测结果分析[J].中国寄生虫学与寄生虫病杂
志,2013,31（6）:464-466.

[17]　陈健,刘行可,柯雪梅,等.厦门市2009~2010年广州管圆线虫中间宿主调查[J].中国热带医学,2012,12（7）:
809-811.

[18]　邓智杰,陈志辉.一起生食螺肉导致的广州管圆线虫病疫情调查[J].现代预防医学,2012,39（21）:）:5721,5727.

[19]　陈凤,陈绍荣,李科荣,等.大理市1起食用螺肉引起的广州管圆线虫病暴发调查[J].中国血吸虫病防治杂志,2011,
23（6）:687-690.

[20]　张榕燕,李莉莎,林金祥,等.福建省福寿螺感染广州管圆线虫的调查研究[J].中国人兽共患病学报,2011,027（8）:
683-686.

[21]　陆绍红,孔庆明,张仪,等.螺传寄生虫病及螺类感染检测[C]//中国动物学会中国海洋湖沼学会贝类学分会会员代表
大会暨学术讨论会.2011.

[22]　邓卓晖,张启明,林荣幸,等.广东省广州管圆线虫病疫源地调查[J].中国寄生虫学与寄生虫病杂志,2010（1）:
12-16.

[23]　危芙蓉,刘和香,吕山,等.用多重PCR技术检测小管福寿螺体内广州管圆线虫幼虫[J].中国寄生虫学与寄生虫病
杂志,2010（5）:355-358.

[24]　张丽华,陈加力,董为人.广东省佛山市褐云玛瑙螺感染广州管圆线虫的调查分析[J].寄生虫与医学昆虫学报,2009
（4）:244-246.

[25]　马雪莲,谭峰,潘长旺.广州管圆线虫中间宿主福寿螺感染检测方法的比较[J].中国病原生物学杂志,2008,3（2）:
130-132.

[26]　魏纪玲,周卫川,邵碧英,等.PCR检测螺类感染广州管圆线虫方法的建立与应用[J].中国人兽共患病学报,2008,24
（12）:1136-1140.

[27]　张超威,周晓农,吕山,等.福寿螺体内广州管圆线虫Ⅲ期幼虫的形态学观察[J].中国寄生虫学与寄生虫病杂志,
2008,26（3）:203-204.

[28]　程由注,李莉莎,方彦炎,等.广州管圆线虫的软体动物宿主生态环境及其感染调查[J].热带病与寄生虫学,2007,5
（1）:8-10.

[29]　蔡健生,林荣幸,等.广东省首次广州管圆线虫感染局部暴发的流行病学调查[J].华南预防医学,2007,33（4）:
17-20.

[30]　何战英,贾蕾,黄芳,等.北京市一起广州管圆线虫病暴发疫情调查[J].中国公共卫生,2007,23（10）:1241-1242.

[31]　孟锦绣,詹希美,程梅,等.广州市褐云玛瑙螺感染广州管圆线虫的调查分析[J].中国人兽共患病学报,2007,23（2）:
191-194.

[32]　刘和香,张仪,吕山,等.三种方法检测福寿螺肺囊内广州管圆线虫效果的比较研究[J].中国寄生虫学与寄生虫病杂
志,2007,25（1）:53-56.

[33]　周卫川,余书生,陈德牛,等.广州管圆线虫中间宿主——软体动物概述[J].中国人兽共患病学报,2007,23（4）:
401-408.

[34]　林金祥.食源性寄生虫病的防治[J].海峡预防医学杂志,2006,12（5）:77-80.

［35］ 干小仙,宋昌存.一种新发现的人体寄生虫病徐氏拟裸茎吸虫病的研究进展［J］.中国人兽共患病学报,2004,20(z1):
81-82.

［36］ 杨发柱,张莹珍,屠昭平,等.一起疑为食用螺肉引起的广州管圆线虫病暴发调查［J］.海峡预防医学杂志,2004,10
(1):44-45.

［37］ 薛大燕,郑荣远.温州市一起广州管圈线虫病暴发流行的调查［J］.中国寄生虫学与寄生虫病杂志,2000,18(3):
176-178.

［38］ CHANG T,JUNG B K,SONG H,et al. Survey of *Gymnophalloides seoi* Metacercariae in Natural and Cultured Oysters from Several Western Coastal Areas,Korea ［J］. The Korean Journal of Parasitology,2019,57(6):705-708.

［39］ SHIN DH,OH CS,CHAI JY,et al. Sixteenth century *Gymnophalloides seoi* infection on the coast of the Korean Peninsula ［J］. The Journal of parasitology,2012,98(6):1283-1286.

［40］ SEO M,SHIN DH,GUK SM,et al. *Gymnophalloides seoi* eggs from the stool of a 17th century female mummy found in Hadong,Republic of Korea ［J］. Journal of Parasitology,2008,94(2):467-472.

［41］ WANG QP,LAI DH,ZHU XQ,et al. Human angiostrongyliasis ［J］. The Lancet infectious diseases,2008,8(10): 621-630.

［42］ PARK JH,GUK SM,SHIN EH,et al. A new endemic focus of *Gymnophalloides seoi* infection on Aphae Island, Shinan-gun,Jeollanam-do ［J］. The Korean journal of parasitology,2007,45(1):39-44.

［43］ CHAI JY,CHOI MH,YU JR,et al. *Gymnophalloides seoi*:a new human intestinal trematode ［J］. Trends in Parasitology, 2003,19(3):109-112.

［44］ LEE SH,CHAI JY. A review of *Gymnophalloides seoi*(Digenea:Gymnophallidae)and human infections in the Republic of Korea ［J］. The Korean Journal of Parasitology,2001,39(2):85-118.

［45］ CHAI JY,LEE GC,Park YK,et al. Persistent endemicity of *Gymnophalloides seoi* infection in a southwestern coastal village of Korea with special reference to its egg laying capacity in the human host ［J］. The Korean journal of parasitology,2000,38(2):51-57.

［46］ LEE SH,SOHN WM,Hong SJ,et al. A nationwide survey of naturally produced oysters for infection with *Gymnophalloides seoi* metacercariae ［J］. Korean Journal of Parasitology,1996,34:107-112.

［47］ LEE SH,CHAI JY,SEO M,et al. Two cases of *Gymnophalloides seoi* infection accompanied by diabetes mellitus ［J］. The Korean journal of parasitology,1995,33(1):61-64.

［48］ LEE SH,CHOI MH,SEO M,et al. Oysters,*Crassostrea gigas*,as the second intermediate host of *Gymnophalloides seoi* (Gymnophallidae)［J］. The Korean journal of parasitology,1995,33(1):1-8.

［49］ LEE SH,CHAI JY,LEE H J,et al. High prevalence of *Gymnophalloides seoi* infection in a village on a southwestern island of the Republic of Korea ［J］. The American journal of tropical medicine and hygiene,1994,51(3):281-285.

［50］ LEE SH,CHAI JY,HONG ST. *Gymnophalloides seoi* n. sp.(Digenea:Gymnophallidae),the first report of human infection by a gymnophallid ［J］. The Journal of parasitology,1993,79(5):677-680.

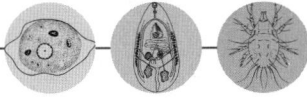

第六十二章

甲壳动物源性寄生虫检测技术

甲壳类动物体表都具有一层几丁质的外骨骼,俗称甲壳。甲壳类动物隶属于节肢动物门(Arthropoda),甲壳纲(Crustacea),种类繁多,大多数生活在海洋里,少数栖息在淡水中和陆地上。主要分布于湖泊、江河、沟塘和池沼。甲壳类动物营养丰富,味道鲜美,具有很高的经济价值,是人们喜欢食用的美味佳肴。甲壳动物包括虾类和蟹类,与人兽共患寄生虫病有密切关系,主要作为人兽共患寄生虫的第二中间宿主而传播食源性寄生虫病。其中虾类主要作为华支睾吸虫(Clonorchis sinensis)的第二中间宿主传播肝吸虫病;而蟹类则是并殖吸虫(Paragonimus)的第二中间宿主,传播肺吸虫病。虾类与华支睾吸虫的检测技术详见本书第五十八章,本章重点讨论蟹类与并殖吸虫的检测技术。

并殖吸虫又称肺吸虫,是并殖吸虫病(肺吸虫病,paragonimiasis)的病原体,并殖吸虫病是一种危害严重的人兽共患自然疫源性疾病。并殖吸虫的分类地位隶属于扁形动物门(Platyhelminthes),吸虫纲(Trematoda),复殖目(Digenea),并殖科(Paragonimidae)。自从1850年Diesing首次在巴西的水獭肺内发现该虫以来,世界上已报告的并殖吸虫虫种共有50余种(包括同物异名、亚种、变种、不确定虫种及误定虫种),其中有32种是从中国报告的,主要分布在中国的南部地区。并殖吸虫的终宿主广泛,自然界保虫宿主种类多,但真正寄生于人体的虫种,目前为止国内证据比较确切的有卫氏并殖吸虫(Paragonimus westermani)、斯氏并殖吸虫(Paragonimus skrjabini)和异盘并殖吸虫(Paragonimus heterotremus)3种。异盘并殖吸虫是陈心陶和夏代光两位教授从云南报告的虫种,目前已知其为东南亚国家的主要致病虫种。

并殖吸虫生活史复杂,其发育过程需要三个宿主才能够完成,终宿主为人和多种哺乳动物,主要是犬科动物和猫科动物;第一中间宿主是淡水螺类;第二中间宿主是淡水甲壳类动物,在我国北方地区是蝲蛄(Cambaroides),南方地区是溪蟹(Potamon),并殖吸虫的生活史就是在淡水螺——淡水蟹(蝲蛄)——野生动物(人)之间进行循环。人或保虫宿主感染并殖吸虫病主要是食入了寄生在甲壳动物体内的囊蚴而感染。该病主要分布于山区和林区,因为这些区域的小溪流内常孳生着大量的淡水螺类和淡水甲壳类动物,后者正好是哺乳类动物的捕食对象。因此,淡水甲壳类动物在并殖吸虫病的流行中起着关键性的作用。并殖吸虫病的流行病学调查最容易获得的证据就是从甲壳动物体内检获并殖吸虫囊蚴。临床上对可疑并殖吸虫病患者的诊断,往往是通过追溯患者是否有生食或半生食溪蟹或蝲蛄的病史来获得诊断佐证。检查当地甲壳动物体内的并殖吸虫囊蚴感染情况,能够直接证明当地是否属于并殖吸虫病的疫区,以及并殖吸虫病的流行强度。甲壳类第二中间宿主的调查结果不仅能反映出当地并殖吸虫病的流行情况,还能够确定当地流行的并殖吸虫虫种和种群数量。

第一节　蟹与蝲蛄的形态和生态

溪蟹体内并殖吸虫囊蚴的感染度因虫种不同而异,一个适合卫氏并殖吸虫传播的生态环境中,单只蟹通常感染数百个囊蚴,有报告曾在福建省闽清县采集的一只重33g的福建华溪蟹(Sinopotamon fukienense)体内检获5 145个囊蚴;单只蟹感染斯氏并殖吸虫囊蚴多见数个至数十个,也有成百上千个囊蚴寄居的报道;根据云南省异盘并殖吸虫病流行区的调查结果,溪蟹的囊蚴感染率高达75%,每克蟹重囊蚴平均感染数 0.70 个,每只蟹平均感染异盘并殖吸虫囊蚴为 10~16 个;单只蟹感染三平正并殖吸虫 (*Euparagonimus cenocopiosus*)囊蚴者一般只有几个,10 个以上者少见。日常工作中通常以每克蟹重的囊蚴平均感染数来表示第二中间宿主的感染度,如果某种寄生于人体的并殖吸虫是当地的优势虫种,那么该地区的人群感染机会就会增加,患并殖吸虫病的风险升高。

一、蟹的外部形态

蟹躯体由头胸部及腹部组成,头胸部包括头胸甲和腹甲两部分,头胸部的背面覆盖一个近椭圆形的头胸甲,腹面则为胸部腹甲。头胸甲又分为前缘(中部的额缘及两侧的眼缘)、两侧(前侧缘,后侧缘)和后缘,眼窝的外侧面角称外眼窝角。前侧缘是否有齿,齿的形状、数量因种类而异,前侧缘的第一齿为前鳃齿。头胸甲的背面又依不同内脏的位置而分为不同的区,即额区、心区、肝区、胃区、肠区、鳃区、额后叶、眼后隆脊,从肝区向胃区斜行的沟称颈沟。额两侧有 1 对带柄的复眼(图 62-1)。额下有第 1、2 对触角。胸部腹甲共分为 8 节,一般第 2~4 节愈合,第 5~8 节的中部凹陷成胸部腹甲沟。各节之间的愈合部称 4/5、5/6、6/7 胸节缝的间隔沟(图 62-2)。

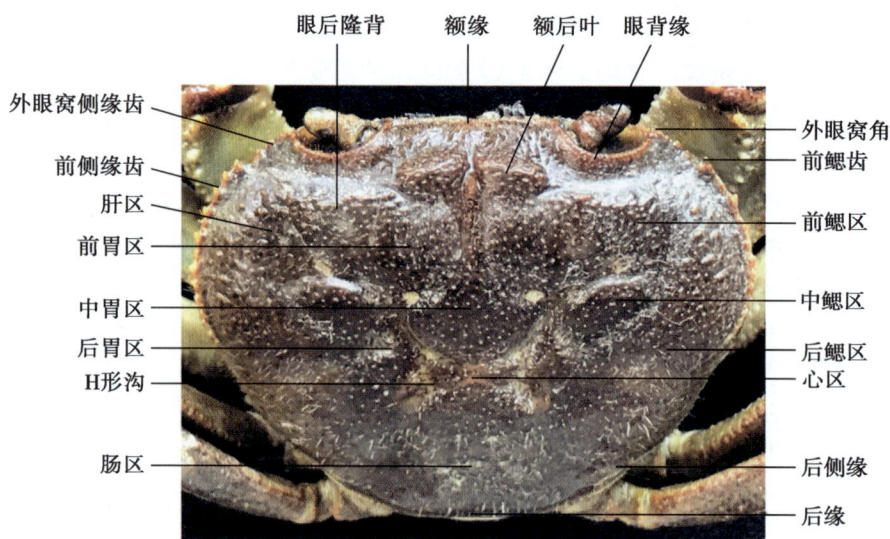

图 62-1　蟹背甲各部位分区名称

(程由注　供图)

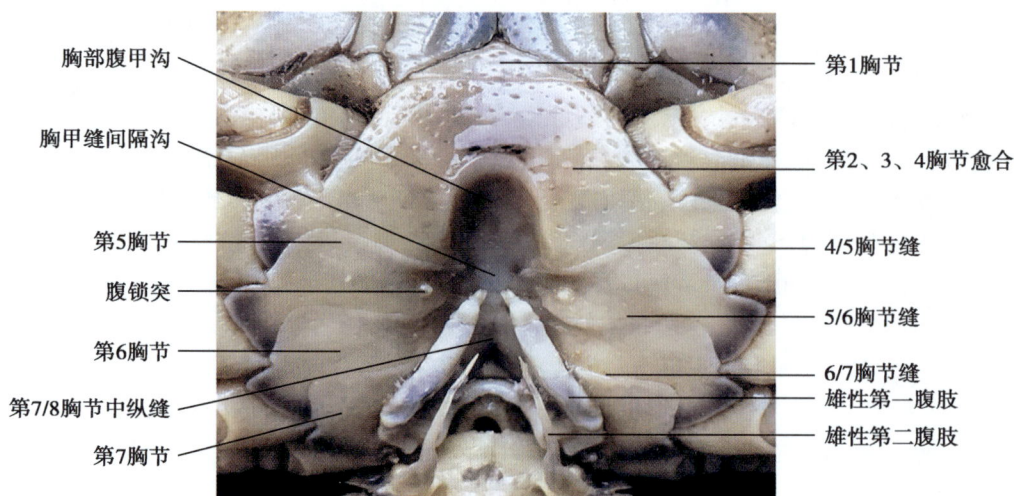

图 62-2　蟹腹甲腹面各部位名称

(程由注　供图)

雄性第 5 胸甲内侧具一对突起,称为腹锁突。腹部退化,扁平短小,折叠于头胸甲的腹面,紧贴胸部胸甲沟。腹部明显分为 7 节,一般雄性腹部为类三角形,翻开腹部可见两对腹肢、第 1 腹肢内侧呈沟槽状,交配时一并插入雌性生殖孔内;雌性腹部为宽椭圆形,幼蟹的腹部雌雄之间差别不大,多呈狭长形。蟹的附肢包括大颚,第 1、2 对小颚,以及第 1、2、3 对颚足,全部着生在口框内,外表面被两扇门状的第 3 颚足所覆盖。大颚须的末节是否呈裂片状,第 3 颚足外肢有无鞭是蟹分类的依据。头胸部两侧共有 5 对胸足,第 1 对为螯足,呈钳状,是捕食、防御、掘洞的重要工具;第 2~5 对为步足,有爬行和游泳功能,依序称为第 1、2、3、4 步足。螯足和步足均分为 7 节,分别是底节、基节、座节、长节、腕节、前节(在螯足分化为掌部和不动指)和指节。翻开雌蟹腹部可见腹甲上有 1 对生殖孔和 4 对腹肢。腹肢为双肢型,内外两肢均有细而密的刚毛,用以附着卵粒及幼蟹。雄性的第 1、2 对腹肢为生殖肢,第 1 对腹肢一般为 4 节,溪蟹科蟹类末节形态分化复杂,而束腰蟹末节愈合,基部膨隆,末部纤细,雄性第 1 腹肢的形态特征是蟹种间鉴定的主要分类依据。

二、蟹的生态环境

淡水溪蟹和喇蛄均属甲壳纲动物,是并殖吸虫的第二中间宿主。不同地区,不同蟹种对栖息环境的要求不尽相同。一般分布在海拔约 200~1 000m 的热带、亚热带和温带地区的丘陵地带和山区,山涧溪流及小河流是其理想的孳生地,适宜的水温为 18~25℃,pH 6.00~7.00,水质清澈,水流小而缓慢,溪床多石块和水草。根据溪蟹的生活环境大致可分为石块型、泥土型、泥沙型和渠塘型 4 种。

(一) 石块型

本类型溪蟹孳生在水量丰沛的山涧溪流中,水流常年不断,雨季时大雨山洪将溪床中的泥沙冲走而留下层层叠叠的大小石块,水流清澈透明,溪床边树林荫翳。溪蟹常孳生在 0.10~0.30m 的浅水区石块下,尤以溪湾的缓流处或浅水潭居多。而且这一生态环境中的石块上很适宜肺吸虫的第一中间宿主放逸短沟蜷(*Semisulcospira libertina*)孳生。

(二) 泥土型

通常在田埂、渠埂和积水潭岸边的泥洞内穴居。

(三) 泥沙型

孳生地为山涧上游或支流小沟,渗水洼地,水流量细少的地垄灌溉沟源头。孳生环境为泥沙、石砾、泥洞和草丛,该环境中常有拟钉螺(*Tricula*)栖息。溪蟹白天常隐伏于溪床两侧的石块下或岸边掘洞穴居。

(四) 渠塘型

常见种类为束腰蟹(*Somanniathelphusa*),白天隐伏于沟渠、山塘的水草丛里,夜间上岸活动及觅食。

三、蟹与喇蛄的生活习性

蟹类具有水陆两栖性,不同蟹种之间的生活习性存在差异,有些偏水生,有些偏陆生,也有一些则水陆皆宜。例如华溪蟹(*Sinopotamon*)白天长时间隐伏在水中的石块下,夜间爬到浅水区或岸边陆地上觅食及活动。溪蟹平时喜欢独居,石头下、泥洞中通常只有一只蟹。昼伏夜出,夜间活动频繁,晚上觅食,但有季节性差异。溪蟹的活动与温度有密切关系,初春时节,水温回暖,蟹从冬眠中苏醒后便开始觅食活动。每年 4~9 月进入生长繁殖旺季。夏季暴雨来临时,栖息在山涧溪流里的溪蟹为逃避山洪冲刷,离开水体爬向岸边,躲藏在附近的石块或草丛中。旱季山涧的水流量减少,或接近干涸时,溪蟹就会选择大石块下或洼地泥沙处掘洞穴居。10~11 月份溪蟹仍频繁活动觅食,储存营养准备越冬。12 月至翌年 2~3 月,当水温下降至 10℃时,多数溪蟹离开水体,在岸埂旁远离水体的潮湿环境中掘洞穴居,洞深可达 1m 以上,溪蟹藏于洞内,肢体蜷缩不动,进入冬眠状态。

溪蟹生性凶猛,当受到惊扰或威胁时,张开螯肢准备搏斗。溪蟹为杂食性动物,但偏爱肉食,喜食鱼、虾、昆虫、螺类等,嗜食腐败腥臭的动物肉类,如青蛙、蚯蚓、鸡肠子等腥味浓郁的食物,因此可利用这类食物作为诱饵诱捕溪蟹。此外,溪蟹也吃各种植物性食物。

喇蛄原产于北美洲,20 世纪进入中国。我国东北地区及长江下游均有分布,东北地区主要分布在山区溪流或附近的河川、湖泊里;长江下游主要分布在小河、水田及沟渠。根据蝲蛄的生活习性可在夜间用灯光诱捕。

第二节 溪蟹与蝲蛄的采集、运输和饲养

甲壳类动物生命脆弱,离开原生环境后容易死亡。因此,在采集、运输和饲养的过程中,要有针对性地采取一些保护措施。采集时应根据溪蟹和蝲蛄的孳生地环境和生态习性,选择损伤性小的采集方法,捕捉后尽量存放在比较宽大的容器内,保持湿度,降低温度,适当放入一些杂草或树枝,有利于甲壳动物躲藏和隐蔽。携带或运输时包装很关键,最好将其固定,尽量减少活动可避免钳斗和消耗,还应注意透气、保湿、低温、降震。实验室饲养需要精心模拟其自然生存状态下的微生态环境,定时换水、喂食等。这样就能够延长溪蟹和蝲蛄的存活期,有助于实验研究的开展。

一、溪蟹与蝲蛄的采集

根据溪蟹和蝲蛄的生态习性,有针对性地设计采集方法,常用的方法有以下几种:

(一) 直接捕捉法

用手直接捕捉。捕蟹的原则是"清水捕蟹",捕捉时人数不宜多,保持间距,应从溪流的下游到上游,逐段有序进行。搬动石头或挖掘洞穴时动作要轻而慢,防止将水搅浑导致溪蟹逃逸。捕获的溪蟹放入塑料容器或鱼篓内,适当放入带叶的细树枝条或杂草,以减少溪蟹之间互相钳斗而致肢体残缺,容器内放入少量的清水保持湿度。蝲蛄在水中行动迟缓,多采用直接捕捉法。

(二) 夜间灯捕法

溪蟹和蝲蛄均有昼伏夜出的习性,晚上觅食,夏天夜间活动频繁,且大多在岸上活动。戴着头灯易于发现和捕捉。

(三) 饵料诱捕法

取编织袋数条或细铁丝笼数只,内置腥臭味浓郁的鱼虾或动物内脏,打开袋(笼)口,对着水流的方向逐段放置于溪流的不同位置1~3小时,饵料可将溪蟹诱集于袋(笼)内或其周围。反复多次即可捕获数量较多的溪蟹。此法也可用于捕捉蝲蛄。

(四) 网笼集捕法

将用于捕虾或捕大闸蟹的长方形折叠式网笼放置在溪蟹出没的狭窄溪流中,或沉入水位较深的溪流、渠道、山塘中,溪蟹易进难出,次日一早回收网笼。或者搬动网笼口前面的石块或水草,将溪蟹驱赶到网笼内。有关甲壳类标本的采集可参考本书第十四章第二节。

(五) 掘洞直捕法

绝大多数淡水蟹类都有进洞穴居的习性,尤其旱季时节溪沟断流、冬春季气温降低时,溪蟹躲藏于洞内。这时候可用小锄头、铁铲、竹木工具或者用手指直接掘开洞穴捕捉溪蟹。

(六) 垂钓法

此法适用于水体较深,埂岸石缝多的溪湾缓流处或浅水潭,但效率不高。取一竹竿细的一端拴上钓鱼线,线的游离端拴上诱饵,无须鱼钩就能钓蟹;也可用两端设有活动门的铁丝笼,在笼内系上诱饵,用绳索拴住两端的活动笼门上缘中央,放置于水中的石缝附近,将绳索放松,两端的笼门自然打开,每间隔20分钟左右提起绳索,两端的笼门首先关闭,溪蟹无法逃出。因蟹常栖息于石缝中,故易于诱捕。无钩钓法也适用于钓蝲蛄。

(七) 丝网粘捕法

利用细丝小孔渔网,设置在蟹类和蝲蛄的活动区,当其在水中活动时触碰到丝网就会被缠住而捕之。此法也适用于深水潭、水库的浅水区、渠道和湖泊等。

标本采集记录:采集标本时要及时做好详细记录,包括:标本编号、采集日期、详细的采集地点(省、市、县、乡、村)、山系、水系等名称;还应记录采集地的沟渠、溪流名称和走向,水体、水深、水温、pH,以及周围的

地理环境和植被情况;最好能有海拔高程及卫星定位经纬度资料;当地实况应以照片保存,并绘出采集地与山系、水系和居民点关系的草图;标本名称(初步判断的分类名,当地的俗称)等。最后签署采集者的姓名,同时还要记录与寄生虫病流行有关的资料。

所采集的标本还应贴上标签,标签包括编号、名称(中文、拉丁文)、采集地、采集日期、采集人。标签一式两份,一份附在标本上,另一份放在标本记录本中。

二、溪蟹与蝲蛄的运输

淡水蟹类和蝲蛄通常采自比较偏远的热带雨林和生态环境好的山涧溪流,这些地方往往是人烟稀少,道路崎岖,交通不便,尤其是炎热的夏季,甲壳类动物离开原生地后易于死亡。如果数量多,拥挤在一起相互之间就会发生钳斗和残杀,导致带回实验室的标本大量的肢体残缺和死亡,直接影响到甲壳动物的分类鉴定和并殖吸虫囊蚴的活力。因此,做好包装和途中运输是很重要的一个环节。甲壳动物被捕捉后用清洁水洗净体表的污物,启运前用大型容器(塑料大盆、桶、盒等)盛少量清水,将蟹或蝲蛄放入容器内适应环境,要防止密度过高,无须喂食。运输方法和工具依甲壳动物的数量可选择如下:

(一)量少短途运输

可使用塑料桶、塑料盒或编织袋作为包装容器,在容器内放入少量清水、水草或带叶树枝,可为甲壳动物提供躲藏条件,减少拥挤,避免钳斗,加盖绑紧,适用于短途车辆运输。如果使用编织袋包装,一般间隔2小时浇一次清水,有降温保湿作用。蝲蛄多采用此法运输。

(二)量多长途运输

可采用中型竹篓、铁丝笼或泡沫箱作为包装容器,先在其内垫一层湿水草,将溪蟹单层铺放在水草上,其上再加一层水草,这样一层水草一层蟹,直至装满加盖捆紧,使溪蟹处于相对固定状态。启运前喷洒适量的水,途中无须浇水。若使用泡沫箱包装,需事先在四壁钻多个孔,以利于溪蟹透气呼吸,泡沫箱内还可放入冰袋,进行低温运输,这种包装效果好,溪蟹不易发生死亡,适合航空长途运输。

三、溪蟹与蝲蛄的实验室饲养

甲壳类动物的饲养目的一方面可以延长研究工作的标本使用期;另一方面可为实验室提供人工实验感染的动物模型。可根据需要因时因量选择以下方法:

(一)短期保存

采集的溪蟹如果暂时不需要分离囊蚴,可将单只溪蟹放入自封口塑料袋内,同时放入少量水草与泡沫塑料,封装好后置于8℃冰箱保鲜层保存,每二周从冰箱内取出,将袋内溪蟹和水草一起取出用清水冲洗后,再装入原袋中继续保存,可以连续保存1~2个月。

(二)短期人工饲养

将肢体齐全健硕活泼的溪蟹放入底部宽大的塑料盆中,盆中放置几块小石头,石块间留有一些空隙便于溪蟹藏匿,再放入一些水草,盆内清水以没过溪蟹为佳,每2~3天换一次水,并投放适量小鱼、虾饲料。盆口覆盖纱网或加盖以防猫、鼠侵害和溪蟹外逃。在气温25℃以下进行人工饲养的溪蟹通常能存活3~6个月。

(三)长期人工饲养

溪蟹对外界环境的适应能力强,在室内人工饲养并不困难。饲养环境应模拟其孳生地的生态环境,用水泥制成的方缸、玻璃缸或玻璃鱼缸,上下要有进出水口,底部铺设大小不等的鹅卵石,中间放入一些稍大的石块,石块错落留有空间,大部分露在水面之上,有利于溪蟹藏匿与活动,水深依溪蟹的大小而异,一般为10~15cm。水最好采用间歇性缓慢流动,室温保持在20℃左右,每周投放少量碎的鱼虾等饲料。缸内蟹的密度不宜过大,饲养单一蟹种,大小相近,避免争斗,缸口覆盖纱网以防溪蟹爬出,溪蟹适应后能够饲养1年以上。

蝲蛄的生命力和适应环境的能力都强,宜单独用玻璃鱼缸饲养,在缸底部铺2~3cm沙子,其上再放些碎瓦片供蝲蛄隐蔽,水深5~10cm。蝲蛄为杂食性动物,几乎什么都吃,蚯蚓、蝌蚪、金鱼藻、菜叶甚至米饭都行。

第三节 溪蟹的鉴定与囊蚴分离

我国幅员辽阔,气候条件、地理地貌和自然环境复杂多样,促成了生物的多样性。作为并殖吸虫第二中间宿主淡水蟹的种类亦多,种群数量庞大。中国科学院动物研究所的戴爱云教授在中国淡水蟹系统分类学研究方面做出了重大贡献,培养了一批又一批专家学者,溪蟹的分类从单纯的形态学分类,发展到了形态学分类与分子分类相结合的时代,使得淡水蟹的分类更加客观和准确。

一、溪蟹测量与鉴定

通常,从野外采集的溪蟹标本带回实验室以后,需要对溪蟹进行分类鉴定。用于分类鉴定的溪蟹标本必须是发育成熟的雌、雄蟹,而且雄蟹的特征更为重要。判断所用的蟹类是否为成蟹,可以孳生于同一环境中且外形及大小相近的雌雄蟹作为参比,其次是雌蟹的腹部为宽卵圆形或长圆形也能佐证与其大小相近的蟹为成蟹。不同科属的蟹种体形大小不同,不同蟹龄的体表颜色也有变化。使用游标卡尺或电子数显卡尺测量溪蟹头胸甲的长度和宽度,尤其是成蟹头胸甲的横径和颜色对溪蟹分类具有重要的参考价值,成蟹的头胸甲横径多在 33~48mm。

使用生物体视镜观察溪蟹的细微结构,可按其体表各分区部位及雄蟹腹肢的形态特征进行观察和描述。如大小、头胸甲面是否平坦、稍隆或隆起,雄性的第 1 腹肢形状、大小、长短、指向等都是溪蟹分类鉴定的依据。注意记录所采集溪蟹的形态特征,并绘图、拍照。同时结合蟹孳生地的生态环境,参照戴爱云《中国动物志(束腹蟹科和溪蟹科)》检索和鉴定蟹种。

二、囊蚴与后尾蚴的分离方法

采集溪蟹和蝲蛄主要是为了获得并殖吸虫的感染性囊蚴或后尾蚴,作为流行病学调查的结果或者为实验室研究提供材料。囊蚴或后尾蚴的分离方法常用的有 4 种,各有优缺点,应根据并殖吸虫的种类,囊蚴或后尾蚴在甲壳动物体内的寄生部位、是否结囊、囊蚴的大小、囊壁的层数和厚薄等综合考虑选择适宜的分离方法。

(一)研磨水洗沉淀法

从疫源地或调查区采集并殖吸虫的第二中间宿主溪蟹或蝲蛄,经鉴定分类后,按采集地点将溪蟹分雌雄处死,称重,测量头胸甲的长宽,做好记录后,逐只除去头胸甲和腹部。置石臼或乳钵内将蟹充分捣碎研磨成糊状,加入适量清水混匀后,通过 40 目/吋的筛网过滤至 500ml 的锥形量杯内,用清水多冲洗几次后,进行自然沉淀;或者直接将筛网浸泡在盛有清水的小盆或小桶内边洗边滤,滤净后弃筛网内粗渣。囊蚴和细小的甲壳动物碎渣能够通过筛孔进入滤过液,将小盆或小桶内的滤过液搅匀后倒入 500ml 的锥形量杯内自然沉淀 15 分钟,缓慢倾去上层液体,重复换水 3~5 次,直至沉淀杯中的上层液清亮为止,倾弃上清液,将沉渣混匀后,取 10ml 分装于直径 12~15cm 的玻璃皿中,置生物体视镜下按阅读式顺序检查囊蚴或后尾蚴,用 2mm 口径的玻璃吸管吸取囊蚴或后尾蚴,放入盛有少量清水的小型培养皿中,待检查完后,将检获的全部囊蚴用清水反复淘洗,除去所有的杂质和清水,然后加入少量生理盐水并计数,加盖置 4℃冰箱内保存。

(二)人工消化液消化法

将采集的溪蟹或蝲蛄,经鉴定分类后,按采集地点将受检溪蟹分雌雄处死,称重,测量头胸甲的长宽,做好记录后,逐只除去头胸甲和腹部。置乳钵内将蟹或蝲蛄捣碎后稍加研磨,放入盛有人工消化液(胃蛋白酶 5g,浓盐酸 3ml,加清水至 1 000ml)的玻璃器皿中,搅匀后放入 37℃温箱内消化 5~8 小时,消化期间间歇搅拌几次。取出后加清水混匀,用 40 目/吋筛网过滤,弃粗渣、反复沉淀几次、留沉渣检查囊蚴和后尾蚴。

(三)消化解剖法

采集的溪蟹带回实验室后,经鉴定蟹种,做好编号和详细记录后便可开始分离囊蚴。消化解剖法适用于囊蚴体积大,囊壁薄,仅有单层囊壁,甚至不结囊后尾蚴的检查。可用于整只溪蟹或按部位分离检查。去掉头胸甲和腹部后,先放在乳钵内轻轻捣碎各部位的外骨骼,然后将其放入盛有人工消化液的烧杯内消化2~4小时,消化液的量以能把消化的蟹肉全部淹没为限。将经过初步消化的溪蟹整体取出,移入玻璃皿或白瓷盘中,用细镊子和解剖针先把体表的外骨骼取下弃之,再用解剖针轻慢有序地分离全部蟹肉,加清水稀释并轻轻搅动,经40目/吋筛网过滤,用锥形量杯沉淀数次后,留沉渣倒入玻璃皿中,置生物体视镜下按阅读式顺序查找囊蚴或后尾蚴,囊蚴和后尾蚴用2mm口径的玻璃吸管吸出后放入盛有少量清水的小培养皿中,最后移入生理盐水中放冰箱内保存。

(四)双筛法

用石臼或乳钵将受检蟹体充分捣碎研磨成糊状,加清水稀释冲洗后移入500ml锥形量杯内或小桶内,用30目/吋筛网水洗过滤,弃网内粗渣;囊蚴和细小的甲壳动物碎渣能够通过筛孔进入滤过液;滤过液再用80目/吋的筛网第二次水洗过滤,弃滤过液。连同被阻留在筛网内的细渣,用清水洗脱至小桶内,搅匀后倒入500ml的锥形量杯内沉淀,静置10~15分钟,缓慢倾去上层液体,重复换水2~3次,直至沉淀杯中的上层液清亮为止,倾去上清液,将沉渣混匀后,取10ml分装于直径12~15cm的玻璃皿中,置生物体视镜下顺序检查囊蚴或后尾蚴,用1mm口径的玻璃吸管吸取囊蚴或后尾蚴放入盛有少量清水的小型培养皿中,待检查完成后,将检获的全部囊蚴或后尾蚴反复用清水淘洗,除去所有的杂质和清水,然后加入少量生理盐水并计数,加盖置4℃冰箱内保存。本方法具有快速、高效,还可减少漏检的特点,适用于批量标本的分离检查。

三、囊蚴与后尾蚴的显微测量和摄影

显微测量是寄生虫学研究的一项重要基础,是形态学研究的重要手段,它是将形态学特点数量化的重要工具;显微摄影的用途则是把形态特征固定下来,形成物化的资料,业内通常把显微测量技术、显微摄影技术和显微描绘技术统称为显微技术。显微描绘技术是在显微镜放大和提高分辨率的基础上,把同一物种的重要特征通过人工的方法描摹下来,再经过精心的修改、校对和绘制,最终形成一幅立体感强、形态结构清晰逼真的生物图展现出来。显微技术对于生物学和医学领域的研究、教学和学习都有着极为重要的作用。随着现代科技的发展和新技术的运用,这些曾经发挥过重要作用的古老技术也逐步走向智能化,如图像自动录播、图像扫描和图像自动处理系统等。

(一)显微测量

显微测量是利用特制的显微测微尺在显微镜下测量微小标本的大小,一般标示为长度 × 宽度。测微尺分为目镜测微尺和物镜测微尺,均刻有10个大格100个小格。目镜测微尺是相对长度;物镜测微尺则是绝对长度,全长为1mm,每1小格为0.01mm,使用时需用物镜测微尺来校对目镜测微尺的长度。例如现在要使用101号显微镜来测量从溪蟹体内分离到的并殖吸虫囊蚴,首先将目镜测微尺置入10×的目镜筒内,然后再把物镜测微尺固定在载物台的推进器上,也使用10×的物镜头,对好光后再移动推进器使物镜测微尺与目镜测微尺重合,选择重合最佳的刻度,分别记录物镜测微尺的长度和目镜测微尺的格数。假设物镜测微尺的100格与目镜测微尺的70格重合最佳,即物镜测微尺的1mm等于目镜测微尺的70格,换算成微米就是1 000μm=70格。用1 000(μm)÷70(格)=14.29μm/格,也就是说使用101号显微镜,在10×10的放大倍率下,目镜测微尺的每格=14.29μm。校对准确后,将载物台上的物镜测微尺取下,就可以开始测量标本了。将检获的囊蚴用滴管吸取放置在载玻片上,用目镜测微尺测量囊蚴的长度和宽度,注意长度可任选最长径线,但测量宽度时转动目镜筒,必须使目镜测微尺与长径垂直成90°角,依据此原则测得囊蚴长度为27格 × 宽度24格,结果所测囊蚴的大小为385.83(27 × 14.29)μm × 342.96(24 × 14.29)μm。如果要更换显微镜号或者改变放大倍率,都必须要在改变的倍率下重新校对后才能使用,显微(数码)测量可参考本书第二十八章。除测量囊蚴的大小以外,还应分别测量囊蚴的内外囊壁厚度,并详细记录每个囊蚴的大小和重要形态特征。后尾蚴的显微测量原理、方法和原则同囊蚴。

(二)显微摄影

利用带摄影装置的显微镜,选择形态特征突出的囊蚴或后尾蚴进行活体拍照,取一张洁净的载玻片,在生物体视镜下挑选形态特征明显的囊蚴或后尾蚴,用吸管吸取置于载玻片中央,调整好亮度和焦距就可以进行拍摄。选择新鲜活体囊蚴拍摄效果最好,具体操作详见本书第二十八章。

四、囊蚴与后尾蚴的保存

从溪蟹或蝲蛄体内分离获得并殖吸虫囊蚴或后尾蚴,完成上述处理程序后,一部分可根据需要用相应的固定液进行固定保存,制作标本以备教学和研究之用;另一部分也可作为实验室人工感染建立动物模型,获取成虫和虫卵等。有关动物模型的建立详见本书第二十章第二节。暂时不用的活体囊蚴,需要用保存液正确地保存方能延长囊蚴的存活期和感染力,如果保存方法得当,可存活 2~3 个月之久仍具有感染力。

一般选择带磨砂盖能密封的小型培养皿,如恙虫培养碟作为保存器皿,培养皿中的囊蚴密度不能拥挤,单层摆放不宜全部铺满。囊蚴保存前,应清洗干净,加入保存液(配方:氯化钾 0.04g,氯化钙 0.04g,加水至 1 000ml),也可用生理盐水,有报道林格氏液对并殖吸虫囊蚴在 4℃冰箱内保存最为理想,囊蚴存活可达 9 个月。期间每间隔 20~30 天更换一次保存液,保存液的量约相当于培养皿高度的三分之二即可。

卫氏并殖吸虫理想的造模动物为犬和猫,每只犬可感染 100~200 个囊蚴,猫为 30~50 个;斯氏并殖吸虫理想的造模动物为犬、果子狸、猫和大鼠,每只犬可感染 100~200 个囊蚴,果子狸和猫为 30~50 个,大鼠为 30 个;异盘并殖吸虫理想的造模动物为犬、猫、猕猴和大鼠,每只犬可感染 100~200 个囊蚴,猫为 30~50 个,大鼠为 20 个;三平正并殖吸虫理想的造模动物为犬、猫和水貂,每只犬可感染 100~200 个囊蚴,猫为 30~50 个,水貂为 30 个。

第四节　并殖吸虫囊蚴与后尾蚴的形态学特征和分子鉴定

囊蚴和后尾蚴的鉴定实际上就是对检获的标本进行虫种分类,包括从形态学与分子生物学两个方面来分析和鉴定,既有宏观的依据又有微观的证据,鉴定结果必然更加客观和准确。囊蚴和后尾蚴都是并殖吸虫的感染阶段,而且二者的形态特征在并殖吸虫的分类定种中有着举足轻重的作用。日本学者 Sugiyama 等用 PCR 方法对并殖吸虫囊蚴的 ITS2 基因片段进行扩增测序,结果表明扩增后的囊蚴序列与同种成虫的序列完全一致,证明同一虫种的不同生活阶段其基因序列相同。传统方法与现代技术的有机结合、互相印证,使得生物分类学的发展如虎添翼,日臻完善。囊蚴和后尾蚴的形态特征主要包括形状和大小,囊壁的有无和层数,各层囊壁的厚薄,口腹吸盘的比例,排泄囊和肠支的形态特征,以及焰细胞的排列公式等;分子生物学鉴定主要是通过对核糖体基因第二转录间隔区(second internal transcribed spacer2,ITS2)和部分线粒体细胞色素 C 氧化酶亚单位 I(cytochrome c oxidase subunit I,CO I)的序列分析。

一、卫氏并殖吸虫囊蚴与后尾蚴

卫氏并殖吸虫(*P. westermani*)是最早(1850)被发现的虫种,也是我国最早被确认的致病虫种,该虫种属于广布虫种,致病性强,人是卫氏并殖吸虫的适宜宿主,感染后引起肺型并殖吸虫病,使肺脏受到严重的损害。卫氏并殖吸虫病属人兽共患寄生虫病,既可在动物间传播,也可在人群中传播与流行。人群感染的原因主要是生吃或半生吃含有卫氏并殖吸虫囊蚴或后尾蚴的溪蟹或蝲蛄所致,其次是生吃或半生吃含有卫氏并殖吸虫童虫的转续宿主肉类引起,也可因喝生水或使用被囊蚴污染的炊具、餐具而获得感染。卫氏并殖吸虫是并殖吸虫中在世界范围内分布最广、危害人体健康最严重的虫种。肺型并殖吸虫病可表现出肺部的各种症状和体征,临床表现酷似肺结核,易导致误诊。甲壳动物中的淡水溪蟹和蝲蛄是其第二中间宿主,后者还是我国东北地区的主要传播媒介。

(一)囊蚴与后尾蚴的形态特征

卫氏并殖吸虫的囊蚴类圆形,直径为 280~402μm,平均为 342.30μm,具有内外两层囊壁,外层囊壁薄而透明,易破裂,厚度约 4.50μm;内层囊壁相对较厚而坚韧,厚度平均为 18.30μm(16~22μm),在显微镜下囊壁黑色的环边明显,后尾蚴紧贴囊壁,深黑色块状排泄囊居中,露出小部分肠管且两侧对称分布(图 62-3)。

后尾蚴体表具密集的针形皮棘。排泄囊占肠管间的全部位置,内含无数颗粒。尾蚴期所见的口椎刺仍然存在。口吸盘比腹吸盘略小,腹吸盘位于体中横线处。肠管作螺旋状弯曲。在咽之后有神经节团。生殖器官的轮廓已开始出现,焰细胞排列公式为:
2 [(3+3+3+3+3)+(3+3+3+3+3)]=60

(二)分子生物学鉴定

20 世纪 90 年代以后,在形态学分类的基础上,对并殖吸虫的分类研究引入了分子生物学方法。核糖体 DNA(rDNA)和线粒体 DNA(mtDNA)为目前寄生虫系统发生学研究常用的分子标记。研究并殖吸虫的种间和种内遗传差异,主要是通过对核糖体基因第二间隔区(ITS2)和部分线粒体细胞色素 C 氧化酶亚单位 I 基因(CO I)的 DNA 序列分析。PCR 检测技术参考本书第十八章。

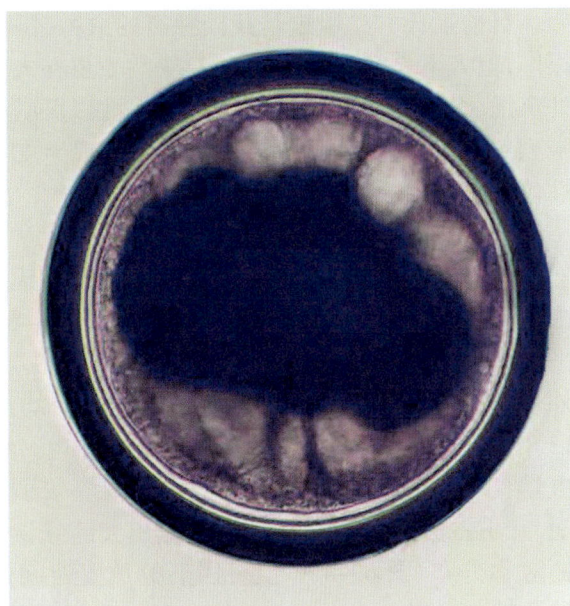

图 62-3 卫氏并殖吸虫囊蚴形态
(程由注 供图)

将从溪蟹或蝲蛄体内分离获得的囊蚴或后尾蚴,用饱和酚法提取基因组 DNA,设计合成并殖吸虫的通用引物。

ITS2 基因 PCR 扩增引物:

    3S':5'-GGTAC CGGTG GATCA CTCGG CTCGT G-3'

    A28:5'-GGGAT CCTGG TTAGT TTCTT TTCCT CCGC-3'

COI 基因 PCR 扩增引物:

    JB3:5'-TTTTT TGGGC ATCCT GAGGT TTAT-3'

    JB4:5'-TAAAG AAAGA ACATA ATGAA AATG-3'

利用 ITS2 和 COI 引物分别体外扩增获得并殖吸虫囊蚴或后尾蚴的 ITS2 和 COI 基因片段,并测出其基因序列。通过 GenBank 的 Blast 程序和 DNASTAR 的 MegAlign 程序进行基因的同源性分析,使用 MEGA 4.0 软件对基因序列的差异进行比较就能获得分子生物学的鉴定结果。

二、斯氏并殖吸虫囊蚴与后尾蚴

斯氏并殖吸虫(*P. skrjabini*)是陈心陶教授于 1959 年在广州的市售果子狸肺内发现的。1963 年将其归隶于狸殖属(*Pagumogonimus*),并将斯氏并殖吸虫更名为斯氏狸殖吸虫(*Pagumogonimus skrjabini*)。1962 年,钟惠澜先生等从四川省的肺吸虫患者体内检获并殖吸虫,将其命名为四川并殖吸虫(*Paragonimus szechuanensis*),之后陆续对其形态、生活史等进行了补充描述。1963 年,陈心陶教授对四川并殖吸虫的独立性提出了质疑,认为四川并殖吸虫实际上是斯氏狸殖吸虫的同物异名。林宇光、徐秉锟、詹希美等分别从形态学、生活史和聚类分析法对四川并殖吸虫与斯氏狸殖吸虫做了比较研究,结果显示这两种并殖吸虫在形态上难以区分。Blair 等从形态学和分子生物学方面证明了陈心陶教授关于四川并殖吸虫与斯氏狸殖吸虫实为同一虫种的观点是可以成立的,但并不赞同建立狸殖属。

2003 年,崔爱利等通过分子生物学方法研究认为泡囊并殖吸虫(*Paragonimus veocularis*)在种系发生树上与斯氏并殖吸虫福建地域株最为接近,可能是斯氏并殖吸虫的同种异名。而日本的宫崎并殖吸虫(*Paragonimus miyazaki*)位于斯氏并殖吸虫各地域株之间,并且与福建地域株最为接近,故认为宫崎并殖吸虫可能也是斯氏并殖吸虫的同种异名。

目前斯氏并殖吸虫是我国独有的虫种,国内分布很广,但人不是它的适宜宿主,感染后童虫在人体内到处窜扰,引起皮下组织型并殖吸虫病,尤以肝脏受损和脑型并殖吸虫病最为严重,主要临床表现为皮下游走性包块,很难在人体内发育为成虫。

(一)囊蚴与后尾蚴的形态特征

斯氏并殖吸虫囊蚴呈圆形或椭圆形,比卫氏并殖吸虫囊蚴个体稍大,大小为(372~480)μm×(366~456)μm,平均为425μm×426μm,囊壁相对较薄,具二层囊壁,外层较薄,平均厚度3.83μm;内壁较厚,平均厚度为13.85μm,在显微镜下囊壁呈淡黑色的环边。囊内幼虫呈收缩状态,充满囊内全部空间,排泄囊较小位于中间,几乎占据肠管间的全部位置,露出大部分肠管且两侧对称分布(图62-4)。但可因囊蚴放置时间过长而导致排泄囊膨大。

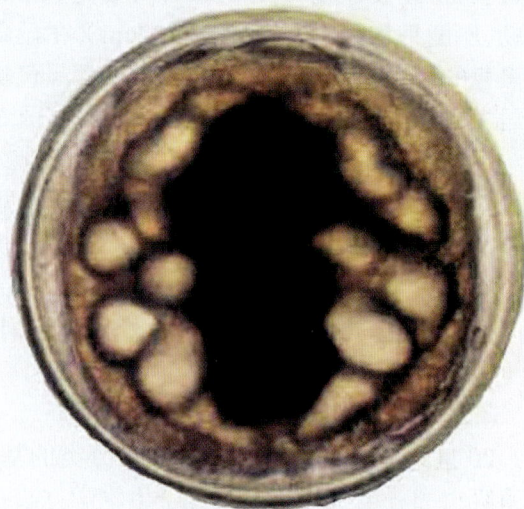

图62-4 斯氏并殖吸虫囊蚴形态
(程由注 供图)

脱囊后尾蚴呈长形,两端钝圆,前端稍尖,大小平均为677.70μm×441.93μm。全身布满单生型皮棘,体前端比较粗大和密集,越向体后端越小且稀疏。口吸盘较小,大小平均为73.02μm×85.43μm,其背壁常见一根椎刺,锥刺大小(8.40~16.50)μm×(2.10~4.20)μm。腹吸盘较大,平均156.90μm×161.62μm。排泄囊长囊状,囊内充满排泄颗粒,在虫体伸展时,前端始于肠叉与腹吸盘之间,绕过腹吸盘,向后终止于体亚末端的排泄孔。焰细胞72个,排列公式为:2[(3+3+3+3+3+3)+(3+3+3+3+3+3)]=72。

(二)分子生物学鉴定

研究并殖吸虫的种间和种内遗传差异,主要是通过对ITS2和COI的DNA序列分析。从溪蟹体内分离出的囊蚴或后尾蚴用饱和酚法提取基因组DNA,设计合成并殖吸虫的通用引物。利用ITS2和COI引物分别体外扩增获得并殖吸虫囊蚴的ITS2和COI基因片段,并测出其基因序列。通过GenBank的Blast程序和DNASTAR的MegAlign程序进行基因的同源性分析,使用MEGA 4.0软件对基因序列的差异进行比较就能获得虫种的分子生物学鉴定结果。

三、异盘并殖吸虫囊蚴与后尾蚴

异盘并殖吸虫(*P. heterotremus*)于1953年在广西灵川县的野鼠肺内首次检获,龙祖培等(1964年)在同一地区的银星竹鼠(*Phizomys pruinasus*)肺内查获本虫的自然感染;同年在云南马关县也发现了此虫种,因其口吸盘显著大于腹吸盘而命名为异盘并殖吸虫(*P. heterotremus*)。此后在西双版纳、普洱及广西的那坡,以及泰国、老挝、越南和印度等国家也相继发现该虫种。

泰国(1966)报告首例异盘并殖吸虫患者后,在相邻的老挝、越南陆续发现由本虫种所致的人体肺吸虫病例,其成虫寄生在人的肺部,童虫在皮下可以形成包块。患者产生典型的肺型并殖吸虫病症状,如胸痛、咳嗽、咯血和痰中有虫卵(并经分子生物学方法证实为异盘并殖吸虫的卵)等。皮下包块多见于胸部、腹部和背部。鉴于此,异盘并殖吸虫的致病特点似介于卫氏并殖吸虫与斯氏并殖吸虫之间,更近似卫氏型。目前国内亦有病例报告,从云南省调查的情况来看,并殖吸虫病患者的地理分布与异盘并殖吸虫的分布状况呈正相关。

目前,异盘并殖吸虫仅见于亚洲,并且是东南亚国家的主要致病虫种,包括中国、泰国、老挝、越南和印度。国内的分布较局限,仅见于云南和广西两个省份。

(一)囊蚴与后尾蚴的形态特征

囊蚴绝大多数呈椭圆形,少数近似圆球形,具有二层囊壁,外壁薄而均匀,内壁远较外壁厚且两极增厚明显,呈暗褐色,这是异盘并殖吸虫囊蚴的重要特征之一(图62-5)。内外壁之间的间隙明显。后尾蚴充满囊腔,两侧各有弯曲透明的肠管,黑色的排泄囊占满两肠管间的位置。囊蚴大小:带外壁者为266.97μm×248.98μm;不带外壁者为225.78μm×194.23μm。外壁厚1.64μm,内壁侧厚3.94μm,内壁端厚13.35μm,侧厚与端厚之比为1:3.97。囊蚴外壁受压脱落时,可见一圈厚的透明胶样物质包裹着内壁。测量19个脱去外壁的活体囊蚴,大小为224.76μm×190.95μm,内壁侧厚3.99μm,内壁端厚11.76μm。

脱囊的活体后尾蚴平均大小为339.50μm×152μm。固定染色标本略呈椭圆形,平均大小为203.80μm×130.30μm,口、腹吸盘平均大小分别为50.10μm×57.80μm及56.10μm×57.80μm,后者中心位于虫体前端45.60%处。焰细胞40个,排列公式为:2[(2+2+2+2+2)+(2+2+2+2+2)]=40。

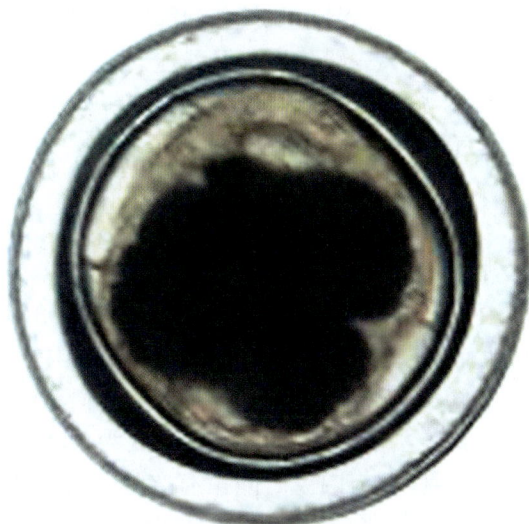

图62-5 异盘并殖吸虫囊蚴形态
(周本江 原图)

(二) 分子生物学鉴定

核糖体DNA(rDNA)和线粒体DNA(mtDNA)为目前寄生虫系统发生学研究常用的分子标记。日本学者Sugiyama等利用PCR方法对并殖吸虫囊蚴的ITS2基因片段进行扩增,测序结果表明扩增后的囊蚴序列和同种成虫的序列完全一致,说明同一虫种的不同生活阶段基因序列相同。从溪蟹体内分离囊蚴用饱和酚法提取基因组DNA,设计合成并殖吸虫的通用引物。

ITS2基因PCR扩增引物:

　　3s':5'-GGTAC CGGTG GATCA CTCGG CTCGT G-3'

　　A28:5'-GGGAT CCTGG TTAGT TTCTT TTCCT CCGC-3'

COI基因PCR扩增引物:

　　COI-F:5'-GAGGT GTATGTCCTGAT TTTGCC-3'

　　COI-R:5'-GACCTCACCCAATGACCCTGCAACA-3'

利用ITS2和COI引物分别体外扩增获得并殖吸虫囊蚴的ITS2和COI基因片段,并测出其基因序列。通过GenBank的Blast程序和DNASTAR的MegAlign程序进行基因的同源性分析,使用MEGA 4.0软件对基因序列的差异进行比对就能获得分子生物学的鉴定结果。

四、三平正并殖吸虫囊蚴与后尾蚴

三平正并殖吸虫(E.cenocopiosus)是陈心陶教授1962年从广东溪蟹体内检获囊蚴感染家犬获得成虫而描述的新种。本虫种最典型的形态特征就是脱囊后尾蚴的排泄囊底部只达到腹吸盘水平,囊蚴大多寄生于溪蟹的心脏,成虫的睾丸呈星状分支位于肠支之上,向前接近卵巢甚至有部分重叠,这些特征明显地有别于其他已报告的并殖吸虫虫种,并为此创建了正并殖属,隶属于正并殖亚科。2004年吴波通过DNA测序,显示三平正并殖吸虫具有虫种独立性,但仍属并殖属范畴,没有必要建立正并殖属。尽管半个多世纪已经过去,但该虫种对人体的致病性至今缺乏足够证据。

(一) 囊蚴分离方法

囊蚴的分离方法应根据并殖吸虫的种类,囊蚴或后尾蚴在甲壳动物体内的寄生部位,是否结囊、囊蚴的大小、囊壁的层数和厚薄等综合考虑选择适宜且效率高的分离方法。常用的分离方法有:①研磨水洗沉淀法;②人工消化液消化法;③双筛法等。各种方法的详细操作参照本章第三节。

三平正并殖吸虫的囊蚴主要寄生于溪蟹的心脏,其次是肝脏,因此,重点检查心脏和肝脏。将溪蟹处死后揭开受检溪蟹的头胸甲,暴露心脏和肝脏,用镊子取出跳动的心脏和肝脏,放入盛有生理盐水的玻璃皿内,用解剖针轻轻挑破后撕开心脏和肝脏进行分离,在生物体视镜下检查囊蚴,并可计算溪蟹的带蚴率和感染度。若要检查溪蟹心肝以外的组织器官中囊蚴的寄生情况,一般分为两组处理,即心脏带蚴阳性组与心脏带蚴阴性组,可以整体或分部位检查,多采用研磨水洗沉淀法。及时记录检查结果。

(二)囊蚴与后尾蚴的形态特征

根据囊蚴或后尾蚴的外形、大小、囊壁的层数和厚度,以及囊内的后尾蚴特征进行形态学鉴定。三平正并殖吸虫的囊蚴椭圆形,大小与斯氏并殖吸虫的囊蚴相近或略大,为(309~400)μm×(317~409)μm,平均为369μm×380μm,具有两层囊壁,外壁薄而透明,极易破裂脱落;内壁亦薄,平均厚度为5.80μm。后尾蚴蜷曲于囊内,与内壁之间留有空隙。排泄囊多有弯曲或呈马蹄形,肠管明显而不对称,囊内后尾蚴多偏于一侧(图62-6),蚴体运动活泼容易脱掉囊壁,脱囊后尾蚴的排泄囊底部仅达到腹吸盘水平而区别于其他并殖吸虫。

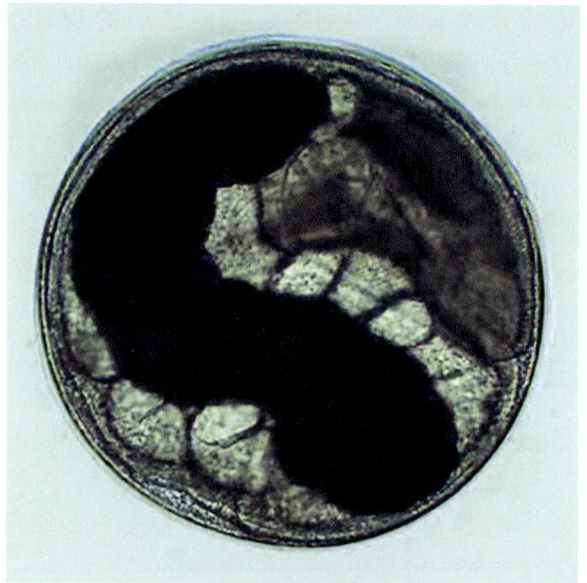

图62-6 三平正并殖吸虫囊蚴形态
(程由注 供图)

(三)分子生物学鉴定

核糖体DNA(rDNA)和线粒体DNA(mtDNA)是寄生虫系统发生学研究常用的分子标记。研究并殖吸虫的种间和种内遗传差异,主要是通过对ITS2和COI的DNA序列分析。日本学者利用PCR方法对并殖吸虫囊蚴的ITS2基因片段进行扩增测序,结果表明扩增后的囊蚴序列和同种成虫的序列完全一致,表明同一虫种的不同生活阶段其基因序列相同。有关PCR检测技术详见本书第十八章第一、二节。

从溪蟹体内分离获得囊蚴或后尾蚴后,用饱和酚法提取基因组DNA,设计合成并殖吸虫的通用引物。利用ITS2和COI引物分别体外扩增获得并殖吸虫囊蚴的ITS2和COI基因片段,并分别测出其基因序列。通过GenBank的Blast程序和DNASTAR的MegAlign程序进行基因的同源性分析,使用MEGA 4.0软件对基因序列的差异进行比较方能获得分子生物学的鉴定结果。

(周本江 李翠英)

参 考 文 献

[1] 蔡茂荣,李友松,程由注.福建省肺吸虫与肺吸虫病[M].厦门:厦门大学出版社,2021.
[2] 李朝品,高兴致.医学寄生虫图鉴[M].北京:人民卫生出版社,2012.
[3] 沈一平.肺吸虫病学[M].2版.北京:人民卫生出版社,2008.
[4] 李朝品.人体寄生虫学实验研究技术[M].北京:人民卫生出版社,2008.
[5] 吴观陵.人体寄生虫学[M].3版.北京:人民卫生出版社,2005,427-428.
[6] 戴爱云.中国动物志(节肢动物门,甲壳纲,十足目,束腹蟹科、溪蟹科)[M].北京:科学出版社,1999.
[7] 陈心陶.中国动物志(扁形动物门 吸虫纲 复殖目(一)并殖科)[M].北京:科学出版社,1985.
[8] 胡坤敏,陈韶红,艾琳,等.豫皖闽浙4省溪蟹并殖吸虫囊蚴核糖体ITS2和线粒体CO1基因序列分析[J].中国寄生虫学与寄生虫病杂志,2020,38(1):87-94.
[9] 林国华,黄明松,罗鋆,等.福建省龙海市并殖吸虫宿主淡水蟹类调查[J].热带医学杂志,2018,18(12):1630-1634.
[10] 蔡茂荣,林国华,陈锦钟,等.福建省六斗山自然保护区平和华溪蟹感染三平正并殖吸虫囊蚴情况及其形态学研究[J].中国寄生虫学与寄生虫病杂志,2017,35(5):478-481+494.
[11] 熊天擎,周本江.虫卵基因序列分析鉴定斯氏并殖吸虫病[J].热带医学杂志,2011,11(11):1248-1251.
[12] 张庄熠,林陈鑫.并殖吸虫囊蚴的保存方法实验观察[J].中国人兽共患病学报,2010,26(4):401-402.
[13] 高忠萱,周本江.景洪市肺吸虫病流行区20年后的变化[J].热带医学杂志,2009,9(6):645-646.

［14］ 李娟,周本江.并殖吸虫的分类研究进展［J］.国际医学寄生虫病杂志,2008,35(3):149-152.

［15］ 杨斌斌,周本江,李如青,等.云南省绿春县并殖吸虫的初步调查［J］.中国寄生虫学与寄生虫病杂志,2007,25(6):518-519.

［16］ 周本江.丰宫并殖吸虫扫描电镜观察［J］.中国寄生虫学与寄生虫病杂志,2005,23(5):288-291.

［17］ 周本江.丰宫并殖吸虫的研究［J］.中国寄生虫学与寄生虫病杂志,2004,22(2):109-112.

［18］ 周本江,王文林,雷霖.丰宫并殖吸虫实验宿主感染的研究［J］.热带医学杂志,2003,3(3):301-303.

［19］ 崔爱利,常正山,陈名刚,等.我国五省斯氏并殖吸虫群体 DNA 序列分析的研究［J］.中国寄生虫学与寄生虫病杂志,2003,21(2):71-75.

［20］ 程由注.并殖吸虫中间宿主感染与其生态环境的关系［J］.中国寄生虫学与寄生虫病杂志,1999,17(4):212-214.

［21］ 苏水莲,黄爱民,谢学斌,等.赣南九连山林场三平正并殖吸虫囊蚴感染及动物感染的观察［J］.中国寄生虫病防治杂志,1998(4):124+111.

［22］ 周本江.小睾并殖吸虫的宿主调查研究［J］.昆明医学院学报,1991,12(4):49-51.

［23］ 周本江,夏代光.丰宫并殖吸虫的形态与宿主［J］.中国寄生虫学与寄生虫病杂志,1989,7(2):142-143.

［24］ 周本江,邓新民.景洪地区肺吸虫的第二中间宿主调查［J］.昆明医学院学报,1989,10(3):23-26.

［25］ 周本江.小睾并殖吸虫形态的进一步观察［J］.昆明医学院学报,1988,9(2):47-50.

［26］ 李友松,程由注,陈启祥.福建省闽清县肺吸虫病病原学的调查［J］.武夷科学,1984,4:65-68.

［27］ 钟惠澜,贺联印,郑玲才,等.云南省西双版纳自治州两种新种肺吸虫的发现,团山并殖吸虫和勐腊并殖吸虫［J］.寄生虫学报,1965,2(1):1-17.

［28］ 夏代光,陈心陶.并殖属吸虫新种初报［J］.中山大学学报(自然科学),1964,2:237-238.

［29］ DOANH PN,SHINOHARA A,HORII Y,et al. Discovery of *Paragonimus proliferus* in northern Vietnam and their molecular phylogenetic status among genus *Paragonimu*s ［J］.Parasitol Res,2008,102:677-683.

［30］ ZHOU BJ,YANG BB,DOANH PN,et al. Sequence analyses of ITS2 and CO1 genes of *Paragonimus proliferus* obtained in Yunnan province,China and their similarities with those of *P. hokuoensis* ［J］.Parasitol Res,2008,102:1379-1383.

［31］ SUGIYAMA H,MORISHIMA Y,KAMEOKA Y. Polymerase chain reaction(PCR)-based molecular discrimination between *Paragonimus westermani* and *P.miyazaki* at the metacercarial stage ［J］.Mol Cell Probes,2002,16(3):231-236.

［32］ ZHANG ZS,WU B,BLAIR D,et al. Gene sequencing for identification of *paragonimus* eggs from a human case.Chin［J］.J Parasitol Parasit Dis,2000,18(4):213-215.

［33］ BLAIR D,WU B,CHANG ZS,et al. A molecular perspective on the genera *Paragonimus* Braun,*Euparagonimus* Chen and *Pagumogonimus* Chen ［J］.J Helminthol,1999,73:295-299.

［34］ BLAIR D,AGATSUMA T,WATANOBE T. Molecular evidence for the synonymy of three species of *P. ohirai* Miyazaki,1939,*P .iloktsuenensis* Chen,1940 and *P.sadoensis* Miyazaki,et al.1968 ［J］.J Helminthol,1997,71:305-310.

［35］ BLAIR D,AGATSUMA T,WATANOBE T,et al. Geographical genetic structure within the human lung fluke,*Paragonimus westermanni*,detected from DNA sequence ［J］.Parasitology,1997,115(4):411-418.

第六十三章

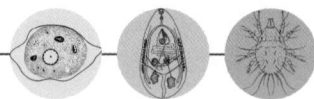

水生植物源性寄生虫检测技术

　　水生植物源性寄生虫病是指因摄食水生植物而感染的寄生虫病,相关的水生植物有茭白、荸荠、水红菱、大菱、四角菱、水芹菜、空心菜、槐叶萍、水浮莲、日本水仙和浮萍等。茭白、荸荠、菱角是重要的水生经济植物,水芹菜、空心菜等可以作为蔬菜食用,槐叶萍、水浮莲等可以作为家畜的饲料。这些水生植物还可作为布氏姜片吸虫、肝片形吸虫等吸虫囊蚴的媒介物,人或猪、羊、牛等家畜通过生食或半生食含有活囊蚴的水生植物而感染。因此,水生植物源性寄生虫不仅危害人体健康也危害家畜的健康,需要开展和加强相关水生植物的寄生虫检测,预防水生植物源性寄生虫病。本章主要描述了布氏姜片吸虫、肝片形吸虫、同盘吸虫、嗜眼吸虫有关水生媒介植物表面的囊蚴和寄生于动物体内成虫的检测方法,以及如何无害化处理病畜肉类产品及治疗病畜。

第一节　布氏姜片吸虫

　　布氏姜片吸虫(*Fasciolopsis buski*),简称姜片虫,可引起人兽共患姜片虫病,主要流行于亚洲地区,如印度、孟加拉国、缅甸、越南、老挝、泰国、印度尼西亚、中国等国家。在中国,姜片虫病流行的地区有:浙江、福建、广东、广西、云南、贵州、四川、湖南、湖北、江西、安徽等 17 个省份,多呈地方性流行,流行区以江河下游水网密布的沃野平原为主。人、猪等哺乳动物感染姜片虫途径主要有 2 种:姜片虫尾蚴从扁卷螺体逸出后附着水生植物(如茭白、荸荠和菱角等)表面,发育为囊蚴,人和猪因摄入生的或半生的水生植物而感染,此种途径较多见;少数尾蚴可无需附着水生植物而在水中成囊,人和猪因饮用含囊蚴的水而感染,特别是猪常因饮用被囊蚴污染的河沟水而感染。不少文献报道姜片虫尾蚴亦有感染性:黄文德等(1998)用尾蚴感染猪和兔,猪体成虫率为 26.6%,兔体成虫率为 10.1%。成虫寄生于人和猪等动物的小肠,引起布氏姜片吸虫病(fasciolopsiasis)。

一、布氏姜片吸虫检测的意义

　　在流行区,农业实践直接影响姜片虫的生存环境和对人类、家畜的感染。多种水生植物与姜片虫病的传播密切相关,如荸荠、菱角、茭白、水浮莲、浮萍、空心菜、槐叶萍、水葫芦、日本水仙、荷花等。水生植物多价廉易得,部分水生植物还可作为猪的青饲料。在中国,部分农村、农场在猪场周围筑塘种植水生植物,供猪自由采食或者人为捞取水草后饲喂,这样容易使猪食入囊蚴而感染。

　　在中国,姜片虫病一般在每年 5~7 月份开始流行,在 6~9 月份达到最高峰。猪多在秋季发病,部分猪延至冬季发病,且由于冬季气候寒冷,缺少青绿饲料,饲养水平差,可造成病猪更加严重的病情,导致病猪的死亡率也有所升高。猪摄入含有姜片虫囊蚴的饲料或饮水,囊蚴进入消化道,经过 3 个月发育为成虫,损伤消化道黏膜,成虫在猪体内寿命一般为 10~13 个月,亦有报道为 10~20 个月。通常是幼猪感染该病,其中 5~8 月龄最容易感染,随着猪的年龄增大其发病率逐渐降低。轻症病猪出现精神沉郁、食欲衰减、消化不良、腹泻、生长速度缓慢、发育受阻等;重症病猪出现精神萎靡、眼睑肿胀、眼结膜苍白、低头弓背、腹部水肿、腹痛、腹泻等,病程后期可发生极度消瘦、贫血,粪便中含有大量黏液,有时可出现肠梗阻、肠穿孔等,甚至导致患猪死亡。

近年随着中国经济快速发展,卫生条件的改善,人和猪的姜片虫感染率和感染度明显下降,如于1965年在山东省微山湖地区,在受检的985名学生中感染率高达51.8%。随着大部分渔民和湖民迁居着陆,姜片虫病感染率明显下降,20世纪90年代普查3次均未发现患者。缪峰等于2005年报道该地区人群感染率仅为0.06%,水生植物和猪体均未查到姜片虫幼虫和成虫。但因南水北调工程致湖区面积增加、滩涂扩大可形成更多适合扁卷螺、水生植物孳生的区域,这些因素可能会导致姜片虫病流行和扩散。因此,目前应注意生态环境改变对姜片虫病流行的影响,严格按照国家卫生防病标准建立控制姜片虫病传播的监测与预警体系,如水生植物姜片虫囊蚴的检测、人群和猪体姜片虫病的防疫检测,通过积极有效的防治促进人类健康和生猪养殖业的发展。

二、布氏姜片吸虫病死亡动物的检疫

猪感染姜片虫后一般不会引起死亡。感染姜片虫的猪死亡后尸体消瘦,剖检可见肝脾大,小肠黏膜水肿、发炎,并有点状出血以及溃疡,在十二指肠和空肠上段肠壁有附着的成虫:肉红色的椭圆形片状物,扁平肥厚类似姜片,大小为(5~7)mm×(3~4)mm,用手术钳夹持会发出轻微的脆响声(图63-1)。

三、布氏姜片吸虫的检测方法

姜片虫尾蚴从中间宿主扁卷螺螺体逸出后,可附着于水生植物表面发育为囊蚴,家畜和人通过食入含有囊蚴的水生植物而感染,引起姜片吸虫病。因此,检测方法分为附着水生植物表面姜片虫囊蚴的检测和寄生于终宿主引起姜片吸虫病的病原学检查和免疫学检测。

(一)附着水生植物表面的姜片虫囊蚴的检测

姜片虫尾蚴离开扁卷螺游于水中,遇到叶面较光滑的水生植物,即附着其表面,约经30分钟尾部脱落形成囊蚴。囊蚴扁圆形,大小为(168~180)μm×(152~162)μm,囊壁厚6~10μm。囊壁外层呈草帽状,脆而易破;内层呈扁圆形,透明,囊内后尾蚴的排泄囊两侧的集合管含有许多折光颗粒。

因姜片虫囊蚴多附着在水生植物表面,所以检查时在水生植物表面寻找。将水生植物置于解剖镜下,发现有凸出物时,用解剖针轻轻剥离,置于载玻片上,滴加一滴生理盐水观察。亦可刷洗水生植物表面,将水静置10分钟或离心,倾倒上清液,取沉渣镜检。

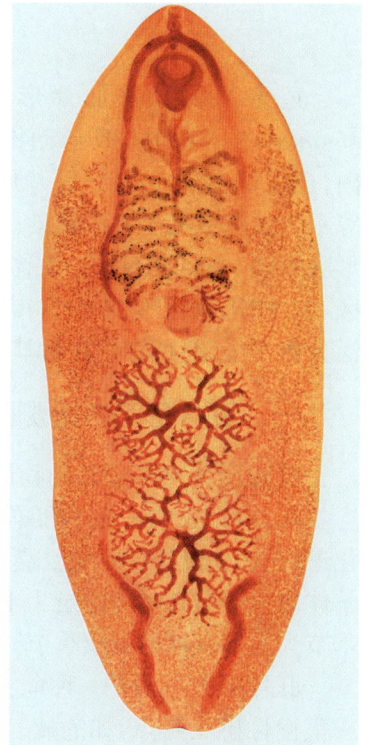

图63-1 布氏姜片吸虫成虫

(引自 李朝品,高兴致.医学寄生虫图鉴.北京:人民卫生出版社,2012.)

(二)布氏姜片吸虫病的检测

1. 病原学检查 从病猪或患者粪便中查找虫卵是确诊的依据,或对疑似感染的猪或人进行试验性驱虫,根据随粪便排出的成虫形态特征进行鉴定。对于疑似死亡的病猪进行剖检,在肠道内查找成虫。

(1)粪便检查虫卵:从粪便中查获虫卵是姜片虫病确诊的依据。采用生理盐水直接涂片法检查,轻度感染的病例往往漏检。采用浓集法可显著提高检出率,常用自然沉淀法和离心沉淀法。采用定量透明厚涂片法(改良加藤法)的检出效果与沉淀法相似,既可以定性检查,又可进行虫卵计数以了解感染度。姜片虫卵呈椭圆形,淡黄色,大小为(130~140)μm×(80~85)μm,卵内含一个卵细胞和数十个卵黄细胞,卵盖位于虫卵一端,卵壳较薄。姜片虫卵与肝片形吸虫卵、棘口类吸虫卵的形态非常相似,注意鉴别。

(2)剖检查成虫:在病猪肠道中查找姜片虫成虫。

2. 免疫学检测 应用姜片虫纯化的成虫抗原或组分抗原通过酶联免疫吸附试验(ELISA)、皮内试验

（IDT）和酶联免疫印迹技术（ELIB）等方法检测患者血清，具有较好的辅助诊断价值，可用于人群普查或感染早期的辅助诊断。陈思礼等（2004）用姜片虫成虫冷浸抗原作为诊断抗原进行 ELISA，检测了 168 份粪检阳性的患者血清，敏感性高达 98%，与血吸虫病、肺吸虫病交叉阳性率分别为 9.38% 和 5.36%。

四、布氏姜片吸虫病病畜肉及其产品的无害化处理

针对病死猪，需实施无害化处理，在屠宰的过程中，一旦发现姜片虫，必须及时进行处理，杜绝病原体扩散。在流行地区，每年春季和秋季定期对猪群进行敌百虫（trichlorphon）或吡喹酮（praziquantel）等药物两次驱虫，能够有效防控猪群感染姜片虫病。驱虫后的猪群粪便需要及时清理，运输到远离猪场的地方集中处理，最好用火碱消毒或进行生物发酵处理，达到彻底灭虫和灭卵的目的。

（马长玲）

第二节 肝片形吸虫

危害人体健康的片形吸虫主要包括肝片形吸虫（*Fasciola hepatica*）和巨片形吸虫（*Fasciola gigantica*），两者也是反刍动物的主要寄生虫，多寄生在绵羊、山羊、黄牛、水牛、骆驼等反刍动物的肝胆管内，也可寄生于人体，以肝片形吸虫感染人体相对更为常见。人因食入含有活囊蚴的水芹菜、荸荠和菱角等水生植物或喝生水而感染；牛、羊等家畜因食入含有活囊蚴的水草或饮河塘、低洼地的水而感染，引起片形吸虫病（fascioliasis）。人体肝片形吸虫病多为散在性发生，分布范围遍及欧洲、北非、南美洲、亚洲等地区。在中国流行于 16 个省市自治区，主要分布在甘肃、内蒙古、新疆、青海等地区。牲畜肝片形吸虫病广泛分布于全球，特别是其对羊、牛的致病性强而造成巨大的畜牧业经济损失。

一、肝片形吸虫检测的意义

肝片形吸虫是哺乳动物的寄生虫，食草动物感染最为常见，尤其是牛、羊感染率最高，分布地区也最广。在流行区，农民任牛和羊等牲畜自由走动吃水草、饮用河塘水，吞食了囊蚴而感染。囊蚴进入牲畜消化道，在消化液作用下脱去囊壁，孵出的后尾蚴移行至肝胆管内发育为成虫，成虫寿命一般为 4~5 年，在绵羊体内寄生最长时间记录为 11 年，在牛体内存活 9~12 个月。本病的流行与外界自然条件关系密切，感染季节为水草茂盛的夏秋季节。

肝片形吸虫病是一种危害牛、羊等食草动物养殖业发展的人兽共患寄生虫病。牛感染后一般无症状或呈慢性感染特点，如消瘦、发育障碍，生产力下降。犊牛严重感染时，食欲减退，反刍异常，周期性瘤胃膨胀或前胃弛缓，产奶量下降，不孕或流产，或伴发全身性中毒症状和营养障碍。特别是幼牛，若感染严重可引起大批死亡。羊短期食入大量囊蚴后，出现发热、精神萎靡、食欲减退甚至完全停止进食，有时伴有腹泻，感染严重者数天会死亡。病程若持续 1~2 个月，病羊则日渐消瘦，可发生贫血，黏膜苍白，颌下、眼睑和胸腹部水肿。食欲缺乏，交替出现便秘、腹泻。随着病程的进展，病羊体质不断变差，最终因恶病质而死亡。

肝片形吸虫病是一种全球范围内严重的牛羊疾病，给不少国家和地区带来了极大的经济损失，严重阻碍了畜牧业经济发展。当牛羊感染肝片形吸虫后，轻者会使其肉、奶产量减少 8%，重者可减少 20% 之多，绵羊的产毛量也会降低 20%~30%。在非洲苏丹（Aldadroo 地区），牛片形吸虫病感染率高达 91%，在美洲阿根廷（Neuquen 地区），绵羊的感染率高达 82%~100%。片形吸虫病在亚洲和中东地区亦较普遍，在土耳其牛的感染率达 69.2%。在欧洲爱尔兰，羊的感染率达 61.6%，在西班牙牛的感染率达 84.3%，在中国，肝片形吸虫病普遍散布于各地，特别是畜牧业发达的地方。Gao 等（2020）报道青藏高原牦牛和绵羊的血清阳性率分别为 38.3% 和 26.4%，艾琳等（2013）在云南宾川地区检查了 468 头牛和 107 头羊，粪检虫卵的阳性率分别为 28.65% 和 27%。因此，实施肝片形吸虫病畜的防疫检测，可有效减少这种食源传播性疾病的发生和传播，提高畜牧业生产经济收益，保障人类公共卫生安全。

二、肝片形吸虫病死亡动物的检疫

牛、羊感染肝片形吸虫后一般不会引起死亡,严重感染者可致死,特别是幼畜。急性期剖检可发现病畜的肝脏肿大、出血,表面有浅红色纤维素沉着,并有 2~5mm 长的暗红色虫道,切开挤压肝脏,从胆管中流出的胆汁中有幼小的肝片形吸虫。急性病例多由童虫引起,粪便检测不到虫卵。慢性期剖检可发现病畜的肝脏萎缩变硬,胆管扩张,胆管壁增厚,胆管中可挤出大量成虫,30mm×13mm,新鲜虫体呈棕红色,扁平,柳树叶状。虫体的最前端有一个锥形突起称"头锥",腹吸盘不明显,雌雄同体(图 63-2)。

三、肝片形吸虫的检测方法

肝片形吸虫尾蚴从中间宿主椎实螺螺体逸出后,附着于水草等水生植物表面发育为囊蚴,家畜和人通过食入含有囊蚴的水草或其他水生植物而感染,引起肝片形吸虫病。因此,检测方法分为附着水草表面肝片形吸虫囊蚴的检测和寄生于终宿主引起肝片形吸虫病的病原学检查、免疫学检测以及用于片形吸虫分类的分子生物学检测。

(一)附着水草表面的肝片形吸虫囊蚴的检测

肝片形吸虫囊蚴可附于水中各种植物,特别是水草。囊蚴外形似草帽状,新生囊蚴直径 256.5~275.5μm,具有 3 层囊壁,最外层囊壁呈淡褐色,透过外层囊壁可清晰地观察到虫体在囊内不停运动。随着时间延长,外层囊壁颜色逐渐加深(呈黑褐色)或增厚,虫体运动变得缓慢。检查方法同水生植物表面姜片虫囊蚴的检测。

(二)肝片形吸虫病的检测

1. 病原学检查 从病羊、病牛或患者的粪便中查获成虫或虫卵是确诊的依据。可采用直接涂片法、自然沉淀法、离心沉淀法、改良加藤法等查找虫卵。虫卵呈椭圆形,淡黄褐色,大小为(130~150)μm×(63~90)μm,卵内含许多卵黄细胞,但卵细胞常不易见到。卵盖位于虫卵一端,较小不明显,卵壳薄。虫卵与姜片虫卵相似,易混淆,注意鉴别。对于人体肝片形吸虫病还可进行十二指肠引流液离心沉淀后检查虫卵,阳性率高。此外,腹部探查在胆管里发现成虫或虫卵,组织病理检查或者腹腔镜活组织检查发现虫体或虫卵均可确诊。但因肝片形吸虫卵和巨片形吸虫卵形态相似,镜下难以区别。

2. 免疫学检测 传统的肝片形吸虫病诊断主要以虫卵检查和剖检为主,但虫卵检查只有在虫体成熟的晚期才可检出,剖检则需要对动物进行剖杀,对病情不严重者可造成较大的经济损失。因此,在临床和动物感染流行病学调查中,可采用免疫学检测进行辅助诊断。免疫学检测具有特异性高、敏感性强、快速简便、可进行大量样品检测、对早期感染诊断效果好等特点。免疫学诊断方法有免疫荧光试验(IFA)、间接血凝试验(IHA)、酶联免疫吸附试验(ELISA)等。

与其他方法相比,ELISA 方法检出率较高,并能在感染后 2~4 周检测到抗体,适用于大规模调查。Carnevale 等(2001)用肝片形吸虫分泌/排泄抗原作为诊断抗原,检测肝片形吸虫病患者血清,敏感性和特异性高达 100%。Aguayo 等(2018)以纯化的谷胱甘肽 S-转移酶(glutathione S-transferase,GST)作为诊断抗原诊断人慢性肝片形吸虫病,敏感性为 94.3%,特异性为 80.2%。Mokhtarian 等(2018)对比天然形式和重组表达的肝片形吸虫抗原,即脂肪酸结合蛋白(fatty acid binding protein,FABP)和组织蛋白酶 L-1(cathepsin L-1,CL1)的免疫反应性和特异性,检测感染了肝片形吸虫的羊血清。结果表明天然的 FABP 作为诊断抗原敏感性高于 95%,重组抗原 CL1 诊断的敏感性高达 100% 和特异性为 97%。López 等(2021)用重组蛋白肝片形吸虫组织蛋白酶 CL1、CL2、CL3 和 CB3 作为诊断抗原,检测绵羊的血清抗体。

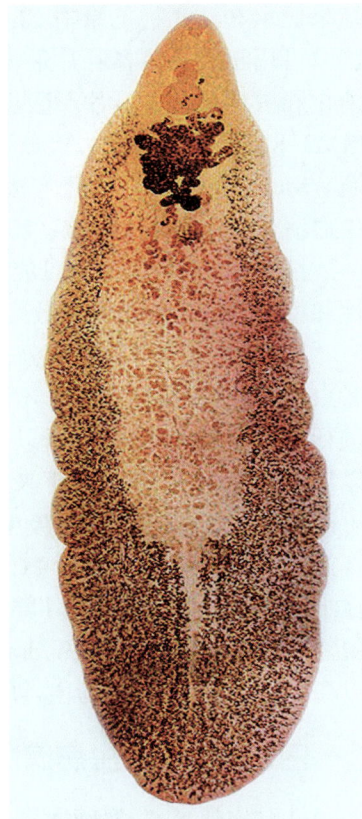

图 63-2　肝片形吸虫成虫
(引自　李朝品,高兴致.医学寄生虫图鉴.北京:人民卫生出版社,2012.)

结果显示在这 4 种抗原中 CL1 和 CL3 在羊感染囊蚴 3 周后抗体检出率分别为 95% 和 91%,提示这两种抗原可用于农场牲畜肝片形吸虫病的检测以及追踪药物治疗有效性的评估。Mezo 等（2004）用 7~40kD 纯化和去糖基化的肝片形吸虫分泌/排泄抗原蛋白免疫小鼠,制备了一种单克隆抗体 mAb-MM3,建立了 MM3-SERO-ELISA 法,检测绵羊粪便中的抗原,结果表明该方法可靠、灵敏,可用于早期肝片形吸虫病诊断。Mezo 等（2010）用此方法检测了 947 头感染肝片形吸虫的母牛血清和牛奶样本,结果表明该法检测牛血清,其敏感性为 99.2%,特异性为 100%,诊断准确度为 99.7%。检测牛奶样本的结果与血清检测结果一致性高达 96%,提示可以应用该法检测牛、羊血清和乳品的单个样品以诊断家畜肝片形吸虫病,且敏感性和特异性高。亦可用于散装奶样品的检测,从而估计牛羊群的感染率。

3. 分子生物学检测 分子生物学诊断必须要获得在终宿主体内寄生时期的肝片形吸虫虫体样本或者虫卵,而获取体内虫体样本困难大且检测过程烦琐成本高,存在一定局限;另外检测虫卵样本存在不能进行早期诊断的局限性,所以分子生物学方法一般不应用于肝片形吸虫病的诊断。传统的片形吸虫分类以形态学特征为主,但近年来亚洲地区出现杂合型片形吸虫,加大了形态学分类的难度,分子生物学技术可以从分子水平进行片形吸虫的分类。唐梦婷等（2019）在云南省大理地区采集牛源片形吸虫成虫并孵育产卵,分别提取 DNA 后 PCR 扩增核糖体第一内转录间隔区（internal transcribded spacer 1,ITS1）、线粒体细胞色素 C 氧化酶亚基I（Mitochondrial cytochrome c-oxidase subunit I,COXI）、烟酰胺腺嘌呤二核苷酸脱氢酶亚基 1（NADH dehydrogenase subunit I,NAD1）序列并进行测序分析,鉴定了该地区片形吸虫种群以"杂合型"片形吸虫为主,同时存在少量纯种肝片形吸虫。

四、肝片形吸虫病病畜肉及其产品的无害化处理

针对病死畜,需实施无害化处理,在屠宰的过程中,一旦发现肝片形吸虫,必须及时进行处理,杜绝销售感染的动物制品,防止病原体扩散。在流行地区,定期对牛和羊群进行药物驱虫,常用药物有阿苯达唑（albendazole）、五氯柳胺（oxyclozanide）、三氯苯达唑（triclabendazole）。三氯苯达唑在体内代谢时间长,患畜治疗 14 天后才能食用其肉,10 天后奶方可食用。驱虫后的牛、羊群粪便需要及时清理,运输到远离养殖场地方集中处理。

（马长玲）

第三节 同 盘 吸 虫

同盘吸虫病（Paramphistomiasis）是由同盘科的吸虫寄生于终宿主肠道引起的人兽共患吸虫病。作为吸虫类中的一个很大的群类,同盘总科的终宿主包括鱼类以及哺乳动物等各类脊椎动物。本类吸虫达 200 多种,其中寄生于牛羊的有 80 余种。在中国存在的同盘类吸虫种类,主要包括后藤同盘吸虫（*Paramphistomum gotoi*）,杯殖杯殖吸虫（*Calicophoron calicophorum*）,殖盘殖盘吸虫（*Cotylophoron cotylophorum*）,印度殖盘吸虫（*Cotylophoron indicum*）,侧肠锡叶吸虫（*Ceylonocotyle scolicoelium*）等。该病的特征是成虫寄生于黄牛、水牛、山羊、羚羊等动物的瘤胃、网胃壁和胆管壁;幼虫则移行寄生于真胃、小肠、胆管、胆囊等器官,引起较严重的疾病,甚至导致病畜死亡。个别虫种还可寄生于猪、人的盲肠和结肠,马的结肠和人的小肠内。可寄生于人体的虫种有人拟腹盘吸虫（*Amphistoma hominis*）、霍克同盘吸虫（*A. hawkesii*）和瓦特逊同盘吸虫（*A. watsoni*）。人体感染后可出现消化不良、腹痛、腹泻等症状,严重感染者则影响生长发育。

同盘吸虫成虫寄生于终宿主的瘤胃内,并在瘤胃内产卵;虫卵进入肠道后随粪便排到体外。在外界适宜温度（26~30℃）的水中,约经 9~16 天发育为毛蚴,而在相对较低的温度条件下发育约需 4 周。毛蚴孵出后在水中游动,遇到淡水螺后就会钻入螺体内并依次发育为胞蚴、母雷蚴和子雷蚴。毛蚴感染后 28 天,子雷蚴开始发育为幼小的尾蚴,尾蚴未成熟即从生殖孔产出,继续从螺体消化腺中吸收营养而发育成熟,离开螺体。尾蚴在水中可生活 1~24 小时,在光滑的水草、螺壳、甲壳动物的附近等处,继续发育为囊蚴,囊壁形成需 2~4 分钟。家畜同盘吸虫的感染与中间宿主螺类有关,在螺体内发育成熟的尾蚴,离开螺体附着

合适的草叶发育为囊蚴,囊蚴在潮湿的水草上可长期保存其生活力,牛、羊等吞食附有囊蚴的水草而感染。囊蚴进入终宿主肠道,后尾蚴从囊内逸出,在小肠、胆管、胆囊以及真胃内不断移行,在数十天后进入瘤胃,并逐渐发育为成虫。

一、同盘吸虫检测的意义

同盘吸虫是一种对家畜危害比较严重的寄生虫,同时在家畜中感染率和感染强度也较高。罗建军等(2015)于2012—2013年在青海省都兰县进行牛、羊同盘吸虫感染调查,结果显示该地区牛、羊感染同盘吸虫呈现区域性流行,主要集中于放牧地为沼泽草甸草场,荒漠草场、半荒漠草场次之。同盘吸虫流行区的牧场,其周围多为潮湿的草坡地,可孳生淡水螺。在春季,雨水充沛,幼螺大量繁殖,病猪粪污染草地,同盘吸虫虫卵孵出毛蚴,感染中间宿主椎实螺。在夏秋季节,暴雨积水时,大量成熟尾蚴从螺体内逸出,在水草上发育为囊蚴,牛羊等动物放牧食入水草而造成感染。另外,部分地区家养牲畜以池塘养殖的水浮莲为主要饲料,大量猪粪直接施入池中作为青饲料的肥料,造成了同盘吸虫在家畜中传播流行。刘建枝等(2016)于2013年5月—2014年4月在西藏尼木县采用系统剖检法剖检99只山羊,采集了寄生于羊体内的寄生虫,依据虫体形态学特征进行种类鉴定,结果显示该地区山羊蠕虫感染率为100%,其中吸虫优势种为鹿同盘吸虫(60.6%)和后藤同盘吸虫(60.6%)。

同盘吸虫的贝类宿主种类是尖口圆扁螺(*Hippeutis cantori*)和小椎实螺(*Lymnaea fossaniaollula*)。牧场附近的水草、浮萍、青萍、异型莎草、毛轴莎草、赤地利、水蕨、小回回蒜、喜旱莲子草等均可作为同盘吸虫的水生媒介物。此外,稗和莎草生长于水边,为牛羊所嗜食,亦为重要的媒介物。

二、同盘吸虫病死亡动物的检疫

寄生在牛、羊等终宿主的同盘吸虫在中国农牧区流行十分普遍,且种类很多,是众多地区牛羊的常见寄生虫,感染主要发生于夏秋两季。本类虫体体积较大,几百个至几千个虫体寄生于牛、羊的瘤胃中,胃里面几乎被虫体覆盖一层。虫体寄生于终宿主肠中,可引起肠黏膜突起,肠壁肿胀,上皮组织坏死出血、发炎,影响消化功能,造成牛羊生长发育迟缓和生殖力下降。病畜临床症状主要以顽固性腹泻为主,并伴随有水样或糊状粪便,通常有腥臭味,个别病畜出现体温升高。随着同盘吸虫病程延长,病畜越来越消瘦、体弱无力、精神萎靡、黏膜苍白、高度贫血、颌下或全身水肿。进入到疾病后期,病畜极度瘦弱,卧地不起,最终因衰竭而死亡。

病畜死亡后解剖,检查其脑、肺、肝、瘤胃、真胃、小肠、盲肠和肌肉等器官组织,取内容物置于盛有生理盐水的容器内,反复淘洗,胃肠道黏膜外翻,检查虫体。成虫呈圆锥状或梨形,粉红色,背面稍弓起,腹面略凹陷,两侧对称,雌雄同体,长4~13mm,宽2~5mm。有口、腹吸盘各1个,口吸盘位于虫体前端,缺咽。腹吸盘位于虫体后端,比口吸盘大4~8倍。生殖孔开口于肠管分支的后方。睾丸两个,椭圆形或略分叶,前后排列于虫体的中部。卵巢呈圆形,位于睾丸的后方。子宫弯曲,卵黄腺呈颗粒状,分布于虫体两侧,从食管末端直达腹吸盘(图63-3)。

三、同盘吸虫的检测方法

同盘吸虫毛蚴感染中间宿主椎实螺后,在一定条件下发育为成熟的尾蚴并从螺体内逸出,可附着于水草表面发育为囊蚴。家畜通过食入含有囊蚴的水生植物而造成感染。因此,检测方法分为附着水草表面同盘吸虫囊蚴的检测和寄生于终宿主引起同盘吸虫病的病原学检查,包括粪检虫卵、剖检成虫和分子生物学检测。

(一)附着水草表面的同盘吸虫囊蚴的检测

同盘吸虫成熟尾蚴离开螺体游于水中,遇到较光滑的水中各种植物草叶即附其上,成囊细胞分泌出液体形成囊壁成为囊蚴。囊蚴呈正圆形,中央隆起如半球状在叶面。囊蚴直径为210~240μm,囊壁厚12~18μm,囊内可见腹吸盘,眼点,以及集合管的屈光性颗粒。囊蚴有较强的抵抗力,在潮湿的环境里能生存数月。囊蚴检查方法同水生植物表面姜片虫囊蚴的检测。

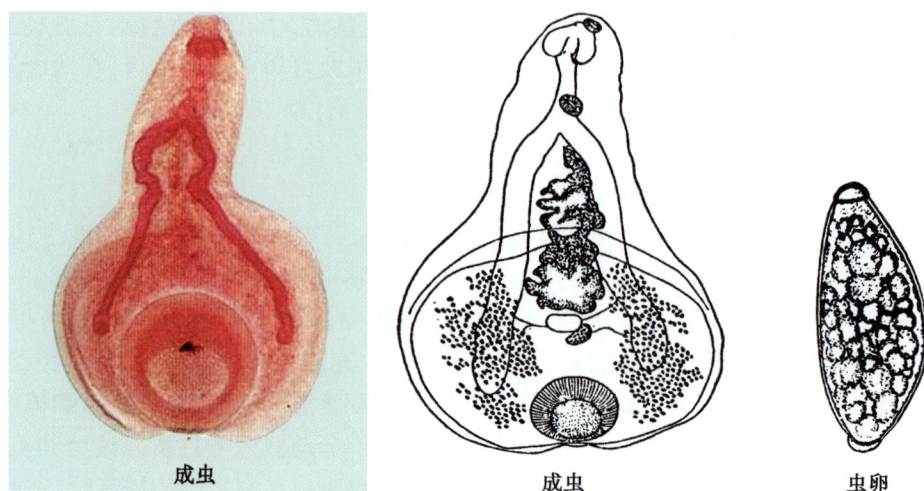

成虫　　　　　　　　成虫　　　　　虫卵

图 63-3 人似腹盘吸虫

（引自 李朝品,高兴致.医学寄生虫图鉴.北京:人民卫生出版社,2012.）

（二）同盘吸虫病的检测

1. 病原学检查

（1）粪便查虫卵:本病罕见,诊断困难,从家畜、患者的粪便检出虫卵可确诊。可采用直接涂片法、自然沉淀法、离心沉淀法、改良加藤氏法等查找虫卵。虫卵平均大小 106.6μm × 64.0μm,无色,长椭圆形,卵壳光滑,其中一端有卵盖,卵内存在卵黄细胞。一端细胞非常多,另外一端则较为稀疏,而且存在一定的空隙,虫卵一端两侧位置不对称,呈现为变尖的状态。但应注意与肝片形吸虫虫卵相区别。

（2）剖检查成虫:疫源地病畜死亡后剖检,检查脑、肺、肝、瘤胃、真胃、小肠、盲肠和肌肉等器官组织,用生理盐水反复淘洗各器官组织,用挑虫针将虫体置于盛有生理盐水的平皿内,充分振荡洗净,移入 70℃的 70%~75% 乙醇中,待冷却后,移入甘油乙醇中,编号保存。检查时,将虫体置于带盖透明瓶中 48 小时,于光学显微镜下镜检。高度怀疑人感染同盘吸虫时,可从待检部位取出虫体后置生理盐水,收集该虫产出的虫卵并对虫体染色制片、镜检。

2. 分子生物学检测　近年来,具有高度特异性和敏感性的分子生物学检测技术,如核酸体外扩增技术、DNA 探针技术等应用于同盘吸虫病的诊断研究。常规聚合酶链式反应检测同盘吸虫感染可以使用的目标基因包括线粒体细胞色素氧化酶Ⅰ（mitochondrial cytochrome oxidase subunit Ⅰ,COI）基因、核糖体第二内转录间隔区（ribosomal DNA internal transcribed spacer-2,ITS-2）基因等。这些方法可检测出样本中同盘吸虫的存在,且与其他吸虫均无交叉反应,具有较高的灵敏性和特异性。检测时,使用基因组 DNA 纯化试剂盒从样本中的单个成虫中提取基因组 DNA,以此作为模板。根据 ITS-2 基因序列,设计 PCR 引物:正向（5'-TGTGTCGAAGAGCGCA G-3'）和反向（5'-TGGTTAGTTTTCTTTTCCTCCGC-3'）,扩增同盘吸虫的核糖体 DNA ITS-2 侧翼 5.8S 和 28S 部分序列,可扩增出 395~477bp 大小的片段（不同种片段大小有所差别）,即可判定该虫种为同盘属吸虫。

四、同盘吸虫病病畜肉及其产品的无害化处理

同盘吸虫病对家畜的危害十分严重,当寄生的虫体达到一定数量时,会影响家畜的生产性能,严重感染的家畜可发生死亡,造成经济损失。对病死家畜实施无害化处理,杜绝病原体扩散,因此要加强对本病的防治工作,选择合适的牧场位置与管理好牧场,减少终宿主吞食附有囊蚴的水草被感染的机会。另一方面合理利用化学方法和机械方法消灭中间宿主,对家畜经常接触的水塘用硫酸铜、硫酸铵等药物进行灭螺。不用猪粪供作水生植物的肥料,不用池塘生水喂猪。人不要饮生水,猪饲养员、捞取饲料的工作人员应注意饭前洗手,避免感染。

（张玉红）

第四节　嗜 眼 吸 虫

嗜眼科吸虫是隶属于复殖纲（Digenea）嗜眼科（Philophthalmidae）嗜眼属（Philophthalmus）的吸虫，属鸟类的寄生虫，主要寄生在鸟类及家禽的结膜囊（conjunctivalsac）和瞬膜（nictitatingmembrane）等部位，亦可寄生兔、小鼠等小型动物及人的结膜囊。嗜眼属吸虫在鸟类的结膜囊和瞬膜中寄生时，由于虫体机械刺激及分泌物毒素的影响，在一定程度上引起患禽眼睛红肿流脓、充血、组织液渗出、角膜与瞬膜混浊晦暗充血，重者出现溃疡、眼睑肿大或紧闭等症状。鸟类尤其幼雏因此眼疾而不能寻食、消瘦，有的两腿瘫痪，严重者可致死，临床上多见于成年鹅。中国现已发现嗜眼吸虫共 24 种，分别属于 3 个亚科，5 个属，以涉禽嗜眼吸虫（Philophthalmus gralli）较为常见，已报道该病的地区包括广东、安徽、福建、北京、海南、中国台湾等地。

嗜眼吸虫成虫寄生于终宿主眼结膜囊中，产出的虫卵落入淡水，孵出毛蚴。瘤拟黑螺（Melanoides tuberculata）等淡水螺可作为嗜眼吸虫的中间宿主。毛蚴在螺心室内寄生，经过母雷蚴、子雷蚴至第三代雷蚴等阶段的发育，最终发育为尾蚴。尾蚴从螺体内逸出，在水中具有向上性，可附着在贝壳、虾、螃蟹、浮游幼虫等表面，甚至水生植物表面，脱去尾部结构在水线附近物体上形成囊蚴。人在嗜眼吸虫病流行区水域中进行游泳、潜水等活动时，水面上的活囊蚴可能侵入眼致病，偶可寄生于人的眼眶内。此外，也可通过生食和半生食含活囊蚴的水生植物，饮用含活囊蚴的生水而感染。在斯里兰卡报道一例病例，患者有沙眼样的症状，经调查发现该患者曾在鸭和乌鸦聚集活动的河流中游泳。在南斯拉夫贝尔格莱德附近亦有一例报道，从患者眼结膜查获嗜眼吸虫，引起结膜炎，感染的途径可能是患者在海鸥群活动的河流中游泳所致。

一、嗜眼吸虫检测的意义

嗜眼吸虫呈世界分布，人体感染罕见。江苏、福建、海南、广东、中国台湾等地均发现有动物感染。家禽嗜眼吸虫病的流行，可能与中间宿主的孳生环境密切相关，在水源充足的河流水沟，有利于中间宿主的繁殖。而在此处放养的家禽，会因食用水草、接触囊蚴而感染。在福建和广州部分地区家禽的感染率为 7.3%~87.5%。嗜眼吸虫主要分布于有螺存在的区域，多见鹅感染，不同日龄的鹅均可以感染，鹅感染后会引起生产性能下降。在自然条件下，该虫还可感染鸡、鸭、火鸡、珍珠鸡等多种禽类。在南斯拉夫、斯里兰卡（Rajapakse，2009）、墨西哥（Lamothe，2003）、泰国（Waikagul，2006）、中国海南（符曼雅等，1996）等地有人体感染的报道。人是偶然宿主，可能是通过食入含有活囊蚴的水生植物，或饮用囊蚴污染的生水被感染。在池塘中游泳等水上活动时，水中的幼虫也可能侵入眼部引起感染。

在不同地区，或者同一地区的不同季节，中间宿主瘤拟黑螺的感染率不同，夏秋季节感染率较高。在福建和广州部分地区瘤拟黑螺的感染率为 1.1%~35.3%。成虫所产的卵入水后经过在螺体内的发育，形成的尾蚴离开螺体附着水生植物或螺壳上进一步发育为囊蚴，当鹅在水中吞食了附有囊蚴的螺体或水生植物时，即引起感染。囊蚴在鹅的嗉囊内脱囊，大约经过 1~5 天的时间，经鼻泪管移行到眼的瞬膜囊内，1 个月后发育为成虫。

通过观察嗜眼吸虫尾蚴在水中发育为囊蚴的过程，发现从螺体逸出的尾蚴，只有较小部分能够在水层底部一些物体上附着形成囊蚴；绝大部分尾蚴均有向上性，它们靠自身体部和尾部的不断摆动而上升到水面，用尾部末端特殊的囊状腺体吸附在水面，身体倒悬水中不断地向四周探伸，当遇到某些物体时，立即附上而脱去尾部形成囊蚴。唐仲璋等（2005）模仿自然状况在高一尺的水族器中放置各种螺和植物，同时放入 10 粒阳性瘤拟黑螺，24 小时后检查水中全部物体上的嗜眼吸虫囊蚴。结果显示从所查到的 6 090 个囊蚴中，发现有 5 173 个在水线附近的物体上。囊蚴对附着的物体选择性不强，在贝壳表面、虾、蟹、浮游幼虫、蚊幼虫的体表、水生植物叶表面（伊乐藻、金鱼藻、浮萍等）都可以发育为囊蚴。

实验证实：家禽食入嗜眼吸虫囊蚴或眼部接触该虫后尾蚴均可获得感染。以脱囊的后尾蚴经口感染雏鸡，可在鸡的眼中检获虫体。从口腔感染后，虫体经上颚裂缝、鼻腔而进入鸡的眼部。由此可以证明在嗜眼吸虫病流行区水系中,水禽在水中主要是由于摄入或眼睛接触水面含有囊蚴的物体而受感染。另外,人在疫区水中游泳、潜水时,水面上的嗜眼吸虫后尾蚴或囊蚴也有可能侵入眼而致病。郭虹等(1993)曾报道一名 13 岁的患者,在其结膜囊中发现了成虫。可能是由于患者常在村里水塘游泳,感染了后尾蚴或囊蚴。Mimori 等(1982)报道一例日本 Kumamoto Ken 地区的病例,该患者经常用小河水洗手洗脸而造成了感染。人偶然感染后,可造成结膜充血、结膜囊分泌物增多、半月皱襞肿胀、水肿等局部炎症反应,严重时角膜出现溃疡。

二、嗜眼吸虫病死亡动物的检疫

嗜眼吸虫寄生于禽类眼结膜囊内,虫体机械性的刺激和分泌的毒素可引起眼结膜炎。主要表现为眼部异物感、烧灼感和发痒,当炎症累及角膜时,常伴有畏光、流泪和刺痛。寄生初期时病禽消瘦,角膜深层有细小点状混浊,眼结膜充血潮红并伴有脓性分泌物,泪水在眼中形成许多小泡沫,眼睑水肿;第三眼睑晦暗、增厚、呈树枝状、充血或潮红。少数严重病例,角膜表面形成溃疡,被黄色片状坏死物覆盖,剥离后出血。眼内虫体较多的家禽会由于强刺激而失明,难以采食,迅速消瘦,产蛋减少,最终死亡。

三、嗜眼吸虫的检测方法

嗜眼吸虫毛蚴感染中间宿主淡水螺后,在一定条件下发育为成熟的尾蚴并从螺体内逸出,尾蚴可附着在虾、螃蟹、贝壳以及水生植物表面发育为囊蚴,在水中活动的家禽或人因接触囊蚴而感染。检测方法分为附着水草表面嗜眼吸虫囊蚴的检测和寄生于终宿主引起嗜眼吸虫病的病原学检查,即从患眼处查找成虫。

(一)附着水草表面的嗜眼吸虫囊蚴的检测

嗜眼吸虫囊蚴可附于水中各种植物。囊蚴的形状呈瓜子型或扁平状,大小为(0.377~0.422)mm×(0.169~0.205)mm,壁乳白色絮膜状,外层不平滑。检查方法同水生植物表面姜片虫囊蚴的检测。

(二)嗜眼吸虫病的检测

针对患病家禽,可检查眼部有无黏膜充血、化脓、溃疡等病变,以及在结膜囊、球结膜、睑结膜等部位发现虫体,取出鉴定,即可诊断。亦可采用拨开或冲洗第三眼睑检获虫体,压片,置显微镜下观察。针对疑似患者,可手术从患者眼中取出可疑虫体,置载玻片上,滴加一滴生理盐水,压片。

将取出的虫体置生理盐水中,经70%乙醇固定后染色封片,显微镜下观察。虫体略显淡黄色、半透明,呈棍棒状,较狭长,长 2.1~4.5mm,宽 0.7~1.5mm,咽发达,食管很短,肠管伸至虫体后端,睾丸两个,近似椭圆形,睾丸前后排列于卵巢之后。卵黄腺不发达,每侧有 6~7 个卵黄泡。子宫内有大量虫卵,虫卵 28μm×(57~71)μm,长椭圆形,内含有毛蚴,毛蚴眼点清晰,其余器官不清晰(图 63-4)。

四、嗜眼吸虫病禽肉及其产品的无害化处理

对病死家禽应采用无害化处理,杜绝销售感染的家畜制品以防止病原体扩散。在有本病发生的养鹅区,散养的水禽尽量不要在流行地段的水域中放养。若将水生植物作为饲料饲喂,应事先进行灭囊处理。同时对鹅的生活区和活动区进行灭螺,消灭传播媒介。另外人类活动尽可能地避免接触疫水或者做好防护,避免感染。

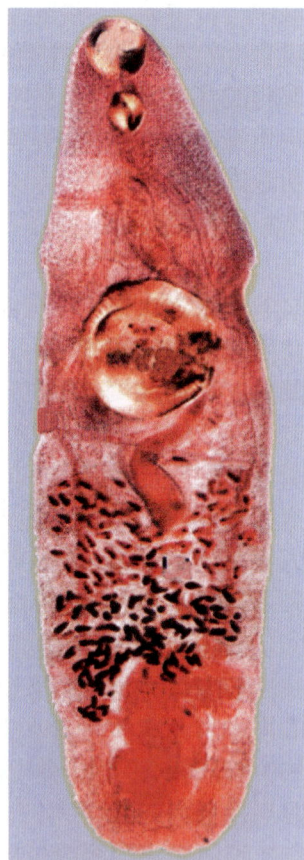

图 63-4　嗜眼吸虫成虫
(引自　李朝品,高兴致.医学寄生虫图鉴.北京:人民卫生出版社,2012.)

(张玉红)

参 考 文 献

[1]　段义农.现代寄生虫病学[M].2版.北京:人民军医出版社,2015.

[2]　吴观陵.人体寄生虫学[M].4版.北京:人民卫生出版社,2013.

[3]　杨维平,沈一平.实用肠扁虫病学[M].北京:人民卫生出版社,2013.

[4]　马亦林.传染病学[M].4版.上海:上海科学技术出版社,2005.

[5]　唐崇惕,唐仲璋,中国吸虫学[M].福州:福建科学技术出版社,2005.

[6]　左仰贤.人兽共患寄生虫学[M].北京:科学出版社,1997.

[7]　顾元勋.猪姜片吸虫病的临床症状、诊断与防治[J].养殖与饲料,2021,6:71-72.

[8]　吴璆.牛前后盘吸虫病的诊断及防治措施探讨[J].中兽医学杂志,2021,(8):50-51.

[9]　吴正姣,侯林静,饶国顺,等.广西南宁市水牛肝脏内前后盘吸虫的鉴定[J].中国畜牧兽医,2021,48(2):668-675.

[10]　杨万广.肉牛前后盘吸虫病的流行病学、临床症状、实验室检查和防治措施[J].现代畜牧科技,2021,(10):139-140.

[11]　付腾,温海燕.牛羊肝片吸虫病的综合防治[J].山东畜牧兽医,2020,4(6):35-36.

[12]　唐梦婷,周岩,刘榆华,等.云南省大理州片形吸虫的分子鉴定[J].中国病原生物学杂志,2019,14(5):525-529.

[13]　古丽巴哈·吾拉音,艾沙江·阿布拉.山羊同盘吸虫病并发巴氏杆菌病的诊治[J].兽医导刊,2018,(24):151.

[14]　李春花,蔡进忠,雷萌桐,等.祁连县默勒地区绵羊同盘吸虫感染情况调查研究[J].青海畜牧兽医杂志,2018,48(2):39-41.

[15]　马士娟.猪姜片吸虫病的流行病学、临床症状、诊断及其防治[J].现代畜牧科技,2017,9:96.

[16]　刘建枝,夏晨阳,冯静,等.西藏尼木县山羊蠕虫感染情况调查[J].中国寄生虫学与寄生虫病杂志,2016,34(1):8-10.

[17]　罗建军,苏贵军,桂香,等.都兰县草食家畜同盘吸虫感染情况调查报告[J].中国畜牧兽医文摘,2015,(4):86-86.

[18]　艾琳,陈木新,吕山,等.云南宾川地区牛羊片形吸虫感染调查及分子鉴定[J].热带医学杂志,2013,13(6):791-794.

[19]　顾学珠,李从高.一起种鹅嗜眼吸虫病防治[J].上海畜牧兽医通讯,2011,(5):96-96.

[20]　曾小军,姜唯声,谢慧群,等.江西发现人体感染同盘属吸虫1例报告[J].海峡预防医学杂志,2010,16(2):7.

[21]　高文清.鸭群暴发嗜眼吸虫病的诊治[J].中国兽医寄生虫病,2007,15(1):57-57.

[22]　缪峰,付兆义,刘新,等.微山湖区环境改变对姜片虫病流行的影响[J].中国公共卫生,2005,21(1):85-86.

[23]　陈思礼,袁媛,陈强,等.ELISA检测姜片虫病患者抗体的研究[J].华中师范大学学报(自然科学版),2004,38(1):85-87.

[24]　杨庆桐,赵广菊.微山湖区姜片虫病40年流行情况调查分析[J].医学动物防制,2001,17(12):633-634.

[25]　黄文德,汤子慧.姜片虫尾蚴经口感染猪、兔获得成虫[J].温州医学院学报,1998,28(4):308.

[26]　符曼雅,邢健强,韩钟琳,等.嗜眼吸虫人眼感染一例[J].中华眼科杂志,1993,29(4):229.

[27]　郭虹,吕刚,林琼连,等.海南岛嗜眼吸虫的发现暨寄生人体1例报告[J].中国人兽共患病杂志,1993(1):60-61.

[28]　LÓPEZ CORRALES J,CWIKLINSKI K,De Marco Verissimo C,et al. Diagnosis of sheep fasciolosis caused by *Fasciola hepatica* using cathepsin L enzyme-linked immunosorbent assays(ELISA)[J]. Vet Parasitol,2021,298:109517.

[29]　SILES-LUCAS M,BECERRO-RECIO D,SERRAT J,et al. Fascioliasis and fasciolopsiasis:Current knowledge and future trends[J]. Res Vet Sci,2021,134:27-35.

[30]　GAO X,ZHANG L,TONG X,et al. Epidemiological survey of fasciolosis in yaks and sheep living on the Qinghai-Tibet plateau,China[J]. Acta Trop,2020,201:105212.

[31]　AGUAYO V,VALDES B,ESPINO AM. Assessment of *Fasciola hepatica* glutathione S-transferase as an antigen for serodiagnosis of human chronic fascioliasis[J]. Acta Trop,2018,186:41-49.

[32]　JADAV MM,KUMAR N,DAS B,et al. Morphological and molecular characterization of Paramphistomum epiclitum of small ruminants[J]. Acta Parasitol,2018,63(3):586-594.

[33]　MOKHTARIAN K,MEAMARAR,KHOSHMIRSAFA M,et al. Comparative assessment of recombinant and native immunogenic forms of *Fasciola hepatica* proteins for serodiagnosis of sheep fasciolosis[J]. Parasitol Res,2018,117(1):225-232.

[34]　SANGUANKIAT S,SATOMO,SATO M,et al. First Record of Paramphistomes *Fischoederius cobboldi* and

Paramphistomum epiclitum detected in Bovine Rumen from a local market of Savannakhet Province, Lao PDR[J]. Koren J Parasitol, 2016, 54（4）: 543-547.

［35］ MEZO M, GONZÁLEZ-WARLETA M, CASTRO-HERMIDA JA, et al. Field evaluation of the MM3-SERO ELISA for detection of anti-FasciolaIgG antibodies in milk samples from individual cows and bulk milk tanks[J]. ParasitolInt, 2010, 59（4）: 610-615.

［36］ RAJAPAKSE RD, WIJERATHNE KM, WIJESUNDERAMS. Ocular infection with an avian trematode（*Philophthalmus* sp）[J]. Ceylon Med J, 2009, 54（4）: 128-129.

［37］ MEZO M, GONZÁLEZ-WARLETA M, CARRO C, et al. An ultrasensitive capture ELISA for detection of *Fasciola hepatica* coproantigens in sheep and cattle using a new monoclonal antibody（MM3）[J]. J Parasitol, 2004, 90（4）: 845-852.

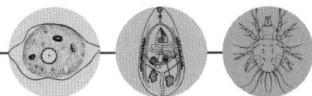

第六十四章

其他食源性寄生虫检测技术

食源性寄生虫病是指某些寄生虫感染阶段寄生在动物肉类或水产品中,人因食入含有虫卵或幼虫的生的或未煮熟的食物而感染的寄生虫病,来源包括水源性、肉源性、水产动物源性、两栖爬行动物源性、节肢动物源性及植物源性,病原虫种包括原虫、线虫、吸虫、绦虫及节肢动物。当前,我国食源性寄生虫病的防治面临诸多挑战,21世纪社会经济飞速发展,人民生活水平日益提高,人们已不再满足于仅仅解决温饱问题,食物种类越来越丰富,人们生食、半生食等饮食习惯及烤、涮等烹饪方法的普遍导致食源性寄生虫病的发生风险在加大,然而寄生虫的相关研究和检测技术却相对滞后。

第一节　贮藏干果中甜果螨的检测

甜果螨（*Carpoglyphus lactis*）曾被称为痢疾粉螨（*Acarus dysenteriae*）,隶属于无气门亚目（Astigmata）果螨科（Carpoglyphidae）果螨属（*Carpoglyphus*）。国内分布于北京、福建、广东、广西、河北、黑龙江、吉林、江苏、江西、辽宁、山东、上海、四川、浙江和中国台湾等地;国外主要分布于北美、南美和欧洲等地。

一、检测的意义

甜果螨嗜好食糖、蜜饯和干果等含糖量高的食品,在桂圆、大枣、红糖、枸杞、山楂、绿豆糕、饼干、蛋糕、沙琪玛和柿饼等含糖食物中均可发现,甜果螨大量繁殖不仅会造成食品污染变质和价值降低,还会引发各种人体螨病,如皮肤螨病、肺螨病、以及肠螨病等。人食入了被某些螨类侵染过的食物,螨寄生在肠腔或肠壁引起肠螨病以及一系列消化系统疾病。临床上轻者可无症状,重者则可出现腹痛、腹泻、腹部不适、乏力等。甜果螨进入肠道后,刺激肠壁,甚至侵入肠黏膜层或者更深的肠组织中,导致肠坏死、十二指肠溃疡等。甜果螨的皮壳、代谢产物和死亡螨体分解后的产物还可引起变态反应,导致腹泻、腹痛等消化系统症状。甜果螨螨体较小,成螨约400μm（图64-1）,易通过多种途径侵染食品,影响食品工业,对人体健康造成严重威胁。一般干果直接被人食用,没有后续的加工过程,干果中的甜果螨更易进入人体,引起相应的疾病,因此对干果中甜果螨的检测,对预防因甜果螨致病有着重要意义。

二、检测方法

（一）光照驱螨法

利用粉螨对光敏感,见光逃离的习性达到分离螨的目的。取一玻璃板,将待检样本均匀平铺在玻璃板上,使其厚度不超过1cm,然后取一张黑纸,大小视样本平铺面积而定,将黑纸对折使折线与待检样本一侧对齐,使一半黑纸平展在玻璃板上,在距样本1cm处平行架一玻璃棒,把另一半黑纸架于其上,保持高度5cm左右,与样本平行放一日光灯,打开电源开关,数小时后就可在黑纸及玻璃板上发现螨,用毛笔收集到瓶中。

（二）振筛分离法

首先根据所要分离样本的形状和性质以及要分离粉螨的大小选择分样筛,一般用孔径从40目/吋到160目/吋不等的筛网作为分样筛即阻螨筛,然后将选好的分样筛按照从上到下孔径逐渐变小的顺序安装

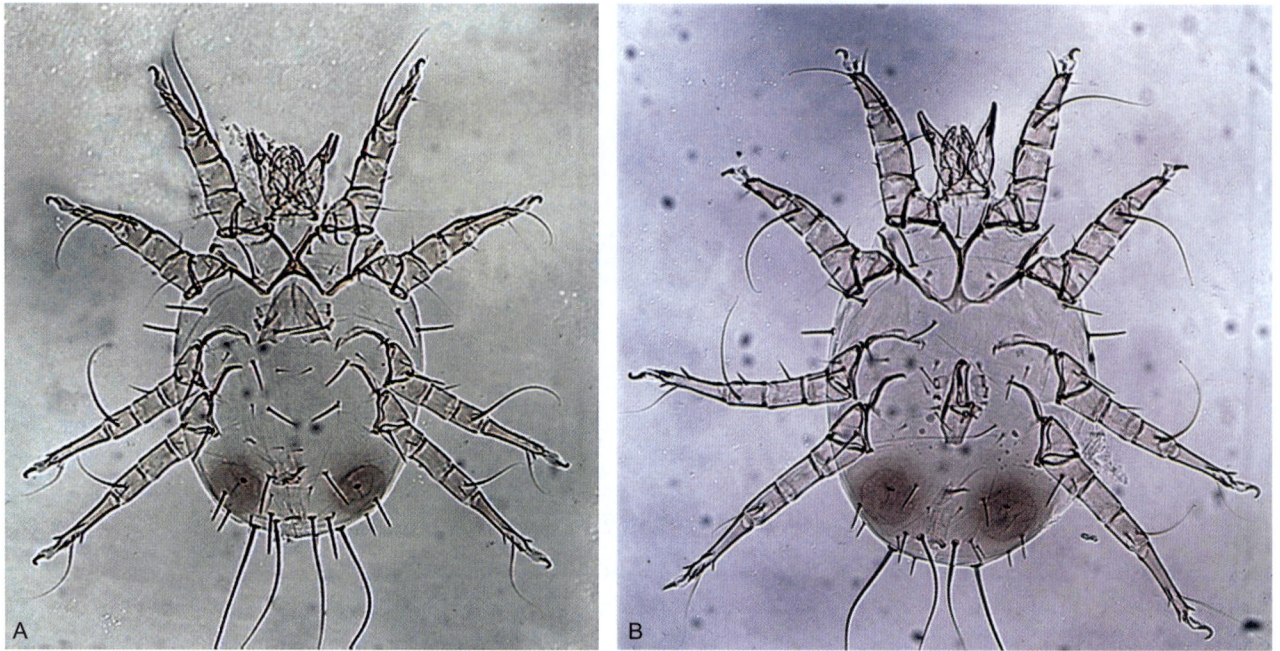

A. ♀;B. ♂

图 64-1 甜果螨(腹面)

(李朝品 图)

在电振动筛机上,之后把需要检测的样本放入最上面的分样筛内,盖好筛盖并旋紧螺栓启动筛机,20 分钟后取各层阻留物镜检,或者根据需要取某一孔径分样筛上的阻留物镜检;取适量碎屑放入洁净的玻璃平皿内,轻轻摇晃培养皿使碎屑尽可能地均匀的平铺于培养皿底部,用干燥且洁净"〇"毛笔(笔尖毛叉开)从培养皿中碎屑边缘拨动,待发现螨时将其挑出。

第二节 蛋奶中弓形虫的检测

弓形虫是一种重要的机会致病性寄生虫,自首次发现迄今已有 110 年的历史,我国最先由于恩庶1954 年在福建省动物体内分离到虫体。弓形虫对中间宿主的选择极不严格,可感染超过 200 种动物并引起弓形虫病。

一、检测的意义

我国猫弓形虫感染率较高,meta 分析显示 1991—2015 年猫感染率约为 24.50%,猫排出的卵囊(图 64-2)是人和其他动物感染弓形虫的主要来源。我国普通人群弓形虫抗体阳性率为 8.20%,孕妇为8.60%,妊娠期的主要危险是先天性感染,从而导致流产、死产、发育缺陷和其他严重的胎儿疾病。先天性感染及其并发症在人类和猪、羊等家畜中普遍存在,造成巨大的经济损失和社会问题,因此弓形虫的检测及防治尤为重要。蛋奶制品中可能存在弓形虫包囊(图 64-3)污染,人在生食或半生食受弓形虫污染的蛋奶制品可能引起感染,孕妇感染弓形虫可引起严重的疾病,弓形虫的速殖子可穿过胎盘屏障,引起胎儿垂直感染,造成胎儿畸形、死胎,即使是存活的胎儿也会出现发育障碍、畸形发育,以及弱智等现象。免疫功能低下者,如接受放疗/化疗的癌症患者、长期免疫抑制治疗、HIV/AIDS 及接受器官移植的患者等感染弓形虫后会造成多系统、多器官损害,甚至死亡。Amairia(2016)用 ELISA 法检测突尼斯的 77 只山羊血液样本发现,弓形虫阳性率为 31.2%,分子检测这些羊奶发现弓形虫阳性率为 7.8%;Gazzonis(2019)用ELISA 法检测突尼斯的 30 头山羊血液样本发现,弓形虫阳性率为 63.3%,分子检测 63 份羊奶发现弓形虫阳性率为 20.6%;Bezerra(2015)用 IFA 和 PCR 检测结果显示:弓形虫可随羊奶排出,并能在冷酶处理制

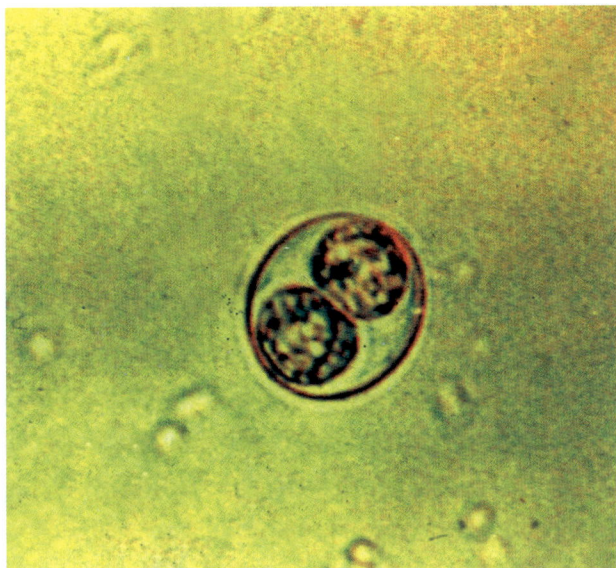

图 64-2 弓形虫卵囊
（引自　李朝品，高兴致 . 医学寄生虫图鉴 . 北京：人
民卫生出版社，2012）

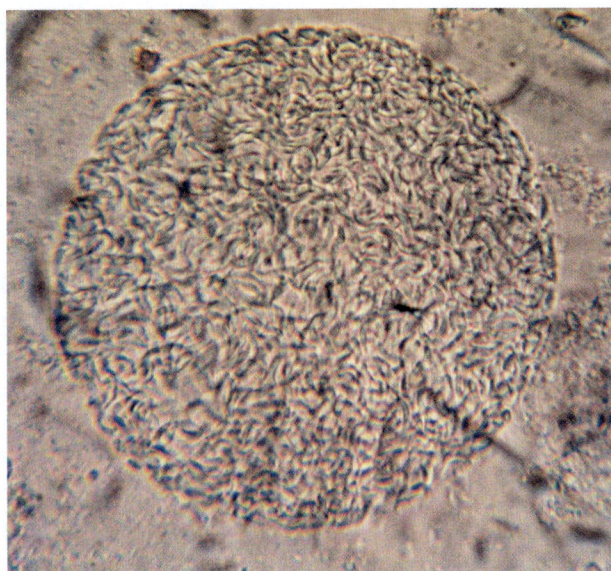

图 64-3 弓形虫包囊
（引自　李朝品，高兴致 . 医学寄生虫图鉴 . 北京：人民
卫生出版社，2012）

得的新鲜干酪中存活。未经巴氏灭菌的牛奶经冷酶处理后制成的新鲜山羊干酪中也可能存在弓形虫。加强蛋奶弓形虫的检疫净化，建立无弓形虫蛋奶是保证蛋奶质量的必要条件。同时，加强蛋奶弓形虫检测等也是保障人类免于弓形虫感染，防止弓形虫病发生的重要技术措施。因此蛋奶中弓形虫的检测十分必要。

二、检测方法

（一）牛奶检测

牛奶弓形虫检测是血清学检测的有效替代方法，可方便地应用于大规模流行病学调查和弓形虫感染的持续监测。Gazzonis（2018）报道取 10ml 新鲜牛奶，离心后取上清液（2 120g，15 分钟），用酶联免疫吸附试剂盒对其进行检测，为了找到分析牛奶样品的最佳稀释度，在 ELISA 试剂盒提供的稀释缓冲液中，对牛奶上清液进行了未稀释或稀释为 1：2、1：4 和 1：8 的检测，随后使用最佳稀释度完成牛奶上清液的分析。

（二）分子生物学

1. 聚合酶链反应（polymerase chain reaction，PCR）　PCR 是一种用于扩增特定的 DNA 片段的分子生物学技术，它可看作是生物体外的特殊 DNA 复制，PCR 的最大特点是能将微量的 DNA 大幅增加。具有特异性强、灵敏度高、简单、快速、纯度要求低等特点。Santana（2015）报道，取新鲜羊奶 10ml，使用 DNA 提取试剂盒提取羊奶的总 DNA，调整 DNA 浓度为 50ng/μl，在 2% 琼脂糖凝胶上用溴化乙锭（0.5g/ml）染色，评价 DNA 的完整性。以 529bp 基因为目标片段，使用上游引物 Tox4：5'-CGCTGCAGGGAGGAAGACGAAAGTTG-3'；下游引物 Tox5：5'-CGCTGCAGACACAGTGCATCTGGATT-3'。PCR 反应体系为 25μl，DNA 模板 4μl 以及 21μl 的混合物，混合物包含 6.0μl Taq DNA 聚合酶缓冲液、上下引物各 3.0mmol、1.0mmolMgCl$_2$、0.2U Taq DNA 聚合酶和 6.8μl 超纯水。PCR 反应条件为 94℃预变性 5 分钟，94℃变性 1 分钟，60℃退火 1 分钟，72℃延伸 1 分钟，循环 35 次，72℃终延伸 7 分钟。反应产物用 2% 琼脂糖检测。

2. 巢式 PCR　巢式 PCR 是一种变异的聚合酶链反应（PCR），使用两对（而非一对）PCR 引物扩增完整的片段。第一对 PCR 引物扩增片段和普通 PCR 相似。第二对引物称为巢式引物（因为他们在第一次 PCR 扩增片段的内部）结合在第一次 PCR 产物内部，使得第二次 PCR 扩增片段短于第一次扩增。巢式 PCR 的优点在于，若第一次扩增产生了错误片断，第二次能在错误片段上进行引物配对并扩增的概率极低。因此，巢式 PCR 的扩增的特异性较普通 PCR 强。Amairia（2016）采用 PCR 法对山羊奶进行弓形虫的检测,首先收集羊奶 2 200g 离心 5 分钟,为避免酪蛋白的干扰,将 1ml 沉淀物用 200μl TE(1mmol EDTA、10mmol Tris-HCl(pH=7.6))和 300μl 0.5M EDTA(pH 8)处理。将沉淀物混匀,以 3 000g 离心 10 分钟,最后用 PBS 稀释至 200μl。使用 DNA 提取试剂盒从重悬的沉淀中提取 DNA,提取后的 DNA 在−20℃ 中保存备用。为了评估 DNA 提取效率,使用正向引物 5'-AACCTGGTTGATCCTGCCAGT-3' 和反向引物 5'-GGCACCAGACTTGCCCTC-3' 进行 PCR 扩增编码 18S rRNA 的 V1-V3 高变区。PCR 反应在 1×PCR 缓冲液、2mmol MgCl$_2$、10μM 引物、0.2mmol dNTP、2U Taq 聚合酶、1.5μl DNA 模板和蒸馏水的混合物中进行,总体积为 25μl。PCR 条件是 94℃ 5 分钟,然后是 94℃ 变性 50 秒,58℃退火 50 秒,25 个循环,最后在 72℃延伸 10 分钟。进行巢式 PCR 以扩增编码 18S-5.8S rRNA 的 ITS1 基因 227bp 弓形虫 DNA 片段。使用了两个外部引物,即 NN1(5'-CCTTTGAATCCCAAGCAAAACATGAG-3')和 NN2(5'-GCGAGCCAAGACATCCATTGCTGA-3')。第一次 PCR 后,使用 2μl 第一次 PCR 产物作为模板和弓形虫特异性引物 Tg-NP1(5'-GTGATAGTATCGAAAGGTAT-3')和 Tg-NP2(5'-ACTCTCTCTCAAATGTTCCT-3')进行巢式 PCR。每次扩增均在 25μl 的总反应体积中进行,该反应体系由 0.1μmol 引物、补充有 MgCl$_2$(2mmol)的 Taq 聚合酶缓冲液(1×)、0.2mmol dNTP 以及 0.5U Taq DNA 聚合酶组成。94℃ 预变性 3 分钟,94℃变性 30 秒,67℃退火 45 秒,72℃ 延伸 1 分钟,30 个循环,72℃ 5 分钟。对于巢式 PCR,所有热循环仪条件都相同,除了退火温度(53℃,30 秒)。每次 PCR 运行中都包括阳性对照(包括弓形虫 DNA)和阴性对照(蒸馏水)。PCR 产物在 1.5% 琼脂糖凝胶中检测。

3. 实时荧光定量 PCR(quantitative real-time PCR) 是一种在 DNA 扩增反应中,以荧光化学物质测每次聚合酶链式反应(PCR)循环后产物总量,并通过内参或者外参法对待测样品中的特定 DNA 序列进行定量分析的方法。曲光刚等(2013)在采用荧光定量 PCR 对山羊奶中弓形虫进行检测,具体方法如下:首先采集山羊奶 50ml,将羊奶充分混匀,取 1ml 混匀羊奶置于 1.5ml 的离心管中,利用试剂盒进行羊奶总 DNA 的提取,每个样本做 3 个重复。设计上游引物 Tox-F1:5'-AGGAGAGATATCAGGACTGTAG-3',下游引物 Tox-R1:5'-GCGTCGTCTCGTCTAGATCG-3'荧光定量 PCR 的反应体系:SYBR Premix Ex Taq(2×)10μl、Tox-F1(10μM)和 Tox-R1(10μM)各 1μl、DNA 模板 5μl、去离子水 3μl。反应程序及结果判断:按以下程序进行反应:95℃10 分钟,95℃ 10 秒,56℃ 20 秒,72℃ 20 秒,50 个循环。结果通过荧光曲线和熔解曲线分析。

4. 环介导等温扩增技术(loop-mediated isothermal amplification,LAMP) 与常规 PCR 相比,不需要模板的热变性、温度循环、电泳及紫外观察等过程。LAMP 检测方法较常规 PCR 具有以下优势:①高敏感性:LAMP 技术较 PCR 技术至少敏感 100 倍,检测限度更低,更利于弓形虫感染的发现。②高特异性:PCR 技术易出现假阳性现象,而 LAMP 技术有 2~3 对特异性引物,对靶序列的识别更具特异性。③仪器简单:LAMP 技术不需要 PCR 仪等昂贵仪器,仅需简单的水浴加热即可完成实验。④时间短:LAMP 反应仅需 1 小时左右就可完成实验。⑤结果便于观察:LAMP 技术反应结束后加入染料,通过颜色改变即可判断阴性及阳性。薛杨继(2021)报道弓形虫 LAMP 检测方法,通过 LAMP 引物在线设计软件 Primer Explorer(http://primerexplorer.jp/e/)设计针对 529-RE 基因的特异性引物,并将引物序列在 NCBI 在线网站进行引物特异性 BLAST 分析,选取特异性好的引物,F3:5'-ACGAGAGTCGGAGAGGGA-3';B3:5'-TGGATTCCTCTCCTACCCCT-3';FIP(F1c+F2):5'-GGATCGCATTCCGGTGTCTCTTAAGATGTTTCCGGCTTGGC-3';BIP(B1c-B2):5'-GACGACGCTTTCCTCGTGGTCAAGCCTCCGACTCTGTCT-3';FITC-Probe:5'-GGCGGAGAGAATTGAAGAGTGGAGAA-3'。根据对 LAMP 体系进行适当优化,25μl LAMP 体系如下:2×RM Buffer 12.5μl、MgSO$_4$(100mM)2μl、dNTP Mix(10mM)1.2μl、F3(10μM)0.5μl、B3(10μM)0.5μl、Biotin-FIP(40μM)1μl、FITC-Probe(20μM)0.1μl、*Bst* 2.0 DNA polymerase 1μl、荧光染料 1μl、DNA 2μl、dd H$_2$O 补足,在温度为 65℃下反应 60 分钟。通过 CFX96TM Real-Time System 实时荧光曲线出峰时间和峰值高度判定结果。产物经 1% 琼脂糖凝胶电泳鉴定,若出现均一的梯状大小条带,且最小条带在 100~200bp,即可判定为阳性 LAMP 产物。也可以采用 LAMP 结合流动试纸条的方法(LAMP-FAD)利用水浴锅根据试纸条情况肉眼可判断阴性及阳性,也可以通过添加染料的方法对结果进行判断。

5. 重组酶介导的等温扩增技术（recombinase-aided isothermal amplification,RAA） RAA 是一种利用重组酶（UvsX）、单链结合蛋白和 DNA 聚合酶在等温条件下（37~42℃）进行核酸扩增的技术,具体原理为:重组酶和引物形成复合体扫描双链 DNA,在与引物同源的序列处使双链 DNA 解旋,同时单链结合蛋白与单链 DNA 结合防止其复性,在能量和 dNTP 存在的情况下,由 DNA 聚合酶完成链的延伸,5~20 分钟即可实现扩增,扩增产物可借助于琼脂糖凝胶电泳、荧光探针和测流层试纸条进行检测。与传统 PCR 技术相比,等温扩增方法具有检测快速和操作简便的优点。LAMP 法需要设计多对引物,较易出现假阳性,对现场检测环境要求较高;而 RAA 仅需设计 1 对引物且在 30 分钟内即可完成扩增,加之整个检测过程在密闭反应单元内进行,有效避免了 LAMP 扩增中大小不同产物片段形成气溶胶污染的问题。Ma（2021）报道在 NCBI（GenBank 登录号:AF146527.1）下载弓形虫 529-RE 基因序列,利用 Primer Premier 软件设计 RAA 引物,上游引物 F:5'-GAGCCACAGAAGGGACAGAAGTCG-3';下游引物 R:5'-CCTCCAGGAAAAGCAGCCAAGCCG-3'。利用 RAA 试剂盒检测样本,反应体系为 50μl:41.5μl 的缓冲液 A,上下引物各 2μl,2.5μl 的缓冲液 B,DNA 模板 2μl,将反应管颠倒 6~8 次,离心 15 秒。将反应管放置在恒温水浴中,然后在 39℃下孵化 20 分钟。

（蒋　峰　李生吉）

参 考 文 献

［1］　陈家旭,蔡玉春,艾琳,等 . 我国重要人体寄生虫病防控现状与挑战［J］. 检验医学,2021,36（10）:993-1000.

［2］　钱门宝,李石柱,周晓农 . 我国重要食源性寄生虫病的流行和控制［J］. 热带病与寄生虫学,2021,19（5）:241-244+263.

［3］　薛杨继 . 刚地弓形虫 LAMP-LFD 检测方法的建立、初步应用及抗弓形虫 SAG1 纳米抗体的制备、分析［D］. 浙江省医学科学院,2021.

［4］　曲光刚,沈志强,金婷婷,等 . 荧光定量 PCR 定量检测崂山奶山羊鲜奶中弓形虫的 DNA［C］//中国奶山羊产业高层论坛 . 国家公益性（农业）行业科研专项山羊课题组;山东省畜牧协会;山东奶业协会,2013.

［5］　陈家旭 . 食源性寄生虫病［M］. 北京:人民卫生出版社,2009.

［6］　王伯明,王梓清,吴子毅,等 . 甜果螨的发生与防治概述［J］. 华东昆虫学报,2008,17（2）:156-160.

［7］　李朝品,崔玉宝,杨庆贵,等 . 腹泻患者粉螨感染调查［J］. 中国病原生物学杂志,2007,2（4）:298-301.

［8］　刘学文,孙杨青,梁伟超,等 . 深圳市储藏中药材孳生粉螨的研究［J］. 中国基层医药,2005（8）:1105-1106.

［9］　李朝品,武前文 . 房舍与储藏物粉螨［M］. 合肥:中国科学技术大学出版社,1996.

［10］　MA QN,WANG M,ZHENG LB,et al. RAA-Cas12a-Tg:A Nucleic Acid Detection System for *Toxoplasma gondii* Based on CRISPR-Cas12a Combined with Recombinase-Aided Amplification（RAA）［J］. Microorganisms,2021,9（8）:1644.

［11］　GAZZONIS AL,ZANZANI SA,VILLA L,et al. *Toxoplasma gondii* in naturally infected goats:Monitoring of specific IgG levels in serum and milk during lactation and parasitic DNA detection in milk-ScienceDirect［J］. Preventive Veterinary Medicine,2019,170:104738.

［12］　GAZZONIS AL,ZANZANI SA,STRADIOTTO K,et al. *Toxoplasma gondii* Antibodies in Bulk Tank Milk Samples of Caprine Dairy Herds［J］. Journal of Parasitology,2018,104（5）:560-565.

［13］　DING H,GAO YM,DENG Y,et al. A systematic review and meta-analysis of the seroprevalence of *Toxoplasma gondii* in cats in mainland China［J］. Parasites & vectors,2017,10（1）:27.

［14］　PAN M,LYU CC,ZHAO JL,et al. Sixty Years（1957—2017）of Research on Toxoplasmosis in China—An Overview［J］. Frontiers in Microbiology,2017,8:1825.

［15］　SROKA J,KUSYK P,BILSKA-ZAJAC E,et al. Seroprevalence of *Toxoplasma gondii* infection in goats from the south-west region of Poland and the detection of *T. gondii* DNA in goat milk. ［J］. Folia parasitologica,2017,64:2017.

［16］　AMAIRIA S,ROUATBI M,RJEIBI MR,et al. Molecular prevalence of *Toxoplasma gondii* DNA in goats' milk and seroprevalence in Northwest Tunisia［J］. Veterinary medicine and science,2016,2（3）:154-160.

［17］　BEZERRA MJ,KIM PC,MORAES ÉP,et al. Detection of *Toxoplasma gondii* in the milk of naturally infected goats in the Northeast of Brazil［J］. Transboundary and emerging diseases,2015,62（4）:421-424.

［18］ DE SANTANA ROCHA D,DE SOUSA MOURA RL,MACIEL BM,et al. Detection of *Toxoplasma gondii* DNA in naturally infected sheep's milk ［J］. Genetics and molecular research:GMR,2015,14（3）:8658-8562.

［19］ LI YN,NIE XW,PENG QY,et al. Seroprevalence and genotype of *Toxoplasma gondii* in pigs,dogs and cats from Guizhou province,Southwest China ［J］. Parasites & vectors,2015,8（1）:214.

［20］ DUBEY JP,VERMA SK,FERREIRA LR,et al. Detection and survival of *Toxoplasma gondii* in milk and cheese from experimentally infected goats. ［J］. Journal of food protection,2014,77（10）:1747-1753.

［21］ WU DY,LV RQ,SUN XT,et al. Seroprevalence of *Toxoplasma gondii* antibodies from slaughter pigs in Chongqing,China ［J］. Tropical animal health and production,2012,44（4）:685-687.

［22］ YU HJ,ZHANG Z,LIU Z,et al. Seroprevalence of *Toxoplasma gondii* infection in Pigs,in Zhejiang Province,China ［J］. Journal of Parasitology,2011,97（4）:748-749.

［23］ LI CP,CUI YB,YANG QG,et al. Diarrhea and acaroidsmites:A clinical study［J］. World Journal of Gastroentero,2003,9:1621-1624.

［24］ SCALA G. House-dust mite ingestion can induce allergic intestinal Syndrome ［J］. Allergy,1995,50（6）:517-519.

寄生虫及其病媒生物的防控技术

2056 | 第十一篇 寄生虫及其病媒生物的防控技术 |

医学节肢动物对人类的危害包括节肢动物骚扰、吸血、蜇刺、寄生、诱发过敏和作为媒介传播病原体引起的虫媒病等。例如①蚊、白蛉、蠓、蚋、虻、蚤、臭虫、虱、螨和蜱等均可叮刺吸血，在其种群数量高峰季节常常侵袭人体，造成骚扰，影响工作和睡眠。②毒蝶与毒蛾具有毒腺、毒毛或有毒体液，蜇刺时通常将分泌的毒液注入人体而使人受害，轻者可有短暂的刺激，局部产生红、肿、痛；重者可引起全身症状，甚至死亡。③粉螨分泌物、排泄物和脱落的表皮均是异源性蛋白质能引起人体过敏；革螨和恙螨接触人体引起的螨性皮炎等。④某些蝇类幼虫侵入宿主体表或体内器官可引起蝇蛆病（myiasis）；潜蚤寄生于人体皮肤引起潜蚤病（tungiasis）；疥螨寄生于皮内引起疥疮（scabies）等。⑤医学节肢动物携带病原体，造成疾病在人和动物之间相互传播。此类由医学节肢动物传播病原体而引起的疾病称为虫媒病（arbo-disease），传播虫媒病的医学节肢动物称为媒介节肢动物（ento-mophilous arthropod），亦简称虫媒（insect vector）。依据病原体与医学节肢动物的关系，可将传播病原体的方式分为机械性传播和生物性传播两种类型。

1. 机械性传播（mechanical transmission）　医学节肢动物对病原体仅起着机械携带、输送的作用。病原体可附着于节肢动物体表、口器或经其消化道排出，通过污染食物、餐具等方式，从一个宿主被传播至另一个宿主。在携带和传播过程中病原体的数量和形态虽不发生变化，但仍保持感染力。如蝇传播痢疾、伤寒、霍乱等传染病属于此种方式。

2. 生物性传播（biological transmission）　病原体必须在医学节肢动物体内经过一定时间的发育和/或繁殖后才具有感染性，然后再被传播到新的宿主。根据病原体在虫媒体内的发育与繁殖情况，可将此种传播方式分为四类：①发育式传播（developmental transmission）：病原体在医学节肢动物体内只有发育而无繁殖，即病原体仅有形态结构及生理功能的变化，并无数量增加，如丝虫幼虫在蚊体内的发育；②繁殖式传播（propagative transmission）：病原体在医学节肢动物体内只有繁殖而无发育，即病原体仅有数量增加，并无形态变化，如黄热病病毒和登革热病毒在蚊体内、鼠疫杆菌在蚤体内、回归热螺旋体在虱体内和东方立克次体在恙螨体内的繁殖等；③发育繁殖式传播（developmental-propagative transmission）：病原体在医学节肢动物体内不但发育而且繁殖，即病原体既有形态变化，又有数量增加，这种病原体必须在虫媒体内完成发育和繁殖过程后才能传染给人，如疟原虫在蚊体内、杜氏利什曼原虫在白蛉体内的发育和繁殖等；④经卵传递式传播（transovarial transmission）：病原体在医学节肢动物体内不但繁殖而且能侵入卵巢，经卵传递至下一代，产生众多的具有感染性后代，造成病原体的广泛传播，如蚊体内的日本脑炎病毒和登革热病毒、硬蜱体内的森林脑炎病毒和软蜱体内的回归热疏螺旋体、恙螨体内的东方立克次体等。

医学节肢动物的防制是虫媒病防治工作中的重要环节。对于大多数医学节肢动物来说，由于其繁殖力和适应力强、生态习性复杂、种群数量大，仅凭单一措施常很难奏效，必须采取综合防制的办法才能达到有效控制的目的，方法包括环境防制、化学防制、物理防制、生物防制、遗传防制和法规防制等。环境防制在医学节肢动物的防制工作中起到极为关键的作用，是治本之策；物理防制简便易行，不污染环境，对人畜安全，长期使用成本相对较低，在食品加工制售等不适宜采用化学防制方法的特殊行业被广泛应用；尽管化学防制存在抗药性和环境污染等问题，但仍然作为虫媒综合防制策略中的重要组成部分，在控制病媒节肢动物、减少虫媒病等方面发挥重要作用，而抗药性成为化学防制虫媒病的最大障碍。传统的生物防制主要包括自然天敌生物和致病性微生物，而现代生物防制的内涵则有了较大的扩展，除了上述两部分内容之外，还涉及寄主抗性等方面。与化学防制相比，遗传防制不易产生抗药性，效果快，虽然实际应用尚须解决许多问题，但随着分子遗传学和基因工程研究的迅速发展，可利用转基因技术将靶基因转染媒介群体，使虫体对防制方法更为敏感或不易存活，还可利用没有传播能力的种群代替传播媒介，或者破坏媒介的正常生殖、发育或其他行为，以阻断疾病传播。综合防制是媒介生物防制领域的可持续发展理论，它强调人与环境的协调发展，在合理应用杀虫剂中注重环境保护，是今后媒介生物防制的发展方向。

随着高新技术的完善和软件的开发，地理信息系统（GIS）、全球定位系统（GPS）和遥感技术（RS）（简称"3S"）在预防医学领域得到相应的应用和发展，主要集中在对自然疫源性疾病、地球化学性疾病和环境污染所致疾病等的本底调查、监测与控制、预测预报、流行规律等应用研究，"3S"也为寄生虫病和媒介防控研究提供新的技术和手段，有着十分广阔的应用前景。

（李艳文）

第六十五章

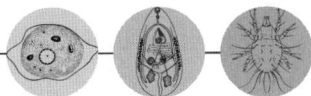

寄生虫病防控中的 3S 信息技术

随着地理信息系统（Geographic Information System,GIS）、遥感技术（Remote Sensing,RS）和全球定位系统（Global Positioning Systems,GPS）（即 3S 信息技术）的不断发展,给寄生虫病防治数据测量、处理与分析带来深刻变革。通过 RS 可以获取大量实时而准确的寄生虫病防治地理环境因素数据;通过 GPS 可以给健康或疾病数据赋予空间信息;通过 GIS 可以实现健康或疾病数据与相关环境因素数据的可视化表达,进而为数据处理与分析提供先进的分析处理平台,从而可以促使寄生虫病防治能够从更多角度或层面去揭示疾病防控过程中所隐含的信息,以更精确方法描述健康或疾病分布变化规律、把握健康或疾病发展动态,进而达到防控疾病、促进健康的目的。

第一节 3S 信息技术概述

信息技术（Information Technology,IT）是对客观世界信息获取、存储、传输、处理的统称,因而计算机技术、通信技术、遥感技术、多媒体技术、大数据技术等都可看成信息技术的一部分。研究与寄生虫病防治空间位置有关的信息技术则是空间信息技术。空间信息技术的核心可以简称为 3S,即地理信息系统（GIS）、遥感（RS）、全球定位系统（GPS）。其中,GIS 是集采集、管理、分析和显示空间数据为一体的一套计算机软、硬件系统的总和,用于提供多源时空数据的综合处理和应用分析;RS 是依据地球上每一类物体在吸收、发射和反射电磁波特性的不同,从远距离感知目标反射或自身辐射的电磁波,进行探测和识别的技术,用于实时、快速地提供大面积地表物体及其环境的地理信息及变化;GPS 可以为全球用户提供实时、全天候和全球性的导航服务,实时、快速地提供目标的空间位置。3S 集成是指将遥感、卫星定位系统和地理信息系统这三种对地观测技术有机地集成在一起,是地理科学和相关科技发展到一定阶段的必然结果。

一、GIS 信息技术简介

地理信息系统（GIS）是一种专门用于采集、存储、管理、分析和表达空间数据的信息系统。GIS 信息技术既是表达、模拟现实空间世界,进行空间流行病数据处理与分析的“工具”,也可看作是人们用于解决空间流行病学问题的“资源”,同时还是一门关于空间流行病信息处理与分析的“科学技术”。

（一）GIS 信息技术基本概念

地理信息系统（GIS）就是处理地理信息的系统,有时又称为“地学信息系统”或“资源与环境信息系统”。地理信息是指与地球上的空间位置有关的信息,又称为空间信息。地理信息系统（GIS）信息技术具有强大的处理空间对象数据的能力,是地理数据管理和空间数据分析的重要工具。从系统应用角度,GIS 可定义为是由计算机系统、地理数据和用户组成,通过对地理数据的集成、存储、检索、操作和分析,生成并输出各种地理信息,从而为相关领域提供新的知识,为相关工程设计和规划、管理决策服务。

（二）GIS 信息技术工作原理

GIS 通常是由硬件、软件、数据、用户四个主要要素构成。

（1）硬件:是指 GIS 中所用实际物理设备的总称,包括计算机、数字化仪、扫描仪、绘图仪等设备。

（2）软件：是指 GIS 运行所必需的各种程序，包括由计算机系统软件、地理信息系统软件以及用于专题分析或建模的特定应用程序。

（3）数据：是指 GIS 中空间数据和属性数据。数据是 GIS 系统应用基础，是 GIS 操作对象。GIS 数据来源包括室内数字化和野外采集，以及从其他数据转换而来的数据。其中，空间数据表现地理空间实体的位置、大小、形状、方向以及几何拓扑关系。因此，GIS 数据通常空间位置坐标数据、地理实体之间空间拓扑关系以及相应于空间位置的属性数据等方面内容。

（4）用户：是 GIS 所服务的对象，同时也是 GIS 中最具主观能动性和创造力的因素。GIS 是一个动态的地理模型，除了系统软硬件和数据，GIS 更需要用户进行系统组织、管理、维护和数据更新、系统扩充完善以及应用程序开发，并利用相关的分析模型提取所需信息。因此，人员因素是 GIS 能否成功应用的关键。GIS 人员既包括从事设计、开发和维护 GIS 的技术专家，也包括那些使用该 GIS 并解决专业领域具体问题的一般工作人员。

GIS 通常具备数据输入、数据编辑、数据库、空间查询与分析、可视化表达与输出等五项基本功能，如图 65-1 所示。

（1）数据输入：据输入是指将地图数据、统计数据和文字报告等各种数据源输入、转换成 GIS 可识别的数字形式的过程。

（2）数据编辑：主要包括图形编辑和属性编辑。图形编辑主要包括图幅拼接、图形变换、投影变换、误差校正、图形编辑、图形整饰以及拓扑关系建立等功能。属性编辑通常与数据库管理结合在一起完成。

（3）数据库：是 GIS 的核心，用于存储与管理空间对象的数据，主要包括空间与非空间数据的存储、查询检索、修改和更新等。

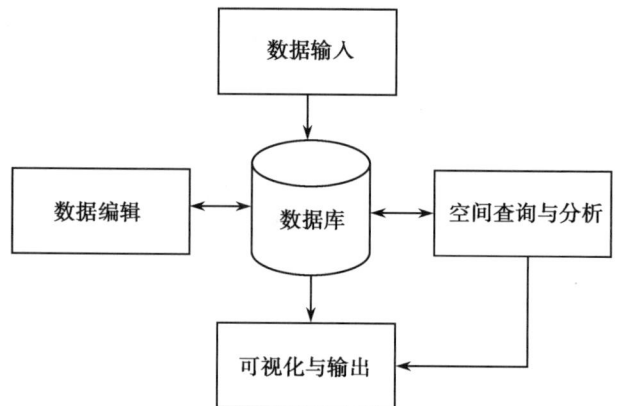

图 65-1 地理信息系统功能组成

（4）空间查询与分析：是 GIS 有别于其他信息系统的本质特征。GIS 空间分析可分为空间检索、空间拓扑叠加分析和空间模型分析等三个层次的内容。

（5）可视化表达与输出：是指 GIS 分析结果以可视化形式表达出来。常以人机交互方式来选择显示的对象与形式。图形数据可以根据要素的信息密集程度，选择放大或缩小显示。GIS 不仅可以输出全要素地图，也可以根据用户需要，分层输出各种专题图、各类统计图、图表及数据等。

从 GIS 内部或本身角度看，GIS 信息技术将逐步向数据标准化、数据多维化、数据采集自动化、空间数据和属性数据组织一体化，以及空间分析功能多样化发展。

从 GIS 研究和应用角度看，三维 GIS、时态 GIS 和 Web-GIS 等都是目前 GIS 发展的热点。三维 GIS 是许多应用领域对 GIS 的基本要求，例如很多情况下需要对物体进行三维的查询、分析或显示。时间是反映客观世界变化的一个重要因素，时态 GIS 或四维 GIS 是将时间影响考虑到 GIS 应用中，其研究重点主要在时空数据库模型。Web-GIS 是 Web 技术和 GIS 技术相结合的产物，是利用 Web 技术扩展和完善地理信息系统，是基于 Internet 的地理信息系统。Web-GIS 可使用户在 Intenet 上操作 GIS 地图和数据，用 Web 浏览器执行部分基本的 GIS 功能，如 zoom（缩放）、Pan（拖动）、Query（查询）和 Label（标注），甚至可以执行空间查询或者更先进的空间分析。

从 GIS 发展趋势角度看，GIS 将向着系统集成化、平台网络化和应用社会化的方向发展。目前 GIS 正从局域网内客户端/服务器（Client/Server，C/S）结构应用向互联网环境下浏览器/服务器（Browser/Server，B/S）结构应用发展。随着 GIS 与互联网（Internet）的结合，GIS 不仅可以实现网上发布、浏览、下载，还可以形成实现基于 Web 的互动式 GIS 查询、分析，甚至数据操作。

（三）GIS 信息技术主要产品

1. ArcGIS ArcGIS 是美国环境系统研究所（Environmental Systems Research Institute Ine，ESRI）研

发的地理信息系统软件产品。ESRI 创建于 1969 年,最初是为企业创建和分析地理信息提供咨询工作。20 世纪 80 年代,ESRI 致力于发展和应用一套可用来创建地理信息系统的核心开发工具。1981 年,ESRI 发布第一套商业 GIS 软件 Arc/Info 1.0。该软件可在计算机上显示点、线、面等地理特征,并通过数据库管理工具将描述这些地理特征的属性数据结合起来。1986 年,发布基于 DOS 操作系统的 PC 版 Arc/Info。1992 年,推出基于 Windows 的 ArcView。1999 年,推出 Arc/Info 8 和服务于互联网地图的 ArcIMS。2001 年,推出 ArcGIS 8.1 版。2004 年,推出 ArcGIS 9 版,为构建完善 GIS 提供一套完整的软件产品。2010 年,推出 ArcGIS 10 版,这是全球首款支持云架构的 GIS 平台,实现 WEB 2.0 时代 GIS 由共享向协同的飞跃;同时具备了真正 3D 建模、编辑和分析能力,实现由三维空间向四维时空的飞跃,真正的与遥感(RS)一体化让 RS+GIS 价值凸显。2013 年,发布 ArcGIS 10.2,用户可以更加轻松地部署 Web-GIS 应用,大大简化地理信息探索、访问、分享和协作的过程,感受新一代 Web-GIS 所带来的高效与便捷。

针对不同应用需求,ArcGIS 提供四个独立的软件产品,每个产品提供不同层次的功能水平。

(1)ArcReader:是一个免费地图浏览器,具有简单的浏览和查询功能,还可查看、打印采用其他 ArcGIS 桌面产品生成的所有地图和数据格式。

(2)ArcView:提供了复杂的制图、数据使用、分析工具,以及简单的数据编辑和空间处理工具。

(3)ArcEditor:包括 ArcView 中所有功能,另外还包括对 Shapefile 和 GeoDatabase 的高级编辑功能。

(4)ArcInfo:是一个全功能的旗舰式 GIS 桌面产品,扩展 ArcView 和 ArcEditor 的高级空间处理功能,还包括传统 ArcInfo Workstation 应用程序(Arc、ArcPlot、ArcEdit、AML 等)。

2. MapInfo　MapInfo 是美国 MapInfo 公司的桌面地理信息系统软件产品。MapInfo 公司创建于 1986 年,最初设想成为一家导航信息通信公司。MapInfo 是一种数据可视化、信息地图化的桌面解决方案,其含义是"Mapping+Information(地图 + 信息)",即地图对象 + 属性数据。MapInfo 依据地图及其应用的概念、采用办公自动化的操作、集成多种数据库数据、融合计算机地图方法、使用地理数据库技术、加入地理信息系统分析功能,形成极具实用价值的、可以为各行各业所用的大众化小型软件系统。

MapInfo 是一套功能强大,操作简便的桌面地图信息系统,具有图形的输入与编辑、图形的查询与显示、数据库操作、空间分析和图形的输出等基本操作。该系统采用菜单驱动图形用户界面的方式,为用户提供主工具条、绘图工具条、常用工具条、ODBC 工具条和 MapBasic 工具条等 5 种工具条。用户通过菜单条上命令或工具条上按钮进入对话状态。系统提供查看表窗口包括地图窗口、浏览窗口、统计窗口以及帮助输出设计的布局窗口,并可将输出结果方便地输出到打印机或绘图仪。

3. GeoStar　GeoStar(吉奥之星)是武汉大学吉奥信息技术有限公司研发的地理信息系统软件产品。该公司成立于 1999 年,依托武汉大学(原武汉测绘科技大学)的学科优势和科研实力,历经 20 多年的开发和不断优化而形成的 GIS 产品。GeoStar 是国家科技部推荐和表扬的国产自主版权的 GIS 首选基础软件之一,用于矢量、影像、数字高程模型等空间数据的建库、管理、应用和维护。

GeoStar 体系结构为典型客户端/服务器端结构,即 C/S 结构。其中,服务器(Server)是由大型关系数据库管理系统或文件系统管理空间数据构成,主要目的是存储和管理各类空间数据和属性数据;客户端(Client)是由桌面地理信息系统 GeoStar Desktop 和全组件式的 GIS 二次开发平台 GeoStar Objects、数据转换开发套件 GDC Objects、三维开发套件 GeoLOD 等构成,其中桌面地理信息系统 GeoStar Desktop 是基于二次开发套件基础上搭建而成。

GeoGlobe 通过对全球海量影像数据、地形数据和三维城市模型数据的高效组织、管理和可视化,从而实现任何人、任何时候、在任何地点,通过互联网,以任意高度和任意角度动态地观察地球的任意角落。GeoGlobe 包括 GeoGlobe Server、GeoGlobe Builder 和 GeoGlobe Viewer 三部分。其中,Globe Server 通过分布式空间数据引擎,管理所有注册的空间数据,并提供实时多源空间数据的服务功能;GeoClobe Builder 实现对海量影像数据、地形数据和三维城市模型数据的高效多级多层组织,为实现全球无级连续可视化提供数据基础;GeoClobe Viewer 则装在客户端,通过网络获取服务器端数据。

4. MapGIS　MapGIS 是中国地质大学开发的通用工具型地理信息系统软件,是在 1991 年研制出中国第一套彩色地图编辑出版系统 MapCAD 的基础上发展的,包括 MapCAD 的全部基本制图功能,可对空间数据进行采集、存储、检索、分析和图形表示。

MapGIS 产品体系框架包括开发平台、工具产品和解决方案。

（1）开发平台：包括服务器开发平台、遥感处理开发平台、三维 GIS 开发平台、互联网 GIS 服务开发平台、嵌入式开发平台、数据中心集成开发平台和智慧行业集成开发平台，供用户进行专业领域应用开发。

（2）工具产品：包括矢量数据处理工具、遥感数据处理工具、国土工具产品、市政工具产品、三维 GIS 工具产品、房产工具产品和嵌入式工具产品，覆盖各行各业。

（3）解决方案：包括开发平台、需求文档、设计文档、使用文档等一款集成化服务。MapGIS 在三维 GIS/遥感、数字城市/数字市政等领域都有相应应用解决方案。

2009 年，武汉中地数码科技有限公司发布自主研发的 GIS 产品 MapGIS K9。2014 年，该公司又推出 MapGIS 10。MapGIS 10.2 产品体系由 MapGIS 传统 GIS 软件和云 GIS 平台组成，侧重地下、地表、地上、高空 4 个维度的三维立体空间展现。

2018 年，该公司发布 MapGIS 10.3 全空间智能 GIS 平台，该平台融合大数据、物联网、云计算、人工智能等先进技术，将全空间观念、大数据洞察、人工智能感知通过 GIS 语言形象化为能够容易理解的表达方式，实现超大规模地理数据的存储、管理、高效集成和分析挖掘，在地理空间信息领域为各行业及其应用提供技术支撑。

二、GPS 信息技术简介

全球定位系统（GPS）作为新一代卫星导航与定位系统，以其全球性、全天候、高精度、自动化、高效益等显著特点，在疾病防治、工程测量和资源勘探等领域有着广泛的应用。GPS 信息技术给空间流行病学研究带来了一场深刻的技术革命。

（一）GPS 信息技术基本概念

全球导航卫星系统（Global Navigation Satellite System，GNSS）是指能够在地球表面或近地空间的任何地点为用户提供全天候的三维坐标、三维速度以及时间信息的空基无线电导航定位系统。GNSS 又称天基 PNT 系统，即天基定位（Positioning）、导航（navigation）和授时（timing），其关键作用是提供时间/空间基准和所有与位置相关的实时动态信息。GNSS 是国家经济安全、国防安全、国土安全和公共安全的重大空间基础设施、重大技术支撑系统和战略威慑基础资源，也是建设和谐社会、服务人民大众、提升生活质量的重要工具。

GNSS 主要由空间段、地面段和用户段组成。其中，空间段是依据星座分布的导航卫星，接收地面段上行注入的时钟修正、星历等信息进行信号调制，并按规定的信号体制向地面广播信号；地面段是对空间卫星进行跟踪维护，并监测卫星的健康状况，评估卫星及信号的完好性，确定卫星的运行轨道，并将卫星的钟差修正量、星历、历书、电离层校正参数等信息按特定频度上行注入到卫星；用户段则接收各个可见卫星的信号，并根据跟踪信号获得的观测量和解调信号获得的星历、时间信息进行位置、速度、时间解算，确定用户的位置、速度和时间信息。

GNSS 国际委员会公布的全球 4 大卫星导航系统供应商，包括美国的全球定位系统（GPS）、俄罗斯的格洛纳斯导航卫星系统（GLobal Orbiting NAvigation Satellite System，GLONASS）、欧盟的伽利略导航卫星系统（Galileo navigation satellite system，Galileo）和中国的北斗导航卫星系统（BeiDou navigation satellite System，BDS）。其中，GPS 和 BDS 已服务全球，两者性能相当，但是在功能方面，BDS 增加了区域短报文和全球短报文功能；GLONASS 虽已服役全球，但是相比 BDS 和 GPS 来说，性能稍逊，且 GLONASS 轨道倾角较大，导致其在低纬度地区性能较差；Galileo 观测量质量较好，但是其星载钟稳定性稍差，导致系统可靠性较差。

为了满足军事部门和民用部门对连续实时和三维导航的迫切要求，美国国防部于 1973 年正式开始组织海陆空三军，共同研究建立新一代导航卫星系统的计划，即授时与测距导航系统/全球定位系统（NAVigation System Timing And Ranging/Global Positioning System，NAVSTAR/GPS），通常简称为全球定位系统（GPS）。GPS 是一种以空中人造地球卫星为基础的高精度无线电导航定位系统，可为地球任何地方以及近地空间目标提供准确的位置、速度和时间信息。GPS 可以向数目不限的全球用户连续地提供高精度的全天候三维坐标、三维速度以及时间信息,因而广泛地应用于飞机、船舶、各种载运工具的导航以及动物跟踪等技术领域。美国国防部从 1978 年发射第一颗 GPS 卫星,到 1994 年 3 月完成 21 颗工作卫星和 3 颗备用卫星的空间卫星星座配置,并于 1995 年 4 月正式宣布 GPS 具备完全工作能力,其系统由空间段、运控段、用户段三部分组成,整个星座具有 24 颗卫星,分置在 6 个中轨道面内,其优良性能被誉为是一场导航领域的革命。目前,GPS 空间段共有 31 颗在轨工作卫星和 1 颗 GPS-Ⅲ卫星在轨测试(截至 2020 年 4 月),其中在轨工作卫星包括 11 颗 GPS-IIR 卫星、7 颗 GPS-IIRM 卫星、12 颗 GPS-IIF 卫星和 1 颗 GPS-Ⅲ卫星。随着 GPS 发展和卫星升级换代,GPS 保持连续稳定运行,服务精度不断提升,目前空间信号精度均值为 0.51m。

(二) GPS 信息技术工作原理

美国的全球定位系统(GPS)是由空间星座部分(GPS 卫星星座)、地面控制部分(GPS 地面监控系统)和用户装置部分(GPS 接收机等)等三部分组成。

1. 空间星座部分　由 24 颗卫星组成,包括 21 颗工作卫星和 3 颗在轨备用卫星,如图 50-1 所示。该 24 颗卫星分布在 6 个轨道平面(每轨道平面 4 颗卫星,每轨道平面倾角为 55 度)绕地球运行,各个卫星轨道平面之间相距 60 度,轨道平均高度 2.02 万 km。每个卫星轨道近于圆形,其长半轴为 2.656 万 km,最大偏心率为 0.01。GPS 卫星的运行周期(即绕地球一周的时间)约为 12 恒星时(11 小时 58 分钟),地面观测者每天将提前 4 分钟见到 GPS 卫星星座中同一颗卫星。采用 GPS 信号导航定位时,测量站解算三维坐标必须观测 4 颗 GPS 工作卫星。为达到这个要求,位于地平线以上的工作卫星颗数随着时间和地点的不同而异,最少可见到 4 颗,最多可以见到 11 颗。GPS 每颗工作卫星都发出用于导航定位的信号。GPS 用户正是利用这些信号进行导航定位工作。

2. 地面监控部分　目前主要由分布在全球的 5 个地面站组成,其中包括 1 个主控站、3 个信息注入站和 5 个卫星监测站。1 个主控站是设在美国本土科罗拉多·斯平士(Colorado Springs)的联合空间执行中心。3 个信息注入站分别设在印度洋的狄哥·伽西亚(Diego Garcia)、南大西洋的阿松森岛(Ascension)和南太平洋的卡瓦加兰(Kwajalein)。5 个监测站除设在主控站和注入站外,还在夏威夷设立 1 个监测站。主控站除负责管理和协调整个地面监控系统的工作外,其主要任务是根据本站和其他监测站的所有跟踪观测数据,计算各卫星的轨道参数、钟差参数以及大气层的修正参数,同时编制成导航电文并传送至各注入站。主控站还负责调整偏离轨道的卫星,使之沿预定轨道运行。主控站必要时启用备用卫星以代替失效的工作卫星。监测站是在主控站直接控制下的数据自动采集中心,站内设有双频 GPS 接收机、高精度原子钟、计算机各一台和若干台环境数据传感器。接收机对 GPS 卫星进行连续观测,以采集数据和监测卫星的工作状况、原子钟提供时间标准、环境传感器收集当地的气象数据。所有观测资料由计算机进行初步处理(例如,计算对流层、电离层、天线相位中心、相对论效应改正数等),并存储和传送到主控站,用以确定卫星的轨道。注入站主要设备包括一台直径为 3.6m 的天线,一台 C 波段发射机和一台计算机。注入站主要任务是在主控站的控制下,将主控站推算和编制的卫星星历、钟差、导航电文和其他控制指令等注入到相应卫星的存储系统,并监测注入信息的正确性。GPS 整个地面监控部分,除主控站外均无人值守,各站间用现代化的通信系统联系起来,在原子钟、计算机的驱动和精确控制下,各项工作能够实现高度的自动化和标准化。

3. 用户设备部分　由 GPS 接收机、用户设备和相应的数据处理软件所组成。GPS 接收机硬件一般包括主机、天线、控制器和电源,主要功能是接收 GPS 卫星发射的信号,能够捕获到按一定卫星高度截止角所选择的待测卫星的信号,并跟踪这些卫星的运行,获得必要的导航和定位信息及观测量。用户设备一般为计算机及其终端设备、气象仪器等,主要功能是对所接收到的 GPS 信号进行变换、放大和处理,以便测量出 GPS 信号从卫星到接收机天线的传播时间,解译出 GPS 卫星所发送的导航电文,实时地计算出测站的三维位置,甚至三维速度和时间,并经简单数据处理而实现实时导航和定位。数据处理软件是指各种后处理软件包,其主要作用是对观测数据进行精加工,以便获得精密定位结果。根据 GPS 用户的不同要求,所需的接收设备也有差异。随着 GPS 定位技术的迅速发展和应用领域的日益扩大,相关国家都在积极研制、开发适用于不同要求的 GPS 接收机及相应的数据处理软件。

GPS 定位模式可以分为绝对定位和相对定位两种,而根据接收机的运动状态(实质是数据处理模型)又可以分为静态定位和相对定位。

绝对定位:又称单点定位,即以 GPS 卫星和用户接收机之间的距离观测值为基础,并根据卫星星历确定的卫星瞬时坐标,直接确定用户接收机在 WGS-84 坐标系中相对于坐标原点(地球质心)的绝对位置。

相对定位:指在不同观测点(站)上安置 GPS 接收机,同步观测相同的 GPS 星座,用以测定各观测站在 WGS-84 坐标系中的相对位置(即三维坐标增量或称为基线向量)的方法。

根据上述两种基本模式的组合,GPS 定位模式包括静态绝对定位、静态相对定位、动态绝对定位和动态相对定位等四种。

静态绝对定位:指 GPS 接收机天线处于静止状态下确定观测站(也称基准站或参考站)坐标的方法。该方法中,接收机可以连续地在不同历元同步观测不同的卫星,测定卫星至观测站的伪距,获得充分的观测量,通过测后数据处理求得测站的绝对坐标。

静态相对定位:指将 GPS 两台接收机分别安置在观测站的两个端点,其位置静止不动,并同步观测相同的 4 颗以上的 GPS 卫星,确定基线两个端点在协议地球坐标系中的相对位置。

动态绝对定位:是将 GPS 用户接收机安装在观测站上,并处于动态情况下,确定观测站的瞬时绝对位置的定位方法。GPS 受到卫星轨道误差、钟差以及信号传播误差等因素的影响,静态绝对定位的精度约为米级,而动态绝对定位的精度为 10~40 米。

动态相对定位:是将一台 GPS 接收机安置于已知坐标的固定观测站上,并同步观测相同的卫星;观测站接收机将瞬时观测量与由观测站已知坐标求得的相应结果进行比较,得出瞬时校正值,并用该瞬时校正值改正流动站接收机的瞬时观测量,从而求得流动站相对于观测站的瞬时位置。

三、RS 信息技术简介

遥感(RS)是指从高空或外层空间接收来自地球表层各类地理的电磁波信息,并通过对这些信息进行扫描、拍摄、传输和处理,从而对地表各类地物和现象进行远距离控测和识别的现代综合信息技术。遥感(RS)信息技术包括传感器、信息采集与传输、信息处理与分析、特征提取与分析等技术,可用于植被资源调查、作物产量估测、寄生虫害预测等方面。

(一)RS 信息技术基本概念

RS 信息技术是 20 世纪 60 年代在航空摄影测量的基础上,随着空间技术、计算机技术等当代最新科技的进展,以及环境科学、空间物理学、地学、生态学等学科的发展和应用,迅速兴起并发展起来的一门综合性学科。20 世纪 70 年代初,随着美国陆地资源卫星的发射,RS 从以飞机为主要运载工具的航空遥感,发展到以人造地球卫星、宇宙飞船和航天飞机为运载工具的航天遥感。人们的观察视野及观测领域空前扩展,形成对地球资源和环境进行探测和监测的立体观测体系。

遥感(RS)即"遥远的感知",遥感技术的基础是通过观测电磁波,从而判读和分析地表的目标以及现象。电磁波是电磁振动的传播。按波长由短至长,电磁波的波段可依次分为 γ-冲射线、X-射线、紫外线、可见光、红外线、微波和无线电波。电磁波的波长越短,其穿透性越强。遥感探测所使用的电磁波波段包括紫外线、可见光、红外线和微波。

遥感(RS)是指在不直接接触观测对象的情况下,从远距离高空以及外层空间的各种平台上(称为遥感平台)利用可见光、红外光、微波等电磁波探测仪器(称为传感器),通过摄影、扫描及信息感应、传输、处理,从而研究地面物体的形状、大小、位置及其环境的相互关系的现代科学技术。

(二)RS 信息技术工作原理

传感器是安装在 RS 平台上探测物体电磁波的仪器。针对不同的应用目的,人们已经研究出很多种传感器用于探测和接收物体在不同波段范围内(可见光、红外线和微波)的电磁辐射。传感器任务是将电磁辐射按照一定的规律转换为原始图像,并发送到地面。原始图像被地面站接收后,经过一系列复杂的处理,最终提供给不同的用户使用。

常用的传感器包括航空摄影机(航摄仪)、全景摄影机、多光谱摄影机、多光谱扫描仪、专题制图仪、反束光导摄像管、高分辨率扫描仪、合成孔径侧视雷达等。新型传感器不断出现也是现代 RS 技术发展的特点之一。

反映传感器的性能指标主要包括:

1. 空间分辨率　指遥感图像上能够识别的最小单元的尺寸,即像元的大小。空间分辨率是用来表征影像分辨地面目标细节能力的指标,单位一般是米。

2. 时间分辨率　是对同一目标进行重复探测时,相邻两次探测的时间间隔,即探测重复周期。单位一般是天,也有可能是小时。例如,陆地卫星是十几天,而气象卫星一天能重复好几次,这样有利于天气的准确预报。

3. 光谱(波谱)分辨率　指传感器所能记录的电磁波谱中,某特定的波长范围值。波长范围值越宽,光谱分辨率越低。光谱通道越多,其分辨物体的能力越强。一般分为全色光谱(黑白光谱)、多光谱和高光谱。多光谱一般只有几个、十几个光谱通道,而高光谱有多达几十个甚至上百个通道。

4. 温度分辨率　指热红外传感器分辨地表热辐射(温度)最小差异的能力。

根据 RS 平台的高度分类,RS 可分为航天 RS、航空 RS 和地面 RS 等。航天 RS 又称太空 RS,泛指利用各种太空飞行器为平台的 RS 技术系统,包括人造卫星、载人飞船、航天飞机和太空站。其中,卫星 RS 是以人造地球卫星作为遥感平台,主要利用卫星对地球和低层大气进行光学和电子观测,是目前航天遥感的主体。航空 RS 泛指从飞机、飞艇、气球等空中平台对地观测的 RS 技术系统。地面 RS 是指传感器设置在地面上的 RS 技术系统,包括车载、手提、固定或活动高架平台。

根据所利用的电磁波的光谱段分类,RS 可分为可见光/反射红外 RS、热红外 RS、微波 RS 等。可见光/反射红外 RS 主要指利用可见光($0.4\sim0.7\mu m$)和近红外($0.7\sim2.5\mu m$)波段的 RS 技术统称。前者是人眼可见的波段,后者是反射红外波段。反射红外波段虽不能被人眼直接看见,但其信息能被特殊遥感器所接受。可见光/反射红外 RS 的辐射源都是太阳。在这两个波段上只反映地物对太阳辐射的反射。根据地物反射率的差异,可以获得有关目标物的信息,且都可以用摄影方式和扫描方式成像。热红外 RS 是指通过红外敏感元件,探测物体的热辐射能量,显示目标的辐射温度或热场图像的 RS 技术统称。遥感中指 $8\sim14\mu m$ 波段范围。地物在常温(约 300K)下热辐射的绝大部分能量位于此波段,在此波段地物的热辐射能量大于太阳的反射能量。热红外 RS 具有昼夜工作的能力。微波 RS 是指利用波长 $1\sim1\,000mm$ 电磁波 RS 的统称。通过接收地面物体发射的微波辐射能量,或接收遥感仪器本身发出的电磁波束的回波信号,对物体进行探测、识别和分析。微波 RS 特点是对云层、地表植被、松散沙层和干燥冰雪具有一定的穿透能力,又能夜以继日地全天候工作。

根据工作方式分类,RS 可分为主动 RS 和被动 RS。主动 RS 是指传感器带有能发射讯号(电磁波)的辐射源,工作时向目标物发射,同时接收目标物反射或散射回来的电磁波,以此进行探测。例如,雷达则是最常见的主动 RS。被动 RS 则是利用传感器直接接收来自地物反射自然辐射源(例如太阳)的电磁辐射或自身发出的电磁辐射,以此进行探测。例如,多光谱扫描仪属于被动 RS。

通常,RS 系统包括信息源特征、信息获取、信息传输与记录、信息处理和信息的应用等五个部分。

(1)信息源特征是指地物的电磁波特性。由于一切物体的种类及环境条件不同,导致其具有反射或辐射不同波长电磁波的特性,这是 RS 探测依据。

(2)信息获取:是指运用传感器接受、记录目标物电磁波特性的探测过程。

(3)信息传输与记录:指将信息或记录在胶片上由人或回收舱回收至地面,或直接以数字磁介质存储,并通过卫星上的微波天线输送到地面的卫星接收站的过程。

(4)信息处理:是指运用光学仪器和计算机设备对所获取的 RS 信息进行校正、分析和解译处理的技术过程。常见过程包括信息恢复、辐射校正、卫星姿态校正、投影变换等,再转换为用户可以使用的通用数据格式。经过这样的转换遥感信息才能被用户使用。

(5)信息应用:是指专业人员按不同目的将 RS 信息应用于各种业务领域的过程。信息应用基本方法是将 RS 信息作为 GIS 数据源,对其进行查询、统计和分析利用。

第二节 3S 信息技术在寄生虫病防治中的应用

寄生虫病在我国分布广泛,是我国重要的公共卫生问题之一。其中,血吸虫病和疟疾等寄生虫病曾经严重危害我国人民群众的生命健康。国家对寄生虫病防控高度重视,通过实施《全国预防控制血吸虫病中长期规划纲要(2004—2015 年)》《中国消除疟疾行动计划(2010—2020 年)》和《"健康中国 2030"规划纲要》等系列主动防控策略,逐步实现血吸虫病、疟疾以及其他重点寄生虫病的控制消除。3S 信息技术早期主要应用于血吸虫病和疟疾等寄生虫病防治研究。1984 年,Cross 等在菲律宾利用卫星遥感数据和气象数据预测血吸虫病流行区范围。1992 年,Kitron 等在以色列建立基于 GIS 的全国疟疾监测系统,能够估计疟疾传播风险,在暴发小范围疟疾时能够及时分析确定导致暴发的按蚊(*Anopheles*)繁殖点以及可能的病原体来源。随着 3S 信息技术的不断发展,3S 信息技术在我国寄生虫病防控中的应用愈加广泛和深入,助推我国血吸虫病和疟疾等寄生虫病精准防控,保障人民健康服务,并取得可喜成果。

一、3S 信息技术在血吸虫病防治中的应用

血吸虫病严重危害人类健康,血吸虫病的传播及其中间宿主螺蛳在环境中分布与自然及人文地理因素关系密切,因此可对某些环境地理因素进行研究,实现对血吸虫病及螺蛳的发生、分布进行监测和预测。3S 信息技术(GIS、RS、GPS)在流行病学研究中的应用为血吸虫病防治提供一种全新的技术手段。

(一)血吸虫病防治管理信息系统

根据《全国公共卫生信息化建设标准与规范(试行)》(国卫办规划发〔2020〕21 号),血吸虫病防治业务涉及流行区基本情况调查、人群病情调查、血吸虫病治疗、血吸虫病病例管理、家畜血吸虫病防治、钉螺调查、钉螺控制、野粪调查、漂浮物监测和健康教育等信息化管理服务。

1. 流行区基本情况调查 实现流行县、流行乡和流行村情况的信息管理。

(1)具备 5 项数据采集功能:达标信息、常住人口数、流行类型、患者数、钉螺面积等。

(2)支持 10 种数据操作功能:数据录入、流行县基本情况表自动生成、流行乡基本情况表自动生成、流行村基本情况表自动生成、历史数据批量下载、数据逻辑校验审核、统计分析、可视化展示、移动端数据采集、数据自动抓取等。

2. 人群病情调查 实现对血吸虫病流行村居民和监测点流动人群血吸虫病流行情况的信息管理。

(1)具备 5 项数据采集功能:个人基本信息、疫水接触情况、吡喹酮服药情况、血吸虫抗体检测结果、粪便血吸虫虫卵检查结果等。

(2)支持 9 种数据操作功能:数据录入、病情调查表自动生成、历史数据批量下载、数据逻辑校验审核、统计分析、可视化展示、血吸虫病流行知识库、移动端数据采集、数据自动抓取 9 种技术。

3. 血吸虫病治疗 实现血吸虫病流行区居民血吸虫病治疗的信息管理。

(1)具备 3 项数据采集功能:急性血吸虫病治疗情况、慢性血吸虫病治疗情况、晚期血吸虫病治疗情况等。

(2)支持 8 种数据操作功能:数据录入、治疗调查表自动生成、历史数据批量下载、数据逻辑校验审核、统计分析、可视化展示、移动端数据采集、数据自动抓取等 8 种技术。

4. 血吸虫病病例管理 实现对血吸虫病确诊病例诊疗和随访的信息管理。

(1)具备 6 项数据采集功能:病例基本信息、检查结果、诊断结果、治疗信息、随访状态、随访内容等。

(2)支持 12 种数据操作功能:数据录入、病例报告表自动生成、诊疗表自动生成、随访表自动生成、历史数据批量下载、数据逻辑校验审核、数据自动抓取、统计分析、可视化展示、血吸虫病流行知识库、移动端数据采集、数据自动抓取等。

5. 家畜血吸虫病防治 实现血吸虫病流行区家畜管理和感染情况的信息管理。

(1)具备 5 项数据采集功能:家畜圈养、家畜淘汰、家畜血吸虫抗体检查结果、粪便血吸虫虫卵检测结果、吡喹酮服药情况等。

（2）支持 7 种数据操作功能：数据录入、家畜血吸虫病防治调查表自动生成、历史数据批量下载、数据逻辑校验审核、统计分析、可视化展示、数据自动抓取等。

6. **钉螺调查** 实现对血吸虫病流行区钉螺调查的信息管理。

（1）具备 3 项数据采集功能：钉螺调查面积、钉螺调查结果、钉螺检测结果等 3 项数据采集功能。

（2）支持 9 种数据操作功能：数据录入、钉螺调查表自动生成、历史数据批量下载、数据逻辑校验审核、统计分析、可视化展示、钉螺鉴别知识库、移动端数据采集、数据自动抓取等。

7. **钉螺控制** 实现对血吸虫病流行区钉螺控制的信息管理。

（1）具备 2 项数据采集功能：血吸虫病流行区药物灭螺、环境改造灭螺等效果评价。

（2）支持 8 种数据操作功能：数据录入、钉螺控制调查表自动生成、历史数据批量下载、数据逻辑校验审核、统计分析、可视化展示、移动端数据采集、数据自动抓取等。

8. **野粪调查** 实现对血吸虫病监测点有螺区野粪调查的信息管理。

（1）具备 2 项数据采集功能：血吸虫病国家级监测点有螺区野粪种类、野粪检测等。

（2）支持 9 种数据操作功能：数据录入、野粪调查表自动生成、历史数据批量下载、数据逻辑校验审核、统计分析、可视化展示、野粪种类知识库、移动端数据采集、数据自动抓取等。

9. **漂浮物监测** 实现三峡库区血吸虫病监测点漂浮物调查的信息管理。

（1）具备 2 项数据采集功能：漂浮物采集和检测等。

（2）支持 8 种数据操作功能：数据录入、漂浮物调查表自动生成、历史数据批量下载、数据逻辑校验审核、统计分析、可视化展示、漂浮物种类知识库、数据自动抓取等。

10. **健康教育** 实现对流行区居民血吸虫病健康教育的信息管理。

（1）具备 6 项数据采集功能：血吸虫病血防知识知晓率、血防知识覆盖率、健康行为形成率、疫水或可疑水体接触率、查病（治疗）依从率、某项血防态度正确率等。

（2）支持 8 种数据操作功能：数据录入、健教工作情况表自动生成、历史数据下载、数据逻辑校验审核、统计分析、可视化展示、血吸虫病防治知识库、数据自动抓取等。

（二）基于 3S 信息技术的血吸虫病疫情分析和中间宿主钉螺监测

根据血吸虫病防治应用的目的和对象，3S 信息技术应用于血吸虫病研究可以归纳为血吸虫病疫情分析和中间宿主钉螺监测两个方面。

1. **血吸虫病疫情分析** 根据血吸虫病疫情分析研究的方法与涉及变量指标的不同，血吸虫病疫情分析包括以下几类：

（1）血吸虫病疫情制图与空间自相关分析：通常基于血吸虫病疫情数据，辅以其他地理环境要素，用 GIS 软件进行空间制图，主要用于疫区范围确定、疫区地域类型划分、时间纵向分析和空间自相关分析等。

（2）大范围血吸虫病传播指数模型：根据血吸虫生命史过程对地理环境因子的要求，用可能获得的地理环境数据，通过数学模型对血吸虫病的疫情进行早期的评估和预报。目前用于大范围血吸虫流行传播指数计算的模型还只能精确到气象气候因子上，其他地理因子（例如土壤、植被和人文因子等）由于空间变异大，目前暂时无法加入到模型中。

（3）血吸虫生命史与寄生宿主的空间移动与数量模型：着眼于血吸虫生命史各阶段和寄生宿主之间的空间运移和数量关系，其他有关环境因子只是作为影响的外部原因，关键是确定数学模型中的参数。

（4）血吸虫病流行与地理环境因子空间关系的回归相关分析和贝叶斯模型：既有研究血吸虫病疫情与自然地理要素（包括气候、水文、植被、高程、土壤、土地等）间的空间关系，也有研究血吸虫病疫情与人文地理要素（包括人口、年龄、性别、社会地位、收入、教育、城市化等）间的空间关系。

（5）小范围血吸虫病疫情与钉螺滋生地及疫水接触的关系研究：基于钉螺是血吸虫病流行传播的唯一宿主，钉螺（特别是阳性钉螺）的分布在很大程度上可以决定血吸虫病易感地带的空间分布，从而决定血吸虫病疫情的空间格局。钉螺（阳性钉螺）与疫水分布的空间位置、哺乳动物的疫水接触规律等成为血吸虫病疫情空间格局研究的成因要素。

2. 血吸虫病中间宿主钉螺监测 根据血吸虫病中间宿主钉螺监测研究方法的不同,可以归纳为以下几个方面:

(1)钉螺孳生环境解译与制图:主要是把钉螺孳生环境作为陆地表面的一种地物类型,在遥感影像上建立判译标志,进行室内判读,然后进行实地验证;或者采用间接解译法,根据遥感图像编制地貌类型图、土壤类型图和土地利用类型图等相关地理因子图层,在地理相关分析与主导因素分析基础上采取多图件逐步套合方法,以土地利用类型图为主,结合地面钉螺抽样调查和钉螺被动扩散等非遥感信息进行多信息复合,编制钉螺孳生环境分布图。

(2)根据气象因子确定和预测钉螺的地理分布:是把钉螺分布图与区域气象因子图进行空间叠加,通过回归分析,研究钉螺分布与气象因子的吻合程度和相关程度,进而确定气象因子与钉螺滋生地的空间关系。

(3)基于遥感影像提取信息确定钉螺滋生地:主要是基于遥感影像上钉螺滋生地在可见光与近红外波段的多光谱数据提取的归一化差分植被指数(normalized difference vegetation index,NDVI)和绿色植被指数(green vegetation index,GVI)等参数的统计区间,进行钉螺滋生地的识别。植被指数是不同遥感光谱波段间的线性或非线性组合,主要反映植被在可见光、近红外波段反射和土壤背景之间差异的指标。目前已经定义40多种植被指数,广泛应用于全球与区域土地覆盖、植被分类和环境变化等。NDVI是通过测量近红外(植被强烈反射)和可见光(植被吸收)之间的差异来量化植被,是反映植被生长状态及其覆盖度的有效指标,也是目前应用最多最广泛的植被指数之一。NDVI与作物生长状态密切相关,且对作物长势变化、气象和水分等信息较敏感。GVI是各波段辐射亮度值的加权和,而辐射亮度是大气辐射、太阳辐射、环境辐射的综合结果,因此GVI受外界条件影响大。

(4)基于非监督分类的钉螺滋生地地物分类方法:认为钉螺滋生地在陆地表面可以形成一个特定地类,在遥感影像上具有一定的光谱特性,因此可以用遥感图像处理软件进行计算机自动提取而直接分类得到。

(5)洪水期间遥感影像的钉螺滋生地动态变化监测:与上述第(3)类与第(4)类方法相似,基于遥感影像提取的参数并假定某时相遥感影像提取的参数在一定阈值范围内属于钉螺滋生地,多个时相遥感影像合成之后可以形成彩色合成图。

(6)利用统计与回归相关分析建立环境因子与钉螺滋生地间的关系模型:从简单的统计分析到回归相关分析,再到地统计学的分析,目的是用环境因子指标来解释钉螺分布的空间变异信息,最终建立钉螺密度与地理环境因子之间的关系表达式。其中,地理环境因子主要有植被指数、湿度指数与气象因子、土地覆被和土地利用信息、高程/植被和土壤信息等。

(7)知识驱动的计算机自动解译钉螺孳生环境模糊分类:鉴于钉螺滋生地与多种地理环境因子具有的内在联系和以往计算机自动分类只是基于遥感光谱信息的局限,以及分类结果的非完全条件约束特性,根据钉螺的生活习性和前人研究成果,进行知识驱动的钉螺滋生地遥感预测。

(三)3S 信息技术在血吸虫病防治中的典型应用

血吸虫病严重危害人类健康,血吸虫病的传播及其中间宿主螺蛳在环境中分布与自然及人文地理因素关系密切,因此可对某些环境地理因素进行研究,实现对血吸虫病及螺蛳的发生、分布进行监测和预测。3S信息技术为血吸虫病防治研究提供一种全新的技术手段。GIS通过对特定地区中影响血吸虫病的各种自然及人文地理因素,例如地形地貌、植被、气象、人口等,以及这些影响因素与不同区域疾病分别和变化的关系进行数据管理、制图及空间分析,开展影响因子探索和疾病防治评价研究,为防治措施规划及决策、配置资源等提供依据。RS可对影响吸血虫病的各种空间变量进行观测,并对这些变量进行定性和定量的分析,为研究血吸虫病提供一个快速、多手段、大范围、短周期获取大量数据的信息技术,是GIS最重要的数据源及数据库更新的主要手段之一。GPS可以在全球范围内提供全天候、不间断的实时高精度三维定位、三维测速和实时信息,目前已与RS和GIS集成使用。

1998年,郑英杰等应用GIS探讨洲滩钉螺分布与水位的关系,结果显示全年淹水天数在钉螺分布中起重要作用。1998年,周晓农等建立血吸虫病GIS,并利用气象数据建立模型来预测血吸虫病流行区,结果显示血吸虫病流行范围与温度、高程、雨量等因素密切相关。1999 年,周晓农等又应用 GIS、GPS 数据空间分析和地图重叠分析得出结论,血吸虫病的流行范围与温度、高程、雨量等因素密切相关,利用气象资料等对预测血吸虫病的潜在流行区具有可能。

2006 年,张标等利用 GPS 和 GIS 制作一个展示和评价钉螺环境的电子 GIS,建立能够反映钉螺地理分布特征的电子地理信息图,以便分析和查询钉螺地理分布。2006 年,牛红峰等以江西省余干县血吸虫病监测点螺情监测为例,根据血吸虫病流行因素及流行传播环节的特点,利用 GPS 和 GIS 建立监测点数据库管理系统,评价 GPS、数字化地图和影像的实用性与优越性,为利用 GIS 管理和表达全国血吸虫病监测点数据提供理论支持。首先,GPS 应用于余干县 20 个洲滩现场查螺,采集其经纬度。然后,基于经纬度链接数据库可以显示和管理监测点数据,并对后期结合 GIS 进行统计分析奠定基础。最后,基于地理信息系统软件 ArcGIS 建立完备的监测点数据库管理,进行监测数据库的管理与分析。

2010 年,夏蒙等结合血吸虫病疫情控制和监测工作的需要,在现有监测预警数据库的基础上以 Google Earth 为 GIS 平台,结合最新 GPS 和 RS 技术,成功建立湖南血吸虫病疫情监测信息系统。洞庭湖区是我国主要的血吸虫病湖沼型流行区之一,是血吸虫病防控工作的重点区域。郭凤英等从病情、螺情等一般疫情指标和洞庭湖区特异性指标两方面综述既往血吸虫病相关 GIS 研究,为建立湖南省血吸虫病 GIS 数据库奠定基础。2011 年,李源培等利用 GIS 技术和遥感数据,对湖区洲滩钉螺的孳生地进行探测,结果显示以归一化差分水体指数(normalized difference water index,NDWI)>0.01 确定"冬陆夏水"区域,以归一化差分植被指数(NDVI)>0.36 确定有植被覆盖区域,两区域叠加即为可能的钉螺孳生地。

2018 年,李洋等收集武汉市全市 1 863 个历史、现有螺点的螺情监测资料,利用 GIS 展示武汉螺点分布情况,对现有螺点和历史螺点植被和环境变化情况进行对比分析,并采用空间统计分析方法对钉螺密度指标的空间自相关性和空间热点进行分析。研究结果显示,武汉市 1 863 个现有钉螺环境和历史钉螺环境主要沿长江沿线和各大支流发散分布。现有 238 个钉螺环境主要分布在东荆河、府河流域,长江干流沿线具有散在分布。

(1)基础地图:以中国地图出版社出版、中华人民共和国国家测绘局制作的中国数字化地图为基础,提取武汉市县界地图和主要河流地图。

(2)螺情地图:以 2016 年武汉市钉螺普查建立的 1 863 个历史和现有螺点的 Google Earth 螺点矢量图为基础,转换为 ArcGIS 软件识别的 shp 格式地图,并按照螺点多边形的坐标,匹配螺点矢量图信息。2016 年,武汉市 1 863 个现有钉螺环境和历史钉螺环境,主要分布在武汉汇集到长江若干支流附近,由顺时针方向依次是东荆河、汉江、府河、滠水、倒水、举水、金水等七大支流。武汉市 1 863 个螺点历史累计钉螺面积 979 480 350m²,其中现有钉螺环境 238 个,实有钉螺面积 110 653 070m²。标准差椭圆显示武汉市现有钉螺环境分布呈东北-西南方向分布,中心在武汉市西南面,东荆河区域(蔡甸区和汉南区)。

(3)建立螺点 GIS 数据库:2016 年钉螺普查中收集螺情资料建立武汉市钉螺数据库的基础上,更新 2017 年武汉市钉螺监测数据,将收集到的螺点资料(包括环境面积、环境类型、有螺面积、历史有螺面积、现场照片、植被类型、查螺框数、捕获螺数等),匹配上 shp 格式的螺情地图,组建含有各螺点资料信息的螺点 GIS 数据库。

(4)热点分析:用于识别具有统计意义的高值(热点)和低值(冷点)的空间聚类。热点分析显示钉螺密度热点在武汉市西南角东荆河区域(蔡甸区、汉南区)以及长江沿线散在分布。冷点集中在滠水近长江段东面区域(黄陂区)以及府河沿线。

2021 年,汪为春等采用核密度估计法、空间自相关分析方法,以行政村为单位,构建基于 GIS 平台的马鞍山市 2011—2020 年人群血吸虫病病情地理信息数据库,探索人群血吸虫病的时空分布特征,为评估防控效果、确定重点防控区域、制定血吸虫病防治策略、落实精准防控措施提供参考。

(1)数据资料来源:通过"中国疾病预防控制信息系统"平台上的"寄生虫病防治信息管理系统",收集、整理 2011—2020 年马鞍山市血吸虫病流行村人口数、人群血吸虫病血清学检查和病原学检查结果,基于流行村尺度建立相应的 Excel 格式人群血吸虫病病情数据库。

2011—2020 年各个流行村平均血检阳性率为 0~5.92%。将血检阳性率按数值大小平均分为高

（3.94%～5.92%）、中（1.97%～<3.94%）和低（0～<1.97%）三个等级。其中,有 6 个村血检阳性率高,其他区域血检阳性率低。

（2）地理信息数据库建立:在 GIS 平台上,将含有流行村经纬度信息的 Excel 格式数据库转换为地理信息数据库,并通过流行村编码(共同字段),连接人群血吸虫病病情数据库,建立马鞍山市 2011—2020 年人群血吸虫病病情地理信息数据库。

（3）核密度估计:点要素的核密度估计(kernel density estimation,KDE)是使用核函数将各个点拟合为光滑锥状表面,并计算其在周围邻域中的密度。在 GIS 平台上加载人群查病地理信息数据库,叠加县区、乡镇、水系等矢量图层,利用核密度估计方法对马鞍山市血检阳性空间分布情况进行分析。

马鞍山市 2011—2015 年全市血检阳性的核密度为 0～60.71 人/km²。其中,高密度区域（40.47～60.71 人/km²）分布在江心乡中西部以及湖阳镇东南部;中密度区域（20.24～<40.47 人/km²）分布在江心乡、湖阳镇的其他区域以及石臼湖北侧、黄池河沿线;其他为低密度区域（<20.24 人/km²）。

马鞍山市 2016～2020 年全市血检阳性的核密度为 0～22.42 人/km²。其中,高密度区域（14.95～22.42 人/km²）分布在湖阳镇东南部;中密度区域（7.47～<14.95 人/km²）分布在湖阳镇东部区域;其余为低密度区域（密度 <7.47 人/km²）。

（4）空间自相关分析:空间自相关分析包括全局空间自相关分析和局部空间自相关分析,是通过统计方法进行空间自相关程度的计算,以分析这些空间单元在空间上的分布特征,研究某空间单元与其周围单元间的相关性。例如,采用全局空间自相关分析全市范围内各流行村血检阳性率是否存在空间自相关关系,进而分析人群血吸虫病有无聚集性;采用局部空间自相关分析识别血检阳性率高值(热点)或低值(冷点)在空间上发生聚类的位置。

通过局部空间自相关分析,探测出马鞍山市 2011—2015 年全市血检阳性高值聚集村(热点)包括 27 个,主要聚集分布在和县、花山区和雨山区的沿江流行村,以及江心乡、湖阳镇、黄池河沿岸。

通过局部空间自相关分析,探测出马鞍山市 2016—2020 年血检阳性高值聚集村包括 24 个,与 2011—2015 年相比,江心乡、黄池河沿岸热点范围减少,和县沿江热点范围增多,另外当涂大公圩夹河出现热点聚集区域。

二、3S 信息技术在疟疾防治中的应用

疟疾是由疟原虫引起,通过按蚊叮咬而传播的一种寄生虫传染病,是全球范围内流行面积最广、危害程度最深、防治难度最大的三大公共卫生问题之一。传疟媒介按蚊是疟疾流行的必要条件,而按蚊的存在、孳生繁殖及其消长均与自然地理、生态景观、气象条件等因素关系密切。3S 信息技术为疟疾等自然疫源性传染病的传播与预测研究提供了新的技术手段与方法。

(一)疟疾防治管理信息系统

根据《全国公共卫生信息化建设标准与规范(试行)》(国卫办规划发〔2020〕21 号),疟疾防治业务涉及流行情况调查、病例发现、病例管理、个案流调、同行人员调查、疫点调查、疫点处置、按蚊监测、药物敏感性监测和健康教育等信息化管理服务。

1. 流行情况调查　实现对辖区全年疟疾流行情况的信息管理。

（1）具备 7 项数据采集功能:辖区人口数、受威胁人口数、病例分类、病例总数、重症病例数、死亡病例数、突发疫情信息等。

（2）支持 6 种数据操作功能:数据录入、历史数据批量下载、数据逻辑校验审核、统计分析、移动端数据采集、可视化展示等。

2. 病例发现　实现对辖区全年疟疾病例监测情况的信息管理。

（1）具备 2 项数据采集功能:发热患者血检、疟原虫感染情况调查等。

（2）支持 6 种数据操作功能:数据录入、历史数据批量下载、数据逻辑校验审核、统计分析、移动端数据采集、可视化展示等。

3. 病例管理　实现对疟疾病例的诊断、报告、治疗和实验室复核的信息管理。

（1）具备6项数据采集功能：诊断情况、病例报告、实验室复核、现症病例治疗情况、休止期治疗、预防服药等。

（2）支持6种数据操作功能：数据录入、历史数据批量下载、数据逻辑校验审核、统计分析、移动端数据采集、可视化展示等。

4. 个案流调　实现对疟疾病例流行病学个案调查的信息管理。

（1）具备7项数据采集功能：疟疾病例基本信息、发病情况、诊断情况、治疗信息、既往患病史、感染来源调查、病例随访等。

（2）支持8种数据操作功能：个案调查表自动生成、数据录入、历史数据批量下载、数据逻辑校验审核、统计分析、移动端数据采集、数据自动抓取、可视化展示等。

5. 同行人员调查　实现对疟疾病例境外回国同行人员的信息管理。

（1）具备7项数据采集功能：个人基本信息、出国日期、回国日期、出国途径、出国事由、国外患疟疾信息、血检情况等。

（2）支持7种数据操作功能：调查表自动生成、数据录入、历史数据批量下载、数据逻辑校验审核、统计分析、移动端数据采集、可视化展示等。

6. 疫点调查　实现病例所在疫点调查的信息管理。

（1）具备10项数据采集功能：疫点分类、农作物分布情况、自然环境情况、卫生服务情况、气象资料、疫点人群特征、历史资料、指示病例基本情况、传染源调查资料、媒介调查资料等。

（2）支持9种数据操作功能：疫点调查表自动生成、数据录入、历史数据批量下载、数据逻辑校验审核、统计分析、移动端数据采集、数据自动抓取、可视化展示、疟疾疫点分类知识库等。

7. 疫点处置　实现病例所在疫点处置的信息管理。

（1）具备3项数据采集功能：疫点人群治疗数、室内滞留喷洒保护人数、药浸蚊帐发放数等。

（2）支持6种数据操作功能：数据录入、历史数据批量下载、数据逻辑校验审核、统计分析、移动端数据采集、可视化展示等。

8. 按蚊监测　实现消除疟疾后按蚊监测的信息管理。

（1）具备7项数据采集功能：地理地址信息、温度与湿度、按蚊种类、按蚊密度、采集按蚊总数、所测试杀虫剂名称、抗性等级等。

（2）支持9种数据操作功能：按蚊种群记录表自动生成、按蚊密度记录表自动生成、数据录入、历史数据下载、数据逻辑校验审核、统计分析、移动端数据采集、数据自动抓取、可视化展示等。

9. 药物敏感性监测　实现疟原虫对抗疟药物敏感性监测的信息管理。

（1）具备2项数据采集功能：恶性疟原虫对青蒿素类药物敏感性监测情况、间日疟原虫对氯喹敏感性监测情况等。

（2）支持6种数据操作功能：数据录入、历史数据下载、数据逻辑校验审核、统计分析、移动端数据采集、可视化展示等。

10. 健康教育　实现对人群疟疾健康教育的信息管理。

（1）具备3项数据采集功能：疟疾防治知识知晓情况、健康教育品发放数量、就诊及时性情况等。

（2）支持6种数据操作功能：数据录入、历史数据批量下载、数据逻辑校验审核、统计分析、移动端数据采集、可视化展示等。

（二）基于 3S 信息技术的疟疾监测预警

基于3S信息技术的疟疾监测预警研究内容主要包括疟疾疫情数据可视化、疟疾疫情空间分析与预测、疟疾疫情综合监测与防控等方面。

1. 疟疾疫情数据可视化　采用GIS将疟疾疫情的数据以行政区域为单元绘制成地图，寻找疟疾疫情的高发区域，分析区域内疟疾疫情的地理环境特征和相关的社会经济因素，提高疫情的可视化效果；结合疟疾疫情的历史变化趋势，通过对历年数据的描述与分析，采用适当的传染病地图展现疫情变化，以掌握其发展变化趋势。GIS能够通过空间关系（地理坐标）连接空间要素（例如距离、属性等）实现交互显示和分析,广泛应用于制作疟疾传染病地图,包括标点发病地图、发病率(死亡率)地图、疾病扩散地图、邻域地图(疾病与其他如媒介、宿主、地理环境等信息透明叠置地图)等。

2. 疟疾疫情空间分析与预测 疟疾疫情的空间分布规律,即某一区域疟疾的发生是随机分布还是具有一定的聚集性;疟疾疫情的传播与流行与多种因素相关,构建环境因素、媒介因素和社会经济因素等多因素与疟疾发生的模型是至关重要的,可以采用 GIS 从时间和空间两个维度预测疟疾疫情。

3. 疟疾疫情综合监测与防控 利用 GIS 对疟疾疫情的风险性进行评估并建立对应的监测系统,通过监测系统反映相关措施的调整;疟疾具有复杂的空间地理分布异质性,其中疫情的传播与自然环境和生活条件密切相关,GIS 可以在一定程度上揭示疫情的发生与发展以及与疫情密切相关的各类地理环境因素,为疟疾疫情防控提供支撑。

(三)3S 信息技术在疟疾防治中的典型应用

近年来,3S 信息技术在疟疾防控方面发挥了重要作用,构建基于 GIS 的疟疾监测预警系统,充分利用了地理环境数据及社会经济学数据,结合疟疾传播与流行的预测模型,可以使疟疾监测及控制决策工作从传统现场转化为以数据为主、计算机为辅的图形式可视化工作。

2014 年,闫润泽等根据我国疟疾疫情年度报表中 2002—2010 年以县为单位的本地感染疟疾发病数据,利用 ArcGIS 10.0 软件建立疟疾病例 GIS 数据库,并结合时空聚类分析探明疟疾传播的时空聚集性及本地感染疟疾病例空间分布的演变趋势,并以可视化地图展示时空聚集趋势。其中,云南省、海南省、安徽省等 3 个本地病例时空聚集区。

2015 年,曾晓露等从美国国家航空航天局 LAADS 存储网站和航天测绘数据集 SRTM 获取我国海南地区遥感数据产品,利用 ArcGIS 软件提取土地覆盖类型和海拔高度数据,结合海南省疟疾疫情资料制作专题地图,分析、掌握该地区土地覆盖类型和海拔高度特征,比较不同地理环境下的发病率差异。

2019 年,龚艳凤等收集 1950—2017 年江西省以县为单位疟疾疫情和人口数据、历史流行虫种和传播媒介等资料,建立江西省疟疾 GIS 数据库;然后利用 ArcGIS 10.3 软件进行江西省疟疾发病数据分析和时空展示,探讨其空间分布特征。

第三节 空间流行病学在寄生虫病防治中的应用

寄生虫病的传播风险有气候因素、社会因素和宿主动物及媒介生物因素等。空间流行病学的应用与发展将有助于确定寄生虫的孳生地、研究影响寄生虫病流行的环境、气象、地理以及社会特征,为规划防控策略提供决策支持,助力于我国寄生虫病的科学精准防控与施策。

一、空间流行病学基本概念和研究内容

流行病学是研究人群中疾病与健康状况的分布及其影响因素,并研究防治疾病及促进健康的策略和措施的科学,而分布主要是研究人群、时间和空间的分布,通过分布研究以确定高危人群和高发地区,以及相关的危险因素。空间流行病学是流行病学的一个分支,是一门描述、定量和解释疾病在地理上分布变化的学科,特别是针对小面积范围内环境暴露中疾病分布的变化,涉及流行病学、地理学、环境卫生学、社会经济学、人口统计学等多个领域。

(一)空间流行病学基本概念

空间流行病学是一门新兴的流行病学分支学科,旨在运用空间信息技术和空间分析技术发掘疾病位置信息、分布特征,评估特定区域人群发病的关键影响因素,为疾病预防控制工作提供策略支持。空间信息技术的核心是 3S 信息技术,即地理信息系统(GIS)、遥感(RS)和全球定位系统(GPS)。空间分析技术主要包括空间自相关分析和时空聚类分析。

空间自相关分析是指同一变量的属性值在相近的不同地理位置上存在相关性,用来度量该变量的属性值在空间上有无聚集性。空间自相关分析可分为全局空间自相关和局部空间自相关。全局空间自相关是从整个研究区域探讨变量在空间上的相关性;局部自相关用于探测研究区域内局部地点的某种属性是

否存在自相关。空间自相关分析可以探测疾病的聚集状态和聚集焦点,但是没有考虑时间因素。

时空聚类分析是将时间和空间同时纳入分析,可以探测出流行病的时空聚集区并计算出聚集区的相对危险度。时空聚类分析同时体现出流行病空间聚集的范围和时间聚集的长短,可以判断流行病的空间聚集区随时间变化的特征,因而具有较大应用价值。

随着 3S 信息技术和空间分析技术的发展,空间流行病学已广泛应用于寄生虫病研究中的可视化分析、热点分析和危险因素的识别与传播风险的预测等领域。

(二) 空间流行病学研究内容

空间流行病学已经发展成为一门定量描述、解释疾病在地理上分布变化及其影响因素的一门综合性学科。空间流行病学的主要研究内容包括疾病插值制图、疾病聚集性分析和疾病相关因素分析等,这些研究内容相互渗透,在应用时需要在整体上把握研究内容的联系。

1. **疾病插值制图**　流行病学数据的空间形式大多以病例的点位置或者筛查区域、行政区划的方式呈现,因此疾病发病率或病例数可以采用 GIS 可视化显示。但是,流行病学调查获取的疾病抽样点资料多是散在的空间数据,探索疾病空间分布模式则需要利用采样点数据对非采样点研究指标进行空间插值。通过空间插值方法将疾病抽样点资料转化为连续的曲面资料,可以从全局的角度掌握疫情分布及其危险等级。空间插值常用方法包括核密度估计、克里金(Kriging)插值。其中,核密度估计是一种利用给定样本估计总体密度函数的非参数检验方法,通过综合邻近小地区的信息修正本地区的参数,可以减少小样本和数据不稳定对参数估计的误差,适合于利用可视化方法表示寄生虫病疫情风险等级的分布模式;克里金插值以空间相关性为前提,在二阶平稳假设基础上用适当范围采样点数据对未采样点的值进行估计以创建预测表面,能够给出最优线性无偏估计(best linear unbiased prediction,BLUP)。

2. **疾病聚集性分析**　空间流行病学的重要内容是探索疾病的聚集性及其聚集的空间位置,包括全局聚集和局部聚集。其中,全局聚集指标用于反映整个研究区域的空间模式以及自相关程度,Moran's I 是流行病学中应用最广泛的全局聚集指标;局部聚集检验搜寻研究区域内具体的聚集位置,并描述聚集位置的空间范围和统计学显著性,局部聚集方法主要包括局部 Geary 指数、Ripley's K 函数、Knox 检验和时空扫描技术等。

3. **疾病相关因素分析**　疾病相关因素分析能提供疾病空间分布的病因线索。构建疾病模型有助于疾病相关因素分析,了解其时空变化特征进行合理预测,从而为疾病防控工作提供科学有效的参考信息。疾病模型可以分为两类:一类是基于疾病数据的时间序列模型,用于分析疾病随时间的发展趋势;另一类是可以纳入影响因素的空间模型,主要包括空间面板模型(包含空间误差和空间滞后模型)、地理加权回归模型(Geographically Weighted Regression,GWR)、生态位模型以及可以利用先验信息的贝叶斯时空模型等。构建空间模型分析社会环境因素并作预测,具有较好的准确性且可以提示危险因素。

二、空间流行病学在血吸虫病防治中的典型应用

时空扫描技术是一种探寻研究区域内空间聚集的位置、大小以及聚集可能性的方法,按照扫描窗口的形状可以分为圆形、椭圆形、不规则形。SaTScan 是一款对具有时间和空间信息的数据进行时空扫描分析的软件,采用圆形或椭圆形窗口扫描研究区域,该软件能够提供 Bernoulli 模型、Poisson 模型、Ordinal 模型等。赵飞等采用 SaTScan 软件中 Poisson 模型,根据 2008 年湖区 5 省现有患者数和流行县人口数探测出高血吸虫病聚集风险的区域。

生态位是指所有生物都有一套在其特定栖息地赖以生存和繁殖所建立的生态条件。寄生虫的生态位限制了其地理分布。生态位模型根据物种已知的分布数据和相关环境变量判断其生态需求,预测物种的实际分布和潜在分布。常用生态位模型包括随机森林、遗传算法、生物气候包络模型(BIOCLIM)、距离模型(DOMAIN)和最大熵(maximum entropy,MaxEnt)模型等,在疾病预测和影响因素分析中发挥着重要的作用。胡小康等通过三种生态位模型(BIOCLIM、DOMAIN 和 MaxEnt)预测效果的对比,发现 MaxEnt 模型预测的血吸虫病传播风险区范围最小且最集中,高风险区主要聚集于西北部地区,低风险区主要分布在中部地区。

郝瑜婉等以乡(镇)为单位收集、整理 2004—2015 年云南省人群、耕牛血吸虫病疫情及钉螺调查等资料,在分析 2004—2015 年云南省血吸虫病流行态势的基础上,采用空间流行病学对云南省血吸虫病疫情变化趋势和传播风险时空聚集特征进行分析,以期为云南省制定血吸虫病精准防控措施提供参考依据。

1. 全局空间自相关和传播风险热点分析　通过 Moran's I 指数检验 2004—2015 年云南省人群血吸虫感染率空间自相关性,排除 2014 年、2015 年为 0 的数据,对 2004—2013 年云南省人群血吸虫感染率进行空间自相关分析和风险热点区域探测,结果显示 2004—2013 年云南省人群、耕牛和钉螺血吸虫感染风险热点区域趋于一致。其中,人群感染风险呈现两个热点中心;钉螺感染风险热点中心与人群、耕牛感染风险热点中心区域不完全一致,呈现背离现象。

2. 时空分布聚集性分析　基于 2004—2013 年云南省人群血吸虫感染率每年均存在空间自相关性,利用 SaTScan 9.4.2 软件进行时空扫描聚类分析,结果显示在乡(镇)水平上,人群、耕牛和钉螺血吸虫感染均发现聚集性,各发现 2 个风险聚集区域(其中,人群、耕牛血吸虫感染风险聚集分布的乡(镇)数较多,分别是 23 个和 15 个;钉螺感染风险聚集分布的乡(镇)数较少,仅为 4 个;人群和钉螺血吸虫感染风险聚集的乡(镇)主要分布于传播控制县(市、区),而耕牛感染风险聚集的乡(镇)主要分布于传播控制县(市、区)和毗邻的传播阻断县(市、区)。

三、空间流行病学在疟疾防治中的典型应用

2014 年,马爱民等根据 2005—2010 年媒介按蚊监测数据,采用最大熵模型(MaxEnt),利用"10% 训练存在逻辑阈值"定义最小适生环境阈值,划分中华按蚊的适生区和非适生区;然后利用 GIS 估算暴露于中华按蚊分布区内的人群数量。

2016 年,Kulkarni 等利用最大熵建立物种分布模型,评估不同环境和社会因素对坦桑尼亚两个地区(高海拔和低海拔地区)疟疾媒介趋势的影响,发现高海拔地区的森林砍伐和气候变暖为疟疾媒介的传播创造了条件,可能继续面临零星暴发的风险。

(叶明全)

参 考 文 献

[1] 公衍峰,郑金鑫,胡小康,等.空间流行病学在寄生虫病传播风险研究中的应用[J].中国寄生虫学与寄生虫病杂志,2021,39(1):101-106.
[2] 李洋,宋秀兰,王浩,等.血吸虫病防控中信息化查螺技术应用及数据交互分析[J].医学动物防制,2021,37(5):425-429.
[3] 袁驰,刘阳,徐雷,等.2015-2020 年邛崃市血吸虫病监测点疫情分析[J].寄生虫病与感染性疾病,2021,19(3):116-119.
[4] 彭双,黄文捷,许绍仁,等.2015—2019 年靖西市国家级血吸虫病监测点疫情监测结果分析[J].应用预防医学,2021,27(4):349-351.
[5] 刘健,曹冲.全球卫星导航系统发展现状与趋势[J].导航定位学报,2020,8(1):1-8.
[6] 刘新华,尚俊娜.导航技术研究进展与发展方向[J].导航定位学报,2020,8(4):1-7.
[7] 卢鋈,张弓,陈谷仓,等.卫星导航系统发展现状及前景展望[J].航天器工程,2020,29(4):1-10.
[8] 苏奋振,吴文周,张宇,等.从地理信息系统到智能地理系统[J].地球信息科学学报,2020,22(1):2-10.
[9] 陈倩,易炯.全球 4 大卫星导航系统浅析[J].导航定位学报,2020,8(3):115-120.
[10] 胡小康,郝瑜婉,夏尚,等.基于生态位模型的云南省血吸虫病传播风险探测研究[J].中国寄生虫学与寄生虫病杂志,2020,38(1):80-86+94.
[11] 王英鉴,李石柱,姜庆五,等.空间流行病学在血吸虫病防控实践中的应用进展[J].中国血吸虫病防治杂志,2019,31(1):53-57.
[12] 陈艳艳,刘建兵,肖瑛,等.基于行政村尺度的湖北省钉螺空间分布特异性及与水系的关系[J].中国血吸虫病防治杂志,2019,31(4):374-381.

[13] 郝瑜婉,高风华,薛靖波,等.2004-2015 年云南省血吸虫病传播风险时空聚集性分析[J].中国血吸虫病防治杂志,2019,31(3):269-274+279.

[14] 周艺彪.加强空间流行病学研究与应用助推我国寄生虫病精准防控[J].中国血吸虫病防治杂志,2019,31(4):356-357.

[15] 龚艳凤,雷蕾,李志宏,等.1950-2017 年江西省疟疾时空分布特征分析[J].中国血吸虫病防治杂志,2019,31(4):414-417.

[16] 郑金鑫,刘璐,冯云,等.空间流行病学在我国疟疾监测预警中的研究进展[J].中国血吸虫病防治杂志,2017,29(5):651-655.

[17] 陈艳艳,蔡顺祥,刘建兵,等.湖沼型血吸虫病流行区气候因素与钉螺分布的空间回归分析[J].中华疾病控制杂志,2015,19(3):277-280.

[18] 曾晓露,叶诗洋,徐聪,等.基于遥感与地理信息的海南地区疟疾疫情相关性研究[J].第三军医大学学报,2015,37(8):821-826.

[19] 王海防,王怀位,孔祥礼,等.基于 GPS 和 Google Earth 的疟疾卫星影像地图数据库的建立[J].中国媒介生物学及控制杂志,2014,25(3):239-242.

[20] 马爱民,王劲峰,王多全,等.基于最大熵模型的中华按蚊潜在分布预测[J].中国媒介生物学及控制杂志,2014,25(5):393-398.

[21] 郭凤英,易平,刘宗传,等.洞庭湖区血吸虫病 GIS 平台相关疫情指标的选择[J].中国血吸虫病防治杂志,2014,26(5):565-567.

[22] 闫润泽,周水森,夏志贵,等.我国疟疾传播时空分布特征分析[J].中国病原生物学杂志,2014,9(3):198-202+219.

[23] 李源培,李林瀚,何明祯,等.基于 CBERS-02B 卫星 CCD 影像的东洞庭湖区洲滩钉螺孳生地探测[J].中华流行病学杂志,2011,32(6):583-586.

[24] 赵飞,朱蓉,张利娟,等.SaTScan 在湖沼型血吸虫病聚集区域探测中的应用[J].中国血吸虫病防治杂志,2011,23(1):28-31.

[25] 赵安,蒋梅鑫,简敏菲,等.血吸虫病医学地理研究的回顾与展望[J].地理科学进展,2010,29(1):45-51.

[26] 夏蒙,任光辉,李岳生,等.湖南省血吸虫病 GIS 监测平台—Google Earth 疫情信息系统的建立与应用[J].中国血吸虫病防治杂志,2010,22(6):572-574.

[27] 牛红峰,余晴,鲍子平,等.全球定位系统和地理信息系统在血吸虫病监测中的应用研究[J].中华预防医学杂志,2006(4):229-233.

[28] 张标,周云,曾光兴.GPS 和 GIS 在基层血吸虫病防治工作中的应用[J].中国血吸虫病防治杂志,2006(5):384-385.

[29] 苏永强,张治英,徐德忠,等.运用空间局部内插研究海南省疟疾空间分布特征[J].中华流行病学杂志,2003(4):23-25+92.

[30] 周晓农,杨国静,孙乐平.地理信息系统在血吸虫病研究中的应用[J].中国血吸虫病防治杂志,1999(6):378-381.

[31] 郑英杰,钟久河,刘志德,等.应用地理信息系统分析洲滩钉螺的分布[J].中国血吸虫病防治杂志,1998(2):69-72.

[32] 周晓农,洪青标,孙乐平,等.地理信息系统应用于血吸虫病的监测 I.应用预测模型的可能性[J].中国血吸虫病防治杂志,1998(6):321-324.

[33] Kulkarni MA,Desrochers RE,Kajeguka DC,et al. 10 years of environmental change on the slopes of mount kilimanjaro and its associated shift in malaria vector distributions [J]. Frontiers in public health,2016,4:281

[34] Kitron U,Pener H,Costin C,et al. Geographic information system in malaria surveillance:mosquito breeding and imported cases in Israel,1992 [J]. American Journal of Tropical Medicine & Hygiene,1994,50(5):550-556.

[35] Cross ER,Sheffield C,Perrine R,et al. Predicting areas endemic for schistosomiasis using weather variables and a Landsat data base [J]. Military Medicine,1984,149(10):542.

第六十六章

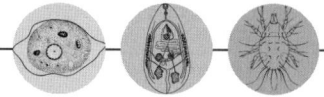

医学节肢动物防制技术

节肢动物属无脊椎动物,是动物界中最大的一门,有110万~120万种,占动物种数的85%以上。它们分布极其广泛,活动踪迹遍布于海洋、山脉、森林、沙漠、冰川和冻土,与人类生活息息相关。凡能通过骚扰、吸血、蜇刺、毒害、寄生和传播病原体等方式危害人类健康的节肢动物,均称之为医学节肢动物(medical arthropod)。由于与医学有关的节肢动物绝大多数属于昆虫纲,且医学节肢动物学的发展早期是由研究医学昆虫开始,因此医学节肢动物习惯上也称为医学昆虫(medical insect)。

医学节肢动物生活习性差异很大,生殖方式和孳生环境也多种多样,其对人类的危害方式包括两种:①直接危害,指医学节肢动物通过骚扰、吸血、蜇刺、分泌毒素以及寄生直接成为病原体而危害人体。如蚊、蛉、蚤、臭虫、螨等叮刺吸血、骚扰,影响人们的工作和休息。某些硬蜱吸血时,其唾液分泌物中的毒素可导致宿主神经传导阻滞,引起人体上行性肌肉麻痹,即蜱瘫痪(tick paralysis);又如某些毒蛾和具有毒毛的幼虫,若其毒毛接触到人体皮肤可引起皮炎;尘螨的涎液、分泌物、排泄物等,是很强烈的致敏原,可以引起尘螨性哮喘、过敏性鼻炎等;某些蝇类幼虫可寄生于人体,引起蝇蛆病(myiasis);蠕形螨寄生在人体毛囊、皮脂腺内,引起蠕形螨病(demodicidosis)等;②间接危害,即节肢动物可作为媒介生物,在人与人、人与动物之间传播微生物、寄生虫等病原体,引起虫媒病(vector-borne diseases),这是医学节肢动物对人类最为严重的危害方式,被视为当今人类健康和公共卫生安全的重要生物威胁,日益受到国际社会的关注。因此,医学节肢动物防制对于预防虫媒病具有重要意义。

第一节 概 述

医学节肢动物防制是虫媒病防治工作中的重要环节,但大多数节肢动物繁殖力和适应力强、生态习性复杂、种群数量大,仅靠单一措施通常很难奏效,必须采取综合防制方能达到有效控制的目的。综合防制是从医学节肢动物与生态环境和社会经济条件的整体观点出发,采取标本兼治、治本为主的策略,以控制传播疾病的重要虫种作为重点,降低其种群数量或缩短其寿命,将目标种群密度控制在不足以传播疾病的水平以下。

一、医学节肢动物防制原则

医学节肢动物防制是一项系统工程,要以综合防制策略为指导思想,从实际出发,结合当地具体情况,针对各种节肢动物的不同发育特点和孳生习性,做好科学有效地防制,同时,需遵循以下基本原则:①防制工作必须从实际出发,充分利用信息时代多媒体平台优势宣传相关知识,充分发动群众,积极发掘民间智慧;②防制工作必须在查明当地医学节肢动物种类与疾病的关系、分布与生态的基础上,分析不利于主要虫媒生存的关键因素,对目标种群因地、因时制宜,采取有效、简便、经济和安全的防制措施;③必须贯彻综合防制原则,以环境防制为主,辅以其他防制方法。具体做法上应着重消灭或控制孳生地,改变生态环境,使医学节肢动物无法孳生,必要时还可采用物理、化学、生物等方法以达到防制目的。同时,做好个人防护和处理带虫的动物宿主也很重要。

二、综合防制的发展

自 1897 年英国微生物学家 Ronald Ross 首次证实了按蚊传播疟疾的事实之后,医学节肢动物防制作为一种主动、积极的措施才得以逐渐发展。20 世纪初期,蚊类防制着重于孳生地控制和幼虫杀灭两个方面,而对其他节肢动物的防制则以物理方法为主。当时使用的杀虫剂极为有限,主要是巴黎绿(paris green)、砷酸钙(calcium arsenate)等无机杀虫剂以及除虫菊、鱼藤及石油等天然产物。其中巴黎绿是一种砷化物,对昆虫有强烈的胃毒作用,当时多用于毒杀按蚊幼虫;石油等油性物质喷洒于水面,由于油滴扩散可在水面形成一层油性薄膜,可堵塞蚊类幼虫和蛹的呼吸管,使其窒息死亡。

在 20 世纪 30 年代,瑞士化学家 Paul Hermann Miller 发现了一种高效持久的杀虫剂 DDT(滴滴涕),自此医学节肢动物防制进入了新的历史阶段,随后有机氯类、有机磷类、氨基甲酸酯类、拟除虫菊酯类等多种化学杀虫剂应运而生。化学杀虫剂因见效快、使用方便、适于大规模应用等优点,为媒介昆虫治理做出了巨大贡献,尤其是拟除虫菊酯类杀虫剂以活性高、击倒速度快、杀虫谱广、对人畜低毒等特点占领了化学防制的主战场,成为控制虫媒病的有力武器。然而,随着化学杀虫剂的广泛应用,昆虫抗药性的产生、环境污染、生态平衡失调等问题也随之而来,并成为全球公共卫生及媒介昆虫治理的重大难题,化学防制在医学节肢动物及虫媒病的控制中遇到了一系列困难。同时,对于大多数医学节肢动物来说,种群数量大,繁殖力和适应力强,仅靠单一防制措施很难达到防制效果,必须采取综合防制策略。

三、综合防制的内容

综合防制的概念是 20 世纪 70 年代末最初针对蚊类控制所提出的,随后不断完善和充实,现已推广至其他节肢动物。世界卫生组织(World Health Organization,WHO)媒介生物学和控制专家委员会把综合防制定义为:应用所有适当的技术和管理方法,以经济合算的方式,取得有效的媒介抑制。我国学者结合国内实际情况及长期的实践经验,对综合防制概念作了进一步完善,给出了以下较为完整的定义:综合防制是从传病媒介、卫生害虫、环境和社会经济条件的整体观念出发,根据标本兼治而着重治本,以及经济、有效、简便、安全(包括对环境无害)的原则,因时因地制宜地对靶标生物,采用环境防制、化学防制、生物防制或其他合理手段,组成一套系统的防制措施,把靶标种群控制在不足为害的水平,并争取予以清除,以达到除害灭病或/和减少骚扰的目的。

综合防制的目标是种群,而不是种,控制种群数量是综合防制的基本目的。所谓种群,是指在一定空间(或地域)内同种个体的集合;换言之,即种群由一定空间或地域内同种个体所组成。特定种群的出生率、死亡率、平均寿命、性别比例、年龄组配以及种群所处的环境温度、湿度、光照、降雨量等生态条件都对种群的数量和密度变化造成直接或间接的影响。节肢动物综合防制就是通过改变上述因素或直接杀虫来达到降低种群数量的目的。

医学节肢动物的综合防制措施包括环境防制、物理防制、化学防制、生物防制、遗传防制等。下面就这些防制措施分别进行介绍。

第二节　环境防制技术

环境防制(environmental control)是根据医学节肢动物的孳生、栖息、行为习性及其他生态学特点,从生态系统的总体观念出发,把节肢动物的生物学特点和周围的自然环境以及人们的生产活动、生活方式联系起来,因时、因地、因种制宜地运用各种管理手段和方法,对环境进行合理的处理和改造,以减少或清除医学节肢动物赖以生存的孳生地及栖息场所;与此同时,要注意保护益虫及天敌的生存环境,最终达到控制节肢动物种群的目的。环境防制在医学节肢动物的防制工作中起到关键作用,是治本之策。

一、改变病媒生物孳生地和栖息场所

任何一种医学节肢动物都有其赖以生存的环境,在不破坏自然生态平衡的前提下,科学地改造环境,治理媒介昆虫的孳生(栖息)地,以达到长期防制的目的。

(一)环境改造(environmental modification)

环境改造是为了防止、清除或减少媒介孳生地而对土地、水体或植被等所进行的各种改造,对人类环境条件无不良影响,包括基础卫生设施改造,如改造臭水沟、阴沟、下水道,修建或完善排水沟渠;填塞、平整土地;修整岸边等措施,一般具有永久性防止媒介孳生的作用,也是环境管理的重要方式之一。

(二)环境处理(environmental manipulation)

环境处理是对媒介栖息地进行有计划的定期处理,以达到暂时性不利其孳生的效果,也是一种重要的环境管理方式。比如社区做好垃圾分类,垃圾桶加盖,定期及时清理以防蚊蝇孳生;翻盆倒罐、清除蚊虫孳生地,或对蚊类孳生地进行水位波动,间歇灌溉,水闸冲刷;结合厕所改造及粪便管理,采用堆肥和垃圾发酵可有效地控制蝇类的孳生;堵洞抹缝,注意建筑物裂缝、管线通道的堵塞,预防蟑螂及其卵鞘侵入,及时清理橱柜、杂物柜等,清除蟑螂粪便、残骸,减少对蟑螂的吸引;通过清除绿化带的杂草、垃圾,保持室外环境清洁,室内常通风等工作可有效地防治螨类。

二、改善人类的居住条件

环境管理的重要方式之一,包括个人和集体防护。前者如安装纱门纱窗,防止蚊蝇进入室内,挂蚊帐防止蚊虫叮咬;完善防蟑、防螨设施,以减少或避免人、媒介和病原体三者的接触机会,从而减少或防止虫媒病的传播。后者如村落外围建立大家畜屏障区(防护动物),以加强自然阻隔,保护人群。

第三节 物理防制技术

物理防制(physical control)指利用机械力、热、光、声、放射线等物理学方法,以捕杀、阻挡、隔离或驱赶节肢动物,使它们不能伤害人体或传播疾病,如日常生活中用粘捕、水淹、烫杀、熏蒸、灯光诱杀、电击等方法阻挡或杀伤不同的节肢动物。传统物理防制方法多以机械阻挡为主,比如粘蝇条、纱门纱窗、风幕机等防止蚊、蝇等飞行节肢动物进入室内。近年来,声光电趋避诱杀以其方便易实施、击杀率高等优点,被越来越多地采用,即利用蚊蝇等昆虫的趋光性,以一定波长的光将其诱来,再用围在灯外的高压电击杀,或用机电动力将昆虫吸入网内,或利用振荡器发出频率与昆虫飞行时翅膀振动频率相近的声波,产生共振从而达到驱赶昆虫的目的。物理防制简便易行,不污染环境,不存在抗药性,对人畜安全,且长期使用成本相对较低,防制效果"立竿见影",是医学节肢动物防制的一种长期主要措施,特别在食品加工制售等不适宜采用化学防制的特殊行业,被广泛应用且效果较好,因此发展前景良好,应予大力推广。但物理防制中的某些方法操作略费时,如高温熏蒸等;另外,某些灭蚊灯、声波驱蚊器等发出的光线或声音对人的视觉和听觉感受造成一定影响,成为人们日常生活使用的障碍,而有些成本高的新技术尚难进入昆虫物理防制的市场或难以大面积推广。

一、机械杀虫

用蝇拍扑打,室内用粘蝇纸(条)、蝇瓶,室外用捕虫网、捕蝇笼(袋)等捕捉再杀灭,白天撒点糖在粘纸板上,放在蝇较多的地方粘苍蝇,效果很好。傍晚或黎明时,在蚊虫集中群舞的屋檐下、树边、墙角、稻田等处用顶蚊球(板)、粘蚊纸来回挥动以捕捉蚊虫。在厨房、酒店、车站、集体宿舍等放置粘蟑纸(板)、粘蟑盒等进行防制。

二、高温、冷冻、水淹杀虫

高温或低温能抑制或终止节肢动物的生命活动或破坏其生理功能,因此,可采用"烧、蒸、煮、冻"等方法杀灭昆虫,以达防制目的。

(一)高温杀虫

高温可使虫体蛋白质凝固或脱水而死亡。常用的方法有:火烧、煮烫、干热、流动蒸汽等。如用80℃

的水浇烫洞穴、墙缝中的蟑螂、臭虫、蚤等。一般虱卵 50℃,处理 30 分钟,成虱 46℃、60 分钟可致死。常用"煮烫"(60℃、30 分钟)或"流动蒸汽"(100℃、10 分钟)对内衣和被单等灭虱;用干热(60~80℃、30~60 分钟)对毛衣、皮衣、棉衣和被褥等忌湿和忌高热的物品灭虱。衣物洗后未干时用熨斗熨烫也可杀灭虱及虱卵。对臭虫卵或成虫 45℃下处理 60 分钟可致死;对跳蚤幼虫和成虫 40.5℃、60 分钟可致死。用沸水浇灌或蒸汽喷射房屋隐蔽的缝隙,简便实用,但由于不易保持所需温度,须反复数次才能处理彻底。

(二)冷冻杀虫

低温可抑制昆虫正常生理活动,使其体液冻结,新陈代谢停止而死亡。在-15℃下成虱冻 2 小时,虱卵冻 10 小时可致死;蜚蠊在-8℃、60 分钟下可致死;臭虫在-17℃、2 小时下可致死。

(三)水淹杀虫

常用于蝇蛆的杀灭。在较干的粪池里灌凉水,水位应超过粪面 5~10cm,一般经 24 小时便可淹死干粪池内的蝇蛆。

三、声、光、电等诱杀虫

利用医学节肢动物的趋光性、厌光性或人工合成信息素来驱赶或杀灭害虫,是近些年得到广泛应用的物理防制方法,如诱蚊蝇灯、仿生电子驱蚊器等。随着科技的发展,国内外的电子驱虫产品不断更新换代。把生物技术、新材料技术和信息技术结合起来的复合型电子驱虫技术因其高效的防制效果,将是物理防制当前乃至未来的研究热点。

(一)光波诱杀

根据蚊、蝇等病媒对波长 360~370nm 的近紫外光有强烈的趋光性而研制的灭蚊蝇灯,能发出相应波长的光以吸引蚊蝇,可用于引诱、收集蚊蝇或在灯外设置高压电网,将其击杀。我国近年研制光诱器种类很多,这些灯具在畜舍内可诱集大量的淡色库蚊(*Culex pipiens pallens*)、三带喙库蚊(*Culex tritaeniorhynchus*)和中华按蚊(*Anopheles sinensis*),但是在远离蚊虫孳生场所,以及无其他诱源(如家畜)的一般场所,诱捕效果明显下降。

1. 紫外线诱蚊灯 我国在 1955 年研制成功此灯,用以诱捕蚊虫。吸引蚊虫飞来后,靠灯下风扇的吸力,把飞近的蚊虫吸入笼袋内。这种诱蚊灯由于诱捕条件比较稳定,操作简单,多用以测定成蚊密度,观察蚊虫通宵活动,或用以收集蚊虫,进行虫媒病毒分离,用途颇广。现在这种诱蚊灯不断改进,外加高压电网可直接击杀;可设置定时或加装锂电池,便于野外使用。但是紫外线灯光对人眼有刺激性,使用时应多加注意。

2. 黑光诱虫灯 黑光灯外形与日光灯相似,但它发出的是一种人眼见不到的近紫外光,此灯常用来诱杀害虫,进行虫害预测预报。也可在养鱼场用来诱集昆虫落入鱼池作为鱼饵。常见的优势蚊种,如淡色库蚊、三带喙库蚊等对这种光谱有着强烈的趋光性。

3. 蓝光灭蚊蝇灯 以 365nm 为主峰的低压汞放电灯管,灯管外装有 3 800V 高压击虫电网,并且装有安全保护网,不仅能诱杀淡色库蚊、三带喙库蚊、白纹伊蚊(*Aedes albopictus*)等多种蚊虫,同时诱杀家蝇(*Musca domestica*)等效果也很好,此灯因安全有效、成本低、操作方便,被广泛应用于大型商超或室外人群活动场所如公园等。

4. 灯光诱蚤杯 用玻璃杯一只,内盛 3/4 的清水,水面上加 1/4 的煤油,油的中央置一浮灯(灯心系于硬纸上或嵌入软木塞中央),再将玻璃杯置于含有少许浓肥皂水的浅盘中,晚间点燃,放在地面上,蚤可被灯光引诱,跳入其中而溺死。

(二)电子驱蚊器和诱蚊器

近些年,电子驱蚊器因体积小、携带方便、安全无毒等优势,备受大众青睐,主要原理是超声波技术,可模仿雄蚊发出的声波,由于已交配受精过的雌蚊"讨厌"雄蚊,从而逼走飞来吸血的雌蚊达到驱赶目的;或能模拟出近似蝙蝠或蜻蜓叫声的声波,使飞来吸血的雌蚊被"吓跑",但由于有些声波的频率和人耳能接受频率重叠,会造成噪声污染,限制了其应用场所。同时,不同蚊种的敏感声波千差万别,而声波模拟技术尚不够完善,使电子驱蚊器的使用效果不尽如人意。随着科技的发展,有些电子驱虫器融入了电磁技术及离子技术,使其驱虫效果得到了优化。

研究发现雌蚊声音能诱导交配,诱蚊器可模拟雌蚊的翼音,以此诱开雄蚊降低交配率,从而控制蚊媒。在黑布上放置诱蚊器作为蚊群舞标志,每隔 15 秒放雌蚊翼振声 5 秒,可以收集大量三带喙库蚊雄蚊,结果可使野外蚊群中的雌蚊受精率明显降低。装有仓鼠和干冰的挂灯或诱蚊器诱捕雌性曼蚊 Mansonia 有效,350Hz 装仓鼠和干冰的圆筒形诱蚊器则对捕获雄性曼蚊有效。连续开机 5 天,可收集大量雌蚊和雄蚊,其经产率明显降低。有研究者曾以诱蚊器在洪泛区稻田研究三带喙库蚊和曼蚊的季节性优势。350Hz 声频圆筒型诱蚊器用于诱捕三带喙库蚊雄蚊,530Hz 声频式诱蚊器则用于诱捕雌蚊。将此两型诱蚊器于日落后放音 3 小时,诱捕 21 天,经产蚊比率从 90.5% 下降至 11.5%,具有显著的流行病学意义,可使乙型脑炎的传播下降。

(三) 电动诱杀器

利用电能转化为机械能的物理原理,可制作出各种电动诱捕设备。

1. 电动吸蚊器 利用干电池驱动微型电动机带动风扇旋转,产生吸力,可把附近成蚊从前口连续吸入有机玻璃罩中。吸捕一定时间(5~10 分钟),麻醉蚊虫一次。麻醉时把前口盖上,关闭吸蚊器开关,打开后盖,将氯仿或乙醚由后口投入,捂住片刻,蚊虫即被麻醉。打开前口倒出麻醉的蚊虫,进行分类计数。此种吸蚊器使用方便,捕获效率高。

2. 灭蚊电风扇 即在普通电风扇上安装网屏、绞棒、汞灯,使蚊蝇在紫外灯的引诱下飞来,吸到网屏上被绞棒绞杀,此法在炎热天气尤其适用,灭蚊吹风一举两得。

3. 电动捕蝇器 是由一个带有电机的滚筒、蝇引诱剂及机壳等部分组成。将家蝇信息素涂抹在滚筒上,成蝇被引落在滚筒上,随着滚筒缓慢转动,苍蝇带入捕蝇盒内将其捕获,此法无噪声、无污染,适用于食品行业、餐饮行业、食堂等场所。

此外,电蚊拍、电子灭蟑器等都是利用电力学原理形成电流达到击杀害虫的目的。

四、个人防护

纱门、纱窗、蚊帐、防蚊蠓网、驱虫网等,都是常用的防止害虫叮咬的方法。野外或卫生检疫工作人员为防蚊、蠓、蚤、蜱等叮咬,需穿戴"五紧"防护服、袜、帽和网。近些年,一些新的防蚊凉感多功能面料的研制为热带地区或在炎热夏季作业的专业人员提供更科学人性的防护支持。

(王 贺)

第四节 化学防制技术

化学防制(chemical control)是一类使用天然或合成的化学物质,以不同的剂型,通过不同的途径,毒杀、驱避或引诱病媒节肢动物的方法。目前,主要使用化学合成的杀虫剂、驱避剂及引诱剂进行防制。由于杀虫剂直接作用于人类居住环境,有的剂型甚至长时间与人接触,必须以人为保护对象,因此,对卫生杀虫剂的安全性要求很高,不仅对人畜安全、低毒,而且产品质量上要求较高的纯度和极少的杂质,以避免杂质对人体造成毒害。应使用国内已注册登记或 WHO 推荐的卫生杀虫剂。

化学防制具有施行方便、见效快、作用强、效果佳、成本较低的特点,且具有合适的残效,既可大规模应用,也可小范围喷洒,尤其在处理突发性虫媒危害时,能快速降低其种群密度,有效地阻断虫媒病的发生。尽管化学防制存在抗药性和环境污染等问题,但长期以来,仍然作为虫媒综合防制策略中的重要组成部分,在控制病媒节肢动物、减少虫媒病等方面发挥重要作用。

一、化学杀虫剂的应用技术

杀虫剂的毒杀作用须满足一定的条件,比如要与虫体直接接触、有一定的作用时间、适宜的温度条件等,其作用效果受多种因素的影响,包括:①杀虫剂的毒力,较高毒力是取得杀虫效果的基础;②杀虫剂的理化性质,对光、热稳定,受酸碱影响小,不易水解等,都有利于发挥杀虫剂的毒杀作用;③医学节肢动物的种类、生态习性、种群数量、对杀虫剂的敏感性以及性别、发育阶段等也可影响杀虫剂的药效;④环境条件,包括温度、湿度、光照、风力和风向等自然因素都可影响药效。有些杀虫剂的药效随温度升高而增加(如有机磷类),而有些杀虫剂则随温度升高而下降;此外,温度和湿度均可影响药剂的挥发,从而影响药效。不同的光照条件也会影响药效,如有些杀虫剂在受到光照时会发生分解而降低药效。在实际防制中,风力、风向会影响杀虫剂的分布和沉降,因此也会影响杀虫剂药效的发挥;⑤施药器械和方法。器械的性能和质量直接影响药剂的使用效果,不同的防制对象、不同的药物剂型,其施药方法也不尽相同,药剂、器械以及方法合理配套使用,药物治理才能有好的效果。实际上,杀虫剂所表现的杀虫效果是多种因素综合作用的结果。如果不能正确合理地使用杀虫剂,无论其药效有多好,也难以发挥其毒杀效果,而且还会污染环境,使节肢动物易产生抗药性,给防制工作带来更大的困难。因此,只有详细地掌握所使用杀虫剂的性质及其作用方式,正确地进行药物配制及施药,方有可能达到理想的防制效果。

(一) 杀虫剂的分类

根据不同的角度,化学杀虫剂可以分为不同的类型。常用的分类方法如下。

1. 按化学类型不同,分为无机杀虫剂和有机杀虫剂。

2. 按剂型不同,分为粉剂、液剂、乳剂、雾剂、烟剂等。

3. 按杀灭对象不同,分为灭蚊剂、灭蝇剂、灭虱剂、灭螨剂等。

4. 按进入虫体的途径和作用不同,分为触杀剂、熏蒸剂、胃毒剂、驱避剂等。

(二) 杀虫剂的作用方式

杀虫剂对节肢动物的作用方式多样,主要包括:胃毒、触杀、熏蒸、烟雾、驱避、诱虫、内吸及特异作用,而实际上一种杀虫剂往往具有多种作用方式,如多数具有触杀作用的杀虫剂兼有胃毒或内吸作用。

1. **胃毒作用** 将杀虫剂喷洒在节肢动物喜吸食的植物的茎、叶、果实和食饵的表面或混合在食饵中,当昆虫吸食这些植物或食饵时,药物被一同吸进消化道里,并被分解吸收,使虫体中毒而死。具有这种作用的药剂称为胃毒剂,常与食物混配而发挥作用,如灭蝇、灭蟑螂毒饵等。

2. **触杀作用** 将杀虫剂直接喷洒在节肢动物经常活动的场所或栖息的物面上,当害虫接触到药剂时,药物通过虫体的表皮进入虫体内使害虫中毒死亡。具有触杀作用的药物称为触杀剂,多具有脂溶性,目前大多数杀虫剂属于此类。影响触杀剂作用效果的因素包括:①触杀剂经虫体表皮进入体内的速度和数量,这与表皮的透过性密切相关,而且节肢动物的种类、发育期、虫龄、营养状况不同,其表皮透过性亦不同;②药物毒性的大小和剂型;③与虫体的接触时间。所以,选用触杀剂时应将这些因素综合考虑后才能做出选择,以达到最佳的杀虫效果。

3. **熏蒸作用** 利用杀虫剂呈气态或气溶胶形式,经昆虫呼吸系统进入体内而产生毒杀作用,这类药物称为熏蒸剂,具有使用方便、作用迅速、效力强等优点,但一般毒性较大,使用时应注意安全。熏蒸剂包括两类:速效熏蒸剂(如氯化苦、氧化铝等)和滞效性熏蒸剂(如敌敌畏蜡块等)。熏蒸效果主要与杀虫剂的性能和昆虫的特性、所处环境(如空间、物体表面或缝隙深部等)、状态(如呼吸频率、气孔大小等)等因素相关。此外,熏蒸时使昆虫暴露于空间,同时升温,促进昆虫呼吸,使气孔张大,有利于提高熏蒸效果。

4. **烟雾作用** 利用物理、化学原理,使液体或固体杀虫剂转变为烟雾状态而起杀虫作用,这类药剂称烟雾杀虫剂,其发生装置称烟雾发生器。杀虫剂转变为烟雾状态后,可通过昆虫的呼吸系统渗入虫体而产生毒杀作用。

5. **驱避作用** 有些药物的作用能使吸血节肢动物回避,因此当人或畜体上涂有这种药物或衣裤上浸泡这种药物时,即可避免节肢动物的侵袭,免受其害。具有这种作用的药物称为驱避剂、忌避剂或避虫剂。

6. **诱虫作用** 有些药物作用与驱避剂相反,有引诱节肢动物近前的作用。当节肢动物聚集时,可以捕杀或毒杀之。具有引诱作用的药物称为诱虫剂,若与胃毒剂混用,甚为有效。

7. **内吸作用** 指药物被宿主吸收后,分布在其体液内,害虫通过吸食宿主的体液而中毒死亡。如将药物施布于家畜,当昆虫刺吸家畜血液引起中毒死亡,此方式可防制家畜体外寄生虫。另外也可将药物喷于土壤或植物体表,药物被植物根、茎、叶吸收并分布于整个植物,昆虫一旦吸食含药物的植物汁液后即中毒死亡。

8. 特异作用 杀虫剂进入害虫体内后不是直接杀死害虫,而是通过干扰或者破坏害虫正常的生理功能和行为而实现防制目的,比如对害虫产生拒食,弦音器干扰,脱皮干扰等。

(三)杀虫剂的常用剂型

杀虫剂原药是指农药厂生产的含有较高纯度有效成分、未经加工处理的最初产品。按物理性状,原药可分为固体和液体两种形式,即通常所说的原粉和原油。在实际应用场合下,与需要处理面积(或空间)相比,杀虫剂有效成分施用量很小,但原药有效成分含量很高,且大多数不能直接溶于水,如果不进行加工或稀释而直接使用原药,很难使有效成分在需处理区域内均匀分布,从而达不到所需的防制效果,同时还会造成药物本身的浪费,污染环境,危害人类。所以,除了极少数品种可以直接用于熏蒸或超低容量喷洒外,绝大多数原粉和原油需要与各种非杀虫成分混合或做适当的浓度稀释,经过一定的物理或化学方法加工处理后于一定场所、以一定的器械或施药方式使用,而这种形式称为药物的剂型,是各种具有特定相同或相近物理形态或效用制剂的总称,也是化学杀虫剂对害虫实施有效防制中一个必不可少的途径。

卫生杀虫剂的剂型种类很多,常用的有粉剂、可湿性粉剂、乳油、饵剂、悬浮剂、水剂、酊剂、气雾剂、蚊香、烟剂、胶饵等。不同剂型各有一定的适用范围。通常,广泛应用的剂型由工厂按统一规格加工成定型产品供应,如粉剂、可湿性粉剂、乳油、蚊香、气雾剂等。某些特殊剂型则需根据使用情况自行加工配制,如烟剂、喷射剂、毒液、毒饵等。下面介绍一些化学杀虫剂的常用剂型。

1. 粉剂(powder) 是由杀虫药物(有效成分)与辅助粉(填料和少量助剂)按一定比例共同研磨混合而成,主要目的是增加杀虫剂的覆盖面积和改进杀虫药的理化性状。辅助粉又称混合粉,有多种,一般可分3类:①惰性粉,起稀释作用,如石膏粉、石笔粉等;②具有吸附能力,能使液体杀虫药物吸附在粉粒上,从而阻止其挥发,延长效能,如高岭土、滑石粉、陶土等;③具有加速杀虫药物的挥发和杀虫作用。粉剂由于不含湿润剂,不能分散和悬浮于水中,所以施药时不能加水喷雾使用。粉剂有效成分含量低,可直接撒粉或喷粉使用,不易被皮肤吸收,不污染衣物,可用于处理床垫、被服、地面,杀灭、驱除室内蟑螂、蚤、臭虫和虱等虫媒。粉剂的药效与其粒度有直接关系,粒度越小,药效就越高;但粒度过小,施药时粒子易随气流漂移散失,一般以直径5~40μm为宜。所以在加工中,要控制在95%通过200目为度。总体来说,粉剂的杀虫作用较油剂、乳剂为慢,但作用持久;对人畜毒性低,易于撒播,在缺水地区使用方便,但其用量也不宜过多,只要表面有薄而均匀的一层就可以,如果用量过多,反而引起害虫的拒避作用;其缺点是有效成分分布均匀性及药效发挥一般不如液剂;另外,容易飞扬在空中污染环境,因而逐渐被液态制剂和颗粒剂替代,使用量不断减少。但粉剂作为杀虫剂的一个基本剂型,随着填料及相关技术的提高和发展,正在向高浓度、混合型及多规格方向发展。常用粉剂有:5%林丹、2%地亚农、5%马拉硫磷、1%毒死蜱和硼酸、0.5%高效氯氰菊酯杀虫粉等。

2. 可湿性粉剂(wettable powder) 是将杀虫剂与湿润剂、助悬剂等按比例混合研磨、粉碎而制成的粉状物,虽然与粉剂制剂形态相近(都是细粉),但施药方法明显不同:粉剂有效成分含量低,可不加水直接喷撒;而可湿性粉剂有效成分含量高,分散性能较差,不宜直接使用,所以必须加水配成悬浮液后才能使用,而且组分复杂,含有润湿剂、分散剂、稳定剂等,同时加工要求也高,因此成本也较高。一般细度为99.5%能通过200目。润湿剂能降低表面张力,使水能展开在固体物料表面或透入其表面使固体物料更易被水浸润。常用的湿润剂有芥子饼、皂角、磺化油、脂、肥皂等表面活性剂。由于添加了润湿剂,可湿性粉剂加水后能被水润湿,均匀地悬浮于水中,成为水悬剂。使用时,可湿性粉剂不易被处理表面吸收,因而药效持久,运输、储存也较方便,对粗糙表面作滞留喷洒尤为适宜。可湿性粉剂的作用较慢,且喷洒过程中需要经常摇动,否则易堵塞喷头。助悬剂能增进液体的黏稠度,使杀虫药物颗粒不致沉降太快,常用的助悬剂有:明胶、阿拉伯胶、淀粉和糊精等。通常在可湿性粉剂中还加有其他助剂,如稳定剂和分散剂等。稳定剂是防止药物制剂发生物理、化学变化的物质,能防止光热和氧化等作用,延缓其分解速度,在卫生杀虫剂中最常用的是丁基羟基甲苯(butylated hydroxytoluene,BHT)。分散剂能降低微粒或微滴间的黏合力,防止絮凝或附聚而能使产品分散于水中的物质,如缩合硅酸钠、六偏酸钠、木质磺酸盐等。

可湿性粉剂的特点:可配成水悬液使用,药物不易被处理表面吸收,药效持久;运输储存容易,节省有机溶剂,但药效不如油剂、乳剂快速,喷洒时须经常摇动喷雾器,否则容易堵塞喷头。衡量可湿性粉剂质量的另一重要标准是悬浮率,悬浮率越高,质量越好。一般规定稀释200倍后,30分钟悬浮率不得低于70%。常用的可湿性粉剂有2.5%溴氰菊酯(凯素灵)、5%d-氯氰菊酯(奋斗呐)、10%残杀威、25%氯菊酯等。本剂型适用于滞留喷洒,持效时间长。有的品种如凯素灵和奋斗呐可长达3个月以上,特别对蟑螂、臭虫等爬行昆虫效果显著。因此,可湿性粉剂得到了广泛的应用。

3. 乳油(emulsifiable consentrate)与乳剂(emulsion) 乳油是将杀虫有效成分加入有机溶剂、乳化剂等助剂制成均匀透明的油状浓缩液,由于其有效成分含量高,且分散在有机溶剂中,比在水剂中稳定,包装运输方便,因而应用广泛。乳剂是乳油加水稀释而成的白色乳状液。两者的主要区别是:乳油不含水,在常温下可较长时期保持稳定;乳剂含水,不同乳剂的稳定性及透明度有所不同。乳油的基本配方可按乳剂的浓缩倍数设计,但必须慎重选择有机溶剂。用于外环境的乳油溶剂,可选用对杀虫有效成分溶解性较好的有机溶剂,如二甲苯、环己酮等;用于室内的可选用脱臭煤油和酒精。使用二甲苯、苯、环己酮等溶剂,存在易燃、刺激性和毒性等问题。现在有些乳油以聚乙二醇和聚丙二醇为溶剂,不仅降低毒性和刺激性,还可不加乳化剂也有良好的乳化性能和稳定性。乳油中的乳化剂应具有三方面的作用:①乳化作用,使乳油具有必要的表面活性,在水中能自动乳化分散;②增溶作用,主要是改善和提高原药在溶剂中的溶解度,增加乳油的水合度;③润湿作用,使药剂在喷洒靶标上能完全润湿。用在乳油中的乳化剂大都是以混合型为主,常用的乳化剂有钠肥皂、肥皂酊、植物皂素以及合成乳化剂等。乳油的优点是:喷于表面,黏附展着性好,药效持久;易渗透到昆虫体内,杀虫效力大,作用快;便于储存运输,使用方便,是当前应用最广的剂型。缺点是:乳油成本较高,对油漆表面有损坏作用,用硬水稀释时易分层沉淀。需注意的是,乳油使用应现用现配,其稀释液不宜久存。常用的乳油配方如胺菊酯、辛硫磷复方乳油、敌杀死等。

4. 喷射剂(spray fluid) 是指许多杀虫剂不溶于水,而溶于煤油、酒精等有机溶剂或籍乳化剂等助剂分散于水中而制得的液体溶液,是卫生杀虫剂剂型中使用量最大,使用面最广的剂型。喷射剂使用时借助人力操作喷雾器,作空间喷洒杀灭蚊、蝇和蟑螂等,其优点是高效、快速、用量少;缺点是价格贵、易着火,易损坏油漆表面,对作物有药害,故使用范围较局限。根据溶剂不同,喷射剂主要分成油剂、酊剂和水剂3种类型。油剂是将杀虫有效成分溶于脱臭煤油后直接喷雾使用的一种剂型,药效较高,有效成分在脱臭煤油中也比较稳定,且油剂喷雾后雾滴在空间悬浮性较好,故与蚊蝇等飞行昆虫接触机会就多,但喷洒后易留下油迹。常用的配方如氯菊酯复方油剂:氯菊酯0.3g、胺菊酯0.1g、八氯二丙醚0.8g、脱臭煤油加至100ml。酊剂是我国独有的将杀虫有效成分溶于酒精后直接喷雾使用的一种剂型,其制剂清晰透明。喷洒后易挥发、无痕迹,但也由于酒精易挥发,而在空间持效短,还因亲水性大,有效成分在酒精中不如在煤油中稳定,且酒精易燃。由于酊剂中酒精直接与人接触,所以必须使用药用酒精配制,以保证安全。酊剂主要是用于室内杀灭蚊、蝇、蟑螂、蚤和虱。常用的酊剂配方是0.15%胺菊酯加0.35%氯菊酯或0.15%胺菊酯加1%残杀威。水剂是将杀虫有效成分直接溶于水制成的剂型。由于常用的原药通常不能直接溶于水,因此实际上水剂是极少的,而市场上称为水剂的喷射剂其实都是乳剂。几种喷射剂各有特点,使用时可根据需要进行选择。由于喷射剂直接与人接触,所以其必须具有安全性及有效性和经济性。用拟除虫菊酯配制的喷射剂,通常要求酊剂的毒性应达到$LD_{50}>5\ 000mg/kg$,而水剂的毒性应达到$LD_{50}>10\ 000mg/kg$。

5. 气雾剂(aerosol) 是利用压缩空气或液化气体的压力产生高速气流,借助抛射剂,通过喷嘴小孔将杀虫有效成分与脱臭煤油剂、酒精剂或乳化水剂从密闭容器内呈气雾状喷出,均匀分散在空气中形成气溶胶的剂型。这种气溶胶在气流稳定,温度、湿度适宜的情况下,可维持较长时间而不散失。气雾剂由内容物和器械两部分组成。内容物包括杀虫浓缩液和抛射剂两部分,其中杀虫有效成分多为拟除虫菊酯类杀虫剂,溶剂分为有机溶剂(如醇、醚、酮、石油精馏物等)和水,抛射剂的种类主要有含氟烃、烃类化合物、醚类化合物或压缩气体等。器械包括耐压容器(罐)和阀门系统两部分。气雾剂的配方与喷射剂类似,只是因为档次比较高,所以杀虫有效成分多选用拟除虫菊酯复配,以求高效低毒。如水基气雾剂:胺菊酯0.25%、右旋丙烯菊酯0.25%、右旋苯醚菊酯0.1%、乳化剂1.0%、香精0.2%、蒸馏水50.0%、发射剂40.0%、脱臭煤油8.2%;油基气雾剂:胺菊酯0.2%、右旋苯醚菊酯0.2%、香精0.2%、发射剂40.0%、脱臭煤油59.4%。气雾剂具有多种优点:①体积小,制剂与喷出器具制成整体,精致美观,携带方便;②操作简便,使用时能够直接对准所需目标;③喷出雾滴尺寸细而均匀,易在喷洒目标上扩散和渗透;④雾粒细小,直径只有1~50μm,表面积相对增大,且多由速效杀虫药物和有机溶剂配成,故其用量少、杀虫作用极强;⑤性能稳定,内容物被密封,与外界空气、水分和微生物隔绝,不会被氧化或泄漏;⑥它喷出后随空气漂移或形成湿雾,可以按需要的形态,或喷出一束,或形成胶状,或形成泡沫状。但气雾剂的缺点是成本高,常需一定设备。气雾剂适用于各种昆虫,应用范围十分广泛。杀虫气雾剂作为一种家庭卫生杀虫药的剂型,在欧洲、北美、大洋洲和非洲等地,占到了70%;在亚洲国家,其与蚊香一起,占到家庭卫生用药总量的70%以上,常用于室内防制蚊蝇和蟑螂等医学昆虫。

6. 烟剂(smoke generator) 是将杀虫有效成分与可燃物质(如锯末、炭末、硫磺等)、发烟剂(如氯化铵)、助燃剂(如硝酸钠、氯酸钾等)、降温剂(如氯化碳、硫酸铵等)混合配制而成,点燃后燃烧发烟,杀虫有效成分借烟剂燃烧产生的热迅速蒸发,气化形成气溶胶,分散在空气中杀灭医学节肢动物的一种剂型。其中,可燃物质点燃后燃烧产热,助燃物质能供给氧气促进燃烧,降温剂的作用在于本身能吸热气化、降低燃烧温度,防止杀虫剂因温度过高而分解破坏。因此,要求烟剂易点燃,有适当的发烟速度,其有效成分热挥散性好(应在数分钟内全部挥散掉),并在燃烧过程中不易分解;烟剂应燃烧完全,没有明火,残存物松软,没有余火;既能长期储藏而不受潮,也不会在储存及运输中发生自燃。烟剂由于颗粒直径仅0.3~2μm,其表面积大,杀虫效果好,借烟能均匀分布于高大空间,除有触杀、胃毒作用外,还能产生熏蒸作用,特别适用于较大空间需要快速杀灭害虫的场所,主要用于熏杀室内蚊、蝇、蟑螂、蚤等,使用时须将门窗关闭,点燃后熏杀30分钟,然后开启门窗通风。室外应用须选择适宜气象条件方能奏效。常用杀虫烟剂有:粉状烟剂、块状烟剂、纸烟剂、杀虫烟雾罐等。

7. 悬浮剂(suspension concentrate) 又称水悬浮剂、胶悬剂、浓缩悬浮剂,是将不溶或难溶于水的农药原药,在表面活性剂和其他助剂作用下,呈分散状悬浮于水中,形成均匀稳定的可流动悬浮体系,主要由农药原药、润湿剂、分散剂、增稠剂、防冻剂、pH调整剂、消泡剂和水等组成。悬浮剂可直接施用,也可稀释后施用。悬浮剂的分散相颗粒直径在0.1μm以上,实际应用中,将悬浮剂分散相的粒径一般控制在0.5~5μm。根据分散相的物态,将固体分散相在液体分散系中形成的悬浮剂常称为悬浊液,而将液体分散相或将固体先溶解在少量的溶剂中,然后以细小的液体微粒在液体分散系中形成的悬浮剂称之为乳浊液。所以悬浮剂是液体悬浮剂和固体悬浮剂两大类的总称。由于分散介质是水,所以悬浮剂成本低,生产、贮运和使用安全,而且可以直接用水以所需的任意比例稀释后就可以进行正常、低容量及超低容量喷洒处理;还不受水质、水温的影响,使用方便,生物效果好,用来处理石灰、水泥表面时持效作用比乳油长。使用悬浮剂时,由固体原药制成微颗粒时,采用湿法生产,不会因溶剂挥发而引起燃烧、刺激中毒等事故,生产中"三废"少,使用中无粉尘飞扬,包装运输方便。悬浮剂因具有可湿性粉剂和乳油的优点,而且溶剂是水,避免了大量有机溶剂对环境的污染,被称为"绿色剂型",一度被称为"划时代"的新剂型,在国内外发展极为迅速,并已部分取代可湿性粉剂和乳油,成为当代农药制剂技术发展方向的一类重要剂型。现在广泛使用的有凯素灵悬浮剂和奋斗呐悬浮剂等。

8. 毒饵(poison bait) 毒饵是将杀虫有效成分加入医学节肢动物喜食之饵料中,引诱害虫进食以杀灭的剂型。固体称为毒饵,液体称为毒液。为提高毒饵效果,有的毒饵中还加入引诱剂,引诱剂因靶标害虫的种类而异。毒饵使用方便,效率高,用量少,布放集中,不污染环境,尤其在防制苍蝇、蟑螂、蚂蚁等害虫及控制鼠害方面广泛使用,发展潜力较大。

9. 蚊香(mosquito incense) 蚊香是在一定时间的燃烧过程中均匀缓慢将杀虫有效成分挥发入空间形成气溶胶,用于室内驱赶、击倒蚊虫,是卫生杀虫剂中最重要的剂型之一,也是最早被用于防止蚊虫叮咬的剂型。中国早在南宋时期已经有人用中草药制作棒香,日本人在19世纪末用天然除虫菊花制成线香。蚊香的特点是燃烧缓慢而持久,对人无害,且药效良好、价格便宜,长期以来一直受到人们的青睐,特别是在高温、高湿的东南亚、非洲及拉美地区更是成为夏令防蚊的必备用品。

蚊香由烟熏法演变而来,同样是利用高温产热而将杀虫剂挥散到空气中。不同的是,它将杀虫有效成分挥散入空间形成气溶胶,当空间的杀虫有效成分达到一定浓度后,就能对蚊产生驱赶或致死作用。常用蚊香有自燃和电加热产热两种形式,可分成不同类型的蚊香。

(1)盘式蚊香:由杀虫有效成分、可燃性材料、粘合材料、其他添加剂及水混合干燥而成。盘式蚊香成螺旋状,由冲压而成。它的全长达 130cm,从一端点燃后缓慢燃烧,燃烧速度为 1.7~2.0g/h,一般可以连续作用 7~8 小时。它的密度为 0.73~0.80g/cm³,挥散效率在 60%~70%,其中约有 30% 的杀虫有效成分在蚊香生产干燥、燃烧过程中损失。蚊香燃烧点的温度高达 700~800℃,但在它后面 6~8mm 处的温度在 170℃左右,正好是蚊香中杀虫有效成分所需的挥散温度。杀虫有效成分是蚊香中的主体,借此蚊香才能对蚊虫产生驱杀作用。在早期的蚊香中,杀虫有效成分大多采用天然除虫菊花粉,但由于产量有限,不能满足蚊香生产需要。而丙烯菊酯的化学结构与天然除虫菊素类似,对蚊虫不仅具有较强的杀伤力,且有快速击倒和驱赶作用。因此,自 20 世纪 50 年代初,拟除虫菊酯实现工业化生产后,蚊香中的杀虫有效成分绝大多数是丙烯菊酯及其系列产品。盘式蚊香的缺点是作为基料的可燃物质在燃烧过程中有烟产生,具有令人难受的刺激性异味,而且燃烧后留有灰烬。但随着盘式蚊香浸泡工艺转变为表面喷涂工艺后,无烟或微烟类产品高速增长,由于其使用成本低,仍然是蚊香的主打品种。

（2）电热片蚊香:是在基片上滴加含有杀虫有效成分的电热蚊香原液制成,使用时放置在专用的电热加热器里,在一定温度下加热,杀虫有效成分即能缓慢挥发到空间达到一定的浓度,使蚊虫逃避或被杀灭。实际上是利用了盘式蚊香的基本原理,把药物挥散温度设定在 160~170℃范围,应用 PTCR 元件的温度自动调节性能,用电加热替代燃烧产热来保证达到药物挥散温度和挥散量的稳定。目前,习惯上常说的电热片蚊香实际上是浸渍有驱蚊药液的纸片及使驱灭蚊药剂蒸发挥散的电子恒温加热器两部分的总称。前者称电热蚊香片,简称驱蚊片;后者称电热蚊香片用电子恒温加热器,简称电加热器,其电热板温度必须与使用的电热蚊香片配套,一般在 130~170℃,具体根据电热片蚊香中杀虫有效成分的品种和配方,对挥发速度抑制能力以及剂量大小来确定。当对电加热器接入电源后,PTCR 元件就开始发热升温,随着温度升高,PTCR 元件的电阻值增大;当进入阻值跃变温区时,电流开始变小,温度下降,随之电阻值也下降,电流又开始增大,温度上升。这样 PTCR 元件在其设定的固定温度点附近自动调节其表面温度,保持在一定值。将驱蚊片水平放在导热板上后,浸渍的药物开始徐徐均匀地挥散,当空间中的药物挥散量达到一定浓度时,就对蚊虫产生驱赶及击倒作用。目前,国内市场每片电热片蚊香中通常含有 10mg 稳定剂（BHT）、20mg 增效醚,杀虫有效成分按品种而异,如 40mg 右旋丙烯菊酯(强力毕那命),20mg SR-生物丙烯菊酯,15mg d-反式呋哺菊酯。

（3）电热液体蚊香:采用 PTC 电子材料作发热体,配以陶瓷壳密封,安全可靠。以高级工程塑料制成外壳,工作电压为 220V,功率在 5W 左右。下有储药瓶,瓶内储放药液,以碳棒、树脂棒、陶瓷棒等作为药液挥发载体,药液虹吸至载体顶端通过加热使之蒸发而驱蚊。电热液体蚊香中的药液包括杀虫有效成分、溶剂、稳定剂、挥散调整剂及香料等组分,其中杀虫有效成分主要有丙炔菊酯、右旋丙烯菊酯。目前药液多采用 1%（质量分数）炔丙菊酯专用液,每瓶 45ml,可使用 20~30 天（每天使用 8~10 小时）,室内有效范围约 15m²。由于药液为高效、安全的拟除虫菊酯等复配而成,挥发散出的物质对人体、食品无毒、无害,是一种很有前途的卫生杀虫剂品种。电热液体蚊香与电热片蚊香相比,具有以下优点:①使用简便,不需天天换药,只要简单地开启或关闭开关就可以使用;②药效稳定,当合上开关加热器达到正常工作状态后,杀虫有效成分的挥散量始终是均匀的,因此生物效果保持稳定,这对于晚上蚊的两个叮咬高峰都能有效地控制,而电热片蚊香使用中后期的效果会降低;③减少浪费,药液基本上可以全部用完,而电热片蚊香中的有效成分挥发不尽,有 15% 以上损失掉。

10. 驱避剂（repellent）　多数商品驱避剂采用酒精为溶剂,一般有效时间较短,有些驱避剂为原油或高浓度酒精液,对皮肤有油腻感或不良气味,影响使用者的接受性。为了改进驱避剂使用性能,延长药效,进行了许多剂型研究。常见的有微胶囊、驱蚊皂、驱蚊涂料、NR-90 长效涂抹驱避剂等。

11. 其他剂型

（1）热烟雾剂:是将液体杀虫剂有效成分溶解在具有适当闪点和黏度的有机溶剂中,再添加其他必要成分调制成一定规格的制剂。利用脉冲式喷烟机产生的气流,将杀虫油剂喷射到热气流中去,油剂被加热后气化,并从排气管中排出,排出的热油气遇到外界低温空气后,形成直径为数微米至数十微米大小的液体颗粒,分散悬浮于空中形成气溶胶。热烟雾剂的烟雾与烟剂的烟雾一样都有很好的扩散性和穿透性,有良好的杀虫作用,特别适合杀灭缝隙、裂孔中隐藏的害虫,不同的是前者需要借助于机械力发送,后者则依靠热力或化学力直接蒸发或挥发。

（2）缓释剂：是利用物理或化学手段使杀虫剂储存于加工品中，然后使之缓慢释放出来发挥药效的一种剂型。其优点是：延长药效至数月甚至数年，提高了药物稳定性，降低了药物毒性，掩盖了刺激性的气味，减少了对环境的污染，使用也更加安全等。目前常见的缓释剂有：微胶囊制剂、膜式缓释剂、杀虫涂料、杀虫门窗纱、药笔、灭幼虫缓释剂以及化学型缓释剂等。

（3）熏蒸剂：是指在密闭场所中形成对有害昆虫致死浓度的气态杀虫剂，可通过害虫的呼吸系统扩散到整个虫体内而杀死虫体。熏蒸剂就是一类具有较高蒸气压，在常温下易挥发气化（升华），或与空气中的水汽及二氧化碳反应，生成具有杀虫或驱避、诱杀等生物活性的气体物质，它能穿透到被熏蒸处理物内部。熏蒸剂、烟剂与热烟雾剂三者均属于气溶胶，都是以某一种物态扩散悬浮在空气中，但不同的是：熏蒸剂是杀虫剂以气体分子扩散悬浮在空气中，烟剂是杀虫剂以固体微粒形态分散悬浮在空气中，而热烟雾剂则是杀虫剂以固体微粒或液体微滴形态共同分散悬浮在空气中。常用的熏蒸剂有：磷化铝、氯化苦等。

（四）杀虫剂的使用技术

只有了解和掌握杀虫剂的化学性质和理化特点，并选择合适的使用技术，以发挥杀虫剂的有效作用，才能达到理想的防制效果。目前，常用杀虫剂的使用技术主要有以下几种：

1. 室内滞留喷洒（indoor residual spraying）　指使用具有残效的触杀（或同时具有空间触杀）制剂，喷洒于室内或厩舍的板壁、墙面等物体表面，使得侵入室内的节肢动物（主要是吸血蚊虫）栖息或途经处理过的物体表面时，接触杀虫剂而中毒死亡。室内滞留喷洒常用于防制蚊、蝇、蟑螂、蚤、白蛉等。滞留喷洒一般使用手动或机动常量喷雾器，雾滴中径一般大于100μm，可使用的药物剂型有乳剂、可湿性粉剂、胶悬剂、水悬剂、油剂等。作滞留喷洒时，药剂浓度根据防制对象而定，而喷洒量要依据喷洒对象吸湿程度而定，吸湿性强的泥土墙可用较低的浓度，吸湿性低的如木板墙可用较高的浓度。一般喷洒量为50~150ml/cm²，通常将物体表面均匀喷湿至药液下滴即可。

2. 空间喷洒（space spraying）　指在室内或野外，把杀虫剂直接喷射到空间，使防制对象沾染到药剂雾粒而中毒死亡。与滞留喷洒不同的是：空间喷洒可直接地、快速毒杀昆虫，常用于杀灭空间内的飞行昆虫，如蚊、蝇、蠓等，尤其适合在虫媒病发生时作紧急处理。如登革热等蚊媒病流行时作紧急灭蚊处理。但空间喷洒一般无残效，或仅有很短残效。喷洒时，可选用手推、手持或车载的各种压缩喷雾器、弥雾机、气雾发生器、热雾机等，以及小规模使用的气雾罐等喷洒工具，既可在地面进行，也可作空中喷洒。根据应用喷洒量，喷雾技术分为高容量、低容量及超低容量喷雾，其中超低容量喷雾技术是一种新型的喷雾方法，也是目前空间喷洒的主要方式，其利用一个特制的雾化喷头，将高浓度的杀虫剂或原油通过离心分散或高速气流的冲击作用，雾化成微小均匀的雾粒，喷洒到靶标昆虫或靶标物体。超低容量喷洒的雾滴中径小于100μm，可在空间中悬浮较长时间，具有省时、省药、高效、污染小等优点，尤其适用于紧急控制或预防某些虫媒病的流行，可在短期内处理较大区域；但也存在一些不足，如无残效，易受风力等气象条件的影响，费用较高，对医学昆虫的空中喷洒效果欠佳等。在我国，用超低容量喷洒的杀虫剂主要有马拉硫磷、杀螟松、辛硫磷等。

3. 撒布粉剂　将粉剂直接撒布或使用喷粉器喷在昆虫孳生或栖息场所，让昆虫接触药粉而中毒死亡，为杀虫剂最早应用方式之一，如人们早期通过水面撒布巴黎绿粉毒杀按蚊。该技术一般用于家庭害虫防制，如处理蚊、蠓孳生场所，灭虱、蚤等。粉剂可直接撒布，或用各种喷粉器在地面或空中喷粉。由于粉剂不易通过皮肤吸收，所以一些低毒或中毒的杀虫剂，如DDT、倍硫磷等可用于人体灭虱，或杀灭家畜体外节肢动物。

4. 烟剂熏杀　将杀虫剂、可燃物质、助燃剂和降温剂等几种成分混合成烟剂，并利用烟剂燃烧产生有毒杀作用的烟雾，通过害虫的呼吸系统扩散到整个虫体内使害虫致死。烟剂一般适用于室内较密闭的场所，如密闭房间、城市下水道、暖气道等，以消灭蚊、蝇、蟑螂等卫生昆虫。室外多用于森林、竹林中防制野栖吸血双翅昆虫，而以封闭环境效果较好。社区内下水管道和昆虫栖息场所的定期喷洒亦较常用。过去我国常用的烟剂有六六六、敌敌畏粉状或块状烟剂，现在以多种拟除虫菊酯类药物作为有效成分制作成的杀虫烟雾罐，毒性低、效果好，特别适合室内使用。此外，杀虫剂对人和动物大多有毒性，在住宅内或畜舍内作滞留喷洒或室外处理水体时均可能引起人、牲畜和鱼类中毒。因此,在施用杀虫剂时要注意安全操作:工作时须戴口罩,穿工作服,尽量避免皮肤与药物接触;室外喷洒时,要站在上风口;室内喷洒时,须先将食物、食具等搬出室外或遮盖防护,以防止药物污染;工作完毕后应用肥皂洗手、沐浴、更换衣服;喷洒后如有药液剩余,应妥为保存,不要随便放置,更不能倒入江河,避免发生意外事件。

二、常见杀虫剂的种类及作用机制

杀虫剂种类众多,但由于对卫生杀虫剂的要求较高,所以只有部分杀虫剂可用于卫生害虫的防制,主要包括有机氯类、有机磷类、氨基甲酸酯类、拟除虫菊酯类、昆虫生长调节剂等。随着节肢动物抗药性的发生发展,以及人类对环境保护的重视程度逐渐加强,迫切需要研发出一些高效、低毒、低残留的新型杀虫剂,以更有效地用于节肢动物的防制。近些年,随着研究的深入以及科学技术的大力发展,世界各大农药公司已经开发了或正在开发一些新型的杀虫剂或新的品种,如吡唑类、新烟碱类、苯甲酰脲类、酰肼类、嘧啶胺类、大环内酯类、杂环类、双酰胺类等,并逐渐取代了有机磷类、氨基甲酸酯类、拟除虫菊酯类杀虫剂,而有机氯类杀虫剂则基本上已经被淘汰。

(一) 有机氯类杀虫剂 (organochlorine insecticides)

有机氯类杀虫剂是 20 世纪 50 年代用于防制害虫的主要药物,通过抑制昆虫神经末梢三磷酸腺苷酶,降低神经系统对钾离子的通透性,引起细胞呼吸障碍,导致昆虫过度兴奋而死,以触杀和胃毒作用为主,有的可用于熏蒸。由于其化学结构简单、合成方便、价格低廉、杀虫谱广、残效长、毒性较低,适宜于滞留喷洒,曾广泛用于媒介昆虫的防制,在全球疟疾防治工作中发挥了重大作用。

随着有机氯类杀虫剂长期大量地使用,不少昆虫对其产生了抗药性,而且此类杀虫剂化学性质稳定,难以分解破坏,易污染作物、水产品和周围环境,更为严重的是可在人、畜肝脏及脂肪内蓄积,导致人、畜慢性中毒或损害。因此,有许多国家先后明令禁止或限制使用有机氯类杀虫剂,其应用范围也日趋局限,逐步被其他高效低毒的杀虫剂所取代。我国在 20 世纪 70 年代已控制使用,2002 年 5 月已明令禁止使用此类杀虫剂,以易被生物降解的滴滴涕衍生物来替代。据统计,2014 年有机氯类杀虫剂市场销售额为 1.38 亿美元,占杀虫剂市场的 0.7%,占全球农药市场份额的 0.2%,典型代表有 DDT (dichlorodiphenyl-trichloroethane)、林丹 (lindane)、三氯杀虫酯 (acetofenate) 等。

1. DDT (dichlorodiphenyl-trichloroethane) 又称滴滴涕,为持久性非内吸广谱杀虫剂,通过触杀和胃毒发挥作用,可影响神经膜的钠离子平衡,具有神经毒性。由于 DDT 严重污染环境,目前在很多国家和地区已经被禁止使用。2006 年 9 月,WHO 宣布,解除将近 30 年禁止使用 DDT 的禁令,允许在疟疾高发地区重新使用 DDT,主要用于滞留喷洒和处理蚊帐。

2. 林丹 (lindane) 又称六六六、灵丹,杀虫谱广,具有胃毒触杀及微弱的熏蒸活性。林丹是一类胆碱酯酶抑制剂,通过作用于神经膜,使昆虫动作失调、痉挛、麻痹至死,可用于控制蚊、蝇、蟑螂、蚤等卫生害虫,但对鱼类毒性较大,不得用于防制水生作物害虫;有部分人群对此药物特别敏感,不宜参加喷药、配药等工作。

3. 三氯杀虫酯 (acetofenate) 一种高效且对哺乳动物低毒的杀虫剂,兼有触杀和熏蒸作用,易生物降解、无累积作用,因此保持了 DDT 的优点,又克服了其不足,广泛用于蚊、蝇、虱等卫生害虫的防制。

(二) 有机磷类杀虫剂 (organophosphorus insecticides)

有机磷类杀虫剂是一类胆碱酯酶抑制剂,通过抑制靶标昆虫体内的胆碱酯酶,使乙酰胆碱积累,影响神经兴奋传导而使虫体发生痉挛、麻痹、死亡。该类杀虫剂的特点是:具有触杀、胃毒兼内吸或熏蒸作用;广谱、高效、毒性低或中等,其对昆虫的毒力较有机氯类杀虫剂高,但低于拟除虫菊酯类杀虫剂;在自然界易水解和生物降解,不在外环境残留,对环境污染小,在动物体内无蓄积中毒危险;但抗药性发展快,据报道有些昆虫已对它产生抗药性,使用前最好进行毒效及抗药性测定,以保证应用效果。

自 20 世纪 40 年代第一个有机磷杀虫剂对硫磷由拜耳开发上市以来,这一领域便开始了突飞猛进的发展,品种及数量迅速增加,一度成为世界杀虫剂市场的重要支柱。但近年来,由于新型杀虫剂不断问世,以及抗药性的发展,尤其是各国对有机磷类杀虫剂的禁限用给了其致命打击。尽管如此,有机磷类杀虫剂合成简单,价格便宜,更替品种多,对昆虫的杀灭作用强大而快速,仍然占据重要的市场位置,仍适合我国的害虫防制。据报道,在 2014 年有机磷类杀虫剂市场销售额为 28.50 亿美元,占杀虫剂市场的 15.3%,占全球农药市场份额的 4.5%,在杀虫剂所有类别中排名第四。目前统计应用的有机磷类杀虫剂品种有 46 个,包括马拉硫磷(malathion)、杀螟松(fenitrothion)、双硫磷(temephos)、倍硫磷(fenthion)、敌敌畏(dichlorvos)、敌百虫(trichlorphon)、毒死蜱(chlorpyrifos)、乙酰甲胺磷(acephate)、甲(乙)基嘧啶磷(pirimiphos-methyl)等。

1. 马拉硫磷(malathion) 又名马拉松或 4049,它是一种杀虫范围较广、残效期长、对人畜毒性很低的杀虫剂。马拉硫磷具有良好的触杀和一定的熏蒸作用,无内吸作用。进入虫体后氧化成马拉氧磷,从而发挥毒杀作用,而进入恒温动物时,则被在昆虫体内所没有的羧酸酯酶水解,因而失去毒性。马拉硫磷毒性低,残效期短,对刺吸式口器和咀嚼式口器的害虫都有效。纯品为黄色油状液体,难溶于水,可溶于有机溶媒与植物油中。工业品为黄褐色油状液体,具有大蒜臭味。对光稳定,对热的稳定性稍差,在碱性溶液中很快分解。主要用于室外喷洒,也可在室内作滞留喷洒。室内灭蚊、蝇的滞留喷洒剂量一般为 $2g/m^2$,其残效作用可保持 1~3 个月。因曾发生过中毒事件,故应注意妥善贮存。人误中毒时应立即送医院诊治,给患者皮下注射 1~2mg 阿托品,并立即催吐。上呼吸道刺激可饮少量牛奶及苏打。眼睛受到沾染时用温水冲洗。

2. 杀螟松(fenitrothion) 又名速灭虫。1959 年住友化学株式会社发展的品种,WHO 推荐 40% 可湿性粉剂作滞留喷洒灭疟蚊,杀虫范围广、残效期长、对人畜毒性较低。杀螟松不溶于水,可溶于有机溶剂,遇热易分解,对昆虫主要为触杀作用,兼有一定胃毒和内吸作用,对刺吸式、咀嚼式口器昆虫及蛀食性害虫均能杀灭。室内、外用 0.25ppm 浓度,能全部杀死库蚊、按蚊、伊蚊、蝇等,持效 7 天。用烟熏灭蚊剂量为 $0.5g/m^2$,效果为 90%。

3. 双硫磷(temephos) 低毒、杀虫作用广谱,以触杀作用为主,无内吸性。具有明显的选择性,常用剂量下对水生动物、植物、家禽及人畜无毒害作用;对蚊幼虫杀灭效果好,持效期长,但对成虫杀灭效果差,亦可用于灭虱。水面喷洒浓度 0.05~0.5mg/kg,静水残效 30~45 天,流水残效 15 天。常用剂型有:50% 乳油和 1%、2%、5% 颗粒剂。

4. 倍硫磷(fenthion) 又称百治屠,属中毒杀虫剂,系 1957 年 Bayer 公司开发的品种。自 20 世纪 60 年代开始逐渐用于臭虫防制和滞留喷洒灭成蚊、成蝇以及处理蚊虫孳生地,对害虫具有触杀和胃毒作用,但无内吸传导作用,杀虫谱广,残效期长,作用迅速,是杀灭臭虫的首选药物,也是防制蚊、蝇、蚤、虱等昆虫的良好药物。用 1% 水溶液涂抹缝隙,灭效 100%,一次施药可以维持 2 个月以上的药效;滞留喷洒及粉剂浓度为 2%,如果用 2% 粉剂按 $30g/m^2$ 撒在表面,臭虫接触 40 分钟内全部死亡。对家蝇半数致死量(LD_{50})为 $3.3\mu g/g$,对淡色库蚊幼虫半数致死浓度(LC_{50})为 $0.0024\mu g/g$,比敌百虫强 5 倍。如人体皮肤接触中毒可用清水或碱性溶液冲洗,忌用高锰酸钾液,误服治疗可用硫酸阿托品,但服用阿托品不宜太快、太早,维持时间一般应 3~5 天。

5. 敌敌畏(dichlorvos) 敌敌畏自 1948 年英国壳牌公司发表合成专利,1951 年瑞士汽巴公司合成以来,一直作为防制昆虫的主要杀虫剂。敌敌畏为无色油状液体,稍带芳香,略溶于水,对温血动物毒性属中等,对昆虫主要是神经毒性,可使昆虫神经功能紊乱,肌肉收缩紧张,不协调而痉挛,生理功能完全丧失而死亡,具有熏蒸、触杀和胃毒三种作用,击倒力强,可用于蚊、蝇、蚤、虱、臭虫、蟑螂等昆虫防制。采用 0.2~2.0μg/g 浓度处理蚊虫孳生地,24 小时可杀死全部蚊幼虫。当空气中浓度为 $0.015\mu g/L$ 时,4 小时可杀死全部中华按蚊成虫。对家蝇击倒快,当空气中浓度达 $0.8\mu g/L$ 时,30 分钟死亡率达 98%。其对蟑螂的 LD_{50} 为 $0.15\mu g/$虫,用 0.5% 乳剂局部喷洒,10 小时后可大部分杀灭。敌敌畏尽管使用了近六十年,某些昆虫对其也产生了较高抗性,并且对人畜的毒性也较高,但其高效、速效、广谱,价格低廉,并且有较强的熏蒸作用,故使用仍然较广泛,但不宜直接作滞留喷洒和孳生地处理。目前,敌敌畏已处于限制使用状态,重点已转向以 0.3% 浓度复配各种致死型拟除虫菊酯为喷射剂、气雾剂进行室内灭虫。本品通常使用浓度为 0.1%~0.5%,产品主要有敌敌畏原油,80% 和 50% 乳油,贮存于密闭容器,保存于阴暗、凉爽处,应专人保管并注意安全使用。

6. 敌百虫（trichlorphon） 由 1952 年 Bayer 公司开发，是一种胃毒和触杀性杀虫剂，具有渗透性，适用于防制家畜寄生虫和医学昆虫。其对淡色库蚊幼虫 LC_{50} 为 0.06~0.097μg/g，现均用 0.5~1.0μg/g，持效 4~7 天对成蚊 LD_{50} 为 0.054μg/只。对家蝇 LD_{50} 为 0.04~0.24μg/只，粪缸灭蛆 LC_{50} 为 2.67μg/g，2%~5% 毒饵浓度作毒蝇点，灭蝇效果好。敌百虫对蟑螂毒效较低，一般常用毒饵的含量为 2%，粉剂和毒饵的用量为 $2g/m^2$。目前在控制蚊幼虫和蝇孳生地方面已失去积极作用，适宜于防制畜体内外寄生虫及以用毒饵形式防制蟑螂和成蝇。

7. 毒死蜱（chlorpyrifos） 又叫氯蜱硫磷、氯吡硫磷、氯吡磷、乐斯本、白蚁清，于 1965 年由美国陶氏化学公司开发，一直受到 WHO 青睐，国内 1993 年由南通染化厂合成并开发应用。毒死蜱属于胆碱酯酶的直接抑制剂，是具有触杀、胃毒和熏蒸作用的非内吸性广谱杀虫剂，常用于杀灭蚊和蟑螂等。对淡色库蚊幼虫 LC_{50} 为 0.003 4μg/g，对蟑螂 LD_{50} 为 0.67μg/虫。以 0.5% 水溶液滞留喷洒，按有效成分 $1g/m^2$ 喷后 1 天灭效达 95%，并保持 12 周内效果达 90%。现在已限制使用，以甲基嘧啶磷代替。制剂类型包括：25% 可湿性粉剂，240g/L、407g/L、480g/L 乳油，5%、7.5%、10%、14% 颗粒剂，240g/L 超低容量喷雾剂。使用有效浓度 100~200mg/L 喷雾可用于防制蚊成虫，有效浓度 15~20mg/L 喷雾可防制蚊幼虫，有效浓度 200mg/L 喷雾用于防制蟑螂，有效浓度 400mg/L 喷雾用于防制蚤，有效浓度 100~200mg/L 涂抹或洗刷，可防制家畜表面的微小牛蜱（*Boophilus microplus*）。

8. 乙酰甲胺磷（acephate） 具有触杀和内吸、熏蒸作用。杀虫谱广，对刺吸式和咀嚼式口器害虫都有效。在国外推荐使用滞留喷洒防制蟑螂，在国内常用 1% 的乙酰甲胺磷配成毒饵灭蟑螂，也可与其他杀虫剂混配使用。

9. 甲（乙）基嘧啶磷（pirimiphos-methyl） 又名安得利，是一种高效、广谱、低残留有机磷杀虫、杀螨剂。具有胃毒、触杀、熏蒸作用，击倒快。属低毒有机磷杀虫剂，是取代高毒有机磷杀虫剂的理想品种。

（三）氨基甲酸酯类杀虫剂（carbamate insecticides）

氨基甲酸酯类杀虫剂是 50 年代末发展起来的有机合成杀虫剂。自 1956 年第 1 个氨基甲酸酯类杀虫剂甲萘威（carbaryl）由美国联合碳化物公司开发上市以来，氨基甲酸酯类杀虫剂的发展经历大致分为 3 个阶段：①20 世纪 60 年代初期，是该类杀虫剂涌现最多、发展最快的时期；②20 世纪 60 年代末，出现了氨基甲酸杂环酯和氨基甲酸肟酯，如涕灭威、克百威、灭多威，这些杀虫剂效果好，杀虫谱亦广，但毒性高，使用受到一定限制；③出现了硫双威、棉铃威、丙硫克百威、丁硫克百威等毒性较低的代表性品种。这类杀虫剂对昆虫多数具有胃毒和触杀作用，有的品种兼有熏蒸作用，具有高效、击倒快、低残毒、对目标节肢动物选择性强的特点，有的品种对有机磷杀虫剂具抗药性的害虫也有效。氨基甲酸酯类杀虫剂与有机磷类杀虫剂作用机制相似，亦为胆碱酯酶抑制剂，可抑制神经系统胆碱酯酶的活性，阻断正常神经传导，引起整个生理生化过程的失调。但不同的是：氨基甲酸酯类杀虫剂以化合物分子整体与胆碱酯酶结合，而有机磷类是水解后，呈磷氧化而抑制胆碱酯酶的，其抑制程度与水解程度成正比，而氨基甲酸酯类化合物与此相反，水解后抑制作用降低，故毒性一般较有机磷低，它在动植物体和土壤中，亦能较快地代谢为无害物质，不造成体内的积蓄，不污染环境，但价格较贵。据统计，2014 年，氨基甲酸酯类杀虫剂市场销售额为 12.41 亿美元，占杀虫剂市场的 6.7%，占全球农药市场份额的 2.0%，在杀虫剂类别中排名第六。氨基甲酸酯类杀虫剂的主要品种有残杀威（propoxur）、仲丁威（fenobucarb）、噁虫威（bendiocarb）、速灭威（tsumacide）、二氧威（dioxacarb）等。

1. 残杀威（propoxur） 又叫残虫畏，是 1959 年西德 Bayer 公司发展的品种，也是 WHO 推荐用于医学昆虫防制的 4 个氨基甲酸酯类杀虫剂之一。本品为广谱性杀虫剂，主要对蚊、蝇、蟑螂有显著效果，具有触杀作用，兼有胃毒和熏蒸作用。对昆虫击倒作用接近于敌敌畏，残效长，杀虫谱广，可杀灭蚊、蝇、蟑螂、蚤、虱、臭虫等。使用时采用一般防护，避免药液接触皮肤，勿吸入液雾或粉尘。常用剂型有 8% 可湿性粉剂、20% 乳油等。使用剂量 $2g/m^2$ 作滞留喷洒室内灭蚊、蝇，其残效期可达 2~4 个月；20% 乳油稀释成 1% 乳剂（1~2g/m²）局部喷洒可灭蟑螂，1 小时内全部击倒并可持效 2 个月以上；1% 残杀威毒饵可在孳生和栖息场所灭蝇及蟑螂。

2. 仲丁威（fenobucarb） 又称巴沙、丁苯威、丁基灭必虱、扑杀威，1963 由年 Bayer 公司推荐作为杀虫剂,为非内吸性杀虫剂,对人畜毒性较低,具有触杀作用,并有一定的胃毒和熏蒸作用。对蚊、蝇具有良好的杀灭作用,灭蚊幼虫速度快,杀蛹能力强。主要剂型有 20% 的水乳剂,20%、25%、50% 和 80% 乳油,95% 原药等。25% 乳油加水稀释成 1% 的溶液,按 1~3ml/m² 喷洒可杀灭蚊、蝇。对淡色库蚊幼虫用 0.5~1.0μg/g 处理 24 小时后杀灭率达 96%;对淡色库蚊蛹用 10μg/g 处理 6 小时后,其杀灭率达 100%;对淡色库蚊成蚊有快速击倒作用,按 10mg/m³ 喷雾灭蝇后,半数击倒时间(KT_{50})为 3.6 分钟。按 10mg/m³ 喷雾后,20 分钟的击倒率和 24 小时死亡率均达 100%。国内已大量用于蚊香及气雾剂等剂型中。但据有关资料表明,仲丁威其分解产物异氰酸甲酯有毒性问题,原农业部农药检定所结合我国国情,于 2000 年 3 月 23 日,向各省、自治区、直辖市农药检定所(站),对仲丁威作出了在家用卫生杀虫剂上逐渐过渡到停止使用的相关规定。

3. 恶虫威(bendiocarb) 又称恶虫威,具有胃毒和触杀作用,击倒速度快、持续时间长,可用于防制蚊虫、苍蝇、蟑螂等。主要剂型有 20%、80% 可湿性粉剂,98% 原药。可使用 0.5g/m² 药液喷洒灭蚊,对淡色库蚊持效达 6 个月,或者 0.25%~0.5% 粉剂散布或溶剂喷洒灭蚊。使用 0.125%~0.5% 浓度药液喷洒灭蟑螂,可持效数周,但无驱避作用。用 0.25% 溶剂喷洒可灭蚤。

(四) 拟除虫菊酯类杀虫剂(pyrethroid insecticides)

拟除虫菊酯类杀虫剂是模拟从除虫菊花中提取出来的天然除虫菊酯的结构而合成的一类仿生农药,是目前主要的家庭卫生杀虫剂。天然除虫菊酯是除虫菊花中所含的除虫菊素,有效成分是一类具有环丙烷羧酸结构的混合除虫菊酯,但它们对光不稳定,故不适宜于室外使用。化学合成的除虫菊酯,由于其化学结构和天然除虫菊素类似,被称为拟除虫菊酯(pyrethroids)。拟除虫菊酯类杀虫剂通过干扰昆虫神经膜中的钠离子通道,对体内神经系统产生中毒作用,先是诱发兴奋(兴奋期),然后神经传导阻滞(抑制期),直到麻痹、死亡,对害虫具有强烈的触杀、胃毒、熏蒸和驱赶作用,且优势明显,包括:①高效。拟除虫菊酯类杀虫剂的杀虫效力一般比常用杀虫剂高 10~100 倍,且速效性好,击倒力强。②广谱。对卫生、农林、园艺、仓库、畜牧等多种害虫,包括刺吸式口器和咀嚼式口器的害虫都具有良好的防制效果。③低毒。对人畜毒性一般比有机磷和氨基甲酸酯类杀虫剂低,特别是因其用量少,所以使用更加安全。④低残留。在自然界易分解,对食品和环境污染轻。⑤残效长。因此,广泛应用于卫生和农业害虫的防制。但应用时,也存在一些问题:①一般对鱼有相对较高的毒性,限制其在水田中的施用;②大多数品种没有内吸和熏蒸作用,限制其只能对刺吸式和咀嚼式口器的害虫有效;③多数品种对螨毒力较差;④害虫易产生抗药性。尽管拟除虫菊酯类杀虫剂存在以上的问题,但与其他类型杀虫剂相比,其仍然具有巨大的发展前景。自 1972 年,第 1 个对光稳定的拟除虫菊酯类杀虫剂氯菊酯上市。随后拟除虫菊酯类杀虫剂飞速发展,历程 40 多年,全球共开发了近 80 个拟除虫菊酯类杀虫剂品种,包括胺菊酯(tetramethrin)、氯菊酯(permethrin)、溴氰菊酯(deltamethrin)、氯氰菊酯(cypermethrin)、丙烯菊酯(allethrin)及其系列产品(如右旋丙烯菊酯、生物丙烯菊酯、SR-生物丙烯菊酯、S-生物丙烯菊酯)、高效氟氯氰菊酯(beta-cyfluthrin)、右旋苯氰菊酯(d-cyphenothrin)等。2014 年,拟除虫菊酯类杀虫剂市场销售额为 31.56 亿美元,占杀虫剂市场的 17.0%,占全球农药市场份额的 5.0%,在杀虫剂类别中排名第三。

1. 胺菊酯(tetramethrin) 是一种早期合成的拟除虫菊酯类杀虫剂,对昆虫的击倒速度极快,居于所有拟除虫菊酯和天然除虫菊素的首位,但致死作用差,常有复苏现象,一般与致死作用强的菊酯及增效剂等复配,用于防制家庭或畜舍内的蚊、蝇、蟑螂、蚤、虱等害虫。根据需要可加工成气雾剂、油剂、乳剂等不同剂型。气雾剂的代表性配方有胺菊酯 0.3%、d-苯醚菊酯 0.075%(喷杀克 NS);胺菊酯 0.14%、d-苄呋菊酯 0.015%(金鸡冠)。油剂的代表性配方有胺菊酯 0.25%、戊菊酯 1.0%,剂量为 0.2~0.3ml/m³。乳剂的代表性配方有胺菊酯 0.5%、杀螟松 5%(诺毕速灭松),稀释 100 倍,可用于防制蚊蝇幼虫;稀释 10 倍,可防制苍蝇和蟑螂。酊剂的代表性配方有胺菊酯 0.15%、氯菊酯 0.35%。胺菊酯的系列产品还有右旋胺菊酯(d-tetramethrin),其主要特点是:对蚊、蝇等飞行昆虫有快速击倒作用;对蟑螂等爬行昆虫有一定驱赶作用,可将蟑螂从潜伏处驱赶出来,从而提高了昆虫接触药剂的机会;但对昆虫致死力和持效性差,加热不易蒸发,故可广泛用于气雾剂和喷射剂等剂型中杀灭蚊、蝇和蟑螂等。

2. 氯菊酯(permethrin) 又名二氯苯醚菊酯,是一种高效广谱的杀虫剂,具有如下特点:对蚊、蝇、蟑螂等多种害虫均有极好的杀灭作用,并有杀卵和拒避活性,是杀死型菊酯的主要代表;没有刺激性,对人畜几乎无毒,因此应用十分广泛;持效长,可作为室内滞留喷洒;击倒作用略差,故常与击倒型菊酯复配。常用剂型有原药、10% 乳油、10% 可湿性粉剂以及与其他杀虫剂复配的各种含量的喷射剂、气雾剂等,使用浓度为 0.25%~0.5%。氯菊酯对医学昆虫施药方法及用量如下:灭蚊幼虫,水面喷布、$1\mu g/g$、1g/亩;灭成蚊,空间喷洒,$3mg/m^3$,超低容量喷雾 5g/亩;灭臭虫,滞留喷洒,0.5% 酒精溶液,持效 4 周以上;灭家蝇,油剂喷雾,0.4%、$1ml/m^3$;灭蟑螂,滞留喷雾,0.3% 酒精溶液,$7mg/m^2$,持效 3 周以上;灭白蛉,滞留喷洒,$30mg/m^2$;灭人虱,涂擦头发或浸泡衣服,0.01% 或 0.04%,持效期 1 个月以上,兼杀虱卵。

3. 溴氰菊酯(deltamethrin)　具有很强的触杀、胃毒和拒避作用,杀虫谱广,击倒速度快,持效长,其杀虫毒力比其他拟除虫菊酯大 5~10 倍,用药量为目前杀虫剂中最少的一种,广泛应用在卫生、农林、仓储和畜牧害虫的防制。主要剂型有 2.5% 可湿性粉剂和 2.5% 悬浮剂等。0.03%~0.05% 浓度滞留喷洒或喷雾可杀灭蚊、蝇、蟑螂等。0.025% 浓度可杀蚤、臭虫、螨等。如凯素灵(K-Othrine)为 2.5% 可湿性粉剂,对人畜毒性较低、方便安全,是优良的卫生杀虫剂之一;它具有高活性,一般比氯菊酯高 2~4 倍;使用时与水混溶,在害虫栖息活动场所作表面滞留喷洒或涂刷,具有相当长的持效期,适合滞留喷洒、浸泡蚊帐、制作杀虫涂料和杀虫药笔及毒饵等;对蟑螂、蚊、蝇、臭虫、蚤、虱等害虫杀死力强。防制蚊蝇的有效成分为 $7.5~12.5mg/m^2$,蟑螂为 $10~20mg/m^2$,虱蚤为 $5~25mg/m^2$。

4. 氯氰菊酯(cypermethrin)　对昆虫具有很高的触杀和胃毒作用。杀虫谱广,击倒迅速,对光、热稳定,具有杀卵活性。对于防制蚊蝇和蟑螂,具有很好的杀灭效果。主要产品有:5%、10% 乳油,5% 可湿性粉剂、5% 悬浮剂等。$0.02~0.03g/m^2$ 滞留喷洒可灭蚊蝇,$0.01~0.03g/m^2$ 滞留喷洒可灭蟑螂和臭虫。如奋斗呐(fendona)为 5% 可湿性粉剂,其有效成分为顺式氯氰菊酯(alpha-cypermethrin),具有高活性和长效性,专用于防制蚊、蝇、蟑螂及其他医学昆虫。使用时与水混合,作表面滞留性喷洒。对灰浆、砖块及水泥等吸附性强的表面,持效较好,喷洒 3 个月后仍有 100% 活性。常用有效成分为 $15~30mg/m^2$。

5. 丙烯菊酯(allethrin)　杀虫效力强,击倒速度快,蒸气压大小适中,具有熏蒸和触杀作用,因为对蚊虫具有很好的驱赶和拒避作用,所以主要用于蚊香和气雾剂防制蚊蝇。右旋丙烯菊酯(d-allethrin),尤其是 SR-生物丙烯菊酯击倒作用显著,故也可以作气雾剂和喷雾剂使用。蚊香通常含丙烯菊酯 0.1%~0.6%、d-丙烯菊酯 0.1%~0.3%。电热蚊香每片含丙烯菊酯 80mg、d-丙烯菊酯 40mg、益必添 20mg。丙烯菊酯对害虫致死力差,应与氯菊酯、胺菊酯、苯醚菊酯、溴氰菊酯及氟氯菊酯等致死力强的杀虫剂复配使用,如益必添 0.25%、溴氰菊酯 0.01%、增效醚 1%。

6. 高效氟氯氰菊酯(beta-cyfluthrin)　为高效、广谱杀虫剂。主要杀虫作用为触杀和胃毒,无内吸和熏蒸作用。杀虫迅速,持效期长。常用剂型是 10% 可湿性粉剂、5% 水乳剂(如杀飞克)和 12.5% 悬浮剂(如拜虫杀)。滞留喷洒防制蚊虫按 $0.02~0.05g/m^2$,防制蝇类滞留喷洒剂量为 $0.03g/m^2$。

7. 右旋苯氰菊酯(d-cyphenothrin)　具有较强的触杀和残效性,击倒活性中等。主要用于防制卫生害虫,尤其对蟑螂特别高效,是一种理想的杀蟑螂药物。剂型主要有:喷射剂、熏烟剂、气雾剂等。除喷洒外,也可用于浸泡蚊帐。

(五) 昆虫生长调节剂

昆虫生长调节剂的作用机制不是直接杀死靶标昆虫,而是在昆虫幼虫期阻碍或干扰正常发育,如抑制表皮几丁化,阻止内皮形成,使幼虫不能正常蜕皮,导致死亡或发育不全。根据作用方式以及化学结构不同,昆虫生长调节剂主要分为 3 大类:①几丁质合成抑制剂,如苯甲酰脲类杀虫剂、噻二嗪类的噻嗪酮(扑虱灵)、三嗪(嘧啶)胺类的灭蝇胺等,抑制表皮几丁化,阻碍表皮形成;②保幼激素类似物,如吡丙醚、苯氧威、烯虫酯、灭幼宝等,可抑制幼虫化蛹和蛹羽化;③蜕皮激素类似物,如甲氧虫酰肼、虫酰肼、环虫酰肼、氯虫酰肼、杀虫隆、灭幼脲Ⅰ、Ⅱ号及苏脲Ⅰ号等。虽然该类杀虫剂速效性差,但它们作用于昆虫所特有的蜕皮、变态发育过程,使得其选择性高,对人畜无害,使用剂量少,在环境中易降解,不污染环境,因而被认为是最有希望的"第三代杀虫剂"。如代表种类之一敌灭灵(dimilin),以胃毒及触杀作用为主。浓度越高,化蛹率越低。作用于二龄幼虫效果优于三龄幼虫,特效达 1 个月。对三龄末期幼虫无效果。对淡色库蚊 3 龄幼虫 LC_{50} 为 $0.0042\mu g/g$,LC_{95} 为 $0.011\mu g/g$,对埃及伊蚊(Aedes aegypti)LC_{50} 为 $0.000124\mu g/g$,现场使用 1μg/g,稻田灭幼持效 12~18 天;水坑中 18~24 天。近年来,研究合成的家蝇信息素应用前景也十分广阔。

(六) 新烟碱类杀虫剂

新烟碱类杀虫剂源于植物源农药烟碱,包括烟酰亚胺类和类烟碱类杀虫剂,其作用机制是作用于昆虫运动神经元的烟碱型乙酰胆碱受体(nicotinic acetylcholine receptors,nAChRs),干扰昆虫神经系统的刺激传导,引起神经通道的阻塞,造成重要的神经传导介质乙酰胆碱的积累,从而导致昆虫麻痹,最终死亡。该类杀虫剂有触杀、胃毒及内吸作用,杀虫谱广,对人、畜低毒,而且与常规杀虫剂无交互抗性,可用于抗性药治理。目前用于防制蟑螂、蚤及其他害虫。

自从第一个新烟碱类杀虫剂吡虫啉出现后,引发了农药界对新烟碱类杀虫剂的研发热潮,相继推出了以啶虫脒为代表的含氯代吡啶结构的第一代新烟碱类杀虫剂,以噻虫嗪为代表的含氯代噻唑基的第二代新烟碱类杀虫剂和以呋虫胺为代表的含四氢呋喃基的第三代新烟碱类杀虫剂。新烟碱类杀虫剂已经成为杀虫剂市场成长最快,销售最为成功,活性最为出色的类型之一。2014 年,新烟碱类杀虫剂市场销售额为 33.45 亿美元,占杀虫剂市场的 18%,占全球农药市场份额的 5.3%,在杀虫剂类别中排名第二。目前统计用于农业的新烟碱类杀虫剂有 7 个,分别为吡虫啉(imidacloprid)、噻虫啉(thiacloprid)、噻虫嗪(thiamethoxam)、噻虫胺(clothianidin)、啶虫脒(acetamiprid)、呋虫胺(dinotefuran)和烯啶虫胺(nitenpyram)。

1. 吡虫啉(imidacloprid) 又称大功臣、高巧、康多福、咪蚜胺、灭虫精、扑虱蚜、蚜虱净等,是 20 世纪 80 年代中期由拜耳和日本特殊农药制造公司联合开发的第一个烟碱类杀虫剂,具有广谱、高效、低毒和低残留,且害虫不易产生抗性,对人畜、植物和天敌也安全。吡虫啉具有良好的内吸活性、触杀和胃毒多重药效。制剂类型包括 10%、20%、25%、70% 可湿性粉剂,20% 可溶液剂,35% 悬浮剂,60% 悬浮种衣剂,70% 水分散粒剂,5% 乳油,5% 可溶性液剂,15% 吡虫啉泡腾片剂。

2. 噻虫啉(thiacloprid) 具有较强的内吸、触杀和胃毒作用,是防制刺吸式和咀嚼式口器害虫的高效药剂之一。制剂类型包括颗粒剂、油悬浮剂、悬浮剂、悬浮乳剂、水分散粒剂等。

(七) 驱避剂

驱避剂又叫避虫剂,本身无杀虫作用,但挥发产生的蒸气具有特殊的、使昆虫厌恶的气味,能刺激昆虫的嗅觉神经,使昆虫避开,从而防止昆虫的叮咬或侵袭。使用最多的驱避剂为驱蚊剂,主要将其制成液体、膏剂或冷霜直接涂于皮肤上,也可制成浸染剂,浸染衣服,纺织品或防护网等。常用驱蚊剂有邻苯二甲酸二甲酯(dimethyl phthalate,DMP)、避蚊胺(N,N-Diethyl-3-methyl benzoyl amide,DEET)、驱蚊灵(dimethylcarbate)等。

(八) 其他类型杀虫剂

1. 有机氟类杀虫剂 如氟虫胺(sulfluramid)、氟蚁腙(hydramethylnon)、氟磺酰胺(flursulamid)。这类杀虫剂的杀虫机制为昆虫能量代谢抑制剂,阻止能量转化,使昆虫心律减慢,呼吸运动受阻,氧的消耗量减少,最终产生瘫软麻痹而死亡。这类化合物通过胃毒和触杀发挥作用,对人、畜低毒,主要用于农业害虫和白蚁的防制,卫生害虫只应用于防制蟑螂。

2. 吡唑类杀虫剂 如氟虫腈(fipronil),杀虫谱广、活性高,对人畜低毒,是一类新型的极有发展前途的杀虫剂,其杀虫机制是作用于昆虫神经肽的 γ-氨基丁酸受体,抑制氯离子通道,与其他作用机制的杀虫剂无交互抗性,对常用杀虫剂已产生抗性的昆虫仍显示出极高的敏感性,可作为毒饵用于消灭蟑螂。

3. 生物类杀虫剂 此类杀虫剂广义上包括动物源、植物源和微生物源物质及其代谢物,亦可将其划分为发酵制品杀虫剂、微生物杀虫剂、天敌生物杀虫剂和植物提取物杀虫剂。

(1)动物源杀虫剂:利用昆虫分泌的性信息素、集合信息素、追踪素等作为引诱剂,以此来防制和监控害虫,如沙蚕毒类杀虫剂就是以沙蚕进行剖析、改造后合成的杀虫剂。

(2)植物源杀虫剂:是指一些有杀虫作用的植物及其制剂,多属于触杀、胃毒剂。据不完全统计,现已发现 2 400 多种植物具有杀虫活性,而我国广泛分布有 400 多种,多集中在菊科、楝科、唇形科、葫芦科、樟科、天南星科、桃金娘科、豆科、卫矛科、大戟科、茄科等植物中,其中活性成分主要包括生物碱类、萜烯类、黄酮类、木脂素类、羟酸酯类等。植物源杀虫剂同一般杀虫剂一样,具有毒杀幼虫、蛹及成虫的效果,但其杀虫功效受植物生长的地理位置、成熟程度及植物种类、采用植物的部位、提取用溶剂以及药效评价办法等多种因素影响,差异较大。植物源杀虫剂一般具有杀虫谱广,无明显脊椎动物毒性、环境降解迅速、资源丰富、可再生等优点。目前已上市的具有代表性的杀虫剂有印楝素(azadirachtin)、鱼藤酮(rotenone)等。

(3)微生物源杀虫剂:是能够用来杀虫、灭菌以及调节植物生长的微生物活体或代谢产物,包括农用抗生素和活体微生物农药。在20世纪70年代,微生物源及其代谢物主要在杀菌剂上发展。但由于拟除虫菊酯类杀虫剂的崛起,在一定程度上影响了其发展。而后由于传统杀虫剂的毒性、抗性及污染环境等问题,加上化学杀虫剂的开发难度及费用越来越高,人们重新转向了微生物杀虫剂的开发,并有一批微生物源杀虫剂应运而生。目前,此类杀虫剂中最有代表性的品种是活体微生物杀虫剂苏云金杆菌(*Bacillus thuringiensis*, *Bt*)和农用杀虫抗生素中的阿维菌素。通过昆虫幼虫将该类杀虫剂吞食入胃后,释放出毒素破坏胃壁,进入中肠使上皮细胞片层脱落,导致幼虫死亡。

为了充分发挥不同类型杀虫剂的杀虫作用和使用效果,首先需要了解杀虫剂的作用原理和特点,并掌握正确的使用方法,明确有关的注意事项,特别是涉及的一些关键技术环节,一定要严格把关,才能达到预期防制效果。

三、抗药性的机制、检测和治理

化学防制因具有见效快、使用方便和适于大规模应用等优点,目前仍然是节肢动物防制的主要手段,但抗药性产生是其面临的最大挑战,严重地影响了化学防制的效果。WHO将杀虫剂抗药性(insecticide resistance)定义为:"昆虫不能被标准剂量的杀虫剂杀死或者具有试图逃避杀虫剂的能力",即对某种杀虫剂原本敏感的节肢动物,经多次接触杀虫剂后,对该杀虫剂的抗药力较原来正常情况下有明显增加的现象或具有试图逃避杀虫剂的能力,并且这种抗药性能力是可以遗传的,是种群的表现。据报道,早在1908年,Melander在美国就发现梨园蚧壳虫(*Aspidiotus perniciosus*)对石灰硫磺液产生了抗性,但当时并未引起人们的足够重视。在第二次世界大战以后,随着第一种有机合成杀虫剂DDT在全球范围内被广泛使用后,昆虫抗药性迅速发展蔓延,抗药性的相关报告也不断增多,有多种医学昆虫对一种或多种杀虫剂逐渐产生了不同程度的抗性,包括有机氯类、有机磷类、氨基甲酸酯类、拟除虫菊酯类杀虫剂以及昆虫生长调节剂、苏云金杆菌、吡虫啉和氟虫腈等新型杀虫剂。媒介昆虫如果对一种以上杀虫剂产生抗性,称作多重抗性(multiple resistance)或交叉抗性,涉及对多种杀虫剂具有不同的抗性机制,如抗敌百虫的淡色库蚊经溴氰菊酯多次处理后,又对其产生了抗性;如果对一种杀虫剂具有抗性,同时对另一尚未接触过的杀虫剂也产生了抗性,称作交互抗性(cross resistance),涉及对多种杀虫剂具有相同的抗性机制,如抗马拉硫磷的家蝇第一次接触敌百虫、倍硫磷等即产生抗性。

抗药性的产生,一方面促使人们不断加大杀虫剂的使用剂量和次数,加重了对环境的污染程度,引发了对人、畜和其他动物的安全问题;另一方面直接导致杀虫剂使用寿命缩短,造成人力和物力资源的极大浪费;同时,大大降低了虫媒病的防制效果。因此,抗药性已成为控制虫媒病的最大障碍。阐明抗药性产生的分子机制,早期发现抗药性并实时监测其发展,以采取必要的预防措施进行抗药性治理具有重要的意义。

(一)抗性标准及影响因素

1. 抗性的标准 长期以来,测报群体抗性水平的标准均采用半数致死量(median lethal dose, LD_{50})和半数致死浓度(median lethal concentration, LC_{50})。WHO于1976年提出一种以区分剂量衡量群体抗性水平的标准方法,该方法以敏感品系 $LC_{99.9} \times 2$ 剂量作为区分剂量,确定死亡率98%~100%为敏感(S级),80%~98%为初级抗性(M级),80%以下为抗性(R级)。此标准因能比较准确地反映群体抗性水平,且能预报群体中高抗个体的频率,因而在世界范围内被广泛采用。我国亦将此标准稍加修改后用于现场抗性调查和抗性划分。$LC_{99.9}$ 的测定比较困难,在实际工作中常以抗性系数(抗性品系 LC_{50} 或 LD_{50}/敏感品系 LC_{50} 或 LD_{50})5为基准,以下为耐药性,以上为抗药性。

2. 抗性的影响因素 医学节肢动物对不同杀虫剂的抗性效果不同。对于同一种杀虫剂,节肢动物产

生的抗性及其水平也受到诸多因素影响,包括外界环境因素和虫体自身因素两个方面

（1）外界环境因素:杀虫剂的使用剂量,使用时及有效期内的温度、湿度和营养等诸多外界因素可以影响抗性的形成和发展,其中最为重要的是杀虫剂剂量和温度。

1）剂量:一般认为,对杀虫剂的抗性基因与敏感基因是同一位点上的一对等位基因,使用高剂量杀虫剂去除抗性杂合子可以延缓抗性的发展。然而,在以基因扩增为机制的抗性中,因不同抗性水平基因的存在,较高剂量杀虫剂去除了低抗性个体,使高抗性个体的频率上升较快,反而使高水平抗性产生更快。该方面尚需作进一步深入研究。

2）温度:杀虫剂处理时与处理后的温度对抗性水平的影响较大。温度影响杀虫剂的穿透速率,也影响虫体的解毒过程。一般来说,在适宜温度下,昆虫对杀虫剂的抗性形成较慢。

（2）虫体自身因素:医学节肢动物不同种或不同生理状态下,对杀虫剂产生的反应不同。该方面屡有报道,但具体原因尚待进一步研究。

1）不同虫种及品系（或种群）:在相同条件下,不同媒介虫种对同一杀虫剂的抗性差异很大。朱昌亮等在室内使用溴氰菊酯同时选育淡色库蚊和中华按蚊 10 代,淡色库蚊的抗性高达 529 倍,而中华按蚊仅在第 4 代时达 3 倍抗性,随后逐渐下降至处理起点水平上波动。

2）不同发育阶段:杀虫剂对昆虫卵的毒效较差或无效,可能是因为缺少靶标作用部位。幼虫或若虫的抗性水平则随着虫龄增加而增加,不同幼期的抗性差别可能与虫体含水量有关,还可能与表皮增厚有关。无论虫体处于哪一龄期,蜕皮时尤易受杀虫剂的毒杀作用而死亡。

3）不同性别:性别对杀虫剂抗性的影响是明显的。家蝇雄虫对二氯苯醚菊酯的 LC_{50} 为雌虫的 0.5~0.8,羽化初期差别最小,雌虫产卵前差别最大,以后几乎相同。提示除个体虫种等因素外,抗性水平还与生理状况有关。

（二）抗药性产生机制

研究表明昆虫的抗药性是由基因决定的,是杀虫剂选择的结果。以往有关抗性形成机制的研究主要集中于生理生化和遗传基础等方面。近年来,越来越多的研究又从分子水平阐明了抗药性形成的主要机制,涉及几种学说,其中先期适应（preadaptation）学说被广泛接受。该学说认为,节肢动物抗药性是一个先期适应现象,由选择形成。在节肢动物自然种群中本身存在着很广泛的多态性,各个体间对杀虫剂的敏感性不同,杀虫剂在抗性形成过程中并没有改变节肢动物,只是起了筛选作用,即将耐药性低的个体淘汰,而耐药性较高的个体存活下来。这样一代代地选择,最终出现了抗性的群体。抗性的形成过程实际上就是抗性基因积累和加强的过程。如果没有抗性基因,无论如何选择,也不会形成抗性,即并非所有昆虫对所有杀虫剂都能产生抗药性。

随着分子生物学和分子遗传学的发展,在先期适应学说的基础上进一步提出基因扩增（gene amplification）学说。该学说也承认在抗性种群中本来存在抗性基因,杀虫剂并不引起抗药性的形成,而是对调节基因起作用,引起了抗药性基因扩增。这些扩增的抗性基因可以转移到不同染色体,可以发生突变或继续扩增。因此,可以有量的改变,如解毒酶的增多;也可以有质的改变,如一种非解毒酶变成解毒酶。目前,节肢动物的抗药性机制主要表现在 3 个方面:表皮抗性、代谢抗性和靶标抗性。

1. 表皮抗性（cuticular resistance） 指杀虫剂对节肢动物表皮穿透率降低而引起的抗性。已知表皮是节肢动物抵御外界不利因素的重要屏障,以适应复杂多变的生存环境。一般来说,外界环境中的杀虫剂主要通过节肢动物的表皮达到药物作用靶点,以进一步发挥毒杀作用,而节肢动物可通过表皮改变,如表皮增厚,表皮结构的硬化和重塑过程等机制,以降低杀虫剂对表皮的穿透性,减少达到作用靶标的药剂量,导致抗药性的产生。表皮抗性不是针对特定的杀虫剂,它可以引起任何一类杀虫剂抗性,这意味着在一定程度上可促进交互抗性的产生。

2. 代谢抗性（metabolic resistance） 指由于解毒酶活性增强而对杀虫剂代谢加速所产生的抗性,涉及多种基因参与。目前研究主要集中于 3 大类解毒酶:细胞色素 P450、谷胱甘肽 S-转移酶和非特异性酯酶。

（1）细胞色素 P450（cytochrome P450,CYP）:简称 P450,是广泛存在于几乎所有生物体中的一类含

血红素和硫烃基超家族蛋白,兼具氧化酶和单加氧酶的功能,通过与底物结合及从 NADPH 传递电子到 NADPH 细胞色素 P450 还原酶,参与了内源性物质的代谢与转化和外源性化合物(包括杀虫剂)的活化与降解等重要的生理过程,因此,细胞色素 P450 对节肢动物的生长发育和环境适应具有非常重要的作用。由于各类杀虫剂均涉及氧化代谢反应,因此细胞色素 P450 可促进杀虫剂的解毒代谢,导致节肢动物对多种杀虫剂,尤其是有机氯类和拟除虫菊酯类杀虫剂产生高水平抗性和交互抗性。目前认为,P450 介导的杀虫剂抗性主要包括两个方面:酶表达量的增加和酶活性的增强。

(2)谷胱甘肽 S 转移酶(glutathione S-transferase,GST):GST 是一类多功能的超家族解毒酶系,广泛存在于动物、植物、酵母、霉菌和各种细菌中。节肢动物体内的 GST 主要功能是催化还原型谷胱甘肽(glutathione,GSH)的巯基与亲电子类毒性物质(包括杀虫剂)进行轭合反应,最终将毒性较低的轭合物排出体外,以达到解毒目的。此外,GST 可以作为配体结合蛋白俘获有毒物质,具有解毒功能。因此,GST 在外源化合物的生物转化、药物代谢和保护免受过氧化作用损害中极为重要。研究证实,GST 对有机氯和有机磷类杀虫剂具有解毒代谢作用,但是否与拟除虫菊酯抗性相关尚存在争议。目前认为,GST 参与节肢动物抗药性的机制主要是由于 GST 基因高表达使昆虫对杀虫剂的解毒代谢增强,涉及 3 个方面:GST 催化 GSH 与杀虫剂轭合,生成毒性较低的化合物排出体外;通过消除反应解毒;或者通过 GSH 过氧化物酶活性,保护细胞免受杀虫剂诱导的氧化应激损伤。

(3)非特异性酯酶(esterase,EST):EST 是节肢动物体内另一类重要的解毒酶系,可通过水解酯类化合物的酯键将其解毒代谢并排出体外,在有机磷、氨基甲酸酯、拟除虫菊酯类杀虫剂代谢抗性中起重要作用。其中,羧酸酯酶(carboxylesterase,CarE)和磷酸酯酶(phosphatase)是杀虫剂抗性中较为重要的两类酯酶,一般通过基因扩增使酯酶表达量增加(量变)或酯酶活性未提高但催化效率提高(质变)所引起。

3. **靶标抗性(target-site resistance)** 指杀虫剂作用靶标敏感度降低而产生的抗性。杀虫剂作用的靶标主要有:乙酰胆碱酯酶、电压门控钠离子通道、γ-氨基丁酸受体等。

(1)乙酰胆碱酯酶(acetylcholinesterase,AChE):AChE 是一类重要的丝氨酸水解酶,主要存在于胆碱神经末梢突触间隙,特别是运动神经终板突触后膜的褶皱处,也存在于胆碱能神经元内和红细胞中,主要功能是在神经传导中将神经递质乙酰胆碱(acetylcholine,ACh)催化降解成乙酸和胆碱,及时终止神经突触后膜兴奋的刺激作用,以维持正常的神经传导。同时,AChE 也是有机磷和氨基甲酸酯类杀虫剂的作用靶标。正常情况下,AChE 被杀虫剂抑制后,过量的 ACh 在突触处积累,阻断去极化过程,抑制正常的神经传导并最终导致节肢动物的死亡。而 AChE 基因突变,导致 AChE 变构,引起靶标敏感性下降是节肢动物抗药性产生的重要机制。

(2)电压门控钠离子通道(voltage-gated sodium channel,VGSC):VGSC 由一个大型糖基化 α-亚单位和多个 β-亚单位所组成,一般具有 3 个特征:对钠离子的高度选择性、电压依赖性激活和失活。VGSC 是有机氯类和拟除虫菊酯类杀虫剂的主要作用靶标,而杀虫剂通过作用于神经细胞膜上的 VGSC,干扰其门控动力学,在膜去极化期间减缓失活,延长钠离子内流,引起重复后放和神经传导的阻断,扰乱了昆虫正常的生理过程直至死亡。由于钠离子通道基因突变,使神经系统对杀虫剂敏感性下降所引起的抗性称为击倒抗性(knockdown resistance,KDR),而控制此抗性的基因称为 kdr 基因,在蚊、家蝇、蟑螂等节肢动物中已被证实。关于 kdr 的分子机制有 3 种学说:神经膜磷脂双分子层的变异、钠通道密度下降和钠通道的基因发生突变,其中第三种学说被普遍接受,且已证实钠离子通道蛋白第二结构域 S6 区段编码的氨基酸序列,即 kdr 基因 L1014 位点发生突变是 kdr 的关键。

(3)γ-氨基丁酸(γ-amimobutyricacid,GABA)受体:GABA 是动物中枢神经系统里主要的抑制性神经传递物质,由谷氨酸在谷氨酸脱羧酶的作用下脱羧而形成,可以激活开放 GABA 受体。而 GABA 受体是一类配体门控型离子通道,是由 α、β、γ、δ、ρ 等 5 种亚基所组成的寡聚蛋白。不同亚基在跨越细胞膜的部分相互作用,共同形成氯离子进入细胞膜内的通道——氯离子通道,因此 GABA 受体也被称为 GABA 门控的氯离子通道。GABA 受体是环戊二烯类、Avermectins 类、吡唑类、二环磷脂类和二环苯甲酸酯类杀虫剂的作用靶标。一般认为,昆虫对杀虫剂抗性主要由 GABA 受体上 Rdl 等基因突变所致。

4. **其他抗性机制** 研究发现节肢动物体内的一些共生物可直接或间接影响杀虫剂的代谢作用。比如在缘蝽（*Riptortus pedestris*）杀螟硫磷抗性品系中，体内共生的伯克氏菌属（*Burkholderia*）能直接降解杀螟硫磷。冈比亚按蚊（*Anopheles gambiae*）感染疟原虫后，中肠和脂肪体内的 *CYP6M2* 基因表达上调，可能与拟除虫菊酯类杀虫剂抗性相关。而节肢动物体内的共生物是如何影响杀虫剂的代谢作用，需要更多的研究去证实。

总之，节肢动物抗药性的产生是由基因所决定的、极其复杂的一种生物进化现象，其分子机制所涉及的不仅仅是目前已知的与代谢抗性、靶标抗性相关的基因，可能有更多的基因通过网络式的相互调节作用，促进了抗药性的发生发展。而以往研究多倾向于对抗药性相关的单个或少数几个因素进行研究，而缺乏对抗性产生过程多因素综合分析。近年来，随着基因组、转录组、蛋白质组等组学技术不断发展完善和技术成本的日益下降，为医学节肢动物抗药性机制的深入研究提供了技术保障，一些新的抗药性相关基因和蛋白被逐渐筛选和鉴定分析，而且以 CRISPR/Cas9 为代表的基因敲除手段的广泛应用，为进一步全面阐述抗药性的分子机制奠定了基础，同时也为全球杀虫剂抗性治理和新型杀虫剂的研发提供科学依据，从而最大限度地延长杀虫剂的使用期限，延缓杀虫剂抗性的发展。

（三）抗药性的检测技术

随着杀虫剂种类的增加和广泛使用，医学节肢动物对一种或多种杀虫剂逐渐产生了抗性，而对抗药性进行检测，以评价化学杀虫剂的药效并实时监测其发展，是抗药性治理的重要部分。通过抗药性检测，可以实现 3 个目的：①控制计划实施前检测，为选择杀虫剂和防制计划提供基本的资料；②抗性的早期检测，可及时执行某一有效措施，晚期检测可阐明疾病控制失败的原因，以便及时更换杀虫剂；③定期检测，可了解抗性治理的效果。总之，通过对医学节肢动物抗药性检测，可及时准确地测出抗性水平及其分布，明确重点保护的药剂类别及品种，评估治理效果，为抗药性治理方案的修订提供依据。长期以来，抗药性检测一直采用生物测试法。随着抗药性检测目的的多元化，其检测手段和方法也日益多样，先后发展了电生理检测法、生化测试法、免疫学检测法及分子生物学检测法；其中，生化测试法被 WHO 推荐作为生物测试法的补充方法，已被广泛地应用于现场抗性检测。

1. 生物测试法（bioassay） 指用杀虫剂直接处理虫体，由死亡率推算抗药性的经典方法。具体来说，从未使用或较少使用药剂防治的地区采集自然种群，在室内选育出相对敏感品系，根据药剂特性、作用特点及抗药性虫种种类建立标准抗性检测方法。再从测试地区采集同种种群，采用与测定敏感品系相同的生物检测方法和控制条件，测出待测种群的敏感毒力（LD-p）基线、LD_{50} 和 LC_{50}，以待测种群与敏感种品系的 LD_{50} 或 LC_{50} 值之间的比值（即抗性系数）来表示抗性水平。由于生物测定法能够直观地得到抗性图谱，因而长期以来得到广泛的应用。WHO（1981）确定了分别用于测定蚊、家蝇、蟑螂、虱、蚤、臭虫等节肢动物成虫抗药性，以及一些重要虫种幼虫抗药性的标准方法，并且开发了相应的抗性诊断试剂盒。WHO（1992）公布了对不同媒介虫种进行生物测试的标准诊断剂量和处理时间，并设计和分发了重新修改的生物测试结果的统计表格。

根据不同虫种的生物学特点和杀虫剂进入虫体部位及途径的不同，生物测定最常用的方式是胃毒毒力测定和触杀毒力测定，主要包括点滴法、药膜法、浸液法等。

（1）点滴法（topical application）：基本原理是用毛细管、微量点滴仪或微量注射器将一定量的药液滴到供试医学节肢动物体壁的特定部位，如胸部背面或腹面，药液进入虫体后而发挥触杀作用，待一定时间后检查试虫生存及死亡个数。点滴量和点滴部位视医学节肢动物种类而异，如家蝇点滴量是 $1\mu l$/头，点滴部位是前胸背部；蚜虫的点滴量是 $0.02\sim0.04\mu l$/只，点滴部位是无翅成蚜的腹部背面。点滴法的优点是：方法比较精确，试验误差小，但缺点是不能处理大数量的试虫，昆虫本身的生理状态、点滴部位、试虫处理前的麻醉方式等因素在很大程度上会影响检测准确性，且操作技术不易掌握等。

（2）药膜法（residual films）：基本原理是采用浸沾、点滴、喷洒等方法，将杀虫剂定量分布在一定接触面上，如滤纸、玻璃板、蜡纸、瓶壁等，形成均匀的药膜。将试虫与药膜接触一定时间（一般为 1~2 小时）后转入正常环境条件下，饲养 24 小时或更长时间，观察试虫中毒死亡情况。药膜法中，药剂不经过昆虫口器，而是通过体壁进入虫体而致死，因此属于触杀毒力测定。该法的优点是比较接近实际防制情况，且不需要用特殊设备，方法简单，操作方便，应用范围广；但其也存在一定的局限性，如无法知道试虫实际的受药剂量,试虫个体之间接触的剂量相差很大等。

（3）浸液法（immersion method）:基本原理是将供试杀虫剂均匀地分散在水中,供试昆虫在其中浸渍一定时间后取出晾干,或用吸水纸吸去多余药液,再移入干净器皿中,正常饲养后,隔一定时间观察试虫死亡情况。该法优点是快速、简便,可同时对大批试虫做不同浓度的处理,适用于多种昆虫,但此法不能排除胃毒的影响,且方法本身比较粗糙,重复性差。

总体说来,生物检测法操作简单,结果直观,成本低,因而长期被广泛采用。但该方法对所获得资料有严格的统计要求,必须严格控制试验条件,难以检测个体的抗性频率且易漏检低频率抗性。经典的生物测定法从虫源、饲养到测定难于做到真正的标准化,当群体抗性较低和抗性种群多样时很难准确测定,因此测得的抗性水平往往具有滞后性,不适合早期抗性检测,不利于制定相应的防制对策。

2. 生化测试法　抗药性分子机制表明,抗药性通常与解毒酶对杀虫剂的解毒能力增强或靶标酶对杀虫剂的敏感性下降有关,这是抗药性生化检测的理论基础。因此,可以通过测定抗药性相关酶的活力来推测抗药性及其水平。基本原理是利用模式底物检测节肢动物匀浆中酶的活性或抑制剂的抑制能力,用于检测虫体抗药性状况与群体频率。根据酶活性分析所用的载体,生化测试法可分为滤纸法、硝酸纤维膜法和微量孔板法等。与经典的生物检测方法相比,生物化学检测法具有多种优点:快速(数分钟内可获结果)、准确,可重复性强,避免生物检测中主客观的干扰因素,所需样品少,可对单只虫体进行多种分析,样品可经低温保存后使用等。但该方法也存在一定的局限性,比如费用相对较高,操作人员需有一定技术技能,某些已知的抗性机制,如表皮穿透性降低及神经敏感度下降等,还不能应用于现场抗性检测。目前,生物化学检测主要包括酯酶（ESTs）、谷胱甘肽 S 转移酶（GSTs）解毒酶的测定以及乙酰胆碱酯酶（AChE）敏感性下降相关的检测。

（1）EST 测定:ESTs 是对杀虫剂解毒的重要水解酶之一,其活力增强是抗药性形成的一种生化机制,尤其是有机磷类、氨基甲酸酯类杀虫剂抗性。ESTs 检测方法以 α-乙酸萘酯（α-NA）或 β-乙酸萘酯（β-NA）作为底物,二者分别水解为 α-乙酸萘酚和 β-乙酸萘酚,再以固蓝 B 盐为显色剂,反应后分别在600nm（以 α-NA 为底物）或 555nm（β-NA 为底物）波长下测光密度值。多采用微量孔板法或滤纸法测定 EST 活性。

（2）GST 测定:一些对 DDT 和有机磷的抗性与 GST 活力增强有关。可用谷胱甘肽和氯化二硝基苯作底物,通过微量板法测定 GST 活力。由于测定中吸收值的变化在紫外光范围内,需要使用具有滤光镜（340nm）的微量板读数器。

（3）AChE 测定:AChE 是有机磷和氨基甲酸酯类杀虫剂主要作用靶标,其变构引起的敏感度降低是节肢动物对这两类药剂产生抗性的重要机制,测定不敏感 AChE 即可检测虫体对两类杀虫剂的抗药性。以硫代乙酰胆碱为底物,在一定条件下由胆碱酯酶水解产生硫代胆碱,再以二硫双硝基苯甲酸（DTNB）为显色剂,反应生成 5-巯基-2-硝基苯甲酸黄色产物。反应后在 412nm 处检测光密度值,即可定量测定AChE 活力,在酶液中加入抑制剂便可测出不敏感 AChE。为防止可能仅对氨基甲酸酯或有机磷敏感,测定最好同时以有机磷的氧化类似物作抑制剂。目前,可采用硝酸纤维素膜法、滤纸法、微量孔板法定量测定不敏感 AChE。

3. 免疫学检测法　根据解毒酶活力增强可以导致抗药性产生的原理,从昆虫高抗性品系中分离、纯化与抗性有关的解毒酶或靶标,以此作为抗原对动物进行免疫,制备单克隆抗体或多克隆抗体,以 ELISA检测相关酶或靶标。目前已成功地制备出抗 DDT、抗有机磷和抗拟除虫菊酯的昆虫细胞色素 P450、EST、GST 等单克隆抗体,且有免疫学检测的现场报告。总体来说,免疫学检测法在诊断抗性频率方面优于生化测试法,在诊断抗性水平方面优于生物测试法和生化测试法。但检测费用亦相应提高,并对设备和操作人员有更高要求。此外,该法依据于酶活性的存在,还不能检测酶的突变型。

4. 分子生物学检测法　分子生物学检测技术是基于对节肢动物抗药性分子机制了解的基础上建立起来的,即利用分子生物学技术检测杀虫剂作用靶标的抗性位点或解毒代谢酶基因的增强表达,具有敏感性高、可操作性强、经济实用等优势,尤其在样本同时存在几种抗药性机制时,仍可准确检测。但该法若大面积现场使用,还需要解决实验条件和经费的问题,而且大多数的抗性检测研究都集中于检测靶标基因的突变,而对代谢抗性机制中解毒代谢酶基因扩增的分子检测鲜有报道。常用的检测技术主要是基于 PCR 方法,包括 PCR 限制性内切酶法、等位基因特异性 PCR 技术、PCR-限制性片段长度多态性技术、单链构象多态性分析等。

(1)PCR 限制性内切酶法(polymerase chain reaction-restriction endonuclease,PCR-REN):指节肢动物抗药性的基因位点丢失或突变可能导致限制性内切酶位点的破坏或产生,利用这一特性,将聚合酶链反应和限制性内切酶核苷酸相结合而发展起来的一种新的突变检测技术,其基本操作原理是:根据昆虫对药物的靶标序列产生变异,即相关作用位点基因的突变,对包含丢失或突变位点的碱基片段进行 PCR 扩增,并结合酶切位点发生变化的限制性内切酶的使用,使抗性生物个体和敏感生物个体产生不同长度大小和数目的酶切片段,由此可鉴定区分抗性和敏感性个体的基因型。PCR-REN 是一种经济、快速的抗性突变检测技术,但只对能导致限制性内切酶酶切位点发生变化的抗性突变有检测意义,因此其应用受到很大的限制。

(2)等位基因特异性 PCR 技术(PCR amplification of specific allele,PASA):是检测基因点突变的一种 PCR 技术,关键之处在于引物的设计。基本原理是其中一条 PCR 引物 3' 端设置于抗性突变位点处,通常设计两种,一种引物能够与敏感个体的碱基位点配对(S 引物),另一种与抗性个体的碱基位点配对(R 引物)。通过扩增过程中严格控制 Mg^{2+} 浓度及退火温度,选择性地扩增能严格配对的碱基序列。如以 3' 端为突变碱基的引物扩增敏感个体时,由于 3' 端形成错配,延伸反应就会受阻,从而得不到特异长度的条带,而对抗性个体则能正常扩增;同样以 3' 端为正常碱基的引物进行扩增时,敏感个体能正常扩增,而抗性个体延伸反应受到抑制;当 3' 端为抗性突变碱基或正常碱基的引物均能正常扩增时,则此个体为抗性的杂合子,因此 PASA 在一个 PCR 反应中只能检测出一个等位基因。由于 PASA 技术需要针对突变碱基设计特异性引物,因此要求对引起抗性的所有碱基突变非常清楚。若在同一个碱基位点出现多种抗性突变时,则需要设计多个引物,进行多次 PCR,才能确定突变的性质。在 PASA 技术基础上,经过改进先后出现了竞争性 PASA、Bi-PASA 等衍生技术。

(3)PCR-限制性片段长度多态性技术(PCR-restriction fragment length polymorphism,PCR-RFLP):是根据限制性内切酶具有识别特定的 DNA 序列并在特定的部位切断 DNA 双链的活性功能,当 DNA 分子突变引起酶切位点改变时,DNA 限制性内切酶则不能(或可以)将靶 DNA 片段切断,产生少 1 个(或多 1 个)酶切片段,通过凝胶电泳对酶切产物的分离,比较 DNA 片断的数量和类型就可以区分敏感和抗性基因型。PCR-RFLP 技术检测突变快速、信息量大、结果数据呈多态性,可作为检测节肢动物抗药性基因频率的分子标记,但技术复杂、周期长、费用高,且与 PCR-REN 方法一样,只有在突变点涉及限制性内切酶切点时才能应用,检测中需要放射性物质也限制了其推广应用。

(4)单链构象多态性(single strand conformation polymorphism,SSCP)技术:是一种成熟的检测基因突变的方法。基本原理是经 PCR 扩增的目的片段变性后产生两条互补的单链,单链 DNA 在一定浓度的非变性聚丙烯酰胺凝胶中电泳,其迁移率除与 DNA 浓度有关外,更主要取决于 DNA 单链所形成的空间构象。相同长度的单链 DNA,可以因其顺序或单个碱基差异,所形成的空间构象就会不同,其在凝胶中泳动速度不一样,从而显示出带型的差异,即多态型。

(四)抗药性的治理原则和对策

抗药性治理(insecticide resistance management)是"既将医学节肢动物控制在危害经济阈值以下,又保持虫体对杀虫剂的敏感性",只有从低水平抗性阶段开始才会有效,且抗性水平越高,治理效果越差,所付出的代价也就越大。而一旦错过治理的最佳时机,许多杀虫剂有可能在几年内就被淘汰。因此,抗药性治理的首要任务是采取必要的预防措施,有效控制抗药性的发生发展,及时进行抗药性监测;一旦医学节肢动物对杀虫剂产生了抗性,要在抗药性发展的初期阶段预先制定因地制宜的综合治理规划,尽可能将目标节肢动物种群的抗性基因频率控制在最低水平,防止或延缓抗药性的发生和发展,从而维持药物的有效性以及达到保持医学节肢动物对药物的敏感性。

1. 抗药性治理的基本原则 抗药性治理一般应遵循以下基本原则:①尽可能将目标种群的抗性基因频率控制在最低水平;②选择最佳药物配套使用方案;③选择每种药物最佳的使用时间、方法和次数,从而获得最好的效果和最低的选择压力;④综合利用各种防制措施,尽可能降低种群中抗性纯合子和杂合子个体的比率及其适合度;⑤尽可能减少对非目标生物的影响。

2. 抗药性治理的对策 根据影响节肢动物抗药性发展的多种因素,可以把抗药性治理分为3类:①适度治理(management by moderation),即通过减少杀虫剂的使用,保留一部分敏感型基因个体,降低种群中抗性基因的频率,阻止或延缓抗药性的发展;②饱和治理(management by saturation),即用较高剂量的杀虫剂杀死抗性杂合子,使杂合子在功能上表现为隐性,以降低抗性的发展速率;③复合治理(management by multiple),即通过不同类型的药剂进行混用、轮用和交替使用,达到对生物的多位点作用,使靶标不易产生抗性。同时,在现有化学药剂的基础上有针对性地选择药剂,运用增效剂、杀虫剂的轮用和混用,以及改进施药的方式。

抗药性治理应科学合理使用化学杀虫剂,并把化学防制和各项非化学防制手段相结合,采取防制结合、综合治理的对策,以克服节肢动物抗药性的产生,通常可以采取下列措施。

(1)杀虫剂的选择:应选择高效、低毒、低残留,并对同一环境中非目标生物、人畜、环境相对安全的杀虫剂,这样不仅可以发挥杀虫剂的作用,而且还可以充分利用自然天敌控制作用。原则上,尽量不使用或少使用广谱杀虫剂,以防止交互抗性的产生。

(2)停用或限用杀虫剂:对一种医学节肢动物反复连续使用相同杀虫剂,容易引发抗药性。最大限度地减少杀虫剂使用次数和施用药量,以降低杀虫剂的选择压力,降低抗性个体频率上升的速度,是延缓节肢动物抗药性产生的有效措施之一。而对于在无杀虫剂选择压力下所表现出的抗性不稳定的医学节肢动物,寻求其抗性治理对策时,可以采用在一定地区、一定时间内暂停使用某种(类)杀虫剂,或轮用不具交互抗性杀虫剂。

(3)轮用杀虫剂:负交互抗性是指节肢动物的一个品系对一种杀虫剂产生抗性后,反而对另一种未使用过的杀虫剂变得更加敏感的现象。选择负交互抗性的杀虫剂轮用是限制抗药性增长、阻止抗性基因在医学节肢动物积累的有效措施。一个地区长期施用单一或作用机制相似的杀虫剂防制某类医学节肢动物,其抗性发展很快,尤其是一年内发生代多的医学节肢动物。有结果表明:当两种杀虫剂采用轮用(轮用间隔期为1)的方式施用时,各抗性基因型个体无论是否具有适合度劣势,在不同强度的杀虫剂作用下,害虫种群的抗性演化均具有相同的变化规律,即当A、B两种杀虫剂作用强度相同时,随着作用强度的降低,害虫种群的抗性演化速度越慢;当A、B两种杀虫剂的作用强度不同时,两种杀虫剂之间的作用强度差异越大,害虫种群的抗性演化速度越快。因此,选用正确的杀虫剂轮用是医学节肢动物抗性治理的理想方式,在其他措施未成功之前,该措施对延缓抗性效果较好。

(4)混用杀虫剂:作用机制不同的杀虫剂混用具有提高药效、扩大防制对象范围、降低毒性、降低成本、减缓节肢动物抗药性等特点,因此杀虫剂混用被广泛使用。但混用的杀虫剂组合必须科学合理,混配的杀虫剂品种间应无抗性,不破坏药剂的性状,不增加毒性且有增效作用,最好是在抗性尚未完全形成时使用,以免诱发医学节肢动物的多抗性和复合抗性。另外,同一配伍的混配杀虫剂也不能长期单一使用,应与其他杀虫剂轮用,否则会引起节肢动物产生多抗性。此外,研究发现,作用机制不同的两种杀虫剂混用,可延缓害虫抗性演化效果,不仅与杀虫剂的作用强度有关,而且种群内抗性基因型个体的适合度大小和两种杀虫剂混用后的毒理效应类型亦有一定关系。即使两种杀虫剂混用的毒理效应为增效时,若两种杀虫剂的作用强度不相等,无论抗性基因型个体是否具有适合度劣势,参与混用的两种杀虫剂的作用强度差异越大,害虫种群的抗性演化速度越快。因此,混用杀虫剂时必须注意杀虫剂毒理效应和作用强度。需注意的是,两种杀虫剂混合使用成本增高且可增加对哺乳动物的毒性,须慎加选择。

(5)使用增效剂:增效剂是指对节肢动物没有或者很少有杀虫性能的一类化学品,但添加某一杀虫剂后,能大大地提高杀虫剂的杀虫效力,主要通过抑制某种类型的解毒酶系(如多功能氧化酶系)而使杀虫剂增效,包括胡椒碱、增效酯、增效砜、增效环、增效特、增效散、增效醛、增效醚、增效胺、全能增效剂、增效磷等一系列产品。在杀虫剂加入增效剂进行复配能大大增加杀虫效果,减少杀虫剂用量,延缓抗药性的发展,降低了成本,且有利于环境保护和造福人类,因此是抗药性治理的重要方法之一。

(6)选择使用高杀死或低剂量处理策略:高杀死是通过高剂量将绝大多数(99%)抗性基因的携带者杂合子个体(RS)杀死,只留下极少数纯抗性个体(RR),使抗性基因频率在抗性种群中减少到低限,在自然选择下使抗性基因逐步漂失。低剂量处理则是充分利用有价值的敏感性资源,通过限制药剂的使用频率、范围和剂量,降低杀虫剂总的选择压力来保持医学节肢动物的敏感性。当媒介种群抗药性频率很低时,提倡采用低剂量杀虫剂处理。该处理一方面不会杀死大量的敏感虫体,保持了种群对杀虫剂的敏感性,另一方面还可影响节肢动物的行为、发育速度、生殖能力和寿命等,从而降低种群密度。

（7）老药与新药的合理选用:在医学节肢动物防制工作中,人们总希望不断有新药,当某种药对医学节肢动物防制效果不满意时总认为是药剂问题,或抗药性问题,需换新药。但是现在新药开发难度很大,费用高,不能期望1~3年就有新药问世。应该充分利用已有的杀虫剂,合理使用,延长其使用寿命。事实上,一些发达国家仍然使用一些几十年前使用过的老药,他们不追求速效,更注重安全性和实效性。在美国、日本和东南亚国家还广泛使用硼酸灭蟑螂毒饵,因为硼酸对蟑螂无驱避作用,且毒性低,虽然杀虫作用慢,但效果可靠。在美国仍然使用马拉硫磷超低容量喷雾,进行室外灭蚊,因为马拉硫磷毒性低,使用安全。目前,虽然一些新药杀虫效果好,但价格昂贵。在卫生防疫经费短缺的情况下,应该尽量使用已有的杀虫剂,合理选用老药和新药。

（8）选择最佳用药时期:掌握最佳用药时机,尽可能在节肢动物对药物最敏感的发育阶段施药。一般来说,昆虫在2龄幼虫以前抗药性最小,可作为防制用药的最佳时期,而在2龄幼虫以后虫体抗药性剧增,且虫体发育越成熟抗药性越强,防治效果越差。因此,防制策略应从防制幼虫着手抓起。

（9）尽量采用综合防制措施:正确、客观地评价杀虫剂在医学节肢动物防制中的作用与地位,以非化学方法为基础的综合治理可以避免抗性的产生或延缓抗性的发展。一方面,同一杀虫剂尽可能防制多种昆虫,例如抗疟中采用室内滞留喷洒杀虫剂毒杀侵入室内的按蚊,也兼有防制室内蚤、蟑螂等家庭昆虫的效果。另一方面,根据具体情况,采用多种防制措施,如联合物理防制、生物防制、遗传防制等。

第五节 生物防制技术

生物防制(biological control)是指直接或间接地利用自然界中的天敌或天敌的代谢产物、寄生性生物和病原微生物来控制或消灭节肢动物的一种防制方法,主要通过引入天敌生物或者向虫媒导入细菌、寄生虫等病原微生物的方式进行防制。生物防制一般具有以下优点:①对人、畜等非靶标生物安全;②不会污染环境;③一些生物防制物在自然界可以繁殖和循环,具有长期或较长时期的防制效果。但也存在一定的不足,如人工培养和在外界自然繁殖均需要一定的条件,且灭虫缓慢,在实际应用中受到一定的限制。传统的生物防制主要包括自然天敌生物和致病性微生物,而现代生物防制的内涵则有了较大的扩展,除了上述两部分内容之外,还涉及寄主抗性等方面。

一、自然天敌生物

在自然界中广泛存在着一些节肢动物的天敌,它们能够捕食或寄生于媒介动物。利用自然天敌控制节肢动物,花费少且具有持续效果。自然天敌可分为捕食性天敌和寄生性天敌两大类。

(一)捕食性天敌

捕食性天敌种类很多,常见的有鱼、剑水蚤、水生甲虫、捕食性蚊虫、蜻蜓、螳螂、猎蝽、刺蝽、花蝽、瓢虫、食蚜蝇以及捕食螨类等,这些天敌一般捕食虫量大,可用来控制害虫的种群数量。如某些鱼类、蝙蝠和多种水生昆虫捕食成蚊或蚊幼虫;蝇虎、某些甲虫、巨螯螨等捕食家蝇的卵和幼虫。但由于大多数捕食性动物具有广食性,并不专一以某类害虫为食,同时也难以大量人工饲养,在实际防制工作中意义不大。目前应用较多的是利用食蚊鱼灭蚊和中剑水蚤(*Mesocyclops*)灭蚊。

1. 食蚊鱼灭蚊 据报道,全世界可以吞食蚊幼虫的鱼类达到200多种,但由于蚊生态特点的复杂性,吞食蚊幼虫的鱼类不可能在所有的蚊虫孳生地生存,有的需要人工投放。人工放养食蚊幼虫的鱼实际能推广应用的只是少数,其中柳条鱼是最著名的一种。过去许多国家从北美引进柳条鱼灭蚊,但我国提倡的是稻田养鱼灭蚊。放养的是有使用价值的鲤鱼、杂交鲫鱼、草鱼苗等,单一或混合放养。大面积稻田养鱼的结果表明,不仅使蚊幼虫密度显著下降和农民渔业收入增加,而且可使稻谷增产,更重要的是降低了疟疾、登革热等蚊媒病的发生率。

2. 中剑水蚤灭蚊　中剑水蚤体积小、游动快、繁殖力强、食谱广，尤其嗜食蚊幼虫，广泛分布于自然界的多种淡水水域中，易于在蚊虫孳生地建立自己的种群。中剑水蚤灭蚊始于 1982 年，Riviere 等在特制的大桶内释放中剑水蚤可长期存活，在树洞和水井中释放的中剑水蚤 5 年后仍有 17% 和 48% 存活，在此期间伊蚊幼虫密度降低 91%~100%。螃蟹洞内中剑水蚤存活 47 个月以上，幼虫密度降低 90% 以上，成蚊密度降低 75.6%。后来在澳大利亚调查发现，中剑水蚤的存在与埃及伊蚊和盾板伊蚊幼虫的降低有显著关系。美国发现多种中剑水蚤在轮胎内可有效控制白纹伊蚊幼虫。后来，越南、泰国、斐济、巴西等国家也对中剑水蚤的灭蚊作用进行了观察，多数取得较好效果。吞食蚊幼虫效率高，其食性广谱，无蚊幼虫时可食用其他生物，可适用于各种无污染或轻度污染水质且容易大规模生产，具有较好的推广应用前景，某些中剑水蚤可作为有前途的蚊虫生物防制物。有研究发现将中剑水蚤与苏云金芽孢杆菌合用防制白纹伊蚊幼虫、中剑水蚤与球形芽孢杆菌合用防制淡色库蚊幼虫，均取得了满意的防制效果。

(二) 寄生性天敌

寄生性天敌是寄生于害虫体内，以害虫体液或内部器官为食，使害虫致死，其中最重要的是寄生蜂和寄生蝇类。目前在害虫防制上利用最多的是赤眼蜂，利用赤眼蜂可防制松毛虫、玉米螟、棉铃虫、烟夜蛾等 20 多种农业害虫，已取得不同程度的成功。

二、致病性生物

许多生物，如病毒、细菌、真菌、原虫、线虫等对媒介节肢动物具有致病性，最终可导致媒介生物死亡，达到防制效果。目前运用较多的致病性生物有苏云金芽孢杆菌（*Bacillus thruringiensis*，*Bt*）、球形芽孢杆菌（*Bacillus sphaericus*，*Bs*）、沃尔巴克氏体（*Wolbachia*）及索虫科线虫（*Mermithida*）。

(一) 苏云金芽孢杆菌

苏云金芽孢杆菌属好气性蜡状芽孢杆菌群，可产生内毒素——伴孢晶体（parasporal crystal）和外毒素（α、β 和 γ 外毒素）两大类毒素。当苏云金芽孢杆菌被敏感昆虫吞噬后，在昆虫中肠碱性环境条件下溶解释放出内毒素，再与中肠上皮细胞刷状缘膜的受体结合，迅速不可逆地插入到细胞膜中，形成孔洞或离子通道，引起离子渗透，导致细胞膨胀解体；扰乱中肠内正常的跨膜电势及酸碱平衡，上皮细胞退化，内脏功能麻痹，进食停止，最后昆虫因饥饿和败血症而死亡；外毒素作用缓慢，在蜕皮和变态时作用明显，这两个时期正是 RNA 合成的高峰期，外毒素能抑制依赖于 DNA 的 RNA 聚合酶。苏云金芽孢杆菌对鳞翅目、双翅目、鞘翅目等害虫具有较强的毒杀作用和专一性，但对人畜安全、无毒害，可作为一种高效的生物杀虫剂用于害虫防制。根据苏云金杆菌的 H 抗原至少可将其划分为 40 个血清种和 54 个血清型亚种，其伴孢晶体至少对脊椎动物中 4 个门和节肢动物门中 9 个目的有害生物有活性。目前已分离出苏云金芽孢杆菌两种血清型：①H-14 血清型，对蚊、蚋、白蛉幼虫有速效，据报道，对埃及伊蚊的 LC_{50} 为 103.5~150.0ITU/L，对白纹伊蚊的 LC_{50} 为 57.0~112.5ITU/L；②PG-14 血清型，对蚊幼虫呈高毒力。

自从美国太平洋酵母公司于 1957 年生产出第一个苏云金杆菌商品制剂 thuricide 以来，苏云金芽孢杆菌在世界范围内的菌种和基因资源越来越丰富，并在害虫防制应用中发挥着显著作用。全世界现已有 60 余种苏云金杆菌工业化商品，年产量 8 000 吨以上。由于苏云金杆菌细菌和毒素吸附了泥土颗粒效果很快丧失，因此存在着杀虫范围窄、有效成分易降解、持效短等缺点。通过改进剂型，如缓释剂、苏云金杆菌制剂与单分子膜混用，或者采取基因工程技术，对原来的毒素蛋白基因重组，可以提高毒素的产量和增加持效或毒性，且未发现污染环境。

(二) 球形芽孢杆菌

球形芽孢杆菌是普遍存在于土壤和水域中的一种产芽孢菌，其中部分菌株具有杀虫作用，其作用机制与苏云金杆菌相似，但杀虫谱比苏云金杆菌窄。主要应用于杀灭蚊幼虫，以库蚊最敏感，按蚊次之，多数伊蚊不敏感。球形芽孢杆菌在污水中具有较大持效，因此主要用于防制污水中的淡色库蚊和致倦库蚊。球形芽孢杆菌有 62 个菌株，分为 5 个同源组。对昆虫有致病性的菌株都归为同源组Ⅱ内。在同源组Ⅱ中的高毒型蚊虫致病菌能产生对蚊幼虫具有急性毒性的伴孢晶体，并含有能产生晶体蛋白的毒素基

2100 | 第十一篇 寄生虫及其病媒生物的防控技术 |

因。球形芽孢杆菌高毒株产生 51.4kD 和 41.9kD 两种毒素蛋白,当孢子被蚊幼虫吞食时,释放出毒素蛋白,使得肠道上皮细胞肿胀崩溃,导致幼虫死亡。球形芽孢杆菌对库蚊幼虫毒性较高的有国外的 1 573 株、2 297 株和 3 262 株,以后者的毒效最高,也适于生产。我国除引进的 3 262 株外,还分离到了 3 个新株.即 Ts-1、Bs-10 和 BsC3-41,后者对蚊幼虫的毒效超过了 3 262 株。

由于孢子较快沉淀,球形芽孢杆菌在自然水体中繁殖较差,故用于蚊虫控制的持效方面不够理想。利用基因工程的手段,将球形芽孢杆菌的产毒基因克隆,并在蓝藻等中表达,是解决球形芽孢杆菌短效的途径之一。蓝藻浮于水面,是一类光合原核生物,广泛分布于自然水体,有利于蚊幼虫特别是按蚊幼虫吞食。山东省寄生虫病防制研究所已成功地在实验室构建转入含有球形芽孢杆菌蛋白穿梭质粒的鱼腥藻(pDc26),在细胞浓度大于 $9.4 \times 10^5/ml$ 时,48 小时可杀死 99%~100% 蚊虫;当细胞浓度为 $9.1 \times 10^6/ml$ 时,4 小时可杀死 99% 以上蚊幼虫。连续观察 2 个多月,该基因工程藻仍有明显杀蚊效果。说明基因工程藻比单独使用球形芽孢杆菌灭杀蚊幼虫有明显提高,持续时间也延长。

(三)沃尔巴克氏体

沃尔巴克氏体(Wolbachia)是一类广泛存在于节肢动物生殖组织内呈母系遗传胞内菌,可影响宿主的生理、生物、免疫、进化、生殖等过程。目前,Wolbachia 的应用方法有两类:①对宿主非生殖功能进行抑制,如 Wolbachia 可以缩短蚊寿命、减少吸血成功率;②调控宿主的生殖能力,控制蚊媒数量,如 Wolbachia 可以诱导胞质不亲和,即通过诱导精子和卵子细胞质不融合,使宿主的卵不能孵化。因此,可以向蚊或其他虫媒体内导入 Wolbachia,通过种群替代法压制其种群数量。

(四)索虫科线虫

很多索虫科线虫可寄生于水生双翅目昆虫如蚊、摇蚊、蚋、蠓等体内。寄生于蚊类的有 9 属,其中被认为最有生物防制前景的是罗索虫属(Romanomermis)。该属线虫寄生期幼虫在蚊幼虫体内寄生并发育,不仅摄食宿主的营养物质,而且严重破坏宿主的体壁,导致宿主蚊幼虫死亡,是蚊幼虫的天敌。国外用罗索线虫防制蚊虫的现场应用已做得较成功,尤其对食蚊罗索虫(R.culicivorax)的研究做了大量工作,已能大规模商品化生产。目前我国发现了 6 种灭蚊罗索线虫,分别为旌德罗索虫(R.Jingdeensis)、四川罗索虫(R.Sichuanensis)、郴州罗索虫(R.Chenzhouensis)、武昌罗索虫(R.Wuchangensis)、豫南罗索虫(R.Yunanensis)和集安罗索虫(R.Jianensis)。另外还有 3 种待定种。国内对部分已发现的罗索虫进行了现场试验。如在上海郊区现场用旌德罗索虫释放感染期幼虫 2 000 条/m²,可使中华按蚊的感染率达 80.85%;在四川乐山用四川罗索虫防制中华按蚊,在四川成都、峨眉山市、云南昆明、河南武涉等地用豫南罗索虫防制按蚊、库蚊、伊蚊和阿蚊,在武昌郊区稻田及其他野外生境投放武昌罗索线虫防制库蚊和伊蚊均取得成功,显示出罗索线虫在自然界对一些蚊虫具有良好的控制作用。

食蚊罗索虫具有易人工培养、释放方法简便、对靶标生物特异性强、能高度感染、对非靶生物无害、不污染环境等优点,被认为是一种较理想的生物杀虫剂。但是,应用罗索线虫灭蚊有一些问题,如罗索线虫的大量培养较困难、在自然界存活时间较短(1~2 天)、灭蚊效果还不够稳定、有些孳生场所罗索线虫不能再循环、存在不少天敌等问题,均有待于继续探索和研究。

第六节 遗传防制技术

遗传防制(genetic control)是利用物理、化学和遗传等手段改变或移换节肢动物的遗传物质,以降低其繁殖势能或生存竞争力,从而达到控制或消灭种群的目的。如通过特殊方法将雄蚊绝育,并释放至外界环境与雌蚊交配后,使虫卵不能发育。与化学防制相比,遗传防制不易产生抗药性,效果快,但实际应用尚须解决许多问题,如害虫的杂交和绝育处理、养殖和释放的方法和条件等。同时,尚需了解被释放害虫的存活、交配竞争力以及自然种群动态,以及化学不育的"三致"作用等问题。随着分子遗传学和基因工程研究的迅速发展,可利用转基因技术将靶基因转染媒介群体,使虫体对防制方法更为敏感或不易存活;还可以利用没有传播能力的种群代替传播媒介,或者破坏媒介的正常生殖、发育或其他行为,以阻断疾病传播。目前,节肢动物遗传防制主要使用两种技术:不育昆虫技术和转基因技术。

一、不育昆虫技术

雄性不育的概念最初由 Knipling 引入。不育昆虫技术目前主要采用两类方法：①使用物理照射、化学剂以及杂交的方法，培育大量的绝育雄性害虫，大量释放，使其数量远超过目标种群，迫使雌虫与绝育雄虫交配，产生未受精卵。由于未受精卵不能孵化，经多次释放绝育雄虫，自然种群的数量就会逐渐递减，以致最后被消灭；②通过释放遗传变异的害虫，包括胞质不育、染色体易位、性畸变、带致死因子的害虫，与目标种群交配，使种群自然递减。在美国库拉索岛，采用释放绝育雄蝇的方法，曾成功防制危害牛群的嗜人锥蝇（*Cochliomyia hominovorax*）。在中非 Apastapeque 湖释放白端按蚊（*A. albimanus*）和在印度释放库蚊，都曾成功地控制了蚊媒的种群数量。虽然在防制旋蝇及许多作物害虫上的例子很成功，但防制蚊虫的有效方法尚无进展。胞质不相容法对降低蚊虫的种群密度曾一度被看好，Laven 的经典 "okpo 实验" 首次为这一方法提供证据，然而后来无人继续，就一度搁浅下来，但终究为减少媒介的种群数量提供了一种方法。

二、转基因技术

转基因技术就是用遗传工程方法，体外连接昆虫转座子、对昆虫有害的基因和启动子，构建一个复合转座子（transposons with amed cassettes, TAC）。在昆虫转座子的引导下，TAC 插入昆虫基因组，形成转基因昆虫。转基因昆虫与野生昆虫交配，TAC 随着昆虫转座子的自然扩散传递到子代，经过几个世代，TAC 扩散到靶昆虫种群的所有个体。TAC 中对昆虫有害的基因在启动子的调控下表达，达到消灭害虫的目的。利用转基因昆虫防制害虫，其防制对象是靶害虫而并非针对所有昆虫，因此，此方法不污染环境、不伤害天敌、不破坏动植物间的食物链组分，能长期控制靶害虫种群，是一种有益于生态而无潜在危险的防制方法。转基因技术需要注意以下几个方面：

（一）转座子

转座子（transposons, Tn），又称插入序列和移位因子，是能插入其他基因中的 DNA 片段，其末端存在重复序列，能在染色体上、染色体之间和细胞之间移动，可整合为受体基因的一部分，随受体基因的复制而复制。自 20 世纪 40 年代 McClintock 等首次发现昆虫转座子后，现在几乎所有生物都证实有转座子。转座子把外源基因带入自然群体，作为潜在的驱动因子，转座子可在群体中传播不利的性状，如温度敏感致死等，从而达到防制害虫的目的。但昆虫转座子受到种属界限的严格限制。昆虫有害基因是一类使昆虫取食受阻、发育受阻、交配受阻、精（卵）子发生受阻、或使昆虫麻痹和弱化的基因，靶昆虫表达这类基因，可使害虫种群 "自毁"。TAC 的启动子是非条件启动子，对昆虫有害基因是专一性别基因，它破坏一个性别的配子形成，而通过另一个性别将 TAC 传递到子代。转基因昆虫与野生型昆虫通过第一次交配，产生的子代一半为不育昆虫，经过若干代交配扩散，靶昆虫种群中的所有个体都携带 TAC，种群中的大多数交配成为无效交配，害虫种群 "自毁"。

昆虫中最先做成重组体的是果蝇。20 世纪 80 年代初，在果蝇卵中注射 DNA，向细胞核导入外源基因，建立了转基因果蝇的制作方法。随后在双翅目、鳞翅目、鞘翅目等昆虫中也成功完成了转基因技术。更多迹象表明，这一技术有更大的利用空间，对昆虫转座子的研究仍在深入进行，对昆虫有害基因的发掘仍在继续。但是 WHO/TDR 提议研究的焦点主要放在疟疾及其传播媒介方面。近年来，在转基因蚊研究方面主要包括胚克隆转染、启动子鉴定、抗病原体效应基因鉴定、转基因昆虫种群繁殖和性遗传机制等。

（二）转染

将 DNA 进行稳定的转染有下列途径：①随机结合，即引入 DNA 在染色体 DNA 中进行随机结合，通常形成前后重复排列；②同源重组，即引入基因在特定位点取代其同源基因；③对换，可对换的遗传因子允许 DNA 的某一个单位结合到特定的位点；④游离基因转染。在某种程度上，对换和同源重组可以控制结合位点，在使现存基因功能失活或取代现存基因方面有较大的应用价值。在遗传工程中，内源转染因子的分离是不容忽视的，在不能建立一个通用的载体时，就需要从自身机体内分离转移因子而产生合适的转化载体。一种方法是在埃及伊蚊中寻找与建立的真核细胞转染子在生化和结构方面相似的 DNA 片段，以期分离出有用的转换因子。中等重复的 DNA 片段可成为这类因子的重要来源。DNA 中等重复片段的比例以及分离要求的条件可以通过 DNA 相关动力学估计出来,并通过 DNA 杂交技术识别有类似转化特性的重复片段。一些可转换因子是通过 RNA 介导的,故又叫"逆转换子",它们可在染色体外找到,是转换因子的另一重要来源。

(三) 启动子

启动机制有两种:一种为减数分裂启动,它可将 50% 的遗传因子传给下一代,这样,即便释放很少的个体,与启动相关的基因也可固定下来,实验证明,埃及伊蚊中可应用这种机制;第二种机制是探索那些可降低优良杂合子的遗传特性,将这种基因引入易位染色体中形成可生存、能育的纯合子。相反,杂合子具有较低的生存、发育能力。通过这种方法,染色体易位、臂间倒位、种间杂交不育、胞浆不相容性等而产生的杂种都将导致不育后代。与减数分裂启动不同,在这种机制中启动染色体的频率没有增加,所以需要释放大量的群体,不过由于杂种结合可降低群体的优良性,因而使引入的基因能很快地在群体中稳定下来。若使释放个体具有某些暂时的优势就可提高启动的效率,将昆虫抗性结合到基因组中,然后再使用杀虫剂,更理想的是应将杀虫剂抗性结合到一个合适的基因中使其形成一个单位而不致在减数分裂中遭到破坏。为避免使用启动机制,可释放具有隐性致死因子的杂合子,使其等位基因分散在群体中,并不断增加,直至成为致死的杂合子,最终达到逐渐取代病媒昆虫的结果。

(四) 效应基因

效应基因,即靶基因主要有两类:①是导致群体易被防制的基因,如改变对杀虫剂的敏感性、对温度的敏感性或使滞育昆虫无法生存;②是用非病媒体取代病媒体而阻断疾病传播。在致倦库蚊中,已分离、克隆了对有机磷杀虫剂有抗性的酯酶基因,并对该基因进行了分析研究,与埃及伊蚊的 P450 基因中细胞色素一样,酯酶的解毒机制非常广泛。f^m 位点决定了埃及伊蚊对丝虫的敏感性。遗传分析表明抗感染性是由于不完全性相关的显性基因所致。尽管这些等位基因位于性染色体中相同位点,但埃及伊蚊对不同丝虫的敏感性明显不同。同样,那些编码昆虫免疫蛋白的基因也值得研究,它们可能与昆虫的传病能力有关。控制昆虫发育的基因为遗传工程提供了新的目标基因,特别是那些首次在果蝇中找到的 homebox 片段,Crampton J 等已从埃及伊蚊中克隆了 9 株 *homebox* 基因。控制昆虫生理反应的基因也是昆虫防制的目标基因,像 *per* 基因,它控制了许多有机体包括昆虫的 24 小时节律,该基因还决定了果蝇羽化时间及求偶鸣叫节奏。

(五) 种群繁殖和性遗传机制

释放携带有一种优势死亡(RIDR)基因,可达到减少和消除某种媒介种群。但是,将这类措施作为控制疟疾将会遇到极大的困难。因为繁殖不相溶性亚种和蚊虫迁移,既使转基因蚊消除某种媒介成功,留下的生态空间也将很快被另外的疟疾传播媒介填充。因此,通过用携带抗病基因的转基因昆虫取代或替代野生种群达到抑制或消除某一种群的方法将更为适当。但是,这种研究方法需要释放大量昆虫,可能引起公害和成为第二种疾病的潜在性媒介。因此,广泛释放遗传修饰蚊,最好的办法是释放不吸血的雄蚊。应用遗传性别选择技术(genetic sexing mechanisms,GSMs)选择昆虫性别,通过事先设计的条件,允许雄虫和雌虫繁殖,也可在选择条件下,只繁殖雄虫。GSMs 放射性诱导转换半显性基因,采用 Y 染色体上杀虫剂抗性基因建立的雄虫筛选系统已用于冈比亚按蚊和白端按蚊。应用这个系统,每天可产生 100 个白端按蚊的不育雄蚊,但也会将杀虫剂抗性蚊释放到野外种群。另外,还存在两个相关基因遗传杂交发生的可能,从而破坏单一种群的产生。基于 GSMs 转基因,建立的条件雌虫性特异致死系统,可以借助四环素抑制表达系统实现筛选目的,这种实验设计已用于果蝇并获得成功。

近年来,转基因蚊的研究已取得很大进展。随着冈比亚按蚊、埃及伊蚊、致倦库蚊(*Culex quinquefasciatus*)等蚊种基因组测序完成,将加速转基因蚊的相关研究。筛选抗病原体效应基因,引进有价值的转基因蚊进入野外种群,正确分析转基因蚊种群结构、基因流与其相关的生态研究,这些将是以后工作中需要解决的重要问题。

20 世纪 40 年代,DDT 的出现和使用,以及后来各类化学杀虫剂的广泛应用,开辟了媒介生物化学防制的新时代,并取得了前所未有的成功,这使得人们对节肢动物防制产生了盲目乐观的态度。其后果是化学杀虫剂被广泛、大量、反复使用,甚至滥用,导致全球范围内多种节肢动物出现了不同程度的抗药性,使化学防制效果大幅度下降,并造成了严重的环境污染和生态问题。严峻的事实证明:单一的防制措施很难达到可持续奏效,必须采取综合防制策略。综合防制既是方法学,同时也是基础理论,它从传病媒介、环境和社会条件的整体观念出发,注重多种防制措施的联合应用,强调了人与环境的协调发展,是今后病媒节肢动物防制领域的发展方向。

(王卫杰)

参 考 文 献

[1] 王光西.人体寄生虫学[M].北京:人民卫生出版社,2020.

[2] 刘长令,杨吉春.现代农药手册[M].北京:化学工业出版社,2018.

[3] 刘长令.世界农药大全:杀虫剂卷[M].北京:化学工业出版社,2012.

[4] 李朝品.临床免疫学[M].北京:人民军医出版社,2004.

[5] 李朝品.医学昆虫学[M].北京:人民军医出版社,2007.

[6] 李朝品.医学节肢动物学[M].北京:人民卫生出版社,2009.

[7] 唐振华,吴士雄.昆虫抗药性的遗传与进化[M].上海:上海科学技术文献出版社,2000.

[8] 李朝品.人体寄生虫学[M].合肥:中国科学技术大学出版社,1995.

[9] 王金娜,王晓林,侯娟,等.浙江省"无四害村"建设经验及标准探讨[J].中国媒介生物学及控制杂志,2021,32(5):613-617.

[10] 伍一军.近二十年我国杀虫剂毒理学研究进展(Ⅱ)——昆虫对杀虫剂的抗性研究[J].应用昆虫学报,2020,57(5):995-1008.

[11] 凌峰,屈志强,覃玉斌,等.我国病媒生物防制研究进展[J].医学动物防制,2020,36(4):346-351.

[12] 秦恩昊.杀虫剂全球市场情况、出口现状及未来趋势分析[J].农药市场信息,2020,(16):30-33.

[13] 蒋玮,董贤青,陈国庆.近代杀虫剂研究进展[J].现代农业研究,2020,26(11):58-59.

[14] 辛正,张晓,姜志宽.70年来我国病媒生物化学防治技术的发展历程与展望[J].中华卫生杀虫药械,2019,25(6):501-506.

[15] 马玉婷,魏娟,李相敢.昆虫抗药性检测方法研究进展[J].生物技术进展,2017,7(4):272-278+353.

[16] 李聪,胡玥,吕志跃.虫媒病的生物防制[J].热带医学杂志,2017,17(11):1556-1560.

[17] 朱昌亮.媒介生物抗药性机制研究主要进展[J].中华卫生杀虫药械,2016,22(4):313-316.

[18] 李朝品,赵蓓蓓,湛孝东.屋尘螨1类变应原T细胞表位融合肽对过敏性哮喘小鼠的免疫治疗效果[J].中国寄生虫学与寄生虫病杂志,2016,34(3):214-219.

[19] 李新.拟除虫菊酯类杀虫剂研发及市场概况[J].农药,2016,55(9):625-630.

[20] 陈燕玲.2014年世界杀虫剂市场概况[J].现代农药,2016,15(2):1-7+27.

[21] 殷瑜霞,刘晖,贺莉芳.植物源杀虫剂防制家蝇研究进展[J].中国媒介生物学及控制杂志,2016,27(3):311-313.

[22] 李朝品,赵蓓蓓,姜玉新,等.尘螨1类嵌合变应原TAT-IhC-R8的致敏效果分析[J].中国血吸虫病防治杂志,2015,27(5):485-489.

[23] 蔡璞瑛,毛绍名,章怀云,等.植物源杀虫剂国内外研究进展[J].农药,2014,53(8):547-551+557.

[24] 李朝品,湛孝东,孙恩涛,等.储藏中药材孳生肉食螨种类及其群落生态研究[J].中药材,2013,36(9):1412-1416.

[25] 杨宙,陈红萍,邓伟,等.昆虫抗性治理策略的研究概况[J].江西农业学报,2013,25(1):78-80.

[26] 李朝品,石连,李秋雨,等.粉尘螨Ⅰ类变应原瞬时表达载体的构建及其在烟草中的表达[J].中国人兽共患病学报,2012,28(11):1088-1092.

[27] 沈培谊.食品行业有害生物综合防治(二)——食品行业有害生物的物理防治[J].中华卫生杀虫药械,2012,18(4):352-357.

[28] 张一宾.全球各类杀虫剂的发展及其在主要作物中的市场概况[J].农药市场信息,2010,(3):33-34.

[29] 袁兵兵,张海青,陈静.微生物农药研究进展[J].山东轻工业学院学报(自然科学版),2010,24(1):45-49.

[30] 陆宝麟.我国50年来蚊虫防制研究概况[J].中华流行病学杂志,2000,21(2):153-155.

[31] BLANTON A G,PETERSON B F. Symbiont-mediated insecticide detoxification as an emerging problem in insect pests [J]. Front Microbiol,2020,11:547108.

［32］ DOURIS V,DENECKE S,VAN LEEUWEN T,et al. Using CRISPR/Cas9 genome modification to understand the genetic basis of insecticide resistance:*Drosophila* and beyond［J］. Pestic Biochem Physiol,2020,167:104595.

［33］ PU J,WANG Z N,CHUNG H. Climate change and the genetics of insecticide resistance［J］. Pest Manag Sci,2020,76 （3）:846-852.

［34］ BALABANIDOU V,GRIGORAKI L,VONTAS J. Insect cuticle:a critical determinant of insecticide resistance［J］. Curr Opin Insect Sci,2018,27:68-74.

［35］ LI C P,CHEN Q,JIANG Y X,et al. Single nucleotide polymorphisms of cathepsin S and the risks of asthma attack induced by acaroid mites［J］. Int J Clin Exp Med,2015,8（1）:1178-1187.

［36］ LI C P,JIANG Y X,GUO W,et al. Morphologic features of *Sancassania berlesei*（Acari:Astigmata:Acaridae）,a common mite of stored products in China［J］. Nutr Hosp,2015,31（4）:1641-1646.

［37］ LI C P,LI Q Y,JIANG Y X. Efficacies of immunotherapy with polypeptide vaccine from ProDer f 1 in asthmatic mice［J］. Int J Clin Exp Med,2015,8（2）:2009-2016.

［38］ LI C P,YANG B H. A hypothesis-effect of T cell epitope fusion peptide specific immunotherapy on signal transduction［J］. Int J Clin Exp Med,2015,8（10）:19632-19634.

［39］ LI C P,ZHAN X D,HE J,et al. The density and species of mite breeding in stored products in China［J］. Nutr Hosp, 2015,31（2）:798-807.

［40］ LI C P,ZHAN X D,ZHAO J H,et al. *Gohieria fusca*（Acari:Astigmata）found in the filter dusts of air conditioners in China［J］. Nutr Hosp,2015,31（2）:808-812.

［41］ LI C P,GUO W,ZHAN X D,et al. Acaroid mite allergens from the filters of air-conditioning system in China［J］. Int J Clin Exp Med,2014,7（6）:1500-1506.

［42］ LI C P,JIANG Y X,GUO W,et al. Production of a chimeric allergen derived from the major allergen group 1 of house dust mite species in *Nicotiana benthamiana*［J］. Hum Immunol,2013,74（5）:531-537.

［43］ KIKUCHI Y,HAYATSU M,HOSOKAWA T,et al. Symbiont-mediated insecticide resistance［J］. Proc Natl Acad Sci U S A,2012,109（22）:8618-8622.

［44］ FÉLIX RC,MÜLLER P,RIBEIRO V,et al. *Plasmodium* infection alters *Anopheles gambiae* detoxification gene expression ［J］. BMC Genomics,2010,11（1）:312.

［45］ WOOD O,HANRAHAN S,COETZEE M,et al. Cuticle thickening associated with pyrethroid resistance in the major malaria vector *Anopheles funestus*［J］. Parasit Vectors,2010,3:67.

［46］ PEDRINI N,MIJAILOVSKY S J,GIROTTI J R,et al. Control of pyrethroid-resistant Chagas disease vectors with entomopathogenic fungi［J］. PLoS Negl Trop Dis,2009,3（5）:e434.

［47］ HEMINGWAY J,HAWKES N J,MCCARROLL L,et al. The molecular basis of insecticide resistance in mosquitoes［J］. Insect Biochem Mol Biol,2004,34（7）:653-665.

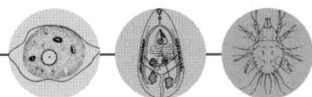

第六十七章

节肢动物过敏的诊断技术

过敏性疾病的病因有千万种,往往来自患者的周围环境和生活方式。如节肢动物的涎腺、分泌物、排泄物和脱落的表皮、毛发,就可诱发易感人群过敏。

过敏性疾病具有发作性、反复性、可逆性和特应性等临床表现。主要病理变化有:毛细血管扩张及通透性增高、平滑肌痉挛、分泌物增多、嗜酸性粒细胞增多、弥散性血管内凝血、溶细胞反应、血管炎和结核菌素样反应等。不同类型的过敏反应所引起的病理变化各有特征。Ⅰ型过敏反应主要是特异性 IgE 抗体介导产生,由于其发病来去急骤,故又称速发型超敏反应,常因致敏原的规律出现而表现为季节性或时令性,好发于呼吸、消化系统和皮肤。Ⅱ型过敏反应又称为溶细胞型或细胞毒型超敏反应,特点是由 IgG 或 IgM 类抗体与靶细胞表面相应抗原结合后,在补体、吞噬细胞和 NK 细胞参与下,引起的以细胞溶解或组织损伤为主的病理性免疫反应,发作较快。Ⅲ型过敏反应又称为免疫复合物型或血管炎型超敏反应,是由抗原和抗体结合形成中等大小的可溶性免疫复合物沉积于局部或全身多处毛细血管基底膜后,激活补体,并在中性粒细胞、血小板、嗜碱性粒细胞等效应细胞参与下,引起的以充血水肿、局部坏死和中性粒细胞浸润为主要特征的炎性反应和组织损伤。Ⅳ型过敏反应又称为迟发型超敏反应,特点是由 T 细胞介导的免疫应答,与抗体和补体无关。效应 T 细胞与特异性抗原结合后,引起以单个核细胞浸润和组织损伤为主要特征的炎症反应。因为 T 细胞介导的超敏反应需要经过效应分子的合成阶段,所以进程较为缓慢,常在再次接触相同抗原后 24~72 小时发生。因此在节肢动物感染中,部分可同时存在多型过敏反应,病理结果呈多种免疫病理机制的复合效应。

过敏性疾病的诊断包括病因诊断和病名诊断。病因诊断是过敏性疾病的重要诊断和治疗依据。因为来变态反应科就诊的患者多是经其他科室的临床医生排查后,专门来查找病因,确定致敏原,实施治疗方案。病名诊断是过敏性疾病诊断的基础,只有确定了疾病性质,肯定了过敏反应是致病原因,才能进一步明确检查。因此,节肢动物过敏引起的过敏性疾病诊断,除了需要分析患者的临床病史和病症外,还需要相关的实验室检查。

第一节　非特异性诊断技术

过敏性疾病的实验室诊断包括特异性诊断和非特异性诊断。特异性诊断是基于病史、体内和体外试验结果及过敏原的临床相关性(特别是暴露史)进行综合分析,不能单纯根据体内和/或体外试验阳性结果作出诊断。非特异性诊断即常规临床诊断,目的是确定疾病的性质,特别是发病与过敏关系、病变范围和严重程度、机体状态和反应性等。由于有些过敏性疾病的发病机制并不清楚,很难查找到致病原因。因此,非特异性诊断方法就成为诊断治疗的重要依据。

一、病史

发生过敏反应的病史是诊断过敏性疾病的重要依据。规范详细的门诊病史是医生发现是否属于过敏性疾病的线索。因此,采集一个客观完整的病史对于正确诊断和防治显得尤为重要。

过敏性疾病的病史采集,首先医生与患者之间要营建和谐关系。医生必须要尊重患者,待患者真诚友善,才能获得患者信任。病史采集应安排在安静舒适的诊室内进行,方便患者敞开心扉诉述病情。

病史采集包括病案开端、主诉、病史等内容。病案开端要有患者姓名、性别、年龄、职业、地址和联系电话等信息,清楚记录患者就诊的主要症状和时间等主诉;同时鼓励患者详细表述起病到就诊时的病程,医生应注意倾听并在病历上做好记录,必要时可以询问,特别要注意发病的时间、地点、有无季节性、周期性等病史。对于哮喘患者必须询问是否伴有上呼吸道过敏反应的症状;对于食物或药物过敏反应者,必须询问近期饮食和既往的药物过敏史等;对于职业性过敏者,需要详细询问患者的工作环境、职业性可疑致敏原等信息。

另外,过敏性疾病史的采集须关注患者过去的诊治及用药病史。因为过去的药物治疗可能会改变患者就诊时的临床表现,同时过去的治疗效果对当前的诊断和治疗具有重要的参考依据;患者过去的检查结果能帮助医生了解病情进展全过程。当然,对于患者婚姻史、个人癖好、月经史、生育史、既往病史及直系亲属的过敏反应病史,都要详细询问并做好记录。因此,在病史采集过程中,医生应耐心友善、细致体察,才能获得患者信任,主动配合医生来完成一个客观完整病史的采集。

二、体格检查

过敏性疾病是全身性疾病,需要进行全身体格检查。如:过敏反应性紫癜常伴有关节、肠道和肾脏的病变;支气管哮喘患者常合并有过敏反应性鼻炎;结节性多动脉炎常伴有内脏病变。

由于不同的病理过程会产生不同的临床特征。因此根据这些临床特征就能预判病变的类型。I型过敏反应的病理过程是以血管通透性增加、平滑肌痉挛、外分泌活动亢进等,临床表现为渗出性皮疹、皮肤和黏膜水肿、小支气管痉挛、腹绞痛、腹泻、分泌活动增强等;严重的是全身小血管扩张会导致血压下降和休克。II型过敏反应的病理基础是细胞毒反应,导致细胞破坏,多见于贫血、白细胞和血小板减少等。III型过敏反应为抗原抗体复合物型反应,复合物沉积于血管床,引起组织破坏,临床表现为多种脏器或组织的损害,特别是肾脏的损害。IV型过敏反应为细胞介导的迟发型过敏反应,临床表现为结核菌素样的皮肤反应、肉芽肿反应、接触性皮炎、同种移植的排斥反应等。

三、实验室诊断

过敏性疾病的实验室诊断不仅确认患者是否过敏,而且还能寻找过敏原,帮助医生合理选用如避免接触过敏原、药物治疗或者免疫治疗等措施。因此实验室检查是过敏性疾病诊断的重要依据。常规的白细胞计数和分类,尤其是嗜酸性粒细胞计数,就是过敏性疾病和感染的鉴别诊断。免疫功能检查也是实验室检查的重要依据。因为过敏性疾病本身就是一种免疫功能异常的表现。了解机体不同阶段的免疫状态,能在过敏性疾病的诊断和病情观察方面具有重要指导价值。

目前有关机体免疫功能的实验室检查有体液免疫和细胞免疫。体液免疫主要包括抗体和补体系统。抗体属于免疫球蛋白,在不同疾病和感染阶段,免疫球蛋白类型和含量各有不同。免疫球蛋白(immunoglobulin,Ig)是由浆细胞合成分泌的一组具有抗体活性的球蛋白,分为IgM、IgG、IgA、IgD、IgE五大类,存在于机体的血液、体液和部分细胞膜上。免疫球蛋白的水平能反映机体的体液免疫功能状态。补体系统参与机体的抗感染和免疫调节及介导病理性反应,是体内重要的免疫效应系统。补体系统功能下降及补体成分的减少对疾病诊断和疗效观察具有重要价值。目前检测免疫球蛋白和补体的方法有ELISA、化学发光法、透射比浊法、免疫散射比浊法等。

细胞免疫功能检查,包括负责细胞免疫功能的T细胞、执行体液免疫功能的B细胞、在非特异性免疫中起主要作用的NK细胞及细胞因子等。淋巴细胞表面标志检测(如细胞计数)是分析有关淋巴细胞的数量,并不是代表淋巴细胞的功能。因此对淋巴细胞功能的检测显得尤为重要。

(一)T细胞功能检测

淋巴细胞功能测定分为体内和体外试验,体内试验主要是迟发型超敏反应,间接反映T细胞的功能状态;体外试验主要包括T细胞转化试验、T细胞花结形成试验、T细胞分化抗原的测定以及细胞因子检测等。

1. T 细胞转化试验 目前检测 T 细胞转化试验主要有形态学检查法、³H-TdR 掺入法（3H TDR incorporation method）和 MTT 比色法（MTT colorimetry）。其中形态学检查方法操作简单，缺点是显微镜观察的形态学易受主观因素影响，导致结果的重复性和准确性差。³H-TdR 掺入法是 T 细胞转化试验的标准方法，具有敏感性高，重复性好的优点，但受到设备的限制和存在放射性核素污染的风险。而 MTT 比色法的敏感性虽然比不上 ³H-TdR 掺入法，但操作简便，无放射性污染的问题。

（1）形态学检查法：T 细胞在体外受植物血凝素（phytohemagglutinin，PHA）或刀豆蛋白 A（ConA）抗原刺激后，细胞的代谢活跃和形态发生变化，主要表现为胞内蛋白质和核酸（RNA 和 DNA）合成增加，引起一系列增殖反应，从而转化为淋巴母细胞。观察细胞的大小、胞质的染色性、核与胞质的比例及有无核仁等特征来识别未转化和转化的淋巴细胞，计数淋巴细胞和转化的母细胞数，每份标本计数 200 个细胞，计算淋巴细胞转化率。正常人的 T 细胞转化率为 60%~80%，小于 50% 为降低。转化率在一定程度上反映细胞免疫功能。

$$转化率 = \frac{转化的淋巴细胞数}{转化和未转化的淋巴细胞数} \times 100\%$$

（2）³H-TdR 掺入法：T 细胞在有丝分裂原或 PHA 抗原刺激下，在转化为淋巴母细胞的过程中，DNA 合成明显增加，且其转化程度与 DNA 的合成呈正相关。在终止培养前 8~16 小时，将 ³H 标记的胸腺嘧啶核苷（³H-TdR）掺入到培养液中，即被转化的淋巴细胞摄取，进而掺入到新合成的 DNA 中。培养结束后，用液体闪烁仪测定淋巴细胞内放射性核素量，记录每分钟脉冲数（cpm），计算刺激指数（stimulating index，SI），判断淋巴细胞的转化程度，评定 T 细胞的免疫功能。

$$刺激指数 = \frac{PHA\ 刺激管\ cpm\ 均值}{对照管\ cpm\ 均值}$$

（3）MTT 比色法：将淋巴细胞和丝裂原共同培养，在细胞培养终止前数小时加入 MTT，混匀继续培养，形成蓝黑色的甲臜颗粒，甲臜可被随后加入的二甲基亚砜完全溶解。酶标仪在波长 570nm 测定细胞培养物的 OD 值。因甲臜的生成量和细胞增殖转化水平呈正相关，因此标本的 OD 值可反映细胞转化水平，以刺激指数（SI）判断淋巴细胞转化程度。

$$刺激指数 = \frac{试验孔\ OD\ 均值}{对照孔\ OD\ 均值}$$

2. T 细胞花结形成试验 T 细胞表面有特异性绵羊红细胞（E）受体和 T 细胞抗原识别受体（T cell antigen recognition receptor，TCR）。其中 T 细胞表面的 E 受体可与绵羊红细胞结合形成花结样细胞，称为红细胞玫瑰花结形成试验（erythrocyte rosette formation test，ERFT）。计数花结形成细胞占淋巴细胞的比例，以每个淋巴细胞黏附 3 个或以上绵羊红细胞者为花结形成细胞。正常人参考值为 64.4% ± 6.7%。ERFT 降低常见于恶性肿瘤、大面积烧伤、多发性神经炎等免疫缺陷性疾病。

3. T 细胞分化抗原测定 T 细胞膜表面有多种特异性抗原，WHO 统称为白细胞分化抗原（cluster differentiation，CD）。外周血的成熟 T 淋巴细胞主要属于 $TCR_{\alpha\beta}{}^+$ T 细胞，所有 T 细胞均具有共同的标志性抗原 CD3 分子，不同功能的 T 细胞亚群有各自的标志性抗原。根据免疫效应功能和表面 CD 分子表达可将 T 细胞分为：辅助性 T 细胞 $CD3^+CD4^+CD8^-$（helper T cell，Th）、细胞毒性 T 细胞 $CD3^+CD4^-CD8^+$（cytotoxic T cell，Tc）和调节性 T 细胞 $CD4^+CD25^+Foxp3^+$（regulator T cell，Treg）等多组亚群。使用这些细胞的单克隆抗体和 T 细胞表面抗原结合后，再和荧光标记二抗（羊或兔抗鼠 IgG）反应，流式细胞仪上计数 CD 阳性细胞的百分率。

（二）B 细胞分化抗原检测

应用 CD19、CD20、CD22 等单克隆抗体分别和 B 细胞表面抗原结合，通常采用流式细胞技术进行检测，分别得出 CD19、CD20、CD22 等细胞阳性百分率和 B 淋巴细胞数量。正常人的 $CD19^+$ 参考值为 11.74% ± 3.37%。无丙种球蛋白血症、使用化疗或免疫抑制剂患者的 $CD19^+$ 结果会降低。

(三)自然杀伤细胞免疫检测

1. 自然杀伤细胞(natural killer cell,NK) 活性测定 NK 细胞活性可作为判断机体抗肿瘤和抗病毒感染的指标之一。临床上检测自然杀伤细胞(NK 细胞)活性来评估不同疾病状态下 NK 细胞的杀伤功能。目前临床实验室首选流式细胞术来分析 NK 细胞活性。NK 细胞活性减低,见于在血液系统肿瘤、实体瘤、免疫缺陷病等患者。

2. 抗体依赖性细胞介导的细胞毒测定 抗体依赖性细胞介导的细胞毒(antibody dependent cell mediated cytotoxicity,ADCC)特异性由抗体决定。这类细胞表面有 Fc 受体,当与相应抗体结合后,抗体被激活,ADCC 细胞就结合抗体的 Fc 受体,导致靶细胞的杀伤和破坏。ADCC 结果增高见于自身免疫性疾病、甲状腺功能亢进、移植排斥反应等患者;降低见于恶性肿瘤、免疫缺陷病患者。

(四)细胞因子检测

细胞因子(cytokine,CK)是一类由淋巴细胞、单核巨噬细胞等免疫细胞产生的调节细胞功能的高活性、多功能、低分子蛋白质,不包括免疫球蛋白、补体等。正常免疫应答过程中,各种相关的细胞因子发挥重要作用。但当某种或某些细胞因子或其受体表达异常时,就会出现病理性改变。因此细胞因子的检测是判断机体免疫功能的重要指标之一。

有研究发现由于过敏原引发的支气管哮喘患者在急性期体内 Th2 类细胞因子表达增加,恢复期表达降低,因此推测 Th2 类细胞因子(IL-4、IL-6、IL-10 等)与过敏性疾病有关。应用重组 IL-12 在腹腔内注射或雾化吸入,均可降低过敏原诱发的呼吸道高反应性和呼吸道炎性,有助于哮喘的治疗,具有潜在的应用价值。IL-4、IL-5 增加反应的 Th2 细胞高表达及 IL-2、IFN-γ 减少反应的 Th1 细胞低表达,与变应性鼻炎发生发展密切相关。研究发现慢性自发性荨麻疹患者 T 淋巴细胞总数明显降低,CD4$^+$T 细胞明显下降,IL-2、IFN-γ 水平降低,而 IL-4 高于正常对照组,说明慢性自发性荨麻疹和 Th1/Th2 细胞失衡有关。目前临床检测 Th2 型细胞因子的方法有:①生物活性检测法:是基于对细胞因子的生物效应的检测,反映了细胞因子在生物体内的活性状态;②免疫学检测法:是利用抗体对抗原表位的识别检测细胞因子的抗原特性,具有快速准确和标本量少等优点,目前有 ELISA、RIA 等;③分子生物学检测法:检测的是细胞因子 mRNA 表达,包括测定细胞因子 mRNA 克隆并表达细胞因子基因。检测方法主要是 PCR、Northern 印迹试验、原位杂交和斑点杂交试验等。由于细胞因子 mRNA 半衰期短且拷贝数少,需采用 RT-PCR 来对细胞因子进行检测,该法具有操作简单、灵敏性高等优点,临床应用前景好;④细胞内细胞因子测定法:是单一细胞行为,测定的是细胞因子的前体分子。除直接取样品细胞外,对那些经常表达和在病理情况下表达亢进的细胞因子进行检测,一般要先活化淋巴细胞使之合成预测的细胞因子。常见的细胞因子有白细胞介素、肿瘤坏死因子、干扰素等。通过外周血和体液细胞因子的检测来评估免疫功能,但细胞因子特异性低且半衰期短,能否成为过敏性疾病的病情和疗效的评价指标有待进一步研究。

第二节 特异性诊断技术

过敏性疾病的特异性诊断技术主要包括:体内检测法、体外检测法及其他技术。目前国内实验室开展的特异性诊断技术,因试验人员的不规范操作和患者自身因素的影响,可能会出现困惑的检验结果。因此,规范化和标准化过敏性疾病的特异性诊断技术就显得尤为必要,包括正确选择适应证和检测方法、规范操作,正确解释结果等环节。

一、体内检测技术

体内检测技术主要是指皮肤试验(skin test)。皮肤试验是用来确定患者是否过敏的首选方法。通过给皮肤小量过敏原刺激来检测机体是否发生特异性 IgE(specific IgE,SIgE)过敏反应,阳性反应会通过皮肤的风团和红晕反映出来。

(一)皮肤试验

皮肤试验是将某些生物性或化学性抗原涂敷于或皮内注入受试者皮肤,以观察局部皮肤对抗原反应程度的试验,用于寻找过敏原以及检测机体免疫反应性,如结核菌素试验,青霉素皮试等。皮肤试验早在 19 世纪就被用来检测一些过敏性疾病的过敏原。为了检测花粉是否为过敏性鼻炎的致病原因,Blackley 早在 1865 年首先在自己身体上进行了皮肤试验。20 世纪初 Rufus 对一位荞麦过敏患者进行皮肤划痕 (scratch)试验,Oscar Schlosss 对一名鸡蛋过敏儿童进行了皮肤划痕试验。在随后的几年内,皮肤试验在全球范围内广泛应用。皮肤试验分为划痕试验、点刺试验、皮内试验和斑贴试验。

1. 划痕试验　划痕试验是皮肤试验中最古老、最简单、较安全的方法。应用于药物性皮炎、荨麻疹特异性皮炎和食物过敏的辅助诊断。

(1)划痕试验原理:通过划痕试验使过敏原进入真皮内,与已结合在肥大细胞表面的 IgE 抗体特异性结合产生的免疫反应,肥大细胞脱颗粒释放组胺等炎性介质,使局部血管扩张,渗出增加,最后出现风团和红晕反应。根据风团和红晕反应的变化确定患者是否对某种过敏原过敏。

(2)划痕试验的操作步骤:在上臂外侧或背部皮肤酒精消毒后,用针尖在皮肤上划 1 条或 2 条 0.5~1cm 长的划痕,划痕深度以不出血为限,将过敏原提取物滴于其上,轻轻擦去,并设生理盐水为阴性对照。若在试验部位出现较大反应,应将过敏原提取物立刻拭去,以防机体出现更多的不良反应。受试前 2 天应停用抗组胺类药物,妊娠期、有过敏性休克史者,禁止实施皮肤划痕试验。试验 20 分钟后观察结果并对风团大小进行比较,阴性为无红斑或风团;可疑为水肿性红斑或风团直径小于 0.5cm;弱阳性为风团有红晕,直径等于 0.5cm;中阳性为风团红晕明显,直径为 0.5~1.0cm,无伪足;强阳性为风团有显著红晕及伪足,直径大于 1.0cm。划痕试验为阴性时,应继续观察 3~4 天,必要时于 3~4 周后重复试验,或者改用皮内试验或其他方法明确诊断。

2. 点刺试验　皮肤点刺试验(skin prick test,SPT)是一种简便特异性较高的试验方法,已被国际变态反应学界广泛采用,尤其适用于儿童的过敏原检测。

(1)点刺试验原理:通过点刺试验让微量可疑过敏原进入皮肤,如果皮肤肥大细胞上有相应的 IgE,则过敏原与之结合,经过一系列的变化,肥大细胞脱颗粒释放组胺等炎性介质,使局部血管扩张,渗出增加,最后出现风团和红晕反应。根据风团和红晕反应的变化确定患者的过敏原及敏感状态和脱敏的疗效。点刺试验前应询问患者过敏史,对高敏患者应提前准备好休克抢救措施。点刺试验可能产生局部过敏反应,但全身性不良反应发生率极低,处理时一般不需用药,可在 1 小时内自行缓解。点刺试验的禁忌证有:严重影响全身状态的疾病、怀孕期、接受 β 受体拮抗药或 ACE 抑制剂治疗者等。

(2)点刺试验的操作步骤:在患者前臂曲侧面消毒的皮肤上,自上而下依次将过敏原[1:100(w/v) 蛋白含量 1mg/ml]点刺液、阴性对照(生理盐水)、阳性对照(组胺)各一小滴(比针头大即可),滴在消毒后的皮肤上,液滴之间距离不小于 3cm,防止点刺后的红晕互相融合干扰结果的观察。每一液滴正中使用一次性消毒过敏原点刺针一支,不同液滴需更新点刺针,垂直轻压点刺针尾部,绷紧皮肤,避开血管,点刺针透过液滴垂直刺破皮肤(刺破皮肤以不出血为准,即有少量点刺液进入皮肤),立即将针提起弃去。点刺 2~3 分钟后拭去残留点刺液,注意不要交叉污染。10~15 分钟后观察结果,测量并记录各点刺部位所产生的风团面积。临床上是以阴性对照风团或红晕面积做校正,比较抗原与阳性对照风团或红晕的面积,若抗原风团和红晕面积为阳性对照面积的 25% 以上,即可判断该患者对该抗原过敏。目前普遍用组胺作为阳性对照,皮肤点刺试验结果是根据组胺当量点刺(histamine equivalent prick,HEP)产生的风团反应强度来评定不同的反应级别,详见表 67-1。

表 67-1　皮肤点刺试验的反应级别

红晕/风团	阳性级别	HEP 风团反应强度
无反应或与阴性对照相同	—	反应与阴性对照相同(0%)
红晕大于对照,直径 <21mm	1+	反应 > 阴性对照,为组胺对照 1/4(25%)
红晕直径 >21mm,无风团	2+	反应为组胺对照 1/2(50%)
有红晕和风团,但无伪足	3+	反应与组胺对照相同(100%)
有红晕、风团、伪足	4+	反应 > 组胺对照 2 倍(200%)

引自:李明华,等.哮喘病学,1998.

（3）点刺试验假阳性反应的原因：尽管点刺试验操作简单、安全性好、特异性高，能同时测定多种过敏原，且因痛苦小能被患者和婴幼儿接受，已成为过敏性疾病的常用诊断方法，但因操作不规范会出现假阳性结果：①点刺时用力过度，导致皮肤出血；②阴性对照与阳性对照液或抗原混合引起的干扰；③皮肤划痕症及荨麻疹的影响。试验前应询问患者有无荨麻疹病史，需对患者实施简单的皮肤划痕症试验。皮肤划痕症试验就是用钝圆针用力划皮肤，观察皮肤是否出现三联反应：3~15秒出现红线条；15~45秒红线条两侧出现红晕；1~3分钟隆起成苍白或淡红色风团性线条。如果皮肤出现三联反应并且3~5分钟内依然不消退，称为皮肤划痕症阳性。

（4）点刺试验假阴性反应的原因：①抗组胺药物的干扰，受试者在试验前停用所有抗组胺药物至少3天，如果服用了息斯敏，则点刺试验前需停药至少1周；②皮质激素类药物的影响，试验前1天不使用全身性皮质激素，并在点刺部位避免使用皮质激素油膏；③点刺针未刺破表皮，阳性对照液未进入皮肤。

3. 皮内试验　皮内试验是传统的皮试方法。当高度怀疑患者对某种抗原过敏但点刺检测结果呈阴性时，需用皮内试验进行过敏诊断。

（1）皮内试验原理：是将稀释的抗原注射至皮内，常常用于药物过敏的诊断。其优点是皮内试验具有更高的灵敏度，用来寻找被遗漏掉的过敏原。因此皮内试验适用于皮肤灵敏度较低的患者。但是皮内试验的特异性较差且有更高的风险性，因此并不是过敏性疾病的首选检测方法。

（2）皮内试验的操作步骤：由于皮内试验的灵敏度很高，因此试验的过敏原必须要稀释，过敏原1:20 000（w/v）蛋白浓度0.02mg/ml。用一次性1ml无菌注射器和皮内针头，在前臂曲侧消毒皮肤上操作，注入过敏原浸液的皮肤试验量0.02ml，形成一个直径3mm的皮丘，避免出血。皮肤试验前应将注射器内的气泡完全排出，以防止空气注入皮内出现假阳性反应。同时要在过敏原皮丘的上方（近心端）相距5cm处做一不含受试抗原的稀释液为阴性对照，并在过敏原皮丘下方相距5cm处注入组胺作为阳性对照。15~20分钟后观察反应风团和红晕大小，传统方法是测其平均直径来确定阳性强度。平均直径D是风团或红晕的最大长径a，及与其垂直的最大横径b的平均值［D=（a+b）/2］。试验结果根据测量风团的大小判断，常以mm为单位。ICT反应平均直径>5mm为阳性，<5mm为阴性。仅有红晕反应，红晕>20~30mm，仍可视为阳性反应。皮内试验结果的判定标准见表67-2。如果点刺试验呈阳性，就不需要进行皮内试验。

表 67-2　皮内试验（ICT）结果的判定标准

红晕平均直径/mm	风团平均直径/mm	阳性级别	ICT反应强度
<5	<5	—	反应与阴性对照相同（0%）
11~20	5~10	1+	反应>阴性对照，<组胺对照1/4（25%）
21~30	10~15	2+	反应为组胺对照1/2（50%）
31~40	15~20	3+	反应与组胺对照相同（100%）
>40	>20	4+	反应大于组胺对照2倍（200%）

引自：陈育智.2018.儿童支气管哮喘的诊断及治疗。

（3）皮内试验假阳性反应的原因：①皮试液本身的原因：如皮试液有非特异刺激物；②患者的原因：有皮肤划痕症；③操作者的原因：手法较重，注射量较大或注入了小气泡。

（4）皮内试验假阴性反应的原因：①皮试液的抗原性低或失效；②患者的皮肤反应性差：如老年人、过敏性休克或哮喘大发作之后的一段时间；③试验前用过抗组胺药：由于不同药物的药效学和药代动力学不一致，药物对皮试抑制作用的强度和持续时间也不同，如短效的抗组胺药应停药24~48小时；中效抗组胺药（如氯雷他定）需停药48小时；长效抗组胺药（如阿司咪唑）则停药3周以上。皮质激素对皮肤试验的迟发相反应有抑制作用，黄嘌呤衍生物（如茶碱）、β-肾上腺素能受体激动剂理论上都对皮试有影响。除了观察皮试15~20分钟后的速发反应外，如有条件还应观察皮试几小时后发生的迟发反应，如过敏性支气管肺曲霉病患者，先出现速发反应，消退后再出现迟发反应的特点能帮助诊断。

皮内试验与点刺试验相比,两者均为过敏性疾病特异性诊断的重要方法,各有优缺点。在临床应用中应结合患者自身情况扬长避短,选择合适的适应证,在儿童过敏性疾病的诊断中,点刺试验多为首选的特异性诊断方法。

4. 斑贴试验　斑贴试验与点刺试验和皮内试验不同,斑贴试验(patch test)是检测 T 细胞介导的Ⅳ型(迟发型)过敏反应,用来检测与皮肤接触的物质是否能导致接触性皮炎(contact dermatitis),接触性皮炎分为刺激性接触性皮炎(irritant contact dermatitis)和过敏性接触性皮炎(allergic contact dermatitis)两种。刺激性接触性皮炎是由于皮肤过度的长时间接触刺激物引起的,不涉及免疫系统的参与。过敏性接触性皮炎是因为接触过敏原引起的,发生过程伴有免疫系统的参与,所有接触过敏原的区域都会出现皮疹,在避免接触过敏原后皮疹消失。过敏性接触性皮炎属于 T 细胞介导的Ⅳ型超敏反应,即迟发型超敏反应。斑贴试验的操作步骤是将受试抗原直接贴敷于皮肤表面检测皮肤的反应性。受试抗原如为固体,可与蒸馏水混合或浸湿后涂抹在皮肤上;如为水溶液,可浸湿纱布后敷贴在皮肤上;如为软膏,可直接涂抹在皮肤上。尽管有些过敏严重者在贴敷后 24 小时即出现反应,常规至少在 48 小时后观察局部皮肤的炎症情况,在病历上记录斑贴试验的过敏原和位置。提醒受试者保持斑贴试验局部皮肤干燥,避免剧烈运动,48 小时后判读结果。有时需要再贴上斑贴,进行第二次和第三次的判读结果,以检测更迟发的反应。阴性结果表明患者对受试抗原不过敏;阳性反应说明患者对受试抗原过敏,但是应排除假阳性因素。

皮肤试验结果会因不规范的试验操作和不恰当的结果解释出现假阳性或者假阴性。即使皮肤试验结果呈阳性,也不一定说明症状是由 IgE 介导的过敏引起,没有症状的患者也可能出现阳性结果。因为任何检测方法都会出现假阳性和假阴性现象。因此对皮肤试验结果的正确解释需要临床医生结合病史及临床体征进行综合分析。过敏原浸液的质量对于皮肤试验非常关键,尽可能选用标准化且标明生物学单位或者浓度的过敏原。也可以采用纯度高、组分确切的重组过敏原。皮肤试验阳性并不表示受试者对抗原过敏,但有一定的预测价值。如果皮肤试验呈阴性,尤其在点刺试验和皮内试验都呈阴性的情况下,可以确定该患者不是该抗原引起的。

综上所述,进行皮肤实验时,要注意受试抗原的浓度和稳定性,特别要注意出现过强反应(如过敏反应)时的处理措施和所需药品的充分准备;试验时以组胺作为阳性对照,以生理盐水作为阴性对照;皮肤试验要在正常的皮肤上做,不要在有损伤的皮肤上进行,以避免与试验反应混淆,在色素沉积较多的皮肤上,实验结果较难判定;抗组胺药物、抗抑郁药及一些镇痛药物能抑制风团和红晕反应,因此在皮肤试验之前应当停药。皮肤试验应在加入抗原后 15~20 分钟内观察结果并记录;皮肤试验反应可能因受试者年龄不同而有差异,老人和婴儿的反应性差。此外,对于孕妇,虽然皮肤试验本身是无害的,但过强的反应可能会影响胎儿,需要考虑实验结果的真实性及治疗意义。

(二) 激发试验

有时皮肤试验和血清 IgE 检测的结果可能与临床病史及其他检查不一致。当临床病史提示患者可能对某种抗原过敏,但 IgE 检测结果不一致时,体内激发试验就是诊断患者过敏性疾病的合适方法。皮肤试验结果呈阳性而血清 IgE 检测呈阴性的情况可能是因为大量 IgE 结合在细胞表面受体上,导致游离 IgE 在血清中含量降低。相反的是皮肤试验结果呈阴性而血清 IgE 检测是阳性的患者,激发试验却呈阳性。由于激发试验可能存在较大的诱发全身性过敏反应,因此激发试验应在具备急救保障条件下完成。常用的激发试验有眼结膜、鼻黏膜及支气管激发试验等。

1. 眼结膜激发试验　指将抗原稀释后滴在眼结膜上,观察有无眼痒、流泪和充血等阳性表现。

2. 鼻黏膜激发试验　将浸有抗原的标准大小滤纸放于一侧鼻黏膜上,或采用定量喷雾器喷入一侧鼻腔内,另一侧鼻腔作为空白对照,观察是否出现鼻痒、鼻塞、喷嚏、流清涕、鼻黏膜水肿等表现。

3. 支气管激发试验　有助于哮喘的诊断,临床上较常用。让患者直接吸入雾状药物(如组胺等)观察患者的反应,通过刺激物的量化测量及相应的反应程度,判断气道反应性的高低程度。支气管受到药物刺激后,平滑肌痉挛,支气管口径变窄。因直接测定支气管的口径比较困难,通常是以某些肺功能指标在药物刺激前后的变化来间接反映支气管口径的变化。最常用的肺功能指标包括最大呼气流量、肺总阻力以及比气道传导率等。支气管激发试验是判断支气管哮喘较为敏感的试验,其结果和患者的过敏史、临床症状之间具有较好的相关性。因此支气管激发试验在哮喘的病因诊断、疗效评估等方面具有重要意义,已得到全球重视,但因检测条件和技术的影响临床应用受到限制。

二、体外检测技术

IgE 是伴随 I 型过敏反应(速发型过敏反应)产生的抗体,因此通过体外方法检测血清中 IgE 的含量成为检测过敏性疾病的重要方法。但相比总 IgE,临床上检测血清中特异性 IgE 更有意义。特异性 IgE 的测定除了体内(皮肤试验)测定,也可体外检测。体外试验具有敏感性和特异性高、结果准确、不受药物影响等优点。当患者具有以下情况时,需做血清特异性 IgE 测定:①皮肤病变广泛,无法进行皮肤试验;②有抗原诱发严重过敏反应史,皮肤试验有风险;③服抗组胺药后皮试结果不准确;④该抗原不能用作皮肤试验等。

(一) 血清总 IgE(total IgE,T-IgE)测定

血清总 IgE 水平可明确过敏性疾病的存在,对诊断过敏性支气管肺曲霉病或过敏性支气管肺真菌病是非常有用的。血清总 IgE 由非特异性 IgE 和特异性 IgE(SIgE)两部分组成,其中仅 SIgE 与 I 型变态反应有关。血清总 IgE 测定的临床影响因素有:①年龄:新生儿总 IgE 水平非常低,随着年龄的增长而增高,学龄前儿童的总 IgE 水平即接近成人,青春期达到高峰,30 岁左右开始下降,老年人处于较低水平;②性别:男性高于女性;③种族:混血人种比白人高 3~4 倍,黑人更高,黄种人水平也较高;④寄生虫感染:总 IgE 水平明显升高。因此,总 IgE 不能作为过敏的判断标准,即总 IgE 升高不能确诊,总 IgE 正常不能排除变应性疾病。但是在解释特异性 IgE 水平时,需要考虑总 IgE 水平。尽管总 IgE 水平升高可能与多种临床上并不相关的 IgE 有关。但如果总 IgE 很低而种特异性 IgE 水平高就具有一定的临床意义。总 IgE 升高常见于变态反应性疾病、寄生虫或肺曲霉菌病等的感染、肿瘤、川崎病、肾病综合征、肝脏疾病等。

(二) 血清特异性 IgE(specific IgE,SIgE)测定

I 型变态反应病患者血清中含有针对其过敏原的特异性 IgE 抗体,即特异性 IgE 抗体(SIgE),是过敏性疾病特异性诊断中最重要指标。目前临床上 SIgE 的检测方法很多,但国际公认的最佳检测方法是放射性过敏原吸附试验(radioal-lergosorbent test,RAST),根据标记物的不同可分为放射免疫法(RIA)和酶联免疫吸附试验(ELISA)。根据固相载体分为三类:纸片法、试管法和 CAP 法。过敏原结合的量越高,检测的灵敏度越高。由于 CAP 法的过敏原结合量是纸片法的 3 倍、试管法的 150 倍。因此目前国际变态反应学界公认的 Pharmacia CAP 系统(现名 PhadiaCAP 系统)是 SIgE 检测的金标准。

1. **放射免疫法(RIA)** 检测原理是抗原-抗体的特异性结合反应,将受试抗原结合在固相载体上,与血清的特异性 IgE 结合,洗去未结合成分后,用放射性标记的抗 IgE 抗体(二抗)识别结合的 IgE,系统中的放射性反映了结合二抗的多少,通过 γ 计数仪定量检测结合的 IgE。RIA 的操作步骤是将抗原结合在溴化氢(CNBr)活化的纸盘固相介质上,与血清孵育 4 小时后,用缓冲液洗 3 遍后加入标记的抗 IgE 抗体(二抗)孵育 16~18 小时,用缓冲液洗 3 遍后用 γ 计数仪定量检测结合的 SIgE。根据标准曲线计算出 SIgE 的相对含量,实现了血清特异性 IgE 的定量检测,称为第二代 IgE 检测方法。现在定量检测实现自动化称为第三代 IgE 检测方法。由于放射免疫法检测费用昂贵、花费时间长、放射性同位素存在污染风险,目前已被测定帽(CAP)过敏原检测法所替代。

2. **酶联免疫吸附试验(ELISA)** 基本原理同放射免疫法,主要不同在于将放射性标记换成了催化反应的酶标记,从而避免放射性对操作人员的伤害和环境的污染。当酶(如过氧化物酶)催化底物反应产生颜色变化时,就可以作为检测信号。ELISA 的操作步骤:将过敏原吸附在聚苯乙烯 96 孔板的固相载体表面;加入 BSA 蛋白封闭,以避免血清中的蛋白质直接吸附在固相载体表面;加入血清孵育,IgE 与抗原结合;洗去未结合的血清组分,加入酶标记的二抗(抗 IgE 抗体);洗去非特异性结合的二抗;加入底物使其在酶的催化下发生化学发光反应,用酶标仪检测信号并计算 IgE 的浓度。

3. **CAP 系统** 随着特异性 IgE 的检测方法不断改进,利用免疫荧光酶和高度灵敏的现代技术检测 SIgE 方法具有良好的特异性和敏感性。瑞典 Pharmacia 公司生产的测定帽(CAP)过敏原检测系统已得到国际公认并被广泛应用。ImmunoCAP 系统使用化学发光技术,能完全自动化,具有灵敏度和特异度高、

重复性好的优点。已被美国 FDA 用于过敏原特异性 IgE 检测的首选方法。正常人血清中 IgE 浓度很低（<1mg/ml），特异性 IgE 浓度更低。为了提高检测敏感性，UniCAP 系统利用一种独特的 CAP 装置来增加包被抗原的量。如果患者血清中含有针对相应过敏原的特异性 IgE，当血清与 CAP 接触后，IgE 分子即与交联在 CAP 上的过敏原发生抗原-抗体反应而结合。再依次加入酶标记的第二抗体和含有荧光素的底物溶液后，荧光分光光度计检测所结合荧光素的吸光度值，计算出血清中所含的特异性 IgE 的浓度。

目前国内小型实验室多数使用 UniCAP100，可同时进行 40 多项检测，自动化操作，3 小时完成检测，可自动计算并打印结果。UniCAP250 自动化检测仪，适合于日检测量 80~400 个的中型实验室。此外，还有 UniCAP1000，适合于大型实验室，目前协和医院变态反应科在使用。UniCAP 全自动实验室检测系统具有灵敏度、特异性、效率都高的特点。另外 CAP 系统提供了国际认可的定量单位，已在全球建立了统一的诊断标准。血清特异性 IgE 水平的临界值是 0.35kU/L，超过该值即为阳性。根据血清中 sIgE 的水平，可定量分为 7 级。0 级视为未检出（<0.35kU/L），结果为 6 级者特别严重过敏（>100kU/L），因浓度高应将标本稀释后再次检验才能获得准确浓度。使用 CAP 系统检测 SIgE 诊断过敏性疾病需要注意的是：①不确定抗原能否有效地结合在固相介质上，抗原要过量才能保证检测的准确性；②检测的是非 IgE 介导的过敏反应：荨麻疹、血管性水肿、支气管过敏症都反映出肥大细胞的激活，通常表明这是由药物特异性 IgE 抗体所介导的免疫机制。但某些药物（如放射对比造影剂、阿司匹林或万古霉素）可直接激活肥大细胞，或通过非免疫机制的作用，而无需先前的暴露；③用来检测食物特异性 IgG 抗体：食物过敏由未被完全消化的食物大分子进入血管被免疫系统识别引起。因此不能用特异性 IgE 检测方法来检测由特异性 IgG 介导的食物过敏疾病，否则会出现错误的检测结果。

如何合理选择体外过敏原试验：①当临床病史典型、症状严重时，不宜皮试，可直接进行体外 SIgE 检测。如有人闻到牛奶味就引起哮喘或休克，则应直接做相应的体外 SIgE 检查，以确保安全；②当临床上不宜皮试时，如体质异常虚弱、皮试部位有严重的皮损、皮肤划痕症、应用抗组胺药或激素者以及婴幼儿，可先做过筛试验，或直接根据病史的线索检测 SIgE；③脱敏治疗患者，如以前未做过 SIgE 检查，可根据 SIgE 的浓度修正原来脱敏方案；④绝大多数患者在采集病史之后，应做常规的吸入物或食物过敏皮肤试验，必要时加做分类皮肤试验，如获阳性结果，即可选几种可疑的过敏原做 SIgE 测定，如病史、皮试、SIgE 均符合，则可确定过敏；⑤如常规的吸入物或食物过敏原皮肤试验均阴性或不明显，可根据病情检测总 SIgE、吸入物过敏原过筛试验、多价食物过敏原筛查或婴幼儿过敏原过筛试验。如试验为阴性，则可初步排除是 IgE 介导的速发型过敏性疾病。

CAP 系统检测血清特异性 IgE 查找过敏原，快捷安全。如果第一次检测几种过敏原特异性 IgE 未发现阳性，应增加新的检测项目来发现过敏原。如果第一次检测的多种过敏原特异性 IgE 阳性，仍然要检查其他项目，因为患者可能是多种过敏原引起的过敏。特异性 IgE 的检测可以了解患者是只对一种还是多种过敏原过敏，以及各种过敏原过敏的等级（体内 SIgE 的浓度），从而了解特应性体质的严重程度，也是观察治疗效果和选择过敏原进行脱敏治疗的依据。对患者各种过敏原 IgE 水平的观察和分析，有助于 I 型过敏性疾病的免疫遗传学研究，逐步认识和解决临床常见而又难以解释的问题。过敏原体内检测的皮肤试验和体外检测的 SIgE 的浓度互为补充，不能相互替代，两者均为过敏性疾病特异性诊断的重要方法。

三、其他检测技术

随着科学的进步和人类对生命健康的追求，加速了现代医学尤其是精准医学的发展，精准医学包含精准诊断和精准治疗，核心是"精准"。而精准治疗的前提是精准诊断。因此，有关如生物传感器、生物芯片等高新技术将会逐步走进临床，为节肢动物过敏引起的过敏性疾病的精准诊断提供服务，旨在为人类生命健康提供强有力的保障。

（一）生物传感器

生物传感器（biosensor）是一种结合生物识别机制和适当物理化学传感器的装置，当特定生物分子（分析物）在检测器表面的浓度发生变化时，可以产生一个可测量的信号。它包括三部分：①可以通过生物工程生产的敏感生物元件,如微生物、生物组织、细胞受体和核酸等。②探测器或者传感器是通过物理、化学、光学和压电效应的方式,将待分析物与敏感生物元件的相互作用转换成另外一种容易测量或者定量的信号。③附带的电子器件或信号处理器,主要负责将信号以用户可读方式呈现出来。

光纤传感器(optical fiber transducer)是通过光导纤维将输入变量转换成调制的光信号的传感器。光导纤维,一般是由玻璃或者合成树脂(如聚苯乙烯)制成的纤维,光线可以沿着纤维通过全反射的方式传播。无论纤维如何弯曲,当光线从一端射入,绝大部分的光线可以传送到另一端。光导纤维传感器的原理有两种:一种是被测参数引起光导纤维本身传输特性的变化,即改变光导纤维环境如应变、压力、温度等,从而改变光导纤维中光传播的相位和强度;另一种是以激光或者发光二极管为光源,用光导纤维作为光传输通道,把光信号载送入或者载送出敏感元件,再与其他相应的敏感元件配合构成传感器。前者属于生物型传感器,后者属于结构型传感器。结构型光纤传感器可用于过敏性疾病的诊断,基本原理与 ELISA 法相似。先将受试抗原吸附在光导纤维的一端,然后与患者血清孵育,洗去未结合的血清成分后,将光导纤维参与反应的一端与催化化学发光反应的二抗孵育,加入底物后产生化学发光反应,发出的光经过光导纤维传递到另一端,并在这一端利用 CCD 拍照等方法检测光的强弱,根据光的强弱定量分析血清中是否含有针对抗原的特异性 IgE。光纤传感器检测血清特异性 IgE 具有耗时短的优点,并能实现不同受试抗原之间的组合,与生物芯片相比,省去了一些不必要的测试,达到更好的资源配置。通过光纤传感器进行过敏性疾病的诊断目前正处于研发阶段。

(二)生物芯片

生物芯片(microarrays or biochip)是为了分析基因组中基因表达而发展起来的一种工具。20 世纪 90 年代初,DNA 芯片被用来鉴定核酸,进而被用来分析 RNA 的表达。由于需要在细胞水平上检测蛋白质的表达,因此科学家们就开发了检测蛋白质的芯片。各种各样的蛋白质被固定在固相载体上,用微量的血清与芯片在标准条件下孵育,血清中的抗体特异性地与抗原反应,而未结合的血清成分被洗掉,接着加入酶标记或荧光标记的二抗,从而通过激光在芯片上扫描或者化学发光反应来检测血清中特异性 IgE。同DNA 芯片一样,该技术在固相介质(如玻璃片)的表面进行。为了固定蛋白质,玻璃表面经过了硝化纤维或者胶状结构的修饰。各种抗原或蛋白质通过机器人技术点在修饰过的玻璃表面。将芯片与患者的血清样品反应,然后通过荧光或化学发光反应来检测血清中特异性 IgE。相应的软件通过试验结果和已知 IgE浓度标准曲线比较,计算出半定量的结果。生物芯片的最大优点是可以使用很少的样品,在一次试验中同时检测成千上万的受试抗原。将会使已经识别的所有抗原分子或者抗原表位一次性结合血清中的 IgE 成为可能,并且生物芯片还可以将新的抗原分子和抗原表位加入,扩大检测范围。生物芯片的另一个优点是可以检测分子水平的确定成分。过去是对过敏原的提取物进行测试,由于抗原提取物是许多物质的混合物,因此无法确定患者对哪一种成分敏感,也不可能区分各种成分。生物芯片技术实现了对确定成分的检测,从而可以解释交叉反应以及为什么有些患者对多种花粉过敏,尽管很多花粉他们并没有接触过。交叉反应是某种抗原诱发产生的抗体与另外一种抗原发生反应,这两种抗原具有某种相似性。虽然抗原-抗体反应具有特异性(specificity),即某种抗体只能同特异的抗原发生反应。但是许多抗原物质是一个大分子的复合物,并且每种大分子可能含有多个抗原表位(epitope)。因此,发生交叉反应的原因是不同的过敏原具有相同或者结构相似的抗原表位。除此之外,基因芯片具有自动化操作简单、能够平行化检测等优点。如果检测用的二抗不是抗 IgE 抗体,而是其他类型免疫球蛋白抗体,则可以分析血清中存在其他类型的抗原特异性抗体。因此它不仅可以检测抗原特异性 IgE,还可以对抗原特异性 IgG 和 IgM 进行检测。这些抗体在 IgE 的检测中竞争性地与抗原结合,起到一定的屏蔽作用。将新的分子或者抗原决定簇加入到生物芯片的检测范围,将来检测所有的过敏原已成为可能,是生物芯片诊断过敏性疾病的未来发展方向。虽然目前生物芯片并不是实验室检测过敏原的常规技术,但是相信生物芯片将成为体外过敏原检测的标准方法。

通过生物芯片对患者过敏原的敏感成分检测,可以指导临床完善治疗方案。因此,生物芯片不仅在过敏性疾病的诊断方面具有很好的发展前景,而且还对过敏性疾病的治疗有积极作用。同时,生物芯片的发展帮助我们对过敏反应机制的进一步理解。目前国内的百敏芯微流控芯片过敏原检测系统就是基于芯片理念的先进快速诊断技术,将微流控技术、化学发光检测及高质量过敏原蛋白质三者高效整合,具有灵敏度和特异性高及结果准确等优点,具有较好的临床应用前景。

(李小宁)

参 考 文 献

[1] 李朝品,叶向光.粉螨与过敏性疾病[M].合肥:中国科学技术大学出版社,2021.

[2] 李宜凡.嗜碱性粒细胞活化试验在儿童粉尘螨致敏诊断及皮下脱敏疗效评价中作用的探讨[D].导师:刘长山.天津医科大学,2020.

[3] 柳源.关于预防囊型包虫病所致过敏的实验研究[D].青海大学,2020.

[4] 黄晓飞,张小军,张吉,等.蜂毒过敏免疫疗法的研究进展[J].医学综述,2019,25(24):4914-4918.

[5] 邱晨,薛仁杰,田曼.宠物过敏原与儿童气道过敏性疾病的关系[J].医学综述,2019,25(13):2520-2524.

[6] 李智伟.虾过敏患者TM-sIgE和sIgG4抗体表达水平及抗原表位谱分析[D].导师:李会强.天津医科大学,2019.

[7] 崔乐,关凯,李丽莎,等.蜜蜂研究人群中蜂毒过敏患病率及相关危险因素分析[J].山东大学耳鼻喉眼学报,2019,33(1):63-66.

[8] 万学红,卢雪峰.诊断学[M].9版.北京:人民卫生出版社,2018年6月

[9] 王学艳,陈艳蕾,兰天飞.过敏原检测的定量发展趋势[J].中华检验医学杂志,2018,41(12):971-974.

[10] 川婷.鸡蛋组分蛋白、半乳糖凝集素-3与过敏原IgE抗体联合检测在鸡蛋过敏患儿诊断中的价值[J].中国医药导报,2018,15(32):88-91.

[11] 石磊,曹雅红,张珏.I型变态反应过敏原体外诊断现状[J].中华检验医学杂志,2018,41(11):889-892.

[12] 王微,宋维.生物毒素与过敏性休克[J].实用休克杂志(中英文),2018,2(4):208-210+215.

[13] 窦侠,周静,徐宁,等.特应性皮炎常见食物过敏原特应性斑贴试验研究[J].实用皮肤病学杂志,2018,11(3):134-137.

[14] 杨阳.拟穴青蟹(Scylla paramamosain)肌浆蛋白过敏原的致敏性研究[D].集美大学,2018.

[15] 王罗,贺鹏飞,窦侠,等.屋尘螨变应原Derp 5在大肠埃希菌中的表达及纯化[J].中国生物制品学杂志,2017,30(12):1264-1268+1273.

[16] 刘桂丽.屋尘螨与鸡蛋白交叉过敏的流行病学分析及实验研究[D].河北医科大学,2017.

[17] 朱黎娜.中华绒螯蟹卵巢组织过敏原—卵巢发展蛋白EJO1(Eris 2)的重组表达及鉴定[D].天津医科大学,2016.

[18] 张盈莹.中华绒螯蟹重要过敏原——血蓝蛋白的抗原表位分析、重组表达及鉴定[D].天津医科大学,2016.

[19] 董劲春.粉尘螨过敏患者Der f1、Der f2特异性IgE的检测分析[D].浙江大学,2016.

[20] 叶建荣.包虫病所致过敏性休克危险因素的识别和肺组织差异基因表达的研究[D].新疆医科大学,2016.

[21] 李丰.尘螨过敏儿童的PAI-1基因多态性分析[J].海南医学院学报,2016,22(3):284-285+288.

[22] 李朝品,赵蓓蓓,湛孝东.屋尘螨1类变应原T细胞表位融合肽对过敏性哮喘小鼠的免疫治疗效果[J].中国寄生虫学与寄生虫病杂志,2016,34(3):214-219.

[23] 毛露甜,马伟兵.中华鳖和中华草龟的过敏原组分分析[J].惠州学院学报,2015,35(6):20-22

[24] 李朝品,赵蓓蓓,姜玉新,等.尘螨1类嵌合变应原TAT-IhC-R8的致敏效果分析[J].中国血吸虫病防治杂志,2015,27(5):485-489.

[25] 李金明,刘辉.临床免疫学检验技术[M].北京:人民卫生出版社,2015.

[26] 单立新,任杰,李会强,等.中国对虾肉中与虾过敏患者血清特异性IgE结合的组分分析[J].中国食品卫生杂志,2013,25(6):494-497.

[27] 安输.两种节肢动物过敏原的分离纯化及结构与功能研究[D].中国科学技术大学,2012.

[28] 李朝品,石连,李秋雨,等.粉尘螨I类变应原瞬时表达载体的构建及其在烟草中的表达[J].中国人兽共患病学报,2012,28(11):1088-1092.

[29] GATFORD K L. Maternal allergic asthma during pregnancy alters fetal lung and immune development in sheep:potential mechanisms for programming asthma and allergy[J].J Physiol,2019,597(16):4251-4262.

[30] LI C,ZHAN X,HE J,et al.The density and species of mite breeding in stored products in China[J].Nutr Hosp,2015,31(2):798-807.

［31］ LI C,LI Q,JIANG Y.Efficacies of immunotherapy with polypeptide vaccine from ProDer f 1 in asthmatic mice［J］. International Journal of Clinical and Experimental Medicine,2015,8(2):2009-2016.

［32］ LI CHAOPIN,JIANG YUXIN,GUO WEI,et al.Morphologic features of Sancassania berlesei(Acari:Astigmata: Acaridae),a common mite of stored products in China［J］. Nutricion Hospitalaria,2015,31(4):1641-1646.

［33］ LI C P,YANG B H.A hypothesis-effect of T cell epitope fusion peptide specific immunotherapy on signal transduction［J］. Int J Clin Exp Med,2015,8(10):19632-19634.

［34］ LI C,ZHAN X,ZHAO J,et al.Gohieria fusca(Acari:Astigmata)found in the filter dusts of air conditioners in China［J］. Nutr Hosp,2015,31(2):808-812.

［35］ LI C,CHEN Q,JIANG Y,et al. Single nucleotide polymorphisms of cathepsin S and the risks of asthma attack induced by acaroid mites［J］.Int J Clin Exp Med,2015,8(1):1178-1187.

［36］ LI C,LI Q,JIANG Y.Efficacies of immunotherapy with polypeptide vaccine from ProDer f 1 in asthmatic mice［J］.Int J Clin Exp Med,2015,8(2):2009-2016.

［37］ LI C,XU P,XU H,et al. Evaluation on the immunotherapy efficacies of synthetic peptide vaccines in asthmatic mice with group I and II allergens from Dermatophagoides pteronvssinus［J］.International Journal of Clinical and Experimental Medicine,2015,8(11):20402-20412.

［38］ LI C,ZHAO B,JIANG Y,et al. Construction and Expression of Dermatophagoides pteronyssinus group 1 major allergen T cell fusion epitope peptide vaccine vector based on the MHC II pathway［J］.Nutricion Hospital Aria,2015,32(5): 2274-2279.

［39］ LI C P,GUO W,ZHAN X D,et al. Acaroid mite allergens from the filters of air-conditioning system in China［J］.Int J Clin Exp Med,2014,7(6):1500-1506.

［40］ LI C,Jiang Y,Guo W,et al. Production of a chimeric allergen derived from the major allergen group 1 of house dust mite species in Nicotiana benthamiana［J］. Hum Immunol,2013,74(5):531-537.

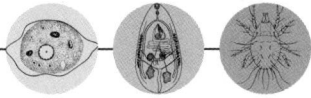

第六十八章

节肢动物原性疾病的防治技术

节肢动物是动物界中最大的动物类群,估计有 120 万种,占动物总数 85% 以上。医学节肢动物(medical arthropod)是指寄生于人和/或其他动物体内或体表的节肢动物,通过骚扰、螫刺、吸血、毒害和寄生以及传播病原体等方式,危害人畜健康。节肢动物原性疾病(arthropogenic disease)是指由医学节肢动物作为病原体直接引起人体疾病的总称,引起节肢动物原性疾病的节肢动物也称为病原节肢动物。节肢动物原性疾病亦称为节肢动物病(arthropod disease),例如蝇蛆病(myiasis)、潜蚤病(tungiasis)、疥疮(scabies)、蠕形螨病(demodicidosis)等;节肢动物媒性疾病是指由节肢动物作为病媒生物传播疾病的总称,传播节肢动物媒性疾病的节肢动物也称为病媒节肢动物。节肢动物媒性疾病亦称为虫媒病(vector-borne diseases),例如疟疾(malaria)、利什曼病(leishmaniasis)、眼结膜吸吮线虫病(conjunctival thelaziasis)、肾综合征出血热(hemorrhagic fever with renal syndrome)、鼠疫(plague)、莱姆病(Lyme disease)、寨卡病毒病(Zika virus disease)和基孔肯亚出血热(Chikungunya hemorrhagic fever)等。

现就节肢动物原性疾病分类、临床症状和体征、诊断方法及防治技术等介绍如下:

1. 节肢动物原性疾病的种类与病原体　节肢动物危害主要引起节肢动物原性疾病和节肢动物媒性疾病。这些疾病的病原体与脊椎动物和节肢动物之间形成了"特别"的依赖关系,造成了疾病在人与动物之间的传播。

节肢动物原性疾病的种类包括蝇蛆病(myiasis)、潜蚤病(tungiasis)、虱病(pediculosis)、蜱瘫痪(tick paralysis)、疥螨病(scabies)、蠕形螨病(demodicidosis)、螨性皮炎(acaroid dermatitis)、肺螨病(pulmonary acariasis)、肠螨病(intestinal acariasis)、尿螨病(urinary acariasis)、螨性过敏(mite allergy)、舌形虫病(tungueworm disease),隐翅虫皮炎(paederus dermatitis)、桑毛虫皮炎(euproctis similes dermatitis)和松毛虫病(dendrolimiasis)等。

2. 节肢动物原性疾病的临床特征、诊断和治疗　节肢动物原性疾病的临床特征,从疾病的发生、发展、恢复,一般可分成潜伏期、前驱期(某些传染病起病急骤,可无前驱期)、症状明显期、恢复期,少数还有后遗症。不同节肢动物原性疾病可出现特有的症状和体征,病程中有某些特殊临床表现,如发疹是许多节肢动物原性疾病共有的特征,在诊断上有重要参考价值。常见的皮疹有斑丘疹、瘀点、疱疹、荨麻疹等,其出疹时间、分布、部位、发展顺序不一,亦有诊断参考意义。节肢动物原性疾病以荨麻疹、丘疹等多见,根据临床表现、病情经过及严重程度等,可分为典型与非典型;或者轻型、中等型(普通型)、重型和暴发型等。临床类型对预后判断、治疗措施以及现场流行病学调查等均有重要意义。

节肢动物原性疾病诊断依据,应包括流行病学资料,临床特点和实验室检查。早期正确诊断不仅是合理治疗的前提,更为尽早控制节肢动物原性传染病的传播创造条件。在流行病学资料中应注意采集包括籍贯、职业、过往和近期的生产、生活和旅游地点、生活习惯、类似疾病的接触史、既往传染病史、预防接种史、昆虫叮咬史等信息,结合临床资料可帮助诊断。病史、自觉症状与详细体检,特别注意起病方式、热型、热程、皮疹的出现时间、形态和分布特点,以及一些特殊临床症状如炎症、水肿、瘙痒等,进行综合分析,对节肢动物原性疾病多数病例往往可做出初步判断。

3. 实验室检查以查到病原体为确诊的依据　病原体检查包括生理盐水直接涂片法、病原体分离、动物接种、人工培养法等,标本越新鲜越好,尤其疾病初发期采样注意速送速检。但并非所有病例都可查见病原体,因此免疫学检查等仍具有重要辅助诊断价值。临床上常用的免疫学检查方法有凝集试验、沉淀试验、补体结合试验、中和试验、酶标记技术、荧光素标记技术、放射免疫标记技术、单克隆抗体技术、免疫印斑技术、免疫电镜、皮肤试验等。目前,已有重组 DNA 技术的应用。此外,患者血、尿、粪常规检查,血白细胞总数及分类等均有助于某些节肢动物原性疾病的鉴别诊断。此外,还有活组织检查、脑脊液检查、X线检查、CT 检查、诊断性穿刺等辅助诊断。辅助诊断结果必须与临床资料综合分析,才有助于明确诊断。

节肢动物原性疾病通常具有传染性,因此治疗必须采取隔离、消毒、防虫、灭虫(清除其孳生地)以及流行病学调查等综合防制措施,以控制传播。对于患者病原治疗固然重要,但提高机体免疫力与抗病能力、减轻病理性损伤的支持治疗和对症治疗,均具有同样重要的意义。节肢动物病的主要表现为频繁侵袭、叮咬人体而引起急性皮炎,其分泌毒液致使局部肿痛,甚至出现全身症状,侵入人体皮肤或内脏造成相应组织的损害(如疥疮、蠕形螨病、蝇蛆病等)以及诱发过敏反应等。根据引起的病理损害,治疗原则包括:①体外节肢动物原性疾病以局部治疗为主,包括清除病原体及其孵出的幼虫和虫卵等,以及消炎、止痒、抗过敏等对症治疗。局部昆虫可用消毒针或刀片挑开皮肤,清除昆虫;毒毛可用狗皮膏在痒处粘贴清除,患处可用肥皂水冲洗,或用碘酒、3% 氨水、薄荷炉甘石洗剂等涂搽。有继发细菌感染者可加用抗生素治疗。②体内节肢动物原性疾病可服用甲硝唑等杀虫药,尘螨性哮喘可予以脱敏等方法治疗。

4. 节肢动物原性疾病流行与防治原则　　节肢动物原性疾病在人群中传播流行,必具备传染源、传播途径(媒介)及易感人群三个基本条件,亦即疾病流行的生物学基础。同时,节肢动物原性疾病的流行,还受地理分布、环境、气候、雨量和湿度等自然因素,以及受社会因素如人类社会的政治、经济、文化、生产活动及生活习惯等影响。因此,节肢动物原性疾病的防治,应重点研究节肢动物原性疾病形成的各种基本环节与影响因素,及其相互关系的动态变化与流行规律,并据此制定防治措施、实施相适宜的防制对策。一般而言,切断节肢动物原性疾病传染病发生与流行的任何一个环节,即可阻断疾病的流行。

(1)预防节肢动物源性传染病,须采用综合措施即治疗患者或动物以消灭传染源,切断媒介传播,保护易感人群、防止感染。

(2)标本兼治突出重点,疾病已发生流行时,首先应从保障人民健康为主要措施,并抓好防治节肢动物源头的工作,阻止病原继续传播扩散。

(3)因时因地制宜,灵活选用有效的防治对策与措施。根据流行病学特点和节肢动物的生态习性特点,掌握时机采用不同的防制对策以提高防治效果。

(4)调查采集流行情况数据,因地制宜制定切实可行的防治方案。防治方法要为群众所接受,成为群众的自觉行动,保质保量地有效完成方案的实施。做好防治中的药物和器材准备。防治过程中要进行督察,并进行防治对策实施效果的考核与评估。

5. 控制和消灭成虫的方法　　化学杀虫剂是常用的有效灭虫方法,可杀灭重要的病媒昆虫有蚊、蝇、蛀、蠓、虱、蚤等以及蛛形纲中的蜱、螨。采用化学杀虫剂必须了解有关昆虫的食性、栖性、活动和对杀虫剂的敏感性,选择最佳杀虫剂、简单易行和高效的方法进行灭虫工作。

(1)滞留喷洒法:选用杀虫剂后,按不同理化性质配制成有效浓度杀虫剂,装入各种类型喷雾器中,对家栖性害虫常栖的场所,如人的住房、牲畜舍内墙面及室内大型家具的背、底面进行药物喷洒。

(2)喷洒法:吸血昆虫常侵入室内吸血和停栖,有的害虫则长期藏息于毛发、衣被、室内什物或动物窝中。根据害虫活动的规律,如晨曦和黄昏,选用有接触毒立杀效果的杀虫剂进行空间喷洒,害虫接触药雾后迅速死亡,此法适用于家庭、宾馆、临时工地宿舍、营地、仓库等场所。喷洒的杀虫剂以拟除虫菊酯为最佳。

(3)熏蒸法:利用杀虫剂制成各种缓释类型的药雾,通过烟熏散布空间,害虫接触药物致死。以胺菊酯(0.8g)、辛硫磷(4g)加硫黄粉(2.4g)或以胺菊酯加巴砂或加"二氯"配制成烟熏剂,这种方法适用于杀灭空房、地下室、牲畜房栖息的害虫。

(4)喷雾法:优点为已经商品化,将稀释制备好杀虫剂储存于特制容器内直接使用,特制喷头喷出的药物微粒散布面大,携带使用方便、机动灵活,可提高灭虫效率。

（5）诱杀法：苍蝇等害虫以腐食物为食，故常携带病原体直接污染人们的食物和餐具而传播疾病，因此可将其喜好的食物加入杀虫剂为诱饵诱杀之。但使用诱饵时应注意安全，防止人、畜、禽等误食中毒。

6. 杀灭幼虫的方法　控制节肢动物幼虫的方法有化学防制、生物防制、遗传防制、综合防制等。

（1）化学法：常用的方法是选择敏感的化学杀虫药物喷洒在幼虫孳生地。施用方法有喷洒、喷粉、浸泡、滴漏等。此外，还可将杀虫药与锯木、石膏、塑料等混合制成杀虫药缓释块，放入水底或漂浮于水面，使杀虫药缓慢释放，以延长杀虫时间。

（2）水体养鱼法：放养喜食幼虫的鱼类进行生物灭蚊。因稻田、池塘是蚊类的重要孳生地，放养食蚊鱼如鲢鱼、白鱼、青鱼等鱼苗是一种经济简单的灭蚊方法；洼坑、沟渠、小面积水坑等可放养柳条鱼、斗鱼等小型鱼类。利用它们吞食蚊幼虫的习性消灭蚊虫，这些鱼类对外界抵抗力强、繁殖快，具有显著灭蚊效果。

（3）生物防制：有关生物防制在现场较大规模使用的细菌类有苏云金杆菌、球形芽孢杆菌。这两种以蚊类为寄主的杆菌，感染后可致蚊幼虫死亡。自然界存在的蚊类天敌，如壁虎、蝙蝠以成蚊为食，一些小型蜂选择在蝇蛆体内产卵，也具有生物防制虫害的作用。

（4）遗传防制：通过实验室饲养昆虫生活史的某一阶段并经过物理、化学方法或分子生物学技术处理，导致其失去生育力后释放到自然界中，使其产生不育的后代，从而降低种群繁殖力，最后达到消灭该种群的目的。例如，利用 X 线照射促其变异，如染色体易位、胞质不育、性比例畸变等导致其后代不育；或者选用化学绝育剂如烷基化剂中的氮丙啶，溶于幼虫孳生的水体，可使蚊幼虫失去生殖力而达到灭蚊效果。

（5）环境改良综合防制：结合自然改造，进行环境改良灭害防病。人们致力于经济发展和社会进步，不断地改善生活环境。综合防制既需要因时因地制宜的选用临时性的防制害虫的良好方法，亦需要有宏观的全面性规划，结合改造自然、改良环境，从根本上消灭或减少孳生害虫的场所，达到灭害、防病的目的。

1）治标的方法：提高个人生活水平，教育群众做好个人及居室卫生，防止体外的寄生虫孳生，亦可选用上述化学方法灭虫。提倡室内装置纱窗纱门，改善生活环境卫生，减少害虫孳生，尽可能减少感染节肢动物原性疾病的机会。

2）治本的措施：设计新城区和旅游区时，应密切注意公共卫生设施。在农村改造或新农村建设时，应选择离水稻田较远的坡地，亦需注意污水排放、垃圾收集堆放及无害化处理。在基本建设过程中要合理取土用土，防止形成洼坑积水成为蚊蝇孳生地，以免引起节肢动物性疾病的流行。

7. 传染病监测预警和疫情报告　节肢动物原性疾病绝大部分属于传染性疾病的范畴，传染病的监测是了解疾病的发生、发展、分布及终止的规律性和变动趋势的重要手段，也是制定和完善防制对策和技术方案的科学依据，更是巩固防制效果的重要保证。我国对传染病的监测工作和疫情报告极为重视，2018年颁布了《中华人民共和国传染病防治法》，建立并健全了疫情报告制度，并将传染病中的鼠疫、霍乱、疟疾、血吸虫病、黑热病、乙型脑炎、脊髓灰质炎等列入国家法定的监测疾病中，为实现"健康中国 2030"战略目标提供了重要保障。

（汪世平　周云飞　汪希雅）

第一节　蝇　蛆　病

蝇蛆病（myiasis）是由蝇幼虫，即蝇蛆（maggot）感染宿主并以宿主死亡组织或活组织为食所导致的一类疾病。公元前 1500 年埃及有蝇蛆病手术治疗的最早记录。1557 年查尔斯 9 世和亨利 3 世的外科主治医师观察到战场受伤者的伤口经常被蝇蛆感染。1826 年 Magen 报道由丝光绿蝇引起的人蝇蛆病，第一次从住院患者的口、眼以及副鼻窦分离出幼虫。

一、分类

迄今，已报道引起蝇蛆病的蝇类有 50 种以上，隶属于蝇科（Muscidae）、丽蝇科（Calliphoridae）、麻蝇科（Sarcophagidae）、黄蝇科（Cuterebridae）、胃蝇科（Gasterophilidae）、狂蝇科（Oestridae）等。主要有蛆症金蝇，黑须污蝇，胃蝇科的黑角胃蝇、肠胃蝇与赤尾胃蝇，皮蝇科的纹皮蝇以及狂蝇科的羊狂蝇、紫鼻狂蝇及阔鼻狂蝇等;麻蝇科、丽蝇科、蝇科、食蚜蝇科以及蚤蝇科;以及家蝇、夏厕蝇、瘤胫厕蝇、厩腐蝇以及酪蝇科的一些蝇种。根据其幼虫寄生部位,蝇蛆病可分为皮肤蝇蛆病、创口蝇蛆病、胃肠道蝇蛆病,阴道和尿道蝇蛆病,眼、耳、鼻、口腔蝇蛆病等。依据引起蝇蛆病幼虫寄生属性可分为如下几类。

（一）专性蝇蛆病

专性蝇蛆病的病原蝇类,需要寄生在活宿主体内才能完成幼虫的发育,大多数属于狂蝇科(Oestridae)、麻蝇科(Sarcophagidae)和丽蝇科(Calliphoridae)。

人皮蝇隶属狂蝇科,蝇卵在宿主体表孵出幼虫,10分钟内钻入皮肤,在宿主体内经历幼虫发育期,发育期间幼虫向宿主组织深部移行,整个寄生生活5~12周。完成第3龄幼虫期的发育后,幼虫从宿主体内移出落至地上开始化蛹。成蛹2周后羽化成蝇,寿命约9~12天。人皮蝇是目前已知蝇类在宿主体内发育时间最长的一个。体长18~25mm,气孔一对,体棘成排状排列。

锥蝇隶属麻蝇科,包括嗜人锥蝇和蛆症金蝇,生活史约21天,锥蝇成蝇约为家蝇成蝇的两倍,成蝇羽化后2天性成熟,受精雌蝇平均产4批次卵于宿主伤口边缘,约12小时后幼虫孵出,典型蝇蛆形态,长15~17mm,每体节前端具有数圈刺环绕。进入宿主伤口寄生,在宿主体内经5天发育后,幼虫可掉落地面成蛹,蛹期约8天。嗜人瘤蝇(盾波蝇),椭圆形,长11~15mm,三期幼虫后气门具3弯曲裂隙,体表具大量细小黑色的刺,10~12天成熟后离开宿主。

（二）兼性蝇蛆病

该类蝇常将蝇卵产于死亡动植物分解的组织上。宿主创伤的伤口、血液及其排泄物等常可吸引绿蝇属的绿瓶蝇、青瓶蝇、大苍蝇和麻蝇属的肉蝇寄生,引起蝇蛆病。

（三）机会蝇蛆病

机会蝇蛆病蝇类幼虫的发育不需要宿主,可营自由生活。蝇卵或幼虫能被宿主或随食物摄入,或经泌尿生殖道进入宿主,导致机会蝇蛆病。常见种类有家蝇(Musca domestica),俗称饭蝇;伏蝇(Fannia spp.),俗称厕蝇;蜂蝇(Eristalis tenax),俗称鼠尾蛆。

多数情况下,致病蝇类具有多个宿主,与宿主的关系是非专一性的。许多家畜特别是羊、牛、马等和野生动物为该类蝇的储存宿主和感染目标。嗜人瘤蝇的储存宿主在野外为鼠,在城市则为人和狗。

二、临床症状与体征

蝇蛆寄生时以宿主死亡或活的组织、体液或消化的食物为食,对宿主的影响视其寄生部位并因宿主的身体状况而异。有的人蝇蛆寄生可以是温和的,甚至在临床上是无症状的,但也有对宿主造成不同程度损害或严重危害,甚至引起死亡的。

（一）体腔蝇蛆病(myiasis of body cavities)

常见致病蝇种有人皮蝇和锥蝇,为蝇幼虫寄生肠道、眼、耳、口腔或鼻道所致。蝇蛆若侵入脑底部,可引起宿主脑膜炎,甚至死亡。

1. 肠道蝇蛆病　主要取决于蝇幼虫的种类、数目和寄生消化道的部位,患者常见临床症状为食欲缺乏、恶心、呕吐、腹胀和或轻重不一的腹部疼痛。有些患者症状严重,可出现发冷发热、头昏、耳鸣、心悸等症状,可持续1年以上。个别患者呈慢性病容,皮肤浅黄、巩膜轻度黄染,双耳蜡样透明,心尖部收缩期伴二级吹风样杂音。红细胞数及血红蛋白降低,嗜酸性粒细胞、网织红细胞升高,症体类似恶性贫血。由于幼虫损害胃肠黏膜,使其皱襞纹理粗大,可见散在小结节。腹泻时排泄物可带血,幼虫(死或活)可随呕吐物和粪便排出。恶心、呕吐反复发作,常常见于重复感染或混合感染的病例。

2. 泌尿生殖道蝇蛆病　泌尿系统的蝇蛆病能引起尿道刺激感及肾区绞痛,尿中有黏液、脓血,严重时可发生阻塞。输尿管蝇蛆病,B超双肾及输尿管可见阴影。男性患者外生殖器可出现红肿、尿道口充血,幼虫可随尿排出。

3. 耳鼻蝇蛆病　临床病例较少见,耳蝇蛆病患者可有耳鸣、耳聋、耳内剧痛。患者十分痛苦,耳道检查可见脓血及蝇蛆蠕动。鼻咽及鼻窦蝇蛆患者有头晕、头痛、发热、流脓涕、打喷嚏等症状,个别患者偶发癫痫。临床检查可见鼻腔有脓液、软腭溃疡、鼻咽部黏膜充血或鼻中隔软腭穿孔等病变。多数病例可发现蛆虫蠕动或爬行于软腭与双鼻腔腔底之间。

4. 眼蝇蛆病　绝大多数由狂蝇侵犯眼所致。狂蝇幼虫借口钩、尾钩及虫体腹面的棘刺钩刺在角膜表面,造成角膜损伤,故狂蝇产蛆于眼后,患者立即疼痛剧烈。多侵犯球结膜、睑结膜和结膜囊,主要症状是角膜结膜刺激症,包括刺痛、充血、流泪、眼睑睁不开。也有报告牛皮蝇幼虫可引起眼睑蝇蛆病,表现为眼睑肿胀,游走性肿块,后移向头部皮肤,患者用手搔破,可挤出幼虫。眼球内蝇蛆病罕见,偶见报道牛皮蝇幼虫所致眼球内蝇蛆病,病眼红肿疼痛、角膜混浊、畏光流泪、视力减退、瞳孔不圆,对光反应消失,虹膜纹理不清。

(二) 创伤蝇蛆病 (wound myiasis)

幼虫侵入引起疼痛,感染严重的患者能产生谵妄。如果幼虫侵入组织深层而不是停留在表浅暴露组织,可形成皮下结节。在战时伤病员继发感染的伤口可发生大片红肿,创伤组织内含大量蝇蛆。

(三) 皮肤蝇蛆病 (cutaneous myiasis)

为最常见的蝇蛆病。在 24 小时内由虫咬样丘疹发展至 1~3.5cm 大小的疖子。通常疖子中央有 2~3mm 的小孔供幼虫呼吸。患者有疼痛感和虫体移行感,尤以夜间为重。人皮蝇由于其幼虫体大,体表具有许多小刺,感染后症状更加明显。皮肤蝇蛆病患病初期常有轻微的全身症状,如低热、头痛、恶心、全身不适等。根据皮损表现主要分为以下两种类型。

1. 疖肿型 (furuncular myiasis)　单个或多个成群的皮下结节或红色肿块,当幼虫即将钻出皮肤时,肿块逐渐增大,局部水肿加剧,皮肤表面毛孔扩张,局部疼痛加重,有如锥子钻刺。数小时后肿块中央形成血性水疱,疱壁薄,此时如刺破疱壁,轻轻挤压肿块,可挤出被红黄色黏液包裹的幼虫,幼虫挤出后,炎症渐渐消退,中心留有穿凿性小孔,随后痊愈。

皮蝇感染后,损害可数个同时发生或陆续发生,可导致严重的组织破坏,剧烈疼痛,甚至造成死亡。有的可完全消退而于邻近部位再发生新的损害。一般以皮肤疏松部位为多,如唇、眼睑、腰、腹、臂部,也见头皮、肩背部、眼结膜穿出者。若幼虫寄居位置较深,可形成较大的皮下结节,破溃前幼虫可存活数月之久。

2. 匐行疹型蝇蛆病 (creeping/migratory cutaneous myiasis)　皮下蝇属的幼虫不能在宿主体内发育,人和动物可作为该蝇的偶然性非正常宿主。主要症状为肿痛,由一龄幼虫在宿主体内移行所致。皮损表现为红色水肿性隆起,呈弯曲带状,其一端有水疱,幼虫即隐藏在水疱之前的正常皮肤内。少数患者在蝇蛆开始钻入人体时,可发生荨麻疹样反应,有报告伴弛张热,全身淋巴结肿大,贫血等强烈全身反应者。当幼虫向食管移行时,可穿过胸腔而引起一过性胸痛及少量胸腔积液,但常常被忽略。

三、实验诊断技术

寄生人体的蝇类幼虫较多,感染部位不同,引起的症状各异且缺乏特异性,仅以主诉和临床表现难以诊断蝇蛆病。同时由于蝇蛆病在城市发病率较低,易被忽视而误诊或者漏诊。询问病史是本病确诊的前提,到过流行区、抗生素治疗无效,是诊断人皮蝇感染非常重要的参考依据。

蝇蛆病确诊的唯一证据是从受损部位检出幼虫。可采用灌洗、用小镊子挤压病损组织周围或外科手术取样,采用加热的乙醇溶液杀死幼虫,固定幼虫形态,在显微镜下鉴定确诊。若将幼虫培养至成虫期,有利于虫种鉴别。在盛有 5cm 以上厚沙土的培养罐中放入一块生肉,将幼虫放在生肉上加盖后于室温培养。幼虫钻入肉中发育成熟,然后移到沙中成蛹。当成蛹开始,将肉移除,同时定期观察成虫羽化,取成蝇鉴定蝇种确诊。

1. 胃肠蝇蛆病　有牧区旅居史,或误食过含蝇卵的食物等有助于诊断。从粪便或呕吐物中检获蝇蛆或直肠镜检发现蝇蛆均可确诊。患者若有消化道症状,X 线上消化道钡餐检查或结肠镜检查,发现胃、乙状结肠与直肠黏膜皱襞纹理粗大伴有散在小结节时,应考虑胃肠道蝇蛆病。本病易误诊为痢疾、慢性胃炎或其他急腹症,应注意鉴别。

2. 尿道及阴道蝇蛆病　依据患者临床症状,由尿道口爬出或尿液中排出蝇蛆或大阴唇阴道溃疡、蛆虫隧道检获蝇蛆,均可确诊。本病于阴唇阴道能查出蝇蛆而不一定有滴虫寄生,应与滴虫性阴道炎相区别。尿道蝇蛆病虽有右下腹疼痛、压痛,但并无反跳痛,且肾及输尿管 B 超可见阴影,应与阑尾炎引起右下腹疼痛相区别。此外,尿道蝇蛆病还应与输尿管结石相区别,B超都有阴影,前者经排石处理阴影可消失,而蝇蛆患者无结石排出。

3. **眼蝇蛆病和耳道蝇蛆病** 眼部检查在角膜球结膜、睑结膜及结膜囊检获白色蠕动的幼虫,鉴定后即可确诊。患者常主诉某时某地有蝇或异物飞撞眼部,患眼即刻有异物感、刺痛、眼睑睁不开。怀疑眼球内蝇蛆病的病例应在体格检查的基础上,全面地进行眼部检查,裂隙灯检查、B超检查可发现眼球内条状异物。

耳道蝇蛆病患者有成蝇钻入耳道史,应考虑蝇蛆病,耳内检查发现蝇蛆即可确诊。

4. **皮肤蝇蛆病** 患者常来自牧区或有牧区居住史,有马、牛、羊等接触史,有较长时间原因不明的持续发热,外周血中嗜酸性粒细胞明显增高,可达20%~40%以上,皮肤出现疼痛、游走性肿块,应考虑皮肤蝇蛆病。蝇蛆可从肿块顶端穿孔而出,或从损伤部位挤出蝇蛆幼虫便可确诊。皮下组织病理学检查可见组织中虫体断面,真皮及皮下组织内含大量嗜酸性粒细胞,并有浆细胞及组织细胞浸润。当蝇蛆排出后,临床症状消失。皮肤蝇蛆病在出现皮肤症状之前,应与风湿热等长期发热性疾病相区别。皮肤症状出现后,应与肺吸虫病的游走性皮下包块和囊虫病所致的皮下结节以及血管神经性水肿、皮肤结节性红斑等相鉴别。

四、防制技术

蝇蛆病的防制从防护、治疗与防制技术等方面入手,包括个人卫生和环境的改善、生活习惯与方式转变,以及对患者的合理治疗与护理,采取相应的防制措施与技术降低蝇蛆病的发生率。

(一)防护

改善个人卫生,环境卫生条件,注意饮食卫生,不食腐鱼肉等食物,不野外大便或裸睡,采用杀虫剂或昆虫驱避剂保持室内无蝇,防蝇叮在耳、鼻、伤口和尿道处产卵或幼虫。及时治疗耳、鼻、尿道和伤口炎症,用敷料绑带保护好开放性伤口。

(二)治疗

1. **胃肠蝇蛆病** 在大多数病例,蝇蛆可随患者呕吐物或粪便自行排出,量多者可达200余条。少数病例通过口服敌百虫药物驱虫,或经直肠镜检取虫。蝇蛆排出后,患者临床症状、体征及实验室指标逐渐恢复正常。

2. **眼蝇蛆病** 首先手术取出蝇蛆。以0.5%~5%地卡因溶液滴眼,麻醉蝇蛆使其松弛,然后用镊子小心将蝇蛆取出,或用生理盐水棉棒粘取幼虫,也有人用1%~5%精制敌百虫眼液点眼,再用生理盐水冲洗干净,然后滴眼药水或涂以眼膏防止感染。如患处肿块形成,则采用手术摘除,并滴以2%硝酸银。眼球外蝇蛆病治疗后,一般预后良好,蝇蛆取出后症状便消失,对视力并无影响。个别症状较重的患者,导致慢性结膜炎或角膜变化,约经月余也可恢复正常。眼球内蝇蛆只能需通过手术取出幼虫,但眼球结构遭到破坏,将造成眼球萎缩,术后预后较差。

3. **尿道及阴道蝇蛆病** 患者首先内服抗生素,清洗外阴部,蝇蛆可自行爬出或随尿液排出。输尿管蝇蛆病可采用输尿管结石的排石方法将蝇蛆排出。阴道蝇蛆病,清洗溃疡面及隧道窦洞,取出蝇蛆。如形成肿块,用15ml 2%普鲁卡因进行局部封闭,并用抗生素,再将肿块切开摘除蝇蛆,局部清洗换药,至伤口愈合。

4. **皮肤蝇蛆病** 尚无有效的治疗方法。可用氯喹0.25g每日2次,服用2~3周;或采用海群生0.2g,每日3次,2周为1个疗程。有些种类感染,如瘤蝇属(*Cordylobia*)幼虫,可用手挤压肿块周围,用镊子将幼虫取出。亦可用15%氯仿植物油灌洗局部取虫。人皮蝇其幼虫皮棘刺向后,不易取虫,可用2%普鲁卡因水溶液注射其周围,以麻醉虫体和宿主局部组织,切开皮肤扩大创口,用镊子取出幼虫,并服用抗生素控制继发感染。皮肤蝇蛆病还可采用黄油、矿物油或凡士林覆盖有幼虫寄生的小孔,由于幼虫不能呼吸迫使幼虫从小孔自行爬出。鼻蝇蛆病,可用乙醚麻醉幼虫取虫,或用干棉花阻塞鼻孔,2分钟后用镊子和鼻子吹气取虫。

5. **创伤蝇蛆病** 治疗嗜人锥蝇幼虫所致创伤性蝇蛆病,可局部施用1%伊维菌素丙二醇。大范围的人皮蝇感染,可用伊维菌素治疗;也可用消毒生理盐水冲洗伤口、清除蝇蛆感染。清除幼虫时,应避免损伤虫体,幼虫损伤后因释放抗原将引起宿主严重的过敏反应。同时,遗留的虫体组织碎片也延缓创口的愈合。

(三)防制技术

1. 化学防制技术　成蝇对杀虫药的抵抗力较弱,采用各种杀虫剂都可收到良好效果。如采用六六六、敌百虫等化学药物消灭幼虫和成蝇。20 世纪下半叶,英国大量应用有机磷和有机氯杀虫剂清除皮下蝇,将羊蝇蛆病感染率从 10%~20% 降低至 1.5%。

2. 生物防制技术　不育蝇技术是防制锥蝇引起蝇蛆病流行的、非常成功的生物防制技术。因为锥蝇雌虫一生仅交配一次,采用放射线照射蝇蛹后培养的不育成蝇,其成熟后丧失繁殖功能,按每平方英里3 000 只,将不育成蝇释放到流行区,与繁殖期的雌蝇交配,后者产出未受精不育卵,从而阻断了锥蝇的生活史。美国和墨西哥联动清除新大陆锥蝇蝇蛆病流行的项目,从 20 世纪 80 年代后期到 90 年代中期,该计划扩展到整个中美洲。在启动该计划 5~10 年内,每个项目贯彻的国家,其锥蝇已被清除。

同样,采用不育蝇生物防制技术,也成功清除了通过拉丁美洲感染牛偶然侵入利比亚的嗜人锥蝇(*C. hominivorax*)所引起的蝇蛆病。1990—1992 年间,北美洲共培育生产了 1.3 亿不育嗜人锥蝇成蝇。在利比亚释放,项目的监测工作于 1992 年结束,并于同年报道该地区最后一例锥蝇蝇蛆病。

3. 其他防制技术　此外,亦可用诱捕法、粘捕法、排杀法及毒杀法等。尚在研究应用的灭蝇方法有昆虫激素防制法,如信息素、激素类;绝育防制法,如射线、化学不育;遗传防制法,如染色体易位、杂交不育、基因编辑;微生物防制法,如苏云金杆菌杀虫剂等。

第二节　潜　蚤　病

潜蚤病(tungiasis)是由潜蚤寄生人体及动物皮下所致的疾病。该病在南亚、拉丁美洲及非洲等地高发。根据 Hoeppli(1963)报道,最早有关潜蚤病的记载为 1526 年,首次在热带美洲发现,1732 年非洲出现潜蚤病病例。因此,认为南美洲是潜蚤病的起源地,17 世纪由热带美洲传入非洲,1872 年该病再传到非洲西海岸,通过非洲探险队传遍整个非洲。印度劳工由非洲回国时,将此病又带回孟买,然后传入卡拉奇。在气候干燥地区,人群感染率较高,患者数以万计。目前,我国仅见山东发现 1 例潜蚤病患者,有多年养鸡密切接触史。

一、分类

潜蚤属蚤目(Siphonaptera),潜蚤科(Tungidae),潜蚤属(*Tunga*)。寄生特点是从蛹羽化后即行交配,雄蚤很快死亡,而雌蚤即到宿主身上进行固定或半固定的寄生生活,引起潜蚤病。全世界已发现潜蚤属昆虫有 10 余种,即:穿皮潜蚤(*Tunga penetrans*)、盲潜蚤(*T. caecigena*)、俊潜蚤(*T. callida*)、单型潜蚤(*T. monositus*)、*T. caecata*、*T. libis*、*T. terasma*、*T. travassosi*、*T. bondari*、*T. trimamillata* 等。其中,最为常见的是穿皮潜蚤,常寄生于人、畜,引起人畜潜蚤病。我国常见的潜蚤属为盲潜蚤和俊潜蚤,分布于上海、江苏、浙江、福建、四川、云南、贵州等地。盲潜蚤多寄生于鼠类耳翼,故名"鼠耳蚤"。俊潜蚤多寄生于鼠类的后腿近基部和肛门附近,仅少数寄生于宿主前后足胫部下端、耳壳或上唇。

潜蚤属的成蚤较普通跳蚤小(图 68-1),体长不足 1mm,但潜蚤妊娠期腹部膨大如豌豆,体长可达5~8mm,头部近三角形有明显的棱角。头与躯体的比例较其他蚤类为大。眼有或无,有眼蚤类眼点下方有凹。胸节较短,3 个胸节总长度小于第 1 腹节长度。口器发达,下颚须由 4 节组成,上有大锯齿。雌蚤第 2~4 腹节上的气孔退化,而第 5~7 腹节气孔较大,第 8 腹节气孔最大。雄蚤各腹节气孔正常。雄蚤的抱器狭长,可动突和不动突端部类似一对蟹螯。雌蚤受精囊锥形,末端有环。潜蚤属发育为全变态。其卵大而圆,幼虫较粗短,在富有机物寄生场所的灰土中生长,适宜温度下 10~14 天化蛹,蛹期 10~14 天。穿皮潜蚤从卵(图 68-2)发育至成虫约需 3 周。潜蚤在未觅到寄主前,十分活跃善跳,可高达 10cm。钻入宿主皮肤后,其各足跗节和胫节甚至股节可相继萎缩而被宿主组织吸收。雄蚤不侵入宿主皮下,在雌蚤侵入宿主之前在宿主体外与雌蚤交配,然后死亡。

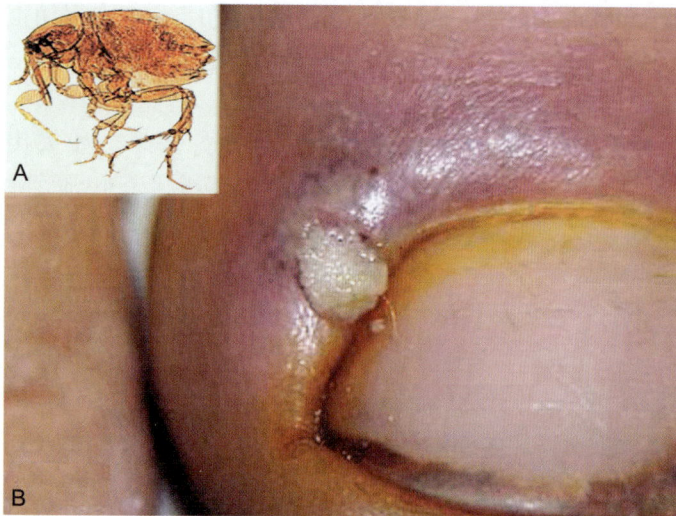

A. 潜蚤；B. 病灶

图 68-1　趾甲沟潜蚤病

（引自　李朝品,高兴致.医学寄生虫图鉴.北京:人民卫生出版社,2012.）

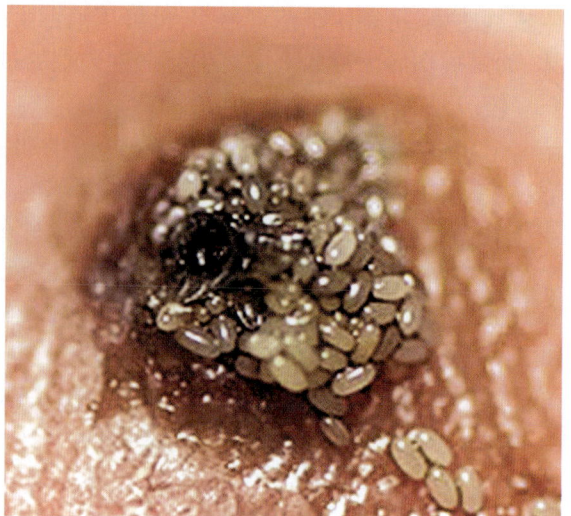

图 68-2　潜蚤卵

（引自　李朝品,高兴致.医学寄生虫图鉴.北京:人民卫生出版社,2012）.

二、临床症状与体征

潜蚤病是拉丁美洲、非洲的常见病,在这些地区的贫穷国家或社区尤为普遍和严重,南亚、西印度群岛也很普遍。近20年来欧洲也有不少的病例发生,多为到流行区旅游而感染。潜蚤病主要临床症状为瘙痒和皮肤溃疡。穿皮潜蚤可用额缘的尖角刺破宿主皮肤,潜入皮下寄生。宿主足底、脚趾及手指间为常见寄生部位,蚤体周围皮肤反应强烈。Feldmeier（2003）等发现,潜蚤病患者外周血中 γ-IFN 和 α-TNF 显著增高,潜蚤寄生引起的周围强烈的炎症反应过程与 Th1 介导的免疫反应有关。

病灶初期中央有黑点、四周苍白,渐变为非常酸痛,导致行走困难,寄生数量多时可使人成跛子。继发细菌感染时,可发生广泛的痛性溃疡,还可引起坏疽、破伤风甚至死亡。雌蚤产卵后,病灶可缩小痊愈,蚤体可随结痂而脱落。宫玉香等（1996）发现一例 40 岁男性患者,面部及双下肢有几处黑点,直径约 0.5cm,不高出皮肤表面且无触痛。取下肢皮肤黑点作病理学检查,可见鳞状上皮基底层内黑色素沉积,淋巴结反应性增生及许多鬃刺样结构。随后,将剩余蜡块溶解后发现蚤足及不完整的蚤腹部。

潜蚤还可寄生于肘、股、臀等处。在极端贫困地区,重度感染者因治疗不及时,身体受损部位数可高达50多处。临床上可见急性期和慢性期炎症反应,受损皮肤出现丘疹、脓疱、溃疡等症状,患者继而体质虚弱,伴有脱甲、行走困难等体征。潜蚤也是猪的一大害虫,寄生于猪脚、鼻、阴囊,甚至母猪乳头处,可使乳管被压阻断,甚至导致小猪死亡。

三、实验诊断技术

潜蚤病依据典型的临床症状与体征即可判断。但值得注意的是,进行临床诊断时还需要考虑皮损形态的动态变化与病程等。

1. 根据流行病学资料、典型的临床症状和体征,可对本病作出初步诊断。
2. 采用消毒针或刀片挑开潜蚤寄生的皮肤,查获潜蚤可确诊。
3. 取皮肤黑点组织作病理学检查,可辅助诊断。

四、防制技术

潜蚤病的防制技术,包括个人防护,尤其是儿童卫生习惯,以及对患者的药物杀虫治疗,对环境、鼠害采取适宜的防制技术,可降低人群感染率。

1. 防护

（1）在有潜蚤病的地区，应避免赤脚行走、赤手作业，戴手套穿鞋袜劳动，可明显降低潜蚤病发生率。

（2）儿童切勿在地上爬玩，可在身体裸露处，特别是足趾部分涂搽驱避剂，如邻苯二甲酸二甲酯可避免穿皮潜蚤入侵。

2. 治疗　发现身体某一部位受到潜蚤侵入时，用消毒针或锋利的刀片将有潜蚤寄生的皮肤挑开，或将该处皮肤切开除去潜蚤，伤口用消毒药物涂搽治疗。伊维菌素、噻苯咪唑、敌百虫等外用对潜蚤病有一定的治疗作用。根据我国赴西非医疗队的经验，早期患处用碘酊不断涂搽，效果较显著。如患处有结节，则用消毒刀切开结节，清洗结节内含物，用碘伏棉球盖在创口上再用纱布包敷。开放性创口可用碘伏多次涂搽直到愈合。如并发淋巴结炎、脓肿等症状时应尽早使用抗生素治疗。

3. 防制技术　潜蚤病主要流行于贫困地区，发展当地经济，改善生活居住环境与工作条件是降低感染的重要前提。

（1）药物杀蚤：潜蚤病的预防关键在灭蚤，灭蚤的重点是处理蚤孳生地。重点要在鼠类常活动地方及猫、犬等常卧点喷洒药物，尤其在蚤的孳生地多次施药，持久性杀虫剂喷洒后，潜蚤数量可明显下降。

（2）环境防制：保持环境卫生，经常换洗衣服被褥，定期更换铺草及狗窝、猪圈垫草，清理鸡舍卫生，以防蚤类孳生。

（3）灭鼠：灭鼠为灭蚤的重要措施。

第三节　虱　病

虱（louse）属于虱目（Anoplura），是鸟类和哺乳动物的体外永久性寄生虫。虱体小无翅、背腹扁平，足粗壮，跗节只有1节和1爪。

一、分类

人体寄生的虱有两种，即虱科（Pediculidae）的人虱（*Pediculus humanus*）和阴虱科（Pthiridae）的阴虱（*Pthirus pubis*）。人虱又分为人头虱（*P. humanus capitis*）和人体虱（*P. humanus corporis*）两个亚种，亦称为头虱和体虱。

1. 人虱　人头虱（图68-3）和人体虱（图68-4）形态差别甚小，通常称为头虱和体虱。较体虱而言，头虱略小、体色稍深、触角稍短粗。虱体狭长，呈灰白色或灰色，雌虫可达4.4mm，雄虫稍小。触角短，眼位于触角后方。刺吸式口器，3根口针平时储在咽部的口针囊内。吸血时以吸喙固着皮肤，口针刺入，利用咽和食窦泵收缩将血吸入消化道。胸部愈合、无翅，足粗壮。各足胫节远端内侧具指状胫突，1节跗节其末端带一弯曲爪，爪与胫突组成强有力的攫握器。腹部长椭圆形分节明显。

2. 阴虱　体形小，形态结构似体虱（图68-5），体短似蟹形，体的长度与宽度约相等，腹部宽短。

虱属于不完全变态昆虫，生活史发育经历卵、若虫和成虫3个时期。卵椭圆形、约0.8mm×0.3mm，白色，俗称虮子（nit），常黏附在毛发或纤维上。若虫外形与成虫相似，但较小，尤以腹部较短，生殖器官尚未发育成熟。若虫经3次蜕皮为成虫。在最适的温度（29~32℃）、湿度（RH 75%）条件下，人虱由卵发育到成虫需23~30天，耻阴虱需34~41天。人体虱寿命约为1个月，最长不超过2个月。人头虱寿命略短。耻阴虱寿命约1个月。

二、临床症状与体征

不同的人虱症状和体征不同，头虱叮咬吸血可不表现任何症状和体征，也可出现不同程度的瘙痒。体虱咬人吸血后出现丘疹、红斑，常夜间瘙痒。其引起疾病的共同特征如下。

1. 叮刺损伤　人虱叮刺宿主吸血后，叮刺部位出现瘀斑和丘疹，局部皮肤剧痒，因抓搔、皮肤破损而继发感染。严重者引起溃疡、脓疱。

人虱除了造成人体的直接损伤外，还可传播以下虫媒病。

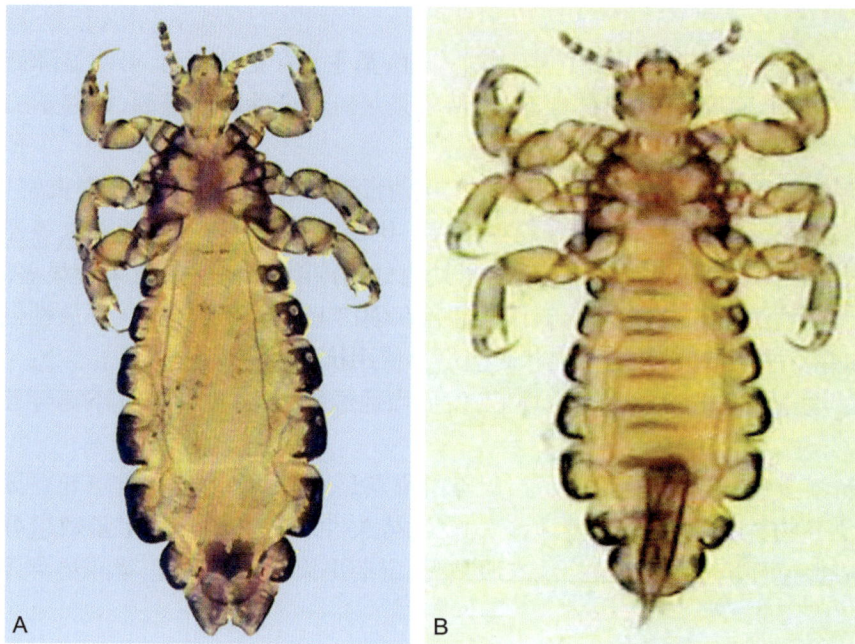

A. ♀；B. ♂

图 68-3 头虱

（引自 李朝品）

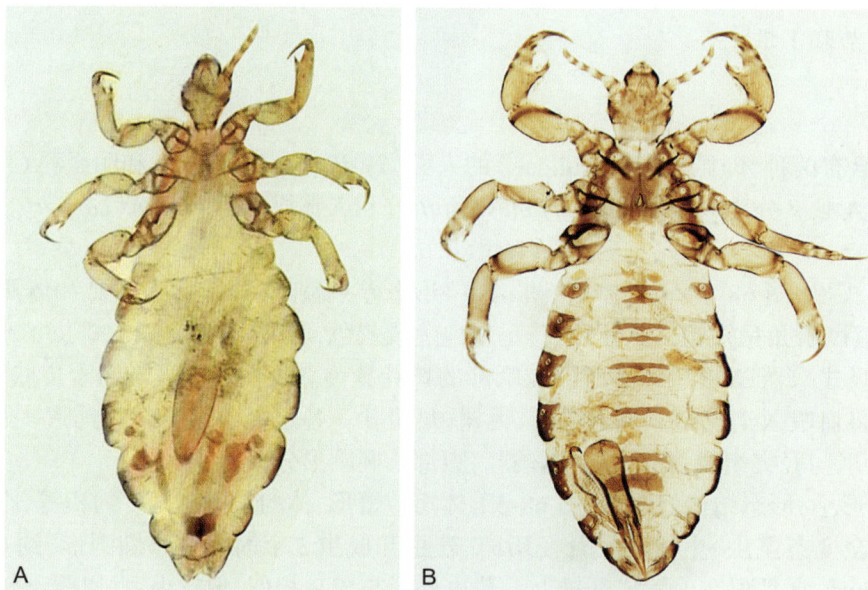

A. ♀；B. ♂

图 68-4 体虱

（引自 李朝品）

2. **流行性斑疹伤寒** 流行性斑疹伤寒是一种因普氏立克次体（*Rickettsia prowazecki*）感染所致的急性传染病,主要通过人体虱刺吸患者的血液而传播感染。体虱吸血后,立克次体入侵虱胃上皮细胞后进行大量增殖,因上皮细胞破裂病原体随同虱粪排出。立克次体在虱粪中可以存活 2 个月以上。含立克次体的虱粪污染皮肤伤口,或由于病虱被压破后立克次体经伤口入侵而感染斑疹伤寒。此病一年四季皆可发生,尤以冬、春季高发。

3. **战壕热（trench fever）** 又称五日热（five-day fever）,病原是巴尔通体（*Bartonella quintana*）,感染

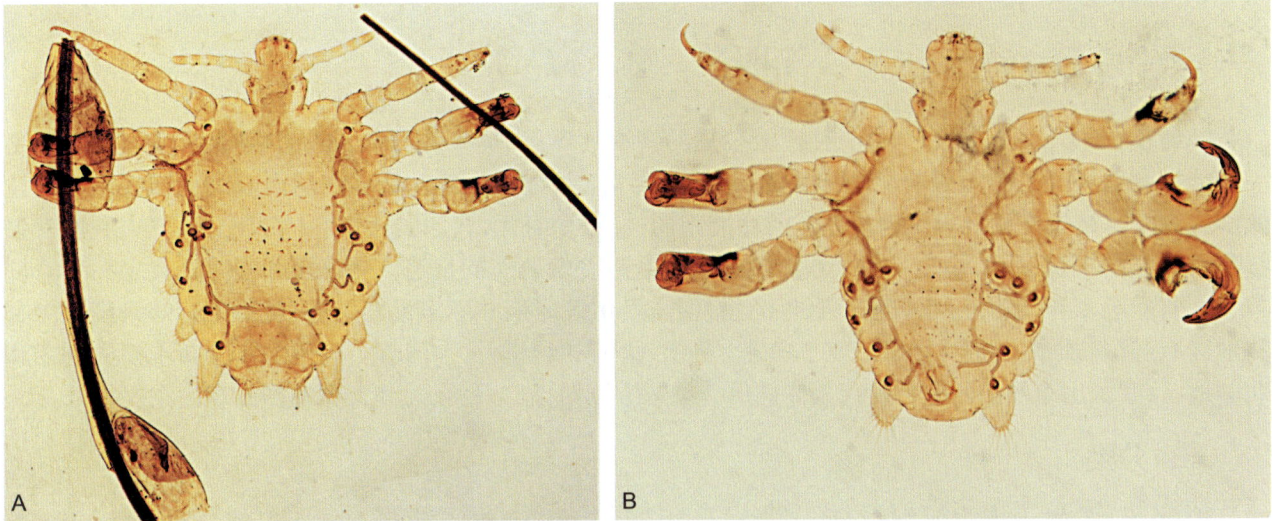

A. ♀; B. ♂
图 68-5　阴虱
（引自　李朝品）

病原的人虱可照常生存,终生具有感染性。含有战壕热巴尔通体的虱粪污染宿主皮肤创口如虱咬伤、抓伤或皮肤磨损处而感染,也可由于虱被压碎或挤破后,虱含有病原污染创口而感染。虱将病原传播给人引起急性自限性发热性疾病。临床表现为发热、头痛和骨、关节和肌肉的剧烈疼痛。典型症状是短期的发热,为回归热热型。发热期间伴有机体多部位疼痛,尤以两足胫部疼痛最显著。

4. 回归热　俄拜氏疏螺旋体（*Borrelia obermeieri*）是虱传回归热的病原。虱刺吸患者血液吸入病原体后,经 5~6 天螺旋体即穿过虱胃壁入血腔,故不从粪便排出。其传病过程是因虫体被碾碎后病原体经伤口侵入人体。人感染螺旋体后,经 6~9 天的潜伏期,突发恶寒、高热,持续数天后热退,再经过 3~9 天无热期,忽而又发热,如此出现 2~3 次或以上,并伴有头痛,是一种周期性发作的急性发热性传染病。

耻阴虱感染与病患性生活不洁有关。耻阴虱寄生在睫毛上可致眼睑奇痒、睑缘充血。

三、实验诊断技术

人虱、耻阴虱病的诊断,可从患部查找虫体,通过镜下鉴定便可确诊。

四、防制技术

虱病呈世界性分布。20 世纪 60 年代,全球虱病感染人数每年达数亿万人。近些年,我国以耻阴虱感染报道较多、体虱感染的报道较少。人虱病的防治,主要是加强个人防护,尤其是注意个人卫生习惯,及时进行清洁和药杀除虫,采取理化方法灭虱。

（一）防护

首先是预防,注意个人卫生。人头虱主要寄生头发上,产卵于发根,故应勤洗发。人体虱常常生活在贴身衣裤上,于衣裤的皱褶、衣领、裤腰等处产卵,故要勤换洗衣服、被褥,勤洗澡。此外,还要注意公共浴室、坐便器等卫生环境的清洁。

（二）治疗

对人头虱和耻阴虱可将毛发剪去,再加用药物洗剂清洗、涂擦。

（三）防制技术

1. 物理方法　灭虱包括对衣物蒸煮、干热、熨烫等,不耐高温的衣物可用冷冻法。

2. 化学药物　使用化学灭虱剂喷洒、浸泡灭虱,如敌敌畏乳剂、倍硫磷粉剂或水剂。但是,需注意不必要地过量用药,以免产生耐药性。

第四节 蜱 瘫 痪

蜱瘫痪（tick paralysis，TP）是一种比较少见的蜱源性疾病，是雌蜱叮咬人或动物时，其唾液腺所分泌一种能抑制肌神经乙酰胆碱释放的神经毒素（蜱瘫毒素），被注入人或动物体内所引起的上行性肌萎缩性瘫痪或麻痹。蜱瘫主要是由于神经系统的功能削弱，导致全身无力、四肢瘫痪。19世纪初，澳大利亚有牛犊患蜱瘫痪的报道，后来北美、南非、欧洲先后有家畜散发蜱瘫痪的报道。蜱瘫痪除发生于犬、猫、牛、马、羊、猪、骆驼等家养动物外，也可见于野生动物，但人发生蜱瘫痪并不多见。迄今，已报道有蜱瘫痪的国家和地区有美国、加拿大、澳大利亚、苏丹、南非、英国、法国、俄罗斯及中国等。病例主要分布于澳大利亚和北美地区，我国山东和山西也曾发现人体病例。临床上以肌肉麻痹、无力和毒血症样表现为主要特征。

一、分类

蜱（tick）隶属于蜱螨亚纲（Acari）、寄螨总目（Parasitiformes）、蜱目（Ixodida）、蜱总科（Ixodoidea），下设软蜱科（Argasidae）、硬蜱科（Ixodidae）、恐蜱科（Deinocrotonidae）、纳蜱科（Nuttalliellidae）4个科。目前全球900多种蜱中，已描述55种硬蜱和14种软蜱会导致蜱瘫，且导致瘫痪的硬蜱多于软蜱。能引起蜱瘫痪蜱类包括硬蜱和软蜱，以硬蜱种类为主。在北美（美国、加拿大），能致蜱瘫痪的种类有：安氏革蜱（*Dermacenter andersoni*）、变异革蜱（*D. variabilis*）、有斑花蜱（*Amblyomma maculatum*）、美洲花蜱（*A. americanum*）和肩突硬蜱（*I. scapularis*）等，以安氏革蜱最重要；在大洋州（澳大利亚），主要是紫环硬蜱（*Ixodes holocyclus*）；在欧洲，主要是蓖麻硬蜱（*I. ricinus*）、缺角血蜱（*Haemaphysalis inermis*）、草原硬蜱（*I. crenulatus*）、刻点血蜱（*H. punctata*）、埃及璃眼蜱（*Hyalomma aegyptium*）和拉合尔钝缘蜱（*Ornithodoros laborensis*）等；在非洲，主要是红润硬蜱（*Ixodes rubicundus*）和血红扇头蜱（*Rhipicephalus sanguineus*）。此外，距刺牛蜱（*Boophilus calcaratus*）、无色牛蜱（*B. decoloratus*）、盾糙璃眼蜱（*Hyalomma scupense*）、多毛硬蜱（*Ixodes pilosus*）、囊形扇头蜱（*Rhipicephalus bursa*）、埃弗茨扇头蜱（*Rh.evertsi*）和里赫血蜱（*Haemaphysalis leachi*）等种类，因实验室证实含有致蜱瘫痪毒素，也认为是潜在致蜱瘫痪的危险病原蜱种。在亚洲，包括我国能引起蜱瘫痪有拉合尔钝缘蜱（*Ornithodoros laborensis*）、血红扇头蜱（*Rhipicephalus sanguineus*）、草原硬蜱（*I. crenulatus*）、刻点血蜱（*H. punctata*）等蜱种。我国已记录硬蜱科约110余种（亚种）、软蜱科约10余种。东北和山西曾出现相关病例的报道。

二、临床症状与体征

家畜和野生动物出现蜱瘫痪时，早期会出现精神沉郁、食欲减退等毒血症样表现。随后即出现程度不同的拒食、呼吸急促、运动障碍、站立困难以及卧地不起等表现，严重者因呼吸肌麻痹而死亡。Musa和Osman（1990）报道苏丹单峰骆驼的蜱瘫痪，涉及不同年龄的骆驼共10群251只，死亡率高达34.3%。骆驼患病后出现不同程度的四肢无力、运动不协调、步态不稳、卧而不起等上行性运动性麻痹。Beyer和Grossman（1997）报道北美赤狼蜱瘫痪，其表现为肌肉麻痹和厌食，清除所有蜱后才逐渐恢复正常。

人类的蜱瘫痪与其他动物的临床表现相似，蜱叮咬部位多见于头皮和耳后。当蜱吸血时，蜱瘫毒素随蜱的唾液注入宿主体内并进入血液循环，通过抑制肌肉神经接头处乙酰胆碱的释放，引起运动神经纤维的传导障碍，导致急性上行性肌肉松弛麻痹。主要表现为上行性、对称性、运动性、无力性瘫痪，脑神经受损较早可出现眼神经麻痹。早期可出现过敏或非特异性麻木感等前驱症状，随后发生四肢无力、步态摇摆、行走站立困难、眼神经麻痹、深部腱反射消失及呼吸急促等症状，严重者可出现四肢肌肉瘫痪，完全不能站立。瘫痪可在蜱叮咬后数天出现，若不及时处理，部分病例可因延髓受累、呼吸肌麻痹、呼吸麻痹而死亡。但多数病例并无明显感觉障碍，体征多不明显。

三、实验诊断技术

临床上根据蜱瘫痪的典型表现、被蜱叮咬的病史或发病时发现了蜱的叮刺即可确诊。实验室检查对诊断蜱瘫痪的意义不大,多数病例没有特异血象或脑脊液改变。

临床上蜱瘫痪病例较少见,不易引起医生的注意。因此,在临床上凡遇到被蜱叮咬后,同时出现了上行性肌肉麻痹的患者,应首先考虑蜱瘫痪的可能。蜱在叮咬人体时,借助其口下板的倒齿牢固地固定在皮肤上,其唾液腺中的蜱瘫毒素使局部神经麻痹,让人无疼痛感,因而不易被发现。因此,要仔细检查患者皮肤,特别要细心检查患者长发间的头皮及发际之处有无蜱。其叮刺吸血可持续很长时间,即使患者发生了肌肉瘫痪,蜱仍可在其皮肤上持续吸血活动。

蜱瘫痪应与脊髓灰质炎及感染性急性多发性神经炎、重症肌无力、肉毒素中毒等疾病相鉴别。蜱瘫痪还应与蜱中毒(tick toxicosis)相区别。有报道,被拉合尔钝缘蜱叮咬后,部分人会出现头晕、乏力、恶心、呕吐、心慌、气促等急性中毒症状,约 30 分钟后出现舌麻木、言语不清、口唇及眼睑水肿,重者可在 1~2 小时内死亡,这种情况属于蜱中毒。

四、防制技术

蜱瘫痪重在预防,重点在于个人防护。可利用现代网络、视频、电视、线上 MOOC 等手段普及宣传相关的防护知识,并采取药物处理蜱栖息的环境。

(一)防护

1. 加强宣传　在蜱高发区,应注意加强对蜱瘫痪知识的宣传,以提高人们的防范意识,主动避免蜱叮咬、预防蜱瘫痪的发生。

2. 个人防护　当进入森林、牧场、草地、灌木丛等有蜱孳生的环境时,要穿浅色紧身衣裤,扎紧袖口、领口和裤腿口,穿白帆布制成的长筒袜,以防蜱叮咬。在林区作业时,要注意检查头皮、耳后、颈部等皮肤暴露部位是否有蜱叮咬,尽量避免在蜱孳生的环境随地坐卧休息。

3. 保持环境卫生　注意居民住宅区及其周围环境的卫生清洁,注意及时除草、灭鼠、填塞鼠洞,可用马拉硫磷和溴氰菊酯等杀虫剂喷洒蜱的栖息地。尽可能消除蜱类生存的环境,减少蜱的孳生。

(二)治疗

1. 蜱的清除　当发现蜱瘫痪的人或动物体表仍有蜱在吸血时,应尽快清除正在吸血的蜱。蜱叮刺吸血时含倒齿的口下板刺入皮肤,清除蜱时应轻轻按压缓缓移除,不能拉扯或用力过猛,否则蜱的口器断裂残留皮内。可用蘸有乙醚或氯仿的棉球涂搽蜱的身体使其麻醉,也可用点燃的香烟头灼烫蜱躯体后部使蜱体收缩,然后一次性取出完整的蜱。

多数病例在清除蜱后症状会逐步缓解,轻者去蜱后数小时内可恢复正常,重者需要数日甚至数周才能逐步恢复。值得注意的是,清除蜱宜早不宜迟。一旦延髓受累出现呼吸肌麻痹,即使清除掉所有的蜱也难以逆转病情,死亡率仍然很高。

2. 抗血清治疗　蜱瘫痪患者早期注射蜱瘫毒素的抗血清,能有效缓解病情。抗毒素血清应在早期使用,病程晚期使用对病情缓解的效果不佳。抗蜱瘫毒素血清尤适用于重症患者的治疗。但因抗血清可引起过敏反应,注射过程中应加强观察与监护,一旦出现过敏反应,应及时给予抗过敏处理。

3. 对症治疗　对出现呼吸麻痹的患者要及时使用呼吸机进行辅助呼吸,重症患者要密切观察和监护,要及时处理可能出现的心律失常等并发症,要避免呼吸衰竭的出现。为了防止部分病例并发细菌感染,可使用一定量的抗生素。

(三)防制技术

1. 驱避剂　使用驱避剂软膏、乳剂涂搽皮肤,或浸泡衣服(晾干后使用,药效可维持 1~3 周),达到驱蜱效果。常用的驱避剂有苯二甲酸二甲酯、邻苯二甲酸二甲酯、邻苯二甲酯、苯甲酸苄酯、避蚊胺和避蚊酮等。采用复方驱蜱剂(5% 敌敌畏、5% 倍硫磷、10% 乙酰基四氢喹啉、10% 桃醛、2% 表面活性剂和 18% 乙醇混合配制而成)喷洒衣服、裤脚、袖口、衣领口等处(每人每次用量 10ml),驱蜱效果可保持 20 天左右。

2. 家畜或宠物的防制　使用 2% 敌百虫进行体表喷洒,每隔两周喷一次;也可以使用伊维菌素(0.2mg/kg)进行皮下注射,每半月一次。

3. 疫苗防治技术 现已证明蜱瘫毒素为一类多肽类物质,有研究者利用分子生物学技术,生产针对重组神经毒素多肽的疫苗,用以预防蜱瘫痪的发生。

第五节 恙 虫 病

恙虫病(tsutsugamushi disease)又称丛林斑疹伤寒(scrub typhus)、洪水热(flood fever)、日本江河热(Japanese river fever)、恙螨传立克次体病(chigger-borne rickettsiosis)等,是由感染恙虫病东方体(*Orientia tsutsugamushi*)的恙螨幼虫叮咬人体所引起的一种自然疫源性疾病,其主要临床表现为发热、焦痂或溃疡、淋巴结肿大等。临床特征为突然起病、高热,被恙螨幼虫叮咬处皮肤出现焦痂或溃疡,出现淋巴结肿大及皮疹。其临床特征为起病急骤、持续高热、皮肤焦痂和溃疡、浅表淋巴结肿大、皮疹和肝脾大。早在公元313年,我国晋代葛洪曾在岭南地区发现恙螨(沙虱),将所致疾病称为沙虱热。隋朝巢元方比较全面地记载了恙螨病的临床症状"虱水陆皆有之,人晨暮践沙,必着人,如毛发刺人,便入皮里,虱为红色"。至明代李时珍在《本草纲目》中对沙虱热有更详尽的记载,并描述了沙虱的形态。1810年日本桥本伯寿在新泽县发现了恙虫病的流行,并认为恙虫病就是沙虱热。其后50年间(1880—1930年),日本学者通过深入研究,发现了恙虫病的传播媒介、病原体及啮齿类宿主。

一、分类

恙螨隶属于蜱螨亚纲(Acari),真螨总目(Acariformes)、绒螨目(Trombidiformes)、前气门亚目(Prostigmata)、大赤螨总股(Anystides)、寄殖螨股(Parasitengonina)、绒螨亚股(Trombidiae)、恙螨总科(Trombiculoidea),下设恙螨科(Trombiculidae)、列恙螨科(Leeuwenhoekiidae)等多个科。全球约3 000多种及亚种,中国约400多种及亚种,文献记述的约50种可侵袭人体。恙螨科(Trombiculidae)、纤恙螨属(*Leptotrombidium*)中的某些种类与医学关系最为密切。

恙螨直接致病为恙螨皮炎(trombidosis)。恙螨幼虫叮刺取食可造成周围组织凝固性坏死,产生炎症性损害,称为恙螨皮炎。但恙螨的主要医学意义在于其间接损害,即传播恙虫病等。恙螨的种类虽多,但确定能传播本病的仅数种,如地理纤恙螨、红纤恙螨、弗氏纤恙螨、小板纤恙螨、苍白纤恙螨、巴氏纤恙螨、高潮纤恙螨等。

恙虫病的病原为恙虫病东方体,又称恙虫病立克次体(*Rickettsia tsutsugamushi*),其形态为双球状或短杆状,长0.3~0.5μm,宽0.2~0.4μm。其在细胞内增殖性强,多在大单核细胞质内繁殖,聚集于胞核周围,但不侵犯细胞核。用吉姆萨染色,胞质呈淡蓝色,立克次体呈紫红色。恙虫病立克次体抵抗力不强,对热和一般消毒剂敏感,如0.5%石炭酸和加热56℃10分钟即被灭活。但其在低温中能长时间生存,如感染鼠脾置-20℃,立克次体可存活5周之久。若在完整组织细胞或悬于各种保护液中,可在-70℃下长期保存。

恙虫病立克次体血清型比较多,根据株间抗原成分不同,可分为印度型、马来西亚型、新几内亚型、缅甸型和澎湖型等,可通过补体结合试验鉴别这些血清型。

二、临床症状与体征

恙虫病潜伏期6~21天,常为10~14天,而后突然发热、体温迅速上升,可达39~42℃。起病初期多数患者有相对缓脉,发热常伴有寒战、头痛、全身酸痛、乏力、食欲缺乏、颜面潮红、口干、恶心、呕吐、结膜充血、畏光、失眠、咳嗽、胸痛等症状。严重者出现听力减退、重听、谵妄、昏迷和强直性痉挛,其主要体征如下。

1. 焦痂和溃疡 为本病特征,可见于大多数患者,是由幼虫叮刺取食造成皮肤周围组织的凝固性坏死所致。首先在恙螨幼虫叮咬局部出现0.3~1.0cm大小、粉红色小丘疹,继成小泡,破裂后形成鲜红色小溃疡,边缘隆起,周围有红晕,1~2天后中央坏死结成黑色痂皮,故称焦痂。焦痂呈圆形或椭圆形,周围有红晕,痂皮脱落后即成溃疡。溃疡大小不一,边缘略隆起,基底部为新生淡红色肉芽组织,常有血清样渗出液,偶尔化脓,局部无痛痒,触之有压痛。可根据溃疡形状、溃疡面清洁平坦和无痛感等,与其他感染性溃疡相区别。因为恙螨幼虫常侵袭人体潮湿及有气味的部位,故焦痂多见于腋窝、阴囊、外生殖器、腹股沟、会阴、肛门等处,但头、颈、眼睑、四肢、乳房、肩胛、腹、臀、足趾等部位也有发现。多数患者仅 1 个焦痂或溃疡,也可见 2~3 个者,个别多达 9~11 个。

2. **淋巴结肿大** 患者全身浅表淋巴结多肿大是恙虫病最常见的体征之一,占 90% 以上,尤其以焦痂附近局部淋巴结肿大明显。大者如核桃或拇指,小者如黄豆大。一般无红肿疼痛、无化脓倾向、可移动,多有压痛。肿大的淋巴结消退缓慢,病愈后多数仍能扪及。

3. **皮疹** 一般为充血性斑丘疹,少数呈出血性。大小不一,直径为 0.3~0.5cm,压之退色,无痒感,分布散在,少数融合成荨麻疹状。皮疹多发于病后 5~6 天,少数患者发病即现皮疹。皮疹多见于面部,次为胸、背、腹部,并向四肢蔓延,偶见于手掌和脚底。轻症患者皮疹仅存 1~2 天即消退,重病者可持续 1 周或更长,然后逐渐消退,消散时不脱皮,多有色素沉着。皮疹出现率各地报告不一,如马来西亚曾报告 44 例,无一例皮疹发现。我国患者皮疹出现率为 30%~90%,可能与病情轻重、就诊时间等因素有关。

4. **肝脾大** 轻度肝脾大,质软、无压痛或轻压痛,表面光滑。脾大率为 30%~50%,较肝大者多见。

5. **眼结膜充血** 为恙虫病常见症状之一,少数患者有结膜下出血。部分病例有皮肤充血,出现颜面潮红和全身皮肤潮红现象。

6. **心肌炎** 较常见,表现为心尖部收缩期杂音、心音弱、心律不齐,相对缓脉、血压低,T 波低平或倒置,可发生传导阻滞现象,重者可出现循环衰竭。

7. **其他** 肺部病变轻者仅表现为支气管炎,无明显体征。合并间质性肺炎时,出现呼吸困难,可呈青紫现象,如有继发性感染则可有干湿啰音。此外,也可发生睾丸炎、阴囊肿大和压痛、全身感觉过敏等体征。

本病的自然病程为 2~3 周,有并发症者病程延长。并发症以支气管肺炎多见,占并发症病例的 44%。少数患者可发生心力衰竭、出血现象,如鼻出血、牙龈出血、胃肠道出血等,还有报道并发弥散性血管内凝血者。

三、实验诊断技术

恙虫病患者早期诊断并不困难,可依据其临床典型表现确定。实验诊断主要采取血清免疫学试验,病原体分离以动物接种小白鼠最佳,阳性率可高达 80% 以上,但耗时较长。

1. **血液检查** 白细胞数减少或正常,在发病的第 2 周可有轻度白细胞增多,中性粒细胞有轻度核左移现象。血沉正常,偶或轻度增快,大部分患者呈轻度贫血。

2. **尿液检查** 半数患者出现蛋白尿,尿中常发现有白细胞、红细胞和管型,但治愈后即恢复正常。

3. **血清免疫学试验**

（1）外斐反应:患者血清与变形杆菌 OXk 菌株起凝集反应,为诊断恙虫病的重要依据。一般 OXk 抗体在发病第 1 周即有部分患者（30%）呈阳性反应,2~4 周阳性反应人数达高峰,从 60% 上升至 80%~90%,5 周后下降,第 8~9 周多转为阴性。也有报告病程第 1 周内近 65% 的病例出现阳性反应。

（2）补体结合试验:特异性和敏感性高于外斐反应。在患病过程中效价上升快消失慢,可维持多年。但是,恙虫病立克次体株间抗原性不同,通常与同型效价高,出现快、维持时间长;与异型效价低,出现慢而消失快,维持时间也短。因此,建议同时使用多种抗原进行测试。

（3）免疫荧光试验:较外斐反应敏感,有群特异性。荧光抗体一般在 1 周末开始出现,2 周末抗体效价显著升高,3~4 周达高峰,半年后仍保持一定水平。

4. **病原体分离** 动物接种以小白鼠最敏感。早期患者可取全血 0.3~0.5ml,晚期患者多用血块制成悬液注入小白鼠腹腔。接种后一般于第 10 天发病,小鼠出现松毛、闭眼、呼吸急促、腹部膨大等现象,并呈衰竭状态,于 2~3 周内死亡。解剖时可见皮下出血,双肺充血水肿,肝、脾、淋巴结充血肿大,伴有胸腔积液和腹水。取肝、脾和腹水涂片,用吉姆萨染色镜检,可检出单核细胞内的恙虫病立克次体,尤以肾组织的阳性检出率为高。

5. **早期诊断** 恙虫病典型患者的早期诊断并不困难。大多有发热、淋巴结肿大、焦痂和溃疡、皮疹等表现。所以在流行区流行季节,尤其曾去野外工作、露宿或在田边草丛中坐卧的人,凡有不明原因的发热或淋巴结肿大者,应首先考虑恙虫病,如有特征性的典型焦痂或溃疡,则有助于诊断。

四、防制技术

恙虫病的防治包括个人防护、预防恙螨幼虫的叮咬感染;氯霉素和四环素类治疗对患者有特效。消灭鼠害是防治的本病重点。

(一)防护

1. 注意个人防护　尤其到本病流行区居住或旅行,如日本、朝鲜、缅甸、印度、澳大利亚、马来西亚、泰国、菲律宾等南太平洋地区的国家,我国台湾、广东、福建、浙江、云南、广西、贵州、西藏、四川、新疆、山东、江苏和安徽等地区,不要在杂草丛生的地方坐卧休息,注意防止恙螨幼虫的叮咬,以免发生感染。

2. 药物驱避　在野外或进入疫区时,身体裸露部分临时涂抹邻苯二甲酸二甲酯,或涂搽 25% 苯甲酸苄酯乳剂,短时间内具有防患作用。采用 70% 邻苯二甲酸二甲酯与 30% 邻苯二甲酸二丁酯混合剂,可延长保护作用达 8 小时。此外,野外作业后应及时洗澡和换衣,尽可能减少被恙螨叮咬的机会。

(二)治疗

1. 首选药物　氯霉素和四环素类药物,对本病具有特效。大多数患者在治疗后 24~28 小时内体温降至正常。氯霉素首次剂量为 0.5 个,每 6 小时 0.25g,1 个疗程为 5~6 天。四环素和土霉素剂量同氯霉素。个别不能口服的病例,可考虑采用注射剂。

2. 复发　患者在药物治疗过程中或停药后病情可能复发,复发率在 20%~30% 之间。复发原因除抗生素剂量不足外,与治疗早晚有关。有报道,在发病第 2 天治疗者复发率可高达 75% 以上;在发病的 4~6 天开始治疗,约有半数患者复发;而第 7 天或以后开始治疗则无复发,主要原因为抗生素的作用只是抑制而不能杀死立克次体,如用药过早,患者体内抗体尚未形成或形成不足,一部分立克次体在体内繁殖以致复发;晚期用药时,患者体内抗体业已形成,复发机会即减少。为防止复发,可在疗程结束后,于第 6 天再给 2~3 天的治疗。Katura 曾用红霉素治疗恙虫病 9 例,每天 300~500mg,疗程 1 周,总剂量 2~6.5g,治后 12~14 小时退热,未见复发。

3. 预后　恙虫病的病死率因地而异,在未采用广谱抗生素以前,死亡率高达 50%~60%。采用氯霉素、四环素后已降至 1%~5%。死亡原因多因入院治疗太晚、全身中毒症状严重或因急性心肌炎伴心力衰竭所致,后期则常因并发症致死。预后除与立克次体株的毒力有关外,还与患者生活环境、营养状态和治疗情况等因素密切相关。因此,本病除特效治疗外,同样需要加强护理、监测和及时对症治疗。

(三)防制技术

1. 消灭传染源　本病也是一种自然疫源性疾病,主要流行于啮齿动物中。鼠类感染后多无症状,而在体内能长期保持病原体,其传染期特别长。消灭鼠害是防治本病的根本方法。此外,家兔和鸟类也能感染本病。经常铲除杂草、疏通沟渠、清除垃圾是消灭恙螨孳生环境的重要措施,应结合日常卫生和田间管理反复进行。必要时可在屋内外及场地喷洒药物灭螨。

2. 阻断传播途径　恙螨体内病原体可经卵传递给下一代,当第二代幼虫再叮咬人或动物时,又可将病原体传播给人或动物,此传播方式为隔代传播。实验证明,恙螨经卵传递立克次体可以继续 2~4 代,最多达 5 代。因此,野生动物之间的传播链不易被阻断,进入该病的自然疫源地区需要采取防疫措施。

3. 保护易感人群　人对恙虫病普遍易感,患者以青壮年居多。在某些地区以儿童为多见,与该地区儿童经常接触草丛的特点有关,如割草、田间、草堆玩耍也会增加受感染恙螨叮咬的机会,值得注意。

第六节　疥螨病

疥螨病(sarcoptidosis),即疥疮(scabies),是一种传染性很强的皮肤永久性寄生虫病,分布遍及世界各地。早在我国殷周时代(公元前 1562—前 771 年)甲骨文中便有记载,战国时代(公元前 403—前 221 年)的《周礼》和《礼记》里也有记载。隋代巢元方所著《诸病源候论》中有"干疥者,但痒,搔之皮起作干痂。湿疥者,小疮皮薄,常有汁出。并皆有虫,人往往以针挑得,状如水中涡虫"等阐述。古代民间早就沿用硫黄熏洗或涂搽进行治疗。而在欧洲该病最早的记载为公元前 1200 年(Roncalli,1987)。20 世纪初至 70 年代,疥疮在世界各地一次次流行,引起许多学者的重视,对其进行了多方面的研究。Fain(1968,1975)研究了疥螨的种、亚种问题。屈孟卿等(1988)对疥螨的离体生态、阻断传播的方法进行了研究。Mattsson等(2001)用纯化的疥螨mRNA构建了cDNA表达文库。Bezold(2001)采用PCR技术对临床非典型疥疮患者进行诊断。在治疗方面,研发了伊维菌素、茶树油活性成分用于疥疮的临床治疗(Currie,Shelley 2004)。

一、分类

疥螨(sarcoptes mite)隶属于蜱螨亚纲(Acari),真螨总目(Acariformes)、疥螨目(Sarcoptiformes)、甲螨亚目(Oribatida)、甲螨总股(Desmonomatides)、无气门股(Astigmatina),疥螨总科(Sarcoptoidea)、疥螨科(Sarcoptidae)。根据Fain(1968)的分类,疥螨科分为2个亚科共10个属,即疥螨亚科(Sarcoptinae)和背肛疥螨亚科。疥螨科(Sarcoptidae)螨种是疥疮的病原体。疥螨(图68-6,图68-7)的传统分类主要依据所寄生的宿主,因其寄主在人、牛、羊、马、骆驼、犬、兔、猫等7目17科40余种哺乳动物,而被分为28个种和亚种,疥螨在人和动物之间有交叉感染的报道。我国兔体疥螨是一个具有流行病学意义的疥螨种系,已有多起传给人的报道。但疥螨的分类一直存在争议,也有学者认为寄生在人和动物的疥螨为同一个种,寄生在不同宿主的疥螨,应该是不同变种。赵亚娥等(2015)基于线粒体CO1序列对寄生在人和动物的疥螨进行分子鉴定,发现人疥螨(Sarcoptes scabiei var hominis)与动物疥螨并非同一个种;寄生在所有动物的疥螨为一个种,不同动物间存在变种和交叉感染;但寄生在人的疥螨并非同一个种,疥螨在中国人、巴拿马人以及澳大利亚人之间存在地理隔离。

疥螨常寄生于皮肤较薄而柔软部位的皮肤角质层,如指间、指蹼、掌面、手腕、肘窝、腋窝、腰部、脐周、下腹部、腹股沟、臀间沟、会阴部、外生殖器、股内侧等,感染重者遍及全身。老年疥疮患者皮损多分布在背部及下肢;儿童疥疮感染后,皮损发生在身体各部位,尤以上下肢、手指、面部、腹部和生殖器常见。

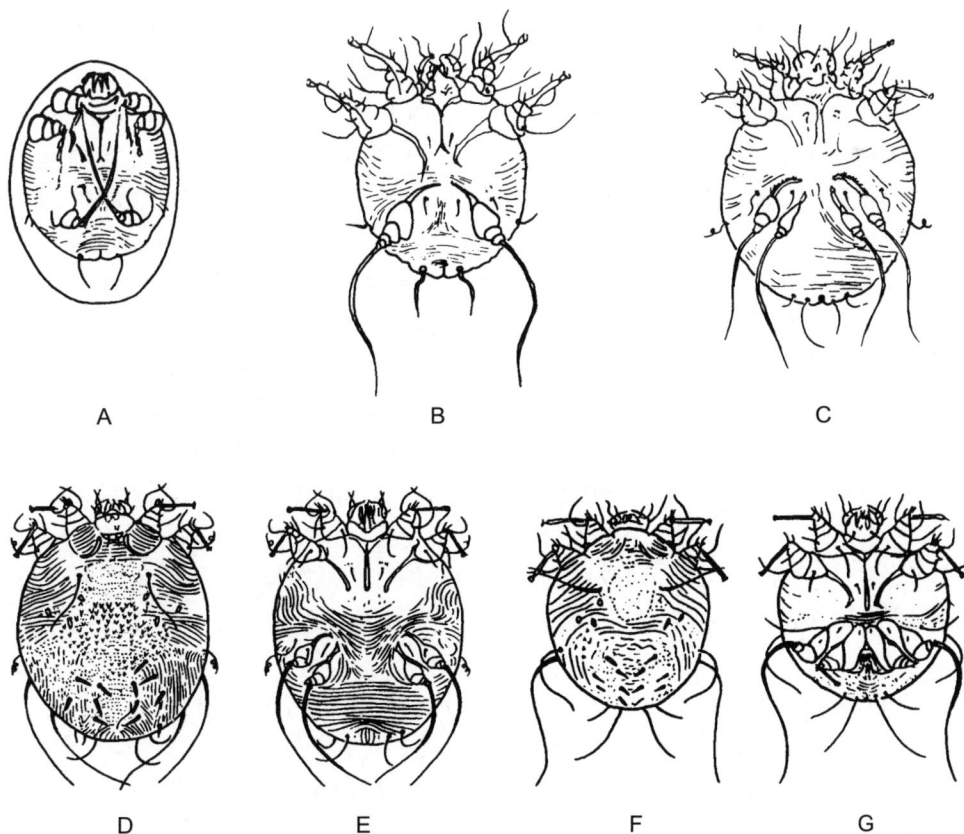

A.卵;B.幼螨腹面;C.若螨腹面;D.雌螨背面;E.雌螨背面;F.雄螨背面;G.雄螨背面

图68-6　人疥螨雌雄成虫示意图(腹面观)

(仿　李朝品)

二、临床症状和体征

疥疮的临床表现易与湿疹、皮炎、皮肤瘙痒症等相混淆，尤其是滥用氟轻松软膏等皮质类激素制剂，虽然其瘙痒症状可一时缓解，但病变仍加剧发展，导致原有的典型皮疹变为不典型，不易辨认而误诊，常常因此贻误临床治疗。

1. 潜伏期　初次感染疥螨的人并不立即出现症状，一般约经 4 周以上，当疥螨繁殖增多引起宿主免疫应答之后，才出现瘙痒和皮肤丘疹。在感染 30 天后，随"隧道"数目的增加，"隧道"周围才出现炎症红斑反应。再感染者的潜伏期较短，一般仅数日。

2. 临床表现　瘙痒是疥疮的主要症状，这种剧烈瘙痒有夜间加重的特征，常常影响患者睡眠，严重时患者还可出现精神不适等状态。由于搔抓常引起表皮剥脱和出血，体检时往往可见抓痕、血痂，局部破损易引起继发感染，发生脓包疮、疖、毛囊炎、甲沟炎等并发症。

3. 疥疮皮损特征　一般认为"隧道"是疥螨的重要特征。疥疮的丘疹、水疱、结节等皮损，均为病原的直接作用或过敏反应所致，也具有其特征性，与"隧道"一样在诊断上有意义。

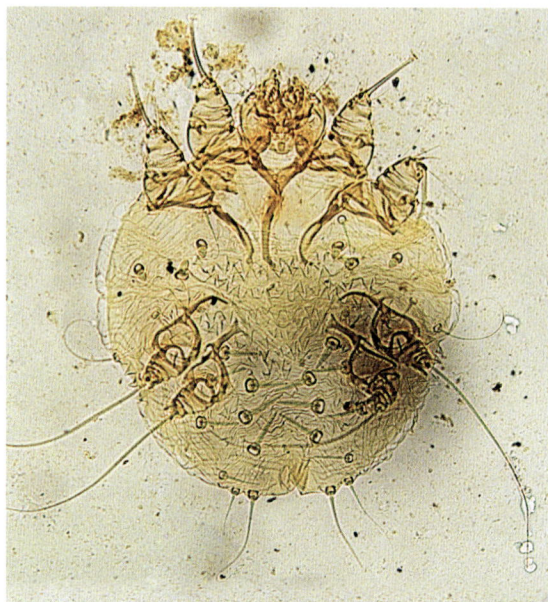

图 68-7　人疥螨雌成虫

（引自　李朝品）

1）"隧道"："隧道"是疥螨在宿主体表的寄居与繁殖的场所，也是疥螨显著的皮损形态特征。它是疥螨钻入皮肤角质层深部后，在水平方向不断掘进和啮食角质而形成的一条与皮肤平行的线形、弧形或不规则的曲线形穴道。一般多出现在柔嫩、皱褶皮肤处。"隧道"长度与疥螨寄居时间的长短有关；一般长 3~5mm，宽 0.5~1.0mm，最长可达 10~15mm。从组织学上来看，正常及部分角化不良细胞构成了"隧道"顶部和基底，顶部致密完整，基底组织有不同程度的炎性反应。"隧道"盲端与棘层相连，始端常有形如马蹄的小口，伴有淡黄色小痂或点状糜烂面。新近形成的"隧道"表面的角皮层一般呈灰白、浅黑色；陈旧性或干枯的"隧道"局部肤色大致正常，"隧道"上端角皮层微微隆起。在疥螨寄居时间较长和比较完整的"隧道"内，可见到雌成螨、卵、幼虫、若虫和棕褐色尘粒状粪便（图 68-8）。

2）丘疹：典型特征为浅在毛囊或非毛囊性丘疹，顶略尖或圆、稍高于皮面，近肤色或浅红，直径 1~2mm，单一分布、无簇集与融合倾向。在丘状隆起或稍外的角质层内，可见幼虫、成虫及其"隧道"。

3）水疱：常为 2~4mm 直径圆形小水疱，高出皮面，充满透明液体。典型者在疱缘可找到虫点，或见灰黑色虚线状"隧道"痕迹。角质层完整，疱缘近处可见"隧道"和虫体、胚卵与排泄物。

4）脓疱：多在水疱的基础上发生，因继发细菌感染所致。为乳黄色充盈的圆形脓疱，中心可见褐色或黄绿色小点，疱底外绕 1~2mm 红晕，构成以污点为中心的红黄两色同心圆，临床征象很特殊（图 68-9）。红黄交界处可发现螨点，脓疱顶偶见淡棕色虚线状"隧道"痕迹。在脓疱边缘的角质层"隧道"内可见螨虫及其排泄物。

5）结节：棕红色或褐红色，绿豆至黄豆大小、半球形、中等硬度的水肿性、皮内痒性结节，表面可见"隧道"、螨点、鳞屑和血痂。结节数目不定，散在分布，一般多发生于外腹股沟、生殖器、臀部、腋部等处，最常见于阴囊和阴茎。结节表皮角化过度，角质层内可见断续的"隧道"及其螨虫和卵。

4. 非典型疥疮

1）婴幼儿疥疮：主要指 3 岁以内婴幼儿所患的疥疮，多由母亲、家人或邻居传染所致。其发病部位和临床表现与成人有所不同，除有全身发疹外，头、颈与掌跖易受侵犯，疥螨"隧道"多见于掌跖部，其次是指间、腹部等。皮疹以水疱损害多见。此外，继发湿疹样变化，往往较成人明显而分布广泛，极易造成误诊。

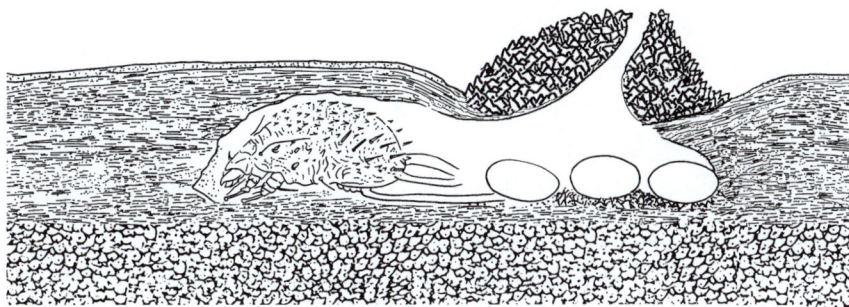

图 68-8　疥螨寄生在皮内隧道中示意图
（引自　李朝品）

因此，要注意与婴儿湿疹、脓疱疮、药物性皮炎、大疱性荨麻疹、丘疹性荨麻疹等相鉴别。

2）隐匿性疥疮：其临床表现、部位及分布不典型，多因使用皮质激素所致。因其类似疱疹样皮炎、毛囊角化病等而误诊。尤其是皮肤瘙痒症、慢性湿疹、神经性皮炎、银屑病患者，再感染疥疮后往往易被忽视。

3）轻度疥疮：为目前常见类型，多见于城市患者和夏季患病者。由于卫生条件好，洗涤、更衣频繁，发病部位不典型，皮疹数少，往往不太明显。有的仅有几个散在的瘙痒性小丘疹和抓痕，"隧道"难被发现，常被误诊为其他皮肤病。

4）结节性疥疮：又称疥疮炎性结节、疥疮后持续性结节。我国较常见，约占疥螨患者的27.5%~59.05%（苏敬泽等，1984；张尚仁等，1989）。2/3 以上的患者皮损发生在阴囊、阴茎，其次在腹股沟。患者继发其他皮损后 1 周以上出现炎性结节，也有因反复发作迁延到半年之后才发生结节。疥疮治愈后，结节仍可存数月，甚至 1 年以上。

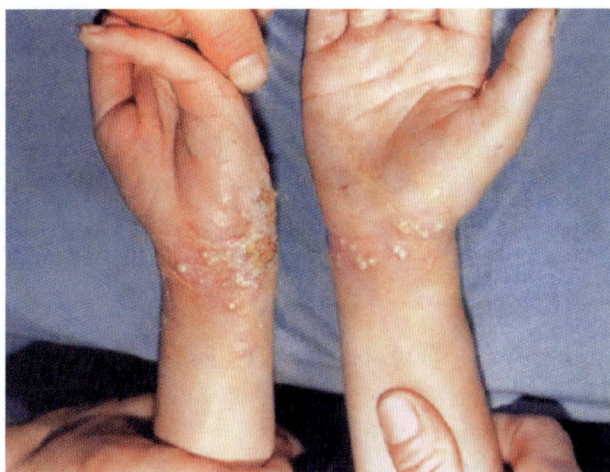

图 68-9　腕部脓疱型疥疮
（引自　李朝品 . 医学蜱螨学 . 北京：人民军医出版社）

5）挪威疥疮（Norwegian scabies）：又称角化性疥疮（scabies keratotica），多见于免疫功能低下或长期使用皮质类固醇激素、器官移植、肿瘤放疗等患者。临床特点与一般疥疮不同，具有高度接触传染性。病患部位有大量的鳞屑和结痂，因此，还称结痂性疥疮（crusted scabies）。

5. 疥疮的并发症　疥疮的并发症较多，基本可分为两个类型。

1）超敏反应：如湿疹、疥疮结节、荨麻疹等，病情不重，但治疗时间较长。

2）感染中毒性并发症：如脓疱疮、肾炎、败血症及皮肤吸收外用药中毒等，病情较重。疥疮并发症的原因与误诊及治疗不当有密切关系。因此，正确诊断疥疮有着重要的临床意义。

三、实验诊断技术

检出疥螨则是确诊疥疮的直接证据。如找不到疥螨，仅找到疥螨的卵或粪便，抑或典型"隧道"，亦可作出诊断。若查不到疥螨及"隧道"，应结合临床资料及流行病学证据，或采取诊断性治疗进行诊断。

1. 针挑法　选用消毒的 6 号注射针头，持针与皮肤平面呈 10°~20° 角，针口斜面向上，在"隧道"末端距螨点约 1mm 处垂直于"隧道"长轴进针，直插至螨点底部并绕过螨体，然后放平针杆（呈 5°~10° 角）稍加转动，疥螨即落入针口孔槽内，缓慢挑破皮肤或直接退出针头，移至滴有一滴甘油或 10%KOH 溶液的载玻片上镜检（苏敬泽，1983）。在进针时，持针要平稳，切忌过深或过浅。过深可致出血，模糊视野，不利检查;过浅时易刺破螨体。另外,挑破皮肤出针时,不可用力过猛,以免将疥螨弹掉丢失。

2. 刮皮法 选择新发的、未经搔抓的无结痂的炎性丘疹,用消毒的圆口外科手术刀片,蘸少许矿物油,滴在炎性丘疹表面,然后用刀片平刮 6~7 次,以刮破丘疹顶部的角质层部分,至油滴内有细小血点为度。如此连刮 6~7 个皮疹后,将刮取物移至载玻片上镜检确诊。该法除可检出各期疥螨外,还可发现疥螨卵及疥螨排出的棕褐色、外形不规则的尘粒状粪便(Muler 等 1973;Hazelrigg 和 Jarratt,1975;Levine,1991)。据张尚仁等(1986,1988)观察统计,该法的阳性检出率为 51.6%~79.82%。

3. 解剖镜镜检法 让就诊者将手及掌腕部置于 4×10 或 2.5×10 的双目解剖镜视野下,检查者利用 45°角入射的强光源(100W 灯泡),在其指侧及掌腕等嫩薄皮肤的皮损处观察,可清晰的看到疥疮患者的疥螨"隧道"及其内的疥螨轮廓和所在部位。然后,用消毒的尖口手术刀挑出镜检,一般在 1~2 分钟内即可确诊。在解剖镜下,"隧道"内的疥螨呈淡黄色或淡棕色,螨体透明,颚体及躯体前部色泽较重,且隐约可见前足基节内突。该法患者皮损处的"隧道"发现率为 100%,"隧道"内检螨阳性率为 92.51%~97.65%,检出率远高于刮皮法。

4. "隧道"染色法 用棉签蘸取蓝或黑墨水,涂抹于可疑的皮损处,使其覆盖上一层颜色,1~2 分钟后用水棉球揩去表面墨迹,浸入"隧道"内者则大部分被保留,"隧道"着色后更易观察,借此"隧道"特征确定诊断。

5. 免疫诊断 据报道,应用间接免疫荧光抗体试验(IFAT)、Dot-ELISA,分别对人疥螨患者和疥螨病兔进行了抗体检测,均显示较高的敏感性和特异性。

6. PCR 技术 对于有非典型的湿疹、隐性的疥疮患者,运用 PCR 基因扩增技术,检查皮肤组织中的疥螨 DNA,有助于快速方便的确诊疥疮患者。

四、防制技术

疥疮属于全民性的公共卫生问题,必须贯彻预防为主的综合防制原则,采取控制发病源头、对患者杀虫止痒、及时处理并发症,防止再感染。

(一)防护

疥疮是一种接触传染性永久性寄生虫病,易流行、蔓延快、危害大。因此必须坚决贯彻预防为主的方针,积极控制传染源,切断传播途径,保护易感人群。

1. 加强健教,普及防制知识。普及疥螨的流行病学知识,结合改善居住环境的卫生条件,提高预防和治疗的主动性。

2. 讲究个人卫生 避免接触患者及其衣被等。患者的毛巾、手套、内衣、床单、被套等物品,要用沸水烫或蒸汽消毒;对患者的房间及集体宿舍、公共场所、洗澡堂更衣间、旅店、招待所,以及车船等处采用杀螨剂处理,可用 80% 敌敌畏乳剂熏蒸,每立方米空间按 20~30mg 投药。若密闭情况良好,在 2 小时内可100% 杀灭离体疥螨。

3. 加强卫生监督管理 对旅馆、宾馆、洗澡堂等服务行业及车船交通部门的卫生管理;加强对学校、幼儿园、工矿企业等集体单位的卫生监督和监测,发现患者要立即隔离和彻底治疗;在防治人疥疮的同时应积极防治动物疥疮,尤其是城市家庭饲养的宠物和农村养殖场的动物疥疮的防治,以减少动物疥疮接触传播的机会。

(二)治疗

正确诊断和合理用药是治疗疥疮的关键。治疗原则是杀螨、止痒、预防再感染和处理并发症。

1. 10% 复方灭滴灵软膏 灭滴灵为抗滴虫药,对阿米巴、结肠小袋纤毛虫和蓝氏贾第鞭毛虫有杀灭作用。用于治疗疥疮,效果较理想。李章全(1986)使用其研制的 10% 灭滴灵软膏(灭滴灵粉 10g,苯酚1g,冰片 0.5g,液体石蜡适量,凡士林加至 100g)治疗疥疮 200 例,痊愈率 96%。方法:自颈部以下全身涂药,皮损部位反复揉搓,早晚各 1 次,3 日 1 疗程,未愈者重复 1 个疗程。对丘疹水疱型疥疮、脓疱糜烂型、结节型患者均适用,一般 1 周内可治愈。除用药时有轻微刺痛外,未发现其他副作用。

2. 硫黄软膏 为传统安全有效的灭疥药物。一般成人用 10% 硫黄软膏,儿童用 5% 软膏,4 岁以下儿童最好先用 2.5% 软膏。方法:患者在涂药前应先用肥皂洗净全身皮肤,搽药时先将药膏少量放在手掌内,从指间开始,沿前臂内侧、肘窝、腋前后、乳房下、腰围、臀部等有皮疹处,顺次将药膏搽一遍。然后从颈部开始,用力把药膏薄涂全身。涂搽药膏要细致、全面,涂药后用滑石粉薄撒一层,最后再穿换洗的衣服。每晚涂药 1 次,连续 3~4 日为 1 个疗程。疗程结束后彻底用肥皂洗澡,更换已消毒的衣被。必要时停药 3 日后,重复涂药 1 个疗程。对顽固的患者必须 3 个疗程才能根治。禁忌证:对硫黄过敏者禁用,皮肤细菌感染严重者,需控制感染之后,再涂药为宜。不良反应:偶见刺激性作用,使皮肤红肿及引起湿疹样反应。本药有臭味,易污染衣服,且疗程较长,不易为患者所接受,虽对治疗疥疮结节效果较好,但 2004 年该制品已被列入取消清单。

3. 二氯苯醚菊酯(permethrin) 一般采用 5% 乳剂外涂,目前被认为是最理想的局部治疥药,具有高效、低毒、无抗性等优点。

4. 30% 肤安软膏 肤安是一种从柠檬桉树中分离提取的驱蚊原料。方法:用热水洗澡后,自颈以下全身涂搽药物,早晚各 1 次,每次涂 15g,3 天为 1 个疗程,共 3 个疗程,治愈率可达 90% 以上。治疗期间每晚服苯海拉明 25mg。药剂无色、无臭味,涂后有清凉止痒感,易于接受。

5. 1%γ-666 霜(商品名为疥得治,疥宁、疥灵霜) γ-666 是化学杀虫药 666 的异构体,具有高效杀虫作用。方法:除头、面颈部位不可用药之外,一定要从颈部以下全身涂搽药剂,成人一次用药量为 20~30g,经 24 小时之后,用温水洗去残留药物,一般经 1 次治疗痊愈率可达 90% 以上。一周后重复用药一次可痊愈。禁忌证:凡 10 岁以下儿童或营养不良者、孕妇、哺乳期、神经性疾患及癫痫患者禁用。不良反应:少数患者可引起过敏或刺激症状,停药及内服抗组胺剂后可缓解,瘙痒症状及皮疹可消退。

6. 10% 克罗米通(crotamitone)霜剂 亦名优力肤霜,国外称优力斯(Eurax)。具有局部麻醉止痒和抗过敏作用,对疥螨有良好的选择性杀灭作用。方法:自颈以下全身涂搽,第 1 次用量以 2~3 支为宜。其后每日涂药 1 次,可连续用药 3~5 日。每日洗澡 1 次,除去残留药物。可用于 4-5 岁以上儿童,但每日用量限 1 支。不良反应:偶可引起过敏反应、红斑、丘疹风团反应,停药后内服抗组胺药可缓解。虽然此药在完整皮肤上不易吸收,但不适宜溃烂皮肤上用药,易被吸收而引起中毒,对脓疱疥和疥疮结节的疗效较差。

7. 冷冻疗法 常用液氮冷冻治疗疥疮炎性结节。方法:用棉签浸蘸液氮后,将附有液氮的棉签尖部稍用压力直接贴敷于结节上,持续 30~40 秒,一般 7~15 天后进行第 2 次治疗。据报道,该法治疗的 375 例患者全部治愈。

8. 伊维菌素(Ivermectin) 为半合成的大环内酯类衍生药物,由于其作用于细胞膜上的离子通道,可引起多种线虫和节肢动物麻痹,可用于丝虫病、疥螨和头虱治疗(Develoux,2004)。伊维菌素口服治疗结痂性疥疮安全有效,可作为根除结痂性疥疮的疗法(Flinders,2004)。口服一次剂量 200μg/kg,疗效达 70%。Chouela 等(2002)认为,口服伊维菌素一剂 200μg/kg 是非常合适和有效的治疗方法。Angelo 等(2004)用此剂量成功的治愈了一位患挪威疥疮的 15 岁女患者。Dourmishev 等采用伊维菌素 0.2mg/kg(1% 水溶液),第 1 天和第 8 天各口服 1 次,19 例疥疮患者二次服药后均未查到疥螨。但是孕妇、哺乳期妇女和婴幼儿用药的安全性尚有待进一步确定(Fawcett,2003)。

9. 0.05% 卤米松软膏 商品名为澳能,具有快速高效抗感染、抗增生和止痒的作用。使用方便、安全,无明显副作用。据报道,每天 1 次,治疗 4 周,治疗 32 例疥疮结节患者有效率达 71.88% 以上(吕红莉等,2009)。

(三)防治技术

1. 传染源控制 疥疮是一种世界范围的接触传染性永久性寄生虫病。曾因战争、经济大萧条和居民流动等因素,20 世纪初和 40 年代发生两次世界大流行。我国在 1949 前,疥疮流行广泛,遍及全国各省市,患者约 1 亿;1949 后,党和政府关心人民群众疾苦,重视加大了防治力度,1954—1957 年间流行终止,并于 1959 年宣告基本消灭疥疮,其后十余年未见新病例。再次流行始于 70 年代,1970 年在福建、广西等省区发现散在病例,继而自南向北逐渐流行并波及全国各省市、自治区。因此,控制传染源是传染性寄生虫病疥疮防治的关键。

2. **阻断传播途径** 密切接触是人与人之间传播疥疮的主要途径。疥疮常常在家庭内、集体住宿的学校中流行。在农村集体住宿的中、小学生,企业厂矿工人,以及拘留所等人员集中场所,均是疥疮传播的重要场所。外出务工人员、学校寒暑假住校生以及节假日旅游的大量人员流动可增加传播流行的机会,并为疥疮远距离播散创造了条件,积极阻断这些传播途径有利于疥疮的防控。

3. **易感人群防护** 人群免疫力的下降是形成疥疮流行的重要原因。群众缺乏防治疥疮的科学知识,部分医务人员专业生疏,加上滥用类固醇激素等外用药,使部分患者症状轻微和不典型等,也是造成疥疮散在传播的重要因素。此外,随着农村养殖业的发展,城市养宠物家庭的增多,动物疥螨传播给人也成了问题,已有人体感染兔疥螨以及猪、犬、牛、羊疥螨的报道。因此,加强健康宣传,普及防控知识,改善生活方式,提高人群免疫力,是防治疥疮的重要措施。

第七节 蠕形螨病

蠕形螨病(demodicidosis)是由蠕形螨(俗称毛囊虫)寄生于人体皮肤而引起的一种永久性寄生虫病。蠕形螨呈蠕虫状,乳白色,体细长,约300μm,是一种小型寄生螨类。主要寄生于哺乳动物以及人的毛囊和皮脂腺或内脏组织中,可引起酒渣鼻、痤疮毛囊炎、口周炎、眼睑炎和内脏组织病变,感染严重时可造成动物死亡。

一、分类

蠕形螨隶属于蜱螨亚纲(Acari)、真螨总目(Acariformes)、绒螨目(Trombidiformes)、前气门亚目(Prostigmata)、异气门总股(Eleutherengonides)、缝颚螨股(Raphignathina)、食肉螨总科(Cheyletoidea)、蠕形螨科(Demodicidae)。该科一般分5属,即:蠕螨属(*Demodex*,Owen)、口蠕螨属(*Stomatodex*,Fain)、鼻蠕螨属(*Rhinodex*,Fain)、眼蠕螨属(*Ophthalmodex*,Lakoschus et Nutting)和翼蠕螨属(*Plerodex*,Lukoschus et al.),其中与致病关系密切的是蠕螨属,大多数寄生于多种哺乳动物和人体的不同部位。该属包含种类最多,目前已知有140种或者亚种。蠕形螨对宿主有严格选择性,种特异性强。寄生于人体的主要有毛囊蠕形螨(*D. folliculorum*)和皮脂蠕形螨(*D.brevis*)两种。蠕形螨体分为颚体、足体和末体3部分(图68-10)。颚体宽度大于长度。具有刺吸口器,内有针状螯肢1对,可伸缩刺吸宿主细胞。颚体腹面内部有一马蹄形咽泡,咽泡的形状为分类特征之一。颚体基部背面有1对背基刺,一般呈铆钉状,其形状具有鉴别意义。末体细长,约占体长的2/3以上,端部一般钝圆,末体表皮具有明显细齿状环纹,后端有的种类有肛道,肛道的有无和其形状亦有分类意义。在足体和末体内尚包含有肌肉、神经、消化和生殖系统。毛囊蠕形螨,咽泡马蹄形,较狭长,雄虫阳茎较长。雌虫阴门位于第4对后侧片相接的中线处,雌虫末体具有指管状肛道,雄虫无肛道,末体后端钝圆。皮脂蠕形螨成虫体粗短,咽泡马蹄形较宽,雄虫阳茎较短,雌雄成虫均无肛道,末体后端尖细呈锥状。蠕形螨生活史各期的发育均在宿主体上完成,完成一代生活史约需2周时间。

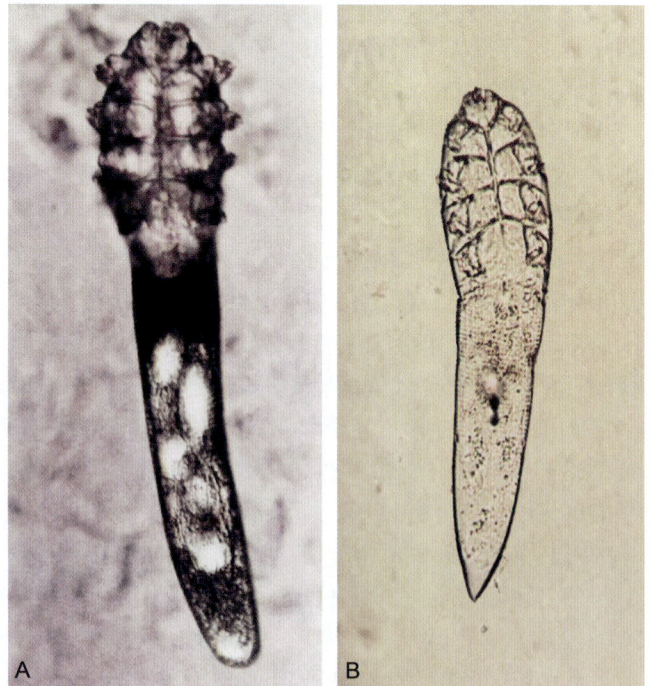

A. 毛囊蠕形螨;B. 皮脂蠕形螨

图68-10 蠕形螨成虫

(引自 李朝品)

二、临床症状与体征

蠕形螨寄生,轻者可无自觉症状,或仅有轻微痒感,或烧灼样刺痛。起病缓慢,从症状初现到后期皮肤病变乃是长时间病程发展的结果。大多数宿主被感染后可产生皮炎、脓疱、疖、脱毛等现象。临床表现多为鼻尖和鼻翼两侧皮肤出现弥漫性潮红、组织充血、散在成簇的针尖样至粟粒大小的红色丘疹、脓疱,结痂及脱屑,可成批发生,经久不愈。严重时可累及额、颊、颏以及眼周皮肤。个别在躯干、上肢出现散在性红色斑丘疹,婴儿背部呈现湿疹样红斑疹,从皮损中可查到各发育期的蠕形螨。根据酒渣鼻的病理组织学观察,可将酒渣鼻分为皮炎型、痤疮型和肥大型。

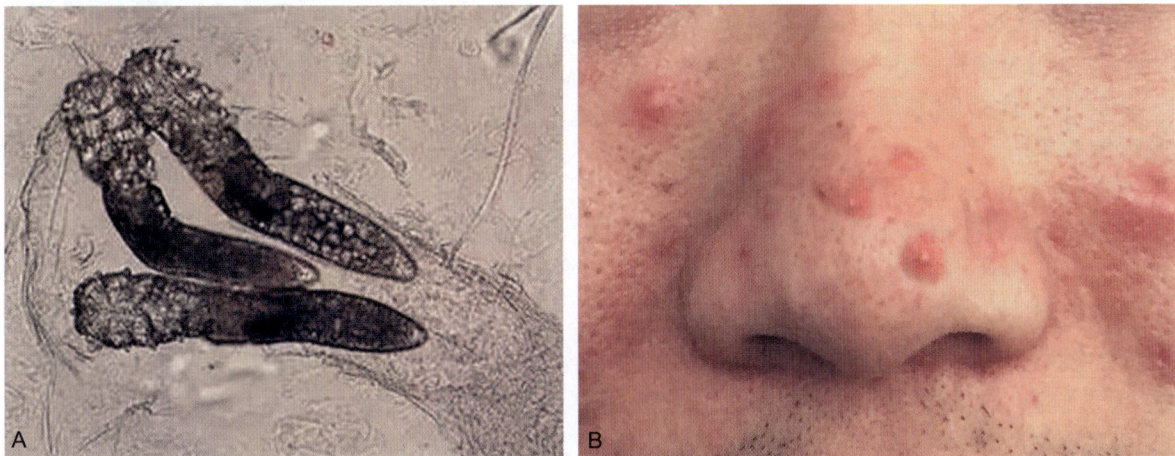

A. 人体蠕形螨;B. 酒渣鼻

图 68-11　人体蠕形螨和鼻部皮炎型病灶

（引自　李朝品）

1. **皮炎型**　蠕形螨的感染约占 80% 以上(图 68-11,图 68-12),病程 1~5 年,多见于 30~50 岁女性,其特征为皮肤较干燥,皮脂量少,常见鲜红色红斑和丘疹,皮损分布广,可累及整个面部,但较表浅。

2. **痤疮型**　螨的感染率约为 25%,病程 1~10 年,多见于 20~50 岁男性,其特征为皮脂量较多,常见暗红色的红斑、丘疹、伴有毛细血管扩张、脓疱等多种皮损,病变常局限于鼻部,次为颊部,皮损较皮炎型为深。

3. **肥大型**　即鼻赘型,病程 10 年以上,螨的感染率约占 40%,多见于 40 岁以上男性,其特征为皮脂量极多,鼻部肥大或畸形,毛孔扩大,其他皮损特点与痤疮型类似。

通过临床资料分析、结合病理组织学观察认为毛囊蠕形螨感染是皮炎型酒渣鼻的主要原因。痤疮型和肥大型酒渣鼻与两种人体蠕形螨的混合感染有关。

人体蠕形螨还可寄生于睫毛囊中,引起特殊形式的眼睑缘炎,螨的寄生引起毛囊扩大、其分泌物和排泄物刺激毛囊上皮细胞增生(图 68-13)。发生眼睑处多见发痒和流泪,严重者可见眼眶部红肿糜烂、脱屑等症状,常因细菌侵入毛囊并发感染。

总之,人体蠕形螨的致病性,引起病变的程度和临床症状的出现,与螨的种类、数量、侵袭能力以及宿主和机体反应性等因素有关。目前,已在 6 种以上动物体的真皮层内发现蠕形螨,有的大量寄生于宿主的睑板腺、外分泌腺等,有的还能侵入血流及内脏,从而引起相应病变,甚至导致动物死亡。

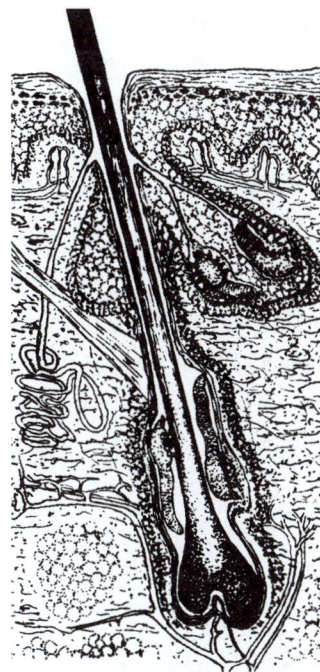

图 68-12　蠕形螨寄生在毛囊、皮脂腺中示意图

（仿　李朝品）

三、实验诊断技术

据临床症状,结合镜检蠕形螨即可确诊,检查蠕形螨的方法如下:

1. 挤压或刮器法 用手指或各种刮螨器材,挤压或刮取鼻尖、鼻翼和局部皮疹患处,用解剖针将挤出的皮脂或刮下的皮屑挑至载玻片上,加1滴甘油于载玻片上,然后盖上盖玻片,用小镊子轻压盖片,使油脂均匀摊开,置显微镜下检查蠕形螨。

2. 透明胶纸法 采用透明胶纸检查蠕形螨。即于睡前将透明胶纸粘贴在鼻沟两侧表面,次晨取下贴于载玻片上镜检,此法安全简便,检出率高,并有捕捉灭虫效果。

3. 皮脂定量检虫法 将挤出的皮脂放在特制槽内进行定量,然后取出置于载玻片上,加油封片,镜检计数。

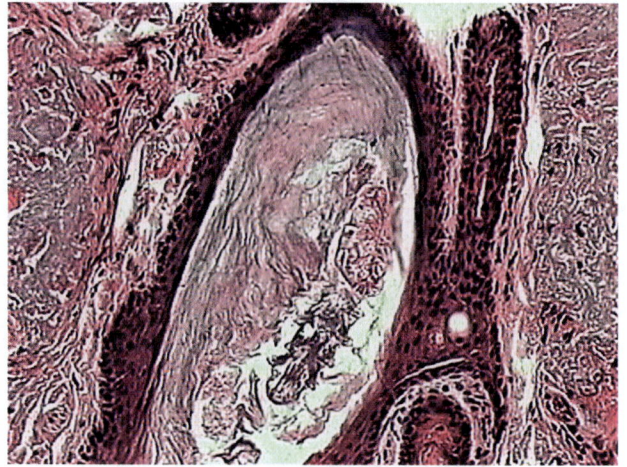

图 68-13　蠕形螨病组织病理照片
(引自　李朝品)

4. 脓液涂片法 以消毒针或刀片,划破脓包、丘疹,挤出脓液直接涂片镜检,有坏死组织时可滴加 1~2 滴 10% KOH,然后盖片镜检。

5. 毛发检查 眼睑炎、脱发等患者,可拔取睫毛、头发、胡须等置于载玻片上,滴油封片镜检。

6. 鉴别诊断 本病应与痤疮、须疮、黄褐斑、脂溢性皮炎、红斑性狼疮、面部湿疹、过敏性皮炎、丘疹型结节病、面部肉芽肿、毛囊糠疹、白色糠疹、单纯性毛细血管扩张等疾病相鉴别。

四、防制技术

蠕形螨的防制,重点要防止接触传播,注意个人卫生和集体卫生,保持床被、手巾等用具清洁,幼儿园的生活用具要定期消毒处理;同时注意合理饮食,勿滥用激素,提高机体免疫力。

（一）防护

1. 注意个人卫生 经常洗被,并分用面巾、面盆等。

2. 避免接触传染 不与患者直接接触,防止蠕形螨感染。

（二）治疗

1. 外用药物 治疗蠕形螨皮炎的外用药物主要有 10% 硫黄软膏、2% 甲硝唑溶液、8% 甲硝唑霜、苯甲酸苄脂乳剂、二氯苯醚菊酯霜等。用药后症状虽可减轻,但疗效欠佳,难以达到根除的目的。

2. 内服药物 甲硝唑（metronidazole）,商品名灭滴灵,为口服有效的治疗药物,近期治愈率可达 90.2%,使用剂量为 0.4g/次,3 次/d,口服 8 周为 1 个疗程,可配合四环素、维生素 B_6 及复合维生素 B 治疗,少数人出现轻度头晕、恶心等不良反应。

3. 联合用药 采用中西药配制的杀螨剂——肤螨灵膏,对酒渣鼻治疗效果较好。还可采用口服灭滴灵与 2% 灭滴灵霜外用联合用药,但需注意少数患者可出现轻度头晕,恶心等副作用。

（三）防制技术

1. 控制传染源 采取统一的检查方法和检查标准,结合环境、卫生习惯以及气候季节的不同,因地制宜进行重点人群筛查。

2. 阻断传播途径 直接接触是人体蠕形螨传播的重要途径,如婴儿的感染主要是经吸乳等方式与母体带虫者密切接触所致。成人也可经日常生活中使用的肥皂、化妆品、日用毛巾等间接接触而感染。注意集体和个人卫生,常洗被褥、枕巾、毛巾,合理饮食。少吃高糖、多脂、辛辣食物,多吃蔬菜、水果,不随便使用激素外用药。

3. 保护易感人群 人人易感,避免直接和间接接触传播是防治本病的重要前提。

第八节 螨 性 皮 炎

螨性皮炎,是指由于多种螨虫叮咬或者寄生人体所造成的机械性损伤以及螨体分泌物、代谢物、死亡虫体等作为过敏原而引起的皮肤炎症反应。螨在我国早有记载,晋代医学家葛洪在所著《抱朴子》和《肘后方》两书中已有关沙虱(恙螨)的描述。隋朝巢元方比较全面地记载了恙螨病的临床症状。1914年,Hirst首先在埃及境内发现革螨叮咬人后,可引起人的皮炎。19世纪20年代,Macfie等发现革螨可传播鸟类锥虫;30年代山田首先证实鼠疫疫区鼠体柏氏禽刺螨叮咬家鼠可使其发病;美国学者也研究了革螨与脑炎立克次体痘的关系;前苏联在开展自然疫源性疾病调查时,发现并证明了土拉伦菌病、Q热、疱疹、立克次体病等与革螨的关系。

一、分类

螨属于节肢动物门(Arthrorpoda)、蜘蛛纲(Arachnida)、蜱螨亚纲(Acari)。既往蜱螨亚纲曾分为4个目,即中气门目(Mesostigmata)、无气门目(Astigmata)、前气门目(Prostigmata)、隐气亚目(Cryptostigmata)。Krantz和Walter(2009)把蜱螨亚纲重新分为2个总目,下设125总科,540科。即寄螨总目(Parasitiformes)和真螨总目(Acariformes),其中寄螨总目包括4个目:节腹螨目(Opilioacarida)、巨螨目(Holothyrida)、蜱目(Ixodida)和中气门目(Mesostigmata)。真螨总目包括2个目:绒螨目(Trombidiformes)和疥螨目(Sarcoptiformes)。

螨在自然界中广泛存在,生境几乎遍布全球,如陆地、山脉、水域、森林、土壤和废墟等,孳生繁衍的踪迹可见于山巅、海底、沙漠、江河、湖泊,甚至北极冻土带。虽然螨类生境分布广泛,但大多孳生于土壤、植物、动物、动物巢穴、圈舍和居室内尘埃中,与人类健康关系密切。有报告记载森林土壤中,实验测得1平方米中存在的螨类达164 000只;碎米中的粉螨在适宜的温度下繁殖,可达每立方厘米成千上万只;在鼠窝内一次可收集到数百只革螨;孟阳春等在孵燕季节从一燕窝中检获约10万只螨;一个鸡窝中能有上万只囊禽刺螨。

由于螨类本身、分泌物、代谢物和死亡虫体等均为过敏原而引起过敏反应,能引起人类螨性皮炎的螨类繁多,恙螨、疥螨、蠕形螨引起的皮炎在本章各有单独一节描述,本节不再赘述。本节重点介绍引起的螨性皮炎的革螨、粉螨、蒲螨等。

1. **革螨(gamasid mite)** 隶属于蜱螨亚纲(Acari)、寄螨总目(Parasitiformes)、中气门目(Mesostigmata)、单殖板亚目(Monogynaspida)、革螨股(Gamasina)(图68-14)。常见种类中能引起皮炎的螨种为:

(1)格氏血厉螨(*Haemolaelaps glasgowi*):经常出现在鼠类等小型哺乳动物的体表及窝巢,是常见的体表寄生虫,宿主范围很广,宿主特异性较低。格氏血厉螨的生殖方式以产幼虫为主,平均产子代9.4个。在25℃时生活史中各期发育所需时间为:卵和幼虫期各1天;前若虫4~8天;后若虫3~5天;雌螨生殖前期8~14天。该螨可有孤雌生殖,但产出的都是小型雄螨(产雄孤雌生殖),只有经交配后产出的后代才有雌、雄两性。该螨是兼性吸血革螨,若虫和雌雄成虫都可通过乳鼠和成鼠的完好皮肤吸取血液或组织液,也可取食其他多种食物,如:动物或人的头皮脱屑、跳蚤粪便等。格氏血厉螨与医学关系密切,叮咬人体后可以引起革螨性皮炎,偶尔可侵入体内引起呼吸道感染等。现已证实该螨能够有效传播肾综合征出血热(HFRS),可以作为HFRS的传播媒介和储存宿主,在HFRS的传播和疫源地维持中发挥了重要作用。此外,格氏血厉螨还可以作为淋巴细胞脉络丛脑膜炎、森林脑炎、北亚蜱媒斑点热、Q热和土拉伦菌病等多种疾病的潜在传播媒介。

(2)柏氏禽刺螨(*Ornithongssus bacoti*):此螨广泛分布,全年均可发现,5、6月为其繁殖高峰。喜湿环境,为专性吸血者。主要寄生于家鼠体

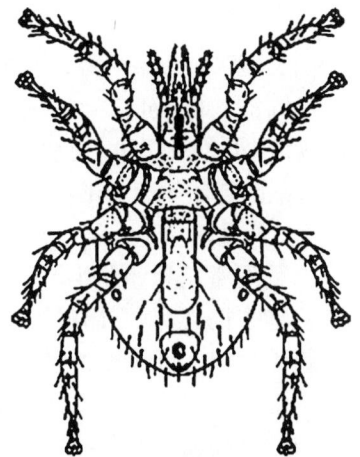

图68-14 格氏血厉螨
(仿 中山医学院)

表及窝内,也常寄生于大、小白鼠等实验动物,经常侵袭人群。在我国常见于实验动物房、副食品加工厂、纺织厂、仓库、学生宿舍和居民家庭等地方。我国黑龙江牡丹江市 1990—1992 年、辽宁大连市 1998 年、甘肃永靖县 2002 年等局部地区,均发生过柏氏禽刺螨的暴发流行。

（3）鸡皮刺螨（*Dermanyssus gallinae*）:此螨与广泛饲养家禽及住宅附近的鸟窝有关,常叮咬人体。

（4）囊禽刺螨（*D. bursa*）:此螨分布于较温暖的地区,常叮咬人。当人们从鸡窝捕捉鸡时,可迅速转移至人体,叮咬人体后常致局部皮肤红肿、奇痒。

（5）茅舍血厉螨（*H.casalis*）:在新盖的稻草房屋、纺织厂、棉花、草垛及学生宿舍等处,均有受此螨侵袭的报告。

2. 粉螨（acaroid mites）　隶属于蜱螨亚纲（Acari）,真螨总目（Acariformes）、疥螨目（Sarcoptiformes）、甲螨亚目（Oribatida）、甲螨总股（Desmonomatides 或 Desmonomata）、无气门股（Astigmatina 或 Astigmata）,下设 10 个总科,76 个科,包括粉螨（*Acaridida*）和疥螨（Psoroptidia）2 个主要类群。粉螨（图 68-15）中能引起皮炎的常见螨种有粗脚粉螨、腐食酪螨、家食甜螨、纳氏皱皮螨、甜果螨等。

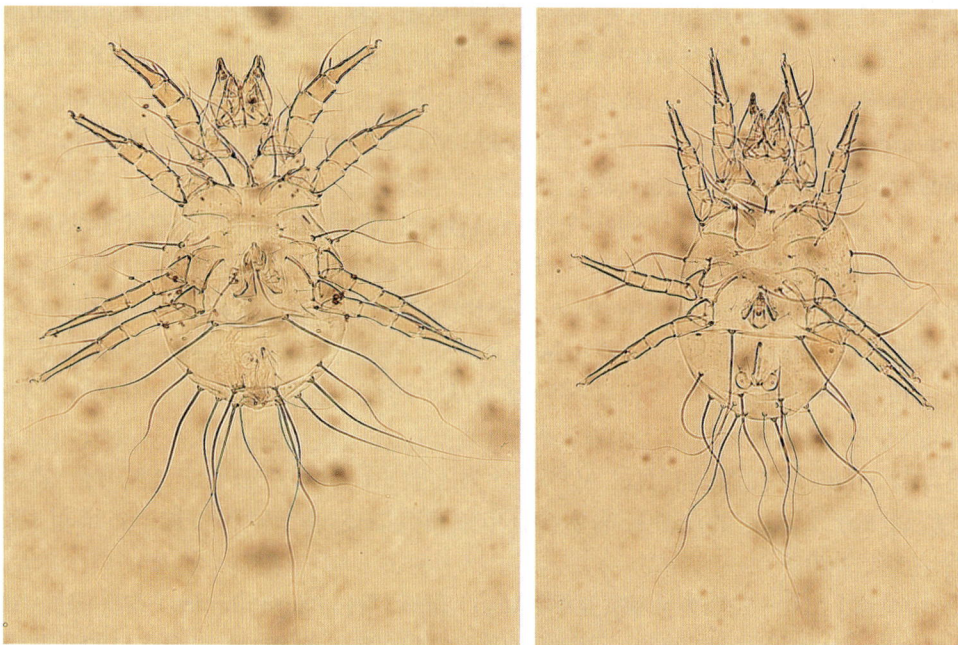

图 68-15　粉螨成虫(腐酪食螨)

(引自　李朝品)

3. 蒲螨（pyemotes）　隶属于蜱螨亚纲（Acari）,真螨总目（Acariformes）、绒螨目（Trombidiformes）、前气门亚目（Prostigmata）、异气门总股（Eleutherengonides）、蒲螨总科（Pyemotoidea）、蒲螨科（Pyemotidae）（图 68-16）,蒲螨常与昆虫相关联,通常是昆虫的捕食者。蒲螨种类很多,主要出现于谷物种植区,是农业、林业及仓储害虫的天敌。与医学有关的可以引起皮炎的常见种类,主要是蒲螨属（*Pyemotes*）中的赫氏蒲螨（*Pyemotes herfsi*）,亦称球腹蒲螨（*Pyemotes ventricosus*）、虱状蒲螨（*Pyemotes ventricosus*）、虱状痒虫（*Pediculoides ventricosus*）。

赫氏蒲螨为卵胎生,其卵、幼虫及若虫均在母体内发育,由雌螨产出的已经是发育到性成熟的雌雄成虫。雄螨很小,刚产出的雄螨并不离开母体,而是终生在母体的球腹部外寄生,并依附在母体上与刚产出的雌螨交配。雌螨可寄生于某些膜翅目、鞘翅目及鳞翅目的幼虫或蛹体上,靠刺吸其体液为生。

由蒲螨引起的螨病主要是蒲螨性皮炎,亦称为谷痒症（grain itch）或草痒症,是人们接触含有蒲螨的谷物、粮食制品、稻草或草制品（草席、草垫、蒲枕等）,被蒲螨叮咬所致。蒲螨偶可引起尿螨病。

除上述 3 类引起皮炎的螨类外,屋尘螨（*Dermatophagoides pterongssinus*）、粉尘螨（*D.farinae*）、梅氏嗜霉螨（*Euroglyphus maynei*）等亦可引起人体过敏。

二、临床症状与体征

人接触革螨、粉螨和蒲螨以后,都可能发生螨性皮炎,因接触虫种不同、个体差异、临床症状轻重不一。

(一)革螨性皮炎

叮咬部位多在手臂、腋窝、腰部等。叮咬皮肤处初期形成红色丘疹,小的似米粒,如遇大量侵袭皮疹融合,则呈现大片疹状皮炎。通常出现丘疱疹、水疱、间有红斑或风团样皮损。患者有剧烈瘙痒,夜间尤甚。个别患者有头昏、头疼、畏寒、发热、恶心、呕吐等全身症状。

(二)粉螨性皮炎

粉螨引起人体皮炎可能与其分泌排泄、代谢产物、死亡螨体及其裂解物等有关。主要发生在与螨接触的人体暴露部位。局部皮肤出现红色斑点,患者因持续性奇痒难受而常常抓破皮肤,导致继发感染、出现脓疱,继而湿疹化,甚至出现脓皮症。荨麻疹样疹及丘疹荨麻疹样疹为其特征性表现。

(三)蒲螨性皮炎

蒲螨性皮炎又称枯草热,当人接触谷物、草制品等被球腹蒲螨叮咬所致。人与螨接触后,被叮咬处出现持续性剧痒,继而出现荨麻疹,以丘疹或丘疱疹为主要特征。皮疹上常可见螨叮咬的痕迹,中央有水疱,5-6日自行消退(图68-17)。局部持续性剧痒。全身症状可出现头痛、纳差、恶心、呕吐、轻度腹泻,个别患者出现关节痛、局部淋巴结肿痛。

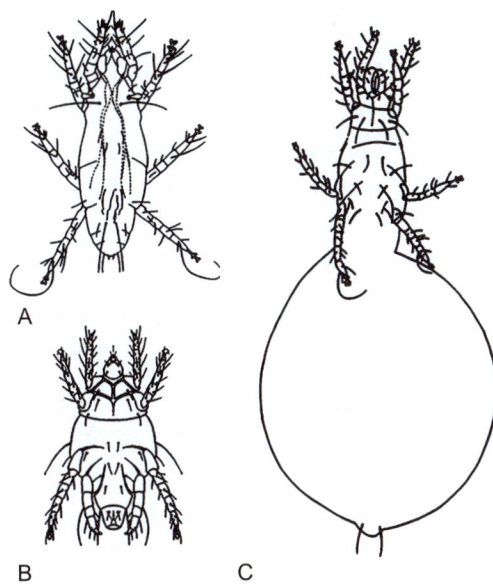

A. 雌螨(未孕);B. 雄螨;C. 雌螨(已孕)

图 68-16 蒲螨成虫(赫氏蒲螨 ♀)

(仿 Hughes)

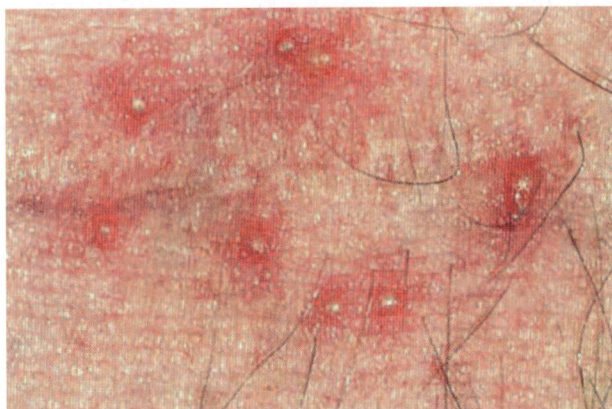

图 68-17 蒲螨皮疹

(引自 Broce 等)

(四)尘螨性皮炎

尘螨性皮炎在临床上多表现为湿疹(eczema),多见于婴儿时期。湿疹是由多种病因所引起的一种真皮浅层及表皮炎症,临床上开始多表现为红斑,随后红斑中央可出现丘疹或丘疱疹,严重时可出现水疱,常融合成片,边界不清,瘙痒剧烈,搔抓后可出现糜烂、浆液渗出,可继发感染。婴儿尘螨性皮炎常表现为面部湿疹;成人尘螨性皮炎可出现湿疹或苔藓样变,常见于四肢屈面、肘窝、腋窝和腘窝等皮肤细嫩处,多缠绵不愈。如病程较长可累及全身。

三、实验诊断技术

临床上,暴发或流行型的螨性皮炎,因发病人数多,依据职业和接触史,暴露部位出现特有的丘疹性荨麻疹样损害,一般易于诊断;但是散发型的螨性皮炎,有时不易与其他皮炎相区别,必要时应捕获虫体,进行虫种鉴定。实验诊断技术包括病原学检查与免疫学诊断两部分。

(一) 病原体检查

挤压刮取或针挑患者皮损部位,或用透明胶带条粘贴皮损部位,取样后于载玻片上镜检,螨虫成虫4对足,大小一般在0.5mm左右,有些小到0.1mm,大多数种类小于1mm。

(二) 免疫学检查

用以检测患者血清或其他体液中的特异性抗体,也可用免疫动物所获得的特异性抗体来检测相应的抗原。检测抗体时,双份患者血清平行检查,抗体效价达到参阳对照才可诊断。常用的免疫学试验有凝集试验、沉淀试验、补体结合试验、中和试验、ELISA、IFA等。

此外,DNA探针技术也有使用。

四、防制技术

螨性皮炎的防治,包括个人防护、治疗以及螨的防制。针对引起螨性皮炎的螨种不同,生存环境不同,采取预防的方法和防制技术则不相同。例如灭鼠是防治革螨性皮炎的根本措施。因此,需要依据所致螨性皮炎不同的病原生存环境,因地制宜采取相适宜的防制技术。

(一) 防护

在螨类孳生的环境工作,采用防护衣裤和驱避剂如5%萘酚硫黄膏等进行有效的预防。对有螨物品可进行暴晒或清洗、烫洗,必要时可选用倍硫磷、杀螟松、尼帕净、苯甲酸苄酯和虫螨磷等药物杀螨。

(二) 治疗

螨性皮炎的治疗多为对症治疗,防止再次受到螨类侵袭。近年来采用3%灭滴灵或10%硫黄软膏外搽,每天2次,连用1周。也可用2%薄荷软膏,15%炉甘石洗剂,5%樟脑酒精,20%蛇床子酒精,氟氢可的松霜等外涂。严重者可先用10%硫黄氧化锌软膏外搽,待急性炎症消退后,再用15%炉甘石洗剂,同时配合抗感染治疗。个别皮疹广泛、瘙痒严重者,可给予扑尔敏、苯海拉明、盐酸西替利嗪片等抗过敏药物。寄生人体蠕形螨所致的螨性皮炎往往用药时间较长,治标消炎容易,治本灭虫较难。

对于出现湿疹的尘螨性皮炎患者,可以口服H_1受体拮抗剂进行抗过敏治疗。H_1受体拮抗剂通过竞争组胺受体,可以减轻或消除由组胺所引起的皮肤微血管扩张、血管通透性增高、体液渗出及腺体分泌增加等炎症反应,同时兼有镇静和局麻作用。①抗组胺类药物:常用的H_1受体拮抗剂成人口服剂量举例:氯苯那敏(扑尔敏),4mg,每日三次;苯海拉明,25~50mg,每日三次。②局部用药:可选用炉甘石洗剂、锌氧洗剂和苯海拉明霜进行局部涂搽,以达到止痒和抗过敏的目的。

(三) 防制技术

1. 消灭传染源 螨性皮炎的主要传染源是啮齿动物,尤其是鼠类最为重要。灭鼠防害是消灭传染源的根本措施。采用各种捕鼠器、堵鼠洞、药物毒鼠、烟熏火烧鼠洞。此外,可采用有机磷、氨基甲酸酯、拟除虫菊酯等药物进行室内室外喷洒灭螨。

2. 阻断传播途径 主要以改造生产、生活环境阻断传播,禁止在住房内饲养家禽或宠物鼠类,保持人员居住和物资仓储的干燥通风。铲除屋前屋后杂草、清理垃圾、改善住宅与工作环境周边的卫生条件,减少螨类孳生地。

3. 保护易感人群 人人易感,做好个人防护,野外作业扎紧袖口、裤脚,儿童避免在草堆上玩耍、直接坐卧,注意防止螨类叮咬。

第九节 肺 螨 病

肺螨病（pulmonary acariasis）是螨类侵入人或动物肺部寄生所引起的疾病。早在 1935 年,日本平山柴就从 2 位咳血痰患者的痰中发现了螨,随后野平（1936）在 4 位患者痰中检出了螨。Cater 和 Soysa 分别报道了 17 例和 11 例人体肺螨病（1945）。Van der Sar（1946）、佐佐学（1947）、田中茂、北本、杉蒲、高桥圭尔、矶田、植木等（1949）相继做了许多研究。1951 年佐佐学编写了《人体内寄生螨症》一书,对此前关于肺螨病的知识进行了总结和归纳。我国学者对肺螨病的研究始于 20 世纪 50 年代,高景铭等（1956）首先报道了一例人体肺螨病,20 世纪 80 年代以后,国内陆续出现了一系列关于肺螨病的报道,魏庆云（1983）曾报道了 41 例。研究范围已涉及病原学、生态学、致病机制、临床特征、实验诊断和治疗、流行预防等多个领域。

一、分类

引起肺螨病的螨类较复杂,涉及的螨类颇多。引起人肺螨病的种类多为自由生活的螨类,如粉螨、跗线螨和肉食螨等。引起灵长类动物肺螨病的螨种以往记述的大多属于寄螨目、中气门亚目或革螨亚目、皮刺螨总科、皮刺螨科、肺刺螨属（*Pneumonyssus*）中的种类。

(一)革螨类(肺刺螨属)

引起猴肺螨病的种类主要有猴肺刺螨（*Pneumonyssus simicola*）、福氏肺刺螨（*P. foxi*）、窦氏肺刺螨（*P. duttoni*）、格氏肺刺螨（*P. griffithi*）、麦氏肺刺螨（*P. macasi*）和恒河猴肺刺螨（*P. macaci*）等,以猴肺刺螨最为重要。在非洲,*Pneumonyssus santosdiasi* 和 *P. mossambicensis* 可引起狒狒的肺螨病。

(二)粉螨类

1. 粉螨科(Acaridae) 主要有以下几个属:

（1）粉螨属（*Acarus*）:粗脚粉螨（*Acarus siro*）。

（2）食酪螨属（*Tyrophagus*）:长食酪螨（*Tyrophagus longior*）、裂食酪螨（*T. dimianus*）、腐食酪螨（*T. putrescentiae*）。

（3）食粉螨属（*Aleuroglyphus*）:椭圆食粉螨（*Aleuroglyphus ovatus*）。

（4）嗜木螨属（*Caloglyphus*）:伯氏嗜木螨（*Caloglyphus berlesei*）、食菌嗜木螨（*C. mycophagus*）。

（5）狭螨属（*Thyreophagus*）:食虫狭螨（*Thyreophagus entomophagus*）。

（6）皱皮螨属（*Suidasia*）:纳氏皱皮螨（*Suidasia nesbitti*）。

（7）脂螨属（*Lardoglyphus*）:河野脂螨（*Lardoglyphus konoi*）。

2. 食甜螨科(Glycyphagidae)

（1）食甜螨属（*Glycyphagus*）:家食甜螨（*Glycyphagus domesticus*）。

（2）脊足螨属（*Gohieria*）:棕脊足螨（*Gohieria fusca*）。

3. 嗜渣螨科(Chortoglyphidae) 嗜渣螨属（*Chortoglyphus*）:拱殖嗜渣螨（*Chortoglyphus arcuatus*）。

4. 果螨科(Carpoglyphidae) 果螨属（*Carpoglyphus*）:甜果螨（*Carpoglyphus lactis*）。

(三)跗线螨类(跗线螨科 Tarsonemidae)

1. 跗线螨属（*Tarsonemus*） 谷跗线螨（*Tarsonemus granarius*）。

2. 狭跗线螨属（*Steneotarsonemus*） 斯氏狭跗线螨（*Steneotarsonemus spirifer*）。

跗线螨属于自由生活螨类,常以霉菌为食,亦可刺吸昆虫体液。在动物分类上,跗线螨隶属于真螨目、前气门亚目或辐螨亚目、跗线螨总科中的跗线螨科（Tarsonemidae）,与医学关系密切的主要是跗线螨属（*Tarsonemus*）中的谷跗线螨（*Tarsonemus granaries* Lindquist, 1972）。

谷跗线螨生活史简单,雌螨产卵后孵化为幼虫,幼虫经过一段时期休眠后直接发育为成虫,该螨在自然界营自由生活,但偶尔可侵入人体寄生于组织器官内,是人体肺螨病和尿螨病的重要病因之一。

(四)尘螨科(Pyrogliphidae)

1. 尘螨属（*Dermatophagoides*） 粉尘螨（*Dermatophagoides farinae*）、屋尘螨（*D. pteronyssinus*）。

2. **嗜霉螨属（*Euroglyphus*）** 梅氏嗜霉螨（*Euroglyphus maynei*）。

（五）肉食螨科（Cheyletidae）

肉食螨属（*Cheyletus*）：肉食螨属于自由生活螨类，在动物分类上隶属于真螨目中的肉食螨科（Cheyletidae），与医学有关的主要是肉食螨属（*Cheyletus*）中的普通肉食螨（*Cheyletus eruditus*）和马六甲肉食螨（*Cheyletus malaccensis*）。

肉食螨的生活史分为卵、幼虫、第一若虫、第二若虫和雌雄成虫几个时期，系捕食性螨类，靠捕食其他螨类、吸食其他螨类体液为生，常在粮食堆里捕食粉螨，人体接触肉食螨后可被其叮咬引起皮炎，普通肉食螨和马六甲肉食螨偶尔可侵入人体引起肺螨病等。

二、临床症状与体征

肺螨病患者往往无特殊的临床表现，其主要临床症状以咳嗽、咳痰最为常见，痰为白色黏液泡沫状，此外可出现胸闷、气短、乏力、痰中带血和咯血等症状。有些患者可终年咳嗽、咳痰，秋冬季节加重，类似慢性支气管炎；部分患者可出现干咳、喘息、低热、盗汗、头痛、胸痛、背痛等症状；个别患者可出现哮喘。上述临床症状与普通感冒、急慢性支气管炎、胸膜炎、肺结核及哮喘类似，临床上极易误诊为支气管炎、肺结核和哮喘等。

肺螨病患者无特殊的临床体征，患者肺部大多可听到干性啰音，少数有湿性啰音及哮鸣音。胸部X线摄片可见程度不同的肺纹理增多、增粗、模糊，肺门变宽，出现云雾状阴影，部分患者可见肺部散在的、大小不等的结节状阴影，阴影的直径从 2mm 到 10mm 不等，边缘常较清楚，多见于肺门和肺下叶。环境中螨类在经呼吸道侵入肺部过程中，螨体及螯肢、足的活动都可对宿主细支气管及其周围肺组织造成机械性损伤，致使局部发生急性炎症反应，随着中性粒细胞、巨噬细胞和淋巴细胞的浸润，继而导致肺实质内螨性异物性肉芽肿结节形成，故 X 线检查表现为胸片上的小结节状阴影。

三、实验诊断技术

肺螨病无特殊的临床表现，需要结合病史、是否为从事高危职业人群，临床症状和体征以及实验室检查，综合进行诊断，痰液内检出螨虫成虫、幼虫或螨卵，可作本病的确诊依据。

（一）病原诊断方法

1. **痰液检查法** 从痰液中查螨是肺螨病的确诊方法。通常取患者早晨起床后的第一口痰或 24 小时痰液，进行消化、离心、涂片镜检，具体方法如下：

（1）用清洁玻璃器皿收集、定量早晨起床后第一口痰或预先留置的 24 小时痰液；

（2）等量加入 5%~7.5% 的氢氧化钠或 5% 氢氧化钾，痰液在碱性溶液中消化 2~3 小时，若提高消化液的浓度，则可以缩短消化时间。然后 1 500r/min，离心 10~15 分钟，弃上清液，取沉淀分离出螨；

（3）用玻璃吸管或毛笔挑取螨置于载玻片上，用霍氏（Hoyer）液封片，然后置于 45℃烘烤箱内干燥；

（4）将涂片置显微镜下镜检并鉴定螨的种类。

2. **消化液法** 消化液配制：碳酸钠 60g 加水 100ml、漂白粉 40g 加水 400ml、15% 氢氧化钠溶液 400ml，三者充分混合后过滤即成。采用此"消化液"代替单纯的氢氧化钠或氢氧化钾消化痰液，效果较理想。

值得注意的是，虽然痰液检查是确诊肺螨病的重要依据，但临床上痰液检查漏诊率高，应充分利用免疫学检查结果来加以辅助诊断。

（二）免疫学检查

采用粉尘螨混合抗原检测肺螨病患者血清中的抗体，有助于该病的诊断。目前，常用的技术有间接血凝试验（IHA）、酶联免疫吸附试验（ELISA）、间接荧光免疫试验（IFA）、Dot-ELISA 等。国内阳性检出率在 80%~95% 之间，因使用的抗原、选用的免疫学方法不同以及肺螨患者来源不同而异。

（三）血常规检查

肺螨病患者的红细胞和血红蛋白均正常，白细胞计数大多为正常，仅少数病例出现减少或增加。值得注意的是，肺螨病的患者嗜酸性粒细胞的比例明显增高，可高达 30% 以上；嗜酸性粒细胞的绝对数也往往高于正常水平,平均在 $1.48 \times 10^9/L$ 左右(陈兴保等,1990)。

四、防制技术

肺螨病的预防在于对重点人群的保护,加强对肺螨病危害方面的宣传教育,使人们尤其是重点职业人群对此病有足够的认识,提高其防护意识。

(一)防护

加强个人防护,尤其从事粮食、药材、食品加工、储藏等工作人员,自觉采取防护措施,防止粉尘和螨类的吸入。肺螨病的流行分布广泛,国内报道主要来自黑龙江、安徽、山东、江苏、海南、广东、广西、四川等省份。值得注意的是,从事肺螨病研究的人较少,目前对肺螨病的详细地域分布情况尚不太清楚,而适合肺螨病病原体(粉螨、跗线螨等)的环境多,许多地方尚缺乏这方面的资料,值得引起足够的重视。

(二)治疗

1. **病因治疗**　据文献记载以往治疗肺螨病多选用甲硝唑(灭滴灵)、卡巴砷、枸橼酸乙胺嗪(海群生)、阿苯哒唑、吡喹酮、伊维菌素、依米丁等药物。亦有人报道甲硝唑(灭滴灵)杀螨效果较好,且副作用相对较小。

(1)甲硝唑(灭滴灵):治疗用量 0.2g,每天 3 次(或 0.4g,每天 2 次),7 天为 1 个疗程,每个疗程间隔 7~10 天,总治疗时间为 3 个疗程,对肺螨病的总有效率可达 80% 以上,痰螨转阴率可达 94.4% 以上。甲硝唑的常见副作用是胃肠道反应,如食欲缺乏、恶心、腹泻等,停药后大多自行消失。为了缓解甲硝唑的胃肠道反应,在治疗中可在服用甲硝唑的同时,加服 10mg 维生素 B_6。

(2)卡巴砷治疗:因卡巴砷毒性较大,临床上要慎用。每次 0.1~0.2g,每天 2 次,10 天为 1 个疗程。第 2 个疗程需间隔 10 天才能进行,近期治愈率可达 75%。卡巴砷毒副作用大,轻者有恶心、全身无力、腹胀等;重者可发生粒细胞减少和前庭功能障碍,出现眩晕、步态蹒跚等症状。

2. **辅助治疗**　根据患者的症状进行对症治疗,如肺螨病患者伴有细菌感染时,可加用抗生素;此外还可以用免疫抑制剂、抗过敏药物息斯敏或扑尔敏等进行辅助治疗。

(三)防制技术

1. **消除传染源**　主要措施是防螨、灭螨。保持粮仓、房舍通风良好,保持清洁干燥,勤洗勤换衣服、被褥等,减少室内螨的孳生。采用药物杀螨:选用杀螨效果好、毒性低、无明显环境污染和价格低廉的杀虫剂灭螨,如虫螨磷、杀螟松、倍硫磷和酚类等。近些年有研究物理和生物学防制的方法,如利用微波、电离辐射、激素等防螨灭螨。

2. **阻断传播途径**　目前多数学者认为螨类是通过呼吸道侵入宿主肺脏的,也有人认为螨卵和幼虫可能被误食,然后经血液或淋巴液进入肺脏寄生,但有待证实。国内的调查显示,在一些特殊工作场所(如药材仓库、粮食碾米厂、饮料厂、药材挑拣车间等)的尘埃中存在大量螨类,每克含螨数量可高达 2 070~3 110 只(沈浩贤等,1993),而且这些尘埃中的螨种与肺螨病患者痰中的螨类一致,这充分说明与环境中螨类密切接触是导致肺螨病的根本原因。从事粮食工作人群(粮食仓库、粮站、面粉厂)肺螨感染率和肺螨病发病率高达 29.15% 和 22.88%;与中药材密切接触的特殊人群(药店、中药厂、中药仓库)肺螨感染率和肺螨病发病率高达 32.11% 和 13.76%。通风设备差、卫生条件欠佳的饲料厂和养鸡场工作人员的肺螨感染率和肺螨病发病率也很高,分别为 30.70% 和 21.55%。王洪慧等(2003)对不同人群中肺螨病的流行状况作了调查,发现农村磨坊人员肺螨病的患病率较高,达到 14.10%,其次是面粉厂和粮库人员,患病率分别为 11.11% 和 8.28%。肺螨病的感染与发病存在一定的职业性。因此,改善高危职业人群的工作环境,是阻断肺螨病传播的重要环节。

3. **保护易感人群**　易感人群重点是从事粮食加工、粮食仓库保管、粮站、面粉厂、食品加工厂和农村磨坊的工作以及与中药材、养殖业密切接触的人群。开展相关防护知识的普及,提高重点人群对肺螨病的认知,强化自我防护,同时定期监测检查也是十分必要的。

(汪希雅　周云飞　汪世平)

第十节 肠 螨 病

肠螨病（intestinal acariasis）是螨类侵入人体并寄生在肠腔或肠壁所引起的疾病。继 Kodama（1931，1932）在人的粪便中发现裂酪螨科（Tyroglyphidae）的螨及卵后，Hinmam 和 Kammeier（1934 年）首先报道了粉螨科（Acaridae）中长食酪螨（*Tyrophagus longior*）所引起的肠螨病。Zachvatkin、细谷英夫、Herny、Robertson（1940—1959）相继作了类似的报道。国内自 20 世纪 60 年代陆续出现有关肠螨病的报道，1962年上海曾发生误饮乳果螨污染的糖水而引起的腹泻，李友松（1972，1980）从人粪便中查到螨和螨卵，周洪福等（1980，1986，1991）报道了 3 例甜果螨引起的肠螨病。迄今，肠螨病的研究已有数十年历史，随着该学科领域研究的不断深入，逐渐加深了人们对肠螨病的认识。

一、分类

引起肠螨病的螨类较复杂，主要是粉螨科、果螨科、食甜螨科、尘螨科、跗线螨科中的某些种类。这些螨类通常生活在粮食仓库、食品加工厂、饲料厂、食品贮藏室、纺织厂、养殖场、中药房、住宅房屋等场所的食品、药材、粉尘或灰尘中，也可以出现在地毯、沙发和床垫的灰尘中。其食性广泛，对环境适应力强，多营自由生活，但也可入侵人或动物体内营寄生生活。已报道有螨类孳生的食品类很多，包括红糖、谷糠、谷物、马铃薯、干果、蔬菜、蘑菇、水产品、调味品、蜜饯和肉制品等；麦芽、太子参、桂圆肉和胖大海等药材中也发现大量螨类孳生。迄今为止所报道的能够引起肠螨病的螨类有 10 余种，如粗脚粉螨（*Acarus siro*）、长食酪螨（*Tyrophagus longior*）、腐食酪螨（*T. putrescentiae*）、甜果螨（*Carpoglyphus lactis*）、家食甜螨（*Glycyphagus domesticus*）、隆头食甜螨（*G. ornatus*）、河野脂螨（*Lardoglyphus konoi*）、害嗜鳞螨（*Lepidoglyphus destructor*）、粉尘螨（*Dermatophagoides farinae*）、屋尘螨（*D. pteronyssinus*）、谷跗线螨（*Tarsonemus granarius*）等，其中最为重要的是甜果螨和腐食酪螨。甜果螨早期文献记述的种名为痢疾粉螨（*Acarus dysenteriae*），常孳生于食糖及含糖食品中；腐食酪螨是一种广布全球的储藏物害螨，也是在我国广泛分布且危害比较严重的害螨。

二、临床症状与体征

肠螨病患者大多无特殊的临床表现，轻度感染、无症状感染者往往无任何临床症状和体征。少数患者可出现与过敏性肠炎、神经性肠炎及阿米巴痢疾等类似的症状。螨体内释放的毒素可能是引起肠螨病消化道症状的一个重要原因。主要临床症状有腹部不适、腹痛、腹泻、腹胀、恶心、呕吐、食欲缺乏、黏液样便、脓血便、乏力、精神缺乏、消瘦、低热、肛门烧灼感等。以腹痛为主要表现者可出现腹部不定位的压痛。腹泻患者腹部可听到肠鸣音亢进，腹泻次数每天 3~4 次不等，多则 6~8 次，可伴有黏液便或脓血便。腹泻持续时间因感染严重程度及患者的体质情况不同而有很大差异，有的患者腹泻数天后不治而愈，有的则持续数月或数年，时好时坏、反复发作。有的患者可出现剧烈腹痛甚至阵发性绞痛。螨类的分泌代谢产物、皮屑和螨体死亡崩解产物都可引起过敏反应，导致局部嗜酸性粒细胞浸润，还可引起全身性过敏反应。

螨类进入消化道后由于其停留或寄生的部位不同，其病理损害也不一致，多数引起肠道的炎症或溃疡，少数引起胃炎及溃疡。螨类在消化道移行过程中，体毛与棘刺机械性地损伤肠壁微绒毛和肠上皮组织，导致肠壁组织的炎症、坏死和溃疡，炎症细胞的浸润，形成螨性肉芽肿结节。直肠或结肠镜下可见肠壁黏膜由螨和螨卵所导致的颗粒状炎性结节，肠壁苍白，少量点状瘀斑、出血点及散发的点状溃疡。镜下可见肠壁组织的炎症性损害，溃疡边缘常可见成簇的螨卵或螨体，组织中的螨卵颜色较深，内含物模糊不清。

三、实验诊断技术

临床上肠螨病易被误诊为过敏性肠炎、神经性肠炎、阿米巴等肠道寄生虫病，需加以鉴别诊断，肠螨病的诊断方法主要有以下几点：

（一）病原检查方法

1. **粪检** 粪便检查是肠螨病确诊的手段，查出螨虫或卵即可作为确诊依据。

（1）生理盐水直接涂片法：取患者粪便进行生理盐水直接涂片，显微镜下检查。伴有黏液便或脓血便的肠螨病患者粪便检查，常可见活螨、死螨、螨卵或螨的残骸及白细胞等。

（2）饱和盐水浮聚法：取适量的患者粪便于小直口瓶中，用饱和盐水调匀并加满盐水，在瓶口液面盖片，静置使螨、卵上浮，翻取盖片，显微镜下检查。

（3）沉淀浓集法：直接涂片的检出率一般比较低，为了提高检出率，尽量采用沉淀浓集法进行检查。

镜检中查到活螨、死螨、螨卵或螨的残骸均可确诊。如果需要鉴定螨的种类，则将螨分离出来，用Berlese 液或 Hoyer 液封片，制作成临时或永久性玻片标本，然后在显微镜下鉴定螨的种类。

2. 直肠/结肠镜检查　采用直肠镜或结肠镜，根据病变部位进行采样检查。肠镜下可见肠壁黏膜的各种损害（如肠壁颗粒状结节、肠壁苍白斑，点状瘀斑、出血点及溃疡等）。钳取有病变的肠黏膜组织进行压片或制片进行检查，可查见肠壁组织中的螨卵或螨体等。

（二）血常规检查

肠螨病患者的红细胞和血红蛋白均正常，白细胞总数正常或略高，嗜酸性粒细胞分类计数可高于正常水平。

四、防制技术

肠螨病分布较广，感染率与发病率较高。预防肠螨病主要在于注意食品及食具的卫生，及时清理螨污染的食物，如面粉、粹米等粮食及谷物，防止螨侵入人体。

（一）防护

注意个人饮食卫生：不食变质食品，不吃生冷食品，防止病从口入。经常检查餐厨调料、餐具，注意保洁卫生，防止螨类孳生，避免误食粉螨污染的熟食、糕点等食品、饮料。

（二）治疗

1. 药物治疗　治疗肠螨病可选用伊维菌素、甲硝唑（灭滴灵）、吡喹酮及阿苯哒唑等药物进行杀螨以根除病因。研究证明伊维菌素杀螨效果比较好，而且具有用量小、口服方便、毒性小等优点。

2. 剂量及疗程　伊维菌素 0.1mg/kg，一次顿服，7 天为一疗程，总治疗时间为 3 个疗程，两个疗程之间需间隔 1 周。

（三）防制技术

对肠螨病的防治，主要是采取个人和环境防螨、药物灭螨等措施。

1. 宣传教育　加强对肠螨病危害方面的宣传，使人们对此病有足够的认识；勤洗勤换衣服、被褥、枕头等，尤其要注意食品卫生。据报道，引起肠螨病的一些螨类生存能力很强，在 10% 福尔马林溶液中可存活 12 天以上，粪便中可存活 83 天，并能产卵、经孵化发育为成虫，研究发现胃酸和消化液不足以将其杀死。

2. 阻断传播，防螨入侵　目前多数学者认为螨类是通过污染的食物经口侵入消化道的，侵入的螨首先经食管到达胃，然后进入小肠和大肠。除了通过食物进入外，也可通过环境中的尘埃经口进入消化道。温暖、潮湿的环境有利于食品中螨类的孳生和繁殖。因此，保持粮仓、中药房、食品储藏库、房舍良好通风，清洁干燥，可减少螨的孳生。引起肠螨病的病原体主要来自被螨类污染的各种食品。来自国内四川、福建、陕西、山西、安徽等地的调查结果表明，红糖、谷糠、谷物、马铃薯、干果、蔬菜、蘑菇、水产品、调味品、蜜饯和肉制品等都可孳生螨类，这些食品中曾检测到 4 目 25 科 79 种螨类（李隆术等，1997）。另外，中药材、果脯、桂圆、柿饼、牛肉干、鱼干等，尤其是中药材中粉螨孳生较严重。李朝品等曾对麦芽、太子参、桂圆肉和胖大海等 1 035 种中药材进行过调查，检测了 10 350 份样本，所有样本中都发现了大量粉螨，涉及 7 科 25 属 49 种粉螨，部分药材的螨密度高达 327.25 只/克~512.84 只/克。有些人喜欢用一些中药（麦冬、甘草、胖大海等）泡水当茶喝，是肠螨病感染的一个重要途径。

3. 药物杀螨　选用杀螨效果好、毒性低（对人畜安全无害）、无明显环境污染、价廉的杀虫剂或消毒剂，进行药物灭螨，如虫螨磷、杀螟松、倍硫磷和酚类等。粮仓常用的熏蒸剂有磷化氢、二硫化碳、溴甲烷等，应用低剂量磷化氢、溴甲烷进行 2 次熏蒸，具有明显的杀螨效果。

第十一节 尿 螨 病

尿螨病（urinary acariasis）是螨类侵入人体泌尿系统所引起的疾病。早在 1893 年，Miyake 和 Scariba 在日本一名患血尿和乳糜尿患者导尿标本中查到螨，经 Oudemans 鉴定为一种跗线螨（*Tarsonemus*）。此后，赤星能夫和渊上弘（1894）以及 Blane 和 Rollet（1910）分别从患有不同泌尿系统疾病的患者尿中发现了螨的存在，Castellani 和 Chalmers（1919）从脓尿中发现了异果螨（*Carpoglyphus alienus*），Dickson（1921）从一女患者尿沉淀中发现 *Tyroglyphus farinae*（后被岸田纠正为粗脚粉螨 *Acarus sior* 的同物异名），Mackenzie（1922、1923）在 7 例患有肾病综合征、夜尿症、血尿和膀胱炎等不同泌尿系统疾患的患者尿中查到了人跗线螨（*Tarsonemus hominis*）和家甜食螨（*Glyciphagus domesticus*）。我国学者杨子庄等（1962）首先从肾炎患儿尿中查到螨。随后，徐秉琨、黎家灿（1985）、张恩铎（1984—1991）及李中申等（1995）都先后对尿螨病作过报道或专门研究，内容已经涉及尿螨病的病原流行病学、免疫学诊断及治疗等多个方面。

一、分类

引起尿螨病的螨类较复杂，主要是粉螨科、果螨科、食甜螨科、尘螨科、跗线螨科、蒲螨科中的种类。迄今，报道发现的能够引起尿螨病的螨类有 20 余种，如粗脚粉螨（*Acarus siro*）、长食酪螨（*Tyrophagus longior*）、腐食酪螨（*T. putrescentiae*）、椭圆食粉螨（*Aleuroglyphus ovatus*）、河野脂螨（*Lardoglyphus konoi*）、害嗜鳞螨（*Lepidoglyphus destructor*）、伯氏嗜木螨（*Caloglyphus berlesei*）、食菌嗜木螨（*C. mycophagus*）、纳氏皱皮螨（*Suidasia nesbitti*）、甜果螨（*Carpoglyphus lactis*）、家食甜螨（*Glyciphagus domesticus*）、粉尘螨（*Dermatophagoides farinae*）、屋尘螨（*D. pteronyssinus*）、梅氏嗜霉螨（*Euroglyphus maynei*）、谷跗线螨（*Tarsonemus granarius*）、人跗线螨（*T. hominis*）、花跗线螨（*T. floricolus*）、人围胞螨（*Cytoleichus hominis*）、种子薄腹螨（*Histiogaster spermaticus*）、赫氏蒲螨（*Pyemotes hughesi*）等。在我国，粉尘螨、腐食酪螨、粗脚粉螨、害嗜鳞螨、家食甜螨、谷跗线螨等这些优势螨种，大多为尿螨病的病原体。

二、临床症状与体征

尿螨病患者临床上可出现夜间遗尿、尿频、尿急、尿痛、尿量异常、蛋白尿、血尿、脓尿等表现，部分患者出现全身不适、发热、面部及下肢水肿、小便失禁、恶心、呕吐、消瘦等症状。尤以夜间遗尿、尿频、尿急、尿痛症状较常见。由于螨类侵入泌尿道后，其螯肢、足体、体毛与棘刺可机械性地刺激、损伤泌尿道上皮组织，导致泌尿道上皮组织的炎症、坏死甚至溃疡；侵犯尿道疏松结缔组织或小血管可导致深层组织损伤。此外，螨的分泌代谢产物、皮屑和螨体死亡崩解产物还可致免疫病理损伤，引起炎性细胞浸润。长期的炎症刺激可造成组织增生、尿道管壁增厚、管腔狭窄。膀胱镜下可见局部黏膜增生、肥厚，组织活检还可见浆细胞及淋巴细胞浸润，并可见许多密集的半球形粉红色脓肿。

三、实验诊断技术

尿螨病的诊断主要依据是从尿液沉淀中查到成螨、若虫、螨卵或者其体毛等残片，未经沉淀的尿液不易检出虫体，值得检验人员注意。

1. 病原学检查 从尿中查螨是尿螨病的确诊手段。可取患者早晨第一次尿或 24 小时尿，2 500r/min 离心 30 分钟，取沉淀物进行螨的分离、封片，置镜下检查并进行螨种鉴定。也可用 80 目/吋的铜丝筛过滤尿液，然后将铜丝筛置镜下观察。镜检中见到成螨、幼螨、螨卵、螨的残骸或螨的体毛等，均可确诊。

2. 血常规及尿常规检查 尿螨病患者血中嗜酸性粒细胞分类计数可高于正常水平。尿常规检查可见较多的上皮细胞，部分患者可查出蛋白尿或血尿。另外，尿螨病患者常伴有不同程度的血清总 IgE 水平增高及螨特异 IgE 水平增高。

3. 膀胱镜检查 用膀胱镜直接观察病变部位，可见局部黏膜充血、溃疡、增生、肥厚、粉红色脓肿等各种病变。在膀胱镜下取活组织进行病理学组织切片检查，可进一步明确诊断。

四、防制技术

尿螨病防治方法与肠螨病相类似,注意个人防护,对患者进行有效治疗。注意预防不同传播途径所引起的感染。尤其是要注意对导尿或泌尿系统检查器材的清洁与严格消毒,防止医源性感染。

(一)防护

注意环境卫生及个人卫生,保持周围环境的清洁干净,减少螨的孳生,防止螨类从尿道口逆行进入泌尿道,防止螨类经过皮肤、呼吸道或消化道等途径进入体内。

(二)治疗

尿螨病的治疗目前尚无特效药,可选用伊维菌素、氯喹、甲硝唑等药物进行治疗,文献报告以伊维菌素效果较好。伊维菌素的用量及疗程建议如下:0.1mg/kg,一次顿服,7 天为一疗程,总治疗时间为 3 个疗程,无论采用何种药物,治疗时请一定遵照医嘱。

(三)防制技术

1. 控制传染源　病原体来源对尿螨病的发生起关键作用,控制传染源关键主要是防螨、灭螨。加强对尿螨病危害方面的科普宣传,提高人们对此病的认识。

2. 阻断传播途径　粉螨和跗线螨类是引起尿螨病的主要病原体。尿螨病的传播来源可能有以下几种途径。

(1)工作环境螨类:来自粮食仓库、食品加工厂、饲料厂、食品贮藏室、纺织厂、养殖场、中药房等工作场所的各种螨类。

(2)住宅螨类:住宅房屋、地毯、沙发和床垫的灰尘中的各种螨类。

(3)食品螨类:存在于红糖、谷糠、谷物、马铃薯、干果、蔬菜、蘑菇、水产品、调味品、蜜饯、肉制品、果脯、桂圆、柿饼、牛肉干、鱼干等各种食物食品中的螨类。

(4)药材螨类:即存在于麦芽、太子参、桂圆肉、胖大海、麦冬、甘草等中药材中的各种螨类。

(5)医源性螨类污染:即在导尿过程中、因用具等受到了螨类的污染。

但是,有关尿螨病研究的文献资料不多。黑龙江(张恩铎,1984—1991;李中申等,1995)、广东(徐秉琨和黎家灿,1985)等。推测尿螨病可能系螨类污染内裤等从尿道口逆行进入泌尿系统寄生所致;或者由于螨类经皮肤侵入;也有可能为环境或食物中的螨经呼吸道或消化道侵入血循环而进入泌尿道寄生。具体原因尚有待进一步深入研究证明。

3. 药物杀灭螨虫　见肺螨病和肠螨病的防治。

第十二节　其他内脏螨病

Castellani 和 Chalmers(1919)在一例印度男性患者的睾丸中发现了由螨引起的囊肿,这是螨性生殖系统疾病的一个典型例子。Henryk(1958)报道,螨类尚可引起输卵管和子宫充血、肝脏出血甚至全身中毒症状。Samsinak(1960)曾经报道了一例由螨类进入人体脊髓所引起的神经系统疾病,其病原螨是跗线螨科中的人跗线螨(*Tarsonemus hominis*)和粉螨科中的一种皱皮螨(*Suidasia* sp.),但其后证明实为器械污染所致。Webb 等(1985)报道了一例人体眼螨病的病例,其病原螨是 Halarachnidae 科中的 *Orthohalarachne attenuata*。国内尚未见内脏螨病的病例报道。

第十三节　粉螨性过敏

粉螨是一类营自由生活的小型节肢动物,目前全球已记述的粉螨约有 27 科 430 属 1 400 种,其中我国约有 150 种。

早在 1662 年,Helmont 就提出了接触尘埃可诱发哮喘的假说,Leeuwenhoek(1693)在给皇家学会的信中也有房屋内有螨类孳生的描述。Kern(1921)和 Cooke(1922)也提出过敏性哮喘和过敏性鼻炎与屋尘（house dust）中的特殊抗原有关。Dekker（1928）在过敏性哮喘患者的床铺灰尘中检获了尘螨和食甜螨，并认为螨是非常重要的哮喘诱因，并推测至少 60% 的过敏性哮喘由螨引起。Ancona（1932）提出食酪螨和食甜螨等均可诱发过敏性哮喘。Voorhorst（1962）在 Boezeman 的帮助下从屋尘中找到了尘螨。Voorhorst 和 Oshima（1964）首次提出屋尘中过敏原的主要成分来源于室内尘土中的尘螨，指出尘螨螨体及其代谢产物均是过敏原。Miyamoto（1968）等发现尘土过敏原的活性与尘土中螨的数量呈正相关。McAllen（1970）提出屋尘螨是一种重要的过敏原，且活性很高，仅需 0.05~1μg 就可诱发特异性者发生哮喘。Romagnani（1972）研究证实了屋尘与屋尘螨和粉尘螨之间的关系。Tovey 等（1981）报道，尘螨过敏原主要来源于尘螨的排泄物，其次为发育过程中蜕下的皮屑（壳）等。Le Mao（1983）用免疫电泳和放射免疫电泳分析了尘螨提取物的过敏原成分。Heymann（1989）运用生化和分子生物学技术证实了 Der f1 和 Der f2 是粉尘螨的主要过敏原。自 20 世纪 80 年代以来，世界卫生组织（WHO）和国际免疫学学会联盟（ICIU）多次联合举办国际尘螨过敏与哮喘的工作会议，汇集研究成果，制定指导文件，指导科学研究，推动了全球尘螨过敏研究工作的开展。

我国自 20 世纪 70 年代初起对尘螨过敏开始研究，诸如尘螨浸液制备、尘螨过敏性疾病的诊断、免疫治疗和预防等都取得了一系列成就。

一、分类

引起粉螨过敏的螨种主要分布在无气门股（Astigmatina 或 Astigmata），常见的有 7 个科，即：粉螨科（Acaridae）、脂螨科（Lardoglyphidae）、食甜螨科（Glycyphagidae）、嗜渣螨科（Chortoglyphidae）、果螨科（Carpoglyphidae）、麦食螨科（pyroglyphiae）和薄口螨科（Histiostomidae）。粉螨（Acaridida）成螨分科检索表如下。

粉螨（Acaridida）成螨分科检索表

1. 无顶毛，皮纹粗、肋状，第一感棒（ω_1）位于足 I 跗节顶端 ···································
   ······································· 麦食螨科（Pyroglyphidae）
   有顶毛，皮纹光滑或不为肋状，ω_1 在足 I 跗节基部 ······················ 2

2. 须肢末节扁平，螯肢定趾退化，生殖孔横裂，腹面有 2 对几丁质环 ······················
   ······································· 薄口螨科（Histiostomidae）
   须肢末节不扁平，螯肢钳状，生殖孔纵裂，腹面无角质环 ······················ 3

3. 雌螨足 I~IV 跗节爪分两叉，雄螨足 III 跗节末端有两突起 ······················
   ······································· 脂螨科（Lardoglyphidae）
   雌螨足 I~IV 跗节单爪或缺如 ······························ 4

4. 躯体背面有背沟，足跗节有爪，爪由两骨片与跗节相连，爪垫肉质；雄螨末体腹面有肛吸盘，足 IV 跗节有吸盘 ···································· 粉螨科（Acaridae）
   躯体背面无背沟，足跗节无两骨片，有时有两个细腱；雄螨末体腹面无肛吸盘，足 IV 跗节无吸盘 ······ 5

5. 足 I 和 II 表皮内突愈合，呈"X"形 ···························· 果螨科（Carpoglyphidae）
   足 I 和 II 表皮内突分离 ······························ 6

6. 雌螨生殖板大，新月形，生殖孔位于足 III~IV 之间，雄螨末体腹面有肛吸盘 ··················
   ······································· 嗜渣螨科（Chortoglyphidae）
   雌螨生殖板不明显，若明显，生殖孔位于足 I~II 之间；雄螨末体腹面无肛吸盘 ··················
   ······································· 食甜螨科（Glycyphagidae）

粉螨广泛地孳生在人们的生活和工作环境中，其生态类群可分为两类，一类是孳生在沙发、空调、卧具、衣物等家具和生活用品中，取食人体皮屑和有机粉尘，一类是孳生在粮食、干果、中药材和储藏蔬菜等储藏物中，取食储藏物及其孳生的微小生物和有机碎屑。粉螨的排泄物、分泌物及其在生长发育过程中留下的皮屑（壳）和死亡后的螨体分解成的微粒等可引起人体过敏，引起人体过敏最常见的种类是尘螨（图 68-18），临床上表现为过敏性哮喘、过敏性鼻炎、过敏性皮炎等。Fernández-Caldas（2007）报道将近 20

种螨可导致人体过敏反应。沈莲（2010）对家庭致敏螨类进行了报道。综合以往文献将粉螨主要致敏螨种列于表 68-1。

表 68-1　粉螨（Acaridida）主要致敏螨种*

科名 Family	属名 Genera	种名 Species
粉螨科 Acaridae	粉螨属 *Acarus*	粗脚粉螨 *A. siro*（Linnaeus, 1758）
		小粗脚粉螨 *A. farris*（Oudemans, 1905）
	食酪螨属 *Tyrophagus*	腐食酪螨 *T. putrescentiae*（Schrank, 1781）
		长食酪螨 *T. longior*（Gervais, 1844）
	食粉螨属 *Aleuroglyphus*	椭圆食粉螨 *A. ovatus*（Troupeau, 1878）
	嗜木螨属 *Caloglyphus*	伯氏嗜木螨 *C. berlesei*（Michael, 1903）
	根螨属 *Rhizoglyphus*	罗宾根螨 *R. robini*（Claparède, 1869）
	狭螨属 *Thyreophagus*	食虫狭螨 *T. entomophagus*（Laboulbene, 1852）
	皱皮螨属 *Suidasia*	纳氏皱皮螨 *S. nesbitti*（Hughes, 1948）
		棉兰皱皮螨 *S. medanensis*（Oudemans, 1924）
脂螨科 Lardoglyphidae	脂螨属 *Lardoglyphus*	扎氏脂螨 *L. zacheri*（Oudemans, 1927）
		河野脂螨 *L. konoi*（Sasa & Asanuma, 1951）
食甜螨科 Glycyphagidae	食甜螨属 *Glycyphagus*	家食甜螨 *G. domesticus*（De Geer, 1778）
		隆头食甜螨 *G. ornatus*（Kramer, 1881）
		隐秘食甜螨 *G. privatus*（Oudemans, 1903）
	嗜鳞螨属 *Lepidoglyphus*	害嗜鳞螨 *L. destructor*（Schrank, 1781）
		米氏嗜鳞螨 *L. michaeli*（Oudemans, 1903）
	澳食甜螨属 *Austroglycyphagus*	膝澳食甜螨 *A. geniculatus*（Vitzthum, 1919）
	无爪螨属 *Blomia*	弗氏无爪螨 *B. freemani*（Hughes, 1948）
		热带无爪螨 *B. tropicalis*（Van Bronswijk, De Cock & Oshima, 1973）
	栉毛螨属 *Ctenoglyphus*	羽栉毛螨 *C. plumiger*（Koch, 1835）
	脊足螨属 *Gohieria*	棕脊足螨 *G. fuscus*（Oudemans, 1902）
嗜渣螨科 Chortoglyphidae	嗜渣螨属 *Chortoglyphus*	拱殖嗜渣螨 *C. arcuatus*（Troupeau, 1879）
果螨科 Carpoglyphidae	果螨属 *Carpoglyphus*	甜果螨 *C. lactis*（Linnaeus, 1758）
麦食螨科 Pyroglyphidae	麦食螨属 *Pyroglyphus*	非洲麦食螨 *P. africanus*（Hughes, 1954）
	嗜霉螨属 *Euroglyphus*	梅氏嗜霉螨 *E. maynei*（Cooreman, 1950）
		长嗜霉螨 *E. longior*（Trouessart, 1897）
	尘螨属 *Dermatophagoides*	粉尘螨 *D. farinae*（Hughes, 1961）
		屋尘螨 *D. pteronyssinus*（Trouessart, 1897）
		小脚尘螨 *D. microceras*（Griffiths & Cunmngton, 1971）
薄口螨科 Histiostomodae	薄口螨属 *Histiostoma*	速生薄口螨 *H. feroniarum*（Dufour, 1839）

*引自　李朝品（2020）。

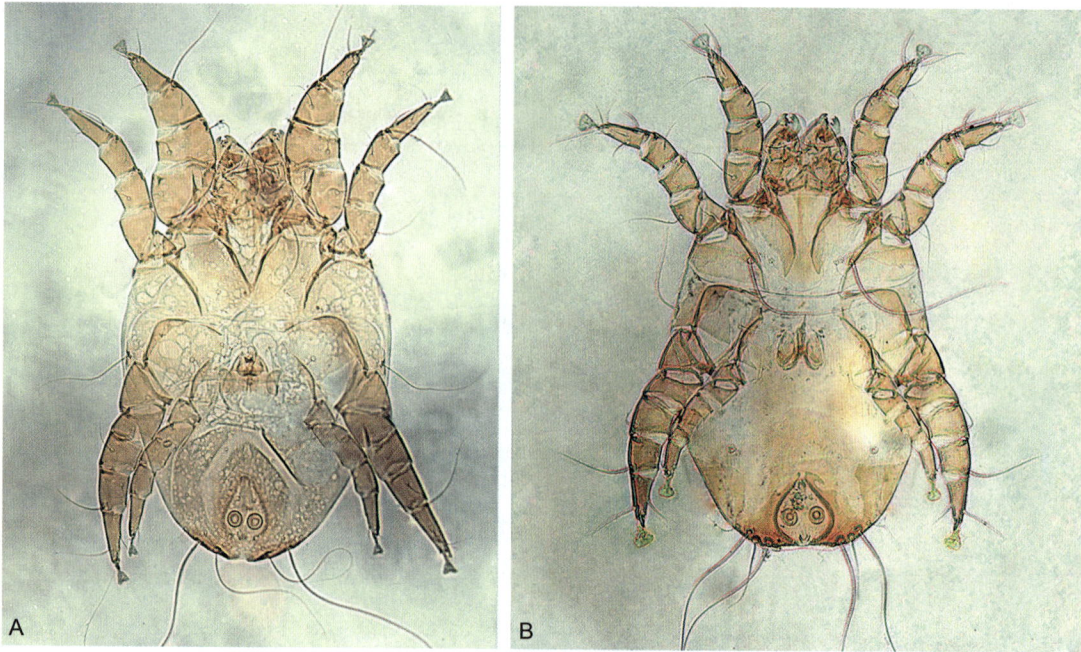

A. 粉尘螨(♂);B. 屋尘螨(♂)

图 68-18 粉尘螨和屋尘螨

(引自 李朝品)

二、临床症状与体征

粉螨引起的过敏临床上表现为过敏性哮喘、过敏性鼻炎和过敏性皮炎等。哮喘、鼻炎和皮炎既可单独出现,也可同时出现在一个患者身上,以哮喘的危害最为重要。

(一)过敏性哮喘

1. 症状与体征 过敏性哮喘的发病是遗传和环境因素共同作用的结果,在临床上表现为支气管哮喘。根据病因不同,支气管哮喘可分为内源性和外源性两种类型,由粉螨所引起的过敏性哮喘属于外源性类型,系吸入粉螨变应原所致。粉螨是儿童和成人支气管哮喘的最重要且持续存在的危险因子。患者多有明显的过敏史或家族过敏史,幼年时常有婴儿湿疹或慢性毛细支气管炎等病史,3~5岁时部分儿童转为哮喘,病程可迁延至40岁以上。哮喘出现常为突发性,发作时间多在夜间或早晨起床时,发作前可有干咳、连续喷嚏、咳泡沫样痰等前驱症状,继而出现喘息、吸气性呼吸困难、胸闷或咳嗽等哮喘发作症状,患者往往因呼吸困难而不能平卧,出现端坐呼吸,严重时可因缺氧而出现口唇或指甲发绀。部分患者可出现心悸、期前收缩、心律失常。哮喘症状持续数分钟、数小时至数天不等(多数时间较短),可突然自行中止发作。多为常年发病,以春秋季节多发,离开过敏原场所后,症状会自行缓解。

哮喘发作时可见患者胸部饱满,听诊时双肺呈过度清音,双肺满布哮鸣音,呼气音延长,重者可出现心率加快、发绀等体征。粉螨性哮喘发作早期没有明显的病理变化,随着哮喘发作的进展,可出现支气管壁增厚、黏膜肿胀充血、黏液分泌增加,甚至形成黏液栓,镜下可见肥大细胞、肺泡吞噬细胞、嗜酸性粒细胞、淋巴细胞及中性粒细胞浸润。

2. 临床分级与诊断标准 粉螨性哮喘按照严重程度可分为轻度、中度、重度和危重四个等级。轻度哮喘表现为间歇、短暂发作,每周1~2次(或少于每天1次),每月夜间发作2次以下,两次发作间无症状,患者可平卧,说话成句,呼吸末期可有散在哮鸣音;中度哮喘发作多于每周2次(或每天发作),夜间发作多于每月2次(或每周1次),喜坐位,呼吸频率增加,哮鸣音响亮弥漫;重度哮喘发作次数频繁,患者大汗淋漓、端坐呼吸、活动受限,呼吸频率每分钟大于30次,哮鸣音响亮弥漫,近期曾有危及生命的大发作;危重哮喘患者不能讲话,嗜睡或意识模糊,哮鸣音减弱或消失。

在确诊为支气管哮喘基础上,如果患者出现对粉螨过敏原阳性反应,就可以诊断为粉螨性哮喘。哮喘的诊断标准如下。

(1)反复发作的喘息(气喘)、呼吸困难、胸闷或咳嗽,发作多与接触过敏原、病毒感染、运动或某些刺激物有关。

(2)发作时双肺可闻及散在或弥漫性哮鸣音(以呼气期为主),呼气延长。

(3)排除可引起哮喘或呼吸困难的其他疾病。

(4)无明显喘息或体征不典型者,应至少具备下列一项试验阳性:①1秒钟用力呼气容量(FEV1)或呼气流量峰值(PEF)<80% 正常值,吸入β2激动剂1秒钟后FEV1或PEF增加15%以上;②PEF日内变异率(或昼夜波动率)>20%;③支气管激发试验或运动激发试验呈阳性。

(二)过敏性鼻炎

常在接触变应原后突然发作,出现连续喷嚏、鼻塞、鼻痒、流清鼻涕等典型症状,可伴有流泪、咳嗽、头痛、发热等感冒样症状,发作持续时间数分钟至数小时不等,与接触过敏原的时间和剂量有关。体查可见鼻黏膜苍白肿胀,鼻黏膜充血或呈浅蓝色,分泌亢进,分泌物呈浆液性。大多数患者,症状出现快、消失也快,少数患者可全年持续,反复发作后可发展为慢性鼻炎或鼻息肉。

粉螨性鼻炎属于过敏性鼻炎,可见鼻黏膜充血、毛细血管通透性增高导致黏膜肿胀、鼻腔分泌物增加、局部炎症细胞如嗜酸性粒细胞、中性粒细胞和单核细胞浸润,以嗜酸性粒细胞浸润为主。

(三)过敏性皮炎

见本章第八节螨性皮炎。

三、实验诊断技术

粉螨性过敏可通过详细询问病史,包括个人和家族过敏史,发病季节、患者的生活环境以及典型症状,一般可作出初步诊断,同时还可采用特异和非特异性检查辅以诊断。

(一)非特异性检查

1. 血、痰检查 粉螨性过敏者可出现外周血嗜酸性粒细胞数增加。粉螨性哮喘患者痰中可见大量嗜酸性粒细胞或其变性形成的结晶,外周血嗜酸性粒细胞计数增加与哮喘严重程度相关。

2. 鼻分泌物检查 用棉签取粉螨性鼻炎患者的鼻分泌物涂片后,用伊红染色镜检,可见嗜酸性粒细胞明显增多。

(二)皮肤特异性过敏原体内试验

1. 斑贴试验 取粉螨抗原浸液1滴,滴于受试者前臂屈侧皮肤,或将粉螨抗原浸液滴于1cm×1cm纱布后贴于皮肤,微干后盖一片玻璃纸,外用纱布包扎,隔24小时、48小时、72小时后观察,粉螨抗原浸液浓度可选用1:100(W/V)或1:15(W/V)。出现阳性反应表明对粉螨过敏,阳性反应程度用"+"表示。局部轻度发红判定为"+";局部红肿并有小疱疹为"++";出现大疱疹为"+++";大疱疹并渗出或溃疡为"++++"。

2. 划痕试验 滴粉螨抗原1滴于受试者前臂屈侧皮肤,用消毒的三棱针在皮肤表面纵划两痕,长1cm左右,深度不出血为度,15~20分钟后观察。轻度水肿并周围淡红晕为"+";出现丘疹样隆起并超出划痕长度,有明显红斑为"++";丘疹有伪足,周围出现大面积边缘不规则红斑为"+++";丘疹出现多个伪足,皮肤大面积充血者为"++++"。

3. 皮肤挑刺试验(SPT) 取1:100螨浸液抗原0.01ml滴于受试者前臂屈侧皮肤,用消毒的大头针或注射器针头刺入皮肤1mm并挑破表皮,以不出血为宜,15~20分钟后观察。皮肤丘疹直径0.4cm,周围有红斑者为"±";丘疹直径0.5~1cm,周围有红斑为"+";丘疹直径1~1.5cm,红斑成片者为"++";丘疹直径1.5cm以上或有伪足,周围大片红斑者为"+++";除局部明显丘疹及红斑外,还出现皮痒等表现为"++++"。皮肤挑刺试验简便易行,结果可靠。

4. 皮内试验 用1ml注射器取1:10 000螨浸抗原0.1ml注射于受试者前臂屈侧皮内,然后按照皮肤挑刺试验的判定标准进行结果判定。此法反应迅速、抗原量及浓度容易掌握,结果灵敏准确,临床上多采用此法。

在进行以上特异性过敏原试验时,应用生理盐水或抗原溶剂为对照,排除非特异性皮肤反应。结果分析时,要注意假阳性或假阴性的干扰。抗原用量过小、浓度太低或注射太深时,可出现假阴性;抗原用量过大、浓度太高时,可出现假阳性。在进行皮肤特异性过敏原试验时,要密切观察受试者有无全身反应,要特别注意过敏性休克的发生和紧急抗休克处理。

(三)其他特异性过敏原体内试验

1. 鼻黏膜激发试验 分别用 1:100 000 的螨浸液和生理盐水滴入左右鼻腔下鼻甲处,每次 1~2 滴,用手轻捏鼻翼使螨浸液与鼻黏膜充分接触,10~15 分钟后观察,若无反应再依次用 1:10 000 和 1:1 000 重复试验。螨浸液滴入后出现喷嚏、鼻塞或流清鼻涕(而滴入生理盐水无反应)者为阳性。滴入 1:100 000 螨浸液就出现反应者为"+++";滴入 1:10 000 螨浸液出现反应者为"++";滴入 1:1 000 螨浸液才出现反应者为"+"。

2. 气管内激发试验 有气管内抗原吸入法和气管内抗原滴入法两种,目前多采用抗原气雾吸入法,用气道反应性测定仪进行连续观察,所吸入的抗原浓度由低到高依次进行,通过仪器自动记录剂量反应曲线。此法适于支气管哮喘的诊断,特别是隐匿型哮喘的早期诊断。在进行鼻黏膜激发试验和气管内激发试验时,也要注意防止过敏性休克的发生。

(四)特异性过敏原体外试验

根据抗原抗体反应的基本原理,可以进行过敏原的体外检测和特异性 IgE、IgG、血清总 IgE 的测定。具体方法很多,如琼脂扩散试验、肥大细胞脱颗粒试验、淋巴细胞转化试验、间接荧光抗体试验、酶联免疫试验等。

(五)环境中特异性过敏原检测

环境中特异性过敏原检测包括螨计数、鸟嘌呤测定和用 McAb 直接进行特异性抗原检测等方法。McAb 可以用于直接检测环境中 Der p1、Der f1 和 Der p2 等过敏原的含量。

四、防制技术

减少过敏原、消灭粉螨对于防止粉螨性过敏的发生尤为重要。依据粉螨的孳生环境与生存条件,可采取以下一些防制技术,减少粉螨性过敏的发生。

(一)防护

个人防护 预防粉螨过敏最有效办法,是避免接触粉螨变应原。减少或清除粉螨的孳生,使患者处于低水平的过敏原环境中,避免过多接触到过敏原是预防粉螨过敏的重要措施。

(二)治疗

1. 病因治疗 即特异性免疫治疗,利用粉螨过敏原进行小量多次的脱敏疗法是针对病因的一种有效治疗方案,主要用于粉螨过敏性鼻炎和螨性哮喘。原上海医科大学应用粉螨注射液治疗患者 20 多年,总疗效达到 80% 左右。脱敏治疗中的抗原主要来源于粉螨。可以用于脱敏的抗原较多,有粉螨整体抗原、粉螨皮壳或消化道抗原、粉螨代谢排泄抗原(如螨粪等)、混合抗原(整体抗原+代谢排泄抗原)、基因重组抗原等。临床上免疫治疗的途径包括皮下注射、舌下含服、口服。口服片剂具有良好的应用前景,但尚未普及,目前多采取皮下注射和舌下免疫治疗,WHO 于 2001 年推荐:舌下特异性免疫治疗为可替代传统注射方式的特异性免疫治疗方法。

(1)抗原制备:目前国内主要采用粉螨整体抗原(即全螨浸液),将粉粉螨经过脱脂、烘干、浸渍、过滤、灭菌后分装即成。粉螨浸液浓度为 1:10 000(W/V),蛋白含量约为 0.07μg/ml。

(2)脱敏治疗的基本原则:开始使用低浓度、小剂量行皮下注射,以后逐步、缓慢增加注射剂量和注射浓度,剂量和浓度的增加以不出现过敏反应副作用为宜,逐步达到脱敏效果。方法:开始可使用 1:10 000 粉螨浸液皮下注射,每周注射一次,0.1ml/次,连续注射 2 周后逐步将剂量增加(第 3 周 0.2ml、第 4 周 0.4ml、第 5 周 0.6ml、第 6 周 0.8ml)。第 7 周后可改用 1:5 000 的浓度注射(第 7 周 0.4ml、第 8 周 0.6ml、第 9 周以后 1.0ml),可连续注射到第 16 周。

用粉螨抗原进行免疫诊断和对粉螨过敏者进行免疫治疗,总体上是比较安全的,但少数人可能会出现全身荨麻疹、哮喘大发作、过敏性休克、血管神经性水肿等不良反应。温廷桓等(1999)用回顾性调查的方法对接受过粉螨变应原诊断和免疫治疗的人进行了调查,共调查 846 342 例次,发生全身不良反应(全身荨麻疹、哮喘大发作、过敏性休克、血管神经性水肿等)的仅 142 例次,总发生率为 1.68/万,说明安全性较高。

2. 对症治疗

(1)支气管扩张药:该类药物具有扩张支气管平滑肌、降低血管通透性、调节肥大细胞和嗜碱性粒细胞介质释放等作用,对速发型哮喘效果显著,但对迟发型哮喘无效。

1)$β_2$ 受体激动剂($β_2$ 肾上腺素受体激动剂):$β_2$ 受体激动剂的作用机制是激动呼吸道 $β_2$ 受体,活化腺苷酸环化酶活性,使 cAMP 浓度增加,游离 Ca^{2+} 下降,导致平滑肌松弛。可用于支气管哮喘的 $β_2$ 受体激动剂有沙丁胺醇(salbutamol)、特布他林(terbutaline)、非诺特罗(fenoterol)、丙卡特罗(procaterol)、沙美特罗(salmaterol)和班布特罗(bambuterol)。沙丁胺醇和特布他林为短效类药物,其他为长效类药物。一般情况下,可通过雾化吸入或口服给药,雾化吸入局部药物浓度高、效果好、副作用少,应优先使用。病情严重或吸入、口服给药无效时,也可考虑静脉给药,但副作用大,需慎用。成人用药剂量:沙丁胺醇或特布他林雾化吸入每次喷 $200μg$,每天 3~4 次;口服沙丁胺醇或特布他林 2~2.5mg,每天三次,15~30 分钟起效,效果维持 4~6 小时;静脉滴注沙丁胺醇 0.5mg,2~4μg/min 缓慢滴注,静脉给药易引起心悸,应注意观察。

2)氨茶碱:氨茶碱具有扩张支气管、抗炎和调节免疫的作用,具有抗哮喘的功效,其主要作用机制是抑制磷酸二酯酶活性,使平滑肌细胞内的 cAMP 浓度升高,舒张支气管。哮喘早期就口服氨茶碱,同时吸入低剂量的糖皮质激素,可有效控制哮喘的发作。氨茶碱成人用药剂量:口服每日 6~10mg/kg;静脉注射 4~6mg/kg,缓慢注射(至少 10 分钟),静脉注射只适合危重患者。

3)抗胆碱药物:抗胆碱药物有阻断节后迷走神经通路、降低气道内迷走神经兴奋性、抑制支气管收缩的作用,可与吸入型 β2 激动剂联用提高治疗效果。用药举例:雾化吸入异丙托溴铵(ipratropine bromide),每次 25~75μg,每日 3 次,5 分钟起效,效果持续 4~6 小时。

(2)抗炎症药物:糖皮质激素具有抑制炎症细胞迁移与活化、抑制细胞因子生成和炎症介质释放、增加平滑肌细胞 β2 受体反应性等作用。在哮喘发作时,糖皮质激素可有效控制症状,是治疗哮喘的有效药物。

1)糖皮质激素:可通过气雾剂吸入、口服或静脉给药。用药举例:雾化吸入倍氯米松(beclomethasone)或布地奈得(budesonide),每日 200~600μg,连续规律吸入 1 周生效;口服泼尼松(强的松)或泼尼松龙(强的松龙),首次剂量每日 30~40mg,症状缓解后减少至每日 10mg 以下,用于雾化吸入无效者;静脉给药可使用琥珀酸氢化可的松(成人每日 100~400mg,4~6 小时起效)、地塞米松(成人每日 10~30mg)、甲泼尼松(甲基强的松,成人每日 80~160mg,2~4 小时起效)等,主要用于病情严重、雾化吸入或口服给药无效者。

2)色甘酸二钠(disodium cromoglycate):该药为非激素类抗炎药物,具有稳定肥大细胞膜、抑制 IgE 介导的肥大细胞释放炎症介质的作用,对速发型和迟发型哮喘均有效,可用粉雾吸入(干粉吸入)方式给药,每次 20mg,每天 3~4 次,病情控制后逐渐减少给药次数,维持量每天 1 次。

(3)持续哮喘的处理:临床上对于哮喘持续发作(24 小时以上),用一般平喘药物无效的患者,可通过静脉补液、给氧、静脉注射糖皮质激素(甲泼尼松)、静脉注射氨茶碱及抗感染治疗等综合措施加以处理。

3. 粉螨性鼻炎的对症治疗　可全身或局部应用糖皮质激素进行治疗,局部用药比较适合粉螨性鼻炎的治疗,效果好、副作用小。

(1)糖皮质激素:局部用药举例:丙酸倍氯米松鼻喷雾剂(beclomethasone dipropionate,伯克纳),10mg,每天 3 次喷鼻;丙酸氟替卡松鼻喷雾剂(fluticasone propionate,辅舒良),0.05%,每天 1~2 次喷鼻。

(2)抗组胺类药物(antihistamine drugs):抗组胺类药物有 H_1 受体拮抗剂和 H_2 受体拮抗剂两大类,常用的 H_1 受体拮抗剂有氯苯那敏(chlorpheniramine,扑尔敏)、苯海拉明(diphenhydramine)、赛庚啶(cyproheptadine)、异丙嗪(promethazine)和酮替芬(ketotifen)等;常用的 H_2 受体拮抗剂有西米替丁(cimetidine)、法莫替丁(famotidine)和雷尼替丁(ranitidine)等。用抗组胺类药物治疗粉螨性鼻炎,可以缓解患者鼻痒、喷嚏和大量清鼻涕等过敏症状,可局部用药以减少药物副作用,如用酮替芬气雾剂(aerosolum ketotifeni pronaso)喷鼻,每天 2~3 次。

(3)色甘酸二钠:色甘酸二钠为肥大细胞稳定剂,可用于症状比较轻的患者,如 2% 色甘酸二钠滴鼻液(disodium cromoglycate solution)滴鼻,每天 3 次。

（4）麻黄碱（ephedrine）：麻黄碱可通过收缩局部微血管缓解鼻塞症状，常与其他药物制成复合制剂后局部用药（滴鼻），如用1%麻黄碱和0.5%地塞米松制成的麻黄碱地塞米松滴鼻液（滴鼻，每天3次）以及用1%麻黄碱和2%苯海拉明制成的麻黄碱苯海拉明滴鼻液（滴鼻，每天3次）等。

4. 其他治疗　对轻度哮喘发作的病例，除了上述治疗措施外，也可以考虑中医中药治疗或针灸治疗。对粉螨性鼻炎患者进行中医中药治疗时，除了通过辨证施治给予口服中药治疗外，还可以用中药配制的滴剂滴鼻治疗。

（三）防制技术

防制的目标是减少活螨数量、降低变应原水平和减少与变应原的接触，可以降低患者的发病率，减轻患者的临床症状。

1. 降低室内相对湿度　粉螨的适宜生存温度一般为20~25℃，适宜生存的相对湿度（RH）在55%以上，其中湿度对粉螨孳生的影响很大，同时湿度也是一个可以控制的因素。在温度25~34℃时，当相对湿度（RH）连续低于40%或50%，5~11天内成螨将因为脱水而死亡。

2. 保持室内清洁卫生　粉螨的孳生场所常常是尘埃较多的地方，其食物来源往往是人和动物皮屑以及霉菌等。为了尽量减少粉螨的孳生，保持室内的清洁卫生十分重要。对于适宜粉螨孳生的地区，要经常打扫和清除室内地板、家具及室内死角（特别是床下、柜台死角）的尘埃。55℃热水清洗床单、床罩、被套、枕套、毛毯等可杀死螨体并清除大多数过敏原。不能清洗的棉絮、棉衣、毛衣、枕芯等应经常暴晒或更换，包括地毯、窗帘及布料家庭装饰品等。

3. 使用特殊的包装套　使用特殊的包装套包装枕头、床垫等，可以防止螨的进入和在里面繁殖，如塑料包装套、孔径小于20μm的细织物包装材料，可阻止所有螨的通过（幼螨宽度一般大于50μm）。

4. 药物灭螨　在粉螨孳生高峰季节，可以配合其他措施加用灭螨药物进行控制。

（1）1%尼帕净（Nipagin）：一种杀霉菌剂，原用于罐头食品的防腐，可抑制粉螨生长，5%则可将螨全部杀死。

（2）林丹（Lindane）：按照10g/m²浸渍衣物，杀螨率可达100%，并可保持效果约5个月。

其他：人工保幼激素类似物、苯甲酸苄酯（benzyl benzoate）、虫螨磷（pirimphos-methyl）、氨基甲酸酯类、倍硫磷、杀螟松等，对粉螨均有一定杀灭效果。

第十四节　舌形虫病

舌形虫病（tongueworm disease）是由节肢动物门蠕虫样的舌形虫（pentastomids）所引起的一种寄生虫病，也是一种经食物或水传播的人畜共患病。舌形虫是专性体内寄生虫，成虫主要寄生在食肉类和爬行类动物的呼吸道，幼虫和若虫可见于很多脊椎动物的内脏器官。人类舌形虫病可分成两型：一是内脏舌形虫病或内脏幼虫移行症。其中病例最多的是幼虫入侵脏器，若虫形成并发育导致舌形虫性肉芽肿病变和临床表现。蛇舌状虫属（*Armillifer*）、锯齿舌形虫属（*Linguatula*）和孔头舌虫属（*Porocephalus*）的种，只有若虫可寄生于人体。内脏舌形虫病可分为2个亚型，成囊亚型和脱囊亚型。多数为无症状的轻度感染，少数重度感染可引起严重的临床症状甚至死亡。二是鼻咽舌形虫病（nasopharyngeal linguatulosis或n.pentastomiosis）。由锯齿舌形虫（*Linguatula serrata*）的若虫或成虫寄生在鼻咽部引起的临床症状，成虫极少见，全球仅2例。此外，尚有由舌形虫引发的皮肤幼虫移行症。

一、分类

舌形虫在分类上属于节肢动物门舌形虫纲（Pentastomida），或舌形动物门（Phylum Pentastomida）。门下有2种分类系统，其一认为门下为舌形虫纲，分成头走舌虫目Cephalobaenida和孔头舌虫目Porocephalida、8科20属，还有化石舌形虫属（Riley，1992；1999）和1个新属；其二提出门下的祖群（stem-group），化石舌形虫3属，舌形虫纲（裔群crown-group），分成4目、7科17属（de Oliverira Almeida and Christoffersen，1999）。动物舌形虫病的发现，早于人类舌形虫病。1848—1968年的120年间，发现蛇舌状虫属、舌形虫属和孔头舌虫属的虫种,在 20 属 50 种类人猿灵长目(狒狒、猴、狐猴等)寄生。后经研究观察,证明人猿灵长目舌形虫病与人体内脏舌形虫病之间,两者在所寄生的虫种、致病性、生活史、感染方式等,均具有相似性(Self 和 Cosgrove,1972)。故舌形虫病被列入人兽共患寄生虫病(Self,1982)。迄今,全球已知舌形虫 118 种,其中寄生人体的内脏舌形虫病 7 种,鼻咽舌形虫病 1 种,舌形虫性皮肤幼虫移行症 3 种,致病舌形虫共 10 种。

(一)内脏舌形虫病

1. 腕带蛇舌状虫病(Armilliferiosis armillatus) Pruner 首次发现人类舌形虫病例。在埃及开罗 2 个黑人尸体解剖中,从肝、肠和肠系膜查见成囊的若虫。在 18 世纪初已查知 5 个目哺乳动物,包括灵长目或食肉类的大部分动物,可为本虫的中间宿主。

2. 锯齿舌形虫病(Linguatulosis serrata) 1787 年,法国兽医 Chabert 最早从犬和马的鼻腔内查见本虫。1854 年,Zenker 在德国德勒思登报告人体病例。将本种虫卵喂兔子,8 周后在肝和肺查见幼虫结节(Leuckart,1860)。

3. 串珠蛇舌状虫病(Armilliferiosis moniliformis) 1922 年,Sambon 从蛇体采到的标本定名。1907 年,Salm 从印度尼西亚死于痢疾患者的小肠浆膜下方,查见一成囊若虫。

4. 响尾蛇孔头舌虫病(Porocephaliosis crotali) 1811 年,Humboldt 根据采自委内瑞拉的响尾蛇定种。1912 年 Sambon 从北美报道 2 例病例。

5. 大蛇舌状虫病(Armilliferiosis grandis) Sambon,1922,1966 年,Fain et Salvo 报告刚果 5 例病例,在患者大网膜和肠系膜查见成囊若虫。

6. 尖吻蝮蛇舌形虫病(Armilliferiosis agkistrodontis) 从我国台湾省屏东县尖吻蝮蛇肺采得的成虫定种(图 68-19)。1996 年张启宇等,报告杭州一患者检出虫体。

7. 台湾孔头舌虫病(Porocephaliosis taiwana) 2005 年 Qiu,Ma,Fan and Lu 等从我国台湾省一患者蛇餐后腹泻稀便中,检出数以千计游离的第 5 龄若虫,鉴定为致病新种。首次提出内脏舌形虫病分成成囊亚型和脱囊亚型。

(二)鼻咽舌形虫病

1905 年,Khouri 报告从一吃了生的或半生不熟被感染的肝或淋巴结后几分钟,出现严重鼻咽症状的黎巴嫩患者检出若虫。

(三)皮肤幼虫移行症

1. 蜥虎赖利舌虫(Raillietiella hemidactyli) 成虫宿主为蜥蜴,幼虫和若虫宿主为蟑螂。1954 年,Dollfus et Canet 在东南亚一些部落中作为某些呼吸道疾病的传统治疗方法,由吞服活的小蜥蜴,引发皮下感染本虫。

2. 辛辛那提莱佩舌虫(Leiperia cincinnalis) 成虫宿主鳄鱼,若虫宿主鱼类。1960 年,Fain 在札伊尔从一欧洲妇女的粪便中检出若虫,认为患者可能吃了含有若虫的鱼而偶然感染。

3. 瑟皮舌虫(Sebekia sp.) 1989 年 Mairena,Solano and Venegas 从哥斯达黎加,一孕妇在 1/4 下腹剧痒的皮肤中取出一条本属若虫。瑟皮舌虫的终宿主是鳄鱼,中间宿主是鱼类,可能与吃了感染的鱼有关。

二、临床症状与体征

根据舌形虫若虫的寄生部位和所引起的症状

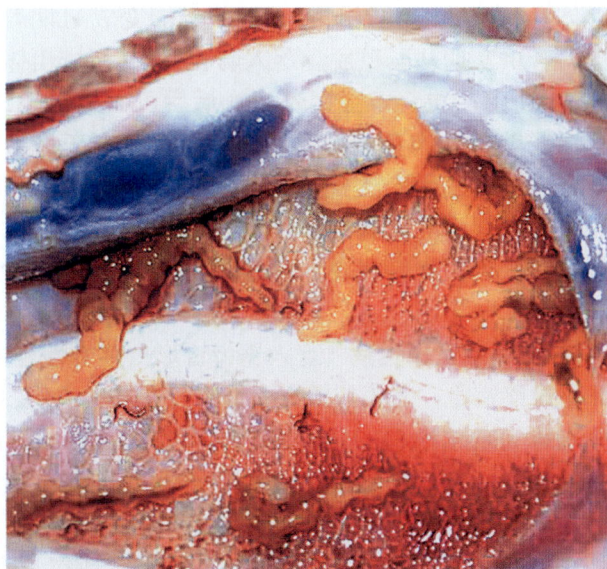

图 68-19　蛇胸肺内尖吻腹蛇舌状虫成虫
(引自　陈绍红)

不同,临床表现可分成二型:

1. **内脏舌形虫病（visceral pentastomiasis）** 又可分为成囊和脱囊内脏舌形虫病两个亚型。

（1）成囊亚型内脏舌形虫病:舌形虫感染性卵被摄入人体后,在内脏器官组织成囊,发育成感染性若虫(若虫VI期)。若虫在组织内存活、死亡、变性、钙化,人成为偶然中间宿主和终宿主。成囊若虫在一般情况下并不脱囊,可有极少数游离若虫。临床可有急腹症症状,本亚型以蛇舌状虫病和舌形虫病为代表。病例以腕带蛇舌状虫感染为多。本型的临床表现,主要与幼虫游走,既往感染致敏、寄生部位和感染度有关。

症状:舌形虫轻度感染的病例,多数为无症状或有轻微症状的亚临床型。当大量虫体包括活若虫的重度感染或一条若虫成囊于要害部位时,可引起严重的临床症状及并发症。如发热数月、剧烈和持续腹泻、弥散或剧烈的腹痛,含长期腹痛、恶心、呕吐和便秘,腹部显著肿胀并肠胃胀气,长期腹部不适、厌食和失重,下半身麻痹,排尿痛,肾区痛等;还有如腹水、阻塞性黄疸、淋巴管梗阻、气胸、肺萎缩、心包炎、腹膜炎、前列腺炎、败血症、可触知的皮内结节和显著的恶病质等。此外,由腕带蛇舌状虫引起的急腹症为剧烈腹痛、腹胀、呕吐、便秘,最终导致严重脱水休克。术中发现腹膜、大网膜、肠系膜、肝肠全部密布钙化的若虫,并形成一肉状带,导致空肠远端的梗阻和坏疽,还可引起结肠梗阻和回肠穿孔。最严重的舌形虫病由腕带蛇舌状虫致死者已有9例,如结肠亚急性肠梗阻,肠剖面示肠壁厚1~4cm,导致几乎完全的阻塞。蜘蛛膜下腔感染,死于脑膜炎。大蛇舌状虫致死的3例,其中1例5岁儿童因败血症致命,另2例为全身性舌形虫病。

锯齿舌形虫引起的内脏舌形虫病（visceral linguatulosis）,若虫多发生于肝、淋巴结和眼。重者因淋巴结肿大并与肠壁粘连而致腹绞痛、恶心和呕吐等。我国报道本病因肠梗阻和心肌炎、心包炎致死各1例（Ma等,2002）。

眼舌形虫病:腕带蛇舌状虫、锯齿舌形虫和大蛇舌状虫的若虫,在眼睑、结膜和泪阜等处成囊或脱囊,虫体游离浮动于眼前房（图68-20）。病例以眼前房居多,引起眼疾或个别无明显的症状。感染虫数仅一条可引起眼痛、高眼内压、视力下降、眼轻微发红、急性虹膜炎继发青光眼、晶状体半脱位等症状。

（2）脱囊亚型内脏舌形虫病:感染性卵被摄入人体后,在消化道肠壁组织成囊,不能变成VI期若虫。若虫V期从肠壁脱囊落入肠腔,随粪便排出体外,中断生活史。本亚型若虫成囊后可大量脱囊,其在肠壁仅为肉芽组织形成。致病关键在于脱囊时肠壁组织发生广泛炎症,引起腹痛、严重腹泻、高热并伴有腹水等症状,但无急腹症症状。本亚型以台湾孔头舌虫病为代表,从患者检获游离若虫高达2 274条。

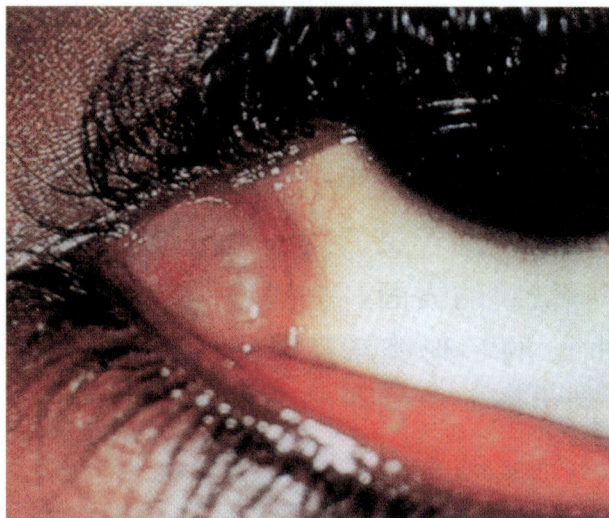

图 68-20　眼舌形虫病
（引自 《热带医学》）

2. **鼻咽舌形虫病** 食入锯齿舌形虫感染性若虫后致病。在极少数患者体内可查见成虫,人是本虫的非正常终宿主。若虫或成虫以钩附着在鼻咽组织,虫体悬浮于鼻腔中,无全身症状。本病在黎巴嫩和苏丹分别称为哈尔松（Halzoun）综合征和马拉拉（Marrara）综合征。其特点是一种急性炎症反应,鼻、颊与咽的黏膜急性炎症——非传染性鼻咽炎,最主要症状是咽喉刺激与疼痛。症状出现于食入含有感染性若虫的牛羊内脏后,数分钟至8小时之间,以30分钟内多见。开始是咽喉深处的不适和痒,然后可逐渐蔓延至耳。可有显著的颊咽黏膜、扁桃体、咽鼓管、喉、鼻道、结膜和嘴唇的水肿、充血;常有鼻腔、泪腺分泌物,发热、面颈部可有荨麻疹;颌下、颈淋巴结有时肿大;呼吸、吞咽、发声困难,常见前额头痛;发作性喷嚏、咳嗽、经常呕吐。并发症包括咽鼓管脓肿,因面神经继发化脓性感染而致面部瘫痪。已有内脏感染者可因超敏反应导致上呼吸道显著充血、水肿和上皮脱落,而引起严重症状如呼吸困难等,有的病例由于扁桃体肿大可引起窒息致死。本病的病程较短,若虫在 1 周或 2 周内死亡,症状逐渐消失。但有一例成虫感染者,7 年中鼻经常流血,经猛一喷嚏喷出一条成虫后,出血停止。

三、实验诊断技术

对疑似患者应详细询问其进食习俗,有无饮蛇血、蛇接触史,食半生不熟的凉拌羊、牛等食草动物的内脏史及患者是否有养犬、养羊史等以作参考性判断。但应以实验检出舌形虫作为确诊依据。

1. 病原学检查　查获虫体可通过包括手术(如眼科)、内脏可能见到的游离虫体;使用肠镜活检或尸检所获中期感染的纤维性囊,剪破囊壁后逸出的虫体;重度感染具有腹痛、腹泻或严重腹泻和高热等急性症状者,从稀粪中查获的虫体。有的病例服驱虫药后可能排虫,也可从粪便中查获虫体;从鼻咽分泌物和呕吐物中检出虫体进行鉴别。

2. 病理学检查　Ma 等(2002)提出病理学诊断可分为①病因学诊断,在病灶组织切片可见完整的或部分成囊若虫;②次病因学诊断,病灶内仅出现变性若虫的碎片或脱位和钙化残体,如表皮刺、骨质孔,特别是口旁钙化的钩;③推断性病理学诊断,病灶内未见任何虫体残迹,但可根据病变的特殊分布(肝、肠等)、组织的局限(肝和脾被膜的下方等)和形态特征圆形囊状钙化、可动的硬结节或圆形有蒂的硬结节,同心圆状的坏死钙化灶等做出诊断。

3. X 线表现　慢性感染常根据 X 线表现,从胸片或腹片中钙化若虫的特征作出诊断。在肺、腹部和脾被膜的表面,为典型的呈不透明,直径 0.4~1cm 的 C 形或新月形的病变。本检查尚可得出感染的虫数。但钙化的若虫一般无症状。

4. 其他检查　1985 年后提出超声、CT 揭示肝钙化结节。结肠镜、内镜显示结肠、胃和十二指肠黏膜,具结节样病灶。纤维结肠镜下息肉或纤维性囊内透见黄白色具环虫体,腹腔镜检视肝脏及腹膜表面的纤维性囊或结节样病灶等可作诊断。静脉肾盂造影,曾用于一主诉右肾区经常疼痛的患者,结果在右腹部查见串珠蛇舌状虫若虫。

5. 免疫学诊断　间接免疫荧光,凝胶扩散试验、免疫电泳,曾于 20 世纪 70—80 年代在非洲检测蛇舌状虫病,但难以获得足够优质抗原,未见实际应用。

酶联免疫吸附试验:一种从响尾蛇孔头舌虫额腺,分离得到 48kD 的金属蛋白酶 Frontal Gland Metallo-Proteinase(FGMP),应用后对大白鼠敏感。大白鼠实验感染锯齿舌形虫后,从额腺取材更易于纯化 FGMP 抗原。同时,ELISA 的敏感性也可进一步提高。此法用于舌形虫病的检测,有良好的前景。

6. 流行病学调查　犬锯齿舌形虫感染,可用鼻腔拭子和粪便查卵。但在土耳其,犬粪查虫卵检出率 11.4%,而犬鼻腔成虫阳性率则高达 53%,认为卵主要在鼻分泌物中。此外,肉类加工业应从充血、有炎症、水肿的牛、羊、骆驼等肠系膜淋巴结,作锯齿舌形虫若虫的兽医学检查。

7. 鉴别诊断　①与结核病的组织病变相鉴别;②与组织内相关寄生虫的鉴别:人体组织内的猪囊尾蚴、棘球蚴、裂头蚴、异尖线虫 3 期蚴、蝇蛆和潜蚤,可根据各自的形态结构与舌形虫相鉴别。舌形虫与猪囊尾蚴的区别,除形态结构和大小外,还在于舌形虫仅出现在内脏器官而并不在肌肉内寄生。此外,在人体少见的异尖线虫(*Anisakis simplex*)及其第 3 期幼虫,随吃海鱼感染后引起异尖线虫病(anisakiasis),幼虫多数钻入肠或胃壁黏膜下层或肠系膜、腹壁、大网膜、口腔及咽部,形成嗜酸性肉芽肿。可有直径约 1cm 息肉样结节。两虫的区别在于虫体横切面中,异尖线虫具有侧索(lateral cord)并分成二枝、呈 Y 形,舌形虫则没有。③本病有持续腹泻者,应与寄生虫性腹泻和其他病因性腹泻相鉴别。

四、防制技术

目前,无论是临床医务工作者还是普通群众,对舌形虫病都缺乏足够清晰的认识。因此,该病的防治重点在于加强宣传教育,提倡人人讲究卫生的饮食生活习惯,此是本病防治的重要前提。

(一)防护

1. 加强宣传教育　普及防疫知识,加强防范意识,提高个人卫生水平。

2. 改变不良生活习惯 内脏舌形虫病由舌形虫卵经口感染,感染方式主要与民间吃蛇的习俗有关。不食生的或半生不熟的蛇肉和牛、羊、骆驼等内脏,避免感染。

（二）治疗

1. 内脏舌形虫病 具有长期高热、腹痛、腹泻等急性感染症状的病例。经肠镜初步诊断明确或病理切片诊断明确者,可用吡喹酮（praziquantel）治疗,0.5g（3 次/d）口服,共 3d;另有记载治疗用量按 180mg/kg 体重计,分 7 天口服。也可服用治疗蠕虫幼虫移行症的药物噻苯咪唑。引起严重外科并发症的慢性感染（包括严重感染的病例）,可作剖腹外科手术,取出囊性结节或切除硬而肿大的被感染肠。

2. 眼舌形虫病 在眼前方常见活动、白色、被纤维鞘围住的半透明虫体,可作角膜切开术等手术治疗,取出虫体。

3. 鼻咽舌形虫病 严重的喉头水肿时,需气管切开、插管以免窒息。若虫排出后症状消退,一般 1~7 天痊愈,最快的 30 分钟。

4. 并发症治疗 继发化脓性感染的患者,可用抗生素或外科治疗,也可用有迅速止动、杀死作用的驱虫药,预后良好。具变态反应者,可用肾上腺素、抗组胺药和皮质激素类药物对症治疗。

（三）防制技术

1. 传染源 自然界的舌形虫终宿主蛇、犬和狐等是人类舌形虫病的储存宿主,也是主要的传染源。

2. 传播途径 舌形虫地方性动物病或自然疫源地的广泛存在,当传播途径合适时则发生人体感染。

（1）喝蛇血和蛇胆汁:特别是尖吻蝮蛇血和胆汁作为保健品。宰蛇放血时,感染性卵从呼吸道随血流入酒杯,以被卵污染的新鲜蛇血酒作饮料。可以认为喝尖吻蝮（五步蛇）血酒,是中国人体尖吻蝮蛇舌状虫重度感染的独特方式。不吃蛇胆,不喝新鲜的生蛇血（酒）和生水可减少感染机会。

（2）生食半生食:如马来西亚的土著吃未煮熟的大蛇蛇肉,是可能发生感染的一种方式。鼻咽舌形虫病由摄食含锯齿舌形虫的肝和淋巴结等引起。吃羊、牛或骆驼的生内脏加调料而成的凉拌菜后发病。

（3）误饮误食:含感染性卵的蛇鼻腔分泌物和蛇粪,污染水体、蔬菜和草丛等而被误饮或误食。感染锯齿舌形虫的犬,经喷嚏排出鼻腔分泌物中的卵或粪排出卵由空气散布,卵很容易污染食物和皮肤等,也可直接污染手指并被食入。

（4）经胎盘感染:从出生仅 5d 的婴儿查获腕带蛇舌状虫若虫,认为本病可经胎盘感染。

3. 易感人群 人人易感,本病呈世界性分布。避免生食半生食,避免与终宿主蛇或犬的密切接触。建立肉类加工厂对牛、羊、骆驼舌形虫若虫的检疫制度,及时检测、销毁含虫内脏。注意宠物卫生,治疗病犬。

第十五节　隐翅虫皮炎

隐翅虫皮炎（Paederus dermatitis）是人体皮肤接触毒隐翅虫虫体的毒液而引起的一种炎症反应。受染皮肤呈线状、条索状、点状或片状损害,局部常有化脓感染,严重时出现全身症状。患者遍及热带、亚热带地区,欧美地区称此病为季节性大疱皮炎。1915 年,Rodhsin Houssiau 首次报道毒隐翅虫引起的结膜-角膜炎、虹膜炎、球结膜水肿和眼睑水肿。1929 年,日本学者布施氏确认隐翅虫与皮炎有关。因皮炎主要呈线状、条索状,故本病曾被称为"线虫皮炎"（Dermatitis Linearis）。隐翅虫是甲虫（Beetle）之一,通称"隐翅甲",俗称"飞蚂蚁""洋蚂蚁"。因而也有人把隐翅虫引起的皮炎,称为甲虫皮炎（Beetle dermatitis）。

一、分类

隐翅虫隶属于昆虫纲（Insecta）鞘翅目（Coleoptera）,隐翅虫科（Staphylinidae）、毒隐翅虫亚科（Paederinae）,是一类形似蚂蚁的黄褐色小甲虫。国内外已知隐翅虫科共 30 亚科 2 696 属,全世界已发现 36 000 多种,但只有毒隐翅虫属的成虫含有毒素,并能使人、畜致病。属于毒隐翅虫属的隐翅虫约有 250 余种,我国已发现 19 种。其中毒隐翅虫（Paederus fuscipes Curtis）是引起毒隐翅虫皮炎的最主要种类,我国已报道的能引起皮炎的毒隐翅虫有梭毒隐翅虫,即黄足毒隐翅虫（Paederus fuscipes）、黑足毒隐翅虫（P. tamulus）和奇异毒隐翅虫（P. peregrinus）、圆胸毒隐翅虫（P. gemellius）等。毒隐翅虫体长 6~8mm,头黑色,胸桔黄色,腹部黄褐色,末端为黑褐色,外观为一种黑黄相间的花虫,虫体具有金属光泽。目前,对毒隐翅虫的生活史了解不详。据报道毒隐翅虫 1 年有 1~3 代,雌虫产卵期长,卵在温度 24~28℃,相对湿度 ≥90% 条件下,5~19 天内孵化,2 龄幼虫 10~50 天,若虫 3~12 天,蛹期 5~6 天,以成虫越冬,一般无休眠滞育现象。毒隐翅虫生长在湿草地、农田、果园、森林地区,常在果叶、蔬菜、朽木、树皮下蛰伏,近水边处常成群而出,徘徊于树上、草地上;有的种类寄生于哺乳动物或鸟巢内。该虫最常见于夏秋两季。成虫对日光灯趋光性较强,有明显向高处飞行的习性,行动迅速、善飞翔。可在实验室内长期饲养,至少可存活 36 天,在不利的环境中有互相残杀的现象。

二、临床症状与体征

人体皮肤接触毒隐翅虫毒液后,通常在数小时至 1~2 天内出现皮炎症状。发病部位可发生在皮肤任何部位,而以面部、颈部、四肢为主。

1. 皮肤损害 隐翅虫皮炎是一种刺激性接触性皮炎,皮损形态主要为红斑、脓疱。典型者为条索状,皮肤似被竹签刮伤后继发感染的表现(图 68-21)。亦有呈绿豆大小点状皮损,鲜红色丘疹及斑块,其中央部常见脓疱,多发生于条状损害的邻近皮肤上。片状皮损的周界常不十分清楚。

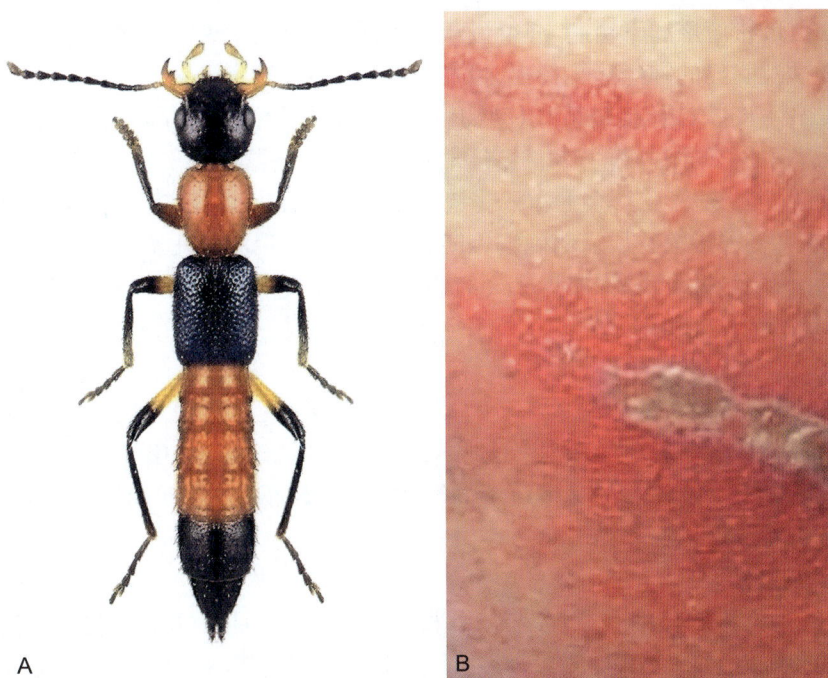

A. 隐翅虫;B. 隐翅虫皮炎

图 68-21 隐翅虫皮炎
(引自 李朝品)

2. 自觉症状 局部有辣痛、痒和烧灼感,严重者可有剧痛及发热、头昏、头痛、恶心、呕吐和局部淋巴结肿大等全身症状。局部淋巴结肿痛。安徽合肥郊区曾见 1 例患者,夜间用手捏死隐翅虫后,揉面部及双眼皮,6 小时后面部、两眼睑出现大片状丘疹及水泡样红斑,双眼皮肿胀,并有少量分泌物流出,经合理治疗 5 天后才痊愈。

3. 病程及预后 病程最短 3 天,长者可达 35 天,通常于 1~2 周内痊愈。皮损逐渐干燥、结痂、脱落,预后可留有暂时性色素沉着斑。个别患者局部合并继发性感染,预后可有浅表瘢痕。隐翅虫皮炎除个别重症患者外,一般治后预后良好,可痊愈不遗留任何后遗症。

实验证明隐翅虫在人及兔的皮肤上爬行后,并不引起损害,如将虫体捻碎于皮肤上 6~48 小时后,局部出现红斑丘疹,1~2 天转为脓疱。

以 10% 的隐翅虫酒精浸液于臂部作斑贴试验,24 小时后出现红斑、肿胀、群集性脓疱。可见隐翅虫皮炎是由于虫体损伤后放出的毒素所致,而不是由于虫爬时分泌毒汁引起。此毒素存在于虫体体液和生殖器内,呈强酸性,pH1~2,是一种复杂的非蛋白质昆虫防御分泌物。患者往往自觉或不自觉地挥拍打压隐翅虫,随手将毒素带到身体不同部位,易引起感染、发病快、症状重等特点。虫体体液进入眼内可引起失明。受损皮肤活体组织检查,切片显示表皮水肿、液化或坏死,或表皮轻度角化,棘细胞层有局限性小裂隙及海绵状形成。真皮上部水肿,有灶性出血或坏死,血管扩张充血,其周围有少许炎性细胞浸润。

三、实验诊断技术

目前,隐翅虫皮炎的诊断依赖于患者的典型临床症状,结合流行季节和有无虫体的环境进行判断;实验室检查方法很少见到,一般而言,似可采用虫体抗原进行免疫学诊断方法的尝试。

1. 血液检查 白细胞一般正常,伴有全身症状、低热者白细胞数可轻度增高。发病期嗜酸性粒细胞明显增高。

2. 确诊依据 根据典型的临床症状,流行季节以及在患者学习工作生活环境中捕获到毒隐翅虫成虫,即可确诊。

3. 鉴别诊断 本病与带状疱疹及接触性皮炎鉴别。

(1)带状疱疹:由带状疱疹病毒引起,亦好发于春秋季节,成人多见。一般可根据成簇水疱、沿神经分布排列成带状,单侧性及明显的神经痛等特点,可加以鉴别。

(2)接触性皮炎:系皮肤黏膜接触某些(动物性、植物性或化学性)物品后,在接触部位所发生的急性炎症。表现为境界清楚的红斑、肿胀、丘疹、水疱甚至大疱。可根据接触史,在接触部位或身体暴露部位,突然发生境界分明的急性皮炎,皮疹多为单一形态,去除病因后皮损很快消退等特点不难确诊接触性皮炎。少数病因不明或有多种接触物质需明确病因时,可作斑贴试验加以证实。

此外,除带状疱疹、接触性皮炎外,临床上还有将隐翅虫皮炎误诊为湿疹、脓疱疹、疱疹样脓疱病、丹毒等,需加以鉴别。

四、防制技术

预防隐翅虫皮炎重在个人防护,夏季夜间如果在皮肤上发现隐翅虫,用嘴吹落地面踩死即可,切忌在皮肤上拍碎虫体,以防伤害。隐翅虫的孳生地十分复杂,尤其要加强房屋四周朽木、杂草的清除,对隐翅虫栖息、孳生场所进行及时清理。

(一)防护

隐翅虫皮炎的传播具有明显的季节性与地区性。南方每年 6 月份开始有散发病例,7~9 月是流行的高峰季节,夏季夜间要关好纱门、纱窗、蚊帐,杜绝隐翅虫进入室内接触皮肤。外露皮肤涂搽驱避剂,做好集体防护和个人防护工作,避免与隐翅虫的直接接触。

(二)治疗

主要为对症治疗,发现皮肤被隐翅虫爬行过后,用肥皂水清洗即可,接触虫体毒液后已经出现皮疹者,局部涂以 10% 氨水或 1~2% 薄荷炉甘石剂或 15% 炉甘石洗剂或氧化锌洗剂。红肿明显,局部出现糜烂时可用 1% 雷佛奴尔或 1:5 000 高锰酸钾作冷湿敷,局部再涂以氧化锌油,或用鲜马齿苋捣烂敷于患处。个别出现严重的炎症反应和全身症状时,可内服抗过敏药,或皮质类固醇激素等对症处理。

(三)防制技术

1. 清理孳生地 隐翅虫孳生地十分复杂,但多在建筑物四周池塘、稻田边界的草丛里,石缝泥土的表面,尤其是离地面不高、有一定湿度的辣椒根部较多。因而清除房舍周围垃圾杂草,搞好环境卫生,是清除毒隐翅虫孳生地的重要措施。流行季节可使用溴氰菊酯和敌敌畏等化学药物喷洒杀虫。

2. 切断传播途径 隐翅虫皮炎的流行季节与隐翅虫季节消长呈明显的一致性。在流行季节(6~10月)有人主张在日光灯下置一盆清水,使虫体跌落其中,起到采集虫体标本的作用。

3. 保护易感人群 隐翅虫皮炎的发病季节与隐翅虫的活动规律密切相关,隐翅虫皮炎以青壮年的发病率较高,一般在湿度大、气压低、雨量多、秋雨连绵的 9 月秋季患病率最高。隐翅虫成虫趋灯高峰时期,也就是隐翅虫皮炎的发病期,两者有直接的相关性。尤其是夜晚在高层楼房日光灯下学习、工作的人发病率较高。故注意加强室内感染场所(包括火车、汽车、轮船)的防范意识。

第十六节　桑毛虫皮炎

桑毛虫是桑黄毒蛾(*Euproctis similes*)的幼虫,该科中所有种类的幼虫都生有毒毛,一旦毒毛与人、畜的皮肤、眼睛或器官等接触,可发生相应部位的炎症反应。桑毛虫分布广泛,是重要的农业害虫和病原体。幼虫以桑树芽和叶为食,使桑叶减产;而且当毒毛随桑叶进入蚕消化道,可引起中毒症状,轻则食欲减退、消瘦,重则死亡。桑农则常因皮肤接触毒毛,局部发痒,出现充血发红、水肿等,引起桑毛虫皮炎(euproctis similis dermatitis)。我国早在元代即有对其进行防治的记载,清代的《粤中蚕桑刍言》中详细阐述了有关防治方法。1972 年夏上海郊县部分地区曾因桑毛虫造成桑毛虫皮炎大流行,约 50 万人受害(Su DL,1981),为医学史上所罕见。

一、分类

桑毛虫又称黄尾白毒蛾、桑褐斑毒蛾、桑毒蛾,俗名金毛虫、毒毛虫、花毛虫、狗毛虫、洋辣子等,隶属昆虫纲鳞翅目(Lepidoptera)毒蛾科(Lymantriidae)。该虫分布欧亚各地,国内各省均有发生。桑毛虫除危害桑叶外,也食桃、李、梅、杏、榆、白杨等 30~40 种植物。

生活史属完全变态,分卵、幼虫、蛹、成虫 4 个生活史时期。雌蛾长 18mm,雄蛾长 12mm,体、翅白色。复眼黑色球形。触角淡褐色双栉齿形。前翅内缘近臀角处有茶褐色斑 1~2 个或无,后翅无斑。由于毒毛上有倒生小棘,与人皮肤接触后便不易散落,毒毛的机械刺激和毒液外溢的化学性刺激,引起局部刺痒感,用手搔抓后,毒毛越向皮内钻入。毒素主要成分是组胺、酶类物质。以桑毛虫毒毛作人皮肤接触试验,接触处均出现丘疹,2 小时后作活组织检查,切片显示表皮棘细胞间轻度水肿,真皮乳头和乳头下层毛细血管扩张充血,内皮细胞肿胀,管腔内有较多嗜酸性粒细胞,血管周围组织水肿,有密集的病灶性炎症细胞浸润,主要为淋巴细胞。

二、临床症状与体征

在接触毒毛后 5~10 分钟内局部即有反应,少数在数小时至十余小时后才出现。常以剧烈刺痒开始,越抓越痒,痒处也越来越多。继而出现水肿性皮疹,小似针尖,大至绿豆或黄豆大。在皮疹的中心有时可见成簇毒毛所在形成的棕黑点,其似"咬迹"。自觉奇痒难忍,尤以夜晚至入睡更甚。皮疹分以下 4 种类型。

1. 斑丘疹型　较多见,发病比例占 60%~70%,绿豆至黄豆大,圆形或略带不规则形,色淡红或鲜红,呈水肿性,其中心常有一黑色或深红色比针尖大的小点。

2. 丘疱疹型　约占 30%,为黄豆大小水肿性红色丘疹,其中心有针尖大小的水疱,经搔抓或摩擦破溃后,其顶端形成糜烂面,干燥后形成薄痂或鳞屑。

3. 斑疹型　症状见于初发作期,为针头至黄豆大小的水肿性淡红或鲜红色斑疹,但数小时或十余小时后即转化为丘疹或丘疱疹。

4. 风团型　少见,一般为黄豆至指甲大小,呈圆形或不规则形,多散在分布,常为数个至十多个。

上述 4 种类型皮疹中,以前两种多见,且常同时存在,继发感染者不多。皮疹多发生于皮肤暴露部位,包括颈项、肩、上胸、上背和上肢屈面等部位,少数可累及面部、下肢、臀部等处。皮疹常为几个至十几个。大量毒毛落在身上时,可多至数百个,但往往可见数处中心密集而边缘疏散的分布区,皮疹多不融合。有时分布呈对称性。

个别同时发现有毒毛累及眼睑甚至结膜和角膜,引起结膜炎和角膜炎,可因此而失明者。如毒毛经呼吸道吸入,可出现上呼吸道刺激症状或哮喘。毒毛落在水面,饮用后可引起口腔黏膜炎和消化道症状,有因与大量毒毛接触引起全身症状而致死者。经常与毒毛接触者,可出现超敏反应,风团出现快,且面积大。

病程一般有自限性。皮疹在 1~2 周内痊愈,但也有反复发病长达 1 个月以上者。最终由于炎症处表皮角化脱落,连同毒毛被搔抓掉,或部分毒毛也可被逐渐吞噬吸收而愈。

三、实验诊断技术

根据桑毛虫接触史、自然条件、工作和生活环境、皮疹部位及症状特点,一般容易诊断。桑毛虫皮炎患者在发病初期可在皮肤表面发现毒毛,可作为该病病原学诊断依据。可采用透明胶纸法粘贴在皮疹部位检获毒毛。在患者甲垢中因搔痒而藏有少量毒毛,可将指甲剪下,置于载玻片上,加生理盐水 1 滴,洗甲垢镜检。从皮疹上检查毒毛,宜在发病初期进行,发病后期不易获阳性结果。

本病的临床诊断可根据发病多在皮肤暴露的部位、突然发病、特殊的刺痒症状、有与桑毛虫接触史及皮疹的特点来诊断,发病季节和当地现场流行情况对诊断也有帮助。

四、防制技术

消灭桑毛虫是防治桑毛虫皮炎的最彻底的方法,可结合卫生和植保工作进行,因地制宜地消灭桑毛虫。

(一) 防护

1. 防止和避免接触桑毛虫毒毛,在有桑毛虫的树下或树上进行生产劳动、以及打虫时,需穿戴防护衣服,不宜用手直接捕捉桑毛虫。

2. 避免在有桑毛虫的树下和下风方向乘凉或晒衣被,在发现桑毛虫地区,如遇刮大风,宜将迎风的门窗关闭以避免毒毛吹入,同时白天可将被席卷起,以防毒毛吹落床上。

(二) 治疗

1. 当皮肤发痒时,切忌用手搔抓,应立即用橡皮膏等在痒处反复粘贴,把毒毛粘出或滴数滴食油于发痒局部,然后用硬而光滑的器具在皮肤表面顺一个方向反复刮动,以便将毒毛刮出。也可及早用肥皂水冲洗。

2. 用狗皮膏加温烘软后贴于患处,可使痒感即时消失(赵子鹏 1978)。待冷硬后,将狗皮膏取下。每张膏药可使用数十次,以反复粘取毒毛,也可用止痛膏,但效果不及前者。如在膏药外再加热敷,止痒效果更好。

3. 漂白粉溶液中氯有解毒作用,可用漂白粉溶液涂布患处。若用漂白粉做成软膏涂在患部,再包以绷带,以防干燥,则效果更好。

4. 可用 5% 碘酒、1% 樟脑、0.5% 薄荷脑炉甘石洗剂、3% 氨水等涂患处止痒。可用新鲜马齿苋捣烂敷在痒处,每天更换几次,同样有效。

如皮疹广泛,全身发痒,影响劳动或睡眠,可口服抗过敏药即可缓解。一般预后良好,常无全身症状,约 2 周后自愈。

(三) 防制技术

1. 消灭桑毛虫 这是防治桑毛虫皮炎的最根本的方法,可结合植保工作和爱国卫生运动,因地制宜,可采用物理、化学及生物学的方法防制桑毛虫。

2. 环境防制 结合冬季清理庭园,扫除枯枝落叶,剪除有虫枝条,予以焚烧。

3. 束草诱杀 10 月后幼虫陆续钻入树干裂隙或土表等处结茧越冬,此时可用杂草枯枝扎在树干上,诱其结茧,次年 3 月幼虫出茧前,把草解下,同时应注意把枝干上的虫茧一齐采下,放入寄生蜂保护室中,待天敌飞出后,再把束草等烧毁。

4. 灯光诱杀 盛发季节 5~10 月间,可采用灯光诱杀成蛾。

5. 生物防制 ①桑毛虫核型多角体病毒防制:每亩剂量为 4×10^7 个多角体病毒,在三龄以前、二龄高峰期喷施效果最好。可从田间死虫回收所用去的病毒,一般每亩只需 10~20 头病虫即可。②利用天敌:黄尔田(1984)报告,桑毛虫绒茧蜂产卵于 1~2 龄桑毛虫体内,待寄主结茧后,绒茧蜂幼虫老熟,从寄主体内啮出作茧。寄主不化蛹而死亡。1 只雌蜂可寄生桑毛虫 24 头,最多 54 头,1 条桑毛虫可育出绒茧蜂 25 只。据检查其寄主率达 83.3%,它是桑毛虫幼虫期的天敌优势种,应加以保护利用。此外,桑毛虫黑卵蜂、桑毛虫寄蝇、大角啮小蜂亦为天敌。

6. 化学防制　早春(4~5月)当幼虫危害树芽时或盛发时期均可用药喷杀。在桑芽脱苞前,可用 1/2 000 敌百虫液喷在桑叶上,应隔20天方可采叶饲蚕。亦可用80% 敌敌畏乳油2 000倍液、50% 辛硫磷乳油3 000倍液、1/4 000 灭蚜净乳剂液、1/2 000 灭威乳剂进行灭虫。

第十七节　松 毛 虫 病

松毛虫病(dendrolimiasis)是接触马尾松毛虫(*Dendrolimus punctatus* Walker)幼虫的毒毛或毒素而引起的一种疾病。它以皮炎、骨关节炎及软组织肿块为特征性病变,严重者可致骨关节畸形、僵直和功能障碍,人、兽均可感染。

一、分类

马尾松毛虫,隶属昆虫纲、鳞翅目(Lepidoptera)枯叶蛾科(Lasiocampidae)松毛虫属(*Dendrolimus*)。松毛虫是我国重要的森林害虫,分布广、危害重。目前全国共有松毛虫27种,危害严重的主要有马尾松毛虫等。1742年吴谦等著《医宗金鉴》外科心法要诀中有"射工伤",称"射工,即树间杂毛虫也…人触着,则能放毛射人,初痒次痛,势如火燎,久则外痒内痛,骨肉皆烂",与如今描述的松毛虫病基本符合。国内最早记载松毛虫见于1530年广东《龙泉县志》。至20世纪80年代,全世界有记载的松毛虫共30多种。我国除欧洲松毛虫(*D.pini*)、巴基斯坦松毛虫(*D.benderi*)外,其他27种都有发现,包括台湾省的两个特有种。造成严重灾害的有8种,包括落叶松毛虫(*Dendrolimus superans* Butler,1877)、赤松毛虫(*Dendrolimus spectabilis* Butler,1877)、油松毛虫(*Dendrolimus tabulaeformis* Tsai et Liu,1999)、马尾松毛虫(*Dendrolimus punctatus* Walker,1855)、云南松毛虫(*Dendrolimus houi*)、思茅松毛虫(*Dendrolimus kikuchii*)、德昌松毛虫(*Dendrolimus punctatus techangensis* Tsai)、文山松毛虫(*Dendrolimus punctatus wenshanensis* Tsai et Liu)。

我国近代对马尾松毛虫的危害记载于1955年,杭州市郊农民在采集松毛虫茧时,曾发生严重的手指关节炎病例。1970年金华某窑厂工人用带有松毛虫的松枝烧窑而发病,严重者发现有关节强直、畸形。1972—1975年间,浙江、广东、江西、湖北等省,先后发生松毛虫病的流行或暴发流行,危害严重,从而引起国内学者的高度重视,对其进行了较系统的研究,确定其为一种独立的疾病,定名为松毛虫病。

成虫俗称松蛾,中型,体色黄褐色或茶褐色,雌虫体色较雄蛾浅。雌蛾体长25~35mm,雄蛾体长20~25mm。幼虫即马尾松毛虫,幼虫多为6龄。从第3龄幼虫开始,第2、3胸节背面出现横向毒毛带。至第4龄后期的幼虫,毒毛带上已密生毒毛。6龄幼虫体长平均为46.5mm,体色灰黑或红黄,胸节背面2条毒毛带明显,每条毒毛带上约有毒毛4千多根,若遇惊扰,即昂头竖胸,毒毛耸立。毒毛呈棕黑色,平均长1.21mm±0.31mm,状如纤细的钢针,表面有很多微小倒棘,毒毛内具管腔,内有棕黄色粘稠状液体,但末端并无孔外通。毒毛生于毛窝内,其下与毒腺细胞相接。老熟的毒毛基部与毛窝连接疏松,因此与人、兽皮肤接触时,毒毛尖端刺入皮肤,基部立即与虫体脱开。

二、临床症状与体征

本病无明显的前驱症状,偶有叮刺部位出现刺痛、丘疹、皮炎。一般皮炎型潜伏期段,多在当天(70%)或2~3日内发病;骨关节型的潜伏期长短不一,短者当天即发病,长者逾月,5日内发病者占80%。全身症状轻微或无,全身症状常出现在局部症状较严重病例的早期,而在局部症状发展到高峰期时全身症状往往已消退。其主要表现有畏寒、发热、头晕、头痛、乏力、食欲减退及全身不适等。局部症状明显,一般经数天或十多天痊愈,部分病变侵犯骨、软骨或关节者,病情可迁延达数月。根据发病部位及局部的临床表现,可将松毛虫病归为以下几种主要类型。

(一)皮炎型

即松毛虫皮炎,局部皮肤灼热潮红,有痒感,以四肢、头颈等暴露部位多见,少数可蔓延至全身,皮疹以多型性斑丘疹为主,一般于2~5日消退。可因搔抓而引起皮损局部的继发感染。

（二）骨关节型

在松毛虫病中的发生率占 45%~80%，是就诊患者中最常见和最严重的临床类型。病变大多并不损伤关节腔，而仅损伤关节附近的骨干端、干骺端，有时骨和软骨同时受累（如肋胸骨、耻骨联合等）。小关节发病的轻型患者，经半月左右多数痊愈。大关节发病者病程常达 2~3 个月，少数患者数年不愈。

患处有红、肿、痛、热和功能障碍。最突出和最常见的症状为局部疼痛，呈持续性、针刺样，剧烈难忍，活动时疼痛加重，夜间尤甚，常彻夜难眠。其次为局部肿胀，常发生在受累关节的远端肢体，呈均匀性肿胀，局部触痛明显。病变局部可有轻度潮红，病情迁延者局部呈暗红色。约半数以上的病例有关节功能障碍。约 20% 病例的受累关节附近有淋巴结肿痛。骨关节型的发病部位分布较广泛，不同部位引起的临床表现差别较大。骨关节型病例中的 90% 以上发生在四肢各中小关节，下肢比上肢多。骨关节型中最严重者发生在胸肋关节，多属赤身抱柴草或以已污染松毛虫的手搔抓胸壁所致，急性期可引起局部隆起，后期常溃破呈现肉芽肿样肿物，且时有脓液流出，病程迁延难愈，疼痛剧烈，深呼吸、咳嗽或轻触均可使疼痛加剧，如不及时治疗，患者可迅速消瘦，丧失劳动力。

（三）肿块型

松毛虫病也可发生在软组织和肌腱部位（占 4%~5%），表现为软组织肿块、疼痛。本型起病较急，全身症状比骨关节型明显，局部先形成硬块，逐渐增大，15~30 天达高峰，随后软化而有波动感，此时穿刺常可抽出黄绿色黏稠状液或脓液。病程一般 1~2 个月，也有迁延至 3 个月以上者。

（四）眼型

较少见，起病急，临床表现为巩膜炎、角膜炎和急性虹膜睫状体炎，病情较严重，如不及时治疗，可致失明。

三、实验诊断技术

有与松毛虫或被松毛虫污染的柴草接触史，特别是在松毛虫灾情严重的地区，人群集体上山割草砍柴后暴发类似病征时，为临床诊断的主要线索。本病潜伏期短，起病急，全身症状轻微而局部症状明显，并具备前述各型的临床特点，血沉增快，有明显的 X 线异常发现，即可诊断为松毛虫病。在临床上，松毛虫病还需要与其他骨关节病如类风湿关节炎、风湿性关节炎、化脓性骨关节炎、骨关节结核等相鉴别，值得注意的是后者均无松毛虫接触史。

1. 病原学检查　本病致病原为松毛虫毒毛，诊断中需注意松毛虫毒毛的检查。皮炎患者可采用胶带粘贴拔出毒毛镜检，眼型患者需要利用裂隙灯仔细检查虫毛，查找病原依据。

2. 血常规　多数骨关节型和肿块型患者的白细胞计数，中性粒细胞和嗜酸性粒细胞都可增高，皮炎型患者则在正常范围。

3. 红细胞沉降率　骨关节型和肿块型患者红细胞沉降率明显加快，随病情好转逐渐恢复。

4. X 线检查　骨关节型患者的 X 线表现具有一定特征性，为确诊的重要依据，多数病例在发病后 1 个月左右就可见到骨质改变。急性期可见关节肿胀、骨质疏松、骨质破坏、骨膜改变、关节破坏等症状。慢性期以骨质增生硬化为主要 X 线征象，病程越长增生越明显。少数骨端及关节破坏严重的病例，晚期可形成关节强直。

5. 心电图检查　病情较轻者一般无异常，在重症松毛虫病患者中，20%~30% 的患者出现心电图异常。主要表现为多导联 T 波平坦，ST 段压低，Q-T 间期延长，显示有心肌损害。

四、防制技术

消灭松毛虫是防治松毛虫病的根本措施。采取积极措施消灭越冬前后的幼虫，控制松毛虫的盛发期。松毛虫盛发的山林季节，应封山禁止人员进入松林。及时密切观察虫情的发生、发展的动态规律，贯彻"灭早、灭小、灭了"的原则。

（一）防护

松毛虫盛发季节禁止进入松林。如确需上山者，需穿鞋袜，穿长袖衣裤和戴帽，避免接触松毛虫。凡接触松毛虫及其污染物后,应立即用肥皂水、淡碱水洗涤或 3% 氨水处理,可起一定预防作用。

男女、老幼均可感染,但以青壮年为多,这与青壮年为主要劳动力而与毒毛接触的机会较多有关。流行地区以种植松林的山区、丘陵为主,发病者多为这些地区的农民、林场劳动者。也可因运输有松毛虫的松枝、柴草使其他接触者发病。

(二) 治疗

发现与松毛虫接触或发病当天,用肥皂水、淡碱水外洗或 3% 氨水外涂,效果较好,皮炎型以消炎、止痒、防止化脓性感染为原则。骨关节型患者急性期以抗过敏、镇痛、消炎为主。采用草药白花灯笼(*Clerodendrum fortunatu*)全草煎水浸洗或捣烂取汁外涂,或用竹叶、三七捣烂外敷治疗。轻中型患者,口服抗过敏药加消炎痛,效果较好;重型患者,加用抗生素及皮质激素,抗生素宜尽早使用,而且疗程要长(2~3 周)。

(三) 防制技术

预防松毛虫病应采取综合防制措施,注意加强防护,预防松毛虫病的发生。

1. **虫情观察和监测** 完善预测技术,及时准确的监测和预警、预报,是防制松毛虫的前提。

2. **切断传播途径** 避免直接或间接与松毛虫毒素接触。如避免在松毛虫盛发的松林劳作、游览时接触感染,避免在家中晾晒、燃烧带有死虫的柴草感染,避免在松毛虫严重污染的山边水田或水库、洗涤或游泳等感染。

3. **综合防制** 以营林技术为基础,生物、仿生防制为主,人工、物理等其他措施为辅。大力开展封山育林、营造针阔混交林、改善虫源地、提高森林质量,保护和利用天敌资源(如松毛虫赤眼蜂),实施以苏云金杆菌为主的生物防制,逐步取代化学农药的应用。必要时可慎用化学农药灭虫,但应采用高效、低毒农药如菊酯类、敌百虫结晶、灭幼脲 1 号等。此外还可采用黑光灯诱杀成蛾等技术。

(周云飞 汪希雅 汪世平)

参 考 文 献

[1] 李朝品 . 蜱螨与疾病概论 [M]. 合肥:中国科学技术大学出版社,2023.

[2] 李朝品,叶向光 . 粉螨与过敏性疾病 [M]. 合肥:中国科学技术大学出版社,2020.

[3] 李朝品,沈兆鹏 . 房舍和储藏物粉螨 [M].2 版 . 北京:科学出版社,2018:397-409.

[4] 洪勇,柴强,陶宁,等 . 腐食酪螨致皮炎 1 例 [J]. 中国血吸虫病防制杂志,2017,29(3):395-396.

[5] 李朝品,沈兆鹏 . 中国粉螨概论 [M]. 北京:科学出版社,2016.

[6] 段彬彬,宋红玉,李朝品 . 户粉螨Ⅱ类变应原 Der p2 T 细胞表位融合基因的克隆和原核表达 [J]. 中国寄生虫学与寄生虫病学杂志,2015.33(4):264-268

[7] 徐朋飞 . 屋粉螨Ⅰ、Ⅱ类变应原 T 细胞表位融合肽疫苗的初步研究 [J]. 安徽理工大学 .2015.

[8] 赵蓓蓓,姜玉新,刁吉东,等 . 经 MHCⅡ通路的屋粉螨Ⅰ类变应原 T 细胞表位融合肽疫苗载体的构建与表达 [J]. 南方医科大学学报,2015.35(2):174-178

[9] 李娜,姜玉新,刁吉东,等 . 粉粉螨Ⅲ类重组变应原对哮喘小鼠免疫治疗的效果 [J]. 中国寄生虫学与寄生虫病杂志,2014.32(4):280-284.

[10] 沈玉娟,曹建平,常正山 . 舌形虫病 [M]// 汤林华,许隆祺,陈颖丹 . 中国寄生虫病防制与研究 . 北京:北京科学技术出版社,2012,801-806.

[11] 文心田,于恩庶,徐建国,等 . 当代世界人畜共患病学 [M]. 四川:四川科学技术出版社,2011,1736-1753.

[12] 沈莲,孙劲旅,陈军 . 家庭致敏螨类概述 [J]. 昆虫知识,2010,47(6):1264-1269.

[13] 陈绍红,陈盈,张永年,等 . 尖吻蝮蛇舌状虫成虫、虫卵超微结构观察 [J]. 中国人畜共患病学报,2009,25(6):541-544.

[14] 李朝品 . 医学节肢动物学 [M]. 北京:人民卫生出版社,2009.

[15] 赵玉强,邓绪礼,甄天民,等 . 山东省肺螨病病原及流行状况调查 [J]. 中国病原生物学杂志,2009,4(1):43-45.

[16] 李生吉,赵金红,湛孝东,等 . 高校图书馆学生螨类的初步调查 [J]. 图书馆学刊,2008,30(162):67-69.

[17] 陶莉,李朝品 . 腐食酪螨种群消长与生态因子关联分析 [J]. 中国寄生虫学与寄生虫病杂志,2007,25(5):394-396.

[18] 郑勇,蔡娟,彭江龙 . 尿螨病的实验室诊断 [J]. 中国医疗前沿,2007,2:109-110.

［19］ 曾少华,汪世平.An Epidemiological Survey of Demodex Infected Population(英文)［J］.中国病原生物学杂志.2006；1(2):106-9.

［20］ 李朝品.医学蜱螨学［M］.北京:人民卫生出版社,2006.

［21］ 刘孙杰,李睿佼,陈媛,等.一起稻田型松毛虫病暴发的流行病学调查［J］.实用预防医学.2006,13(1):122.

［22］ 江佳佳,贺骥,王慧勇.46 例肺部感染的旧房拆迁农民工患肺螨病情况的调查［J］.中国职业医学.2005.32(5):65-66.

［23］ 李朝品,杨庆贵,陶莉.HLA-DRB1 基因与螨性哮喘的相关性研究［J］.安徽医科大学学报,2005.40(3):244-246

［24］ 裘明华,马国钧,范秉真,等.中国台湾孔头舌虫新种的发现及致病特征［J］.中国寄生虫学与寄生虫病杂志,2005,23(2):69-72.

［25］ 王克霞,杨庆贵,田晔,粉螨致结肠溃疡一例［J］.中华内科杂志,2005,44(9):7.

［26］ 熊峰,张雅洁,张桂梅等.挪威疥 1 例［J］.岭南皮肤性病科杂志,2004,11(3):284.

［27］ 袁新彦,李朝品,许礼发.粉粉螨变应原明胶微球口服免疫动物的脱敏效果［J］.中国寄生虫病防制杂志,2004.17(2):78-79

［28］ 周淑君,张敏,方颖.上海市大学生螨性皮炎的调查及危险因素分析［J］.中国寄生虫病防制杂志,2004,17(2):85-86.

［29］ 崔玉宝,李朝品.间接血凝试验诊断肠螨病［J］.中国公共卫生,2003,19(11):13-44.

［30］ 崔玉宝,王克霞.空调隔尘网表面粉螨孳生情况的调查［J］.中国寄生虫病防治杂志,2003,16(6):374-376.

［31］ 范仲彤,刘国荣,司福江,等.一起螨性皮炎的爆发流行及控制［J］.中国寄生虫病防制杂志,2003,16(4):213.

［32］ 蒋次鹏.1995-2002 我国 107 例人体蝇蛆病综合分析［J］.中国寄生虫学与寄生虫病杂志,2003,21(1):55-56.

［33］ 李朝品,王健.粮食和中药材储存职业人群患尿螨病的调查研究［J］.中国职业医学,2003,30(1):40-42.

［34］ 孙善才,武前文,李朝品.SPA-ELISA 法和皮肤挑刺试验检测粉螨感染的研究［J］.中国卫生检验杂志,2003,13(1):40-41.

［35］ 王洪慧,赵福河,王德全,等.不同行业人群中肺螨病流行情况的调查研究［J］.中国寄生虫病防制杂志,2003,16(4):238-240.

［36］ 王克霞,崔玉宝,杨庆贵,等.从十二指肠溃疡患者引流液中检出粉螨一例［J］.中华流行病学杂志,2003,24(9):793.

［37］ 王玉琼,李兰娜.150 例变态反应性疾病过敏原检测分析［J］.广东医学,2003,24(5):503-504.

［38］ 张朝云,李春成,彭洁,等.螨虫致食物中毒一例报告［J］.中国卫生检验杂志.2003,13(6):776.

［39］ 张廷菊,于青,刘芳.眼睑结膜松毛虫毛 11 例报告［J］.滨州医学院学报.2003,26(1):20.

［40］ 李朝品,王健.尿螨病的临床症状分析［J］.中国寄生虫病防制杂志,2002,15(3):183-185.

［41］ 李朝品,王健.应用 ELISA 检测尿螨病患者血清总 IgE 和粉螨特异性 IgE 水平［J］.医学动物防制,2002,18(6):290-293.

［42］ 潘晓玲,王书安,周斌.粉粉螨和转移因子联合治疗变态性鼻炎的疗效观察［J］.现代中西医结合杂志,2002,11(23):2338-2339.

［43］ 李朝品,王健.不同药物治疗尿螨病的疗效观察［J］.医学动物防制,2001,17(11):574-577.

［44］ 李朝品,王健.尿螨病的病原学研究［J］.蛛形学报,2001,10(2):55-57.

［45］ 徐昕,曹晟玮,金玲文,等.睑板松毛虫蜕毛伤 32 例报告［J］.临床眼科杂志.2001,9(2):165.

［46］ 徐昕,张志芬,周振庭.松毛虫蜕毛致眼损伤的诊治［J］.中国中医眼科杂志.2001,11(2):103.

［47］ 李朝品.肺螨病在不同职业人群中流行情况的研究［J］.中国职业医学,2000,27(3):23-25.

［48］ 张连芝,付宁,杜巍,等.牡丹江市一大型商场连续 3 年爆发螨性皮炎的调查［J］.医学动物防制,2000,16(2):100.

［49］ 李志尚,余仙菊,浣孝强等.我国人锯齿状舌形虫病例报道［J］.中国寄生虫病防制杂志,1998;11(3):238.

［50］ 彭辉银,陈新文,姜芸,等.松毛虫赤眼蜂携带质型多角体病毒防制马尾松毛虫［J］.中国生物防制.1998,14(3):111-114.

［51］ 陶琳,崔昱,田晓光.革螨引起严重皮炎病例报告［J］.中国寄生虫病防制杂志,1998,11(4):297

［52］ 赵辉元.人兽共患寄生虫病学［M］.长春:东北朝鲜民族教育出版社,1998.

［53］ 李文珍,谢玺文,孟宪志,等.生物杀虫剂(Bt-7A)防制松毛虫效果［J］.微生物学杂志.1997,17(1):59-60.

［54］ 宫玉香,纪祥瑞,张敏,等.人体潜蚤皮肤病一例［J］.青岛医学院学报.1996,32(3):206.

［55］ 李朝品,王克霞,徐广绪,等.肠螨病的流行病学调查［J］.中国寄生虫学与寄生虫病杂志,1996,(1):63-67.

［56］ 李朝品,武前文.房舍和储藏物粉螨［M］.合肥:中国科技大学出版社,1996:267-278.

［57］ 杨莉莉. 松毛虫病 108 例临床分析及远期随访［J］. 中国寄生虫病防制杂志,1996,9(3):234-235.

［58］ 孟阳春,李朝品,梁国光. 蜱螨与人类疾病［M］. 合肥:中国科学技术大学出版社,1995.

［59］ 李朝品. 人体寄生虫学［M］. 合肥:中国科学技术大学出版社,1995.

［60］ 陆联高. 中国仓储螨类［M］. 成都:四川科学技术出版社,1994.

［61］ 姚文炳. 呼和巴特尔. 我国人和脊椎动物蝇蛆病［J］. 内蒙古医学院学报,1994,16(2):143-152.

［62］ 李朝品. 人体寄生虫学［M］. 合肥:中国科学技术大学出版社,1991.

［63］ 柳文英,陆宝麟. 医学昆虫学［M］. 北京:科学出版社,1990.

［64］ 童水良. 416 例疥疮并发症的临床分析［J］. 中华皮肤科杂志,1990,23:177.

［65］ 邢新国. 粪检粉螨三例报告［J］. 寄生虫学与寄生虫病杂志,1990,8(1):9.

［66］ 李隆术,李云瑞. 蜱螨学［M］. 重庆:重庆出版社,1988.

［67］ 李光和. 恙虫病所致大型溃疡一例报告［J］. 中华皮肤科杂志,1986;19(5):303.

［68］ 冯兰洲. 医学昆虫学［M］. 科学出版社,1983.

［69］ 徐荫祺,等. 毛囊蠕形螨扫描电镜的观察［J］. 昆虫学报,1982;25(1):56

［70］ 刘素兰,等. 毛囊蠕形螨病流行病学［J］. 中华皮肤科杂志,1981;14(3):143.

［71］ 沈定荣,胡清锡,潘元厚. 肠螨病调查报告［J］. 贵州医药,1980,(1):16-18.

［72］ 中国人民解放军 162 医院传染科. 恙虫病 152 例临床分析［J］. 中华内科杂志. 1978:47.

［73］ 冯兰洲,毛守白. 人体寄生虫学［M］. 上海科技出版社,1962.

［74］ 高景铭. 呼吸系统患者痰内发现米蜱虫的一例报告及对米蜱虫生活史、抵抗力的观察［J］. 中华医学杂志,1956,(42):1048-1052.

［75］ Li C,Li Q,Jiang Y. Efficacies of immunotherapy with polypeptide vaccine from ProDer f 1 in asthmatic mice. International journal of clinical and experimental medicine,2015,8(2):2009-2016.

［76］ Li,C.,Chen,Q.,Jiang,Y.,et al. Single nucleotide polymorphisms of cathepsin S and the risks of asthma attack induced by acaroid mites［J］. Int J Clin Exp Med,2015,8(1):1178-1187.

［77］ Li,C.,Xu,P.,Xu,H.,et al. Evaluation on the immunotherapy efficacies of synthetic peptide vaccines in asthmatic mice with group Ⅰ and Ⅱ allergens from Dermatophagoides pteronvssinus［J］. International journal of clinical and experimental medicine,2015;8(11):20402-20412.

［78］ Li,C.,Zhan,X.,He,J.,et al. The density and species of mite breeding in stored products in China［J］. Nutr Hosp,2015,31(2):798-807.

［79］ Li,C.,Zhan,X.,Zhao,J.,et al. Gohieria fusca(Acari:Astigmata) found in the filter dusts of air conditioners in China［J］. Nutr Hosp,2015,31(2):808-812.

［80］ Li,C.,Zhao,B.,Jiang,Y.,et al. Construction and Expression of Dermatophagoides pteronyssinus group 1 major allergen T cell fusion epitope peptide vaccine vector based on the MHC Ⅱ pathway［J］. NUTRICION HOSPITALARIA,2015;32(5):2274-2279.

［81］ Li,C. P.,Yang,B. H. A hypothesis-effect of T cell epitope fusion peptide specific immunotherapy on signal transduction［J］. Int J Clin Exp Med,2015,8(10):19632-19634.

［82］ LI,Chaopin,JIANG,Yuxin,GUO,Wei,et al. Morphologic features of Sancassania berlesei(Acari:Astigmata:Acaridae), a common mite of stored products in China［J］. Nutricion Hospitalaria,2015;31(4):1641-1646.

［83］ Zhao YaE,Cao ZhiGuo,Cheng Juan,et al. Population identification of Sarcoptes hominis and Sarcoptes canis in China using DNA sequences［J］. Parasitology Research,2015,114(3):1001-1010.

［84］ Li,C. P.,Guo,W.,Zhan,X. D.,et al. Acaroid mite allergens from the filters of air-conditioning system in China［J］. Int J Clin Exp Med,2014,7(6):1500-1506.

［85］ Li,C.,Jiang,Y.,Guo,W.,et al. Production of a chimeric allergen derived from the major allergen group 1 of house dust mite species in Nicotiana benthamiana［J］. Hum Immunol,2013,74(5):531-537.

［86］ Diaz JH. A 60-year meta-analysis of tick paralysis in the Unite States:a predictable,preventable,and often misdiagnosed poisoning［J］. J Med Toxicol,2010,6(1):15-21.

［87］ Li,C.,Li,Q.,Jiang,Y. Efficacies of immunotherapy with polypeptide vaccine from ProDer f 1 in asthmatic mice［J］. Int J Clin Exp Med,2015,8(2):2009-2016.

［88］ Shelley F. Walton and Bart J. Currie. Problems in Diagnosing Scabies,a Global Disease in Human and Animal Populations

［J］. Clinical Microbiology Reviews,2007,20（2）:268-279.

［89］ Vercruysse J,Geurden T,Peelaers I. Development and Bayesian evaluation of an ELISA to detect specific antibodies to Sarcoptes scabiei var suis in the meat juice of pigs［J］. Vet Rec. 2006,158（15）:506-508.

［90］ Angelo C,Pedicelli C,Provini A,et al. Successful treatment of Norwegian scabies with ivermectin in a patient with recessive dystrophic epidermolysis bullosa［J］. Minerva Pediatr. 2004,56（3）:353-357.

［91］ Arlian LG,Morgan MS,Estes SA. et al. Circulating IgE in patients with ordinary and crusted scabies［J］. J Med Entomol, 2004,41（1）:74-77.

［92］ Bauer J,Forschner A,Garbe C,et al. Dermoscopy of tungiasis［J］. Arch Dermatol,2004,140（6）:761-763.

［93］ Gordon BM,Giza CC. Tick paralysis presenting in an urban environment［J］. Pediaatric Neurology,2004,30（2）: 122-124.

［94］ Heukelbach J,Franck S,Feldmeier H. High attack rate of Tunga penetrans（Linnaeus,1758）infestation in an impoverished Brazilian community［J］. Trans R Soc Trop Med Hyg,2004,98（7）:431-434.

［95］ Hirschmann,Jan V,et al. Death of an Arabian Jew［J］. Arch Intern Med,2004,164（8）:833-839.

［96］ Perna AG,Bell K,Rosen T. Localised genital Norwegian scabies in an AIDS patient［J］. Sex Transm Infect,2004,80（1）: 72-73.

［97］ Safar-Ali Talari. Wound Myiasis Caused by Lucilia sericata［J］. Arch Iranian Med,2004,7（2）:128-129.

［98］ Walton SF,Dougall A,Pizzutto S,et al. Genetic epidemiology of Sarcoptes scabiei（Acari:Sarcoptidae）in northern Australia［J］. Int J Parasitol,2004,34（7）:839-849.

［99］ Becky Gladis. Myiasis［J］. Dermatol Nurs,2003,15（5）:441-444.

［100］ Feldmeier H,Heukelbach J,Eisele M,et al. Investigations on the biology,epidemiology,pathology and control of Tunga penetrans in Brazil:Ⅲ. Cytokine levels in peripheral blood of infected humans［J］. Parasitol Res,2003,91（4）:298-303.

［101］ Heukelbach J,Eisele M,Jackson A,et al. Topical treatment of tungiasis:a randomized,controlled trial［J］. Ann Trop Med Parasitol,2003,97（7）:743-749.

［102］ Huang CH,Kuo IC & Xu H et al. Mite allergen induces allergic dermatitis with concomitant neurogenic inflammation in mouse［J］. Invest. Dermatol,2003,121（2）:289-293.

［103］ Li CP,Cui YB & Wang J et al. Acaroid mite,intestinal and urinary acariasis［J］. World J. Gastroenterol,2003,9（4）: 874-877.

［104］ Sade K,Kivity S & Levy A et al. The effect of specific immunotherapy on T-cell receptor repertoire in patients with allergy to house-dust mite［J］. Allergy,2003,58（5）:430-434.

［105］ Chouela E,Abeldano A,Pellerano G,Hernandez M. Diagnosis and treatment of scabies:a practical guide［J］. Am J Clin Dermatol,2002,3（1）:9-18.

［106］ Heukelbach J,Wilcke T,Eisele M,et al. Ectopic localization of tungiasis［J］. Am J Trop Med Hyg,2002,67（2）:214-216.

［107］ Medeiros M Jr,Figueiredo JP & Almeida MC et al. Association between mite allergen（Der p 1,Der f 1,Blo t 5）levels and microscopic identification of mites or skin prick test results in asthmatic subjects［J］. Int. Arch. Allergy Immunol,2002, 129（3）:237-241.

［108］ Albert L. Vincent. Botfly Myiasis in a Returning Traveler［J］. Infect Med,2001,18（3）:163-166.

［109］ Atwell RB & Campbell FE. Reactions to tick antitoxin serum and the role of atropine in treatment of dogs and cats with tick paralysis caused by Ixodes holocyclus:a pilot survey［J］. Aust. Vet. J,2001,79（6）:394-397.

［110］ Hiraoka E,Sato T & Shirai W et al. A case of pulmonary acariasis in lung of Japanese macaque［J］. J. Vet. Med. Sci, 2001,63（1）:87-89.

［111］ Arlian LG,Morgan MS. Surum antibody to Sarcoptes scabiei and house dust mite prior to and during infestation withs［J］. scabiei. 2000,Veterinary Parasitology,2000,90:315-326.

［112］ Bellanti JA,Zeligs BJ & MacDowell-Carneiro AL et al. Study of the effects of vacuuming on the concentration of dust mite antigen and endotoxin［J］. Ann. Allergy Asthma Immunol,2000,84（2）:249-254.

［113］ Capt Randall L.,et al. Anterior Orbital Myiasis Caused by Human Botfly（Dermatobia hominis）［J］. Arch Ophthalmol, 2000,11（8）:1002-1003.

［114］ Poirier MP,Causey AL. Tick paralysis syndrome in a 5-year-old girl［J］. South. Med. J,2000,93（4）:433-435.

［115］ Schenone H. Parasitology and entomology in the 20th century in Latin American narrative［J］. Bol Chil Parasitol,2000,

55（3-4）:69-78.

［116］ Sherman,Ronald A. Wound Myiasis in Urban and Suburban United States ［J］. Arch Intern Med 2000,160（13）: 2004-2014.

［117］ Dworkin MS,Shoemaker PC & Anderson DE. Tick paralysis:33 human cases in Washington S tate,1946-1996 ［J］. Clin. Infect. Dis,1999,29（6）:1435-1439.

［118］ Morsy TA,El-Sharkawy IM,Lashin AH. Human nasopharyngeal linguatuliasis（Pentastomida）caused by Linguatula serrata ［J］. J Egypt Parasitol,1999,29（3）:787-790.

［119］ Moustafa EH,El-Kadi MA,Al-Zeftawy,et al. The relation between scabies and hypersensitivity to antigens of house dust mites and storage mites ［J］. Egypt Soc Parasitol,1998,28（3）:777-787.

［120］ Kalpaklioglu AF,Emekci M & Ferizli AG et al. House dust mite fauna in Turkey ［J］. Investig. Allergol. Clin. Immunol, 1997,7（6）:578-582.

［121］ Webb JP Jr,Furman DP & Wang S. A unique case of human ophthalmic acariasis caused by Orthohalarachne attenuata （Banks,1910）（Acari:Halarachnidae）［J］. J. Parasitol,1985,71（3）:388-389.

［122］ Kim JC & Kalter SS. Pathology of pulmonary acariasis in Baboons（Papio sp.）［J］. J. Med. Primatol,1975,4（2）:70-82.

［123］ Mackenzie J. Acari in specimens of urine ［J］. Jour Roy Army Med Corps,1923,41:157.

第十二篇

寄生虫学研究的其他技术

人体寄生虫病分布广泛、危害性大,开展寄生虫病的研究并进行预防控制和治疗,对社会发展具有十分重要的意义。

动物实验是寄生虫学研究中必不可少的手段,是基础理论研究向临床应用研究转化的实验技术平台。在生命科学领域,人类的健康和福利研究是头等重要的事情,任何具有高度危险性的实验都不应直接在人身上进行,必须先在动物身上反复试验,然后才能在确保安全的情况下推广至人。实验动物作为人类的"替难者",已经并将继续为保障人类健康做出巨大的牺牲与贡献。用实验动物来进行研究,不受方法上、手段上、条件上、时间上的限制,基于伦理道德考虑的限制因素也相对减少,可以进行前瞻性研究,可以随时获取各种活体标本。因此在寄生虫学的研究中熟悉常见实验动物的来源和特性,掌握基本的动物实验操作技术和动物实验条件控制,是进行临床实践研究的保障。

实验室是临床、科研和教学工作的重要阵地,为开展寄生虫学研究和专业人才培养提供了坚实的平台。建立完整有效的安全管理体系,持续不断地改进安全管理工作,有效地提升研究人员专业素质,增强安全意识,养成良好的工作习惯,系统性、规范化进行管理,才能确保有效管控医学实验室的安全风险。

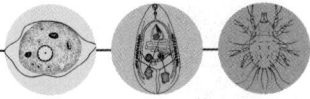

第六十九章

动物实验基本知识

动物实验在寄生虫学的研究中起着不可替代的作用。娴熟的动物实验操作技术,是顺利完成动物实验并取得准确、可靠结果和较好实验重复性的保证。对实验动物饲养管理人员来说,动物不会讲话,不领人情,具有自卫本能,可能攻击人,更不会自动地服药和接受必要的检查和治疗,给研究工作增添不少麻烦。所以相关研究人员都必须熟练掌握实验动物学技术,才能科学合理地饲养实验动物,规范熟练地开展动物实验,不会造成动物的应激反应,也不会给工作人员自身带来意外伤害。

动物实验为人类的医疗科技发展提供了大量的实验数据和利益。随着人类社会的进步,善待和关爱动物的观念意识逐渐渗透到各个相关的研究领域。在实践过程中,应该遵循"尊重生命,科学、合理、仁道地使用动物"的动物伦理规范,秉持"3R"原则即替换(replacement)、减少(reduction),优化(refinement)的原则。充分考虑动物的利益,善待动物,防止或减少动物的应激、痛苦和伤害,制止针对动物的野蛮行为、采取痛苦最少的方法处置动物,尊重动物生命。实验动物项目要保证从业人员的安全,动物实验方法和目的符合人类的道德伦理标准和国际惯例。

第一节 常用实验动物

充分了解实验动物的特性,才可以在实际工作中采取适合的饲养管理方式,最终能够科学地选择实验动物,合理地应用实验动物,正确地分析实验结果,得出准确可靠的结论。本章主要介绍常用实验动物的解剖生理学特点、常用品种品系、饲养管理应用和在寄生虫学中的应用,为寄生虫学的发展奠定基础。

一、啮齿动物

生物医学研究中使用的实验动物,绝大多数是脊椎动物门的哺乳纲动物,而啮齿动物是使用量最大的哺乳类实验动物。啮齿动物在分类上属于脊椎动物门哺乳动物纲、啮齿目。啮齿目动物的特征为上、下颚皆有一对开放性齿根的门齿,且都没有犬齿,因门齿持续不断的生长,必须借助啃食硬物来磨牙,因而得名,也因此常见其上下门牙咬合不正。它们的盲肠很大,内含大量微生物,有助其消化食物。啮齿动物,多数为夜行性,视觉退化,但其他感觉器官相对发达,听觉与嗅觉敏锐,有非常灵敏而独特的触须,可有效地探触环境。

最常使用的实验动物如小鼠、大鼠、豚鼠、地鼠等都属于啮齿目动物,啮齿动物的使用量占整个脊椎动物的 80% 以上,其中小鼠约占整个实验动物的 70% 以上。

(一)小鼠

小鼠(mouse, *Mus musculus*)属于脊索动物门、哺乳纲、啮齿目、鼠科、小鼠属、小家鼠种。小家鼠原栖居在亚洲,仅作为宠物,供人消遣玩赏。18 世纪开始被用于进行科学实验研究。小鼠是由野生鼹鼠经过长期人工饲养和定向选择培育出来,目前已育成 1 000 多个独立的远交群和近交系,分布遍及世界各地,是当今世界上研究最详尽的哺乳类实验动物,也是生物医学研究中最广泛使用的实验动物(图 69-1)。

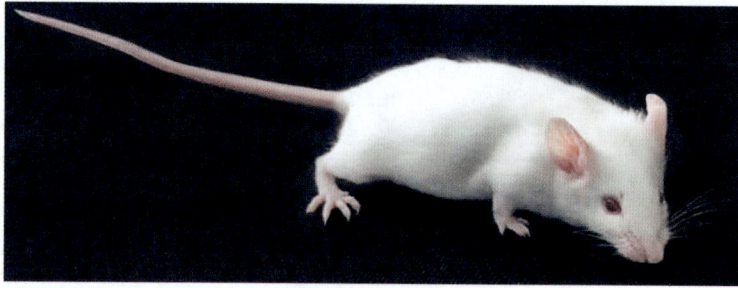

图 69-1 小鼠
（游牧 图）

1. 生物学特性

（1）一般特性

1）外貌：体型小。小鼠是哺乳动物中体型最小的动物，出生时体重仅 1.5g，体长 2cm 左右，成年小鼠体重为 30g 左右，体长 10~15cm，全身被毛，面部尖突，嘴脸前部有触须，耳耸立成半圆形，尾与身体约等长。由于体型小，占据空间小，适用于大量生产。

2）生长发育：生长期短、发育快。小鼠出生时赤裸无毛，全身通红，两眼紧闭，两耳贴在皮肤上，嗅觉和味觉功能发育完全；3 日龄脐带脱落，皮肤由红转白，有色鼠可呈淡淡的颜色，开始长毛和胡须，21 日龄可离乳独立生活。20 对染色体，寿命 2~3 年。

3）繁殖力：成熟早、繁殖力强，可根据生殖器与肛门之间的距离直接判定性别，雄鼠的生殖器距肛门较远，雌鼠较近（图 69-2）。雌鼠一般在 35~45 日龄，雄鼠在 45~60 日龄性发育成熟。雌鼠属全年多发情动物，发情周期为 4~5 天，妊娠期 19~21 天，哺乳期 20~22 天，每胎产仔数 8~15 只，年产 6~9 胎，生育期为 1 年（图 69-2）。

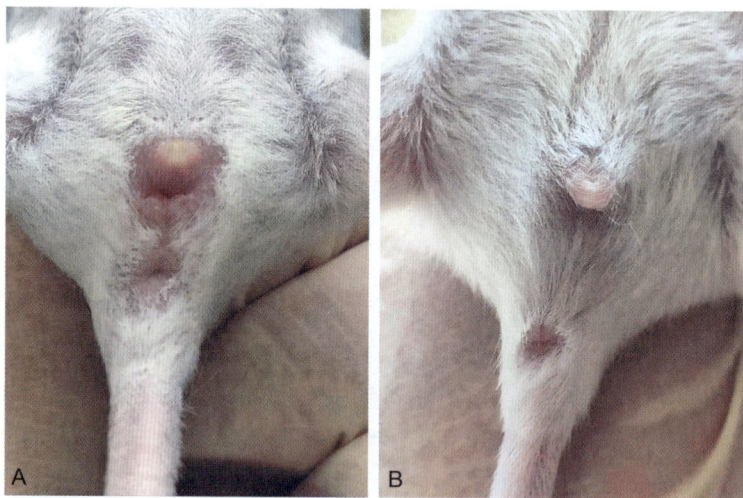

A. 雌性；B. 雄性
图 69-2 小鼠性别辨识
（游牧 图）

4）性情：性情温顺，胆小怕惊，对环境反应敏感。小鼠经过长期培育驯养，性情温顺，易于抓捕，非同窝雄性易斗。小鼠对外界环境的变化敏感，不耐冷热，对疾病抵抗力差，不耐强光和噪声。当有强光或噪声刺激时甚至导致哺乳母鼠出现吃崽现象。温度过高或过低时，繁殖力下降，严重时会造成死亡。

5）行为：喜群居，昼伏夜动。小鼠进食、交配、分娩多发生在夜间。活动高峰有两次，一次在傍晚后 1~2 小时，另一次出现在黎明前。

（2）解剖学特点

1）运动系统：头骨由主骨的额节、顶节、枕节和附属部的 3 个感觉囊、颌骨、舌骨组成。3 个感觉囊为听觉囊、视觉囊和嗅觉囊。舌骨游离于舌的基部。小鼠下颌骨的喙状突较小，踝状突发达。运用下颌骨形态的分析技术，可进行近交系小鼠遗传监测。小鼠脊椎部分由 55~61 个脊椎骨组成，包括颈椎 7 个，胸椎12~14 个，腰椎 5~6 个、荐椎 4 个、尾椎 27~30 个。肋骨 12~14 对，7 对与胸骨接连，其他 5~7 对呈游离状态，胸骨 6 块。前肢由肩胛骨、锁骨、肱骨（上腕骨）、桡骨、尺骨、腕骨（13 枚）和指骨（14 枚）组成。腰带包括髂骨、坐骨、耻骨和髋骨。后肢由髋骨、大腿骨、胫骨、腓骨、跗骨（12 枚）和趾骨（14 枚）组成。小鼠长骨骨髓为红髓，终身保持有造血功能。

2）消化系统：小鼠的齿式为 2（1 003/1 003）=16，门齿 1/1，犬齿 0/0，前臼齿 0/0，臼齿 3/3。门齿形状如凿，可终身不断生长，以啃咬物品磨损门齿来维持齿端的长度。唾液腺 3 对，为腮腺、颌下腺和舌下腺。食管细长，约 2cm，食管内壁有一层厚的角质化鳞状上皮，有利于灌胃操作。胃为单室，肠道较短，盲肠不发达。肝脏是腹腔内最大的脏器，分左、右、中、尾 4 叶组成，具有分泌胆汁、调节血糖、储存肝糖原和血液、形成尿素、中和有毒物质等功能。胆囊、胰腺分散在十二指肠、胃底及脾门处，色淡红，不规则，似脂肪组织。胰腺分泌的胰液主要含有消化酶、胰岛素等。

3）呼吸系统：肺有 5 叶，右肺 4 叶，左肺为一整叶。气管由 15 个白色环状软骨组成，气管及支气管腺不发达。

4）循环系统：心脏由 4 个腔室组成，即左、右心房和左、右心室。小鼠尾部血管丰富，形成尾椎节段性分布和纵向贯通分布相结合的特点。2 点和 10 点部位两根静脉比较表浅粗大，适宜静脉注射。鼠尾具有运动、平衡、调节体温和两侧后肢血管运输代偿通道等功能。

5）泌尿系统：肾位于背部两侧，右肾稍高，呈赤褐色，蚕豆状。小鼠的肾小球小，其直径仅为大鼠肾小球的一半左右，但小鼠肾小球数量可为大鼠的 4~8 倍，因此每克肾组织过滤面积是大鼠的 2 倍。膀胱位于腹腔后端，雄性经生殖孔通于体外，雌性通到尿道口。

6）生殖系统：雌鼠的生殖系统包括卵巢、输卵管、子宫、阴道、阴蒂腺、乳腺等。卵巢位于腹腔的背侧，腰椎两侧左右各一个，表面凹凸不平。卵巢为系膜包绕，不与腹腔相通，故不会发生宫外孕。输卵管由不规则的弯曲管组成，前端呈漏斗状，喇叭口朝向卵巢，后端连接子宫。雌鼠子宫呈 Y 形，为双角子宫型，分为子宫角、子宫体、子宫颈。阴道在出生时关闭，至性成熟才慢慢张开。乳腺发达，共有 5 对，其中胸部 3 对，腹部 2 对。雄鼠幼年时睾丸藏于腹腔，性成熟后下降到阴囊。前列腺分背、腹两叶。

7）免疫系统：小鼠的淋巴系统发达，包括淋巴管、淋巴结、胸腺、脾脏，外周淋巴结等。胸腺呈乳白色，由左、右 2 叶组成，位于胸骨下胸腔入口处，性成熟时胸腺最大。脾脏呈镰刀状长而大，位于胃底部左侧，雄鼠脾脏明显大于雌鼠，可储存血液并含有造血细胞，包括巨核细胞、原始造血细胞等，这些造血细胞组成造血灶，有造血功能。小鼠没有腭或咽扁桃体。外来刺激可使淋巴系统增生，易患淋巴系统疾病。

（3）生理特点

1）不耐饥饿：小鼠的胃容量小，1~1.5ml，功能较差，不耐饥饿；肠道短，且盲肠不发达，以谷物性饲料为主。

2）不耐热：小鼠体温正常情况下为 37~39℃。对因环境温度的波动发生的生理学变化相当大。由于小鼠无汗腺，小鼠的蒸发表面与整个身体相比所占的比例大，因此其对减少饮水比大多数哺乳动物更为敏感。小鼠特别怕热，如果饲养室温度超过 32℃，可能会造成小鼠死亡。

3）肠道菌群丰富：小鼠肠道内存在大量的细菌，约有 100 多种。这些细菌有选择地定居在消化道不同部位，构成一个复杂的生态系统。

4）对多种寄生虫敏感：小鼠是寄生虫学研究重要的动物资源，对疟原虫、肺孢子虫、隐孢子虫、弓形虫、血吸虫、带绦虫、旋毛虫等尤其敏感。

2. 常用品系

（1）近交系小鼠

1）BALB/c 小鼠：1923 年育成，毛色为白色，BALB/c 小鼠形成了许多亚系，如 BALB/cAnN、BALB/cJ

和 BALB/cCd。品系特征：本系易患慢性肺炎，常有动脉硬化，血压较高，老年雄性多有心脏损害，对辐照极敏感。对日本血吸虫、多房棘球绦虫、恶性疟原虫、弓形虫等敏感，可用于免疫应答效果和疫苗保护力的研究以及单克隆抗体的制备。BALB/c 小鼠生产性能好，繁殖期长，一般无相互侵袭习性，比较容易群养。

2）C57BL/6J 小鼠：1921 年由 Clarence Cook Little 用 Abby Lathrop 的原种雌鼠 57 和雄鼠 52 交配而得 C57BL。1937 年将 C57BL 分成两个亚系，分别为 C57BL/6 和 C57BL/10。品系特征：黑色，逃避侵袭反应性不敏感。对华支睾吸虫、广州管圆线虫、日本血吸虫、旋毛虫敏感，可建立相关动物模型，用于寄生虫感染免疫和免疫抗体制备性能研究，是寄生虫学、肿瘤学、免疫学研究常用品系，该小鼠是使用率最高的近交系小鼠之一，也是继人类之后第二个开始基因组测序工程的哺乳类动物。

3）CBA 系小鼠：亚系分为 CBA/Br，CBA/Ca，CBA/J，CBA/St，CBA/H 等。近交代数 159 代。毛色和 H-2 基因：AA、BB、CC（野生色），H~2k。品系特征：产仔数少，不易哺育，较难繁殖。常被使用建立疟原虫相关动物模型，用于进行寄生虫感染免疫和治疗药物的药理学研究。此外还被用于日本血吸虫和曼氏血吸虫的免疫病理学研究。

4）C3H 小鼠：1920 年育成，野生色，C3H 系小鼠与 CBA 同一起源。亚系：C3H/Bi，C3H/He，C3H/HeJ，C3H/St，C3HeB/FeJ，C3H/DiSn，C3H/Sf 等。近交代数：138 代。毛色和 H-2 基因：AA、BB、CC，H-2k。品系特征：较易诱发免疫耐受性。补体活性高，红细胞及白细胞数较少，血液中氧化氢酶活性高。对克氏锥虫、疟原虫、日本血吸虫敏感，主要被用于免疫细胞的重组、表达和功能鉴定。

5）DBA 小鼠：浅灰色，1909 年 Little 在毛色遗传实验中使用的动物。1929—1930 年培育成几个品系，现存的有 DBA/1 和 DBA/2。DBA/1 的亚系：DBA/1，DBA/1J 等。毛色基因：aa、bb、cc、dd（淡巧克力色）。品系特征：红细胞数多，老龄雄鼠有钙质沉着，本品系产仔数少，不易哺育，较难繁殖。对杜氏利什曼原虫的易感染性高，可用于非特异性免疫的研究。

6）A 系小鼠：1921 年育成，亚系分为 A，A/He，A/J，A/WySN 等。近交代数为 116 代。毛色和 H-2 基因：aa、bb、cc（白色），H-2a（A，A/He，A/SnSf，A/WySN）。品系特征：干扰素产量低，初生仔鼠 7.6% 有唇裂，0.5% 有后肢多趾症。血压低，肾上腺储存脂质较多。245 日龄以前易引起中度听觉性痉挛发作，对 X 线照射高度敏感。老龄鼠可自发淀粉样病变和多发肾脏病。对卡氏肺孢子虫（菌）、伯氏疟原虫和日本血吸虫敏感，常被用于抗寄生虫感染免疫应答和基因疫苗免疫保护效力研究。

7）AKR 小鼠：1936 年育成，主要亚系有 AKR/A、AKR/J、AKR/N 等，毛色为白色。品系特征：体内缺乏补体，易诱发免疫耐受性。对多房棘球绦虫、曼氏血吸虫敏感，用于寄生虫生活史和抗寄生虫感染免疫机制研究。

（2）封闭群小鼠

1）昆明（KM）小鼠：1946 从印度 Haffking 研究所引入云南昆明，1952 年由昆明引入北京生物制品研究所，1954 年后推广到全国，用随机交配方式饲养，为我国主要的实验小鼠。KM 小鼠抗病力和适应性强，广泛用于隐性弓形虫、旋毛虫和人芽囊原虫等寄生虫的感染发病机制和抗性药物的研究中。

2）NIH 小鼠：由美国国立卫生研究院培育而成。白化，繁殖力强，产仔成活率高，雄性好斗。广泛用于细粒棘球蚴和旋毛虫的感染和保护性免疫研究中。

3）CFW 小鼠：起源于 webstdr 小鼠，1936 年英国 Carwarth 从 Rockeffler 研究所引进，经过 20 代近亲兄妹交配后，采用随机交配而成。

4）ICR 小鼠：起源于美国 Haus Chka 研究所。产仔多，抗病力强，适应性强，是我国使用较广的封闭群小鼠之一。可建立卡氏肺孢子虫（菌）的动物模型，进行免疫抑制诱导研究。

5）LACA 小鼠：白色，1935 年科沃斯（Carworth Ine）与洛克菲勒研究所的韦伯斯特（Webster）着手将瑞士小鼠经 20 代兄妹配种，然后再采用随机配种，命名为 CFW，分送各国饲养应用。后引入英国实验动物中心（LAC）改名为 LACA，1973 年我国从英国实验动物中心引进。

（二）大鼠

大鼠（rat，*rattus norvegicus*）属于脊索动物门、哺乳纲、啮齿目、鼠科、大鼠属、褐家鼠种。由野生褐色大鼠驯化而成。1907 年美国费城 Wistar 研究所开发大鼠为实验动物，育成了 Wistar 大鼠，做出突出贡献。

大鼠体型在鼠类中虽属于较大型,但在实验动物中属于小型动物,其形态观察方便,是最常用的实验动物之一,其用量仅次于小鼠(图 69-3)。

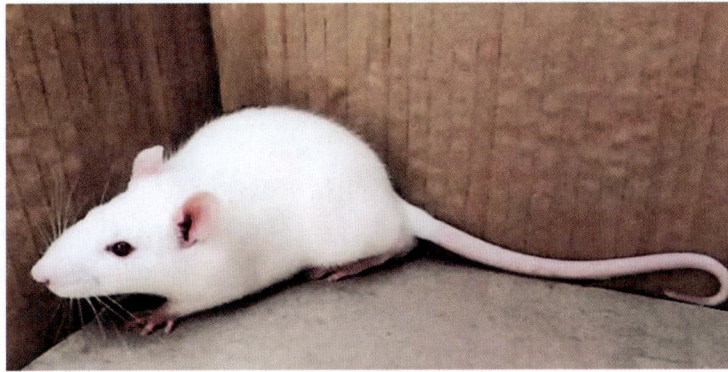

图 69-3　大鼠
(游牧　图)

1. 生物学特性

(1)一般特性

1)外貌:外观与小鼠相似,但体型较大。成年大鼠体长一般为 18~20cm。尾上被有短毛和环状角质鳞片,尾部皮肤较厚。

2)生长发育:初生仔无毛,闭眼,耳贴皮肤,耳孔闭合,体重 6~7g,3~5 天耳朵张开,约 7 天可见明显被毛,8~10 天门齿长出,14~17 天开眼,60 天体重可达到 180~240g,可供实验用。21 对染色体。寿命一般3~4 年。

3)繁殖力:大鼠为全年多发情动物。繁殖力强。雄鼠 2 月龄、雌鼠 2.5 月龄达性成熟,性周期 4.4~4.8天,妊娠期 19~21 天,哺乳期 21 天,每胎平均产仔 8 只。生育期 1 年。

4)性情:大鼠性情温顺,易于捕捉,行动较迟缓,一般不会主动攻击咬人,但当粗暴操作或营养缺乏时可发生攻击人或互相撕咬现象。哺乳期母鼠,常会主动攻击捕捉者,容易咬人手。

5)行为:大鼠是昼伏夜动动物,其进食、交配及分娩等活动多在夜间进行。喜安静,喜啃咬。对噪声敏感,噪声能使其内分泌系统紊乱,性功能减退,吃仔或死亡。宜居于黑暗、安静环境。大鼠门齿较长,有啃咬习性。嗅觉灵敏,对空气中的灰尘、氨、硫化氢极为敏感,易引发呼吸道疾病。当长期慢性刺激时,会引起大鼠肺炎或进行性肺组织坏死。对饲养环境的湿度敏感,相对湿度低于 40% 时,易发生环尾症,引起尾巴节节脱落或坏死,一般饲养室湿度应保持 50%~65% 之间。

(2)解剖学特点

1)运动系统:大鼠的骨骼由头骨,躯干骨(椎骨、胸骨、肋骨)和前后肢骨组成,全身骨骼为 105~108块。脊椎为颈椎 7 块,胸椎 13 块,腰椎 6 块,骶椎为 4 块,尾椎与身长相仿为 27~30 块。

2)消化系统:上下颌各有 2 个切齿和 6 个臼齿,共 16 颗牙齿。齿式为 2(1 003/1 003)=16。门齿终身不断生长,需经常磨损以维持其恒定。大鼠的胃分为前胃(非腺胃)和胃体(腺胃)两部分。两部分由一个界限嵴隔开,食管通过一个褶进入胃小弯。肝分叶明显,再生能力强,切除 60%~70% 后可再生,适用于肝外科实验研究。无胆囊,来自各叶的胆管在肝门处汇集而成胆总管,长度 1.2~4.5cm,直径 0.1cm。胆总管几乎都为胰组织所包围,并接收若干条胰管,胆总管在距幽门括约肌 2.5cm 处通入十二指肠。

3)呼吸系统:气管位于食管的腹侧,由 23 个白色环状软骨组成,气管和支气管腺不发达。肺脏为海绵状,淡粉色,位于胸腔中部,结构特别,左肺为一个大叶,右肺分为 4 叶(前叶、中叶、副叶、后叶)。

4)循环系统:心脏和外周循环与其他哺乳动物稍有不同。心脏的血液供给既来自冠状动脉,也来自冠状外动脉。大鼠尾部血管丰富,形成尾椎节段性分布和纵向贯通分布相结合的特点。2 点和 10 点部位两根静脉比较表浅、粗大,适宜静脉注射。尾有运动平衡、调节体温、自我保护和两侧后肢血运代偿通道等功能。

5）泌尿系统：大鼠肾脏呈暗红色、蚕豆状，位于腹腔背侧脊柱两侧。每侧肾都与一条白色细长的输尿管相连，输尿管下接膀胱。肾脏前端有米粒大的肾上腺。大鼠垂体较脆弱，附着在漏斗下部，不需要很大的吸力就可以在不破坏鞍膈和脑膜的情况下除去，适宜于去制作垂体模型。

6）生殖系统：大鼠雄性生殖系统有许多高度发育的副性腺，包括精囊、尿道球腺、凝固腺和前列腺。腹股沟管终身保持开放。大鼠的睾丸大小约 1mm×8mm×8mm，大鼠精子成熟的时间为 48 天，精子的生命周期为 12 天。雌性生殖器呈圆形，有凹沟，子宫为 Y 形双子宫，胸部和腹部各有 3 对乳头，其中第 2~5 对乳头较发达，乳汁分泌量大。

7）神经内分泌系统：大鼠神经系统与人类相似，包括中枢神经系统和周围神经系统两部分。中枢神经包括脑和脊髓，周围神经包括脑神经、脊神经、自主神经。脑分为大脑、间脑、中脑、小脑和延髓，大鼠的大脑很发达，中脑较小。由脑发出的脑神经共 12 对。脊神经、自主神经和其他动物相似。垂体肾上腺系统发达，应激反应灵敏，适合做神经内分泌实验研究。

（3）生理特点

1）对营养缺乏非常敏感。大鼠食性较杂，以谷物为主兼食肉类，对氨基酸、蛋白质、维生素的缺乏十分敏感。尤其是维生素 A 缺乏会使大鼠性情暴躁，易咬人。

2）大鼠心电图中没有 S-T 段，甚至有的也不见 T 波。

3）成年雌性大鼠在发情周期不同阶段，阴道黏膜典型变化不同。采用阴道涂片法观察性周期中阴道上皮细胞的变化，可推知性周期各个时期中卵巢、子宫状态及垂体激素的变动。有产后发情的特点。大鼠发情多在夜间，排卵多在发情后第二天早上 2:00—5:00 时，交配后一般在雌性大鼠阴道口形成阴道栓，但阴道栓常碎裂成 3~5 块，乳白色，可能带有血液落入粪盘中。

4）不能呕吐。大鼠胃中有一条皱褶，收缩时会堵住贲门口，导致不能呕吐。

2. 常用品系

（1）近交系

1）F344 大鼠：被毛白色，1920 年由哥伦比亚大学肿瘤研究所 Curtis 培育，我国从 NIH 引进。旋转运动性低，血清胰岛素含量低，原发和继发性脾红细胞免疫反应性低。

2）LEW 大鼠：由 Wistar 远交群大鼠培育而来，白化。血清中甲状腺素、胰岛素和生长激素含量高。可建立 Lewis 大鼠泡状棘球蚴感染的动物模型，应用于寄生虫感染机制和免疫耐受的研究。

3）Lou/CN 和 Lou/MN 大鼠：被毛白色，由 Bazin 和 Beckers 培育出浆细胞瘤高发系 Lou/CN 和低发系 Lou/MN，两者组织相容性相同。常用于单克隆抗体的研制，用其制备单抗，其腹水量较用 BALB/c 小鼠多几十倍，可用于大量生产。

（2）封闭群

1）Wistar 大鼠：封闭群大鼠，被毛白色，1907 年由美国 Wistar 研究所育成，是我国引进早，是目前使用最广泛、数量最多的品种。其特点为头部较宽、耳朵较长、尾的长度小于身长。性周期稳定，繁殖力强，产仔多，平均每胎产仔在 10 只左右，生长发育快，性格温顺，传染病抵抗力较强。对约氏疟原虫、日本血吸虫、弓形虫和卡氏肺孢子虫（菌）敏感，广泛用于寄生虫的感染机制和抗虫免疫中。

2）SD 大鼠：封闭群大鼠，被毛白色，1925 年由美国 Sprague Dawley 农场用 Wistar 大鼠培育而成。头部狭长，尾长近于身长，产仔多，生长发育较 Wistar 大鼠快。对卡氏肺孢子、斯氏狸殖吸虫和肝片形吸虫敏感，可用于寄生虫致病性和抗感染机制分析研究。

（3）杂交群

杂交一代（F1 代）：大鼠的杂交一代不如小鼠的杂交一代使用广泛，常用的有 AS×AS2F1、F344×WistarF1、LEW×BNF1 和 WAG×BNF1。

（三）豚鼠

豚鼠（guinea pig，*Cavia porcellus*）属脊索动物门、哺乳纲、啮齿目、豚鼠科、豚鼠属，由野生动物驯养而来。豚鼠的名称很多，如天竺鼠、荷兰猪、海猪等。实验豚鼠的祖先原产于南美洲平原，16 世纪由西班牙人作为观赏动物传入欧洲，后由荷兰传到日本，再传入我国，故称荷兰猪。1780 年，Laviser 首次用豚鼠作热原质实验,此后开始实验动物化并遍布世界,广泛应用于生物医学研究中。

1. 生物学特性

（1）一般特性

1）外貌:体型短粗、身圆、无尾、全身被毛、四肢较短。成年豚鼠体长一般在225~355mm。头大颈粗两眼明亮,耳壳较薄,血管明显,上唇分裂。医学实验常用的为白色和三色(黑、棕、白)豚鼠。

2）生长发育:生长发育快。豚鼠出生时胚胎发育完全,被毛长齐,眼睁开,有门齿,能走路,出生后4~5天就能吃块料,一般出生后15天体重比初生时增加1倍左右,2月龄能达到400g左右,5月龄体成熟时的体重,雌鼠为700g左右,雄鼠在750g左右。32对染色体,寿命4~5年。

3）繁殖力:繁殖率低。豚鼠是非季节性的连续多次发情动物。豚鼠的性成熟,雌性为30~45日龄,雄性为70日龄。豚鼠的性成熟并非体成熟,只有达到体成熟时才能交配繁殖后代。豚鼠性周期为13~20天(平均16天),发情时间多在下午5点到第二天早晨5点。豚鼠的怀孕期58~72天,平均每胎产仔数2~3只,繁殖率较低。豚鼠生育期约1.5年。

4）性情:性情温顺。豚鼠很少发生斗殴,斗殴常发生在新集合在一起的成年动物中,特别是其中有两个以上雄性种鼠时。豚鼠很少咬伤饲养管理和实验操作人员。四肢短小而不善攀爬。胆小易惊,喜欢安静,外界突然产生的响声、震动可致其四散奔逃,甚至可引起孕鼠的流产。

5）行为:喜群居,喜干燥。豚鼠喜群居,一雄多雌的群体型成明显的稳定性,其活动、休息、采食多为集体行为,休息时紧挨躺卧。豚鼠喜欢干燥清洁的生活环境且需较大面积的活动场地,单纯采用笼养方式易发生足底部溃烂。生活习惯差,经常会在食盆、料斗、饮水盆中大小便,弄脏饲料、饮水。

（2）解剖学特点

1）运动系统:36块脊椎骨,趾上的爪锐利。

2）消化系统:胃壁非常薄,胃容量20~30ml。肠管较长,约为体长的10倍。盲肠发达,约占腹腔的1/3并富有淋巴结。

3）呼吸系统和淋巴系统:齿式2(门1/1,犬0/0,前白1/1,白3/3)=20。气管及支气管不发达,只有喉部有气管腺体,支气管以下皆无。肺分7叶,右肺4叶,左肺3叶。豚鼠淋巴系统较发达,对入侵的病原微生物极为敏感。肺组织中的淋巴组织特别丰富,豚鼠呼吸系统抗病力差,最易患细菌性肺炎。

4）循环系统:心脏长约2cm,位于胸腔前部中央,分为左、右心房和左、右心室四个腔,为完全双循环。

5）神经系统:豚鼠大脑半球没有明显的回纹,只有原始的深沟和神经,属于平滑脑组织,较其他同类动物发达。脑在胚胎期42~45天发育成熟。

6）生殖系统:雄性豚鼠精囊很明显,阴茎端有两个特殊的角形物。雌鼠有左、右两个完全分开的子宫角,有阴道闭合膜,仅有一对乳腺,位于鼠蹊部,左、右各1个。

（3）生理特点

1）体内不能合成维生素C。豚鼠体内不能合成维生素C,必须从饲料中摄取。

2）对抗生素敏感。豚鼠对青霉素、四环素、红霉素等抗生素特别敏感,给药后易引起急性肠炎或死亡。对青霉素敏感性比小鼠高100倍,无论其剂量多大、途径如何,均可引起小肠炎和结肠炎,使其发生死亡。

3）体温调节能力差。豚鼠自身体温调节能力比较差,受外界温度变化影响较大。当室内温度反复变化比较大时,易造成豚鼠自发性疾病流行;室温升至35~36℃时,易引起豚鼠急性肠炎(由链球菌和大肠杆菌等细菌所致)。饲养豚鼠最适温度在20~22℃。

2. 常用品系　豚鼠品种主要有英国种、阿比西尼亚种、秘鲁种和安哥拉种,也可根据毛的特性不同分为短毛,硬毛和长毛3种。目前用作实验动物的为英国种短毛豚鼠,其余3种豚鼠不适宜作实验动物用。英国种豚鼠被毛短而光,其毛色有单色,两色和三色,单毛色可有白色、黑色,棕色,灰色、淡黄色和杏黄色等;两毛色可有黑白色、黑棕色等;三毛色常见黑白棕色。这个品种繁殖力强,生长迅速,性情活泼温顺,体格健壮,母鼠善于哺乳。

豚鼠对隐孢子虫、斯氏狸殖吸虫、疥螨等敏感,可被建立相应动物模型,进行发病机制和免疫诊断的研究。目前在国内应用的豚鼠也属英国种豚鼠,但长期以来,我国应用的豚鼠来源不甚清楚,加之均为封闭群动物,因此均未准确地描述其品种或品系名称,只通称为豚鼠。由于豚鼠的妊娠期比较长,每胎产仔数又较少,培育新品系比较困难,故其品系数量较少。

(四) 地鼠

地鼠(hamster)又名仓鼠,属于脊索动物门、哺乳纲、真兽亚纲、啮齿目、仓鼠科、仓鼠亚科的小型动物。地鼠是由野生动物驯养后进入实验室。作为实验动物的地鼠主要有金黄地鼠和中国地鼠。生物医学研究中 80% 以上使用金黄地鼠。

1. 生物学特性

(1) 一般特性

1) 外貌:金黄地鼠成年体长 16~19cm,尾短,有颊囊,耳色深呈圆形,眼小而亮,被毛柔软。常见地鼠脊背为鲜明的淡金红色,腹部与头侧部为白色,由于突变,毛色和眼的颜色可产生诸多变异,毛有野生色、褐色、乳酪色、白色、黄棕色等,眼亦有红色和粉红色。中国地鼠灰褐色,体型小,长约 9.5cm,眼大黑色,外表肥壮,吻钝,短尾,背部从头顶至尾基部有一暗色条纹。

2) 生长发育:生产能力旺盛,生长发育快,每年每只雌鼠可产 7~8 胎,每胎产仔 5~10 只,平均 7 只左右。幼仔出生后生长发育很快,出生时全身裸露。3~4 天耳壳开始突出体外,以后张开,4 天长毛,12 天可爬出窝外觅食,14 天眼睁开,一边觅食一边母鼠乳汁哺育。金黄地鼠有 22 对染色体,中国地鼠只有 11 对染色体。寿命 2~3 年。

3) 繁殖力:性成熟 30 日龄左右,性周期 4~5 天,妊娠期 14~17 天(平均 15.5 天),是妊娠期最短的哺乳类实验动物,哺乳期 21 天。窝产仔数 4~12 只。有假孕现象。生长发育迅速。

4) 行为特征:地鼠为杂食性动物,有贮存食物的习性,可将食物存贮于颊囊内,地鼠通过颊囊将大量食物搬至巢中。昼伏夜行,活动频繁,不敏捷,易于捕捉。胆小,警觉敏感。牙齿很坚硬,可咬断细铁丝,受惊时会咬人。喜居温度较低、湿度稍高环境。喜独居,嗜睡。地鼠好斗,雌鼠比雄鼠强壮,非发情期不让雄地鼠靠近,雄鼠易被雌鼠咬伤;金黄地鼠初胎时有食仔的习惯。

(2) 解剖学特点

1) 消化系统:齿式为 1 003/1 003(总:16,其中,门齿 1/1,犬齿 0/0,前白齿 0/0,白齿 3/3),门齿终身生长。肝分 7 叶,左右各 3 叶,中间有一很小的中间叶。胃分前胃和腺胃,胃小弯极小。十二指肠和空肠较长,回肠较短,盲肠较大,而结肠长。

金黄地鼠颊囊位于口腔两侧,由一层薄而透明的肌膜组成,深度为 3.5~4.5cm,直径为 2~3cm,一直延续到耳后颈部。由一层薄而透明的肌膜构成,容量可达 10cm² 用以运输和贮藏食物。颊囊缺乏腺体和完整的淋巴管通路。中国地鼠颊囊容易牵引翻脱。无胆囊,总胆管直接开口于十二指肠。大肠相对短,其长度与体长比值比金黄地鼠小 1 倍。

2) 呼吸系统:肺有 5 叶,右肺 4 叶,左肺 1 叶。细支气管上皮为假复层柱状上皮,与人类相近。

3) 泌尿系统:肾乳头很长,一直延伸到输尿管内,可从活体的单一收集管内获得尿液标本。

4) 生殖系统:金黄地鼠的睾丸较大,为体长的 1/6~1/7,重 1.6~2g,呈桑葚状,位于腹腔内脐部左侧和胃下端,睾丸有两块大的积液囊。子宫呈 Y 形,左右各有一个圆形卵巢,卵巢一次排卵约 20 个,乳头 6~7 对。雄性动物具有发育良好的臀腺,呈暗黑色色素斑。当雄鼠处于性兴奋状态时,臀腺表面的被毛变湿并搔抓和摩擦臀腺区。雌鼠臀腺发育不良,很难分辨。

(3) 生理特点

1) 发情排卵受光照影响明显。排卵的早晚和照明时间有关,如果人工控制光照,变黑暗后 2~3 小时即可发情。排卵后阴道内有大量分泌物,甚至可排出阴门外,黏稠的分泌物可拉 15~20cm,白色奶油状,不透明,有明显气味。

2) 皮肤移植反应特别。地鼠对皮肤移植的反应很特别,同一封闭群内个体间的皮肤移植常可存活,并能长期生存下来,而不同群个体间的移植 100% 被排斥。

3) 有嗜睡习惯。地鼠嗜睡,睡眠很深时,全身肌肉松弛,且不易弄醒,甚至有时误认为死亡。室温

4~9℃时金黄地鼠会发生冬眠,此时,体温,心率呼吸数下降,但保留触觉和对热刺激的反应。从冬眠恢复正常要 2~3 天,而进入冬眠多在 12 小时内完成。中国地鼠无冬眠现象。

2. 常用品系

(1)金黄地鼠:世界上育成的金黄地鼠近交系约有 38 种,突变系 17 种,远交群 38 种。对猪带绦虫敏感,可建立相关动物模型。目前使用的金黄地鼠大部分属于远交群,繁殖性能良好。我国现在繁殖和使用量最多的亦属远交群动物。武汉生物制品所在 1983 年从其饲养的种群中发现了白化个体,现已育成了近交系,目前正对其特征及用途进行观察试验。

(2)中国地鼠:中国地鼠已有群系 20 个。已育成的 4 个近交系 A/GY、8Aa/GY、B/GY 和 C/GY 用于肿瘤移植、糖尿病、癫痫等研究。我国目前已育成的有山西医学院的山医群体近交系中国地鼠、军事医学科学院的 A:CHA 白化黑线仓鼠突变群。

二、非人灵长类动物

非人灵长类包括除人以外的所有灵长类动物,属于脊索动物门、哺乳纲、灵长目。非人灵长类是人类的近属动物,其组织结构、生理功能与人类相似,应用此类动物进行研究实验,最易解决与人类相似的病害及其有关机制,是一种极为珍贵的实验动物,其价值远非其他种属动物所能比拟。非人灵长类动物有数十种,包括长臂猿、猩猩以及应用最多的猕猴等。目前实验用猕猴已从野外捕捉为主转为人工饲养繁殖为主。非人灵长类动物既具有哺乳动物的共同特征,又具有本身的特点,现以生物医学使用最多的猕猴为代表。

猕猴

1. 生物学特性

(1)一般特性

1)外貌:身上大部分毛色为灰褐色,腰部以下为橙黄色,有光泽;胸腹部和腿部的灰色较浓。面部和两耳部位多为肉色,少数为红面。臂脓多数为红色,雌猴色更赤。眉骨高,眼窝深。两颊有颊囊。雄猴身长为 55~62cm,尾长为 22~24cm,体重为 8~12kg;雌猴身长为 40~47cm,尾长为 18~22cm,体重为 4~7kg。拇指与其他四指相对,具有握力。指甲为扁指甲,这是高等动物的一个特征。

2)发育繁殖:雄猴性成熟为 3 岁,雌猴为 2 岁。雌猴为单子宫,月经周期为 28 天(变化范围为 21~35天),月经期多为 2~3 天(变化范围为 1~5 天)。雌猴在交配季节,生殖器官周围区域发生肿胀,外阴、尾根部、后肢的后侧面、前额和脸部等处的皮肤都会发生肿胀。雌猴怀孕期为 156~180 天(平均为 164 天),哺乳期为 7~14 个月。每年可怀 1 胎,每胎产 1 仔。母猴对婴猴的照顾特别周到。新生婴猴不需要母猴协助就能以手指抓住母亲的腹部皮肤或背部,在母亲的携带之下生活,母猴活动、跳跃,婴猴都不会掉落。出生后 7 周左右,离开母猴同其他婴猴一起玩耍。 21 对染色体,猕猴寿命 10~30 牛。

3)行为特征:喜居山林。猕猴一般生活在山林区,有些猴群则生活在树木很少的石山上。群居性强。猕猴群与群之间喜欢吵闹和撕咬。每个猴群均由一只最强壮,最凶猛的雄猴做“猴王”,其他雄猴和雌猴都严格听命,吃食时“猴王”先吃,但“猴王”有保卫整群安全生存的天职。猕猴是杂食性动物,以素食为主。吃食时,先将食物送进颊囊中,不立即吞咽,待采食结束后再以手指将颊囊内的食物顶入口腔内咀嚼。猕猴大脑较发达,聪明伶俐、动作敏捷、好奇心与模仿力很强、能用手操纵工具。善攀登、跳跃、会游泳。

(2)解剖学特点

1)乳齿齿式 2(门 2/2,犬 1/1,前臼 2/2)=20,恒齿齿式 2(门 2/2,犬 1/1,前臼 2/2,臼 3/3)=32。

2)猕猴的大脑发达。具有大量的脑回和脑沟。

3)猕猴的四肢没有人类发达。四肢粗短,具有五指,前肢比后肢发达,后肢的大拇指较小而活动性大,可以内收、外展;前肢的大拇指能与其他四指对握,且能握物攀登。

4)猕猴属的各品种都具有颊囊。颊囊利用口腔中上下黏膜的侧壁与口腔分界,是用贮存食物的,这是因为摄食方式的改变而产生的进化特征。

5）猕猴的胃属单室,呈梨形。小肠的横部较发达,上部和降部形成弯曲,呈马蹄形。盲肠发达,为锥形的囊。胆囊位于肝脏的右中叶,肝分 6 叶。

6）猕猴的肺有不成对肺叶,肺叶 3~4 叶(最多为 4 叶),左肺为 2~3 叶,宽度大于长度。

（3）生理特点

1）体内不能合成维生素 C。猴体内缺乏维生素 C 合成酶,自身不能合成维生素 C,需要从食物中摄取。

2）神经系统较发达。有发达的神经系统,因而它的行为复杂,能用手脚操作。

3）视觉较人敏感。猴的视网膜上有一黄斑,黄斑上的锥体细胞与人相似;猴有立体视觉能力,能分辨出物体间的位置和形状,产生立体感;猴也有色觉,能分辨各种颜色,还具有双目视力。

4）嗅觉稍差。猴的嗅觉器官处于最低的发展阶段,嗅脑不十分发达,嗅觉的强度退化,但嗅觉在猴的日常生活中还起着重要的作用,当它们初次接触到任何物品时,都需先嗅一嗅。

5）对特定细菌敏感。猕猴对痢疾杆菌和结核分枝杆菌极敏感,并常携带有 B 病毒,B 病毒可感染人,严重者可致死亡。

2. 常用品系

（1）恒河猴(罗猴,广西猴):最初发现于孟加拉国的恒河河畔。我国广西恒河猴很多,在西南、华南各省及福建、浙江、安徽黄山等。身上大部分毛色为灰褐色,毛细,胸腹部、腿部毛呈淡灰色;面部,两耳多肉色,少数红面,臀胝多红色,眉高眼深。

（2）熊猴:产于缅甸北部阿萨密及我国云南和广西。形态与恒河猴相似。身体较大,毛色棕褐,缺少腰背部橙黄色光泽,毛粗,老猴面部常生雀斑,头毛向四面分开。不如恒河猴敏捷、聪明。叫声哑,犹如犬吠。

三、其他实验用动物

实验动物是生物医学研究的重要材料,其地位不可替代。除了小鼠、大鼠、豚鼠、地鼠、猴等实验动物以外,还有部分动物因其独特的生理结构特点被用做实验动物。例如家兔是制备免疫血清的理想动物,广泛用于各类抗血清和诊断试剂的研制;犬、猫等动物具有更接近于人体,对药物反应灵敏且与人基本一致,血管壁坚韧便于手术等优势。深入了解和利用这部分实验动物资源,有利于更好地开展研究工作。

（一）家兔

家兔(rabbit, *Oryctolagus Cuniculus*)属于脊索动物门、哺乳纲、兔形目、兔科、穴兔属、穴兔种,作为实验动物的兔主要为穴兔属、家兔种,是由野生穴兔经驯养选育而成的。

1. 生物学特性

（1）一般特性

1）外貌:体型中等,毛色主要有白、黑、红、灰蓝色,还有咖啡色、灰色、麻色等。上唇纵裂形成豁嘴,门齿外露。耳廓大,眼睛大而圆,腰臀丰满,四肢粗壮有力,某些属种雌兔颈下有肉髯。

2）生长发育:仔兔初生后 3~4 日龄开始长毛;4~8 日龄脚趾分开;6~8 日龄耳根内出现小孔与外界相通;10~12 日龄睁眼,出巢活动并随母兔试食饲料;21 日龄即能正常摄食;30 日龄被毛形成。新生兔体重约 50g;1 月龄体重为出生时的 10 倍。兔一生中经常换毛,分大换毛和小换毛。大换毛有两次,分别在 100 天换乳毛和 130~190 天大换毛,此次换毛后意味着进入成年。以后每年在春、秋两季各有一次小换毛,换毛期兔的抵抗力差,易发生消化系统疾病。家兔染色体数 22 对,野兔染色体数 24 对。平均寿命 8 年。

3）繁殖力:繁殖力强。家兔属常年多发情动物,性周期一般为 8~15 天,妊娠期 30~33 天,哺乳期 25~45 天(平均 42 天),窝产仔 1~10 只(平均 7 只)。适配年龄,雄性 7~9 月龄,雌性 6~7 月龄。正常繁殖年限 2~3 年。雌兔有产后发情现象。

4）性情:性情温顺,胆小怕惊,群居性差,适于单笼饲养,如果群养,常发生斗殴咬伤。听觉和嗅觉灵敏,齿尖,喜磨牙,有啃土和扒土习惯。家兔异常胆小,如受惊过度往往乱奔乱窜,甚至冲出笼门,被陌生人接近或捕捉时,常用后肢拍击踏板,甚至咬人或因挣扎而抓伤捕捉者。

5)行为:具有夜行性、嗜睡性和食粪性。兔白天安静,除摄食外常闭目睡眠;夜间活跃,晚间采食量占全天的75%。当使其仰卧,顺毛抚摸其胸腹部并按摩其太阳穴,可使其进入睡眠状态,在不进行麻醉的情况下可进行短时间的实验操作。具食粪性,兔喜欢直接从肛门口吃软粪,哺乳期仔兔也有摄食母兔粪的习性,食粪是兔的一种正常生理行为,可使其软粪中所含的营养物质被重新吸收。

（2）解剖学特点

1)牙齿:口腔小,上唇分开;齿式为2(门2/1,犬0/0,前白3/2,日齿3/3=28;和其他啮齿目动物不同的是有6颗切齿,它多了1对小切齿;有发达的门齿,宽大的白齿,上颌除一对大门齿外,其后还有一对小门齿,无犬齿;全身骨骼共275块,小、轻、脆。

2)消化系统:家兔为单胃,胃底特别大,小肠和大肠的总长度为体长的10倍。盲肠发达,占腹腔的1/3。在回盲肠处有特有的圆小囊。兔有眶下腺(其他哺乳动物一般不具有)。

3)循环系统、呼吸系统和神经系统:兔的胸腔构造与其他动物不同,由纵隔将胸腔分左右两室,互不相通。肺被肋胸膜和肺胸膜隔开,心脏呈圆锥形,介于两肺之间被心包膜隔开,开胸手术暴露心脏时,只要不损伤纵隔膜可不使用人工呼吸机。左肺2叶,右肺4叶。

4)泌尿生殖系统:雄兔的腹股沟管宽短,终生不封闭,睾丸可以自由地下降到阴囊或缩回腹腔。雌兔为双子宫,有两个子宫角和两个子宫颈,无子宫体,乳头3~6对。兔为单乳头肾,尿液浑浊有结晶。

5)感觉器:兔耳廓大,血管清晰,便于血管注射和采血。兔眼球大,适于眼科研究。虹膜内色素细胞决定眼睛的颜色,白色兔眼睛的虹膜完全缺乏色素,由于眼球内血管的血液颜色折射,看起来是红色。

（3）生理特点

1)草食性。家兔是草食性动物,喜食青、粗饲料,其消化道中的淋巴球囊有助于对粗纤维的消化,对粗纤维和粗饲料中蛋白质的消化率都很高。

2)幼兔易发生消化道疾病。幼兔消化道发炎时,消化道壁变为可渗透的,这与成年兔不同,所以幼兔患消化道疾病时症状严重,并常有中毒现象。

3)对环境温度变化的适应性,有明显的年龄差异。幼兔较成年兔更能忍受环境温度,初生仔兔体温调节系统发育很差,因此体温不稳定,至1日龄才初具体温调节能力,至30日龄被毛形成,热调节功能进一步加强。适应的环境温度因年龄而异,初生仔兔窝内温度30~32℃;成年兔15~20℃,一般不低于5℃,不高于25℃。

4)对热源反应灵敏恒定。家兔被毛较厚,主要依靠耳和呼吸散热,易产生发热反应,对热源反应灵敏。

5)刺激性排卵。家兔性周期不明显,但雌兔会表现出性欲活跃期,表现为活跃、不安、跑跳踏足、抑制、少食、外阴稍肿胀、潮红、有分泌物。通常需要交配刺激诱发排卵,一般在交配后10~12小时排卵。

2. 常用品系

（1）新西兰兔:原产于美国,按毛色可分为新西兰白兔和红兔两种。因和栖息在新西兰岛上的野生兔毛色相似而命名。新西兰体长中等,臀圆,腰及胸部丰满,早期生长快,成年体重4.5~5kg。具有毛色纯白、体格健壮、繁殖力强、生长迅速、性情温和、容易管理等优点。对细粒棘球绦虫、微小隐孢子虫、棘阿米巴原虫等敏感,可建立相关动物模型,用于寄生虫感染机制和免疫学检测研究。

（2）大耳白兔:大耳白兔又名大耳兔、日本大耳白兔,是用中国白兔与日本兔杂交培育而成的皮肉兼用和供实验用的良种兔。毛色纯白,红眼睛,体型较大。体重4.0~6.0kg,最高可达8.0kg。两耳长且大而高举,耳根细,耳端尖,形同柳叶。母兔颈下具有肉髯,被毛浓密。大耳白兔生长发育快,繁殖力强,但抗病力较差。由于它的耳朵大,血管清晰,皮肤薄,便于取血和注射,是一种常用的实验用兔。对日本血吸虫、弓形虫等敏感可建立相关动物模型,用于免疫学检测和免疫学保护机制的研究。

（3）中国白兔:中国白兔又名白家兔、菜兔,是我国劳动人民长期培育成的一种皮肉兼用又适合试验需要的品种。饲养历史悠久,全国各地均有分布。毛色为纯白,体型紧凑,体重1.5~2.5kg,红眼、嘴尖、耳朵短而厚、被毛短密。中国白兔有许多突出的优点,如抗病力强、耐粗饲,对环境适应性好,繁殖力强,一年可生 6~7 胎,每胎平均产仔 6~9 只,最高达 15 只。雌兔有 5~6 对乳头。中国白兔是一种优良的育种材料,国外育成的许多优良品种和中国白兔有血缘关系。该兔的缺点是体型较小,生长缓慢。

(二) 犬

犬(dog)属于脊索动物门、脊椎动物亚门、哺乳纲、食肉目、犬科、犬属、犬种动物。犬作为实验用动物始于 20 世纪 40 年代。1950 年,美国推荐小猎兔犬(比格犬,Beagle,英国产)作为实验用犬,我国于 1983 年引入。Beagle 适用于生物医学各个学科的研究,并为世界所公认。

1. 生物学特性

(1) 一般特性

1) 外貌:头部呈大圆顶的形状,眼睛大且呈榛色,长垂耳,肌肉结实,尾端细直,不卷曲。成年体重为 7~12kg。

2) 发育繁殖:犬属于春秋季单发情动物,性成熟 280~400 天,性周期 180 天(126~240 天),发情期 13~19 天,妊娠期 60 天(58~63 天),哺乳期 60 天,胎产子数 1~8 只,适配年龄雄犬 1.5 年,雌犬 1~1.5 年。染色体 39 对。寿命 10~20 年。

3) 行为特征:犬喜欢接近人,经驯养可与人为伴,能理解人的简单意图,服从主人的命令。犬喜欢主人轻轻拍打、抚摸其头颈部,但臀、尾部忌摸。犬的归家性很强。犬对外环境的适应能力较强,能适应比较热和比较冷的气候。雄性犬性成熟后爱撕咬,并有合群欺弱的特点。粗暴对待及不合理饲养可使犬恢复野性,性情凶猛,使人难以接近,甚至咬伤人。犬习惯不停地运动,还习惯于啃咬肉,骨头,喜吃肉类及脂肪,也可吃杂食或素食。为使犬正常繁殖生长及达到正常生化指标,饲料中需要有一定的动物蛋白质与脂肪。正常的犬鼻尖呈涂油状,人以手背触之有凉感,能准确地反映动物全身的健康状况。

(2) 解剖学特点

1) 运动系统:由头骨、躯干骨(椎骨、肋骨、胸骨)、前后肢骨和阴茎骨组成。锁骨不易找到,是三角形的薄骨片或软骨片,或完全退化。

2) 消化系统:乳齿齿式 2(门 3/3,犬 1/1,前白 3/3,臼 0/0)=28 个。成年齿式 2(门 3/3,犬 1/1,前白 3/3,白 2/3)=42 个。犬的食管肌层均为横纹肌;胃较小,容易作胃导管手术;肠道短,仅为体长的 3 倍;肝脏较大;胰腺小,易摘除。

3) 呼吸系统:犬的鼻黏膜上布满嗅神经;左肺分 3 叶(尖叶、心叶和膈叶),右肺分 4 叶(尖叶、心叶、膈叶和副叶)。

4) 泌尿系统:犬的肾比较大,两肾位置高低不一。

5) 循环系统:发达,与人相似;心脏较大,占体重的 0.1%~0.5%;脾是最大的储血器官。

6) 生殖系统:雌性犬为双角子宫,乳头 4~5 对,分列腹中线两侧。雄性犬无精囊和尿道球腺,附睾很大,前列腺极发达,有特殊的阴茎骨。

(3) 生理特点

1) 有不同的神经类型。犬一般分成活泼型、安静型、不可抑制型、衰弱型。神经类型不同,导致性格不同,用途也不一样。

2) 嗅觉特别灵敏。犬的嗅脑、嗅觉器官和嗅神经极为发达,嗅觉特别灵敏。尤其是对动物性脂肪酸更为敏感。犬的嗅觉能力是人的 1 200 倍。

3) 听觉敏锐。犬的听觉很敏锐,大约为人的 16 倍,犬不仅可分辨极细小的声音,而且对声源有判断能力,对简单语言可根据音调、音节变化建立条件反射。

4) 视觉较差。犬的每只眼睛有单独视野,视野不足 25°,并且无立体感。犬对固定目标 50m 以内可看清,对运动目标则可感觉到 825m 远的距离。犬视网膜上没有黄斑,即没有最清楚的视点,因而视力较差。犬是红、绿色盲,所以不能以红、绿色作为条件刺激物来进行条件反射试验。

5) 味觉极差。犬的味觉迟钝,很少咀嚼,吃东西时,不是通过细嚼慢咽来品尝食物的味道,主要靠嗅觉判断食物的好坏和喜恶。在准备犬的食物时,要特别注意气味的调理。

6）消化过程与人类似。犬有与人相似的消化过程,但对脂肪酸的耐受力比人强,对蔬菜的消化能力比人差。

2. 常用品系

(1)比格犬:原产英国,我国于 1983 年引入并繁殖成功。体型小,成年体重为 7~10kg,体长 30~40cm,短毛,花斑色。性情温和、亲人,易于驯服和抓捕。遗传性能稳定,一般无遗传性神经疾患,形态体质均一,且器官功能一致。实验时易于抓捕,便于操作,实验重复性好,被国际医学、生物学界公认为较理想的实验用犬。在以犬为实验动物的研究成果中,只有应用比格犬才被国际公认。该犬可感染韦氏巴贝斯虫,建立感染动物模型,进行寄生虫感染致病性研究。

(2)四系杂交犬:该犬是为科研工作者需要而培养出的一种外科手术用犬,它由两种以上品系犬杂交而成。取 Labrador 较大身躯、极大胸腔和心脏等优点,取 Samoyed 耐劳和不爱吠叫的优点。

(3)黑白斑点短毛犬:该犬可用于特殊的嘌呤代谢研究以及中性粒细胞减少症、青光眼、白血病、肾盂肾炎等病的研究。

(三)猫

猫(cat;*Felis catus*)属于脊索动物门、脊椎动物亚门、哺乳纲、食肉目、猫科、猫属、猫种动物。自 19 世纪末开始用于实验,但猫和人类生活时间长,其祖先及演化史难以确定。

1. 生物学特性

(1)一般特性

1)外貌:体型差异小。成年猫体长一般为 40~45cm,雄性体重为 2.5~3.5kg,雌性体重为 2~3kg。季节性换毛。成年猫每年在春夏和秋冬交替的季节各换一次毛。

2)生长发育:刚出生小猫全身被毛,闭眼。10 日龄睁眼,20 日龄可独立生活。3 个月内雌、雄生长发育差不多,3 月龄后雄性明显大于雌性。猫有 19 对染色体。猫的寿命一般为 12~30 年。

3)繁殖力:性周期约 14 天,发情持续期 4~6 天,求偶期约连续 2~3 天。怀孕期 60~68 天。产仔数常为 3~5 只,哺乳期 60 天。适配年龄雄性 1 岁,雌性 10~12 月龄。雄性可利用 6 年,雌性 8 年。

4)性情:猫是天生的神经质,其行动谨慎,对陌生人或环境十分多疑,应使猫有足够的时间调整其适应能力,方可进行实验。正常情况下,猫对人非常温顺和亲切,但遇到威胁时会弓背。猫喜孤独和自由生活,不喜群居。除发情和交配与配偶一起以外,一般喜欢独来独往。猫没有永久的居住地,哪里有好食物和适宜的生活环境就在哪里定居。这种习性给繁殖、饲养和管理造成一定困难。

5)行为:猫爱干净,大、小便后立即用土掩埋。尤其喜爱干燥明亮的环境。平衡感好。善捕捉,善攀登,具有很好的平衡感。猫属于肉食性动物,利用能伸缩的爪捕食其他动物,常窥视和迅速捕捉鼠类、鸟类、爬行类、鱼类、昆虫类动物为食。

(2)解剖学特点

1)运动系统:猫骨由头骨、躯干骨(椎骨、肋骨、胸骨)前后肢骨和阴茎骨组成。

2)消化系统:成年猫的齿式 2(门 3/3,犬 1/1,前白 3/2,白 1/1)=30。猫的胃是单胃。其肠管长度与家兔相比,小肠 1:2,盲肠 1:20 以上,结肠约 1:8,直肠约 1:1,肠壁较兔厚,具有明显食肉动物的特征。

3)呼吸系统:肺分 7 叶,右肺 4 叶,左肺 3 叶。

4)循环系统:发达,血压稳定,血管壁坚韧。猫的血型分为 A、B、AB 三种。

5)生殖系统:雄性猫阴茎有阴茎骨。雌性猫为双角子宫,有 4 对乳头。

6)神经系统:猫的大脑和小脑发达,其头盖骨和脑的形态特征固定,对去脑实验和其他外科手术耐受力较强。

(3)生理特点

1)循环系统发达,血压稳定,血管壁较坚韧。红细胞大小不均匀,细胞边缘有一环状灰白结构,称为红细胞折射体,正常情况下,10% 的红细胞中有 RE 体。血型有 A、B、AB 型。

2)反应灵敏。在正常条件下很少咳嗽,但受到机械刺激或化学刺激后易诱发咳嗽、呕吐。猫的呼吸道黏膜对气体反应很敏感。猫对吗啡的反应和一般动物相反,狗、兔、大鼠、猴等主要表现为中枢抑制,而猫却表现为中枢兴奋。猫对所有酚类都敏感。

3）瞳孔调节灵敏。猫眼能按照光线强弱灵敏地调节瞳孔,光线强时,瞳孔收缩成线状。晚上视力很好,便于在黑暗中捕食鼠类。

4）刺激性排卵动物。猫属于季节性多次发情动物,只有经过交配刺激,才能排卵,交配期每年次(春季和秋季)。猫在交配后的 25~27 小时才排卵。

2. 常用品系 一般分为家猫和品种猫两大类。家猫是家庭豢养猫的统称,一般是随机交配的产物。品种猫经选育而成,每个品种猫都具有特定的遗传特征。目前全世界有 35 个以上的品种,分为长毛种和短毛种两类。

目前我国用作实验的猫主要来自家养猫,有黑猫、白猫、花猫等。例如以纤细解剖针穿刺猫后脚趾间皮肤让感染期幼虫自损伤皮肤处侵入猫体感染中国家猫,微丝蚴血症持续 500 天以上未消失,中国家猫可以作为亚周期型马来丝虫的良好动物模型。

第二节 实验动物的饲养与管理

随着生物医学的飞速发展,实验动物作为科学研究的重要支撑条件越来越受到关注。实验动物的繁殖、生长、发育、代谢及健康状况等均与其饲养管理的质量有着直接关系。因此,实验动物饲养过程中饲料的选择、加工和检测以及员工、设施、环境、管理和运作等相关环节的管理把控,不仅是提供标准化实验动物的保证,也是保证动物实验顺利开展的重要因素。

一、实验动物的饲养

为满足实验动物的正常需要,实验动物饲料中的营养成分必须均衡。饲料营养成分根据化学性质和功能,可分为水分、蛋白质、糖类(碳水化合物)、脂肪、维生素及矿物质等六大类。如果饲料中缺乏某些营养成分,短期内可引起机体功能障碍或产生营养性疾病;长期饲喂不均衡饲料,严重者可造成动物个体死亡。

(一) 饲料中的营养成分

1. 蛋白质的营养功能 蛋白质为生命的基本物质,是构成实验动物肌肉、神经、内脏器官、皮肤、血液等一切组织、细胞的基本成分;酶、部分激素和抗体等也由蛋白质及其衍生物组成。动物体的蛋白质通过新陈代谢不断更新,以促进发育,并修补有关组织结构的损伤。当饲料中的脂类和碳水化合物不足时,蛋白质可氧化释放能量作为补充。

组成蛋白质的基本单位是氨基酸。饲料中的蛋白质只有被消化分解为小分子的氨基酸,才能被动物吸收利用。因此,实验动物对蛋白质的需要,实际上是对氨基酸的需要。其中某些氨基酸可从代谢中转化而来,一般不会缺乏,称非必需氨基酸。而必须由饲料供给的,称必需氨基酸,包括赖氨酸、蛋氨酸、胱氨酸、精氨酸、组氨酸、色氨酸、苯丙氨酸、酪氨酸、苏氨酸、亮氨酸、异亮氨酸、缬氨酸等。如果饲料中缺少某种必需氨基酸或其比例不当,都会降低蛋白质、氨基酸的有效利用率。

如饲料中的蛋白质含量不足,某些必需氨基酸缺乏或比例不当,则动物生长发育缓慢、抵抗力下降,甚至体重减轻,并出现贫血、低蛋白血症等,长期缺乏可导致水肿,并影响生殖。但长期给动物喂食蛋白质含量过高的饲料,则会引起代谢紊乱,严重者甚至出现酸中毒。因而,应供给实验动物含适量蛋白质的饲料。

一般而言,动物性饲料中的蛋白质含量较高,而植物性饲料则以豆类所含的蛋白质较高,可适当选用。此外,还可将氨基酸含量不同的几种饲料按比例混合,以提高其营养价值。

2. 脂肪的营养功能 脂类包括脂肪、脑磷脂、卵磷脂、胆固醇等;后 3 种是细胞膜和神经等组织的重要组成成分。糖类等物质被机体消化吸收后,可通过代谢产生热量供动物利用,多余的能量可转变为脂肪,并在皮下形成脂肪层。脂肪组织除了储备能量外,尚有保温以及缓冲外力的保护作用。脂肪还是脂溶性维生素 A、维生素 D、维生素 E、维生素 K 的溶剂,可促进其吸收和利用。

脂肪由脂肪酸和甘油组成。脂肪酸中的亚油酸、亚麻酸、花生四烯酸等在实验动物体内不能合成,而只能从饲料中摄取,称必需脂肪酸。必需脂肪酸缺乏可引起严重的消化系统和中枢神经系统功能障碍,如可使动物患皮肤病、脱毛、尾坏死、生长发育停止、生殖力下降、泌乳量减少,甚至死亡。饲料中脂肪过多则使动物肥胖而影响健康,并且不利于实验研究。

3. 糖类的营养功能　糖类物质包括无氮浸出物和粗纤维。无氮浸出物除主要供给动物所需热能外,多余的部分可转化为体脂和糖原,贮存在机体中以备需要时利用。粗纤维包括纤维素、半纤维素和木质素3个部分,是动物比较难利用的部分,尽管粗纤维的营养价值较低,它却是某些草食性动物所不可缺少的。如家兔和豚鼠的饲料中粗纤维不能低于10%。

4. 矿物质的营养功能　饲料分析中的粗灰分即矿物质,它是实验动物进行正常生长发育和繁殖等生命活动不可缺少的金属和非金属元素,但其浓度或含量变异很大。其中7种无机元素含量较高,它们占动物体重的0.01%以上,这些元素称为常量元素:如Ca(钙)、Mg(镁)、K(钾)、Na(钠)、P(磷)、Cl(氯)、S(硫)。另有一些矿物质元素含量较低,它们仅占动物体重的0.01%以下,这些元素被称为微量元素:如Fe(铁)、Cu(铜)、Zn(锌)、Mn(锰)、I(碘)、Se(硒)等。现已知道越来越多的元素与动物生命活动有关。矿物质虽然在动物机体内不能产热,但却与产生能量的糖类、脂肪及蛋白质的代谢密切相关;它在动物体内既不能合成也不能在代谢中消失,只能排泄于体外;含量虽少但对维持动物的生命活动十分重要,一旦缺乏或者摄入过度都会引起不良后果。

(1)常量元素

1)钙和磷:钙、磷是所有矿质元素中在动物体内含量最高的两种元素,几乎占矿物质总量的65%~70%。在机体内,80%~90%以上的钙和磷成为构成骨骼和牙齿的重要成分。钙参与对血液和组织液的调节,并与维持神经肌肉的适当兴奋性和血液凝固机制等生理过程有关。磷脂与蛋白质结合参与能量代谢过程。磷还参与形成ATP、DNA和RNA,并有助于维持体液酸碱平衡等。由于饲料原料成分中往往磷多钙少,为使饲料中钙磷达到(1.2~1.4):1的最适合比例,须添加碳酸钙或骨粉。

2)钠和氯:钠和氯主要分布在动物体液和软组织中,分别占体重总含量的0.13%和0.11%。钠总量的60%分布于细胞外液,是血浆和其他细胞外液的主要阳离子,在保持体液的酸碱平衡和渗透压方面起着重要作用,此外钠还协同参与维持肌肉神经的正常兴奋性。氯主要存在于动物体细胞外液中,与钠共同维持体液的酸碱平衡和渗透压调节,氯还以盐酸及盐酸盐的形式构成胃液的成分。此外氯还可与唾液中α-淀粉酶形成复合物,增进α-淀粉酶的活性。饲料中应含有0.5%~1%食盐。钠和氯的缺乏会引起实验动物对蛋白质和碳水化合物的利用减少,导致发育迟缓,繁殖力下降。

3)钾和镁:钾和镁是动物体细胞内液的主要阳离子,占体重的总含量0.17%。钾和镁参与糖类和蛋白质的代谢。钾离子影响神经系统的活动,维持心、肾及肌肉的正常功能。镁约占动物体重的0.05%,体内60%~70%的镁以磷酸盐和碳酸盐形式参与骨骼和牙齿的构成。有25%~40%的镁与蛋白质结合成络合物,存在于软组织中。镁浓集于线粒体中对保持许多酶系统,比如与氧化磷酸化有关的酶系统的活性至关重要。镁离子为维持骨骼正常发育所必需。缺镁时,实验动物可出现神经过敏、肌肉痉挛、惊厥等症状。在植物性饲料和含钙高的饲料中,一般不缺乏钾和镁。但摄入过多的镁可引起实验动物腹泻。

4)硫:动物被毛、角、爪中含硫丰富,家禽和羊的被毛中含硫3%~5%。硫主要是通过氨基酸、维生素和激素等体现其生理功能。硫通过间接地参与蛋白质合成和脂肪及糖类物质代谢,完成各种含硫生物活性物质在体内的生理生化功能。动物一般不会缺硫。实验性动物缺硫所表现的症状为食欲丧失、多泪、流涎、脱毛、反刍动物纤维利用能力降低。动物长期持续缺硫,角、蹄、爪、毛、羽生长受阻,最终以体质极度衰竭而致死。

(2)微量元素:矿物质微量元素是动物生长所必需的生命元素,其在动物体内含量一般低于0.01%,虽然含量微小,但却是动物体内非常重要的营养因素,对动物的生长性能和繁殖性能有重要的影响。表69-1介绍了铁、锰、锌、铜等代表性微量元素的平均含量、营养作用、缺乏及过量的主要表现和主要来源。

表 69-1　微量元素的营养作用、缺乏及过量症状和来源

微量元素	平均含量	营养作用	缺乏及过量的主要表现	来源
铁（Fe）	30~70mg/kg	合成血红蛋白、肌红蛋白,保证血液和肌肉组织氧和二氧化碳的正常输送。是体内多种酶的组成成分,参与机体内细胞生物氧化、电子传递及能量释放	1. 缺乏　缺铁性贫血、生长发育不良、精神萎靡、皮毛粗糙无光泽、食欲减退、增重减缓、倦怠及腹泻 2. 过量　各种常见实验动物对过量铁具有较强耐受力,但过量也会导致雄鼠组织损伤及雌鼠胚胎发育毒性	奶、鱼粉、青草、干草及糠麸
铜（Cu）	2~3mg/kg	与造血过程、神经系统及骨骼正常发育有关,亦为多种酶的活化剂,参与物质代谢过程	1. 缺乏　贫血、骨质疏松、佝偻病、实验动物胚胎死亡。 2. 过量　贫血、肌肉苍白、生长受阻等	豆饼、豆粕、牧草、谷实
锌（Zn）	10~100mg/kg	锌是许多种酶的组成成分和激活剂,是胰岛素的组成成分,维持动物免疫系统的完整性,维持上皮细胞和被毛正常形态、生长和健康的作用	1. 缺乏　生长停止、进行性消瘦、脱毛、不孕、性周期紊乱、形态变异 2. 过量　动物过量摄入锌对铁、铜元素吸收不利,会造成动物贫血、呆滞、消化道紊乱和生长迟缓	各种饲草和饲料。动物性饲料、酵母粉,含锌应 >2mg/kg
锰（Mn）	0.2~0.3mg/kg	参与糖类物质及脂肪代谢、酶的激活剂、参与造血、骨骼发育	1. 缺乏　生长停滞、骨骼畸形、繁殖功能紊乱以及新生动物四肢运动失调等 2. 过量　食欲下降,拉稀,免疫力和生产性能降低等	米糠、麸较多,而玉米和大麦含锰较少。动物性饲料通常含锰较少
硒（Se）	0.2~0.25mg/kg	抗氧化作用,促进发育,参与免疫调节,维持正常繁殖功能	1. 缺乏　动物生长受阻、心肌和骨骼肌萎缩、肝细胞坏死、脾脏纤维化、出血等 2. 过量　慢性症状表现为消瘦和贫血,关节僵硬变形;急性症状为失明、感觉迟钝,肺部充血、痉挛和瘫痪等	鱼、蛋
碘（I）	0.2~0.3mg/kg	甲状腺素成分与基础代谢有关	1. 缺乏　甲状腺肿、黏液性水肿 2. 过量　生殖力下降,肝、脑组织的氧化损伤	碘化食盐,碘酸钾等碘盐

　　5. 维生素的营养功能　维生素在体内主要作为代谢过程的激活剂,调节控制机体的代谢活动。实验动物对维生素的需要量虽然很小,却为维护机体的健康、促进生长发育、调节生理功能所必需。通常按溶解性可以把维生素分为脂溶性和水溶性两大类。脂溶性包括维生素 A、维生素 D、维生素 E、维生素 K,水溶性包括 B 族维生素和维生素 C 等。一般饲料中容易缺乏的是维生素 A、维生素 C 和维生素 E。豚鼠和猴的体内不能合成维生素 C,须由饲料供给。各种维生素的生理功能、缺乏症和来源见表 69-2。

表 69-2　维生素的营养作用、缺乏及过量症状和来源

分类	维生素名称	生理功能	缺乏及过量的主要表现	来源
脂溶性	维生素 A	维持正常视觉、保护上皮组织完整、促进生长发育和性激素形成	1. 缺乏:视觉损害、夜盲症、上皮粗糙、角化、骨发育不良、生长迟缓、繁殖功能紊乱。 2. 过量:食欲缺乏,食量下降,生长缓慢,体重降低,眼睑肿胀粘连,器官退化,先天畸形,鼻孔和口腔毗连的皮肤和脚的皮肤发生炎症;骨强度降低且畸形	肝、鱼肝油、蛋黄、全乳(乳脂)、肉类、青绿饲料和胡萝卜

续表

分类	维生素名称	生理功能	缺乏及过量的主要表现	来源
脂溶性	维生素 D	促进钙吸收与骨骼的形成有关,维持血钙和血磷的正常水平	1. 缺乏　食欲缺乏、生长阻滞、精神萎靡、佝偻病、软骨症 2. 过量:各种组织和器官都发生钙质沉着以及骨损伤,骨骼疏松易折	鱼肝油、鱼肉、肝、全脂奶、奶酪、蛋黄、黄油、干草、酵母、花生、苜蓿干草
	维生素 E	抑制过氧化过程,稳定不饱和脂肪酸;促进性激素分泌,调节性腺发育和功能,改善生殖功能	1. 缺乏　动物缺乏维生素 E 则生长停滞,突发性心力衰竭,繁殖受损,神经系统病变,皮下组织水肿,脂肪组织呈黄褐色,肝坏死,贫血,肌胃溃疡及皮肤出血等。 2. 过量　维生素 E 几乎无毒,大多数动物能耐受需要量 100 倍以上的剂量,但维生素 E 过多会出现生长不良,肝中毒和死亡等	油脂,如花生油、玉米油;绿色植物、蛋、鱼肝油
	维生素 K	参与肝脏凝血酶原的合成,维持正常血凝	1. 缺乏　维生素 K 缺乏凝血时间延长,出血不止。皮下广泛性出血及肌肉、脑、胃肠道、腹腔、泌尿生殖系统等器官或组织出血或尿血、贫血,繁殖力下降,甚至死亡。 2. 过量　过量维生素 K_1、维生素 K_2 及其衍生物无毒。维生素 K_3 对皮肤和呼吸道是有毒的,但其亚硫酸盐衍生物无毒性。长期大剂量服用维生素 K_3 可产生贫血、卟啉尿及其他症状。	鱼粉、肝脏、蛋黄
水溶性	维生素 B_1	参与糖代谢	1. 缺乏　食欲缺乏、消化不良腹泻、机体性能下降。体温降低、步态不稳,心脏、胃和肠壁萎缩,皮肤和黏膜发绀。 2. 过量　表现为食欲缺乏、消化不良、腹泻、生产性能下降。体温降低、羽毛蓬乱、步态不稳、心脏、胃和肠壁萎缩,皮肤和黏膜发绀。鱼类水肿、激动异常,易于受惊等。	蛋黄、肝、肾、瘦猪肉、谷类、豆类、酵母
	维生素 B_2	参与生物氧化、晶状体及角膜的呼吸过程,维护皮肤黏膜完整性	1. 缺乏　食欲缺乏,消化不良、腹泻,生长发育速度下降、神经过敏、皮肤干裂、眼部受损、视力下降,繁殖力下降及胎儿畸形率增加等。 2. 过量　一般不会造成危害。但过量的维生素 B_2 有可能引起瘙痒、麻痹等表现。	肝脏、肾、心、乳品、鱼粉、肉粉、蛋、干酵母、麦麸、豆粉、动物内脏
	泛酸	广泛参与体内大分子物质的代谢,有利于营养物质的吸收和利用	1. 缺乏　皮肤及黏膜发生炎症,肠道和呼吸道易患疾病,生殖功能紊乱,生长缓慢,体重减轻,神经系统紊乱,抗体型成受阻,肾上腺功能缺陷等。 2. 过量　动物采食过量的泛酸可出现中毒现象,中毒剂量是需要量的数百倍。	乳制品、鱼粉、干酵母、蛋黄、米糠、大豆粉、小麦胚芽、芝麻
	维生素 C	参与糖类、蛋白质代谢,参与胶原、齿质及骨细胞间质生成	1. 缺乏　易患贫血和坏血病,黏膜自发性出血。 2. 过量　长期大量摄入会增加停止摄入时坏血病的发生率。大量摄入抗坏血酸可能使吞噬细胞的活性受损。	各种水果、新鲜蔬菜

6. 水的营养功能　任何生物都离不开水,水对实验动物的生存亦至关重要。水约占实验动物体重的 60%,是一切组织、细胞和体液的组成成分。体内物质的输送、组织器官形态的维持、渗透压调节和体温调

节、生化反应与排泄等活动的进行,都有赖于水的参与。当实验动物体内水分减少 8% 时,就有失水表现,严重干渴、食欲丧失、黏膜干燥、抗病力下降、蛋白质和脂肪分解加强;水分减少 10% 时,会引起严重的代谢紊乱;水分减少 20%,将导致动物死亡。因此,缺水比缺饲料对实验动物健康的危害更严重。一定要保证给实验动物供应充足的饮水。

(二)实验动物饲料的加工储存

1. 实验动物饲料的加工 实验动物饲料的营养价值不仅取决于饲料本身的成分,而且也受加工调制的影响。饲料经过加工调制,能改变饲料原来的理化性状,增加适口性;消除饲料中有害有毒因素,提高饲料的消化率;同时便于饲喂和贮存。因而饲料的加工调制是充分利用各种饲料,科学的饲养实验动物的有效途径。饲料加工调制的方法很多,因加工调制的目的不同,方法也各异。

(1)粉碎:切碎各种饲料原粮进行粉碎,其目的首先在于配制饲料时,使各种原料能充分混合均匀,便于动物采食,减少浪费。

(2)蒸煮:焙炒或烘烤豆类籽实中含有抗胰蛋白酶素,经蒸煮处理,可使其破坏,从而提高蛋白质的消化率。禾谷类籽实经 130~150℃焙炒后,其中一部分淀粉变为糊精,产生一种香味,可刺激食欲、增加适口性,对消化率也有提高,也可杀灭一部分病原微生物。

(3)颗粒饲料的调制:颗粒饲料是根据动物营养需要配制的混合粉料,经颗粒饲料机或膨化颗粒饲料机压制成颗粒形状的饲料。根据不同动物的采食特点,使其具有不同大小的颗粒和适当的硬度。一般来说,小鼠、大鼠、仓鼠的颗粒饲料直径以 8~12mm 为宜。豚鼠、家兔的颗粒料以 3~5mm 为宜。颗粒料能使饲料充分混匀,防止动物挑食,适口性良好,便于饲喂和贮存等。

(4)发芽饲料的调制:将禾谷类籽实在适宜的温湿度下,使其发芽而成,是一种优良的维生素补充饲料。籽实在发芽过程中,部分淀粉转化为麦芽糖,蛋白质部分分解为可溶性氨化物,含有较多的维生素。

2. 实验动物饲料的贮存

(1)做好登记:对每批购进的饲料清点登记,登记饲料的生产日期,优先使用先购进的饲料和先生产的饲料。

(2)保持清洁:保持饲料存放区的清洁干净,避免饲料污染而导致动物感染疾病。饲料存放区域应使用隔板、架子或台车,保证存储的饲料架离开地面,防止潮湿、霉变。

(3)防止养分损失:饲料灭菌后某些营养成分会破坏,应在饲料灭菌前补足。每次灭菌的时间、日期需记录清楚。放射线照射处理灭菌方法,对饲料的营养成分破坏比高温高压灭菌小。

(4)特殊饲料特殊管理:在制作及储存高脂肪的特殊饲料时,要特别注意下列因素:

1)不饱和脂肪酸极易被氧化,造成必需脂肪酸的不足,每隔 24 小时应更换新鲜饲料。

2)脂肪氧化酸败后饲料适口性变差。喂给高脂肪酸饲料,宜额外添加维生素,以减少体内过氧化反应。

3)高脂肪饲料在制作时应添加抗氧化剂、密封、冷藏储存,以降低氧化、变异的概率。

(三)实验动物的营养需要

由于生活环境和饮食习惯的缘故,食性不同的实验动物在进化过程中,逐步形成了消化系统结构与功能的差异,因而对饲料的要求也各不相同。如肉食性动物犬、猫等对蛋白质的要求就明显高于草食性动物兔等。即使同种实验动物的不同品系,甚至同一品系动物的不同生长期,对营养的要求亦不相同。因此,必须充分了解营养成分和饲料种类,并依照不同实验动物的食性以及所属的品种、品系,而制定适当的饲料配方和加工工艺,以保证处于不同生长期动物的营养需要。

通常实验动物的基本营养需要是指其对蛋白质、糖类、脂类、矿物质、维生素、水等营养素的日平均需求量。而饲料标准则是依据某种动物的营养需要量,所制定的有关营养素的数量与比例规定,是设计饲料配方,制作配合饲料、使用饲料营养添加剂,规定动物采食量的依据。营养的供给应根据实验动物的实际需要来确定。

1. 啮齿类实验动物的营养需要

(1)小鼠:小鼠属杂食性动物,具有随时采食习性,其在夜间更为活跃。小鼠饲喂颗粒状饲料,饲料中蛋白质含量不应低于 20%,喜吃淀粉含量高的饲料,泌乳期小鼠喜食含脂类高的饲料;小鼠对维生素 A 过量敏感,过量维生素 A 常会造成妊娠小鼠胚胎畸形。不同品系小鼠对饲料组成要求有一定差别。正常情况下,每周喂水和饲料 2~3 次即可。但在生长发育和繁殖哺乳的不同阶段,小鼠对饲料的消耗量及要求会有所不同。小鼠饲料中如果蛋白质消化率高,则饲料中含有 12% 的蛋白质即可满足小鼠的正常需要。饲料中需补充维生素 D 和维生素 A。

(2)大鼠:饲喂颗粒饲料,喂料量可随不同生长发育阶段,如妊娠、哺乳、交配不同时期的要求作适当调整。饲料中需补充维生素 K,大鼠饲料中含 15%~20% 的蛋白质即可满足。在生长期以后蛋白质需要量锐减,可适当减少饲料中蛋白质含量,以延长其寿命。生长期的大鼠易发生脂肪酸缺乏,饲料中必需脂肪酸的含量应占热能物质的 1.3%,一般饲料中应添加脂肪。大鼠机体对钙、磷等矿物质的缺乏有较大的抵抗力,但对镁的需要量较高,应注意补充。

(3)豚鼠:豚鼠饲料配方中的蛋白质应占 17%~20%,尤其对精氨酸的需要量较高。由于它的盲肠较发达,因而对纤维素亦有较高需要,粗纤维应占饲料总量的 10%~15% 左右,若粗纤维不足,可发生排粪困难和脱毛现象。豚鼠体内不能合成维生素 C,且对维生素 C 的缺乏特别敏感,缺乏时可引起坏血病、生殖功能下降、生长不良、抗病力降低,最后导致死亡,必须在饲料中添加。一般每公斤饲料含 1 500mg 维生素 C,妊娠豚鼠则需 1 800mg。实际喂养时,主要可喂饲苜蓿草粉、干草粉和/或绿色蔬菜等。

(4)地鼠:金黄地鼠饲料中的蛋白质含量要求达到 21%~24%,动物性蛋白应占相当比例,否则将影响金黄地鼠的生殖功能。动物性蛋白主要来源于鱼粉和鸡蛋,植物性蛋白主要来源于黄豆和豆粉。此外,应喂饲一些白菜、萝卜、黄瓜等青饲料。

2. 非人灵长类动物(猕猴)的营养需要 猕猴常采用笼养或舍养方式。舍养房分内、外室,内室可避风雨和防寒,外室供活动。饲喂食物多种多样,主要由谷类主食和瓜果、蔬菜等组成,但也需要一些动物性食物。饲料中应含有足够的维生素 C 和矿物质。食物要煮熟或加工成饼干,每日定时、定量分 3 次以上饲喂,必须保证食物质量和卫生,满足饮水。

3. 其他实验用动物

(1)家兔:饲喂颗粒状饲料。家兔饲料配方中除需要蛋白质、维生素、矿物质外,还应有适量粗纤维饲料。添加饲料以一昼夜吃完为度,防止暴食。随兔不同生长发育阶段调整饲料量及添加剂。必需氨基酸中的精氨酸对兔特别重要,是第一限制性氨基酸。兔可以耐受高水平的钙,其初生时即有很大铁储备,所以不易贫血。兔肠道微生物可以合成维生素 K 和大部分 B 族维生素,并通过食粪行为而被自身所利用,但繁殖兔仍需补充维生素 K。作为草食动物,应保证兔饲料中的粗纤维在 12% 以上,而饲料中含有 15% 蛋白质左右即可满足。

(2)犬:犬为肉食性动物,其饲料中应含 20%~24% 蛋白质,4.5%~6.5% 粗脂肪,3% 粗纤维。注意添加维生素 A、维生素 D、B 族维生素、维生素 E,特别是维生素 E。

(3)猫:猫是肉食性动物,喜腥食,有偏食习性。饲料配方中,动物性饲料应占 30%~40%。猫不能用 β-胡萝卜素作为维生素 A 的来源,因此,可经常喂食猪肝以补充维生素 A 和 B 族维生素。猫科动物最必需的氨基酸是牛磺酸和精氨酸,应在饲料中添加。

二、动物实验的质量控制

动物实验通过选取适合的实验动物,观察记录动物的反应过程和反应结果,探索生命科学奥秘,控制疾病和衰老,造福人类。动物实验质量管理的主要目的是通过严格执行国家关于动物实验的各项标准,对整个实验过程和实验细节进行监督,保证实验动物的健康状况,最终获得公认的稳定、正确和可重复的实验结果。动物实验质量的管理主要包括三个环节:实验人员的质量管理、实验环境设施的质量管理和动物实验中资料的质量管理。三个环节相辅相成、相互制约,共同影响动物实验的质量和研究结果的科学性。

(一)实验人员的质量管理

实验人员是实验成败的关键因素。是否取得上岗资格证书、对实验内容是否熟悉,实验操作是否熟练、时间安排是否有保证都关系到实验能否顺利进行,必须事先准备充分,做好周密安排。从事实验动物工作的技术人员、管理人员、饲养人员、动物实验人员等实验动物从业人员,必须通过省(市)级实验动物管理机构举办的特定技术培训,且持有上岗证方可上岗。进入屏障设施内的工作人员还要经过标准化设施运行管理的技术培训。这是保证屏障设施内实验动物生产管理和标准化运行的前提。

1. 设施内工作人员的卫生及健康管理

(1)与动物接触的人员每年应进行一次健康状况检查。了解工作人员及其家庭有无过敏史,尤其是对动物的皮屑、血液、尿液等有无过敏反应。从事动物饲养工作的人员应没有明显的运动、呼吸、循环等系统障碍。

(2)控制好设施内人员的清洁卫生,避免通过人员进出设施而带来污染。

(3)设施内作业人员要养成无菌观念和清洁习惯,勤洗头、勤修剪指甲及胡须等。

(4)皮肤有损伤、炎症、瘙痒症者,对化学纤维、化学试剂、药品及动物等有过敏反应者,出汗严重者不宜进入洁净区。

(5)患流感、咳嗽、腹泻者、头皮多者,有抓头挖鼻、摸脸搓皮肤等习惯者,等待其恢复健康后方可进入洁净区。

(6)个人物品如钥匙、手表、饰品及未按规定处理的任何物品,禁止带入洁净区。

(7)在屏障设施内操作的人员动作幅度要小,不能拖步行进和跳跃。

(8)禁止化妆后,吸烟后3分钟内或饮酒后进入洁净区,女性经期不宜进入屏障设施工作。禁止在洁净区内吸烟、进食和饮水。

(9)禁止在洁净区内解开工作服暴露身体,戒除在操作中用手摸口、鼻、眼睛和头发的习惯,手更不得接触暴露部位。

(10)任何手动工具、器械、笔纸等用后放入有盖的密闭容器中。洁净区内不能使用粉笔黑板,不得使用铅笔和非记录用纸张记录。

(11)要尽量减少进入洁净区的人次。进入设施内,戴上手套并将双手泡进消毒液5分钟后,方可进行其他操作。消毒液为1:100倍稀释的百毒杀或过氧乙酸等,每周配制一次。

(12)严格执行人流、物流、动物流的走向和顺序,不同区域的饲养人员要随手关门,不得互相串房间。

2. 屏障设施工作人员操作要求

(1)工作人员进入洁净区之前,必须把在洁净动物房使用的消毒好的物品和用具放在消毒柜或缓冲间(传递舱),以便进去后使用。

(2)工作人员在洁净区内工作时,途经所有的门都必须随开随关,不允许有敞门现象。污物走廊的门必须上锁。

(3)工作人员按规定进入清洁走廊后,把当天使用的东西放在运输车上一次性推到饲育间。

(4)工作人员进入饲养间关好通往清洁走廊的门,然后巡视房间的所有设施和动物,试通电话,如发现问题及时汇报并进行处理。

(5)饲育间的一切工作均应轻柔,抓取动物不得粗暴。例如,抓大鼠和小鼠时要抓鼠的尾部,然后轻轻地提起放到预定的位置,整个抓取过程做到准、快、轻。

(6)换垫料时把经灭菌消毒的鼠盒放在操作车上,然后把要换的鼠盒也放在车上,工作人员可直接把鼠放入新盒里,用原来的网罩盖上,换下的脏盒用运输车运出饲育间。

(7)加水、加料时按照清洁动物的要求一律添加灭菌的水和饲料。掉在地上的饲料一律丢弃。

(8)分窝一般在换垫料的同时进行。当仔鼠哺乳20天后须分窝断奶,断奶的仔鼠按雌雄分别放在灭菌的育成盒里育成,待实验用。

(9)工作人员每次进入饲育间都要进行工作记录和卡片记录,卡片记录须按卡上的内容认真填写,如果发现缺损要及时补充。同时也要对饲育间环境设施状况作记录,特别是对异常问题发现及处理的情况,要认真记录。

(10)在工作中或其他情况下逃离的动物一律淘汰,不得再放回笼内。

(二) 实验环境设施的质量管理

根据微生物的控制程度不同,动物实验设施分为普通环境设施、屏障环境设施、隔离环境设施等。普通环境设施微生物控制要求最低,易于达到;隔离环境设施微生物控制要求最高,但需求极少,在此不做赘述。重点介绍屏障环境设施的运行管理。

1. 动物实验设施的控制要求

(1) 我国实验动物管理相关法规规定:研究生毕业论文以及省部级正式科学实验和正规的生物检验,必须应用清洁级或以上级别的实验动物。国家级课题和国际合作项目必须使用 SPF 或以上级别的动物。动物实验的设施应与实验动物等级相匹配。应在屏障环境进行清洁级和 SPF 级动物实验。必须严格控制人员和物品的进出。隔离环境用于无菌动物、悉生动物或 SPF 级动物实验,该系统既要保证与环境的绝对隔离,又要满足动物、物品进出时隔离环境不被破坏。

(2) 凡从事动物实验的单位和个人,必须取得国家或地方省级实验动物管理机构统一颁发的等级动物实验设施许可证,并严格按照许可证上规定的许可范围进行实验。

(3) 动物实验所需用的动物饲料,应根据动物种类、级别和不同生理阶段饲喂相应的全价饲料。生产饲料必须取得实验动物管理机构颁发的实验动物饲料生产许可证。购买饲料必须到有许可证的单位去购买并索要和保存每一批饲料的合格证备查。要注意饲料的储藏保质期,消毒要按有关规范进行。严格控制实验动物的饮用水质量,普通级动物应符合人的饮用水标准。屏障系统、隔离系统中实验动物的饮用水要净化或灭菌。

2. 实验动物室的人流走向　工作人员→一更→二更→缓冲→风淋→清洁走廊→内准备室→动物实验室→污物走廊→缓冲→屏障外。

3. 实验动物室的物流走向　消毒物品→高压灭菌器或传递窗→内准备室→清洁走廊→动物实验室→污走廊→缓冲→外准备室(清洗消毒室)。

4. 实验动物室的动物流走向　动物→传递窗→动物观察室→传递窗→清洁走廊→动物实验室→污走廊→缓冲→动物尸体处置室→无害化处理。

(三) 动物实验中资料的质量管理

文件、资料的管理是动物实验质量管理体系的重要部分,其目的是保证动物实验全过程按国家,部门或行业的规范(Good Laboratory Practice,GLP,即优良实验室规范)执行。GLP 是就实验室实验研究从计划、实验、监督、记录到实验报告等一系列管理的法规性文件,涉及实验室工作的所有方面。它主要是针对医药、农药、食品添加剂、化妆品、兽药等进行的安全性评价实验而制定的规范。制定 GLP 的主要目的是严格控制化学品安全性评价实验的各个环节,即严格控制可能影响实验结果准确性的各种主客观因素,降低实验误差,确保实验结果的真实性。

动物实验室文件资料的管理,应符合科技档案管理要求。实验人员要及时、准确、真实、清楚地记录动物的反应,表现以及有否异常情况发生,努力使记录的实验资料能较好地反映动物实验的结果。实验记录的资料最好及时存入电脑,便于数据的利用、汇总、查询,同时应做好数据的备份。

实验资料的整理是通过科学的分组归纳,使收集到的资料系统化,更好地反映被研究事物的规律性。通常分为以下 4 个步骤:

1. 资料检查　对得到的原始资料要仔细检查,以确认资料的完整性、准确性、及时性,对资料的检查应经常进行,边记录边检查,可以随时纠正错误。对于存在缺失和错误的资料,应当给予补充,修正以及合理的剔除。当然,这种修正或剔除要尊重事实,切忌随心所欲。

2. 分组设计　分组是设计的基本问题。不同性质的资料必须分开分析,否则没有意义。分组有质量分组与数量分组两种类型,质量分组就是按事物的类型或质量来分组,如消化系统疾病与呼吸系统疾病、原发性肿瘤与继发性肿瘤、白内障与青光眼、近交系动物与封闭群动物、雌性与雄性等。数量分组就是在质量分组的基础上,再按特征变量值大小分组,如动物的日龄、体重、血压、心率、体温等。

3. 表格整理　表格整理就是把原始实验数据整理归组。表格要能把各个项目之间的相互关系表达出来,将关系密切的项目放在同一个表格中。表格没有固定格式,以能清楚表达实验资料为前提。

4. 统计分析 资料整理后,需要进行计算和分析,列出统计表或绘制出统计图,利用统计软件对数据资料进行统计学处理。并在此基础上进行科学的分析,才能圆满完成动物实验。

第三节 动物实验基本操作

实验动物作为生物医学研究的材料和载体,在深入了解疾病发生机制和揭示人类生命现象本质的过程中起着不可替代的作用。动物实验技巧是医学研究的基本手段,无论是饲养人员还是动物实验人员都必须熟练掌握常规的和一些特殊的实验动物技术,才能科学合理地饲养实验动物,规范熟练地开展动物实验,有效地对患病动物进行检查、诊断和治疗。同时实验动物为生命科学的发展和人类的健康做出了极大的贡献,因此在兼顾科学的同时,要充分考虑实验动物福利状况,树立人性化的实验精神,善待实验动物,尽可能减少它们所承受的痛苦。

一、实验动物的抓取与固定

实验动物的抓取和固定是在进行动物实验时为防止动物挣扎,必须采用强制体位将其固定,使其保持安静、稳定的状态,便于操作和记录。操作前要了解动物的生活习性、生理解剖结构、体重、体型,并根据固定和显露部位的要求确定抓取与固定的方法。操作时要保证实验人员的安全,也要避免对被捉动物及其周边动物造成伤害。徒手固定适用于日常饲育和无特殊固定要求的实验操作,固定时间较短;如需较长时间的特殊体位固定,可采用专门的固定器械。

(一)啮齿动物

在进行实验时,为了不损伤动物的健康,不影响观察指标,并防止被动物咬伤,首先要限制动物的活动,使动物处于安静状态,体位相对固定,充分暴露操作部位,顺利地进行各项实验。动物抓取(animal capture)是顺利进行各项动物实验操作最基本的一个环节。在抓取动物之前应了解各种动物的一般习性,操作时要小心仔细、大胆敏捷、熟练准确,不能粗暴,不能恐吓动物,对动物施加的恐惧和痛苦降到最低。动物固定(animal fixed)是指用人为的方法使动物易于接受诊断、治疗和操作,保障人和动物安全所采取的保护性措施。在固定实验动物时,应遵循温和固定、善良抚慰、减少痛苦和应激反应的原则。固定器具应结构合理、规格适宜、坚固耐用、环保卫生,便于操作。在不影响实验的前提下,对动物身体的强制性限制应减少到最低程度。一般来说,动物是不会主动攻击人的。

1. 小鼠 小鼠性情较温顺,挣扎力小,比较容易抓取和固定。常用的方法是单手抓取并双手固定,主要进行实验动物的灌胃、皮下、肌肉和腹腔注射等操作。如进行尾静脉注射时,可选用尾静脉注射固定器来固定。如进行解剖、手术和心脏采血时,先将动物麻醉,再将小鼠四肢依次固定在蜡板上。在抓小鼠尾巴时应抓住尾巴中部或根部,如仅捏住尾巴尾端,当小鼠挣扎时有可能弄破尾端或者逃脱。

2. 大鼠 抓取大鼠前需要戴上防护手套,右手轻轻抓住大鼠尾巴中部并提起,迅速放在笼盖上或其他粗糙面上,左手顺势按、卡在大鼠躯干背部,稍加压力向头颈部滑行,以左手拇指和食指捏住大鼠两耳后部的头颈皮肤,其余三指和手掌握住大鼠背部皮肤,完成抓取固定。对大鼠进行解剖、手术、心脏采血、尾静脉注射时,可用线绳加木板、尾静脉注射架等装置进行固定。

3. 豚鼠 豚鼠性情温顺,胆小易惊,一般不易伤人。在抓取时,不宜强烈刺激和受惊,需讲究稳、准、柔,快。300g 以下的小豚鼠可一手直接将其抓起,较大的豚鼠需用两手轻轻扣,按住豚鼠背部,将其托起。豚鼠解剖、心脏采血和外科手术等实验固定方法与大/小鼠固定方法类似。抓取豚鼠不可过分用力抓捏豚鼠的腰腹部,否则容易造成肝破裂,脾淤血而引起死亡。

4. 地鼠 地鼠的皮肤很松弛,如仅抓住少量皮肤,地鼠会翻转来咬人。抓取地鼠时,应使地鼠处于清醒状态,尽量避免其受惊。温顺的地鼠可在笼底抓住颈背部直接取出,具有攻击性的地鼠可用毛巾围住,从笼内取出,用一手抓住地鼠背部皮肤固定于手掌间。

(二)非人灵长类动物(猴)

1. 猴房内或露天大笼内捕捉 采用捕猴网进行捕捉,捕猴网是用尼龙绳编织成的网袋,网孔直径以不超过 3cm 为宜,网口系在直径 50cm 大小的钢筋圈上(钢筋直径约 1cm),捕猴网连有 1.5m 长的木柄。捕捉时动作要迅速准确,不要损伤头部及其他要害部位。猴入网后,将圈网按在地上,紧紧压住猴头或抓住颈后部(以防回头咬人),再将猴双前肢反背于猴的身后,捉住后将猴由网中取出,在捕捉凶猛的雄猴时应戴上防护皮手套,注意个人防护。

2. 笼内捕捉　笼内捕捉是指单笼饲养的实验猴在笼内的捕捉法。猴笼设计成笼的后壁可向前滑动,捕捉时拉动杠杆,使笼的后壁往前滑动,将猴夹在笼的前后壁之间,随即将猴的双前肢从笼隙拉出笼外并紧紧握住,使猴更加固定,另一人带上防护手套推开笼门,抓住猴头,然后小心地将双前肢反背于猴的身后,由笼中提出猴子。

3. 固定椅固定　猴固定椅基本上是由头枷和座椅构成,座椅可升降,头枷可固定猴头。固定椅可根据猴体型的大小随意旋转升降杆调整椅子的高低;猴头枷上颈孔的大小可根据猴脖子的粗细做调整;固定后猴的头部与身体以枷板分开,操作者可避免被咬伤和抓伤,枷板同时又是工作台,可放少量器械。

(三) 其他实验动物

1. 兔　抓取家兔一般用右手抓住兔颈部的毛皮,并提起,然后用左手托其臀部或腹部,让其身体重量大部分集中在左手上。注意不能用手抓双耳或腹部,以免损伤动物。

家兔的固定分为盒式和台式两种。如做兔耳血管注射和兔耳采血,可用盒式固定;如做呼吸、血压测定试验和手术,则可用台式固定。台式固定的方法是将家兔固定在兔台上,四肢用粗棉绳活结绑住,拉直四肢,用绳绑在兔台四周的固定栓上,头用固定夹固定,或用一根粗棉绳兜住兔的切齿,绑在兔台铁柱上。

2. 犬　比格犬能主动配合实验人员,抓取时动作要温柔,一般不会攻击人。抓取杂种狗时,为了防止其咬人,最好首先让饲养员帮助绑住狗嘴,或先轻轻抚摸其颈背部皮毛,然后用布带迅速兜住狗的下颌,绕到上颌打一个结,再绕回下颌打第二个结,然后将布带引至头后,颈项部再打两个结,这样就将狗嘴捆绑住,注意松紧要适宜。如狗过于凶猛,可先用狗头钳夹住其颈部,将狗按倒在地,再扎其嘴。

犬的固定也可先将狗麻醉后,采用头部固定和四肢固定法。头部固定可用圆形铁圈的狗头固定器,铁圈中央有一弓形铁,与螺丝棒相连,下面有一根平直铁门,操作时,先将狗舌拉出,把狗嘴插入固定的铁圈内,再用平直铁门横贯于尖牙后部的上下颌之间,然后向下旋转螺丝棒,使弓形铁逐渐下压在狗的下颌骨上,将铁柄固定在实验台的铁柱上即可。四肢固定法与家兔相同。

3. 猫　猫天生胆怯和谨慎,对陌生人和环境多疑不安。但它易与饲养人员亲近,可由饲养人员直接抓取。猫体重较轻,可用右手边抚摸头部边移到颈背部,紧紧抓住颈背侧的皮肤,把猫半提起来,左手从侧面伸到猫的腹部下面,把猫托住。

性情狂暴的猫,捉取时必须用固定袋或网。操作者戴皮制手套,从网外到网内,用右手捉住后双肢,顺势左手抓住双前肢,用外臂压住猫头及颈部。机械固定基本同兔,但猫一般需麻醉后固定。

二、实验动物的分组与编号标记

规范的动物实验设计,可以减少误差和动物使用数量,满足动物实验的福利伦理需要。实验动物的分组与编号标记是实验的常规步骤,是得到有效科学数据的前提。进行分组时,品系、年龄、窝别、性别等条件需保持一致。实验标记的方法有很多种,应根据不同的动物、不同的实验需要、不同的实验方法选择合适的标记方法。

(一) 分组

1. 分组原则　实验动物分组应严格按照随机分组的原则进行,使每只动物都有同等机会被分配到各个实验组中去,尽量避免人为因素对实验造成的影响。

2. 建立对照组

(1) 空白对照:指在对照组不加任何处理的"空白"条件下进行观察研究。如动物中的诱癌试验,需设立与实验组动物种属、窝别、性别、体重均相同的空白对照组,以排除动物本身可能自然患癌的影响。

(2) 实验对照:指在一定实验条件下所进行的观察、对比。例如,观察药物雾化吸入剂对于支气管哮喘的作用,为了排除单纯雾化作用的效应,在设立空白对照组时,还应该设立不加中药的雾化吸入组。

（3）标准对照：是以正常值或标准值作为对照，在所谓标准条件下进行观察的对照。如研究药物的疗效时，以公认的常规有效疗法作为对照。

（4）自身对照：如用药前后的自身对比观察；或是对照与实验在同一对象身上进行，即在观察的不同时期接受不同的疗法，然后比较它们的差异，这种方法也称为自身交叉对照。

（5）相互对照：各实验相互对照。如中医各种不同证候的对照；中药组、西药组、中西药结合治疗急性心肌梗死的对照等。

（二）编号标记

实验动物编号和标记的方法很多，常用的有染色法、打耳孔法、烙印法、挂牌法、针刺法等。良好的标记方法应满足标号清晰、耐久、简便、适用、无明显损伤、无毒和易辨认等要求。

1. 染色法　用化学药品在实验动物身体的明显部位，如被毛、四肢等处进行涂染，以染色部位、颜色不同来标记区分实验动物，是最常用、最易掌握的动物标记方法。常用的染色标记的染色剂及染色方法如下：

（1）常用染色剂

红色：0.5% 中性红或品红溶液；

黄色：3%~5% 苦味酸溶液或 80%~90% 苦味酸乙醇饱和液；

咖啡色：2% 硝酸银溶液；

黑色：煤焦油乙醇溶液。

（2）染色方法

1）单色涂染法：是用单一颜色的染色剂涂染实验动物不同部位的方法。常规的涂染顺序是从左到右、从上到下。左前肢为 1 号、左侧腹部 2 号、左后肢 3 号、头部 4 号、背部 5 号、尾根部 6 号，右前肢 7 号、右侧腹部 8 号、右后肢 9 号、不作染色标记为 10 号。此法简单易认，在每组实验动物不超过 10 只的情况下适用。

2）双色涂染法：采用两种颜色同时进行染色标记的方法。例如，用苦味酸（黄色）染色标记作为个位数，用品红（红色）染色标记作为十位数。个位数的染色标记方法同单色涂染法；十位数的染色标记方法参照单色涂染法，即左前肢为 10 号、左侧腹部 20 号、左后肢 30 号、头部 40 号、背部 50 号、尾根部 60 号、右前肢 70 号、右侧腹部 80 号、右后肢 90 号，第 100 号不做染色标记。比如，标记第 12 号实验动物，在其左前肢涂染品红（红色），在其左侧腹部涂上苦味酸（黄色）即可。双色染色法可标记 100 位以内的号码。

3）直接标号法：使用染色剂直接在实验动物被毛、肢体上编写号码的方法。实验动物被毛、肢体上编写号码的方法。实验动物太小或号码位数太多时，不宜采用此方法。

染色法虽然简单方便，不会给实验动物造成损伤和痛苦，但是长时间实验会使涂染剂自行褪色，或由于实验动物互相嬉闹、舔毛、摩擦、换毛、粪尿和饮水浸湿被毛等原因，易造成染色标记模糊不清，因而染色法对慢性实验不适用。如果所做慢性实验只能采用此种染色方法，则应注意不断地补充和加深染色。

2. 打耳孔法　用耳号钳在耳上打洞或用剪刀在耳边缘上剪缺口，以耳缘缺口为计数，来区分实验动物；或是将标有动物号码的金属环固定于动物耳部，进行上述操作时，动物要进行局部麻醉，打孔后打孔部位要进行消毒。啮齿动物适合采用此种方法标记。

3. 烙印法　烙印法是直接把标记编号烙印在实验动物身体上的方法，犹如盖印章一样。烙印方法有两种，对犬等大动物，可将标记号码烙印在其皮肤上（如耳、面、鼻、四肢等部位），对家兔，豚鼠等动物，可用数字号码钳在其耳朵上；烙印完成后，伤口涂抹酒精黑墨等颜料，即可清楚读出号码。烙印法对实验动物会造成轻微损伤，操作时宜轻巧、敏捷，必要时麻醉，以减少痛苦。

4. 挂牌法　将编好的号码烙印在金属牌上，挂在实验动物颈部、耳部、肢体或笼具上，用来区别实验动物的一种方法。号牌材质可为塑料、金属（不锈钢或者铝质）等，制成轻巧、美观且不易损坏的小牌子。多用于体型较大和佩戴项圈的实验动物如犬、兔等。可将号码牌固定在动物的项圈上或者干脆在颈圈上印编号。禽类的编号可以采用挂腿圈法。首先将号码冲压在圆形或方形金属牌上，金属牌常用刺激性小、不生锈的铝板或不锈钢制成，然后将金属薄片固定在拴腿的皮带圈上，再将此圈固定在动物的腿的上部。

5. 针刺法　人工针刺号常用于兔的标记。先用手拔去兔耳的被毛,人工针刺号码,刺后涂以酒精黑墨即可。目前有市售的兔用打号器,原理与此相同,附带有不同数字和符号的针刺字号,可根据需要选用。打号后用黑墨涂在打号局部,数天后黑墨浸入皮下,显示出蓝黑色字号。有条件可采用手动刻印的电动加墨器,在耳内侧血管不行走的部位稍稍按压一下印上墨汁印迹。操作时,先调整加墨器的数字,然后在要打墨的耳朵内侧用棉球消毒,并适度挤压沾有墨的加墨器,然后擦去多余的墨。针刺法也可用于猴的胸部刺号标记。操作时将猴固定,仰卧、剪去胸毛(乳头的上部),用乙醚擦去皮脂,用毛笔蘸取浓墨汁写上所编号码,然后用三根菱形缝合针制成的墨刺在写好的字迹上进行连续的刺戳,针不宜刺得太深,刺入皮上出血即可,让墨汁和血液在皮下混合形成色素,这种方法简易可行,一次即成,字迹清晰,长期不褪色。

实验人员可根据实验动物品种、实验类型及实验方式,选择合适的标记编号方法。一般来说,大、小鼠多采用染色法,家兔宜使用针刺法、耳孔法,犬、猴、猫较适合挂牌法,犬还可用烙印法。

三、实验动物的被毛去除

除了裸鼠之类被毛稀少、无毛的动物外,大多数动物都具有丰富的被毛,在手术、皮内注射、皮下注射等操作中被毛会影响动作和观察,动物实验前应去除操作局部的被毛。常用的被毛去除方法有拔毛法、剪毛法、剃毛法和脱毛法4种,了解不同被毛方法的特点,掌握准确的操作方法,有利于实验的顺利开展。

(一) 拔毛法

实验动物被固定后,用食指和拇指将暴露部位的毛拔去。进行采血或动、静脉穿刺时,常用此方法暴露血管穿刺的部位。拔毛不但暴露了血管,而且刺激局部组织产生扩张血管的作用。做兔耳缘静脉和鼠尾静脉采血法,就要拔去上述静脉表面的被毛。

(二) 剪毛法

实验动物固定后,用水湿润局部被毛,绷紧局部皮肤,用剪刀紧贴皮肤表面剪去被毛。这是家兔和犬颈部手术,家兔胸、腹部手术和局部皮肤需要去除被毛时常常采用的方法。

注意剪毛过程中切不可提起被毛,以免剪伤皮肤。同时,为了避免被毛到处飞扬,应预先准备一个盛有自来水的杯子装载剪下来的被毛。

(三) 剃毛法

实验动物固定后,用刷子蘸温热肥皂水将需要暴露部位的被毛湿透,用剪毛法剪去被毛,然后用剃毛刀逆被毛生长方向剃去残余被毛。剃毛时必须绷紧局部皮肤,尽量注意不要剃破皮肤。剃毛法常用于大动物手术区域皮肤的术前准备。

剃毛刀除专用刀具以外,可用止血钳夹持半片新剃胡须刀片代替,但要小心切勿割破皮肤或血管。

(四) 脱毛法

脱毛法是采用化学脱毛剂进行脱毛的方法。此法常用于大动物无菌手术,局部皮肤刺激性实验,观察实验动物局部血液循环等实验。

1. 常用脱毛剂配方
（1）配方1:硫化钠8g溶于100ml水中。
（2）配方2:硫化钠、肥皂粉及淀粉的比例为3∶1∶7,加水调成糊状。
2. 脱毛方法　使用脱毛剂前应剪去局部被毛,但剪毛前不能用水湿润被毛,以免脱毛剂流入毛根造成损伤。脱毛时用镊子夹棉球或纱布团蘸脱毛剂涂抹在已剪去被毛的部位,3~5分钟后,用温水洗去脱下的毛和脱毛剂。再用干纱布将水擦干,涂上一层油脂。注意操作时动作应轻巧,以免脱毛剂沾在实验人员的皮肤、黏膜上,造成不必要的损伤。

配方1和配方2适用于家兔和啮齿动物的脱毛,配方3适合给犬脱毛。

四、实验动物的麻醉

实验动物的麻醉是用物理的或化学的方法,使动物全身或局部暂时痛觉消失或痛觉迟钝。适当的麻醉有助于消除或减轻实验过程中动物的疼痛和不适感觉,使动物在实验中服从操作,确保实验顺利进行,保障动物和操作人员安全。由于实验动物品种之间存在差异,应结合实验目的、操作类型、日龄及健康状况等因素进行综合考虑,选择合适的麻醉剂和麻醉方法,进行有效麻醉。

(一)麻醉类型与麻醉方法

1. 全身麻醉的方法

(1)吸入麻醉:吸入麻醉是挥发性麻醉剂或气体麻醉剂,由动物呼吸道吸入体内,产生麻醉效果的方法。吸入麻醉药物有一氧化碳、氟烷、异氟烷、甲氧氟烷、氨氟醚等。

小动物实验可使用麻醉瓶进行麻醉。麻醉瓶按以下方法制作:用密封透明的玻璃容器,在麻醉前放入麻醉剂、棉球即可。犬等大型动物在做长时间实验时,可用麻醉机进行气管插管法吸入氨氟醚麻醉。吸入麻醉过深可能发生窒息,应暂停吸入,等呼吸恢复后再继续吸入。使用吸入麻醉剂时应特别注意实验人员的安全。

(2)非吸入麻醉:非吸入麻醉是一种既简单方便,又能使动物很快进入麻醉期,而且无明显兴奋期的方法。非吸入麻醉常采用的注射方法有静脉注射、肌内注射、腹腔注射等。静脉注射和肌内注射,多用于较大的动物,如兔、猫、犬等。腹腔注射多用于较小的动物,如小鼠、大鼠、豚鼠等。静脉注射的部位也各不相同,兔、猫等由耳缘静脉注入,犬由后肢静脉注入,小鼠、大鼠由尾静脉注入。肌内注射的部位多选臀部。腹腔注射的部位约在腹部后 1/3 处略靠外侧(避开肝和膀胱)。由于各种动物麻醉剂的作用长短以及毒性的差别,注射时一定要控制药物的浓度和注射量。给药几分钟后动物倒下,全身无力,反应消失,表明已达到适宜的麻醉效果,是手术最佳时期。接近苏醒时,动物四肢开始抖动。这时如果手术还没完成,就要及时将麻醉瓶放在动物口、鼻处,给予辅助吸入麻醉。手术中如果发现动物抽搐、排尿,说明麻醉过深,是死亡的前兆,应立刻进行急救。做完手术后,要注意保温,促使其清醒。

(3)注意事项

1)麻醉前要注意的问题:①动物宜禁食,一般禁食 10~12 小时。②不能使用泻剂。因为泻剂会降低血液的碱储,从而增加了血流和组织的酸度,在麻醉和失血状况下易发生酸中毒,降低损伤组织的抗感染能力。③用犬做长时间实验前 1 小时应灌肠,以排除积粪。④检查麻醉剂质量、数量是否满足要求,麻醉固定器具是否有破损(漏气或堵塞),对麻醉的急救器材、药品,也要准备齐全。⑤准确计算麻醉剂量。由于动物存在个体差异,对药物的耐受性不同,体重与所需剂量并不成正比,所以介绍的剂量仅供参考使用。

2)麻醉时要注意的问题:静脉注射必须缓慢,同时观察肌肉紧张性、角膜反射和对皮肤疼痛的反应,当这些活动明显减弱或消失时,要立即停止注射,并进行抢救。

3)麻醉后注意的事项:①采取保温措施。在麻醉期间,动物的体温调节功能受到抑制,会出现体温下降,影响实验结果。②必须保持动物气道的通畅和组织的营养。③出现麻醉过深情况后,应立刻采取抢救措施。

2. 局部麻醉的方法　局部麻醉的方法常用的是浸润麻醉。浸润麻醉是将麻醉药物注射于皮肤、肌下组织或手术深部组织,以阻断局部的神经传导,使痛觉消失。

进行局部浸润麻醉时,首先把动物固定好,然后在实验操作的局部皮肤区域,先用 0.5%~1% 盐酸普鲁卡因皮内注射,形成橘皮样皮丘。再换局麻长针,由皮点进针,到皮点周围继续注射,直至要求麻醉区域的皮肤都浸润到为止。可以根据实验操作要求的深度,按皮下、筋膜、肌肉、腹膜或骨膜的顺序,依次注入麻醉药,以达到麻醉神经末梢的目的。

(二)麻醉药物与麻醉剂用量

1. 局部麻醉　通过阻断神经的冲动传导起局部麻醉作用。

(1)普鲁卡因(procaine):是无刺激性的局部麻醉剂,毒性小、见效快,注射后 1~3 分钟内就可产生麻醉,可以维持 30~45 分钟。常用于局部浸润麻醉。

(2)利多卡因(lidocaine):弥散性好,见效快,组织穿透性好,它的效力和穿透力比普鲁卡因强两倍,作用时间也长。

（3）丁卡因（tetracaine）：化学结果与普鲁卡因相似，能穿透黏膜，作用迅速，1~3分钟发生作用，持续60~90分钟。其局麻作用比普鲁卡因强10倍，吸收后的毒性作用也相应加强。

2. 全身麻醉剂　通过抑制中枢神经系统功能，可逆性引起意识、感觉和反射消失，以及骨骼肌松弛的药物，主要用于实验动物术前麻醉。

（1）苯巴比妥钠（phenobarbital sodium）：此药作用持久，应用方便，在普通麻醉用量情况下对于动物呼吸、血压和其他功能无多大影响。通常在实验前0.5~1小时用药。

（2）戊巴比妥钠（pentobarbital）：此药麻醉时间不长，一次给药的有效时间可延续2~4小时，十分适合常规使用要求。给药后对动物循环和呼吸系统无显著抑制作用，必要时可加温溶解，配好的药液在常温下放置1~2月不失药效。静脉或腹腔注射后很快就进入麻醉期。

（3）硫喷妥钠（thiopental sodium）：其水溶液不稳定，故必须现用现配。此药作静脉注射时，由于药液迅速进入脑组织，故诱导快，动物很快被麻醉。但苏醒也很快，一次给药的麻醉时效仅维持0.5~1小时。在时间较长的实验过程中，可重复注射，以维持一定的麻醉深度。此药对胃肠道无副作用，但对呼吸有一定抑制作用，由于其抑制交感神经较副交感神经为强，常有喉头痉挛，因此注射时速度必须缓慢。

（4）巴比妥钠（barbital sodium）：是最常用的一种动物麻醉剂。呈粉状，安全范围大，毒性小，麻醉潜伏期短，维持时间长。既可腹腔注射，又可静脉注射，一般用生理盐水配制。中型动物多为静脉给药，小型动物多为腹腔给药。

（5）氨基甲酸乙酯（urethane）：又名乌拉坦。此药是比较温和的麻醉药，安全度范围大。多数实验动物都可使用，更适合于小动物。一般用作基础麻醉，如全部过程都用此麻醉时，动物保温尤为重要。

（6）846合剂：又称速眠新注射液，是静松灵、乙二胺四乙酸（EDTA）、盐酸二氢埃托啡和氟哌啶醇的复方制剂。该药使用方便、麻醉效果好，副作用小（主要为呕吐），已广泛应用于动物的麻醉。解除846合剂的麻醉或以846合剂为主的混合麻醉可用苏醒灵，通常肌内注射5~10分钟后，即可促醒。

（7）氯胺酮（ketamine）：该麻醉剂注射后很快使动物进入浅睡眠状态，但不引起中枢神经系统深度抑制，一些保护性反射仍然存在。所以，麻醉的安全期较高，是一种镇痛麻醉剂，具有出现作用快、持续时间短的特点，但肌内注射效果常不理想。灵长类动物多采用此注射剂，但动物易出现依赖性。

（8）异氟烷（isoflurane）：为恩氟烷的异构体，属吸入性麻醉药，麻醉诱导和复苏均较快。麻醉时无交感神经系统兴奋现象，可使心脏对肾上腺素的作用稍有增敏，有一定的肌松作用。本品肝脏的代谢率低，对肝脏毒性小。使用时须备有准确精密的蒸发器才能使用。

（三）复苏与抢救

实验过程中，过量麻醉会导致一些可见的临床表现，应及时采取复苏和抢救措施。

1. 呼吸停止　可出现在麻醉的任何时期。如在兴奋期，呼吸停止具有反射性质。在深度麻醉期，呼吸停止是由于延髓麻醉的结果，或由于麻醉剂中毒时组织中血氧过少所致。

（1）临床症状：呼吸停止的临床主要表现是胸廓呼吸运动停止，黏膜发绀，角膜反射消失或极低，瞳孔散大等。呼吸停止的初期，可见呼吸浅表、频数不等而且间歇发生。

（2）治疗方法：必须停止供给麻醉药，先打开动物口腔，拉出舌头到口角外，应用5%二氧化碳和60%氧气的混合气体间歇人工呼吸，同时注射温葡萄糖溶液、呼吸兴奋药、心脏急救药。

（3）呼吸兴奋药：此类药物作用于中枢神经系统，对抗因麻醉过量引起的中枢性呼吸抑制，常用的有尼可刹米、戊四氮、贝美格等。

1）尼可刹米：尼可刹米即可拉明，人工合成品。直接兴奋呼吸中枢，安全范围较大，适用于各种原因引起的中枢性呼吸衰竭。每次用量0.25~0.50g，静脉注射。大剂量可致血压升高、心悸、心律失常、肌颤等。

2）戊四氮：戊四氮为延髓兴奋药，能兴奋呼吸及血管运动中枢，对抗巴比妥类及氯丙嗪等药物过量所致的中枢性呼吸衰竭。每次用量0.1g，静脉注射或心内注射。可以重复使用。大剂量可导致惊厥。

3）贝美格：贝美格与戊四氮相似，作用较短，安全范围较戊四氮宽。主要对抗巴比妥类和水合氯醛中毒。每次用量50mg，静脉缓慢注射。过量使用可引起肌肉抽搐和惊厥。

2. 心搏骤停　在吸入麻醉时，麻醉初期出现的反射性心搏骤停，通常是由于剂量过大的原因。还有一种情况,就是手术后麻醉剂所致的心脏急性变性,心功能急剧衰竭所致。

（1）临床症状:呼吸和脉搏突然消失,黏膜发绀。心搏骤停的发生可能无预兆。

（2）治疗方法:心搏骤停应迅速采取心脏按压,即用掌心在心脏区有节奏地敲击胸壁,其频率相当于该动物正常心脏收缩次数。同时,注射心脏抢救药。

（3）心脏抢救药

1）肾上腺素:肾上腺素用于提高心肌应激性,增强心肌收缩力,加快心率,增加心脏排血量。用于心搏骤停急救,每次 0.5~1mg,静脉、心内或气管内注射。肾上腺素也有一定的复跳作用,用于治疗窦性心动过缓、室颤等。氟烷麻醉中毒禁用。

2）碳酸氢钠:碳酸氢钠是纠正急性代谢性酸中毒的主要药物。首次给药用 5% 碳酸氢钠按 1~2ml/kg 注射。对于心脏停搏的动物,可于首次注射肾上腺素以后立即静脉给药,因为酸中毒的心肌对儿茶酚胺反应不良。

五、实验动物的给药途径与方法

在动物实验中,为了观察药物对机体功能、代谢及形态引起的变化,常需将药物注入动物体内。应根据实验目的、药物剂型等精准确定动物的给药途径和方法。

（一）给药途径和方法

1. 注射给药

（1）静脉注射:小鼠和大鼠一般采用尾静脉注射;豚鼠一般采用前肢皮下静脉;家兔一般采用外耳缘静脉;狗一般采用前肢内侧皮下静脉或后肢小隐静脉。如需反复注射,应尽可能从血管末端开始,往向心方向移动注射。

（2）腹腔注射:啮齿动物注射时,可让动物处于头低位,使内脏移向上腹。若实验动物为家兔,进针部位为下腹部的腹白线旁 1cm 处。当针头与皮肤呈 45 度角刺入腹腔时有落空感,回抽无肠液、尿液后,缓缓推入药液。

（3）肌内注射:肌内注射一般选用肌肉发达、无大血管经过的部位,注射时针头要垂直快速刺入肌肉,如无回血现象即可注射。

（4）皮下注射:皮下注射的部位,一般小鼠和大鼠在背部,豚鼠在大腿内侧、背部和肩部等皮下脂肪少的部位,兔在背部或耳根部,猫、狗常选用大腿外侧。

（5）皮内注射:皮内注射时需将注射部位脱去被毛,注射时感觉阻力很大,此时可见皮肤表面鼓起一白色小皮丘。

2. 消化道给药

（1）口服给药

1）拌入饲料或饮用水中:把药物放入饲料或溶于饮用水中让动物自由摄取。此法优点在于操作简单,对动物的干扰少,缺点是不能准确测定每只动物所服用的剂量。一般适用于对动物疾病的防治或某些药物的毒性实验。

2）灌胃给药:啮齿动物灌胃时动物应固定成垂直体位,灌胃针沿咽后壁缓慢顺入食管。针插入时应无阻力。犬、兔、猫、猴等动物灌胃时,先将动物固定,再将带有弹性的橡皮导管(如导尿管),沿咽后壁插入食管,应检查是否误入气管。一般灌胃给药在空腹时给予吸收较快,也较完全。

（2）十二指肠给药:兔、犬等动物在进行安全药理实验或开腹后给药时,会用到此种方法。动物麻醉后,在动物胸骨下腹正中线位置开一小口,将药物注射入十二指肠即可。

（3）直肠给药:常使用的动物品种为兔。兔直肠内给药时,胶皮管插入深为度 7~9cm,将注射器与橡皮管套紧,既可灌注药液,也可将栓剂直接塞入直肠内。注意勿插入雌性动物的阴道内。

3. 局部给药 皮肤给药为了评价药物或毒物经皮肤的吸收作用、局部作用、致敏作用和光感作用等,均需采用经皮肤给药的方法。常使用家兔和豚鼠,背部一定面积的皮肤脱毛后,将药物涂抹在皮肤上,固定一段时间后,观察药液经皮肤吸收的反应。

（1）脑内给药:此法常用于与微生物、疫苗有关的动物实验。啮齿动物给药时,由鼠正中额部刺入脑内,注入药物或接种物。给家兔、犬、猴等动物进行脑内注射时,注射速度一定要慢,避免引起颅内压急骤升高;注射后缓慢拔针,避免药液外流。

（2）关节腔内给药:此种给药方法常使用家兔。针头进入关节腔时,有好像刺破薄膜的感觉,表示针头已进入膝关节腔内,即可注入药液。

（3）阴道给药:常使用的动物品种为雌性家兔。给药方法同家兔直肠给药。

（4）眼内给药:兔眼的结构与人眼相似,故常采用兔眼进行眼部刺激性试验。实验时每只眼滴入0.1ml的液体或涂0.1g的膏状药物,另一侧作为对照。观察药物对角膜、虹膜、结膜的刺激性反应。

（5）呼吸道给药:粉尘或喷雾使用的药物或需要通过气溶胶感染的方式进行微生物感染动物实验时,均需要通过动物呼吸道给药。呼吸道给药方法包括鼻腔内给药和气管内给药。进行病毒感染时,使用专用的气溶胶发生器,可以控制给药时间和给药速度。

（二）给药剂量及其估算

对于同一种动物,不同给药途径所给予的药量不同;对于同一种药物,不同种类的实验动物一次给药的耐受量也不同。灌胃太多时易导致胃扩张,影响动物摄食。静脉给药剂量过多时易导致心力衰竭和肺水肿。一般而言,小鼠灌胃量为0.1ml/10g体重,最大耐受量为1ml/只,静脉给药最大耐受量为0.6ml/只;犬灌胃最大耐受量为500ml/只,静脉给药最大耐受量为100ml/只。

为观察某种药物对动物的作用,给药剂量的准确与否非常重要。剂量太小,作用不明显;剂量太大,又可能导致动物中毒死亡。人与动物对同一种药物的耐受性相差很大。一般来说,动物的耐受性比人大,也就是单位体重动物的用药量比人大。动物实验所用的药物剂量一般按mg/kg体重或g/kg体重计算,中药粗制剂的剂量多按生药量折算。要确定动物实验的给药剂量,应考虑以下几个方面:

1. 化学药品可参考化学结构相似的已知药物。

2. 根据人临床拟用剂量换算到动物。在此剂量的基础上,向上增加剂量进行摸索。

3. 根据该药物在其他动物身上使用的剂量进行换算。

4. 要考虑不同动物种属、年龄和性别的影响。啮齿动物的给药剂量比非啮齿动物剂量要大,成年动物的给药剂量比幼年动物剂量要大。

5. 给药途径不同,给药途径的吸收速度依次是:静脉注射 >呼吸道给药 >腹腔注射 >肌内注射 >皮下注射 >皮内注射 >口服 >贴皮。

药物在体内的过程就是药物在体内的吸收、分布、代谢和排泄的过程,药物在体内的量或浓度随着时间的变化而变化。不同药物、不同给药途径、不同种属动物间均存在差异。无论采用哪种方法确定给药剂量,都要先进行预实验,可以使用少量动物在短期内确定给药剂量,大大地节约了人力,财力和时间,起到事半功倍的作用。

六、实验动物的血液采集

血液样品是动物实验中最普遍的生物样品,各种实验动物的采血部位与方法,必须视动物种类、检测目的、实验方法及所需血量而定。采血时要注意采血场所有充足的光线、合适的室温。若需抗凝血,应在注射器或试管内预先加入抗凝剂;所需采血量应控制在动物的最大安全采血量范围内。同时也要注意考虑其他因素对动物健康、福利的影响和对研究的背景性干扰。

（一）大、小鼠的采血方法

1. 颈静脉或颈动脉采血　将大、小鼠麻醉,固定背部,剪去颈部外侧毛,作颈静脉或颈动脉分离手术,使其清楚暴露,用注射针抽取即可。也可先用镊子将颈静脉或颈动脉挑起来,再用剪刀切断,直接用注射器或试管吸取流出的血液。

2. 股静脉或股动脉采血　将大、小鼠麻醉,固定背部,切开一侧腹股沟的皮肤,作股静脉和股动脉暴露分离术,用注射针取血,如需连续重复抽取,取血部位要尽量从远心端开始。

3. 后肢隐静脉采血　将大、小鼠后肢外侧被毛剃去,用针尖刺破隐静脉,再吸取流出的血液。

4. **心脏采血** 先将大、小鼠麻醉,再仰卧固定,剪去心前区部位的毛,并用碘酒、医用酒精等消毒皮肤,在左侧第3、4肋间,心跳搏动最强处用注射器的针头垂直刺入心腔,血液可借助血压自动进入注射器,也可切开胸部,用针头直接刺入心脏抽取。另外,可先将小鼠麻醉后作仰卧状,用医用酒精消毒皮肤,再从剑状软骨下端身体中线稍偏左的位置进针,针与身体中线水平,与胸骨呈15°~25°角。

5. **尾部采血** 两种方法,一种是将大、小鼠尾尖剪掉1~2mm,用手自尾根部向尖端按摩,血就自尾尖流出,但尾尖不剪去过多,否则会不出血。操作前如将鼠尾用45~50℃热水浸泡片刻,或用医用酒精、乙醚等擦拭,促使血管扩张,再剪去尾尖,采血可方便些。另一种方法是采用交替切割尾静脉方法取血,每次采血时,用锋利的刀片在鼠尾切破一段静脉,静脉血即由伤口流出,每次可取0.3~0.5ml,2条尾静脉可交替切割,并自尾尖渐向尾根方向切割。此法在大鼠进行采血时,可以在较长的一段时间内连续取血,采血量较多。

6. **眼眶采血** 先将鼠倒持,压迫颈部,使眼球突出充血,用眼科镊迅速挟取眼球,眼眶内很快流出血液,用玻璃器皿收集血液。此法只适于一次性采血。但也可用毛细管或塑料管沿眼角插入眼底静脉丛,血可自然从毛细管中流出。此法可多次采血。

7. **摘除眼球采血** 左手抓住小鼠颈部皮肤,轻压在实验台上,取侧卧位,左手食指尽量将小鼠眼周皮肤往颈后压,使眼球突出。用眼科弯镊迅速夹去眼球,将鼠倒立,用器皿接住流出的血液。采血完毕立即用纱布压迫止血。每次采血量0.6~1.0ml。

8. **断头取血** 左手拇指和食指从背部抓住小鼠颈部皮肤,将小鼠头朝下,右手用剪刀剪断小鼠颈部1/2~4/5,让血液流入试管。此法可采血0.8~1.2ml。

（二）豚鼠的采血方法

1. **耳缘剪口** 采血将豚鼠耳廓消毒后,用刀或刀片割破耳缘,在切口边缘涂抹20%柠檬酸钠溶液,阻止血凝,血即从切口处自动流出,用容器收集。

2. **心脏采血** 同大、小鼠。

3. **股动脉采血** 同大、小鼠。

4. 先固定动物,将豚鼠右或左后膝关节伸直并对着术者,术者用酒精消毒豚鼠脚背面,找出背中足静脉后,以左手的拇指和食指拉住豚鼠的趾端,右手持注射针头刺入静脉,拔出针头后即出血。采血后立即止血。反复采血时,两后肢交替使用。

（三）家兔的采血方法

1. **耳缘静脉采血** 操作方法与家兔耳缘静脉注射给药方法相同,穿刺成功后即可抽血。也可只用针头不连接注射器,直接让血液滴在有抗凝剂的容器内。还可用刀片割破耳缘静脉,或用注射针头刺破耳缘静脉,让血液自然流出,滴入有抗凝剂的容器内。采血后用纱布压迫伤口止血。采血量每次5~10ml。

2. **耳中央动脉采血** 家兔耳廓中央有一条较粗颜色鲜红的动脉,称为耳中央动脉。采血方法与家兔耳缘静脉采血方法相同。穿刺针从中央动脉末端朝向心方向进针,穿刺成功可见动脉血进入针筒,取血完毕后注意压迫止血。穿刺过程中动脉常发生较长时间的痉挛性收缩,若遇到这种情况,可稍等一下,待动脉重新舒张后再抽血,同时注意操作要轻柔。如果遇到家兔耳中央动脉充盈不佳,可以用二甲苯涂抹动脉表面皮肤,约60秒后再进行动脉穿刺;或者因为天气寒冷引起动脉收缩,可以用提高室内温度的办法,待室温升高后,才开始采血。

3. **心脏采血** 将兔仰卧位固定在兔台上。剪去心前区毛,在左侧胸壁3~4肋间,用左手食指摸到心搏最明显处,常规消毒,右手持10~12号针头的注射器,从心搏最强处垂直穿刺,进针深度约3cm,当有落空感时,可感觉到针尖随心搏而动,说明已插入心脏,即有血液涌进注射器内,采血完毕后迅速拔针,穿刺部位用消毒纱布遮盖,让兔卧位休息几分钟再放回笼子。如果有落空感并能感受到心脏搏动,却无血液流入注射器,可边退针(或边进针)边抽吸,一旦抽到血液,立即固定针头,继续抽血。穿刺时只能上、下垂直进退针,切不可左右前后摆动针头,以免刺破心脏。

（四）犬的采血方法

1. **头静脉** 采血方法与注射给药方法相同。

2. **颈外静脉采血** 犬在清醒状态下被侧卧位固定,剪去颈部被毛、消毒。将犬颈部拉直,头向后仰,左手压住颈外静脉近心端使之充盈,右手拿注射器,针头沿平行血管的方向进针,刺入血管后,左手固定针头,右手抽血。采血完毕出针,要压迫针口止血。

3. 股动脉采血 犬在清醒状态下被仰卧位固定于犬解剖台上,右后肢向外伸直固定,剪去股三角区被毛、消毒。左手中指触摸股三角区内动脉搏动,右手拿注射器,于动脉搏动处垂直进针,如未见血,可边退针(或边进针)边抽吸,见到血液进入注射器后,左手固定针头,右手抽血。采血完毕迅速出针,用干棉球压迫针口止血 2~3 分钟。

4. 心脏采血 犬在麻醉状态下被仰卧位固定在犬解剖台上,前肢于背侧位置固定,剪去左侧第 3~5 肋间的被毛、消毒。用左手食指触摸心脏搏动,右手拿带有 7 号针头的注射器,于心搏最明显处进针,当有落空感时,可感觉到针尖随心搏而动,说明已插入心脏,即有血液涌进注射器内,采血完毕后迅速拔针,穿刺部位用消毒纱布遮盖,让犬卧位休息数分钟才放回笼子。

(五) 猴的采血方法

1. 末梢采血 进行一般血常规检查,只需采少量血液,往往采用末梢采血方法。

(1) 下唇采血:下唇血管丰富,是理想的末梢采血部位。操作时先将猴放入固定椅固定,实验助手固定猴的头部并蒙住猴的双眼,消毒下唇黏膜,实验者用消毒针刺破下唇正中 0.5cm,用玻片或试管取血,取血完毕用棉球压迫止血。

(2) 手掌采血:操作时将猴前肢从笼的间隙拉出,在手掌大鱼际或小鱼际有毛与无毛的分界线附近,医用酒精消毒后用针穿刺采血,取血完毕用棉球压迫止血。

(3) 手指采血:操作时将猴前肢或后肢从笼的间隙拉出,任意取前、后肢任何一个指(常用食指或中指),医用酒精消毒后用针穿刺采血,取血完毕用棉球压迫止血。

2. 静脉采血 头静脉、小隐静脉、股静脉的采血方法,与注射给药方法相同。

3. 心脏采血 将猴仰卧位固定于手术台上,在左侧胸壁第 4、5 肋间,用左手食指触摸心跳最明显处,剪去局部被毛、碘酒、医用酒精消毒,采用带 7 号针头的注射器,边进针边回抽,见到血液即固定针头进行采血,采血完毕迅速退出针头,用消毒纱布轻轻压迫针口,让猴静卧数分钟才送回笼子。

七、实验动物的体液采集

除血液外,各种消化液、分泌液等也是动物实验中常需采集的生物标本,如尿液、消化液、淋巴液、脑脊液、脊髓、骨髓、胸腔积液、腹水、精液、阴道分泌物和乳汁等。

(一) 尿液的采集

实验动物的尿液常用代谢笼采集,也可通过其他装置来采集。

1. 代谢笼法 代谢笼用于收集实验动物自然排出的尿液,是一种特别设计的为采集实验动物各种排泄物的密封式饲养笼,有的代谢笼除可收集尿液外还可收集粪便和动物呼出的二氧化碳。一般简单的代谢笼主要用来收集尿液。放在代谢笼内饲养的实验动物,可通过其特殊装置收集尿液。

2. 导尿法 施行导尿术,较适宜于犬、猴等大动物。一般不需要麻醉,导尿时将实验动物仰卧固定,用甘油润滑导尿管。对雄性动物,操作员用一只手握住阴茎,另一只手将阴茎包皮向下掯,暴露龟头,使尿道口张开,将导尿管缓慢插入,导尿管推进到尿道部时有抵抗感,此时注意动作轻柔,继续向膀胱推进导尿管,即有尿液流出。雌性动物尿道外口在阴道前庭,导尿时于阴道前庭腹侧将导尿管插入阴道外口,其后的操作同雄性动物导尿术。用导尿法导尿可采集到没有污染的尿液;如果严格执行无菌操作,可收集到无菌尿液。

3. 输尿管插管法 一般用于要求精确计量单位时间内实验动物排尿量的实验。剖腹后,将膀胱牵拉至腹腔外,暴露膀胱底两侧的输尿管。在两侧输尿管近膀胱处用线分别结扎,于输尿管结扎处上方剪一小口,向肾脏方向分别插入充满生理盐水的插管,用线结扎固定插管,可见尿液从插管滴出,可进行收集。采尿过程中要用 38℃温生理盐水纱布遮盖切口及膀胱。

4. 压迫膀胱法 实验人员用手在实验动物下腹部加压,手法既轻柔又有力。当增加的压力使实验动物膀胱括约肌松弛时,尿液会自动流出,即行收集。

5. 膀胱穿刺法 实验动物麻醉固定后,剪去下腹部耻骨联合之上取钝角进针,针头穿过皮肤后稍微改变角度,以避免穿刺后漏尿,然后刺向膀胱方向,边缓慢进针边回抽,直至抽到尿液为止。

6. 剖腹采集法 按上述穿刺膀胱采集尿液法做术前准备,其皮肤准备范围应更大。剖腹暴露膀胱,直视下穿刺膀胱抽取尿液。也可于穿刺前用无齿镊夹住部分膀胱壁,从镊子下方的膀胱壁进针抽尿。

7. 反射排尿法 本法仅用于小鼠采少量尿液时。用手或镊子突然提起小鼠尾巴,小鼠即可能反射性排出尿液,尿滴挂在尿道外口附近的被毛上,不会马上流走,操作者可用吸管吸取供实验之用。必要时,亦可用手抓取小鼠,以激发小鼠反射性地排尿。

8. 膀胱插管法 腹部手术同输尿管插管。将膀胱翻出腹外后,用丝线结扎膀胱颈部,阻断通路。然后在膀胱顶部避开血管剪一小口,插入膀胱漏斗,再缝合固定。漏斗最好正对着输尿管的入口处。注意不要紧贴膀胱后壁而堵塞输尿管。下端接橡皮管插入带刻度的容器内以收集尿液。

（二）胸水和腹水的采集

1. 胸水的采集 主要采用胸腔穿刺法收集实验动物的胸水,也可处死实验动物剖开胸腔采集胸水。

（1）穿刺点定位:于实验动物腋后线第 11~12 肋间隙穿刺,穿刺针紧贴肋骨下缘,否则容易损伤肋间神经。也可在胸壁近胸骨左侧缘第 4~5 肋间隙穿刺。

（2）穿刺方法:实验动物取立位或半卧位固定,局部皮肤去毛、消毒、麻醉,穿刺针头与注射器之间接三通连接装置,实验人员以左手拇、食指绷紧局部皮肤,右手握穿刺针紧靠肋骨下缘处垂直进针,穿刺肋间肌时产生一定阻力,当阻力消失有落空感时,说明已刺入胸膜腔,用左手固定穿刺针,打开三通连接装置,缓慢抽吸胸水。

2. 腹水的采集 实验动物被固定于站立位。局部皮肤去毛、消毒、麻醉。用无菌止血钳小心提起皮肤,右手持小针头或穿刺套管针沿下腹部靠腹壁正中线处轻轻垂直刺入,注意不可刺入太深,以免损伤内脏,针尖有落空感后,说明穿刺针已进入腹腔,腹水多时可见腹水自然滴出,腹水少时,可稍微转动针头并回抽,若有腹水流出,立即固定好针头及注射器位置继续抽吸。抽腹水时速度不可太快,不宜 1 次抽出大量腹水,避免因腹压突然下降导致实验动物出现循环功能障碍。

（三）分泌液的采集

1. 阴道分泌液的采集 阴道分泌液的采集适于观察阴道角质化上皮细胞。

（1）滴管冲洗法:用消毒滴管吸取少量生理盐水,仔细反复冲洗被检雌性动物阴道,将冲洗液吸出滴在载玻片上晾干后染色镜检。也可直接将冲洗液置于低倍显微镜下观察,根据细胞类型变化鉴别实验动物动情周期中的不同时期。

（2）擦拭法:用生理盐水将消毒棉拭子湿润后,挤干棉拭子上的生理盐水,轻轻插入雌性动物阴道内,沿阴道内壁擦拭、转动,然后取出并做阴道涂片,进行镜检。

2. 精液的采集

（1）体内回收法采集精液:即让动物自然交配后从雌性动物生殖道内回收精液。啮齿动物常于交配后 24 小时内收集雌性动物阴道内的阴栓涂片镜检,可观察凝固后的精液;无阴栓的动物则需手术从子宫内回收。操作时,于动物交配后一段时间,将动物麻醉后固定,从下腹正中切开,将子宫、输卵管、卵巢等牵引至切口,由输卵管伞部插入导管用于收集子宫冲洗液,向子宫内注射预温的冲洗液,从导管收集。

（2）人工诱精法采集精液:即不通过动物的自然交配,以人工方法诱使雄性动物射精并收集排出的精液。

1）假阴道法:在交配时以假阴道代替真实的动物采集精液,适用于兔等中型以上动物。采集精液时,使假阴道内的温度达到动物体温,压力达到采集要求,在假阴道开口处用凡士林,无菌生理盐水或精液稀释液等润滑。使用雌性动物或仿真道具诱使雄性动物阴茎勃起,并将假阴道及时套在雄性动物的阴茎上或者置于动物或道具附近,诱使雄性动物将阴茎插入。当动物射精结束后,抬高假阴道开口端,取出集精器。

2）电刺激法:通过电刺激动物的性敏感区域使动物射精并收集精液,使用范围较广,大鼠、小鼠、豚鼠、地鼠等啮齿类均可采用。采精时使动物直立或侧卧固定,剪去包皮周围的被毛并用生理盐水冲洗干净擦干,将电极插入动物直肠,置于靠近输精管壶腹部的直肠底壁,深度视动物种类而不同,如犬为

10~15cm,兔约 5cm,选择好频率后接通电源,调节电压由低至高,直至动物射精。

3)按摩刺激法:通过按摩雄性动物生殖器或敏感区域诱使动物射精并收集排出的精液。

（3）附睾内采集精液:附睾内采集精液即直接从雄性动物的附睾内采集精子,无须动物交配也无须诱使动物射精,但有时需处死动物。如将动物快速处死后摘出睾丸和附睾,除去血液和脂肪组织,剪开附睾尾,取出精子团。

3. 乳汁的采集　用按摩挤奶收集乳汁的方法适合犬、羊等大动物乳汁的采集。选用哺乳期的实验动物,在早上采集乳汁量较多,用手指轻轻抚摩实验动物乳头,使乳汁自然流出,如乳汁不能自然流出,可张开手掌从乳房基底部朝乳头方向按摩、挤压整个乳房,即可挤出。

（四）骨髓的采集

采集骨髓一般选择胸骨、肋骨、髂骨、胫骨和股骨等造血功能活跃的骨组织。猴、犬、羊等大动物骨髓的采集用活体穿刺取骨髓的方法;大、小鼠等小动物骨头小难穿刺,只能剖杀后采集胸骨、股骨的骨髓。

1. 猴、犬、羊等的骨髓采集法

（1）骨髓穿刺点定位

1）胸骨:穿刺部位在胸骨中线,胸骨体与胸骨柄连接处,或选胸骨上 1/3 部。

2）肋骨:穿刺部位在第 5~7 肋骨各自的中点上。

3）胫骨:穿刺部位在胫骨内侧,胫骨上端的下方 1cm 处。

4）髁骨:穿刺部位在髁前上棘后 2~3cm 的髁嵴。

5）股骨:穿刺部位在股骨内侧面,靠下端的凹面处。

（2）骨髓穿刺方法

1）实验动物按要求固定,穿刺部位去毛、消毒、麻醉,要求局部麻醉范围直达骨膜,也可做全麻。

2）操作人员戴消毒手套,确定穿刺点,估计从皮肤到骨髓的距离并依此固定骨髓穿刺针长度。左手拇、食指绷紧穿刺点周围皮肤,右手持穿刺针在穿刺点垂直进针,小弧度左右旋转钻入,当有落空感时表示针尖已进入骨髓腔。用左手固定穿刺针,右手抽出针芯,连接注射器缓慢抽吸骨髓组织,当注射器内抽到少许骨髓时立即停止抽吸,取出注射器将骨髓推注到载玻片上,迅速涂片数张,以备染色镜检。

3）左手压住穿刺点周围皮肤,迅速拔出穿刺针,用棉球压迫数分钟。如穿刺的是肋骨,除压迫止血外,还需胶布封贴穿刺点,防止发生气胸。

2. 大鼠、小鼠的骨髓采集法　将实验动物剖杀、固定,解剖取出股骨或胸骨,于第 3 胸骨节处剪断,将其断面的骨髓挤在有稀释液的试管内或玻片上,继而涂片、染色、镜检。

八、实验动物的安乐死方法

当需要采集动物的组织器官进行检测或动物出现了不能治愈的疾病时,需要终止动物生命。应根据动物实验的目的,实验动物品种（品系）以及需要采集标本的部位等因素,选择不同的处死方法。无论采用哪一种方法,应尽可能地采取减少动物痛苦的方法,遵循安乐死的原则。

（一）物理性安乐死方法

1. 颈椎脱臼法　本法要求操作人员有良好的技术和丰富的经验,否则可能因操作失败而增加动物的痛苦,且一般仅适用于小鼠、幼年大鼠或体重 200g 以下的其他小型实验动物。

（1）大鼠颈椎脱臼术:本法适用于处死幼年大鼠。操作时将大鼠放于粗糙平面上,一手抓紧尾根部,另一手拇指和食指用力向下按住大鼠颈部,也可用长镊等工具代替手,抓着大鼠尾部的手向后上方用力将颈椎拉至脱臼。大鼠尾部的皮肤容易被撕脱,因此应将鼠尾从尾根开始紧抓在手心。对于成年大鼠,采用此法花费力气较大,如不能迅速使颈椎脱臼,大鼠将承受较多痛苦。

（2）小鼠颈椎脱臼术:本法适用于所有小鼠。将小鼠放置在能用爪子抓牢的物体如笼盖上,一手的拇指和食指抓住鼠尾根部稍用力向后拉,此时可见小鼠本能地向前挣扎并伸展身体,另一手拇指和食指迅速用力向下按住其颈部或用长镊等工具代替手指压住小鼠颈部,两手同时向反方向用力,可听见轻微的颈椎脱臼声,放松双手后小鼠身体瘫软,立即死亡。该方法操作简便有效,应用最多。

（3）豚鼠颈椎脱臼术：颈椎脱臼可用于豚鼠的安乐死，但较有难度。操作时一手迅速扣住豚鼠背部，抓住其肩胛上方，用手指紧握颈部，另一手抓紧豚鼠的两后腿，两手向相反方向旋转并用力拉，直至颈椎发出脱臼的声音，动物身体张力消失。

（4）地鼠颈椎脱臼术：一手扣住地鼠背部，重抓其肩胛上方，另一手抓紧地鼠头部，两手向相反方向旋转并用力拉，直至颈椎发出脱臼的声音，动物身体张力消失。

（5）兔颈椎脱臼术：对体重小于1kg的兔，一手以拇指和其余四指相对的方式握住兔的颈部，另一手紧握兔的后腿并使身体与头部呈垂直方向，两手向相反方向同时用力。对于体重超过1kg的兔，需要两人操作，一人用两手抓紧兔的颈部，另一人两手抓紧兔后腿，两人同时用力拉并相反方向旋转直至颈椎脱臼，动物身体张力消失。

2. 断头法

（1）大鼠断头术：操作时由一人抓住大鼠，一手握住大鼠头部，另一手握住背部露出颈部，另一人持剪刀剪断大鼠颈部。通常适用于较小的大鼠，对于成年大鼠颈部不容易剪断，需采用专门的大鼠断头器具。

（2）小鼠断头术：用一手拇指和食指夹住小鼠肩胛部固定，另一手持剪刀剪短颈部，或采用专用的断头器具。

（3）地鼠断头术：一手固定地鼠并使颈部伸展，用剪刀迅速剪断颈部，或采用专用的断头器具。

（4）猕猴断头术：应使用专用的断头器，操作时应避免无关人员或其他动物旁观。

3. 急性失血法

（1）大鼠急性失血术：全身麻醉下割破大鼠颈动静脉可迅速破坏大鼠血液循环，使大鼠很快发生失血性休克并死亡。操作时由一人抓住大鼠，一手握住大鼠头部，另一手握住背部，将头部向背后仰而充分暴露颈部，另一人以锋利刀片用力切割颈部大血管所在位置，直至切断血管，保持伤口开放，大鼠很快陷入失血性休克。

（2）小鼠急性失血术：全身麻醉下摘除小鼠眼球造成大出血可使小鼠迅速死亡，适用于处死小鼠同时需要采集大量血液时。操作时将小鼠乙醚麻醉后，一手抓住小鼠并以拇指和食指在颈部用力，迫使小鼠一侧眼球突出，另一手持弯头镊将眼球连根夹住摘除，随后迅速将小鼠头部向下保持约1分钟，至血液不再流出。此法操作简便迅速，通常成年小鼠失血0.6ml以上即进入不可逆的昏迷并迅速死亡，在进入昏迷前通常会发生抽搐。个别小鼠在大量失血后仍可存活，为此需加以断头或其他致死性操作。

（3）兔的急性失血术：将兔麻醉后由心脏穿刺一次性采集大量血液，至兔心搏停止，适用于同时需要采集血液的处死法。如无须采集血液，可用股动脉放血。将兔麻醉并仰卧固定，在股动脉（腹股沟处触摸血管搏动以定位）处作深切口切断血管，随时除去血凝块以保持伤口通畅，使血液持续流尽。

（4）犬的急性失血术：失血部位多选颈动脉或股动脉，放血时采用插管或者开放性伤口，可以同时收集血液用于研究，对犬进行失血致死前应麻醉。

1）插管放血的操作：将犬麻醉后，手术暴露颈动脉或股动脉，以止血钳夹住操作点两端，在血管壁上剪一小口插入套管，放松近心端的止血钳，轻轻压迫胸部使血液不断流出，插管另一端可接导管收集血液。

2）大股动脉开放性伤口放血操作：暴露犬的三角区，用锋利刀片在三角区作一个约10cm的横切口，将股动脉全部切断，立即喷出血液，用湿布不断擦去股动脉切口出血液和凝块，同时用自来水冲洗使股动脉保持通畅，犬约在5分钟内因失血死亡。

（5）猕猴急性失血术：将猕猴深麻醉后仰卧固定，行颈动脉插管术，适合处死同时要求采集病理标本的情况。

（二）化学性安乐死方法

化学方法常用于批量处死实验动物或对较大体型的动物进行安乐死，需要考虑所用化学药品的安全性等问题。

1. 气体窒息　将大鼠放入一个封闭空间，通入 CO_2、CO 或 N_2 等非麻醉性气体，或放入固体 CO_2，由于大鼠习惯于将鼻子埋在低处，很快吸入大量窒息性气体而进入昏迷直至死亡。封闭空间可采用密封性良好的透明塑料袋或专用容器，如事先使气体充满封闭空间并达到一定浓度，大鼠可迅速死亡。该法适合快速对大鼠批量实施安乐死。对其他实验动物同样适用,犬多用 N_2、猕猴多用 CO_2,应采用合适的专用窒息装置。

2. **过量麻醉**　使动物吸入挥发性麻醉剂如乙醚,操作同气体窒息。或注射过量麻醉剂,用注射器将麻醉药物注入动物静脉或心脏,可使动物快速致死。一般注射剂量是麻醉用剂量的 10~25 倍。由于心脏注射对技术要求高,一般不采用。静脉注射困难时,也可采用腹腔注射,但应加大注射剂量,一般达 90mg/kg。常用的麻醉药物有巴比妥类、水合氯醛、硫酸镁等。该方法致死速度快、效果好,给动物带来的影响小,且适用于各类动物,对有侵略性的凶猛动物实施安乐死术前,最好先使用镇静剂然后静脉注射安乐死术药物,以减轻保定给动物增加的额外恐吓和不安以及由此造成的安全隐患。此法由于麻醉药物的使用剂量较大,事后应注意环境和实验人员的安全,特别是动物尸体处理时。一般不能采用肌内注射、胸腔注射、皮下注射、肺内注射、肝内注射、脾内注射肾内注射、鞘膜内注射等非静脉注射法实施药物安乐死。大鼠和地鼠常用 20% 乌拉坦过量腹腔注射,小鼠常用乙醚过量吸入,豚鼠用巴比安类麻醉剂,用药量为深麻醉剂量的 25 倍左右,常用静脉和心脏内注射,也可腹腔内注射,以 90mg/kg 的剂量约 15 分钟死亡。兔常用巴比妥类麻醉剂过量注射,用量为深麻醉用量的 25 倍左右,采用腹腔注射。犬主要采用巴比妥类麻醉剂静脉注射或腹腔内注射、水合氯醛静脉注射、氯胺酮肌内注射。猕猴以戊巴比妥钠 90~100mg/kg 快速静脉注射或心内注射,可观察到其呼吸先停止,随后心搏骤停。

(三) 执行安乐死的注意事项

动物处死的方法很多,但空气栓塞处死法、棒击法等常会给动物带来巨大的痛苦,在安乐死时不采用。处死实验动物应注意,要确认实验动物已经死亡,通过对呼吸、心跳、瞳孔、神经反射等指征的观察,对是否死亡做出综合判断,还要将尸体进行无害化处理。

1. 掌握正确的安乐死方法。以下是严格禁止采用的方法。

(1) 空气栓塞法:可导致动物痉挛角弓反张和哀叫。如因实验所需选用此法,动物需先深度麻醉。

(2) 放血:大量失血可导致动物焦虑和暴躁,如必须采用此法,须与麻醉联合使用。

(3) 棒击头部法:动物可出现痉挛、角弓反张和哀叫。

(4) 窒息:此法不人道,严格禁止。

(5) 氯仿、乙醚:具有肝毒性且可能有致癌性,有害于人。

(6) 甲醛溶液浸泡:直接将动物浸泡于甲醛溶液,是非常不人道的方法。

(7) 快速冷冻:此法不人道,如因实验所需选用此法,动物需先深度麻醉。

(8) 低压法:导致动物痛苦垂死时间拉长,年幼动物耐缺氧状态较强,因此需长时间才能达呼吸停止,偶发动物苏醒的意外状况,会导致动物出血、呕吐、痉挛、排尿或排便等现象。

(9) 烧死。

(10) 淹死。

2. **判断执行安乐死的时机**　确认动物已经死亡停止呼吸不能作为判断死亡的依据,动物往往先停止呼吸,数分钟之后才停止心跳,执行安乐死后人员需检查动物的心跳是否完全停止。

第四节　实验动物福利与伦理

实验动物被广泛应用于生命科学与医学研究领域,发挥着重要作用,包括寄生虫学在内的生物医学诸多领域的进展突破大多需要实验动物模型进行辅助。随着科学技术的发展和人类文明的进步,在感谢实验动物为科学研究所做牺牲的同时,动物的福利伦理已受到广泛关注和提倡。

提倡实验动物的福利伦理是科学研究和人类文明的双重要求。随着人类社会文明程度的提高以及动物实验数据精确性的要求,国际社会对实验动物福利伦理的要求越来越高。树立人性化的实验精神,善待实验动物,规范实验操作,尽可能减少它们所承受的痛苦成为主流思想。同时保证实验动物良好的福利伦理,使实验动物"标准化",也可以尽可能保障动物实验结果科学、可靠、重复性好,最大限度地发挥实验动物的作用。

一、实验动物的福利原则

在日常饲养管理与动物实验中规范和要求实验动物福利,不仅有效满足科学研究的需要,还可以推动实验动物行业的规范,使生命科学研究与人类文明道德和谐发展。

(一)动物福利的概念

"动物福利"一词源于英文 Animal Welfare,由美国人 Hughes 在 1976 年提出,指的是在农场饲养中的动物与它的环境相协调一致的精神和生理完全健康的状态。其后关于"动物福利"的概念表述很多,目前一般是指人类在饲养、利用动物(动物产品)的过程中应该遵守的、符合社会道德的、合乎动物天性的、能使动物免受不必要的痛苦及保持身心健康的饲养条件、管理手段、消费习惯和利用方式。实验动物是动物界的一个重要组成部分,将动物福利的概念在实验动物中应用并延伸,得到实验动物福利的概念。实验动物福利是指要关注动物的权利和道德地位,权衡动物实验为人类带来的潜在受益与给动物带来的可能伤害,善待实验动物并提供相应的外部条件,使其在康乐的状态下生存,减轻动物的痛苦。

(二)动物福利的要求

动物福利是动物在整个生命过程中动物保护的具体体现,其基本原则让动物在康乐的状态下生存。动物康乐也就是指自身感受的状态、"心中愉快"的感受。包括使动物身体健康、行为正常、无心理的痛苦等。

从理论上讲,动物康乐的标准是对动物需求的满足。动物的需求包括三个方面,即维持生命的需要、维持健康的需要以及生活舒适的需要。动物福利的目的是动物的康乐,是保证动物康乐的外部条件,而动物康乐的状态又反映了动物福利条件的状况。搞好动物福利的前提是提高对动物福利的认识,从各个环节保证为动物创造符合要求的生存、居住、生活条件,维护动物的健康。目前,国际上较为公认的动物福利有五项基本权利或称五大自由:

1. 享有不受饥渴的自由,即保证充足清洁的饮用水和食物。
2. 享有生活舒适的自由,即提供适当的生活栖息场所。
3. 享有不受痛苦伤害的自由,即保证动物不受额外的痛苦,并得到充分适当的医疗待遇。
4. 享有生活无恐惧和悲伤感的自由,即避免各种使动物遭受精神创伤的状况。
5. 享有表达天性的自由,即提供适当的条件,使动物天性不受外来条件的影响而压抑。

(三)动物福利的内涵

1. 从伦理学的角度看 必须善待动物,必须尊重和珍惜生命,避免给动物带来损伤和痛苦,在一切可能的条件下为动物提供更多的福利。

2. 从社会学的角度看动物福利是建立和谐社会的需要,是人类文明的标志。善待动物是社会文明建设的需要。只有重视人与所有生命的关系,人类社会才会变得文明起来。虐待动物是道德败坏的表现,残酷地对待动物会使人堕落,同时也反映出一个社会的虚伪与冷漠,与人类追求的文明背道而驰。

3. 从环境学的角度看 善待动物就是善待人类自身,保护环境就是保护人类自己。尽可能的保存物种多样性,和谐地与人类共享地球,才能稳定人类生存的自然环境。

4. 从哲学角度看 "动物福利"是对立统一的两个方面。是兼顾在使用实验动物的同时,考虑动物的福利状况,反对使用那些针对动物的极端手段和方式。应该合理、人道地利用动物,要尽量保证那些为人类做出贡献和牺牲的实验动物享有最基本的权利,避免对其造成不必要的伤害。

5. 从动物保护的角度看 动物福利与"动物权利""动物解放"有本质区别。"动物权利"和"动物解放"是世界上一些动物保护组织和个人在动物保护问题上提出的一种苛刻激进的观点。他们强烈反对进行一切动物实验,认为动物实验是非人道的做法,主张取消动物实验,达到保护动物的目的。目前学术界主张的是动物福利,而不是动物权利。这是一个关键性的立场问题。

(四)"3R"原则

在科学研究中,实验动物作为人类的替难者,伤害和痛苦不可避免,甚至会被终止生命。实验动物福利体现对生命的尊重、敬畏和关爱,是在利用动物时从每一处细节着手,尽可能地减轻动物的痛苦,维护实验动物的福利,发扬感恩、善良、负责等美德。1959 年,英国的动物学家罗歇尔(W.M. S. Russell)和微生物学家布鲁克(R. L. Burch)通过大量的调查研究,在 *The Principles of Humane Experimental Technique* 一书中首次提出了科学、合理、人道地使用实验动物的理论。该理论的核心便是 "3R" 原则,即替代、减少和优化原则。

1. 替代(replacement)原则　要求尽可能采用低等实验动物或非实验动物,以替代高等实验动物进行实验。有些实验应用体外方法不仅能够获得与动物实验一致的结果,而且还可能是最佳的实验方法。但是,在目前科研中的动物实验尚不可能完全被取代。无机物、有机物、非生物、生物、微生物、细胞、组织、器官、低等动物、高等动物当作为科研实验的材料或对象时,鉴于它们之间本质上的巨大差别,要真正实现它们之间的替代,在理论和实践上都需要进行深入的具体研究和个案探索。

2. 减少(reduction)原则　要求尽可能减少实验动物的用量,甚至可以降低统计学要求。要达到这一目的,实验前必须在充分调研的基础上进行科学合理的设计。减少动物的使用量应根据实验目的要求,也应遵守有关的技术规范。在一些科研工作中,很多研究方案是可调整的,可以合理减少动物的使用量,也可以选取不同的研究路线。但是有些实验例如药品法定检验的动物数量是不允许减少的。

3. 优化(refinement)原则　要求优化实验设计和操作减轻或减少给动物造成的疼痛和不安,减低非人道方法的使用频率或危害程度,提高动物福利。疼痛和不安可由实验或非实验因素引起,而这些都可通过优化实验方案设计得以解决。近代科学技术和实验动物医学的最新成就可为进一步降低和避免给动物造成的疼痛和不安提供新的途径。

"3R" 原则被认为是解决动物实验和其引发的伦理冲突的可行性方案。既没有完全否定动物实验的必要性,也在最大程度上体现了对实验动物生命的尊重。"3R" 原则提出之后其理论内容也不断地得到完善和发展。近年来,有学者在 "3R" 基础之上提出 "4R" 原则。研究和教育动物替代国际中心(I-CARE)认为,实验中使用的动物在完成实验后,应该享受到更好的礼遇,受到生理和心理关怀,实现第 4 个 R-"rehabilitation"(康复)。美国芝加哥的国际伦理学研究基金会(IFER)认为非常有必要考证动物实验或替代方法得到的结果能否外延到人类,对 "3R" 原则补充了 "responsibility",即可靠或依赖性,有研究者认为应该理解为 "责任",是指在实验进行过程中始终照顾动物,加强动物福祉,妥善处理动物尸体。"4R" 原则呼吁实验者对人类、对动物都要有责任感,是 "3R" 原则在法制法规方面的完善和拓展。

二、动物实验的伦理审查

实验动物伦理问题越来越受到关注和探讨,实验动物伦理审查既是保护实验动物福利的有效措施,又关系到动物实验结果的科学性、准确性、可靠性。2018 年 9 月 1 日中国《实验动物福利伦理审查指南》开始生效, 是我国首个有关实验动物福利伦理审查的国家标准。该标准规定了实验动物生产、运输和使用过程中的福利伦理审查和管理的要求,包括审查机构、审查原则、审查内容、审查程序、审查规则和档案管理。国际上很多著名的实验动物福利伦理专家和管理者参加了该标准的起草和完善过程。新国标于同年被翻译成英文版本,在国际上有较好反响,促进了国际间的交流与合作。该标准的实施,填补了我国实验动物福利伦理审查和日常管理的技术标准的空白,极大推动了我国实验动物福利事业健康快速发展。

(一)实验动物福利机构设置

1. 根据不同的管理权限,审查机构可分为不同层级的实验动物福利伦理管理机构和实验动物从业单位设立的实验动物福利伦理审查机构。机构由本级实验动物主管机构或从业单位负责组建和人员聘任。

2. 审查机构为独立开展审查工作的专门组织。审查机构可使用 "实验动物福利伦理委员会" "实验动物管理和使用委员会(IACUC)" 等不同的称谓,但均应具有审查的职能。

IACUC 可由实验动物专家担任主任委员,成员组成结构合理,包括兽医学、生物学、基础医学、药学、统计学、伦理学、法学、社会学等专业学者,并设专职秘书负责伦理审查的组织协调及档案管理工作。

(二)审查内容

新国标审查内容一共分为人员资质、设施条件、实验动物医师、动物来源、动物饲养、动物运输等九个方面。

1. 人员资质　包括从业人员和新进人员。人员需要获得从业人员相关资质和技能,与从业岗位保障动物福利的需求相匹配。

2. 设施条件　包括动物设施、设施设备和设备使用等。需要符合相关设施标准,满足动物各项福利需求,同时保证从业人员安全和健康。

3. 实验动物医师　包括资质培训和职责要求。实验动物医师代表动物福利诉求,需获得相应的资质和经过与岗位职责要求相匹配的业务培训。从业单位制定有与本标准规定的各项职责。

4. 动物来源　来源清楚、合法,禁止使用流浪动物,不对动物栖息地造成干扰,谨慎使用濒危动物。动物都应有单独标识和集体标识,标识应便于检查、伤害动物最少。

5. 技术规程　动物的饲养管理、设施管理、各类动物实验操作包括仁慈终点的确定和安死术、实验环境的控制和各类实验动物项目的实施,应有符合实验动物福利伦理质量标准、管理规定和规范性的操作规程(SOP),并提供伦理委员会予以审查和实施监督。

6. 动物饲养　饲养人员需要充分考虑动物福利、尊重生命。悉心照料,避免不安、孤独、疼痛和伤害,保障饮食的安全卫生,实验、患病、妊娠、分娩、哺乳期、术后恢复期的特殊照料。

7. 动物使用　"3R"的实施,科学保定、有效的麻醉、仁慈终点和安乐死。

8. 职业健康与安全　从业人员健康安全、动物设施安全、公共卫生安全制度和技术保障情况。

9. 动物运输审查　运输方案、快速安全保障、运输人员从业资质、运输条件、全过程动物安全和福利、运输后条件差异的适应性照料。动物不宜运输如疾病、术后未愈期、临产期等的审查。

(三)审查程序

审查程序一共分为申请材料、实施方案、实施过程和终结审查。

1. 申请材料　填写"实验动物福利伦理审查表",内容应完整准确,主要包括项目名称及概述、人员资质、项目目的、必要性、选择实验动物种类和数量的原因、对动物造成的伤害及防控措施(包括麻醉、镇痛、仁慈终点和安死术等),实施"3R"的主要措施及利害分析。

2. 实施方案审查　伦理委员会指派初审、常规项目首次审查后的直接签发、新项目的会审、争议项目聘请有关专家再次审查,实行回避和票决制。

3. 实施过程检查　已批准项目实际执行情况及偏差,发现涉及"3R"和动物5项权利的重大改变进行查处,包括物种、数量、来源、实验程序、操作方法、运输方法、影响福利的强制措施、麻醉、止痛方法、仁慈终点和安死术变更、涉及健康安全风险的特殊实验、项目负责人和实际操作人员变更、项目目标、科研价值、社会效益、项目利害分析要素变更。

4. 终结审查　项目结束时的伦理终结审查,重点是项目执行全过程有关动物福利的保障和违反本标准的情况。

第五节　实验动物管理法规

实验动物是重要的科技资源,也是提升国家科技创新能力的重要载体。实验动物行业主要实行的是法制化管理、标准化规范、商品化供应、社会化共享,为了更好地树立爱护和保护实验动物的意识,自觉在法规要求下开展动物实验,强制性的立法是管理实验动物最有效的方法之一。国际上不同国家的实验动物管理立法有不同的方式特点,保障动物福利和保证实验动物质量是各国的共识。很多国家出台了一系列关于实验动物和动物实验的法律法规,以提高科学实验结果的准确性,提升实验动物和动物实验的质量,更好地为实验动物的管理和发展服务。

一、国外实验动物管理法律法规

西方发达国家自20世纪50—70年代先后立法管理实验动物,近几十年又不断完善和改进,英国、美国、瑞典和日本等发达国家部分法律法规完备、法律主体责任明确、监管体系完整(表69-3),整个行业内形成了自主化的运作流程,实验动物的管理已走向了法制化管理的道路,在保证实验动物质量和保障动物福利方面起着重要作用。

表 69-3　外国实验动物相关法律法规

序号	名称	年份	国家
1	禁止虐待动物法案-马丁法案 Richard Martin's Act to Prevent the Cruel and Improper Treatment of Cattle	1822	英国
2	28 小时法规 Twenty Eight Hour Law	1873	美国
3	禁止残酷对待动物法 The Cruelty to Animals Act	1876	英国
4	动物保护法 Protection of Animal Act	1911	英国
5	动物保护法案（麻醉） Animal Protection（Anaesthesia）	1954	英国
6	动物福利法 The Animal Welfare Act	1966	美国
7	动物保护管理法 The Act on Welfare and Management of Animals	1973	日本
8	美国政府关于在试验、研究和训练中使用和照顾脊椎动物的原则 The US Government Principles for the Utilization and Care of Vertebrate Animals Used in Testing, Research, and Training	1983	美国
9	实验动物的人道使用与饲养的公共卫生服务政策（健康研究扩展法案的法定授权） The Public Health Service Policy（PHS Policy）on Humane Care and Use of Laboratory Animals	1985	美国
10	动物（科学程序）法/实验动物法 Animal（Scientific Procedures）Act	1986	英国
11	动物福利法 Animal Welfare Act	1988	瑞典
12	动物设施中的健康与安全规定 Health and safety Regulations in Animal Facility	1992	英国
13	在指定饲养和供应场所饲养和照顾动物的工作守则 Code of practice for housing and care of animals in designated breeding and supply establishments	1995	英国
14	动物福利案法 Animal Welfare Act	2006	英国
15	运输过程中动物的福利 Welfare of Animals During Transport	2006	英国
16	活物运输：福利条例 Live transport：Welfare Regulations	2012	英国
17	澳大利亚科学用途动物护理和使用法规（2013 年）（法规）9 Australian code for the care and use of animals for scientific purposes（2013）（the Code）9in legislation.	2013	澳大利亚
18	饲养、供应或用于科学目的的动物的住房和照料操作守则 The Animal Welfare Act	2014	英国

(一) 英国

英国内务部是英国实验动物最高管理机构,内务部大臣负责执行对实验动物设施和实验者的资格认证。动物程序委员会、动物福利大学联合会等行业性组织、学术团体或民间协会具体管理实验动物科研与生产供应。

英国是世界上对实验动物管理较为严格的国家,也是对实验动物较早予以立法保护的国家。早在1822年,英国国会提出了著名的《禁止虐待动物法案》(被称为《马丁法案》),并获顺利通过,这部法令是世界上第一部为动物争取权利的法律,是动物保护领域里的一座里程碑。1911年,英国制定颁布《动物保护法》,随后又对实验动物、农场动物、伴侣动物等进行了专项立法。1986年颁布的《科学实验动物法》、2000年的《科学实验动物法操作指导》和《实施准则》是英国现行规范实验动物管理的主要法律,从更专业的角度提出了一系列保护实验动物的措施和规定。《科学实验动物法》是英国实验动物的"宪法级"法律,对实验动物方面的违法行为、惩罚措施等内容做出了具体的规定,将违法行为分为三个不同的等级。英国还率先通过制定一系列关于保证或提高动物福利待遇的法律,使动物福利观念深入人心。

(二) 瑞典

瑞典农业委员会隶属瑞典企业和创新部,是实验动物福利主管行政部门,负责实验动物商业许可证(五年使用期)、实验设施建设许可证(两年有效期)的审批,以及相关条例和规定的制定。

1988年,瑞典政府颁布《动物福利法》,该法案已经过8次修订,具有最高法律效力,其他法规都不得与其抵触。同年制定了《动物福利条例》,具体细化了适用于《动物福利法》的各项规定,如动物运输、动物管理、动物伦理委员会、动物监管等。2015年,瑞典农业委员会修订的《瑞典农业委员会关于实验动物管理条例及指导意见》是瑞典最权威的关于实验动物管理和使用的指南。

(三) 美国

美国政府没有设置专门的管理机构,而是通过立法经过动植物检疫局(APHIS)、食品药品管理局、国家卫生研究院(NIH)、动物饲养管理与应用委员会(LACUC)实验动物管理与使用委员会(IACUC)等官方或民间渠道,对实验动物及其设施进行监督与调控,实现实验动物的有效管理。美国法律要求美国研究机构不仅要建立实验动物管理和使用计划,制定相应的规章制度,而且必须建立实验动物管理和使用委员会,其职责是评价实验动物的使用是否符合法规要求,对实验动物福利的实施情况进行检查监督。

1873年美国国会通过了家畜运输过程中善待动物的相关法规,也被称为"28小时法规",是指家畜在运输前到再次得到食物、饮水和休息的最大时间间隔。一段时期内联邦曾废除了这条法律,1906年"28小时法规"重新被国会通过,并延续至今。1966年联邦通过了第一个实验动物福利法,授权美国动植物检疫局、美国农业部监督实施。"实验动物福利法"在1970年、1976年、1985年和1990年又重新进行了修订。1970年"实验动物福利法"扩大了动物种类,法律适用于所有的温血动物。1966年起,美国国会授权农业部具有实施和宣传"实验动物福利法"的双重权利,要求农业部每年不定期、不预先通知检查各个动物设施,不间断检查那些有缺陷的设施并督促达到要求。

(四) 日本

日本实验动物和动物实验的管理是通过政府行政管理部门(如科技厅、文部省、农林水产部、环境厅等)及民间社团(如日本实验动物学会、日本医学会、日本生理学会、日本药理学会、日本实验动物协同组合等)的自律实现的。按照国家有关的法律法规要求,日本各所大学都设立动物实验管理委员会,负责审查本单位的动物实验计划;各行业、学会、协会、社会团体和基层组织都设有实验动物或动物实验的组织管理机构。日本的实验动物学会和协会具有社团法人的地位,负责定期组织实验动物科学及其相关学科领域的学术交流和技术研讨、进行科普宣传和专业技术培训、对实验动物从业人员进行技术认定。

1973年日本颁布了涵盖实验动物管理的《动物保护管理法》,1999年改名为《动物爱护与管理法》,是日本有关动物福祉的基本法。其后二十多年里,相继颁布《犬和猫饲养和保管基准》《展示动物的饲养和保管基准》《实验动物饲养及保管准则》《动物实验指南》《产业动物饲养和保管基准》《有关动物处死方法指南》《实验动物设施建筑和设备指南》《关于对人克隆技术规制的法律》等一系列法规和指南。

(五)澳大利亚

澳大利亚政府的实验动物主要管理机构为"澳大利亚、新西兰研究和教育用动物管理委员会(Australian and New Zealand Council for the Care of Animal in Research and Teaching,ANZCCART)"。

《澳大利亚用于科研目的动物管理和使用条例》以《研究动物法》为基础,为研究用动物、检测用动物、教学用动物的使用和管理提供了一个基本准则。1988 和成立"动物福利委员会"负责修订和完善《澳大利亚用于科研目的动物管理和使用条例》,已经制定了有关动物福利等许多规章、条例和政策。发布的规章内容包括独立的动物伦理委员;单克隆抗体生产指南;科研试验中有关犬的管理政策;用于培养外科医生、新外科设备、新技术演示用动物的使用指南;非人灵长类动物的管理政策;最大限度减少研究用动物痛苦和不适的基本方法。

二、国内实验动物管理法律法规

与发达国家相比,我国在实验动物立法工作起步时间较晚,真正开始于 20 世纪 80 年代初。1980 年,确定国家科委为中国实验动物管理部门;1985 年,由卫生部组织成立医学实验动物管理委员会;1987 年,中国实验动物学会成立;1988 年,被接受为国际实验动物科学委员会的成员国。2005 年,成立了全国实验动物标准化技术委员会。这代表我国实验动物学科工作正式进入规范化发展阶段,经过了多年的发展历程。从中央到地方,自上而下地建立了完善的监督与管理机制,我国实验动物行业的发展逐步走向正轨,迈进新时代。

(一)国家管理法规

1988 年,国家科委颁布了我国第一部实验动物管理法规《实验动物管理条例》,《条例》的颁布实施标志着我国实验动物的生产使用由无序发展走向了法制化的轨道。该条例由 8 章、34 条组成,给出了实验动物的定义,对实验动物微生物学和寄生虫学等级分级、质量控制和管理要求做了具体的规定,明确了我国实验动物管理的归属权,由国家科技部负责全国实验动物的管理;对实验动物的饲育管理、检疫与传染病控制、实验动物的应用、实验动物进出口以及实验动物从业人员及奖惩做出了比较明确的规定。

1994 年,国家技术监督局颁布了我国第一个实验动物国家标准《中华人民共和国实验动物标准》。推动了我国实验动物科学化管理的进程,使实验动物的生产和使用有了统一标准,标志着我国实验动物的生产使用迈向了规范化建设的道路。2001 年和 2010 年两次修改,涉及实验动物微生物学等级及监测、遗传质量控制、环境及设施、饲料营养等多个标准的修订补充。

1997 年,国家科委颁布了《关于"九五"期间实验动物发展的若干意见》和《实验动物质量管理办法》,完善了《实验动物管理条例》,增强了可操作性;同年颁布了《国家实验动物种子中心管理办法》,使实验动物的管理、生产、使用、相关产业的发展都有法可依。

1998 年,国家科委颁布了《国家啮齿类实验动物中心引种、供种实施细则》,对动物的引种和供种做出了要求和规定;同年,卫生部发布了《医学实验动物管理实施细则》。

1999 年,国家科委颁布了《省级实验动物质量检测机构技术审查准则》,明确规定了各省市实验动物检测机构的评价内容和要求,保证了实验动物质量的有效控制和统一。

2001 年,科技部、原卫生部等 7 部门联合发布了《实验动物许可证管理办法》,将实验动物认证工作纳入国家行政许可体系。

2002 年,国家实验动物许可证制度全面推广实行。许可证制度的实施,是我国实验动物的事业发展的一个新的里程碑,标志着实验动物事业在新的管理体制和模式下,向法制化、规范化、科学化的目标又迈了一大步。

2006 年,国家科技部发布了《关于善待实验动物的指导性意见》,迈出了我国实验动物福利法制化管理的第一步。

2018 年 9 月 1 日起,实施的《实验动物福利伦理审查指南》是我国首个适用于实验动物福利伦理审查及其质量管理的国家标准,规定了实验动物生产、运输和使用过程中的福利伦理审查和管理要求。

（二）地方管理法规

在国家科技部的指导下,各省份实验动物也进入了快速发展和提高的阶段,各省市和有关部门也制定了本地区本部门相关的配套政策和法律法规（表 69-4）,根据当地特点制定了相应的地方标准加强区域管理,有效地促进了我国实验动物科学事业的有序发展。

表 69-4 中国地方性实验动物相关管理条例

序号	名称	年份
1	上海市实验动物管理办法	1987 年发布,1997 年修订
2	福建省实验动物管理条例	1990 年发布,2018 年修订
3	山东省实施《实验动物管理条例》办法	1992 年发布,2018 年修订
4	河南省实验动物管理办法	1992
5	贵州省实验动物管理实施细则	1993
6	北京市实验动物管理条例	1996 年发布,2021 年修订
7	河北省实验动物管理办法	1998 发布,2019 年修订
8	辽宁省实验动物管理办法	2002
9	天津市实验动物管理条例	2004
10	重庆市实验动物管理办法	2006 年发布,2021 年修订
11	云南省实验动物管理条例	2007
12	黑龙江省实验动物管理条例	2008
13	浙江省实验动物管理办法	2009
14	广东省实验动物管理条例	2010
15	湖南省实施《实验动物管理条例》办法	2012
16	吉林省实验动物管理条例	2016
17	甘肃省实验动物管理办法(试行)	2018
18	四川省实验动物管理办法	2019

我国实验动物标准化、规范化的法制体系建设需要遵循内外结合、软硬兼施的方法。我国需要根据自身实际发展需求和经济状况,跟踪国际先进标准发展动态,建立起适合国情能够有效助力国内科研事业发展的实验动物法制化体系。同时做好技术储备,提升"国际话语权",使我国实验动物标准走上国际舞台,为科技合作和成果互认提供保障。

（游　牧）

参 考 文 献

[1]　刘云 . 人体寄生虫学常用技术［M］. 北京:电子工业出版社,2021.

［2］ 李垚,陈学进.医学实验动物学［M］.上海:上海交通大学出版社,2019.

［3］ 王红和李翠英.医学寄生虫学实验教程［M］.北京:科学出版社,2018.

［4］ 李朝品和程彦斌.人体寄生虫学实验指导［M］.北京:人民卫生出版社,2018.

［5］ 诸欣平和苏川.人体寄生虫学［M］.北京:人民卫生出版社,2018.

［6］ 殷国荣和王中全.医学寄生虫学［M］.北京:科学出版社,2018.

［7］ 邵义祥.医学实验动物学教程［M］.南京:东南大学出版社,2016.

［8］ 秦川和魏泓.实验动物学［M］.北京:人民卫生出版社,2015.

［9］ 王光西和王红.医学寄生虫学［M］.北京:高等教育出版社,2014.

［10］ 刘佩梅和李泽民.医学寄生虫学［M］.北京:北京大学医学出版社,2013.

［11］ 刘民和朱孝荣.医学实验动物学［M］.合肥:安徽大学出版社,2012.

［12］ 邹移海,徐志伟,黄韧.实验动物学［M］.北京:科学出版社,2012.

［13］ 李朝品和高兴致.医学寄生虫图鉴［M］.北京:人民卫生出版社,2012.

［14］ 周光兴.医学实验动物学［M］.上海:复旦大学出版社,2012.

［15］ 魏泓.医学动物实验技术［M］.北京:科学出版社,2012.

［16］ 贺争鸣,李根平,李冠民等.实验动物福利与动物实验科学［M］.北京:科学出版社,2011.

［17］ 卢静.实验动物寄生虫学［M］.北京:中国农业大学出版社,2010.

［18］ 李根平.实验动物管理与使用手册［M］.中国农业大学出版社,2010.

［19］ 李朝品.人体寄生虫学［M］.北京:人民军医出版社,2009.

［20］ 计成.动物营养学［M］.北京:高等教育出版社,2008.

［21］ 肖杭,恽时锋,刘年双.实验动物科学知识解析［M］.南京:江苏凤凰科学技术出版社,2008.

［22］ 李朝品.人体寄生虫学实验研究技术［M］.北京:人民卫生出版社,2008.

［23］ 秦川.医学实验动物学［M］.北京:人民卫生出版社,2008.

［24］ 彭成.中医药动物实验方法学［M］.北京:人民卫生出版社,2008.

［25］ 孙新,李朝品,张进顺.实用医学寄生虫学［M］.北京:人民卫生出版社,2005.

［26］ 李厚达.实验动物学［M］.北京:中国农业出版社,2003.

［27］ 贺争鸣,李冠民.动物实验替代方法概论［M］.北京:学苑出版社,2003.

［28］ 徐岁南.人体寄生虫的检验法［M］.上海:广协书局出版社,1951.

［29］ 王加炜.犬韦氏巴贝斯虫(Babesia vogeli)感染比格犬模型的建立及其致病性的研究［D］.扬州大学,2018.

［30］ 张燕.谁之权利?如何利用?—伦理视域下的动物医疗应用研究［D］.南京师范大学,2015.

［31］ 盛俊杰.论中国实验动物管理的法制化建设［D］.山东大学,2013.

［32］ 郭永昌,王春芳,陈朝阳,等.高等医学院校实验动物福利伦理审查实践思考［J］.医学与哲学,2021,42(16):18-21.

［33］ 巩和凌子,孔琪,刘江宁.国内外实验动物法制化管理现状比较［J］.中国比较医学杂志,2020,30(9):71-75.

［34］ 孙德明,李蔚鸥,王天奇,等.实验动物福利伦理审查的标准化与我国新国标解读［J］.中国比较医学杂志,2018,28(10):133-137.

［35］ 贺争鸣,李根平,徐平,等.写在《实验动物管理条例》发布实施三十周年［J］.实验动物科学,2018,35(4):1-13.

［36］ 艾瑞婷.瑞典实验动物管理体系浅析［J］.全球科技经济瞭望,2016,31(11):73-76.

［37］ 弓彦.在动物实验基本操作过程中提高实验动物福利［J］.畜牧与兽医,2015,47(8):134-137.

［38］ 张帆,卢思奇,冯宪敏,等.卡氏肺孢子虫(菌)肺炎大、小鼠低死亡率动物模型的建立［J］.寄生虫与医学昆虫学报,2004,11(2):65-69.

［39］ 李才河,王永祥.亚周期型马来丝虫实验媒介和动物模型的研究［J］.济宁医学院学报,1991,14(3):12-15.

［40］ PINTO D J., VINAYAK S. Cryptosporidium:Host-Parasite Interactions and Pathogenesis［J］. Current Clinical Microbiology Reports,2021,8(2):62-67.

［41］ PRATHEEPA M., VENKATESAN T., GRACY G., et al. An Integrated Molecular Database on Indian Insects［J］. Bioinformation,2018,14(2):42-47.

［42］ VILLENEUVE V., BEUGNET F., BOURDOISEAU G. Efficacy of oxfendazole for the treatment of giardiosis in dogs. Experiments in dog breeding kennels［J］. Parasite-journal De La SocieteFrancaise De Parasitologie,2000,7(3):221.

［43］ FINKELMAN,D F. Effects of interleukin 12 on immune responses and host protection in mice infected with intestinal nematode parasites［J］. Journal of Experimental Medicine,1994,179(5):1563-1572.

［44］ BOAG B.,IASON G. The occurrence and abundance of helminth parasites of the mountain hare Lepus timidus(L.)and the wild rabbit Oryctolagus cuniculus(L.)in Aberdeenshire,Scotland.［J］. Journal of Helminthology,1986,60(2):92-98.

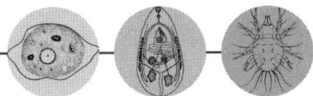

第七十章

实验室安全保障和质量控制

实验室安全的保障和质量控制关系到教学和科研的工作能否顺利进行。只有把安全管理工作放在首位，才能让国家财产免受损失，实验室工作人员的人身安全得到保障，这对高校和科研机构等教学科研工作的开展乃至整个社会的安全与稳定都是至关重要的。

有关实验室安全管理的内容大致分为危化品管理、实验仪器管理、生物安全管理、实验动物、放射性物质、基因工程与人类遗传资源等。在实验活动过程中，难免会遇上多方面未知因素造成人员及动物感染、伤害、死亡，或设施设备损坏，以及其他损失的意外情况，并且一旦发生安全事故，轻则可以造成仪器设备损毁、财产损失、教学科研停滞，重则造成伤亡事故，使事故人员的家庭失去幸福，同时社会、国家也会蒙受重大损失，甚至还可能连带发生其他刑事或民事的责任或赔偿等。因此，加强实验室安全管理工作是高校和科研机构的各类实验室建设与管理环节中不可缺少的、最基础的组成部分。

2021年4月15日《中华人民共和国生物安全法》的颁布和实施，起到一个里程碑的作用，标志着我国生物安全进入依法治理的新阶段。因此我们也应该继续完善实验室安全管理工作，提高实验室的各项管理水平，在教育系统中树立起安全发展的理念，弘扬生命至上、以人为本、安全第一的思想，在学习和工作中建立一个确保实验室人员健康及安全的教学和研究实验环境，同时对实验室人员进行可持续发展的安全教育培养。

"隐患险于明火，防范胜于救灾，责任重于泰山"，安全无小事。而我们做好高校和科研机构等实验室安全工作的意义，是保障高校和科研机构的教学、科研工作顺利开展，满足高等教育快速、健康、可持续改革与发展的需要；贯彻以人为本的理念，创建平安校园，保证师生人身安全，构建和谐社会的需要；维护国家和人民利益，维护好自身职业健康安全、可持续发展的需要。

由于生物危害是指任何导致实验工作人员健康问题的生物因素，包括有害的细菌、病毒、真菌（霉菌、酵母）、寄生虫等。而生物安全管理的基本原则是防止有危害的生物因素感染人体和污染环境。因此在众多实验室安全管理的内容中，生物安全管理是寄生虫实验活动中必不可少的组成部分。本章将通过规章制度的构建与实验技术的操作两大方面，着重对生物安全的管理进行介绍，以帮助相关实验室管理人员建立符合国家安全标准，适合自身实验室发展的生物学实验安全管理体系。

第一节　实验室生物安全的相关法规

建立良好的可持续发展且有保障的安全管理体系，首先必须要建立统一有效的法律法规以及技术规范指引，明确告知实验室工作人员什么是可以做的，什么是不可以做的，哪些行为是合法的，哪些行为是非法的，违法者将要受到怎样的制裁等。目前，我国已制定了较全面的实验室生物安全相关法规，从多个层面对实验室生物安全进行了明确规范。其中和病原生物学有较密切关系的法律法规有：《中华人民共和国生物安全法》《中华人民共和国传染病防治法》《病原微生物实验室生物安全管理条例》等；部门规章有《可感染人类的高致病性病原微生物菌（毒）种或样本运输管理规定》《人间传染的高致病性病原微生物实验室和实验活动生物安全审批管理办法》《人间传染的病原微生物菌（毒）种保藏机构管理办法》等；技术标准有《实验室生物安全通用要求》《病原微生物实验室生物安全通用准则》《医学实验室-安全要求》《人间传染的病原微生物名录》《病原微生物实验室生物安全标识》《生物安全实验室建筑技术规范》《人间传染病的病原微生物菌(毒)种保藏机构设置技术规范》等。

上述法律法规和技术从多个维度为病原生物学实验安全起到了有效的安全保障作用,让从事病原生物学相关工作的实验人员可以在各项工作流程以及项目程序中都能有法可依、有章可循、有据可寻。在查阅相关法规的内容时,需要注意颁布施行的时间和时效性,关注是否有新修订方案,以及相互之间的工作关联性。

一、《中华人民共和国生物安全法》中与病原生物学有关的法规

《中华人民共和国生物安全法》(简称《生物安全法》,中华人民共和国主席令第五十六号)由中华人民共和国第十三届全国人民代表大会常务委员会第二十二次会议于 2020 年 10 月 17 日通过,自 2021 年 4 月 15 日起施行。是为了维护国家安全,防范和应对生物安全风险,保障人民生命健康,保护生物资源和生态环境,促进生物技术健康发展,推动构建人类命运共同体,实现人与自然和谐共生而制定的。

《生物安全法》系统梳理了当前我国生物安全领域存在的 8 个方面主要风险:重大新发突发传染病、动植物疫情;生物技术发展;实验室安全;人类遗传资源和生物资源安全;外来物种入侵和生物多样化;微生物耐药;生物恐怖袭击;生物武器威胁。该安全法明确了坚持中国共产党对国家生物安全工作的领导,规定中央国家安全领导机构、国家生物安全协调机制及其成员单位、协调机制办公室和国务院其他有关部门的职责;要求省、自治区、直辖市建立生物安全工作协调机制,明确了地方各级人民政府及其有关部门的职责,建立健全国家生物安全领导体制。该法完善了生物安全风险防控的基本制度,全链条防控生物安全风险,构建了生物安全风险防控的"四梁八柱":生物安全风险监测预警制度,生物安全风险调查评估制度,生物安全信息共享制度,生物安全信息发布制度,生物安全名录和清单制度,生物安全标准制度,生物安全审查制度,生物安全应急制度,生物安全事件调查溯源制度,国家准入制度,境外重大生物安全事件应对制度。

《生物安全法》内容包括:第一章,总则;第二章,生物安全风险防控体制;第三章,防控重大新发突发传染病、动植物疫情;第四章,生物技术研究、开发与应用安全;第五章,病原微生物实验室生物安全;第六章,人类遗传资源与生物资源安全;第七章,防范生物恐怖与生物武器威胁;第八章,生物安全能力建设;第九章,法律责任;第十章,附则。其中与病原生物学(包括寄生虫学)实验室生物安全相关的是第三章和第五章。下面重点描述这两章相关内容。

(一) 第三章——防控重大新发突发传染病、动植物疫情

本章内容要求任何单位和个人发现传染病、动植物疫病,应当及时向医疗机构、相关机构或部门报告。医疗机构、专业机构及其工作人员发现传染病、动植物疫病或者不明原因的聚集性疾病,应当及时报告,并采取保护性措施。任何单位和个人不得瞒报、谎报、缓报、漏报,不得授意他人瞒报、谎报、缓报,不得妨碍他人报告。

同时,本章对卫生健康、农业农村、林业草原、海关、生态环境多个领域都提出了建立应对新发突发传染病、动植物疫情、进出境检疫、生物技术环境安全的监测网络。从国务院有关部门,到县级以上各级地方人民政府,均有做好防控和监测的职责。一旦发生重大新发突发传染病、动植物疫情,各级地方人民政府统一履行本行政区域内疫情防控职责,加强组织领导,开展群防群控、医疗救治,动员和鼓励社会力量依法有序参与疫情防控工作。

寄生虫种类较为繁多,不仅包含对人类有传染性的种类,也包含对动物有传染性的种类,甚至还有人兽共患的种类,因此本法规也适合与寄生虫研究相关的实验工作。

(二) 第五章——病原微生物实验室生物安全管理

本章内容指出国家对病原微生物实验室的安全管控包括:加强对病原微生物实验室生物安全的管理,制定统一的实验室生物安全标准;病原微生物实验室应当符合生物安全国家标准和要求;从事病原微生物实验活动,应当严格遵守有关国家标准和实验室技术规范、操作规程,采取安全防范措施。

本章内容中还包括对病原微生物种类及实验室进行等级分类管理,不同等级的实验室只能从事对应级别的病原微生物实验,严禁越级工作,严禁私设实验室,并且高等级实验室如需从事高致病性或者疑似高致病性病原微生物实验项目,须经省级以上相关部门的批准。对从事高致病性或者疑似高致病性病原微生物样本采集、保藏、运输活动,要求具备相应条件。另外与病原微生物学实验相关的感染动物模型,需要进行防逃逸管理,相关废弃物亦要严格管理并采取防止污染的措施。明确实验室负责人和实验室各项设施、仪器、材料的管理,制定保卫制度、准入制度、应急预案等。

虽然本章节法律规条仅对与病原微生物实验等活动进行了规范要求,但作为病原生物学的一部分,部分寄生虫实验中与病原微生物实验有一定的交集,因此从事寄生虫实验相关活动时,也应遵守本章节的相关规定。

二、《中华人民共和国传染病防治法》

《中华人民共和国传染病防治法》(简称《传染病防治法》,中华人民共和国主席令第十七号)由第七届全国人民代表大会常务委员会第六次会议于 1989 年 2 月 21 日通过,自 1989 年 9 月 1 日起施行。期间,2004 年 8 月 28 日第十届全国人民代表大会常务委员会第十一次会议进行了修订,2013 年 6 月 29 日第十二届全国人民代表大会常务委员会第三次会议做了部分修正。2020 年 10 月该法规再次征询意见进行修订。

新版《传染病防治法》共九章包含一百条,与 2013 年版相比,条款总数增加了 20 条,原章节内容未发生变化,只是把原第六章监督管理和第七章保障措施顺序调整了一下。新增条款带来的五大变化:完善立法宗旨,明确了防治对象,加大相关违法行为的处罚力度,新增了报告奖励和责任豁免制度,明确各级各类机构的报告责任及时限要求。在新增"报告奖励和责任豁免"的制度中,国家对发现并报告具备传染病流行特征的不明原因聚集性疾病、新发传染病疫情的单位和个人按照国家有关规定予以奖励;对经确认排除传染病疫情的,不予追究相关单位和个人责任(相关条文:第三十六条等)。

其余重要的内容简略如下:

(一) 传染病的类别

法定的传染病分为甲类、乙类和丙类(详见本章第二节)。国务院卫生行政部门可以根据传染病暴发、流行情况和危害程度,决定增加、减少或者调整乙类、丙类传染病病种并予以公布。在 2020 年 10 月 2 日,国家卫健委发布的修订征求意见稿中,明确了甲乙丙三类传染病的特征,同时乙类传染病新增人感染 H7N9 禽流感和新型冠状病毒肺炎两种。

(二) 在防控疫情工作中,单位和个人的义务

第十二条规定在中华人民共和国领域内的一切单位和个人,必须接受疾病预防控制机构、医疗机构有关传染病的调查、检验、采集样本、隔离治疗等预防、控制措施,如实提供有关情况。疾病预防控制机构、医疗机构不得泄漏涉及个人隐私的有关信息、资料。第三十一条规定任何单位和个人发现传染病病人或者疑似传染病病人时,应当及时向附近的疾病预防控制机构或者医疗机构报告。第五十四条规定县级以上人民政府卫生行政部门在履行监督检查职责时,有权进入被检查单位和传染病疫情发生现场调查取证,查阅或者复制有关的资料和采集样本。被检查单位应当予以配合,不得拒绝、阻挠。第七十七条明确单位和个人违反本法规定,而导致传染病传播、流行,给他人人身、财产造成损害,应当依法承担民事责任。

(三) 在防控疫情工作中,单位和个人的权利

第十六条指出国家和社会应当关心、帮助传染病病人、病原携带者和疑似传染病病人,使其得到及时救治。任何单位和个人不得歧视传染病病人、病原携带者和疑似传染病病人。传染病病人、病原携带者和疑似传染病病人,在治愈前或者在排除传染病嫌疑前,不得从事法律、行政法规和国务院卫生行政部门规定禁止从事的易使该传染病扩散的工作。第四十一条明确在隔离期间,实施隔离措施的人民政府应当对被隔离人员提供生活保障;被隔离人员所在工作单位不得停止支付其隔离期间的工作报酬。

(四) 医疗机构发现甲类传染病时,应当及时采取的措施

第三十九条指出对病人、病原携带者,予以隔离治疗,隔离期限根据医学检查结果确定;对疑似病人,确诊前在指定场所单独隔离治疗;对医疗机构内的病人、病原携带者、疑似病人的密切接触者,在指定场所

进行医学观察和采取其他必要的预防措施。拒绝隔离治疗或者隔离期未满擅自脱离隔离治疗的,可以由公安机关协助医疗机构采取强制隔离治疗措施。

（五）关于传染病的预防

1. 组织开展群众性卫生活动,进行预防传染病的健康教育,倡导文明健康的生活方式,提高公众对传染病的防治意识和应对能力,加强环境卫生建设,消除鼠害和蚊、蝇等病媒生物的危害。

2. 建设和改造公共卫生设施,改善饮用水卫生条件,对污水、污物、粪便进行无害化处置。

3. 实行有计划的预防接种制度。

4. 国家和社会应当关心、帮助传染病病人、病原携带者和疑似传染病病人,使其得到及时救治。

5. 国家建立传染病监测制度。

（六）在传染病疫情暴发、流行地区,地方政府可以采取的紧急措施

第四十二条指出传染病暴发、流行时,县级以上地方人民政府应当立即组织力量,按照预防、控制预案进行防治,切断传染病的传播途径,必要时报经上一级人民政府决定,可以采取下列紧急措施并予以公告：

1. 限制或者停止集市、影剧院演出或者其他人群聚集的活动;

2. 停工、停业、停课;

3. 封闭或者封存被传染病病原体污染的公共饮用水源、食品以及相关物品;

4. 控制或者扑杀染疫野生动物、家畜家禽;

5. 封闭可能造成传染病扩散的场所。

上级人民政府接到下级人民政府关于采取前款所列紧急措施的报告时,应当即时作出决定。紧急措施的解除,由原决定机关决定并宣布。

（七）疾病预防控制机构发现传染病疫情或者接到传染病疫情报告时,应当采取的措施

第四十条指出疾病预防控制机构发现传染病疫情或者接到传染病疫情报告时,应当及时采取下列措施：

1. 对传染病疫情进行流行病学调查,根据调查情况提出划定疫点、疫区的建议,对被污染的场所进行卫生处理,对密切接触者,在指定场所进行医学观察和采取其他必要的预防措施,并向卫生行政部门提出疫情控制方案;

2. 传染病暴发、流行时,对疫点、疫区进行卫生处理,向卫生行政部门提出疫情控制方案,并按照卫生行政部门的要求采取措施;

3. 指导下级疾病预防控制机构实施传染病预防、控制措施,组织、指导有关单位对传染病疫情的处理。

（八）国家对单位和个人防疫工作的支持和鼓励

第九条提出国家支持和鼓励单位和个人参与传染病防治工作。各级人民政府应当完善有关制度,方便单位和个人参与防治传染病的宣传教育、疫情报告、志愿服务和捐赠活动。第十一条提出对在传染病防治工作中做出显著成绩和贡献的单位和个人,给予表彰和奖励。对因参与传染病防治工作致病、致残、死亡的人员,按照有关规定给予补助、抚恤。

三、《病原微生物实验室生物安全管理条例》

《病原微生物实验室生物安全管理条例》（国务院令第 424 号）于 2004 年 11 月 12 日由中华人民共和国国务院令第 424 号颁布。其间,根据 2016 年 2 月 6 日《国务院关于修改部分行政法规的决定》进行了第一次修订。根据 2018 年 3 月 19 日《国务院关于修改和废止部分行政法规的决定》进行了第二次修订。

本条例是为了加强病原微生物实验室(以下称实验室)生物安全管理,保护实验室工作人员和公众的健康而制定。对中华人民共和国境内的实验室及其从事实验活动的生物安全管理,适用本条例。条例共有七章七十二条,主要内容为:第一章,总则;第二章,病原微生物的分类和管理;第三章,实验室的设立与管理;第四章,实验室感染控制;第五章,监督管理;第六章,法律责任;第七章,附则。其中在第二次修订中,修订的重要内容如下：

1. 第二十一条删去第二款国务院卫生主管部门或者兽医主管部门依照各自职责对三级、四级实验室是否符合上述条件进行审查;对符合条件的,发给从事高致病性病原微生物实验活动的资格证书。

2. 第二十二条第一款中的"取得从事高致病性病原微生物实验活动资格证书的实验室",修改为"三级、四级实验室"。

3. 第二十三条第一款中的"取得相应资格证书的实验室"修改为"具备相应条件的实验室"。

4. 第二十六条修改为"国务院卫生主管部门和兽医主管部门应当定期汇总并互相通报实验室数量和实验室设立、分布情况,以及三级、四级实验室从事高致病性病原微生物实验活动的情况"。

5. 第五十六条修改为"三级、四级实验室未经批准从事某种高致病性病原微生物或者疑似高致病性病原微生物实验活动的,由县级以上地方人民政府卫生主管部门、兽医主管部门依照各自职责,责令停止有关活动,监督其将用于实验活动的病原微生物销毁或者送交保藏机构,并给予警告;造成传染病传播、流行或者其他严重后果的,由实验室的设立单位对主要负责人、直接负责的主管人员和其他直接责任人员,依法给予撤职、开除的处分;构成犯罪的,依法追究刑事责任"。

6. 第五十八条中的"卫生主管部门或者兽医主管部门对符合法定条件的实验室不颁发从事高致病性病原微生物实验活动的资格证书,或者对出入境检验检疫机构为了检验检疫工作的紧急需要"修改为"卫生主管部门或者兽医主管部门对出入境检验检疫机构为了检验检疫工作的紧急需要"。

7. 第六十一条中的"由原发证部门吊销该实验室从事高致病性病原微生物相关实验活动的资格证书"修改为"责令停止该项实验活动,该实验室2年内不得申请从事高致病性病原微生物实验活动"。

四、其他安全制度法规指引

除了上述三部法律法规外,还有三份部门规章、十份技术标准与病原生物学实验活动较为相关。部门规章包括《可感染人类的高致病性病原微生物菌(毒)种或样本运输管理规定》《人间传染的高致病性病原微生物实验室和实验活动生物安全审批管理办法》和《人间传染的病原微生物菌(毒)种保藏机构管理办法》。技术标准包括《实验室生物安全通用要求》《病原微生物实验室生物安全通用准则》《医学实验室-安全要求》《临床实验室生物安全指南》《临床微生物学检验标本的采集和转运》《人间传染的病原微生物名录》《人间传染病的病原微生物菌(毒)种保藏机构设置技术规范》《病原微生物实验室生物安全标识》《生物安全实验室建筑技术规范》《兽医实验室生物安全管理规范》。

另外,世界卫生组织(World Health Organization,WHO)出版的《实验室安全手册》以及由美国国立卫生研究院(National Institutes of Health,NIH)和疾病预防控制中心(Centers for Disease Control and Prevention,CDC)联合出版的《微生物和生物医学实验室生物安全》对我国制定相关的法律法规以及规章制度、技术指导等也有重要的参考意义。

在这些规章制度中与实验室生物安全有关的内容如下:

(一)《可感染人类的高致病性病原微生物菌(毒)种或样本运输管理规定》

本规定依据《中华人民共和国传染病防治法》《病原微生物实验室生物安全管理条例》等法律、行政法规而制定。于2005年11月24日经卫生部部务会议讨论通过,自2006年2月1日起施行,是为加强可感染人类的高致病性病原微生物菌(毒)种或样本运输的管理,保障人体健康和公共卫生。

本规定共有十九条,适用于可感染人类的高致病性病原微生物菌(毒)种或样本的运输管理工作。本规定所称可感染人类的高致病性病原微生物菌(毒)种或样本是指在《人间传染的病原微生物名录》中规定的第一类、第二类病原微生物菌(毒)种或样本,第三类病原微生物运输包装分类为A类的病原微生物菌(毒)种或样本,以及疑似高致病性病原微生物菌(毒)种或样本,亦按照本规定进行运输管理。运输本规定第三条规定的菌(毒)种或样本,应当经省级以上卫生行政部门批准,未经批准,不得运输。

(二)《人间传染的高致病性病原微生物实验室和实验活动生物安全审批管理办法》

本办法依据《病原微生物实验室生物安全管理条例》而制定。自2006年7月10日经卫生部部务会议讨论通过,自发布之日起施行,是为加强实验室生物安全管理,规范高致病性病原微生物实验活动。本办法共有五章三十三条:第一章,总则;第二章,高致病性病原微生物实验室资格的审批;第三章,高致病性病原微生物实验活动的审批;第四章,监督管理;第五章,附则。本办法适用于三级、四级生物安全实验室从事与人体健康有关的高致病性病原微生物实验活动资格的审批,及其从事高致病性病原微生物或者疑似高致病性病原微生物实验活动的审批。本办法所称的高致病性病原微生物是指《人间传染的病原微生物名录》中公布的第一类、第二类病原微生物和按照第一类、第二类管理的病原微生物,以及其他未列入名录的与人体健康有关的高致病性病原微生物或者疑似高致病性病原微生物。

卫生部负责三级、四级生物安全实验室从事高致病性病原微生物实验活动资格的审批工作。卫生部和省级卫生行政部门负责高致病性病原微生物或者疑似高致病性病原微生物实验活动的审批工作。县级以上地方卫生行政部门负责本行政区域内高致病性病原微生物实验室及其实验活动的生物安全监督管理工作。

(三)《人间传染的病原微生物菌(毒)种保藏机构管理办法》

本办法依据《中华人民共和国传染病防治法》《病原微生物实验室生物安全管理条例》的规定而制定。于 2009 年 5 月 26 日经卫生部部务会议讨论通过,自 2009 年 10 月 1 日起施行,是为保护和合理利用我国菌(毒)种或样本资源,防止菌(毒)种或样本在保藏和使用过程中发生实验室感染或者引起传染病传播。共有六章三十五条:第一章,总则;第二章,保藏机构的职责;第三章,保藏机构的指定;第四章,保藏活动;第五章,监督管理与处罚;第六章,附则。

卫生部主管全国人间传染的菌(毒)种保藏机构(以下称保藏机构)的监督管理工作。县级以上人民政府卫生行政部门负责本行政区域内保藏机构的监督管理工作。本办法所称的菌(毒)种是指可培养的、人间传染的真菌、放线菌、细菌、立克次体、螺旋体、支原体、衣原体、病毒等具有保存价值的,经过保藏机构鉴定、分类并给予固定编号的微生物。本办法所称的病原微生物样本(以下称样本)是指含有病原微生物的、具有保存价值的人和动物体液、组织、排泄物等物质,以及食物和环境样本等。可导致人类传染病的寄生虫不同感染时期的虫体、虫卵或样本按照本办法进行管理。编码产物或其衍生物对人体有直接或潜在危害的基因(或其片段)参照本办法进行管理。菌(毒)种的分类按照《人间传染的病原微生物名录》的规定执行。菌(毒)种或样本的保藏是指保藏机构依法以适当的方式收集、检定、编目、储存菌(毒)种或样本,维持其活性和生物学特性,并向合法从事病原微生物相关实验活动的单位提供菌(毒)种或样本的活动。保藏机构是指由卫生部指定的,按照规定接收、检定、集中储存与管理菌(毒)种或样本,并能向合法从事病原微生物实验活动的单位提供菌(毒)种或样本的非营利性机构。

(四)《实验室生物安全通用要求》

本标准的编制主要参考了 WHO《实验室生物安全手册》(第三版(修订版),2004)。最初于 2003 年由中国军事医学科学院、中国疾病预防控制中心、原北京军区总医院、广东出入境检验检疫局、原农业部全国畜牧兽医总站等多个单位参考世界卫生组织(WHO)《实验室安全手册》进行起草。经过 5 年的实践,国内对生物安全实验室建设、运行和管理的需求及相应要求有了更深入的理解和新的共识。为适应我国现有和今后生物安全实验室建设和管理的需要,对旧版本进行了修订,现用版本为 GB 19489—2008。

本标准共有七章三个附录,内容包括:范围;术语和定义;风险评估及风险控制;实验室生物安全防护水平分级;实验室设计原则及基本要求;实验室设施和设备要求;管理要求。本标准不仅适用于医学实验室,而且适用于进行生物因子操作的各类实验室。此外,本标准吸纳了 WHO《实验室生物安全手册》中进行高危害生物因子操作实验的有关内容,针对我国实验室安全管理的整体状况,加强了对该类实验室设施的要求,以确保实验室生物安全。

本标准规定了对不同生物安全防护级别实验室的设施、设备和安全管理的基本要求。第 5 章和第 6 章 1~2 节提出了对生物安全实验室的基础要求,也适用于更高防护水平的生物安全实验室以及动物生物安全实验室。针对与感染动物饲养相关的实验室活动,本标准也规定了对实验室内动物饲养设施和环境的基本要求。第 6 章 3~4 节的内容适用于相应防护水平的动物生物安全实验室。

(五)《病原微生物实验室生物安全通用准则》

本准则(WS 233—2017)是 2017 年 7 月 24 日发布,2018 年 2 月 1 日实施的一项行业标准。该准则全部为强制性条款,按照 GB/T 1.1—2009 的规则起草,代替 WS 233—2002《微生物和生物医学实验室生物安全通用准则》,自实施之日起,WS 233—2002 同时废止。

本标准有七个内容四个附录,包括:范围;术语与定义;病原微生物危害程度分类;实验室生物安全防护水平分级与分类;风险评估与风险控制;实验室设施和设备要求;实验室生物安全管理要求。本准则规定了病原微生物实验室生物安全防护的基本原则、分级和基本要求,适用于开展微生物相关的研究、教学、检测、诊断等活动的实验室。

(六)《医学实验室-安全要求》

本标准(GB 19781—2005/ISO 15190:2003)是 2005 年 6 月 6 日发布,2005 年 12 月 1 日实施的一项中国国家标准,由国家认证认可监督管理委员会提出,由全国认证认可标准化技术委员会、全国医用临床检验实验室和体外诊断系统标准化技术委员会共同技术归口,全部技术内容为强制性。共有二十三章三个附录,内容包括:范围;规范性引用文件;术语及定义;风险分级;管理要求;安全设计;员工、程序、文件、检查和记录;危险标识;事件、危害、事故和职业性疾病的报告;培训;个人责任;服装和个人防护装备,包括手套和眼、面、足及呼吸防护装置;良好内务行为;安全工作行为;气溶胶;生物安全柜、化学安全罩及柜;化学品安全;放射安全;防火;紧急撤离;电气设备;样本的运送;废物处置。

本标准规定了在医学实验室建立并维持安全工作环境的要求。与所有此类安全指南一样,要求确保有专人负最终责任,并且所有员工均承担个人责任,即工作中的自身安全,以及可能受工作影响的他人安全。每项任务都需要进行风险评估,目的在于尽可能消除危险。如果无法消除危险,则应按优先顺序使各种危险的风险减至尽可能低的水平:使用替代方法;使用防护方法;使用个人防护措施和设备。首先考虑的是安全,费用是次要的。

本标准旨在目前已知的医学实验室服务领域中使用,但也可能适用于其他服务和领域。为确保安全,操作需要 3 级和 4 级防护水平的人类病原体的医学实验室还应符合其他要求。尽管本标准不旨在提供认可的指南,但可被政府、相关专业或其他权威机构借鉴。一些国际、区域性或国家制定的法规或指南对于本标准所涵盖的某些特定专题也适用。

(七)《临床实验室生物安全指南》

本标准(WS/T 442—2014)按照 GB/T 1.1—2009 的规则起草;规定了二级(涵盖一级)生物安全防护级别临床实验室的设施、设备和安全管理的基本要求。本标准适用于涉及生物因子操作的临床实验室。共有八个内容四个附录,包括:范围;规范性引用文件;术语和定义;临床实验室风险评估及风险控制;实验室生物安全防护水平分级;临床实验室设计原则及基本要求;临床实验室设施和设备要求;管理要求;附录 A 临床实验室良好工作行为指南;附录 B 临床实验室生物危险物质溢洒处理指南;附录 C 生物安全柜使用、维护及校验;附录 D(资料性附录)高压灭菌器使用、维护及校验。

(八)《临床微生物学检验标本的采集和转运》

本标准同样是按照 GB/T 1.1—2009 的规则起草,规定了临床微生物学(病毒学、细菌学和真菌学)检验标本采集和转运的技术要求,适用于开展临床微生物学检验的各级医疗机构及其临床微生物学实验室。本标准只有五个内容:范围;规范性引用文件;术语和定义;标本采集、转运及处理的总原则;临床常见标本的采集、转运及处理。

(九)《人间传染的病原微生物名录》

本名录自 2006 年 1 月 11 日经卫生部部务会议讨论通过,自发布之日起施行。在本名录中,共包含四个表:表 1 为病毒分类名录,共有 160 种病毒的记录;表 2 为细菌、放线菌、衣原体、支原体、立克次体、螺旋体分类名录,共有 155 种病原菌的记录;表 3 为真菌分类名录,共有 59 种真菌的记录;附录:Prion,共有六种记录。每个表都包含有每一种病原微生物的中英文名称、危害程度分类、实验活动所需生物安全实验室级别和运输包装分类等信息。

(十)《生物安全实验室建筑技术规范》

本规范是根据住房和城乡建设部《关于印发〈2010 年工程建设标准规范制订、修订计划〉的通知》(建标〔2010〕43 号)的要求,由中国建筑科学研究院和江苏双楼建设集团有限公司会同有关单位,在原国家标准《生物安全实验室建筑技术规范》GB 50346—2004 的基础上修订而成。现用版本为 GB 50346—2011。

为使生物安全实验室在设计、施工和验收方面满足实验室生物安全防护要求而制定本规范。本规范适用于新建、改建和扩建的生物安全实验室的设计、施工和验收。生物安全实验室的建设应切实遵循物理隔离的建筑技术原则,以生物安全为核心,确保实验人员的安全和实验室周围环境的安全,并应满足实验对象对环境的要求,做到实用、经济。生物安全实验室所用设备和材料应有符合要求的合格证、检验报告,并在有效期之内。属于新开发的产品、工艺,应有鉴定证书或试验证明材料。生物安全实验室的设计、施工和验收除应执行本规范的规定外,尚应符合国家现行有关标准的规定。本规范共分十章和四个附录,主要技术内容是:总则;术语;生物安全实验室的分级、分类和技术指标;建筑、装修和结构;空调、通风和净化;给水排水与气体供应;电气;消防;施工要求;检测和验收。

(十一)《人间传染病的病原微生物菌(毒)种保藏机构设置技术规范》

本规范(WS 315—2010)标注是依据《中华人民共和国传染病防治法》《病原微生物实验室生物安全管理条例》《人间传染的病原微生物菌(毒)种保藏机构管理办法》等制定,由中华人民共和国卫生部批准,于2010年4月13日发布,2010年11月1日实施。内容包括:范围;规范性引用文件;术语和定义;设置基本原则;类别与职责;设施设备要求;管理要求。本规范规定了人群之间传染的病原微生物菌(毒)种保藏机构设置的基本原则、类别与职责、设施设备要求、管理要求等基本要求。本规范适用于疾病预防控制机构、医疗保健、科研教学、药品及生物制品生产单位等承担国家人间传染的病原微生物菌(毒)种保藏任务的机构。

(十二)《病原微生物实验室生物安全标识》

本标准的全部技术内容为强制性,按照GB/T 1.1—2009的规则起草。参照国际标准化组织ISO 7010 Graphical symbols—Safety colours and safety signs(图形符号—安全颜色和安全标识),结合现行国家标准GB 2894—2008《安全标识及其使用导则》、GB/T 2893—2004《图形符号安全色和安全标识 第1部分:工作场所和公共区域中安全标识的设计原则》制定。

本标准规定了病原微生物实验室生物安全标识的规范设置、运行、维护与管理,适用于从事与病原微生物菌(毒)种、样本有关的研究、教学、检测、诊断、保藏及生物制品生产等相关活动的实验室。本标准内容包括:范围;规范性引用文件;术语和定义;标识类型;标识要求;标识型号选用;标识设置高度;标识使用要求;标识管理及附录A。

(十三)《兽医实验室生物安全管理规范》

本规范为加强兽医实验室生物安全工作,防止动物病原微生物扩散,确保动物疫病的控制和扑灭工作以及畜牧业生产安全,由农业部依据《中华人民共和国动物防疫法》和《动物防疫条件审查办法》的有关规定,参照国际有关对实验室生物安全的要求而制定,即2003年10月15日农业部发布的第302号文。本规范规定了兽医实验室生物安全防护的基本原则、实验室的分级、各级实验室的基本要求和管理。由于寄生虫实验多涉及实验动物,因此从事与寄生虫相关的动物实验时,相关人员及部门也应适当参考本规范。

(十四)《实验室安全手册》

本手册最早由WHO于1983年出版(第1版),用以鼓励各国接受和执行生物安全的基本概念,并鼓励针对本国实验室如何安全处理致病微生物制订相关操作规范。1983年以来,已经有许多国家利用该手册所提供的指导,制定了生物安全操作规范。目前,该手册已有第4版。手册自始至终强调了工作人员个人责任心的重要作用,并增加了危险度评估、重组DNA技术的安全利用以及感染性物质运输的内容。本手册含九个部分,二十二章,五个附录,内容有:生物安全指南;实验室生物安全保障;实验室设备;微生物学操作技术规范;生物技术介绍;化学品、火和电的安全;安全组织和培训;安全清单;参考文献、附录和索引。

(十五)《微生物和生物医学实验室生物安全》

本手册是由NIH和CDC联合编写出版的实验室生物安全手册,系统陈述了美国实验室生物安全和生物防护的风险管理和操作规范,提供了微生物和生物医学实验室安全管控生物危害的指导建议和最佳实践。它是基于风险分析的最佳实践,用于保护实验室工作人员、社区和环境免受与生物危害相关的风险,作为工具书被美国和世界范围内的生物安全专业人员广泛使用,同时也一直是相关机构和单位制定实验室生物安全政策和规范的重要参考依据。

本手册目前为第六版,内容分为八个部分:前言介绍;生物风险评估;生物安全原则;生物安全防护等级(bio-safety level,BSL)的准则;脊椎动物饲养研究设施生物安全防护等级的准则;实验室生物安保准则;生物医学研究中心的职业健康保障;病原微生物概数。

第二节 病原体的风险评估和危险度等级分类

根据《生物安全法》第五章第四十三条:国家根据病原微生物的传染性、感染后对人和动物的个体或者群体的危害程度,对病原微生物实行分类管理;以及《病原微生物实验室生物安全管理条例》第一章第四条:国家对病原微生物实行分类管理。两部国家法律法规均对病原微生物危害评估和分类分级管理有明确的要求。

病原体种类繁多,不少病原体可以导致严重的疾病,甚至致残、致死。尤其是当由某种未知病原生物引起疾病暴发或者流行初期由于缺乏足够的认识和应对处理措施,可导致疾病的迅速流行,严重威胁人类生命健康和社会稳定。因此,只有通过对病原体、生物因子等的危害程度进行等级分类,明确实验室生物防护屏障和生物安全水平分级,对不同级别病原体的各项实验工作流程制定对应的防护措施和应对方案,才能更好地做好预防和管理工作。

一、生物安全危害等级的分类

对于生物安全危害的等级分类,法律法规中的《传染病防治法》《病原微生物实验室生物安全管理条例》,技术标准中的《病原微生物实验室生物安全通用准则》《医学实验室安全要求》《兽医实验室生物安全管理规范》《人间传染的病原微生物名录》,WHO出版的《实验室安全手册》中均有较为详细和明确的分类和解释。其中《病原微生物实验室生物安全通用准则》和《病原微生物实验室生物安全管理条例》中对病原微生物的分类定义是相同的。现列出上述不同法律法规及技术指引中对病原微生物分类的不同描述。

(一)根据传染病类别划分

《中华人民共和国传染病防治法》规定了甲类、乙类和丙类传染病,致甲类传染病的病原生物的危害等级最高。

1. 甲类传染病　鼠疫、霍乱。
2. 乙类传染病　传染性非典型肺炎、艾滋病、病毒性肝炎、脊髓灰质炎、人感染高致病性禽流感、麻疹、流行性出血热、狂犬病、流行性乙型脑炎、登革热、炭疽、细菌性和阿米巴性痢疾、肺结核、伤寒和副伤寒、流行性脑脊髓膜炎、百日咳、白喉、新生儿破伤风、猩红热、布鲁氏菌病、淋病、梅毒、钩端螺旋体病、血吸虫病、疟疾、人感染H7N9禽流感、新型冠状病毒肺炎。
3. 丙类传染病　流行性感冒、流行性腮腺炎、风疹、急性出血性结膜炎、麻风病、流行性和地方性斑疹伤寒、黑热病、包虫病、丝虫病、除霍乱、细菌性和阿米巴性痢疾、伤寒和副伤寒以外的感染性腹泻病。

(二)根据病原微生物的传染性、危害程度划分

在《病原微生物实验室生物安全管理条例》第二章第七条以及《病原微生物实验室生物安全通用准则》第三点,根据病原微生物的传染性、感染后对个体或者群体的危害程度,将病原微生物分为四类:第一类病原微生物,是指能够引起人类或者动物非常严重疾病的微生物,以及我国尚未发现或者已经宣布消灭的微生物。第二类病原微生物,是指能够引起人类或者动物严重疾病,比较容易直接或者间接在人与人、动物与人、动物与动物间传播的微生物。第三类病原微生物,是指能够引起人类或者动物疾病,但一般情况下对人、动物或者环境不构成严重危害,传播风险有限,实验室感染后很少引起严重疾病,并且具备有效治疗和预防措施的微生物。第四类病原微生物,是指在通常情况下不会引起人类或者动物疾病的微生物。第一类、第二类病原微生物统称为高致病性病原微生物。

(三)根据生物因子的风险划分

在《医学实验室安全要求》第四点,将生物因子的风险划分了四级:

1. Ⅰ级风险(个体低风险,群体低风险) 不会使健康工作者或动物致病的微生物(如细菌、真菌、病毒)和寄生虫等(例如非致病性生物因子)。

2. Ⅱ级风险(个体中风险,群体有限风险) 能引起人类或动物发病,但一般情况下对健康工作者、群体、家畜或环境不构成严重危险的病原体。实验室暴露很少引起致严重性疾病的感染;具备有效治疗和预防措施,并且传播风险有限。

3. Ⅲ级风险(个体高风险,群体低风险) 能引起人类或动物严重性疾病,或造成严重经济损失,但通常不能因偶然接触而在个体间传播,或能使用抗生素、抗寄生虫药治疗的病原体。

4. Ⅳ级风险(个体高风险,群体高风险) 能引起人类或动物非常严重的疾病,一般不能治愈,容易直接或间接或因偶然接触在人与人、或动物与人、或人与动物、或动物与动物间传播的病原体。处理Ⅲ和Ⅳ级风险生物因子的医学实验室应符合附加要求以确保安全。

注:Ⅰ、Ⅱ、Ⅲ和Ⅳ级风险在欧洲称为危险等级1、2、3和4。Ⅱ、Ⅲ和Ⅳ级风险的生物因子亦可称为"病原体"或"感染因子"。

(四) 根据生物的危害划分

在《兽医实验室生物安全管理规范》中第五点对生物危害划分了四个等级:

1. 生物危害1级 对个体和群体危害程度低,已知的不能对健康成年人和动物致病的微生物。

2. 生物危害2级 对个体危害程度为中度,对群体危害较低,主要通过皮肤、粘膜、消化道传播。对人和动物有致病性,但对实验人员、动物和环境不会造成严重危害的动物致病微生物,具有有效的预防和治疗措施。

3. 生物危害3级 对个体危害程度高,对群体危害程度较高。能通过气溶胶传播的,引起严重或致死性疫病,导致严重经济损失的动物致病微生物,或外来的动物致病微生物,对人引发的疾病具有有效的预防和治疗措施。

4. 生物危害4级 对个体和群体的危害程度高,通常引起严重疫病的、暂无有效预防和治疗措施的动物致病微生物。通过气溶胶传播的,有高度传染性、致死性的动物致病微生物;或未知的危险的动物致病微生物。

(五) 根据感染性微生物的危险度划分

在《实验室生物安全手册》在引言中对感染性微生物的危险度进行了等级分类。

1. 危险度1级(无或极低的个体和群体危险) 不太可能引起人或动物致病的微生物。

2. 危险度2级(个体危险中等,群体危险低) 病原体能够对人或动物致病,但对实验室工作人员、社区、牲畜或环境不易导致严重危害。实验室暴露也许会引起严重感染,但对感染有有效的预防和治疗措施,并且疾病传播的危险有限。

3. 危险度3级(个体危险度高,群体危险度低) 病原体通常能引起人或动物的严重疾病,但一般不会发生感染个体向其他个体的传播,并且对感染有有效的预防和治疗措施。

4. 危险度4级(个体和群体的危险均高) 病原体通常能引起人或动物的严重疾病,并且很容易发生个体之间的直接或间接传播,对感染一般没有有效的预防和治疗措施。

(六)《人间传染的病原微生物名录》

在该名录中,对不同种的病毒和细菌有明确的危害级别说明,以及需要在何种级别的实验室、何种级别的生物安全柜进行操作的要求,进行何种级别的运输包装。任何实验室都可在开展相关病原微生物实验前查阅该目录。值得注意的是,2021年12月30日,国家卫健委发布了《人间传染的病原微生物目录》(征求意见稿)修订说明,对2006年版《人间传染的病原微生物名录》进行了修订,为与《生物安全法》一致,更名为《人间传染的病原微生物目录》。拟将病原微生物分类与WHO分类接轨,按危害程度由高到低分为第四类、第三类、第二类、第一类。

二、寄生虫的危害等级划分

《中华人民共和国传染病防治法》规定的部分乙类和丙类传染病是由寄生虫感染所致,不同寄生虫的危害等级与所致的传染病类别相对应。致乙类传染病有血吸虫、疟原虫、溶组织内阿米巴和传播流行性乙型脑炎、登革热的蚊虫；致丙类传染病有包虫、丝虫和利什曼原虫。

第三节　实验室防护屏障和生物安全水平分级

根据《生物安全法》第五章第四十五条：国家根据对病原微生物的生物安全防护水平，对病原微生物实验室实行分等级管理；以及《病原微生物实验室生物安全管理条例》第一章第四条：国家对实验室实行分级管理；第五条国家实行统一的实验室生物安全标准，实验室应当符合国家标准和要求。两部国家法律法规对病原微生物实验室的危害评估和分类分级管理均有明确要求。其中在《病原生物实验室生物安全管理条例》第三章"实验室的设立与管理"，对实验室设立分级管理有详细要求。

另外，在《病原微生物实验室生物安全通用准则》《实验室生物安全通用要求》《临床实验室生物安全指南》《兽医实验室生物安全管理规范》《生物安全实验室建筑技术规范》，WHO 出版的《实验室生物安全手册》以及 NIH 和 CDC 出版的《微生物和生物医学实验室生物安全通用准则》，均对不同等级病原体或生物因子在生物安全实验室进行操作的要求。每部标准和手册中都大致把实验室分为生物安全实验室以及动物活体操作安全实验室，并且和病原体分级相对应，均有四级。

现对各法律规章及技术标准中关于生物安全实验室及动物活体操作实验室的分级整理如下：

一、实验室分级管理规定

《病原微生物实验室生物安全管理条例》第三章指出，根据实验室对病原微生物的生物安全防护水平，并依照实验室生物安全国家标准的规定，将实验室分为一级、二级、三级、四级。一级、二级实验室不得从事高致病性病原微生物实验活动。三级、四级实验室从事高致病性病原微生物实验活动，应当具备下列条件：

1. 实验目的和拟从事的实验活动符合国务院卫生主管部门或者兽医主管部门的规定；
2. 通过实验室国家认可；
3. 具有与拟从事的实验活动相适应的工作人员；
4. 工程质量经建筑主管部门依法检测验收合格。

三级、四级实验室需要从事某种高致病性病原微生物或者疑似高致病性病原微生物实验活动，应当依照国务院卫生主管部门或者兽医主管部门的规定报省级以上人民政府卫生主管部门或者兽医主管部门批准。实验活动结果以及工作情况应当向原批准部门报告。实验室申报或者接受与高致病性病原微生物有关的科研项目，应当符合科研需要和生物安全要求，具有相应的生物安全防护水平。与动物间传染的高致病性病原微生物有关的科研项目，应当经国务院兽医主管部门同意；与人体健康有关的高致病性病原微生物科研项目，实验室应当将立项结果告知省级以上人民政府卫生主管部门。

二、实验室生物安全防护水平分级与分类

（一）依据《病原微生物实验室生物安全通用准则》

1. 实验室生物安全分级　　根据实验室对病原微生物的生物安全防护水平，并依照实验室生物安全国家标准的规定，将实验室分为一级（BSL-1）、二级（BSL-2）、三级（BSL-3）、四级（BSL-4）。

（1）一级生物安全防护水平的实验室：适用于操作在通常情况下不会引起人类或者动物疾病的微生物。

（2）二级生物安全防护水平的实验室：适用于操作能够引起人类或者动物疾病，但一般情况下对人、动物或者环境不构成严重危害，传播风险有限，实验室感染后很少引起严重疾病，并且具备有效治疗和预防措施的微生物。按照实验室是否具备机械通风系统，将 BSL-2 实验室分为普通型 BSL-2 实验室、加强型 BSL-2 实验室。

（3）三级生物安全防护水平的实验室：适用于操作能够引起人类或者动物严重疾病，比较容易直接或者间接在人与人、动物与人、动物与动物间传播的微生物。

（4）四级生物安全防护水平的实验室:适用于操作能够引起人类或者动物非常严重疾病的微生物,我国尚未发现或者已经宣布消灭的微生物。

2. 实验室分类　根据不同的分类标准,对实验室进行了不同的分类。

（1）BSL-1、BSL-2、BSL-3、BSL-4 表示仅从事体外操作的实验室的相应生物安全防护水平。

（2）ABSL-1(animal bio-safety level 1,ABSL-1)、ABSL-2、ABSL-3、ABSL-4 表示包括从事动物活体操作的实验室的相应生物安全防护水平。

（3）动物生物安全实验室分为从事脊椎动物和无脊椎动物实验活动的实验室。

（4）根据实验活动、采用的个体防护装备和基础隔离设施的不同,实验室分为:

1）操作通常认为非经空气传播致病性生物因子的实验室;

2）可有效利用安全隔离装置(如:Ⅱ级生物安全柜)操作常规量经空气传播致病性生物因子的实验室;

3）不能有效利用安全隔离装置操作常规量经空气传播致病性生物因子的实验室;

4）利用具有生命支持系统的正压服操作常规量经空气传播致病性生物因子的实验室;

5）利用具有Ⅲ级生物安全柜操作常规量经空气传播致病性生物因子的实验室。

（二）依据《实验室生物安全通用要求》

1. 实验室生物安全防护水平分级　根据对所操作生物因子采取的防护措施,将实验室生物安全防护水平分为一级、二级、三级和四级,一级防护水平最低,四级防护水平最高。以 BSL-1、BSL-2、BSL-3、BSL-4 表示仅从事体外操作的实验室的相应生物安全防护水平。应依据国家相关主管部门发布的病原微生物分类名录,在风险评估的基础上,确定实验室的生物安全防护水平。

（1）一级生物安全防护水平适用于操作在通常情况下不会引起人类或者动物疾病的微生物;

（2）二级生物安全防护水平适用于操作能够引起人类或者动物疾病,但一般情况下对人、动物或者环境不构成严重危害,传播风险有限,实验室感染后很少引起严重疾病,并且具备有效治疗和预防措施的微生物;

（3）三级生物安全防护水平适用于操作能够引起人类或者动物严重疾病,比较容易直接或者间接在人与人、动物与人、动物与动物间传播的微生物;

（4）四级生物安全防护水平适用于操作能够引起人类或者动物非常严重疾病的微生物,以及我国尚未发现或者已经宣布消灭的微生物。

2. 动物活体实验室生物安全防护水平分级　以 ABSL-1、ABSL-2、ABSL-3、ABSL-4 表示包括从事动物活体操作的实验室的相应生物安全防护水平。

（三）依据《临床实验室生物安全指南》

1. 根据对所操作生物因子采取的防护措施,将实验室生物安全防护水平分为 4 级,1 级防护水平最低,4 级防护水平最高。

2. 以 BSL-1.BSL-2、BSL-3、BSL-4 表示仅从事体外操作的实验室的相应生物安全防护水平。

3. 以 ABSL-1,ABSL-2、ABSL-3.ABSL-4 表示包括从事动物活体操作的实验室的相应生物安全防护水平。

4. 根据实验活动的差异、采用的个体防护装备和基础隔离设施的不同,实验室分以下情况:

（1）操作通常认为非经空气传播致病性生物因子的实验室;

（2）可有效利用安全隔离装置(如生物安全柜)操作常规量经空气传播致病性生物因子的实验室;

（3）不能有效利用安全隔离装置操作常规量经空气传播致病性生物因子的实验室;

（4）利用具有生命支持系统的正压服操作常规量经空气传播致病性生物因子的实验室。

5. 应依据国家相关主管部门发布的病原微生物分类名录,在风险评估的基础上,确定实验室的生物安全防护水平。

三、兽医实验室的分类、分级

《兽医实验室生物安全管理规范》对兽医实验室进行分类和分级。

（一）实验室分类

1. **生物安全实验室**　对病原微生物进行试验操作时所产生的生物危害具有物理防护能力的兽医实验室。适用于兽医微生物的临床检验检测、分离培养、鉴定以及各种生物制剂的研究等工作。

2. **生物安全动物实验室**　对病原微生物的动物生物学试验研究时所产生的生物危害具有物理防护能力的兽医实验室。也适用于动物传染病临床诊断、治疗、预防研究等工作。

（二）生物安全实验室分级

上述两类实验室,根据所用病原微生物的危害程度、对人和动物的易感性、气溶胶传播的可能性、预防和治疗的可行性等因素,其实验室生物安全水平各分为四级,一级最低,四级最高。

1. **一级生物安全水平（BSL-1）**　能够安全操作,对实验室工作人员和动物无明显致病性,对环境危害程度微小,特性清楚的病原微生物的生物安全水平。

2. **二级生物安全水平（BSL-2）**　能够安全操作,对实验室工作人员和动物致病性低,对环境有轻微危害的病原微生物的生物安全水平。

3. **三级生物安全水平（BSL-3）**　能够安全地从事国内、外可能通过呼吸道感染,引起严重或致死性疾病的病原微生物工作的生物安全水平。与上述相近的或有抗原关系的,但尚未完全认知的病原体,也应在此种水平条件下进行操作,直到取得足够的数据后,才能决定是继续在此种安全水平下工作还是在其他等级生物安全水平下工作。

4. **四级生物安全水平（BSL-4）**　能够安全地从事国内、外能通过气溶胶传播,实验室感染高度危险,严重危害人和动物生命和环境,没有特效预防和治疗方法的微生物工作的生物安全水平。与上述相近的或有抗原关系的,但尚未完全认识的病原体也应在此种水平条件下进行操作,直到取得足够的数据后,才能决定是继续在此种安全水平下工作还是在低一级安全水平下工作。

（三）动物实验生物安全水平

1. **一级动物实验生物安全水平（ABSL-1）**　能够安全地进行没有发现肯定能引起健康成人发病的,对实验室工作人员、动物和环境危害微小、特性清楚的病原微生物感染动物工作的生物安全水平。

2. **二级动物实验生物安全水平（ABSL-2）**　能够安全地进行对工作人员、动物和环境有轻微危害的病原微生物感染动物的生物安全水平。这些病原微生物通过消化道和皮肤、粘膜暴露而产生危害。

3. **三级动物实验生物安全水平（ABSL-3）**　能够安全地从事国内、外可能通过呼吸道感染、引起严重或致死性疾病的病原微生物感染动物工作的生物安全水平。与上述相近的或有抗原关系的但尚未完全认识的病原体感染,也应在此种水平条件下进行操作,直到取得足够的数据后,才能决定是继续在此种安全水平下工作还是在低一级安全水平下工作。

4. **四级动物实验生物安全水平（ABSL-4）**　能够安全地从事国内、外能通过气溶胶传播,实验室感染高度危险、严重危害人和动物生命和环境的,没有特效预防和治疗方法的微生物感染动物工作的生物安全水平。与上述相近的或有抗原关系的,但尚未完全认知的病原体动物实验也应在此种水平条件下进行操作,直到取得足够的数据后,才能决定是继续在此种安全水平下工作还是在低一级安全水平下工作。

四、实验室分级建筑技术规范

《生物安全实验室建筑技术规范》根据实验室所处理对象的生物危害程度和采取的防护措施,生物安全实验室分为四级。微生物生物安全实验室可采 BSL-1、BSL-2、BSL-3、BSL-4 表示相应级别的实验室;动物生物安全实验室可采用 ABSL-1、ABSL-2、ABSL-3、ABSL-4 表示相应级别的实验室。

（一）一级

生物危害程度为低个体危害,低群体危害。操作对象对人体、动植物或环境危害较低,不具有对健康成人、动植物致病的致病因子。

（二）二级

生物危害程度为中等个体危害,有限群体危害。操作对象对人体、动植物或环境具有中等危害或具有潜在危险的致病因子,对健康成人、动物和环境不会造成严重危害。有有效的预防和治疗措施。

（三）三级

生物危害程度为高个体危害，低群体危害。操作对象对人体、动植物或环境具有高度危害性，通过直接接触或气溶胶使人传染上严重的甚至是致命疾病，或对动植物和环境具有高度危害的致病因子。通常有预防和治疗措施。

（四）四级

生物危害程度为高个体危害，高群体危害。操作对象对人体、动植物或环境具有高度危害性，通过气溶胶途径传播或传播途径不明，或未知的、高度危险的致病因子。没有预防和治疗措施。

各级生物安全实验室在建筑、装修、结构、空调、通风、净化、给水排水、气体供应、电气、消防以及施工、检测和验收等多方位多方面还有具体要求，鉴于篇幅问题，在此仅和其他技术标准列明各级实验室的定义和基本要素。应当特别注意的是，在实际应用中，对于如何建设符合对应实验室安全水平级别的实验室，应以本规范为主要参考。

五、实验室国际分级

在 WHO 出版的《实验室生物安全手册》以及 NIH 和 CDC 出版的《微生物和生物医学实验室生物安全通用准则》中，我国的技术标准主要参考了 WHO 出版的《实验室生物安全手册》，而且该手册中除了对从事病原体的生物安全实验室和动物活体操作实验室进行分级外，还包含有对无脊椎动物实验室的要求。在对实验室生物安全的分级中，还包含有操作规范、实验室的设计和设施、实验室设备、健康和医学检测、培训、废弃物处理以及化学品、火、电、辐射以及仪器设备安全的要求。各下级实验室单位在制定本实验室规章制度或者操作规范指引时，《实验室生物安全手册》仍有很大的参考意义。

（一）依据《微生物和生物医学实验室生物安全》

1. BSL-1　不会经常引发健康成年人疾病。
2. BSL-2　人类病原菌，因皮肤伤口、吸入、黏膜暴露而发生危险。
3. BSL-3　内源性和外源性病原，可通过气溶胶传播，能导致严重后果或生命危险。
4. BSL-4　对生物有高度危险的危险性病原或外源性病原；致命、通过气溶胶而导致实验室感染；或未知传播危险的有关病原。

（二）依据《实验室生物安全手册》

1. 实验室生物安全水平分级

在《实验室生物安全手册》中，实验室生物安全水平分为一级、二级、三级、四级。其中一级和二级属于基础实验室，三级为防护实验室，四级为最高防护实验室。

（1）一级生物安全水平属于基础的教学、研究实验室，不需要特定安全设置，可有开放实验台，须符合微生物学操作技术规范。

（2）二级生物安全水平属于初级卫生服务、诊断、研究实验室。可有开放实验台，此外还需要生物安全柜用于防护可能生成的气溶胶。须符合微生物学操作技术规范，另外需加防护服、生物危害标志。

（3）三级生物安全水平属于专门特殊的诊断、研究实验室。需要有生物安全柜，以及其他所有实验室工作需要的基本设备。在二级生物安全防护水平上需增加特殊防护服、准入进入制度、定向气流。

（4）四级生物安全水平属于危险病原体研究实验室，需要有Ⅲ级生物安全柜或Ⅱ级生物安全柜，并穿着正压服、双开门高压灭菌器、经过滤的空气。在三级生物安全防护水平上需增加气锁入口、出口淋浴、污染物品的特殊处理。

2. 动物实验室生物安全水平分级　和实验室一样，动物设施主要根据所研究微生物的危险度评估结果和危险度等级命名为一级、二级、三级或四级动物设施生物安全水平。

（1）关于动物实验室中使用的微生物，需要考虑的因素包括：正常传播途径；使用的容量和浓度；接种途径；能否和以何种途径被排出。

（2）关于动物实验室中使用的动物，需要考虑的因素包括：动物的自然特性，亦即动物的攻击性和抓咬倾向性；自然存在的体内外寄生虫；易感的动物疾病；播散过敏原的可能性。

　　与对实验室的要求一样,根据动物生物安全等级,在设计特征、设备、防范措施方面的要求的严格程度也逐渐增加。

　　(3)动物实验室安全水平分级要求

　　1)一级生物安全水平:一级生物安全水平的动物设施适用于饲养大多数经过检疫的储备实验动物(灵长类除外,关于这类动物应向国家权威机构咨询),以及专门接种了危险度1级微生物的动物。要求应用微生物学操作技术规范。动物设施的主任必须制定动物操作和进入饲养场所应遵循的政策、规程和方案,为工作人员制订适宜的医学监测方案,制订并执行安全或操作手册。

　　注意事项:一般无须使用生物安全柜等专用安全设备;工作人员在试验时应穿工作服,戴防护眼镜;工作人员手上有皮肤破损或皮疹时应戴手套;一级生物安全防护实验室的实验室结构和设施、安全操作规程、安全设备适用于:对健康成年人已知无致病作用的微生物和教学的普通微生物实验室。

　　2)二级生物安全水平:二级生物安全水平的动物设施适用于专门接种了危险度2级微生物的动物,需要注意进行下列安全防护:必须符合一级生物安全水平动物设施的所有要求;在门及其他适宜的地方应张贴有生物危害警告标志;门必须向内开,并可以自动关闭;如果采用机械通风,则气流的方向必须向内,排出的空气要排到室外,不得在建筑物内循环使用;需要制定准入制度;仅接纳实验洁净度级别的动物;应制订节肢动物和啮齿类动物的控制方案;如有窗户,必须是安全、抗击碎的;如果窗户可以打开,则必须安装防节肢动物的纱网;使用后,工作表面应用作消毒处理;可能产生气溶胶的工作必须使用生物安全柜(Ⅰ级或Ⅱ级)或隔离箱,隔离箱要带有专用的供气和经高效空气过滤器(high efficiency particulate air filter,HEPA过滤器)过滤的排气装置;动物设施的现场或附近备有高压灭菌器;清理动物的垫料时必须尽量减少气溶胶和灰尘的产生;所有废料和垫料在丢弃前必须先清除污染;尽可能限制锐利器具的使用,如有,锐器应始终收集在带盖的防刺破容器中,并按感染性物质处理;实验废物需要进行高压灭菌、焚烧的物品应装在密闭容器中安全运输;动物笼具在使用后必须清除污染;在设施内必须穿着防护服和其他装备,离去时脱下;必须有洗手设施,且人员离开动物设施前必须洗手;如发生伤害,无论程度轻重,必须进行适当的治疗,且要报告并记录;无论是否涉及病原微生物的实验动物尸体,都要进行无害化处理及冷冻保存,然后送往具备相关资质的机构处理。

　　3)三级生物安全水平:三级生物安全水平的动物设施适用于专门接种了危险度3级微生物的动物,或根据危险度评估结果来确定。所有系统、操作和规程每年都需要重新检查及认证。需要执行下列安全防护措施:必须符合一级和二级生物安全水平动物设施的所有要求;设施必须通过由双门入口构成的缓冲间,以便与实验室的其他部分及动物房隔开;缓冲间内必须配备洗手设施;缓冲间内必须配备淋浴设施;必须采用机械通风,以确保连续的气流通过每个房间。室内空气排出到室外前,必须经HEPA过滤,不得循环使用,系统的设计必须可以防止意外逆流及动物室内出现正压;在存在生物学危害的动物室内,必须在方便的位置安装高压灭菌器。感染性废弃物在移至设施的其他区域前需高压灭菌;现场应当就近备有焚烧炉,或由主管部门另作安排;感染危险度3级微生物的动物的饲养笼具,必须置于隔离器或在笼具后装有通风系统排风口的房间中;垫料应尽量无尘;所有的防护服在洗烫前必须先清除污染;窗户必须关闭、封严、抗破损;工作人员应进行适当的免疫接种。

　　4)四级生物安全水平:正常情况下,此类设施中的工作与四级生物安全水平的最高防护实验室中的工作有关,国家和地方的规章和规定必须协调以同时适用于这两种实验室。在防护服型实验室内工作时,除了这里所说明的要求外,还应符合其他规定:必须符合一级、二级及三级生物安全水平动物设施的所有要求;严格限制进入,只有部门领导指定的工作人员方有权进入;禁止单独工作,必须遵守双人工作制度;工作人员必须已经接受过最高水平的微生物学培训,熟悉其工作中所涉及的危险以及必要的预防措施;饲养感染危险度4级微生物因子的动物区域,必须遵照四级生物安全水平的最高防护实验室的防护标准;必须通过气锁缓冲室才能进入设施,气锁缓冲室的洁净侧与限制侧之间必须由更衣室、淋浴室分开;进入设施时,工作人员必须脱下日常服装,并换上专用防护服。工作结束后,必须脱下防护服进行高压灭菌,淋浴后再离去;设施必须安装带有HEPA过滤器的排风系统进行通风,以确保室内负压(向内气流);通风系统必须能防止气体逆流及出现正压;必须配备双门高压灭菌器来传递物品,洁净端在防护室外的房间内;必须配备传递气锁舱以供传递不能高压灭菌的物品,其洁净端在防护室外的房间内;在进行感染危险度 4 级微生物的动物的操作时,均必须在四级生物安全水平的最高防护实验室中进行;所有动物必须饲养在隔离器内;所有垫料和废弃物在清除出设施前必须经高压灭菌处理;工作人员必须进行医学监测。

5)无脊椎动物:和脊椎动物一样,动物设施的生物安全等级由所研究的或自然存在的微生物的危险度等级决定,或根据危险度评估结果来确定。对于某些节肢动物,尤其是飞行昆虫,必须另外采取如下的预防措施:已感染和未感染的无脊椎动物应分开房间饲养;房间能密闭进行熏蒸消毒;备有喷雾型杀虫剂;应配备制冷设施,以备必要时降低无脊椎动物的活动性;进入设施的缓冲间内应安装捕虫器,并在门上安装防节肢动物的纱网;所有通风管道和可开启的窗户均要安装防节肢动物的纱网;水槽和排水管上的存水弯管内不能干涸;所有废弃物应高压灭菌,因为对于某些无脊椎动物,任何消毒剂均不能将其杀死;对会飞、爬、跳跃的节肢动物的幼虫和成虫应坚持计数检查;放置蜱螨的容器应竖立置于油碟中;已感染或可能感染的飞行昆虫必须收集在有双层网的笼子中;必须在生物安全柜或隔离箱中操作已感染或可能感染的节肢动物;已感染或可能感染的节肢动物可以在冷却盘上操作。

第四节 实验室安全规章制度的制定

除了按照不同安全等级水平建设的实验室,依法获得使用批准,或与对应级别的市政管理机构进行备案外,任何实验室或者研究机构,均应按国家制定的规章制度及技术规范,结合本实验室的客观条件,建立切实可行的病原生物学实验室安全规章制度,让实验室安全管理工作做到真正有据可依、有迹可查。

一、制定规章制度的要点

规章制度的内容应包含但不限于以下内容:管理人员责任制度、实验室安全培训制度、实验室准入门禁制度、病原生物体管理制度、实验室安全操作规范、实验动物管理制度、实验室仪器管理制度、危险化学试剂管理制度、实验废物处理规范、实验室风险评估及应急预案、实验室巡查及自查管理制度、安全标识管理制度、实验室安全值日制度,奖惩制度等。其中安全培训管理制度,是实验室安全管理的第一道防线,风险评估及应急预案,则是实验室安全管理的最后一道防线,而废物处理规范,则是对社会和自然环境保护的最后一道防线。在制定各方管理制度的时候,均应根据自己实验室的级别和特点,结合国家的法律法规及技术指引进行结合制定,切忌盲目生搬硬套,或者只让制度流于形式而疏于实际执行。

二、规章制度的构成要素

(一) 管理人员责任制度

根据《生物安全法》第四十八条,病原微生物实验室设立单位的法定代表人和实验室负责人对实验室的生物安全负责。以及《病原微生物实验室生物安全管理条例》第三十二条,实验室负责人为实验室生物安全的第一责任人。实验室从事实验活动应当严格遵守有关国家标准和实验室技术规范、操作规程。实验室负责人应当指定专人监督检查实验室技术规范和操作规程的落实情况。

因此在制定管理人员责任制度的时候,首先需要明确实验室第一管理人的责任。第一管理人责任除了需要清楚整个实验室安全管理制度的架构,指派工作任务负责人外,还应承担与对外机构对接的工作任务,以及保障整个实验室安全的责任。第一管理人也可下设各级管理员,负责不同层级的实验室安全管理工作,各级管理员需对自己管理范围内的实验室安全工作负责,以及对第一管理人尽责。

(二) 实验室安全培训制度

根据《病原微生物实验室生物安全管理条例》第三十四条以及第六十条,均有对实验人员进行培训的要求,其中第三十四条:实验室或者实验室的设立单位应当每年定期对工作人员进行培训,保证其掌握实验室技术规范、操作规程、生物安全防护知识和实际操作技能,并进行考核。工作人员经考核合格的,方可上岗。

在制定规章制度时,应把定期培训和准入培训纳入规范指引中,培训制度应和管理制度同等重要。实验室可根据实际工作需要制定符合本实验室的培训指引,或制作培训小册子,对新入实验室人员进行全面细致的培训计划,以及定期对各级管理人员进行管理规范的更新培训。实验室的安全培训工作是最有效降低突发意外的预防工作,也是实验室安全管理能可持续性发展的重要工作,是实验室安全管理必不可少的规范指引。

(三) 实验室准入门禁制度

根据《生物安全法》第四十九条,病原微生物实验室的设立单位应当建立和完善安全保卫制度,采取安全保卫措施,保障实验室及其病原微生物的安全。

实验室管理人员可根据本实验室的实际情况,设立准入门禁制度,对进入实验室的人员发放标识胸卡等。门禁制度可用以防止高致病性微生物的泄漏或者盗窃;门禁制度也可在确保新入实验室人员在完成所有规定的安全培训以及考核合格后方可取得准入权限,以此保证实验室工作人员已具备基本的实验室安全知识和意识。

(四) 病原生物体管理制度

病原生物体是病原生物学实验室的主要实验对象,各实验室应对本实验室病原生物体的管理、使用、保藏以及运输负有重要责任,要严防泄漏、丢失、被盗、被抢。在使用过程中,应设立管理台账,记录实验使用人的姓名、日期及用途。具体的规范制定方案,应先参阅《人间传染的高致病性病原微生物实验室和实验活动生物安全审批管理办法》《可感染人类的高致病性病原微生物菌(毒)种或样本运输管理规定》《人间传染的病原微生物菌(毒)种保藏机构管理办法》《人间传染的病原微生物菌(毒)种保藏机构设置技术规范》《人间传染的病原微生物名录》以及《临床微生物学检验标本的采集和转运》。

(五) 实验室安全操作规范

根据《生物安全法》第四十二条,从事病原微生物实验活动,应当严格遵守有关国家标准和实验室技术规范、操作规程,采取安全防范措施。以及《病原微生物实验室生物安全管理条例》第三十二条等,均有对规范的操作技术有要求。各实验室有必要制定与本实验室有关的实验操作规程让实验人员可以随时翻查,以确保实验操作过程的安全性,同时应把操作规范纳入进实验室安全培训内容中,以降低由于技术不规范,知识薄弱等人为因素造成的突发事件。具体实施可参考本章相关内容。

(六) 实验动物、实验室仪器、与危险化学试剂管理制度

在病原生物学实验室中,除了主要的实验对象病原生物体外,还常常涉及到实验动物的使用,以及需要各类仪器和化学试剂协助完成各项实验。

根据《生物安全法》第四十七条,病原微生物实验室应当采取措施,加强对实验动物的管理,防止实验动物逃逸,对使用后的实验动物按照国家规定进行无害化处理,实现实验动物可追溯。禁止将使用后的实验动物流入市场。因此在实验过程中如涉及实验动物,必须遵循法律法规进行处理。具体也可把管理权交由同级别的实验动物室或者中心,在该实验室或者中心制定的管理制度下完成与病原生物学相关的动物实验。

病原生物学实验涉及的主要仪器包括生物安全柜,高压消毒灭菌锅,恒温培养设备等等。其中高压消毒灭菌锅属于特种仪器设备,根据相关法律法规,使用人员必须经过特种设备部门培训和通过考核后持证上岗,同时仪器需要进行定期的安全检查以及符合使用年限。而生物安全柜则有与实验室安全水平级别的对应分级,详细见本章第五节。实验室应对这些仪器设立专门的仪器管理制度,落实每个仪器的管理负责人,并列明在容易查阅的地方,或对应的仪器附近。仪器管理负责人需担负对新进入实验人员进行仪器的使用培训工作,还需要根据不同仪器特性制定日常使用及维护流程,担负报修等责任,必要可建立对应的使用记录以方便管理。

而与病原生物学实验相关的化学试剂主要有各类消毒灭菌化学试剂,其中醇类化学试剂为易燃易爆试剂,过氧化氢属于易制毒类管制试剂。因此在制定实验室安全管理制度时,也应参考相应的国家规章制度文件,对本实验室存有的化学试剂进行分类和做到合法合理地进行保存和使用,对技术规范中有特殊要求的试剂做到双人双锁及取用登记等,并对实验人员进行有效的使用培训以及安全告知义务。

(七) 实验废物处理规范

根据《生物安全法》第四十七条,病原微生物实验室应当加强对实验活动废弃物的管理,依法对废

水、废气以及其他废弃物进行处置,采取措施防止污染。以及《病原微生物实验室生物安全管理条例》第三十八条,实验室应当依照环境保护的有关法律、行政法规和国务院有关部门的规定,对废水、废气以及其他废物进行处置,并制定相应的环境保护措施,防止环境污染。

病原生物学实验室的主要废弃物常常含有感染物质,因此在处理实验室废物前,必须要做到先无害化处理后方可进行弃置,严禁把实验室废物当生活垃圾随意抛弃。详细可参照本章第六节。

(八)实验室风险评估及应急预案

根据《生物安全法》第五十条,病原微生物实验室的设立单位应当制定生物安全事件应急预案,定期组织开展人员培训和应急演练。

为了提高实验室突发事件的快速反应和应急处理能力,各实验室应必须对实验室内存在的风险进行评估,并建立一套健全的应急机制,以指导和规范实验室突发事件的应急处置工作。实验室的风险评估和突发事件均可分为生物安全、化学品安全、物理性安全、消防安全四大类。由于病原生物学实验室的实验对象为病原生物体,在实验过程中常需要用到酒精灯设备,因此在进行风险评估和制定应急预案时,要把生物危害泄漏和消防安全摆在首位。而物理安全主要指的是实验室的基础设施以及实验仪器,也应与化学品安全一并考虑进实验室风险评估和应急预案的制定中,或可在仪器管理和危险化学试剂管理中进行制定。风险评估及应急预案的制定是实验室安全管理的最后一道防线,不能没有,但最好用不上。病原实验室的生物安全应急预案可参考本章第五节。

(九)其他管理制度

其他管理制度包括有实验室巡查及自查管理制度、安全标识管理制度、实验室安全值日制度,奖惩制度等。

根据《生物安全法》第四十八条,病原微生物实验室的设立单位负责实验室的生物安全管理,制定科学、严格的管理制度,定期对有关生物安全规定的落实情况进行检查,对实验室设施、设备、材料等进行检查、维护和更新,确保其符合国家标准。《病原微生物实验室生物安全管理条例》第三十一条、三十二条、四十二条均有对实验室各项管理内容进行定期检查、更新和维护的要求。各实验室可以通过自查或者邀请相关专业机构进行协助检查监督工作。对于不能与时并进的管理制度进行更新,对有问题的仪器进行维护,避免实际工作流于制度形式,缺乏真实运用。每一次的巡查自查监督工作也应做好对应的时间、地点、内容和参与人员的工作记录,这样才能保障实验室安全管理从上到下,从大到小各个模块的正常运行。

对于安全标识管理制度,病原生物学实验室可参考《病原微生物实验室生物安全标识》,按要求对使用中的实验室,运行中的特种设备以及各类物品、实验室废弃物做好标识,以达到提醒和安全运作的作用。

对于个别实验室,还可以对实验人员实行值日制度,以舒缓人手不足的压力,或通过轮值让每一位实验人员以共同承担工作过程的方式提高实验室安全管理的意识,意识到自己才是自己实验的安全第一责任人,和对提高实验室安全管理的重要性。而奖惩制度则应能对有贡献者进行奖励,发挥其更大的潜力,提高其更大的积极性,对不作为甚至是对实验室安全造成不良影响的人员起到警告和儆百的作用。

(朱郇悯)

第五节 实验室安全操作技术

在实验室各类安全事故的引发因素中,人为因素最为主要,表现在不完善的实验室管理、实验人员安全意识淡薄、缺乏安全技能知识、不严格遵守操作规程、不当的个人防护以及不良的实验习惯等。完善实验室管理制度、制定安全操作规程,掌握系统的、正确的实验室安全操作技术,可有效保障实验人员免除实验伤害并避免财产损失。

一、实验室操作规范

本章第四节提到微生物生物安全实验室可分为 BSL-1、BSL-2、BSL-3、BSL-4 四级,下面详细阐述各级实验室的操作规范:

（一）BSL-1 实验室操作规范

对人体、动植物或环境危害比较低，对健康成人、动植物不致病的病原体可在 BSL-1 实验室开展实验，按标准微生物操作要求在开放的实验台面开展实验。

1. 标准微生物操作

（1）在进行微生物实验或样本处理时，未经实验室负责人同意，限制或禁止进入实验室。同时，在实验室入口处应贴有以下信息：国际通用的生物危险警告标志、实验中的病原体名称、实验室负责人及其联系方式。

（2）在进行可能接触到血液、体液以及其他潜在感染性的材料操作时，应戴上合适的手套，实验结束后要洗手，离开实验室前要脱手套。

（3）严禁在工作区域饮食、吸烟、化妆、处理隐形眼镜、储存食物饮料及日常生活用品，摆放和实验无关的物品。

（4）使用移液管吸取实验液体时，严禁用口吸，尽量用移液器或一次性塑料吸管吸取实验液体。严禁将实验材料置于口中或舔标签。

（5）制定完善的锐器安全使用规范。

（6）各种操作要仔细耐心，避免形成微生物气溶胶及液体飞溅。

（7）发生潜在的感染性材料或感染性材料溢出时以及在每天工作结束之后，都必须消毒工作台面。

（8）所有潜在的感染性材料、感染性材料或感染性动物在废弃或清洁再利用之前，必须经过消毒灭菌去除污染。感染性材料进行包装和运输时必须遵循国家和/国际的相关规定。

（9）有控制昆虫和啮齿动物的措施。

2. 实验室安全防护

（1）一般无须使用生物安全柜等专用安全设备。

（2）实验人员在实验时应穿工作服。

（3）如果手部皮肤有破损或皮疹应戴手套。

（4）操作过程中可能有感染性材料溅出时，应戴防护眼镜。

（二）BSL-2 实验室操作规范

BSL-2 实验室进行实验研究的是一些已知的中等危害程度的病原体，对健康成人、动物或环境不会造成严重危害，并具备有效的预防和治疗措施。

1. 标准微生物操作　同 BSL-1 实验室的标准微生物操作。

2. 特殊操作

（1）实验室应制定制度和程序，告知所有需进入实验室的实验人员，实验室内有潜在生物危害风险，其中符合进入实验室特殊要求（如涉及的病原微生物的免疫接种或测试）的人员才能进入，易感人员或感染后会有严重后果的人员（例如免疫力低下者、孕妇或儿童）不允许进入。在开展相关病原微生物工作时，实验室负责人应禁止或限制人员进入实验室。实验室应建立收集和保存风险人员血清的制度和程序。

（2）实验室必须指定或采用一套特殊的实验室生物安全手册，手册必须有效可行。确保实验人员接受适当的培训，包括与实验相关的可能存在的风险、防止暴露的预防措施和暴露评估程序。当程序改变时，有关人员必须更新相关知识，接受附加培训。

（3）实验人员能熟练掌握标准操作技术规范和特殊操作要求。

（4）处理带有感染性材料的锐器应加倍小心，提高警惕。

（5）具有或潜在感染性的废物要放入带盖的容器中，防止在收集、处理、储存、运输或装卸过程中泄漏。

（6）所有可能产生感染性气溶胶的操作必须在生物安全柜内进行。

（7）在感染性材料操作结束后，或操作时感染性材料溅出，应使用有效的消毒剂对实验室设备和工作台面进行消毒。污染的设备在维护和修理前，要按照规定程序予以消毒灭菌；如需转移，应按规定打包运输。

（8）发生感染性材料溅出或其他事故时，如实验人员明显暴露于传染源时，要立即报告实验室负责人。进行适当的医学评估、观察、治疗，并保留书面记录。

（9）非本实验室所需动物不允许进入实验室。

3. 实验室安全防护

（1）在实验室内，任何时候必须穿着连体衣、隔离服或工作服，离开时必须脱下工作服。使用过的工作服不得与日常服装放置在一起，避免污染。

（2）接触被潜在感染性材料或感染性材料污染的设备、工作台面时，要戴手套。手套破损或被污染时，应更换手套。完成感染性材料操作时，要先消毒才能脱手套。如有特殊需要，可戴两副手套。污染的手套不能接触洁净表面，也不应戴着手套到实验室外。洗手时要严格遵守洗手程序。

（3）在有感染性动物的房间里，应使用眼、面和呼吸道防护装备。

（4）能导致感染性材料溢出、溅出及产生气溶胶的操作，包括离心、研磨、搅拌、匀浆等操作，必须使用确保正常运行的Ⅱ级生物安全柜和物理防护设备。

（5）离心高浓度和大容量的感染性材料，一般只能在生物安全柜内进行，如必须在开放的实验室内进行，务必使用密封转头或带安全罩的离心机。

（6）必须在生物安全柜外处理感染性材料时，需要使用面部防护措施（防护眼镜、口罩、面罩或其他防护设备），并仔细操作，防止气溶胶产生。

（三）BSL-3实验室操作规范

BSL-3实验室进行实验研究的病原体一般是通过呼吸传播，能导致严重的或潜在的致命性疾病，但目前已有治疗方法。

1. 标准微生物操作　在BSL-2实验室标准微生物操作的基础上，增加了以下要求：

（1）实验产生的各种培养基或其他感染性废物拿到实验室外处理前，应置于耐用、防漏、有盖的容器内，密封转运至消毒室，使用有效的消毒方法进行消毒（物理或化学方法均可）。

（2）实验室工作人员必须接受高致病性和潜在致死的病原微生物的相关培训，并接受相关经验丰富的专家监督。

2. 特殊操作　在BSL-2实验室特殊操作的基础上，增加了以下要求：

（1）实验室应制定实验室生物安全手册，要求所有实验人员阅读和理解，实验人员要被授权才能进出实验室。收集和保存所有进出实验室的人员和其他有风险人员基本血清样本，并定期跟踪检测。

（2）当实验室正在进行感染性材料或感染性动物研究时，应在所有实验室和动物房入口张贴国际通用的生物危险警告标志，并显示以下信息：病原微生物种类、实验室负责人的姓名和联系方式、进入实验室的特殊要求。

（3）实验人员进入BSL-3实验室工作之前，实验室务必建立微生物安全操作规程，相关经验丰富的专家对实验人员进行适当的或特殊的培训，使他们熟练掌握标准微生物操作技能、高致病性微生物的特殊实验操作技能、以及与工作有关的风险、预防暴露的必要措施和暴露评估程序。

3. 生物安全防护　在BSL-2实验室安全防护的基础上，增加以下要求：

（1）实验室人员进入实验室工作区域前，在缓冲间穿防护服，防护服必须是正面不开口的或反背式的隔离衣、清洁服、连体服、戴帽的隔离衣，必要时穿着鞋套或专用鞋。前系扣式的标准实验服不适用，因为不能完全罩住前臂。实验室防护服不能在实验室外穿着，可重复使用的工作服必须在清除污染后再清洗。

（2）在处理感染性材料、感染性动物时，必须戴两层手套，必要时可戴不易损坏的防护手套。

（3）操作感染性材料或解剖感染性动物时应在Ⅱ级或Ⅲ级生物安全柜中进行。当操作无法在生物安全柜内进行，应使用个人防护装备（如负压防护头罩等）和物理防护设备（如密封转头的离心机）。当进入内有感染性动物的房间时，应使用眼、面、呼吸道防护装备。

（4）在实验室内设立紧急防护工作点，必须配备有效的消毒剂、眼部清洗液或生理盐水及应急药品，并随时可用。

（四）BSL-4 实验室操作规范

BSL-4 实验室用于研究一些具有高度危险性,可通过气溶胶途径传播或传播途径不明,或未知的、危险的病原体,目前没有有效的疫苗或治疗方法应对这些病原体引起的疾病。

1. 标准微生物操作　在 BSL-3 实验室标准微生物操作的基础上,实验人员有经过此类病原微生物的特殊及全面的培训,掌握标准微生物操作、特殊操作和生物安全防护特点。

2. 特殊微生物操作　在 BSL-3 实验室特殊操作的基础上,增加了以下要求:

（1）实验室制定或采用一套生物安全手册,建立对突发事件的应急预案。由实验室负责人管理实验人员的进出,只有符合计划的实验人员才能准许进入实验室;实验人员需清楚知道此类病原微生物的危害,遵守有关操作和规程,掌握受伤或疾病状态下紧急撤离程序。实验室实行双人工作制,任何情况下严禁任何人独自在实验室内工作,所有实验人员进出时要记录时间。

（2）根据所处理的病原体或实验室功能,定期收集和储存实验人员及风险人员的血清样本。建立血清监督制度,并考虑该病原体抗体检测方法的可靠性,检测结果要告知受检人员。

（3）实验人员只能通过更衣室和淋浴室进出实验室,进入时需更换全套防护服,离开时需在更衣室脱下防护服,并淋浴。只有在紧急情况下,实验人员才能通过气锁应急通道进出实验室。

（4）实验室内使用的所有物料必须通过双门高压灭菌器、蒸熏消毒柜或活锁缓冲室进入实验室,每次使用前要适当消毒。

（5）将感染性材料从Ⅲ级生物安全柜或 BSL-4 实验室取出时,应先放入一不易碎的容器内,再套入另一个不易碎的容器里,经密封后再通过消毒液渡槽或蒸熏消毒柜拿出实验室。其他污染器材离开实验室之前必须高压灭菌或消毒。

（6）建立实验室事故、暴露或可能与实验室感染相关疾病的医学监督报告系统,保留相关记录。应准备一独立空间,用于可疑或已知的获得性感染实验人员的检疫、隔离或医学观察,并保留书面记录。

3. 生物安全防护　在 BSL-3 生物安全防护的基础上,增加了以下要求:

（1）实验室内所有实验程序必须在Ⅲ级生物安全柜中进行,或者穿戴连身式具备生命支持系统通风设备的正压个人防护服在Ⅱ级生物安全柜中进行。

（2）所有实验人员进入实验室时必须更换全套实验室服装,包括内衣、内裤、外衣、裤子、鞋和手套等。所有个人防护用品在淋浴和离开实验室之前,必须脱下留在更衣室。

（3）在实验室内工作的实验人员与实验室外面的支持人员之间,必须建立常规情况和紧急情况下的联系方式。

（五）生物安全柜的选择与使用

生物安全柜是为操作具有或潜在感染性的实验材料时,用来保护操作者本人、实验环境和实验材料而设计的。一些可能产生感染性气溶胶的操作必须在生物安全柜内进行。正确使用生物安全柜可以有效减少由于气溶胶暴露所造成的实验室感染以及培养物的交叉污染,同时也能保护环境。根据前窗气流速度、气流循环模式、排气连接方式,生物安全柜可分为Ⅰ、Ⅱ、Ⅲ级,其中Ⅱ级又分为 A1、A2、B1、B2 型。

1. Ⅰ级生物安全柜　房间空气从前面开口处以 0.38m/s 的低速率进入安全柜,空气经过工作台面后,最后从排风管排出安全柜。所有在工作台面形成的气溶胶会被定向气流迅速带走进入排风管内,并通过 HEPA 过滤器排出,排出的气流可直接排到实验室内,再通过实验室排风系统排到建筑物外面或直接通过建筑物的排风系统排到建筑物外面,还可以直接排到建筑物外面。未经灭菌的房间空气可通过生物安全柜前面的开口直接吹到工作台面上,因此Ⅰ级生物安全柜对实验人员不能提供切实可靠的保护。

2. Ⅱ级生物安全柜　Ⅱ级 A1 型生物安全柜内置风机将房间空气经前面开口引入安全柜内,经过前面的进风格栅,气流速度 0.38~0.51m/s,然后气流先通过供风 HEPA 过滤器,再向下到达工作台面,气流距工作台面 6~18cm 处分开,分别流向前面的排风格栅和后面的排风格栅。所有在工作台面形成的气溶胶立刻被定向气流带走,并经两组排风格栅排出,从而为实验人员提供最好的保护。

Ⅱ级 A2、B1、B2 型生物安全柜均由Ⅱ级 A1 型生物安全柜演化而来,区别在于前面三型生物安全柜要求进入安全柜的气流速度至少达到 0.51m/s。其中Ⅱ级 A1、A2 型从工作台面排出的气流通过后面的压力通风系统到达安全柜顶部、介于供风和排风过滤器之间的空间,这时 70% 的气流经过供风 HEPA 过滤器重新返回到生物安全柜内的操作区域,剩余的 30% 气流则经过排风 HEPA 过滤器,过滤后可重新进入房间,也可通过连接专用的通风管道上的套管或通过建筑物的排风系统排到建筑物外。II级 B1 型从工作台面排出气流也是 70% 循环 30% 外排,B2 型生物安全柜则是 100% 外排,两者排出气流经 HEPA 过滤器过滤后连接到专用通风管道或通过建筑物的排风系统排到建筑物外面,不能重新进入房间内。

3. III级生物安全柜 III级生物安全柜所有接口都是密封的,其送风经 HEPA 过滤,排风则经两个 HEPA 过滤器。III级生物安全柜由一个外置的专门排风系统来控制气流,使安全柜内部始终处于负压状态(大于 124.5Pa)。实验人员只有通过连接在安全柜上的橡胶手套,手才能伸到工作台面进行操作。

4. 生物安全柜的使用(以下简称安全柜)

(1)安全柜在正常运行时方可使用。

(2)在安全柜内的工作开始前和结束后,安全柜的风机至少运行 5 分钟。

(3)放入安全柜内的物品需使用适当的消毒剂清除表面污染。按实验顺序放入实验材料,工作区域内的洁净物品与污染物品必须分开放置。所有物品应尽可能地放在工作台后部并靠近工作台后缘的位置,使其在操作过程中不会阻挡后部格栅。可产生气溶胶的设备(混匀器、离心机等)也应靠近安全柜的后部放置。盛装感染性废物的废弃物袋、盛放废弃吸管的容器等体积较大的物品,应放在安全柜内的某一侧。在工作台面上的实验操作应该按照从清洁区到污染区的方向进行。安全柜内应尽量少放置器材或标本,不能影响后部压力排风系统的气流循环。

(4)开始操作时,需将双臂缓缓伸入安全柜内,小心维持前面开口处气流的完整性,至少静止 1 分钟,使柜内气流稳定后再开始操作。

(5)尽量避免出现会干扰安全柜内气流流动的操作:

1)避免双臂反复进出前方开口,在正式操作前尽量将所需要的物品全部放入安全柜内。

2)操作期间不能打开玻璃观察挡板,避免随便移动实验材料,避免实验人员的手臂在前方开口处频繁移动。

3)安全柜内不能使用酒精灯,否则火焰燃烧产生的热量会干扰气流并可能损坏过滤器。可使用红外电热灭菌器对接种环进行灭菌,但最好使用一次性无菌接种环。

4)实验材料、实验记录本或其他物品不能阻挡空气格栅,否则会干扰气流,引起物品的潜在污染和实验人员的暴露。

5)在安全柜内操作时,不能进行文字工作。

6)尽量减少操作者身后的人员活动。

(6)所有工作必须在工作台面的中后部进行,并能够通过玻璃观察挡板看到。

(7)安全柜内无须使用紫外灯,如需使用,务必注意保持紫外灯的清洁,以免影响消毒效果。

(8)在安全柜内操作时,一旦发生有感染性材料溢出或液体溅出时,安全柜就不再保护操作者,应在安全柜处于工作状态下立即进行清理。要使用有效的消毒剂,并在处理过程中尽可能减少气溶胶的形成。所有污染物品都要进行消毒或高压灭菌。

(9)实验结束后,安全柜内所有物品及设备应清除表面污染后移出。实验完成及每天下班后,应使用适当的消毒剂对安全柜的台面、四周、玻璃内外进行擦拭。

(10)安全柜应定期进行清洁消毒,使用适当的消毒剂擦拭工作台面及柜体,并定期抬起工作区域下面板,擦拭工作面板底下空间。

(11)安全柜的所有维修工作应该由有资质的专业人员进行。在安全柜操作过程中出现的任何故障都应该立即报告,并在维修完成前不得使用。

(12)安全柜在移动以及更换过滤器之前,必须清除污染。最常用的方法是采用甲醛蒸气熏蒸。

二、感染性物质的安全操作注意事项

感染性物质是指含有已知或有理由认为含有病原体的物质,其中病原体是指可造成人或动物感染疾病的病原微生物(包括细菌、病毒、立克次体、寄生虫、真菌)或其他媒介(微生物重组体包括杂交体或突变体),如病毒蛋白。在实验室中,感染性物质主要指病原微生物实验或相关实验活动中产生的具有直接或间接感染性、毒性以及其他危害性的废弃物。实验人员的不当操作,容易造成个体感染及环境污染。

(一) 防止感染性物质的扩散

1. 使用接种环接种感染性物质时,为避免接种物从接种环上洒落,接种环的直径应为 2~3mm,并完全闭合,柄的长度应小于 6cm 以减少抖动,或采用一次性的灭菌棉签。

2. 接种环经火焰烧灼灭菌时,不要直接烧灼接种环,避免残留在环上的感染性物质爆溅,产生感染性气溶胶污染实验环境,最好使用红外电热灭菌器对接种环进行灭菌或使用无须灭菌的一次性接种环。

3. 容易导致感染性材料溢出、溅出及产生气溶胶的操作,包括离心、研磨、搅拌、匀浆、剧烈振荡或混匀、超声破碎、开启装有感染性材料的容器、动物鼻腔接种、收集感染动物和孵化卵组织、处理已经干燥的痰液标本等操作,必须使用生物安全柜和物理防护设备。

4. 在每一阶段实验结束后或感染性材料溢出时,必须采用适当的消毒剂清除工作区的污染。

5. 准备高压灭菌或将被处理的废弃标本和培养物应当放置在防漏的、可密封的容器内(如实验室废弃物袋)。所有培养物、废弃物在运出实验室之前须经适当的消毒剂处理或高压灭菌,置于专门的医疗垃圾袋内,交由有资质的公司处置。

6. 实验设备在运出修理或维护前必须进行消毒,清除污染。

(二) 防止感染性物质的注入

1. 实验操作时,保证光线充足,认真练习和仔细操作,可避免被针头等锐器刺伤所引起的接种感染。

2. 尽量减少使用注射器和针头,取样时,可先使用工具打开瓶塞,再使用吸管取样而无须使用注射器和针头。在必须使用注射器和针头的情况下,务必小心谨慎,使用过的注射器针头直接放入防刺穿的锐器盒内,无须重新套针头帽。禁止折断、剪断、弯曲针头,禁止直接用手将针头从注射器上取下。其他一次性锐器也应丢弃在防刺穿的锐器盒内。

3. 应尽可能使用塑料器材代替玻璃器材,任何破碎、有缺口或有裂痕的玻璃器材均应丢弃。

4. 破碎的玻璃器具,禁止用手直接清理,必须借助其他工具,如扫把、簸箕或镊子等。盛放碎玻璃的容器应为不易刺穿的容器,且在丢弃前应彻底消毒。

(三) 防止感染性物质被食入以及与皮肤和眼睛的接触

1. 在微生物实验过程中释放的较大粒子和小液滴(直径大于 $5\mu m$)会迅速沉降到工作台面和实验人员的手上。实验室人员在操作时应戴手套,并避免触摸口、鼻、眼及面部。

2. 不能在实验室内饮食、吸烟、化妆、整理隐形眼镜及储存食品、饮料。

3. 在实验室内,嘴里不应有任何东西(如笔杆、笔帽和口香糖等)。

4. 在任何可能产生潜在感染性物质喷溅的操作过程中,实验人员应戴防护眼镜、面罩或其他防护设备。

三、化学品的安全操作注意事项

在医学实验室中,同样需要使用各种化学品,若使用、储存不当,也会带来了严重的后果。

(一) 常用化学品的安全操作

1. 进入实验室前,要穿着合适的工作服,长衣长裤,佩戴手套,禁止穿着露趾鞋。

2. 使用化学品前,要认真学习相关的危险化学品安全技术说明书(material safety data sheet, MSDS)。

3. 稀释硫酸时,必须在耐热容器内进行,缓慢地将硫酸加入水中,同时还要不断地搅拌。配制氢氧化钠、氢氧化钾等发热物质的溶液时,也必须在耐热容器中进行。

4. 盛装过强腐蚀性、可燃性、有毒或易爆炸物品的器皿,实验人员应在使用后立即洗净,以免发生意外。

5. 水银撒落在地上时,应尽量清除干净,然后在残迹处撒上硫黄粉,以消除汞滴,避免汞蒸气中毒。

6. 实验需要加热时,按照实验实际需要、反应物的稳定性选择合适的加热方法。加热或倾倒液体时,切勿俯视容器,以防反应剧烈时液滴飞溅造成伤害。给试管加热时,也勿将试管口对着自己或他人,以防液体喷出伤人。

7. 使用火源时,应远离易燃、易爆物品。酒精灯中的酒精不得超过容量的2/3,灯内酒精少于1/4时,应及时添加酒精。应用打火机或火柴点燃酒精灯,切勿用燃烧中的酒精灯点燃另一盏酒精灯。熄灭酒精灯时应使用灯帽盖灭,不能用口吹。

8. 使用玻璃仪器时,轻拿轻放,避免造成锐器损伤。

9. 使用或产生有毒、恶臭气体的实验应在通风橱内进行,同时做好相应防护措施,按需使用防护用品。

10. 有毒的废液要分类收集,并交由有资质的公司作无毒无害化处理,不能直接排放到下水管道,污染环境。

11. 实验室应有喷淋装置、洗眼器,配备灭火器、灭火毯、灭火沙桶等消防用品,实验室内禁止吸烟。

(二) 化学品存储的注意事项

1. 实验室应只保存满足日常使用量的化学品。大量的化学品应储存在专门的房间或建筑物内。

2. 危险化学品应当储存在专用仓库、专用场地或者专用储存室(以下统称专用仓库)内,并由专人负责管理;剧毒化学品以及储存数量构成重大危险源的其他危险化学品,应当在专用仓库内单独存放,并实行双人收发、双人保管制度。危险化学品的储存方式、方法以及储存数量应当符合国家相关的法律法规。

3. 注意必须隔离存放的物品

(1) 还原剂、有机物不得与氧化剂、硫酸、硝酸混放。

(2) 强酸不得与强氧化剂的盐类(如高锰酸钾、氯酸钾等)混放。

(3) 易水解的药品不得与水、酸与碱接触。

(4) 卤素忌与氨、酸及有机物混放;许多有机物忌与氧化剂、硫酸、硝酸及卤素混放。

(5) 易燃易爆品、氧化剂宜在20℃以下隔离存放,最好保存在防爆试剂柜、防爆冰箱内。

四、实验室紧急事故应急预案

实验室出现意外事故时,应马上通知实验室负责人,并做详细记录存档。

(一) 微生物实验室紧急事故应急处理

1. 刺伤、切割伤或擦伤 应马上停止实验,脱下工作服及手套,清洗双手和受伤部位,使用适当的皮肤消毒剂,必要时去医院处理。要记录受伤原因和相关的微生物,并应保留完整的医疗记录。

2. 潜在感染性物质的食入 应马上停止实验,脱下工作服及手套,并尽快送医院处理。要报告食入的材料、剂量及事故发生的细节,并保留完整的医疗记录。

3. 潜在危害性气溶胶的释放(在生物安全柜以外) 所有人员必须立即撤离相关实验区域,区域内所有人员都应接受医学咨询,并立即通知实验室负责人。为了使气溶胶排出和较大的粒子沉降,在一定时间内严禁人员入内,若实验室没有中央通风系统,应推迟进入实验室的时间(例如24小时),同时在实验室门口张贴"禁止进入"的警示标志。待气溶胶排出和较大的粒子沉降后,在实验室负责人的指导下,清理人员穿戴适当的防护服和呼吸保护装备进行清除污染。

4. 容器破碎及感染性物质的溢出 在实验过程中,当容器意外发生破碎并伴有感染性物质溢出时,应立即用布或纸巾覆盖被感染性物质污染或受感染性物质溢洒的破碎物品,并在上面倒上消毒剂。作用适当时间后,将覆盖物以及破碎物品清除,再用消毒剂擦拭污染区域。玻璃碎片应用镊子清理,用于清理污染的布或纸巾等应放在盛放感染性废弃物的容器内。如果用簸箕清理破碎物品,应对其进行高压灭菌或放在有效的消毒液内浸泡消毒。所有操作均需戴手套完成。

5. 非封闭离心桶的离心机内盛有潜在感染性物质的离心管发生破裂 如果机器正在运行时发生破裂或怀疑发生破裂,应关闭机器电源,让机器密闭适当时间(如30分钟),使气溶胶沉降。如果机器停止后发现破裂,应立即将盖子盖上,并密闭适当时间(如 30 分钟)。两种情况均应报告实验室负责人。清理人员应使用镊子或用镊子夹着棉花清理玻璃碎片。所有破碎的离心管、玻璃碎片、离心桶、十字轴和转子都应放入无腐蚀性的、已知对相关微生物具有杀灭活性的消毒剂内进行消毒。未破损的带盖离心管应放在另一个有消毒剂的容器中,消毒后回收。离心机内腔应用适当浓度的同种消毒剂多次擦拭,再用水清洗并干燥。所使用的全部材料均应按感染性废弃物处理。

6. 可封闭的离心桶(安全杯)内离心管发生破裂　所有的密封离心桶都应在生物安全柜内装卸。若怀疑在安全杯内发生破损,应松开安全杯盖子并将离心桶高压灭菌,也可采用化学消毒的方法进行处理。

（二）化学品实验室紧急事故应急处理

1. 烫烧伤　离开热源,立刻用冷水冲洗 20 分钟或至无疼痛感觉,轻轻擦干伤口,用灭菌纱布覆盖以保护伤口。不随便涂药,不挑开水疱,及时送往医院处理。

2. 强酸烧伤　马上脱掉或剪掉被污染的衣物,立即用大量清水反复冲洗皮肤上的强酸,直到彻底冲洗干净为止;还可用碳酸氢钠溶液等弱碱性液体冲洗,中和皮肤的酸性,再送医院处理。切忌不经冲洗,直接将患者送医院。

3. 强碱烧伤　立即用大量清水反复冲洗,至少 20 分钟;也可用食醋来清洗,中和皮肤的碱液。遇到生石灰烧伤,则不能直接用水洗,因生石灰遇水会有化学反应,产生大量热量灼伤皮肤。应先用毛巾清理干净皮肤上的生石灰颗粒,再用大量清水冲洗。用水冲洗干净后,再用清洁纱布轻轻覆盖创面,送往医院处理。

4. 气体中毒　应马上打开窗户通风,疏散实验人员离开实验室到安全的地方,根据严重程度送往医院救治。

（三）其他

1. 紧急联系方式(在实验室显著位置张贴以下电话号码及地址):

（1）实验室或研究所本身的电话及地址(打电话者或呼叫的服务人员可能不知道详细地址或位置);

（2）实验室或研究所各级负责人:实验室主任、研究所所长、实验室主管、生物安全负责人;

（3）支持部门:消防队,医院、急救机构、医务人员,警察,负责的技术员,水、气和电的维修部门。

2. 实验室必须配备的紧急装备

（1）急救箱(包括常用的和特殊的解毒剂);

（2）灭火器、灭火毯、灭火沙桶等。

3. 实验室建议配备的紧急设备(可根据实际情况有所不同)

（1）全套防护服(连体防护服、手套和头套——用于涉及危险度 3 级和 4 级微生物的事故);

（2）带有能有效防护化学物质和颗粒的滤毒罐的全面罩式防毒面具;

（3）房间消毒设备,如喷雾器和甲醛熏蒸器;

（4）担架;

（5）工具,如锤子、斧子、扳手、螺丝刀、梯子和绳子;

（6）划分危险区域界限的器材和警告标示。

第六节　实验室清洁、消毒和灭菌

清洁、消毒和灭菌是实验室生物安全的一个重要环节。选择适宜的消毒灭菌方法,能保证实验结果的准确性、实验工作人员的健康及环境的安全。

一、基本概念

1. 灭菌(sterilization)　杀灭物体上或环境中所有微生物的方法,包括细菌芽孢、病毒、真菌在内的全部微生物。

2. 消毒(disinfection)　杀灭物体上或环境中的病原微生物,并不一定能杀死细菌芽孢或非病原微生物的方法。

3. 防腐（antisepsis）　抑制或防止微生物生长繁殖的方法。

4. 清洁（cleaning）　去除物体上或环境中的污垢、有机物和污渍的方法。

5. 无菌（asepsis）　物体上或环境中不存在活的微生物。

二、实验室常用器皿的清洁与保存

实验室常用器皿在进行消毒灭菌前通常需要预清洁处理，以去除影响消毒灭菌的因素。实验室内常用的器皿主要有玻璃器皿、有机玻璃器皿、金属器皿和塑料器皿等。

（一）玻璃器皿的清洁与保存

1. 实验室玻璃器皿清洗的常规方法

（1）人工手动清洗：利用清水或洗涤液（肥皂水、去污粉或洗洁精等），使用毛刷或纤维布等工具使玻璃器皿内外壁污物脱离，达到清洁的目的。

（2）超声波清洗：利用超声波洗涤机，超声波产生连续不断的瞬间振动高压，冲击玻璃器皿，使器皿表面的污物脱落剥离。

（3）实验室洗瓶机清洗：在洗瓶机中，清洗溶液在循环泵的加压驱动下进入喷射臂和喷射管，同时进行加热，对玻璃器皿实现高温喷淋清洗，并烘干。

洗净的玻璃器皿应清洁透亮，内壁能被水均匀地润湿，无水纹或水珠挂壁，如在壁上形成水滴或不规则的水膜，则应重新处理。

2. 常用的干燥方法

（1）自然晾干：玻璃器皿洗净后，沥尽水分，倒置于无尘干燥处，让其自然晾干。

（2）烘干：玻璃器皿洗净后，可置于电热鼓风干燥箱中，温度控制在 90~110℃，烘烤 1 小时左右。但带有刻度的量筒、烧杯等量器不宜在高温下烘干，烘干温度应控制在 60℃ 以下。如带盖（塞）的玻璃器皿，如容量瓶、称量瓶等，应先把盖（塞）与玻璃器皿分离，再进行烘干。

3. 玻璃器皿的保存　玻璃器皿清洗、干燥后，应按种类、需求分类包装、存放备用。已处理的洁净器皿，应在器皿口加盖，贮藏于密闭的柜中。器皿已经处理但保存时间较久，应在使用前重新处理。

4. 新购置玻璃器皿的清洗　新购置的玻璃器皿含游离碱较多，可能附着油污、灰尘，可先用洗涤剂刷洗，自来水冲净后，沥干水分，再放入 2% 盐酸溶液浸泡过夜，取出经自来水冲净后，最后用蒸馏水冲洗 3 次，晾干备用。

5. 载玻片和盖玻片的清洗　寄生虫标本制作时常用到载玻片和盖玻片，市面上在售的免洗载玻片和免洗盖玻片因生产时已经过特殊处理，所以可以无须清洗，直接使用，但价格较高；而普通载玻片和盖玻片未经特殊处理，有游离碱残留，长时间贮存后，也容易受潮导致表面霉菌滋生，在显微镜下观察呈云雾状，严重影响寄生虫标本的观察，因此普通载玻片和盖玻片在使用前需要清洗。

（1）新载玻片、盖玻片的清洗：将载玻片或盖玻片逐张投入煮沸的 5% 洗涤液内（如不煮沸，可延长浸泡时间），待稍冷后，逐张擦洗，用左手拇指、食指夹持载玻片/盖玻片两端，右手用纱布夹住载玻片/盖玻片上下两面，细心拭擦，再用自来水反复冲净，沥干水分后放入重铬酸清洁液浸泡过夜，自来水洗净酸液，再用蒸馏水冲洗 3 次，最后在 75% 乙醇中浸泡 10~15 分钟，绸布擦干装盒备用。取片时应该用手指夹持载玻片/盖玻片两端，切勿触及其表面。

（2）作粪便检查后的载玻片、盖玻片：应先投入 5% 来苏水或 5% 石炭酸溶液内浸泡过夜，去除污染，如需回收使用，可用自来水冲洗，最后用 75% 乙醇浸泡 10~15 分钟，擦干备用。

6. 内壁积有白色沉淀物玻璃器皿的清洗　用久的玻璃器皿（如烧杯、锥形瓶、蒸馏烧瓶等）内壁容易积有白色沉淀物（多为碳酸钙及碳酸镁沉淀），可用重铬酸清洁液或 5~10% 乙二胺四乙酸二钠溶液浸泡除去。

7. 受感染性材料污染的玻璃器材的清洁

（1）血吸虫尾蚴进行人工接种动物：立即将污染的盖玻片和其他污染的玻璃器皿（如盛装盖玻片的培养皿等）浸泡于重铬酸清洁液中，至少 2 小时，取出后用自来水冲洗干净，分别擦干盖玻片和晾干或烘干其他玻璃器皿。亦可将污染的玻璃器材于沸水中浸泡 2~3 次,每次 15~20 分钟,然后取出,再用自来水冲洗干净后,擦干备用。

（2）尾蚴膜反应试验:先将清洁液滴加在使用过的凹玻片的凹窝内或载玻片上,经 2~3 分钟;或将用过的凹玻片或载玻片直接浸泡于重铬酸清洁液中,浸泡时要避免玻片重叠,影响浸泡效果,然后用自来水冲洗,再次用洗涤液洗刷,最后用自来水冲净,将凹玻片或载玻片烘干备用。

（3）试验结束后装有尾蚴悬液的试管或烧杯:用滴管滴入重铬酸清洁液至尾蚴悬液呈深黄色为止,经 15~20 分钟倾去液体后,用自来水冲洗干净,必要时可用洗涤液再洗一次,再用自来水冲洗后,烤干或晾干备用。盛有尾蚴悬液的试管和烧杯也可如上法用沸水浸泡处理。

（二）有机玻璃器皿的清洁与保存

有机玻璃,又称为亚克力,其化学名称为聚甲基丙烯酸甲酯（polymethyl methacrylate,PMMA）。因有机玻璃透光度高、表面光泽性好、抗氧化性强、易加工,故有机玻璃器皿在医学实验室也很常用。

1. 有机玻璃清洗液　将 50ml 洗洁精加入到 950ml 的水中,配制成 5% 洗洁精溶液。也可以购买一些专门用于进行洗涤有机玻璃的清洗剂产品。

2. 有机玻璃的清洗　用清洗液浸湿超细纤维布轻轻擦拭,再用自来水进行清洗,根据清洗的情况,可重复多次,最后用蒸馏水冲洗干净。

3. 精密仪器中使用的有机玻璃器皿清洗　参照该仪器的有关说明。

4. 有机玻璃的保管　因有机玻璃是热塑性材料,在高温下会易发生形变;有机玻璃容易吸水,会随湿度变化产生伸缩,故保存环境需控制在 50℃ 以下和保持干燥。有机玻璃属高分子有机材料,不得与含有有机试剂储藏在同一空间。

（三）其他器皿的清洁与保存

实验室常用的器皿除上述两类以外,还有金属器皿、塑料器皿、搪瓷器皿等。在清洁时,避免使用有腐蚀性的清洁剂清洗,应使用中性清洁剂或去污剂,可用毛刷、纤维布进行擦拭,再用自来水及蒸馏水洗净。最后将器皿置于无尘的干燥处,让其自然晾干,金属器皿、搪瓷器皿可置于干燥箱中烘干。

三、常见的实验室消毒灭菌方法

目前实验室常用的消毒灭菌方法多采用物理方法和化学方法两大类。

（一）物理消毒灭菌法

1. 热力灭菌法是利用热能使微生物中的核酸或蛋白质变性的方法,分为干热灭菌法和湿热灭菌法两种。湿热灭菌以高温高压水蒸气为介质,蒸汽穿透力比干热强,还有潜热,能释放出更多的热量,使微生物的核酸或蛋白质更容易变性或凝固,最终导致微生物的死亡,所以在同一温度下,湿热灭菌法的灭菌效率比干热灭菌法高。

（1）干热灭菌法

1）焚烧:直接点燃物品烧毁的方法灭菌,这是彻底的灭菌方法。一般用于感染性动物尸体或废弃的污染物品等,需要在特定的焚烧炉内进行。

2）烧灼:直接使用火焰烧灼灭菌。在微生物实验室中接种环、接种针、扩散棒、玻璃器皿口通常使用酒精灯火焰烧灼灭菌,紧急情况下镊子和剪刀等金属器具也可火焰烧灼灭菌。

3）干烤灭菌:利用干烤箱灭菌,维持 160~180℃ 作用 1~2 小时,即可完成灭菌。常用于不便在压力蒸汽灭菌器中进行灭菌,且在高温下不会发生变质、损坏、蒸发的玻璃器皿、瓷器、金属器械以及不能和蒸汽接触的物品的灭菌。用此方法灭菌的物品干燥,易于贮存。

4）红外线（infrared）:利用其热效应进行灭菌,如红外电热灭菌器,对环境无污染、无明火、不怕风、使用安全,可在生物安全柜中用于接种环灭菌。最高灭菌温度为 930℃,在最高温度下仅需 2 秒即可完成灭菌工作,一般常用灭菌温度为 820℃,5 秒即可完成灭菌。

（2）湿热灭菌法

1）巴氏消毒法（pasteurization）:用较低的温度杀死液体食品中的病原菌或一般的杂菌,同时不会严重损害其质量而保持其营养物质风味不变的消毒方法。本法其实就是利用病原菌不是很耐热的特点,用适当的温度和保温时间处理食品,先将病原菌全部杀灭,但仍保存小部分无害或有益、较耐热的细菌或细菌芽孢。本法常用于牛奶和酒类等液体食品的消毒。

2)煮沸法(boiling water):指将物品置于沸水中消毒的方法。待消毒的物品必须完全浸没在水中,不可露出水面。煮沸 100℃,保持 5~10 分钟可杀死细菌繁殖体,保持 1 小时至数小时可杀死细菌芽孢。水中加入 1%~2% 碳酸氢钠,可提高其沸点达 105℃。这样既能增强煮沸的杀菌作用,又可去污防锈。此法适用于食具、一般器械(刀、剪等)。

3)流动蒸汽消毒法(free-flowing steam):在一个大气压下利用 100℃的水蒸气进行消毒,需要利用专用流动蒸汽灭菌器(Arnold 消毒器)或普通蒸笼来进行。100℃加热 15~30 分钟可杀灭细菌繁殖体,6 小时以上杀灭细菌芽孢。消毒物品的包装不宜过大、过紧,以利于蒸汽穿透。在条件不便的疫区,可利用蒸笼对患者衣物、饮食用具进行消毒。经常性大量消毒可利用专用流动蒸汽灭菌器进行。

4)间歇蒸汽灭菌法(fractional sterilization):利用反复多次的流动蒸汽间歇加热,可杀灭所有微生物,包括芽孢。一般使用流动蒸汽灭菌器,100℃加热 15~30 分钟,可杀死其中的繁殖体,但芽孢尚有残存。取出后放 37℃培养箱过夜,使芽孢发育成繁殖体,次日再蒸一次,同法重复三次以上。若被灭菌物品不耐 100℃高温,可将温度降至 75~80℃,加热延长为 30~60 分钟,并增加次数。此法适用于不耐高温的含糖、含牛奶的培养基的灭菌,如血清培养基。

5)高压蒸汽灭菌法(sterilization by pressured steam):是热力灭菌中使用最普遍、效果最可靠的一种方法,灭菌的温度取决于蒸汽的压力。在 103.4kPa 蒸汽下,温度达到 121.3℃,维持 20~30 分钟,可杀灭包括细菌芽孢在内的所有微生物,需要在专门的压力蒸汽灭菌器中进行的。其优点是热力穿透力强,灭菌效果可靠,能杀灭所有微生物。适合于布类工作衣、各种器皿、金属器械、胶塞、蒸馏水、棉塞、纸张和某些耐高温高压的培养液的灭菌。

2. 辐射杀菌法

(1)紫外线(ultraviolet radiation,UV):波长 240~300nm 的紫外线具有杀菌作用,其中以 265~266nm 最强。紫外线使一条 DNA 链上相邻的两个胸腺嘧啶共价结合形成二聚体,从而干扰 DNA 的复制与转录,导致细菌变异和死亡。紫外线的穿透力弱,常用于手术室、传染病房、无菌室、实验室生物安全柜的空气消毒。紫外线对人体皮肤、眼睛有损伤作用,应注意防护。

(2)电离辐射(ionizing radiation):利用 γ 射线或高能量电子束射线(β 射线)进行的灭菌,常见的辐射源有钴-60 的 γ 射线、电子加速器产生的高能电子束射线。射线的能量引起分子电离或激发,直接破坏微生物的核酸、蛋白、酶等,射线还会使水分子电离产生自由基,自由基再进一步作用于微生物的核酸、蛋白、酶等,从而杀菌。电离辐射不使物品升温,穿透力强、操作简便、成本低,适用于不耐热物品的常温灭菌,常用于一次性医疗塑料物品、精密器械、生物制品、药品、食品等的灭菌。

(3)微波(microwave):波长为 1~1 000mm 的电磁波,不能穿透金属表面。微波主要靠热效应发挥作用,作用时必须在有一定含水量的条件下才能显示出来,主要用于食品、非金属器械、食品用具等消毒。

3. 滤过除菌法(filtration)　利用物理阻留的方法将液体或空气中的细菌除去,即滤菌器只允许小于孔径的液体和空气通过,而大于孔径的细菌不能通过,从而达到除菌目的。滤菌器的种类很多,常用的有蔡氏滤菌器、贝克菲尔滤菌器、玻璃滤菌器和薄膜滤菌器等。薄膜滤菌器由硝基纤维素制成薄膜,装于滤器上,常用于除菌的孔径为 0.22μm。本法主要应用于一些不耐高温灭菌的血清、毒素、抗生素以及空气的除菌。一般不能去除病毒、支原体和细菌的 L 型。实验室中使用的生物安全柜也是利用滤过除菌的原理除去进出安全柜空气中的细菌。

(二)化学消毒灭菌法

利用化学药物杀灭病原微生物的方法称为化学消毒灭菌法。用于消毒或灭菌的化学药物被称为化学消毒剂(disinfectant)。化学消毒剂一般对人体组织有害,只能外用或用于环境消毒。但化学消毒剂种类繁多、适用性广、使用方便,在日常消毒与灭菌中占重要地位。

化学消毒剂按其杀菌能力可分为三大类:①高效消毒剂(high-level disinfectants):可杀灭包括芽孢在内的微生物,如戊二醛、过氧乙酸等;②中效消毒剂(intermediate-level disinfectants):可杀灭细菌的繁殖体(包括结核分枝杆菌,但不包括细菌芽孢)、大多数真菌及病毒,如乙醇、碘伏等;③低效消毒剂(low-level disinfectants):可杀灭大多数细菌的繁殖体及一些种类的真菌及病毒(不包括结核分枝杆菌及细菌芽孢),如苯扎溴铵、氯己定等。

化学消毒剂按其有效化学成分分类,可分为:含氯消毒剂、含碘消毒剂、醇类消毒剂、醛类消毒剂、酚类消毒剂、氧化类消毒剂、季铵盐类消毒剂。各类常用化学消毒剂介绍如下:

1. 次氯酸钙　含氯消毒剂,溶于水时会产生次氯酸,能有效杀灭各种微生物。适用于浸泡、擦拭、喷洒等方法,可用于墙面、地面、物体表面、玻璃器皿及污水等的消毒。

2. 碘伏　含碘消毒剂,有效碘含量为 2~10g/L,有速效、低毒、稳定和对皮肤黏膜无刺激性的特点,适用于皮肤、粘膜消毒,使用方法为擦拭、冲洗等。

3. 乙醇　醇类消毒剂,通过溶解细菌细胞膜中的蛋白质,使菌体蛋白变性,从而杀菌。75% 乙醇常用于皮肤、物体表面消毒。

4. 戊二醛　醛类消毒剂,通过对细菌蛋白质和核酸的烷化作用从而杀菌,是广谱、高效的消毒剂,有刺激性气味、低毒。2% 戊二醛,对金属腐蚀小,适用于精密仪器、内镜的浸泡消毒。

5. 来苏尔(甲酚皂)　酚类消毒剂,以复合酚使用最为广泛,呈酸性反应,具有很浓的来苏味,是广谱、中等效力的消毒剂,可杀灭细菌、霉菌和病毒,主要用于畜舍、笼具、场地、车辆消毒,用法用量是喷洒,浓度为 0.3%~1% 的水溶液。本品为有机酸,禁止与碱性药物及其他消毒药物混用。

6. 过氧乙酸　氧化类消毒剂,有强氧化力,能杀灭各类微生物。适用于耐腐蚀物品、环境及皮肤等消毒。使用方法浸泡、擦拭、喷洒。

7. 苯扎溴铵(新洁尔灭)　季铵盐类消毒剂,液体无色无臭、刺激性轻微。属阳离子表面活性剂,能吸附于细菌表面,改变细胞壁通透性,使菌体内酶、辅酶、代谢中间产物溢出,从而杀菌。

更多与消毒灭菌有关的技术操作规范,可查阅中华人民共和国卫生部发布的 WS/T 367—2012《医疗机构消毒技术规范》。

四、生物医疗废弃物的分类及处理

(一)生物医疗废弃物的分类及常见物品

《医疗废物分类名录》(2021 版)将医疗废物分为以下五类:

1. 感染性废物是指携带病原微生物具有引发感染性疾病传播危险的医疗废物。包括被患者血液、体液、排泄物等污染的除锐器以外的废物;使用后废弃的一次性使用医疗器械,如注射器、输液器、透析器等;病原微生物实验室废弃的病原体培养基、标本,菌种和毒种保存液及其容器;其他实验室及科室废弃的血液、血清、分泌物等标本和容器;隔离传染病患者或者疑似传染病患者产生的废弃物。

2. 损伤性废物是指能够刺伤或者割伤人体的废弃的医用锐器。包括各种废弃的金属类锐器,如针头、缝合针、针灸针、探针、穿刺针、解剖刀、手术刀、手术锯、备皮刀、钢钉和导丝等;废弃的玻璃类锐器,如盖玻片、载玻片、玻璃安瓿等;废弃的其他材质类锐器。

3. 病理性废物是指诊疗过程中产生的人体废弃物和医学实验动物尸体等。包括手术及其他医学服务过程中产生的废弃的人体组织、器官;病理切片后废弃的人体组织、病理蜡块;废弃的医学实验动物的组织和尸体;16 周胎龄以下或重量不足 500g 的胚胎组织等;确诊、疑似传染病或携带传染病病原体的产妇的胎盘。

4. 药物性废物是指过期、淘汰、变质或者被污染的废弃的药物。包括废弃的一般性药物;废弃的细胞毒性药物和遗传毒性药物;废弃的疫苗及血液制品。

5. 化学性废物是指具有毒性、腐蚀性、易燃性、反应性的废弃的化学物品。列入《国家危险废物名录》中的废弃危险化学品,如甲醛、二甲苯等;非特定行业来源的危险废物,如含汞血压计、含汞体温计,废弃的牙科汞合金材料及其残余物等。

在医学实验室的废弃物主要是感染性废物、损伤性废物、病理性废物和化学性废物。

（二）实验室废弃物的处理流程

1. 感染性废物　微生物实验室产生的各种含病原体的培养基、标本和菌种、毒种保存液等高危废物，应放入耐高压的黄色塑料袋内，再放在防渗漏的容器里面进行高压灭菌或其他方法灭菌，然后按感染性废物处理，交由有资质的机构集中处理。

2. 损伤性废物　产生后立即放入防刺、防渗漏的硬质容器中，然后再放入有明显标识的医用垃圾袋中，注射针头、手术刀、破碎玻璃等锐器用过后不应再重复利用，应收集在带盖的不易刺破的容器中。当达到容量的 3/4 时，由专人收集到暂存点，交由有资质的机构集中处理。

3. 病理性废物　病理切片后废弃的人体组织、病理蜡块，废弃的医学实验动物的组织和尸体需放入黄色医疗废物垃圾袋中，防腐或低温暂存，交由有资质的机构处理。

4. 药物性废物　按种类集中收集并登记，退回生产厂家或交由有资质的机构处理。

5. 化学性废物　如乙醇、二甲苯等，需使用专用废液贮存桶，粘贴标签并注明主要成分，分类存放，到一定量后交由有资质的机构处理。

第七节　感染性物质的包装与运输

目前，各种已知的和未知的疫情不断发生，一些病原体对人类和其他生物的危害往往是未知的。由于科技的进步及科学研究的需要，感染性物质的运输量逐年增加，因此采取合适的包装保证此类危险货物的运输安全尤为重要。

一、感染性物质的分类

国际民航组织（International Civil Aviation Organization，ICAO）出版发行的《危险物品航空安全运输技术细则》将感染性物质分为 A 类感染性物质和 B 类感染性物质。

（一）A 类感染性物质

A 类感染性物质是指在某种形式的运输过程中，当发生泄漏时，会对与之接触的健康人或动物造成永久性伤残、生命危险或致命疾病的一类感染性物质。其中，造成人类或人类与动物共患疾病的感染性物质归为 A 类，UN 2814（联合国编号），仅造成动物疾病的感染性物质归为 A 类，UN 2900（联合国编号）。《人间传染的病原微生物名录》中的第一类、第二类高致病性病原微生物均属于 A 类感染物质。第三类病原微生物中的登革热病毒培养物、乙型肝炎病毒培养物、塞姆利基森林病毒、水疱性口炎病毒、肉毒梭菌也归为 A 类感染性物质。

（二）B 类感染性物质

未达到 A 类标准的感染性物质如除上述 5 种以外的第三类病原微生物均属于 B 类感染性物质。B 类感染性物质应归为 UN 3373（联合国编号）。

二、感染性物质的包装

在运输感染性物质的过程中，需按规定选择三层包装，具有防渗漏、防溢洒、防水、防破损、防外泄、耐高温、耐高压的特点，可防止因包装损坏而造成感染性物质对环境的污染和人群的危害。

1. 内层包装（主容器）　指装载标本的内层容器，可以采用玻璃、金属或塑料等材料，需防水、防漏并贴上标注内容物的标签。主容器务必包装在辅助包装中，保证在正常的运输条件下不易发生破损、刺穿或内容物泄漏，还要使用适当的衬垫材料将主容器安全地固定在辅助容器中。

2. 第二层包装（辅助容器）　用于保护内层容器，具有防水、防漏的特征。辅助容器内要放置足量的吸收性材料，在内层容器打破或泄漏时可吸收溢出的所有液体。

3. 外层包装（外包装）　在运输途中保护辅助容器避免受到物理性损坏。外层包装应有清晰的发货人、收货人信息和感染性物质的详细信息，包括感染性物质的特征描述。

三、感染性物质的运输规定

（一）A 类感染性物质的运输

申请运输高致病性病原微生物菌(毒)种或样本的单位(以下简称申请单位),在运输前应当向省级卫生行政部门或兽医主管部门提出申请,并提交相关申请材料,办理准运证书,方可运输。

1. 办理《可感染人类的高致病性病原微生物菌(毒)种或样本准运证书》(以下简称准运证书)所需材料。

（1）由申请单位提供下列文件:

1）可感染人类的高致病性病原微生物菌(毒)种或样本运输申请表;

2）申请单位的法人资格证明材料(复印件);

3）容器或包装材料的批准文号、合格证书(复印件)或者高致病性病原微生物菌(毒)种或样本运输容器或包装材料承诺书。

（2）由接收高致病性病原微生物菌(毒)种或样本的单位(以下简称接收单位)提供下列文件材料:

1）接收单位的法人资格证明材料(复印件);

2）接收单位同意接收的证明文件(原件);

3）接收单位出具的卫生部颁发的《从事高致病性病原微生物实验活动实验室资格证书》(复印件);

4）接收单位出具的有关政府主管部门核发的从事人间传染的高致病性病原微生物或者疑似高致病性病原微生物实验活动、菌(毒)种保藏、生物制品等的批准文件(复印件)。

在固定的申请单位和接收单位之间,如需多次运输相同品种的高致病性病原微生物菌(毒)种或样本,可以申请多次运输,有效期为 6 个月;期满后仍需继续运输,需重新提出申请。

2. 审批流程

（1）在省(自治区、直辖市)行政区域内运输:申请单位向省级卫生行政部门或兽医主管部门提交申请材料,对申请材料齐全或符合法定形式的,审核部门应即时受理;反之,应即时出具申请材料补正通知书。已受理的申请在 5 个工作日内批复:符合法定条件的,颁发《准运证书》;反之,出具不予批准的决定并说明理由。

（2）跨省(自治区、直辖市)运输或运往国外:申请单位向运输出发地省级卫生行政部门或兽医主管部门提交申请材料进行初审;对符合要求的,审核部门在 3 个工作日内出具初审意见,并上报卫生部审批。卫生部应自收到材料后 3 个工作日内批复:符合法定条件的,颁发"准运证书";反之,出具不予批准的决定并说明理由。

（3）向国家疾控中心运送:在发生传染病暴发、流行或突发公共卫生事件时,需向国家疾控中心运送高致病性病原微生物菌(毒)种或样本的,由申请单位直接向国家疾控中心提出申请,经国家疾控中心审批;符合法定条件的,颁发"准运证书";反之,出具不予批准的决定并说明理由。国家疾控中心应在 3 个工作日内将审批情况向卫生部备案。

3. 运输的实施

（1）申请单位包装要求:申请单位需要在相应级别的生物安全实验室的生物安全柜内对高致病性病原微生物菌(毒)种或样本进行包装,包装时要核对高致病性病原微生物菌(毒)种或样本的种类和数量,仔细检查容器及包装是否符合生物安全要求,所有容器和包装的标签及运输登记表是否完整无误,容器放置方向是否正确。

（2）运输人员要求:运输高致病性病原微生物菌(毒)种或样本,应由专人护送,护送人员不得少于 2 人。申请单位应对护送人员进行相关的生物安全知识培训,并在护送过程中采取相应的防护措施。承运单位还应与护送人共同采取安保措施,确保所运输的高致病性病原微生物菌(毒)种或者样本的安全,严防发生被盗、被抢、丢失、泄漏事件。

（3）运输的途径:运输高致病性病原微生物菌(毒)种或者样本,首选陆路运输;没有陆路通道,必须经水路运输的,可以通过水路运输;不得通过公共电(汽)车和城市铁路运输病原微生物菌(毒)种或者样本。紧急情况下或者需要将高致病性病原微生物菌(毒)种或者样本运往国外的,可以通过民用航空运输,申请单位应凭省级以上卫生行政部门、兽医主管部门或国家疾控中心颁发的"准运证书"到民航部门办理手续。托运人需按法律法规对高致病性病原微生物菌(毒)种或者样本进行正确分类、包装、加标记、贴标签并提交正确填写的危险品航空运输文件,交由民用航空主管部门批准的航空承运人和机场实施运输。如需由未经批准的航空承运人和机场实施运输的,应当经民用航空主管部门批准。

4. 接收单位开启包装 当高致病性病原微生物菌(毒)种或样本送达接收单位后,接收单位应在相应级别的生物安全实验室的生物安全柜内开启包装,开启前应检查包装的完整性,核对高致病性病原微生物菌(毒)种或样本的种类和数量,予以登记,并向申请单位开出接收回执。在运输完成后,申请单位应向原审批部门书面报告运输情况。

5. 感染性物质运输途中溢洒的应急预案 当发生感染性或潜在感染性物质溢出时,应采用下列溢出清除规程:

(1)戴手套,穿防护服,必要时使用防护眼镜和面罩。

(2)使用布或纸巾覆盖并吸收溢出物。

(3)向纸巾上倾倒适当的消毒剂,并立即覆盖周围区域(通常可以使用 5% 漂白剂溶液;如在飞机上发生溢出时,应使用季铵盐类消毒剂)。

(4)使用消毒剂时,从溢出区域的外围开始,朝中心进行处理。

(5)根据溢出物质的危害等级选择消毒剂的作用时间,消毒后清理所有污染物。如果含有碎玻璃或其他锐器,则需使用簸箕或硬的厚纸板收集,并将他们置于防漏、防穿透的废弃物处理容器中。

(6)对溢出区域再次清洁并消毒(如有需要可重复 2~5 步),将污染材料置于防漏、防穿透的废弃物处理容器中。

(7)在消毒完成后,通知主管部门污染清除工作已经完成。

(二)B 类感染性物质的运输

无须向相应级别的卫生行政部门或兽医主管部门提交申请,其他情况需参照 A 类感染性物质的标准。

第八节 实验室诊断的质量控制

实验室诊断的质量控制是保证实验室检测结果精准、有效、可靠的重要手段,因此,实验室应根据自身情况,自发地、有计划地、针对性地举办或参加各类质量控制活动,对数据加以统计分析,找到自身不足之处并加以改进,使实验室管理更加完善、诊断能力不断提高。

一、实验室内部质量控制(internal quality control,IQC)

实验室内部质量控制可有效监控实验室内部的检测过程,排除检测环节中导致不满意、可疑的因素,从而使检测结果准确、可靠。常见的实验室内部质量控制的方法有平行性测定、空白试验、留样再测、加标回收率试验、实验室内比对、控制品使用等。

(一)平行性测定

平行性测定,即重复测定,是指在同一条件下,对同一样品进行多次测定,可减少测定过程中的随机误差。比较样品测定结果的符合程度,当符合标准方法的要求时,测定结果取其平均值。

(二)空白试验

空白试验,是指不加待测样品,在检测待测样品的同一条件下所检测得到的结果,即空白值。空白值反映了测试系统的本底,包括测试仪器的噪声、环境及操作过程中的污染、试剂中的杂质等因素对检测结果产生的综合影响,一般可直接扣除。若空白值超过规定限值时,将直接影响方法检出限和检测结果的准确性,这时空白值不能被忽略,需进行控制。

(三)留样再测

留样再测,是指根据计划调取既往留样,由检测人员对样品进行再次检测。比较前后两次检测结果的符合程度。若两次结果的差异符合评价要求,则说明实验室该项目的检测能力持续有效;若不符合,应分析原因,纠正错误,必要时追溯前期的检测结果,留样再测实际上也属于实验室内比对。

(四)加标回收率试验

加标回收率试验,指在被测样品的空白样品基体中或是在已知被分析物含量的样品中加入定量的标准物质,按待测样品的处理方法进行检测,比较标准物质结果与理论值的符合程度。通常情况下,可以反映出本次检测前处理及检测过程的总体质量水平。回收率可用于评价定量分析结果的准确度,回收率越接近100%,定量分析结果的准确度就越高。

(五) 实验室内比对

实验室根据自身情况制订实验室内部比对计划,计划应尽可能覆盖所有常规检测项目和全体检测人员,并满足对检测有效性和结果准确性的质量控制要求,最后由组织比赛的人员将结果进行汇总、统计、分析和评价。实验室内比对主要包括了实验人员、设备、检测方法的比对。

1. 实验室人员比对　由不同的实验人员对同一样品在同条件下,即使用同一方法,在同一检测设备上完成检测项目,比对检测结果的符合程度,从而判定实验人员的操作能力的准确性、稳定性和有效性。比对时,应尽量选择检测环节复杂及手动操作步骤多的比对项目,同时实验人员之间的操作也要相互独立,互不干扰。通常情况下,实验室对新上岗人员的监督频次应高于正常在岗人员,且比对时最好以本实验室经验丰富或实验稳定性高的实验人员所检测的结果作为参考值。

2. 实验室设备比对　同一实验人员使用不同设备,对同一样品使用同一方法进行检测,比对检测结果的符合程度,从而判定设备性能的可比性。在实验室拥有不同设备时,当某台设备在能力验证时获得满意结果,则可用其来衡量其他检测设备的可信度。

3. 检测方法比对　严格按照实验室技术负责人制定的检测程序执行检测工作流程,保证检测方法在有效的控制范围内,优先选择国家标准、行业标准、地方标准。同一检测人员对同一样品采用不同的检测方法,用于检测同一项目,比对检测结果的符合程度,判定其可比性,以验证检测方法的可靠性。主要用于考察不同的检测方法之间存在的系统误差,监控检测结果的有效性,也可用于对实验室选用的非标方法的确认。

(六) 控制品

控制品是指专门用于质量控制的标本或溶液。选择合适的控制品,可监控检测系统的可靠性,并将其性能保持在既定范围内。控制品性能包括以下几点:基体效应、稳定性、瓶间差、定值和非定值、分析物水平等。

1. 基体效应　制备控制品所用的基础材料一般来源于人或动物的血清或其他体液,因处理和保存的需要,控制品中还需添加某些化学物质或防腐剂等材料。在对检测物进行检测时,处于该检测物周围的其他成分组合,就是该检测物的基体。因这些成分组合的存在,对分析物在检测时的所产生影响称为基体效应。理想的控制品应和检测样本具有相同的基体状态,两者在检测时具有相同的表现,不存在基体效应的差异。

2. 稳定性　是控制品的重要性能指标。稳定性好的控制品,变化很缓慢,常规的检测手段一般反映不出其变化。在规定的保存条件下,稳定性好的控制品至少可以稳定1~2年,如可能,最好采购同一批次的控制品至少1年的用量。

3. 瓶间差　在日常控制中,控制品检测结果的变异是由检测系统的不精密度和更换控制品产生的瓶间差造成的。只有将瓶间差控制到最小,检测结果的变异才能最大限度地反映日常实验操作的不精密度。控制品有冻干品或液体两种,使用冻干品时需注意标准化复溶操作,务必严格按照说明书操作,否则在复溶时,又会引入新的瓶间差。液体控制品,无须复溶,可避免新的瓶间差引入,但价格昂贵,并有较多添加物,可能会增加某些检测项目的基体效应。

4. 定值和非定值控制品　某些控制品经过控制品的检测程序,其检测结果经统计分析后定值,并标出检测项目检测结果的预期范围,标示的值通常包括了一些常规分析方法的均值和标准差。这些经过定值检测程序的控制品就是定值控制品;没有经过定值检测程序的控制品,即为非定值控制品。因此,两种控制品的质量是一样的。对于实验室而言,不论使用哪种控制品,都必须建立自己检测系统的均值和标准差,并在日常的质量控制工作中加以运用。

5. 分析物水平　只进行1个水平的控制品检测,只说明该水平附近的样品检测质量符合标准,但难以说明远离该水平的检测质量是否也符合标准。因此同时做2个或更多水平的控制品检测,可反映较宽范围内的质量是否符合要求,这样的质量控制工作更加科学和实用。因此在选择控制品时,应首选有几个浓度的、浓度分布足够宽的及有参考区间上下限值的控制品。

6. 控制品使用前的准备工作　实验人员在使用前必须认真阅读控制品的使用说明书,明确要求后再开始使用,并注意标准化操作。

7. 质控图　实验室将控制品与待检标本同时测定,并将控制品的结果标注在质控图上,然后观察该结果是否超过控制限来判断该批结果是否失控。常用的质控图有 Levey-Jennings 质控图、Westgard 质控图和 Z-分数图等。

二、实验室外部质量控制（external quality control, EQC）

实验室外部质量控制就是利用实验室以外的质量控制手段来保证检测结果有效、准确所采取的方式,是对内部质量控制活动的有效补充和考核,一般分为能力验证、实验室间比对及测量核定。

（一）能力验证

能力验证活动是利用实验室间比对,按照预先制订的准则评价实验室检测能力,是验证实验室加入和维持国际实验室相互承认协议的必要条件之一。能力验证活动一般以下 3 种:中国合格评定国家认可委员会（China National Accreditation Service for Conformity Assessment, CNAS）、亚太地区实验室认可合作组织（Asia Pacific Laboratory Accreditation Cooperation, APLAC）等实验室认可机构组织的能力验证活动,国内行业主管部门组织的能力验证活动及能力验证提供者组织的能力验证活动。如国家卫生健康委临床检验中心每年组织的全国寄生虫形态学检查室间质量评价（能力验证）活动。实验室报名参与验证,领取检测样品,按照指定的方案完成检测,在规定的时间内提交检测结果及相关资料,机构汇总检测结果进行统计分析,再出具能力验证结果报告,结果报告有三种:①不满意结果,实验室应暂停相应项目的检测,从多方面分析原因、采取相应的纠正措施,并验证改正措施的有效性;②可疑结果,实验室应对相应项目进行风险评估,必要时采取预防或纠正措施。③满意结果,说明实验室相应项目的检测能力持续有效。参加能力验证是一种非常有效的外部质量控制方式,不仅可以确定和监控实验室的检测能力,还能有效识别实验室存在的问题。但是能力验证受年度计划的制约,同时实验室某些检测项目不在计划之内而也无法进行能力认证,这时需要开展实验室间比对活动来补充。

（二）实验室间比对

实验室间比对是指按照预定的条件,由两个或多个实验室对相同或类似的检测项目进行检测的比对活动,汇总检测结果予以分析、评价。通过开展实验室间比对,实验室可及时发现日常工作的漏洞与问题,找出与其他实验室之间的差距。与能力验证比较,实验室间比对的灵活性、可执行性更强,可作为实验室外部质量控制的常用手段。

（三）测量审核

实验室按认可的方法对待测样品进行检测,将实验室的检测结果与参考值进行比较的活动就是测量审核,该参考值通常由国家计量院提供。测量审核的结果是 CNAS 判断实验室能力的重要技术依据,是能力验证的有效补充。

（麦璟莹）

参 考 文 献

［1］ 叶冬青. 实验室生物安全［M］. 北京:人民卫生出版社,2020.

［2］ 丘丰,张红. 实验室生物安全基本要求与操作指南［M］. 北京:人民卫生出版社,2020.

［3］ 陈献雄. 基础医学实验室安全知识教程［M］. 北京:科学出版社,2018.

［4］ 徐丽,董磊. 大学实验室管理对学生安全的重要性［J］. 现代职业教育,2017,25:168.

［5］ 魏秋华. 生物安全实验室消毒与灭菌［J］. 中国消毒学杂志［J］. 2015,32（1）:55-58.

［6］ 区伟珍. 浅谈实验室质量控制的方法［J］. 广东化工,2015,42（297）:116,83.

［7］ WESTGARD. 医学实验室质量控制实验基础［M］. 上海:上海科学技术出版社,2015.

［8］ 和彦苓. 实验室安全与管理［M］. 北京:人民卫生出版社,2015.

［9］ 刘胜利. 动物虫媒病与检验检疫技术［M］. 北京:科学出版社,2011.

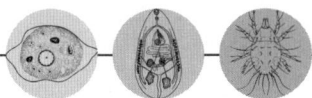

A

E

G

2272 | 附录一 中英文名词索引

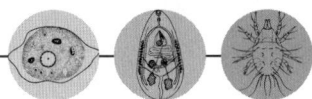

人体寄生虫学实验常用试剂名称

人体寄生虫学实验研究时,常会遇到一种试剂有两个及以上名称,给试剂的选用带来"窘境",本表采用试剂正名的首字笔画排序编制,以便于读者在实际工作中参考。

人体寄生虫学实验常用试剂名称一览表

正名	别名	英文名	化学式	相对分子质量	颜色与性状
			1~2 画		
乙二胺四乙酸	依地酸	Ethylene Diamine Tetraacetic Acid(EDTA)	$C_{10}H_{16}N_2O_8$	292.24	白色粉末
乙二醛	草酸醛,草醛	Glyoxal	$C_2H_2O_2$	58.04	白色或灰白色结晶粉末
β-巯基乙醇	巯基乙醇,2-巯基乙醇	β-Mercaptoethanol	C_2H_6OS	78.13	无色透明液体
乙酸	醋酸,冰醋酸	Acetic acid	CH_3COOH	60.05	无色透明液体
乙酸钠	醋酸钠	Sodium acetate	CH_3COONa	82.03	白色结晶性粉末
乙酸钾	醋酸钾	Potassium acetate	CH_3COOK	98.14	白色粉末状
乙酸铵	醋酸铵	Ammonium acetate	CH_3COONH_4	77.08	白色晶体
乙醇	酒精	Ethyl alcohol	C_2H_6O	46.07	无色透明液体
乙醇钠	乙氧基钠,乙醇钠盐,乙氧钠	Sodium ethoxide	C_2H_5ONa	68.05	白色或微黄色吸湿性粉末
乙醚	二乙醚,乙氧基乙烷	Ethyl ether	$C_2H_5OC_2H_5$	74.12	无色透明液体
十二水硫酸铝钾	明矾	Aluminum potassium sulfate dodecahydrate Kalinite	$KAl(SO_4)_2 \cdot 12H_2O$	474.39	无色立方晶体,外表常呈八面体
二甲胂酸钠	二甲基砷酸钠,钴酸钠,卡可地钠	Cacodylic acid sodium salt trihydrate	$C_2H_{12}AsN_aO_5$	214.02	白色结晶粉末或晶体
二氯二甲基硅烷	二氯二甲基硅,二甲基二氯硅烷	Dichlorodimethylsilane	$C_2H_6Cl_2Si$	128.09	无色液体
二硫苏糖醇	1,4-二硫苏糖醇	Dithiothreitol	$C_4H_{10}O_2S_2$	154.25	白色固体
丁酸	正丁酸,酪酸	Butyric acid	$C_4H_8O_2$	88.11	无色油状液体
			3~4 画		
三氧化二砷	砒霜,白砒,亚砷酸酐	Arsenic trioxide	As_2O_3	197.84	白色霜状粉末
三氯乙酸	三氯醋酸	Trichloroacetic acid(TCA)	$C_2HCl_3O_2$	163.39	无色晶体

续表

正名	别名	英文名	化学式	相对分子质量	颜色与性状
三氯甲烷	氯仿	Trichloromethane	$CHCl_3$	119.38	无色透明液体
山梨糖醇	山梨醇	Sorbitol, D-Glucitol, Sorbol, D-Sorbitol	$C_6H_{14}O_6$	182.17	白色结晶性粉末
三硝基苯酚	苦味酸,2,4,6-三硝基苯酚	Trinitrophenols	$C_6H_3N_3O_7$	229.1	无色至黄色针状结晶
水合氯醛	水合三氯乙醛,2,2,2-三氯-1,1-乙二醇	Chloral hydrate	$CCl_3CH(OH)_2$	165.40	白色结晶粉末
卡那霉素		Kanamycin	$C_{18}H_{36}N_4O_{11}$	484.50	
五氧化二砷	砷酸酐,五氧化砷,氧化砷	Arsenic(V)oxide	As_2O_5	229.84	白色无定形固体
孔雀石绿	苯胺绿	Malachite green	$C_{23}H_{25}ClN_2$	364.91	绿色有金属光泽晶体

5 画

正名	别名	英文名	化学式	相对分子质量	颜色与性状
对二甲苯		para-xylene, 1,4-dimethyl-benzene P-Xylene	C_8H_{10}	106.17	无色液体,低温时成片状或棱柱体结晶。
正丁醇	丙原醇,1-丁醇	1-Butanol	$CH_3(CH_2)_3OH$	74.12	无色透明液体
丙三醇	1,2,3-丙三醇,甘油	Glycerol	$C_3H_8O_3$	92.09	无色透明黏稠液体
对苯二酚	氢醌	Hydroquinone	$C_6H_6O_2$	110.11	白色针晶
甲苯胺蓝	氯托洛宁	Toluidine blue	$C_{28}H_{20}N_2O_{10}S_2 \cdot 2Na$	656.62	深绿色粉末
四环素		Tetracycline	$C_{22}H_{24}N_2O_8$	444.45	黄色晶体
生物素	维生素 H,D-生物素,VH	Vitamin H	$C_{10}H_{16}N_2O_3S$	244.30	无色长针状结晶
加拿大树胶	加拿大中性树胶	Canadabalsam			
甲基绿		Methyl green	I式:$C_{26}H_{33}Cl_2N_3$	458.49	绿色结晶带金黄色光泽或淡绿色粉末
甲基绿		Methyl green	II式:$C_{27}H_{35}BrClN_3$	516.98	绿色粉末
甲紫	龙胆紫,结晶紫,甲基紫、碱性紫 3	Basic violet 3	$C_{24}H_{28}N_3Cl$	407.99	紫色
丙酮	二甲基酮,二甲酮,木酮,醋酮	Acetone	CH_3COCH_3	58.08	无色透明液体
甲酰胺	氨基甲醛	Formamid	CH_3NO	45.04	无色透明液体
四硼酸钠	硼砂	Sodium tetraborate	$Na_2B_4O_7$	201.22	无色晶体的白色粉末
甲酸	蚁酸	Formic acid	CH_2O_2	46.03	无色透明发烟液体,有强烈刺激性气味
甲醇	羟基甲烷,木醇,木精	Methanol	CH_4O	32.04	无色液体
丙醇	天然正丙醇,正丙醇,1-丙醇	1-Propanol	C_3H_8O	60.10	无色液体

续表

正名	别名	英文名	化学式	相对分子质量	颜色与性状
甲醛	蚁醛	Formaldehyde	CH_2O	30.03	无色气体

6~7 画

正名	别名	英文名	化学式	相对分子质量	颜色与性状
异丙醇	二甲基甲醇,2-丙醇	propan-2-ol	C_3H_8O	60.10	无色透明液体
异戊醇	3-甲基-1-丁醇	Isoamyl alcohol	$C_5H_{12}O$	88.15	无色液体
亚甲基蓝	碱性湖蓝,次甲基蓝,亚甲蓝	methylene blue	$C_{16}H_{18}ClN_3S$	319.85	深绿色青铜光泽结晶或粉末
伊红	曙红	Eosin Y	$C_{20}H_6Br_4Na_2O_5$	691.86	红色粉末
亚铁氰化钾	六氰铁（Ⅱ）酸钾	Potassium hexacyanoferrate（Ⅱ）	$K_4Fe(CN)_6$	368.34	黄色结晶性粉末
吖啶橙	碱性橙 14;3,6-双(二甲氨基)吖啶	Acridine orange	$C_{17}H_{19}N_3$	265.35	橙色粉末
过硫酸钾	过二硫酸钾	Potassium persulfate	$K_2S_2O_8$	270.32	白色晶体
过硫酸铵	过二硫酸铵	Ammonium persulphate	$(NH_4)_2S_2O_8$	228.20	白色结晶性粉末
过硼酸钠		Sodium peroxyborate	$NaBO_3$	81.80	白色粒状的粉末
邻二甲苯	1,2-二甲基苯,邻间二甲苯	Ortho-xylene、1,2-dimethylbenzene	$C_6H_4(CH_3)_2$	106.17	无色透明液体
间二甲苯	1,3-二甲苯	m-Xylene	C_8H_{10}	106.17	无色透明液体
苏木素	苏木色素,苏木精	Hematoxylin	$C_{16}H_{14}O_6$	302.28	褐色结晶粉末
邻苯二酚	儿茶酚,1,2-苯二酚	Catechol	$C_6H_6O_2$	110.11	白色针晶
间苯二酚	1,3-苯二酚	Resorcinol	$C_6H_6O_2$	110.11	白色针晶
尿素	脲,碳酰胺	Urea,carbamide	CH_4N_2O 或 $CO(NH_2)_2$	60.06	无色或白色针状或棒状结晶体

8~10 画

正名	别名	英文名	化学式	相对分子质量	颜色与性状
苯	安息油	Benzene,benzol,benzeen	C_6H_6	78.11	无色透明液体
阿拉伯胶	阿拉伯树胶,金合欢胶	Acacia senegal		22万~30万	琥珀色颗粒
苯酚	石炭酸,酚,羟基苯	Phenol	C_6H_5OH	94.11	无色或白色晶体,在空气中及光线下变为粉红色
乳酸	α-羟基丙酸,2-羟基丙酸	2-Hydrobromic acid 或 lactic acid	$C_3H_6O_3$	90.08	无色或微黄色黏性液体
氢氧化钠	烧碱,火碱,固碱,苛性苏打,苛性钠	Sodium hydroxide	$NaOH$	40.0	无色透明晶体
氢氧化钾	苛性钾	Potassium hydroxide	KOH	56.11	白色粉末或片状固体
氨苄西林	氨苄青霉素、安比西林	Ampicillin	$C_{16}H_{19}N_3O_4S$	349.41	白色结晶性粉末

续表

正名	别名	英文名	化学式	相对分子质量	颜色与性状
哌啶	六氢吡啶、氮杂环己烷、一氮六环	Piperidine	$C_5H_{11}N$	85.15	无色液体
重铬酸钾	红矾钾	Potassium dichromate	$K_2Cr_2O_7$	294.19	橙红色三斜晶体或针状晶体
重铬酸铵	红矾铵,氮氢红矾	Ammonium dichromate	$(NH_4)_2Cr_2O_7$	252.07	橘黄色单斜结晶
亮绿 SF	酸性绿 5	Light Green SF Yellowish	$C_{37}H_{34}N_2Na_2O_9S_3$	792.86	深紫色粉末,晶体或结晶粉末
柠檬酸钠	枸橼酸钠	Trisodium citrate dihydrate	$C_6H_5Na_3O_7$	258.07	白色或无色粉末
氨水	阿摩尼亚水	Ammonia	$NH_3(aq)$		无色透明液体
氧化汞	氧化汞(Ⅱ)	Mercury oxide	HgO	216.6	黄色或红色粉末
酒石酸锑钾	酒石酸氧锑钾,吐酒石	L-Antimony potassium tartrate	$C_8H_4K_2O_{12}Sb_2$	613.83	无色透明结晶体或白色粉末
胭脂红	丽春红 4R,色素 1 号	Ponceau 4r, carmine	$C_{20}H_{11}O_{10}N_3S_3Na_3$	604	红色至深红色均匀颗粒或粉末
高碘酸	过碘酸	periodic acid	H_5IO_6	228	无色或白色结晶
高锰酸钾	灰锰氧,PP 粉,过锰酸钾	Potassium permanganate	$KMnO_4$	158.03	黑紫色结晶
盐酸	氢氯酸	Hydrochloric acid	$HCl(aq)$	36.46	无色至淡黄色清澈液体

11~12 画

正名	别名	英文名	化学式	相对分子质量	颜色与性状
蛋白酶 K		Proteinase K	$C_{29}H_{27}N_2O_{12}P$	28.9kDa	溶液为无色透明
氯化汞	氯化高汞,二氯化汞,升汞	Mercury dichloride	$HgCl_2$	271.5	白色结晶性粉末
氯化钠	食盐	Sodium chloride	$NaCl$	58.44	无色晶体或白色粉末
氯化钴	二氯化钴	Cobaltous chloride	$CoCl_2$	129.84	蓝色结晶状粉末
氯化铜	无水氯化铜,二氯化铜	Cupric chloride	$CuCl_2$	134.45	黄棕色粉末
氯化铯		Cesium chloride	$CsCl$	168.36	无色立方晶体
氯化镁	无水氯化镁	Magnesium chloride	$MgCl_2$	95.21	无色片状晶体
铵明矾		Tschermigite	$NH_4Al(SO_4)_2 \cdot 12H_2O$	237.15	无色玻璃状结晶白色颗粒或粉末
琼脂糖	琼胶素,琼胶糖	Agarose	$C_{24}H_{38}O_{19}$	630.55	白色或黄色珠状凝胶颗粒或粉末
偏硅酸钠	无水偏硅酸钠	Sodium metasilicate	Na_2SiO_3	122.07	无色晶体
偶氮胭脂红 B	偶氮洋红 B	Azocarmine B	$C_{28}H_{17}N_3Na_2O_9S_3$	681.62	红棕色固体

续表

正名	别名	英文名	化学式	相对分子质量	颜色与性状
焦亚硫酸钠	偏二亚硫酸钠,偏重亚硫酸钠	Sodium pyrosulfite	$Na_2S_2O_5$	190.09	白色结晶性粉末
葡萄糖	(2R,3S,4R,5R)-2,3,4,5,6-五羟基己醛,玉米葡糖	Glucose	$C_6H_{12}O_6$	180.16	白色结晶性颗粒或晶粒状粉末
硝酸		Nitric acid	HNO_3	63.01	纯硝酸为无色液体、浓硝酸为淡黄色液体
硫酸		Sulfuric acid	H_2SO_4	98.078	透明无色液体
硫酸氢钠	酸式硫酸钠	Sodium bisulfate	$NaHSO_4$	120.06	白色单斜晶体
硝酸钾	土硝,火硝,硝石,盐硝	Potassium nitrate	KNO_3	101.10	无色透明晶体或白色粉末

13 画及以上

正名	别名	英文名	化学式	相对分子质量	颜色与性状
碘		Iodine	I_2	253.80	紫黑色闪亮晶体
碘化汞钾	碘化钾汞(Ⅱ)	Nessler'S	$K_2(HgI_4)$	786.40	无色晶体
溴化乙锭	EB	Ethidium bromide	$C_{21}H_{20}BrN_3$	394.32	粉末
聚丙烯酰胺		Polyacrylamide,Polyacrylic amide,PAM	$(C_3H_5NO)_n$	$1 \times 10^4 - 2 \times 10^7$	白色或浅黄色粉末或小颗粒
硼砂	月石,十水硼酸钠	Borax	$Na_2B_4O_7 \cdot 10H_2O$	381.37	无色半透明结晶白色结晶粉末
硼酸	原硼酸	Boric acid	H_3BO_3	61.83	白色粉末状结晶或鳞片状带光泽结晶
碘酸钠	无水碘酸钠	Sodium iodate	$NaIO_3$	197.89	白色菱形结晶或晶状粉末
聚乙二醇		Polyethylene glycol,PEG	$HO(CH_2CH_2O)_nH$		无色黏稠液体至蜡状固体
聚乙烯醇	PVA	Polyvinyl alcohol vinylalcohol polymer	$[C_2H_4O]_n$		白色或微黄色絮片状、颗粒状、粉末状固体
漂白粉	主要成分:次氯酸钙,氢氧化钙,氯化钙	Calcium hypochlorite			白色或灰白色粉末或颗粒
碱性品红	盐基品红,碱性新品红	Fuchsin basic	$C_{20}H_{20}ClN_3$	337.85	黄绿闪光结晶块或砂状
碳酸氢钠	小苏打,重碳酸钠、酸式碳酸钠	Natrium bicarbonate	$NaHCO_3$	84.01	白色晶体粉末

续表

正名	别名	英文名	化学式	相对分子质量	颜色与性状
麝香草酚	百里酚;2-异丙基-5-甲基苯酚;3-羟基对异丙基甲苯	Thymol	$C_{10}H_{14}O$	150.22	白色晶体或粉末
磷酸二氢钠	酸性磷酸钠;磷酸一钠	Sodium dihydrogen phosphate	NaH_2PO_4	119.96	白色结晶性粉末
磷酸氢二钠	磷酸一氢钠	Dibasic sodium phosphate	Na_2HPO_4	141.96	白色粒状的粉末
磷酸钙	磷酸三钙	Calcium phosphate tribasic	$Ca_3(PO_4)_2$	310.18	白色晶体或无定形粉末

（王少圣　湛孝东）

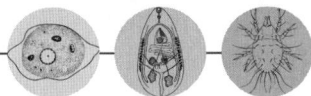

寄生虫标本制作常用的固定液、保存液、染色液和封固液

寄生虫标本制作过程包括标本采集、保存、处死、固定、硬化、洗涤、脱水、染色、透明、封片等步骤,在这一过程中固定液、保存液、染色液和封固液的配制、使用与保存是标本制作的重要环节。本附录介绍的固定液、保存液、染色液和封固液等液体配制的配方、配法、用途和注意事项,对从事寄生虫学教学、科研和寄生虫病预防控制工作的人员具有重要的参考价值。准确掌握这些液体配制的基本知识与技能,将有利于提高寄生虫学研究的技术水平。

一、常用固定液

固定是寄生虫标本制作过程中要经过的重要步骤。固定的目的:①使标本(寄生虫或宿主组织器官等)的形态结构和组织成分被化学试剂固定下来,防止组织细胞自溶和腐败;②凝固细胞内的蛋白质、脂肪、糖、酶等物质,使其产生不同的折光率,染色后细胞的结构易于识别;③有些固定剂可与细胞的蛋白质结合,也可与染料结合,有助于细胞着色;④固定剂还具有增强标本硬度的作用。

标本固定可采取加热、冰冻或干燥等物理方法,也可采用某些化学试剂进行固定。由于生物标本结构和成分非常复杂,单一固定剂的固定效果往往不如混合固定剂。每种固定剂各有其优缺点,与后续的染色质量也有密切关系,宜针对拟用的染色液来选择合适的固定剂。

固定剂可分为还原剂(乙醇、甲醛、甲醇等)和氧化剂(苦味酸、重铬酸钾、锇酸等)两类,两者一般不可混合使用。乙醇、苦味酸(三硝基苯酚)、升汞(氯化汞)等可使蛋白质沉淀;甲醛、重铬酸钾等不能沉淀蛋白质。良好固定剂须具备的条件:①穿透组织的速度快;②使细胞内的成分(蛋白质等)凝固成为不溶解和不变形的物质;③使虫体及组织保持原来大小;④硬化组织的程度适中,便于制作标本;⑤能增加细胞内含物的折光率,利于鉴别;⑥增强媒染作用及染色能力,且具有保存作用。因此,应根据标本的性质和制作目的选择合适的固定剂。

固定后的标本放入容器里保存时,在容器外面须贴上标签,并在标本放入溶液同时投入相应的标签,以免互相混淆。标签上注明固定剂、标本来源、日期等,文字应用黑色铅笔或绘图黑墨水书写。

(一) 乙醇(ethanol)固定液

1. 配方

(1)乙醇:俗称乙醇,是一种还原剂,无色透明,易挥发,易燃烧。乙醇易被氧化为乙醛,甚至氧化为乙酸,故不宜与三氧化铬、重铬酸钾和锇酸等氧化剂合用。浓度 50% 以上乙醇能溶解脂肪及凝脂,故用乙醇配成的固定液不宜固定脂类材料。

(2)蒸馏水:自来水经过蒸馏工艺得到的纯净水,即自来水加热蒸发为水蒸气,水蒸气冷凝为水。蒸馏水不同于离子水、自来水等其他水,但目前亦可用纯水替代蒸馏水。

2. 配法 乙醇与蒸馏水依据固定标本需要,能与水在任何比例下混合,配制成任意比例的乙醇固定液。乙醇固定液通常采用的浓度为 70%~100%。

3. 用途 广泛应用于动植物组织固定,特点是作用快、渗透力强、对组织收缩性较强(可收缩约

20%）。由于乙醇固定液较难渗入组织深部,故不宜用于大块组织的固定。若乙醇与甲醛、醋酸或丙酸配合,可增强固定效果。

乙醇对核蛋白固定效果较差,但它可使白蛋白、球蛋白、核蛋白变性沉淀。前二者变性产生之沉淀不溶于水,而核蛋白变性形成的沉淀能溶于水。

4. 注意事项 高浓度的乙醇易使组织收缩变硬,一般标本只保存在 70% 乙醇中。乙醇固定液中的乙醇易被氧化而降低固定效果,所以用乙醇固定液保存标本,每两年应更换一次。若永久保存,须加入 5% 乃至等量的甘油。0℃时蛋白质能溶解于乙醇,因此用乙醇固定液固定标本时温度不宜太低。此外,乙醇固定液易溶解血色素,用乙醇固定液固定的标本,其细胞核的着色力较差。

（二）甲醛（methanal）固定液

1. 配方

（1）40% 甲醛:甲醛又称蚁醛,是无色有刺激性气体,对人眼、鼻等有刺激作用。甲醛沸点 −19.5℃,燃点约 300℃,具致癌性。2017 年 10 月 27 日,世界卫生组织国际癌症研究机构公布的致癌物清单中,甲醛被列为一类致癌物。37%~40% 的甲醛水溶液称为福尔马林。固定或保存标本时所用的溶液是指用福尔马林配制的百分比。

（2）蒸馏水。

2. 配法 取 3ml、5ml、10ml 浓度为 40% 的甲醛,分别与 97ml、95ml、90ml 蒸馏水混合,可配制成 3%、5%、10% 甲醛溶液。

3. 用途 用于保存大块组织和大型虫体、测定细胞内 DNA 含量标本的固定、小型寄生虫和小块组织（1.5cm × 1.5cm × 0.2cm）,在 5%~10% 甲醛溶液中需固定数小时,大型虫体和大块组织则需 1~2 天。甲醛固定液固定组织较均匀且收缩少,但组织固定前若经乙醇脱水,甲醛固定液固定时仍会继续强烈收缩。福尔马林对脂肪组织、神经组织的固定很好,单独用它来固定此类组织时,常用 10% 的中性福尔马林。用福尔马林固定的细胞,宜用碱性染料染色,胞核染色的效果比胞质好。

4. 注意事项 福尔马林通常指 35%~40% 的甲醛水溶液,而甲醛为一种强还原剂,因此福尔马林通常不与氧化剂混合使用。但少数混合固定剂,如 Bouin 固定剂,系由苦味酸（氧化剂）与福尔马林等混合液,须现配现用。若久存、日晒或低温存放,其中的甲醛易形成多聚甲醛（paraformaldehyde）使液体变混浊,状如白色胶冻状沉淀物,则不宜作固定剂,所以可在配制固定液时添加甘油以阻滞其聚合。这种白色胶冻状沉淀物加热后可以溶解,如仍不溶解,则可在每升热水（60~70℃）中加入 8g 碳酸钠或 4g 氢氧化钠,搅匀后按 1 : 1 量倒入福尔马林中,充分混匀后在温室下经 2~3 天,多聚甲醛会解聚,沉淀物消失。上述情况下,甲醛也易被分解为甲酸（HCOOH）,影响细胞核的嗜碱性染色。因此,在甲醛固定液中加少量大理石小碎块可以中和。在甲醛固定液中浸泡时间短的标本,染色前只冲洗 10~120 分钟即可;但固定时间较长者,则需经流水冲洗 24 小时,甚至 48 小时,否则其氧化产物甲酸的沉淀将影响染色效果。

（三）中性甲醛（neutral methanal）固定液

1. 配方 40% 中性甲醛 100ml,磷酸二氢钠（$NaH_2PO_4 \cdot H_2O$）4.0g,磷酸氢二钠（Na_2HPO_4）0.5g,蒸馏水 900ml。

2. 配法 将 40% 甲醛、磷酸二氢钠、无水磷酸氢二钠混合于烧杯中,加蒸馏水至 1 000ml,混匀后贮存于玻璃瓶内备用。

3. 用途 适宜小型寄生虫和小块组织（1.5cm × 1.5cm × 0.2cm）的固定。小型寄生虫和小块组织在 5%~10% 甲醛溶液中数小时即可被固定好,大型虫体和大块组织则须经 1~2 天。

4. 注意事项 中性甲醛是以 pH 7.2~7.4 的磷酸缓冲液为溶剂配制的,其固定效果及对组织抗原性的保存均优于一般的 4% 甲醛固定液。在甲醛溶液中浸泡时间短的标本,染色前只需冲洗 10~120 分钟即可;但固定时间较长者,则须经流水冲洗 24 小时,甚至 48 小时,否则甲醛的沉淀将影响染色效果。此固定液配制后应密封并保存在阴凉处,保存时间不超过一个月。

（四）乙酸（acetic acid）固定液

1. 配方 乙酸亦称醋酸,具刺激性强烈酸味的无色液体。纯乙酸低于 16.7℃会凝成冰状固体,17℃

时即可熔化,它可以任何比例与水和乙醇混合。

2. 配法 将乙酸用蒸馏水稀释成浓度为 0.3%~5% 水溶液后贮存于玻璃瓶内备用。

3. 用途 乙酸能沉淀核蛋白,适宜固定染色体。乙酸能把未分裂细胞核的染色质沉淀成为可以染色的,块状体,从而使细胞核清楚地显现出来。乙酸穿透速度快,固定时间约为 1 小时。用乙酸固定的标本,可直接投入 70% 乙醇中保存。

4. 注意事项 乙酸不能沉淀细胞质中的蛋白质(白蛋白),能使虫体组织膨胀而避免收缩,所以被固定的虫体组织不会硬化。但用乙酸与乙醇、福尔马林、铬酸、升汞等配成的混合固定剂则易引起组织收缩和变硬。

(五)三硝基苯酚(trinitrophenol)固定液

1. 配方 三硝基苯酚纯净物常温下为略带黄色的结晶,具有强烈的苦味,因此亦称为苦味酸。苦味酸易溶于丙酮、苯等,溶于热水、乙醇、乙醚、氯仿和二甲苯等,微溶于二硫化碳,难溶于四氯化碳。

2. 配法 三硝基苯酚在水中的溶解度随温度而改变,通常约为 0.9%~1.2%,在实验室内,可配成饱和溶液备用。

3. 用途 三硝基苯酚能沉淀各种蛋白质,并与之形成不溶于水的化合物。用其固定的标本,可直接用 70% 乙醇洗去黄色,若在 70% 乙醇中加少量的碳酸锂饱和水溶液,可将虫体组织中的黄色褪净,即使有少许残留在虫体组织中,也不会影响染色效果。

三硝基苯酚通常作为染色剂和分色剂。

4. 注意事项 三硝基苯酚穿透速度较慢,使组织收缩显著,经脱水、浸蜡后,标本可收缩 50% 左右,但并不使组织硬化。若固定时间过久,就会影响苏木精等碱性染料的染色。因此,三硝基苯酚通常不单独使用,常与甲醛、乙酸等混合使用。

三硝基苯酚是一种强酸,干粉易于燃烧和爆炸,使用时须倍加小心。

(六)重铬酸钾(potassium dichromate)固定液

1. 配方 重铬酸钾为橙红色板状结晶体,有苦味及金属味,易溶于热水,稍溶于冷水,不溶于乙醇。其水溶液呈酸性,有剧毒,是强氧化剂,不能与乙醇等还原剂混合,若与甲醛混合,应现配现用,不宜久存。

2. 配法 常用于固定标本的重铬酸钾浓度为 1%~3%。

3. 用途 用重铬酸钾固定组织,收缩很小,甚至反而膨胀,但若经乙醇脱水则收缩明显。重铬酸钾可固定类脂体、线粒体、高尔基体、脂肪等,使其不溶于脂溶剂。用重铬酸钾固定的标本适宜用酸性染料染色,不宜用碱性染料染色。经其固定的标本须用流水冲洗 12~24 小时,方可染色制片。

4. 注意事项 重铬酸钾不能使蛋白质沉淀,须加入乙酸后生成铬酸,才能沉淀蛋白质。未酸化的重铬酸钾虽无沉淀蛋白质的作用,但可使蛋白质变为不溶性,保持与生活时相仿的状态,有很好的固定细胞质的作用。因重铬酸钾能溶解染色质,不能用于固定染色体,对核的染色不利,但加入核的固定剂可补救之。重铬酸钾穿透力较弱,穿透速度慢,例如 $2mm^3$ 组织块需固定 24 小时。

(七)氯化汞(mercury dichloride)固定液

1. 配方 氯化汞饱和液 100 份,冰醋酸 5 份。

用生理盐水配制浓度 7.5% 的饱和氯化汞固定液,能保持较久,且含汞较多。

氯化汞是白色粉末,有剧毒,以针状结晶为最纯。它能升华,对黏膜有腐蚀作用,其 7%~8% 水溶液即为饱和溶液。

2. 配法 常用于固定标本的氯化汞为饱和或近饱和(5%)水溶液。

3. 用途 氯化汞是一种很好的固定液,作用很快,固定需要的时间一般数分钟即可。对蛋白质的凝固作用很强,能有效地固定细胞质和细胞核,并可增加对酸性染料的亲和力,有助染作用,使标本能较好地接受卡红、苏木精等染色。用氯化汞液固定的标本加了冰醋酸后效果更好,固定后可在流水中或 50%~70% 的乙醇中冲洗。氯化汞渗透力较弱,能使标本强烈的收缩和变脆,适用于较小的标本,固定过程须在短时间(数分钟)内完成。

4. 注意事项 氯化汞能使组织收缩变硬,一般不单独使用,多与乙酸或甲醛混合使用。用氯化汞固定后虫体内的汞盐用水和普通乙醇有时不易洗掉,宜用碘酒清洗。清洗方法为先用水或乙醇冲洗,再用 0.5% 碘酒(用 70% 乙醇配制)浸泡,使变为碘化汞,再移于 70% 乙醇中,以除去碘化汞,然后保存于 70% 乙醇中。若碘仍留在组织内,则可延长在 70% 乙醇中浸泡的时间,或用 5% 硫代硫酸钠(Na$_2$S$_2$O$_3$;Na$_2$S$_2$O$_3$·5H$_2$O)处理,碘就会消失,经流水冲洗,蒸馏水再冲洗,即可进行标本染色。

氯化汞能腐蚀金属,因此宜用玻璃、牛角匙等取用。

(八) 甲醛-乙醇(methanal-ethanol)固定液

1. 配方　40% 甲醛 10ml,无水乙醇 20ml,甘油(丙三醇)30ml,蒸馏水 40ml。
2. 配法　将 40% 甲醛,无水乙醇,甘油,蒸馏水混合于烧杯中,混匀备用。
3. 用途　适用于虫卵的固定。
4. 注意事项　将虫卵的沉淀物倒入该固定液中,加盖,可保持虫卵形状经久不变。

(九) 卡氏(Carnoy's)固定液

1. 配方　乙醇 6 份,乙酸 1 份,氯仿 3 份。
2. 配法　将乙醇,乙酸,氯仿混合于烧杯中,将混合液贮存于玻璃瓶内,备用。
3. 用途　适用于固定胞质和胞核,尤其适用于固定肠内原虫和某些吸虫、绦虫标本。乙醇固定胞质及沉淀肝糖,乙酸固定染色质,并可防止乙醇的硬化及收缩作用,可增加渗透力,对外膜致密不易渗入的组织尤其适合。卡氏液固定的标本适合各种染色。
4. 注意事项　固定用的虫体或含有寄生虫的组织必须新鲜,经生理盐水或清水(大块组织)洗净后立即投入固定剂中。清洗或移动中小型虫体宜用毛笔或镊子轻取,以免损伤虫体;较大的组织块应用锋利小刀在适当部位作一剖面或深切口,以利固定剂迅速进入组织。用于切片的组织块不宜过厚,一般须切成小块,直径不超过 5mm。该液穿透速度快,小块组织及小型寄生虫一般固定 30~120 分钟,大型标本不超过 180~240 分钟。放置过久,组织可出现膨胀和硬化现象。固定后的标本用 95% 乙醇洗涤两次后,转移到 95% 乙醇中继续脱水,或移置于石蜡中,也可保存于 80% 乙醇中。

(十) 鲍氏(Bouin)固定液

1. 配方　苦味酸饱和溶液 75ml,40% 甲醛溶液 25ml,乙酸 5ml。
2. 配法　将三者混合于烧杯中,混匀后贮存于玻璃瓶内备用。
3. 用途　适于固定昆虫、吸虫及一般动物组织。苦味酸可沉淀一切蛋白质,但穿透速度慢,对组织的收缩强;甲醛溶液穿透力较强,可防止苦味酸对细胞质产生粗大沉淀;乙酸可使组织膨胀,也可固定染色质。三者互相配合成为较好的固定剂。
4. 注意事项　固定小型虫体和组织块时,容器底部垫上棉花,使固定剂均匀地渗入。该固定液穿透力强、固定均匀,对组织的收缩弱,可把一般的微细结构显示出来,对苏木精及酸性复红易于着色。此液宜于临用前配制,否则可因氧化还原反应而影响固定效果。一般固定 12~24 小时,小型虫体或小块组织固定数小时(4~16 小时)即可。固定后的标本不能用水洗,以免使核组织模糊;可用 70% 乙醇洗涤 10 余小时或更长时间,以脱去黄色的苦味酸;也可在每次更换乙醇时加氨水一滴以中和酸性和漂白苦味酸;或加入少许碳酸锂饱和水溶液以洗去黄色。此时如不继续制片,可将标本保存于 70% 乙醇中。组织在脱水过程经乙醇时也可洗去苦味酸,即使残留有少量苦味酸,对一般染色并无影响。

(十一) 伯氏(Bless)固定液

1. 配方　福尔马林 7ml,70% 乙醇 90ml,乙酸 3~5ml。
2. 配法　将福尔马林和 70% 乙醇混合于烧杯中,冰醋酸在使用前加入。
3. 用途　适于固定昆虫幼虫及成虫内部器官(如蚊、蝇消化道)等,也可固定吸虫和绦虫。
4. 注意事项　此液渗透力强,只需固定 3~12 小时。固定昆虫幼虫时,应加热至 60~70℃,再放入幼虫使虫体伸直。此液固定的标本用卡红或苏木精类染料染色,效果均佳。

(十二) 肖氏(Schaudinn)固定液

1. 配方　氯化汞饱和水溶液 66ml,95% 乙醇 33ml,乙酸 5ml。
2. 配法　将氯化汞饱和水溶液和 95% 乙醇混合于烧杯中,冰醋酸在临用前加入,可防止细胞过分收缩。

3. 用途　适于固定肠内原虫。若为涂片标本,可在 40℃下直接将标本材料固定在载玻片上。

4. 注意事项　该固定液都以新鲜配制的为佳,配制好的固定液应贮存在冰箱或阴凉处,避免日晒;此液固定后的标本需经碘酒处理以除去其中沉淀的升汞。

(十三) 秦氏(Zenker)固定液

1. 配方　重铬酸钾 2.5g,氧化汞 5.0g,蒸馏水 100ml,乙酸 5.0ml。

2. 配法　将前三者混合于烧杯中,加温溶解(数小时),冷却后过滤,将混合液贮存于棕色玻璃瓶内。临用时加冰醋酸,否则它将与重铬酸钾起作用。

3. 用途　为动物组织的优良固定剂,经它固定的虫体和宿主组织切片,细胞核及细胞质染色颇为清晰,也适用于固定蠕虫标本。

4. 注意事项　固定时间一般为 12~24 小时,小块组织(2~4mm³)固定时间为 6~8 小时。然后在流水中冲洗 12 小时左右,以除去多余的重铬酸钾。重铬酸钾是强氧化剂,常用浓度为 1%~3%。其穿透速度慢(如 3mm³ 组织块需固定 24 小时)。固定的组织收缩小。可固定类脂体、线粒体、高尔基复合体、脂肪等,但不能用以固定染色体。在脱水至 70% 乙醇时用 0.5% 碘酒脱水,再用 70% 乙醇洗去碘化汞,最后用 5% 硫代硫酸钠洗涤,保存于 70% 乙醇中。

(十四) 吉氏(Gilson)固定液

1. 配方　60% 乙醇 100ml,80% 硝酸 15ml,氯化汞 20ml,乙酸 2ml,蒸馏水 88ml。

2. 配法　将 60% 乙醇,80% 硝酸,氯化汞,乙酸,蒸馏水混合于烧杯中,将混合液贮存于玻璃瓶内,备用。

3. 用途　用于固定蠕虫及昆虫幼虫,能固定组织,其中硝酸有软化角质层的作用,是一种较好的固定剂。

4. 注意事项　氯化汞有剧毒,对黏膜有腐蚀作用,常用浓度为 5% 水溶液。穿透力较弱,可固定蛋白类物质,且有助染作用。一般固定时间 3~5 小时,过久也不会损害组织。固定后用 50% 乙醇冲洗,不可用水冲洗,因为可使组织膨胀。洗涤时需脱汞。此混合液保存 24 小时后失效。

(十五) 劳氏(Looss)固定液

1. 配方　氯化汞饱和水溶液 100ml,乙酸 2~4ml。

2. 配法　使用前将氯化汞饱和水溶液,乙酸混合于烧杯中。

3. 用途　适用于固定较小的吸虫、绦虫,可致虫体强烈收缩,需于短时间内完成固定,一般数小时即可。也常用于寄生虫病理标本及寄生虫切片标本的固定。

4. 注意事项　劳氏液可凝固蛋白质,也可较好的固定胞质和胞核,并可使虫体伸展,因渗透性较弱,固定后的标本须经脱汞处理,并保存于 70% 乙醇中。用生理盐水代替蒸馏水配制的氯化汞饱和液可保持较久,且含汞较多。固定病理标本时尽可能地保持虫体与宿主组织的自然位置和状况。

(十六) 通用(FAA)固定液

1. 配方　福尔马林 6ml,95% 乙醇 20ml,乙酸 1ml,蒸馏水 40ml。

2. 配法　将福尔马林,95% 乙醇,乙酸,蒸馏水混合于烧杯中,备用。

3. 用途　通用固定液(FAA fixative)又称标准固定液,万能固定液,由福尔马林(formalin)、乙醇(ethanol)、乙酸(acetic acid)与蒸馏水配制而成。常用于固定线虫,使其横纹结构清楚。

4. 注意事项　配制时容器勿过小,标本勿过多,以免拥挤而变形,须防止组织内水分在固定时渗出,影响固定剂浓度。勿使虫体和组织块贴于瓶底或瓶壁,以免影响固定剂渗入。

(十七) 郝氏(Hoars)固定液

1. 配方　福尔马林 25ml,苦味酸 95% 乙醇饱和液 75ml,乙酸 5ml,氯仿微量。

2. 配法　将苦味酸 95% 乙醇饱和液和福尔马林 25ml 混合于烧杯中,临用时加乙酸,若加氯仿 1~2 滴,可助溶液进入组织,尤其可使昆虫表皮柔软。

3. 用途　常用于固定准备切片的昆虫标本。

4. 注意事项　标本固定完毕后,应保存于磨口密闭或加盖密闭的玻璃容器。

（十八）聚乙烯醇（polyvinyl alcohol）固定液

1. 配方　肖氏固定液 93.5ml,甘油 1.5ml,乙酸 5.0ml,聚乙烯醇 5g。

2. 配法　将肖氏固定液,甘油,乙酸,聚乙烯醇粉混合加热到 75℃时,加入聚乙烯醇搅匀溶解后冷却备用。

3. 用途　同肖氏固定液。

4. 注意事项　用时取 1 滴粪便的混悬液(颗粒要细),加聚乙烯醇固定液 3 滴,在载玻片上混匀,作成涂片,37℃下过夜后烤干,放入碘酒中除汞,再放入 70% 乙醇中保存。

二、常用保存液

寄生虫标本保存常用的方法包括冻存或用化学防腐剂保存。根据标本的性质、大小及其用途等选用适宜的化学防腐剂,如汞碘醛溶液适用于原虫包囊和虫卵的保存,70% 乙醇和巴氏液常用于线虫的保存。甘油乙醇宜用于小型线虫的保存,而较大吸虫的保存应先放在薄荷脑乙醇液中使虫体肌肉松弛,再用甲醛水溶液固定后放置于 70% 乙醇中保存,制作电镜标本虫体宜用戊二醛水溶液保存等。乙醇（ethanol）和甲醛（methanal）是良好的固定液,也常常用作保存液。选择合适的寄生虫标本保存液对于将要进行的实验研究非常重要,保存液选择妥当与否将会直接影响实验结果。

（一）绿色幼虫保存液 A

1. 配方

甲液:福尔马林 4ml,醋酸铜 1g,硝酸钾 1g,蒸馏水 100ml;

乙液:福尔马林 1ml,甘油 20ml,醋酸钾 10g,蒸馏水 100ml。

2. 配法

甲液:称量取福尔马林,醋酸铜,硝酸钾,加蒸馏水至 100ml 混合于烧杯中,混匀后贮存于玻璃瓶内备用。

乙液:称量取福尔马林,甘油,醋酸钾,加蒸馏水至 100ml 混合于烧杯中,混匀后贮存于玻璃瓶内备用。

3. 用途　昆虫绿色幼虫的保存。

4. 注意事项　把昆虫幼虫放在 80℃热水中烫死,晾干后放在甲液中固定 1 周左右,然后放入稀释一倍的乙液中保存。

（二）绿色幼虫保存液 B

1. 配方

甲液:95% 乙醇 90ml,甘油 2.5ml,福尔马林 2.5ml,冰醋酸 2.5ml,氯化铜 3g。

乙液:冰醋酸 5ml,福尔马林 4ml,蒸馏水 100ml。

2. 配法

甲液:称量取 95% 乙醇,甘油,福尔马林,冰醋酸和氯化铜,混合于烧杯中,混匀后贮存于玻璃瓶内备用。

乙液:称量取冰醋酸,福尔马林,加蒸馏水至 100ml 混合于烧杯中,混匀后贮存于玻璃瓶内备用。

3. 用途　昆虫绿色幼虫的保存。

4. 注意事项　将禁食 1~2 天的昆虫幼虫,用注射器从肛门向体内注射甲液,12 小时后转入乙液内保存,约 20 天更换一次乙液。

（三）黄色幼虫保存液

1. 配方

甲液:苦味酸饱和液 10ml,乙酸 5ml,福尔马林 2.5ml。

乙液:冰醋酸 5ml,福尔马林 4ml,蒸馏水 100ml。

2. 配法

甲液:将苦味酸饱和液,乙酸,福尔马林混合于烧杯中,混匀后贮存于玻璃瓶内备用。

乙液:将冰醋酸,福尔马林,加蒸馏水至 100ml 于烧杯中混合,混匀后贮存于玻璃瓶内备用。

3. 用途　昆虫黄色幼虫的保存。

4. 注意事项　将禁食 1~2 天的昆虫幼虫,用注射器从幼虫肛门内注入甲液,12 小时后转入乙液内保存。

(四)红色幼虫保存液

1. 配方　硼砂 2g,50% 乙醇 100ml。

2. 配制方法　将硼砂溶解于 50% 乙醇中,混匀后贮存于玻璃瓶内备用。

3. 用途　昆虫红色幼虫的保存。

4. 注意事项　溶液如果浑浊而有沉淀,应过滤后使用。

(五)奥氏(Oudemans)保存液

1. 配方　70% 乙醇 87ml,乙酸 8ml,甘油 5ml 。

2. 配法　将乙酸和甘油加入 70% 乙醇中,混匀备用。

3. 用途　螨类等小型节肢动物的保存。

4. 注意事项　固定前先将螨类放入 50%~70% 的热乙醇(70~80℃)中固定,使其肢体伸展,姿势正常,再移至奥氏保存液中。

(六)甲醇醋酸(MA80,methanol and acetic acid)保存液

1. 配方　冰醋酸 40ml、甲醇 40ml、蒸馏水 20ml

2. 配法　取适量冰醋酸、甲醇加入蒸馏水中,混匀备用。

3. 用途　适于螨类等小型节肢动物标本的短期保存。

4. 注意事项　固定前先将螨类放入热乙醇中,使其肢体伸展。在 MA80 中不宜长期保存,数周后换以 70% 乙醇。

(七)凯氏液(Koenike's fluid)

1. 配方　冰醋酸 10ml、甘油 45ml、蒸馏水 45ml。

2. 配法　将冰醋酸和甘油加入蒸馏水中,混匀备用。

3. 用途　适用于保存螨类等小型节肢动物。该保存液可保持标本的组织和附肢柔软或可弯曲的状态,使其不会在封固或解剖时破损,为良好的永久或半永久保存液。

4. 注意事项　制作标本时手法要轻柔,以保持虫体各部位完整。

(八)阿尔塞弗氏液(Alsever's solution)

1. 配方　葡萄糖 2.05g,枸橼酸钠 0.8g,氯化钠 0.42g,枸橼酸 0.055g,蒸馏水 100ml。

2. 配法　称取葡萄糖 2.05g,枸橼酸钠 0.8g,氯化钠 0.42g,枸橼酸 0.06g,溶于蒸馏水 100ml,在高压灭菌器内 121℃,10 分钟灭菌。

3. 用途　可用于保存华支睾吸虫活囊蚴,效果较好。

4. 注意事项　阿尔塞弗氏液简称阿氏液,是一种等渗平衡盐溶液,通常用作抗凝剂或血液防腐剂。据文献报道,采用 Alsever 液保存华支睾吸虫囊蚴存活的时间与常用的复方氯化钠溶液比较明显长久。

(九)动物内脏原色保存液

1. 配方

甲液:福尔马林 200ml,硝酸钾 15g,醋酸钾 30g,蒸馏水 1 000ml。

乙液:甘油 200ml,醋酸钾 100g,麝香草酚 2.5g,蒸馏水 1 000ml。

2. 配法

甲液:称量取福尔马林,硝酸钾和醋酸钾,加蒸馏水至 1 000ml 混合于烧杯中,混匀后贮存于玻璃瓶内备用。

乙液:将甘油,醋酸钾和麝香草酚,加蒸馏水至 1 000ml 混合于烧杯中,混匀后贮存于玻璃瓶内备用。

3. 用途　动物内脏的保存。

4. 注意事项　先把材料放在甲液内固定,固定时间根据材料的大小而定,一般需 1~5 天。当材料失去自然色泽而呈暗褐色时,用手轻轻挤压,直到没有淡红色血水流出时取出材料,用清水冲洗,再浸在 85%

乙醇中 3~24 小时(不能太久,否则易破坏色素),直到血色恢复后浸在乙液中保存。

（十）大体标本固定保存液

1. 配方

人工矿盐:硫酸钠 22g,重碳酸钠 3g,硫酸钾 9g。

固定液:福尔马林 200ml,人工矿盐配方 50g。

保存液:醋酸钾 200g,甘油 400ml,蒸馏水 2 000ml。

2. 配法

（1）配制固定液时,将人工矿泉盐 50g 与福尔马林 200ml 混合,混匀后备用。

（2）配制保存液时,将醋酸钾 200g 和甘油 400ml 溶于 2 000ml 蒸馏水中,混匀备用。

3. 用途　适用于寄生虫病理大体标本的固定与保存。

4. 注意事项　固定前,应清洗病理大体标本,用手术线将大体标本固定在玻璃板上,放入加满固定液的容器内进行固定、定形后,再将标本清洗干净,而后置入标本缸内,加足保存液即可。

三、常用染色液

寄生虫标本染色的目的是使其各部分的形态结构都能清楚显示,以便对寄生虫的形态结构进行研究。染色剂大部分为酸性、碱性或中性的电解质,故电吸附作用最为普遍。通常细胞核对碱性染色剂有亲和力,细胞质对酸性染色剂有亲和力,不同染色剂对细胞的亲和力不同,一种染色剂不可能把细胞各个部分全部着色,不发生着色作用的部分在冲洗时颜色会被洗去。因此,染色通常用二种染色剂,一种为酸性,一种为碱性。细胞各部分的电荷不同,染上的颜色和颜色的深浅也不同,染色后在不同氢离子浓度的液体中冲洗,使寄生虫的形态结构充分显现。

固定与染色有密切的关系,因细胞在固定液中浸过后,其中物体所带之电荷即可发生变化,某些固定液可以使某部分的电荷加强,使染色更为容易,即为媒染剂(mordant)。如用铬酸或氢化汞固定,再用苏木精(hamatoxylin)染色时,则极为容易。

染色剂可分单染色剂和复染色剂。单染色剂常用的有硼砂卡红(borax-carmine)、明矾胭脂红(alum-carmine)、伊红(eosin)、复红 fuchsin)亦叫碱性复红(basic fuchsin)、苏木精(hematoxylin)、亚甲蓝(methylene blue)等。复染色剂是把两种或两种以上的染料合在一起配制成的复染色剂,复染色剂能使染色过程更加简便,只经一次染色即可染上两种或多种颜色。如常用的瑞氏染色剂(Wright's stain),即为亚甲蓝与伊红混合配制成的复染色剂。

为了获得理想的染色效果,使标本显现出逼真的色彩,以利观察其形态特征和内部结构,染色时应注意下列事项:

1. 重视染料和溶媒的质和量,配制的步骤和染液的成熟程度等。溶媒主要为蒸馏水和乙醇两种,选择溶媒时要考虑到它对染料的染色作用性质不发生变化。不同批号、品牌的效果各不相同,故每批染色液配成后,须先行试染,合适者才留用。

2. 染色液的浓度与染色时的温度,对染色时间有很大关系。一般而言,染液浓度越高染色越快,但有些标本在高浓度染色效果并不好,所以一般采用浓度较稀,作用较弱的染色液,经过较长时间染色,可以得到较满意的效果。在各种染色方法中,所需染色时间,应依照标本的种类、大小、固定液的性质,以及切片的厚度、组织细胞的结构特点等情况而定,需经反复实践,积累经验,以选择最合适的时间,通常延长了染色时间,也需较长的分色时间。温度高染色快,对于溶解度低或溶解速度过慢的染料,一般可加温促进溶解。

3. 分色效果好坏是染色成败的关键。因此应密切注意分色情况,必要时须在显微镜下观察,一直到分色至色度适宜为止,此时应立即彻底洗去标本中的分化剂。分化剂的浓度可视标本脱色的难易来配制。通常为了使组织分化更鲜明清晰,染色的时间可适当延长些。

4. 染色液的 pH 与染色效果有密切关系,特别是中性染料。如瑞氏染液和吉氏染液,在染制血片时,其稀释液的 pH 宜在 6.8~7.0 之间,酸性强则染色较红,碱性强则染色较蓝。

5. 染色液或试剂如有沉淀,临用前应过滤,以免沉淀物污染标本。

6. 配制染色液或进行染色时,所用的器皿应是洁净和干燥的玻璃器皿。

(一) 铁苏木精(iron hematoxylin)染色液

1. 配方

贮存液 A:苏木精 1g,95% 乙醇 100ml。

贮存液 B:硫酸铵铁 1g,硫酸亚铵铁 1g,盐酸 1ml,蒸馏水 97ml。

褪色液:苦味酸 25ml,蒸馏水 25ml。

2. 配法

贮存液 A:将苏木精溶于 95% 乙醇,置光下 1 周后过滤备用。

贮存液 B:将硫酸铵铁,硫酸亚铵铁,盐酸,蒸馏水混合备用。

褪色液:将苦味酸与蒸馏水混合备用。

染色液:染色前 4 小时将贮存液 A 和贮存液 B 各 25ml 混合配制成应用染色液。

3. 用途　粪便中阿米巴、鞭毛虫包囊和滋养体的检查。

4. 注意事项

(1)使用苏木精染液染色时须借助显微镜观察染色效果,若着色力减弱,着色不佳,应及时调整染色时间或更换新的染液。

(2)若脱水,透明不彻底,染色后的标本则不清晰或模糊,须注意乙醇的浓度以免影响染色效果。

(3)苏木精染液使用一段时间后表面可能会过氧化而出现亮晶状飘浮物,应及时滤去以防沉渣污染标本。

(4)分色是染色成败的一环,因此分化后一定要用显微镜观察染色效果,若分色失当,染色则不匀或过淡而影响标本的染色质量。

(5)还原液碱性太强也会影响染色效果。

(二) 梅氏苏木精(Mayer's hematoxylin)染色液

1. 配方　苏木精 0.5g,碘酸钠 0.1g,钾明矾 25g,蒸馏水 500ml。

2. 配法　先将苏木精结晶溶于蒸馏水,然后加入钾明矾和碘酸钠,置于阳光下照射,2 周后可用。

3. 用途　常用于微丝蚴的染色。

4. 注意事项　染色标本须用 1% 盐酸乙醇(70%)分色,分色结果好坏是染色成败的关键。因此应密切注意分色情况,必要时须在显微镜下观察,一直到分色至色度适宜为止,此时应立即彻底洗去标本中的分色剂。分色剂的浓度可视标本脱色的难易来配制。通常为了使组织分化更鲜明清晰,染色时间可适当延长。

(三) 瑞氏(Wright)染色液

1. 配方　瑞氏染剂粉 0.2~0.5g,中性甘油 3.0ml,甲醇 97ml。

2. 配法　将瑞氏染剂粉 0.2~0.5g 置于研钵中,加 3.0ml 中性甘油充分研磨并加入少量甲醇,然后该将溶液倒入棕色瓶内,再分几次用甲醇冲洗研钵中的染液,倒入瓶内,甲醇总量为 97ml,直至用完为止。塞紧瓶口充分摇匀,置阴暗处,在室温下放置 1~2 周(或 37℃温箱中 24 小时),过滤后备用。

3. 用途　适用于疟原虫血涂片的染色。

4. 注意事项　瑞氏染剂含甲醇,薄血膜不需先固定。染色液或试剂如有沉淀,临用前过滤,以免沉淀物污染标本。

(四) 吉姆萨(Giemsa)染色液

1. 配方　吉姆萨染剂粉 1g,甲醇 50ml,中性甘油 50ml。

2. 配法　将吉姆萨染粉置研钵中(最好用玛瑙研钵),加少量甘油充分研磨(研磨 30 分钟以上),不断加甘油再研磨,直至 50ml 甘油加完为止。然后装入烧瓶内,置 55~60℃恒温水浴中,多次振摇使染剂全部溶解(约需 2 小时)。冷却后加入甲醇,贮存于棕色瓶中,塞紧瓶口,充分摇匀。1~3 周后过滤,即为原液。

3. 用途　适用于血涂片的染色,如疟原虫薄血片。

4. 注意事项 配制时一定要将染粉认真磨细、磨匀,原液内切不可有水滴入,装瓶后要密封、避光保存。配制好的原液可保存很久,且放置时间越久,染色性能越好。

(五)乙醇硼砂卡红(ethanol borax carmine)染色液

1. 配方 4% 硼砂水溶液 100ml,卡红 1g,70% 乙醇 100ml。

2. 配法 将卡红加入硼砂水溶液内,煮沸 5 分钟,使之溶解,然后加入 70% 乙醇。2~4 小时后过滤,备用。

3. 用途 适用于整体蠕虫标本的染色,染色时间可适当延长(4~24 小时),染成深红色,用盐酸乙醇分色至粉红色。主要为胞核染色剂,胞质亦能着色但较浅。

4. 注意事项 重视染料和溶媒的质和量、配制的步骤和染色液的成熟程度等。溶媒主要为蒸馏水和乙醇两种,选择溶媒时要考虑到它对染料的染色作用性质不发生变化。不同批号、品牌的效果各不相同,故每批染色液配成后,须先行试染,合适者才能使用。

(六)明矾卡红(alum carmine)染色液

1. 配方 2.5%~5.0% 钾明矾水溶液 100ml,卡红 1.0g。

2. 配法 将卡红溶于钾明矾水溶液中,煮沸约 20 分钟,用玻璃棒充分搅拌使卡红溶解,冷却过滤。再加数滴防腐剂(如麝香草酚、苯酚、水杨酸钠或甲醛等)。

3. 用途 除大块病理组织标本和大型蠕虫标本外的其他寄生虫标本。

4. 注意事项 此液染色简单方便,无浓染之弊,但染色力较弱。配制染色液或进行染色时,所用的玻璃器皿应保持洁净和干燥。

(七)盐酸卡红(hydrochloric acid carmine)染色液

1. 配方 卡红粉 4g,盐酸 2ml,蒸馏水 15ml、85% 乙醇 95ml。

2. 配法 以蒸馏水 15ml 加盐酸 2ml,煮沸,趁热加入卡红染粉 4g,再加入 85% 的乙醇 95ml,冷却后过滤,加氨水数滴进行中和。

3. 用途 除大块病理组织标本和大型蠕虫标本外的其他寄生虫标本。

4. 注意事项 染色液的 pH 与染色效果有密切关系,例如用瑞氏染色液和吉姆萨染色液染色制血片时,稀释液的 pH 宜在 6.8~7.0,过酸染色较红,过碱染色较蓝。

(八)醋酸明矾卡红(acetate alum carmine)染色液

1. 配方 铵明矾或钾明矾 4g,卡红 2g,蒸馏水 50ml,冰醋酸 5~10ml。染色液配法不同,试剂使用量也不同。

2. 配法

(1)将明矾溶于水中煮沸,加入卡红继续煮沸 5 分钟,以玻璃棒搅拌至卡红溶解为止,冷却后置有色瓶中放于窗口,阳光下暴晒 2~7 天后过滤,再加入冰醋酸即成。

(2)将卡红 3g 加于钾明矾饱和溶液 100ml 中,煮沸使之溶解,然后加 10% 冰醋酸,存放 3 周,过滤即可使用。

(3)卡红 4~5g 加于冰醋酸 45ml 和蒸馏水 55ml 中在微火上加温煮沸,并用玻璃棒搅拌使其溶解,冷却后该溶液呈暗红色,过滤,为饱和溶液,密封保存。用时 1 份原液以 99 份蒸馏水稀释。

3. 用途

配法(1)配制出的染色液对吸虫、绦虫的染色效果甚佳。

配法(2)配制出的染色液用于染制昆虫标本。

配法(3)配制出的染色液适于细胞学材料的观察。染色的标本用水洗去冰醋酸即可脱水封藏。

4. 注意事项 第一种配法配制出的染色液染色力强,颜色鲜艳,特别是对用升汞固定的材料。若分色好,可具有多色性。视虫体大小不同,染色时间可从数分钟到数小时。还可用固绿、甲基蓝等复染。第三种配法配出的染色液渗透作用快,着色美观兼有固定的作用,对新鲜组织的核染效果较好。

(九)明矾胭脂红(alum coehineal)染色液

1. 配方 钾明矾 6g,胭脂红粉 6g,蒸馏水 90ml。

2. 配法　上述混合液煮沸 30 分钟,待沉淀后,取上面的溶液,再加水煮沸至 90ml。冷却后过滤,加少许(数滴)防腐剂即成。

3. 用途　适于整体标本的染色。

4. 注意事项　染色时不宜过染,否则标本染色色泽不佳。

(十) 石炭酸复红(carbol fuchsin)染色液

1. 配方　碱性品红 1 份,纯乙醇 10 份,5% 苯酚溶液 100 份。

2. 配法　将 1 份碱性品红溶于 10 份乙醇中,然后加入 5% 苯酚溶液 100 份配成。

3. 用途　此液常用于昆虫(含几丁质)标本的染色。

4. 注意事项　通常将该液稀释 5~10 倍使用,稀释液容易变质失效,一次不宜多配。

(十一) 金胺-酚(auramine-phenol)染色液

1. 配方　金胺 0.1g,苯酚(石炭酸、酚、羟基苯)5.0g,盐酸 3ml,95% 乙醇 100ml,高锰酸钾 0.5g,蒸馏水 200ml。

2. 配法　金胺 0.1g,苯酚,溶于 100ml 蒸馏水中配制成 1g/L 金胺-酚染色液;将 3ml 盐酸和 95% 乙醇 100ml 混合配制成 3% 盐酸乙醇;高锰酸钾,溶于 100ml 蒸馏水中配制成 5g/L 高锰酸钾液。

3. 用途　适用于隐孢子虫卵囊的染色。

4. 注意事项　高倍荧光镜下,卵囊呈乳白或略带绿色,卵囊壁为一薄层,多数卵囊周围深染,中央淡染,呈环状,核深染、结构偏位,有些卵囊全部为深染。但有些标本可出现非特异的荧光颗粒,应注意鉴别。

(十二) 金胺-酚改良抗酸(auarmine-phenol and modified acid-fast)染色液

1. 配方　金胺 0.1g,苯酚 5.0g,盐酸 3ml,95% 乙醇 120ml,高锰酸钾 0.5g,酸性复红 4.0g,苯酚 8ml,浓硫酸 10ml,孔雀绿 0.2g,蒸馏水 490ml。

2. 配法

A 液(1g/L 金胺-酚染色液):金胺 0.1g,苯酚 5.0g,蒸馏水 100ml;

B 液(3% 盐酸乙醇):盐酸 3ml,95% 乙醇 100ml;

C 液(5g/L 高锰酸钾液):高锰酸钾 0.5g,蒸馏水 100ml;

D 液(苯酚复红染色液):酸性复红 4.0g,95% 乙醇 20ml,5% 苯酚水溶液 8ml,蒸馏水 100ml;

E 液(10% 硫酸溶液):浓硫酸 10ml 缓缓加入 90ml 蒸馏水中(边搅拌边将浓硫酸徐徐倾入水中);

F 液(20g/L 孔雀绿液):孔雀绿 0.2g 溶于 10ml 蒸馏水中。

3. 用途　适用于隐孢子虫卵囊的染色。

4. 注意事项　本染色有效期一般为 6 个月有效,染色前须注意染液的保存期。染色时有的标本会出现非特异性的荧光颗粒,须加以区别。染色时应注意个人防护,请穿实验服并戴一次性手套操作。

(十三) 劳氏酸性品红-固绿(Loss's acid fuchsin-fast green)染色液

1. 配方　丙酮 50ml,冰乙酸 50ml,甲醛 10ml,饱和氯化高汞水溶液 66ml、95% 乙醇 33ml、冰乙酸 5ml,酸性品红 1.25g,固绿 0.25g。

2. 配法　丙酮 50ml,冰乙酸 50ml,甲醛 10ml,肖丁液 890ml(肖丁液配方:饱和氯化高汞水溶液 66ml、95% 乙醇 33ml、冰乙酸 5ml),以上各液混匀后再加入酸性品红 1.25g,固绿 0.25g。溶解后贮存于棕色瓶中备用。

3. 用途　适用于各种阿米巴、蓝氏贾第鞭毛虫包囊和滋养体的染色。

4. 注意事项　染色后虫体呈蓝色,核为紫红色,结构清晰,所用染色液具有固定和染色的双重作用,染色标本可保存半年。

(十四) 改良抗酸(modified acid-fast)染色液

1. 配方　碱性复红 4g,95% 乙醇 20ml,石炭酸 8ml,纯硫酸 10ml,20g/L 孔雀绿原液 1ml,蒸馏水 200ml。

2. 配法

A 液(石炭酸复红染色液):碱性复红 4g,95% 乙醇 20ml,石炭酸 8ml,蒸馏水 100ml;

B 液（10% 硫酸溶液）：取纯硫酸 10ml，缓慢加入到蒸馏水 90ml 中；

C 液（0.2% 孔雀绿液）：20g/L 孔雀绿原液 1ml，蒸馏水 10ml。

3. 用途

适用于隐孢子虫卵囊、环孢子虫及其他球虫的染色。

4. 注意事项　配制 B 液 10% 硫酸溶液时，要求边搅拌边将硫酸缓缓加入水中，以防过热，严禁将水加入硫酸中，以免产生危险。经染色后卵囊呈玫瑰红色，圆形或椭圆形，背景为绿色。如果染色时间长，脱色时间需相应延长。卵囊内子孢子均染为玫瑰红色，子孢子呈月牙形或多形态。本法可先染色，然后在光学显微镜下过筛检查。如发现红色小点，再用油镜观察。

（十五）福氏快速苏木精（Faures's fast hematoxylin）染色液

1. 配方　苏木精粉 10g，95% 乙醇 100ml，

2. 配法　苏木精粉 10g，溶于 95% 乙醇 100ml 中，室温下放置 6~8 周，使之氧化成熟。如急于使用，可将玻璃瓶暴晒于阳光下，每日振摇，可加速其氧化。成熟的染液滴于水中呈鲜艳的紫色，而未成熟者则呈淡红或红紫色。此为原液，在使用时按 1：19 加蒸馏水，配成 0.5% 的染液。

3. 用途　适用于粪便中阿米巴、蓝氏贾第鞭毛虫包囊和滋养体的染色。

4. 注意事项　将载玻片置显微镜下检查分色情况（观察时应注意勿使载玻片干燥）。苏木精染色后原虫胞质呈灰褐色，胞核、包囊内拟染色体以及阿米巴滋养体吞噬的红细胞均染成黑色，糖原泡则被溶解呈空泡状。已配好的染液可保存 3~6 个月。

（十六）三色（trichrome）染色液

1. 配方　铬变素 2R 6g，亮绿 SF 3g，磷钨酸 7g，冰醋酸 10ml，蒸馏水 1 000ml。

2. 配法　在洁净烧瓶中放入铬变素 2R 6g，亮绿 SF（淡黄）3g 及磷钨酸 7g，加入冰醋酸，转动烧瓶使上述成分混合，静置 30 分钟，加入蒸馏水 1 000ml，充分混合。

3. 用途　适用于粪便中阿米巴、鞭毛虫包囊和滋养体的染色。

4. 注意事项　配制好的染液应呈深紫色。染液要储存在带玻璃塞的瓶中。此染液稳定，使用时无需稀释。该染液对新鲜及 PVA 保存的粪便涂片染色效果很好，但对 SAF 保存的粪便标本的染色则不甚满意。

（十七）吖啶橙（acridine orange）染色液

1. 配方　吖啶橙 1.0g，pH 为 6.5~7.0 的磷酸缓冲液 100ml。

2. 配法　吖啶橙 1.0g 溶于 pH 为 6.5~7.0 磷酸缓冲液 100ml 中，静置 2~3 周使充分溶解，滤入棕色瓶中，严密加塞，即得吖啶橙母液。取母液 1ml 加 pH 为 6.5~7.0 磷酸缓冲液 99ml 即成 0.01% 稀释液。

3. 用途　血液中疟原虫的染色。

4. 注意事项　吖啶橙母液贮存于 4℃ 冰箱中，保存期 1 年。染色液临用时配制成 0.01% 稀释液，贮存于棕色瓶中避光保存，可用 10~15 天。

（十八）哈氏苏木精（Harris's hematoxylin）染色液

1. 配方

A 液：苏木精 1g，95% 或纯乙醇 10ml。

B 液：铵（或钾）明矾 20g，蒸馏水 200ml，氧化汞（mercuric oxide）0.6g。

2. 配法　先将 A 液置烧杯中煮沸几分钟，直至溶化。将 B 液（明矾需研碎）置另一 500ml 烧杯中，用微火煮沸 20 分钟（从初沸时算起）。然后，将 A 液徐徐滴入正在煮沸的 B 液中。加毕，离火焰慢慢加入氧化汞（HgO）（速加则染色液可沸出瓶外），再煮沸 3~4 分钟。降温后，移烧杯于冷水中加速冷却（速冷可使溶液均匀，并加强着色力和渗透速度）。第二天过滤，贮存于棕色瓶中。氧化汞可加速染色液"成熟"，故过滤后可立即使用。

3. 用途　适用于小型虫体的整体染色，对原虫、蠕虫和昆虫标本内部构造的染色效果也较好，胞核与胞质分化比较清晰。

4. 注意事项　在 1ml 染色液中加 5ml 冰醋酸，核着色效果更好。

（十九）德氏苏木精（Dslafield's hematoxylin）染色液

1. 配方

A 液：苏木精 4g，95% 或纯乙醇 10ml。

B 液：硫酸铵铝 10g，蒸馏水 100ml。C 液：甘油 25ml，甲醇 25ml。

2. 配法　将 A 液中苏木精溶于乙醇之后，将 B 液慢慢倒入 A 液中，混匀后贮存于棕色大口瓶中。瓶口用数层纱布扎住，暴露于空气和阳光下，使之氧化。2~4 周后过滤，再加入 C 液，直至变为暗色，再过滤一次。密封可保存数年。临用时以蒸馏水稀释为 1：10~1：20 的工作染色液。如急用，可滴加数滴过氧化氢或少量（0.2~0.3ml）碘酸钾或碘酸钠于 A、B 液中曝光 3~4 天，过滤后加 C 液即可。此染色液染胞核及碱性颗粒效果良好。标本被染成紫蓝色，需用酸乙醇脱色。

3. 用途　丝虫微丝蚴的染色。

4. 注意事项　苏木精染液是一种染细胞核的优良染色剂，可使细胞中不同的结构呈现不同的颜色。

（二十）海氏苏木精（Heidenhain's hematoxylin）染色液

1. 配方　苏木精 10g，纯乙醇 100ml。

2. 配法　将苏木精 10g 溶于 100ml 95% 或纯乙醇中，然后装入大口瓶内（勿超过瓶子的 2/3 容量），加塞置于室温中 6~8 周让其成熟。若欲加速成熟，可将瓶暴晒于阳光下，每天振摇。滴一滴成熟的染色液于自来水中时，呈鲜美的紫色；未成熟染色液则呈淡红或红紫色。

3. 用途　肠内原虫染色。

4. 注意事项　使用时用原液 1 份加蒸馏水 19 份，此液配制后可保存 3~6 个月。该染色液染色过程需用 2% 硫酸铁铵液为媒染剂。

（二十一）吕氏碱性亚甲蓝（Loeffler's alkaline methylene blue）染色液

1. 配方　亚甲蓝 0.6g，95% 乙醇 30ml，0.01% 氢氧化钾溶液 100ml。

2. 配法　先将亚甲蓝溶于乙醇，再与 0.01% 氢氧化钾溶液混合后保存在棕色瓶内。

3. 用途　隐孢子虫卵囊的染色。

4. 注意事项　该染液为一种无毒的染料，其氧化型呈蓝色，还原型为无色。

（二十二）卢戈氏（Lugol）碘液

1. 配方　碘化钾 6g，碘 4g，蒸馏水 100ml。

2. 配法　先将碘化钾溶解在少量蒸馏水中，再将碘溶解在碘化钾溶液中，待碘全溶后，加蒸馏水即成。

3. 用途　粪便的原虫包囊染色。

4. 注意事项　纯碘不易溶解于水，但易溶于碘化钾，因此配制时应先将碘化钾溶解在少量蒸馏水中，再将碘溶解在碘化钾溶液中。配制时宜用新制蒸馏水，以免污染。

（二十三）酸性（acidic）碘液

1. 配方　重铬酸钾 0.4g，碘化钾 1.8g，醋酸 1.6ml，蒸馏水 100ml。

2. 配法　将碘化钾和重铬酸钾分别溶于蒸馏水中，混匀后加入醋酸，然后加蒸馏水至 100ml，即可。

3. 用途　与卢戈氏碘液相仿。

4. 注意事项　酸性碘液应保存于有塞棕色瓶中。

（二十四）微丝蚴（microfilaria）染色液

1. 配方

配方 1：10% 苏木精纯乙醇液 10ml，饱和铵明矾溶液 100ml、甲醇 25ml、甘油 2ml。

配方 2：美蓝 2.0g，硼砂 3.0g，蒸馏水 100ml。

2. 配法

配方 1：取苏木精用无水乙醇配制成 10%（W/V）的溶液，将该溶液室温下放置 1~2 个月，使其充分作用，临用时，取 10ml 上述溶液，加饱和铵明矾溶液 100ml、甲醇 25ml、甘油 2ml 混匀后即可用于染色。

配方 2:将美篮、硼砂置于蒸馏水内加热溶解后即为原液。染色方法及步骤为:①先用蒸馏水溶去厚血膜上的血色素,晾干,甲醛固定;②将原液稀释成 5% 的稀释液,用该稀释液染色 10 分钟,水洗、晾干、镜检。

3. 用途　丝虫微丝蚴染色。

4. 注意事项　微丝蚴经染色后,虫体色泽鲜艳,鞘膜清楚,头间隙、体核、尾核、神经环清晰可辨。用配方 2 染色后微丝蚴鞘膜呈淡红色,体核呈蓝色。

(二十五) 沙黄(salfranine)染色液

1. 配方　沙黄 0.25g,95% 乙醇 10ml,蒸馏水 90ml。

2. 配法　将沙黄溶解于乙醇中,然后用蒸馏水稀释。

3. 用途　适用于隐孢子虫卵囊的染色。

4. 注意事项　试剂应现用现配。

(二十六) 甲基绿-派若宁(methyl green-pyronin)染色液

1. 配方　甲基绿 2g,派若宁(吡罗红)5g,蒸馏水,乙酸钠 16.4g 和乙酸 12ml。

2. 配法

A 液:取甲基绿 2g 溶于 98ml 蒸馏水中,取派若宁 5g 溶于 95ml 蒸馏水中。取 6ml 甲基绿溶液和 2ml 派若宁加入到 16ml 蒸馏水中,即为 A 液,放入棕色瓶中备用。

B 液:由乙酸钠和乙酸混合而成。先取乙酸钠 16.4g,用蒸馏水溶解至 1 000ml 备用;再取乙酸 12ml,用蒸馏水稀释至 1 000ml 备用,取配好的乙酸钠溶液 30ml 和稀释的乙酸 20ml,加蒸馏水 50ml,配成 pH 为 4.8 的 B 液(缓冲液)。甲基绿-派若宁染色剂是由 A 液 20ml 和 B 液 80ml 混合配制而成。

3. 用途　适用于血和骨髓涂片的染色。

4. 注意事项　试剂应现配现用。

(二十七) 阿米巴滋养体(Amoeba trophozoite)染色液

1. 配方

A 液:煌焦油蓝 0.2g,氯化钠 0.55g,枸橼酸钠 1.1g,饱和氯化高汞液 0.1g,蒸馏水 100ml。

B 液:水溶性伊红 1.0g,蒸馏水 100ml。

2. 配法

A 液:将煌焦油蓝、氯化钠、枸橼酸钠和饱和氯化高汞液混合于蒸馏水中,混匀备用。

B 液:将水溶性伊红溶于蒸馏水中,混匀备用。

3. 用途　适用于阿米巴滋养体活体染色。

4. 注意事项　用时将 A 液和 B 液等量混合,在盖玻片上滴一滴,覆盖在粪便生理盐水涂片上即可。该法为湿片染色法,活体阿米巴滋养体染色时不影响其活动能力,染色后虫体呈亮绿色,背景呈浅红色,二者呈鲜明对比。而死亡的滋养体则呈浅红色,但核染色仍清晰。

(二十八) 苏木精卡红(hematoxylin carmine)染色液

1. 配方　10% 苏木精纯乙醇液 5ml,卡红 1g,盐酸 0.5ml,冰醋酸 8ml,95% 乙醇明矾饱和液 72ml,蒸馏水 15ml。

2. 配法　先将蒸馏水放在小烧瓶中煮沸,依次加入卡红、盐酸,振荡混合后置水浴锅中加温,至卡红完全溶解为止,冷却后再依次加入冰醋酸、95% 乙醇明矾饱和液、10% 苏木精纯乙醇液,摇匀后过滤即成。

3. 用途　适用于蠕虫标本的染色。

4. 注意事项　标本染色前,要充分清洗,并除去多余水分后,再置入中性或弱酸性 1% 甲醛生理盐水中 5 分钟,然后将标本置于吸水纸上,吸除多余水分后染色。

(二十九) 杰司彼(J.S.B)染色液

1. 配方

A 液:医用亚甲蓝 0.5g,1% 硫酸 3.0ml,重铬酸钾 0.5g,无水磷酸氢二钠 3.5g,蒸馏水 500ml。

B液:水溶性伊红 1.0g,蒸馏水 500ml。

2. 配法

A液:将亚甲蓝溶于蒸馏水中,加入 1% 硫酸,加时慢慢搅动,使之均匀,再加入重铬酸钾,即形成紫色沉淀,然后再加入无水磷酸氢二钠搅拌,待沉淀溶解后,将此液放入有回流冷凝管的烧瓶中,煮沸 1 小时,此时蓝色溶液变得较深,即可使用。

B液:将水溶性伊红溶于蒸馏水即可。

3. 用途　适用于血涂片的染色。厚薄血膜在同一张载玻片上时染色方法与步骤依次为:①先用 A 醛固定薄血膜,晾干;②将厚薄血膜浸入 B 液 1~2 秒,再用缓冲蒸馏水洗涤 1 秒;③浸入 A 液 40~45 秒,再用缓冲蒸馏水洗涤 3~4 秒;④晾干,镜检。若为厚血膜涂片,在 B 液中染色数秒后立即浸入甲液中 10~15 分钟即可。

4. 注意事项　A 液亦可配成浓缩型,其配法为:将 A 液各成分溶于 150ml 蒸馏水中,放入烧杯中煮 1 小时,待煮至约 25ml 为止,装入磨口试剂瓶中待用,用时将 25ml 浓缩型 A 液稀释至 500ml,放置约 3 天后,方可使用。B 液放置较久即呈深红色,染色效果比新配的染色液更佳。

(三十) 陈氏品蓝(Chen's methylene blue)染色液

1. 配方　陈氏品蓝染色液包括 A 液和 B 液,配方如下:

A液:盐基品蓝 2.5g,高锰酸钾 1.5g,蒸馏水 200ml。

B液:盐酸(浓度为 1N)4ml,伊红 0.25g,95% 乙醇 96ml。

2. 配法

A液配法:先将高锰酸钾溶解于蒸馏水中制成高锰酸钾液,然后将品蓝溶于蒸馏水内,加热使之完全溶化,再加入高锰酸钾液,加热煮沸 20 分钟,冷却后过滤,并加入蒸馏水以补充加热时失去的水分,即成 A 液。

B液配法:先将伊红溶于盐酸中,再加 95% 乙醇至 100ml。

3. 用途　适用于血涂片的染色。厚血膜染色方法与步骤:①先用蒸馏水溶去厚血膜上的血色素,晾干,用甲醛固定;②浸入 B 液 2~10 秒,再用缓冲蒸馏水充分洗涤;③浸入 A 液 10~15 秒,再用缓冲蒸馏水洗涤;④在 B 液中复染 1~2 秒;⑤水洗,晾干,镜检。

4. 注意事项　染色时将 A 液和 B 液分别置于不同染色缸中。

(三十一) 欧氏苏木精(Ehrlich's hematoxylin)染色液

1. 配方　苏木精 2g,纯乙醇 100ml,乙酸 10ml,甘油 100ml,明矾过量,蒸馏水 100ml。

2. 配法　先将苏木精溶于纯乙醇中,依次加入乙酸、甘油和蒸馏水,最后加入过量的明矾,放置数周,过滤。

3. 用途　适用于医学原虫染色。

4. 注意事项　此染色液可长期保存,放置越久,染色越佳,用时应加蒸馏水稀释。应用此染色液染色,染色效果较好,虫体形态特征清晰,可用于虫种鉴别。

(三十二) GMS(Gomori's methenamine silver)染色液

1. 配方

(1) 2% 铬酸配方:三氧化二铬 10.0g,蒸馏水 500ml。

(2) 1% 焦亚硫酸钠:焦亚硫酸钠 5.0g,蒸馏水 500ml。

(3) 5% 硫代硫酸钠:硫代硫酸钠 5.0g,蒸馏水 100ml。

(4) 六亚甲基四胺银原液:3% 六亚甲基四胺 100ml,5% 硝酸银 5ml。

(5) 工作液:六亚甲基四胺银原液 25ml,5% 硼砂 2.5ml,蒸馏水 25.0ml。

(6) 0.5% 氯化金:氯化金 0.5g,蒸馏水 100ml。

(7) 0.2%Light Green。

(8) 品绿 SF 黄(Light Green SF Yellow)0.2g,冰醋酸 0.2ml,蒸馏水 1 000ml。

2. 配法

(1) 92% 铬酸配法:将三氧化二铬与蒸馏水混合即成,溶液有效期 6 个月。

（2）1% 焦亚硫酸钠配法：将焦亚硫酸钠与蒸馏水混合即成，溶液有效期 6 个月。

（3）5% 硫代硫酸钠配法：将硫代硫酸钠与蒸馏水混合即成，溶液有效期 3 个月。

（4）六亚甲基四胺银原液配法：将 3% 六亚甲基四胺与 5% 硝酸银混合，保存在耐酸的棕色瓶内，4℃冰箱冷藏溶液有效期 3 个月。

（5）工作液配法：将六亚甲基四胺银原液、5% 的硼砂与蒸馏水混合即成，使用后丢弃。

（6）0.5% 氯化金配法：将氯化金与蒸馏水混匀，保存在耐酸的瓶中冷藏，有效期 1 年。

（7）0.2%Light Green 配法：将品绿 SF 黄、乙酸与蒸馏水混匀即成，有效期 6 个月。

3. 用途　适用于卡氏肺孢子虫的组织学染色。染色方法与步骤：①标本在 2% 铬酸中氧化 1 小时后，用蒸馏水清洗；②置入 1% 焦亚硫酸钠中保持 1 分钟，室温，用蒸馏水清洗 3 次；③预先加热六亚甲基四胺银工作溶液 56℃水浴，然后摇动玻片直到玻片内容物颜色变暗黄色或灰色，蒸馏水冲洗 2 次；④置入 0.5% 氯化金溶液中 1 分钟，直到玻片内容物变褐色，用蒸馏水冲洗；⑤置入 5% 硫代硫酸钠溶液中 3 分钟，蒸馏水冲洗；⑥0.2%Light Green 1 分钟，蒸馏水冲洗；⑦在无水乙醇中脱水干燥。

4. 注意事项　卡氏肺孢子虫呈黑色，涂片背景为绿色。操作时应穿戴手套，护目镜和防护靴，注意避免接触和吸入。若铬酸变成褐色需重新配制，2% 铬酸优于 5% 铬酸，载玻片上的内容物不容易脱落。若六亚甲基四胺银工作溶液在载玻片上变成云雾状或成镜状时，需使用新配制的溶液。

（三十三）PAS（Periodic Acid-Schiff）染色液

1. 配方

（1）过碘酸溶液：过碘酸 0.5g，蒸馏水 100ml）。

（2）（Schiff 染液：碱性品红 0.5g，蒸馏水 100ml，1N 盐酸 20ml，偏重亚硫酸钠 0.5g。

（3）苏木精液：苏木精 0.9g，95% 乙醇 10ml，铵（钾）明矾 20.0g，蒸馏水 200ml，氧化汞 0.5g。

2. 配法

（1）过碘酸溶液：将 0.5g 过碘酸溶于 100ml 蒸馏水中，待溶解后置于 4℃冰箱避光保存。

（2）Schiff 染液：将蒸馏水煮沸后，等待片刻，加入碱性品红，振荡数分钟使品红溶解，冷至 50℃加入 1N 的盐酸 20ml，混匀。待冷却至 25℃再加入偏重亚硫酸钠 0.5g，混合，置于带塞的棕色瓶中，放于暗处 24 小时，染色液为无色，如为微红则加活性炭 1~2g，混合过滤，如过滤液仍有红色，应再加少许活性炭，直至红色完全被吸收为止。配制完成后，于棕色瓶内置冰箱保存备用。

（3）苏木精液配法：将苏木精溶于 95% 的乙醇，钾明矾溶于水（可加热），然后将苏木精液加入明矾液中混合，用强火煮沸后加氧化汞 0.5g，迅速搅拌，成深紫色，迅速移入冷水中，次日过滤，临用时取此液 95ml 加乙酸 5ml，可使细胞着色更清楚。

3. 用途　适用于糖原染色，一般用来显示糖原和其他多糖物质。染色步骤：①新鲜组织编号取材后，投入 FAA 液、Carnoy 固定液或者放入冰箱内低温固定；②放入无水乙醇中脱水、二甲苯透明、浸蜡、包埋；③常规切片厚 5μm，脱蜡至水；④放入 0.5%~1% 高碘酸氧化 5~10 分钟，环境温度以不高于 20℃为宜，室温高时氧化时间适当缩短，流水冲洗 5 分钟后，再用蒸馏水浸洗 2 次；⑤Schiff 氏液避光染色 10~30 分钟；⑥0.5% 偏重亚硫酸钠（钾）浸洗 2 次，每次 1~2 分钟，以达到分化的目的，流水冲洗 5~10 分钟，蒸馏水洗；⑦Harris 苏木精染 2~5 分钟，自来水洗；⑧1% 盐酸乙醇分化，再用自来水充分冲洗；⑨温水（或 1% 氨水）反蓝，核染色稍浅为好；流水冲洗，常规脱水、二甲苯透明，中性树胶封固。

4. 注意事项　Schiff 液从冰箱取出升至室温后，方可使用，如溶液变为红色，则不能使用。阳性染色结果是胞浆呈红色，阴性反应胞浆则无色，在正常血片中红细胞不着色。

（三十四）甲苯胺蓝（Toluidine blue）染色液

1. 配方　甲苯胺蓝液（配方：甲苯胺蓝 0.5g，蒸馏水 100ml）；冰醋酸液（配方：冰醋酸 0.5ml，蒸馏水 100ml）。

2. 配法

甲苯胺蓝液配法：将甲苯胺蓝溶于蒸馏水中，加蒸馏水至 100ml；

乙酸液配法：将乙酸溶于蒸馏水中，加蒸馏水至 100ml。

3. 用途　适用于微孢子虫的染色。染色步骤:①组织切片常规脱蜡至水;②置入甲苯胺蓝液 30 分钟,稍水洗;③置入乙酸液分化,直到胞核和颗粒清晰,稍水洗,用冷风吹干;④二甲苯透明,中性树胶封固。

4. 注意事项　若将甲苯胺蓝染色液放于 4℃冰箱,可保存半年左右。但该染液的染色效果在早期为最佳,若染色液存放时间较长,则染色偏淡,应适当延长染色时间。

(三十五) 萋-尼(Ziehl-Neelsen)氏染色液

1. 配方

(1)碱性复红乙醇染色储存液:碱性复红 8.0g,95% 乙醇 100ml。

(2)5% 苯酚水溶液:苯酚 5.0g,蒸馏水 100ml。

(3)碱性复红乙醇染色液:碱性复红储存液 10ml,5% 苯酚水溶液 90ml。

(4)5% 盐酸乙醇脱色液:浓盐酸 5ml,95% 乙醇 95ml。

(5)0.3% 亚甲蓝复染储存液:亚甲蓝 0.3g,95% 乙醇 50ml。

(6)亚甲蓝复染液:0.3% 亚甲蓝复染储存液 10ml,蒸馏水 90ml。

2. 配法

(1)碱性复红液配法:将碱性复红溶于 95% 乙醇中,混匀即可。

(2)5% 苯酚水溶液配法:将苯酚溶于蒸馏水中,混匀即可。

(3)碱性复红乙醇染色液配法:将碱性复红储存液与 5% 苯酚水溶液混合。

(4)5% 盐酸乙醇脱色液配法:将浓盐酸与 95% 乙醇混合。

(5)0.3% 亚甲蓝复染储存液配法:将亚甲蓝溶于 95% 乙醇中,完全溶解后加蒸馏水至终体积 100ml。

(6)亚甲蓝复染液配法:0.3% 亚甲蓝复染储存液与蒸馏水混合,稀释即得。

3. 用途　适用于痰液的染色。染色步骤:①火焰固定涂片;②滴加碱性复红乙醇染色液,盖满痰膜。小心火焰加热至出现蒸气后,脱离火焰,保持染色 3 分钟。流水自玻片背面上端轻洗,洗清染色液;③自痰膜上端外缘滴加脱色液,流过痰膜。需脱至痰膜无可视红色为止。脱色应单片进行;④流水自玻片背面上端轻洗,去脱色液。⑤滴加亚甲蓝复染液,染色 30 秒;⑥流水自玻片背面上端轻洗,去复染液,晾干,镜检。

4. 注意事项　用碱性复红乙醇染色期间应始终保持痰膜被染色液覆盖,必要时可续加染色液。切勿使染色液沸腾。

四、常用封固液

标本封固是为了避免标本与固体或空气中的某些气体接触,防止标本受潮、干裂、被氧化脱色,使标本得以永久保存。封固良好的标本折光率和玻片折光率相似,有助于显微镜观察时获得清晰的镜检效果。封固剂(mounting medium)必须对虫体和染料无影响,能与透明剂相混合,折光率须与玻片近似,且有良好的粘结作用。常用的封固剂分为两类,一类为油溶性封固剂,另一类为水溶性封固剂。油溶性封固剂无水,又称干性封固剂。标本必须经乙醇脱水及二甲苯透明后才能用它封片,可使标本保存多年。如加拿大树胶(canada balsam)、达马树胶(dammar balsam)、中性树胶(neutral balsam)、松树胶(rosin balsam)、优巴拉尔(euparal)胶等。水溶性封固剂含有水,又称湿性封固剂。标本不必经过脱水、透明等步骤,可直接封固。通常用于封固蠕虫卵、小型蠕虫、昆虫和螨类的玻片标本。水溶性封固剂封固的标本在梅雨季节易受潮发霉,保存时间较短,一般 1~2 年。如桃胶(peach gum)、明胶或动物胶(gelatin)、阿拉伯树胶(arabic gum 或 acacia gum)、聚乙烯醇(polyvinyl alcohol)等。

(一) 甘油明胶(glycerine jelly)封固液

1. 配方　白明胶 1 份,蒸馏水 6 份,甘油 7 份,苯酚加至 1%。

2. 配法　先将明胶溶于水中,2 小时后加甘油与苯酚,温浴 15 分钟,不时搅拌,使甘油与明胶混合。过滤后即可应用。

3. 用途　常用于脂肪染色的标本封固。

4. 注意事项 甘油明胶为含水封固剂,用于不能使用油溶性封固剂的组织切片。标本不必经过脱水、透明等步骤即可封固,因此使用方便。但用含水封固剂封固的切片在梅雨季节,易受真菌侵袭而损坏,难以长期保存。

(二)赫氏(Hoyer)封固液

1. 配方 阿拉伯胶 30g,水合氯醛 20g,蒸馏水 50ml。

2. 配法 取阿拉伯胶 30g 和水合氯醛 20g,溶解于 50ml 蒸馏水中,混合即成。

3. 用途 适用于在盖玻片下寄生虫标本的封固。

4. 注意事项 该封片液为含水封固剂,配好后加入少许石炭酸,用以防腐。

(三)通用(general)封固液

1. 配方 鸡蛋清 50ml,福尔马林 40ml,甘油 10ml。

2. 配法 取 50ml 鸡蛋清,加入 40ml 福尔马林和 10ml 甘油,充分混合,静置一段时间,待气泡全部上升至液面;除去气泡,凝固后,贮存于瓶中,密封备用。

3. 用途 适用于在盖玻片下寄生虫标本的封固。

4. 注意事项 待气泡去除后,再贮存于密封瓶中。

(四)贝氏(Berlese)封固液

1. 配方 阿拉伯树胶 8g,蒸馏水 8ml,甘油 5ml,水合氯醛 70g,5% 乙酸 3ml。

2. 配法 在 50~80℃的水浴锅中先将阿拉伯树胶溶于水中后,其余按上列次序加入。

3. 用途 适用于在盖玻片下封固寄生虫标本。

4. 注意事项 待混合好后,过滤备用。

(五)水合氯醛树胶(chloral hydrate arabic gum)封固液

1. 配方

(1)贝孟二氏(Bayli-Munro):水合氯醛 16g,阿拉伯树胶 15g,葡萄糖糖浆 10ml,乙酸 5ml,蒸馏水 20ml。

(2)盖氏(Gater):水合氯醛 74g,阿拉伯树胶 8g,葡萄糖糖浆 5ml,乙酸 3ml,蒸馏水 10ml。

(3)蒲氏(Puri):水合氯醛 70g,阿拉伯树胶 8g,甘油 5ml,乙酸 3ml,蒸馏水 10ml。

(4)施氏(Swan):水合氯醛 60g,阿拉伯树胶 15g,葡萄糖糖浆 10ml,乙酸 5ml,蒸馏水 20ml。

(5)赫氏(Hoyer):水合氯醛 200g,阿拉伯树胶 30g,纯甘油 20ml,蒸馏水 50ml。

(6)贝氏(Berlese):水合氯醛 160g,阿拉伯树胶 15g,葡萄糖糖浆 10ml,纯甘油 20ml,乙酸 5ml,蒸馏水 20ml。

(7)洪氏(Hong):水合氯醛 17g,阿拉伯树胶 20g,甘油 3ml,乙酸 3ml,蒸馏水 20ml。

2. 配法 上述 7 种配方的配制方法相同,均是将阿拉伯树胶放入烧瓶加水,置烧瓶于 50~80℃的水浴中,等树胶完全溶解后,加入水合氯醛,仍置于水浴中,等水合氯醛溶解并搅拌均匀后,依次加入其他成分,再搅拌,并用滤纸于皮氏漏斗中过滤,或静置等沉淀后,取上层澄清的胶液。阿拉伯树胶有块状、粒状和粉末之分,配制时应选用块状或粒状树胶。葡萄糖糖浆由 98g 葡萄糖溶化于 100ml 蒸馏水中制成。在标本封固前,可选用透明液如冬青油、甘油、液体石蜡等,也可专门配制洪氏透明液(洪氏透明液配方:阿拉伯树胶 8g,水合氯醛 80g,乙酸 4ml,甘油 12ml,蒸馏水 20ml)。

3. 用途 适用于在盖玻片下封固寄生虫标本。

4. 注意事项 盖氏与蒲氏两个配方适合于热带气候中的配制与应用,特别适用在热带地方封制蚊子幼虫与蛹的标本。施氏配方与贝孟二氏配方适于温带气候中应用,较适用于温带地方封制螨类的标本。贝氏配方与赫氏配方一般用于封制螨类的标本。

(六)埃氏(Heize)封固液

1. 配方 多聚乙醇 10g,水合氯醛 20g,蒸馏水 50ml,乳酸(82%~95%)35ml,1.5% 苯酚溶液 25ml。

2. 配法 先将多聚乙醇和蒸馏水置于烧杯中煮沸,随即加入乳酸和甘油,混匀,冷至微温;另外把水合氯醛和 1.5% 苯酚溶液置于另一烧杯中溶解,待完全溶解后,最后抽滤。

3. 用途 适用于在盖玻片下封固寄生虫标本。

4. 注意事项　抽滤前,将此溶液加至微温溶液中搅拌。

(七) 蠕虫幼虫 (helminth larvae) 封固液

1. 配方　阿拉伯树胶 25g,蒸馏水 35ml,水合氯醛 35g,甘油 12ml,50% 葡萄糖糖浆 3ml。
2. 配法　先将阿拉伯树胶溶于蒸馏水中后,其余按上列次序加入。
3. 用途　适用于在盖玻片下封固蠕虫幼虫,制作永久玻片标本。
4. 注意事项　此液较稠,并且制片后不需要用白漆或其他药物封固盖片,操作也较简便。

(八) 辛氏 (Singer) 封固液

1. 配方　水合氯醛 125g,阿拉伯树胶 30g,山梨糖醇 20g,蒸馏水 50ml,甘油 30ml。
2. 配法　先将阿拉伯树胶完全溶解于蒸馏水,然后加入水合氯醛和甘油,再过滤除渣。
3. 用途　适用于在盖玻片下封固寄生虫标本。
4. 注意事项　这是霍氏封固剂的改良配方,其优点在于山梨糖醇可防止玻片内水合氯醛产生重结晶。

(九) 水玻璃合剂 (sodium silicate) 封固液

1. 配方　矽酸钠(水玻璃)50 份,白陶土(高陵土)40 份,氧化锌(锌氧粉)9.5 份。
2. 配法　先将白陶土和氧化锌充分混匀,然后加入水玻璃中调匀即可。
3. 用途　本合剂为黏合剂,适用于标本缸封口。
4. 注意事项　白陶土和氧化锌粉越细越好,不宜使用颗粒状的氧化锌。调制时最好将白陶土和氧化锌粉用铜丝筛过筛,并将两种粉粒充分混合。置混合粉于研钵中,再加入一定量的水玻璃,充分研磨即可。

封固时间一般为 24 小时,待水玻璃合剂凝固后才可移动标本缸,在操作过程中和水玻璃合剂凝固前,切勿使其被水打湿或沾染标本缸内的液体。

(叶向光　石　泉　王赛寒)

五、其他

(一) LB 培养基

1. 配方　1% 胰蛋白胨、0.5% 酵母提取物、1% 氯化钠。
2. 配法　分别称取胰蛋白胨 10g、酵母提取物 5g、氯化钠 10g,加入 950ml 双蒸水搅拌至溶解。用 1mol/L NaOH 调节 pH 至 7.0,加水定容至 1L,高压灭菌。
3. 用途　细菌培养。
4. 注意事项　新鲜配制,高压灭菌。

(二) 人工消化液

1. 配方　胃蛋白酶(1∶3 000)3.0g,盐酸 6.0ml,生理盐水 1 000ml。
2. 配法　称量 3.0g 胃蛋白酶,溶于 1 000ml 生理盐水中,加入 6ml 的浓盐酸。
3. 用途　用于消化鱼肉获取华支睾吸虫囊蚴。
4. 注意事项　浓盐酸具有强腐蚀性,必须佩戴护目镜、口罩与手套,谨慎操作。

(三) TE 缓冲液

1. 配方　10mmol/L Tris·HCl(pH8.0)、1mmol/L EDTA(pH8.0)
2. 配法

若配制 50ml 1mol/L Tris·HCl(pH 8.0)缓冲液,需要称取 Tris 碱 6.06g,加 40ml 双蒸水溶解,滴加浓 HCl 调节 pH 至 8.0,加水定容至 50ml。

若配制 50ml 0.5mol/L EDTA(pH 8.0)缓冲液,需要称取 Na$_2$EDTA·2H$_2$O 9.305g,加 35ml 双蒸水,剧烈搅拌至溶解,用 10mol/L 的 NaOH 调节 pH 至 8.0,加水定容至 50ml。

使用时分别取 1ml 的 1mol/L Tris·HCl 和 0.2ml 的 0.5mol/L EDTA,加双蒸水定容至 100ml。

3. 用途　调节溶液 pH,溶解 DNA。
4. 注意事项　EDTA 二钠盐需加入 NaOH 将 pH 调至接近 8.0 时,才会溶解。

（四）50×TAE 电泳缓冲液（pH 8.5）

1. 配方　2mol/L Tris-Ac、100mmol/L EDTA

2. 配法　分别称取 Tris 碱 242g、Na$_2$EDTA·2H$_2$O 37.2g，量取 57.1ml 冰乙酸，用磁力搅拌器搅拌至溶解，加双蒸水定容至 1L。

3. 用途　核酸电泳缓冲液。

4. 注意事项　用于 RNA 电泳的缓冲液需用 0.1%DEPC 处理过的水配制及稀释。

（五）5×TBE 电泳缓冲液

1. 配方　445mmol/L Tris、445mmol/L 硼酸、10mmol/L EDTA

2. 配法　分别称取 Tris 碱 54g、硼酸 27.5g、0.5mol/L EDTA（pH8.0）20ml，加双蒸水至 1L。

3. 用途　常用的核酸电泳缓冲液。

4. 注意事项　TBE 浓溶液长时间存放可形成沉淀物，出现沉淀应予以废弃。

（六）1×甲基汞凝胶电泳缓冲液

1. 配方　50mmol/L 硼酸、5mmol/L Na$_2$B$_4$O$_7$·10H$_2$O、10mmol/L Na$_2$SO$_4$。

2. 配法　分别称取硼酸 3.092g、Na$_2$B$_4$O$_7$·10H$_2$O 1.907g 和 Na$_2$SO$_4$ 1.42g，溶于 800ml 经 DEPC 处理过的水中。充分溶解后，再加经 DEPC 处理的水定容至 1L。

3. 用途　RNA 的甲基汞凝胶电泳

4. 注意事项

（1）禁止皮肤直接接触溶液以免有毒物质造成身体伤害。

（2）避免温度剧烈变化，造成溶液变质，做到随用随取，以免造成分析结果误差。

（七）2×甲基汞凝胶加样缓冲液

1. 配方　25mmol/L 氢氧化甲基汞、100mmol/L 硼酸、10mmol/L Na$_2$B$_4$O$_7$·10H$_2$O、20mmol/L Na$_2$SO$_4$、20% 甘油、0.2% 溴酚蓝

2. 配法　1mol/L 氢氧化甲基汞 25μl、4×甲基汞凝胶电泳缓冲液 500μl、100% 甘油 200μl、10% 溴酚蓝 20μl，用 0.1%DEPC 处理过的水定容至 1ml。

3. 用途　RNA 的甲基汞凝胶电泳。

4. 注意事项

（1）氢氧化甲基汞是剧毒品，且挥发性极强．建议在通风橱中操作。

（2）氢氧化甲基汞应加入凝胶中而不能加入到甲基汞凝胶电泳缓冲液中。这种化合物不带电荷，因此不能很快迁移出凝胶。然而如果电泳过程中将凝胶浸在电泳液中，则甲基汞离子会扩散至凝胶外。为避免这问题，可调整电泳缓冲液的液面，使之能与凝胶的各边保持完全接通，而不溅到凝胶表面。加样完毕且 RNA 进入凝胶后，用保鲜膜覆盖凝胶，以防止它在电泳过程中干涸。

（八）5×甲醛凝胶电泳缓冲液（pH7.0）

1. 配方　0.1mol/L MOPS［3-（N-玛琳代）丙磺酸］（pH7.0）、40mmol/L 乙酸钠、50mmol/L EDTA（pH7.0）

2. 配法　将丙磺酸（MOPS）20.6g 溶于 800ml 经 DEPC 处理的 50mmol/L 的乙酸钠溶液。用 2mol/L NaOH 调 pH 至 7.0。加 100ml 经 DEPC 处理的 0.5mol/LEDTA（pH8.0），再加经 DEPC 处理的水定容至 1L。

3. 用途　RNA 甲醛化琼脂糖凝胶电泳。

4. 注意事项　光照或高压后溶液会逐渐变黄，淡黄色的缓冲液可正常使用，而深黄色缓冲液则不能使用。

（九）甲醛凝胶加样缓冲液

1. 配方　50% 甘油、1mmol/L EDTA（pH 为 8.0）、0.25% 溴酚蓝、0.25% 二甲苯青

2. 配法　将甘油 5ml、0.5mol/L EDTA（pH8.0）2ml、10% 溴酚蓝 250μl、10% 二甲苯青 250μl，加入 3ml 经 DEPC 处理过的水中。充分溶解后，用 2mol/L NaOH 调 pH 至 8.0。再加入经 DEPC 处理的水至溶液总体积为 10ml。

3. 用途　RNA 甲醛化琼脂糖凝胶电泳。

4. 注意事项　如果每次的使用量很小,可以适当分装后再使用;实验过程中避免污染;为安全起见,戴一次性手套操作。

(十) 10×核酸加样缓冲液

1. 配方　20%Ficoll 400、0.1mol/L Na$_2$EDTA(pH8.0)、1%SDS、0.25% 溴酚蓝、0.25% 二甲苯青

2. 配法　分别取 Ficoll 400 2g、1mol/L Na$_2$EDTA 1ml、10%SDS 1ml、10% 溴酚蓝 250μl、10% 二甲苯青 250μl,加水定容至 10ml。

3. 用途　核酸琼脂糖凝胶电泳时,制备核酸样品。

4. 注意事项　二甲苯青的迁移速度是溴酚蓝的约 50%,可能干扰中等分子量蛋白带的显色,但它可对长时间的电泳提供有益的指示。

(十一) 乙二醛 - DMSO 凝胶加样缓冲液

1. 配方　50% 甘油、10mmol/L 磷酸钠(pH7.0)、0.25% 溴酚蓝、0.25% 二甲苯青。

2. 配法　将甘油 5ml、经 DEPC 处理的 0.1mol/L 磷酸钠(pH7.0)1ml、10% 溴酚蓝 250μl、10% 二甲苯青 250μl,加入 3ml 经 DEPC 处理过的水中。充分溶解后,再加入经 DEPC 处理的水至溶液总体积为 10ml。

3. 用途　RNA 乙二醛-DMSO 凝胶电泳,制备 RNA 样品。

4. 注意事项　电泳时每 30 分钟换一次磷酸钠缓冲液;杂交前需用 20mmol/L 于 65℃洗膜,除去 RNA 上的乙二醛分子。

(十二) 碘液

1. 配方　碘(I2)5g,碘化钾(KI)10g。

2. 配法　将 5g 碘和 10g 碘化钾溶于双蒸水,定容至 100ml。

3. 用途　用于碘液染色法。

(十三) 10% 福尔马林-磷酸盐缓冲液

1. 配方　福尔马林溶液(Formaldehyde)10ml,磷酸盐缓冲液 90ml。

2. 配法　将 10ml 福尔马林溶液和 90ml 磷酸盐缓冲液混合。

3. 用途　用于寄生虫、宿主组织的固定。

4. 注意事项　临用前现配。

(十四) 2.5% 戊二醛

1. 配方　25% 戊二醛溶液 5ml,磷酸盐缓冲液 45ml。

2. 配法　将 5ml25% 戊二醛溶液和 45ml 磷酸盐缓冲液混合。

3. 用途　用于溶组织内阿米巴和红细胞的固定。

4. 注意事项　临用前现配。

(十五) 二氨基联苯胺染色液

1. 配方　丙三醇 0.210 3g,二氨基联苯胺 10mg,30% 双氧水 33.3μl。

2. 配法　将 0.210 3g 丙三醇溶于双蒸水,定容至 40ml,调 pH 至 9.17;再将 10mg 二氨基联苯胺,33.3μl 双氧水(30%),10ml 丙三醇溶液混合搅拌均匀。

3. 用途　用于红细胞染色。

4. 注意事项　临用前现配。

(十六) 4% 多聚甲醛-磷酸盐缓冲液(PFA-PBS)

1. 配方　多聚甲醛(Paraformaldehyde)8g,氯化钠 8g,磷酸二氢钾 0.2g,十二水合磷酸氢二钠 2.9g,氯化钾 0.2g。

2. 配法

(1) 8% 多聚甲醛储存液:先将多聚甲醛溶解于 80ml 双蒸水中,溶解过程边加热边加入微量氢氧化钠促溶,待多聚甲醛完全溶解,测定并调节 pH 至 6.8,加水定容至 100ml。

(2) 10×磷酸盐缓冲液(10×PBS)储备液:将氯化钠、磷酸二氢钾、十二水合磷酸氢二钠、氯化钾溶于

双蒸水,定容至 100ml。

（3）4% 多聚甲醛-磷酸盐缓冲液（PFA-PBS）:将 8% 多聚甲醛储存液、10×磷酸盐缓冲液和双蒸水按 5∶1∶4 体积比混合,0.22μm 滤膜过滤除杂质。

3. 用途　用于溶组织内阿米巴的固定。

4. 注意事项　临用前现配或 4℃保存备用。

（马长玲）

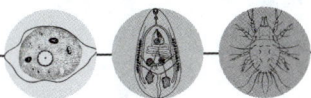

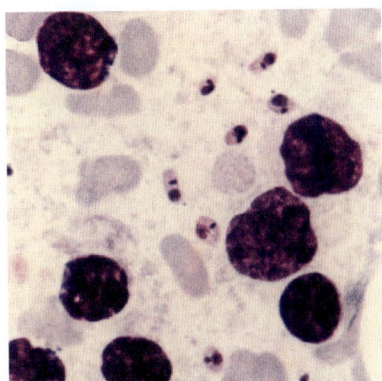

图 1　杜氏利什曼原虫无鞭毛体

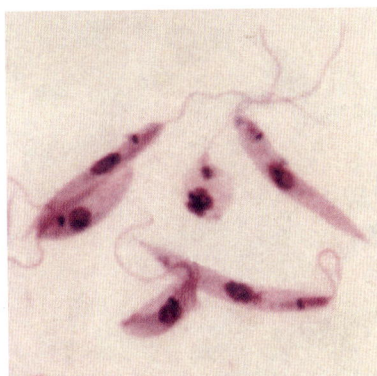

图 2　杜氏利什曼原虫前鞭毛体

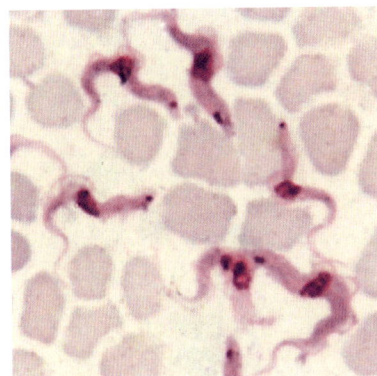

图 3　布氏冈比亚锥虫

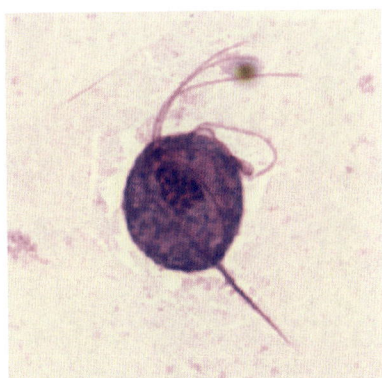

图 4　阴道毛滴虫滋养体

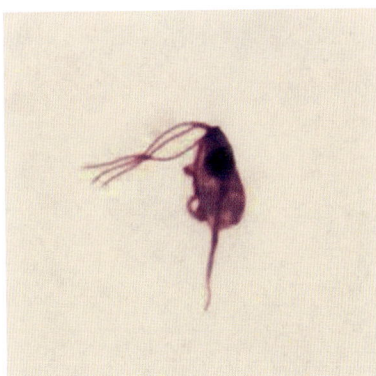

图 5　口腔毛滴虫滋养体

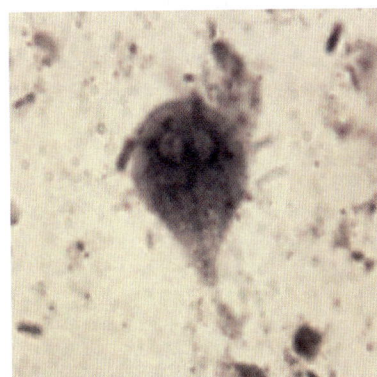

图 6　蓝氏贾第鞭毛虫滋养体

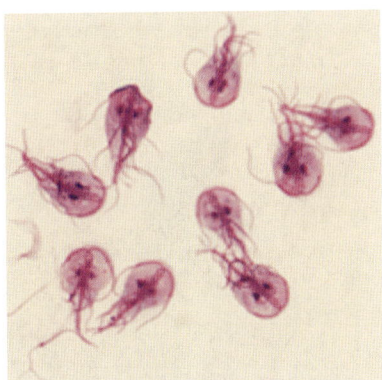

图 7　蓝氏贾第鞭毛虫滋养体

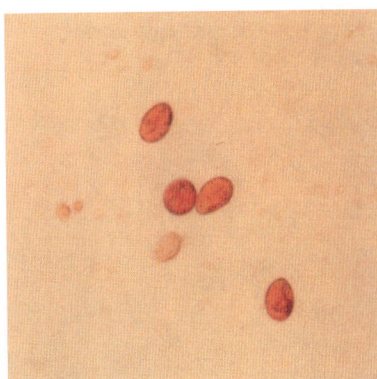

图 8　蓝氏贾第鞭毛虫包囊

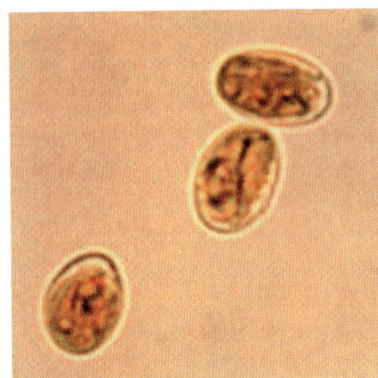

图 9　蓝氏贾第鞭毛虫包囊

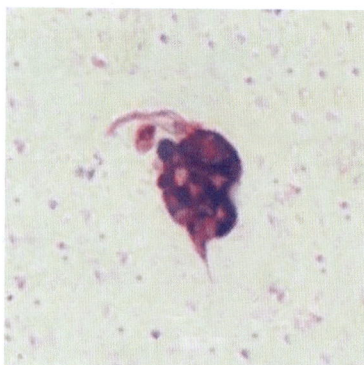

图 10　迈氏唇鞭毛虫滋养体（缪峰供图）

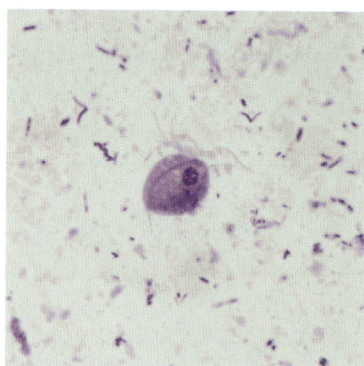

图 11　人毛滴虫滋养体

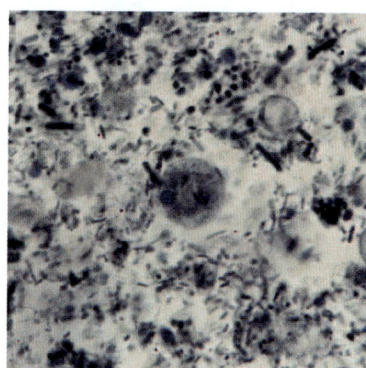

图 12　脆弱双核阿米巴滋养体

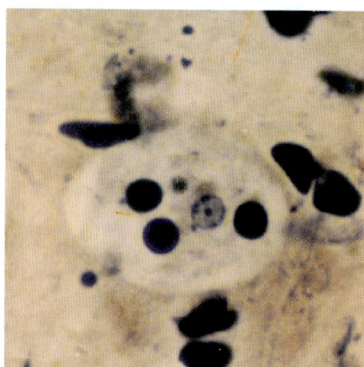

图 13　溶组织内阿米巴滋养体

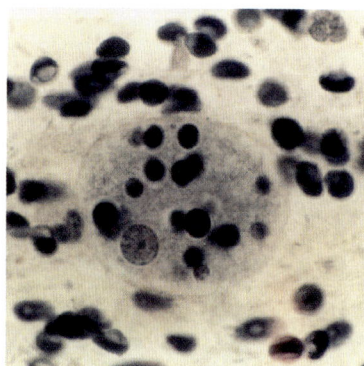

图 14　溶组织内阿米巴滋养体

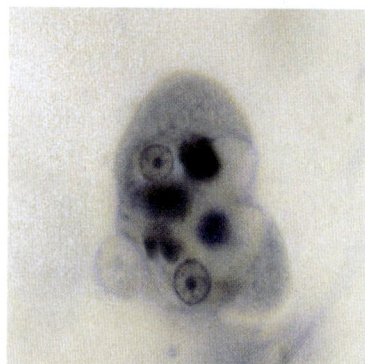

图 15　齿龈内阿米巴滋养体（朱玉霞供图）

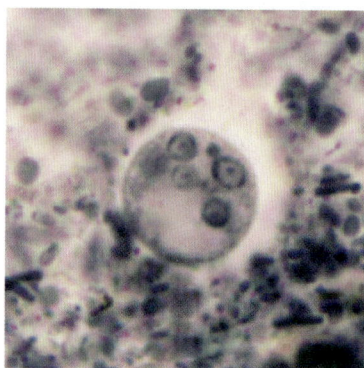

图 16　溶组织内阿米巴包囊

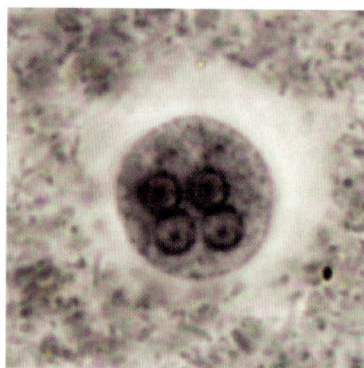

图 17　溶组织内阿米巴包囊

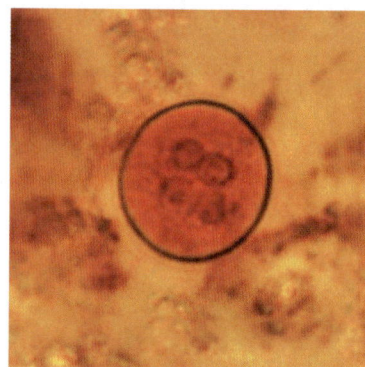

图 18　溶组织内阿米巴包囊

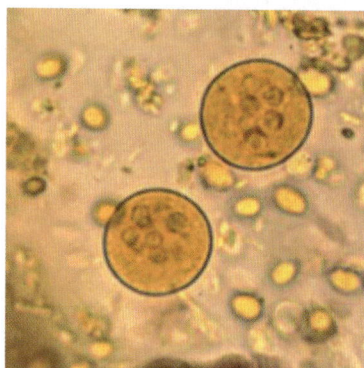

图 19　结肠内阿米巴包囊

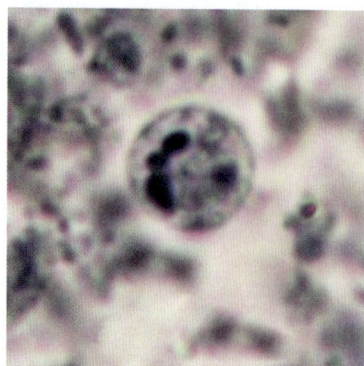

图 20　哈门氏内阿米巴包囊

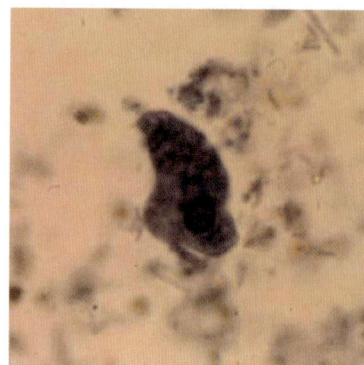

图 21　哈门氏内阿米巴滋养体

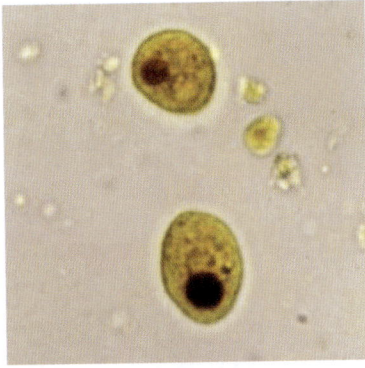

图 22　布氏嗜碘阿米巴包囊

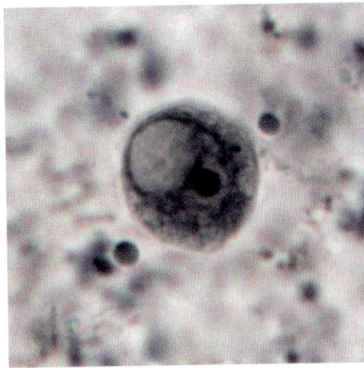

图 23　布氏嗜碘阿米巴包囊

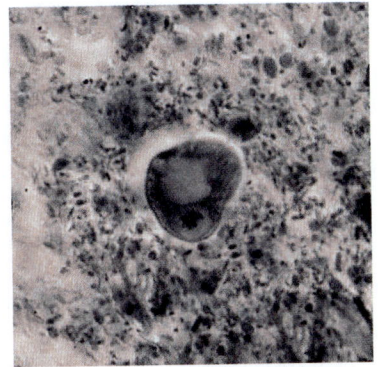

图 24　布氏嗜碘阿米巴包囊

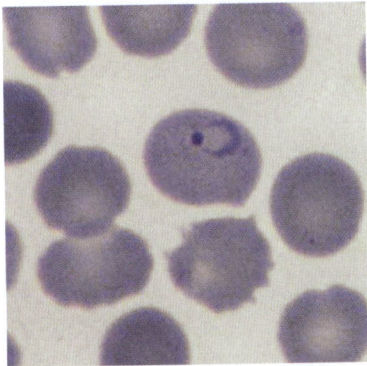

图 25　间日疟原虫环状体

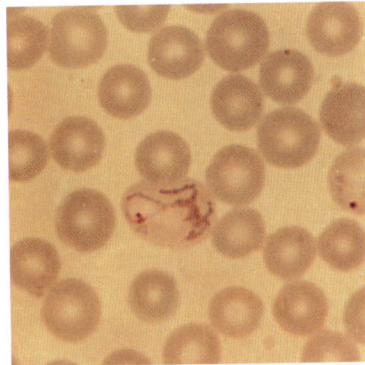

图 26　间日疟原虫大滋养体

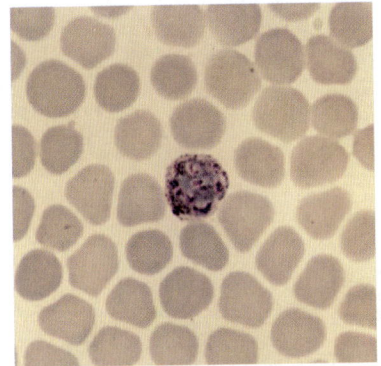

图 27　间日疟原虫未成熟裂殖体

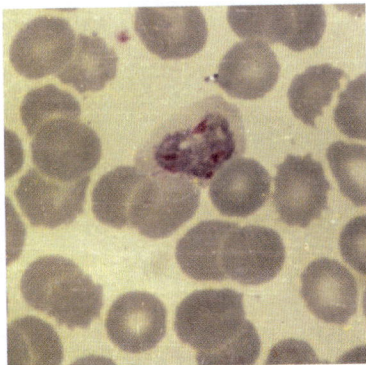

图 28　间日疟原虫未成熟裂殖体

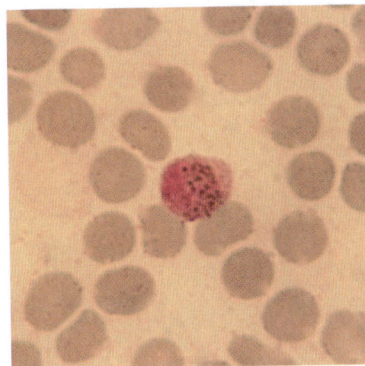

图 29　间日疟雄配子体

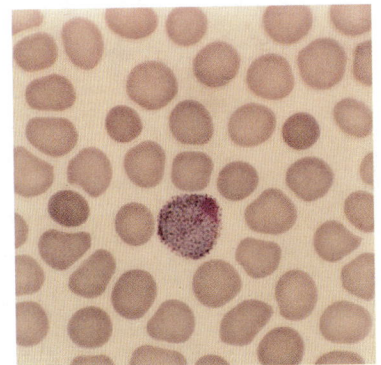

图 30　间日疟原虫雌配子体

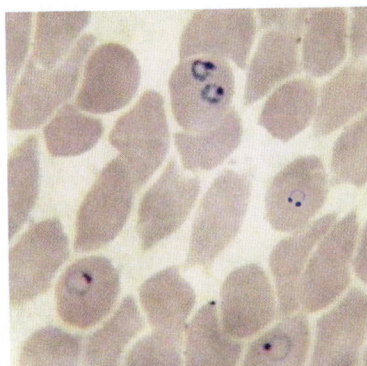

图 31　恶性疟原虫环状体

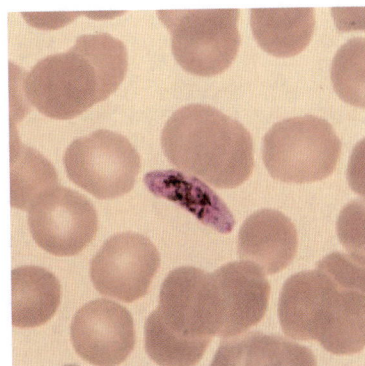

图 32　恶性疟原虫雄配子体

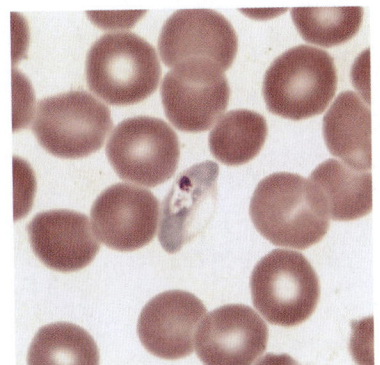

图 33　恶性疟原虫雌配子体

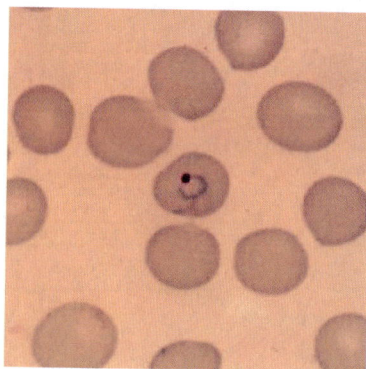

图 34　三日疟原虫环状体

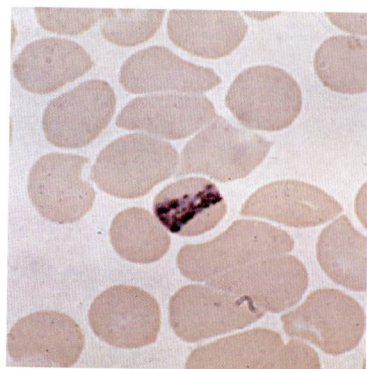

图 35　三日疟原虫大滋养体

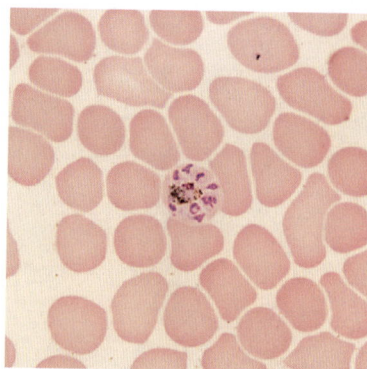

图 36　三日疟原虫成熟裂殖体

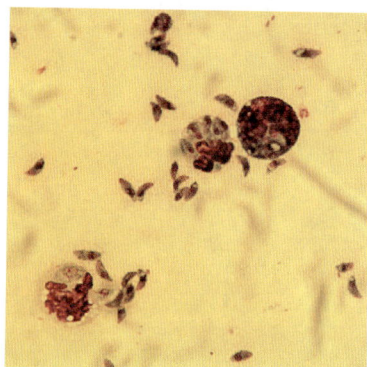

图 37　弓形虫假包囊

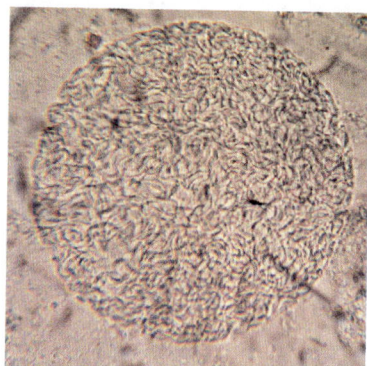

图 38　弓形虫包囊

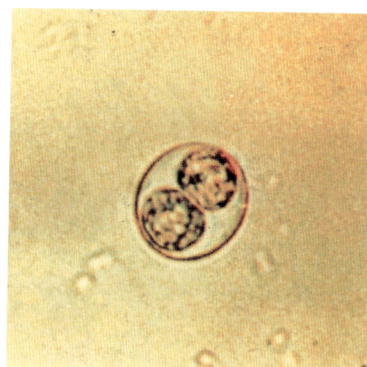

图 39　弓形虫卵囊

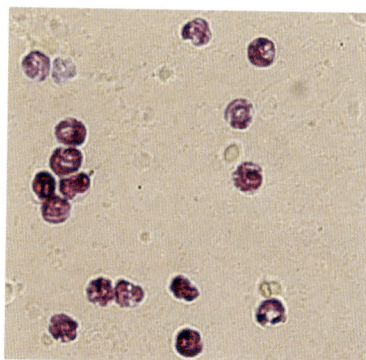

图 40　隐孢子虫卵囊

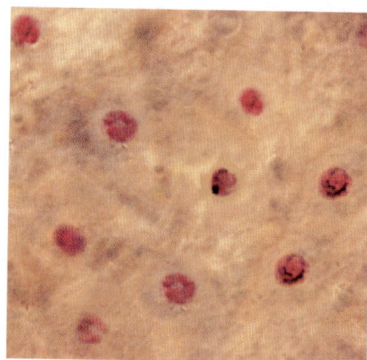

图 41　微小隐孢子虫卵囊

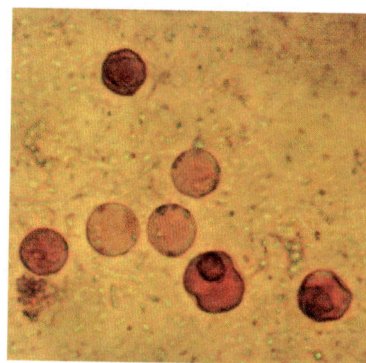

图 42　人芽囊原虫

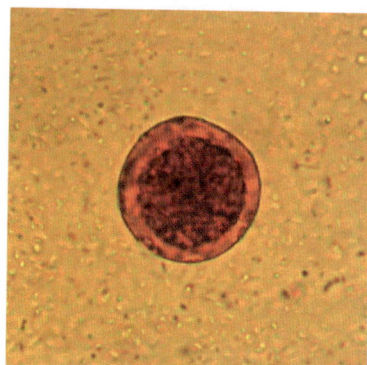

图 43　人芽囊原虫（包囊型）

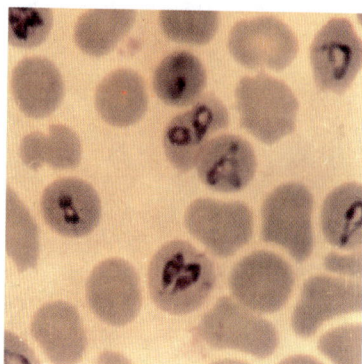

图 44　双芽巴贝斯虫（李祥瑞供图）

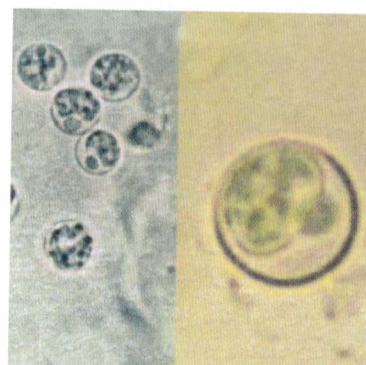

图 45　卡耶塔环孢子虫

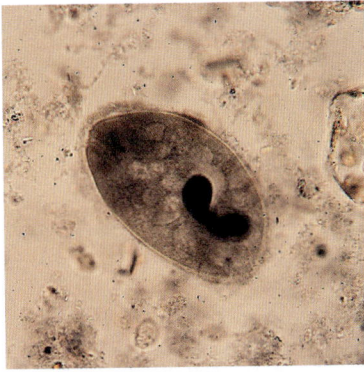

图 46　结肠小袋纤毛虫滋养体

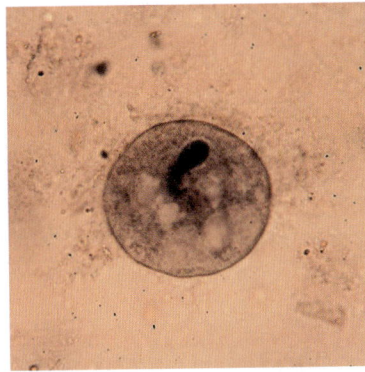

图 47　结肠小袋纤毛虫包囊

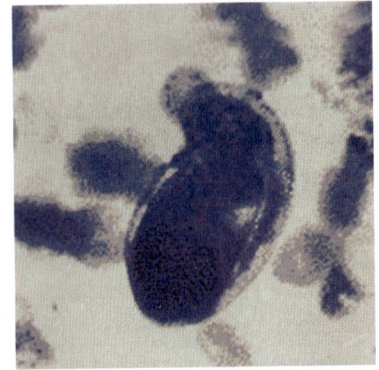

图 48　斜管纤毛虫（引自　张耀娟）

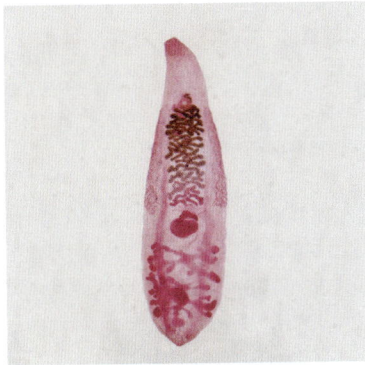

图 49　华支睾吸虫成虫

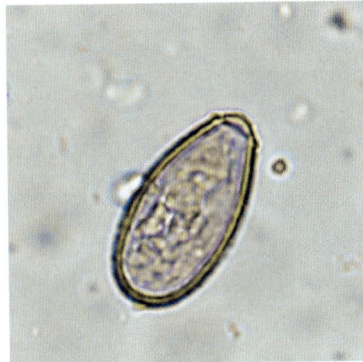

图 50　华支睾吸虫卵

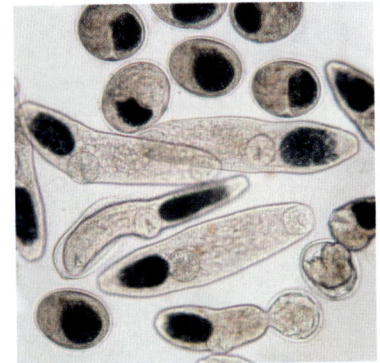

图 51　华支睾吸虫囊蚴、后尾蚴

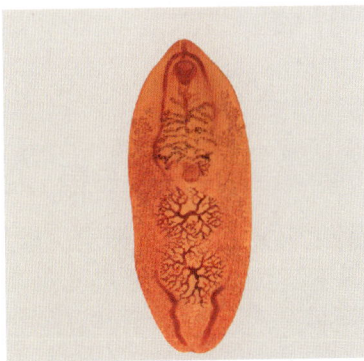

图 52　布氏姜片吸虫成虫

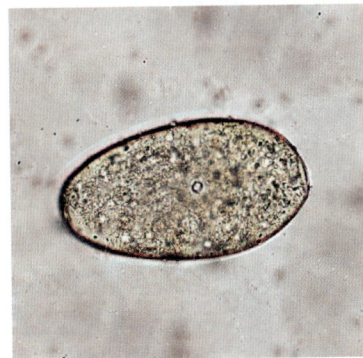

图 53　布氏姜片吸虫卵

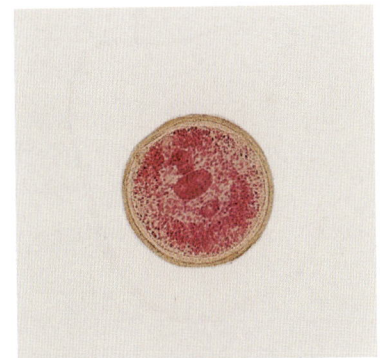

图 54　布氏姜片吸虫囊蚴

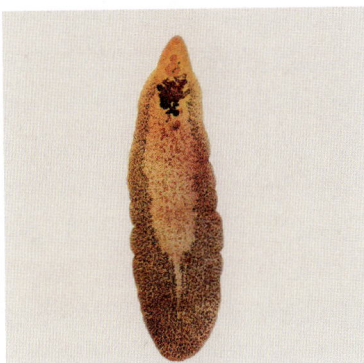

图 55　肝片形吸虫成虫

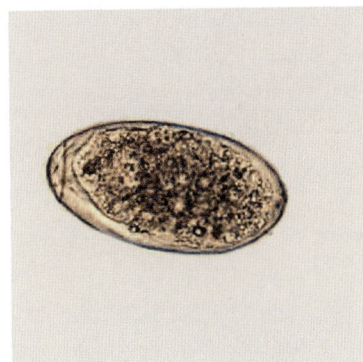

图 56　肝片形吸虫卵

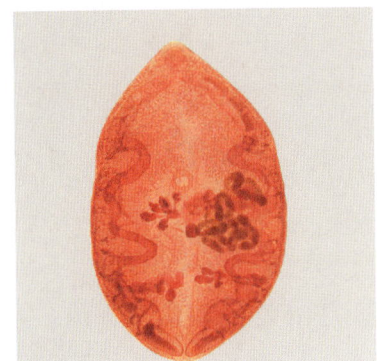

图 57　卫氏并殖吸虫成虫

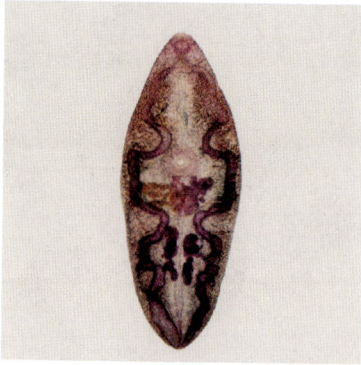

图 58　斯氏并殖吸虫成虫

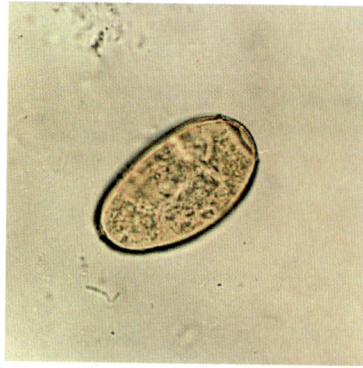

图 59　卫氏并殖吸虫卵

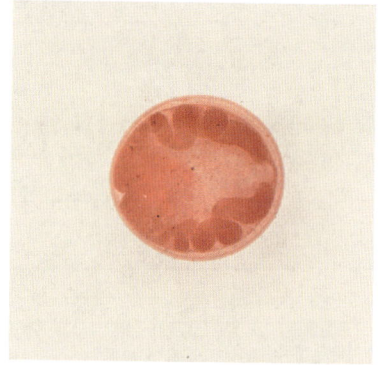

图 60　卫氏并殖吸虫囊蚴

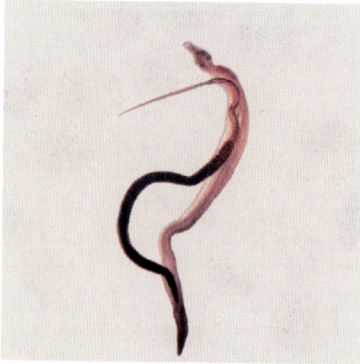

图 61　日本血吸虫雌雄合抱

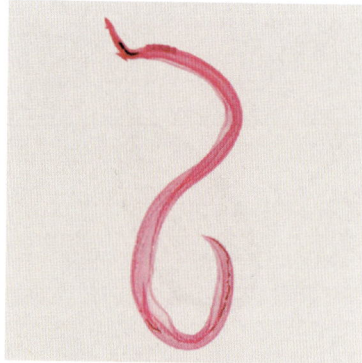

图 62　日本血吸虫雄虫

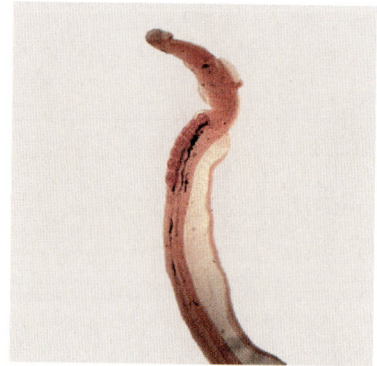

图 63　日本血吸虫雄虫睾丸

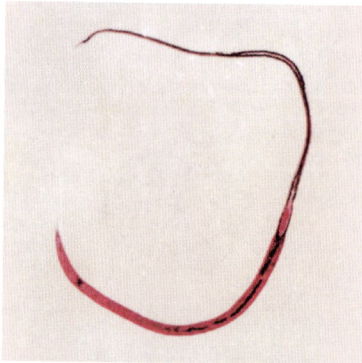

图 64　日本血吸虫雌虫

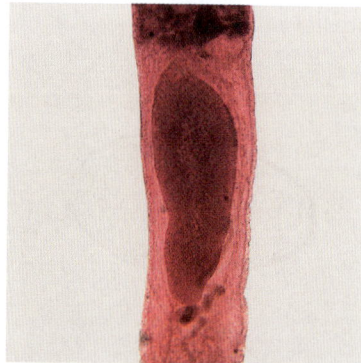

图 65　日本血吸虫雌虫卵巢

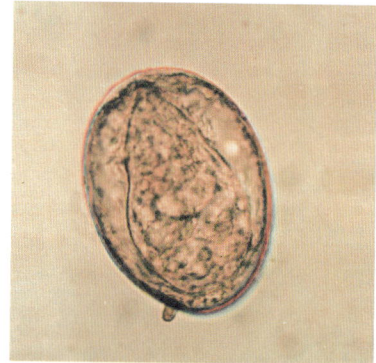

图 66　日本血吸虫卵

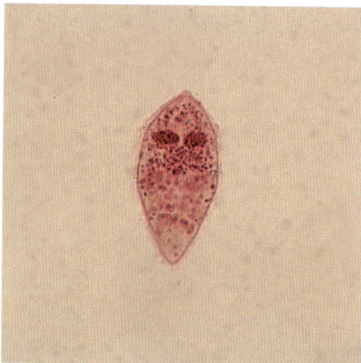

图 67　日本血吸虫毛蚴

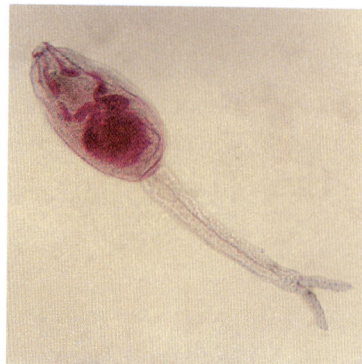

图 68　日本血吸虫尾蚴

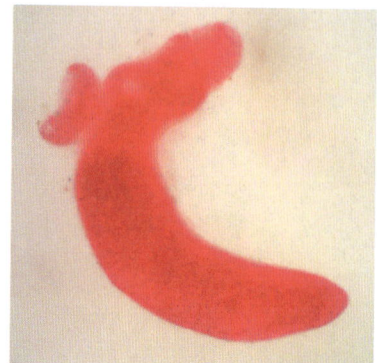

图 69　日本血吸虫肝门型童虫

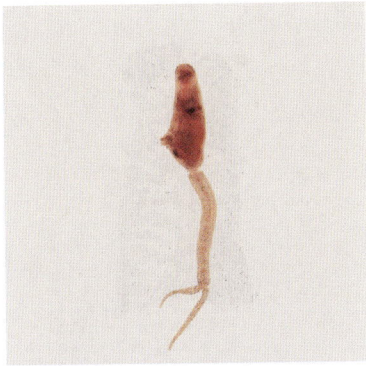

图 70　毛毕属吸虫尾蚴

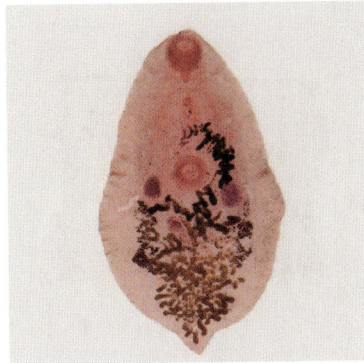

图 71　腔阔盘吸虫成虫

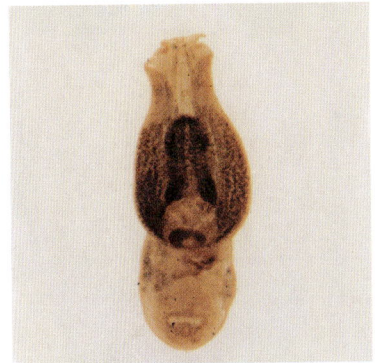

图 72　有翼翼状吸虫成虫

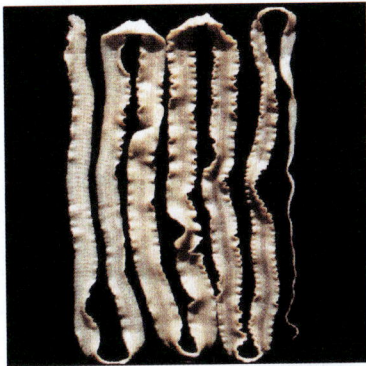

图 73　曼氏迭宫绦虫成虫

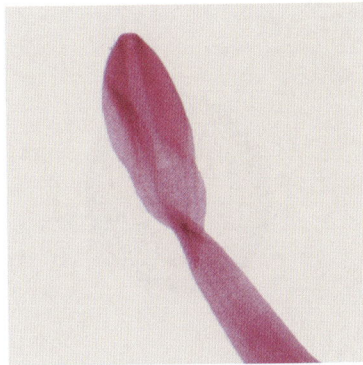

图 74　曼氏迭宫绦虫头节

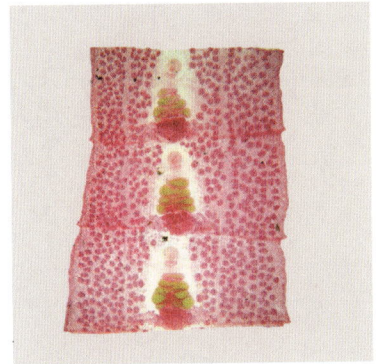

图 75　曼氏迭宫绦虫成节、孕节

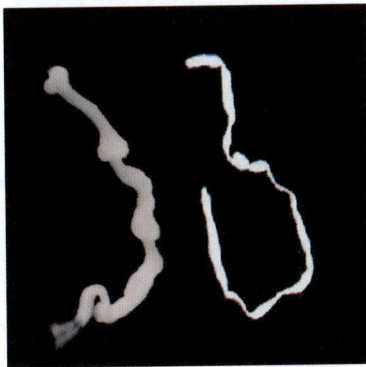

图 76　曼氏迭宫绦虫裂头蚴

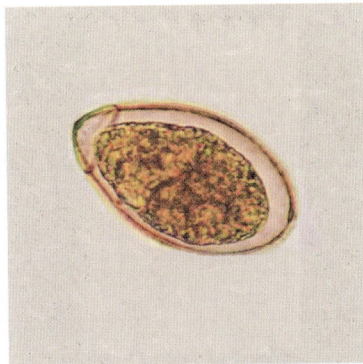

图 77　曼氏迭宫绦虫卵

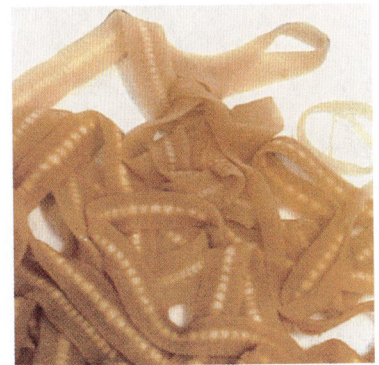

图 78　阔节裂头绦虫成虫

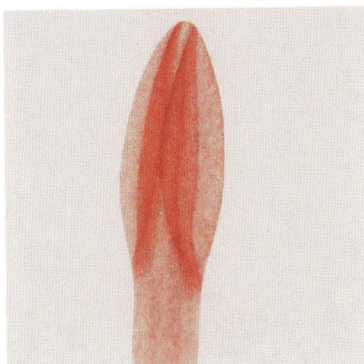

图 79　阔节裂头绦虫头节

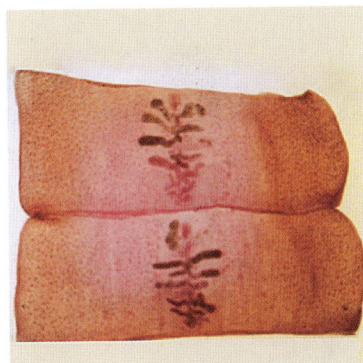

图 80　阔节裂头绦虫成节

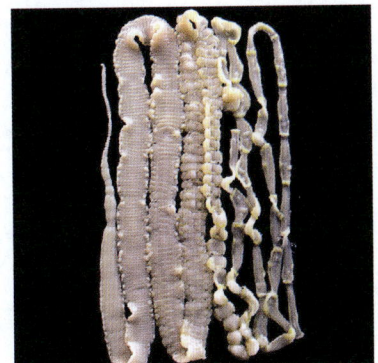

图 81　链状带绦虫成虫

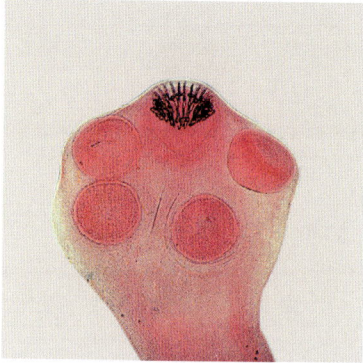

图 82 链状带绦虫头节

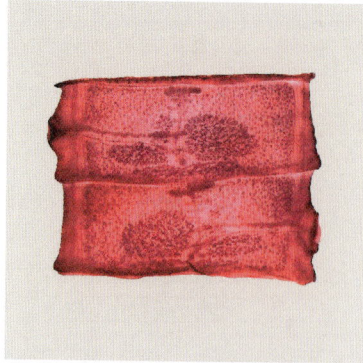

图 83 链状带绦虫成节

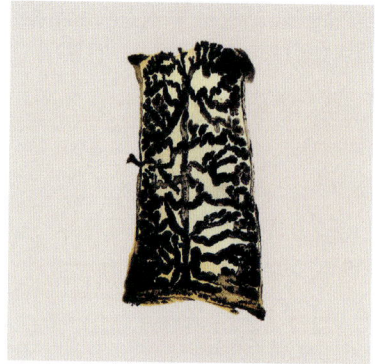

图 84 链状带绦虫孕节

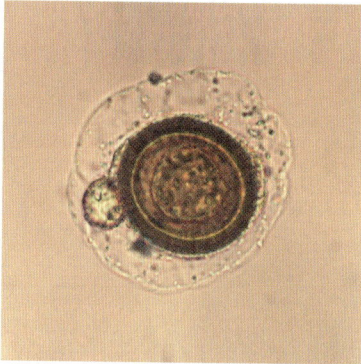

图 85 带绦虫卵（完整虫卵）

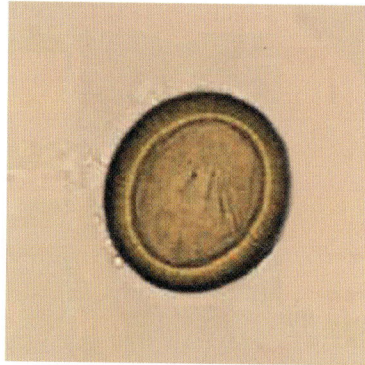

图 86 带绦虫卵

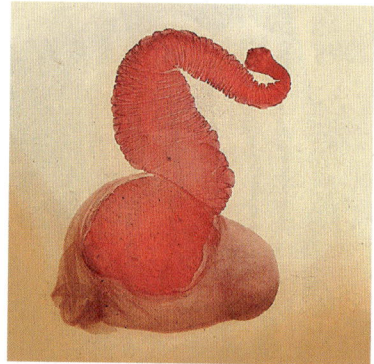

图 87 猪囊尾蚴

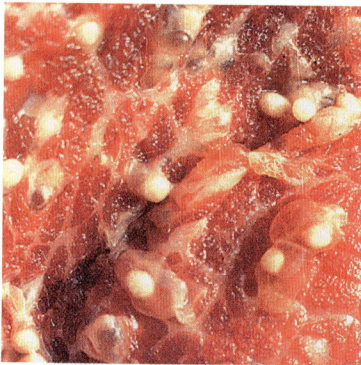

图 88 猪囊尾蚴猪肉（米猪肉）

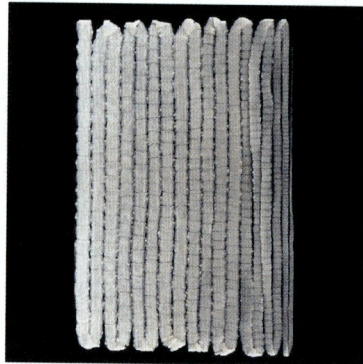

图 89 肥胖带绦虫成虫

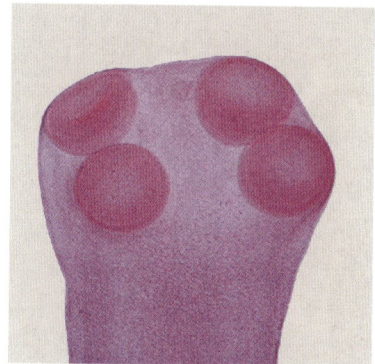

图 90 肥胖带绦虫头节

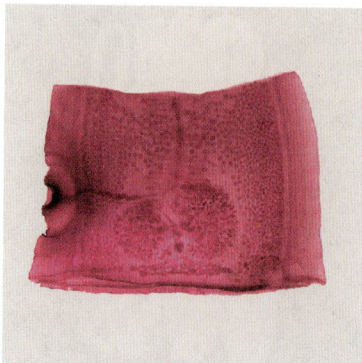

图 91 肥胖带绦虫成节

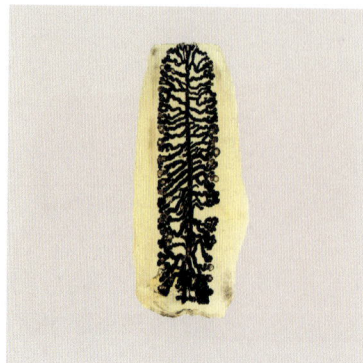

图 92 肥胖带绦虫孕节

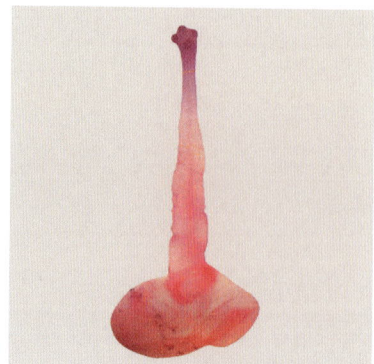

图 93 牛囊尾蚴

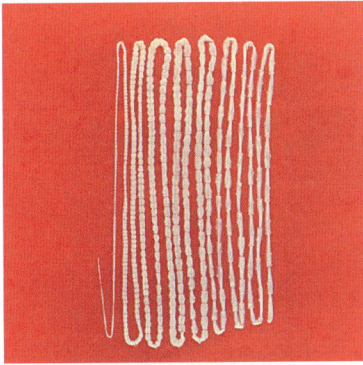

图 94　亚洲带绦虫成虫

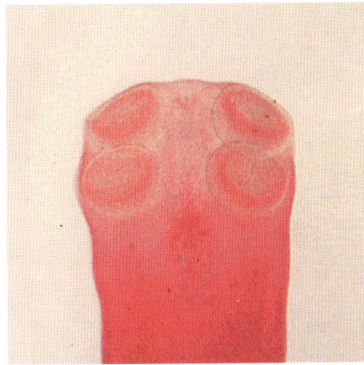

图 95　亚洲带绦虫头节

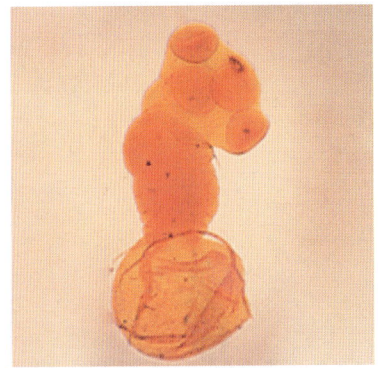

图 96　亚洲带绦虫囊尾蚴

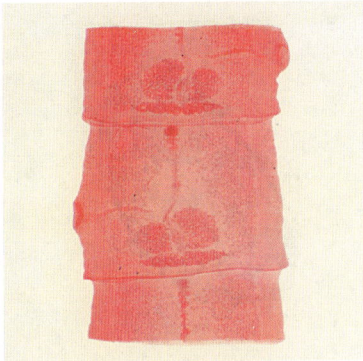

图 97　亚洲带绦虫成节

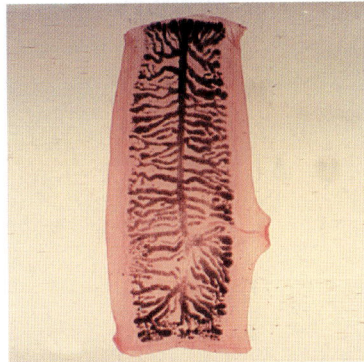

图 98　亚洲带绦虫孕节

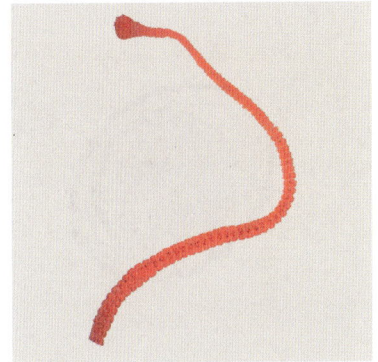

图 99　微小膜壳绦虫成虫

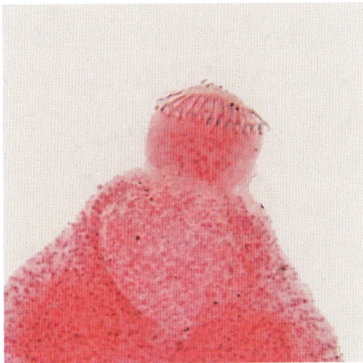

图 100　微小膜壳绦虫头节

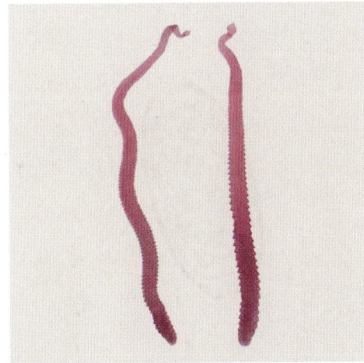

图 101　缩小膜壳绦虫成虫（黄兵）

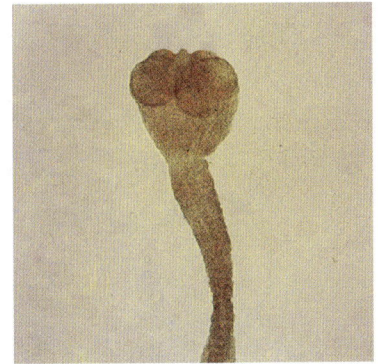

图 102　缩小膜壳绦虫头节

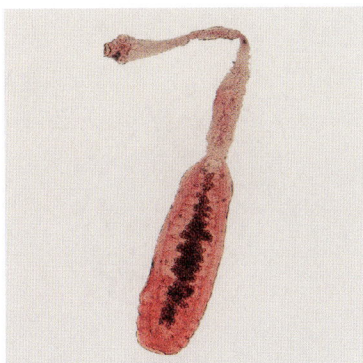

图 103　细粒棘球绦虫成虫

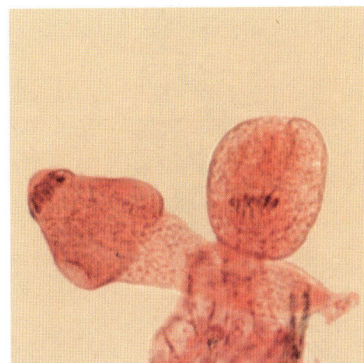

图 104　棘球蚴砂（原头蚴）

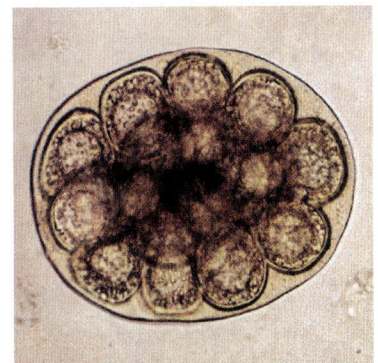

图 105　棘球蚴砂（原头蚴）

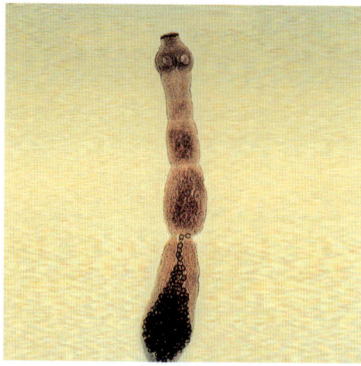

图 106 多房棘球绦虫成虫

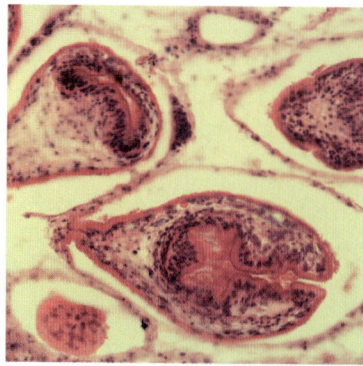

图 107 小鼠肝泡球蚴切片

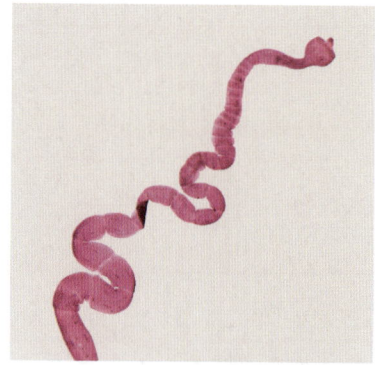

图 108 犬复孔绦虫成虫

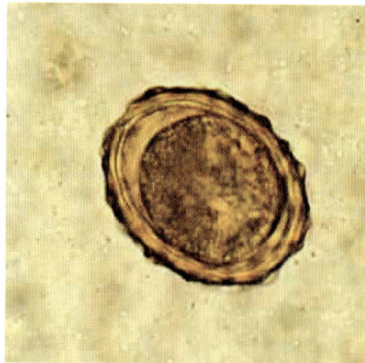

图 109 受精蛔虫卵

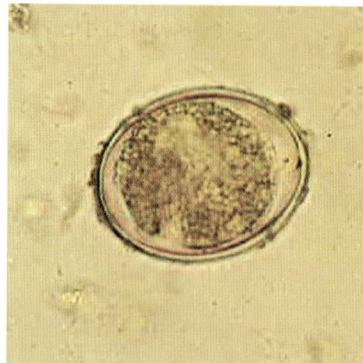

图 110 脱蛋白质膜蛔虫受精卵

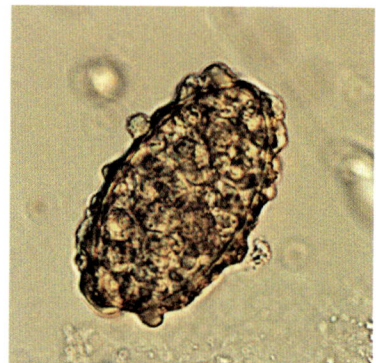

图 111 未受精蛔虫卵

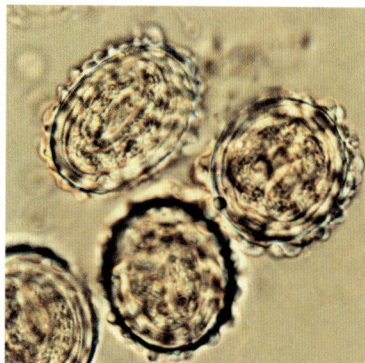

图 112 蛔虫感染期卵

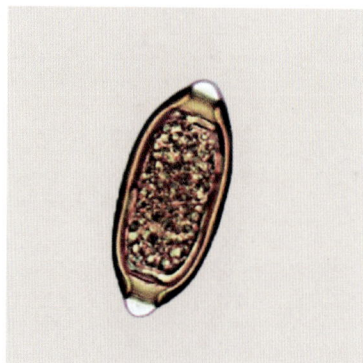

图 113 鞭虫卵

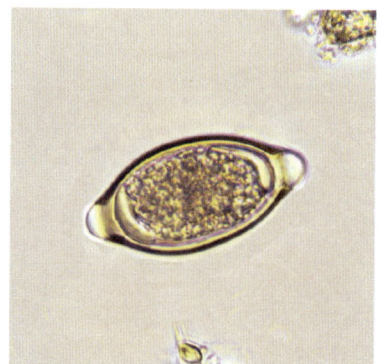

图 114 鞭虫卵

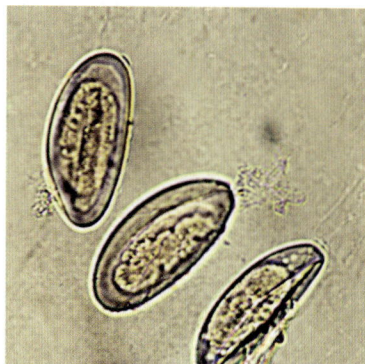

图 115 蛲虫卵

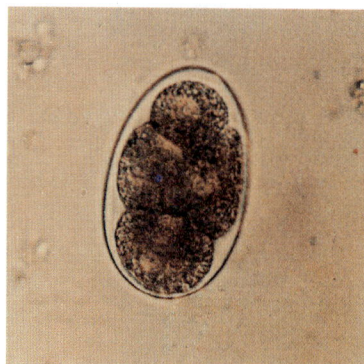

图 116 钩虫卵

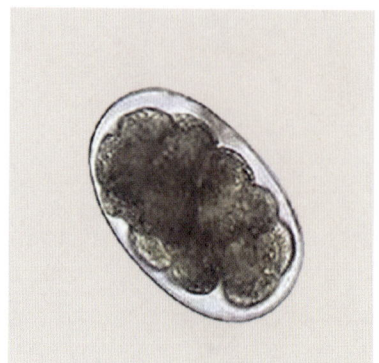

图 117 钩虫卵

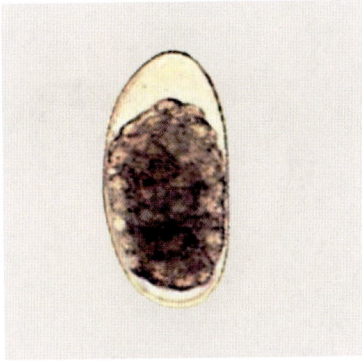

图 118 东方毛圆线虫卵

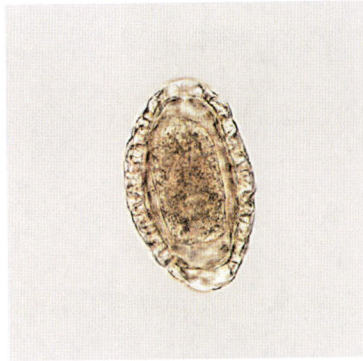

图 119 肾膨结线虫卵

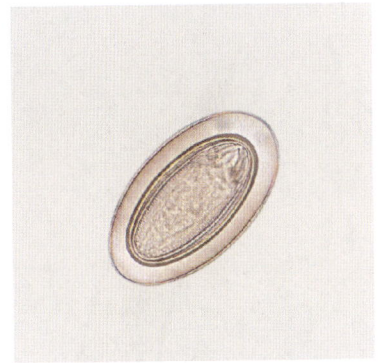

图 120 猪巨吻棘头虫卵

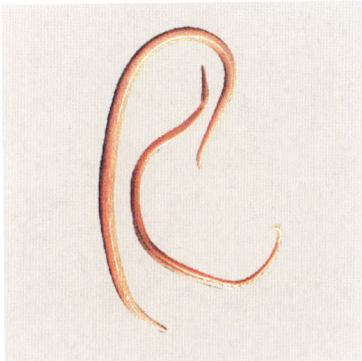

图 121 似蚓蛔线虫成虫

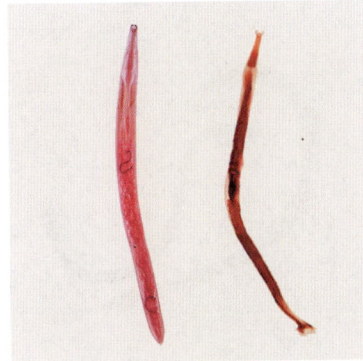

图 122 十二指肠钩虫成虫

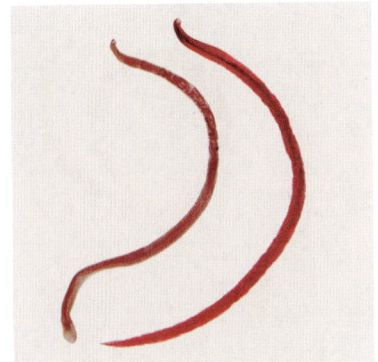

图 123 美洲钩虫成虫

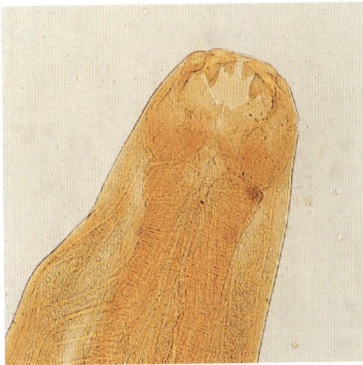

图 124 十二指肠钩虫口囊

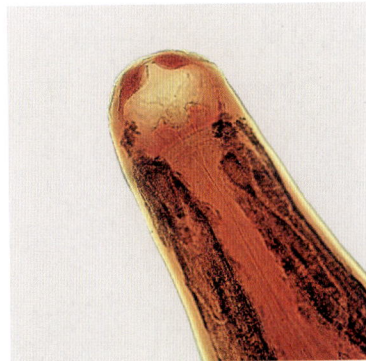

图 125 十二指肠钩虫口囊

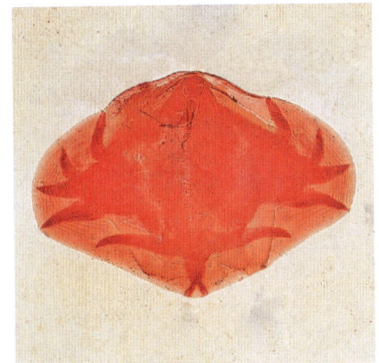

图 126 十二指肠钩虫交合伞(♂)

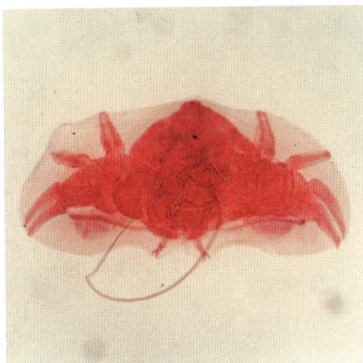

图 127 美洲钩虫交合伞(♂)

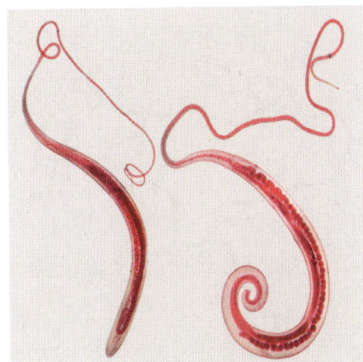

图 128 毛首鞭形线虫成虫

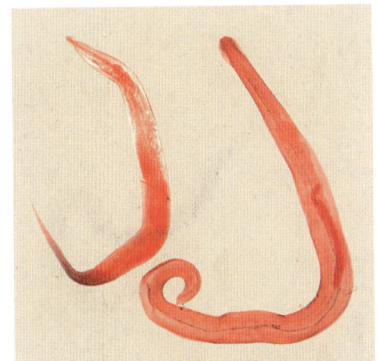

图 129 蠕形住肠线虫成虫

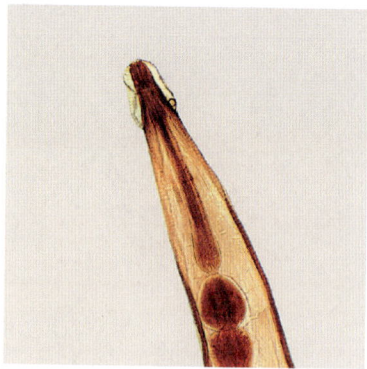

图 130 蠕形住肠线虫前端

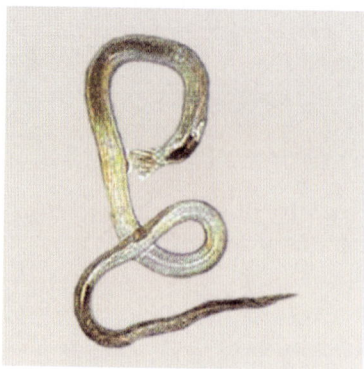

图 131 艾氏毛圆线虫

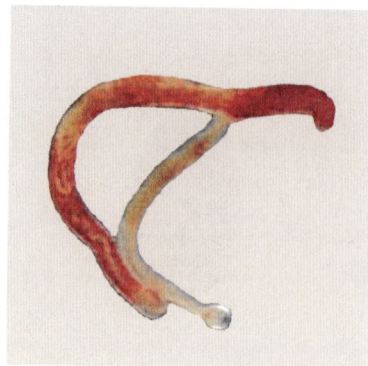

图 132 喉兽比翼线虫

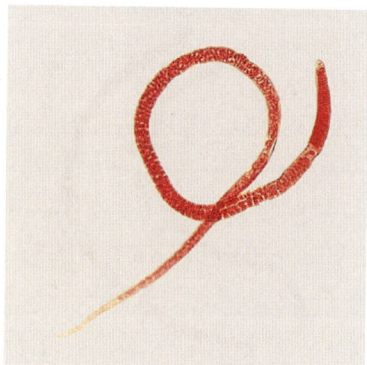

图 133 旋毛虫

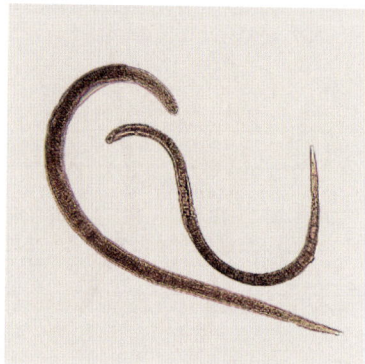

图 134 旋毛虫幼虫

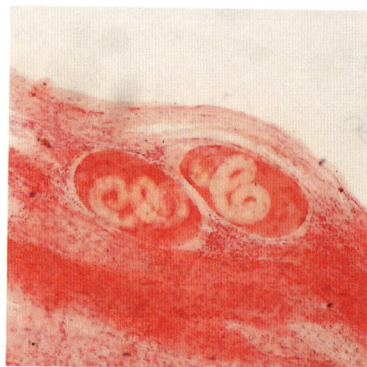

图 135 旋毛虫幼虫囊包

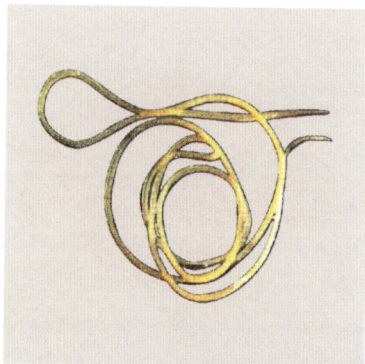

图 136 班氏丝虫成虫

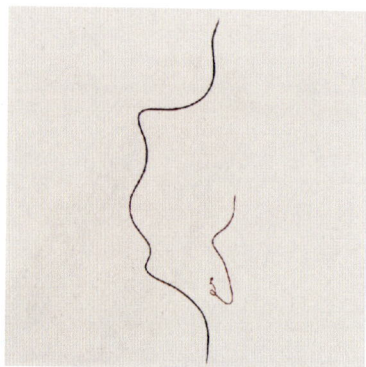

图 137 马来丝虫成虫

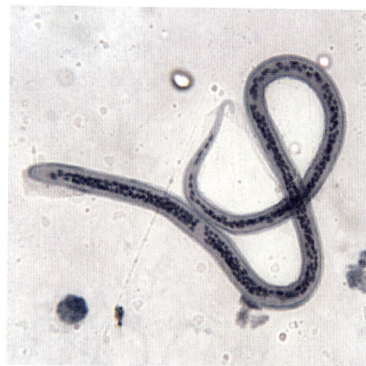

图 138 班氏丝虫微丝蚴

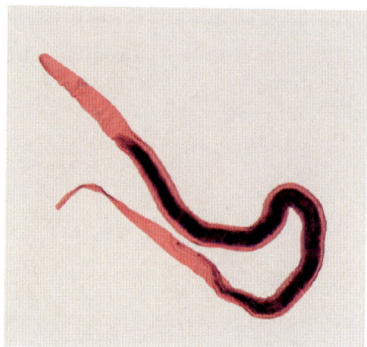

图 139 马来丝虫微丝蚴

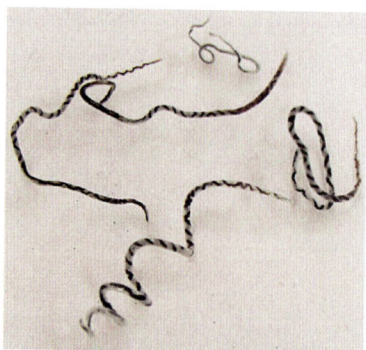

图 140 广州管圆线虫

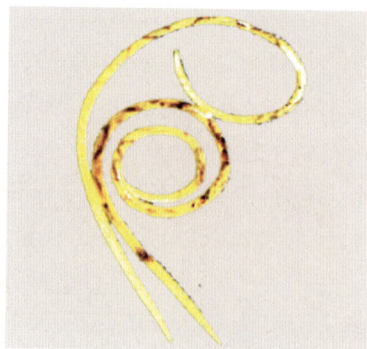

图 141 广州管圆线虫

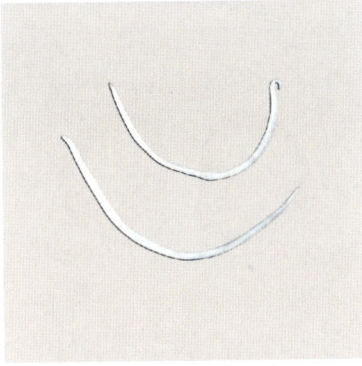
图 142 结膜吸吮线虫

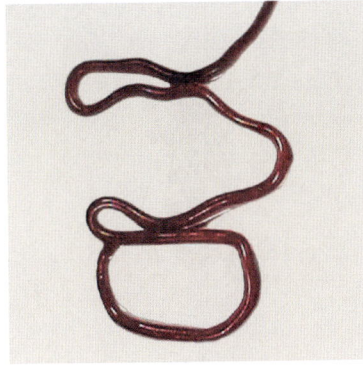
图 143 肾膨结线虫

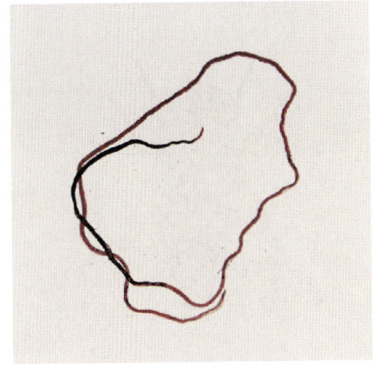
图 144 美丽筒线虫

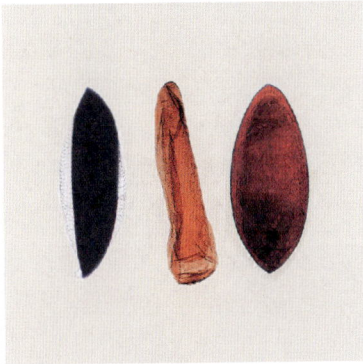
图 145 蚊卵

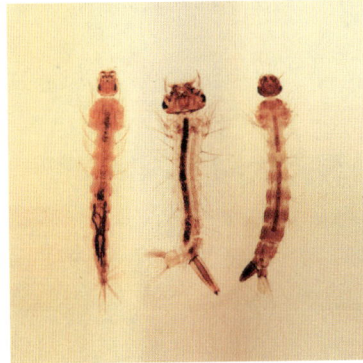
图 146 蚊幼虫

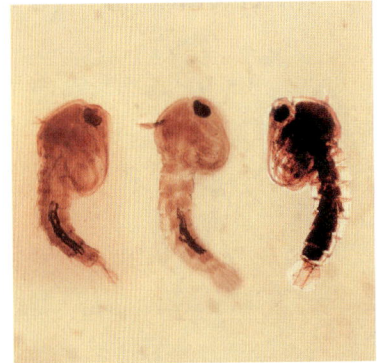
图 147 蚊蛹

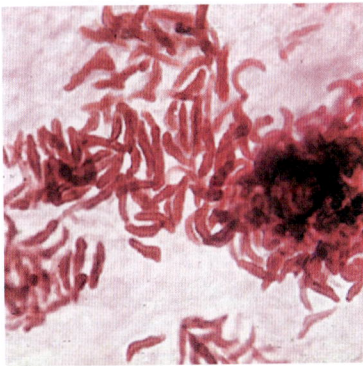
图 148 疟原虫子孢子

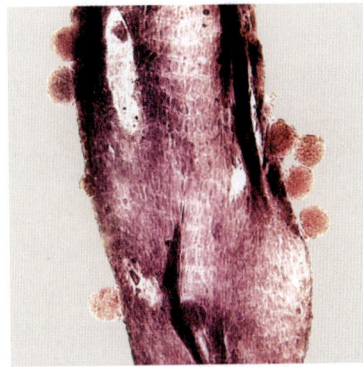
图 149 疟原虫蚊胃壁卵囊

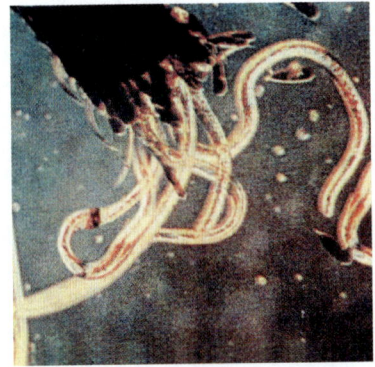
图 150 丝虫感染期幼虫从蚊喙逸出

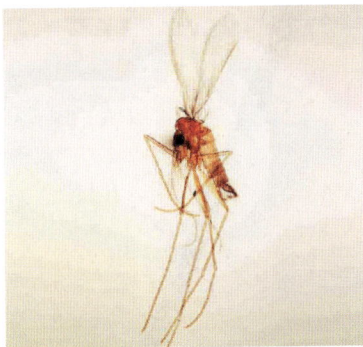
图 151 中华白蛉

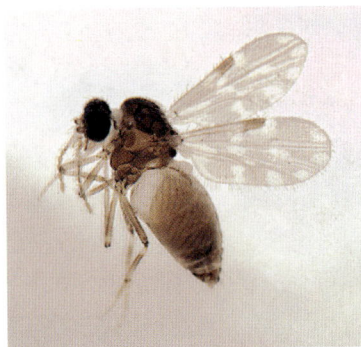
图 152 蠓

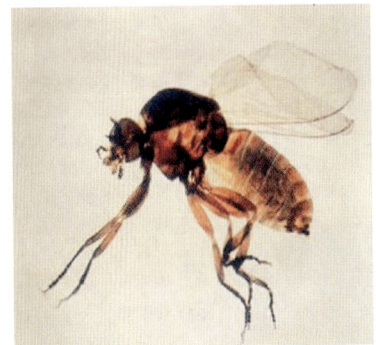
图 153 蚋

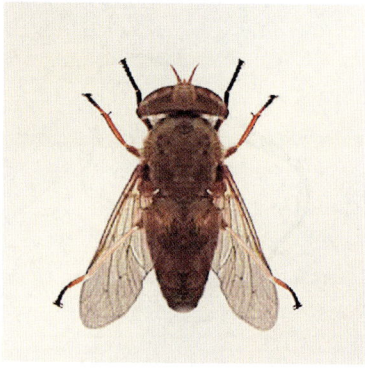

图 154 虻

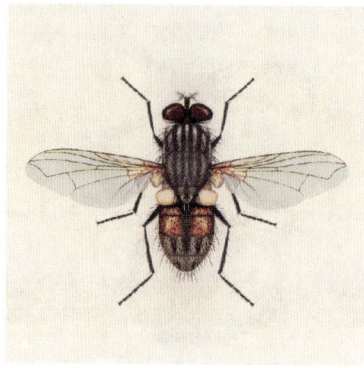

图 155 家蝇

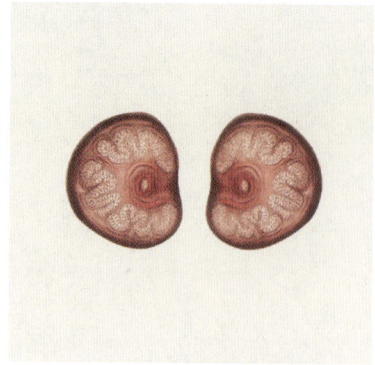

图 156 家蝇幼虫后气门

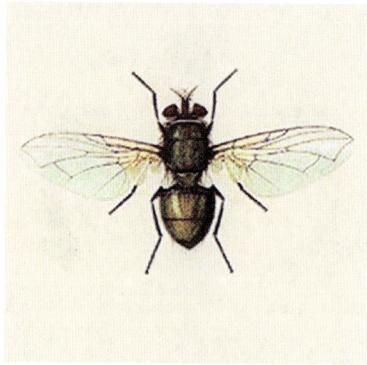

图 157 丝光绿蝇

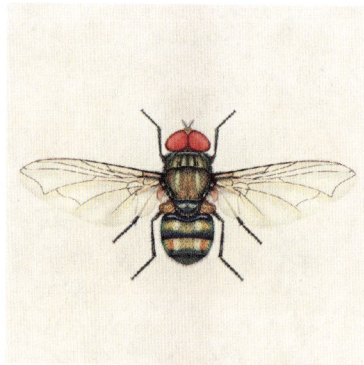

图 158 大头金蝇

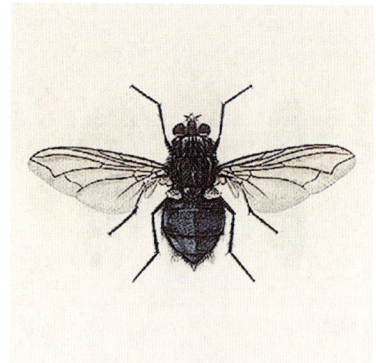

图 159 巨尾阿丽蝇

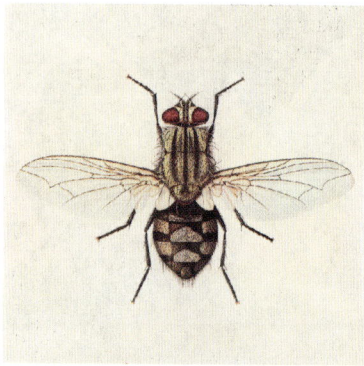

图 160 麻蝇

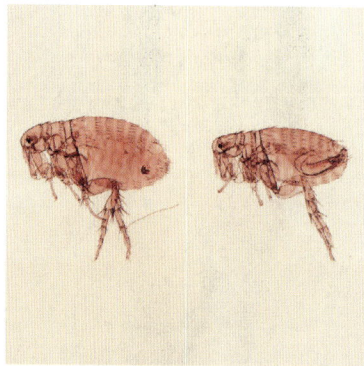

图 161 蚤

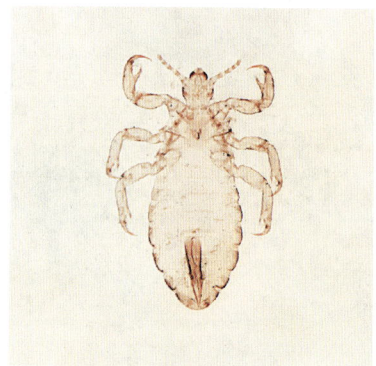

图 162 人体虱

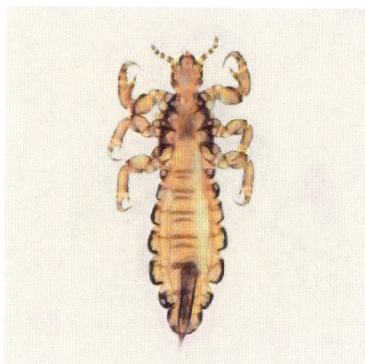

图 163 人头虱

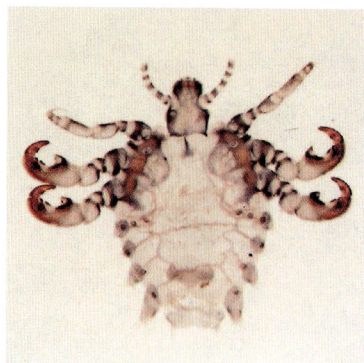

图 164 耻阴虱

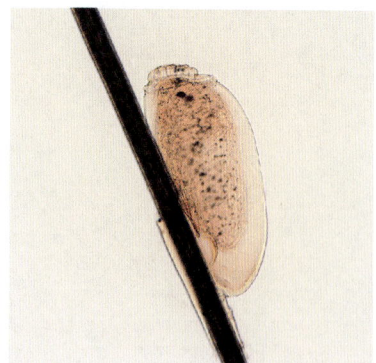

图 165 人头虱卵

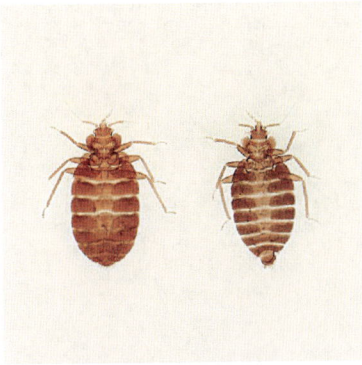

图 166 温带臭虫

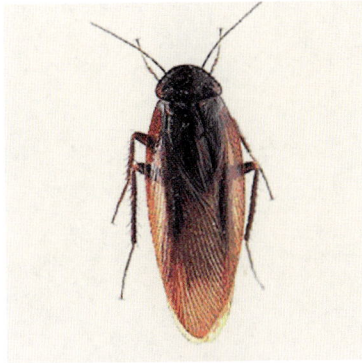

图 167 蜚蠊

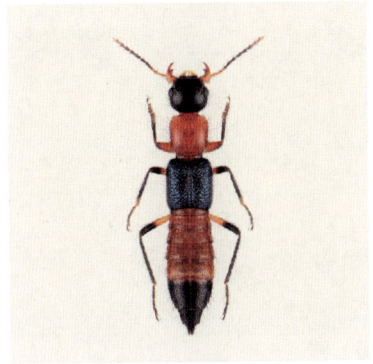

图 168 毒隐翅虫

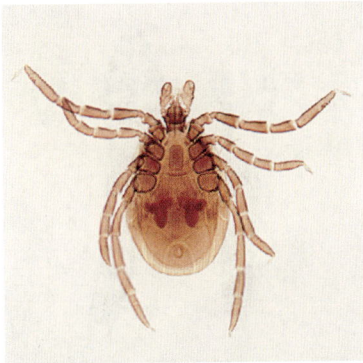

图 169 全沟硬蜱

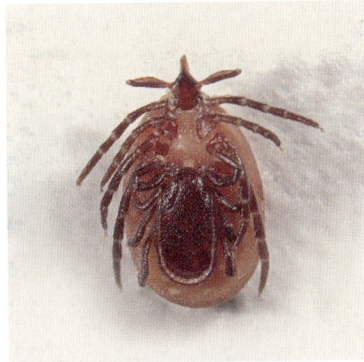

图 170 中华硬蜱

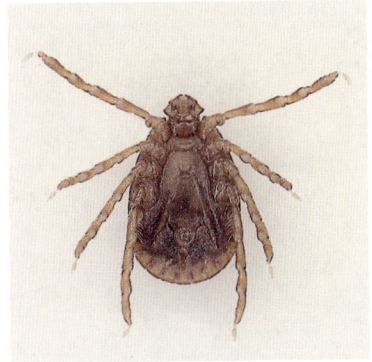

图 171 长角血蜱

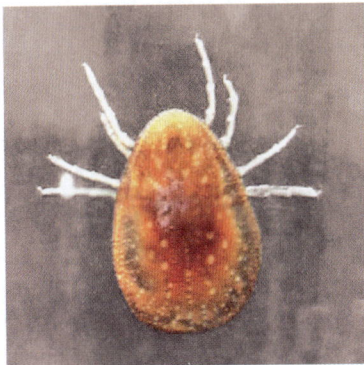

图 172 波斯锐缘蜱（背面）

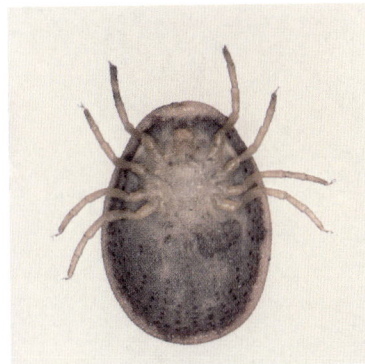

图 173 波斯锐缘蜱（腹面）

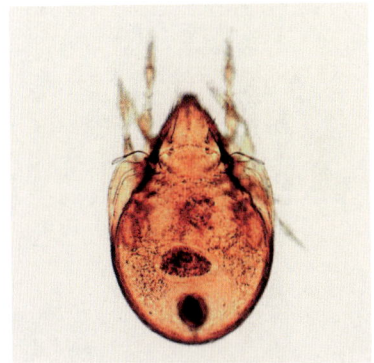

图 174 滑菌甲螨

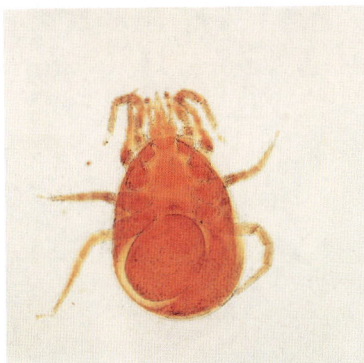

图 175 格氏血厉螨（♀）

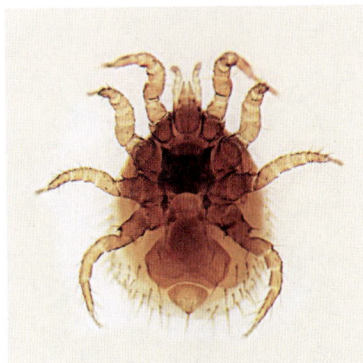

图 176 毒厉螨（♀）

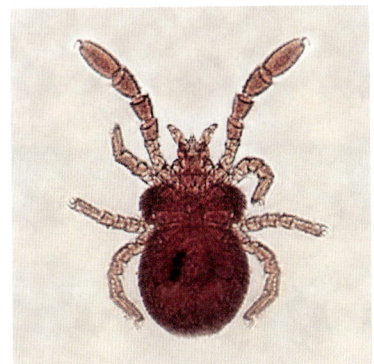

图 177 地里纤恙螨（成螨）

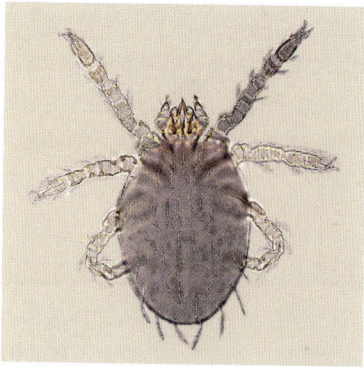

图 178　地里纤恙螨（幼螨）

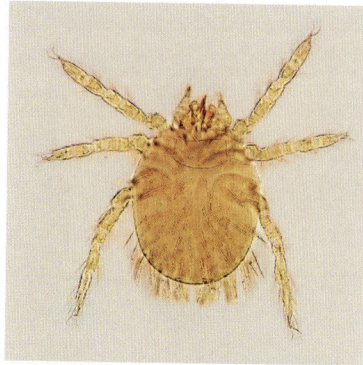

图 179　小板纤恙螨（幼螨）

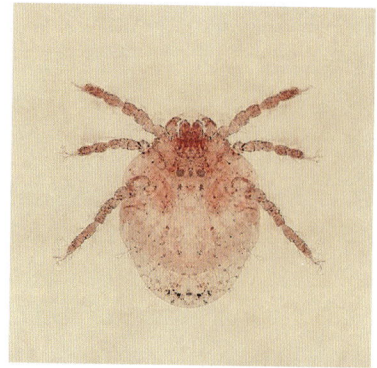

图 180　恙螨（幼螨）

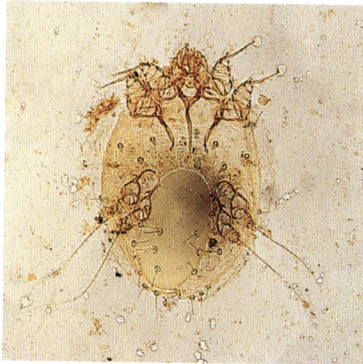

图 181　人疥螨（♀）

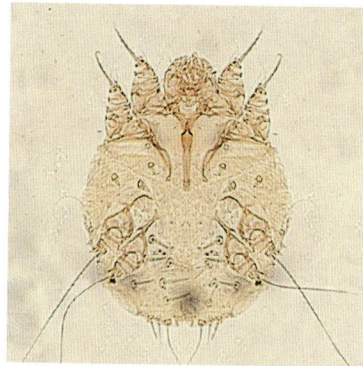

图 182　人疥螨（♀）

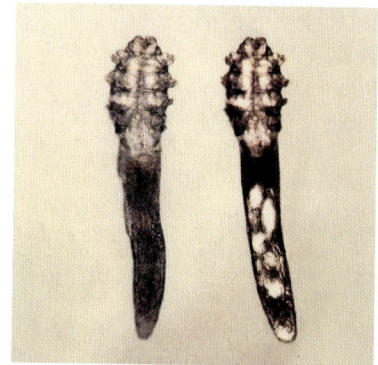

图 183　毛囊蠕形螨

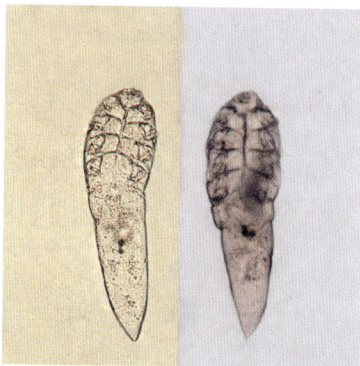

图 184　皮脂蠕形螨

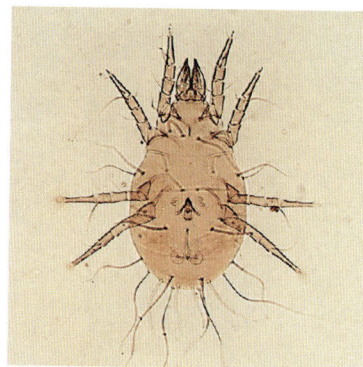

图 185　腐食酪螨（♂）

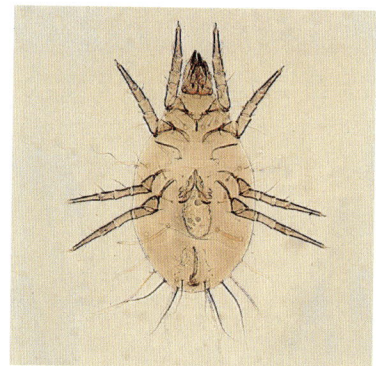

图 186　长食酪螨（♀）

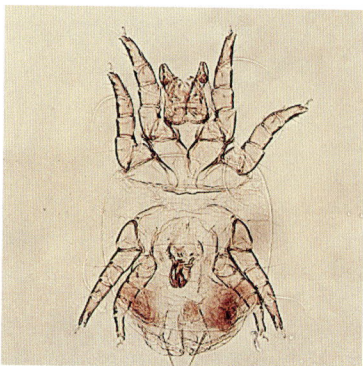

图 187　纳氏皱皮螨（♂）

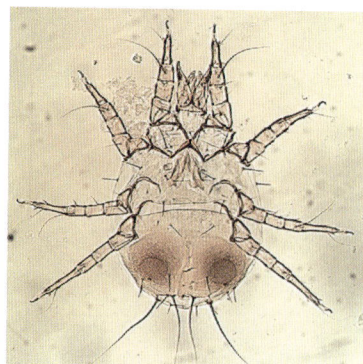

图 188　甜果螨（♀）

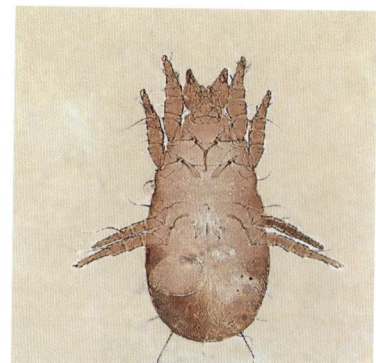

图 189　粗脚粉螨（♀）

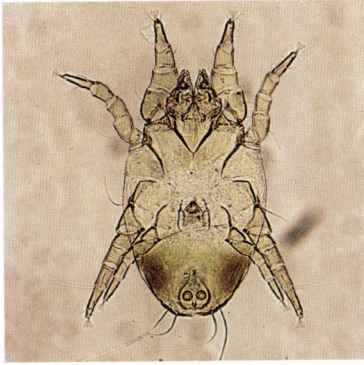

图 190　粉尘螨 (♂)

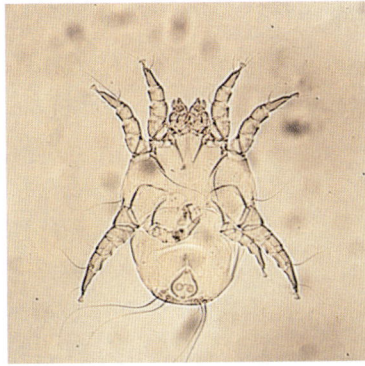

图 191　屋尘螨 (♂)

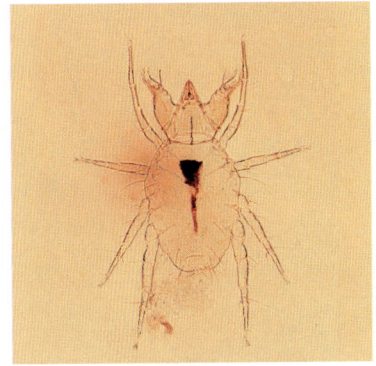

图 192　马六甲肉食螨